国家古籍整理出版专项经费资助项目

中医经典伤寒名著辑注

第一卷

张　磊　褚玉霞
孙玉信　王祖龙　主编

山东科学技术出版社
·济南·

图书在版编目（CIP）数据

中医经典伤寒名著辑注：全十二卷 / 张磊等主编. -- 济南：山东科学技术出版社，2024.10
ISBN 978-7-5723-1633-3

Ⅰ.①中… Ⅱ.①张… Ⅲ.①伤寒（中医）—古籍—汇编 Ⅳ.① R254.1

中国国家版本馆 CIP 数据核字（2023）第 083730 号

中医经典伤寒名著辑注

ZHONGYI JINGDIAN SHANGHAN MINGZHU JIZHU

责任编辑：孙雅臻　范晨曦
装帧设计：孙　佳

主管单位：山东出版传媒股份有限公司
出 版 者：山东科学技术出版社
地址：济南市市中区舜耕路 517 号
邮编：250003　电话：（0531）82098088
网址：www.lkj.com.cn
电子邮件：sdkj@sdcbcm.com
发 行 者：山东新华书店集团有限公司
地址：济南市市中区英雄山路 189 号
邮编：250002　电话：（0531）82797666
印 刷 者：山东临沂新华印刷物流集团有限责任公司
地址：山东临沂高新技术产业开发区龙湖路
邮编：276017　电话：（0539）2925659

规格：16 开（184mm × 260mm）
印张：237.5　**字数：**4138 千
版次：2024 年 10 月第 1 版　**印次：**2024 年 10 月第 1 次印刷
定价：1280.00 元（全十二卷）

编者名单

主　　编	张　磊	褚玉霞	孙玉信	王祖龙	
分书主编	王慧森	王晓田	王诗琦	王媛媛	张跃红
	朱平生	高　达	赵永超	朱正望	薛　宁
	姜　枫	刘俊红	张　昊	琚保军	张宸铭
	袁利梅	郭桓博	马瑞雪	郑首慧	李凝华
	高增辉	石　光	周　全	郭金华	高　青
	冯　良	张西洁	吴亚鹏	罗文昭	胡　斌
	赵　璐	华　众	陈如兵	李志鹏	任建坤
	蔡红荣	孙红娜	马笑凡	郭志平	张荣欣
分书副主编	马笑凡	王东阳	王　冠	王　鹏	巴文晓
	田　田	司徒沛	朱乐乐	刘亚辉	刘　博
	安　超	安慎富	李金良	张杭州	张晓娜
	张　菊	昌小培	周亚龙	胡艳峰	候国建
	姜华清	般志禹	郭志平	郭娅静	韩艳丽
	程相琨	魏文博			
编　　委	刁学文	万雯熙	马苗苗	马　鹏	王　伟
	王丽云	王茸慧	王　栋	叶东柯	申惠元
	田雅云	刘　静	米刘悦	安敬文	许钰婷
	李　宁	李圆圆	李鲁豫	李　燕	宋文航
	张永涛	张　洋	陈　双	陈　玉	苗得雨
	庞　琛	赵士忠	姚均超	袁　野	戚玲玲
	常　艺	常贵峰	梁荟玲	翟梦洋	

编写说明

《伤寒杂病论》由我国伟大的医学家张机（字仲景）撰著，上承《内经》，下启后世，以完整、系统的理论性和有效的实践性，奠定了伤寒学的基础。张仲景所创立的以理、法、方、药为一体的辨证论治及理论体系，长期以来指导着历代医家的临床诊疗，其开创了中医各种疗法之先河，为后世临床医学的发展奠定了坚实的基础。《伤寒杂病论》对中医药学术的传承产生了重要的影响，被中医界奉为圭臬，称为“医门之圣书”。

张仲景所著《伤寒杂病论》，自问世后不久就散佚，千百年来，经学者、收藏家不断发现、整理和刊行，其版本日趋增多。我国著名中医训诂学家和中医文献学专家钱超尘教授在梳理《伤寒杂病论》版本演变传承时发现，《伤寒杂病论》16 卷的底本是《汤液经法》32 卷。魏晋时期太医令王叔和对其进行了首次整理。南北朝时期，《小品方》曾撰用了仲景著作的部分内容。隋代巢元方《诸病源候论》收录了《伤寒论》的条文共98 条。此后，仲景著作的流传并不广泛，唐初孙思邈在《千金要方》中收录了《伤寒论》的部分条文。孙氏至晚年方得见《伤寒论》的一个传本，将其以“方证同条，比类相附”的方法重为编排，收录在《千金翼方》。王焘在《外台秘要》中收录《伤寒论》条文共计 112 条。宋代校正医书局成立后，林亿、孙奇、高保衡等人“以为百病之急，无急于伤寒”，于宋英宗治平二年（1065）校定终成《伤寒论》。至明代赵开美摹刻宋臣校定本，递传至今。

《伤寒杂病论》经宋代官方全面、系统的校正，结束了传本歧出和版本混乱的局面。宋金元时期即出现了大量的研究仲景伤寒学说的著作，至明代开始有注释《伤寒论》的著作，山东名医成无己便是最早全面注释《伤寒论》的医家，为后世注释《伤寒论》树立了典范。至清代，伤寒相关著作更是百花齐放，涵盖原文注释、删订重编注释、经方应用、歌括歌诀、图表、综合论述等多种形式，在学术争鸣中对伤寒学说的发展起了推动作用。民国时期伤寒相关书目继承前代特点，在多元化发展的同时更重视临床应用，桂林古本便于此时期问世。随着“中体西用”的思想进入到医学领域，“中西医汇通派”的医学理念逐渐受到重视，这是借助西医知识重新阐释中医学说的思想，为中西医结合、综合多学科研究中医开辟了一条新的道路。中华人民共和国成立后，《伤寒论》及“伤寒学说”的相关研究进入鼎盛期，相关著作琳琅满目，为我们学习和研究《伤寒论》带来了更好的机遇。

千百年来从事《伤寒论》及“伤寒学说”研究的著名学者众多，伤寒类著作的数量也繁。近年来频发的疫病，让“张仲景”“伤寒论”“伤寒学说”等关键词成为当下人们关注的焦点。《伤寒论》相关著作中记载的方剂及治疗方法，在疫病防治中也发挥了巨大的作用。为创造研究《伤寒杂病论》的良好氛围，挖掘更多中医著作的宝库，使其得到更好的继承和发扬，项目编写组精选历代伤寒论相关著作汇总成册，期望为伤寒学的发展提供较为完整的文献和资料，为中医人才的培养及中医学的创新性发展和创造性转化贡献力量。《伤寒杂病论》相关著作书目繁多，此次点校选取具有代表性的 38 本，成书 12 卷，以飨读者。点校参考版本渊源如下。

第一卷：

《伤寒杂病论》以桂林古本《伤寒杂病论》为底本整理。桂林古本《伤寒杂病论》是民国时期面世的《伤寒论》古传本之一，清末桂林左盛德得书于张仲景第四十六世孙张绍祖，后传于其徒罗哲初，罗哲初授予陕西名医黄竹斋，始付梓刊印，得以流通。桂林古本有诸多条文及方是宋本所无。虽该书以文献学的标准视为伪书，但其具有一定的学术价值，可作为研读《伤寒杂病论》的旁证参考。

《伤寒论》以明万历二十七年（1599）赵开美翻刻北宋元祐三年（1088）刊行之小字本《伤寒论》为底本整理。宋臣校定本《伤寒论》是指宋代校正医书局林亿、高保衡等人于治平二年（1065）校定终成《伤寒论》10 卷本，以及哲宗元祐三年刊印行世的小字本。真正的宋臣校定本《伤寒论》已不可见，因明代赵开美的摹刻本接近宋臣校定本原貌，一般被称为“宋本《伤寒论》”，是研究《伤寒论》的较好版本。《经籍访古志·补遗》评价赵刻宋本：“其字画端正，颇存宋板体貌，盖《伤寒论》莫善于此本。”

《伤寒发微论》为宋代许叔微（字知可）所撰。许氏深研仲景学说，所著《伤寒发微论》历述伤寒七十二证证治，阐解某些伤寒证候的用药法，并扼要地辨析了伤寒、中风、风温、温疟等病的脉证，不乏个人新见，常给人以启发。本次整理以清光绪辛巳《十万卷楼丛书》本为底本，以 1956 年商务印书馆版《许叔微伤寒论著三种》为校本。

第二卷：

《伤寒直格》为金代刘完素（字守真）撰。此书共上、中、下三卷，主论伤寒。其观点在理论、识证、立法、用药等方面均较前世有所创新，受到后世医家的重视，成为研究伤寒不可或缺的重要文献。本次整理以 1609 年书林张斐刻本为底本，主校本为 1982 年人民卫生出版社点校本，参校本为 1936 年刊印的《丛书集成》本（商务印书馆）。

《伤寒标本心法类萃》简称《伤寒标本》，共二卷，是刘完素论述伤寒病证方治的专著，与《伤寒直格》互为羽翼、互相发明。上卷叙述伤风、伤寒、中暑、中湿、传染、血证、潮热、吐泻、发黄、发斑、发厥等病证；下卷载方六十四首，有伤寒用药加减赋。本次整理以《四库全书》文渊阁本为原本，以 1982 年人民卫生出版社点校铅印本为校本。

《伤寒总病论》为宋代庞安时（字安常）撰，是研究《伤寒论》较早的专著。全书共六卷，前三卷论述伤寒六经证，后三卷载暑病等热病。当时庞氏已认识到伤寒与温病是性质不同的两类外感热病，故提出寒温分治的主张。庞氏之论对后世温病学说创立和发展具有很大的启发。本次整理以清道光三年（1823）黄氏士礼居复宋刻本为底本，《四库全书》影印本、宣统三年（1911）武昌医馆重刻士礼居本为参校本，力求保持原貌。

《伤寒微旨论》为宋代韩祇和撰，原书已佚。该书自伤寒源至劳复证共十五篇，论述辨脉，汗、下、温中等治疗大法，用药和某些病证的证治，并附方论、治案，多有创新。后世刊印本系从《永乐大典》中辑录编成。本次整理以 1854 年新昌庄氏过客轩校刻《长恩书室丛书》本为底本，主校本为 1914 年上海千顷堂书局石印本，参校本为《四库全书》本。

《伤寒九十论》为宋代许叔微撰。书中提出“十剂”的方剂理论，对后世影响深远。本次整理以 1956 年商务印书馆出版的《许书微伤寒论著三种》为底本，参校本为 1993 年出版的《许书微伤寒论著三种》（人民卫生出版社）和 2006 年出版的《许书微医学全书》（中国中医药出版社）。

第三卷：

《伤寒百证歌》为宋代许叔微撰。书中用七言歌诀予以阐析伤寒论证候，并引据古典医籍详予注释，加深读者对所论诸证的认识。本次整理以清光绪辛巳《十万卷楼丛书》本为底本，以 1956 年商务印书馆版《许叔微伤寒论著三种》为校本整理。

《伤寒明理论》为金代成无已撰。书中辨析了伤寒五十种证候的病状和病理，并选《伤寒论》常用方二十首，分析其主治，着重强调方药配伍的关系。本次整理以宋代建安庆有堂新刊本为底本，主校本为吴勉学《古今医统正脉全书》厘订本，参校本为清光绪庚辰刊本扫叶山房刻本。

《伤寒类书活人总括》为宋代杨士瀛（字登父）撰。本书总括《伤寒论》《伤寒类证活人书》二书的内容，参以个人学术见解编订而成。杨氏对伤寒各证之病因病机及其辨证施治均予专门阐述、辨义。本次整理以清四库全书本和清道光鲍氏活字本为底本；主校本为2006年出版的《杨士瀛医学全书》中之《伤寒类书活人总括》（中国中医药出版社）。

《阴证略例》为元代王好古（字进之）撰。本书首列“歧伯阴阳脉例”，次述洁古老人及作者的“内伤三阴例”，引述历代伤寒大家关于伤寒三阴证的论述，其间多杂有王氏注文及所附方药。现存最早刊本是元代杜思敬的《济生拔粹》本，但内容较少，1879年陆心源将最后增补本收入《十万卷楼丛书》中。本次整理以清光绪五年（1879）己卯归安陆心源刻《十万卷楼丛书》本为底本，主校本为1997年出版的《中国医学大成》本（中国中医药出版社），参校本为1998年出版的《三三医书》本（中国中医药出版社）。

第四卷：

《此事难知》为元代王好古撰。该书编集李杲的医学论述，对伤寒六经证治叙述尤详，而且有王氏个人创见。本次整理以清光绪五年己卯归安陆心源刻《十万卷楼丛书》本为底本，主校本为1997年出版的《中国医学大成》本（中国中医药出版社），参校本为1998年出版的《三三医书》本（中国中医药出版社）。

《伤寒论条辨》为明代方有执（字中行）撰。书中指出仲景之书兼论伤寒杂病，六经应统伤寒杂病，而伤寒不能统六经，删去王叔和所撰之伤寒序例，将“辨脉法”“平脉法”移至卷末，重编仲景原文，考订字句，详予注释。本次整理以清康熙浩然楼刻本为底本，主校本为1957年人民卫生出版社铅印本，参校本为1991年上海古籍出版社影印本。

第五卷：

《金匮钩玄》为元代朱震亨（字彦修）撰。全书分证论治，条理清晰，词旨简明，分述内、外、妇、儿诸多病证，包括其病因、病机、脉证、治则、方药等，使人能见病知因，依法处方。书中主要体现了朱氏以养阴为主的学术思想和重视气血痰郁、善治杂证的治疗经验。本次整理以明成化二十一年（1485）山阳沈纯刻本为底本，主校本为明万历二十九年《古今医统正脉全书》本，参校本为清光绪十七年《周氏医学丛书本》本和清光绪庚子《丹溪全书》本。

《伤寒治例》为明代刘纯（字宗厚）撰。该书主要对伤寒病证的病因病机及其治法进行论述，并在仲景《伤寒论》的治法及方药以外，补充了不少后世的方药。该书着力于临床实用，以病证为篇而不以六经分证，更切合实际运用。本次整理以明刻本《刘纯医学全集》为底本。

《伤寒括要》为明代李中梓（字士材）撰。该书主要探讨外感病，上卷简要阐析了伤寒六经病诸种证候及伤寒诊法；下卷介绍伤寒部分杂病、风温、湿温、温疟、妇人伤寒等内容，并重点列述六经诸篇方论及霍乱方、杂方。本次校对以明代金阊传万堂梓本为底本，主校本为日刻本。

《伤寒论翼》为清代柯琴（字韵伯）撰。该书分专题论述伤寒之大纲大法，纲领性地叙述六经分证，多角度阐明伤寒精义，是集中体现柯琴学术思想之论著。本次整理以清康熙五十五年（1716）江都王氏秩斯堂刻本、清乾隆二十年（1755）马中骅校刻本等为底本，主校本为《伤寒来苏集》《中国医学大成》。

第六卷：

《伤寒绪论》为清代张璐（字路玉）撰。该书是张氏根据喻昌《尚论篇》及各家论述，立足辨证，不仅对《伤寒论》的症状进行研究，还对外感热病进行补亡。本次整理以清康熙六年（1667）思德堂刻本为底本，主校本为日本文化元年重刻思德堂本，参校本为清康照七年戊申明德堂刻本和清道光十五年乙末（1635）刻本。

《伤寒附翼》为清代柯琴撰。该书为论方专书，以六经为纲，统摄诸方。每经诸方之前先列总论，以阐明本经立法之要，次列诸方。每方后分列组方之意及使用法则。本次整理以1931年上海千顷堂书局石印本为底本，主校本为1959年上海科学技术出版社铅印本。

第七卷：

《伤寒论注》为清代柯琴撰。该书将《伤寒论》原文依六经方证，分立篇目，重加编次而成，对《伤寒论》原文逐条逐句地加以研究、校正，以证为主，分篇汇论。本次整理以山东中医药大学图书馆藏本为底本，主校本为上海图书馆藏本、山东省图书馆藏本，参校本为《伤寒论》《黄帝内经素问》。

《伤寒贯珠集》为清代尤怡（字在泾）撰。该书不但对《伤寒论》原文进行了逐条注解，还采用以六经为纲，治法为目，以方类证的方法，对《伤寒论》原文次序做了重新的编排和归类，突出了伤寒治法特色。本次整理以朱陶性活字本白鹿山房藏版《伤寒贯珠集》为底本，主校本为民国曹炳章辑《中国医学大成》本。

第八卷：

《金匮要略直解》为清代程林（字云来）撰。该书博采六朝、唐、宋以来诸贤之论，参以个人心得，对《金匮要略》条文和方药，进行了较为精辟的注释，以阐发《金匮》之义，被后世尊为《金匮》注本中的善本之一。本次整理以清康熙十二年癸丑（1673）刻本，主校本为日本抄本。

《金匮要略心典》为清代尤怡撰。该书编集了一部分前人对《金匮要略》的注释，结合尤氏心得，予以阐发，同时又校正了原书传写之误，是注释《金匮要略》中较有影响的著作之一。本次整理以雍正十年（1732）遂初堂刻本、日本文正六年（1823）京师御书物所刻本、同治八年（1869）陆氏双白燕堂刻本为底本，主校本为1975年上海人民出版社铅印本。

第九卷：

《张仲景金匮要略》为清代医家沈明宗（字目南）撰。书中首列《金匮要略》原文，后附作者对原文的注解，阴毒阳毒病证并附有其门人施圃的见解。本次校注以初版康熙三十一年致和堂本为底本，主校本为日本享保十七年刻本，参校本为《素问》《灵枢》《难经》《金匮要略方论》等。

《伤寒论类方》为清代徐大椿（字灵胎）撰。该书以方立论，将《伤寒论》所载113方分为12类，每类先定主方，然后附相关条文，一一分析，是伤寒类方派的重要著。本次整理光绪九年（1883）潘霨辑韡园医书影印本为底本，主校本为1956年人民卫生出版社影印本，参校本为上海图书集成印书局铅印徐氏医书八种单行本。

第十卷：

《伤寒六经辨证治法》为清代沈明宗撰。本书突出六经主病，将六经篇目合病、并病、过经不解、瘥后劳复等均另立篇名，并加个人见解。本次整理以清康熙三十二年（1693）世德堂本为底本，主校本为1937年出版的曹炳章圈校重排本（上海大东书局）。

《伤寒论读》，即《伤寒卒病论读》，裘庆元《三三医书》收录时改是名，为清代沈又彭（字尧封）撰。该书认为《伤寒论》所论伤寒为广意伤寒的概念，据此分析六经病证，并辨太阳证传经、病解和误治，对于临症识病，分辨相似而相混的证候有一定的启发。本次整理以乾隆三十年（1765）宁俭堂刻本为底本，1998年出版的《三三医书》本（中国中医药出版社）为校本。

《伤寒医诀串解》为清代陈念祖（字修园）撰。本书融会诸家学说，以串解的形式为主，阐明其个人心得。原书缺漏不全，后经其侄陈道著补订刊行。本次整理以1959年上海科技出版社铅印本，参校本为1983年福建科技出版社铅印本。

《伤寒真方歌括》为清代陈念祖撰。该书将《伤寒论》分经辨证，以诗歌的形式予以阐释。本次整理以 1959 年上海科技出版社铅印本为底本。

第十一卷：

《长沙方歌括》为清代陈念祖撰。该书对《伤寒论》113 方，以韵文的方式总结、整理而成，分陈氏原文、注释和解说三部分，包括对古今词义不同字词的解释、各方剂的功用、主治及遣方用药之理，并阐述了陈氏的药学思想。本次整理以清光绪十八年（1892）上海图书集成印书局本为底本，主校本为清光绪戊申年仲夏上海章福记石印本，参校本为清嘉庆十三年戊辰（1808）天禄阁刻本。

《金匮方歌括》为清代陈念祖撰，有说该书乃陈氏次子陈元犀援《长沙方歌括》例而作，将《金匮要略》一书之方剂、主治、药用剂量和煮服法等、用诗歌的形式加以概括。本次整理以清道光十六年丙申（1836）南雅堂藏版，主校本为清道光十六年丙申纬文堂藏版，参校本为清光绪三十四年戊申（1908）宝庆经元书局刊本。

《金匮要略正义》为清代朱光被（字峻明）撰。该书对《金匮要略》条文详加注解，力图使其病证辨治条理化、系统化，对病因、病机、脉象、证候、治法、方药配伍均有阐发。本次整理以日刻本为底本，主校本为日抄本，参校本为王一仁上海仁庵学舍铅印本。

第十二卷：

《伤寒法祖》为清代任越庵撰。该书对伤寒的分经、立论悉遵柯琴《伤寒论翼》，注释则又融汇了前人的合理观点。本次整理以《珍本医书集成》为底本。

《伤寒恒论》为清代郑钦安撰。该书先列《伤寒论》原文，继而注释，内容为六经病证诸篇以及瘥后劳复、阴阳易病等数篇，附有“麻脚瘟说”“辨内外发热秘诀”等内容。本次整理以成都志古堂刻本为底本，主校本为 2009 年学苑出版社点校本。

《伤寒寻源》为清代吕震名（字建勋）撰。该书从广义伤寒立论，认为伤寒不必尽属寒因，若风、若湿、若温、若热，皆统辖于伤寒二字内。该书伤寒与温病并论，从阳明统温病角度进行阐述，提出“温热病起于阳明者居多”。本次整理以《伤寒寻源》咸丰本为底本，主校本为光绪本，参校本为《珍本医书集成》本。

《伤寒补例》为清代周学海（字澄之）撰。该《伤寒论》中“伤寒例”补述发挥，根据“即病为伤寒，伏气变为温热”的理论，结合周氏临证心得，对伤寒、温病、疟、痢等病予以阐述分析。主论明确，切于实用。本次整理以1910年福慧双修馆刻本为底本，主校本为《中国医学大成》。

《伤寒捷诀》为清代严宫方（字则庵）撰。该书以歌诀加按语形式阐发《伤寒论》，将《伤寒论》分条编成歌诀，易读实用。本次整理以《珍本医书集成》为底本。

本丛书除沿续以往中医古籍的校注特点外，还结合临床实际，以临床病案来说明书中理论。书中病案多从张磊教授、孙玉信教授相关著作而来。张磊教授乃第三届国医大师，已过鲐背之年，从医甲子有余，其医理纯熟，经验丰富，技术高超，对伤寒类著作研究甚深，日常临证，运用伤寒的辨证论治及理论体系，理、法、方、药信手拈来，遣方用药若诸葛布兵，屡收战果，临证之余，带徒传教，其学术思想及临证思辨遵内经、守伤寒、创新法，为中医培养优秀人才，为学医者指导方向。孙玉信教授是河南省首届名医，全国中医临床优秀人才，国家重点学科学术带头人，师承于张磊教授，侍诊临证结合，传承创新并行，总结张磊教授学术思想，归纳出其“动、和、平”临证理论，列举其辨证思维六要及临证八法。丛书中列举病案，现实典型，按语分析，引经据典，颇为精妙，有助于后学者理解伤寒相关理论。具体整理原则如下。

1. 凡底本有误，根据校本予以纠正，并出校记。

2. 底本与校本文字不同，但二者义皆可通，校本有参考价值者，则原文不动，在校记中说明互异之处，提示何说义胜。

3. 底本中疑有讹、脱、衍、倒者，原文不动，出校说明。

4. 底本文字属一般笔画之误，如“日”“曰”混淆，“己”“巳”不分者，予以径改，不出校记。

5. 底本中文字讹误，如“鞕”误作“鞭”等，改正并予于首见处出校。

6. 底本中药名简俗写法统一改作规范写法。如：“栝蒌”“栝楼”改为“瓜蒌”，“山查”改为“山楂”，“只实”改为“枳实”，“泽泄”改为“泽泻”，“桔更”改为“桔梗”，“细莘”改为“细辛”，“旋复花”改为“旋覆花”等。

7. 底本中通假字、古字，分别以“通某”和“同某”出校说明；异体字、俗体字统一以规范字律齐，不出校记。

8. 底本中疑难字词予以简释或注音。

9. 底本中义为“上”“下”的方位词“右”“左”，统一改为“上”“下”，不出校记。

10. 底本无总目，有卷目，且编排凌乱，或过简，今据正文及卷目重编目录，置于正文前，删去原卷目。

11. 对全套书进行注释，主要特点加注专家临床经验及验案。对书中晦涩难懂的文字、语句进行详细的解释说明。

12. 根据国家药品管理条例规定，禁用犀角、虎骨等保护动物材料，现临床应用中多以水牛角代犀角、牛胫骨代虎骨，量宜大。本书选录自古代经典医籍，故仍保留犀角、虎骨等中药。

附：古代度量

由于历代度量衡制度的改变和地区的不同，所以药物古今用量差别很大，计量单位的名称亦不一致。古秤（汉制）以铢、分、两、斤计算，即六铢为一分，四分为一两，十六两为一斤。及至宋代，遂为两、钱、分、厘之目，即十厘为一分，十分为一钱，十钱为一两，十六两为一斤。元、明以及清代，沿用宋制，很少变易。故宋、明、清之方，凡言分者，均是厘之分，不同于古之二钱半为一分之分。李时珍在《本草纲目》中说："今古异制，古之一两，今用一钱可也。"现在从其说，汉之一两，可用3g（克）。古方容量，有斛、斗、升、合、勺之名，均以十进制，即十勺为一合，十合为一升，十升为一斗，十斗为一斛。如何折算重量，宋代重修政和经史证类备用本草》记载："凡方云半夏一升者，洗毕称五两为正；蜀椒一升者，三两为正；吴茱萸一升者，五两为正。"依据药物质地的轻重，一升为三至九两。至于量散剂尚有刀圭、方寸匕、一字等名称，所谓方寸匕者，即作匕正方一寸，以抄散取不落为度。刀圭，即方寸的十分之一。钱匕者，取以汉五铢钱抄取药末，亦以不落为度。一字，即开元通宝钱币（币上有"开元通宝"四字分列四周）抄取药末填去一字之量。其中一方寸匕药散合五至八分（今用2~3g）；一钱匕药散合三至五分（今用1~2g）。另外，丸剂的大小、数量，有弹丸大、梧桐子大，以至麻子大等，如1鸡蛋黄=1弹丸=40梧桐子=80粒大豆=160粒小豆=480粒大麻子=1440粒小麻子（古称细麻，即胡麻）。古今医家对古代方剂用量，虽曾作了很多考证，但至今仍未作出结论。但汉、晋时期的衡量肯定比现在小，且用法亦不相同。仲景之方每剂只作一煎，多数分3次服用，今则每剂作两煎，分2~3次服，所以其用量差别较大。本丛书对古方仍录其原来的用量，主要是作为理解古方的配伍意义、组方特点以及临证用药配伍比例的参考。在临床应用时，须参考《中华人民共和国药典》、规划教材《中药学》和近代各家医案所用剂量，并随地区、气候、年龄、体质及病情需要来决定。

根据国务院的指示，从1979年1月1日起，全国中医处方用药计量的单位一律采用以“克”为单位的公制。兹附十六进制重量与法定计量单位换算率如下：

一斤(16两)=0.5kg(千克)=500g(克)；

一两=31.25g(克)；

一钱=3.125g(克)；

一分=0.3125g(克)；

一厘=0.03125g(克)。

注：换算时尾数可以舍去。

总 目 录

第七卷

第八卷

第九卷

第十卷

第十一卷

第十二卷

伤寒杂病论

原著　汉·张仲景
主编　孙玉信

目 录

左 序

余闻吾师张绍祖先生之言曰："吾家伤寒一书，相传共有一十三稿，每成一稿，传抄殆遍城邑，兹所存者为第十二稿，余者或为族人所秘，或付劫灰，不外是矣。叔和所得相传为第七次稿，与吾所藏者较，其间阙如固多，编次亦不相类，或为叔和所篡乱，或疑为宋人所增删，聚讼纷如，各执其说。然考晋时尚无刊本，犹是传抄，唐末宋初始易传抄为刊刻，遂称易简。以此言之，则坊间所刊者，不但非汉时之原稿，恐亦非叔和之原稿也。"余聆训之下，始亦疑之，及读至"伤寒例"一卷，见其于可汗不可汗，可吐不可吐，可下不可下法，尽载其中，于六经已具之文为并不重引，法律谨严，始知坊间所刻之辨可汗不可汗，可吐不可吐，可下不可下，以及发汗吐下后各卷，盖后人以读书之法，错杂其间，而未计及编书之法，固不如是也，不然孔氏之徒，问仁者众，问政者繁，何不各类其类，而惮烦若此耶！吾师讳学正，自言为仲氏四十六世孙，自晋以后迁徙不一，其高祖复初公，自岭南复迁原籍，寄居光州，遂聚族焉。

吾师虽承家学，不以医名，亦不轻出此书以示人，余得之受业者，殆有天焉。余宿好方术，得针灸之学于永川邓师宪章公，后随侍先严游宦岭南，与吾师同寅，朝夕相过从，见余手执宋本《伤寒论》，笑问曰："亦嗜此乎?"时余年仅弱冠，答曰："非敢云嗜，尚未得其要领，正寻绎耳。"师曰："子既好学，复知针灸，可以读《伤寒论》矣，吾有世传抄本《伤寒杂病论》十六卷，向不示人，得人不传，恐成坠绪。"遂历言此书颠末，及吾师家世滔滔不倦。先严促余曰："速下拜。"于是即席拜之，得师事焉。

今罗生哲初为吾邑知名人士，从习针灸历有年所，颇能好余之所好，余亦以所得者尽授之，余不负吾师，罗生亦必不负余，故特序其原起，罗生其志之，罗生其勉之。

光绪二十年岁次甲午三月桂林左盛德序

自 序

余每览越人入虢之诊，望齐侯之色，未尝不慨然叹其才秀也。怪当今居世之士，曾不留神医药，精究方术，上以疗君亲之疾，下以救贫贱之厄，中以保身长全，以养其生。但竞逐荣势，企踵权豪，孜孜汲汲，惟名利是务。崇饰其末，忽弃其本，华其外而悴其内。皮之不存，毛将安附焉？卒然遭邪风之气，婴非常之疾，患及祸至，而方震栗。降志屈节，钦望巫祝，告穷归天，束手受败，赍百年之寿命，持至贵之重器，委付凡医，恣其所措。咄嗟呜呼！厥身已毙，神明消灭，变为异物，幽潜重泉，徒为啼泣。痛乎！举世昏迷，莫能觉悟，不惜其命，若是轻生，彼何荣势之云哉！而进不能爱人知人，退不能爱身知己，遇灾值祸，身居厄地，蒙蒙昧昧，蠢若游魂。哀乎！趋世之士，驰竞浮华，不固根本，忘躯徇物，危若冰谷，至于是也。

余宗族素多，向余二百。建安纪年以来，犹未十稔，其死亡者三分有二，伤寒十居其七。感往昔之沦丧，伤横夭之莫救，乃勤求古训，博采众方，撰用《素问》《九卷》《八十一难》《阴阳大论》《胎胪药录》，并平脉辨证，为《伤寒杂病论》合十六卷。虽未能尽愈诸病，庶可以见病知源，若能寻余所集，思过半矣。

夫天布五行，以运万类，人禀五常，以有五脏，经络腧腑，阴阳会通，玄冥幽微，变化难极，自非才高识妙，岂能探其理致哉！上古有神农、黄帝、岐伯、伯高、雷公、少俞、少师、仲文，中世有长桑、扁鹊，汉有公乘阳庆及仓公，下此以往，未之闻也。观今之医，不念思求经旨，以演其所知，各承家技，终始顺旧。省病问疾，务在口给，相对斯须，便处汤药，按寸不及尺，握手不及足，人迎趺阳，三部不参，动数发息，不满五十，短期未知决诊，九候曾无仿佛，明堂阙庭尽不见察，所谓窥管而已。夫欲视死别生，实为难矣！孔子云：生而知之者上，学则亚之，多闻博识，知之次也。余宿尚方术，请事斯语。

汉长沙太守南阳张机序

卷 一

平脉法上

问曰：脉何以知气血脏腑之诊也？

师曰：脉乃气血先见，气血有盛衰，脏腑有偏胜。气血俱盛，脉阴阳俱盛；气血俱衰，脉阴阳俱衰；气独胜者，则脉强；血独盛者，则脉滑；气偏衰者，则脉微；血偏衰者，则脉涩；气血和者，则脉缓；气血平者，则脉平；气血乱者，则脉乱；气血脱者，则脉绝；阳迫气血，则脉数；阴阻气血，则脉迟；若感于邪，气血扰动，脉随变化，变化无穷，气血使之；病变百端，本原别之；欲知病源，当凭脉变；欲知病变，先揣其本；本之不齐，在人体躬；相体以诊，病无遁情。

问曰：脉有三部，阴阳相乘。荣卫血气，在人体躬。呼吸出入，上下于中，因息游布，津液流通。随时动作，效象形容，春弦秋浮，冬沉夏洪。察色观脉，大小不同，一时之间，变无经常，尺寸参差，或短或长。上下乖错，或存或亡。病辄改易，进退低昂。心迷意惑，动失纪纲。愿为俱陈，令得分明。

师曰：子之所问，道之根源。脉有三部，尺寸及关。荣卫流行，不失衡铨。肾沉、心洪、肺浮、肝弦，此自经常，不失铢分。出入升降，漏刻周旋，水下二刻，一周循环，当复寸口，虚实见焉。变化相乘，阴阳相干。风则浮虚，寒则紧弦；沉潜水蓄，支饮急弦；动弦为痛，数洪热烦。设有不应，知变所缘，三部不同，病各异端。大过可怪，不及亦然，邪不空见，中必有奸，审察表里，三焦别焉，知其所舍，消息诊看，料度腑脏，独见若神。为子条记，传与贤人。

师曰：平脉大法，脉分三部。浮部分经，以候皮肤经络之气；沉部分经，以候五脏之气；中部分经，以候六腑之气。

师曰：脉分寸关尺，寸脉分经以候阳，阳者气之统也；尺脉分经以候阴，阴者血之注也，故曰阴阳。关上阴阳交界，应气血升降，分经以候中州之气。

问曰：经说脉有三菽、六菽重者，何谓也？

师曰：脉，人以指按之，如三菽之重者，肺气也；如六菽之重者，心气也；如九菽之重者，脾气也；如十二菽之重者，肝气也；按之至骨者，肾气也。假令下利，寸口、关上、尺中悉不见脉，然尺中时一小见，脉再举头者，肾气也。若见损至脉来，为难治。

问曰：东方肝脉，其形何似？

师曰：肝者木也，名厥阴，其脉微弦濡弱而长，是肝脉；肝病自得濡弱者，愈也；假令得纯弦脉者，死。何以知之？以其脉如弦直，此是肝脏伤，故知死也。

南方心脉，其形何似？

师曰：心者火也，名少阴，其脉洪大而长，是心脉也；心病自得洪大者，愈也；假令脉来微去大，故名反，病在里也；脉来头小本大，故曰复，病在表也。上微头小者，则汗出；下微本大者，则为关格不通，不得尿。头无汗者，可治；有汗者，死。

西方肺脉，其形何似？

师曰：肺者金也，名太阴，其脉毛浮也，肺病自得此脉；若得缓迟者，皆愈；若得数者，则剧。何以知之？数者南方火也，火克西方金，法当痈肿，为难治也。

北方肾脉，其形何似？

师曰：肾者水也，其脉沉而石，肾病自得此脉者，愈；若得实大者，则剧。何以知之？实大者，长夏土王，土克北方水，水脏立涸也。

师曰：人迎脉大，趺阳脉小，其常也；假令人迎趺阳平等为逆；人迎负趺阳为大逆。所以然者，胃气上升，动在人迎，胃气下降，动在趺阳，上升力强故曰大，下降力弱故曰小，反此为逆，大逆则死。

师曰：六气所伤，各有法度；舍有专属，病有先后；风中于前，寒中于背；湿伤于下，雾伤于上；雾客皮腠，湿流关节；极寒伤经，极热伤络。风令脉浮，寒令脉紧，又令脉急；暑则浮虚，湿则濡涩；燥短以促，火躁而数；风寒所中，先客太阳；暑气炎热，肺金则伤；湿生长夏，病入脾胃；燥气先伤，大肠合肺；壮火食气，病生于内，心与小肠，先受其害；六气合化，表里相传；脏气偏胜，或移或干；病之变证，难以殚论；能合色脉，可以万全。

问曰：上工望而知之，中工问而知之，下工脉而知之，愿闻其说。

师曰：夫色合脉，色主形外，脉主应内；其色露脏，亦有内外；察色之妙，明堂阙庭；察色之法，大指推之；察明堂推而下之，察阙庭推而上之；

五色应五脏，如肝色青，脾色黄，肺色白，心色赤，肾色黑，显然易晓；色之生死，在思用精，心迷意惑，难与为言。

色青者，病在肝与胆；假令身色青，明堂色微赤者，生；白者，死；黄白者，半死半生也。

色赤者，病在心与小肠；假令身色赤，明堂微黄者，生；黑者，死；黄黑者，半死半生也。

色黄者，病在脾与胃；假令身色黄，明堂微白者，生；青者，死；黄青者，半死半生也。

色白者，病在肺与大肠；假令身色白，明堂色微黑者，生；赤者，死；黄赤者，半死半生也。

色黑者，病在肾与膀胱；假令身色黑，明堂色微青者，生；黄者，死；黄赤者，半死半生也。

阙庭脉色青而沉细，推之不移者，病在肝；青而浮大，推之随转者，病在胆。

阙庭脉色赤而沉细，推之参差不齐者，病在心；赤而横戈，推之愈赤者，病在小肠。

阙庭脉色黄，推之如水停留者，病在脾；如水急流者，病在胃。

阙庭脉色青白，推之久不还者，病在肺；推之即至者，病在大肠。

阙庭脉色青黑，直下睛明，推之不变者，病在肾；推之即至者，病在膀胱。

明堂阙庭色不见，推之色青紫者，病在中焦有积；推之明如水者，病在上焦有饮；推之黑赤参差者，病在下焦有寒热。

问曰：色有内外，何以别之？

师曰：一望而知者，谓之外；在明堂阙庭，推而见之者，谓之内。病暴至者，先形于色，不见于脉；病久发者，先见于脉，不形于色；病入于脏，无余证者，见于脉，不形于色；病痼疾者，见于脉，不形于色也。

问曰：色有生死，何谓也？

师曰：假令色黄如蟹腹者，生；如枳实者，死；有气则生，无气则死。余色仿此。

师曰：人秉五常，有五脏，五脏发五声，宫、商、角、徵、羽是也。五声在人，各具一体。假令人本声角变商声者，为金克木，至秋当死；变宫、徵、羽皆病，以本声不可变故也。

人本声宫变角声者，为木克土，至春当死；变商、徵、羽皆病。

人本声商变徵声者，为火克金，至夏当死；变宫、角、羽皆病。

人本声徵变羽声者，为水克火，至冬当死；变角、宫、商皆病。

人本声羽变宫声者，为土克水，至长夏当死；变角、商、徵皆病。

以上所言，皆人不病而声先变者，初变可治，变成难瘳；闻声之妙，差在毫厘，本不易晓，若病至发声则易知也。

师曰：持脉病人欠者，无病也。脉之呻者，病也。言迟者，风也。摇头言者，里痛也。行迟者，表强也。坐而伏者，短气也。坐而下一脚者，腰痛也。里实护腹，如怀卵物者，心痛也。

病人长叹声，出高入卑者，病在上焦；出卑入高者，病在下焦；出入急促者，病在中焦有痛处；声唧唧而叹者，身体疼痛；问之不欲语，语先泪下者，必有忧郁；问之不语，泪下不止者，必有隐衷；问之不语，数问之而微笑者，必有隐疾。

实则谵语，虚则郑声；假令言出声卑者，为气虚；言出声高者，为气实；欲言手按胸中者，胸中满痛；欲言手按腹者，腹中满痛；欲言声不出者，咽中肿痛。

师曰：脉病人不病，名曰行尸，以无王气；卒眩仆，不识人者，短命则死；人病脉不病，名曰内虚，以少谷神，虽困无苦。

师曰：脉，肥人责浮，瘦人责沉。肥人当沉，今反浮；瘦人当浮，今反沉，故责之。

师曰：呼吸者，脉之头也。初持脉，来疾去迟，此出疾入迟，名曰内虚外实也。初持脉，来迟去疾，此出迟入疾，名曰内实外虚也。

寸口卫气盛，名曰高；荣气盛，名曰章；高章相搏，名曰纲；卫气弱，名曰惵；荣气弱，名曰卑；惵卑相搏，名曰损；卫气和，名曰缓；荣气和，名曰迟；迟缓相搏，名曰沉。

阳脉浮大而濡，阴脉浮大而濡，阴脉与阳脉同等者，名曰缓也。

问曰：二月得毛浮脉，何以处言至秋当死？师曰：二月之时，脉当濡弱，反得毛浮者，故知至秋死。二月肝用事，肝属木，脉应濡弱，反得毛浮者，是肺脉也。肺属金，金来克木，故知至秋死。他皆仿此。

师曰：立夏得洪大脉是其本位；其人病身体苦疼重者，须发其汗；若明日身不疼不重者，不须发汗；若汗濈濈自出者，明日便解矣；何以言之？立夏脉洪大是其时脉，故使然也。四时仿此。

问曰：凡病欲知何时得，何时愈，何以知之？

师曰：假令夜半得病者，明日日中愈；日中得病者，夜半愈。何以言之？

日中得病，夜半愈者，以阳得阴则解也。夜半得病，明日日中愈者，以阴得阳则解也。

问曰：脉病欲知愈未愈者，何以别之？

答曰：寸口、关上、尺中三处，大、小、浮、沉、迟、数同等，虽有寒热不解者，此脉阴阳为和平，虽剧当愈。师曰：寸脉下不至关，为阳绝；尺脉上不至关，为阴绝。此皆不治，决死也。若计其余命生死之期，期以月节克之也。

脉浮者在前，其病在表；浮者在后，其病在里；假令濡而上鱼际者，宗气泄也；孤而下尺中者，精不藏也；若乍高乍卑，乍升乍坠，为难治。

寸口脉缓而迟，缓则阳气长，其色鲜，其颜光，其声商，毛发长；迟则阴气盛，骨髓生，血满，肌肉紧薄鲜硬。阴阳相抱，荣卫俱行，刚柔相得，名曰强也。寸口脉浮为在表，沉为在里，数为在腑，迟为在脏。假令脉迟，此为在脏也。寸口脉浮紧，浮则为风，紧则为寒。风则伤卫，寒则伤荣。荣卫俱病，骨节烦疼，当发其汗也。寸口脉浮而数，浮为风，数为热，风为虚，虚为寒，风虚相搏，则洒淅恶寒也。

问曰：病有洒淅恶寒而复发热者何？师曰：阴脉不足，阳往从之；阳脉不足，阴往乘之。何谓阳脉不足？师曰：假令寸口脉微，名曰阳不足，阴气上入阳中，则洒淅恶寒也。曰：何谓阴脉不足？师曰：尺脉弱，名曰阴不足，阳气下陷入阴中，则发热也。阴脉弱者，则血虚，血虚则筋急也。其脉涩者，荣气微也。其脉浮而汗出如流珠者，卫气衰也。荣气微者，加烧针，则血留不行，更发热而躁烦也。

寸口脉阴阳俱紧者，法当清邪中于上焦，浊邪中于下焦。清邪中上，名曰洁也；浊邪中下，名曰浑也。阴中于邪，必内栗也，表气虚微，里气不守，故使邪中于阴也。阳中于邪，必发热、头痛、项强、颈挛、腰痛、胫酸，所谓阳中雾露之气，故曰清邪中上，浊邪中下。阴气为栗，足膝逆冷，便溺妄出，表气微虚，里气微急，三焦相溷，内外不通，上焦怫郁，脏气相熏，口烂食断也。中焦不治，胃气上冲，脾气不转，胃中为浊，荣卫不通，血凝不流。若胃气前通者，小便赤黄，与热相搏，因热作使，游于经络，出入脏腑，热气所过，则为痈脓。若阴气前通者，阳气厥微，阴无所使，客气内入，嚏而出之，声嗢咽塞，寒厥相追，为热所拥，血凝自下，状如豚肝，阴阳俱厥，脾气孤弱，五液注下，下焦不阖，清便下重，令便数难，脐筑湫痛，命将难全。

寸口脉阴阳俱紧者，口中气出，唇口干燥，蜷卧足冷，鼻中涕出，舌上苔滑，勿妄治也。到七日以来，其人微发热，手足温者，此为欲解；或到八日以上，反大发热者，此为难治。设使恶寒者，必欲呕也；腹内痛者，必欲利也。

寸口脉阴阳俱紧，至于吐利，其脉独不解，紧去人安，此为欲解。若脉迟至六七日，不欲食，此为晚发，水停故也，为未解；食自可者，为欲解。

寸口脉浮而大，有热，心下反硬，属脏者攻之，不令发汗。属腑者不令溲数，溲数则大便硬，汗多则热甚，脉迟者，尚未可攻也。

问曰：病有战而汗出，因得解者，何也？师曰：脉浮而紧，按之反芤，此为本虚，故当战而汗出也。其人本虚，是以发战。以脉浮紧，故当汗出而解也。若脉浮而数，按之不芤，此人本不虚，若欲自解，但汗出耳，不发战也。

问曰：病有不战而汗出解者，何也？师曰：脉大而浮数，故知不战汗出而解也。

问曰：病有不战不汗出而解者，何也？答曰：其脉自微，此以曾发汗、若吐、若下、若亡血，以内无津液，此阴阳自和，必自愈，故不战不汗出而解也。

问曰：伤寒三日，脉浮数而微，病人身凉和者，何也？师曰：此为欲解也，解以夜半。脉浮而解者，濈然汗出也；脉数而解者，必能食也；脉微而解者，必大汗出也。

脉浮而迟，面热赤而战惕者，六七日当汗出而解。反发热者差迟。迟为无阳，不能作汗，其身必痒也。

病六七日，手足三部脉皆至，大烦而口噤不能言，其人躁扰者，未欲解也。若脉和，其人不烦，目重，睑内际黄者，此欲解也。

师曰：伏气之病，以意候之，今月之内，欲知伏气。假令旧有伏气，当须脉之。若脉微弱者，当喉中痛似伤，非喉痹也。病人云：实咽中痛。虽尔，今复宜下之。

师曰：病家人请云，病人苦发热，身体疼，病人自卧，师到，诊其脉，沉而迟者，知其差也。何以知之？凡表有病者，脉当浮大，今反沉迟，故知愈也。假令病人云：腹内卒痛。病人自坐，师到，脉之浮而大者，知其差也。何以知之？凡里有病者，脉当沉细，今反浮大，故知愈也。

师曰：病家人来请云，病人发热，烦极。明日师到，病人向壁卧，此热已去也。设令脉不和，查言已愈。设令向壁卧，闻师到不惊起而盻视，若三言三止，脉之咽唾者，此诈病也。设令脉自和，查言此病大重，当须服吐下药，针灸数十百处，乃愈。

问曰：脉有灾怪，何谓也？师曰：假令人病，脉得太阳，与形证相应，因为作汤。比还送汤，如食顷，病人乃大吐，若下利，腹中痛。师曰：我前来不见此证，今乃变异，是名灾怪。又问曰：何缘作此吐利？师曰：或有旧时服药，今乃发作，故为灾怪耳。

卷　二

平脉法下

问曰：脉有阴阳，何谓也？

师曰：凡脉大、浮、数、动、滑，此名阳也；凡脉沉、涩、迟、弦、微，此名阴也。凡阴病见阳脉者生，阳病见阴脉者死。

阴阳相搏名曰动；阳动则汗出，阴动则发热；形冷恶寒者，此三焦伤也。若数脉见于关上，上下无头尾如豆大，厥厥动摇者，名曰动也。脉来缓，时一止复来者，名曰结。脉来数，时一止复来者，名曰促。脉阳盛则促，阴盛则结，此皆病脉。又脉来动而中止，更来小数，中有还者反动，名曰结阴也；脉来动而中止，不能自还，因而复动者，名曰代阴也；得此脉者，必难治。

脉阴阳俱促，当病血，为实；阴阳俱结，当亡血，为虚。假令促上寸口者，当吐血，或衄；下尺中者，当下血；若乍促乍结为难治。

脉数者，久数不止，止则邪结，正气不能复，却结于脏；故邪气浮之，与皮毛相得。脉数者，不可下，下之，必烦利不止。

问曰：脉有阳结阴结者，何以别之？

师曰：其脉浮而数，能食，不大便者，此为实，名曰阳结也，期十七日当剧。其脉沉而迟，不能食，身体重，大便反硬，名曰阴结也。期十四日当剧。

脉蔼蔼，如车盖者，名曰阳结也。

脉累累，如循长竿者，名曰阴结也。

脉瞥瞥，如羹上肥者，阳气微也。

脉萦萦，如蜘蛛丝者，阴气衰也。

脉绵绵，如泻漆之绝者，亡其血也。

问曰：脉有残贼，何谓也？

师曰：脉有弦、紧、浮、滑、沉、涩，此六脉，名曰残贼，能为诸脉作病也。

问曰：脉有相乘，有纵有横，有逆有顺，何谓也？

师曰：水行乘火，金行乘木，名曰纵；火行乘水，木行乘金，名曰横；水行乘金，火行乘木，名曰逆；金行乘水，木行乘火，名曰顺也。

问曰：濡弱何以反适十一头？

师曰：五脏六腑相乘，故令十一。

脉阴阳俱弦，无寒热，为病饮。在浮部，饮在皮肤；在中部，饮在经络；在沉部，饮在肌肉；若寸口弦，饮在上焦；关上弦，饮在中焦；尺中弦，饮在下焦。

脉弦而紧者，名曰革也。弦者状如弓弦，按之不移也。脉紧者如转索无常也。

脉弦而大，弦则为减，大则为芤。减则为寒，芤则为虚。寒虚相搏，此名为革。妇人则半产、漏下，男子则亡血、失精。

问曰：曾为人所难，紧脉从何而来？

师曰：假令亡汗、若吐，以肺里寒，故令脉紧也。假令咳者，坐饮冷水，故令脉紧也。假令下利，以胃虚冷，故令脉紧也。

寸口脉浮而紧，医反下之，此为大逆。浮则无血，紧则为寒，寒气相搏，则为肠鸣，医乃不知，而反饮冷水，令汗不出，水得寒气，冷必相搏，其人即䬴。

寸口脉微，尺脉紧，其人虚损多汗，知阴常在，绝不见阳也。

寸口脉浮而大，浮为风虚，大为气强，风气相搏，必成隐疹，身体为痒。痒者名泄风，久久为痂癞。

寸口脉浮而大，浮为虚，大为实；在尺为关，在寸为格；关则不得小便，格则吐逆。

寸口脉微而涩，微者卫气不行，涩者荣气不逮。荣卫不能相将，三焦无所仰，身体痹不仁。荣气不足，则烦疼，口难言；卫气虚者，则恶寒数欠。三焦不归其部，上焦不归者，噫而吞；中焦不归者，不能消谷引食；下焦不归者，则遗溲。

寸口脉微而涩，微者卫气衰，涩者荣气不足。卫气衰则面色黄；荣气不足则面色青。荣为根，卫为叶。荣卫俱微，则根叶枯槁，而寒栗咳逆，唾腥吐涎沫也。

寸口脉微而缓，微者卫气疏，疏则其肤空；缓者胃气实，实则谷消而水化也。谷入于胃，脉道乃行，水入于经，其血乃成。荣盛则其肤必疏，三焦失经，名曰血崩。

寸口脉弱而缓，弱者阳气不足，缓者胃气有余，噫而吞酸，食卒不下，气填于膈上也。

寸口脉弱而迟，弱者卫气微，迟者荣中寒；荣为血，血寒则发热；卫为气，气微者心内饥，饥而虚满不能食也。

寸口脉弱而涩，尺中浮大，无外证者，为病属内伤。

寸口脉弱而涩，尺中濡弱者，男子病失精，女子病赤白带下。

寸口脉洪数，按之弦急者，当发隐疹；假令脉浮数，按之反平者，为外毒，宜清之；脉数大，按之弦直者，为内毒，宜升之，令其外出也；误攻则内陷，内陷则死。

寸口脉洪数，按之急滑者，当发痈脓；发热者，暴出；无热者，久久必至也。

寸口脉浮滑，按之弦急者，当发内痈；咳嗽胸中痛为肺痈，当吐脓血；腹中掣痛为肠痈，当便脓血。

寸口脉大而涩，时一弦，无寒热，此为浸淫疮所致也；若加细数者，为难治。

趺阳脉紧而浮，浮为气，紧为寒。浮为腹满，紧为绞痛。浮紧相搏，肠鸣而转，转即气动，膈气乃下。少阴脉不出，其阴肿大而虚也。

趺阳脉微而紧，紧则为寒，微则为虚，微紧相搏，则为短气。

趺阳脉大而紧者，当即下利，为难治。

趺阳脉浮，浮则为虚，浮虚相搏，故令气饲，言胃气虚竭也；此为医咎，责虚取实，守空迫血；脉滑则为哕，脉浮鼻中燥者，必衄也。

趺阳脉迟而缓，胃气如经也。趺阳脉浮而数，浮则伤胃，数则动脾，此非本病，医特下之所为也。荣卫内陷，其数先微，脉反但浮，其人必大便硬，气噫不除。何以言之？本以数脉动脾，其数先微，故知脾气不治，大便必硬，气噫不除。今脉反浮，其数改微，邪气独留，心中则饥，邪热不杀谷，潮热发渴，数脉当迟，缓病者则饥。数脉不时，则生恶疮也。

趺阳脉浮而涩，少阴脉如经者，其病在脾，法当下利。何以知之？若脉浮大者，气实血虚也。今趺阳脉浮而涩，故知脾气不足，胃气虚也。以少阴脉弦，而沉才见，此为调脉，故称如经也。若反滑而数者，故知当屎脓也。

趺阳脉浮而芤，浮者卫气虚，芤者荣气伤，其身体瘦，肌肉甲错，浮芤相搏，宗气微衰，四属断绝也。

趺阳脉浮而大，浮为气实，大为血虚；血虚为无阴，孤阳独下阴部者，小便当赤而难，胞中当虚；今反小便利，而大汗出，法应胃家当微；今反更实，津液四射，荣竭血尽，干烦而不眠，血薄肉消而成暴液；医复以毒药攻其胃，此为重虚，客阳去有期，必下如淤泥而死。

问曰：翕奄沉名曰滑，何谓也？师曰：沉为纯阴，翕为正阳，阴阳和合，故令脉滑。关尺自平。

趺阳脉微沉，食饮自平；少阴脉微滑，滑者紧之浮名也，此为阴实，其人必股内汗出，阴下湿也。

趺阳脉浮而滑，浮为阳，滑为实，阳实相搏，其脉数疾，卫气失度，浮滑之脉变为数疾，发热汗出者，不治。

趺阳脉滑而紧，滑者胃气实，紧者脾气强。持实击强，痛还自伤，以手把刃，坐作疮也。

趺阳脉沉而数，沉为实，数消谷；紧者，病难治。

趺阳脉伏而涩，伏则吐逆，水谷不化；涩则食不得入，名曰关格。

师曰：病人脉微而涩者，此为医所病也。大发其汗，又数大下之，其人亡血，病当恶寒，后乃发热，无休止时，夏月盛热，欲着复衣；冬月盛寒，欲裸其身；所以然者，阳微则恶寒，阴弱则发热，此医发其汗，使阳气微，又大下之，令阴气弱。五月之时，阳气在表，胃中虚冷，以阳气内微，不能胜冷，故欲着复衣；十一月之时，阳气在里，胃中烦热，以阴气内弱，不能胜热，故欲裸其身。又阴脉迟涩，故知亡血也。

少阴脉弱而涩，弱者微烦，涩者厥逆。

趺阳脉不出，脾不上下，身冷肤硬。

少阴脉不至，肾气微，少精血，奔气促迫，上入胸膈，宗气反聚，血结心下，阳气退下，热归阴股，与阴相动，令身不仁，此为尸厥。当刺期门、巨阙。

妊娠脉弦数而细，少腹痛，手心热，此为热结胞中，不先其时治之，必有产难。

产后脉洪数，按之弦急，此为浊未下；若浊已下而脉如故者，此为魂脱，为难治。

诸脉浮数，当发热而洒淅恶寒，若有痛处，饮食如常者，蓄积有脓也。

问曰：人恐怖者，其脉何状？师曰：脉形如循丝累累然，其面白脱色也。

问曰：人不饮，其脉何类？师曰：脉自涩；唇口干燥也。

问曰：人愧者，其脉何类？师曰：脉浮而面色乍白乍亦也。

师曰：寸口诸微亡阳，诸濡亡血，诸弱发热，诸紧为寒。诸乘寒者则为厥，郁冒不仁，以胃无谷气，脾涩不通，口急不能言，战而栗也。

师曰：发热则脉躁，恶寒则脉静，脉随证转者，为病疟。

师曰：伤寒，咳逆上气，其脉散者死，谓其形损故也。

师曰：脉乍大乍小，乍静乍乱，见人惊恐者，为祟发于胆，气竭故也。

师曰：人脉皆无病，暴发重病，不省人事者，为厉鬼，治之祝由，能言者可治，不言者死。

师曰：脉浮而洪，身汗如油，喘而不休，水浆不下，形体不仁，乍静乍乱，此为命绝也。又未知何脏先受其灾。若汗出发润，喘不休者，此为肺先绝也。阳反独留，形体如烟熏，直视摇头者，此为心绝也。唇吻反青，四肢掣习者，此为肝绝也。环口黧黑，油汗发黄者，此为脾绝也。溲便遗失，狂言，目反直视者，此为肾绝也。又未知何脏阴阳前绝。若阳气前绝，阴气后竭者，其人死，身色必青；阴气前绝，阳气后竭者，其人死，身色必赤，腋下温，心下热也。

奇经八脉不系十二经，别有自行道路。其为病总于阴阳，其治法属十二经。假令督脉为病，脊背强，隐隐痛，脉当微浮而急，按之涩，治属太阳。

任脉为病，其内结痛疝瘕，脉当沉而结，治属太阴。

冲脉为病，气上逆而里急，脉当浮虚而数，治属太阴。

带脉为病，苦腹痛，腰间冷痛，脉当沉而细，治属少阴。

阳跷为病，中于侧，气行于外，脉当弦急，按之缓，治属少阳。

阴跷为病，中于侧，气行于内，脉当浮缓，按之微急而弦，治属厥阴。

阳维与诸阳会，其为病在脉外，发寒热，脉当浮而虚，治属气分。

阴维与诸阴交，其为病在脉中，心中痛，手心热，脉当弦而涩，治属血分。

阳维维于阳，阴维维于阴，为气血之别，使不拘一经也。

奇经八脉之为病，由各经受邪，久久移传，或劳伤所致，非暴发也。

问曰：八脉内伤何以别之？

师曰：督脉伤，柔柔不欲伸，不能久立，立则隐隐而胀；任脉伤，小便多，其色白浊；冲脉伤，时咳不休，有声无物，劳则气喘；带脉伤，回身一周冷；阳跷伤，则身左不仁；阴跷伤，则身右不仁；阳维伤，则畏寒甚，皮常湿；阴维伤，则畏热甚，皮常枯。

问曰：八脉内伤其脉何似？

师曰：督脉伤，尺脉大而涩；任脉伤，关脉大而涩；冲脉伤，寸脉短而涩；带脉伤，脉沉迟而结；阳跷伤，脉时大时弦；阴跷伤，脉时细时弦；阳维伤，脉时缓时弦；阴维伤，脉时紧时涩。问曰：其治奈何？师曰：督脉伤，当补髓；任脉伤，当补精；冲脉伤，当补气；带脉伤，当补肾；阳跷伤，则益胆；阴跷伤，则补肝；阳维伤，则调卫；阴维伤，则养荣。

问曰：其处方奈何？

师曰：相体虚实，察病轻重，采取方法，权衡用之，则无失也。

卷　三

六气主客

问曰：六气主客何以别之？

师曰：厥阴生少阴，少阴生少阳，少阳生太阴，太阴生阳明，阳明生太阳，太阳复生厥阴，周而复始，久久不变，年复一年，此名主气。厥阴生少阴，少阴生太阴，太阴生少阳，少阳生阳明，阳明生太阳，复生厥阴，周而复始，此名客气。

问曰：其始终奈何？

师曰：初气始于大寒，二气始于春分，三气始于小满，四气始于大暑，五气始于秋分，终气始于小雪，仍终于大寒，主客相同，其差各三十度也。

问曰：司天在泉奈何？

师曰：此客气也。假如子午之年，少阴司天，阳明则为在泉，太阳为初气，厥阴为二气，司天为三气，太阴为四气，少阳为五气，在泉为终气。卯酉之年，阳明司天，少阴在泉，则初气太阴，二气少阳，三气阳明，四气太阳，五气厥阴，终气少阴。辰戌之年，太阳司天，太阴在泉；丑未之年，太阴司天，太阳在泉；寅申之年，少阳司天，厥阴在泉；巳亥之年，厥阴司天，少阳在泉；其余各气以例推之。

问曰：其为病也何如？

师曰：亦有主客之分也。假如厥阴司天，主胜，则胸胁痛，舌难以言；客胜，则耳鸣，掉眩，甚则咳逆。少阴司天，主胜，则心热，烦躁，胁痛支满；客胜，则鼽嚏，颈项强，肩背瞀热，头痛，少气，发热，耳聋，目瞑，甚则跗肿，血溢，疮，喑，喘咳。太阴司天，主胜，则胸腹满，食已而瞀；客胜，则首面跗肿，呼吸气喘。少阳司天，主胜，则胸满，咳逆，仰息，甚则有血，手热；客胜，则丹疹外发，及为丹熛，疮疡，呕逆，喉痹，头痛，嗌肿，耳聋，血溢，内为瘛疭。阳明司天，主胜，则清复内余，咳，衄，嗌塞，心膈中热，咳不止而白血出者死，金居少阳之位，客不胜主也。太阳司天，主胜，则喉嗌中鸣；客胜，则胸中不利，出清涕，感寒则咳也。厥阴在泉，主胜，则筋骨摇并，腰腹时痛；客胜，则关节不利，内为痉强，外为不便。少阴在泉，主胜，则厥气上行，心痛发热，膈中众痹皆作，发于胠胁，魄汗不藏，四逆而起；客胜，则腰痛，尻、股、膝、髀、腨、胻、足病，瞀热以酸，跗肿不能久立，溲便变。太阴在泉，主胜，则寒气逆满，食饮不下，甚则为疝；客胜，则足痿下肿，便溲不时，湿客下焦，发而濡泄，及为阴肿、隐曲之疾。少阳在泉，主胜，则热反上行，而客于心，心痛发热，格中而呕；客胜，则腰腹痛，而反恶寒，甚则下白溺白。阳明在泉，主胜，则腰重，腹痛，少腹生寒，下为鹜溏，寒厥于肠，上冲胸中，甚则喘满，不能久立；客胜，则清气动下，小腹坚满，而数便泄。太阳在泉，以水居水位，无所胜也。

问曰：其胜复何如？

师曰：有胜必有复，无胜则无复也；厥阴之胜，则病耳鸣，头眩，愦愦欲吐，胃膈如寒，胠胁气并，化而为热，小便黄赤，胃脘当心而痛，上及两胁，肠鸣，飧泄，少腹痛，注下赤白，甚则呕吐，膈不通；其复也，则少腹坚满，里急暴痛，厥心痛，汗发，呕吐，饮食不入，入而复出，筋骨掉眩清厥，甚则入脾，食痹而吐。少阴之胜，则病心下热，善饥，脐下反动，气游三焦，呕吐，躁烦，腹满而痛，溏泄赤沃；其复也，则燠热内作，烦躁，鼽嚏，少腹绞痛，嗌燥，气动于左，上行于右，咳则皮肤痛，暴喑，心痛，郁冒不知人，洒淅恶寒振栗，谵妄，寒已而热，渴而欲饮，少气，骨痿，膈肠不便，外为浮肿，哕噫，痱疹，疮疡，痈疽，痤痔，甚则入肺，咳而鼻渊。太阴之胜，则火气内郁，疮疡于中，流散于外，病在胠胁，甚则心痛热格，头痛，喉痹，项强，又或湿气内郁，寒迫下焦，少腹满，腰椎痛强，注泄，足下湿，头重，跗肿，足胫肿，饮发于中，跗肿于上；其复也，则体重，中满，食饮不化，阴气上厥，胸中不便，饮发于中，咳喘有声，头项痛重，掉瘛尤甚，呕而密默，唾吐清液，甚则入肾，窍泄无度。少阳之胜，则病热客于胃，心烦而痛，目赤呕酸，善饥，耳痛，溺赤，善惊谵妄，暴热消烁，少腹痛，下沃赤白；其复也，枯燥，烦热，惊瘛，咳，衄，心热，烦躁，便数，憎风，厥气上行，面如浮埃，目乃瞤瘛，火气内发，上为口糜，呕逆，血溢，血泄，发而为疟，恶寒鼓栗，寒极反热，嗌络焦槁，渴饮水浆，色变黄赤，少气肺痿，化而为水，传为跗肿，甚则入肺，咳而血泄。阳明之胜，则清发于中，左胠胁痛，溏泄，内为嗌塞，外发㿗疝，胸中不便，嗌而咳；其复也，则病生胠胁，气归于左，善太息，甚则心痛痞满，腹胀而泄，呕苦，咳哕烦心，病在膈中，甚则入肝，惊骇筋挛。太阳之胜，则病痔疟，发寒，厥入胃则内生心痛，阴中乃疡，隐曲不利，亘引阴股，筋肉拘苛，血脉凝泣，络满血变，或为血泄，皮肤否肿，腹满时减，热反上行，头项囟顶，脑户中痛，目如脱，寒入下焦，则传为濡泄；其复也，则心胃生寒，胸膈不利，心痛痞满，头痛，善悲，时发眩仆，食减，腰椎反痛，屈伸不便，少腹控睾引腰脊上冲心，唾出清水，及为哕噫，甚则入心，善忘，善悲，寒复内余，则腰尻痛，屈伸不利，股胫足膝中痛。此六气之病，须谨识之，而弗失也。

师曰：子知六气，不知五运，未尽其道，今为子言，假如太阳司天，而运当甲己。夫甲己土运也，太阳寒水也，土能克水，太阳不能正其位也。又如厥阴司天，而逢乙庚金运；少阴少阳司天，而逢丙辛水运；太阴司天，而逢丁壬木运；阳明司天，而逢戊癸火运，其例同也。

问曰：其治法奈何？

师曰：风寒暑湿燥热，各随其气，有假者反之，甚者从之，微者逆之，采取方法，慎毋乱也。

伤寒例

四时八节二十四气七十二候决病法：

立春正月节斗指艮，雨水正月中斗指寅。

惊蛰二月节斗指甲，春分二月中斗指卯。

清明三月节斗指乙，谷雨三月中斗指辰。

立夏四月节斗指巽，小满四月中斗指巳。

芒种五月节斗指丙，夏至五月中斗指午。

小暑六月节斗指丁，大暑六月中斗指未。

立秋七月节斗指坤，处暑七月中斗指申。

白露八月节斗指庚，秋分八月中斗指酉。

寒露九月节斗指辛，霜降九月中斗指戌。

立冬十月节斗指乾，小雪十月中斗指亥。

大雪十一月节斗指壬，冬至十一月中斗指子。

小寒十二月节斗指癸，大寒十二月中斗指丑。

二十四气，节有十二，中气有十二，五日为一候，气亦同，合有七十二候，决病生死，此须洞解之也。

《阴阳大论》云：春气温和，夏气暑热，秋气清凉，冬气冰冽，此则四时正气之序也。冬时严寒，万类深藏，君子固密，则不伤于寒。触冒之者，则名伤寒耳。其伤于四时之气，皆能为病。以伤寒为病者，以其最盛杀厉之气也。中而即病者，名曰伤寒；不即病者，寒毒藏于肌肤，至春变为温病，至夏变为暑病。暑病者，热极重于温也。

是以辛苦之人，春夏多温热病者，皆由冬时触寒所致，非时行之气也。凡时行者，春时应暖而反大寒；夏时应热而反大凉；秋时应凉而反大热；冬时应寒而反大温。此非其时而有其气，是以一岁之中，长幼之病多相似者，此则时行之气也。

夫欲候知四时正气为病，及时行疫气之法，皆当按斗历占之。九月霜降节后，宜渐寒，向冬大寒，至正月雨水节后宜解也。所以谓之雨水者，以冰雪解而为雨水故也。至惊蛰二月节后，气渐和暖，向夏大热，至秋便凉。从霜降以后，至春分以前，凡有触冒霜露，体中寒即病者，谓之伤寒也。九月十月寒气尚微，为病则轻；十一月十二月寒冽已严，为病则重；正月二月寒渐将解，为病亦轻。此以冬时不调，适有伤寒之人即为病也。其冬有非节之暖者，名为冬温。冬温之毒，与伤寒大异，冬温复有先后，更相重沓，亦有轻重，为治不同，证如后章。从立春节后，其中无暴大寒，又不冰雪；而有人壮热为病者，此属春时阳气，发其冬时伏寒，变为温病。从春分以后，至秋分节前，天有暴寒者，皆为时行寒疫也。三月四月或有暴寒，其时阳气尚弱，为寒所折，病热犹轻；五月六月阳气已盛，为寒所折，病热则重；七月八月，阳气已衰，为寒所折，病热亦微。其病与温相似，但治有殊耳。

十五日得一气，于四时之中，一时有六气，四六名为二十四气。然气候亦有应至仍不至，或有未应至而至者，或有至而太过者，皆成病气也。但天地动静，阴阳鼓击者，各正一气耳。是以彼春之暖，为夏之暑；彼秋之忿，为冬之怒。是故冬至之后，一阳爻升，一阴爻降也。夏至之后，一阳气下，一阴气上也。斯则冬夏二至，阴阳合也；春秋二分，阴阳离也。阴阳交易，人变病焉。此君子春夏养阳，秋冬养阴，顺天地之刚柔也。小人触冒，必婴暴疹。须知毒烈之气，留在何经，必发何病，详而取之。是以春伤于风，夏必飧泄；夏伤于暑，秋必病疟；秋伤于湿，冬必咳嗽；冬伤于寒，春必病温。此必然之道，可不审明之。伤寒之病，逐日浅深，以施方治。今世人伤寒，或始不早治，或治不对病，或日数久淹，困乃告医。医人又不依次第而治之，则不中病。皆宜临时消息制方，无不效也。

又土地温凉高下不同；物性刚柔，飧居亦异。是故黄帝兴四方之问，岐伯举四治之能，以训后贤，开其未悟。临病之工，宜须两审也。

凡伤于寒，传经则为病热，热虽甚，不死。若两感于寒而病者，多死。尺寸俱浮者，太阳受病也，当一二日发。以其脉上连风府，故头项痛，腰脊强。

尺寸俱长者，阳明受病也，当二三日发。以其脉夹鼻，络于目，故身热、汗出、目疼、鼻干、不得卧。

尺寸俱弦者，少阳受病也，当三四日发。以其脉循胁络于耳，故胸胁痛而耳聋。此三经受病，未入于腑者，皆可汗而已。

尺寸俱沉濡者，太阴受病也，当四五日发。以其脉布胃中，络于嗌，故腹满而嗌干。

尺寸俱沉细者，少阴受病也，当五六日发。以其脉贯肾，络于肺，系舌本，故口燥舌干而渴。

尺寸俱弦微者，厥阴受病也，当六七日发。以其脉循阴器，络于肝，故烦满而囊缩。此三经皆受病，已入于腑者，皆可下而已。

伤寒传经在太阳，脉浮而急数，发热，无汗，烦躁，宜麻黄汤。

麻黄汤方

麻黄三两（去节）　桂枝三两（去皮）　甘草一两（炙）　杏仁七十枚（去皮尖）

上四味，以水九升，先煮麻黄减二升，去上沫，纳诸药，煮取二升半，去滓，温服八合，覆取微似汗，不须粥饮，余如桂枝法将息，桂枝汤见后卷。

传阳明，脉大而数，发热，汗出，口渴舌燥，宜白虎汤，不瘥，与承气汤。

白虎汤方

知母六两　石膏一斤（碎）　甘草二两（炙）　粳米六合

上四味，以水一斗，煮米熟，汤成去滓，温服一升，日三服。

大承气汤方

大黄四两（酒洗）　厚朴半斤（炙，去皮）　枳实五枚　芒硝三合

上四味，以水一斗，先煮二物，取五升，去滓，纳大黄更煮取二升，去滓，纳芒硝，更上微火，一两沸，分温再服，得下，余勿服。

小承气汤方

大黄四两（酒洗）　厚朴二两（炙，去皮）　枳实三枚大者（炙）

上三味，以水四升，煮取一升二合，去滓，分温二服，初服当更衣，不尔者尽饮之，若更衣者，勿服之。

调胃承气汤方

甘草二两（炙）　芒硝半斤　大黄四两（酒洗）

上三味，以水三升，煮二物至一升，取去滓，纳芒硝，更上微火一两沸，温顿服之，以调胃气。

传少阳，脉弦而急，口苦，咽干，头晕，目眩，往来寒热，热多寒少，宜小柴胡汤。不瘥，与大柴胡汤。

小柴胡汤方

柴胡半斤　黄芩三两　人参三两　甘草三两（炙）　大枣十二枚　生姜三两（切）　半夏半升

上七味，以水一斗二升，煮取六升，去滓，再煎取三升，温服一升，日三服。

大柴胡汤方

柴胡半斤　黄芩三两　芍药三两　半夏半升（洗）　生姜五两（切）　枳实四枚（炙）　大枣十二枚（擘）　大黄二两

上八味，以水一斗二升，煮取六升，去滓，再煎，温服二升，日三服。

传太阴，脉濡而大，发热，下利，口渴，腹中急痛，宜茯苓白术厚朴石膏黄芩甘草汤。

茯苓白术厚朴石膏黄芩甘草汤方

茯苓四两　白术三两　厚朴四两　石膏半斤　黄芩三两　甘草二两（炙）

上六味，以水一斗，煮取五升，每服一升五合余，日三服。

传少阴，脉沉细而数，手足时厥时热，咽中痛，小便难，宜附子细辛黄连黄芩汤。

附子细辛黄连黄芩汤方

附子大者一枚（炮，去皮，破八片）　细辛二两　黄连四两　黄芩二两

上四味，以水六升，煮取三升，温服一升，日三服。

传厥阴，脉沉弦而急，发热时悚，心烦呕逆，宜桂枝当归汤。吐蛔者，宜乌梅丸。

桂枝当归汤方

桂枝二两　当归三两　半夏一升　芍药三两　黄柏二两　甘草二两（炙）

上六味，以水七升，煮取四升，去滓，分温三服。

乌梅丸方

乌梅三百枚　细辛六两　干姜十两　黄连十六两　当归四两　附子六两（炮，去皮）　蜀椒四两（出汗）　桂枝六两（去皮）　人参六两　黄柏六两

上十味，异捣筛，合治之，以苦酒渍乌梅一宿，去核，蒸之五斗米下，饭熟，捣成泥，和药令相得，纳臼中与蜜杵二千下，丸如梧桐子大，先食饮服十九，日三服。稍加至二十九，禁生冷滑物臭食等。

以上皆传经脉证并治之正法也。若入腑及脏为传经变病，治列后条。

若两感于寒者，一日太阳受之，即与少阴俱病，则头痛、口干、烦满而渴，脉时浮时沉，时数时细，大青龙汤加附子主之。

大青龙加附子汤方

麻黄六两（去节） 桂枝二两（去皮） 甘草二两（炙） 杏仁四十枚（去皮尖） 生姜三两（切） 大枣十枚（擘） 石膏（如鸡子大） 附子一枚（炮，去皮，破八片）

上八味，以水九升，先煮麻黄减二升，去上沫，纳诸药，煮取三升，去滓，温服一升，取微似汗；汗出多者温粉粉之；一服汗者，停后服；若复服汗多亡阳，遂虚，恶风烦躁不得眠也。

二日阳明受之，即与太阴俱病，则腹满身热、不欲食、谵语，脉时高时卑，时强时弱，宜大黄石膏茯苓白术枳实甘草汤。

大黄石膏茯苓白术枳实甘草汤方

大黄四两 石膏一斤 茯苓三两 白术四两 枳实三两 甘草三两（炙）

上六味，以水八升，煮取五升，温分三服。

三日少阳受之，即与厥阴俱病，则耳聋，囊缩而厥，水浆不入，脉乍弦乍急，乍细乍散，宜当归附子汤主之。

当归附子汤方

当归四两 附子大者一枚（炮，去皮，破八片） 人参三两 黄连三两 黄柏三两

上五味，以水六升，煮取三升，温服一升，日三服。

以上皆传经变病，多不可治，不知人者，六日死。若三阴、三阳、五脏、六腑皆受病，则荣卫不行，脏腑不通而死矣。所谓两感于寒不免于死者，其在斯乎！其在斯乎！

若不加异气者，至七日太阳病衰，头痛少愈也；八日阳明病衰，身热少歇也；九日少阳病衰，耳聋微闻也；十日太阴病衰，腹减如故，则思饮食；十一日少阴病衰，渴止，舌干已而嚏；十二日厥阴病衰，囊纵，少腹微下，大气皆去，病人精神爽也。若过十三日以上，不间，尺寸陷者，大危。

若更感异气，变为他病者，当依坏病证法而治之。

若脉阴阳俱盛，重感于寒者，变成温疟。

阳脉浮滑，阴脉濡弱，更伤于风者，变为风温。

阳脉洪数，阴脉实大，更遇温热者，变为温毒。温毒，病之最重者也。

阳脉濡弱，阴脉弦紧，更遇温气者，变为温疫。

以此冬伤于寒，发为温病，脉之变证，方治如说。

凡人有疾，不时即治，隐忍冀差，以成痼疾。小儿女子，益以滋甚。时气不和，便当早言，寻其邪由，及在腠理，以时治之，罕有不愈者。患人忍之，数日乃说，邪气入脏，则难为制。

凡作汤药，不可避晨夕，觉病须臾，即宜便治，不等早晚，则易愈矣。如或差迟，病即传变，虽欲除治，必难为力。服药不如方法，纵意违师，不须治之。

凡伤寒之病，多从风寒得之。始表中风寒，入里则不消矣。未有温覆当而不消散者。不在证治，拟欲攻之，犹当先解表，乃可下之。若表未解，而内不消，非大满，犹有寒热，则不可下。若表已解，而内不消，大满大实，腹坚，中有燥屎，自可下之。虽四五日，数下之，不能为祸也。若不宜下，而便攻之，则内虚热入，协热遂利，烦躁诸变，不可胜数，轻者困笃，重者必死矣。

夫阳盛阴虚，汗之则死；下之则愈；阳虚阴盛，汗之则愈，下之则死。如是则神丹安可以误发，甘遂何可以妄攻？虚盛之治，相背千里，吉凶之机，应若影响，岂容易哉！况桂枝下咽，阳盛即毙；承气入胃，阴盛以亡。死生之要，在乎须臾，视身之尽，不暇计日。此阴阳虚实之交错，其候至微；发汗吐下之相反，其祸至速，而医术浅狭，懵然不知病源，为治乃误，使病者殒殁，自谓其分，至令冤魂塞于冥路，死尸盈于旷野，仁者鉴此，岂不痛欤！

凡两感病俱作，治有先后，发表攻里，本自不同，而执迷用意者，乃云神丹甘遂合而饮之，且解其表，又除其里，言巧似是，其理实违。夫智者之举错也，常审以慎；愚者之动作也，必果而速。安危之辨，岂可诡哉！世上之士，但务彼翕习之荣，而莫见此倾危之败，惟明者居然，能护其本，近取诸身，夫何远焉。

凡发汗，温暖汤药，其方虽言日三服，若病剧不解，当促其间，可半日中尽三服。若与病相阻，即使有所觉，病重者一日一夜，当晬时观之，如服一剂，病证犹在，故当复作本汤服之。至有不能汗出，服三剂乃解；若汗不出者，死病也。

凡得时气病，至五六日，而渴欲饮水，饮不能多，不当与也，何者？以腹中热尚少，不能消之，便更与人作病也。至七八日，大渴欲饮水者，犹当依证而与之。与之时常令不足，勿极意也。言能饮一斗，与五升。若饮而腹满，小便不利，若喘若哕，不可与之也。忽然大汗出，是为自愈也。

凡得病反能饮水，此为欲愈之病。其不晓病者，但闻病欲饮水者自愈，小渴者乃强与饮之，因成其祸，不可复救也。

凡得病厥，脉动数，服汤更迟；脉浮大减小，初躁后静，此皆愈证也。

凡治温病，可刺五十九穴。又身之穴，三百六十有五，其三十穴灸之有害；七十九穴刺之为灾，并中髓也。

脉四损，三日死。平人一息，病人脉一至，名曰四损。

脉五损，一日死。平人二息，病人脉一至，名曰五损。

脉六损，一时死。平人三息，病人脉一至，名曰六损。

四损，经气绝；五损，腑气绝；六损，脏气绝。真气不行于经，曰经气绝；不行于腑，曰腑气绝；不行于脏，曰脏气绝。经气绝，则四肢不举；腑气绝，则不省人事；脏气绝，则一身尽冷。

脉盛身寒，得之伤寒；脉虚身热，得之伤暑。脉阴阳俱盛，大汗出，下之不解者死。脉阴阳俱虚，热不止者死。脉至乍数乍疏者死。脉至如转索，按之不易者，其日死。谵言妄语，身微热，脉浮大，手足温者，生。逆冷，脉沉细者，不过一日死矣。此以前是伤寒热病证候也。

脉濡而弱，弱反在关，濡反在巅，微反在上，涩反在下。微则阳气不足，涩则无血。阳气反微，中风汗出而反躁烦。涩则无血，厥而且寒。阳厥发汗，躁不得眠。阳微则不可下，下之则心下痞硬。

动气在右，不可发汗，发汗则衄而渴，心苦烦，饮水即吐。

动气在左，不可发汗，发汗则头眩，汗不止，则筋惕肉瞤。

动气在上，不可发汗，发汗则气上冲，止于心下。

动气在下，不可发汗，发汗则无汗可发，心中大烦，骨节疼痛，目眩恶寒，食则吐谷，气不得前。

咽中闭塞，不可发汗，发汗则吐血，气微欲绝，手足厥冷，欲得蜷卧，不能自温。

诸脉得数动微弱者，不可发汗，发汗则大便难，腹中干，胃燥而烦，其形相象，根本异源。

脉濡而弱，弱反在关，濡反在巅，弦反在上，微反在下。弦为阳运，微为阴寒。上实下虚，意欲得温。微弦为虚：不可发汗，发汗则寒栗，不能自还。咳而发汗，其咳必剧，数吐涎沫，咽中必干，小便不利，心中饥烦，晬时而发，其形似疟，有寒无热，虚而寒栗，蜷而苦满，腹中复坚，命将难全。

厥逆脉紧，不可发汗，发汗则声乱、咽嘶、舌萎、声不得前。

诸逆发汗，病微者难差，剧者必死。

凡发汗，欲令遍身漐漐微似汗，不可令如水流漓。若病不解，当重发汗；若汗多者，不得重发汗，亡阳故也。

凡服汤发汗，中病便止，不必尽剂。

凡用吐汤，中病便止，不必尽剂。

诸四逆厥者，不可吐之；虚家，亦然。

凡病胸上诸实，胸中郁郁而痛，不能食，欲使人按之，而反有涎唾，下利十余行，其脉反涩，寸口脉微滑，此可吐之，吐之利则止。

宿食在上脘者，当吐之。

动气在右，不可下之，下之则津液内竭，咽燥、鼻干、头眩、心悸也。

动气在左，不可下之。下之则腹内拘急，食饮不下，动气更剧。虽有身热，卧则欲蜷。

动气在上，不可下之。下之则掌中热烦，身上浮冷，热汗自泄，欲得水自灌。

动气在下，不可下之。下之则腹胀满，卒起头眩，食则下利清谷，心下痞。

咽中闭寒，不可下之。下之则上轻下重，水浆不得下，卧则欲蜷，身急痛，下利日数十行。

诸外实者，不可下之。下之则发微热，若亡，脉厥者，当脐握热。

诸虚者，不可下之。下之则大渴。求水者，易愈；恶水者，剧。

脉濡而弱，弱反在关，濡反在巅，弦反在上，微反在下。弦为阳运，微为阴寒。上实下虚，意欲得温。微弦为虚，虚者不可下也。微弦为咳，咳则吐涎，下之则咳止，而利因不休，利不休则胸中如虫啮，粥入则出，小便不利，两胁拘急，喘息为难，颈背相引，臂则不仁，极寒反汗出，身冷若冰，眼睛不慧，语言不休，而谷气多入，此为除中，口虽欲言，舌不得前。

脉濡而弱，弱反在关，濡反在巅，浮反在上，数反在下。浮为阳虚，数为无血，浮为虚，数生热。浮为虚，自汗出而恶寒，振而寒栗；微弱在关，胸下为急，喘汗而不得呼吸，数为痛；呼吸之中痛在于胁，振寒相搏，形如疟状，医反下之，故令脉数，发热，狂走，见鬼，心下为痞，小便淋漓，小腹甚硬，小便尿血也。

脉濡而紧，濡则卫气微，紧则荣中寒。阳微卫中风，发热而恶寒；荣紧胃气冷，微呕心内烦。医谓有大热，解肌而发汗，亡阳虚烦躁，心下苦痞坚。表里俱虚竭，卒起而头眩。客热在皮肤，怅快不得眠。不知胃气冷，紧寒在关元。技巧无所施，汲水灌其身。客热应时罢，栗栗而振寒。重被而覆之，汗出而冒巅；体惕而又振，小便为微难。寒气因水发，清谷不容闲。呕变反肠出，颠倒不得安。手足为微逆，身冷而内烦。迟欲从后救，安可复追还。

脉浮而紧，浮则为风，紧则为寒。风则伤卫，寒则伤荣。荣卫俱病，骨节烦疼。当发其汗，而不可下也。

脉浮而大，心下反硬，有热，属脏者，攻之，不令发汗；属腑者，不令溲数。溲数则大便硬，汗多则热甚。脉迟者，尚未可攻也。

伤寒，脉阴阳俱紧，恶寒发热，则脉欲厥。厥者，脉初来大，渐渐小，更来渐大，是其候也。如此者恶寒，甚者，翕翕汗出，喉中痛；若热多者，目赤脉多，睛不慧，医复发之，咽中则伤；若复下之，则两目闭，寒多便清谷，热多便脓血；若熏之，则身发黄；若熨之，则咽燥。若小便利者，可救之；若小便难者，危殆也。

伤寒发热，口中勃勃气出，头痛，目黄，衄不可制，阴阳俱虚，贪水者必呕，恶水者厥。若下之，则咽中生疮；假令手足温者，必下重便脓血。头痛目黄者，下之则目闭。贪水者，下之则脉厥，其声嘤嘤，咽喉塞，汗之则战栗。恶水者，下之则里冷，不嗜食，大便完谷出，汗之则口中伤，舌上白苔，烦躁，脉反数，不大便，六七日后必便血，小便不利也。

凡服下汤，得利便止，不必尽剂。此以前是汗吐下三法之大要也。若能于此例之外，更神而明之，斯道其庶几乎？

杂病例

问曰：上工①治未病，何也？

师曰：夫治未病者，见肝之病，知肝传脾，当先实脾②，四季脾旺不受邪，即勿补之。中工不晓相传，见肝之病，不解实脾，惟治肝也。夫肝之病，补用酸，助用焦苦，益用甘味之药调之。酸入肝，焦苦入心，甘入脾。脾能伤肾，肾气微弱，则水不行；水不行，则心火气盛，心火气盛则伤肺；肺被

① 上工：高明的医生。

② 实脾：即调补肝脏之意。

伤，则金气不行；金气不行，则肝气盛，故实脾，则肝自愈。此治肝补脾之要妙也。肝虚则用此法，实则不在用之。经曰：勿虚虚，勿实实，补不足，损有余，是其义也。余脏准此。

夫人禀五常，因风气而生长，风气虽能生万物，亦能害万物，如水能浮舟，亦能覆舟。若五脏元真[①]通畅，人即安和。客气邪风，中人多死。千般疢难，不越三条：一者，经络受邪，入于脏腑，为内所因也；二者，四肢九窍，血脉相传，壅塞不通，为外皮肤所中也；三者，房室、金刃、虫兽所伤。以此详之，病由多尽。若人能养慎，不令邪风干忤经络，适中经络，未流传脏腑，即医治之，四肢才觉重滞，即导引、吐纳[②]、针灸、膏摩，勿令九窍闭塞；更能无犯王法，禽兽灾伤，房室勿令竭乏，服食节其冷热苦酸辛甘，不遗形体有衰，病则无由入其腠理。腠者，是三焦通会元真之处，为血气所注；理者，是皮肤脏腑之纹理也。

问曰：病人有气色见于面部，愿闻其说。

师曰：鼻头色青，腹中痛，苦冷者死。鼻头色微黑者，有水气；色黄者，胸上有寒；色白者，亡血也。设微赤非时者死。其目正圆者痉，不治。又色青为痛，色黑为劳，色赤为风，色黄者便难，色鲜明者有留饮。

师曰：语声寂寂然喜惊呼者，骨节间病；语声喑喑然不彻者，心膈间病；语声啾啾然细而长者，头中病。

师曰：息摇肩者，心中坚；息引胸中上气者，咳；息张口短气者，肺痿唾沫。

师曰：吸而微数者，其病在中焦，实也，下之则愈，虚者不治。在上焦者，其吸促，在下焦者，其吸远，此皆难治。呼吸动摇振振者，不可治也。

师曰：寸口脉动者，因其旺时而动。假令肝旺色青，四时皆随其色。肝色青而反色白，非其时，色脉皆当病。

问曰：有未至而至，有至而不至，有至而不去，有至而太过，何谓也？

师曰：冬至之后，甲子夜半，少阳起，少阳之时，阳始生，天得温和。以未得甲子，天因温和，此未至而至也；以得甲子，而天犹未温和，为至而不至也；以得甲子，而天大寒不解，此为至而不去也；以得甲子，而天温如盛夏五六月时，此为至而太过也。

问曰：《经》云“厥阳独行”，何谓也？

---

① 元真：指元气或真气。

② 吐纳：是调整呼吸的一种养生祛病的方法。

师曰：此为有阳无阴，故称厥阳。

问曰：寸脉沉大而滑，沉则为实，滑则为气，实气相搏，血气入脏即死，入腑即愈，此为卒厥，何谓也？

师曰：唇口青，身冷，为入脏，即死；如身和，汗自出，为入腑，即愈。

问曰：脉脱，入脏即死，入腑即愈，何谓也？

师曰：非为一病，百病皆然。譬如浸淫疮，从口起流向四肢者可治，从四肢流来入口者不可治；病在外者可治，入里者即死。

问曰：阳病十八，何谓也？

师曰：头痛，项、腰、脊、臂、脚掣痛。

阴病十八，何谓也？

师曰：咳、上气、喘、哕、咽痛、肠鸣、胀满、心痛、拘急。五脏病各有十八，合为九十病。六腑病各有十八，合为一百八病。此外五劳、七伤、六极、妇人三十六病，不在其中。清邪居上，浊邪居下，大邪中表，小邪中里，槃饪之邪，从口入者，宿食也。

问曰：病有急当救里救表者，何谓也？

师曰：病，医下之，续得下利清谷不止，身体疼痛者，急当救里；后身疼痛，清便自调者，急当救表也。夫病痼疾，加以卒病，当先治其卒病，后乃治其痼疾也。

师曰：五脏病各有所得①者愈，五脏病各有所恶②，各随其所不喜为病。如病者素不喜食，而反暴思之，必发热也。

夫病在诸脏，欲攻，当随其所得而攻之，如渴者，与猪苓汤。余仿此。

夫病者手足寒，上气脚缩，此六腑之气绝于外也。下利不禁，手足不仁者，此五脏之气绝于内也。内外气绝者，死不治。

师曰：热在上焦者，因咳为肺痿；热在中焦者，为腹坚；热在下焦者，则尿血，或为淋闷不通。大肠有寒者，多鹜溏；有热者，便肠垢。小肠有寒者，其人下重脓血；有热者，必痔。

问曰：三焦竭，何谓也？

师曰：上焦受中焦之气，中焦未和，不能消谷，故上焦竭者，必善噫；下焦承中焦之气，中气未和，谷气不行，故下焦竭者，必遗溺失便。

问曰：病有积、有聚、有槃气，何谓也？

---

① 所得：指适合病人的饮食原则。

② 所恶：指病人所厌恶的饮食原则。

师曰：积者，脏病也，终不移处；聚者，腑病也，发作有时，转辗移痛；槃气者，胁下痛，按之则愈，愈而复发，为槃气。诸积之脉，沉细附骨在寸口，积在胸中；微出寸口，积在喉中；在关者，积在脐旁；上关上，积在心下；微出下关，积在少腹。在尺中，积在气冲；脉出左，积在左；脉出右，积在右；脉左右俱出，积在中央；各以其部处之。

卷　四

温病脉证并治

温病有三：曰春温、曰秋温、曰冬温。此皆发于伏气，夏则病暑，而不病温。冬伤于寒，其气伏于少阴，至春发为温病，名曰春温。

夏伤于湿，其气伏于太阴，至秋燥乃大行，发为温病，名曰秋温。

气不当至而至，初冬乃大寒，燥以内收，其气伏于厥阴，冬至后，天应寒而反温，发为温病，名曰冬温。

春秋病温，此其常；冬时病温，此其变。冬时应寒而反大温，此非其时而蓄其气，及时不病，至春乃发，名曰大温。此由冬不藏精，气失其正，春时阳气外发，二气相搏，为病则重，医又不晓病源为治，乃误尸气流传，遂以成疫。

病春温，其气在上，头痛，咽干，发热，目眩，甚则谵语，脉弦而急，小柴胡加黄连牡丹汤主之。

小柴胡加黄连牡丹汤方

柴胡半斤　黄芩三两　人参三两　瓜蒌根四两　黄连三两　牡丹皮四两　甘草三两（炙）　生姜三两　大枣十二枚（擘）

上九味，以水一斗二升，煮取三升，去滓，温服一升，日三服。

病秋温，其气在中，发热，口渴，腹中热痛，下利便脓血，脉大而短涩，地黄知母黄连阿胶汤主之；不便脓血者，白虎汤主之。

地黄知母黄连阿胶汤方

地黄八两　知母四两　黄连三两　阿胶一两

上四味，以水一斗，先煮三味，取三升，去滓，纳胶烊消，温服一升，日三服。

白虎汤方

知母六两　石膏一斤（碎，绵裹）　甘草二两（炙）　粳米六合

上四味，以水一斗，煮米熟，汤成去滓，温服一升，日三服。

病冬温，其气在下，发热，腹痛引少腹，夜半咽中干痛，脉沉实，时而大数，石膏黄连黄芩甘草汤主之；不大便六七日者，大黄黄芩地黄牡丹汤主之。

石膏黄连黄芩甘草汤方

石膏半斤（碎，绵裹）　黄连三两　黄芩四两　甘草二两

上四味，以水一斗，煮取三升，温服一升，日三服。

大黄黄芩地黄牡丹汤方

大黄四两　黄芩三两　地黄四两　牡丹皮三两

上四味，以水一斗二升，煮取二升，去滓，分温二服，大便利，止后服。

病温，头痛，面赤，发热，手足拘急，脉浮弦而数，名曰风温，黄连黄芩栀子牡丹芍药汤主之。

黄连黄芩栀子牡丹芍药汤方

黄连三两　黄芩三两　栀子十四枚（擘）　牡丹三两　芍药三两

上五味，以水六升，煮取三升，去滓，温服一升，日三服。

病温，其人素有湿，发热唇焦，下利，腹中热痛，脉大而数，名曰湿温，猪苓加黄连牡丹汤主之。

猪苓加黄连牡丹汤方

猪苓一两　茯苓一两　阿胶一两　泽泻一两　滑石一两　黄连一两　牡丹一两

上七味，以水四升，先煮六味，取二升，去滓，纳胶烊消，分温再服。

病温，舌赤，咽干，心中烦热，脉急数，上寸口者，温邪干心也，黄连黄芩阿胶甘草汤主之。

黄连黄芩阿胶甘草汤方

黄连一两　黄芩一两　阿胶一两　甘草一两

上四味，以水一斗，先煮三味，取四升，去滓，纳胶烊消，分温三服。

病温，口渴，咳嗽，衄不止，脉浮而数大，此温邪乘肺也，黄芩石膏杏子甘草汤主之。

黄芩石膏杏子甘草汤方

黄芩三两　石膏半斤（碎）　杏仁十四枚（去皮尖）　甘草一两（炙）

上四味，以水五升，煮取三升，去滓，温服一升，日三服。

病温，发热，腰以下有水气，甚则少腹热痛，小便赤数，脉急而数，下尺中者，此温邪移肾也，地黄黄柏秦皮茯苓泽泻汤主之。

地黄黄柏秦皮茯苓泽泻汤方

地黄六两　黄柏三两　秦皮二两　茯苓三两　泽泻一两

上五味，以水八升，煮取三升，去滓，温服一升，日三服。

病大温，发热，头晕，目眩，齿枯，唇焦，谵语，不省人事，面色乍青乍赤，脉急大而数者，大黄香蒲汤主之；若喉闭难下咽者，针少商令出血；若脉乍疏乍数，目内陷者，死。

大黄香蒲汤方

大黄四两　香蒲一两　黄连三两　地黄半斤　牡丹皮六两

上五味，以水一斗，煮取六升，去滓，温服二升，日三服。

温病，下之大便溏，当自愈；若下之利不止者，必腹满，宜茯苓白术甘草汤主之。

茯苓白术甘草汤方

茯苓四两　白术三两　甘草一两（炙）

上三味，以水八升，煮取三升，去滓，温服一升，日三服。

风温者，因其人素有热，更伤于风，而为病也。脉浮弦而数，若头不痛者，桂枝去桂加黄芩牡丹汤主之。若伏气病温，误发其汗，则大热烦冤，唇焦，目赤，或衄，或吐，耳聋，脉大而数者，宜白虎汤；大实者，宜承气辈；若至十余日则入于里，宜黄连阿胶汤。何以知其入里？以脉沉而数，心烦不卧，故知之也。

桂枝去桂加黄芩牡丹汤方

芍药三两　甘草二两（炙）　生姜三两（切）　大枣十二枚（擘）　黄芩三两　牡丹皮三两

上六味，以水八升，煮取三升，去滓，温服一升，日三服。

白虎汤方（见前）

大承气汤方

大黄四两（酒洗）　厚朴半斤（制）　枳实五枚（炙）　芒硝三合

上四味，以水一斗，先煮二物，取五升，去滓，纳大黄更煮取二升，去滓，纳芒硝，更上微火，一两沸，分温再服，得下，余勿服。

小承气汤方

大黄四两（酒洗）　厚朴二两（制）　枳实三枚大者（炙）

上三味，以水四升，煮取一升二合，去滓，分温二服，初服当更衣，不尔尽饮之，若更衣者，勿服之。

调胃承气汤方

大黄四两（酒洗）　甘草二两（炙）　芒硝半斤

上三味，以水三升，煮取一升，去滓，纳芒硝，更上微火，煮令沸，少少温服之。

黄连阿胶汤方

黄连四两　芍药二两　黄芩二两　阿胶三两　鸡子黄三枚

上五味，以水六升，先煮三物，取二升，去滓，纳阿胶烊消，小冷，纳鸡子黄，搅令相得，温服七合，日三服。

病温，治不得法，留久移于三焦。其在上焦，则舌謇①，神昏，宜栀子汤；其在中焦，则腹痛而利，利后腹痛，唇口干燥，宜白虎加地黄汤；其在下焦，从腰以下热，齿黑，咽干，宜百合地黄牡丹皮半夏茯苓汤。

栀子汤方

栀子十六枚（擘）　黄芩三两　半夏半斤　甘草二两

上四味，以水四升，先煮栀子，取二升半，去滓，纳三味，煮取一升，分温再服。

白虎加地黄汤方

知母六两　石膏一斤（碎）　甘草二两（炙）　粳米六合　地黄六两

上五味以水一斗，煮米熟，汤成去滓，温服一升，日三服。

百合地黄牡丹皮半夏茯苓汤方

百合七枚（擘）　地黄汁一升　牡丹皮六两　半夏一升　茯苓四两

上五味，先以水洗百合，渍一宿，当白沫出，去其水，别以水二升，煮取一升，去滓，别以泉水四升，煮三味，取二升，去滓，纳地黄汁与百合汁，更上火，令沸，温服一升，日三服。

① 舌謇（jiǎn）：指舌体转动不灵活，语言謇涩之病证。

卷　五

伤暑脉证并治

伤暑，肺先受之。肺为气府，暑伤元气，寸口脉弱，口渴，汗出，神昏，气短，竹叶石膏汤主之。

竹叶石膏汤方

竹叶两把　粳米半升　半夏半升（洗）　石膏一斤　人参三两　麦门冬一升　甘草二两（炙）

上七味，以水一斗，先煮六味，取六升，去滓，纳粳米，煮取米熟，汤成，温服一升，日三服。

伤暑，发热，汗出，口渴，脉浮而大，名曰中暍，白虎加人参黄连阿胶汤主之。

白虎加黄连阿胶汤方

知母六两　石膏一斤（碎，绵裹）　甘草二两（炙）　粳米六合　人参三两　黄连三两　阿胶二两

上七味，以水一斗，先煮六味，米熟汤成去滓，纳胶烊消，温服一升，日三服。

伤暑，汗出已，发热，烦躁，声嘶，脉反浮数者，此为肺液伤，百合地黄加牡蛎汤主之。

百合地黄加牡蛎汤方

百合七枚　地黄汁一升　牡蛎二两

上三味，先以水洗百合，渍一宿，当白沫出，去其水，另以泉水二升，煮二味，取一升，去滓，纳地黄汁，煮取一升五合，分温再服。

伤暑，心下有水气，汗出，咳嗽，渴欲饮水，水入则吐，脉弱而滑，瓜蒌茯苓汤主之。

瓜蒌茯苓汤方

瓜蒌大者一枚（共皮子捣）　茯苓三两　半夏三两（洗）　黄连二两

甘草一两（炙）

上五味，以水五升，煮取二升，温服一升，日再服。

伤暑，发热，无汗，水行皮中故也。脉必浮而滑，先以热水灌之，令汗出，后以竹茹半夏汤与之。

竹茹半夏汤方

竹茹二两　瓜蒌根二两　茯苓三两　半夏半升

上四味，以水五升，煮取三升，分温三服。

太阳中热者，暍是也。其人汗出，恶寒，身热而渴，白虎加人参汤主之。

白虎加人参汤方

知母六两　石膏一两（碎，绵裹）　甘草二两（炙）　粳米六合　人参三两

上五味，以水一斗，煮米熟，汤成去滓，温服一升，日三服。

太阳中暍，身热，疼重，而脉微弱者，以夏月伤冷水，水行皮中所致也，猪苓加人参汤主之；一物瓜蒂汤亦主之。

猪苓加人参汤方

猪苓一两　茯苓一两　滑石一两　泽泻一两　阿胶一两　人参三两

上六味，以水四升，先煮五味，取二升，纳阿胶烊消，温服七合，日三服。

一物瓜蒂汤方

瓜蒂二十个

上锉，以水一升，煮取五合，去滓，顿服。

凡病暑者，当汗出，不汗出者，必发热，发热者，必不汗出也，不可发汗，发汗则发热，烦躁，失声，此为肺液枯，息高气贲者，不治。

伤暑，夜卧不安，烦躁，谵语，舌赤，脉数，此为暑邪干心也，黄连半夏石膏甘草汤主之。

黄连半夏石膏甘草汤方

黄连三两　半夏半升　石膏一斤（碎，绵裹）　甘草二两（炙）

上四味，以水五升，煮取三升，去滓，温服一升，日三服。

太阳中暍①，发热，恶寒，身重疼痛，其脉弦细芤迟，小便已，洒洒然毛耸，手足厥冷；小有劳身即热，口开，前板齿②燥；若发汗，则恶寒甚；加温

① 暍：《说文》：“伤暑也”；《玉篇》：“中热也”。

② 板齿：即门齿。

针，则发热甚，数下之，则淋甚；白虎加桂枝人参芍药汤主之。

白虎加桂枝人参芍药汤方

知母六两　石膏一斤（碎，绵裹）　甘草二两（炙）　粳米六合　桂枝一两　人参三两　芍药二两

上七味，以水八升，煮米熟汤成，温服一升，日三服。

伤暑，脉弱，口渴，大汗出，头晕者，人参石膏汤主之。

人参石膏汤方

人参三两　石膏一斤（碎，绵裹）　竹叶一把　黄连一两　半夏半升（洗）

上五味，以水六升，煮取三升，去滓，温服一升，日三服。

伤暑者，头不痛，头痛者风也，头重者湿也。

热病脉证并治

热之为病，有外至，有内生。外至可移，内有定处，不循经序，舍于所合，与温相似，根本异源，传经化热，伏气变温，医多不晓，认为一体，如此杀人，莫可穷极。为子条记，传与后贤。

热病，面赤，口烂，心中痛，欲呕，脉洪而数，此热邪干心也，黄连黄芩泻心汤主之。

黄连黄芩泻心汤方

黄连三两　黄芩二两

上二味，以水二升，煮取一升，分温再服。

热病，身热，左胁痛，甚则狂言乱语，脉弦而数，此热邪乘肝也，黄连黄芩半夏猪胆汁汤主之。

黄连黄芩半夏猪胆汁汤方

黄连二两　黄芩三两　半夏一升　猪胆大者一枚（取汁）

上四味，以水六升，先煮三物，取三升，去滓，纳胆汁和合，令相得，分温再服。

热病，腹中痛，不可按，体重，不能俯仰，大便难，脉数而大，此热邪乘脾也，大黄厚朴甘草汤主之。

大黄厚朴甘草汤方

大黄四两　厚朴六两　甘草三两

上三味，以水五升，煮取二升，服一升，得大便利，勿再服。

热病，口渴，喘，嗽，痛引胸中，不得太息，脉短而数，此热邪乘肺也，黄连石膏半夏甘草汤主之。

黄连石膏半夏甘草汤方

黄连一两　石膏一斤（碎，绵裹）　半夏半升（洗）　甘草三两

上四味，以水六升，煮取三升，去滓，温服一升，日三服。

热病，咽中干，腰痛，足下热，脉沉而数，此热邪移肾也，地黄黄柏黄连半夏汤主之。

地黄黄柏黄连半夏汤方

地黄半斤　黄柏六两　黄连三两　半夏一升（洗）

上四味，以水八升，煮取三升，去滓，温服一升，日三服。

湿病脉证并治

湿气为病，内外上下，四处流行，随邪变化，各具病形，按法诊治，勿失纪纲。湿气在上，中于雾露，头痛，项强，两额疼痛，脉浮而涩，黄芪桂枝茯苓细辛汤主之。

黄芪桂枝茯苓细辛汤方

黄芪三两　桂枝二两　茯苓三两　细辛一两

上四味，以水五升，煮取三升，去滓，温服一升，日三服。

湿气在下，中于冷水，从腰以下重，两足肿，脉沉而涩，桂枝茯苓白术细辛汤主之。

桂枝茯苓白术细辛汤方

桂枝三两　茯苓四两　白术三两　细辛二两

上四味，以水六升，煮取二升，去滓，温服一升，日再服。

湿气在外，因风相搏，流于经络，骨节烦疼，卧不欲食，脉浮缓，按之涩，桂枝汤微发其汗，令风湿俱去；若恶寒，身体疼痛，四肢不仁，脉浮而细紧，此为寒气，并桂枝麻黄各半汤主之。

桂枝汤方

桂枝三两（去皮）　芍药三两　甘草二两（炙）　生姜三两（切）　大枣十二枚（擘）

上五味，㕮咀。以水七升，微火煮取三升，去滓，适寒温，服一升。服已须臾，啜热稀粥一升余，以助药力，温覆令一时许，遍身漐漐微似有汗者益佳，不可令如水流漓，病必不除。若一服汗出病差，停后服，不必尽剂；

若不汗，更服依前法；又不汗，后服小促其间，半日许，令三服尽；若病重者，一日一夜服，周时观之。服一剂尽，病证犹在者，更作服；若汗不出，乃服至二三剂。禁生冷、黏滑、肉面、五辛、酒酪、臭恶等物。

麻黄汤方

麻黄三两（去节） 桂枝三两（去皮） 甘草一两（炙） 杏仁七十枚（去皮尖）

上四味，以水九升，先煮麻黄减二升，去上沫，纳诸药，煮取二升半，去滓，温服八合，覆取微似汗，不须啜粥，余如桂枝法将息。

桂枝麻黄各半汤方

即桂枝汤三合，麻黄汤三合，并服之。

湿气在内，与脾相搏，发为中满；胃寒相将，变为泄泻。中满宜白术茯苓厚朴汤；泄泻宜理中汤；若上干肺，发为肺寒，宜小青龙汤；下移肾，发为淋漓，宜五苓散；流于肌肉，发为黄肿，宜麻黄茯苓汤；若流于经络，与热气相乘，则发痈脓；脾胃素寒，与湿久留，发为水饮，与燥相搏，发为痰饮，治属饮家。

白术茯苓厚朴汤方

白术三两 茯苓四两 厚朴二两（炙，去皮）

上三味，以水五升，煮取一升五合，去滓，分温再服。

麻黄茯苓汤方

麻黄二两（去节） 茯苓三两 白术三两 防己一两 赤小豆一升

上五味，以水七升，先煮麻黄，再沸，去上沫，纳诸药，煮取三升，去滓，温服一升，日三服。

理中汤方

人参三两 干姜三两 白术三两 甘草三两（炙）

上四味，以水八升，煮取三升，去滓，温服一升，日三服。

小青龙汤方

麻黄三两（去节） 芍药三两 细辛三两 桂枝三两（去皮） 干姜三两 半夏半升（洗） 甘草三两 五味子半升

上八味，以水一斗，先煮麻黄减二升，去上沫，纳诸药，煮取三升，去滓，温服一升，日三服。

五苓散方

猪苓十八铢（去皮） 泽泻一两六铢 茯苓十八铢 桂枝半两（去皮） 白术十八铢

上五味，捣为散，以白饮和服方寸匕，日三服。多饮暖水，汗出愈。

太阳病，关节疼痛而烦①，脉沉而细者，此名湿痹。湿痹之候，其人小便不利，大便反快，但当利其小便。

湿家之为病，一身尽疼，发热，身色如熏黄。

湿家，其人但头汗出，背强，欲得被覆向火。若下之早，则哕②，胸满，小便不利，舌上滑苔者，以丹田③有热，胸中有寒，渴欲得水，而不能饮，口燥烦也。

湿家下之，额上汗出，微喘，小便利者死；若下利不止者，亦死。

问曰：风湿相搏，一身尽疼，法当汗出而解，值天阴雨不止，医云此可发汗，汗之病不愈者，何也？师曰：发其汗，汗大出者，但风气去，湿气在，是故不愈也。若治风湿者，发其汗，但微微似欲出汗者，风湿俱去也。

湿家病，身上疼痛，发热，面黄而喘，头痛，鼻塞而烦，其脉大，自能饮食，腹中和无病，病在头中寒湿，故鼻塞，纳药鼻中，则愈。

鼻塞方

蒲灰　细辛　皂荚　麻黄

上四味，等分为末，调和，纳鼻中少许，嚏则愈。

湿家，身烦疼，可与麻黄加术汤发其汗为宜，慎不可以火攻之。

麻黄加术汤方

麻黄三两（去节）　桂枝二两（去皮）　甘草一两（炙）　白术四两　杏仁七十个（去皮尖）

上五味，以水九升，先煮麻黄，减二升，去上沫，纳诸药，煮取二升半，去滓，温服八合，覆取微汗，不得汗再服，得汗，停后服。

病者一身尽疼，发热，日晡所剧者，此名风湿。此病伤于汗出当风，或久伤取冷所致也，可与麻黄杏仁薏苡甘草汤。

麻黄杏仁薏苡甘草汤方

麻黄一两　杏仁十枚（去皮尖）　薏苡半两　甘草一两（炙）

上四味，锉麻豆大，每服四钱匕，水一升半，煎取八分，去滓，温服有微汗，避风。

风湿，脉浮，身重，汗出，恶风者，防己黄芪汤主之。

---

① 烦：形容疼痛而烦扰不宁。

② 哕：即呃逆。

③ 丹田：穴名。在脐下三寸，这里泛指下焦与胸上对举。

防己黄芪汤方

防己一两　甘草半两（炙）　白术十八铢　黄芪一两

上四味，锉如麻豆大，每抄五钱匕，生姜一分切，大枣一枚（擘），水一升半，煎八分，去滓，温服。喘者加麻黄五分；胃中不和者，加芍药三分；气上冲者，加桂枝三分；下有陈寒者，加细辛三分；服后当如虫行皮中，从腰下如冰，后坐被上，又以一被绕之，温令有微汗，差。

伤寒八九日，风湿相搏，不能自转侧，不呕，不渴，脉浮虚而涩者，桂枝附子汤主之；若大便坚，小便自利者，白术附子汤主之。

桂枝附子汤方

桂枝四两（去皮）　附子二枚（炮）　甘草二两（炙）　生姜三两（切）　大枣十二枚（擘）

上五味，以水六升，煮取三升，去滓，分温三服。

白术附子汤方

白术一两　附子一枚（炮）　甘草二两（炙）　生姜一两半　大枣六枚（擘）

上五味，以水三升，煮取一升，去滓，分温三服，一服觉身痹，半日许再服，三服都尽，其人如冒状，勿怪，即术附并走皮中，逐水气，未得除耳。

风湿相搏，骨节疼烦，掣痛，不得屈伸，近之则痛剧，汗出，短气，小便不利，恶风，不欲去衣，或身微肿者，甘草附子汤主之。

甘草附子汤方

甘草二两（炙）　附子二枚（炮，去皮）　白术二两　桂枝四两

上四味，以水六升，煮取三升，去滓，温服一升，日三服。初服得微汗则解；能食，汗出，复烦者，服五合：恐一升多者，服六七合为佳。

伤燥脉证并治

伤燥，肺先受之，出则大肠受之，移传五脏，病各异形，分别诊治，消息脉经。

燥病，口渴，咽干，喘咳，胸满痛甚则唾血，脉浮短而急，此燥邪干肺也，竹叶石膏杏子甘草汤主之；若移于大肠，则大便难，口渴，欲饮热，脉急大，在下者，麻仁白蜜煎主之。

竹叶石膏杏子甘草汤方

竹叶一把　石膏半斤　杏仁三十枚（去皮尖）　甘草二两

上四味，以水五升，煮取三升，去滓，温服一升，日三服。

麻仁白蜜煎方

麻仁一升　白蜜六合

上二味，以水四升，先煮麻仁，取一升五合，去滓，纳蜜，微沸，和合，令小冷，顿服之。

燥病，口烂，热气上逆，胸中痛，脉大而涩，此燥邪乘心也，栀子连翘甘草瓜蒌汤主之。

栀子连翘甘草瓜蒌汤方

栀子十四枚（擘）　连翘二两　甘草二两　瓜蒌根四两

上四味，以水七升，煮取三升，去滓，温服一升，日三服。

燥病，目赤，口苦，咽干，胁下痛，脉弦而数，此燥邪乘肝也，黄芩牡丹皮瓜蒌半夏枳实汤主之。

黄芩牡丹皮瓜蒌半夏枳实汤方

黄芩三两　牡丹皮二两　半夏半升（洗）　枳实二两　瓜蒌实大者一枚（捣）

上五味，以水五升，煮取三升，去滓，温服一升，日三服。

燥病，色黄，腹中痛不可按，大便难，脉数而滑，此燥邪乘脾也，白虎汤主之。

白虎汤方

知母六两　石膏一斤（碎，绵裹）　甘草二两（炙）　粳米六合

上四味，以水一斗，煮米熟，汤成去滓，温服一升，日三服。

燥病，咽干，喉痛，少腹急痛，小便赤，脉沉而急，此燥邪移肾也，地黄黄柏茯苓瓜蒌汤主之。

地黄黄柏茯苓瓜蒌汤方

地黄六两　黄柏　茯苓各三两　瓜蒌根四两

上四味，以水六升，煮取三升，去滓，温服一升，日三服。

伤风脉证并治

风为百病之长，中于面，则下阳明，甚则入脾；中于项，则下太阳，甚则入肾；中于侧，则下少阳，甚则入肝；病变不一，慎毋失焉。

风病，头痛，多汗，恶风，腋下痛，不可转侧，脉浮弦而数，此风邪干肝也，小柴胡汤主之；若流于腑，则口苦，呕逆，腹胀，善太息，柴胡枳实

芍药甘草汤主之。

小柴胡汤方

柴胡半斤　黄芩三两　人参三两　半夏半升（洗）　甘草三两（炙）　生姜三两（切）　大枣十二枚（擘）

上七味，以水一斗二升，煮取六升，去滓，再煎取三升，温服一升，日三服。

柴胡枳实芍药甘草汤方

柴胡八两　芍药三两　枳实四枚（炙）　甘草三两（炙）

上四味，以水一斗，煮取六升，去滓，再煎取三升，温服一升，日三服。

风病，胸中痛，胁支满，膺背肩胛间痛，嗌干，善噫，咽肿，喉痹，脉浮洪而数，此风邪乘心也，黄连黄芩麦冬桔梗甘草汤主之。

黄连黄芩麦冬桔梗甘草汤方

黄连一两半　黄芩三两　麦门冬二两　桔梗三两　甘草二两（炙）

上五味，以水六升，煮取三升，去滓，温服一升，日三服。

风病，四肢懈惰，体重，不能胜衣，胁下痛引肩背，脉浮而弦涩，此风邪乘脾也，桂枝去桂加茯苓白术汤主之；若流于腑，则腹满而胀，不嗜食，枳实厚朴白术甘草汤主之。

桂枝去桂加茯苓白术汤方

芍药三两　甘草二两（炙）　茯苓三两　白术三两　生姜三两（切）　大枣十二枚（擘）

上六味，以水八升，煮取三升，去滓，温服一升，日三服。

枳实厚朴白术甘草汤方

枳实四枚（炙）　厚朴二两（去皮，炙）　白术三两　甘草一两（炙）

上四味，以水六升，煮取三升，去滓，温服一升，日三服。

风病，咳而喘息有音，甚则唾血，嗌干，肩背痛，脉浮弦而数，此风邪乘肺也，桔梗甘草枳实芍药汤主之；若流于大肠，则大便燥结，或下血，桔梗甘草枳实芍药加地黄牡丹汤主之。

桔梗甘草枳实芍药汤方

桔梗三两　甘草二两　枳实四枚　芍药三两

上四味，以水六升，煮取三升，去滓，温服一升，日三服。

桔梗甘草枳实芍药加地黄牡丹汤方

桔梗三两　甘草二两　枳实四枚　芍药三两　地黄三两　牡丹皮二两

上六味，以水六升，煮取三升，去滓，温服一升，日三服。

风病，面目浮肿，脊痛不能正立，隐曲不利，甚则骨痿，脉沉而弦，此风邪乘肾也，柴胡桂枝汤主之。

柴胡桂枝汤方

桂枝一两半　芍药一两半　甘草一两（炙）　柴胡四两　半夏二合半　人参一两半　黄芩一两半　生姜一两半　大枣六枚（擘）

上九味，以水七升，煮取三升，去滓，温服一升，日三服。

寒病脉证并治

寒之为病，肾先受之，其客于五脏之间，脉引而痛；若客于八虚之室，则恶血住留，积久不去，变而成著，可不慎欤！

寒病，骨痛，阴痹，腹胀，腰痛，大便难，肩背颈项引痛，脉沉而迟，此寒邪干肾也，桂枝加葛根汤主之；其著也，则两腘痛，甘草干姜茯苓白术汤主之。

桂枝加葛根汤方

桂枝三两（去皮）　芍药三两　甘草二两（炙）　生姜三两（切）　大枣十二枚（擘）　葛根四两

上六味，先以水七升，煮葛根去上沫，纳诸药，煮取三升，去滓，温服一升，日三服，不须啜粥，余如桂枝将息及禁忌法。

甘草干姜茯苓白术汤方

甘草二两（炙）　干姜四两　茯苓四两　白术二两

上四味，以水五升，煮取三升，去滓，温服一升，日三服。

寒病，两胁中痛，寒中行善掣节，逆则头痛，耳聋，脉弦而沉迟，此寒邪乘肝也，小柴胡汤主之；其著也，则两腋急痛，不能转侧，柴胡黄芩芍药半夏甘草汤主之。

柴胡黄芩芍药半夏甘草汤方

柴胡四两　黄芩三两　芍药二两　甘草二两（炙）　半夏二两

上五味，以水五升，煮取三升，去滓，分温三服。

寒病，胸胁支满，膺背肩胛间痛，甚则喜悲，时发眩，仆而不知人，此寒邪乘心也，通脉四逆汤主之；其著也，则肘外痛，臂不能伸，甘草泻心汤主之。

通脉四逆汤方

甘草二两（炙）　附子大者一枚（生用，破）　干姜三两　人参二两上四味，以水三升，煮取一升二合，去滓，分温再服。

甘草泻心汤方

甘草四两（炙）　黄芩三两　干姜三两　半夏半升（洗）　人参三两　黄连一两　大枣十二枚（擘）

上七味，以水一斗，煮取六升，去滓，再煎取三升，温服一升，日三服。

寒病，腹满肠鸣，食不化，飧泄，甚则足痿不收，脉迟而涩，此寒邪乘脾也，理中汤主之；其著也，则髀枢强痛，不能屈伸，枳实白术茯苓甘草汤主之。

理中汤方

人参三两　干姜三两　甘草三两　白术三两

上四味，以水八升，煮取三升，去滓，温服一升，日三服。

枳实白术茯苓甘草汤方

枳实四枚　白术三两　茯苓三两　甘草一两（炙）

上四味，以水六升，煮取三升，去滓，分温三服。

寒病，喘咳，少气不能报息，口唾涎沫，耳聋，嗌干，此寒邪乘肺也，故其脉沉而迟，甘草干姜汤主之；其著也，则肘内痛，转侧不便，枳实橘皮桔梗半夏生姜甘草汤主之。

甘草干姜汤方

甘草四两（炙）　干姜二两（炮）

上二味，以水三升，煮取一升五合，去滓，分温再服。

枳实橘皮桔梗半夏生姜甘草汤方

枳实四枚　橘皮二两　桔梗三两　半夏半升（洗）　生姜三两（切）　甘草二两（炙）

上六味，以水八升，煮取三升，去滓，温服一升，日三服。

卷　六

辨太阳病脉证并治上

太阳之为病，脉浮，头项强痛而恶寒。

太阳病，发热，汗出，恶风，脉缓者，名为中风。

太阳病，或已发热，或未发热，必恶寒，体痛，呕逆，脉阴阳俱紧者，名曰伤寒。

伤寒一日，太阳受之，脉若静者，为不传；颇欲吐，若躁烦，脉数急者，此为传也。

伤寒二三日，阳明、少阳证不见者，此为不传也。

太阳病，发热而渴，不恶寒者，为温病。若发汗已，身灼热者，名风温。风温为病，脉阴阳俱浮，自汗出，身重，多眠睡，鼻息必鼾，语言难出。若被下者，小便不利，直视，失溲；若被火者，微发黄色，剧则如惊痫，时瘛疭；若火熏之，一逆尚引日，再逆促命期。

病有发热恶寒者，发于阳也；无热恶寒者，发于阴也。发于阳七日愈，发于阴六日愈，以阳数七、阴数六故也。

太阳病，头痛至七日以上自愈者，以行其经尽故也。若欲作再经者，针足阳明，使经不传则愈。

太阳病欲解时，从巳至未上。

风家，表解而不了了者，十二日愈。

病人身大热，反欲得衣者，热在皮肤，寒在骨髓也。病人身大寒，反不欲近衣者，寒在皮肤，热在骨髓也。

太阳中风，阳浮而阴弱。阳浮者热自发，阴弱者汗自出。啬啬恶寒，淅淅恶风，翕翕发热，鼻鸣干呕者，桂枝汤主之。

桂枝汤方

桂枝三两（去皮）　芍药三两　甘草二两（炙）　生姜三两（切）　大枣十二枚（擘）

上五味，㕮咀。以水七升，微火煮取三升，去滓，适寒温，服一升。服已须臾，啜热稀粥一升余，以助药力，温覆令一时许，遍身漐漐微似有汗者益佳，不可令如水流漓，病必不除。若一服汗出病差，停后服，不必尽剂；若不汗，更服依前法；又不汗，后服小促其间，半日许，令三服尽；若病重者，一日一夜服，周时观之。服一剂尽，病证犹在者，更作服；若汗不出，乃服至二三剂。禁生冷、黏滑、肉面、五辛、酒酪、臭恶等物。

太阳病，头痛，发热，汗出，恶风，桂枝汤主之。

太阳病，项背强几几，反汗出恶风者，桂枝加葛根汤主之。

桂枝加葛根汤方

葛根四两　芍药二两　桂枝二两（去皮）　甘草二两（炙）　生姜三两（切）　大枣十二枚（擘）

上六味，以水一斗，先煮葛根减二升，去上沫，纳诸药，煮取二升，去滓，温服一升，覆取微似汗，不须啜粥。余如桂枝法将息及禁忌。

太阳病，下之后，其气上冲者，可与桂枝汤。方用前法。若不上冲者，不可与之。

太阳病三日，已发汗，若吐，若下，若温针，仍不解者，此为坏病，桂枝汤不可与也。观其脉证，知犯何逆，随证治之。桂枝汤本为解肌，若其人脉浮紧，发热汗不出者，不可与也。常须识此，勿令误也。

若酒客病，亦不可与桂枝汤，得之必呕，以酒客不喜甘故也。

喘家作，桂枝汤加厚朴杏子与之佳。

凡服桂枝汤吐者，其后必吐脓血也。

太阳病，发汗，遂漏不止，其人恶风，小便难，四肢微急，难以屈伸者，桂枝加附子汤主之。

桂枝加附子汤方

桂枝三两（去皮）　芍药三两　甘草二两（炙）　生姜三两（切）　大枣十二枚（擘）　附子一枚（炮，去皮，破八片）

上六味，以水七升，煮取三升，去滓，温服一升，日三服。将息如桂枝汤法。

太阳病，下之后，脉促，胸满者，桂枝去芍药汤主之。

桂枝去芍药汤方（即桂枝汤原方去芍药）

上四味，以水七升，煮取三升，去滓，温服一升，日三服。将息如桂枝汤法。

太阳病，下之后，其人恶寒者，桂枝去芍药加附子汤主之。

桂枝去芍药加附子汤方

桂枝三两　甘草二两（炙）　生姜三两（切）　大枣十二枚（擘）　附子一枚（炮，去皮，破八片）

上五味，以水七升，煮取三升，去滓，温服一升，日三服，将息如桂枝汤法。

太阳病，得之八九日，如疟状，发热恶寒，热多寒少，其人不呕，清便欲自可，一日二三度发，脉微缓者，为欲愈也。脉微而恶寒者，此阴阳俱虚，不可更发汗、更吐、更下也。面色反有热色①者，未欲解也，以其不能得小汗出，身必痒，宜桂枝麻黄各半汤。

桂枝麻黄各半汤方（麻黄汤见后卷）

即桂枝汤三合，麻黄汤三合，并为六合，顿服之，将息如桂枝汤法。

太阳病，初服桂枝汤，反烦不解者，先刺风府、风池，却与桂枝汤。

太阳病，服桂枝汤后，大汗出，脉洪大者，与白虎汤；若形似疟，一日再发②者，宜桂枝二麻黄一汤。

白虎汤方

知母六两　石膏一斤（碎，绵裹）　甘草二两（炙）　粳米六合

上四味，以水一斗，煮米熟汤成，去滓，温服一升，日三服。

桂枝二麻黄一汤方

即桂枝汤二升，麻黄汤一升，合为三升，每服一升，日三服，将息如桂枝汤法。

太阳病，服桂枝汤后，大汗出，大烦渴，脉洪大者，白虎加人参汤主之。

白虎加人参汤方

即白虎汤加人参三两。

太阳病，发热恶寒，热多寒少，脉微弱者，此无阳③也，不可发汗，脉浮大者，宜桂枝二越婢一汤方。

桂枝二越婢一汤方

桂枝（去皮）　芍药　麻黄　甘草各十八铢（炙）　大枣四枚（擘）　生姜一两二铢（切）　石膏二十四铢（碎，绵裹）

上七味，以水八升，煮取三升，去滓，温服一升，日三服。

---

① 热色：红色。

② 一日再发：一天发作两次。

③ 无阳：指阳气大虚。

太阳病，服桂枝汤，或下之，仍头项强痛，翕翕发热，无汗，心下满，微痛，小便不利者，桂枝去桂加茯苓白术汤主之。

桂枝去桂加茯苓白术汤方

芍药三两　甘草二两（炙）　生姜三两（切）　大枣十二枚（擘）　茯苓三两　白术三两

上六味，以水八升，煮取三升，去滓，温服一升，日三服。

伤寒脉浮，自汗出，小便数，心烦，微恶寒，脚挛急，反与桂枝汤欲攻其表，此误也。得之便厥，咽中干，烦躁，吐逆者，作甘草干姜汤与之，以复其阳。若厥愈足温者，更作芍药甘草汤与之，其脚即伸。若胃气不和，谵语者，少与调胃承气汤。若重发汗，复加烧针者，四逆汤主之。

甘草干姜汤方

甘草四两（炙）　干姜二两（炮）

上二味，以水三升，煮取一升五合，去滓，分温再服。

芍药甘草汤方

芍药四两　甘草四两（炙）

上二味，以水三升，煮取一升五合，去滓，分温再服。

调胃承气汤方

甘草一两（炙）　芒硝半斤　大黄四两（酒洗）

上三味，以水三升，煮二物，取一升，去滓，纳芒硝，更上微火一两沸，顿服之。

四逆汤方

人参二两　甘草二两（炙）　干姜一两半　附子一枚（炮，去皮，破八片）

上四味，以水三升，煮取一升二合，去滓，分温再服，强人可大附子一枚，干姜三两。

问曰：太阳病，其证备，按桂枝法治之而增剧，厥逆，咽中干，烦躁，吐逆，谵语，其故何也？师曰：此阳旦证，不可攻也。寸口脉浮，浮为风，亦为虚，风则生热，虚则挛急。误攻其表则汗出亡阳，汗多则液枯，液枯则筋挛，阳明内结则烦躁谵语，用甘草干姜以复其阳，甘草芍药以救液，调胃承气以止其谵语，此坏病之治，必随脉证也。

阳旦证，发热不潮，汗出，咽干，昏睡不安，夜半反静者，宜地黄半夏牡蛎酸枣仁汤主之；若口渴，烦躁，小便赤，谵语者，竹叶石膏黄芩泽泻半夏甘草汤主之。

地黄半夏牡蛎酸枣仁汤方

地黄六两　半夏半升　牡蛎二两　酸枣仁三两

上四味，以水四升，煮取二升，去滓，分温再服。

竹叶石膏黄芩泽泻半夏甘草汤方

竹叶两把　石膏半斤（碎，绵裹）　黄芩三两　泽泻二两　半夏半升　甘草二两

上六味，以水五升，煮取三升，去滓，温服一升，日三服。

卷 七

辨太阳病脉证并治中

太阳病，项背强几几，无汗，恶风者，葛根汤主之。

葛根汤方

葛根四两　麻黄三两（去节）　桂枝三两（去皮）　芍药二两　甘草二两（炙）　生姜三两（切）　大枣十二枚（擘）

上七味，以水一斗，先煮麻黄、葛根，减二升，去上沫，纳诸药，煮取三升，去滓，温服一升，覆取微似汗，余如桂枝法将息及禁忌，诸汤皆仿此。

太阳与阳明合病者，必自下利，葛根汤主之。若不下利，但呕者，葛根加半夏汤主之。

葛根加半夏汤方

葛根四两　麻黄三两（去节）　桂枝二两（去皮）　芍药二两　甘草二两（炙）　生姜二两（切）　大枣十二枚（擘）　半夏半升（洗）

上八味，以水一斗，先煮葛根、麻黄，减二升，去上沫，纳诸药，煮取三升，去滓，温服一升，覆取微似汗。

太阳病，桂枝证，医反下之，利遂不止，脉促者，热未解也。喘而汗出者，葛根黄连黄芩甘草汤主之。

葛根黄连黄芩甘草汤方

葛根半斤　黄连三两　黄芩三两　甘草二两（炙）

上四味，以水八升，先煮葛根，减二升，去上沫，纳诸药，煮取二升，去滓，分温再服。

太阳病，头痛发热，身疼，腰痛，骨节疼痛，恶风，无汗而喘者，麻黄汤主之。

麻黄汤方

麻黄三两（去节）　桂枝二两（去皮）　甘草一两（炙）　杏仁七十个（去皮尖）

上四味，以水九升，先煮麻黄减二升，去上沫，纳诸药，煮取二升半，去滓，温服八合，覆取微似汗，不须啜粥。余如桂枝法将息。

太阳与阳明合病，喘而胸满者，不可下，宜麻黄汤。

太阳病，十日已去，脉浮细而嗜卧者，外已解也；设胸满、胁痛，与小柴胡汤；脉但浮者，与麻黄汤。

小柴胡汤方

柴胡半斤　黄芩三两　人参三两　甘草三两（炙）　生姜三两（切）　大枣十二枚（擘）　半夏半升（洗）

上七味，以水一斗二升，煮取六升，去滓，再煮取三升，温服一升，日三服。

太阳伤寒，脉浮紧，发热，恶寒，身疼痛，不汗出而烦躁者，大青龙汤主之。若脉微弱，汗出，恶风者，不可服之。服之则厥逆，筋惕肉瞤，此为逆也。

大青龙汤方

麻黄六两（去节）　桂枝二两（去皮）　甘草二两（炙）　杏仁四十枚（去皮尖）　生姜三两（切）　大枣十二枚（擘）　石膏如鸡子黄大（碎）

上七味，以水九升，先煮麻黄，减二升，去上沫，纳诸药，煮取三升，去滓，温服一升，取微似汗，汗多者，温粉粉之。一服汗出停后服。若复服，汗多亡阳遂虚，恶风烦躁，不得眠也。

太阳中风，脉浮缓，身不疼但重，乍有轻时，无少阴证者，大青龙汤发之。

伤寒表不解，心下有水气，干呕发热而咳，或渴，或利，或噎，或小便不利、少腹满，或喘者，小青龙汤主之。

小青龙汤方

麻黄三两（去节）　芍药三两　细辛三两　桂枝三两　干姜三两　甘草三两　五味子半升　半夏半升（洗）

上八味，以水一斗，先煮麻黄，减二升，去上沫，纳诸药，煮取三升，去滓，温服一升。日三服。若渴去半夏，加瓜蒌根三两；若微利，若噎者，去麻黄，加附子一枚；若小便不利，少腹满者，去麻黄，加茯苓四两；若喘者，加杏仁半升（去皮尖）。

伤寒，心下有水气，咳而微喘，发热不渴。服汤已渴者，此寒去欲解也。小青龙汤主之。

太阳病，外证未解，脉浮弱者，当以汗解，宜桂枝汤。

太阳病，下之微喘者，表未解故也。桂枝加厚朴杏子汤主之。

桂枝加厚朴杏子汤方

桂枝三两　芍药三两　甘草二两（炙）　生姜三两（切）　大枣十二枚（擘）　厚朴二两　杏仁五十枚（去皮尖）

上七味，以水七升，微火煮取三升，去滓，温服一升，覆取微似汗。

太阳病，外证未解，不可下也，下之为逆。欲解外者，宜桂枝汤。

太阳病，先发汗不解，而复下之，脉浮者不愈。浮为在外，而反下之，故令不愈。今脉浮，故知在外，当须解外则愈，宜桂枝汤。

太阳病，脉浮紧，无汗，发热，身疼痛，八九日不解，表证仍在，此当发其汗。服药已，微除，其人发烦目瞑。剧者必衄，衄乃解，所以然者，阳气重故也。麻黄汤主之。

太阳病，脉浮紧，发热，身无汗，自衄者愈。

二阳并病，太阳初得病时，发其汗，汗先出不彻，因转属阳明，续自微汗出，不恶寒。若太阳病证不罢者，不可下，下之为逆，如此可小发其汗。设面色缘缘正赤者，阳气怫郁在表也，当解之、熏之。若发汗不彻，彻不足言，阳气怫郁不得越，当汗之不汗，则其人烦躁，不知痛处，乍在腹中，乍在四肢，按之不可得，更发汗则愈。若其人短气，但坐者，以汗出不彻故也，何以知汗出不彻？以脉涩故知之也。

脉浮紧者，法当汗出而解。若身重心悸者，不可发汗，须自汗出乃愈。所以然者，尺中脉微，此里虚也，须里实、津液自和，便自汗出愈。

脉浮紧者，法当身疼痛，宜以汗解之。假令尺中迟者，不可发汗。所以然者，以荣气不足，血弱故也。

脉浮者，病在表，可发汗，宜麻黄汤。

脉浮而紧者，可发汗，宜麻黄汤。

病人常自汗出者，此为营气和，卫气不谐也，所以然者，营行脉中，卫行脉外，卫气不共营气和谐故也。复发其汗则愈，宜桂枝汤。

病人脏无他病，时发热，自汗出而不愈者，此卫气不和也。先其时发汗则愈，宜桂枝汤。

伤寒，脉浮紧，不发汗，因致衄者，麻黄汤主之。

伤寒，不大便六七日，头痛有热者，与承气汤。其小便清者，知不在里，仍在表也，当须发汗，宜桂枝汤。

伤寒，发汗已解，半日许复烦，脉浮紧者，可更发汗，宜桂枝汤。

凡病若发汗、若吐、若下、若亡血、亡津液，阴阳自和者，必自愈。

大汗之后，复下之，小便不利者，亡津液故也，勿治之，久久小便必自利。

大下之后，复发汗，其人必振寒，脉微细。所以然者，内外俱虚故也。

下之后，复发汗，昼日烦躁，不得眠，夜而安静，不呕不渴，无表证，脉沉而微，身无大热者，干姜附子汤主之。

干姜附子汤方

干姜一两（炮）　附子一枚（破八片，炮）

上二味，以水三升，煮取一升，去滓，顿服。

发汗后，身疼痛，脉沉迟者，桂枝去芍药加人参生姜汤主之。

桂枝去芍药加人参生姜汤方

桂枝三两（去皮）　甘草二两（炙）　大枣十二枚（擘）　人参三两　生姜四两（切）

上五味，以水一斗二升，煮取三升，去滓，温服一升，日三服。

发汗若下后，不可更行桂枝汤。汗出而喘，无大热者，可与麻黄杏仁甘草石膏汤。

麻黄杏仁甘草石膏汤方

麻黄四两（去节）　杏仁五十个（去皮尖）　甘草二两（炙）　石膏半斤（碎，绵裹）

上四味，以水七升，先煮麻黄，减二升，去上沫，纳诸药，煮取二升，去滓，温服一升，日再服。

发汗过多，其人叉手自冒心，心下悸欲得按者，桂枝甘草汤主之。

桂枝甘草汤方

桂枝四两（去皮）　甘草二两（炙）

上二味，以水三升，煮取一升，去滓，顿服。

发汗后，其人脐下悸者，欲作奔豚也，茯苓桂枝甘草大枣汤主之。

茯苓桂枝甘草大枣汤方

茯苓半斤　桂枝四两　甘草二两（炙）　大枣十五枚（擘）

上四味，以甘澜水一斗，先煮茯苓减二升，纳诸药，煮取三升，去滓，温服一升，日三服。作甘澜水法，取水二斗，置大盆内，以杓扬之，水上有珠子五六千颗相逐，取用之。

奔豚病，从少腹上冲咽喉，发作欲死，复还止者，皆从惊恐得之。

奔豚，气上冲胸，腹痛，往来寒热，奔豚汤主之。

奔豚汤方

甘草二两（炙） 芎䓖二两 当归二两 黄芩二两 芍药二两 半夏四两 生姜四两 葛根五两 桂枝三两

上九味，以水二斗，煮取五升，温服一升，日三服，夜二服。

发汗后，腹胀满者，厚朴生姜半夏甘草人参汤主之。

厚朴生姜半夏甘草人参汤方

厚朴半斤（炙，去皮） 生姜半斤（切） 半夏半斤（洗） 甘草二两（炙） 人参一两

上五味，以水一斗，煮取三升，去滓，温服一升，日三服。

伤寒，若吐、若下后，心下逆满，气上冲胸，起则头眩，脉沉紧，发汗则动经，身为振振摇者，茯苓桂枝白术甘草汤主之。

茯苓桂枝白术甘草汤方

茯苓四两 桂枝三两 白术二两 甘草二两（炙）

上四味，以水六升，煮取三升，去滓，分温三服。

发汗，病不解，反恶寒者，虚故也，芍药甘草附子汤主之。

芍药甘草附子汤方

芍药三两 甘草三两（炙） 附子一枚（炮，去皮，破八片）

上三味，以水五升，煮取一升五合，去滓，分温三服。

发汗若下之，病仍不解，烦躁者，茯苓四逆汤主之。

茯苓四逆汤方

茯苓四两 人参二两 附子一枚（生用，去皮，破八片） 甘草二两（炙） 干姜一两半

上五味，以水五升，煮取三升，去滓，温服七合，日三服。

发汗后，恶寒者，虚故也；不恶寒，但热者，实也。当和胃气，与调胃承气汤。

太阳病，发汗后，大汗出，胃中干①，烦躁不得眠，欲得饮水，少少与之，令胃气和则愈。若脉浮，小便不利，微热消渴者，五苓散主之。

五苓散方

猪苓十八铢（去皮） 泽泻一两六铢 白术十八铢 茯苓十八铢 桂枝半两

上五味捣为散，以白饮和服方寸匕，日三服，多饮暖水，汗出愈，如法将息。

---

① 胃中干：中医病证。指津液耗伤，胃中阴液不足。

太阳病，发汗已，脉浮弦，烦渴者，五苓散主之。

伤寒汗出而渴，小便不利者，五苓散主之。不渴者，茯苓甘草汤主之。

茯苓甘草汤方

茯苓二两　桂枝二两　甘草一两（炙）　生姜三两（切）

上四味，以水四升，煮取二升，去滓，分温三服。

中风发热，六七日不解而烦，有表里证，渴欲饮水，水入则吐者，名曰水逆。五苓散主之。

未持脉时，病人叉手自冒心，师因试教令咳而不咳者，此必两耳聋无所闻也。所以然者，以重发汗，虚故也。

发汗后，饮水多，必喘，以水灌之，亦喘。

发汗后，水药不得入口为逆。若更发汗，必吐下不止。

发汗后及吐下后，虚烦不得眠；若剧者，必反覆颠倒，心中懊侬①，栀子干姜汤主之。若少气②者，栀子甘草豉汤主之。若呕者，栀子生姜豉汤主之。

栀子干姜汤方

栀子十四枚（擘）　生姜二两（切）

上二味，以水三升半，煮取一升半，去滓，分温二服，进一服得吐者止后服。

栀子甘草豉汤方

栀子十四枚（擘）　甘草二两（炙）　香豉四合（绵裹）

上三味，以水四升，先煮栀子、甘草取二升半，纳豉煮取一升半，去滓，分温二服，得吐者止后服。

栀子生姜豉汤方

栀子十四枚（擘）　生姜五两　香豉四合（绵裹）

上三味，以水四升，先煮栀子、生姜，取二升半，纳豉煮取一升半，去滓，分温二服，得吐者止后服。

发汗，若下之，而烦热、胸中窒者，栀子豉汤主之。

栀子豉汤方

栀子十四枚（擘）　香豉四合（绵裹）

上二味，以水四升，先煮栀子，取二升半，纳豉煮取一升半，去滓，分温二服，得吐者止后服。

---

① 心中懊侬：指心里烦郁精甚，使人有无可奈何之感。

② 少气：指气不足以息。

伤寒五六日，大下之后，身热不去，心中结痛[1]者，未欲解也，栀子豉汤主之。

伤寒下后，心烦、腹满、卧起不安者，栀子厚朴枳实汤主之。

栀子厚朴枳实汤方

栀子十四枚（擘） 厚朴四两（炙，去皮） 枳实四枚（水浸，炙令黄）

上三味，以水三升半，煮取一升半，去滓，分温二服，进一服，得吐者止后服。

伤寒，医以丸药大下之，身热不去，微烦者，栀子干姜汤主之。

凡用栀子汤，若病人大便旧微溏者，不可与之。

太阳病发汗，汗出不解，其人仍发热，心下悸，头眩，身瞤动[2]，振振欲擗地者，真武汤主之。

真武汤方

茯苓三两 芍药三两 生姜三两（切） 白术二两 附子一枚（炮，去皮，破八片）

上五味，以水八升，煮取三升，去滓，温服七合，日三服。

咽喉干燥者，不可发汗。淋家不可发汗，发汗必便血。疮家虽身疼痛，不可发汗，汗出则痓。衄家不可发汗，汗出必额上陷，脉急紧，直视不能眴，不得眠。亡血家，不可发汗，发汗则寒栗而振。

汗家重发汗，必恍惚心乱，小便已阴痛，与禹余粮丸。

禹余粮丸方

禹余粮四两 人参三两 附子二枚 五味子三合 茯苓三两 干姜三两

上六味，蜜为丸，如梧子大，每服二十丸。

病人有寒，复发汗，胃中冷，必吐逆。

伤寒未发汗，而复下之，此为逆也；若先发汗，治不为逆。本先下之，而反汗之为逆；若先下之，治不为逆。

伤寒医下之，续得下利清谷不止，身疼痛者，急当救里；后身疼痛，清便自调者，急当救表。救里宜四逆汤，救表宜桂枝汤。

太阳病，先下之而不愈，因复发汗，以此表里俱虚，其人因致冒，冒家汗自出愈，所以然者，表和故也，里未和然后复下之。

太阳病未解，脉阴阳俱微者，必先振栗，汗出而解。但阳脉微者，先汗

---

① 心中结痛：指心中因火邪郁结而作疼痛。

② 身瞤动：身体筋肉跳动。

出而解；若阴脉实者，下之而解。若欲下之，宜调胃承气汤。

太阳病，发热汗出者，此为荣弱卫强，故使出汗，欲救邪风者，宜桂枝汤。

伤寒五六日，中风，往来寒热，胸胁苦满，嘿嘿①不欲食饮，心烦喜呕，或胸中烦而不呕，或渴，或腹中痛，或胁下痞硬，或心下悸，小便不利，或不渴，身有微热而咳者，小柴胡汤主之。

小柴胡汤方

柴胡半斤　黄芩三两　人参三两　半夏半升（洗）　甘草三两（炙）　生姜三两（切）　大枣十二枚（擘）

上七味，以水一斗二升，煮取六升，去滓，再煎，取三升，温服一升，日三服。若胸中烦而不呕者，去半夏、人参，加瓜蒌实一枚。若渴，去半夏，加人参合前成四两半，瓜蒌根四两。若腹中痛者，去黄芩，加芍药三两。若胁下痞硬，去大枣，加牡蛎四两。若心下悸，小便不利者，去黄芩，加茯苓四两。若不渴，外有微热者，去人参，加桂枝三两，温覆微汗愈。若咳者，去人参、大枣、生姜，加五味子半升、干姜二两。

血弱气虚，腠理开，邪气因入，与正气相搏，结于胁下，正邪纷争，往来寒热，休作有时，嘿嘿不欲饮食。脏腑相连，其痛必下，邪高痛下，故使呕也。小柴胡汤主之。服柴胡汤已，渴者，属阳明也，以法治之。

太阳病六七日，脉迟浮弱，恶风寒，手足温，医二三下之，不能食，胁下满痛，面目及身黄，颈项强，小便难者，与柴胡汤。后必下重，本渴而饮水呕者，柴胡不中与也。食谷者哕。

伤寒四五日，身热恶风，颈项强，胁下满，手足温而渴者，小柴胡汤主之。

伤寒，阳脉②涩，阴脉③弦，法当腹中急痛，先与小建中汤；不瘥者，与小柴胡汤。

小建中汤方

桂枝三两　芍药六两　甘草二两（切）　生姜三两（切）　大枣十二枚（擘）　胶饴一升

上六味，以水七升，先煮五味，取三升，去滓，纳饴，更上微火消解，

---

① 嘿嘿："嘿"同"默"，形容表情沉默，不欲语言。

② 阳脉：指浮取。

③ 阴脉：指沉取。

温服一升，日三服。呕家不可用，以甜故也。

伤寒与中风，有柴胡证，但见一证便是，不必悉具。

凡柴胡汤病证而误下之，若柴胡证不罢者，复与柴胡汤，必蒸蒸而振，却复发热汗出而解。

伤寒二三日，心中悸而烦者，小建中汤主之。

太阳病，过经十余日，反二三下之，后四五日，柴胡证仍在者，先与小柴胡。呕不止，心下急，郁郁微烦者，为未解也，与大柴胡汤，下之则愈。

大柴胡汤方

柴胡半斤　黄芩三两　芍药三两　半夏半升（洗）　生姜五两（切）　枳实四枚（炙）　大枣十二枚（擘）　大黄二两

上八味，以水一斗二升，煮取六升，去滓，再煎，温服二升，日三服。

伤寒十三日不解，胸胁满而呕，日晡所发潮热，已而微利。此本柴胡证，下之以不得利，今反利者，知医以丸药下之，非其治也。潮热者，实也；宜先服小柴胡汤以解外，后以柴胡加芒硝汤主之。

柴胡加芒硝汤方

柴胡二两十六铢　黄芩一两　人参一两　甘草一两（炙）　生姜一两（切）　芒硝二两　大枣四枚　半夏二十铢

上八味，以水四升，煮取二升，去滓，纳芒硝，更煮微沸，分温再服，不解更作。

伤寒十三日，过经谵语者，以有热也，当以汤下之。若小便利者，大便当硬，而反下利，知医以丸药下之，非其治也。若自下利者，脉当微厥，今反和者，此为内实也，调胃承气汤主之。

太阳病不解，热结膀胱，其人如狂，血自下，下者愈。其外不解者，尚未可攻，当先解外。外解已，但少腹急结①者，乃可攻之，宜桃核承气汤。

桃核承气汤方

桃仁五十个（去皮尖）　大黄四两　桂枝二两　甘草二两（炙）　芒硝二两

上五味，以水七升，煮四味，取二升，去滓，纳芒硝，更上火微沸。下火，先食，温服五合，日三服，当微利。

伤寒八九日，下之，胸满烦惊，小便不利，谵语，一身尽重，不可转侧，柴胡加龙骨牡蛎汤主之。

---

① 少腹急结：指下腹部拘急硬痛。

柴胡加龙骨牡蛎汤方

柴胡四两　龙骨一两半　黄芩一两半　生姜一两半　人参一两半　桂枝一两半　茯苓一两半　半夏二合半　大黄二两　牡蛎一两半　大枣六枚（擘）铅丹一两半

上十二味，以水八升，煮取四升，纳大黄，切如棋子，更煮一二沸，温服一升，日三服，夜一服。

伤寒，腹满，谵语，寸口脉浮而紧，关上弦者，此肝乘脾也，名曰纵，刺期门。

伤寒发热，啬啬恶寒，大渴，欲饮水，其腹必满，自汗出，小便不利，寸口脉浮而涩，关上弦急者，此肝乘肺也，名曰横，刺期门。

太阳病二日，烦躁，反熨其背，而大汗出，火热入胃，胃中水竭，躁烦，必发谵语，十余日，振栗，自下利者，此为欲解也。若其汗从腰以下不得汗，欲小便不得，反呕，欲失溲，足下恶风，大便硬，小便当数，而反不数又不多，大便已，头卓然而痛，其人足心必热，谷气下流故也。

太阳病中风，以火劫发汗，邪风被火热，血气流溢，失其常度，两阳相熏灼，其身发黄。阳盛则欲衄，阴虚小便难，阴阳俱虚竭，身体则枯燥。但头汗出，齐颈而还，腹满微喘，口干咽烂，或不大便，久则谵语，甚者至哕，手足躁扰，捻衣摸床，小便利者，其人可治。宜人参地黄龙骨牡蛎茯苓汤主之。

人参地黄龙骨牡蛎茯苓汤方

人参三两　地黄半斤　龙骨三两　牡蛎四两　茯苓四两

上五味，以水一斗，煮取三升，分温三服。

伤寒脉浮，医以火迫劫之，亡阳，必惊狂，卧起不安者，桂枝去芍药加牡蛎龙骨救逆汤主之。

桂枝去芍药加牡蛎龙骨救逆汤方

桂枝三两　甘草二两（炙）　生姜三两（切）　大枣十二枚（擘）　牡蛎五两（熬）　龙骨四两

上六味，以水一斗二升，煮取三升，去滓，温服一升，日三服。

形似伤寒，其脉不弦紧而弱。弱者必渴，被火必谵语。弱而发热，脉浮者，解之，当汗出愈。

太阳病，以火熏之，不得汗，其人必躁，到经不解，必清血，名为火邪。

脉浮热甚，反以火灸之，此为实。实以虚治，因火而动，必咽燥唾血。

微数之脉，慎不可灸，因火为邪，则为烦逆，追虚逐实，血散脉中，火气虽微，内攻有力，焦骨伤筋，血难复也。

脉浮，宜以汗解，用火灸之，邪无从出，因火而盛，病从腰以下必重而痹，名火逆也。欲自解者，必当先烦，烦乃有汗而解。何以知之？脉浮故也。

烧针令其汗，针处被寒，核起而赤者，必发奔豚。气从少腹上冲心者，灸其核上各一壮，与桂枝加桂汤。

桂枝加桂汤方

桂枝五两　芍药三两　生姜三两（切）　甘草二两（炙）　大枣十二枚（擘）

上五味，以水七升，煮取三升，去滓，温服一升，日三服。

火逆①，下之，因烧针烦躁者，桂枝甘草龙骨牡蛎汤主之。

桂枝甘草龙骨牡蛎汤方

桂枝一两　甘草二两（炙）　龙骨二两　牡蛎二两（熬）

上四味，以水五升，煮取三升，去滓，温服一升，日三服。甚者加人参三两。

太阳伤寒者，加温针，必惊也。

太阳病，当恶寒发热，今自汗出，反不恶寒发热，关上脉细数者，以医吐之过也。一二日吐之者，腹中饥，口不能食；三四日吐之者，不喜糜粥，欲食冷食，朝食暮吐，此为小逆②；若不恶寒，又不欲近衣者，此为内烦；皆医吐之所致也。

病人脉数，数为热，当消谷，今引食而反吐者，此以发汗令阳气微，膈气虚，脉乃数也。数为客热③，故不能消谷，以胃中虚冷，故吐也。

太阳病，过经十余日，心中温温欲吐，胸中痛，大便反溏，腹微满，郁郁微烦。先其时，自极吐下者，与调胃承气汤。若不尔者，不可与之。若但欲呕，胸中痛，微溏者，此非柴胡证，所以然者，以呕故知极吐下也。

太阳病六七日，表证仍在，脉微而沉，反不结胸，其人发狂者，以热在下焦，少腹当硬满，小便自利者，下血乃愈，所以然者，以太阳随经，瘀热在里故也。抵当汤主之。

抵当汤方

水蛭（熬）三十个　虻虫三十个（去翅足，熬）　桃仁二十个（去皮

---

① 火逆：因火而致逆，即误用火疗而发热的变证。

② 小逆：为误治引起而不十分严重的变证。

③ 客热：此处指假热。

尖）　大黄三两（酒洗）

上四味，以水五升，煮取三升，去滓，温服一升，不下更服。

太阳病，身黄脉沉结，少腹硬，小便不利者，为无血也；小便自利，其人如狂者，血证谛也，抵当汤主之。

伤寒有热，小腹满，应小便不利；今反利者，为有血也，当下之，不可余药，宜抵当丸。

抵当丸方

水蛭二十个（熬）　虻虫二十个（去翅足，熬）　桃仁二十五个（去皮尖）　大黄三两（酒洗）

上四味，捣分四丸，以水一升，煮一丸，取七合，服之。晬时，当下血。若不下者，更服。

太阳病，小便利者，以饮水多，必心下悸。小便少者，必苦里急也。

卷　八

辨太阳病脉证并治下

问曰：病有脏结①、有结胸②，其状何如？师曰：寸脉浮，关脉小细沉紧者，名曰脏结也。按之痛，寸脉浮，关脉沉，名曰结胸也。

何谓脏结？师曰：脏结者，五脏各具，寒热攸分，宜求血分，虽有气结，皆血为之。假令肝脏结，则两胁痛而呕，脉沉弦而结者，宜吴茱萸汤。若发热不呕者，此为实，脉当沉弦而急，桂枝当归牡丹桃仁枳实汤主之。

吴茱萸汤方

吴茱萸一升　人参三两　生姜六两　大枣十二枚（擘）

上四味，以水七升，煮取二升，去滓，温服七合，日三服。

桂枝当归牡丹桃仁枳实汤方

桂枝三两（去皮）　当归二两　牡丹皮三两　桃仁二十枚（去皮尖）　枳实二两

上五味，以水八升，煮取三升，去滓，温服一升，日三服。

心脏结，则心中痛，或在心下郁郁不乐，脉大而涩，连翘阿胶半夏赤小豆汤主之。若心中热痛而烦，脉大而弦急者，此为实也，黄连阿胶半夏桃仁茯苓汤主之。

连翘阿胶半夏赤小豆汤方

连翘二两　阿胶一两半　半夏半升（洗）　赤小豆三两

上四味，以水四升，先煮三物，取二升，去滓，纳胶烊消，温服一升，日再服。

黄连阿胶半夏桃仁茯苓汤

黄连三两　阿胶二两　半夏半升（洗）　桃仁二十枚（去皮尖）　茯苓三两

---

① 脏结：也作藏结，证候名。其证与结胸相似，但病变性质不同，是脏气虚衰，阴容凝结的一种病证。

② 结胸：证候名。是有形之邪凝结于胸膈，以胸脘疼痛为主症的一种病证。

上五味，以水五升，先煮四味，取二升，去滓，纳胶烊消，温服一升，日再服。

肺脏结，胸中闭塞，喘，咳，善悲，脉短而涩，百合贝母茯苓桔梗汤主之。若咳而唾血，胸中痛，此为实，葶苈瓜蒌桔梗牡丹汤主之。

百合贝母茯苓桔梗汤方

百合七枚（洗，去沫）　贝母三两　茯苓三两　桔梗二两

上四味，以水七升，煮取三升，去滓，温服一升，日三服。

葶苈瓜蒌桔梗牡丹汤方

葶苈三两（熬）　瓜蒌实大者一枚（捣）　桔梗三两　牡丹皮二两

上四味，以水六升，煮取三升，去滓，温服一升，日三服。

脾脏结，腹中满痛，按之如覆杯，甚则腹大而坚，脉沉而紧，白术枳实桃仁干姜汤主之。若腹中胀痛，不可按，大便初溏后硬，转矢气者，此为实，大黄厚朴枳实半夏甘草汤主之。

白术枳实桃仁干姜汤方

白术二两　枳实二两　桃仁二十枚（去皮尖）　干姜一两

上四味，以水五升，煮取二升，去滓，分温再服。

大黄厚朴枳实半夏甘草汤方

大黄三两　厚朴三两　枳实三两　半夏一升　甘草一两（炙）

上五味，以水六升，煮取三升，去滓，温服一升，日三服。

肾脏结，少腹硬，隐隐痛，按之如有核，小便乍清乍浊，脉沉细而结，宜茯苓桂枝甘草大枣汤。若小腹急痛，小便赤数者，此为实，宜桂枝茯苓枳实芍药甘草汤。

茯苓桂枝甘草大枣汤方

茯苓半斤　桂枝四两　甘草二两（炙）　大枣十五枚（擘）

上四味，以甘澜水一斗，先煮茯苓减二升，纳诸药，煮取三升，去滓，温服一升，日三服。

桂枝茯苓枳实芍药甘草汤方

桂枝三两（去皮）　茯苓二两　枳实二两　芍药三两　甘草一两（炙）

上五味，以水六升，煮取三升，去滓，温服一升，日三服。

脏结，无阳证，不往来寒热，其人反静，舌上苔滑者，不可攻也。饮食如故，时时下利，舌上白苔滑者，为难治。

何谓结胸？师曰：病发于阳而反下之，热入于里，因作结胸。病发于阴，而早下之，因作痞。所以成结胸者，误下故也。

结胸病，头项强，如柔痓状者，下之则和，宜大陷胸丸。

大陷胸丸方

大黄半斤　葶苈半斤（熬）　芒硝半斤　杏仁半升（去皮尖，熬）

上四味，捣筛二味，纳杏仁、芒硝，合研如脂，和散，取如弹丸一枚，别捣甘遂末一方寸匕，白蜜二合，水二升，煮取一升，去滓，温顿服之，一宿乃下，如不下，更服，取下为度，禁忌如药法。

结胸证，其脉浮大者，不可下，下之则死。

结胸证悉具，烦躁者，亦死。

太阳病，脉浮而动数，浮则为风，数则为热，动则为痛，头痛发热，微盗汗出，而反恶寒者，表未解也，医反下之，动数变迟，膈内拒痛，胃中空虚，客气动膈，短气，躁烦，心中懊侬，阳气①内陷，心下因硬，则为结胸，大陷胸汤主之。若不结胸，但头汗出，余处无汗，齐颈而还，小便不利，身必发黄，五苓散主之。

大陷胸汤方

大黄六两　芒硝一升　甘遂一钱（匕）

上三味，以水六升，先煮大黄，取二升，去滓，纳芒硝，煮二沸，纳甘遂末，温服一升，得快利，止后服。

五苓散方

猪苓十八铢（去皮）　白术十八铢　泽泻一两六铢　茯苓十八铢　桂枝半两（去皮）

上五味，为散，更于臼中杵之，白饮和方寸匕服之，日三服，多饮暖水，汗出愈，发黄者，加茵陈蒿十分。

伤寒六七日，结胸热实，脉沉紧而实，心下痛，按之石硬者，大陷胸汤主之。

伤寒十余日，热结在里，复往来寒热者，与大柴胡汤。但结胸无大热者，此为水结在胸胁也，但头微汗出者，大陷胸汤主之。

大柴胡汤方

柴胡半斤　枳实四枚（炙）　生姜五两（切）　黄芩三两　芍药三两　半夏半升（洗）　大枣十二枚（擘）　大黄二两

上八味，以水一斗二升，煮取六升，去滓，再煎，温服一升，日三服。

太阳病，重发汗，而复下之，不大便五六日，舌上燥而渴，日晡所小有

---

① 阳气：这里指表邪、热邪。

潮热，从心下至少腹硬满而痛不可近者，大陷胸汤主之。

小结胸病，正在心下，按之则痛，脉浮滑者，小陷胸汤主之。

小陷胸汤方

黄连一两　半夏半升　瓜蒌实大者一枚

上三味，以水六升，先煮瓜蒌，取三升，纳诸药，煮取二升，去滓，分温三服。

太阳病二三日，不能卧，但欲起，心下必结，脉微弱者，此本有寒分也，反下之，若利止，必作结胸；未止者，此作协热利也。

太阳病，下之后，其脉促，不结胸者，此为欲解也；脉浮者，必结胸；脉紧者，必咽痛，脉弦者，必两胁拘急；脉细数者，头痛未止，脉沉紧者，必欲口区；脉沉滑者，协热利；脉浮滑者，必下血。

病在阳，应以汗解之，反以冷水潠之，若灌之，其热被劫不得去，弥更益烦，肉上粟起，意欲饮水，反不渴者，服文蛤散；若不瘥者，与五苓散。寒实结胸，无热证者，与三物小陷胸汤，白散亦可服。

文蛤散方

文蛤五两　麻黄三两　甘草三两　生姜三两　石膏五两　杏仁五十个（去皮尖）　大枣十二枚（擘）

上七味，为散，以沸汤和一方寸匕，汤用五合，调服，假令汗出已，腹中痛者，与芍药三两。

白散方

桔梗三分　巴豆一分　贝母三分

上三味为散，更于臼中杵之，以白饮和服，强人半钱匕，羸者减之。病在膈上必吐，在膈下必利；不利进热粥一杯，利不止进冷粥一杯。

太阳与少阳并病，头项强痛，或眩冒，时如结胸，心下痞硬者，当刺大椎第一间、肺俞、肝俞，慎不可发汗，发汗则谵语，脉弦大，五日谵语不止，当刺期门。

妇人中风，发热恶风，经水适来，得之七八日，热除而脉迟身凉，胸胁下满，如结胸状，谵语者，此为热入血室也，当刺期门，随其实而泄之。

妇人中风，七八日，续得寒热，发作有时，经水适断者，此为热入血室，其血必结，故使如疟状，小柴胡汤主之。

妇人伤寒发热，经水适来，昼日明了，暮则谵语，如见鬼状者，此为热入血室，无犯胃气及上下焦，必自愈。

伤寒六七日，发热微恶寒，支节烦疼，微呕，心下支结，外证未去者，柴胡桂枝汤主之。

柴胡桂枝汤方

桂枝一两半　黄芩一两半　人参一两半　甘草一两半　芍药一两半　大枣六枚　生姜一两半（切）　柴胡四两　半夏二合半

上九味，以水七升，煮取三升，去滓，温服一升，日三服。

伤寒五六日，已发汗而复下之，胸胁满，微结，小便不利，渴而不呕，但头汗出，往来寒热，心烦者，此为未解也，柴胡桂枝干姜汤主之。

柴胡桂枝干姜汤方

柴胡半斤　桂枝三两　干姜二两　瓜蒌根四两　黄芩三两　牡蛎二两（熬）　甘草二两（炙）

上七味，以水一斗二升，煮取六升，去滓，再煎取三升，温服一升，日三服。初服微烦，复服，汗出便愈。

伤寒五六日，头汗出，微恶寒，手足冷，心下满，口不欲食，大便硬，脉细者，此为阳微结，必有表，复有里也，脉沉者，亦在里也。汗出为阳微。假令纯阴结，不得复有外证，悉入在里，此为半在里半在外也。脉虽沉细，不得为少阴病，所以然者，阴不得有汗，今头汗出，故知非少阴也，可与小柴胡汤。设不了了者，得屎而解。

伤寒五六日，呕而发热者，柴胡汤证具，而以他药下之，柴胡证仍在者，复与柴胡汤，此虽已下之，不为逆，必蒸蒸而振，却发热汗出而解。若心下满而硬痛者，此为结胸也，大陷胸汤主之，但满而不痛者，此为痞，柴胡不中与之，宜半夏泻心汤。

半夏泻心汤方

半夏半升（洗）　黄芩三两　干姜三两　人参三两　甘草三两（炙）　黄连一两　大枣十二枚（擘）

上七味，以水一斗，煮取六升，去滓，再煎取三升，温服一升，日三服。

太阳少阳并病，而反下之，成结胸，心下必硬。若下利不止，水浆不下，其人必烦。

脉浮而紧，而复下之，紧反入里，则成痞，按之自濡，但气痞耳，小青龙汤主之。

小青龙汤方

麻黄三两　芍药三两　细辛三两　干姜三两　甘草三两（炙）　桂枝三两　半夏半升　五味子半升

上八味，以水一斗，先煮麻黄减二升，去上沫，纳诸药，煮取三升，去滓，温服一升，日三服；若渴去半夏，加瓜蒌根三两；若微利，若噎者，去麻黄，加附子一枚，炮；若小便不利，少腹满者，去麻黄，加茯苓四两，若喘者，加杏仁半升，去皮尖。

太阳中风，下利，呕逆，表解者，乃可攻之。若其人漐漐汗出，发作有时，头痛，心下痞满，引胁下痛，干呕，短气①，汗出不恶寒者，此表解里未和也，十枣汤主之。

十枣汤方

芫花（熬）　甘遂　大戟

上三味，各等分，别捣为散，以水一升半，先煮大枣肥者十枚，取八合，去滓，纳药末。强人服一钱匕，羸人服半钱匕，温服之，平旦服，若下少，病不除者，明日更服，加半钱，得快下利后，糜粥自养。

太阳病，医发汗，遂发热恶寒，因复下之，心下痞，表里俱虚，阴阳气并竭，无阳则阴独，复加烧针，因胸烦，面色青黄，肤瞤者，难治，今色微黄，手足温者，易愈。

心下痞，按之濡，其脉关上浮大者，大黄黄连黄芩泻心汤主之。

大黄黄连黄芩泻心汤方

大黄二两　黄连一两　黄芩一两

上三味，以麻沸汤②二升渍之，须臾绞去滓，分温再服。

心下痞，而复恶寒者，附子泻心汤主之。

附子泻心汤方

大黄二两　黄连一两　黄芩一两　附子一枚（炮，去皮，破，别煮取汁）

上四味，切三味，以麻沸汤二升渍之。须臾绞去滓，纳附子汁，分温再服。

本以下之，故心下痞，与泻心汤。痞不解，其人渴，而口燥烦，小便不利者，五苓散主之。

伤寒，汗出，解之后，胃中不和，心下痞硬，干噫食臭，胁下有水气，腹中雷鸣下利者，生姜泻心汤主之。

生姜泻心汤方

生姜四两　甘草三两（炙）　人参三两　干姜一两　黄芩三两　半夏半升　黄连一两　大枣十二枚（擘）

---

① 短气：指呼吸不畅而气短不足。

② 麻沸汤：即滚开的沸水。

上八味，以水一斗，煮取六升，去滓，再煎取三升，温服一升，日三服。

伤寒中风，医反下之，其人下利，日数十行，谷不化，腹中雷鸣，心下痞硬而满，干呕，心烦不得安，医见心下痞，谓病不尽，复下之，其痞益甚，此非结热，但以胃中虚，客气上逆，故使硬也，甘草泻心汤主之。

甘草泻心汤方

甘草四两（炙）　黄芩三两　干姜三两　人参三两　半夏半升　黄连一两　大枣十二枚（擘）

上七味，以水一斗，煮取六升，去滓，再煎取三升，温服一升，日三服。

伤寒，服汤药下之，利不止，心下痞硬，服泻心汤不已，复以他药下之，利益甚，医以理中与之，利仍不止。理中者，理中焦，此利在下焦故也，赤石脂禹余粮汤主之，复不止者，当利其小便。

赤石脂禹余粮汤方

赤石脂一斤（碎）　太乙禹余粮一斤（碎）

上二味，以水六升，煮取三升，去滓，分温三服。

伤寒吐下后，发汗，虚烦，脉甚微，八九日，心下痞硬，胁下痛，气上冲咽喉，眩冒，经脉动惕者，久而成痿。

伤寒，发汗，若吐，若下，解后，心下痞硬，噫气不除者，旋覆代赭汤主之。

旋覆代赭汤方

旋覆花三两　人参二两　生姜五两　代赭石一两　甘草三两（炙）　半夏半升（洗）　大枣十二枚（擘）

上七味，以水一斗，煮取六升，去滓，再煎取三升，温服一升，日三服。

太阳病，外证未除，而数下之，遂协热而利，利下不止，心下痞硬，表里不解者，桂枝人参汤主之。

桂枝人参汤方

桂枝四两　甘草四两（炙）　白术三两　人参三两　干姜三两

上五味，以水九升，先煮四味，取五升，纳桂枝，更煮取三升，去滓，温服一升，日再服，夜一服。

伤寒，大下后，复发汗，心下痞，恶寒者，表未解也，不可攻痞，当先解表，后攻其痞，解表宜桂枝汤；攻痞宜大黄黄连黄芩泻心汤。

伤寒发热，汗出不解，心下痞硬，呕吐而不利者，大柴胡汤主之。

病如桂枝证，头不痛，项不强，寸脉微浮，胸中痞硬，气上冲咽喉，不得息者，此为胸有寒也，当吐之，宜瓜蒂散。

瓜蒂散

瓜蒂一分（熬）　赤小豆一分

上二味，各别捣筛，为散已，合治之，取一钱匕，以香豉一合，用热汤七合，煮作稀糜，去滓，取汁，和散温顿服之，不吐者，少少加，得快吐乃止。诸亡血虚家，不可与。

病胁下素有痞，连在脐旁，痛引少腹，入阴筋者，此名脏结，死。

伤寒，若吐，若下后，七八日不解，热结在里，表里俱热，时时恶风，大渴，舌上干燥而烦，欲饮水数升者，白虎加人参汤主之。

白虎加人参汤方

知母六两　石膏一斤（碎）　甘草二两（炙）　粳米六合　人参二两

上五味，以水一斗，煮米熟，汤成去滓，温服一升，日三服。

伤寒，无大热，口燥渴，心烦，背微恶寒者，白虎加人参汤主之。

伤寒，脉浮，发热，无汗，其表不解，当发汗，不可与白虎汤；渴欲饮，无表证也，白虎加人参汤主之。

太阳少阳并病，心下硬，颈项强而眩者，当刺大椎、肺俞、肝俞，慎不可下也，下之则痉。

太阳与少阳合病，自下利者，与黄芩汤；若呕者，黄芩加半夏生姜汤主之。

黄芩汤方

黄芩三两　芍药二两　甘草二两　大枣十二枚（擘）

上四味，以水一斗，煮取三升，去滓，温服一升，日再服，夜一服。

黄芩加半夏生姜汤方

黄芩三两　芍药二两　甘草二两（炙）　半夏半升（洗）　生姜一两半　大枣十二枚（擘）

上六味，以水一斗，煮取三升，去滓，温服一升，日再服，夜一服。

伤寒，胸中有热，胃中有邪气，腹中痛，欲呕者，黄连汤主之。

黄连汤方

黄连三两　甘草三两（炙）　干姜三两　桂枝三两　人参二两　半夏半升（洗）　大枣十二枚（擘）

上七味，以水一斗，煮取六升，去滓，温服一升，日三服，夜三服。

伤寒，脉浮滑，此以里有热，表无寒也，白虎汤主之。

白虎汤方

知母六两　石膏一斤（碎）　甘草二两（炙）　粳米六合

上四味，以水一斗，煮米熟，汤成，去滓，温服一升，日三服。

伤寒脉结促，心动悸者，炙甘草汤主之。

炙甘草汤方

甘草四两（炙） 生姜三两（切） 人参二两 地黄半斤 桂枝三两 麦门冬半升 阿胶二两 麻仁半升 大枣十二枚（擘）

上九味，以清酒七升，先煮八味，取三升，去滓，纳胶烊消尽，温服一升，日三服。

卷 九

辨阳明病脉证并治

问曰：病有太阳阳明，有正阳阳明，有少阳阳明，何谓也？答曰：太阳阳明者，脾约①是也；正阳阳明者，胃家实是也；少阳阳明者，发汗，利小便已，胃中燥烦实，大便难是也。

阳明之为病，胃家实是也。

问曰：何缘得阳明病？答曰：太阳病若发汗，若下，若利小便，此亡津液，胃中干燥，因转属阳明，不更衣，内实，大便难者，此名阳明也。

问曰：阳明病外证云何？答曰：身热，汗自出，不恶寒，反恶热也。

问曰：病有得之一日，不发热而恶寒者，何也？答曰：虽得之一日，恶寒将自罢，即自汗出而恶热也。

问曰：恶寒何故自罢？答曰：阳明居中，主土也，万物所归，无所复传，始虽恶寒，二日自止，此为阳明病也。

本太阳病，初得病时发其汗，汗先出不彻，因转属阳明也。

伤寒发热无汗，呕不能食，而反汗出濈濈然者，是转属阳明也。

伤寒三日，阳明脉大者，此为不传也。

伤寒，脉浮而缓，手足自温者，是为系在太阴；太阴者，身当发黄，若小便自利者，不能发黄；至七八日，大便硬者，为阳明病也。

伤寒转属阳明者，其人濈然微汗出也。

阳明中风，口苦，咽干，腹满，微喘，发热，恶风，脉浮而缓。若下之，则腹满，小便难也。

阳明病若能食，名中风；不能食，名中寒。

阳明病，若中寒者，不能食，小便不利，手足濈然汗出，此欲作固瘕，必大便初硬后溏。所以然者，以胃中冷，水谷不别故也。

---

① 脾约：病证名。指胃热肠燥，津液受伤，使肝不能为胃行其津液，以致大便秘结者。

阳明病，初欲食，小便不利，大便自调，其人骨节疼，翕翕然如有热状，奄然发狂，濈然汗出而解者，此水不胜谷气，与汗共并，脉小则愈。

阳明病欲解时，从申至戌上。

阳明病，不能食，攻其热必哕，所以然者，其人本虚，胃中冷故也。

阳明病，脉迟，食难用饱，饱则微烦，头眩，必小便难，此欲作谷疸，虽下之，腹满如故。所以然者，脉迟故也。

阳明病，法多汗，反无汗，其身如虫行皮中状者，此以久虚故也。

阳明病，反无汗，而小便利，二三日呕而咳，手足厥者，必苦头痛；若不咳，不呕，手足不厥者，头不痛。

阳明病，但头眩，不恶寒，故能食；若咳者，其人必咽痛；不咳者，咽不痛。

阳明病，无汗，小便不利，心中懊憹者，身必发黄。

阳明病，被火，额上微汗出，而小便不利者，必发黄。

阳明病，脉浮而大者，必潮热，发作有时，但浮者，必自汗出。

阳明病，口燥，但欲漱水，不欲咽者，此必衄。

阳明病，本自汗出，医更重发汗，病已瘥，尚微烦不了了者，此必大便硬故也。以亡津液，胃中干燥，故令大便硬。当问其小便日几行，若本小便日三四行，今日再行，则知大便不久必出。所以然者，以小便数少，津液当还入胃中，故知不久必大便也。

伤寒呕多，虽有阳明证，不可攻之。

阳明证，心下硬满者，不可攻之，攻之，利遂不止者死，利止者愈。

阳明证，面合色赤，不可攻之，攻之必发热。色黄者，小便不利也。

阳明病，不吐不下，心烦者，可与调胃承气汤。

调胃承气汤方

甘草二两（炙）　芒硝半斤　大黄四两（酒洗）

上三味，以水三升，煮二物至一升，去滓，纳芒硝，更上微火一二沸，温顿服之。

阳明病，脉实，虽汗出，而不恶热者，其身必重，短气，腹满而喘，有潮热者，此外欲解，可攻里也。手足濈然汗出者，此大便已硬也，大承气汤主之；若汗多，微发热恶寒者，外未解也，其热不潮者，未可与承气汤；若腹大满不通者，可与小承气汤，微和胃气，勿令大泄下。

大承气汤方

大黄四两（酒洗）　厚朴半斤（炙，去皮）　枳实五枚（炙）　芒硝三合上四味，以水一斗，先煮二物，取五升，去滓，纳大黄，更煮取二升，去滓，纳芒硝，更上微火一两沸，分温再服，得下余勿服。

小承气汤方

大黄四两（酒洗）　厚朴二两（炙，去皮）　枳实三枚（炙）

上三味，以水四升，煮取一升二合，去滓，分温再服，初服更衣者，停后服，不尔者，尽饮之。

阳明病，潮热，大便微硬者，可与大承气汤；不硬者，不可与之。若不大便六七日，恐有燥屎，欲知之法，少与小承气汤；汤入腹中，转矢气者，此有燥屎也，乃可攻之；若不转矢气者，此但初头硬，后必溏，不可攻之，攻之必胀满，不能食也，欲饮水者，与水则哕；其后发热者，必大便复硬而少也，以小承气汤和之：不转矢气者，慎不可攻也。

阳明病，实则谵语，虚则郑声。郑声者，重语也，直视谵语，喘满者，死；下利者，亦死。

阳明病，发汗多，若重发汗，以亡其阳，谵语，脉短者，死；脉自和者，不死。

伤寒，若吐、若下后，不解，不大便五六日，上至十余日，日晡所发潮热，不恶寒，独语如见鬼状；若剧者，发则不识人，循衣摸床，惕而不安，微喘，直视；脉弦者生，涩者死；微者，但发热，谵语者，大承气汤主之。

阳明病，其人多汗，以津液外出，胃中燥，大便必硬，硬则谵语，小承气汤主之。

阳明病，谵语，发潮热，脉滑而疾者，小承气汤主之。

阳明病，服承气汤后，不转矢气，明日又不大便，脉反微涩者，里虚也，为难治，不可更与承气汤也。

阳明病，谵语，有潮热，反不能食者，胃中必有燥屎五六枚也。若能食者，但硬尔，宜大承气汤下之。

阳明病，下血，谵语者，此为热入血室，但头汗出者，刺期门，随其实而泻之，濈然汗出则愈。

阳明病，汗出，谵语者，以有燥屎在胃中，此为实也，须过经乃可下之；下之若早，语言必乱，以表虚里实故也，下之宜大承气汤。

伤寒四五日，脉沉而喘满，沉为在里，而反发其汗，津液越出，大便为难，表虚里实，久则谵语。

三阳合病，腹满，身重，难以转侧，口不仁面垢，若发汗则谵语遗尿，下之，则手足逆冷，额上出汗；若自汗者，宜白虎汤。自利者，宜葛根黄连黄芩甘草汤。

白虎汤方

知母六两　石膏一斤（碎，绵裹）　甘草二两（炙）　粳米六合

上四味，以水一斗，煮米熟，汤成去滓，温服一升，日三服。

葛根黄连黄芩甘草汤方

葛根半斤　甘草二两（炙）　黄连三两　黄芩三两

上四味，以水八升，先煮葛根减二升，纳诸药，煮取二升，去滓，分温再服。

二阳并病，太阳证罢，但发潮热，手足漐漐汗出，大便难而谵语者，下之则愈，宜大承气汤。

阳明病，脉浮而大，咽燥口苦，腹满而喘，发热汗出，不恶寒，反恶热，身重；若发汗，则躁，心愦愦反谵语；若加温针，必怵惕，烦躁，不得眠；若下之，则胃中空虚，客气动膈，心中懊憹，舌上苔者，栀子豉汤主之。

栀子豉汤方

栀子十四枚（擘）　香豉四合（绵裹）

上二味，以水四升，先煮栀子取二升半，去滓，纳香豉，更煮，取一升半，去滓，分二服，温进一服，得快吐者，止后服。

阳明病，渴欲饮水，口干舌燥者，白虎加人参汤主之。

白虎加人参汤方

知母六两　石膏一斤（碎）　甘草二两（炙）　粳米六合　人参三两

上五味，以水一斗，煮米熟，汤成去滓，温服一升，日三服。

阳明病，脉浮，发热，渴欲饮水，小便不利者，猪苓汤主之。

猪苓汤方

猪苓一两（去皮）　茯苓一两　泽泻一两　阿胶一两　滑石一两（碎）

上五味，以水四升，先煮四味，取二升，去滓，纳阿胶烊消，温服七合，日三服。

阳明病，汗出多而渴者，不可与猪苓汤，以汗多胃中燥，猪苓汤复利其小便故也。

阳明病，脉浮而迟，表热里寒，下利清谷者，四逆汤主之。

四逆汤方

甘草二两（炙）　干姜一两半　附子一枚（生用，去皮，破八片）　人参二两

上四味，以水三升，煮取一升二合，去滓，分温二服。

阳明病，胃中虚冷，不能食者，不可与水饮之，饮则必哕。

阳明病，脉浮，发热，口干，鼻燥，能食者，衄。

阳明病，下之，其外有热，手足温，不结胸，心中懊侬，饥不能食，但头汗出者，栀子豉汤主之。

阳明病，发潮热，大便溏，小便自可，胸胁满不去者，与小柴胡汤。

阳明病，胁下硬满，不大便而呕，舌上白苔者，可与小柴胡汤。上焦得通，津液得下，胃气因和，身濈然汗出而解也。

阳明中风，脉弦浮大，而短气，腹部满，胁下及心痛，久按之气不通，鼻干不得涕，嗜卧，一身及目悉黄，小便难，有潮热，时时哕，耳前后肿，刺之小差，外不解，病过十日，脉续浮者，与小柴胡汤；脉但浮，无余证者，与麻黄汤；若不尿，腹满加哕者，不治。

动作头痛，短气，有潮热者，属阳明也，白蜜煎主之。

白蜜煎方

人参一两　地黄六两　麻仁一升　白蜜八合

上四味，以水一斗，先煮三味，取五升，去滓，纳蜜，再煎一二沸，每服一升，日三夜二。

阳明病，自汗出，若发汗，小便自利者，此为津液内竭，便虽硬不可攻之，当须自欲大便，宜蜜煎导而通之，若土瓜根及大猪胆汁，皆可为导。

蜜煎导方

食蜜七合

上一味，纳铜器中，微火煎之，稍凝如饴状，搅之勿令焦著，可丸时，并手捻作挺，令头锐，大如指，长二寸许，当热时急作，冷则硬，纳谷道①中，以手紧抱，欲大便时乃去之。

猪胆汁方

大猪胆一枚

上一味，泄汁，和醋少许，灌谷道中，如一食顷，当大便出宿食甚多。

阳明病，脉迟，汗出多，微恶寒者，表未解也，可发汗，宜桂枝汤。

阳明病，脉浮，无汗而喘者，发汗则愈，宜麻黄汤。

阳明病，发热汗出者，此为热越，不能发黄也，但头汗出，身无汗，齐颈而还，小便不利，渴引水浆者，此为瘀热在里，身必发黄，茵陈蒿汤主之。

---

① 谷道：即肛门。

茵陈蒿汤方

茵陈蒿六两　栀子十四枚（擘）　大黄二两（去皮）

上三味，以水一斗二升，先煮茵陈，减六升，纳二味，煮取三升，去滓，分温三服，小便当利，尿如皂荚汁状，色正赤，一宿病减，黄从小便去也。

阳明病，其人善忘者，必有蓄血，所以然者，本有久瘀血，故令善忘，屎虽硬，大便反易，其色必黑，宜抵当汤下之。

阳明病，下之，心中懊憹而烦，胃中有燥屎者，可攻；腹微满，大便初硬后溏者，不可攻之。若有燥屎者，宜大承气汤。

病人不大便五六日，绕脐痛，烦躁，发作有时者，此有燥屎，故使不大便也。

病人烦热，汗出则解，又如疟状，日晡所发热者，属阳明也；脉实者，宜下之；脉浮大者，宜发汗。下之与大承气汤；发汗宜桂枝汤。

大下后，六七日不大便，烦不解，腹满痛者，此有燥屎也，所以然者，本有宿食故也，宜大承气汤。

病人小便不利，大便乍难乍易，时有微热，喘息不能卧者，有燥屎也，宜大承气汤。

食谷欲呕者，属阳明也，吴茱萸汤主之。得汤反剧者，属上焦也，小半夏汤主之。

吴茱萸汤方

吴茱萸一升　人参三两　生姜六两（切）　大枣十二枚（擘）

上四味，以水七升，煮取二升，去滓，温服七合，日三服。

小半夏汤方

半夏一升　生姜半斤

上二味，以水七升，煮取一升半，去滓，分温再服。

太阳病，寸缓，关浮，尺弱，其人发热汗出，后恶寒，不呕，但心下痞者，此以医下之。如其未下，病人不恶寒而渴者，此转属阳明也。小便数者，大便必硬，不更衣十日，无所苦也，渴欲饮水者，少少与之，以法救之。渴而饮水多，小便不利者，宜五苓散。

五苓散方

猪苓十八铢　白术十八铢　茯苓十八铢　泽泻一两六铢　桂枝半两（去皮）

上五味，捣为散，白饮和服方寸匕，日三服，发黄者，加茵陈蒿十分。

脉阳微而汗出少者，为自和；汗出多者，为太过；阳脉实，因发其汗，出多者，亦为太过，太过者，为阳绝于里，亡津液，大便因硬也。

脉浮而芤，浮为阳，芤为阴，浮芤相搏，胃气生热，其阳则绝。

趺阳脉浮而涩，浮则胃气强，涩则小便数，浮数相搏，大便则硬，其脾为约，麻子仁丸主之。

麻子仁丸方

麻子仁二升　芍药半斤　枳实半斤（炙）　大黄一斤（去皮）　厚朴一尺（炙）　杏仁一升（去皮尖）

上六味，蜜为丸，如梧桐子大，饮服十丸，日三服，渐加，以知为度。

太阳病二日，发汗不解，蒸蒸发热者，属阳明也，调胃承气汤主之。

伤寒吐后，腹胀满者，与调胃承气汤。

太阳病，若吐、若下、若发汗后，微烦，小便数，大便因硬者，与小承气汤和之愈。

得病二三日，脉弱，无太阳柴胡证，烦躁，心下硬，至四五日，虽能食，以小承气汤少少与，微和之，令小安。至六日，与小承气汤一升。若不大便六七日，小便少者，虽不大便，但初头硬，后必溏，未定成硬，攻之必溏，须小便利，屎定硬，乃可攻之，宜大承气汤。

伤寒六七日，目中不了了，睛不和，无表里证，大便难，身微热者，此为实也，急下之，宜大承气汤。

阳明病，发热汗多者，急下之，宜大承气汤。

发汗，不解，腹满痛者，急下之，宜大承气汤。

腹满不减，减不足言，当下之，宜大承气汤。

阳明少阳合病，必下利，其脉不负者，为顺也；负者，失也。互相克责，名为负也。脉滑而数者，有宿食也，当下之，宜大承气汤。

病人无表里证，发热七八日，虽脉浮数者，可下之；假令已下，脉数不解，合热则消谷善饥，至六七日不大便者，有瘀血也，宜抵当汤；若脉数不解，而下利不止，必协热便脓血也。

伤寒，发汗已，身目为黄，所以然者，以寒湿在里，不解故也，不可汗也，当于寒湿中求之。

伤寒七八日，身黄如橘子色，小便不利，腹微满者，茵陈蒿汤主之。

伤寒，身黄，发热者，栀子柏皮汤主之。

栀子柏皮汤方

栀子十五枚（擘）　甘草一两（炙）　黄柏二两

上三味，以水四升，煮取一升半，去滓，分温再服。

伤寒瘀热在里，其身必黄，麻黄连轺赤小豆汤主之。

麻黄连轺赤小豆汤方

麻黄二两　连轺二两　杏仁四十个（去皮尖）　赤小豆一升　大枣十二枚　生梓白皮一斤（切）　生姜二两（切）　甘草二两（炙）

上八味，以潦水一斗，先煮麻黄再沸，去上沫，纳诸药，煮取三升，去滓，分温三服，半日服尽。

阳明病，身热，不能食，食则头眩，心胸不安，久久发黄，此名谷疸，茵陈蒿汤主之。

阳明病，身热，发黄，心中懊憹，或热痛，因于酒食者，此名酒疸，栀子大黄汤主之。

栀子大黄汤

栀子十四枚　大黄一两　枳实五枚　豉一升

上四味，以水六升，煮取三升，去滓，温服一升，日三服。

阳明病，身黄，津液枯燥，色暗不明者，此热入于血分也，猪膏发煎主之。

猪膏发煎方

猪膏半斤　乱发如鸡子大三枚

上二味，和膏煎之，发消药成，分再服，病从小便出。

黄疸，腹满，小便不利而赤，自汗出，此为表和里实，当下之，宜大黄硝石汤。

大黄硝石汤方

大黄四两　黄柏四两　芒硝四两　栀子十五枚

上四味，以水六升，先煮三味，取二升，去滓，纳硝，更煮取一升，顿服。

诸黄，腹痛而呕者，宜大柴胡汤。

黄病，小便色不变，自利，腹满而喘者，不可除热，除热必哕。哕者，小半夏汤主之。

诸黄家，但利其小便，五苓散加茵陈蒿主之；假令脉浮，当以汗解者，宜桂枝加黄芪汤。

桂枝加黄芪汤方

桂枝三两　芍药三两　甘草二两（炙）　生姜三两（切）　大枣十五枚　黄芪二两

上六味，以水八升，煮取三升，去滓，温服一升，日三服。

诸黄，小便自利者，当以虚劳法，小建中汤主之。

小建中汤方

桂枝三两　芍药六两　甘草三两（炙）　生姜三两（切）　大枣十二枚　饴糖一升

上六味，以水七升，先煮五味，取三升，去滓，纳胶饴，更上微火消解，温服一升，日三服。

阳明病，腹满，小便不利，舌萎黄燥，不得眠者，此属黄家。

黄疸病，当以十八日为期，治之十日以上差，反剧者，为难治。

夫病，脉沉，渴欲饮水，小便不利者，后必发黄。

趺阳脉微而弦，法当腹满。若不满者，必大便难，两胠疼痛，此为虚寒，当温之，宜吴茱萸汤。

夫病人腹痛绕脐，此为阳明风冷，谷气不行，若反下之，其气必冲，若不冲者，心下则痞，当温之，宜理中汤。

理中汤方

人参三两　白术三两　甘草三两（炙）　干姜三两

上四味，以水八升，煮取三升，去滓，温服一升，日三服。

阳明病发热，十余日，脉浮而数，腹满，饮食如故者，厚朴七物汤主之。

厚朴七物汤方

厚朴半斤　甘草三两　大黄三两　枳实五枚　桂枝二两　生姜五两　大枣十枚

上七味，以水一斗，煮取四升，去滓，温服八合，日三服。

阳明病，腹中切痛，雷鸣，逆满，呕吐者，此虚寒也，附子粳米汤主之。

附子粳米汤方

附子一枚（炮）　半夏半升　甘草一两　大枣十枚　粳米半升

上五味，以水八升，煮米熟，汤成去滓，温服一升，日三服。

阳明病，腹中寒痛，呕不能食，有物突起，如见头足，痛不可近者，大建中汤主之。

大建中汤方

蜀椒二合（去目汗）　干姜四两　人参一两　胶饴一升

上四味，以水四升，先煮三味，取二升，去滓，纳胶饴，微火煮取一升半，分温再服，如一炊顷，可饮粥二升，后更服，当一日食糜粥，温覆之。

阳明病，腹满，胁下偏痛，发热，其脉弦紧者，当以温药下之，宜大黄附子细辛汤。

大黄附子细辛汤方

大黄三两　附子三两　细辛二两

上三味，以水五升，煮取二升，去滓，分温三服，一服后，如人行四五里，再进一服。

问曰：阳明宿食何以别之？师曰：寸口脉浮而大，按之反涩，尺中亦微而涩，故知其有宿食也，大承气汤主之。

寸口脉数而滑者，此为有宿食也。

下利不欲食者，此为有宿食也。

脉紧如转索，此为有宿食也。

脉紧，腹中痛，恶风寒者，此为有宿食也。

宿食在上脘者，法当吐之，宜瓜蒂散。

瓜蒂散方

瓜蒂一分　赤小豆一分

上二味，杵为散，以香豉七合，煮取汁，和散一钱匕。温服之，不吐稍加，得吐止后服。

卷 十

辨少阳病脉证并治

少阳之为病，口苦，咽干，目眩是也。

少阳中风，两耳无所闻，目赤，胸中满而烦者，不可吐下，吐下则悸而惊。

伤寒，脉弦细，头痛，发热者，属少阳。不可发汗，发汗则谵语、烦躁，此属胃不和也，和之则愈。

本太阳病，不解，转入少阳者，胁下硬满，干呕不能食，往来寒热，脉沉弦者，不可吐、下，与小柴胡汤。

少阳病，气上逆，今胁下痛，甚则呕逆，此为胆气不降也，柴胡芍药枳实甘草汤主之。

柴胡芍药枳实甘草汤方

柴胡八两　芍药三两　枳实四枚（炙）　甘草三两（炙）

上四味，以水一斗，煮取六升，去滓，再煎取三升，温服一升，日三服。

若以吐下，发汗，温针，谵语，柴胡汤证罢者，此为坏病，知犯何逆，以法救之，柴胡汤不中与也。

三阳合病，脉浮大，上关上，但欲眠睡，目合则汗，此上焦不通故也，宜小柴胡汤。

伤寒四五日，无大热，其人烦躁者，此为阳去入阴故也。

伤寒三日，三阳为尽，三阴当受邪，其人反能食而不呕者，此为三阴不受邪也。

伤寒三日，少阳脉小者，为欲已也。

少阳病欲解时，从寅至辰上。

辨太阴病脉证并治

太阴之为病，腹满而吐，食不下，自利益甚，时腹自痛，若下之，必胸下结硬。

太阴中风，四肢烦疼，阳微阴涩而长者，为欲愈。

太阴病，脉浮者，可发汗，宜桂枝汤。

自利不渴者，属太阴，以其脏有寒故也，当温之，宜服理中、四逆辈。

伤寒，脉浮而缓，手足自温者，系在太阴。太阴当发身黄，若小便自利者，不能发黄。至七八日，虽暴烦，下利日十余行。必自止，以脾家实，腐秽当去故也。

本太阳病，医反下之，因而腹满时痛者，属太阴也，桂枝加芍药汤主之；大实痛者，桂枝加大黄汤主之。

桂枝加芍药汤方

桂枝三两　芍药六两　甘草二两（炙）　生姜三两（切）　大枣十二枚（擘）

上五味，以水七升，煮取三升，去滓，温分三服。

桂枝加大黄汤方

桂枝三两　大黄二两　芍药六两　甘草二两（炙）　生姜三两（切）　大枣十二枚（擘）

上六味，以水七升，煮取三升，去滓，温服一升，日三服。

太阴病，脉弱，其人续自便利，设当行大黄芍药者，宜减之，以其人胃气弱，易动故也。

太阴病，大便反硬，腹中胀满者，此脾气不转也，宜白术枳实干姜白蜜汤；若不胀满，反短气者，黄芪五物汤加干姜半夏主之。

白术枳实干姜白蜜汤方

白术三两　枳实一两半　干姜一两　白蜜二两

上四味，以水六升，先煮三味，去滓，取三升，纳白蜜烊消，温服一升，日三服。

黄芪五物加干姜半夏汤方

黄芪三两　桂枝三两　芍药三两　生姜六两（切）　大枣十二枚（擘）　干姜三两　半夏半升（洗）

上七味，以水一斗，煮取五升，去滓，再煎取三升，分温三服。

太阴病，渴欲饮水，饮水即吐者，此为水在膈上，宜半夏茯苓汤。

半夏茯苓汤方

半夏一升　茯苓四两　泽泻二两　干姜一两

上四味，以水四升，煮取三升，去滓，分温再服，小便利，则愈。

太阴病，下利，口渴，脉虚而微数者，此津液伤也，宜人参白术芍药甘草汤。

人参白术芍药甘草汤方

人参三两　白术三两　芍药三两　甘草二两（炙）

上四味，以水五升，煮取三升，去滓，温服一升，日三服。

太阴病，不下利、吐逆，但苦腹大而胀者，此脾气实也，厚朴四物汤主之。

厚朴四物汤方

厚朴二两（炙）　枳实三枚（炙）　半夏半升（洗）　橘皮一两

上四味，以水五升，煮取三升，去滓，温服一升，日三服。

太阴病，不吐、不满，但遗矢无度者，虚故也，理中加黄芪汤主之。

理中加黄芪汤方

人参三两　白术三两　干姜三两　甘草三两（炙）　黄芪三两

上五味，以水八升，煮取三升，去滓，温服一升，日三服。

太阴病，欲吐不吐，下利时甚时疏，脉浮涩者，桂枝去芍药加茯苓白术汤主之。

桂枝去芍药加茯苓白术汤方

桂枝三两　甘草二两（炙）　茯苓三两　白术三两　生姜三两（切）　大枣十二枚（擘）

上六味，以水八升，煮取三升，去滓，温服一升，日三服。

太阴病，吐逆，腹中冷痛，雷鸣下利，脉沉紧者，小柴胡加茯苓白术汤主之。

小柴胡加茯苓白术汤方

柴胡半斤　黄芩三两　人参三两　半夏半升（洗）　甘草三两（炙）　生姜三两（切）　大枣十二枚（擘）　茯苓三两　白术三两

上九味，以水一斗二升，煮取六升，去滓，再煎取三升，温服一升，日三服。

太阴病，有宿食，脉滑而实者，可下之，宜承气辈；若大便溏者，宜厚朴枳实白术甘草汤。

厚朴枳实白术甘草汤方

厚朴三两　枳实三两　白术二两　甘草二两

上四味，以水六升，煮取三升，去滓，温服一升，日三服。

太阴病欲解时，从亥至丑上。

卷十一

辨少阴病脉证并治

少阴之为病，脉微细，但欲寐也。

少阴病，欲吐不吐，心烦，但欲寐，五六日，自利而渴者，属少阴也，虚，故饮水自救；若小便色白者，少阴病形悉具；小便白①者，以下焦②虚寒，不能制水，故令色白也。

病人脉阴阳俱紧，反汗出者，亡阳也；此属少阴，法当咽痛，而复吐、利。

少阴病咳而下利，谵语者，被火气劫故也，小便必难，以强责少阴汗也。

少阴病脉细沉数，病为在里，不可发汗。

少阴病脉微，不可发汗，亡阳故也；阳已虚，尺脉弱涩者，复不可下之。

少阴病脉紧，至七八日，自下利，脉暴微，手足反温，脉紧反去者，为欲解也，虽烦，下利，必自愈。

少阴病，下利，若利自止，恶寒而蜷卧，手足温者，可治。

少阴病，恶寒而蜷，时自烦，欲去衣被者，可治。

少阴中风，脉阳微阴浮者，为欲愈。

少阴病欲解时，从子至寅上。

少阴病，吐、利，手足不逆冷，反发热者，不死。脉不至者，灸少阴七壮。

少阴病八九日，一身手足尽热者，以热在膀胱，必便血也。

少阴病，但厥无汗，而强发之，必动其血，未知从何道而出，或从口鼻，或从耳出者，是名下厥上竭，为难治。

少阴病，恶寒，身蜷而利，手足厥冷者，不治。

---

① 小便白：即小便色清不黄。

② 下焦：这里指肾脏。

少阴病，吐利，躁烦，四逆者，死。

少阴病，下利止，而头眩时时自冒者，死。

少阴病，四逆，恶寒，而身蜷，脉不至，心烦而躁者，死。

少阴病，六七日，息高①者，死。

少阴病，脉微细沉，但欲卧，汗出不烦，自欲吐，至五六日，自利，复烦躁不得卧寐者，死。

少阴病始得之，反发热，脉沉者，麻黄附子细辛汤主之。

麻黄附子细辛汤方

麻黄二两　附子一枚（炮，去皮，破八片）　细辛二两

上三味，以水一斗，先煮麻黄，减二升，去上沫，纳诸药，煮取三升，去滓，温服一升，日三服。

少阴病，得之二三日，麻黄附子甘草汤微发汗，以二三日无里证，故微发汗也。

麻黄附子甘草汤方

麻黄二两　附子一枚（炮，去皮，破八片）　甘草二两（炙）

上三味，以水七升，先煮麻黄一二沸，去上沫，纳诸药，煮取三升，去滓，温服一升，日三服。

少阴病，得之二三日以上，心中烦，不得卧者，黄连阿胶汤主之。

黄连阿胶汤方

黄连四两　黄芩二两　芍药二两　阿胶三两　鸡子黄二枚

上五味，以水六升，先煮三味，取二升，去滓，纳胶烊尽，小冷，纳鸡子黄，搅令相得，温服七合，日三服。

少阴病，得之一二日，口中和，其背恶寒者，当灸之，附子汤主之。

附子汤方

附子二枚（炮，去皮，破八片）　茯苓三两　人参二两　白术四两　芍药三两

上五味，以水八升，煮取三升，去滓，温服一升，日三服。

少阴病，身体痛，手足寒，骨节痛，脉沉者，附子汤主之。

少阴病，脉微而弱，身痛如掣者，此荣卫不和故也，当归四逆汤主之。

当归四逆汤方

当归三两　芍药三两　桂枝三两　细辛三两　木通三两　甘草二两（炙）

---

① 息高：息指呼吸，高指吸气不能下达。息高即呼吸浅表之意。

大枣二十五枚（擘）

上七味，以水八升，煮取三升，去滓，温服一升，日三服。

少阴病，下利便脓血者，桃花汤主之。

桃花汤方

赤石脂一斤（一半全用，一半筛末）　干姜一两　粳米一升

上三味，以水七升，煮米令熟，去滓，温服七合，纳赤石脂末方寸匕，日三服，若一服愈，余勿服。

少阴病，二三日至四五日，腹痛，小便不利，下利不止，便脓血者，桃花汤主之。

少阴病，下利便脓血者，可刺足阳明。

少阴病，吐利，手足逆冷，烦躁欲死者，吴茱萸汤主之。

吴茱萸汤方

吴茱萸一升　人参二两　生姜六两（切）　大枣十二枚（擘）

上四味，以水七升，煮取二升，去滓，温服七合，日三服。

少阴病，下利，咽痛，胸满，心烦者，猪肤汤主之。

猪肤汤方

猪肤一斤

上一味，以水一斗，煮取五升，去滓，加白蜜一升，白粉五合，熬香，和令相得，分温六服（白粉即米粉）。

少阴病，二三日咽中痛者，可与甘草汤；不瘥，与桔梗汤。

甘草汤方

甘草二两

上一味，以水三升，煮取一升半，去滓，温服七合，日二服。

桔梗汤方

桔梗一两　甘草二两

上二味，以水三升，煮取一升，去滓，温分再服。

少阴病，咽中伤，生疮①，痛引喉旁，不能语言，声不出者，苦酒汤主之。

苦酒汤方

半夏（洗，破如枣核）十四枚　鸡子一枚（去黄，纳上苦酒著鸡子壳中）

---

① 生疮：指咽喉部受到创伤，发里溃疡。

上二味，纳半夏，著苦酒中，以鸡子壳，置刀环中，安火上，令三沸，去滓，少少含咽之，不瘥，更作三剂。

少阴病，咽中痛，脉反浮者，半夏散及汤主之。

半夏散方

半夏（洗）　桂枝　甘草（炙）

上三味，等分，各别捣筛已，合治之，白饮和服方寸匕，日三服，若不能散服者，以水一升煎七沸，纳散两方寸匕，更煎三沸，下火令小冷，少少咽之。

少阴病，下利，白通汤主之。

白通汤方

葱白四茎　干姜一两　附子一枚（生用，去皮，破八片）

上三味，以水三升，煮取一升，去滓，分温再服。

少阴病，下利，脉微者，与白通汤；利不止，厥逆无脉，干呕烦者，白通加猪胆汁汤主之；服汤后，脉暴出者死；微续者生。

白通加猪胆汁汤方

葱白四茎　干姜一两　附子一枚（生用，去皮，破八片）　人尿五合　猪胆汁一合

上五味，以水五升，先煮三物，取一升，去滓，纳人尿，猪胆汁，和令相得，分温再服。若无胆汁亦可用。

少阴病二三日不已，至四五日，腹痛，小便不利，四肢沉重疼痛，自下利者，此为有水气，其人或咳，或小便不利，或下利，或呕者，真武汤主之。

真武汤方

茯苓三两　芍药三两　白术二两　生姜三两（切）　附子一枚（炮，去皮，破八片）

上五味，以水八升，煮取三升，去滓，温服七合，日三服。若咳者，加五味子半升，细辛、干姜各一两；若小便不利者，加茯苓一两；若下利者，去芍药，加干姜二两；若呕者，去附子，加生姜足前成半斤。

少阴病，下利清谷，里寒外热，手足厥逆，脉微欲绝，身反不恶寒，其人面色赤，或腹痛，或干呕，或咽痛，或利止，脉不出者，通脉四逆汤主之。

通脉四逆汤方

甘草二两（炙）　附子大者一枚（生用，去皮，破八片）　干姜三两　人参一两

上四味，以水三升，煮取一升二合，去滓，分温再服，其脉即出者愈。

面色赤者，加葱九茎；腹中痛者，去葱，加芍药二两；呕者，加生姜二两；咽痛者，去芍药，加桔梗一两；利止，脉不出者，去桔梗，加人参二两。

少阴病，四逆，其人或咳，或悸，或小便不利，或腹中痛，或泄利下重者，四逆散主之。

四逆散方

甘草二两（炙）　附子大者一枚　干姜一两半　人参二两

上四味，捣筛，白饮和服方寸匕。咳者，去人参，加五味子、干姜各五分，并主下利；悸者，加桂枝五分；小便不利者，加茯苓五分；泄利下重者，先以水五升，煮薤白三两，取三升，去滓，以散三方寸匕纳汤中，煮取一升半，分温再服。

少阴病，下利六七日，咳而呕，渴，心烦不得眠者，猪苓汤主之。

猪苓汤方

猪苓一两（去皮）　茯苓一两（去皮）　阿胶一两　泽泻一两　滑石一两

上五味，以水四升，先煮四物，取二升，去滓，纳胶烊尽，温服七合，日三服。

少阴病，得之二三日，口燥咽干者，急下之，宜大承气汤。

少阴病，自利清水，色纯青，心下必痛，口干燥者，可下之，宜大承气汤。

少阴病，六七日，腹胀不大便者，急下之，宜大承气汤。

少阴病，脉沉者，急温之，宜四逆汤。

四逆汤方

甘草二两（炙）　附子大者一枚（生用，去皮，破八片）　干姜二两半　人参二两

上四味，以水三升，煮取一升二合，去滓，分温再服。

少阴病，饮食入口即吐，或心中温温欲吐，复不能吐，始得之，手足寒，脉弦迟者，此胸中实，不可下也，当吐之；若膈上有寒饮，干呕者，不可吐也，当温之，宜四逆汤。

少阴病，下利，脉微涩，呕而汗出，必数更衣，反少者，当温其上，灸之。

辨厥阴病脉证并治

厥阴之为病，消渴，气上撞心，心中疼热，饥而不欲食，食则吐蛔，下之，利不止。

厥阴中风，脉微浮，为欲愈；不浮，为未愈。

厥阴欲解时，从丑至卯上。

厥阴病，渴欲饮水者，少少与之，愈。

诸四逆厥者，不可下之，虚家亦然。

伤寒，先厥，后发热而利者，必自止；见厥，复利。

伤寒，始发热六日，厥反九日而利；凡厥利者，当不能食，今反能食者，恐为除中；食以索饼，不发热者，知胃气尚在，必愈；恐暴热来出而复去也。后日脉之，其热续在者，期之旦日夜半愈。所以然者，本发热六日，厥反九日，复发热三日，并前六日亦为九日，与厥相应，故期之旦日夜半愈。后三日脉之，而脉数，其热不罢者，此为热气有余，必发痈脓也。

伤寒六七日，脉迟，而反与黄芩汤彻其热，脉迟为寒，今与黄芩汤复除其热，腹中应冷，今反能食，此名除中，必死。

伤寒，先厥后发热，下利必自止，而反汗出，咽中痛者，其喉为痹；发热，无汗，而利必自止；若不止，必便脓血，便脓血者，其喉不痹。

伤寒一二日，至四五日，厥者，必发热。前热者，后必厥；厥深者，热亦深；厥微者，热亦微；厥应下之，而反发汗者，必口伤烂赤。

伤寒病，厥五日，热亦五日，设六日当复厥，不厥者自愈；厥终不过五日，以热五日，知自愈。

凡厥者，阴阳气不相顺接，便为厥。厥者，手足逆冷是也。

伤寒，脉微而厥，至七八日，肤冷，其人躁无暂安时者，此为脏厥①，非蛔厥②也。蛔厥者，其人当吐蛔，今病者静，而复时烦，此为脏寒，蛔上入其膈，故烦，须臾复止，得食而呕，又烦者，蛔闻食臭出，其人当自吐蛔。蛔厥者，乌梅丸主之，又主久利。

乌梅丸方

乌梅三百枚　细辛六两　干姜十两　黄连十六两　当归四两　附子六两

① 脏厥：因肾脏真阳极虚而致的四肢厥冷。

② 蛔厥：因蛔虫窜扰而致的四肢厥冷。

（炮，去皮）　蜀椒四两（出汗）　桂枝六两（去皮）　人参六两　黄柏六两

上十味，异捣筛，合治之，以苦酒渍乌梅一宿，去核，蒸之，五斗米下，饭熟，捣成泥，和药令相得，纳臼中，与蜜，杵二千下，丸如梧桐子大，先食饮，服十丸，日三服，稍加至二十丸。禁生冷，滑物，臭食等。

伤寒，热少，微厥，指头寒，嘿嘿不欲食，烦躁，数日小便利色白者，此热除也，欲得食，其病为愈；若厥而呕，胸胁烦满者，其后必便血。

病者手足厥冷，不结胸，小腹满，按之痛者，此冷结在膀胱关元也。

伤寒发热四日，厥反三日，复热四日，厥少热多者，其病当愈；四日至七日，热不除者，必便脓血。

伤寒厥四日，热反三日，复厥五日，其病为进，寒多热少，阳气退，故为进也。

伤寒六七日，脉微，手足厥冷，烦躁，灸厥阴，厥不还者，死。

伤寒，发热，下利，厥逆，躁不得卧者，死。

伤寒，发热，下利至甚，厥不止者，死。

伤寒六七日不利，便发热而利，其人汗出不止者，死。有阴无阳故也。

伤寒五六日，不结胸，腹濡，脉虚，复厥者，不可下也，此为亡血，下之则死。

伤寒，发热而厥，七日，下利者，为难治。

伤寒，脉促，手足厥逆，不可灸之。

伤寒，脉滑而厥者，里有热也，白虎汤主之。

白虎汤方

知母六两　石膏一斤（碎，绵裹）　甘草二两（炙）　粳米六合

上四味，以水一斗，煮米熟，汤成去滓，温服一升，日三服。

伤寒，手足厥逆，脉细欲绝者，当归四逆加人参附子汤主之；若其人内有久寒者，当归四逆加吴茱萸生姜附子汤主之。

当归四逆加人参附子汤方

当归三两　桂枝三两（去皮）　芍药三两　细辛三两　甘草二两（炙）　木通二两　大枣二十五枚（擘）　人参三两　附子一枚（炮，去皮，破八片）

上九味，以水八升，煮取三升，去滓，温服一升，日三服。

当归四逆加吴茱萸生姜附子汤方

吴茱萸二升　生姜半斤　附子一枚（炮，去皮，破八片）　当归三两

桂枝三两（去皮）　芍药三两　细辛三两　甘草二两（炙）　木通二两　大枣二十五枚（擘）

上十味，以水六升，清酒六升，和煮取三升，温服一升，日三服。

大汗出，热不去，内拘急，四肢疼，复下利，厥逆，而恶寒者，四逆汤主之。

四逆汤方

人参二两　甘草二两　干姜一两半　附子一枚（生用，去皮，破八片）

上四味，以水三升，煮取一升二合，去滓，分温再服。若强人可用大附子一枚，干姜二两。

大汗，若大下利而厥逆冷者，四逆汤主之。

病人手足厥冷，脉乍紧者，邪结在胸中，心下满而烦，饥不能食者，病在胸中，当须吐之，宜瓜蒂散。

瓜蒂散方

瓜蒂　赤小豆

上二味，各等分，异捣筛，合纳臼中，更治之，别以香豉一合，用热汤七合煮作稀糜，去滓，取汁和散一钱匕，温顿服之。不吐者，少少加，得快吐乃止。诸亡血，虚家，不可与也。

伤寒，厥而心下悸者，宜先治水，当服茯苓甘草汤，却治其厥，不尔水渍入胃，必作利也。

茯苓甘草汤方

茯苓二两　甘草一两（炙）　生姜三两（切）　桂枝二两（去皮）

上四味，以水四升，煮取二升，去滓，分温三服。

伤寒六七日，大下后，寸脉沉而迟，手足厥逆，下部脉不至，咽喉不利，唾脓血，泄利不止者，为难治，人参附子汤主之；不瘥，复以人参干姜汤与之。

人参附子汤方

人参二两　附子一枚　干姜二两（炮）　半夏半斤　阿胶二两　柏叶三两

上六味，以水六升，煮取二升，去滓，纳胶烊消，温服一升，日再服。

人参干姜汤方

人参二两　附子一枚　干姜三两　桂枝二两（去皮）　甘草二两（炙）

上五味，以水二升，煮取一升，去滓，温顿服之。

伤寒四五日，腹中痛，若转气下趋少腹者，此欲自利也。

伤寒，本自寒下，医复吐下之，寒格，更逆吐下，麻黄升麻汤主之；若食入口即吐，干姜黄芩黄连人参汤主之。

麻黄升麻汤方

麻黄二两半（去节）　升麻一两　知母一两　黄芩一两半　桂枝二两　白术一两　甘草一两（炙）

上七味，以水一斗，先煮麻黄去上沫，纳诸药，煮取三升，去滓，温服一升，日三服。

干姜黄芩黄连人参汤方

干姜三两　黄芩三两　黄连三两　人参三两

上四味，以水六升，煮取二升，去滓，分温再服。

下利，有微热而渴，脉弱者，令自愈。

下利，脉数有微热，汗出者，为欲愈，脉紧者，为未解。

下利，手足厥逆，无脉者，灸之不温，若脉不还，反微喘者，死。少阴负趺阳者，为顺也。

下利，寸脉反浮数，尺中自涩者，必清脓血，柏叶阿胶汤主之。

柏叶阿胶汤方

柏叶三两　阿胶二两　干姜二两（炮）　牡丹三两

上四味，以水三升，先煮三味，取二升，去滓，纳胶烊消，温服一升，日再服。

下利清谷，不可攻表；汗出，必胀满。

下利，脉沉弦者，下重也；脉大者，为未止；脉微弱数者，为欲自止，虽发热，不死。

下利，脉沉而迟，其人面少赤，身有微热，下利清谷者，必郁冒，汗出而解，病人必微厥，所以然者，其面戴阳，下虚故也。

下利，脉数而渴者，令自愈，设不瘥，必清脓血，以有热故也。

下利后，脉绝，手足厥冷，晬时脉还，手足温者，生，脉不还者，死。

伤寒，下利日十余行，脉反实者，死。

下利清谷，里寒外热，汗出而厥者，通脉四逆汤主之。

通脉四逆汤方

甘草二两（炙）　附子大者一枚（生用）　干姜三两　人参二两

上四味，以水三升，煮取一升二合，去滓，分温再服，其脉出者愈。

热利下重者，白头翁汤主之。

白头翁汤方

白头翁二两　黄连　黄柏　秦皮各三两

上四味，以水七升，煮取二升，去滓，温服一升，不愈，更服一升。

下利，其人虚极者，白头翁加阿胶甘草汤主之。

白头翁加阿胶甘草汤方

白头翁二两　甘草二两　阿胶二两　黄连三两　黄柏三两　秦皮三两

上六味，以水七升，煮取二升半，去滓，纳胶烊消，分温三服。

下利，腹胀满，身体疼痛者，先温其里，乃攻其表，温里宜四逆汤；攻表宜桂枝汤。

下利，欲饮水者，以有热故也，白头翁汤主之。

下利，谵语者，有燥屎也，宜小承气汤。

下利后，更烦，按之心下濡者，为虚烦也，宜栀子豉汤。

下利，腹痛，若胸痛者，紫参汤主之。

紫参汤方

紫参半斤　甘草三两

上二味，以水五升，先煮紫参，取二升，纳甘草，煮取一升半，分温再服。

气利①，诃黎勒散主之。

诃黎勒散方

诃黎勒十枚（煨）

上一味为散，粥饮和，顿服之。

呕家，有痈脓者，不可治呕，脓尽自愈。

呕而胸满者，吴茱萸汤主之。

干呕，吐涎沫，头痛者，吴茱萸汤主之。

呕而发热者，小柴胡汤主之。

呕而脉弱，小便复利，身有微热，见厥者，难治，四逆汤主之。

干呕，吐逆，吐涎沫，半夏干姜散主之。

半夏干姜散方

半夏　干姜各等分

上二味，杵为散，取方寸匕，浆水一升半，煮取七合，顿服之。

伤寒，大吐、大下之，极虚，复极汗者，以其人外气怫郁，复与之水，

① 气利：指下利滑脱，大便随矢气而排出。

以发其汗，因得哕，所以然者，胃中寒冷故也。

伤寒，哕而腹满，视其前后，知何部不利，利之则愈。

病人胸中似喘不喘，似呕不呕，似哕不哕，彻心中愦愦然无奈①者，生姜半夏汤主之。

生姜半夏汤方

生姜一斤　半夏半升

上二味，以水三升，先煮半夏，取二升，纳生姜汁，煮取一升，小冷，分四服，日三夜一，呕止，停后服。

干呕，哕，若手足厥者，橘皮汤主之。

橘皮汤方

橘皮四两　生姜半斤

上二味，以水七升，煮取三升，去滓，温服一升，下咽即愈。

哕逆，其人虚者，橘皮竹茹汤主之。

橘皮竹茹汤方

橘皮二斤　竹茹二升　人参一两　甘草五两　生姜半斤　大枣三十枚

上六味，以水一斗，煮取三升，温服一升，日三服。

诸呕，谷不得下者，小半夏汤主之。

小半夏汤方

半夏一升　生姜半斤

上二味，以水七升，煮取一升半，分温再服。

便脓血，相传为病，此名疫利。其原因，于夏而发，于秋热燥相搏，遂伤气血，流于肠间，其后乃重，脉洪变数，黄连茯苓汤主之。

黄连茯苓汤方

黄连二两　茯苓三两　阿胶一两半　芍药三两　黄芩三两　半夏一升

上六味，以水一斗，先煮五味，取三升，去滓，纳胶烊消，分温三服。若胸中热甚者，加黄连一两，合前成三两；腹满者，加厚朴二两；虚者，加甘草二两，渴者，去半夏，加瓜蒌根二两。

病人呕，吐涎沫，心痛，若腹痛发作有时，其脉反洪大者，此虫之为病也，甘草粉蜜汤主之。

甘草粉蜜汤方

甘草二两　白粉一两（即铅粉）　蜜四两

---

① 彻心中愦愦然无奈：指病人自觉胸中烦闷已极，有无可奈何之感。

上三味，以水三升，先煮甘草，取二升，去滓，纳粉蜜搅令和，煎如薄粥，温服一升，差，止后服。

厥阴病，脉弦而紧，弦则卫气不行，紧则不欲食，邪正相搏，即为寒疝，绕脐而痛，手足厥冷，是其候也；脉沉紧者，大乌头煎主之。

大乌头煎方

乌头大者五枚（熬，去皮）

上一味，以水三升，煮取一升，去滓，纳蜜二升，煎令水气尽，取二升，强人服七合，弱人服五合。不瘥，明日更服。

寒疝，腹中痛，若胁痛里急者，当归生姜羊肉汤主之。

当归生姜羊肉汤方

当归三两　生姜五两　羊肉一斤

上三味，以水八升，煮取三升，温服七合，日三服。寒多者，加生姜成一斤；痛多而呕者，加橘皮二两，白术一两；加生姜者，亦加水五升，煮取三升，分温三服。

寒疝，腹中痛，手足不仁，若逆冷，若身疼痛，灸刺诸药不能治者，乌头桂枝汤主之。

乌头桂枝汤方

乌头五枚

上一味，以蜜二升，煮减半，去滓，以桂枝汤五合，解之，令得一升，初服二合，不知，即服三合；又不知，加至五合。其知者，如醉状，得吐者为中病。

病人睾丸偏有大小，时有上下，此为狐疝，宜先刺厥阴之俞，后与蜘蛛散。

蜘蛛散方

蜘蛛十四枚（熬）　桂枝一两

上二味，为散，以白饮和服方寸匕，日再服，蜜丸亦可。

寸口脉浮而迟，浮则为虚，迟则为劳；虚则卫气不足，劳则荣气竭。

趺阳脉浮而数，浮则为气，数则消谷而大坚，气盛则溲数，溲数则坚，坚数相搏，即为消渴。

消渴，小便多，饮一斗，小便亦一斗者，肾气丸主之。

肾气丸方

地黄八两　薯蓣四两　山茱萸四两　泽泻三两　牡丹皮三两　茯苓三两　桂枝一两　附子一枚（炮）

上八味，末之，炼蜜和丸，如梧子大，酒下十五丸，渐加至二十五丸，日再服，白饮下亦可。

消渴，脉浮有微热，小便不利者，五苓散主之。

五苓散方

猪苓十八铢（去皮）　泽泻一两六铢　白术十八铢　茯苓十八铢　桂枝半两

上五味，为末，以白饮和服方寸匕，日三服，多饮暖水，汗出愈。

消渴，欲饮水，胃反而吐者，茯苓泽泻汤主之。

茯苓泽泻汤方

茯苓半斤　泽泻四两　甘草二两　桂枝二两　白术三两　生姜四两

上六味，以水一斗，煮取三升，去滓，温服一升，日三服。

消渴，欲得水而食饮不休者，文蛤汤主之。

文蛤汤方

文蛤五两　麻黄三两　甘草三两　生姜三两　石膏五两　杏仁五十枚　大枣十二枚

上七味，以水六升，煮取二升，去滓，温服一升，汗出即愈，若不汗，再服。

小便痛閟①，下如粟状，少腹弦急，痛引脐中，其名曰淋，此热结在下焦也，小柴胡加茯苓汤主之。

小柴胡加茯苓汤方

柴胡半斤　黄芩三两　人参二两　半夏半升（洗）　甘草三两　生姜二两（切）　大枣十二枚（擘）　茯苓四两

上八味，以水一斗二升，煮取六升，去滓，再煎，取三升，温服一升，日三服。

---

① 閟（bì）：闭；闭门。

卷十二

辨霍乱吐利病脉证并治

问曰：病有霍乱者何？答曰：呕吐而利，此名霍乱。

师曰：霍乱属太阴，霍乱必吐利，吐利不必尽霍乱。霍乱者，由寒热杂合混乱于中也。热气上逆故吐，寒气下注故利，其有饮食不节，壅滞于中，上者，竟上则吐，下者，竟下则利，此名吐利，非霍乱也。

问曰：病有发热，头痛，身疼，恶寒，吐利者，此属何病？

答曰：此非霍乱，霍乱自吐下，今恶寒，身疼，复更发热，故知非霍乱也。霍乱呕、吐、下利，无寒热，脉濡弱者，理中汤主之。

理中汤方

人参三两　白术三两　甘草三两　干姜三两

上四味，以水八升，煮取三升，去滓，温服一升，日三服。

先吐，后利，腹中满痛，无寒热，脉濡弱而涩者，此宿食也，白术茯苓半夏枳实汤主之。

白术茯苓半夏枳实汤方

白术三两　茯苓四两　半夏一升　枳实一两半

上四味，以水六升，煮取三升，去滓，分温三服。

胸中满，欲吐不吐，下利时疏，无寒热，腹中绞痛，寸口脉弱而结者，此宿食在上故也，宜瓜蒂散。

瓜蒂散方

瓜蒂一分　赤小豆一分

上二味，杵为散，以香豉七合，煮取汁，和散一钱匕，温服之。不吐者少加之，以快吐为度而止。

霍乱呕、吐，下利清谷，手足厥冷，脉沉而迟者，四逆汤主之。

四逆汤方

甘草二两（炙）　干姜一两半　附子一枚（生用，去皮，破八片）　人

参二两

上四味，以水六升，煮取三升，去滓，分温三服。

吐、利，发热，脉濡弱而大者，白术石膏半夏干姜汤主之。

白术石膏半夏干姜汤方

白术三两　石膏半斤（绵裹）　半夏半升　干姜二两

上四味，以水六升，煮取三升，去滓，分温三服。口渴者，加人参二两，黄连一两。

呕吐甚则蛔出，下利时密时疏，身微热，手足厥冷，面色青，脉沉弦而紧者，四逆加吴茱萸黄连汤主之。

四逆加吴茱萸黄连汤方

附子一枚（生用，去皮，破八片）　干姜一两半　甘草二两（炙）　人参二两　吴茱萸半升　黄连一两

上六味，以水六升，煮取二升，去滓，温服一升，日再服。

霍乱吐、利，口渴，汗出，短气，脉弱而濡者，理中加人参、瓜蒌根汤主之。

理中加人参瓜蒌根汤方

人参四两　白术三两　甘草三两　干姜三两　瓜蒌根二两

上五味，以水八升，煮取三升，去滓，温服一升，日三服。

饮水即吐，食谷则利，脉迟而弱者，理中加附子汤主之。

理中加附子汤方

人参三两　白术三两　甘草三两　干姜三两　附子一枚

上五味，以水八升，煮取三升，去滓，温服一升，日三服。

腹中胀满而痛，时时上下，痛气上则吐，痛气下则利，脉濡而涩者，理中汤主之。

霍乱证，有虚实，因其人本有虚实，证随本变故也，虚者脉濡而弱，宜理中汤；实者脉急而促，宜葛根黄连黄芩甘草汤。

葛根黄连黄芩甘草汤方

葛根半斤　黄连三两　黄芩三两　甘草二两（炙）

上四味，以水八升，先煮葛根，减二升，去上沫，纳诸药，煮取二升，去滓，分温再服。

霍乱，转筋，必先其时已有寒邪留于筋间，伤其荣气，随证而发，脉当濡弱，反见弦急厥逆者，理中加附子汤主之。

霍乱已，头痛，发热，身疼痛，热多，欲饮水者，五苓散主之；寒多，

不饮水者，理中丸主之。

五苓散方

猪苓十八铢（去皮）　白术十八铢　茯苓十八铢　桂枝半两　泽泻一两六铢

上五味，捣为散，以白饮和服方寸匕，日三服。多饮暖水，汗出愈。将息如法。

理中丸方

人参三两　干姜三两　甘草三两　白术三两

上四味，捣筛，蜜和为丸，如鸡子黄大，以沸汤数合和一丸，研碎温服，日三服，夜二服，腹中未热，可益至三四丸。

伤寒其脉微涩者，本是霍乱，今是伤寒，却四五日，至阴经上，若转入阴者，必利；若欲似大便，而反失气，仍不利者，此属阳明也，便必硬，十三日愈。所以然者，经尽故也。

下利后，便当硬，硬则能食者，愈；今反不能食，到后经中，颇能食，复过一经亦能食，过之一日当愈，不愈者，不属阳明也。

伤寒脉微而复利，利自止者，亡血也，四逆加人参汤主之。

四逆加人参汤方

甘草二两（炙）　附子一枚（生用，去皮，破八片）　干姜一两半　人参三两

上四味，以水三升，煮取一升二合，去滓，分温再服。

吐利止，而身痛不休者，当消息和解其外，宜桂枝汤。

吐利，汗出，发热，恶寒，四肢拘急，手足厥冷者，四逆汤主之。

既吐且利，小便复利而大汗出，下利清谷，内寒外热，脉微欲绝者，四逆汤主之。

吐已下断，汗出而厥，四肢拘急不解，脉微欲绝者，通脉四逆加猪胆汁汤主之。

通脉四逆加猪胆汁汤方

甘草二两（炙）　干姜三两　附子大者一枚（生用）　猪胆汁半合　人参二两

上五味，以水三升，先煮四味，取一升，去滓，纳猪胆汁搅匀，分温再服。

吐利后，汗出，脉平，小烦者，以新虚不胜谷气故也。

辨痉阴阳易瘥后劳复病脉证并治

太阳病，发热，无汗，而恶寒者，若脉沉迟，名刚痉。

太阳病，发热，汗出，不恶寒者，若脉浮数，名柔痉。

太阳病，发热，脉沉而细者，名曰痉，为难治。

太阳病，发汗太多，因致痉。

风病，下之则痉，复发汗，必拘急。

疮家，不可发汗，汗出则痉。

病者身热足寒，颈项强急，恶寒，时头热，面赤目赤，独头动摇，卒口噤，背反张者，痉病也。若发其汗，寒湿相得，其表益虚，则恶寒甚，发其汗已，其脉如蛇，暴腹胀大者，为未解；其脉如故，及伏弦者痉。

夫痉脉，按之紧而弦，直上下行。

痉病，有灸疮者，难治。

太阳病，其证备，身体强几几然，脉反沉迟，此为痉，瓜蒌桂枝汤主之。

瓜蒌桂枝汤方

瓜蒌根三两　桂枝三两（去皮）　甘草二两（炙）　芍药三两　生姜二两（切）　大枣十二枚（擘）

上六味，以水七升，微火煮取三升，去滓，适寒温服一升，日三服。

太阳病，无汗，而小便反少，气上冲胸，口噤不得语，欲作刚痉者，葛根汤主之。

葛根汤方

葛根四两　麻黄三两（去节）　桂枝二两　甘草二两（炙）　芍药二两　生姜三两（切）　大枣十二枚（擘）

上七味，以水一斗，先煮麻黄、葛根，减二升，去上沫，纳诸药，煮取三升，去滓，温服一升，覆取微似汗，不汗再进一升，得汗停后服。

痉病，手足厥冷，发热间作，唇青目陷，脉沉弦者，风邪入厥阴也，桂枝加附子当归细辛人参干姜汤主之。

桂枝加附子当归细辛人参干姜汤方

桂枝三两　芍药三两　甘草二两（炙）　当归四两　细辛一两　附子一枚（炮）　人参二两　干姜一两（炙）　生姜三两（切）　大枣十二枚（擘）

上十味，以水一斗二升，煮取四升，去滓，温服一升，日三服，夜一服。

痉病，本属太阳，若发热，汗出，脉弦而实者，转属阳明也，宜承气辈与之。

痉病，胸满，口噤，卧不著席，脚挛急，必齘齿，宜大承气汤。

大承气汤方

大黄四两（酒洗） 厚朴半斤（去皮） 枳实五枚（炙） 芒硝三合

上四味，以水一斗，先煮枳实、厚朴取五升，去滓，纳大黄，煮取二升，去滓，纳芒硝，更上微火一两沸，分温再服，得一服下者，止后服。

伤寒阴阳易之为病，其人身体重，少气，少腹里急，或引阴中拘挛，热上冲胸，头重不欲举，眼中生花，膝胫拘急者，烧裈散主之。

烧裈散方

剪取妇人中裈，近隐处，烧灰，以水和服方寸匕，日三服，小便即利，阴头微肿则愈。妇人病取男子裈裆烧，和服如法。

大病瘥后，劳复者，枳实栀子豉汤主之；若有宿食者，加大黄如博棋子大五六枚。

枳实栀子豉汤方

枳实三枚（炙） 栀子十四枚（擘） 香豉一升（绵裹）

上三味，以清浆水七升，空煮取四升，纳枳实、栀子煮取二升，纳香豉更煮五六沸，去滓，温分再服，覆令微似汗。

伤寒瘥已后，更发热者，小柴胡汤主之；脉浮者，以汗解之；脉沉实者，以下解之。

小柴胡汤方

柴胡八两 黄芩三两 人参三两 甘草三两（炙） 半夏半升 生姜三两（切） 大枣十二枚（擘）

上七味，以水一斗二升，煮取六升，去滓，更煎取三升，温服一升，日三服。

大病瘥后，从腰以下有水气者，牡蛎泽泻散主之。

牡蛎泽泻散方

牡蛎 泽泻 瓜蒌根 蜀漆（洗去腥） 葶苈（熬） 商陆根（熬） 海藻（洗去腥）

上七味等分，异捣，下筛为散，更入臼中治之，白饮和服方寸匕，日三服，小便利止后服。

大病瘥后，喜唾，久不了了，胸上有寒也，当以丸药温之，宜理中丸。

伤寒解后，虚羸少气，气逆欲吐者，竹叶石膏汤主之。

竹叶石膏汤方

竹叶二把　石膏一斤　半夏半升（洗）　人参三两　麦门冬一升　甘草二两（炙）　粳米半升

上七味，以水一斗，先煮六味，取六升，去滓，纳粳米，煮米熟，汤成去米，温服一升，日三服。

大病已解，而日暮微烦者，以病新瘥，人强与谷，脾胃之气尚弱，不能消谷，故令微烦，损谷则愈。

卷十三

辨百合狐惑阴阳毒病脉证并治

百合病者，百脉一宗，悉致其病也，意欲食，复不能食，常默默，欲卧不能卧，欲行不能行，饮食或有美时，或有不欲闻食臭时，如寒无寒，如热无热，口苦，小便赤。诸药不能治，得药则剧吐利，如有神灵者，身形如和，其脉微数，每溺时头痛者，六十日乃愈。若溺时头不痛，淅淅然者，四十日愈。若溺时快然，但头眩者，二十日愈。其证或未病而预见，或病四五日始见，或病至二十日，或一月后见者；各随其证，依法治之。

百合病，见于发汗之后者，百合知母汤主之。

百合知母汤方

百合七枚（擘）　知母三两（切）

上二味，先以水洗百合，渍一宿，当白沫出，去其水，另以泉水二升，煮取一升，去滓，别以泉水二升，煮知母取一升，去滓，后合煎取一升五合，分温再服。

百合病，见于下之后者，百合滑石代赭汤主之。

百合滑石代赭汤方

百合七枚（擘）　滑石三两（碎，绵裹）　代赭石如弹丸大一枚（碎，绵裹）

上三味，以水先洗，煮百合如前法，别以泉水二升，煮二味，取一升，去滓，合和，重煎，取一升五合，分温再服。

百合病，见于吐之后者，百合鸡子黄汤主之。

百合鸡子黄汤方

百合七枚（擘）　鸡子黄一枚

上二味，先洗煮百合如前法，去滓，纳鸡子黄，搅匀，顿服之。

百合病，不经发汗、吐下，病形如初者，百合地黄汤主之。

百合地黄汤方

百合七枚（擘）　地黄汁一升

上二味，先洗煮百合如上法，去滓，纳地黄汁，煎取一升五合，分温再服，中病勿更服①，大便当如漆。

百合病，一月不解，变成渴者，百合洗方主之；不瘥，瓜蒌牡蛎散主之。

百合洗方

百合一升

上一味，以水一斗，渍之一宿，以洗身，洗已，食煮饼，勿以盐豉也。

瓜蒌牡蛎散方

瓜蒌根　牡蛎（熬）各等分

上二味，捣为散，白饮和服方寸匕，日三服。

百合病，变发热者，百合滑石散主之。

百合滑石散方

百合一两（炙）　滑石二两

上二味，为散，饮服方寸匕，日三服，当微利，热除则止后服。

百合病，见于阴者，以阳法救之；见于阳者，以阴法救之；见阳攻阴，复发其汗，此为逆，见阴攻阳，乃复下之，此亦为逆。

狐惑之为病，状如伤寒，默默欲眠，目不得闭，卧起不安。蚀于喉为惑，蚀于阴为狐，不欲饮食，恶闻食臭，其面目乍赤，乍黑，乍白，蚀于上部则声嗄，甘草泻心汤主之；蚀于下部则咽干，苦参汤洗之；蚀于肛者，雄黄薰之。

甘草泻心汤方

甘草四两（炙）　黄芩三两　干姜三两　半夏升半　黄连一两　大枣十二枚（擘）

上六味，以水一斗，煮取六升，去滓，再煎取三升，温服一升，日三服。

苦参汤方

苦参一斤

上一味，以水一斗，煮取七升，去滓，熏洗，日三次。

雄黄散方

雄黄一两

上一味，为末，筒瓦二枚合之，纳药于中，以火烧烟，向肛熏之。

---

① 中病勿更服：谓中病后应当守方，不要更换药方。

病者脉数，无热微烦，默默但欲卧，汗出，初得之三四日，目赤如鸠眼，七八日，目四眦黑，若能食者，脓已成也，赤豆当归散主之。

赤豆当归散方

赤小豆三升（浸令芽出，曝干）　当归十两

上二味，杵为散，浆水服方寸匕，日三服。

阳毒之为病，面赤斑斑如锦纹，咽喉痛，唾脓血，五日可治，七日不可治，升麻鳖甲汤主之。

升麻鳖甲汤方

升麻二两　蜀椒一两（去汗）　雄黄半两（研）　当归一两　甘草二两　鳖甲一片（炙）

上六味，以水四升，煮取一升，顿服之，不瘥，再服，取汗。

阴毒之为病，面目青，身痛如被杖，咽喉痛，五日可治；七日不可治；升麻鳖甲汤去雄黄蜀椒主之。

升麻鳖甲去雄黄蜀椒汤方

升麻二两　当归一两　甘草二两　鳖甲一片

上四味，以水二升，煮取一升，去滓，顿服之，不瘥，再服。

辨疟病脉证并治

师曰：疟病其脉弦数者，热多寒少；其脉弦迟者，寒多热少。脉弦而小紧者，可下之；弦迟者，可温之，弦紧者，可汗之，针之，灸之；浮大者，可吐之；弦数者，风发①也，当于少阳中求之。

问曰：疟病以月一发者，当以十五日愈，甚者当月尽解，如其不瘥，当云何？师曰：此结为癥瘕，必有疟母，急治之，宜鳖甲煎丸。

鳖甲煎丸方

鳖甲　柴胡　黄芩　大黄　牡丹皮　䗪虫　阿胶

上七味，各等分，捣筛，炼蜜为丸，如梧桐子大，每服七丸，日三服，清酒下。不能饮者，白饮亦可。

师曰：阴气孤绝，阳气独发，则热而少气烦悗，手足热而欲呕，此名瘅疟，白虎加桂枝人参汤主之。

---

① 风发：风，泛指风邪。风发是指感受风邪而发热。

白虎加桂枝人参汤方

知母六两　石膏一斤　甘草二两（炙）　粳米二合　桂枝三两　人参三两

上六味，以水一斗，煮米熟，汤成去滓，温服一升，日三服。

疟病，其脉如平，身无寒，但热，骨节疼烦，时作呕，此名温疟，宜白虎加桂枝汤。

白虎加桂枝汤方（即前方去人参一味）

疟病，多寒，或但寒不热者，此名牡疟，蜀漆散主之，柴胡桂姜汤亦主之。

蜀漆散方

蜀漆（洗去腥）　云母（烧二日夜）　龙骨各等分

上三味，杵为散，未发前以浆水和服半钱匕。

柴胡桂姜汤方

柴胡半斤　桂枝三两　干姜二两　瓜蒌根四两　黄芩三两　甘草二两（炙）　牡蛎二两（熬）

上七味，以水一斗，煮取六升，去滓，再煎取三升，温服一升，日三服，初服微烦，再服，汗出便愈。

辨血痹虚劳病脉证并治

问曰：血痹之病，从何得之？师曰：夫尊荣之人，骨弱，肌肤盛，重因疲劳汗出，卧不时动摇，加被微风，遂得之。但以脉寸口微涩，关上小紧，宜针引阳气，令脉和，紧去则愈。

血痹，阴阳俱微，或寸口关上微，尺中小紧，外证身体不仁，如风痹状，黄芪桂枝五物汤主之。

黄芪桂枝五物汤方

黄芪三两　桂枝三两　芍药三两　生姜六两　大枣十二枚

上五味，以水六升，煮取二升，温服七合，日三服。

男子平人，脉大为劳，极虚亦为劳。

男子面色薄者，主渴及亡血，卒喘悸，脉浮者，里虚也。

男子脉虚沉弦，无寒热，短气，里急，小便不利，面色白，时目瞑兼衄，少腹满，此为劳使之然。

劳之为病，其脉浮大，手足烦，春夏剧，秋冬瘥，阴寒精自出，酸削不能行。

男子脉浮弱涩，为无子，精气清冷。

失精家，少阴脉弦急，阴头寒，目眩，发落，脉极虚芤迟者，为清谷亡血失精；脉得诸芤动微紧者，男子则失精，女子则梦交，桂枝龙骨牡蛎汤主之，天雄散亦主之。

桂枝龙骨牡蛎汤方

桂枝三两　芍药三两　甘草二两（炙）　生姜三两　大枣十二枚　龙骨三两　牡蛎三两

上七味，以水七升，煮取三升，去滓，分温三服。

天雄散方

天雄三两（炮）　白术八两　桂枝六两　龙骨三两

上四味，杵为散，酒服半钱匕，日三服，不知稍增，以知为度。

男子平人，脉虚弱细微者，喜盗汗也。

人年五六十，其脉大者，病痹，侠背行；若肠鸣，马刀挟瘿者，皆为劳得之也。其脉小沉迟者，病脱气，疾行则喘渴；手足逆寒者，亦劳之为病也。

虚劳里急，悸衄，腹中痛，梦失精，四肢酸疼，手足烦热，咽干口燥者，小建中汤主之。

小建中汤方

桂枝三两　芍药六两　甘草三两（炙）　生姜三两　大枣十二枚　饴糖一升

上六味，以水七升，煮取三升，去滓，纳胶饴，更上微火消解，温服一升，日三服。

虚劳里急，诸不足者，黄芪建中汤主之。

黄芪建中汤方

即小建中汤内加黄芪一两半。煎服法同，气短，胸满者，加生姜一两；腹满者，去大枣，加茯苓一两半；大便秘结者，去大枣，加枳实一两半；肺气虚损者，加半夏三两。

虚劳，腰痛，少腹拘急，小便不利者，肾气丸主之。

肾气丸方

地黄八两　薯蓣四两　山茱萸四两　泽泻三两　牡丹皮三两　茯苓三两　桂枝一两　附子一枚（炮）

上八味，捣筛，炼蜜和丸，如梧桐子大，酒下十五丸，渐加至二十五丸，日再服，不能饮者，白饮下之。

虚劳虚烦不得眠，酸枣仁汤主之。

酸枣仁汤方

酸枣仁二升　甘草一两　知母二两　茯苓二两　芎䓖一两

上五味，以水八升，煮酸枣仁，得六升，纳诸药，煮取三升，去滓，温服一升，日三服。

五劳虚极，羸瘦腹满，不能饮食，食伤，忧伤，饮伤，房室伤，饥伤，劳伤，经络荣卫气伤，内有干血，肌肤甲错，两目黯黑，缓中补虚，大黄䗪虫丸主之。

大黄䗪虫丸方

大黄十两　黄芩二两　甘草三两　桃仁一升　杏仁一升　芍药四两　地黄十两　干漆一两　虻虫一升　水蛭百枚　蛴螬一升　䗪虫半升

上十二味，末之，炼蜜和丸，如小豆大，酒饮服五丸，日三服。

女劳，膀胱急，少腹满，身尽黄，额上黑，足下热，其腹胀如水状，大便溏而黑，胸满者，难治，硝石矾石散主之。

硝石矾石散方

硝石（熬黄）　矾石（烧）各等分

上二味，为散，大麦粥汁和服方寸匕，日三服。大便黑，小便黄，是其候也。

卷十四

辨咳嗽水饮黄汗历节病脉证并治

师曰：咳嗽发于肺，不专属于肺病也。五脏六腑感受客邪，皆能致咳。所以然者，邪气上逆，必干于肺，肺为气动，发声为咳，欲知其源，必察脉息，为子条记，传与后贤。

肺咳，脉短而涩。假令浮而涩，知受风邪；紧短而涩，知受寒邪；数短而涩，知受热邪；急短而涩，知受燥邪；濡短而涩，知受湿邪。此肺咳之因也。其状则喘息有音，甚则唾血。

心咳，脉大而散。假令浮大而散，知受风邪，紧大而散，知受寒邪；数大而散，知受热邪；急大而散，知受燥邪；濡大而散，知受湿邪；此心咳之因也。其状则心痛，喉中介介如梗，甚则咽肿，喉痹。

肝咳，脉弦而涩。假令脉弦而涩，知受风邪；弦紧而涩，知受寒邪；弦数而涩，知受热邪；弦急而涩，知受燥邪；弦濡而涩，知受湿邪；此肝咳之因也。其状则两胁下痛，甚则不可以转，转则两胠下满。

脾咳，脉濡而涩。假令浮濡而涩，知受风邪；沉濡而涩，知受寒邪；数濡而涩，知受热邪；急濡而涩，知受燥邪；迟濡而涩，知受湿邪；此脾咳之因也。其状右肋下痛，隐隐引背，甚则不可以动，动则咳剧。

肾咳，脉沉而濡。假令沉弦而濡，知受风邪；沉紧而濡，知受寒邪；沉数而濡，知受热邪；沉急而濡，知受燥邪；沉滞而濡，知受湿邪；此肾咳之因也。其状则肩背相引而痛，甚则咳涎。

肺咳不已，则流于大肠，脉与肺同，其状则咳而遗矢也。

心咳不已，则流于小肠，脉与心同，其状则咳而失气，气与咳俱失也。

肝咳不已，则流于胆，脉与肝同，其状则呕苦汁也。

脾咳不已，则流于胃，脉与脾同，其状则呕，呕甚则长虫出也。

肾咳不已，则流于膀胱，脉与肾同，其状则咳而遗溺也。

久咳不已，则移于三焦，脉随证易，其状则咳而腹满，不欲食饮也。

咳而有饮者，咳不得卧，卧则气急，此为实咳；不能言，言则气短，此为虚咳。病多端，治各异法，谨守其道，庶可万全。

咳家其脉弦者，此为有水，十枣汤主之。

十枣汤方

芫花（熬）　甘遂　大戟各等分

上三味，捣筛，以水一升五合，先煮肥大枣十枚，取八合，去滓，纳药末，强人服一钱匕，羸人服半钱匕，平旦温服之，不下（者），明日更加半钱，得快利后，糜粥自养。

咳而气逆，喉中作水鸡声者，射干麻黄汤主之。

射干麻黄汤方

射干三两　麻黄三两　半夏半升　五味子半升　生姜四两　细辛三两　大枣七枚

上七味，以水一斗二升，先煮麻黄，去上沫，纳诸药，煮取三升，分温三服。

咳逆上气，时唾浊痰，但坐不得眠者，皂荚丸主之。

皂荚丸方

皂荚八两（刮去皮，酥炙）

上一味，末之，蜜丸如梧桐子大，以枣膏和汤，服三丸，日三服，夜一服。

咳而脉浮者，厚朴麻黄汤主之。

厚朴麻黄汤方

厚朴五两　麻黄四两　石膏如鸡子大　杏仁半升　半夏半升　五味子半升

上六味，以水一斗，先煮麻黄，去沫，纳诸药，煮取三升，去滓，分温三服。

咳而脉沉者，泽漆汤主之。

泽漆汤方

半夏半升　紫参五两　泽漆三升　生姜五两　人参三两　甘草三两（炙）

上六味，以东流水五斗，先煮泽漆，取一斗五升，纳诸药，煮取五升，温服五合，日夜服尽。

咳而上气，咽喉不利，脉数者，麦门冬汤主之。

麦门冬汤方

麦门冬七升　半夏一升　人参二两　甘草二两（炙）　粳米三合　大枣

十二枚

上六味，以水一斗二升，煮取六升，去滓，温服一升，日三服，夜三服。

咳逆倚息，不得卧，脉浮弦者，小青龙汤主之。

小青龙汤方

麻黄三两　甘草三两（炙）　桂枝三两　芍药三两　五味子半升　干姜三两　半夏半升　细辛三两

上八味，以水一斗，先煮麻黄，减二升，去上沫，纳诸药，煮取三升，去滓，分温三服。

咳而胸满，振寒脉数，咽干不渴，时出浊唾腥臭，久久吐脓，如米粥者，此为肺痈，桔梗汤主之。

桔梗汤方

桔梗一两　甘草二两

上二味，以水三升，煮取二升，去滓，分温再服。

咳而气喘，目如脱状①，脉浮大者，此为肺胀，越婢加半夏汤主之；小青龙加石膏汤亦主之。

越婢加半夏汤方

麻黄六两　石膏半斤　甘草二两　生姜三两　大枣十五枚　半夏半升

上六味，以水六升，先煮麻黄，去上沫，纳诸药，煮取三升，去滓，分温三服。

小青龙加石膏汤方

即小青龙汤加石膏二两。

咳而气逆，喘鸣，迫塞胸满而胀，一身面目浮肿，鼻出清涕，不闻香臭，此为肺胀，葶苈大枣泻肺汤主之。

葶苈大枣泻肺汤方

葶苈（熬令黄色，捣丸如弹子大）　大枣十二枚

上二味，以水三升，先煮大枣取二升，去枣，纳葶苈，煮取一升，顿服。

似咳非咳，唾多涎沫，其人不渴，此为肺冷，甘草干姜汤主之。

甘草干姜汤方

甘草四两（炙）　干姜二两（炮）

上二味，以水三升，煮取一升五合，去滓，分温再服。

咳而唾涎沫不止，咽燥，口渴，其脉浮细而数者，此为肺痿，炙甘草汤

---

① 目如脱状：形容两目胀突，有如脱出之状。

主之。

炙甘草汤方

甘草四两（炙）　桂枝三两　麦门冬半升　麻仁半升　地黄一斤　阿胶二两　人参二两　生姜三两　大枣三十枚

上九味，以酒七升，水八升，先煮八味，取三升，去滓，纳胶消尽，温服一升，日三服。

问曰：饮病奈何？师曰：饮病有四：曰痰饮，曰悬饮，曰溢饮，曰支饮。其人素盛今瘦，水走肠间，沥沥有声①，为痰饮；水流胁下，咳唾引痛，为悬饮；水归四肢，当汗不汗，身体疼重，为溢饮；水停膈下，咳逆倚息②，短气不得卧，其形如肿，为支饮。

水在心，则心下坚筑，短气，恶水不欲饮；水在肺，必吐涎沫，欲饮水；水在脾，则少气身重；水在肝，则胁下支满，嚏则胁痛；水在肾，则心下悸。

心下有留饮，其人必背寒冷如掌大，咳则肋下痛引缺盆。

胸中有留饮，其人必短气而渴，四肢历节痛。

夫平人食少饮多，水停心下，久久成病，甚者则悸，微者短气，脉双弦者寒也，脉偏弦者饮也。

夫短气有微饮者，当从小便去之。

病者脉伏，其人欲自利，利反快，虽利，心下续坚满，此为留饮，甘遂半夏汤主之。

甘遂半夏汤方

甘遂大者三枚　半夏十二枚　芍药五枚　甘草如指大一枚（炙）

上四味，以水二升，煮取半升，去滓，以蜜半升和药汁，煎取八合，顿服。

心下有痰饮，胸胁支满，目眩，脉沉弦者，茯苓桂枝白术甘草汤主之。

茯苓桂枝白术甘草汤方

茯苓四两　桂枝三两　白术三两　甘草二两（炙）

上四味，以水六升，煮取三升，去滓，分温三服，小便利则愈。

悬饮内痛，脉沉而弦者，十枣汤主之。

病溢饮者，当发其汗，大青龙汤主之，小青龙汤亦主之。

大青龙汤方

麻黄六两（去节）　桂枝二两（去皮）　杏仁四十个（去皮尖）　甘草

---

① 沥沥有声：水饮在肠间流动时所发出的声音。

② 咳逆倚息：指咳嗽气逆，不能平卧，须倚床呼吸。

二两（炙）　石膏如鸡子大（碎）　生姜三两（切）　大枣十二枚（擘）

上七味，以水九升，先煮麻黄，减二升，去上沫，纳诸药，煮取三升，去滓，温服一升，覆取微似汗，不汗再服。

膈间支饮①，其人喘满，心下痞坚，面色黧黑，其脉沉紧，得之数十日，医吐下之不愈者，木防己汤主之；不瘥，木防己去石膏加茯苓芒硝汤主之。

木防己汤方

木防己三两　石膏鸡子大十二枚　桂枝二两　人参四两

上四味，以水六升，煮取二升，去滓，分温再服。

木防己去石膏加茯苓芒硝汤方

木防己二两　桂枝二两　茯苓四两　人参四两　芒硝三合

上五味，以水六升，煮取二升，去滓，纳芒硝，再微煎，分温再服，微利则愈。

心下有支饮，其人苦冒眩，泽泻汤主之。

泽泻汤方

泽泻五两　白术二两

上二味，以水二升，煮取一升，分温再服。

支饮，胸满者，厚朴大黄汤主之。

厚朴大黄汤方

厚朴八两　大黄四两

上二味，以水五升，煮取二升，去滓，温服一升，不瘥再服。

支饮，不得息，葶苈大枣泻肺汤主之。

支饮，口不渴，作呕者，或吐水者，小半夏汤主之。

小半夏汤方

半夏一升　生姜半斤

上二味，以水七升，煮取一升半，去滓，分温再服。

腹满，口舌干燥，肠间有水气者，防己椒目葶苈大黄丸主之。

防己椒目葶苈大黄丸方

防己　椒目　葶苈　大黄各一两

上四味，捣筛，炼蜜为丸，如梧桐子大，先食，饮服一丸，日三服，不知稍增。

膈间有水气，呕、吐、眩、悸者，小半夏加茯苓汤主之。

---

① 膈间支饮：谓饮邪支撑于胸膈。

小半夏加茯苓汤方

半夏一升　生姜半斤　茯苓四两

上三味，以水七升，煮取二升，去滓，分温再服。

病人脐下悸，吐涎沫而头眩者，此有水也，五苓散主之。

五苓散方

猪苓十八铢（去皮）　泽泻一两六铢　白术十八铢　茯苓十八铢　桂枝半两

上五味，捣为散，以白饮和方寸匕，日三服，多饮暖水，汗出愈，如法将息。

师曰：病有风水，有皮水，有正水，有石水，有黄汗。

风水其脉自浮，其证骨节疼痛，恶风。皮水其脉亦浮，其证肤肿，按之没指，不恶风，腹如鼓，不渴，当发其汗。正水其脉沉迟，其证为喘。石水其脉自沉，其证腹满不喘，当利其小便。黄汗其脉沉迟，其证发热，胸满，四肢头面肿，久不愈，必致痈脓。

脉浮而洪，浮则为风，洪则为气。风气相搏，风强则为隐疹，身体为痒，痒者为泄风，久为痂癞。气强则为水，难以俯仰，身体洪肿，汗出乃愈。恶风则虚，此为风水，不恶风者，小便通利，上焦有寒，其口多涎，此为黄汗。

寸口脉沉滑者，中有水气，面目肿大有热，名曰风水。其人之目窠上微肿，如蚕新卧起状，其颈脉动，时时咳，按其手足上，陷而不起者，亦曰风水。

太阳病，脉浮而紧，法当骨节疼痛，今反不痛，体重而酸，其人不渴，此为风水，汗出即愈，恶寒者此为极虚，发汗得之。渴而不恶寒者，此为皮水。身肿而冷，状如周痹，胸中窒，不能食，反聚痛，躁不得眠，此为黄汗。痛在骨节，咳而喘不渴者，此为正水，其状如肿，发汗则愈。然诸病此者，若渴而下利，小便数者，皆不可发汗，但当利其小便。

心水为病，其身重而少气，不得卧，烦躁，阴肿。

肝水为病，其腹大，不能自转侧，胁下痛，津液微生，小便续通。

肺水为病，其身肿，小便难，时时鸭溏。

脾水为病，其腹大，四肢苦重，津液不生，但苦少气，小便难。

肾水为病，其腹大，脐肿，腰痛，不得溺，阴下湿如牛鼻上汗，其足逆冷，面反瘦。

诸有水者，腰以下肿，当利小便；腰以上肿，当发汗乃愈。

寸口脉沉而迟，沉则为水，迟则为寒，寒水相搏，脾气衰则鹜溏，胃气衰则身肿，名曰水分。

少阳脉卑，少阴脉细，男子则小便不利；妇人则经水不利，名曰血分。

妇人经水，前断后病水者，名曰血分，此病难治；先病水，后经水断，名曰水分，此病易治，水去则经自下也。

寸口脉沉而数，数则为出，沉则为入，出为阳实，入为阴结。趺阳脉微而弦，微则无胃气，弦则不得息。少阴脉沉而滑，沉为在里，滑则为实，沉滑相搏，血结胞门，其瘕不泻，经络不通，名曰血分。

问曰：病者苦水，面目身体皆肿，四肢亦肿，小便不利，脉之，不言水，反言胸中痛，气上冲咽状如炙肉，当感咳喘，审如师言，其脉何类？师曰：寸口脉沉而紧，沉为水，紧为寒，沉紧相搏，结在关元，始时尚微，年盛不觉，阳衰之后，荣卫相干，阳损阴盛，结寒微动，肾气上冲，咽喉塞噎，胁下急痛，医以为留饮而大下之，沉紧不去，其病不除，复重吐之，胃家虚烦，咽燥欲饮水，小便不利，水谷不化，面目手足浮肿，又与葶苈下水，当时如小差，食饮过度，肿复如前，胸胁苦痛，象若奔豚，其水扬溢，则咳喘逆，当先攻其冲气令止，乃治其咳，咳止，喘自差，先治新病，水当在后。

水之为病，其脉沉小者，属少阴为石水；沉迟者，属少阴为正水；浮而恶风者，为风水，属太阳；浮而不恶风者，为皮水，属太阳；虚肿者，属气分，发其汗即已，脉沉者，麻黄附子甘草汤主之；脉浮者，麻黄加术汤主之。

麻黄附子甘草汤方

麻黄二两　附子一枚（炮）　甘草二两（炙）

上三味，以水七升，先煮麻黄，去上沫，纳诸药，煮取三升，去滓，分温三服。

麻黄加术汤方

麻黄三两　桂枝二两　杏仁七十个　甘草一两（炙）　白术四两

上五味，以水九升，先煮麻黄，减二升，去上沫，纳诸药，煮二升半，去滓，温服八合，覆取微汗，不汗再服，得汗停后服。

风水，脉浮，身重，汗出，恶风者，防己黄芪汤主之。

防己黄芪汤方

防己一两　甘草五钱（炙）　白术七钱半　黄芪一两

上四味，锉如麻豆大，每抄五钱匕，生姜四片，大枣一枚，水一升半，煮取八合，去滓，温服。喘者，加麻黄五钱；胃中不和者，加芍药三分；气上冲者，加桂枝三分；下有陈寒者，加细辛三分；服后当如虫行皮中，从腰下如冰，后坐被上，又以一被绕腰下，温令有微汗瘥。

风水，恶风，一身悉肿，脉浮不渴，续自汗出，无大热者，越婢汤主之。

越婢汤方

麻黄六两　石膏半斤　甘草二两　生姜三两　大枣十二枚

上五味，以水六升，先煮麻黄，去上沫，纳诸药，煮取三升，去滓，分温三服。

皮水，四肢肿，水气在皮肤中，四肢聂聂动者，防己茯苓汤主之。

防己茯苓汤

防己三两　黄芪三两　桂枝三两　茯苓六两　甘草二两（炙）

上五味，以水六升，煮取三升，分温三服。

里水，一身面目黄肿，其脉沉，小便不利，甘草麻黄汤主之；越婢加术汤亦主之。

甘草麻黄汤方

甘草二两　麻黄四两

上二味，以水五升，先煮麻黄，去上沫，纳甘草，煮取三升，去滓，温服一升，复令汗出，不汗再服。

越婢加术汤方

麻黄六两　石膏半斤　甘草二两（炙）　生姜三两　大枣十五枚　白术四两

上六味，以水六升，先煮麻黄，去上沫，纳诸药，煮取三升，分温三服。

问曰：黄汗之为病，身体肿，若重汗出而发热口渴，状如风水，汗沾衣，色正黄如柏汁，脉自沉，从何得之？师曰：以汗出入水中浴，水从汗孔入得之，宜黄芪芍药桂枝汤。

黄芪芍药桂枝汤方

黄芪五两　芍药三两　桂枝三两

上三味，以苦酒一升，水七升，相合，煮取三升，去滓，温服一升，当心烦，服至六七日乃解；若心烦不止者，以苦酒阻故也，以美酒醢易之。

黄汗之病，两胫自冷，假令发热，此属历节，食已汗出，暮常盗汗，此荣气热也；若汗出已，反发热者，久久身必甲错；若发热不止者，久久必生恶疮；若身重，汗出已，辄轻者，久久身必瞤，瞤即胸痛；又从腰以上汗出，以下无汗，腰髋弛痛，如有物在皮中状，剧则不能食，身疼重，烦躁，小便不利，此为黄汗，桂枝加黄芪汤主之。

桂枝加黄芪汤方

桂枝三两　芍药三两　甘草二两（炙）　生姜三两（切）　大枣十二枚　黄芪二两

上六味，以水八升，煮取三升，去滓，温服一升，日三服。

寸口脉沉而弱，沉即主骨，弱即主筋，沉即为肾，弱即为肝，汗出入水中，如水伤心，历节痛，黄汗出，故曰历节。

味酸则伤筋，筋伤则缓，名曰泄；咸则伤骨，骨伤则痿，名曰枯；枯泄相搏，名曰断泄。荣气不通，卫不独行，荣卫俱微，三焦无御，四属断绝，身体羸瘦，独足肿大，黄汗出，两胫热，便为历节。

少阴，脉浮而弱，弱则血不足，浮则为风，风血相搏，即疼痛如掣。

肥盛之人，脉涩小，短气，自汗出，历节疼，不可屈伸，此皆饮酒汗出当风所致也。

诸肢节疼痛，身体羸瘦，脚肿如脱，头眩短气，温温欲吐者，桂枝芍药知母甘草汤主之。

桂枝芍药知母甘草汤方

桂枝三两　芍药三两　知母二两　甘草二两

上四味，以水六升，煮取三升，去滓，温服一升，日三服。

病历节，疼痛，不可屈伸，脉沉弱者，乌头麻黄黄芪芍药甘草汤主之。

乌头麻黄黄芪芍药甘草汤方

乌头五枚（切）　麻黄三两　黄芪三两　芍药三两　甘草三两

上五味，先以蜜二升煮乌头，取一升，去滓，别以水三升煮四味，取一升，去滓，纳蜜再煮，一二沸，服七合，不知，尽服之。

病历节，疼痛，两足肿，大小便不利，脉沉紧者，甘草麻黄汤主之；脉沉而细数者，越婢加白术汤主之。

师曰：寸口脉迟而涩，迟则为寒，涩为血不足；趺阳脉微而迟，微则为气，迟则为寒，胃气不足，则手足逆冷，荣卫不利，则腹满肠鸣相逐，气转膀胱，荣卫俱劳。阳气不通即身冷，阴气不通即骨疼；阳前通则恶寒，阴前通则痹不仁。阴阳相得，其气乃行；大气一转，寒气乃散；实则失气，虚则遗溺，名曰气分。

气分，心下坚，大如盘，边如旋杯，桂枝甘草麻黄生姜大枣细辛附子汤主之。

桂枝甘草麻黄生姜大枣细辛附子汤方

桂枝三两　甘草二两（炙）　麻黄二两　生姜三两（切）　大枣十二枚　细辛三两　附子一枚（炮）

上七味，以水七升，先煮麻黄去沫，纳诸药，煮取三升，分温三服，汗出即愈。

水饮，心下坚，大如盘，边如旋杯，枳实白术汤主之。

枳实白术汤方

枳实七枚　白术二两

上二味，以水五升，煮取三升，去滓，分温三服。

小便不利，其人有水气，若渴者，瓜蒌瞿麦薯蓣丸主之。

瓜蒌瞿麦薯蓣丸方

瓜蒌根二两　瞿麦一两　薯蓣三两　附子一枚（炮）　茯苓三两

上五味，末之，炼蜜为丸，如梧桐子大，饮服二丸，日三服，不知可增至七八丸，以小便利，腹中温为知。

小便不利，其人有水气在血分者，滑石乱发白鱼散主之；茯苓白术戎盐汤亦主之。

滑石乱发白鱼散方

滑石一斤　乱发一斤（烧）　白鱼一斤

上三味杵为散，饮服方寸匕，日三服。

茯苓白术戎盐汤方

茯苓半斤　白术二两　戎盐（弹丸大）二枚

上三味，先以水一斗，煮二味，取三升，去滓，纳戎盐，更上微火一二沸化之，分温三服。

卷十五

辨瘀血吐衄下血疮痈病脉证并治

病人胸满、唇痿、舌青、口燥，但欲嗽水，不欲咽，无寒热，脉微大来迟，腹不满，其言我满，此为有瘀血。

病人如有热状，烦满，口干燥而渴，其脉反无热，此为阴伏，是瘀血也，当下之，宜下瘀血汤。

下瘀血汤方

大黄三两　桃仁二十枚　䗪虫二十枚（去足）

上三味，末之，炼蜜和丸，以酒一升，水一升，煮取八合，顿服之，血下如豚肝愈。

膈间停留瘀血，若吐血色黑者，桔梗汤主之。

桔梗汤方

桔梗一两　甘草二两

上二味，以水三升，煮取一升，去滓，分温再服。

吐血不止者，柏叶汤主之；黄土汤亦主之。

柏叶汤方

柏叶三两　干姜三两　艾叶三把

上三味，以水五升，取马通汁一升，合煮取一升，分温再服。

黄土汤方

灶中黄土半斤　甘草三两　地黄三两　白术三两　附子三两（炮）　阿胶三两　黄芩三两

上七味，以水八升，煮取三升，分温三服。

心气不足，吐血，若衄血者，泻心汤主之。

泻心汤方

大黄二两　黄连一两

上二味，以水三升，煮取一升，去滓，顿服之。

下血，先便而后血者，此远血也，黄土汤主之。

下血，先血而便者，此近血也，赤豆当归散主之。

赤豆当归散方

赤小豆三升（浸令毛出，曝干）　当归十两

上二味，杵为散，浆水和服方寸匕，日三服。

师曰：病人面无色，无寒热，脉沉弦者，必衄血；脉浮而弱，按之则绝者，必下血，烦咳者，必吐血。

从春至夏衄血者，属太阳也；从秋至冬衄血者，属阳明也。

尺脉浮，目睛晕黄者，衄未止也；黄去睛慧了者，知衄已止。

问曰：寸口脉微浮而涩，法当亡血，若汗出，设不汗出者云何？师曰：若身有疮，被刀斧所伤，亡血故也，此名金疮。无脓者，王不留行散主之；有脓者，排脓散主之，排脓汤亦主之。

王不留行散方

王不留行十分（烧）　蒴藋细叶十分（烧）　桑根白皮十分（烧）　甘草十八分　黄芩二分　蜀椒三分（去目）　厚朴二分　干姜二分　芍药二分

上九味，为散，饮服方寸匕，小疮即粉之，大疮但服之，产后亦可服。

排脓散方

枳实十六枚　芍药六分　桔梗二分

上三味，杵为散，取鸡子黄一枚，以药散与鸡黄相等，揉和令相得，饮和服之，日一服。

排脓汤方

甘草二两　桔梗三两　生姜一两　大枣十枚

上四味，以水三升，煮取一升，温服五合，日再服。

浸淫疮，从口流向四肢者，可治，从四肢流来入口者，不可治。

浸淫疮，黄连粉主之。

黄连粉方

黄连十分　甘草十分

上二味，捣为末，饮服方寸匕，并粉其疮上。

诸脉浮数，法当发热，而反洒淅恶寒，若有痛处，当发其痈。

师曰：诸痈肿者，欲知有脓无脓？以手掩肿上，热者，为有脓；不热者，为无脓也。

肠痈之为病，其身甲错，腹皮急，按之濡，如肿状，腹无积聚，身无热，脉数，此为肠内有痈也，薏苡附子败酱散主之。

薏苡附子败酱散方

薏苡十分　附子二分　败酱五分

上三味，杵为末，取方寸匕，以水二升，煮减半，去滓，顿服，小便当下血。

少腹肿痞，按之即痛如淋，小便自调，时时发热，自汗出，复恶寒，此为肠外有痈也；其脉沉紧者，脓未成也，下之当有血；脉洪数者，脓已成也，可下之，大黄牡丹汤主之。

大黄牡丹汤方

大黄四两　牡丹一两　桃仁五十个　冬瓜子半升　芒硝三合

上五味，以水六升，煮取一升，去滓，顿服之，有脓者当下脓，无脓者当下血。

辨胸痹病脉证并治

师曰：夫脉当取太过不及，阳微阴弦，即胸痹而痛；所以然者，责其极虚也，今阳虚，知在上焦，胸痹而痛者，以其脉弦故也。

平人无寒热，胸痹，短气不足以息者，实也。

胸痹，喘、息、咳、唾，胸背痛，寸脉沉迟，关上小紧数者，瓜蒌薤白白酒汤主之。

瓜蒌薤白白酒汤方

瓜蒌实一枚（捣）　薤白半斤　白酒七升

上三味，同煮取二升，分温再服。

胸痹不得卧，心痛彻背者，瓜蒌薤白半夏汤主之。

瓜蒌薤白半夏汤方

瓜蒌实一枚（捣）　薤白三两　半夏半升　白酒一斗

上四味，同煮取四升，去滓，温服一升，日三服。

胸痹，心中痞①，留气结在胸，胸满，胁下逆抢心②者，枳实薤白桂枝厚朴瓜蒌汤主之；桂枝人参汤亦主之。

枳实薤白桂枝厚朴瓜蒌汤方

枳实四枚　薤白半斤　桂枝一两　厚朴四两　瓜蒌一枚（捣）

---

① 心中痞：指胃脘部有痞塞不通之感。

② 胁下逆抢心：指胁下气逆上冲心胸。

上五味，以水五升，先煮枳实、厚朴取二升，去滓，纳诸药，煮数沸，分温三服。

桂枝人参汤方

桂枝四两　人参三两　甘草三两　干姜三两　白术三两

上五味，以水一斗，先煮四味，取五升，纳桂枝，更煮取三升，去滓，温服一升，日三服。

胸痹，胸中气塞，或短气者，此胸中有水气也，茯苓杏仁甘草汤主之；橘皮枳实生姜汤亦主之。

茯苓杏仁甘草汤方

茯苓二两　杏仁五十个　甘草一两（炙）

上三味，以水一斗，煮取五升，去滓，温服一升，日三服，不瘥更服。

橘皮枳实生姜汤方

橘皮一斤　枳实三两　生姜半斤

上三味，以水五升，煮取二升，去滓，分温再服。

胸痹，时缓时急者，薏苡附子散主之。

薏苡附子散方

薏苡十五两　大附子十枚（炮）

上二味，杵为散，白饮服方寸匕，日三服。

胸痹，心中悬痛①者，桂枝生姜枳实汤主之。

桂枝生姜枳实汤方

桂枝五两　生姜三两　枳实五枚

上三味，以水六升，煮取三升，去滓，分温三服。

胸痹，胸痛彻背，背痛彻胸者，乌头赤石脂丸主之。

乌头赤石脂丸方

乌头一两　蜀椒一两　附子半两　干姜一两　赤石脂一两

上五味，末之，蜜为丸，如梧子大，先食，服一丸，日三服，不知稍增，以知为度。

胸痹，其人常欲蹈其胸上，先未苦时，但欲饮热者，旋覆花汤主之。

旋覆花汤方

旋覆花三两　葱十四茎　新绛少许

上三味，以水三升，煮取一升，顿服。

---

① 心中悬痛：指心窝部分向上牵引疼痛。

胸痹，心下悸者，责其有痰也，半夏麻黄丸主之。

半夏麻黄丸方

半夏　麻黄各等分

上二味，末之，炼蜜和丸，如小豆大，饮服三丸，日三服。

胸痹，心下痛，或有恶血积冷者，九痛丸主之。

九痛丸方

附子三两　狼毒四两　巴豆一两（去皮心，熬研如脂）　人参一两　干姜一两　吴茱萸一两

上六味，末之，蜜丸如梧桐子大，酒下，强人初服三丸，日三服，弱者二丸。兼治卒中恶，腹胀痛，口不能言。又治连年积冷，流注，心胸痛，冷气上冲，落马，坠车，血疾等，皆主之。忌口如常法。

卷十六

辨妇人各病脉证并治

师曰：妇人得平脉，阴脉小弱，其人呕，不能食，无寒热，此为妊娠，桂枝汤主之。于法六十日当有此证，设有医治逆者，却一月；加吐下者，则绝之。

桂枝汤方

桂枝三两（去皮） 芍药三两 甘草二两（炙） 生姜三两（切） 大枣十二枚（擘）

上五味，以水七升，煮取三升，去滓，分温三服。

妇人宿有癥病，经断未及三月，而得漏下不止，胎动在脐上者，此为癥痼害。妊娠六月动者，前三月经水利时，胎也；下血者，断后三月衃也；所以血不止者，其癥不去故也，当下其癥，桂枝茯苓丸主之。

桂枝茯苓丸方

桂枝 茯苓 牡丹 桃仁 芍药各等分

上五味，末之，炼蜜为丸，如兔屎大，每日食前服一丸。不知，可渐加至三丸。

妇人怀孕六七月，脉弦，发热，其胎愈胀，腹痛恶寒，少腹如扇，所以然者，子脏开故也，当以附子汤温之。

附子汤方

附子二枚（炮，去皮，破八片） 茯苓三两 人参二两 白术四两 芍药三两

上五味，以水八升，煮取三升，去滓，温服一升，日三服。

师曰：妇人有漏下者；有半产后续下血都不绝者；假令妊娠腹中痛者，此为胞阻，胶艾汤主之。

胶艾汤方

地黄六两 芎䓖二两 阿胶二两 艾叶三两 当归三两 芍药四两 甘

草二两

上七味，以水五升，清酒三升，煮六味，取三升，去滓，纳胶烊消，温服一升，日三服，不瘥更作。

妇人怀妊，腹中㽲痛，当归芍药散主之。

当归芍药散方

当归三两　芍药一斤　茯苓四两　白术四两　泽泻半斤　芎䓖三两

上六味，杵为散，取方寸匕，温酒和，日三服。

妊娠，呕吐不止，干姜人参半夏丸主之。

干姜人参半夏丸方

干姜一两　人参一两　半夏二两

上三味，末之，以生姜汁糊为丸，如梧子大，每服饮下五丸，日三服。

妊娠，小便难，饮食如故，当归贝母苦参丸主之。

当归贝母苦参丸方

当归四两　贝母四两　苦参四两

上三味，末之，炼蜜为丸，如小豆大，饮服三丸，加至十丸，日三服。

妊娠，有水气，小便不利，洒淅恶寒，起即头眩，葵子茯苓散主之。

葵子茯苓散方

葵子一斤　茯苓三两

上二味，杵为散，饮服方寸匕，日三服，小便利则愈。

妇人妊娠，身无他病，宜常服当归散，则临产不难，产后亦免生他病。

当归散方

当归一斤　黄芩一斤　芍药一斤　芎䓖一斤　白术半斤

上五味，杵为散，酒服方寸匕，日再服。

妊娠，身有寒湿，或腹痛，或心烦，心痛，不能饮食，其胎跃跃动者，宜养之，白术散主之。

白术散方

白术　芎䓖　蜀椒（去目汗）　牡蛎各等分

上四味，杵为散，酒服一钱匕，日三服，夜一服。

妇人怀身七月，腹满不得小便，从腰以下如有水状，此太阴当养不养，心气实也，宜泻劳宫，关元，小便利则愈。

问曰：新产妇人有三病，一者病痉，二者郁冒，三者大便难，何谓也？

师曰：新产血虚多汗出，喜中风，故令病痉；亡血，复汗，寒多，故令郁冒；亡津液胃燥，故大便难。

产妇郁冒，其脉微弱，呕不能食，大便反坚，但头汗出。所以然者，血虚而厥，厥则必冒，冒家欲解，必大汗出；以血虚下厥，孤阳上出，故头汗出也。所以产妇喜汗出者，亡阴血虚，阳气独盛，故当汗出，阴阳乃复；大便坚，呕不能食者，小柴胡汤主之。

小柴胡汤方

柴胡半斤　黄芩三两　人参三两　甘草三两　半夏半升（洗）　生姜三两（切）　大枣十二枚（擘）

上七味，以水一斗，煮取六升，去滓，再煎取三升，温服一升，日三服。

病解，能食，七八日更发热者，此为胃实，大承气汤主之。

大承气汤方

大黄四两（酒洗）　厚朴半斤（炙，去皮）　枳实五枚（炙）　芒硝三合

上四味，以水一斗，先煮二物，取五升，去滓，纳大黄，更煮取二升，去滓，纳芒硝，更上微火一两沸，分温再服，得下，停后服。

产后腹中㽲痛，若虚寒不足者，当归生姜羊肉汤主之。

当归生姜羊肉汤方

当归三两　生姜五两　羊肉一斤

上三味，以水八升，煮取三升，去滓，温服一升，日三服。

产后腹痛，烦满不得卧，不可下也，宜枳实芍药散和之。

枳实芍药散方

枳实　芍药等分

上二味，杵为散，服方寸匕，日三服，麦粥下之。

师曰：产后腹痛，法当以枳实芍药散；假令不愈，必腹中有瘀血著脐下也，下瘀血汤主之。

下瘀血汤方

大黄三两　桃仁二十枚（去皮尖）　䗪虫二十枚（去足）

上三味，末之，炼蜜和丸，以酒一升，煮取八合，顿服之，当下血如豚肝。

产后七八日，无太阳证，少腹坚痛，此恶露不尽也；若不大便，烦躁，发热，脉微实者，宜和之；若日晡所烦躁，食则谵语，至夜即愈者，大承气汤主之。（方见前）

产后中风，数十日不解，头痛，恶寒，发热，心下满，干呕，续自微汗出，小柴胡汤主之。（方见前）

产后中风，发热，面赤，头痛，汗出而喘，脉弦数者，竹叶汤主之。

竹叶汤方

竹叶一把　葛根三两　桔梗一两　人参一两　甘草一两　生姜五两　大枣十五枚（擘）

上七味，以水八升，煮取三升，去滓，温服一升，日三服。

产后烦乱，呕逆，无外证者，此乳中虚也，竹皮大丸主之。

竹皮大丸方

竹茹二分　石膏二分　桂枝一分　甘草七分　白薇一分

上五味，末之，枣肉和丸，如弹子大，饮服一丸，日三服，夜二服，有热者倍白薇。

产后下利，脉虚极者，白头翁加甘草阿胶汤主之。

白头翁加甘草阿胶汤方

白头翁二两　黄连三两　柏皮三两　秦皮三两　甘草二两　阿胶二两

上六味，以水五升，先煮五味，取三升，去滓，纳胶烊消，分温三服。

妇人咽中如有炙脔者，半夏厚朴茯苓生姜汤主之。

半夏厚朴茯苓生姜汤方

半夏一升　厚朴三两　茯苓四两　生姜五两

上四味，以水一斗，煮取四升，去滓，温服一升，日三服，夜一服，痛者加桔梗一两。

妇人脏躁，悲伤欲哭，数欠伸，象如神灵所作者，甘草小麦大枣汤主之。

甘草小麦大枣汤方

甘草三两　小麦一升　大枣十枚（擘）

上三味，以水六升，煮取三升，去滓，分温三服。

妇人吐涎沫，医反下之，心下即痞，当先治其涎沫，后治其痞，治吐宜桔梗甘草茯苓泽泻汤；治痞，宜泻心汤。

桔梗甘草茯苓泽泻汤方

桔梗三两　甘草二两　茯苓三两　泽泻二两

上四味，以水五升，煮取三升，去滓，温服一升，日三服。

泻心汤方

大黄二两　黄连一两

上二味，以麻沸汤二升，渍之，须臾绞去滓，分温再服。

妇人之病，因虚积冷结，为诸经水断绝，血结胞门。或绕脐疼痛，状如寒疝；或痛在关元，肌若鱼鳞；或阴中掣痛，少腹恶寒；或引腰脊，或下气街；此皆带下。万病一言，察其寒、热、虚、实、紧、弦，行其针药，各探其源，子当辨记，勿谓不然。

问曰：妇人年五十所，病下血数十日不止，暮即发热，少腹里急，腹满，手掌烦热，唇口干燥，何也？师曰：此病属带下，何以知之？曾经半产，瘀血在少腹不去，故唇口干燥也，温经汤主之。

温经汤方

吴茱萸三两　当归二两　芎䓖二两　芍药二两　人参二两　桂枝二两　阿胶二两　牡丹皮二两　甘草二两　生姜二两

上十味，以水一斗，煮取三升，去滓，日三服，每服一升，温饮之。

经水不利，少腹满痛，或一月再经者，土瓜根散主之。阴肿者，亦主之。

土瓜根散方

土瓜根三分　芍药三分　桂枝三分　䗪虫三枚

上四味，杵为散，酒服方寸匕，日三服。

妇人半产若漏下者，旋覆花汤主之；脉虚弱者，黄芪当归汤主之。

旋覆花汤方

旋覆花三两　葱十四茎　新绛少许

上三味，以水三升，煮取一升，去滓，顿服之。

黄芪当归汤方

黄芪三两　当归半两

上二味，以水五升，煮取三升，去滓，温服一升，日三服。

妇人陷经，漏下色黑如块者，胶姜汤主之。

胶姜汤方

阿胶三两　地黄六两　芎䓖二两　生姜三两（切）　当归三两　芍药三两　甘草二两（炙）

上七味，以水五升，清酒三升，先煮六味，取三升，去滓，纳胶烊消，温服一升，日三服。

妇人少腹满如敦状，小便微难而不渴，或经后产后者，此为水与血俱结在血室也，大黄甘遂阿胶汤主之。

大黄甘遂阿胶汤方

大黄四两　甘遂二两　阿胶二两

上三味，以水三升，煮二味，取一升，去滓，纳胶烊消，温顿服之。

妇人时腹痛，经水时行时止，止而复行者，抵当汤主之。

抵当汤方

水蛭三十个（熬）　虻虫三十个（去翅足）　桃仁三十个　大黄三两

上四味，以水五升，煮取三升，去滓，温服一升，不下更服。

妇人经水闭，脏坚癖，下白物不止，此中有干血也，矾石丸主之。

矾石丸方

矾石三分（烧）　杏仁一分

上二味，末之，炼蜜为丸，枣核大，纳脏中，剧者再纳之。

妇人六十二种风证，腹中气血如刺痛者，红蓝花酒主之。

红蓝花酒方

红蓝花一两

上一味，以酒一斗，煎减半，去滓，分温再服。

妇人腹中诸病痛者，当归芍药散主之，小建中汤亦主之。

小建中汤方

桂枝三两　芍药六两　甘草三两（炙）　生姜三两（切）　大枣十二枚（擘）　饴糖一升

上六味，以水七升，煮取三升，去滓，纳胶饴，更上微火消解，温服一升，日三服。

问曰：妇人病，饮食如故，烦热不得卧，而反倚息者，何也？

师曰：此名转胞，不得溺也，以胞系了戾，故致此病，但利小便则愈，肾气丸主之。

肾气丸方

地黄八两　薯蓣四两　山茱萸四两　泽泻三两　牡丹皮三两　茯苓三两　桂枝一两　附子一枚（炮）

上八味，末之，炼蜜和丸，梧桐子大，温酒下十五丸，日再服，不知渐增，至二十五丸。

妇人阴寒，蛇床子散主之。

蛇床子散方

蛇床子一两

上一味，末之，以白粉少许，和合相得，如枣大，绵裹纳阴中，自温。

少阴脉滑而数者，阴中疮也，蚀烂者，狼牙汤主之。

狼牙汤方

狼牙三两

上一味，以水四升，煮取半升，去滓，以绵缠箸如茧大，浸汤沥阴中，洗之，日四遍。

胃气下泄，阴吹而喧，如失气者，此谷道实也，猪膏发煎主之。

猪膏发煎方

猪膏半斤　乱发三枚（如鸡子大）

上二味，和膏煎之，发消药成，分再服。

伤寒论

原　著　汉·张仲景
主　编　赵永超
副主编　姜华清

目　录

刻仲景全书序

岁乙未，吾邑疫疠大作，予家臧获率六七就枕席。吾吴和缓明卿沈君南昉在海虞，藉其力而起死亡殆遍，予家得大造于沈君矣。不知沈君操何术而若斯之神，因询之。君曰：“予岂探龙藏秘典，剖青囊奥旨而神斯也哉？特于仲景之《伤寒论》窥一斑两斑耳！”予曰：“吾闻是书于家大夫之日久矣，而书肆间绝不可得。”君曰：“予诚有之。”予读而知其为成无己所解之书也。然而鱼亥不可正，句读不可离矣。已而购得数本，字为之正，句为之离，补其脱略，订其舛错。沈君曰：“是可谓完书，仲景之忠臣也。”予谢不敏。先大夫命之：“尔其板行，斯以惠厥同胞。”不肖孤曰：“唯唯。”沈君曰：“《金匮要略》，仲景治杂证之秘也，盍并刻之，以见古人攻击补泻、缓急调停之心法。”先大夫曰：“小子识之!”不肖孤曰：“敬哉。既合刻，则名何从?”先大夫曰：“可哉，命之名《仲景全书》。”既刻已，复得宋版《伤寒论》焉。予曩固知成注非全文，及得是书，不啻拱璧，转卷间而后知成之荒也，因复并刻之，所以承先大夫之志欤。又故纸中检得《伤寒类证》三卷，所以櫽括仲景之书，去其烦而归之简，聚其散而汇之一。其于病证脉方，若标月指之明且尽，仲景之法，于是粲然无遗矣，乃并附于后。予因是哀夫世之人，向故不得尽命而死也。夫仲景殚心思于轩岐，辨证候于丝发，著为百十二方，以全民命，斯何其仁且爱，而跻一世于仁寿之域也！乃今之业医者，舍本逐末，超者曰东垣，局者曰丹溪已矣。而最称高识者，则《玉机微义》是宗，若《素问》，若《灵枢》，若《玄珠密语》，则嗒焉茫乎而不知旨归。而语之以张仲景、刘河间，儿不能知其人与世代，犹靦然曰：“吾能已病足矣，奚高远之是务?”且于今之读轩岐书者，必加诮曰：“是夫也，徒读父书耳，不知兵变已。”夫不知变者，世诚有之，以其变之难通而遂弃之者，是犹食而咽也，去食以求养生者哉，必且不然矣。则今日是书之刻，乌知不为肉食者大嗤乎！说者谓：“陆宣公达而以奏疏医天下，穷而聚方书以医万民，吾子固悠然有世思哉!”予曰：“不，不！是先大夫之志也！先大夫固尝以奏疏医父子之伦，医朋党之渐，医东南之民瘼，以直言敢谏，医谄谀者之膏肓，故踬之日多，达之日少。而是书之刻也，其先大夫宣公之志欤！今先大夫殁，垂四年而书成，先大夫处江湖退忧之心，盖与居庙堂进忧之心同一无穷矣。”客曰：“子实为之，而以为先公之志，殆所谓善则称亲欤！”不肖孤曰：“不，不！是先大夫之志也！”

万历己亥三月谷旦海虞

清常道人赵开美序

伤寒论序

夫《伤寒论》，盖祖述大圣人之意，诸家莫其伦拟。故晋皇甫谧序《甲乙针经》云："伊尹以元圣之才，撰用《神农本草》以为《汤液》。汉张仲景论广《汤液》，为十数卷，用之多验。近世太医令王叔和，撰次仲景遗论甚精，皆可施用。"是仲景本伊尹之法，伊尹本神农之经，得不谓祖述大圣人之意乎？张仲景《汉书》无传，见《名医录》云：南阳人，名机，仲景乃其字也。举孝廉，官至长沙太守。始受术于同郡张伯祖，时人言，识用精微过其师。所著论，其言精而奥，其法简而详，非浅闻寡见者所能及。自仲景于今八百余年，惟王叔和能学之。其间如葛洪、陶景、胡洽、徐之才、孙思邈辈，非不才也，但各自名家，而不能修明之。开宝中，节度使高继冲曾编录进上，其文理舛错，未尝考正。历代虽藏之书府，亦阙于雠校，是使治病之流，举天下无或知者。国家诏儒臣校正医书，臣奇续被其选。以为百病之急，无急于伤寒，今先校定张仲景《伤寒论》十卷，总二十二篇，证外合三百九十七法，除复重，定有一百一十二方。今请颁行。

太子右赞善大夫臣高保衡、尚书屯田员外郎臣孙奇、
尚书司封郎中祕阁校理臣林亿等谨上

伤寒卒病论集

论曰：余每览越人入虢之诊，望齐侯之色，未尝不慨然叹其才秀也。怪当今居世之士，曾不留神医药，精究方术，上以疗君亲之疾，下以救贫贱之厄，中以保身长全，以养其生，但竞逐荣势，企踵权豪，孜孜汲汲，惟名利是务，崇饰其末，忽弃其本，华其外而悴其内，皮之不存，毛将安附焉？卒然遭邪风之气，婴非常之疾，患及祸至，而方震栗，降志屈节，钦望巫祝，告穷归天，束手受败。赍百年之寿命，持至贵之重器，委付凡医，恣其所措。咄嗟呜呼！厥身已毙，神明消灭，变为异物，幽潜重泉，徒为啼泣。痛夫！举世昏迷，莫能觉悟，不惜其命，若是轻生，彼何荣势之云哉？而进不能爱人知人，退不能爱身知己，遇灾值祸，身居厄地，蒙蒙昧昧，惷若游魂。哀乎！趋世之士，驰竞浮华，不固根本，忘躯徇物，危若冰谷，至于是也！

余宗族素多，向余二百。建安纪年以来，犹未十稔，其死亡者，三分有二，伤寒十居其七。感往昔之沦丧，伤横夭之莫救，乃勤求古训，博采众方，撰用《素问》《九卷》《八十一难》《阴阳大论》《胎胪药录》并平脉辨证，为《伤寒杂病论》，合十六卷。虽未能尽愈诸病，庶可以见病知源。若能寻余所集，思过半矣。

夫天布五行，以运万类，人禀五常，以有五脏。经络府俞，阴阳会通，玄冥幽微，变化难极。自非才高识妙，岂能探其理致哉！上古有神农、黄帝、岐伯、伯高、雷公、少俞、少师、仲文，中世有长桑、扁鹊，汉有公乘阳庆及仓公，下此以往，未之闻也。观今之医，不念思求经旨，以演其所知；各承家技，终始顺旧，省疾问病，务在口给；相对斯须，便处汤药；按寸不及尺，握手不及足；人迎趺阳，三部不参；动数发息，不满五十；短期未知决诊，九候曾无仿佛；明堂阙庭，尽不见察，所谓窥管而已。夫欲视死别生，实为难矣！

孔子云：生而知之者上，学则亚之。多闻博识，知之次也。余宿尚方术，请事斯语。

卷 一

辨脉法第一

问曰：脉有阴阳，何谓也？答曰：凡脉大、浮、数、动、滑，此名阳也。脉沉、涩、弱、弦、微，此名阴也。凡阴病见阳脉者生，阳病见阴脉者死。

问曰：脉有阳结阴结者，何以别之？答曰：其脉浮而数，能食，不大便者，此为实，名曰阳结也，期十七日当剧。其脉沉而迟，不能食，身体重，大便反鞕（音硬）下同，名曰阴结也，期十四日当剧。

问曰：病有洒淅恶寒，而复发热者何？答曰：阴脉不足，阳往从之，阳脉不足，阴往乘之。曰：何谓阳不足？答曰：假令寸口脉微，名曰阳不足，阴气上入阳中，则洒淅恶寒也。曰：何谓阴不足？答曰：尺脉弱，名曰阴不足，阳气下陷入阴中，则发热也。阳脉浮（一作微），阴脉弱者，则血虚，血虚则筋急也。其脉沉者，荣气微也。其脉浮，而汗出如流珠者，卫气衰也。荣气微者，加烧针，则血留不行，更发热而躁烦也。

脉蔼蔼如车盖者，名曰阳结也。一云秋脉。

脉累累如循长竿者，名曰阴结也。一云夏脉。

脉瞥瞥如羹上肥者，阳气微也。

脉萦萦如蜘蛛丝者，阳气衰也。一云阴气。

脉绵绵如泻漆之绝者，亡其血也。

脉来缓，时一止复来者，名曰结。脉来数，时一止复来者，名曰促。一作纵。脉阳盛则促，阴盛则结，此皆病脉。

阴阳相抟，名曰动。阳动则汗出，阴动则发热。形冷恶寒者，此三焦伤也。若数脉见于关上，上下无头尾，如豆大，厥厥动摇者，名曰动也。

阳脉浮大而濡，阴脉浮大而濡，阴脉与阳脉同等者，名曰缓也。

脉浮而紧者，名曰弦也。弦者，状如弓弦，按之不移也。脉紧者，如转索无常也。

脉弦而大，弦则为减，大则为芤，减则为寒，芤则为虚，寒虚相抟，此名为革，妇人则半产漏下，男子则亡血失精。

问曰：病有战而汗出，因得解者，何也？答曰：脉浮而紧，按之反芤，此为本虚，故当战而汗出也。其人本虚，是以发战，以脉浮，故当汗出而解也。若脉浮而数，按之不芤，此人本不虚，若欲自解，但汗出耳，不发战也。

问曰：病有不战而汗出解者，何也？答曰：脉大而浮数，故知不战汗出而解也。

问曰：病有不战不汗出而解者，何也？答曰：其脉自微，此以曾发汗、若吐、若下、若亡血，以内无津液，此阴阳自和，必自愈，故不战不汗出而解也。

问曰：伤寒三日，脉浮数而微，病人身凉和者，何也？答曰：此为欲解也，解以夜半。脉浮而解者，濈然汗出也；脉数而解者，必能食也；脉微而解者，必大汗出也。

问曰：脉病欲知愈未愈者，何以别之？答曰：寸口、关上、尺中三处，大小浮沉迟数同等，虽有寒热不解者，此脉阴阳为和平，虽剧当愈。

师曰：立夏得洪一作浮。大脉，是其本位，其人病身体苦疼重者，须发其汗。若明日身不疼不重者，不须发汗。若汗濈濈自出者，明日便解矣。何以言之？立夏脉洪大，是其时脉，故使然也。四时仿此。

问曰：凡病欲知何时得，何时愈。答曰：假令夜半得病者，明日日中愈；日中得病者，夜半愈。何以言之？日中得病夜半愈者，以阳得阴则解也；夜半得病，明日日中愈者，以阴得阳则解也。

寸口脉浮为在表，沉为在里，数为在腑，迟为在脏。假令脉迟，此为在脏也。

趺阳脉浮而涩，少阴脉如经者，其病在脾，法当下利。何以知之？若脉浮大者，气实血虚也。今趺阳脉浮而涩，故知脾气不足，胃气虚也。以少阴脉弦而浮（一作沉）。才见，此为调脉，故称如经也。若反滑而数者，故知当屎脓也。(《玉函》作溺)

寸口脉浮而紧，浮则为风，紧则为寒。风则伤卫，寒则伤荣，荣卫俱病，骨节烦疼，当发其汗也。

趺阳脉迟而缓，胃气如经也。趺阳脉浮而数，浮则伤胃，数则动脾，此非本病，医特下之所为也。荣卫内陷，其数先微，脉反但浮，其人必大便鞕，气噫而除。何以言之？本以数脉动脾，其数先微，故知脾气不治，大便鞕，气噫而除。今脉反浮，其数改微，邪气独留，心中则饥，邪热不杀谷，潮热发渴，数脉当迟缓，脉因前后度数如法，病者则饥，数脉不时，则生恶疮也。

师曰：病人脉微而涩者，此为医所病也。大发其汗，又数大下之，其人亡血，病当恶寒，后乃发热，无休止时。夏月盛热，欲著复衣；冬月盛寒，欲裸其身。所以然者，阳微则恶寒，阴弱则发热，此医发其汗，使阳气微，又大下之，令阴气弱。五月之时，阳气在表，胃中虚冷，以阳气内微，不能胜冷，故欲著复衣。十一月之时，阳气在里，胃中烦热，以阴气内弱，不能胜热，故欲裸其身。又阴脉迟涩，故知亡血也。

脉浮而大，心下反鞕，有热，属脏者，攻之，不令发汗；属腑者，不令溲数，溲数则大便鞕。汗多则热愈，汗少则便难，脉迟尚未可攻。

脉浮而洪，身汗如油，喘而不休，水浆不下，形体不仁，乍静乍乱，此为命绝也。又未知何脏先受其灾，若汗出发润，喘不休者，此为肺先绝也。阳反独留，形体如烟熏，直视摇头者，此为心绝也。唇吻反青，四肢漐习者，此为肝绝也。环口黧黑，柔汗发黄者，此为脾绝也。溲便遗失，狂言，目反直视者，此为肾绝也。又未知何脏阴阳前绝，若阳气前绝，阴气后竭者，其人死，身色必青；阴气前绝，阳气后竭者，其人死，身色必赤，腋下温，心下热也。

寸口脉浮大，而医反下之，此为大逆。浮则无血，大则为寒，寒气相抟，则为肠鸣。医乃不知，而反饮冷水，令汗大出，水得寒气，冷必相抟，其人即䭇（音噎，下同）。

趺阳脉浮，浮则为虚，浮虚相抟，故令气䭇，言胃气虚竭也。脉滑则为哕，此为医咎，责虚取实，守空迫血。脉浮，鼻中燥者，必衄也。

诸脉浮数，当发热，而洒淅恶寒，若有痛处，饮食如常者，蓄积有脓也。

脉浮而迟，面热赤而战惕者，六七日当汗出而解，反发热者，差迟。迟为无阳，不能作汗，其身必痒也。

寸口脉阴阳俱紧者，法当清邪中于上焦，浊邪中于下焦。清邪中上，名曰洁也；浊邪中下，名曰浑也。阴中于邪，必内栗也。表气微虚，里气不守，故使邪中于阴也。阳中于邪，必发热头痛，项强颈挛，腰痛胫酸，所为阳中雾露之气，故曰清邪中上，浊邪中下。阴气为栗，足膝逆冷，便溺妄出。表气微虚，里气微急，三焦相溷，内外不通。上焦怫（音佛，下同）郁，脏气相熏，口烂食龂也。中焦不治，胃气上冲，脾气不转，胃中为浊，荣卫不通，血凝不流。若卫气前通者，小便赤黄，与热相搏，因热作使，游于经络，出入脏腑，热气所过，则为痈脓。若阴气前通者，阳气厥微，阴无所使，客气内入，嚏而出之，声嗢（乙骨切）咽塞。寒厥相追，为热所拥，血凝自下，状如豚肝。阴阳俱厥，脾气孤弱，五液注下。下焦不盍（一作阖），清便下重，令便数难，齐筑湫痛，命将难全。

脉阴阳俱紧者，口中气出，唇口干燥，蜷卧足冷，鼻中涕出，舌上胎①滑，勿妄治也。到七日以来，其人微发热，手足温者，此为欲解；或到八日以上，反大发热者，此为难治。设使恶寒者，必欲呕也；腹内痛者，必欲利也。

脉阴阳俱紧，至于吐利，其脉独不解；紧去入安，此为欲解。若脉迟，至六七日不欲食，此为晚发，水停故也，为未解；食自可者，为欲解。病六七日，手足三部脉皆至，大烦而口噤不能言，其人躁扰者，必欲解也。若脉和，其人大烦，目重，脸②内际黄者，此欲解也。

脉浮而数，浮为风，数为虚，风为热，虚为寒，风虚相抟，则洒淅恶寒也。

脉浮而滑，浮为阳，滑为实，阳实相抟，其脉数疾，卫气失度。浮滑之脉数疾，发热汗出者，此为不治。

伤寒咳逆上气，其脉散者死，谓其形损故也。

平脉法第二

问曰：脉有三部，阴阳相乘，荣卫血气，在人体躬。呼吸出入，上下于中，因息游布，津液流通。随时动作，效象形容。春弦秋浮，冬沉夏洪。察色观脉，大小不同，一时之间，变无经常。尺寸参差，或短或长，上下乖错，或存或亡。病辄改易，进退低昂，心迷意惑，动失纪纲。愿为具陈，令得分明。师曰：子之所问，道之根源。脉有三部，尺寸及关，荣卫流行，不失衡铨。肾沉心洪，肺浮肝弦，此自经常，不失铢分。出入升降，漏刻周旋，水下百刻，一周循环。当复寸口，虚实见焉，变化相乘，阴阳相干。风则浮虚，寒则牢坚，沉潜水滀，支饮急弦。动则为痛，数则热烦，设有不应，知变所缘。三部不同，病各异端，大过可怪，不及亦然。邪不空见，终必有奸，审察表里，三焦别焉。知其所舍，消息诊看，料度腑脏，独见若神。为子条纪，传与贤人。

师曰：呼吸者，脉之头也。初持脉，来疾去迟，此出疾入迟，名曰内虚外实也。初持脉，来迟去疾，此出迟入疾，名曰内实外虚也。

问曰：上工望而知之，中工问而知之，下工脉而知之，愿闻其说。师曰：病家人请云，病人苦发热，身体疼，病人自卧，师到诊其脉，沉而迟者，知其差也。何以知之？若表有病者，脉当浮大，今脉反沉迟，故知愈也。假令

---

① 胎：通“苔”，指舌苔。

② 脸：有作“睑”者。

病人云腹内卒痛，病人自坐，师到脉之，浮而大者，知其差也。何以知之？若里有病者，脉当沉而细，今脉浮大，故知愈也。

师曰：病家人来请云，病人发热烦极。明日师到，病人向壁卧，此热已去也。设令脉不和，处言已愈。设令向壁卧，闻师到，不惊起而盼视，若三言三止，脉之咽唾者，此诈病也。设令脉自和，处言此病大重，当须服吐下药，针灸数十百处乃愈。

师持脉，病人欠者，无病也。脉之呻者，病也。言迟者，风也。摇头言者，里痛也。行迟者，表强也。坐而伏者，短气也。坐而下一脚者，腰痛也。里实护腹，如怀卵物者，心痛也。

师曰：伏气之病，以意候之。今月之内，欲有伏气，假令旧有伏气，当须脉之。若脉微弱者，当喉中痛似伤，非喉痹也。病人云：实咽中痛。虽尔，今复欲下利。

问曰：人恐怖者，其脉何状？师曰：脉形如循丝累累然，其面白脱色也。

问曰：人不饮，其脉何类？师曰：脉自涩，唇口干燥也。

问曰：人愧者，其脉何类？师曰：脉浮而面色乍白乍赤。

问曰：经说脉有三菽六菽重者，何谓也？师曰：脉人以指按之，如三菽之重者，肺气也；如六菽之重者，心气也；如九菽之重者，脾气也；如十二菽之重者，肝气也，按之至骨者，肾气也。菽者，小豆也。假令下利，寸口、关上、尺中，悉不见脉，然尺中时一小见，脉再举头一云按投者，肾气也。若见损脉来至，为难治。肾为脾所胜，脾胜不应时。

问曰：脉有相乘，有纵有横，有逆有顺，何谓也？师曰：水行乘火，金行乘木，名曰纵；火行乘水，木行乘金，名曰横；水行乘金，火行乘木，名曰逆；金行乘水，木行乘火，名曰顺也。

问曰：脉有残贼，何谓也？师曰：脉有弦、紧、浮、滑、沉、涩，此六脉名曰残贼，能为诸脉作病也。

问曰：脉有灾怪，何谓也？师曰：假令人病，脉得太阳，与形证相应，因为作汤，比还送汤，如食顷，病人乃大吐，若下利，腹中痛。师曰：我前来不见此证，今乃变异，是名灾怪。又问曰：何缘作此吐利？答曰：或有旧时服药，今乃发作，故为灾怪耳。

问曰：东方肝脉，其形何似？师曰：肝者，木也，名厥阴，其脉微弦，濡弱而长，是肝脉也。肝病自得濡弱者，愈也。假令得纯弦脉者，死。何以知之？以其脉如弦直，此是肝脏伤，故知死也。

南方心脉，其形何似？师曰：心者，火也，名少阴，其脉洪大而长，是心脉也。心病自得洪大者，愈也。假令脉来微去大，故名反，病在里也。脉来头小本大，故名覆，病在表也。上微头小者，则汗出。下微本大者，则为关格不通，不得尿。头无汗者，可治，有汗者死。

西方肺脉，其形何似？师曰：肺者，金也，名太阴，其脉毛浮也。肺病自得此脉，若得缓迟者，皆愈。若得数者则剧。何以知之？数者，南方火，火克西方金，法当痈肿，为难治也。

问曰：二月得毛浮脉，何以处言至秋当死？师曰：二月之时，脉当濡弱，反得毛浮者，故知至秋死。二月肝用事，肝属木，脉应濡弱，反得毛浮脉者，是肺脉也。肺属金，金来克木，故知至秋死。他皆仿此。

师曰：脉肥人责浮，瘦人责沉。肥人当沉，今反浮，瘦人当浮，今反沉，故责之。

师曰：寸脉下不至关，为阳绝；尺脉上不至关，为阴绝，此皆不治，决死也。若计其余命生死之期，期以月节克之也。

师曰：脉病人不病，名曰行尸，以无旺气，卒眩仆不识人者，短命则死。人病脉不病，名曰内虚，以无谷神，虽困无苦。

问曰：翕奄沉，名曰滑，何谓也？师曰：沉为纯阴，翕为正阳，阴阳和合，故令脉滑，关尺自平。阳明脉微沉，食饮自可。少阴脉微滑，滑者，紧之浮名也，此为阴实，其人必股内汗出，阴下湿也。

问曰：曾为人所难，紧脉从何而来？师曰：假令亡汗，若吐，以肺里寒，故令脉紧也。假令咳者，坐饮冷水，故令脉紧也。假令下利，以胃虚冷，故令脉紧也。

寸口卫气盛，名曰高。高者，暴狂而肥。荣气盛，名曰章。章者，暴泽而光。高章相抟，名曰纲。纲者，身筋急，脉强直故也。卫气弱，名曰惵。惵者，心中气动迫怯。荣气弱，名曰卑。卑者，心中常自羞愧。惵卑相抟，名曰损。损者，五脏六腑俱乏气虚惙故也。卫气和，名曰缓。缓者，四肢不能自收。荣气和，名曰迟。迟者，身体俱重，但欲眠也。缓迟相抟，名曰沉。沉者，腰中直，腹内急痛，但欲卧，不欲行。

寸口脉缓而迟，缓则阳气长，其色鲜，其颜光，其声商，毛发长。迟则阴气盛，骨髓生，血满，肌肉紧薄鲜鞕，阴阳相抱，营卫俱行，刚柔相得，名曰强也。

趺阳脉滑而紧，滑者胃气实，紧者脾气强。持实击强，痛还自伤，以手把刃，坐作疮也。

寸口脉浮而大，浮为虚，大为实，在尺为关，在寸为格，关则不得小便，格则吐逆。

趺阳脉伏而涩，伏则吐逆，水谷不化，涩则食不得入，名曰关格。

脉浮而大，浮为风虚，大为气强，风气相抟，必成隐疹，身体为痒。痒者，名泄风，久久为痂癞。眉少发稀，身有干疮而腥臭也。

寸口脉弱而迟，弱者卫气微，迟者荣中寒。荣为血，血寒则发热。卫为气，气微者心内饥，饥而虚满，不能食也。

趺阳脉大而紧者，当即下利，为难治。

寸口脉弱而缓，弱者阳气不足，缓者胃气有余，噫而吞酸，食卒不下，气填于膈上也。一作下。

趺阳脉紧而浮，浮为气，紧为寒，浮为腹满，紧为绞痛，浮紧相抟，肠鸣而转，转即气动，膈气乃下，少阴脉不出，其阴肿大而虚也。

寸口脉微而涩，微者卫气不行，涩者荣气不逮，荣卫不能相将，三焦无所仰，身体痹不仁。荣气不足，则烦疼口难言。卫气虚者，则恶寒数欠。三焦不归其部，上焦不归者，噫而酢吞；中焦不归者，不能消谷引食；下焦不归者，则遗溲。

趺阳脉沉而数，沉为实，数消谷，紧者病难治。

寸口脉微而涩，微者卫气衰，涩者荣气不足。卫气衰，面色黄，荣气不足，面色青。荣为根，卫为叶，荣卫俱微，则根叶枯槁而寒栗、咳逆、唾腥、吐涎沫也。

趺阳脉浮而芤，浮者卫气虚，芤者荣气伤，其身体瘦，肌肉甲错，浮芤相抟，宗气微衰，四属断绝。四属者，谓皮、肉、脂、髓。俱竭，宗气则衰矣。

寸口脉微而缓，微者卫气疏，疏则其肤空；缓者胃气实，实则谷消而水化也。谷入于胃，脉道乃行，水入于经，其血乃成。荣盛则其肤必疏，三焦绝经，名曰血崩。

趺阳脉微而紧，紧则为寒，微则为虚，微紧相抟，则为短气。

少阴脉弱而涩，弱者微烦，涩者厥逆。

趺阳脉不出，脾不上下，身冷肤鞕。

少阴脉不至，肾气微，少精血，奔气促迫，上入胸膈，宗气反聚，血结心下，阳气退下，热归阴股，与阴相动，令身不仁，此为尸厥，当刺期门、巨阙。宗气者，三焦归气也，有名无形，气之神使也。下荣玉茎，故宗筋聚缩之也。

寸口脉微，尺脉紧，其人虚损多汗，知阴常在，绝不见阳也。

寸口诸微亡阳，诸濡亡血，诸弱发热，诸紧为寒。诸乘寒者，则为厥，郁冒不仁，以胃无谷气，脾涩不通，口急不能言，战而栗也。

问曰：濡弱何以反适十一头？师曰：五脏六腑相乘，故令十一。

问曰：何以知乘腑？何以知乘脏？师曰：诸阳浮数为乘腑。诸阴迟涩为乘脏也。

卷　二

伤寒例第三

四时八节二十四气七十二候决病法：

立春正月节斗指艮　雨水正月中指寅

惊蛰二月节指甲　春分二月中指卯

清明三月节指乙　谷雨三月中指辰

立夏四月节指巽　小满四月中指巳

芒种五月节指丙　夏至五月中指午

小暑六月节指丁　大暑六月中指未

立秋七月节指坤　处暑七月中指申

白露八月节指庚　秋分八月中指酉

寒露九月节指辛　霜降九月中指戌

立冬十月节指乾　小雪十月中指亥

大雪十一月节指壬　冬至十一月中指子

小寒十二月节指癸　大寒十二月中指丑

二十四气，节有十二，中气有十二，五日为一候，气亦同，合有七十二候，决病生死。此须洞解之也。

《阴阳大论》云：春气温和，夏气暑热，秋气清凉，冬气冰列，此则四时正气之序也。冬时严寒，万类深藏，君子固密，则不伤于寒，触冒之者，乃名伤寒耳。其伤于四时之气，皆能为病，以伤寒为毒者，以其最成杀厉之气也。中而即病者，名曰伤寒。不即病者，寒毒藏于肌肤，至春变为温病，至夏变为暑病。暑病者，热极重于温也。是以辛苦之人，春夏多温热病者，皆由冬时触寒所致，非时行之气也。凡时行者，春时应暖而反大寒，夏时应热而反大凉，秋时应凉而反大热，冬时应寒而反大温，此非其时而有其气。是以一岁之中，长幼之病多相似者，此则时行之气也。夫欲候知四时正气为病及时行疫气之法，皆当按斗历占之。九月霜降节后宜渐寒，向冬大寒，至正月雨水节后宜解也。所以谓之雨水者，以冰雪解而为雨水故也。至惊蛰二月节后，气渐和暖，向夏大热，至秋便凉。从霜降以后至春分以前，凡有触冒霜露，体中寒即病者，谓之伤寒也。九月十月，寒气尚微，为病则轻。十一月十二月，寒冽已严，为病则重。正月二月，寒渐将解，为病亦轻。此以冬时不调，适有伤寒之人，即为病也。其冬有非节之暖者，名为冬温。冬温之毒，与伤寒大异。冬温复有先后，更相重沓，亦有轻重，为治不同，证如后章。从立春节后，其中无暴大寒，又不冰雪，而有人壮热为病者，此属春时阳气发于冬时伏寒，变为温病。从春分以后至秋分节前，天有暴寒者，皆为时行寒疫也。三月四月，或有暴寒，其时阳气尚弱，为寒所折，病热犹轻。五月六月，阳气已盛，为寒所折，病热则重。七月八月，阳气已衰，为寒所折，病热亦微，其病与温及暑病相似，但治有殊耳。十五日得一气，于四时之中，一时有六气，四六名为二十四气。然气候亦有应至仍不至，或有未应至而至者，或有至而太过者，皆成病气也。但天地动静，阴阳鼓击者，各正一气耳。是以彼春之暖，为夏之暑，彼秋之忿，为冬之怒。是故冬至之后，一阳爻升，一阴爻降也；夏至之后，一阳气下，一阴气上也。斯则冬夏二至，阴阳合也；春秋二分，阴阳离也。阴阳交易，人变病焉。此君子春夏养阳，秋冬养阴，顺天地之刚柔也。小人触冒，必婴暴疹。须知毒烈之气，留在何经，而发何病，详而取之。是以春伤于风，夏必飧泄；夏伤于暑，秋必病疟；秋伤于湿，冬必咳嗽；冬伤于寒，春必病温。此必然之道，可不审明之。伤寒之病，逐日浅深，以施方治。今世人伤寒，或始不早治，或治不对病，或日数久淹，困乃告医，医人又不依次第而治之，则不中病，皆宜临时消息制方，无不效也。今搜采仲景旧论，录其证候诊脉声色对病真方有神验者，拟防世急也。

又土地温凉，高下不同；物性刚柔，餐居亦异。是故黄帝兴四方之间，岐伯举四治之能，以训后贤，开其未悟者。临病之工，宜须两审也。

凡伤于寒，则为病热，热虽甚，不死。若两感于寒而病者，必死。

尺寸俱浮者，太阳受病也，当一二日发。以其脉上连风府，故头项痛，腰脊强。

尺寸俱长者，阳明受病也，当二三日发。以其脉夹鼻络于目，故身热目疼鼻干，不得卧。

尺寸俱弦者，少阳受病也，当三四日发。以其脉循胁络于耳，故胸胁痛而耳聋。此三经皆受病，未入于腑者，可汗而已。

尺寸俱沉细者，太阴受病也，当四五日发。以其脉布胃中，络于嗌，故腹满而嗌干。

尺寸俱沉者，少阴受病也，当五六日发。以其脉贯肾络于肺，系舌本，故口燥舌干而渴。

尺寸俱微缓者，厥阴受病也，当六七日发。以其脉循阴器络于肝，故烦满而囊缩。此三经皆受病，已入于腑，可下而已。

若两感于寒者，一日太阳受之，即与少阴俱病，则头痛口干，烦满而渴。二日阳明受之，即与太阴俱病，则腹满，身热，不欲食，谵（之廉切，又女监切，下同）语。三日少阳受之，即与厥阴俱病，则耳聋，囊缩而厥，水浆不入，不知人者，六日死。若三阴三阳五脏六腑皆受病，则荣卫不行，脏腑不通，则死矣。其不两感于寒，更不传经，不加异气者，至七日太阳病衰，头痛少愈也。八日阳明病衰，身热少歇也。九日少阳病衰，耳聋微闻也。十日太阴病衰，腹减如故，则思饮食。十一日少阴病衰，渴止舌干，已而嚏也。十二日厥阴病衰，囊纵，少腹微下，大气皆去，病人精神爽慧也。若过十三日以上不间，寸尺陷者，大危。若更感异气，变为他病者，当依后坏病证而治之。若脉阴阳俱盛，重感于寒者，变成温疟。阳脉浮滑，阴脉濡弱者，更遇于风，变为风温。阳脉洪数，阴脉实大者，更遇温热，变为温毒，温毒为病最重也。阳脉濡弱，阴脉弦紧者，更遇温气，变为温疫（一本作疟）。以此冬伤于寒，发为温病，脉之变证，方治如说。

凡人有疾，不时即治，隐忍冀差，以成痼疾。小儿女子，益以滋甚。时气不和，便当早言。寻其邪由，及在腠理，以时治之，罕有不愈者。患人忍之，数日乃说，邪气入脏，则难可制。此为家有患，备虑之要。凡作汤药，不可避晨夜，觉病须臾，即宜便治，不等早晚，则易愈矣。如或差迟，病即传变，虽欲除治，必难为力。服药不如方法，纵意违师，不须治之。

凡伤寒之病，多从风寒得之。始表中风寒，入里则不消矣，未有温覆而当不消散者。不在证治，拟欲攻之，犹当先解表，乃可下之。若表已解，而内不消，非大满，犹生寒热，则病不除。若表已解，而内不消，大满大实坚有燥屎，自可除下之，虽四五日，不能为祸也。若不宜下，而便攻之，内虚热入，协热遂利，烦躁诸变，不可胜数，轻者困笃，重者必死矣。

夫阳盛阴虚，汗之则死，下之则愈。阳虚阴盛，汗之则愈，下之则死。夫如是，则神丹安可以误发，甘遂何可以妄攻？虚盛之治，相背千里，吉凶之机，应若影响，岂容易哉！况桂枝下咽，阳盛即毙；承气入胃，阴盛以亡。死生之要，在乎须臾，视身之尽，不暇计日，此阴阳虚实之交错，其候至微，发汗吐下之相反，其祸至速。而医术浅狭，懵然不知病源，为治乃误，使病者殒没，自谓其分。至令冤魂塞于冥路，死尸盈于旷野，仁者鉴此，岂不痛欤！

凡两感病俱作，治有先后。发表攻里，本自不同，而执迷用意者，乃云神丹甘遂合而饮之，且解其表，又除其里。言巧似是，其理实违。夫智者之举错也，常审以慎；愚者之动作也，必果而速。安危之变，岂可诡哉。世上之士，但务彼翕习之荣，而莫见此倾危之败。惟明者居然能护其本，近取诸身，夫何远之有焉？

凡发汗温暖汤药，其方虽言日三服，若病剧不解，当促其间，可半日中尽三服。若与病相阻，即便有所觉。病重者，一日一夜当晬时观之。如服一剂，病证犹在，故当复作本汤服之。至有不肯汗出，服三剂乃解。若汗不出者，死病也。

凡得时气病，至五六日，而渴欲饮水，饮不能多，不当与也。何者？以腹中热尚少，不能消之，便更与人作病也。至七八日，大渴欲饮水者，犹当依证而与之。与之常令不足，勿极意也，言能饮一斗，与五升。若饮而腹满，小便不利，若喘若哕，不可与之也。忽然大汗出，是为自愈也。

凡得病，反能饮水，此为欲愈之病。其不晓病者，但闻病饮水自愈，小渴者乃强与饮之，因其成祸，不可复数也。

凡得病，厥脉动数，服汤药更迟，脉浮大减小，初躁后静，此皆愈证也。

凡治温病，可刺五十九穴。又身之穴，三百六十有五，其三十穴，灸之有害，七十九穴，刺之为灾，并中髓也。

脉四损，三日死。平人四息，病人脉一至，名曰四损。

脉五损，一日死。平人五息，病人脉一至，名曰五损。

脉六损，一时死。平人六息，病人脉一至，名曰六损。

脉盛身寒，得之伤寒；脉虚身热，得之伤暑。脉阴阳俱盛，大汗出不解者死。脉阴阳俱虚，热不止者死。脉至乍数乍疏者死。脉至如转索，其日死。谵言妄语，身微热，脉浮大，手足温者生；逆冷，脉沉细者，不过一日死矣。此以前是伤寒热病证候也。

辨痉湿暍脉证第四

痉音炽，又作痓，巨郢切，下同

伤寒所致太阳病痉湿暍，此三种宜应别论，以为与伤寒相似，故此见之。

太阳病，发热无汗，反恶寒者，名曰刚痉。

太阳病，发热汗出，而不恶寒。《病源》云恶寒，名曰柔痉。

太阳病，发热，脉沉而细者，名曰痉。

太阳病，发汗太多，因致痉。

病身热足寒，颈项强急，恶寒，时头热面赤，目脉赤，独头面摇，卒口噤，背反张者，痉病也。

太阳病，关节疼痛而烦，脉沉而细（一作缓）者，此名湿痹（一云中湿）。湿痹之候，其人小便不利，大便反快，但当利其小便。湿家之为病，一身尽痛，发热，身色如似熏黄。湿家其人但头汗出，背强，欲得被覆向火，若下之早则哕。胸满，小便不利，舌上如胎者，以丹田有热，胸中有寒，渴欲得水，而不能饮，口燥烦也。

湿家下之，额上汗出，微喘，小便利（一云不利）者死，若下利不止者亦死。

问曰：风湿相抟，一身尽疼痛，法当汗出而解。值天阴雨不止，医云此可发汗，汗之病不愈者，何也？答曰：发其汗，汗大出者，但风气去，湿气在，是故不愈也。若治风湿者，发其汗，但微微似欲出汗者，风湿俱去也。

湿家病，身上疼痛，发热，面黄而喘，头痛鼻塞而烦，其脉大，自能饮食，腹中和无病，病在头中寒湿，故鼻塞，内药鼻中则愈。

病者一身尽疼，发热，日晡所剧者，此名风湿。此病伤于汗出当风，或久伤取冷所致也。

太阳中热者，暍是也。其人汗出恶寒，身热而渴也。

太阳中暍者，身热疼重，而脉微弱。此以夏月伤冷水，水行皮中所致也。

太阳中暍者，发热，恶寒，身重而疼痛，其脉弦细芤迟，小便已，洒洒然毛耸，手足逆冷，小有劳，身即热，口开，前板齿燥。若发汗，则恶寒甚；加温针，则发热甚；数下之，则淋甚。

辨太阳病脉证并治上第五

合一十六法，方一十四首

太阳之为病，脉浮，头项强痛而恶寒。

太阳病，发热，汗出，恶风，脉缓者，名为中风①。

太阳病，或已发热，或未发热，必恶寒，体痛，呕逆，脉阴阳俱紧者，名为伤寒②。

伤寒一日，太阳受之，脉若静者，为不传；颇欲吐，若躁烦，脉数急者，为传也。

伤寒二三日，阳明、少阳证不见者，为不传也。

太阳病，发热而渴，不恶寒者，为温病③。若发汗已，身灼热者，名风温。风温为病，脉阴阳俱浮，自汗出，身重，多眠睡，鼻息必鼾，语言难出。若被下者，小便不利，直视失溲，若被火者，微发黄色，剧则如惊痫，时瘛疭，若火熏之。一逆尚引日，再逆促命期。

病有发热恶寒者，发于阳也；无热恶寒者，发于阴也。发于阳，七日愈；发于阴，六日愈。以阳数七，阴数六故也。

太阳病，头痛至七日以上自愈者，以行其经尽故也。若欲作再经者，针足阳明，使经不传则愈。

太阳病，欲解时，从巳至未上。

风家，表解而不了了④者，十二日愈。

病人身太热，反欲得衣者，热在皮肤，寒在骨髓也。身大寒反不欲近衣者，寒在皮肤，热在骨髓也。

太阳中风，阳浮而阴弱。阳浮者，热自发，阴弱者，汗自出。啬啬恶寒，淅淅恶风，翕翕发热，鼻鸣干呕者，桂枝汤主之。方一。

桂枝三两（去皮）　芍药三两　甘草二两（炙）　生姜三两（切）　大枣十二枚（擘）

上五味，㕮咀三味，以水七升，微火煮取三升，去滓，适寒温，服一升。服已，须臾啜热稀粥一升余，以助药力。温覆令一时许，遍身漐漐，微似有

---

① 中风：中医证名，指外感风邪所引起的一种表证，与内伤杂病的中风病不同。

② 伤寒：证名，指伤于寒邪的表证，属狭义伤寒的范畴。

③ 温病：外感病中的一种，属广义伤寒的范畴。

④ 不了了：指病证绝大部分已消除，但仍留有不舒适的感觉。

汗者益佳，不可令如水流漓，病必不除。若一服汗出病差，停后服，不必尽剂。若不汗，更服依前法。又不汗，后服小促其间，半日许，令三服尽。若病重者，一日一夜服，周时观之。服一剂尽，病证犹在者，更作服。若汗不出，乃服至二三剂。禁生冷、粘滑、肉面、五辛、酒酪、臭恶①等物。

太阳病，头痛，发热，汗出，恶风，桂枝汤主之。方二。用前第一方

太阳病，项背强几几，反汗出恶风者，桂枝加葛根汤主之。方三。

葛根四两　麻黄三两（去节）　芍药二两　生姜三两（切）　甘草二两（炙）　大枣十二枚（擘）　桂枝二两（去皮）

上七味，以水一斗，先煮麻黄、葛根，减二升，去上沫，内诸药，煮取三升，去滓。温服一升，覆取微似汗，不须啜粥，余如桂枝法将息及禁忌。臣亿等谨按，仲景本论，太阳中风自汗用桂枝，伤寒无汗用麻黄，今证云汗出恶风，而方中有麻黄，恐非本意也。第三卷有葛根汤证，云无汗，恶风，正与此方同，是合用麻黄也。此云桂枝加葛根汤，恐是桂枝中但加葛根耳。

太阳病，下之后，其气上冲者，可与桂枝汤。方用前法。若不上冲者，不得与之。四。

太阳病三日，已发汗，若吐，若下，若温针，仍不解者，此为坏病，桂枝不中与之也。观其脉证，知犯何逆，随证治之。桂枝本为解肌，若其人脉浮紧，发热汗不出者，不可与之也。常须识此，勿令误也。五。

若酒客②病，不可与桂枝汤，得之则呕，以酒客不喜甘故也。

喘家③，作桂枝汤加厚朴杏子，佳。六。

凡服桂枝汤吐者，其后必吐脓血也。

太阳病，发汗，遂漏不止，其人恶风，小便难④，四肢微急，难以屈伸者，桂枝加附子汤主之。方七。

桂枝三两（去皮）　芍药三两　甘草三两（炙）　生姜三两（切）　大枣十二枚（擘）　附子一枚（炮，去皮，破八片）

上六味，以水七升，煮取三升，去滓，温服一升。本云桂枝汤，今加附子。将息如前法。

太阳病，下之后，脉促胸满者，桂枝去芍药汤主之。方八。促，一作纵。

---

① 臭恶：指有特殊气味或不良气味的食品。

② 酒客：指嗜酒之人。

③ 喘家：指常发作喘证的人。

④ 小便难：小便量少而且不畅。

桂枝三两（去皮）　甘草二两（炙）　生姜三两（切）　大枣十二枚（擘）

上四味，以水七升，煮取三升，去滓，温服一升。本云，桂枝汤今去芍药。将息如前法。

若微寒者，桂枝去芍药加附子汤主之。方九。

桂枝三两（去皮）　甘草二两（炙）　生姜三两（切）　大枣十二枚（擘）　附子一枚（炮，去皮，破八片）

上五味，以水七升，煮取三升，去滓，温服一升。本云，桂枝汤今去芍药，加附子。将息如前法。

太阳病，得之八九日，如疟状，发热恶寒，热多寒少，其人不呕，清便欲自可，一日二三度发。脉微缓者，为欲愈也；脉微而恶寒者，此阴阳俱虚，不可更发汗、更下、更吐也；面色反有热色者，未欲解也，以其不能得小汗出，身必痒，宜桂枝麻黄各半汤。方十。

桂枝一两十六铢（去皮）　芍药　生姜（切）　甘草（炙）　麻黄各一两（去节）　大枣四枚（擘）　杏仁二十四枚（汤浸，去皮尖及两仁者）

上七味，以水五升，先煮麻黄一二沸，去上沫，内诸药，煮取一升八合，去滓，温服六合。本云，桂枝汤三合，麻黄汤三合，并为六合，顿服。将息如上法。臣亿等谨按：桂枝汤方，桂枝、芍药、生姜各三两，甘草二两，大枣十二枚。麻黄汤方，麻黄三两，桂枝二两，甘草一两，杏仁七十个。今以算法约之，二汤各取三分之一，即得桂枝一两十六铢，芍药、生姜、甘草各一两，大枣四枚，杏仁二十三个零三分枚之一，收之得二十四个，合方。详此方乃三分之一，非各半也。宜云合半汤。

太阳病，初服桂枝汤，反烦不解者，先刺风池、风府，却与桂枝汤则愈。十一。用前第一方。

服桂枝汤，大汗出，脉洪大者，与桂枝汤，如前法。若形似疟，一日再发者，汗出必解，宜桂枝二麻黄一汤。方十二。

桂枝一两十七铢（去皮）　芍药一两六铢　麻黄十六铢（去节）　生姜一两六铢（切）　杏仁十六个（去皮尖）　甘草一两二铢（炙）　大枣五枚（擘）

上七味，以水五升，先煮麻黄一二沸，去上沫，内诸药，煮取二升，去滓，温服一升，日再服。本云，桂枝汤二分，麻黄汤一分，合为二升，分再服。今合为一方，将息如前法。臣亿等谨按：桂枝汤方，桂枝、芍药、生姜各三两，甘草二两，大枣十二枚。麻黄汤方，麻黄三两，桂枝二两，甘草一两，杏仁七十个。今以算法约之，桂枝汤取十二分之五，即得桂枝、芍药、生姜各一两六铢，甘草二十铢，大枣五枚。麻黄汤取九分之二，即得麻黄十六铢，桂枝十铢三分铢之二，收之得十一铢，甘草五铢三分铢之一，收之得六铢，杏仁十五个九分枚之四，收之得十六个。二汤所取相合，即共得桂枝一两十七铢，麻黄十六铢，生姜、芍药各一两六铢，甘草一两二铢，大枣五枚，杏仁十六个，合方。

服桂枝汤，大汗出后，大烦渴不解，脉洪大者，白虎加人参汤主之。方十三。

知母六两　石膏一斤（碎，绵裹）　甘草二两（炙）　粳米六合　人参三两

上五味，以水一斗，煮米熟汤成，去滓，温服一升，日三服。

太阳病，发热恶寒，热多寒少。脉微弱者，此无阳也，不可发汗，宜桂枝二越婢一汤。方十四。

桂枝（去皮）　芍药　麻黄　甘草各十八铢（炙）　大枣四枚（擘）　生姜一两二铢（切）　石膏二十四铢（碎，绵裹）

上七味，以水五升，煮麻黄一二沸，去上沫，内诸药，煮取二升，去滓，温服一升。本云，当裁为越婢汤桂枝汤，合之饮一升。今合为一方，桂枝汤二分，越婢汤一分。臣亿等谨按：桂枝汤方，桂枝、芍药、生姜各三两，甘草二两，大枣十二枚。越婢汤方，麻黄二两，生姜三两，甘草二两，石膏半斤，大枣十五枚。今以算法约之，桂枝汤取四分之一，即得桂枝、芍药、生姜各十八铢，甘草十二铢，大枣三枚。越婢汤取八分之一，即得麻黄十八铢，生姜九铢，甘草六铢，石膏二十四铢，大枣一枚八分之七，弃之。二汤所取相合，即共得桂枝、芍药、甘草、麻黄各十八铢，生姜一两三铢，石膏二十四铢，大枣四枚，合方。旧云：桂枝三，今取四分之一，即当云桂枝二也。越婢汤方，见仲景杂方中。《外台秘要》一云起脾汤。

服桂枝汤，或下之，仍头项强痛，翕翕发热，无汗，心下满，微痛，小便不利者，桂枝去桂加茯苓白术汤主之。方十五。

芍药三两　甘草二两（炙）　生姜（切）　白术　茯苓各三两　大枣十二枚（擘）

上六味，以水八升，煮取三升，去滓，温服一升，小便利则愈。本云桂枝汤，今去桂枝，加茯苓，白术。

伤寒脉浮，自汗出，小便数，心烦，微恶寒，脚挛急，反与桂枝，欲攻其表，此误也，得之便厥。咽中干，烦躁，吐逆者，作甘草干姜汤与之，以

复其阳。若厥愈足温者，更作芍药甘草汤与之，其脚即伸。若胃气不和谵语[1]者，少与调胃承气汤。若重发汗，复加烧针者，四逆汤主之。方十六。

甘草干姜汤方

甘草四两（炙）　干姜二两

上二味，以水三升，煮取一升五合，去滓，分温再服。

芍药甘草汤方

白芍药　甘草各四两（炙）

上二味，以水三升，煮取一升五合，去滓，分温再服。

调胃承气汤方

大黄四两（去皮，清酒洗）　甘草二两（炙）　芒硝半升

上三味，以水三升，煮取一升，去滓，内芒硝，更上火微煮令沸，少少温服之。

四逆汤方

甘草二两（炙）　干姜一两半　附子一枚（生用，去皮，破八片）

上三味，以水三升，煮取一升二合，去滓，分温再服。强人可大附子一枚，干姜三两。

问曰：证象阳旦，按法治之而增剧，厥逆，咽中干，两胫拘急而谵语。师曰：言夜半手足当温，两脚当伸，后如师言。何以知此？答曰：寸口脉浮而大，浮为风，大为虚，风则生微热，虚则两胫挛，病形象桂枝，因加附子参其间，增桂令汗出，附子温经，亡阳故也。厥逆，咽中干，烦躁，阳明内结，谵语烦乱，更饮甘草干姜汤，夜半阳气还，两足当热，胫尚微拘急，重与芍药甘草汤，尔乃胫伸，以承气汤微溏，则止其谵语，故知病可愈。

① 谵语：神志不清，胡言乱语，声音多高亢。

卷　三

辨太阳病脉证并治中第六

合六十六法，方三十九首。
并见太阳阳明合病法

太阳病，项背强几几，无汗恶风，葛根汤主之。方一。

葛根四两　麻黄三两（去节）　桂枝二两（去皮）　生姜三两（切）　甘草二两（炙）　芍药二两　大枣十二枚（擘）

上七味，以水一斗，先煮麻黄、葛根，减二升，去白沫，内诸药，煮取三升，去滓，温服一升，覆取微似汗，余如桂枝法将息[1]及禁忌。诸汤皆仿此。

太阳与阳明合病者，必自下利，葛根汤主之。方二。用前第一方。一云，用后第四方。

太阳与阳明合病，不下利但呕者，葛根加半夏汤主之。方三。

葛根四两　麻黄三两（去节）　甘草二两（炙）　芍药二两　桂枝二两（去皮）　生姜二两（切）　半夏半升（洗）　大枣十二枚（擘）

上八味，以水一斗，先煮葛根、麻黄，减二升，去白沫，内诸药，煮取三升，去滓，温服一升。覆取微似汗。

太阳病，桂枝证，医反下之，利遂不止，脉促者，表未解也，喘而汗出者，葛根黄芩黄连汤主之。方四。促，一作纵。

葛根半斤　甘草二两（炙）　黄芩三两　黄连三两

上四味，以水八升，先煮葛根，减二升，内诸药，煮取二升，去滓，分温再服。

太阳病，头痛发热，身疼腰痛，骨节疼痛，恶风无汗而喘者，麻黄汤主之。方五。

---

① 将息：调理休息，即服药后的护理方法。

麻黄三两（去节）　桂枝二两（去皮）　甘草一两（炙）　杏仁七十个（去皮尖）

上四味，以水九升，先煮麻黄，减二升，去上沫，内诸药，煮取二升半，去滓，温服八合。覆取微似汗，不须啜粥，余如桂枝法将息。

太阳与阳明合病，喘而胸满者，不可下，宜麻黄汤。六。用前第五方。

太阳病，十日以去，脉浮细而嗜卧①者，外已解也。设胸满胁痛者，与小柴胡汤。脉但浮者，与麻黄汤。七。用前第五方。

小柴胡汤方

柴胡半斤　黄芩　人参　甘草（炙）　生姜各三两（切）　大枣十二枚（擘）　半夏半升（洗）

上七味，以水一斗二升，煮取六升，去滓，再煎取三升，温服一升，日三服。

太阳中风，脉浮紧，发热恶寒，身疼痛，不汗出而烦躁者，大青龙汤主之。若脉微弱，汗出恶风者，不可服之。服之则厥逆，筋惕肉瞤②，此为逆也。大青龙汤方。八。

麻黄六两（去节）　桂枝二两（去皮）　甘草二两（炙）　杏仁四十枚（去皮尖）　生姜三两（切）　大枣十枚（擘）　石膏如鸡子大（碎）

上七味，以水九升，先煮麻黄，减二升，去上沫，内诸药，煮取三升，去滓，温服一升，取微似汗。汗出多者，温粉粉之。一服汗者，停后服。若复服，汗多亡阳遂一作逆虚，恶风烦躁，不得眠也。

伤寒脉浮缓，身不疼，但重，乍有轻时，无少阴证者，大青龙汤发之。九。用前第八方。

伤寒表不解，心下有水气，干呕发热而咳，或渴，或利，或噎，或小便不利，少腹满，或喘者，小青龙汤主之。方十。

麻黄（去节）　芍药　细辛　干姜　甘草（炙）　桂枝各三两（去皮）　五味子半升　半夏半升（洗）

上八味，以水一斗，先煮麻黄，减二升，去上沫，内诸药，煮取三升，去滓，温服一升。若渴，去半夏，加瓜蒌根三两；若微利，去麻黄，加荛花，如一鸡子，熬令赤色；若噎者，去麻黄，加附子一枚，炮；若小便不利，少腹满者，去麻黄，加茯苓四两；若喘，去麻黄，加杏仁半升，去皮尖。且荛

---

① 嗜卧：指病人精神倦怠而喜卧。

② 筋惕肉瞤：肌肉跳动。

花不治利，麻黄主喘，今此语反之，疑非仲景意。臣亿等谨按：小青龙汤大要治水。又按《本草》，荛花下十二水，若水去，利则止也。又按《千金》，形肿者应内麻黄，乃内杏仁者，以麻黄发其阳故也。以此证之，岂非仲景意也。

伤寒心下有水气，咳而微喘，发热不渴。服汤已渴者，此寒去欲解也。小青龙汤主之。十一。用前第十方。

太阳病，外证未解，脉浮弱者，当以汗解，宜桂枝汤。方十二。

桂枝（去皮）　芍药　生姜各三两（切）　甘草二两（炙）　大枣十二枚（擘）

上五味，以水七升，煮取三升，去滓，温服一升。须臾啜热稀粥一升，助药力，取微汗。

太阳病，下之微喘者，表未解故也，桂枝加厚朴杏子汤主之。方十三。

桂枝三两（去皮）　甘草二两（炙）　生姜三两（切）　芍药三两　大枣十二枚（擘）　厚朴二两（炙，去皮）　杏仁五十枚（去皮尖）

上七味，以水七升，微火煮取三升，去滓，温服一升，覆取微似汗。

太阳病，外证未解，不可下也，下之为逆，欲解外者，宜桂枝汤。十四。用前第十二方。

太阳病，先发汗不解，而复下之，脉浮者不愈。浮为在外，而反下之，故令不愈。今脉浮，故在外，当须解外则愈，宜桂枝汤。十五。用前第十二方。

太阳病，脉浮紧，无汗，发热，身疼痛，八九日不解，表证仍在，此当发其汗。服药已微除，其人发烦目瞑①，剧者必衄，衄乃解。所以然者，阳气重②故也。麻黄汤主之。十六。用前第五方。

太阳病，脉浮紧，发热，身无汗，自衄者，愈。

二阳并病，太阳初得病时，发其汗，汗先出不彻，因转属阳明，续自微汗出，不恶寒。若太阳病证不罢者，不可下，下之为逆，如此可小发汗。设面色缘缘正赤者，阳气怫郁在表，当解之熏之。若发汗不彻，不足言，阳气怫郁不得越，当汗不汗，其人躁烦，不知痛处，乍在腹中，乍在四肢，按之不可得，其人短气，但坐以汗出不彻故也，更发汗则愈。何以知汗出不彻？以脉涩故知也。

---

① 目瞑：指闭目懒睁，有畏光感。

② 阳气重：此处指阳气郁遏较重。

脉浮数者，法当汗出而愈。若下之，身重心悸者，不可发汗，当自汗出乃解。所以然者，尺中脉微，此里虚，须表里实，津液自和，便自汗出愈。

脉浮紧者，法当身疼痛，宜以汗解之。假令尺中迟者，不可发汗。何以知然？以荣气不足，血少故也。

脉浮者，病在表，可发汗，宜麻黄汤。十七。用前第五方，法用桂枝汤。

脉浮而数者，可发汗，宜麻黄汤。十八。用前第五方。

病常自汗出者，此为荣气和，荣气和者，外不谐，以卫气不共荣气谐和故尔。以荣行脉中，卫行脉外。复发其汗，荣卫和则愈。宜桂枝汤。十九。用前第十二方。

病人脏无他病，时发热，自汗出，而不愈者，此卫气不和也。先其时发汗则愈，宜桂枝汤。二十。用前第十二方。

伤寒脉浮紧，不发汗，因致衄者，麻黄汤主之。二十一。用前第五方。

伤寒不大便六七日，头痛有热者，与承气汤。其小便清者（一云大便青），知不在里，仍在表也，当须发汗。若头痛者，必衄。宜桂枝汤。二十二。用前第十二方。

伤寒发汗已解，半日许复烦，脉浮数者，可更发汗，宜桂枝汤。二十三。用前第十二方。

凡病若发汗、若吐、若下、若亡血、亡津液、阴阳自和者，必自愈。

大下之后，复发汗，小便不利者，亡津液故也。勿治之，得小便利，必自愈。

下之后，复发汗，必振寒，脉微细。所以然者，以内外俱虚故也。

下之后，复发汗，昼日烦躁不得眠，夜而安静，不呕，不渴，无表证，脉沉微，身无大热者，干姜附子汤主之。方二十四。

干姜一两　附子一枚（生用，去皮，切八片）

上二味，以水三升，煮取一升，去滓，顿服。

发汗后，身疼痛，脉沉迟者，桂枝加芍药生姜各一两人参三两新加汤主之。方二十五。

桂枝三两（去皮）　芍药四两　甘草二两（炙）　人参三两　大枣十二枚（擘）　生姜四两

上六味，以水一斗二升，煮取三升，去滓，温服一升。本云桂枝汤，今加芍药生姜人参。

发汗后，不可更行桂枝汤，汗出而喘，无大热者，可与麻黄杏仁甘草石膏汤。方二十六。

麻黄四两（去节）　杏仁五十个（去皮尖）　甘草二两（炙）　石膏半斤（碎，绵裹）

上四味，以水七升，煮麻黄，减二升，去上沫，内诸药，煮取二升，去滓，温服一升。本云，黄耳杯。

发汗过多，其人叉手自冒心，心下悸，欲得按者，桂枝甘草汤主之。方二十七。

桂枝四两（去皮）　甘草二两（炙）

上二味，以水三升，煮取一升，去滓，顿服。

发汗后，其人脐下悸者，欲作奔豚，茯苓桂枝甘草大枣汤主之。方二十八。

茯苓半斤　桂枝四两（去皮）　甘草二两（炙）　大枣十五枚（擘）

上四味，以甘烂水①一斗，先煮茯苓，减二升，内诸药，煮取三升，去滓，温服一升，日三服。

作甘烂水法，取水二斗，置大盆内，以杓扬之，水上有珠子五六千颗相逐，取用之。

发汗后，腹胀满者，厚朴生姜半夏甘草人参汤主之。方二十九。

厚朴半斤（炙，去皮）　生姜半斤（切）　半夏半升（洗）　甘草二两　人参一两

上五味，以水一斗，煮取三升，去滓，温服一升，日三服。

伤寒若吐、若下后，心下逆满，气上冲胸，起则头眩，脉沉紧，发汗则动经②，身为振振摇者，茯苓桂枝白术甘草汤主之。方三十。

茯苓四两　桂枝三两（去皮）　白术　甘草各二两（炙）

上四味，以水六升，煮取三升，去滓，分温三服。

发汗，病不解，反恶寒者，虚故也，芍药甘草附子汤主之。方三十一。

芍药　甘草各三两（炙）　附子一枚（炮，去皮，破八片）

上三味，以水五升，煮取一升五合，去滓，分温三服。疑非仲景方。

发汗，若下之，病仍不解，烦躁者，茯苓四逆汤主之。方三十二。

茯苓四两　人参一两　附子一枚（生用，去皮，破八片）　甘草二两（炙）　干姜一两半

上五味，以水五升，煮取三升，去滓，温服七合，日二服。

---

① 甘烂水：即甘澜水。

② 动经：扰动经脉。

发汗后，恶寒者，虚故也。不恶寒，但热者，实也。当和胃气，与调胃承气汤。方三十三。《玉函》云，与小承气汤。

芒硝半升　甘草二两（炙）　大黄四两（去皮，清酒洗）

上三味，以水三升，煮取一升，去滓，内芒硝，更煮两沸，顿服。

太阳病，发汗后，大汗出，胃中干①，烦躁不得眠，欲得饮水者，少少与饮之，令胃气和则愈。若脉浮，小便不利，微热消渴者，五苓散主之。方三十四。即猪苓散是。

猪苓十八铢（去皮）　泽泻一两六铢　白术十八铢　茯苓十八铢　桂枝半两（去皮）

上五味，捣为散，以白饮②和服方寸匕，日三服，多饮暖水，汗出愈。如法将息。

发汗已，脉浮数烦渴者，五苓散主之。三十五。用前第三十四方。

伤寒，汗出而渴者，五苓散主之；不渴者，茯苓甘草汤主之。方三十六。

茯苓二两　桂枝二两（去皮）　甘草一两（炙）　生姜三两（切）

上四味，以水四升，煮取二升，去滓，分温三服。

中风发热，六七日不解而烦，有表里证，渴欲饮水，水入则吐者，名曰水逆，五苓散主之。三十七。用前第三十四方。

未持脉时，病人手叉自冒心，师因教试令咳而不咳者，此必两耳聋无闻也。所以然者，以重发汗，虚，故如此。发汗后，饮水多必喘，以水灌之亦喘。

发汗后，水药不得入口为逆，若更发汗，必吐下不止。发汗吐下后，虚烦不得眠，若剧者，必反覆颠倒（音到，下同），心中懊侬（上乌浩，下奴冬切，下同），栀子豉汤主之；若少气者，栀子甘草豉汤主之；若呕者，栀子生姜豉汤主之。三十八。

栀子豉汤方

栀子十四个（擘）　香豉四合（绵裹）

上二味，以水四升，先煮栀子，得二升半，内豉，煮取一升半，去滓，分为二服，温进一服，得吐者，止后服。

栀子甘草豉汤方

栀子十四个（擘）　甘草二两（炙）　香豉四合（绵裹）

---

① 胃中干：指津液耗伤，胃中津液不足。

② 白饮：又作白米饮，即米汤。

上三味，以水四升，先煮栀子、甘草，取二升半，内豉，煮取一升半，去滓，分二服，温进一服，得吐者，止后服。

栀子生姜豉汤方

栀子十四个（擘）　生姜五两　香豉四合（绵裹）

上三味，以水四升，先煮栀子、生姜，取二升半，内豉，煮取一升半，去滓，分二服，温进一服，得吐者，止后服。

发汗若下之而烦热，胸中窒者，栀子豉汤主之。三十九。用上初方。

伤寒五六日，大下之后，身热不去，心中结痛者，未欲解也，栀子豉汤主之。四十。用上初方。

伤寒下后，心烦腹满，卧起不安者，栀子厚朴汤主之。方四十一。

栀子十四个（擘）　厚朴四两（炙，去皮）　枳实四枚（水浸，炙令黄）

上三味，以水三升半，煮取一升半，去滓，分二服，温进一服。得吐者，止后服。

伤寒，医以丸药大下之，身热不去，微烦者，栀子干姜汤主之。方四十二。

栀子十四个（擘）　干姜二两

上二味，以水三升半，煮取一升半，去滓，分二服，温进一服，得吐者，止后服。

凡用栀子汤，病人旧微溏者，不可与服之。

太阳病发汗，汗出不解，其人仍发热，心下悸，头眩，身瞤动，振振欲擗（一作僻）地者①，真武汤主之。方四十三。

茯苓　芍药　生姜各三两（切）　白术二两　附子一枚（炮，去皮，破八片）

上五味，以水八升，煮取三升，去滓，温服七合，日三服。

咽喉干燥者，不可发汗。

淋家不可发汗，发汗必便血。

疮家②虽身疼痛，不可发汗，汗出则痓。

衄家③不可发汗，汗出必额上陷，脉急紧，直视不能眴（音唤，又胡绢切，下同）。一作瞬不得眠。

---

① 振振欲擗（一作僻）地者：肢体颤动欲扑倒于地。

② 疮家：久患疮疡之人。

③ 衄家：经常鼻出血之人。

亡血家不可发汗，发汗则寒栗而振。

汗家重发汗，必恍惚心乱，小便已阴疼，与禹余粮丸。四十四。方本阙。

病人有寒，复发汗，胃中冷，必吐蛔。一作逆。

本发汗，而复下之，此为逆也；若先发汗，治不为逆。本先下之，而反汗之，为逆；若先下之，治不为逆。

伤寒，医下之，续得下利，清谷不止，身疼痛者，急当救里；后身疼痛，清便自调者，急当救表。救里宜四逆汤，救表宜桂枝汤。四十五。用前第十二方。

病发热头痛，脉反沉，若不差，身体疼痛，当救其里。四逆汤方。

甘草二两（炙）　干姜一两半　附子一枚（生用，去皮，破八片）

上三味，以水三升，煮取一升二合，去滓，分温再服。强人可大附子一枚，干姜三两。

太阳病，先下而不愈，因复发汗，以此表里俱虚，其人因致冒，冒家汗出自愈。所以然者，汗出表和故也。里未和，然后复下之。

太阳病未解，脉阴阳俱停（一作微），必先振栗汗出而解。但阳脉微者，先汗出而解，但阴脉微（一作尺脉实）者，下之而解。若欲下之，宜调胃承气汤。四十六。用前第三十方，一云用大柴胡汤。

【临床解读】

宋某，女，35岁。2022年2月14日初诊。

主诉：胃脘痞满1年余。

现病史：患者胃脘痞满，偶反酸烧心，晨起口干口苦，伴黄黏痰难咯，恶心干呕，夜间口涎外溢，纳差不欲食，饥时烧心，嗳气频，胸痛牵引后背，大便时干时溏，2~3日一行，易醒后难复睡，小便调，舌质淡红，苔薄白，脉缓有力。

处方：柴胡10克，大黄10克（后下），黄芩10克，清半夏10克，枳实10克，白芍20克，川厚朴10克，陈皮10克，竹茹30克，浙贝母10克，煅海螵蛸30克，甘草6克。7剂，每日1剂，水煎服。（孙玉信医案）

太阳病，发热汗出者，此为荣弱卫强，故使汗出，欲救邪风者，宜桂枝汤。四十七。方用前法。

伤寒五六日中风，往来寒热，胸胁苦满，嘿嘿不欲饮食，心烦喜呕，或胸中烦而不呕，或渴，或腹中痛，或胁下痞鞕，或心下悸，小便不利，或不渴，身有微热，或咳者，小柴胡汤主之。方四十八。

柴胡半斤　黄芩三两　人参三两　半夏半升（洗）　甘草（炙）　生姜

各三两（切）　大枣十二枚（擘）

上七味，以水一斗二升，煮取六升，去滓，再煎取三升，温服一升，日三服。若胸中烦而不呕者，去半夏、人参，加瓜蒌实一枚；若渴，去半夏，加人参，合前成四两半，瓜蒌根四两；若腹中痛者，去黄芩，加芍药三两；若胁下痞鞕，去大枣，加牡蛎四两；若心下悸，小便不利者，去黄芩，加茯苓四两；若不渴，外有微热者，去人参，加桂枝三两，温覆微汗愈；若咳者，去人参、大枣、生姜，加五味子半升，干姜二两。

血弱气尽，腠理开，邪气因入，与正气相抟，结于胁下，正邪分争，往来寒热，休作有时，嘿嘿不欲饮食，藏府[1]相连，其痛必下，邪高痛下，故使呕也（一云脏腑相违，其病必下，胁鬲[2]中痛），小柴胡汤主之。服柴胡汤已，渴者，属阳明，以法治之。四十九。用前方。

得病六七日，脉迟浮弱，恶风寒，手足温，医二三下之，不能食，而胁下满痛，面目及身黄，颈项强，小便难者，与柴胡汤，后必下重；本渴饮水而呕者，柴胡汤不中与也，食谷者哕。

伤寒四五日，身热恶风，颈项强，胁下满，手足温而渴者，小柴胡汤主之。五十。用前方。

伤寒，阳脉涩，阴脉弦，法当腹中急痛，先与小建中汤，不差者，小柴胡汤主之。五十一。用前方。

小建中汤方

桂枝三两（去皮）　甘草二两（炙）　大枣十二枚（擘）　芍药六两　生姜三两（切）　胶饴一升

上六味，以水七升，煮取三升，去滓，内饴，更上微火消解，温服一升，日三服。呕家不可用建中汤，以甜故也。

伤寒中风，有柴胡证，但见一证便是，不必悉具。凡柴胡汤病证而下之，若柴胡证不罢者，复与柴胡汤，必蒸蒸而振，却复发热汗出而解。

伤寒二三日，心中悸而烦者，小建中汤主之。五十二。用前第五十一方。

太阳病，过经十余日，反二三下之，后四五日，柴胡证仍在者，先与小柴胡。呕不止，心下急一云，呕止小安，郁郁微烦者，为未解也，与大柴胡汤，下之则愈。方五十三。

柴胡半斤　黄芩三两　芍药三两　半夏半升（洗）　生姜五两（切）

---

① 藏府：即脏腑。

② 鬲：通“膈”。

枳实四枚（炙）　大枣十二枚（擘）

上七味，以水一斗二升，煮取六升，去滓再煎，温服一升，日三服。一方加大黄二两。若不加，恐不为大柴胡汤。

伤寒十三日不解，胸胁满而呕，日晡所①发潮热，已而微利，此本柴胡证，下之以不得利，今反利者，知医以丸药下之，此非其治也。潮热者，实也，先宜服小柴胡汤以解外，后以柴胡加芒硝汤主之。五十四。

柴胡二两十六铢　黄芩一两　人参一两　甘草一两（炙）　生姜一两（切）　半夏二十铢（本云五枚，洗）　大枣四枚（擘）　芒硝二两

上八味，以水四升，煮取二升，去滓，内芒硝，更煮微沸，分温再服，不解更作。臣亿等谨按：《金匮玉函》方中无芒硝。别一方云，以水七升，下芒硝二合，大黄四两，桑螵蛸五枚，煮取一升半，服五合，微下即愈。本云柴胡再服，以解其外，余二升加芒硝、大黄、桑螵蛸也。

伤寒十三日，过经②谵语者，以有热也，当以汤下之。若小便利者，大便当鞕，而反下利，脉调和者，知医以丸药下之，非其治也。若自下利者，脉当微厥，今反和者，此为内实也，调胃承气汤主之。五十五。用前第三十三方。

太阳病不解，热结膀胱，其人如狂，血自下，下者愈。其外不解者，尚未可攻，当先解其外；外解已，但少腹急结者，乃可攻之，宜桃核承气汤。方五十六。后云，解外宜桂枝汤。

桃仁五十个（去皮尖）　大黄四两　桂枝二两（去皮）　甘草二两（炙）　芒硝二两

上五味，以水七升，煮取二升半，去滓，内芒硝，更上火，微沸下火，先食③温服五合，日三服，当微利。

伤寒八九日，下之，胸满烦惊，小便不利，谵语，一身尽重，不可转侧者，柴胡加龙骨牡蛎汤主之。方五十七。

柴胡四两　龙骨　黄芩　生姜（切）　铅丹　人参　桂枝（去皮）　茯苓各一两半　半夏二合半（洗）　大黄二两　牡蛎一两半（熬）　大枣六枚（擘）

上十二味，以水八升，煮取四升，内大黄，切如棋子，更煮一两沸，去滓，温服一升。本云柴胡汤，今加龙骨等。

---

① 日晡所：下午三时至五时。

② 过经：邪离本经，传入他经，名曰过经。

③ 先食：指饭前空腹之时。

伤寒，腹满谵语，寸口脉浮而紧，此肝乘脾也，名曰纵，刺期门。五十八。

伤寒发热，啬啬恶寒，大渴欲饮水，其腹必满，自汗出，小便利，其病欲解，此肝乘肺也，名曰横，刺期门。五十九。

太阳病，二日反躁，凡熨其背，而大汗出，大热入胃（一作二日内，烧瓦熨背，大汗出，火气入胃），胃中水竭，躁烦必发谵语。十余日振栗自下利者，此为欲解也。故其汗从腰以下不得汗，欲小便不得，反呕，欲失溲，足下恶风，大便鞕，小便当数，而反不数，及不多，大便已，头卓然而痛，其人足心必热，谷气下流故也。

太阳病中风，以火劫发汗，邪风被火热，血气流溢，失其常度。两阳相熏灼，其身发黄。阳盛则欲衄，阴虚小便难。阴阳俱虚竭，身体则枯燥，但头汗出，剂颈而还，腹满微喘，口干咽烂，或不大便，久则谵语，甚者至哕，手足躁扰，捻衣摸床。小便利者，其人可治。

伤寒脉浮，医以火迫劫之，亡阳必惊狂，卧起不安者，桂枝去芍药加蜀漆牡蛎龙骨救逆汤主之。方六十。

桂枝三两（去皮）　甘草二两（炙）　生姜三两（切）　大枣十二枚（擘）　牡蛎五两（熬）　蜀漆三两（洗去腥）　龙骨四两

上七味，以水一斗二升，先煮蜀漆，减二升，内诸药，煮取三升，去滓，温服一升。本云桂枝汤，今去芍药，加蜀漆牡蛎龙骨。

形作伤寒，其脉不弦紧而弱。弱者必渴，被火必谵语。弱者发热脉浮，解之当汗出愈。

太阳病，以火熏之，不得汗，其人必躁，到经不解，必清血，名为火邪。

脉浮热甚，而反灸之，此为实，实以虚治，因火而动，必咽燥吐血。

微数之脉，慎不可灸，因火为邪，则为烦逆，追虚逐实，血散脉中，火气虽微，内攻有力，焦骨伤筋，血难复也。脉浮，宜以汗解，用火灸之，邪无从出，因火而盛，病从腰以下，必重而痹，名火逆也。欲自解者，必当先烦，烦乃有汗而解。何以知之？脉浮故知汗出解。

烧针令其汗，针处被寒，核起而赤者，必发奔豚。气从少腹上冲心者，灸其核上各一壮，与桂枝加桂汤，更加桂二两也。方六十一。

桂枝五两（去皮）　芍药三两　生姜三两（切）　甘草二两（炙）　大枣十二枚（擘）

上五味，以水七升，煮取三升，去滓，温服一升。本云桂枝汤，今加桂满五两，所以加桂者，以能泄奔豚气也。

火逆下之，因烧针烦躁者，桂枝甘草龙骨牡蛎汤主之。方六十二。

桂枝一两（去皮） 甘草二两（炙） 牡蛎二两（熬） 龙骨二两

上四味，以水五升，煮取二升半，去滓，温服八合，日三服。

太阳伤寒者，加温针必惊也。

太阳病，当恶寒发热，今自汗出，反不恶寒发热，关上脉细数者，以医吐之过也。一二日吐之者，腹中饥，口不能食；三四日吐之者，不喜糜粥，欲食冷食，朝食暮吐。以医吐之所致也，此为小逆。

太阳病吐之，但太阳病当恶寒，今反不恶寒，不欲近衣，此为吐之内烦也。

病人脉数，数为热，当消谷引食，而反吐者，此以发汗，令阳气微，膈气虚，脉乃数也。数为客热，不能消谷，以胃中虚冷，故吐也。

太阳病，过经十余日，心下温温欲吐，而胸中痛，大便反溏，腹微满，郁郁微烦。先此时自极吐下者，与调胃承气汤。若不尔者，不可与。但欲呕，胸中痛，微溏者，此非柴胡汤证，以呕故知极吐下也。调胃承气汤。六十三。用前第三十三方。

太阳病六七日，表证仍在，脉微而沉，反不结胸，其人发狂者，以热在下焦，少腹当鞕满，小便自利者，下血乃愈。所以然者，以太阳随经，瘀热在里故也。抵当汤主之。方六十四。

水蛭（熬） 虻虫各三十个（去翅足，熬） 桃仁二十个（去皮尖） 大黄三两（酒洗）

上四味，以水五升，煮取三升，去滓，温服一升。不下，更服。

太阳病身黄，脉沉结，少腹鞕，小便不利者，为无血也。小便自利，其人如狂者，血证谛也，抵当汤主之。六十五。用前方。

伤寒有热，少腹满，应小便不利，今反利者，为有血也，当下之，不可余药，宜抵当丸。方六十六。

水蛭二十个（熬） 虻虫二十个（去翅足，熬） 桃仁二十五个（去皮尖） 大黄三两

上四味，捣分四丸，以水一升，煮一丸，取七合服之，晬时当下血，若不下者更服。

太阳病，小便利者，以饮水多，必心下悸；小便少者，必苦里急也。

卷　四

辨太阳病脉证并治下第七

合三十九法，方三十首。

并见太阳少阳合病法

问曰：病有结胸，有脏结，其状何如？答曰：按之痛，寸脉浮，关脉沉，名曰结胸也。

何谓脏结？答曰：如结胸状，饮食如故，时时下利，寸脉浮，关脉小细沉紧，名曰脏结。舌上白胎滑者，难治。

脏结无阳证，不往来寒热（一云寒而不热），其人反静，舌上胎滑者，不可攻也。

病发于阳，而反下之，热入因作结胸；病发于阴，而反下之（一作汗出），因作痞也。所以成结胸者，以下之太早故也。结胸者，项亦强，如柔痉状，下之则和，宜大陷胸丸。方一。

大黄半斤　葶苈子半升（熬）　芒硝半升　杏仁半升（去皮尖，熬黑）

上四味，捣筛二味，内杏仁芒硝，合研如脂，和散，取如弹丸一枚，别捣甘遂末一钱匕，白蜜二合，水二升，煮取一升，温顿服之，一宿乃下，如不下，更服，取下为效，禁如药法。

结胸证，其脉浮大者，不可下，下之则死。

结胸证悉具，烦躁者亦死。

太阳病，脉浮而动数，浮则为风，数则为热，动则为痛，数则为虚。头痛发热，微盗汗出，而反恶寒者，表未解也。医反下之，动数变迟，膈内拒痛（一云头痛）即眩，胃中空虚，客气[1]动膈，短气躁烦，心中懊侬，阳气[2]内陷，心下因鞕，则为结胸，大陷胸汤主之。若不结胸，但头汗出，余处无

① 客气：即邪气。因邪从外来，故称客气。

② 阳气：此处指属阳之表邪。

汗，剂颈而还，小便不利，身必发黄，大陷胸汤。方二。

大黄六两（去皮）　芒硝一升　甘遂一钱匕

上三味，以水六升，先煮大黄取二升，去滓，内芒硝，煮一两沸，内甘遂末，温服一升，得快利止后服。

伤寒六七日，结胸热实，脉沉而紧，心下痛，按之石鞕者，大陷胸汤主之。三。用前第二方。

伤寒十余日，热结在里，复往来寒热者，与大柴胡汤。但结胸，无大热者，此为水结在胸胁也。但头微汗出者，大陷胸汤主之。四。用前第二方。

大柴胡汤方

柴胡半斤　枳实四枚（炙）　生姜五两（切）　黄芩三两　芍药三两　半夏半升（洗）　大枣十二枚（擘）

上七味，以水一斗二升，煮取六升，去滓再煎；温服一升，日三服。一方加大黄二两，若不加，恐不名大柴胡汤。

太阳病，重发汗而复下之，不大便五六日，舌上燥而渴，日晡所小有潮热（一云日晡所发心胸大烦），从心下至少腹鞕满，而痛不可近者，大陷胸汤主之。五。用前第二方。

小结胸病，正在心下，按之则痛，脉浮滑者，小陷胸汤主之。方六。

黄连一两　半夏半升（洗）　瓜蒌实大者一枚

上三味，以水六升，先煮瓜蒌，取三升，去滓，内诸药，煮取二升，去滓，分温三服。

太阳病，二三日，不能卧，但欲起，心下必结，脉微弱者，此本有寒分也。反下之，若利止，必作结胸；未止者，四日复下之，此作协热利也。

太阳病，下之，其脉促（一作纵），不结胸者，此为欲解也。脉浮者，必结胸。脉紧者，必咽痛。脉弦者，必两胁拘急。脉细数者，头痛未止。脉沉紧者，必欲呕。脉沉滑者，协热利。脉浮滑者，必下血。

病在阳，应以汗解之，反以冷水潠之若灌之，其热被劫不得去，弥更益烦，肉上粟起，意欲饮水，反不渴者，服文蛤散；若不差者，与五苓散。寒实结胸，无热证者，与三物小陷胸汤。用前第六方。

白散亦可服。七。一云与三物小白散。

文蛤散方

文蛤五两

上一味为散，以沸汤和一方寸匕服，汤用五合。

五苓散方

猪苓十八铢（去黑皮）　白术十八铢　泽泻一两六铢　茯苓十八铢　桂枝半两（去皮）

上五味为散，更于臼中治之，白饮和方寸匕服之，日三服，多饮暖水，汗出愈。

白散方

桔梗三分　巴豆一分（去皮心，熬黑研如脂）　贝母三分

上三味为散，内巴豆，更于臼中杵之，以白饮和服。强人半钱匕，羸者减之。病在膈上必吐，在膈下必利，不利，进热粥一杯，利过不止，进冷粥一杯。身热皮粟不解，欲引衣自覆，若以水潠之、洗之，益令热却不得出，当汗而不汗则烦。假令汗出已，腹中痛，与芍药三两如上法。

太阳与少阳并病，头项强痛，或眩冒，时如结胸，心下痞鞕者，当刺大椎第一间，肺俞、肝俞，慎不可发汗；发汗则谵语，脉弦，五日谵语不止，当刺期门。八。

妇人中风，发热恶寒，经水适来，得之七八日，热除而脉迟身凉，胸胁下满，如结胸状，谵语者，此为热入血室①也，当刺期门，随其实而取之。九。

妇人中风，七八日续得寒热，发作有时，经水适断者，此为热入血室，其血必结，故使如疟状，发作有时，小柴胡汤主之。方十。

柴胡半斤　黄芩三两　人参三两　半夏半升（洗）　甘草三两　生姜三两（切）　大枣十二枚（擘）

上七味，以水一斗二升，煮取六升，去滓，再煎取三升，温服一升，日三服。

妇人伤寒，发热，经水适来，昼日明了，暮则谵语，如见鬼状者，此为热入血室，无犯胃气，及上二焦，必自愈。十一。

伤寒六七日，发热，微恶寒，支节烦疼②，微呕，心下支结，外证未去者，柴胡桂枝汤主之。方十二。

桂枝去皮　黄芩一两半　人参一两半　甘草一两（炙）　半夏二合半（洗）　芍药一两半　大枣六枚（擘）　生姜一两半（切）　柴胡四两

上九味，以水七升，煮取三升，去滓，温服一升，本云人参汤，作如桂

① 血室：指胞宫，即子宫。

② 支节烦疼：支，通肢。四肢关节烦痛。

枝法，加半夏、柴胡、黄芩，复如柴胡法，今用人参作半剂。

伤寒五六日，已发汗而复下之，胸胁满微结，小便不利，渴而不呕，但头汗出，往来寒热心烦者，此为未解也，柴胡桂枝干姜汤主之。方十三。

柴胡半斤　桂枝三两（去皮）　干姜二两　瓜蒌根四两　黄芩三两　牡蛎二两（熬）　甘草二两（炙）

上七味，以水一斗二升，煮取六升，去滓，再煎取三升，温服一升，日三服，初服微烦，复服汗出便愈。

伤寒五六日，头汗出，微恶寒，手足冷，心下满，口不欲食，大便鞕，脉细者，此为阳微结，必有表，复有里也，脉沉亦在里也。汗出为阳微，假令纯阴结，不得复有外证，悉入在里，此为半在里半在外也。脉虽沉紧，不得为少阴病。所以然者，阴不得有汗，今头汗出，故知非少阴也，可与小柴胡汤。设不了了者，得屎而解。十四。用前第十方。

伤寒五六日，呕而发热者，柴胡汤证具，而以他药下之，柴胡证仍在者，复与柴胡汤。此虽已下之，不为逆，必蒸蒸而振①，却发热汗出而解。若心下满而鞕痛者，此为结胸也，大陷胸汤主之。但满而不痛者，此为痞，柴胡不中与之，宜半夏泻心汤。方十五。

半夏半升（洗）　黄芩　干姜　人参　甘草（炙）各三两　黄连一两　大枣十二枚（擘）

上七味，以水一斗，煮取六升，去滓，再煎取三升，温服一升，日三服。须大陷胸汤者，方用前第二法。一方用半夏一升

太阳少阳并病，而反下之，成结胸，心下鞕，下利不止，水浆不下，其人心烦。

脉浮而紧，而复下之，紧反入里，则作痞，按之自濡，但气痞耳。

太阳中风，下利呕逆，表解者，乃可攻之。其人漐漐汗出，发作有时，头痛，心下痞鞕满，引胁下痛，干呕短气，汗出不恶寒者，此表解里未和也。十枣汤主之。方十六。

芫花（熬）　甘遂　大戟

上三味等分，各别捣为散，以水一升半，先煮大枣肥者十枚，取八合，去滓，内药末。强人服一钱匕，羸人服半钱，温服之，平旦服。若下少，病不除者，明日更服，加半钱，得快下利后，糜粥自养。

太阳病，医发汗，遂发热恶寒，因复下之，心下痞，表里俱虚，阴阳气

---

① 蒸蒸而振：蒸蒸，形容高热；振即寒战，高热寒战。

并竭。无阳则阴独，复加烧针，因胸烦，面色青黄，肤瞤者，难治；今色微黄，手足温者，易愈。

心下痞，按之濡，其脉关上浮者，大黄黄连泻心汤主之。方十七。

大黄二两　黄连一两

上二味，以麻沸汤二升渍之，须臾绞去滓，分温再服。臣亿等看详：大黄黄连泻心汤，诸本皆二味，又后附子泻心汤，用大黄、黄连、黄芩、附子，恐是前方中亦有黄芩，后但加附子也，故后云附子泻心汤。本云加附子也。

心下痞，而复恶寒汗出者，附子泻心汤主之。方十八。

大黄二两　黄连一两　黄芩一两　附子一枚（炮，去皮，破，别煮取汁）

上四味，切三味，以麻沸汤二升渍之，须臾绞去滓，内附子汁，分温再服。

本以下之，故心下痞，与泻心汤。痞不解，其人渴而口燥烦，小便不利者，五苓散主之。十九。一方云，忍之一日乃愈。用前第七证方。

伤寒，汗出解之后，胃中不和，心下痞鞕，干噫食臭，胁下有水气，腹中雷鸣下利者，生姜泻心汤主之。方二十。

生姜四两（切）　甘草三两（炙）　人参三两　干姜一两　黄芩三两　半夏半升（洗）　黄连一两　大枣十二枚（擘）

上八味，以水一斗，煮取六升，去滓，再煎取三升，温服一升，日三服。附子泻心汤，本云加附子。半夏泻心汤、甘草泻心汤，同体别名耳。生姜泻心汤，本云理中人参黄芩汤，去桂枝、术，加黄连并泻肝法。

伤寒中风，医反下之，其人下利日数十行，谷不化，腹中雷鸣，心下痞鞕而满，干呕心烦不得安，医见心下痞，谓病不尽，复下之，其痞益甚，此非结热，但以胃中虚，客气上逆，故使鞕也，甘草泻心汤主之。方二十一。

甘草四两（炙）　黄芩三两　干姜三两　半夏半升（洗）　大枣十二枚（擘）　黄连一两

上六味，以水一斗，煮取六升，去滓，再煎取三升，温服一升，日三服。臣亿等谨按：上生姜泻心汤法，本云理中人参黄芩汤，今详泻心以疗痞，痞气因发阴而生，是半夏、生姜、甘草泻心三方，皆本于理中也，其方必各有人参。今甘草泻心汤中无者，脱落之也。又按《千金》并《外台秘要》，治伤寒䘌食用此方，皆有人参，知脱落无疑。

伤寒服汤药，下利不止，心下痞鞕，服泻心汤已，复以他药下之，利不止，医以理中与之，利益甚。理中者，理中焦，此利在下焦，赤石脂禹余粮汤主之。复不止者，当利其小便。赤石脂禹余粮汤。方二十二。

赤石脂一斤（碎）　太一禹余粮一斤（碎）

上二味，以水六升，煮取二升，去滓，分温三服。

伤寒吐下后，发汗，虚烦，脉甚微，八九日心下痞鞕，胁下痛，气上冲咽喉，眩冒，经脉动惕者，久而成痿。

伤寒发汗，若吐若下，解后心下痞鞕，噫气不除者，旋覆代赭汤主之。方二十三。

旋覆花三两　人参二两　生姜五两　代赭一两　甘草三两（炙）　半夏半升（洗）　大枣十二枚（擘）

上七味，以水一斗，煮取六升，去滓，再煎取三升。温服一升，日三服。

下后不可更行桂枝汤，若汗出而喘，无大热者，可与麻黄杏子甘草石膏汤。方二十四。

麻黄四两　杏仁五十个（去皮尖）　甘草二两（炙）　石膏半斤（碎，绵裹）

上四味，以水七升，先煮麻黄，减二升，去白沫，内诸药，煮取三升，去滓，温服一升。本云黄耳杯。

太阳病，外证未除，而数下之，遂协热而利，利下不止，心下痞鞕，表里不解者，桂枝人参汤主之。方二十五。

桂枝四两（别切）　甘草四两（炙）　白术三两　人参三两　干姜三两

上五味，以水九升，先煮四味，取五升，内桂，更煮取三升，去滓，温服一升，日再，夜一服。

伤寒大下后，复发汗，心下痞，恶寒者，表未解也。不可攻痞，当先解表，表解乃可攻痞。解表宜桂枝汤，攻痞宜大黄黄连泻心汤。二十六。泻心汤用前第十七方。

伤寒发热，汗出不解，心中痞鞕，呕吐而下利者，大柴胡汤主之。二十七。用前第四方。

病如桂枝证，头不痛，项不强，寸脉微浮，胸中痞鞕，气上冲喉咽，不得息者，此为胸有寒也。当吐之，宜瓜蒂散。方二十八。

瓜蒂一分（熬黄）　赤小豆一分

上二味，各别捣筛，为散已，合治之，取一钱匕，以香豉一合，用热汤七合，煮作稀糜，去滓，取汁和散，温顿服之。不吐者，少少加，得快吐乃止。诸亡血虚家，不可与瓜蒂散。

病胁下素有痞，连在脐傍，痛引少腹，入阴筋者，此名脏结，死。二十九。

伤寒若吐若下后，七八日不解，热结在里，表里俱热，时时恶风，大渴，舌上干燥而烦，欲饮水数升者，白虎加人参汤主之。方三十。

知母六两　石膏一斤（碎）　甘草二两（炙）　人参二两　粳米六合

上五味，以水一斗，煮米熟，汤成去滓，温服一升，日三服。此方立夏后立秋前乃可服，立秋后不可服。正月二月三月尚凛冷，亦不可与服之，与之则呕利而腹痛。诸亡血虚家亦不可与，得之则腹痛。利者但可温之，当愈。

伤寒无大热，口燥渴，心烦，背微恶寒者，白虎加人参汤主之。三十一。用前方。

伤寒脉浮，发热无汗，其表不解，不可与白虎汤。渴欲饮水，无表证者，白虎加人参汤主之。三十二。用前方。

太阳少阳并病，心下鞕，颈项强而眩者，当刺大椎、肺俞、肝俞，慎勿下之。三十三。

太阳与少阳合病，自下利者，与黄芩汤；若呕者，黄芩加半夏生姜汤主之。三十四。

黄芩汤方

黄芩三两　芍药二两　甘草二两（炙）　大枣十二枚（擘）

上四味，以水一斗，煮取三升，去滓，温服一升，日再，夜一服。

黄芩加半夏生姜汤方

黄芩三两　芍药二两　甘草二两（炙）　大枣十二枚（擘）　半夏半升（洗）　生姜一两半，一方三两（切）

上六味，以水一斗，煮取三升，去滓，温服一升，日再，夜一服。

伤寒胸中有热，胃中有邪气，腹中痛，欲呕吐者，黄连汤主之。方三十五。

黄连三两　甘草三两（炙）　干姜三两　桂枝三两（去皮）　人参二两　半夏半升（洗）　大枣十二枚（擘）

上七味，以水一斗，煮取六升，去滓，温服，昼三夜二。疑非仲景方。

伤寒八九日，风湿相抟，身体疼烦，不能自转侧，不呕，不渴，脉浮虚而涩者，桂枝附子汤主之。若其人大便鞕（一云脐下心下鞕），小便自利者，去桂加白术汤主之。三十六。

桂枝附子汤方

桂枝四两（去皮）　附子三枚（炮，去皮，破）　生姜三两（切）　大枣十二枚（擘）　甘草二两（炙）

上五味，以水六升，煮取二升，去滓，分温三服。

去桂加白术汤方

附子三枚（炮，去皮，破）　白术四两　生姜三两（切）　甘草二两（炙）　大枣十二枚（擘）

上五味，以水六升，煮取二升，去滓，分温三服。初一服，其人身如痹，半日许复服之，三服都尽，其人如冒状，勿怪，此以附子、术，并走皮内，逐水气未得除，故使之耳，法当加桂四两。此本一方二法，以大便鞕，小便自利，去桂也；以大便不鞕，小便不利，当加桂，附子三枚恐多也，虚弱家及产妇，宜减服之。

风湿相抟，骨节疼烦，掣痛不得屈伸，近之则痛剧，汗出短气，小便不利，恶风不欲去衣，或身微肿者，甘草附子汤主之。方三十七。

甘草二两（炙）　附子二枚（炮，去皮，破）　白术二两　桂枝四两（去皮）

上四味，以水六升，煮取三升，去滓，温服一升，日三服。初服得微汗则解，能食，汗止复烦者，将服五合，恐一升多者，宜服六七合为始。

伤寒脉浮滑，此以表有热，里有寒①，白虎汤主之。方三十八。

知母六两　石膏一斤（碎）　甘草二两（炙）　粳米六合

上四味，以水一斗，煮米熟，汤成去滓，温服一升，日三服。臣亿等谨按：前篇云，热结在里，表里俱热者，白虎汤主之。又云其表不解，不可与白虎汤。此云脉浮滑，表有热，里有寒者，必表里字差矣。又阳明一证云，脉浮迟，表热里寒，四逆汤主之。又少阴一证云，里寒外热，通脉四逆汤主之，以此表里自差明矣。《千金翼》云白通汤，非也。

伤寒脉结代，心动悸，炙甘草汤主之。方三十九。

甘草四两（炙）　生姜三两（切）　人参二两　生地黄一斤　桂枝三两（去皮）　阿胶二两　麦门冬半升（去心）　麻仁半升　大枣三十枚（擘）

上九味，以清酒七升，水八升，先煮八味，取三升，去滓，内胶，烊消尽，温服一升，日三服。一名复脉汤。

脉按之来缓，时一止复来者，名曰结。又脉来动而中止，更来小数，中有还者反动，名曰结，阴也。脉来动而中止，不能自还，因而复动者，名曰代，阴也。得此脉者，必难治。

---

① 表有热，里有寒：据林亿等按语“表有热，里有寒”句，当作表里俱热解为是。

卷　五

辨阳明病脉证并治第八

合四十四法，方一十首，一方附，
并见阳明少阳合病法

问曰：病有太阳阳明，有正阳阳明，有少阳阳明，何谓也？答曰：太阳阳明者，脾约（一云络）是也；正阳阳明者，胃家实是也；少阳阳明者，发汗利小便已，胃中燥烦实，大便难是也。

阳明之为病，胃家实（一作寒）是也。

问曰：何缘得阳明病？答曰：太阳病，若发汗，若下，若利小便，此亡津液，胃中干燥，因转属阳明。不更衣①，内实，大便难者，此名阳明也。

问曰：阳明病外证②云何？答曰：身热，汗自出，不恶寒，反恶热也。

问曰：病有得之一日，不发热而恶寒者，何也？答曰：虽得之一日，恶寒将自罢，即自汗出而恶热也。

问曰：恶寒何故自罢？答曰：阳明居中，主土也，万物所归，无所复传，始虽恶寒，二日自止，此为阳明病也。

本太阳，初得病时，发其汗，汗先出不彻，因转属阳明也。伤寒发热，无汗，呕不能食，而反汗出濈濈然者，是转属阳明也。

伤寒三日，阳明脉大。

伤寒脉浮而缓，手足自温者，是为系在太阴。太阴者，身当发黄，若小便自利者，不能发黄。至七八日大便鞕者，为阳明病也。

伤寒转系阳明者，其人濈然微汗出也。

阳明中风，口苦咽干，腹满微喘，发热恶寒，脉浮而紧，若下之，则腹满小便难也。

---

① 不更衣：即不大便。

② 外证：阳明病里热实证，反映于外的症状，称为外证。

阳明病，若能食，名中风；不能食，名中寒。

阳明病，若中寒者，不能食，小便不利，手足濈然汗出，此欲作固瘕，必大便初鞕后溏。所以然者，以胃中冷，水谷不别故也。

阳明病，初欲食，小便反不利，大便自调，其人骨节疼，翕翕如有热状，奄然发狂，濈然汗出而解者，此水不胜谷气，与汗共并，脉紧则愈。

阳明病，欲解时，从申至戌上。

阳明病，不能食，攻其热必哕。所以然者，胃中虚冷故也。以其人本虚，攻其热必哕。

阳明病，脉迟，食难用饱，饱则微烦头眩，必小便难，此欲作谷瘅。虽下之，腹满如故。所以然者，脉迟故也。

阳明病，法多汗，反无汗，其身如虫行皮中状者，此以久虚故也。

阳明病，反无汗，而小便利，二三日呕而咳，手足厥者，必苦头痛。若不咳不呕，手足不厥者，头不痛。一云冬阳明。

阳明病，但头眩不恶寒，故能食而咳，其人咽必痛。若不咳者，咽不痛。一云冬阳明。

阳明病，无汗，小便不利，心中懊憹者，身必发黄。

阳明病，被火，额上微汗出，而小便不利者，必发黄。

阳明病，脉浮而紧者，必潮热，发作有时，但浮者，必盗汗出。

阳明病，口燥但欲漱水，不欲咽者，此必衄。

阳明病，本自汗出，医更重发汗，病已差，尚微烦不了了者，此必大便鞕故也。以亡津液，胃中干燥，故令大便鞕。当问其小便日几行，若本小便日三四行，今日再行，故知大便不久出。今为小便数少，以津液当还入胃中，故知不久必大便也。

伤寒呕多，虽有阳明证，不可攻之。

阳明病，心下鞕满者，不可攻之。攻之利遂不止者死，利止者愈。

阳明病，面合色赤，不可攻之，必发热。色黄者，小便不利也。

阳明病，不吐不下，心烦者，可与调胃承气汤。方一。

甘草二两（炙）　芒硝半升　大黄四两（清酒洗）

上三味，切，以水三升，煮二物至一升，去滓，内芒硝，更上微火一二沸，温顿服之，以调胃气。

阳明病，脉迟，虽汗出不恶寒者，其身必重，短气，腹满而喘，有潮热者，此外欲解，可攻里也。手足濈然汗出者，此大便已鞕也，大承气汤主之。若汗多，微发热恶寒者，外未解也，一法与桂枝汤，其热不潮，未可与承气汤。若腹大满不通者，可与小承气汤，微和胃气，勿令至大泄下。大承气汤。方二。

大黄四两（酒洗）　厚朴半斤（炙，去皮）　枳实五枚（炙）　芒硝三合

上四味，以水一斗，先煮二物，取五升，去滓，内大黄，更煮取二升，去滓，内芒硝，更上微火一两沸，分温再服，得下，余勿服。

小承气汤方

大黄四两　厚朴二两（炙，去皮）　枳实三枚（大者，炙）

上三味，以水四升，煮取一升二合，去滓，分温二服。初服汤当更衣，不尔者，尽饮之，若更衣者，勿服之。

阳明病，潮热，大便微鞕者，可与大承气汤；不鞕者，不可与之。若不大便六七日，恐有燥屎，欲知之法，少与小承气汤，汤入腹中，转失气者，此有燥屎也，乃可攻之。若不转失气者，此但初头鞕，后必溏，不可攻之，攻之必胀满不能食也。欲饮水者，与水则哕。其后发热者，必大便复鞕而少也，以小承气汤和之。不转失气者，慎不可攻也。小承气汤。三。用前第二方。

夫实则谵语，虚则郑声。郑声者，重语也。直视谵语，喘满者死，下利者亦死。

发汗多，若重发汗者，亡其阳。谵语，脉短者死，脉自和者不死。

伤寒若吐若下后不解，不大便五六日，上至十余日，日晡所发潮热，不恶寒，独语如见鬼状。若剧者，发则不识人，循衣摸床，惕而不安（一云顺衣妄撮），怵惕不安，微喘直视，脉弦者生，涩者死。微者，但发热谵语者，大承气汤主之。若一服利，则止后服。四。用前第二方。

阳明病，其人多汗，以津液外出，胃中燥，大便必鞕，鞕则谵语，小承气汤主之。若一服谵语止者，更莫复服。五。用前第二方。

阳明病，谵语发潮热，脉滑而疾者，小承气汤主之。因与承气汤一升，腹中转气者，更服一升，若不转气者，勿更与之。明日又不大便，脉反微涩者，里虚也，为难治，不可更与承气汤也。六。用前第二方。

阳明病，谵语有潮热，反不能食者，胃中必有燥屎五六枚也。若能食者，但鞕耳，宜大承气汤下之。七。用前第二方。

阳明病，下血谵语者，此为热入血室，但头汗出者，刺期门，随其实而泻之，濈然汗出则愈。

汗（一作卧）出谵语者，以有燥屎在胃中，此为风也，须下者，过经乃

可下之。下之若早，语言必乱，以表虚里实故也。下之愈，宜大承气汤。八。用前第二方，一云大柴胡汤。

伤寒四五日，脉沉而喘满，沉为在里，而反发其汗，津液越出，大便为难，表虚里实，久则谵语。

三阳合病，腹满身重，难以转侧，口不仁①，面垢②（又作枯，一云向经），谵语遗尿，发汗则谵语，下之则额上生汗，手足逆冷。若自汗出者，白虎汤主之。方九。

知母六两　石膏一斤（碎）　甘草二两（炙）　粳米六合

上四味，以水一斗，煮米熟，汤成去滓。温服一升，日三服。

二阳并病，太阳证罢，但发潮热，手足漐漐汗出，大便难而谵语者，下之则愈，宜大承气汤。十。用前第二方。

阳明病，脉浮而紧，咽燥口苦，腹满而喘，发热汗出，不恶寒反恶热，身重。若发汗则躁，心愦愦（公对切反）谵语。若加温针，必怵惕烦躁不得眠。若下之，则胃中空虚，客气动膈，心中懊侬，舌上胎者，栀子豉汤主之。方十一。

肥栀子十四枚（擘）　香豉四合（绵裹）

上二味，以水四升，煮栀子，取二升半，去滓，内豉，更煮取一升半，去滓。分二服，温进一服，得快吐者，止后服。

若渴欲饮水，口干舌燥者，白虎加人参汤主之。方十二。

知母六两　石膏一斤（碎）　甘草二两（炙）　粳米六合　人参三两

上五味，以水一斗，煮米熟，汤成去滓。温服一升，日三服。

若脉浮发热，渴欲饮水，小便不利者，猪苓汤主之。方十三。

猪苓（去皮）　茯苓　泽泻　阿胶　滑石（碎）各一两

上五味，以水四升，先煮四味，取二升，去滓，内阿胶烊消，温服七合，日三服。

阳明病，汗出多而渴者，不可与猪苓汤，以汗多胃中燥，猪苓汤复利其小便故也。

脉浮而迟，表热里寒，下利清谷者，四逆汤主之。方十四。

甘草二两（炙）　干姜一两半　附子一枚（生用，去皮，破八片）

上三味，以水三升，煮取一升二合，去滓，分温二服。强人可大附子一

---

① 口不仁：口中感觉失常，食不知味，语言不利。

② 面垢：面部如蒙油上后，此因阳明热注，火气上熏所致。

枚，干姜三两。

若胃中虚冷，不能食者，饮水则哕。

脉浮发热，口干鼻燥，能食者则衄。

阳明病，下之，其外有热，手足温，不结胸，心中懊侬，饥不能食，但头汗出者，栀子豉汤主之。十五。用前第十一方。

阳明病，发潮热，大便溏，小便自可，胸胁满不去者，与小柴胡汤。方十六。

柴胡半斤　黄芩三两　人参三两　半夏半升（洗）　甘草三两（炙）　生姜三两（切）　大枣十二枚（擘）

上七味，以水一斗二升，煮取六升，去滓，再煎取三升。温服一升，日三服。

阳明病，胁下鞕满，不大便而呕，舌上白胎者，可与小柴胡汤。上焦得通，津液得下，胃气因和，身濈然汗出而解。十七。用上方。

阳明中风，脉弦浮大而短气，腹都满，胁下及心痛，久按之气不通，鼻干不得汗，嗜卧，一身及目悉黄，小便难，有潮热，时时哕，耳前后肿，刺之小差，外不解，病过十日，脉续浮者，与小柴胡汤。十八。用上方。

脉但浮，无余证者，与麻黄汤。若不尿，腹满加哕者，不治。麻黄汤。方十九。

麻黄三两（去节）　桂枝二两（去皮）　甘草一两（炙）　杏仁七十个（去皮尖）

上四味，以水九升，煮麻黄，减二升，去白沫，内诸药，煮取二升半，去滓。温服八合，覆取微似汗。

阳明病，自汗出，若发汗，小便自利者，此为津液内竭，虽鞕不可攻下之，当须自欲大便，宜蜜煎导而通之。若土瓜根及大猪胆汁，皆可为导。二十。

蜜煎方

食蜜七合

上一味，于铜器内，微火煎，当须凝如饴状，搅之勿令焦著，欲可丸，并手捻作挺，令头锐，大如指，长二寸许。当热时急作，冷则鞕。以内谷道中，以手急抱，欲大便时乃去之。疑非仲景意，已试甚良。

又大猪胆一枚，泻汁，和少许法醋，以灌谷道内，如一食顷，当大便出宿食恶物，甚效。

阳明病，脉迟，汗出多，微恶寒者，表未解也，可发汗，宜桂枝汤。二十一。

桂枝三两（去皮）　芍药三两　生姜三两　甘草二两（炙）　大枣十二枚（擘）

上五味，以水七升，煮取三升，去滓，温服一升，须臾啜热稀粥一升，以助药力取汗。

阳明病，脉浮，无汗而喘者，发汗则愈，宜麻黄汤。二十二。用前第十九方。

阳明病，发热汗出者，此为热越①，不能发黄也。但头汗出，身无汗，剂颈而还，小便不利，渴引水浆②者，此为瘀热在里，身必发黄，茵陈蒿汤主之。方二十三。

茵陈蒿六两　栀子十四枚（擘）　大黄二两（去皮）

上三味，以水一斗二升，先煮茵陈，减六升，内二味，煮取三升，去滓，分三服。小便当利，尿如皂荚汁状，色正赤，一宿腹减，黄从小便去也。

阳明证，其人喜忘者，必有蓄血。所以然者，本有久瘀血，故令喜忘。屎虽鞕，大便反易，其色必黑者，宜抵当汤下之。方二十四。

水蛭（熬）　虻虫（去翅足，熬）各三十个　大黄三两（酒洗）　桃仁二十个（去皮尖及两人者）

上四味，以水五升，煮取三升，去滓，温服一升，不下更服。

阳明病，下之，心中懊憹而烦，胃中有燥屎者，可攻。腹微满，初头鞕，后必溏，不可攻之。若有燥屎者，宜大承气汤。方二十五。用前第二方。

病人不大便五六日，绕脐痛，烦躁，发作有时者，此有燥屎，故使不大便也。

病人烦热，汗出则解，又如疟状，日晡所发热者，属阳明也。脉实者，宜下之；脉浮虚者，宜发汗。下之与大承气汤，发汗宜桂枝汤。二十六。大承气汤用前第二方，桂枝汤用前第二十一方。

大下后，六七日不大便，烦不解，腹满痛者，此有燥屎也。所以然者，本有宿食故也，宜大承气汤。二十七。用前第二方。

病人小便不利，大便乍难乍易，时有微热，喘冒（一作怫郁）不能卧者，有燥屎也，宜大承气汤。二十八。用前第二方。

食谷欲呕，属阳明也，吴茱萸汤主之。得汤反剧者，属上焦也。吴茱萸汤。方二十九。

---

① 热越：热邪向外发越。

② 水浆：泛指饮料，如水、果汁、蔗浆之类。

吴茱萸一升（洗）　人参三两　生姜六两（切）　大枣十二枚（擘）

上四味，以水七升，煮取二升，去滓，温服七合，日三服。

太阳病，寸缓关浮尺弱，其人发热汗出，复恶寒，不呕，但心下痞者，此以医下之也。如其不下者，病人不恶寒而渴者，此转属阳明也。小便数者，大便必鞕，不更衣十日，无所苦也。渴欲饮水，少少与之，但以法救之。渴者，宜五苓散。方三十。

猪苓（去皮）　白术　茯苓各十八铢　泽泻一两六铢　桂枝半两（去皮）

上五味，为散，白饮和服方寸匕，日三服。

脉阳微而汗出少者，为自和（一作如）也，汗出多者，为太过。阳脉实，因发其汗，出多者，亦为太过。太过者，为阳绝于里，亡津液，大便因鞕也。

脉浮而芤，浮为阳，芤为阴，浮芤相抟，胃气生热，其阳则绝。

趺阳脉浮而涩，浮则胃气强，涩则小便数，浮涩相抟，大便则鞕，其脾为约，麻子仁丸主之。方三十一。

麻子仁二升　芍药半斤　枳实半斤（炙）　大黄一斤（去皮）　厚朴一尺（炙，去皮）　杏仁一升（去皮尖，熬，别作脂）

上六味，蜜和丸如梧桐子大，饮服十丸，日三服，渐加，以知为度。

太阳病三日，发汗不解，蒸蒸发热者，属胃也，调胃承气汤主之。方三十二。用前第一方。

伤寒吐后，腹胀满者，与调胃承气汤。三十三。用前第一方。

太阳病，若吐若下若发汗后，微烦，小便数，大便因鞕者，与小承气汤和之，愈。三十四。用前第二方。

得病二三日，脉弱，无太阳柴胡证，烦躁，心下鞕，至四五日，虽能食，以小承气汤，少少与，微和之，令小安，至六日，与承气汤一升。若不大便六七日，小便少者，虽不受食（一云不大便），但初头鞕，后必溏，未定成鞕，攻之必溏；须小便利，屎定鞕，乃可攻之，宜大承气汤。三十五。用前第二方。

伤寒六七日，目中不了了①，睛不和②，无表里证，大便难，身微热者，此为实也，急下之，宜大承气汤。三十六。用前第二方。

阳明病，发热汗多者，急下之，宜大承气汤。三十七。用前第二方。一云大柴胡汤。

---

① 目中不了了：视物不清。

② 睛不和：眼球转动不灵活。

发汗不解，腹满痛者，急下之，宜大承气汤。三十八。用前第二方。

腹满不减，减不足言，当下之，宜大承气汤。三十九。用前第二方。

阳明少阳合病，必下利，其脉不负者，为顺也。负者，失也，互相克贼，名为负也。脉滑而数者，有宿食也，当下之，宜大承气汤。四十。用前第二方。

病人无表里证，发热七八日，虽脉浮数者，可下之。假令已下，脉数不解，合热则消谷喜饥，至六七日不大便者，有瘀血，宜抵当汤。四十一。用前第二十四方。

若脉数不解，而下不止，必协热便脓血也。

伤寒发汗已，身目为黄，所以然者，以寒湿（一作温）在里不解故也，以为不可下也，于寒湿中求之。

伤寒七八日，身黄如橘子色，小便不利，腹微满者，茵陈蒿汤主之。四十二。用前第二十三方。

伤寒身黄发热，栀子柏皮汤主之。方四十三。

肥栀子十五个（擘）　甘草一两（炙）　黄柏二两

上三味，以水四升，煮取一升半，去滓，分温再服。

伤寒瘀热在里，身必黄，麻黄连轺赤小豆汤主之。方四十四。

麻黄二两（去节）　连轺二两（连翘根是）　杏仁四十个（去皮尖）　赤小豆一升　大枣十二枚（擘）　生梓白皮一升（切）　生姜二两（切）　甘草二两（炙）

上八味，以潦水一斗，先煮麻黄再沸，去上沫，内诸药，煮取三升，去滓，分温三服，半日服尽。

辨少阳病脉证并治第九

方一首，并见三阳合病法

少阳之为病，口苦、咽干、目眩也。

少阳中风，两耳无所闻，目赤，胸中满而烦者，不可吐下，吐下则悸而惊。

伤寒，脉弦细，头痛发热者，属少阳。少阳不可发汗，发汗则谵语，此属胃，胃和则愈，胃不和，烦而悸（一云躁）。

本太阳病不解，转入少阳者，胁下鞕满，干呕不能食，往来寒热，尚未吐下，脉沉紧者，与小柴胡汤。方一。

柴胡八两　人参三两　黄芩三两　甘草三两（炙）　半夏半升（洗）　生姜三两（切）　大枣十二枚（擘）

上七味，以水一斗二升，煮取六升，去滓，再煎取三升。温服一升，日三服。

若已吐下，发汗，温针，谵语，柴胡汤证罢，此为坏病。知犯何逆，以法治之。

三阳合病，脉浮大，上关上，但欲眠睡，目合则汗。

伤寒六七日，无大热，其人躁烦者，此为阳去入阴故也。

伤寒三日，三阳为尽，三阴当受邪，其人反能食而不呕，此为三阴不受邪也。

伤寒三日，少阳脉小者，欲已也。

少阳病，欲解时，从寅至辰上。

卷　六

辨太阴病脉证并治第十

合三法，方三首

太阴之为病，腹满而吐，食不下，自利益甚，时腹自痛。若下之，必胸下结鞕。

太阴中风，四肢烦疼，阳微阴涩而长者，为欲愈。

太阴病，欲解时，从亥至丑上。

太阴病，脉浮者，可发汗，宜桂枝汤。方一。

桂枝三两（去皮）　芍药三两　甘草二两（炙）　生姜三两（切）　大枣十二枚（擘）

上五味，以水七升，煮取三升，去滓，温服一升。须臾啜热稀粥一升，以助药力，温覆取汗。

自利不渴者，属太阴，以其脏有寒[①]故也，当温之，宜服四逆辈[②]。二。

伤寒脉浮而缓，手足自温者，系在太阴。太阴当发身黄，若小便自利者，不能发黄。至七八日，虽暴烦下利日十余行，必自止，以脾家实，腐秽当去故也。

本太阳病，医反下之，因尔腹满时痛者，属太阴也，桂枝加芍药汤主之。大实痛者，桂枝加大黄汤主之。三。

桂枝加芍药汤方

桂枝三两（去皮）　芍药六两　甘草二两（炙）　大枣十二枚（擘）　生姜三两（切）

上五味，以水七升，煮取三升，去滓，温分三服。本云桂枝汤，今加芍药。

---

① 脏有寒：指肝脏虚寒。

② 四逆辈：指四逆汤、理中汤一类方剂。

桂枝加大黄汤方

桂枝三两（去皮）　大黄二两　芍药六两　生姜三两（切）　甘草二两（炙）　大枣十二枚（擘）

上六味，以水七升，煮取三升，去滓。温服一升，日三服。

太阴为病，脉弱，其人续自便利，设当行大黄芍药者，宜减之，以其人胃气弱，易动故也。下利者，先煎芍药三沸。

辨少阴病脉证并治第十一

合二十三法，方一十九首

少阴之为病，脉微细，但欲寐也。

少阴病，欲吐不吐，心烦，但欲寐，五六日自利而渴者，属少阴也，虚故引水自救。若小便色白者，少阴病形悉具。小便白①者，以下焦虚有寒，不能制水，故令色白也。

病人脉阴阳俱紧，反汗出者，亡阳也，此属少阴，法当咽痛而复吐利。

少阴病，咳而下利谵语者，被火气劫故也，小便必难，以强责少阴汗也。

少阴病，脉细沉数，病为在里，不可发汗。

少阴病，脉微，不可发汗，亡阳故也。阳已虚，尺脉弱涩者，复不可下之。

少阴病，脉紧，至七八日，自下利，脉暴微，手足反温，脉紧反去者，为欲解也，虽烦下利，必自愈。

少阴病，下利，若利自止，恶寒而蜷卧，手足温者，可治。

少阴病，恶寒而蜷，时自烦，欲去衣被者，可治。

少阴中风，脉阳微阴浮者，为欲愈。

少阴病，欲解时，从子至寅上。

少阴病，吐利，手足不逆冷，反发热者，不死。脉不至者至（一作足），灸少阴七壮。

少阴病，八九日，一身手足尽热者，以热在膀胱，必便血也。

少阴病，但厥无汗，而强发之，必动其血，未知从何道出，或从口鼻，或从目出者，是名下厥上竭，为难治。

少阴病，恶寒，身蜷而利，手足逆冷者，不治。

---

① 小便白：即小便清长。

少阴病，吐利躁烦，四逆者死。

少阴病，下利止而头眩，时时自冒者死。

少阴病，四逆，恶寒而身蜷，脉不至，不烦而躁者死（一作吐利而躁逆者死）。

少阴病，六七日，息高①者死。

少阴病，脉微细沉，但欲卧，汗出不烦，自欲吐，至五六日自利，复烦躁，不得卧寐者死。

少阴病，始得之，反发热脉沉者，麻黄细辛附子汤主之。方一。

麻黄二两（去节）　细辛二两　附子一枚（炮，去皮，破八片）

上三味，以水一斗，先煮麻黄，减二升，去上沫，内诸药，煮取三升，去滓，温服一升，日三服。

少阴病，得之二三日，麻黄附子甘草汤，微发汗。以二三日无证，故微发汗也。方二。

麻黄二两（去节）　甘草二两（炙）　附子一枚（炮，去皮，破八片）

上三味，以水七升，先煮麻黄一两沸，去上沫，内诸药，煮取三升，去滓，温服一升，日三服。

少阴病，得之二三日以上，心中烦，不得卧，黄连阿胶汤主之。方三。

黄连四两　黄芩二两　芍药二两　鸡子黄二枚　阿胶三两（一云三挺）

上五味，以水六升，先煮三物，取二升，去滓，内胶烊尽，小冷，内鸡子黄，搅令相得，温服七合，日三服。

少阴病，得之一二日，口中和，其背恶寒者，当灸之，附子汤主之。方四。

附子二枚（炮，去皮，破八片）　茯苓三两　人参二两　白术四两　芍药三两

上五味，以水八升，煮取三升，去滓，温服一升，日三服。

少阴病，身体痛，手足寒，骨节痛，脉沉者，附子汤主之。五。用前第四方。

少阴病，下利便脓血者，桃花汤主之。方六。

赤石脂一斤（一半全用，一半筛末）　干姜一两　粳米一升

上三味，以水七升，煮米令熟，去滓，温服七合，内赤石脂末方寸匕，日三服。若一服愈，余勿服。

---

① 息高：指吸气不能下达，呼吸表浅，为肾不纳气的表现。

少阴病，二三日至四五日腹痛，小便不利，下利不止，便脓血者，桃花汤主之。七。用前第六方。

少阴病，下利便脓血者，可刺。

少阴病，吐利，手足逆冷，烦躁欲死者，吴茱萸汤主之。方八。

吴茱萸一升　人参二两　生姜六两（切）　大枣十二枚（擘）

上四味，以水七升，煮取二升，去滓，温服七合，日三服。

少阴病，下利，咽痛，胸满，心烦，猪肤汤主之。方九。

猪肤一斤

上一味，以水一斗，煮取五升，去滓，加白蜜一升，白粉五合熬香，和令相得，温分六服。

少阴病，二三日，咽痛者，可与甘草汤，不差，与桔梗汤。十。

甘草汤方

甘草二两

上一味，以水三升，煮取一升半，去滓，温服七合，日二服。

桔梗汤方

桔梗一两　甘草二两

上二味，以水三升，煮取一升，去滓，温分再服。

少阴病，咽中伤，生疮，不能语言，声不出者，苦酒汤主之。方十一。

半夏（洗，破如枣核）十四枚　鸡子一枚（去黄，内上苦酒，着鸡子壳中）

上二味，内半夏，著苦酒中，以鸡子壳置刀环中，安火上，令三沸，去滓，少少含咽之，不差，更作三剂。

少阴病，咽中痛，半夏散及汤主之。方十二。

半夏（洗）　桂枝（去皮）　甘草（炙）

上三味，等分，各别捣筛已，合治之，白饮和服方寸匕，日三服。若不能散服者，以水一升，煎七沸，内散两方寸匕，更煮三沸，下火，令小冷，少少咽之。半夏有毒，不当散服。

少阴病，下利，白通汤主之。方十三。

葱白四茎　干姜一两　附子一枚（生，去皮，破八片）

上三味，以水三升，煮取一升，去滓，分温再服。

少阴病，下利脉微者，与白通汤。利不止，厥逆无脉，干呕烦者，白通加猪胆汁汤主之。服汤脉暴出者死，微续者生。白通加猪胆汤。方十四。白通汤用上方。

葱白四茎　干姜一两　附子一枚（生，去皮，破八片）　人尿五合　猪胆汁一合

上五味，以水三升，煮取一升，去滓，内胆汁、人尿，和令相得，分温再服。若无胆，亦可用。

少阴病，二三日不已，至四五日，腹痛，小便不利，四肢沉重疼痛，自下利者，此为有水气，其人或咳，或小便利，或下利，或呕者，真武汤主之。方十五。

茯苓三两　芍药三两　白术二两　生姜三两（切）　附子一枚（炮，去皮，破八片）

上五味，以水八升，煮取三升，去滓，温服七合，日三服。若咳者，加五味子半升，细辛一两，干姜一两；若小便利者，去茯苓；若下利者，去芍药，加干姜二两；若呕者，去附子，加生姜，足前为半斤。

少阴病，下利清谷，里寒外热，手足厥逆，脉微欲绝，身反不恶寒，其人面色赤，或腹痛，或干呕，或咽痛，或利止脉不出者，通脉四逆汤主之。方十六。

甘草二两（炙）　附子大者一枚（生用，去皮，破八片）　干姜三两（强人可四两）

上三味，以水三升，煮取一升二合，去滓，分温再服，其脉即出者愈。面色赤者，加葱九茎；腹中痛者，去葱，加芍药二两；呕者，加生姜二两；咽痛者，去芍药，加桔梗一两；利止脉不出者，去桔梗，加人参二两。病皆与方相应者，乃服之。

少阴病，四逆，其人或咳或悸，或小便不利，或腹中痛，或泄利下重者，四逆散主之。方十七。

甘草（炙）　枳实（破，水渍，炙干）　柴胡　芍药

上四味，各十分，捣筛，白饮和服方寸匕，日三服。咳者，加五味子、干姜各五分，并主下利；悸者，加桂枝五分；小便不利者，加茯苓五分；腹中痛者，加附子一枚，炮令坼；泄利下重者，先以水五升煮薤白三升。煮取三升，去滓，以散三方寸匕内汤中，煮取一升半，分温再服。

少阴病，下利六七日，咳而呕渴，心烦不得眠者，猪苓汤主之。方十八。

猪苓（去皮）　茯苓　阿胶　泽泻　滑石各一两

上五味，以水四升，先煮四物，取二升，去滓，内阿胶烊尽，温服七合，日三服。

少阴病，得之二三日，口燥咽干者，急下之，宜大承气汤。方十九。

枳实五枚（炙）　厚朴半斤（去皮，炙）　大黄四两（酒洗）　芒硝三合

上四味，以水一斗，先煮二味，取五升，去滓，内大黄，更煮取二升，去滓，内芒硝，更上火令一两沸，分温再服。一服得利，止后服。

少阴病，自利清水，色纯青，心下必痛，口干燥者，可下之，宜大承气汤。二十。用前第十九方。一法用大柴胡。

少阴病，六七日，腹胀不大便者，急下之，宜大承气汤。二十一。用前第十九方。

少阴病，脉沉者，急温之，宜四逆汤。方二十二。

甘草二两（炙）　干姜一两半　附子一枚（生用，去皮，破八片）

上三味，以水三升，煮取一升二合，去滓，分温再服。强人可大附子一枚，干姜三两。

少阴病，饮食入口则吐，心中温温欲吐，复不能吐。始得之，手足寒，脉弦迟者，此胸中实，不可下也，当吐之。若膈上有寒饮，干呕者，不可吐也，当温之，宜四逆汤。二十三。方依上法。

少阴病，下利，脉微涩，呕而汗出，必数更衣，反少者，当温其上，灸之。《脉经》云：灸厥阴，可五十壮。

辨厥阴病脉证并治第十二

厥利呕哕附，合一十九法，方一十六首

厥阴之为病，消渴，气上撞心，心中疼热，饥而不欲食，食则吐蛔。下之利不止。

厥阴中风，脉微浮为欲愈，不浮为未愈。

厥阴病，欲解时，从丑至卯上。

厥阴病，渴欲饮水者，少少与之愈。

诸四逆厥者，不可下之，虚家亦然。

伤寒，先厥后发热而利者，必自止，见厥复利。

伤寒始发热六日，厥反九日而利。凡厥利者，当不能食，今反能食者，恐为除中①（一云消中）。食以索饼，不发热者，知胃气尚在，必愈，恐暴热来出而复去也。后日脉之，其热续在者，期之旦日夜半愈。所以然者，本发热六日，

---

① 除中：证候名，中气败绝亡危候。表现为证情危殆而反思饮食。

厥反九日，复发热三日，并前六日，亦为九日，与厥相应，故期之旦日夜半愈。后三日脉之，而脉数，其热不罢者，此为热气有余，必发痈脓也。

伤寒脉迟六七日，而反与黄芩汤彻其热①。脉迟为寒，今与黄芩汤，复除其热，腹中应冷，当不能食，今反能食，此名除中，必死。

伤寒先厥后发热，下利必自止，而反汗出，咽中痛者，其喉为痹。发热无汗，而利必自止，若不止，必便脓血，便脓血者，其喉不痹。

伤寒一二日至四五日厥者，必发热。前热者，后必厥；厥深者，热亦深；厥微者，热亦微。厥应下之，而反发汗者，必口伤烂赤。

伤寒病，厥五日，热亦五日，设六日当复厥，不厥者自愈。厥终不过五日，以热五日，故知自愈。

凡厥者，阴阳气不相顺接，便为厥。厥者，手足逆冷者是也。

伤寒脉微而厥，至七八日肤冷，其人躁，无暂安时者，此为脏厥，非蛔厥也。蛔厥者，其人当吐蛔。令病者静，而复时烦者，此为脏寒。蛔上入其膈，故烦，须臾复止，得食而呕，又烦者，蛔闻食臭出，其人常自吐蛔。蛔厥者，乌梅丸主之。又主久利。方一。

乌梅三百枚　细辛六两　干姜十两　黄连十六两　当归四两　附子六两（炮，去皮）　蜀椒四两（出汗）　桂枝六两（去皮）　人参六两　黄柏六两

上十味，异捣筛，合治之，以苦酒渍乌梅一宿，去核，蒸之五斗米下，饭熟捣成泥，和药令相得，内臼中，与蜜杵二千下，丸如梧桐子大，先食饮服十丸，日三服，稍加至二十丸，禁生冷滑物臭食等。

伤寒热少微厥，指（一作稍）头寒，嘿嘿不欲食，烦躁，数日小便利，色白者，此热除也，欲得食，其病为愈。若厥而呕，胸胁烦满者，其后必便血。

病者手足厥冷，言我不结胸，小腹满，按之痛者，此冷结在膀胱关元也。

伤寒发热四日，厥反三日，复热四日，厥少热多者，其病当愈。四日至七日，热不除者，必便脓血。

伤寒厥四日，热反三日，复厥五日，其病为进。寒多热少，阳气退，故为进也。

伤寒六七日，脉微，手足厥冷，烦躁，灸厥阴，厥不还者，死。

伤寒发热，下利厥逆，躁不得卧者，死。

伤寒发热，下利至甚，厥不止者，死。

---

① 彻其热：除其热。

伤寒六七日，不利，便发热而利，其人汗出不止者，死。有阴无阳故也。

伤寒五六日，不结胸，腹濡，脉虚复厥者，不可下，此亡血，下之死。

发热而厥，七日下利者，为难治。

伤寒脉促，手足厥逆，可灸之。促，一作纵。

伤寒脉滑而厥者，里有热，白虎汤主之。方二。

知母六两　石膏一斤（碎，绵裹）　甘草二两（炙）　粳米六合

上四味，以水一斗，煮米熟，汤成去滓，温服一升，日三服。

手足厥寒，脉细欲绝者，当归四逆汤主之。方三。

当归三两　桂枝三两（去皮）　芍药三两　细辛三两　甘草二两（炙）　通草二两　大枣二十五枚（擘。一法，十二枚）

上七味，以水八升，煮取三升，去滓，温服一升，日三服。

若其人内有久寒者，宜当归四逆加吴茱萸生姜汤。方四。

当归三两　芍药三两　甘草二两（炙）　通草二两　桂枝三两（去皮）　细辛三两　生姜半斤（切）　吴茱萸二升　大枣二十五枚（擘）

上九味，以水六升，清酒六升，和煮取五升，去滓，温分五服。一方，水酒各四升。

大汗出，热不去，内拘急，四肢疼，又下利厥逆而恶寒者，四逆汤主之。方五。

甘草二两（炙）　干姜一两半　附子一枚（生用，去皮，破八片）

上三味，以水三升，煮取一升二合，去滓，分温再服。若强人可用大附子一枚，干姜三两。

大汗，若大下利，而厥冷者，四逆汤主之。六。用前第五方。

病人手足厥冷，脉乍紧者，邪结在胸中，心下满而烦，饥不能食者，病在胸中，当须吐之，宜瓜蒂散。方七。

瓜蒂　赤小豆

上二味，各等分，异捣筛，合内臼中，更治之，别以香豉一合，用热汤七合，煮作稀糜，去滓，取汁，和散一钱匕，温顿服之。不吐者，少少加，得快吐乃止。诸亡血虚家，不可与瓜蒂散。

伤寒厥而心下悸，宜先治水，当服茯苓甘草汤，却治其厥；不尔，水渍入胃，必作利也。茯苓甘草汤。方八。

茯苓二两　甘草一两（炙）　生姜三两（切）　桂枝二两（去皮）

上四味，以水四升，煮取二升，去滓，分温三服。

伤寒六七日，大下后，寸脉沉而迟，手足厥逆，下部脉不至，喉咽不利，

唾脓血，泄利不止者，为难治。麻黄升麻汤主之。方九。

麻黄二两半（去节） 升麻一两一分 当归一两一分 知母十八铢 黄芩十八铢 葳蕤十八铢（一作菖蒲） 芍药六铢 天门冬六铢（去心） 桂枝六铢（去皮） 茯苓六铢 甘草六铢（炙） 石膏六铢（碎，绵裹） 白术六铢 干姜六铢

上十四味，以水一斗，先煮麻黄一两沸，去上沫，内诸药，煮取三升，去滓，分温三服，相去如炊三斗米顷，令尽汗出愈。

伤寒四五日，腹中痛，若转气下趣少腹者，此欲自利也。

伤寒本自寒下，医复吐下之，寒格①更逆吐下，若食入口即吐，干姜黄芩黄连人参汤主之。方十。

干姜 黄芩 黄连 人参各三两

上四味，以水六升，煮取二升，去滓，分温再服。

下利，有微热而渴，脉弱者，今自愈。

下利，脉数，有微热汗出，今自愈，设复紧，为未解。一云设脉浮复紧。

下利，手足厥冷，无脉者，灸之不温，若脉不还，反微喘者，死。少阴负趺阳者，为顺也。

下利，寸脉反浮数，尺中自涩者，必清脓血。

下利清谷，不可攻表，汗出必胀满。

下利，脉沉弦者，下重也；脉大者为未止；脉微弱数者，为欲自止，虽发热，不死。

下利，脉沉而迟，其人面少赤，身有微热，下利清谷者，必郁冒汗出而解，病人必微厥。所以然者，其面戴阳，下虚故也。

下利，脉数而渴者，今自愈。设不差，必清脓血，以有热故也。

下利后脉绝，手足厥冷，晬时脉还，手足温者，生，脉不还者，死。

伤寒下利，日十余行，脉反实者，死。

下利清谷，里寒外热，汗出而厥者，通脉四逆汤主之。方十一。

甘草二两（炙） 附子大者一枚（生，去皮，破八片） 干姜三两（强人可四两）

上三味，以水三升，煮取一升二合，去滓，分温再服，其脉即出者愈。

热利下重者，白头翁汤主之。方十二。

白头翁二两 黄柏三两 黄连三两 秦皮三两

---

① 寒格：指下寒与上热相格拒。

上四味，以水七升，煮取二升，去滓，温服一升，不愈，更服一升。

下利腹胀满，身体疼痛者，先温其里，乃攻其表。温里宜四逆汤，攻表宜桂枝汤。十三。四逆汤用前第五方。

桂枝汤方

桂枝三两（去皮）　芍药三两　甘草二两（炙）　生姜三两（切）　大枣十二枚（擘）

上五味，以水七升，煮取三升，去滓，温服一升，须臾啜热稀粥一升，以助药力。

下利欲饮水者，以有热故也，白头翁汤主之。十四。用前第十二方。

下利谵语者，有燥屎也，宜小承气汤。方十五。

大黄四两（酒洗）　枳实三枚（炙）　厚朴二两（去皮，炙）

上三味，以水四升，煮取一升二合，去滓，分二服。初一服，谵语止，若更衣者，停后服，不尔尽服之。

下利后更烦，按之心下濡者，为虚烦也，宜栀子豉汤。方十六。

肥栀子十四个（擘）　香豉四合（绵裹）

上二味，以水四升，先煮栀子，取二升半，内豉，更煮取一升半，去滓，分再服。一服得吐，止后服。

呕家有痈脓者，不可治呕，脓尽自愈。

呕而脉弱，小便复利，身有微热，见厥者难治，四逆汤主之。十七。用前第五方。

干呕，吐涎沫，头痛者，吴茱萸汤主之。方十八。

吴茱萸一升（汤洗七遍）　人参三两　大枣十二枚（擘）　生姜六两（切）

上四味，以水七升，煮取二升，去滓，温服七合，日三服。

呕而发热者，小柴胡汤主之。方十九。

柴胡八两　黄芩三两　人参三两　甘草三两（炙）　生姜三两（切）　半夏半升（洗）　大枣十二枚（擘）

上七味，以水一斗二升，煮取六升，去滓，更煎取三升，温服一升，日三服。

伤寒大吐大下之，极虚，复极汗者，其人外气怫郁，复与之水，以发其汗，因得哕。所以然者，胃中寒冷故也。

伤寒哕而腹满，视其前后，知何部不利，利之即愈。

卷　七

辨霍乱病脉证并治第十三

合六法，方六首

问曰：病有霍乱者，何？答曰：呕吐而利，此名霍乱。

问曰：病发热头痛，身疼恶寒吐利者，此属何病？答曰：此名霍乱。霍乱自吐下，又利止，复更发热也。

伤寒，其脉微涩者，本是霍乱，今是伤寒，却四五日至阴经，上转入阴，必利，本呕下利者，不可治也。欲似大便，而反失气，仍不利者，此属阳明也，便必鞕，十三日愈。所以然者，经尽故也。下利后，当便鞕，鞕则能食者愈。今反不能食，到后经中，颇能食，复过一经能食，过之一日当愈，不愈者，不属阳明也。

恶寒，脉微（一作缓）而复利，利止亡血也，四逆加人参汤主之。方一。

甘草二两（炙）　附子一枚（生，去皮，破八片）　干姜一两半　人参一两

上四味，以水三升，煮取一升二合，去滓，分温再服。

霍乱，头痛发热，身疼痛，热多欲饮水者，五苓散主之；寒多不用水者，理中丸主之。二。

五苓散方

猪苓（去皮）　白术　茯苓各十八铢　桂枝半两（去皮）　泽泻一两六铢

上五味，为散，更治之，白饮和服方寸匕，日三服，多饮暖水，汗出愈。

理中丸方下有作汤，加减法

人参　干姜　甘草（炙）　白术各三两

上四味，捣筛，蜜和为丸，如鸡子黄许大。以沸汤数合，和一丸，研碎，温服之，日三四，夜二服。腹中未热，益至三四丸，然不及汤。汤法，以四

物，依两数切，用水八升，煮取三升，去滓，温服一升，日三服。若脐上筑①者，肾气动也，去术，加桂四两。吐多者，去术，加生姜三两。下多者，还用术。悸者，加茯苓二两。渴欲得水者，加术，足前成四两半。腹中痛者，加人参，足前成四两半。寒者，加干姜，足前成四两半。腹满者，去术，加附子一枚。服汤后如食顷，饮热粥一升许，微自温，勿发揭衣被。

吐利止，而身痛不休者，当消息和解其外，宜桂枝汤小和之。方三。

桂枝三两（去皮）　芍药三两　生姜三两　甘草二两（炙）　大枣十二枚（擘）

上五味，以水七升，煮取三升，去滓，温服一升。

吐利汗出，发热恶寒，四肢拘急，手足厥冷者，四逆汤主之。方四。

甘草二两（炙）　干姜一两半　附子一枚（生，去皮，破八片）

上三味，以水三升，煮取一升二合，去滓，分温再服。强人可大附子一枚、干姜三两。

既吐且利，小便复利，而大汗出，下利清谷，内寒外热，脉微欲绝者，四逆汤主之。五。用前第四方。

吐已下断，汗出而厥，四肢拘急不解，脉微欲绝者，通脉四逆加猪胆汤主之。方六。

甘草二两（炙）　干姜三两（强人可四两）　附子大者一枚（生，去皮，破八片）　猪胆汁半合

上四味，以水三升，煮取一升二合，去滓，内猪胆汁，分温再服，其脉即来，无猪胆，以羊胆代之。

吐利发汗，脉平小烦者，以新虚，不胜谷气故也。

辨阴阳易差后劳复病脉证并治第十四

合六法，方六首

伤寒阴易②之为病，其人身体重，少气，少腹里急，或引阴中拘挛，热上冲胸，头重不欲举，眼中生花花一作眵，膝胫拘急者，烧裈散主之。方一。

妇人中裈近隐处，取烧作灰。

上一味，水服方寸匕，日三服，小便即利，阴头微肿，此为愈矣。妇人

① 脐上筑：形容脐上跳动不安，如有物捶捣。

② 阴易：赵刻宋本目录作“阴阳易”，日本枫山秘府本正文作“阴阳易”三字。

病，取男子裈烧服。

大病差后劳复①者，枳实栀子豉汤主之。方二。

枳实三枚（炙） 栀子十四个（擘） 豉一升（绵裹）

上三味，以清浆水②七升，空煮取四升，内枳实栀子，煮取二升，下豉，更煮五六沸，去滓，温分再服，覆令微似汗。若有宿食者，内大黄如博棋子五六枚，服之愈。

伤寒差以后，更发热，小柴胡汤主之。脉浮者，以汗解之，脉沉实一作紧者，以下解之。方三。

柴胡八两 人参二两 黄芩二两 甘草二两（炙） 生姜二两 半夏半升（洗） 大枣十二枚（擘）

上七味，以水一斗二升，煮取六升，去滓，再煎取三升，温服一升，日三服。

大病差后，从腰以下有水气者，牡蛎泽泻散主之。方四。

牡蛎（熬） 泽泻 蜀漆（暖水洗，去腥） 葶苈子（熬） 商陆根（熬） 海藻（洗，去咸） 瓜蒌根各等分

上七味，异捣，下筛为散，更于臼中治之，白饮和服方寸匕，日三服。小便利，止后服。

大病差后，喜唾③，久不了了，胸上有寒，当以丸药温之，宜理中丸。方五。

人参 白术 甘草（炙） 干姜各三两

上四味，捣筛，蜜和为丸，如鸡子黄许大，以沸汤数合，和一丸，研碎，温服之，日三服。

伤寒解后，虚羸少气，气逆欲吐，竹叶石膏汤主之。方六。

竹叶二把 石膏一斤 半夏半升（洗） 麦门冬一升（去心） 人参二两 甘草二两（炙） 粳米半斤

上七味，以水一斗，煮取六升，去滓，内粳米，煮米熟，汤成去米，温服一升，日三服。

病人脉已解，而日暮微烦，以病新差，人强与谷，脾胃气尚弱，不能消谷，故令微烦，损谷则愈。

---

① 劳复：大病初愈。因过劳而复发者，称劳复。

② 清浆水：煮熟的稀小米粥发酵而成。

③ 喜唾：时时吐唾沫或清水痰涎。

辨不可发汗病脉证并治第十五

一法，方本阙

夫以为疾病至急，仓卒寻按，要者难得，故重集诸可与不可方治，比之三阴三阳篇中，此易见也。又时有不止是三阳三阴，出在诸可与不可中也。

少阴病，脉细沉数，病为在里，不可发汗。

脉浮紧者，法当身疼痛，宜以汗解之。假令尺中迟者，不可发汗。何以知然？以荣气不足，血少故也。

少阴病，脉微，不可发汗，亡阳故也。

脉濡而弱，弱反在关，濡反在巅，微反在上，涩反在下。微则阳气不足，涩则无血，阳气反微，中风汗出，而反躁烦，涩则无血，厥而且寒，阳微发汗，躁不得眠。

动气在右，不可发汗，发汗则衄而渴，心苦烦，饮即吐水。

动气在左，不可发汗。发汗则头眩，汗不止，筋惕肉瞤。

动气在上，不可发汗。发汗则气上冲，正在心端。

动气在下，不可发汗。发汗则无汗，心中大烦，骨节苦疼，目运恶寒，食则反吐，谷不得前。

咽中闭塞，不可发汗。发汗则吐血，气微绝，手足厥冷，欲得蜷卧，不能自温。

诸脉得数，动微弱者，不可发汗。发汗则大便难，腹中干（一云小便难胞中干），胃躁而烦，其形相象，根本异源。

脉濡而弱，弱反在关，濡反在巅，弦反在上，微反在下。弦为阳运，微为阴寒，上实下虚，意欲得温。微弦为虚，不可发汗，发汗则寒栗，不能自还。

咳者则剧，数吐涎沫，咽中必干，小便不利，心中饥烦，晬时而发，其形似疟，有寒无热，虚而寒栗。咳而发汗，蜷而苦满，腹中复坚。

厥，脉紧，不可发汗。发汗则声乱，咽嘶舌萎，声不得前。

诸逆发汗，病微者难差，剧者言乱，目眩者死（一云谵言目眩睛乱者死），命将难全。

太阳病，得之八九日，如疟状，发热恶寒，热多寒少，其人不呕，清便续自可，一日二三度发，脉微而恶寒者，此阴阳俱虚，不可更发汗也。

太阳病，发热恶寒，热多寒少，脉微弱者，无阳也，不可发汗。

咽喉干燥者，不可发汗。

亡血不可发汗，发汗则寒栗而振。

衄家不可发汗，汗出必额上陷，脉急紧，直视不能眴，不得眠。音见上。

汗家不可发汗，发汗必恍惚心乱，小便已，阴疼，宜禹余粮丸。一。方本阙。

淋家不可发汗，发汗必便血。

疮家虽身疼痛，不可发汗，汗出则痓。

下利不可发汗，汗出必胀满。

咳而小便利，若失小便者，不可发汗，汗出则四肢厥逆冷。

伤寒一二日至四五日厥者，必发热。前厥者，后必热；厥深者，热亦深；厥微者，热亦微。厥应下之，而反发汗者，必口伤烂赤。

伤寒脉弦细，头痛发热者，属少阳，少阳不可发汗。

伤寒头痛，翕翕发热，形象中风，常微汗出。自呕者，下之益烦，心懊侬如饥；发汗则致痓，身强，难以伸屈；熏之则发黄，不得小便，久则发咳唾。

太阳与少阳并病，头项强痛，或眩冒，时如结胸，心下痞硬者，不可发汗。

太阳病发汗，因致痓。

少阴病，咳而下利，谵语者，此被火气劫故也。小便必难，以强责少阴汗也。

少阴病，但厥无汗，而强发之，必动其血，未知从何道出，或从口鼻，或从目出者，是名下厥上竭，为难治。

辨可发汗病脉证并治第十六

合四十一法，方一十四首

大法，春夏宜发汗。

凡发汗，欲令手足俱周，时出似漐漐然，一时间许益佳，不可令如水流离。若病不解，当重发汗，汗多者必亡阳，阳虚不得重发汗也。

凡服汤发汗，中病便止，不必尽剂也。

凡云可发汗，无汤者，丸散亦可用，要以汗出为解，然不如汤随证良验。

太阳病，外证未解，脉浮弱者，当以汗解，宜桂枝汤。方一。

桂枝三两（去皮）　芍药三两　甘草二两（炙）　生姜三两（切）　大

枣十二枚（擘）

上五味，以水七升，煮取三升，去滓，温服一升，啜粥将息，如初法。

脉浮而数者，可发汗，属桂枝汤证。二。用前第一方，一法用麻黄汤。

阳明病，脉迟，汗出多，微恶寒者，表未解也。可发汗，属桂枝汤证。三。用前第一方。

夫病脉浮大，问病者，言但便鞕耳。设利者，为大逆。鞕为实，汗出而解。何以故？脉浮当以汗解。

伤寒，其脉不弦紧而弱，弱者必渴，被火必谵语，弱者发热脉浮，解之，当汗出愈。

病人烦热，汗出即解，又如疟状，日晡所发热者，属阳明也。脉浮虚者，当发汗，属桂枝汤证。四。用前第一方。

病常自汗出者，此为荣气和，荣气和者，外不谐，以卫气不共荣气谐和故尔。以荣行脉中，卫行脉外，复发其汗，荣卫和则愈，属桂枝汤证。五。用前第一方。

病人脏无他病，时发热，自汗出而不愈者，此卫气不和也，先其时发汗则愈，属桂枝汤证。六。用前第一方。

脉浮而紧，浮则为风，紧则为寒，风则伤卫，寒则伤荣，荣卫俱病，骨节烦疼，可发其汗，宜麻黄汤。方七。

麻黄三两（去节）　桂枝二两　甘草一两（炙）　杏仁七十个（去皮尖）

上四味，以水八升，先煮麻黄，减二升，去上沫，内诸药，煮取二升半，去滓，温服八合。温覆取微似汗，不须啜粥，余如桂枝将息。

太阳病不解，热结膀胱，其人如狂，血自下，下者愈。其外未解者，尚未可攻，当先解其外，属桂枝汤证。八。用前第一方。

太阳病，下之微喘者，表未解也，宜桂枝加厚朴杏子汤。方九。

桂枝三两（去皮）　芍药三两　生姜三两（切）　甘草二两（炙）　厚朴二两（炙，去皮）　杏仁五十个（去皮尖）　大枣十二枚（擘）

上七味，以水七升，煮取三升，去滓，温服一升。

伤寒脉浮紧，不发汗，因致衄者，属麻黄汤证。十。用前第七方。

阳明病，脉浮无汗而喘者，发汗则愈，属麻黄汤证。十一。用前第七方。

太阴病，脉浮者，可发汗，属桂枝汤证。十二。用前第一方。

太阳病，脉浮紧，无汗，发热，身疼痛，八九日不解，表证仍在，当复发汗。服汤已，微除，其人发烦目瞑，剧者必衄，衄乃解。所以然者，阳气重故也，属麻黄汤证。十三。用前第七方。

脉浮者，病在表，可发汗，属麻黄汤证。十四。用前第七方。一法用桂枝汤。

伤寒不大便六七日，头痛有热者，与承气汤。其小便清者（一云大便青），知不在里，续在表也，当须发汗。若头痛者，必衄，属桂枝汤证。十五。用前第一方。

下利腹胀满，身体疼痛者，先温其里，乃攻其表。温里宜四逆汤，攻表宜桂枝汤。十六。用前第一方。

四逆汤方

甘草二两（炙）　干姜一两半　附子一枚（生，去皮，破八片）

上三味，以水三升，煮取一升二合，去滓，分温再服。强人可大附子一枚，干姜三两。

下利后，身疼痛，清便自调者，急当救表，宜桂枝汤发汗。十七。用前第一方。

太阳病，头痛发热，汗出恶风寒者，属桂枝汤证。十八。用前第一方。

太阳中风，阳浮而阴弱。阳浮者，热自发；阴弱者，汗自出。啬啬恶寒，淅淅恶风，翕翕发热，鼻鸣干呕者，属桂枝汤证。十九。用前第一方。

太阳病，发热汗出者，此为荣弱卫强，故使汗出，欲救邪风，属桂枝汤证。二十。用前第一方。

太阳病，下之后，其气上冲者，属桂枝汤证。二十一。用前第一方。

太阳病，初服桂枝汤，反烦不解者，先刺风池、风府，却与桂枝汤则愈。二十二。用前第一方。

烧针令其汗，针处被寒，核起而赤者，必发奔豚。气从少腹上撞心者，灸其核上各一壮，与桂枝加桂汤。方二十三。

桂枝五两（去皮）　甘草二两（炙）　大枣十二枚（擘）　芍药三两　生姜三两（切）

上五味，以水七升，煮取三升，去滓，温服一升。本云桂枝汤，今加桂，满五两。所以加桂者，以能泄奔豚气也。

太阳病，项背强几几，反汗出恶风者，宜桂枝加葛根汤。方二十四。

葛根四两　麻黄三两（去节）　甘草二两（炙）　芍药三两　桂枝二两　生姜三两　大枣十二枚（擘）

上七味，以水一斗，煮麻黄、葛根，减二升，去上沫，内诸药，煮取三升，去滓，温服一升，覆取微似汗，不须啜粥助药力，余将息依桂枝法。注见第二卷中。

太阳病，项背强几几，无汗恶风者，属葛根汤证。二十五。用前第二十四方。

太阳与阳明合病，必自下利，不呕者，属葛根汤证。二十六。用前方。一云，用后第二十八方。

太阳与阳明合病，不下利，但呕者，宜葛根加半夏汤。方二十七。

葛根四两　半夏半升（洗）　大枣十二枚（擘）　桂枝二两（去皮）　芍药二两　甘草二两（炙）　麻黄三两（去节）　生姜三两

上八味，以水一斗，先煮葛根、麻黄，减二升，去上沫，内诸药，煮取三升，去滓，温服一升，覆取微似汗。

太阳病，桂枝证，医反下之，利遂不止，脉促者，表未解也，喘而汗出者，宜葛根黄芩黄连汤。方二十八。促作纵。

葛根八两　黄连三两　黄芩三两　甘草二两（炙）

上四味，以水八升，先煮葛根，减二升，内诸药，煮取二升，去滓，分温再服。

太阳病，头痛发热，身疼腰痛，骨节疼痛，恶风无汗而喘者，属麻黄汤证。二十九。用前第七方。

太阳与阳明合病，喘而胸满者，不可下，属麻黄汤证。三十。用前第七方。

太阳中风，脉浮紧，发热恶寒，身疼痛，不汗出而烦躁者，大青龙汤主之。若脉微弱，汗出恶风者，不可服之，服之则厥逆，筋惕肉瞤，此为逆也。大青龙汤方。三十一。

麻黄六两（去节）　桂枝二两（去皮）　杏仁四十枚（去皮尖）　甘草二两（炙）　石膏如鸡子大（碎）　生姜三两（切）　大枣十二枚（擘）

上七味，以水九升，先煮麻黄，减二升，去上沫，内诸药，煮取三升，温服一升，覆取微似汗。汗出多者，温粉粉之。一服汗者，勿更服。若复服，汗出多者，亡阳，遂（一作逆）虚，恶风烦躁，不得眠也。

阳明中风，脉弦浮大而短气，腹都满，胁下及心痛，久按之，气不通，鼻干不得汗，嗜卧，一身及目悉黄，小便难，有潮热，时时哕，耳前后肿，刺之小差，外不解，过十日，脉续浮者，与小柴胡汤。脉但浮，无余证者，与麻黄汤用前第七方不溺，腹满加哕者，不治。三十二。

小柴胡汤方

柴胡八两　黄芩三两　人参三两　甘草三两（炙）　生姜三两（切）

半夏半升（洗）　大枣十二枚（擘）

上七味，以水一斗二升，煮取六升，去滓，再煎取三升，温服一升，日三服。

太阳病，十日以去，脉浮而细，嗜卧者，外已解也。设胸满胁痛者，与小柴胡汤；脉但浮者，与麻黄汤。三十三。并用前方。

伤寒脉浮缓，身不疼，但重，乍有轻时，无少阴证者，可与大青龙汤发之。三十四。用前第三十一方。

伤寒表不解，心下有水气，干呕，发热而咳，或渴，或利，或噎，或小便不利、少腹满，或喘者，宜小青龙汤。方三十五。

麻黄二两（去节）　芍药二两　桂枝二两（去皮）　甘草二两（炙）　细辛二两　五味子半升　半夏半升（洗）　干姜三两

上八味，以水一斗，先煮麻黄，减二升，去上沫，内诸药，煮取三升，去滓，温服一升。若渴，去半夏，加瓜蒌根三两。若微利，去麻黄，加荛花如一鸡子，熬令赤色。若噎，去麻黄，加附子一枚，炮。若小便不利，少腹满，去麻黄，加茯苓四两。若喘，去麻黄，加杏仁半升，去皮尖。且荛花不治利，麻黄主喘，今此语反之。疑非仲景意。注见第三卷中。

伤寒，心下有水气，咳而微喘，发热不渴，服汤已渴者，此寒去欲解也，属小青龙汤证。三十六。用前方。

中风往来寒热，伤寒五六日以后，胸胁苦满，嘿嘿不欲饮食，烦心喜呕，或胸中烦而不呕，或渴，或腹中痛，或胁下痞鞕，或心下悸，小便不利，或不渴，身有微热，或咳者，属小柴胡汤证。三十七。用前第三十二方。

伤寒四五日，身热恶风，颈项强，胁下满，手足温而渴者，属小柴胡汤证。三十八。用前第三十二方。

伤寒六七日，发热微恶寒，支节烦痛，微呕，心下支结，外证未去者，柴胡桂枝汤主之。方三十九。

柴胡四两　黄芩一两半　人参一两半　桂枝一两半（去皮）　生姜一两半（切）　半夏二合半（洗）　芍药一两半　大枣六枚（擘）　甘草一两（炙）

上九味，以水六升，煮取三升，去滓，温服一升，日三服。本云人参汤，作如桂枝法，加半夏柴胡黄芩，如柴胡法，今著人参，作半剂。

少阴病，得之二三日，麻黄附子甘草汤微发汗，以二三日无证，故微发汗也。四十。

麻黄二两（去根节）　甘草二两（炙）　附子一枚（炮，去皮，破八片）

上三味，以水七升，先煮麻黄一二沸，去上沫，内诸药，煮取二升半，去滓，温服八合，日三服。

脉浮，小便不利，微热消渴者，与五苓散，利小便，发汗。四十一。

猪苓十八铢（去皮）　茯苓十八铢　白术十八铢　泽泻一两六铢　桂枝半两（去皮）

上五味，捣为散，以白饮和服方寸匕，日三服。多饮暖水，汗出愈。

卷 八

辨发汗后病脉证并治第十七

合二十五法，方二十四首

二阳并病，太阳初得病时，发其汗，汗先出不彻，因转属阳明，续自微汗出，不恶寒。若太阳病证不罢者，不可下，下之为逆，如此可小发汗。设面色缘缘正赤者，阳气怫郁在表，当解之熏之。若发汗不彻，不足言，阳气怫郁不得越，当汗不汗，其人烦躁，不知痛处，乍在腹中，乍在四肢，按之不可得，其人短气，但坐以汗出不彻故也，更发汗则愈。何以知汗出不彻，以脉涩故知也。

未持脉时，病人叉手自冒心，师因教试令咳，而不即咳者，此必两耳聋无闻也。所以然者，以重发汗虚故如此。

发汗后，饮水多必喘，以水灌之亦喘。

发汗后，水药不得入口为逆。若更发汗，必吐下不止。

阳明病，本自汗出，医更重发汗，病已差，尚微烦不了了者，必大便鞕故也。以亡津液，胃中干燥，故令大便鞕。当问小便日几行，若本小便日三四行，今日再行，故知大便不久出。今为小便数少，以津液当还入胃中，故知不久必大便也。

发汗多，若重发汗者，亡其阳，谵语。脉短者死，脉自和者不死。

伤寒发汗已，身目为黄，所以然者，以寒湿（一作温）在里不解故也。以为不可下也，于寒湿中求之。

病人有寒，复发汗，胃中冷，必吐蛔。

太阳病，发汗，遂漏不止，其人恶风，小便难，四肢微急，难以屈伸者，属桂枝加附子汤。方一。

桂枝三两（去皮）　芍药三两　甘草二两（炙）　生姜三两（切）　大枣十二枚（擘）　附子一枚（炮）

上六味，以水七升，煮取三升，去滓，温服一升。本云桂枝汤，今加附子。

太阳病，初服桂枝汤，反烦不解者，先刺风池、风府，却与桂枝汤则愈。方二。

桂枝三两（去皮）　芍药三两　生姜三两（切）　甘草二两（炙）　大枣十二枚（擘）

上五味，以水七升，煮取三升，去滓，温服一升。须臾啜热稀粥一升，以助药力。

服桂枝汤，大汗出，脉洪大者，与桂枝汤，如前法。若形似疟，一日再发者，汗出必解，属桂枝二麻黄一汤。方三。

桂枝一两十七铢　芍药一两六铢　麻黄一十六铢（去节）　生姜一两六铢　杏仁十六个（去皮尖）　甘草一两二铢（炙）　大枣五枚（擘）

上七味，以水五升，先煮麻黄一二沸，去上沫，内诸药，煮取二升，去滓，温服一升，日再服。本云桂枝汤二分，麻黄汤一分，合为二升，分再服，今合为一方。

服桂枝汤，大汗出后，大烦渴不解，脉洪大者，属白虎加人参汤。方四。

知母六两　石膏一斤（碎，绵裹）　甘草二两（炙）　粳米六合　人参二两

上五味，以水一斗，煮米熟，汤成去滓，温服一升，日三服。

伤寒脉浮，自汗出，小便数，心烦，微恶寒，脚挛急，反与桂枝，欲攻其表，此误也。得之便厥，咽中干，烦躁吐逆者，作甘草干姜汤与之，以复其阳；若厥愈足温者，更作芍药甘草汤与之，其脚即伸；若胃气不和，谵语者，少与调胃承气汤；若重发汗，复加烧针者，与四逆汤。五。

甘草干姜汤方

甘草四两（炙）　干姜二两

上二味，以水三升，煮取一升五合，去滓，分温再服。

芍药甘草汤方

白芍药四两　甘草四两（炙）

上二味，以水三升，煮取一升五合，去滓，分温再服。

调胃承气汤方

大黄四两（去皮，清酒洗）　甘草二两（炙）　芒硝半升

上三味，以水三升，煮取一升，去滓，内芒硝，更上微火，煮令沸，少少温服之。

四逆汤方

甘草二两（炙）　干姜一两半　附子一枚（生用，去皮，破八片）

上三味，以水三升，煮取一升二合，去滓，分温再服。强人可大附子一枚，干姜三两。

太阳病，脉浮紧，无汗，发热，身疼痛，八九日不解，表证仍在，此当复发汗。服汤已，微除，其人发烦目瞑，剧者必衄，衄乃解。所以然者，阳气重故也，宜麻黄汤。方六。

麻黄三两（去节）　桂枝二两（去皮）　甘草一两（炙）　杏仁七十个（去皮尖）

上四味，以水九升，先煮麻黄减二升，去上沫，内诸药，煮取二升半，去滓，温服八合，覆取微似汗，不须啜粥。

伤寒发汗，已解半日许，复烦，脉浮数者，可更发汗，属桂枝汤证。七。用前第二方。

发汗后，身疼痛，脉沉迟者，属桂枝加芍药生姜各一两人参三两新加汤。方八。

桂枝三两（去皮）　芍药四两　生姜四两　甘草二两（炙）　人参三两　大枣十二枚（擘）

上六味，以水一斗二升，煮取三升，去滓，温服一升。本云桂枝汤，今加芍药生姜人参。

发汗后，不可更行桂枝汤，汗出而喘，无大热者，可与麻黄杏子甘草石膏汤。方九。

麻黄四两（去节）　杏仁五十个（去皮尖）　甘草二两（炙）　石膏半斤（碎）

上四味，以水七升，先煮麻黄，减二升，去上沫，内诸药，煮取二升，去滓，温服一升。本云，黄耳杯。

发汗过多，其人叉手自冒心，心下悸，欲得按者，属桂枝甘草汤。方十。

桂枝二两（去皮）　甘草二两（炙）

上二味，以水三升，煮取一升，去滓，顿服。

发汗后，其人脐下悸者，欲作奔豚，属茯苓桂枝甘草大枣汤。方十一。

茯苓半斤　桂枝四两（去皮）　甘草二两（炙）　大枣十五枚（擘）

上四味，以甘澜水一斗，先煮茯苓减二升，内诸药，煮取三升，去滓，温服一升，日三服。

作甘澜水法：取水二斗，置大盆内，以杓①扬之，水上有珠子五六千颗相逐，取用之。

发汗后，腹胀满者，属厚朴生姜半夏甘草人参汤。方十二。

厚朴半斤（炙）　生姜半斤　半夏半升（洗）　甘草二两（炙）　人参一两

上五味，以水一斗，煮取三升，去滓，温服一升，日三服。

发汗，病不解，反恶寒者，虚故也，属芍药甘草附子汤。方十三。

芍药三两　甘草三两　附子一枚（炮，去皮，破六片）

上三味，以水三升，煮取一升二合，去滓，分温三服。疑非仲景方。

发汗后，恶寒者，虚故也；不恶寒，但热者，实也，当和胃气，属调胃承气汤证。十四。用前第五方。一法用小承气汤。

太阳病，发汗后，大汗出，胃中干，烦躁不得眠，欲得饮水者，少少与饮之，令胃气和则愈。若脉浮，小便不利，微热消渴者，属五苓散。方十五。

猪苓十八铢（去皮）　泽泻一两六铢　白术十八铢　茯苓十八铢　桂枝半两（去皮）

上五味，捣为散，以白饮和服方寸匕，日三服，多饮暖水，汗出愈。

发汗已，脉浮数，烦渴者，属五苓散证。十六。用前第十五方。

伤寒汗出而渴者，宜五苓散；不渴者，属茯苓甘草汤。方十七。

茯苓二两　桂枝二两　甘草一两（炙）　生姜一两

上四味，以水四升，煮取二升，去滓，分温三服。

太阳病发汗，汗出不解，其人仍发热，心下悸，头眩，身瞤动，振振欲擗（一作僻）地者，属真武汤。方十八。

茯苓三两　芍药三两　生姜三两（切）　附子一枚（炮，去皮，破八片）　白术二两

上五味，以水八升，煮取三升，去滓，温服七合，日三服。

伤寒汗出解之后，胃中不和，心下痞鞕，干噫食臭，胁下有水气，腹中雷鸣下利者，属生姜泻心汤。方十九。

生姜四两　甘草三两（炙）　人参三两　干姜一两　黄芩三两　半夏半升（洗）　黄连一两　大枣十二枚（擘）

上八味，以水一斗，煮取六升，去滓，再煎取三升，温服一升，日三服。生姜泻心汤，本云理中人参黄芩汤，去桂枝、术，加黄连，并泻肝法。

---

① 杓：同“勺”。

伤寒发热，汗出不解，心中痞鞕，呕吐而下利者，属大柴胡汤。方二十。

柴胡半斤　枳实四枚（炙）　生姜五两　黄芩三两　芍药三两　半夏半升（洗）　大枣十二枚（擘）

上七味，以水一斗二升，煮取六升，去滓，再煎取三升，温服一升，日三服。一方加大黄二两，若不加，恐不名大柴胡汤。

阳明病，自汗出，若发汗，小便自利者，此为津液内竭，虽鞕不可攻之。须自欲大便，宜蜜煎导而通之，若土瓜根及大猪胆汁，皆可为导。二十一。

蜜煎方

食蜜七合

上一味，于铜器内，微火煎，当须凝如饴状，搅之勿令焦著，欲可丸，并手捻作挺，令头锐，大如指许，长二寸。当热时急作，冷则鞕，以内谷道中，以手急抱，欲大便时，乃去之。疑非仲景意，已试甚良。

又大猪胆一枚，泻汁，和少许法醋，以灌谷道内，如一食顷，当大便，出宿食恶物，甚效。

太阳病，三日发汗不解，蒸蒸发热者，属胃也，属调胃承气汤证。二十二。用前第五方。

大汗出，热不去，内拘急，四肢疼，又下利厥逆而恶寒者，属四逆汤证。二十三。用前第五方。

发汗后不解，腹满痛者，急下之，宜大承气汤。方二十四。

大黄四两（酒洗）　厚朴半斤（炙）　枳实五枚（炙）　芒硝三合

上四味，以水一斗，先煎二物，取五升，内大黄，更煮取二升，去滓，内芒硝，更一二沸，分再服。得利者，止后服。

发汗多，亡阳谵语者，不可下，与柴胡桂枝汤，和其荣卫，以通津液，后自愈。方二十五。

柴胡四两　桂枝一两半（去皮）　黄芩一两半　芍药一两半　生姜一两半　大枣六个（擘）　人参一两半　半夏二合半（洗）　甘草一两（炙）

上九味，以水六升，煮取三升，去滓，温服一升，日三服。

辨不可吐第十八

合四证

太阳病，当恶寒发热，今自汗出，反不恶寒发热，关上脉细数者，以医吐之过也。若得病一二日吐之者，腹中饥，口不能食；三四日吐之者，不喜糜粥，欲食冷食，朝食暮吐。以医吐之所致也，此为小逆。

太阳病，吐之，但太阳病当恶寒，今反不恶寒，不欲近衣者，此为吐之内烦也。

少阴病，饮食入口则吐，心中温温欲吐，复不能吐。始得之，手足寒，脉弦迟者，此胸中实，不可下也。若膈上有寒饮干呕者，不可吐也，当温之。

诸四逆厥者，不可吐之，虚家亦然。

辨可吐第十九

合二法，五证

大法，春宜吐。

凡用吐，汤中病便止，不必尽剂也。

病如桂枝证，头不痛，项不强，寸脉微浮，胸中痞鞕，气上撞咽喉，不得息者，此为有寒，当吐之。一云，此以内有久痰，宜吐之。

病胸上诸实（一作寒），胸中郁郁而痛，不能食，欲使人按之，而反有涎唾，下利日十余行，其脉反迟，寸口脉微滑，此可吐之。吐之，利则止。

少阴病，饮食入口则吐，心中温温欲吐复不能吐者，宜吐之。

宿食在上管者，当吐之。

病手足逆冷，脉乍结，以客气在胸中，心下满而烦，欲食不能食者，病在胸中，当吐之。

卷 九

辨不可下病脉证并治第二十

合四法，方六首

脉濡而弱，弱反在关，濡反在巅，微反在上，涩反在下。微则阳气不足，涩则无血，阳气反微，中风汗出，而反躁烦；涩则无血，厥而且寒。阳微则不可下，下之则心下痞鞕。

动气在右，不可下，下之则津液内竭，咽燥鼻干，头眩心悸也。

动气在左，不可下，下之则腹内拘急，食不下，动气更剧，虽有身热，卧则欲蜷。

动气在上，不可下，下之则掌握热烦，身上浮冷，热汗自泄，欲得水自灌。

动气在下，不可下，下之则腹胀满，卒起头眩，食则下清谷，心下痞也。

咽中闭塞，不可下，下之则上轻下重，水浆不下，卧则欲蜷，身急痛，下利日数十行。

诸外实者，不可下，下之则发微热。亡脉厥者，当齐握热。

诸虚者，不可下，下之则大渴。求水者易愈，恶水者剧。

脉濡而弱，弱反在关，濡反在巅，弦反在上，微反在下。弦为阳运，微为阴寒，上实下虚，意欲得温。微弦为虚、虚者不可下也。微则为咳，咳则吐涎，下之则咳止，而利因不休。利不休，则胸中如虫啮，粥入则出，小便不利，两胁拘急，喘息为难，颈背相引，臂则不仁。极寒反汗出，身冷若冰，眼睛不慧，语言不休，而谷气多入，此为除中亦云消中，口虽欲言，舌不得前。

脉濡而弱，弱反在关，濡反在巅，浮反在上，数反在下。浮为阳虚，数为无血。浮为虚，数生热。浮为虚，自汗出而恶寒；数为痛，振而寒栗。微弱在关，胸下为急，喘汗而不得呼吸。呼吸之中，痛在于胁，振寒相抟，形如疟状。医反下之，故令脉数发热，狂走见鬼，心下为痞，小便淋漓，少腹甚鞕，小便则尿血也。

脉濡而紧，濡则卫气微，紧则荣中寒。阳微卫中风，发热而恶寒，荣紧胃气冷，微呕心内烦。医谓有大热，解肌而发汗，亡阳虚烦躁，心下苦痞坚，表里俱虚竭，卒起而头眩，客热在皮肤，怅快不得眠。不知胃气冷，紧寒在关元，技巧无所施，汲水灌其身。客热应时罢，栗栗而振寒，重被而覆之，汗出而冒巅。体惕而又振，小便为微难，寒气因水发，清谷不容间。呕变反肠出，颠倒不得安，手足为微逆，身冷而内烦，迟欲从后救，安可复追还。

脉浮而大，浮为气实，大为血虚。血虚为无阴，孤阳独下阴部者，小便当亦而难，胞中当虚。今反小便利，而大汗出，法应卫家当微，今反更实，津液四射，荣竭血尽，干烦而不眠，血薄肉消，而成暴（一云黑）液。医复以毒药攻其胃，此为重虚，客阳去有期，必下如污泥而死。

脉浮而紧，浮则为风，紧则为寒，风则伤卫，寒则伤荣，荣卫俱病，骨节烦疼，当发其汗，而不可下也。

趺阳脉迟而缓，胃气如经也。趺阳脉浮而数，浮则伤胃，数则动脾，此非本病，医特下之所为也。荣卫内陷，其数先微，脉反但浮，其人必大便鞕，气噫而除。何以言之，本以数脉动脾，其数先微，故知脾气不治，大便鞕，气噫而除。今脉反浮，其数改微，邪气独留，心中则饥，邪热不杀谷，潮热发渴，数脉当迟缓，脉因前后度数如法，病者则饥。数脉不时，则生恶疮也。

脉数者，久数不止。止则邪结，正气不能复，正气却结于脏，故邪气浮之，与皮毛相得。脉数者，不可下，下之必烦，利不止。

少阴病，脉微，不可发汗，亡阳故也。阳已虚，尺中弱涩者，复不可下之。

脉浮大，应发汗，医反下之，此为大逆也。

脉浮而大，心下反鞕，有热。属脏者，攻之，不令发汗；属腑者，不令溲数。溲数则大便鞕，汗多则热愈，汗少则便难，脉迟尚未可攻。

二阳并病，太阳初得病时，而发其汗，汗先出不彻，因转属阳明，续自微汗出，不恶寒。若太阳证不罢者，不可下，下之为逆。

结胸证，脉浮大者，不可下，下之即死。

太阳与阳明合病，喘而胸满者，不可下。

太阳与少阳合病者，心下鞕，颈项强而眩者，不可下。

诸四逆厥者，不可下之，虚家亦然。

病欲吐者，不可下。

太阳病，有外证未解，不可下，下之为逆。

病发于阳，而反下之，热入因作结胸；病发于阴，而反下之，因作痞。

病脉浮而紧，而复下之，紧反入里，则作痞。

夫病阳多者热，下之则鞕。

本虚，攻其热必哕。

无阳阴强，大便鞕者，下之必清谷腹满。

太阴之为病，腹满而吐，食不下，自利益甚，时腹自痛，下之必胸下结鞕。

厥阴之为病，消渴，气上撞心，心中疼热，饥而不欲食，食则吐蛔，下之利不止。

少阴病，饮食入口则吐，心中温温欲吐，复不能吐。始得之，手足寒，脉弦迟者，此胸中实，不可下也。

伤寒五六日，不结胸，腹濡，脉虚，复厥者，不可下。此亡血，下之死。

伤寒发热，头痛，微汗出，发汗则不识人；熏之则喘，不得小便，心腹满；下之则短气，小便难，头痛背强；加温针则衄。

伤寒，脉阴阳俱紧，恶寒发热，则脉欲厥。厥者，脉初来大，渐渐小，更来渐大，是其候也。如此者，恶寒甚者，翕翕汗出，喉中痛；若热多者，目赤脉多，睛不慧。医复发之，咽中则伤；若复下之，则两目闭。寒多便清谷，热多便脓血；若熏之，则身发黄；若熨之，则咽燥。若小便利者，可救之；若小便难者，为危殆。

伤寒发热，口中勃勃气出，头痛目黄，衄不可制，贪水者，必呕，恶水者，厥。若下之，咽中生疮。假令手足温者，必下重，便脓血。头痛目黄者，若下之，则目闭。贪水者，若下之，其脉必厥，其声嘤，咽喉塞；若发汗，则战栗，阴阳俱虚。恶水者，若下之，则里冷，不嗜食，大便完谷出；若发汗，则口中伤，舌上白胎，烦躁。脉数实，不大便六七日，后必便血；若发汗，则小便自利也。

得病二三日，脉弱，无太阳柴胡证，烦躁心下痞，至四日，虽能食，以承气汤，少少与微和之，令小安。至六日，与承气汤一升。若不大便六七日，小便少，虽不大便，但头鞕，后必溏，未定成鞕，攻之必溏；须小便利，屎定鞕，乃可攻之。

脏结无阳证，不往来寒热，其人反静，舌上胎滑者，不可攻也。

伤寒呕多，虽有阳明证，不可攻之。

阳明病，潮热，大便微鞕者，可与大承气汤；不鞕者，不可与之。若不大便六七日，恐有燥屎，欲知之法，少与小承气汤，汤入腹中，转失气者，此有燥屎也，乃可攻之。若不转失气者，此但初头鞕，后必溏，不可攻之，攻之必胀满，不能食也，欲饮水者，与水则哕。其后发热者，大便必复鞕而少也，宜小承气汤和之。不转失气者，慎不可攻也。大承气汤。方一。

大黄四两　厚朴八两（炙）　枳实五枚（炙）　芒硝三合

上四味，以水一斗，先煮二味，取五升，下大黄，煮取二升，去滓，下芒硝，再煮一二沸，分二服，利则止后服。

小承气汤方

大黄四两（酒洗）　厚朴二两（炙，去皮）　枳实三枚（炙）

上三味，以水四升，煮取一升二合，去滓，分温再服。

伤寒中风，医反下之，其人下利日数十行，谷不化，腹中雷鸣，心下痞鞕而满，干呕，心烦不得安。医见心下痞，谓病不尽，复下之，其痞益甚。此非结热，但以胃中虚，客气上逆，故使鞕也，属甘草泻心汤。方二。

甘草四两（炙）　黄芩三两　干姜三两　大枣十二枚（擘）　半夏半升（洗）　黄连一两

上六味，以水一斗，煮取六升，去滓，再煎，取三升，温服一升，日三服。有人参，见第四卷中。

下利脉大者，虚也，以强下之故也。设脉浮革，因尔肠鸣者，属当归四逆汤。方三。

当归三两　桂枝三两（去皮）　细辛三两　甘草二两（炙）　通草二两　芍药三两　大枣二十五枚（擘）

上七味，以水八升，煮取三升，去滓，温服一升半，日三服。

阳明病，身合色赤，不可攻之，必发热色黄者，小便不利也。

阳明病，心下鞕满者，不可攻之。攻之，利遂不止者，死；利止者，愈。

阳明病，自汗出，若发汗，小便自利者，此为津液内竭，虽鞕，不可攻之。须自欲大便，宜蜜煎导而通之，若土瓜根，及猪胆汁，皆可为导。方四。

食蜜七合

上一味，于铜器内，微火煎，当须凝如饴状，搅之，勿令焦著，欲可丸，并手捻作挺，令头锐，大如指，长二寸许。当热时急作，冷则鞕，以内谷道中。以手急抱，欲大便时，乃去之。疑非仲景意，已试甚良。又大猪胆一枚，泻汁，和少许法醋，以灌谷道内。如一食顷，当大便，出宿食恶物，甚效。

辨可下病脉证并治第二十一

合四十四法，方一十一首

大法，秋宜下。

凡可下者，用汤胜丸散，中病便止，不必尽剂也。

阳明病，发热，汗多者，急下之，宜大柴胡汤。方一。一法用小承气汤。

柴胡八两　枳实四枚（炙）　生姜五两　黄芩三两　芍药三两　大枣十二枚（擘）　半夏半升（洗）

上七味，以水一斗二升，煮取六升，去滓，更煎取三升，温服一升，日三服。一方云加大黄二两，若不加，恐不成大柴胡汤。

少阴病，得之二三日，口燥咽干者，急下之，宜大承气汤。方二。

大黄四两（酒洗）　厚朴半斤（炙，去皮）　枳实五枚（炙）　芒硝三合

上四味，以水一斗，先煮二物，取五升，内大黄，更煮取二升，去滓，内芒硝，更上微火一两沸，分温再服。得下，余勿服。

少阴病，六七日腹满不大便者，急下之，宜大承气汤。三。用前第二方。

少阴病，下利清水，色纯青，心下必痛，口干燥者，可下之，宜大柴胡大承气汤。四。用前第二方。

下利，三部脉皆平，按之心下鞕者，急下之，宜大承气汤。五。用前第二方。

下利，脉迟而滑者，内实也，利未欲止，当下之，宜大承气汤。六。用前第二方。

阳明少阳合病，必下利，其脉不负者，为顺也。负者，失也，互相克贼，名为负也。脉滑而数者，有宿食，当下之，宜大承气汤。七。用前第二方。

问曰：人病有宿食，何以别之？师曰：寸口脉浮而大，按之反涩，尺中亦微而涩，故知有宿食。当下之，宜大承气汤。八。用前第二方。

下利，不欲食者，以有宿食故也，当下之，宜大承气汤。九。用前第二方。

下利差，至其年月日时复发者，以病不尽故也，当下之，宜大承气汤。十。用前第二方。

病腹中满痛者，此为实也，当下之，宜大承气、大柴胡汤。十一。用前第一、第二方。

下利，脉反滑，当有所去，下乃愈，宜大承气汤。十二。用前第二方。

腹满不减，减不足言，当下之，宜大柴胡、大承气汤。十三。用前第一、第二方。

伤寒后脉沉，沉者，内实也，下之解，宜大柴胡汤。十四。用前第一方。

伤寒六七日，目中不了了，睛不和，无表里证，大便难，身微热者，此为实也，急下之，宜大承气、大柴胡汤。十五。用前第一、第二方。

太阳病未解，脉阴阳俱停（一作微），必先振栗汗出而解。但阴脉微（一作尺脉实）者，下之而解，宜大柴胡汤。十六。用前第一方。一法用调胃承气汤。

脉双弦而迟者，必心下鞕；脉大而紧者，阳中有阴也，可下之，宜大承气汤。十七。用前第二方。

结胸者，项亦强，如柔痓状，下之则和。十八。结胸门用大陷胸丸。

病人无表里证，发热七八日，虽脉浮数者，可下之，宜大柴胡汤。十九。用前第一方。

太阳病，六七日表证仍在，脉微而沉，反不结胸，其人发狂者，以热在下焦，少腹当鞕满，而小便自利者，下血乃愈。所以然者，以太阳随经，瘀热在里故也，宜下之，以抵当汤。方二十。

水蛭三十枚（熬）　桃仁二十枚（去皮尖）　虻虫三十枚（去翅足，熬）　大黄三两（去皮，破六片）

上四味，以水五升，煮取三升，去滓，温服一升。不下者，更服。

太阳病，身黄，脉沉结，少腹鞕满，小便不利者，为无血也；小便自利，其人如狂者，血证谛，属抵当汤证。二十一。用前第二十方。

伤寒有热，少腹满，应小便不利，今反利者，为有血也，当下之，宜抵当丸。方二十二。

大黄三两　桃仁二十五个（去皮尖）　虻虫（去翅足，熬）　水蛭各二十个（熬）

上四味，捣筛，为四丸，以水一升，煮一丸，取七合服之，晬时当下血，若不下者，更服。

阳明病，发热汗出者，此为热越，不能发黄也；但头汗出，身无汗，剂颈而还，小便不利，渴引水浆者，以瘀热在里，身必发黄，宜下之，以茵陈蒿汤。方二十三。

茵陈蒿六两　栀子十四个（擘）　大黄二两（破）

上三味，以水一斗二升，先煮茵陈，减六升，内二味，煮取三升，去滓，分温三服，小便当利，尿如皂荚汁状，色正赤。一宿腹减，黄从小便去也。

阳明证，其人喜忘者，必有蓄血。所以然者，本有久瘀血，故令喜忘。屎虽鞕，大便反易，其色必黑，宜抵当汤下之。二十四。用前第二十方。

汗（一作卧）出谵语者，以有燥屎在胃中，此为风也。须下者，过经乃可下之。下之若早者，语言必乱，以表虚里实故也。下之愈，宜大柴胡、大承气汤。二十五。用前第一、第二方。

病人烦热，汗出则解，又如疟状，日晡所发热者，属阳明也。脉实者，可下之，宜大柴胡、大承气汤。二十六。用前第一、第二方。

阳明病，谵语，有潮热，反不能食者，胃中有燥屎五六枚也；若能食者，但鞕耳，属大承气汤证。二十七。用前第二方。

下利谵语者，有燥屎也，属小承气汤。方二十八。

大黄四两　厚朴二两（炙，去皮）　枳实三枚（炙）

上三味，以水四升，煮取一升二合，去滓，分温再服。若更衣者，勿服之。

得病二三日，脉弱，无太阳柴胡证，烦躁，心下痞，至四五日，虽能食，以承气汤少少与微和之，令小安，至六日，与承气汤一升。若不大便六七日，小便少者，虽不大便，但初头鞕，后必溏，此未定成鞕也，攻之必溏，须小便利，屎定鞕，乃可攻之，宜大承气汤。二十九。用前第二方。一云大柴胡汤。

太阳病中风，下利，呕逆，表解者，乃可攻之。其人漐漐汗出，发作有时，头痛，心下痞鞕满，引胁下痛，干呕则短气，汗出不恶寒者，此表解里未和也，属十枣汤。方三十。

芫花（熬赤）　甘遂　大戟各等分

上三味，各异捣筛秤已，合治之，以水一升半，煮大肥枣十枚，取八合，去枣，内药末。强人服重一钱匕，羸人半钱，温服之，平旦服。若下少，病不除者，明日更服，加半钱，得快下利后，糜粥自养。

太阳病不解，热结膀胱，其人如狂，血自下，下者愈。其外未解者，尚未可攻，当先解其外；外解已，但少腹急结者，乃可攻之，宜桃核承气汤。方三十一。

桃仁五十枚（去皮尖）　大黄四两　甘草二两（炙）　芒硝二两　桂枝二两（去皮）

上五味，以水七升，煮四物，取二升半，去滓，内芒硝，更上火煎微沸，先食温服五合，日三服，当微利。

伤寒七八日，身黄如橘子色，小便不利，腹微满者，属茵陈蒿汤证。三十二。用前第二十三方。

伤寒发热，汗出不解，心中痞鞕，呕吐而下利者，属大柴胡汤证。三十三。用前第一方。

伤寒十余日，热结在里，复往来寒热者，属大柴胡汤证。三十四。用前第一方。

但结胸，无大热者，以水结在胸胁也，但头微汗出者，属大陷胸汤。方三十五。

大黄六两　芒硝一升　甘遂末一钱匕

上三味，以水六升，先煮大黄，取二升，去滓，内芒硝，更煮一二沸，内甘遂末，温服一升。

伤寒六七日，结胸热实，脉沉而紧，心下痛，按之石鞕者，属大陷胸汤证。三十六。用前第三十五方。

阳明病，其人多汗，以津液外出，胃中燥，大便必鞕，鞕则谵语，属小承气汤证。三十七。用前第二十八方。

阳明病，不吐不下，心烦者，属调胃承气汤。方三十八。

大黄四两（酒洗）　甘草二两（炙）　芒硝半升

上三味，以水三升，煮取一升，去滓，内芒硝，更上火微煮令沸，温顿服之。

阳明病，脉迟，虽汗出，不恶寒者，其身必重，短气，腹满而喘，有潮热者，此外欲解，可攻里也。手足濈然汗出者，此大便已鞕也，大承气汤主之。若汗出多，微发热恶寒者，外未解也，桂枝汤主之。其热不潮，未可与承气汤；若腹大满不通者，与小承气汤，微和胃气，勿令至大泄下。三十九。大承气汤用前第二方，小承气用前第二十八方。

桂枝汤方

桂枝（去皮）　芍药　生姜（切）各三两　甘草二两（炙）　大枣十二枚（擘）

上五味，以水七升，煮取三升，去滓，温服一升。服汤后，饮热稀粥一升余，以助药力，取微似汗。

阳明病，潮热，大便微鞕者，可与大承气汤；不鞕者，不可与之。若不大便六七日，恐有燥屎，欲知之法，少与小承气汤，汤入腹中，转失气者，此有燥屎也，乃可攻之。若不转失气者，此但初头鞕，后必溏，不可攻之，攻之必胀满不能食也，欲饮水者，与水则哕。其后发热者，大便必复鞕而少也，宜以小承气汤和之。不转失气者，慎不可攻也。四十。并用前方。

阳明病，谵语，发潮热，脉滑而疾者，小承气汤主之。因与承气汤一升，腹中转气者，更服一升；若不转气者，勿更与之。明日又不大便，脉反微涩者，里虚也，为难治，不可更与承气汤。四十一。用前第二十八方。

二阳并病，太阳证罢，但发潮热，手足漐漐汗出，大便难，而谵语者，下之则愈，宜大承气汤。四十二。用前第二方。

病人小便不利，大便乍难乍易，时有微热，喘冒不能卧者，有燥屎也，属大承气汤证。四十三。用前第二方。

大下后，六七日不大便，烦不解，腹满痛者，此有燥屎也。所以然者，本有宿食故也，属大承气汤证。四十四。用前第二方。

卷　十

辨发汗吐下后病脉证并治第二十二

合四十八法，方三十九首

师曰：病人脉微而涩者，此为医所病也。大发其汗，又数大下之，其人亡血，病当恶寒，后乃发热，无休止时。夏月盛热，欲著复衣，冬月盛寒，欲裸其身。所以然者，阳微则恶寒，阴弱则发热，此医发其汗，使阳气微，又大下之，令阴气弱。五月之时，阳气在表，胃中虚冷，以阳气内微，不能胜冷，故欲著复衣；十一月之时，阳气在里，胃中烦热，以阴气内弱，不能胜热，故欲裸其身。又阴脉迟涩，故知亡血也。

寸口脉浮大，而医反下之，此为大逆。浮则无血，大则为寒，寒气相搏，则为肠鸣。医乃不知，而反饮冷水，令汗大出，水得寒气，冷必相抟，其人则饲。

太阳病三日，已发汗，若吐，若下，若温针，仍不解者，此为坏病，桂枝不中与之也。观其脉证，知犯何逆，随证治之。

脉浮数者，法当汗出而愈，若下之，身重，心悸者，不可发汗，当自汗出乃解。所以然者，尺中脉微，此里虚，须表里实，津液和，便自汗出愈。

凡病若发汗，若吐，若下，若亡血，无津液，阴阳脉自和者，必自愈。

大下之后，复发汗，小便不利者，亡津液故也。勿治之，得小便利，必自愈。

下之后，复发汗，必振寒，脉微细。所以然者，以内外俱虚故也。

本发汗，而复下之，此为逆也；若先发汗，治不为逆。本先下之，而反汗之，为逆；若先下之，治不为逆。

太阳病，先下而不愈，因复发汗，以此表里俱虚，其人因致冒，冒家汗出自愈。所以然者，汗出表和故也。得表和，然后复下之。

得病六七日，脉迟浮弱，恶风寒，手足温，医二三下之，不能食，而胁下满痛，面目及身黄，颈项强，小便难者，与柴胡汤，后必下重。本渴饮水而呕者，柴胡不中与也，食谷者哕。

太阳病，二三日不能卧，但欲起，心下必结，脉微弱者，此本有寒分也。反下之，若利止，必作结胸，未止者，四日复下之，此作协热利也。

太阳病，下之，其脉促（一作纵），不结胸者，此为欲解也。脉浮者，必结胸；脉紧者，必咽痛；脉弦者，必两胁拘急；脉细数者，头痛未止；脉沉紧者，必欲呕；脉沉滑者，协热利；脉浮滑者，必下血。

太阳少阳并病，而反下之，成结胸，心下鞕，下利不止，水浆不下，其人心烦。

脉浮而紧，而复下之，紧反入里，则作痞，按之自濡，但气痞耳。

伤寒吐下发汗后，虚烦，脉甚微，八九日心下痞鞕，胁下痛，气上冲咽喉，眩冒，经脉动惕者，久而成痿。

阳明病，能食，下之不解者，其人不能食，若攻其热必哕。所以然者，胃中虚冷故也，以其人本虚，攻其热必哕。

阳明病，脉迟，食难用饱，饱则发烦，头眩，必小便难，此欲作谷疸。虽下之，腹满如故，所以然者，脉迟故也。

夫病，阳多者热，下之则鞕；汗多，极发其汗，亦鞕。

太阳病，寸缓关浮尺弱，其人发热，汗出，复恶寒，不呕，但心下痞者，此以医下之也。

太阴之为病，腹满而吐，食不下，自利益甚，时腹自痛，若下之，必胸下结鞕。

伤寒大吐大下之，极虚，复极汗者，其人外气怫郁，复与之水，以发其汗，因得哕。所以然者，胃中寒冷故也。

吐利发汗后，脉平，小烦者，以新虚，不胜谷气故也。

太阳病，医发汗，遂发热恶寒，因复下之，心下痞，表里俱虚，阴阳气并竭。无阳则阴独，复加烧针，因胸烦，面色青黄，肤瞤者，难治；今色微黄，手足温者，易愈。

太阳病，得之八九日，如疟状，发热恶寒，热多寒少，其人不呕，清便欲自可，一日二三度发，脉微缓者，为欲愈也。脉微而恶寒者，此阴阳俱虚，不可更发汗更下更吐也。面色反有热色者，未欲解也，以其不能得小汗出，身必痒，属桂枝麻黄各半汤。方一。

桂枝一两十六铢　芍药一两　生姜一两（切）　甘草一两（炙）　麻黄一两（去节）　大枣四枚（擘）　杏仁二十四个（汤浸，去皮尖及两人者）

上七味，以水五升，先煮麻黄一二沸，去上沫，内诸药，煮取一升八合，去滓，温服六合。本云桂枝汤三合，麻黄汤三合，并为六合，顿服。

服桂枝汤，或下之，仍头项强痛，翕翕发热，无汗，心下满微痛，小便不利者，属桂枝去桂加茯苓白术汤。方二。

芍药三两　甘草二两（炙）　生姜三两（切）　白术三两　茯苓三两　大枣十二枚（擘）

上六味，以水八升，煮取三升，去滓，温服一升，小便利则愈。本云桂枝汤，今去桂枝加茯苓、白术。

太阳病，先发汗不解，而下之，脉浮者不愈。浮为在外，而反下之，故令不愈。今脉浮，故在外，当须解外则愈，宜桂枝汤。方三。

桂枝三两（去皮）　芍药三两　生姜三两，切　甘草二两（炙）　大枣十二枚（擘）

上五味，以水七升，煮取三升，去滓，温服一升，须臾啜热稀粥一升，以助药力，取汗。

下之后，复发汗，昼日烦躁不得眠，夜而安静，不呕，不渴，无表证，脉沉微，身无大热者，属干姜附子汤。方四。

干姜一两　附子一枚（生用，去皮，破八片）

上二味，以水三升，煮取一升，去滓，顿服。

伤寒若吐若下后，心下逆满，气上冲胸，起则头眩，脉沉紧，发汗则动经，身为振振摇者，属茯苓桂枝白术甘草汤。方五。

茯苓四两　桂枝三两（去皮）　白术二两　甘草二两（炙）

上四味，以水六升，煮取三升，去滓，分温三服。

发汗若下之后，病仍不解，烦躁者，属茯苓四逆汤。方六。

茯苓四两　人参一两　附子一枚（生用，去皮，破八片）　甘草二两（炙）　干姜一两半

上五味，以水五升，煮取二升，去滓，温服七合，日三服。

发汗吐下后，虚烦不得眠，若剧者，必反覆颠倒，心中懊侬，属栀子豉汤。若少气者，栀子甘草豉汤；若呕者，栀子生姜豉汤。七。

肥栀子十四枚（擘）　香豉四合（绵裹）

上二味，以水四升，先煮栀子，得二升半，内豉，煮取一升半，去滓，分为二服，温进一服。得吐者，止后服。

栀子甘草豉汤方

肥栀子十四个（擘）　甘草二两（炙）　香豉四合（绵裹）

上三味，以水四升，先煮二味，取二升半，内豉，煮取一升半，去滓，

分二服，温进一服。得吐者，止后服。

栀子生姜豉汤方

肥栀子十四个（擘）　生姜五两（切）　香豉四合（绵裹）

上三味，以水四升，先煮二味，取二升半，内豉，煮取一升半，去滓，分二服，温进一服，得吐者，止后服。

发汗若下之，而烦热，胸中窒者，属栀子豉汤证。八。用前初方。

太阳病，过经十余日，心下温温欲吐，而胸中痛，大便反溏，腹微满，郁郁微烦，先此时极吐下者，与调胃承气汤。若不尔者，不可与。但欲呕，胸中痛，微溏者，此非柴胡汤证，以呕，故知极吐下也，调胃承气汤。方九。

大黄四两（酒洗）　甘草二两（炙）　芒硝半升

上三味，以水三升，煮取一升，去滓，内芒硝，更上火令沸，顿服之。

太阳病，重发汗，而复下之，不大便五六日，舌上燥而渴，日晡所小有潮热（一云日晡所发心胸大烦），从心下至少腹鞕满而痛，不可近者，属大陷胸汤。方十。

大黄六两（去皮，酒洗）　芒硝一升　甘遂末一钱匕

上三味，以水六升，煮大黄，取二升，去滓，内芒硝，煮两沸，内甘遂末，温服一升，得快利，止后服。

伤寒五六日，已发汗，而复下之，胸胁满，微结，小便不利，渴而不呕，但头汗出，往来寒热，心烦者，此为未解也，属柴胡桂枝干姜汤。方十一。

柴胡半斤　桂枝三两（去皮）　干姜二两　瓜蒌根四两　黄芩三两　甘草二两（炙）　牡蛎二两（熬）

上七味，以水一斗二升，煮取六升，去滓，再煎取三升，温服一升，日三服。初服微烦，后汗出便愈。

伤寒发汗，若吐若下，解后，心下痞鞕，噫气不除者，属旋覆代赭汤。方十二。

旋覆花三两　人参二两　生姜五两　代赭一两　甘草三两（炙）　半夏半升（洗）　大枣十二枚（擘）

上七味，以水一斗，煮取六升，去滓，再煎取三升，温服一升，日三服。

伤寒大下之，复发汗，心下痞，恶寒者，表未解也，不可攻痞。当先解表，表解乃攻痞。解表宜桂枝汤，用前方；攻痞宜大黄黄连泻心汤。方十三。

大黄二两（酒洗）　黄连一两

上二味，以麻沸汤二升渍之，须臾绞去滓，分温再服。有黄芩，见第四卷中。

伤寒若吐下后，七八日不解，热结在里，表里俱热，时时恶风，大渴，舌上干燥而烦，欲饮水数升者，属白虎加人参汤。方十四。

知母六两　石膏一斤（碎）　甘草二两（炙）　粳米六合　人参三两

上五味，以水一斗，煮米熟，汤成去滓，温服一升，日三服。

伤寒若吐若下后，不解，不大便五六日，上至十余日，日晡所发潮热，不恶寒，独语如见鬼状。若剧者，发则不识人，循衣摸床，惕而不安（一云顺衣妄撮，怵惕不安），微喘直视，脉弦者生，涩者死。微者，但发热，谵语者，属大承气汤。方十五。

大黄四两（去皮，酒洗）　厚朴半斤（炙）　枳实五枚（炙）　芒硝三合

上四味，以水一斗，先煮二味，取五升，内大黄，煮取二升，去滓，内芒硝，更煮令一沸，分温再服。得利者，止后服。

三阳合病，腹满身重，难以转侧，口不仁，面垢（又作枯），一云向经。

谵语遗尿，发汗则谵语，下之则额上生汗，若手足逆冷，自汗出者，属白虎汤。方十六。

知母六两　石膏一斤（碎）　甘草二两（炙）　粳米六合

上四味，以水一斗，煮米熟，汤成去滓，温服一升，日三服。

阳明病，脉浮而紧，咽燥口苦，腹满而喘，发热汗出，不恶寒，反恶热，身重。若发汗则躁，心愦愦而反谵语；若加温针，必怵惕烦躁不得眠；若下之，则胃中空虚，客气动膈，心中懊侬，舌上胎者，属栀子豉汤证。十七。用前第七方。

阳明病，下之，心中懊侬而烦，胃中有燥屎者，可攻。腹微满，初头鞕，后必溏，不可攻之。若有燥屎者，宜大承气汤。第十八。用前第十五方。

太阳病，若吐若下若发汗后，微烦，小便数，大便因鞕者，与小承气汤和之愈。方十九。

大黄四两（酒洗）　厚朴二两（炙）　枳实三枚（炙）

上三味，以水四升，煮取一升二合，去滓，分温二服。

大汗，若大下而厥冷者，属四逆汤。方二十。

甘草二两（炙）　干姜一两半　附子一枚（生用，去皮，破八片）

上三味，以水三升，煮取一升二合，去滓，分温再服。强人可大附子一枚，干姜四两。

太阳病，下之后，其气上冲者，可与桂枝汤。若不上冲者，不得与之。二十一。用前第三方。

太阳病，下之后，脉促胸满者，属桂枝去芍药汤。方二十二。促，一作纵。

桂枝三两（去皮）　甘草二两（炙）　生姜三两　大枣十二枚（擘）

上四味，以水七升，煮取三升，去滓，温服一升。本云桂枝汤，今去芍药。

若微寒者，属桂枝去芍药加附子汤。方二十三。

桂枝三两（去皮）　甘草二两（炙）　生姜三两（切）　大枣十二枚（擘）　附子一枚（炮）

上五味，以水七升，煮取三升，去滓，温服一升，本云桂枝汤，今去芍药加附子。

太阳病桂枝证，医反下之，利遂不止，脉促者，表未解也；喘而汗出者，属葛根黄芩黄连汤。方二十四。促，一作纵。

葛根半斤　甘草二两（炙）　黄芩三两　黄连三两

上四味，以水八升，先煮葛根，减二升，内诸药，煮取二升，去滓，温分再服。

太阳病，下之微喘者，表未解故也，属桂枝加厚朴杏子汤。方二十五。

桂枝三两（去皮）　芍药三两　生姜三两（切）　甘草二两（炙）　厚朴二两（炙，去皮）　大枣十二枚（擘）　杏仁五十个（去皮尖）

上七味，以水七升，煮取三升，去滓，温服一升。

伤寒，不大便六七日，头痛有热者，与承气汤。其小便清者（一云大便青），知不在里，仍在表也，当须发汗。若头痛者，必衄，宜桂枝汤。二十六。用前第三方。

伤寒五六日，大下之后，身热不去，心中结痛者，未欲解也，属栀子豉汤证。二十七。用前第七方。

伤寒下后，心烦腹满，卧起不安者，属栀子厚朴汤。方二十八。

栀子十四枚（擘）　厚朴四两（炙）　枳实四个（水浸，炙令赤）

上三味，以水三升半，煮取一升半，去滓，分二服，温进一服。得吐者，止后服。

伤寒，医以丸药大下之，身热不去，微烦者，属栀子干姜汤。方二十九。

栀子十四个（擘）　干姜二两

上二味，以水三升半，煮取一升半，去滓，分二服。一服得吐者，止后服。

凡用栀子汤，病人旧微溏者，不可与服之。

伤寒，医下之，续得下利，清谷不止，身疼痛者，急当救里；后身疼痛，清便自调者，急当救表。救里宜四逆汤，救表宜桂枝汤。三十。并用前方。

太阳病，过经十余日，反二三下之，后四五日，柴胡证仍在者，先与小柴胡。呕不止，心下急一云，呕止小安，郁郁微烦者，为未解也，可与大柴胡汤，下之则愈。方三十一。

柴胡半斤　黄芩三两　芍药三两　半夏半升（洗）　生姜五两　枳实四枚（炙）　大枣十二枚（擘）

上七味，以水一斗二升，煮取六升，去滓，再煎取三升，温服一升，日三服。一方加大黄二两，若不加，恐不为大柴胡汤。

伤寒十三日不解，胸胁满而呕，日晡所发潮热，已而微利，此本柴胡，下之不得利，今反利者，知医以丸药下之，此非其治也。潮热者，实也，先服小柴胡汤以解外，后以柴胡加芒硝汤主之。方三十二。

柴胡二两十六铢　黄芩一两　人参一两　甘草一两（炙）　生姜一两　半夏二十铢（旧云五枚，洗）　大枣四枚（擘）　芒硝二两

上八味，以水四升，煮取二升，去滓，内芒硝，更煮微沸，温分再服，不解更作。

伤寒十三日，过经谵语者，以有热也，当以汤下之。若小便利者，大便当鞕，而反下利，脉调和者，知医以丸药下之，非其治也。若自下利者，脉当微厥，今反和者，此为内实也，属调胃承气汤证。三十三。用前第九方。

伤寒八九日，下之胸满烦惊，小便不利，谵语，一身尽重，不可转侧者，属柴胡加龙骨牡蛎汤。方三十四。

柴胡四两　龙骨一两半　黄芩一两半　生姜一两半（切）　铅丹一两半　人参一两半　桂枝一两半（去皮）　茯苓一两半　半夏二合半（洗）　大黄二两　牡蛎一两半（熬）　大枣六枚（擘）

上十二味，以水八升，煮取四升，内大黄，切如棋子，更煮一两沸，去滓，温服一升。本云柴胡汤，今加龙骨等。

火逆下之，因烧针烦躁者，属桂枝甘草龙骨牡蛎汤。方三十五。

桂枝一两（去皮）　甘草二两（炙）　龙骨二两　牡蛎二两（熬）

上四味，以水五升，煮取二升半，去滓，温服八合，日三服。

太阳病，脉浮而动数，浮则为风，数则为热，动则为痛，数则为虚。头痛发热，微盗汗出，而反恶寒者，表未解也。医反下之，动数变迟，膈内拒痛（一云头痛）即眩，胃中空虚，客气动膈，短气躁烦，心中懊侬，阳气内陷，心下因鞕，则为结胸，属大陷胸汤证。若不结胸，但头汗出，余处无汗，

剂颈而还，小便不利，身必发黄。三十六。用前第十方。

伤寒五六日，呕而发热者，柴胡汤证具，而以他药下之，柴胡证仍在者，复与柴胡汤。此虽已下之，不为逆，必蒸蒸而振，却发热汗出而解。若心下满而鞕痛者，此为结胸也，大陷胸汤主之，用前方。但满而不痛者，此为痞，柴胡不中与之，属半夏泻心汤。方三十七。

半夏半升（洗）　黄芩三两　干姜三两　人参三两　甘草三两（炙）　黄连一两　大枣十二枚（擘）

上七味，以水一斗，煮取六升，去滓，再煎，取三升，温服一升，日三服。

本以下之，故心下痞，与泻心汤。痞不解，其人渴而口燥烦，小便不利者，属五苓散。方三十八。一方云，忍之一日乃愈。

猪苓十八铢（去黑皮）　白术十八铢　茯苓十八铢　泽泻一两六铢　桂心半两（去皮）

上五味，为散，白饮和服方寸匕，日三服。多饮暖水，汗出愈。

伤寒中风，医反下之，其人下利日数十行，谷不化，腹中雷鸣，心下痞鞕而满，干呕，心烦不得安。医见心下痞，谓病不尽，复下之，其痞益甚。此非结热，但以胃中虚，客气上逆，故使鞕也，属甘草泻心汤。方三十九。

甘草四两（炙）　黄芩三两　干姜三两　半夏半升（洗）　大枣十二枚（擘）　黄连一两

上六味，以水一斗，煮取六升，去滓，再煎，取三升，温服一升，日三服。有人参。见第四卷中。

伤寒服汤药，下利不止，心下痞鞕，服泻心汤已，复以他药下之，利不止，医以理中与之，利益甚。理中，理中焦，此利在下焦，属赤石脂禹余粮汤。复不止者，当利其小便。方四十。

赤石脂一斤（碎）　太一禹余粮一斤（碎）

上二味，以水六升，煮取二升，去滓，分温三服。

太阳病，外证未除，而数下之，遂协热而利，利下不止，心下痞鞕，表里不解者，属桂枝人参汤。方四十一。

桂枝四两（别切，去皮）　甘草四两（炙）　白术三两　人参三两　干姜三两

上五味，以水九升，先煮四味，取五升，内桂，更煮取三升，去滓，温服一升，日再，夜一服。

下后，不可更行桂枝汤，汗出而喘，无大热者，属麻黄杏子甘草石膏汤。

方四十二。

麻黄四两（去节）　杏仁五十个（去皮尖）　甘草二两（炙）　石膏半斤（碎）

上四味，以水七升，先煮麻黄，减二升，去上沫，内诸药，煮取三升，去滓，温服一升。本云黄耳杯。

阳明病，下之，其外有热，手足温，不结胸，心中懊憹，饥不能食，但头汗出者，属栀子豉汤证。四十三。用前第七初方。

伤寒吐后，腹胀满者，属调胃承气汤证。四十四。用前第九方。

病人无表里证，发热七八日，脉虽浮数者，可下之。假令已下，脉数不解，今热则消谷，喜饥，至六七日，不大便者，有瘀血，属抵当汤。方四十五。

大黄三两（酒洗）　桃仁二十枚（去皮尖）　水蛭三十枚（熬）　虻虫（去翅足，三十枚，熬）

上四味，以水五升，煮取三升，去滓，温服一升，不下更服。

本太阳病，医反下之，因尔腹满，时痛者，属太阴也，属桂枝加芍药汤。方四十六。

桂枝三两（去皮）　芍药六两　甘草二两（炙）　大枣十二枚（擘）　生姜三两（切）

上五味，以水七升，煮取三升，去滓，分温三服。本云桂枝汤，今加芍药。

伤寒六七日，大下，寸脉沉而迟，手足厥逆，下部脉不至，喉咽不利，唾脓血，泄利不止者，为难治，属麻黄升麻汤。方四十七。

麻黄二两半（去节）　升麻一两六铢　当归一两六铢　知母十八铢　黄芩十八铢　葳蕤十八铢（一作菖蒲）　芍药六铢　天门冬六铢（去心）　桂枝六铢（去皮）　茯苓六铢　甘草六铢（炙）　石膏六铢（碎，绵裹）　白术六铢　干姜六铢

上十四味，以水一斗，先煮麻黄一两沸，去上沫，内诸药，煮取三升，去滓，分温三服，相去如炊三斗米顷，令尽，汗出愈。

伤寒本自寒下，医复吐下之，寒格更逆吐下，若食入口即吐，属干姜黄芩黄连人参汤。方四十八。

干姜　黄芩　黄连　人参各三两

上四味，以水六升，煮取二升，去滓，分温再服。

伤寒论后序

夫治伤寒之法，历观诸家方书，得仲景之多者，惟孙思邈。犹曰：“见大医疗伤寒，惟大青知母等诸冷物投之，极与仲景本意相反。”又曰：“寻方之大意，不过三种，一则桂枝，二则麻黄，三则青龙，凡疗伤寒，不出之也。”呜呼！是未知法之深者也。奈何仲景之意，治病发于阳者，以桂枝、生姜、大枣之类；发于阴者，以干姜、甘草、附子之类，非谓全用温热药，盖取《素问》辛甘发散之说。且风与寒，非辛甘不能发散之也。而又中风自汗用桂枝，伤寒无汗用麻黄，中风见寒脉、伤寒见风脉用青龙，若不知此，欲治伤寒者，是未得其门矣。然则此之三方，春冬所宜用之，若夏秋之时，病多中暍，当行白虎也。故《阴阳大论》云，脉盛身寒，得之伤寒，脉虚身热，得之伤暑。又云，五月六月，阳气已盛，为寒所折，病热则重。《别论》云，太阳中热，暍是也，其人汗出恶寒，身热而渴，白虎主之。若误服桂枝麻黄辈，未有不黄发斑出，脱血而得生者。此古人所未至，故附于卷之末云。

附《伤寒论》子目

辨太阳病脉证并治上第五

合一十六法，方一十四首

太阳中风，阳浮阴弱，热发汗出，恶寒，鼻鸣干呕者，桂枝汤主之。第一。五味。前有太阳病一十一证。

太阳病，头痛发热，汗出恶风者，桂枝汤主之。第二。用前第一方。

太阳病，项背强几几，反汗出恶风者，桂枝加葛根汤主之。第三。七味。

太阳病，下之后，其气上冲者，桂枝汤主之。第四。用前第一方。下有太阳坏病一证。

桂枝本为解肌，若脉浮紧，发热汗不出者，不可与之。第五。下有酒客不可与桂枝一证。

喘家作桂枝汤，加厚朴杏子。第六。下有服汤吐脓血一证。

太阳病，发汗遂漏不止，恶风，小便难，四肢急，难以屈伸，桂枝加附子汤主之。第七。六味。

太阳病，下之后，脉促胸满者，桂枝去芍药汤主之。第八。四味。

若微寒者，桂枝去芍药加附子汤主之。第九。五味。

太阳病，八九日如疟状，热多寒少，不呕，清便自可，宜桂枝麻黄各半汤。第十。七味。

太阳病，服桂枝汤，烦不解，先刺风池、风府，却与桂枝汤。第十一。用前第一方。

服桂枝汤，大汗出，脉洪大者，与桂枝汤。若形似疟，一日再发者，宜桂枝二麻黄一汤。第十二。七味。

服桂枝汤，大汗出，大烦渴不解，脉洪大者，白虎加人参汤主之。第十三。五味。

太阳病，发热恶寒，热多寒少，脉微弱者，宜桂枝二越婢一汤。第十四。七味。

服桂枝，或下之，头项强痛，发热无汗，心下满痛，小便不利者，桂枝去桂加茯苓白术汤主之。第十五。六味。

伤寒脉浮，自汗出，小便数，心烦，微恶寒，脚挛急，与桂枝，得之便厥，咽干，烦躁，吐逆，作甘草干姜汤与之。厥愈，更作芍药甘草汤与之，其脚伸。若胃气不和，与调胃承气汤。若重发汗，加烧针者，四逆汤主之。第十六。甘草干姜汤、芍药甘草汤并二味。调胃承气汤、四逆汤并三味。

辨太阳病脉证并治中第六

合六十六法，方三十九首。并见太阳阳明合病法

太阳病，项背强几几，无汗恶风，葛根汤主之。第一。七味。

太阳阳明合病，必自利，葛根汤主之。第二。用前第一方。一云用后第四方。

太阳阳明合病，不下利，但呕者，葛根加半夏汤主之。第三。八味。

太阳病，桂枝证，医反下之，利不止，葛根黄芩黄连汤主之。第四。四味。

太阳病，头痛发热，身疼，恶风，无汗而喘者，麻黄汤主之。第五。四味。

太阳阳明合病，喘而胸满，不可下，宜麻黄汤主之。第六。用前第五方。

太阳病，十日以去，脉浮细而嗜卧者，外已解。设胸满痛，与小柴胡汤。脉但浮者，与麻黄汤。第七。用前第五方。小柴胡汤，七味。

太阳中风，脉浮紧，发热恶寒，身疼痛，不汗出而烦躁者，大青龙汤主之。第八。七味。

伤寒，脉浮缓，身不疼，但重，乍有轻时，无少阴证，大青龙汤发之。第九。用前第八方。

伤寒表不解，心下有水气，干呕，发热而咳，小青龙汤主之。第十。八味，加减法附。

伤寒心下有水气，咳而微喘。小青龙汤主之。第十一。用前第十方。

太阳病，外证未解，脉浮弱者，当以汗解，宜桂枝汤。第十二。五味。

太阳病，下之微喘者，表未解，桂枝加厚朴杏子汤主之。第十三。七味。

太阳病，外证未解，不可下也，下之为逆，解外宜桂枝汤。第十四。用前第十二方。

太阳病，先发汗不解，复下之，脉浮者，当解外，宜桂枝汤。第十五。

用前第十二方。

太阳病，脉浮紧无汗，发热身疼痛，八九日不解，表证在，发汗已，发烦，必衄，麻黄汤主之。第十六。用前第五方，下有太阳病，并二阳并病四证。

脉浮者，病在表，可发汗，宜麻黄汤。第十七。用前第五方。一法用桂枝汤。

脉浮数者，可发汗，宜麻黄汤。第十八。用前第五方。

病常自汗出，荣卫不和也，发汗则愈，宜桂枝汤。第十九。用前第十二方。

病人脏无他病，时自汗出，卫气不和也，宜桂枝汤。第二十。用前第十二方。

伤寒脉浮紧，不发汗，因衄，麻黄汤主之。第二十一。用前第五方。

伤寒不大便，六七日，头痛，有热，与承气汤。小便清者，知不在里，当发汗，宜桂枝汤。第二十二。用前第十二方。

伤寒发汗解半日许，复热烦，脉浮数者，可更发汗，宜桂枝汤。第二十三。用前第十二方。下别有三病证。

下之后，复发汗，昼日烦躁不得眠，夜而安静，不呕不渴，无表证，脉沉微者，干姜附子汤主之。第二十四。二味。

发汗后，身疼痛，脉沉迟者，桂枝加芍药生姜各一两，人参三两新加汤主之。第二十五。六味。

发汗后，不可行桂枝汤。汗出而喘，无大热者，可与麻黄杏子甘草石膏汤。第二十六。四味。

发汗过多，其人叉手自冒心，心悸欲得按者，桂枝甘草汤主之。第二十七。二味。

发汗后，脐下悸，欲作奔豚，茯苓桂枝甘草大枣汤主之。第二十八。四味。下有作甘烂水法。

发汗后，腹胀满者，厚朴生姜半夏甘草人参汤主之。第二十九。五味。

伤寒吐下后，心下逆满，气上冲胸，头眩，脉沉紧者，茯苓桂枝白术甘草汤主之。第三十。四味。

发汗病不解，反恶寒者，虚故也，芍药甘草附子汤主之。第三十一。三味。

发汗若下之，不解，烦躁者，茯苓四逆汤主之。第三十二。五味。

发汗后，恶寒，虚故也；不恶寒，但热者，实也，与调胃承气汤。第三十三。三味。

太阳病，发汗后，大汗出，胃中干燥，不能眠，欲饮水，小便不利者，五苓散主之。第三十四。五味。即猪苓散是。

发汗已，脉浮数，烦渴者，五苓散主之。第三十五。用前第三十四方。

伤寒汗山而渴者，五苓散；不渴者，茯苓甘草汤主之。第三十六。四味。

中风发热，六七日不解而烦，有表里证，渴欲饮水，水入则吐，名曰水逆，五苓散主之。第三十七。用前第三十四方。下别有三病证。

发汗吐下后，虚烦不得眠，心中懊侬，栀子豉汤主之。若少气者，栀子甘草豉汤主之。若呕者，栀子生姜豉汤主之。第三十八。栀子豉汤二味。栀子甘草豉汤、栀子生姜豉汤，并三味。

发汗，若下之，烦热，胸中窒者，栀子豉汤主之。第三十九。用上初方。

伤寒五六日，大下之，身热不去，心中结痛者，栀子豉汤主之。第四十。用上初方。

伤寒下后，心烦腹满，卧起不安者，栀子厚朴汤主之。第四十一。三味。

伤寒，医以丸药下之，身热不去，微烦者，栀子干姜汤主之。第四十二。二味。下有不可与栀子汤一证。

太阳病，发汗不解，仍发热，心下悸，头眩，身瞤，真武汤主之。第四十三。五味。下有不可汗五证。

汗家重发汗，必恍惚心乱，禹余粮丸主之。第四十四。方本阙。下有吐蚘、先汗下二证。

伤寒，医下之，清谷不止，身疼痛，急当救里。后身疼痛，清便自调，急当救表。救里宜四逆汤，救表宜桂枝汤。第四十五。桂枝汤用前第十二方。四逆汤三味。

太阳病未解，脉阴阳俱停，阴脉微者，下之解，宜调胃承气汤。第四十六。用前第三十三方。一云用大柴胡汤。前有太阳病一证。

太阳病，发热汗出，荣弱卫强，故使汗出。欲救邪风，宜桂枝汤。第四十七。用前第十二方。

伤寒五六日，中风，往来寒热，胸胁满，不欲食，心烦喜呕者，小柴胡汤主之。第四十八。再见柴胡汤，加减法附。

血弱气尽，腠理开，邪气因入，与正气分争，往来寒热，休作有时，小柴胡汤主之。第四十九。用前方。渴者属阳明证附，下有柴胡不中与一证。

伤寒四五日，身热恶风，项强，胁下满，手足温而渴者，小柴胡汤主之。第五十。用前方。

伤寒阳脉涩，阴脉弦，法当腹中急痛，先与小建中汤。不差者，小柴胡汤主之。第五十一。用前方。小建中汤六味。下有呕家不可用建中汤，并服小柴胡一证。

伤寒二三日，心中悸而烦者，小建中汤主之。第五十二。用前第五十一方。

太阳病，过经十余日，反二三下之，后四五日，柴胡证仍在，微烦者，大柴胡汤主之。第五十三。加大黄，八味。

伤寒十三日不解，胸胁满而呕，日晡发潮热，柴胡加芒硝汤主之。第五十四。八味。

【临床解读】

张某某，女，79岁。2021年3月1日初诊。

主诉：发胆囊占位1个月余，肝转移。

现病史：患者1个月前因发热至医院发现胆囊占位，未手术及放化疗。现症见：低热37.5~38.5℃，偶有恶风，汗出后体温稍降，发热早上轻，中午至晚上重，乏力，发热时咳嗽无痰，纳可，口中乏味，眠可，大便干，4~5日一行，无便意，小便调，口苦口干，双下肢浮肿，舌质暗红，裂纹，无苔，脉弦数。

病机要点：肝胆郁火。

处方：柴胡10克，黄芩10克，清半夏10克，党参10克，芒硝10克（冲服），冬瓜仁30克，生薏苡仁30克，白茅根30克，车前草30克，生甘草3克。10剂，每日1剂，水煎服。（张磊医案）

伤寒十三日，过经谵语者，调胃承气汤主之。第五十五。用前第三十二方。

太阳病不解，热结膀胱，其人如狂，宜桃核承气汤。第五十六。五味。

伤寒八九日，下之，胸满烦惊，小便不利，谵语，身重者，柴胡加龙骨牡蛎汤主之。第五十七。十二味。

伤寒腹满谵语，寸口脉浮而紧，此肝乘脾也，名曰纵，刺期门。第五十八。

伤寒发热，啬啬恶寒，大渴，欲饮水，其腹必满，自汗出，小便利，此肝乘肺也，名曰横，刺期门。第五十九。下有太阳病二证。

伤寒脉浮，医火劫之，亡阳，必惊狂，卧起不安者，桂枝去芍药加蜀漆牡蛎龙骨救逆汤主之。第六十。七味。下有不可火五证。

烧针被寒，针处核起。必发奔豚气，桂枝加桂汤主之。第六十一。五味。

火逆下之，因烧针烦躁者，桂枝甘草龙骨牡蛎汤主之。第六十二。四味。下有太阳四证。

太阳病，过经十余日，温温欲吐，胸中痛，大便微溏，与调胃承气汤。第六十三。用前第三十三方。

太阳病，六七日，表证在，脉微沉，不结胸，其人发狂，以热在下焦，少腹满，小便自利者，下血乃愈，抵当汤主之。第六十四。四味。

太阳病，身黄，脉沉结，少腹鞕，小便自利，其人如狂者，血证谛也，抵当汤主之。第六十五。用前方。

伤寒有热，少腹满，应小便不利，今反利者，有血也，当下之。宜抵当丸。第六十六。四味。下有太阳病一证。

辨太阳病脉证并治下第七

合三十九法，方三十首。并见太阳少阳合病法

结胸，项强，如柔痉状，下则和，宜大陷胸丸。第一。六味。前后有结胸脏结病六证。

太阳病，心中懊侬，阳气内陷，心下鞕，大陷胸汤主之。第二。三味。

伤寒六七日，结胸热实，脉沉紧，心下痛，大陷胸汤主之。第三。用前第二方。

伤寒十余日，热结在里，往来寒热者，与大柴胡汤。第四。八味。水结附。

太阳病，重发汗，复下之，不大便五六日，舌燥而渴，潮热，从心下至少腹满痛，不可近者，大陷胸汤主之。第五。用前第二方。

小结胸病，正在心下，按之痛，脉浮滑者，小陷胸汤主之。第六。三味。下有太阳病二证。

病在阳，应以汗解，反以水潠，热不得去，益烦不渴，服文蛤散，不差，与五苓散。寒实结胸，无热证者，与三物小陷胸汤，白散亦可服。第七。文蛤散一味。五苓散五味。小陷胸汤用前第六方。白散三味。

太阳少阳并病，头痛，眩冒，心下痞者，刺肺俞、肝俞，不可发汗，发汗则谵语。谵语不止，当刺期门。第八。

妇人中风，经水适来，热除脉迟，胁下满，谵语，当刺期门。第九。

妇人中风，七八日，寒热，经水适断，血结如疟状，小柴胡汤主之。第十。七味。

妇人伤寒，经水适来，谵语，无犯胃气，及上二焦，自愈。第十一。

伤寒六七日，发热，微恶寒，支节疼，微呕，心下支结，柴胡桂枝汤主之。第十二。九味。

伤寒五六日，已发汗，复下之，胸胁满，小便不利，渴而不呕，头汗出，往来寒热，心烦，柴胡桂枝干姜汤主之。第十三。七味。

伤寒五六日，头汗出，微恶寒，手足冷，心下满，不欲食，大便鞕，脉细者，为阳微结，非少阴也，可与小柴胡汤。第十四。用前第十方。

伤寒五六日，呕而发热，以他药下之，柴胡证仍在，可与柴胡汤，蒸蒸而振，却发热汗出解。心满痛者，为结胸。但满而不痛为痞，宜半夏泻心汤。第十五。七味。下有太阳并病并气痞二证。

太阳中风，下利呕逆，表解，乃可攻之，十枣汤主之。第十六。三味。下有太阳一证。

心下痞，按之濡者，大黄黄连泻心汤主之。第十七。二味。

心下痞，而复恶寒汗出者，附子泻心汤主之。第十八。四味。

心下痞，与泻心汤，不解者，五苓散主之。第十九。用前第七证方。

伤寒汗解后，胃中不和，心下痞，生姜泻心汤主之。第二十。八味。

伤寒中风，反下之，心下痞，医复下之，痞益甚，甘草泻心汤主之。第二十一。六味。

伤寒服药，利不止，心下痞，与理中，利益甚，宜赤石脂禹余粮汤。第二十二。二味。下有痞一证。

伤寒发汗，若吐下，心下痞，噫不除者，旋覆代赭汤主之。第二十三。七味。

下后，不可更行桂枝汤，汗出而喘，无大热者，可与麻黄杏子甘草石膏汤。第二十四。四味。

太阳病，外未除，数下之，遂协热而利，桂枝人参汤主之。第二十五。五味。

伤寒大下后，复发汗，心下痞，恶寒者，不可攻痞，先解表，表解乃可攻痞。解表宜桂枝汤，攻痞宜大黄黄连泻心汤。第二十六。泻心汤用前第十七方。

伤寒发热，汗出不解，心中痞，呕吐下利者，大柴胡汤主之。第二十七。用前第四方。

病如桂枝证，头不痛，项不强，寸脉浮，胸中痞，气上冲不得息，当吐之，宜瓜蒂散。第二十八。三味。下有不可与瓜蒂散证。

病胁下素有痞，连脐痛，引少腹者，此名脏结。第二十九。

伤寒，若吐下后，不解，热结在里，恶风，大渴，白虎加人参汤主之。第三十。五味。下有不可与白虎证。

伤寒无大热，口燥渴，背微寒者，白虎加人参汤主之。第三十一。用前方。

伤寒脉浮，发热无汗，表未解，不可与白虎汤。渴者，白虎加人参汤主之。第三十二。用前第三十方。

太阳少阳并病，心下鞕，颈项强而眩者，刺大椎、肺俞、肝俞，慎勿下之。第三十三。

太阳少阳合病，自下利，黄芩汤；若呕，黄芩加半夏生姜汤主之。第三十四。黄芩汤四味，加半夏生姜汤六味。

伤寒胸中有热，胃中有邪气，腹中痛，欲呕者，黄连汤主之。第三十五。七味。

伤寒八九日，风温相抟，身疼烦，不能转侧，不呕、不渴，脉浮虚而涩者，桂枝附子汤主之。大便鞕（一云脐下心下硬），小便自利者，去桂加白术汤主之。第三十六。桂附汤加术汤并五味。

风湿相抟，骨节疼烦，掣痛不得屈伸，汗出短气，小便不利，恶风，或身微肿者，甘草附子汤主之。第三十七。四味。

伤寒脉浮滑，此表有热，里有寒，白虎汤主之。第三十八。四味。

伤寒脉结代，心动悸，炙甘草汤主之。第三十九。九味。

辨阳明病脉证并治第八

合四十四法，方一十首，一方附。并见阳明少阳合病法

阳明病，不吐不下，心烦者，可与调胃承气汤。第一。三味，前有阳明病二十七证。

阳明病，脉迟，汗出不恶寒。身重短气，腹满潮热，大便鞕，大承气汤主之。若腹大满不通者，与小承气汤。第二。大承气四味，小承气三味。

阳明病，潮热，大便微鞕者，可与大承气汤。若不大便六七日，恐有燥屎，与小承气汤。若不转失气，不可攻之。后发热复鞕者，小承气汤和之。第三。用前第一方，下有二病证。

伤寒若吐下不解，至十余日，潮热，不恶寒，如见鬼状，微喘直视，大承气汤主之。第四。用前第二方。

阳明病，多汗，胃中燥，大便鞕，谵语，小承气汤主之。第五。用前第二方。

阳明病，谵语，潮热，脉滑疾者，小承气汤主之。第六。用前第二方。

阳明病，谵语，潮热，不能食。胃中有燥屎，宜大承气汤下之。第七。用前第二方。下有阳明病一证。

汗出谵语，有燥屎在胃中，过经乃可下之，宜大承气汤。第八。用前第二方。下有伤寒病一证。

三阳合病，腹满身重，谵语，遗尿，白虎汤主之。第九。四味。

二阳并病，太阳证罢，潮热汗出，大便难，谵语者，宜大承气汤。第十。用前第二方。

阳明病，脉浮紧，咽燥口苦，腹满而喘，发热汗出，恶热身重。若下之，则胃中空虚。客气动膈，心中懊侬，舌上胎者，栀子豉汤主之。第十一。二味。

若渴欲饮水，舌燥者，白虎加人参汤主之。第十二。五味。

若脉浮发热，渴欲饮水，小便不利者，猪苓汤主之。第十三。五味。下有不可与猪苓汤一证。

脉浮迟，表热里寒，下利清谷者，四逆汤主之。第十四。三味。下有二病证。

阳明病，下之，外有热，手足温，不结胸，心中懊侬，不能食，但头汗出，栀子豉汤主之。第十五。用前第十一方。

阳明病，发潮热，大便溏，胸满不去者，与小柴胡汤。第十六。七味。

阳明病，胁下满，不大便而呕，舌上胎者，与小柴胡汤。第十七。用上方。

阳明中风，脉弦浮大，短气腹满，胁下及心痛，鼻干不得汗，嗜卧，身黄，小便难，潮热而哕，与小柴胡汤。第十八。用上方。

脉但浮，无余证者，与麻黄汤。第十九。四味。

阳明病，自汗出，若发汗，小便利，津液内竭，虽鞕，不可攻之。须自大便，蜜煎导而通之，若土瓜根，猪胆汁。第二十。一味猪胆方附。二味。

阳明病，脉迟，汗出多，微恶寒，表未解，宜桂枝汤。第二十一。五味。

阳明病，脉浮，无汗而喘，发汗则愈，宜麻黄汤。第二十二。用前第十九方。

阳明病，但头汗出，小便不利，身必发黄，茵陈蒿汤主之。第二十三。三味。

阳明证，喜忘，必有蓄血，大便黑，宜抵当汤下之。第二十四。四味。

阳明病，下之，心中懊憹而烦，胃中有燥屎者，宜大承气汤。第二十五。用前第二方。下有一病证。

病人烦热，汗出解，如疟状，日晡发热。脉实者，宜大承气汤；脉浮虚者，宜桂枝汤。第二十六。大承气汤，用前第二方。桂枝汤，用前第二十一方。

大下后，六七日不大便，烦不解，腹满痛，本有宿食，宜大承气汤。第二十七。用前第二方。

病人小便不利，大便乍难乍易，时有微热，宜大承气汤。第二十八。用前第二方。

食谷欲呕，属阳明也，吴茱萸汤主之。第二十九。四味。

太阳病，发热，汗出恶寒。不呕，心下痞，此以医下之也。如不下，不恶寒而渴，属阳明，但以法救之，宜五苓散。第三十。五味。下有二病证。

趺阳脉浮而涩，小便数，大便鞕，其脾为约，麻子仁丸主之。第三十一。六味。

太阳病三日，发汗不解，蒸蒸热者，调胃承气汤主之。第三十二。用前第一方。

伤寒吐后，腹胀满者，与调胃承气汤。第三十三。用前第一方。

太阳病，若吐下发汗后，微烦，大便鞕，与小承气汤和之。第三十四。用前第二方。

得病二三日，脉弱，无太阳柴胡证，烦躁，心下鞕，小便利，屎定鞕，宜大承气汤。第三十五。用前第二方。

伤寒六七日，目中不了了，睛不和，无表里证，大便难，宜大承气汤。第三十六。用前第二方。

阳明病，发热汗多者，急下之，宜大承气汤。第三十七。用前第二方。

发汗不解，腹满痛者，急下之，宜大承气汤。第三十八。用前第二方。

腹满不减，减不足言，当下之，宜大承气汤。第三十九。用前第二方。

阳明少阳合病，必下利脉滑而数，有宿食也，当下之，宜大承气汤。第四十。用前第二方。

病人无表里证，发热七八日，脉数，可下之。假令已下，不大便者，有瘀血，宜抵当汤。第四十一。用前第二十四方，下有二病证。

伤寒七八日，身黄如橘色，小便不利，茵陈蒿汤主之。第四十二。用前第二十三方。

伤寒身黄发热，栀子柏皮汤主之。第四十三。三味。

伤寒瘀热在里，身必黄，麻黄连轺赤小豆汤主之。第四十四。八味。

辨少阳病脉证并治第九

方一首，并见三阳合病法

太阳病不解，转入少阳，胁下鞕满，干呕，不能食，往来寒热，尚未吐下，脉沉紧者，与小柴胡汤。第一。七味。

辨太阴病脉证并治第十

合三法，方三首

太阴病，脉浮，可发汗，宜桂枝汤。第一。五味。前有太阴病三证。

自利不渴者，属太阴，以其脏寒故也，宜服四逆辈。第二。下有利自止一证。

本太阳病，反下之，因腹满痛，属太阴，桂枝加芍药汤主之；大实痛者，桂枝加大黄汤主之。第三。桂枝加芍药汤，五味。加大黄汤，六味。减大黄、芍药法附。

辨少阴病脉证并治第十一

合二十三法，方一十九首

少阴病，始得之，发热脉沉者，麻黄细辛附子汤主之。第一。三味，前有少阴病二十证。

少阴病，二三日，麻黄附子甘草汤微发汗。第二。三味。

少阴病，二三日以上，心烦不得卧，黄连阿胶汤主之。第三。五味。

少阴病，一二日口中和，其背恶寒，附子汤主之。第四。五味。

少阴病，身体痛，手足寒，骨节痛。脉沉者，附子汤主之。第五。用前第四方。

少阴病，下利便脓血者，桃花汤主之。第六。三味。

少阴病，二三日至四五日，腹痛，小便不利，便脓血者，桃花汤主之。第七。用前第六方，下有少阴病一证。

少阴病，吐利，手足逆冷，烦躁欲死者，吴茱萸汤主之。第八。四味。

少阴病，下利咽痛，胸满心烦者，猪肤汤主之。第九。三味。

少阴病，二三日，咽痛，与甘草汤；不差，与桔梗汤。第十。甘草汤一味，桔梗汤二味。

少阴病，咽中生疮，不能语言，声不出者，苦酒汤主之。第十一。三味。

少阴病，咽痛，半夏散及汤主之。第十二。三味。

少阴病，下利，白通汤主之。第十三。三味。

少阴病，下利，脉微，与白通汤；利不止，厥逆无脉，干呕者，白通加猪胆汁汤主之。第十四。白通汤用前第十三方，加猪胆汁洒，五味。

少阴病，至四五日，腹痛，小便不利，四肢沉重疼痛，自下利，真武汤主之。第十五。五味，加减法附。

少阴病，下利清谷，里寒外热，手足厥逆，脉傲欲绝，恶寒，或利止，脉不出，通脉四逆汤主之。第十六。三味，加减法附。

少阴病，四逆，或咳，或悸，四逆散主之。第十七。四味，加减法附。

少阴病，下利六七日，咳而呕，渴烦不得眠，猪苓汤主之。第十八。五味。

少阴病，二三日，口燥咽干者，宜大承气汤，第十九。四味。

少阴病，自利清水，心下痛，口干者，宜大承气汤。第二十。用前第十九方。

少阴病，六七日，腹满不大便，宜大承气汤。第二十一。用前第十九方。

少阴病，脉沉者，急温之，宜四逆汤。第二十二。三味。

少阴病，食入则吐，心中温温欲吐，手足寒，脉弦迟，当温之，宜四逆汤。第二十三。用前第二十二方。下有少阴病一证。

辨厥阴病脉证并治第十二

厥利呕哕附。合一十九法，方一十六首

伤寒病，蛔厥，静而时烦，为脏寒。蛔上入膈，故烦。得食而呕吐蛔者，乌梅丸主之。第一。十味。前后有厥阴病四证，哕逆一十九证。

伤寒，脉滑而厥，里有热，白虎汤主之。第二。四味。

手足厥寒，脉细欲绝者，当归四逆汤主之。第三。七味。

若内有寒者，宜当归四逆加吴茱萸生姜汤。第四。九味。

大汗出，热不去，内拘急，四肢疼，下利厥逆，恶寒者，四逆汤主之。第五。三味。

大汗，若大下利而厥冷者，四逆汤主之。第六。用前第五方。

病人手足厥冷，脉乍紧，心下满而烦，宜瓜蒂散。第七。三味。

伤寒厥而心下悸，宜先治水，当服茯苓甘草汤。第八。四味。

伤寒六七日，大下后，寸脉沉迟，手足厥逆，麻黄升麻汤主之。第九。十四味。下有欲自利一证。

伤寒本自寒下，医复吐下之，若食入口即吐，干姜黄芩黄连人参汤主之。第十。四味。下有下利一十病证。

下利消谷，里寒外热，汗出而厥者，通脉四逆汤主之。第十一。三味。

热利下重者，白头翁汤主之。第十二。四味。

下利腹胀满，身疼痛者，先温里，乃攻表。温里宜四逆汤，攻表宜桂枝汤。第十三。四逆汤用前第五方。桂枝汤五味。

下利欲饮水者，以有热也，白头翁汤主之。第十四。用前第十二方。

下利谵语者，有燥屎也，宜小承气汤。第十五。三味。

下利后更烦，按之心下濡者，虚烦也，宜栀子豉汤。第十六。二味。

呕而脉弱，小便利，身有微热，见厥者难治，四逆汤主之。第十七。用前第五方。前有呕脓一证。

干呕，吐涎沫，头痛者，吴茱萸汤主之。第十八。四味。

呕而发热者，小柴胡汤主之。第十九。七味，下有哕二证。

辨霍乱病脉证并治第十三

合六法，方六首

恶寒脉微而利，利止者，亡血也，四逆加人参汤主之。第一。四味，前有吐利三证。

霍乱，头痛，发热，身疼，热多饮水者，五苓散主之。寒多不用水者，理中丸主之。第二。五苓散，五味。理中丸，四味。作加减法附。

吐利止，身痛不休，宜桂枝汤，小和之。第三。五味。

吐利汗出，发热恶寒，四肢拘急，手足厥冷者，四逆汤主之。第四。三味。

吐利，小便利，大汗出，下利消谷，内寒外热，脉微欲绝，四逆汤主之。第五。用前第四方。

吐已下断，汗出而厥，四肢不解，脉微绝，通脉四逆加猪胆汤主之。第六。四味。下有不胜谷气一证。

辨阴阳易差后劳复病脉证并治第十四

合六法，方六首

伤寒阴易病，身重，少腹里急，热上冲胸，头重不欲举，眼中生花，烧裈散主之。第一。一味。

大病差后劳复者，枳实栀子汤主之。第二。三味。下有宿食，加大黄法附。

伤寒差以后，更发热，小柴胡汤主之。第三。七味。

大病差后，从腰以下有水气者，牡蛎泽泻散主之。第四。七味。

大病差后，喜唾，久不了了，胸上有寒，当以丸药温之，宜理中丸。第五。四味。

伤寒解后，虚羸少气，气逆欲吐，竹叶石膏汤主之。第六。七味。下有病新差一证。

辨不可发汗病脉证并治第十五

一法，方本阙

汗家不可发汗，发汗必恍惚心乱，小便已，阴疼，宜禹余粮丸。第一。方本阙，前后有二十九病证。

辨可发汗病脉证并治第十六

合四十一法，方一十四首

太阳病，外证未解，脉浮弱，当以汗解，宜桂枝汤。第一。五味，前有四法。

脉浮而数者，可发汗，属桂枝汤证。第二。用前第一方。一法用麻黄汤。

阳明病，脉迟，汗出多，微恶寒，表未解也，属桂枝汤证。第三。用前第一方。下有可汗二证。

病人烦热，汗出解，又如疟状，脉浮虚者，当发汗，属桂枝汤证。第四。用前第一方。

病常自汗出，此荣卫不和也，发汗则愈，属桂枝汤证。第五。用前第一方。

病人脏无他病，时发热汗出，此卫气不和也，先其时发汗则愈，属桂枝汤证。第六。用前第一方。

脉浮紧，浮为风，紧为寒，风伤卫，寒伤荣，荣卫俱病，骨节烦疼，可发汗，宜麻黄汤。第七。四味。

太阳病不解，热结膀胱，其人如狂，血自下，愈。外未解者，属桂枝汤证。第八。用前第一方。

太阳病，下之微喘者，表未解，宜桂枝加厚朴杏子汤。第九。七味。

伤寒脉浮紧，不发汗，因衄者，属麻黄汤证。第十。用前第七方。

阳明病，脉浮无汗而喘者，发汗愈，属麻黄汤证。第十一。用前第七方。

太阴病，脉浮者，可发汗，属桂枝汤证。第十二。用前第一方。

太阳病，脉浮紧，无汗，发热身疼痛，八九日表证在，当发汗，属麻黄汤证。第十三。用前第七方。

脉浮者，病在表，可发汗，属麻黄汤证。第十四。用前第七方。一法用桂枝汤。

伤寒不大便六七日，头痛有热者，与承气汤。其小便清者，知不在里，续在表，属桂枝汤证。第十五。用前第一方。

下利，腹胀满，身疼痛者，先温里，乃攻表，温里宜四逆汤，攻表宜桂枝汤。第十六。四逆汤三味。桂枝汤用前第一方。

下利后，身疼痛，清便自调者，急当救表，宜桂枝汤。第十七。用前第一方。

太阳病，头痛发热，汗出，恶风寒者，属桂枝汤证。第十八。用前第一方。

太阳中风，阳浮阴弱，发热汗出，恶寒恶风，鼻鸣干呕者，属桂枝汤证。第十九。用前第一方。

太阳病，发热汗出，此为荣弱卫强，属桂枝汤证。第二十。用前第一方。

太阳病下之，气上冲者，属桂枝汤证。第二十一。用前第一方。

太阳病，服桂枝汤反烦者，先刺风池、风府，却与桂枝汤愈。第二十二。用前第一方。

烧针被寒，针处核起者，必发奔豚气，与桂枝加桂汤。第二十三。五味。

太阳病，项背强几几，汗出恶风者，宜桂枝加葛根汤。第二十四。七味。注见第二卷中。

太阳病，项背强几几，无汗恶风者，属葛根汤证。第二十五。用前方。

太阳阳明合病，自利，属葛根汤证。第二十六。用前方。一云，用后第二十八方。

太阳阳明合病，不利，但呕者，属葛根加半夏汤。第二十七。八味。

太阳病，桂枝证，反下之，利遂不止，脉促者，表未解也，喘而汗出，属葛根黄芩黄连汤。第二十八。四味。

太阳病，头痛发热，身疼，恶风无汗，属麻黄汤证。第二十九。用前第七方。

太阳阳明合病，喘而胸满者，不可下，属麻黄汤证。第三十。用前第七方。

太阳中风，脉浮紧，发热恶寒，身痛不汗而烦躁者，大青龙汤主之。第三十一。七味。下有一病证。

阳明中风，脉弦浮大，短气，腹满，胁下及心痛，鼻干不得汗，嗜卧，身黄，小便难，潮热，外不解，过十日，脉浮者，与小柴胡汤。脉但浮，无余证者，与麻黄汤。第三十二。小柴胡汤七味。麻黄汤用前第七方。

太阳病，十日以去，脉浮细嗜卧者，外解也；设胸满胁痛者，与小柴胡汤；脉但浮，与麻黄汤。第三十三。并用前方。

伤寒脉浮缓，身不疼但重，乍有轻时，无少阴证，可与大青龙汤发之。第三十四。用前第三十一方。

伤寒表不解，心下有水气，干呕发热而咳，或渴，或利，或噎，或小便不利，或喘，小青龙汤主之。第三十五。八味。加减法附。

伤寒心下有水气，咳而微喘，发热不渴，属小青龙汤证。第三十六。用前方。

伤寒五六日，中风，往来寒热，胸胁苦满，不欲饮食，心烦喜呕者，属小柴胡汤证。第三十七。用前第三十二方。

伤寒四五日，身热恶风，颈项强，胁下满，手足温而渴，属小柴胡汤证。第三十八。用前第三十二方。

伤寒六七日，发热，微恶寒，支节烦疼，微呕，心下支结，外证未去者，柴胡桂枝汤主之。第三十九。九味。

少阴病，得之二三日，麻黄附子甘草汤，微发汗。第四十。三味。

脉浮，小便不利，微热消渴者，与五苓散。第四十一。五味。

辨发汗后病脉证并治第十七

合二十五法，方二十四首

太阳病，发汗遂漏不止，恶风，小便难，四肢急，难以屈伸者，属桂枝加附子汤。第一。六味。前有八病证。

太阳病，服桂枝汤，烦不解，先刺风池、风府，却与桂枝汤。第二。五味。

服桂枝汤，汗出，脉洪大者，与桂枝汤。若形似疟，一日再发者，属桂枝二麻黄一汤。第三。七味。

服桂枝汤，汗出后，烦渴不解，脉洪大者，属白虎加人参汤。第四。五味。

伤寒，脉浮，自汗出，小便数，心烦，恶寒，脚挛急，与桂枝攻表，得之便厥，咽干，烦躁吐逆，作甘草干姜汤；厥愈，更作芍药甘草汤，其脚即伸。若胃气不和，与调胃承气汤。若重发汗，加烧针者，与四逆汤。第五。甘草干姜汤、芍药甘草汤，并二味。调胃承气汤、四逆汤，并三味。

太阳病，脉浮紧，无汗发热，身疼，八九日不解，服汤已，发烦必衄，宜麻黄汤。第六。四味。

伤寒发汗已解，半日复烦，脉浮数者，属桂枝汤证。第七。用前第二方。

发汗后，身疼，脉沉迟者，属桂枝加芍药生姜各一两人参三两新加汤。第八。六味。

发汗后，不可行桂枝汤，汗出而喘，无大热者，可与麻黄杏子甘草石膏汤。第九。四味。

发汗过多，其人叉手自冒心，心下悸，欲得按者，属桂枝甘草汤。第十。二味。

发汗后，脐下悸，欲作奔豚，属茯苓桂枝甘草大枣汤。第十一。四味。甘烂水法附。

发汗后，腹胀满者，属厚朴生姜半夏甘草人参汤。第十二。五味。

发汗，病不解，反恶寒者，虚也，属芍药甘草附子汤。第十三。三味。

发汗后，不恶寒，但热者，实也，当和胃气，属调胃承气汤证。第十四。用前第五方。

太阳病，发汗后，大汗出，胃中干，烦躁，不得眠。若脉浮，小便不利，渴者，属五苓散。第十五。五味。

发汗已，脉浮数，烦渴者，属五苓散证。第十六。用前第十五方。

伤寒汗出而渴者，宜五苓散。不渴者，属茯苓甘草汤。第十七。四味。

太阳病，发汗不解，发热，心悸，头眩身瞤动，欲擗（一作僻）地者，属真武汤。第十八。五味。

伤寒汗出，解之后，胃中不和，心下痞，干噫，腹中雷鸣下利者，属生姜泻心汤。第十九。八味。

伤寒汗出不解，心中痞，呕吐下利者，属大柴胡汤。第二十。八味。

阳明病，自汗，若发其汗，小便自利，虽鞕不可攻，须自欲大便，宜蜜煎，若土瓜根，猪胆汁为导。第二十一。蜜煎一味。猪胆方二味。

太阳病三日，发汗不解，蒸蒸发热者，属调胃承气汤证。第二十二。用前第五方。

大汗出，热不去，内拘急，四肢疼，又下利厥逆恶寒者，属四逆汤证。第二十三。用前方第五方。

发汗后不解，腹满痛者，急下之，宜大承气汤。第二十四。四味。

发汗多，亡阳谵语者，不可下，与柴胡桂枝汤和其荣卫。后自愈。第二十五。九味。

辨可吐第十九

合二法，五证

大法，春宜吐。

凡用吐汤，中病便止，不必尽剂也。

辨不可下病脉证并治第二十

合四法，方六首

阳明病，潮热，大便微鞕，与大承气汤。若不大便六七日，恐有燥屎，与小承气汤和之。第一。大承气四味，小承气三味。前有四十病证。

伤寒中风，反下之，心下痞，医复下之，痞益甚，属甘草泻心汤。第二。六味。

下利脉大者，虚也，以强下之也。设脉浮革肠鸣者，属当归四逆汤。第三。七味。下有阳明病二证。

阳明病，汗自出，若发汗，小便利，津液内竭，虽鞕不可攻，须自大便，宜蜜煎，若土瓜根，猪胆汁导之。第四。蜜煎一味，猪胆汁二味。

辨可下病脉证并治第二十一

合四十四法，方一十一首

阳明病，汗多者，急下之，宜大柴胡汤。第一。加大黄八味。一法用小承气汤。前别有二法。

少阴病，得之二三日，口燥咽干者，急下之，宜大承气汤。第二。四味。

少阴病，六七日，腹满不大便者，急下之，宜大承气汤。第三。用前第二方。

少阴病，下利清水，心下痛，口干者，可下之，宜大柴胡、大承气汤。第四。大柴胡汤用前第一方。大承气汤用前第二方。

下利，三部脉平，心下鞕者，急下之，宜大承气汤。第五。用前第二方。

下利，脉迟滑者，内实也。利未止，当下之，宜大承气汤。第六。用前第二方。

阳明少阳合病，下利，脉不负者，顺也。脉滑数者，有宿食，当下之，宜大承气汤。第七。用前第二方。

寸脉浮大反涩，尺中微而涩，故知有宿食。当下之，宜大承气汤。第八。用前第二方。

下利，不欲食者，以有宿食，当下之，宜大承气汤。第九。用前第二方。

下利，差，至其年月日时复发者，以病不尽，当下之，宜大承气汤。第十。用前第二方。

病腹中满痛，此为实，当下之，宜大承气、大柴胡汤。第十一。大承气用前第二方。大柴胡用前第一方。

下利，脉反滑，当有所去，下乃愈，宜大承气汤。第十二。用前第二方。

腹满不减，减不足言，当下之，宜大柴胡、大承气汤。第十三。大柴胡用前第一方。大承气用前第二方。

伤寒后，脉沉。沉者，内实也，下之解，宜大柴胡汤。第十四。用前第一方。

伤寒六七日，目中不了了，睛不和，无表里证。大便难，身微热者，实也，急下之。宜大承气汤、大柴胡汤。第十五。大柴胡用前第一方，大承气用前第二方。

太阳病未解，脉阴阳俱停，先振栗汗出而解。阴脉微者，下之解，宜大柴胡汤。第十六。用前第一方。一法，用调胃承气汤。

脉双弦而迟者，心下鞕，脉大而紧者，阳中有阴也，可下之，宜大承气汤。第十七。用前第二方。

结胸者，项亦强，如柔痓状，下之和。第十八。结胸门用大陷胸丸。

病人无表里证，发热七八日，虽脉浮数者，可下之，宜大柴胡汤。第十九。用前第一方。

太阳病，表证仍在，脉微而沉，不结胸，发狂，少腹满，小便利，下血愈，宜下之，以抵当汤。第二十。四味。

太阳病，身黄脉沉结，少腹鞕，小便自利，其人如狂，血证谛，属抵当汤证。第二十一。用前第二十方。

伤寒有热，少腹满，应小便不利，今反利，为有血。当下之，宜抵当丸。第二十二。四味。

阳明病，但头汗出，小便不利，身必发黄。宜下之，茵陈蒿汤。第二十三。三味。

阳明证，其人喜忘，必有蓄血，大便色黑，宜抵当汤下之，第二十四。用前第二十方。

汗出谵语，以有燥屎，过经可下之，宜大柴胡、大承气汤。第二十五。大柴胡用前第一方、大承气用前第二方。

病人烦热，汗出，如疟状，日晡发热，脉实者，可下之，宜大柴胡、大承气汤。第二十六。大柴胡用前第一方、大承气用前第二方。

阳明病，谵语，潮热，不能食，胃中有燥屎。若能食，但鞕耳，属大承气汤证。第二十七。用前第二方。

下利谵语者，有燥屎也，属小承气汤。第二十八。三味。

得病二三日，脉弱，无太阳柴胡证，烦躁，心下痞。小便利，屎定鞕，宜大承气汤。第二十九。用前第二方，一云大柴胡汤。

太阳中风，下利呕逆，表解，乃可攻之。属十枣汤。第三十。二味。

太阳病不解，热结膀胱，其人如狂，宜桃核承气汤。第三十一。五味。

伤寒七八日，身黄如橘子色，小便不利，腹微满者，属茵陈蒿汤证。第三十二。用前第二十三方。

伤寒发热，汗出不解，心中痞鞕，呕吐下利者，属大柴胡汤证。第三十三。用前第一方。

伤寒十余日，热结在里，往来寒热者，属大柴胡汤证。第三十四。用前第一方。

但结胸，无大热，水结在胸胁也，头微汗出者，属大陷胸汤。第三十五。

三味。

伤寒六七日，结胸热实，脉沉紧，心下痛者，属大陷胸汤证。第三十六。用前第三十五方。

阳明病，多汗，津液外出，胃中燥，大便必鞕，谵语，属小承气汤证。第三十七。用前第二十八方。

阳明病不吐下，心烦者，属调胃承气汤。第三十八。三味。

阳明病脉迟，虽汗出不恶寒，身必重，腹满而喘，有潮热，大便鞕，大承气汤主之；若汗出多，微发热恶寒，桂枝汤主之。热不潮，腹大满不通，与小承气汤。第三十九。大承气汤用前第二方，小承气汤用前第二十八方，桂枝汤五味。

阳明病，潮热，大便微鞕，与大承气汤。若不大便六七日，恐有燥屎，与小承气汤。若不转气，不可攻之。后发热，大便复鞕者，宜以小承气和之。第四十。并用前方。

阳明病，谵语，潮热，脉滑疾者，属小承气汤证。第四十一。用前第二十八方。

二阳并病，太阳证罢，但发潮热，汗出，大便难，谵语者，下之愈，宜大承气汤。第四十二。用前第二方。

病人小便不利，大便乍难乍易，微热喘冒者，属大承气汤证。第四十三。用前第二方。

大下。六七日不大便，烦不解，腹满痛者，属大承气汤证。第四十四。用前第二方。

辨发汗吐下后病脉证并治第二十二

合四十八法，方三十九首

太阳病，八九日，如疟状，热多寒少，不呕，清便，脉微而恶寒者，不可更发汗吐下也，以其不得小汗，身必痒，属桂枝麻黄各半汤。第一。七味。前有二十二病证。

服桂枝汤，或下之，仍头项强痛，发热，无汗，心下满痛，小便不利，属桂枝去桂加茯苓白术汤。第二。六味。

太阳病，发汗不解，而下之，脉浮者，为在外，宜桂枝汤。第三。五味。

下之后，复发汗，昼日烦躁，夜安静，不呕，不渴，无表证，脉沉微者，属干姜附子汤。第四。二味。

伤寒，若吐下后，心下逆满，气上冲胸，起则头眩，脉沉紧，发汗则身为振摇者，属茯苓桂枝白术甘草汤。第五。四味。

发汗若下之，病不解，烦躁者，属茯苓四逆汤。第六。五味。

发汗吐下后，虚烦不眠，若剧者，反覆颠倒，心中懊憹，属栀子豉汤。少气者，栀子甘草豉汤；呕者，栀子生姜豉汤。第七。栀子豉汤二味；栀子甘草豉汤、栀子生姜豉汤，并三味。

发汗下之而烦热，胸中窒者，属栀子豉汤证。第八。用上初方。

太阳病，过经十余日，心下欲吐，胸中痛，大便溏，腹满，微烦，先此时极吐下者，与调胃承气汤。第九。三味。

太阳病，重发汗，复下之，不大便五六日，舌上燥而渴，日晡潮热，心腹鞕满痛；不可近者，属大陷胸汤。第十。三味。

伤寒五六日，发汗复下之。胸胁满，微结，小便不利，渴而不呕，头汗出，寒热心烦者，属柴胡桂枝干姜汤。第十一。七味。

伤寒发汗、吐下解后。心下痞鞕，噫气不除者，属旋覆代赭汤。第十二。七味。

伤寒下之，复发汗，心下痞，恶寒，表未解也。表解乃可攻痞，解表宜桂枝汤；攻痞宜大黄黄连泻心汤。第十三。桂枝汤用前第三方；大黄泻心汤二味。

伤寒吐下后，七八日不解，热结在里，表里俱热，恶风，大渴，舌上燥而烦，欲饮水数升者，属白虎加人参汤。第十四。五味。

伤寒吐下后，不解，不大便至十余日，日晡发潮热，不恶寒，如见鬼状。剧者不识人，循衣摸床。惕而不安，微喘直视，发热谵语者，属大承气汤。第十五。四味。

三阳合病，腹满身重，口不仁，面垢，谵语遗尿。发汗则谵语，下之则额上汗，手足逆冷，自汗出者，属白虎汤。第十六。四味。

阳明病，脉浮紧，咽燥口苦，腹满而喘，发热汗出，反恶热，身重。若发汗则谵语；加温针必怵惕，烦躁不眠；若下之，心中懊憹，舌上苔者，属栀子豉汤证。第十七。用前第七方。

阳明病，下之，心中懊憹而烦，胃中有燥屎，可攻，宜大承气汤。第十八。用前第十五方。

太阳病，吐下发汗后，微烦，小便数，大便鞕者，与小承气汤和之。第十九。三味。

大汗大下而厥者，属四逆汤。第二十。三味。

太阳病，下之，气上冲者，与桂枝汤。第二十一。用前第三方。

太阳病，下之后，脉促胸满者，属桂枝去芍药汤。第二十二。四味。

若微寒者，属桂枝去芍药加附子汤。第二十三。五味。

太阳桂枝证，反下之，利不止，脉促，喘而汗出者，属葛根黄芩黄连汤。第二十四。四味。

太阳病，下之微喘者，表未解也，属桂枝加厚朴杏子汤。第二十五。七味。

伤寒，不大便六七日，头痛有热者，与承气汤。小便清者（一云大便青），知不在里，当发汗，宜桂枝汤。第二十六。用前第三方。

伤寒五六日，下之后，身热不去，心中结痛者，属栀子豉汤证。第二十七。用前第七方。

伤寒下后，心烦腹满，卧起不安，属栀子厚朴汤。第二十八。三味。

伤寒，以丸药下之，身热不去，微烦者，属栀子干姜汤。第二十九。二味。

伤寒下之，续得下利不止。身疼痛，急当救里，后身疼痛，清便自调者，急当救表。救里宜四逆汤，救表宜桂枝汤。第三十。并用前方。

太阳病，过经十余日，二三下之，柴胡证仍在，与小柴胡。呕止小安，郁郁微烦者，可与大柴胡汤。第三十一。八味。

伤寒十三日不解，胸胁满而呕，日晡发潮热，微利。潮热者，实也，先服小柴胡汤以解外，后以柴胡加芒硝汤主之。第三十二。八味。

伤寒十三日，过经谵语，有热也。若小便利，当大便鞕，而反利者，知以丸药下之也。脉和者，内实也，属调胃承气汤证。第三十三。用前第九方。

伤寒八九日，下之，胸满烦惊，小便不利，谵语，身重，不可转侧者，属柴胡加龙骨牡蛎汤。第三十四。十二味。

火逆下之，因烧针烦躁者，属桂枝甘草龙骨牡蛎汤。第三十五。四味。

太阳病，脉浮而动数，头痛发热，盗汗，恶寒，反下之，膈内拒痛，短气躁烦，心中懊侬，心下因鞕，则为结胸，属大陷胸汤证。第三十六。用前第十方。

伤寒五六日，呕而发热者，小柴胡汤证具，以他药下之，柴胡证仍在者，复与柴胡汤，必蒸蒸而振，却发热汗出而解。若心满而鞕痛者，此为结胸，大陷胸汤主之。但满而不痛者，为痞，属半夏泻心汤。第三十七。七味。

本以下之，故心下痞，其人渴而口燥烦，小便不利者，属五苓散。第三十八。五味。

伤寒中风，下之。其人下利日数十行，腹中雷鸣，心下痞鞕，干呕，心烦，复下之，其痞益甚，属甘草泻心汤。第三十九。六味。

伤寒服药，下利不止，心下痞鞕，复下之，利不止，与理中，利益甚，属赤石脂禹余粮汤。第四十。二味。

太阳病，外证未除，数下之，遂协热而利，利不止，心下痞鞕，表里不解，属桂枝人参汤。第四十一。五味。

下后，不可更行桂枝汤，汗出而喘，无大热者，属麻黄杏子甘草石膏汤。第四十二。四味。

阳明病，下之，外有热，手足温，心中懊侬，饥不能食，但头汗出，属栀子豉汤证。第四十三。用前第七方。

伤寒吐后，腹胀满者，属调胃承气汤证。第四十四。用前第九方。

病人无表里证，发热七八日，脉虽浮数，可下之。假令已下，脉数不解，不大便者，有瘀血，属抵当汤。第四十五。四味。

本太阳病，反下之，腹满痛，属太阴也，属桂枝加芍药汤。第四十六。五味。

伤寒六七日，大下，寸脉沉而迟，手足厥，下部脉不至，喉咽不利，唾脓血者，属麻黄升麻汤。第四十七。十四味。

伤寒本自寒下，复吐下之，食入口即吐，属干姜黄芩黄连人参汤。第四十八。四味。

伤寒发微论

原著　宋·许叔微
主编　张　昊

目 录

卷上

论伤寒七十二证候

循衣摸床

仲景云：伤寒吐下后不解，不大便五六日至十余日，发潮热，不识人，循衣妄撮，微喘直视，脉弦者生，涩者死。华佗曰：病人循衣缝，谵语者，不可治。仲景云：小便利者可治。

瞪目直视

仲景云：直视摇头，此为心绝。又云：狂言，反目直视，肾绝也。

汗出如油

仲景云：脉浮而洪，身汗如油，喘而不休，此为命绝也。

两手撮空

仲景云：吐下不解，大便不利，潮热，摸床撮空，皆宜大承气，服后脉弦者生，涩者死。华佗云：阴阳俱绝，掣衣撮空妄言者，死也。

喑哑不言

痓病者，如发痫之状，喑哑不言。《千金方》：热病七八日，其脉不软不散，当喑哑。三四日，汗不出者，死也。

舌卷囊缩

仲景云：厥阴受病，则舌卷烦满而囊缩。扁鹊云：舌卷囊缩者，必死。《千金》云：阴阳病，卵肿，缩腹中，舌出数寸而死。

鼻中煤烟

宋迪《阴证诀》云：阴毒渐深，则鼻中黑如煤烟。

指甲黑青

宋迪《阴证诀》云：阴毒甚，则指甲黑青。扁鹊云：手足爪甲下肉黑者，死。

目盲见鬼

《难经》云：脱阳者见鬼，脱阴者目盲。

九窍出血

仲景云：少阴病强发汗，必动血，或从口鼻耳目出，是谓下厥上竭，为难治。

环口黧色

仲景云：环口黧色，柔汗发黄，此为脾绝也。

转筋入腹

霍乱证，转筋入腹者，鸡矢白汤主之。

吃噫哕啘

仲景云：寸口脉微而涩，根叶枯槁而寒栗，咳逆，唾腥，呕吐涎沫也。又云：脉滑则为哕。仲景：伤寒咳逆上气，其脉散者死，谓其形损故也。

膈内拒痛

仲景云：膈内拒痛，胃中空虚，心下因硬，则为结胸。此陷胸证也。

发黄疸热

万全云：阳明病，瘀热在里，必发黄。凡发黄，寸口无脉，鼻气冷，皆不可治。

咽干声嗄

狐蜮，湿䘌证也。狐则咽干，蜮则声嗄。

瘈疭口噤

仲景云：瘈疭，面赤，目脉赤，摇头，卒口噤，背反张者，痓病也。又风温被火炙，如惊痫，瘈疭。万全云：伤寒痓者，由肺热转于肾，转而为痓也。

筋惕肉瞤

仲景云：脉微弱，汗出恶风，误服大青龙汤，令人筋惕肉瞤。伤寒吐下后，心下逆满，发汗则动经，身为振摇。

叉手冒心

仲景云：发汗过多，其人叉手自冒心，心下悸，欲得按者，桂枝甘草汤。仲景云：未持脉时，病人叉手自冒心，所以然者，以重发汗虚，故如此。

发斑瘾疹

阳毒，面赤发斑如锦文者，升麻汤。仲景云：风气相搏，则为瘾疹，身体为痒。痒者，名泄风。

癫狂不定

《难经》云：重阳者狂，重阴者癫。仲景云：太阳病热结膀胱，其人如狂者，桃核承气汤。小便利，其人如狂，血证谛也。

耳聋胁痛

仲景云：少阳受病，胸胁痛而耳聋。仲景云：未持脉时，其人叉手自冒心，师因教令咳，而不咳。必两耳无闻也。所以然者，以重发汗虚，故如此。

上气喘急

太阳阳明皆有喘证，或水停心下亦喘。阴证喘者，必喘而加急。

小腹硬满

小腹硬满，小便不利者，膀胱有客热也。小腹硬满，小便利者，血证也。

唾脓咯血

仲景云：脉浮热甚而反灸之，必咽燥咯血。仲景云：吐血不止，柏叶汤。

上吐下利

仲景云：发热恶寒，而复吐利者，霍乱也。

二便不通

少阴小便不利者，真武汤。阳明大便不利者，承气汤。

振振欲擗地

仲景云：太阳病发汗，汗出不解，其人仍发热，心下悸，头眩身瞤动，欲振振擗地者，真武汤。

【临床解读】

赵某，男，65岁。2021年3月8日初诊。

代诉：肝硬化腹水、肾衰竭9年，加重2个月余。

现病史：患者乙肝病史，渐至肝硬化，现肝腹水严重，满腹胀大，双下肢水肿，纳食差，以营养支持为主，易嗳气、呕吐。现服中药，每日排泡沫样稀便5~10次，小便少，每日放腹水1000毫升，消瘦严重，意识清楚，卧床不起，精神差，舌质红，无苔，裂纹。

处方：制附子10克（先煎），茯苓30克，炒白术10克，生白芍10克，生黄芪30克，砂仁6克（后下），益母草30克，泽兰30克，白萝卜3斤，熬水煎药。10剂，每日1剂，水煎服。（张磊医案）

遗尿失溺

仲景云：溲便遗矢，狂言，反目直视，肾绝也。风温证，下之则直视失溲。

扬手掷足

仲景云：太阳中风，以火劫，则手足躁扰。又云：六七日，三部脉至，大烦，手足躁扰者，欲解也。

谵语郑声

仲景云：实则谵语，虚则郑声。郑声者，重语也。直视谵语而喘满者，死。

心下痞硬

仲景云：病发于阴而下之早则为痞。

心中懊侬

仲景云：心中懊侬，栀子汤主之。

舌上滑苔

仲景云：湿家，舌上滑苔者，丹田有热，胸中有寒。又云：脏结滑苔者，不可攻也。又云：阳明证，懊侬，舌上滑苔者，栀子汤。

脚挛啮齿

风痹热证，属阳也，承气汤主之。

脐上下筑动

发汗后，脐下悸者，欲作奔豚。

项强几几

太阳病项背强几几，反汗出恶寒者，桂枝汤；无汗者，葛根汤也。

【临床解读】

马某，男，31岁。2021年4月21日初诊。

主诉：背痛5年。

现病史：患者5年前无明显诱因出现背痛，多方检查无异常，后确诊为“抑郁症”，经中药治疗，“抑郁症”控制可。现症见：背痛，右侧大腿内侧及臀部胀、稍痛，耳鸣，纳眠可，大便偏稀、黏，2~3日一次，小便黄，舌质红，苔薄黄，脉沉滞。

病机要点：经行失畅。

处方：炙麻黄6克，葛根15克，桂枝10克，生白芍10克，威灵仙10克，木瓜30克，姜黄6克，川芎10克，炙甘草6克，生姜3片，大枣（切开）3枚为引。15剂，每日1剂，水煎服。

二诊：服上方10剂，效可，背痛大减，十分已去七八分。服药期间右侧脚底瘀胀、瘙痒难受，停药缓解。现症见：右侧大腿内侧及腹股沟发紧发胀，背痛，肩背觉不舒服，耳鸣，阳痿早泄，纳眠可，大便正常，2日一行，小便色黄，味重，舌质红，苔黄，脉沉滞。

病机要点：气机不利。

处方：桂枝10克，生白芍10克，葛根30克，柴胡10克，黄芩10克，清半夏10克，党参10克，生龙牡各30克（先煎），生薏苡仁30克，杏仁10

克，炙麻黄3克，炙甘草3克，生姜3片，大枣3枚（切开）为引。10剂，每日1剂，水煎服。

三诊：服上方10剂，效佳，诸症明显减轻。现症见：前胸后背多处走窜样闷胀不适，右侧腹股沟处憋胀不适，右脚心脱屑、瘙痒，偶有渗出，纳食可，眠一般，二便调，舌质淡红，胖大，苔滑腻，脉沉滞。

处方：照上方加通草3克。10剂，每日1剂，水煎服。

四诊：服上方15剂，效可，背痛减轻百分之八十。现症见：偶有后背游走性疼痛，由右侧肩胛处下窜至右侧臀部，痛势不重，隐隐作痛，右胸憋闷，时有左侧头痛、头晕，数秒后自行缓解，鼻塞，纳可。眠差，入睡难，大便不干，2日一行，小便可，舌质红，苔黄，脉沉滞。

处方：柴胡10克，生白芍10克，当归10克，茯苓10克，薄荷3克（先煎），牡丹皮10克，栀子10克，制香附10克，全瓜蒌30克，防风10克，炙甘草3克，生姜3片为引。15剂，每日1剂，水煎服。

五诊：服上方15剂，效佳，身痛减轻百分之九十。现症见：右侧胸口憋闷疼痛，右侧腰胯疼痛，阳痿早泄，纳可，食少，眠可，睡不解乏，大便黏，2~3日一行，小便色黄，舌质红，苔黄厚，脉沉滞。

处方：照上方加淫羊藿10克，肉苁蓉30克，威灵仙10克。15剂，每日1剂，水煎服。(张磊医案)

气上冲胸

太阳病，下之后，其气上冲者，与桂枝汤。

外气怫郁

二阳并病，小发汗，面色缘缘正赤者，阳气怫郁，当解之熏之。

脚膝挛拳

伤寒脉浮，自汗出，恶寒，脚挛急，反与桂枝汤，此误也。

大便黑坚

阳明证，其人喜忘，必有蓄血。所以然者，本以久瘀血，屎须硬，大便反易，其色黑。

手足逆冷

有热厥，有冷厥。冷厥者，初得病便四肢冷。热厥者，手足虽冷，半日复热也。

漱水不咽

阳明但欲漱水不咽者，必衄。又，湿家丹田有热，胸中有寒，渴欲得水而不能饮，口燥烦也。

额上冷汗

湿家，额上汗出微喘。阴证，亦额上手背皆有冷汗。

烦躁发渴

太阳大汗出后，大烦，渴不解，宜白虎加人参汤。

肉上粟起

太阳病，宜以汗解，反以冷水噀其热，却不得法，弥更益烦，肉上粟起。

咽喉干痛

伤寒脉浮，咽中干痛而吐逆者，甘草半夏汤主之。又云：少阴证者，必咽痛。

多眠好睡

此证大约有四：少阴、狐蜮、风温及小柴胡证。

夜不得眠

此证大约有六，俱在歌中。

心下悸动

伤寒脉结代，心下悸动者，炙甘草汤主之。

腹中雷鸣

仲景云：寒气相搏，则为雷鸣。心下痞硬，胁下有水气，腹中雷鸣者，生姜泻心汤证。

下利溏垢

寒则鸣溏，热则垢腻。

潮热不常

仲景云：潮热者实也。大抵潮热有三证，俱在歌中。

寒热往来

此证有三：一者中风证，小柴胡汤；二者热入血室证，刺期门；三者状如温疟，黄龙汤证。

身体肿满

风湿证，身微肿者，甘草附子汤。

郁冒不仁

仲景云：寒则为厥，郁冒不仁。

额上脉陷

衄家不可发汗，发汗则额上脉陷，脉紧急，直视不得眴，不得眠。

身重难转

风湿有搏，桂枝加白术证。三阳合病，白虎加人参、柴胡加牡蛎龙骨证。

鼻中衄血

阳明病，口燥，但欲嗽水不咽者，必衄。衄家不可发汗，宜小干地黄汤。

手背冷汗

宋迪云：额上手背有冷汗者，阴毒也。

下利脓血

仲景云：少阴下利便脓血者，桃花汤主之。

吐逆不止

吐有冷热二证，有胃热吐者，有胃冷吐者。

面垢背寒

中暍，则面垢背寒。

腹胀满闷

发汗后，腹胀满者，厚朴五物汤。下后，心烦腹满，卧起不安者，栀子厚朴汤。又云：不转失气而下之，必腹满。

咳嗽涎盛

或上焦有热，或水停心下，皆嗽。

头疼恶心

头疼恶心，身不疼痛者，食积也；身疼痛者，伤寒也。

干噫食臭

胃中不利，心下痞硬，干噫食臭，胁下有水气者，生姜泻心汤。无水者，食积也。

身痒如虫行

阳明病，当汗而反无汗，其身如虫行皮中之状，为其久虚故也。

鼻鸣干呕

太阳中风证，鼻鸣干呕者，桂枝汤主之。太阳阳明合病，鼻鸣干呕者，葛根汤主之。

洒淅憎寒

仲景云：阴气上入阳中，则洒淅恶寒也。

腰脊疼痛

仲景云：一二日太阳受病，则头项痛，腰脊强。

腹胁时痛

仲景云：伤寒五六日，中风，或腹中痛，或胁下痞硬者，小柴胡证。又，腹中痛，小建中汤。胁下痛，十枣汤。

浑身壮热

仲景云：阳明受病，则身热目痛，鼻干不得卧。又，太阳中风与伤寒皆发热。

以上七十二证，或必死，或可治，浅深虽不同，要之对证用药，斯过半矣。

论桂枝汤用赤白芍药不同

仲景桂枝汤加减法，凡十有九证，但云芍药。《圣惠方》皆用赤芍药。孙尚药方皆用白芍药。《圣惠》乃太宗朝命王怀隐等编集。孙兆为累朝医师，不应如此背戾。然赤白补泻，极有利害。尝见仲景桂枝第四十七证云：病发热汗出，此为荣弱卫强，故使汗出，欲救邪风，宜桂枝汤。盖风伤卫而邪乘之，则卫强，荣虽不受邪，终非适平也，故卫强则荣弱。仲景以桂枝发其邪，以芍药助其弱，故知用白芍药也。荣既弱而不受病，乃以赤芍药泻之，决非仲景意。至于小建中，为尺迟血弱而设也，举此皆用白芍药，而仲景亦止称芍药，可以类推矣。

论伤寒慎用圆[①]子药

仲景论中百一十三方，为圆者有五：理中、陷胸、抵当、麻仁、乌梅是已。理中、陷胸、抵当，皆大弹圆，煮化而服之，与汤无异。至于麻仁治脾约证，乌梅治湿䘌证，皆欲必达下部，故用小圆。其他皆欲入经络，逐邪毒，破坚癖，导瘀血燥屎之类，须凭汤剂以涤除也。

余见俗医用小圆药巴豆以下邪毒而杀人者，不可胜数。盖巴豆止导食积而不能去热毒，既下之后，脏气虚，而邪毒宛然犹在，更再以大黄、朴硝下之，鲜不致毙。大抵下药，欲其必中，必当一服而止也，故不可不慎欤。

论桂枝麻黄青龙用药三证

仲景论表证，一则桂枝，二则麻黄，三则青龙。桂枝治中风，麻黄治伤寒，青龙治中风见寒脉、伤寒见风脉。此三者，人皆能言之，而不知用药对

① 圆：即“丸”，因避讳宋钦宗赵恒而改。

病之妙处，故今之医者不敢用仲景方，无足怪也。

且脉浮而缓者，中风也，故啬啬恶寒，淅淅恶风，翕翕发热，仲景以桂枝对之；脉浮紧而涩者，伤寒也，故头痛发热，身疼腰痛，骨节疼痛，恶风，无汗而喘，仲景以麻黄对之；至于中风脉浮紧，伤寒脉浮缓，仲景皆以青龙对之。何也？

予尝深究三者，审于证候脉息，相对用之无不应手而愈。何以言之？风伤卫。卫，气也。寒伤荣。荣，血也。荣行脉中，卫行脉外。风伤卫，则风邪干阳气，阳气不固，发越而为汗，是以自汗而表虚，故仲景用桂枝以发其邪，用芍药以助其血。盖中风则病在脉之外，其病稍轻，虽同曰发汗，特解肌之药耳。故桂枝证云：令遍身漐漐，微似有汗者益佳，不可令如水流漓，病必不除。是知中风不可大发其汗，大发其汗，则反动荣血，邪乘虚而居其中，故不除也。寒伤荣，则寒邪干阴血，而荣行脉中者也，寒邪居脉中，则非特荣受病也。邪自内作，则并与卫气犯之，久则浸淫及骨，是以汗不出而烦冤。仲景以麻黄大发其汗，又以桂枝辛甘助其发散，欲捐其内外之邪，荣卫之病故尔。大抵二药皆发汗，而桂枝则发其卫之邪，麻黄并与荣卫而治之，固有浅深也。何以验之？仲景桂枝第十九证云：病尝自汗出者，以为荣气和，荣气和者，外不谐，以卫气不共荣气谐和故耳。荣行脉中，卫行脉外，复发其汗，荣卫和则愈，宜桂枝汤。又，第四十七证云：发热汗出者，此为荣弱卫强，故使汗出，欲救邪风，宜桂枝汤。是知中风汗出者，荣和而卫不和也。又，第一卷云：寸口脉浮而紧，浮则为风，紧则为寒，风则伤卫，寒则伤荣，荣卫俱病，骨节烦疼，当发其汗。是知伤寒脉浮紧者，荣卫俱病也。麻黄汤中并桂枝而用，此仲景之意欤！至于青龙，虽治伤寒见风脉、伤风见寒脉，然仲景云：汗出恶风者，服之则筋惕肉瞤。故青龙一证尤难用，必须形证谛当，然后可行。王实止以桂枝麻黄各半汤代之。盖慎之者也。

论两感伤寒

仲景论两感伤寒云：凡伤于寒，热虽甚，不死。若两感于寒而病者，必死。又云：两感病俱作，治有先后，发表攻里，本自不同。既云必死，又云治有先后，何也？

大抵此病表里双传，脏腑俱受，得此者十不痊一，故云必死。然仲景岂以己见而重诬后人哉？故有发表攻里之说，以勉后世，恐万世之下，一遇大圣而得之者，不欲绝望于后人也，则仲景仁心可知矣。

论伤寒以真气为主

伤寒不问阴证阳证、阴毒阳毒，要之真气完壮者易医，真气虚损者难治。谚云：伤寒多死下虚人，诚哉是言也！盖病人元气不固，真阳不完，受病才重，便有必死之道。何也？阳病宜下，真气弱则下之多脱；阴病宜温，真气弱则客热便生。故医者难于用药，非病不可治也，主本无力也。

《素问》称岐伯云：阳胜则身热，腠理闭，喘粗，为之俯仰，汗不出而热，齿干以烦冤腹满死，能冬不能夏。阴胜则身寒汗出，身常清，数栗而寒，寒则厥，厥则腹满死，能夏不能冬。黄帝曰：调此二者奈何？岐伯曰：能知七损八益，则二者可调。盖阳胜而汗不出者，伤寒也；阴胜身寒而汗出者，中风也；二者须知七损八益而已。盖女子二七天癸至，至七七止，男子二八精气溢，至八八而止。妇人月事以时下，故七欲损；男子精欲满而不竭，故八欲溢，如此则男子女人身常无病也。自身无病，真气完固，虽有寒邪，易于用药，故曰二者可调。是知伤寒以真气为主。

论治伤寒须依次第

仲景《论》中虽云不避晨夜，即宜便治，医者亦须顾其表里，待其时日。若不循次第，虽暂时得安，损亏五脏，以促寿期，何足尚也。

昔范云为梁武帝属官，得时疫热疾，召徐文伯诊视。是时武帝有九锡之命，期在旦夕，云欲预盛礼，谓文伯曰：可便得愈乎？文伯曰：便差甚易，政恐二年外不复起尔。云曰：朝闻道，夕死可矣，况二年乎！文伯于是先以火煅地，布桃柏叶、布席，置云其上，顷刻汗出，以温粉裹之，翌日遂愈。云甚喜，文伯曰：不足喜。后二年果卒。

夫取汗先期，尚促寿限，况不顾表里，不待时日，便欲速愈者耶！今病家不耐病，才病三四日，昼夜督汗，医者随情顺意，鲜不致毙。故予感此而以为龟鉴也。

论仲景缓迟沉三脉

仲景云：卫气和，名曰缓；荣气和，名曰迟；缓迟相搏名曰沉。注云：缓者四肢不收，迟者身体俱重，沉者腰中直，腹内急痛。若然则三者皆病脉也，安得谓之和？注者乃以《脉诀》中沉缓迟论之，不知仲景伤寒脉与杂病脉异。

何以言之？上文云：卫荣盛为高、章、纲。卫荣弱为惵、卑、损。至此三脉谓之和，则不盛不弱，乃平和脉。盖伤寒之脉，高、章、纲者阳证类，惵、卑、损者阴证类，即是而言，则缓、迟、沉者，阴阳向安之脉也。不特此尔，下文云：寸口脉缓而迟，缓则阳气长，迟则阴气盛，阴阳相抱，荣卫俱行，刚柔相得，非安平而何。

卷 下

论表里虚实

伤寒治法，先要明表里虚实。能明此四字，则仲景三百九十七法可坐而定也。

何以言之？有表实，有表虚，有里实，有里虚，有表里俱实，有表里俱虚，予于表里虚实歌中尝论其事矣。

仲景麻黄汤类为表实而设也，桂枝汤类为表虚而设也；里实则承气之类，里虚则四逆、理中之类是也。表里俱实，所谓阳盛阴虚，下之则愈也；表里俱虚，所谓阳虚阴盛，汗之则愈者也。

尝读《魏志·华佗传》，有府吏倪寻、李延共至，俱头痛身热，所苦正同。佗曰：寻当下之，延当发汗。或难其异，佗曰：寻外实，延内实，故治之宜殊，此所谓能明表里虚实者也。

论桂枝、肉桂

仲景桂枝汤用桂枝者，盖取桂之枝梢细薄者尔，非若肉桂之肉厚也。盖肉桂厚实，治五脏用之者，取其镇重也；桂枝轻扬，治伤寒用之，取其发散也。今人例用之，是以见功寡。

论滑脉

仲景云：翕奄沉，名曰滑，沉为纯阴，翕为正阳，阴阳和合，故名曰滑。古人论滑脉，虽云往来前却，流利展转，替替然与数相似，曾未若仲景三语而足也。翕，张也，言脉升而开张也。忽焉而沉，言脉降而复也。奄，言奄忽之间，与奄观铚艾同义。仲景论滑脉，可谓谛当矣。然其言雅，恐浅识者未易晓。

论用大黄药

大黄虽为将军，然荡涤蕴热，推陈致新，在伤寒乃为要药，但欲用之当尔。大柴胡汤中不用，诚脱误也。王叔和云：若不加大黄，恐不名大柴胡。须是酒洗生用为有力。

昔后周姚僧垣，名善医，帝因发热，欲服大黄。僧垣曰：大黄乃是快药，然至尊年高，不宜轻用。帝弗从，遂至危笃。及元帝有疾，召诸医，咸谓至尊至贵，不可轻脱，宜用平药，可渐宣通。僧垣曰：脉洪而实，此有宿食，非用大黄，必无差理。元帝从之，果下宿食而愈。此明夫用与不用之异也。

论阴不得有汗

仲景第四卷十七证云：脉虽沉紧，不得为少阴病。所以然者，阴不得有汗，今头汗出，故知非少阴也。又云：脉阴阳俱紧而又汗出，为亡阳，此属少阴。

大抵阴虚者多汗，而此言阴不得有汗，何也?

余尝深究虚汗之证，亦自有阴阳之别：阳病自汗有九证，皆有治法。唯阴毒则额上手背有冷汗，甚者如水洗。然此是阳虚阴盛，亡阳而将脱也，其死必矣。仲景此篇方论，半在表，半在里，故先曰汗出为阳微，此则虚汗阳微故也，非阴证无汗，不得有汗也，有汗则九死一生。

由是言之，阳得有汗，阴不得有汗，以意逆志，是为得之。

论林亿疑白虎有差互

仲景称：伤寒若吐下后七八日不解，热结在里，表里俱热者，白虎加人参汤主之。又云：伤寒脉浮，发热无汗，其表不解，不可与白虎汤。又云：脉浮滑，此以表有热，里有寒，白虎汤主之。

【临床解读】

张某，男，32岁。2020年10月19日初诊。

主诉：先天脊柱裂，2011年术后进展为脊柱空洞。

现病史：患者先天性脊柱裂，期间双下肢正常，腰骶部疼痛，于2011年于某医院行脊椎栓系松解术，术后无明显不适，康复两年后肉有恢复，2018

年后出现右下肢肌肉萎缩，肌力下降，曾多方服用补肝肾强筋骨中药，效一般。现症见：右下肢肌肉萎缩，肌力下降，活动受限，腰骶不疼痛，腰部及右下肢触觉下降，伴麻木，平素易疲劳汗出，怕热，纳可，大便干结，3~4一行，排便无力，小便无力，眠可，舌质胖大偏红，苔黄白相兼，脉弦略数。

中医诊断：痿证。

处方：党参10克，生石膏30克，知母15克，桑白皮10克，地骨皮10克，石斛15克，槐角30克，肉苁蓉30克，炙甘草6克，粳米一撮为引。15剂，每日1剂，水煎服。

二诊：服上方10余剂，无不适感。现症见：鼻、口角易抽动，易眨眼，喉中时有“嗝嗝”作声，舌质淡红，苔薄黄，脉细。

处方：天麻3克，钩藤15克（后下），桑寄生15克，酒黄芩6克，栀子3克，生龙骨、生牡蛎各15克（先煎），生白芍10克，干地龙6克，生甘草3克。15剂，每日1剂，水煎服。（张磊医案）

国朝林亿校正谓仲景于此表里自差矣，是大不然。大抵白虎能除伤寒中暍，表里发热，故此前后二证，或云表里俱热，或云表热里寒，皆可服之宜也。中一证称表不解不可服者，盖以脉浮、无汗、发热，此全是伤寒表证，宜麻黄、葛根之类也，安可用白虎？亿但见所称表里不同，便谓差互，是亦不精不思之过也。

论弦动阴阳二脉不同

仲景云：脉大浮数动滑，此名阳也；脉沉涩弱弦微，此名阴也。《脉诀》以动脉为阴，以弦脉为阳，何也？此是开卷第一行疑处，而世人不知讲。

予谓《脉诀》所言，分七表八里而单言之也，此之所论，兼众脉而合言之也。大抵杂病各见一脉，唯伤寒必兼众脉而见。何以言之？仲景之意，若曰浮大者阳也，兼之以动数滑之类，安得不为阳？沉细者阴也，兼之以涩弦数之类，安得不为阴？

故仲景论动脉则曰：阳动则汗出，阴动则发热。数脉见于关上，上下无头尾，如豆大，厥厥动摇，名曰动也。又结胸证云：脉浮而动，浮则为风，动则为痛。故兼数与浮而言动脉，则阳脉阳病也宜矣。

仲景论弦脉则曰：弦者状如弓弦，按之不移，弦则为减。又曰：支饮急弦。又少阴证云：手足寒，脉弦迟。故此兼迟而言，弦则为阴脉阴病也宜矣。

故仲景伤寒脉不可与杂病脉同日而语。今阳证往往浮大而厥厥动摇，其沉细而弦者，必阴证也，何疑之有哉！不特此也，至如曰高、曰章、曰纲、曰惵、曰卑、曰损，有纵有横，有逆有顺，趺阳、太溪之类极多，予尝撰《仲景三十六种脉法图》。故知治伤寒，当以仲景脉法为本。

论中风、伤寒脉

仲景以浮缓脉为中风脉，浮涩而紧为伤寒脉。中风有汗，伤寒无汗。何也？

《内经》云：滑者阴气有余也；涩者阳气有余也。阳气有余则身热无汗，阴气有余则多汗身寒。大抵阴阳欲其适平而已，阳气不足，阴往乘之，故阴有余；阴气不足，阳往从之，故阳有余。风伤于卫，则荣不受病，故阳不足而阴有余，是以中风脉浮而缓，必多汗也。寒伤于荣，则卫未受病，故阴不足而阳有余，是以伤寒脉浮涩而紧，亦为无汗也。仲景辨二者脉证，亦有所受者矣。

论表证未罢未可下

仲景云：凡伤寒之病，多从风寒得之，始表中风寒，入里则不消矣。拟欲攻之，当先解表，乃可下之。若表已解而内不消，大满大实，坚有燥屎，自可除下之，虽四五日，不能为祸也。不宜下而便攻之，内虚热入，协热遂利，烦躁诸变，不可胜数，轻者困笃，重者必死矣。

大抵风寒入里不消，必有燥屎，或大便坚秘，须是脉不浮，不恶风寒，表证罢，乃可下之。大便不通，虽四五日未能为害，若不顾表而便下之，遂为协热利也。

论中暑脉不同

仲景云：脉虚身热，得之伤暑。又云：其脉弦细芤迟，何也？《素问》曰：寒伤形，热伤气。盖伤气而不伤形，则气消而脉虚弱，所谓弦细芤迟，皆虚脉也。仲景以弦为阴，而朱肱亦云：中暑脉细弱，则皆虚脉也，可知矣。

论伤寒须早治

仲景云：凡作汤药，不可避晨夜，觉病须臾，即宜便治，不等早晚，则易愈矣。如或差迟，病即传变，虽欲除治，必难为力。今之医者不究根源，执以死法，必汗之于四日之前，必下之于四日之后，殊不知此大纲也。

又云：甚者，病不服药，犹得中医，此为无医处而设也。苟大小便不通，可待其自差乎？盖前后不得溲，必腹胀，不过数日而死矣。又况结胸、瘀血、发狂、发黄、发斑之类，未有勿药而喜者。智者知变，愚者执一，所以取祸也。须是随病浅深，在表在里，早为治疗，如救火拯溺，庶易差也。

《素问》云：邪风之至，疾如风雨，故善治者治皮毛，其次治肌肤，其次治筋脉，其次治六腑，其次治五脏。治五脏者，半死半生也。扁鹊望齐桓侯而走者，其以此欤？

论发热恶寒

仲景云：假令寸口脉微，名曰阳不足，阴气上入阳中，则洒淅恶寒也。尺脉弱，名曰阴不足，阳气下陷入阴中，则发热也。此谓元受病而然也。

又云：阳微则恶寒，阴弱则发热。此医发其汗，使阳气微，又大下之，令阴气弱。此谓医所病而然也。大抵阴不足，阳往从之，故阳内陷则发热；阳不足，阴往乘之，故阴上入阳中则恶寒。阴阳不归其分，故寒热交争，是以发热而恶寒也。故孙思邈云：有热不可大攻之，热去则寒至矣。

论风温证

仲景云：太阳病，发热而渴，不恶寒者，为温病。若发汗已，身灼热者，名风温。风温为病，脉阴阳俱浮，自汗出，身重，多眠睡，鼻息必鼾，语言难出。若被下者，小便不利，直视失溲；若被火者，微发黄色，剧则如惊痫，时瘈疭。又云：阳脉浮滑，阴脉濡弱，更遇于风，变成风温。大抵温气大行，更感风邪，则有是证。今当春夏，病此者多，医作伤寒漏风治之，非也。不可火，不可下，不可大发汗，而仲景无药方，古法或谓当取手少阴火，足厥阴木，随经所在而取之，如麻黄薏苡仁汤、葳蕤汤之辈。予以谓败毒、独活、续命减麻黄去附子益佳。

论温疟证

仲景云：若脉阴阳俱盛，重感于寒者，变成温疟。故朱肱、初虞世以小柴胡、白虎之类加桂以治之，此则仲景所谓温疟。疟之一证也，今庸医见前人有此治法，不问是何疟证，但见发寒发热，一概治之，疏矣！

大抵疟证多端，有暑疟，有食疟、瘴疟、脾寒，而《千金》又有五脏所受不同，六腑之中止有胃疟一证，种类最多，安得一概而论？

瘅疟者但热不寒，当用白虎。食疟者中有伏积，当下而去之。至于中暑、脾寒，此二证若水火相反。《素问》曰：夏伤于暑，秋为痎疟。又曰：夏暑汗不出者，秋成风疟。盖暑伏于中，得秋气乃发，故先热后寒，热多寒少，头昏痛。虚则发战，汗出一时乃止。盖心恶暑，心不受邪而包络受之。包络众涎所聚，暑伏于涎，心岂若脾寒，厚朴、草果所能祛也；岂若温疟，柴胡、黄芩所能除也，非砒砂脑麝之属不能入。故暑疟、脾寒，患者多而医不识病，妄投以药，邪未退，真气先受病，所以连绵不差也。予曾精意深究疟病一科，须是辨脉察证，穷究得病之渊源，故十治十中，无有失者。众人以疟为难治，予独以为易，要在辨其种类，识其先后。《素问·疟论》甚有妙处，当思而得之。

临证验录

和态失常的疾病发生观

【病案1】韦某，女，47岁。2017年9月8日初诊。

主诉：四肢皮疹瘙痒半年。

现病史：患者半年前外出受风出现皮疹瘙痒，自服止痒西药，症状反复。现症见：四肢散在皮疹，瘙痒，干燥，伴脱屑，遇热症状加重。纳眠可，二便调。舌红，苔黄略腻，脉紧。

辨证：风热郁于肌肤。

处方：麻黄3克，连翘10克，赤小豆30克，桑白皮30克，当归10克，赤芍30克，金银花10克，槐花30克，生甘草6克。10剂，每日1剂，水煎服，分早晚两次温服。

二诊：服上方10剂，效佳，瘙痒愈。近1年半未再复发，现因饮酒症状反复。现症见：四肢散在皮疹，瘙痒，伴少量脱屑，遇热症状加重。纳眠可，二便调。舌郁红，苔薄黄略腻，脉沉有力。

处方：升麻10克，葛根30克，赤芍30克，炒白僵蚕10克，蝉蜕6克，姜黄10克，连翘30克，大黄3克（后下），槐花30克，生甘草10克。10剂，每日1剂，水煎服，分早晚两次温服。

三诊：服上方10剂，效可。自觉皮肤瘙痒减轻，皮疹减退，现欲继续巩固治疗。纳眠可，二便调。舌质红，苔薄黄，脉涩。

处方：上方加黑荆芥10克。10剂，每日1剂，水煎服，分早晚两次温服。

按语：《疡医准绳》言：“夫风瘾疹者，由邪气客于皮肤，复遇风寒相搏，则为瘾疹。”《金匮要略》言：“邪气中经，则身痒而瘾疹。”“风气相搏，风强则为瘾疹，身体发痒。”患者受风后出现皮肤瘙痒，遇热加重，当属风热邪气蕴于肌表所致。处方以麻黄连翘赤小豆为主方加减，表里兼顾。方中加当归、赤芍可凉血行血，又有“治风先治血，血行风自灭”之意。加金银花、槐花疏风清热。二诊患者瘙痒减轻，饮酒复发，仍以风热蕴于肌肤治之，处以升麻葛根汤解表透疹合升降散祛湿化浊，内外兼顾而治之。

【病案2】李某，女，30岁。2017年2月15日初诊。

主诉：间断全身风团4年，加重1天。

现病史：患者4年前无明显诱因出现全身风团，色淡红，瘙痒，最初四肢关节处明显，继之腰腿部，渐漫及全身。冬季风团发作频频繁，遇热瘙痒加重。曾于医院诊断为慢性荨麻疹，治疗半年，未再发作。今日无明显诱因，风团再次发作。现症见：全身风团，色淡红，大小不一，大则成片，遇冷寒战，遇热痒重，由四肢关节延及腰腿部及全身。纳眠可，二便调。舌尖红，苔薄白，脉涩。

辨证：肌肤伏风，营卫失和。

处方：桂枝10克，生白芍10克，炙麻黄3克，杏仁10克，防风10克，葛根30克，通草6克，连翘10克，炙甘草6克，生黄芪15克，生姜3片，大枣3枚（切开）为引。10剂，每日1剂，水煎服，分早晚两次温服。

二诊：服上方效可，现时发风团瘙痒，遇冷易发作，抓破流血，不易出汗。纳眠可，二便调，经带可。舌质红，苔薄白，脉涩。

处方：桂枝10克，生白芍10克，通草6克，炒白僵蚕10克，蝉蜕6克，姜黄6克，酒大黄2克，黄芪30克，当归10克，炙甘草6克，生姜3片，大枣3枚（切开）为引。10剂，每日1剂，水煎服，分早晚两次温服。

三诊：服上方效可，现偶发风团，瘙痒较前明显减轻，遇冷偶有发作。纳眠可，二便调，经带可。舌质淡红，苔薄白，脉涩。

处方：桂枝10克，生白芍10克，葛根30克，当归10克，生黄芪30克，蝉蜕6克，紫苏叶12克，荆芥10克，炙甘草6克，生姜3片，大枣3枚（切开）为引。10剂，每日1剂，水煎服，分早晚两次温服。

按语：慢性荨麻疹反复发作，迁延难愈，比较顽固，对于辨证属营卫失和、风邪外扰之证，张磊教授常以桂枝汤为主进行适当加味，调和营卫、兼祛风邪，往往能获得满意效果。初诊以桂枝麻黄各半汤治之，正如《伤寒论》中第23条所言："以其不能得小汗出，身必痒，宜桂枝麻黄各半汤"，以调和营卫，小发其汗，再用防风配黄芪有玉屏风散之意，葛根升阳发表、宣通经气以畅郁滞之气血，连翘清热散结，通草滑能利窍，给邪以出路。二诊以桂枝汤合升降散合黄芪当归汤加味治之。三诊以桂枝加葛根汤合黄芪当归汤收功。三诊方中桂枝汤调和营卫、解肌祛风。黄芪当归汤益气固表、养血祛风，寓"治风先治血，血行风自灭"之意。当归配荆芥，能养血祛风，况方中本有白芍，又有荆芥四物汤的功用。

【**病案**3】杨某，女，51岁。2017年2月6日初诊。

主诉：烘热汗出3个月。

现病史：患者3个月前无明显诱因出现身烘热汗出，多于紧张、着急、夜晚睡醒时出现，每天能出现10余次，汗出后身冷，眼痒，视物模糊，双手关节疼痛，与天气变化无关，口苦，耳鸣。纳眠可，二便调。舌质红，苔黄略厚，脉细。2015年8月曾因"子宫肌瘤"行子宫切除。

辨证：阴虚内热，卫表不固。

处方：熟地黄10克，生地黄10克，当归10克，黄芩10克，黄连6克，黄柏10克，生黄芪30克，浮小麦30克，煅牡蛎30克，桑叶20克。6剂，每日1剂，水煎服，分早晚两次温服。

二诊：服药后出汗量少，次数仍10余次，仍于紧张、夜晚醒后出汗，汗出身冷，耳鸣，双手关节疼痛减轻。纳眠可，二便调。舌质红，舌苔薄，脉细。

辩证属里和表未解，营卫失调，郁热不净，宜调和营卫，清热止汗。方拟桂枝加龙骨牡蛎汤加减。

处方：桂枝10克，白芍10克，炙甘草6克，生龙骨30克（先煎），淡竹叶10克，麦冬15克，浮小麦30克，生牡蛎30克（先煎），黄芩10克，桑叶10克。6剂，每日1剂，水煎服，分早晚两次温服。

按语：患者肾阴不足，不能上济于心，则心火偏亢而急躁，阴虚则火旺，蒸迫津液外出则自汗、盗汗，故以当归六黄汤加味治之。方中当归、生地黄、熟地黄滋阴养血；以"三黄"泻心火除烦，汗出则气泻，表气不固，以黄芪、浮小麦、煅牡蛎益气固表止汗。阴虚渐复，里热渐消，汗出亦少，尚有汗出身冷、口苦心烦，乃营卫不和、郁热不净之象，以桂枝加龙骨牡蛎汤加减，需注意桑叶有清热止汗之良功，如《重庆堂随笔》："桑叶，虽治盗汗，而风温暑热服之，肺气清肃，即能汗解。息内风而除头痛，止风行肠胃之泄泻，已肝热妄行之崩漏，胎前诸病，由于肝热者尤为要药。"

【**病案**4】胡某，女，29岁。2014年4月11日初诊。

主诉：四肢冰凉7年余。

现病史：患者自述经常四肢冰凉，冬天加重，纳差，下颌有痤疮，眼干涩，畏光，畏风，眠浅，便秘，月经可，偶痛经，未服过中药调理。舌苔薄微黄，脉涩。

辨证：气机不畅，阳气内郁。

处方：柴胡10克，生白芍10克，炒枳实10克，通草6克，玄参15克，川木通6克，川牛膝10克，炒神曲10克，生甘草6克。10剂，每日1剂，水煎服，分早晚两次温服。

按语：患者四肢冰凉，面部时有痤疮，大便干，此为气机不畅，阳气内郁不能外达，郁而化火之故，仲景四逆散最适合，加木通、通草取气机通达，阳气通畅之义。

病证变化的动态观

【病案】杨某，男，71岁。2015年7月1日初诊。

主诉：发热5天。

现病史：患者9个月前行双下肢静脉曲张抽剥术，术后5天出现反复发热至今，体温波动在38.0~39.5℃，发热夜甚，曾多处求医均无效。现症见：体温38.2℃，口渴饮水多，伴恶寒、头痛，双下肢皮肤色暗、胀痛难忍，眠差，大便可，小便调。舌质红，有裂纹，苔薄白，根部白厚腻，脉沉有力。

辨证：气虚血瘀，湿瘀胶结。

处方：桃仁10克，红花10克，赤芍10克，丹参30克，麻黄6克，杏仁10克，生薏苡仁30克，生黄芪30克，生石膏30克，知母15克，炙甘草6克。10剂，每日1剂，水煎服，分早晚两次温服。

后患者告知，服药3剂时，体温开始下降，7剂后体温正常。

按语：患者明显是瘀血发热的特点，双下肢皮肤色暗、胀痛难忍，眠差，舌质红，手术史即是明征。患者术后瘀血阻滞经络，气血运行不畅，壅遏不通，因而引起发热。方中桃仁、红花、赤芍、丹参活血化瘀；气能行血，气足则血畅无阻，黄芪补气以帅血行；石膏、知母清热生津；苔根白厚腻，局部经脉湿浊阻滞，故用麻黄、杏仁、生薏苡仁透表以祛湿邪。诸药合用，使瘀祛、热清、湿消，故病愈。

动态的和平辨治观

【病案1】马某，男，26岁。2013年8月30日初诊。

主诉：腹泻2年余。

现病史：患者诉夏秋季节腹泻明显，大便不成形，每日2次，伴脐两侧腹痛，进食则舒，时有头痛，小便可。舌暗红。舌体胖大，苔薄黄腻，脉沉细。2013年1月外院查胃镜示十二指肠壶腹部溃疡。前医曾以香砂六君子汤加减治疗，效不佳。

辨证：肝脾失和，脾虚失健。

处方：生白芍10克，当归6克，川芎6克，泽泻6克，炒白术12克，茯苓12克，重楼10克，白及10克，生山药30克，黄芪15克，延胡索10克，煅海螵蛸15克。14剂，每日1剂，水煎服，分早晚两次温服。

二诊：腹泻、腹痛完全缓解，后以黄芪建中汤化裁继服1个月。患者复查胃镜，发现十二指肠壶腹部溃疡已愈合。

按语：脐之两侧为足厥阴肝经和足太阴脾经循行之处，该患者腹泻腹痛在脐之两侧，辨证属肝脾失和证。当归芍药散出自《金匮要略》，原治妇人怀妊，肝脾不和所致的腹痛，病机正与案中患者相合。方中加山药健脾止泻，加黄芪、煅海螵蛸、白及生肌敛疮。重楼治疗胃肠溃疡的经验为张磊在一患者处所得，加猪肚炖服单用即有效。肝木乘脾，除肝旺外，脾虚是另一主因，故收效之后，又以黄芪建中汤化裁培建中土，土旺则不易为肝木所乘，此为治本之法。

【病案2】王某，男，50岁。2016年1月20日初诊。

主诉：腹泻20余天。

现病史：患者此前长期大便偏稀，每日2~3次，20天前开始出现腹泻，日4~5次，曾至某医院服用参苓白术散后症状减轻。现症见：腹泻，饭后即欲大便，日3~4次，大便稍黏滞，有排解不尽感，喜热饮，食凉则不适，乏力，头晕，时咳吐白黏痰，心稍烦，口稍黏不苦，纳食稍减，眠易醒，小便正常。舌淡红，苔薄白，脉沉弱。

辨证：脾胃虚寒，运化失司。

处方：党参15克，炒白术10克，茯苓10克，炙甘草6克，炮干姜10克，生山药30克，灶心黄土30克（包煎）。10剂，每日1剂，水煎服，分早晚两次温服。

后患者以他病来诊，告知服上方腹泻已无大碍。

按语：患者素喜热饮，食凉不适，脾胃虚寒明矣，“太阴湿土，得阳始运”。中阳不足，运化无力，则见纳减、腹泻，水谷不化精微，反酿为痰湿，上贮于肺，则见咳吐白痰。脾气虚寒，清阳不得上奉则见头晕，四肢无所禀受则见乏力。湿性黏滞，脾虚运化无力而生湿浊则见大便黏滞。脉沉弱亦为虚证之象。在治疗上当温中健脾止泻，方选理中汤合四君子汤加减。方中党参、生山药、炙甘草健脾益气，炙甘草兼能调和诸药，炒白术、茯苓健脾燥湿，灶心黄土、炮姜温中止泻，即有黄土汤之意。辨证准确，用药精当，取效当不难矣！

动态的求本治本观

【病案】梁某，男，31岁。2017年10月25日初诊。

主诉：发作性痰鸣气喘2年余，再发1个月，加重伴呼吸困难1周。

现病史：患者2年前因感受风寒出现胸闷气喘、喉间痰鸣，不用药物数天可自行缓解。发作无季节性，每年发作4~5次。1个月前再发，症状时轻时重，服缓解支气管痉挛药物治疗无效。1周前上述症状加重，伴呼吸困难，查胸部正侧位片提示肺炎，诊断为喘息性支气管炎急性发作，药用头孢曲松钠注射液、氨茶碱片、沙丁胺醇气雾剂及地塞米松注射液雾化等治疗1周乏效，沙丁胺醇气雾剂只能缓解症状2小时。现症见：呼吸困难，喉间痰鸣有声，胸膈满闷如塞，气短不得续，咳不甚，咳痰黄白相间，有时为白色泡沫痰，夜间病重，不能平卧，夜不成眠，消瘦，纳差，二便调。舌质暗红，苔黄厚，脉弦滑略数。

辨证：痰阻气滞，肺失清宣。

处方：炙麻黄6克，杏仁10克，生石膏30克，陈皮10克，炒枳实10克，茯苓10克，生甘草6克，炒葶苈子15克，大枣4枚为引。7剂，每日1剂，水煎服，分早晚两次温服。

二诊：服上方3剂后，病去十之七八。服5剂后症状基本消失，恢复正常工作。后又予七味都气丸合生脉饮加炙麻黄、炒紫苏子以正本清源，固本善后。

按语：根据患者因感受风寒，出现胸闷气喘、喉间痰鸣、舌质暗红、苔黄厚、脉弦滑略数，可诊断为哮喘，辨证属痰阻气滞、肺失宣降，治疗当以宣肺化痰、降气平喘为大法。处方以麻杏石甘汤合茯苓杏仁甘草汤、葶苈大枣泻肺汤、枳橘姜汤而成。方中麻黄辛温，石膏辛寒凉，凉可制温，使麻黄不得逞其悍发散之力，而无碍于汗出。同时辛与辛同气相求，而辛凉亦具有透表的功能，肺热而喘，可资清解。葶苈大枣泻肺汤泻肺中之痰水，下气平喘；茯苓杏仁甘草汤、枳橘姜汤出自宣肺行气化饮。诸方合用，有行气化痰、宣肺平喘之功。药证相当，故收佳效。二诊症状基本消失，以丸药固本清源以善后。

临床用药动和平观

【病案1】李某，女，45岁。2019年3月23日初诊。

主诉：双下肢瘀胀5年。

现病史：患者5年前因工作劳累出现双下肢肿胀，曾于医院诊断为静脉瓣关闭不全、血管炎，治疗效果不佳。现症见：自觉双下肢憋胀，稍有浮肿，下肢有瘀斑，色黯，瘙痒，皮肤温度稍高，压之不褪色，活动量大时加重，遇冷加重，热敷后减轻。纳眠尚可，大便2日1次，偏干，小便正常，月经量少，色黯，有血块，带下可。舌质暗红，苔黄腻，脉涩。

辨证：郁热内阻，湿热下注。

处方：炙麻黄3克，连翘30克，赤小豆30克，桑白皮30克，丝瓜络30克，木瓜30克，橘红12克。免煎颗粒剂，12剂，每日1剂，水冲服，分早晚两次温服。

二诊：服药期间患者双腿憋胀感减轻，2019年4月5日于医院风湿免疫科按脊柱关节炎、色素性紫癜性皮病口服抗过敏药物、维生素C、改善循环药物及外用药膏，皮肤瘀点较前变淡，住院期间发现双侧轻度骶髂关节炎。现症见：久行后双小腿沉困、憋胀感，平躺双腿抬高休息后症状缓解，双下肢怕冷，双髋关节隐痛不适，纳眠尚可，月经量少，色黯，二便调。舌淡红，苔白，脉涩。

处方：吴茱萸3克，桔梗12克，木瓜30克，紫苏叶12克（后下），橘红12克，槟榔12克，炒苍术10克，生薏苡仁30克，生姜3片。15剂，每日1剂，水煎服，分早晚两次温服。

三诊：服上方15剂，双下肢沉困减轻。现症见：双下肢无明显酸胀、沉困感，皮肤色素沉着，月经推迟5天。纳眠可，二便调。舌淡红，苔白，脉涩。

处方：柴胡10克，生白芍10克，当归10克，炒白术6克，茯苓30克，制香附10克，木瓜30克，薄荷3克（后下），生甘草3克，山楂炭15克，生薏苡仁30克。15剂，每日1剂，水煎服，分早晚两次温服。

按语：患者以双下肢瘀胀为主症就诊。结合其舌质暗红、苔黄腻、脉涩，辨证属郁热内阻，湿热下注。3次就诊分别处以麻黄连翘赤小豆汤、鸡鸣散、逍遥散加减，方药虽不同，但立法皆以宣畅气机、祛瘀化湿为主。气机宣畅，水湿得以正常输化，经络通畅，下肢瘀胀自除。

【病案2】梁某，女，48岁。2016年2月24日初诊。

主诉：咳嗽胸闷气喘1个月余，加重4天。

现病史：患者1个月前受凉后出现咳嗽、胸闷、气喘，经输液治疗（药物不详）减轻。4天前受凉“感冒”后加重。现症见：咳嗽、气喘，胸闷，心悸，吐少量白痰，咽干痒，昼轻夜重；恶寒，发热不明显，平时体质较差，易感冒；小便频数，大便可。

诊断为咳嗽、喘证。证属风寒袭肺。患者素有哮喘，肺气虚弱，内有伏痰，风邪外袭，内外合邪，肺失肃降。治以疏风宣肺、清热平喘，方拟三拗汤加味。

处方：炙麻黄6克，杏仁10克，黄芩10克，炒紫苏子6克，蝉蜕6克，僵蚕10克，地龙10克，瓜蒌皮10克，女贞子15克，墨旱莲30克，续断10克，生甘草6克。10剂，每日1剂，水煎服，分早晚两次温服。

二诊：服药后气喘、咳嗽减轻，现胸闷、气短，时有心悸，两膝关节不能弯曲用力，可走平路，不能上下坡，眠差，耳鸣，纳可，口干苦，时心烦。服药后自感药物性凉，腰中作痛，二便可。舌质淡红，苔黄腻，脉细滞。

处方：炙麻黄6克，杏仁10克，桂枝10克，白芍10克，厚朴12克，当归10克，炒枳壳10克，炒紫苏子6克，瓜蒌仁10克，茯苓10克，陈皮10克，黄芩10克，炙甘草6克，威灵仙10克，生姜3片，大枣4枚（切开）为引。10剂，每日1剂，水煎服，分早晚两次温服。

三诊：服药18剂，气喘、咳嗽减轻，见凉气则感有痰，痰较深，不易咳吐，痰白呈泡沫样；胸闷气短，动则气不相接；口苦心烦；月经量多，且拖延时间长，约20天干净，不欲饮水，双膝关节在上下坡时疼痛，饮食正常，大便不干，小便频数，色不黄，失眠多梦，耳鸣。舌质淡红，苔薄，脉细。

处方：桂枝10克，白芍10克，厚朴12克，杏仁10克，桔梗15克，炙麻黄3克，炒紫苏子3克，海浮石30克（包煎），黄芩10克，炙甘草6克，生姜3片，大枣4枚（切开）为引。15剂，水煎服，日1剂。后随访，临床治愈。

按语：患者有哮喘病史10余年，肺气虚弱，内有伏痰，复感外邪，肺气郁闭，宣降失常，故气喘胸闷，咳嗽；肺病及肾，肾气受损，固摄无力，则小便频数，月经量多。治用三拗汤合二至丸加味，宣肺清热，固护下元，咳嗽日轻。后用桂枝加厚朴杏子汤、苏子降气汤化裁，降气平喘、祛痰止咳巩固治疗。在虚证咳喘的治疗中，用药宜动静结合，有补有散。临床上对干咳、喘病，在辨证基础上加入小量麻黄、炒紫苏子，效果较好。

【病案3】宋某，女，43岁。2013年8月2日初诊。

主诉：哮喘10余年。

现病史：患者哮喘发作时胸闷、憋气，痰多，白痰，稍黄，质黏，不易咳出。每月发作1次，发作时无明显诱因，冬轻夏重，运动后加重，未服过中药汤剂。夜里睡眠有哮鸣音，眠差，多梦，易醒，晨起伴头晕头胀，颈椎病3年，纳可，常感到口渴，大便干，每日1次，小便可。舌质红，苔薄，脉细。

辨证：痰气阻肺，肺失清肃。

处方：炙麻黄 6 克，杏仁 10 克，生石膏 30 克，全瓜蒌 30 克，射干 10 克，生甘草 6 克，炒紫苏子 6 克，桑白皮 10 克，地骨皮 10 克，知母 10 克。15 剂，每日 1 剂，水煎服，分早晚两次温服。

二诊：服上方 15 剂，效可，喘未发作，咳嗽较前好转。晨起咳嗽，痰多，色黄，质黏稠，口干多饮，口不苦，易上火，纳可，眠差，入睡困难，多梦，大便干，2 日 1 次，小便黄。舌质红，有裂纹，苔薄，脉细。

处方：上方加黄芩 10 克，冬瓜子 30 克，生薏苡仁 30 克，决明子 30 克，芦根 30 克，天花粉 10 克。15 剂，每日 1 剂，水煎服，分早晚两次温服。

三诊：服上方共 60 剂，效可。喘未再发作，咳痰已消，但纳食减少，体质量减轻。现稍食不慎则喘，喘时胸闷，无汗，晨起白黏痰，口渴多饮，纳少，无食欲，眠差，心烦，二便可，月经提前 7 天，4 天净，有血块，白带可。舌淡红，有裂纹，苔薄白，脉细。

处方：桑白皮 10 克，地骨皮 10 克，炒紫苏子 6 克，杏仁 10 克，生地黄 15 克，桑叶 10 克，竹茹 10 克，丝瓜络 10 克，天冬 10 克，麦冬 10 克，炙麻黄 3 克，全瓜蒌 30 克，北沙参 10 克，知母 10 克，生甘草 6 克。15 剂，每日 1 剂，水煎服，分早晚两次温服。

按语：张磊教授治疗肺部疾患，往往注意到肺的生理特性，用少量的麻黄、炒紫苏子宣发肺气，用车前子取其止咳化痰之功，地龙清肺平喘，与麻黄同用，效果更好。常用千金苇茎汤治疗胸闷气急，痰黏稠发黄之症。本案中喘、闷、痰多，色白而略黄，此肺气不降、肺不布津之候，结合大便干，口干，此肺热伤津之象，舌质红，亦是肺内热之象。综合以上判断，其为邪热郁肺之证，故以用麻杏石甘汤合泻白散以清肺中之热，热除其喘自平，前后加减 70 余剂而喘未作。

求病因之本

【病案】樊某，女，24 岁。2014 年 4 月 25 日初诊。

主诉：发热 8 个月。

现病史：患者时发热，体温 37.8℃，白天较明显，晚上体温正常，不出汗，怕冷，口干渴，饮水多，纳眠可，时有大便干，日 1 次，月经错后 1 天，量较前减少，血块多，色暗，3 天净，白带量多，乏力，双下肢明显，流清涕。舌淡胖，苔薄白，脉略细数。诉 8 个月前经期出现发热，先后服他医御寒汤加减、补中益气汤合秦艽鳖甲散加减等均有效，但未能根治。

辨证：热入血室。

处方：柴胡10克，黄芩10克，党参10克，生龙骨30克（先煎），清半夏10克，炙甘草6克，大黄6克（后下），生牡蛎30克（先煎），生姜3片，大枣3枚（切开）为引。8剂，每日1剂，水煎服，分早晚两次温服。

二诊：服上方共13剂，体温略有下降（37.8℃降至37.6℃），但自觉发热更明显。现症见：自觉身燥热，下午5点左右较重，夜间稍减，口不渴，痰多不黏，色黄，流清涕。纳差，食后觉不消化，眠可，大便日1次。末次月经错后4天，量少，经前觉小腹下坠。舌淡胖，苔薄白，脉涩。

处方：上方加炙麻黄3克，杏仁10克，生薏苡仁30克。10剂，每日1剂，水煎服，分早晚两次温服。

三诊：服上方30余剂，未再服药。现仍发热，下午5点左右较重，晨起和夜间不发热，发热时体温37.3~37.8℃，发热时腋下出汗明显，不怕冷，口干渴，饮水多，纳一般，无食欲，小便频，色黄，大便日1~2次。经前1~2周觉发热明显，体温37.8℃左右，月经过后3~5日体温在37.3℃左右。月经延后1周，量少，有血块，经前乳房胀。平素乏力，易疲倦。舌质淡，舌体胖，有齿痕，苔白腻，脉涩。

处方：柴胡10克，生白芍10克，当归10克，炒白术10克，茯苓10克，制香附10克，金银花10克，薄荷3克（后下），连翘10克，牡丹皮10克，生甘草6克。10剂，每日1剂，水煎服，分早晚两次温服。

按语：《伤寒论》第144条论述："妇人中风，七八日续得寒热……此为热入血室，其血必结，故始如疟状，发作有时，小柴胡汤主之。"本病患者经期出现发热，为热入血室之证，故初诊以小柴胡汤加味治之。方加龙骨、牡蛎以收敛浮阳，治之有效。二诊时症状有所改善，谨守原方治法，又加入麻黄、杏仁、生薏苡仁，既有三拗汤之方义，又发挥三仁汤之功效，从而宣肺化痰。三诊时虽仍有低热，但观其月事衍期、量少、有血块等，遂改弦更张，用逍遥散以疏肝养血调经，加入金银花、连翘、牡丹皮以清气分之郁热。由此可见临床谨守病机，随证变法的灵活性和重要性。

求病机之本

【病案】魏某，男，34岁，教师。2010年8月27日初诊。

主诉：嗜睡20余年。

现病史：患者20年前因受精神刺激后情志不畅，逐渐出现嗜睡，当时较轻未予重视。后因嗜睡程度逐渐加重，曾在省各大医院、中医院及济南多家大医院诊治，查头颅 CT、脑电图和生化等未见异常，诊断为发作性嗜睡病，服西药（不详）治疗，效果不明显。曾在当地服中药月余（不详）亦不效。近几年嗜睡逐渐加重。视之形体肥胖，面色灰滞，精神萎靡，有昏昏欲睡感。现症见：白天若大脑不积极思考问题时即可入睡，时有站立、骑自行车、吃饭时短时睡着，严重时讲着课就能睡着，被学生笑称为睡觉老师，甚为苦恼，纳食可，口中和，夜眠一般，时有多梦，大便可，小便正常，时有腰酸困。舌质淡红，苔白略厚腻，脉涩。

辨证：痰湿困阻，蒙蔽心窍。

处方：清半夏 12 克，陈皮 12 克，茯苓 12 克，炒苍术 30 克，荷叶 30 克，川芎 12 克，羌活 10 克，白豆蔻 10 克（后下），炒神曲 10 克（后下），泽泻 10 克，冬瓜子 30 克，生甘草 3 克，生薏苡仁 30 克。15 剂，每日 1 剂，水煎服，分早晚两次温服。并嘱加强运动，注意锻炼减肥。

二诊：患者诉服上方 30 剂时白天嗜睡已基本消失，遂自动停药。但停药数天又出现嗜睡，因路途遥远及挂号困难，患者就守原方继续服用至今，共服药 80 剂，并注意适当运动。近 1 个月来白天嗜睡完全消失，已能正常工作生活，纳可，二便调，腰酸困早已消失，但仍有夜间多梦的症状。自觉体力有增，精神转佳，甚为高兴，为求巩固，特来复诊调方。视之，患者面色稍黄，已无灰滞之象，精神较佳，形体仍偏胖（自述体质量减 3kg）。舌质淡红，苔薄白，脉涩。

处方：清半夏 12 克，陈皮 12 克，茯苓 12 克，炒苍术 15 克，荷叶 10 克，川芎 12 克，白豆蔻 10 克（后下），薄荷 3 克（后下），炒神曲 10 克，泽泻 10 克，冬瓜子 30 克，杏仁 10 克，石菖蒲 10 克，连翘 10 克，赤小豆 30 克，生薏苡仁 30 克，生甘草 3 克。25 剂，每日 1 剂，水煎服，分早晚两次温服。并嘱咐此方可以连服 3~5 剂，休息 1~2 天，间断服药，以图缓功。

按语：中医对于嗜睡的认识很早，论述也很透彻，如《灵枢・寒热病》曰："阴气盛则瞑目"，《脾胃论》曰："脾胃之虚，怠惰嗜卧"，《丹溪心法》曰："脾胃受阻，沉困无力，怠惰嗜卧"。医家们从不同的角度论述了嗜睡。嗜睡的病机关键是痰浊湿瘀，困阻阳气，心窍蒙蔽，心阳不振；或阳虚气弱，心神失荣。针对本案患者，一派痰湿困阻阳气、清阳不振之候，所以治以燥湿健脾、涤痰化浊、开窍醒神法。初诊患者嗜睡因精神刺激，情志不畅，肝气郁结，日久土木壅郁，脾失健运，渐生痰湿，痰湿困阻阳气，蒙蔽心窍，故为嗜睡之症；患者面色晦滞、体胖、苔白厚腻皆为痰湿内盛之外候，治以燥湿健脾、涤痰化浊、开窍醒神。方用张磊教授自拟浊邪中阻脾失其运方加减，亦是张磊教授八法中的“涤浊法”的体现。二诊患者嗜睡之证虽已消失，但病因痰湿困阻阳气所致，湿性黏滞，缠绵难以速去，患者服药中间停药反复就是佐证；故除湿务尽，继续以燥湿健脾、醒神开窍法治疗，处方稍加调整。张磊教授灵活地应用浊邪中阻脾失其运方加减，该方由千金苇茎汤、二陈汤、越鞠丸化裁而成，能清涤上、中、下三焦之湿浊，健脾燥湿，行气解郁，在用药上张磊教授独具匠心，在常规健脾燥湿药物的基础上，重用苍术，辛烈燥湿，且能辟瘴（化浊）开窍；荷叶升发清阳；川芎活血祛风；羌活善祛上焦之风湿，皆能引药上行，专攻上窍。诸药相配，健脾燥湿，涤痰化浊，升发清阳，则心窍脑窍不为痰浊所蒙蔽而神智自清，虽二十年之顽疾，亦能拨冗起疴，渐见神功。

求病位之本

【病案】裴某，女，72岁。2013年6月7日初诊。

主诉：双侧听力减退半年余，逐渐加重。

现病史：患者无明显诱因出现听力减退，至医院诊为神经性耳聋（40分贝），未治疗。现症见：听力减退，眠差，易醒，醒后难再入睡，白天瞌睡多，饭后明显，纳可，口渴，饮水多，小便可，大便易干结。舌质暗，苔薄白，脉沉有力。既往有高血压病史5年余，血压不稳定，未服降压药。血糖、血脂正常。

辨证：少阳风火，阳明热盛。

处方：生石膏30克，知母15克，黄芩10克，夏枯草15克，怀牛膝10克，连翘10克，生甘草6克。15剂，每日1剂，水煎服，分早晚两次温服。

二诊：服上方共60剂，效可，眠差、精神好转，听力比之前稍有改善，纳眠可，二便调。舌质暗红，苔白略厚腻，脉涩有力。

处方：生地黄30克，玄参15克，怀牛膝15克，知母10克，生石膏30克，麦冬15克，夏枯草15克，珍珠母30克，生甘草6克。15剂，每日1剂，水煎服，分早晚两次温服。

按语：患者近年来听力下降，但是西医检查无异常，思足少阳胆经其中一支“从耳后入耳中，出走耳前”，则可循经辨证，结合血压高、不寐等全身症状，可知病位在少阳，病性为热，耳聋乃少阳经热循经上蒸所致。患者又有大便干结、口渴多饮等症状，可知还兼有阳明经热。治疗当清泻少阳阳明经热，故以白虎汤加减清阳明之热，以黄芩、夏枯草清少阳经热，佐以牛膝引气血下行，兼顾耳聋与高血压，以清轻宣散的连翘上清耳窍，甘草调和诸药。二诊患者听力改善，失眠等症状也大为减轻。在首次治法的基础上加大滋阴力度，标本兼顾，巩固疗效。此案可见，在西医对病因诊断不清时，正能体现中医辨证的优势，此时保持中医思维，回归经典，常能获得启发。

固阴阳之本以扶正

【病案1】刘某，男，42岁。2018年9月2日初诊。

主诉：自汗半年。

现病史：患者半年前感冒后出现自汗，曾于他医处诊治，效一般。现症见：活动后汗出明显，伴后背恶寒、发凉，口中和，纳可，眠浅多梦，二便调。舌质淡，苔薄白，脉沉细。

辨证：营卫不和，卫表不固。

处方：桂枝12克，白芍12克，制附子10克，生龙骨30克，生牡蛎30克，炙甘草6克，生姜3片，大枣3枚（切开）为引。7剂，每日1剂，水煎服，分早晚两次温服。

二诊：服上方效可，汗出较前减轻，背部发凉减轻，欲继续服中药治疗。

处方：守上方继服10剂。

按语：“阳加于阴谓之汗”，本案患者汗出伴后背恶寒、发凉，乃卫阳失于固摄、阴液外泄之象。《伤寒论》第53条云：“病常自汗出者，此为荣气和，荣气和者，外不谐，以卫气不共荣气谐和故尔……宜桂枝汤。”第54条云：“患者脏无他病，时发热，自汗出，而不愈者，此卫气不和也……宜桂枝汤。”第21条云：“太阳病发汗，遂漏不止……桂枝加附子汤主之。”根据这些条文，对照患者所患之证，属营卫不和、卫阳不固之候，故选用桂枝加附子汤以调和营卫，扶阳固表。加生龙骨、生牡蛎两味即寓有桂枝加龙骨牡蛎汤之意，既可固表敛汗以治汗出，又能重镇安神以疗不寐，一举两得。

【病案2】张某，女，59岁。2019年5月20日初诊。

主诉：咳嗽3年余。

现病史：患者平素稍受凉即咳嗽。现症见：咳白稀泡沫痰，活动后气喘，乏力，出汗多，头汗多，怕冷，纳少，口不干，眠尚可，偶头痛，大便2~3日1次，时成形时不成形，小便正常。舌淡红，苔白腻，脉涩。断经5年。既往有支气管哮喘、过敏性鼻炎病史。

辨证：阳虚饮停，肺气失降。

处方：桂枝10克，生白芍10克，炙麻黄6克，干姜10克，细辛3克，五味子10克，清半夏10克，党参10克，炒白术10克，茯苓10克，陈皮10克，炙甘草6克，大枣10克。免煎颗粒，15剂，每日1剂，水冲服。

二诊：服上方效可。现仍咳嗽，咳少量白稀，偶有胸闷、气喘，每天需用激素吸入剂控制发作，鼻塞，流清涕，喷嚏，怕冷，易出汗，汗量较多，纳可，口中和，二便可，眠差，入睡难。舌淡红，苔薄白，脉沉无力。

处方：党参10克，炒白术10克，茯苓10克，陈皮10克，清半夏10克，生黄芪30克，炙麻黄3克，炒紫苏子3克，炙甘草6克，生姜10克，大枣10克。免煎颗粒，15剂，每日1剂，水冲服。

按语：患者咳嗽，咳白稀泡沫痰，活动后气喘、乏力、怕冷，此为肺家寒饮所致，饮为阴邪耗伤阳气，故患者有怕冷、乏力等症状。当遵《金匮要略》治痰饮之法，“病痰饮者，当以温药和之。”方用小青龙汤加减，以蠲饮平喘。患者平素体弱，大便时不成形，脾胃虚弱，难以上济肺金，用《内经》“聚于胃，关于肺”理论，合异功散以健脾益气，培土生金，加大枣以调胃和诸药，因小儿服药困难，故选用颗粒剂冲服。二诊时患者服药9剂，症状减轻，寒饮已化，鼻塞、流涕、怕冷、出汗，此属脾虚失健、肺卫不固，乃用六君子汤培补脾胃，加黄芪以益卫固表，麻黄与紫苏子为张磊教授治疗咳喘常用对药，取小量微调，宣降肺气以平咳喘之意。

【病案3】张某，女，72岁。2019年5月8日初诊。

主诉：乏力、怕冷多年余。

现病史：患者诉无明显诱因出现乏力、怕冷。现症见：怕冷，5月份仍着棉袄，胸背部有紧绷感，得热缓解，热时大汗脱衣，腰酸痛，无力，口干，饮水少，时干呕，饭后胃脘不适，晚饭食少，半夜胃部不适易醒。大便2日1次，稍干，眠可，时有抽筋。舌淡红，苔薄白，脉细。经检查心血管及胃部均无异常，淋巴结有癌变可能，已切除（下颌部）。既往有肩周炎病史，上肢痛。

辨证：营卫失常，表阳不固。

处方：桂枝10克，生白芍10克，炙甘草6克，制附子10克（先煎），炙甘草6克，伸筋草30克，大黄10克（后下），生姜3片，大枣3枚（切开）为引。10剂，每日1剂，水煎服，分早晚两次温服。

二诊：上方效可，乏力、怕冷减轻，欲继续中药治疗，守上方再服10剂。

按语：患者乏力、怕冷、胸背部紧绷感，为营卫失常、表阳不固所致，此为阳气受损，治当以扶阳解表，调和营卫。方用桂子加附子汤，桂枝汤以解肌调和营卫，因“卫出于下焦”，故加附子扶下焦元阳以助表，又合太阳与少阴同治之意。因患者大便干，故加大黄以通腑泄下，“阳气者，精则养神，柔则养筋”，抽筋除阴津亏损，可导致筋脉失养外，阳失温煦不养筋脉，亦可导致抽筋，主方已可兼顾，再加伸筋草伸筋通经，标本兼治。

【病案4】梅某，女，34岁。2019年4月19日初诊。

主诉：浑身关节疼痛1年余。

现病史：患者诉2018年2月底开始出现双手腕关节及腰部疼痛，活动受限，卧床休息1个月，改善不明显。现症见：用力时双手腕疼痛，久坐腰痛、肩关节、膝关节、足踝部，与天气变化无关，纳可，眠差（因照顾孩子），大便日1次，小便正常，月经已来潮两次，量可。舌尖红，苔薄白，有裂纹，脉沉细。

辨证：营卫失常，筋脉挛痛。

处方：桂枝10克，生白芍10克，黄芪15克，鹿角霜10克，炙甘草6克，当归10克，生姜3片，大枣3枚为引。10剂，每日1剂，水煎服，分早晚两次温服。

二诊：服上方10剂，症状减轻。现仍关节疼痛，纳可，眠差（因照顾孩子），二便正常，脚跟痛，遇冷痛，得温痛减。舌红少苔，脉沉细。

处方：守上方加醋延胡索10克。10剂，每日1剂，水煎服，分早晚两次温服。

三诊：服上方10剂，症状缓解，手用力时腕关节稍痛。现手指关节麻木，左手稍见肿胀，纳一般，眠可，二便正常，月经无明显异常。舌淡红嫩，苔薄白，脉细。

处方：熟地黄15克，生白芍10克，当归10克，党参10克，炒白术10克，茯苓10克，桂枝10克，生黄芪15克，川芎6克，威灵仙10克，炙甘草6克。10剂，每日1剂，水煎服，分早晚两次温服。

四诊：服上方10剂，效可，关节疼痛缓解，患者诉或因空调受凉后症状反复。现症见：双手肿胀，左手为甚，晨起较重，受凉风后手关节疼痛，纳一般，眠可，二便正常，月经前腰酸痛，无经前乳房胀痛，经量少，经色经质均可，末次月经是2019年6月2日。舌淡红嫩，苔薄白，脉沉细。

处方：桂枝10克，生白芍10克，生黄芪30克，制附子10克（先煎），川芎10克，炙甘草6克，生姜3片，大枣3枚（切开）为引。10剂，每日1

剂，水煎服，分早晚两次温服。

按语：患者浑身关节疼痛，活动受限，舌尖红，苔薄白，有裂纹，脉沉细。此为营卫失常，寒客筋脉致挛痛，方用桂枝汤加减，调和营卫，加黄芪实为固表，合有黄芪桂枝五物汤之意，鹿角霜以通督脉之阳。二诊症状减轻，仍有关节疼痛，故加延胡索以加强止痛之功。三诊手指关节麻木，故用四物汤加减，以养血舒筋，四君子汤顾护脾胃，桂枝、生黄芪调和营卫、益气固表，加川芎、威灵仙活血利关节。四诊双手肿胀，左手为甚，晨起较重，受凉风后手关节疼痛，表卫不固，虽未有漏汗之象，亦可用桂枝加附子汤温阳固表，更得黄芪固表，川芎理血，故诸症愈。

【病案 5】李某，女，61 岁。2015 年 10 月 16 日初诊。

主诉：眩晕半年余。

现病史：患者诉头晕目眩，视物旋转，躺后稍好转，血压正常，双侧头痛胀，项强，夜间汗出，口干苦黏，纳可，二便调，有黏痰，失眠，醒后难以入睡。舌质稍暗，苔白腻，脉涩。核磁报告示颈椎轻度退行性病变、脑萎缩、腔隙性脑缺血。

辨证：阳虚水泛，上扰空窍。

处方：葛根 30 克，茯苓 10 克，生白芍 10 克，生龙骨、生牡蛎各 30 克（先煎），炒白术 6 克，生姜 10 克，制附子 10 克（先煎）。15 剂，每日 1 剂，水煎服，分早晚两次温服。

二诊：上方效可，头晕目眩减轻，欲继续中药治疗。

处方：守上方再服 10 剂。

按语：患者头晕目眩，视物模糊，舌质稍暗，苔白腻，脉涩，为阳虚不能温化水湿，水湿上扰清空所致，此为阳气水泛，患者年逾花甲，肾阳不足，当温复肾阳，祛饮平眩。《伤寒论》第 82 条云："太阳病发热，汗出不解，其人仍发热，心下悸，头眩，身瞤动，振振欲擗地者，真武汤主之。"故方用真武汤加减，真武汤以温阳化饮以绝饮生，生姜宣散水气，加生龙骨、生牡蛎以重镇平眩，葛根升发清阳以助阳气上行。如是则标本兼治，阳复饮除眩止。

【病案 6】孙某，女，64 岁。2015 年 11 月 4 日初诊。

主诉：失眠 3 年余。

现病史：患者诉 3 年前因老伴去世而出现失眠，每天服用安眠药才能入睡，期间服用过中药效不显。现症见：入睡难易醒，2 小时醒 1 次，可睡 4~5 个小时，心烦，多梦，情绪不佳时，心中自觉七上八下，烦躁，胸憋闷，长舒气缓解，易出汗，口干口渴，偶口苦，纳可，大便每日 1~2 次，量少不成形，小便黄灼热痛，有冠心病 3.5 年。舌质暗，苔白腻，脉涩。

辨证：营卫失常，心肾不交。

处方：黄连 10 克，黄芩 6 克，生白芍 6 克，阿胶 6 克（烊化），清半夏 10 克，胆南星 6 克，小米 1 撮（包煎）。10 剂，每日 1 剂，水煎服，分早晚两次温服。

二诊：上方效可，失眠已有好转，欲继续服中药治疗，守上方增损再服 10 剂。

按语：患者失眠、心烦、多梦，为营卫失常、心肾不交所致。心与肾为人身水火之脏，心火下达肾水，使肾水不寒；肾水上济，则心火不亢。此证失眠为下焦肾水不足，不能上济心火，心火独旺于上，热扰心神，故使不寐，此当大滋肾水，水足火自灭，正为少阴热化证，《伤寒论》第 308 条云："少阴病，得之二三日以上，心中烦，不得卧，黄连阿胶汤主之。"与此证颇为合拍，方选黄连阿胶汤加减，阿胶、白芍滋阴，黄芩、黄连泻火，因患者苔白腻，脉细滞，夹有痰象，故加胆南星以化清热，清半夏、小米即半夏秫米汤，平跷脉之满溢，复营卫之通行，故取效。另患者有精神刺激病史，当善言开导，平其心绪，此即张磊教授常言给患者开"无药处方"，也体现了医患双方良好的沟通。

固气血之本以扶正

【病案】孔某，女，53 岁。2019 年 7 月 3 日初诊。

主诉：直肠癌术后多发转移 12 年（病史代诉）。

现病史：患者 2007 年 4 月发现直肠占位病变，遂于某医院行"直肠癌根治术+子宫切除术"，术后化疗 8 次，后复发并伴多发转移，近 10 余年间断放化疗，现患者卧床，胸闷气喘，无创呼吸机辅助通气，直肠骶尾部疼痛剧烈，双下肢水肿，口干口渴，胸闷气喘，无痰，纳差，大便（直肠造瘘）少，小便可（持续导尿）。舌质暗红，有裂纹，无苔。

辨证：气血亏虚，阳气虚弱。

处方：生白芍 10 克，茯苓 30 克，炒白术 10 克，制附子 10 克（先煎），醋延胡索 15 克，党参 10 克，生黄芪 30 克。7 剂，每日 1 剂，水煎服，分两次温服。

二诊：服上方 7 剂，骶尾部疼痛减轻，胸闷改善，间断呼吸机脱离，下肢水肿改善，现乏力，骶尾部时有疼痛，腹部不适，纳少，眠差，昨日咳血痰 1 次，胸闷，双侧胸腔积液，饭后腹胀，双下肢无水肿。舌质暗红，有裂纹，少苔。

处方：熟地黄 15 克，生白芍 15 克，当归 10 克，川芎 10 克，党参 12 克，生黄芪 30，醋延胡索 15 克，知母 10 克。10 剂，每日 1 剂，水煎服，分两次温服。

三诊：服上方 10 剂，服药期间易干呕，纳少，乏力改善，气色好转，间断呼吸机脱离，骶尾部有一窦道，窦道口有分泌物，色黑，饭后脐周撑胀感。近 2 日咳嗽，咳白色泡沫痰，痰中偶有血块，小便引流通畅。舌质紫暗，苔光滑，有裂纹，少苔。

处方：生白芍 30 克，茯苓 30 克，炒白术 10 克，制附子 10 克（先煎），醋延胡索 15 克，土鳖虫 10 克，蒲公英 30 克，金银花 30 克，生黄芪 40 克，党参 15 克。10 剂，每日 1 剂，水煎服，分两次温服。

按语：气血为生化之源，患者为晚期肿瘤，疾病后期多耗气伤血，又加之脏腑衰败，身体多处疼痛，并有痰血，生活质量较差，治疗唯有从扶正入手，固气、固血为治，真武汤、四物汤为主方，辨病与辨证相结合，加用醋延胡索、土鳖虫活血止痛，金银花、蒲公英清热解毒抗肿瘤。

固津液之本以扶正

【病案 1】段某，男，36 岁。2018 年 9 月 12 日初诊。

主诉：口渴多饮 2 个月余。

现病史：患者 2 个月前出现口渴，饮不解渴。现症见：自觉口中燥热，口干、口渴，多饮，每日饮水 5 升，多次化验检查未见明显异常，纳可，心烦，入睡困难，大便干，2~3 日 1 次，若饮水少则小便短黄。舌红，苔薄少，脉细数。

辨证：阳明热盛，津液耗伤。

处方：生石膏 30 克，知母 15 克，生山药 30 克，麦冬 15 克，玄参 30 克，生地黄 30 克，天花粉 15 克，葛根 18 克，生甘草 9 克。7 剂，每日 1 剂，水煎服，分早晚两次温服。

二诊：服上方效可，口渴较前明显减轻，每日饮水约 2 升即可，仍时有心烦，入睡困难。

处方：守上方加淡竹叶 10 克，丹参 15 克。继服 7 剂。

按语：患者虽渴饮不止，但排除糖尿病，此病乃属心胃火盛，移热于肺，肺阴耗伤，津不能布的上消病。处以白虎汤以清阳明之热，使肺不受灼，热清而津生。白虎汤中以山药代粳米，张锡纯在“白虎加人参以山药代粳米汤”中已有论述。他说：“盖粳米不过调和胃气，而山药兼能固摄下焦元气……且山药多含有蛋白汁，最善滋阴。白虎汤得此，既祛实，又清虚热”。合增液汤清热养阴，“以补药之体，作泻药治用，既可攻实，又可防虚”。两方合用具有清热生津之功。二诊患者心烦明显，加淡竹叶寓导赤散以清心火引热下行，加丹参以清心安神。

【病案2】刘某，男，56岁。2019年7月22日初诊。

主诉：阵发性头晕半年。

现病史：患者近半年来久坐突然站立或晨起下床时易出现头晕，伴视物模糊，约10秒缓解，曾诊为左侧颈动脉粥样硬化、烟雾病。口服阿司匹林等药物治疗。现偶有头晕，口干渴，夜间为甚，喜饮，纳眠可，二便正常，乏力，前胸偶有针扎样疼痛，持续1分钟左右可缓解。舌质暗红，有裂纹，苔薄白腻，脉弦数。既往糖尿病病史4年余，口服降糖药，空腹血糖7.0mmol/L，餐后2小时血糖8.0mmol/L。

辨证：肝肾阴虚，肝风内动。

处方：柴胡10克，黄芩10克，党参10克，天花粉10克，生龙骨、生牡蛎各30克（先煎），天麻6克，钩藤30克（后下），益母草30克，生甘草3克。10剂，每日1剂，水煎服，分两次温服。

二诊：服上方30剂，头晕缓解，口干减轻。现症见：时头晕，干渴喜饮，偶见胸前刺痛感，纳眠可，二便正常。空腹血糖7.5mmol/L。舌暗红，苔有裂纹，苔白腻。

处方：熟地黄24克，山茱萸12克，生山药12克，泽泻10克，牡丹皮10克，茯苓10克，制附子3克，肉桂3克，党参10克，麦冬10克，五味子10克，鸡内金10克。25剂，每日1剂，水煎服，分两次温服。

按语：本案为消渴所致的并发症，消渴的基本病机是阴虚为本，燥热为标，清热润燥、养阴生津为根本治疗大法，此案采用辨病与辨证相结合，首方小柴胡汤加天麻钩藤饮为主，以祛其邪；二诊从先天之本着手，桂附地黄丸为主家用生脉散益气养阴。

【病案3】王某，女，56岁。2019年4月26日初诊。

主诉：发现血糖升高8年余。

现病史：患者8年前因咳嗽反复不愈，伴咯血乏力，困倦低热，于某医院发现肺结核，时测血糖8.9mmol/L，于当地医院抗结核治疗，口服降糖药，结核愈，血糖控制不佳，欲汤药调理。现症见：口服降糖药后测空腹血糖13.4mmol/L，餐后2小时未测，夜间口干苦明显，口渴，喜饮，眠差多梦，入睡难，夜里心中饥饿感，伴出汗、心慌、乏力、烦躁，纳可，大便3~4日1次，质干，黏滞不爽，阴天时视物模糊，头皮发紧，面色不华失润。舌质淡暗，苔薄白腻，脉涩略数，舌下络脉瘀曲。10多天前于当地查尿常规示尿蛋白（+）。

辨证：胃热炽盛，津伤亏损。

处方：党参15克，生石膏30克，知母15克，淡竹叶10克，牡丹皮10克，生甘草6克。15剂，每日1剂，水煎服，分早晚两次温服。

二诊：服上方效可，口渴诸症较前减轻，欲继续中药治疗。

处方：守上方增损再服10剂。

按语：患者血糖高，口干苦，口渴，喜饮，眠差多梦，入睡难属于胃热炽盛，津伤亏损。《伤寒论》云："大烦渴不解，脉洪大者，白虎加人参汤主之。"胃火炽盛，则耗灼津液，此时泻火即是生津，方用白虎加人参汤加减，生石膏辛甘大寒，清泄胃火，知母苦寒而润，滋阴降火，"能泻无根之火"，党参益气生津，加淡竹叶有竹叶石膏汤之意，牡丹皮泄肝火以治失眠，甘草调和诸药，既能益气护胃，又可监制石膏、知母寒凉之性，使热除津生，诸症自愈。

固脏腑之本以扶正

【病案1】胡某，男，53岁。2017年6月5日初诊。

主诉：纳呆8个月余。

现病史：患者自去年冬季出现纳差伴脘腹胀满，逐渐加重并伴有水声，症状持续不减。现症见：纳呆，不知饥，时觉脘腹胀满伴水声，口淡不渴，入睡困难，大便日1~2次，成形。舌质淡，苔滑腻，脉滑。

辨证：痰饮内停，湿阻脾胃。

处方：桂枝10克，茯苓20克，炒白术10克，清半夏15克，干姜9克，草豆蔻9克，炙甘草9克。10剂，每日1剂，水煎服，分早晚两次温服。

二诊：上方连服15剂，效佳，病去十分之九。胃纳大增，入睡困难改善，欲继续服中药治疗。

处方：守上方加厚朴9克，陈皮9克，茯苓改为30克。继服10剂以善其后。

按语：根据患者纳呆，脘腹胀满伴水声，口淡不渴，舌质淡，苔滑腻，脉滑等表现，病确属痰饮无疑，遵《金匮要略》"病痰饮者，当以温药和之"之言，用苓桂术甘汤以温阳蠲饮，健脾利水；为使胃气虚寒速去，故加入清半夏、干姜散以温中；加草豆蔻以复脾胃健运之能。二诊加厚朴、陈皮，又合有平胃散之用，以助健脾燥湿之力。从其主要功效来讲，还是苓桂术甘汤和半夏干姜散，余味无非使相助而已。

【病案 2】雒某，女，37 岁。2018 年 8 月 24 日初诊。

主诉：双下肢酸沉，困重 3 年。

现病史：患者 3 年前因照顾家人、装修房屋劳累后受风寒，觉下肢酸沉，自行热水泡脚可缓解，多方求医效不显著。现双下肢酸困沉重不舒，右下肢较重，夏季减轻，冬季加重，得温则舒，双下肢色素沉着。怕冷，怕风，纳可，眠一般，入睡难，大便偏稀，日 1 次。舌淡红有瘀斑，苔薄白，脉沉弱。月经规律。

辨证：痹病（寒痹）。

处方：桂枝 10 克，生白芍 10 克，生黄芪 10 克，制附子 10 克（先煎），浮小麦 30 克，生姜 3 片，大枣 4 枚（切开）为引。10 剂，每日 1 剂，水煎服，分两次温服。

二诊：服上方 10 剂，双下肢色素沉着稍变淡。现双下肢酸沉，发僵，晨起明显，怕冷，纳可，眠差，入睡难，时易醒，自述情绪焦虑，乏力，二便可。舌质暗淡，苔薄白，脉涩无力。

处方：上方加当归 10 克，生龙骨、生牡蛎各 30 克（先煎），通草 3 克，黄芪改为 15 克。10 剂，每日 1 剂，水煎服，分两次温服。

三诊：服上方 27 剂，效佳。现双下肢酸沉、僵硬感明显减轻，晨起仍有，双下肢片状色素沉着，怕冷，纳可，眠差，入睡难，大便稍干，1~2 日 1 次。舌淡胖，苔白滑，脉沉弱。

处方：桂枝 10 克，生白芍 10 克，制附子 10 克（先煎），大黄 10 克（后下），当归 10，通草 3 克，炙甘草 6 克，生姜 3 片，大枣 3 枚（切开）为引。10 剂，每日 1 剂，水煎服，分两次温服。

按语：本例为劳累复感风寒引起的下肢酸困沉重，得温则舒，属“寒痹”，桂枝附子汤为治疗寒湿痹痛伴有表证的经典方，出自《伤寒论》。本例尤为适宜，原方加黄芪以固表补虚，浮小麦以安神除焦虑，且有甘麦大枣汤之方义。首诊即效，后考虑患者病久，皮肤色素沉着，为营血虚寒，故合用当归四逆汤，每用每效。

【病案 3】李某，女，65 岁。2019 年 4 月 19 日初诊。

主诉：心悸 1 年余。

现病史：患者诉近 1 个月可能因失眠致心悸、心慌，每日均发作，上午较重，无胸痛，伴自汗、四肢无力，午后症状减轻，走路较长亦不发作。现症见：心烦，失眠，每日口服安眠药（艾司唑仑），可睡 3 小时，多梦，多噩梦。饮食一般，大便每日 1 次，不干成形。舌暗红，苔白，舌底脉络瘀，脉细。患者先后在医院诊治检查，无明显异常，未开药物治疗。既往有风湿性心脏病 30 余年，现口服倍他乐克，无高血压、糖尿病史。2019 年 1 月 9 日动态心电图示房室期前收缩，Ⅰ度房室传导阻滞。2019 年 5 月 26 日查心脏冠脉电子计算机断层扫描血管造影（CTA）未见明显异常；心脏彩超示左房肥大，二三尖瓣少量反流，左室舒张功能下降；心电图大致正常。

辨证：心血虚瘀，心神不宁。

处方：炒酸枣仁 15 克，茯苓 10 克，茯神 10 克，川芎 3 克，知母 6 克，紫苏叶 6 克，浮小麦 30 克，生百合 15 克，生甘草 3 克，首乌藤 15 克，生龙骨、生牡蛎各 30 克（先煎），大枣 3 枚（切开）为引。10 剂，每日 1 剂，水煎服，分早晚两次温服。

二诊：服上方 9 剂，效可，心慌失眠减轻，但症状仍在。现症见：心慌、心悸伴汗出，晨起较重，午后轻，活动后减轻。安眠药减量，服中药期间服用 2 次可入睡，易醒，多梦，醒不解乏，纳可，大便日 2 次，质可，小便可。舌质红，苔薄白，舌下络脉瘀，脉沉细。

处方：上方加党参 10 克，麦冬 10 克，五味子 10 克，丹参 15 克。15 剂，每日 1 剂，水煎服，分早晚两次温服。

按语：患者心悸、心烦、失眠多噩梦、舌暗红、苔白、舌底脉络瘀、脉细，为心血虚瘀、心神不宁所致。《难经》云：“损其心者，调其营卫。”患者年过花甲，心脏病证为重，当顾护心脏气血阴阳，方用张磊教授经验方眠安汤加减，滋阴清热、化瘀安神，方中百合、炒酸枣仁养心肺之阴，清心肺虚火，除烦安神；茯苓清热化痰，定惊安神，祛内伏之痰火；紫苏理气行滞，首乌藤养血安神；甘草、大枣、浮小麦养心脾，润脏躁；生龙骨、生牡蛎平亢奋之阳，镇潜安神。全方共奏滋阴清热，化瘀安神之功。二诊时患者服药 15 剂，症状减轻，再合生脉散益气养阴，加丹参活血化瘀以收工。

轻清法验案解析

【病案 1】贾某，男，49 岁。2018 年 12 月 10 日初诊。

主诉：胸闷、心悸 10 余年。

现病史：患者 2004 年无明显诱因出现胸闷、心悸，检查显示左心增大，左室壁波动幅度普遍减弱等。长期口服西药治疗，效不显。现症见：胸闷、心悸，出虚汗，两胁之上明显，偶有嗳气，无恶心，气喘明显。纳眠可，二便正常。脚趾痛，有痛风。舌体偏胖，舌质偏暗，苔厚腻，脉沉滞。

处方：柴胡10克，生白芍10克，炒枳实10克，冬瓜子30克，生薏苡仁30克，泽泻10克，土茯苓30克，清半夏10克，炒神曲10克，滑石30克（包煎），生甘草3克。15剂，每日1剂，水煎服，分早晚两次温服。

二诊：服上方共60剂，诸症缓解。现心慌、胸闷时作，目昏，双目干涩，流泪，腰部及双下肢酸困、乏力。纳眠可，二便正常。舌淡红而暗，苔腻微黄，脉沉滞。

处方：白茅根30克，滑石30克（包煎），冬瓜子30克，生薏苡仁30克，佩兰10克（后下），全瓜蒌30克，炒苍术10克，炒白术10克。30剂，每日1剂，水煎服，分早晚两次温服。

按语：本案患者胸闷、心悸十余年，西医诊断为扩张性心肌病。中医辨证为浊邪阻滞，气机升降失常，予涤浊法。方用四逆散合千金苇茎汤加减。四逆散出自《伤寒论》，作用为调和肝脾，透邪解郁，疏肝理脾。主治阳郁厥逆证。枳实与柴胡配伍，一升一降，加强舒畅气机之功，并奏升清降浊之效。千金苇茎汤来自《金匮要略·肺痿肺痈咳嗽上气病脉证治》，作用为清肺化痰，逐瘀排脓，主治肺痈，肺痈病变根本可以理解为肺中之浊气。两方联用，气机通畅，浊邪清除，症状缓解。二诊继续涤浊汤治疗。

【病案2】刘某，女，42岁。2018年10月12日初诊。

主诉：调理身体。

现病史：患者近年身体不好，2018年2月份身上出疖子，出现在肛门右侧，形成肛瘘，现已治愈，后又出现宫颈息肉，检查宫颈癌高危两项指标阳性，担心病变。中度贫血，肩背僵硬疼痛，活动后好转。纳可，眠一般，二便正常，经带调。心烦急躁，思虑多，情绪差。舌边尖红，舌质淡红，苔白，脉沉滞。

处方：生薏苡仁30克，冬瓜子30克，败酱草30克，制附子10克（先煎），牡丹皮10克，远志15克，黄芩10克，柴胡10克，清半夏10克，栀子10克，生甘草6克，生姜3片，大枣3枚（切开）为引。20剂，每日1剂，水煎服，分早晚两次温服。

按语：患者有肛瘘、宫颈息肉，结合舌脉，辨证为湿浊在下焦，蕴结盆腔，方用薏苡附子败酱散和小柴胡汤加减。薏苡附子败酱散利湿排脓，破血消肿，配合小柴胡汤疏达经气，通利三焦。现代药理及临床研究认为，薏苡附子败酱散中诸药有促进组织修复，改善血液循环及营养状况，增强消炎和免疫功能，从而使坏死细胞恢复活力的作用。

【病案3】杜某，男，72岁。2014年11月初诊。

主诉：胆囊癌切除术后。

现病史：患者半年前因胆囊结石切除胆囊，后因胆管不通，行支架术，后检查诊断为胆囊癌，术后已化疗4次，胆管不通，支架不能放，用引流袋引流胆汁。现症见：胁部不痛，周身色黄，乏力，精神差。纳差，无食欲，纳后不消化，口苦口干，不欲饮水，眠可。近7天未行大便，小便量少色黄。舌质红，苔白腐，脉沉细而滞。既往有胆囊炎病史20余年。

处方：柴胡10克，黄芩10克，炒枳实12克，生白芍10克，茵陈蒿30克，大黄15克（后下），栀子10克，冬瓜子30克，生薏苡仁30克，滑石30克（包煎），天花粉10克，清半夏10克，芒硝10克（后下）。10剂，每日1剂，水煎服，分早晚两次温服。

二诊：服上方25剂，效佳，诸症均有减轻。现症见：大便日1次，不成形，稍食肥厚油腻则便溏加重。自觉从手术后身体各项素质均有下降，夏季出汗多见颈部以上，他处较少。眠可，小便可。舌质淡暗，有齿痕，苔薄黄，脉沉数无力。

处方：党参12克，炒白术10克，茯苓10克，生山药30克，枸杞子10克，山茱萸10克，炙甘草6克，炒神曲6克，生姜3片，大枣4枚（切开）为引。10剂，每日1剂，水煎服，分早晚两次温服。

按语：患者属胆囊癌化疗后，胆道堵塞，纳差乏力，舌红苔白腐，脉沉细而滞，实乃正虚邪盛之象，且患者已7日未解大便，所谓急则治其标，故方选大柴胡汤、茵陈蒿汤、大黄芒硝汤加减，通腑泄浊，以达推陈致新之效，服药后患者诸症减轻。二诊时患者邪气减退，病情以正虚为主，当补益脾肾，顾护中焦，方选四君子汤，更加山药、枸杞、山茱萸补益脾肾之气，即是补先天、后天之气，兼顾其本之意。本案中患者因胆囊结石切除胆囊，影响到肝木疏泄，木不疏土，导致脾胃运化不及，故而见食欲不振、纳差；脾胃运化失司，水湿内郁，则口干而不欲饮水；口干口苦，亦为气机郁滞之象。

【病案4】张某，女，57岁。2013年1月18日初诊。

主诉：胸闷、气短2个月。

现病史：2012年12月30日查CT示双肺下端纤维化，并在医院治疗3个月，右肺纤维化有所改善，左肺改善不明显。现症见：胸闷气短，右侧牙痛伴右耳与左侧牙揪痛感，右耳听力下降，发热，37.4℃。纳可，易醒，醒后难再入睡，多梦。二便可。舌质红，边齿痕，苔白厚略黄，脉象乏力。曾做心电图无异常。曾患带状疱疹侵犯三叉神经，长期服用激素治疗。

处方：全瓜蒌30克，薤白10克，炒枳实10克，柴胡10克，生白芍10克，桑叶10克，杏仁10克，冬瓜子30克，生薏苡仁30克，炒桃仁10克，芦根30克，生甘草6克。10剂，每日1剂，水煎服，分早晚两次温服。

二诊：服上方20余剂，胸闷、气短等症好转，后因感冒发热停药。现症见：反复发热40余天，初为高热，经治疗后转为低热，发热无明显规律，体温最高37.6℃。发热后饮热水，大汗持续一夜，体温下降，继之出现脊背发凉，再出现体温升高，反复发作。伴口干口苦，喜热饮，见油腻后恶心。眠可，大便稀，日2~3次。患者有鼻后反流。舌质红，苔白厚乏津，脉沉细。

处方：党参15克，炒白术10克，茯苓10克，生山药30克，生黄芪30克，炙甘草10克，黄芩10克。6剂，每日1剂，水煎服，分早晚两次温服。

三诊：服上药6剂后热未退，后因发高热39.6℃，于某中医院住院治疗，期间用激素、抗生素后退热。半个月后又因洗头发，于昨天下午开始发热，体温最高38℃，口服连花清瘟胶囊，发汗后体温正常。现症见：不发热，汗多，不怕冷，胸闷气短，语声乏力，大便正常。舌质暗，苔腻，舌下紫瘀，脉略数。

处方：党参12克，生黄芪30克，炒白术10克，当归10克，陈皮10克，升麻6克，柴胡6克，白薇10克，制附子10克（先煎），炙甘草6克。6剂，每日1剂，水煎服，分早晚两次温服。

四诊：服上方6剂，配合输液治疗，热退。后出院按上方去制附子，加黄芩6克，山楂10克，又服10剂，服后牙痛，张口进食时痛。现症见：胸闷，乏力，动则咳嗽，咽痒，吐白泡沫痰，口稍渴，唇干，大便不干。舌红暗，苔黄腻，脉细。

处方：金银花10克，连翘10克，淡竹叶10克，薄荷6克（后下），桔梗10克，芦根30克，牛蒡子10克，桑叶10克，天花粉10克，生甘草6克。10剂，每日1剂，水煎服，分早晚两次温服。

按语：本案患者肺部CT显示有肺纤维化，实为肺有浊邪之凭证。《金匮要略》曰："所以胸痹心痛者，以其阴弦故也。"故立法以涤肺中之浊，方取瓜蒌薤白白酒汤合四逆散、千金苇茎汤以涤肺中之痰浊，前后共服用20余剂而胸闷气短好转。二诊时因其发热汗出过多，补脾阴。三诊治以甘温除热法。治疗肺纤维化，常常法随证立，方随证变，灵活变通。

【病案5】王某，男，73岁。2013年4月初诊。

主诉：确诊原发性肝癌1年余。

现病史：患者 1 年余前在某医院确诊为原发性肝癌，并行介入术 5 次，末次为 2013 年 2 月。CT（2013 年 2 月 22 日）：①HCC 介入后改变，肝内多发结节及肿块，部分较前缩小，部分增大，部分变化不大，肝 S_2 新见动脉期强化结节，门静脉左支栓子形成；②双侧肾上脉结节较前略大；③两肺炎性病变；④左肺尖钙化灶及双肺多发肺大泡；⑤纵隔多枚小淋巴结；⑥双肾囊肿；⑦胸骨左侧第 11 后肋及 T_{10} 椎体转移较前进展。现症见：右胸部疼痛，吸气时疼，呼气时不疼，无胸闷，不咳，有少量黑痰，右肋下热痛。见油腻恶心，乏力，无食欲，易干呕，有时吐酸水，口不干但苦，眠安。大便不成形，日 1 次，小便可。舌质红，苔黄厚腻，脉弦大。

中医诊断为肝癌，为浊阻少阳证，治以和解少阳为主，以小柴胡汤加减。

处方：柴胡 10 克，黄芩 10 克，清半夏 10 克，党参 10 克，川楝子 10 克，醋延胡索 10 克，冬瓜子 30 克，生薏苡仁 30 克，猪苓 30 克，浙贝母 10 克，生黄芪 30 克，知母 15 克，生甘草 6 克，生姜 3 片，大枣 3 枚（切开）为引。10 剂，每日 1 剂，水煎服，分早晚两次温服。

二诊：服上方 10 剂后，觉整体状况较前好转，胸痛好转，纳食好转。后因手术，觉疲乏无力，气短时感耳膜鼓胀。纳眠可，二便可。舌质暗红，苔黄，有裂纹，脉大数，舌下脉络粗。

处方：芦根 30 克，冬瓜子 30 克，生薏苡仁 30 克，猪苓 30 克，土鳖虫 10 克，牡丹皮 10 克，赤芍 15 克，党参 15 克，生地黄 20 克，白花蛇舌草 20 克，生麦芽 15 克，生甘草 10 克，桔梗 10 克，浙贝母 10 克。15 剂，每日 1 剂，水煎服，分早晚两次温服。

按语：本案患者胸痛，胁下发热，恶心，干呕吐酸，口苦，舌红苔黄，脉弦，为典型少阳病的表现，方以小柴胡汤加味。此方调节少阳枢机，和解肝脾，服药后上焦得通，津液得下，胃气因和，胸部气机运转开来，则胸痛减轻，纳食增加。方中川楝子清肝热，醋延胡索止痛，浙贝母软坚散结。患者恶心吐酸，苔腻，说明体内亦有湿浊之邪，冬瓜子、薏苡仁涤除湿邪。黄芪配知母治疗虚热，黄芪、知母相配为张锡纯用药经验，曾论：“凡遇阴虚有热之证，其稍有根柢可挽回者，于方中重用黄芪、知母，莫不随手奏效。黄芪温升补气，乃将雨时上升之阳气也；知母寒润滋阴，乃将雨时四合之阴气也，二药并用，大具阳升阴应，云行雨施之妙，膏泽优渥，烦热自退，此不治之治也。”二诊时少阳病证已消，直接用涤浊汤加味，随证治之。

【病案 6】张某，女，12 岁。2013 年 9 月 26 日初诊。

主诉：发热伴浑身骨节痛 4 年余。

现病史：患者4年前无明显原因出现发热、关节痛，服用过中药，效不明显。现症见：发热时体温可达41℃，无明显规律，皮肤按压有疼痛感，全身痛，不发热时骨节痛，发热时颈部、前胸、后背起红色斑点，热退后消失，但伴有浑身痒，恶寒，双脚冰凉，口干欲饮水，但不欲咽，无汗。大便干，小便黄，行走时双下肢关节疼痛，行走不利。纳可，眠可。不发热时浑身发热，夜里明显加重。舌淡，苔白，脉数。

处方：炙麻黄3克，杏仁10克，生薏苡仁30克，海风藤15克，络石藤15克，透骨草10克，葛根15克，制川乌6克（先煎），桂枝10克，防己6克，生甘草3克，大黄6克（后下）。6剂，每日1剂，水煎服，分早晚两次温服。

二诊：服上方后，症状明显减轻，仍有咽痛、背痛、纳差、大便干。舌质淡红，脉略数。仍在服用激素。

处方：炙麻黄3克，生薏苡仁30克，生石膏30克，海风藤15克，络石藤15克，通草6克。7剂，每日1剂，水煎服，分早晚两次温服。

按语：患者发热、恶寒、无汗、双脚冰凉，当属太阳风寒表实证；大便干，小便黄，当属内热证；口干，发热时颈部、前胸、后背起红色斑点，可由风寒之邪闭表，阳气郁阻于肤表所致，亦可为内热所致。若风寒之邪闭郁腠理，玄府不畅，正邪交争于体表亦可产生高热。故临床见到热证，需先别阴阳，断不可见热即清热，反致病重。故此病辨为外感风寒，内有郁热。《素问·生气通天论》云：“体若燔炭，汗出而散。”方用葛根汤合麻杏苡甘汤外散风寒，用大黄泻内热，佐以海风藤、络石藤、透骨草通络止痛。《金匮要略》曰：“病者一身尽疼，发热，日晡所剧者，名风湿，此病伤于汗出当风，或久伤取冷所致也，可与麻黄杏仁薏苡甘草汤。”张磊教授运用麻杏薏甘汤治疗风湿所致周身疼痛，发热。方加海风藤、络石藤以络走络。患者服6剂后，觉症状减轻，遂守方巩固。

【病案7】王某，男，45岁。2011年8月5日初诊。

主诉：于坐位时右侧腰眼疼胀1年。

现病史：患者平时久坐，近1年每于坐位时出现右侧腰眼疼胀，以大腿后侧为主，右大腿内外侧压痛，但觉按后得舒，右侧腰眼部遇凉（空调、凉水）后觉“刺骨疼”。走、站、躺位时上症消失，咳嗽、打喷嚏时不会加重。纳眠可，二便调，晨起口苦，动则易出汗，眼圈暗。1年前患颈椎病（椎管狭窄），手麻明显，在张磊教授门诊服中药10余剂后愈。舌质正红，中后部苔厚腻微黄，舌底无迂曲，脉沉滞。腰椎MRI检查示腰椎间盘膨出。最高血压140/90mmHg。

处方：炒白术10克，茯苓12克，木瓜30克，威灵仙10克，酒白芍30克，制附子10克（先煎），桂枝10克，炙甘草10克，蜈蚣1克，生姜3片为引。10剂，每日1剂，水煎服，分早晚两次温服。

按语：本案患者诉右侧腰眼部疼胀1年，遇凉后觉刺骨痛，晨起口苦，动则易出汗，眼圈暗，舌质红，苔厚腻微黄，脉沉滞，此案病机为经络气滞血瘀。治宜疏利法。故施以行气通络方。方中木瓜、威灵仙、酒白芍舒筋通络，行气止痛；白术、茯苓、桂枝、制附子利水渗湿，温阳化气；加蜈蚣通络止痛。诸药合用，经络通畅，腰痛缓解。

【病案8】吕某，女，40岁。1975年6月13日初诊。

主诉：四肢肿胀1年。

现病史：患者4年前因甲亢在某医院行甲状腺切除术，术后恢复较好。1年前无诱因出现四肢肿胀，身体倦怠，心慌急躁，未治疗。现症见：近1年身体倦怠，走不动路，心慌急躁，四肢常有肿胀，下肢凹陷性水肿。诊见患者身体较胖，面色红。舌质红，舌苔稍厚而微黄，脉数。

处方：茯苓30克，猪苓9克。泽泻9克，桂枝2.4克，白术4.5克，地骨皮24克，黄芩12克，滑石18克，玄参12克，神曲9克。

上方服用5剂，患者步行来就诊，并说基本痊愈，要求再服2剂，遂仍效不更方之原则，疏上方2剂。

按语：患者素体较胖多湿，脾主运化不健，水湿不化，以致身体倦怠困重，四肢肿胀，湿郁久则化热，所以患者面色红，舌质红，舌苔稍厚而微黄，脉数。热扰心神，心神不宁，故心慌急躁。方用五苓散以化气行水，加滑石利水渗湿，加神曲健脾和中，加黄芩、地骨皮、玄参清热滋阴。诸药合用脾土得健，水湿得化，郁热得清，故收效较速。

【病案9】李某，男，50岁。1980年8月31日初诊。

主诉：脘腹胀满1年余。

现病史：患者1年余前无明显诱因自觉脘腹胀满，逐渐加重并有水声，痛苦不堪，难以入睡，胃纳差，每天只能吃4两主食，曾服用西药（具体不详），效果欠佳。诊见脘腹胀满，纳差，眠差。舌质淡，舌苔滑腻，脉滑。

此乃痰饮为患之候。

处方：桂枝10克，茯苓20克，炒白术10克，半夏15克，干姜9克，草豆蔻9克，炙甘草9克。15剂，每日1剂，水煎服，分早晚两次温服。

二诊：上方连服15剂，病去十分之九，胃纳大增，每天可吃主食1斤，夜间能入睡，已能坚持上班。

处方：上方加厚朴 9 克，陈皮 9 克，茯苓改为 30 克，每日 1 剂，水煎服，分早晚两次温服。数剂以善其后。

按语：本案患者所见诸症，脘腹胀满，逐渐加重并有水声，舌苔滑腻，舌质淡，脉滑，均为痰饮之患无疑。《金匮要略》曰："病痰饮者，当以温药和之。"遂用苓桂术甘汤以温阳蠲饮，健脾利水，为使胃气虚寒速去，故又加入半夏干姜散以温中，加草豆蔻以复脾胃健运之能，末加厚朴、陈皮，又有平胃散之用，以助健脾燥湿之力。从其主要功效来说，还是苓桂术甘汤和半夏干姜散，余味无非是相助而已。

国家古籍整理出版专项经费资助项目

中医经典伤寒名著辑注

第二卷

张　磊　褚玉霞
孙玉信　王祖龙　主编

山东科学技术出版社
·济南·

图书在版编目（CIP）数据

中医经典伤寒名著辑注：全十二卷 / 张磊等主编 . -- 济南：山东科学技术出版社，2024.10
ISBN 978-7-5723-1633-3

Ⅰ . ①中…　Ⅱ . ①张…　Ⅲ . ①伤寒（中医）—古籍—汇编　Ⅳ . ① R254.1

中国国家版本馆 CIP 数据核字（2023）第 083730 号

中医经典伤寒名著辑注

ZHONGYI JINGDIAN SHANGHAN MINGZHU JIZHU

责任编辑：孙雅臻　高　慧
装帧设计：孙　佳

主管单位：山东出版传媒股份有限公司
出 版 者：山东科学技术出版社
地址：济南市市中区舜耕路 517 号
邮编：250003　电话：（0531）82098088
网址：www.lkj.com.cn
电子邮件：sdkj@sdcbcm.com
发 行 者：山东新华书店集团有限公司
地址：济南市市中区英雄山路 189 号
邮编：250002　电话：（0531）82797666
印 刷 者：山东临沂新华印刷物流集团有限责任公司
地址：山东临沂高新技术产业开发区龙湖路
邮编：276017　电话：（0539）2925659

规格： 16 开（184mm × 260mm）
印张： 237.5　　**字数：** 4138 千
版次： 2024 年 10 月第 1 版　**印次：** 2024 年 10 月第 1 次印刷
定价： 1280.00 元（全十二卷）

伤寒直格

原著　金·刘完素
主编　朱正望　薛宁

目　录

序

习医要用直格，乃河间高尚先生刘守真所述也。守真深明《素问》造化阴阳之理，比尝语予曰：伤寒谓之大病者，死生在六七日之间。经曰：人之伤于寒也，则为病热。古今亦通谓之伤寒热病。前三日，太阳、阳明、少阳受之，热壮于表，汗之则愈；后三日，太阴、少阴、厥阴受之，热传于里，下之则痊。六经传受，自浅至深，皆是热证，非有阴寒之病。古圣训阴阳为表里，惟仲景深得其旨，厥后朱肱奉议作《活人书》，尚失仲景本意，将阴阳字释作寒热，此差之毫厘，失之千里，而中间误罹横夭者盖不少焉，不可不知也。予语守真曰：先生之论如此，何不辟此说以暴耀当世，以革医流之弊，反忍而无言何邪？守真曰：世之所集各异，人情喜温而恶寒，恐论者不详，反生疑谤。又曰：欲编书十卷，尚未能就，故弗克耳。今太原书坊刘生锓梓以广其传，深有益于世。如宵行冥冥，迷不知径，忽遇明灯巨火，正路昭然。若有执迷而不知信行者，固不足言，而聪明博雅君子，能于此者，原始反终研精覃思，则其所得又何待予之喋喋也。

据金·马宗素《伤寒医鉴》作“平城翟公序”

卷　上

习医要用直格

十　干

甲　乙　丙　丁　戊　己　庚　辛　壬　癸

脏腑配合

甲胆（手少阳）　乙肝（手厥阴）东方木也。

丙小肠（手太阳）　丁心（手少阴）南方火也。

庚大肠（手阳明）　辛肺（手太阴）西方金也。

壬膀胱（足太阳）　癸肾（足太阴）北方水也。

戊胃（足阳明）　己脾（足太阴）中央土也。

凡先言者为刚、为阳为兄、为腑、主于表；后言者为柔、为阴、为妹、为脏、主于里也。

十二支

寅卯辰　巳午未　申酉戌　亥子丑

脏腑经络配合

寅三焦（手少阳）　卯大肠（手阳明）　辰小肠（手太阳）

巳包络（手厥阴）　午心（手少阴）　未肺（手太阴）

申胆（足少阳）　酉胃（足阳明）　戌膀胱（足太阳）

亥肝（足厥阴）　子肾（足少阴）　丑脾（足太阴）

手足三阴三阳者，十二经络之名也。

手足经络配天地四时

寅卯辰手三阳，天阳春也。巳午未手三阴，天阴夏也。

申酉戌足三阳，地阳秋也。亥子丑足三阴，地阴冬也。

合主表里

（合音甘，入声，余不音者并如字）

太阳、少阴合，阳明、太阴合，少阳、厥阴合；足与足合，手与手合。如足太阳膀胱水，合足阴肾水。阳为腑属表，阴为脏属里。

阴阳脏腑

肝与胆（厥阴）风木也，心与小肠（少阴）君火暑热也，包络及三焦（少阳）相火也（此为阳之脏腑）。脾与胃（太阴）湿土也，肺与大肠（阳明）燥金也，肾与膀胱（太阳）寒水也（此为阴之脏腑）。脾、心、肝、肺、肾兼包络（一名命门），为六脏。胃、小肠、胆、大肠、膀胱兼三焦，为六腑。

经络病证

络者，正经脉道之旁小络，如支络、孙络之类也，皆运行气血之脉也，各宗于本经焉。

手太阴肺病，则肺胀满，膨膨而喘咳，缺盆中痛，咳喘上气，喘喝，烦心，胸满，臑臂内前廉痛，甚则交两手而瞀，肩背痛而汗出，虚则气不能报息，小便数变。

十二经始于肺经，故其序如此。喝（乙介切，嘶声也）。缺盆者，肩前臑内陷中也。臑（音如，从肩至肘，通名曰臑，自手至腕，通名曰臂）。廉（犹畔也）。瞀（音莫，眼黑也，昏也，言气乱、两手相交而昏瞀也）。不能报息（俗所云气少不能接续也）。数（音朔，频也）。

手阳明大肠病，则齿痛，䪼肿，虚则目黄，口干，鼽衄，喉痹，腹中雷鸣，气常冲胸，喘，不能久立、肩前臑痛，大指次指不能为用。

䪼（音拙，面秀骨，目下起骨也）。鼽（音求，清涕也）。衄（音浓，入声，鼻出血也）。不能为用（言屈伸不能如意也）。

足阳明胃经病，则洒洒振寒，善伸，数欠，或恶人与火，闻木声则惕然而惊，心欲动，独闭户牖而处，欲上高而歌，弃衣而走，贲向腹胀，骂詈不避亲疏，气盛则身前皆热，消谷善饥，尿色黄。气虚则身前皆寒栗。胃中寒，则腹胀满实，胃脘当心而痛，上支两胁，膈咽不通，食饮不下，狂疟温淫汗出，鼽衄，口㖞，唇胗，颈肿，喉痹，腹水肿胀，膝膑肿痛，循胸旁，过乳、冲、股、伏兔、骭外廉、足跗上皆痛，中指不能动。

振（动摇也）。善伸（自然能也）。数欠（频呵欠也）。心欲动（不宁也）。闭户（为恶人，兼多惊）。贲（音奔，勇猛也）。向（向同，热聚也）。栗（战惮也）。支（持也，固也）。淫（乱也）。膑（音牝，膝骨也）。股（腿髀肉）。伏兔（膝上起肉也）。骭（户当切，乃胫骨也）。跗（音夫，足面动脉也）。

足太阴脾经病，则舌本强，食则呕，腹胀，溏泄，瘕，水闭，饮发中满，食减，善噫，身体皆重，得后与气，快然而衰。甚则肌肉痿，足不收，行善瘈，脚下痛，四肢不举，大小便不通。虚则腹胀肠鸣、飧泄、食不化，舌本痛，不能动摇，食不下，烦心，心下急痛，寒疟，溏泄，水下，黄疸，不能卧，股膝内肿厥，大指不用。

本（舌根也）。强（去声，不和柔也）。溏（大便稀薄）。瘕（音假，肚中结病也）。水闭（言水不宣通也）。噫（衣介切，转气也）。后与气（言下气也）。痿（于为切，痹病也）。契（合也，行则不觉脚相揩也）。飧（音孙，食也）。厥（其也，不能运用也）。

手少阴心经病，则胸中痛，胁支满，胁下痛，膺、背、肩、胛间痛，两臂内痛。甚则嗌干，心痛，渴而欲饮，身热肤痛，烦心谵妄。虚则善悲，时眩仆，胸腹大，胁下与腰、背相引而痛，目黄，胁痛，臑后廉痛，掌中热。

谵（音占，乱言也）。妄（见虚妄而言也）。眩（玄去声，眩晕昏乱也）。仆（音付，卒然而倒也）。

手太阳小肠经病，则嗌干，颔肿，不可回顾，肩似拔，臑似折。虚则少腹控卵，引腰胁上冲心痛。耳聋，目黄，颊、颔肿，肩、臑、肘、臂外廉痛。

嗌（音亦，气系也）。少腹（脐下两旁也）。控（引也）。卵（阴丸也）。

足太阳膀胱经病，则冲头痛，目似脱，项似拔，腰似折，髀不可以曲，腘如结，腨如裂。虚则痔，盛则疟、狂、巅疾，颈项、囟顶、脑户中痛，目黄泪出，项、背、腰、脊、尻后、腘、脚皆痛，小指不为用。

冲头痛（脑后横冲眉间痛也）。腘（曲脚后也，结括也）。腨（市兖切，一名臁，俗所谓腿肚也）。巅（顶也）。尻（居刀切，后阴后分合处也，大而言之脽也）。

足少阴肾经病，则饥不欲食，面黑如漆，咳唾则有血，喝喝而喘，坐而欲起，目𥇦𥇦如无所见，心悬如饥，腹大，胫肿，喘咳身重，寝汗出，憎风。虚则腹满身重，濡泄，寒疡流水，腰股痛发，腘、腨促膝不便，烦冤，足痿，清厥，意不乐，大便难，善恐，心惕惕如人将捕之，口热舌干，咽肿上气，嗌干而痛，心烦而痛，黄疸，肠澼，脊、股内后廉痛，痿厥嗜卧，卧不安，足下热而痛。

喝（乙介切）。𥇦（音荒）。濡（溏泄也）。寒疡（俗言冻疮）。不便（不利便也）。烦冤（心闷乱不宁）。痿（痹弱）。清厥（手足清冷而厥逆也）。痿厥（欲卧而不安也）。肠澼（下利也）。

手厥阴心胞络病，则手心热，臂、肘挛急，腋肿。甚则胸胁支满，心澹澹大动，面赤目黄，喜笑不休，虚则烦心，心痛，掌中热。

澹澹（水摇动貌）。

手少阳三焦病，则耳聋，浑浑焞焞。虚则目锐眦痛，耳后、肩、臑、肘、臂外皆痛，小指次指不能为用。

（足少阳胆经原缺）

足厥阴肝经病，则腰不可俯仰。丈夫㿗疝，妇人少腹肿，两胁下痛引少腹。甚则嗌干，面尘，善怒，忽忽眩痛，巅疾，目赤肿痛，耳聋，颊痛。虚则目𥇦𥇦如无所见、无所闻，善恐如人欲捕之，胸满呕逆，洞泄，狐疝，遗尿，癃闭。

腋下曰胁，胁下骨为肋，胁肋之下曰胠（音区）。面尘（面如浮尘）。忽忽（昏乱也）。眩（头目眩晕也）。洞（疾流也）。狐疝（言狐者，疝气之变化，隐见、往来不可测，如狐也）。遗尿、癃闭（小便癃闭而病疲惫也）。

内外八邪

外有风寒暑湿，内有饥饱劳逸。劳逸，非奔逸之逸，乃逸豫怠惰而生病也，与劳相反。故经曰：劳者温之，逸者行之。使气血运行也。西山记曰：久劳则安闲以保其极力之处，久逸则导引以宣其积滞之气。或作役者误也。

内外病生四类

一者，因气变动而内成积聚、癥瘕、癫狂、惊痫之类也。癥（音贞，坚积）。瘕（音假，血气聚也）。多喜曰癫。多怒曰狂。

二者，因气变动而外成痈肿、疮疡、痂疥、疽痔、掉眩、浮肿、目赤、熛胗、胕肿、痛痒之类也。

不因一时所伤而病，乃久以渐积脏腑变动兴衰而病者，是曰因气变动也；脏腑和平，卒然而即成病者，是曰不因气之变动也。浅而大曰痈，深而恶曰疽。掉，动摇也。熛（音漂，赤丹留毒，火熛也）。

三者，不因气之变动而病生于内，则留饮、僻食、饥饱、劳损、宿食、霍乱、悲恐、想慕、忧结之类也。

僻（邪也）。霍乱（上吐而下泻也）。

四者，不因气之变动，而病生于外，则瘴气、鬼魅、虫蛇、蛊毒、蜚尸、鬼击、冲薄、坠堕、斫射、刺割、捶扑、打探、敲拉、触抹、风、寒、暑、湿之类也。

蜚（去声，兽也。通言兽所伤人）。

九　气

怒则气上，喜则气缓，悲则气消，恐则气下，寒则气收，炅则气泄，惊则气乱，劳则气耗，思则气结。

炅（音桂，热也；旧音耿，非。）人怒则气逆，甚则呕血及飧泄，故气上也。人喜则气和而志达，荣卫通利，故气缓。缓犹和也，故令人气散也。悲则心系急，肺布叶举，而上焦不通，荣卫不散，热气在中，故令人气消也。恐则气却，却则上焦闭，闭则气还，还则下焦胀，故气下也。寒则腠理闭而气不行，故气收也。炅者，热也，热则腠理开，而荣卫通，汗大泄，故气泄也。惊则心无所倚，神无所归，虑无所定，故气乱也。劳则喘且汗出，内外皆越，故气耗也。越，散越也。思则心有所存，神有所归，正气留而不行，故气结也。结者，滞而不通也。

五　邪

母乘子曰虚邪（乘，胜也，克也），如心火热，乘脾土也。

子乘母曰实邪，如肺金燥，乘脾土也。

妻乘夫曰微邪，如肾水寒，乘脾土也。

夫乘妻曰贼邪，如肝木风，乘脾土也。

自病曰正邪，如脾土自病湿也。

五脏腑同法（各以类推）。

五邪微甚

微、实、正、虚、贼，从微至甚也。

此亦大略之言，细而推之，各有微甚。

十干夫妇配合成五运

甲己合为“土运”甲刚木，克己柔土，为夫妇成土运。

乙庚合为“金运”乙柔木，嫁庚刚金。

丁壬合为“木运”丁阴火，配壬阳水。

丙辛合为“水运”丙阳火，娶辛柔金。

戊癸合为“火运”戊阳土，娶癸阴水。

五运太过不及

阳刚夫为太过；阴柔妻为不及。

此其略也。凡六十四年而周甲子，其中有岁运同司天曰天府，同岁支曰岁会，孟年同曰支德符；岁运同司地，刚为同天符，柔为同岁会。凡此二十九岁，太过司天克之曰天刑，及年前大寒交气日，反时程与运程为夫妇曰程德符，皆非太过、不及，乃年运之气也。申、子、辰年寅初交；巳、酉、丑年巳初交；寅、午、戌年申初交；亥、卯、未年亥初交气也。

十二支应六气三阴三阳

六气为本，三阴三阳为标。

子午少阴“君火”（暑）丑未太阴“湿土”。

寅申少阳“相火”（主大热）卯酉阳明“燥金”。

辰戌太阳“寒水”巳亥厥阴“风木”。

六气有余不足

孟少，仲平，季多也。

《内经》以寅、申、巳、亥四孟为一阴一阳也，子、午、卯、酉四仲为一阴一阳也，辰、戌、丑、未为三阴三阳也。然阳为先，故主虚无变化，轻微而少；阴为后，故形体安静，重浊而多也。故风火动乱至阳为先，居孟，未甚为少；寒湿肃静至阴为后，居季，已甚而为多，燥热各得乎中，故居仲而平也。注曰：气有多少，是言六气；形有旺衰，言五运也。

六　气

寒、暑、燥、湿、风、火。

五运应五脏主病

诸风掉眩皆属肝木。诸痛痒疮疡皆属心火。

诸湿肿满皆属脾土。诸寒收引皆属肾水。

诸气膹郁病痿皆属肺金。

膹（闷乱也）。郁（结滞、壅塞也）。

六气为病

诸暴强直，支痛耎戾，里急，筋缩，皆属于风（乃厥阴风木，肝胆之气也）。

诸病喘呕吐酸，暴注下迫，转筋，小便混浊，腹胀大鼓之如鼓有声，痈疽疡疹，瘤气结核，吐下霍乱，瞀郁肿胀，鼻塞鼽衄，血溢血泄，淋闭身热，恶寒战栗，惊惑悲笑谵妄，衄衊血汗皆属于热（少阴君火，乃真心、小肠之气也）。

注（泄也）。下迫（后痛，里急痛也）。结核（言肌肉结硬如果中核也）。溢（上出）。泄（下出）。衊（音慢，血汗也）。衄（音肉，鼻出血也）。

诸痉强直，积饮痞隔，中满，霍乱吐下，体重胕肿，肉如泥而按不复起，皆属于湿也（太阴湿土，乃脾与胃之气也）。

痉（其井切，似风狂病也，一名曰痓尺至切）。积饮（水蓄不散也）。痞（否），肠胃气液血脉否闭，不能运行，谓之痞也。水谷传化阻隔失常，则曰膈胕（音附）。

诸热瞀瘛，筋惕悸动，搐搦瘛疭，暴喑冒昧，躁扰狂越，骂詈惊骇，胕肿疼酸，气逆冲上，禁栗如丧神守，嚏呕疮疡，喉痹，耳鸣及聋，呕涌溢，食不下，目昧不明，暴注瞤瘛，暴病暴死，皆主于火也（手少阳相火乃心包络、三焦之气也）。

瘛（尺至切）。喑（音）。痖（哑）。狂（躁乱发狂也）。禁栗（寒战如丧心神之守）。嚏（音帝）。疭（音纵，儿病也）。瘛（音契，小儿病也）。

诸涩枯涸，干劲皴揭，皆属于燥（阳明燥金，肺与大肠之气）。

诸病上下所出水液澄彻清冷，癥瘕㿗疝，坚痞、腹满急痛，下利青白，食已不饥，吐利腥秽，屈伸不便，厥逆禁固，皆属于寒（太阳寒水乃肾与膀胱之气也）。

论 脉

三部九候

夫三部者，寸、关、尺也。寸，应天为上部；关，应人为中部；尺，应地为下部。九候者，各浮于天，沉于地，中为人也。

脉位轻重

高骨旁动脉为关。

中指正按高骨之端是也。俗不明其正理，但以应于下指而差，高骨于头、中指之间，如此则三指各差在本位之后半部耳。或以头指正在高骨，或更在高骨之后者，此不通脉之正理也。便使心精了然，既下指失其本位，则亦无以知为何病也。

关前至鱼际为寸，是名阳位。

一名寸口，正在东关前、堂骨后，赤白肥肉际宛中，骨缝陷中，可容一豆者是，乃名鱼际者也。

关后为尺，是名阴位。

关后至本经于太阴所入为合，在肘内大约纹动处是名尺泽，长一尺，故名尺也。阴阳两者之间则名关，三部长三寸，以应三才。凡男左、女右，以中指与大指相接如关，度中指上仄中节两横纹之际为一寸。凡取穴以此为则，而脉位之尺寸亦应此也。凡寸脉主自心胸上至头也；而关脉主中，心胃至脐也；尺脉主下，脐以至足也。

左寸主心及小肠（君火）。左关主肝胆（风木）。左尺主肾、膀胱（寒水）。右寸主肺、大肠（燥金）。右关主脾、胃（湿土）。右尺主命门、三焦（相火）。

所以然者，左手为阳，阳为君，面南布政，而阳始于子水；以一岁六气正位分之，则应于亥正至丑终气衰也。水之位主于左尺之脉，脉从尺入寸，故水生风木于左关，应丑至卯初之气也。木生君火于左寸，阳道已成，故为君火，犹乾始于子而终于巳也，自卯正至巳，二之气也。君上而臣下，阳进而升，阴退而降，故右手为阴，始于午火，火面北而受气，自巳至未正，三之气也。三焦为正火，主右尺之脉，相火生湿土于右关，正未以至酉，四之气也。湿土生金于右寸，应酉至亥，五之气也。又主左尺水，周而复始也。及夫男左、女右为夫妇，故左寸君火克右寸之金；左关木克右关之土，左尺水克右尺之火。及夫命门者右肾也，属火不属水，乃手厥阴心包络之脏。举世皆言心包络之脏有名而无形，由不明理也。夫三焦乃水谷传化之道路，自口至胃上口为上焦，下至胃下二肠分处为中焦，下至传化出处为下焦，通曰三焦。今俗妄言无形状而空有名者误也。且如人从头数至足，皆不谓之人，则亦安可言人无形状耶。全身而言之，固名人也，且血脉尽皆环贯脏腑，运行周身，如果无命、三焦之形体，则何得气血运行之道路耶。

各浮于腑而沉于脏，中而和缓者胸也。

脉在肌肉以上曰浮，在肌肉之下曰沉。或以肺养皮毛，心养血脉，脾养肌肉，肝养筋膜，肾养骨髓，以此浮沉而分五脏之脉者，言脉位则可，为用则有失治病之道也。

脉息迟速

呼为阳以应天，脉再动以应春夏；吸为阴以应地，脉再动以应冬秋。

气出为呼，入为吸。再，两次也。动，至也。

或闰以太息而又一动者，以应长夏脾土，故一息四至、五至皆为和平。

太息，言呼吸或有长者也。长夏，六月也。和平，言为平人不病之脉。

谓一岁四时俱备也。五至以上曰数，不满四至曰迟。数过备者死，不及一至者亦死。

数为热，迟为寒。过备，八至之上也。是以平人之息，合病人之脉也。

故经曰：常以不病调病人。由是小儿八至为和平，十至有热，六至为病寒也。自六岁以下，通曰以此三岁之法。人小则脉如数，长短亦然。

七　表

浮、芤、滑、实、弦、紧、洪，此名七表，为阳。少阳之数为七。

浮脉者，轻手乃得，重按之不见。脉见诸阳为表热，诸阴为表寒。

脉动于肌肉之上也，浮，属阳，为病在表，一名腑病。或伤风自汗，脉浮为表热，迟缓之阴者，表寒。

芤脉者，浮大而软，按之中央虚，两边实也。

芤主热甚失血，寸芤则吐血，微则衄，甚则俱出。关芤则胸痈下血。尺芤则大便血，微则小便血，甚则俱下。

滑脉者，不涩也，多与实、数相兼，则为病热。或亡液、血衰，虽热而反涩也；或滑兼迟，则为病寒；平而滑者，肾之本脉。

实脉大而长，浮沉皆得而数，阳热也。

弦脉者，软虚而滑，端直而长也。弦主于风，或如琴弦，或如张弓者，弦之太过也。

紧者不缓也，或如转索，或如切绳者，紧之太过也。

紧脉主痛，多与实、数相兼，则为热痛；或短、紧、微、细，阴脉相兼者，寒痛也。

洪脉者，极大而数。举、按者，指实热之极甚者也。

八 里

八里为阴（象易少阴之数八），微、沉、缓、涩、迟、伏、濡、弱也。

微脉者，若有若无，极细而软也，多兼于迟，主于阴寒。然或热甚汗泄、吐、利，气而损虚者；或阳厥极深者；或阳极将死，脉欲绝者；脉亦有微、沉、缓、涩、迟、伏、濡、弱诸阴脉见也。不寒便言为寒，须以标本明之。

先病为本，根本也；后病为标，梢末。又为病之气为本，受病之脏腑经络为标。世俗至此更不明其阳极热证，但以执其阴脉为寒，内外急救于阳，则残阴暴绝，而反致死亡者不少也。且察色、听声、问证、切脉为神、圣、功、巧，别病之四法，而脉最为下，则安可执巧之一法，而去其神、圣、功之三法耶！及夫八里之脉，皆有此义，以微脉居先，故于此总而言之也。

沉脉轻手不见，重切之乃得，动在肌肉之下，其位属阴，为病在里。一名脏病，或蓄于胸及膀胱者，虽为腑病，其脉亦沉，则皆宜下之。由十二脏腑俱在里，而经络皆在表也。大抵但以浮为表，沉为里。然虽脏为阴主里，腑为阳主表，其于病脉之浮、沉有所不拘也。故太阴脾脏之病腹满而脉浮者，桂枝攻于表也。夫脉沉数为里热，沉迟为里寒。余脉皆仿此。

或里热吐利，气液虚损，或阳厥极深，或热极将死者，亦皆见诸阴脉沉，切宜审之，不可妄以施治。

缓脉者，纵缓而不急，似迟而小疾。缓而迟为寒，缓大长为热。

当伤风自汗，或自汗过多，亦为迟缓，热更甚也。

涩脉者，涩而不滑也。或如刀刮竹，或涩而止住者，涩之太过，主液血衰。

由汗、泄、吐、利，或血溢、血泄，或热盛耗液而成燥也。一曰涩主心痛，血少故也，以心养血。

迟脉者，一息四至以下也。迟为病寒，然热盛自汗，吐利过极，则亦为迟也。

气液损虚，故脉迟而不能数。

伏脉者，脉附于骨，沉之甚也。伏主水蓄于内，积饮不散也。伏位属阴，在里深也。病之寒热，以随阴阳别之。

附，切近也。水蓄于内，一名留饮。

濡脉者，按之似无，举之无力也，有似微弱，多兼于迟，主于极冷。然热泄后，或热极将死者，脉亦濡弱，须以外证标本参之。

弱脉者，软虚而无力也。弱之虚冷，必兼微与迟也。然而伤风、中暑，热甚而自汗大出，则易缓弱而迟也。

四时平脉

春弦　夏洪（一曰数一曰钩）　秋毛（一曰濇一曰浮）　冬石（一曰沉）

六步主位平脉

初之气：自大寒日至春分，厥阴风木之阳用事，而气微。

故曰冬至后日甲子少阳主，然冬至甲子斯无常准，以大约分之：一月如在冬后，即大寒交初气之分也。一岁六周甲子，以应六气。下皆仿此。（一气正月、二月也）

脉乍大、乍小、乍短、乍长，时物及风木之象也。

二之气：春分至小满，少阴君火之位，阳气清正在两阳合明之间，故又云阳明主。

脉弦也。

三之气：小满日至大暑，少阳相火之位，阳气万物皆盛，故亦云太阳主。

脉洪大而长，天气万物人脉与造化同。

四之气：大暑日至秋分，太阴湿土之位，天气尚盛，而夏后阴已用事，故又云太阴主。此三阴三阳与六气标本之阴阳异矣。

脉缓大而长。

或云紧大而长者，传写之误也。湿土主缓大而长，燥金主紧细而短涩，以万物干湿明可见焉。时湿土盛，肤腠开通，汗液时泄，故脉虽大长而力缓，不能紧也。至秋后气衰，寒凉乍闭，故虽微细而力紧也。

五之气：秋分日以至小雪，阳明燥金之位，气衰阴盛，故又云少阴主也。

脉紧细而微。

终之气（一曰六之气）：小雪日以至大寒，太阳寒水之位，阴极而终尽，天气之所收隐，故曰厥阴主。厥者尽也。

脉沉短以敦（敦，厚也）。

万物收藏在内，寒气闭塞而肤腠气液不能散越，故脉沉短而反有力，敦厚而如石也。

凡四时六位平脉大退，则时气有余而为病。

如春弦太过则风为病。

不及者气衰而为病。

四时脉微见为平，此言过微也，如秋脉微而兼夏脉之类也。

反见他脉者，他气有余而来为病也。

迟为寒，而数为热之类也。

结促代

结脉者，迟缓而时一止，为阴也，主阴盛发躁烦满，或阳厥极深，以至身冷，脉微欲绝，而缓弱时一止者，亦胸烦躁，此止为热极而非寒也，皆须以标本明之。

促脉者，阳也，数而时一止也，主聚积、气痞，忧思所成；亦或热剧失下，则令脉促。下之则平也。

代脉者，主缓弱而无力不能动，因而复动，病必危而死。

趺阳脉

趺阳脉者，胃土之脉也。趺阳脉迟而缓者，胃气如经也。

动在足趺阳之经，故曰趺阳。一曰冲阳者，阳明所过之原。过者，冲也。

如经，如本经之常脉。

滑为胃实，紧为脾强。浮而滑者，浮为胃虚，滑则为哕。浮而鼻中燥者，必衄也。沉为胃实（上本下故也），数为消谷（胃热故也），紧则难治。盖四时五脏皆以胃气为本，紧燥盛而土湿气衰，故曰难治。浮而大者，气实血虚也（气为阳、血为阴故也）。浮而涩者，胃虚下利也（去液故涩）。伏而涩者，伏则吐逆，水谷不化（内湿故也），涩则气不下食，脉不出则身冷肤硬。

太溪脉

太溪者，肾水之脉也，动于左足内踝下后、跟骨下陷中，足少阴肾水之胃，故曰大浮也。太溪脉，则肾气如经也，弱则微烦，涩则厥逆（微厥也）。

死生脉候

阳病热证不退，反见阴脉者死（脉近于绝故也）；汗后热退，而见阴脉者愈。阴阳证，脉平愈。伤寒咳逆上气，脉散者死（形损故也）；脉浮而洪，身汗如油，喘而不休，水浆不入，形体不仁（不仁者不和也），乍静乍动，命绝也；汗出发润，喘不休者，肺先绝也；阳反独留，体如烟熏，直视摇头，心先绝也。唇吻（音稳）反青，四肢漐习者，肝绝也（漐，丑入切，汗出也。习，水流不绝，此言汗不止也）。环口黧黑，柔汗发黄者，脾先绝也（柔，虚也）。溲便遗失，狂言直视者，肾先绝也（溲，小便。便，大便）。寸口脉阴阳俱紧盛（寸口即气口，此言三部，关前为阳，关后为阴），大汗出，不解者死；身热喘粗，见阳脉而躁者死（汗不胜病也）。汗后微热不解者，病不可便言死也，脉如转索者当日死；谵语、身微热、脉浮大，手足温者生，欲作大汗故也（俗作好汗）；脉暴出者死，阴衰欲绝，而阳暴独胜则脉暴出，少间阴气先绝，则阳气后竭而死矣；逆冷，脉沉细者，不过一日死（死证多矣，以致危极则无越此矣）。

卷 中

伤寒总评

伤寒六经传受

经言：寒伤形，寒伤皮毛，寒伤血，寒伤荣。然寒主闭藏而腠理闭密，阳气怫郁，不能通畅，怫然内作，故身热燥而无汗。故经曰：人之伤于寒也，则为病热。又曰：夫热病皆伤寒之类也。《内经》既直言热病者，言一身为病之热气也；以至仲景直言伤寒者，言外伤之寒邪也，以分风、寒、暑、湿之所伤，主疗不同，故只言伤寒，而不通言热病也。其寒邪为害至大，故一切内外所伤，俱为受汗之热病者，通谓之伤寒也。一名大病者，皆以为害之大也。又春曰温病，夏曰热病，秋曰湿病，冬曰伤寒。伤寒者是随四时天气春温、夏热、秋湿、冬寒为名，以明四时病之微甚，及主疗消息，稍有不等，大而言之则一也，非为外伤及内病有此异耳。或云冬伏寒邪于肌肤骨肉之间，至于春变为温病，夏变为热病，秋变为湿病，冬变为正伤寒病者，及名冒其寒而内生怫热，热微而不即病者，以至将来阳热变动，或又感之而成热病，非谓伏其寒气而反变寒为热也。经曰：冬伤于寒，春必病温。亦其义也。亦有一时冒寒而便为热病者，或感四时不正乖戾之气，或随气运兴衰变动，或内外诸邪所伤，或因他病变成，或因他人传染皆能成之，但以分门随证治之耳。经言此六经传受，乃外伤于寒而为热病之大略，主疗之要法也。大法曰：伤寒一日，太阳受之，故头项痛，腰脊强。

此足太阳膀胱之经也，故与经言五日足少阴肾水为其表里。或言为手太阳者，误也。此六经之证也，或以此直云伤寒不传手经者，亦误也。岂不详热论云五脏六腑皆受病，又刺热篇皆言五脏热病。但以热病多于足经，而其病甚少于手经，而其病微，且与足经微为兼证，汗下之治，但分表里，故不单言手经，而但寄于足经而已。若针刺，则本经补泻，各分五脏手足之经矣。

二日阳明受之，故身热、目疼、鼻干，不得眠也。

三日少阳受之，故胸胁痛而耳聋。

四日太阴受之，故腹满而咽干。

五日少阴受之，故目燥、舌干而渴。

六日厥阴受之，则烦满囊缩。

或言传手厥阴包络相火，则水火既济而愈；传足厥阴肝经，则土败木贼而当死者，妄说也。此经言足厥阴肝经之证也。

大法曰：前三日三阳病，在表，故宜汗之。

汗泄热退身凉而愈。

后三日三阴病，在里，故宜下之。

下，退里热，则怫热宣通，汗出气和而愈也。亦有内热下尽，无汗气和而愈者也。或曰前三日寒在表者，误也。此皆热证也。

或未愈者，再经衰之，七日太阳病衰（自此以下皆言病自衰减），头项少愈；八日阳明病衰，身热少愈；九日少阳病衰，耳能微闻；十日太阴病衰，身热少愈，腹满如故；十一日少阴病衰，渴止、不满（以言腹不复满），舌干，已而嚏；十二日厥阴病衰，囊纵、少腹微下，大气皆去（言大病热气散去），病则瘳（音抽，愈也）矣。

此亦大略言之耳，伤寒受不必拘此，但以明其诸证而如法治疗耳。

里外伤

如得病脉便沉，而里病表和者，内伤也；脉浮而表病里和者，外伤也。

病在身体四肢为表病，病在胸腹之内为里病。

表里证

身热为热在表。

言皮肤壮热而反憎寒，非谓自发热燥也。

引饮（烦渴）或小便黄赤为热在里。身热、饮水或小便黄赤，为表里皆有热。身凉不渴，小便清白，则表里皆无热。

不言为寒者，盖表里热微，则亦有身表不热而里亦不渴故也。

浑身疼痛拘急，表热恶寒而脉浮者，皆为热在表也。引饮、谵妄、腹满实痛，发热而脉沉者，皆为热在里也。胸胁痞痛或呕，而寒热往来，脉在肌肉，不浮不沉，则邪热半在表、半在里也。

夫邪热在表而浅，邪微而畏正，故病热而反憎寒也。寒则腠理益闭而怫热益加故也。邪热在里而深，邪甚则不畏于正，物盛其极，故不恶寒而反自恶热也。半在表、半在里，进退无常，则寒热往来也。寒多，为表多，脉稍浮；热多，为里多，脉稍沉也。诸病寒热并同，惟疟疾反此。由表之正气与邪热并之于里，表气虚而里热实，亢则害，承乃制，故里之火热极甚，而反兼寒水之化制之，故病热极而反寒战也。临汗而战及诸战皆然，寒战为里热表虚故也，饮水而脉微不见也。里之正气与邪气并出于表，则表热里虚，是以烦热汗出而脉浮也。经以热并于里之阴分，则为阴胜而发寒；热并于表之阳分，则为阳胜而发热也。俗未知其为表里之阴阳，而妄为寒热之阴阳，故皆失《内经》之本旨也。夫伤寒之寒热者，恶寒为表热里和，故脉浮；发热为里，表气不虚，故发热而脉沉实也。气并、不并，故寒热相反而有微甚也，热并则甚，不并则微也。

主疗

伤寒表证，当汗而不可下。

反下之，则蓄热内余而成结胸。或为虚痞、懊侬、喘满、腹痛、下利不止、发黄、惊狂、斑出，诸热变证，危而死矣。

里证当下而不可汗。

反汗之，则热甚发黄、惊狂、斑出、谵妄而喘、闷乱，危极而死矣。

半在表、半在里，则宜和解。

相和通解表里也。

不可发汗、吐、下，妄治之则有前诸证。

在上则涌（音涌，吐也）之。

言病在膈上，如胸满而呕或眩，脉关前紧甚者，宜瓜蒂散吐之。

在下者泻之。

言蓄热下焦，则承气、抵当之类泻之，皆随病所在攻之。

伤寒无汗，表病里和，则麻黄汤汗之，或天水散之类亦佳。

身热、恶寒、无汗，脉浮紧而数。

表不解，半入于里，半尚在表者，小柴胡汤主之，或天水、凉膈二药各一服，合同服之尤佳。表里之热势俱甚者，大柴胡汤微下之，更甚者，大承气汤下之。

表虽未罢而里证已甚，若不下之，则表热更入于里，而里热危极，宜以大柴胡、大承气下之，双除表里之热，则免使但下里热，而下后表热乘虚又入于里，而生结胸及痞诸病之类也。

表热多，里热少，天水一、凉膈半，以和解也。

煎凉膈半服，调天水一服。上下同法。

里热多、表热少，未可下之者，凉膈一、天水半调之。势更甚者，小承气汤下之。表证罢，但有里证者，热传于里也，调胃承气汤下之，但除里热也。凡此诸可下之（言大柴胡、三承气诸下证），通宜三乙承气下之，善能开发峻效，而使之无表热入里而成结胸及痞之众病也。

发汗不解，下证前后别无异证者，通宜凉膈散调之，以退其热，便无热甚危极也。除此之外，远胜小柴胡汤，两感仿此而已。

但随表里微甚而以调之。两感谓一日太阳与少阴两证俱见，二日阳明与太阴、三日少阳与厥阴俱病，前六经之证是也。

伤风自汗，表病里和者，桂枝汤解肌。

无汗为伤寒，不可服桂枝汤。

有汗为伤风，不可服麻黄汤。

半在表、半在里（脉在肌肉而半入于里），白虎汤和解之。病在里，脉当沉也，大承气汤下之。一法无问风寒暑湿，有汗无汗，但有可下诸证，或表里两证俱不见，而病日深，但目睛不了了者（昏昧不精明），或腹满实痛者，或烦渴、或谵妄、或狂躁、喘满者，或蓄热极深而将死者，通宜大承气汤下之，或三乙承气汤下之尤良。伤寒，大发汗，汗出不解，反无汗，脉尚浮者，苍术白虎汤再解之。

或中暑、大汗自出、脉虚弱、头痛、口干、倦怠、烦躁、或时恶寒、或畏日气、无问表里，通宜白虎汤；或里热甚，腹满而脉沉可下者，宜大承气汤，或三乙承气汤尤妙。伤寒表热极甚，身疼、头疼不可忍，或眩，或呕，里有微热，不可发汗、吐下，拟以小柴胡、天水、凉膈之类和解，恐不能退其热势之甚者。

表热势甚，而里已有热，发表未开，则阳热暴甚，故不宜汗之。表热势甚，若吐下之，则表之热大乘虚而入，反成结胸等证，则危极也。

或大下后，或再三下后，热势尚甚而不能退，本气损虚而脉不能实，拟更下之，恐下脱而立死；不下之则热极而死，寒温诸药不能退其热势之甚者；或湿热内余，下利不止，热不退者；或因大下后湿热利不止而热不退，脉弱、气虚，不可更下者；或诸湿热内余，小便赤涩，大便溏泄、频并、少而急痛者，必欲作痢也，通宜黄连解毒汤以解之也。

或里热极甚，而恐承气不能退者；或以下后而热不退者；或蓄热内甚，阳厥极深，以至阳气怫郁，不能营运于身表、四肢，以致通身清（一作青）冷，痛甚不堪，项背拘急，目赤睛疼，昏眩恍惚，咽干或痛，燥渴虚汗，呕吐下利，腹满实痛，烦冤闷乱，喘急郑声。

郁，郁滞不通。郑，音声，连浊邪恶而不清雅也，此乃热势过极而语音浊乱，不能清利也。俗反妄传以为寒极阴毒，误之甚矣。

脉须疾数，以其极热蓄甚，而脉道不利及致脉沉细而欲绝。俗未明其造化之理，而反谓传为寒极阴毒者；或始得之阳热暴甚，而便有此证候者。

夫辨伤寒阴阳之异证者，是以邪热在表，腑病为阳；邪热在里而脏病为阴也。俗乃妄言寒热阴阳之异证者，误之久矣。且《素问》伤寒直云热病，诚非寒也。其三篇名曰热论、刺热篇、评热病篇，及逐篇明言为热，竟无寒理。兼《素问》及《灵枢》诸篇运气造化之理推之，则明为热病，诚非寒也。寒病固有，夫非汗病之谓也。且造化为汗液之气者，乃阳热之气所为，非阴寒之所能也。以观万物热极而出液，明可知矣。经曰：夫热病皆伤寒之类也。又曰：人之伤于寒也，则为热病。然既身内有阴寒者，止为杂病，终莫能为汗病也。况病法曰：身热为热在表，饮水为热在里。其伤寒汗病，本末身凉不渴，小便不黄，脉不数者，未之有也。虽仲景有四逆、姜、附之类热药，是以治其本。里和，误以寒药下之太早；表热未入于里，而寒下，利不止；及或表热里寒而自利者，急以四逆汤攻里，利止里和，急以解于表也。故仲景四逆汤证后，复有承气下热之说也。由是观之，伤寒汗病，经直言热病而不言其有寒，无疑也。经言三阴证者，为邪热在脏、在里，以脏与里为阴也，宜下热者也。夫伤寒阴阳之别者，但非表热，当汗，而下之则死；里热当下，而汗之亦死。故仲景曰：桂枝下咽，阳盛即毙；承气入胃，阴实即亡。死生之要，在乎须臾，视身之尽，不暇计日。此阴阳虚实之交错，其候至微，发汗、吐下之相反，其祸至速，而医术浅短者，懵然不知病源，为始乃误，使病者殒没。然则止谓邪热在表则汗之，邪热在里则下之，热在上则吐之，热在下则泄之，邪热半在表半在里则和解之，岂分寒热阴阳之虚实，与阴阳汗病之证耶。况朱奉议自言阴毒脉疾至七至八至以上，疾不可数者，阴毒已深也。夫既云疾至八至以上，疾不可数者，正是阳热极深之脉也，岂是阴寒欤？凡世俗所谓阴毒诸证，以《素问》造化验之，皆阳热亢极之证，但蓄热极深在内，而身表有似阴寒也。经云：亢则害，承乃制。言五行之道，实甚过极则反似克其己者，是为兼化。如万物热极反出水液；以火炼金，热极反似水。是以火极而似水之化也，五行皆然。故肝热甚则出泪，心热甚则出汗，脾热甚则出涎，肺热甚则出涕，肾热甚则出唾。今伤寒为作汗之病气者，乃阳极怫郁而否极复泰，即热气蒸蒸而为汗出也。如天时阳热亢旱，否极而泰，则复为雨也。故欲雨，则乃郁热，晴霁则天反凉。人凉则病愈，热在病在。故病寒者自是寒病，非此汗病之气也。虽寒属阴水，而天地阴阳气液相生之道，则寒之化，不能更生阴水也。故古圣曰：阳中生阴，阴中生阳；气中生液，液中生气。又曰：积液生气，积气生液。又经曰：气和而生犹液，然气为阳物，故万物之水液，皆生于阳热之气，如天气阳热极甚则万物湿润，而冬寒万物干燥。由是言之，既为作汗之病气，本热非寒明矣。故经又曰：凡伤寒而成温病者，先夏至日为温病，后夏至日为暑病。暑与其汗皆出止。言邪热随汗皆出尽而愈也。又经曰：饮食饱甚，汗出于胃。惊而夺精，汗出于心。负重远行，汗出于肾。疾走恐惧，汗出于肝。摇体劳苦，汗出于脾。此皆动乱劳苦而致阳热以为汗出，岂可反言作汗之病以为阴寒耶。今之俗医，不明阴阳变化之道，而妄取阳主于生，阴主于死，而欲养于阳热者，殊不知此言自生之后，以显为阳，阳中生阴，故生者死之道也。既死之后，以隐为阴，阴中生阳，故死者生之道也。此古人之论道，乃死生、有无、动静、隐显之阴阳，非言寒热之阴阳也。俗又妄言仙经云纯阳升而为仙，纯阳死而为鬼，因以养阳热者，亦不知此以阳主虚无而言神为阳，阴主形体而言形为阴。言善养生者，调顺阳阴，炼就阳神超升，弃其阴体，即纯阳之神乃为仙也；不明道者，寒热不调，以致阴阳胜负，耗绝阳神，惟存阴壳，则游魂冥冥，非鬼何哉。此则修养家言形神之阴阳，而非医家寒热之阴阳也。俗又妄谓周易以阳为尊、为美、为善、为刚、为清、为正，而阴邪反之。因以但欲养于阳热者，此又不知易象言阴阳体用之道以为教，非言一身寒热之阴阳也。故阳健唱命而阴顺和之，阴顺和之则阴阳和平而同归善道，非以干阳特为热也。且夫子云：乾为天、为圆、为君、为父、为玉、为金、为寒、为冰，然则干之纯阳。岂谓热耶？此亦非特取寒冰为阳，是取寒冰之劲健、整肃、清刚为干健之象耳。夫寒热之卦，坎为中男，乃少阳之卦，即寒冰也；离为中女，乃少阴之卦，即火热也。坎离水火为夫妇，而易以阳刚坎水寒者为夫，而阴柔离火热者为妇，亦非以热为阳刚，而寒为阴柔也。故易言阴阳者，但以明其物象，而非《素问》论病寒热阴阳之气也。设云干为寒者，本非取干阳为寒，但取寒之劲栗清整，像干之道也。俗又妄言人生则身温，而死则身冷，及病虽身热未至于死，将死者必热反变寒而后死也。因云阳则生，阴则死。以此专欲养于阳热，殊不知一身之内，寒、暑、燥、湿、风、火，六气浑而为一，雨停则和平，一兴一衰，病以生也。夫和平之常者，温凉得所适当，其阳和之气，如俗云人体温和是也。然冬寒而人腠理闭密，则身当温和；夏热则腠理开通，而多汗出，则身当微凉；相反者病，过与不及亦病。其中脏腑阴分以为根本，则固守阳和之气，但当温和乃为和平。唯脏腑之气，各随五行休囚旺相死之时位，而微有虚实不一也，此之虚实乃自然之道，而不为病者。然冬肾水阴至而寒，复以天气寒则腠理闭密，而阳气收藏固守于内，则适当其平，而以能内外之寒。夏心火阳旺而热，复以天气热则肤腠开泄，而阳热散越于外，适当其平，而以能内外之热。万物皆然。此阴阳否泰大道造化之理，盖莫大乎此也。然虽秋冬否闭，此以其肺肾阴王而得其所，故康强省病，而病亦轻微也；春夏开泰，以其肝心阳王，故肱（音区）弱多病，而病热怫郁，则阳气散越，故病甚而多死亡。及夫地理方位高下，四时寒热温凉，安危寿夭病同。故经曰：阴精所奉人多寿，阳精所奉其人夭。又《仙经·西山记》言：平人四时尝有唏，谓三焦相火无不足；八节不得吹，谓肾脏阴难得实。然则岂可不明阴阳虚实，但欲养于阳热耶。凡病致死者，阳和气既不存，则止为阴湿形体而已，非冷何哉。俗未知热甚则热蓄于内，而阳热不能营运于四肢、身表，故四肢逆冷，以致身冷、脉细而微则死；蓄热甚者，气血不通而身面俱青，此则蓄热之深也。所以仲景言伤寒热极失下则厥，厥深者，热亦深；而厥微者，热亦微。如此则热极而死者，莫不身冷、脉微，而以致于绝也。俗未明其然，直反妄曰阳在则生，阳去则死，又曰阳热变为阴寒则死，因以但欲养其阳热，而反致残阴暴绝，则阳气后竭而死不为少也。俗医未深明造化，又以妄为伤寒得之势恶，阳势暴甚而便蓄热以深，身冷厥逆，手足无复温和者，直以为寒极而为阴厥，以对阳厥；及表里热势俱甚，而不蓄热于内者以为阳毒，以配阴毒，分为寒热阴阳之异证。曾不知伤寒汗病，便是热病，实无阴毒、阴厥者也。呜呼！病本热甚，热蕴于里，则阳气陷下，以致厥逆身冷或青，而脉微，乃妄以寒极而内外急救其阳，而反招其暴害，因以妄言必死之证。间或强实之人，素本不衰，及热郁怫结，况衰微者，偶中辛甘热药发散，而腠理气通，怫热以随汗泄而愈者，遂以为必死之病而救之以活，反恨往之死者，救助其阳之不及，因以互相议论。但见蓄热内结厥逆者，或未厥者，早以温之，无用寒凉，恐成阴毒、阴证而死。俗医治伤寒，误人多者，无过于此。后学之士，但以《素问》运气自然造化之理，原其标本，则明可见焉。且以依法救人，慎勿惑于众人之言。故经曰：谨熟阴阳，无与众谋。又曰：知逆与从，正行无问，此其道也。

或两感势甚者，通宜解毒加大承气汤下之。热不退者，宜再下之。然虽古人皆云，三下之热未退即死矣。亦有按法以下四五次，利一二行热方退而得活者，免致不下退其热而必死也。下后热稍退而未愈者，黄连解毒汤调之。或微热未除者，凉膈散调之。或失下热极，以致身冷、脉微，而昏冒将死者，急下之，则残阴暴绝而死，盖阳气后竭而然也，不下亦死，宜凉膈散或黄连解毒汤养阴退阳，蓄热渐以宣散，则心胸复暖，脉渐以生。至于脉复而有力，方可以三一承气汤下之，或解毒加大承气汤尤良。下后微热不解，凉膈散调之。愈后常宜服愈热之药，忌发热诸物。

伤寒表证

夫伤寒之候，头项痛，腰脊强，身体拘急，表热恶寒，不烦躁，无自汗；或头、面、目痛，肌热，鼻干；或胸满而喘，手足指末微厥，脉浮数而紧者，邪热在表，皆麻黄汤发汗之证也，或天水散之类甚佳。无使药不中效而益加害也。

益元散（一名天水散，一名太白散）

治身热、呕吐、泄泻、肠澼、下痢赤白；治淋闭、癃闭疼痛、利小腑，偏主石淋，荡胸中积聚寒热，大益精气，通九窍、六腑津液，去留结，消蓄水，止渴利中，除烦热、心燥，治腹胀痛闷，补益五脏，大养脾肾之气（此肾水之脏，非胃土之腑也），理内伤、阴痿，安魂定魄，补五劳七伤，一切虚损。主痫瘛、惊悸、健忘，止烦满、短气、脏伤咳嗽，疗饮食不下，肌肉疼痛。治口疮、牙齿疳蚀，明耳目，壮筋骨，通经脉，和气血，消水谷，保真元，解百药、酒、食邪热毒，耐劳役、饥渴、寒热，辟中外诸邪所伤，久服强志、轻身、驻颜、益寿，及解中暑、伤寒、疫疠、饥饱劳损、忧愁思虑、恚怒惊恐、传染、并汗后遗热、劳复诸疾，兼解两感伤寒，能遍身结滞宣通，和气而愈；及妇人下乳、催生，并产后损液血虚，阴虚热甚，一切诸证，并宜服之。兼愈吹乳、乳发或已觉吹乳，乳痈频服即愈。乃神验之仙药也。

石淋：服金石热药，结为砂石，自小便中出，痛不可忍。

伤风表证（一曰中风）

夫伤风之候，头痛项强，股节烦疼，或目疼、肌热、干呕、鼻鸣、手足温、自汗出、恶风寒，脉阳浮而缓，阴浮而弱也（关前曰阳，关后曰阴）。此为邪热在表，皆桂枝汤解肌之证也。或汗出憎风而加项背强痛者，宜桂枝汤加葛根汤也；反无汗者宜葛根汤也。虽已服桂枝，反烦不解而无里证者，先刺风池、风府，却与服之。或服桂枝大汗出，脉浮而洪大，再宜服之。发汗后半日许，复热烦，脉浮数者，再宜桂枝汤也。当汗而反下之，不成结胸而但下利，清谷不化，表证尚在者，表热里寒也，此言承气寒药下之者也，或误用巴豆热药下之，而协热利不止者，或表里皆热，自利或呕者，皆宜五苓散止利兼解表也。

急以四逆汤温里；利止里和，急以桂枝汤解表。

或表热里和，下利同法。

或阳明病，脉浮迟、汗出、微恶寒。或太阴病，腹满而脉浮者，并宜桂枝汤也。

脉反沉实者，大承气汤下之。

或下之早，而心下痞，汗出、恶寒、脉浮者，表未解也。先桂枝汤以解表，已而以下血也。

宜桃仁承气汤，或抵当丸攻之。

俱中风寒

头项痛、肢疼、手足温，中风也。反无汗、恶寒、脉浮紧者，伤寒也。或头项痛、腰脊强、身拘急、指末微厥、不自汗，为伤寒也。反烦躁而脉缓者，为伤风也。风则伤卫，而寒则伤荣。

万物必以阴求阳、阳求阴，阴阳相应，则为和平。故荣者阴气也，寒加之则伤耳。故又曰寒伤血，血亦阴也。卫阳气也，风亦阳也，故风加之则伤耳。故曰热伤气，气为阳也。经言阴寒主于闭藏，而阳热主于开泄。故寒伤荣，则腠理闭密，拂热内作，燥热而无汗，故脉数浮而紧也；风伤卫，则腠理开泄而自汗也，故脉浮而缓；以邪热泄越，故脉不能实；阳明主于肌肉，故自汗多而脉反迟也。热乃阳中之至阳，故伤热气则大汗自出，病虽为热，脉不能实而虚弱也。然怫热痞闭无汗者故当病也，其汗泄通泰而亦病者，盖泰极则否也。夫人气和而为汗，如天地气和而为雨，过多则涝，久不雨则旱，有无多少贵乎应时，兴衰失常则灾害至矣。万事皆然。

荣卫俱伤，则表里热甚也，宜大青龙汤。

小青龙汤

治伤寒表未罢，心下有水气。

表虽未罢，而已有热入于里，怫郁于胃，则饮食水液不能传化宣行，蓄积不散而为此，非里热大实，烦渴引饮过多，停积而为病者。

干呕发热而咳，或渴、或利、或噎、或小便不利，少腹满，或喘者。

水不能浸润宣散，滋润肠胃脏腑，故热而渴，或噎、或喘、或小便不利、少腹满而喘也；水液不能宣行，则湿热盛于肠胃，故或利也。

小柴胡汤

治伤寒中风，其病半在表、半在里（脉在肌肉不沉不浮），筋脉拘急。

身体疼痛，寒热往来（恶寒为表热，发热为里热）。寒热往来者，邪热半在表、半在里也，进退不已，而言无常也。

或呕、或咳，胸胁痞满硬痛，下之前后，无问日数及汗后余热不解，或无问伤寒、杂病、蒸热作发并两感，可和解者，并宜服之。

凉膈散（一名连翘饮子）

治伤寒表不解，半入于里，下证未全，或复未愈者；或燥热怫结于内，而烦心懊憹不得眠者；及无问伤寒、杂病、大人、小儿、脏腑积热、烦躁多渴、面热、头昏、唇焦、咽躁、舌肿、喉痹、目赤、鼻衄，颔颊结硬、口舌生疮、痰实不利、咳唾稠粘、睡卧不安、谵语狂妄、肠胃湿燥、便尿闷结、一切风热壅滞、风眩、疮癣及伤寒阳明胃热发斑、下证未全者；或误服暖药过多，为诸热证，并酒甚热毒，兼小儿瘢疹、痘疮未出及惊风积热、伤寒不能辨别者；或热甚痘疮已出未快者，或热极黑陷将死者。

小儿疹痘未出，误以热药发汗，致使阳热转甚，则重密出不快，多致黑陷而死。因以世俗多瘢疹不敢服药，以误小儿诸病多矣。亦不知古人所留凉泻之药，通治风、惊、积热、伤寒热病，纵误是瘢疮，亦使热势稍退，而稀少出快，早得痊安也。若用此最为妙也。

阎孝忠集《小儿方论》未达钱氏本意，不明造化之理，反妄言疹病黑陷为寒，及曰凡瘢疹始终不可服凉泻之药。后人因之反致热甚黑陷而死者不可胜计也。阎公岂不详自所编钱氏方治瘢疹黑陷用牛李膏及百祥丸，凡寒药下之而多得痊愈者，而不救则必死。然则痘疹为热病岂不明哉。况经曰：诸痛痒疮疡皆属于心。及夫瘢疮黑陷，无不腹满喘喝（嘶声）而小便赤涩不通，岂不是热极乎。况瘢疹本因热而生，病势转甚也，岂能反为寒者也。

并两感诸证（三阴三阳双传诸证），并宜服之。或伤寒热极将死，阴气衰残则不宜下，下之则阴气暴绝，阳气后竭而死矣。惟宜养阴退阳，以至脉复而有力，而后以三一承气汤微下之。下后未愈者，更以凉膈散调之，虽愈后犹宜少少服之，庶邪热不致再作也。

白虎汤

治伤风自汗，桂枝证表未解，半入里，可以和解者。

脉在肌肉而不可下者也。

或中暑自汗脉虚弱者。

热伤气而反自汗大出，故脉不能自实而反虚弱。

或伤寒自汗，脉滑数而实，表里俱热。

脉沉浮皆得有力而数，身热、头痛、烦渴、腹满、小便赤黄也。或三阳合病（言太阳、少阳、阳明合受其为病之热气），腹满、身重，难以转侧，口燥、面垢、谵语、遗尿。

如误发汗则谵语益甚，下之前则便额上出汗，后必发黄。

或厥逆自汗者，是谓热越（言自汗散越也）。如或里热而脉厥者；或下证未全者；兼和解两感伤寒。此方最解头痛，并止自汗，无问中暑、伤寒、风热杂病，及传染时疫，本非外伤风寒，脉便不浮，而自汗、头痛，欲作汗病者，并宜服之。

无问四时，但随证而用之。他药仿此。

五苓散

治中暑，并伤寒大发汗后，胃中干，烦躁不得眠，脉浮，小便不利，后热烦渴及表里俱热，饮水反吐（名曰水逆），或攻痞不解，或口干烦渴，小便不利，或痞尚在而利不止者，或当汗而反下之，利遂不止，脉浮表不解，自利或小便不利者。

凡用五苓散，证无问脉之沉浮。

或一切留饮不散，以此散水止渴，并解两感，太阳、少阴俱病。

经言六经病证者是也。

或一切吐泻霍乱（无问寒热），及小儿泻惊风（无问急慢），皆宜服之。

桂苓甘露散（一名桂苓白术散）

治伤寒中风，冒暑饮食，内外一切所伤，传受湿热内甚，或头痛、口干，或吐泻、烦渴，或小便赤涩、大便急痛，或泻利间作，并一切湿热，霍乱吐泻，转筋急痛，腹满痛闷，或中外诸邪所伤而并吐泻者，湿热之时尤宜服之。并治小儿惊风。

白术散

治伤寒杂病，一切吐泻、烦渴、霍乱、虚损及气弱久虚，保养衰老兼治酒膈呕哕。

四逆汤

治伤寒，表热未入于误以寒药下之太早，其表热本未入，因而里寒，下利不止，或表热里寒，自利不止者，急以四逆温里。

脉浮不渴，小便清白不温，完谷不化者是也。或辨便、溺之色者，须更审其饮食万物之色也。或下后协热利不止者，咽干烦渴也，谨不宜温也，宜五苓之类散其湿热也。惟里寒者可以温之，止其寒泻。

利止里和，表证尚在者，急以桂枝汤解表也。或杂病寒饮呕吐者，或寒湿泄泻者。

然虽杂病，若湿热吐泻者，不宜此方。虽亦有湿热痞闭之微者，误中辛热开发而效，甚者强劫不开，则怫热病转加也。惟里寒可通用四逆汤也。

茯苓半夏汤

治伤寒杂病，一切呕吐或喘咳、头痛者。

半夏橘皮汤

治伤寒杂病，呕哕风眩，痰逆咳喘，头痛并风热反胃吐食诸证。

黄连解毒汤

治伤寒杂病，并酒燥热毒，烦闷干呕，口燥呻吟，错语，不得眠，凡一切大热狂躁喘满及阴厥极甚，蓄热内深，俗妄传为阴毒者（见前辨）；表热太甚，头项、肢体痛不可忍，脉洪躁，里有微热不可汗者；或湿热内甚，或欲作痢者。

大便溏数而少腹急痛，小便赤或涩者，必欲作痢也。

或已利，热势甚者（并服本方）；及下之前后，寒凉诸药不能退其热势之甚者。两感诸证同法。

两感者：一日，太阳与少阴俱病，则头痛、口干而烦满；二日阳明与太阴俱病，则耳聋、囊缩而厥，通宜此方以退表里诸热。朱氏不明此皆热证，妄言前三日真为病寒，以四逆汤急温里，而后以桂枝汤急解表，大误人也。此二方皆不可用，但随表与里，热势微，甚以退其热，使无致热极而死者是也。若势甚宜下者，加大承气汤下之。及夫经言，此三日传受，亦大略之法也。大抵宜随证以施治，亦不必拘也。

或势甚欲下，虑不能退其热者，加大承气汤下之。或热结极深，而诸药数下，毕竟不能利，不救必死者，此法更下甘逐末一钱以下之（吐利同效）。或但自热结胸中，心胸高起，腹虽不满，而但喘急、闷结、谵妄、昏冒，关脉沉数而紧者，尤宜此法急以下之。

吐愈佳

瓜蒂散

治表证罢，邪热入里，结于胸中，烦满而饥不能食，微厥而脉乍紧者，宜以吐之。

诸可下证

大柴胡汤

诸服小柴胡汤证后，病不解，表里热势更甚而心下急郁微烦，或发热汗出不解，下心痞硬，呕吐下利（以上属太阳）；或阳明病，多汗；或少阴病，下利清水，心下痛而口干；或太阴病，腹满而痛；或无表里证，但发热七八日，虽脉浮而数，或脉在肌肉，实数而滑者；及两感诸证，可微下者，双除表里三热者，并宜此剂。

【临床解读】

许某某，女，19 岁。2022 年 2 月 7 日初诊。

主诉：胃脘胀满 4 个月余。

现病史：患者胃脘胀满，平躺加重，恶心反胃，胃中水鸣辘辘有声，口苦口臭，纳差不欲食，便秘，4~5 日一行，须依赖乳果糖，有便意但排之难，眠差易醒，小便调，月经 3 个月未至，身乏力，手足冰凉，血压低 92/54mmHg，舌质淡红，舌尖红，苔白，脉沉细无力。

处方：柴胡 10 克，大黄 10 克（后下），黄芩 10 克，清半夏 10 克，枳实 10 克，白芍 20 克，川厚朴 10 克，槟榔 10 克，麦冬 10 克，玄参 30 克，生地黄 30 克，甘草 6 克。7 剂，每日 1 剂，水煎服。（孙玉信医案）

大承气汤

治大、小二柴胡证后，表里俱热，病势更甚者；或阳明脉迟、汗出、不恶寒。

阳明主肌肉，热甚，自汗多，故脉不能数而反迟也。里热更甚，故不恶寒而反恶热也。

身重短气，腹满而喘，有时潮热，恶寒为表热，当汗而不可下；发热为里热，当下而不可汗。

或手足心濈然汗出者。濈，阻立切，和也。

今言，唯手心足心气似和，然而汗出也。

此大便已硬也；或吐下后不解，不大便五六日至十余日，日晡潮热，不恶寒，独语如见鬼状，剧者发则不识人，循衣摸床，惕然而安，微喘，此阳明里热极甚也。

足阳明胃经外为肌肉十二经之长；内为五脏之本，六腑之大源。故阳明胃病虽为腑病，其脉沉数而实者，皆当下之也。然肠胃热甚则大便自黄赤变褐以至于黑者，难治也。凡潮热谵语，不能食者，肠中已有燥粪，能食者但硬耳。旧云胸中有燥粪，是寄手阳明证在足阳明也。燥粪实非在于胸耳。

或阳明病，下之后，心胸燥热而懊侬烦躁者（亡液故也）；或烦热，汗出则解，复如疟状，日晡发热而脉沉实者，宜以下也。

脉浮虚者，桂枝汤主之。

或六七日不大便，目不了了，睛不和，无表里证，大便难，身微热者；或小便不利，大便乍难乍易，时发微热，喘冒不能卧者，有燥粪也；或三部脉皆平，心下硬；或脉大而紧者；或下利、脉滑而数者；或下利，脉迟而滑者。

迟由热泄不止而致之，实非寒也。

或少阳病，二三日，口燥咽干者；或自利清水，色纯青，心下痞痛，口燥者。

皆湿相搏于肠胃之内而或下利也。然热则郁结，湿则痞闭，故水液不结及浸润于外，则肠胃之外，燥热太甚，而烦渴不止，肠胃之内湿热泻也，本因热郁而留饮以成湿也。

或诸腹满实痛，烦渴谵妄，脉实数而沉者，无问日数，并宜大承气下之。或里热燥甚，肠胃怫郁，留饮不散，烦渴不止，胸腹高起痛不可忍，但呕冷液，大渴反不能饮饮亦不能止其渴，喘急闷乱但欲死者，热服下咽立止其渴有若无病之人，须臾大汗而愈，至此往往多未利而汗出，亦有药力但随汗之宣通，则不利而愈者也。

小承气汤

治伤寒日深，恐有燥屎，欲知之法，少服小承气汤，腹中转矢气（谓动转失泄之气也），有燥屎也，乃可攻之；不转矢气者，必初硬后溏，未可攻之，攻之则腹满不能食也。欲饮水而哕，其后发热者，大便复硬而少也，宜小承气和之。若腹大满不通与小承气汤微和胃气，勿大泄也。或阳明多汗，津液外出，肠胃燥热，大便必硬而谵语也。或谵语、脉滑疾，或发汗、吐、下后，微烦，小便、大便因硬者；或下利谵语者，多复有燥屎也，通宜小承气汤下之。或得病二三日，脉弱，无太阳柴胡证，烦躁，心下硬，至四五日，虽能食，少少与小承气汤和之，令小安。

调胃承气汤

治诸发汗、和解、吐后，不恶寒，但发热而或蒸蒸然者；或日深，心下温温欲吐而胸中满痛，大便反溏，腹微满，郁郁微烦，先此时，自极吐下者（先，苏佃切）。

先此时者，先此时之前，已曾自极吐、下而复此证也。

或日深，里热、谵语，法当承气下之。误以银粉、巴豆燥热大毒丸药下之，以致真阴损虚，则邪热转甚（甚者为邪，衰者为正），因而协热下利不止，脉反调和也（协，胡劫切，和也，合也）。

今言病本为热，而又与辛热大毒丸药下之，则两热协和相合而热甚，下利不止也。下利脉当微厥，而其热药攻之，故脉反适当其调和也。言有热，利不止而脉反平，或滑、实、大而紧者也。

及或表病里和，而下之太早，表热乘虚入里，而或不成结胸，但为热利不止，心下满硬或痛，烦渴咽干，脉滑数而或实者，或诸腹满实痛者，或烦渴谵妄者，小便赤涩，大便或硬，或热泄，脉滑实而紧甚也，并宜调胃承气汤下之。

三一承气汤

通治大、小、调胃，三承气汤证。

大法表证罢，热传于里则宜下之，热除即愈，宜调胃承气也；此失下，热极则危而死矣。表病里和，则当汗之，热泄身凉即愈；若反下之，则表热乘虚入里而成结胸之类诸病也。或表热半传于里，半尚在表，则不可汗、下，宜小柴胡之类和解之也。或表里两证热势俱甚，而和解不能已者，虽邪热半在里、半在表，法当寒热往来，以其表里热势俱甚，故亦不恶寒而俱恶热也，宜大柴胡汤微下之，通除表里之热也。或误用调胃承气，则只能攻里不能除其表热；或用小承气，多攻里、少除表，则表热乘虚入里，皆能为害也。其大柴胡证，势更甚者，宜大承气下之。设未全愈，而或有表之微浅邪热入之于里，以其厚朴、枳实之类，善开结滞，而不能成其结胸之类诸病也。故《活人书》言：攻里之药，调胃承气最紧，小承气次之，大承气又次之，大柴胡最缓慢。故表证未罢而为里热已甚，须可缓下者，先大柴胡，次大承气，亦可通也。若论善开郁结，怫热峻疾得利，而效至大，设未痊除而亦难再郁结者，大承气也。故《活人书》复言大承气最紧，小承气次之，调胃承气又次之，大柴胡最慢也。是以可急下之者，宜大承气也，故虽大柴亦可通用，而复无急下之证也。或可微下及微和胃气者，小承气汤、调胃承气为后、先之次。由是观之，而缓下、急下，善开发而难郁结，可通用者，大承气汤最为妙也。故今加甘草名曰三一承气汤，通治三承气汤证于效甚速而无加害也。然以其甘草味能缓其急结，温中润燥而又善以和合诸药而能成功，故《本草》云国老子也。是以大承气汤得其甘草则尤妙也。然此一方，是三承气等汤也。

或无问伤寒、杂病、内外一切所伤，日数远近，但以腹满、咽干、烦渴、谵妄、心下按之硬痛，或热甚喘咳、闷乱、惊悸、癫狂、目疾、口疮、舌肿、喉痹、痈肿、疮疡，或伤寒、阳明胸热、发斑、脉沉，须可下者；及小儿惊风、热极潮搐，涎喘、昏塞，并斑疹。痘疮、热极黑陷、小便不通、腹满喘急、将欲死者；或斑疹后热毒不退，久不作痂者（痂，音茄，疮痂也）；或作斑痈、疮癣，久不已者；或怫热内成痃癖坚积，腹满而喘，黄瘦潮热，惊风热积，及大人小儿久新疟疾，暴卒心痛，风痰酒膈，肠垢积滞，久壅风暴，伤酒食，烦心闷乱，脉数沉实，或肾水阴虚，阳热暴甚，而僵仆卒中，或一切暴喑不语，失喑；或蓄热内甚，阳厥极深，脉反沉细而欲绝者；或表之冲和正气与邪气并之于里，则里热亢甚而阳极似阴，反为寒战，脉微欲绝者；或风热燥甚，客于下焦而大、小便涩滞或不通者；

风木能胜湿土，火热能耗水液，因而成燥。燥则紧敛、坚结、滞不通，故风热燥甚于下焦，则燥粪结硬，腹又紧敛者，其燥粪不能相离，并膀胱燥郁不能渗泄，故不通也。慎不可用银粉、巴豆大毒燥热丸药下之，反生燥热而耗其阴液也。故伤寒下热，古皆禁之。最宜三一承气汤兼用下取法。或产妇胎死不下者；

风热燥湿紧敛，则产户不得自然开通也。其证逆，脉弦数而涩，面赤，或青，或变五色，腹满急痛，喘闭，胎已不动者，是也。手足温而脉滑者止为难产，但宜滑胎催生，慎不可下也。

及两感，表里热甚，欲可下者，并宜三一承气（大承气加甘草是也）。或下食积及急攻结滞者，调下轻粉一字。滞下、目疾、口疮、咽喉疮疡，斑疹，加凉膈散。下死胎加益元散。

十枣汤

治太阳中风，下痢呕逆，表证罢，干呕短气，不恶寒，漐漐汗出，发作有时，头痛、心下痞、硬满，引胁下痛者，兼下水肿、腹胀，并酒积、食积一切肠垢积滞、痃癖坚积，或蓄热心腹暴痛，或疟气久不已者，或表之正气与邪热并甚于里，热极似阴而反寒战，表气入里而阳厥极深，故脉微而欲绝也。并风热燥甚，结于下焦，大便不通，或实热腰痛者，及小儿热结，乳癖积热作发，惊风潮搐，斑疹热毒不能了绝者，宜以下之。

瘀血下证（瘀，于预切，积也。又音于）

桃仁承气汤

治太阳病不解，而循经热结在膀胱，其人如狂，血自下者愈。表不解者，先以桂枝汤解表，已而，但小腹急结者乃以下之（或言少腹者误也，脐上为腹，腹下为小腹，小腹两旁，谓之少腹，凡下皆作小腹也）。

抵当丸

治伤寒里热，少腹满，当小便不利，今反利者，有蓄血也，宜以下之。

抵当汤

治太阳日深，表证仍在，循经而热蓄下焦，脉微而沉，不结胸而发狂者，热在下焦，少腹当硬满，小便自利也，血下乃愈，宜以攻之。或太阳病，身黄，脉沉者，循经而蓄热下焦也，少腹硬，小便不利，为无血，小便自利，如狂者，瘀血证也。或阳明蓄热内甚而喜忘（喜，许记切），或狂，大便虽硬而反易不难也，其色黑者，有蓄血也。或无表里证，但发热日深，脉虽浮者，亦可下之。或已下后，脉数、胸热、消谷善饥，数日不大便者，有瘀血也，并宜抵当汤下之。

发　黄

茵陈汤

治阳明里热极甚，烦渴，热郁留饮不散，以致湿热相搏而身体发黄。

或言寒热相搏而发黄者，误也。则如万物湿热甚，则自生黄色苔也。或本伤寒热极失下，或误汗之、温之、灸之、熨之，或误服银粉、巴豆大毒热药下之，反以亡液损其阴气，邪热转甚；或下之太早，热入里，不成结胸，但以发黄者；或失寒凉调治，或热势本恶，虽按法治之，而不能退其热势之甚者；或下后，热势不退，皆能发于黄也。大抵本因热郁极甚，留饮不散，湿热相搏而黄也。

其候但头汗出，身无汗，剂颈而还，小便不利，渴饮水浆者，身必发黄也。

怫热在表，燥而无汗，湿热在里，气甚不能散越于外，则湿热之气郁甚而上行，以至头面阳极之分，则湿热蒸为微汗，而颈下无汗。然湿热不能自然宣通散越于周身，故湿热郁之极甚，而面目、遍身发黄也。故白虎汤证，遍身自汗出者，仲景谓之散越，不发于黄也。小便不利者，湿热发黄之证也。或小便自利，或狂，或大便黑者，瘀血证也。发黄亦有谵妄者，本所不言，以黄证未明，故不须言也。

宜茵陈汤调下五苓散以利小便，退其湿热也。已黄者，茵陈汤利大、小便也。

结 胸

汗下之后，不大便五六日，舌干而渴，日晡小有潮热，从心至少腹硬满而痛，不可近，脉尚沉、紧、滑、数，或但关脉沉紧者，通宜大陷胸汤或凡下之。或脉浮者，表未罢也，不可下之（下之死），宜小陷胸汤及小柴胡之类和解，罢者，方可下之。或结胸，虽脉浮而里热势恶，须可下者，宜三一承气汤，一服分作三次，约三时许服讫，得利甚良，虽未利，稍减，脉必渐沉。病微者，只用三一承气汤半服，按而下之。里热甚者，以大陷胸汤大半服而下之。

谓有前药之力也。然虽二方中甘遂反甘草，或势恶者故意以甘草击甘遂，使开发峻疾而为效速矣。故《世方》及《活人书》双丸子，亦直用甘草、甘遂也。

或但结胸，别无大段热证，但头微汗出，脉沉潜者，水结胸也，通宜大陷胸汤。小结胸者，心下按之而痛，脉浮而滑，别无大段热证也。

此亦下之早而热结心胸也。但以热微于大结构，而甚于痞，但热之微，甚也。俗未明之，又以妄谓，但结胸无大热，证为寒实结胸。殊不知《素问》明言热病而实非寒也。及夫脏结、阴结、阳结者，经以热结于腑，而腑为阳，是名阳结；热结于脏，而脏为阴，是名阴结，一名脏结也。然热结于腑则微而浅，故病厥微而易治；热结于脏则深，而当病甚，故厥深而难治矣。或脏结蓄热极深，而至身冷、脉微而欲绝者，表之热证反不见也。俗未知本热极而致，反言阴寒脏结，本亦病热极，俗又妄加热药，反绝残阴而暴死，十无一生，因以世传脏结便为死病也。若以《素问》六气脉证标本验之，则明可见其热证也。留饮不散而成头汗，而脉沉潜反附于骨者，积饮以成水结胸。

及水结胸者，通宜小陷胸汤也。

痞

伤寒，表里俱热，下证未全，法当和解。误下之早，则成痞。心下痞满而不痛，按之软虚也。

然须里之阴分已受热入而为病，是谓病发于阴也。或热微下证未全，则不任转泻。误下之早，则里之微热除去之，外反为热入所损，虚而表热，故虚入里虽不能成结胸，亦作痞也。俗医妄谓阴寒之作发，下之早而成痞者，误也。然病既已为阴寒，何得更言发于阴也。故此之邪热，病之表于阳分，而里和未有邪热，反以下之太早，则里乃极虚，而表之全热，大入于里，此失之至大，故成结胸，而病热势恶也。痞则误之小，故为热势轻微也。小结胸者，微于大结胸，而甚于痞也。但分误之大、小，热之微、甚，非谓痞为寒也。故仲景本攻痞，多用大黄、黄连、黄芩寒药耳。后或以加附子、干姜之类者，是以辛热佐其寒药，欲令开发痞之怫热结滞也，非攻寒耳。故攻痞下开者，后当陷胸汤寒药下其热也。或当用大柴胡、大承气双下表里，则表热入里，而亦成痞也。或无问可下、不可下，而误用银粉、巴豆燥热大毒丸药下之，反以损阴亡液，以使怫热太甚，亦或成痞。或为诸热变证，各以本论详之。

痞脉浮而尚恶寒者，表未解也，当先桂枝汤解表已，而后攻痞也，故只服五苓散便双散表里，甚良。或痞，恶寒而汗出者；或痞而烦渴，小便不利者；或痞而留饮，湿热下痢者；或已成痞，而因药利尚不止，以其痞满，误更下之，其痞转甚，呕哕下利，心烦躁者，无问痞脉沉浮，并宜煎生姜汤（生姜一味），调下五苓散，每服四五钱，频服。或痞不已，则后亦实热烦满，或谵妄，脉沉，无他证者，宜大黄黄连泻心汤。或用前方小陷胸亦得。

懊侬

懊侬者，烦心、热燥、闷乱不宁也，甚者似中巴豆、草乌头之类毒药之状也。

栀子汤

治懊侬、烦心、反复颠倒、不得眠者。

燥热怫郁于内，而气不能宣通也。经曰：血气者，人之神，由荣卫血气运行，则神在乎其中也。然神行于表则荣卫流注于经，谓之行阳，令人寤，犹天之日出为昼也。神行于里，则五脏相生而顺传，谓之行阴，令人寐。故神识外无所用而惑，神迷于内，则复为梦也，犹日入于夜。其夫燥金主涩，而湿土主滑，夫燥湿之体，必先因之于彼气而后为其兼化也，犹先大凉而物后燥，及风胜，湿热耗其液而成燥体，及热太甚，则万物湿润而出液者也。由是表热无燥者，气血运行通利，而成癫狂走呼而力大者也。燥热病于外者，气血壅滞，则痿弱而无力也。故病内热而无燥者，津液润泽，气血滑利，则昏冒多睡也。如洗心散寒药，言治多睡是也。故小儿昼精健，夜安寝，由血液不衰也。夫燥病于内者，气血涩滞，则懊侬烦心不得眠也。夫伤寒之燥热者，因于大发吐下，或呕吐泻痢，自汗过多，或阳热太甚，损阴耗液，亡液则血衰而成燥热也。或炙熨、炙烙，或误服热剂，或误因银粉、巴豆燥热大毒丸药下之，反损阴亡液，血衰则燥热太甚，多为此误。经曰：目得血而能视，耳得血而能听，手指得血而能操，掌得血而能握，足得血而能步，脏得血而能液，腑得血而能气。然则一身之至贵者莫过于血，故阳热虽甚而血液不衰，则荣卫通利而为病微。血液既衰以伐，燥热怫郁则甚也。且如酒热方甚，而血液未衰，则气血宣通而和畅；因其酒热损阴亡液，以致血衰而酒渐以散之，燥热怫郁而烦渴，病于酒也。而再饮后得平者，气液宣行而燥热怫郁后得散也。或不受，复者，酒毒已甚，燥热不能散也。亦犹世俗妄意以分阳毒微于阴毒者，是谓内外燥热太甚，而血液不衰，则气血运行之太甚，而为病者，犹泰极失常，以为阳毒也。以血液衰竭，燥热太甚，蓄之于内，则阳气不能营运于表，故遍身青冷、厥逆，病危极将死者，妄谓寒极阴毒也，因以中外急救其阳，而反招暴祸。倘或病热尚微，而误中《素问》言辛热开发强劫之效，因以妄矜已能，以谓阴毒必死之证，救之以活，致使世俗愈感而惟恨救之不及，误人多矣。殊不知，但以退热、润燥、散结，则气液宣行而愈也。故经曰：肾苦燥，急食辛以温之。开腠理，致津液，通气脉也。然气通和即津液宣行也（故经曰：气和而生津液相盛而神自生）。

或胸满结滞，或头微汗出，剧烦者，栀子汤主之。或少气者，加甘草一钱，或加呕者，及初误以丸药下之者，加生姜半两。凡懊侬虚烦者，皆用凉膈散甚佳，及宜汤濯手足，使心胸结热宣散而已。

栀子厚朴汤

治心烦、腹满、坐卧不安。

卷　下

诸证药石分剂

麻黄散

麻黄一两半（去节，汤泡去黄汁，焙干。秤）　桂枝一两（削去皴皮，官桂是也）　甘草半两（炙）　杏仁二十粒，（汤浸去皮、尖、双仁者。下并同法）

上锉如麻豆大，每服五钱匕（匕：匙也，谓钱作匙抄也）。水一盏半，煎至八分，滤去滓，温服（滓：阻史切，淀也，渣也）。衣覆以取微汗。或温病身烦痛，小便自利者，加白术四分微汗之（每一分二钱半也）。

益元散（一名天水散、一名太白散）

滑石六两（白腻好者）　甘草一两

上为细末，每服三钱，蜜少许，温水调下，或无蜜亦可，每日三服，或欲冷饮者，新井泉调下亦得。解利发汗，煎葱白、豆豉汤下。每服水一盏，葱白五寸，豆豉五十粒，煮取汁七分调，并三四服以效为度。此药是寒凉解散热郁，设病甚不解，多服无害，但有益耳。本世传名太白散，俗恶性寒，葱易得之贱物，而又不明《素问》造化之理，故不取，本草神验之言，而多不用焉。若以随证验之，乃凡人之仙药也，何可缺欤。夫伤寒当汗则不可下，当下则不可汗，且如误服此药，则汗自不出，而里热亦不获效，亦有里热便得宣通而愈者也。或半在表、半在里，可和解而不可吐。下、发汗者，若服此药多愈，或不愈亦小减，加凉膈散和解尤佳。或自当汗解者，更加苍术粗末三钱，同葱、豉煎汤调服尤良。或孕妇不宜滑石、麻黄、桂枝辈发汗，即用甘草一两、苍术二两同为粗末，每服四钱，水一盏，葱白五寸、豉五十粒，同煎至六分，滤去滓，热服。并二三服取微汗，是名逼毒散，非孕妇亦可服。或太白散、加麻黄二两去节，如法煎服，世云神白散。或逼毒散加麻黄与苍术等分，去节。济众云青龙散或青龙散更加滑石末与苍术二倍，是为发汗之妙药，名曰大逼毒散。此方唯正可汗者即用，误服之则转加热也。或解利两感，煎凉膈调下益元散四钱。

或下乳，用猪肉、面羹、粥、饮、汤之类调下四钱，不拘时候，日三服，及宜食肉、面、羹、粥。催产，温香油浆调下五钱，并二三服，以产为度。或死胎不下者，煎三一承气汤一服，调下益元散五钱，须臾，更频用油浆调益元散温服，前后俱下，而胎下可活产母也。凡难产或死胎不下，皆由风热燥涩，紧敛结滞而不能舒缓，故产户不得自然开通也。此药力至，则结滞顿开而产矣，后慎不可温补而反生燥热也。俗未知产后亡液损血，疼痛怖惧，以致神狂气乱，则阴气损虚，邪热太甚而为诸热证。由不读《素问》，不知造化，故不识证候阴阳，反以妄为产诸虚百损，便为虚冷而无热也，误以热药温补；或见烦渴者不令饮水，本虽善心为害多矣，岂治病之道。但以临时审其脏腑六气虚实，明其标本，如法治之而已矣。此药泛常多用，然须为效至大，而俗以病异药同，将谓妄行，反招侮慢，今以黄丹加令桃红色，名曰红玉散；加青黛令轻碧色，名碧玉散；加薄荷叶一分，名鸡苏散，主疗不殊，收效则一。俗目懵然，何能别此，可远妄侮，可显玄功，后之学者其究心焉。

桂枝汤

桂枝（去皴）　芍药　甘草（炙等分。三分为率）

上锉如麻豆大，每服八钱，水一盏半、姜三片、枣三枚擘破，煎至七分，令去滓温服，续后啜热稀粥，温覆令遍身微汗或暖也。及初夏可加黄芩一两，名阳旦汤，大热之分及素有热人，可再加知母半两、石膏一两为末，或更加升麻一分。禁生、冷、粘、滑、肉、面、五辛、酒、酪、臭物等。桂枝证，反下之，不成结胸及痞，但腹满证在者，本方倍加芍药；大实痛者，更加大黄半两；脉弱自利者，不加。

桂枝加葛根汤

桂枝　芍药　甘草各六钱三字　葛根一两三钱

上如桂枝汤服（谓如桂枝汤锉煎服也，下并仿此）。

葛根汤

葛根一两　麻黄（泡去黄汁，焙干秤三分）　桂枝（去皴）　芍药　甘草（炙）各半两

上如桂枝汤服。

大青龙汤

麻黄（如前制）　石膏（为末）各三分　桂枝一分半　甘草（炙）一分　杏仁十枚（汤去皮尖双仁）

上锉如麻豆大，抄五钱，水一盏，生姜三片，枣三枚擘破，煎至半盏，

滤去滓，温服，令身汗湿，未润再服。

小青龙汤

麻黄（如前制）　半夏（汤洗）　芍药　细辛　干姜　甘草（炙）　桂枝（去皴）各三分　五味子二钱

上锉麻豆大，每服八钱，水一盏半。生姜四片，煎至七分，绞汁温服。渴者去半夏加瓜蒌根三钱。微利去麻黄加芫花弹子大。噎者去麻黄加附子二钱（炮），以开怫热结滞。小便不利，少腹满者，去麻黄加茯苓四钱。喘者去麻黄加杏仁（制如前法）。此方燥，至温散其水，以润肠胃脏腑之燥，以开发怫热结滞者也。

小柴胡汤

柴胡（去苗秤）二两　黄芩　甘草　人参各三分　半夏六钱（泡五七次）

上锉如麻豆大，抄五钱、生姜三片，枣三枚切，煎至半盏，滤去滓，温服，日三。小儿一服作三服（诸药法同）。

凉膈散（一名连翘饮子）

连翘一两　山栀子　大黄　薄荷叶（去毛）　黄芩各半两　甘草一两半　朴硝一分

上为粗末，每服二三钱，水一盏、蜜少许（或无蜜亦可。旧用竹叶，或亦不须），煎至七分、滤去滓，温服。热甚者，可服四钱，亦有可服一二十钱者。治咽喉并涎嗽加桔梗一两、荆芥穗半两。咳而呕者，本方加半夏半两，每服生姜三片煎。衄、呕血者，加当归、芍药各半两、生地黄一两。淋者加滑石四两、茯苓一两。风眩者加川芎、防风各半两，石膏三两。酒毒者加葛根一两。斑疹、痘疮加荆芥穗、赤芍药、川芎、防风、桔梗各半两。三岁儿可服七八钱；或热甚黑陷、腹满喘急、小便赤涩而将死者，此一服更加大承气汤，约以下之，得利立苏。

凡言加者，皆自本方加也，但加者每服五七钱，以意加减调理。两感伤寒，下证前后以退表里之热者，煎本方四五钱，调下益元散三四钱。其本方皆能治此诸证，但加即为效也。

白虎汤

知母一两半　甘草一两（炙）　粳米一合　石膏四两（为末）

上锉麻豆大，抄五钱，水一盏，煎至六分去滓，温服无时。日三四服。热甚者服七八钱至十余钱。或眩、或呕、或咳者加半夏半两、陈皮半两，每服用生姜三片煎服。或伤寒，发汗不解，脉浮者，加苍术半两名曰苍术白虎汤。或发汗、或下后，烦渴口干，或脉洪大，或微恶寒者，或不可下者，或除可者之药外，并宜加人参半两以调之，名人参白虎汤。

五苓散

猪苓（去黑皮）　茯苓　白术各半两　桂（去皴）一分　泽泻一两

上为细末，每服二三钱，热汤调下。恶热欲冷饮者，新水调下，或生姜汤调下愈妙。或加滑石二两。甚或喘，嗽咳，烦心不得眠者，更加阿胶半两炮。

桂苓甘露饮（一名桂苓白术散）

桂半两　茯苓　白术各半两　甘草（炙）　泽泻　石膏　寒水石各一两　滑石二两（制如前）

上为极细末，热汤调下三钱。欲冷饮者，新水调下，或生姜汤调下尤良。小儿服一钱。

白术散

白术　茯苓（去皮）　人参　藿香叶（净）各半两　甘草（炙）一两半　木香一分　葛根一两

上为细末，白汤调下三钱。若烦渴者加滑石二两。病甚者为粗末，每服一两半，水一大升，煎至七合，绞汁放冷，从意续续饮之。小儿尤宜。

四逆汤

甘草（炙）　干姜各一分　附子半个（生，去皮、脐）

凡用附子，以半两重者佳，小者力弱，大者性恶，非称处方之宜也。世皆美其大者，未知古人之有则也。

上锉麻豆大，用水两盏，煮至一盏，绞汁分温二服。强实人二剂作三服。或蓄热极深者，手足厥冷，则不宜此方，当以下之也。

茯苓半夏汤

茯苓（去皮）　生姜（取汁）各一分　半夏一钱

上锉麻豆大，用水一盏，煎至四分，绞汁，下姜汁，温服。

半夏橘皮汤

半夏（炮如法）　陈皮（汤浸洗去穰）　甘草（炙）　人参　茯苓　黄芩（去腐心）各一分　葛根半两　厚朴（去皮）各一分

上锉麻豆大，用水三盏，生姜一分切，煎至一盏半，绞取汁，分四服，作一日，食后温服。

黄连解毒汤

黄连（去须）　黄柏　黄芩　大栀子各半两

上锉麻豆大，每服秤半两，水一茶盏，煎至四分，绞取汁温服，无时，日三四以效为度。每一二服效。或腹满呕吐，或欲作利者，每服加半夏三枚全用，厚朴二钱（锉），茯苓去皮（锉），水一盏半，生姜三片，煎至半盏，绞汁温服，名曰半夏黄连解毒汤。或欲急下者，本方加大承气汤一服，生姜煎，如前法，以利为度。一法为细末，水研如小豆大，温水下二十丸，治积热、劳咳、泻痢甚良。

瓜蒂散

瓜蒂　赤小豆等分

上为细末，以香豉半合（豆豉也），水一盏半，煮取汁半盏，调下一钱匕。不吐加服，得快吐乃止。虚人不宜。

大柴胡汤

柴胡（去苗秤）　大黄各半两　黄芩　芍药各一分　半夏二钱　枳实三钱（生用，小者是也）

枳实不去穰，为效甚速。下并同。

上锉麻豆大，分作三服，每服水一盏、生姜三片、枣三枚，煎至半盏，绞取汁温服。未利再服。

大承气汤

大黄　芒硝（朴硝有芒头者亦得）　厚朴（去皴）　枳实各半两

加甘草一两，是名三一承气汤。

上锉麻豆大，分一半，用水一盏半、生姜三片，煎至六分，纳硝煎一二沸，绞去滓，热服。

凡煎药须慢火，煎沸即下火为一沸。或言煎至几分，亦如此法。煎不可强火耗去其水也。

凡病热郁甚而冷服寒药，则病能拒药，多不能下。故经曰：寒因热用。未利再服，热甚者，此一剂分大半作一服，未利再服少半。热更甚者，一剂都作一服。热势甚者，亦可并此二剂为一服（剂：分剂，一剂为一料），方得利而效者，临时消息以利为度（消息谓损益多少也）。

凡用药多少，仿于此耳。

小承气汤

大黄半两　厚朴三钱　枳实三钱

上锉如麻豆大，作二服，每服用水一盏、生姜三片，煎至半盏，绞取汁热服，未利再服。或微下者，一剂分作二服。或和胃气，不欲利者，一剂分为四五服。

调胃承气汤

甘草　大黄　芒硝各半两

上锉如麻豆大，分一半，用水一大盏，煎至半盏，绞去滓，纳硝煎一二沸热服。不利再服。

十枣汤

芫花（慢火炒变色）　大戟　甘遂各等分

上为散（细末），用水一盏、肥枣十枚切开，煮取汁半盏，调下半钱匕。强实人服一钱匕，以意加减快利为度。

桃仁承气汤

桃仁（汤去皮、尖、双仁，用板锤碎原缺分量）　芒硝半两　大黄六钱　桂（去皴皮）　甘草各三钱

上锉如麻豆大，分作三服，每服用水一盏，煎至半盏，下硝绞取汁热服，日三。以微利为度。

抵当丸

水蛭（炒）　虻虫（炒）各七枚　桃仁八粒　大黄一钱

上为细末，蜜和作二丸，用水一小盏，煮一丸，至六分温服。晬时，血未下者再服。

抵当汤

水蛭（炒）　虻虫（炒去翅、足）各十枚　桃仁七枚　大黄一钱

上锉如麻豆大，分作二服，每用水一盏，煮半盏，绞去滓温服。未下再服（蛭，之吉、丁结二切，水虮也。虻，莫庚切）

茵陈汤

茵陈蒿去茎一两（一名山茵陈）　川大黄半两　山栀子（七枚，小者十枚）

上锉如麻豆大，用水两盏半，慢火煮至一盏，绞取汁温服六分。未利再服四分，以利为度。势甚者作一服，未利再作，以意加减，当下如烂鱼肚及脓血胶膘等物，及小便多出金色如皂角汁。或见证将欲发黄者，此一剂分作四服，每服调下五苓散三钱。凡治发黄无越此法也。

世俗有传烙黄而或愈者。此强实之人，素本中气不衰；而及湿势郁之微者，烙之，而误中强劫，开发得开，气血宣通，即作汗而愈。或体质本虚，湿热结甚，则劫发不开，而反致死者，不为少矣。莫若仲景法，对证以药致之，则免致强劫不开，而反误人生命也。及夫近世妄传，有寒极阴黄，而内、外极救其阳，为害多矣。设若病微，而误中开发得愈，亦已鲜矣。而伤生者，

不可胜言也。大抵凡诸黄者有二：一则湿热气而黄，万物皆然。又如麦秀而黔雨湿热过极，则黄疸者也；及水涝而天气湿热，则草木将死，而色变黄者也；或病血液衰则虚，燥热太甚，而身面痿黄者，犹亢旱而草木萎黄也。夫病燥热而黄者，当退热、润燥而已。此伤寒湿热极甚，而发黄者，开结退热，双利大、小腑以除水湿，则利和而愈也。（黔，于林切，今作阴）

结胸而发黄者，同陷胸汤各半服，下之。或误服巴豆热毒丸药下之，反损阴气，遂协热利不止而发黄者，同大承气各半服，下之。亦有协热利不止，更或结胸而发黄者，用茵陈五分，同陷胸汤三分、大承气二分以下之。或两感发黄者，本方加黄连解毒汤一服急下之。或头微汗、小便利而微黄者，湿热微也，宜此。

栀子柏皮汤

大山栀子十五枚　甘草一钱　黄柏半两

上锉如麻豆大，此剂则作二服，每服水三盏，煮至一盏，取绞汁，分三次作一日服。

大陷胸汤

大黄　芒硝各三钱　甘遂（末）三字匕

上锉如麻豆大，一剂分作二服，每服用水一盏，煮大黄至六分，内硝，煎一二沸绞汁，内甘遂末一字匕半，温服。未快利再服。热恶不利者，以意加服。

大陷胸丸

大黄半两　葶苈三钱（微炒）　芒硝一分　杏仁十二个（草灰炒色变）

上大黄为细末，下葶苈杵，再罗，研杏仁、硝如泥，和丸如弹子大，每服一丸，入甘遂末三字匕、白蜜半匙、水一盏，煮至半盏温服。当一宿许乃下。未利再服。

小陷胸汤

半夏四钱（汤洗，全用，不锉）　生姜二钱（切）　黄连二钱（锉）　瓜蒌实大者半个（惟锉其壳，子则不锉。或但用其中子者非也）

上以水三盏，煮瓜蒌取汁一盏半，内余药煮至一盏，绞取汁，分两次温服，以效为度。

大黄黄连泻心汤

大黄　黄连　黄芩各一分（一法加生姜一分甚良）

栀子汤

大栀子七枚（锉碎）　豆豉半合

上以水两盏，煮栀子至一盏半，内豉煮至半盏，绞汁温服。

凡加者，皆用栀子先煮。

或吐者，止后服。凡诸栀子汤，皆非吐人之药，以其燥热郁结之甚，而药顿攻之不能开通，则郁发而吐。因其呕吐，发开郁结，则气通、津液宽行而已，故不须再服也。

栀子厚朴汤

大栀子七枚　厚朴半两（炙去粗皮）　枳实二钱

上锉如麻豆大，以水一盏半煮，绞汁半盏，温服。

泛 论

凡伤寒热病，下后热不退，下证尚在者，再三下之以热退为度。虽热退尚未痊愈者，随证调之。凡下之前后，或大汗将出，或大汗已出（俗言好汗，是言大汗），或汗后烦渴及诸吐泻杂病，一切烦渴者，须以细细饮之。渴未止者，频频时与，但不可过多，以成留饮不散者也（留饮，一名水蓄；经曰积饮）。

夫留饮，谓水液留积蓄聚于内，而不湿润传化者也。夫肠胃燥热太甚，则结滞而气液不能宣通，故虽饮而难以止其烦渴也。若以顿饮过多，则水湿过极，而肠胃燥热怫郁，转以加其水湿痞闭，故成留饮，而心腹满痛，或为吐泻也。

设若不与饮之，则燥热转甚，危而死矣。

夫肠胃之燥、湿，犹地旱、涝适当其宜，皆不可过与不及。凡治病之道，以调六气阴阳，使无偏倾，各守其常，平和而矣。嗟夫！世俗或以妄为冷水、寒药水损脾肾，隔却大汗。但令中外俱热而欲望其作大汗者；或大汗欲出，肠胃燥热烦渴；及汗已出及虑水却大汗，不与水者；或气弱久虚，烦渴者；或吐泻烦渴者；或产妇烦渴，皆以妄为气虚，不可饮水也。此乃未知古人云渴欲饮水为热在里也。若夫正气既衰，邪热燥甚而烦渴者，若非水液寒药滋养，救其残阴，退其邪热，则阳热暴甚而为害速矣。况不与水而反以大毒热药燥之，宁无损者耶。且如酒之体者，水也，比之饮水，则过能多饮，而旋能消散之外，转能发于渴者，以其苦热养于心火，则阳盛阴衰，而燥去水湿之体，故旋能消散而善多饮水也。其酒之善多饮者，以其酒之热毒，若非复以水体胜之；则亦少饮疾醉者，强以饮多，则燥热太甚而多生病也。然酒力之热，善消水体，复制酒力，以其热力多于水体，故饮多即热醉而燥尽水体，势力尚在，则燥热烦渴而病于酒也。然酒之热耗尽水体之外，尚能燥热烦渴为病，况病于燥热太甚，而烦渴，及不与水者，岂不知其害耶。凡燥热烦渴者，肠胃易为怫郁，常以退热、开结、散水、润燥之药调之，免致燥热太甚，则怫郁以成留饮。虽多饮，亦不止其肠胃脏腑之燥热烦渴；而或肠胃之内，湿甚以成吐泻也，凉膈、白虎、五苓及桂苓甘露散之类，随证以调之也。或成留饮诸病者，随证燥之。

宜小青龙汤、五苓、桂苓甘露、黄连解毒汤、小陷胸、大承气之类证本方论中。

战 汗

夫热病大汗将出而反寒战者，

古人以百病皆为杂病，惟伤寒名曰大病，俗言汗病是也。经言大汗者，非谓邪热自汗大出者也，乃阳气怫热郁结后，得开通发散宣通，则蒸蒸而为汗出，是谓大汗。言大病怫热邪毒之气郁极，乃发以为汗出，故曰大汗也。故经曰：大气皆去，病得已矣。

表之正气与邪热并甚于里，大热亢极，而反兼水化制之，故反寒栗也（化谓造化之化也）。

经曰：少阴所至为惊，或恶寒战栗，谵妄，谓少阴君火热气之所至，而为此等之病也。又经曰：诸禁鼓栗，如丧神守，皆属于火。注云：热之内作然。禁：俗作噤，鼓振摇而动也。言禁冷振栗反寒战也。经曰：亢则害，承乃制。谓五行之道，微者当其本化，实甚过亢，则反兼胜已之化，以制其甚。老子云：天之道，其张弓乎，高者抑之。斯其道也。经云：水曰静顺。谓静而自己无为，但顺物之气味也。及方圆不与物争，乃至柔顺者也。水本寒，寒极则水冰如地，而能载物。又经曰：水发而雹、雪。是水寒亢极，而反似克水之土化，是谓兼化也。故病寒极者反坚满也。夫土主湿，黔云雨而安静，雨湿极甚则飘骤散落，是反兼风水制其土湿也。故经言痉为湿极，而反似风强病也。木主生荣而王于春，其气湿，其本风，风大则反凉而毁折，是兼金化制其本也。故风病过极，则中外燥涩，皮肤皴揭，反气运行之燥涩而筋脉瘛缓，是反兼金化也。金主于秋而属于阴，其气凉，凉极则天气清明，而万物反燥，燥物莫若火，是金极反兼火化制之也。故为病血液衰少，燥金之化极甚，则反热也，燥物莫若火，夏月火盛热极，甚则天气曛昧而万物反润，以出水液，林木流津，及体热极而反出汗液，以火炼金，热极而反化为水，是火极而反兼水化制之也。故病热极则反出五湿。妇人带下淋沥及厥逆身冷，或为恶寒战栗，而或反冷痛也。俗以带下，直言冷病，及恶寒战栗，便为阴寒者，俗医未知此也。夫天道造化，病微必当其本化，寒见水化，热见火化也。病甚者，反似胜已之化。如寒极反似湿土，热极反似寒水之化也。嗟夫！百病之极甚者，其状反似于己之相反者。俗医不求其病之本气，而百端拟疑，莫知真源，不得已而但随兼化之虚象，妄为其治，反助其病而害于生命多矣。以至举世皆云病至危极之时，则阴阳反变而无能辨别也。殊不知但以运气造化之理推之，则设若千变万化，而归其要则一也。何得有难易之二耶。故经曰：夫标本之为道，要而博、小而大，可以言一而知百病之害。经又曰：善言始者，必念于终；善言近者，必知其远。是则至数而道不惑，所谓明矣。故老子曰：不窥牖见天道，不出户见天下，其出弥远，其知弥少。盖知要与不知要也。古圣曰：反常合道。谓古圣天理大道合同，而常俗之心，则有相反者也。然古圣道不离于俗者，谓道包于俗而入俗也。又云：俗自离道者，常俗莫能合于道也。夫俗则有相，而道本无形者，正如五行之变化，微则守常，而本化自见，乃有相之俗，是化以自见也，甚则反似胜己之化，乃无相而反常合道，是谓变，以其取变于本化之相，而反见胜己之化也。变化之道多端，此则微、甚外相之变化也。故仙经曰：大道似不肖，厚德若不足，即藏其本相于内，而反变化胜己之化，于外无相，乃反常合于道者也。却以道眼观之，则求其内也，若但以俗眼观其外，则逐相而迁，何由得其要也。故圣经所论，天地变化，与道合同而俗无所慊，但随俗见编集方论，有乖其理，衹合俗心，致使后人皆由说，反自以为明，而圣经之妙理懵然罔究，病者无辜，竟罹横夭。吁！可痛者。且如经言：阳胜则热，阴胜则寒。俗直谓阳热之气胜则发热，阴寒之气胜则发寒者，皆经之本旨也。此言表里之阴阳正气之虚实，言正气胜者为不病，而不胜者为病也。故经曰：阴胜则阳病，阳胜则阴病。阳胜则热，阴胜则寒。是谓表阳之正气为不病，里阴之正气衰而为受病也。里阴之正气胜为不病，表阳之正气衰而为受病者也。此皆热在表里阴阳之部分者也。然病胜在里，为阳胜阴虚，病当发热，故发热为病热在里。阳胜阴虚，下之则愈，汗之即死者是也。表热里和，则病当恶寒，为阴胜阳虚，汗之则愈，下之即死者是也。故热在表，为阴胜阳虚，而言恶寒之寒，则为寒也。热在里为阳胜阴虚，而言发热之热，则为热也。故伤寒表热则恶寒，当汗；里热则发热而当下之。又经曰：重寒则热，重热则寒者，非谓病寒而极重反变也。此重言当有两重恶寒，则不恶寒而恶热，谓表热恶寒为一寒也；若里之阳和，正气又出之于表，则又当有一重恶寒，是谓重寒，则反不恶寒，而为发热也。若表之正阳之气，与邪热并入于里，则为两重发热，则不发热而复禁栗寒战也。此反言阳和卫气，并之于表阳分，则病气之胜为阳胜也。病气与卫气，并甚于里之阴分，则为阴胜也。此亦表里之阴阳，正气之与邪热相并，而以言为虚实也。然邪热在于表，则恶寒而热，与里之卫气并之于表，则反烦热也。邪热独在于里，则发热，而表之正气与邪热并之于里，则反寒战也。故经云：阳虚则外寒，阴虚则内热。此言不并者也。正气虚而受邪热，故言虚也。又曰：阳胜则外热，阴胜则内寒，此言并者也。夫表里阴阳之分，受其邪热之所在，其冲和正阳之卫气，又为邪热相并，而为病之所，正气转实而不虚。故经言胜也。故经疟论云：阳气并于阴，当是之时，阳虚而阴盛，外无气，故先寒栗也。阴气逆极，则复出之阳，阳与阴复并于外，则阴虚而阳实，故先热而渴。又曰：并于阳则阳胜，并于阴则阴胜，阴胜则寒，阳胜则热。是言表里之阴阳，热气之虚实，非寒热阴阳之虚实也。故经云：病在阳则热而脉燥，在阴则寒而脉静。然气并于内，而外无气，故寒战，脉不能燥，甚而沉细欲绝，静或不见也。夫疟者邪热与卫气并则作发，而不并则休止也。故经曰：卫气相离，或病得休，卫气集则复病也。故又云：阴虚而阳盛，阳盛则热矣，衰则气复反入，入则寒矣。此祇言表里之阴阳气不并者为虚，而并者为实，其为病之气者，乃热之一也。俗未明之，直以经言阴胜则寒，不明其经意以病热而反恶寒战栗，便为阴寒之病，误之久矣。其阴寒之为病者，脉迟细，不烦渴，小便清白，吐利腥秽，屈伸不便，厥逆禁固，体寒而不热，不恶寒，无战栗者也。故经言：人多病气也，阳少阴多，故身寒如从水中出。又曰：人有身寒，汤火不能热，厚衣不能温，不冻栗。此是阴寒为病，而直云不冻栗寒冷也。夫阳动阴静，故经云：战栗动摇为阳火热气以为病也。反寒冷者，亢则害，承乃制，是火热极，而反似寒水者也。故病寒战者反渴，及杂病而寒战者多有燥粪也。及夫平人冒寒而战栗者，寒主闭藏，而外冒于寒，则里热怫郁，而表之阳和卫气，以外寒逼入于里，则阳并于阴而寒战也。夫恐极而战者，经言五志过极则劳伤本脏，恐为肾。故经曰：恐伤肾。然肾伤而虚，则心火自甚而热也。又经曰：恐则气下。然阳主出行舒荣，故心火之志喜则身心放肆；而阴主收藏，故肾水之志恐，则身心收敛也。夫恐则肾虚，心实而热，正气收藏，陷下于里，亦是阳并于阴而寒战也。夫酒噤而战者，肠胃酒热未散，身表酒力已消，则阳热易为蓄热入里，故但冒于寒，则阳并于阴而寒战也。夫欲汗而寒战者，伤寒日深，表证罢，蓄热于里则发热也，若表里之正气并入里，则火热无极而反寒战也。阴分阳热之气，逆极而后出之阳，则烦热而大汗作也。

世所谓交阳者，非阴寒交热以为阳热也，乃佛热蓄之于里，而郁极乃发，则交传出之于表之阳分，是为交阳，而后作汗也。或佛郁过极，而不能交出于表者，是郁极不发，否极不泰，即正气衰残，阴气先绝，则阳气后竭而死矣。夫欲汗而脉忽沉细，而或不见者，阳表正气并入于里故也。交阳而燥乱昏冒者，里热郁极，乃发而欲出，以佛郁而阳之气极不能出，故气乱则神昏而躁扰也。凡欲作汗，无问病之微甚，或已经新下者，或下证未全者，恒以凉膈散调之。甚者宜黄连解毒汤。或下后二三日，或未经下，腹满烦渴，脉沉实而有下证者，三一承气汤下之。势恶者，加黄连解毒汤下之。或已战不快者，或战后汗出不快者，或微战数次，经大战而汗不出者，乃并之不甚，而病之不速也，通宜三一承气汤，或更加黄连解毒汤下之，以散怫热而开郁结也。大法曰：脉浮不可下。伤寒病已有里证，脉沉，下之，里证尚在，脉渐浮，至一二日汗不能出者，里证郁，发之不峻，病已，三一承气汤微下之。凡此诸可下者，或得利而汗便出者，或服药而怫郁顿然开发，先汗出而后利者，或利性但随汗出，泄则气和而愈，更不利者，说不快交不过而死者，止由里热极甚，而不能开发也。故常以寒凉，或下怫热，免致但以其作汗，而为邪热耗绝阴气而死也。或不战而汗出者，津液不尽而阳不并阴也。或战而无汗，而自愈者，津液已衰，以经发汗、吐。利或自汗、吐、利，亡液过多，则津液衰竭，无由作津，但气和而愈也。或不战，无汗而愈者，阳不并阴则不战，津液已衰，故无汗而已也。

世俗未知，而直以恶寒战栗名阳热气虚，阴寒实胜，因而为治，误人多矣。

受汗

夫大汗将出者，慎不可限其烦热，而外用水湿及风凉制热也。

阳热开发，将欲作汗而出者，若为外风、凉、水、湿所薄，则怫热反入于里而不能出泄，病多危极而死矣。

亦不可恨其汗迟而厚衣壅覆，欲令大汗快而早出也。

怫热已甚，而郁极乃发，其发之微则顺，甚则逆。顺则发易，逆则发难。病已怫热作发，而烦热闷乱，更以厚衣壅覆太过，则阳热暴然太甚，阴气转衰，而正气不荣，则无由开发。即燥热喘满，危而死矣。

汗后

双解散

普解风寒暑湿，饥饱劳逸，忧愁思虑，恚怒悲恐，四时中外诸邪所伤，亿觉身热、头疼、拘倦强痛，无问自汗、无汗，憎寒发热，渴与不渴；有甚伤寒疫疠，汗病两感，风气杂病，一切旧病作发，三曰里外，并宜服之。设若感之势甚，本难解者常服，三两日间，亦渐减可，并无所损。或里热极甚，腹满实痛，烦渴谵妄，须可急下者，以大承气汤下之，三一承气汤亦妙也。或下后未愈，或证未全，或大汗前后逆气，或汗后余热不解，或遗热劳复，或感他人病气、汗毒传染，或中瘴气、马气、羊气一切秽毒，并漆毒，酒、食，一切药毒，及坠堕打扑，伤损疼痛，或久新风眩头疼，中风偏枯，破伤风，洗头风，风痫病，或妇人产后诸疾，小儿惊风积热，疮疡疹痘诸证，无问日数，但服之，周身中外气血宣通，病皆除愈（是防风通圣散加天水散各一半）。

防风　川芎　当归（切焙）　芍药　薄荷叶（净）　大黄　麻黄（去根苗节）　连翘　芒硝（别研）各半两　石膏（别研）　桔梗各一两　滑石十五两（别研）　白术　山栀子　荆芥叶　甘草四两（锉烂）　黄芩各一分

上为粗末，每服五钱、六钱，水一大盏半，入葱白五寸、盐豉五十粒、生姜三片，煎至一盏，滤汁去滓，温服无时，日三四服，以效为度。常服三钱，水一中盏，煎六分绞汁，温服不拘时，兼夜四服。设痊愈后，更宜常服，使病不再作，新病不生，并无过竟。无问岁数，乃平人常服之仙药也。凡人已衰老，则肾水真阴损虚，即风热燥郁甚，精血涸竭枯燥而死，但以此药扶补滋润者也。嗟夫！世俗反以妄传中年以上，火气渐衰，止是虚冷，更无热病，误服热毒之剂，害人无数。岂知识病之法，全凭脉证，以别寒热、阴阳、虚实，岂可以中年上下为则耶。此药除孕妇及产后，月事经水过多，并泄泻者不宜服。或治杂病，亦宜治风热极妙。一名通气防风散，一名通解散。

伤寒传染论

夫伤寒传染之由者，因闻大汗秽毒，以致神狂气乱，邪热暴甚于内，作发于外而为病也。则如西山记曰：近秽气而触真气。钱仲阳云：步履粪秽之履，无使近于婴儿，若闻其气，则令儿急惊风搐也。孙真人云：乘马远行，至暮当沐浴、更衣，然后方可近于婴儿，使不闻马汗气毒，不然则多为天吊、急惊风搐也。故剥死马者，感其毒气而成马气、丁黄之疾，皆由闻其毒气之所作也。故《圣惠方》一法，大汗出则悬药于户，辟其大汗秽毒，无使伤于人也。世以艾灸席隅者，皆其义也。多染亲属，忧戚侍奉之人，劳役者，由其神气怯弱，易为变乱故也。何以知传染？脉不浮者是也。若误以热药解表，不惟不解，其病反甚而危殆矣。其治之法，自汗宜以苍术白虎汤，无汗宜滑石凉膈散，热散而愈。其不解者，适其表里微甚，随证治之，而与伤寒之法，皆无异也。

伤寒标本心法类萃

原著　金·刘完素
主编　王诗琦

目　录

卷 上

伤 风

伤风之证，头疼项强，肢节烦疼，或目痛肌热、干呕、鼻塞、手足温、自汗出、恶风，其脉阳浮而缓、阴浮而弱，此风邪在表。以上伤风之证，皆宜桂枝汤（2），次以解肌。伤寒，汗出、怕风，而加项强痛者，桂枝葛根汤（3）伤风反无汗者，虽已服桂枝加葛根汤，反烦不解，而无里证者，先刺风池、风府，却与桂枝加葛根汤①服之。不若通用双解散（54）免致有桂枝、麻黄之误。伤风自汗，白虎汤（22），太阳病，无汗而渴者，不可与白虎汤。

伤 寒

伤寒之证，头项病疼、腰脊强、身体拘急、恶寒不烦躁、无自汗，或致头面目疼、肌热鼻干，或胸满而喘、手足指末微厥，脉浮数而紧者，邪在表。以上伤寒之证，皆宜麻黄汤（1）。以发其汗。伤寒冒风，头目痛，四肢拘倦，比金散（49），不若通用天水散（52）或双解散（54）之类甚佳，无使药不中病，而一加害也。白虎汤合凉膈散（23）。乃调理伤寒之上药，伤风甚妙。

中 暑

中暑之证，身热头痛，背寒面②垢，自汗烦躁③，大渴口干，倦怠而身不痛，或时恶寒，或畏日气，脉虚而弱，无问表里，通宜白虎。夏月感冒，发热烦渴，五苓散（24）、桂苓甘露饮（34）④、黄连香薷饮（55）或双解散（54）；

---

① 桂枝加葛根汤：原作“桂枝葛根汤”，据《伤寒论》改。
② 面：原作“而”，形近之误，据上下文义改。
③ 躁：原作“燥”，据上下文义改，下同。
④ 桂苓甘露饮：原作“桂枝甘露饮”，据本书卷下此方名改。

或里热甚、腹满，而脉沉可下者，大承气汤（10）下之，或三一承气汤（13）尤妙；半表半里者，小柴胡（9）、凉膈、天水散。

中湿

中湿之证，一身尽疼，重者发黄、关节烦疼、发热、鼻塞，时或腹满胀大，便利，脉沉而缓。以上中湿之证，先用双解散微微汗之，次用五苓散或澹渗汤（25）、桂苓甘露饮。曾用甘露饮不愈，却用黄连解毒（21）则愈。问：何也？曰：若剂止土之甘，此属土，故以火剂燥土，其病则愈。

风寒俱中

风寒俱中之证，头痛项强、肢体疼、手足温，为中风；反无汗、恶寒、脉浮紧，为伤寒也。或头项疼、腰脊强、身体拘急、指末微厥、不自汗，为伤寒；反烦躁而脉缓者为伤风也。风则伤卫，寒则伤荣，荣卫俱伤，则表里热甚者，通宜以大青龙汤（6）或双解散（54）最妙。

内外伤寒

始得脉便沉，而里病表和者，内伤也；脉浮而表病里和者，外伤也。病在身体四肢，为表病；病在胸腹之内，为里病。内伤通圣散（51）①，外伤双解散（54），内外一切所伤通神散（53）。然不若双解散，以平和为之，三法至神。

一切汗候

风寒暑湿、饥饱劳逸、忧愁思虑、恚恐悲怒，四时中外诸邪所伤，但觉身热头疼、拘倦强痛，无问自汗无汗、憎②寒发热、渴与不渴，微甚；伤寒疫疠、汗病两感、风气杂病，一切旧病发作，三日里外并宜双解散（54）。设若感之势甚，本难解者，常服双解散，三两日间，亦渐可减，并无所损。或里热极甚、腹满实痛、烦渴谵妄，须下者，三一承气汤（13）为妙。或下后未

① 通圣散：原作“通解散”，据本书卷下此方名改。
② 憎：原作“增”，形近之误，据上下文义改。

愈，或下证未全，或大汗前后逆气，或汗后余热不解，或遗热复劳，或染他人病气，汗毒传染，或中瘴气、羊气、牛气，一切秽毒，并漆毒、酒毒、食毒、一切药毒，及坠堕打扑，伤损疼痛，或久患风眩头疼、中风偏枯、破伤风、洗头风、风痫病，或妇人产后诸疾，小儿惊风积热、疮疡疹痘，无问日数，但以双解散（54）服之，周身中外气血宣通，病皆除愈。然双解乃通仙之药，但除孕妇及产后、月经过多并泄泻者勿与服之，惟年老人最宜，自有造化于中矣。

传　染

凡伤寒疫疠之病，何以别之？盖脉不浮者，传染也。设若以热药解表，不惟不解，其病反甚而危殆矣。其治之法：自汗，宜以苍术白虎汤（22），无汗宜滑石凉膈散（23），散热而愈；其不解者通其表里，微甚，随证治之，而与伤寒之法皆无异也。双解散（54）、益元散（52）皆为神方。

表　证

凡表证脉浮，身体肢节疼痛，恶风、恶寒者，可汗之，不可下也。伤寒无汗麻黄汤（1），伤风自汗桂枝汤（9）。一法不问风寒通用双解散（54）或天水散（52）最妙。

里　证

凡里证脉实而不浮，不恶寒及恶风，身不疼，自汗谵语，不大便，或咽干腹满者，可下之，不可汗也。以上之证宜小承气汤（12），大承气汤（10）、调胃承气汤（11），选而用之。一法不问风寒暑湿，或表里两证俱不见，但无表证而有可下者，通用三一承气汤（13）下之。此药发峻效，使无表热入里，而无结胸及痞之众疾也。或热结极深而诸药数下，毕竟不能利，不救成死者，大承气汤加甘遂一钱匕下之。病在里，脉沉细者，无问风寒暑湿，或表里证俱不见，或内外诸邪所伤，有汗、无汗、心腹痛满、谵妄烦躁、蓄热内盛、但是脉沉者，宜三一承气汤（13）合解毒汤（21）下之，解毒、调胃承气汤，能泻大热。

表里证

表里俱见之证，或半在表，或半在里之证者，谓前表里二证，病在相参，有欲汗之，而有里病，欲下之而表病未解；汗之不可，吐之又不可，法当和解。伤风，白虎汤（22），伤寒、中风或两感，小柴胡汤（9），一法不问风寒暑湿，用凉膈散（23）、天水散（52）二药合一服，同煎解之。或表热多，里热少，天水一，凉膈半；或里热多，表热少，凉膈一，天水半；表热极，里有微热，身疼头痛，或眩或呕，不可汗吐下者，天水、凉膈散合和解之。解之又不能退其热者，用黄连解毒汤；表里之热俱微者，五苓散（24），表里之热俱盛者，大柴胡汤（8）微下之，更甚者大柴胡合大承气汤（11）下之，双除表里之热。服双解散（54）之后若不解，病已传变，后三日在里，法当下之。殊不知下之太早，则表热乘虚而入里，遂成结胸、虚痞、懊侬、发黄之证，轻者必危，危者必死，但宜平和之药，宜散其表，和解其里，病势或有汗而愈，或无汗气和而愈。用小柴胡（9）、凉膈（23）、天水（52）合和主之。病在半表半里，用小柴胡、凉膈散合和而解之，或小柴胡合解毒汤（21）。如服，热势未退者，大柴胡（8）合三一承气汤（13）。表实俱微，半表半里，若里微者宜大柴胡（8）合黄连解毒汤（21）合服。诸小柴胡汤证后病不解，表里热势更甚，而心下急郁微烦；或发热汗出不解，心下痞硬、呕吐不利；或阳明病多汗；或少阴病下利清水，心下痛而口干；或太阴病腹满而痛；或无表里证但发热七八日，虽脉浮而数，而脉在肌肉实数而滑者，并宜大柴胡汤（8）。病至七八日，里热已甚，表渐微，脉虽浮数，用三一承气汤（13）合解毒下之。下证未全，不可下者，用白虎汤（22）或人参石膏汤（35）。脉洪躁，里有微热，不可汗者，用黄连解毒汤（21）。

汗后不解

凡是表证，法当汗之，依法汗之，其病又不解。汗后不解，其证前后别无异证者，通宜凉膈散（23）调之，以退其热，无使热甚危极也。除此之外，远胜小柴胡汤。两感至此而已，汗后余热用益元散（52）或小柴胡汤（9）、崔宣武人参石膏汤（36）。伤寒大发汗，汗出不解，反无汗，脉尚浮者，苍术白虎汤（23）解之。伤寒用桂枝汤发汗后，半日许复热烦，脉浮者，再宜桂枝汤（2）。汗后不解，下证未全者，白虎汤（23）。汗后烦躁不得眠，微热而渴，五苓散（24），汗后不解，里外有热，口干烦渴，柴胡饮子（47）。解表之后尚未愈者，解毒（21）、凉膈（23）、天水散（52），能调顺阴阳，洗涤脏腑。

下后不解

凡是里证，法当下之，依法下之，其病又不解。或大下后，或再三下后，热势尚甚而不退，本气虚损而不能实，拟更下之，恐下脱而立死，不下之则热极而死，寒凉诸药不能退其热势之甚者；或湿热内余，下利不止，热不退者，或因大下后，湿热利不止而热不退，脉弱气虚不可更下者；或诸湿热内余，小便赤涩，大便溏泻频并，少腹而急痛者，必欲作痢也，通宜黄连解毒汤（21）以解之。

伤寒下之太过，胃中无热，饮水无力，白术散（42）。又有大下之后，其热不退，再三下之热愈甚，若下之不止，其人脉微气虚，气弱不加，以法无可生之理。至此下之亦死、不下亦死，但用凉膈（21）合解毒汤（23）调之，阳热退除，阴脉渐生，为之妙法。下之前后无问日数，余热不解，小柴胡汤（9）。汗下后胃虚，大橘皮汤（39）。汗下后胸膈满闷，赤茯苓汤（40）。

在上涌之

诸病在膈者，当用瓜蒂散（26）吐之。或表证罢，邪热入里，结于胸中，烦满而饥不能食，四肢微厥而脉乍急者，宜瓜蒂散吐之。伤寒头疼久不愈，令人丧明，以胸膈有宿痰故也，当先涌之，次以白虎汤（22）加减。

在下泄之

诸病蓄热下焦，则承气、抵当之类，泄之而可也。

合　病

三阳合病，腹满身重，难以转侧，口燥面垢，谵语遗尿，如误发汗则谵语益甚；下之则便厥，额上汗出，后必发黄，白虎汤（22）。

两　感

两感谓一日太阳、少阴两证俱见，二日阳明与太阴俱病，三日少阳与厥阴俱病，前六经之证是也。小柴胡汤（9）、凉膈散（23）、五苓散（24）、天水散（52）、通圣散（53）、双解散（54）、大柴胡汤（8）可选用之。热势甚，欲可下者，三一承气汤（13）或解毒（21）合承气汤。

痓　病

痓之为病：发热腹满，口噤头摇，瘛疭不语，项强背直，腰身反强。或目痛或目赤，或目闭，或反目，或足温，或妄行，其脉沉弦而迟，或带紧者，无汗曰刚痓；有汗曰柔痓。通宜三一承气汤（13）合解毒（21）下之。

头　疼

头疼之证，无问风寒暑湿杂病，自汗头疼，俱宜白虎汤（22），或加川芎、荆芥尤妙。头疼久不愈，必致丧明，宜先涌痰，次用白虎加减。风眩痰逆、喘嗽头疼，茯苓半夏汤（38）。头疼、肢体痛，黄连解毒汤（21）。头疼、口干，桂苓甘露饮（34）。风痰喘嗽头疼，白虎（22）、半夏橘皮汤（37）。风热头疼，心烦昏愦，人参石膏汤（35）。伤寒壮热头疼，不卧散（45）。

身　疼

身疼之证，无问风寒，双解散（54）；表热甚，头项肢体疼痛，黄连解毒汤（21）。伤寒瘟疫，遍身疼痛，少力，头旋，腰脚麻重，呕哕、壮热、减食，三一承气（13），减硝加贯众、紫河车，入金银煎，名银煎散。中湿一身尽痛，五苓散（24）。

腹胀满痛

腹胀满，脉沉者，以三一承气汤（13）合解毒（21）下之。诸腹满实痛、烦渴谵妄、脉实数而沉者，无问日数，三一承气汤。少阳证，腹中痛者，小柴胡（9）去黄芩加芍药汤。少阳证，胁下痞硬者，小柴胡去枣子加牡蛎。太阴证，腹满时痛，桂枝（2）加芍药；痛甚桂枝加大黄。

往来寒热

往来寒热属少阳，一日二三作，来往无期，用小柴胡汤（9）主之。

潮　热

潮热属阳明，一日一发，日晡而作也。阳明里热极甚，或吐下后不解大便六日至十余日，日晡潮热，心胸烦热而懊侬，如疟状，脉沉实者三一承气汤（13）。阳明、少阳合病，下利，日晡发热如疟状者，大柴胡汤（8）。通，宜三一承气（13）合解毒（21）。

自　汗

自汗者，不发表解肌，自出汗也，伤风自汗也。伤风自汗，桂枝汤。伤寒自汗，脉沉数而实，表里俱热者，三阳合病自汗者，厥逆自汗者，头疼自汗者，伤寒自汗未解半入于里者，中暑自汗脉虚者，俱宜白虎汤（22）。伤寒寝汗不止，白虎汤加麻黄根、浮麦。伤寒汗下后，自汗、脉虚、热不已，白虎加人参、苍术服之。汗止身凉，通仙之法也。

中暑自汗，白虎汤，后以澹渗汤（25）调之。自汗多崔宣武汤人参石膏汤（36）①。

自利并误下

自利者，不经下药攻里而自利也。脉②浮，表不解自利，或小便不利者，五苓散（24）。一切泻利间作，桂苓甘露饮（34）。温湿内甚而作痢者，黄连解毒汤（21）。或自利清水，色纯青，心下痞痛，口燥者，皆湿热相搏于肠胃之内而成，三一承气汤（13）。当汗而反下，反不成结胸而但下利清谷不化，表

---

① 崔宣武汤人参石膏汤：原作“宣战汤人参石膏汤”，据下卷本方方名改。

② 脉：原作“麻”，据上下文义改。

证在，表热里寒也，急以四逆汤（43）温里；利止里和，急以桂枝解表。或用巴豆热药下之而协热利不止，皆宜五苓散止利兼解表。

小便不利

小便不利者，小便难而赤涩也。中暑并伤寒大发汗后，胃中干、烦躁不得眠、脉浮、小便不利、微热烦渴者；口干烦渴，小便不利者；小便赤涩，通宜五苓散（24）、桂苓甘露饮（34）主之。

呕　吐

凡呕吐者，火性上炎也，无问表里，通宜凉膈散（23）。伤寒杂病，一切呕吐，调胃承气汤（11）。烦闷干呕，黄连解毒汤（21）。呕吐烦渴者，桂苓甘露饮（34）、五苓散（24）；眩、咳、呕者，白虎（22）加半夏、橘皮。伤寒呕吐，四肢厥逆清冷，调胃散（50）。湿温内甚，恶心呕吐者，白虎合解毒汤。

吐　泻

吐泻者，上吐下泻，亦名霍乱也。一切吐泻霍乱，通宜五苓散（24）、益元散（52）、白术散（42）。吐泻霍乱烦渴，并中外诸邪所伤而吐泻腹满痛闷者，并皆桂苓甘露饮（34）、澹渗汤（25）。

喘　嗽

大热喘嗽而满者，黄连解毒汤（21）；或热甚咳嗽闷乱，三一承气汤（13）；少阳咳者，小柴胡（9）去人参、大枣、生姜，加五味子、干姜。喘嗽头疼者，茯苓半夏汤（38）。咳嗽者，白虎汤（22）加半夏、桔梗。咳嗽不已，人参石膏汤（35）或崔宣武人参石膏汤（36）。痰逆咳嗽，半夏橘皮汤（37）；汗之后气闷咳嗽，五味子汤（44）。

渴

凡口干烦渴者，伤寒汗出而渴者，饮水反吐，名曰水逆，俱宜五苓散（24）。

少阴病二三日，口燥咽干，三一承气汤（13）。或里热燥甚，伤寒怫郁，留饮不散，烦渴不止，则腹高起，痛不可忍，但呕冷涎，大渴不能饮，饮亦不能止其渴，喘急闷乱，但欲死者，三一承气汤，下咽立止其渴，有若无病之人，须臾大汗而愈。至此往往多有不利而汗出，亦有药力但随汗之宣通，不利而愈。或汗吐下后，烦渴口干，脉浮大，白虎汤（22）加人参；烦躁多渴，凉膈散（23）加滑石。

烦　躁

伤寒烦躁多渴，凉膈散（23）加滑石。中暑、伤寒汗后烦躁，五苓散（24）。一切火热狂躁喘满，黄连解毒汤（21）。烦躁而渴，白术散（42）或加滑石；甚者加姜汁。

懊憹　虚烦　不得眠

懊憹烦心，反复颠倒不得眠者，烦热怫郁于内，而气不能宣通也，或胸满结痛，或烦、微汗出、虚烦者，栀子豉汤（28）主之；或气少者，加甘草一钱；或呕者及初误以丸药下者，加生姜半两。凡懊憹虚烦者，皆用凉膈散（23）甚佳，及宜汤濯手足，使心胸结热宣散而已。心烦腹满，坐卧不安，栀子厚朴汤（30）主之。或阳明病下之后，燥热而懊憹者，三一承气汤（13）。汗后烦躁不得眠，五苓散（24）或凉膈散（23），口燥呻吟，错语不得眠，五苓散、黄连解毒汤（21）；烦心者凉膈散。少阳证，胸中烦而不呕者，小柴胡（9）去半夏、人参加瓜蒌实主之。

留　饮

一切留饮不散，五苓散（24）、桂苓甘露饮（34）、黄连解毒汤（21）、凉膈散（23）、白虎汤（22）、小陷胸汤（18）、三一承气汤（13）选用。伤寒表未罢，心下有水气，干呕、发热而咳，或呕，或利，或噎，或小便不利，小腹满，或喘者，小青龙汤（7）。

痞

伤寒表里俱热，下证未全，法当和解。误下之早，则成痞。心下痞满而不痛，按之虚软者，痞。脉浮而尚恶寒者，表未解也，当先桂枝（2）解表已，而后用大黄黄连泻心汤（33）攻痞也；或只用五苓散（24）使除表里甚良。或痞恶寒而汗出者；或痞而烦，小便不利者；或痞留饮湿热下利者；或已成痞，因药尚不止，以其痞满误更下之，其痞转甚，呕哕下利，心烦躁者，无问痞脉浮沉，并宜生姜煎汤调下五苓散（24）频服之。或痞不已，则后亦湿热烦满，或谵妄，脉沉无他证者，宜大黄黄连泻心汤（33）或小陷胸汤（18）亦可。下早成痞，槟榔散（41）。

结　胸

结胸之证有三：不按而痛者名大结胸；按之而痛者，名小结胸；心下怔忡，头汗出者，名水结胸也。汗下之后，不大便五六日，舌干而渴，日晡少有潮热，从心下至小腹硬满而痛不可近，而脉沉紧滑数，或但关脉沉紧者，宜大陷胸汤（16）或陷胸丸（17）下之。或脉浮者，表未罢也，不可下，下之则死，宜小陷胸汤（18）及小柴胡汤（9）之类和解之；表罢者方可下之。或结胸虽脉浮而里热势恶，须可下者，宜三一承气汤（13），分作三次，约三时许服讫，得利甚良，虽未稍减，脉必沉；病微者，只用三一承气半服，按法而下之；里热甚者，以大陷胸汤（16）大半服而下之；或但结胸，别无大段热证，但头微汗出，脉沉滑者，水结胸也，通宜大陷胸丸（17）；小结胸，心下按之而痛，脉浮而滑，别无大段热证及水结胸者，小陷胸汤（18）。伤寒下之太早，结胸，黄连解毒汤（21）加枳壳。伤寒结胸，虚痞，凉膈散（23）加枳壳、桔梗。或但自热结胸者，其胸高起，腹虽不满而但喘急、拒按、谵妄昏冒，关脉沉数而紧者，用大承气汤（7）加甘遂一钱匕下之。表证罢，热入里，结于胸中，烦满而饥不能食，微厥而脉乍紧者，瓜蒂散吐之（26）。太阳中风，下利呕逆、表证罢、干呕短气、不恶寒热、漐漐汗出，发作有时、头痛、心下痞硬满、引胁下痛者，十枣汤（31）。结胸而发黄者，茵陈汤（32），陷胸汤（16）各半服下之。协热下利不止，更结胸发黄，茵陈汤五分、陷胸汤三分、大承气汤二分下之为佳。脉浮不可下者，小陷胸汤合小柴胡汤（9）。

血　证

太阳病日深，表证仍在，循经热蓄于下焦，脉微而沉，不结胸而数狂者，热在下焦，小腹当硬满，小便自利也，血下而愈，宜攻之。或太阳病，身黄、脉沉者，循经而蓄热下焦也，小腹硬、小便不利，为无血；小便自利，如狂者，瘀血症；或阳明蓄热内甚而喜忘或狂，大便虽硬而反易，其色黑者，有蓄血也；或无表里证，但发热日深，脉浮者亦可下；或已下后，脉数，胃热消谷善饥，数日不大便，有瘀血也，并宜抵当汤（19）下之。伤寒有热，小腹满，小便自利者，为有血也，当下，未敢用汤，用抵当丸（20）最为稳当。太阳病不解而蓄热下焦，先以桂枝解表，已而下血，宜桃仁承气汤①（14）或抵当丸（20）攻之。伤风，汗、下不解，热郁经络，随气涌泄为衄，或清道闭，流入胃脘，吐出清血及鼻衄、吐血不尽，蓄血停留以致面黄，大便黑，犀角地黄汤（15）。发狂加黄芩、大黄。

谵　语

谵语发狂，三一承气汤（13）、解毒汤（21）下之。若伤寒，过经谵语，以有热也，当以汤下之；若小便利，大便当硬，而下利脉和者，医以丸药下之，非其治也。若自利者，脉②当厥，今反和，此为内实，调胃承气汤（11）或凉膈散（23）通用。

发　黄

阳明病，表热极甚，烦满热郁，留饮不散，以致湿热相搏而身体发黄，其候但头汗出身无汗，齐颈而还，小便不利，渴饮水浆者，身体发黄，宜茵陈汤（32）、调下五苓散（24），结胸而发黄者，结胸同陷胸汤（16）各半下之。或误服热毒丸药下之，反损阴气，遂协热利不止；更或③结胸而发黄者，用茵陈汤五分、陷胸汤三分、承气汤十二分下之。或两感发黄者，用茵陈加黄连

① 桃仁承气汤：即《伤寒论》桃核承气汤。
② 脉：原作“腹”，据《伤寒论》改。
③ 或：六书本作“成”。

解毒汤（21）一服急下之。头微汗，小便利而发微黄者，湿热微也，栀子柏皮汤（29）；发黄甚者，茵陈合三一承气汤（13）。

发　斑

发斑，下证未全，凉膈散（23）。未曾下，胃热发斑，白虎汤（22）加人参、白术。阳明胃热发斑，脉沈[①]须可下者，三一承气汤（13）下之。伤寒胃热发斑，凉膈散加滑石调五苓散（24）甚妙。伤寒七八日，发黄有斑，微热、腹满者，或痰实壅上，虽诸承气汤不过者，仲景曰：寸脉浮滑者可用瓜蒂散（26）吐之。

发　狂

伤寒，发狂奔走，骂詈不避亲疏，此阳有余、阴不足，三一承气汤（13）加当归、姜、枣，名当归承气汤，以利数行，候微缓，以三圣散（27）吐之，后用凉膈散（23）、黄连解毒汤（21）调之。谵妄发狂，逾垣上屋，赴井投河，皆阳热极甚，用三一承气合解毒下之。惊悸癫狂，三一承气汤。发狂极甚，投河入井者，三下不过，不可攻下，便当涌之，以瓜蒂散（26），吐出痰涎、宿物，一扫而愈，后以甘露饮（34）之类调之。

发　战

凡热病大汗将出而反寒战者，表之正气与邪气并甚于里，火热亢极而反兼水化制之，反为寒战，脉微欲绝者，三一承气汤（13）或十枣汤（31）下之。凡欲作汗，无问病之微甚，或已经新下者，或下证未全者，但以凉膈散（23）调之，甚者黄连解毒汤（21）。或下后二三日，或未经下，腹满烦渴，脉沉实而有里证者，三一承气汤（13）下之，势恶者加黄连解毒汤。或战不快者，或战后汗出不快者，或战数次，经大战而汗不当者，乃并之太甚，而法之不达，通宜三一承气汤，或更加黄连解毒汤下之，以解怫热而开郁结也。

---

① 沈：旧同“沉”。此处指脉象沉。

发　厥

或发热极甚，而恐承气不能退者；或已下后而热不退者；或蓄热内甚，阳厥极深，以阳气怫郁不能营运于身表四肢，以致通身清冷，痛甚不堪，项背拘急，目青睛疼，昏眩恍惚，咽干或痛，燥渴虚汗，呕吐下利，腹满实痛，烦冤闷乱，喘急郑声，脉虽疾数，以其蓄热极深而脉道不利，反致脉沉细而欲绝，俗未明其造化之理，而反谓其伤寒极阴毒者；或始得之，阳热暴甚而便有此证候者；或两感热势甚者，通宜解毒（21）加大承气汤（10）下之；热不退者，宜再下之。然虽古人云：三下之而热未退即死矣，宜有按法以下三五次，利一二十行，热方退而得活者，免致不下退其热而必死也。下后热少退而未愈者，黄连解毒汤调之。或失下热极，以致身冷，脉微而昏冒将死者，若急下之，残阴暴绝而死。盖阳气后竭而然也，不下亦死，宜凉膈散（23）或黄连解毒汤，或二药和服，或白虎（22）合凉膈散，养阴退阳，积热渐以宣散，则心胸温暖，脉渐以生，至于脉复有力，方可以三一承气汤（13）下之，或解毒加六一散（52）调之。愈后宜服退热之药，忌发热诸物。里热脉厥者，宜白虎汤。热极厥深而诸药下毕，竟不能利者，不救必死，黄连解毒汤更加甘遂末一钱匕下之。

循衣摸床

阳明病，脉迟，汗出，不恶寒，身重，短气，狂语如见鬼状。剧者，发则不识人，循衣摸床，惕而不安，直视微喘，三一承气汤（13）。

劳复　食复

汗下后，劳复，柴胡饮子（47）；饮酒复剧，黄连解毒汤（21）或双解（54）加黄连；在里者，三一承气汤（13）；在表者，益元散（52）或双解；半表半里，大柴胡汤（8）、小柴胡汤（9）、凉膈散（23）、解毒汤（21），随证用之。食复，三一承气汤。

卷　下

麻黄汤（1）

麻黄六钱　桂枝四钱　甘草二钱　杏仁七枚

上作二贴，水二钟①，煎八分，取汁。麻黄性热，惟冬及春，兼病人素虚寒者乃用正方，夏至之后服之必发斑黄，须加知母半两、石膏一两、黄芩一分。桂枝加减月令同。

桂枝汤（2）

桂枝　芍药各二钱半　甘草二钱半

上作一贴，姜三片、枣一枚，煎服，取微汗。倍加芍药，名桂枝芍药汤；加大黄，名桂枝大黄汤。《金匮》方曰：太阳病自汗而小便数者，不可与桂枝汤。

桂枝葛根汤（3）

桂枝　芍药　甘草各二钱半　生姜四钱　大枣二枚　葛根五钱二分

上作二服，水煎，取微汗。

【临床解读】

刘某某，女，63岁。2021年10月22日初诊。

主诉：头昏沉6年余。

现病史：患者6年前无明显诱因出现头昏沉，以头顶部至颈项部僵硬、发困，按摩后觉舒，近6年症状逐渐加重，视物昏花，双眼干涩，发酸，全身乏力，眠差，入睡难，严重时彻夜难眠，纳可，大便头干，4~5天一次，排便困难，小便正常，舌质淡暗，苔黄腻，脉沉细。

2021年10月9日查血常规：白细胞2.02×10^{9}/L，红细胞3.12×10^{12}/L；骨穿提示骨髓增生异常综合征。

病机要点：太阳经气不输。

处方：桂枝加葛根汤合当归四逆汤加减。桂枝10克，生白芍10克，葛根30克，通草3克，细辛3克，大黄10克（后下），茺蔚子30克，炙甘草6

---

① 钟：同“盅”，指饮酒或喝茶用的没有把的杯子。

克，生姜3片，大枣3个（切开）为引。10剂，每日1剂，水煎服。

二诊：服上方18剂，效可，诸症减轻。现症见：乏力，自觉身体忽冷忽热，热时烘热汗出，颈项发困，头沉不适，纳呆无食欲，口干明显，不欲饮，口不苦，睡眠较前改善，大便不干，排便不畅，日一次，小便调，舌质淡红，苔黄腻，脉沉而数。

处方：谷精草30克，青葙子15克，决明子30克，蝉蜕6克，菊花10克（后下），酒黄芩10克，玄参30克，生甘草10克。10剂，每日1剂，水煎服。（张磊医案）

葛根汤（4）

葛根一两四钱　麻黄三钱　生姜三枚　桂枝　甘草　芍药各二钱　枣一枚

上作二帖，水煎服。覆衣，取汗为度。

【临床解读】

裴某，女，35岁。2021年11月24日初诊。

主诉：左侧面瘫13天。

现病史：患者13天前因洗头后骑电动车吹风后出现左侧面瘫，口干不苦，纳可，无反酸、烧心，大便日1~2次，成形，小便一般，舌淡红，苔薄，脉细。

处方：葛根20克，桂枝10克，白芍10克，麻黄10克，炒白术15克，防风10克，白附子10克，川芎10克，僵蚕10克，黄芪30克，甘草6克。生姜3片，大枣3枚为引。10剂，每日1剂，水煎服。（孙玉信医案）

升麻葛根汤（5）

升麻　干葛　芍药　甘草各三钱

上作二服，水煎。若大段寒即热服；若热即温服，身凉为度。

大青龙汤（6）

麻黄　石膏各四钱半　桂枝一钱半　甘草同上　杏仁三枚

上作二贴，姜三片、枣一枚，水煎。取微汗，不可太过，恐亡阳。以温粉扑之。

小青龙汤（7）

半夏六分　北五味一钱二分　麻黄　芍药　细辛　甘草　干姜　桂枝各一钱八分

上作二贴，生姜四片，水煎。诸方皆不①用生姜。

【临床解读】

王某，男，48岁。2018年2月2日初诊。

主诉：肺腺癌化疗后10个月余。

现病史：患者2017年4月25日发现并确诊肺腺癌，未手术，先后化疗8次。现症见：稍咳嗽，怕冷恶寒，纳后吐水咸；双膝关节以下不温，遇风易打喷嚏，流清涕，口中和，二便调，眠差（躺时即吐清水），鼻中带血，舌淡红，苔白厚，脉细。

2017年5月23日于某医院PET-CT示①肺腺癌化疗后，右肺中下叶内见大片状、网给状高密度影代谢，不均匀性活跃，符合肺癌，双肺多发结节状高密度影部分代谢稍活跃，考虑转移；②大脑镰钙化灶。双侧筛窦及右侧上颌窦轻度炎症；③肝左外叶小囊肿；④结肠节段性代谢较活跃。

处方：桂枝10克，白芍12克，麻黄10克，细辛3克，清半夏10克，五味子10克，干姜10克，茯苓30g，炒白术15克，葶苈子30克，射干10克，甘草6克。10剂，每日1剂，水煎服。（孙玉信医案）

大柴胡汤（8）

柴胡三钱　黄芩一钱半　大黄七钱　芍药钱半　半夏一钱　枳实二钱

上作一贴，生姜五片，枣一枚，煎。大柴胡合三一承气汤，合黄连解毒汤，合大承气汤。

【临床解读】

李某某，女，30岁。2019年12月11日初诊。

主诉：间断右胁痛2年余。

现病史：患者2年前体检时发现胰腺实性假乳头状瘤，行手术切除，出院后因右胁下剧烈疼痛，查彩超发现胆囊部充满结石，经西医输液治疗暂缓。现症见：右胁下时有疼痛，食后腹胀，眠差，入睡难，二便调，月经错后7天，量少，手脚凉，舌质红，苔花剥，脉沉滞。

2019年12月3日血清淀粉酶208U/L，脂肪酶1189U/L，较前持续上涨。2019年11月19日磁共振：胆囊结石、肝外胆管皆扩张。

处方：柴胡10克，黄芩10克，清半夏10克，炒枳实12克，生白芍10克，大黄6克（后下），金钱草30克，川楝子6克，醋延胡索10，生姜3片，大枣3个（切开）为引。15剂，每日1剂，水煎服。

---

① 疑其衍“不”字。

二诊：服上方共20剂，效可，胁下疼痛减轻。现症见：控制饮食，消瘦，易上火，口唇干燥，眠差，入睡难，大便溏，日一次，小便可，手脚冰凉，月经周期正常，量少，血块，色暗，舌质红，苔花剥，脉沉细。

2019年12月23日CT示胆囊多发结石，胆管区结石，胆总管轻度扩张。西医建议切除胆囊。

处方：金钱草30克，乌药10克，郁金10克，鸡内金10克。20剂，每日1剂，水煎服。

三诊：服上方效可，右胁痛缓解，但仍有反复。现症见：近2个月右胁不疼痛，右胁腹堵塞感，便后觉舒，大便正常，小便调，纳眠可，月经错后一周，量少，色可，舌质淡红，苔黄腻，脉沉滞。

处方：照上方加大黄6克（后下），桃仁10克，红花10克，当归10克，生白芍10克。20剂，每日1剂，水煎服。

四诊：服上方3个月余，服药期间无明显不适，右胁已无不适，食辛辣、油腻易出现右胁下憋胀堵塞感，可自行缓解，纳眠可，大便不成形，日1~2次，小便调，月经正常。舌质红，苔腻淡黄，脉沉滞。

2020年10月8日在北京查CT：胆囊结石，最大直径9.4毫米。

处方：金钱草30克，乌药10克，郁金10克，鸡内金10克，川楝子6克，红花10克。20剂，每日1剂，水煎服。（张磊医案）

小柴胡汤（9）

柴胡八钱　黄芩　甘草　人参各三钱　半夏二钱半

上五钱，生姜五片，枣一枚，煎，温服。一法：本方合凉膈、天水；一法：本方合凉膈散。一法：本方合解毒汤。一法：本方去枣子，加牡蛎。一法：本方去人参、大枣、生姜，加五味子、干姜。一法：本方去半夏、人参，加瓜蒌实。

【临床解读】

裴某某，女，35岁。2021年9月1日初诊。

主诉：左侧耳鸣3年。

现病史：患者3年前因过度焦虑后出现左侧耳鸣，时轻时重，反复发作至今，曾服中药治疗3个月效平。现症见：左侧耳鸣如蝉，心烦急躁后加重，口干不苦，平时易头晕，重时视物旋转、恶心，轻时头蒙、眼前发黑，纳差，不欲食，大便溏，日2~3次，紧张时日6~7次，小便可，眠差，入睡难，多梦，晨起乏力，平时易怕冷，月经提前5~6天，月经量偏少，色可，经前无不适，无痛经，舌质淡红，苔黄厚，脉沉滞。

病机要点：少阳风火塞窍。

处方：柴胡10克，黄芩10克，清半夏10克，蝉蜕6克，泽泻10克，车前子10克（包煎），生龙牡各30克（先煎），炙甘草6克，白蒺藜10克，生姜3片，大枣3个（切开）为引。10剂，每日1剂，水煎服。

二诊：服上方共30剂，效可，诸症减轻，耳鸣未减轻。现症见：耳鸣，左侧明显，持续一整天，情志不舒、焦虑时耳鸣加重，伴头晕恶心、心慌，纳食一般，无食欲，眠差，入睡难，多梦，大便不成形，日2~3次，小便可，乏力怕冷，月经周期提前7天，量较前减少，有血块，无乳胀，舌质淡红，苔薄黄，脉沉细。

处方：党参10克，炒白术10克，茯苓10克，生山药30克，磁石30克（先煎），五味子10克，制香附3克，通草3克，连翘10克，炙甘草3克，生姜3片，大枣3枚（切开）为引。25剂，每日1剂，水煎服。

三诊：服上方共30剂，效可，乳腺疼痛消失，耳鸣如前，胸闷，善叹息，焦虑烦躁，纳食可，食后易胃胀、胃脘隐痛不适，眠差多梦，大便不成形，日一次，小便正常，咳嗽、打喷嚏时易遗尿。近1个月月经周期正常，量少，少量血块，舌质淡暗，苔黄厚腻，脉细数。

处方：熟地黄30克，当归10克，生白芍15克，川芎10克，红花10克，生龙牡各30克（先煎），浙贝母10克，炒酸枣仁15克。25剂，每日1剂，水煎服。（张磊医案）

大承气汤（10）

大黄　芒硝各二钱　厚朴四钱　枳实三枚

上作一贴，水二钟，先煎厚朴、枳实，次下大黄，煎取八分，去滓，入硝，煎一二沸，放温服。一法本方加甘遂末一钱匕。

调胃承气汤（11）

大黄三钱　芒硝二钱　甘草一钱半

上作一贴，水二钟，煎，温服。

小承气汤（12）

大黄三钱　厚朴一钱半　枳实一钱

上作一贴，水二钟，煎，温服。

【临床解读】

李某，男，13岁。2022年1月12日初诊。

主诉：大便干结3个月余。

现病史：患者大便干结，干至块状，甚则干至肛门，出现肛裂，口臭，口干，双眼干痒，时有便急，解不出，夜间睡时易醒、易动，易过敏，起荨麻疹，瘙痒，偶有夜间盗汗，纳差，易积食，小便黄，舌质淡红，苔薄白，脉细无力。

处方：大黄3克（后下），枳实6克，川厚朴6克，玄参15克，生地黄15克，麦冬10克，防风3克，荆芥3克，莱菔子6克。10剂，每日1剂，水煎服。（孙玉信医案）

三一承气汤（13）

大黄二钱　芒硝一钱半　厚朴钱半　枳实一钱　甘草二钱

上作一贴，水煎，温服。一法本方减硝，加贯众、紫河车，入金银煎，名银煎散。一法：本方加当归、姜、枣，名当归承气汤。

桃仁承气汤（14）

桃仁（去皮尖）　芒硝钱半　大黄二钱　桂枝　甘草各一钱半

上作一贴，水煎，空心服。

犀角地黄汤（15）

犀角　白芍药　牡丹皮各五分　生地黄四钱

上作一贴，水煎。有热，加黄芩一钱。发狂、血证加大黄。本方无大黄，血证内有。

十六、大陷胸汤（16）

大黄二钱　芒硝二钱半　甘遂一分（些小便是）

上作一贴，水煎，温服。未快，再服，势恶不利，以意加之。

大陷胸丸（17）

大黄半两　芒硝二钱半　葶苈三钱（炒，另研）　杏仁十二枚（炒）

上，大黄，末下，葶苈，杵罗，研杏仁、芒硝如泥，丸如弹子大。每服一丸，入甘遂末三字，白蜜半匙，水一钟，煎至半钟，温服。当一宿，未利再服。

小陷胸汤（18）

半夏①　黄连①　瓜蒌实一枚（四分用之二）

上作一贴，水煎，温服。未利再服，微利黄涎即愈。一法：本方合小柴胡汤。

【临床解读】

孙某某，男，74岁。2018年6月13日初诊。

---

① 剂量原脱，待考。

主诉：阵发性胸闷、胸痛1年余，加重3个月余。

现病史：患者述近年来晨起5~6时或劳累、情绪波动时易出现胸闷、胸痛，发作时可持续数分钟，自行缓解。2018年3月份于医院体检发现冠脉狭窄（具体不详），植入心脏支架两枚，后服西药至今。胸闷胸痛发作次数较前增多，疼病较前减轻。现症见：术后头晕头蒙改善，心脏期前收缩改善，晨起5~6时易出现胸闷，自咽喉至胸部疼痛，放射至右上肢，指尖发麻，心不慌，纳可，眠差易醒，醒后难入睡，大便2天一次，偏干，小便正常，口干渴，喜热饮，舌质暗红，苔腻淡黄，舌下络脉瘀曲，脉沉滞。

处方：丹参30克，檀香3克（后下），砂仁3克（后下），全瓜蒌30克，薤白10克，黄连6克，清半夏10克。25剂，每日1剂，水煎服。

二诊：服上方共100剂，诸症状减轻，胸闷胸痛缓解。现症见：晨起胸闷偶见，自咽喉至前胸隐痛，纳眠可，偶见失眠后晨起头痛，小便可，大便干2~3天一次，服药时不干，现服阿司匹林，舌质淡红略暗，苔腻微黄，脉沉滞。

处方：柴胡10克，黄芩10克，清半夏10克，炒枳实10克，生白芍10克，大黄6克（后下），全瓜蒌30克，郁金15克，桃仁10克，茯苓10克，小麦30克。50剂，每日1剂，水煎服。

三诊：服上方50剂，效佳。现症见：偶心慌心悸，劳累后加重，纳可，食硬食物后易胃胀，眠差，每夜能睡3~4小时，入睡困难，易醒，大便2~3天一次，偏干，小便频数，舌质红，苔薄黄，脉沉滞。

处方：火麻仁30克，杏仁10克，生白芍10克，炒枳实10克，厚朴10克，大黄10克（后下），当归10克，丹参30克。25剂，每日1剂，水煎服。

四诊：服上方20剂，效可。近期因饮酒多稍有反复，仍小便费力，夜尿次数1~2次，腹胀甚，嗳气，矢气多，大便黏，日1~2次，排便不畅，眠差多梦，盗汗，乏力，鼻塞，流清涕，遇冷空气加重，颈项僵硬（颈椎曲度变直），脚跟痛，行走后加重，CT提示足跟骨刺。舌质暗红，苔白腻，脉沉滞。

处方：柴胡10克，生白芍10克，当归10克，炒白术6克，茯苓10克，薄荷3克（后下），制香附10克，牡丹皮10克，栀子10克，生甘草6克，葛根30克。20剂，每日1剂，水煎服。

五诊：服上方20剂，效可，停药后反复。现症见：小便不畅，排尿费力，腹胀，大便质溏，排便不畅，身起湿疹，瘙痒，抓破后有渗出，眠差，多梦，偶有盗汗，纳可，舌质暗红，苔白腻水滑，有裂纹，脉沉滞。

处方：菟丝子10克，覆盆子10克，五味子10克，枸杞子10克，车前子

10克（包煎），生龙牡各30克（包煎），补骨脂10克，炒薏苡仁30克。20剂，每日1剂，水煎服。

六诊：去年服药效果好，停药半年。现症见：小便夜频，尿等待，排便无力，无尿意，膀胱充盈明显时胸闷，有气上冲感，伴胸部刺痛，全身多处斑块样红疹，瘙痒，无渗出，神疲乏力，心烦急躁，纳可，腹胀，大便干，日一次（常服麻仁丸），舌质红，苔少，脉沉滞。

处方：柴胡10克，生白芍10克，当归10克，蝉蜕6克，茯苓10克，薄荷3克（后下），制香附10克，牡丹皮10克，栀子10克，忍冬藤30克，生甘草3克。10剂，每日1剂，水煎服。

七诊：服上方20剂，效可，小便频，尿等待均好转。现症见：双肘、臀部对称性红色斑丘疹（2~3厘米大小），瘙痒，夜间明显，不流水，有苔藓化，西医诊断为特异性皮炎。纳可，眼干涩，口中和，大便排便无力，黏滞不爽，干多于稀，日1~2次，小便稍频，尿等待，舌质红，苔薄黄，脉略数。

处方：生黄芪30克，赤芍15克，防风10克，独活10克，杏仁10克，忍冬藤30克。20剂，每日1剂，水煎服。（张磊医案）

抵当汤（19）

水蛭（炒）　虻虫各七个（去足翅，炒）　杏仁七枚　大黄二钱半

上作二帖，水煎，再服。

抵当丸（20）

水蛭（炒）　虻虫各七个（去足翅，炒）　杏仁七枚　大黄二钱半

上细末，炼蜜作二丸，用水二钟，煎一丸，至六分，温服。晬时血未下，再服。

黄连解毒汤（21）

黄连　黄柏　黄芩　栀子①

每服五钱，水煎，温服。本方合大承气汤。一法：本方加枳壳；本方合三一承气汤。一法：本方加甘遂末一钱匕；本方合调胃承气汤。一法：本方合凉膈、天水散。

白虎汤（22）《金匮方》云：太阳病，无汗而渴者，不可服。

知母一两半　甘草一两　粳米一合　石膏四两

上五钱，水煎，温服。一法：本方加苍术。一法：本方加人参、苍术。一法：本方加半夏、橘皮。一法：本方加半夏、桔梗。一法：本方合解毒汤。

---

① 剂量原脱，待考。

一法：本方加人参、白术。一法：本方合凉膈散。一法：本方加麻黄根、浮麦。

【临床解读】

李某某，女，5岁4个月。2021年8月27日初诊。

主诉：大便干结3年余。

现病史：患儿近3年来大便干结难排，黏腻臭秽，日一行，量少，易积食，经常服中药调理，停药易反复，夜眠时出汗、磨牙，面色黄，双手心热，脱皮，后背痒，口渴，食欲旺盛，食多不消化，剑突下及右胁下按压痛，小便可，舌尖红，苔白腻，脉沉滞。

病机要点：中焦热偏盛。

处方：生石膏20克，知母10克，鸡内金6克，生甘草2克，白萝卜1斤熬水煎药。10剂，每日1剂，水煎服。（张磊医案）

凉膈散（23）

连翘一两　黄芩半两　栀子半两　甘草半两　朴硝一分　薄荷　大黄各半两

上五钱，水煎，入蜜少许。一法：本方合解毒汤。一法：本方加滑石。一法：本方加桔梗、枳壳。一法：本方合天水散。一法：本方加滑石，调五苓散。

五苓散（24）《金匮方》云：阳明病汗多而渴者，不可服。

猪苓　茯苓　白术各五钱　桂心一分　泽泻一两

上或调或煎。一法：本方加生姜汁调服。

【临床解读】

袁某，男，32岁。2021年4月2日初诊。

主诉：腹胀2年余。

现病史：患者下腹腹胀，腹痛隐隐，口中和，纳眠可，大便正常，小便黄，舌质淡红，苔白厚，脉细。

处方：苍术10克，炒白术15克，陈皮10克，姜厚朴10克，茯苓30克，猪苓10克，泽泻10克，桂枝6克，草果6克，槟榔10克，焦山楂10克，甘草6克。7剂，每日1剂，水煎服。

二诊：上方效可，腹胀愈。现症见：咳嗽、上午发作，脐下隐痛、间断发作，口干口黏，左侧下腹坠痛（精索静脉曲张8年），纳眠可，二便调，舌质淡红，苔白腻，脉细。

处方：上方去槟榔，焦山楂；加前胡10克，荆芥10克。7剂，每日1剂，水煎服。（孙玉信医案）

澹渗汤（25）

即五苓散合益元是也。

瓜蒂散（26）

瓜蒂（细锉，炒）　赤小豆等分

又用茶少许，上为末，豆豉半合、水一盏半，煮汁半盏，调下一钱匕，不吐加服。头痛，加郁金；胁痛，加蝎梢。

三圣散见吐门（27）

食前，先食荠汁半盏，后调药，服一半，用鹅翎探引吐出，如吐少，更以热荠汁投之。不已，用麝香煎汤服半盏，立止。

栀子汤（28）

大栀子七枚　豆豉半合

上以水煎栀子，至一盏半，入豆豉煮至半盏，温服。

栀子柏皮汤（29）

大栀子十五枚　黄柏半两　甘草二钱半

上㕮咀，水二钟，煎。

栀子厚朴汤（30）

大栀子七枚　厚朴半两　枳实二钱

上㕮咀，水煎。

十枣汤（31）

芫花　大戟　甘遂等分

上为末，水一盏，枣十枚劈开，煮汁半盏，调药末半钱匕；实者一钱匕。

三十二、茵陈汤（32）

茵陈一两　大黄半两　栀子十枚

上五钱，水煎。本方合陷胸汤。本方合大承气汤本方五分、陷胸汤三分、大承气二分。本方合解毒汤。

大黄黄连泻心汤（33）

大黄　黄连　黄芩等分

上五钱，水煎。一法：加生姜，甚良。

【临床解读】

吴某，男，42岁。2019年7月3日初诊。

主诉：食热食呕吐2个月。

现病史：患者食热食呕吐，食后易困，乏力易困，口干口苦，无反酸烧心，无嗳气，纳眠可，二便调，舌红。苔白，脉缓无力。

处方：大黄 10 克，黄连 10 克。5 剂，泡茶饮。（孙玉信医案）

桂苓甘露饮（34）

即五苓散加寒水石、石膏。

上为末，或温汤，或新水、生姜汤调或煎。一方，不用猪苓。一方，加甘草。一方，有人参、藿香、木香、葛根、滑石、甘草共一十三味，一名桂苓白术散。

人参石膏汤（35）

人参二钱半　白术半两　知母半两　黄芩三钱　川芎半两　茯苓半两　半夏二钱　山栀三钱　甘草一两　石膏三两

上㕮咀，姜煎。

崔宣武人参石膏汤（36）

人参二钱　石膏一两　川芎二两　黄芩二钱　茯苓　防风各三钱　甘草五钱

上五钱，水煎。

半夏橘皮汤（37）

半夏　陈皮　甘草　人参　茯苓　厚朴各三钱半　葛根半两

上五钱，姜五片，水煎。

茯苓半夏汤（38）

茯苓　半夏　生姜各一钱，取汁。《素问》药证用水一大盏，煎至四分，绞汁，却下生姜汁服。

上，水煎。一方，加黄连、甘草、陈皮各一钱。

大橘皮汤（39）

陈皮　甘草各一两　人参二两

上五钱，姜五片，水煎。

赤茯苓汤（40）

陈皮　甘草各一两　人参二两　半夏　白术　川芎　赤茯苓各半两

上五钱，姜五片，水煎。

槟榔散（41）

槟榔　枳壳等分

上为末，三钱，黄连煎汤调下，或黄连解毒汤调下，或泻心汤调下。

白术散（42）

白术　茯苓　人参　藿香各半两　甘草　葛根各一两　木香二钱半

上末，白汤调下二钱。热，加滑石，或加生姜。

四逆汤（43）

甘草一钱　干姜一分　附子（中者）半个

水煎，温服。

【临床解读】

张某，男，36岁。2021年12月1日初诊。

主诉：牛皮癣8年余。

现病史：患者身发牛皮癣，面部红肿，面上散在分布，疼痛、肿胀难忍，发痒，抓之则易出血，口干不苦，纳可，眠浅易醒，大便不成形，日2~3次，小便可，舌质红，苔黄腻，脉细无力。

处方：制附子10克，干姜10克，土茯苓30克，赤芍30克，黄芩10克，黄连10克，黄柏10克，生薏苡仁30克，桔梗10克，蝉蜕10克，僵蚕10克，甘草6克。20剂，每日1剂，水煎服。（孙玉信医案）

五味子汤（44）

五味子半两　麦门冬　人参　杏仁①　陈皮二钱

上五钱，姜、枣煎。

不卧散（45）

川芎一两半　石膏七钱半　藜芦半两　甘草　人参　细辛各二钱半

上为末，口噙水搐鼻，少时饮白汤半碗，汗出而解。一方，无人参、细辛。

川芎汤（46）

川芎　藁本　苍术等分

上为末，汤调三钱，须臾呕汗，便解。

柴胡饮子（47）

柴胡　人参　甘草　大黄　当归　芍药

上锉五钱，姜五片，水煎。崔宣武加半夏、五味子、桔梗。

刘庭瑞方（48）

柴胡　甘草二两　黄芩　当归　芍药各一两　人参　半夏　大黄②各半两

大劳热。

五七分，以为度。

比金散（49）

荆芥　麻黄　白芷　细辛　何首乌　菊花　防风　石膏　川芎　薄荷

---

① 麦门冬、人参、杏仁：分量原脱，待考。

② 柴胡、黄芩、当归、人参、半夏：分量原脱，待考。

全蝎　草乌

上为末，各等分，每服一钱，煎服，或茶、酒送下。

调胃散（50）

水银　舶上硫黄

上研至黑，服一钱，米饮下。重者二钱。

通神散（51）

河间另有六神通解散，于此加麻黄发汗最佳。《和剂方》中葱白散，于此去黄芩、滑石，加川芎、白术、干葛，亦妙方也。

苍术　石膏各四两　甘草　黄芩各二两　滑石六两

益元散（52）即天水散或名六一散

滑石六两　甘草一两

上为末，水调或加蜜，或葱豉汤调。一名天水散，又名六一散。

通圣散（53）

防风　川芎　当归　芍药　大黄　薄荷　麻黄　连翘　芒硝各半两　石膏一两　黄芩　桔梗各一两　滑石一两　甘草二两　荆芥　白术　栀子各二钱半

上锉，五钱，姜五片，水煎。

双解散（54）

益元散　通圣散各半两

上一两，姜、葱、豉，水煎。

此药双解，加减在通圣散注中。

黄连香薷饮（55）

香薷一两　厚朴半两　白扁豆二钱半　黄连三钱

上锉，五钱，入酒少许，水煎，冷服。

治腰脚骨骱痛不止（56）

用威灵仙煎酒，食前温服，极妙。

无忧丸（57）

治一切食积、气积、茶积、酒积、泻痢、气蛊，腹胀膨闷，肚腹疼痛。

黑牵牛一斤（取末，十三两）　槟榔（好者）二两　猪牙皂角二两　三棱二两　莪术二两（各用好醋浸，湿纸裹煨香熟，取出切碎）

上同前药晒干为末，又用大皂角二两煎汤，打面糊为丸。每服二钱半，白汤送下，茶亦可，姜汤下。

太乙神针（58）

羌活　独活　黄连各四两（为末）　麝香二钱　乳香二钱

上用三月三日艾，四月八日亦可，晒干打茸，入前药末和匀，用好白纸卷包前药如箸大。治风痹或在腿或在腰、在肱，灸七炷、二七炷、三七炷甚效。

治风虫牙疼方（59）

防风（去芦）　草乌（去尖）　细辛（去叶）　巴豆（去壳油）

上各味等分，为细末，擦牙痛处，涎出立止，切勿咽下。

如饮食，以盐汤灌漱，含饮无碍。

神效追虫取积感应丸（60）

槟榔半斤　樟柳根半斤　贯众半斤　大黄半斤　三棱四两（醋煮）　雷丸四两（醋煮）　莪术二两（醋煮）　使君子四两（取肉）　木香二两　芫花一两　苦楝根皮八两　黑牵牛二斤半（取头末，十两为衣）　皂角　茵陈　藿香①

自槟榔至牵牛为末外，用皂角等三味浓煎汁为丸，如梧桐子大，每服三钱重。

金刀如圣散（61）

茅山苍术六两（米泔浸一日一夜）　白芷二两　川乌四两（去皮脐，生用）　防风四两（净，生用）　细辛三两（去土，净）　白术二两五钱　草乌四两

本方用两头尖，无则以川芎四两、雄黄五两，另研细末入药。

上件，俱各生用，晒干为末用之。一切金疮及多年恶疮，用自己小便洗过，帖药立效。

破伤风紧急，用好酒调药半钱或一钱服之。蛇伤，入枯白矾少许，调药敷之。蝎蜇伤，用吐服，盖之汗也；如汗不出再服，或涎出亦验，伤处敷药可。疯狗咬伤处，口噙水洗净，将药贴伤处。汤火伤烫者，以新汲水调药敷之。雷头风并干湿癣、麻痹，每服半钱，服之立效。

芦荟丸（62）

小儿痞疾、疳痨、肚大腹胀、面黄肌瘦、脾胃不合、惊积食积，并皆治之。

芦荟　麦芽　胡黄连各一两　黄连五钱　芜荑　肉豆蔻　木香　龙胆草

---

① 皂角、茵陈、藿香：均无分量。

各四钱　川楝子五十个（取肉）　三棱　蓬术各六钱　槟榔八钱　史君子六十个　陈皮　青皮各八钱　麝香一钱半　神曲一两半　干蝦蟆①一枚

上为细末，薄荷、猪胆汁为丸粟米大。每服一钱，空心米汤下。

无价宝（63） 一名壮阳丹

专治五劳七伤、四肢无力、脚腿沉困、骨节酸疼、面目无光、阳萎不起、下元虚冷、梦失精液。服至十夜，面目光滑；二十夜老转少年；一月后阳道复原；四十夜增进饮食；至一百日，万病皆除，冬不寒、夏不热、须发不白。妇人服之，强阴暖子宫，阴阳有益，最有功效。

川楝子二两　牛膝一两（酒浸）　槟榔一两　白芍药五钱　菟丝子一两（另研，酒浸）　蛇床子一两　干姜五钱　穿山甲一大片（酥炙）　莲肉一两（不去心）　乳香三钱（另研）　沉香三钱（另研）　白檀香五钱（另研）　鹿茸一两（炙）　巴戟一钱　大茴香一钱　仙灵脾三钱　破故纸五钱　凤眼草三钱　胡芦巴五钱　人参一两　泽泻一两　山药一两　五味子一两　熟地黄二两　麦门冬　肉苁蓉　茯苓以上各一两　白芍药五钱

上二十七味，除乳香、沉香、白檀香、菟丝子四味另研为细末，其余二十三味，各捣烂为细末，同前四味炼蜜为剂，同捣一二百千杵，丸如梧桐子大。每服三十丸，增至九十丸，好酒送下，以干物压之。修合之日，再加丁香一钱。

膏药方（64）

黄香三斤　松脂三斤　麻油半斤　穿山甲　白及（二味各少许，做点药）　蓖麻四十九粒（研细）。

定子药（65）

白矾一两（火煅，同信一处）　信五钱　乳香二钱　没药二钱　辰砂五分

面糊为锭。

生肌散（66）

龙骨（火煅）　赤石脂（火煅）各半两　乳香　没药　海螵蛸　轻粉　全蝎（洗，焙干）各一钱　血竭二钱　黄丹一钱

上为末，待疮头落尽，此药填满在疮口上，以膏药贴之。一日甘草汤洗二次，膏药一二日一换。

---

① 干蝦蟆：原无分量。

追风托里散（67）

甘草　黄芪　当归　芍药　白芷　防风　川芎　官桂　瓜蒌仁　金银花　桔梗①

每服水酒共二钟，煎至一钟，空心服。

象牙丸（68）

象牙五钱　蜂房三钱　蝉蜕三钱　木香三钱　没药一钱　乳香三钱　全蝎一只　僵蚕三钱

先将黄蜡半斤化开，待黑色过却，将前药为细末，入蜡内搅匀，倾入水内，取出冷定为丸，如枣大。每服空心一丸，滚酒化开，连三日三服，待药从漏痕出，隔三日再一服，第五日再服一九，后下锭子药。

伤寒用药加减赋

万物之生也，人为最灵；四时有变兮，百疾兆生。欲辨阴阳之证，必明天地之情；稽寒温表里之疑，式明标本，施汗下补吐之法，博济群生。

始而毫毛，次传肤腠。恶风自汗，乃桂枝之证；喘热恶寒，则麻黄之候。阴阳俱虚而身必痒，各半同功。桂枝麻黄各一，寒热共作而脉尚虚，二一共凑（桂枝二越婢一汤）。

于是助以姜枣，杂以豉葱。便利恶寒者干姜。心悸腹痛者建中。脉热极而烦者，入人参于白虎；脉烦盛而喘者，加杏子以青龙。结胸下痢而表解，朱雀②取效；头眩肉瞤而水泄，玄武③当功。

致使桔梗宽咽，甘草平悸，腹内胀满兮，厚朴姜，心中懊憹兮，栀子豉。小便不利，则投之以猪苓；膈间有痰，则吐之以瓜蒂。或乃热作而腹胁胀满，又狂妄而潮热发悸，或里已入而表未除，或小便涩而大便秘，必明大小柴胡，直叙前后承气。结胸多渴，祝侍者议任陷胸，谵语发狂，委将军即大黄。功先调胃。

当知青龙十枣兮，水分表里；三黄四逆兮，利有寒温。下利者甘草，烦躁者茯苓茯苓四逆汤。脉绝者当归当归四逆汤。亡血，须人参四逆，加人参，汗出加附子附子泻心汤。恶风入黄芩黄芩泻心汤，脐下有水则生姜生姜泻心汤，心中呕逆则

① 甘草、黄芪、当归、芍药、白芷、防风、川芎、官桂、瓜蒌仁、金银花、桔梗：均五分量。
② 朱雀：指朱雀汤。
③ 玄武：指真武汤。

人参人参泻心汤。上四者，总归于四逆；下四者，乃同于泻心。温寒而惟结积，惟三白之功妙。生津液而逐水道，加五苓之最深。

吐血则黄芪宜服，便脓则桃仁可加。黄疸茵陈，必先求之瓜蒂先瓜蒂，后茵陈。斑毒紫雪，当后用于升麻先升麻，后紫雪。温湿之于桂附苍术可入，就中之内参姜，附子宜加。

此外若青龙与柴胡有加减之余议，身有余热者，桂枝可除；胁下硬满者大黄可倍，多汗者附子加小柴胡，奔豚者桂枝加桂；喘者小青龙加杏仁；嗽者小柴胡加五味。瓜蒂治烦渴未除，茯苓医小便不利。内寒者茱萸，外肿者防己。生姜止呕，半夏疗哕，用枳壳兮，缘酒毒留胸；有黄柏兮，因衄血出鼻。或得人参以除烦，或取茯苓而愈悸。头痛如破，葱白连须；咳逆欲绝，干柿并蒂。下利则干姜，身痛则栀豉。岂二方之独用，亦众药之同推。妙哉！否今精此四十余年，活人之功尝识。

伤寒总病论

原著　宋·庞安时
主编　姜枫
副主编　周亚龙

目　录

启：久不为问，思企日深，过辱存记，远枉书教。具闻起居佳胜，感慰兼集。惠示伤寒论，真得古圣贤救人之意，岂独为传世不朽之资，盖已义贯幽明矣。谨当为作题首一篇寄去，方苦事多，故未能便付去人，然亦不久作也。老倦甚矣。秋初决当求去，未知何日会见。临书惘惘，惟万万以时自爱，不宣，再拜。

安常处士阁下

五月廿八日

人生浮脆，何者为可恃，如君能著书传后有几。念此便当为作数百字，仍欲送杭州开板也。知之，知之。

又白

序

庞安常自少时喜医方，为人治病，处其死生，多验，名倾淮南诸医。然为气任侠，斗鸡走狗，蹴鞠击毬，少年豪纵事，无所不为。博弈音技，一工所难而兼能之。家富多后房，不出户而所欲得。人之以医聘之也，皆多陈其所好，以顺适其意。其来也，病家如市；其疾已也，君脱然不受谢而去。中年，乃屏绝戏弄，闭门读书。自神农黄帝经方，扁鹊《八十一难经》，皇甫谧《甲乙》，无不贯穿。其简册纷错，黄素朽蠹，先师或失其意；学术浅薄，私智穿凿，曲士或窜其文，安常悉能辩论发挥，每用以治病，几乎十全矣。然人疾诣门，不问贫富，为便房曲斋，调护寒暑所宜，珍膳美蔬，时节其饥饱之度。爱老而慈幼，不以人之疾尝试其方，如疾痛在已也。盖其轻财如粪土，耐事如慈母而有常，似秦汉间任侠而不害人，似战国四公子而不争利。所以能动而得意。起人之疾，不可为数。他日过之，未尝有德色也。其所总辑《伤寒论》，皆其日用书也。欲掇其大要，论其精妙，使士大夫稍知之。然未尝游其庭者，虽得吾说而不解；若有意于斯者，读其书自足以揽其精微，故不著。著其行事，以为后序云。前序海上人诺为之，故虚其右以待。

元符三年三月，豫章黄庭坚序

卷 一

叙 论

庞曰：《素问》云：冬三月是谓闭藏，水冰地裂，无扰乎阳。又云：彼春之暖，为夏之暑；彼秋之忿，为冬之怒，是以严寒冬令，为杀厉之气也。故君子善知摄生，当严寒之时，周密居室而不犯寒毒，其有奔驰荷重，劳房之人，皆辛苦之徒也。当阳气闭藏，反扰动之，令郁发腠理，津液强渍，为寒所搏，肤腠反密，寒毒与荣卫相浑。当是之时，勇者气行则已，怯者则著而成病矣。其即时成病者，头痛身疼，肌肤热而恶寒，名曰伤寒。其不即时成病，则寒毒藏于肌肤之间，至春夏阳气发生，则寒毒与阳气相搏于荣卫之间，其患与冬时即病候无异。因春温气而变，名曰温病也。因夏暑气而变，名曰热病也。因八节虚风而变，名曰中风也。因暑湿而变，名曰湿病也。因气运风热相搏而变，名曰风温也。其病本因冬时中寒，随时有变病之形态尔，故大医通谓之伤寒焉。其暑病、湿温、风温死生不同，形状各异，治别有法。

庞曰：天寒之所折，则折阳气。足太阳为诸阳主气，其经夹脊膂，贯五脏六腑之腧，上入脑，故始则太阳受病也。以其经贯五脏六腑之腧，故病有脏腑传变之候。以其阳经先受病，故次第传入阴经。以阳主生，故足太阳水传足阳明土，土传足少阴水，为微邪。以阴主杀，故木传足太阴土，土传足少阴水，水传足厥阴木。至第六七日，当传足厥阴肝，木必移气克于脾土，脾再受贼邪，则五脏六腑皆危殆矣。荣卫不通，耳聋囊缩，不知人则死，速用承气汤下之方在可下证中。则可保五死一生。勿从容拯溺，病人水浆不入，汤液不下，无可奈何也。《素问》云：脾热病则五脏危。又云：土败木贼则死。若第六七日传厥阴，脉得微缓、微浮，其证寒热似疟，此为必愈，宜桂枝麻黄各半汤和之方在可汗证中。微缓、微浮为脾胃脉也，故知脾气全不再受克，邪无所容，否极泰来，荣卫将复，水升火降，则寒热作而大汗解矣。人将大汗必冒昧者，若久旱天将时雨，六合皆至昏昧。雨降之后，草木皆苏，庶物明净，《玉册》所谓换阳之吉证也。

王叔和云：土地温凉，高下不同，物性刚柔，餐居亦异。是以黄帝兴四方之问，岐伯立四治之能，以训后贤，开其未悟。临病之工，宜两审之。

庞曰：叔和非医之圆机，孰能臻此也。如桂枝汤自西北二方居人，四时行之，无不应验。自江淮间地偏暖处，唯冬及春可行之。自春末及夏至以前，桂枝、麻黄、青龙内宜黄芩也。自夏至以后，桂枝内又须随证增知母、大青、石膏、升麻辈取汗也。若时行寒疫及病人素虚寒者，正用古方，不在加减矣。夏至以后，虽宜白虎，详白虎汤自非新中暍而变暑病所宜，乃汗后解表药耳，以白虎未能驱逐表邪故也。或有冬及始春寒甚之时，人患斯疾，因汗下偶变狂躁不解，须当作内热治之，不拘于时令也。南方无霜雪之地，不因寒气中人，地气不藏，虫类泄毒，岚瘴间作，不在此法，治别有方也。又一州之内，有山居者为居积阴之所，盛夏冰雪，其气寒，腠理闭，难伤于邪，其人寿，其有病者多中风中寒之疾也。有平居者为居积阳之所，严冬生草，其气温，腠理疏，易伤于邪，其人夭，其有病者多中湿中暑之疾也。凡人禀气各有盛衰，宿病各有寒热，因伤寒蒸起宿疾，更不在感异气而变者。假令素有寒者，多变阳虚阴盛之疾，或变阴毒也。素有热者，多变阳盛阴虚之疾，或变阳毒也。

庞曰：四时之中，有寒暑燥湿风火相搏，喜变诸疾，须预察之。其饮食五味禽鱼虫菜果实之属，性偏有嗜者；或金石草木药素尝有饵者，人五脏有大小、高下、坚脆、端正偏倾，六腑亦有大小、长短、厚薄、缓急，令人终身长有一病者。贵者后贱，富者乍贫，有常贵，有常富，有暴富，有暴贫，有暴乐，有暴苦，有始乐后苦，有离绝蕴结，忧恐喜怒者。夫常贵后贱，名曰脱营；常富后贫，名曰失精。暴乐暴苦，始乐后苦，精竭体沮，脱势侯王，精神内伤，情慕尊贵，妄为丧志。始富后贫，焦皮挛筋，常富恶劳，骄堕精消。离间亲爱者魂游绝，所怀者意丧，所虑者神劳，结怨恨者志苦，忧愁者闭塞而不行，盛怒者迷惑而不治，恐惧者荡惮而不收，喜乐者掸散而不藏，此皆非外邪所中而得之于内也。良工必预审问其由，先知脏腑经络受病之所，可举万全。粗工不思晓，令五脑六腑血气离守，迨至不救，又何言哉。

庞曰：阴阳虚盛者，非谓分尺寸也。荣卫者，表阳也。肠胃者，里阴也。寒毒争于荣卫之中，必发热恶寒，尺寸俱浮大，内必不甚躁。设有微烦，其人饮食欲温而恶冷，谓阳虚阴盛也，可汗之则愈，若误下则死也。若寒毒相搏于荣卫之内，而阳盛阴衰，极阴变阳，寒盛生热，热气盛而入里，热毒居肠胃之中，水液为之干涸，燥粪结聚。其人外不恶寒，必蒸蒸发热而躁，甚则谵语。其脉浮滑而数，或洪实，或汗后脉虽迟，按之有力，外证已不恶寒，腹满而喘，此皆为阳盛阴虚，当下之则愈，若误汗则死也。仲景载三等阳明，是阳盛阴虚证矣。调经论云：阳虚则外寒，阴虚则内热，阳胜则外热，阴胜则内寒，以此别之。若阴独胜而阳气暴绝，必四肢逆冷，脐筑腠痛，身疼如被杖，面青，或吐，或利，脉细欲绝，名曰阴毒也。须急灸脐下，服以辛热之药，令阳气复生，濈然汗出而解。若阳独胜而阴气暴绝，必发躁，狂走妄言，面赤咽痛，身斑斑如锦文，或下利赤黄，脉洪实或滑促，名曰阳毒也。宜用针泄热，服以苦醋之药，令阴气复生，濈然汗出而解也。

庞曰：夫邪逆阴阳之气，非汗不能全其天真。《素问》云：辛甘发散为阳，谓桂枝、甘草、细辛、姜枣、附子之类，能复阳气也。酸苦涌泄为阴，谓苦参、大青、葶苈、苦酒、艾之类，能复阴气也。酸苦之药，既折热复阴亦当小汗而后利者。经云：身汗得而后利，则实者可活是也。

华佗治法云：伤寒病起自风寒入于腠理，与精气分争，荣卫否鬲，周行不通。病一日至二日，气在孔窍皮肤之间，故病者头痛恶寒，身热，腰背强重，此邪气在表，随证发汗则愈。

庞曰：凡发汗，须如常覆腰以上，厚衣覆腰以下，以腰足难取汗故也。半身无汗，病终不解。凡发汗后，病证仍存，于三日内，可二三发汗，令腰脚周遍为度。若病不解，便可下之。设令下后不解，表里邪亦衰矣，足观脉证调治，七日内可期正汗为善也。发汗后不可再行汗者，始发热恶寒，今不恶寒，但倍发热而躁；始脉浮大，今洪实，或沉细数；始惺静，今狂语；此胃实阳盛，再行汗药即死，须当下之。有人始得病变阳盛之证，须便下之，不可拘日子深浅次第也。病三日以上，气浮上部，填塞胸膈，故头痛胸中满，或多痰涎，当吐之则愈。

庞曰：若虚损及新产人不能吐者，可服枳实散枳实细末，米饮调二钱，日可三四服。若有虚寒，手足冷及脉微弱者，枳实二两加桂枝一两，同末之，如前服。

病五六日以上，气结在脏腑，故腹满身重，骨节烦疼，当下则愈。若小便少，手足心并腋下不滋润，尚未可攻之，当消息其候，不可乱投汤药，虚其胃气也。以上解华佗治法。

太阳证

尺寸俱浮者，太阳受病也。当一二日发，以其脉上连风府，故头项痛而腰脊强。此是太阳膀胱经，属水。《病源》云：小肠者，非也。

太阳病，发热，汗出，恶风，其脉缓者，名为中风。太阳病，或已发热，未发热，必恶寒，体痛，脉阴阳俱紧者，名为伤寒。

伤寒一日，太阳受之，脉若静者，为不传；颇欲吐，若烦躁，脉数急者，为传也。

伤寒二三日，阳明少阳证不见者，为不传也。病发热而恶寒，邪发于阳也；不热而恶寒者，邪发于阴也。发于阳者，七日愈；发于阴者，六日愈，阳数七，阴数六故也。发于阳者，随证用汗药攻其外；发于阴者，用四逆辈温其内。

太阳病，头痛至七日以上自愈者，其经竟故也。若欲作再经者，针足阳明，使经不传。补足阳明土，三里穴也。

风者，解表而不了了者，十二日愈。《方言》曰：南楚疾愈或谓之差，或谓之了。

太阳病，初服桂枝汤，反烦不解，先刺风池、风府，却与桂枝汤则愈。

太阳病，自汗，四肢难以屈伸，若小便难者，可与阳旦汤内加附子一枚，炮去皮尖，八破，同煎服之阳旦即桂枝汤异名。若小便数者，慎不可行此汤，宜用芍药甘草汤。若误行桂枝附子汤攻表，则咽干、烦躁，厥逆、呕吐者，作甘草干姜汤与之，以复阳气；若厥愈足温，更与芍药甘草汤，其脚即伸；若胃气不和，谵语者，少与调胃承气汤，微溏则谵语止。

芍药甘草汤 主脉浮而自汗，小便数，寸口脉浮大。浮为风，大为虚，风则生微热，虚则两胫挛。小便数，仍汗出，为津液少，不可误用桂枝汤，宜补虚退热，通治误服汤后病证仍存者。按：古之三两，准今之一两。古之三升，今之一升。若以古方裁剪，以合今升秤，则铢两升合之分毫难以从俗。莫若以古今升秤均等，而减半为一剂，稍增其枚粒，乃便于俗尔。且仲景方云：一剂尽，病症犹在者，更作减半之剂，此古方一剂又加其半，庶可防病未尽而服之也。有不禁大汤剂者，再减半亦得。《肘后》所谓或一分为两，或以二铢为两，以盏当升可也。贫家难办，或临时抄撮皆可。粗末每抄五钱，水二平盏，煎八分服之。有姜枣者，每服入姜三片，枣三枚，一日三服，未中病可六七服也。有不可作煮散者，是病势大，宜依古方行之。凡汤一剂，有附子一枚；增半之剂，合用附子一枚半。古方不析枚者，是枚力要完也。半两以上大附子，可当一枚半；四钱以下者，可用一枚为准。枚伤多不妨，仲景云：强人可加附子成一枚是也。

芍药　甘草各一两半

细锉，水一升半，煎七合半，去滓，温温分再服。

甘草干姜汤

甘草二两　干姜一两

煎如前方。

调胃承气汤

大黄一两　甘草半两　芒硝一大合

细锉，水一升，煎上二味至五合，去滓，下芒硝烊化，暖服一盏，微溏为度。

如难利者，再与一剂。

太阳病汗证，反下之，遂利不止，脉促，表未解也；喘而汗出者，**葛根黄芩汤**主之。

黄芩三钱　黄连三两　甘草半两　干葛二两

细锉，水一升半，煎七合半，去滓，温饮一盏，日三服。

阳明证

尺寸俱长者，阳明受病也。当二三日发，以其脉夹鼻，络于目，故身热，目痛鼻干，不得卧。此证恶寒可发汗，若恶寒罢，反自汗恶热者，为胃家实，属正阳明，宜调胃承气汤，方在太阳证下。

庞曰：有三阳阳明者，其太阳阳明，本太阳病，若发汗，若下，若利小便，此亡津液，胃中干燥，因传属阳明也；少阳阳明者，本传到少阳，因发汗，利小便已，胃中燥，大便难也；正阳阳明者，病人本风盛气实，津液消铄，或始恶寒，汗出多，寒罢而反发热，或始得病便发热狂言也。

凡阳明证俱宜下，唯中寒恶寒为病在经，与太阳合病属表，可发其汗。

二阳合病，脉必浮大而长，外证必头痛腰疼，肌热目疼鼻干也。浮大者，太阳受病也；长者，阳明也。头腰太阳也，肌目鼻阳明也。

二阳并病，太阳证罢，但发潮热，手足濈濈汗出，大便难而谵语者，大承气汤下之则愈方在可下证中。

二阳并病，太阳初得时，发其汗，汗先出复不彻，因转属阳明，自微汗不恶寒。若太阳证不罢，不可下，下之为逆，如此者可小发其汗。设面色正赤者，阳气怫郁在表，当解之蒸之。若汗出不彻，当短息，不足言，阳气怫郁不得越，当汗出而不汗，其人短气但坐，以汗出不彻故也，宜麻黄汤更发其汗即愈。何以知其汗不彻，其脉涩故知也方在可汗证中。古本字多差误，以从来所见病人证候中，符合如此，故改正。阳明病，能食为中风，不能食为中寒。

阳明病中寒，脉浮无汗，其人必喘，发汗则愈，宜麻黄汤方在可汗证中。

阳明病，脉迟，汗出多，微恶寒者，表未解，发汗则愈，宜桂枝汤方在可汗证中。若不恶寒，为外欲解，手足濈然汗出者，大便已硬，宜大承气汤方在可下证中。

阳明病有不可攻者，谓阳明病，心下硬满者，不可攻，攻之利不止者死，利止者愈。

阳明病，或发汗，或自汗，大便虽硬，小便少者，未可攻，津液恐还入胃，必先硬后溏也。小便自如，乃可攻之。

阳明中风，口苦咽干，腹满微喘，发热恶寒，其脉浮紧。若下之，则腹满小便难也。此证必无汗，与后证相似，且恶寒无汗为异，以咽干腹满，亦不宜正与汗药，别与消详也。

阳明病，脉浮而紧，咽干口苦，腹满而喘，发热汗出，不恶寒而反恶热，身重。若发汗则烦躁愦愦，反谵语，若加温针，必怵惕①烦躁不得眠；若下则胃中空虚，客气动膈，心中懊憹，苔生舌上者，**栀子香豉汤**主之。

肥栀子十枚　香豉二合

水二升，煮栀子减半，下豉再煮八合，去滓，温服一盏。得快吐者，止后服。

脉浮紧，必无汗，而反有汗，咽燥，腹满，恶热，法当下之，而又脉浮紧，不当下，此恐变风温，宜细详。

阳明病，口鼻燥，但漱水而不欲咽者，必衄。

少阳证

尺寸俱弦者，少阳受病也。当二三日发，以其脉上循胁，络于耳，故胸胁痛而耳聋。足少阳胆属木，弦者，细长如琴弦状。仲景云：脉浮而紧曰弦。非谓此弦脉也，凡伤寒脉浮紧相载，皆届弦之类也。有属太阳，有属阳明者。少阳正得弦脉，体是小弦长大脉也，多宜和表，鲜有汗证。

少阳之证，口苦，咽干，目眩也。

此三阳经皆病，未入于脏，可汗而解。仲景少阳证，唯小柴胡乃和表药耳。

弦细，头痛发热，属少阳，宜小柴胡汤。不可发汗，发汗则谵语，此属胃，胃和则愈；不和则烦而躁，宜调胃承气汤。此属少阳、阳明证也。方在太阳证中。

【临床解读】

李某，女，54岁。2021年11月15日初诊。

主诉：间断右侧头痛2年。

现病史：患者2年前因劳累后出现右侧头部隐痛，未予重视，后逐渐加重。曾查头颅MRA示右侧颈内动脉眼段局部突出影，考虑动脉瘤。曾服中药治疗效可。现症见：间断右侧头痛，痛势较前重，无恶心干呕、视物旋转，

① 怵惕：恐惧不安状。

乏力神疲，全身游走性疼痛，胃怕凉，食凉易腹泻，纳可，眠差，大便可，日一次，小便调，面部痘疹，50岁断经，舌质红，苔薄黄，脉弦数。甲状腺微小乳头癌术后2年，乳腺结节15年，子宫肌瘤，胃多发息肉，血压正常。

处方：柴胡10克，黄芩10克，党参10克，清半夏10克，金银花10克，连翘10克，生龙牡各30克（先煎），赤芍15克，生甘草6克。15剂，每日1剂，水煎服。（张磊医案）

本太阳病不解，转入少阳者，胁下硬满，干呕不能食，往来寒热，尚未可吐下，脉紧者，小柴胡汤主之少加牡蛎。

若已吐下，发汗，温针，谵语，小柴胡汤证罢，此为坏病，知犯何逆，以法治之。知犯何逆者，犯四种温病，坏候也。

少阳中风，两耳微闻，目赤，胸中满而烦，不可吐下，吐下则惊悸，小柴胡汤主之方在和表证中。

【临床解读】

秦某，女，71岁。2021年11月17日初诊。

主诉：胃脘灼热感、隐痛不适1年余。

现病史：患者述近1年来几乎每日下午3时到晚上8时易出现肚脐以上腹部内灼热感，腹部皮肤亦觉发热，伴上腹部隐痛不舒，心下硬，按之痛，腹内发热时口渴不欲饮冷，喝温开水不解渴，腹热反加重，纳可，易饥饿，嗳气，吐酸水。按湿热服三仁汤合温胆汤加减效差。大便困难，量少，次数多，不干，解不净感，矢气频，小便调，眠差易醒，醒后难以入睡，舌质暗红，苔白腻，脉沉滞。2021年10月9日于河北某医院做胃镜示慢性萎缩性胃炎（轻度），服奥美拉唑10余年。

处方：柴胡10克，黄芩10克，党参10克，清半夏10克，金银花10克，连翘10克，生石膏30克，炙甘草6克，生姜3片，大枣3枚（切开）为引。10剂，每日1剂，水煎服。（张磊医案）

三阳合病，脉浮大，上关上，但欲眠睡，合目则汗。不言弦者，隐于长大也。

三阳合病，面垢谵语，腹满身重，不能转侧，遗尿。发汗则谵语，下之则额上生汗，手足逆冷。若自汗者，宜白虎汤方在厥阴证中。

伤寒四五日，或六七日，无大热，其人躁闷，此为阳去入阴也。

伤寒三日，三阳为尽，三阴当受邪，其人反能食而不呕，此为三阴不受邪也。病到阴必吐利。

伤寒三日，少阳脉小者，欲愈也。小而平匀者也。

太阴证

尺寸俱沉细者，太阴受病也。当四五日发，其经布胃中，络于嗌，故腹满而嗌干，宜大承气汤下之方在可下证中。

太阴之为病，腹满而吐，食不下，自利益甚，时腹自痛，若下之，必胸下结硬①。自利不渴者，属太阴，其脏有寒故也。当温之，以四逆辈。

伤寒三日，太阳脉弱，至四日，太阴脉大。脉大而胸满多痰者，宜吐之；无此证者，宜汗之。伤寒脉浮缓，亦大之类，手足自温者，系在太阴，小便不利者，必发黄，五苓散加茵陈主之。若小便自利者，不能发黄，至七八日，虽暴烦下利日十余行，必自止，以脾家实，腐秽当去故也，橘皮汤主之。

五苓茵陈汤

以茵陈浓煎，汤调五苓散二钱服之，日三四，黄从小便下，以小便清为度。

橘皮汤

橘皮一两　生姜二两

细锉，水一升半，煎七合去滓，分二服，稍热呷，未差再作服。

本太阳病，医反下之，因而腹满时痛者，属太阴也，桂枝芍药汤主之。

桂枝一两半　芍药三两　甘草一两　大枣六枚　生姜一两半

㕮咀，以水三升，煮取一升半，去滓，每温一盏，日三服。注云：小建中汤不用饴糖，故芍药为君，止痛复利邪故也。

少阴证

尺寸俱沉者，少阴受病也。当五六日发，以其经贯肾，络于肺，系舌本，故口燥舌干而渴，大承气汤下之方在可下证中。

少阴之为病，脉微细，欲寐也。

少阴中风，阳微阴浮，为欲愈也。

凡少阴病四逆者，宜温之。

少阴病，始得之，反发热，脉沉者，**麻黄细辛附子汤**主之。

麻黄二两　细辛二两　附子一枚

---

① 胸下结硬：指胃脘部痞结、胀硬。

㕮咀，以水三升，先煮麻黄十数沸，去上沫，内诸药，煮取一升，去滓，每温一盏，日三服。

少阴病，得之二三日，**麻黄附子甘草汤**微汗，以二三日无阳证，故微发汗也。谓初得病二三日，常见少阴证，无阳者，须发小汗也。

麻黄二两　甘草二两　附子一枚

㕮咀，以水三升，先煮麻黄十数沸，去上沫，内诸药，煮取一升半，去滓，每温一盏，日三服。

庞曰：少阴病脉沉，不知何沉也，且沉紧发汗则动经，沉数为病在里，不可发汗。详此脉或沉而濡，或沉而微，是表中寒而里不消，脉应里而发热在表，故以小辛之药，温散而微微取汗也。

少阴病，吐利，手足不逆冷，发热者不死；脉不至者，灸少阴七壮。太溪穴在内踝后跟骨上动脉陷中。言发热者，谓其身发热也。

少阴病，吐利，烦躁四逆者，死。烦躁者，内烦躁也。与茱萸汤证，宜细审其生死也。

少阴病，恶寒而倦，时时自烦，不欲厚衣，宜大柴胡汤方在可下证中。

少阴病四逆，恶寒而自倦，脉不至而吐利，烦躁者，死。重详定此。

少阴病下利，利止而眩，时自冒者，死。此合是少阳冒昧汗濈出，脉匀小浮者生。少阴无眩冒之证。

少阴病六七日，息高者，死。

少阴病，脉微细沉，但欲卧，汗出不烦，自欲吐，至五六日自利，复烦躁，不得卧寐者，死。

少阴病，得之二三日以上，心中烦，不得卧者，**黄连阿胶汤**主之。

黄连一两　黄芩一分　芍药一分　鸡子黄半枚　阿胶（炙）三分，为末

以水二升，先煮三物，取一升，去滓，内阿胶烊尽，小冷，内鸡子黄，搅令相得，温温一盏，日三四服。

少阴病，下利清水，色纯清，心下必痛，口干燥者，大承气汤下之方在可下证中。

少阴病，吐利，手足厥冷，烦躁欲死者，**茱萸汤**主之。

茱萸一两半（汤洗三遍）　人参三分　生姜一两半　大枣三个

以水三升半，煮取一升半，去滓。每温一盏，日三服。

少阴病，咽痛者，**桔梗甘草汤**主之。

桔梗半两　甘草一两

细锉，水一升，煎半升，去滓，作三服，细呷之。

又**半夏散**亦主之。

半夏（汤洗七遍）　桂枝（去皮）　甘草（炙）

上各等分，各别捣筛已，合治之。每服三钱，水一盏半，煎至八分，温冷少少与之。

少阴病，下利清谷，里寒外热，手足厥逆，脉微欲绝，身反不恶寒，其人面赤，或腹痛，或干呕，或咽痛，或利止脉不出者，**通脉四逆汤**主之。

甘草一两　附子（大者半个，强人加半个）　干姜三分（强人加一两半）

细锉，水三升，煎至一升，去滓，每温服一盏，日三四服。未差，急更作一剂，不可作煮散。其脉续续出者愈，暴出者死。面赤者，加连须葱四茎，去青；腹痛，去葱加芍药一两；呕者加生姜一两；咽痛者去芍药加桔梗半两；利止脉不出者，去桔梗加人参半两。病与方皆相应者，乃与服之。

少阴病，下利六七日，咳而呕渴，心烦不得眠者，宜**猪苓汤**。

猪苓　茯苓　泽泻　滑石　阿胶各半两

㕮咀，以水二升，先煮四物取一升，去滓，纳阿胶末烊尽，每温一盏服。

少阴病，下利咽痛，胸满心烦，**猪肤汤**主之。

猪肤半斤

以水五升，煮取二升半，去滓，加白蜜半升，白粉二合半，熬香和令相得，每温服一盏，日三四服。

少阴病，四逆，其人或咳，或悸，或小便不利，或腹中痛，或泄利下重者，**四逆散**主之。

甘草　枳实　柴胡　芍药各五分

捣筛为细末，白饮和服方寸匕，日三服。咳者加五味子、干姜炮，各二分半，并主下利；悸者，加桂二分半；小便不利者，加赤茯苓二分半；腹痛者，加附子一个，炮，去皮脐；泄利下重者，先以水三升，薤白一升半，煮取二升，去滓，以散方寸匕，用薤白汤一盏，煎八分，日三四服。

厥阴证

尺寸俱微者，厥阴受病也。当六七日发，以其脉循阴而络于肝，故烦满而囊缩。微缓者，囊必不缩。若外证发热，恶寒似疟，为欲愈候，宜桂枝麻黄各半汤也。若尺寸俱沉短者，囊必缩，宜承气汤下之。方在可下证中。

厥阴之为病，消渴，气上冲心，心中痛热，饥而不欲食，食则吐蛔，下之利不止，乌梅丸主之。

伤寒，脉微而厥，至七八日肤冷，其人躁无暂安者，此脏厥[①]，非蛔厥也。蛔厥者，其人当吐蛔，令病者静而复烦也，此脏寒。蛔上入其膈，故烦，须臾复止。得食而呕又烦者，蛔闻食臭即出，其人常自吐蛔。蛔厥者，**乌梅丸**主之。又治久痢。脏厥宜四逆辈，极冷服之。

乌梅一百五十个　干姜五两　黄连八两　当归二两　川椒　桂枝　附子　人参　黄柏　细辛各三两

异捣筛，合治之。以苦酒浸乌梅一宿，去核，蒸之二斗米下，饭热捣成泥，和药令相得，内臼中，与蜜再杵二千下，丸如梧桐子大，先食饮服十丸，日三服。

稍加至二十丸，禁生冷、滑臭食物等。

厥阴中风，脉微浮者为欲愈，不浮者为未愈。

脉迟，反以黄芩汤得彻其热，腹中应冷，当不得食，今反能食，此为除中[②]，必死。

先厥后发热，下利必自止，而反汗出咽痛者，其喉为痹；发热无汗，其利自止，若不止，必便脓血者，其喉不痹。

庞曰：热少厥微，指头寒，嘿嘿不欲食，烦躁数日，小便自如，此热除也。宜干姜甘草汤方在太阳证中。

庞曰：手足逆冷，皆属厥阴，不可下，亦不可汗。有须下证者，谓手足虽逆冷，或有温时，手足虽逆冷而手足掌心必暖，非正厥也，故可消息汗下也。

伤寒一二日，至四五日，厥者必发热，前发厥者，后必发热，厥甚热亦甚，厥微热亦微。厥不过五日，六日不厥者必愈。若六日厥者，必发热愈甚，仍下利也。

庞曰：寒热而厥，面色不泽，冒昧者，当用绵衣包手足，令温暖，必大汗而解也。有不因大汗下，而两手忽无脉，谓之双伏；或一手无脉，谓之单伏。或利止，如此必有正汗，急用四逆辈温之，时有汗便安。脉终不出者，死。

下利，先厥后发热，利必自止。不尔，咽中痛，或喉痹；若便脓血者，其喉不痹。

---

① 脏厥：指肾藏真阳极虚而致四肢厥冷的病症。

② 除中：证候名，中气败绝之危候。临床表现为病情危重，本不能食而反思之。

厥而下利者，当不能食；反能食者，为除中，必死。能食反发热，脉数者，必发痈脓；厥而呕，胸胁烦满，后必便脓血。

病者手足冷，小腹按之痛，此结冷在膀胱关元也。当关元灸之。发热下利，厥逆，躁不得卧者，死。

病人手足厥冷，脉乍紧者，邪结在胃中，心下满而烦，不能饮食者，病在胸中，当吐之，宜**瓜蒂散**。凡病可吐者皆宜此方。

瓜蒂　赤小豆等分

细末，别以香豉一合，热汤三盏，煮作稀糜，去滓。取汁和散一钱，温温顿服。不吐者，少少加药再服，得吐快乃止。诸亡血虚家，不可与服。有用丁香者吐之，多霍燥人。

伤寒厥而心下悸，宜先治水，当服茯苓甘草汤，次治其厥，不尔，水渍入胃，必作利也。

茯苓甘草汤

茯苓　桂各一两　生姜一两半　甘草半两

细锉，水二升，煎一升，温饮一盏，悸止为度。

伤寒六七日，大下后，寸脉沉而迟，手足厥逆，下部脉不至，咽喉不利，唾脓血，泄利不止者，为难治，宜**麻黄升麻汤**。有不因下而自利加衄血者，亦宜此方。

麻黄一两　升麻　当归各半两　知母　黄芩　葳蕤各三钱　芍药　天门冬　桂枝　茯苓　甘草　石膏　白术　干姜各一钱半

细锉，水二升半，先煮麻黄一二沸，去沫，内诸药，煮一升二合，去滓，温服一盏，如人行七八里久，进一服，以汗出即住服。

本自寒，医复吐下之，寒格愈逆，食入口即吐，宜**干姜黄芩汤**。

干姜　黄芩　黄连　人参各一两半

细锉，水三升，煮取一升半，去滓。温服一盏。

下利，微热而渴，脉弱者自愈。脉数汗出亦然，紧为未解，发热而厥，七日下利，为难治。

凡厥，通用四逆汤方在四逆证中。谓其脉浮迟，或微，或细，或沉，皆属里有寒也。

厥而脉滑者，为里有热，**白虎汤**主之。

知母　石膏八两　甘草半两　粳米三合

以水五升，煮米熟汤成，去滓。温服一盏，日三服。有渴，加人参半两。

庞曰：三阳皆有合病。凡合病者，有十四证，唯三阴无合病。

两感证

庞曰：《素问》载两感于寒，其脉应与其病形者，一日则巨阳与少阴俱病，头痛，口干而烦满；二日则阳明与太阴俱病，腹满身热，不欲食，谵语；三日则少阳与厥阴俱病，则耳聋囊缩而厥，水浆不入口，不知人，六日死。言其六日死者，是脏腑荣卫或有所通行，故四日少阴与太阳俱病，五日太阴与阳明俱病，六日厥阴与少阳俱病，是重传得六日死矣。其有三日死者，《素问》谓阳明为五脏十二经脉之长，其邪气盛，故不知人；三日其气乃绝，故死矣。夫邪气盛则实，表里邪实，并领血气入胃，不通于荣卫气血，故气血随邪而尽，则三日死矣。其脉候《素问》已脱，今详之。凡沉者，皆属阴也。一日脉当沉而大，沉者，少阴也，大者，太阳也；二日脉当沉而长；三日脉当沉而弦，乃以合表里之脉也。沉长、沉弦皆隐于沉大。凡阴不当合病，唯三阳可以合病，今三阴与三阳合病，故其脉似沉紧而大，似沉实而长，亦类革至之死脉也。

三阴三阳传病证

庞曰：伤寒一日，巨阳受病，前所说膀胱详矣。《病源》云：小肠，虽则误其标本，其手足阴阳自有并病者。故《素问》云：六日三阴三阳、五脏六腑皆受病，荣卫不行，五脏不通，则死矣。是表里次第传，不必两感，亦有至六日传遍五脏六腑而死者也。《素问》云：诸浮不躁者，皆在阳则为热，其有躁者在手。假令第一日脉不躁，是足太阳膀胱脉先病；脉加躁者，又兼手太阳小肠也。又云：诸细而沉者，皆在阴，则为骨痛，其有静者在足。假令第四日脉静者，足太阴始传病也。脉加数，又兼手太阴病也。故六日亦能传遍脏腑也。躁谓脉数，静谓脉不数，用药则同，若用针，须取足与手之经也。

卷 二

可发汗证

大法春宜发汗。

太阳①中风，阳浮而阴弱，阳浮者自发热，阴弱者自汗出，啬啬②恶寒，淅淅恶风，翕翕发热，鼻鸣干呕者，**桂枝汤**主之。

桂枝　芍药　生姜各一两半　甘草一两　大枣六个

㕮咀，水三升半，微火煎取一升七合半，生布绞去滓，温服一盏。须臾，啜热粥一碗，令助药力。周覆一时，遍身漐漐者益佳，不可令如水流漓，病必不除。若一服汗出病差，止后服，不必尽剂也。若不汗，如前法更服，半日许令三服。若病重者，一日一夜可尽一剂。病证犹存者，更作服。若汗未出，乃至二三剂。忌生冷、粘滑、肉面、五辛、酒酪、臭恶等物。

太阳病，初服桂枝汤，反烦不解者，先刺风池、风府③，却与桂枝汤则愈。

按：风池是少阳之经，阳维之会，不针天柱而取风池者，阳维维诸阳，巨阳与诸阳主气故也。

庞曰：凡桂枝汤证，病者常自汗出，小便不数，手足温和，或手足指稍露之，则微冷，覆之，则温浑身热，微烦而又憎寒，始可行之。若病者身无汗，小便数，或手足逆冷，不恶寒，反恶热，或饮酒后，慎不可行桂枝汤也。脉紧必无汗，设有汗，不可误作桂枝证。

太阳病，发汗，遂漏不止，其人恶风，小便难，四肢微急，难以屈伸者，桂枝加附子汤主之。桂枝汤内，加附子一枚，炮，去皮尖，切片同煎，如前。小便难，为有津液，可作汗；若小便数，不可误认阳旦证也，阳旦即桂枝汤异名也。

下后，脉促，胸满者，桂枝去芍药汤主之。桂枝汤内去芍药，只用四味也。芍药味酸，脉促，胸满，恐成结胸，故去芍药之佐，全用辛甘，发散其毒气也。

---

① 阳：原作"阴"，据《伤寒论》原文改。

② 啬啬：形容畏缩怕冷之状。

③ 风府：督脉位穴名。在后项入发际一寸，枕骨与第一颈椎之间。

服桂枝汤，或下之，仍头项强痛，翕翕热，无汗，心下满微痛，小便不利者，桂枝去桂加白术茯苓各一两半主之。不用桂，加水成四升，煎取两升。

太阳病，项背强几几，汗出恶风者，桂枝加葛根二两，添水成四升，煎取二升。通治柔痉。

太阳病，下之微喘者，表未解也，桂枝加杏仁厚朴汤主之。桂枝内加厚朴一两，杏仁四十枚。此则中风自汗，用桂枝汤证也。

庞曰：恶寒者，不当风而憎寒，恶风者，当风而憎寒，皆属表证。太阳病，头痛发热，身疼痛，骨节烦疼，恶风，无汗而喘者，**麻黄汤**主之。

麻黄一两半　桂枝一两　甘草半两　杏仁三十五个

㕮咀，水二升半，煮麻黄数沸，去上沫，内诸药，煮取一升二合半，去滓，每饮一盏，续次服尽，不用粥投。温覆，如桂枝法将息，未汗，可再作二三剂。

庞曰：伤寒之脉，紧盛而按之涩是也。脉浮而紧，浮为风，紧为寒，风伤卫，寒伤荣，荣卫俱病，骨节烦疼。外证必发热，无汗，或喘，其人但憎寒，手足指末必微厥，久而复温，掌心不厥，此伤寒无汗，用麻黄证。

凡脉浮数，或浮紧，无汗，小便不数，病虽十余日，尚宜麻黄汤也。

太阳中风，脉浮紧，发热恶寒，身痛，不汗出而烦躁者，大青龙汤主之。若脉微弱，自汗出，恶风者，不可服之；服之则厥逆，筋惕肉瞤，此为逆也。

大青龙汤

麻黄三两　桂枝　甘草　石膏各一两　杏仁二十个　枣五枚　生姜一两半

㕮咀，水五升，煮麻黄数沸，去上沫，内诸药，煮取二升。每温饮一盏，微汗为度。若汗周身润则止服；未周身润，可停待少时服尽。不欲汗多，亡阳故也。亡阳遂虚，恶风，烦躁，不得眠也。

伤寒，脉浮缓，身不疼，但重，乍有轻时，无少阴证者，大青龙汤主之。少阴当言太阴。按：太阴证内有脉浮缓，手足温者，系太阴。太阴当发汗，证属青龙汤，似桂枝证，反无汗而脉紧，似麻黄证，反身不疼而脉浮缓。

太阳病，项背几几，无汗恶风，**葛根汤**主之。

葛根二两　麻黄一两半　桂枝一两　甘草一两　芍药一两　大枣六枚　生姜一两半

㕮咀，水四升，先煮麻黄、葛根数沸，去沫，下诸药，煮取二升半，去滓。每温饮一盏，日三服，如桂枝汤将息。

太阳与阳明合病，必自下利者，葛根汤主之。

太阳与阳明合病，不利，但呕者，葛根加半夏汤主之。用前葛根汤内加半夏一两一分，汤洗十遍，每个作四破。

庞曰：脉浮紧，无汗，服汤未中病。其人发烦，目瞑，极者必衄。小衄而脉尚浮者，宜麻黄汤；衄后脉已微者，不可再行也。凡脉浮自汗，服汤不中病，桂枝证尚在，必头痛甚而致衄。小衄而脉尚浮者，再与桂枝汤；衄后脉已微者，不可再行也。

伤寒三日后，与诸汤不差，脉势如数，阳气犹在经络，未入脏腑，宜**桂枝石膏汤**。此方可夏至后代桂枝证用之；若加麻黄一两，可代麻黄、青龙汤用之。

石膏三两　栀子二十四个　生姜一两半　桂枝　黄芩　甘草各一两　升麻　葛根各一两半

㕮咀，水五升，煮取二升半，去滓，温饮一盏，食顷再服。若得汗，即止后服。

庞曰：凡发汗，以辛甘为主，复用此苦药者，何也？然辛甘者，折阴气而助阳气也。今热胜于表，故加苦以发之。《素问》云：热淫于内，以苦发之故也。

葛根龙胆汤　疗病四五日不差，身体毒热，面赤，兼治阳毒风温。

葛根生者四两，干者二两代　生姜　升麻　大青　龙胆　桂枝　甘草　麻黄　芍药各半两　葳蕤一两　石膏一两半

㕮咀，水四升半，下麻黄，煮数沸，去上沫，内诸药，煎二升，去滓。温饮一汤盏，日三夜二。凡葛根，须用家园味甘多白粉者为佳，若误用味苦野葛多吐，人转增病。

时行热病，六七日未得汗，脉洪大或数，面目赤，身体大热，烦躁狂语欲走，大渴甚。又五六日以上不解，热在胃中，口禁不能言，为坏伤寒，医所不能治。如死人，或精魂已竭，心下才暖，发开其口，灌药下咽即活，兼治阳毒。

麦奴丸

麻黄三分　釜底煤　黄芩　灶底墨　梁上尘　小麦奴　灶中黄土各一分　芒硝　大黄各半两

细末，蜜丸弹子大，新汲水三合，和一丸研服之。渴者但令冷水足意饮之，须臾当寒竟，汗出便差。若日移五尺不汗，依前法再服一丸。差即止，须微利。小麦奴乃小麦未熟时丛中黑麦捻之成黑勃者是也，无，即以小麦炒黑焦，地上出火毒用之亦得。此药须是病人大渴，倍常躁盛，若小渴者强与

之为祸耳，强人每服半鸡子大。亦治温疟。

伤寒，连服发汗汤七八剂，汗不出者，死。如中风法蒸之，使温热之气外迎，无不得汗也，古今用效。薪火烧地，良久去火，扫地以水洒之。取蚕沙、桃柏、荆叶、糠及麦麸皆可。同和铺烧地上，可侧手厚，上铺席，令病人卧席上，温覆之。热月只可夹被覆，其汗立出。后周身至脚心皆汗濈濈，乃用温粉扑止，移之上床即愈。无蚕沙即用麸糠之类，铺烧地上亦得。温粉法，白术、藁本、白芷各二两，末之，入英粉十二两，和匀用之。无英粉以蚌粉代之。

伤寒差后，有不了了证者，谓至十日或半月二十日，终不惺惺，常昏沉以失精神，言语错谬，或无寒热，有似鬼祟，或朝夕潮热颊赤，或有寒热如疟状，此乃发汗不尽，余毒气在心胞络间所致也，宜**知母麻黄汤**。

知母一两半　麻黄一两　芍药　黄芩　甘草　桂枝各半两

㕮咀，水二升半，煮麻黄数沸，去上沫，内诸药，取一升三合，去滓。每温饮一大盏，半日可相次三服，温覆令微汗。若心烦欲水，当稍与之，令胃中和则愈。未汗尽剂。

太阴病，下之后，气上冲，其脉必浮，可依证发汗，不与汗则成结胸也。凡发汗，脉浮大，虽大便秘，小便少者，可发汗而解也。合汗不汗，诸毛孔闭塞，闷绝而死。

不可发汗证

脉浮紧，法当身痛，当以汗解。假令尺中脉迟，为荣气不足，血少故也。前阳明病脉迟汗出多，微恶寒，宜桂枝汤，不责荣不足，盖尺脉长大而迟也。此若软紧而迟，不可汗，宜小建中汤。

小建中汤

桂枝三分　生姜三分　芍药一两半　甘草半两　枣六枚　饴糖二合半

㕮咀，水二升半，煮取九合，去滓，方下饴糖，煎令化。每温饮一汤盏，日进二三服。尺尚迟，再作一剂，入人参加半两同煎最良。旧有微溏或呕者，不用饴糖也。兼治伤寒一二日，胸中悸而烦，及汗后身疼，脉沉迟。又治伤寒阳脉涩，阴脉弦，法当腹中急痛，先小建中汤；不差，与柴胡汤方在和表证中。

庞曰：凡脉紧，病必无汗，唯濡而紧，病必自汗。勿误行桂枝，宜建中汤也。

脉濡弱，不可发汗，汗则厥而烦躁，不得眠。

诸动气在心腹上下左右，不可发汗。

庞曰；诸脉动数微弱，不可发汗。以上并宜建中汤。若烦躁者，宜竹叶汤。

竹叶汤 治虚烦，病似伤寒，身亦热而烦躁，头不痛，身不疼，脉不数者。兼治中暍，渴吐逆而脉滑数者，及伤寒解后，虚羸少气，气逆欲吐者，并宜服之。

淡竹叶半把 石膏四两 半夏三分 人参半两 甘草半两 麦门冬二两 粳米一合（淘过）

细锉，以水五升，煎二升半，米熟去滓。温饮一盏，日进三服，夜二服。呕者，加生姜一两半，不呕不用。

虚烦或呕吐，脉弦细芤迟，手足微寒，胸满者，橘皮汤主之，兼治暴烦下利。方在太阴证中。

四逆不可发汗，发汗则声嘶，舌萎不得前，言乱睛眩者，命将难全。

咽中闭塞，不可发汗，发汗则吐。血气微绝，手足不能自温者，干姜甘草汤主之方在太阴证中。

淋家①，不可发汗，发汗必便血。

疮家②，虽身痛，不可发汗，汗出则痓。以痈疮家脓血过多。

动气在右，不可发汗，汗出则衄而渴，心苦烦，饮则吐水。动者，谓心腹中虚气动，若误汗有此证，先宜五苓散三服，方在可水证中。次服竹叶汤，方在前。

动气在左，不可发汗，发汗则头眩，汗出则筋惕肉瞤，此为逆，难治。但先服防风白术散，次服建中汤，方在前。

防风白术散

防风一两 牡蛎粉半两 白术三分

细末，温米饮调下二钱，日二三服，汗出续与建中汤。

动气在上，不可发汗，发汗则气上冲，正在心端，**李根汤**主之。

半夏半两 桂枝 当归 芍药 黄芩 甘草 人参各一分 茯苓三分

粗末，每五钱水二盏，姜三片，甘李根白皮一团，如鸡子黄大，煎八分，通口，日三五服。

动气在下，不可发汗，发汗则心中大烦，骨节苦痛，目晕恶寒，食则反吐，谷不得前，先服大橘皮汤；得吐止，后服建中汤。**大橘皮汤**亦主手足冷呕哕。

橘皮一两半 生姜二两 枣二十四个 甘草半两 人参一分 竹茹半两

---

① 淋家：淋，指小便淋沥不尽，尿频量少，尿道涩痛。淋家，指久患淋证之人。

② 疮家：指久患疮疡之人。

㕮咀，水三升，煎一升半，去滓。温服一盏，食顷再服。不当汗而强汗之，则津液枯槁而死。

四逆证

四逆汤 治病发热头痛，脉反沉，若不差，身体疼痛者；脉浮迟，表热里寒，下利清谷者；汗出热不去，内拘急，支节疼，四逆者；下利厥逆，恶寒者；下利腹胀满，身疼脉浮者。先用四逆温里，得利止，乃可随证用药攻表也。

甘草一两　附子半个　干姜三分

㕮咀，以水一升半，煮取六合，去滓，温分作二服。

手足厥，脉微欲绝者，**当归四逆汤**主之。

当归　桂枝　芍药　细辛各一两半　枣三十六个　甘草　木通各一两

㕮咀，以水四升半，煮二升二合，去滓，每温一盏服。

和表证

伤寒表不解，心下有水气，干呕，发热而咳，或渴，或利，或噎①，或小便难、腹满而喘者，**小青龙汤**主之。

麻黄　芍药　细辛　干姜　甘草　桂枝各一两半　半夏三分　五味子半两

㕮咀，以水六升，先煮麻黄数沸，去上沫，内诸药，煮一升，去滓，每温服一盏。若渴者，去半夏，加瓜蒌根一两半；若微利，去麻黄，加荛花一鸡子大，炒赤；若噎者，去麻黄，加附子一枚，炮；小便不利、小腹满者，去麻黄，加赤茯苓二两；若喘，去麻黄，加杏仁一两一分。无荛花，以桃花一鸭子大，不炒代之。

太阳病，得之八九日，如疟状，发热恶寒，热多寒少，其人不呕，清便欲自可，一日二三度发。脉微缓者，为欲愈也；脉微而恶寒，此阴阳俱虚，不可更发汗吐下也。面色反有热色②者，未解也，以其不能得小汗出，其身必痒，宜**桂枝麻黄各半汤**。

---

① 噎：指咽喉部有气逆梗阻感。

② 热色：即发热时的红色。

桂枝汤（末）　麻黄汤（末）各三分

以水一升半，枣三个，生姜三片，煎减半，去滓，温饮一盏。未有小汗，再服之。

服桂枝汤，大汗出，脉洪，证候不改者，服桂枝汤，如前法；若形似疟状，日再发者，宜**桂枝二麻黄一汤**。

桂枝汤（末）一两　麻黄汤（末）半两

以水一升半，姜三片，枣三个，煎减半，去滓。温饮一盏。未有小汗，再服之。

服桂枝汤，大汗出后，大烦渴，脉洪大者，白虎汤加人参主之。方在厥阴证中。

庞曰：伤寒，已得汗，身和脉弦细，谵语妄见，此为津液不和，与小柴胡去人参加桂枝汤服之，津液和自愈；未差，与调胃承气汤下之。

伤寒六七日，发热，微恶寒，肢节烦疼，微呕，心下支结①，外证未去，**柴胡桂枝汤**主之，兼治寒疝腹痛。

柴胡一两　桂枝　黄芩　人参各半两　半夏四钱一字　芍药半两　甘草一钱一字　大枣九枚　生姜半两

㕮咀，以水三升半，煮取一升七合半，去滓，温饮一盏。

小柴胡汤　治伤寒五六日，中风，往来寒热，胸胁满，嘿嘿不欲食，心烦喜呕，或胸中烦而不呕，或渴，或腹中痛，或胁下痞硬，或心下悸、小便不利，或不渴、身微热，或咳者。

柴胡二两　甘草　黄芩　人参各三分　半夏六钱一字　生姜三分　大枣三枚

㕮咀，以水六升，煮取三升，去滓，再煎取一升半，温作三服。若胸中烦而不呕者，去半夏、人参，加瓜蒌半个。若渴，去半夏，加人参成二两二钱半、瓜蒌根二两。若腹中痛，去黄芩，加芍药一两半。若胁下痞硬，去大枣，加牡蛎二两。若心下悸、小便不利，去黄芩，加茯苓二两。若不渴、外有微热，去人参，加桂枝一两半，温覆微汗愈。若咳，去人参、大枣、生姜，加五味子一两一分，干姜一两。

伤寒中风，有柴胡证，但见一证，不必悉具。凡以柴胡证而下之，与柴胡汤，必蒸蒸而振，却复发热汗出而解也。

病十日以上，脉浮细嗜卧者，为已安候，小柴胡和之，细而迟者勿与。

---

① 心下支结：即患者自觉心下有物支撑结聚。

妇人中风七八日，续自寒热，发作有时，经水适断者，此为热入血室，其血必结，故使如疟状，发作有时，小柴胡汤主之。

【临床解读】

杨某，男，11岁。2021年12月8日初诊。

主诉：耳鸣9个月余，乏力6个月。

现病史：患儿2年前出水痘后出现听力下降，但家长未重视。9个月前看完电影（噪声刺激）后出现双耳鸣，呈持续性，安静时耳鸣加剧，影响入睡。6个月前患“病毒性心肌炎”后，易感冒，感冒后乏力明显，背部酸困，纳食可，眠浅易醒，入睡时盗汗，神疲乏力，在学校只能上半天课，二便调，舌质红，苔白，脉弦数。

处方1：柴胡10克，黄芩10克，党参10克，清半夏10克，金银花10克，连翘10克，炙甘草6克，制香附6克，通草3克，生姜3片，大枣3个（切开）为引。7剂，每日1剂，水煎服。

处方2：党参10克，黄芪15克，葛根10克，黄柏6克，生白芍10克，蔓荆子10克，升麻6克，磁石15克（先煎），炙甘草6克。7剂，每日1剂，水煎服。（张磊医案）

妇人伤寒发热，经水适来，昼日明了，暮则谵语，如见鬼状，此为热入血室，无犯胃气，必自愈。先宜小柴胡汤，不愈，可刺期门。

【临床解读】

刘某，女，40岁。2021年10月8日初诊。

主诉：左肺上叶浸润性腺癌术后半年。

现病史：患者半年前体检时发现肺腺癌，并于北京某医院手术，术后未放化疗。现症见：不咳嗽，胸部无不适，情绪不稳定，易急躁，口渴，不苦，左腹部常胀满，饮食稍不甚易恶心，易心悸，胸骨后灼热感，纳可，二便调，眠浅，夜间偶有忽冷忽热，月经正常，平时易乏力怕冷，舌质暗红，苔薄白，脉沉细。

处方：柴胡10克，黄芩10克，清半夏10克，党参10克，生牡蛎30克（先煎），金银花10克，连翘10克，炙甘草6克，生姜3片，大枣3枚（切开）为引。15剂，每日1剂，水煎服。（张磊医案）

妇人中风，发热恶寒，经水适来，得之七八日，热除而脉迟身凉，胸胁下满如结胸状，谵语，此为热入血室也，当刺期门，随其实取之。

阳明病，潮热，大便溏。小便自如，胸胁满不去者，小柴胡汤主之。又不大便而呕，舌上白苔者，亦宜服之。上焦得通，津液得下，胃气因和，身濈然汗出而解。

【临床解读】

赵某，女，6岁。2021年10月20日初诊。

主诉：病毒性脑炎后遗症3年。

现病史：患儿足月剖官产，3岁时患脑炎，出院后家人发现其右腿走路不稳，右上肢抬举不利，肌肉僵硬，入睡后正常，发音不清，饮水易呛咳，易积食（呕吐、发热），纳食可，二便调，舌质胖稍红，苔薄黄有裂纹，脉沉滞。曾服补阳还五汤加减1个月，效平。

处方：生地黄10克，生白芍15克，当归10克，川芎6克，柴胡10克，黄芩10克，清半夏10克，川牛膝10克，生甘草6克，生姜3片，大枣3个（切开）为引。15剂，每日1剂，水煎服。

二诊：服上方15剂，效可，服药期间睡眠好转，停药后夜眠不宁。现症见：右侧肢体活动欠佳，走路不稳，右上肢上举，言语不清，咯吐不利，饮水呛咳，眠差，后半夜翻腾，咽喉红肿，有痰，咯不出，手脚凉，易食积，纳可，眠一般，大便日1~2次，小便可，舌质淡红，苔黄厚，脉沉滞。

处方：金银花10克，连翘10克，竹叶10克，薄荷10克（后下），苇根30克，桔梗10克，蝉蜕6克，黄芩10克，牛蒡子6克，炒山楂10克，生甘草3克。10剂，每日1剂，水煎服。（张磊医案）

阳明中风，脉浮弦大而短气，腹满，胁下及心痛，久按之气不通，鼻干不得汗，嗜卧，一身及目悉黄，小便难，有潮热，时时哕，耳前后肿。刺之小差。外不解。病过十日，脉续浮者，与小柴胡汤；若不尿，腹满加哕者，不治。

【临床解读】

刘某，男，39岁。2021年10月13日初诊。

主诉：右耳听力下降2个月余。

现病史：患者平素耳鸣，饮酒后加重。近2个月发现右耳听力下降，未治疗，双耳内瘙痒，耳屎多，纳可，易烧心，嗳气多，眠差，熬夜多，大便不成形，日1~3次，小便正常，舌质红，苔白腻，脉沉滞。平常应酬多，饮酒多，颈部赘生物较多。2018年曾做胃息肉钳除术。甲状腺结节4年，近2年变大。2021年9月25日查彩超：右侧甲状腺囊性暗区（37毫米×33毫米×30毫米）。

处方：柴胡10克，黄芩10克，清半夏10克，党参10克，金银花10克，连翘10克，煅海螵蛸30克，大贝母10克，生甘草6克，生姜3片，大枣3枚（切开）为引。20剂，每日1剂，水煎服。（张磊医案）

可下证血证附

大法秋宜下。

阳明病，发热不恶寒，汗多者，急下之。

凡脉沉细数，为热在里。又兼腹满咽干，或口燥舌干而渴者，或六七日不大便，小便自如，或目中瞳子不明，无外证者，或汗后脉沉实者，或下利，三部脉皆平，心下坚者，或连发汗，已不恶寒者，或已经下，其脉浮沉按之有力者，宜**大承气汤**。

大黄半两　厚朴一两　枳实一枚　朴硝半两

㕮咀，以水四升，先煮厚朴、枳实至三升，下大黄，煮取一升半，去滓，下朴硝烊化。每温一盏服，利即止。后服如作煮散煎，每服厚朴、枳实末共三钱，水二盏，煎一盏半，下大黄末一钱，煎一盏，绞去滓，下朴硝末一钱，烊化服之。

阳明与少阳合病而利，脉不负者，为顺也。负者，失也，互相克为负也。脉滑而数者，有宿食，当下之。宜大承气汤。阳明土，其脉大，少阳木，其脉弦，若合病，土被木贼克，更利，为胃已困。若脉不弦，为土不负。弦者，为土负，必死。

脉双弦而迟，心下坚，或脉大而紧者，阳中有阴，可下之。病者烦热汗出，如疟状，日晡则发潮热者，属阳明，其脉必实，当下之而愈。

病人小便不利，大便乍难乍易，时有微热，喘冒不能卧者，有燥屎，宜下之。

伤寒，若吐下后，不解，不大便五六日以上，至十余日，日晡则发潮热，不恶寒，独语如见鬼状。若剧者，发则不识人，循衣妄撮，常见有此撮空候，故改之。惕而不安，微喘直视，脉弦者生，脉涩者死；微者，但发热谵语，可下之。一服利，止后服。

过经谵语者，可下之。

病人不大便五六日，绕脐痛，烦躁，发作有时，此有燥屎，故不大便，可下之。以上并宜大承气汤。

太阳病未解，其脉阴阳俱停者，必先振栗汗出而解。阳微者，先汗之而解；阴实者，先下之而解。下之，宜**大柴胡汤**。

柴胡四两　黄芩　芍药各一两半　枳实二枚　生姜二两半　半夏一两一分　大枣六个　大黄一两

㕮咀，以水六升，煮取三升，去滓，再煎，每温一盏服。

因下之后，潮热而微利者，此医以丸药下之，非其治也。而有表症，仍胸膈满而呕者，先服小柴胡汤，后服大柴胡汤。小柴胡汤在和表证中。

【临床解读】

刘某，男，14 岁。2021 年 10 月 27 日初诊。

主诉：胃脘胀，恶心呕吐 1 个月余。

现病史：患者 1 个月前无明显诱因出现胃胀，恶心呕吐，口服西药治疗效平。现症见：胃胀，饮水后明显，恶心呕吐，食后即呕吐，反酸不烧心，嗳气频，纳食少（因呕吐恐惧进食），大便不畅，日一次，小便可，眠可，易心烦急躁，舌质淡红，边稍赤，苔薄黄，脉沉滞。

病机要点：胃中积热，胆气上逆。

处方：柴胡 10 克，黄芩 10 克，刀豆子 30 克，柿蒂 30 克，大黄 6 克（后下）。10 剂，每日 1 剂，水煎服。（张磊医案）

伤寒发热，汗出不解，心中痞硬，呕吐下利者，大柴胡汤主之。

伤寒十余日，结热在里，往来寒热者，宜大柴胡汤。

阳明病，谵语，发潮热，脉滑疾者，**小承气汤**主之。

大黄二两　厚朴一两　枳实二枚

㕮咀，水二升半，煎至八合，去滓，放温时饮一盏，以利为度。凡大便秘闷，恐有表证者，但少少饮之，微下为度，不可饮多，恐大泄利也。虚弱人可作煮散煎服。

太阳病，若吐下发汗后，微烦，小便数，大便难者，与小承气汤利之则愈。此太阳阳明证也。

下利谵语者，有燥屎也，宜小承气汤。初一服，谵语止；若更衣者，停后服，不尔，尽与之。更衣即登厕也，非颜师古注《汉书》更衣之义。《集验方》痔有更衣挺出，颇妨于更衣，更衣出清血，故以知之。

阳明病，不吐不下，心烦者，可与调胃承气汤方在太阳证中。

发汗后，恶寒者，虚也；不恶寒，但热者，实也，当和胃气，宜调胃承气汤。

伤寒十三日，过经[1]谵语者，此有热，当以汤下之。若小便利者，大便当硬，反下利而脉调和者，知医以丸药下之，非其治也。若自下利者，脉当微厥，今反和者，为内实也，宜调胃承气汤。

太阳病，过经十余日，心下温温欲吐而胸中痛，大便反溏，腹微满，郁

① 过经：指邪离本经，传入他经。

郁微烦。此时极吐下者，与调胃承气汤，不尔，可与之。但欲呕，胸中痛，微溏者，此非柴胡证，以呕故知极吐下也，属调胃承气汤。

伤寒吐后，腹胀满者，属调胃承气汤。

茵陈汤 治阳明病，发热汗出者，此为热越，不能发黄也，但头汗出，其身无汗，剂颈而还，小便不利，渴而饮水者，以瘀热在里，身必发黄。

茵陈蒿三两 大黄一两半 栀子二十个 大者七枚

㕮咀，水二升半，先煮茵陈至一升，内二味，煮取一升二合半，去滓。温饮一盏，日三服。小便当利，尿如皂角沫，一宿腹减，黄从小便出。

十枣汤 治太阳病中风，下利呕逆，表解者，乃可攻之。其人漐漐汗出，发作有时，头痛，心下痞硬满，胁下痛，干呕短气，汗出不恶寒者，此表和里未和也。

芫花 甘遂 大戟等分（异杵筛，秤末合之，入臼再杵二三百下）

先以水一升，煮肥枣十枚，擘碎，煮取半升，去枣，用煎汤少半，调末一钱匕，羸人半钱，再单饮枣汤送之，平旦服。若下少而病不除，明旦加药一钱半，如前服之。服之必利，利后糜粥自养。

咳而胁下痛，此为有饮，宜十枣汤。

调中汤 治夏月及秋初，忽有暴寒，折与盛热，热结四肢，则壮热头痛，寒伤于胃，下利或血或水，或赤带下，壮热且闷，脉数宜下之。久年肠风，下之亦差。

大黄三分 葛根 黄芩 芍药 桔梗 茯苓 藁本 白术 甘草各半两

㕮咀，水三升，煎至二升，下大黄，取一升二合，去滓。温温饮一盏，移时勿隔食再服之，得快下，壮热便歇，其下利亦止。凡秋夏早热积日，或有暴寒折之，热无可散，喜搏著肌中，作壮热气也。胃为六腑之表，最易为暴寒所折故也，虚人亦不发壮热，但下利或霍乱，不宜用此。实人有服五石，人喜壮热，与别药下则加热，喜闷而死矣。是以宜以此下，和其胃气。调中汤又治阳病因下，遂协热利不止，及伤寒不因下而自利，表不解，脉浮数者，皆可去大黄，加葛根成一两煎服之，殊验也。

茵陈丸 疗瘴气及黄病痎疟。

茵陈 栀子 鳖甲 芒硝各一两 大黄二两半 豉二合半 常山 杏仁各一两半 巴豆半两

细末，蜜丸梧桐子大。初得时气，三日内平旦米饮服二丸，如人行十里久，或吐或利，或汗出，不尔，更服一丸，以热粥投之，老少以意加减丸数服。若黄病痰癖，时气伤食痎疟，小儿惊热欲发痫，服之无不差者。疗瘴神验，赤白痢服之亦效。春初有宿热，依上法服之，取吐利，当年不忧热病。有性杀药者，每服七丸、五丸。

抵当汤 治太阳病六七日，表证仍在，脉微而沉，反不结胸，其人发狂者，乃热在下焦，小腹当硬满；小便反利者，下血乃愈。所以然者，以太阳随经，瘀血在里故也。小腹满而小便不利者，非血证。

水蛭 虻虫各十枚 桃仁七枚 大黄一两

㕮咀，以水二升半，煮至一升二合半，去滓，温温分四服。未下，再服。虚人只可作半料服之，如作煮散，每五钱水一盏半，煎一盏，去滓服之。

桃仁承气汤 治太阳病不解，热结在膀胱，其人如狂，血自下者乃愈。其外不解者，尚未可攻，当先随证行汤解外。外已解，但小腹急结者，乃可攻之。不恶寒为外解。

桃仁二十四个 大黄二两 甘草 桂枝 芒硝各一两

㕮咀，以水三升半，煎取一升半，去滓，内芒硝烊化，温服一盏。虚人减作半料，亦可作煮散。每五钱水一盏半，煎至一盏，去滓，下芒硝一钱半，烊化服之。

桃仁承气汤又治产后恶露不下，喘胀欲死，服之十差十。

庞曰：脉朝夕快者，实癖也，可下之。朝平夕快者，非癖也，不可下。快谓数脉，六七至者也。若脉数一息八九至，慎不可下，若下之则烦躁，下利不止而死。凡数脉与皮毛相得，亦不可下也。合下不下，令病人腹胀满，通身浮肿而死。

不可下证

脉软而弱，弱反在关，关下三分也。濡反在颠，关上三分也。微反在上，寸口也。涩反在下，尺部也。微则阳不足，涩则无血，阳气反微，中风汗出而反烦躁，涩则无血，厥而且寒，宜建中汤方在不可汗证中。

阳微不可下，下之则心下痞。

诸动气在心腹上下左右，俱不可下。

动气在右，不可下，下之则津液内竭，咽燥鼻干，头眩心悸，宜竹叶汤方在不可汗证中。

动气在左，不可下，下之则腹里拘急不止，动气反剧，身虽有热反欲倦。先服干姜甘草汤，方在太阳证中，后服建中汤，方在不可汗证中。

动气在上，不可下，下之则掌握热烦，身冷，热汗自泄，欲水自灌，竹叶汤主之方在不可汗证中。

动气在下，不可下，下之则腹满，卒起头眩，食则下清谷，心下痞坚，半夏泻心汤主之方在痞证中。

咽中闭塞，不可下。

庞曰：诸脉濡弱微虚细相搏，俱不可下。

诸四逆，不可下，虚家亦然。

庞曰：若下证悉具而见四逆者，是失下后气血不通使然，但手足微厥，掌心常温，时复指稍温便下之，不可拘忌也。

伤寒呕多，虽有阳明证，不可攻也。

庞曰：凡下证，小便不利或尚少，未可攻之也。

不当下而强下之，令病人肠胃洞泄不禁而死。

可水不可水证

庞曰：凡病非大渴，不可与冷水。若小渴口咽干，小小呷滋润之；若大渴烦躁甚，能饮一斗者与五升，能饮一升者与半升，若乃不与，则干燥无由作汗，烦喘而死者多矣，但勿令足意饮也；若大汗将来，躁渴甚者，但足意饮之勿疑。常人见因渴饮水而得汗，见小渴遂强与之致停饮，心下满结喘而死者亦多矣。其有热脉数，尚可作汗而解者，出于天幸也。

五苓散 治病人水药入口则吐，或渴而呕者，或汗后脉尚浮而烦渴者，或下利渴而小便不利者，或因渴停水心下，短息者，难治。呕而小便不利者，皆主之。

猪苓　白术　茯苓　桂枝　泽泻各半两

细末，白饮调下二钱，日三服，数饮暖水，汗出效。

阳明病，小便数者，大便即坚，不更衣十日无所苦。欲得水，但与之，当以法救；渴者，五苓散主之。

霍乱，头痛发热，身体疼，热多欲饮水，五苓散主之。若得病无热，但狂言烦躁不安，精彩不与人相当，勿以火导之，但以猪苓散方寸匕服之。当逼饮新汲井水一升，即令指刺喉中吐去之，病随手愈。若不能吐者，勿强与水，水停则结心下也，当以药吐之，不尔，更致危病。若当吐不吐时，以猪苓散吐之，其死迨速矣，亦可针之尤佳。夫饮鬲实难治，此皆三死一生也。太阳病，发汗后，大汗出，胃中干，躁烦不得眠，其人欲饮水者，但与之，当稍稍饮之，令胃和则愈。

可吐不可吐证

庞曰：胸鬲痞闷，痰壅塞碍，脉得浮或滑，并宜瓜蒂散吐之方在厥阴证中。产后六七日内下泻，诸药不效，得此脉与吐之，泻立止。

下利日数十行，其脉反迟，寸口微滑，吐之则止。

庞曰：虚家当吐而不敢吐之，宜以枳实散压气毒痰水，过日毒入胃，乃可微下之也。

诸四逆脉微弱虚细，或弦迟，虽中满闷，不可吐，宜橘皮汤、枳实散之类。橘皮汤在和表证中，枳实散在叙论中。

不可吐而强吐之，气筑心即死矣。

可灸不可灸证

烧针令其汗，针处被寒，核起而赤者，必发奔豚，气从少腹上撞者，灸其核上一壮，与桂枝加桂汤。桂枝汤内加桂枝足成一两一分，如前法煎之。

少阴病，其人吐利，手足不逆，反发热，不死，灸少阴七壮。

下利，手足厥无脉，灸之不暖，反微喘者死。

伤寒脉促，手足厥逆，可灸之。

合灸不灸，令病人冷结，久而弥固，气冲心而死。微数之脉，慎不可灸，因火为邪，则为烦逆，追虚逐实，血散脉中，火气虽微，内攻有力，焦骨伤筋，血难复也。

脉浮，当以汗解，而反灸之，邪无从去，因火而盛，病从腰以下，必当重而痹，此为火逆。若欲自解，当先烦，烦乃有汗，随汗而解。何以知之？脉浮，故以知汗出而解。

脉浮热甚而灸之，此为实。实以虚治，因火而动，咽燥必唾血。

不当灸而误灸，令火邪入腹，干错五脏，重加烦而死。

可火不可火证

下利，谷道中痛，当以熬盐末熨之，或炒枳实末温熨，二味相兼益佳。若脐下冷结，不可便熨，冷气攻心腹必死。须先用药温之，久而可熨。凡脐下冷结成关阴，大小便不通，服药虽多，不见效，以炒盐熨脐下，须臾即通。

然关阴已，服巴豆、甘遂、大黄、轻粉之类太多，即暴通利而损人，尤宜详之也。

可温证

大法冬宜温热药。

少阴病，其人饮食入则吐，心中温温欲吐，复不能吐，始得之，手足寒，脉弦迟。若膈上有寒饮干呕者，不可吐，宜四逆汤温之方在四逆证中。

下利，其脉浮大，此为虚，以强下之故也。设脉浮大，因而腹鸣，宜当归四逆汤温之方在四逆证中。

火邪证

医以火卧床下，或周身用火迫劫汗，或熨或误灸，皆属火邪也。

伤寒脉浮，医以火迫劫之，亡阳①，惊或狂，起卧不安者，宜**桂枝去芍药加蜀漆牡蛎龙骨救逆汤**。

桂枝一两半　蜀漆一两半　甘草一两　龙骨二两　牡蛎二两半　生姜一两半　大枣六枚

以水六升，先煮蜀漆减一升，内诸药，煮取二升，去滓，温服一盏。无蜀漆以恒山代之。火劫后脉浮，当汗出而愈。

火邪下之，因烧针烦躁者，**桂枝甘草汤**主之。

桂枝半两　甘草　牡蛎　龙骨各一两

以水二升，煮一升，去滓，温取一盏，可代救逆汤使之。

庞曰：灸及烧针后，证似火劫者，并宜火劫治之。烦躁惊及狂，用六石风引汤尤良，柴胡加龙骨牡蛎汤亦通用。

【临床解读】

王某，女，53岁。2022年2月25日初诊。

主诉：便秘3个月余。

现病史：患者大便黏不成形，排便困难，日1~2次，矢气不通，纳差食少，胃脘按之痛，无口苦口干，自觉胃部发热，咽部不适，白黏痰难咯，鼻腔干燥，眠差易醒多梦，心烦急躁，小便黄，左侧肩胛骨酸痛，舌质淡红，

① 亡阳：指亡心阳。

苔黄腻，脉沉细无力。

处方：柴胡 10 克，桂枝 10 克，太子参 10 克，黄芩 10 克，清半夏 10 克，茯苓 30 克，炒白芍 10 克，生龙骨 20 克，生牡蛎 20 克，瓜蒌 30 克，薤白 10 克，川厚朴 10 克，甘草 6 克，生姜 3 片、大枣 3 枚为引。10 剂，每日 1 剂，水煎服。（孙玉信医案）

病人因火劫，至十五六日，身黄下利，狂欲走。师脉之，言当下清血如豚肝乃愈，后如师言。何以知之？师曰：寸口脉阳浮而阴濡弱，阳浮为风，濡弱为虚，浮虚受风少血，发热恶寒，洒淅项强头眩。医以火熏郁令汗出，恶寒遂甚，客热因火而发，怫郁蒸于肌肤，自为黄，小便微难，短气，鼻中出血。而复下之，胃无津液，利遂不止，热瘀在膀胱，蓄结成积，状如豚肝。当下不下，心乱迷愦，狂走赴水，必不能自制。蓄血若去，目明心了，此皆医所为，轻者得愈，极者不治。

卷 三

结胸证

病发于阳而反下之，热入内作结胸。其病心下坚满，按之如石，硬而痛，项强如柔痓状，其脉寸口浮，关上尺中皆沉，或沉紧，名曰结胸也。下之则和，宜**大陷胸汤**今作煮散煎之。

大黄一两半　芒硝一两八钱半　甘遂（末）一字

异末，先以水一升半，煎大黄半升，绞去大黄滓，下硝末，更煮一二沸，内甘遂末，和匀，温分二服。一服快利，止后服。如作煮散，即先以水一盏，煎大黄末四钱匕，至八分，下硝末二钱匕，候化匀，下甘遂末半钱匕，沸匀，温服之。移时未利，再煎一服，快利为度。

脏结[①]如结胸状，饮食如故，时时下利，寸口脉浮，关上脉小细沉紧，名曰脏结，舌上白苔生者，难治，脏结无阳证，不往来寒热，其人反静，舌上苔滑，不可攻也。

结胸证，其脉尺寸浮大者，不可下，下之则死。复宜发汗也。

结胸证悉具，烦躁甚者死。

太阳病，脉浮而动数，浮则为风，数则为热，动则为痛，数则为虚，头痛发热，微盗汗出，而反恶寒，表未解也。医反下之，动数变迟，膈内拒痛，胃中空虚，宿热动膈，短气烦躁，心下懊憹，阳气内陷，心下固硬，则为结胸，大陷胸汤主之。若不结胸，但头汗出，余处无汗，剂颈而还，小便不利，身必发黄也。

结胸无大热者，此为水结在胸胁也，但头微汗出者，宜大陷胸汤。

太阳病，重发汗而复下之，不大便五六日，舌燥而渴，日晡则少有潮热，从心下至小腹满而痛不可近者，宜大陷胸汤。

虚弱家不耐大陷胸汤，即以大陷胸丸下之。

---

① 脏结：指由脏气虚衰，阴寒凝结，气血阻滞所致的病证。

结胸者，项亦强，如柔痉状，下之则和，宜**大陷胸丸**。

大黄四两　葶苈子一两半　朴硝一两八钱　杏仁二合

杵二味，内杏仁、朴硝，合研如脂，丸如弹子大，抄甘遂末一钱，白蜜二合，水二升，煮取一升，温顿服之。一宿乃下，不下更服。

小结胸，正在心下，按之则痛，脉浮滑者，宜**小陷胸汤**。

半夏六钱半　黄连一分　瓜蒌一枚（用四钱）

㕮咀，水三升，煮瓜蒌至二升，下诸药，煮取一升，去滓。温温服一盏，食顷再服，一日尽剂，微解下黄涎即愈。

太阳病下之，脉促者不结胸，此为欲解也；脉浮者必结胸；脉紧者必咽痛，脉弦者必两胁拘急；脉细数者头痛未止；脉沉紧者必欲呕，脉沉滑者协热而利；脉浮滑者必下血。

寒实结胸，无热证者，与**三物白散方**小陷胸者非也。

桔梗三分　巴豆一分　贝母三分

细末，内巴豆研匀，白饮调下一钱，羸人减之。病在膈上必吐，在膈下必利。未利啜热粥投之；利过不止，饮冷粥止之。

庞曰：近世治结胸，多行针头丸，用硫黄、阳起石者，若病热毒甚者，必死，唯治冷结寒实耳。

心下痞证

病发于阴而反下之，为痞。发热恶寒，为发于阳，误下则为结胸；无热恶寒，为发于阴，误下则为痞气。

伤寒下之后，若发热汗出者，属欲解；若心下满而硬痛者，此为结胸也；但满而不痛，此为痞气，宜**半夏泻心汤**。

甘草　黄芩　干姜　人参各一两半　黄连半两　大枣六枚　半夏一两一分

㕮咀，水六升，煮取三升，去滓，再煎一升半，温温饮一盏，日三夜二。设下后津液入里，胃虚上逆，寒结在心下，故宜辛甘发散，半夏下气，苦能去湿，兼通心气，又甘草力大，故干姜黄连不能相恶也。

心下痞①，按之濡，其脉关上浮者，宜**大黄黄连泻心汤**。

大黄一两　黄连　黄芩各半两

---

① 心下痞：心下有痞塞感。

㕮咀，以虾眼沸汤一升渍之，须臾绞去滓，温温分四服，得利止后服。寒湿迫心气不行，欲作热也。

心下痞闷，而复恶寒汗出者，大黄黄连泻心汤内加附子主之。附子一枚，炮去皮尖，四破；以水三合，煎一合。去附子，以附子汁内汤中，和匀服之。

与泻心汤而痞不解，其人渴而口干燥，小便不利者，五苓散主之方在可水证中。

伤寒汗出，解之后，胃中不和，心下痞硬，干噫①食臭，胁下有水气，腹中雷鸣，下利，宜**生姜泻心汤**。

生姜二两　人参　甘草　黄芩各一两半　半夏一两一分　大枣六枚　黄连　干姜各半两

㕮咀，水五升，煮取三升，去滓，再煎取一升半，温作四服。胃中不和，为少阳木气所制，故用二姜之辛味。

伤寒中风，医反下之，其人下利日数十行，谷不化，腹中雷鸣，心下痞硬而满，干呕心烦不得安。医见心下痞，谓病不尽，复下之，其痞益甚，此非结热，但以胃中虚，客气上逆，故使硬也，**甘草泻心汤**主之。

甘草二两　黄芩　干姜　人参各半两　半夏一两一分　大枣六枚　黄连半两

㕮咀，水五升，煎至三升，去滓，再煎取一升半，温作四服。胃虚故加甘味。

大下后，复发汗，心下痞，恶寒者，表未解，不可攻痞，当先解表，表解乃可攻痞。攻痞宜大黄黄连泻心汤。前加附子，是汗出多而恶寒，表将解而里结未除故也，此证是发汗后无汗恶寒，故先须解表也。

【临床解读】

秦某，男，50岁。2020年12月14日初诊。

主诉：声哑，咽部异物感1年。

现病史：患者近1年声音嘶哑，咽部异物感，西医诊断“声带白斑”“慢性咽炎”，中西药治疗效一般。现症见：喑哑，说话费力，咽部不适，偶有疼痛，经常咳痰带血丝，纳差，大便干结，日2~3次，小便可，乏力，舌质红，苔花剥，深裂纹，脉沉滞。平时抽烟多（日3包），饮酒多；平素熬夜多。糖尿病20年（注胰岛素），高血压10年，服药控制尚可。

患者要点：釜底抽薪。

---

① 干噫：嗳气。

处方：黄芩 10 克，黄连 6 克，大黄 10 克（后下），桑叶 10 克，竹茹 10 克，丝瓜络 10 克。15 剂，每日 1 剂，水煎服。

二诊：服上方共 100 剂，效可，声音嘶哑，咽部异物感明显减轻。现症见：近日劳累后咽部不适，声嘶，干咳，近 1 个月头晕 1 次，夜间易燥热汗出，眠差，入睡难，心烦急躁，易疲劳，纳食一般，食欲差，大便初头硬，小便正常，舌质红，苔花剥，有裂纹，脉细滞。

处方：生地黄 15 克，通草 6 克，竹叶 10 克，蝉蜕 6 克，栀子 10 克，玄参 30 克，生甘草 3 克，薄荷 6 克（后下），鸡内金 6 克。25 剂，每日 1 剂，水煎服。（张磊医案）

伤寒发热，汗出不解，心下痞硬，呕吐下利者，大柴胡汤主之。汗出，呕吐下利，是胃中津液燥，里有结实，非胃虚也，故以大柴胡汤下之。

病人胁下素有痞，连脐傍，痛引小腹入阴筋者，此为脏结，死。

阳毒证

初得病一二日，便成阳毒；或服药吐下后，变成阳毒。其病腰背痛，烦闷不安，狂言欲走，或见鬼，或下利，其脉浮大而数，面赤斑斑如锦纹，咽喉痛，吐下脓血。五日可治，七日不可治，**升麻汤**主之。不可作煮散。

升麻　当归　甘草各二分　雄黄（研）一分　桂枝一分　鳖甲半两　蜀椒半分

㕮咀，水二升，煎一升，去滓，温服一盏，食顷再服。温覆手足出汗，汗出则解，未解重作之，得吐尤佳。

阳毒宜葛根龙胆汤方在可发汗证中。

阴毒证

初得病一二日，便成阴毒；或服药六七日以上至十日，变成阴毒。其病身重背强，腹中绞痛，咽喉不利，毒气攻心，心坚强，气不得息，呕逆，唇青面黑，四肢厥冷，其脉沉细而紧。仲景云：阴毒之候，身痛如被杖，喉咽痛。五六日可治，七日不可治，**甘草汤**主之。不可作煮散。

甘草　鳖甲　升麻　当归　桂枝各二分　蜀椒一分　雄黄一分

㕮咀，水三升，煎取一升，去滓。温温每饮一盏，食顷再服，温覆。中毒当汗吐之，汗吐则愈，不吐再服之。

治阴毒**反阴丹**

硫黄五两（研末）　太阴玄精石（味咸者，研末）　硝石（研末）各二两

用铁铫子先铺玄精石一半，次铺硝石一半，中间下硫黄，又以硝石盖硫黄，都以玄精石盖之，用盏子合定，令三斤炭火烧令得所，勿以烟出多，急取出，以瓦盆合定地下，四面灰拥，勿令烟出。直候冷，取细研，蒸饼心，丸豌豆大，艾汤下十五丸，病重加至二三十丸，此法甚验。喘促吐逆者，入口便安；服此药三五服，觉不退，便于脐下一寸半灸之，须是大炷百壮，未愈可至二百壮；若手足极冷，小便涩，小腹硬，疞痛囊缩，即须更于脐下四寸，如前灸之，乃与当归四逆并反阴丹频频与服，内外通逐方可解，若稍缓即死矣。当归四逆乃加吴茱萸生姜者是，慎勿与寻常利小便药。此是阴毒，气结在小腹所致也。有见小便不通，便用炒盐及里热药熨脐下，欲望小便通利，其冷气在小腹之间，被热物所熨，无处通出，即奔上冲心，其死速矣。

又治阴毒**硫黄丸**

硫黄二两　水银一两

同研入铫，洒少醋，慢火炒，欲似烟出，再出火，洒醋，如此三四遍，地上放冷研之，蒸饼丸梧桐子大。每服二十、三十丸，艾汤吞下，日三服，食前。

阴毒，脉沉微欲绝，四肢逆冷，大躁而渴不止，**附子饮子**。

附子一枚（半两以上者，炮，去皮尖，四破）

以水九升，煎至三升，去附子，入瓶，油单紧封沉井底，候极冷，取饮之。仍下硫黄丸甚妙。

阴毒之为病，因汗下药性冷所变，多在四五日也；或素来阳气虚冷，始得病便成阴毒；或始因伤风伤冷物，便成阴毒。其病六日内可治，过六日不可治。

狐惑证

狐惑之为病，状如伤寒，或因伤寒变成斯疾。其候默默欲眠，目不得闭，卧起不安，蚀于喉为惑，蚀于阴[①]为狐，不欲饮食，恶闻食臭，其面乍赤乍黑

① 阴：指前、后二阴。

乍白。蚀于上部①则声嗄，甘草泻心汤主之方在痞证中。蚀于下部则咽干，**苦参汤**洗之。

苦参半斤　槐白皮四两　狼牙根四两

上锉，以水五升，煎三升半，洗之

蚀于肛门者，烧雄黄薰之。雄黄一味，烧薰下部。病者脉数则热，微烦，默默但欲卧，汗出，初得之三四日，目赤如鸠眼，七八日则两目四眦周皆黑。若能食者，脓已成也，**赤小豆当归散**主之。

赤小豆一升（浸生芽曝干）　当归一两

细末，浆水调下二钱，日三服。

百合证

庞曰：百合病者，百脉一宗，悉致其病。意欲食复不能食，常默默，欲卧复不能卧，欲出行复不能行，或有美食时，或恶闻食臭时，如寒无寒，如热无热，口苦小便赤，诸药不能治，得药则增剧吐利者，如有神祟者，身形如和，其脉微数。每溺时头痛者，六十日乃愈；若溺头不痛，淅然者，四十日愈，若溺快然，但头眩者，二十日愈。其证或未病而预见，或病四五日而出，或二十日或一月后见者，随证治之。

治汗后百合病，**百合知母汤**。

百合十枚　知母一两半

百合先洗，渍一宿，当白沫出，去其渍水，别以清泉水一升半，煮百合，取一升，去滓；又别以泉水一升煮知母，取半升，去滓，同百合汤煎至一升，温分三服。

治下后百合病，**滑石代赭汤**。

百合十枚　滑石一两半　代赭半两

先以水渍百合一宿，当白沫出，则去其水，更以泉水一升半，煮取一升，去滓，别以泉水一升煮滑石、代赭，取半升，去滓，合和重煎至一升，分温三四服。

治吐后百合病，**百合鸡子汤**。

百合十枚　鸡子黄二枚

先以水洗百合，渍一宿，当白沫出，去其水，更以泉水二升，煮取一升，

① 上部：咽喉部。

去滓，下鸡子黄，搅匀，分温三服。

治不经吐、下、发汗，百合病形如初者，**百合地黄汤**。

百合十枚　地黄汁半升

先以百合水渍一宿，有白沫出，去其水，更以泉水一升半，煮取一升，去滓，内地黄汁，再煮取一升二合，温温分三服，中病勿更服。

治百合病一月不解，变成渴者，**百合汤**洗之。

百合一升（如前洗。先渍一宿，当白沫出，去其水）

更以水一斗，煎数沸，洗周身，慎风，仍食白汤饼，但勿与盐豉也。煮饼是切面条汤煮水淘过，热汤渍食之。

渴不差，**瓜蒌牡蛎散**主之。

瓜蒌（无黄脉者）　牡蛎粉等分

细末，水调方寸匕，日三服。

治百合病变发热，**百合滑石散**。

百合一两　滑石三两

细末，清饮调方寸匕，日三服。当微利，热则除；已利，勿服之。

百合病见于阴者，以阳法救之；见于阳者，以阴法救之。见阳攻阴，复发其汗，此为逆；见阴攻阳，乃复下之，此亦为逆。

痉湿暍证

伤寒所至，太阳病痉湿暍，此三种宜应别论，以为伤寒相似，故此见之。

痉　证

太阳病，发热无汗，反不恶寒，名曰刚痉。

太阳病，微热汗出，不恶寒，名曰柔痉。《病源》云恶寒。

其证身热足寒，头强项急，恶寒时头热，面赤目脉赤，独头摇，卒口噤，背反张者，痉病。

太阳病，发汗太过，因致痉。《素问》曰：太阳所至，为寝汗痉。又云：肺热移于肾，传为柔痉。始太阳中风，发热而过迫肺金，金投子而避害，故移热于肾水，水为火迫则上升复凌心位，水入火乡而为汗，若汗太多，因而熟寐，汗反为冷湿之气复着太阳经，故发痉也。

痉病卧不着席，小儿腰背去席二指，大人侧掌，为难治。痉病脉弦，直上下行。

仲景云：太阳病证，其身体几几然，脉反沉迟者，为欲作痉，宜桂枝加瓜蒌汤。瓜蒌不主中风，项强几几，其意治肺热，令不能移于肾也，桂枝汤内当加瓜蒌四两。

痉病不宜大发汗及针灸，宜小汗之。

柔痉宜桂枝加葛根汤。桂枝汤内加葛根四两。

刚痉宜葛根麻黄汤方在解表证中。

刚柔痉，**加减葛根麻黄汤**。

葛根　麻黄　生姜各一两　防风　芍药　白术　人参　芎䓖　黄芩　防己　桂枝　甘草各半两　附子一枚

㕮咀，水六升，先煮麻黄、葛根数沸，去上沫，内诸药，煮取二升，去滓。饮服一盏，食顷再服，日四五，夜二三。柔痉自汗者，去麻黄加葛根成一两半。

刚痉，胸满口噤，卧不着席，脚挛急，其人必龂齿，宜大承气汤下之方在可下证中。

湿　证

太阳病，关节疼痛而烦，脉沉缓，湿痹之候。其人小便不利，大便反快，只当利其小便，宜五苓散方在可水证中。

湿家之为病，一身疼，发热，身如熏黄，仍治风湿，脉浮身重，汗出恶风，宜**黄芪汤**。

黄芪二两半　防己二两　甘草一两　白术　生姜各一两半　枣十六个

㕮咀，水四升，煎至二升，去滓，温饮一盏，食久再服。喘者，加麻黄一两；胃中不和者，加芍药一两半，气上冲者，加桂枝一两半；下有陈寒者，加细辛一两，服后当如虫行皮中。从腰下如冰，坐厚被上，又以一被绕腰以下，令微汗出。

湿家，其人但头汗出，背强，欲得被覆向火。若下之早则哕①，胸满，小便不利，舌上如苔者，此丹田②有热，胸上有寒，渴欲得水而不能饮，口燥故也。

湿家下之，额上汗出，微喘，小便不利者，死；下利不止者，亦死。

问曰；风湿相搏，一身尽疼痛，法当汗出而解，值天阴雨不止，汗出已

---

① 哕（yuě）：即呃逆；又指干呕。

② 丹田：穴名，在脐下三寸。这里是泛指下焦与胸上对举。

解，身复痛，何也？答曰：发其汗，汗大出者，但风气去，湿气续在，是故不愈也。若治风湿者，发其汗，但微似欲出汗者，风湿俱去也。

湿家病身上疼痛，发热，面黄而喘，头痛鼻塞而烦，其脉大，自能饮食，腹中和无病，病在头中寒湿，故鼻塞，细末瓜蒂，含水搐少许鼻中则愈。

湿家身烦痛，可与麻黄汤内加白术二两。麻黄汤在可汗证中。

病者一身尽疼，发热，日晡则剧者，此名风湿。此病因伤于汗出当风，或久伤于冷所致也，可与**杏仁薏苡汤**。

麻黄一两半　杏仁四十五枚　薏苡仁甘草半两

㕮咀，以水二升，先煮麻黄一二十沸，去上沫，内诸药，煮取一升，去滓，温二三服。

伤寒八九日，风湿相搏，身体烦痛，不能转侧，不呕不渴，脉浮虚而涩者，宜**桂枝附子汤**。此治大便自利，小便不利者。

桂枝二两　附子二枚　生姜一两半　大枣十二枚　甘草一两

㕮咀，以水三升，煮取一升，去滓，分温四服。若大便坚，小便自利者，去桂枝加白术二两，煎如前法。初一二服，身如痹，半日许服之都尽，其人如冒状，勿怪，此乃术、附并走皮肤，逐水气未得除，故使之耳。

风湿相搏，骨节疼烦，掣痛不得屈伸，近之则极，汗出短气，小便不利，恶风不欲去被，或有微肿者，**甘草附子汤**主之。

附子二枚　白术二两　桂枝三两　甘草二两

㕮咀，水三升，煮取一升，去滓，分温三服。身肿者加防己二两；悸气、小便不利加茯苓一两半，溢水成四升，煎一升三合。

暍　证

太阳中热者，暍是也。其人汗出恶寒，身热而渴，白虎汤加人参主之方在厥阴证中。

太阳中暍者，身热疼重而脉微，此夏月伤冷水，水行皮中所致也，**瓜蒂汤**主之。

瓜蒂二十七枚

水半升，煮取二合半，去滓，温服。

太阳中暍，发热恶寒，身重而疼痛，其脉弦而细，芤而迟，小便已，洒然毛耸，手足逆冷，小有劳，身即热，口前开，板齿燥，若发其汗，则恶寒甚，加温针，则反热甚；下之，则淋甚，宜**大小橘皮汤**。大橘皮汤在不可汗证中。

小橘皮汤主手足冷呕哕。

橘皮二两　生姜四两

㕮咀，水三升，煮取一升半，去滓，作四服，稍热呷之。

发汗吐下后杂病证

病人脉微而涩，此乃医所病，大发其汗，又数大下之，其人亡血。病当恶寒，后乃发热，无休止时。夏月盛热，欲着覆衣；冬月盛寒，欲裸其体，所以然者，阳微则恶寒，阴弱则发热，此医发其汗，使阳气微，又大下之，令阴气弱。五月之时，阳气在表，胃气虚冷，以阳气内微，不能胜冷，故欲着覆衣。十一月之时，阳气在里，胃中燥热，以阴气内弱，不能胜热，故欲裸其身。又阴脉迟涩，故知亡血也。此皆可治。阳微恶寒四逆，阴弱发热为内热病，宜苦酒、艾之类。

大下后，复发汗，小便不利者，亡津液故也，勿治之，得小便利，必自愈。

发汗后，其人脐下悸者，欲作奔豚，**茯苓桂枝汤**主之。

茯苓四两　桂枝二两　甘草一两　大枣八个

㕮咀，以甘澜水五升，先煮茯苓减一升，内下诸药，煮取一升半，温温作三服。

作甘澜水法：取水二斗，置大盆中，以杨柏枝击水，上有珠子五六千个相逐，取用之。

发汗或下后，痞满，或成寒实结胸，气塞不通，宜**槟榔散**。

槟榔二个（一生一煨）

细末，酒二盏，煎一盏四分，作两服，温饮之。兼治蛔厥，心腹刺痛。《南海本草》治膀胱气佳。

庞曰：因发汗时，汗出如水漏下，还复汗少，喘促不止。脉促而按之濡者，合当汗而解，脉促而按之实者，死。若脉浮，手足微厥，面垢唇青，昏愦而喘者，阴阳未和，尚阻升降，宜服**顺阴阳五味子汤**。

麻黄半两　人参　五味子　麦门冬　杏仁　橘皮　生姜各一分　枣七枚

㕮咀，水二升，煮七合，去滓，通口服一盏，未差，再作二三服。手足厥甚者，厚衣护其厥。

下后，复发汗，昼日烦躁不得眠，夜而安静，不呕，不渴，无表证，脉沉微，身无大热者，宜**干姜附子汤**。不可作煮散。

干姜一两　附子一枚（生）

㕮咀，水一升半，煎至半升时，饮一小盏，食久再服。

伤寒，若吐下后，心下逆满，气上冲胸，起则头眩，脉沉紧，发汗则动经，身为振振摇者，宜**茯苓白术汤**。

茯苓二两　桂枝一两半　白术　甘草各一两

㕮咀，水三升，煮至一升半，去滓，分温四服。

发汗吐下后，虚烦不得眠，若剧者，必反复颠到，心中懊憹，香豉栀子汤主之；少气者，加甘草；呕者，加生姜。

栀子香豉汤

肥栀子二十枚　香豉两合（绵裹）

水二升，煎栀子至一升三合，下豉，取七合半，去滓，每进一盏。得吐，止后服。

栀子甘草汤，前汤内加甘草一两，同栀子煮，后下豉，如前法，加水半升。

栀子生姜汤，前方内加生姜二两半，同栀子煮，后下豉，同前法，加水一升。

伤寒五六日，大下之后，身热不去，心中结痛者，未欲解也，属栀子香豉汤主之。用前方。

下后，腹烦满，起卧不安者，**栀子厚朴汤**主之。

栀子八个（大者）　厚朴二两　枳实二枚

㕮咀，水二升，煮一升，去滓，温饮一盏。

伤寒，医以丸药下之，身热不去，微烦，**栀子干姜汤**主之。

肥栀子八个　干姜一两

以水一升七合，煮取八合，去滓，分温三服。

凡用栀子汤得效，即止后服，病人旧有微溏，不可与之。

发汗，若下之，而烦热，胸中窒塞者，栀子汤主之。

伤寒五六日，已发汗而复下之，胸胁满微结，小便不利，渴而不呕，但头汗出，往来寒热，心烦者，此表未解，**柴胡桂枝干姜汤**主之。

桂枝　黄芩各一两半　柴胡四两　栝蒌根二两　干姜　甘草　牡蛎各一两

㕮咀，水六升，煎至三升，去滓，再煎一升半，温温时饮一盏，食顷再服。

伤寒发汗，若吐下，解后，心下痞硬，噫气不除者，**旋覆花代赭汤**主之。

旋覆花　甘草各一两半　人参一两　生姜二两半　代赭（末）半两　枣三枚　半夏一两半

㕮咀，水五升，煎三升，去滓，再煎取一升半，温分四服。

伤寒，若吐下后，七八日不解，热结在里，表里俱热，时时恶风，大渴，舌上干燥而烦，饮水至数升者，白虎加人参主之方在厥阴证中。

伤寒八九日，下之，胸满烦惊，小便不利，谵语身重，不可转侧者，**柴胡龙骨牡蛎汤**主之。

柴胡二两　龙骨　黄芩　生姜　铅丹　人参　桂枝　茯苓　牡蛎各三分　半夏一合　大黄一两　枣六个

㕮咀，水六升，煎取三升，下大黄，切如棋子块，更煎取二升，去滓，温饮一盏。

伤寒，服汤药，下利不止，心下痞硬。服泻心已，复以他药下之，利不止。医以理中与之，利益甚。理中治中焦，此利在下焦，以赤石脂禹余粮汤主之。复不止，当以五苓散利小便。五苓散方在可水证中。

赤石脂禹余粮汤

赤石脂　禹余粮各八两

水四升，煮取二升，去滓，温饮一盏。

太阳病，外证未除，而数下之，遂协热而利，利不止，心下痞硬，表里不解者，**桂枝人参汤**主之。

桂枝　甘草各二两　白术　人参　干姜各一两半

㕮咀，水五升，先煮四味，取三升，内桂，更煮取一升，去滓，温分三服。

发汗后，腹胀满者，**厚朴人参汤**主之。

厚朴四两　甘草一两　生姜四两　半夏一两一分　人参半两

以水五升，煮取一升半，去滓，温分三服。

治头痛壮热，心中烦，**黄芩栀子汤**。

黄芩　栀子各一两半　石膏　干葛各二两　豉半两　葱白寸（切）半斤

㕮咀，水四升，煮取一升半，温温作三四服。始得病便如前证，亦可服。治夏月伤暑毒，殊验。

伤寒发汗后，或未发汗，头痛如破，宜**葱白汤**。

连须葱白（寸切）半斤　生姜二两

水二升，煮一升，去滓，温温作二三服。

服前汤，头痛未解，宜**葛根葱白汤**。

葛根一两　芍药　芎䓖　知母各半两　葱白一握（寸切）　生姜一两

㕮咀，水二升半，煮取一升，去滓，温温分减服。

伤寒头痛立效，**荆芥散**。

天南星　草乌头（肉白者，生用）　荆芥穗各半两　石膏一两

细末，每服二钱半，陈茶一钱，姜汁半呷，薄荷三叶，水两盏，煎至八分，温温相次三服。

伤寒呕吐不止，恶寒，脉细或浮迟，宜**理中丸**，兼治霍乱吐利，及伤寒后发热，水停喜唾者。

人参　干姜　甘草　白术各一两

细末，蜜丸鸡子黄大，每服一丸，百沸汤一盏，化令细，煎三五沸，温服之。霍乱脐上筑者，不宜术，可作汤去术，加桂一两半，水三升，煎取八合，稍热服之。吐甚，去术加生姜一两半，作汤煎，如前法，饮热粥一碗，微温覆之，勿发揭衣被。有寒腹满痛，或四肢拘急，或下利转筋，加生附子二枚，作汤服之。

治伤寒呕吐欲死，**生姜半夏汤**。

半夏一两半　生姜三两

水三升半，煮一升，去滓，温温分四服。

治呕吐发热，脉滑数或洪者，**茅根汤**。

茅根半升　麦门冬二合半　半夏一两　人参半两　茯苓半两　生姜二两

㕮咀，水五升，煎一升半，去滓，温温分减服。

霍乱，头痛发热，身疼，多饮水者，宜五苓散方在水证中。

伤寒发热自利，脉浮大数，及鼻衄或呕者，宜**黄芩芍药汤**。

黄芩一两半　芍药　甘草各一两

㕮咀，水五升，煮取一升半，去滓，分四服。呕者，加半夏一两一分，生姜一两半，煎服。

治伤寒热痢，或兼腹痛，**黄连当归丸**。

黄连　当归各三两　干姜　赤石脂各一两

细末，蜜丸梧桐子大，米饮吞下二三十丸，日三夜二服。

伤寒，下利如烂肉汁，赤带下，伏气腹痛，诸热毒悉主之，**薤白栀子汤**。

豉半升，绵裹　薤白一握　肥栀子大者七个

水三升半，先煮栀子十沸，下薤白，煎至二升，去滓，下豉煮一升半，温温分减服，必解下恶积。

伤寒汗解，因饮酒复剧，苦烦闷，干呕口燥，呻吟错语，不得卧。此药

解热毒，除酷热。不必饮酒剧者，疗五日中神效，**黄连黄柏汤**。

黄连一两半　黄芩　黄柏各一两　肥栀子十二个

㕮咀，水三升，煎一升二合，去滓，温温分减服，未差更作。

伤寒四日而大下，热利时作，白通诸药多不得止，四顺汤热，白通汤苦温，除热止利，莫若**黄连熟艾汤**。

黄连　黄柏各一两半　龙骨一两　熟艾两鸡子大

㕮咀，水四升，煮一升二合，去滓，分减温服。

庞曰：凡冷利皆宜四逆。冷利脐下必寒，水谷黄白色或青黑也，热利脐下必热，利黄赤色也，天行热毒，下利赤白，久下脓血，及下部毒气，当下细虫如布丝缕大，或长四五寸，黑头锐尾，宜**麝香丸**。

麝香一钱　附子　雄黄　丹砂　干姜　巴豆各二钱

捣下筛讫，炼蜜和丸小豆大，米饮下二丸。未知增之。此方本无巴豆，是古方脱去，服之不效。今增巴豆，试之甚验。

伤寒后咳噫，**肉豆蔻汤**。

肉豆蔻一个　石莲肉（炒）　茴香各一分　丁香半分　生姜　人参各二分　枇杷叶五片（拭去毛，炙）

㕮咀，水三升，煎至一升半，分四服，空心暖饮之。

庞曰：伤寒汗后，咳噫不止，是阴阳气升降欲作汗，升之不上，降之不下，故胃气上逆而咳噫无休止者，宜**良姜汤**。

橘皮　良姜　桂枝　当归各一分　麻黄半两　槟榔三个　杏仁二十个　甘草一分　生姜一分　大枣十枚

㕮咀，水二升半，煎至一升，去滓，下槟榔末，又煎三沸，去滓，通口服一盏，未已再一剂。

时行头痛，心如醉状，面爱向黑处，不欲见人，此属坏热不散，速行大青汤与服；不尔，狂走赶人。

大青汤

大青叶　秦艽　吴蓝　升麻　荠苨　瓜蒌根各二分　甘菊一分　石膏三分　竹沥二合　朴硝三分

㕮咀，分二贴，每服一贴。水二升半，煎至一升二合，去滓，下竹沥、朴硝，分温四服。肉色黄加茵陈六分；面似火加栀子十四枚，加水成三升，煮取一升半，温饮一盏。

七八日热盛不解，**苦葶苈汤**。

苦酒一升半　苦葶苈一合　生艾汁半升

同煎至七合，作二服，此疗内热病，有牛黄一刀圭尤良。阮河南曰：今诸疗疾，多用辛甜姜桂人参之届，此皆贵价难得，常有必欲求之，转以失时。而苦参、青葙、葶苈子、艾之属，所在尽有之，除热解毒，最胜向贵价药也，前后数参并用之。得病内热者，不必按常药次也，便以青葙、苦参、艾、苦酒疗之，但少促其间耳，无不解者。苦酒即米醋也。

庞曰：辛甜姜桂人参之属，是发散寒气之药，其病未传成内热者，为调治之大要药也。决不可虑其酸苦之药，正治内热病急要之药也。设当行辛甘而用酸苦，设当行酸苦而用辛甘，是味于阴阳之用，如此医杀之耳。其辛甘酸苦，自是调治通行之要药，若论苦则忌甘，论甘则忌苦，虽有屡中，诚为粗工矣。

伤寒发黄者，先用瓜蒂末内鼻中，口含水搐鼻中，去黄水，用五苓茵陈散最良。

时行一切，不知身上疼痛，不寒亦不热，沉沉似有所思，顺事多语，此脏正传热，**麻仁龙胆丸**，服此药不死。

大麻仁　大黄各一两　柴胡　黄芩　白鲜皮　秦艽　赤芍药　龙胆草各二分　黄连一分　栀子二十四个

细末，蜜丸如梧桐子大。食后煎淡竹叶汤，下三十丸，日与三服，以大利为度。十日小差，一月平复。

地黄汤　疗伤寒及温病，应发汗而不与发汗之，内有瘀血者；及鼻衄吐血不尽，内热瘀血，面黄大便黑者，此方主之，消化瘀血甚良。

生湿地黄四两　牡丹皮　芍药　犀角屑（无以升麻代）各半两

㕮咀，水二升，煮取一升，去滓，温温饮一盏。喜忘如狂者，加地黄、黄芩各三分，加水一升，脉大来迟，腹不满自言满者，为无热，不用黄芩也。

鼻衄或吐血下血，**黄芩汤**。

黄芩四两

㕮咀，水三升，煮一升半，温饮一盏，兼治妇人漏下血不止。黄柏更佳。

吐血百治不差，此方疗十差十，**大黄散**。

地黄汁半升　生大黄末一方寸匕

煎地黄汁三沸，下大黄末，调匀，空腹服之，每温饮一小盏，日三服，血即止。

热病毒气入眼，赤痛生翳，不见光明者，**大黄栀子汤**。

生大黄一两　升麻半两　瞿麦　甘草各一分　栀子七个

㕮咀，水二升，煎至一升，去滓，温作四服，以利为度。难利者，煎药毕，下朴硝二分和服，先煮诸药至一升半，乃下大黄，大黄先以水渍，和水下之，则折热易利。

治毒病入眼，忽生赤翳，或白，或肿肤起，或赤痛，不得视光明，入心肝。或眼浮肿，如吹汗出，生膜覆珠子，或内障不见物。良由病后不慎，酒面炙煿五辛所致，宜服此频利之，**秦皮大黄汤**。

秦皮　柴胡　常山　黄芩　升麻　芍药　白蔹　枳实　甘草各半两　大黄三分

㕮咀，水三升，煮二升，下大黄，再煎一升半，去滓，食后温饮一盏。热盛者加焰硝半两，汤成后下，化匀服。未差更作，可至五七剂。

又方，**滴眼汤**，斑豆疮不宜用。

秦皮　升麻　黄连各半两

细锉，水二升，煎至一升，绵包箸头揾汤滴入眼中，频频用之。

下部䘌疮，**雄黄散**。

雄黄　青葙子　苦参　黄连各三分　桃仁一分

为散，以艾汁和丸，枣核大，绵包内下部，萹蓄汁更佳。冬月无艾，浓煎艾汁，和为丸，更以米饮调下二钱，温饮之，日二服。

治䘌疮，**青黛丸**。

青黛　丁香　黄连等分

细末，甘淀和丸，枣核大，口中有疮，含之咽汁，若下部有疮，绵裹内下部，日含化五六十丸差。

牵马丸　治天行四五日，下部生疮，医所不能治，此方主之。

附子一分　藜芦　桂枝　巴豆各半两（去皮心，炒黑）

细末，别研巴豆，加蜜杵丸，梧桐子大。空心热水下二丸，未知加三丸。热在膈上不下，饮热汤半升，投吐之，下部䘌自差，神良。

天行口疮，**黄柏升麻汤**。

黄柏　升麻　甘草（生）各半两

㕮咀，水一升半，煮半升，入地黄汁一合，煎半升，分二服，细呷之。

又方，**蔷薇饮子**。

蔷薇茎叶切一升（冬用根皮）

水三升，煮半升，温温渍之，去涎。喉咽有疮者，咽汁少许为佳。

又方，**黄柏饮子**。

黄柏，薄切小片，蜜渍一宿，嚼柏汁渍疮。

又方，**五倍子散**。

五倍子炒为末传之，涎出吐去，以差为度。

伤寒喉中痛，闭塞不通，**射干煎**。

生射干　猪脂各半斤

合煎，令射干色微焦，去滓，取一枣大，绵裹，含稍稍咽之。

治喉咽痛塞，**硼砂散**。

硼砂　僵蚕　牙硝　白矾　甘草　雄黄各一分　硇砂半分　草乌头尖四个

细末，米饮调一钱，细细呷之。

古方**黑龙煎**，治咽喉肿痛九种疾。

人参半两　甘草一两　无灰酒一升　不蚛皂角四十条

水三斗，浸皂角一宿，净铛内煎，令水减半，次下人参、甘草，细切，又同煎三分耗二，布绞去滓，下酒更入釜煤一匕半，搅煎如饧稀，入瓷合内，埋地中一宿。若用时，取一丸如鸡头大，盏中以温酒一呷化之，先以水漱口，以鹅毛点药入喉中扫之，有恶涎或自出，或下腹，可两三度。引药方歇，良久令吐。候恶物出尽了，令吃少许水浸蒸饼，及软饭粥压之，次含甘草一寸咽汁，忌炙煿胡饼、猪肉淹藏等物。如木舌难下药，以匙按舌，用药扫喉中。

九般名：急喉闭、缠喉风、结喉、烂喉、重舌、木舌、遁虫、蚛喋、飞系入喉。

元祐五年，自春至夏秋，蕲黄二郡人患急喉闭，十死八九，速者半日、一日而死。黄州潘推官昌言亲族中亦死数口，后得**黑龙膏**，救活者数十人。

庞曰：急切亦不候合此膏，用古方以意处之。但得不蚛皂角一两条，槌碎，水三升半，浸少时，揉汁去滓，甘草一分，人参一分，同煎作稀膏，勿令太稠，乃下后药。

霜梅上白盐　硇砂　焰硝各等分

三味生研，用前膏斟酌和匀，可以扫得为度。每以鹅毛揾少许，如前法扫喉中甚效，其将息次第，亦如前法，此膏得力尤速。若日久膏干，以甘草水化之。病差后，胸喉外生疮勿疑，无盐梅以白盐代。

天行手足肿，疼痛欲脱者，浓煎虎杖汁渍之。

天行后毒气，手足肿痛欲脱，必作痈脓，**升麻大黄汤**。

升麻　木通　白蔹各三分　黄芩　芍药各一两　甘草半两　大黄一两半

㕮咀，水三升，煮二升半，下大黄煮一升半，温温饮一盏，利下为度。

伤寒劳复[1]证

病新差后，气血津液衰耗，慎勿为诸劳动事。凡言语思虑，劳神梳沐，澡颒劳力，则生热而复病如初也。又新差后，精髓枯燥，切不可为房事，犯房事劳复必死。魏督邮顾子献病差后，华旉嘱之，慎勿为劳事，余劳尚可，女劳即死。此是女劳复，非阴阳易也。《素问》云：病热而有所遗者，是新差后肠胃尚弱，若多食则难消化，而复病如初也，此是食复新差，强人足两月，虚弱人足百日，则无复病矣。

天行劳复，头痛，四肢疼，**葱豉汤**。

葱白　豉半升

水二升半，煎葱烂，去滓，入雄鼠屎三七枚，末之和匀，分再服，未差更作。

天行劳复作热，且至晚则腰背痛，头项强重，**葛根姜豉汤**。

芍药　生姜各一两半　豉　葱白各二合半　葛根二两

㕮咀，水三升，煎二升，下豉煎一升半，去滓，温饮一盏。

大病差后劳复，**枳实栀子汤**。

枳实一分　肥栀子十二个　香豉半升

浆水三升，煮枳实、栀子至二升，下豉煮一升半，去滓，温饮一盏，温覆微汗。食复者加大黄棋子大七枚，同煎服之愈。

疗伤寒已差，劳复如初，脉浮无汗者，**桂枝栀子汤**。自汗者去麻黄。

栀子十二个　豉半升　桂枝　麻黄各一两

㕮咀，水三升，煎至二升，下豉取一升半，去滓，温饮一盏，温覆取小汗差。

疗伤寒劳复如初，自汗出者，脉浮滑，烦躁甚，宜此方。

栀子石膏香豉汤

栀子十六个　石膏四两　香豉一两（绵裹）

水三升，先煮二味至二升半，下豉，煮取一升半，去滓，温饮一盏。一法汤成入雄鼠矢二七枚，末良。

病未平复，后劳动致热气攻胸，手足拘急，搐搦如中风状，**瓜蒌汤**。

瓜蒌根四两（无黄脉者）　淡竹茹半斤

---

① 劳复：大病初愈，因过劳而复发。

水三升，煮一升二合，去滓，日二三服，温与之。

妇人病未平复，因夫所动，小腹篡中急痛，腰胯疼，四肢不任举动，无热证者，**附子黄芪汤**。

白术　当归　桂枝　附子　甘草　芍药　人参各半两　黄芪三分　生姜一两半

㕮咀，水四升，煮至一升半，去滓，通口服一盏，食久再服，温覆取小汗。

男子劳房成复病，**鼠屎汤**。

薤根一升　豭鼠屎二十一个（为末。矢头尖硬者，即是牡鼠也）

水三升半，煮薤根至一升半，去滓，下鼠矢末，再煎三沸，温饮一盏，相次三服。衣覆必有黏汗为效，未汗再作一剂，兼治阴阳易神验。

男子房劳复发热，口噤，临死舌出数寸。又始得病，百节痛如被打，浑身沉重，恍惚失措，脉促而绝不可治，或有吐涎不止，或有谵妄烦乱者，皆不可治。

天行差后，劳复发热，呕吐食不下，**芦根汤**。

芦根半升　生姜二两　橘皮　枇杷叶各一两

㕮咀，水三升，煮一升半，去滓，温饮一盏，大效。心烦躁加石膏二两，加水一升，煮二升。

阴阳易证

阴阳易病者，阴阳相感动，其毒气着人，如换易也。男子病新差，女子与之交，女子得病，名曰阳易；女子病新差，男子与之交，男子得病，名曰阴易。若二男二女则不相易。然女犯男得病，鲜有死者；男犯女得病，救稍缓则十无一人得生者。若女犯男，男自发劳复，则女不病；男犯女，女自发劳复，则男得病亦轻。富贵之家，虽知其事，后生轻于自恣，犯之多致不救，田野之人，蒙蒙昧昧，只知伤寒能死人，因此病死者十有三四矣，皆不知其所犯之由，深可伤也。男子女人阴阳易病，其状身体疼痛，热上冲胸，头重不能举，眼内生眵，四肢拘急，小腹绞痛，手足拳则暴死，其亦有不即死者。若小腹里急，热上冲胸，头重不欲举，百节解离，经脉缓弱，血气虚，骨髓竭，便吸吸气力转少，着床不得动，起止仰人引，岁月死，宜此方，足甲裈灰散。

取交接妇人手足甲二十枚，裈近隐处一尺，同烧灰，或米饮调下二钱，日三服。阴头微肿，小便利为愈；若未愈，灸阴头一百壮便差。阴头在毛际间，提阴向上，当头是穴。

女子阳易则取男子手足爪甲，裈近隐处，如前烧服之。可灸毛际横空上，中央曲骨，一穴百壮。

男子阴易如前法灸，若阴卵缩未下，灸足大拇指旋毛上，小炷七壮，是大敦二穴。男女初得阴阳易病，便服薤根鼠矢汤，出汗有验。

伤寒口干喜唾方

大枣四十枚（煮，去皮核）　乌梅肥者十个（去核，为末）

上以枣肉和为丸，含化自然汁。

卷　四

暑病论

庞曰：冬伤于寒，夏至后至三伏中，变为暑病，其热重于温也。有如伤寒而三阴三阳传者，有不依次第传，如见五脏热证者，各随证治之。

暑病表证

暑病代桂枝并葛根证

桂枝　芍药　知母　生姜各一两半　甘草一两　黄芩一两半　葛根二两　枣十六枚

㕮咀，水六升，煮取三升，通口服一盏，相次取汗。

暑病代麻黄证

桂枝　杏仁　知母各一两　麻黄三两　甘草　黄芩各一两

煎如前法。

暑病代青龙汤证

麻黄二两　石膏三两　知母　桂枝　甘草各一两　杏仁三十枚　生姜一两半　枣十六个

如前煎服。

暑病代葛根麻黄证

葛根二两　麻黄一两半　桂枝　甘草　知母　黄芩　芍药各一两　生姜一两半　枣十六枚

如前煎服。

暑病三日外至七日，不歇内热，令人更相染，**大青消毒汤**。

大青　芒硝各二两　山栀子一两　石膏四两　豉半升　湿地黄半升

㕮咀，水七升，煮取三升，去滓，下芒硝化之，温服一盏，以热除为度。

暑病通用白虎，一如伤寒与暍证用之方在厥阴证中。

暑病通用麦奴丸方在杂汗证中。

暑病若吐下后，别见形证，一如伤寒门治之。

暑病哕逆、发斑、疮豆坏候，一如温病门治之。已上四条，先生所论。

预防热病急黄贼风，**葛粉散**。

葛粉二升　生干地黄一升　香豉半升

细末，食后服方寸匕，牛乳蜜汤、竹沥米饮、乌梅汤任性调下，日三服，有病者日五服。

《素问》载五种暑病

肝热病者先左颊赤，肺热病者先右颊赤，心热病者颜先赤颜，额也。肾热病者颐先赤颐，颊也。脾热病者鼻先赤。土主中央。病虽未发，见赤色刺之，名曰治未病。

肝热病者，先小便黄，腹痛多卧身热。热争则狂言及惊，胁满痛，手足躁，不得安卧，庚辛甚，甲乙大汗，气逆则庚辛死。刺足厥阴、少阳。其逆则头痛贠贠，脉引冲头也。

心热病者，先不乐，数日乃热。热争则卒心痛，烦闷喜呕，头痛面赤无汗，壬癸甚，丙丁大汗，气逆则壬癸死。刺手少阴、太阳。

脾热病者，先头重颊痛，心烦颜青，欲呕身热。热争则腰痛，不可俯仰，腹满泄，两颔痛，甲乙甚，戊己大汗，气逆则甲乙死。刺足太阴、阳明。

肺热病者，先淅然厥，起毫毛，恶风寒，舌上黄身热。热争则喘咳，痛起走胸膺背，不得太息，头痛不任，汗出而恶寒，丙丁甚，庚辛大汗，气逆则丙丁死。刺手太阴、阳明，出血如豆大，立已。

肾热病者，先腰痛胻酸，苦渴数饮水身热。热争则项痛贠贠澹澹然，戊己甚，壬癸大汗，气逆则戊己死。刺足少阴、太阳。诸汗者，至其所胜日汗出也。

庞曰：五种热病，肝肾二脏有逆证，心脾肺三脏亡逆证。凡五种热病，二三日逢克未为逆，忌在五六日也。

时行寒疫论

《病源》载：从立春节后，其中无暴大寒，又不冰雪，而人有壮热病者，此属春时阳气，发于冬时，伏寒变为温病也。从春分以后至秋分节前，天有暴寒，皆为时行寒疫也。三月、四月，或有暴寒，其时阳气尚弱，为寒所折，病热犹轻；五月、六月，阳气已盛，为寒所折，病热则重；七月、八月，阳气已衰，为寒所折，病热亦微，其病与温病、暑病相似，但治有殊耳。其治法初用摩膏火灸，唯二日法针，用崔文行解散，汗出愈。不解，三日复发汗，若大汗而愈，不解者，勿复发汗也。四日服藜芦丸，微吐愈；若病固，藜芦丸不吐者，服赤小豆瓜蒂散吐之，已解，视病尚未了了者，复一法针之当解。不解者，六日热已入胃，乃与鸡子汤下之愈。无不如意，但当谛视节度与病耳。食不消，病亦如时行，俱发热头痛，食病，当速下之；时病当待六七日。时病始得，一日在皮，二日在肤，三日在肌，四日在胸，五日入胃，入胃乃可下也。热在胃外而下之，热乘虚入胃，然要当复下之。不得下，多致胃烂发斑。微者赤斑出，五死一生；剧者黑斑出，十死一生。人有强弱相倍也。病者过日不以时下之，热不得泄，亦胃烂斑出矣。若得病无热，但狂言烦躁不安，精神言语不与人相主当者，治法在可水五苓散证中。此巢氏载治时行寒疫之法焉。温病、暑病相似，但治有殊者。据温病无摩膏火灸，又有冬温、疮豆，更有四时脏腑阴阳毒，又夏至后有五种热病，时令盛暑，用药稍寒，故治有殊也。

时行寒疫治法

初得时行赤色，头痛项强，兼治贼风走疰寒痹，**赵泉黄膏**。

大黄　附子　细辛　川椒　干姜　桂枝各一两　巴豆五十粒

㕮咀，苦酒渍一宿，以腊月猪脊一斤，煎调火三上三下，去滓收之。伤寒亦色，热酒调服梧桐子大一枚，又以火摩身数百遍，兼治贼风最良。风走肌肤，迫风所在摩之，神效，千金不传。

崔文行解散　时气不和，伤寒发热。

桔梗（炒）　细辛各四两　白术八两　乌头（炮）一斤

细末，伤寒服一钱五铢匕，不觉复小增之，以知为度，若时气不和，旦服一钱五铢匕，辟恶欲省病，一服了去，此时行寒疫通用之。无病者预服，以辟寒为佳，皆酒调下。

藜芦散　辟温疫伤寒。

藜芦　踯躅　干姜各四分　牡丹皮　皂角各五分　细辛　附子各三分　桂枝　朱砂各一分

末之，绛囊带一方寸匕，男左女右，臂上着之。觉有病之时，更以粟米大内鼻中，酒服一钱匕，覆取汗，日再当取一汗耳。

赤小豆瓜蒂散 在厥阴证中。

鸡子汤 治热盛，狂语欲走。

生鸡子七枚 芒硝一两

井花水一大升，同搅千遍，去沫，频服之，快利为度。

猪苓散即伤寒门五苓散也，在可水证中。已上五方，载巢氏治时行寒疫合用之方。

庞曰：摩膏火灸，可行于西北二方，余处难施，莫若初服解散、赤散之类，如转发热而表不解，乃行后四方为佳。天行壮热，烦闷无汗者，**麻黄葛根汤**。

麻黄五两 葛根四两

粗末，每服五钱，水二盏，栀子二个，葱白五寸，豉一撮，煎八分，去滓沫，温温相次四五服。取汗，止后服。

天行一二日，**麻黄汤**。自汗者去麻黄加葛根二两。

麻黄二两 石膏一两半 贝齿五个（无亦得） 升麻 甘草 芍药各一两 杏仁四十个

粗末，每服五钱，水二盏，煎八分，温服。取汗，止后服。

葛根解肌汤 汗后表不解，宜服此。自汗者去麻黄。

葛根四两 麻黄 芍药 大青 甘草 黄芩 桂枝各二两 石膏三两

煎如前法。

诏书发汗白薇散 治时气二三日不解。

白薇二分 杏仁三分 贝母三分 麻黄七分

细末，酒调下方寸匕，相次二三服，温覆汗出愈。汤调亦得。

圣散子方。此方苏子瞻《尚书》所传，有序文。

昔尝览《千金方》，三建散于病无所不治，而孙思邈特为著论，以谓此方用药节度，不近人情。至于救急，其验特异，乃知神物效灵，不拘常制，至理开感，智不能知，今予所得圣散子，殆此类也欤。自古论病，唯伤寒至危急，表里虚实，日数证候，应汗应下之法，差之毫厘，辄至不救。而用圣散子者，一切不问阴阳二感，或男女相易，状至危笃者，连饮数剂，则汗出气通，饮食渐进，神宇完复，更不用诸药连服取差，其余轻者心额微汗，正尔无恙。药性小热，而阳毒发狂之类，入口即觉清凉，此殆不可以常理诘也。时疫流行，平旦辄煮一釜，不问老少良贱，各饮一大盏，则时气不入其门。平居无病，能空腹一服，则饮食快美，百疾不生，真济世卫家之宝也。其方不知所从来，而故人巢君谷吐宝之，以治此疾，百不失一二。余既得之，谪居黄州，连岁大疫，所全活至不可数。巢君初甚惜此方，指江水为盟，约不传人，余窃隘之，乃以传蕲水人庞君安常。庞以医闻于世，又善著书，故以授之，且使巢君之名与此方同不朽也。其用药如下。

肉豆蔻十个　木猪苓　石菖蒲　茯苓　高良姜　独活　柴胡　吴茱萸　附子（炮）　麻黄　厚朴（姜炙）　藁本　芍药　枳壳（麸炒）　白术　泽泻　藿香　吴术（蜀人谓苍术之白者为白术，盖茅术也，而谓今之白术为吴术）　防风　细辛　半夏各半两（姜汁制）　甘草一两

锉焙作煮散，每服七铢，水一盏半，煎至八分，去滓热服。余滓两服合为一服，重煎，皆空心服。

治时气伤寒，头痛身热，腰背强引颈，及中风口噤，治疟不绝，妇人产中风寒，经气腹大，**华佗赤散方**。

丹砂二分　蜀椒　蜀漆　干姜　细辛　黄芩　防己　桂枝　茯苓　人参　沙参　桔梗　女萎　乌头　常山各三分　雄黄　吴茱萸各五分　麻黄　代赭各十分

除细辛、丹砂、干姜、雄黄、桂外，皆熬制作散，酒服方寸匕，日二；耐药者二匕，覆令汗出。治疟先发一时服药二匕半，以意消息之。

乌头赤散　治天行疫气病。

乌头六分　皂角　雄黄　细辛　桔梗　大黄各一两

细末，清酒或井花水服一刀圭，日二，不知稍增，以知为度。除时气不和，一日进一服。牛马六畜中天行瘴疫，亦以方寸匕。人始得病，一日时服一刀圭，取两豆许，内鼻孔中。

斑豆疮论

庞曰：天行豌豆疮，自汉魏以前，经方家不载，或云建武中南阳征虏所得，仍呼为虏疮。其后名医虽载发斑候，是发汗吐下后，热毒不散，表虚里实，热气燥于外，故身体发斑。又说豌豆疱疮，表虚里实，一如发斑之理。别云热毒内盛，攻于脏腑，余气流于肌肉，遂于皮肤毛孔中，结成此疮。既是里实，热毒内盛，则未发及欲发，疮斑未见，皆宜下之也；疮已差，则再下之。此病有两种。一则发斑，俗谓之麻子，其毒稍轻，二则豌豆，其毒最重，多是冬温所变。凡觉冬间有非节之暖，疮毒未发，即如法下之，次第服预防之药，则毒气内消，不复作矣；有不因冬暖，四时自行者，亦如法下之。古方虽有治法，而不详备，疑当时毒热未甚，鲜有死者耶。近世此疾，岁岁未尝无也，甚者夭枉十有五六，虽则毒气内坏不治，因医为咎，又大半矣。

若身疼壮热头痛，不与小汗，何由衰散？大腑久秘，毒攻腰胁，或心腹胀满，不与微利，何由释去？故当消息汗下。然则寒药固不当行，温药反增热毒，若热势大盛，脉候洪数，凉性之药，不阻表里气，亦可通用，若寒气阻碍，脉候浮迟，则温性之药，不阻表里气者，可冀冰释。云不可汗下寒热之药，只可紫草一味者，乃滞隅之流，只是遭逢轻疾，以自差为功，若值重病，则拱手待毙矣。世有权贵，自信不任人拘忌，冷热汗下，病或不救，则责医谬误，斯又可为伤叹。夫调瑟者必当移柱，故用古方，附以愚见，为斑豆方，以小儿多染此患，故专用小汤剂，大人可倍用之。

温病发斑治法小儿证附

冬月触冒寒毒者，至春始发病。病初至表，或已发汗吐下，而表证未罢，毒气不散，故发斑疮。又冬月天气温暖，人感乖候之气，未即发病，至春又被积寒所折，毒气不得泄，至夏遇热，其春寒已解，冬温毒始发，出于肌肤，斑烂隐疹如锦文也。

治温毒①发斑，大疫难救，兼治豌豆疮不出，**地黄膏**。

湿地黄四两　好豉半升

以猪膏一斤和匀，露一宿，煎五七沸，令三分去一，绞去滓，下雄黄末一钱匕，麝香末半钱匕，搅匀，稍稍尽饮之，毒从皮中出则愈。小儿斟酌服。

冬温未即发病，至春被积寒所折，不得发，至夏得热，其春寒解，冬温毒始发于肌中，斑烂隐疹如锦纹，而欬闷呕吐清水，宜服**黄芩麻黄汤**。

葛根　橘皮　杏仁（生）　麻黄　知母　黄芩　甘草各半两

㕮咀，水二升，煮八合，去滓，温温分减服之。呕吐先定，便宜消息；不呕者去橘皮。

肺腑脏热，暴发气斑，不可作煮散，**香豉石膏汤**。

香豉二合　葱须一两　石膏二两　栀子三分　生姜二两　大青　升麻　芒硝各三分

㕮咀，水三升，煮取一升三合，去滓，下芒硝，温温分减服。

温病发斑，赤斑者五死一生，黑斑者十死一生，大疫难救，黑奴丸主之方在杂汗证中。

冬温至夏发斑，咳而心闷，呕清汁，眼赤口疮，下部亦生疮，或自下利，

---

① 温毒：指感受温毒病邪所引起的有肿毒特征的一类温病。

黄连汤。

黄连一两　橘皮　杏仁（麸炒）　枳实　麻黄　葛根　厚朴　甘草各一分

㕮咀，水三升，煮一升二合，去滓，温温分减服。下利先止，别当消息。小儿斟酌。

天行发斑疮，须臾遍身，皆戴白浆，此恶毒之气。世人云永徽四年，此疮自西域东流于海内，但煮葵菜蒜虀啖之则止，鲜羊血入口即定。初患急食之，作菜下饭亦得。

小儿时行疮豆，恐相传染，先服**漏芦汤**下之。本治热毒痈疽，赤白诸丹，热毒疮疖。以下皆是小儿汤剂。

漏芦叶（无，以山栀子代之）　连翘　白蔹　甘草　芒硝各一分　升麻　枳实　麻黄　黄芩各一分半　大黄四分

㕮咀，水二升，煮一升半，下大黄，煮一升，去滓，下芒硝，分减服，以利为度。大人服可倍作。大黄水浸，少时和水下之。

庞曰：凡觉冬温，至春夏必发斑豆，小儿辈须服漏芦汤下之，得下后，逐日空心饮甘草汁。三岁以上一盏，儿小减之，直候腹疼乃止；未疼可饮至十日，则永不发。或下后饮羊血一盏，则不发。

治时行豌豆疮，**桦皮饮子**。

桦皮二两，细切，水一升，煮至半升，去滓饮汁，分减服。

庞曰：初得病，便惊狂不眠，浑身濈然汗出，问之身不憎寒，亦不恶风，其脉如数，以漏芦汤下之；不甚数者，以大承气汤下之。非但疮豆，伤寒亦然。

治豆疮毒气不出，烦闷，热毒气攻腰，或腹胁痛不可忍，大便不通，**五香汤**主之。

麝香半分　木香　丁香　沉香　乳香各一分　芍药　枳实　射干　连翘　黄芩　麻黄　升麻　甘草各半两　大黄一两

粗末，每服四钱，水一盏，竹沥半盏，煎八分，去滓，下朴硝一钱匕和服，以利为度。

天行热气生疮疱，身痛壮热，**水解散**。

麻黄一两　黄芩　桂枝　甘草各半两

细末，暖水调下二钱匕，小儿一钱，覆令小汗。热气在表，已发汗未解，或吐下后，热毒不散，烦躁谬语，此为表虚里实，热气躁于外，故身体发斑如锦纹，或不因汗下，始得病一二日便发，皆由温疫热毒气使然也。甚则发

豌豆疮，其色白或赤，发于皮肤，头作浆戴白脓者，其毒则轻；有紫黑色作根隐隐在肌肉里，其毒则重，十死一生，甚者五内七窍皆有疮形如豌豆，故以名焉。脉洪数者，是其候也。

天行热毒未解，欲生豌豆，发热疼痛，宜服**解肌出汗葛根石膏汤**。

葛根　麻黄各一两　石膏二两　黄芩　芍药　桂枝　甘草各半两

粗末，每服四钱，水一盏半，煎八分，温服，取小汗。自汗者去麻黄。

斑豆始有白疱，忽搐入腹，渐作紫黑色，无脓，日夜叫烦乱者，**郁金散**。

郁金一枚（甘草一分，水半碗，煮干，去甘草，片切，焙干为细末）　真脑子（炒）半钱

同研，每一钱匕，以生猪血五七滴，新汲水调下，不过二服。甚者毒气从手足心出，如痈状乃差，此是五死一生候也。

此患小便涩，有血者中坏也。疮黑黡无脓，十死不治；斑豆烦喘，小便不利，**鳖甲汤**。

灯心一把　鳖甲二两

水一升半，煎六合，去滓，温分作二服。

斑豆定烦喘，**淡竹沥饮子**。

淡竹沥

暖饮之，烦喘自汗，疮不作黑黡，可治。

定烦喘，**麻黄甘草汤**。

麻黄　杏仁　桑白皮　甘草各一分

㕮咀，水一升，煎四合，放温分减服。若脉数有热，以竹沥代水一半煎之，嗽或喉痛加射干一分。

斑豆疮出不快，**红花汤**。

红花子一合（槌碎）

水半升，煎百沸，去滓，分减服之。

斑豆服凉药太过，咳嗽，手足冷，脉迟，**甘草干姜汤**。

干姜半两　甘草一两

㕮咀，水一升半，煎六合，分作二服。

常行疮豆，紫草汤最良。患其服之太少不能中病，但多槌切好紫草。以汤沃之，用物合定，候温去滓，分减服。每紫草半升，用汤一升为准也。

斑豆已出，不可止尔，发表更增斑烂，以表虚故也。

豌豆疮欲出，**甘草汤**。

甘草四两

细锉，水二升，煎一升，去滓，分减温服。觉腹中微利即止。

油饮子 饮消油一升，即不生。

豌豆斑疮不快，表里不解，烦喘，大便秘气攻腹满，**犀角升麻汤**。

麻黄一分半 木香 犀角 升麻 芍药 甘草 杏仁 枳实 雄黄各一分 大黄半两 麝香一钱

㕮咀，水二升，煎一升半，下大黄，再煎一升，去滓，下雄麝末沸匀，分作三服，以大便通为度。

疮已出定方

芒硝 猪胆

和研匀涂之，勿动痂落无瘢，仍卧黄土末上良。

天行疮豆，预服此则不发，**三豆饮子**。

赤小豆 黑豆 绿豆各一升 甘草一两

净淘水八升，煮热，逐日空心任性食豆饮汁七日，永不发。

疮豆发斑，下利赤黄或脓血，遍身发热，**栀子薤豉汤**。

好豉半升 薤白二两 肥栀子十六枚

水二升半，煮栀子、薤白将烂，下豉再煮十数沸，去滓，分减服。解下恶物差。

卷　五

天行温病论

庞曰：辛苦之人，春夏多温热者，皆由冬时触冒寒毒所致。自春及夏至前为温病者，《素问》、仲景所谓伤寒也。有冬时伤非节之暖，名曰冬温之毒，与伤寒大异，即时发病温者，乃天行之病耳。其冬月温暖之时，人感乖候之气，未即发病，至春或被积寒所折，毒气不得泄，至天气暄热，温毒乃发，则肌肉斑烂也。又四时自受乖气，而成腑脏阴阳温毒者，则春有青筋牵，夏有赤脉攒，秋有白气狸，冬有黑骨温，四季有黄肉随，治亦别有法。《难经》载五种伤寒，言温病之脉，行在诸经，不知何经之动，随经所在而取之。中风木，伤寒金，热病火，湿温水，温病土，治之者各取其所属。据《难经》温病，本是四种伤寒，感异气而变成温病也。土无正形，因火而名，故以温次热也。土寄在四维，故附金木水火而变病，所以王叔和云：阳脉浮滑，阴脉濡弱，更遇于风热，变成风温；阳脉洪数，阴脉实大，更遇其热，变成温毒，温毒为病最重也；阳脉濡弱，阴脉弦紧，更遇湿气，变为湿温；脉阴阳俱盛，重感于寒，变成温疟，斯乃同病异名，同脉异经者也。故风温取足厥阴木、手少阴火，温毒专取手少阴火，温疟取手太阴金。湿温取足少阴水、手少阴火，故云随经所在而取之也。天行之病，大则流毒天下，次则一方，次则一乡，次则偏着一家，悉由气运郁发，有胜有伏，迁正退位，或有先后。天地九室相形，故令升之不前，降之不下，则天地不交，万化不安，必偏有宫分，受斯害气，庄子所谓运动之泄者也。且人命有遭逢，时有否泰，故能偏着一家。天地有斯害气，还以天地所生之物，以防备之，命曰贤人知方矣。

辟温疫论

疗疫气令人不相染，及辟温病伤寒**屠苏酒**。通俗曰：屋平曰屠苏。《广雅》云：屠苏，庵也。然屠苏平而庵圆，所以不相同，今人寒月厅事下作版阁是也。尊贵之家，阁中施羽帐锦帏，聚会以御寒，故正旦会饮辟温酒，而以屠苏为名也。

大黄　桂枝　桔梗　川椒各十五铢　白术十铢　乌头　菝葜　防风各六铢

㕮咀，缝囊盛，以十二月晦日早，悬沉井中至泥，正旦平晓，出药置酒中，屠苏之东，向户饮之。屠苏之饮，先从小起，多少自任。一人饮一家无病，一家饮一里无恙。饮药酒三朝，还置井中。若能岁岁饮，可代代无病，当家内外井皆悉著药，辟温气也。忌猪肉、生葱、桃李、雀肉等。

辟温粉

芎　术　白芷　藁本　苓陵香等分

为末，每一两半入英粉四两，和匀，常扑身上，无英粉蚌粉亦可。凡出汗大多，欲止汗，宜此法。

入温家令不相染，研雄黄并嚏法。

水研光明雄黄，以笔浓蘸涂鼻窍中，则疫气不能入，与病人同床亦不相染。五更初洗面后及临时点之。凡温疫之家，自生臭秽之气，人闻其气即时以纸筋探鼻中，嚏之为佳。不尔，邪气入上元宫，遂散百脉而成斯病也。以雄黄点之，则自不闻其气，并辟诸恶怪梦神良。

常以鸡鸣时，存心念四海神名三七遍，辟百邪恶鬼，令人不病温。

东海神阿明　南海神祝融　西海神巨乘　北海神禺强

每入病人室，存心念三遍，口勿诵。

古今名贤传，许季山所撰**千敷散**，辟温疫恶疾，不相染着。

附子一个（一分者）　细辛　干姜　麻子　柏实各一分

细末，和入柏实、麻子令匀，酒服方寸匕。服药一日，十年不病；二日二十年不病；三日三十年不病，受师法保应。三日服之，岁多疫则预服之。不饮酒，井花水服亦得。忌猪肉、生菜。

辟温杀鬼丸　熏百鬼恶气。

雄黄　雌黄各二两　羖羊角　虎头骨各七两　龙骨　鳖甲　陵鲤甲　猬皮各三两　樗鸡十五枚（无，以芫青五枚代）　空青一两（无，以石绿代）　川芎　真朱砂各五两　东门上鸡头一枚

细末，以腊二十两并丸，鸡头大，正旦门前烧一丸，男左女右，臂上带一丸，辟百恶，独吊丧问死，吞下一九，小豆大，天阴大雾，烧一丸于门牖前，极佳。

务成子萤火丸　主辟疾病恶气，百鬼虎狼，蛇虺，蜂虿诸毒，五兵白刃，盗贼凶害。

昔冠军将军武威太守刘子南从尹公受得此方，永平十二年于虏界交战败绩，士卒掠尽，子南被围，矢如雨，未至子南马数尺，矢辄堕地，虏以为神人，各解围而去。子南以方教子及诸兄弟为将者，皆未尝被伤，累世秘之。汉末青牛道士得之，以传安定皇甫隆，隆传魏武帝，乃有人得之，故一名**冠军丸**，一名**武威丸**。曾试此法，一家五十余口俱染病，唯四人带者不染。

萤火　鬼箭（削取皮羽）　蒺藜各一两　雄黄　雌黄　矾石各二两　羖羊角　煅灶灰　铁锤柄（入铁处烧焦）各一两半

为末，以鸡子黄、丹雄鸡冠一具和之，如杏子大，作三角绛囊盛五丸，带左臂，若从军，系腰下勿离身，若在家，挂户之上，辟绝贼盗温疫，神良。

刘根别传曰：颖川太守到官，民大疫，掾吏死者过半，夫人、郎君悉病。府君从根求消除疫气之术，根曰：寅岁泄气在亥，今年太岁在寅，于听事之亥地，穿地深三尺，广与深同，取沙三斛着中，以淳酒三升沃其上。府君从之，病者即愈，疫气遂绝。于听事取太岁六合之地也。

青筋牵[①]证

春三月青筋牵证，其源自少阴、少阳。从少阴而涉足少阳，少阳之气始发，少阴之气始衰，阴阳怫郁于腠理皮毛之间，因生表里之疴。因从足少阳发动及少阴，则脏腑受疠而生其病。

肝腑脏阴阳毒气病，颈背双筋牵急，先寒后热，其病相反。若腑虚为阴邪所伤者，则腰强急，脚缩不伸，腑中欲折，眼中生花，此法主之。不可作煮散。

柴胡地黄汤

柴胡二两半　生地黄五合半　香豉五合　生姜　石膏各四两　桂枝半两　大青　白术　芒硝　栀子仁各一两半

㕮咀，水七升，煎三升，去滓，下芒硝，温饮一盏，日三四服，未差再作。

肝腑脏阴阳温毒病，颈背牵急，先寒后热，其病相反。若脏实则为阳毒所损，眼黄，颈背强直，若欲转动，即合身回侧。不可作煮散。

石膏竹叶汤

淡竹叶二升　栀子仁　黄芩　升麻　芒硝各一两半　细辛　玄参各半两

---

① 青筋牵：古病名。是发于春季的一种疫病。以病发于春季，责之于肝，肝主筋，其色青，其病则呈拘急牵引之状。

石膏四两　车前草一升（叶）

㕮咀，水六升，先下竹叶、车前草，煮四升，去滓，下诸药，煮二升，去滓，下芒硝化匀，温饮一盏。

赤脉攒证

夏三月，行赤脉攒病，其源自少阴、太阳。

心腑脏阴阳温毒气，身热，皮肉痛起，其病相反。若脏实则为阳毒所侵，口干舌破而咽塞，若腑虚则为阴邪所伤，战掉不定而惊动。不可作煮散。

石膏地黄汤

石膏　生葛根各四两　麻黄二两　玄参三两　知母半两　栀子仁　大青　黄芩　芒硝各一两半　湿地黄半升

㕮咀，水九升，取四升，去滓，下芒硝烊化匀，温饮一盏，日三四服。

黄肉随证

四季月终，余十八日行黄肉随病。其源从太阴、阳明相格，节气相移，三焦寒湿不调，四时关格而起，则脏腑之疴随时而受疠，阳气外泄，阴气内伏。

脾腑脏温毒病，阴阳毒气，头重项直，皮肉强，其病相反。脏实则阳疫所伤，蕴而结核，起于颈下，布热毒于分肉之中，上散入发际，下贯颞颥，隐隐而热，不相断离，不可作煮散。

玄参寒水石汤

羚羊角屑　大青各一两　升麻　射干　芒硝各一两半　玄参四两　寒水石二两半　栀子仁二两

㕮咀，水七升，煎至三升，去滓，下芒硝烊化匀，温饮一盏，日三四服。

扁鹊云：灸肝脾二腧，主治四时随病。

白气貍证

秋三月行白气貍病，其源从太阳系于太阴。太阴受淫邪之气，则经络壅滞，毛皮坚竖，发泄邪气，则脏腑伤温，随状受疠。

肺腑脏温病，阴阳毒气，其病相反。若腑虚则阴邪所伤，乍寒乍热，损肺伤气，暴嗽呕逆，不可做煮散，宜**石膏杏仁汤**。

石膏四两　杏仁　前胡各二两　甘草一两　栀子仁　麻黄　紫菀　桂枝　大青　玄参　葛根各一两半

㕮咀，水九升，煎四升，温饮一盏，日三四服。

肺腑脏温病，阴阳毒气，其病相反。若脏实则为阳毒所损，体热生斑，气喘引饮，不可作煮散，宜**石膏葱白汤**。

豉半升　葱白连须二两　石膏　生姜各四两　栀子仁　升麻　大青　芒硝各一两半

㕮咀，水八升，煎三升半，去滓，下芒硝烊化匀，温饮一盏，日三四服。

黑骨温证

冬三月行黑骨温病，其源从太阳、少阴，相搏蕴积，三焦上下壅塞，阴毒内行，脏腑受客邪之气，则病生矣。

肾腑脏温病，阴阳毒气，其病相反。若腑虚则为阴毒所伤，里热外寒，意欲守火而引饮，或腰痛欲折。肾腑脏温病，阴阳毒气，其病相反。若脏实则为阳毒所损，胸胁切痛，类如刀刺，心腹膨胀，服冷药差过而便洞泄，不可作煮散。

苦参石膏汤

苦参　生葛各二两　石膏　湿地黄各四两　栀子仁　茵陈　芒硝各一两半　香豉　葱白各半升

㕮咀，水八升，煎三升半，去滓，下芒硝烊化匀，温饮一盏，日三四服。

扁鹊云：灸脾肝肾三腧，治丹毒、黑骨温之病。

知母解肌汤　疗温热病，头痛，骨肉烦疼，口燥心闷；或是夏月天行毒，外寒内热者；或已下之，余热未尽者；或热病自得利，有虚热烦渴者。

麻黄　甘草各一两　知母　葛根各一两半　石膏三两

㕮咀，水三升，煎一升，去滓，温饮一盏。若已下及自得利下，虚热未除者，除麻黄加葛根成三两，病常自汗者，亦如此法加葛根。无汗而难得汗者，加麻黄成一两半；因变泄者，除麻黄加白薇、人参各一两，加水四升，煎至一升半。

温病哕方论

伏热在胃，令人胸满气逆，逆则哕；若大下后，胃中虚冷，亦致哕也。

温病有热，饮水暴冷哕，**茅根葛根汤**。

茅根　葛根各半升

水四升，煮二升，去滓，温饮一盏。

温病热未除，重被暴寒，寒毒入胃，蕴结不散变哕，**梓皮饮子**。

单煮梓皮汁，稍稍饮之佳。

温病积饮冷，冷结胃中，热入肾中，变壮热大哕者，服梓皮汤。夫肾中有热者，病差后，足心皮喜剥脱去，头发秃落，是其证也。

温病胃冷变哕，**茅根橘皮汤**。

白茅根半升　橘皮一两半　桂枝　葛根各一两

㕮咀，水三升，煎去半，去滓，温饮一盏，哕止停后服。微有热，减桂半两。微有热，宜去桂，加生姜二两。

温病有热，饮水暴冷哕，**枇杷茅根汤**。

枇杷叶　茅根各半升

水四升，煮去半，去滓，稍热饮之一二盏。以上四方，皆不可作煮散。

温病者，此热入肾，肾脏恶燥，热盛则肾燥，肾燥故渴，引饮而自救也。

葳蕤汤　疗冬温，及春月中风伤寒，发热，头眩痛，咽干舌强，胸中痛，心胸痞满，腰背强。

葳蕤　白薇　麻黄　独活　大杏仁（生）　芎䓖　甘草　青木香　葛根各一两　石膏一两半

㕮咀，水五升，煎二升半，去滓，饮一盏，通口服之，取汗。若一寒一热者，加朴硝半两，大黄一两半，朴硝末后下。

黄病证

黄病者，一身尽痛，发热，面色洞黄。七八日后，结热里有血，当下之如纯肝状。有血必狂，宜抵当汤，如黄病自下血，亦有自愈者。其人小腹满急，若眼睛涩痛，鼻骨疼，两膊及项强，腰背急，则是黄候。大便涩，但得小便利，则不虑死矣。不用大便多，多则心腹胀，为不佳。此由寒湿在表，则热蓄于脾胃，腠理不开，瘀热与宿谷相搏，郁蒸不得消散，则大小便不通，故身体面目皆变黄色。黄候其寸口近掌无脉，口鼻气冷者死。

疗诸黄膏发煎

乱发（两鸡子大）　猪膏八两

二味煎令发消尽，研绞去滓，分二服，病从小便去。有人再病，胃中干粪下便差。

又方，瓜蒂二十七个，水一升，煎去半，顿服之。

黄疸目黄不除，**瓜丁散**。

瓜丁细末

含水嗃豆许，深入鼻中，黄水出尽为度。

孙真人曰：凡遇天行热病，多内热着黄，但用瓜丁散内鼻中，黄水出乃愈，即于后不复患病黄矣。常须用心警候病人四肢身面，微似有黄气，即速行瓜丁散，不可令散漫，失候必大危矣。特忌酒面、色欲，犯者死。

黄家日晡发热，而反恶寒，此为女劳。得之膀胱急，小腹满，身体尽黄，额上反黑，足下热。因作黑瘅①，大便必黑，腹胪胀满如水状，大便黑溏者，此女劳之病，非水也。腹满者难疗。

硝石矾石散

硝石　矾石

等分捣筛，以大麦粥汁和服方寸匕，日三。重衣覆取汗，病随大小便去，小便正黄，大便正黑也。大麦则须是无皮麦者。《千金方》云：硝石二分，熬令燥，矾石一分，熬令燥，故注之。

伤寒感异气成温病坏候并疟证

病人素伤于风，因复伤于热，风热相搏，则发风温。四肢不收，头痛身热，常自汗出不解，治在少阴、厥阴。少阴火，厥阴木。不可发汗，汗出则谵语，内烦扰不得卧，善惊，目光无精。治之复发其汗，如此者医杀之耳。

风温之为病，脉阴阳俱浮，汗出体重，其息必喘，嘿嘿但欲眠。下之则小便难，发汗则谵语，加温针则耳聋难言，但吐下之则遗尿，宜葳蕤汤方在温病哕方论中。因发汗后，身体不恶寒，而反恶热，无下证者，名曰风温，**知母石膏汤**。

知母一两　石膏一两半　葛根　葳蕤各三分　甘草　黄芩　升麻　人参　杏仁　羌活　防风各半两

㕮咀，水三升，煎一升半，去滓，温饮一盏，通口与之取汗。

病人素伤于寒，因复伤于寒，变成温疟，寒多热少者，华佗赤散主之在寒

---

① 黑瘅：面、手、乳晕、腋窝、外生殖器等处呈弥漫性棕黑色改变者，多为黑瘅，由劳神伤肾所致。

疫治法中。

寒热相半者，**丹砂丸**。兼治间日疟子。

丹砂　人参各一钱　附子一个（半两者）

细末，蜜丸梧桐子大，煎竹叶汤，吞下二三十丸，发前三服。中病则吐，或身习习麻木，未中病加至四十丸。间日发前如法服，中病即止。

温疟内热甚，昏昏嘿嘿者，麦奴丸主之方在可汗门中。

温疟其脉如平，身无寒但热，骨节烦疼，时呕，**白虎加桂枝汤**。

石膏四两　知母一两半　甘草半两　粳米一合半　桂枝三分

㕮咀，水三升半，煮米熟，去米下药，取一升半，温饮一盏。

温疟之为病，先热后寒。

病人尝伤于湿，因而中暍，湿热相搏，则发湿温。病苦两胫逆冷，腹满，又胸头目痛苦妄言，治在少阴，不可发汗。汗出则不能言，耳聋，不知痛所在，身青而色变，名曰重暍，如此者医杀之耳。

治湿温如前证者，白虎汤主之方在伤寒厥阴门中。

湿温多汗，妄言烦渴，**石膏甘草散**。

石膏　甘草等分

细末，浆水调下二钱匕，日三服。

庞曰：愚医昧于冷热之脉，见足胫冷，多行四逆辈，如此医杀者不可胜计。湿温脉小紧，有如伤寒脉，但证候有异，数进白虎，则胫自温而差也。

病人素伤于热，因复伤于热，变为温毒。温毒为病最重也。

本太阳病不解，转入少阳，小柴胡证罢，此为坏证，知犯何逆，以法治之。

寸口脉洪而大，数而滑，洪大荣气长，数滑胃气实，荣长即阳盛，怫郁不得出，胃实即牢难，大便苦干燥，三焦闭塞，津液不通。医复发汗，令阳气盛不周；复重下之，大便遂秘，小便不利。荣卫相搏，五心烦热，两目如火，鼻干面赤，舌燥齿黄而大渴，过经成坏病。巢氏亦载此一候，今列入证中，经手神效方附。治如前证。

三黄石膏汤

石膏一两（研）　黄连　黄柏　黄芩各半两　香豉二合半　栀子五个　麻黄三分

㕮咀，水三升，煎取一升，分三服。未中病，再一剂，其效如神。

《深师方》曰：伤寒已八九日，三焦生热，其脉滑数，昏愦，身热沉重拘急，或时呻吟。欲攻内则沉重拘急，由表未解，直用汗药则毒因加剧。古方无表里兼疗者，思以三黄汤解其内，有所增加，以解其外，故用三黄石膏汤。

论曰：伤寒发汗，或下或误，后三焦热，脉候洪数，谵语不休，昼夜喘息，鼻中屡衄血，而疾势不解，身目如发黄，狂躁欲走，宜三黄石膏汤。

以上四种温病，王叔和所谓同病异名，同脉异经者也。风温与中风脉同，温疟与伤寒脉同，湿温与中湿脉同，温毒与热病脉同，唯证候异而用药有殊耳，误作伤寒发汗者，十死无一生。

败坏别行方

天行病经七日已上，热势弥固，大便秘涩，心腹痞满，食饮不下，精神昏乱恍惚，狂言谵语，其脉沉细，众状之中，无一可救，**决计附子鳖甲汤**。不可作煮散。

鳖甲　白鲜皮　茵陈各半两　细辛　桂枝　白术　吴茱萸　附子　枳实各一分　大黄三分　生姜一两

㕮咀，水三升，煮一升，温作三服。

伤寒将理失节，服冷药太多，伏热在脏，手足厥逆，爪甲稍青，恐阳气渐衰成阴毒气，踟蹰之间，变入狐惑，面色斑斑如锦纹，**木通桂枝汤**。

木通　桂各一两　吴茱萸　细辛各一分　甘草半两　葱白六茎　枣九个

㕮咀，水二升半，煎一升二合，去滓，温作四服。

伤寒三七日至四七日，劳痟不歇，热毒不止，乍热乍寒，乍差乍发，动作如疟，**鳖甲恒山汤**。

鳖甲　恒山　牛膝各三分　大青　牡丹各半两　石膏二两　乌梅肉　甘草各一分　淡竹叶　豉　生麦门冬　生地黄各二合半

㕮咀，水五升，煎二升半，温饮一盏。

伤寒八九日不差，名曰败伤寒，诸药不能治者，**鳖甲犀角汤**。

鳖甲　升麻　柴胡　乌梅肉　枳实　犀角屑　黄芩各半两　甘草一分　生地黄二合半

㕮咀，水三升，煎一升半，分五服，日三夜二。

败伤寒，头痛骨肉痛，荒言妄语，医所不能疗者，用前黑奴丸主之方在杂汗证中。

庞曰：有人患时气，经六七日，因发狂，遂眼瞪不瞬，手挛胭曲，口噤或有张口者，冥冥不知人事，口鼻气绝，但心头温，面色和，六脉皆动，一如尸厥，如此不省五六日。因作成败计，救用风引汤加附子，灌下两服遂省。

风引加附子汤

寒水石　石膏　赤石脂　白石脂　紫石英　滑石各六钱　附子一个　龙骨　大黄　干姜各四钱　甘草　牡蛎粉各二钱　桂枝三钱

粗末，每服三钱匕，水一盏，煎至七分，去滓，温饮之。

小儿伤寒证

小儿伤寒发热，自汗多啼，**葛根芍药汤**。

葛根三分　芍药　甘草　黄芩　桂枝各半两

粗末，每服三钱，水一盏，煎六分，去滓，温温作二服，相次与之。热盛者，去桂，加升麻半两。无汗者，加麻黄一两。喘者，加杏子半两。

庞曰：小儿伤寒，始因壮热不除，被汤丸下后，其项强眼翻，弄舌搐搦，如发痫状，久则哽气，啼声不出。医以为惊风，屡服朱砂、水银、牛黄、录粉、巴豆、竹沥之类，药皆无验。此由误下后，毒气结在心胸，内热生涎，涎裹诸药，不能宣行所致也，**荡涎散**。

粉霜一钱　腻粉二匣　芫花一分

细末，暖浆水调下，一岁半钱，病势大者再服。白色着底者，粉霜也，宜尽嚾之。良久得睡，取下黑黄涎裹包丹砂之类，皆成颗块，啼声便出，立安。

庞曰：小儿结胸，亦如前状，但啼声出，医亦多作惊风治之。其脉浮滑，试以按心下，则痛而啼，宜半夏黄连瓜蒌汤斟酌服，当下黄涎便差方在结胸门中。

小儿伤寒，蒸起风热，发痫，手足搐掣不省，**蛇皮汤**。

麻黄　大黄　牡蛎　黄芩各四钱　寒水石　白石脂　赤石脂　石膏　紫石英　滑石各八钱　人参　桂枝　龙齿各二钱　甘草三钱　蛇退皮一钱

粗末，每四钱水一盏半，煎七分，温分二服，热多者进三服，以水并竹沥中半煎，尤佳。

小儿伤寒后，胃中有热，烦闷不食，至日晚潮热颊赤，躁乱呕吐，**芦根汤**。

生芦根　生茅根　赤茯苓　子芩　麦门冬　甘草　生姜各一分　小麦　糯米各二百粒

细锉，水一升二合，煎六合，去滓，分三服，立效。

小儿伤寒，咳嗽，胸膈痰壅，喉中呀呷声，**射干汤**。

射干　麻黄　紫菀　桂心　半夏各半两　甘草一分

粗末，每服三钱，水一盏半，生姜汁少许，煎六分，去滓，入蜜半匕烊化匀，温作二服。

又方，**甜葶苈汤**。

甜葶苈（炒）　杏仁（炒）　麻黄各等分

粗末，每二钱水一盏，煎五分，温温分减服。

小儿伤寒后，盗汗，体热咽干，**犀角黄芪汤**。

犀角屑　茯神　麦门冬　黄芪　人参各半两　甘草一分

粗末，每三钱水一盏，煎五分，温温服。

小儿伤寒里不解，发惊妄语，狂躁潮热，**钩藤大黄汤**。

钩藤皮　当归　甘草（炙）　芍药各半两　大黄三分

粗末，每三钱水一盏，煎六分，温温服，以利为度。难利者，间茵陈丸服方在伤寒门中。此方不唯治伤寒，常时小儿伤食，作惊发痫，不乳，温壮吱哐，皆可斟酌与服，以利为度。

卷　六

伤寒杂方

冬夏伤寒，发汗极效，**时雨散**。冬春及夏初行之大验。

苍术四两　甘草　麻黄各二两　猪牙皂角四挺

为末，每服二钱，水一盏，煎三两沸，和滓温服，盖覆取汗出，立效。但是时行寒疫。皆宜服此，可多合以拯贫民。

伤寒头痛，**玄精石方**。

石膏　太阴玄精石各一两　麻黄二两　甘草半两

粗末，每服四钱，水一盏，竹叶二七片，煎七分，去滓，温饮，不计时候。

伤寒头痛不止，**瓜蒂牙硝散**。

藜芦一钱　瓜蒂三钱　牙硝二钱　脑　麝各少许

细末，吹少许入鼻，得嚏则愈。

时气八九日，喘闷烦躁，**麻黄杏子汤**。

桔梗　麦门冬各一两　麻黄一两半　杏仁　黄芩　甘草各三分

粗末，每五钱，水一盏半，煎八分，温温日可四五服。

时气脑热，头疼不止，**朴硝散**。

川朴硝，研，生油调涂顶上。

时气豌豆疮出不快，心神烦闷，**犀角五香汤**。

犀角屑　丁香　乳香　木香各半两　玄参　升麻各一两　麝香一分

粗末，每五钱水一盏，竹沥半盏，煎八分，温温日三四服。

妊娠杂方

妊娠时气，令子不落，**伏龙肝散**。

伏龙肝为末，水调涂脐下，干时易之，疾瘥乃止。

妊娠伤寒，内热极甚，令不伤胎，吞鸡子法。

取鸡子，以绢袋贮投井底，浸令极冷，旋破吞六七枚，佳。

妊娠伤寒，腹胀，大便不通，喘急，**牵牛散**。

大黄　郁金　青橘皮各一两　甘草三分　牵牛子（取末）二两

细末，不计时，姜汤调下二钱，以利为度。

妊娠伤寒，服汗下诸药，热已退，觉气虚不和，宜与此药安胎，**黄芪人参汤**。

黄芪　人参　半夏　陈橘皮　麦门冬　当归　赤茯苓各半两

粗末，每服四钱，水二盏，姜三片，煎七分，去滓，下阿胶末一小匕，烊化，温与之，日可三四服。

大热甚胎不安者，不宜前药，宜用阿胶散。阿胶末一钱半，竹沥调下，无竹沥，用小麦、竹叶煎汤调下。

妊娠伤寒四五日已上，心腹胀，渴不止，腰痛重，**橘皮枳实汤**。

枳实　麦门冬各三分　陈橘皮一两

粗末，每服五钱，水一盏半，生姜四片，煎八分，去滓，温服。

妊娠热病，胎死腹中，**鹿角屑汤**。

鹿角屑一两

水一碗，葱白五茎，豉半合，煎六分，去滓，温作二服。

又方，益母草饮子。益母草绞汁，饮半升，即出。

治伤寒小产，恶露不行，腹胀烦闷欲死，**大黄桃仁汤**。

朴硝　大黄

二味等分末之，每一钱或二钱，桃仁去双仁皮尖，碎之，浓煎汤调下，以通为度，日三服。

小产后，其恶露被热蒸断不行，**地黄饮子**。

地黄汁　藕汁各一碗　生姜汁一盏

令和暖，温分三四服，微有寒，煎二十沸服之，亦下死胎。

伤寒产后，血运欲绝，**红花散**。

红花　荷叶　姜黄等分

末之，炒生姜，小便调下二钱。

凡伤寒小产，夏月宜少用醋炭，多有烦闷运死者。

伤寒产后，恶血冲心，闷乱口干，**生姜小便饮子**。

生地黄汁　藕汁　小便各一盏

和匀，煎三两沸，温热分作三服。

伤寒产后，恶露为热搏不下，烦闷胀喘狂言者，抵当汤及桃仁承气汤主之二方在可下门中。

伤寒小产后，烦闷，大躁渴，**石膏瓜蒌汤**。

黄连　黄芩　甘草　栝蒌根各一两　石膏一两半

粗末，每服四钱，水一盏半，煎八分，温服一盏。

伤寒暑病通用刺法

庞曰：凡过经不解谵语者，当刺期门，随其实而泻之。刺期门之法，须待脉弦或浮紧，刺之必愈；余刺之不差，以正取肝之邪故也。期门穴直乳下，当腹傍近胁骨，是穴针入一寸。

伤寒发热，啬啬恶寒，其人大渴饮水者，其腹必满，小便不利而自汗出，其病欲解，此为肝乘肺，名曰纵，当刺期门。

腹满谵语，寸口脉浮而紧，此为肝乘脾，名曰横，当刺期门。

下血而谵语，此为热入血室，但额上汗出者，当刺期门，随其实而泻之，濈然汗出者愈。

妇人中风，发热恶寒，其经水适来，得七八日热除，脉迟身凉，胸胁下满如结胸状，而谵语，此为热人血室，当刺期门，随其实者而取之。

太阳与少阳并病，头痛或眩，时如结胸，心下必坚，当刺泻肺俞、大杼，慎不可发汗。发汗则谵语，谵语则脉弦，五日谵语不止，当刺期门。

伤寒喉痹，刺手少阴，腕骨小指后动脉是也，刺入三分补之。佳通里二穴，去腕后一寸，是手少阴之经，主热病喉痹，针入三分，可灸三壮。

伤寒妊娠腹满，不得小便，腰以下肿如水气状，怀孕七月，太阴当养，此心气实，当刺泻劳宫及关元，小便利即愈。劳宫手掌中央，屈无名指取之。关元在脐下三寸。

伤寒饮水过多，腹胀气喘，刺中脘。鸠尾下三寸。

伤寒汗不出，脊强，喉闭烦满，针大杼。大杼穴在第一椎下两傍，相去各一寸五分，针入一寸泻之。

伤寒余热不尽，皮肤干燥，针曲池。在曲肘横纹头，针可透下，泻之。

热病汗出，脉反顺，可汗者，取之鱼际、太渊、大都、太白，泻之则热去，补之则汗出。太甚者取踝上横纹以止之。鱼际在大指本节后内侧散脉中；太渊在掌后陷中；大都在足大指本节后陷中；太白在足内侧核骨下陷中；踝上横纹不说穴名，当是足内踝上二寸，名曰复溜，主骨寒热汗注不休故也。

热病七八日，脉口动，喘而眩者，急刺之。汗且自出，浅刺手大指间。合谷穴是也。

热病先胸胁痛，手足躁，刺足少阳，补足太阴。据伤寒皆忌土败木贼证，是足少阳木受邪。当传克脾土，故宜泻足少阳之丘墟，而补足太阴之太白。《素问》云：补足太阴者是也。其全元起《太素》作手太阴而以肺经，从肺出腋下，故胸胁满痛。又有引虚则索筋于肝，不得索之于金，而以手太阴为是。既言不得索之于金矣，而复求于金乎，是必不然也。既泻于木，理不合更补于金，若补于金，则木反受克矣，故当补脾土无疑。

热病先手臂痛，刺手阳明、太阴，汗出止。太阴络列缺穴，在腕上二寸半，刺七分，阳明商阳穴在手大指次指端，去甲如薤叶，刺三分。

热病始于头首者，刺项太阳而汗出止。天柱穴在项后发际，大筋外廉陷中，可刺五分，泻之。

热病先眩冒而热，胸胁满，刺足少阴、少阳。足少阴涌泉穴，在两脚心陷，屈足卷指宛宛中，刺入七分，泻之，无令血出。足少阳侠溪穴，在小指岐骨间，本节前陷中。

热病始足胫痛者，先取足阳明而汗出。陷谷穴在足大指次指之间，本节后陷中，针入五分，泻之。

热病三日汗不出，怵惕胸胁痛，不可转侧，大小便血及衄不止，气逆呕哕，烦渴，食饮不下，针劳宫。在手掌心，针入五分，泻之。

伤寒死生候

伤寒下利，厥逆烦躁，不得卧者死。

伤寒厥逆六七日，发热而利者生，汗出利不止者死，但有阴无阳故也。

伤寒咳逆上气，其脉散者死，谓形损故也。

夫病者实则谵语，虚则郑声。重语是也。直视谵语、喘满者死，下利者亦死。

伤寒脉阴阳俱紧，口中气出，唇口干燥，蜷卧足冷，鼻中涕出，舌上苔滑，勿妄治也。

伤寒脉浮而洪，身汗如油，喘而不休，水浆不下，形体不仁，乍静乍乱，此为命绝也。又未知何脏先受其灾。若汗出发润，喘而不休，此为肺先绝也；阳反独留，形体如烟熏，直视摇头，此为心先绝也，唇吻反青，四肢絷习者，此为肝先绝也；环口黧黑，柔汗发黄，此为脾先绝也。溲便遗失，狂言目反直视者，此为肾先绝也。

伤寒脉顺四时，夜半得病日中解，日中得病夜半解，更不传也。

热病死生候

热病阴阳交者，热烦身燥，太阴寸口脉两冲尚躁盛，是阴阳交，死；得脉静者生。

热病得汗，身冷脉欲绝，其人已安静，但昏沉喜睡，急与四逆辈，令手足温，不尔，熟寐而卒。

热病阳进阴退，头独汗出，死；阴进阳退，腰以下至足有汗出，亦死；阴阳俱进，汗出已，热如故，亦死；阴阳俱退，汗出已，寒栗不止，口鼻气冷，亦死。

热病所谓并阴者，热病已得汗，因得泄，是谓并阴，故治；热病所谓并阳者，热病已得汗，脉尚躁盛，大热汗出，虽不汗，身和而衄，是谓并阳，故治。

热病不知痛所在，不能自收，口干渴热甚，阴头有寒者，热在骨髓，死，不治。

病若谵语妄言，身当有热，而反四逆，脉沉细者，死。

热病在肾，令人渴口干，舌焦黄赤，昼夜引饮不止，腹大而胀，尚不厌饮，目无精光，死，不治。

热病所谓阳附阴者，腰以下至足热，腰以上寒，阴气下争而还，心腹满者，死。

热病所渭阴附阳者，腰以上至头热，腰以下寒，阳气上争而还，得汗者，生。

热病得汗，脉减躁，身和面赤，此为荣未交，待时自已，肝病待甲乙之列。《素问》云：荣未交日，今且得汗，待时而已。

热病七八日，脉微小病者，溲血口中干，一日半死；代脉一日死。

热病七八日，脉不躁不数而喘，后三日有汗。三日不汗，四日死。未曾汗，勿庸刺。

热病身面发黄，面肿，心热口干，舌卷焦黄黑，身麻而臭，伏毒伤肺，中脾者死。

热病瘈疭狂言，不得汗，瘈疭不止，伏毒伤肝，中胆者死。

热病汗不出，出不至足，呕胆吐血，善惊不得卧，伏毒在胆足少阳者死。

温病死生候

有病温汗出，辄复热而脉躁疾，不为汗衰，狂言不能食，病名曰阴阳交，见三死而未见一生。寅申巳亥辰戌丑未年有此证。温病得病，便短息微闷，神识惺惺，脉尺寸反者死。子午卯酉年有此证。

凡温病人三二日，身热脉疾，头痛，食饮如故，脉直疾，八日死；四五日头痛脉疾，喜吐，脉来细，十二日死，此病不疗；八九日脉不疾，身不痛，目不赤，色不变，而反利，脉来牒牒，按不弹手指，时时大，心下硬，十七日死。心下不硬者生。

天行差后禁忌

饮酒合阴阳复病必死，生鲙煮面酒，韭、蕈、鳝、莼、豆粉，犬羊肉肠血、生菓、油肥之类，食之皆发热黄，下利不救。诸劳动皆致复，尚可治，女劳多死。

解仲景脉说

庞曰：动脉见于关上下，无头尾，厥厥动摇，名曰动也。阳动则汗出，阴动则发热。关位占六分，前三分为阳，后三分为阴。若当阳连寸动而阴静，法当有汗而解。《素问》云：阳加于阴谓之汗。当阴连尺动而阳静，则发热，《素问》云：尺粗为热中。若大汗后，形冷恶寒者，三焦伤也，此是死证。脉按之虚软，战汗而解；脉按之有力，躁汗而解；脉虚微，必经汗吐下，无津液作汗，阴阳自和愈。

趺阳在足大指次指间，上行五寸，是足阳明胃脉也。名曰冲阳穴也。

少阴脉在足内踝后，跟骨上动脉陷中，是足少阴肾脉也。名太溪穴。

仲景云：按寸不及尺，握手不及足。谓医者只凭尺寸，不诊冲阳、太溪也。

庞曰：寸口脉浮大，浮为虚，医反下之，为责虚取实；大为无血，反饮冷水，令汗大出，为守空迫血。致趺阳脉亦浮虚，虚寒相搏，则噎也；若趺阳脉不浮而但滑者，则胃寒而哕矣。

庞曰：伏气之病，谓非时有暴寒而中人，伏毒气于少阴经，始虽不病，旬月乃发，便脉微弱，法先喉痛似伤，次则下利。喉痛半夏桂枝甘草汤主之；下利有诸证，用**通脉四逆汤**主之方在少阴证中。此病三二日便差，古方谓肾伤寒是也。

半夏　桂枝　甘草　生姜各一两

㕮咀，以水三升，煮一升，每一盏，细呷之。

庞曰：君子春夏养阳，秋冬养阴，顺天地之刚柔也。谓时当温，必将理以凉；时当暑，必将理以冷，凉冷合宜，不可太过，故能扶阴气以养阳气也。时当凉，必将理以温；时当寒，必将理以热，温热合宜，不可太过，故能扶阳气以养阴气也。阴阳相养，则人气和平。有人好摄生者，盛暑亦复衣避风，饮食必热，而成发黄脱血者多矣。盛寒之时，方宜暖，当服以凉药而成吐利腹痛者多矣。此皆凭庸人妄传，以为实理，往往横夭而尚不觉知，深可伤也。此是平人将理之法，其有夙热痼冷者，须当顺其性尔。

解华佗内外实说

《魏志·华佗传》有府吏儿寻、李延共止，俱头痛身热，所苦正同。佗曰：寻当下之，延当发汗。或难其异，佗曰：寻外实，延内实，故治之宜殊。即各与药，明早并起。某深疑陈寿误用内外字，非华佗本意也。病者头痛身热，恶寒，为阴邪外实，法当发汗；病者头疼身热，但蒸蒸发热，不恶寒，为阳邪内实也，法当下之。所谓外实者，外为阳为表也。阳气为寒所折，争于表间，阳衰而阴胜，故发热复有恶寒之证，可以汗而发之，以复阳气也。所谓内实者，内为阴为里也，极阴变阳，寒甚生热，阳气反胜而人里，故胃府内实，蒸蒸作热，不恶寒，可以泄利，以复阴气。言实者，非正实，乃邪实也。《素问》云：邪气盛则实。所以知佗传内外二字差谬矣。

辨　论

近世常行煮散，古方汤液存而不用。盖古方升两大多，或水少汤浊，药味至厚。殊不知圣人专攻一病，决一两剂以取验，其水少者，自是传写有舛，非古人本意也。唐自安史之乱，藩镇跋扈，至于五代，天下兵戈，道路艰难，四方草石，鲜有交通，故医家省约，以汤为煮散。至有未能中病，疑混而数更方法者多矣。沿习至今，未曾革弊，古方汤液，实于今世为无用之书。唐徐氏《大和济要方》减其升两，虽则从俗，患其太省，故病未半而汤剂已竭，鄙心患之。自顾抄撮斟酌，积三十余年，稍习其事，故敢裁减升两，庶从俗而便于行用。或一方而取半剂，或三分取一，或四分取一，或五分取一，或增其水有可以作煮散者，有病势重专用汤攻者。或云：古升秤省三升准今之一升，三两准今之一两，斯又不然。且晋葛氏云：附子一枚准半两。又云：以盏当升，以分当两。是古之升秤与今相同，许人减用尔。今之为医者，多是愚俗，苟且衣食，贪冒货贿，大方广论，何以该通？唯密窑鄙浅方技，使人不窥其隙，以自矜大，乘便为神工致远，恐泥其夭枉，固已多矣。鲜有多闻博识者。虽时有之士大夫，咸鄙其为术。自非不顾流俗，以拯济为心，则不能留神焉。今解释前言，详正脱误，择其笃论，删其繁方，仍增入新意，不敢穿凿，冀新学易见，览斯文已得七八矣。此方皆古圣贤撰用，其效如神，更不一一具姓名，载其所出。其间自有所见，经手得验者，具缉成卷，在识者览而知焉。

上苏子瞻端明辨伤寒论书

安时所撰伤寒解，实用心三十余年。广寻诸家，反复参合，决其可行者始敢编次；从来评脉辨证，处对汤液，颇如实效，不敢轻易谬妄，误人性命。四种温病、败坏之候，自王叔和后，鲜有明然详辨者，故医家一例作伤寒行汗下。伤寒有金、木、水、火四种，有可汗、可下之理。感异气复变四种温病，温病若作伤寒行汗下必死，伤寒汗下尚或错谬，又况昧于温病乎？天下枉死者过半，信不虚矣。国家考正医书，无不详备，惟此异气败坏之证，未暇广其治法。安时所以区区略意，欲使家家户户阅方易为行用，自可随证调治，脉息自然详明，不假谒庸粗，甘就横夭者也。设有问孙真人云：今时日月短促，药力轻虚，人多巧诈，感病厚重，用药即多。又云：加意重复用药乃有力。自孙真人至今，相去逾远，药反太轻省，何也？安时妄意，唐遭安史之乱，藩镇跋扈，迨至五代，四方药石，鲜有交通，故医家少用汤液，多行煮散。又近世之人，嗜欲益深，天行灾多，用药极费。日月愈促，地脉愈薄，产药至少。何以知之，安时常于民家，见其远祖所录方册，上记昔事迹，其间有广顺年，巴豆每两千二足，故以知药石不交通也。且瘟疫之病，周官不载；斑疮豌豆，始自魏晋；脚气肇于晋末，故以知年代近季，天灾愈多，用药极费也。礜石、曾青之类，古人治众病痼瘕大要之药，今王公大人家尚或阙用，民间可知矣。人参当皇祐年，每两千四五，白术自来每两十数文，今增至四五百，所出州土，不绝如带，民家苗种，以获厚利，足以知地脉愈薄，产药至少矣。汤液之制，遭值天下祸乱之久，地脉薄产之时，天灾众多之世，安得不吝惜而为煮散乎。故今世上工治病，比之古人及中工者幸矣。设有问今之升秤，与古不同。其要以古之三升，准今之一升；古之三两，准今之一两。虽然如此，民间未尝依此法，而用古方者，不能自解裁减。又如，附子一枚准半两，是用一钱三字为一枚，使人疑混，如何得从俗乎？安时言唐大和年，徐氏撰《济要方》，其引云：秤两与前代不同，升合与当时稍异。近者重新纂集，约旧删条，不惟加减得中，实亦分两不广。又云：今所删定六十三篇，六百六首。勒成六卷，于所在郡邑，标建碑牌，明录诸方，以备众要。又云：时逢圣历，年属大和，便以《大和济要方》为名。备录如左，已具奏过，准敕颁行。此方已遭兵火烟灭。安时家收得唐人以朱墨书者，纸籍腐烂，首尾不完，难辨徐氏官与名。即不知本朝崇文诸库，有此本否。安时谓裁减古方，宜依徐氏，以合今之升秤；庶通俗用，但增其药之枚粒耳。是以仲景诸方次第，复许减半，芍药汤中载之详矣。陶隐居云：古今人体，大小或异；脏腑血气，亦有差焉，请以意酌量药品分两，引古以明，取所服多少配之。或一分为两，或二铢为两，以盏当升可也。若一一分星较合，如古方承气汤，水少药多，何以裁之？所以《圣惠方》煮散，尽是古汤液，岂一一计较多少。治病皆有据，验在调习多者，乃敢自斟酌耳。设有问暑热重于温病者，宜行重复方，却多行煮散者何？安时谓夏月多自汗，腠理易开，经云：天暑地热，经水沸溢，故用煮散。或有病势重者，即于汤证之下注云：不可作煮散也。如此之类者颇多，聊引梗概。俗云：耕当问奴，织当访婢。士大夫虽好此道，未必深造，宫妒朝嫉者众，吹毛求瑕，安不烁金，更望省察狂瞽之言。千浼。

台听，悚息无地。

某再拜

伤寒微旨论

原著 宋·韩祗和
主编 刘俊红

目 录

提 要

伤寒微旨论二卷　医家类

臣等谨案：《伤寒微旨》二卷，宋韩祇和撰。是书《宋史·艺文志》不载，陈振孙《书录解题》载有其名，亦不著作者名氏。但据序题元祐丙寅①，知其为哲宗时人而已。今检《永乐大典》各卷内此书散见颇多，每条悉标韩祇和之名。而元戴良②《九灵山房集》亦称自汉张机著《伤寒论》，晋王叔和，宋成无已、庞安常、朱肱、许叔微、韩祇和、王宾③之流，皆互有阐发。其间祇和姓名与《永乐大典》相合，是祇和实北宋名医，以伤寒为专门者。特《宋史·方技传》不载其履贯，遂不可考耳。书凡十五篇，间附方论。大抵皆推阐张机之旨而能变通于其间。其《可下篇》不立汤液，惟以早下为大戒，盖为气质羸弱者言。然当以脉证相参，知其邪入阳明与否，以分汗下，不宜矫枉过直，竟废古方。至如《辨脉篇》据《伤寒例》桂枝下咽，阳盛乃毙，承气入胃，阴盛乃亡之义，以攻杨氏④之谬误。《可汗篇》分阴盛阳虚、阳盛阴虚、阴阳俱盛三门，则俱能师张氏而神明其意矣。又如《汗下温三法》分按时候辰刻⑤而参之脉理病情，乃因张机正伤寒之法而通之于春夏伤寒，更通之于冬月伤寒，亦颇能察微知著。又如以阳黄归之过下亡津，则于《金匮》发阳、发阴之论研析精微，不特伤寒之黄切中窾要⑥，即杂病之黄亦可以例推

① 元祐丙寅：公元1086年。元祐，宋哲宗赵煦的第一个年号（1086—1094）。元祐丙寅为元祐元年。

② 戴良：元代著名诗人（1317—1383），字叔能，号九灵山人，浦江建溪（今浙江省诸暨市）人，曾任淮南江北等处行中书省儒学提举，著有《春秋经传考》《和陶诗》《九灵山房集》等。《明史》有传。

③ 王宾：疑为宋代医家王实之误。陶华《明理续论·序》称："王实《证治》""有功于仲景"。王实，字仲弓，官至信阳（今河南省信阳市）太守，著有《伤寒证治》三卷、《局方续添伤寒证治》一卷等，均佚。

④ 杨氏：当是唐初医家杨玄操，约生活于公元七世纪，曾任歙州（今安徽省黄山市歙县）县尉。对吕广所注《难经》再予注释，别为音义，以明其旨。曾著《黄帝八十一难经注》，佚，内容大都存于《难经集注》中。又撰《黄帝明堂经》，现存残本。另有《素问释音》《明堂音义》《本草注音》等，均佚。

⑤ 时候辰刻：季节时刻。时候，季节，节候。辰刻，时刻。

⑥ 窾（kuǎn）要：关键；要害。窾，同"窾"。

矣。其书向①惟王好古《阴证略例》，中间引其文而原本久佚。今采掇荟稡②，复成完帙，谨依原目，厘为上下二卷。陈振孙所称之原序，则《永乐大典》不载，无从采补，殆编纂之时旧本已阙欤。乾隆四十六年九月恭校上。

总纂官　臣纪昀、臣陆锡熊、臣孙士毅
总校官　臣陆费墀

① 向：往昔。
② 荟稡（zuì）：汇集。

卷上

伤寒源篇

夫伤寒之病，医者多不审察病之本源，但只云病伤寒，即不知其始阳气内郁结而后成热病矣。自冬至之后一阳渐生，阳气微弱，犹未能上行，《易》“潜龙勿用①”是也。至小寒之后，立春以前，寒毒杀厉之气大行，时中于人则传在脏腑。其内伏之阳被寒毒所折，深浃②于骨髓之间，应时③不得宣畅。所感寒气浅者，至春之时伏阳早得发泄则其病轻，名曰温病。感寒气重者，至夏至之后真阴渐发，其伏阳不得停留，或遇风寒，或因饮食沐浴所伤，其骨髓间郁结者阳气为外邪所引，方得发泄。伏阳既出肌肤，而遇天气炎热，两热相干即病证多变，名曰热病。按《素问·生气通天论》云：“冬伤于寒。”注云：“冬寒且凝，春阳气发，寒不为释，阳怫于中，寒怫相持，故病温。”④《热论》云：“人之伤于寒也则病热。”注云：“寒毒薄⑤于肌肤，阳气不得散发而内怫结，故伤寒者，反为热病⑥也。”以此证之，即伤寒之病本于内伏之阳为患也。

《伤寒受足经篇》云⑦：人身有十二经络分布上下，故手有三阳三阴，足有三阳三阴，手三阳者，太阳小肠也，阳明大肠也，少阳三焦也；三阴者，太阴肺也，少阴心也，厥阴心包络也。足三阳者，太阳膀胱也，阳明胃也，少阳胆也；三阴者，太阴脾也，少阴肾也，厥阴肝也。今伤寒之为病，只受

---

① 潜龙勿用：语见《易·乾》。喻事物在发展之初，虽势头较好，但尚弱小，应该小心谨慎，不可轻动。此处指阳气渐生，但尚微弱。

② 深浃（jiā）：深入。

③ 应时：合于时令。

④ 冬寒且凝……故病温：语见《素问·生气通天论》王冰注文。本篇“注云”均为王冰注。

⑤ 薄：通“迫”。《楚辞·屈原·涉江》：“腥臊并御，芳不得薄兮。”

⑥ 热病：《素问·热论》作“病热”。

⑦ 伤寒受足经篇：疑本篇为《伤寒微旨论》原文，辑录者误作引文。盖本篇内容不见于韩氏以前之古医籍，通篇论述伤寒传足经不传手经，当是韩氏首创。考《永乐大典》引文体例，往往在书名后加“云”字，如“庞安时《伤寒总病论》云”等。本篇“云”字当是辑录者所加。

于三阳三阴者何也?《热论》云:“一日巨阳受之,头项痛,腰脊强。二日阳明受之,阳明主肉,故身热,目疼而鼻干,不得卧。三日少阳受之,少阳主胆,故胸胁痛而耳聋。四日太阴受之,故腹满而咽干。五日少阴受之,故口燥,舌干而渴。六日厥阴受之,故烦满囊缩。”① 今《经》中论其伤寒病所传受,而不传于手之三阳三阴,古今未见其说焉。且人之生也,禀天地阴阳气,身半以上同天之阳,身半以下同地之阴。或四时有不常之气,阳邪为病则伤于手经也,阴邪为病则伤于足经也。故冬毒之气则中于足经矣。《易》云“水流湿,火就燥”② 是也。《太阴阳明论》:“阳受风气,阴受湿气。”注云:“同气相求尔。”又曰:“伤于风者,上先受之,伤于湿者,下先受之。”注云:“阳气炎上,故受风;阴气润下,故受湿。盖同气相合尔。”《至真要大论》云:“身半以上,其气三天之分也,天气主之。身半以下,其气三地之分也,地气主之。”注云:“当阴之分,冷病归之,当阳之分,热病归之。”《脉要精微论》云:“故中恶风,阳气受之也。”以此为证,即寒毒之气只受于足之三阳三阴明矣。

伤寒平脉篇

夫伤寒既禀于冬,得春夏之气则欲发泄。而又因饮冷嗜欲则触起,因冲③风雨则迫动,因他人病所著则外邪煦④出内邪。既病之后变动不常,未见于证先形于脉。脉者,人之权衡。浮数而软,命之曰伤风;浮数而硬,命之曰伤寒。伤寒之脉,阳毒则头大尾小,阴毒则头小尾大。头者,寸也;尾者,尺也。寸有余则为阳毒,尺有余则为阴毒,三部皆有余,乍大乍小为往来未定。阳毒盛则解⑤,阴毒盛则温⑥,阴阳皆盛则平⑦,阴阳皆弱则扶⑧,阴阳未定则待,既久不定,然后观证。治伤寒以脉为先,以证为后。浮者按之便得,数者一息六至以上,硬者有力。凡有吐泻当以脉候,关前脉大,关后脉小,或六脉俱大,虽吐泻大热之证,不得便以为热。关前脉小,关后脉大,或六

---

① 一日巨阳……故烦满囊缩:本段文字省略了经脉循行部位、治法等内容。
② 水流湿火就燥:语见《易·乾》。谓水向湿处流,火往干处烧。同气相求之意。
③ 冲:冒。
④ 煦(xǔ):通“煦”,蒸。《说文》:“煦,蒸也。”珠本作“煦”。
⑤ 解:祛除。此指祛除阳毒病邪。
⑥ 温:此指温法。
⑦ 平:平和。此为使动用法,使之平,使其平和。
⑧ 扶:搀扶。此指帮助、补益。

脉俱微，虽秘结大寒之证，不可便以为寒。《经》云：“关前为阳，关后为阴。”①

辨脉篇

夫辨伤寒病之脉不出于数种：曰浮、曰沉、曰数、曰迟、曰阴、曰阳。先识此等六脉，然后辨盛虚，审大小，察紧缓，为治病之急务。今之医流，治伤寒病只凭脉浮为阳，脉沉为阴。全不明脉尺寸有阴阳虚盛之理，为可汗下与不可汗下之规，往往变伤寒为坏病②焉。

浮脉者，非谓举之有余及按之三四菽重得之也。脉有三部：有上部，有中部，有下部。凡脉在上部者皆名浮也。于伤寒病即不然，但病人两手脉见之于皮外，指到不及按便得者乃是浮也。若病在表，脉浮不得便以浮为阳，浮中亦有阳亦有阴也。盖三阴病在表，脉亦浮也。故有可汗者，有不可汗者。

沉脉者，非谓深取而得之也。若在中部上见即为沉矣。但两手脉按之至皮下得者乃是沉也。伤寒病在里，三部脉沉，不得便以沉脉为阴，沉中亦有阳亦有阴也。假令三阳病在里，脉亦沉也。故有可下者，有不可下者。

数脉者，一息六七至是也。病人脉或浮或沉，若阴阳气停③，脉虽及六七至，只是邪气传受，不宜妄投药也。若脉及七至已④上，按之有力，即可投药解之，此阴气弱阳气胜也。

迟脉者，一息四至下三至上是也。病人脉或浮或沉，不以大小缓急，但见脉迟便可投药和之。此是阳气弱阴气胜也。前数脉不投药者，盖数脉与阳病相应，何药之有？今迟脉投药者，乃是遏阴气而归于阳也。

阳脉者，非谓脉浮为阳也。病人两手脉或浮或沉，皆以寸口为阳也。若以在表为阳，古人何以不云病在阳而云病在表也？《平人气象论》曰：“寸者，阳分位也。”⑤《脉经》曰：“从关至鱼际是寸口内，阳之所治也。”又曰：“关前为阳”也。

阴脉者，非谓脉沉为阴也。病人两手脉或浮或沉，皆以尺中为阴也。若以在里为阴，古人何以不云病在阴而云病在里也？《平人气象论》曰：“尺者，

---

① 关前为阳关后为阴：语见《脉经·辨脉阴阳大法》。
② 坏病：误治后证情复杂难治的变证。
③ 停：停当，妥贴。引申为正常。本篇“停”同。
④ 已：通“以”。《三国志·吴志·吴主传》：“自丞相雍已下皆谏。”
⑤ 寸者阳分位也：语见《素问·平人气象论》王冰注文。

阴分位也。”《脉经》曰：“从关至尺是尺内，阴之所治也。”又曰“关后为阴”也。

盛脉者，非谓牢、实、洪、滑也，是阴阳气偏胜之名也。病人脉或浮或沉，不以大小缓紧。若寸口力大，名曰阳盛。尺中力大，名曰阴盛也。

虚脉者，非谓软、微、濡、弱也，是阴阳气不足之名也。病人脉或浮或沉，不以大小缓紧。若寸口力小，名曰阳虚。尺中力小，名曰阴虚也。

大脉者，按之指下似洪而极大也。病人脉三部力停，或在表，或在里，按之虽大，若不发热，冒闷①及口燥，咽干，谵语者，此是无表里证②，不可妄治之。治之即邪毒相攻为坏病矣。

细脉者，比常脉小也。非微细之细也。若病人两手三部脉力停，或在表，或在里，其脉按之小或无力，虽阴脉先见而证未见，便可少投温药和之。何者？盖欲消阴气归于阳也。

紧脉者，寒也。按之指下如绳动而无常是也。病人三部脉停，或浮而紧，表伤寒也。或沉而紧，胃中寒也。若不恶寒，不自汗，不胸满，不腹痛，勿妄治之。此是伤于寒气而传受也。

缓脉者，风也。按之指下软，差③駃疾④于迟是也。病人三部脉力停，或浮而缓，表伤风也。或沉而缓，亦胃中寒也。若不恶风，不自汗，不呕逆，不腹满，亦勿妄治之。亦是伤于风而传受也。

前辨脉之法，乃是病人始得病三四日以前，未经服汗下吐药，即依前脉调理，免成坏病。若病人服汗下吐药太过，变见别脉及有坏病证，悉具仲景伤寒之论也。

阴阳盛虚篇

凡治伤寒病，先辨脉之浮沉，次于浮沉中察寸尺之虚盛。何谓虚盛？病人两手三部脉或浮或沉，关前寸脉小，关后尺脉大，曰阳虚阴盛。关前寸脉大，关后尺脉小，曰阳盛阴虚。今之医者则不然，皆云：脉浮为阳，岂可更言阴？脉沉为阴，岂可更言阳？执此偏见，枉陷病人至于不救。《难经》云，《五十八难》曰：“伤寒有汗出而愈，下之而死者。有汗出而死，下之而愈者。

① 冒闷：昏冒满闷。
② 无表里证：偏义复词，此指无表证。
③ 差（chā）：略微；比较。
④ 駃（kuài）疾：迅速。

何也？夫阳虚阴盛，汗出而愈，下之即死。阳盛阴虚，汗出而死，下之即愈。”杨氏曰：“此说反倒，于义不通，不可依用。若反此行之，大为顺耳。”① 杨氏即据《脉经·辨脉阴阳大法》云：“脉有阳盛阴虚，阴盛阳虚，何谓也？曰：浮之损小，沉之实大，故曰阴盛阳虚。沉之损小，浮之实大，故曰阳盛阴虚。是阴阳虚实之意也。”② 注云：“阳脉见寸口浮而实大，今轻手按之，更损减而小，故言阳虚。重手按之，反更实大而沉，故言阴实也。”杨氏曲执此二端为治伤寒病汗下之法。况《脉经》中立此《辨脉阴阳大法》，盖总言杂病脉浮之损小，沉之实大，沉之损小，浮之实大，为阴阳虚盛之说，非为伤寒病立言也。伤寒病脉浮，当以关前为阳，关后为阴。脉沉亦以关前为阳，关后为阴也。假令三部脉浮，有可汗者，有不可汗者。若寸脉短小，尺脉实大，名曰阴盛阳虚。乃可汗之，汗之即愈。若寸脉实大，尺脉短小，名曰阳盛阴虚。不可汗之，汗之即死。三部脉沉，有可下者，有不可下者。若寸脉实大，尺脉短小，名曰阳盛阴虚。乃可下之，下之即愈。若寸脉短小，尺脉实大，亦曰阴盛阳虚。不可下之，下之即死。今杨氏执《难经》正文为汗下之误，及言文意反倒，不可依用。由其不通《难经》中阴阳二字，乃是三部脉浮沉中，寸为阳，尺为阴。非谓三部脉浮为阳，沉为阴也。使后人妄凭注中之说误投汗下药，以害人命，皆杨氏为万世之罪魁也。盖杨氏殊不达圣贤之意，自擅己能，谬传于世故也。且仲景《伤寒例》曰：“桂枝下咽，阳盛则毙。承气入胃，阴盛乃亡。”假令脉浮为阳，合投桂枝汤。仲景何言阳盛则毙？盖谓三部脉浮，寸脉力大，关尺脉力小为阳盛。若投桂枝汤，足以助阳为毒，是病人必死矣。假令脉沉为阴，合投承气汤。仲景何言阴盛则亡？盖谓三部脉沉，寸脉力小，关尺脉力大为阴盛。若投承气汤，足以助阴为毒，是病人必亡矣。此仲景汗下之戒，正与《难经》阴阳虚盛文意同也。则杨氏之失明矣。病在表，脉浮，寸脉力小于关尺，此为阳虚阴盛。虽三日以后至四五日，亦可投发表药。若寸脉力大于关尺，此为阳盛阴虚。虽未满三日，亦不可投发表药。投之则助阳为逆。病人三日以后病犹在表，脉浮三部齐等③，尚不可投汗药，况寸脉力大于关尺耶。病在里脉沉，寸脉力大于关尺，此为阳盛阴虚。虽四日后，亦可下之。若四日以前虽有此脉，未投下药，亦不为晚。若寸脉力小于关尺，此为阳虚阴盛。虽四日至六七日以后，亦不可

---

① 此说反倒……大为顺耳：语见《难经集注·五十八难》杨玄操注文。
② 脉有阳盛阴虚……虚实之意也：《脉经》此文源于《难经·六难》。
③ 齐等：平等。下文“等齐”同。

投下药。下之则助阴为逆。病人四五日以后病传在里，脉沉三部等齐，尚不可投下药，况寸脉力小于关尺耶。

治病随证加减药篇

夫病证变坏急速者，无出于伤寒。古人以伤寒为卒病①也。古今治伤寒无出于仲景方，仲景尚随证加减药味，量病而投之。《伤寒论》辨太阳证小青龙汤方内：若渴，去半夏，加栝楼根；若微利，小便不利，少腹满，去麻黄，加茯苓；若喘，去麻黄，加杏仁。又伤寒五六日中风，往来寒热者，小柴胡汤方内：若胸中烦而不呕，去半夏、人参，加栝楼根；若腹中痛，去黄芩，加芍药；胁下硬，去枣，加牡蛎；若心下悸，小便不利，去黄芩，加茯苓；若不渴，外有微热者，去人参，加桂枝；若咳，去人参、姜、枣，加五味子、干姜。又伤寒八九日，风湿相搏，桂枝附子汤方内：若其人大便硬，小便自利，去桂枝，加术少许。又少阴伤寒病，二三日不已，真武汤方内：若咳，加五味、细辛、干姜；若小便利，去茯苓；若下利，去芍药，加干姜；若呕，去附子，加生姜。又霍乱，理中圆②方内：若脐上筑者，肾气动也，去术，加桂；吐多，去术，加生姜；下利多，还用术；悸者，加茯苓；渴欲得水者，加术；腹中痛，加人参；寒者，加干姜；腹满，去术，加附子。今据此五方中加减药味之法，乃是前贤训诲人之深意也。今之医者，见古方中有加减意，即依方用之。若方中无加减意，不能更张毫厘，所谓胶柱③也。况《素问》有《异法方宜论》，岂是执一端而治病也。假令杂病方可用，治伤寒病者亦可投之，岂须待《伤寒论》中有法也。况古人之心，文笔不能尽言者多矣。

用药逆篇

病人若因服下药太过，两手脉沉细数，肢体逆冷，烦躁而渴者，乃是阳气下陷入丹田，阴气厥逆，满④上二焦，故令人躁，此名阴躁也。医者见病人烦躁，又不询其端由，亦不详其脉理，便用凉药治之。凉药既下，病势愈甚，至于困极不救者多矣。病人若因下之太早，两手脉沉迟细而无力，或遍身及

---

① 卒（cù）病：急病。卒：仓促，急速。

② 圆：当是“丸”。避宋钦宗赵桓之讳所致。

③ 胶柱：胶柱鼓瑟之简缩。语本《史记·廉颇蔺相如列传》。喻固执拘泥，不知变通。

④ 满：充满。《说文》：“满，盈溢也。”

四肢逆冷，烦躁而渴者，或引饮不休，好①泥水中卧者，须用性热药治之。凡投性热药，皆须冷服。何故如是？盖为病人腹中阴气太盛，若投热药汤剂，则阴阳气相击，药下必便吐出，须候汤剂极冷即投之。投之不吐者，以腹中阴气与冷饮相逢，即同气相求尔，故药下不吐也。药虽冷饮，久即必发热矣。所渭始同而终异也。《素问》云“醇酒冷饮，久必发热”② 是也。假令投仲景四逆汤之类，一依前说。若病人不烦躁，即热药可温服之。病人若伤暑热，胃中空虚，饮冷太过，遂成泄利，日二三十往③，大便色黄，米谷不化，渴饮水浆。医者见此证云：脾胃不和，故至此也。投热药或止之，或补之。热药既下，往往吐出及下利愈甚，此亦阴阳气相击也。若处承气汤之类，令病人热饮之，药既得下必不吐出，亦是与胃中热气相从也。热力既消，药冷性得行，其病即愈。《素问》注云“以葱姜和粉藿投之④”是也。

可汗篇

伤寒病有可汗者，《论》中但统言其可汗证及可汗脉。或云脉浮弱，或云脉浮而数，或云脉浮紧，或云脉浮，无汗而喘，或云脉浮而在表，今略举数条。后人但凭脉之大概，并不分脉浮有阴阳虚盛之理，又不分有可汗、有不可汗之处，误投发表药，服之则多变成阳毒之患。今举病人有汗恶风、无汗发热分为三等，及据立春以后、立秋以前，气候轻重各立方治之。庶⑤学者易为开悟耳。

病人一二日以前，两手脉浮数，或缓，或紧，按之差软，寸关尺若齐等。虽有头痛、身热，但只是邪气传于阳分，不可妄投发表药也。

病人虽头痛、恶风、身热，若两手脉寸关尺三部齐等，其力不甚大、不甚小者，亦未可便与解表药。此是见表证，未见表脉也。直候寸脉力小于关尺，方可投解表药。

大抵治伤寒病，见证不见脉，未可投药。见脉不见证，虽少投药亦无害也。

---

① 好（hào）：喜好。

② 醇酒冷饮久必发热：查今本《素问》未见，出处不详。

③ 往：行。

④ 以葱姜和粉藿投之：查今本《素问》未见，出处不详。

⑤ 庶：希望。

凡治杂病，以色①为先，以脉为后。治伤寒，以脉为先，以证为后。病人两手脉浮数而紧，名曰伤寒。若关前脉力小，关后脉力大，恶风，不自汗，此乃阴气已盛，先见于脉也。若不调药和之，后必恶风及自汗出。若立春以后至清明以前，宜调脉汤主之。清明以后至芒种以前，宜葛根柴胡汤主之。芒种以后至立秋以前，宜人参桔梗汤主之。

调脉汤

葛根一两　防风（去芦）半两　前胡（去苗）三钱　甘草（炙）半两

上为末，每服二钱，水一盏②，生姜一块如枣大、劈③破，煎至七分。去滓，温服。如寸脉依前力小，加枣三个、劈破，同煎。

葛根柴胡汤

葛根一两半　柴胡一两　芍药二分④　桔梗三分　甘草（炙）三分

上为末，每服二钱，水一盏，生姜三片，煎至七分。去滓，热服。如寸脉依前力小，加葱白三寸，同煎服之。

人参桔梗汤

人参　桔梗各三分　麻黄（去节）一两　石膏三两　甘草（炙）三分

上为末，每服二钱，水一盏，荆芥五穗，煎至七分。去滓，热服。如尺脉依前力小，可麻黄二分、去节，同煎服。

病人两手脉浮数而缓，名曰中风。若寸脉力小，尺脉力大，恶风，不自汗，此亦阴气已盛，先见于脉也。若不调药和之，后必恶风自汗出。若立春以后至清明以前，宜薄荷汤主之。清明以后至芒种以前，宜防风汤主之。芒种以后立秋以前，宜香芎汤主之。

薄荷汤

薄荷一两　葛根半两　人参三分　甘草（炙）半两　防风（去芦）半两

上为末，每服三钱，水一盏，煎至七分。去滓，热服。如三五服，寸脉力尚小，加薄荷二分。

防风汤

防风（去芦）半两　桔梗三分　甘草（炙）　旋覆花各半两　厚朴（炒）三分

上为末，每服三钱，水一盏，入姜一块如枣大、劈破，煎至七分。去滓，

---

① 色：《说文》："色，颜气也。"此指临床症状。

② 盏：杯子。

③ 劈：同"擘"。

④ 分：衡名，为四分之一两。

热服。如三五服，寸脉力尚小，加荆芥穗五七枚，同煎。

香芎汤

川芎一分　石膏二两　升麻三分　甘草半两　厚朴半两

上为末，每服三钱，水一盏，煎至七分。去滓，温服。如三五服后，寸脉力尚小，加细辛二分。

前二段又将中风、伤寒各立法者何？盖为病人始病三日已前，因中风脉缓，或因伤寒脉紧，脉虽先见而病证犹未见，尚可用药解之，故各立方尔。

病人两手脉浮数，或紧，或缓，寸脉短及力小于关尺脉者，此名阴盛阳虚也。若自汗出，恶风者，是邪气在表，阴气独有余也。《素问》云“阴气有余而多汗身寒”① 是也。即可投消阴助阳发表药治之。若立春以后至清明以前，宜六物麻黄汤主之。清明以后至芒种以前，宜七物柴胡汤主之。芒种以后至立秋以前，宜发表汤主之。

六物麻黄汤

麻黄（去节）一两　人参　甘草各半两　葛根　苍术各三分

上为末，每服三钱，水一盏，枣二个，煎至七分。去滓，热服。如三五服后，汗未止，加荆芥三分。如三五服后，不怯风，犹自汗出，加舶上②丁香皮半两。

七物柴胡汤

柴胡二两　苍术　荆芥穗　甘草　麻黄（去节）各一两

上为末，每服三钱，水一盏，入姜一块如枣大、劈碎，枣三个、劈破，同煎至七分。去滓，热服。三五服后，汗未止者，犹恶风者，加葱白三寸。如三五服，汗犹未止，加当归一两，同煎服。

发表汤

麻黄（去节）两半　苍术三分　人参　当归各半两（去芦）　舶上丁香皮　甘草各三分

上为末，每服三钱，水一盏，生姜一块如枣大、劈破，枣三个，同煎至七分。去滓，热服。如三五服后，汗未止，犹怯风者，加桂枝三分。如汗未止，更加细辛半两，以汗止为度。

病人脉浮数，或紧，或缓，其脉上出鱼际，寸脉力大于关尺，此名阳盛阴虚。若发热，冒闷，口燥，咽干者，乃是邪气在表，阳气独有余也。《素

---

① 阴气有余而多汗身寒：语见《素问·脉要精微论》。

② 舶上：用船从国外运来。犹舶来品。以下同。

问》云“阳气有余而身热无汗①”是也。可投消阳助阴药以解表。若立春以后至清明以前，宜人参汤主之。清明以后至芒种以前，宜前胡汤主之。芒种以后至立秋以前，宜石膏汤主之。

人参汤

人参半两　石膏二两　柴胡一两　芍药　甘草各三分

上为末，每服三钱，水一盏，姜三片如钱大，同煎至七分。去滓，热服。如三五服后，依前发热者，每服水一盏半，加豆豉十五粒，同煎至八分。如前热未解，更加石膏二两。

前胡汤

前胡一两　石膏二两　豆豉（熬焦）三分　桔梗三分　甘草半两

上为末，每服三钱，水一盏，姜一块如枣大、劈破，同煎至七分。去滓，热服。依前热未解，每服入豆豉三十粒，水一盏半，同煎至八分。去滓，热服。

石膏汤

石膏三两　芍药　柴胡各一两　升麻　黄芩　甘草各三分

上为末，每服三钱，水一盏半，入豉一合，煎八分。去滓，热服。如三五服后，热不解，加知母一两。如热未解，加大青一两。

病人两手脉浮数，或紧，或缓，三部俱有力，无汗，恶风者，此是阴阳俱有余。《素问》云“阴阳有余则无汗而寒②”是也。可用药平之③。若立春以后至清明以前，宜解肌汤主之。清明以后至芒种以前，宜芍药汤主之。芒种以后至立秋以前，宜知母汤主之。

解肌汤

芍药二两　麻黄（去节）三分　升麻　甘草（炙）各半两

上为末，每服三钱，水一盏半，入豉半合④，煎至八分。去滓，热服。如三五服后，犹恶风者，加麻黄半两，石膏一两。

芍药汤

芍药　荆芥穗各一两　石膏三两　甘草（炙）各半两

上为末，每服三钱，水一盏，姜一块、劈破，同煎至七分。去滓，热服。如三五服后，犹恶风，再加姜一块，枣三个，煎法如前。

---

① 阳气有余而身热无汗：语见《素问·脉要精微论》。

② 阴阳有余则无汗而寒：语见《素问·脉要精微论》。

③ 平之：使之平。

④ 合（gě）：容器名。1合容20毫升。

知母汤

知母　麻黄（去节）　升麻各一两　石膏二两　甘草一两半

上为末，每服三钱，水一盏，入姜一小块，同煎八分。去滓，热服。如三五服后，犹恶风者，加麻黄半两。

仲景云：伤寒为病，脉缓者，名中风。脉紧者，为伤寒。盖始因经冬温毒，毒气中其人，内伏之阳沉潜于骨髓之内。每至春夏发时，或因外伤寒而引内邪出，及乎内邪既出即为病一也。故古人立此二端，恐后人疑其紧脉与缓脉治法别也。若中风与伤寒脉异，何故仲景无别法治之？此乃后人不究仲景之心也。

前三段又将中风与伤寒一法治之者何？盖病人始得病后，脉与证俱见，若投解利①药必不能愈，故立前方同法治之。

病人始得病一二日至五六日，尚有表脉及表证者，亦可依脉证投药。凡投解表及发表药，每一日可饮三服，病甚者可至五服外，不可频投药也。如证未解，可投热粥内加葱白亦佳。如有汗出，勿厚衣盖覆，恐出汗太过，作亡阳证。

可下篇

伤寒病有可下者，《论》中但统言其可下证及可下脉。或云：“下利，三部脉皆平，心下硬。”② 或云：“下利，脉迟而滑者，内实。”③ 或云：“脉滑而数者，有宿食。”④ 或云：“脉沉者，内实。”⑤ 或云：“脉滑，内疾。”⑥ 或云：“脉浮大，按之反涩，有宿食。”⑦ 或云：“脉实者。”⑧ 今略举此数说，后人但凭其脉之大纲，即不分脉沉有阴阳虚盛之理，又不分有可下、有不可下之处。误投下药，终必变成四肢逆冷，手足拘挛，呕逆喘满之患。

病人四五日以后，两手脉沉数，按之不甚实。若三部力齐等，虽有发热，

---

① 解利：此指解表通利治法。

② 下利……心下硬：语本《伤寒论·辨可下病脉证并治》。

③ 下利脉迟而滑者内实：语见《伤寒论·辨可下病脉证并治》。

④ 脉滑而数者有宿食：语见《伤寒论·辨阳明病脉证并治》。

⑤ 脉沉者内实：语本《伤寒论·辨可下病脉证并治》。

⑥ 脉滑内疾：出处不详。《伤寒论·辨阳明病脉证并治》有“阳明病，谵语，发热，脉滑而疾者，小承气汤主之。”疑“脉滑，内疾”为“脉滑而疾”之误。

⑦ 脉浮大……有宿食：语本《伤寒论·辨可下病脉证并治》。

⑧ 脉实者：语见《伤寒论·辨可下病脉证并治》。

冒闷，只是邪气传于内，潜在胃脘，不可妄投下药也。若投黄芩汤，三服以解之即可。

病人五六日，两手三部脉沉数大，按之不断，寸脉上涌力大于关尺脉，此名阳盛阴虚。可大小承气汤，以助阴消阳也。若腰重，口干，谵语，项背以上濈然①汗出，时时潮热者，可服调胃承气汤。若第四五日见此证脉，可服小承气汤。

病人三四日以后，两手三部脉沉数，寸脉断②力小，关尺脉力大，此名阴盛阳虚。切不可投下药，宜据《温中篇》内汤丸投之，以助阳消阴也。

病人两手三部脉沉数，按之至骨有力而不断，口燥，咽干而渴，时时发热，冒闷者，此是阴阳气俱实。可用药和之，宜黄芩汤主之。

黄芩汤

黄芩　甘草　山栀子　芍药　厚朴　英粉等分

上为末，每服二钱，水一盏，煎至七分。去滓，温服。如脉力差软，住服③。若大便溏，去栀子，加葛根等分。若立春以后、立夏以前见证者，去栀子、芍药，加柴胡去苗等分。

病人两手脉沉数大，按之不断，寸脉上涌力大于关尺者，此名阳盛阴虚。可投药下之，以助阴消阳也。若立春以后至清明以前可下者，小承气汤内更加厚朴半两，减大黄一两主之。

若发热，谵语，引饮④者，小承气汤。清明以后、芒种以前可下者，小承气汤主之。

若发热，冒闷，腰重，引饮，时时谵语，大承气汤。芒种以后至立秋以前可下者，大承气汤主之。

若发热，烦躁，腰重，谵语，头面濈然有汗者，调胃承气汤主之。凡用大小承气及调胃承气，并用仲景方。

病人立春以后至芒种以前，第三四日虽有可下证及有可下脉，亦未可便投下药。直候至第五日或第六日投下药者何？盖天气阳力尚微⑤，虑下之太过变成坏病也。若芒种以后立秋以前，虽第二三日有可下证及有可下脉，亦未可便下之，直候至第四五日下之。天气炎盛与胃中热气相干，故第四五日投

---

① 濈然：水外流貌。此形容出汗的样子。
② 断：不连续。
③ 住服：停服。住，停止。
④ 引饮：举杯而饮。
⑤ 天气阳力尚微：此指气候炎热不盛。

下必不能成后患也。

凡投下药不得务急为胜，假令今日寅时①投下药，至申时、酉时不动，可再投下药。假令今日酉、戌时投下药，至来日鸡鸣时不动，可再投下药，切宜慎守也。

病人三四日以前，切不宜早下之，则多成结胸及四逆之患。至十二日以后者，见有下证，虽脉不至实盛，亦宜下之。假令第十二三日投下药之后，至十六七日尚口燥，咽干，谵语者，即更宜下之。何者？盖为阴病不过六七日乃剧。若阳病至十三日以后，频投下药无害也。今立此言者，恐医流将病人日数浅深一概治也。且今太平久矣，脏腑柔脆，故气血虚弱，但迟投下药，亦无害耳。

病人四五日以后，假令今日寅时见下证及有可下脉，未可便投下药。更候至午未②时间阳气盛，再看其脉。若比寅时寸脉力倍大于关尺脉即可下之。若与寅时脉力平同，即候次日投下药亦不为晚矣。凡投下药者，量其脉力轻重，证之深浅，不可下之太过。若太过则病证多变，且古人立理无失下之过，但罪③其下之太早及太过尔。况病人七八日不大便，古人未尝罪医者投下药之晚。此医之深意，思后人全不通晓。

病人第五六日，两手三部脉沉数，寸关尺力齐等者，此乃阴阳气停。虽然咽干，腰重，发热，亦不可投下药，当大便自下尔。

病人至六七日，不大便，若其两手寸脉小，尺中脉大，亦不可下之。虽不服下药而大便者，则必先硬而后溏。盖由腹中有阴气也。仲景《论》曰：先硬后软，不可攻也。况鸭溏④乎。

《伤寒论》中或云：按之心下坚，腹中满，不大便，口燥，咽干，汗出，谵语，日晡⑤所发潮热，不能食，体重，气促，濈然汗出，皆是可下之证。虽有此可下证，若三部脉停力弱及寸脉小于关尺，此为有下证，无下脉，不可下之，毫厘千里。直候寸脉力大于关尺，可下也。凡投下药，只参酌仲景承气汤轻重用之。

治伤寒病投下药者，本不为取积及取食，止为疏解阳毒之气。若邪毒在

---

① 寅时：凌晨三时至五时。下文申时为下午十五时至十七时。酉时为下午十七时至十九时。戌时为晚上十九时至二十一时。

② 午未：指从中午十一时至下午十五时。午，中午十一时至十三时。未，下午十三时至十五时。

③ 罪：归罪于。

④ 鸭溏：大便泄泻，清稀如水，状如鸭屎。

⑤ 日晡：下午十五时至十七时。

内，阳气盛，即寸脉大乃可下之。其阳气不盛，即三部脉停，何必下之？盖今人只知沉在里，便投下药。殊不较量脉之阴阳虚盛也。

凡投下药者，本因胃中有邪热之气，故投大黄、芒硝之类，以消阳气。今之医者，绝不解古人下伤寒之法，多投以丸药。丸药多用巴豆、水银、腻粉、粉霜、砒霜、甘遂、石脑油之类，皆是热药。但能逐其胃中浊恶，即愈增其邪热矣。今用丸药下伤寒病者，欲去胃中积聚，胃气既虚，即邪热在内，又与热相逢及吐纳暑热之气，足以助阳为毒，后成坏病也。

今人投下药，才见大便利及三五次，急投和气药以补之。本意用大黄等凉药，疏导胃中热气。热气才过，乘虚之际，却投和气补药。决然[1]变成发黄、斑出、衄血、畜[2]血、狂走之患矣。

凡投下药，候四五日以后有下脉及有可下证，即可下之。假令病人不投下药，至六七日大汗后依然腰痛，咽干而渴，日晡发热，颊赤，胸中冒闷，两手脉实而数，宜用黄芩汤一两服和之。直候大汗出后至第五六日，投大承气汤或调胃承气汤亦无害。盖于汗后至第五六日投下药者，是因病人大病后气血虚弱，不可早下也。

前《可汗篇》别立方药而不从仲景方。今《可下篇》中不别立药，而从仲景方者何？盖太平之人，饮食动作过妄而阳气多。若用大热药发表，则必变成坏病，故参酌力轻而立方也。世人阳气既多，若用下药，当从至阴药投之。非仲景承气汤之类，即别药不能对病矣。请医者深详之。

---

① 决然：必然；必定。

② 畜：通“蓄”。《荀子·天论》：“畜积收藏于秋冬。”

卷 下

总汗下篇

凡治伤寒病，若能辨其汗下者，即治病之法得其十全矣。今之医者则不然，但凭其《热论》云：“未满三日，可汗而已；其满三日者，可泄而已。”又云：“脉大浮数，病为在表，可发其汗；脉细沉数，病为在里，即可下之。”① 此古人立理之纲维②，而今人执之为定法。又全不辨脉尺寸之阴阳，邪气之虚盛及内外证之轻重。但未满三日即投发表药，已满四日即投下药。其间或有辨脉之浮沉，投汗下药者，以为能事矣。殊不知未满三日亦有可下者，已满四日后亦有可汗者。又不知脉浮有不可汗者，脉沉有不可下者。《热论》云：“伤寒一日，巨阳受之，故头项痛，腰脊强。二日阳明受之，阳明主肉，故身热，目疼而鼻干不得卧。三日少阳受之，少阳主胆，故胸胁痛而耳聋。三阳经络皆受其病，未入于脏，故可汗而已。四日太阴受之，故腹满而咽干。五日少阴受之，故口燥，舌干而渴。六日厥阴受之，故烦满而囊缩。”③ 此三阴三阳受病之日，乃是圣人立条目之法。不必一日巨阳，二日阳明为次也。但会④三阴三阳所直之日，与邪气相逢即各有形证也。假令一日，或耳聋，或鼻干，或头痛，或腹满，或舌干而渴，或囊缩，此是邪气随阴阳之经络所传也。余日仿此。

虽见此三阴三阳病证，若两手三部脉或浮，或沉，寸关尺力齐等者，不得妄投发表药及投下药。当候两手脉浮沉中，或关前大关后小，或关前小关后大。此是阴阳气之偏胜，即依脉证投药治之。仲景《伤寒论·伤寒例》云：“尺寸俱浮，太阳受病也。”“尺寸俱长，阳明受病也。”“尺寸俱弦，少阳受病也。”“尺寸俱沉细者，太阴受病也。”“尺寸俱沉者，少阴受病也。”“尺寸

---

① 脉大浮数……即可下之：语见《素问·热论》王冰注文引《正理伤寒论》文字。
② 纲维：纲领；法度。
③ 伤寒一日……烦满而囊缩：本段文字省略了经脉循行部位等内容。
④ 会：正好；恰巧。

俱微缓者，厥阴受病也。”此亦是因邪气传受三阳三阴之经，故见此脉。亦不可妄投发表药及投下药。当候两手脉浮沉中，或关前力小关后力大，或关前力大关后力小。此亦是阴阳气之偏胜，即依脉证投药治之。且黄帝作三阳三阴证在前，仲景述三阳三阴脉在后。本为邪气所传，故设此语。非务求法治之，恐后人误投药也。今人才见病人有此三阴三阳病证及脉，便急投药求愈，则失之远矣。《热论》云：“七日巨阳病衰，头痛少愈；八日阳明病衰，身热少愈；九日少阳病衰，耳聋微闻；十日太阴病衰，腹减如故，则思饮食；十一日少阴病衰，渴止不满，舌干已而嚏；十二日厥阴病衰，囊纵少腹微下，大气皆去，病日已矣。”且伤寒病若见三阳三阴证及脉合，用药调治。古人何言大气皆去，病日衰矣。即知是不须用药妄调治也。仲景《伤寒论》辨太阳证云：“太阳病，头痛至七日以上自愈者，以行其经尽故也。”又曰：十二日厥阴病衰，大气皆去，病人精神爽慧矣。[①] 且《素问》经中黄帝与岐伯问答病证，莫知其数，皆各立法治之。惟《热论》中伤寒病最为大疾，却云七日太阳病衰，又云大气皆去。若是伤寒病须用法调治，即圣贤皆不言自愈也。今之医者才见人病伤寒，多不辨脉之理趣，又不分证之是非，便妄投药以调治，往往变成坏病，至于横夭，诚可伤也。

伤寒病称可汗者，非谓病人三日以前也。盖谓邪气在表，或阴气胜于阳气，即寸口脉力小于关尺，令人恶风，或自汗出，即可投发表药，以助阳消阴。若阳气胜于阴气，即寸口脉力大于关尺，令人发热，冒闷，可投解表药，以助阴消阳，非谓求汗出为愈。若邪气在表，脉浮三部力齐等，恶风，不汗出，不冒闷，发热，又何必投发表及解表药也。

伤寒病称可下者，非谓病人第四日以后也。但见邪气在里，伏于胃中，或阳气胜于阴气，即寸脉力大于关尺，令人口燥，咽干，腰重，发热，甚至于谵语，可投大黄等药，以助阴消阳。若邪在里，阴气胜于阳气，即寸脉力小于关尺，令人胸满闷，或时呕吐，可投温中药，以助阳消阴。不可求取积为愈。若邪气在里，脉沉三部力齐等，不谵语，不口燥咽干，不胸腹满闷，又何必投药下之及温中药也。

世人为见《素问》云：三日以前可汗，四日以后可下，乃执为定法[②]。今深戒医流，不可将病人三日以前妄投汗药，四日以后妄投下药，切宜慎守。

---

① 十二日……精神爽慧矣：语本《伤寒论·伤寒例》。

② 定法：规定，成法。

仲景曰："发汗吐下之相反，其祸至速。"① 信矣。且古之圣贤立汗下二字，本谓调解阴阳偏胜之气。而今医者执汗下二字，妄为主治伤寒求愈之功，则失之远矣。况仲景治伤寒病，未尝有失汗下之戒，失下之过，但责其下之太早，此仲景之心也。后人或各擅家技，或自恃②己能，殊不究仲景心万分之一，诚可罪焉。

辨汗下药力轻重篇

凡医者治伤寒病，遇其邪气在表，并不分邪气之轻重，脉理之虚盛，只凭脉浮便将发表药一例投之，务期汗多为快。药力过剂，遂致衄血、吐血、发斑、汗漏、四肢拘挛，因成亡阳之患也。

病人无汗发热，三部脉浮，寸脉大于关尺者，此是阳盛。阳邪既盛，若入于胃中即变成瘀热之患。当用解表药，以消阳气。解表药者，石膏、甘草、芍药、生姜、豆豉、薄荷、柴胡、葛根之类是也。

病人汗出，恶风，脉浮，见阴盛者，可投发表药消阴气。发表药者，桂枝、麻黄、荆芥、枣、葱、当归、附子、干姜之类是也。但不可全用桂枝耳。

凡投发表药，只要消解阴胜之气，不务汗多为法。若汗出太过，则成亡阳之病。仲景桂枝汤证云："令遍身漐漐③然微似有汗，不可如水流漓④。"今既见可汗证，当投发表药。古人何故却云汗不可如水流，足知发表药不谓汗多为愈也。

凡医者治伤寒病，遇其邪气在里，并不分邪气之轻重，脉理之虚盛，只凭脉沉便将下药一例投之，务期大便快利为法。既过剂，遂成噫⑤、哕⑥、呕吐、四肢逆冷及拘挛之患。

病人发热，冒闷，或谵语，脉见阳盛者，可投下药，以消阳气。阳气既消，则无忽变之证。消阳药者，大黄、芒硝、栀子、甘草、枳实之类是也。如用大黄、芒硝，须用少兼厚朴以和之。若一服未中，再服之。不可务期快利，切宜慎守也。

---

① 发汗吐下……其祸至速：语见《伤寒论·伤寒例》。
② 恃：原作"持"，形近而误。
③ 漐（zhí）漐：小雨不辍貌。此指微汗貌。
④ 流漓：淋漓。此指大汗貌。
⑤ 噫（ài）：嗳气。
⑥ 哕：呃逆。

凡投下药，只要消阳毒之气，不务取积为快。今既见可下证，古人何故却罪下之太早及太过，足知不务快利为法也。

今立此篇校量药力轻重者，盖谓医流执守古方，不能随形证浅深增减药味也。若能辨药轻重，随证用药，何虑太过不及之责也。葛氏《肘后》篇曰：伤寒有数种，初觉作葱豉汤，顿服，取汗。如不汗，加葛根、升麻，更加作麻黄豉汤。① 以此校之，即古人岂一端而治病，故其轻重出此篇以明之。

温中篇

夫伤寒病之说，始黄帝以开其端由，至于仲景方陈其条目。自后肤浅之学莫知其数，立言者只云病在表，可发汗；病在里，可下之。或云不可汗，或云不可下，未尝有温中之说。仲景《伤寒论》云："尺寸俱沉细，太阴受病也。"② "尺寸俱沉少阴受病也。" "尺寸俱微缓，厥阴受病也。" 又辨太阴证云："病脉浮，可发汗，宜桂枝汤。" 又："自利不渴，宜四逆汤。" 又 "腹满时痛，桂枝加芍药汤。" 辨少阴证云："少阴病，始得之，发热，脉沉，麻黄附子细辛汤。" "少阴证二三日，麻黄附子甘草汤。" 又："少阴病，身体痛，手足寒，骨节痛，脉沉，附子汤。" 又："少阴病，吐利，手足逆冷，烦躁欲死，吴茱萸汤。" 又："少阴病，脉沉，急温之，宜四逆汤。" 今举仲景《论》中数条，最是治三阴病之良法，于今世之用尚有未尽证者。愚尝校雠③，自至和初岁④迄于今三十余年，不以岁之太过不及，每夏至前以有病伤寒人十中八七，两手脉俱沉细数，多是胸臆⑤满闷，或呕吐，或气塞，或腹鸣，或腹痛。与仲景三阴病之说脉理同而证不同，因不敢妄投仲景治三阴病药。医者才见脉沉及胸膈满，便投药下之，往往不救。尝斟酌仲景理中丸与服之，其病势轻者，即胸中便快⑥。其病势重者，半日许闷依然。或有病人脉沉细迟，投仲景四逆汤温之，多药力太热，后必发烦躁。因校量此形证，今别立方以治之，多得对病，不可不传焉。

【临床解读】

王某某，女，72 岁。2020 年 12 月 28 日初诊。

---

① 伤寒有数种……更加作麻黄豉汤：语本葛洪《肘后备急方·治伤寒时气温病方》。

② 尺寸俱沉细太阴受病也：语见《伤寒论·伤寒例》。以下二句同。

③ 校雠（jiào chóu）：校勘。此指比较研究。

④ 至和初岁：北宋至和元年（1054）。至和，宋仁宗赵祯年号（1054—1056）。

⑤ 胸臆（yì）：胸部。臆，《说文》："臆，胸骨也。"

⑥ 快：爽适；舒畅。引申为病愈。

主诉：头痛10余年，加重1年。

现病史：患者头痛，巅顶痛10余年，感冒后、遇冷加重，冬季重，夏季轻，乏力、怕冷，咽痛，咽痒，偶有咳嗽，咯白痰，晨起口干不苦，饮不解渴，纳眠可，二便调，舌质瘀暗，苔黄腻，脉沉滞。糖尿病20年；高血压2年。

病机要点：厥阴头痛。

处方：党参10克，吴茱萸3克，藁本10克，生龙牡各30克（先煎），天花粉10克。10剂，每日1剂，水煎服。（张磊医案）

按：王好古《阴证略例》云①：此一条非四逆热而不当也。仲景当汉末，韩氏当宋隆，时势异也。

病人但两手脉细数，或有力，或无力，或关脉短及小者，胸中膈塞，闷气不能相接者，便可随证与脉，投温中药以治之。

按：王好古云：此一条法甚活。

病人两手脉沉迟，或缓，或紧，皆是胃中寒也。若寸脉短及力小于关尺脉者，此是阴盛阳虚也。或胸膈满闷，腹中胀痛，身体俱急，手足逆冷，急宜温之。若立春以后至清明以前，宜温中汤主之。清明以后至芒种以前，宜橘皮汤主之。芒种以后至立秋以前，宜七物理中丸主之。

温中汤

舶上丁香皮　厚朴各一两　干姜　白术　丁香枝　陈皮各二分

上为末，每服二钱，水一盏，入葱白三寸，荆芥五穗，煎至七分。去滓，热服。如三服未快及手足逆冷，呕吐，更加舶上丁香皮二分，干姜一分（炮）。

橘皮汤

陈皮　厚朴各一两　藿香三分　白术　葛根各二分

上为末，每服二钱，水一盏，入姜一块如枣大、劈破，同煎至七分。去滓，热服。如三两服后未快，手足逆冷，呕吐不止，加半夏三分，丁香枝半两，葱白三寸，同煎服。

七物理中丸

人参三分　生姜屑二两　藿香三分　白术二两　桔梗三分　葛根三分

上为细末，炼蜜丸如弹子大。每服一丸，水一盏，煎至七分。和②滓热服。如两三服后未快及手足逆冷，呕吐，加半夏二分，干姜二分、炮。

---

① 按王好古阴证略例云：本篇此类文字当出自《四库全书》整理者。本篇正文、注文除羊肉汤内容外，见于王好古《阴证略例·韩祗和温中例》，文字略有出入。

② 和：连带。

病人两手脉沉细无力，虽三部脉力停，亦是阴气盛也。更不须候寸脉短，治之。或胸膈痛，身体拘急疼痛，手足逆冷，宜用温中药和之。

按：王好古云：此条“不须候寸脉短”一句难解。当云：“三部既沉，便是无寸口也。”

若立春以后至清明以前，宜厚朴汤主之。清明以后至芒种以前，宜白术汤主之。芒种以后至立秋以前，宜橘叶汤主之。

按：王好古《阴证略例》云：此一条，李思训①举和解因时②一说与韩氏相似。然汤液仲景四时之法固已备矣。以其后人不识，故韩李为是丁宁③也。此亦大概耳。若应见④违时，只可随应见而治之。海藏云：仲景既言春为温病，夏为热病，长夏为大热病。随经之药加减轻重，便为因时和解也。至治应见，便是活法。韩李因时定药，是则然矣。证复违时，定药难用。若用定药，却是不因时也。假令立春、清明、芒种、立秋，即岁之主气也。定时也。若岁之客气，司天在泉，太过不及胜复，淫至而不至，未至而至，岂可定时为则邪⑤？主气为病，则只论主气。客气为病，则只论客气。主客相胜，上下相召，有万不同之变。人之禀受虚实亦犹是也。以此言之，则仲景六经之言尽矣。但患时气⑥医者不知耳。此亚圣言简而意有余也。后之贤者，辞多而意少，务救一时之弊。此韩李为是因时一说也。是说也，又为庸医执方疗病者设，非敢为仲景别立一法也。噫！二公虽不足为汉之仲景，亦足以为今之仲景也。

厚朴汤

当归　厚朴　甘草　丁香枝　干姜各半两　细辛一分　人参三分

上为末，炼蜜丸如弹子大。每服一丸，水一盏，煎至七分。和滓热服。如三五服后脉尚细及寸脉未有力，加葱白三寸同煎。

按：王好古《阴证略例》云：此一条言寸脉小者，阳不及九天⑦也。加葱以通经。

白术汤

白术　半夏　当归　厚朴　生姜屑各半两　舶上丁香皮三分

---

① 李思训：宋代医家，著有《伤寒论新保命集》，已佚。

② 因时：此指依四季而发的外感热病。因，依；顺着；沿袭。时，《说文》：“时，四时也。”

③ 丁宁：嘱咐，告诫。

④ 应见（xìng）：此指随时发生的外感热病。与“因时”相对而言。应，随，即。见，出现。

⑤ 邪：语气词。此处表示疑问。

⑥ 时气：《阴证略例》作“世之”。

⑦ 九天：谓天空最高处。此指上焦。

上为末。每服二钱，水一盏，入生姜一块如枣大、劈破，同煎至七分。去滓，热服。如三五服后未有力及寸脉力尚小，加细辛半两，葱白三寸，同煎服。

橘叶汤

橘叶　半夏　厚朴各半两　藿香　葛根（二味分量原脱）

上为末。每服三钱，水一盏，生姜一块如枣大、劈破，同煎至七分。去滓，热服。如三五服后脉尚力小，手足逆冷，加细辛三分。

病人胸膈满闷，时时呕逆，支节疼，两胁下痛，腹中鸣，此是停饮①。宜二苓汤主之。

二苓汤

赤苓　猪苓　白术　桂枝各半两　滑石一两　白豆仁　通草各一分　丁香皮三分　陈皮三分

上为末。每服三钱，水一盏，煎至七分。去滓，热服。小便未快，加瞿麦三分。呕未止，加半夏半两。寒甚，加葱白三寸。

按：王好古云：此与李思训小便例同。

病人八九日后，服汗下药太过，两手脉沉细而无力，好蜷足，卧多，恶明与人声，身有粟起，时时发战，一如疟证。宜羊肉汤主之。

羊肉汤

当归　牡蛎　芍药各一两　龙骨半两　桂枝（去皮）二分　黑附子二个（每个五钱重，泡，去皮脐）

上杵为粗末。每服用末二两，羊膂肉②四两，生姜二两，葱白五寸、同锉烂，以水五升同熬至二升半以来③，净绞④，去滓，分作三盏服。

病人服药，胸中满者，此是上焦有阳也。或药力大过，上焦觉气热，腹满虚鸣，时时疞痛⑤。此是被阳药消逐上焦，阴气并入下焦也。虽是下焦积寒，今上焦阳盛，更难投温下焦药也。当用炭灰⑥，或桑柴灰⑦二三升许，入

---

① 停饮：此指水气内停之饮证。

② 膂（lǚ）肉：脊骨旁的肉。膂，同“膂”，脊骨。《字汇补·肉部》：“膂，与膂同”。

③ 以来：上下，左右。

④ 净绞：即绞净。此指将药汁从药渣中绞净。

⑤ 疞（jiǎo）痛：指腹中拘急疼痛。疞，即“疛”。《说文·疒部》：“疛，腹中急也。”

⑥ 炭灰：此指药物燃烧后的剩余物。

⑦ 桑柴灰：为桑科植物桑茎枝烧成的灰。出自《唐本草》。性味辛寒，有利水，止血之功效，主治水肿、金疮出血、面上痣疵等。

好醋拌和，干湿得所①。于铫②内炒，令灰热，以帛包裹，置脐下熨之。频换灰包，常令热，以腹不痛为度。或初用灰熨，病人不肯受者，勿听。但令极熨之，勿住③炭包。如因炭包熨后得下利一二行，或小便二三升，或微有汗。此是阴气外出，或下泄也。当勿疑之。病轻者乃得瘥愈。

病人三部脉沉，寸脉力小于关尺为阴盛，当投温中药以消阴气。温中药者，厚朴、橘皮、人参、白术、藿香、当归、干姜、细辛之类是也。

按：王好古《阴证略例》云：感霜露、山岚、雨湿、雾露之气而饮冷，寸口脉小，同诊一法，神术汤后举④。此韩氏三部脉沉，寸口小于关尺为证一体。

病人若因服下药太过，两手脉沉细数，肢体逆冷，烦躁而渴者，此是阳气下陷入丹田，阴气厥逆满上二焦，故令人躁，此名阴躁也。医者见病人烦躁，又不询其端由，亦不详其脉理，便用凉药治之。凉药既下，病势愈甚，至于困极，不救者多矣。⑤

病人因下之太过，两手脉沉迟细而无力，或遍身及四肢逆冷，烦躁而渴，引饮不休，好泥水中卧者，须用性热药治之。凡投性热药，皆须冷服。何故如是？盖为病人腹中阴气太盛，若投热药汤剂，即阴阳相争，药下即吐。须候汤剂极冷即投之。投之不吐者，以腹中阴气与冷饮相逢，即同气相从尔，故药下不吐也。药虽冷，久则必热。所谓始同而终异也。故“醇酒冷饮，久即发热”。假令投仲景四逆汤之类，一依前说。若病人不烦躁，即热药亦可温服之。若躁渴，引饮不休，虽伤冷，只好冷饮，同意。

此一条本是阳证下之成阴，非阳气上行而躁。乃阳气下陷而躁，即同伏阳脉也。叔和云：“短脉阴中有伏阳。”⑥

海藏云：热药冷服，内有伏阳则可。若脉已虚，按之全无力，或病人素无所养，只可温服。不然，阴气必不能酝酿回阳，利害非轻。

---

① 所：适宜。

② 铫（diào）：铫子。煮开水熬东西用的器具。

③ 住：停止。

④ 神术汤后举：《阴证略例》本篇后为《海藏老人阴证例总论》篇，载神术汤证治内容，故曰“神术汤后举”。

⑤ 病人若因服下药太过……不救者多矣：本段及下段文字原作小字注文，但从内容及体例看当属正文，且王好古《阴证略例》本段作正文顶格编排，故改作正文。

⑥ 短脉阴中有伏阳：语见《王叔和脉诀·论九道脉法》。

小便大便篇

治伤寒病，常调解病人小便流利及色不黄赤，最为医之大要①也。

病人二三日以后，频体问②病人，无令小便黄赤色及淋沥，才似小便少及黄色，即据证便投药以调治之。切勿令凝滞也。

病人邪热积于胃中，又遇天气炎盛，内外热气相干，并走于下焦，流下入膀胱，为热所结，即渗漉③过迟，故小便因而色黄赤及涩少也。若热气盛，则药力愈难通也。《伤寒论》曰："热结膀胱，其人如狂。"病人小便色或变黄，虽未赤涩，便可投瞿麦汤，每日二三服亦无害也。

凡治病，伤寒常令放行小便，勿令放行大便。况小便难导也，而大便易导也。假令阳明病，胃中热实，止不过调胃承气汤投之。药既得下泄，去热毒之气不为难也。假令小便凝滞，若证轻，尚虑快药④之勿及，况证重乎。此乃伤寒要妙之门，不可不思之。况古人无失下之过，无禁小便之法，何今人不究其深趣也。

瞿麦汤

治病人二三日以后至未大汗以前，若小便黄色者。

瞿麦　萹蓄　猪苓　黄芩　茯苓各一两　木通一两半　滑石三两　甘草三钱　通草一钱

上为末。每服三钱，水一盏，同煎至八分。去滓，放温凉，时时服。若觉渴，或发热，加栝楼根一两。若小便赤色，加黄芩半两。若小便少，加车前子三分。若小便涩如淋，茎中痛者，加石韦半两、冬葵子三分、续随子半两。若脐下悸动，加茯苓、桂枝各半两。并依前法服。

七物调中丸

白术　干姜（炮）各一分　人参一两　厚朴　舶上丁香皮各半两

上杵为末，炼蜜和丸如弹子大。每服一丸，水一盏，枣二个、劈破，煎至六分。去滓，早服。

六物泻心汤

黄连　半夏各一两　甜葶苈（炒）　杏仁　干姜各半两　栝楼实（锉如

---

① 大要：要旨。

② 体问：探问。

③ 渗漉：水下流貌。此指水液向下输布。

④ 快药：此指作用峻猛的药物。

泥）一枚

上锉如豆大，合一处，分作六服。水三盏，煎至一盏半，净纽①，去滓，放温，作两次相续服。如半日胸中未快及未通利，再投之。再煎，药成倾②在碗，入芒硝末三钱，搅匀，去滓，温服，取其快利也。

茯苓陷胸汤

茯苓　黄连各一两　冬葵子　续随子各一分　大黄　杏仁各半两　半夏三分

上锉如豆大，合一处。每服半两，水二盏，煎至一盏，净纽，去滓，温服。如半日许未快利，更投一服，以胸中快及下利为度。病人二三日，两脉沉数微涩，寸脉不甚浮大，胸腹满闷，按之不痛，宜服厚朴泻心汤。

厚朴泻心汤

半夏一两半　黄连　厚朴各一两　干姜　白术各二两　人参三分

上锉如豆大，分作八服，每服水二盏半，生姜二分，切为片，同煎至一盏半。去滓，放温，两次服。如半日许未得利，再一服。

畜血证篇

伤寒病有畜血证，自仲景立法之后，医流未尝有信其言者。逮仁宗朝③，采仲景法以治伤寒，其间遇病有畜血证，用仲景法治之。若与证相当，即病无不愈。病人或太阳，或阳明证，至六七日，或表证未解，或狂，或饥，或喜，或妄，或不大便，此乃瘀热走于下焦，因而畜成积血及令小腹满也。《伤寒论》云："太阳病不解，热结膀胱，其人如狂，宜桃仁承气汤。"又论："太阳病，其人发狂者，以热在下焦，小腹当硬满，小便自利，瘀热在里故也，抵当汤主之。""太阳病，身黄，脉沉结，少腹硬，小便自利，其人如狂者，血证谛也，抵当汤主之。"又"伤寒有热，小腹满闷，应小便不利。今反利者，为有血也，宜抵当汤。"又"阳明证，其人喜忘者，必有畜血，屎虽硬，大便反易，其色必黑，宜抵当汤下之。"又"病人无表里证，发热至七八日，热则消谷善饥，至六七日不大便者，有瘀血，宜抵当汤主之。"仲景立此

---

① 净纽：即扭净。此指将药汁从药渣中扭净。纽，义同"扭"。《农桑辑要·栽桑·桑杂类》："椹子煎，采熟椹盆内微研，以布纽汁。"下文同。

② 倾：倒出来。

③ 仁宗朝：宋仁宗当朝时期。宋仁宗赵祯（1010—1063），北宋第四代皇帝，天圣元年至嘉祐八年（1023—1063）在位。

数方治畜血，而云小便自利，乃血证谛也。病人本因瘀热结在膀胱，即小便不利，但血逢瘀热淖溢①而并走于下，遂积聚于下焦，血积既多，阳气乃极，极则必反。阳气既消，阴乃来复，血遇阴气凝结如豚肝，其血常冷，膀胱为冷血所冰，乃渗漉易过，即小便自利也。故仲景曰："小便自利，血证谛也。"

病人有畜血证，若现余证而小便未利，是阳气尚盛而血未足也。即未可便投汤丸治之，候小便利，乃可投药。

凡治畜血证，抵当汤丸方中皆用虻虫、水蛭及桃仁之类，尽是破血药，若非此药则不能下之。今之用者往往投之太过，盖为不审其病之轻重与其人之老少强弱也。如遇畜血证与仲景方对，即可全用其法治之。若病势少轻，人又老弱，仿效抵当汤丸，别用破血药治之，亦可知此变通，庶免后患。

熙宁五年壬子②，长安③县君李氏，年六十余。自来瘦弱，患伤寒病至第九日变成畜血来召。及到胗④之，两手脉沉迟细力微，肤冷，小腹满，昏迷不省人事。再三询其所由来，其主病者云：自得病后服发汗药，至第六日喜⑤妄，发狂，至第八日身体冷，脐下满，昏迷失次⑥。既得此言，知为畜血证矣。又问病人曾遗小便否？曰：病后小便常不利。愚甚疑之。因用纸针内⑦其两鼻中，遂嚏数声。及令验之，小便已自利。余谓向来小便不利者，因其年老气弱不能降下也。若端坐候，小便自利，不以法验之，岂不后时也⑧。但血虽积聚日多，若投仲景抵当汤丸，虑药势太过。血下之后，尚有药之余力，因而损坏脏腑，变成血痢，大为后患。愚因别立地黄汤主之。连投之，其血大下，次日乃愈。

元丰四年辛酉⑨，亲戚孙氏，妊娠第八月患伤寒，至五六日热极，第七日堕胎，不及半日恶露遂绝，至中夜⑩脐下满，喜妄，谵语。至次日两手脉沉细数，肤冷，小便自利，此畜血证具也。但病人年少，血气充盛。又因产畜血，深虑仲景抵当汤力薄。别处生漆汤，令服三次，共服药一升半。其血乃下，痛遂愈。今之医者治畜血病，依仲景方投抵当汤丸。若病热轻及病人年老气

---

① 淖（nào）溢：浊烂泛滥。《广雅》：淖，浊也。
② 熙宁五年壬子：公元 1072 年。熙宁，宋神宗赵顼年号（1068—1077）。
③ 长安：古代著名都城。约位于今陕西西安与咸阳附近。
④ 胗：同"诊"。察看，诊察。
⑤ 喜：好；容易。
⑥ 失次：犹"失常"。
⑦ 内：纳。
⑧ 后时也：后时，失时。
⑨ 元丰四年辛酉：公元 1081 年。元丰，宋神宗赵顼年号（1078—1085）。
⑩ 中夜：半夜。

弱，其血大下之后，病虽得愈，往往下血不止。何况太平之人，五脏柔脆，若不任虻虫、水蛭之药，非仲景药之过也。乃医者不审其时代，又不量病人之强弱也。若参酌其病，能仿效抵当汤丸方，别立药治之，即免病人后患矣。今人才见畜血，将谓不可调治，即将抵当汤丸倍增而投之，或连绵而投之。畜血虽出，而虻虫、水蛭势力未尽，遂损坏肠胃，日夕㽲痛，下血不止。至于不救者，十中八九矣。医者既见病人下血，云是脏毒，尚不知自己投药太过之罪也。又《盛衰论》篇云："胗有十度：形度、脉度、脏度、肉度、筋度、俞度、阴、阳、气、血，人病自具。"注云："胗备尽阴阳虚盛之理，则人病自知之。"又《五常政大论》篇云："大毒治病，十去其六；常毒治病，十去其七；小毒治病，十去其八；无毒治病，十去其九。无使过之，伤其正也。"若医者能参酌药力，量病投之，乃为良工矣。

病人七八日以后，两手脉沉迟细微，肤冷，脐下满，或喜，或妄，或狂躁，大便实而色黑，小便自利者，此畜血证也。若年老及年少气血虚弱者，宜地黄汤主之。

地黄汤

生地黄（自然汁一升，或末二两重）　生藕（自然汁，如无，用小蓟汁半升，如无，用小蓟末一两）　虻虫二十个（去足翅，麸炒黄）　桃仁半两　蓝叶[①]一握（切，令干作末）　水蛭十个（麸炒）　干漆半两（炒烟尽）　大黄一两（锉，如骰子大）

上药入水三升半，慢火熬，及二升以来放冷，分三服。投一服，至半日许，血未下，再投之。此比抵当丸力势甚轻，如无地黄与藕汁，计升数添水同煎。

病人七八日后，两手脉沉细而数，或关前脉力大，脐下满，或狂走，或喜妄，或谵语者，不大便，小便自利。若病人年少气实，血凝难下，恐抵当汤丸力不能及之，宜生漆汤主之。

生漆汤

生地黄汁一升（如无，用三两半）　大黄二两（锉）　犀角半两　桃仁三十个

上药用水三升，好酒一升，慢火熬及三升以来，倾出，滤去滓，再入锅

① 蓝叶：大青叶。

内，点①生光漆一两半，再熬至二升，即住火，净滤②，去滓，放冷，分作三服，每投一服。候半日许，血未下，再投一服。候血下，即止后服。如无生地黄汁，更添水一升同煎。

阴黄证篇

伤寒病发黄者，古今皆为阳证治之。往往投大黄、栀子、柏皮、黄连、茵陈之类，亦未尝得十全。愚每于怀、卫二郡③，其病伤寒人有黄证，风俗相传，多以新汲水浴之。其病有愈者，有不愈者。又于邢、磁二郡④间，病伤寒人有黄证，风俗相传，以热汤浴之。或以汤渍布搭其胸腹，或以汤盛瓢中，坐在脐下熨之。其病亦有愈者，有不愈者。其医流莫能知其不愈之故。见此二端，愚深惑之。且黄病既为阳证，何故以汤浴之？既有得愈者，岂不谓治黄病有证者乎。尝遍讨⑤诸医书，并无热药治黄病及无治阴黄法。且仲景治《伤寒论》辨阳明病脉者，“伤寒发汗已，身目为黄，所以然者，寒湿在里不解故也，不可以下之，于寒湿中求之”。仲景只云“于寒湿中求之”，即不曾别立方药。后有《伤寒类要》⑥ 治黄疸门中：“夫热发黄已久，变成桃花色，心下有坚，呕逆，不下饮食，小便极赤少，四肢逆冷，脉深沉极微细迟者，不宜服茵陈汤。使下必变哕也，宜与大茵陈汤⑦除大黄，与生地黄五两。服汤尽，消息⑧看脉小浮出，形小见，不甚沉微，便可治也。脉浮见者，黄当明，不复桃花色。浮，指下自觉也。”⑨ 此《类要》中但只云脉浮大可治，脉沉细不可治。又于本卷治阴黄门中，《病源》阴黄候：“阳气伏，阴气盛，热毒加

---

① 点：一点一滴地倒入。

② 净滤：即滤净。

③ 怀卫二郡：怀，古怀州。北魏天安二年（467）置。治所在野王，隋代改名河内，今河南省沁阳市。卫，古卫州。北周宣政元年（578）置，隋代改卫州为汲郡，唐代复为卫州，宋代称卫州，治所在汲县（今河南省卫辉市）。

④ 邢磁二郡：邢，古邢州，隋开皇十六年（596）置。治所在龙冈，北宋末改名邢台（今河北省邢台市），金代复为邢州。磁，古磁州，隋开皇十年（590）置慈州，唐代改“慈”为“磁”。治所在滏阳（今河北省邯郸市磁县）。

⑤ 讨：查究。

⑥ 伤寒类要：医籍名。宋代儒医高若讷（字敏之）著，已佚。部分文字见于《证类本草》《永乐大典》等。

⑦ 大茵陈汤：据《千金要方·伤寒发黄》，由茵陈、黄柏、大黄、白术、黄芩、瓜蒌根、甘草、茯苓、前胡、枳实、栀子组成，主治内实热盛发黄。

⑧ 消息：斟酌。

⑨ 夫热发黄……指下自觉也：语本《千金要方·伤寒发黄》。

之，故身面色黄，头疼而不发热者，名为阴黄也。”《论》中虽称阳伏阴盛，即可服茵陈散。方内却用茵陈、大黄、栀子、黄连、紫雪之类，亦皆寒药，却与本病相违。且阴黄者，乃心病也。心火为湿所折，即遍身发黄，与伤寒黄病异矣。伤寒病发黄，本自脾弱，水来凌犯。又胃中空虚而变为黄，是与阴黄不同耳。病人始于二三日，务求汗下为胜。或服发汗温中药太过，加以厚衣盖覆，仍于阴湿不通风处坐卧。或以火劫之，变为黄病，此乃阳黄也。当投寒药以治之，药证①仲景《论》中悉具。

病人三五日后，服下药太过，虚其脾胃，亡津液，引水浆，脾土为阴湿加之，又与暑相会，至第六七日变为黄病，此乃阴黄也。当投汤药治之，治法具在后说。

病人六七日，两手脉沉迟微细，肢体逆冷，皮有粟起，时或呕吐，舌上白胎，身发黄，烦躁，欲于泥水中卧，小便赤少。医者见病人黄生，更不审察脉理，便投寒药，其病愈甚。愚因是而别撰成治阴黄病证并方六七首，凡十余年不逢病阴黄者，自疑无凭。

元丰二年己未六月中，淦阳②人赵宗颜病伤寒，至六七日发黄来召。及到胗之，其脉沉细迟无力，皮肤凉，发躁，欲于泥水中卧，喘呕，小便涩。再三问病人曰："得非服下药太过乎?"病人曰："然。"予见此深喜之，此乃阴黄也。先投茵陈橘皮汤，不及剂，喘呕止。次日投小茵陈汤半剂，脉微出，不欲于泥水中卧。次日又投茵陈附子汤半剂，四肢发热，小便二三升，当日中大汗。

元丰五年壬戌五月中，淦阳赵埙秀才病伤寒，亦是医者投下药太早，又投解利凉药过剂，至六七日转发黄病，至第七日来召。及到胗之，两手寸脉不见，关尺脉沉迟细微，腹满，小便涩，四肢遍身冷，面如桃花，一身尽黄。先投茵陈茯苓汤半剂，小便得利。次服茵陈四逆汤，脉出，四肢热，目中黄先退，次日大汗。当年似此证者十余人，不能一一写录。愚向日③所思，阴黄病处方六首，初虑不能为用，今既治数人皆得中病，不可不传焉。

伤寒病，尝校之。每遇太阳或太阴司天岁，若下之太过，往往变成阴黄。何故如是？盖因辰戌岁，太阳寒水司天，寒化太过，即水来犯土。丑未岁，太阴湿土司天，土气不及，即脾气虚弱，又水来凌犯多变。斯证也，医者宜审察之。

---

① 药证：此指方剂的适应证。

② 淦阳：当是滏阳之误。滏阳，古县名。北周析临水县置，以城在滏水之阳，故名。明洪武初省入磁州。北周为成安郡治，隋唐以后为磁州治。属今河北省邯郸市磁县一带。

③ 向日：往日，从前。

茵陈茯苓汤

治病人五六日，脉沉细微，身温，四肢冷，小便不利，烦躁而渴者。

茯苓　桂枝各一两　猪苓三分　滑石一两半　茵陈蒿二两

上为末，水四升，煮取二升。去滓，放温，分作四服。如脉未出，加当归半两。

茵陈橘皮汤

治病人脉沉细数，身热，手足寒，喘呕，烦躁不渴者。

橘皮　生姜　茵陈蒿各一两　白术一分　半夏　茯苓各半两

上为末，水四升，煮取二升。去滓，放温，分为四服。

小茵陈汤

治病人脉沉细迟，四肢及遍身冷。

附子一个（破作八片）　甘草一两　茵陈蒿二两

上为末，水二升，煮取升半，去滓，放温，分作三服。

茵陈四逆汤

治病人脉沉细迟，肢体逆冷，腰以上自汗出。

甘草　茵陈蒿各二两　干姜一两半　附子一个（破八片）

上为末，水四升，煮取二升。去滓，放温，作四服。

茵陈附子汤

治病人服茵陈四逆汤，身冷，汗出不止者。

附子二个（破八片）　干姜　茵陈蒿各两半

上为末，水二升，煮取升半。去滓，放温，分作三服。

茵陈茱萸汤

治病人附子汤证尚未退及脉伏者。

吴茱萸　木通各一两　干姜　茵陈各两半　当归三分　附子二个（作八片）

上为末，水四升，煮取二升。去滓，放温，分作四服。

劳复证篇

伤寒病大汗后，余热未尽，或饮酒，或食肉，或吃热食太过，与热毒相逢，便成劳复[①]之患。《热论》篇曰："热病已愈，时有所遗者何也？岐伯曰：诸遗者，热甚而强食，故有所遗。若此者，皆病已衰而热有所藏，因其谷气

① 劳复：因劳累致复发的病证。

相薄，两热相合，故有所遗也。帝曰：治遗奈何？岐伯曰：视其虚实，调其逆从，可使必已矣。”又“岐伯曰：病热少愈，食肉则复，多食则遗，此其禁也。”注云：“是所谓戒食劳也。热虽少愈，犹未尽除，脾胃气虚，未能消化，内坚食驻，故热复生。复，谓复旧病也。”① 仲景《伤寒论》：“大病差②后，劳复者，枳实栀子汤。”又“伤寒差已后，更发热，小柴胡汤主之。”“脉浮，以汗解之。脉沉实，以下解之。”又“大病差后，喜唾，久而不了了，胸上有寒，当丸药温之，宜理中丸。”

【临床解读】

董某某，女，54岁。2021年12月3日初诊。

主诉：胃脘不适5年。

现病史：患者5年前因生气出现胃脘部难受，憋闷感，无烧心反酸，胃脘不适时伴手麻、脚软，持续4~5分钟自行缓解，偶有头晕，心慌，惊恐，纳食可，眠差，入睡困，多梦，易惊醒，心烦急躁，晨起口干口苦，大便可，小便夜频，闭经4年，舌质红，苔薄白，脉沉滞。西医诊断为抑郁症。口服西药症状改善，停药则上述症状明显。既往无高血压、糖尿病等。

病机要点：木土壅郁证。

处方：川芎10克，炒苍术10克，炒神曲10克，制香附10克，栀子10克，柴胡10克，黄芩10克，清半夏10克，郁金10克，生龙牡各30克（先煎）。15剂，每日1剂，水煎服。（张磊医案）

病人大病差后劳复者，多是因热所致，即再成传汗之疾③。其间有胃中寒者，只可与温中药，即更不传汗也。温中药者，可用《温中篇》内七物理中丸，或温中汤可也。

病人大病后劳复者，才二三日以后，脉沉实，若寸脉差大于关尺脉，或寸关尺脉三部力停，皆可下之。况劳复病只有失下，并无下之太早，亦无下之太过，何者？盖胃中有瘀热在也。更与热饮食相合，若下之晚及下药力少时，虽得汗，汗罢必成劳复，至于三四发也。

病人二三日以后，服下药毕，至第八九日未汗，才见有证，即便宜下之。不可后时也。凡治劳复患，投下药不得与伤寒初受病人一法治之也。

病人若因饮食所劳伤，复至第二三日，两手脉沉实有力，或寸脉力大于

① 是所谓戒食劳……谓复旧病也：语见王冰《素问·热论》注文。“内坚食驻”，王冰注文作“肉坚食驻”，当是。驻，停留。

② 差：同“瘥”，病愈。

③ 传汗之疾：指传变为以发热汗出为主的病证。

关尺脉，或胸已上濈然汗出者，当急下之，宜大承气汤。如一服下利未快，即再作调胃承气汤服之。并用仲景方。

病人劳复，三四日以后，两手脉沉数大有力，或发热、烦躁、咽干而渴，或面尘、齿垢，或目中及遍身皆发黄者，宜丹砂丸主之。

丹砂丸

丹砂（水飞过）　马牙硝各半两　砂石一两　麦门冬（去心）　犀角各三钱　金箔（方寸许）三十片

上合研匀，用湿纸裹烂粳米饭，于溏火①内烧，纸干为度，和前药丸如弹子大。每服一丸，砂糖水化下。如黄甚者，煎茅根汤，放冷，入砂糖一块如枣大，同化下。如黄未退，来日再服之。

病人用承气汤下之后，至四五日，两手脉沉数有力，或潮热，或谵语者，更宜下之，或再投承气汤。又谓胃中若不甚实，宜用丹砂散下之。

丹砂散

丹砂一粒　腻粉一钱（气弱年老人减半）

上合研匀，用桃柳心②共一把许，细切，研烂，纽取自然汁。入砂糖一块如枣大，更入新汲水，通前成半盏，化前药下之。如经一昼夜不利动③，再作服之。此药奇妙，不得与寻常下药为比也。如冬月无桃枝、柳条，用生地黄一两锉碎，水一升，煎取半升化药服。

凡中诸药毒者，用新铜钱一个，口内含之一二时辰许。如钱色黑是中毒，验也。用丹砂一粒，腻粉一钱，砂糖一块如枣大，同研匀。以蓝叶取自然汁化下。日一服，重者不过三服，当下血如豚肝也。如无蓝叶汁，只用蓝叶末三钱匕，入在药内，以东流河水同调下。

凡小儿阳痫④，潮搐⑤，涎盛及角弓反张者，量大小，每用丹砂丸一粒，分作三服，只用砂糖水化下。如要利动，每服入腻粉，量少许，同化下。此药极有神效，今特录示诸病于此者，恐医流误治伤寒汗下、畜血、黄病及劳复也。

---

① 溏火：当是煻煨火的简称，指带火的灰。“溏”疑为“煻”之形误。陆羽《茶经》：“中置一器，贮煻煨火，令煴煴然。”

② 桃柳心：分别指桃树的嫩叶与柳树的嫩叶。

③ 利动：犹活动。

④ 阳痫：病证名。痫证之偏于阳热者。《诸病源候论》卷四十五：“病先身热，瘛疭，惊啼唤而后发痫，脉浮者为阳痫。”

⑤ 潮搐：定时发生的抽搐。

后 序

愚闲览贾祐①辈治伤寒病之说，未尝不废卷而叹焉。其间全不明脉之寸尺，有阴阳虚盛之端。证有浅深，分温解汗下之趣。深昧岁中之气候，不分药力之轻重，而医者家传执为良法。若病人逆从遇治，即陷横殃。此去仲景之意亦已远矣。因兹别撰成《伤寒微旨论》二卷，共二万余言。以文理疏略，意识浅昧，虽不足助知者之观，但窃通其俗用耳。但今之医流，十中八九为俗人所主也。其先进名医勿为轻笑，盖向趣②不同，后进好学者，幸少留心，庶病无坏证。其间虽有误改仲景《伤寒论》内一二法，非敢好异，固欲更张，但少③明其传写谬妄尔。

韩祇和再序

---

① 贾祐：宋代医家，武昌江夏（今湖北省武汉市）人。庆历年间（1041—1048）著《伤寒纂要》三卷，又撰《人神论》一卷，《诊脉须知》三卷。

② 向趣：志向，兴趣。

③ 少：稍许。

附　录

戒桂枝汤篇[1]

治伤寒病发表药，无出仲景桂枝汤，最为古今发表药之精要。于今时之用，即十中五六变成后患。非药之过，乃医流不知其时也。尝观主医者于霜降后，立春以前，天气寒列[2]，用桂枝汤发表，尚有鼻衄、狂躁、咽中生疮之患，甚者至于发斑、吐血、黄生[3]，岂是药之过剂？盖人之肌体阳多，不能任其热药，况乎春之时矣？

夫用药之法同时而异方者，因贵贱忧乐不同耳。况太平与乱世之人，岂可一概而治之耶？《素问》立《异法方宜论》，乃是随五方[4]风俗而调治也。故《礼记·王制》篇云："五方之民，言语不通，嗜欲不同，达其志，通其欲。"《著至教论》云："足以治群僚，不足以治王侯。"注云："布衣与血食[5]，主疗亦殊矣。"《方盛衰论》云："论必上下，度民君卿。"注云："度量民及君卿，三者调养之殊异，何者？忧乐若分，不同秩[6]也。"此同时之人尚分忧乐，何况异世人乎？且仲景本建安人也。汉末之际，兵革未尝少息，居民无逸乐之聚，故嗜欲寡，滋味薄，则人之精气充实，邪毒难犯。虽有伤寒之病，非桂枝汤不能发表。方今之时，太平久矣。居民忧逸[7]相传，近及数世。恣酒嗜欲，耗散精血，筋骨柔脆。其于豪贵之家，多是服芳草石药，为养命之术。因兹肌体之间，阳气多而阴气少。阳气既多，时遇邪气为害，若投至热药发表，足可以助阳为病，兹知其桂枝汤不可容易与人服也。戒之哉！戒之哉！假令居村落，少近乎市井之人，有伤寒病，若参酌其桂枝令服之，

① 戒桂枝汤篇：本篇辑自《永乐大典》卷3614。

② 列：通"洌"，寒冷。《方言》卷二："燕代朝鲜洌水之间曰盱。"戴震疏证。

③ 黄生：黄疸出现。

④ 五方：指东、西、南、北、中五个方位。

⑤ 血食：吃鱼肉之类荤腥食物。此指吃鱼肉荤腥食物的贵族。

⑥ 秩：官吏的职级、俸禄。此指境遇、待遇等。

⑦ 忧逸：安闲。忧通"优"。

往往中病者，盖肌体充实可服之。若与市人一法治之，则成后患，况富贵之人乎？且仲景《伤寒论》内桂枝难投，而承气可用者何？盖谓太平之人，禀受阳气多及脏腑柔脆，故热药成患，而寒药可用也。医者宜加深察焉！

辨桂枝葛根麻黄汤篇①

余每览仲景《伤寒论》辨太阳病证第一方云："太阳中风，阳浮而阴弱，汗自出，啬啬恶寒，淅淅恶风，翕翕发热，鼻鸣干呕者，桂枝汤。"又本证第三方云："太阳病，项背强几几，反汗出恶风者，桂枝加葛根汤主之。"又辨太阳病证第一方云："太阳病，项背几几，无汗恶风者，葛根汤主之。"及本证第五方："太阳，头痛发热，身疼腰痛，骨节疼痛，恶风，无汗而喘者，麻黄汤主之。"今详此数方中，形证颇不相顺②，及药味似不对病，非先贤之误，盖年代深远，或编简脱漏，或传写讹谬也。愚敢以短见③，少④开其意尔。

【临床解读】

刘某某，女，47岁。2020年11月13日初诊。

主诉：左肩背疼痛3个月余。

现病史：患者近3个月无明显诱因出现左肩背疼痛，颈部不舒，左上肢不能抬举，右锁骨淋巴结增生伴疼痛，平时易烘热汗出，怕冷怕热，乏力，纳一般，大便溏，日1~2次，小便调，眠差，入睡难，易醒，月经正常，经前腹痛、乳房胀痛，舌质淡红，苔花剥，脉细。干燥综合症6年，常服中药具体不详。

处方：桂枝10克，生白芍10克，葛根30克，生黄芪30克，连翘12克，姜黄6克，酒桑枝30克，陈皮10克，防风6克，炒白术10克，生姜3片，大枣（切开）3枚为引。15剂，每日1剂，水煎服。

二诊：服上方15剂，肩背痛明显好转，能上举，现症见：停药后左肩背稍有疼痛，近10日夜间盗汗明显（在当地服滋阴敛汗药减轻），白天怕冷畏寒，纳可，大便偏溏，日1~2次，月经量大，经前乳房胀痛，舌质淡红，苔花剥，脉细。

---

① 辨桂枝葛根麻黄汤篇：本篇辑自《永乐大典》卷3614。

② 顺：合理。

③ 短见：浅薄的见识。此表示谦虚。

④ 少：犹"小"。

处方：熟地黄10克，生地黄10克，当归10克，黄芩10克，黄连6克，黄柏10克，生黄芪30克，浮小麦30克，煅牡蛎30克（先煎），桑叶10克，炙甘草6克，大枣3枚为引。10剂，每日1剂，水煎服。

三诊：服上方10剂，盗汗，乏力均好转。现症见：偶有盗汗，肩背稍有疼痛，大便溏，日2次，舌质淡红，苔花剥，脉沉弱。

处方：桂枝10克，生白芍10克，陈皮10克，防风10克，生黄芪30克，鹿角霜10克，连翘10克，通草3克，生甘草6克，炙甘草6克，生姜3片，大枣3枚为引。15剂，每日1剂，水煎服。

四诊：服上方7剂，觉口中热，夜间盗汗或心慌，遂停服，改服首方12剂，左肩臂疼痛明显减轻，能抬高。因家事生气，近3年焦虑抑郁，失眠，服氯硝西泮1片，方能入睡，仍需2~3小时方能入睡，每晚能睡6小时左右，易醒，醒后难以入睡，心烦急躁，夜间稍有盗汗，白天易烘热汗出，纳可，二便调。近1个月经错后15天，小腹痛，昨日刚至，量多，瘀血多色可，平素月经正常，舌质红，苔花剥，薄黄，脉细。

处方：生地黄10克，生百合30克，炒酸枣仁15克，茯苓10克，茯神10克，竹叶10克，灯心草3克，小麦30克，生龙牡各30克（先煎），炒枳实10克，生白芍10克，生甘草3克，大枣3枚（切开）为引。15剂，每日1剂，水煎服。

五诊：服上方20剂，效可，盗汗、心慌等症消失。现症见：月经量大，血块多，色暗红或鲜红，月经前后不定期，月经来时痛经明显，带下可，眠差入睡难，心不烦，仍服氯硝西泮1片，纳可，二便调，乏力，舌质暗红，苔白略腻，脉细。

处方：照上方白芍改为30克，加紫苏叶6克（后下），醋延胡索15克，甘草改为6克。15剂，每日1剂，水煎服。

六诊：服上方15剂，效平，上次月经淋漓10天未止。现症见：全身疼痛，怕冷，膝关节、肩关节疼痛，乏力，纳可，眠一般，多梦，大便不成形，易稀，日1~2次，舌质红，苔薄黄，脉沉细。查血常规提示贫血。

处方：党参10克，生黄芪30克，炒白术10克，当归6克，陈皮10克，升麻6克，柴胡6克，茜草炭10克，煅海螵蛸30克，炙甘草6克，生姜3片，大枣3枚（切开）为引。10剂，每日1剂，水煎服。

七诊：服上方30剂，效可，全身疼痛好转，月经量仍多，本次月经提前8天，血块较前减少，色鲜红，淋漓10天，期间因出血量大出现头晕、心慌症状，自行服止血药，效一般，纳可，眠差，入睡困难，多梦，胃脘不适，胀满，无饥饿感，近3天夜间盗汗，忽冷忽热，大便偶不成形，日一次，小便正常，舌质红，苔薄白，脉沉细略数。

处方：熟地炭30克，荆芥炭10克，党参10克，生黄芪30克，煅龙牡各30克（先煎），川续断10克，乌梅炭10克，三七粉3克（冲服），龙眼肉15克（另煎），桑椹30克，炙甘草6克，丝瓜络炭30克。10剂，每日1剂，水煎服。

八诊：近3个月月经量大，行经10余天，需服止血药，经期第二天腹痛甚，乳胀，经色鲜红，有时暗红，平时易乏力，下午常胸闷心慌，纳食可，大便溏，日1~2次，小便正常，眠差，入睡难，易醒，舌质红，苔花剥，脉沉弱。最近有心慌气短之象。2021年11月22日彩超：子宫腺肌症并腺肌瘤形成，宫颈纳氏囊肿，盆腔积液；血红蛋白106g/L。

处方：党参10克，炒白术10克，炒山药15克，炒白扁豆10克，炒薏苡仁15克，炒莲肉10克，陈皮6克，砂仁3克（后下），桔梗6克，车前子10克（包煎），炙甘草6克。10剂，每日1剂，水煎服。（张磊医案）

本方云："太阳中风，阳浮而阴弱。阳浮热自发，阴弱汗自出。"即未明此阴阳二字作何分别。况伤寒病脉浮为阳，有可汗者。今脉既浮，何必更言阳浮？若将寸脉盛为阳浮发热，即阳脉盛不可汗之也。若言阴弱自汗出者，阴脉既弱，阳脉当盛，岂可自汗出也？须是三部脉浮，寸脉短少，为阴盛自汗出也。今欲改正此一条，云："太阳中风，三部脉浮紧数，关前寸脉短为阳虚，关后尺脉大为阴盛，常自汗出，啬啬恶寒，淅淅恶风，鼻鸣干呕者，宜桂枝汤。"一方云："太阳病，项背强几几，反汗出恶风者，桂枝加葛根汤。"一方云："太阳病，项背几几，无汗恶风者，葛根汤主之。"此二方内药味俱同，何故变其名也？本方下新注云："太阳中风自汗用桂枝，伤寒无汗用麻黄。"今证云："汗出恶风，而方中有麻黄，恐非仲景本意。"① 又云："桂枝加葛根，恐是桂枝中但加葛根耳。"今时贤添此注解，但只据二方中药味相同，故特立新意，并不分形证阴阳之异，却将有汗恶风与无汗恶风，同法治之，义可疑焉。病人有汗恶风，三部脉浮，寸脉力小为阳虚，尺脉力大为阴盛，可用桂枝汤，或桂枝加桂。病人无汗恶风，三部脉浮，寸关尺皆有力，为阴阳气俱盛，其桂枝汤可去桂、枣，加葛根、麻黄服之，如此则使后人不惑尔。

一方云："无汗恶风，用葛根汤。"又云："无汗恶风，发热身疼痛而喘，

---

① 太阳中风……仲景本意：语本《伤寒论·辨太阳病脉证并治上》林亿注文。下文同。

用麻黄汤。”今据麻黄汤方云，却于葛根汤方内去葛根、芍药、枣、姜四味，甘草减半，加杏子七十个为治法。且本《论》云“无汗恶风，发热身疼痛而喘者”，此一证似不相类。况病人无汗恶风，是阴阳气俱盛。今证却云恶风又发热，即是寒热往来，当与小柴胡汤。若无汗发热，即阳气独盛，何故于葛根汤方内去芍药，减甘草？况伤寒证中只有二证，一则言有汗、恶风、发热、身疼痛，病证内去恶风二字，改作病人无汗、发热、身疼，葛根汤去桂枝、麻黄、枣服之，若喘加杏子七十个，乃为顺耳。况本卷第七方云：“汗漏不止、憎风者，桂枝加附子。”此是阴气独盛，当加附子耳。今改此证。又云：“无汗、发热、身疼，即是阳气独盛，当于葛根汤内去桂枝、麻黄、枣三味为是。”一方云：“太阳中风用桂枝。”又云：“太阳病，汗出恶风，桂枝加葛根。”若谓汗出恶风证，重于中风证，于桂枝汤更加麻黄葛根汤。况此二味药力全不胜桂枝。若为汗出、恶风证重于中风证者，即当于桂枝汤内去桂枝加麻黄根也。今可改此二证。一方云：“太阳中风，如恶风用桂枝。”一方云：“太阳病，自汗出不止及恶风者，桂枝加姜、枣，或加桂枝是也。”且医者治伤寒病，投表药者，全不分别有汗恶风、无汗恶风及无汗发热。若能晓此三证及辨脉浮沉中之阴阳，何患乎治病之不愈也？《脉要精微论》云：“诸过者切之”“阳气有余为身热无汗，阴气有余为多汗身寒，阴阳有余则无汗而寒”。注云：“阳余无汗，阴余身寒，阴阳有余则无汗而寒。”今将此条为证者，然宗派殊异，而理趣颇同。故特引而为解也。

伤寒九十论

原著 宋·许叔微
主编 琚保军 张宸铭

目 录

辨桂枝汤用芍药证第一

桂枝汤

马亨道，庚戌春病。发热、头疼、鼻鸣、恶心、自汗、恶风。

宛然桂枝证也。时贼马破仪真三日矣，市无芍药，自指圃园，采芍药以利剂。一医曰：此赤芍药耳，安可用也？予曰：此正当用。再啜而微汗解。

论曰：仲景桂枝加减法，十有九证，但云芍药，《圣惠方》皆称赤芍药，孙尚药方皆曰白芍药。《圣惠方》，太宗朝翰林王怀隐编集，孙兆为国朝医师，不应如此背戾。然赤者利，白者补。予尝以此难名医，皆愕然失措。

谨案：《神农本草》称，芍药主邪气腹痛，利小便，通顺血脉，利膀胱大小肠，时行寒热，则全是赤芍药也。又桂枝第九证云：微寒者，去赤芍药。盖惧芍药之寒也。惟芍药甘草汤一证云白芍药，谓其两胫拘急，血寒也，故用白芍药以补，非此时也。《素问》云：涩者阳气有余也。阳气有余为身热无汗，阴气有余为多汗身寒。伤寒脉涩，身热无汗，盖邪中阴气，故阳有余，非麻黄不能发散。中风脉滑，多汗身寒，盖邪中阳，故阴有余，非赤芍药不能劫其阴邪。然则桂枝用芍药赤者明矣。当参《百证歌》。

桂枝加附子汤证第二

桂枝加附子汤、芍药甘草汤

有一李姓士人，得太阳，因汗后汗不止，恶风，小便涩，足挛曲而不伸。予诊其脉，浮而大。

浮为风，大为虚，此证桂枝汤第七证也。仲景云：太阳病，发汗，遂漏不止，其人恶风，小便难，四肢微急，难以屈伸者，桂枝加附子。三投而汗止。

再投以芍药甘草，而足得伸。数日愈。

论曰：仲景第十六证云：伤寒脉浮，自汗出，小便数，心烦，微恶寒，脚挛急，反与桂枝汤以攻其表，此误也。得之便厥，咽中干，烦躁吐逆者，作甘草干姜汤。若厥愈足温者，更作芍药甘草汤与之，其脚即伸。若胃气不和，谵语者，少与调胃承气汤。

盖第七证则为发汗漏不止，小便难；第十六证则为自汗，小便数。故仲景于诸证，纷纷小变异，便变法以治之，故于汤不可不谨。

【临床解读】

许某，男，46岁。2018年9月10日初诊。

主诉：肢体僵硬，左足趾拘挛13个月余。

现病史：患者肢体颤动僵硬，左侧甚，左脚背怕凉，行动迟缓，夜间左脚中趾至小趾拘挛、疼痛。纳眠可，口中和，二便调。舌质淡红，苔白，脉细。

处方：生白芍40克，生甘草20克，干姜15克，人参30克，生牡蛎60克，僵蚕30克。10剂，每日1剂，水煎服。

二诊：服上方肢体颤动改善，足趾拘挛减轻。现症见：时有肢体抖动，自觉身体发紧，影响走路，腰部困，双膝发软，时有抽筋（足趾），纳眠可，口中和，二便调，舌质淡红，苔薄白，脉细。守上方继服10剂。（张磊医案）

桂枝加厚朴杏子汤证第三

桂枝加厚朴杏子汤

戊申正月，有一武弁在仪真为张遇所虏，日夕置于舟艎板下，不胜蜷伏。后数日得脱，因饱食解衣扪虱以自快，次日遂作伤寒。

医者以因饱食伤而下之；

一医以解衣中邪而汗之。

杂治数日，渐觉昏困，上喘息高。医者仓惶，罔知所指。

予诊之曰：太阳病下之，表未解，微喘者，桂枝加厚朴杏子汤，此仲景法也。

医者争曰：某平生不曾用桂枝，况此药热，安可愈喘？予曰：非汝所知也。一投而喘定，再投而濈濈汗出。至晚身凉而脉已和矣。

医者曰：予不知仲景之法，其神如此。予曰仲景之法，岂诳惑后世也哉！人自寡学，无以发明耳。

【临床解读】

何某，女，33岁。2021年5月24日初诊。

主诉：过敏性哮喘多年，加重1个月。

现病史：患者自幼哮喘，5~26岁基本未复发，26岁产第一胎后哮喘反复发作至今。近1个月加重，每次以春夏之交早晨4—5时发作为主，发作时胸闷憋气，哮鸣音，每次需要雾化3~4分钟缓解。近1个月加重，胸闷气短，咽痒，平时怕冷，乏力，精神差，自幼口干苦，有异味，纳食可，二便调，月经先后不定期，量可，有血块，痛经，舌质淡红，略瘀，苔白腻，脉沉滞。日光性皮炎2年，自幼过敏性鼻炎，咽部异物感。

处方：桂枝10克，生白芍10克，杏仁10克，厚朴12克，炙麻黄3克，射干10克，干地龙10克，炙甘草6克，生姜3片，大枣3个（切开）为引。10剂，每日1剂，水煎服。

二诊：服上方25剂，效可，胸闷气短好转。现症见：胸部无明显不适，纳食可，精神可，二便调，白天易汗出，舌质偏暗红，苔薄黄，脉沉滞。

处方：照上方加瓜蒌皮30克，桑白皮10克，地骨皮10克，粳米一撮（包）为引。25剂，每日1剂，水煎服。（张磊医案）

麻黄汤证第四

小建中汤，加当归、黄芪；麻黄汤

乡人邱忠臣，寓毗陵荐福寺，病伤寒，予为诊视，其发热、头疼、烦渴，脉虽浮数无力，自尺以下不至。

予曰：虽麻黄证而尺迟弱。仲景云：尺中迟者，营气不足，血气微少，未可发汗。

予于建中汤加当归、黄芪，令饮之。

翌日，病者不耐，其家晓夜督发汗药，其言至不逊。予以乡人隐忍之，但以建中调理而已。

及六七日，尺脉方应，遂投以麻黄汤。啜第二服，狂言烦躁且闷，须臾稍定，已中汗矣。五日愈。

论曰：仲景虽云不避晨夜，即宜便治，医者亦须顾其表里虚实，待其时日。若不循次第，虽暂时得安，亏损五脏，以促寿限，何足尚哉？

昔范云为陈霸先属，霸先有九锡之命，期在旦夕矣。云偶感寒疾，恐不及豫盛事，请徐文伯诊视之。恳曰：便可得愈乎？文伯曰：便差甚易，但恐二年后不复起尔。云曰：朝闻道，夕死可矣，况二年乎！

文伯以火烧地，布桃柏叶，设席置卧其上。顷刻汗解，以温粉扑之。翌日愈，甚喜。文伯曰：不足喜也。后二年果卒矣。

夫取汗先期尚促寿限，况不顾表里，不待时日，便欲速愈乎？每见病家不耐三四日，昼夜促汗，医者顾利，恐别更医，随情顺意，鲜不致毙。故书此以为龟鉴。

大青龙汤证第五

大青龙汤

何保义从王太尉军中，得伤寒，脉浮涩而紧，烦躁。

予曰：若头疼、发热、恶风、无汗，则麻黄证也；烦躁，则青龙汤证也。何曰：今烦躁甚。予投以大青龙汤，三投汗解。

论曰：桂枝、麻黄、青龙，皆表证发汗药。而桂枝治汗出、恶风；麻黄治无汗、恶寒；青龙治无汗而烦。三者皆欲微汗解。若汗多亡阳为虚，则烦躁不眠也。

阳明可下证第六

大承气汤

一武弁李姓，在宣化作警，伤寒五六日矣。病者年逾七十。镇无医，抵郡召予。予诊视之曰：脉洪大而长，大便不通，身热，无汗。

予曰：此阳明证也，须下。病家曰：病者年逾七十，恐不可下。

予曰：热邪毒气并蓄于阳明，况阳明经络多血少气，不问老壮，当下。不尔，别请医治。主病者曰：审可下，一听所治。

予以大承气汤，半日，殊未知。诊其病，察其证，宛然在。

予曰：药曾尽否？主者曰：恐气弱不禁，但服其半耳。予曰：再作一服。亲视饮之，不半时间，索溺器，先下燥粪十数枚。次溏泄一行，秽不可近。未离，已中汗矣，濈然周身。一时顷汗止身凉，诸苦遂除。

次日，予自镇归，病人索补剂。予曰：服大承气汤得差，不宜服补剂，补则热仍复，自此但食粥，旬日可也。

故予治此疾终身，止大承气一服而愈，未有若此之捷。论曰：老壮者，形气也；寒热者，病邪也。脏有热毒，虽衰年亦可下，脏有寒邪，虽壮年亦可温，要之与病相当耳。失此是致速毙也，谨之。

阳明蜜兑证第七

蜜煎导方

庚戌仲春，艾道先染伤寒近旬日，热而自汗，大便不通，小便如常，神昏多睡，诊其脉，长大而虚。

予曰：阳明证也。乃兄景先曰：舍弟全似李大夫证，又属阳明，莫可行承气否？

予曰：虽为阳明，此证不可下。仲景阳明自汗，小便利者，为津液内竭，虽坚不可攻，宜蜜兑导之。作三剂，三易之，先下燥粪，次泄溏，已而汗解。

论曰：二阳明证虽相似，然自汗小便利者，不可荡涤五脏，为无津液也。

然则伤寒大证相似，脉与证稍异，通变为要，仔细斟酌。正如以格局看命，虽年月日时皆同，贵贱穷通不相侔者，于一时之顷，又有浅深也。

肾虚阳脱证第八

朱保义抚辰，庚戌春权监务。予一日就务谒之，见拥炉忍痛，若不禁状。予问所苦？小肠气痛，求予诊之。六脉虚浮而紧。

予曰：六脉虚浮而紧，非但小肠气，恐别生他疾。越数日再往，卧病已五日矣。入其室，见一市医孙尚者供药。予诊之曰：此阴毒证，肾虚阳脱，脉无根蒂，独见于皮肤，黄帝所谓悬绝，仲景所谓瞥如羹上肥也。早晚喘急，未几而息已高矣。

孙生尚与术附汤，灸脐下。予曰：虽卢扁之妙无及矣。是夕死。

故论伤寒以真气为主。论曰：伤寒不拘阴证阳证、阴毒阳毒，要之真气强壮者易治，真气不守，受邪才重，便有必死之道。何也？

阳证宜下，真气弱，则下之便脱；阴证宜温，真阴弱，温之则客热便生。故医者难于用药，非病不可治也，主本无力也。

经曰：阳胜则身热，腠理闭，喘粗为之俯仰，汗不出而热，齿干以烦冤，腹满死。阴胜则身寒，寒则厥，厥则腹满死。帝曰：调此二者奈何？岐伯曰：女子二七天癸至，七七止。男子二八精气溢，八八止。妇人月事以时下，故七欲损也。男子精欲满，不欲竭，故八欲益也。如此则男妇身常无病，无病精气常固，虽有寒邪，易于调治，故曰二者可调。是知伤寒，真气壮者易治也。

脐中出血证第九

姜附汤

一妇人得伤寒数日，咽干，烦渴，脉弦细。

医者汗之，其始衄血，继而脐中出血，医者惊骇而遁。

予曰：少阴强汗之所致也。盖少阴不当发汗。仲景云：少阴强发汗，必动其血，未知从何道而出，或从口鼻，或从耳目，是为下厥上竭，此为难治。仲景云无治法，无药方。

予投以姜附汤，数服血止，后得微汗愈。

论曰：本少阴证而误汗之，故血妄行，自脐中出。若服以止血药，可见其标而不见其本，予以治少阴之本而用姜附汤，故血止而病除。

阴中伏阳证第十

破阴丹

乡人李信道，权狱官。得病六脉俱沉不见，深按至骨则弦细有力，头疼，身温，烦躁，手指末皆冷，中满，恶心。

更两医矣。而医者不晓，但供调药。予往视之，曰：此阴中伏阳也。仲景方无此证，而世人患者多。若用热药以助之，则阴邪隔绝，不能引导其阳，反生客热；用寒药，则所伏真火愈见销铄①。须是用破阴丹、行气导水夺真火之药，使火升水降，然后得汗而解。

予令以冷盐汤下破阴丹三百九，作一服。不半时，烦躁狂热，手足渐温，谵语躁扰。

其家甚惊。予曰：汗证也，须臾稍宁。略睡，濈然汗出，自昏达旦方止，身凉而病除。

（破阴丹方：硫黄、水银各一两，结沙子青皮半两，为末，面糊和丸桐子大，每服三十九，冷盐汤送下。出《中藏经·方脉举要》）

伤寒暴死证第十一

己未岁，一时官病，伤寒，发热、狂言、烦躁，无他恶证。

四日死。

或者以为两感，然其证初无两感证候。是岁得此疾，三日、四日死者甚多，人窃怪之。

予叹之曰：是运使然也。己为土运，土运之岁，上见太阴，盖太乙天符

---

① 销铄：熔化；消除。憔悴，枯瘦。

为贵人。中执法者，其病速而危；中行令者，其病徐而持；中贵人者，其病暴而死，谓之异也。又曰：臣为君则逆，逆则其病危，其害速。是年少宫土运，木气大旺，邪中贵人，故多暴死。气运当然，何足怪也。

夜间不眠证第十二

猪苓汤，当归、地黄、麦门冬、芍药、乌梅

陈姓士人，初得病，身热，脉浮，自汗。医者麻黄汤汗之，发热愈甚，夜间不得眠，头重，烦闷，悸悸然。

中风证强责汗之过也。仲景云：太阳病，发汗后，大汗出，胃中干燥，不得眠，其人欲得饮水者，少少与之，令胃气和则愈。

予先与猪苓汤，次投之以当归、地黄、麦门冬、芍药、乌梅之类，为汤饮之，不汗而愈。

论曰：《黄帝针经》曰：卫气者，昼行阳，夜行阴，卫气不得入于阴，常行于外，行于外则阳满，满则阳跷盛而不得入于阴，阴虚则夜不得眠也。今津液内竭，胃中干燥，独恶于阳，阴无所归，其候如此。故以当归、地黄补血，用乌梅以收之，故不汗自愈。

大柴胡汤证第十三

大柴胡汤，大黄

羽流蒋尊病，其初心烦、喜呕，往来寒热、脉洪大而实。

医初以小柴胡汤与之，不除。予诊之曰：脉洪大而实，热结在里，小柴胡安能除也。仲景云：伤寒十余日，热结在里，复往来寒热者，与大柴胡。二服而病除。

论曰：大黄为将军，故荡涤实热，在伤寒为要药。今大柴胡汤不用，诚误也。王叔和曰：若不加大黄，恐不名大柴胡。须是酒洗生用，乃有力。

昔后周姚僧垣名善医，上因发热，欲服大黄。僧垣曰：大黄乃是快药，至尊年高，不宜轻用。上弗从，服之，遂不起。

及至元帝有疾，诸医者为至尊至贵，不可轻服，宜用平药。僧垣曰：脉洪而实，必有宿食，不用大黄，病不能除。上从之，果下宿食而愈。

此明合用与不合用之异也。

【临床解读】

张某，女，68 岁。2021 年 10 月 22 日初诊。

主诉：胃脘胀满、反酸 5 年。

现病史：患者 2007 年发现贲门癌并手术，术后病理提示恶性肿瘤（患者不知）。2016 年开始出现胃脘胀满，食后加重，反酸，胃灼热，恶心呕吐，口干不苦，纳差，无食欲，乏力怕冷，嗜睡，大便偏干，1~2 日一行，小便正常，48 岁停经，舌质暗红，苔黄腻，花剥，脉沉滞。查胃镜：胆汁反流性食管炎；血压血糖加重症。

处方：柴胡 10 克，黄芩 10 克，清半夏 10 克，炒枳实 12 克，生白芍 10 克，大黄 6 克（后下），炒麦芽 15 克，生姜 3 片，大枣 3 个（切开）为引。15 剂，每日 1 剂，水煎服。（张磊医案）

阳明急下证第十四

大柴胡汤

乡里豪子得伤寒，身热，目痛，鼻干，不眠，大便不通，尺寸俱大，已数日矣。自昨夕，汗大出。

予曰：速以大柴胡下之。众医骇然，曰：阳明自汗，津液已竭，当用蜜兑，何故用大柴胡药？予曰：此仲景不传妙处，诸公安知之？予力争，竟用大柴胡，两服而愈。

论曰：仲景论阳明云：阳明病，多汗者，急下之。人多谓已自汗，若更下之，岂不表里俱虚也。论少阴云：少阴病一二日，口干燥者，急下之。人多谓病发于阴，得之日浅，但见干燥，若更下之，岂不阴气愈盛也。世人罕读，予以为不然，仲景称急下之者，亦犹急当救表，急当救里。凡称急者，急下之有三处。才觉汗出多，未至津液干燥，速下之，则为径捷，免致用蜜兑也。盖用蜜兑，已是失下，出于不得已耳。若胸中识得了了，何疑殆之有哉。

【临床解读】

刘某，男，80 岁。2021 年 8 月 25 日初诊。

主诉：胆囊占位术后 8 个月余。

现病史：患者 2020 年 11 月份发现胆囊占位（晚期），行胆囊摘除术，术后口服靶向药、免疫抑制剂，复查未见明显异常。近 2 个月出现肠梗阻，腹痛腹胀明显，灌肠治疗。现症见：大便干结难排，2~3 日一行，严重时用开塞露辅助排便，腹胀，嗳气，饭后恶心干呕，腹痛，需服止痛片，小便不利，舌质紫暗，舌前脱苔，舌根苔腻，脉弦数。

处方：柴胡10克，黄芩10克，清半夏10克，炒枳实10克，生白芍10克，大黄10克（后下），川楝子6克，醋延胡索10克。10剂，每日1剂，水煎服。

二诊：服上方共30剂，腹胀、打嗝明显好转，腹痛大便干为缓解。现症见：胃脘疼痛胀满，嗳气，不反酸，纳食可，大便干结，3~4日一行，小便频，双脚面水肿，眠差，入睡难，心烦急躁，每晚服镇静药1片，舌质暗红，苔根部黄腻，脉沉滞。2021年10月25日彩超：左锁骨淋巴结转移。肿瘤标志物升高。

处方：金银花15克，当归30克，玄参30克，蒟蒻30克（先煎1小时），大黄10克（先煎），生黄芪30克，生甘草6克，白花蛇舌草30克。15剂，每日1剂，水煎服。（张磊医案）

伤寒自解证第十五

抑阴助阳温剂

闽人李宗古得疾，口中气热，唇干，屈体卧，足冷，舌上有苔。予诊之，尺寸俱紧。

或者谓：气热口干，疑其阳胜；蜷足卧、足冷，疑其阴胜；而又阴阳俱紧，是诚可疑也。若不熟读仲景方法，何能治？予曰：尺寸俱紧，是寒邪胜也。仲景云：阴阳俱紧，法当清。邪中于上焦。又云：阴阳俱紧，口中气出，唇干舌燥，蜷卧足冷，鼻中涕出，舌上苔滑，勿妄治也。到七日以来，其人发热，手足温者，此为欲解。

盖以上证候，皆是阴盛阳弱，故仲景云勿妄治者，诚恐后人之疑也。

故予以抑阴助阳温剂与之，紧脉渐退，四体和，不汗而自解矣。

热入血室证第十六

一呷散，小柴胡汤，生地黄

辛亥二月，毗陵学官王仲景妹，始伤寒，七八日，昏塞，喉中涎响如锯，目瞑不知人，病势极矣。予诊之，询其未昏塞以前证，母在侧曰：初病四五日，夜间谵语，如见鬼状。予曰：得病之初，正值经候来否？答曰：经水方来，因身热病作而自止。

予曰：此热入血室也。仲景云：妇人中风发热，经水适来，昼日明了，夜则谵语，发作有时，此为热入血室。医者不晓，例以热药补之，遂致胸膈不利，三焦不通，涎潮上脘，喘急息高。

予曰：病热极矣。先当化其涎，后当除其热，无汗而自解矣。

予急以一呷散投之，两时间，涎定得睡，是日遂省人事。

自次日，以小柴胡汤加生地黄，三投热除，无汗而解。

【临床解读】

王某，男，38岁。2021年10月18日初诊。

主诉：发现目黄3天。

现病史：患者口干口苦，纳不多，无食欲，偶有呕吐，大便一到两天一行，不成形，小便黄，眠差，凌晨3—4时易醒。腰酸困，疼痛；舌质淡红，苔黄腻，脉细。2021年10月16日查乙肝五项：表面抗体阳性。查腹部彩超：脂肪肝。

处方：太子参10克，柴胡10克，黄芩10克，清半夏10克，茯苓30克，炒白术15克，猪苓15克，泽泻15克，桂枝6克，茵陈30克，郁金10克，甘草6克，生姜3片，大枣3枚为引。3剂，每日1剂，水煎服。

二诊：上方效可，目黄减轻。现症见：目黄，口中和，纳可，无胃灼热反酸，大便日行一次，稍不成形，小便稍黄，眠可，腰部、右臀部及右小腿外侧酸困，疼痛麻木，舌淡红，苔薄黄，脉细。

处方：守上方加木瓜30克，鸡血藤30克。7剂，每日1剂，水煎服。（孙玉信医案）

筋惕肉瞤证第十七

真武汤，清心丸，竹叶汤

乡里市人姓京，鬻绳为业，谓之京绳子。其子年近三十，初得病，身微汗，脉弱，恶风。

医者误以麻黄汤汗之，汗遂不止，发热，心痛，多惊悸，夜间不得眠卧，谵语，不识人，筋惕肉瞤，振振动摇。

医者以镇心惊风药治之。予视之曰：强汗之过也。仲景云：脉微弱，汗出恶风者，不可服青龙汤，服之则筋惕肉瞤，此为逆也。惟真武汤可救之。仲景云：太阳病发汗，汗出不解，其人仍发热，心下悸，身瞤动，振振欲擗地者，真武汤主之。

予三投而大病除，次以清心丸、竹叶汤解余毒，数日差。

阳明当下证第十八

大柴胡汤

乡人李生，病伤寒，身热，大便不通，烦渴，郁冒。

一医以巴豆丸下之，虽得溏利，而病宛然如旧。

予视之曰：阳明热结在里，非大柴胡、承气不可，巴豆止去寒积，岂能荡涤邪热温毒耶？亟进大柴胡，三服而溏利止，中夜汗解。

论曰：仲景一百十三方，丸者有五，理中、陷胸、抵当、麻仁、乌梅也。理中、陷胸、抵当皆大弹丸，煮化而服之，与汤散无异。至于麻仁治脾约、乌梅治湿䘌，故须小丸达下部。其他皆入经络，逐邪毒、破坚癖、导血、润燥屎之类，必凭汤剂也。未闻巴豆小丸以下邪毒，且如巴豆性热大毒，而病热人服之，非徒无益，而为害不小矣。李生误服不死，其大幸欤！

【临床解读】

郑某，女，50岁。2022年2月23日初诊。

主诉：口干、口苦半年余。

现病史：患者口干、口苦、口臭，腹胀，肠鸣，嗳气、胃灼热，矢气频，味重，刷牙牙龈出血，鼻腔有血丝，易上火，纳呆，眠差，醒后难复睡，小便黄，大便干结2~3日一行，舌质淡红，苔薄白，脉细无力。

处方：柴胡10克，大黄10克（后下），黄芩10克，清半夏10克，枳实10克，白芍20克，川厚朴10克，浙贝母10克，煅海螵蛸30克，焦山楂10克，马齿苋30克，甘草6克。10剂，每日1剂，水煎服。（孙玉信医案）

桂枝加葛根汤证第十九

桂枝加葛根汤

庚戌，建康徐南强得伤寒，背强，汗出，恶风。

予曰：桂枝加葛根汤证。病家曰：他医用此方，尽二剂而病如旧，汗出愈加。

予曰：得非仲景三方乎？曰：然。

予曰：误矣。是方有麻黄，服则愈见汗多，林亿谓止于桂枝加葛根汤也。

予令去①而服之，微汗而解。

【临床解读】

朱某，男，48 岁。2021 年 3 月 10 日初诊。

主诉：颈部僵硬活动不利半年余，双侧肢体活动不利 4 个月。

现病史：患者述 2019 年 8 月份因右足踝骨折行钢板固定，在家休息 3 个月后，体重下降 20 斤，突发高热，伴肌肉酸痛，曾按肺部感染治疗，效差，高热反复持续 40 天后，体温恢复正常，自此开始出现颈部僵硬，活动不 4 个月前天气转冷，渐出现双上肢肌肉酸痛，晨起双手关节僵硬，不能握固，双胯部疼痛，腰部活动受限，走路小碎步，坐下时行动缓慢，不能下蹲，腰部无力，曾做胯节检查，排除强直性脊柱炎。现症见：整体症状较前减轻，颈部、四肢活动不利，肌肉酸痛，双胯部疼痛，天气暖和症轻，怕冷，纳眠可，大便成形，日一次，小便黄，舌质暗红，有裂纹，苔白腻，脉沉滞。过去饮酒较多，已戒酒 3 个月余。

处方：桂枝 10 克，生白芍 10 克，葛根 30 克，通草 6 克，炙甘草 3 克，党参 10 克，制附子 10 克（先煎），生姜 3 片，大枣 3 枚为引。15 剂，每日 1 剂，水煎服。（张磊医案）

葛根汤证第二十

葛根汤

市人杨姓者，病伤寒。无汗，恶风，项虽屈而强。

医者以桂枝麻黄各半汤与之。

予曰：非其治也。是谓项强几几，葛根证也。三投，濈濈然微汗解，翌日项不强，脉已和矣。

论曰：何谓几几，如短羽鸟之状，虽屈而强也。谢复古②谓病人羸弱，须凭几而起，非是，此与成氏③解不同。

① 所去为麻黄也。

② 谢复古：宋代医家。

③ 成氏：指宋代医家成无己。

刚痓证第二十一

承气汤，续命汤

宣和戊戌，表兄秦云老病伤寒。身热，足寒，颈项瘛疭。医作中风治，见其口噤故也。予诊其脉实而有力，而又脚挛啮齿，大便不利，身燥无汗。

予曰：此刚痓也。先以承气汤下之，次以续命汤调之，愈矣。

论曰：《五常政大论》曰：赫曦之纪，上羽与正徵同，其收齐，其病痓。盖戌太阳寒水羽也。戊火运，正徵也。太过之火，上见太阳，则天气且刚，故其收齐，而人病痓者，过气然耳。火木遇，故年病，此证多刚痓。

厥阴证第二十二

苓桂术甘汤，乌梅丸

里中一中表病，昨曾吐，渴甚，饮水不止，胸中热疼，气冲心下，八九日矣。脉来沉而缓迟。

医者或作中暍，或作奔豚。予诊之曰：证似厥阴，曾吐虫否？

曰：昨曾吐蛔。予曰：审如是，厥阴证也。可喜者，脉来沉而缓迟耳。

仲景云：厥阴为病，消渴，气上撞心，饥不欲食，食则吐蛔。又曰：厥阴病，渴欲饮水者，少少与之愈。

今病人饮水过多，乃以茯苓甘草白术桂枝汤治之，得止。后投以乌梅丸，数日愈。

论曰：病至厥阴，若太阳传者，三阴三阳皆已遍。惟恐脉强则肝邪盛，脾土受克，故舌卷囊缩而死。今脉来迟缓而沉，则土脉得气，脾不受克，故有可喜之道。仲景云：卫气和，名曰缓，营气和，名曰迟，迟缓相搏名曰沉。又曰：寸口脉缓而迟，缓则阳气长，其色鲜，其颜光，其声商。迟则阴气盛，骨髓满，精血生，肌肉紧。营卫俱行，刚柔相济，岂非安脉耶！

【临床解读】

李某，女，5岁。2021年10月13日初诊。

主诉：咳嗽咯痰2年。

现病史：患儿2019年12月份无明显诱因出现咳嗽咯痰，伴鼻塞、打喷嚏，持续至今，无明显季节性。查CT：右肺炎症，胸膜增厚。以中药治疗为主，时轻时重。现症见：打喷嚏，鼻塞，偶流青黄涕。近1个月咳嗽，夜间明显，白天偶有咳嗽，吐白痰多，纳可，大便头干后正常，小便可，平时易感冒、易汗出。舌质淡红，尖稍赤，苔黄腻润，脉略数。

病机要点：痰饮化热。

处方：茯苓10克，桂枝6克，炒白术6克，生石膏30克，炙甘草3克。15剂，每日1剂，水煎服。

二诊：服上方18剂，效可，咳嗽好转，打喷嚏、鼻塞减轻。现症见：感冒20天后咳嗽症状反复，夜间咳嗽明显，偶有咯痰，打喷嚏，偶鼻塞，流涕，白天咳嗽不明显，晨起口中有异味，纳眠可，夜间易翻腾，大便干结，1~2日一行，小便可，易出汗，舌质淡红，苔厚，扁桃体肿大，脉沉滞。

处方：炙麻黄3克，杏仁10克，生石膏15克，赤芍10克，生甘草6克，木蝴蝶3克。15剂，每日1剂，水煎服。(张磊医案)

太阴证第二十三

理中丸，五积散

曹生初病伤寒，六七日，腹满而吐，食不下，身温，手足热，自利，腹中痛呕恶心。脉细而沉。

医者谓之阳多，尚疑其手足热，恐热蓄于胃中而吐呕，或见吐利而为霍乱。

请予诊，其脉细而沉，质之曰：太阴证也。太阴之为病，腹满而吐，食不下，自利益甚，时腹自痛。

予止以理中丸，用仲景云如鸡子黄大，昼夜投五六枚，继以五积散，数日愈。

论曰：予见世医论伤寒，但称阴证阳证。盖仲景有三阴三阳，就一证中，又有偏胜多寡，须是分明辨质，在何经络，方与证候相应，用药有准。且如太阴、少阴，就阴证中自有补泻，岂可止谓之阴证也哉！

太阳中暍证第二十四

瓜蒂散

毗陵一时官得病，身疼痛，发热，体重，其脉虚弱。

人多作风湿，或作热病，则又疑其脉虚弱不敢汗也，已数日矣。

予诊视之，曰：中暍证也。仲景云：太阳中暍者，身热体疼，而脉微弱。

此以夏月伤冷水，水行皮中所致也。予以瓜蒂散治之，一呷而愈。

论曰：仲景论有三证。一则汗出恶寒，身热而渴，此太阳经中暍也。一则发热恶寒，身疼痛，其脉弦细芤迟。一则夏月伤冷水，水行皮中，身热，疼痛重而脉微弱。不可下，不可行温针。

上二证皆宜用白虎加人参汤，后一证宜用瓜蒂散，方治不见于本论，而见于《金匮要略》。其脉证云：治太阳中暍，身热疼痛，而脉微弱者，夏月伤冷水，水行皮中所致，宜瓜蒂散。盖谓此也。

指甲黑青证第二十五

乾明僧人，病伤寒，目赤，颇渴，咽干，饮水无算，腰疼，身热，脉沉而微细。

此少阴证也。

恣纵不慎忌，乃饮水，遂致痞气，痞气结聚，身如被杖，数日变为阴毒矣。脉见于皮肤上，大而且虚，鼻中如烟煤，甲青，须臾发喘。

是夕死。

论曰：扁鹊云：手足爪下青黑者死。宋迪《阴证诀》云阴毒盛，则指甲黑青。病至此则为不治。

瞪目直视证第二十六

田仲容，得伤寒数日，身热，手足时厥，腹满，瞪目直视，狂言不识人。

予诊之曰：不可治也，心肾俱绝矣。夜死。

论曰：仲景云：直视摇头，此为心绝也。又曰：狂言，反目直视，此为肾绝也。目者，五脏精华之所聚，今直视而不眴，则知五脏有死绝矣，故不治。

舌卷囊缩证第二十七

句容县豪子李姓，初得伤寒，手足冷，气上冲心，饥不欲食，脉紧而弦。

予诊曰：厥阴悉具，脉有刑克，最忌舌卷囊缩。翌日，卷舌而死。

论曰：《内经》云：厥阴者肝也，肝者筋合之。筋者聚于阴器，络于舌本。厥阴之气绝，故舌卷而囊缩也。

循衣摸床证第二十八

仪征一妇，病伤寒八九日，发热，昏闷不识人，手循衣缝，摸床谵语，不识人事。脉涩而小便不利。

他医不识，或汗或利，旬日增甚。予诊之曰：此脉涩而小便不利，不可治也。翌日死。

论曰：华佗云，病人循衣摸床谵语，不可治。仲景云：伤寒吐下后不解，不大便五六日，发潮热不识人，循衣撮空，微喘直视，脉弦者生，脉涩者死。又云：小便利者，可治。今脉涩，小便不利，见其两死，不见一生，吾莫能为也。

邪入大经证第二十九

四逆温剂

维扬谢康中，任仪征酒官，咽干，烦渴，腰疼，身热，脉细而微急。

予诊视之曰：此真少阴证也。六经之中，少阴难治。少阴病传之经络，此证有补泻法。仲景泻者用承气，补者用四逆，误之则相去远矣。此证当温，勿以水证为疑也。

予适以事出境，后七日归，则为他医汗之矣。经络既虚，邪毒流入大经之中，手足瘛疭，如惊痫状，其家狼狈求救。

予曰：不可治也，予验此甚多，是谓邪入大经。不旋踵，其家已哭矣。

太阳桂枝证第三十

桂枝汤

乡人吴德甫得伤寒，身热，自汗，恶风，鼻出涕，关以上浮，关以下弱。

予曰：此桂枝证也，仲景法中第一方，而世人不究耳。使公服之，一啜而微汗解，翌日诸苦顿除。

公曰：仲景法如此径捷，世人何以不用？予应之曰：仲景论表证，一则桂枝，二则麻黄，三则青龙。桂枝则治中风，麻黄治伤寒，青龙治中风见寒脉、伤寒见风脉。此三者，人皆能言之，而不知用药对证之妙处，故今之医者多不喜用，无足怪也。

且脉浮而缓，中风也，故啬啬恶寒，淅淅恶风，翕翕发热，仲景以桂枝对之。

脉浮紧而涩，伤寒也，故头痛发热，身疼腰痛，骨节皆疼，恶风，无汗而喘，仲景以麻黄对之。

至于中风脉紧、伤寒脉浮缓，仲景皆以青龙对之。

何也？予尝深究三者，审于证候脉息，相对用之，无不应手而愈。何以言之？

风伤卫，卫，气也；寒伤营，营，血也；营行脉中，卫行脉外。

风伤卫，则风邪中于阳气，阳气不固，发越而为汗，是以汗出而表虚，故仲景用桂枝以发汗、芍药以利其血。盖中风病在脉之外，其病稍轻，虽同曰发汗，特解肌之药耳。故桂枝证云；令遍身漐漐，微似有汗者益佳，不可如水淋漓，病必不除。是知中风，不可大发其汗，反动营血，邪乘虚而居中，故病不除也。

寒伤营，则寒邪干于阴血，而营行脉中者也。寒邪客于脉中，非特营受病也，邪自内作，则并于卫气，犯之久则浸淫及骨，是以汗不出而热，烦冤，仲景以麻黄大发其汗，又以桂枝辛甘助其发散，欲损其内外之邪、营卫之病耳。大抵二药皆发汗，而桂枝则发卫之邪，麻黄并卫与营而治之。

仲景桂枝第十九证云：病常自汗出者，此为营气和，营气和者外不谐，以卫气不共营气和谐故耳。营行脉中，卫行脉外，复发其汗，营卫和则愈，宜桂枝汤。又第四十七证云：发热汗出者，此谓营弱卫强，故使汗出。欲救风邪，宜桂枝汤。是知中风汗出者，营和而卫不和也。又第一卷云：寸口脉浮而紧，浮则为风，紧则为寒，风则伤卫，寒则伤营，营卫俱病也。麻黄汤中并桂枝而用，此仲景之意欤。

至于青龙，虽治伤寒见风脉、伤风见寒脉，然仲景云：汗出恶风，不可服之，服之则厥逆，筋惕肉瞤。故青龙一证尤难用，须是形证的当，然后可行。王实大夫证治中，止用桂枝麻黄各半汤代之，盖慎之也夫。

桂枝证第三十一

桂枝汤

里间张太医家，一妇病伤寒，发热，恶风，自汗，脉浮而弱。

予曰：当服桂枝，彼云家有自合者，予令三啜之，而病不除。

予询其药中用肉桂耳。予曰：肉桂与桂枝不同，予自治以桂枝汤，一啜而解。

论曰：仲景论用桂枝者，盖取桂枝轻薄者耳，非肉桂之肉厚也。盖肉桂厚实，治五脏用之，取其镇重。桂枝清轻，治伤寒用之，取其发散。今人一例，是以无功。

少阴证第三十二

吴茱萸汤

有人病伤寒数日，自汗，咽喉肿痛，上吐下利。其脉三部俱紧。

医作伏气。予诊之曰：此证可疑，似是之非，乃少阴也。其脉三部俱紧，安得谓之伏气？伏气脉必浮弱，谓非时寒冷，着人肌肤，咽喉先痛，次下利者是也。近虽有寒冷不时，然当以脉证为主，若误用药，其毙可待。

予先以吴茱萸汤救之，次调之以诸药而愈。

论曰：仲景论伏气之病，其脉微弱，喉中痛，似伤寒，非喉痹也，实咽中痛，今复下利。仲景少阴云：病人手足俱紧，反汗出者，亡阳也，此属少阴证，法当咽痛而复吐利。此证见少阴篇。今人三部脉俱紧，而又自汗咽痛下利，与伏气异。

然毫厘之差，千里之谬，须讲熟此书，精详分别，庶免疑惑矣。

【临床解读】

张某，女，41岁。2021年12月3日初诊。

主诉：间断性头痛7年余。

现病史：患者7年前因人流手术后出现间断性头痛，近1个月天气转凉后疼痛加重，受凉或生气时或休息不好时头痛明显，特别是洗头后，虽吹干，仍反复性头痛两三天，每次持续10小时左右自行缓解。近20天以来自觉头顶冒凉气，睡觉时也需戴有加热功能的帽子，否则会出现头痛，全身乏力，无精神，纳眠可，大便干结，日行一次，小便正常，月经周期正常，量大，色暗，偶有血块，记忆力明显减退，舌质红，苔薄白，脉沉滞。既往贫血史，耳鸣病史。

处方：吴茱萸3克，党参10克，藁本10克，制附子10克（先煎），酒大黄6克（后下），生姜3片，大枣3枚（切开）为引。15剂，每日1剂，水煎服。（张磊医案）

少阳证第三十三

小柴胡汤，牡蛎四逆汤，桂枝柴胡各半汤

市人周姓者，同里俱病，头痛发热，耳聋目赤，胸中满闷。

医中见外证胸满，遂吐之。既吐后，病宛然在。

又见其目赤，发热，复利之，病不除，惴惴然恂。

予诊视之，曰：少阳误吐下之过也。仲景云：少阳中风，两耳无闻，目赤，胸满而烦者，不可吐下，吐下则惊而悸，此当用小柴胡汤，今误吐下，遂成坏证矣。

乃以牡蛎四逆汤调于前，继之以桂枝柴胡各半汤，旬日差。

论曰：仲景虽云三阳受病，未入于脏者可汗。然少阳脉弦细，则不可汗，将入少阴经也。若误吐下之，是逆之，且当以救逆，先待惊悸定，后治余证，此所谓急其所当先也。

【临床解读】

苏某，男，36岁。2022年2月18日初诊。

主诉：咳嗽3年余。

现病史：患者晨起咳嗽，有白黏痰，近两日呈黄黏痰，能咳出，有过敏性鼻炎。近两日鼻炎，偶口干，口苦，纳可，眠一般，多梦，二便调，舌质淡红，苔薄白腻，舌尖红，脉细无力。既往乙肝阳性大三阳，口服抗病毒药。查CT：肺内钙化灶，胸膜下结节；肝血管瘤，胆囊壁毛糙。

处方：柴胡10克，清半夏10克，黄芩10克，茯苓30克，桔梗10克，浙贝母10克，桂枝10克，炒白芍10克，前胡10克，甘草6克，炒白术15克，生姜3片，大枣3枚为引。10剂，每日1剂，水煎服。(孙玉信医案)

两感证第三十四

族弟初得病，头痛，口干烦渴。第三日，予往视之，则已耳聋囊缩，昏冒不知人，厥逆，水浆不下矣。

予曰：速治后事，是谓两感证，不可治矣。越三日死。

论曰：仲景论伤寒两感云：凡伤于寒，热虽甚不死。若两感于寒而病者，必死。又曰：两感病俱作，治有先后，发表攻里，本自不同。

既云必死，又云治有先后，何也？大抵此病，表里双传，脏腑俱病，患此者十无一生，故云必死。然仲景岂以已见而重诬后人哉？故有发表攻里之说，以勉后人，恐万世后遇大圣而得之，不欲绝望于后人，仲景之心仁矣。

三阳合病证第三十五

白虎汤

有市人李九妻，患腹痛，身体重，不能转侧，小便遗失。

或作中湿治。予曰：非是也，三阳合病证。仲景云见阳明篇第十证：三阳合病，腹满身重，难转侧，口不仁，面垢，谵语，遗尿。不可汗，汗则谵语；下则额上汗出，手足逆冷。

乃三投白虎汤而愈。

【临床解读】

孔某，男，40岁。2020年11月30日初诊。

主诉：发现肺结节3年。

现病史：患者2017年于某医院体检发现肺结节，以抗炎药治疗，期间服中药3个月，复查肺结节有所减小。现症见：乏力，嗜睡，口干渴，饮不解渴，稍口苦，纳可，大便干，便意频，小便调，舌质红，胖大，苔黄腻，脉沉伏。

中医诊断：消渴。

病机要点：三焦积热。

处方：生石膏30克，知母10克，黄连6克，桑白皮15克，地骨皮15克，生百合30克，乌药10克，生甘草6克，粳米一撮（包）为引。10剂，每日1剂，水煎服。（张磊医案）

白虎加人参汤证第三十六

白虎加人参汤

从军王武经病，始呕吐。误为医者下之，已八九日，而内外发热。脉虚大。

予诊之曰：当行白虎加人参汤。或云：既吐复下，是里虚矣，白虎可行乎？

予曰：仲景云见太阳篇二十八证。若下后，七八日不解，热结在里，表里俱热者，白虎加人参汤。证相当也。盖吐者为其热在胃脘，而脉致令虚大，三投而愈。

论曰：仲景称伤寒若吐下后七八日不解，热结在里，表里俱热者，人参白虎汤主之。又云：伤寒脉浮无汗，发热不解，不可与白虎汤。又云：脉滑为表有热，里有寒，白虎汤主之。国朝林亿校正，谓仲景此法必表里字差矣，是大不然。大抵白虎能除伤寒中暍①，表里发热，故前后证或云表里俱热，或云表热里寒，皆可服之，宜也。中一证称表不解不可服者，以其宜汗发热，此全是伤寒麻黄与葛根汤证，安可行白虎？林但见所称表里不同，便谓之差，是亦不思不精之过也。

发热恶寒证第三十七

桂枝汤

人患发热、恶寒、自汗、脉浮而微弱。

予以三服桂枝投之，遂愈。

仲景云：太阳中风，阳浮而阴弱者，汗自出，啬啬恶寒，淅淅恶风，翕翕发热，宜桂枝汤。论曰：仲景云：假令寸口脉微，名曰阳不足，阴气上入阳中，则洒淅恶寒也。尺脉弱，名曰阴不足，阳气下陷入阴中，则发热。此医发其汗，使阳气微，又大下之，使阴气弱，此为医所病而然也。大抵阴不足阳从之，故阳内陷发热；阳不足阴往乘之，故阴上入阳中，则恶寒。阴阳不归其分，是以发热恶寒也。故孙真人云：有热不可大攻之，热去则寒起。

结胸可下证第三十八

陷胸汤

维扬李寅，始病头疼、发热、恶风。

医者下之，忽尔心下坚硬，项强，短气。脉不浮，心不烦躁。

宛然结胸中证也。予曰：幸尔脉不浮，心不烦躁，非陷胸汤不可。投之，一宿乃下。

论曰：仲景言病发于阳而反下之，热入于胸，因作结胸者，以下之太早故也。盖恶寒尚有表证未罢而下之，故阳气内陷，膈内拒痛。脉浮者不可下，下之则死。结胸烦躁者必死。此是恶证，辨者仔细。

---

① 中暍：暑热天气受热而出现中暑。

结胸可灸证第三十九

以黄连饼子灸脐中，和气解肌药

城东李氏子，年十八，病伤寒结胸，状如痓，自心至脐，手不可近，短气心烦。自关以上浮大。

真结胸也，医者便欲下之。予适过其门，见其仓惶面无色。予曰：公有忧色，何也？曰：以长子病伤寒作结胸证，医者将下之而犹豫。予就为诊之，自关以上浮大。

表证未罢，不可下也。曰：事急矣。

予以黄连饼子，灸脐中数十壮，得气下，心腹软。继以和气解肌药，数日差。当时若下，定是医杀。

汗后呃逆证第四十

小柴胡汤

张保义，得汗后，呃逆。六脉尚躁。

或者以胃虚则哕，故呃逆也。投以干姜、橘皮等汤，不下。命予治之。

予曰：此证不可全作胃虚治，六脉尚躁，是余毒未解耳。

投以小柴胡汤，两啜而愈。

【临床解读】

吴某，男，39岁。2021年9月3日初诊。

主诉：口苦3个月。

现病史：患者近3个月以来口苦，偶有口干，不渴，晨起口苦明显，偶有反酸，嗳气，咽部异物感。近3个月体重下降10余斤，纳可，大便偏干，日一次，小便黄，眠可，舌质淡红，边赤，苔薄黄，脉沉滞。曾服中药（柴胡、枳壳、延胡索、白及、丹参、当归、黄芪、鸡内金）2个月，效平。

病机要点：肝胆郁热。

处方：柴胡10克，黄芩10克，党参10克，金银花10克，连翘10克，天花粉10克，生甘草6克。颗粒散剂，10剂，每日1剂，水煎服。（张磊医案）

漏风证第四十一

术附汤

癸卯秋九月，牒试淮南僧台，同试有建阳彭子静得疾，身热，头痛，呕逆，自汗如洗，已数日矣。

召予诊视，谓予曰：去试不数日，而疾势如此，为之奈何？予曰：误服药多矣，此证当先止汗，幸无忧也。

予作术附汤与之，三投而汗止。次日，微汗漐漐，身凉，五日而得愈。

小便出血证第四十二

（桃核承气汤）、芍药地黄汤

里人有病中脘吐，心下烦闷，多昏睡，倦卧，手足冷。十余日不差，忽尔通身大热，小便出血。脉细弱，脐下不痛。

病中脘吐，心下烦闷，多昏睡，倦卧，手足冷，盖少阴证也。

十余日不差，忽尔通身大热，小便出血。予曰：阴虚者，阳必凑之，今脉细弱，而脐下不痛，未可下桃仁承气，且以芍药地黄汤，三投而愈。

妊娠伤寒脚肿证第四十三

刺劳宫、关元穴

里巷一妇人，妊娠得伤寒，自腰以下肿满。

医者或谓之阻，或谓之脚气，或谓之水分。予曰：此证受胎脉也，病名曰心实，当利小便。医者曰：利小便是作水分治，莫用木通、葶苈、桑皮否？

曰：当刺劳宫、关元穴。医大骇，曰：此出何家书？予曰：仲景《玉函经》曰：妇人伤寒，妊娠及七月，腹满，腰以下如水溢之状，七月太阴当养不养，此心气实，当刺劳及关元，以利小便则愈。予教令刺穴，遂差。

风温证第四十四

葳蕤汤、独活汤（知母石膏汤、防己黄芪汤）

己酉，虏骑破淮阴，疫疠大作，时有王朝奉寓天庆得疾，身热自汗，体重难以转侧，多眠，鼾睡。

医作三阳合病，或作漏风证，治之不愈。予曰：此风温病，投以葳蕤汤、独活汤，数日差。

论曰：仲景云见太阳病脉篇：太阳病，发热而渴，不恶寒者为温病。若发汗已，身灼热者，名曰风温。风温为病，脉阴阳俱浮，自汗出，身重，多眠睡，鼻息必鼾，语言难出。若被下者，小便不利，直视失溲。若被火者，微发黄色，剧则如惊痫，时瘛疭。

又云：阳脉浮滑，阴脉濡弱，更遏于风，变为风温。大抵温气大行，更遇风邪，则有是证。令当春夏，病此者多，医作伤寒漏风治，非也。不是火不可下，不可大发汗，而仲景无药方。古法谓可取手少阴火、足厥阴木，随经所在而取之，故用葳蕤汤、独活汤辈为宜。若发热无下证者，当用知母石膏汤。误汗之，则防己黄芪汤救之。

【临床解读】

王某，男，72岁。2021年9月10日初诊。

主诉：冠心病6年余（心包积液）。

现病史：患者近2个月以来自觉乏力，时有心慌，胸闷胸痛不明显，双下肢轻度水肿，咳嗽无痰，纳可，眠可，大便正常，日2次，小便调，口稍干苦，舌质暗红，苔薄白，脉沉弦略数。2021年9月8日查胸部CT：①双肺肺气肿；②心脏增大，少量心包积液；③右侧胸腔少量积液；④胆囊小结石。血糖高20年，注射胰岛素控制；血压尚可。

处方：防己10克，桂枝6克，党参12克，茯苓30克，葶苈子15克（后下），枣3个（切开）为引。10剂，每日1剂，水煎服。（张磊医案）

狐蜮证第四十五

雄黄丸、泻心汤

句容县东豪子李姓者，得伤寒数日，村落无医，易师巫者五六日矣。或汗下，杂治百出，遂成坏病。予时自江北避寇，遁伏江左，求宿于其家，夜半闻呻吟声，询之，云患伤寒逾旬矣。予为诊视，其脉见于上下，唇皆已蠹蚀①，声嘶而咽干，舌上白苔，齿无色。

予曰：病名狐蜮，杀人甚急。秉烛为作雄黄丸、泻心汤投之，数日差。

---

① 蠹蚀：蠹（dù），蛀虫；蚀，腐蚀，溃烂。即侵蚀，逐渐侵害，使之变坏，暗中侵后，侵吞。

发黄证第四十六

茵陈汤、五苓散

五月避地维扬，东面里沙中一豪子，病伤寒八九日，身体洞黄，鼻目皆痛，两髆及项、头、腰皆强急，大便涩，小便如金。头面有汗，项以下无之。予诊曰：脉紧且数。

其病脾先受湿，暑热蕴蓄于足太阴之经，宿谷相搏，郁蒸而不得泄，故使头面有汗，项以下无之。若鼻中气冷，寸口近掌无脉则死。

今脉与证相应，以茵陈汤调五苓散与之，数日差。

【临床解读】

李某，女，78岁。2021年3月5日初诊。

主诉：腹泻8年。

现病史：患者近8年以来反复腹泻，时水样便，时大便溏，重时日5~6次，轻时2~3次，便前常伴腹痛，便后减轻，全身乏力，常胸闷，心前区偶疼痛、心悸，全身关节疼痛，以腰颈部痛甚，纳食一般，不知饥，舌质淡红，偏暗，苔黄稍腻，脉沉弦。高血压30年，服药控制，血压150/70mmHg。

处方1：炒山楂15克，生山楂15克，炒车前子15克（包煎），生车前子15克（包煎）。6剂，每日1剂，水煎服。

处方2：炒苍术12克，厚朴10克，陈皮10克，茯苓10克，猪苓6克，泽泻10克，赤小豆30克，黄芩10克，生白芍10克，生甘草6克。10剂，每日1剂，水煎服。（张磊医案）

湿家发黄证第四十七

瓜蒂散（瓜蒂、赤小豆、秫米）

人病身体疼痛，面黄喘满，头痛，自能饮食，大小便如常。脉大而虚，鼻塞且烦。

或者多以茵陈五苓散与之。予诊其脉曰：大而虚，鼻塞且烦，其证如前，则非湿热与宿谷相搏，乃头中寒湿。

仲景云：疼痛发热，面黄而喘，头痛，鼻塞而烦，其脉大，自能饮食，腹中和无病，病在头中寒湿，故鼻塞，纳药鼻中则愈。

而仲景无药方，其方见《外台·删繁》，证云：治天行热毒，通贯脏腑，沉鼓骨髓之间，或为黄疸，须瓜蒂散。瓜蒂二七枚，赤小豆、秫米各二七枚，为末，如大豆许，内鼻中，搐鼻当出黄水。慎不可吹入鼻中深处。

黄入清道证第四十八

瓜蒂散（瓜蒂、赤小豆、秫米）

夏有高师病黄证，鼻内酸疼，身与目如金色，小便赤涩，大便如常，眼睛疼，鼻额痛。

则知病不在脏腑。今眼睛疼，鼻额痛，则知病在清道中矣。清道者，华盖肺之经也。

若服大黄，则必腹胀为逆。当用瓜蒂散，先含水，次搐之，令鼻中黄水尽则愈。如其言，数日而病除。

先汗后下证第四十九

桂枝麻黄各半汤、小柴胡汤

己酉夏，一时官病伤寒，身热，头疼，无汗，大便不通，已五日矣。腹不满，别无所苦。

予适自外邑归城，访之，见医者治大黄、芒硝辈，将下之矣。予曰：子姑少待，予适为诊视。视之脉缓而浮，卧密室中，自称恶风。

予曰：病人表证如此，虽大便闭，腹且不满，别无所苦，何遽便下？于仲景法，须表证罢方可下。不尔，邪毒乘虚而入内，不为结胸，必为协热利也。

予作桂枝麻黄各半汤，继之以小柴胡汤，漐漐然汗出，大便通，数日愈。

论曰：仲景云：伤寒病多从风寒得之，始表中风寒，入里则不消矣。拟欲攻之，当先解表，方可下之。若表已解，而内不消，大满大坚，实有燥屎，方可议下。若不宜下而遽攻之，诸变不可胜数，轻者必笃，重者必死。

【临床解读】

李某某，女，59岁。2021年12月8日初诊。

主诉：焦虑，心不定5个月余。

现病史：患者萎缩性胃炎伴肠化糜烂，食管炎，胆囊结石，胆囊炎。现症见：头晕，视物模糊，眼睛干涩，双腿水肿，口黏不苦，周身乏力，畏寒怕冷，胸闷，胃稍胀，无缓，无反酸胃灼热，纳一般，眠差，多梦，大便不畅，不成形，解不净，日行2次，小便调，舌质红，苔白稍黄，脉细无力。

处方：柴胡10克，太子参10克，清半夏10克，黄芩10克，郁金10克，鸡内金10克，丹参30克，金钱草30克，蒲公英30克，车前草30克，甘草6克，制鳖甲20克。10剂，每日1剂，水煎服。

二诊：服上方效可，大便成形。现症见：腹胀不痛，无反酸，胃灼热，嗳气，口中和，易怕冷，纳可，眠多梦，双目昏花，大便可，小便频，夜尿三次，头晕，舌红，苔不黄，脉缓。

处方：北沙参15克，麦冬10克，生地黄20克，石斛10克，鸡内金10克，制鳖甲10克，清半夏10克，百合30克，丹参30克，郁金10克，川朴花10克，佛手10克，甘草6克。10剂，每日1剂，水煎服。（孙玉信医案）

太阳瘀血证第五十

抵当汤

仇景莫子仪，病伤寒七八日，脉微而沉，身黄发狂，小腹胀满，脐下如冰，小便反利。

医见发狂，以为热毒蓄伏心经，以铁粉、牛黄等药，欲止其狂躁。予诊之曰：非其治也，此瘀血证尔。仲景云：阳病身黄，脉沉结，小腹硬，小便不利，为无血；小便自利，其人如狂者，血证也，可用抵当汤。再投而下血几数升，狂止，得汗而解。

经云：血在下则狂，在上则忘。太阳，膀胱经也，随经而蓄于膀胱，故脐下胀，自阑门渗入大肠，若大便黑者，此其验也。

阴病阳脉证第五十一

金液来复，灸脐下丹田

刘中道初得病，四肢逆冷，脐中筑痛，身疼如被杖。盖阴证也。急投金液来复之类，其脉得沉而滑。

盖沉者阴证也，滑者阳脉也。病虽阴而是阳脉，仲景所谓阴证见阳脉生也。于是再灸脐下丹田百壮，谓手足温，阳回体热而汗解。

或问：滑脉之状如何？曰：仲景云翕奄沉名曰滑。古人论滑脉，虽云往来前却流利，转替替，然与数相似，曾未若仲景三语而足也。翕合也，言张而复合也，故云翕为正阳。沉言脉降而下也，故曰沉为纯阴。方翕而合，俄降而下。奄谓奄忽之间复降也。仲景论滑脉，方为谛当也。

辨少阴脉紧证第五十二

玄华得伤寒六七日，烦，昏睡，多吐呕，小便白色，自汗出，予诊其脉，寸口尺中俱紧。

谓曰寒中少阴经中，是以脉紧，当作少阴治也。仲景云：病人脉紧反汗出，亡阳也，属少阴证，当咽痛而复吐利，盖谓此也。

有难者曰：《脉诀》以紧为七表，仲景以紧为少阴，紧脉为阴耶？予曰：仲景云：寸口脉俱紧者，口中气出，唇口干燥，蜷卧足冷，鼻中涕出，舌上白苔，勿妄治也。又云：紧则为寒。又云：曾为人所难，紧脉从何而来？师曰：假令亡汗，若吐，以肺里寒，故令脉紧。又曰：寸口脉微，尺中紧，其人虚损多汗。由是观之，则是寒邪入经络所致，皆虚寒之脉也。其在阳经则浮而紧，在阴经则沉而紧。故仲景云：浮紧者，名为伤寒。又云：阳明脉浮而紧者，必潮湿。此在阳则脉浮而紧者。仲景又云：病人脉阴阳俱紧者，属少阴。又云：寸口脉微，尺脉紧，其人虚损多汗，则阴常在，绝不见阳。又云：少阴脉紧，至七八日，自下利，脉暴微，手足反温，脉紧反去者，此欲解也。此在阴沉而紧也。仲景云：浮为在表，沉为在里，数为在腑，迟为在脏。欲知表里脏腑，先以浮沉迟数为定，然后兼余脉而定阴阳也，若于《脉诀》而言则疏矣。故予尝谓伤寒脉者，当以仲景脉为准法。

青筋牵引证第五十三

柴胡地黄汤

吴德甫戊申春病伤寒，先寒后热，项筋强急，脚蜷缩不得伸。

医者欲以麻黄辈除其颈强，又欲桂枝加附除其足缩。予曰：皆非治也，此时行疫气，病为青筋牵引，投以柴胡地黄汤，三服而病已。

论曰：庞安常论四时受乖气而成脏腑阴阳湿毒者，春名青筋牵，夏曰赤脉攒，秋名白气狸，冬名黑骨温毒，四季中十八日名黄肉随。春气在头项，使人青筋牵急，故先寒后热，脚缩不得伸，盖谓此。

夫天行之病，大则流毒天下，小则方次一乡，亦有遍着一家者。悉由气运郁结，变成乖戾之气，人命遭之所成病者，能调护将理，庶可免耳。

下脓血证第五十四

梅煎散

远族人患伤寒，他医以阴证治之，硫黄、附子相继而进，旬日大胀，下脓血，或如赤豆汁。

医尚作少阴证治，复下桃花汤治之。予因诊视曰：所误多矣，表里虚，热气乘虚入肠胃，而又投以燥药，是以下脓血也。遂投梅煎散，数剂愈。

刺阳明证第五十五

麻黄汤、烧蒸之法、刺阳明穴

庚戌五月，李氏病伤寒，身热，头痛，无汗，浑身疼痛，脉浮大而紧。

予投以麻黄汤，数服终不得汗，又多用张苗烧蒸之法，而亦不得。予教令刺阳明，少间汗出，漐漐遍身一时间，是夕身凉病退。

论曰：《刺热论》云：热病先手臂痛，刺阳明而汗出。又曰：刺阳明出血如大豆，立已。盖谓刺也，阳明穴，在手大指内侧，去爪甲角，手阳明脉之所出也。刺可入同身寸之一分，留一呼。

大凡伤寒热病，有难取汗者，莫如针之为妙。仲景云：凡治温病，可刺五十九穴。《素问》云：病甚者，为五十九刺。其详在注中。

阴阳交证第五十六

里有张姓者病伤寒，医汗之，汗虽出，身热如旧。予诊之曰：得汗宜身凉脉静喜食，今脉躁、身热、不食、狂言。

病名阴阳交，不可治也。果半日死。

《素问》黄帝问：有温病，汗出辄复热，而脉躁，病不为汗衰，狂言不能食，名何疾？岐伯曰：病名阴阳交，交者死也。人所以汗出者，皆生于谷，谷生于精，今邪气交争于骨肉而得汗者，是邪却而精胜也。精胜则能食而不复热矣。汗者，精气。今汗出而复热者，是邪胜也。不能食者，精无裨也。其寿可立而倾也。

阴阳易证第五十七

加豭鼠粪、烧裈散

己巳，邻人王友生以贩京为业，蓄一婢，患伤寒，热八九日。予为治之，得汗而愈。未数日，生自病身热，头重不欲举，目中生花。

召予视之。予曰：是必伤寒初愈，妇人交接得之，即令阴头上必肿，小腹绞痛，然是阴阳易也。生曰：前患者婢子，意谓已安，遂与之交。翌日得此疾，良苦。予曰：失所治，必吐舌数寸而死。予作加豭鼠粪、烧裈散等，以利其毒气，旬日安。

叉手冒心证第五十八

黄芪建中汤、真武汤、桂枝甘草汤

乙巳六月，吉水谭商人寓城南，得伤寒八九日，心下惕惕然，以两手扪心，身体振振动摇。

他医以心痛治之，不效。予曰：此汗过多之所致也。仲景云：未持脉时，病人叉手自冒心，心下悸。所以然者，以重发汗，虚故如此。又云：发汗过多，其人叉手自冒心，心下悸，欲得按者，桂枝甘草汤证。

予投黄芪建中、真武及甘草桂枝，渐得平复。

【临床解读】

刘某，男，63岁。2019年8月16日初诊。

主诉：心动过缓15年。

现病史：患者15年前因心慌体检发现心动过缓。现症见：心慌，心率43次/分，时有胸闷，活动后明显，纳可，眠差，多梦，口中和，夜尿频，排尿不利（前列腺增生），大便调，舌质暗红，苔薄白，脉缓。

病机要点：心气不足。

处方：党参10克，麦冬15克，五味子10克，生黄芪30克，小麦30克，细辛3克，丹参15克，桂枝12克，炙甘草6克。10剂，每日1剂，水煎服。

二诊：服上方40剂，效可，心动过缓已愈，未再复发。近半年胃脘烧灼感，偶有反酸，胃不胀不痛，咽部痰多，色白，异物感，小便排便无力，前列腺炎，口服坦索罗辛，纳食可，二便调，眠一般，舌质红，苔薄黄，有瘀点，脉沉滞。胃镜示萎缩性胃炎伴肠化、胃息肉（已摘除）。

处方：党参10克，炒白术10克，茯苓10克，鸡内金10克，蒲公英15克，炒麦芽15克，木瓜10克，石斛10克，生甘草6克。15剂，每日1剂，水煎服。（张磊医案）

伤寒耳聋证第五十九

真武汤、白术附子汤

戊申年，类试山阳，一时官病伤寒八九日，耳聋而无闻。两手脉弱而无力，多汗惊悸。

楚医少阳治，意谓仲景称少阳受病，则胁痛而耳聋也。予诊之曰：两手脉弱而无力，非少阳证也。若少阳则渴饮水，心烦，但寐，咽痛，今俱无此证，但多汗惊悸，必汗过多所致也。仲景云：未持脉时，令病人咳而不咳者，两耳聋无所闻也。所以然者，因重发汗，虚故如此。病家曰：医者尝大发汗矣。

遂投以真武、白术附子汤辈，数日，耳有闻而愈。

扬手踯足证第六十

麻黄汤

己酉，王仲贤患伤寒，发热，头痛，不恶风，身无汗，烦闷，脉浮而紧，八九日不退。

予诊之曰：麻黄证也。所感多热，是以烦躁，遂投以麻黄汤三服。至暮，烦愈甚，手足躁乱，扬踯不止。

或以为发狂，须用寒药。予争之曰：此汗证也，幸勿忧，切忌乱服药。守一时须稍定，比寐少时，中汗出矣。仲景云：至六七日，三部大、手足躁乱者，欲解也，盖谓此耳。若行寒剂，定是医杀。

遗尿证第六十一

白虎加人参汤

城南妇人，腹满身重，遗尿，言语失常。脉浮大而长。

他医曰：不可治也，肾绝矣，其家惊忧无措，密召予至，则医尚在座。乃诊之曰：何谓肾绝？医家曰：仲景谓溲便遗失，狂言反目直视，此谓肾绝也。予曰：今脉浮大而长，此三阳合病也，胡为肾绝？

仲景云：腹满身重，难以转侧，口不仁，谵语，遗尿，发汗则谵语，下之则额上生汗，手足厥冷，白虎证也。今病人谵语者，以不当汗而汗之，非狂言反目直视。须是肾绝脉，方可言此证。乃投以白虎加人参汤，数服而病悉除。

舌上滑苔证第六十二

栀子汤、小柴胡汤

丁未五月，乡人邢原晖病伤寒，寒热往来，心下郁闷，舌上白滑苔。

予曰：舌上滑苔有数证，有阴阳脉紧，鼻出涕者；有脏结而不可治者；有温瘴丹田有热者；有阳明胁下坚者。此证属阳明，宜栀子汤吐之于前，小柴胡继于其后，数日汗解而愈。

【临床解读】

牛某，男，52岁。2022年2月25日初诊。

主诉：口苦一年余。

现病史：患者口苦甚，胆区阵发性疼痛，胃中偶有胀痛，口服摩罗丹后好转，嗳气，多食后反酸。晨起口中有酸水，纳眠可，二便调，舌淡红，苔白，脉细，时有太息头晕。2019年7月18日于某医院，体检示：胆囊息肉；肝多发囊肿；肝脂肪肝。血压160/95～105mmHg。

处方：柴胡10克，太子参10克，清半夏10克，黄芩10克，郁金10克，炒川楝子6克，鸡内金10克，僵蚕10克，乌梅10克，蒲公英30克，连翘10克，甘草6克。10剂，每日1剂，水煎服。（孙玉信医案）

衄血证第六十三

（麻黄汤）、犀角汤、地黄汤

睢阳张士美，病伤寒七八日，口燥饮水而不咽入，俄而衄血，脉浮紧，身热。

医者云：伤寒，脉浮紧，不发汗，因致衄血者，属麻黄汤。

予曰：不可，古人虽云当汗不汗，热化为血，此证亦有不可汗者。仲景云：阳明病，口燥，但欲饮水而不咽者，必发衄。又云：衄家不可发汗，发汗则额上陷，不得眠，不能眴。

此止可用犀角汤、地黄汤，若当时行麻黄，必额上陷，直视不眠也。

伤寒胁痛证第六十四

小柴胡汤

董齐贤病伤寒数日，两胁挟脐痛不可忍。

或作奔豚治。予视之曰：非也。少阳胆经循胁入耳，邪在此经，故病心烦喜呕渴，往来寒热，默不能食，胸胁满闷，少阳证也。始太阳传入此经，故有是证。仲景云：太阳病不解，传入少阳，胁下满干呕者，小柴胡汤主之。

三投而痛止，续得汗解。

【临床解读】

王某，男，34岁。2022年2月7日初诊。

主诉：面瘫12日。

现病史：患者左侧面瘫，伴左耳后轻微疼痛，右眼流泪，针灸治疗六次，轻微头晕，左耳鸣，口中纳可，二便可，眠安，舌淡红，舌苔花剥，脉细有力。

处方：太子参10克，柴胡10克，黄芩10克，清半夏10克，僵蚕10克，蝉蜕10克，连翘15克，甘草6克，葛根30克，川芎10克，香附10克，防风10克。10剂，每日1剂，水煎服。（孙玉信医案）

伤寒温疟证第六十五

小柴胡汤加桂枝

友人孔彦辅病伤寒，身大热，头痛，自汗，恶热。

阳明证也。此公不慎将理，病未除，当风取凉以自快，越半月，寒热大交作。脉阴阳俱盛。

予再视之，则为坏病温疟矣。仲景云：若十三日以上，更感异气，变为他病者，当依后坏病证而治之。若脉阴阳俱盛，重感于寒，变成温疟。

脉之变证，方治如法，乃小柴胡汤之类，加桂枝治之愈。

论曰：往来尝见一士人施疟方，以榜睢阳市肆柴胡、白虎之类也。俗人不问是何疟证，例用前方，往往反变大疾。呜呼！将欲济人，反致损人，岂理也哉！

予尝谓疟证最多，有暑疟、食疟、脾寒疟，手足三阴三阳皆有疟，脾肺肾肝心胃亦有疟，各各不同，安得一概与柴胡、白虎汤耶？误治尚可拟议，惟脾寒、中暑二证，若水火不相将。

《素问》曰：夏伤于暑，秋为疟。又曰：夏暑汗不出者，秋成风疟。始因伏暑，得秋气乃发，故先热后寒，或热多寒少，头目昏痛。虚则发战汗出，一时而止。盖心恶暑气，心为君，心不受邪，而心包络痰涎所聚，暑伏于涎中，岂比脾寒而厚朴草果所能驱，温疟而柴胡黄芩所能止也，非砒硃脑麝之属不能入。故暑疟脾寒，患者多而医者不识，妄投以寒药，真气先受病，所以连绵不已也。

予尝精究疟证一病，须详审谛当，然后行药，十治十中，无有失者。众人以疟为难疗，予独以为易治，要在别其证类，识其先后耳。因论温疟言及此，亦欲使患者知药不可妄投也。《素问·疟论》甚详，当精观之。

发斑证第六十六

升麻玄参汤

族有乳媪①，患伤寒七八日发斑，肌体如火，脉洪数而牢，心中烦满不快，俄而变赤黑斑，其家甚惊惶。

予曰：此温毒也。温毒为病最重，而年齿为迈，是诚可忧也。

仲景云：伤寒脉洪数，阴脉实大，更遇湿热，变成温毒。温毒最重也，故斑疹生，心下不快，痞闷。

遂以升麻玄参汤与之。日夜四五服，斑退而愈。

论曰：华佗云：伤寒五日在腹，六日在胃，入胃则可下也。若热毒未入于胃，而先下之者，其热乘虚入胃，则胃烂。然热入胃，要须复下之，不得留在胃中也。胃若实为致此病，三死一生。其热微者赤斑出，剧者黑斑出。赤斑出者五死一生：黑斑出者十死一生，但看人有强弱耳。病者至日，不以时下之，热不得泄，亦胃烂斑出，盖此是恶候。若下之早，则热乘虚入胃；或下迟，则热入不得泄。须是乘机，不可失时，庶几轻可也。

脏结证第六十七

甲辰，盐商舣舟江次，得伤寒，胸膈痞，连脐下旁不可忍，饮食不进。

---

① 乳媪：媪（ǎo），奶妈。

予诊之曰：此非结胸，乃脏结也，不可救矣。次日，痛引小腹，午时果死。

脏结者，寸脉浮，关脉细小沉紧者，尚有白苔。痛引小腹则死。仲景云：痛引小腹，入阴经者死。

阳结证第六十八

大柴胡汤

豫章刘商人，伤寒发热，口苦咽干，腹满能食，大便闭。脉数，身无汗。

医作阳明治。召予视，同坐。予问医曰：何以见证属阳明？医曰：仲景云：阳明中风，口苦咽干，腹满。又云：阳明病若能食，名曰中风；不能食，名曰伤寒。又曰：少阳阳明者，胃中烦，大便难。是审兹三者，全是阳明证也。

予曰：阳明之脉长而实，中风者必自汗。今证虽阳明，然脉反见数，而身无汗，果可作阳明治否？医无以应。

予曰：以仆观之，所谓阳结也。今计其日已十六日矣，来日当病剧，当与公治之。其家疑而不决，来日病果大作，亟召。

予曰：是阳结证也。仲景云：脉有阴结阳结，何以别之？答曰：其脉浮而数，能食，不大便，此为实，名阳结也，期十七日当剧。其脉沉而迟，不能食，身体重，大便反硬，名曰阴结，期十四日当剧。今病者十七日而剧者，是其候也。乃投以大柴胡，两啜而病除矣。

论曰：仲景云：脉来霭霭如车盖者，名曰阳结。脉来累累如循长竿者，名曰阴结。霭霭如车盖，则是浮是数之状，仲景所谓善取象矣。然则阳结何以十七日当剧？阴结何以十四日当剧？盖十七日，老阳少阳之数。十四日，老阴少阴之数也。老阳之数九，少阳之数七，七九计十六，更进一数，阳之数而其道常饶，又阳数奇故也。老阴之数六，少阴之数八，八六计十四日，不进者，阴主静，而其道常乏，又阴数偶也。如此盈虚消长，不能逃乎时数。

【临床解读】

李某，女，36 岁。2019 年 9 月 20 日初诊。

主诉：胃胀痛 2 个月余。

现病史：患者胃脘痛反射至后背，夜晚甚，腰困痛，纳少，纳多则呕吐，反酸，偶有口苦，眠差，大便干结，1~2 日一行，小便调，月经调，近期体重下降 20 斤，舌质红，苔白腻，脉滞。2019 年 8 月 19 日某医院彩超示脂肪肝、脾大。胃镜示萎缩性胃炎慢性浅表萎缩性胃炎、胃糜烂。

处方：柴胡 10 克，大黄 10 克（后下），黄芩 10 克，清半夏 10 克，枳实 10 克，白芍 20 克，川厚朴 10 克，川楝子 6 克，延胡索 10 克，瓜蒌 30 克，萆薢 30 克，甘草 6 克。7 剂，每日 1 剂，水煎服。(孙玉信医案)

伤寒协热利证第六十九

三黄熟艾汤、解肌汗药

庚戌四月，乡妇吴氏病伤寒，头疼身热，下利不止。众医多以附子、理中、金液治之，烦躁而利愈甚。予视之曰：脉迟而沉，脐下热。

若脐下热，则协热利也。投三黄熟艾汤，三服而利止渴除。

渐投以解肌汗药，而得汗差。

胃热呕吐证第七十

香薷汤、竹茹汤

丁未岁夏，族妹因伤寒已汗后，呕吐不止，强药不下。

医以丁香、硝石、硫黄、藿香等药治之，盖作胃冷治也。

予往视之曰：此汗后余热尚留胃脘，若投以热药，如以火济火，安能止也？

故以香薷汤、竹茹汤，三服愈。

霍乱转筋证第七十一

香薷饮、理中等

夏，钟离德全，一夕病上吐下泻，身冷，汗出如洗，心烦躁。

予以香薷饮与服之。翌日遂定，进理中等调之痊。

论曰：仲景云：病发热头痛，身疼恶寒吐利者，此属何病？答曰：此名霍乱。自吐下又利止而复作，更发热也。

此病多由暑热，阴阳不和，清浊相干，饮食过伤，三焦混乱，腹中撮痛，烦渴不止，两足转筋，杀人颇急，不可缓也。

【临床解读】

张某，女，46 岁。2022 年 1 月 7 日初诊。

主诉：纳差、腹泻 1 年余。

现病史：患者食油腻类食物易腹泻，纳差，量少，纳后嗳气，食欲不佳，晨起腹痛，便后痛消，双侧小腿、足冷，上身燥热，夜间畏寒怕冷，冷至难入睡，背部酸困，口干，不苦，眠一般，大便成形，日行 1～2 次，小便调，月经经期提前一周，量大，有血块，色黑，白带差，舌质淡红，苔薄白稍厚，脉细。

处方：党参 10 克，炒白术 15 克，干姜 10 克，制附子 30 克（先煎 1 小时），补骨脂 15 克，陈皮 10 克，炒山药 30 克，炒麦芽 10 克，炒神曲 10 克，甘草 6 克。12 剂，每日 1 剂，水煎服。(孙玉信医案)

两胫逆冷证第七十二

白虎汤

江西茶客吴某，病头疼如裹，两脚自膝以下皆冷，胸间多汗，时时谵语。脉关濡尺急。

医作阴证，治以附子辈，意其足冷而厥也。予诊其脉，关濡尺急，遂断以湿温脉证。其病先日受湿，而又中暍，湿热相搏，故此证成。

急以白虎，三投而解。

汗后劳复证第七十三

有人伤寒，得汗数日，忽身热自汗，脉弦数，宛然复作。

断之曰：劳心所致也。神之所舍，未复其初，而又劳伤其神，营卫失度，当补其子，益其脾，解其劳，庶几便愈。

医者在座，难之曰：虚则补其母，今补其子，出在何经也？予曰：出《千金方》论，子不知虚劳之证乎？《难经》曰：虚则补其母，实则泻其子。此虚则当补其母也。《千金方》曰：心劳甚者，补脾气以益其心，脾旺则感于心矣。此劳则补其子也。盖母，生我者也；子，继我助我者也。方治其虚，则补其生我者，与《锦囊》所谓本骸得气，遗体受荫同义。方治其劳，则补其助我者，与《荀子》未有子富而父贫同义。故二者补法各自有理，医唯唯而退。

汗后疮疡证第七十四

大承气汤、小柴胡汤、大柴胡汤

李琛大夫病伤寒，发热，面目俱赤，气上冲，腹满，大小便闭，无汗，脉紧而长。

予令服大承气汤。他医以小柴胡汤与之，不验；又以大柴胡汤与之，亦不效。又增大柴胡汤大剂，大便通，下燥屎得愈。乃夸曰：果不须大承气。

予笑曰：公苟图目前，而不知贻祸于后。病虽差，必作疮疡之证。后半月忽体生赤疮，次日背发肿如盘，坚如石，痛不堪忍。其以为背疽忧甚，急召予。

予曰：疮疡之证也，若当日服承气，今无此患矣。治以数日差。

或者问：何以知其疮疡之证？予曰：仲景云：趺阳脉滑而紧者，胃气实，脾气强，持实击强，痛还自伤，以手把刃，坐作疮疡。

盖病势有浅深，药力有轻重，治者必察其病者如何耳。疾势深，则以重剂与之；疾势轻，则以轻剂与之。正如持衡，锱铢不偏也。不然，焉用七方十剂？今病人毒邪如此深，须借大黄、朴硝，荡涤脏腑经络毒气，利三二行，则邪毒皆去。今医小心谨慎，又不能了了见得根源，但以大柴胡得屎，因谓大便通行，便得安痊，不知遗祸于后必疮疡。当时若听予言，岂有斯患。

【临床解读】

张某，女，23 岁。2022 年 1 月 24 日初诊。

主诉：左面瘫 20 余天，味觉丧失，开始右面部疼痛。

现病史：患者左面瘫 20 余天，口中味觉丧失，口中和，纳眠可，食谷不化，(服用乳酸菌片）二便调，舌质淡红。苔白腻，脉细。

处方：党参 10 克，柴胡 10 克，清半夏 10 克，黄芩 10 克，僵蚕 10 克，蝉蜕 10 克，炒白术 15 克，防风 10 克，川芎 6 克，黄芪 20 克，枣、姜引。10 剂，每日 1 剂，水煎服。(孙玉信医案)

面垢恶寒证第七十五

白虎汤

一尼病头痛身热，烦渴躁，诊其脉大而虚。问之曰：小便赤，背恶寒，毛竦洒洒然，面垢。

中暑也。医作热病治，但未敢服药。予投以白虎汤，数日愈。

论曰：仲景云：脉虚身热，得之伤暑。又云：其脉弦迟芤细，何也？《素问》曰：寒伤形，热伤气。盖伤气不伤形，则气消而脉虚弱，所以弦迟芤细，皆虚脉而可知矣。

伤寒下利证第七十六

吕商得伤寒，自利腹满。不烦不渴，呕吐头痛。予诊趺阳脉大而紧。

曰：太阴证也。若少阴下利必渴，今不渴，故知太阴证。仲景云：自利不渴属太阴。调治数日愈。

论曰：或问伤寒何以诊趺阳？予曰：仲景称趺阳脉大而紧者，当即下利。《脉经》云：下利脉大为未止，脉微细者，今自愈。仲景论趺阳脉凡十一处，皆因脾胃而设也。且如称趺阳脉滑而紧，则曰滑乃胃实，紧乃脾弱。趺阳脉浮而涩，则曰浮为吐逆，水谷不化，涩则食不得入。趺阳脉紧而浮，浮则腹满，紧则绞痛。趺阳脉不出，则曰脾虚，上下身冷肤硬。则皆脾胃之设可知矣。大抵外证腹满自利，呕恶吐逆之类，审是病在脾胃，而又参决以趺阳之脉，则无失矣。其脉见于足趺之阳，故曰趺阳。仲景讥世人握手而不及足。

伤寒闭目证第七十七

小柴胡汤

李思顺得伤寒，恶寒发热，口中气热，如火不绝七八日矣，而目闭不肯开。予诊其脉，阴阳俱紧。

是必汗之而复下之故也，此坏证矣。病家曰：一医于三日前汗之不愈，一医复下之而目闭矣。

遂投以小柴胡汤，五啜而愈。

论曰：或问何以知其汗下而目闭？予曰：仲景称伤寒发热，口中气勃勃然，头痛目黄，若下之则目闭。又云：伤寒脉阴阳俱紧，恶寒发热，目赤脉多，睛不慧，医复汗之，咽中伤；若复下，则两目闭。此坏证，须小柴胡汤调之愈。

【临床解读】

杨某，男，70岁。2021年12月1日初诊。

主诉：舌麻木刺痛1年余。

现病史：患者1年前无明显诱因出现舌体麻木刺痛，时轻时重，给予止痛药等治疗乏效。现症见：舌麻木刺痛，游走不定，麻木偏重，偶有刺痛，舌尖、舌根、舌两侧均有，中午至下午5时，麻木刺痛加重，痛时心慌，伴四肢游走性疼痛，刺痛，胃胀稍痛，纳可，眠差，入睡困难，易醒，多梦，每夜能睡3~4小时，大便偶干，日行一次，小便频急，舌质暗红，苔黄厚，脉沉弦。有前列腺肥大。

处方：柴胡10克，黄芩10克，清半夏10克，党参10克，丹参30克，檀香3克（后下），砂仁3克（后下），大黄3克（后下），炙甘草6克，生姜3片，大枣3枚（切开）为引。15剂，每日1剂，水煎服。（张磊医案）

伤寒表实证第七十八

麻黄汤

羽流病伤寒，身热，头痛，无汗，脉浮紧。

予诊之曰：邪在表，此表实证也，当汗之。

以麻黄辈，数日愈。

论曰：或问伤寒因虚，故邪得以入之。今邪在表，何以为表实也？

予曰：古人称邪之所凑，其气必虚，留而不去，为病则实。盖邪之入也，始因虚，及邪居中反为实矣。

大抵调治伤寒，先要明表里虚实，能明此四字，则仲景三百九十七法，可坐而定也。

何以明之？有表实，有表虚，有里实，有里虚，有表里俱实，有表里俱虚，予于表里虚实百证歌中，尝论之矣。

仲景麻黄汤类，为表实而设也；

桂枝汤类，为表虚而设也；

里实，承气之类；

里虚，四逆、理中之类；

表里俱实，所谓阳盛阴虚，下之则愈也；

表里俱虚，所谓阴盛阳虚，汗之则愈也。

手足逆冷证第七十九

小柴胡汤

酒家朱三者，得伤寒六七日，自颈以下无汗，手足厥冷，心下满，大便秘结。脉沉而紧。

或者见其逆冷，又汗出满闷，以为阴证。

予诊其脉沉而紧，曰：此证诚可疑，然大便结者为虚结也，安得为阴？脉虽沉紧，为少阴证。然少阴证多自利，未有秘结。予谓此半在表、半在里也，投以小柴胡汤，大便得通而愈。

论曰：伤寒恶寒，手足冷，心下满，口不欲食，大便硬，脉细者，此为阳微结，必有表，复有里也。脉沉亦在里也。汗出为阳微。假令纯阴结，不得复有外证，悉入在里，此为半在表半在里也。脉虽沉紧，不得为少阴病。所以然者，阴不得有汗，今头汗出，故知非少阴也，可与小柴胡汤。设不了了者，得屎而解也。

难者曰：仲景云：病人脉阴阳俱紧，反汗出者，亡阳也，此属少阴。今云阴不得有汗，何也？今头汗出，故知非少阴也。何以头汗出则知非少阴？

予曰：此说正是议论处。谓四肢冷、脉沉紧、腹满，全是少阴。然大便硬，头汗出，不得谓少阴。盖头者三阳所聚，三阳自胸中而还，有头汗出，自是阴虚，故曰汗出为阳微，是阴不得有头汗也。若少阴有头汗，则九死一生。故仲景平脉法云：心者火也，名少阴。其病，头无汗者可治，有汗者死。心为手少阴，肾为足少阴，然相与为病，以意逆志，是谓得之。

【临床解读】

王某某，女，34岁。2021年1月13日初诊。

主诉：右侧乳腺痛6个月余，左侧乳腺痛1周余。

现病史：右侧乳腺化浓后已结痂，左侧乳腺肿胀硬，痛剧，口苦口干，（输液）纳眠可，二便调，无月经，宫腔粘连后置环术，舌淡红，舌尖红。苔白腻，脉细。西医诊断为浆细胞乳腺炎。

处方：柴胡10克，清半夏10克，太子参10克，黄芩10克，蒲公英30克，连翘20克，僵蚕15克，夏枯草15克，赤芍30克，土茯苓30克，甘草10克，醋香附15克，郁金10克。10剂，每日1剂，水煎服。（孙玉信医案）

寒热类伤寒证第八十

抑阴等药

一尼病，恶风，体倦，乍寒乍热，面赤，心烦，时或有汗。脉弦长而上鱼际。

他医以伤寒温疟治之。见其寒热往来，时方疫气大作也，大小柴胡杂进，数日愈甚，转剧。予诊之曰：两手不受邪，厥阴脉弦长而上鱼际，此非伤寒，乃阴动不得阳也。此正与仓公治一绣女病同，投以抑阴等药，数日愈。

论曰：昔褚澄云治师尼寡妇，别制方，盖有为也。师尼寡妇，独居怨旷，独阴而无阳，欲心屡萌而不适其欲，是以阴阳交争，乍寒乍热，虚汗倦怠，全类温疟，久久成痨瘵矣。

尝记《史书·仓公传》载济北王侍者绣女，病腰背寒热，众医皆为寒热也。仓公曰：病得之欲男子而不可得也。何以知之？诊其脉，肝部弦出寸口，是以知也。

男子以精为主，女子以血为主，男子精溢则思室，女子血盛则怀胎。肝摄血者也，今肝脉弦长上寸口及鱼际，则血盛欲男子之候也。然则治师尼寡妇，尤不可与寻常妇人一概论也。

失汗衄血证第八十一

麻黄汤，犀角地黄汤

里人秦氏子得伤寒，发热身疼，骨节疼痛，恶风无汗。或者劝其不须服药，待其自安。如是半月矣而病不除，不得已召医治之。医至问日数，又不审其脉与外证，但云已过期矣，不可汗下矣，且与调气药以正气。复延予，予诊其脉，浮涩而紧大。衄血。

此麻黄证无疑者。但恐当汗不汗，化为衄血，必有是证。言未已，衄血作。予急以麻黄汤与之，继之以犀角地黄汤，血止汗解愈。

论曰：仲景云：凡作汤药，不可避晨夜，觉病须臾，即宜便治，不等早晚，则易愈。或稍迟，病即传变，虽欲除，必难为力。今医不究根源，执以死法，必汗之于四日之前，下之于四日之后，殊不知此惑也。

又云：病不服药，犹得中医，此为无医而设也。若大小便不通，必待其自差乎？盖前后不得溲，必下部腹胀，数日死矣。又况结胸、蓄血、发狂、发斑之类，未有勿药而愈者。智者知变，愚者执迷，以取祸也。须是随病浅深，在表在里，或阴或阳，早为治疗，如救火及溺然，庶易差。《素问》云：邪风之至，疾如风雨。故善治者治皮毛，其次治肌肤，其次治筋脉，其次治六腑，其次治五脏。治五脏者，半死半生也。扁鹊望齐侯而逃，其斯之谓欤！

脾约证第八十二

麻仁丸

一豪子郭氏，得伤寒数日，身热头疼，恶风，大便不通，脐腹膨胀。小便频数，趺阳脉浮且涩。

易数医。一医欲用大承气，一医欲用大柴胡，一医欲用蜜导，病家相知，凡三五人，各主其说，纷然不定。

最后请予至，问小便如何？病家云：小便频数。乃诊六脉，下及趺阳，脉浮且涩。

予曰：脾约证也，此属太阳阳明。仲景云：太阳阳明者，脾约也。仲景又曰：趺阳脉浮而涩，浮则胃气强，涩则小便数，浮涩相搏，大便则硬，其脾为约者。

大承气、大柴胡恐不当，仲景法中麻仁丸不可易也。主病亲戚尚尔纷纷。予曰：若不相信，恐别生他证，请辞，无庸召我。

坐有一人，乃弟也，逡巡曰：诸君不须纷争，既有仲景证法相当，不同此说何据？某虽愚昧，请终其说，诸医若何，各请叙述。众医默默，纷争始定。

予以麻仁丸百粒，分三服，食顷间尽，是夕大便通，中汗而解。

论曰：浮者风也；涩者津液少也。小便频数，津液枯竭，又烁之以风，是以大便坚硬。乃以大黄朴硝汤剂荡涤肠胃，虽未死，恐别生他证。

尝读《千金方》论脚气云：世间人病，有亲戚故旧，远近问病，其人曾不经一事，未读一方，作明能，诡论或言是虚，或言是实，或以为风，或以为虫，或道是水，或道是痰，纷纷谬说，种种不同，破坏病人心意，莫知孰是，迁延未定，时不待人，忽然致祸，各自走散。凡为医者，要识病浅深，探赜方书，博览古今，是事明辨。不尔，大误人事。识者宜知，以为医戒。

格阳关阴证第八十三

透膈散

张养愚患伤寒八九日以上，吐逆，食不得入，小便癃闷不通。医作胃热而吐，传入膀胱，则小便不通也。予诊其脉，见寸上二溢，而尺覆关中，伏而不见。

乃断之曰：格阳关阴证也。阳溢于上不得下行，阴覆于下不得上达，中有关格之病，是以屡汗而不得汗也。予投以透膈散，三啜而吐止，小便利而解。

论曰：或问何谓格阳关阴？答曰：《难经》云：关以前动者阳之动也，脉当见九分而浮。过者，法曰太过，减者，法曰不及。遂入尺为覆，为内关外格，此阳乘之脉也。又曰：阴气太盛，阳气不得营，故曰关。阳气太盛，阴气不得营，故曰格。阴阳俱盛，不能相营也，故曰关格。关格者，不得尽期而死矣。《素问》曰：人迎四盛以上为格阳，寸口四盛以上为关阴，人迎与寸口俱盛，四倍以上为关格。仲景云：在尺为关，在寸为格，关则小便不利，格则吐逆。又趺阳脉伏而涩，伏则吐逆，水谷不化，涩则食不得入，名曰关格。

由是言之，关脉沉伏而涩，尺寸有覆溢者，关格病也。何以言之，天气下降，地气上升，在卦为泰。泰者通也。天气不降，地气不升，在卦为否，否者闭也。今阳不降，上鱼际为溢，故其病吐逆，名为外格。阴不得上浮，入尺为覆，故其病小便不通，为内关。此关格之异也。

太阳阳明合病证第八十四

麻黄汤

有豪子病伤寒，脉浮而长，喘而胸满，身热头疼，腰脊强，鼻干不得眠。

予曰：太阳阳明合病证。仲景法中有三证：下利者葛根汤；不下利呕逆者加半夏；喘而胸满者麻黄汤也。治以麻黄汤，得汗而解。

论曰：或问传入之次第，自太阳，阳明，少阳，太阴，少阴，厥阴，何哉？说者谓：阳主生，故足太阳水，传足阳明土，土传足少阳木为微邪。阴主杀，故太阴土传少阴水，水传足厥阴木为贼邪。少阴水传厥阴木，安得为贼也？故予以为不然。《素问·阴阳离合论》云：太阳根起于至阴，结于命门，名曰阴中之阳。阳明根起于厉兑，名曰阴中之阳，少阳根起于窍阴，名曰阴中之少阳。太阴根起于隐白，名曰阴中之阴。少阴根起于涌泉，名曰阴中之少阴。厥阴根起于大敦，名曰阴之绝阴。大抵伤寒，始因中之气得之于阴，是以止传足经者，是阴中之阳，阳中之阴，亦自然之次第也。故此篇因黄帝问三阴三阳之离合，岐伯自圣人南面而立，前曰广明而推之。且以太阳为开，阳明为阖，少阳为枢；太阴为开，厥阴为阖，少阴为枢，六经不得相失，则其序有授矣。不特此也，以六气在天而考之，厥阴为初之气，少阴为二之气，太阴为三之气，少阳为四之气，阳明为五之气，太阳为六之气，此顺也。逆而言之，则太阳而后阳明，阳明而后少阳，少阳而后太阴，太阴而后少阴，少阴而后厥阴。伤寒为病，在气则逆而非顺，自太阳而终厥阴也。

懊侬佛郁证第八十五

承气汤

士人陈彦夫病伤寒八九日，身热无汗，喜饮，时时谵语。因下利后，大便不通三日，非烦非躁，非寒非痛，终夜不得眠，但心没晓会处，或时发一声，如叹息之状。两手关脉长，按之有力。

医者不晓是何证，但以宁心宽膈等药，不效。召予诊视，两手关脉长，按之有力，乃曰：懊侬佛郁证也。此胃中有燥屎，宜与承气汤。服之，下燥屎二十枚，次复下溏粪，得利而解。

论曰：仲景云：阳明病下之，心中懊侬而微烦，胃中有燥屎，可攻，宜承气汤。又云：病者小便不利，大便乍难乍易，时有微热，怫郁不得眠者，有燥屎也，承气汤主之。盖屎在胃则胃不和。《素问》曰：胃不和则卧不安。此所以夜不得眠也。仲景云：胃中燥，大便坚者，必谵语，此所以时时谵言也。非烦非躁，非寒非痛，所谓心中懊侬也。声口叹息而时发一声，所谓气怫都也。燥屎得除，大便通利，阴阳交和，是以其病得除。

两手撮空证第八十六

小承气汤

市人张某，年可四十，病伤寒，大便不利，日晡发热，手循衣缝，两手撮空，目直视急。

更三医矣，皆曰伤寒最恶证也，不可治。后召予，予不得已往诊之。曰：

此诚恶候，染此者十中九死。仲景虽有证而无治法，但云脉弦者生，涩者死。况经吐下，难于用药，漫以药与，若大便得通而脉强者，庶可料理也。

遂用小承气汤与之，一投而大便通利，诸疾渐退，脉且微弦，半月得差。

论曰：或问下之而脉得弦者生，何也？答曰：《金匮玉函经》云：循衣摸床妄撮，怵惕不安，微喘直视，脉弦者生，涩者死。微者但发热谵语，承气汤与之。余尝观钱仲阳《小儿诀法》：手循衣领及乱捻物者，肝热也。此证《玉函》列在阳明部。阳明胃也，肝有邪热，淫于胃经，故以承气汤泻肝而得强，脉则平而和，胃且坚不受，此百生之理也。予尝谓：仲景云：不通诸医书以发明隐奥，而专一经者，未见其能也。须以古今方书，发明仲景余意。

下利服承气汤证第八十七

小承气汤

客有病伤寒，下利身热，神昏多困，谵语不得眠。

或者见其下利，以谵语为郑声，皆阴虚证也。

予诊其脉曰：此承气汤证也。众皆愕然曰：下利服承气，仲景法乎？答曰：仲景云：下利而谵语者，有燥屎也，属小承气汤。乃投以小承气，得利止而下燥屎十二枚，俄得汗解。

论曰：《内经》云：微者逆之，甚者从之，逆者正治，从者反治，从少从多，观其事也。帝曰：何谓反治？岐伯曰：寒因寒用，通因通用。王冰以为大热内结，注泻不止，热宜寒疗，结伏须除，以寒下之，结散利止，此寒因寒用也。小承气止利，正合此理。

湿温证第八十八

白虎加参、白虎苍术

丙午岁，商人张皓，季夏得疾。胸项多汗，四肢时冷，头痛谵语。予诊其脉，关前濡，关后数。

断曰：当作湿温治。盖先受暑，后受湿，暑湿相搏，是谓湿温。投以白虎加参，次以白虎苍术，头痛渐退，足渐温，汗渐止，数日愈。此病名贼邪，误服药则死。

论曰：或者难云：何谓贼邪？予曰：《难经》论五邪，有实邪、虚邪、正邪、微邪、贼邪。从后来者为虚邪，从前来者为实邪，从所不胜者来者为贼邪，从所胜者来者为微邪，自病者为正邪。又曰：假令心病，中暑者为正邪，中湿得之为贼邪。今心先受邪，而湿胜之，水克火，从所不胜，斯为贼邪，五邪之最逆者也。《难经》有云：湿温之脉，阳濡而弱，阴小而急，濡弱见于阳部，湿气搏暑也。小急见于阴部，暑气湿蒸也。故经曰：暑湿相搏，名曰湿温，是为贼邪也。

血结胸证第八十九

小柴胡汤、刺期门穴

丁未岁，一妇患伤寒，寒热，夜则谵语，目中见鬼，狂躁不宁。其夫访予询其治法。予曰：若经水适来适断，恐是热入血室也。越日亟告曰：已作结胸之状矣。

予为诊之曰：若相委信，急行小柴胡汤等必愈。前医不识，涵养至此，遂成结胸证，药不可及也。无已，则有一法，刺期门穴，或庶几愈，如教而得愈。

论曰：或问热入血室，何为而成结胸？予曰：邪入经络，与正气相搏，上下流行，或遇经水适来适断，邪气乘虚而入血室。血与邪迫，上入肝经，肝既受邪，则谵语如见鬼。肝病则见鬼，目昏则见鬼。复入膻中，则血结于胸也。何以言之？

盖妇人平居经水常养于目，血常养肝也。方未孕，则下行之以为月水：既妊娠，则中蓄之以养胎；及已产，则上壅，得金化之以为乳。今邪逐之并归肝经，聚于膻中，壅于乳下，非刺期门以泻不可也。期门者，肝之膜原。使其未聚于乳，则小柴胡尚可行之。既聚于乳，小柴胡不可用也。譬如凶盗行于闾里，为巡逻所迫，寡妇、处女，适启其门，突入其室，妇女为盗所迫，直入隐奥以避之。盗蹑其踪，必不肯出，乃启孔道以行诱焉，庶几其可去也。血结于胸，而刺期门，何以异此。

六阳俱绝证第九十

一达官乘舟急归，四月风雨，饮食不时，得疾如伤寒状，头重自汗，身体悉疼。

医作中风湿证治，投以术附、姜附等汤，汗不止。单服附子及灸脐下，亦不止。

予往视之，曰：六阳俱绝，不可治也。其汗必如珠，验之果然，半时卒。

论曰：《难经》云：六阳气俱绝者，阴与阳相离，阴阳相离则腠理开，绝汗乃出。汗出如珠，转而不流，夕占旦死，旦占夕死，此之谓也。盖病者之汗，有阳盛阴虚，阴盛阳虚。阳盛者如骨蒸热病之汗，则流溢如润。阳绝者如此证，则凝聚而止。假如甑槅之蒸物，出汗而散者，阳盛之类也。假如置冰于金银瓦器中，汗出而凝聚不流，阳绝之证也。

临证验录

达郁法验案分析

【病案1】王某，女，46岁。2015年11月30日初诊。

主诉：间断右胁胀痛2个月。

现病史：患者平时容易生气，2个月前因与家人生气后出现右胁胀痛，走窜不定，时作时止，伴嗳气频繁，食欲不振，头晕心悸，眠差，在当地医院诊断为“慢性胆囊炎”，给予对症治疗，效果欠佳，症状迁延不愈，生气时加重，遂来院问诊于张磊教授。舌质淡红，舌苔薄白，脉象沉弦。

根据病史及发病特点，诊断为胁痛，证属肝郁气滞，疏泄不及而为病。治宜疏肝理气止痛。

处方：柴胡10克，白芍15克，炒枳壳10克，醋香附10克，川芎10克，木香6克，郁金12克，川楝子10克，延胡索10克，乌药9克，甘草6克。10剂，每日1剂，水煎服，分早晚两次温服。

二诊：服上方10剂后，症状完全缓解。恐久服香燥药物伤阴，中病即止。嘱其调畅情志，心胸开阔，勿再生气。

按语：胁痛的病因有情志不遂、跌仆损伤、饮食所伤、外感湿热及劳欲久病。胁痛的基本病机为肝络失和，其病理变化可归结为“不通则痛”与“不荣则痛”两类。其病理性质有虚实之分，其病理因素不外乎气滞、血瘀、湿热三者。因肝郁气滞、瘀血停着、湿热蕴结所导致的胁痛多属实证，是为“不通则痛”。而因阴血不足、肝络失养所导致的胁痛则为虚证，属“不荣则痛”。

胁痛的病变脏腑主要在于肝胆，又与脾胃及肾有关。因肝居胁下，经脉布于两胁，胆附于肝，其脉亦循于胁，故胁痛之病，主要责之肝胆。脾胃居于中焦，主受纳水谷，运化水湿，若因饮食所伤，脾失健运，湿热内生，郁遏肝胆，疏泄不畅，亦可发为胁痛。肝肾同源，精血互生，若因肝肾阴虚，精亏血少，肝脉失于濡养，则胁肋隐隐作痛。本案患者由于情志抑郁，导致肝失疏泄，故见胁肋胀痛等症。张磊教授用柴胡疏肝散加金铃子散疏肝理气止痛，用药10剂，诸症悉除。

【病案2】 常某，男，64岁。2016年11月2日初诊。

主诉：右侧胁肋部疼痛20余年。

现病史：患者20年前患胆囊炎后出现右侧胁肋部疼痛，曾服清肝利胆片治疗，效不佳。现症见：右侧胁肋部、肝区时有隐痛，胸闷，咳嗽，咯吐少量白色黏痰。食欲不振，纳差，睡眠差，多梦。小便正常，大便日行1~2次，偏干。舌暗红，苔黄厚腻，脉涩。既往胆囊炎病史20余年。

处方：柴胡10克，白芍10克，炒枳实10克，天花粉10，当归10克，皂角刺6克，桃仁10克，红花10克，大黄6克（后下），苍术10克，草果6克，川楝子10克，延胡索10克，炒白芥子10克，青皮10克，木香10克。10剂，每日1剂，水煎服，分早晚两次温服。

二诊：服上方10剂，右侧胁肋部疼痛症状有所改善，夜间疼痛症状较频繁，咳嗽、胸闷均减轻，吐痰减少。纳可，眠差，大小便可。舌暗红，苔薄黄，脉涩。

处方：柴胡10克，白芍10克，炒枳实10克，当归10克，桃仁10克，红花10克，川楝子10克，醋延胡索10克，首乌藤10克，炒苍术10克，醋香附10克，栀子10克，炒枳实10克。10剂，每日1剂，水煎服，分早晚两次温服。

三诊：服上方共20剂，胁肋部疼痛症状较前明显减轻，咳嗽吐痰已基本愈，现觉右侧胁肋部仍时有隐隐不适，余可。

处方：上方加黄芩10克。10剂，每日1剂，水煎服，分早晚两次温服。

按语：慢性胆囊炎是临床常见病、多发病，患者常自觉右侧胁肋部胀痛不适，并可向右肩部放射，同时伴有消化不良、恶心呕吐、呃逆等症状。本病属中医“胁痛”“胆胀”等范畴，多由饮食失节，情志失调，或外感病邪，内传胆腑，以致胆失疏泄，肝气不舒，损伤脾胃或湿阻中焦，影响脾胃气机升降运化，使肝胆失疏、脾胃虚弱而致病。本病的病位在胆，但与肝、脾、胃关系密切。张磊教授认为肝郁气滞、脾胃虚弱是慢性胆囊炎的主要病机，以达郁法疏木土、肝脾之郁为治。

【病案3】 杜某，女，53岁。2012年11月初诊。

主诉：左乳腺肿瘤局部切除术后1年。

现病史：1年前发现左乳腺肿瘤，行左乳腺肿瘤局部切除术。患者术后已放疗27次，化疗6个疗程，放化疗期间有恶心，厌食，白细胞低，时有心前区不适感，晨起手指关节及上下肢疼痛，痛处不觉热或冷。平时易急躁，胸胁痛，伴汗出。纳可，夜间易醒，多梦。大便常不成形，日行 1~2 次，小便可。舌紫暗，苔黄厚，脉略数。

中医诊断为乳岩，为肝郁气滞、阴虚痰阻证，治以疏肝理气，化痰养阴为主，以四逆散、甘麦大枣汤合瓜蒌薤白汤加减。

处方：柴胡 10 克，生白芍 10 克，炒枳实 10 克，全瓜蒌 20 克，薤白 10 克，浮小麦 30 克，炒酸枣仁 30 克，生甘草 10 克，大枣 6 枚（切开）为引。10 剂，每日 1 剂，水煎服，分早晚两次温服。

二诊：服上方共 15 剂，胸胁痛已消失。现症见：咽部有痰，稍黏易咳，稍活动或急躁则易汗出。夜间盗汗，睡眠差，入睡困难，纳食多，易饥饿。二便可，口不干，饮水一般。舌质暗红，苔薄白，脉细数。

处方：全瓜蒌 15 克，蒲公英 30 克，浙贝母 10 克，生薏苡仁 30 克，炒冬瓜子 30 克，炒桃仁 10 克，桔梗 10 克，浮小麦 30 克，煅牡蛎 30 克（先煎），知母 10 克，生甘草 6 克，桑叶 10 克。15 剂，每日 1 剂，水煎服，分早晚两次温服。

按语：本案患者经手术、化疗后，四肢疼痛，然痛处不觉寒热，结合其人平时易急躁，胸胁痛，可知此为肝气郁结所致。肝木偏盛易乘脾土，脾土运化失职，故见便溏；水谷失于运化，反化为痰湿，随肝气上犯心胸，则心胸不适；苔黄厚，脉数，痰湿有化热之象。方选四逆散疏肝理气，调达气机，瓜蒌、薤白宽胸散结化痰，甘麦大枣汤补气养阴，服药后诸症减轻。复诊患者以痰多，急躁多汗为主要表现，为痰饮郁热之象，故选清热化痰，疏通气机之品以治之。

灵动法验案解析

【病案 1】王某，男，35 岁。2013 年 7 月 24 日初诊。

主诉：胃脘部痞塞感 6 年余。

现病史：患者 6 年来多于外就餐，饮食不节致胃脘部胀、满、疼，胃中灼热，腹胀，反复发作。今年 3 月查胃镜示胆汁反流性胃炎伴糜烂、十二指肠球部多发溃疡。曾服健脾理气消食类中药 7 天，乏效。平时抽烟，日半包。现症见：胃脘部胀、满、疼，胃中灼热，腹胀，反复发作。大便成形，偏干，排不净感。舌胖大，苔白滑，脉涩。去年 11 月查肠镜示慢性结肠炎、直肠炎、直肠息肉。

处方：清半夏12克，干姜6克，党参10克，黄芩10克，黄连6克，厚朴6克，炒枳实6克，蒲公英15克，炙甘草6克。6剂，每日1剂，水煎服，分早晚两次温服。

二诊：服上方6剂，胃中灼热减轻。现胃脘胀气，饥时胃中难忍，稍食可好转。近期浑身无力。大便成形，排不净感。胃中满，有气上冲。舌体胖大，舌质淡红，苔薄白，脉涩。

处方：白及10克，重楼10克，蒲公英15克，炒枳实10克，香橼10克，生黄芪15克，煅海螵蛸10克，煅瓦楞子10克，生甘草3克。10剂，每日1剂，水煎服，分早晚两次温服。

按语：此案辨证要点为胃脘部胀、满、痛，大便成形，偏干，便后不爽，舌胖大，苔白滑，脉涩。此为寒热错杂之证，以单纯的健脾理气之法不但乏效，而且可能会加重胃痞。患者胃脘痞塞，胀满甚于疼痛，为脾胃气机升降失常，痞塞于中焦所致，胃中灼热感也有气机壅滞化热的原因。急则治其标，当先用半夏泻心汤辛开苦降、消痞散结，调畅中焦气机，为下一步治疗扫除障碍，待痞胀减轻再酌方。因胀满症状明显，故方加厚朴、枳实增强行气的力量。加蒲公英以治疗幽门螺旋杆菌阳性。此经验方不仅具有开郁、导滞、止酸、敛溃等功效，而且可制酸、抗炎灭菌、促进胃肠黏膜修复。研究证实，白及能保护胃黏膜，枳实、重楼、蒲公英能抗炎杀菌，且枳实能增加胃肠蠕动，煅海螵蛸、煅瓦楞子能中和胃酸，黄芪能敛疮生肌，愈合疮疡面，故与西药相比更加安全有效。

【病案2】宋某，女，35岁。2013年8月23日初诊。

主诉：腹胀4年余。

现病史：患者4余年前因夏季饮冷（饮料、酸奶）较多开始腹胀，后渐渐加重，逐渐消瘦，未治疗。现症见：腹胀满，从心下至少腹，按之舒，矢气、嗳气稍舒，食则胀。纳差，二便可。眠差，晨起不解乏。舌体瘦小，舌鲜红，苔薄白，脉涩细。既往病史：颈肩腰背痛、上肢关节痛、右腿酸（诊为强直性脊柱炎8年）。检查：肠系膜上动脉压迫后遗症。

处方：清半夏10克，干姜6克，党参10克，黄芩10克，黄连3克，大黄3克（后下），炒枳实6克，炙甘草6克，大枣3枚为引。7剂，每日1剂，水煎服，分早晚两次温服。

二诊：服上方腹胀好转。现症见：双上下肢、项部过电感，自觉腹部有气向下排。纳差，食多则恶心、呕吐，大便不爽，打嗝后腹胀好转，怕冷。舌质淡红，苔薄白，脉细弱。

处方：党参 10 克，炒白术 6 克，干姜 6 克，砂仁 3 克（后下），清半夏 6 克，青皮 3 克，酒大黄 3 克（后下），炙甘草 3 克。10 剂，每日 1 剂，水煎服，分早晚两次温服。

按语：本病属于寒热错杂型，患者食后则胀，食饮冷出现腹胀，苔薄白，脉沉细，此为寒证之象，然舌质红，舌体瘦小为热象，故辨证为寒热错杂型。此案处方用药少，药味用量轻，属于八法中的灵动法。患者平素饮食不节，冷热不禁，损伤脾胃，使脾胃升降功能失常。《素问・五脏别论》："所谓五脏者，藏精气而不泻也，故满而不能实；六腑传化物而不藏，故实而不能满也。"后世从大量的临床实践中，总结出"六腑以通为用，以降为顺"的理论，对六腑病证的治疗具有指导意义。《素问・六微旨大论》云："升已而降，降者谓天；降已而升，升者谓地。"故投以半夏泻心汤平调寒热，消痞除胀。外加大黄、枳实以通腑气，使浊气得降。如是则脾升胃降，气机升降正常，腹胀亦除。

【病案 3】白某，男，27 岁。1976 年 3 月 5 日就诊。

主诉：饭后呕吐 1 年余。

现病史：患者 1 年多前因受凉出现饭后呕吐，每次饭后要吐出一些饭食，并有较多清水，口常苦，中西药治疗无效，乃来郑州就医。检查：幽门水肿、胃窦浅表性炎症、十二指肠霜斑样溃疡。舌质正红，舌苔略厚，脉象沉缓。

处方：干姜 9 克，党参 15 克，半夏 15 克，黄芩 3 克，黄连 3 克，陈皮 9 克，竹茹 9 克，丁香 9 克。8 剂，每日 1 剂，水煎服，分早晚两次温服。

连服 8 剂病愈。

按语：此病案主要体现了八法中的灵动法。根据主要症状表现和较长的病程，诊为寒热虚实夹杂，以虚寒为主的证候。方中姜、参、夏为干姜人参半夏丸，是本方的核心药物，伍用黄芩、黄连有半夏泻心汤之义，伍用陈皮、竹茹有橘皮竹茹汤之义，姜、芩、连、参同用，有干姜黄芩黄连人参汤之义，但芩、连、茹用量均小，意不在清而在升降，丁香温中降逆之力较强，更助其功，于此又可见经方之奥妙。

【病案 4】朱某，男，48 岁。2011 年 1 月初诊。

主诉：饭后即吐 20 余年。

现病史：患者 20 余年前因饮食不节出现饭后即吐，吐出胃中食物、饭渣等，恶心，偶胃中灼热，曾多次中西药治疗，无效，半年体重下降 30 斤。现症见：精神差，纳可，食欲可，眠较差，大便 1~2 日行 1 次，质可，小便可，色黄，肠内灼热，矢气多。舌红，苔黄腻，舌下脉络迂紫，脉涩。既往史：

抑郁症 15 年；轻度脂肪肝；吸烟 1 天 1 包。

中医诊断：呕吐（胃气上逆证）。

治则：降逆止呕。

处方：大黄 15 克（后下），生甘草 6 克。5 剂，每日 1 剂，水煎服，分早晚两次温服。

二诊：服上药 5 剂，服第一剂时未吐，后 4 剂期间如前，饭后即吐，不吃饭时也恶心，胃内隐隐作痛，偶有灼心。矢气多，纳可，眠可，二便调。舌质红，苔黄，脉涩。

处方：当归 10 克，生地黄 15 克，桃仁 12 克，红花 10 克，赤芍 15 克，柴胡 3 克，川芎 3 克，桔梗 3 克，炒枳壳 3 克，炒牛膝 10 克，制半夏 10 克，生甘草 6 克。15 剂，每日 1 剂，水煎服，分早晚两次温服。

三诊：服上方 29 剂，呕吐次数及量均较减少，胃部不适、隐痛已基本消失。近 4 个月体重下降 30 斤。食欲可，眠安。大便可，近 2 天大便稀，日 2 次，偶小便偏黄热。唇暗，舌质红，苔黄厚燥，舌底脉络迂曲，脉涩。胃镜示：①反流性糜烂性食管炎；②慢性浅表性胃窦炎，HP（-）。病理：（距门齿 30cm）黏膜慢性炎症，伴乳头瘤样增生，未见癌。仍为胃气上逆证（胃口尤热）。

处方：制半夏 12 克，茯苓 10 克，炒枳实 10 克，黄连 6 克，石莲子 10 克。10 剂，每日 1 剂，水煎服，分早晚两次温服。

四诊：服上方 10 剂，效可，饭后即吐次数较前稍减，精神气色较前好，食欲较前稍差。眠可，二便调，时小便偏黄，有热感。唇暗，舌质红，苔黄厚燥，舌底脉络迂曲，脉涩。

处方：柴胡 10 克，党参 10 克，制半夏 12 克，炒枳实 12 克，生白芍 15 克，大黄 3 克，竹茹 30 克，陈皮 10 克，生姜 3 片，大枣 3 枚为引。10 剂，每日 1 剂，水煎服，分早晚两次温服。

按语：《金匮要略》云："食已即吐者，大黄甘草汤主之。"今患者食后即吐，亦无明显阴证表现，故首诊处方为大黄甘草汤。二诊视其药后效果不显，且胃内隐痛，思其舌下脉络迂曲暗紫，恐体内有瘀血为患，古人亦云久病多瘀，遂处方为血府逐瘀汤加半夏，活血化瘀，降其胃气。三诊腹内隐痛基本消失，患者呕吐但次数减少，此时血分问题已去十之七八，气分问题凸显。于是改弦易辙，处方以小陷胸汤清其痰浊，因病位偏下，故减去宽胸散结之瓜蒌，加入枳实、茯苓增强荡涤浊邪之力，佐以石莲子清利小便，给邪热以出路。四诊胃病既久，土壅木郁，治当肝胃同调，疏木泄土。处以大柴胡汤合橘皮竹茹汤加减以善其后。

【**病案5**】詹某，女，40岁。2013年10月14日初诊。

主诉：嗳气脘胀1年余。

现病史：患者1年余出现胃胀、嗳气，食后胃胀加重，不喜凉食，口淡。眠差，早醒，多梦，二便可。月经前乳房胀痛，白带量多。舌淡红，苔薄白，脉涩有力。本病未用中药治疗，素有胃病，时常胃灼热，经他院诊为胆汁反流性胃炎，进行四联疗法治疗，效一般。

处方：清半夏12克，干姜10克，党参10克，黄芩10克，黄连6克，蒲公英15克，厚朴12克，炙甘草6克，煅瓦楞子20克。7剂，每日1剂，水煎服，分早晚两次温服。

二诊：服上方14剂后，嗳气减轻，但晨起深呼吸后嗳气加重。胃部灼热感，睡眠转好，大便可。月经量少，经期6天，无血块。甲减，服优甲乐。舌质红，苔薄白，脉细。

处方：党参10克，木香10克，砂仁3克（后下），炒枳实10克，炒白术10克，桑叶10克，竹茹10克，丝瓜络10克，蒲公英15克，炒神曲10克。10剂，每日1剂，水煎服，分早晚两次温服。

按语：半夏泻心汤原治少阳证因误下而成之痞证。本案患者病机为中焦虚寒，寒热互结，气机结滞，升降失常。当以辛开苦降法，方用半夏泻心汤合朴姜夏草参汤。《伤寒论》曰："但满而不痛者，此为痞，柴胡不中与之，宜半夏泻心汤。"《金匮要略》曰："呕而肠鸣，心下痞者，半夏泻心汤主之。"《伤寒论》曰："发汗后，腹胀满者，厚朴生姜半夏甘草人参汤主之。"对于此类病症，非虚非瘀，与肝胆无关，多投二方获效。

【**病案6**】王某，男，62岁。1996年5月9日中医会诊。

主诉：腹胀，大便不通20天。

现病史：患者以脑出血、左侧肢体不遂入住省某医院高干病房，经治疗病情稳定，1996年5月9日医院同意请中医会诊。现症见：腹胀大，鼓之如鼓，大便20天未行，小便亦不通，插入导尿管。脉数有力，舌苔黄中带黑，厚布于舌，较干，舌质暗红。面呈瘀胀象，异常痛苦面容。

处方：大黄30克（分两次后下），厚朴15克，炒枳实15克，炒莱菔子30克。2剂，每日1剂，水煎服，分早晚两次温服。

上方服1剂，大便未行，第2剂去大黄，大便仍未行。

二诊：患者自觉腹胀稍轻，余同上。

处方：半夏15克，党参10克，黄芩10克，黄连6克，干姜10克，香橼

10 克，炙甘草 6 克。1 剂，每日 1 剂，水煎服，分早晚两次温服。

三诊：上方服 1 剂，虽觉腹中气行，大便仍不下。

处方：上方加茯苓 30 克，泽泻 15 克。1 剂，每日 1 剂，水煎服，分早晚两次温服。

四诊：上方服后，大便泻下甚多，据患者说约有两盆，先是干粪块，后是污秽物，一天泻了 9 次，至今 23 天未通的大便得以尽出，患者顿觉轻松，如释重负，腹已基本不胀。舌苔有减退，脉较平静，面已无瘀浮之象。

处方：半夏 12 克，党参 10 克，黄芩 10 克，黄连 3 克，干姜 6 克，香橼 10 克，茯苓 15 克，炙甘草 6 克，大枣 3 枚为引。2 剂，每日 1 剂，水煎服，分早晚两次温服。

五诊：大便日行 1~2 次，腹中觉舒，顿觉饥饿，饮食大增。腹胀、大便不通之患已完全解除，转治其半身不遂和慢性肾衰之患。其方药不再赘述。

按语：此病案主要体现了八法中的灵动法。此案比较典型。该院西医治疗比较棘手，故同意请张磊教授会诊。第一次用小承气汤加炒莱菔子，第二次用半夏泻心汤加香橼，第三次用半夏泻心汤加香橼、茯苓、泽泻。从治疗经过来看，病为气水糟粕互结之候，第一方虽能行其气，攻其结，但不能行其水；第二方虽能辛开苦降，转其大气，但仍不能去其结聚；第三方乃中其的，可能是连续性的作用。由此可见，中医药的特殊功效是能治疗急重症的。

【病案 7】张某，男，59 岁。1975 年 10 月 7 日初诊。

主诉：口唇周围间断性起痒疙瘩 3 年。

现病史：患者于 3 年前出现口唇周围间断性起痒疙瘩，近来加重。发作时口周围起小疙瘩，有如绿豆，有如米粒，大小不等，瘙痒异常，并有少量脓性物，同时口周围皮肤发红，曾服许多中西药，中药多为清热、燥湿、除风之品，效果不著。从今年春节以来，反复发作，有日渐加重之势，故来郑就医。诊见口周围疙瘩较多，皮色红，面部还有散在性的疖痤。脉沉有力，口苦，舌苔黄欠津。

脉证合参，诊为风火郁于阳明经之候。遂以麻杏石甘汤合麻黄连翘赤小豆汤加减化裁。

处方：麻黄 9 克，杏仁 9 克，生石膏 30 克，甘草 6 克，连翘 15 克，赤小豆 30 克，蜀羊泉 30 克，蝉蜕 9 克，白芷 3 克。3 剂，每日 1 剂，水煎服，分早晚两次温服。

二诊：药服后，症状减轻。

处方：上方加大青叶 30 克，紫草 24 克，赤芍 9 克。3 剂，每日 1 剂，水煎服，分早晚两次温服。

三诊：痒已止，疙瘩渐消，皮肤红色基本消退。

处方：上方加天花粉 12 克。3 剂，每日 1 剂，水煎服，分早晚两次温服。

四诊：基本痊愈，乃小其剂量。

处方：麻黄 6 克，杏仁 9 克，生石膏 24 克，甘草 6 克，蜀羊泉 30 克，连翘 12 克，白芷 3 克，赤芍 9 克，紫草 12 克，天花粉 9 克，赤小豆 30 克。3 剂，每日 1 剂，水煎服，分早晚两次温服。

五诊：疙瘩完全消失，红色全退，面部疖疮亦消，舌苔尚有微黄欠津之象，逐改为滋阴清热凉血之法以巩固之。因患者急于回去工作，乃持方回去，嘱其再服一段时间。

处方：天花粉 9 克，生地黄 12 克，麦冬 12 克，生石膏 24 克，白芷 3 克，赤芍 9 克，牡丹皮 9 克，蜀羊泉 30 克，甘草 6 克。3 剂，每日 1 剂，水煎服，分早晚两次温服。

按语：足阳明胃经环口绕唇。本证系风火久郁阳明，时而循经上犯于口，缠绵难愈。《素问·至真要大论》曰："风淫于内，治以辛凉。"故用麻杏石甘汤以辛凉宣泄之。《素问·六元正纪大论》曰："火郁发之。"《素问·至真要大论》曰："热者寒之。"故用麻黄连翘赤小豆汤以外透而内清之，加蝉蜕、白芷以增强其宣透之力，加蜀羊泉、大青叶以增强其清热之力；阳明经为多气多血之经，故又用赤芍、牡丹皮、紫草以凉血，解毒，化瘀；火热之邪易伤津液，故末用天花粉、生地黄、麦冬以滋阴养液。患者过去虽服用过不少清热、燥湿、除风之剂，未能获效，可能是失之于宣泄之故。麻杏石甘汤和麻黄连翘赤小豆汤均非治愈之剂，但考虑病机与方理相符，故借用之，一方治多病，正此义也。麻黄连翘赤小豆汤虽非全方，但主药已具，仍不失其方义。医之用方，应如珠走盘，不可拘泥。

【病案 8】李某，女，41 岁。2013 年 12 月初诊。

主诉：口腔溃疡，大便带血半个月余。

现病史：患者半个月余前反复发作口腔溃疡，隔 2~3 天发作一次。来月经时口腔溃疡加重，乳房胀痛，月经色暗，有块，疼痛，周期正常。易疲劳，下午明显，怕冷，四肢冰凉。夜眠易惊醒，醒后不易入睡。心烦易怒，血压低（80/50mmHg），平时头痛，头懵，无烘热汗出。纳可，大便时干，日 1 次，大便带血，色鲜红，疼痛，胀，偶有痒，小便可。舌淡红，苔白腻，脉沉弱。有痔疮 2 个月余。

中医诊断为口糜，属寒热错杂证，治以辛开苦降为主，处以甘草泻心汤合封髓丹加减。

处方：炙甘草15克，党参15克，清半夏10克，干姜10克，黄芩10克（炒黑），黄连6克，黄柏10克，砂仁3克（后下），槐花30克，赤小豆30克，五倍子6克。10剂，每日1剂，水煎服，分早晚两次温服。

二诊：服上药10剂，口腔溃疡已愈，大便带血明显缓解。现心慌，心烦，头懵，乏力，精神状态不太好，面色萎黄。痛经，有血块，颜色暗，经前乳胀明显，痛，小腹凉，量少。纳可，眠可，多梦，二便可。舌体瘦小，苔薄白。

处方：柴胡10克，生白芍30克，当归10克，茯苓10克，薄荷3克（后下），制香附10克，牡丹皮10克，栀子10克，槐花30克，生甘草6克。10剂，每日1剂，水煎服，分早晚两次温服。

按语：本例患者症状颇多，在上有口糜、心烦、头昏懵；在下有痔疮便血。此种症状与《金匮要略·百合狐惑阴阳毒病脉证并治》的描述："状如伤寒，默默欲眠，目不得闭，卧起不安，蚀于喉为惑，蚀于阴为狐，不欲饮食，恶闻食臭，其面目乍赤、乍黑、乍白，蚀于上部则声嘎，甘草泻心汤主之；蚀于下部则咽干，苦参汤洗之。蚀于肛者，雄黄熏之。"颇为类似，结合条文和临床所见，此证可表现出寒热错杂、虚实兼夹之象，在上可表现为颜面痤疮、牙痛，或如《医宗金鉴》所述"脱牙穿腮破唇"，口腔糜烂等；在中可表现为胃脘胀闷痞硬不适等表现；在下可表现为肠鸣腹胀，下利或大便不畅，痔疮便血等症状。故选用甘草泻心汤，寒热并用，辛开苦降，补泻兼施，且黄芩炒黑，增其焦苦之性。合用封髓丹增理气潜阳疏导之力。加入槐花、赤小豆、五倍子凉血疏风，清利下焦兼收涩，疗痔疮下血，故用之效佳。

【病案9】李某，女，50岁。2018年8月20日初诊。

主诉：进食后不消化半年。

现病史：患者之前因食水果后胃部不适，于医院就诊发现胃肠息肉，并行切除术，术后至今进食后胃脘部隐痛，不胀，进食不易消化食物有发凉感，两侧腹胀，脐周隐痛，有堵塞不畅感。纳一般，眠差，眠浅易醒。心烦急躁，无烘热汗出，汗多。二便正常。口干苦，易口腔溃疡。舌体胖，舌质淡，苔薄白，脉沉滞。

处方：党参10克，炒白术10克，干姜6克，清半夏10克，砂仁3克（后下），黄连6克，酒大黄3克，炙甘草6克。10剂，每日1剂，水煎服，分早晚两次温服。

二诊：服上方20剂，效可，消化道发凉感减轻。现偶有饮食不慎胃脘部隐痛，两侧腹胀，小腹坠胀，矢气频。口干喜饮，纳可，眠差，眠浅易醒。烘热汗出，心烦急躁较前减轻。大便不成形，伴有未消化食物，日 1 次，小便可。舌淡红，苔白腻，脉沉滞。

处方：柴胡 10 克，黄芩 10 克，清半夏 10 克，党参 10 克，小麦 30 克，茯苓 10 克，炙甘草 6 克，桑叶 10 克，浮小麦 30 克，大枣 3 枚（切开）为引。15 剂，每日 1 剂，水煎服，分早晚两次温服。

三诊：服上方 15 剂，效佳，发凉大减，腹胀大减。现消化慢，胃灼热，腹稍胀，隐痛，矢气频。口干不欲饮，纳可，眠一般。烘热汗出，心烦。大便日 1 次，不成形，小便可。舌淡，苔白厚，脉细。

处方：炙甘草 10 克，淮小麦 30 克，黄连 6 克，生龙骨、生牡蛎各 30 克（先煎），清半夏 10 克，炒麦芽 15 克，炒谷芽 15 克，大枣 4 枚（切开）为引。10 剂，每日 1 剂，水煎服，分早晚两次温服。

按语：患者因胃肠息肉行切除术，进食后不消化半年，伴腹胀，脐周隐痛，眠差，心烦急躁，口干苦，易口腔溃疡，辨证为中焦阳虚，寒湿内阻，清气不升，浊气上逆。治以温中散寒、健脾燥湿。方以砂半理中汤方加减。理中汤出自汉代张仲景的《伤寒论》，由炙甘草、人参、白术、干姜各三两组成，方中以干姜为君，温中散寒，可使中焦之寒得辛热而除，脾胃之寒得甘温而祛，清阳升而浊阴降。加用砂仁、半夏两味，以恢复脾胃的升降功能。方中半夏燥湿化痰，降逆止呕，和中健脾；砂仁健胃理气止痛，化食积，二药共用可作为胃痛之主药。二诊时以小柴胡汤为主方，调节少阳枢机，和解肝脾。三诊时服用上方后诸症大减，仍感胃灼热，腹稍胀，隐痛，矢气频，烘热汗出，心烦，故以甘麦大枣汤为主方，养心安神，和中缓急。方中加炒麦芽、炒谷芽鼓舞胃气，淮小麦养心安神，黄连清心安神，生龙骨、生牡蛎镇心安神而善后。

燮理法验案解析

【病案 1】岳某，女，49 岁。2018 年 9 月 28 日就诊。

主诉：胃胀 20 年。

现病史：患者 20 年前因饮食不当出现胃胀，无恶心呕吐，无胃痛，经对症治疗后缓解，以后反复发作。近几年胃胀加重，曾于 2018 年 5 月 15 日查胃镜示慢性萎缩性胃炎、胃息肉。服用西药（具体药物不详）效果不佳。现症见：胃胀，乏力，精神差，面色差，贫血，情绪不稳。不知饥，食量少，眠可。大便量少，偏干，2~3 日行 1 次，小便频数，夜尿次数多，2~3 次。月经周期正常，量少，色可，无血块，无痛经，无乳胀。舌红，苔腻，脉涩。

处方：清半夏 10 克，干姜 10 克，党参 10 克，黄芩 10 克，黄连 3 克，厚朴 15 克，炒枳实 10 克，大黄 6 克（后下），炙甘草 6 克，大枣 3 枚（切开）为引。10 剂，每日 1 剂，水煎服，分早晚两次温服。

二诊：服上方 10 剂，效果欠佳，仍胃胀，纳呆，无食欲，口干不苦，咽干时痛。大便次数增多，腹泻，考虑服用大黄所致，后未用大黄，大便量少，解不尽，日 1 次，小便频数，夜尿次数 4 次，眠可。舌淡红，苔根部厚腻，脉涩。

处方：柴胡 10 克，黄芩 10 克，清半夏 10 克，党参 10 克，大黄 3 克，炒山楂 15 克，炙甘草 6 克，生姜 3 片，大枣 3 枚（切开）为引。10 剂，每日 1 剂，水煎服，分早晚两次温服。

按语：本案属脾胃升降失常，寒热错杂之胃胀。患者平素饮食不节，冷热不禁，损伤脾胃，使脾胃升降失常而致胃胀。《素问·五脏别论》曰："所谓五脏者，藏精气而不泻也，故满而不能实；六腑者，传化物而不藏，故实而不能满也。"后世从大量的临床实践中总结出"六腑以通为用，以降为顺"的理论，对六腑病证的治疗具有指导意义。《素问·六微旨大论》曰："升已而降，降者谓天；降已而升，升者谓地。"故投以半夏泻心汤平调寒热，消痞除胀，外加大黄、枳实以通腑气，使浊气得降。考虑通降力度过大，大便次数增多，诸症无明显改善。故二诊依据不知饥，咽干，用和解剂小柴胡汤，和解少阳为主，兼补胃气；以祛邪为主，兼补正气。邪气得解，胃气调和，胃胀得除。

【病案 2】黄某某，男，59 岁。2016 年 4 月 25 日初诊。

主诉：胃胀、反酸、腹泻 4 年。

现病史：患者 4 年前术后受凉，出现胃胀、反酸、腹泻，曾在当地医院治疗（具体用药不详），效果不佳。现症见：胃胀、腹泻，饭后明显，打嗝，反酸，食欲可。大便时干时稀，有时夹杂不消化食物。眠可，小便可。舌红，苔黄厚，少津，脉细。既往史：右肾嗜酸性显色细胞癌部分切除术。

中医诊断：胃胀。治疗原则：和热燮理。

处方：葛根 15 克，黄芩 10 克，黄芩 10 克，黄连 6 克，炒山楂 15 克，生山楂 15 克，炒车前子 15 克（包煎），生车前子 15 克（包煎）。10 剂，每日 1 剂，水煎服，分早晚两次温服。

二诊：服上方 10 剂，胃胀、腹痛较前减轻。舌红，苔黄厚，少津，脉细。

处方：上方加生山药 15 克，炒山药 15 克。10 剂，每日 1 剂，水煎服，分早晚两次温服。

三诊：服上方 10 剂，胃胀、腹泻症状已愈。现症见：纳食少，不能食多，眠可。舌红，苔薄黄，脉细。

处方：上方加炒白术 20 克。10 剂，每日 1 剂，水煎服，分早晚两次温服。

按语：患者胃胀、打嗝、反酸伴有腹泻，为阴阳、气血、脏腑功能失调，方用山车汤燮理阴阳，因内有积热，加用葛根芩连汤。二诊调整脾虚状态，加入炒山药、生山药，亦是燮理阴阳之义。

【**病案** 3】康某，女，54 岁。2011 年 2 月 28 日初诊。

主诉：胃脘胀痛、反酸 20 余年，加重 3 个月。

现病史：患者胃脘不适，饭前胃空不适，饭后胀痛，如刀割感，反酸，食甜后加重，口酸、苦、干，不欲饮。胃痛严重时可致两胁胀痛，胃痛按之重，曾服用中药治疗，效差。纳眠差，后半夜睡不着，心烦躁。大便易干，小便可。已绝经 10 年。舌质暗红，苔白厚，舌底络脉迂曲，脉沉滞。

处方：柴胡 10 克，黄芩 10 克，制半夏 10 克，炒枳实 12 克，竹茹 15 克，丹参 30 克，檀香 3 克（后下），砂仁 3 克（后下），大黄 6 克（后下），生白芍 10 克。15 剂，每日 1 剂，水煎服，分早晚两次温服。

按语：患者长期胃脘胀痛，反酸，胁痛，口苦，纳差，心烦，眠差，大便干，舌质暗红，苔白厚，脉沉滞，辨证为血瘀气滞，肝胃不和。治以调气活血，舒肝和胃。方用小柴胡汤合丹参饮加减。在临床上，凡属血瘀气滞之心腹疼痛，用丹参饮多有良效。

【**病案** 4】李某，男，34 岁。2013 年 3 月 8 日初诊。

主诉：腹泻 8 年余，乏力 2 年。

现病史：患者 8 年余前因饮食不节出现腹泻，无腹痛，无恶心呕吐，无发热，在当地医院治疗后好转（具体用药不详）。以后反复发作，病情时轻时重。2 年前又出现乏力，时常出现腹泻，大便稀或不成形，日行 1~2 次，饮酒后日行 4~5 次。晚上睡眠可，白天易犯困，乏力，运动时四肢无力。易烦躁，口不干，小便正常。舌暗红，苔黄厚，脉涩。

处方：葛根 15 克，黄芩 10 克，黄连 6 克，党参 10 克，生山药 30 克，炒白扁豆 10 克，车前子 15 克（包煎），炮姜 6 克。10 剂，每日 1 剂，水煎服，分早晚两次温服。

二诊：服上方腹泻愈。现症见：2013 年 9 月份发热愈后，易反复感冒，身体虚弱，怕冷，后背发凉，腰腿痛沉。纳可，眠可，二便可。近几天出现阳痿。舌质暗，苔白厚腻，脉沉细滞。

处方：党参 10 克，炒白术 10 克，茯苓 10 克，生山药 30 克，藿香 10 克（后下），炒白扁豆 15 克，通草 6 克，滑石 30 克（包煎），生甘草 6 克。20 剂，每日 1 剂，水煎服，分早晚两次温服。

三诊：服上方 20 剂，阳痿已愈，仍腰酸背凉，易醒，醒后不易睡，不烦躁。舌暗，苔薄腻，脉沉弱。

处方：炒杜仲 10 克，续断 10 克，桑寄生 15 克，枸杞子 12 克，狗脊 30 克，炒白术 10 克，茯苓 10 克，炒神曲 10 克，生黄芪 30 克，灯心草 3 克，白豆蔻 6 克（后下），生甘草 3 克。10 剂，每日 1 剂，水煎服，分早晚两次温服。

按语：临床上运用补益之法时，要审证求因，不可偏执一端。治疗本案，既要扶正（健脾），又要祛邪（湿热）。患者饮酒后腹泻加重，因过多饮酒易生湿生热，湿热积滞于胃肠所致。叶桂（字天士）云："又有酒客，里湿素盛……在阳旺之躯，胃湿恒多，在阴盛之体，脾湿亦不少，然其化热则一。"故用葛根黄芩黄连汤以去肠胃积热。据《温热论》中对于中焦湿热重症之治："湿热一去，阳亦衰微矣。"所以加党参以补中气；用炮姜、白扁豆、山药之属，健运脾阳，湿邪得化。

【病案 5】冯某，男，35 岁。2019 年 8 月 8 日初诊。

主诉：大便溏 2 年余。

现病史：患者无明显诱因出现大便不成形，日行 1 次，矢气频，时有矢气后排大便，有时大便日行 2~3 次，量少，有时食后即欲大便，无便前腹痛。纳眠可，小便正常。舌质红，苔薄黄，脉沉滞。

处方：葛根 15 克，黄芩 10 克，黄连 6 克，炒山楂 15 克，车前子 15 克（包煎），羌活 3 克，独活 3 克。10 剂，每日 1 剂，水煎服，分早晚两次温服。

二诊：服上方 20 剂，效平。现大便不成形，日行 1 次，大概 7~10 天出现一次大便次数增多，日行 2~3 次，时溏便，量少，无明显规律，矢气频，无便前腹痛，自觉腹中有气体。纳眠可，小便正常。舌质暗红，苔薄黄，脉沉滞。

处方：炒苍术 10 克，厚朴 10 克，陈皮 10 克，炒白术 10 克，茯苓 10 克，猪苓 6 克，泽泻 10 克，桂枝 3 克，炙甘草 3 克。10 剂，每日 1 剂，水煎服，分早晚两次温服。

三诊：服上方共 20 余剂，服药期间无不适，大便不成形，日行 1 次，食油腻易大便次数增多，矢气较前减轻。近1个月出现急迫欲便，排便呈喷射状，水样便2次，便前腹中肠鸣，噜噜有声。嗳气频，纳一般，眠可，偶有反酸。小便正常，窘迫欲便。舌质红，苔黄腻，脉沉滞，面黄。

处方：炒车前子15克（包煎），生车前子15克（包煎），炒山楂15克，生山楂15克。10剂，每日1剂，水煎服，分早晚两次温服。

四诊：服上方30剂，大便次数较前减少，大便前段干，日1次，偶有便溏。现餐后及精神紧张时肛门有下坠感，有便意，小便急时有便意。纳眠可，小便正常，偶有腹痛。舌质红，苔薄黄腻，脉沉滞。

处方：党参10克，葛根15克，黄芩10克，黄连3克，生白芍10克，生山药15克。20剂，颗粒散剂，每日1剂，开水冲服。

五诊：服上方共40剂，服至10余剂时开始觉症状减轻，便意减少，又继服20剂，症轻。现大便成形，日1次。餐后腹部无不适，无便意。精神紧张时易出现肛门下坠感，有便意，能控制。小便正常，纳眠可。舌质红，苔薄黄腻，脉沉偏弱。

处方：党参10克，炒白术10克，茯苓10克，清半夏10克，陈皮10克，砂仁3克，炒山药15克，生山药15克，木瓜10克，炙甘草6克，生姜6克，大枣10克。10剂，颗粒散剂，每日1剂，开水冲服。

六诊：服上方共20剂，服药期间大便成形，日1次，精神紧张时肛门下坠感已不明显。现饭后矢气频，偶有肠鸣，纳眠可。舌质红，苔薄黄，脉沉伴有结象。

处方：上方加煨木香6克，炒白芥子6克。颗粒散剂，20剂，每日1剂，开水冲服。

按语：本案患者病机为湿热蕴结肠道，首方用葛根芩连汤清利湿热，渗湿止泻，合山车汤联用，标本兼治，虚实同调，从而达到釜底抽薪，治病求本的效果。二诊时已服上方20剂，效平，换方平胃散合五苓散。三诊时仍给予山车汤燮理阴阳，此方中所用药物都生炒并用，一阴一阳，为燮理阴阳之意。四诊时继续给予葛根芩连汤加用党参、山药大补中气。五诊时给予香砂六君子汤加用生炒山药燮理阴阳，健脾利湿。六诊时服药期间大便成形，守上方加煨木香行气止痛，健脾消食，炒白芥子温中散寒、通络止痛而善后。

【病案6】刘某，男，61岁。1976年10月17日初诊。

主诉：腹泻3个月。

现病史：患者自述3个月前因食不熟之猪肉，发生腹泻，一日数次，小腹时有疼痛，下午腹胀较重，四肢欠温，大便化验无异常，曾服中西药治疗无效，西药皆为健胃消炎之品，中药多属泻下消积之剂。脉象沉弱，舌苔白厚而松浮，舌质较淡。

此乃脾肾阳虚而致寒从中生之候。

处方：党参 15 克，炒白术 9 克，干姜 9 克，炙甘草 9 克，赤石脂 30 克，补骨脂 9 克，吴茱萸 9 克，五味子 9 克，制附子 9 克，半夏 9 克，乌梅 9 克。3 剂，每日 1 剂，水煎服，分早晚两次温服。

二诊：症状有减轻，宗上方加减。

处方：党参 18 克，炒白术 9 克，干姜 9 克，炙甘草 9 克，赤石脂 30 克，补骨脂 9 克，吴茱萸 9 克，五味子 9 克，制附子 9 克，半夏 9 克，丁香 3 克。3 剂，每日 1 剂，水煎服，分早晚两次温服。

三诊：上方服 2 剂后，大便下胶冻样物一大块，腹泻有所加重。此乃药中病也，寒积得化而去。

处方：党参 15 克，炒白术 9 克，茯苓 12 克，炒白扁豆 12 克，炒山药 12 克，炒玉米 30 克，炒莲肉 12 克，陈皮 9 克，草果 4.5 克，乌梅 9 克，黑黄芩 9 克，炙甘草 6 克。2 剂，水煎服。

四诊：腹泻已止，唯觉食纳尚少。此乃脾虚未复，运化无力之象，以健脾散加减服之。

处方：党参 12 克，炒白术 9 克，茯苓 12 克，炒白扁豆 12 克，陈皮 9 克，草果 3 克，炒神曲 6 克，半夏 4.5 克，黑黄芩 6 克，炙甘草 6 克。3 剂，每日 1 剂，水煎服，分早晚两次温服。

五诊：其子来，言其大便一直正常，胃纳不多，多以健脾散加减服之。

按语：患者年龄 61 岁，脏腑功能已经衰退，加之饮食不慎，损伤脾胃。今腹泻 3 个月，下气损伤较甚，已呈现虚寒之象，故以附子理中汤、四神丸、桃花汤、附子粳米汤加减化裁治之，务使其阳复、寒散、积去。后重点扶脾，使运化有权，故改用参苓白术散加减治之，而泻遂止。

【病案 7】司某，女，37 岁。1975 年 12 月 4 日初诊。

主诉：失眠 11 个月。

现病史：患者 11 个月前因其父亲逝世受惊（火葬），而后不久，精神失常，情绪非常焦躁，日夜未眠。先后曾去各医院门诊治疗，病情虽有好转，但每夜难以入睡，即使入睡梦亦多，上午精神呆滞，头昏闷不清，善太息，常欲哭。诊时神志清晰，舌苔微黄，脉数乏力。患者云：主要因惊怕得病。

此乃阴阳失调之证，遂疏桂枝加龙骨牡蛎汤合甘麦大枣汤、百合地黄汤化裁之方与服。

处方：桂枝9克，白芍9克，生龙骨、生牡蛎各24克（先煎），百合15克，生地黄15克，合欢皮12克，首乌藤30克，琥珀1.5克（冲服），甘草9克，浮小麦30克，大枣7枚为引。每日1剂，水煎服，分早晚两次温服。

随病情变化，后又以桂枝加龙骨牡蛎汤合酸枣仁汤加减治之。

处方：桂枝9克，白芍9克，生龙骨、生牡蛎各24克（先煎），麦冬12克，炒酸枣仁12克，茯神12克，知母6克，川芎3克。每日1剂，水煎服，分早晚两次温服。

经治疗月余，春节后逐渐痊愈。

按语：《素问·举痛论》曰："恐则气下……惊则气乱。"《灵枢·本神》曰："心，怵惕思虑则伤神，神伤则恐惧自失。"本患者既受惊恐，又情志不舒，以致脏伤气乱，阴阳严重失衡，形成恶性循环，极似"脏躁"证，故重用甘缓之味以缓其急，并兼调和阴阳与潜镇安神。细思，此非经方，难以克其顽疾，果然年余棘手之疾，月余竟安。

【病案8】刘某，女，37岁。2015年1月7日初诊。

主诉：纳少，易恶心45天余。

现病史：患者述平素纳少，见饭易恶心，似饥非饥，胃部怕凉，饭后胃脘部堵塞感，运动后减轻，易腹胀。现症见：胃部怕凉，恶食生冷，易腹泻。2014年11月因宫外孕做宫腹联合微创手术，术后半个月，胃部症状加重，纳少，易恶心、干呕、胁痛。曾服汤药效不显，经常服用止泻药。平素易上火，牙龈易出血，口干，脚出冷汗。大便日行1次，不成形，小便正常。近1个月月经来潮2次，行经3天，量多，色黑，经前乳胀。舌质淡，苔腻黄，脉细。

处方：柴胡10克，黄芩10克，党参10克，清半夏10克，桑叶10克，竹茹10克，丝瓜络10克，甘草6克，藿香3克（后下）。6剂，每日1剂，水煎服，分早晚两次温服。

二诊：服上方6剂，已无恶心，无堵塞感。现症见：易上火，晨起口干，牙龈易出血。食生冷易拉肚子，大便日行1次，不成形，小便正常，纳眠一般。舌质暗红，苔薄黄腻，脉细。

处方：炒麦芽15克，炒神曲10克，炒山楂15克，茯苓10克，黄芩10克，佛手4克，黄连3克，炒薏苡仁30克，生甘草3克，清半夏10克。10剂，每日1剂，水煎服，分早晚两次温服。

按语：患者纳少，易恶心，干呕，胁痛，乃肝胃不和之象，又有胃部怕凉，食生冷易拉肚子，易上火，牙龈易出血，月经提前的症状，用药既不能过热亦不能过寒，故以小柴胡汤和解之，佐以桑叶、竹茹、丝瓜络以清肝火，藿香以畅中，则诸症可解。二诊时恶心，堵塞感消失，此次以调中为主治之，以焦三仙（焦山楂、焦神曲、焦麦芽）、佛手健运脾胃，合半夏泻心汤辛开苦降，茯苓、薏苡仁健脾化湿。

【**病案**9】宋某，男，55岁。2019年8月21日初诊。

主诉：腰酸5年。

现病史：患者1994年曾腰扭伤，后经常扭伤，5年前出现腰酸，活动受限。现腰酸，轻微持续性疼痛，不敢弯腰，乏力，站立不稳，不能长时间走路，阴天加重。口干，易口腔溃疡。纳眠可。大便正常，日行1次，小便正常。舌暗，苔薄黄，脉沉滞，舌下脉络瘀。

处方：桂枝10克，生白芍10克，柴胡10克，黄芩10克，党参10克，清半夏10克，通草3克，郁金10克，远志10克，干姜10克，蒲公英30克，生地黄35克，丁香6克，炙甘草6克，生姜3片，大枣3枚（切开）为引。15剂，每日1剂，水煎服，分早晚两次温服。

按语：本案患者病机为营卫不和，三焦气化功能失调。故以桂枝汤调和营卫，小柴胡汤和解三焦，加通草通利血脉，郁金、远志活血止痛，行气解郁，蒲公英、生地黄养阴清热，丁香行气止痛，干姜温中散寒。诸药合用，共奏阴阳协调，上下通和，表里畅达之功。

【**病案**10】李某，男，40岁。1977年11月17日初诊。

主诉：小腹发胀2年多。

现病史：患者自述两年多前无诱因出现小腹发胀，不疼痛。食后常嗳气，二便正常。西医多次检查为十二指肠淤滞，让其手术，患者终不肯作，服西药无效。

处方：桂枝9克，白芍9克，炒小茴香9克，乌药9克，木香6克，川楝子9克，荔枝核9克，制香附12克，红花9克，五灵脂12克，大腹皮9克，炙甘草6克。每日1剂，水煎服，分早晚两次温服。

二诊：上方服12剂，腹胀基本消失，尚有嗳气。

处方：上方去五灵脂，加丁香6克，柿蒂9克。每日1剂，水煎服，分早晚两次温服。嘱其痊愈，不必再来。

按语：腹胀首先要责之于肝，故方中重用疏肝理气之品，气滞日久，血行亦必不畅，故又加活血之味，便气行血畅，其胀自除。

【**病案**11】朱某，男，70岁。2007年3月14日初诊。

主诉：腹痛20年，加重20天。

现病史：患者20年前因感冒咳嗽，咳痰，纳差，治愈后出现腹痛，服用抗溃疡西药有效，但未痊愈。现症见：脐左侧隐隐作痛，压之痛重，食凉食物加重。耳鸣，腰酸，会阴部潮湿感，食欲可，睡眠正常，大小便正常。舌质暗红，苔薄白，脉沉弱。2006年8月胃镜示浅表性胃炎、胃溃疡。

诊断为腹痛，病机为肝脾功能失调挟瘀，治以当归芍药散合失笑散。

处方：川芎10克，当归10克，生白芍30克，泽泻15克，炒白术12克，茯苓12克，五灵脂10克，蒲黄10克（包煎）。10剂，每日1剂，水煎服，分早晚两次温服。

二诊：上方共服15剂，腹痛告愈，改治耳鸣。

处方：柴胡10克，黄芩10克，制半夏10克，党参10克，磁石20克（包煎），夏枯草15克，连翘10克，麦冬10克，炙甘草6克，生姜3片，大枣4枚为引。15剂，每日1剂，水煎服，分早晚两次温服。

按语：本案患者病机属肝脾失调，瘀血阻滞。本案患者20年之腹痛，用当归芍药散合失笑散10剂而愈，一则说明中药效果之显著；二则说明辨证之重要，只有辨证准确，用药对证，才可能收效较速。

【病案12】王某，女，42岁。1990年3月14日初诊。

主诉：恶心10余年，近数月加重。

现病史：患者10余年前无诱因出现恶心，无呕吐，无胃痛、胃胀，未治疗，自行缓解。近数月加重，几乎每天都有数次恶心，不因任何诱因引起，但很少呕吐，不影响吃饭，有时大便较干。余无其他异常。患者体质较壮，不现病色。脉沉而有力，苔舌均尚正常。

处方：柴胡12克，黄芩10克，白芍15克，炒枳实10克，大黄10克（后下），竹茹30克，陈皮10克，生姜3片，大枣3枚为引。6剂，每日1剂，水煎服，分早晚两次温服。

二诊：上方服10剂，基本痊愈，仅有时轻微恶心。

处方：上方加半夏10克，继服3剂。告愈。

按语：患者恶心10年，余无明显不舒，乃胆胃郁热所致，以大柴胡汤与橘皮竹茹汤加减治之，使胆清胃和，恶心除。

【病案13】陈某，男，46岁。2013年4月初诊。

主诉：左侧身体怕冷4年余，加重2年。

现病史：患者4年余前无诱因出现左半侧身体从头至脚怕冷，稍受凉即觉鼻塞，脸木，左侧肢体凉至脚跟，走路后觉脚掌痛，后枕部出汗多，未治疗。2年前以上诸症加重，口苦，纳少，眠差，入睡难，易醒，多梦，烦躁，每晚睡3~4小时。小便频，夜间明显，大便可。舌质暗，舌体胖大，苔白厚，苔中黄厚，脉涩。既往史：左腿骨管瘤术后4年；抑郁病史；高血压病。

辨证：阴阳失调，经脉失利证。

治则：调整阴阳，舒筋通络。

处方：桂枝10克，生白芍10克，当归10克，生龙骨、生牡蛎各30克（先煎），通草6克，鸡血藤30克，首乌藤30克，酒桑枝30克，淡竹叶10克，生甘草6克，生姜3片，大枣3枚（切开）为引。15剂，每日1剂，水煎服，分早晚两次温服。

二诊：服上方30剂，效可，左侧身体怕冷较前明显减轻。现症见：多汗，主要为头枕部。晨起口苦，纳可，眠差，入睡难，心烦躁，晚上服阿普唑仑片后可睡2~4小时。二便可。舌质暗红，苔白厚腻，脉涩。

处方：生山药15克，生白芍10克，怀牛膝10克，桃仁10克，生地黄10克，代赭石15克，生龙骨、生牡蛎各30克（先煎），夏枯草10克，黄芩10克，茯苓10克，生薏苡仁30克，淡竹叶10克。15剂，每日1剂，水煎服，分早晚两次温服。

按语：《素问·阴阳应象大论》曰："天地者，万物之上下也；阴阳者，血气之男女也；左右者，阴阳之道路也；水火者，阴阳之征兆也；阴阳者，万物之能始也。"患者术后出现左侧身体从头至脚怕冷明显，稍受凉即鼻塞，脸木，乃是阴阳失调、左右阴阳之气不相顺接，经脉不利，阳气卫外与温煦之力不足的表象。阴阳不和，营卫运行失度则睡卧不宁、烦躁不安、多梦纷纭。遂用桂枝加龙骨牡蛎汤调和阴阳，龙骨和牡蛎又可重镇安神。方中加当归、鸡血藤补血活血，酒桑枝有祛风湿通经络，利关节行水气之功。二诊时诸症好转，但汗出明显，中医有血汗同源之论，汗多必伤阴血，肝体阴而用阳，阴血亏虚，肝失濡养则易肝阳上亢，肝火上炎，故患者有烦躁失眠，口苦诸症。今用建瓴汤加减，生地黄、山药、白芍补养肝肾，涵养肝木，生龙骨、生牡蛎平肝潜阳，牛膝引血下行，茯苓、薏苡仁健脾利水渗湿，诸药合用有滋补津血阴液，育阴利水，潜镇肝阳之效，正如张锡纯所言："服后能使脑中之血如建瓴之水下行，脑充血之证自愈。"

【病案14】白某，男，30岁。1974年11月25日初诊。

主诉：顽固性荨麻疹多年。

现病史：患者多年前无诱因出现全身荨麻疹，瘙痒异常，抓破流水，曾用多种抗过敏药物无效，也曾服用除风活血中药亦无效，不能上班非常焦急。遂以桂枝加葛根汤加味治之。

处方：桂枝15克，白芍15克，葛根30克，紫苏叶12克，丹参30克，徐长卿30克，炙甘草6克，生姜9克，大枣4枚为引。8剂，每日1剂，水煎服，分早晚两次温服。痊愈。

按语：桂枝加葛根汤，是治疗荨麻疹常用之方，效果较好。用此方，旨在调和营卫并解肌，不除风而风自除，再适当加入除风活血之味，更能增强其疗效，是张磊教授治疗此病点滴之得也。

【病案15】赵某，女，49岁。1989年10月24日初诊。

主诉：全身瘙痒数年。

现病史：患者数年前无诱因出现全身瘙痒，痒时搔之呈条状、片状隆起，痒停即消，消后皮肤无异常，每天多次发作，异常难受。诊时患者还在瘙痒。脉舌正常。

此为营卫不和，血虚生风所致。

处方：桂枝10克，白芍10克，黄芪30克，荆芥10克，当归15克，地肤子10克，紫苏叶10克，生香附10克，炙甘草9克，生姜9克，大枣5枚为引。3剂，每日1剂，水煎服，分早晚两次温服。

二诊：上药服后，瘙痒大轻，可以不用手抓。因其家有患者，急于返家，让其持方回去继服。

处方：上方加葛根15克，服至痒止停药。

按语：此类瘙痒症，临床多见，若单以风药治之效果甚差，予常以桂枝汤为主进行适当加味，调和营卫，兼祛风邪，往往获得满意效果。方中当归养血活血，寓“治风先行血，血行风自灭”之义。当归伍荆芥，既养血又除风，况方中本有白芍，又寓有荆芥四物汤的功用。

【病案16】陈某，女，20岁。2018年11月23日初诊。

主诉：皮肤过敏10余年，加重6个月。

现病史：患者诉自幼秋冬季变天时皮肤出现大片皮疹，淡红色，瘙痒，初中患有鼻炎，服药后缓解。2018年5月因转专业失败，情绪低落，暴瘦10斤，易饥饿，乏力，心烦，皮肤敏感加重，于外院抗生素治疗，效一般。现皮肤过敏。纳可。大便不成形，小便调。眠差，易做噩梦，易醒。舌红，苔白腻，脉细。既往史：甲状腺结节；慢性荨麻疹；糜烂性胃炎并感染幽门螺杆菌。

处方：桂枝10克，生白芍10克，炙麻黄3克，杏仁6克，紫苏叶10克（后下），蝉蜕6克，炙甘草6克，生龙骨、生牡蛎各30克（先煎），生姜3片，大枣3枚（切开）为引。10剂，每日1剂，水煎服，分早晚两次温服。

二诊：服上方35剂，身上出疹现象减少。现手上易出现划痕，红肿，无明显痒痛，面部洗脸后发红。易兴奋，易做梦。大便溏，日1次。舌红，苔薄黄，脉沉略数。

处方：桂枝10克，生白芍10克，柴胡10克，黄芩10克，连翘12克，生龙骨、生牡蛎各30克（先煎），葛根30克，炙甘草6克，生姜3片，大枣3枚（切开）为引。颗粒散剂，10剂，水冲服。

按语：患者皮肤过敏10余年，眠差，易做噩梦，易醒，此乃为风邪袭表，营卫不和。治以调和营卫，疏散风邪。方用桂枝麻黄各半汤加味。此类疾病临床常见，如单以风药治疗效果甚差。二诊时服上方35剂，身上出疹现象减少，继续以桂枝汤合小柴胡汤加减调和营卫，疏通三焦气机。

【病案17】李某，女，53岁。2011年3月25日初诊。

主诉：口干、咽干喑哑，大便干1年。

现病史：患者近1年情绪不畅，之后出现口干不苦，欲饮，但饮不解渴，说话多则咽干喑哑。大便干结，常自饮黄连、生地黄、大黄水，可稍缓解。时有头胀、耳鸣、目昏，有时脾气急躁。纳眠可，小便黄。时烘热汗出，近几日怕冷、晚上腹胀。舌质淡红，苔薄黄，舌底脉络迂曲，脉细。月经周期正常，量少已1年，1天即净，经前无乳胀，不痛经，白带可。理化检查示：三酰甘油高，血压、血糖均正常。

中医诊断：便秘（阴虚，肺失其濡）。

处方：炒火麻仁30克，生白芍30克，炒枳实12克，厚朴12克，木蝴蝶6克，麦冬15克，玄参30克，大黄10克（后下），杏仁15克。15剂，每日1剂，水煎服，分早晚两次温服。

二诊：服上方15剂，口干减轻，余症如前。现咽干，大便干结，牙龈肿痛，头皮痛。晨起眵多，时有头胀。耳鸣较前减轻。自觉颈后发凉，烘热汗出，心烦。小便黄。舌质淡红，苔白，脉细。

处方：栀子10克，连翘15克，黄芩10克，薄荷6克（后下），竹叶10克，大黄15克（后下），芒硝15克（另包），生甘草6克，玄参30克。10剂，每日1剂，水煎服，分早晚两次温服。

三诊：服上方10剂，效佳，口已不渴，饮水已不多，服药期间大便不干结，日1次。今已停药2天，大便未解。仍易急躁。月经周期可，量少，1天即净，色黑暗，月经期四肢面部郁胀。耳鸣较前减轻，易上火。纳眠可，小便黄。舌尖红，苔黄厚腻，舌底脉络迂曲，脉细。

处方：上方加生地黄30克，桃仁10克。15剂，每日1剂，水煎服，分早晚两次温服。

按语：患者大便干结，咽干喑哑，常饮黄连、生地黄、大黄水可稍缓解，可见患者有阴虚之证；时急躁，时有烘热汗出，腹胀，加之大便难，可见有胃肠燥热之证，紧抓主证，方以麻子仁丸加味泻热通便。服药 15 剂后口干、耳鸣减轻，仍咽干，牙龈肿痛，大便干结，自觉颈后发凉，烘热汗出，心烦，病属邪热蕴结上中焦，治以清上泻下为大法，方用凉膈散泻火通便。服药 10 剂后效佳，但是停药 2 天后又出现大便难，行经期又伴有四肢面部郁胀，此为热胜煎熬血液，久而成瘀，遂在原方基础上加入大剂量生地黄清热凉血，加用桃仁活血化瘀，继续服用中药 15 剂后，诸症全消。

【病案 18】孟某，男，70 岁。2011 年 2 月 16 日初诊。

主诉：纳差 3 个月。

现病史：患者近 3 个月纳差，不知饥，口中有异味。头部不适，整天有轻飘飘感，脚下轻。脉压差大。眠可，二便调。口中淡，饮水不多。舌质红，苔薄白，脉沉滞。血压 130/80mmHg，既往高血压病史 10 余年。

处方：柴胡 10 克，黄芩 10 克，制半夏 12 克，党参 10 克，炒神曲 10 克，白豆蔻 6 克（后下），炙甘草 6 克，生姜 3 片，大枣 3 枚（切开）为引。10 剂，每日 1 剂，水煎服，分早晚两次温服。

按语：《伤寒论》曰："有柴胡证，但见一证便是，不必悉具。"小柴胡汤主证有往来寒热，胸胁苦满，默默不欲饮食，心烦喜呕等。故本案患者以小柴胡汤和解之，加炒神曲、白豆蔻健运脾胃，则诸症可解。

【病案 19】袁某，女，3 岁。2011 年 4 月 27 日初诊。

主诉：发热半年余。

现病史：患者近半年间断性发热，38.5℃左右，最高 39.7℃，下午、晚上发热，易腹胀，见凉易感冒，打喷嚏，曾在多家医院住院治疗，均不能退热，服补气、补血、清热类中药等，效不显，曾多次检查，未见明显异常。左侧颈下淋巴结肿大。脉细。2011 年 4 月 25 日：白细胞 $12.5\times10^9/L$。

处方：柴胡 6 克，黄芩 6 克，制半夏 6 克，炒枳实 6 克，生白芍 6 克，大黄 2 克（后下），生龙骨、生牡蛎各 15 克（包煎），炒神曲 6 克，炒山楂 6 克，炒麦芽 6 克，生姜 3 片，大枣 3 枚为引。

二诊：服上方 9 剂，服至第 7 剂时未发热，但晚上多食后又出现发热。现每天下午 2—3 点时体温升高，持续半小时左右，晚上 9 点左右再次发热，持续半小时，体温 38.2～38.4℃，每体温升高后出现多汗，随即体温下降。腹胀，腹软，触之热。矢气臭秽，大便糊状，有泡沫，味重，小便可。口渴多饮，纳可，食欲佳，眠佳，面色不华。

处方：葛根 10 克，黄芩 6 克，黄连 3 克，生石膏 15 克，知母 6 克，生甘草 3 克，粳米一撮（包煎）。

按语：本案患儿间断发热半年，下午、晚上发作，易腹胀，中医辨证为少阳阳明合病，治以和解少阳，内泻热结，方以大柴胡汤加味治疗。二诊时高热，口渴多饮，腹胀，腹部触之发热，矢气臭秽，辨证为湿热毒邪蕴结下焦，治以清热生津，解毒利湿。方以葛根芩连汤合白虎汤。有是证，用是方。经方的临床效果是可以复制的。

辨证中之证与证外之证，注意其杂

【病案 1】王某，女，48 岁。2018 年 9 月 26 日初诊。

主诉：蛋白尿、血尿 20 年，眠差 6 年。

现病史：患者自 20 年前妊娠期间发现蛋白尿、血尿，未在意，近 10 多年来按“慢性肾炎”治疗，一直口服黄葵胶囊等保护肾功能药物。近 6 年来眠差，入睡难，严重时彻夜难眠，间断口服安眠药、抗焦虑药物，效可，易反复。现症见：眠差，入睡难，心烦，平均每晚能睡 3~5 小时，纳可，大便 1~2 日 1 次，偏干，小便黄，脾气急躁易怒，乏力，性格要强，凡事追求完美。舌质淡红，苔薄白腻，脉涩。2013 年因宫颈腺癌行子宫全切术，术后未调理，复查未发现异常；2010 年发现左侧甲状腺乳头状癌，行肿瘤切除术，术后未调理；2 个月前查尿常规：尿潜血（++++），尿蛋白（++），24 小时尿蛋白定量 1000 毫克。

处方：生地黄 15 克，百合 30 克，麦冬 15 克，炒酸枣仁 15 克，茯苓 10 克，茯神 10 克，淡竹叶 10 克，灯心草 3 克，川木通 3 克，桑白皮 10 克，地骨皮 10 克，生甘草 3 克。10 剂，每日 1 剂，水煎服，分早晚两次温服。

按语：此案为典型的虚劳病，生病起于过用，虚劳之因在后天多因于劳倦、情志、饮食所伤。心主血而藏神，肾主志而藏精，精生气，气生神，神役气，气役精，劳神则暗耗心血，色欲过度伤肾而肾不强固。结合此案，患者长期夜间眠差，入睡难、心烦，小便黄，平素急躁易怒，一派心肝火旺之象，久之则阴血耗伤。心经遗热于小肠，肝经遗热于血室则出现尿血，肾气不藏则出现蛋白尿。该患者以失眠为主症，伴蛋白尿、血尿，总属心肝火旺，阴血不足，治疗上当以养阴清火为主，方用眠安汤加味。方含导赤散、泻白散方，取“下病取上治之”之义。对于蛋白尿、血尿的患者，张磊教授多从肺论治，小便虽出于膀胱，而肺为水之上源，上源清，则下源自清，《血证论》有云：“尿血治心与肝而不愈者，当兼治其肺，肺为水之上源，金清则水清，水宁则血宁。”故用泻白散以清肺金，合导赤散以清心火，使水清血宁。此案即是辨证中之证及证外之证的典型，治疗上既要主次分明，又要统筹兼顾，从整体出发，如《素问·标本病传论》所言：“谨察间甚，以意调之，间者并行，甚者独行”，做出恰当的处理。

【病案2】吴某，男，47岁。2018年7月4日来诊。

主诉：反复双耳闷半年余，口角㖞斜4天。

现病史：患者诉近半年来饮水少、感冒及情绪波动时易出现双耳闷，堵塞感，双耳不同时闷，休息后缓解。4天前劳累加之吹风后突然出现口角㖞斜，吃饭时口角漏饭，于本院针灸科治疗2天，效未显。现症见：口角向右侧㖞斜，左耳郭周围刺痛，左眼闭合不全，伴左侧偏头痛，脾气急躁易怒，纳眠可，大便日1次，成形，小便正常。舌质暗红，苔黄腻，脉涩。既往左耳鸣10多年。

处方：柴胡10克，黄芩10克，党参10克，清半夏10克，桂枝10克，白芍10克，黄芪30克，赤芍10克，防风10克，炙甘草10克，生姜3片，大枣3枚（切开）为引。15剂，每日1剂，水煎服，分早晚两次温服。

二诊：服上方15剂，配合针灸治疗，面瘫恢复，无明显后遗症，双耳闷已无，左侧偏头痛已不明显。现症见：夜间眠时吹气，气味腥，时有胸闷，左侧耳鸣，平躺时明显，乏力，易出汗。自觉左侧肢体活动不利，纳眠可，二便正常。舌质红，苔黄厚腻，舌下络瘀，脉涩。

处方：上方加连翘10克，忍冬藤15克。继服15剂。

按语：临证之际，常常会遇到患者有多种慢性病，需要根据具体情况，从整体出发，权衡利弊，抓主要矛盾，即遵《内经》“谨察间甚，以意调之，间者并行，甚者独行”之旨。就此案来讲，患者长期耳鸣，双耳堵塞感，系旧疾，面瘫是又添新病。患者平素脾气急躁，左侧偏头痛、耳鸣、耳闷提示肝气偏旺，加之近日劳累受风出现面瘫，为中风之候，治疗上以清肝疏风通络为主，用小柴胡汤、桂枝汤、黄芪赤风汤三方合用以奏益气和营，疏肝通络之功，效如桴鼓。

辨静态之证与动态之证，注意其变

【病案】王某，男，54岁。2010年4月30日初诊。

主诉：左臂痛1个月余。

现病史：患者1个月余前突然出现左肘内侧痛，后延伸至整个左臂，伴头肩部痛，左手指麻木。近2年眠差，凌晨方入睡，有时彻夜难眠。2年前曾发左侧足跟痛，两膝痛，后自愈。后又出现右侧足跟痛，久行即觉足痛，不欲活动，纳可，二便可。舌质红，苔白厚而燥，脉沉有力。有大量吸烟史。

处方：桂枝15克，生白芍15克，制川乌10克（先煎），连翘12克，秦艽10克，防风10克，生黄芪30克，陈皮10克，酒桑枝30克，威灵仙10克，生姜3片为引。10剂，每日1剂，水煎服，分早晚两次温服。

二诊：服上方10剂，效佳，左臂、肩部已不痛，双膝痛减轻。现症见：左手除大拇指外其余四指尖发麻，已间断发作8个月。今年脑中空虚突然发作5~6次，每次持续1~2秒。平素吸烟多，咽喉至食管下段有疼痛感，纳眠可，仍入睡晚，小便频，量不多。大便可。舌质红，苔白偏厚，脉细滞。

处方：生地黄30克，当归15克，生白芍30克，川芎10克，桃仁12克，红花10克，酒桑枝30克，干地龙10克，通草6克。10剂，每日1剂，水煎服，分早晚两次温服。

按语：《素问·痹论》云："风寒湿三气杂至，合而为痹也。"患者吸烟日久，痰湿内生，兼风寒侵袭经络，风痰内阻，经络气滞不通，郁而化热，故肢体多处疼痛麻木，舌红，苔白厚。张磊教授常运用疏利法以疏通经络郁滞，方中选用秦艽、防风、威灵仙以祛风除湿；川乌以温经散寒止痛；桑枝善走四肢以通经活络；桂枝与白芍以调和营卫；黄芪、防风寓玉屏风散之意以益卫固表，使正气存内，邪不可干；加连翘清其郁热。待气行络通，营卫调和，腠理畅达，而疼痛自消。二诊指尖发麻，脑中空虚为血虚失养之征象，故以桃红四物汤以养血活血继续调治。

辨宏观之证与微观之证，注意其因

【病案】孙某，男，60岁。2018年1月31日初诊。

主诉：反复右胁肋部胀痛30年余，加重20天。

现病史：患者述30年前突然出现右侧胁肋部疼痛剧烈，于某医院发现胆囊、胆管多发结石，行胆囊摘除术，术后症状未再作。8年前因长期饮酒，加之劳累，上症复发，在医院发现肝内胆总管结石，行穿刺引流术，结石未排除。2013年又复发，又行肝内胆总管取石术。近3年反复出现右侧胁肋部胀痛不舒，食多易觉肝区发胀、不痛，口苦，面黄，小便黄，纳眠可，大便日1

次，时不成形，食肉后大便多不成形。舌质暗红，苔白腻，脉涩。2018 年 1 月 8 日查彩超示肝实质回声致密增强，结构增粗；肝内胆管结石及泥沙样沉积物；肝内胆管积气；门静脉增宽；胰后段脾静脉增宽；脾大；二尖瓣、三尖瓣、主动脉瓣轻度反流；左室松弛功能减退。

处方：柴胡 10 克，黄芩 10 克，清半夏 10 克，党参 10 克，生牡蛎 30 克（先煎），金钱草 30 克，乌药 10 克，郁金 10 克，炙甘草 6 克，生姜 3 片，大枣 3 枚（切开）为引。15 剂，每日 1 剂，水煎服，分早晚两次温服。

按语：患者宏观之证为右侧胁肋部胀痛不舒，食多易觉肝区发胀、不痛，口苦，面黄，小便黄等；微观之证为肝胆内多发结石。纠其因，亦因于酒食不节，肝胆蕴生湿热，日久成积，浊瘀内阻，有碍气行，故见胁下胀痛。治用小柴胡汤，辨病加金钱草、乌药、郁金、生牡蛎。嘱患者不用换方，可以经常服本方，服 5 天停服 2 天，服 3 天停服 2 天。张磊教授认为对于积浊过久、过盛之人，“冰冻三尺，非一日之寒”，要论“持久战”，可让患者服 5 天停 2 天，或服 3 天停 2 天，或服 1 个月可停 15~20 天继服。中医治病，对久病服药者要注意用药安全。张磊教授常类比于自然，提出人体也一样，不能只有阴天没有晴天，方合中医之道。

辨顺易之证与险恶之证，注意其逆

【病案】毛某，女，35 岁。2018 年 9 月 26 日初诊。

主诉：腹痛伴腹泻 1 年余。

现病史：患者诉 2017 年 8 月份午饭后半小时左右易出现腹痛欲便，继之腹泻，大便过程中腹痛剧烈，以小腹为主，伴手脚冰凉，出虚汗，便后痛减，身乏力，曾于多家医院就诊，效差，具体用药不详，上症反复发作，持续至今。近 3 个月发作 5~6 次，半个月前发作 1 次，未治疗。欲汤药调理。平素厌食生冷，消化能力差，纳一般，食多易胃胀，偶胃灼热、反酸，晨起口干苦，吐黄痰，眠差，易醒，月经周期可，量少，脾气急躁，面色较浅。舌质淡红，舌尖红，苔薄白腻，脉沉弱。

处方：煨葛根 15 克，黄芩 10 克，黄连 6 克，党参 10 克，炒白术 10 克，生白芍 15 克，陈皮 10 克，防风 6 克，炮干姜 6 克。10 剂，每日 1 剂，水煎服，分早晚两次温服。

按语：张磊教授认为，慢性腹泻多以脾胃虚弱为本、肠胃积热为标，治当先祛其积滞或湿热，后再议补。缪希雍云：“盖久泻不止，多缘气虚，纯用苦寒，胃气愈闭；又下多亡阴，必用人参，取其阳生阴长之意也。”故在临床上每遇胃肠有积热的患者，张磊教授喜用葛根芩连汤加党参来治疗。结合该患者病史及症状特点，便前腹痛，便后痛减，予合痛泻要方以泻肝调脾，加炮姜以温脾阳。

辨正治之证与误治之证，注意其伤

【病案】孙某，女，32岁。2018年8月6日初诊。

主诉：反复咳嗽2个月余。

现病史：患者2个月前无明显诱因出现咳嗽，口服西药复方甲氧那明胶囊及中成药疏风解毒胶囊，乏效，又服中药7剂，乏效。现症见：咳嗽，朝轻暮重，阵发性，咽痒即咳，咳白痰多，受凉咳重，口不干渴，偶有胸闷、气短，纳可，工作压力大致眠浅易醒，月经周期正常，经前乳胀轻，二便正常。舌淡红，苔薄白，脉涩。

处方：师以小柴胡汤加味治之。柴胡10克，黄芩10克，清半夏10克，干姜6克，细辛3克，五味子6克，炙麻黄3克，杏仁4克，生甘草3克。10剂，每日1剂，水煎服，分早晚两次温服。

二诊：服上方10剂，咳嗽愈。今日主要因失眠来诊。现症见：眠差，入睡难，眠浅，易醒，多梦，面颊散在黄褐色斑，工作压力大，情绪低落，现正值经期第二天，本次月经错后20天，小腹坠胀，月经量少，经期乳胀，二便正常。舌淡暗，苔薄白，脉涩。

处方：柴胡10克，白芍10克，当归10克，炒白术10克，茯苓10克，薄荷3克（后下），制香附10克，牡丹皮10克，栀子10克，浮小麦30克，炒酸枣仁15克，生甘草6克，合欢皮15克，生百合15克。10剂，每日1剂，水煎服，分早晚两次温服。

按语：患者以咳嗽、咳白稀痰多为主症，口不干渴，遇凉咳甚，提示风寒之邪挟津液而上聚膈中，以致咳嗽不愈，观前医用药，药味多且杂乱，综合考虑该患者以肺失宣发，津液气化失常为主，结合咳嗽的特点，即朝轻暮重，呈阵发性，遇凉咳重，张磊教授从少阳枢机不利治之，使“上焦得通，津液得下，胃气因和”，则三焦通畅，津液得行，其咳自愈。《黄帝内经》有云：五脏六腑皆令人咳，而无不聚于胃。关于肺，唐荣川谓：“兹有一方，可以统治肺胃者，则莫如小柴胡汤，盖小柴胡汤能通水津，散郁火，升清降浊，左宜右有，加减合法，则曲尽其妙。”并提出“黄昏咳嗽，为火浮于肺，加五倍子、五味子以敛之”。再者，宗《伤寒论》第96条小柴胡汤证之旨“若咳者，去人参、大枣、生姜，加五味子半升，干姜二两”。故张磊教授用小柴胡汤加味治之，合干姜、细辛以散水邪，佐少量麻黄、杏仁以恢复肺之宣降功能。张磊教授对于应用小柴胡汤治疗咳嗽的认识亦源自陈修园《医学实在易》中“咳论”篇的一首诗，曰：“胸中支饮咳源头，方外奇方勿漫求，更有小柴加减法，通调津液治优优。”

国家古籍整理出版专项经费资助项目

中医经典伤寒名著辑注

张磊 褚玉霞
孙玉信 王祖龙
主编

第三卷

山东科学技术出版社
·济南·

图书在版编目（CIP）数据

中医经典伤寒名著辑注：全十二卷 / 张磊等主编
. -- 济南：山东科学技术出版社，2024.10
ISBN 978-7-5723-1633-3

Ⅰ.①中… Ⅱ.①张… Ⅲ.①伤寒（中医）—古籍—汇编 Ⅳ.① R254.1

中国国家版本馆 CIP 数据核字（2023）第 083730 号

中医经典伤寒名著辑注

ZHONGYI JINGDIAN SHANGHAN MINGZHU JIZHU

责任编辑：孙雅臻　孙小杰
装帧设计：孙　佳

主管单位：山东出版传媒股份有限公司
出 版 者：山东科学技术出版社
地址：济南市市中区舜耕路 517 号
邮编：250003　电话：（0531）82098088
网址：www.lkj.com.cn
电子邮件：sdkj@sdcbcm.com
发 行 者：山东新华书店集团有限公司
地址：济南市市中区英雄山路 189 号
邮编：250002　电话：（0531）82797666
印 刷 者：山东临沂新华印刷物流集团有限责任公司
地址：山东临沂高新技术产业开发区龙湖路
邮编：276017　电话：（0539）2925659

规格：16 开（184mm × 260mm）
印张：237.5　**字数：**4138 千
版次：2024 年 10 月第 1 版　**印次：**2024 年 10 月第 1 次印刷
定价：1280.00 元（全十二卷）

伤寒百证歌

原　著　宋·许叔微
主　编　王　冠
副主编　袁利梅

目　录

卷　一

第一证　伤寒脉证总论歌

大浮数动滑阳脉，阴病见阳生可得。
沉涩弦微弱属阴，阳病见阴终死厄。

仲景云：脉大、浮、数、动、滑，此名阳也；脉沉、涩、弱、弦、微，此名阴也。阴病见阳脉者生，阳病见阴脉者死。

阴阳交互最难明，轻重斟量当别白。

脉虽有阴阳，须看轻重，以分表里。在下文。

轻手脉浮为在表，表实浮而兼有力。
但浮无力表中虚，自汗恶风常淅淅。

伤寒，先要辨表、里、虚、实，此四者为急。仲景云：浮为在表，沉为在里。然表证有虚有实。浮而有力者，表实也。无汗不恶风；浮而无力者，表虚也，自汗恶风也。

重手脉沉为在里，里实脉沉来亦实。
重手无力大而虚，此是里虚宜审的。

里证亦有虚实。脉沉而有力者，里实也，故腹满大便不通；沉而无力者，里虚也，或泄利，或阴证之类。

以上八句，辨表里虚实尽矣。

风则虚浮寒牢坚，水停水滀必沉潜。
动则为痛数为热，支饮应须脉急弦。
太过之脉为可怪，不及之脉亦如然。

仲景云：风则虚浮，寒则牢坚，沉潜水滀，支饮急弦，动则为痛，数则热烦。太过可怪，不及亦然，邪不空见，中必有奸。

荣卫太盛名高章，高章相搏名曰纲。
荣卫微时名惵卑，惵卑相搏损名彰。

惵，颊切，恐惧也。

荣卫既和名缓迟，缓迟名沉此最良。

九种脉中辨虚实，长沙之诀妙难忘。

仲景云：寸口卫气盛，名曰高；荣气盛，名曰章。高章相搏，名曰纲。

卫气①弱，名曰惵；荣气弱，名曰卑。惵卑相搏，名曰损。

卫气和，名曰缓；荣气和，名曰迟。缓迟相搏，名曰沉。

大抵仲景脉法，论伤寒与杂病脉法异。故予尝撰《仲景三十六种脉法》。

瞥瞥有如羹上肥，此脉定知阳气微。

萦萦来如蛛丝细，却是体中阴气衰。

脉如泻漆之绝者，病人亡血更何疑。

仲景云：脉瞥瞥如羹上肥者，阳气微也；脉萦萦如蜘蛛丝者，阳气衰也；脉绵绵如泻漆之绝者，亡血也。阳气衰，《千金》作阴气衰。

阳结蔼蔼如车盖，阴结循竿亦象之。

仲景云：蔼蔼如车盖者，阳结也；累累如循竿者，阴结也。

阳盛则促来一止，阴盛则结缓而迟。

此谓促结二脉也。仲景云：脉来缓，时一止，名曰结；脉来数，时一止，名曰促。脉阳盛则促，阴盛则结。

纵横逆顺宜审察，残贼灾怪要须知。

仲景云：脉有相乘，有纵，有横，有逆，有顺，何谓也？曰：水行乘火，金行乘木，名曰纵；火行乘水，木行乘金，名曰横；水行乘金，火行乘木，名曰逆；金行乘水，木行乘火，名曰顺也。

又曰：脉有残贼，何谓也？师曰：脉有弦、紧、浮、滑、沉、涩。此六者，名残贼。能为诸贼作病也。

又问曰：脉有灾怪，何谓也？答曰：旧时服药，今乃发作，故谓灾怪。

脉静人病内虚故，人安脉病曰行尸。

仲景云：脉病人不病曰行尸，以无主气，故眩仆不知人；人病脉不病，名曰内虚，以无谷神，虽困无苦。

右手气口当主气，主血人迎左其位。

气口紧盛食必伤，人迎紧盛风邪炽。

左为人迎，右为气口。人迎紧盛伤于风，气口紧盛伤于食也。

数为在腑迟为脏，浮为在表沉在里。

---

① 卫气：卫，有护卫、保卫之义。卫气是行于脉外之气，卫气与营气相对而言，属于阳，故又称“卫阳”。

仲景云：浮为在表，沉为在里，数为在腑，迟为在脏。

脉浮而缓风伤荣，浮紧兼涩寒伤卫。

脉微大忌令人吐，欲下犹防虚且细。

仲景云：脉微不可吐，虚细不可下。

沉微气弱汗为难，三者要须常审记。

孙用和云：阴虚脉沉微而气弱者，不可汗。三者，汗、下、吐三候，脉有不可行者，切当审也。

阳加于阴有汗证，左手沉微却应未。

《素问》云：阳加于阴谓之汗。

趺阳胃脉定死生，太溪肾脉为根蒂。

仲景说趺阳脉者，凡十有一。伤寒必诊太溪、趺阳者，谓以肾脉胃脉为主。仲景讥世人握手不及足者以此。

脉来六至或七至，邪气渐深须用意。

浮大昼加并属阳，沉细夜加分阴位。

九至以上来短促，状若涌泉无入气。

更加悬绝渐无根，命绝天真当死矣。

孙尚药云：脉及六至七至以上，浮大昼加病，沉细夜加病。更及八至，精气消，神气乱，必有散脱精神之候，须切急为治疗。又加之九至十至，虽和扁亦难救。如八至九至，加以悬绝者，无根也。如泉之涌。脉无入气，天真尽而必死矣。

病人三部脉调匀，大小浮沉迟速类。

此是阴阳气已和，勿药自然应可喜。

仲景云：寸口关上、尺中三处，大小、浮沉、迟数同类，虽有寒热不解，此脉已和，虽剧当愈。

第二证　伤寒病证总类歌

伤寒中风与温湿，热病痉暍并时疫。

证候阴阳虽则同，别为调治难专一。

以上七证，大略虽相似，须别作调治。

一则桂枝二麻黄，三则青龙如鼎立。

精对无差立便安，何须更数交传日。

孙尚药云：一桂枝、二麻黄、三青龙，三日能精对无差，立当见效，不须更候五日，转泻反致坏病也。

发热恶寒发于阳，无热恶寒自阴出。

仲景云：发热而恶寒者，发于阳也；无热而恶寒者，发于阴也。

阳盛热多内外热，白虎相当并竹叶。

白虎汤、竹叶石膏汤，皆治内外热证。

阴盛寒湿脉沉弦，四逆理中为最捷。

孙兆云：阴盛寒湿则用四逆汤、理中丸。

热邪入胃结成毒，大小承气宜疏泄。

热邪入胃，久则胃伤烂，宜调胃或大小承气汤。

胸满宜用泻心汤，结胸痞气当分别。

胸满证候，用大小泻心汤。

按之不痛为虚硬，按之若痛为实结。

浅深大小陷胸丸，仲景方中不徒设。

孙兆云：结胸痞气两分，浅深则大小陷胸丸。

茵陈可治发黄证，柏皮治痢兼下血。

发黄疸，热则用茵陈汤。下利、肠毒、恶痢、下血，柏皮汤。

小便不利更喘满，烦渴五苓安可缺。

利小便止烦渴，用五苓散。

【临床解读】

许某某，男，46岁。2016年12月2日初诊。

主诉：头晕5个月余。

现症见：平素头晕，神疲乏力，无视物眩晕，纳呆，腹部受凉易腹泻，口干不苦，眠可，二便调，舌质红，苔白腻，脉弦。

处方：猪苓20克，泽泻15克，炒白术15克，茯苓30克，桂枝6克，清半夏10克，天麻10克，陈皮15克，钩藤30克，甘草6克。10剂，每日1剂，水煎服。(孙玉信医案)

半在里兮半在表，加减小柴胡有法。

小柴胡治半在表里，仲景有加减法。

夜中得脉日中愈，阴得阳兮灾必脱。

日中得脉中夜安，阳得阴兮自相悦。

阴阳调顺自和同，不须攻治翻为孽。

孙尚药云：凡伤寒三日，脉微而微数，以顺四时，身凉而和者，此名欲解也。夜半得脉，来日日中愈，阴得阳而解也；日中得脉，夜半愈，阳得阴而和也。阴阳和同尔。

第三证　表证歌

身热恶寒脉又浮，偏宜发汗更何求？

仲景云：脉浮，宜以汗解之。

要须手足俱周遍，不欲淋漓似水流。

《金匮》云：凡发汗，欲令手足皆周，漐漐一时间益佳，但不欲流漓。若病不解，当重发汗，汗多则亡阳，阳虚不得重发汗也。

轻则随时与和解，重须正发病当瘳。

仲景有和解之者，有正发之者。和解若小柴胡、桂枝是也；正发若麻黄之类是也。

初春阳弱阴尚胜，不可亟夺成扰搜。

夏时暑热脉洪大，玄府开时汗易谋。

初春阳弱，不可大发汗以扰乎阳；夏则玄府汗空开，故易汗。

不可汗脉微而弱，更兼尺中脉迟缓。

《金匮》云：脉微不可发汗，无阳故也。又云：尺中脉迟，荣不足，血气少，不可汗。

微弱无阳迟少血，安可麻黄求发散。

更有衄血并下血，风温湿温如何发。

坏病虚烦且慎之，腹间动气宜区别。

此五证皆不可汗。解在第三十一。

仲景云：衄家不可发汗，发汗则额上陷。亡血家不可发汗，发汗则寒栗而振。

妇人经水适来时，此是小柴胡证决。

忽然误汗表里虚，郁冒不知人作孽。

妇人经水适来适断，属小柴胡证。误汗，郁冒不知人。

第四证　里证歌

不恶寒兮反恶热，胃中干燥并潮热。

阳明证，身热，汗自出，不恶寒，反恶热，当下之。又云：潮热者，实也，宜下之。

手心腋下汗常润，小便如常大便结。

腹满而喘或谵语，脉沉而滑里证决。

手心与两腋下润，小便如经常，大便结硬，皆里证也。内实则腹满而喘，沉而滑者，病在内，是曰里证也。

阳盛阴虚速下之，安可日数拘屑屑。

仲景云：阳盛阴虚，汗之则死，下之则愈。盖阳盛则外热，阴虚则内热。内外皆热，故当下，虽二三日便可下，不必四五日过经也。

失下心胸皆痞闷，冒郁不安成热厥。

失下则热极生寒，故冒而厥。厥则半日后复热也。

庸医不晓疑是阴，误进热药精魂绝。

庸医见厥，便以为阴。误服热药，则发斑、发黄，不知人也。

三阴大约可温之，积证见时方发泄。

太阴腹满或时痛，少阴口燥心下渴。

积证悉具更无疑，要在安详加审别。

三阴大约可温，唯有积证当下。仲景云：太阳病，医反下之。因腹满时痛属太阴，桂枝加芍药汤主之；其大实痛，则大黄汤主之。又云：少阴口燥咽干，急下之，宜承气汤。如此者当下之也。

病犹在表不可下，脉浮更兼虚细者。

仲景云：脉浮为在表。又云：虚细不可下之。

恶寒呕吐小便清，不转矢气应难泻。

恶寒者，表未解；《金匮》云：欲吐者不可下；小便清者，知不在里而在表也。

不转矢气者，屎强硬，其后必溏也。

大便坚硬小便数，阳明自汗津液寡。

大便坚硬小便数，脾约证；阳明自汗津液寡，蜜兑证。

如斯之类下为难，莫便参差成误也。

第五证　表里寒热歌

病人身热欲得衣，寒在骨髓热在肌。

先与桂枝使寒已，小柴加桂次温之。

病人身寒衣褫退，寒在皮肤热在髓。

白虎加参先除热，桂黄各半解其外。

仲景云：病人身大热，反欲得衣者，热在皮肤，寒在骨髓也。身大寒，反不欲近衣者，寒在皮肤，热在骨髓也。仲景俱无治法。朱肱云：寒在骨髓，先与桂枝，次与小柴胡加桂汤。热在骨髓，先以白虎加人参汤以除其热，次以桂枝麻黄各半汤以解其外也。

病有标本并始末，先后不同当审察。
里寒表热脉沉迟，里热表寒脉必滑。

朱肱云：里寒表热者，脉沉而迟。里热表寒者，脉必滑也。

第六证　表里虚实歌

脉浮而缓表中虚，有汗恶风腠理①疏。
浮紧而涩表却实，恶寒无汗体焚如。

伤寒最要辨表里虚实为先。有表实，有表虚，有里实，有里虚，有表里俱实，有表里俱虚，先辨此六者，然后用药，无不差矣。盖脉浮而缓，又恶风有汗，此表虚中风证也。脉浮紧而涩，尺有力，恶寒无汗，此表实伤寒证也。

脉沉无力里虚证，四逆理中为对病。
沉而有力紧且实，柴胡承气宜相应。

里虚宜温之，故用四逆、理中。里实宜下之，故用柴胡、承气。

又有表和而里病，下之则愈斯为正。
里和表病汗为宜，忽然误下应难拯。

《外台》云：表和里病，下之则愈，汗之则死。里和表病，汗之则愈，下之则死。

虚则温之实泻之，病形脉证要相宜。
更兼药饵如精对，立便安康待甚时。

孙尚药云：精对无差，立当见效。不必三日以前汗，五日以后下也。

第七证　急救表里歌

伤寒下后表里虚，急当救疗莫踌躇。

---

① 腠理：皮肤、肌肉、脏腑的纹理及皮肤，肌肉间隙交接处的组织，具有渗泄体液、流通气血、抵御外邪等功能。

下利不止身疼痛，救里为先四逆欤。

忽若清便自调适，却宜救表桂枝徒。

切莫迟延生别病，过街脉变在斯须。

仲景云：伤寒，医下之，续得下利，消谷不止，身疼痛者，急当救里，后身疼痛清便自调者，急当救表。救里宜四逆，救表宜桂枝。

第八证　无表里证歌

既无里证又无表，随证小柴胡治疗。

大便坚硬脉浮数，却与大柴胡极妙。

仲景云：病人无表里证，发热七八日，脉浮数，可与大柴胡汤下之。

【临床解读】

李某某，男，55岁。2021年12月3日初诊。

主诉：发现食管恶性肿瘤（晚期）10个月余。

现病史：患者10个月前因进食哽噎不顺，查胃镜发现食管异常，至省肿瘤医院确诊为“食管小细胞神经内分泌癌”，化疗10次，已转移至腹膜淋巴结。现症见：腹部有肿块，有腹水，反酸、胃灼热，恶心，偶有呕吐，腰背部酸痛，长期口服吗啡止痛，每小时72克，乏力精神差，纳差，眠差多梦，眠浅，双下肢、脚背部浮肿，大便干结，2~3日一行，小便频，口干口苦，有异味，脉沉弱而数。化疗后出现严重贫血。

处方：柴胡10克，黄芩10克，清半夏10克，炒枳实12克，生白芍10克，大黄6克（后下），丹参30克，檀香3克（后下），砂仁3克（后下），党参10克，猪苓10克，白茅根30克。15剂，每日1剂，水煎服。（张磊医案）

七八日后至过经，证候如斯当辨晓。

何况热实睛不和，常觉目中不了了。

仲景云：伤寒六七日，目中不了了，睛不和，无表里证，大便难，微热者，急下之，大承气柴胡。

第九证　表里水证歌

有水须分表和里，安可妄投增病势。

干呕微利咳发热，谓表有水青龙谛。

仲景云：伤寒表不解，心下有水气，干呕发热而咳，或渴，或利，或噎，或小便不利、小腹满，或喘者，小青龙，此谓表有水也。

忽若身凉并汗出，两胁疼痛心下痞。

表解争知里未和，十枣汤方能主治。

太阳中风，心下痞硬满，引胁下痛，干呕短气，汗出不恶寒者，此表解里未和也，十枣汤主之。

第十证　表里两证俱见歌

脉来浮大表证尔，便赤烦渴却在里。

脉浮者，表证也。小便赤而烦渴，又却有里证也。

表里两证俱见时，当用五苓与调理。

此证宜用五苓散，盖五苓治内外俱热。

又如大便数日结，头痛更兼身有热。

其人小便却又清，亦是两证当区别。

仲景云：大便结硬，头痛身热，小便却清，知不在里而在表也。

大便坚硬脉沉细，里证当下分明谛。

头汗出时微恶寒，手足兼冷却非是。

仲景云：伤寒五六日，头汗出，微恶寒，手足冷，心下满，口不欲食，大便硬，脉细者，此为阳微结，有表复有里也。脉沉，亦在里也。此为半在表半在里焉。

仲景著论非一端，要在审详而已矣。

仲景论中有两证者，凡十余法，故此略举一二为例。

第十一证　三阴三阳传入歌

尺寸俱浮属巨阳，一二日内病如常。

经络上连风府穴，头项痛兮腰脊强。

仲景云：尺寸俱浮者，太阳受病，当一二日发。以其脉上连风府，故头项痛、腰脊强。

脉长阳明为受病，二三日内斯为应。

挟鼻络目是其经，目痛鼻干眠不稳。

仲景云：尺寸俱长者，阳明受病也，当二三日发。以其脉挟鼻络于目，故身热、目疼、鼻干、不得卧也。

少阳经络贯耳中，脉弦胁痛耳应聋。

四日以前皆在腑，汗之即退易为功。

仲景云：尺寸俱弦者，少阳受病也，当三四日发。以其脉循胁络于耳，故胸胁痛而耳聋。

此三经受病，未入脏，故可汗也。

四五日中得太阴，太阴之脉细而沉。

布胃络嗌嗌干燥，脾宫腹满病难禁。

仲景云：尺寸俱沉细者，太阴受病也，当四五日发。以其脉布胃中，络于嗌，故腹满而嗌干矣。

少阴传到脉沉紧，贯肾络肺系舌本。

口燥舌干渴不休，五六日中病有准。

仲景云：尺寸脉俱沉者，少阴受病也，当五六日发。以其脉贯肾，络于肺，系舌本，故口燥舌干而渴。

七八日至厥阴经，烦满囊缩可忧惊。

三阴受邪已入脏，欲宜泻下自和平。

仲景云：尺寸俱微缓者，厥阴受病也，当六七日发。以其脉循阴器络于肝，故烦满而囊缩。

必三阴皆已入脏，故可下而已也。

六经已尽传亦遍，土不受邪脉来缓。

水火相交气已和，云与雨至斯为汗。

若传至厥阴，其脉来缓者，脾土不再受克，故水升火降，气和而大汗解矣。

第十二证　阴阳两感歌

伤寒热甚虽不死，两感伤寒漫料理。

仲景云：凡伤于寒则发为热，虽甚不死。若两感于寒而病者，必死。又曰两感病俱作，治有先后，发表攻里，本自不同，故漫料理可也。

一日太阳少阴病，腹痛口干烦饮水。

太阳，膀胱也；少阴，肾也。为表里。故仲景云：太阳与少阴俱病，则腹痛口干，烦满而渴。

二日阳明合太阴，腹满身热如火炽。

不欲饮食鼻内干，妄言谵语终难睡。

仲景云：二日阳明与太阴俱病，则腹满身热，不欲食，谵语。

三日少阳合厥阴，耳聋囊缩不知人。

厥逆水浆不入口，六日为期是死辰。

仲景云：三日少阳与厥阴俱病，则耳聋囊缩而厥，水浆不入口，不知人者，六日死矣。

第十三证　阳证阳毒歌

太阳阳明与少阳，三阳传入是其常。

一二日太阳，二三日阳明，三四日少阳，各以其经传入也。

太阳脉浮恶寒气，阳明恶热脉来长。

太阳脉浮，阳明脉长。太阳恶寒恶风，阳明不恶寒反恶热。

少阳口苦胁下满，往来寒热脉弦张。

仲景云：少阳之为病，口苦，咽干，目眩。又曰：太阳病不解，转入少阳者，胁下坚满，往来寒热，其脉弦细。

阳若独盛阴暴绝，变为阳毒必发狂。

三阳病不治，必变为阳毒。

内外热结舌又卷，鼻中煤烟不可当。

脉应洪实或滑促，宜用升麻栀子汤。

第十四证　阴证阴毒歌

饮食不节阴受之，太阴腹胀病在脾。

《素问》云：起居不节，阴受之。饮食不节则阴受之。伤寒四五日，传太阴。太阴，脾经也，故其腹胀满。

少阴肾病脉微细，心烦但寐渴无时。

仲景云：少阴之为病，脉微细，但欲寐。又云：少阴但欲寐，五六日自利而渴。

厥阴气上冲心下，饥不欲食食吐蛔。

仲景云：厥阴为病，消渴，气上冲心，饥不欲食，食吐蛔。

阴病若深阳顿绝，变成阴毒更何疑。

四肢逆冷脐筑痛，身如被杖痛可知。

宋迪云：积阴盛于下，则微阳消于上。故其候沉重，四肢逆冷，脐腹筑痛，身疼如被杖。

或因冷物伤脾胃，或因欲事肾经衰。

内感伏阴外寒气，腰重头疼觉倦疲。

阴毒本因肾气虚寒，嗜欲过多，或伤冷物，复伤风邪。内既伏阴，外又感寒，或先感外寒而内伏阴。内外皆阴，故阳气不守，遂发头疼，腰重，腹痛，眼睛疼，身体倦怠而不甚热，四肢逆冷矣。

额上手背皆冷汗，二三日内尚支持。

额上手背皆有冷汗，二三日内或可起行，不甚劳重。

六脉沉细时来疾，尺部短小力还微。

寸口有时或来大，误经转泻若何医。

阴毒诊之，则六脉俱沉细而疾，尺部短小，寸口或大。六脉俱浮大，或沉取之大而不甚疾者，非阴证也。误转泻，则渴转甚，躁转急。

阴病渐深腹转痛，心胸膜胀郑声随。

虚汗不止咽不利，指甲青黑面色黧。

阴证深则咽喉不利，心下胀满，结硬躁渴，虚汗不止，或时郑声，指甲面色俱青黑。仲景云：虚则郑声。

一息七至沉细疾，速灸关元不可迟。

六脉沉细而疾，一息七至以来，有此证者，宜速灸关元二三百壮。穴在脐下三寸。

更兼金液来苏治，庶得阳回命可追。

灸毕，更以金液来苏丹助之，庶几阳复也。

第十五证　太阳阳明合病歌

太阳阳明同合病，仲景法中有三证。

自利宜服葛根汤，但呕却加半夏应。

喘而胸满属麻黄，慎勿下之轻性命。

循规守矩治为宜，要使冲和自安静。

仲景三证：一者，太阳与阳明合病则自利，葛根汤主之。二者，合病不下利，但呕者，葛根加半夏汤主之。三者，太阳阳明合病①，喘而胸满者不可下，宜麻黄汤。

---

① 合病：指两经或三经证候同时出现。

第十六证　太阳少阳合病歌

太阳少阳合病时，亦须下利更何疑。

下利黄芩汤可用，若呕还加半夏奇。

仲景云：太阳少阳合病，自下利者，与黄芩汤。若呕者，黄芩加半夏生姜汤。

第十七证　三阳合病歌

腹满身重难转侧，面垢遗尿谵语极。

三阳合病口不仁，白虎汤功更奇特。

仲景云：三阳合病，腹满身重，难以转侧，口中不仁，谵语，遗溺。发汗则谵语，下之则额上生汗，手足厥冷，自汗，白虎汤主之。

【临床解读】

宋某，男，45岁。2021年2月24日初诊。

主诉：眠差半年余。

现病史：患者近半年来无明显诱因出现眠差，曾中药调理，效可，易反复。现症见：眠差，入睡困难，眠浅易醒，常于0~1时易醒，醒后不易入睡，纳可，大便可，偶有便秘，小便泡沫多，舌质红，苔薄黄，脉沉略数。糖尿病6年，口服降糖药控一般，空腹血糖8~10mmol/L。近3年消瘦。

处方：党参12克，生石膏30克，知母10克，生山药30克，鬼箭羽30克，生甘草3克，大米一撮为引。10剂，每日1剂，水煎服。(张磊医案)

第十八证　太阳少阳并病歌

太少并病证有二，汗下差之皆致毙。

头痛眩冒如结胸，误若汗时谵语至。

肺俞肝俞皆可刺，谵语却刺期门是。

仲景一证云：太阳少阳并病，头痛眩冒，时如结胸，心下痞硬，当刺肺俞、肝俞，不可发汗。发汗则谵语、脉弦。五日谵语不止，当刺期门。

颈项强时刺大椎，此候在心当切记。

一证云：太少并病，心下硬，颈强而眩者，当刺大椎、肺俞、肝俞，慎勿下。

第十九证　阴证似阳歌

烦躁面赤身微热，脉至沉微阴作孽。

脉来沉微者，阴也。阴极生热，故烦躁，面赤，身热。

阴证似阳医者疑，但以脉凭斯要诀。

但以脉为据，不必守证也。

身热里寒阴躁盛，面戴阳兮下虚证。

身热也，里寒也，烦躁者，阴盛也。面戴阳者，下虚故也。此皆阴证似阳也。

阴发躁兮热发厥，物极则反皆理性。

阴极则生躁，热极则发厥。物极则反，皆物之理性也。

第二十证　阳证似阴歌

小便赤色大便秘，其脉沉滑阳证是。

四肢逆冷伏热深，阳证似阴当审谛。

小便赤，大便秘，脉沉滑，阳证也。阳极生阴，热极生寒，故令四肢逆冷，以其伏热深也。医见四肢逆冷，便以为阴，则误也，当仔细审详。

轻者且宜供白虎，重者须当用承气。

重阳如阴理宜然，寒暑之变亦如是。

卷　二

第二十一证　阴盛隔阳歌

身冷脉沉紧且细，内虽烦躁不饮水。
此名阴盛隔阳证，霹雳散用烦躁止。

脉沉紧而细，不欲饮水者，阴盛隔阳也。当用附子霹雳散。

躁若止兮应得睡，寒已散兮阴自退。
热气上行得汗痊，火焰丹砂宜用矣。

第二十二证　阴阳易歌

男子阴肿多绞刺，妇人腰痛并里急。
伤寒差后便行房，男名阳易女阴易。
热上冲胸头不举，眼中生花气翕翕。
烧裩豭鼠橘皮汤，选此用之医可必。

仲景云：伤寒阴阳易之为病，身体重，少气，小腹里急，或引阴中拘挛，热上冲胸，头重不欲举，眼中生花，眼胞赤，膝胫拘急，烧裈散主之。此病男子则阴肿，妇人则腰痛。《千金》《外台》有豭鼠汤，橘皮汤亦可用。

第二十三证　伤寒歌

脉浮紧涩是伤寒，热少寒多不躁烦。

伤寒脉浮紧而涩，热少寒多，心不烦躁。

头痛无汗身拘急，微厥之时在指端。
腰脊疼痛色多惨，唯宜发汗与通关。

学者先须要辨伤寒、中风二证。伤寒，脉浮紧而涩；中风，脉浮而缓。伤寒者，恶寒不恶风；中风者，恶风不恶寒。伤寒者，无汗；中风者，自汗。

伤寒者，面色惨凄；中风者，其面色和悦也。

大青龙证及麻黄，热多寒少亦其常。

伤寒大抵虽热少寒多，亦有热多寒少者。如麻黄证云发热身痛，大青龙证云脉浮紧、发热而恶寒。

热多寒少不烦躁，亦宜汗解正相当。

微弱无阳桂枝越，尺迟血少建中汤。

仲景云：太阳病发热多寒少，脉微弱者，无阳也，不可发汗，用桂枝二越婢一汤。

尺脉迟者，血少也，宜建中汤。仲景建中证云：伤寒阳脉涩，阴脉弦，法当腹中急痛，与建中汤。迟弦虽不同，皆少血之脉也。

淋家衄家不可汗，小柴胡解自安康。

淋家、衄家、疮家以至四动脉，不可发汗者，王实皆用小柴胡汤。

第二十四证 中风歌

恶风自汗是伤风，体热头疼病势浓。

仲景谓伤风为中风。

手足不冷心烦躁，面色如常无惨容。

解在前篇。

脉浮而缓是本证，寸大尺弱有时逢。

伤风，脉虽浮而缓。《活人书》云：有尺脉弱寸口大者。仲景云：阳浮而阴弱，阳浮者热自发，阴弱者汗自出。

桂枝败毒独活辈，宜皆选用在其中。

《活人书》云：治中风，药宜桂枝、败毒、独活散之类。

项强桂枝加干葛，漏风加附可收功。

仲景云：太阳病，项背强几几，反汗出恶风者，宜桂枝加葛根汤主之。

【临床解读】

亓某某，女，49岁。2021年5月26日初诊。

主诉：荨麻疹2年。

现病史：患者2年前因天热汗出后穿衣不适出现身痒，无季节性，发作时瘙痒甚，划痕征，风团样斑丘疹，无渗出，伴有色素沉着，其间以西药抗过敏药为主，纳食可，二便调，月经停经半年，舌质淡红，苔薄黄，脉沉弱。

病机要点：营卫失和。

处方：桂枝 10 克，生白芍 10 克，葛根 30 克，升麻 10 克 ，蝉蜕 6 克，生黄芪 15 克，炙甘草 6 克，川芎 10 克，生姜 3 片，大枣 3 枚（切开）为引。15 剂，每日 1 剂，水煎服。

二诊：2021 年 6 月 16 日。服上方 15 剂，效平。现症见：全身瘙痒，泛发，抓后风团样皮损，划痕症，全身多处色素沉着，口中和，平时不易汗出，纳眠可，大便干，排便不畅，小便可，舌质淡暗，苔薄白满布，脉沉滞。

处方：桂枝 10 克，生白芍 10 克，柴胡 10 克，黄芩 10 克，清半夏 10 克，党参 10 克，徐长卿 15 克，生龙骨、生牡蛎各 30 克（先煎），大黄 10 克（后下），炙甘草 6 克，生姜 3 片，大枣 3 枚（切开）为引。25 剂，每日 1 剂，水煎服。

三诊：2021 年 7 月 7 日。服上方 25 剂，效平，全身瘙痒，以睡前明显，白天偶有瘙痒，抓后划痕样风团，平时不瘙痒，纳眠可，二便调，余无明显不适，舌质淡红，苔薄白，脉沉滞细。

处方：蝉蜕 6 克，炒僵蚕 10 克，姜黄 10 克，酒大黄 6 克（后下），炙麻黄 6 克，杏仁 10 克，生甘草 3 克，栀子 10 克。15 剂，每日 1 剂，水煎服。（张磊医案）

仲景云：太阳病发汗，遂漏不止，其人恶风，小便难，四肢微急，难以屈伸者，桂枝加附子汤主之。

伤风伤寒何以判，寒脉紧涩风浮缓。

寒必恶寒风恶风，伤风自汗寒无汗。

解在前篇。

第二十五证 伤寒见风脉、中风见寒脉歌

恶寒不躁微四逆，脉浮而缓来无力。

恶风烦躁手足温，脉诊紧浮来又涩。

伤寒反得伤风诊，中风却见伤寒脉。

大青龙证是为宜，调卫调荣斯两得。

仲景云：太阳中风，脉浮紧，发热恶寒，身疼痛，不汗出而烦躁者，大青龙汤主之。又云：伤寒脉浮缓，身不疼，但重，乍有轻时，无少阴证者，大青龙汤主之。中风宜浮缓，今却浮紧，伤寒宜浮紧，今却浮缓，此中风见寒脉，伤寒见风脉也。

要知其病加烦躁，方可服之为最的。

脉微自汗又恶风，误用肉瞤并筋惕。

仲景云：脉微弱，汗出恶风者，不可服之，服之厥逆，筋惕肉瞤，此为逆也。故王实止用桂枝麻黄各半汤。

第二十六证　热病中暍歌

身热恶寒头痛楚，心烦躁渴如何御。

身热恶风，头痛，心烦躁渴，热病中暑，其证相似，但脉不同耳。语在下。

脉洪紧盛为热病，脉虚细弱为伤暑。

热病脉必浮大洪紧，伤暑之脉必虚细而弱。详考诸书，暑脉多不一。仲景云：太阳中暍者，身热而脉微。又云：其脉弦细芤迟，小便已，洒洒然毛耸。朱肱云：脉虚身热，得之伤暑。又曰：热病脉洪大，中暑脉细弱。当以意消息也。

伤暑面垢并背寒，四肢倦怠汗无度。

口噤五苓白虎佳，痰逆橘皮汤可愈。

仲景云：手足逆冷，小有劳，身即热，口开，前板齿燥。若发其汗，则恶寒甚，加温针，则发热甚，数下之则淋甚。

皮肤既缓腠理开，洒然毛竦风寒恶。

缪加热药发斑黄，可怪庸医心术误。

仲景云：小便已，洒然毛竦。故其人汗出而恶寒，若行热药，便发斑、发黄也。

第二十七证　五种温歌

温病　温疟　风温　温疫　温毒

伤寒春月名温病，脉来浮数是其证。

发热头疼亦恶寒，冬夏比之轻不甚。

升麻解肌为最良，小柴竹叶宜相称。

以上论温病也。《素问》云：冬伤于寒，春必病温。仲景云：冬月冒寒气，不即病者，藏于肌肤，至春变为温病。故其证如此，宜升麻解肌汤之类。

尺寸盛兮兼弦数，重感于寒变温疟。

先热后寒小柴胡，但热不寒白虎药。

以上论温疟也。仲景云：若脉阴阳俱盛，重感于寒者，变成温疟。《素问》云：疟脉自弦，弦数者热多。朱肱云：先热后寒者，小柴胡汤。但热不寒者，白虎加桂枝汤主之。

濡弱阴脉浮滑阳，此是风温证候当。

头疼身热常自汗，四肢不收鼾睡长。

当治少阴厥阴病，误汗黄芪防己汤。

以上论风温也。仲景云：阳脉浮滑，阴脉濡弱，更遇于风，变为风温。其病四肢疭缓。又云：风温为病，脉阴阳俱浮，自汗出，身重多眠睡，鼻息必鼾，语言难出。若被下者，小便不利，直视失溲；若被火者，微发黄色。剧则如惊痫，时瘛疭也。少阴火也，厥阴木也，当治炎火风木。误汗之则用黄芪防己汤救之也。

阳脉濡兮阴弦紧，更遇温气来行令。

变成温疫作天行，少长皆同无异病。

热温寒清顺时宜，以平为期如斯正。

此论温疫也。仲景云：阳脉濡弱，阴脉弦紧者，更遇温气，变为温疫。一岁少长皆同病者，温疫也。

最重温毒为可怪，阳脉洪数阴实大。

发斑瘾疹如锦文，咳兼心闷何由快。

宜用元参升麻汤，长沙仲景分明载。

此论温毒也。仲景云：阳脉洪数，阴脉实大，更遇温热，变成温毒，温毒为病最重也。故发斑，生疹，咳嗽，心不快，痞闷，宜用元参升麻汤。

第二十八证　三种湿歌

湿温　中湿　风湿

湿温中湿并风湿，三者同名而异实。

暑湿相搏成湿温，胸间多汗头如劈。

两胫逆冷苦妄言，阳濡而弱阴小急。

以上湿温证也。

第二中湿之为病，脉来沉缓其名的。

一身尽痛兼发黄，大便反快小便涩。

仲景云：太阳病，关节疼痛而烦，脉沉而缓者，此名中湿。其候令人小便不利，大便反快，但当利其小便。又云：湿家之为病，一身尽痛，发热，身色如熏黄。湿家其人但头汗出，背强，欲得覆被向火，若下之早则哕。胸满，小便不利，舌上如苔者，以丹田有热，胸中有寒，渴欲得水而不能饮，口燥烦也。又云：湿家病，身上疼痛，发热面黄而喘，头痛鼻塞而烦，其脉大，自能饮食，腹中无病，病在头中寒湿，故鼻塞，纳药鼻中则愈。

本是风雨山泽气，中之令人成此疾。

第三风湿脉但浮，肢体痛重难转侧。

额上微汗身微肿，不欲去被憎寒栗。

此论风湿也。风湿之证，仲景云：一身尽痛，发热，日晡所剧，此名风湿。此病伤于汗出当风，或久伤取冷所致也。故其脉浮，额上有微汗，不欲去被也。

发汗漐漐欲润身，风湿俱去斯为得。

仲景云：风湿相搏，一身疼痛，法当汗出而解，值天阴雨不止，医云此可发汗，汗之病不愈，何也？答曰：发其汗，汗大出者，但风气去，湿气在，是故不愈也。治风湿者，发汗微微出者，则是风湿俱去者也。

防己黄芪术附汤，对证用之医可必。

防己黄芪汤、术附汤皆治风湿自汗。

第二十九证　两种痓歌

发热恶寒头项强，腰脊分明似反张。

瘛疭口噤如痫状，此名痓病是其常。

仲景云：病身热暑寒，头项强急，恶寒，时头面赤，目脉赤，独头面摇，卒口噤，背反张者，痓病也。

先感风寒后感湿，沉迟弦细脉相当。

仲景云：太阳病发热，脉沉而细者，名曰痓。

《千金》云：太阳中风，重感于寒湿，则变痓病也。

仲景又云：太阳发汗太多，因成痓。

孙尚药云：病热而脉沉细者，难治也。

有汗不恶名柔痓，无汗恶寒名曰刚。

无汗葛根有汗桂，二痓皆宜续命汤。

无汗葛根汤，有汗桂枝汤，而分发汗、解肌。有刚痓，有柔痓。刚痓无汗，柔痓有汗，皆宜续命汤。仲景云：太阳病发热，无汗，反恶寒，名曰刚痓。汗出不恶寒者，名曰柔痓。

脚挛啮齿皆阳热，承气汤宜下最良。

以上皆热证，当用承气汤。

亦名阳痉并阴痉，名异实同安可忘。

痓，音炽。痉，巨郢反。名异实同也。

第三十证　四证似伤寒歌

食积　虚烦　寒痰　脚气

食积虚烦并有痰，更兼脚气似伤寒。

四家病证虽云异，发热憎寒却一般。

此四证虽非伤寒，然发热憎寒则同。当以脉证辨之。

中脘寒痰胸痞满，脉浮自汗体难干。

此痰证也。有痰则胸中痞满，自汗脉浮。

食积令人头必痛，身不疼兮积证端。

气口紧盛伤于食，心烦脉数呕吞酸。

此食积也。食积则身不疼，但呕恶吞酸，气口脉紧盛而它脉数。朱肱云：气口紧盛伤于食。

虚烦之脉不紧实，但觉身心热与烦。

身不疼兮头不痛，唯宜竹叶便须安。

孙尚药云：虚烦与伤寒相似，但得病二三日，脉不浮，不恶寒，身不疼痛，但热而不烦，不可发汗，发汗必危损。如脉不紧实，不甚痛，但热而或不烦，非里实，亦不可下，下之必危损。唯可服竹叶汤主之。

又有脚气之为病，大便坚硬足行难。

两胫肿满或枯细，莫与伤寒一例看。

此论脚气也。脚气，大便坚，脚膝肿痛，两胫或有肿满，或有枯细者，方其发时，亦发热憎寒，呕恶，似伤寒证候也。

第三十一证　可汗不可汗歌

脉浮唯宜以汗解，春夏用之何足怪。

仲景云：脉浮宜以汗解。又云：大法，春夏宜汗。

风若伤卫属桂枝，寒伤荣血麻黄快。

仲景云：风则伤卫，寒则伤荣。伤卫属桂枝，伤荣属麻黄，二药虽均曰发汗，自有浅深也。

项强几几葛根汤，心间水气青龙对。

仲景云：项背强几几者，用麻黄葛根汤。心下有水气者，小青龙汤主之。

【临床解读】

宋某某，女，50岁。2022年1月5日初诊。

主诉：咳嗽气喘20年。

现病史：患者近20年以来反复咳嗽伴胸闷气短，每年冬春季发作3~4个月，未予重视及系统治疗，西医诊断为支气管哮喘。现症见：咳嗽，夜间重，痰多色黄，易咯出，咽痒明显，胸闷气短，右下胸疼痛，纳食可，眠差，二便调，口干不苦，饮水多，视物模糊，不欲睁眼，眼珠常胀感，偶有分泌物，鼻炎病史25年，发作时流清涕，鼻塞，打喷嚏，舌质淡红，边稍赤，苔薄黄润，脉沉细。

病机要点：饮证。

处方：炙麻黄10克，桂枝10克，清半夏10克，生白芍10克，干姜10克，细辛3克，五味子10克，生石膏30克，黄芩10克，橘红10克，炙甘草10克。10剂，每日1剂，水煎服。(张磊医案)

少阴亦可微发汗，附子麻黄泄其外。

仲景云：少阴病，得之二三日，麻黄附子甘草汤微发其汗。

风湿发汗恶淋漓，风气去兮湿气在。

唯宜浥润遍周身，湿气风邪俱已退。

风湿惟要微微似欲汗出。若大汗出者，风气虽去，湿气仍在也。

大抵尺迟汗为逆，微弦濡弱斯为害。

自此以下皆不可汗也。仲景云：尺中迟者，精气不足，血气微少，不可汗。

仲景云：微反在下，弦反在上，弱反在关，濡反在颠，不可发汗，发汗则寒栗至矣。

少阴沉细病在里，少阳弦细却主内。

仲景云：少阴脉沉细数，病在里，不可发汗。又云：伤寒脉弦细，头痛发热，此属少阳，少阳不可发汗。

两厥若汗必舌萎，四动汗之还窒碍。

仲景云：厥不可发汗，发汗则声乱，咽嘶舌萎，声不得前。

仲景云：动气在上，动气在下，动气在左，动气在右，皆不可发汗。

疮家汗之必成痓，淋家汗之便血杀。

衄家汗之额上陷，咽干汗之咽却隘。

仲景云：疮家虽身疼痛，不可攻其表，汗之必痓。淋家汗之必便血。衄家汗之额上促急而紧，直视不得眴，不能眠。咽干燥者，不可发汗。王实《伤寒证治》皆用小柴胡汤。

【临床解读】

海某，女，57岁。2021年10月27日初诊。

主诉：肝功能异常8年余。

现症见：口干稍口苦，纳可，眼干眼花，胃胀，进食后加重，大便3~4日1次，不干，有解不尽感，小便可，睡眠可，舌淡红，苔稍黄腻，脉细。既往有类风湿关节炎、干燥综合征6余年。

处方：柴胡10克，清半夏10克，郁金10克，玄参30克，太子参10克，生地黄30克，麦冬15克，黄芩10克，赤芍30克，制鳖甲20克，茵陈30克，甘草6克。10剂，每日1剂，水煎服。

二诊：2021年11月29日。服上方效佳，诸症大减。现症见：大便不成形，日1行，眠差则眼痛头痛，稍口干舌涩，纳可，眠一般，舌质暗红，苔白腻偏黄，脉细。

处方：太子参10克，柴胡10克，郁金15克，制鳖甲20克，黄芩10克，清半夏10克，土茯苓30克，桃仁10克，益母草30克，防己15克，甘草6克，天花粉15克。10剂，每日1剂，水煎服。（孙玉信医案）

亡血汗之必寒栗，汗家重汗精神惫。

仲景云：亡血不可发汗，发汗则寒栗而振。

仲景云：汗家重发汗，必恍惚心乱，小便已阴痛。

少阴强汗动经血，虚烦坏病尤须戒。

仲景云：少阴无汗，而强发之，必动其血。

仲景云：虚烦、坏病皆不可发汗，宜用小柴胡汤主之。

月经适断适来时，切莫动经成冒昧。

此小柴胡证，发则郁冒不知人。

第三十二证　可下不可下歌

宿食不消当下之，寸口浮大尺中微。

仲景云：人病有宿食，何以别之？师曰：寸口脉浮大，按之反涩，尺中亦微而涩，当下之，承气汤主之。

阳明瘀热茵陈证，谵语柴胡汤最宜。

仲景云：阳明瘀热在里，身必发黄，宜茵陈蒿汤主之。

《金匮》云：汗出而谵语者，有燥屎在胃中，此风也，过经乃下之，宜大承气汤、大柴胡汤。

【临床解读】

刘某某，女，67岁。2021年12月6日初诊。

主诉：发现胰腺癌1个月。（病人未知）

现病史：患者1个月前因纳差、体重下降于某医院检查，发现胰腺癌、胆管狭窄，未手术，给予胆管支架引流治疗。现症见：纳差，无食欲，头晕，胸闷，身黄身痒，腰痛，口干口苦，眠差，乏力，出虚汗，大便2~3日一行，小便黄，舌质红，苔白厚，脉沉数。2021年11月24日查CT示胆管下端受压，肝内外胆管扩张，胆囊增大；胰头结节，考虑肿瘤病变。

处方：柴胡10克，黄芩10克，清半夏10克，炒枳实10克，生白芍10克，大黄6克（后下），蒟蒻30克（先煎），冬瓜仁30克，生薏苡仁30克，败酱草30克。15剂，每日1剂，水煎服。（张磊医案）

结胸大陷胸圆对，瘀血抵当不可迟。

结胸，宜大陷胸下之。瘀血，宜抵当元下之。

大便坚硬惟承气，痞气泻心汤勿疑。

大便坚硬，宜下以承气汤。痞气虚硬，宜下以泻心汤。

脉若阳微下则痞，或兼虚细更难之。

自此以下不可下也。《金匮》云：阳微不可下，下之则心下痞坚。

仲景云：脉微不可吐，虚细不可下。

结胸浮大下之死，四逆若下命倾危。

《金匮》云：结胸证，其脉浮大者，不可下，下之则死。

《金匮》云：四逆厥者不可下，下之则死，虚家亦然。

恶寒自是有表证，呕吐仍兼胃气亏。

恶寒者，表证在，不可下。

仲景云：病吐者，不可下之。

不转矢气必溏利，阳明自汗下难为。

仲景云：阳明病，不大便六七日，恐有燥屎，欲知之法，可与小承气汤。若腹中转矢气者，为有燥屎，乃可攻之；若不转矢气者，此但头硬，后必溏泄，不可下。

仲景云：阳明自汗，小便利，此为津液内竭，虽坚不可攻，宜用蜜煎导之。

咽中闭塞尤须忌，趺阳浮数已虚脾。

《玉函经》云：咽中闭塞不可下，下之则上轻下重，卧则欲蜷身急痛。

仲景云：趺阳脉浮而数，浮则伤胃，数则动脾，此非本病，医特下之所为也。

左右上下有动气，更在调和仔细医。

仲景云：动气在右，下之则津液内竭，咽燥鼻干，头眩心悸。动气在左，下之则腹满气急。动气在上，下之则掌握热烦。动气在下，下之则腹满，卒起头眩。

第三十三证　可吐不可吐歌

伤寒大法春宜吐，宿食不消胸满疰。

仲景云：大法春宜吐。《玉函》云：宿食在上管当吐之。

胸中郁郁兼有涎，寸口微数知其故。

《玉函》云：胸上结实，胸中郁郁而痛，不能食，使人按之而反有涎唾，下利日十余行，其脉反迟，寸口微滑，此可吐之。

以上皆可吐之证也。

脉微若吐大为逆，少阴寒饮无增剧。

仲景云：脉微不可吐，虚细不可下。

仲景云：少阴病，其人饮食入则吐，心温温然，欲吐复不得吐，始得之，手足寒，脉弦迟，此胸中实，不可下也。若膈上有寒饮者，干呕不可吐，当温之矣。

四逆虚家止可温，误吐内烦谁受责。

《金匮玉函》云：四逆病厥不可吐，虚家亦然。又云：太阳病强吐之，则内烦。论此皆不可吐者也。

第三十四证　可火不可火歌

中风忽然被火劫，咽烂发黄津液竭。

仲景云：太阳中风，以火劫发其汗，邪风被火劫，血气流溢，其身则发黄，至于咽烂矣。

荣微血弱与烧针，烦躁昏迷并发热。

仲景云：其脉沉者，荣气微也，加烧针则血留不行，更发热而烦躁也。

阳明被火必怵惕，太阳被火必清血。

《玉函》云：阳明脉浮紧，加烧针者必怵惕。

仲景云：太阳以火熏之，不得汗，其人必躁。到经不解，必清血。

少阴火劫小便难，强责汗时翻作孽。

仲景云：少阴病，咳而下利谵语，是为被火劫故也，小便必难，为强责少阴汗故也。

或致虚烦不得眠，或致发黄中郁结。

或致下血如豚肝，或致谵言语无节。

仲景云：阳明病加温针，则烦躁不得眠。阳明病被火劫，额上汗出，必发黄。瘀热在膀胱，蓄结成积，则下血如豚肝。太阳阳明被火劫，必谵语。

此皆误火之为病，切须仔细加分别。

张苗欲汗外迎之，却取烧蒸布桃叶。

陈廪丘问张苗，连发汗不出如何？苗云：亦可烧地，布桃叶，蒸湿之气，于外迎之，可得汗也。

第三十五证　可水不可水歌

太阳汗后不得眠，少与水饮当自痊。

仲景云：太阳病发汗后，若大汗出，胃中干燥，烦而不能眠，其人欲饮，当稍饮之，胃中和则愈矣。厥阴烦渴思得水，斟量多寡亦如然。

仲景云：厥阴病渴，欲饮水者，与水饮之，则愈也。

霍乱思水五苓妙，呕吐思水猪苓痊。

仲景云：霍乱头痛发热，身体疼痛，热多，饮水，五苓散主之。又云：呕吐而病在膈上，后必思水者，急与猪苓散饮之也。

过多反病成喘咳，胃冷应知呕哕愆。

小青龙证云：水停心下成喘咳。

仲景云：胃中虚冷，其人不能食，饮水则哕。

小噀皮上有粟起，水洗结胸热可怜。

仲景云：病在阳，当以汗解，而反以水之，若灌之，其人热却不得去，益烦，皮上粟起者是也。

仲景《玉函》云：结胸身热，以水洗之灌之则益热。

寒气得水即成噎，可否医工要达权。

噎，食不下也。仲景云：寸口脉浮大，医乃不知，而反饮冷水，令汗大出，以得寒气，冷必相搏，其人即噎。

第三十六证　可灸不可灸歌

少阴吐利时加呕，手足不冷是其候。

口中虽和背恶寒，脉来微涩皆须灸。

仲景云：少阴病，其人吐利，手足不逆冷，反发热者，不死。脉不足者，灸厥少阴七壮。又云：少阴一二日，口中和，背恶寒者，当灸之。又云：下利脉微涩者，灸厥阴可五十壮。

阴毒阳虚汗不止，腹胀肠鸣若雷吼。

面黑更兼指甲青，速灸关元应不谬。

宋迪《阴证诀》云：阴毒汗不止，腹胀肠鸣，面黧黑色，指甲青者，速灸关元一百壮至三百壮。

微数之脉却慎之，因火为邪恐难救。

仲景云：微数之脉，慎不可灸。因火为邪，则为烦逆，焦骨伤筋血，难复也。

脉浮热甚灸为难，唾血咽干诚戾谬。

仲景云：脉浮热甚，而灸之，则为实。实以虚治，因火而动，咽燥必吐血。自微数之脉以下，皆不可灸也。

第三十七证　可针不可针歌

太阳头痛经七日，不愈再传成大疾。

法中当刺足阳明，可使不传邪气出。

仲景《玉函》云：太阳病，头痛至七日，自当愈，其经竟故也。若欲再传者，刺足阳明，使经不传则愈也。

桂枝服了烦不解，风府风池刺无失。

仲景云：太阳病，服桂枝汤，而反烦不解者，当先刺风池、风府，却与桂枝汤服之则愈也。

经来经断刺期门，正恐热邪居血室。

仲景云：妇人中风，经水适来，又云：经水适断，热入血室者，刺期门，随其虚实而取之。

项强当刺大椎间，脉有纵横肝募吉。

仲景云：太阳与少阳并病，心下痞，头项强而眩，当刺大椎第一间。又曰：肝乘脾名纵，肝乘肺名横，皆当刺期门。期门，肝募也。

妇人怀身及七月，从腰以下如水溢。

当刺劳宫及关元，以利小便去心实。

仲景《玉函》云：妇人伤寒怀身，腹满，从腰以下重，如水气状。怀身七月，太阴当养不养，此心实。当刺劳宫及关元穴，小便利则愈。

大怒大劳并大醉，大饱大饥刺之逆。

熇熇之热漉漉汗，浑浑之脉安可失。

《素问》云：无刺熇熇之热、漉漉之汗、浑浑之脉。

浅深分寸自依经，此道相传休秘密。

第三十八证　伤寒可温歌

大抵冬宜热药温，下利少阴有二门。

大法，冬宜服温热药。

仲景云：法中可温者，有九证，皆下利与少阴两家而已。

腹满身痛先救里，脉来迟紧痛仍存。

仲景云：病发热头痛，脉反沉，若不差，身体更疼痛，用救其里四逆汤。又云：下利腹满，身体疼痛，先温其里，宜四逆汤。

仲景云：下利脉迟紧而痛未止者当温之，得冷者，满而便肠垢。

少阴膈上有寒饮，或加呕利病难分。

仲景云：少阴病，其人饮食入则吐，心中温温欲吐，复不得吐，始得之，手足寒，脉弦迟，若膈上有寒饮，干哕者，切不可吐，当温之。

脉沉微涩如斯证，四逆理中汤可温。

仲景云：少阴下利，脉微涩者，即呕。汗者必数更衣，反少，当温之。

又云：脉沉者，急当温之，宜以四逆汤。仲景《玉函》云：诸温者，可与理中、四逆、附子汤，热药治之。

第三十九证　发热歌

太阳发热恶寒栗，阳明身热汗自出。

少阳发热多干呕，三阳发热证非一。

仲景云：发热而恶寒者，发于阳也。大抵三阳多发热。

太阳证云：啬啬恶寒，翕翕发热。故太阳发热则恶寒栗也。

阳明证云：身热汗出，不恶寒，反恶热，故阳明发热则自汗也。

少阳证云：头痛发热，胁下坚满，干呕，故少阳发热则呕。

大抵寒多为易治，热多寒少因寒极。

寒极生热，故热多者寒之极。寒多者病浅，故易治焉。

解热大小柴胡汤，更看浅深为妙术。

若发热无表证，当用大小柴胡汤。热浅者，宜小柴胡；热深者，宜大柴胡。小柴胡解肌，大柴胡正下之也。当以外证内脉为之准。

三阴初无发热证，唯有少阴两证实。

脉沉发热属麻黄，里寒外热宜四逆。

仲景云：少阴病始得之，反发热，脉反沉者，麻黄细辛附子汤主之。又云：少阴病，下利清谷，里寒外热，手足厥逆，通脉四逆汤主之。

第四十证　潮热歌

潮热为实当与下，仲景之言可凭藉。

仲景云：潮热者实也。大法当宜下。

更看脉息浮与沉，若但弦浮应未也。

浮为在表，沉为在里。若但弦浮，有表证在者，未可下。

恶寒脉浮表证在，与小柴胡汤勿下。

仲景云：阳明病，有潮热，若汗出多而微恶寒，其热不潮，勿与承气汤。

腹满不通小承气，但和胃气无多泻。

仲景云：若腹满而不大便者，可与小承气汤，微和其胃气，勿令大下。

潮热之证有三说，皆属阳明小柴诀。

一则潮热且吃噫，二则微热或溏泄。

仲景云：阳明中风，脉弦浮大而短气，腹都满，胁下及心痛，久按之气不通，鼻干，不得汗，其人嗜卧，一身及目悉黄，小便难，有潮热，时时哕，宜与小柴胡汤主之。又云：阳明病，发潮热，大便溏，小便自可，而胸胁满不去者，小柴胡汤主之。

三则日晡发其时，发已微利增呕哕。

哕，乙劣切，逆气也。仲景云：其人日晡而发潮热，若剧者，发则不知人。

太阳亦有一证存，惟是结胸发潮热。

仲景云：太阳重发其汗而复下之，不大便五六日，舌上燥而渴，日晡时小有潮热，从心下至小腹坚满而痛者，宜与大陷胸汤。

卷 三

第四十一证　往来寒热歌

阴阳相胜互争强，往来寒热亦何常。

先寒后热为阴盛，先热后寒责在阳。

阴阳交争，故往来寒热。阴气胜，故先寒后热，阳气胜，故先热后寒也。

此疾大约有三证，大小柴胡姜桂汤。

中风胸满不欲食，心烦喜呕小柴良。

仲景云：中风往来寒热，胸胁苦满，默默不欲食，心烦喜呕者，属小柴胡汤。

【临床解读】

谢某某，女，32 岁。2021 年 6 月 4 日初诊。

主诉：左侧胸胁胀满 1 年。

现病史：患者近 3 年以来无明显诱因出现胸胁胀满，西医检查无明显器质性病变。现症见：左侧胸胁胀满，走窜不定，不痛，胀满时伴肛门坠胀，食多时偶有胃脘胀满，嗳气，胃灼热不反酸，口中和，纳食差，食后不消化，大便日 1~2 次，排便不畅，小便可，月经正常，眠一般，情绪可，舌质稍瘀暗，苔薄黄，脉沉滞。有医生曾以痛泻要方加减治疗，效平。

病机要点：少阳经气不舒，日久经脉瘀阻，痰气停滞化热。

处方：柴胡 10 克，黄芩 10 克，党参 10 克，清半夏 10 克，炒白芥子 6 克，木香 6 克，青皮 10 克，炙甘草 3 克，生姜 3 片，大枣（切开）3 枚为引。10 剂，每日 1 剂，水煎服。（张磊医案）

热结在里十余日，却是大柴胡克当。

仲景云：伤寒十余日，热结在里，往来寒热者，宜大柴胡汤证。

已汗复下胸胁满，柴胡姜桂保安康。

仲景云：伤寒五六日，已汗而复下之，胸胁满微结，小便不利，渴而不呕，但头汗出，往来寒热者，柴胡桂枝干姜汤主之。

【临床解读】

吕某某，男，23岁。2019年6月19日初诊。

主诉：发热10天（诱因：发热前食冷，吹冷气）。

现症见：发热，体温最高39℃，现体温36.4℃，发热时恶寒无汗、添衣不减，伴呕吐腹泻，腹胀腹痛，口渴口干不苦，咳嗽，纳少，无食欲，大便稀溏，小便可，舌质淡红，苔白，脉细数有力。

处方：柴胡30克，桂枝12克，干姜10克，黄芩10克，天花粉10克，生牡蛎15克，炒白芍12克，羌活15克，清半夏10克，甘草6克。3剂，每日1剂，水煎服。（孙玉信医案）

第四十二证　汗之而热不退歌

已汗复下脉加躁，不食狂言谩祈祷。

此证谓之阴阳交，死候难医不可道。

《素问》云：汗出而身复热，脉躁病不解，汗衰，狂言不能食，病名为何也？曰：病名阴阳交也。此其人所以汗出者，皆生于谷，谷生于精。今邪气隐藏于骨肉之间而得汗者，邪衰而精胜，则当食而不发热。热者，邪气也。汗者，胃气也。今汗出而狂言不能食，邪盛也。死候可明矣。

得汗脉静自然生，汗后复热命难保。

得汗而脉静者生，躁者死。

脉若浮数可再汗，沉实之时下为好。

不得已，须当汗下之。浮尚可汗，沉实尚可下之。

风温之候属葳蕤，虚烦竹叶汤为宝。

风温自汗而热，属葳蕤汤。虚烦自汗出而热，不可下，宜竹叶汤。

更看虚实治为宜，可细斟量休草草。

淳于意诊齐中御府长信病，意称脉法，热病阴阳交者死。今切之不交，并阴阳者，脉顺清而愈。其热虽未尽，犹活也。

第四十三证　下之而仍发热歌

病人脉微来又涩，误汗误下皆为失。

脉微则气虚，脉涩则血少，二者不可汗下。既下而又汗，荣卫皆虚，故发热也。

既汗亡阳斯恶寒，又下阴微还热极。

阴虚者，阳必凑之。既下则阴虚，故阳入阴分，所以内外皆热。《素问》云：阳虚则外热，阴虚则内热，故热极也。

最忌阴阳皆已虚，热又不止病斯亟。

更有劳复并食复，失于调治并将息。

既下之后，必须身凉。今下之而复热者，不特汗下之误，亦有劳复、食复二证。劳复谓病后用力，食复谓饮食过度失于调治之所致。

新差血气尚虚羸，劳复生热无气力。

劳复则无力而少气。

脾胃尚弱食过多，食复发热还憎食。

食复则发热呕吐，憎闻食臭矣。

小柴枳实栀子汤，数者用之宜审的。

第四十四证　恶寒歌

恶寒发热在阳经，无热恶寒病发阴。

仲景云：发热而恶寒者，病发于阳也，无热而恶寒者，病发于阴也。

阳宜发汗麻黄辈，阴宜温药理中宁。

发于阳宜桂枝、麻黄、青龙辈，发于阴宜四逆理中也。

啬啬恶寒桂枝证，汗后恶寒虚不任。

仲景云：啬啬恶寒，翕翕发热，桂枝汤证。

汗后恶寒，虚也。

脉微恶寒不可下，尚宜发汗莫令深。

脉微不可下，虽发汗，亦微发汗可也。

亦有头汗恶寒者，柴胡加桂值千金。

头有汗而恶寒者，仲景用小柴胡加桂汤。

汗已恶寒心下痞，附子增加入泻心。

仲景云：心下痞而复恶寒汗出者，附子泻心汤主之。方第十八。

第四十五证　背恶寒歌

背阳腹阴各异位，阳弱恶寒多在背。

《素问》云：背为阳，腹为阴。背恶寒者，阳弱也。

一则三阳合病生，一则少阴寒在外。

仲景云：三阳合病，额上生汗，背恶寒者，是其证。

仲景云：少阴病得之一二日，口中和，背恶寒者，当以灸，以附子汤主之。

欲识阴阳病不同，口和不和各分配。

仲景云：背恶寒，口不仁者，三阳合病也。又云：口中和，背恶寒者，少阴也。

合病口燥并不仁，白虎抑阳是其对。

仲景以白虎治背寒，抑退阳也。

少阴口和须灸之，附子汤兼阴自退。

解在上。

第四十六证　厥歌

厥有冷厥有热厥，脉证当须仔细别。

冷厥才病四肢冷，脉但沉微身不热。

冷厥初得，病便觉四肢逆冷，脉沉而微，身不甚热也。

足多挛卧并恶寒，引衣自覆仍不渴。

仲景云：凡厥者，阴阳之气不相顺接便为厥。厥者，手足厥冷是也。故多足拘挛，外恶寒，引衣自覆，不烦渴。

热厥身热头且痛，三四日内厥方发。

半日之间热复回，扬手掷足烦躁列。

热厥与冷厥，本自不同。冷厥才病便厥；热厥必四五日内方发，半日之间热复来也，扬手掷足，心中烦躁。

要之热深厥亦深，热微厥亦微相侵。

仲景云：伤寒一二日至四五日厥者，必发热，前厥者后必热。厥深热亦深，厥微热亦微。厥应下之，而发汗者，必口伤烂赤。

血气不通手足冷，医人不识却疑阴。

其脉沉伏而更滑，头面有汗指甲温。

沉伏而滑，伏热在内也。四肢虽厥，指爪必温，皆阳实也，急下之则愈。

又有正汗来相逼，两手一手忽无脉。

手足厥冷面不泽，细辛甘草汤脱厄。

朱肱云：忽然两手一手无脉，手足厥冷者，恐是正汗来，故有此证，用细辛甘草汤以助其汗，汗出则可愈。

心下怔忪厥有水，脉紧厥时邪在里。

怔忪，惧貌。心动不定，惊也。

仲景云：伤寒厥而心下悸，先治其水，当与茯苓甘草汤以治厥，不尔，其水入胃，必利。

又云：病者手足冷，脉乍紧者，邪结在胸，心下满而烦，即不能食，病在胸中，当吐之，宜用瓜蒂散。

发热七八日身冷，此名脏厥为难治。

仲景云：伤寒脉微而厥，至七八日肤冷，其人不安，此为脏厥，非蛔厥也。蛔厥者，其人当吐。

第四十七证　结胸歌

病发于阳下之早，热气乘虚心懊憹。

仲景云：病发于阳而反下之，热入因作结胸，所以成结胸者，下之早故也。

按之石硬头项强，此是结胸证分晓。

仲景云：结胸者，头项亦强，如柔痓状，下之则和。

又云：其脉浮紧，心下痛，按之如石坚。

脉浮与大未可下，先汗后下无颠倒。

仲景云：其脉浮大，不可下，下之则死。

热毒上攻结在胸，枳实理中应恰好。

大抵结胸未辨虚实，先与理中加枳实佳。

大抵结胸有三说，大结小结并水结。

有大结胸，有小结胸，有水结胸。仲景云：但结胸无大热者，此为水结，在胸胁也，但头汗出者，大陷胸汤治。

更有寒热二证存，热实寒实宜区别。

仲景云：太阳病，从心下至小腹满痛，不可近者，大陷胸汤主之，此大结胸也。

又云：小结胸病，正在心下，按之痛，脉浮滑者，小陷胸汤主之。此小结胸也。

又云：伤寒结胸热实，脉沉紧，心下痛，大陷胸汤主之。此热实者也。

又云：寒实结胸，无热证者，三物小陷胸汤，白散亦可服。此寒实者也。

此外有证名脏结，脉浮关小沉细绝。

仲景云：饮食如故，时时下利，寸脉浮，关小细沉紧，名曰脏结，舌上白苔滑者，难治也。

舌上滑苔不可医，痛引阴筋当死别。

仲景云：病者胁下素有痞，而在脐旁，痛引小腹，入阴筋者，此名脏结，死也。

结胸之状如痓病，从心至脐不可近。

仲景云：结胸者，项亦强，如柔痓状。又云：从心以下至脐，不可近，大陷胸汤主之。

心中懊侬并躁烦，阳气内陷非虚硬。

硬，固也。仲景云：膈内拒痛，胃中空虚，客气动膈，短气烦躁，心中懊侬，心下因硬，则为结胸也。

第四十八证　痞歌

痛为结胸否为痞，关脉皆沉本同类。

仲景《玉函》云：发于阴而反下之，因作痞。仲景《伤寒论》云：病发于阳而反下之，热入因作结胸。病发于阴而反汗之，因作痞。盖痛则为结胸，不痛则为痞。结胸与痞，脉浮，关脉皆沉。

关上若浮且泻心，发渴烦躁五苓对。

仲景云：心下痞，按之濡，其脉关上浮者，大黄黄连泻心汤主之。仲景云：心下痞，与泻心汤。其人渴而口烦躁，小便不利者，用五苓汤主之。

桔梗枳实汤最佳，先与服之使行气。

晋人治痞气，多作桔梗枳实汤，往往便差，以其下气故尔。

下利雷鸣心下硬，甘草泻心汤可治。

仲景论中泻心汤加减有五证，皆为痞气而设也。但满而不痛者，宜半夏泻心汤；色黄手足温者，黄连泻心汤；恶寒汗出者，附子泻心汤；干呕食臭，胁下有水气者，生姜泻心汤；雷鸣心下硬，心烦不得安者，甘草泻心汤也。

第四十九证　发黄歌

寒湿在里不能散，热蓄脾中成此患。

湿热宿谷更相搏，郁塞不消黄色绽。

巢氏云：寒湿在里则热蓄于脾胃，腠理不开，瘀热与宿谷相搏，烦郁不得消，则大小不通，故身体面目皆变黄色。

头面有汗齐颈止，渴饮水浆曾莫间。

仲景云：但头汗出，余处无汗，齐颈而还，小便不利，身必发黄也。

浮滑紧数脉来时，茵陈五苓皆可选。

茵陈蒿汤、五苓散皆可选用之。

瘀血之证亦相类，大便必黑此其异。

血证其间多发狂，要须辨别无乖戾。

发黄与瘀血，其证相似，皆因瘀热在里故也。但发黄者，小便多不利，瘀血则小便利，小腹硬满，大便黑色。仲景云：太阳病六七日，表证仍在，脉微而沉，及不结胸，其人发狂者，以热在下焦，少腹当硬满；小便自利者，下血乃愈。所以然者，以太阳随经，瘀热在里故也。又云：小便自利，其人如狂者，血证谛也。

白虎之证亦身热，大率异同难辨别。

白虎不能遂发黄，盖为周身汗发越。

白虎与发黄证亦相似，但白虎周身发汗，故不能黄。发黄证则余处无汗，齐颈而还。

更有中湿并中风，发黄大抵亦皆同。

湿则熏黄身尽痛，目黄风中气难通。

仲景云：湿家之为病，一身尽痛，发热，身色如熏黄。又有中风黄者，但目黄，气难通也。

第五十证　发狂歌

发狂二证当别白，阳毒蓄血皆凭脉。

发狂有二证，有阳毒发狂，有蓄血发狂。

阳毒发狂多干呕，烦躁脉实并面赤。

《难经》云：重阳者狂，重阴者癫。

蓄血如狂脉沉微，但欲嗽水不咽入。

小腹硬满小便利，不发寒热大便黑。

仲景云：阳明病七八日，表证仍在，脉微而沉，反不结胸，其人发狂者，以热在下焦，小腹当硬满；小便自利者，下血乃愈。所以然者，以太阳随经瘀热在里故也，抵当汤主之。

大抵当汗而不汗，热化为血如何散。

血上蓄兮喜忘多，血下蓄兮还闷乱。

《素问》云：血在上则忘，血在下则狂。

更有火劫发狂时，桂枝救逆汤加减。

仲景云：伤寒之脉浮，而医以火迫劫之，亡阳惊狂，卧起不安，属桂枝去芍药加蜀漆牡蛎龙骨救逆汤治。

第五十一证　发斑歌

温毒热病证两般，发斑瘾疹满身间。

仲景云：风气相搏，则为瘾疹，身体为痒，痒者为泄风。

温毒冬月冒寒气，至春始发在皮端。

此证谓冬月冒寒，至春阳气盛，发于表肤者。

热病表虚而里实，热毒不散锦文斑。

不可发汗重开泄，升麻汤辈可求安。

巢氏云：热病在表，已发汗未解，或吐下后，热毒气不散，烦躁谬语，此为表虚里实，热气燥于外，故身体发斑如锦文。凡发斑不可用发汗药，令疮重开泄，更增斑烂也，宜升麻元参汤。热毒乘虚入胃，胃烂故发斑。其热微者赤斑出，剧者黑斑出。赤斑出者五死一生，黑斑出者十死一生。

第五十二证　发喘歌

伤寒喘急是其常，先论阳明及太阳。

太阳无汗麻黄证，阳明潮热小承汤。

仲景云：太阳病，头痛发热，身疼腰痛，骨节疼痛，恶风，无汗而喘者，麻黄汤主之。又一证：太阳病，下之微喘者，表未解也，桂枝加厚朴杏子汤主之。又一证：下后不可更行桂枝汤，若汗出而喘无大热者，可与麻黄杏子甘草石膏汤。

仲景云：潮热短气，腹满而有潮热者，小承气汤主之。

水停心下喘而咳，加减青龙必可当。

仲景云：伤寒表不解，心下有水气，发热而咳，或渴或利，小腹满而喘者，小青龙汤。

【临床解读】

杨某某，女，81岁。2022年2月14日初诊。

主诉：间断咳嗽20余年。

现病史：患者近20年以来反复间断咳嗽、咳痰，冬重夏轻，遇凉加重，遇刺激气味加重，以中药治疗为主效平。西医未明确诊断。现症见：咳嗽，咳痰，白稀黏痰，胸闷，咳重时偶伴胸痛出汗；双下肢水肿一年余；不怕冷，纳可；二便调。舌略红，苔薄黄。血压高5年，未服西药。近期服中药方：细辛、半夏、五味子、生姜、桂枝、麻黄、杏仁、僵蚕、姜黄、桔梗、黄芪、荞麦，效平。

病机要点：饮邪为病。

处方：桂枝10克，炙麻黄6克，干姜10克，生白芍10克，清半夏10克，五味子10克，细辛3克，炒白芥子10克，炒莱菔子10克，炒紫苏子10克，葶苈子10克（包煎），炙甘草10克，大枣6个切开为引。10剂，每日1剂，水煎服。（张磊医案）

阴证喘时须喘急，返阴丹辈用为良。

阴证喘与阳证异，其喘必急，宜用返阴丹主之。

第五十三证　发渴歌

脉浮而渴太阳病，有汗而渴阳明证。

渴而自利属少阴，三者不同须审订。

仲景云：发汗已，脉浮数烦渴者，五苓散主之。

【临床解读】

李某某，男，25岁。2021年4月19日初诊。

主诉：多涎唾5年。

现症见：吐凉口水、量少，肝区不适，眠浅易醒，口中和，二便调，舌质淡红，苔白根厚，脉细。

处方：猪苓10克，泽泻10克，炒白术15克，茯苓30克，桂枝10克，砂仁（后下）10克，清半夏10克，陈皮10克，党参10克，干姜15克，甘草6克。10剂，每日1剂，水煎服。

二诊：2021年4月28日。服上方效可，吐涎愈，眠浅改善，守上方继服10剂，巩固治疗。（张磊医案）

又云：阳明病，汗出多而渴者，不可与猪苓汤，以其汗多，胃中燥，猪苓复利其小便故也。

又云：少阴病，其人欲吐，复不得吐而烦，但欲寐，五六日自利而渴者，属少阴。此三证渴虽同，其病则异也。

自非大渴莫与水，小渴唯宜滋润尔。

若令剧饮心下满，变成水结难调理。

仲景云：太阳病，胃中干燥，烦不得眠，其人欲饮水，当稍饮之，胃中和则愈。

渴太阳，无汗休供白虎汤。

汗后脉洪方可与，此证思之要审量。

太阳病，须汗后渴，方可行白虎，亦须白虎加人参也。仲景云：伤寒脉浮发热无汗者，表未解，不可与白虎汤；渴者，白虎加人参主之。

渴阳明，有汗且休供五苓。

小便不利汗仍少，脉浮而渴用为精。

仲景云：阳明病，汗出多而渴者，不可与猪苓汤，以汗多胃中燥，猪苓复利其小便故也。又云：若脉浮发热，渴欲饮水，小便不利，猪苓汤主之。

阳毒躁盛黑奴用，中暑黄连圆酒蒸。

黑奴圆，《千金》方也。酒蒸黄连圆，《活人书》方。二药虽非仲景之方，然治阳毒、中暑，最为有效。

第五十四证　吐血歌

诸阳受病蕴邪热，在表当汗汗不发。

巢源方云：吐血者，皆由诸阳受邪，热初在表，应发汗而汗不发，致使热毒入深，结于五脏，内有瘀积，故吐血也。

热毒入深结在中，瘀血既停须吐血。

轻者犀角地黄汤，重者抵当方能绝。

《小品》犀角地黄汤，主伤寒及温病。应发汗而不发之，内瘀蓄血，及鼻衄吐血者，此汤主之。抵当汤治瘀血在内。

大下寸口脉沉迟，吐血升麻安可缺。

阳毒升麻汤证云：伤寒服药吐下之后便成阳毒，或吐血下痢，其脉浮大数，面赤斑如锦文，唾脓血者，此汤主之。

第五十五证　衄血歌

太阳阳盛必须衄，衄已解时何幸福。

巢氏云：脉浮紧发热，其身无汗，自衄者愈。盖太阳病，有因衄血而便自解者。

浮紧无汗系麻黄，脉浮自汗桂枝属。

二者服之不中病，脉尚如前宜再服。

仲景云：伤寒脉浮紧，不发汗，因致衄者，麻黄汤主之。故自汗脉浮者，宜桂枝也。麻黄桂枝正分表里，服之不中病，尚宜再服，此《活人书》之意也。予谓此候不可不审察细详。

仲景之书又云：阳明病，口燥，但欲饮水不咽入者，此必衄。衄家不可攻其表，汗出额上陷，直视，不能眠，不得眴。又云：亡血家，不可攻其表，汗出则寒栗而振。

衄后脉微血已虚，慎勿服之令病笃。

且看犀角地黄汤，不止茅花须预速。

若脉微血虚，则麻黄桂枝皆不可用也。《小品》犀角地黄汤，《活人书》云茅花汤皆可用。

阴证本来无此候，少阴强发红来触。

下厥上竭不可医，血流口鼻或耳目。

仲景云：少阴病，但欲无汗而强发之，则动血，不知从何道出，或从口鼻耳目中出，是为下厥上竭，为难治。

第五十六证　吃噫歌

胃虚为哕名吃噫，多因吐下缘虚极。

吃，声哑，语难也。噫，胸气，饱出息。

古人方书无吃字，惟有哕。朱肱以哕者，吃气也。

橘皮干姜退阴散，或灸乳下皆得力。

灸法见《活人书》并《良方》中。

又有阳明小柴胡，视其前后部何如。

仲景云：伤寒哕而渴者，视其前后，知何部不利，利之则愈。

因虚攻热必生哕，仲景言之岂妄欤。

仲景云：其人本虚，攻其热必哕。哕，火外切，又于月切，逆气也。

更有一证欲作汗，阴阳升降致屯如。

胃气上逆无休止，逡巡中汗自然除。

庞安常说。

第五十七证　谵语歌

实则谵语虚郑声，两般相似最难明。

仲景云：实则谵语，虚则郑声。郑声者重语也。直视谵语而喘满者死，下利不止亦死矣。

大小便利手足冷，更兼脉细是虚形。

此郑声之证也。

脉来洪数二便秘，谵语为因实得名。

谵语之证本非一，或因下利或胃实。

仲景云：下利而谵语为有燥屎，承气汤主之。又云：阳明病，其人多汗，津液外出，胃中燥，大便必坚，坚者谵语，承气汤主之。

三阳合病或瘀血，或是热入于血室。

仲景云：三阳合病，腹满身重，难以转侧，口中不仁，谵语。又云：胁下满如结胸状，其人谵语，此皆热入血室。

大抵发热阳脉生，反见阴脉斯为逆。

谵语发热，见阳脉者生，见阴脉者死。

第五十八证　烦躁歌

伤寒烦躁证如何，阳明证与少阴科。

阳明脉长大便秘，伤风之候太阳多。

仲景云：阳明脉长，自汗出，医复重发其汗，其人微烦不了了者，此大便坚也。

仲景云：太阳病服桂枝汤，烦不解者，宜刺风池、风府，却与桂枝汤。又云：服桂枝汤复大烦渴不解，脉洪大者，白虎汤。

【临床解读】

牛某某，女，72岁。2021年1月29日初诊。

主诉：糖尿病3年。

现病史：患者平时口干口苦、口渴，头转动后易头晕，严重时视物旋转，双下肢无力，易乏力，汗出，偶有心慌胸闷，纳可，大便偏干，1~2日一行，小便可，舌质红偏瘦，苔黄腻，裂纹，脉弦数。糖尿病3年，口服西医降糖药控制差。既往宫颈脱垂全切术。

病机要点：上中消较显。

中医诊断：消渴。

处方：党参12克，生石膏30克，知母10克，大黄3克（后下），天花粉10克，黄连6克，生甘草3克，粳米一小撮（包煎）为引。10剂，每日1剂，水煎服。(张磊医案)

阴盛阳虚亦烦躁，少阴之证莫令讹。

大抵阴盛阳虚亦烦，故少阴证多烦躁。少阴肾也，肾恶燥，故热邪传入肾经，则烦躁宜矣。仲景云：少阴病恶寒而倦，则自烦，欲去其衣者可治。

又云：自利烦躁不得眠者死。

汗下而烦医者误，病解而烦气未和。

仲景云：伤寒吐下发汗，虚烦，脉甚微，八九日，心下坚痞，经脉动惕者，久而成萎。

更有虚烦宜竹叶，莫作伤寒致误佗。

孙兆云：虚烦热疾，与伤寒相似。得病二三日，脉不浮不恶寒，身不疼痛，但热而烦，非表候，不可发汗。如脉不紧实，病但热或不烦，非里实，不可下。汗下必危损，但用竹叶汤主之。其病自然而愈也。

第五十九证　懊侬歌

伤寒懊侬意忡忡，或实或虚病胃中。

懊，于告反。侬，《千金》音作农，《外台》云奴冻切。

结胸下早阳内陷，阳明误下胃虚空。

懊侬证有三。此一证，胃中因下空虚而致也。

仲景云：胃中空虚，客气动膈，短气烦躁，心中懊侬，阳气内陷，心下因硬，则为结胸。又云：阳明证，其脉浮紧，下之则胃中空虚，客气动膈，心中懊侬，舌上白苔者，栀子汤主之。若渴欲饮水者，白虎汤主之。

客气动膈心中躁，栀子汤兼大陷胸。

结胸，陷胸汤主之；白苔，栀子汤主之。

胃中燥屎宜承气，腹满头坚不可攻。

此一证，胃中下后有燥屎也。仲景云：阳明病下之，心下懊侬微烦，胃中有燥屎者可攻。其人腹微满，头硬后溏者，不可下之。有燥屎者，宜承气汤主之。

第六十证　怫郁歌

佛郁有虚亦有实，要须仔细明证脉。

佛，音拂。盖燥屎者实也，吐下者虚也。

燥屎唯宜承气汤，吐下极虚胃寒疾。

仲景云：病者小便不利，大便乍难乍易，时有微热，怫郁不得卧，有燥屎故也，承气汤主之。

仲景云：伤寒大吐下后，极虚复极汗者，其人外气怫郁，复与之水，以发其汗，因得哕，所以然者，胃中寒冷，故致此也。

火熏汗出目须黄，二阳并病面还赤。

仲景云：寸口脉阳浮阴濡而弱，医如火熏，郁令汗出，客热因火而热发，佛郁蒸肌肤身目为黄。

仲景云：二阳并病，太阳初得病时，先发其汗，汗先出不彻，因转属阳明，续自微汗出，设面色缘缘正赤者，阳气怫郁，当解之、熏之也。

脉来洪大荣气长，随经医治何由失。

仲景云：寸口脉洪而大者，荣气长，荣气长则阳盛怫郁不得出声。

卷 四

第六十一证　惊惕歌

伤寒何故生惊惕，吐下温针或火力。

或因吐下，或因温针，或因火劫。

下之谵语牡蛎汤，妄用温针于理逆。

仲景云：伤寒八九日，下之，胸满烦惊，小便不利，谵语，一身尽痛，不可转侧者，柴胡牡蛎龙骨汤主之。

仲景云：太阳伤寒，加温针，必惊也。

风温被火多瘛疭，阳明被火汗流出。

仲景云：风温被火者，微发黄色，剧则如惊痫，时瘛疭，若火熏之。一逆尚引日，再逆促命期。

仲景云：阳明病被火，额上微汗出。发热汗出不恶寒，加温针者，必怵惕烦躁不得眠。

脉浮火劫必亡阳，三者不同同此疾。

仲景云：伤寒脉浮，医以火迫劫之，亡阳，必惊狂，卧起不安者，桂枝去芍药加蜀漆牡蛎龙骨救逆汤。

少阳中风耳无闻，吐下悸惊常惕惕。

仲景云：少阳中风，两耳无所闻，目赤，胸中满而不烦，不可吐下，吐下则悸而惊。

第六十二证　心悸歌

伤寒心悸有多端，大抵三阳不一般。

仲景云：悸证有八九皆属三阳。

太阳便利多饮水，阳明烦呕小便难。

仲景云：太阳病，小便利者，以饮水多，心下悸；小便少者，必苦里急也。

仲景云：伤寒五六日，中风，往来寒热，心下悸，小便不利，心烦喜呕者，小柴胡汤主之。

少阳吐下仍虚悸，误汗烦时胃内干。

仲景云：少阳中风，两耳无所闻，目赤，胃中满而烦，不可吐下，吐下则悸而惊。

仲景云：伤寒，其脉弦细，胁痛发热，此属少阳。少阳不可发汗，发汗则谵语。为属胃，胃和则愈，胃不和则烦而悸也。

脉来结代炙甘草，小建中行三日间。

仲景云：伤寒脉结代，心动悸，炙甘草汤主之。方第三十九。

仲景云：伤寒二三日，心中悸者，小建中汤。

汗过自冒桂甘证，肉瞤真武定须安。

此二证，自汗过而悸也。

仲景云：发汗过多，其人叉手自冒心，心下悸，欲得按者，桂枝甘草汤，方第二十七。

又云：太阳病发汗，汗出不解，其人仍发热，心下悸，头眩身瞤动，振振欲擗地者，真武汤主之，方第四十二。

第六十三证　冒闷歌

二阳并病必须冒，宜刺大椎当慎表。

仲景云：太阳少阳并病，头痛，或眩冒，时如结胸痞硬，当刺大椎第一间、肺俞、肝俞，慎不可发汗。

下利面赤脉沉迟，汗出心中常郁懊。

仲景云：下利，脉沉迟，其人面少赤，身有微热，下利清谷者，必郁冒汗出。

吐下汗后或动经，汲水灌身那得好。

伤寒吐下后，发汗，虚烦，脉甚微，八九日，心下痞硬，气上冲咽喉，郁冒，经脉动惕者，久而成痿。

仲景云：荣卫中风。医为大热，解肌发汗，热不止，又汲水灌其身，栗栗振寒，则以重被覆之，故汗出而冒烦。

汗下表里已先虚，汗出表和痊可保。

仲景云：太阳病下之而不愈，先复发汗，以此表里俱虚，其人必冒，冒家汗出自愈。所以然者，汗出表和故也。

第六十四证　干呕歌

阳明胃络从头走，气上逆行须便呕。

呕者，胃不和也。胃之络从头走足，今气上行而逆，故呕也。

阳明多呕小柴胡，胸中有热黄连候。

仲景云：伤寒五六日，中风，往来寒热，心烦喜呕，或胸中烦而不呕，小柴胡汤。

【临床解读】

楼某，女，74 岁。2021 年 12 月 27 日初诊。

主诉：干呕恶心 2 个月余。

现症见：干呕，恶心，胃脘痞，胃胀，右胁肋下隐痛，无胃灼热反酸，嗳气，口稍干不苦，纳少无食欲，稍食则饱，眠差，入睡难，易醒，大便解之不顺畅，质可，量少，2 日 1 次或日 1 次，小便可，舌质红，苔黄，脉弦细。

处方：柴胡 10 克，清半夏 10 克，太子参 10 克，黄芩 10 克，陈皮 10 克，竹茹 30 克，延胡索 10 克，天花粉 10 克，炒川楝子 6 克，甘草 6 克。10 剂，每日 1 剂，水煎服。(孙玉信医案)

仲景云：伤寒胸中有热，胃中有邪气，腹中痛，欲呕吐者，黄连汤主之。

水停心下茯苓甘，先呕后渴五苓救。

发汗吐下后，心下逆满者，茯苓甘草汤。又方，心下有水气干呕者，小青龙汤主之。

仲景云：呕而渴者，五苓散主之。

汗后余热竹叶汤，烦虚栀子豉汤授。

汗后虚烦、呕逆者，竹叶汤或橘皮汤。

烦虚者，栀子豉汤主之。得吐勿服余者。呕而有痈脓者，不可治呕，脓尽乃愈。

又有少阴呕证存，真武汤中加减否。

【临床解读】

张某，女，84 岁。2021 年 6 月 30 日初诊。

主诉：纳呆 2 个月。

现症见：纳差，无食欲，知饿，稍食多或食硬物即恶心，呕吐流涎，咽部有痰，咳之可出，吐白痰，晨起有时口苦，大便 2 日一行，偏干，眠差，后半夜小便多，舌淡，苔水滑，脉缓细无力。既往冠心病40余年。

处方：干姜20克，人参20克，清半夏30克，陈皮10克，竹茹15克，炒莱菔子10克，生姜3片，大枣3个为引。7剂，每日1剂，水煎服。

二诊：2021年7月7日。服上方效平。现症见：纳差，口水多，呕吐，脚肿水肿，浑身乏力，贫血，口黏，白痰，虚汗，耳鸣，眠可，大便干，3到4日一行，尿频，夜尿多，尿急，舌质淡红，胎脉缓无力。

方药：茯苓30克，炒白术15克，白芍20克，制附子10克，党参20克，大黄10克（后下），陈皮10克，清半夏30克，生姜5片为引。7剂，每日1剂，水煎服。（孙玉信医案）

仲景云：少阴病，二三日不已，至四五日，腹痛，小便不利，四肢沉重疼痛而利，此为有水气，其人或咳，或小便自利，或下利，或呕者，真武汤主之。论中有加减之法。

第六十五证　吐逆歌

吐有冷热两证异，内脉外形当仔细。

吐有胃冷，有胃热者，当以内脉外形辨之。

烦渴脉数手心热，此是胃热之所致。

孙尚药云：脉来数，手心热，烦渴者，胃热也，竹茹汤证。

曾经汗下关脉迟，胃中虚冷理中治。

关脉迟，胃虚也，理中丸及汤主之。

膈上寒痰四逆汤，汗后虚烦竹叶已。

仲景云：若膈上有寒，欲干呕者，不可吐，当温之，宜四逆汤。

汗后虚烦呕吐者，竹叶并橘皮汤证。

少阴欲吐复不吐，必竟吐之当审记。

仲景云：少阴病，其人饮食入则心中温温欲吐，复不得吐，始得之，手足寒，脉弦迟，此胃中实也，不可下，当吐之。

第六十六证　霍乱歌

呕吐而利名霍乱，四肢逆冷诚斯患。

仲景云：病有霍乱者，何也？答曰：呕吐而利，此名霍乱。

寒多不饮理中圆，热多而渴五苓散。

仲景云：霍乱而头痛发热，身体疼痛，热多欲饮水，五苓散；寒多不饮水者，理中丸主之。

又云：吐利汗出，发热恶寒，四肢拘急，手足厥，四逆汤主之。

暑月忽然心撮痛，两脚转筋多冷汗。

上吐下利并躁烦，水沉香薷煎数盏。

暑月阴阳不和，清浊相干，食饮饫饱，伤于脾胃而又取凉就冷，阴阳交错，变成吐利，三焦混乱，腹中撮痛，大渴而烦，两脚转筋者，当用香薷散主之。

第六十七证　头疼歌

三阳往往病头疼，随证医治各异能。

三阳经络上至于头，三阴至胸中而还，故三阳之邪至头，必头疼也。

太阳身热麻黄证，无热阳明胃气蒸。

仲景云：太阳病，头疼发热，身疼，无汗而喘者，麻黄汤主之。

仲景云：阳明病，手足若厥者，其人头必痛，若不呕不饮，手足不厥者，其头不痛。

少阳受病脉弦细，小柴胡证自分明。

仲景云：伤寒，其脉弦细，头痛发热，此为属少阳。少阳不可发汗，发汗则谵语，为属胃，胃和则愈，不和则烦而悸。

三阴太少无头痛，为是厥阴之证形。

三阴之中，太阴、少阴无头痛，惟厥阴有也。

非时忽有痟首疾，必是停痰湿气并。

停痰湿气亦令人头痛。

第六十八证　胁痛歌

少阳胆经循胁过，邪入此经痛无那。

仲景云：少阳经络循胁贯耳，因邪在此，则胁痛而耳聋。

心下坚满引胁痛，十枣医治定须可。

仲景云：太阳中风，吐、下、呕，头痛，心下痞坚满，引胁下痛，表解里未和者，十枣汤主之。

阳明坚满大便结，项强不食并潮热。

因而转入少阳经，唯小柴胡汤紧切。

仲景云：阳明病，不大便，胁下坚满，舌上有苔者，可与小柴胡汤。又云：项强胁下满者，可与小柴胡汤。又云：伤寒五六日，中风，往来寒热，胸胁苦满，默默不欲食，小柴胡汤主之。又云：阳明病不解，转入少阳，胁下坚满，干呕者，小柴胡汤主之。

病人痞积贯脐旁，痛引阴筋名脏结。

仲景云：病者胁下痛，素有痞积在脐旁，痛引小腹入阴筋者，名脏结。

第六十九证　腹痛歌

腹痛有实亦有虚，要观证与脉何如。

尺脉带弦并泄利，阳明虚痛建中须。

仲景云：伤寒，阳脉涩，阴脉弦，法当腹中急痛，先与小建中汤。

关脉若实大便秘，更加腹满实中居。

仲景云：病人不大便，绕脐腹痛，烦躁，发作有时，为有燥屎。

阴证腹痛四逆散，下之腹痛桂枝祛。

仲景云：少阴病四逆，其人或咳或悸，小便不利，或腹中痛，泄利下重者，四逆散主之。又云：少阴病，下利清谷，里寒外热，脉微欲绝，脉不出或腹痛，通脉四逆汤主之。又云：少阴病，二三日不已，至四五日，腹痛，小便不利，真武汤主之。

太阳病，医反下之，因腹满时痛，属太阴，桂枝加芍药汤主之；大实痛者加大黄汤也。

胃中有邪胸中热，呕吐黄连汤可除。

仲景云：伤寒胸中有热，胃中有邪气，腹中痛，欲呕吐者，黄连汤主之。

【临床解读】

董某，男，37岁。2022年2月23日初诊。

主诉：反酸胃灼热1年余。

现症见：口干苦甚，偶有胃痛，反酸，胃灼热，口中反酸，畏寒怕冷，手脚冷，纳眠可，大便频，时有便意，日1~2次，成形，小便可，舌红，苔白腻，脉细无力。

处方：黄连10克，清半夏10克，桂枝6克，干姜10克，党参10克，浙贝母10克，煅海螵蛸30克，枳实10克，白及10克，吴茱萸3克，甘草6克。10剂，每日1剂，水煎服。(孙玉信医案)

第七十证　咽痛歌

咽痛阴阳各异宜，要须脉证两参之。

脉浮而数吐脓血，此是阳毒之所为。

伤寒脉浮数而大，唾脓血，《千金》《外台》有乌扇膏治之。

脉沉兼细手足冷，或加吐利少阴兮。

仲景云：少阴法当咽痛而复吐利。

少阴阴阳脉俱紧，亡阳汗出要医治。

仲景云：其脉阴阳俱紧，而反汗出，必亡阳，病属少阴。

又有伏气之为病，非常寒冷着人肌。

咽喉先痛次下利，作肾伤寒方可医。

仲景云：伏气之病，以意候之，今月之内，欲有伏气。假令旧有伏气，当须脉之。若脉微弱者，当喉中痛似伤，非喉痹也。病人云：实喉中痛，虽尔今复欲下利。

第七十一证　咳嗽歌

咳嗽三经要辨明，太阳阳明与少阴。

太阳停水青龙候，小柴治咳值千金。

仲景小青龙二证皆云：心下有水气，干呕发热而咳者，小青龙汤主之。

又云：心下有水气，咳而微喘者，小青龙汤。

仲景云：中风七八日，心下悸，小便不利，身有微热或咳者，小柴胡汤主之。

阳明能食咽必痛，咳时头痛定难禁。

仲景《金匮》云：冬阳明，但头眩不恶寒，故能食而咳者，其人咽必痛，不咳者咽不痛。

又云：冬阳明，反无汗，小便利，二三日呕而咳，手足厥者，其人头必痛；若不呕不咳手足不厥者，头不痛。

少阴烦渴猪苓治，泄利须还四逆灵。

仲景云：少阴病下利六七日，咳而呕渴，心烦不得眠者，猪苓汤主之。又云：少阴四逆，其人或咳，小便不利，腹中痛，泄利者，四逆汤。

忽然水气因生咳，真武汤功效最深。

仲景云：少阴病二三日不已，至四五日，腹痛小便不利，四肢沉重，疼痛而利，此为有水气，其人或咳，或小便自利，或下利，或呕，真武汤主之。

第七十二证　遗尿歌

风温被下必失溲，鼾睡难言自汗流。

仲景云：风温为病，脉阴阳俱浮，自汗出，身重，多眠睡，鼻息必鼾，语言难出。若被下者，小便不利，直视失溲。

三阳合病身体重，不觉遗尿也可忧。

仲景云：三阳合病，腹满身重，难以转侧，口不仁，面垢，谵语，遗尿。发汗则谵语，下之则额上生汗，手足厥冷。自汗宜白虎汤主之。

下焦不归亦遗溺，三者依方病可瘳。

仲景云：下焦不归其部则遗溲。

以上三证，随证治之可愈。

忽然直视并狂语，肾绝如何得久留。

仲景云：溲便遗失，狂言，反目直视者，此为肾绝也。

第七十三证　腹满歌

太阴腹满必时痛，合病腹满身体重。

仲景云：太阴之为病，腹满吐食不下，下之甚，腹满时痛。

仲景云：三阳合病，腹满身重，难以转侧。

阳明腹满口苦干，微喘小柴胡可用。

仲景云：阳明中风，口苦咽干，腹满微喘，发热，脉浮而紧，下之则腹满而小便难也。

谷疸之时且调胃，潮热更兼便不利。

仲景云：阳明病，脉迟，欲成谷疸，下之则腹满。

勿令大下使之虚，微和胃腑宜承气。

仲景云：阳明脉迟，腹满而喘，有潮热，小承气汤主之。又云：腹大满而不大便者，小承气微和其胃气，勿令大下。

下后心烦而腹满，栀子厚朴汤宜尔。

仲景云：伤寒下后心烦腹满，卧起不安者，栀子厚朴汤。

汗后厚朴最为佳，吐后小承当审谛。

仲景云：发汗后腹胀者，厚朴五物汤。

仲景云：伤寒吐后腹满者，小承气汤主之。此一证当仔细辨之。

太阴桂枝芍药汤，大实大黄汤可治。

仲景云：太阳病，医反下之，因腹满时痛，属太阴，桂枝芍药汤；大实痛则用大黄汤主之。

第七十四证　蛔厥歌

胃冷仍加发汗重，因成蛔厥吐长虫。
病源本属厥阴证，宜用乌梅与理中。

仲景云：蛔厥者，其人当吐蛔，今病者静而复时烦，此为脏寒，蛔上入其膈，故须臾得止，得食而呕，又烦者，蛔闻食臭必出，其人当自吐蛔，乌梅丸、理中丸主之。

第七十五证　自汗歌

伤寒自汗证有九，卫不和兮桂枝候。

仲景云：病人脏无他病，时发热自汗出而不愈者，此卫气不和也，先其时发汗则愈，宜桂枝汤。

风温风湿及伤风，中暑亡阳柔痓有。

仲景云：风温为病，脉阴阳俱浮，自汗出，身重多眠睡。此风温自汗也。仲景云：湿家之为病，其人头汗出，背强，欲得覆被向火。又云：额上汗出微喘，此风湿自汗也。仲景云：太阳中风，阴弱者汗自出，此伤风自汗也。

仲景云：太阳中暍者，其人汗出恶寒，身热而渴。此中暑自汗也。仲景云：伤寒自汗出，小便数，心烦，微恶寒，脚挛急，桂枝加附子人参。其间增桂令汗出，附子温经，亡阳故也。又云：脉阴阳俱紧，而反汗出，为亡阳，属少阴。此亡阳自汗也。仲景云：太阳病，发热汗出不恶寒，名曰柔痓，此柔痓自汗出。

霍乱下利四肢逆，阳明多汗津液漏。

仲景云：霍乱，吐利汗出，发热恶寒，四肢拘急，手足厥冷，四逆汤主之。

仲景云：阳明病，阳脉微而汗出少者为自和，汗多者太过。太过者阳积于内，亡津液，大便因坚也。

少阴无汗或有之，额上手背时时透。

仲景云：阴不得有汗，故知非少阴也。少阴有汗，但额上手背有耳。宋迪《伤寒阴证诀》云：阴病额上手背皆有冷汗，三二日中尚可行。

随证治疗莫令差，更看病形深体究。

第七十六证　头汗歌

病人里虚而表实，玄府不开腠理密。

无能作汗润皮肤，阳气上行头上出。

津液既竭五内干，误下重虚成大疾。

病人表实，玄府不开，汗不能浃于周身，故上腾而发于颈额也。汗既出多，五脏津液寡少，又重责之以汗，必成大疾。

头有汗兮多涂径，剂颈而还发黄病。

仲景云：若不结胸，但头汗出，余处无汗，齐颈而还，小便不利，多必发黄。

往来寒热表未解，手足冷时非阴证。

仲景云：伤寒五六日，其人已发汗而复下之，胸胁微满硬，小便不利，渴而不呕，但头汗出，往来寒热而烦，此为未解，小柴胡汤桂枝汤。

仲景云：伤寒七八日，头汗出，微恶寒，手足冷，心下满，口不欲食，大便坚，其脉细，此为阳微结，有表复有里也。脉虽沉紧不得为少阴，所以然者，阴不得有汗，今头汗出，故知非少阴也，可与小柴胡汤。

肝乘肺部刺期门，心中懊侬栀子应。

仲景云：伤寒发热，啬啬恶寒，其人大渴欲饮酢浆，其腹必满，身自汗出，小便利，其病欲解，此肝乘肺，名曰横，当刺期门。期门穴在乳下。

仲景云：阳明病下之，其外有热，手足温，不结胸，心中懊侬，若饥不能食，但头有汗出者，宜用栀子汤主之。

膈间坚满茯苓汤，六者看详宜审订。

第七十七证　欲得汗歌

阳加于阴有汗期，过关之脉要须知。

《素问》云：阳加于阴，谓之有汗，俗谓过关之脉也。

有时两手忽无脉，恰似重阴欲雨时。

有时一手无脉，或两手无脉者，有汗证也。

病人本虚必发颤，不虚得汗颤何为。

不颤不汗自然解，阳阴和顺更何疑。

先曾吐下并亡血，内无津液故如斯。

仲景云：病有战而汗出，因得解者何也？答曰：脉浮而紧，按之反芤，此为本虚，故当战而汗出也。若脉浮而数，按之不芤，此人本不虚，若欲自解，但汗出耳，不发战也。病有不战、不汗出而解者，何也？答曰：其脉自微，此以当发汗，若吐，若下，若亡血，内无津液，此阴阳自和，必自愈。

止爱濈濈周身润，来时最忌水淋漓。

凡得汗，欲令手足皆周，漐漐一时益佳，但不欲流漓。

汗出如油是恶证，忽加喘急病倾危。

仲景云：汗出如油，喘而不休，此为命绝也。

停痰癥癖皆隔汗，先须荡涤要医治。

伤寒最怕先有宿患，如痰饮癖块皆能隔汗，不能得。先开达渠道，经络通为佳。

水升火降阴阳合，大汗来时命得回。

肾水升，心火降，坎离得交，阴阳合和，必大汗至矣。

第七十八证　舌上苔歌

阴阳俱紧鼻出涕，舌上苔滑勿妄治。

蜷卧恶寒多呕痰，腹内痛者须成利。

仲景云：脉阴阳俱紧，口中气出，唇口干燥，蜷卧足冷，鼻中涕出，舌上苔滑，勿妄治也。至七八日以来，其人微发热，手足温者，此为欲解。或到七八日以上，反大热者，此为难治。设使恶寒者，必欲呕也，腹内痛者，必欲利也。

阳明湿痹并脏结，色白苔滑多在舌。

二证见下文。

脏结无阳不可攻，湿痹丹田应有热。

仲景云：脏结者无阳证，不往来寒热，其人反静，舌上滑苔者，不可攻。

仲景云：湿痹之候，舌上有苔者，以丹田有热，胸中有寒。湿痹，中湿也。

阳明懊侬胁下坚，栀子柴胡不徒设。

阳明有二证。仲景云：阳明心中懊侬，舌上苔者，栀子汤主之。又云：阳明病，胁下坚满，不大便而呕，舌上苔者，可与柴胡汤。上焦得通，津液得下，胃气因和，身濈然汗出则解。

第七十九证　下脓血歌

伤寒表实里还虚，热气乘虚肠里居。

下利脓血赤黄汁，或如鱼脑状难拘。

《病源》云：伤寒病苦表实里虚，热气乘虚入于肠胃，则下赤黄汁。若湿毒气盛，则腹痛壮热，下脓血如鱼脑，或如烂肉汁。

仲景云：太阳下之，其脉浮而滑者，必下血。

阳明下血而谵语，热入血室病难除。

仲景云：阳明病下血而谵语者，必为热入血室。头汗出者，当刺期门，随其实而泻之，濈濈然汗出则愈。

少阴脓血桃花证，不尔刺之邪可祛。

仲景云：少阴下利，便脓血者，桃花汤主之。又云：少阴病下利，便脓血者，可刺。

下利脉浮尺中涩，或是发厥热如初。

二证皆圊脓血利，悉见长沙仲景书。

仲景云：一证，伤寒发热四日，厥反三四日，复热四日，厥少热多，其病当愈。四日至六日，热不除，必清脓血。又一证云：下利，脉又浮数，尺中自涩，其人必圊脓血。

第八十证　昼夜偏剧歌

卫气循环不暂停，昼则行阳夜在阴。

卫独留阳阳跷盛，阳盛阴虚夜不宁。

忽若留阴阴跷满，阴满阳虚昼却争。

《黄帝针经》云：卫气者，昼日行于阳，夜行于阴，卫气不得入于阴，常留于阳。留于阳则阳气满，满则阳跷盛而不得入于阴，阴气虚则夜不得宁也。卫气留于阴不得行于阳，留于阴则阴盛，阴盛则阴跷满，不得入于阳，阳气虚。故昼则争而不安。

暮谵昼了阴虚证，昼躁阳虚夜气清。

仲景云：妇人伤寒发热，经水适来，昼则明了，暮则谵语，为热入血室。又云：下之后，复发汗，昼则烦躁不得眠，夜而安静，不呕不渴，无表里证，脉沉微身无大热者，干姜附子汤主之。热入血室，以阴虚而邪入之也，故暮谵昼了，下而复汗，以亡阳而卫在阴也，故昼躁夜静。

要须调卫各归分，二气谐和可渐平。

卷　五

第八十一证　循衣摸空歌

伤寒吐下仍不解，大便不利潮热在。
循衣摸床惕不安，独语犹如见鬼怪。
微喘直视不识人，谵语狂言还可骇。
大承服后脉弦生，忽若涩兮死何悔。

仲景云：伤寒吐下后未解，不大便五六日，至十余日，其人日晡所发潮热，不恶寒，如见鬼神状，若剧者，发则不识人，循衣妄撮，怵惕不安，微喘直视，脉弦者生，涩者莫不死。仲景云：太阳中风以火劫之，两阳相熏灼，其身发黄，鼻衄血，循衣摸床，小便利者，可治。华佗云：病人循衣缝，不可治。

第八十二证　筋惕肉瞤歌

病人肉瞤并筋惕，汗过经虚真武敌。

仲景云：大青龙汤证云，若脉微弱，汗出恶风者，不可服之，服之则厥逆，筋惕肉瞤，此为逆也。又云：太阳病发汗，汗出不解，其人仍发热，心下悸，头眩，身瞤动，振振欲擗地者，真武汤主之。

不然邪入大经中，状如瘛疭惊痫疾。
发汗动经身振摇，宜用茯苓桂枝术。

仲景云：伤寒若吐下后，心下逆满，气上冲胸，起则头眩，脉沉紧，发汗则动经，身为振摇者，茯苓桂枝白术甘草汤。又云：伤寒吐下后，汗虚脉微，眩冒，经脉动惕者，久而成痿。

动气在左误下之，忽尔肉瞤最为逆。

仲景云：动气在左，不可发汗，发汗则头眩，汗不止，怵惕肉瞤。

第八十三证　口燥咽干歌

脾中有热胃干枯，口燥咽干津液无。

阳明白虎加参证，少阳口苦小柴胡。

仲景云：阳明病，脉浮紧，咽干口苦，口干舌燥者，白虎汤。

【临床解读】

苏某某，女，70 岁。2020 年 11 月 23 日初诊。

主诉：舌体发涩 3 个月。

现病史：患者 3 个月前无明显诱因出现舌体发涩，曾于医院检查无明显异常。现症见：舌体发涩，如开水烫，口干，口中乏味，如吃柿子，上半身怕热，易汗出，下半身怕冷，纳可，眠一般，大便成形，1~2 日 1 次，小便频，舌质红，苔薄白，脉沉细略数。平素有胃病，子宫脱垂 30 年，曾生育 3 个子女。

病机要点：阳明积热（有脾约之象）。

处方：党参 10 克，生石膏 30 克，知母 10 克，大黄 6 克（后下），火麻仁 30 克，炙甘草 3 克。10 剂，每日 1 剂，水煎服。（张磊医案）

又云：少阳之为病，口苦咽干目眩者，宜小柴胡汤。

咽干慎不可发汗，发汗无津气愈虚。

仲景云：咽喉干燥不可发汗。

少阴口燥急须下，肾经少水致焚如。

仲景云：少阴病，得之二三日，口燥咽干，急下之，宜服承气汤。

又云：少阴病二三日，咽痛者，与甘草汤不差，与桔梗汤。此证切宜审用之。

虫蚀上部声嗄蜮，咽干蚀脏下名狐。

仲景云：狐蜮之病，虫蚀上下部。蚀上部则声嗄，蚀下部则咽干。

第八十四证　伤寒似疟歌

伤寒似疟三证详，血室阳明及太阳。

谓妇人热入血室及阳明太阳证也。

太阳汗出脉洪大，桂枝各半合麻黄。

仲景云：太阳病八九日，如疟状，热多寒少，清便自可，宜桂枝麻黄各半汤。

阳明忽尔还如疟，不呕清便热复凉。

脉若虚浮桂枝稳，小承气脉实相当。

仲景云：病者烦热，汗出即解，复如疟状，日晡所发者属阳明。脉实者当下之，脉浮虚者，当发其汗。下宜承气汤，发汗宜桂枝汤。

妇人热入血凝结，柴胡加入地黄汤。

仲景云：妇人中风，七八日，寒热往来，经水适断，血结，如疟状，宜小柴胡主之。

第八十五证　邪中二焦歌

寸口阴阳脉俱紧，上下二焦皆受病。

仲景云：寸口脉阴阳俱紧者，当清邪中于上焦，浊邪中于下焦。

清邪中上洁为名，浊邪中下浑斯应。

仲景云：清邪中上名曰洁，浊邪中下名曰浑也。

阴中于邪必内栗，足膝逆冷便溺出。

又云：阴中于邪，必内栗也。又云：浊邪中下，阴气为栗，足膝逆冷，便溺妄出也。

阳中于邪项必强，发热头疼颈挛屈。

阳中于邪，必发热，头痛，项强，颈挛，腰痛，胫酸也。

皆因雾露气为伤，随证治之宜审的。

第八十六证　多眠歌

多眠四证病形殊，风温狐蜮及柴胡。

更有少阴同共四，当观形与证何如。

风温身热常自汗，小柴胁满项强拘。

仲景云：风温，脉阴阳俱浮，自汗，身重，多眠，鼻息必鼾。

仲景云：阳明中风，脉弦浮大而短气，腹都满，胁下及心痛，其人嗜卧，一身及目悉黄，小便难，有潮热，宜小柴胡汤。

少阴自利但欲寐，狐蜮多眠非一途。

仲景云：少阴病，但欲寐。六经中，此一经最难辨难治，要在审详。然证辨亦有不寐者。仲景云：少阴病，其人欲吐不吐而烦，但欲寐，五六日，自利而渴者，属少阴。仲景不论方。又云：少阴脉微细沉，但欲卧，汗出不烦，自欲吐。五六日，自利，烦躁不得卧寐者，死。又云：心中烦而不得卧者，黄连阿胶汤。

仲景云：狐蜮证，嘿嘿但欲卧，目瞑不得眠，泻心、苦参汤主之。又《玉函》一证云：三阳合病，脉浮大，上关上，但欲寐，目合则汗。

第八十七证　不得眠歌

伤寒何事不得眠，汗过胃中干燥烦。

仲景云：太阳病发汗，若大汗出，胃中干燥，烦不得眠，其人欲饮水，当稍饮之，荣卫和则愈矣。

或因吐下虚烦致，或因大热语言颠。

仲景云：发汗吐下后，虚烦不得眠。若剧者，必反复颠倒，心中懊侬，栀子豉汤主之。

阳毒、热病皆不得眠。

小便不利正发渴，心烦少气苦孜煎。

忽若水停心下满，但与猪苓可保全。

仲景云：胃中干燥，不得眠者，猪苓汤。

伤寒差后热尚在，阴未复时阳使然。

《病源》云：卫气昼行于阳，夜行于阴。阴主夜，夜主卧，谓阳气尽，阴气盛则目瞑矣。今热气未散，与诸阳并，所以阳独盛，阴偏虚。虽复，病后仍不得眠者，阴气未复于本故也。《外台》有《肘后》乌梅汤。

第八十八证　小便不利歌

胃中干则无小便，慎勿利之强使然。

《病源》云：伤寒，发汗后而汗出不止，津液少，胃中干，小肠有伏热，故小便不通也。故不可强利之。

下焦有热不通泄，量病浮沉用药宣。

下焦有热者，可宣导之也。

咳而有水青龙候，项强无汗桂枝痊。

仲景云：伤寒表不解，心下有水气，干呕发热而咳，或小便不利小腹满或喘者，小青龙汤主之。

仲景云：服桂枝汤，或下之，仍头项强痛，翕翕发热，无汗，心下满，胀痛，小便不利者，桂枝去桂加茯苓白术汤。

大抵中湿发黄者，先利小便当使快。

仲景云：中湿之为候，其人小便不利，大便反快，但当利其小便。仲景论风湿证云：若被下者，小便不利。

又云：伤寒，身色如金黄，如橘子色，小便利，腹微满者，茵陈蒿汤主之。

阳明汗多津液无，却以小便利为戒。

仲景云：阳明病，汗出多而渴者，不可与猪苓汤。以汗多胃中燥，猪苓复利其小便也。

阳若凑之阴分虚，小便难出热中居。

《素问》云：阴虚者，阳必凑之。阳入阴分，则膀胱热而小便难。

漏风不止桂加附，阳明风中小柴胡。

仲景云：太阳病，发汗，遂漏风不止，恶风，小便难，四肢急，桂枝加附子汤主之。

第八十九证　小便自利歌

太阳下焦有热秘，小腹必满便不利。

小便不利反自利，此是抵当血证谛。

大抵热在下焦，小腹必胀满，小便不利。今反利者，有瘀血也。仲景云：伤寒有热而小腹满，应小便不利，今反利者，此为血证，当下之，宜抵当圆。

又云：太阳病，身黄，其脉沉结，小腹坚，小便不利，为无血，小便自利，其人如狂者，血证谛也，宜抵当汤。

阳明自汗小便结，忽若利时津液竭。

屎虽坚硬不可攻，蜜兑用之斯要诀。

仲景云：阳明病，汗出，若发其汗，小便自利，此为津液内竭，屎虽坚，不可攻之，宜用蜜兑导之使通，或土瓜根、猪胆汁皆可以导之也。

又问小便何故数，肾与膀胱虚热作。

虚则故令小便频，热则迟涩相击搏。

虚中有热，小便故难频，并必迟涩也。

自汗不可服桂枝，趺阳浮涩是脾约。

仲景云：伤寒脉浮，自汗出，小便数，心烦，微恶寒，脚挛急，服桂枝，得之便厥作，甘草干姜汤主之。

【临床解读】

张某，女，6岁。2019年7月5日初诊。

主诉：从小漏尿，现发现过敏性鼻炎2个月。

现病史：家属诉患儿自小即有漏尿现象，随着年龄增长，症状有所减轻，现在小便后内裤经常尿湿一片，要求更换，有时夜间会遗尿，查B超等未见异常，晨起口苦，流涎，易积食，汗出。

处方：菟丝子10克，肉桂3克，生山药15克，益智仁6克，乌药3克。6剂，每剂药，配合食入猪尿泡（一个），煮熟加盐，吃肉喝汤，一日一个。

二诊：2019年8月16日。服上方10剂，效可，自觉食欲改善。现症见：时有漏尿，尿急，晨起口中异味，流涎多，多汗，后背痒，平素易过敏，易上火，纳可，易积食，眠可，大便黏，量多，偶有便溏，舌质淡红，苔白腻，脉沉有力。家属诉孕期羊水少，提前两周剖腹产。

处方：炒神曲10克，炒麦芽10克，炒山楂6克，炒鸡内金6克，炒白术6克，菊花6克（后下），生甘草3克。7剂，每日1剂，水煎服。

三诊：2020年1月13日。服上方25剂，效可，尿频改善。现症见：仍尿床，白天尿急、漏尿，口中异味，流涎，脚心热，多食易饥，多汗，大便稍稀，每日2次，眠可，过敏性鼻炎反复发作。

处方：炒山药10克，益智仁3克，乌药3克，菟丝子10克，鸡内金6克，山萸肉6克，党参6克，白果3克，生姜2片，大枣2个为引。15剂，每日1剂，水煎服。

四诊：2020年12月11日。服上方10剂，后间断在他处服中药。现症见：仍尿床，白天尿急、漏尿，秋冬季过敏性鼻炎易发作，近几日咽痒，咳嗽，夜间张口呼吸，打鼾，流涎多，纳眠可，大便黏，日一次，舌质红，苔白滑，脉沉弱。今按“上虚不能制下”为则治之。

处方：炮干姜6克，炙甘草10克。10剂，每日1剂，水煎服。（张磊医案）

仲景云：趺阳脉浮而涩，浮则胃气强，涩则小便数，浮涩相搏，大便必硬，其脾为约，麻仁圆主之。

胃中不和谵语时，调胃承气宜斟酌。

仲景云：伤寒脉浮自汗，小便数，若胃中不和，谵语者，少少与调胃承气汤。

第九十证　大便不利歌

大便坚硬或不通，柴胡承气可收功。

大柴胡汤、大小承气皆要药也。

亦有不可攻击者，歌在前篇里证中。

前篇里证歌有不可下者。

寒则溏，热则垢，可见阴阳虚实候。

岁火不及大寒行，民病鹜溏肠胃吼。

《素问》云：岁火不及，寒乃大行，民病鹜溏者，鸭溏也。

第九十一证　大便下利歌

伤寒下利多种数，要识阴阳勿差互。

三阳利时身必热，三阴但温无热具。

三阳下利身热，三阴下利但温而不热，此其大概也。

合病自利葛根汤，或用黄芩无致误。

仲景云：太阳阳明合病，必自利，葛根汤主之。桂枝证医反下之，利不止者，葛根黄芩黄连汤。

自利不渴属太阴，少阴必渴肾虚故。

仲景云：自利不渴，属太阴，其脏有寒故也，当温之，宜四逆辈。又云：自利而渴者，属少阴虚，故引水自救也。

外审证，内凭脉，内外并观斯两得。

脉大由来却是虚，脉滑而数有宿食。

《脉经》云：大则为虚。仲景云：滑而数者，有宿食也。

协热而利脐下热，谵语而利燥屎结。

仲景云：太阳证，外证未除，而数下之，遂协热而利，利下不止，心下痞硬，表里未解者，桂枝人参汤。朱肱云：协热利，脐下必热也。

仲景云：下利而谵语者，为有燥屎也，属承气汤。

少阴心痛口燥烦，却与利之斯要诀。

仲景云：少阴病下利清水，色青者，心下必痛，口干燥者可下之，宜大柴胡汤。六经中，惟少阴病难治，有补泻之法，不可不审也。

第九十二证　狐蜮证歌

虫蚀下部名曰狐，虫蚀上部名曰蜮。

狐则咽干蜮声嗄，伤寒变坏成斯疾。

面目乍赤乍白黑，但欲睡眠昏默默。

更有䘌虫蚀肛外，舌上尽白齿无色。

仲景云：狐蜮之病，其气如伤寒，默默但欲卧，目瞑不得眠，起则不安，蚀于喉咽者为蜮，蚀于阴者为狐。狐蜮之病，并恶饮食，不欲闻食臭，其面乍赤、乍黑、乍白。蚀于上部其声嗄，蚀于下部其咽干。蚀上部者，泻心汤主之。蚀下部者，苦参汤淹洗之。蚀肛外者烧用雄黄熏之。

上唇有疮蚀其脏，下唇疮甚连肛蚀。

须频看上下唇有无疮，有疮则杀人，紧急者也。

多因下利而得之，此证杀人为最急。

第九十三证　百合歌

百脉一宗皆病形，无复经络最难明。

巢氏云：伤寒百合病者，谓无经络，百脉一宗，悉致病也。皆因伤寒虚劳，大病之后不平复而变成斯病也。

欲卧又却不得卧，欲行还复不能行。

饮食有美有不美，虽如强健步难胜。

如有寒，复无寒，如有热，复无热，口苦小便还赤结。

药才入口即吐利，如有神灵来作孽。

病后虚劳多变成，百合地黄汤可啜。

巢氏云：其状意欲食，复不得食；常默欲卧，复不得卧，欲出行而复不能行。饮食或有美时，或有不美时。或如强健人，而欲卧复不得卧。如有寒，复如无寒，如有热复如无热。至朝口苦，小便赤黄。百合之病，诸药不能疗，得药则剧而吐，如有神灵所加也。身形如和，其人脉微软，每尿辄头痛，其病六十日乃愈，若尿时不头痛，淅淅然如寒者，四十日愈；若尿时快然但眩者，二十日愈也。

第九十四证　辨伤寒疫气不同歌

春气温和夏暑热，秋气凄凉冬凛冽。

四时正气自调均，不犯寒邪无病孽。

冬时寒凛欲周密，君子深藏宜入室。

中而即病曰伤寒，触冒寒邪成此疾。

毒气若深不即病，至春与夏邪方出。

春为温病夏为暑，变态无端证非一。

以上论伤寒也。仲景云：春为温和，夏为暑热，秋气清凉，冬气冷冽，此则四时正气之序也。冬时严寒，万类深藏，君子周密，则不伤于寒。触冒之者，乃名伤寒耳。其伤于四时之气，皆能为病，以伤寒为毒者，以其最成杀厉之气也。中而即病者，名曰伤寒。不即病者，寒毒藏于肌肤，至春变为温病，至夏变为暑病。暑病热极，重于温也。是以辛苦之人，春夏多温热病者，皆由冬时触冒所致，非时行之气。

若乃时行自不同，盖是不时之气失。

春时应暖反大寒，夏时应热却寒栗。

秋气清凉大热来，冬气寒时似春日。

少长一般病相似，此是时行号温疫。

欲知正气与天行，要在潜心占斗历。

以上论时行疫气。仲景云：凡时行者，春时应暖而反大寒，夏时应热而反大凉，秋气应凉而大热，冬时应寒而反大温，此非时有其气，是一岁之中，长幼之病相似者，此时行之气也。夫欲候知四时正气为病及时行疫气之法者，当按斗历占之。

第九十五证　妇人伤寒歌

妇人此疾当区别，身重身轻不同列。

产前身重且安胎，产后血虚先补血。

产前安胎，产后补血，此大法也。

水火相刑浸自伤，荣卫不和多阻节。

平居水常养于木，水木相资血通彻。

伤寒，男子先调气，妇人先调血。血室不蓄，则一气谐和；血室凝结，水火相刑。五行相克以生，相扶以出。平居之日，水常养于木，水木相生则荣养血室，血室不蓄则脾无蕴积，无蕴积则刚燥不生。

左关浮紧汗为宜，正恐室中成血结。

妇人左关浮紧，不可下，当发其汗，以救血室。荣卫得和，津液自通，浃然汗出而解也。

血室不蓄脾无蕴，刚燥不生免邪热。

血蓄则刚燥生，仲景所谓无犯胃气及上二焦者也。

产后多生三种病，大便坚秘难通泄。
郁冒仍兼自汗多，皆是血虚津液竭。

妇人产后有三种病，大便秘、郁冒、自汗，皆是血虚所致也。

血虚而厥厥必冒，冒家解时汗流浃。
津液既少大便难，孤阳上出恐阴绝。

三病皆血少阴虚，孤阳独行所致也，当补阴抑阳。

唯有柴胡四物汤，庶可调和使安悦。

第九十六证　妇人热入血室歌

妇人中风七八日，身热续续发寒栗。
经水适来或适断，热随阴血居其室。
昼则明了暮谵语，状如见鬼如痁疾。
无犯胃气及二焦，小柴胡证尤为的。
更刺期门以泻肝，邪去自然保安吉。
切须急疗莫迟迟，变证来时恐无及。

仲景云：妇人中风，发热恶寒，经水适来，得之七八日，热除后遍身凉，胸膈苦满，如结胸状。谵语者，此为热入血室也，当刺期门穴，随其虚实而取之。又云：妇人中风七八日，续得寒热，发作有时，经水适断者，此为热入血室，其血必结。故使如疟状，发作有时，小柴胡汤主之。

【临床解读】

张某某，男，49岁。2021年12月3日初诊。

主诉：间断胸闷20年，加重3年。

现病史：患者20年前无明显诱因出现胸闷至今，近3年生气后加重。现症见：胸闷，气短，生气后明显，夜间自觉会憋醒，自觉心烦，焦虑，纳差，无食欲，平素胃脘胀满，进食后加重，眠差，入睡困难，多梦，易醒，需服安定或饮酒后方可入睡，大便正常，小便调，口干苦，停经2年，舌质红，苔白，脉沉滞。

处方：川芎10克，炒苍术10克，炒神曲10克，制香附10克，栀子10克，柴胡10克，黄芩10克，清半夏10克，香橼10克。15剂，每日1剂，水煎服。(张磊医案)

又云：妇人伤寒，发狂，经水适来，昼则明了，暮则谵语，如见鬼状者，此为热入血室，无犯胃气及上二焦，自愈。

第九十七证　伤寒差后病歌

伤寒差后还喜唾，胸里有寒实无那。

此候唯宜服理中，胃暖病治痰自破。

仲景云：大病已后，其人喜唾，久久不了，胸上有寒，当温之，宜理中圆主之。

劳复枳实栀子汤，发热小柴胡亦可。

仲景云：大病已后，劳复，枳实栀子汤主之。又云：伤寒差后发热，小柴胡汤主之。

【临床解读】

张某某，女，36岁。2021年6月4日初诊。

主诉：发热。

现病史：患者2年前因肺炎持续高热1个月余，住院治疗，随后2年里每月发作一次，每次发作持续半月，第一、二天38℃以上，然后37.2~37.5℃，常输抗生素，发热时怕冷，乏力，无汗出，口干苦，口渴，胃脘胀满，胃灼热，纳食可，二便调，眠差，入睡难，多梦，心不烦，月经后期10天，月经量少，行经1~2天，色暗，无血块，下腹凉，冬季经前常腹痛，伴乳胀，舌边偏红，苔薄黄，脉沉滞。

处方：柴胡10克，生白芍10克，黄芩10克，清半夏10克，葛根15克，升麻6克，党参10克，羌活3克，独活3克，防风10克，炙甘草3克，生甘草3克，生姜3片，大枣（切开）3枚为引。10剂，每日1剂，水煎服。

二诊：2021年6月25日。服上方15剂，效佳，发热基本已愈，经前2天至经期发热1周，体温37.2~37.5℃，自行缓解，其余时间未发热。现症见：口干口苦，晨起口臭，服药期间腹泻，日5次，停药后大小便正常，服药后能汗出，睡眠较前好转，舌质偏红，苔薄黄，脉沉弱。

处方：党参10克，生黄芪30克，当归10克，陈皮10克，升麻6克，柴胡6克，山萸肉10克，黄连3克，炙甘草6克，炒白术6克，生姜3片，大枣（切开）3枚为引。10剂，每日1剂，水煎服。（张磊医案）

腰下水气牡蛎散，日暮微烦脾不磨。

仲景云：大病已后，腰下有水气者，宜用牡蛎散主之也。

要须损谷自然安，甘节吉兮必无祸。

仲景云：病人脉已解，日暮微烦者，以病新差，强与谷，食不消也，损谷则愈。《周易·节卦》：九五，甘节吉，往有尚，象曰，甘节之吉，居位中也。

第九十八证　伤寒五脏死绝歌

水浆不下汗如油，形体不仁喘不休。
此为命绝终难治，更看何脏绝中求。
汗出发润为肺绝，唇吻反青肝绝忧。
脾绝口黑并黄色，肾绝便失与遗溲。
心绝身似烟熏黑，更兼直视与摇头。
五脏皆绝无可疗，纵逢和缓亦难瘳。

仲景云：脉浮而洪，身汗如油，喘而不休，水浆不下，形体不仁，乍静乍乱，此为命绝也。又未知何脏先受其灾，若汗出发润，喘而不休者，此肺先绝也。阳反独留，形体如烟熏，直视摇头，此心绝也。唇吻反青，四肢漐习者，此肝先绝也。环口黧黑，柔汗发黄，此脾绝也。溲便遗失，狂言，反目直视，此为肾绝也。

第九十九证　伤寒死脉歌

伤寒死脉定难痊，阳病见阴端可怜。

仲景云：阳病见阴脉者死。

上气脉散为形损，耳聋浮涩命难全。

仲景云：伤寒咳逆上气，其脉散者死，谓其形损故也。扁鹊云：病若耳聋，脉反浮大而涩者，死也。

谵言身热宜洪大，沉细而微寿不延。
腹大泄利当微细，紧大而滑归下泉。
吐衄若得沉细吉，浮大而牢叹逝川。

扁鹊云：病若谵言妄语，身当有热，脉当洪大，而反手足厥逆，脉沉细而微者，死。病若大腹而泄，脉当微细而涩，反得紧大而滑者，死。病若吐血，复鼽衄血者，脉当沉细，而反浮大而牢者，死也。

阴阳俱虚热不止，乍疏乍数命归天。

仲景云：阴阳俱虚，热不止者，死。脉至乍数乍疏者，死。

如屋漏，如雀啄，来如弹石去解索。

经云：脉如屋漏，如雀啄者，死。脉来如弹石，去如解索者，死。弹石者，辟辟急也。解索者，动数而随散乱，无复以绪者也。

虾游鱼翔脉证乖，转豆偃刀形候恶。

经云：病人脉如虾之游，如鱼之翔者，死。脉如转豆者，死。如偃刀者，死。

下不至关阳气绝，上不至关阴气铄。

经云：寸脉下不至关为阳绝，尺脉上不至关为阴绝，皆死不治。

代脉来时不用医，必定倾危难救药。

仲景云：代，阴也，得此脉者必难治也。

第一百证　伤寒死候歌

伤寒死候要须知，泄而腹满大难医。

舌本烂伤热不已，汗后脉躁亦倾危。

《千金》云：伤寒死候有九证，二曰泄而腹满甚者死，六曰舌本烂伤，热不已者死。

《太素》云：热病已得汗而脉尚躁，此阴极之脉也，死。《千金》云：伤寒已得汗，脉静者生，躁者死。

汗出虽多不至足，手循衣缝更何为。

《千金》云：汗出不至足者死。

华佗云：病人手循衣缝者，不可活。

卵缩舌卷证候恶，口张目陷不多时。

华陀云：卵缩舌卷者，必死。

华佗云：口如鱼口不闭，目眶陷者，皆死。

赤斑五死一生在，黑斑十死更何疑。

凡发斑者，热乘虚入胃，胃烂故也。赤斑出，五死一生。黑斑出，十死一生。

两感伤寒最大忌，死期六日命难追。

仲景云：热虽甚不死，若两感于寒而病者，必死。

伤寒明理论

原著　金·成无己
主编　郭桓博　马瑞雪

目　录

序

余尝思历代明医，回骸起死，祛邪愈疾，非曰生而知之，必也祖述前圣之经，才高识妙，探微索隐，研究义理，得其旨趣，故无施而不可。且百病之急，无急于伤寒，或死或愈，止于六七日间，十日以上，故汉张长沙感往昔之沦丧，伤横夭之莫救，撰为《伤寒论》一十卷，三百九十七法，一百一十三方，为医门之规绳，治病之宗本。然自汉逮今，千有余年，唯王叔和得其旨趣，后人皆不得其门而入，是以其间少于注释，阙于讲义。自宋以来，名医间有著述者，如庞安常作《卒病论》，朱肱作《活人书》，韩祗和作《微旨》，王实作《证治》，虽皆互有阐明之义，然而未能尽张长沙之深意。聊摄成公，家世儒医，性识明敏，记问该博，撰述伤寒义，皆前人未经道者，指在定体分形析证，若同而异者明之，似是而非者辨之，释战栗有内外之诊，论烦躁有阴阳之别。谵语郑声，令虚实之灼知；四逆与厥，使浅深之类明。始于发热，终于劳复，凡五十篇，目之曰《明理论》，所谓真得长沙公之旨趣也。使习医之流，读其论而知其理，识其证而别其病，胸次了然而无惑，顾不博哉！余家医业五十载，究旨穷经，自幼迄老，凡古今医书，无不涉猎，观此书义理灿然，不能默默，因序其略。

岁在壬戌八月望日锦幈山严器之序

药方论序

制方之体，宣、通、补、泻、轻、重、涩、滑、燥、湿十剂是也。制方之用，大、小、缓、急、奇、偶、复七方是也。是以制方之体，欲成七方之用者，必本于气味生成，而制方成焉。其寒、热、温、凉四气者生乎天，酸、苦、辛、咸、甘、淡六味者成乎地，生成而阴阳造化之机存焉。是以一物之内，气味兼有；一药之中，理性具矣。主对治疗，由是而出；斟酌其宜，参合为用。君臣佐使，各以相宜；宣摄变化，不可胜量。一千四百五十三病之方，悉自此而始矣。其所谓君臣佐使者，非特谓上药一百二十种为君，中药一百二十种为臣，下药一百二十五种为佐使，三品之君臣也。制方之妙的，与病相对，有毒无毒，所治为病主。主病之谓君，佐君之谓臣，应臣之谓使，择其相须相使，制其相畏相恶，去其相反相杀，君臣有序而方道备矣。方宜一君二臣三佐五使，又可一君三臣九佐使也。多君少臣，多臣少佐，则气力不全。君一臣二，制之小也；君一臣三佐五，制之中也；君一臣三佐九，制之大也。君一臣二，奇之制也；君二臣四，偶之制也；君二臣三，奇之制也；君二臣六，偶之制也。近者奇之，远者偶之。所谓远近者，身之远近也。在外者，身半以上，同天之阳，其气为近；在内者，身半以下，同地之阴，其气为远。心肺位膈上，其脏为近；肾肝位膈下，其脏为远。近而奇偶，制小其服；远而奇偶，制大其服。肾肝位远，数多则其气缓，不能速达于下，必剂大而数少，取其气迅急，可以走下也；心肺位近，数少则其气急，不能发散于上，必剂少而数多，取其气易散，可以补上也。所谓数者，肾一、肝三、脾五、心七、肺九，为五脏之常制，不得越者。补上治上制以缓，补下治下制以急。又急则气味厚，缓则气味薄。随其攸利而施之，远近得其宜矣。奇方之制，大而数少，以取迅走于下，所谓下药不以偶；偶方之制，少而数多，以取发散于上，所谓汗药不以奇。《经》曰：汗者不以奇，下者不以偶。处方之制，无逾是也。然自古诸方，历岁浸远，难可考评，惟张仲景方一部，最为众方之祖，是以仲景本伊尹之法，伊尹本神农之经，医帙之中，特为枢要。参今法古，不越毫末，实乃大圣之所作也。一百一十二方之内，择其医门常用者方二十首，因以方制之法明之，庶几少发古人之用心焉。

卷 一

发热第一

伤寒发热，何以明之？发热者，谓怫怫然发于皮肤之间，熇熇然散而成热者是也，与潮热、寒热若同而异，与烦躁相类而非烦躁者，在内者也。潮热之热，有时而热，不失其时；寒热之热，寒已而热，相继而发，至于发热则无时而发也。有谓翕翕发热者，有谓蒸蒸发热者，此则轻重不同，表里之区别尔。所谓翕翕发热者，谓若合羽所覆，明其热在外也，故与桂枝汤发汗以散之。所谓蒸蒸发热者，谓若熏蒸之蒸，明其热在内也，故与调胃承气汤攻下以涤之。其发热属表者，即风寒客于皮肤，阳气怫郁所致也。其发热属里者，即阳气下陷阴中所致也。观其热所从来，而汗下之证，明其辨焉。若热先自皮肤而发者，知邪气之在外也；若热先自里生而发达于表者，知邪气之在里也。举斯二者，为邪气在表在里而发热也。惟其在表在里俱有发热，故邪在半表半里者，亦有发热之证。何者？以表证未罢，邪气传里，里未作实，是为半表半里。其发热者，或始自皮肤而渐传里热，或始自内热而外连于表。盖邪气在表发热者，则表热里不热也。邪气在里发热者，则里热甚而达于表也。其在半表半里发热者，则表里俱发热，而但热又轻于纯在表者也。经虽云：发热恶寒者，发于阳也；无热恶寒者，发于阴也。然少阴病始得之，亦有反发热者，盖亦属其表也。特与麻黄细辛附子汤发汗者，是已发热为伤寒之常也。一或阴阳俱虚，与其下利新汗后，又皆恶其发热也。经云：脉阴阳俱虚热不止者死，下利发热亦死。《内经》云：汗出辄复热，而脉躁疾不为汗衰，狂言不能食，此名阴阳交，交者死也。斯亦发热也，岂可与寻常发热一概而论耶？医者更当明辨之。

恶寒第二

伤寒恶寒，何以明之？恶寒者，风寒客于营卫之中也。惟其风寒客于营卫，则洒淅然恶寒也。惟其营卫之受风寒，则啬啬然不欲舒也。其恶寒者，非寒热之寒也，又非恶风也。且恶风者，见风至则恶矣，得以居密室之内，帏帐之中，则坦然自舒也。至于恶寒者，则不待风而寒，虽身大热而不欲去衣者是也。寒热之热，谓寒热更作，热至则寒无矣。其恶寒，虽发热而不欲去衣也，甚则至于向火被覆，而犹不能遏其寒也。所以然者，由阴气上入阳中，或阳微或风虚相抟之所致也。恶寒一切属表，虽里证悉具，而微恶寒者，亦是表未解也。犹当先解其外，俟不恶寒，为外解，乃可攻里也。经曰：发热而恶寒者，发于阳也；无热而恶寒者，发于阴也。谓如伤寒，或已发热，或未发热，必恶寒者，谓继之以发热，此则发于阳也。若恶寒而蜷，脉沉细而紧者，此则发于阴也。在阳者可发汗，在阴者可温里。恶寒虽悉属表，而在表者亦有虚实之别。若汗出而恶寒者，则为表虚；无汗而恶寒者，则为表实。表虚可解肌，表实可发汗。又有止称背恶寒者，背者胸中之腑，诸阳受气于胸中，而转行于背。《内经》曰：人身之阴阳者，背为阳，腹为阴。阳气不足，阴寒气盛，则背为之恶寒。若风寒在表而恶寒者，则一身尽寒矣。但背恶寒者，阴寒气盛可知也。经所谓少阴病一二日，口中和而背恶寒者，当灸之，处以附子汤者是矣。又或乘阴气不足，阳气内陷入阴中，表阳新虚，有背微恶寒者，经所谓伤寒无大热，口燥渴，心烦，背微恶寒者，白虎加人参汤主之者是也。二者一为阴寒气盛，一为阳气内陷。又何以明之也？且阴寒气盛于内，为未①耗津液，故于少阴病，则曰口中和；阳气内陷入阴，故②烁津液为干，故于太阳病则口燥舌干而渴也。二者皆是背恶寒，要辨阴阳寒热不同者，亦于口中润燥可知。

恶风第三

伤寒恶风，何以明之？《黄帝针经》曰：卫气者，所以温分肉，充皮肤，肥腠理，司开阖者也。风邪中于卫也，则必恶风。何者？以风则伤卫，寒则伤营，为风邪所中，于分肉不温而热矣，皮毛不充而缓矣。腠理失其肥，则疏而不密；开阖失其司，则泄而不固，是以恶风也。是恶风恶寒二者，均为表证，其恶风则比之恶寒而轻也。恶寒者，啬啬然增寒也，虽不当风而自然寒也。恶风者，谓常居密室之中，帏帐之内，则舒缓而无所畏也。一或用扇，

---

① 阴寒……而未：此八字原无，据《古今医统正脉全书》本补。
② 和……故：此八字原无，据《古今医统正脉全书》本补。

一或当风，淅淅然而恶者，此为恶风者也。恶寒则有属于阳者，有属于阴者。及其恶风者悉属于阳，非若恶寒之有阴阳也。三阴之证，并无恶风者以此也。恶风虽悉在表，而发散又自不同。若无汗而恶风者，则为伤寒，当发其汗；若汗出而恶风者，则为中风，当解其肌。里证虽具而恶风未罢者，当先解其外也。又有发汗多亡阳，与其风湿，皆有恶风之证。盖以发汗多漏不止，则亡阳外不固，是以恶风也，必以桂枝加附子汤温其经而固其卫。风湿相抟，骨节疼烦，湿胜自汗而皮腠不密，是以恶风也，必以甘草附子汤散其湿而实其卫。由是观之，恶风属乎卫者可知矣。

寒热第四

伤寒寒热，何以明之？寒热者，谓往来寒热也。经曰：邪正分争，往来寒热者，言邪气之入也，而正气不为之争，则但热而无寒也。乃有热而寒者，谓其正气与邪气分争，于是寒热作矣。争则气郁不发于外，而寒热争焉；争甚则愤然而热，故寒已而热作焉。兹乃寒热之理也。或谓寒热者，阴阳争胜也。阳胜则热，阴胜则寒，此阴阳之争也。何则？盖以寒为阴而热为阳，里为阴而表为阳。邪之客于表者，为寒邪与阳相争，则为寒矣；邪之入于里者，为热邪与阴相争，则为热矣。其邪半在表半在里，外与阳争而为寒，内与阴争而为热矣。表里之不拘，内外之不定，或出或入，由是而寒热且往且来也。是以往来寒热，属半表半里之证。邪居表多则多寒，邪居里多则多热，邪气半在表半在里，则寒热亦半矣。审其寒热多少，见其邪气浅深矣。小柴胡汤，专主往来寒热，而又立成诸加减法，亦为邪气在半表半里，未有定处，往来不常。又寒热如疟，与夫发热恶寒，皆似而非也。然寒热如疟者，作止有时者也。及往来寒热则作止无时，或往或来，日有至于三五发者，甚者十数发，与其疟状有以异也。至于发热恶寒者，为发热时，恶寒并不见，恶寒时热不见也。不若此热已而寒，寒已而热者。虽然，应往来寒热，属半表半里，当和解之；又有病至十余日而结热在里，复往来寒热者，亦可与大柴胡汤下之。不可不知也。

潮热第五

伤寒潮热，何以明之？若潮水之潮，其来不失其时也。一日一发，指时而发者，谓之潮热，若日三五发者，即是发热，非潮热也。潮热属阳明，必于日晡时发者，乃为潮热。阳明者胃，属土，应时则王于四季，应日则王于未申。经曰：阳明居中土也，万物所归，无所复传。盖邪气入胃，谓之入腑。腑之为言聚也，若府库之府焉。邪气入于胃而不复传，邪气郁而为实热，随王而潮，是以日晡所发潮热者，属阳明也。惟其属阳明，故潮热为可下之证。经曰：潮热者，实也。又曰：潮热者，此外欲解也，可攻其里焉。又曰：其热不潮，未可与承气汤。即此观之，潮热属于胃者，昭然可见焉。虽然，潮热为里实可下之证，一或脉浮而紧，与其潮热而利，或小便难大便溏者，皆热未全入腑，犹带表邪，当和解其外；外解已而小便利大便硬者，乃可攻之。或谓潮热有属太阳少阳者乎？少阳王于寅卯，太阳王于巳午。若热于此时发者，为邪未入胃，岂得谓之潮热？必待日晡所发者，乃谓之潮热，见其邪在胃也。遇疾值病，详而验之，始见得真也。

自汗第六

伤寒自汗，何以明之？自汗者，谓不因发散而自然汗出者是也。《内经》曰：阳气卫外而为固也。卫为阳，言卫护皮肤，肥实腠理，禁固津液，不得妄泄。汗者干之而出，邪气干于卫气，气不能卫固于外，则皮肤为之缓，腠理为之疏，由是而津液妄泄，濈濈然①润，漐漐然②出，谓之自汗也。如发热自汗出而不愈，此卫气不和，风邪干于卫也。太阳中暍，汗出恶寒，身热而渴者，暑邪干于卫也。多汗出而濡，此其风湿甚者，湿邪干于卫者也。是知卫气固护津液，不令妄泄，必为邪气干之而出也。风寒暑湿之毒，为四时之气，中人则为伤寒。风与暑湿为邪，皆令自汗。惟寒邪伤人，独不汗出。寒伤营而不伤卫，卫无邪气所干，则皮腠得以密，津液得以固，是以汗不出也。及其寒渐入里，传而为热，则亦使自汗出也。盖热则营卫通腠理开而汗泄矣。然自汗之证，又有表里之别焉，虚实之异焉。若汗出恶风及微恶寒者，皆表未解也，必待发散而后愈。至于漏不止而恶风，及发汗后恶寒者，又皆表之虚也，必待温经而后愈。诸如此皆邪气在表也。若汗出不恶寒者，此为表解而里未和也。经曰：阳明发热汗出，此为越热③。又曰：阳明病，发热汗多者，急下之。又非若邪气在表而汗出之可缓也。伤寒自汗之证为常也。设或

① 濈濈然：形容汗出连绵不断。
② 漐漐然：形容微汗，皮肤潮润。
③ 越热：也作“热越”。

汗出发润，与其出之如油，或大如贯珠，着身出而不流，皆为不治之证也。必手足俱周，遍身悉润，漐漐然一时间许，烦热已而身凉和，乃为佳矣。此则阴阳气和，水升火降，营卫通流，邪气出而解者也。《内经》曰：阳之汗，以天地之雨名之，此之谓也。

盗汗第七

伤寒盗汗，何以明之？盗汗者，谓睡而出汗者也。自汗则不以或睡与不睡，自然而出也。及盗汗者，不睡则不能出汗。方其睡也，凑凑然出焉，觉则止而不复出矣。杂病盗汗者，责其阳虚也。伤寒盗汗者，非若杂病之虚，是由邪气在半表半里使然也。何者？若邪气一切在表，干于卫则自然汗出也。此则邪气侵行于里，外连于表邪，及睡则卫气行于里，乘表中阳气不致，津液得泄，故但睡而汗出，觉则气散于表而汗止矣。经曰：微盗汗出，反恶寒者，表未解也。又阳明病当作里实，而脉浮者云必盗汗，是犹有表邪故也。又三阳合病，目合自汗，是知盗汗为邪气在半表半里之间明矣。且自汗有为之虚者，有为之实者。其于盗汗之证，非若自汗有实者，悉当和表而已，不可不知也。

头汗第八

伤寒头汗，何以明之？头者，诸阳之会也。邪抟诸阳，津液上凑，则汗见于头也。邪热内蓄，蒸发腠理，遍身汗出者，谓之热越。若身无汗则热不得越，热蒸于阳，故但头汗出也。何者？以三阴之经，皆上至颈胸中而还，不循于头，独诸阳脉上循于头尔。经曰：但头汗出，身无汗，齐颈而还，小便不利，渴饮水浆，此为瘀热在里，身必发黄，为热不得越而上达者也。又热入血室与其虚烦，或阳明被火及水结胸，皆但头汗出也，俱是热郁于内而不得越者也。此数者或吐或下，皆欲除其热也。或谓头汗之证，悉属阳明而为里热也，而有不属阳明属表者乎？且邪但在表者，则无头汗之证，必也寒湿相抟，与邪气半在表半在里者，乃有头汗也。伤寒五六日，已发汗而复下之，胸胁满微结，小便不利，渴而不呕，但头汗出，往来寒热，心烦；及伤寒五六日，头汗出，微恶寒，手足冷，心下满，口不欲食，大便硬，脉细者，皆邪气半在表半在里，令头汗出也。湿家但头汗出，欲得被覆向火者，寒湿相抟，令头汗出也。兹数者，皆邪气所干，令头额自然汗出，又不谓之逆。

其小便不利，则恶见头汗出也；湿家下后，亦恶见头汗出也。兹二者，乃为头汗之逆者也，何则？以小便不利而成关格①，若头汗出，阳脱也。经云：关格不通，不得尿，头无汗者生，有汗者死。湿家下后，若额上汗出而微喘者，亦阳脱也。经云：湿家下之，额上汗出，小便不利者死，下利不止者亦死。《脉经》曰：阳气上出，汗见于头者，盖阳脱也。则知可治而治，知其不可治而不治，皆得十全之上者，在于明辨而审的也。

手足汗第九

伤寒手足汗出，何以明之？四肢者，诸阳之本，而胃主四肢，手足汗出者，阳明之证也。阳经邪热，传并阳明，则手足为之汗出。阳明为津液之主，病则自汗出。其有自汗出者，有但头汗出者，有手足汗出者，悉属阳明也。何以使之然也？若一身自汗出者，谓之热越，是热外达者也。但头汗出者，是热不得越而热气上达者也。及手足汗出者，为热聚于胃，是津液之旁达也。经曰：手足濈然汗出者，此大便必硬也。手足漐漐汗出，大便难而谵语者，下之则愈。由此观之，手足汗出，为热聚于胃可知矣。或谓热聚于胃而手足为之汗出，其寒聚于胃而有手足汗出者乎？经曰：阳明中寒者，不能食，小便不利，手足濈然汗出，此欲作痼瘕，即是中寒者也。且热聚于胃为可下之证，其寒聚于胃为不可下，又何以明之？要明于此二者，必曰大便初硬后溏，以胃中冷，水谷不别故也，是以不可下者也。若大便难，谵语者，为阳明证具，则是可下之证。临病之际，宜须两审。

无汗第十

伤寒无汗，何以明之？腠理者，津液凑泄之所为腠，文理缝会之中为理。津液为风暑湿气所干，外凑皮肤者，则为自汗出。若寒邪中经，腠理致密，津液内渗则无汗。无汗之由，又有数种。如伤寒在表，及邪行于里，或水饮内蓄，与亡阳久虚，皆令无汗。其伤寒无汗，则腠理致密也。风中于卫，则腠理开而自汗。寒中于营，则无汗，谓腠理闭也。经所谓太阳病恶风，无汗而喘；及脉浮紧，无汗发热；及不汗出而烦躁；阳明病反无汗而小便利；二

---

① 关格：中医病名，“关”为大小便不通，“格”为饮食即吐，多指以小便不通与呕吐并见为临床特征的危急病证。

三日呕而咳，手足厥，苦头痛鼻干不得汗；脉浮无汗而喘，与其刚痉无汗：是数者，皆寒邪在表而无汗者也。其邪气行于里，无汗者为邪气在表，熏发腠理则汗出；邪气内传，不外熏发者则无汗。经所谓阳明病无汗，小便不利，心中懊憹者，身必发黄；及伤寒发热，无汗，渴欲饮水，无表证者，白虎加人参汤主之；与夫三阴为病，不得有汗：是数者，皆邪行于里而无汗者也。其水饮内蓄而无汗者，为水饮散而为津液，津液布渗而为汗；既水饮内蓄而不行，则津液不足而无汗。经所谓服桂枝汤或下之，仍头项强痛，翕翕发热，无汗，心下满微痛，小便不利者，桂枝去桂加茯苓白术汤主之，是津液内渗而无汗者也。其阳虚无汗者，诸阳为津液之主，阳虚则津液虚少，故无汗。经所谓脉浮而迟，迟为无阳，不能作汗，其身必痒；阳明病反无汗，其身如虫行皮中之状，此以久虚故也。皆阳虚而无汗者也。如是者，理之常也，又焉得为异哉？一或当汗而不汗，服汤一剂，病证仍在，至于服三剂而不汗者，死病也。又热病脉躁盛而不得汗者，黄帝谓阳脉之极也，死。兹二者，以无汗为真病，讵可与其余无汗者同日而语也？

头痛第十一

伤寒头痛，何以明之？头痛谓邪气外在经络，上攻于头所致也。《难经》曰：三阳经受风寒，伏留而不去，则名厥头痛。言三阳之经上于头尔。然伤寒头痛者，太阳专主也。何者？以太阳之经，起于目内眦，上额交巅，上入络脑。经所谓：太阳受病者，头项痛，腰脊强。又曰：七日病衰，头痛少愈。虽然，阳明少阳亦有头痛，不若太阳之专主也。盖太阳为病属表，而头痛专为主，表证虽有风寒之不同，必待发散而后已。太阳病，头痛发热，身疼腰痛，骨节疼痛，恶风无汗而喘者，伤寒也，麻黄汤主之。太阳病，头痛发热，汗出恶风者，中风也，桂枝汤主之。虽有伤寒六七日，不大便，头痛有热者，而与调胃承气汤下之者。又云：若小便清者，知热不在里，仍在表也，当与桂枝汤。以头痛未去，虽不大便六七日，其小便清者，犹为在表，是知头痛属乎表者明矣。头痛，一切属三阳经也，而阴病亦有头痛乎？太阴少阴二经之脉，皆上至颈胸中而还，不上循头，则无头痛之证。惟厥阴之脉，循喉咙之后，上入颃颡①，连目眦上出额，与督脉会于巅，病亦有头痛。经曰：干呕吐涎沫者，吴茱萸汤主之者是矣。夫头者，精明之府也，神明居之，小小邪

---

① 颃颡（háng sǎng）：咽喉。

气作为头痛者，必曰发散而可也。其或痛甚入连于脑而手足寒者，又为真病，岂能发散而已哉？呜呼！头痛为外疾，犹有不可治者，又矧脏腑之疾乎？

项强第十二

伤寒项强，何以明之？太阳脉起于目内眦，上额交巅，上入络脑，还出别下项，循肩臂内，侠脊抵腰中。经曰：太阳之病，项背强痛而恶寒。以太阳感受风寒，则经脉不利，而项为之急，颈为之强尔。伤寒颈项强急者，太阳表证也，必发散而解之可也。太阳病项背强几几，反汗出恶风者，桂枝加葛根汤主之。太阳病，项背强几几，无汗恶风者，葛根汤主之。是皆发散之剂也。二者均是项背强，而发散又有轻重者。盖发热汗出恶风者为表虚，表虚者可解肌；无汗恶风者为表实，表实者可发汗，是以为治不同也。桂枝加葛根汤方，是桂枝加麻黄、葛根；又葛根汤方，亦是桂枝汤中加麻黄、葛根。深详究之，无汗恶风为表实，正可发汗，则于桂枝汤中加葛根、麻黄为当矣。汗出恶风为表虚，表虚者可解肌，恐是桂枝汤中但加葛根而不加麻黄也。几，音殊。几，引颈之貌。几，短羽鸟也。短羽之鸟不能飞腾，动则先伸引其头尔。项背强者，动亦如之，非若几按之几而偃屈也。太阳伤寒项背强；其或太阳中风，加之寒湿而成痓者，亦项强也。经曰：病者身热足寒，颈项强急，恶寒，时头热面赤，目脉赤，独头面摇，卒口噤背反张者，痓病也。《金匮要略》曰：太阳病，其证项背强几几，然脉反沉迟者，此为痓，桂枝加瓜蒌汤主之。虽项背强，然太阳病表证，悉当发散，又有结胸病者，项亦强如柔痓状，下之则和，宜大陷胸丸主之。临病之际，审其表里，可汗可下，随证投汤，则万全矣。

头眩第十三

伤寒头眩，何以明之？眊①非毛而见其毛，眩非玄而见其玄。眊为眼花，眩为眼黑。眩也，运也，冒也，三者形俱相近，有谓之眩运者，有谓之眩冒者。运为运转之运，世谓之头旋者是矣。冒为蒙冒之冒，世谓之昏迷者是矣。少阳之为病，口苦咽干目眩，以少阳居表里之间，表邪所传，渐行于里，表中阳虚，故时时目眩也。二阳并病，头项强痛，或眩运眩冒者，以少阳与太

① 眊（mào）：眼睛失神，看不清楚。刘禹锡《天论》作“老而耗眊”。

阳并病，故眩者责其虚也。伤寒有起则头眩与眩冒者，皆发汗吐下后所致，是知其阳虚也。故《针经》有曰：上虚则眩，下虚则厥。眩虽为虚，而风家亦有眩者，盖风主运动故尔。伤寒阳明病，但头眩不恶寒，故能食而咳，其人必咽痛，为阳明中风，是风亦主头眩也。诸如此者，皆非逆也。及其渚逆发汗剧者，言乱目眩者死，命将难全。呜呼！病势已成，可得半愈，及病势已深，虽神医其能已之耶？

胸胁满第十四

伤寒胸胁满，何以明之？胸胁满者，谓胸膈间气塞满闷也，非心下满者也。胁满者，谓胁肋下气胀填满也，非腹满者也。邪气自表传里，必先自胸膈已次经心胁而入胃，邪气入胃，为入腑也。是以胸满多带表证，胁满者当半表半里证也。经曰：下后脉促胸满者，桂枝去芍药汤主之。又曰：太阳与阳明合病，喘而胸满者，不可下，宜麻黄汤。是胸满属表而须发汗者也。盖胸中至表犹近也，及胁者则更不言发汗，但和解而已。经曰：设胸满胁痛者，与小柴胡汤。又曰：胸胁满不去者，小柴胡汤主之。本太阳病不解，传入少阳者，胁下硬满，干呕不能食，往来寒热，脉沉紧者，属小柴胡汤主之。是知胁满属半表半里明矣。大抵胸胁满，以邪气初入里，未停留，为实气郁积而不行，致生满也，和解斯可矣。若邪气留于胸中，聚而为实者，非涌吐则不可已。故华佗曰：四日在胸，吐之则愈。是邪气已收敛而不散漫者，则可吐之。《内经》曰：其高者因而越之。病在胸膈之上为高，越之为吐也。经曰：病在胸中当吐之。发汗，若下之而烦热胸中窒者，则以栀子豉汤吐之。若胸中痞硬，气上冲咽喉，不得息者，此为胸中有寒也，则以瓜蒂散吐之。二者均是吐剂。栀子豉汤，吐胸中虚烦客热也；瓜蒂散，吐胸中痰实宿寒也。若能审明药剂之轻重，辨别邪气之浅深，对证投汤，不为效者，未之有也。

心下满第十五

伤寒心下满，何以明之？心下满者，谓正当心下高起满硬者是矣。不经下后而满者，则有吐下之殊；若下后心下满者，又有结胸痞气之别。经曰：病人手足厥冷，脉乍紧，邪结在胸中，心中满而烦，饥不能食者，病在胸中，当须吐之。又曰：脉浮而大，心下反硬，有热属脏者攻之不令发汗，属腑者不令溲数。兹二者为不经汗下，而心下满者，或吐之，或下之，看其邪气之高下。高者则因而越之，下者则因而竭之，要在泄其邪也。至于阳明病虽心下硬满，又未可攻。经曰：阳明病心下硬满者，不可攻之。攻之利遂不止者死，利止者愈。是邪气自表传里，至于心下，留结为实者，则不可下，乃吐之可也。若未全为实者，则不可下，故有此戒也。又邪气在表，未应下而强下之，邪气乘虚结于心下，实者硬满而痛为结胸，虚者满而不痛为虚痞。经曰：呕而发热者，柴胡汤证具而以他药下之，柴胡证仍在者，复与柴胡汤。此虽已下之，不为逆，必蒸蒸而振，却复发热汗出而解。若心下满而硬痛者，此为结胸；但满而不痛者，此为虚痞。盖实邪留结，则为硬为痛；虚邪留滞，则但满而不硬痛也。结胸热实，脉沉而紧，心下痛，按之石硬者，大陷胸汤主之，明其邪实可知矣。脉浮而紧，而反下之，紧反入里则作痞，按之自濡，但气痞耳，明其邪虚可知矣。病发于阳而反下之，热入因作结胸；病发于阴而反下之，因作痞。表邪未罢，医反下之，胃中空虚，客气动膈，阳气内陷，心中因硬，则为结胸，须陷胸汤丸攻之可也。伤寒中风，医反下之，心下痞硬而满，医见心下痞，为病不尽而复下之，其痞益甚，此非结热，但以胃中空虚，客气上逆，故使硬也，须诸泻心汤散可也。二者俱是心下满硬，一为虚，一为实。凡投汤者，大须详审。结胸虽为实邪，众皆共知，当用陷胸汤丸下之。或脉浮大者则不可下，下之则死。即是犹带表邪，未全结实，下之重虚其里，邪深结则死。设或结胸形证悉具而加烦躁者，又为不治之疾。药之所以能胜邪者，必待胃气施布药力，始能温汗吐下之，以逐其邪气。邪气胜，胃气绝者，汤药纵下，胃气不能施布，虽神丹其能为效也？

腹满第十六

伤寒腹满，何以明之？腹满者，俗谓之肚胀是也。华佗曰：伤寒一日在皮，二日在肤，三日在肌，四日在胸，五日在腹，六日入胃。入胃，谓入腑也，是在腹也，犹未全入里者。虽腹满为里证，故亦有浅深之别。经曰：表已解而内不消，非大满犹生寒热，则病不除，是其未全入腑。若大满大实，坚有燥屎，自可除下之，虽四五日不能为祸，谓之邪气已入腑也。伤寒邪入腹，是里证已深，故腹满。乃可下之者多矣。如经曰：其热不潮，未可与承气汤。若腹大满不通者，可与小承气汤。发汗不解，腹满痛者，急下之。本太阳病，医反下之，因而腹满时痛者，属太阴也，桂枝加芍药汤主之。大实痛者，桂枝加大黄汤主之。少阴病腹胀不大便者，急下之。诸如此者，皆为里证是也。虽曰腹中满痛者，此为实也，当下去之。然腹满不减者，则为实也；若腹满时减者，又为虚也，则不可下。经曰：腹满不减，减不足言，当下之。《金匮要略》曰：腹满时减复如故，此虚寒从下上也，当以温药①和之。盖虚气留滞，亦为之胀，但比之实者，不至坚痛也。大抵腹满属太阴证也。阳热为邪者，则腹满而咽干；阴寒为邪者，则腹满而吐，食不下，自利益甚，时腹自痛。太阴者，脾土也，治中央，故专主腹满之候。又发汗吐下之后，因而成腹满者，皆邪气乘虚内客为之，而所主又各不同。经曰：发汗后腹胀满者，厚朴生姜甘草半夏人参汤主之。伤寒吐后腹胀满者，调胃承气汤主之。伤寒下后，心烦腹胀满，卧起不安者，栀子厚朴汤主之。三者有当温者，有当下者，有当吐者，何邪气不一也。且发汗后腹满，当温之，邪气在表，因发散则邪去。胃为津液之主，发汗亡阳，则胃气虚而不能敷布诸气，壅滞而为胀满，是当温散可也。吐后腹满，可下之，邪气在胸者，则可吐之，吐之邪去则安。若吐后邪气不去，加之腹胀满者，是胸中之邪，下传入胃，壅而为实，故生胀满，当须下之可也。下后腹满可吐者，邪气在表，未传入腑而妄下之，邪自表乘虚而入，郁于胸中而为虚烦，气上下不得通利者，腹为之满，故当吐之可也。凡为医者，要识邪气所起所在。审其所起，知邪气之由来；观其所在，知邪气之虚实。发汗吐下之不瘥，温补针艾之适当，则十全之功自可得也。

少腹满第十七

伤寒少腹满者，何以明之？少腹满者，脐下满是也。少腹者，下焦所治。《难经》曰：下焦者当膀胱上口，主分别清浊，其治在脐下。邪气自上而下，至于下焦，结而不利，故少腹满也。胸中满，心下满，皆气尔，即无物也。及腹满者，又有燥屎为之者。至于少腹满者，非止气也，必有物聚于此而为之满尔。所以然者，身半以上，同天之阳，清阳归之；身半以下，同地之阴，浊阴归之。清者在上，而浊者在下。《内经》谓清阳出上窍，浊阴出下窍。当出不出，积而为满，是在上而满者气也，在下而满者物也。所谓物者，溺与血尔。邪气聚于下焦，则津液不得通，血气不得行，或溺或血，留滞于下，是生胀满而硬痛也。若从心下至少腹皆硬满而痛者，是邪实也，须大陷胸汤下之。若但少腹硬满而痛，小便利者则是蓄血之证，小便不利者则是溺涩之证。经曰：少腹满，应小便不利，今反利者，为有血也。又曰：少腹硬，小

① 温药：指甘温、苦温、辛温之品的药物。

便不利者，为无血也。小便自利，其人如狂者，血证谛也。其小便利而少腹满者，为太阳随经瘀血在里，太阳自入腑者也。经曰：太阳病不解，热结膀胱，其人如狂，血自下者愈。其外未解者，尚未可攻，当先解外。外解已，但少腹急结①者，乃可攻之，桃仁承气汤主之。是少腹硬满，为物聚于下可知矣。渗之利之，参酌随宜，可为上工。

烦热第十八

伤寒烦热，何以明之？烦者，热也，与发热若同而异也。发热者，怫怫然发于肌表，有时而已者是也。烦者为烦而热，无时而歇者是也。二者均是表热，而烦热为热所烦，非若发热而时发时止也，故谓之烦热。经曰：病人烦热，汗出则解。又曰：发汗已解，半日许复烦，脉浮数者，再与桂枝汤。又曰：服桂枝汤，反烦不解者，先刺风池、风府，却与桂枝汤则愈。即此观之，烦为表热明矣。故又有烦疼，即是热疼；又有烦渴，即是热渴也。以烦为热，又何疑焉？至于胸中烦、心中烦、内烦、虚烦，皆以烦为热。设伤寒至六七日，手足三部脉皆至大烦，而口噤不能言，其人躁扰者；与脉和大烦，目重睑内际黄者，又皆为欲解。所以言大烦者，以肌表大热，则是邪热欲去，泄达于外也，故为欲解。《内经》曰：谨熟阴阳，以意调之。

① 少腹急结：指下腹部拘急硬痛。

卷　二

虚烦第十九

伤寒虚烦，何以明之？虚烦者，心中郁郁而烦也。有胸中烦，有心中烦，有虚烦，诸如此者，皆热也。若只云烦者表热也，及其邪热传里，故有胸中烦、心中烦、虚烦之别。三者要在观其热所从来，审其虚实，而治为不同也。如不经发汗、吐下而烦者，则是传经之热，不作膈实者，但多和解而已。故经曰：心烦喜呕，或胸中烦而不呕者，小柴胡汤主之。少阴病二三日，心中烦不得卧者，黄连阿胶汤主之。少阴病胸满心烦者，猪肤汤主之。是皆和解而彻热者也。若因吐下、发汗后而烦者，则是内陷之烦，但多涌吐而已。发汗、吐下后虚烦不得眠，若剧者，必反复颠倒，心中懊侬者，栀子豉汤主之。若少气者，栀子甘草豉汤主之。若呕者，栀子生姜豉汤主之。心烦腹满，卧起不安者，栀子厚朴汤主之。丸药大下后，身热不去微烦者，栀子干姜汤主之。是皆取其吐而涌其热者也。虚烦之状，心中温温然欲吐，愦愦然无奈，欲呕不呕，扰扰乱乱，是名烦也。非吐则不能已。经曰：下利后更烦，按之心下濡者，为虚烦也，宜栀子豉汤。脉乍结，心中满而烦，饥不能食者，病在胸中，瓜蒂散。二者证均是烦也，药均是吐也，而又轻重之不同。吐下发汗后，邪气乘虚而入为烦者，则谓之虚烦，与栀子豉汤，则是吐剂之轻者。不因吐下发汗后，邪气结于胸中，则为膈实，与瓜蒂散，则是吐剂之重者。又阳明病不吐不下心烦者，则是烦之实者也，与调胃承气汤下之。伤寒二三日，心中悸而烦者，则是烦之虚者也，与小建中汤补之。烦为热也，悸而烦复为虚者，以悸为虚，悸甚而烦，故为虚也。少阳之邪入腑者，烦而悸，则为热也。大抵先烦而悸者，是为热也；先悸而烦者，是为虚也。《内经》曰：治病必先求其本。诚哉是言也！

烦躁第二十

伤寒烦躁，何以明之？烦为扰扰而烦，躁为愤躁之躁。合而言之，烦躁为热也；析而分之，烦也躁也，有阴阳之别焉。烦阳也，躁阴也。烦为热之轻者，躁为热之甚者。经有烦疼、烦满、烦渴、虚烦，皆以烦为热也。有不烦而躁者，为怫怫然便作躁闷，此为阴盛隔阳也。虽大躁欲于泥水中卧，但饮水不得入口者是矣。所谓烦躁者，谓先烦渐至躁也。所谓躁烦者，谓先发躁而迤逦①复烦者也。烦躁之由，又为不同。有邪气在表而烦躁者，有邪气在里而烦躁者，有因火劫而烦躁者，有阳虚而烦躁者，有阴盛而烦躁者，皆不同也。经曰：当汗不汗，其人烦躁。太阳中风，脉浮而紧，不汗出而烦躁，大青龙汤主之者，是邪气在表而烦躁者也。病人不大便五六日，绕脐痛，烦躁，发作有时，此有燥屎也，是邪气在里而烦躁者也。太阳病以火熏之，不得汗，其人必躁。太阳病二日，反躁，火熨其背，令人大汗出，大热入胃躁烦者，火劫令烦躁者也。阳微发汗，躁不得眠，与之下后复发汗，昼日烦躁不得眠，夜而安静，不呕不渴，无表证，脉沉微，身无大热者，干姜附子汤主之者，及发汗若下之，病仍不去，烦躁者，茯苓四逆汤主之者，阳虚烦躁者也。少阴病，吐利，手足冷，烦躁欲死者，吴茱萸汤主之者，阴盛而烦躁者也。诸如此者，证之常也，非逆也。设或结胸证悉具，烦躁者，死。发热下利，厥逆，躁不得卧者，死。少阴病，吐利，躁烦四逆者，死。少阴病，四逆恶寒而身蜷，脉不至，不烦而躁者，死。少阴病五六日，自利复烦躁，不得卧寐者，死。是数者，又皆为不治之证。呜呼！烦躁为常有之疾，复有诸不治之证，临病者之侧，又当熟审焉。

懊侬第二十一

伤寒懊侬，何以明之？懊者懊恼之懊，侬者郁闷之貌。即心中懊懊恼恼，烦烦侬侬，郁郁然不舒畅，愦愦然无奈，比之烦闷而甚者，懊侬也。由下后表中阳邪乘虚内陷，郁而不发，结伏于胸心之间，故如是也。经曰：表未解，医反下之，胃中空虚，客气动膈，心中懊侬。又曰：下之益烦，心中懊侬如饥。即是阳气内陷为诸懊侬也。其治之法，或吐之，或下之。若发汗吐下后，

① 迤逦（yǐ lǐ）：渐次；逐渐。

虚烦不得眠，剧者必反复颠倒，心中懊侬；与阳明病下之，其外有热，手足温而不结胸，心中懊侬，饥不能食，但头汗出，二者为邪热郁于胸中，当须栀子豉汤吐之，以涌其结热也。阳明病下之，心中懊侬而烦，胃中有燥屎者；与阳明病无汗，小便不利，心中懊侬者，必发黄，二者为邪热结于胃中，当须大承气汤、茵陈汤攻之，以涤其内热也。识诸此者，吐下之不瘥，汤剂之适当，则无不愈者。一或当汗反吐，疗热以温，则变证百出，斑出黄生者多矣。其为医者，请精究之。

舌上苔第二十二

伤寒舌上苔，何以明之？舌者心之官，法应南方火，本红而泽。伤寒三四日已后，舌上有膜白滑如苔，甚者或燥或涩，或黄或黑，是数者热气浅深之谓也。邪气在表者，舌上即无苔；及邪气传里，津液结抟，则舌上生苔也。寒邪初传，未全成热，或在半表，或在半里，或邪气客于胸中者，皆舌上苔白而滑也。经曰：舌上如苔者，以丹田有热，胸上有寒，邪初传入里者也。阳明病胁下硬满，不大便而呕，舌上白苔者，可与小柴胡汤，是邪气在半表半里者也。阳明病若下之，则胃中空虚，客气动膈，心中懊侬，舌上苔者，栀子豉汤主之，是邪客于胸中者也。脏结宜若可下，舌上苔滑者，则云不可攻也，是邪未全成热，犹带表寒故也。及其邪传为热，则舌之苔不滑而涩也。经曰：伤寒七八日不解，热结在里，表里俱热，时时恶风大渴，舌上干燥，而烦欲饮水数升者，白虎加人参汤主之，是热耗津液，而滑者已干也。若热聚于胃，则舌为之黄，是热已深也。《金匮要略》曰：舌黄未下者，下之黄自去。若舌上色黑者，又为热之极也。《黄帝针经》曰：热病口干舌黑者，死。以心为君主之官，开窍于舌，黑为肾色见于心部，心者火，肾者水，邪热已极，鬼贼相刑，故知必死。观其口舌，亦可见其逆顺矣。

衄血第二十三

伤寒衄者，何以明之？鼻中血出者是也。杂病衄者，责热在里；伤寒衄者，责热在表。何以言之？《病源》曰：心主血，肝藏血，肺主气，开窍于鼻，血得热则散，随气上从鼻中出则为衄，是杂病者，责在里热也。经曰：伤寒脉浮紧，不发汗因致衄者，宜麻黄汤。伤寒不大便六七日，头痛有热者，与小承气汤。其小便清者，知不在里仍在表也，当须发汗。若头痛者必衄，宜桂枝汤。以此观之，是伤寒衄者，责其表热也。《千金翼》曰：吐血有三种：一曰肺疽，二曰伤胃，三曰内衄。既吐血家谓之内衄，则其鼻中出血者，可谓之外衄，是经络之血妄行也。经络热盛，阳气壅重，迫血妄行，出于鼻则为衄。经曰：其人发烦目瞑，剧者必衄，衄乃解。所以然者，阳气重故也。又曰：阳盛则欲衄，阴虚则小便难。言衄为经中阳盛也。凡伤寒脉浮，鼻中燥，口燥，但欲漱水不欲咽者，是欲衄也。经曰：阳明病，口干鼻燥能食者，则衄。又有不应发汗而强发汗因致衄者。经曰：少阴病但厥无汗，而强发之，必动其血，未知从何道出，或从口鼻，或从目出，是名下厥上竭，为难治是也。衄家虽为邪热在经，而又不可发汗。经曰：衄家不可发汗，发汗则额上陷，脉急紧，直视不能眴，不得眠。前云桂枝汤、麻黄汤治衄者，非治衄也，即是发散经中邪气耳。若邪气不得发散，壅盛于经，逼迫于血，则因致衄也。即非桂枝、麻黄汤专治衄也。太阳病脉浮紧，发热身无汗自衄者愈，是经中之邪，随而散则解矣。故知衄者不待桂枝汤、麻黄汤发散之也。衄者若但头汗出，身无汗及汗出不至足者死。黄帝又皆以为不治之疾。临病之际，审而治之，则不失矣。

哕第二十四

伤寒哕者，何以明之？哕者，俗谓之咳逆者是也。噎近于哕，噎者，但胸喉间气噎塞①不得下通，然而无声也。若哕则吃吃然有声者是也。哕者成金也，胃受邪故哕。哕也，噎也，皆胃之疾，但轻重有差尔。虚寒相抟，反饮冷水，令汗大出，水得寒气，冷必相抟，其人即噎，言胃气虚竭也。伤寒大吐大下之后，极虚复发汗出者，其人外气怫郁，复与之水，以发其汗，因得哕，所以然者，胃中寒冷故也。又胃中虚冷不能食者，饮水则哕。即是观之，哕、噎皆胃疾可知矣。经曰：趺阳脉浮则为气噎，脉滑则为哕。此为医咎，责虚取实之过也。大抵妄下之后，胃虚气逆则成哕也。湿家若下之太早则哕，本虚攻其热则哕；而阳明病不能食，攻其热则哕。诸如此者，皆下之后胃虚而哕者也。然噎者正为水寒相抟，必曰小青龙汤去麻黄加附子而可矣。至于哕者，则又热气壅郁，气不得通而成者也。轻者有和解之证，重者有攻下之候。经曰：有潮热时时哕，与小柴胡汤者，即是和解之证也。哕而腹满，视其前后，知何部不利，利之则愈，即可攻下之候也。伤寒至于哕，则病已极

① 塞：原为“寒”，据《古今医统正脉全书》本改。

也，非若渴烦等轻缓之候。如太阳中风，以火劫发汗，阴阳俱虚竭，身体枯燥，但头汗出，剂颈而还，腹满而喘，口干咽烂，或不大便，久则谵语，甚者至哕，是言其极也。又不尿腹满加哕者，不治，是为真病。其若是者，虽有神医之术，当斯脱绝之候，又何以措其手足哉！

咳第二十五

伤寒咳者，何以明之？咳者，声咳之咳，俗谓之嗽者是也。肺主气，形寒饮冷则伤之，使气上而不下，逆而不收，冲击膈咽，令喉中淫淫如痒，习习如梗，是令咳也。甚者续续不已，连连不止，坐卧不安，语言不竟，动引百骸，声闻四近矣。咳之由来，有肺寒而咳者，有停饮而咳者，有邪气在半表半里而咳者。虽同曰咳，而治各不同也。《内经》曰：肺之令人咳，何也？皮毛者，肺之合也。皮毛先受寒气，寒气以从其合也。其寒饮食入胃，从肺脉上至于肺，肺寒则外内合邪，因而客之，则为咳嗽者，是肺寒而咳也。伤寒表不解，心下有水气，干呕发热而咳，小青龙汤主之。少阴病腹痛，小便不利，四肢沉重，疼痛自下利者，此为有水气，其人或咳者，真武汤加五味子、细辛、干姜主之。二者是停饮而咳者也。虽皆为水饮所作，而小青龙汤所主，为水饮与表寒相合而咳者；真武汤所主，为水饮与里寒相合而咳者，又不可不知也。伤寒中风，往来寒热，胸胁苦满，默默不欲饮食，心烦喜呕或咳者，小柴胡汤去人参、大枣、生姜加干姜、五味子主之。少阴病四逆，其人或咳者，四逆散加干姜、五味子主之。二者是邪气自表传里而咳者。虽皆为邪气传里，而小柴胡汤所主，为阳邪传里，动肺而咳者，四逆散所主，为阴邪传里，动肺而咳者，又不可不识也。表寒也，里寒也，协水饮则必动肺，以形寒寒饮则伤肺故也。阳邪也，阴邪也，自表传里，则必动肺，以脏真高于肺故也。咳为肺疾，治之必发散而可矣。而又有不可发汗者。经曰：咳而小便利者，不可发汗，发汗则四肢厥逆冷。又曰：咳而发汗，蜷而苦满，腹中复坚，兹虽逆也。又脉散者为心火刑于肺金，鬼贼相刑必死。临病之侧，可不察之？

【临床解读】

杨某，女，47岁。2021年1月6日初诊。

主诉：间断心前区疼痛5年，加重伴干呕1周。

现病史：患者近几年无明显诱因出现左心前区及后背闷痛，查心电图无明显异常，口服丹参滴丸可缓解，近2周加重，伴干呕、纳差，食后自觉胃中不适，欲呕吐，眠差易醒，情绪低落，悲观，无燥热汗出，口苦口干，大便偏稀，日1~2次，小便调，月经周期正常，量少，色可，血块多，既往经前乳胀，现在不胀，舌质淡红，苔白，脉沉弦。

处方：柴胡10克，生白芍10克，炒枳实10克，生甘草6克，丹参30克，檀香3克（后下），砂仁3克（后下），清半夏10克，全瓜蒌30克，薤白15克，桂枝10克。10剂，每日1剂，水煎服。（张磊医案）

喘第二十六

伤寒喘者，何以明之？肺主气，形寒饮冷则伤肺，故其气逆而上行，冲冲而气急，喝喝而息数，张口抬肩，摇身滚肚，是为喘也。伤寒喘者，有邪气在表，气不利而喘者；有水气之气射肺而喘者，各不同也。喘家①，作桂枝加厚朴杏仁汤。太阳病，头痛发热，身疼腰痛，骨节疼痛，恶风无汗而喘者，发汗后，饮水多必喘，以水灌之亦喘。伤寒心下有水气，干呕发热而咳或喘者，小青龙汤去麻黄加杏仁主之，是欲发散水寒也。经曰：喘而汗出者，与葛根黄芩黄连汤以利之。汗出而喘者，与麻黄杏子甘草石膏汤以发之。二者如何而然也？且邪气内攻，气逆不利而喘者，因喘而汗出，见其邪气在里也，虽表未解，未可和之。若邪气外盛壅遏，使气不利而喘者，虽汗而喘不已，见其邪气在表也，虽经汗下亦可发之。此亦古人之奥义。伤寒止于邪气在表而喘者，心腹必濡而不坚。设或腹满而喘，则又为可下之证。经曰：短气腹满而喘，有潮热者，此外欲解，可攻里也。为因胀满而喘矣。又或邪气内盛，正气欲脱，气壅上逆，亦主喘也。经曰：直视谵语，喘满者死。又汗出发润，喘不休者，此为肺绝；身汗如油，喘而不休，此为命绝。皆为不治之喘也。省疾问病，更宜消息。

呕吐第二十七

伤寒呕吐，何以明之？呕者，有声者也，俗谓之哕；吐者，吐出其物也，故有干呕而无干吐。是以于呕则曰食谷欲呕，及吐则曰饮食入口即吐，则呕吐之有轻重可知矣。伤寒呕有责于热者，有责于寒者，至于吐家则悉言虚冷也。经曰：太阴之为病，腹满而吐，食不下，自利益甚，时腹自痛。又曰：

① 喘家：指平素有喘疾的人。

胃中虚冷，故吐也。呕家则不然。呕有热者，有寒者，有停饮者，有胃脘有脓者，皆当明辨之。呕而发热者，柴胡汤证具，与其呕不止，心下急郁郁微烦，大柴胡汤主之者，是邪热为呕者也。膈上有寒饮干呕者，不可吐也，当温之；与其干呕吐涎沫头痛者，吴茱萸汤主之，是寒邪为呕者也。先呕后渴者，此为欲解；先渴后呕者，为水停心下，此属饮家，是停饮呕者。呕家有痈脓，不须治，脓尽自愈，是胃脘有脓而呕也。诸如此者，虽有殊别，大抵伤寒表邪欲传里，里气上逆则为呕也。是以半表半里证，多云呕也。伤寒三日，三阳为尽，三阴当受邪，其人反能食而不呕，此为三阴不受邪，是知邪气传里者，必致呕也。至于干姜附子汤证，云不呕不渴，为里无热；十枣汤证，云干呕短气，汗出不恶寒者，此表解里未和也。即此观之，其呕为里热明矣。呕家之为病，气逆者必散之，痰饮者必下之。《千金》曰：呕家多服生姜，此是呕家圣药。是要散其逆气也。《金匮要略》曰：呕家用半夏以去其水，水去呕则止。是要下其痰饮也。呕多虽有阳明证不可攻者，谓其气逆而未收敛为实也。其呕而脉弱，小便复利，身有微热见厥者，已为难治，盖谓其虚寒之甚也。医者必审其邪气之虚实，疾症之逆顺，为施药丸，治则当矣。

悸第二十八

伤寒悸者，何以明之？悸者，心忪①是也。筑筑惕惕然动，怔怔忪忪不能自安者是矣。心悸之由，不越二种：一者气虚也，二者停饮也。伤寒二三日，心中悸而烦者，小建中汤主之。少阴病四逆，其人或悸者，四逆散加桂五分，是气虚而悸者也。饮水多必心下悸，是停饮而悸者也。其气虚者，由阳气内弱，心下空虚，正气内动而为悸也。其停饮者，由水停心下。心为火而恶水，水既内停，心不自安则为悸也。又有汗下之后，正气内虚，邪气交击而令悸者，与气虚而悸者，则又甚焉。太阳病发汗过多，其人叉手自冒心，心下悸。太阳病若下之，身重心下悸者，不可发汗。少阳病不可吐下，吐下则悸而惊。少阳病不可发汗，发汗则谵语，此属胃，胃和则愈，胃不和则烦而悸。是数者，皆汗后协邪者，与其气虚而悸者，有以异也。或镇固，或化散之，皆须定其气浮也。又饮水过多，水饮不为宣布，留心下，甚者则悸。《金匮要略》曰：食少饮多，水停心下，甚者则悸。饮之为悸，甚于他邪，虽有余邪，必先治悸。何者？以水停心下，若水气散则无所不之，浸于肺则为喘为咳，传

① 忪（zhōng）：心跳加速；惊恐之意。

于胃则为哕为噎，溢于皮肤则为肿，渍于肠间则为利下，不可缓之也。经曰：厥而心下悸，宜先治水，与茯苓甘草汤，后治其厥。不尔，水渍于胃，必作利也。厥为邪之深者，犹先治水，况其邪气浅者乎？医者可不深究之。

渴第二十九

伤寒渴者，何以明之？渴者，里有热也。伤寒之邪，自表传至里，则必有名证，随其邪浅深而见焉。虽曰一日在皮，二日在肤，三日在肌，四日在胸，五日在腹，六日入胃，其传经者，又有证形焉。太阳主气而先受邪，当一二日发头项痛而腰脊强者是矣。太阳传阳明，则二三日发，身热目疼，鼻干不得卧也。阳明传少阳，则三四日发胸胁痛而耳聋。此三阳皆受病，为邪在表而犹未作热，故不言渴。至四五日少阳传太阴经，邪气渐入里，寒邪渐成热，当是时也，津液耗少，故腹满而嗌干。至五六日，太阴传少阴，是里热又渐深也。当此之时，则津液为热所抟，渐耗而干，故口燥舌干而渴。及至六七日，则少阴之邪，传于厥阴，厥阴之为病消渴，为里热已极矣。所谓消渴者，饮水多而小便少者是矣，谓其热能消水也。所以伤寒病至六七日而渴欲饮水，为欲愈之病，以其传经尽故也。是以厥阴病云渴欲饮水，少少与之愈者是也。邪气初传入里，热气散漫，未收敛成热，熏蒸焦膈，抟耗津液，遂成渴也。病人虽渴，欲得饮水，又不可多与之。若饮水过多，热少不能消，故复为停饮诸疾。经曰：凡得时气病，至五六日而渴欲饮水，饮不能多，勿多与也。何者？以腹中热尚少，不能消之，便更与人作病也。若大渴欲饮水，犹当依证与之。与之常令不足，勿极意也。言能饮一斗，与五升。又曰：渴欲饮水，少少与之，但以法救之。渴者，宜五苓散。至于大渴欲饮水数升者，白虎加人参汤主之。皆欲润其燥而生津液也。凡得病反能饮水，此为欲愈之病，其不晓病者，但闻病饮水自瘥。小渴者，乃强与饮之，因成大祸，不可复救。然则悸动也，支结也，喘咳噎哕，干呕肿满，下利，小便不利，数者皆是饮水过伤，而诊病之工，当须识此，勿令误也。

振第三十

伤寒振者，何以明之？振者，森然若寒，耸然振动者，是也。伤寒振者，皆责其虚寒也。至于欲汗之时，其人必虚，必蒸蒸而振，却发热汗出而解。

振，近战也，而轻者为振矣。战为正与邪争，争则为鼓栗①而战；振但虚而不至争，故至耸动而振也。下后复发汗振寒者，谓其表里俱虚也。亡血家发汗则寒栗而振者，谓其血气俱虚也。诸如此者，止于振耸尔。其振振欲擗地者，有身为振振摇者，二者皆发汗过多，亡阳经虚，不能自主持，故身为振摇也。又非若振栗之比。经曰：若吐若下后，心下逆满，气上冲胸，起则头眩，发汗则动经，身为振振摇者，茯苓桂枝白术甘草汤主之。太阳病发汗不解，其人仍发热，心下悸，头眩身瞤动，振振欲擗地者，真武汤主之。二汤者，皆温经益阳，滋血助气之剂，经虚阳弱得之，未有不获全济之功者。

战栗第三十一

伤寒战栗，何以明之？战栗者，形相类而实非一也。合而言之，战栗非二也；析而分之，有内外之别焉。战者，身为之战摇者是也；栗者，心战是也。战之与栗内外之诊也。昧者通以为战栗也，通为战栗而不知有逆顺之殊。经曰：胃无谷气，脾涩不通，口急不能言，战而栗者。即此观之，战之与栗岂不异哉？战之与振，振轻而战重也。战之与栗，战外而栗内也。战栗者，皆阴阳之争也。伤寒欲解，将汗之时，正气内实，邪不能与之争，则便汗出而不发战也。邪气欲出，其人本虚，邪与正争，微者为振，甚者则战，战退正胜而解矣。经曰：病有战而汗出，因得解者，何也？其人本虚，是以发战者是也。邪气外与正气争则为战，战其愈者也。邪气内与正气争则为栗，栗为甚者也。经曰：阴中于邪，必内栗也。表气微虚，里气不守，故使邪中于阴也。方其里气不守，而为邪中于正气，正气怯弱，故成栗也。战者正气胜，栗者邪气胜也。伤寒六七日欲解之时，当战而汗出，其有但心栗而鼓颔，身不战者，已而遂成寒逆，似此证多不得解。何者？以阴气内盛，正气太虚，不能胜邪，反为邪所胜也。非大热剂与其灼艾，又焉得而御之？

四逆第三十二

伤寒四逆，何以明之？四逆者，四肢逆而不温者是也。积凉成寒，积温成热，非一朝一夕之故，其所由来者渐矣。伤寒始者，邪在皮肤，当太阳阳明受邪之时，则一身手足尽热；当少阴太阴受邪之时，则手足自温，是表邪

---

① 鼓栗：震惊战栗。

渐缓而欲传里也。经曰：伤寒四五日，手足温而渴者，小柴胡汤主之。是太阳之邪，传之少阳也。伤寒脉浮，手足自温者，是为系在太阴，是少阳邪传于太阴也。是知邪气在半表半里，则手足不热而自温也。至于邪传少阴，为里证已深，虽未至厥，而手足又加之不温，是四逆也。若至厥阴则手足厥冷矣。经曰：少阴病四逆，其人或咳或悸，或小便不利，或腹中痛，或泄利下重者，四逆散主之。方用柴胡、枳实、芍药、甘草四者，皆是寒冷之物，而专主四逆之疾，是知四逆非虚寒之证也。又有四逆诸汤，亦治四逆手足寒，方用干姜、附子热药者，厥有旨哉！若手足自热而至温，从四逆而至厥者，传经之邪也，四逆散主之。若始得之，手足便厥而不温者，是阴经受邪，阳气不足，可用四逆汤温之。大须识此，勿令误也。四逆与厥，相近而非也。经曰：诸四逆厥者不可下，是四逆与厥有异也。吐利烦躁见四逆者，死，是恶见其四逆也。诊视之间，熟详究之。

厥第三十三

伤寒厥者，何以明之？厥者冷也，甚于四逆也。经曰：厥者，阴阳气不相顺接，便为厥。厥者，手足逆冷是也。谓阳气内陷，热气逆伏，而手足为之冷也。经曰：伤寒一二日至四五日厥者，必发热。前热者后必厥。厥深者热亦深，厥微者热亦微。是知内陷者手足为厥矣。少阴病但厥无汗，而强发之，必动其血，未知从何道出，或从口鼻，或从目出，是名下厥上竭，亦是言发动其热也。先热而后厥者，热伏于内也；先厥而后热者，阴退而阳气得复也。若始得之便厥者，则是阳气不足而阴气胜也。大抵厥逆为阴所主，寒者多矣，而又有进退之别。经曰：病厥五日，热亦五日，设六日当复厥，不厥者自愈。发热四日，厥反三日，复热四日，厥少热多，其病自愈。厥四日，热反三日，复厥五日，其病为进。寒多热少，阳气退，故为进也。病至厥阴，传经尽也。当是之时，阳气胜阴，厥少热多，其病则愈。若或阴气反胜，阳不得复，厥多热少，其病则逆。厥为阴气至也，热为阳气复也。至于下利，则曰先厥后发热，而利必自止，见厥复利。厥者复为热，为阳气得复，而利必自止。热者便为厥，是阴气还胜也，故复下利矣。诸阳受气于胸中，邪气客于胸中，郁郁留结，则阳气不得敷布，而手足为之厥。经曰：手足厥冷，脉乍紧，邪结在胸中，心中满而烦，饥不能食，病在胸中，当吐之者是矣。厥为阴之盛也，若更加之恶寒而蜷者，阴气之极也，则难可制。经曰：少阴病恶寒，身蜷而利，手足厥冷者，不治。是厥冷之逆者，神丹其能生乎？

郑声第三十四

伤寒郑声，为邪音也。孔子曰：恶郑声之乱雅乐也。又曰：放郑声，远佞人。郑声淫，佞人殆。是谓郑声为不正之音也。伤寒郑声者，则其声如郑卫之音转不正也。经曰：虚则郑声。今汗后或病久人声转者是也。以此为虚，从可知矣。又郑声者，重语也，正为声转也。若声重而转，其本音者亦是矣。昧者殊不知此，妄以重为重叠之语，与谵语混而莫辨。遂止以身热脉数，烦渴便难而多言者为谵语；以身凉脉小，自利不渴而多言者为郑声。如此则有失仲景之本意。兼郑声淫则语以正之，则郑声不为重叠，正为不正也。况仲景之书三百九十余证，曲尽伤寒形候，未有脱落而不言者。若是郑声为多言，则于三阴门中，亦须条见。所以郑声别无证治者，是不与谵语为类也。虽曰虚矣，止为正气虚而不全，故使转声而不正也。明者鉴此，幸详究之！

谵语第三十五

伤寒谵语，何以明之？谵者，谓呢喃而语也。又作谵，谓妄有所见而言也。此皆真气昏乱，神识不清之所致。夫心藏神而主火，病则热气归焉。伤寒胃中热盛，上乘于心，心为热冒，则神昏乱而语言多出识昏，不知所以然，遂言无次而成谵妄之语。轻者睡中呢喃，重者不睡亦语言差缪。有谵语者，有独语者，有狂语者，有语言不休者，有言乱者，此数者，见其热之轻重也。谵语与独语，虽间有妄错之语，若与人言有次，是热未至于极者也。经曰：独语如见鬼状，若剧者，发则不识人。是病独语未为剧也。狂语者，热甚者也。由神昏而无所见觉，甚则至于喊叫而言语者也。言语不休者，又其甚也。至于乱言者，谓妄言骂詈，善恶不避亲疏，为神明已乱也。经曰：诸逆发汗，微者难瘥，剧者言乱，是难可复制也。谵语之由，又自不同，皆当明辨之。有被火劫谵语者，有汗出谵语者，有下利谵语者，有下血谵语者，有燥屎在胃谵语者，有三阳合病谵语者，有过经谵语者，有亡阳谵语者。经曰：大热入胃中，水竭躁烦，必发谵语。又腹满微喘，口干咽烂，或不大便，久则谵语。是因被火劫谵语也。汗出谵语，此为风也，须下之，过经乃可下之；下之若早，语言必乱，以表虚里实故也，是汗出谵语者也。下利谵语者，有燥屎也，小承气汤主之，是下利谵语者也。下血谵语者，此为热入血室，当刺期门，随其实而泻之，是下血谵语者也。谵语有潮热反不能食者，胃中必有燥屎五六枚也，是谓燥屎在胃谵语者也。腹满身重，难以转侧，口不仁而面垢，谵语遗尿，是三阳合病谵语者也。过经谵语者热也，当以汤下之，是过经谵语者也。发汗多亡阳谵语者，不可下，与柴胡桂枝汤，和其营卫，是以有通津液后自愈，是亡阳谵语也。诸如此者，脉短则死，脉自和则愈。又身微热脉浮大者生；逆冷脉沉细，不过一日死。实则谵语，气收敛在内而实者，本病也。或气上逆而喘满，或气下夺而自利者，皆为逆也。经曰：直视谵语喘满者死，下利者亦死。谓其正气脱绝也。能知虚实之诊，能识逆从之要，治病疗病，则不失矣。

短气第三十六

伤寒短气，何以明之？短气者，气短而不能相续者是矣。似喘而非喘，若有气上冲，而实非气上冲也。喘者，张口抬肩，摇身滚肚，谓之喘也。气上冲者，腹里气时时上冲也。所谓短气者，呼吸虽数而不能相续，似喘而不摇肩，似呻吟而无痛者，短气也。经所谓：短气者众，实为难辨之证，愚医莫识之，为治有误者多矣。要识其短气之真者，气急而短促，谓之气短者是也。短气有责为虚者，有责为实者，要当明辨之。经曰：趺阳脉微而紧，紧则为寒，微则为虚，微紧相抟则为短气。此为短气之虚者也。短气腹满而喘，有潮热，此外欲解，可攻里也。此为短气之实者也。又有属表，又有属里者，要当审视之。经曰：短气但坐，以汗出不彻故也，更发汗则愈；与其风湿相抟，汗出短气，小便不利，恶风不欲去衣，甘草附子汤主之者，是邪在表而短气者也。干呕短气，汗出不恶寒者，此表解里未和也，十枣汤主之；与其太阳病医反下之，短气躁烦，心中懊侬，阳气内陷，心下因硬则为结胸，大陷胸汤主之，是邪气在里而短气者也。虚也，实也，在表也，在里也，皆作短气，又何以辨其虚实也？大凡心腹胀满而短气者，邪在里而为实也。腹濡满而短气者，邪在表而为虚也。大抵短气为实。《金匮要略》曰：短气不足以息者，实也。又水停心下，亦令短气。《金匮要略》曰：食少饮多，水停心下微者短气。即此观之，短气之由亦众矣。必审其形候，使的而不惑，必审其邪气，在表里之不瘥，随证攻之，了无不愈者矣。

卷　三

摇头第三十七

伤寒摇头，何以明之？头者，诸阳之会也。诸阳之脉皆上于头，诸阴脉皆至颈胸中而还。阳脉不治，则头为之摇。伤寒摇头有三，皆所主不同也。有曰摇头言者，里痛也。以里有痛者，语言则剧，欲言则头为之战摇也。有曰独摇头、卒口噤、背反张者，痓病也。以风盛于上，风主动摇故也。里痛非邪也，痛使之然；痓病非逆也，风使之然。至于阳反独留，形体如烟熏，直视摇头者，又谓之心绝。盖心藏神而为阴之本，阳根于阴，阴根于阳，阴阳相根，则营卫上下相随矣，绝则神去而阴竭，阳无根者，则不能自主持，故头为之摇矣。王冰曰：滋苗者宜固其根，伐下者必枯其上。内绝其根，外作摇头，又何疑焉？心绝者，真病也；风痓里痛者，邪气也。观其头摇，又当明其臧否焉。

瘈疭第三十八

伤寒瘈疭，何以明之？瘈者，筋脉急也；疭者，筋脉缓也。急者则引而缩，缓者则纵而伸。或缩或伸，动而不止者，名曰瘈疭，俗谓之搐者是也。《黄帝内经》曰：病筋脉相引而急，名曰瘈疭。瘈谓若契合之契也。行则缓，卧则紧，从则纵。疭疾之纵者，谓若放纵之纵也。以急为瘈，以缓为疭，理至明矣。瘈疭者，风疾也，而癫痫则瘈疭焉。伤寒瘈疭者，邪热气极也。热盛则风搏并经络，风主动，故四肢瘈疭而不宁也。故风温被火者，曰发微黄色，剧者如惊痫，时瘈疭，言其热气之剧盛也。伤寒病至于发瘈疭者，疾势已过矣，多难可制。《内经》曰：太阳终者，戴眼反折，瘈疭，绝汗乃出，大如贯珠，着身不流，是见其瘈疭为已过之疾也。又有四肢漐习，为四肢动而不止，似瘈疭而无力，不得伸缩者也，此为肝绝。瘈疭之证，虽难已，若能以祛风涤热之剂，折其大热，则瘈疭亦有生者。若妄加灼火，或饮以发表之药，则死不旋踵。经曰：一逆尚引日，再逆促命期。

不仁第三十九

伤寒不仁，何以明之？仁，柔也。不仁，谓不柔和也，痒不知也，痛不知也，寒不知也，热不知也，任其屈伸灸刺不知所以然者，是谓不仁也。由邪气壅盛，正气为邪气闭伏，郁而不发，营卫血气虚少，不能通行，致斯然也。《内经》曰：营气虚则不仁。《针经》曰：卫气不行则为不仁。经曰：营卫不能相将，三焦无所仰，身体痹不仁，即是言之。知营卫血气虚少不能通行为不仁者，明矣。经曰：诸乘寒者则为厥，郁冒不仁。言此厥者，是正气为寒气所乘为厥气也，非四肢逆冷之厥也，何者？盖以郁冒为昏冒，不仁为不知痛痒，得不为尸厥之厥耶？经曰：少阴脉不至，肾气微，少精血，奔气促迫，上入胸膈，宗气反聚，血结心下，阳气退下，热归阴股，与阴相动，令身不仁，此为尸厥。其乘寒之厥，郁冒①不仁，即此尸厥可知矣。昔越人入虢，诊太子为尸厥，以郁冒不仁为可治，刺之而得痊济者，实神医之诊也。呜呼！设或脉浮而洪，身汗如油，喘而不休，水浆不下，形体不仁，此又为命绝，虽越人其能起之欤！

直视第四十

伤寒直视，何以明之？直视者，视物而目睛不转动者是也。若目睛转者，非直视也。水之精为志，火之精为神。目者心之使也，神所寓焉，肝之外候也，精神营焉。《针经》曰：五脏六腑之气，皆上注于目而为之精，精之窠为眼，骨之精为瞳子，筋之精为黑睛，血之精为络，气之精为白睛，肌肉之精为约束，裹撷筋骨血气之精，与脉并为系，上属于脑，五脏血气调和，精气充营，则目和而明矣。伤寒目直视者，邪气壅盛，冒其正气，使神智不慧，藏精之气，不上荣于目，则目为之直视。伤寒至于直视，为邪气已极，证候已逆，多难治。经曰：衄家不可发汗，汗出则额上陷，脉急紧，直视不能眴，不得眠。以肝受血而能视，亡血家肝气已虚，目气已弱，又发汗亡阳，则阴阳俱虚所致也。此虽错逆，其未甚也。逮乎狂言反目直视又为肾绝，直视摇头又为心绝，皆脏气脱绝也。直视谵语喘满者死，下利者亦死。又剧者发则

① 郁冒：指昏冒，神志不清的病证。

不识人，循衣摸床，惕而不安，微喘直视，脉弦者生，涩者死。皆邪气盛而正气脱也。其或有目中不了了，睛不和，无表里证，大便难，身微热者，是非直视也，此为内实也，可用大承气汤、大柴胡汤下之。直视为不治之疾，目中不了了为可治之候，二者形证相近，其为工者，宜熟视之。

郁冒第四十一

伤寒郁冒，何以明之？郁为郁结而气不舒也，冒为昏冒而神不清也，世谓之昏迷者是也。郁冒之来，皆虚极而乘寒则有之矣。经曰：诸乘寒者，则为厥，郁冒不仁。又曰：太阳病先下之而不愈，因复发汗，以此表里俱虚，其人因致冒。冒家汗出自愈。所以然者，汗出表和故也。是知因虚乘寒，乃生郁冒。《金匮要略》曰新产妇人有三病：一者病痉，二者病郁冒，三者大便难。亡血，复汗，寒多，故令郁冒。又曰：产妇郁冒，其脉微弱，呕不能食，大便坚，所以然者，血虚而厥，厥而必冒，冒家欲解，必大汗出。即此观之，郁冒为虚寒可知矣。又或少阴病下利止而头眩，时时自冒者，又为死证。盖谓其虚极而脱也。观其郁冒，幸无忽焉。

动气第四十二

伤寒动气，何以明之？动气者，为筑筑然动于腹中者是矣。脏气不治，随脏所主，发泄于脐之四旁，动跳筑筑然，谓之动气。《难经》曰：肝内证脐左有动气，按之牢若痛；心内证脐上有动气，按之牢若痛；肺内证脐右有动气，按之牢若痛；肾内证脐下有动气，按之牢若痛。是脏气不治，腹中气候发动也，动气应藏，是皆真气虚，虽有表里攻发之证，即不可汗下。经曰：动气在左不可发汗，汗则头眩，汗不止，筋惕肉瞤，是发汗而动肝气者也。动气在左不可下，下之则腹内拘急，食不下，动气更剧，虽有身热，卧则欲蜷，是下之而动肝气者也。动气在上不可发汗，汗则气上冲，正在心端，是发汗而动心气者也。动气在上不可下，下之则掌握热烦，身上浮冷，热汗自泄，欲得水自灌，是下之而动心气者也。动气在右，不可发汗，汗则衄而渴，心苦烦，饮即吐水，是发汗而动肺气者也。动气在右，不可下，下之则津液内竭，咽燥鼻干，头眩心悸，是下之而动肺气者也。动气在下，不可发汗，汗则无汗，心中大烦，骨节苦痛，目运恶寒，食则反吐，谷不得下，是发汗而动肾气者也。动气在下，不可下，下之则腹胀满，卒起头眩，食则下清谷，心下痞，是下之而动肾气者也。且脾内证当脐有动气，经特曰脐之四旁动气，不可汗下。独不言脾候当脐有动气者，以脾者中州，为胃以行津液，发汗吐下，犹先动脾，况脾家发动气者，讵可动之也？所以特不言之也。伤寒所以看外证为当者，盖不在脉之可见，必待问之可得者。发汗吐下，务要审谛，举此动气，类可知矣。

自利第四十三

伤寒自利，何以明之？自利者，有不经攻下自然溏泄者，谓之自利也。伤寒自利多种，须知冷热虚实消息，投汤无致失瘥。杂病自利多责为寒，伤寒下利多由协热，其与杂病有以异也。表邪传里，里虚协热则利，不应下而便攻之，内虚协热遂利，是皆协热也。又合病家皆作自利。太阳与阳明合病，必自下利，葛根汤主之。太阳与少阳合病，必自下利，黄芩汤主之。阳明与少阳合病，必自下利，大承气汤主之。三者皆合病下利，一者发表，一者攻里，一者和解。所以不同者，盖六经以太阳阳明为表，少阳太阴为在半表半里，少阴厥阴为在里。太阳阳明合病，为在表者也，虽曰下利，必发散经中邪气而后已，故以葛根汤以汗之。太阳与少阳合病，为在半表半里者也，虽曰下利，必和解表里之邪而后已，故与黄芩汤以散之。阳明少阳合病，为少阳邪气入腑者也，虽曰下利，必逐去胃中之实而后已，故与承气汤以下之。是三者所以有异也。下利家何以明其寒热耶？且自利不渴属太阴，以其脏寒故也。下利欲饮水者，以有热也。故大便溏小便自可者，此为有热；自利小便色白者，少阴病形悉具，此为有寒。恶寒脉微，自利清谷，此为有寒；发热后重，泄色黄赤，此为有热。皆可理其寒热也。凡腹中痛，转气下趣少腹者，此欲自利也。自利家，身凉脉小为顺，身热脉大为逆。少阴病，脉紧下利，脉暴微手足反温，脉紧反去者，此为欲解。下利脉大者为未止，脉微弱数者为欲自止，虽发热不死。是知下利脉大为逆，而脉小为顺也。自利宜若可温，理中、白通、诸四逆辈，皆温脏止利之剂。又有肠胃有积结，与下焦客邪，皆温剂不能止之，必也或攻泄之，或分利之而后已。经曰：理中者，理中焦，此利在下焦，宜赤石脂禹余粮汤。复不止，当利其小便，是泄在下焦，渗泄而聚利者也。少阴病自利清水，色纯青，心下必痛，口干燥，与下利三部皆平，按之心下硬，或脉沉而滑，或不欲食而谵语，或瘥后至年月日复发，此数者皆肠胃有积结而须攻泄者也。《内经》有曰：大热内结，注泄不止，热宜寒疗，结伏须除，以寒下之，结散利止，大寒凝内，久利泄溏，愈而复发，绵历岁年，以热下之，寒去利止，谓之通因通用。下利虽有表证，又不可发汗，以下利为邪气内攻，走津液而胃虚也。故经曰：下利不可攻其表，汗出必胀满者是矣。大抵下利脱气至急，五夺之中，此为甚者。其或邪盛正虚，邪拥正气下脱，多下利而死。何以言之？经曰：下利日十余行，脉反实者，死。发热下利至甚，厥不止者，死。直视谵语，下利者，死。下利手足厥冷无脉者，灸之不温，脉不还者，死。少阴病自利，复烦躁不得卧寐者，死。此数者，皆邪拥正气下脱而死者也。《金匮要略》曰：六腑气绝于外者，手足寒；五脏气绝于内者，利下不禁。呜呼！疾成而后药，虽神医不可为已。气既脱矣，孰能治之？

筋惕肉瞤第四十四

伤寒筋惕肉瞤，何以明之？伤寒头痛身疼，恶寒发热者，必然之证也。其于筋惕肉瞤，非常有之者，必待发汗过多，亡阳则有之矣。《内经》曰：阳气者，精则养神，柔则养筋，发汗过多，津液枯少，阳气大虚，筋肉失所养，故惕然而跳，瞤瞤然而动也。太阳病脉微弱，汗出恶风者，不可服大青龙汤，服之则厥逆，筋惕肉瞤，此为逆也。太阳病发汗，汗出不解，其人仍发热头眩，身瞤动，振振欲擗地者，真武汤主之。动气在左不可发汗，发汗则头眩，汗不止，筋惕肉瞤。即是观之，筋惕肉瞤由发汗多亡阳，阳虚可见矣。兹虽逆也，止于发汗亡阳而表虚，治以温经益阳则可矣。或因吐下发汗，表里俱虚而有此状者，又非若但发汗后所可同也。经曰：伤寒吐下后，发汗虚烦，脉甚微，八九日心下痞硬，胁下痛，气上冲咽喉，眩冒，筋脉动惕者，久而成痿。此为逆之甚者也。太阳病发汗复下之后，表里俱虚，复加烧针，因胸烦面色青黄，肤瞤者难治。兹为逆之甚者也。发汗吐下，庸可忽诸！

热入血室第四十五

伤寒热入血室，何以明之？室者屋室也，谓可以停止之处。人身之血室者，营血停止之所，经脉留会之处，即冲脉是也。冲脉者，奇经八脉之一脉也，起于肾下，出于气冲，并足阳明经挟脐上行，至胸中而散，为十二经脉之海。王冰曰：冲为血海，言诸经之血，朝会于此。男子则运行生精，女子则上为乳汁，下为月水。《内经》曰任脉通，冲脉盛，月事以时下者是也。王冰曰：阴静海满而去血，谓冲脉盛为海满也。即是观之，冲是血室可知矣。

伤寒之邪，妇人则随经而入，男子由阳明而传。以冲之脉与少阴之络起于肾，女子感邪，太阳随经，便得而人冲之经，并足阳明；男子阳明内热，方得而入也。冲之得热，血必妄行，在男子则下血谵语，在妇人则月水适来。阳明病下血谵语，此为热入血室者，斯盖言男子，不止谓妇人而言也。妇人伤寒经水适来，与经水适断者，皆以经气所虚，宫室不闭，邪得乘虚而入。《针经》有言曰：邪气不得其虚，不能独伤人者是矣。妇人热入血室，有须治而愈者，有不须治而愈者，又各不同也。妇人中风，发热恶寒，经水适来，得之七八日，热除而脉迟，身凉和，胸胁下满如结胸状，谵语者，此为热入血室，当刺期门，随其实而泻之；与其妇人中风七八日，续得寒热，发作有时，经水适断者，此为热入血室，其血必结，故使如疟状，发作有时，小柴胡汤主之。二者是须治而愈者也。妇人伤寒发热，经水适来，昼则明了，暮则谵语如见鬼状者，此为热入血室，无犯胃气及上二焦，必自愈，是不须治而愈者也。谵语为病邪之甚者，何不须治而愈耶？且胸胁满如结胸，谵语，是邪气留结于胸胁而不去者，必刺期门，随其实而泻之。寒热如疟，发作有时者，是血结而不行也，须小柴胡汤散之。二者既有留邪，必须治之可也。若发热经水适来，昼日明了，暮则谵语，此则经水既来，以里无留邪，但不妄犯，热随血散必自愈。经曰：血自下，下者愈，故无犯胃气及上二焦必自愈。所谓妄犯者，谓恐以谵语为阳明内实攻之，犯其胃气也。此无胸胁之邪，恐刺期门，犯其中焦也。此无血结，恐与小柴胡汤，犯其上焦也。小柴胡汤解散则动卫气，卫出上焦，动卫气是犯上焦也。刺期门则动营气，营出中焦，动营气是犯中焦也。《脉经》有曰：无犯胃气及上二焦，岂谓药不谓针耶？此其是欤！

发黄第四十六

伤寒发黄，何以明之？经曰：湿热相交，民当病瘅。瘅者黄也，单阳而无阴者也。伤寒至于发黄，为疾之甚也。湿也，热也，甚者则发黄。内热已盛，复被火者，亦发黄也。邪风被火热，两阳①相熏灼，其身必发黄。阳明病被火，额上微汗出，小便不利者必发黄。是由内有热而被火致发黄者也。阳明病无汗，小便不利，心中懊侬者，必发黄。是由阳明热盛致发黄者也。伤寒发汗已，身目为黄，所以然者，寒湿在里不解故也，以为不可下也，

① 两阳：风邪与火法均属阳，致称两阳。

于寒湿中求之，是由寒湿致发黄者也。湿亦令黄也，热亦令黄也，其能辨之乎？二者非止根本来有异，而色泽亦自不同。湿家之黄也，身黄如似熏黄，虽黄而色暗不明也。至于热盛之黄也，必身黄如橘子色，甚者勃勃出染着衣，正黄如柏，是其正黄色也。由是观之，湿之与热，岂不异哉？大抵黄家属太阴，太阴者脾之经也。脾者，土。黄，土色也。脾经为湿热蒸之，则色见于外必发身黄。经曰：伤寒脉浮缓，手足自温者，是为系在太阴，太阴当发身黄者是矣。热虽内盛，若已自汗出小便利者，则不能发黄，必也头汗出，身无汗，剂颈而还，小便不利，渴饮水浆，此为瘀热在里，身必发黄。黄家为热盛，而治法亦自有殊。伤寒八九日，身如橘子色，小便不利，小腹满者，茵陈蒿汤主之，此欲泄涤其热也。伤寒身黄发热者，栀子柏皮汤主之，此欲解散其热也。伤寒瘀热在里，身必发黄，麻黄连翘赤小豆汤主之，此欲解散其热也。此数者，泄涤解散，乃为之不同，亦皆析火彻热之剂也。一或身黄脉沉结，少腹硬，而小便自利，其人如狂者，又为蓄血在下焦使之黄也，必须抵当汤下之而愈。黄家既是病之已极，是以有不治之者多矣。非止寸口近掌无脉，鼻气出冷，为不治之疾。又若形体如烟熏，直视摇头者，是为心绝；环口黧黑，柔汗发黄，是为脾绝。皆不治之诊，医者更详视之。

【临床解读】

张某，男，35岁。2021年9月6日初诊。

主诉：身痒、出疹1年余。

现症见：身瘙伴荨麻疹，进热饮、热食加重，伴皮肤灼热感，或局部刺痛感，口中和，纳可，眠可，但时受身瘙痒影响不能眠，二便可，舌淡红，苔白，脉弦有力。

处方：麻黄10克，连翘10克，赤小豆30克，杏仁10克，桑白皮30克，蝉蜕10克，僵蚕10克，地肤子30克，徐长卿30克，桔梗10克，甘草6克。15剂，每日1剂，水煎服。

二诊：2021年11月29日。服上方效佳，荨麻疹已愈。现症见：患者无明显周身不适，口苦稍干，纳眠可，二便调，偶有右肩背痛，舌淡红，苔白，脉沉。2021年11月16日查彩超提示：①胆囊息肉3mm×2mm；②肝囊肿。

处方：柴胡10克，黄芩10克，清半夏10克，太子参10克，陈皮10克，茯苓30克，僵蚕10克，郁金10克，甘草6克。15剂，每日1剂，水煎服。

（孙玉信医案）

发狂第四十七

伤寒发狂，何以明之？狂者，猖狂也，谓其不宁也。《难经》曰：狂之始发也，少卧不饥，而自高贤也，自辨智也，自贵倨也，妄笑好歌乐也，妄行走不休也。狂家所起，皆阳盛致然。《内经》曰：阴不胜其阳，脉留薄疾并乃狂也。又曰：邪入于阳则狂，邪入于阴则喑①。《难经》曰：重阳者狂，重阴者癫。《脉经》曰：阴附阳则狂，阳附阴则癫。《病源》曰：阳邪并于阳则狂，阴邪并于阴则癫。即诸经之狂为阳盛也明矣。又阳明之病，恶人与火，闻木音则惕然而惊，心欲动，独闭户牖而处，甚则欲上高而歌，弃衣而走，踰垣上屋，其所上之处，皆非素能者，是谓阳邪并于阳明也。伤寒热毒在胃，并于心脏，使神不宁而志不定，遂发狂也。伤寒至于发狂，邪热至极也，非大吐下则不能已。又有热在下焦，其人如狂者，经曰：热入膀胱，其人如狂。谓之如狂，则未至于狂，但卧起不安尔。其或狂言，目反直视，又为肾之绝。汗出辄复热，狂言不能食，又为失志死。若此则殆非药石之所及，是为真病焉。

霍乱第四十八

伤寒霍乱，何以明之？上吐而下利，挥霍而撩乱是也。邪在上焦者，但吐而不利；邪在下焦者，但利而不吐。若邪在中焦，胃气不治，为邪所伤，使阴阳乖隔，遂上吐而下利。若止呕吐而利，经止谓之吐利。必也上吐下利，躁扰烦乱，乃谓之霍乱。其与但称吐利者，有以异也。伤寒吐利者，邪气所伤；霍乱吐利者，饮食所伤也。其有兼伤寒之邪，内外不和者，加之头痛发热而吐利也。经曰：病发热头痛，身疼恶寒吐利者，此属何病？答曰：此名霍乱，自吐下，又利止，复更发热也，是霍乱兼伤寒者也。霍乱头痛发热，热多欲饮水者，五苓散主之；寒多不用水者，理中丸主之。以其中焦失治，阴阳乖隔，必有偏之者，偏阳则多热，偏阴则多寒。许仁则②曰：病有干霍乱，有湿霍乱。干霍乱死者多，湿霍乱死者少。盖吐利则所伤之物得以出泄，虽霍乱甚，则止于胃中，水谷泄尽则止矣，所以死者少。及其干霍乱而死多者，以其上不得吐，下不得利，则所伤之物不得出泄，壅闭正气，关隔阴阳，

---

① 喑（yīn）：嗓子哑，不能出声。

② 许仁则：唐代医家，著有《子母秘录》十卷，已佚。

烦扰闷乱，躁无所安，喘胀干霍乱而死。呜呼！食饮有节，起居有常者，岂得致霍乱耶？饮食自倍，肠胃乃伤，丧身之由，实自致尔。

蓄血第四十九

伤寒蓄血，何以明之？蓄血者，血在下焦，结聚而不行，蓄积而不散者是也。血菀于上而吐血者，谓之薄厥；留于下而瘀者谓之蓄血。此由太阳随经瘀热在里，血为热所抟结而不行，蓄于下焦之所致。经曰：太阳病六七日，表证仍在，脉微而沉，反不结胸，其人发狂者，以热在下焦，少腹当硬满，小便自利者，下血乃愈，抵当汤主之者是也。大抵看伤寒，必先观两目，次看口舌，然后自心下至少腹，以手摄按之，觉有满硬者，则当审而治之。如少腹觉有硬满，便当问其小便。若小便不利者，则是津液留结，可利小便；若小便自利者，则是蓄血之证，可下瘀血。经曰：伤寒有热，少腹满，应小便不利，今反利者为有血也。又曰：太阳病，身黄，脉沉结，少腹硬，小便不利者，为无血也；小便自利，其人如狂者，血证谛也。皆须抵当丸下之愈。阳明证其人喜忘，屎虽硬，大便反易，其色必黑，亦是蓄血之证，蓄血于下，所以如狂者。经所谓热结膀胱，其人如狂者是也。血瘀于下，所以喜忘者，《内经》曰：血并于下，乱而喜忘者是也。二者若有其一，则为蓄血证明矣。蓄血之证，又有轻重焉。如狂也，喜忘也，皆蓄血之甚者，须抵当汤丸以下之。如外已解，但少腹急结者，则为蓄血之轻也，须桃仁承气汤以利之。医之妙者何也？在乎识形证，明脉息，晓虚实，知传变。其于形证之明者，众人所共识，又何以见其妙？必也形证之参差，众人所未识独先识之，乃所以为妙。且如病人无表里证，发热七八日，虽脉浮数者，可下之。假令已下，脉数不解，合热则消谷善饥，至六七日不大便者，此有瘀血，抵当汤主之。当不大便六七日之际，又无喜忘如狂之证，亦无少腹硬满之候，当是之时，与承气汤下者多矣。独能处以抵当汤下之者，是为医之妙者也。若是者何以知其有蓄血也。且脉浮而数，浮则伤气，数则伤血；热客于气则脉浮，热客于血则脉数。因下之后，浮数俱去则已。若下之后数去，其脉但浮者，则营血间热去而卫气间热在矣。为邪气独留心中则饥，邪热不杀谷，潮热发渴也。及下之后，浮脉去而数不解者，则卫气间热去，而营血间热在矣。热气合并，迫血下行，胃虚协热，消谷善饥，血至下焦。若下不止，则血得以去，泄必便脓血也。若不大便六七日，则血不得出泄，必蓄在下焦为瘀血，是须抵当汤下之。此实疾证之奇异，医法之玄微，能审诸此者，真妙医也。

劳复第五十

伤寒劳复，何以明之？劳为劳动之劳，复为再发也。是伤寒瘥后，因劳动再发者是也。伤寒新瘥后，血气未平，余热未尽，劳动其热，热气还经络，遂复发也。此有二种：一者因劳动外伤，二者因饮食内伤。其劳动外伤者，非止强力摇体持重远行之劳，至于梳头洗面则动气，忧悲思虑则劳神，皆能复也，况其过用者乎？其饮食内伤者，为多食则遗，食肉则复者也。《内经》曰：热病已愈而时有遗者，何也？以热甚而强食之，病已衰而热有所藏，因其谷气留薄，两阳相合，故有所遗。经曰：病已瘥尚微烦，设不了了者，以新虚不胜谷气，故令微烦，损谷则愈。夫伤寒邪气之传，自表至里，有次第焉。发汗吐下，自轻至重，有等差焉。又其劳复则不然。见其邪气之复来也，必迎夺之，不待其传也。经曰：大病瘥后劳复者，枳实栀子豉汤主之，若有宿食加大黄。且枳实栀子豉汤则吐之，岂待虚烦懊侬之证？加大黄则下之，岂待腹满谵语之候？经曰：伤寒瘥后更发热者，小柴胡汤主之。脉浮以汗解之，脉沉实者以下解之，亦是便要折其邪也。盖伤寒之邪，自外入也；劳复之邪，自内发也。发汗吐下，随宜施用焉。呜呼！劳复也，食复也，诸劳皆可，及御内则死矣。若男女相易，则为阴阳易。其不易自病者，谓之女劳复，以其内损真气，外动邪热，真虚邪盛则不可治矣。昔督邮顾子献，不以华敷①之诊为信，临死致有出舌数寸之状。由此观之，岂不与后人为鉴诫哉？

① 华敷：即华佗，东汉末年著名医家，中医外科鼻祖，发明麻沸散，创五禽戏等。

卷四　药方论

桂枝汤方

经曰：桂枝本为解肌。若其人脉浮紧，发热汗不出者，不可与也。常须识此，勿令误也。盖桂枝汤，本专主太阳中风，其于腠理致密，营卫邪实，津液禁固，寒邪所胜者，则桂枝汤不能发散，必也皮肤疏凑，又自汗，风邪干于卫气者，乃可投之也。仲景以解肌为轻，以发汗为重，是以发汗吐下后，身疼不休者，必与桂枝汤而不与麻黄汤者，以麻黄汤专于发汗，其发汗吐下后，津液内耗，虽有表邪，而只可解肌，故须桂枝汤小和之也。桂味辛热，用以为君，必谓桂犹圭也，宣道诸药，为之先聘，是犹辛甘发散为阳之意。盖发散风邪，必以辛为主，故桂枝所以为君也。芍药味苦酸微寒，甘草味甘平，二物用以为臣佐者，《内经》所谓风淫所胜，平以辛，佐以苦，以甘缓之，以酸收之，是以芍药为臣，而甘草为佐也。生姜味辛温，大枣味甘温，二物为使者，《内经》所谓风淫于内，以甘缓之，以辛散之。是以姜枣为使者也。姜枣味辛甘，固能发散，而此又不特专于发散之用，以脾主为胃行其津液，姜枣之用，专行脾之津液，而和营卫者也。麻黄汤所以不用姜枣者，谓专于发汗，则不待行化，而津液得通矣。用诸方者，请熟究之。

桂枝（君，去皮）三两　芍药（臣佐）三两　甘草（臣佐，炙）二两　生姜（使，切）三两　大枣（使，擘）十二枚

上五味㕮咀，以水七升，微火煮取三升，去滓，适寒温，服一升，服已须臾，啜热稀粥一升余，以助药力，温覆令一时许，遍身漐漐微以有汗者益佳，不可令如水流漓，病必不除。若一服汗出病瘥，停后服，不必尽剂。若不汗更服，依前法，又不汗，后服小促役其间，半日许令三服尽。若病重者，一日一夜服，周时观之，服一剂尽，病证犹在者，更作服。若汗不出，乃服至二三剂，禁生冷、粘滑、肉麦、五辛、酒酪、臭恶等物。

麻黄汤方

《本草》有曰：轻可去实，即麻黄葛根之属是也。实为寒邪在表，皮腠坚实，营卫胜，津液内固之表实，非腹满便难之内实也。《圣济经》曰：汗不出而腠密，邪气胜而中蕴，轻剂所以扬之，即麻黄葛根之轻剂耳。麻黄味甘苦，

用以为君者，以麻黄为轻剂，而专主发散，是以为君也。桂枝为臣者，以风邪在表，又缓而肤理疏者，则必以桂枝解其肌，是用桂枝为臣。寒邪在经，表实而腠密者，则非桂枝所能独散，必专麻黄以发汗，是当麻黄为主，故麻黄为君，而桂枝所以为臣也。《内经》曰：寒淫于内，治以甘热，佐以辛苦者，兹是类欤。甘草味甘平，杏仁味甘苦温，用以为佐使者，《内经》曰：肝苦急，急食甘以缓之。肝者营之主也。伤寒营胜卫固，血脉不利，是专味甘之物以缓之，故以甘草、杏仁为之佐使，且桂枝汤主中风，风则伤卫，风邪并于卫，则卫实而营弱，仲景所谓汗出恶风者，此为营弱卫强者是矣。故桂枝汤佐以芍药，用和营也。麻黄汤主伤寒，寒则伤营，寒邪并于营，则营实而卫虚，《内经》所谓气之所并为血虚，血之所并为气虚者是矣。故麻黄佐以杏仁，用利气也。若是之论，实处方之妙理，制剂之渊微，该通君子，熟明察之，乃见功焉。

麻黄（君，去节）三两　桂枝（臣，去皮）二两　甘草（佐使，炙）二两　杏仁（佐使，去皮、尖）七十枚

上四味，以水九升，先煮麻黄，减二升，去上沫，纳诸药，煮取二升半，去滓，温服八合，缓取微汗，并不须啜粥，余如桂枝法将息。

大青龙汤方

青龙，东方甲乙木神也。应春而主肝，专发生之令，为敷荣之主，万物出甲开甲，则有两歧，肝有两叶，以应木叶，所以谓之青龙者，以发散营卫两伤之邪，是应肝木之体耳。桂枝汤主中风，麻黄汤主伤寒，二者发散之纯者也。及乎大青龙汤则不然，虽为发汗之剂，而所主又不一，必也中风脉浮紧，为中风见寒脉，是风寒两伤也。伤寒脉浮缓，为伤寒见风脉，是风寒两伤也。风兼寒，寒兼风，乃大青龙汤专主之也。见兹脉证，虽欲与桂枝汤解肌以祛风，而不能已其寒，则病不去，或欲以麻黄汤发汗以散寒，而不能去其风，则病仍在，兹仲景所以特处大青龙汤以两解之。麻黄味甘温，桂枝味辛热，寒则伤营，必以甘缓之，风则伤卫，必以辛散之，此风寒两伤，营卫俱病，故以甘辛相合而为发散之剂。表虚肤缓者，则以桂枝为主，此以表实腠理密，则以麻黄为主，是先麻黄后桂枝，兹麻黄为君，桂枝为臣也。甘草味甘平，杏仁味甘苦，苦甘为助，佐麻黄以发表。大枣味甘温，生姜味辛温，辛甘相合，佐桂枝以解肌。石膏味甘辛微寒。风，阳邪也；寒，阴邪也。风则伤阳，寒则伤阴，营卫阴阳，为风寒两伤，则非轻剂所能独散也，必须轻重之剂以同散之，乃得阴阳之邪俱已，营卫之气俱和，是以石膏为使。石膏为重剂，而又专达肌表者也。大青龙汤，发汗之重剂也，非桂枝汤之所同，

用之稍过，则又有亡阳之失。经曰：若脉微弱，汗出恶风者，不可服，服之则厥逆，筋惕肉瞤，此为逆也。又曰：一服汗者停后服。若复服，汗多亡阳，遂虚恶风，烦躁不得眠也。即此观之，剂之轻重可见矣，其用汤者，宜详审之。

麻黄（君，去节）六两　桂枝（臣，去皮）二两　甘草（佐，炙）一两　杏仁（佐，去皮、尖）四十枚　生姜（佐，切）三两　大枣（佐，擘）十枚　石膏（使，如鸡子大，碎）

上七味，以水九升，先煮麻黄，减二升，去上沫，纳诸药，煮取三升，去滓，温服一升，取微似汗，汗出多者，温粉止之，一服汗者，停后服。若复服，汗多亡阳，遂虚一作逆恶风，烦躁不得眠也。

又温粉方

白术　藁本　川芎　白芷各等份

上捣，罗为细末，每末一两，入米粉三两，和令匀，粉扑周身止汗，无藁本亦得。

小青龙汤方

青龙象肝木之两歧，而主两伤之疾，中风见寒脉，伤寒见风脉，则为营卫之两伤，故以青龙汤主之。伤寒表不解，则麻黄汤可以发，中风表不解，则桂枝汤可以散，惟其表且不解，而又加之心下有水气，则非麻黄汤所能发，桂枝汤所能散，乃须小青龙汤，始可祛除表里之邪气尔。麻黄味甘辛温，为发散之主，表不解，应发散之，则以麻黄为君。桂味辛热，甘草味甘平，甘辛为阳，佐麻黄表散之用，二者所以为臣。芍药味酸微寒，五味子味酸温，二者所以为佐者，寒饮伤肺，咳逆而喘，则肺气逆。《内经》曰：肺欲收，急食酸以收之。故用芍药五味子为佐，以收逆气。干姜味辛热，细辛味辛热，半夏味辛微温，三者所以为使者，心下有水，津液不行，则肾气燥。《内经》曰：肾苦燥，急食辛以润之。是以干姜、细辛、半夏为使，以散寒水，逆气收，寒水散，津液通行，汗出而解矣。心下有水气散行，则所传不一，故又有增损之证。若渴者，去半夏，加瓜蒌根。水蓄则津液不行，气燥而渴，半夏味辛温，燥津液者也，去之则津液易复；瓜蒌根味苦微寒，润枯燥者也，加之则津液通行，是为渴所宜也。若微利，去麻黄，加芫花。水气下行，渍入肠间，则为利。下利者不可攻其表，汗出必胀满，麻黄专为表散，非下利所宜，故去之；芫花味苦寒，酸苦为涌泄之剂，水去利则止，芫花下水，故加之。若噎者，去麻黄，加附子。经曰：水得寒气，冷必相抟，其人即噎。又曰：病人有寒，复发汗，胃中冷，必吐蛔。噎为胃气虚竭，麻黄发汗，非胃虚冷所宜，故去之；附子辛热，热则温其气，辛则散其寒，而噎者为当，两相佐之，是以祛散冷寒之气。若小便不利，少腹满，去麻黄，加茯苓。水蓄在下焦不行，为小便不利，少腹满。凡邪客于体者，在外者可汗之，在内者下之，在上者可涌之，在下者可泄之。水蓄下焦，渗泄可也，发汗则非所当，故去麻黄，而茯苓味甘淡，专行津液。《内经》曰：热淫于内，以淡渗之。渗溺行水，甘淡为所宜，故加茯苓。若喘者，去麻黄，加杏仁。喘为气逆，麻黄发阳，去之则气易顺，杏仁味甘苦温，加之以泄逆气，《金匮要略》曰：其形肿者，故不纳麻黄，乃纳杏子。以麻黄发其阳，故喘逆形肿，标本之疾，加减所同，盖其类矣。

麻黄（君，去节）三两　甘草（臣，炙）三两　桂枝（臣，去皮）三两　芍药（佐）三两　五味子（佐）半升　细辛（使）三两　干姜（使）三两　半夏（使，洗）半升

上八味，以水一斗，先煮麻黄，减二升，去上沫，纳诸药，煮取三升，去滓，温服一升。

大承气汤方

承，顺也。伤寒邪气入胃者，谓之入腑，腑之为言聚也。胃为水谷之海，营卫之源，水谷会聚于胃，变化而为营卫。邪气入于胃也，胃中气郁滞，糟粕秘结，壅而为实，是正气不得舒顺也。《本草》曰：通可去滞，泄可去邪，塞而不利，闭而不通，以汤荡涤，使塞者利而闭者通，正气得以舒顺，是以承气名之。王冰曰：宜下必以苦，宜补必以酸，言酸收而苦泄也。枳实苦寒，溃坚破结，则以苦寒为之主，是以枳实为君。厚朴味苦温，《内经》曰：燥淫于内，治以苦温。泄满除燥，则以苦温为辅，是以厚朴为臣。芒硝味咸寒，《内经》曰：热淫于内，治以咸寒。人伤于寒，则于病热，热气聚于胃，则谓之实，咸寒之物，以除消热实，故芒硝为佐。大黄味苦寒，《内经》曰：燥淫所胜，以苦下之。热气内胜，则津液消而肠胃燥，苦寒之物，以荡涤燥热，故以大黄为使，是以大黄有将军之号也。承气汤下药也，用之尤宜审焉，审知大满大实，坚有燥屎，乃可投之也。如非大满，则犹生寒热，而病不除，况无满实者，而结胸痞气之属，由是而生矣。是以《脉经》有曰：伤寒有承气之戒，古人亦特谨之。

枳实（君，炙）五枚　厚朴（臣，炙，去皮）半斤　芒硝（佐）三合　大黄（使，酒洗）四两

上四味，以水一斗，先煮二物，取五升，去滓，纳大黄，更煮取二升，去滓，纳芒硝，更上微火一二沸，分温再服，得下余勿服。

大柴胡汤方

虚者补之，实者泻之，此言所共知，至如峻缓轻重之剂，则又临时消息焉，大满大实，坚有燥屎，非快剂则不能泄，大小承气汤峻，所以泄坚满者也。如不至大坚满邪热甚，而须攻下者，又非承气汤之可投，必也轻缓之剂攻之，大柴胡汤缓，用以逐邪热也。经曰：伤寒发热七八日，虽脉浮数者，可下之，宜大柴胡汤。又曰：太阳病过经十余日，反二三下之，后四五日，柴胡证仍在者，先与小柴胡；呕不止，心下急，郁郁微烦者，为未解也，可大柴胡下之则愈，是知大柴胡为下剂之缓也。柴胡味苦平微寒，伤寒至于可下，则为热气有余，应火而归心，苦先入心，折热之剂，必以苦为主，故以柴胡为君。黄芩味苦寒。王冰曰：大热之气，寒以取之。推除邪热，必以寒为助，故以黄芩为臣。芍药味酸苦微寒，枳实味苦寒。《内经》曰：酸苦涌泄为阴。泄实折热，必以酸苦，故以枳实、芍药为佐。半夏味辛温，生姜味辛温，大枣味甘温。辛者散也，散逆气者，必以辛；甘者缓也，缓正气者，必以甘。故半夏、生姜、大枣为之使也。一方加大黄，以大黄有将军之号，而功专于荡涤，不加大黄，恐难攻下，必应以大黄为使也。用汤者，审而行之，则十全之功可得矣。

柴胡（君）半斤　黄芩（臣）三两　枳实（佐，炙）四枚　芍药（佐）三两　生姜（使，切）五两　半夏（使，洗）半升　大枣（使，擘）十二枚

上件七味，以水一斗二升，煮取六升，去滓再煎，温服一升，日三服，一方加大黄二两。若不加，恐不名大柴胡汤。

小柴胡汤方

伤寒邪气在表者，必渍形以为汗；邪气在里者，必荡涤以为利；其于不外不内，半表半里，既非发汗之所宜，又非吐下之所对，是当和解则可矣，小柴胡为和解表里之剂也。柴胡味苦平微寒，黄芩味苦寒。《内经》曰：热淫于内，以苦发之。邪在半表半里，则半成热矣。热气内传之不可，则迎而夺之，必先散热，是以苦寒为主，故以柴胡为君，黄芩为臣，以成彻热发表之剂。人参味甘温，甘草味甘平，邪气传里，则里气不治，甘以缓之，是以甘物为之助，故用人参、甘草为佐，以扶正气而复之也。半夏味辛微温，邪初入里，则里气逆，辛以散之，是以辛物为之助，故用半夏为佐，以顺逆气而散邪也。里气平正，则邪气不得深入，是以三味佐柴胡以和里。生姜味辛温，大枣味甘温，《内经》曰：辛甘发散为阳。表邪未已，迤逦内传，既未作实，宜当两解，其在外者必以辛甘之物发散，故生姜、大枣为使，辅柴胡以和表，七物相合，两解之剂当矣。邪气自表未敛为实，乘虚而凑，则所传不一，故

有增损以御之。胸中烦而不呕，去半夏、人参，加瓜蒌实。烦者热也，呕者气逆也，胸中烦而不呕，则热聚而气不逆，邪气欲渐成实也。人参味甘为补剂，去之使不助热也；半夏味辛为散剂，去之以无逆气也；瓜蒌实味苦寒，除热必以寒，泄热必以苦，加瓜蒌实以通胸中郁热。若渴者去半夏，加人参、瓜蒌根。津液不足则渴，半夏味辛性燥，渗津液物也，去之则津液易复；人参味甘而润，瓜蒌根味苦而坚，坚润相合，津液生而渴自已。若腹中痛者，去黄芩，加芍药。宜通而塞为痛，邪气入里，里气不足，寒气壅之，则腹中痛。黄芩味苦寒，苦性坚而寒中，去之则中气易和，芍药味酸苦微寒，酸性泄而利中，加之则里气得通，而痛自已。若胁下痞硬，去大枣，加牡蛎。《内经》曰：甘者令人中满。大枣味甘温，去之则硬浸散；咸以软之，牡蛎味酸咸寒，加之则痞者消而硬者软。若心下悸，小便不利者，去黄芩，加茯苓。心下悸，小便不利，水蓄而不行也。《内经》曰：肾欲坚，急食苦以坚之。坚肾则水益坚，黄芩味苦寒，去之则蓄水浸行。《内经》曰：淡味渗泄为阳。茯苓味甘淡，加之则津液通流。若不渴，外有微热，去人参，加桂。不渴则津液足，去人参，以人参为主内之物也；外有微热，则表证多，加桂以取汗，发散表邪也。若咳者去人参、大枣、生姜，加五味子、干姜。肺气逆则咳，甘补中，则肺气愈逆，故去人参、大枣之甘；五味子酸温，肺欲收，急食酸以收之，气逆不收，故加五味子之酸；生姜、干姜一物也，生者温而干者热，寒气内淫，则散以辛热，盖诸咳皆本于寒，故去生姜，加干姜，是相假之以正温热之功。识诸此者，小小变通，触类而长焉。

柴胡（君）半升　黄芩（臣）三两　人参（佐）一两　甘草（佐，炙）三两　半夏（佐，洗）半升　生姜（使，切）三两　大枣（使，擘）十二枚

上七味，以水一斗二升，煮取六升，去滓再煎，取三升，温服一升，日三服。

栀子豉汤方

《内经》曰：其高者，因而越之；其下者，引而竭之；中满者，泻之于内；其有邪者，渍形以为汗；其在皮者，汗而发之。治伤寒之妙，虽有变通，终不越此数法也。伤寒邪气自表而传里，留于胸中，为邪在高分，则可吐之，是越之之法也。所吐之证，亦自不同，如不经汗下，邪气蕴郁于膈，则谓之膈实，应以瓜蒂散吐之，瓜蒂散吐胸中实邪者也。若发汗吐下后，邪气乘虚留于胸中，则谓之虚烦，应以栀子豉汤吐之，栀子豉汤，吐胸中虚烦者也。栀子味苦寒。《内经》曰：酸苦涌泄为阴。涌者，吐之也。涌吐虚烦，必以苦为主，是以栀子为君。烦为热胜也，涌热者必以苦，胜热者必以寒，香豉味

苦寒，助栀子以吐虚烦，是以香豉为臣。《内经》曰：气有高下，病有远近，证有中外，治有轻重，适其所以为治。依而行之，所谓良矣。

栀子（君，擘）十四枚　香豉（臣，绵裹）四合

上二味，以水四升，煮栀子，取二升半，去滓内豉，更煮取一升半，去滓分二服，温进一服，得快吐者，止后服。

瓜蒂散方

华佗曰：四日在胸，则可吐之，此迎而夺之之法也。《千金方》曰：气浮上部，填塞心胸，胸中满者，吐之则愈，此随证治之之法也。大约伤寒四五日，邪气客于胸中之时也，加之胸中烦满，气上冲咽喉不得息者，则为吐证具，乃可投诸吐药，而万全之功有之矣。瓜蒂味苦寒，《内经》曰：湿气在上，以苦吐之。寒湿之气，留于胸中，以苦为主，是以瓜蒂为君。赤小豆味酸涩，《内经》曰：酸苦涌泄为阴。分涌膈实，必以酸为助，是以赤小豆为臣。香豉味苦寒，苦以涌泄，寒以胜热，去上膈之热，必以苦寒为辅，是以香豉为使。酸苦相合，则胸中痰热涌吐而出矣，其于亡血虚家，所以不可与者，以瓜蒂散为快剂，重亡津液之药，亡血虚家，补养则可，更亡津液，必不可全，用药君子，必详究焉。

瓜蒂（君，熬黄）一分　赤小豆（臣）一分

上二味，各别捣筛为散，已合治之，取一钱匕，以香豉一合，用熟汤七合，煮作稀糜，去滓取汁，和散温顿服之，不吐者少少加，得快吐乃止。诸亡血虚家，不可与瓜蒂散。

大陷胸汤方

结胸由邪在胸中，处身之高分，邪结于是，宜若可汗，然所谓结者，若系结之结，不能分解者也。诸阳受气于胸中，邪气与阳气相结，不能分解，气不通，壅于心下，为硬为痛，是邪正固结于胸中，非虚烦膈实之所同，是须攻下之物可理，低者举之，高者陷之，以平为正，结胸为高邪，陷下以平之，故治结胸曰陷胸汤。甘遂味苦寒，苦性泄，寒胜热，虽曰泄热，而甘遂又若夫间之，遂直达之气，陷胸破结，非直达者不能透，是以甘遂为君。芒硝味咸寒，《内经》曰：咸味下泄为阴。又曰：咸以软之。气坚者，以咸软之；热胜者，以寒消之，是以芒硝为臣。大黄味苦寒，将军也，荡涤邪寇，除去不平，将军之功也，陷胸涤热，是以大黄为使。利药之中，此为快剂，伤寒错恶，结胸为甚，非此汤则不能通利之，剂大而数少，取其迅疾，分解结邪，此奇方之制也。《黄帝针经》曰：结虽大，犹可解也。在伤寒之结，又不能久，非陷胸汤，孰可解之矣。

甘遂（君）一钱匕　芒硝（臣）一升　大黄（使，去皮）六两

上三味，以水六升，先煮大黄，取二升，去滓，纳芒硝，煮一两沸，纳甘遂末，温服一升，得快利，止后服。

半夏泻心汤方

凡陷胸汤攻结也，泻心汤攻痞也。气结而不散，壅而不通为结胸，陷胸汤为直达之剂；塞而不通，否而不分为痞，泻心汤为分解之剂。所以谓之泻心者，谓泻心下之邪也。痞与结胸，有高下焉？结胸者，邪结在胸中，故治结胸曰陷胸汤；痞者，邪留在心下，故治痞曰泻心汤。黄连味苦寒，黄芩味苦寒。《内经》曰：苦先入心，以苦泄之。泻心者，必以苦为主。是以黄连为君，黄芩为臣，以降阳而升阴也。半夏味辛温，干姜味辛热。《内经》曰：辛走气，辛以散之。散痞者必以辛为助，故以半夏、干姜为佐①，以分阴而行阳也。甘草味甘平，大枣味甘温，人参味甘温，阴阳不交曰痞，上下不通为满，欲通上下，交阴阳，必和其中，所谓中者，脾胃是也。脾不足者，以甘补之，故用人参、甘草、大枣为使，以补脾而和中，中气得和，上下得通，阴阳得位，水升火降，则痞消热已，而大汗解矣。

黄连（君）一两　黄芩（臣）三两　半夏（佐，洗）半升　干姜（佐）三两　人参（使）三两　甘草（使，炙）三两　大枣（使，擘）十二枚

上七味，以水一斗，煮取六升，去滓再煎，取三升，温服一升，日三服。

茵陈蒿汤方

王冰曰：小热之气，凉以和之；大热之气，寒以取之。发黄者，热之极也，非大寒之剂，则不能彻其热。茵陈蒿味苦寒，酸苦涌泄为阴，酸以涌之，苦以泄之，泄热甚者，必以苦为主，故以茵陈蒿为君。心法南方火而主热。栀子味苦寒，苦入心而寒胜热，大热之气，必以苦寒之物胜之，故以栀子为臣。大黄味苦寒，宜补必以酸，宜下必以苦，推除邪热，必假将军攻之，故以大黄为使。苦寒相近，虽甚热，大毒必祛除，分泄前后，复得利而解矣。

茵陈蒿（君）六两　栀子（臣，擘）十四枚　大黄（使，去皮）二两

上三味，以水一斗二升，先煮茵陈蒿，减六升，纳二味，煮取三升，去滓分三服，小便当利，尿如皂荚汁状，色正赤，一宿腹减，则黄从小便去也。

白虎汤方

白虎，西方金神也，应秋而归肺。热甚于内者，以寒下之；热甚于外者，以凉解之；其有中外俱热，内不得泄，外不得发者，非此汤则不能解之也。

---

① 佐：原作“使”，据文义改。

夏热秋凉，暑暍之气，得秋而止，秋之令曰处暑，是汤以白虎名之，谓能止热也。知母味苦寒。《内经》曰：热淫所胜，佐以苦甘。又曰：热淫于内，以苦发之。欲彻表热，必以苦为主，故以知母为君。石膏味甘微寒，热则伤气，寒以胜之，甘以缓之，热胜其气，必以甘寒为助，是以石膏甘寒为臣。甘草味甘平，粳米味甘平，脾欲缓，急食甘以缓之，热气内余，消燥津液，则脾气燥，必以甘平之物缓其中，故以甘草、粳米为之使。是太阳中暍，得此汤则顿除之，即热见白虎而尽矣。立秋后不可服，以秋则阴气半矣，白虎为大寒剂，秋王之时，若不能食，服之而为哕逆，不能食成虚羸者多矣。春沂云：立秋后至多矣四十二字，疑后人所加。

知母（君）六两　石膏（臣，碎）一斤　甘草（使，炙）二两　粳米（使）六合

上四味，以水一斗，煮米熟汤成，去滓，温服一升，日三服。

五苓散方

苓，令也，号令之令矣。通行津液，克伐肾邪，专为号令者，苓之功也。五苓之中，茯苓为主，故曰五苓散。茯苓味甘平，猪苓味甘平，甘虽甘也，终归甘淡。《内经》曰：淡味渗泄为阳。利大便曰攻下，利小便曰渗泄，水饮内蓄，须当渗泄之，必以甘淡为主，是以茯苓为君，猪苓为臣。白术味甘温，脾恶湿，水饮内蓄，则脾气不治，益脾胜湿，必以甘为助，故以白术为佐。泽泻味咸寒，《内经》曰：咸味下泄为阴。泄饮导溺，必以咸为助，故以泽泻为使。桂味辛热，肾恶燥，水蓄不行，则肾气燥。《内经》曰：肾恶燥，急食辛以润之。散湿润燥，故以桂枝为使。多饮暖水，令汗出愈者，以辛散水气外泄，是以汗润而解也。

茯苓（君）十八铢　猪苓（臣，去皮）十八铢　白术（佐）十八铢　泽泻（使）一两六铢　桂枝（使，去皮）半两

上五味，捣为散，以白饮和服方寸匕，日三服，多饮暖水，汗出愈，如法将息。

理中丸方

心肺在膈上为阳，肾肝在膈下为阴，此上下脏也。脾胃应土，处在中州，在五脏曰孤脏，属三焦曰中焦，自三焦独治在中，一有不调，此丸专治，故名曰理中丸。人参味甘温，《内经》曰：脾欲缓，急食甘以缓之。缓中益脾，必以甘为主，是以人参为君。白术味甘温，《内经》曰：脾恶湿，甘胜湿。温中胜湿，必以甘为助，是以白术为臣。甘草味甘平，《内经》曰：五味所入，甘先入脾。脾不足者，以甘补之，补中助脾，必先甘剂，是以甘草为佐。干

姜味辛热，喜温而恶寒者胃也，胃寒则中焦不治。《内经》曰：寒淫所胜，平以辛热。散寒温胃，必先辛剂，是以干姜为使。脾胃居中，病则邪气上下左右，无病不至，故又有诸加减焉。若脐下筑者，肾气动也，去白术，加桂。气壅而不泄，则筑然动，白术味甘补气，去白术则气易散；桂辛热，肾气动者，欲作奔豚也，必服辛味以散之，故加桂以散肾气。经曰：以辛入肾，能泄奔豚气故也。吐多者，去白术，加生姜。气上逆者则吐多，术甘而壅，非气逆者之所宜也。《千金方》曰：呕家多服生姜，此是呕家圣药。生姜辛散，是于吐多者加之。下多者，还用术。气泄而不收，则下多，术甘壅补，使正气收而不泄也。或曰湿胜则濡泄，术专除湿，是于下多者加之。悸者，加茯苓。饮聚则悸，茯苓味甘，渗泄伏水，是所宜也。渴欲得水者，加术。津液不足则渴，术甘以补津液。腹中痛者，加人参。虚则痛，《本草》曰：补可去弱，即人参羊肉之属是也。寒多者加干姜，辛能散也。腹满者，去白术，加附子。《内经》曰：甘者令人中满。术甘壅补，于腹满家则去之；附子味辛热，气壅郁腹为之满，以热胜寒，以辛散满，故加附子。《内经》曰：热者寒之，寒者热之。此之谓也。

人参（君）　白术（臣）　甘草（佐，炙）　干姜（使）各三两

上四味，捣筛蜜丸，如鸡子黄许大，以沸汤数合，和一丸，研碎温服之，日三四，夜二服。

四逆汤方

四逆者，四肢逆而不温也。四肢者，诸阳之本，阳气不足，阴寒加之，阳气不相顺接，是致手足不温，而成四逆。此汤申发阳气，却散阴寒，温经暖肌，是以四逆名之。甘草味甘平，《内经》曰：寒淫于内，治以甘热。却阴扶阳，必以甘为主，是以甘草为君。干姜味辛热，《内经》曰：寒淫所胜，平以辛热。逐寒正气，必先辛热，是以干姜为臣。附子味辛大热，《内经》曰：辛以润之。开发腠理，致津液通气也，暖肌温经，必凭大热，是以附子为使。此奇制之大剂也。四逆属少阴，少阴者肾也。肾肝位远，非大剂则不能达。《内经》曰：远而奇偶，制大其服。此之谓也。

甘草（君）二两　干姜（臣）一两半　附子（使，生用，去皮八片）一枚

上三味，以水三升，煮取一升二合，去滓，分温再服，强人可大附子一枚，干姜三两。

真武汤方

真武，北方水神也，而属肾，用以治水焉。水气在心下，外带表而属阳，

必应发散，故治以真武汤。青龙汤主太阳病，真武汤主少阴病。少阴肾水也，此汤可以和之，真武之名得矣。茯苓味甘平，白术味甘温。脾恶湿，腹有水气，则脾不治，脾欲缓，急食甘以缓之，渗水缓脾，必以甘为主，故以茯苓为君，白术为臣。芍药味酸微寒，生姜味辛温。《内经》曰：湿淫所胜，佐以酸辛。除湿正气，是用芍药、生姜酸辛为佐也。附子味辛热，《内经》曰：寒淫所胜，平以辛热。温经散湿，是以附子为使也。水气内渍，至于散则所行不一，故有加减之方焉。若咳者，加五味子、细辛、干姜。咳者，水寒射肺也。肺气逆者，以酸收之，五味子酸而收也；肺恶寒，以辛润之，细辛、干姜辛而润也。若小便利者，去茯苓。茯苓专渗泄者也。若下利者，去芍药，加干姜。酸之性泄，去芍药以酸泄也；辛之性散，加干姜以散寒也。呕者，去附子，加生姜。气上逆则呕，附子补气，生姜散气，两不相损，气则顺矣。增损之功，非大智孰能贯之。

茯苓（君）三两　白术（臣）二两　芍药（佐）三两　生姜（佐，切）三两　附子（使，炮去皮、脐，作八片）一枚

上五味，以水八升，煮取三升，去滓，温服七合，日三服。

建中汤方

《内经》曰：肝生于左，肺藏于右，心位在上，肾处在下，左右上下，四脏居焉。脾者土也，应中央，处四脏之中，为中州，治中焦，生育营卫，通行津液。一有不调，则营卫失所育，津液失所行，必以此汤温建中脏，是以建中名焉。胶饴味甘温，甘草味甘平。脾欲缓，急食甘以缓之，建脾者必以甘为主，故以胶饴为君，甘草为臣。桂辛热，辛，散也，润也。营卫不足，润而散之；芍药味酸微寒，酸，收也，泄也，津液不逮，收而行之，是以桂、芍药为佐。生姜味辛温，大枣味甘温。胃者卫之源，脾者营之本，《黄帝针经》曰：营出中焦，卫出上焦是矣。卫为阳，不足者益之必以辛；营为阴，不足者补之必以甘。辛甘相合，脾胃健而营卫通，是以姜枣为使。或谓桂枝汤解表，而芍药数少，建中汤温里，而芍药数多。殊不知二者远近之制，皮肤之邪为近，则制小其服也，桂枝汤芍药佐桂枝同用散，非与建中同体尔；心腹之邪为远，则制大其服也，建中汤芍药佐胶饴以建脾，非与桂枝同用尔。《内经》曰：近而奇偶，制小其服；远而奇偶，制大其服。此之谓也。

胶饴（君）一升　甘草（臣，炙）一两　桂枝（佐，去皮）三两　芍药（佐）六两　大枣（使，擘）十二枚　生姜（使，切）三两

上六味，以水七升，煮取三升，去滓，纳胶饴，更上微火消解，温服一升，日三服。呕家不用建中汤，以甜故也。

脾约丸方

约者，结约之约，又约束之约也。《内经》曰：饮入于胃，游溢精气，上输于脾，脾气散精，上归于肺，通调水道，下输膀胱，水精四布，五经并行，是脾主为胃行其津液者也。今胃强脾弱，约束津液，不得四布，但输膀胱，致小便数而大便硬，故曰其脾为约。麻仁味甘平，杏仁味甘温。《内经》曰：脾欲缓，急食甘以缓之。麻仁杏仁，润物也。《本草》曰：润可去枯。脾胃干燥，必以甘润之物为之主，是以麻仁为君，杏仁为臣。枳实味苦寒，厚朴味苦温。润燥者必以甘，甘以润之；破结者必以苦，苦以泄之。枳实、厚朴为佐，以散脾之结约。芍药味酸微寒，大黄味苦寒。酸苦涌泄为阴，芍药、大黄为使，以下脾之结燥。肠润结化，津液还入胃中，则大便利，小便少而愈矣。

麻子仁（君）二两　杏仁（臣，去皮、尖，熬别作脂）一升　枳实（佐，炙）半斤　厚朴（佐，炙，去皮）一尺　芍药（使）半斤　大黄（使，去皮）一斤

上六味，蜜和丸，梧桐子大，饮服十丸，日三服，渐加，以知为度。

抵当汤方

人之所有者，气与血也。气为阳气，流而不行者则易散，以阳病易治故也。血为阴血，蓄而不行者则难散，以阴病难治故也。血蓄于下，非大毒快剂，则不能抵当其甚邪，故治蓄血曰抵当汤。水蛭味咸苦微寒，《内经》曰：咸胜血。血蓄于下，胜血者，必以咸为主，故以水蛭为君。虻虫味苦微寒，苦走血，血结不行，破血者必以苦为助，是以虻虫为臣。桃仁味苦甘平，肝者血之源，血聚则肝气燥，肝苦急，急食甘以缓之，散血缓急，是以桃仁为佐。大黄味苦寒，湿气在下，以苦泄之，血亦湿类也，荡血逐热，是以大黄为使。四物相合，而方剂成。病与药对，药与病宜，虽苛毒重疾，必获全济之功矣。

水蛭（君，熬）三十枚　虻虫（臣，去翅、足，熬）三十个　桃仁（佐，去皮，熬）三十个　大黄（使，去皮，酒洗）三两

上四味，锉如麻豆大，以水五升，煮取三升，去滓，温服一升，未利再服。

伤寒论方跋

上《注解伤寒论》十卷，《明理论》三卷，《论方》一卷，聊摄成无己之所作。自北而南，盖两集也。予以绍熙庚戌岁入都，传前十卷于医者王光廷家；洎守荆门，又于襄阳访后四卷得之。望闻问切治病处方之要，举不越此。古今言伤寒者，祖张长沙，但因其证而用之，初未有发明其意义。成公博极研精，深造自得，本《难》《素》《灵枢》诸书以发明其奥，因仲景方论以辩析其理，极表里虚实阴阳死生之说，究药病轻重去取加减之意，毫发了无遗恨。诚仲景之忠臣，医家之大法也。士大夫宦四方，每病无医，予来郴山，尤所叹息，欲示之教，难于空言，故刊此书，以为楷式，使家藏其本，人诵其言，夭横伤生，庶乎免矣。成公当乙亥丙子岁，其年九十余，则必生于嘉祐治平之间，国家长育人才，命医立学，得人之效，一至于此，则天下后世，凡所谓教养云者，可不深加之意也夫？

开禧改元五月甲子历阳张孝忠书

伤寒类书活人总括

原　著　宋·杨士瀛
主　编　朱平生
副主编　程相琨　郭娅静

目录

卷 一

活人证治赋理内通彻，攻取阴阳

论风、寒、暑、湿、温、热诸种脉证治法

风缓寒紧太阳病，自汗，脉浮缓，为伤风，用桂枝汤；无汗，脉浮紧，为伤寒，用麻黄汤。伤风证见寒脉，伤寒证见风脉，则二药兼用。张氏云：凡服桂枝汤而吐者，其后必吐脓血。诸可汗证服麻黄汤之后，发烦目瞑，剧者必衄血，衄乃解。寻常感冒，不换金正气散加川芎。燥实内热者，人参败毒散与之。世俗多以五积散为常用之剂，然其用药温燥，但可施之寒湿，其他证候服之误人。

暑虚热洪中暑与夏月热病，外证皆相似，但中暑脉虚弱，肢节不疼；热病脉洪盛，肢体痛重。中暑，与香薷散、小柴胡汤；小便不通，五苓散。夏月热病，用药不可太温，如表证，当用桂枝汤、麻黄汤之类，须以黄芩、升麻佐之。其有表里俱热，经日不解而脉数者，竹叶汤①可量与之。中暑何以脉虚？暑伤气而不伤形，热则气散也。夏月登途，十神汤亦能解暑。

春曰温，斑曰毒春病曰温，脉浮紧，其病轻，夏至以前是也。春病发斑疹者曰温毒，寸脉洪数，尺脉实大，其病重，盖阴气衰而阳气盛也。春温，升麻葛根汤；热多者，小柴胡汤。温毒用败毒散、葛根橘皮汤，并加紫草、芍药。

坏如疟，痓②如风坏病曰温疟。尺寸脉弦盛，先热后寒，吐汗下积之余证也。温疟先热后寒，及寒热相等者，并小柴胡汤。先寒后热，小柴胡汤加桂。若脉紧实，大便秘，大柴胡汤下之。痓如风痫，脉沉迟弦细，项背强急，身体反张。刚痓无汗，柔痓有汗。先谵语者发刚痓，先手足冷者发柔痓，并属太阳。盖先伤风，又感寒湿致之，阳沉于阴之中，故其脉沉细。痓最难痊，十救一二。湿家发汗太过亦作痓。刚痓，麻黄葛根汤；柔痓，桂枝加葛根汤。

风温湿温，自汗多发汗逆风温脉浮。张氏③云：寸脉浮滑，尺脉濡弱④，盖素伤于风，因而伤热所致也。湿温，寸脉濡弱，尺脉小急⑤，素伤于湿，因而伤暑所致也。外证并多自汗，谨勿

---

① 竹叶汤：《类证活人书》亦名竹叶石膏汤。
② 痓（至）：病名。同“痉”。下文同。
③ 张氏：即张机，字仲景，东汉医家，著《伤寒杂病论》。
④ 寸脉浮滑尺脉濡弱：《伤寒论·伤寒例第三》作“阳脉浮滑，阴脉濡弱”。
⑤ 寸脉濡弱尺脉小急：《伤寒论·伤寒例第三》作“阳脉濡弱，阴脉弦紧”。

发表，表汗则逆。风温，人参羌活散、小柴胡汤、葳蕤汤。湿温，通用除湿汤、五苓散。湿气胜，身痛，大便滑，与术附汤。暑气胜，烦渴，大便秘，白虎加苍术汤。

风湿中湿，有便秘与便通风湿脉浮虚，大便秘，小便利，身痛微肿，风气与湿气相搏然也。中湿脉沉缓，大便利，小便秘，身痛发黄，风雨袭虚，山泽蒸气然也。风湿，通用败毒散，小便不利者五苓散。中湿，通用除湿汤、五苓散。大便利，小便亦自利，术附汤。

以上总名伤寒。

论阴阳虚盛、表汗里下及表里余证

原夫阳虚则阴从内出而恶寒，阴虚则阳自外入而结热经云：阳虚则外寒，阴虚则内热。阳虚于表，故阴出而乘之，所以恶寒而肢肤怯冷也。阴虚于里，故阳入而乘之，所以结热而燥，胃干而大便硬秘也。出入之间，寒暑则变。

恶寒者为表邪，汗则必愈；结热者为里病，下之随彻阳虚阴盛，表病里和，汗之而愈，属桂枝汤、麻黄汤、葛根解肌汤。阴虚阳盛，里病表和，下之而愈，属小承气汤、大柴胡汤、大承气汤。随轻重而度用之，不过除邪辅正而已。原韵四句，汗下纲领。表证脉浮，里证脉实，有能察脉以辨其表里，验证以审其汗下，治法无余蕴矣。脉微迟，坏病虚烦、咽干、诸血、诸动气，并不可汗。脉浮涩，小便清或少、呕吐、厥逆、喉塞、诸动气，并不可下。

非汗候，又不可下，表里无证但解和非汗证，又非下证，小柴胡汤随证加减为良。解表加桂，通里加枳壳，半表半里证亦主之，败毒散、和解散可以参用。若经多日不大便，目中不明了，或热不止，脉虽浮数，可小承气汤、大柴胡汤下之。

【临床解读】

杜某某，女，49岁。2022年1月10日初诊。

主诉：便秘1个月余。

现症见：口干口苦，舌头涩，双眼视物模糊，小便调，大便干结、1~2日一行，纳可，眠差多梦，入睡难，舌质红，苔少，中裂纹，脉细有力。

处方：柴胡10克，大黄6克，黄芩10克，清半夏10克，枳实10克，白芍20克，川厚朴10克，玄参30克，生地黄30克，麦冬10克，百合30克，知母10克，甘草6克。10剂，每日1剂，水煎服。(孙玉信医案)

有浮脉，复作里烦，内外俱见惟渗泄渗泄以五苓散利小便。若久不大便，而小便反清者，与桂枝汤。若心下满，大便硬，头汗出，微恶寒，与小柴胡汤。又桂枝人参汤，即理中汤加桂，可以解表和里；桂枝加大黄汤，可以解表攻里，皆主治表里俱见之证。

论随变随应，不可拘以日数及荣卫腑脏受病浅深

意曰脉以证别，证因脉寻据脉以验证，问证而对脉，证如此，脉亦如此，一依条例用

药。证与脉略同，则加减于其间；证与脉大异，则消息①揣量，俟其形见，然后以某证某药条例主之。凡治伤寒，贵乎纤悉问证。

阳脉浮长弦而盛，阴家细微缓而沉太阳脉浮，阳明脉长，少阳脉弦，太阴脉沉细，少阴脉沉带紧，厥阴脉微缓，尺寸俱如此。手六经，足六经，经有十二，伤寒只传足六经。

始证遽阳盛即下胃腑始得病便为阳盛入内之证，即属阳明。阳明即胃腑也，用小承气汤下之，不必拘以一二日在太阳。

初得若脏病直温少阴阳受病则在腑，阴受病则入脏。发于阳则先属太阳，发于阴则先属少阴，此二经受病最多。若初得病便作脉沉，厥冷恶寒，即是少阴，用干姜甘草汤、四逆汤温之。少阴反发热证，麻黄细辛附子汤。少阴属肾，太阳属膀胱，合为脏腑，此二经受病最多者，谚曰伤寒偏打下虚人是也。

如脉浮多日以有表，但病在太阳而究心张氏云：凡病至十余日，太阳证犹在而脉浮者，但治太阳②，不可拘以日数，桂枝麻黄各半汤主之。

皮肤为卫，血脉为荣，荣行中，卫行外卫行脉外在皮肤，荣行脉中在血脉。风伤卫气，其病浅，故用桂枝汤以解肌；寒伤荣气，其病深，故用麻黄汤以发汗。合而谓之太阳表证也。

肌肉属胃，阴证属脏，胃入里，脏尤深荣卫之下为肌肉，阳明主之。肌肉之下为脏，三阴主之。胃者，阳证之里；脏者，阴证之里。入胃当下，入脏当温。胃腑为里，脏则又深于里者矣。

论一证之中有表有里

岂不以恶寒一也，外热属阳，无热属阴太阳恶寒，脉浮，有热，用桂枝汤、麻黄汤。少阴恶寒，脉沉，无热，用理中汤、四逆汤。太阴、厥阴皆不恶寒，然厥阴只有一证，大汗出，热不去，中拘急，肢体疼，下利，厥逆，不恶寒者，四逆汤主之。

发热一也，不渴为表，见渴为里表有热，不渴，小柴胡加桂。里有热，口燥烦渴，身热，四肢厥而脉滑，白虎加人参汤。欲知内有热内无热，但以饮食喜冷喜热试之。太阳发热则恶寒，阳明发热则自汗，少阳发热则呕。

有先温乃汗之证厥阴下利，腹满身疼，先温里，乃发表，温里用四逆汤，发表用桂枝汤。

有先解后攻之理太阳病不解，热结膀胱，其人喜忘，如狂，而血自下，下者愈。若外不解，可先与桂枝汤。外已解，但小腹结急，乃以桃仁承气汤攻之。

身疼作热诊之浮则腑候外应，体痛自利沉而得则脏家病起均是身体疼痛，脉浮发热者，表未解，用桂枝汤；脉沉自利者，里不和，用四逆汤。凡下利须辨阴阳，三阳下利身热，太阴下利手足温，少阴、厥阴下利身冷。

热而忪③满、哕曰支饮；凉而胁坚、呕为里水身热干呕，嗽喘微利，心下怔忪，

---

① 消息：斟酌。

② 凡病……但治太阳：《伤寒论·辨太阳病脉证并治第六》作“太阳病，十日以去，脉浮细而嗜卧者，外已解。设胸满痛，与小柴胡汤。脉但浮者，与麻黄汤”。

③ 忪（zhōng）：心跳，惊惧。

此为表有水，小青龙汤汗之。身凉干呕，汗出短气，微嗽微利，心下痞满，引胁硬痛，此为表已解而里有水，十枣汤下之。经云：诸有水气，目下微肿①。

体如火，反欲被，寒在骨髓，热在皮肤；身极冷，犹恶衣，寒在皮肤，热在骨髓表热里寒者，脉沉而迟，先与阴旦汤②；寒已，用小柴胡汤加桂。里热表寒者，状如热厥，脉沉而滑，先与白虎加人参汤；热已，用桂枝麻黄各半汤。又少阴恶寒而蜷，时烦，不欲厚衣，大柴胡汤下之③。

【临床解读】

朱某某，男，68岁。2018年12月12日初诊。

主诉：胃痛30年。

现病史：患者自觉脐上右侧腹部疼痛，夜间加重，饥饿疼甚，饭后略有减轻。20年前吃七斤西瓜后小便几乎没有，6个月后小便量轻微增加，但仍很少，一直持续到至今，检查治疗无效。饮食尚可，畏寒，不出汗，耳鸣30年，大便初干后软，3~4天一次，膝关节运动时疼痛，舌质红，苔少，舌根部苔厚白，脉细。西医检查：贲门浅表性胃炎，胃底糜烂性胃炎伴肠化，两年前复查仍在，胃又复加出现两处溃疡，食管有红肿。

病机要点：肝疏泄功能失常。

处方：柴胡10克，生白芍10克，当归15克，炒白术6克，茯苓10克，薄荷3克（后下），制香附12克，牡丹皮10克，栀子10克，生甘草3克。10剂，每日1剂，水煎服。

二诊：2019年1月23日。服上方30剂，效佳。服药后胃痛明显减轻，尿少稍减轻。现症见：尿少，日2~3次，小便量较少，有前列腺肥大，偶有心慌、早搏，胃稍痛，嗳气，口淡，纳眠可，大便先干后不成形，两日一行，舌质红绛，苔黄厚，脉沉滞。

处方：照上方加怀牛膝10克，干地龙10克，琥珀3克（冲服），大贝母10克。10剂，每日1剂，水煎服。

三诊：2019年3月11日。服上20剂，效可，胃痛缓解。现症见：偶见胸闷痛，活动前后无明显变化，尿少，尿无力，自诉性欲减退，无晨勃，纳眠可，大便干，服药期间2~3日一次，质溏，舌质红暗，有齿痕，舌中苔黄厚腻，脉沉滞。

---

① 诸有水气目下微肿：《素问·评热病论》作“诸有水气者，微肿先见于目下也”。

② 阴旦汤：《类证活人书》阴旦汤为桂枝汤加黄芩，原方生姜易干姜。

③ 少阴……下之：《伤寒论·辨少阴病病脉证治第十一》作“少阴病，恶寒而蜷，时自烦，欲去衣被者，可治。”

处方：柴胡 10 克，黄芩 10 克，清半夏 10 克，炒枳实 12 克，生白芍 10 克，大黄 10 克（后下），生姜 3 片，大枣 3 个（切开）为引。10 剂，每日 1 剂，水煎服。

四诊：2021 年 8 月 23 日。经调理，胃脘不适好转。现症见：右胁隐痛不舒服，口干口苦、心烦，小便少色黄，尿无力，尿线变细，灼热感，双膝关节凉痛，纳可，胃稍痛，眠一般，梦多，每晚能睡 3~5 小时，大便干结，3~4 日一行，服上药时大便不干，舌质暗，苔白略腻，脉沉滞。仍为肝胆郁热之候（有脾约之象）。

处方：柴胡 10 克，黄芩 10 克，清半夏 10 克，炒枳实 10 克，生白芍 10 克，大黄 10 克（后下），火麻仁 30 克，川楝子 6 克，醋延胡索 10 克。10 剂，每日 1 剂，水煎服。（张磊医案）

论病在三阴当温，病在胸膈可吐，及合病并病治法，误汗、误下、失汗、失下诸变证

大抵无身热、无头疼，则温以阴经之剂身热、头疼多是阳证，三阴证例无身热、无头疼，盖诸阴经络上至颈而不至头故也，理中汤、甘草干姜汤、四逆汤温之。惟厥阴呕吐涎沫，有头疼而无身热，用吴茱萸汤。少阴有反发热而无头疼，然其脉沉，不可误下，以麻黄细辛附子汤温而表之。但阴证终无大热，亦无汗，纵有微热，亦或下利，手足厥也。世俗不识阴证者，多每遇伤寒必欲发汗，请以上项条例鉴之。

有痰妨、有胸满，则吐其膈上之忪病在胸膈，或多痰，或邪气妨满而怔忪者，可吐之，用瓜蒂散、栀子豉汤或盐汤。脉微者不可吐，只用半夏、茯苓、枳壳、桔梗、陈皮之剂。

三阳明俱可下，惟合病恶寒者，有表当汗太阳阳明，本太阳病，因汗、下、利小便后，胃中燥，大便坚，小便数，属脾约丸。不恶寒，反恶热，大便秘，或谵语，属调胃承气汤。少阳阳明，本少阳病，因发汗、利小便后，胃中燥，大便难，亦属调胃承气汤。正阳阳明，即本经自病，属小承气汤、大承气汤。三者俱可下，惟太阳阳明合病而有恶寒之证，此则病在表，却当汗之，用麻黄桂枝各半汤。又喘条，太阳阳明合病，喘而胸满者，不可下，可与麻黄汤，盖麻黄主喘故也。少阳阳明合病，下利，脉弦者，木克土，名曰负，不治。

并太阳在外解，若归根入胃者，本条用攻太阳、阳明先合病，然后并归一经，但见太阳证者可汗，但见阳明证者可下。

所以阳盛有桂枝之毙，阴多戒承气之冲桂枝下咽，阳盛即毙，以火济火也。承气入胃，阴盛以亡，以水济水也。

当下而汗，为无阳，为厥竭，为谵语；当汗而下，为痞气，为懊侬，为结胸当下而误汗，则外泄其正气，内之邪气乘虚而出焉；当汗而误下，则内泄其正气，外之邪气乘虚而入焉。又有伏阳证候而脉沉伏，尤不可误用热药温之，轻则变证，重则害人，常须体认。下厥上

竭者，由其妄汗动血，口鼻耳目有血出也。懊憹者，真气内虚，客气动膈，懊恼烦郁之状。

失下则血凝气滞以热厥当下不下，血气不通，故热深则厥深也。热厥初得病，身有热，其脉沉滑，指爪时温，小承气汤主之。

失汗则热闭狂忘而蓄衃当汗不汗，蓄热化为毒血，喜忘如狂，昏迷谵语，心忪语短，眼闭目红，漱水躁烦，喘满痛闷，骨热肤哄，背冷足寒，小便多，大便黑，小腹结急，皆血证也。轻者犀角地黄汤，重者桃仁承气汤，三黄丸，抵当汤、丸，取尽黑物为度。若外不解者，用先解后攻条例。经云：血在上则忘，血在下则狂①。

下后脉数久②便坚，当解瘀红之毒无表里证，已下后，脉数不解，消谷易饥，至六七日不大便者，有瘀血也，属抵当汤。

少者热壮与断下，转加热闷之凶少实人壮热，下利，若用药止之，则转加热闷而死矣。

论审证投药不可轻用

尝考夫无汗烦躁而脉浮紧者，可服青龙无汗脉紧为伤寒，烦躁脉浮为伤风。若无汗而烦躁，其脉浮紧，此为伤风见伤寒证候，风寒俱盛，小青龙汤③汗之。

【临床解读】

王某，男，61岁。2019年11月11日就诊。

主诉：后背发冷20余年。

现症见：后背如巴掌大小发冷，秋冬季节明显；口稍苦，不干，二便调，纳眠可，舌质淡红，苔白，脉细无力。

处方：桂枝10克，炒白芍10克，清半夏10克，麻黄10克，五味子10克，细辛6克，干姜10克，炙甘草6克。(孙玉信医案)

无汗喜渴而脉单浮者，勿投白虎无汗脉浮，表未解而阴气盛，虽渴，不可用白虎，太寒，可小柴胡汤。若汗后脉洪大而渴，则为里有热，乃可用白虎汤。或脉浮滑而渴，则为表里皆热，亦可用白虎汤。盖滑在浮之下生，血气实，滑脉当作里证。大抵白虎汤主病在太阳、阳明之间，若全谓太阳则表证已解，全谓阳明则大便不结，盖表里之间有热，故用之。然而当用白虎汤者，可且与竹叶汤。

用热远热之为当，用寒远寒而后愈冬温夏清，用药亦然，谓如夏月桂枝汤加黄芩，冬月柴胡汤加桂是也。嗜饮酒者，不可用桂枝。热呕者，不可用生姜。伤寒服药，中病即止，后服不必尽剂。

阳明自汗引饮，则五苓散非可轻进阳明汗多，以利小便为戒。汗多则胃燥，虽渴不可

---

① 血在上则忘……则狂：《素问·调经论》作“血并于上，气并于下，心烦惋善怒；血并于下，气并于上，乱而喜忘”。

② 久：四库本作“大”。

③ 小青龙汤：据本书卷三《伤风见寒伤寒见风脉证》及《伤寒论·辨太阳病脉证并治第六》“不汗出而烦躁者，大青龙汤主之”，似应作“大青龙汤”。

用五苓散，恐利其小便，胃愈燥也，可竹叶汤。此渴证与其他不可①。

太阳自汗数尿，则桂枝汤不容妄取桂利小便，自汗数尿，津液已泄，故不可与桂枝汤。误服桂枝，得之便厥，但用甘草干姜汤、芍药甘草汤，甘辛以表之，皆去桂甘②。

发散为阳药以甘辛，涌泄为阴剂惟酸苦阳虚阴盛，汗之则愈，故用甘辛发散以助阳，甘辛之药为能复其阳气也。阴虚阳盛，下之则愈，故用酸苦涌泄以助阴，酸苦之剂为能复其阴气也。

口噤咬齿大承气刚痓咬齿，口噤，胸满，脚挛，大承气汤主之。

吐取豉行瓜蒂散、栀子豉汤皆用豉。

奔豚动气用桂心动气曰奔豚。桂利小便而泄之，故动气药中多用桂。大抵水结不散，气与之搏，即发奔豚，治法多利小便，谨勿汗下。或用理中汤去术加桂。盖肾恶燥，故去术也。

呕由姜主呕家圣药是生姜，《千金》之说信矣。然气逆作呕，生姜散之；痰与水作呕，半夏逐之。呕有热有寒，生姜于寒证最便；若遇热呕，不可无乌梅。

论脉证顺逆及诸恶证不治

又当知阴病阳脉，与汗后而平静者活；阳病阴脉，兼汗已而疾洪者亡阴病阳脉则不成，阳病阴脉则不永③。得汗而脉静者生，汗已而脉躁疾者死。故汗后复热，其脉躁疾，狂言不食，曰阴阳交，不治。凡汗后复热，脉浮数或洪大者，为表证犹在，当再汗之；若脉沉实则下之。尺寸脉俱虚，而热不止者，不治。七八日已上发大热者，难治。大发湿家汗则成痓。热而痓者，不治。又厥逆冒昧无脉，服药后脉不至，或脉暴出者，并死④。

厥而烦，加吐泻，肾证未易保少阴证，四肢厥冷，吐利烦躁，不治，盖真阳气绝而虚阳独用也。

厥而利，反能食，除中何以当厥阴证，厥逆下利，当不能食，反能食者，曰除中，不治。张氏云：胸中如虫啮，粥入则出，盖暴多食，一顿而绝也。

或气出呕闷，或肢冷脐硬张口出气，干呕，或目眶陷，不治。上气喘粗，心下痞闷，不治。四肢冷，脐下绞痛，如石硬者，逆。

或口噤汗战，或肝弦土伤汗出如油，口噤肉战，呻吟喘促者，死。六七日传厥阴经，脉来浮缓，此为胃气全，其病欲愈，荣卫将复，寒热作而大汗解。若脉弦，为厥阴肝经移气克土，脾受贼邪，不治，故有耳聋、舌卷、囊缩之证。又阳明少阳合病，下利脉弦，木克土，不治。

两感之与脏结脏厥两感乃阴阳二经双传，最恶，不治，有本条。脏结者，证如结胸，舌上苔滑，虽能饮食，然时时下利，脐腹引阴筋急痛，不治，有本条。脏厥者，七八日肌肤冷，下利，发

---

① 可：据文义，似应作“同”。

② 甘：疑当作“枝”。

③ 永：原作“水”，据《中藏经·阴阳大要调神论》及《类证活人书》改。

④ 又厥逆冒昧……并死：《伤寒论·辨少阴病脉证并治第十一》作“少阴病，下利，脉微者，与白通汤。利不止，厥逆无脉，干呕烦者，白通加猪胆汁汤主之。服汤脉暴出者死，微续者生。白通加猪胆汤”。

躁，无时暂安，不治。

多日而为毒阴毒阳阳气暴绝，病为阴毒；阴气暴绝，病为阳毒，非得汗不能复其正气。然此二毒随气逆上，结伏于胸中，皆令人心腹筑痛。有自利者，有用药而不得利者，并要随其寒温而利逐之，庶几毒泄，则暴绝之气复，荣卫流行，自然大汗而解矣。药证详见本条。凡阴阳二毒，急作救疗，过六七日者，不治。

烦躁结胸结胸证具，更加烦躁者，逆。盖阴气内绝而孤阳不生也。

重暍寻衣而直视误发湿温汗，曰重暍，不治。目直视，口鼻黑，手寻衣缝，最逆。形体黯惨，直视摇头，为心绝，不治。狂言直视，遗尿，为肾绝，不治。喘满下利，妄言直视，亦死。又日晡潮热，独语直视如怪，甚则循衣摸床，但谵语者，承气汤下之。下后脉弦者生，脉涩者死。弦为阳，涩为阴，是阳病见阴脉也。

缩囊咳逆厥阴唇青，舌卷黑而肾囊缩者，死。伤寒腹满而泄，或咳逆不止者，死。

离经代脉以皆戕损脉离经，一呼一至为不及。至脉离经，一呼二至为太过。惟阴易阳易二证有之。代脉动而中止，不能自还，因而复动，元气绝也，并不治。张氏曰：脉乍数乍疏者，死。又曰：伤寒，脉结代，心动悸，炙甘草汤主之。

【临床解读】

豆某某，男，61岁。2019年11月18日初诊。

主诉：间断胸闷胸痛10余年，加重半月。

现病史：患者10年前因胸闷胸痛被确诊为冠心病、频发室性早搏，口服氯吡格雷（波立维）、瑞舒伐他汀。近半月胸闷胸痛加重，伴心慌、气短，服药半小时后缓解，怕冷，后背凉，双下肢麻木发凉，口干苦，纳眠可，胃胀，烧心反酸，无嗳气，大便不成形，日2次，小便调，咽痛，经常口腔溃疡，舌质暗红，苔薄白，脉沉弦。2007年发现丙肝，打干扰素后，RNA正常，肝囊肿10余年。高血压10年，最高180~200/90~110mmHg，脑梗死10年，脑萎缩进展块。

处方：炙甘草15克，干姜10克，清半夏10克，党参12克，黄芩10克，黄连6克，丹参30克，檀香3克（后下），砂仁3克（后下），大枣3枚为引。10剂，每日1剂，水煎服。

二诊：2019年11月9日。服上方15剂，胸痛减轻。现症见：胃胀，烧心反酸，嗳气，大便不成形，日1~2次，纳可，后背凉，怕冷，双脚发凉，麻木，偶有胸闷，咽干，口苦，口腔溃疡减轻，眠可，舌质暗红，苔白稍腻，脉沉弦。

处方：上方加炒白术10克，生山药30克，煅海螵蛸30克。15剂，每日1剂，水煎服。

三诊：2019年12月13日。服上药当天咽喉肿痛明显，出血，心慌，头胀痛，后服黄连上清片、头孢出现腹泻，胃胀及反酸明显减轻，口苦，咽干痒，口腔溃疡减轻，牙龈出血，舌暗红，苔白，脉沉滞。

处方：谷精草 30 克，青葙子 15 克，蝉蜕 6 克，薄荷 10 克（后下），菊花 10 克（后下），酒黄芩 10 克，生山药 30 克，桔梗 10 克，木蝴蝶 6 克，生甘草 6 克。10 剂，每日 1 剂，水煎服。

四诊：2020 年 9 月 25 日。现症见：心慌心悸 1 个月余，伴胸痛，针刺样疼痛，放射到左肩，烧心反酸，胃胀满，纳可，二便调，背部脚部怕冷，口苦，近 1 个月眼皮跳动，舌质淡红，苔薄黄稍腻，脉弦细。今从心肝治之。

处方：党参 10 克，麦冬 15 克，五味子 10 克，生山药 30 克，桑叶 10 克，竹茹 10 克，丝瓜络 10 克，制香附 10 克，郁金 10 克，煅海螵蛸 15 克，煅瓦楞子 15 克，川楝子 6 克，炙甘草 3 克。15 剂，每日 1 剂，水煎服。

五诊：2020 年 9 月 16 日。服上方 15 剂，效可，心慌乏力改善。现症见：仍时有烧心反酸，胃中痞满，口苦，无嗳气，大便不成形，日 1~2 次，纳食一般，小便无力，眠可，偶有心慌、胸闷，口腔溃疡，怕冷，下肢凉，舌质暗红，苔黄，脉弦缓。2020 年 7 月 17 日心电图：偶发房性早搏、心肌缺血（ST 段、Ⅰ、Ⅱ、aVF 低压）。

处方：照上方去制香附 10 克，煅瓦楞子，川楝子改为 3 克，煅海螵蛸改为 30 克，加大贝母 6 克，木香 6 克，柴胡 10 克，黄芩 10 克，生龙牡各 30 克（先煎）。15 剂，每日 1 剂，水煎服。

六诊：2020 年 11 月 23 日。服上方 20 剂，效可，反酸烧心减轻，但心慌气短加重，觉第一方治疗心脏效果好。现症见：心慌，胸闷，气短，乏力，偶有胸痛，常于晚饭后发作，持续 2 小时，自行缓解，仍胃胀，反酸，消化差，口腔溃疡，口苦，咽痛，眠可，大便不成形，日 1~2 次，小便调，舌质红，苔黄厚，脉沉弦。

处方 1：清半夏 10 克，陈皮 10 克，茯苓 10 克，炒枳实 10 克，竹茹 15 克，黄连 6 克，炒麦芽 15 克，炒神曲 10 克，炒山楂 15 克，小麦 30 克，制香附 10 克，郁金 10 克，生甘草 3 克。6 剂，每日 1 剂，水煎服。

处方 2：党参 10 克，生黄芪 15 克，炒白术 6 克，当归 6 克，陈皮 10 克，升麻 3 克，柴胡 3 克，炒麦芽 15 克，炒谷芽 15 克，炙甘草 6 克。6 剂，每日 1 剂，水煎服。（张磊医案）

论变例法当通变

断之曰阳明无汗，少阴反热，取表以温阳明反无汗，皮上如虫行，此为久虚，用术附汤、建中汤温之。又阳明脉浮，无汗而喘，可发汗，用麻黄汤。又阳明脉迟，汗出多，微恶寒者，表未解也，用桂枝汤。少阴反发热，脉虽沉，麻黄细辛附子汤微汗之。又少阴反发热，自利，厥逆，无脉，用通脉四逆汤。又少阴病二三日，常见少阴无阳热中满之证，用麻黄附子甘草汤。少阴亦有反自汗证，见无阳咽痛条。太阴腹满，脉浮，与桂枝汤。

少阴口燥，阳明汗多，急攻其内少阴口燥，咽干而渴，恐肾汁干，大承气汤急下之者。口燥，自利，心下痛，则为积证，亦用承气汤。少阴恶寒而蜷，时烦，不欲衣被，为表寒里热，大柴胡汤下之。少阴多日，脉腹满不大便，可与承气汤。阳明发热，汗出多，恐胃汁干，大承气汤急下之。又太阳结热在里，往来寒热；太阳发热吐利，心下痞硬；太阳无表里证，发热多日，大便难，并用大柴胡汤下之。此亦变例。

下腹满，下缩囊，皆阴证之下剂太阴腹满时痛，桂枝加大黄汤。若腹满而脉浮，则表证犹在，只用桂枝汤微汗之。厥阴舌卷囊缩，为毒气入脏，承气汤下之。厥阴下利谵语，脉不微细，与小承气汤。

温漏虚，温涩脉，乃阳家之温辈太阳证发汗，漏不止，拘急，恶风；太阳风湿八九日，身烦疼，脉虚浮涩，通用桂枝加附子汤、芍药甘草附子汤。太阳七八日，脉细，恶寒，为阴阳俱虚，黄芪建中汤。太阳风湿，身体肿疼，汗出，短气，恶风，小便不利，甘草附子汤。太阳心中悸而烦躁，小建中汤。太阳汗后或下后，病不解而烦躁，茯苓四逆汤。

至若阴极发躁脉沉迟、热极发厥脉沉滑；与夫阴证似阳脉沉微、阳证似阴脉沉滑，又当识脉之所在物极则反，寒暑则变。证虽疑似，脉可推寻，数热迟寒，阴阳别矣。又阴盛膈①阳证，身冷烦躁而不饮水者，是霹雳散主之。厥有二证：初得病，身热烦躁，大小便秘，以至于厥者，为热厥，其脉沉滑，可下之。初得病，身不热，大小便利，常凄清而厥者，为冷厥，其脉沉迟，可温之。又有发寒热而厥者，面色不泽，眩冒无脉，急与麻黄甘草附子汤以汗之。汗解则生，服药无汗或脉不至者，不治。凡当汗、当下者，如更有他证相妨，切须且②用和解，俟其他证已退，即依汗下法。谓如脉来微迟虚涩，不可汗下，且与建中汤辈。四肢厥冷，不可汗下，且与通和血脉。脐间动气，不可汗下，且与理中汤去术加桂。俟其脉不微迟虚涩，俟其四肢已和，俟其动气不作，然后详审表里而汗下之。至若结胸当下，厥冷脉微，即未可下，

① 膈：同“隔”，阻隔。

② 且：暂且。

且与枳梗汤之属。热厥当下，疑似未辨，且以理中汤试之。谨勿尚急，急则误，误则不可救解。戒之哉！

妊娠伤寒，产前安胎，产后调血，川芎、香附为要药；血热以小柴胡主之。汗下温法，酌量而已。

伤寒多日，忽觉浑身瘾疹发越而痒，此乃用药中病，阴阳分别，荣卫流行，病气自毛窍中出也。他病亦然。小儿惊风，发热，将产，亦如是。

伤寒格法，张长沙开其源，朱奉议导其流，前哲后贤，发明秘妙，吾儒之孔孟矣。世有谓《伤寒论》其辞艰深，亦有以问答繁多，增益意度议《活人书》者，多见其不知量也。活人宗师张、朱作古，是篇刊布，不敢名称，使学者稽为验为决，以溯古人之用心，皆知起敬。

卷 二

伤寒总括

调理伤寒统论

伤寒汗、下、温之法最不可轻。据脉以验证，问证而对脉。太阳者，阳证之表也；阳明者，阳证之里也；少阳者，二阳三阴之间；太阴、少阴、厥阴又居于里，总而谓之阴证也。发于阳则太阳为之首，发于阴则少阴为之先。太阳恶寒，而少阴亦恶寒，但太阳之脉多浮，少阴之脉沉细，与其他证状亦自异也。发热，恶寒，身体疼痛，或自汗，或无汗，是为表证，可汗。不恶寒，反恶热，手掌心并腋下濈濈①而汗，口燥胃干，壮热腹满，小便如常，不白不少，而大便秘硬，是为里证，可下。厥冷，拳②默，自利，烦躁，而无身热、头疼，是为阴证，可温。单浮与浮洪、浮数、浮紧者，此表病之脉。滑、实、弦、紧，中间数盛者，此里病之脉。沉而微、细、缓、弱者，此阴病之脉。在表者邪搏于荣卫之间，在里者邪入于胃腑之内。胃腑而下，少阳居焉。若传次三阴，则为邪气入脏矣胃腑如府库之府，故谓之里。少阳一证，惟小柴胡汤和解之。三阴之经曰脏，大抵以刚剂温之。荣与卫均为表也，亦均可汗也。然自汗者为伤风，风伤卫气，卫行脉外，其脉浮缓，而病尚浅，则以桂枝汤助阳而汗之轻。无汗者为伤寒，寒伤荣气，荣行脉中，其脉浮紧，而病稍深，则以麻黄汤助阳而汗之重。荣卫固为表也，胃腑亦可以为表也，然以腑脏而分表里，则在腑者谓之表，在脏者谓之里。胃取诸腑，可以表言。若合荣卫腑脏而分之，则表者荣卫之所行，里者胃腑之所主，而脏则又深于里者矣荣卫属太阳经，胃腑属阳明经，脏属三阴经。审脉问证，辨名定经，真知其为表邪则汗之，真知其为里邪则下之，真知其为阴病则温之。表有邪

① 濈（jí）濈：汗出连绵不断貌。

② 拳：通“蜷”。卷曲。《颜氏家训·勉学》：“手不得拳，膝不得屈。”下同。

则为阳虚阴盛，而发表之药温；里有邪则为阴虚阳盛，而攻里之药寒；阴经受邪则为脏病，而温阴之药热。是三者贵乎得中，否则宁可不及，亦不可太过。得中者，上也；不及者，次也；夫苟太过，则斯为下矣。盖得中者，如此而汗，如彼而下，又如彼而温。桂枝、承气投之不差，姜附、理中发而必中。重者用药紧，轻者用药微。不背阴阳，深合法度，故曰得中者上也。宁可不及者，证与脉大同而小异，名与证似异而实同，当五分取汗，而三分之剂散之；当五分转下，而三分之剂导之；当纯刚温里，而略温之剂扶持之；未可汗下者，与之和解；未可遽温者，且安其中；若犹未也，则增减于其间，细细而加消详，徐徐而就条理，虽未遽安，亦无传变，故曰宁可不及者次也。太过者，粗工不知深浅，轻举妄动者为之。或问证而不知脉，或执脉而不对证，或名实之不辨，或日数之为拘，遂有汗下太早之失，甚者诿曰不问阴阳，当汗而反下，则为痞，为结胸，为懊憹；当下而反汗，则为谵语，为无阳动经，为下厥上竭。至于阳厥似阴之类，误以刚剂投之，舌黑、发狂、闷乱可畏。性命至贵，可轻试哉！故曰夫苟太过则斯为下矣。大抵治伤寒有法，与治他病不同。条例审的，药进病除；匕剂少差，生死立异。古之人处方立论，曰可汗，曰可下，曰可温，曰和解，曰少与，曰急下，曰随证渗泄，与夫先温其里乃发其表，先解其表乃攻其里，谓知音者若网在纲，有条不紊，此固得中者之事也。若班固所谓有病不服药，常得中医①，许仁则以为守过七日，最为得计，此非宁可不及之意乎？王叔和善脉，而且以承气为戒。初虞世②善方，而论伤寒一节，且谓麻黄、桂枝，非深于其道，则莫之敢为，又非所以为太过者之戒乎？论而至此，则知古人之立论甚严，而伤寒汗、下、温之法，其不可轻也，信矣。虽然，汗、下、温之法固自有定论也。经云：伤寒六七日，目中不了了，无表里证，脉虽浮，亦有可下者③。少阴二三日，无证，亦有可汗者④。阴证四逆，法当用温，而四逆散辈中有柴胡、枳壳，此岂厚诬哉？曰：医在九流之中，非圆机之士，不足与语也。何者？脉虽浮而亦可下者，无表里证谓六七日大便难也。藉使大便不难，其敢轻下之乎？少阴病亦有发汗者，谓阴证初病便属少阴，而反发热。少阴本无热，今反发热者，是

---

① 有病不服药……中医：班固《汉书·艺文志》为“有病不治常得中医”。

② 初虞世：字和甫，北宋医家，著有《古今录验养生必用方》传世。

③ 伤寒六七日……下者：《伤寒论·辨阳明病脉证并治第八》作“伤寒六七日，目中不了了，睛不和，无表里证，大便难，宜大承气汤”。

④ 少阴二三日……汗者：《伤寒论·辨少阴病脉证并治第十二》作“少阴病，得之二三日，麻黄附子甘草汤微发汗。以二三日无证，故微发汗也”。

表犹未解，故用温药微取其汗也。藉使身不发热，其敢轻汗之乎？四逆汤用姜附，四逆散用枳柴，一热一寒，并主厥逆，固不侔①矣。然传经之邪与阴经受邪初病便厥者不同，故四逆散用药寒，主先阳而后阴也；四逆汤用药热，主阳不足而阴有余也，其敢例视阴逆一切温之乎？不特此尔，伤寒有始得病，其脉沉数，外证腹满，口燥，烦渴，即为阳盛入内之证，医法以下剂攻之，不可概以一二日太阳而发表也。前所谓阴证伤寒，初病以来，便见脉沉，厥冷，恶寒，更无头痛，即是少阴受病之证，医法以干姜、附子辈温之，又不可概以三阴传次，先太阴而后少阴也。若张氏之论日数，则曰日数虽多，但有表证而脉浮者，犹可发汗；日数虽少，若有里证而脉沉实者，即须下之。是日数之不可拘也如此。孙思邈云：服承气得利，谨不中补，热气得补复成。此所以言实热也。王叔和有曰：虚热不可大攻，热去则寒起。此所以言虚热也。二人之言，殊途同归，是虚实之不可不辨也如此。又况寒温热同实而不同名，暑湿风异种而有兼病，异气之相乘，他邪之并作，表证中之有不可汗，里证中之有不可下，三阴可温而攻积证者，不同表里俱见，与半表里、无表里者有异，中暑、热病疑似难明，伤寒、伤风脉证互见。阳明本多汗，而有反无汗之形。少阴本无汗，而有反自汗之证。或阴极发躁，热极发厥，阴证似阳，阳证似阴，差之毫厘，谬以千里。又有痰证、食积、虚烦、脚气，证似伤寒，不可以伤寒之法拘之。自非心领意会，达变知几，体认之精，发用之审，则纵横泛应几何而不穷哉！孔子曰：可与适道，未可与立；可与立，未可与权②。是说也，亦在夫人权之而已矣。

阴阳虚盛、用药寒温辩义

外有脉，内无脉，为外实内虚；外无脉，内有脉，为内实外虚。虚实之义，随其脉之有无者言之，人所共知也。若夫《伤寒》一书，所谓阴阳虚盛，则精微之义不无辨析于其间。《四十八难》曰：病之虚实，出者为虚，入者为实。盖外有脉者，表之真阳气虚，故阴邪以盛，出而乘阳，是以脉浮于外，其病在表，法当汗之。当其阴邪出表，脉浮于外之时，不可自惑，以为阳脉盛也。内有脉者，里之真阴气虚，故阳邪以盛，入而乘阴，是以脉实于内，其病在里，法当下之。当其阳热入里，脉实于内之时，不可自惑，以为阴脉盛也。是说非古人之立意也，盖使人知如此之为阴盛，则抑阴而助阳；如彼

① 不侔（móu）：不等同。侔，等，齐。

② 可与适道……未可与权：语出《论语·子罕第九》。

之为阳盛，则抑阳而助阴。阴盛而邪出于外者，发表之药当性温以助阳，如桂枝汤之类是也。阳盛而邪入于内者，攻里之药当性寒以抑阳，如承气汤之类是也。或曰：阴出而乘于外，是阳之不足也，发汗则亡阳，而汗之何哉？是大不然。阴邪搏于外，不汗之则邪何由去？桂枝之性温，温之乃所以助阳，阳有所助而长，则阴邪之所由以消。甘辛发散为阳者，此也。张氏所谓承气入胃，阴盛以亡者，正恐阴盛出外而误以承气下之，外得寒以助邪，内攻虚而损正，安得而不亡？或者又曰：阳入而乘于内，是阴之不足也，阴受病则当有以温养，而下之何哉？是又不然。阳邪入于内，不下之，则邪何从出？承气之性寒，寒之乃所以抑阳，阳有所抑而微，则真阴之所由以长。酸苦涌泄为阴者，此也。张氏所谓桂枝下咽，阳盛即毙者，正恐阳盛入内而误以桂枝汗之。内得热以助邪，外撤虚而损正，又安得而不毙？观古人发表之药多温，攻里之药多寒，则知阴阳虚盛之意微，非止为汗下设，正所以为用药寒温设也，可不明辩哉桂枝汤、麻黄汤辈，夏月用之须加黄芩、升麻；柴胡汤辈，冬月用之须加官桂？

表里虚实辩义

伤寒治法，内则审脉，外则审证，大要辨表里虚实为先。病在表，有表虚，有表实。病在里，有里实，有里虚。又有表里俱虚，表里俱实。毫厘之分，贵乎早辨。表虚者，脉浮而缓，自汗，恶风，用桂枝汤以解肌。表实者，脉浮而紧，无汗，恶寒，用麻黄汤以发汗。里实者，脉伏而牢，心腹痛结，或大便坚，小承气汤、大柴胡汤以下之。里虚者，脉沉而弱，自利，厥冷，理中汤、四逆汤以温之。至若表里俱虚，则举按脉虚，如急救表里之类。下利身疼，先与四逆汤；清便自调，后与桂枝汤是也。表里俱实，则举按脉实，如表里俱见之类。脉浮，尿赤，与五苓散①；误下腹痛，与桂枝大黄汤是也。大抵出入传变，各有处所，浅深轻重，时刻异同，精对无差，立当见效。

六经用药格法

太阳属膀胱，非发汗不能愈，必用桂枝、麻黄以助阳却邪。阳明属胃，非通泄不能痊，必用大黄、芒硝以疏利阳热。少阳属胆，无出入道，柴胡、半夏能利能汗，消解血热，黄芩佐之。太阴脾土，性恶寒湿，非干姜、白术

① 五苓散：据“尿赤”，疑当作“猪苓汤”。

不能温燥。少阴肾水，性恶寒燥，非附子不能以温。厥阴肝木，藏血荣筋，非芍药、甘草不能滋养。此用药经常之道也。然三阳汗、下、和解，人皆知之。至若太阴温燥不行，则亦当温利，如桂枝加大黄之类，是太阴自阳明而出也。少阴虽用附子，亦有麻黄细辛之证，是少阴自太阳而出也。厥阴类例其间，有用桂者，是厥阴自少阳而出也。其或太阳少阳二经郁闭，则三阴皆自阳明出焉，故三阴皆有下证，如太阴腹满时痛为有积，少阴咽干、口燥为肾汁干，厥阴烦满、耳聋、舌卷、囊缩为毒气入脏，皆当下之。知乎此，则伤寒用药之法随变随应而不穷矣。虽然，伤寒七日传遍六经，此约法也。或首尾只在一经，或间传一二经而止，又不可拘。但据脉与外证验之，是为活法。

是篇用字，膀胱即太阳，胃即阳明，胆即少阳，太阴曰脾，少阴曰肾，厥阴曰肝，盖取其音律正耳。

伤寒内实大热，通利之后，已得轻瘥，且量进白粥两三日，未可遽与和胃之剂，热气得之，又复作也。继此，旋以《易简》[①] 温胆汤入竹茹与之，或二陈汤加前胡亦可矣。二药伤寒瘥后通用，无热者只守本方。世俗以四君子汤为贵，细循习用之，不思内有白术温而闭气，往往因此而燥哄矣。

---

① 易简：即《易简方》，南宋王硕著。王硕，字德肤，生卒年不详，师从陈无择。

卷　三

伤寒证治

表里汗下二证

发热憎寒体痛时，脉浮解表定无疑，
不憎寒却频憎热，多汗咽干里下之。

表证，脉浮，身体肢节疼痛，恶风恶寒。

里证，脉实而不浮，不恶风寒，反恶热，身不疼，自汗，谵语，不大便，或咽干，腹满。

表里俱见证，张氏用五苓散，真人用桂枝大黄甘草汤，一块生姜两个枣，肉桂大黄等甘草，满盏水煎存七分，表里伤寒只一扫。岳阳楼降笔。

三阳三阴脉

阳属膀胱胃胆间，阴居脾肾更连肝，
浮长弦细沉微缓，审脉仍将外证看。

三阳外证足之三阳，从头走足

腰脊头疼热恶寒，目疼汗热鼻中干，
耳聋口苦时干呕，胸胁坚疼寒热干。

太阳证，腰脊强，头项痛，发热恶寒。若伤风则鼻塞，恶风。

阳明证，目疼，身热，鼻干，不恶寒，反恶热，自汗出，不得卧，内实，大便难。

少阳证，耳聋，胸胁痛，或口苦，咽干，目眩，或往来寒热而呕。

阳病，体轻脉轻，外证壮热烦渴，大小便秘，头面有汗，昏愦气粗，扬手掷足。

三阴外证足之三阴，从足走腹

腹满肢温利不烦，舌干燥渴或憎寒，
唇青舌卷多烦满，筋急囊间缩又挛。

太阴证，腹满或痛，手足温，自利不渴，喉下干。

少阴证，口燥舌干而渴，或口中和则恶寒，常默默欲寐，不欲见光明，有时腹痛，又有咽痛二证。

厥阴证，唇青舌卷，烦满，筋急囊缩妇人则乳缩，或消渴，饥不欲食，食即吐蛔。

阴病，体重脉重，外证厥冷唇青，腹满不渴，大小便自利，惺惺①而静，引衣自盖，足挛而卧。三阴病无身热，无头痛，其或渴者，阴极发躁②也。

阴证唇青舌黑，或白苔，或卷强者，用生姜频擦唇口，续又易之。姜能回阳，生胃解毒，温血散气，擦之后阴消阳长，黑转而红，最为良法。

汗、下、温正法

太阳伤风，自汗，恶风，桂枝汤。伤寒，无汗，恶寒，麻黄汤。风寒俱盛，则以桂枝、麻黄汤兼用。自汗，小便数者，勿用桂枝，可干姜甘草汤、芍药甘草汤。桂枝汤、麻黄汤，夏月用之须加黄芩。

阳明不恶寒，反恶热，自汗，大便难，用小承气、大柴胡。汗多者，胃汁干，急下，大承气。无汗，恶寒，升麻汤。有汗，脉迟，微恶寒，为表未解，桂枝汤。无汗、脉浮，发喘，麻黄汤。

少阳并属小柴胡汤。柴胡汤辈，冬月用之须加官桂。

太阴自利不渴，为脏寒，理中汤、四逆汤。阴证手足必微厥，若手足温，便是太阴。胸膈胀满，枳实理中丸。腹满脉浮，桂枝汤。腹满时痛，桂枝加芍药汤。痛甚，桂枝加大黄汤。

少阴脉沉，口不干，舌不燥，及背恶寒者，并用四逆汤。小便白者，亦用四逆。始得病，脉沉，反发热，麻黄细辛附子汤。口燥咽干而渴，急下之，用大承气。

厥阴脉微浮为欲愈，不浮未愈，小建中汤。脉浮缓，如疟状者，囊不缩，亦欲愈，桂枝麻黄各半汤。脉沉短者，囊必缩，为毒气入脏，可承气汤下之。

---

① 惺（xīng）惺：清醒貌。
② 躁：据上文"渴"，疑当作"燥"。

利不止，用四逆汤。

三阴中寒，微则理中汤。稍厥或中寒下利，则干姜甘草汤。大叚重者，用四逆汤。无脉者，用通脉四逆汤。六经惟少阴难治，大要以口燥而渴，知其热；脉沉而迟，别其寒。然亦有表里无热，但烦愦默默，不欲见光明，其脉沉细，或时腹痛，此可以四顺汤增加干姜对之，增损理中丸亦可矣。凡阴证，白通汤、四逆汤、通脉汤条例，未敢遽用者，且以理中汤、甘草干姜汤代之。虽然，阴寒亦有毒①，乃病气也，滞须行之，养正丹、金液丹、半硫丸皆可流利，又为要药。

变汗法

阳明与太阳合病，有恶寒，证属表，可汗，用升麻汤。又太阳阳明合病，胸满而喘，麻黄汤。阳明本多汗，若脉浮，无汗而喘，可发汗，亦用麻黄汤。又阳明病脉迟，汗出多，微恶寒者，表未解也，可与桂枝汤。又阳明烦热，汗出如疟，或日晡发潮热，而脉浮虚者，并与桂枝汤。若脉实者，当用承气。

太阴腹满，脉浮，桂枝汤。凡太阴证，有用五积散者，非谓发汗，盖去积耳。

少阴初得病，脉沉，反发热者，温之而微取其汗，用麻黄细辛附子汤。下利，手足冷，而身热者，非属通脉四逆汤。又少阴病二三日，常见少阴而无阳热中满之证者，用麻黄附子甘草汤微汗之。二药皆阴证伤寒解表之剂。阴证初病，便属少阴，不待传次。

变下法

太阳发热，汗出不解，呕吐下利而心中痞硬者，大柴胡下之。又太阳病十余日，热结在里，往来寒热，亦用大柴胡汤。无表里证，发热七八日，脉虽浮数，可下，大柴胡。若大便难，身微热者，大柴胡急下。

太阴腹满时痛甚者，桂枝加大黄汤。

少阴口燥咽干而渴，大承气急下之。若口干燥，下利清水，心下痛者，为积证，亦用承气汤。又少阴证六七日，腹胀满，不大便，用承气汤。又少阴恶寒而蜷，时烦，不欲衣被，为表寒里热，大柴胡下之。

厥阴脉沉短，舌卷囊缩，为毒气入脏，承气汤下之。若厥冷，耳聋，囊

---

① 阴寒亦有毒：原本此后至卷三“伤风见寒伤寒见风脉证”中的“热盛而烦手足温”前的内容阙失。今据明本补入。

缩，而脉沉弦者，为少阳厥阴两感，不治，有本条。又厥阴下利，谵语，脉不微细，与小承气汤。

变温法

太阳发汗，漏不止，恶风，小便难，四肢急，难屈伸，桂枝加附子汤。太阳发汗后，病不解而恶风者，虚也，芍药甘草附子汤。又太阳汗后，或下后，病不解而烦躁者，茯苓四逆汤。又太阳心中悸而烦躁，小建中汤。又太阳七八日，脉细，恶寒，为阴阳俱虚，并不可汗下，其人素无热者，芍药甘草附子汤。素有热者，黄芪建中汤。又太阳病八九日，风湿相搏，身烦疼，难转侧，不呕渴，脉浮虚而涩，桂枝附子汤。若大便硬而小便自利者，去桂加白术。又太阳风湿相搏，骨节疼烦，身体微肿，不能屈伸，汗出短气，恶风，而小便不利者，甘草附子汤。

阳明病反无汗，皮上如虫行者，为久虚，可温之，用术附汤、黄芪建中汤。此非冬阳明无汗证也，当加体认。

伤寒伤风脉证

伤寒无汗恶寒攻，紧涩浮兮惨在容，
自汗恶风浮缓脉，面光不惨是伤风。

伤风脉浮而缓，自汗，恶风，头疼，面光，发热，烦躁，手足不寒，热胜于寒耳。风伤卫气，表虚自汗，法当解肌，桂枝汤、败毒散、独活散、人参羌活散可选用之。若项背强，桂枝加葛根汤。里寒不饮水者，桂枝去芍药加附子汤，或加干姜。脏腑滑者，和解散。若鼻塞，通关散。或发汗，漏不止而恶风，四肢拘急，桂枝加附子汤。壮热烦躁，人参羌活散、参苏饮，或天麻防风丸，薄荷泡汤调下。脉濡紧，自汗，勿用桂枝汤，当用小建中汤。

伤寒脉浮而紧，无汗，恶寒，头疼，面惨，发热，拘急，手足微寒，寒胜于热耳。寒伤荣气，表实无汗，法当发汗，麻黄汤、麻黄葛根汤、人参顺气散可选用之。头痛甚者，葱白汤。或热多寒少，脉弱无阳，只用桂枝二越婢一汤。或喘急者，可与麻黄汤。尺脉迟而血少者，黄芪建中汤。

【临床解读】

惠某某，女，58岁。2021年8月25日初诊。

主诉：阵发性头晕2年余。

现病史：患者长期睡眠差，眠差时易出现头晕，生气时易出现头晕，伴手脚冰凉、手发颤，平时心慌气短，叹气，喜按，血压不高，曾做检查未见异常，纳可，眠差入睡难，严重时每晚睡2~3小时，大便偏干，2日一行，小便正常，舌质暗红，苔白腻，脉沉弱无力。有时头痛。诊时见其双手自冒心。

处方：桂枝10克，生白芍20克，饴糖30克（冲入），生黄芪15克，炒酸枣仁15克，茯苓10克，知母10克，炙甘草6克，生姜3片，大枣3枚（切开）为引。10剂，每日1剂，水煎服。（张磊医案）

淋家、衄家、疮家、虚家四动气，不可汗，可与小柴胡汤。

太阳脉浮有汗为伤风，脉紧无汗为伤寒。阳明善饥为伤风，不食为伤寒。少阳耳聋、目赤、胸烦满为伤风，口苦、咽干、目眩为伤寒。三阴伤风，但四肢烦疼。

伤风见寒、伤寒见风脉证

热盛而烦手足温，风生寒脉紧浮全，

不烦少热肢微厥，寒证兼风浮缓然。

伤风见寒脉，伤寒见风脉，为荣卫俱受邪，用大青龙汤。然大青龙不可轻用，须是风寒俱盛，又加烦躁一证，方可与之。叙《易简》者，谓二证交攻，则桂枝、麻黄汤兼用，尤为稳当。

三阳合病三阳明附

太阳合胃脉浮长，若是浮弦合少阳，

胆合胃时弦不短，更将外证互推详。

太阳阳明，本太阳病，若汗，若下，若利小便，无津液，胃中燥，转属阳明，故大便坚，小便利，是为脾约，脾约丸、麻子仁丸①主之。若恶寒，则用升麻葛根汤。不恶寒，反恶热，大便不秘，可少与白虎汤。不恶寒，反恶热，大便秘，或谵语，调胃承气汤下之。喘而胸满者，不可下，用麻黄汤。

太阳少阳，颈项强急，胁下硬满，目眩，往来寒热，诸证并小柴胡汤。

少阳阳明，本少阳病，因发汗、利小便后，胃中燥，大便难，属调胃承气汤。

---

① 脾约丸、麻子仁丸：脾约丸亦称麻子仁丸，但《类证活人书》脾约丸与麻子仁丸药物组成相同，药量不同。

正阳阳明，本经风盛气实也，大柴胡汤、大小承气汤主之。

又三阳合病，腹满，身重，面垢，谵语，遗尿，口中不仁，属白虎汤。或舌干口燥不仁，背恶寒者，通用。

太阳阳明、少阳阳明、正阳阳明，无表证者，俱可下。惟恶寒、中寒①，为太阳阳明合病，未过经，却属表，可发汗，用桂枝麻黄各半汤。盖在经则汗，过经则下也。

三阴无合病。

太阳阳明并病

太阳已汗并阳明，不恶寒兮里未宁，
全入阳明须下剂，汗之犹在太阳经。

太阳阳明并病，本太阳初病，发汗而汗出不彻，转属阳明，续微汗自出，不恶寒，是并归阳明也。

若太阳证尚在，桂枝麻黄各半汤。

若太阳证已退，但有阳明者，大承气汤下之。

春温夏热

春温浮紧易轻安，发热头疼渴嗽干，
夏月伤寒为热病，脉来洪盛疗应难。

温病发于春间及夏至以前是也，发热咳嗽，头痛身疼，口中燥渴，脉来浮紧，特其病轻耳。

热多者小柴胡汤，热少者升麻汤、解肌汤，微热不渴者小柴胡加桂枝。

渴者小柴胡去半夏加人参、瓜蒌根，脉实烦渴，大柴胡微利之，以其实而大便秘也。虚烦用竹叶汤。

嗽者小柴胡加五味子。

夏月伤寒是为热病，发热头疼，肢体痛重，或恶寒，或恶热，其脉洪盛，用药不可太温，如桂枝、麻黄、青龙汤之属，须以黄芩、升麻佐之。

热病三日，外脉仍数，邪犹在经络，未入脏腑者，桂枝石膏汤。三月至夏，谓之晚发，栀子升麻汤。

---

① 中寒：据文义，疑为衍文。

风温湿温

风温热汗脉多浮，喘渴痴眠体不收，
腹满脚寒头目痛，湿温谵热汗频流。

风温，尺寸俱浮，素伤于风，因而伤热，风与热搏，即发风温，惟其有风，则四肢缓纵而不收也。其证身热自汗，头疼喘息，发渴昏睡，或体重不仁，谨勿发汗。汗之则谵语躁扰，目乱无精。张氏又云：寸脉浮滑，尺脉濡弱①，亦不可下。下之则失溲直视，若被火则发黄，瘛疭，状如惊痫，皆变逆之证耳。

病在少阴、厥阴二经，用葳蕤汤、人参败毒散。

身灼热，知母干葛汤。

渴甚，瓜蒌根汤。

脉浮，身重，汗出，汉防己汤。误汗用防己黄芪汤救之，

庞氏②用葛根龙胆汤，《证治论》③ 用小柴胡汤，未醒者柴胡桂枝汤取微汗。

痰壅，金沸草散，咳嗽加杏仁、细辛、五味子。

湿温，寸濡而弱，尺小而急，素伤于湿，因而中暑，湿与热搏，即发湿温。其状胸腹满，头目痛，发壮热，苦妄言④，身上汗多，两胫逆冷，倦怠恶寒。若妄发其汗，使人不能言，耳聋，不知痛处，其身青，面色变，是重暍而医杀之。

湿温病在太阴经，用白虎加苍术汤，更加官桂。

湿气胜，则一身尽痛，发热身黄，小便不利，大便反快，用除湿汤、五苓散。脏腑虚，大便滑者，理中汤加苍术、白茯苓。虚滑甚者，术附汤。

暑气胜，则壮热烦躁，小便不利，大便闭涩，用香薷散、《治要》⑤ 六和汤。脏腑闭而烦渴者，白虎加苍术汤。

风湿中湿

风湿浮兮额汗微，肿疼发热喜重衣，

---

① 寸脉浮滑尺脉濡弱：《伤寒论·伤寒例第三》作“阳脉浮滑，阴脉濡弱”。

② 庞氏：即庞安时，字安常，北宋名医，有《伤寒总病论》六卷传世。

③ 证治论：疑为宋代名医王实的《伤寒证治》。

④ 苦妄言：道光本作“口苦妄言”。

⑤ 治要：即《伤寒治要》，作《伤寒证治》的节刊本，今佚。

身黄热痛沉而缓，中湿肠疏小腑稀。

风湿，脉浮，先伤湿而后伤风故也。外证肢体肿痛，不能转侧，额上微汗，怯寒而不欲去衣，大便难，小便利，热至日晡而剧。治法但微解肌，若发正汗，则风去湿在，非徒无益，而又害之。

治法，微解肌用麻黄杏子薏苡甘草加白术防己黄芪汤。不呕不渴，脉虚浮涩者，桂枝附子汤。

【临床解读】

霍某某，女，56岁。2022年2月9日初诊。

主诉：风湿性关节炎4年。

现病史：患者4年前因双手指肿痛去医院检查确诊风湿性关节炎，冬重夏轻。现症见：双手指关节肿痛，略僵硬，怕冷。近3年走路稍及易胸闷、稍痛，查心脏无异常。饮食不慎易反酸、烧心，纳可，眠可；便秘十余年，每日1次，干硬，有解不净感，自服保健品大便正常，停服则干结；常口苦，口干；小便常；舌淡红，苔薄黄，脉沉滞。左肺下小结节4年，甲状腺结节8年。肌酐41μmol/L，类风湿因子82.3IU/L。

病机要点：痹病。

处方：桂枝10克，生白芍10克，制川乌10克（先煎），炙甘草10克，木瓜30克，威灵仙30克，通草6克，川芎10克，桃仁10克，蜂蜜一汤匙（冲入），生姜3片，大枣3个为引。25剂，每日1剂，水煎服。（张磊医案）

湿多身痛，小便不利，甘草附子汤。烦渴，小便不利，五苓散。

外不热，内不渴，小便自利，术附汤。缓弱昏迷，腹满身重，自汗失音，下利不禁，白通汤，多加白术，少用甘草。

身肿痛，微喘，恶风，杏仁汤。

通用人参败毒散，热而烦渴者加瓜蒌根。若误下之，小便必不利，可与五苓散。

中湿，脉沉而缓，风雨袭虚，泽润蒸气，人多为湿所伤也。一身尽痛重着，发黄，关节烦疼，发热鼻塞，时或胀满，大便利，小便难，其外证耳。湿家不可汗，汗之则发痓，热而痓者死。亦不可下，下之则额汗，胸满微喘而哕，小便不利，全济亦难。经云：治湿之法，不利小便，非其治也。

中湿，小便不利，大便自利，甘草附子汤、五苓散或除湿汤加茯苓主之。大小便皆自利，则与术附汤。身体痛，或鼻塞，黄芪建中汤、小建中汤。寒湿交攻，疼痛重着，《易简》渗湿汤，甚者，生料理中汤加熟附子。

风寒气湿合而为痹，其何以为之治？曰：寒多则为疼痛，当用官桂、干姜、附子。风多则为走注，当用麻黄、薏苡、乌头。中气则为坚满，紫苏、陈皮、枳壳所不可阙。中湿则为重着，能以茯苓、苍术、干姜主之，应手而愈。

温毒中暑

温毒春间斑发疮，呕而咳闷透心肠，

背寒面垢虚来脉，自汗焦烦是暑伤。

温毒者，冬间感受寒毒乖气，至春而发也。表证未退，毒气不散，所以发斑，肌肉疹纹，心下烦闷，呕逆咳嗽，后必下利，寸脉洪数，尺脉实大，其为病重，盖阳气盛耳。

治法通用玄参升麻汤，黑膏亦主之，或用败毒散加紫草。咳闷而呕清汁者，葛根橘皮汤、《证治论》黄连橘皮汤。

中暑，脉虚弱或沉伏，身热背寒，面垢自汗，烦躁，大渴，毛耸恶寒，昏昏倦怠而身不痛。经云：寒则腠理闭，暑则腠理开。开则洒然寒，闭则热而闷。体认不精，以伤暑为热病，误人多矣。

内外俱热，口燥烦渴，四肢微冷而不痛，白虎汤。

痰逆恶寒，橘皮汤。热闷不恶寒，竹叶石膏汤。

【临床解读】

徐某，女，46岁。2021年11月12日初诊。

主诉：咽部不适2年余。

现症见：咽干，时有突发喑哑，下雨天时有短气不足以息，眼花，腰酸，手脚凉，口中和，纳可，眠可，二便调，舌红，苔白，脉缓。

处方：竹叶10克，生石膏30克，太子参10克，麦冬10克，清半夏10克，桔梗10克，蝉蜕10克，丹参30克，甘草6克。10剂，每日1剂，水煎服。（孙玉信医案）

头疼恶心，烦躁，心下不快，五苓散、消暑丸。霍乱吐泻，香薷散温服。

《信效方》中暑用小柴胡汤；脉芤迟，腠理开，洒然毛耸，口前开而板齿燥，用白虎加人参汤。

伤暑发大热，头痛自汗，咽疼烦躁，腹中热结，诸药不效者，小柴胡汤最良，小便不利，五苓散。

热病、中暑、湿温，虽皆因暑所致，然脉证不同，当明辨之。热病者，冬间感寒，至暑气盛而后发，此即夏月伤寒，但热多而脉洪盛是也。中暑者，病在太阳，外证与热病相似，但热病脉盛，肢节痛重，中暑脉虚，肢节不疼，兼面垢、背寒而手足微冷是也。湿温者，湿热相搏致之，病在太阴，其脉寸濡而弱，尺小而急，外证胸腹满，头目痛，身热汗多而足胫逆冷是也。以上三证，夏月病多有之，须别其名，庶无毫厘千里之谬。

凡夏月伤暑，虽则热毒作恙，皆因脾胃虚怯而得之，胃虚然后伏暑，伏暑然后烦躁，其有饮水过多及用解暑冷药太过，伤动其中，真气内亏，呕吐不食，自利不渴，六脉沉微，按之隐隐，是为里寒外热，如阴盛隔阳之类，不可更泥中暑伏热之说，急以理中汤、甘草干姜汤与之。纵或微烦，小便不利，断不可以为热也。又有冷药过度，胃寒停水，潮热而呕，或身热微烦，此亦阳浮外而不内，可与小半夏茯苓汤①，或加前胡。脾胃素弱者，二陈汤主之。虽然，抑犹有戒也，夏月病多伤暑，暑家脉虚面黧，冷汗，手足微寒，苟不揣其里热之证，妄以刚剂投之，抱薪救焚，不发黄则发斑，甚至蓄血闷乱而死矣，可不溯源徂流而精审云？

假如夏月泄泻不止，胃脘闭隔，饮食不进，或心腹痛满，大抵因暑得之，泄泻中满者，香薷散加缩砂下消暑丸；心腹刺痛者，香薷散加缩砂下苏感丸，俱得其便。

假如夏月下痢或赤或白，烦渴呕逆，腹中搅痛，小便不利，是亦因暑致之，可与五苓散、香薷散、小柴胡汤、黄龙丸之属。若以此呕证为脾胃虚寒则误矣。

痓病温疟疫疠

痓甚风痫强体肢，柔刚二证汗谵推，
后寒先热名温疟，疫疠之邪责四时。

痓者，先伤于风，又感寒温致之。发热，腹痛，口噤头摇，瘛疭不语，项强背直，腰身反张，或目疼，或目赤，或闭目，或反目，或足冷，或足温，或妄行，其脉沉弦而迟，亦或带紧，此为恶候，不救者多。若脉如雨溅，散出于指外者，旦暮殂也。伤风头痛发热，常出微汗，又自呕逆，汗之必发痓。新产血虚，汗出伤风，亦致发痓。大发湿家汗，亦作痓。热而痓者死。痓初发来多有腹痛之证。《内经》曰：戴眼反折，瘛疭，汗出如珠，着身不流，太阳绝也。其谓是乎。

发热无汗，恶寒，谵语，为刚痓，曰阳，葛根汤、麻黄葛根汤。

① 小半夏茯苓汤：即《金匮要略》小半夏加茯苓汤。下同。

发热有汗，不恶寒，为柔痓，曰阴，桂枝加葛根汤、桂枝瓜蒌葛根汤。

二痓通用小续命汤，阳痓去附子，阴痓去麻黄。

刚痓胸满口噤，咬齿脚挛，卧不着席，大承气汤下之。

柔痓桂心白术汤、附子防风散、八物白术散、桂枝煮散。

温疟即坏病也，尺寸俱盛，先热后寒，吐汗下后，重感于寒得之。寒多者其脉弦迟，热多者其脉弦数，寒热乃阴阳之争也。或者谈论伤寒误药坏病，吐汗下后，续生寒热，则曰疟，未必死，所幸分而成之，不思古人一药对一病，药进病除，安有所谓分为寒热者哉！噫！此可为智者道也。

先热后寒及寒热相等，并小柴胡汤。先寒后热，小柴胡汤加桂。

多热、但热而躁，少与白虎汤，或白虎加桂汤。

多寒、但寒者，柴胡桂姜汤、治中汤加桂。虚人寒甚，七枣汤。

热多痰多，呕不入食，二陈汤加乌梅。

小便赤涩，汗出烦渴，素有瘴气，不伏水土而呕，五苓散。大便秘，呕吐，寒热无时，脉小紧者，大柴胡下之。

疟脉自弦，弦数多热，弦迟多寒，迟弱可温，紧浮可汗，紧实可下，浮大而胸满者可吐。

经云：夏伤于暑，秋必病疟。固非伤寒之谓。然坏伤寒有温疟一证，若缠绵不已，腹中必有癥癖，用药对治，或者殊途而同归。《活人书》以祛邪丸取吐；久不愈者，服疟母煎丸①，亦诸疟中通用之剂耳。惟癥癖能生寒热，凡癖皆有水、恶血包裹而成也，疟母煎丸中有逐水破血之剂，为能下之。痰水在上者，祛邪丸中有常山，为能吐之。疟家多蓄黄水，若水不在于上焦，则常山亦能下之也。一法：常山、槟榔一倍，草果、乌梅、炙甘草各半，新汲水隔宿煎，凌晨服。又法：青蒿、黄丹，等为细末，研蒜入蜡丸，如桐子，凌晨三十粒，枣汤下。此皆胜药。呕者可与二陈汤。痰饮中节致生寒热者，亦与二陈汤。余见似疟条例。

疫疠传染，老幼皆相似，调治一也。寸濡弱尺弦紧，或肝脉濡细，是虽责邪四时，然发汗吐下条例通行，故曰：明知逆顺，正行无间。虽然阴阳表里条例通行，固也。然其毒疠之气蕴蓄于中，亦须随其温凉、权其轻重而利导之，庶毒有所泄，则易为力也。

《病源》② 云：挟毒疠之气壮热烦，毒发为心腹胀满者，不治。

---

① 疟母煎丸：即《金匮要略》鳖甲煎丸。下同。

② 病源：即《诸病源候论》。

春感清邪在肝，升麻葛根汤、解肌汤。

夏感寒邪在心，调中汤、射干汤、半夏桂枝甘草汤。

秋感热邪在肺，白虎加苍术汤；发黄疸，茵陈调五苓散。

冬感温邪在肾，亦名冬温，葳蕤汤。

土无正形，因火而名，当随经取之，此大概然耳。

寒证者，圣散子、荧火丸、神明散可选用。圣散子内用术、附、豆蔻、良姜，只可施之寒湿，毋惑于通用之说。

温疫通用败毒散。

痰证、伤食类伤寒

有痰头项皆和畅，外热憎寒寸浮上，

头疼右数身不疼，左手脉平伤食状。

痰证，寸口脉浮，发热憎寒，恶风自汗，胸膈妨满，气上冲咽，不能喘息，头不疼，项不强，为异耳。

有热，用柴胡半夏汤、金沸草散、易简参苏饮；无热，二陈汤、温胆汤。

非次①头疼者，胸膈满，发寒热，亦是痰证，但脉紧而不大，瓜蒂吐之，此不可谓痰证例无头疼，当以他证参之也。

伤食，右手关脉紧盛而数，头痛，发热，恶寒，但身体不疼，中脘痞闷，嗳噫食臭为异耳，热邪伏于脾胃则食不能消。经云：人迎紧盛伤于寒，气口紧盛伤于食。人迎主外，风寒入之；气口主中，饮食伤之，是以有左右手之别。

中脘痞闷，呕而热者，二陈汤加生姜、乌梅。

寒多，不甚热者，治中汤、五积散。

心腹满痛者，大柴胡下之。

胸膈实而呕吐者，食在上脘，瓜蒂散吐之。

夹食伤寒证候，按《病源》云：下后六七日，不大便，烦热，腹满而痛，为胃中有干粪挟宿食故也。审如是，则夹食伤寒，即太阴积证，腹满时痛，桂枝汤加大黄②者是尔。所以太阴受病，主胸膈䐜胀，呕吐飧泄，朱氏以为饮食得之，如曰太阴证，饮食不节，胸膈不快，用理中汤加青皮、陈皮，或枳实理中丸，或二陈汤，皆其治也。今推明治法：有表者，与治中汤，去白术，

① 非次：不一般的。
② 桂枝汤加大黄：即桂枝加大黄汤。

多用青皮；有表复有里者，与桂枝加大黄汤；若表证已解，但有里证者，小承气汤与之可也。张氏云：伤食者，锉大黄三五粒入汤剂中，正此意耳。虽然，夹食伤寒，则脾胃已伤，暴加转下，不可也；妄发其汗，亦不可也。识者于此又当权衡。余见霍乱条例。

挟食伤寒，便见吐利厥逆而不挟表证者，依阴病及霍乱等治之。若吐利厥逆而挟表证者，即依先救里后救表之法。

虚烦、脚气类伤寒

虚烦身首全无痛，脉自和平多热壅，

转筋恶食大便难，脚气酸疼而弱肿。

虚烦，诸虚烦热也，不恶寒，身不痛，头不疼，脉不浮不紧，数为异耳伤寒亦有虚烦，见胸满烦躁条例。

重者竹叶汤，轻者小柴胡汤，呕者大橘皮汤，并不可汗下。

阴证虚烦，外热内寒，肢节疼痛，阴旦汤。

脚气，初病，发热憎寒，头痛呕哕，恶闻食臭，肢节酸疼，大便艰难，或胸满腹痛，卒①起而脚转筋、屈弱、挛痛、肿重、痹顽为异耳。

脚气通用三和散、降气汤、大流气饮、乌药顺气散、分气紫苏饮、木瓜散，亦可二仁丸、石南丸、枳壳散，用木瓜煎汤调下。

毒气入腹，冲心作痛，吐涎者，降气汤下养正丹，或用吴茱萸制炒煎熟，入生姜汁主之。

寒多者，越婢汤、小续命汤加生姜汁。

热多者，人参羌活散、败毒散并加木瓜，或追风毒锉散②加大黄。

风多者，小续命汤加独活，或越婢汤。

湿多者，除湿汤、五苓散③。

痰多者，除湿汤下白丸子④。挟寒者，养正丹。

烦躁者，竹沥汤，或紫雪。

大便秘者，脾约丸、神功丸、麻仁丸，或五积散加大黄。

风毒肿痛，排风汤、槟榔散。

---

① 卒：通“猝”，突然，急遽。《论衡·道虚》：“且夫物之生长，无卒成暴起，皆有浸渐。”

② 追风毒锉散：方名，出自《仁斋直指方论》。

③ 湿多者除湿汤五苓散：道光本作“渴多者，养正丹、二承汤”。

④ 白丸子：方名，又名青州白丸子，出自《太平惠民和剂局方》。

筋急掣痛，南木香煎汤，调乳香趁痛散。

又法：香苏散三钱，川楝子两个，取皮肉，锉，新瓦上焙，降真香，碎，三节，和之，新汲水煎，空心热服，脚气、风癞、痛痒皆作效，更加川芎。

脚气证候真与伤寒无异，或发热头痛，或身体冷疼，或寒热往来，或自汗恶风，或无汗恶寒，或大小便秘涩，腹痛下利，胸满气短，怔忪烦闷，呕哕涎沫，恶闻食臭，大类伤寒，但卒起腿脚屈弱，顽痹，肢节挛急酸疼，或历节及踝胫间焮①然赤肿为异耳。伤寒传足六经，脚气亦传足六经，在太阳则头痛项强、腰背酸重，在阳明则口燥鼻干、恶热、谵语，在少阳则耳聋口苦、胸胁俱疼，在太阴则胸腹满痞、肢体浮肿，在少阴则咳喘、恐惕、咽痛、面黧，在厥阴则瘫缓、筋挛、阴器胀痛。六经所传，又有合病并病，外证与伤寒并同，凡遇发热烦躁，大便不通，呕哕痰涎而恶食者，须审问之。脉浮而弦者，起于风，风则汗而愈。濡而弱者，起于湿，湿则渗而愈。洪而数者，起于热，热则下而愈。迟而涩者，起于寒，寒则温而愈。风寒暑湿，证状不同，然风为走注，寒为疼痛，暑为热烦，湿为重着，必有可验之迹，治法总要贵乎疏导大便，但不可过剂，其补汤、淋洗则医家之大戒也。虽然，脚气渐入顿深，非药力相接不可也，治之亦当究其源：或因丹砂发动，则为之解丹砂；或因饮食酿成，则为之消饮食；气触而作者，与之调气；续生他病者，则以他病方药理之。所患气实而死，未有服药致虚而殂。甚者喘嗽上气，冲筑心疼，呕吐无已，腹胁胀满，脐下顽痹不仁，最为恶候，大概然尔。所谓寒则温之，热则寒之，在表则散，在里则下，太虚气乏扶养其中，是为不刊②之法。

《千金》熨法：食盐并灶中灰等和，炒热，重帛③盛而熨。

伤寒传经之邪，病至厥阴，其脉微带浮缓之状，是则脾气将复，邪无所容，必寒热作而得汗解。若尺寸俱沉短，此为毒气入脏，土败木贼，脾受肝邪，必有囊缩、舌卷、耳聋、不知人之证，当急下之，五救其一。或脉来弦，亦贼邪也。

许学士④云：轻手脉浮为在表，表实浮而兼有力，但浮无力表中虚，自汗恶风常淅淅。重手脉沉为在里，里实脉沉来有力，重手无力大而虚，此是里

---

① 焮（xìn）：烧，灼。

② 不刊：不容改动，无须修改。古代的文书刻于竹简，有错即消除，称为刊。《文心雕龙·宗经》：“经也者，恒久之至道，不刊之鸿教也。”

③ 重（chóng）帛：厚帛。

④ 许学士：即许叔微。

虚理端的。气口紧盛食必伤，人迎紧盛寒邪炽。趺阳胃脉定死生，太溪肾脉为根蒂。

治热入血室，血热留滞，小柴胡汤加生地黄。治血结胸，按之痛，《活人书》海蛤散，盖血聚膻中则小肠必壅，小便通则胸次之血散矣。凡小便或赤或涩，皆其里有热也。

卷　四

发　热

发热初阳①冷必憎，阳明发热汗之形，

少阳脉细仍兼呕，反热而沉属肾经。

发热多属三阳，太阴、厥阴皆不发热，惟少阴有反热二证。然少阴发热，终是脉沉，或下利，手足冷也。三阳发热，何以明之？太阳发热则恶寒，阳明发热则自汗，少阳发热必有干呕之证矣。热邪在表，病属太阳，此表热而里不热也。热邪在里，病属阳明，此里热盛而达于表也。若表证未罢，邪气传里，里未作实，病在表证里证之间。若传经之邪至于少阳，病在二阳三阴之间，其热皆轻于纯在表、纯在里者也。然而阳明里实热盛，固当攻之以寒。太阳风寒外搏，阴盛恶寒，虽热尤当温散。少阳和解，虽属小柴胡，微热不渴者又当加桂，是不可无以权之。虽然，伤寒发热，病之常也。脉阴阳俱虚，热不止者，仆；下利发热者，殂。汗后复热，其脉躁疾，为阴阳交。此皆不治之证，其可例②视之乎？

太阳发热，恶风有汗，桂枝汤。恶寒无汗，麻黄汤。

吐利，发热恶寒，是为霍乱。

发热而渴，自汗，不恶寒，是为风温。若误汗之，必身灼热，烦渴，独语。各有本条。

阳明发热，汗出脉实，调胃承气汤。脉浮，桂枝汤。汗多者，胃汁干，急下之，用大承气汤。

少阳发热，脉细而呕，小柴胡汤。

【临床解读】

杨某，女，66岁。2021年6月14日初诊。

主诉：无名发热6余年。

---

① 初阳：即太阳。

② 例：一般。

现病史：患者近6年来无明显原因出现发热，基本每月一次，最近1次发热时体温40℃，发热时不恶寒，现在无发热，口干口苦，腹部发胀、疼痛（胃肠部分手术及胆囊节手术后出现），二便调，舌质红，苔薄白，脉沉细。既往有肝脓肿病史。

处方：柴胡20克，清半夏10克，太子参10克，黄芩10克，天花粉15克，冬瓜仁30克，生薏苡仁30克，桃仁10克，赤芍30克，桔梗20克，甘草10克，蒲公英30克。10剂，每日1剂，水煎服。（孙玉信医案）

少阴反发热，有二证。脉沉发热者，麻黄细辛附子汤。若下利厥逆，里寒外热，脉不出者，通脉四逆汤。

身热而不渴，则为表热，小柴胡汤加桂。身热而燥渴，则为里热，白虎加人参汤。

【临床解读】

张某，女，45岁。2021年6月25日初诊。

主诉：反复咽部异物感、咽痛2年。

现病史：患者近2年咽部异物感、疼痛反复发作，很少愈，发作时伴低热（37.2℃），目眵多，牙龈痛、头痛，口干口渴，口苦，纳食可，大便偏干，小便正常，月经前期10余天，量时少时多，无血块，不痛经，眠可，舌尖红，苔薄黄，脉较大数。

病机要点：阳明经热甚。

处方：党参10克，生石膏30克，知母15克，玄参30克，炙甘草6克。10剂，每日1剂，水煎服。

二诊：2021年7月12日。服上方10剂，效平。现症见：咽中异物感，咽痛，口干口苦，舌尖痛，牙龈痛，偶有反酸，目眵多，纳眠可，大便干，日一次，易上火，小便可，月经周期正常，目前正值经期，量多，色鲜红，乳胀，带下黄。舌质红，苔薄白，脉细。

处方：党参10克，清半夏10克，麦冬30克，女贞子15克，墨旱莲30克，炙甘草6克，粳米一撮（包煎），大枣3个（切开）为引。10剂，每日1剂，水煎服。（张磊医案）

无表里证，发热七八日，脉虽浮数，可大柴胡汤下之。若下后脉数不解，消谷易饥，不大便，则为瘀血，属抵当汤。

潮　热

热潮属胃下之和，大结胸家本例图，

咳逆利溏并表证，勿攻只用小柴胡。

潮热属阳明，一日一发，日晡而作也。若非日晡所发，是谓其热不潮。盖阳明旺于未申故尔。惟属阳明，故潮热为可下之证。苟其脉或弦或浮，大便或溏或利，小便艰涩，外证犹有恶寒，则其热未全入腑，并不可下，但以小柴胡和解之。是必表证已退，大便硬结，小便如常，乃可攻也。

日晡潮热属阳明经，脉实可下证，用小承气汤、大柴胡汤。脉虚不可下者，与桂枝汤。

大结胸潮热一证却属太阳，用大陷胸汤。

咳逆潮热、大便溏利潮热、表证潮热，并用小柴胡汤。

【临床解读】

高某，男，60岁。2022年2月18日初诊。

主诉：胆囊切除术后肝功能异常2个月。

现症见：口中和，纳可，手术后刀口处不适，伴胃脘嘈杂不适，无嗳气及反酸等，二便可，眠早醒（3-4点），醒后复睡难，余无不适，舌质红，苔黄厚，脉细。2021年12月3日查肝功能：ALT 201U/L，AST 122U/L；GGT 213U/L。

处方：太子参10克，柴胡10克，黄芩10克，清半夏10克，茵陈30克，土茯苓30克，丹参30克，虎杖15克，墨旱莲30克，赤芍30克，甘草6克，郁金10克。10剂，每日1剂，水煎服。（孙玉信医案）

腹满不大便，只用小承气汤微利之，勿令大泄。

日晡潮热，甚者循衣摸床，独语如怪，直视微喘，脉弦者可治，脉涩者不治，脉不实不虚，但用小柴胡汤。

冬阳明潮热，有时脉浮紧者，无汗，脉但浮，必盗汗，并用黄芩汤。

寒 热

往来寒热斗阴阳，大小柴胡及桂姜，
结热心烦仍喜呕，渴而头汗用之良。

阳不足则先寒后热，阴不足则先热后寒。寒热往来者，阴阳相胜，邪正交争而作也。盖阳不足则阴邪出于表而与之争，故阴胜而为寒；阴不足则阳邪入于里而与之争，故阳胜而为热。若邪气在半表半里之间，则外与阳争而为寒，内与阴争而为热，出入无拘，所以乍往乍来而间作也。大抵邪居表多则多寒，邪居里多则多热，邪在半表半里则寒热相半，此又可以知其受病之处，用药固自有条。然小柴胡汤最主寒热，寒多者加桂，热结者加大黄，脉不甚实而大便涩者加枳壳，寒热相半，只守本方，是亦活法。虽然，寒热之方来，如波涛之汹涌，其势有不容遏者，当迟之一二日，候少定而图之，经所谓其盛者，可待衰而已，是又不可不知。

病至十余日，结热在里，往来寒热，大柴胡汤下之。

【临床解读】

李某某，女，82岁。2021年12月20日初诊。

主诉：发现肝脏多发实性占位（考虑胆囊癌、肝癌）1个月余。

现症见：胃脘及腹部胀痛，痛及后背（口服止痛片），嗳气烧心，口酸口苦，纳差无食欲，小便调，大便质可量少、2~3日一行，眠可，舌质红，苔薄白，脉细有力。肝胆脾胰彩超示肝脏多发占位、肝右叶囊肿、胆囊不规则增厚（考虑癌变）、肝门多发异常淋巴结。

处方：柴胡10克，大黄6克，黄芩10克，清半夏10克，枳实10克，白芍30克，川厚朴10克，浙贝母10克，煅海螵蛸30克，川楝子6克，延胡索10克，丹参30克，甘草6克。10剂，每日1剂，水煎服。（孙玉信医案）

心烦喜呕，胸胁满，不欲食，寒热往来，小柴胡汤。或血气弱，腠理开，邪正交争，痰呕甚者，二陈汤。

汗下后，不呕而渴，头汗出，胸胁满，小便不利，寒热往来，柴胡桂姜汤。

寒热似疟

似疟膀胱桂可医，清便不呕半麻枝，

阳明实下浮须汗，血室柴胡小者奇。

似疟，一名疟状，作止有时，非若寒热往来，或疏或数，而作止无定时也。凡感冒之人，忽觉毛寒股栗，筋节搜挛，百骸鼓撼，呕不欲食，其寒不可御，未几复转而发热者，此即温疟，不必谓疟脉自弦，或洪数，或紧实，或虚缓，或刮涩，皆为疟状，但以外证别之，用药固有本条，然小柴胡汤如前斟酌加减，亦是活法。虽然，血虚能生寒热，败血亦作寒热，阴阳相胜，虽一证各有一方，其间当以川芎为佐。

太阳似疟证，脉洪浮，与桂枝汤。清便自可，不呕，日一二发，桂枝麻黄各半汤。其脉微缓微浮，则欲愈也。

阳明似疟证，烦热汗出，日晡发热，脉浮虚，与桂枝汤。脉实，与承气汤。

病人热入血室，其血必结，如疟状者，小柴胡汤主之。疟后寒热，或潮热，见瘥后昏沉条。

诸疟通用二陈汤，热多者加川芎、前胡，寒多者加川芎、草果。

余见温疟。

热多寒少

热多寒少治膀胱，不呕清便各半汤，

尺脉若迟为血少，脉皆微弱号无阳。

热多寒少，阳乘阴也，其间三证，并属太阳。脉浮紧者，可汗。或迟或弱，皆和解之。清便自可，谓大便如常也。

不呕，清便自可，桂枝麻黄各半汤。

尺脉迟，血少者，先以小建中加黄芪以养血。俟脉不迟，即以小柴胡、桂枝二越婢一辈主之。

诸脉皆微弱无阳者，用桂枝二越婢一汤，不可正汗。

汗后寒热

汗余寒热脉中论，若见憎寒法用温，

沉实当攻浮再表，风温误汗热而烦。

汗后寒热，邪气未解彻也。脉浮洪者，邪在太阳，法当再汗；脉沉实者，邪在阳明，又须下之。若厥阴余热加以下利，厥逆恶寒，四逆汤温之无疑矣。

憎寒者属厥阴，大汗出，热不去，拘急体疼，下利厥逆，四逆汤温之。

脉沉实者属阳明，得汗后如疟状，日晡而发，大柴胡汤、承气汤下之。若只恶寒则为虚，用芍药甘草附子汤；只发热则为实，大承气汤。

脉浮洪者属太阳，汗后寒热，桂枝二麻黄一汤。

风温不恶寒，若误发汗，必身灼热，烦渴独语，葳蕤汤。

温家汗后，大热，脉躁，名阴阳交，不治。热病已得汗，而脉躁盛，亦不治，详见阴阳交条，有再汗再下之剂。

下后有热劳食复附

下于汗后致伤荣，阴气衰兮热又生，

瘥后热名劳食复，心中痛者豉栀平。

大汗则损气，损气则阳微，脉虚而恶寒。大下则伤血，伤血则阴弱，脉涩而发热。误汗误下亦犹是尔。且阴以阳为主，阳以阴为根，血，阴也；气，阳也，血非气使而不能自行令也。下之亡阳，是阳不主阴矣，阴无所主，而寒气搏之，所以脉涩，寒极血虚，所以发热。方匕之剂，其可轻乎?

汗后阳微而恶寒，可四逆汤，或用芍药甘草附子汤。

下后阴弱而发热，是为内热，可葶苈苦酒汤。

瘥后劳复发热，小柴胡汤、枳实栀子汤、豭[①]鼠粪汤即雄鼠粪两头尖者。若脉浮则汗之，用麻黄汤、葱白汤；脉实则下之，用承气汤、大柴胡汤。《证治论》[②] 瘥后余热用柴胡桂枝汤；下利、腹鸣、痞满者，生姜泻心汤；小便不利，麦门冬汤。

交接劳复，外肾肿，腹中绞痛，竹皮汤。劳役心力，复热，用枳实栀子汤、小柴胡汤。余见阴阳易条。

瘥后食复发热，枳实栀子汤加大黄。粥饭伤饱，或食肉，或饼脯，硬物不消，皆复热也。伤食必有痞满、嗳气、吞酸、腹鸣、下利等证，可与生姜泻心汤。

下后身热而心中结痛，栀子汤。

饮酒复热有本条。

恶 风

恶风汗出怯风吹，脉缓而浮但解肌，
发汗亡阳成漏者，温经之法莫迟疑。

恶风者，见风则怯，密室之中无所恶也。风伤卫气，卫虚则腠理不密，由是而汗出焉。证虽属表，不可发汗，但微解肌而已。卫者，阳也。恶风，阳证也。所以表怯而恶风，盖亦阳虚，故阴邪出而乘之，特其病在皮肤，邪气尚浅耳，桂枝汤、桂枝加葛根汤主之，壮热者与参苏饮。

发汗太过，卫虚亡阳，汗漏不止而恶风者，法当温经，用桂枝附子汤。或小便难，四肢微急，难以屈伸，并用桂枝附子汤。

身热恶风，项强胁满，手足温而渴，小柴胡汤。

风湿，恶风不欲去衣，骨节间烦疼，掣痛不得屈伸，汗出短气，小便不利，或身微肿，甘草附子汤。

---

① 豭（jiā）：公猪，引申为雄性。下文同。

② 证治论：即《伤寒证治》，今佚。作者王实，字仲弓，宋代医家，师从庞安常。

恶　寒

恶寒发热属于阳，阴病憎寒体自凉，

浮数桂枝并越婢，沉而细者理中汤。

恶寒者，不见风而怯寒，身虽灼热，亦不欲去衣被也，此阴邪出而乘阳致之。盖寒伤荣气，荣行脉中，居卫之下，是为表邪已深，法当发汗。间有一二自汗，则其表已虚，但与解肌可也。然而发热恶寒者属阳，无热恶寒者属阴，在阳则发汗，在阴则温里，常须识之。大要恶寒皆为表证，或里证悉具而微恶寒者，是表犹未解，当先解表，俟不恶寒，然后可以攻里恶寒家不可近火气及过覆衣被，否则寒热相搏，脉道沉伏，愈令寒不可遏，但服和表等剂，温而散之。

发于阳者，脉浮数，桂枝汤、桂枝二越婢一汤、麻黄汤、青龙汤，酌量轻重用。

太阳证，发热，或未发热，皆恶寒，有汗用桂枝汤，无汗用麻黄汤。

阳明证，固当下之，惟恶寒中寒①者，系与太阳合病，在经属表，可汗，用麻黄汤。若脉迟汗多，微恶寒者，表未解也，虽阳明病，可桂枝汤。

少阳证，头汗出，微恶寒，小柴胡汤加桂。

发热微恶寒，柴胡桂枝汤。

汗后反恶寒者，为虚，芍药甘草附子汤。

下后，复发其汗，心下痞而恶寒者，表未解也，当先解表，用桂枝汤。表解然后攻痞，用三黄泻心汤，入生姜汁。

发于阴者，脉沉细，理中汤、四逆汤。

少阴证，脉沉细，用理中汤、四逆汤。若下利，恶寒而蜷，手足温者，可治，用小建中汤。若恶寒而蜷，时时自烦，不欲厚衣，可大柴胡汤下之。

背恶寒

背上憎寒值少阴，口和附子本条寻，

舌干口燥三阳合，白虎汤中好酌斟。

背负阳，腹抱阴。背寒者，阳弱也。然背寒有阴阳二证，何以别之？少阴一证，以其阴寒气盛，不能消耗津液，故口中和。三阳合病，以其阳气陷

---

① 恶寒中寒：恶寒为症状，中寒为病因病机，疑“中寒”为衍文。

人，津液为之干焦，故舌干、口燥。阴寒阳热，识者以口中润燥推之，思过半矣。

口中和而背恶寒者，属少阴，附子汤。

舌干口燥，内有热证。口中不仁而背恶寒者，为三阳合病，白虎汤。经云：腹满，身重，面垢，谵语，遗尿，口中不仁，为三阳合病，白虎加人参汤主之。若自汗者，亦用白虎加人参汤①。

又，阳明证，背微恶寒，无大热，口中燥渴者，亦用白虎加人参汤。

中暑亦有背恶寒证，但面垢，自汗，脉虚而伏，自有本条。

凡脾胃素虚之人，遇暑月间，或饮冷水，或多吃茶，或餐雪果之属，易致生冷坏脾，寒气蓄聚，阴上乘阳，故寒从背起，冷如掌大，此当以温药主之。

四 逆

四逆须将肾证详，病家手足但微凉，

枳柴芍药传经剂，邪中阴经四逆汤。

手足不温谓之四逆，阴经之邪主之。太阴受病，手足自温，传至少阴，则有手足四逆之证。四逆之与厥冷实相远也，或曰均是四逆耳，而四逆汤、散，一寒一热，用药何不类耶？盖手足自热而至温，由温而至四逆，是传经之邪，非虚寒之候也，四逆散主之。若得病以来，手足不温，便成厥逆，此则阴经受邪，阳气之不足也，可以四逆汤温之，临诊要当审此。虽然，吐利烦躁，恶寒四逆。四逆下利，恶寒而蜷，并属少阴，又为不治之诊，故并及之。

少阴四逆，其人或咳，或悸，或小便不利，或腹中痛满，或泄利下重，并用四逆散。

【临床解读】

陈某，男，43 岁。2021 年 8 月 25 日初诊。

主诉：右胁痛 20 余年（痛点肤色变暗 10 余年）。

现症见：右胁发紧，痛点紧痛，2020 年 9 月胆切除（胆囊结石），切除后夜间伴阴茎异常勃起，或右胁紧痛则勃起异常；口中和，纳可，大便平，

① 腹满……白虎加人参汤：《伤寒论·辨阳明病脉证并治第八》作“三阳合病，腹满身重，难以转侧，口不仁，面垢，谵语遗尿。发汗则谵语；下之则额上生汗，手足逆冷。若自汗出者，白虎汤主之”。

素易溏，小便黄，眠可但受胁痛影响易醒，偶有梦，近 1 个月余腰酸。舌质偏淡，苔白腻，脉细无力。2021 年 8 月 24 日彩超：肝内多发囊肿、右肾囊肿、肝内多发高回声（血管瘤）。

处方：柴胡 10 克，枳壳 10 克，白芍 20 克，延胡索 10 克，川楝子 6 克，冬瓜仁 30 克，生薏苡仁 30 克，桃仁 10 克，黄芪 20 克，甘草 6 克，炒白术 15 克，郁金 10 克。7 剂，每日 1 剂，水煎服。（孙玉信医案）

初病以来，厥冷四逆，即用四逆汤。

湿温，两足胫逆冷，有本条。

厥

冷厥初来厥有源，沉迟而弱冷常存，

热深发厥初身热，沉滑时乎指爪温。

阳气伏藏，阴气越出，阴阳不相顺接，所以厥也，其手足逆冷之证乎？盖诸阳会于四末，阳微而为阴所胜。初病便厥者是为冷厥，其脉沉迟，按之则弱，醒醒①而静，恶寒引衣，足多挛卧，或身上粟形，或下利清谷也。热伏于内，先热而后厥者是为热厥，脉必沉滑，按之则数，昏塞狂言，发渴引饮，露手揭衣，或躁不得眠，或大小便不利也，外证皆可验焉。若先厥而后得热，是则阴邪退而阳气复矣。伤寒热多厥少，其病当愈；厥多热少，其病则进。下利发厥一条，亦以厥者复热为有瘳，热者复厥为已甚。盖下虚则厥，阴实使之，阳长阴消其可也。虽然，伤寒血证亦有四肢发厥，以至昏迷闷绝者，此又不可不知。至若少阴下利，恶寒而拳，手足厥冷，与夫脏厥一证，皆为不治之诊。厥之为厥，可无辩乎？

冷厥，初病便作四肢逆冷，足挛，恶寒，引衣自盖，不渴，大小便滑泄，外证默默而醒，四逆汤、理中汤、通脉四逆汤、白通加猪胆汤、当归四逆加茱萸生姜汤可选用。

又，痰厥、气厥、肾厥用《易简》芎辛汤。

热厥，初病身热，然后发厥，其人畏热，扬手掷足，烦躁饮水，头汗，大便秘，小便赤，怫郁昏愦。盖当下失下，血气不通，故四肢逆冷，所谓热深则厥深，所谓下证悉具而见厥逆者，此也，与大承气汤、大柴胡汤，或白虎汤。

---

① 醒醒：本书卷三《三阴外证》作“惺惺”。

【临床解读】

谢某某，男，24岁。2021年4月2日。

主诉：多饮、消渴3年。

现病史：患者3年前因饮水过多，西医检查诊断为2型糖尿病，高血脂、脂肪肝、高尿酸，无家族遗传史。现症见：饮水多，1小时必须饮水一次，夜间亦如此，多尿，每天饮水30千克，饮不解渴，口干渴严重，平时乏力困倦，每次饮水多胃胀满，纳食可，二便调，脉细略数，舌苔薄腻，舌质偏暗。体重73千克。血糖近1年未查，未服降糖药。

病机要点：清热涤浊。

中医诊断：消渴。

处方：党参12克，生石膏30克，知母10克，黄连6克，佩兰10克（后下），冬瓜仁30克，生薏苡仁30克，茯苓10克，炒山楂15克，生甘草3克。15剂，每日1剂，水煎服。

二诊：2021年4月23日。服上方15剂，效可，口渴明显好转，夜间每2小时饮水一次，夜尿2小时一次，较前减少，仍感乏力困倦，易急躁，怕热，易汗出，白天明显，胃脘胀满明显好转，矢气多，气味臭，体重下降3千克，纳可，大便溏，日一次，舌质红，苔薄黄，脉沉数。最近查空腹血糖24mmol/L。

处方：炒神曲10克，炒山楂15克，炒麦芽15克，茯苓10克，清半夏10克，连翘10克，生石膏30克，炒莱菔子10克，冬瓜仁30克，生薏苡仁30克，佩兰10克，陈皮10克，黄连6克，荷叶10克，生甘草3克，炒白术10克。颗粒散剂，15剂，每日1剂，水煎服。(张磊医案)

热厥与冷厥相类，但指爪时温为异耳。若疑似未明，且以四顺丸试之，阳厥则有热，阴厥则无热。

寒热而厥者，一手或两手无脉，面色冒昧不泽，急与五味子汤，并麻黄细辛甘草汤，人参调血通脉，可以为佐服，得汗解则生，投药无汗或脉不至者，不治。

水气厥者心下怔忪，茯苓甘草汤。

邪气结胸中而厥者，脉乍紧乍结，心烦满，饥不欲食，瓜蒂散吐之。

脏厥者，七八日逆冷，下利发躁，无时暂安，不治。

痰饮、厥逆、眩运①，少与三生饮。

---

① 眩运：同“眩晕”。下同。

头 痛

头疼恶冷太阳先，恶热阳明胆细弦，

湿鼻塞兮痰膈满，厥阴干呕吐清涎。

头痛属三阳，阳明、少阳皆有之，而太阳则专主是也。太阳专主头痛，则头痛之属表证者居多，阳明、少阳又次而轻耳。三阴经络上不至头，故无头痛，惟厥阴循喉咙之后，上连目系顶巅，有头痛、干呕、吐涎，吴茱萸汤一证，却无身热，亦与阳证不同也。虽然太阴、少阴其经从足至胸，并无头疼，是固然尔。然风温病在少阴，湿温病在太阴，而头反痛，至于阴毒亦然，是又某病则有某证，脉络相通，不可拘也。若夫头痛剧甚，入连于脑，手足俱寒，此则真痛①，神丹在手，其能救乎？

太阳头疼，发热恶寒，无汗，麻黄汤。有汗，桂枝汤。已汗未汗，头痛如破，连须葱白汤服之。痛不止，葛根葱白汤。

阳明头疼，不恶寒，反恶热，胃实气实，攻于头也，少与调胃承气汤。

少阳头疼，发热，脉弦细，小柴胡汤。

湿头疼，鼻塞，头中寒湿也，瓜蒂末纳鼻中，黄水出则愈。

痰涎头疼，胸膈满，发寒热，脉紧不大，瓜蒂散吐之，可以痰证条参验。

厥阴头疼，干呕涎沫，吴茱萸汤。若脉微浮，为欲愈。脾气将复，邪无所容。不愈，用桂枝汤、小建中汤。若发热似疟，亦欲愈，桂枝麻黄各半汤。诸头疼无热，如圣饼，用生姜、葱白煎汤下。

项 强

项强葛根主表强，表虚桂葛去麻黄，

结胸须进陷胸剂，桂入瓜蒌痓反张。

伤寒颈项强急，太阳表证也，当发散而解之。若误下，太阳邪气乘虚入里，则为结胸项强。

太阳病，项背强，无汗恶风，为表实，葛根汤。项背强，发热，汗出恶风，为表虚，桂枝汤加葛根，不加麻黄。

误下，太阳结胸项强，大陷胸丸。

太阳伤风，复感寒湿，身热足寒，头摇口噤，颈项强，背反张，其脉沉

① 真痛：《灵枢·厥病》："真头痛，头痛甚，脑尽痛，手足寒至节，死不治。"

迟，此为发痉，桂枝加瓜蒌根汤。

项强胁下满，小柴胡汤。

咽 痛

咽疼阳毒发成斑，肢冷咽疮肾证看，

脉紧无阳咽亦痛，脉微下利肾伤寒。

咽喉不利，或痛，或疮，谷不入而呕吐者，毒气上冲所致也。阳毒必然发斑，少阴四肢必冷。其有下利者，可与甘桔汤、半夏散，入甘草、生姜佐之。其不下利，或小便赤而去衣者，可与甘桔汤，入玄参、枳壳，使大便顺导，则黑臭之毒泄矣。续以甘草、生姜煎汤调之；甘草、生姜解其毒也。肾病咽痛，下利，身犹热者，未可用四顺汤，且与黄连龙骨汤，即黄连鸡子汤去鸡子加龙骨。

阳毒，咽痛，发斑，唾脓血，脉洪数，用药有本条。

少阴咽痛，咽疮，脉沉迟，厥冷，或吐利。又阴阳脉俱紧，反自汗，为无阳，法当咽痛而后吐利，亦属少阴，并不可汗、下、熏、熨。汗出以藁本粉傅①之，咽痛用甘桔汤、猪肤汤，若沉冷甚者，半夏散、通脉四逆去芍药加桔梗②与之。

咽疼，通用甘桔汤，上焦壅热加枳壳、北前胡。

肾伤寒一证，乃非时暴寒中人，伏于少阴之经，头疼腰痛，其脉微弱，初咽痛似伤寒，次必下利，非咽闭之比，咽痛半夏桂甘汤，即半夏散是也，下利四逆汤或四顺汤主之。

《证治论》口疮赤烂，用蜜浸黄柏一宿，取汁，含咽。热甚，升麻六物汤。咽中闭塞，乌扇汤。

伤寒六七日，大下之，寸脉沉迟，尺脉不至，咽喉不利，唾脓血，手足厥，利不止者，难治，麻黄升麻汤。

身 痛

身疼浮紧太阳临，自利肝并肾带沉，

中湿毒阴与风湿，汗余霍乱本条寻。

---

① 傅：通“敷”，《后汉书·华佗传》：“既以缝合，傅以神膏。”

② 通脉四逆……加桔梗：《伤寒论》通脉四逆汤方后注作“咽痛者，去芍药，加桔梗一两”，按通脉四逆汤中无芍药。

《局方》大柴胡证云：邪结在里，大便秘涩，心腹痛硬者，可服。若身体疼痛，是表证未解，不可与之。然则身体疼痛，不脉沉，不自利，太阳之表证明矣。其或自利，脉沉，此则阴证之身痛，脏家之里病云身痛大抵多是表证。

太阳身痛，脉浮紧，无汗，麻黄汤以汗之。或尺脉迟者，血不足也，先用小建中汤以养之，俟其尺脉浮，即用麻黄汤。太阳病七八日，脉细，恶寒，为阴阳俱虚，吐、汗、下并不可至再，其人素无热，可芍药甘草附子汤；素有热，可黄芪建中汤。

厥阴、少阴身痛，其脉沉，必自利，四逆汤、真武汤、附子汤。

中湿，一身尽痛，不可汗下，但利小便，有本条。

阴毒，身痛如被杖，腹中绞痛，脉沉而疾，有本条。

风湿，一身痛重，但微汗，不可大发汗，有本条。

发汗后身痛，脉沉迟，桂枝加芍药人参汤，汗后身痛为寒邪在表，脉沉迟为在里，用芍药入荣，人参安和真气。或用黄芪建中汤。又，汗后、霍乱身痛不休，少与桂枝汤。

腹痛胀

腹痛肾兮通脉汤，脾兼表证桂加黄，
实疼便结虚疼利，胀则陈皮梗夏良。

阴邪在里，阳邪入里，与正气搏，则为腹痛。所以痛者有异焉：脉实、腹满而大便秘者，实痛也；脉虚、肠鸣而大便泄者，虚痛也。阴阳异证，用药不同，大抵痛为邪气实，法当疏利，阴受病则金液丹①、养正丹辈温而利之。

少阴腹痛，四逆，或咳，或悸，或小便不利，或泄利下重，四逆散。下利清谷，脉微欲绝，通脉四逆汤。腹痛，小便不利，用真武汤。

误下太阳，因而腹满时痛，是有表复有里，为太阴、太阳俱病，用桂枝加芍药汤。痛甚，桂枝加大黄汤。

实痛者，关脉实，烦躁，腹满，大便秘结，桂枝加大黄汤、小承气汤。胸中热，胃中邪气，腹痛，欲呕吐，则用黄连汤。

虚痛者，寸脉涩，尺脉弦，肠鸣泄利，先与小建中汤。不瘥，小柴胡去黄

---

① 金液丹：原作“金液诀”，道光本作“金液丸”，据本书卷三《汗下温正法》“阴寒亦有毒，乃病气也，滞须行之，养正丹、金液丹、半硫丸皆可流利，又为要药”改。

苓加芍药与之。《易简》用建中汤加远志。腹中冷痛，四肢厥逆，用姜附汤①。

腹胀者，阴阳不和也，桔梗半夏汤最良。

奔豚动气

奔豚动气数般方，左右高低细揣量，

去②术理中并用桂，不堪汗下例中详。

动气者，脏气不调，筑触而动，随脏所主，而形见于脐之左右上下也。大抵真气内虚，水结不散，气与之搏，即发奔豚，以其走痛冲突，如豚之奔，虽有发表攻里之证，汗之、下之并不可也。然而不言当脐动气者，何耶？盖胃为中州，以主津液，妄施汗下，必先动脾，是以不言而喻也。举此动气，非问证何以知之？然则调理伤寒，贵乎纤悉问证动气诸药，详见不可汗、不可下条例中。

太阳病，下之后，气上冲者，桂枝汤；若不上冲，不可与也。若从小腹上冲于心，桂枝加桂汤。

发汗后，脐下悸者，欲作奔豚，茯苓桂甘大枣汤。

动气，通用理中汤去术加桂，盖桂利小便、泄奔豚故也。奔豚一名肾气，白术燥肾闭气，是以去之。

吐汗下后，心下逆满，气上冲胸，起即头眩，其脉沉紧，误汗之则动经，故其身振振摇动，茯苓桂甘白术汤主之。此方用白术者，盖以误汗动经，故用白术闭其汗也。

奔豚动气，脉沉弱，肢体冷，可与养正丹。

动气，《证治论》用柴胡桂枝汤。

【临床解读】

张某，女，34 岁。2019 年 3 月 15 日初诊。

主诉：发现白癜风 3 年余。

现病史：患者 3 年前于后发际线处发现白斑，曾中西药治疗效果不明显。现症见：右眼睑处一块白斑，后颈及后背、双手背、手腕处多发白斑，曾服中药：云苓 30 克，桂枝 25 克，白术 20 克，炙甘草 10 克，干姜 20 克，炮姜 15 克，时好时坏，停药后春季生长较快，右胁部不适，夜间较重，睡会缓解，

---

① 姜附汤：疑为《伤寒论》干姜附子汤。

② 去：原作“玄”，据道光本及下文“动气通用理中汤去术加桂”改。《伤寒论》理中丸方后注有“若脐上筑者，肾气动也，去术，加桂四两”。

月经先期6~7天，量可，色暗，有血块，经前乳房胀痛，纳眠可，大便成形，日一次，小便可，舌质暗红，苔薄白，舌下络迂曲，脉沉滞。

中医诊断：咳喘。

处方：柴胡10克，生白芍10克，当归10克，炒白术6克，茯苓10克，薄荷3克（后下），制香附10克，牡丹皮10克，栀子10克，桂枝10克，葛根15克，炙甘草6克，知母10克，黄柏6克。15剂，每日1剂，水煎服。

二诊：2019年4月29日。服上方30剂，效可，服药前3天自觉心慌，后无心慌。现症见：白癜风变浅。右胁部不适，下午重，月经提前5天，量可，色暗，有血块，经前乳胀、小腹胀，睡眠时好时坏，眠差时乏力，易怒，纳可，二便调，舌质淡红，苔薄黄，脉沉滞。

处方：照上方去桂枝、葛根，炙甘草改为生甘草，加山楂炭15克，桑叶10克，竹茹10克，丝瓜络10克。15剂，每日1剂，水煎服。

三诊：2019年6月21日。服上方30剂，服药期间右耳有吹风感，晨起明显，白斑变浅，边界清晰。现症见：双耳前、耳后，项背部及双手指背部成片白斑，无瘙痒，月经提前5天，经前轻度乳胀，行经6天，量可，血块多，纳可，睡眠较前改善，经前易急躁易怒，大便不成形，日一次，小便正常，舌质淡胖，苔腻淡黄，脉细。

处方：柴胡10克，生白芍10克，当归10克，炒白术10克，茯苓10克，薄荷3克（后下），制香附10克，牡丹皮10克，栀子10克，白蒺藜10克，木贼草10克，生甘草6克。15剂，每日1剂，水煎服。

四诊：2019年9月23日。服上方至今3个月余，效可，部分白斑边界清晰，未再扩大，边界缩小，颜色转淡，末次月经8月30日，后错5天，行经11天，量多，血块多，经前乳胀轻，纳可，眠差，易醒，急躁易怒，大便成形，1~2日一行，小便正常，舌质淡暗，苔薄白腻，脉沉滞。

处方：柴胡10克，生白芍10克，当归10克，炒白术10克，茯苓10克，薄荷3克（后下），制香附10克，牡丹皮10克，栀子10克，山楂炭15克，木三七粉3克（冲服），熟地黄6克，生地黄6克，生甘草6克，桂枝10克，木贼草10克。20剂，每日1剂，水煎服。

五诊：2020年1月17日。服上方50余剂，效可，白斑颜色转淡，月经量较前减少。现症见：月经前期6天，量可，行经6天，经前稍乳胀，纳可，眠差易醒，醒后不易入睡，易胡思乱想，平素情绪急躁，心情差，大便溏，日一次，小便可，舌质淡暗，胖大，有齿痕，苔薄白，脉细。

处方：桂枝10克，生白芍10克，葛根30克，黄芪30克，防风10克，炒枳实10克，炙甘草6克，生姜3片，大枣（切开）3枚为引。10剂，每日1剂，水煎服。

密陀僧15克，研细末，用生黄瓜蘸敷，日1剂。

六诊：2021年8月2日。服上方30余剂，效可。因怀孕育儿，停药至今，婴儿已经9个月。现症见：双手、颈背部皮肤白斑，边界清，较前扩散，余明显不适，近3天右胁稍有胀痛（经前），产后月经提前1周，量可，色可，有血块，纳可，二便调，肛周瘙痒，舌质淡，苔薄白润，脉沉细。

处方：桂枝10克，生白芍10克，柴胡10克，黄芩10克，清半夏10克，党参10克，熟地黄10克，川芎6克，炙甘草6克，生姜3片，大枣（切开）3枚为引。10剂，每日1剂，水煎服。（张磊医案）

腹 满

腹满脾家及胃家，三阳合病口顽麻，
入邪吐汗下之后，肾证便坚承气加。

腹满多属太阴，盖脾为中央，土所以主。腹满之候，腹中常满者，里实而可下；时满时减者，里虚不可下，当以温药和之。其有吐、汗、下后，因成腹满者，此则邪气乘虚而入，或疏利，或温散，或涌吐，条例又不同焉。审其邪气之所起，知其邪气之所在，斯可矣。虽然太阴主腹满固也，阳热为邪，必腹满而咽干；阴寒为邪，必腹满、吐食而自利。一热一寒，又不可以无别。若夫腹满而泄，难以有瘳。

太阴腹满，吐食，不可下，枳实理中丸主之。误下太阳，因而腹满时痛，为太阴太阳俱病，桂枝加芍药汤①。重者，桂枝加大黄汤。

阳明发热，腹满微喘，口苦咽干，或不大便，谵语，火迫者亦有此证，并小柴胡汤。哕而小便难，加茯苓。又阳明腹大满，不大便，小承气汤微下之。阳明脉迟，腹满时喘，潮热，亦用小承气汤。发黄证有本条。

三阳合病，腹满身重，难以转侧，谵语，口中不仁，少与白虎汤。

吐后腹胀满，常不减者，胸中之邪下传入胃，拥②而为实也，少与调胃承气汤。

---

① 桂枝加芍药汤：诸本并作“桂枝大黄汤”，据《伤寒论·辨太阴病脉证并治第十》“本太阳病，医反下之，因尔腹满时痛者，属太阴也，桂枝加芍药汤主之；大实痛者，桂枝加大黄汤主之”及下文“重者，桂枝加大黄汤”改。

② 拥：通“壅”，陈鸿《东城老父传》：“昼把土拥根，汲水灌竹。”后同。

汗后腹胀满者，胃虚而不能敷布，诸气壅滞也，厚朴生姜半夏人参甘草汤①。若满而痛，则小承气汤微下之。

妄下后，腹胀满，心烦而卧起不安者，表邪乘虚而入，郁于胸中也，栀子厚朴汤。

少阴病，六七日，腹胀满，不大便，承气汤②急下之。

腹胀，通用桔梗半夏汤。

腹皮痛者，脾不胜水，故水与气搏于皮肉之间，观其肠鸣漉漉可知矣，小半夏茯苓汤加官桂茯苓③。腹胀满而短气者，邪在里而为实也。

腹濡满而短气者，邪在里而为虚也。见气短条。

腹满用药皆去白术，术温燥而闭气也。

胸胁满

胸满多将表证看，半居表里胁间坚，

虚烦客热须栀豉，瓜蒂拈来吐冷涎。

胸满者，胸膈间气塞满闷，非心下满也。胁满者，胁肋下气胀填满，非腹中满也。胸满多带表证，胁满多在半表半里之间。

太阳病下后，脉促胸满，桂枝去芍药汤。病在卫气，芍药入荣，其性利，故去之。

阳明喘而胸满，此犹带表证，不可下，可与麻黄汤。

胸胁俱满，或胁下硬痛，此半表半里之证，并用小柴胡汤和解之。

胸中虚烦客热，或经汗下后烦热窒塞，气逆抢心，并栀子豉汤吐之。若气乏则与栀子甘草汤，若呕则与栀子生姜汤。

胸中痰实宿寒，瓜蒂散吐之。

又，阳明病，心下硬满，不可下，下之遂利不止而死，法当涌吐，详见结胸解题。此则胃中虚而气痞也，或用半夏泻心汤、生姜泻心汤。

孙用和④云：胸满则诸泻心汤审证用。

邪气留于胸中，法当涌吐，其高者，因而越之⑤是尔。然有吐汗下后，气

---

① 厚朴……人参甘草汤：即《伤寒论》厚朴生姜半夏甘草人参汤。

② 承气汤：《伤寒论·辨少阴病脉证并治第十一》作“大承气汤”。

③ 小半夏茯苓汤……茯苓：小半夏茯苓汤即《金匮要略》小半夏加茯苓汤，“加官桂茯苓”中的“茯苓”当为衍文，宜删。

④ 孙用和：北宋医家，曾被授以宣德郎尚药奉御，又称孙尚药，有《传家秘宝方》传世。

⑤ 其高者因而越之：语出《素问·阴阳应象大论》。

乘虚入而为烦，是则胸中客热，以栀子豉汤吐之，此吐剂之轻者也。不经发汗吐下，邪气留聚，烦满痰实，是则胸中宿寒，以瓜蒂散吐之，此吐剂之重者也。均之为吐，又当权衡。

胁 疼

胁疼多属少阳家，燥粪阳明并小柴，

里水痞坚须十枣，阴筋引痛脏中乖。

胁肋痛满者，邪气在半表半里之间也。邪方传里，未留为实，气郁不行，法当和解。若夫里水痛坚，非下之不可也。

少阳病，胁痛耳聋，寒热干呕，或胁下坚满，并用小柴胡汤和解之。

阳明病不解，转入少阳，胁下坚满，干呕，小柴胡汤。又，阳明燥粪，不大便，胁下坚满，舌上苔滑，小柴胡汤。

太阳病，咳嗽，干呕，微利，心下痞硬，引胁下痛，身凉汗出，或时头疼，此为表解里有水，十枣汤下之。

病者胁下痛，素有痞积在于脐傍，引小腹入阴筋俱作痛，此为脏结，不治。

自 汗

自汗伤风暑不消，风温风湿卫难调，

无阳霍乱并柔痓，更与阳明共九条。

卫气所以密腠理而固津液也，卫为邪所干，不能护卫于表而汗出焉。寒伤荣气，汗独无之。惟风暑湿之邪有干于卫，皆为自汗之证也。若夫寒已入里，寒极生热，热则荣卫通，腠理开，又为阳明自汗，是其热越而汗出矣，治法各自有条。然而汗出以至发润，或汗出如油，或汗出如珠，凝而不流，此皆不救，他病见之亦然。

太阳伤风，自汗，脉浮缓者，桂枝汤。汗出而渴，或小便难者，五苓散；不渴者，茯苓甘草汤。自汗，小便数者，勿用桂枝，惟芍药甘草汤主之。自汗，小便不数，心烦，微恶寒，脚挛急，桂枝附子汤加人参，参以调荣，脚必伸也。

太阳中暑，汗出恶寒，身热而渴，香薷散、白虎汤，或用小柴胡汤。

风温多眠，喘息自汗，若误汗之，必身灼热，谵语，并用葳蕤汤。

风湿，额上自汗，关节痛重，但微解肌，通用败毒散。余见本条。

卫不和者，脏无他病，时发热，自汗出，桂枝汤。

亡阳者，太阳证，发汗多，漏不止而恶风，用桂枝加附子汤。又，少阴证，尺寸脉紧，反有汗出，额上、手背冷汗，为亡阳，主咽痛吐利，四肢疼急，厥逆恶寒，用四逆汤。汗多不止，温粉扑之。若汗不止，恶风，烦躁不得卧，先服防风白术牡蛎汤，次服小建中汤。咽痛通用甘桔汤、猪肤汤。

霍乱，吐利汗出，发热恶寒，手足拘急，厥冷，四逆汤。又，中暑、霍乱，烦渴，香薷散。

柔痉，太阳病，身项反张，口噤瘛疭，发热汗出，小续命汤。

【临床解读】

王某某，男，57岁。2020年1月20日初诊。

主诉：中风2个月余。

现病史：患者2个月前突发中风半身不遂，在省某医院被确诊为“脑梗死”，现转到我院做康复治疗。现症见：左侧半身不遂，不能行走，四肢麻木发胀，自觉发凉，全身时有针刺样疼痛，眠差，入睡难，口服安眠药效差，纳可，二便调，口中和，舌质暗红，苔薄白，脉沉滞。

处方：小续命汤加减。桂枝10克，制附子10克（先煎），川芎10克，黄芪30克，党参10克，赤芍15克，杏仁10克，防风10克，黄芩10克，防己10克，干地龙10克，生甘草3克。7剂，每日1剂，水煎服。

二诊：2020年5月20日。服上方10剂，效可，手脚郁胀消失，手脚麻木较前减轻，服药时食欲差，易反胃，停药好转，左侧肢体僵硬，右侧麻木较重，左侧肢体较轻，发病前血压偏高，纳眠可，二便正常，舌质暗红，苔白，脉沉弦。血压高：160/90mmHg。证属偏废，挟痰瘀之候。

处方：制南星10克，橘络3克，干地龙10克，薄荷10克（后下），丹参30克，酒桑枝30克，生薏苡仁30克。15剂，每日1剂，水煎服。

三诊：2020年7月29日。服上方2个月余，效可，手脚郁胀消失。现症见：手脚发麻发热，双下肢沉困，僵硬，行走不利，纳眠可，大便不成形，日一次，小便调，舌质暗红，苔薄白，脉沉滞。血压：160/95mmHg。

处方：木瓜30克，威灵仙10克，酒白芍15克，酒桑枝30克，干地龙10克，苏木6克，生甘草3克。10剂，每日1剂，水煎服。

四诊：2020年10月28日。服上方3个月，手脚热好转。现症见：双下肢僵硬，四肢末梢麻木，左上肢活动受限，下肢可，稍蹒跚，纳可，大便黏腻，2日一行，舌质红，苔薄白，脉沉弦数。口服降压药，血压维持在130/80mmHg。

处方：木瓜30克，威灵仙12克，生白芍15克，天麻10克，干地龙10

克，鸡血藤 30 克，水蛭 3 克，桑枝 30 克，通草 6 克，生地黄 15 克。10 剂，每日 1 剂，水煎服。

五诊：2021 年 1 月 11 日。服上方 2 个月余，仍双下肢僵硬，四肢末梢麻木，右侧重，左侧轻，纳可，眠浅易醒，大便干结，2~3 日一行，小便无力，口中和，舌质暗红，苔白，脉沉弦。血压正常。

处方：生白芍 30 克，怀牛膝 30 克，生麦芽 15 克，柏子仁 10 克，生地黄 30 克，代赭石 30 克，生龙牡各 30 克（先煎），干地龙 10 克，大黄 10 克（后下），土鳖虫 10 克，天麻 6 克。10 剂，每日 1 剂，水煎服。

六诊：2021 年 3 月 24 日。服上方至今，活动后双下肢僵硬、四肢麻减轻，久坐后仍双下肢僵硬，活动不利，手脚发麻，眠差早醒，3~4 点醒后难以入睡，梦不多，双耳鸣，大便干结，日一次，小便无力，色黄，纳可，口中和，舌质暗红，苔白，脉沉滞。仍行走蹒跚，左上肢抬举困难。血压 130/80mmHg，未服降压药；血糖正常（口服二甲双胍）。

处方：当归 30 克，生地黄 15 克，桃仁 10 克，红花 10 克，赤芍 15 克，柴胡 3 克，川芎 3 克，桔梗 3 克，炒枳壳 3 克，怀牛膝 30 克，决明子 30 克，橘络 3 克，制南星 6 克，炒白芥子 3 克，生甘草 3 克。10 剂，每日 1 剂，水煎服。

七诊：2021 年 11 月 1 日。服上方至今，效可，肢体活动较前便利。现症见：左半身及肢体僵硬，活动不利，手脚麻，腰以下温度稍低自觉凉痛，手触之不凉，双侧耳鸣，眠可，纳可，大便稍干，1~2 日一行，小便调，口中和，舌质暗红，苔薄黄稍腻，脉沉滞。血压血糖正常。仍为痰瘀阻络之候。

处方：制南星 10 克，橘络 3 克，忍冬藤 30 克，丝瓜络 30 克，桃仁 10 克，红花 10 克，怀牛膝 30 克，大黄 10 克（后下），生甘草 6 克，干地龙 10 克。15 剂，每日 1 剂，水煎服。（张磊医案）

阳明汗多而渴，发热谵语，大便硬，调胃承气汤。若小便自利而汗出者，为津液少，不可攻，但用蜜导。若汗多者，胃汁干，急下，大承气汤。阳明汗多而渴，勿用五苓散。阳明反无汗，脉浮而喘，麻黄汤。

无汗

无汗因寒中太阳，三阴刚痉证中详，

冬阳明病兼阴易，七例推寻各有方。

腠理为风、暑、湿所干，皆令自汗。惟寒邪中经，腠理密致，则津液内渗，独无汗焉，此特伤寒在表然耳。若阴病，若水饮，与夫亡阳、久虚，亦皆无汗，随证各自有条。惟热病脉躁盛而不得汗，此阳亢也，当汗无汗，与麻黄汤三数剂而汗不出者，此亦不可活也。知其可进则进，知其不可则已之，君请择斯二者。

小柴胡汤证云阴病不得有汗①，盖三阴证本无汗，其或有汗者，亡阳也。

冬阳明，脉浮紧者，必发潮热；脉但浮者，必有盗汗，黄芩汤主之。盗汗者，邪气方侵于里，尚连于表，睡则卫气行里而表阳不致，因其表阳不致，故津液得泄；觉则气散而周于表，腠理闭焉，汗复止也，是之谓盗汗。此邪在半表半里之间，法当和表②。

余证无汗，治法各有本条。

头汗出

头汗诸阳气上蒸，身黄尿秘引浆频，
心忪水结谵言血，表里柴胡小是珍。

诸阳之经循于头，三阴则至颈而还也。里虚表实，腠理密致，热不得越，故阳气上腾，津液上凑，而汗出于头，抑亦胞虚内涸使然耳。夫里虚则不可下，内涸则不可汗。头汗之证，无所谓表邪，汗之断不可也。若夫阳明热入血室，燥粪谵语，俟其过经，利之以小承气汤，是可无以权之哉？大抵寒湿相搏，与夫邪在半表半里之间，则有头汗。设或小便不利，内外关格，头汗则为阳脱。误下湿家，额上汗出而喘，或小便不利，大便自利，亦为阳脱。二者皆不可活，临诊又当审斯。

发黄证，头汗及颈而止，小便难，引水浆，此受湿也，茵陈汤、五苓散主之。

【临床解读】

常某，男，59岁。2021年12月17日初诊。

主诉：黄疸1个月余。

现病史：患者为胆管腺恶性肿瘤（病人不知情），ERCP胆道塑料支架植入术后。现症见：面黄，目睛黄染，口中和，纳眠可，小便黄，大便调，舌质淡红，苔白厚，脉细无力。2021年12月11日彩超示肝右叶小血管瘤、肝

① 阴病不得有汗：《伤寒论·辨太阳病脉证并治第七》作“阴不得有汗”。

② 和表：《类证活人书·卷三》：“在表宜汗，在里宜下，半在里半在表宜和解，表里俱见随证渗泄，无表里证用大柴胡汤下之。”作“和解”义胜。

顶小囊肿；高血压 3 级。

处方：茵陈 30 克，猪苓 10 克，泽泻 10 克，炒白术 15 克，茯苓 30 克，桂枝 10 克，桃仁 10 克，生薏苡仁 30 克，冬瓜子 30 克，槟榔 10 克，草果 6 克，川厚朴 10 克，郁金 20 克，党参 30 克。10 剂，每日 1 剂，水煎服。（孙玉信医案）

水结胸证，心下忪满，无大热，头汗出，小半夏加茯苓汤。

谵言头汗，是为血热，病属阳明，可承气汤。若心中懊侬而头汗者，栀子豉汤。

半在表半在里及余证，并小柴胡汤。寒热往来，微恶寒，为表；胁下满，大便坚，为里。

汗下后，胸满微结，寒热，心烦呕渴，为表未解，柴胡桂枝干姜汤或柴胡桂枝汤。

手足汗

手足如何汗不休，胃中热聚液旁流，
热家燥粪为谵语，寒证难教水谷留。

手足汗者，热聚于胃而津液之旁达也，亦有寒聚于胃致之。挟寒则水谷不分，蕴热则燥粪谵语。

阳明病，手足漐漐汗出，谵语，大便难，此热证也，与承气汤下之。

阳明中寒，不能食，小便不利，手足濈然汗出，大便初硬后溏，水谷不分，则不可下，少与理中汤。

不得汗

汗之不得亦须蒸，躁盛还无未必生，
身痒浮迟惟各半，阳明虚证若虫行。

伤寒欲得汗，与麻黄汤数剂而汗不出者，不治。热病脉躁盛而不得汗，诸阳之极，亦不治。二者盖真病也。亦有寒热而厥，忽两手或一手无脉，是犹重阴欲雨之时，必濈濈然大汗而解。其或投药无汗而脉不至者，亦不可活也。是可以容易谈哉！虽然，诸虚少血，津液中干，亦不能作汗。病人有挟宿恙，如痰饮、癥癖之类，又隔汗而不能出也。少血者养血以汗之，痰癖者开关散气以汗之，是为活法。若夫汗出如油，喘而不休，未有能生者也。

服药不得汗，当用蒸法。烧地令热，去其火，以水洒之，用桃柏叶、蚕沙、糠麸夹和铺地，厚三寸许，上铺席，令病人仰卧，衣被覆之，片时周身至脚心皆汗出，乃用温粉扑，即移上床。

身痒，脉浮迟，为气虚亡阳，不能作汗，桂枝麻黄各半汤主之。

阳明反无汗，皮中如虫行，以久虚也，术附汤、黄芪建中汤。

凡发汗，须令上下周遍，身上衣被如常，腰以下厚盖之。若盖覆不周，汗出不匝[①]不流，必致肢体挛搐，可与牛蒡根散。

不可汗

不堪汗者脉微迟，温湿虚烦坏病推，

经水忽来兼失血，脐间动气并如之。

病在表而脉浮者，可汗。表证悉具，若发渴，若脉不浮，是表犹带里也，未可汗之。伤寒不可汗条例最多，其可汗者，大抵脉证全在表也。表固可汗，然汗之太早、太过，或者津液泄而变生焉。至于当下而误汗，则为亡阳，为谵语，为下厥上竭等证，其害人又速耳。设或误汗，则真武汤以救解之，羸甚者去芍药，有热者去附子。吁！此救兵也，谨之谨之表中风寒，里则不消，里病表热者，虽无阳证，可以小辛之剂微汗而温散之。

脉微弱为亡阳，不可汗，用桂枝二越婢一汤。尺脉迟为血少，荣气不足也，不可发汗，先与黄芪建中汤以养血，俟其脉不迟，即以小柴胡汤、桂枝二越婢一汤和解之。

风温、湿温各有本条。

虚烦似伤寒，却不恶寒，身不疼，脉不紧，并不可汗下，可竹叶汤，或小柴胡汤。

坏病者，吐汗下温不解，知犯何逆，以法治之，并不可汗，可小柴胡加减。

经水适下，表里俱虚，不可汗，小柴胡汤主之。衄血、下血，虽脉浮紧，无汗，然衄者欲愈，下者亦欲愈，不愈则用桂枝汤，但不可发汗。

腹中左右上下动气筑触，并不可汗下，《证治论》用柴胡桂枝汤。动在左，发汗则头眩，汗不止，筋惕肉瞤，为逆，先服防风白术牡蛎汤，汗止以建中汤与之。动在右，发汗则衄而渴，心苦烦，饮则吐，先五苓散，次竹叶汤。动在上，发汗则气上冲心，枣根汤。动在下，发汗则心中大烦，骨节烦疼，头痛目运，入食即吐，先用大橘皮汤止吐，次小建中汤。

---

① 匝：周遍，满。

下利清谷，用理中汤，或大便不通者，皆不可汗。

恶寒脉浮，此为表证，若渴，则邪欲入里，不可汗。

咽干喉塞、亡血、淋家、衄家、疮家、动气，并不可汗，《证治论》皆用小柴胡汤。厥逆，不可汗，当归四逆汤。

【临床解读】

朱某，男，34岁。2021年11月5日初诊。

主诉：双手、足冰凉7年。

现症见：天冷后加重，口中和，纳可，大便日一次，不成形，小便可，眠可，自觉脱发，多头发白，舌淡红，苔白，脉弦有力。

处方：制附子10克，川芎10克，当归15克，白芍10克，桂枝10克，细辛3克，通草6克，麻黄3克，熟地黄20克，黄芪30克，甘草6克，生姜3片，大枣3枚为引。10剂，每日1剂，水煎服。(孙玉信医案)

不可下

不可攻浮及细虚，恶寒呕吐与之俱，

小便自利并清少，有表仍兼失气无。

病在里而脉实者，可下。里证悉具，若恶寒，若脉不实，是里犹带表也，未可下之。伤寒不可下条例最多，其可下者，大抵脉证全在里也。里固可下，然下之太早、太过，或者水谷脱而变生焉。至于当汗而误下，则为痞气、为懊侬、为结胸等证，其害人又速耳。设或误下，则理中汤、丸以救解之，或里烦则少加乌梅，或转损厥逆则兼与四逆汤辈。吁！此救兵也，谨之谨之。

脉来细小，固不可下，若细小而牢紧，又可下也。

脉浮，病在表，不可下。结胸脉浮大，不可下。

脉细虚或迟缓，或尺部涩弱，此凡皆为血气衰，不可下也。

恶寒者，表之虚证，虽阳明恶寒，则与太阳合病，属表，可汗，不可下。若少阴证恶寒，则温之。

呕吐者，虽有阳明证，谨不可下，小柴胡加生姜主之。

小便自利，汗出者，津液竭，粪虽硬，属阳明，但用蜜导而出也，猪胆汁亦可导也。

脾约证，大便坚，小便数者，枳实脾约丸。

大便坚，小便清者，热不在里，虽不大便，不可下，可桂枝汤汗之。

少阴证，小便白，为下焦虚寒，用四逆汤。

大便坚，小便少者，津液还入胃，必先硬后溏，不久自出。惟小便如常，乃可下之。

有表证，脉带浮，或恶寒，或犹生寒热，并不可下。

不转失气，谓不下泄也，不下泄则先硬后溏，不可下。大抵阳明燥粪欲下之，先与小承气汤。若转失气，则必先溏后硬，更进一剂，不转失气则止。又阳明谵语，潮热，脉疾，与小承气汤，不转失气，则与小柴胡汤。若次日又不大便而脉涩，则为里虚，黄芪建中汤主之。凡阳证而脉涩，谨不可下。

头汗出为津液少，胞中虚，不可下，唯阳明谵语，血热，头汗，则可下。

诸虚、少血、厥逆、喉闭、呕吐、亡阳、阴实、动气，皆不可下。虚家附子汤，厥逆当归四逆汤，咽喉闭塞乌扇汤，呕吐小半夏加橘皮汤，无阳明实而大便硬者，下之必清谷腹满，但用蜜导。

左动气，下之则腹满拘急，气愈动，身虽热，反欲拳，先甘草干姜汤，次小建中汤。

右动气，下之则津液竭，咽鼻干，头眩心悸，竹叶汤。

上动气，下之则握掌热烦，汗出欲灌水，竹叶汤。

下动气，下之则腹满清谷，心痞头眩，甘草泻心汤。

卷　五

懊憹憹，平仄两音

懊憹心坚用陷胸，舌间苔白豉栀供，
发黄须与茵陈辈，燥粪阳明承气攻。

懊憹者，懊恼郁闷之状。盖由表证误下，正气内虚，于是客气乘虚入而动膈，烦郁微疼，特未至结胸之甚也。由懊憹而结胸，亦不难矣。

短气烦躁，胸中懊憹，心下因硬，则为结胸，用陷胸汤。

舌上白苔，虚烦不得眠，心下懊憹，或饥不能食，头汗出，此邪热郁于胸中也，并栀子豉汤吐之。

阳明病，下之后，懊憹而烦，胃中有燥粪，此热结于胃也，承气汤攻之。

阳明无汗，小便不利，心中懊憹者，必发黄，用茵陈汤。是则胃中邪热，前后二部俱泄之也。

痞

痞满关沉痛不侵，关浮肝热用连芩，
恶寒勿下先投桂，痞利余粮及泻心。

当汗误下，或病属阴而反下之，轻则为痞。其状心下满而不痛，按之则濡，是其虚邪留滞，故但满而不痛也。通用枳壳、桔梗最良。若欲攻之，亦须表证已解则可矣。

痞者关脉多沉，枳实理中丸、半夏泻心汤主之，桔梗枳壳汤尤妙。

关脉浮而痞，此为肝热，用三黄汤①泻其肝。若或恶寒汗出，三黄汤加附子，名附子泻心汤。服汤后，痞不去，烦渴，小便不利，五苓散主之。

下后复汗，心下痞而恶寒者，表未解也，不可攻痞，当先与桂枝汤。表解乃可攻痞，用三黄汤。表未解而心下妨闷，曰支结，用柴胡桂枝汤。胸胁

① 三黄汤：本书卷三《恶寒》名三黄泻心汤，应即《伤寒论》大黄黄连泻心汤。下文“三黄汤加附子，名附子泻心汤”可证。下同。

满而微结，小柴胡加干姜牡蛎汤。表证在，数下之，协热而利，心下痞硬，表里俱病，桂枝人参汤。

下利，心下痞硬，干噫食臭，腹鸣，甘草泻心汤、生姜泻心汤。《证治论》用桂枝人参汤。若利不止，则治下焦，用赤石脂禹余粮汤。又不止，即利小便，用五苓散。

【临床解读】

乔某某，女，69岁。2021年6月23日初诊。

主诉：便溏10年，胃脘不适2个月。

现病史：患者近10年一直便溏，服益生菌有效，日3~4次，腹不胀痛，胃脘嘈杂不适，偶有反酸，嗳气，口渴，口苦，左侧耳鸣，近2年听力下降明显，善叹息，纳食一般，眠可，小便可，易汗出，易心烦急躁，乏力，舌质红，苔薄黄有裂纹，脉沉滞。血压血糖正常；2010年因冠心病植入支架。

病机要点：邪伏膜原，三焦气化失调。

处方：厚朴10克，陈皮10克，炒苍术10克，茯苓10克，猪苓6克，泽泻10克，车前子15克（包煎），桂枝3克，黄连3克，煅龙牡各30克（先煎）。10剂，每日1剂，水煎服。(张磊医案)

发热，汗出不解，呕吐下利，心中痞硬，用大柴胡汤下之。此太阳证。吐汗下后，嗳气痞硬，旋覆代赭汤。若咳逆气虚则先用四逆汤，胃寒则先用理中丸，后用旋覆代赭汤。若虚烦，心下痞满，气上冲胸，头眩，经脉动，身振摇，茯苓桂枝白术甘草汤。

十枣汤证，须是身凉表解，胁疼而痞，则可用。

结　胸

结胸痛硬满其中，大小随名用陷胸，

热实多烦寒不热，水兼浮脉岂容攻。

病发于阳而下之早，或当汗而误下，外证项强，心下满硬而痛者，结胸也。结胸痛硬，是为实邪在里，法当下之。若脉浮大，若表证，若水气，戒不可下。亦有不经下剂而心下硬满者，此又有可吐、可下不同焉。经曰：病人手足厥，脉乍紧，邪结胸中，心满而烦，饥不入食，当吐之。是则病在胸中故也。经曰：阳明病，心下硬满，不可下，下之遂利不止而死。是则邪气自表传里，留于心下，未全为实，法当吐之，故有此戒也。审如是，则经所谓高者因而越之是尔。吐下界限，判然天壤，安可以结胸里实例论之乎？要之，结胸治法，大要审其邪气所在而已矣。或曰：结胸证具，加烦躁而不治者何？此胃气绝也。胃气既绝，安能布药力以胜邪也哉！

凡病在胸膈者，上脘澎湃，痰壅气促，粥药不能下咽。

结胸，寸脉浮，关尺皆沉，或沉紧，俱当下。若脉浮大，或有表证，则先用小柴胡汤。表已解，即下之。

大结胸，不按而痛，胸连脐腹痛硬不可近，大陷胸汤。陷胸汤太峻，合用者只与陷胸丸。

小结胸，按之而痛，只心下硬，用小陷胸汤。

热实结胸，懊侬烦渴，心下痛，少与大陷胸汤。

寒实结胸，无热证，三物白散，枳实理中汤、丸。

水结胸，心下怔忪，头汗出，无大热，小半夏加茯苓汤、小柴胡去枣加牡蛎汤。

脏结，亦是结胸一种，但舌上苔滑，时时下利，阴筋引痛，有本条。

病人血结胸，此热入血室，见谵语条、下脓血条。

结胸先理其气，用桔梗枳壳汤、枳实理中汤，渴者加瓜蒌根。《证治论》诸药不愈用增损理中丸。凡结胸理气已平，旋复大便涩者，须利导之，否则热邪结为块血。

误下后，未成结胸，急与理中汤救解。

阴毒阳毒，随气逆上，伏于胸中，亦有结胸痛硬之证，治法详见本条。

气　短

气短里实热来潮，风湿溲难汗自流，
停水心间并里水，太阳误下结胸不①。

气短者，呼吸短促而不能相续是也，其间呼多吸少，皆不救焉。《千金》曰：少气不足以息者，危。《金匮》曰：短气不足以息者，实。大抵短气为实，亦有表里虚实之差。心腹胀满而短气者，邪在里而为实也；心腹濡满而短气者，邪在表而为虚也；其或怔忪气短，此则心下停水致之。体认不精，其差千里，信矣哉。

气短潮热，腹满而喘，此为外欲解而里实，小承气汤、大柴胡汤。

风湿相搏，汗出短气，小便不利，恶风不欲去衣，其邪在表，甘草附子汤。

① 不：古同“否”，四库本作“痞”。

食少饮多，水停心下，亦令气短，小半夏汤。

身凉干呕短气，汗出不恶寒，此表解而里有水，十枣汤。

误下太阳，短气烦躁，心中懊侬因硬，便为结胸，大陷胸汤、丸。更发黄一证。

喘

喘不漐漐解表家，汗多潮热里攻邪，

满胸合病尤须汗，水嗽青龙杏去麻。

经云：肺气实则喘逆上气。所以气逆者，邪气为实耳。伤寒发喘，邪气在表者，心腹濡而不坚，外证无汗，法当汗之。邪气在里者，心腹胀而为满，外证有汗，法当下之。又有水气作喘，心下怔忪，即水为邪，是以有小青龙之证。若经汗下逐水，不获痊愈，喘促上攻，壅塞而不得息，可以瓜蒂散从权吐之。吁！喘特病之常也，其或直视谵语而喘，汗出发润而喘，身汗如油而喘，皆不可救，此邪气内盛而正气欲绝也。临机对境，盍①消息焉。

麻黄专主喘，喘家汤剂多用麻黄。

太阳证，无汗而喘，麻黄汤。或误下之，利不止，脉促有汗而喘，葛根黄芩黄连汤。下之微喘者，桂枝加厚朴杏子汤。发汗后，不可更行桂枝汤，若汗出而喘，无大热者，麻黄杏仁甘草石膏汤。

阳明证，汗出不恶寒，气短腹满，潮热而喘，小承气汤。若脉浮，无汗而喘，即汗之，用麻黄汤。

太阳阳明合病，喘而胸满，勿下，可麻黄汤。水气嗽喘，乃太阳汗后，饮水多而水停心下，小青龙去麻黄加杏仁主之。小腹满者，小青龙去麻黄加茯苓。

阴证喘则必促，脉伏而厥，返阴丹、五味子汤。

鼻息鸣喘，气逆上冲，孙用和用麻黄汤加橘皮、杏子。久喘咳嗽，感冒鼻涕，《易简》九宝汤。

咳 嗽

嗽家呕喘属膀胱，寒热胸坚值少阳，

若是少阴频下利，四肢沉重更清凉。

---

① 盍（hé）：何不。

肺主气，气逆而不下则嗽。热邪乘之，气则燥郁；寒邪乘之，气则冷滞；水饮乘之，又与气搏。热寒水饮皆生痰壅，嗽之所从始乎。阴阳治法，固自有条。其间水咳三证，不可无辨。小青龙汤，太阳之表水也；十枣汤，太阳之里水也；真武汤，阴证之水气也。常须识之。虽然，古人一药对一病，所主安在哉？曰：水与表寒相合而咳，则小青龙汗之；水与里寒相合而咳，则真武汤温之；里癖合水，动肺而嗽焉，十枣所以下之也。

太阳病，身热嗽喘，心下怔忪，干呕微利，此水气在表，小青龙汤。小便不利，小腹满者，去麻黄加茯苓。发热恶寒，身体痛者，只依本方。若身凉咳嗽，干呕微利，心下痞满，引胁疼痛，为里有水，十枣汤。

少阳病，寒热往来，胸胁硬满而痛，咳嗽，小柴胡汤或微利①去人参、生姜、枣，加五味子、干姜。

少阴病，水气咳嗽，四肢痛重，腹痛下利，或呕，真武汤加五味子、干姜、细辛。少阴咳而四逆，或腹痛，或泄利，或悸，四逆散加五味子、干姜。少阴咳而呕渴，心烦不得眠，下利，猪苓汤。

【临床解读】

王某，女，62岁。2019年6月28日初诊。

主诉：小便不利，热痛1年余。

现症见：小便不利，热涩痛，晨起黄痰多，多梦易焦虑，目干涩，乏力，心烦，口不干不苦，稍黏，余无不适，舌质稍红，苔厚白，脉细。

处方：猪苓10克，泽泻10克，滑石30克（包煎），炒白术10克，阿胶10克（烊化），炒莱菔子10克，3剂，每日1剂，水煎服。（孙玉信医案）

热咳，金沸草散。或唾脓血，小柴胡加黄芩或黑豆，入生姜煎汤。

咳嗽头痛，不恶寒，身大热，若脐腹亦有热而内作痛者，须下之，用大柴胡汤。张氏曰：发汗不解，腹满痛者，急下之，可大承气汤。又曰：腹中满痛，此为实，大柴胡下之。

咳嗽，中满而呕，用大半夏汤。解利以后，胃寒不食，则理中汤加橘皮、半夏、茯苓、细辛、五味子。痰多，二陈汤加细辛、五味子。治嗽通用大橘皮汤。

---

① 或微利：疑衍。《伤寒论·辨太阳病脉证并治第六》小柴胡汤方后注“若咳者，去人参、大枣、生姜，加五味子半升、干姜二两”可证。

咳逆

咳逆垂危苦胃寒，橘姜苓夏胜灵丹，
不瘥乳下应须灸，腹满之时疗已难。

咳逆，俗谓之噫，古人谓之哕。盖胃气本虚，吐下太过，或复与之水，以发其汗，胃虚气逆，噫哕生焉。病势至此，极矣。虽然，咳逆出于胃寒固也，其有水挟寒气击搏而成者，则茯苓、半夏逐水主噫，官桂、丁香下气御寒。又有热气拥郁，气不得通而成者，则小柴胡加生姜，自有条例。惟是哕而腹满，不得小便，或后部不通，此为真病，虽有神医，末如之何。

橘皮干姜汤、羌活附子散、半夏生姜汤、退阴散主之，以意择用。不瘥，即灸乳下。其法：妇人屈乳头向下，尽处骨间，三壮；丈夫乳小，以一指为率，亦三壮。男左女右，艾圆如小豆许。大抵乳直下陷中有动脉处是。详见下脓血条。

《证治》论呕哕，手足逆冷，小橘皮汤。若加胸满，虚烦不安，大橘皮汤。

阳证咳逆潮热，小柴胡汤加生姜橘皮竹茹汤。仍视其大小便何部不调，即通利之。

哕而腹满，大便不利，小承气汤。哕而腹满，小便不利，猪苓汤。

阳明伤风，脉弦浮，小便难，潮热而哕，小柴胡加茯苓汤。

《易简》论伤寒咳逆为笃证，他病见之亦然，以半夏生姜汤主之；又方丁香、柿蒂煎汤，调苏合香丸。大抵咳逆不止者，不可救药。

水气乘肺，亦主噫逆微咳，当以表水里、水法治之。见咳嗽条。

干呕

干呕身热小青龙，涎沫茱萸汗桂供，
下利白通并四逆，胁疼十枣里之攻。

干呕者，呕而无物出也。大抵热在胃脘，与谷气并，热气上熏，心下痞结，则呕而无所出焉。少阴下利，姜附主下利也。厥阴吐沫，茱萸主涎沫也。汗出干呕，桂枝主自汗也。邪去则呕者定矣。若夫水气二证，又当以表里分之。发热咳喘而干呕者，此则水气在表，与青龙汤；不发热，不恶寒，胁痛咳利而干呕者，此则水气在里，与十枣汤，是又不可无别。然而表水里水皆有咳嗽，何耶？曰：水气乘肺也。

表不解，心下水气，身热干呕微喘，或利，小青龙汗之。

干呕吐涎沫，头痛，一云少阴，一云厥阴，并吴茱萸汤。得汤反剧者，则与小柴胡汤①。

汗出头痛，干呕，桂枝汤。

少阴下利，干呕脉微，白通汤。利不止，干呕而烦，厥逆无脉，白通加猪胆汁汤。里寒外热，脉微欲绝，或干呕，通脉四逆汤。

身凉汗出，胁疼干呕，心下痞硬，短气，咳而微利，不恶寒，无表证，此里有水，十枣汤下之。

膈上有寒饮，干呕，亦属少阴，用四逆汤。《证治》论干呕而利，黄芩半夏生姜汤。

胸中似喘不喘，似呕不呕，似哕不哕，愦愦然无奈者，生姜半夏汤。

呕 吐

呕吐阳明气逆行，数为胃热缓寒生，
太阳合病利不利，肾证三条各有评。

表邪传里，里气上逆则为呕吐，水谷不下是也。伤寒呕吐，有胃热，有胃寒，有水气，有脓血，辨是四者而已。胃热者，脉数或紧，必有口苦、舌干、烦渴之证。胃寒者，脉弦而迟，必有逆冷不食、大小便自利之证。水气者，先渴后呕，膈满怔忪。若胃脘脓血则腥气，燥气奔逆上冲。经所谓呕家有痈脓，不须治，脓尽自愈，又谓服桂枝汤吐者，其后必吐脓血是矣。大抵呕吐皆有所出。已下咽而出者，呕也；未下咽而出者，吐也。吐特甚于呕耳。若概以呕无所出，则其间所谓干呕者，独何耶？呕吐多属阳明气逆而上行，戒不可下。汗后水药不入口者，逆。呕而脉弱，小便自利，微热而厥者，虚极难调也。生姜，呕家圣药，热燥者乌梅代之。

阳明呕吐，小柴胡汤加生姜主之，阳证通用。呕而发热，小柴胡汤。呕而渴，猪苓汤。先呕后渴，此为欲解，急与水解。先渴后呕，为心下停水，赤茯苓汤。汗后，或瘥后，胃脘余热，虚烦呕吐，竹叶汤加生姜汁。吐汗下后，虚烦不得眠而呕，栀子生姜汤。

寸脉数，烦热而吐，为胃热，五苓散、竹茹汤、小柴胡汤。

汗下后，关脉迟缓而吐，为胃寒，理中汤、正气散加生姜。

---

① 得汤……与小柴胡汤：《伤寒论·辨阳明病脉证并治第八》作“食谷欲呕，属阳明也，吴茱萸汤主之；得汤反剧者，属上焦也”。

寒多不饮水而吐，理中汤去术加生姜。

太阳少阳合病，自利而呕，黄芩加半夏生姜汤。

太阳阳明合病，当自利；若不利，但呕，葛根加半夏汤。胸中有热，胃中有邪气，腹痛，气逆欲呕，黄连汤。

【临床解读】

王某，女，60岁。2022年3月2日初诊。

主诉：胃痞满1个月余。

现症见：纳食后自觉胃脘痞满，堵塞，胸闷气喘，呼吸不畅，前胸后背凉，自觉胃寒，胃怕冷，嗳气，口中和，口干，纳可，眠差，入睡难，大便量少，日1次，小便黄，舌红，苔白，脉细无力。易口腔溃疡。

处方：黄连10克，清半夏10克，桂枝10克，干姜10克，太子参15克，枳实10克，厚朴10克，陈皮10克，茯苓30克，炒莱菔子10克，甘草10克。10剂，每日1剂，水煎服。(孙玉信医案)

太阳发热汗出，心下烦郁痞硬，下利呕吐，大柴胡汤。

少阴呕证，四逆汤加生姜。水气，或咳，或悸，身痛，自利，真武汤去附子加生姜。膈上寒饮，干呕，吐涎沫，四逆汤。若更吐利，手足逆冷，烦躁甚者，吴茱萸汤。又，手足寒，心中温温欲吐不得吐，脉弦迟，为胸中实，可吐之，或用半夏汤入生姜汁。并属少阴。

温毒发斑，心闷而呕，身热足冷，有本条。

水逆证，渴欲饮水，水入即吐，小肠不利故也，五苓散、小半夏茯苓汤。

《金匮》云：诸呕吐，谷不下，小半夏汤。似呕似哕似喘，心中愦愦，生姜汁、半夏汤、大小橘皮汤。

伤寒屡经吐下，寒气隔塞，食入口即吐，干姜黄芩黄连人参汤。汗后，水药不入口者，逆，半夏茯苓汤。

呕吐脓血，见吐血条。

吐 血

吐血诸阳受热邪，表之不发咎医家，

因而热毒流于脏，地血三黄数剂嘉。

诸阳受热，其邪在表，当汗不汗，致使热毒入脏，积瘀于内，遂成吐血。盖伤寒失汗，则邪热化为恶血，或蕴毒不除，亦能蒸腐其血。凡眼闭目红，神昏语短，心忪痛闷，眩冒迷忘，漱水躁烦，呕吐喘促，惊狂谵语，鼻衄唾红，背冷足寒，骨热肤哄，四肢厥逆，多汗顽痰，胸胁小腹满急，大便黑而微利，小便多而不禁，此等皆瘀血证也。男女均有此血脉，妇人伤寒尤多见之，以其得病于经水来去之期，或受病中间经水适至耳。血之为痛，大抵夜重日轻，或昼明了而暮谵语，血属阴，从其类也。前证不必悉具，但见其一二分晓，便作血证主张，犀角地黄汤，小柴胡汤，桃仁承气汤，三黄汤、丸，酌量轻重用。瘀血结胸，抵当汤、丸主之。诸汤皆以川芎为佐，取尽大便黑物则佳。虽然，伤寒咯血犹难救疗，况吐血乎！凡吐血，皆非美恙，初病犹可用工，有陆续而来，或经数时而复吐者，断不可救药也。

方药详见解题。通用萝卜汁一小盏，入新汲水，煎茅花主之。血热者黄连阿胶汤；《证治论》用地血散、柏皮汤、三黄泻心汤。

大下后，寸脉沉迟，尺脉不至，咽喉不利，唾脓血者，麻黄升麻汤。此有两证，一阳毒，一少阴。在阳毒则或用阳毒升麻汤，在少阴则或用甘梗汤加半夏、生姜汁。

服桂枝汤吐者，其后必吐脓血，犀角地黄汤。

非伤寒证而吐血者，与蛤粉散。若虚劳咳嗽吐血，口苦咽干，真黄芪汤主之。

衄　血

衄血膀胱病欲瘳，脉微发表病家愁，

紧而无汗麻黄进，浮缓漐漐以桂投。

经络热盛，阳气拥重，迫血妄行，出于鼻者，为衄，其热在表也。是虽表热，邪犹在经。然亦不可发汗，汗之则额上陷脉紧急，直视而不得卧，古人戒之。所以无汗用麻黄，有汗用桂枝者，非治衄也，散其经中邪气耳。若邪气不得发散，拥迫于血，而衄复不止也。太阳衄血，固为欲解。或有衄血不止，但头面汗出，其身无汗，及发汗不至足者，又为恶证，当明辨之。

太阳证衄血，及服桂枝汤后致衄者，皆阳气盛长，病欲解也，属犀角地黄汤。

衄而脉微，不可发汗，与犀角地黄汤、黄芩芍药汤。衄不止，茅花汤。

无汗而衄，脉尚浮紧，可再与麻黄汤。

有汗而衄，脉尚浮缓，可再与桂枝汤。

衄而烦渴，欲饮水，水入即吐者，先服五苓散，次服竹叶汤。

阴证本无衄，若少阴厥而无汗，强发汗，必动血，血从耳目口鼻而出，是为下厥上竭，不可治，《治要方》用黑锡丹。《千金》云：凡时行衄血，不可断之。如或过多，即可断，以龙骨末吹入鼻；九窍出血通用。

阳明发热，口燥漱水者，必衄，见漱水条。谨不可汗。

脓血[①]

下脓血室必谵言，湿毒无如肠垢鲜，

消谷粪坚脐下蓄，膀胱热结六条全。

冲脉为血之海，即血室也。男女均有此血气，亦均有此冲脉。冲之得热，血必妄行，在男子则为下血谵语，在妇人则于经水适来适去之时，经气尚虚，邪乘虚入，或热退而胸满谵语，或蓄血而寒热似疟，皆谓之热入血室。私窃怪夫世俗常谈，凡病皆先调气，而血之一字念不到焉。其间一二亦知理血，则曰妇人有之。不思血气即阴阳也，负阴抱阳中，两间而为人，谁独无此血气哉？否则，张、朱之书所谓桃仁承气汤，抵当汤、丸之类，是特为妇人设耳？然而，血证之脉何如？曰：挟血者，脉来乍涩乍数，闪灼明灭，或沉细而隐伏也。若夫血热交攻，则寸关洪盛。大抵多于左手见之，左手主血，固如是尔。经云：血上逆则忘，血下蓄则狂[②]。下焦蓄血，小便必自利。血结之处，又当以此推之。外证具于吐血汗解条内。

阳明病，下血谵语，或胸胁满如结胸，暮夜如见怪状，此为热入血室。头汗出者，刺期门以泻肝。若不刺，合用小柴胡汤加生地黄、枳壳、栀子仁。

腹痛身热，下脓血，如鱼脑，如烂肉汁，曰湿毒，桃花汤、地榆散、黄连阿胶丸。《治要方》用胃风汤加木香，或除湿汤。

热气乘虚入于肠胃，脐下有热，泄利赤黄白肠垢，黄芩汤、白头翁汤、柏皮汤。

无表里证，已下后，脉数不解，消谷易饥，多日不大便，此有瘀血，桃仁承气汤、抵当汤，或小柴胡加桃仁、大黄。又，脾约证，胃热消谷，有本条。

下焦蓄血，其人如狂，小腹结急，小便必自利，与抵当丸，或小柴胡加桃仁、大黄。抵当汤太峻，合用者只与抵当丸。

太阳病不解，热结膀胱，其人如狂，而血自下，下者愈。不愈，用桂枝汤。

---

① 脓血：后文作“下脓血”。

② 血上逆……下蓄则狂：《素问·调经论》作“血并于上，气并于下，心烦惋善怒；血并于下，气并于上，乱而喜忘”。

瘀血，炙甘草半钱，川芎、香附倍之，枳壳又倍之，新汲水煎，入醋下。

失血，少血，或尺脉迟，或诸脉不出，汤剂中须以人参为佐。

期门即三焦之腑，取穴以病人中指中节为寸，令仰卧，从脐心正中向上五寸，以墨点定，从墨点两边横量各二寸半，大约直两乳，是期门穴也。针入四分。此《证治论》穴法，可与咳逆条乳下穴参用。

发黄

发黄尿秘引清浆，便黑尿多血证黄，
身热尽疼为中湿，鼻干腹满胃风伤。

发黄者，湿气在里，复瘀热于脾胃，蒸湿不散而得之。或病属阳而用温，内热而被火，亦发黄也。湿气胜则如熏黄而晦，热气胜则如橘黄而明。伤寒至于发黄，单阳无阴，病势已极，不可以寻常目之。如所谓寸口无脉，鼻出冷气；如所谓形如烟熏，摇头直视；如所谓环口黧黑，柔汗①发黄，不治者亦多矣。然而发黄之与瘀血大抵相类，又何以辨之？曰：小便不利者为黄，小便自利则瘀血也。《千金》云：酒疸下之，终为黑疸，土瓜连根捣取汁，效。

黄瘅证，脉浮滑而紧数，尿秘，头面汗出，及颈而止，渴引水浆，茵陈汤，五苓散夹和茵陈汤，或五苓散下酒蒸黄连丸。

血证发黄，如狂，小便多，大便黑，桃仁承气汤、犀角地黄汤、抵当丸。

太阳中湿发黄，身热尽痛，头汗目黄，盖寒湿在里致之，可五苓散、栀子柏皮汤；若欲解散，则用麻黄连翘赤小豆汤。余见中湿条。中湿与发黄，不利小便，非其治也。

阳明伤风，发黄易饥，气短腹满，鼻咽干，心胁痛，小便难，潮热，咳嗽咽痛，息短头眩，嗜卧，脉弦浮大，小柴胡加茯苓。

初发黄，急用瓜蒂末，口含水，搐一字许②入鼻中，出黄水，次服茵陈五苓散。

发斑

斑如温毒黑膏良，热病重阳别有方，
里实表虚因发出，若还发汗愈增疮。

病证属阳，误投温药，或当汗不汗，或当下不下，或汗下未解，阳热内

① 柔汗：又称油汗、冷汗。

② 一字许：即约四分之一钱。字为衡量名，四字为一钱。许，左右。

燃，蒸溽①外迫，热毒入胃，皆致发斑。盖热必伤血，血热不散，里实表虚，由是热气乘虚出于皮肤，轻则如疹子，重则如锦纹是尔。斑家谨勿发汗，汗之重令哄泄，疮烂又加多也。凡斑略见一二，须早图之，日子稍延，独阳绝阴，不可救药。其发黑斑者，热剧胃烂无及矣。然而斑之方萌，与蚊迹类焉，又不可误用药也。发斑多见于胸腹，蚊迹多在手足之间。关前阳脉洪大，病人昏愦，先红后赤者，斑也。阳脉不洪，病人自静，先红后黄者，蚊也。发斑属阳，阳毒具而阴脉形，或大便自利，或怫郁气短而燥粪久不得通，卢扁②复生，莫能施其巧。

温毒发斑，冬月冒寒，至春间阳气盛则发病，经吐汗下而表未解，毒未消也，黑膏主之。肌肉斑烂，咳而心闷，下利呕吐清汁，下部疮，或口疮，黄连橘皮汤、葛根橘皮汤。

热病发斑，时气发斑，大青四物汤、猪胆鸡子汤。

阳毒曰重阳，发斑有本条。

咽痛者，玄参升麻汤。

发斑通用升麻葛根汤、败毒散、犀角地黄汤。热多者，玄参升麻汤加生姜、乌梅；又黄连一物汤、青木香一物汤可择用。有下证者，少与调胃承气汤。孙兆③用紫雪一剂，《证治论》用白虎加人参汤。

发斑汤剂，须以紫草、川芎为佐。血热内结者，与小柴胡汤。

【临床解读】

郭某，女，21 岁。2019 年 7 月 31 日。

主诉：反酸、胃痛 1 个月余。

现病史：患者现在胃痛。现症见：后背肌肉痛，乏力，易头晕目眩，纳可，眠差，入睡难，口中和，大便干结（口服黛力新、艾昔布片），小便调，月经周期不规律，有时提前，有时错后，量少，色暗，带下可，舌质淡红，苔白，脉沉滞。平素喜饮矿泉水，半夜洗澡，冬天怕冷。

处方：柴胡 10 克，黄芩 10 克，葛根 30 克，大黄 6 克（后下），桃仁 10 克，生百合 30 克，生甘草 6 克。15 剂，每日 1 剂，水煎服。

二诊：2021 年 1 月 6 日。服上方胃脘基本痊愈，停药。现症见：时有头

① 蒸溽：湿热蕴蒸。溽，湿。

② 卢扁：即古代名医扁鹊。因家于卢国，故又名“卢扁”。

③ 孙兆：北宋医家，河阳（今河南孟阳）人，著有《伤寒方》《伤寒脉诀》，修订林亿、高保衡等校补的《黄帝内经素问》，名为《重广补注黄帝内经素问》。其父为尚药奉御孙用和，其弟孙奇，皆为当时名医。

蒙胀，如帽裹，乏力，全身肌肉酸胀，以后背为甚，易嗜睡，精神差，时常目胀痛，偶红，面部易起痘疹，近一年脱发明显，胃脘胀满，偶有刺痛，反酸，偶有嗳气，纳眠可，二便调，月经正常，舌体胖大，苔薄白，脉沉滞。

处方：谷精草30克，青葙子15克，蝉蜕6克，决明子6克，薄荷10克（后下），菊花10克（后下），蔓荆子10克，夏枯草30克，白芷10克，生薏苡仁30克，生甘草3克。10剂，每日1剂，水煎服。

三诊：2020年1月13日。服上方25剂，效可，尿频改善。现症见：仍尿床，白天尿急、漏尿，口中异味，流涎，脚心热，多食易饥，多汗，大便稍稀，每日1~2次，眠可，过敏性鼻炎反复发作。

处方：炒山药10克，益智仁3克，乌药3克，菟丝子10克，鸡内金6克，山萸肉6克，党参6克，白果3克，生姜2片，大枣2个为引。15剂，每日1剂，水煎服。

四诊：2020年12月11日。服上方10剂，后间断在他处服中药。现症见：仍尿床，白天尿急，漏尿，秋冬季过敏性鼻炎易发作，近几日咽痒，咳嗽，夜间张口呼吸，打鼾，流涎多，纳眠可，大便黏，日一次，舌质红，苔白滑，脉沉弱。今按“上虚不能制下”为则治之。

处方：炮干姜6克，炙甘草10克。10剂，每日1剂，水煎服。（张磊医案）

发斑小点稀疏，色常鲜红者，易治。或如锦纹瘾起饼搭者，难治。若初发色红，渐次微黯，良久黯又转甚，面色肌肉黧晦者，断不可救。初发便如黑痣者，亦然。赤斑五死一生，黑斑十死。凡内外热炽，汗下不解，烦闷咳呕，足冷耳聋，便是发斑之证。

舌白苔

舌苔大热疗应难，利腹疼兮呕恶寒，
懊侬胁坚并中湿，更兼脏结六条看。

病家邪气在表，舌上无苔，自传入里，津液结搏，则舌生白膜，如苔之状，是亦丹田有热也。热初传里，其舌苔滑。热气渐深，其舌苔涩。热聚于胃，舌为之黄。若舌间黑色，则病已深而热已极矣。经云：热病口干舌黑者，不治。盖舌属心，心属火，黑者，肾家贼热所胜，五脏反克，其能生乎？

尺寸脉紧，口中热气而干燥，足冷蜷卧，鼻中涕出，舌上苔滑，勿妄治也。到七八日以来，微热，手足温，为欲解。或七八日以上，反大热者，难治。若腹痛者，必欲利，与理中汤。若恶寒者，必欲呕，与小柴胡汤加人参、瓜蒌根。

太阳误下，胃中空虚，客热动膈，懊憹舌苔，栀子豉汤。或阳明证具，其脉浮紧，下之而懊憹舌苔，用药同。

阳明胁下硬满，不大便而呕，舌上白苔，小柴胡汤。

【临床解读】

刘某，女，58岁。2022年3月2日初诊。

主诉：口干舌燥20余天。

现症见：口干舌燥、舌麻，晨起咽喉有痰，能咯出，时白痰黏，时黄痰黏，偶反酸，不烧心，偶胃痞胃胀，周身阵发性黄染，双目干涩，视物稍模糊，纳可，眠安，大便不成形，日2~3次，小便可，稍黄，舌质淡红，舌薄白稍黄，脉缓有力。2022年2月27日查肝功与血脂：ALT 149U/L；AST 91U/L；TG 3.22mmol/L；TCHO1 5.68mmol/L。查彩超：①肝实质轻度弥散性回声改变；②双侧甲状腺多发性实质性及囊实性回声结节。

处方：柴胡10克，清半夏10克，太子参10克，黄芩10克，浙贝母10克，煅海螵蛸30克，陈皮10克，茯苓30克，郁金10克，冬瓜仁30克，生薏苡仁30克，桃仁10克，草6克。10剂，每日1剂，水煎服。（孙玉信医案）

阳明中湿，舌上生苔，以丹田有热，胸中有寒湿也，五苓散主之。

脏结亦属阳明，舌上白苔，有本条。

舌黄者，法当下之。舌黑者，不治。

口燥咽干

口燥阳明背乍寒，人参白虎疗咽干，

少阳专以柴胡治，肾证应须急下安。

脾胃有热，津液涸少，所以口燥舌干。然而口中干燥，汗之将何如？曰：汗之重无津液，其咽干者，尤不可汗也。治法固自有条，或依条用药而口中尚更不和，则当以瘀血推之。盖焦烦漱水，口燥唇干，血证有之矣。

阳明口燥咽干，无大热，背微恶寒，烦渴，白虎加人参汤。渴欲饮水者，用药同。

少阳口燥咽干，小柴胡汤。

少阴口燥咽干而渴者，急下之，用承气汤。

血证口燥唇干，见漱水条。

狐惑咽干，唇疮声哑，有本条。

烦 躁

烦躁来时热气升，阴为阳胜太阳经，

阳明燥粪连脐痛，肾候阳虚阴躁乘。

心主火，肾主水，心热则烦，肾热则躁，此通论也。伤寒烦躁则有阴阳虚盛之别焉。阴虚而阳胜则为烦，阳虚而阴胜则为躁。有先烦而渐加躁者，有先躁而后复烦者。烦，其热之轻；躁，其热之甚也。或邪在表，或邪在里，或阳胜，或阴胜，或火邪，条例不一，当详审而调理之。设若结胸证具而烦躁，吐利四逆而烦躁，下利发热，厥逆而躁，不得眠，恶寒蜷挛，脉不出而躁，此皆不治之证。或者见几而作，声之可乎？

太阳证烦躁，寸关脉浮数，身热是也。风寒俱盛，其脉浮紧，无汗而烦躁；当汗不汗，其人烦躁，并用大青龙汤。心中悸而烦躁，小建中汤。热六七日，渴欲饮水，五苓散。无热，但狂言烦躁，五苓散，水调服，刺吐之。自汗心烦，小便数，不可与桂枝汤，只用芍药甘草汤。服桂枝后，汗出，烦渴甚，脉洪大，白虎加人参汤。

【临床解读】

刘某某，男，58岁。2021年3月15日初诊。

主诉：高血糖11年。

现病史：患者11年前因冠心病于郑州市某医院行支架手术（2个），口服氢氯吡格雷（波璃维）致血糖升高，间断服降糖药控制不佳，空腹血糖12.0mmol/L，未予正规治疗。曾服中药调理，效一般。现症见：口干多饮，尿频，乏力，双下肢郁胀，偶有麻木刺痛，晨起重，活动后减轻，偶有心前区不适，气短，纳眠可，大便不成形，日1~2次，不成形，小便频，色黄，舌质红，苔黄厚，脉沉滞。曾服：附片68克，干姜30克，黄柏16克，龟甲20克，肉桂12克，炙甘草15克，柴胡25克，枳壳28克，白芍28克，牛膝30克，桔梗6克，黄芪36克，人参12克，白术30克，茯苓26克，桑寄生28克，杜仲28克，桂枝28克，服药30剂，效平。

处方：党参10克，生石膏30克，知母15克，生山药30克，鬼箭羽30克，五味子10克，荷叶30克，黄连6克，生甘草3克，粳米一撮为引。20剂，每日1剂，水煎服。(张磊医案)

阳明证烦躁，以多日不大便，有燥粪，故绕脐痛而烦躁也，以承气汤，随轻重用。

少阴证烦躁，尺寸俱沉，厥冷自利是也。心烦不得卧，黄连鸡子汤、黄连阿胶汤。吐利厥逆，烦躁欲死，吴茱萸汤、茯苓四逆汤。下利咽痛，心中烦满，猪肤汤。下利嗽呕，烦渴不得眠，猪苓汤。恶寒而蜷，时时自烦，欲去衣被，大柴胡汤。

太阳病，以火熏之而不得汗，亦致烦躁。或火熨其背，令人汗出，大热入胃而烦躁，并黑豆煎汤解之。

汗后，烦不得眠，欲水者，少与之。小便不利，与五苓散。

下后，昼烦夜静，不呕，不渴，无表证，脉沉微，干姜附子汤。若兼懊侬，即与栀子豉汤。发汗，若下之，病仍不解而烦躁，茯苓四逆汤。吐汗下后，虚烦，心下痞满，气上冲胸，头眩，经动，身为振摇，茯苓桂枝白术甘草汤。虚烦附入胸满条。

瘥后，胃弱不能胜谷，亦致微烦，减谷则愈，仍与小柴胡汤。

阴极发躁，或阴毒用火熨灸，及投热药以致发躁者，并不可误用凉药，躁甚仍与热剂，用四逆汤、返阴丹。

阴盛隔阳，身冷大躁，欲饮水，不入口，不得睡，脉细沉紧，有本条。

渴

渴为浮脉太阳临，汗是阳明利少阴，
阳毒热多并中暑，其人引饮喜杯深。

热气熏蒸，津液耗少，所以发渴。热邪深浅，条例不同。然是渴者，大抵里有热也。或曰：六经外证，独少阴曰渴，厥阴曰烦，何耶？少阴属肾，主水，热气既深，肾水易竭，安得而不渴？厥阴属肝，心之母也，病主消渴，饮水多而小便少，是其里热已极，子气乘母，于是挟心火以为烦，惟烦则消矣。凡渴证用药，并去半夏，以其性燥而逐水也。若先呕后渴，则为欲解，当与之水。先渴后呕，则为水停心下，属赤茯苓汤，故并述之。

太阳发渴则脉浮，表不解，心下水气，小青龙汤去半夏加瓜蒌根。服桂枝汤，汗出后，烦渴甚者，白虎加人参汤。小便不利而渴，五苓散。身热恶风，手足温，胁满而渴，小柴胡去半夏加人参、瓜蒌根。太阳病，无汗而渴，勿用白虎汤，可小柴胡。若得汗后，脉洪大而渴，可少与白虎汤。

风温灼热而渴，瓜蒌根汤。

阳明发渴则有汗，胁下硬，不大便而呕，舌上白苔，小柴胡去半夏加人参、瓜蒌根。阳明病，汗多而渴，勿用五苓散，可竹叶汤。若汗少，小便不利，脉浮而渴，与五苓散。一云猪苓汤，然本方内有阿胶、滑石，其性尤利，又当审之。发黄证，头汗出，小便不利，渴引水浆，茵陈汤、茵陈五苓散。

少阴发渴则自利，咳而呕，引水饮，猪苓汤。下利而渴欲饮，白头翁汤。脉微细，欲吐不吐，心烦但寐，小便白，下利而渴，四逆汤。

阳毒大热大渴，黑奴丸主之。

中暑渴者，白虎加人参汤。若渴不已，与酒蒸黄连丸。

渴欲饮水，水入则吐，曰水逆，五苓散。

漱水不咽

漱水阳明衄血时，头疼口燥热生肌，
发狂瘀血无寒热，犀角桃仁类例推。

唇燥口干，血证类有之，必欲取水而灌漱也。然漱水而不饮水，何哉？盖渴者易为饮，阳热入里，胃中液干，患不与水耳。惟夫上焦瘀血，下焦蓄血，乘肺发燥，渴证独无，是以漱水而不欲下咽也。漱水条例，惟血证有焉。

阳明身热头疼，口燥漱水不欲入咽，必衄血，脉微者，犀角地黄汤、茅花汤①。

无表证，不寒热，胸腹满，唇燥口干，漱水不咽，小便多，此为瘀血，必发狂，轻者犀角地黄汤、桃仁承气汤，甚者抵当丸，取尽黑物为度。

可与水

可水除烦使胃和，常须少与勿令多，
若还不与无由汗，强与还因水致疴。

病非大渴，不可与水。渴不与水，无由作汗，则喘而殂也。伤寒饮水，是为欲愈之候。若渴者与之过多，或小渴而强与之饮，腹中热少，一不能消，停饮作害者多矣。曰水结，曰喘悸，曰咳噎，曰呕哕，曰肿满，曰下利，曰小便不利，安有不自水气得之？诊视又当识此。

太阳病，发汗后，大汗出，胃中燥，不得眠，其人欲饮水，当少与之，胃和则愈。

厥阴病，渴欲饮水者，与水则愈。

霍乱，发热，头痛身疼，热多饮水者，与五苓散。

---

① 茅花汤：原作“棠花汤”。查《中药大辞典》无“棠花”，只有“棣棠花”“棠梨”和“棠梨枝叶”，皆与出血病证无关。本书卷五《衄血》：“衄不止，茅花汤。”

呕吐，病在膈上，后必思水者，与猪苓散①。

水逆证，见呕吐条。

水结证，见头汗出条。

饮水多，水停心下，气上乘心则为悸，水气结于胸胁则为水结胸，胃中虚冷则为呕哕，冷气相搏为噎，上迫于肺则为咳喘，渍入肠中则为下利，邪热所搏，蓄于下焦则为小便不利，小腹满而里急，溢于皮肤则为肿重。

饮水过多者，五苓散导之。

小便自利

小便自利血相干，蜜导阳明肾证寒，
脾约谵言脚挛厥，太阳汗下大便难。

小便自利，非血证则肾虚也。惟血证则小腹结而如狂，惟肾与膀胱俱虚则不能约制水液，是二者小便皆自利也。若肾虚而挟热焉，故乍沥乍旋，谓之小便数。

伤寒下焦有热，小腹必满，应小便不利，今反自利者，此血证也，法当下之。又有病在太阳，遍身发黄，其脉沉结，小腹虽坚，而小便不利，此则非血。若或小便自利，其人如狂，血证谛②矣，下之，抵当汤、丸。

阳明自汗，应小便少而反自利者，津液竭也，粪虽硬，但以蜜导，猪胆汁亦可以导。

少阴四逆，小便自利，为虚寒，用四逆汤，或真武汤去茯苓。若小便白，亦是下焦寒，与四逆汤。

小便数，大便硬，此为脾约，脾约丸、麻仁丸主之。张氏云：趺阳脉浮而涩，浮则胃气强，涩则小便数，是为脾约。趺阳，胃脉也。此证消谷引饮，盖胃壮而热矣。

伤寒脉浮，自汗，小便数，若胃不和而谵语，少与调胃承气汤。

太阳自汗，四肢拘急，心烦，微恶寒，脚挛急，小便数，误服桂枝，得之便厥，可与甘草干姜汤、芍药甘草汤。

太阳吐汗下后，小便数，大便因硬，小承气利之。

小便尿血，《证治论》用延胡索散。

---

① 猪苓散：原作“猪苓汤”，据《金匮要略方论·呕吐哕下利病脉证并治第十七》“呕吐而病在膈上，后思水者，解，急与之；思水者，猪苓散主之”改。

② 谛（dì 第）：细察，深思。引申为明了。

遗　溺

遗溺风温戒利肠，腹膨身重合三阳，

下焦不摄兼停血，肾绝狂言五证详。

水液之余者，入胞而为小便。胞中虚寒，不能约制水液，加以邪气乘之，故旋溺自遗而不禁也。

风温脉浮，自汗，体重，多眠，鼻鼾，喘息，恬①不欲言。误下则小便不利，直视失溲。

三阳合病，腹满身重，口中不仁，面垢，谵语，遗尿，并不可汗下，少与白虎汤。

膀胱潴水，下焦不摄，则亦遗溺。经云：邪中下焦，阴气为栗，足膝逆冷，便溺妄出，合用四逆汤。

下焦蓄血，小腹结急，小便自利不禁，轻者桃仁承气汤，重则抵当汤、丸。

狂言、直视、遗尿，肾绝，不治。

小便难

小便汗竭胃干空，多汗阳明并戒通，

引饮湿黄须要利，涩难虚热客胞中。

汗自外泄，津液中干，此小便所以不通也。或阴虚而阳凑之，小肠伏热，亦令旋溺赤黄，数且难矣。《素问》曰：阳入阴分，则膀胱热而小便难，其谓是乎。多汗者，以利小便为戒。伏热者，以凉剂行之。若夫中湿发黄，不利小便，非其治也。

发汗多，亡津液，胃中干，小便不利，及阳明汗多，小便不利者，并不得利之，小便自利则愈。

引饮过多，下焦有热，小便不利，脉浮者，五苓散；脉沉者，猪苓汤。

中湿发黄家，并与利小便。

小便难者，阴虚而阳凑之，故小便黄，为下焦热，以瞿麦、滑石辈利之，木通散亦可。太阳汗后，漏不止而恶风，四肢急，小便难，桂枝加附子汤。阳明中风，脉浮弦大，身黄，鼻干，气短腹满，潮热时哕，心胁痛，嗜卧，

---

① 恬（tián）：安静，清静。

小便难，小柴胡加茯苓。

表有水气，身热而咳，表不解，心下停水，小腹满，小便不利，小青龙汤去麻黄加茯苓。汗下后，发热，头项强痛，无汗，心下满，微泄，小便不利，桂枝汤去桂加茯苓、白术。呕而发热，胸胁满，心下怔忪，小便不利，小柴胡去黄芩加茯苓。少阴病，小便不利，四逆散加茯苓。

瘥后，腰以下有水气，牡蛎泽泻散主之。

大便下利

利惟胆胃负时殂，不渴脾寒渴肾虚，

肠垢鸭溏并湿毒，谵言备载古人书。

下利须别阴阳，三阳下利身热，太阴下利手足温，少阴厥阴下利，身凉无热，此大概也。自利不渴，小便色白，脉微清谷，厥冷恶寒，凡此皆寒。渴欲饮水，尿色如常，泄下赤黄，发热后重，凡此皆热。要之，风邪入胃，木来胜土，故大肠暴下，其里虚协热者，下利尤多。或解散，或和解，或攻泄，或温中，或固下焦，或利小便，随证有条，但不容发汗。盖邪气内攻，若外复泄其津液，则胃气转虚，必胀满矣。然则，下利之脉何如？曰：身凉脉小者顺，身热脉大者逆，大则为虚，微弱则自止，滑而数者，是又有宿食也。若夫下利谵语而目直视，下利厥躁而不得眠，下利发热汗不止或厥不止，下利厥冷无脉，灸之，身不温而脉不回，下利日十余行，其脉反宰，皆邪拥正气而下脱，五夺①之最急者也，虽有工巧，将焉用哉？

太阳阳明合病，下利，头疼目疼，鼻干，脉浮长，葛根汤。

【临床解读】

陈某某，女，30 岁。2021 年 7 月 12 日。

主诉：颈部僵硬不舒 1 年余。

现病史：患者 1 年前无明显诱因出现颈部向左侧倾斜，武汉某医院诊断为痉挛性斜颈，注射内毒素一次，已愈。现症见：颈部挛急不舒，僵硬，不偏斜，自感活动不灵活，后脑及头两侧偶有紧束样隐痛，纳食可，口中和，眠可，平时易急躁易怒，大便可，小便不利，不畅，月经稀发，常 3~4 个月一次，曾服中药 4 个月余，月经周期变为 50 天，婚后 5 年一直未孕。舌边尖

① 五夺：《灵枢·五禁》：“黄帝曰：何谓五夺？岐伯曰：形肉已夺，是一夺也；大夺血之后，是二夺也；大汗出之后，是三夺也；大泄之后，是四夺也；新产及大血之后，是五夺也。此皆不可泻。”

红，苔薄黄，脉沉滞。有多囊卵巢病史。

处方：葛根30克，桂枝10克，生白芍10克，茯苓10克，牡丹皮10克，桃仁10克，通草3克，炙甘草6克。15剂，每日1剂，水煎服。(张磊医案)

太阳少阳合病，下利，头疼，胸满，干呕，脉浮弦，黄芩汤，呕者加半夏、生姜。

少阳阳明合病，下利，身热，胸胁满，干呕，往来寒热，脉长大而弦，为负，负者，死。但长大而不弦，为顺。又脉滑而数，则有宿食，小承气汤下之。迟而滑者，亦少下之。

太阴自和①不渴，四逆汤、理中汤、术附汤。

少阴自利必渴，肾虚引水自救，脉微者，白通汤。厥逆无脉，白通猪胆汁汤、通脉四逆汤。若渴而呕嗽，心烦不得眠，猪苓汤。自利清水，色青，心下必痛，口中干燥，此不可温，须下之，用大承气汤。三阴下利，法当用温，若自利清水，心下痛，口干燥，须下之。下利发渴，属少阴固也，然三阳亦有饮水者，乃有热也。

协热利者曰肠垢，脐下必热，便中垢腻赤黄，或饮水，乃热也，黄芩汤、白头翁汤、柏皮汤。此证惟黄芩最妙，凡协热下利通用之。

胃寒利者曰鸭溏，脐下必寒，腹胀满，便中黄白青黑，或清谷，四逆汤、理中汤、白通加附子汤。寒毒下利，面戴阳者，下虚也。

湿毒利者，腹必痛，下脓血如鱼脑，如烂肉汁，桃花汤、地榆散、黄连阿胶汤，或用除湿汤、胃风汤加木香。

下利谵语，有燥屎也，脉不微细，可下之，用小承气汤。

三部脉平，心下硬而下利者，肠胃有积结也，急下之。

下利心下痞者，详见痞条。

阴毒阳毒亦有下利，有本条。

下利身痛，腹满清谷，急救里，用四逆汤。服药后清谷止，但身痛者，急解表，用桂枝汤。

固下焦、利小便方论，见痞条。风邪入胃下利，热则败毒散，冷则不换金正气散，或加干姜、木香。

假如他病肠风失血、崩中漏血之人，继而下利，大肠里急，痛不可忍，虽与巴粉取积，已行疏导，其痛独存者，此非积也，荣血亏少，阳刚胜阴，

---

① 自和：《伤寒论·辨太阴病脉证并治第十》："自利不渴者，属太阴。"作"自利"义胜。

故尔役①药当以川芎为佐，荣气一调，其痛立止。设或小便不通，五苓散不能作效，当以分心气饮加川芎、麦门冬与之，自然快利。或蕴热血痢，腹中痛甚，疏通涤热，痛未得平，亦当为之调血。

霍乱

霍乱渴来用五苓，寒多不水理中寻，

憎寒厥热姜甘附，中暑焦烦腹痛侵。

张氏但称吐利者，非霍乱也。霍乱，邪在中焦，以饮食无节、居处不常得之。夹食伤寒，阴阳乖隔，上吐下利，而躁扰痛闷，是其候尔。偏阳则多热，偏阴则多寒，卒然而来，危甚风烛。许仁则谓：湿霍乱死者少，干霍乱死者多。盖以所伤之物，或因吐利而出泄，泄尽则止，其死少也。夫上不得吐，下不得利，所伤之物拥闭正气，关隔阴阳，烦躁喘胀，其死多也。夫饮食起居，当以此为戒。

霍乱吐利，热多而渴，五苓散。

寒多而不饮水，理中汤、丸。或有寒，腹满而痛，四肢拘急转筋，下利者，剉理中汤，加生附子、官桂。

吐利汗出，发热憎寒，手足厥冷拘急，其脉沉细，四逆汤。

中暑霍乱，烦躁大渴，心腹撮痛，四肢冷，冷汗出，脚转筋，香薷散。《千金》云：转筋者，用理中汤加煅石膏。

汗后霍乱，虽吐利已止，而身痛不休，少与桂枝汤。吐利已止，汗出，四肢厥而拘急，脉微欲绝，通脉四逆加猪胆汤。

霍乱，通用藿香正气散，腹痛加桂，痛甚去藿香加茱萸，小便不利加茯苓，泻而不吐，除湿汤加桂，吐而不泻，除湿汤去苍术，加桂、丁香。

干霍乱，心腹作痛，欲吐不吐，欲下不下，先以盐汤一盏，顿服，候吐出令透，即以锉理中汤倍加橘红与之。凡气痞于中，不吐不泻，害人甚急，可苏合香丸，用枳壳散下，或用藿香正气散加官桂、茯苓，倍加枳壳。大抵风雨寒湿，邪自外入，藿香正气散、除湿汤为要。饮食居处，邪由内发，治中汤主之。其或吐泻不止，面青厥冷者，震灵丹研开，木香、干姜煎汤调下。

大柴胡汤一证云：发热汗出不解，呕吐下利而心中痞者，大柴胡主之。此则非霍乱也。

---

① 役：做。

失音

失音发痓反张弓，狐惑唇疮哑似聋，

风湿血迷并舌卷，更兼中暑语难通。

言，心声也，而声音道路出于喉嗌，肺亦主之。若风，若痰，若血，若热与夫邪毒之气伏于心窍，或滞于喉间，皆令人失音，或语短而声蹇涩也。《活人书》惟有发痓狐惑条例，风湿而下，诸家之正说附焉。

痓证，口噤，头摇，掣疭，不语，项强背直，腰身反张，有本条。

狐惑即湿䘌也，虫食下部为狐，下唇有疮，其咽干。虫食其脏为惑，上唇有疮，其声哑，有本条。

风湿内有一证，缓弱昏迷，腹满身重，自汗失音，下利不禁，白通汤加白术、甘草。

血证心忪语短，眩冒迷忘，详见吐血、下脓血条。

厥阴舌卷囊缩，毒气入脏，或有不语，此用小承气汤。

伏暑发热汗渴，暑入心包络，亦或不语，此用小柴胡汤。热渴甚者，用竹叶汤。

风缠喉嗌①不语，细辛、皂角末入鼻通关，次用南星略炮，加生姜、紫苏，熟煎与之。

失音亦须调导大小便。

① 嗌（yì）：咽喉。

卷 六

怫 郁

怫郁阳蒸聚体肤，便坚为实哕为虚，

二阳并病颜容赤，火迫身黄惕惕如。

怫郁者，阳气蒸越，形见于头面体肤之间，聚赤而不散也。其证则有异焉，大便硬而气短者，实也；汗下后而得哕者，虚也。若虚若实，当详审之。

小便不利，时有微热，大便乍难，怫郁而不得卧，此燥粪里实也，承气汤主之。

吐下后极虚而汗之，其人怫郁，复与之水，以发其汗，因而得哕，此胃中寒也，桂枝人参汤加茯苓。

太阳初得病，发汗不彻，并归阳明，续自微汗，面色赤者，阳气怫郁也，解肌汤主之。或汗又不彻，其脉紧涩，与麻黄汤。

阳脉浮，阴脉濡弱，妄以火熏熨，欲令汗出，客热得火，内则惊惕，外则怫郁蒸肌，身目发黄，小柴胡汤加黑豆与之。

冒 眩

冒因虚极有寒伤，头痛胸坚属二阳，

吐汗下余苓桂术，脉沉自利理中汤。

冒者，蒙冒之谓。眩者，眩运之谓。上虚则眩，诸虚极而乘寒则冒，二者皆相似，眩其轻而冒其重也。妇人新产，血虚挟寒，必冒，冒家自汗则愈。若少阴病，下利止而头眩，时时自冒者，此虚极而脱也。其与诸逆发汗，剧者言乱目眩，设遇岐扁，其能起之乎？

太阳少阳并病，头项强痛，或眩冒，胸中痞硬，刺太顀①，戒不得发汗。

---

① 太顀（chuí）：指脊椎骨。据《伤寒论·辨太阳病脉证并治第七》“太阳与少阳并病，头项强痛，或眩冒，时如结胸，心下痞硬者，当刺大椎第一间，肺俞、肝俞，慎不可发汗，发汗则谵语，脉弦。五日谵语不止，当刺期门”，作“大椎”义胜。

少阳本证亦有目眩，见本条。

阳明伤风头眩，见发黄条。

吐汗下后，虚烦，脉微或沉紧，心下痞，胁下痛，气冲胸喉，眩冒身摇，筋脉动惕，久而成痿，茯苓桂枝白术甘草汤。

脉沉迟，面微赤，身微热，下利清谷者，必郁冒汗出，证属少阴，理中汤、甘草干姜汤、四逆汤，随轻重用。

太阳病，若下之不愈，因复发汗，以此表里俱虚，其人必冒，冒家汗自出而愈。

又痰饮眩冒厥逆，少与《易简》三生饮。感湿，头重眩晕，芎术除眩汤。

《金匮》曰：产妇亡血复汗，寒多，故冒①。又曰：产妇厥冒，其脉微弱，不能食，大便坚。盖血虚则厥，厥而必冒，皆是虚寒。

心动悸

心悸三阳证自详，粪坚谵语胃调汤，

冒旋②甘桂瞤真武，小建中兼炙草方。

动悸多生于停水，或阳气尚弱，心下虚空，正气内动致之；或汗下以后，正气内虚，邪气与之击搏而然也。此盖心悸而气动，其与惊惕不同焉。

太阳病，小便利者，以饮水多，故心下悸。小便少者，心膀胱里急也，并用五苓散、小半夏茯苓汤主之。

阳明病，壮热往来，心下悸，小便不利，心烦喜呕，小柴胡汤。伤风往来寒热，或心下悸，小柴胡汤。

【临床解读】

薛某，女，44岁。2021年9月1日初诊。

主诉：左侧胁肋麻木触电感3个月。

现病史：患者3个月前因感冒后出现左侧胁肋部麻木、触电感，不胀不痛，排除疱疹，曾服中药10余剂效平。现症见：左侧胁肋仍麻木、触电感，胃胀满，偶有疼痛，纳食可，大便初硬后溏，月经以前正常，子宫因肌瘤切除20年，近1周心慌，舌质淡红，边赤，苔薄黄，脉沉滞。既往查有胃息肉。

---

① 产妇之血复汗……故冒：《金匮要略方论·妇人产后病脉证治第二十一》作“亡血复汗，寒多，故令郁冒”。

② 冒旋：即眩晕。“旋”同“眩”。

病机要点：气滞。

处方：柴胡10克，黄芩10克，党参10克，清半夏10克，生龙牡各30克，炒白芥子6克，炙甘草6克，生姜10克，大枣10克，紫苏梗6克。颗粒散剂，10剂，每日1剂，水冲服。（张磊医案）

少阳病，脉弦细，头痛发热，误汗之必谵语，转属胃，胃和则愈，胃不和则烦悸而大便硬，属调胃承气汤。然调胃承气汤太峻，《证治论》只用小柴胡汤，粪硬者，可加大黄。烦躁者，可入芒硝些少。凡调胃承气证，以此法代之，尤为稳当。

太阳发汗过多，其人叉手自旋冒①，心下悸，欲得按者，桂枝甘草汤。

【临床解读】

杨某，女，35岁。2022年2月25日初诊。

主诉：不孕8年。

现病史：患者结婚8年，2013年怀孕一次，行人工流产，后未孕；曾行试管婴儿移植7次，其中6次未着床，一次自然流产。西医检查：子宫内膜息肉（切除2次）、内膜厚薄不均，两侧输卵管迂曲，右侧卵巢早衰。现症见：13岁月经初潮，周期正常，行经7天，量常，色暗，有血块，痛经，乳胀痛；近半年左下腹疼痛，下腹压痛。怕冷，手脚凉；纳可，二便调。眠差、入睡难，梦多。甲减病史，鼻炎病史。舌略瘦瘀暗，苔黄腻，脉沉弱而滞。

病机要点：肝血不足，营卫失和，夹瘀。

处方：熟地黄30克，生白芍15克，当归10克，川芎10克，桂枝15克，土鳖虫10克，炙甘草6克，醋延胡索12克，生姜3片，大枣3个切开为引。15剂，每日1剂，水煎服。（张磊医案）

太阳病，发汗不解，仍发热，心下悸，头眩，肌体瞤动，振振欲擗地者，真武汤主之，或理中汤加茯苓。

伤寒二三日，心中悸而烦，与小建中汤。经云：先烦而后悸者为热，先悸而后烦者为虚，惟虚则小建中主之。

少阳病，耳聋目赤，胸满而烦，妄加吐下则悸而惊，可与小建中汤。如有热证，即以小柴胡继之。

伤寒脉结代，心动悸，炙甘草汤。

少阴四逆证，其人或悸，以四逆散加桂主之。

---

① 旋冒：据《伤寒论·辨太阳病脉证并治第六》“发汗过多，其人叉手自冒心，心下悸，欲得按者，桂枝甘草汤主之”，作“冒心”义胜。

心下水气，厥而悸，当先治水，茯苓甘草汤，然后治厥，有本条。不然，水入胃，必下利也。

伤寒多因吐下，或火熏，或温针，以致惊惕。

太阳病，若下之，胸满烦惊，小便不利，谵语，身重，难以转侧，用柴胡牡蛎龙骨汤，不可发汗。风温妄用火熏，以致发黄，剧则如惊痫，时时瘛疭，此为逆也，《金匮》风引汤。

发 狂

发狂面赤属重阳，葶苈升麻及大黄，
血证身黄仍漱水，尿多承气地黄汤。

阴邪并于阴则癫，阳邪并于阳则狂。伤寒热毒在胃，并入于心，遂使神志昏乱，言动急速而发狂也。狂之发作，少卧不饥，妄语妄笑，妄倨妄辩，妄起妄行，弃衣而走，登高而歌，甚则踰垣上屋，皆独阳亢热使之，非吐下不能止。亦有当汗不汗，瘀热在里，下焦蓄血而如狂者，小便必利，特如狂而未至于狂耳。其或熏熨迫汗，灼艾烧针，令人烦躁，卧起不安，则谓之火邪惊狂。凡是数者，各有条例。若夫狂言直视，旋溺自遗，其与汗后热多脉躁，狂言不食，智者寒心焉。

重阳即阳毒，脉实数，狂走错语，烦躁干呕，面赤咽痛，潮热发斑，葶苈苦酒汤、阳毒升麻汤、栀子仁汤、三黄汤、大黄散、升麻葛根汤加大黄。狂走者，水调瓜蒂末吐痰，瓜蒂散亦可吐。

血证如狂，脉微而沉，身黄，唇燥漱水不欲下咽，无寒热，小腹硬满，小便利，大便微利而黑，轻者犀角地黄汤，重者桃仁承气汤或抵当丸，取尽黑物为效。张云：太阳病不解，热结膀胱，其人如狂，而血自下，下者愈。若外不解，可与桂枝汤。外已解，但小腹结急，乃以桃仁承气汤攻之。大抵伤寒当汗不汗，热蓄在里，热化为血，故喜忘如狂。

阳狂，寒水石、黄连末各一钱，冷水调下，皆效。发斑妄语，未可下者，龙胆草一物汤。

火邪惊狂者，医家以火熏熨迫汗及烧针灼艾而然也。其人亡阳，烦躁，卧起不安，《金匮》风引汤、柴胡加龙骨牡蛎汤、桂枝甘草龙骨牡蛎汤。

又火劫，腹满微喘，口干咽烂，或不大便，谵语，用小柴胡汤、黑豆解火邪汤。

直 视

直视无神不转睛，衄兼少血汗犹轻，

遗尿喘泄摇头证，脉涩循衣并卒倾。

水之精为志，火之精为神，五脏六腑之精皆上注于目。病人邪气极盛，冒其正气，遂使神志不慧，目不转睛而为之直视。伤寒至于直视，证候最逆，不救者多。亦有反目倒窜，眼睛上腾，此则肾绝，虽昌阳引年①，亦不及新矣。

衄血不可汗，汗之则额上陷脉紧急，直视不能瞬②，不得眠。

少血者，肝气虚，目力弱，若又发汗亡阳，则阴阳俱虚，必至直视。二者虽逆，犹未甚也。

狂言遗尿，反目直视，肾绝，不治。

直视谵语喘满者，不治；下利者，亦不治。

摇头直视，形如烟熏，心绝，不治。

循衣摸床，惕惕不安，微喘直视，日晡潮热，下之后，脉弦者生，脉涩者不治。弦为阳，涩为阴，是阳病见阴脉，邪盛而正脱也。

无表里证，目中不了了，睛不和，大便难，身微热，此非直视，盖内实也，小承气汤、大柴胡汤。

【临床解读】

赵某某，女，85岁。2021年11月3日初诊。

主诉：咳嗽咳痰8天。

现症见：患者咳白痰，咽痒，不定时发作，右胁下痛牵后背，口干口苦，反酸烧心，便秘，需服排便药方可，小便调，眠可，舌质淡红，苔白腻，脉大有力。

处方：柴胡10克，大黄10克，黄芩10克，清半夏10克，枳实10克，白芍20克，川厚朴10克，浙贝母10克，煅海螵蛸30克，川楝子6克，延胡索10克，瓜蒌20克，桔梗10克，甘草6克。10剂，每日1剂，水煎服。(孙玉信医案)

谵 语

谵言脉数郑声虚，胃实身和热有无，

下利湿温并血证，三阳合病各殊途。

---

① 昌阳引年：此泛指用药物来延长寿命。昌阳，指菖蒲；引年，即延长年寿。

② 瞬：目动，眨眼。

实则谵语，虚则郑声。经曰：邪气盛则实，精气夺则虚。伤寒胃中热盛，上乘于心，心为热冒则神识昏迷，呢喃谵妄，此邪气盛而语言差也。若汗后，若病久，本音失而正气亏，则郑重语散，不知高下，此精气夺而声不正也。谵语为热，独语亦热，若狂语则其热加多，至于言乱恶骂，又剧甚而难制矣。大抵大热入胃，水涸粪燥，必发谵语。当下误汗，当汗过多，亦发谵语。谵语属阳，见阴证者逆。谵语喘满，气逆而上奔也。谵语下利，气脱而下夺也。真气离绝，谓之何哉？

谵语为实，脉洪数，大便秘，小便赤，手足温，少与调胃承气汤。阳实谵语，脉短促者不治，若逆冷而脉沉细者即死。

郑声为虚，脉微细，大小便自利，手足冷，用白通汤。

胃实谵语，身热汗多，胃中燥，大便硬，或潮热，少与调胃承气汤，大小承气汤酌量用。

身和谵语，以发汗多亡阳，津液不和致之，不可下，只与柴胡桂枝汤。

下利谵语，为有燥屎，脉不微细，即须下之，用小承气汤。谵语而利不止，则不治。又汗出谵语者，风也，须俟其过经，乃下之。

湿温苦妄言，证有本条。

瘀血谵语狂言，漱水，大便黑，小便多，遍身黄，小腹满，缘当汗不汗，蓄热在里，热化为血故尔，轻者犀角地黄汤，重者桃仁承气汤、抵当丸。

热入血室，谵语，昼静夜谵，如见鬼状，速与小柴胡汤。稍迟则热入胃，津液燥，中焦上焦不荣，必为血结胸，当针期门。或脉迟身凉无热，胸满如结胸状，亦刺期门。若血热犯于胃气，小腹急满，小便自利，喜忘如狂，昼夜谵语，抵当丸主之。

三阳合病，谵语，脉滑实，身重，难以转侧，口中不仁，面垢，遗尿，不可汗下，少与白虎汤。

发少阳汗则谵语，经云：汗之则谵语甚，谓有少阳也；下之则额上汗，手足逆冷，谓下之早也。

太阳病八九日，下之，胸满烦惊，小便不利，谵语，身重不可转侧，柴胡龙骨牡蛎汤。

【临床解读】

李某某，女，9岁。2021年12月1日初诊。

主诉：癫痫2年。

现病史：代诉患儿2年前无明显诱因突然出现意识不清，肢体抽搐，右侧体僵硬头颈歪向右侧，持续2~3分钟后恢复正常，于当地医院按癫痫口服西药至今。近2年癫痫反复发作，严重时发作持续时间长、频繁，1~2分钟发作一次，曾在重症监护室治疗，控制不佳，现服奥卡西平妥泰、拉莫三嗪唑尼沙胺、氯巴占5种西药，仍有发作，平均1天发作20余次，发作时意识清晰，头眼向左，左侧肢体僵硬、阵挛、突发突止，持续十余秒，纳可，眼一般，后半夜发作次数较多，大便成形，2日一行，小便正常，舌质红，苔白腻，脉浮。

处方：党参6克，黄芩6克，生龙牡各15克（先煎），桂枝6克，茯苓6克，柴胡6克，大黄2克（后下），磁石15克（先煎），炒神曲6克，清半夏6克，炙甘草2克，生姜3片，大枣3个（切开）为引。15剂，每日1剂，水煎服。(张磊医案)

发汗多亡阳，谵语，不可下，柴胡桂枝汤主之。

火劫谵语，口干烦躁喘满，小柴胡加黑豆。

摇　头

摇头直视似烟熏，真病心家已绝根，
痓证反张并口噤，头中痛者战而言。

头者诸阳之会，阳脉有乖则头为之摇动。然有心绝而摇头者，有风盛而摇头者，有里痛而摇头者，形证皆不类焉。盖阴根于阳，阳根于阴，阴阳互根，气血所以周流而无间。若心绝则神去而阴竭，阳独无根，不能自主，是以头摇。经法谓：阳反独留，形体如烟熏，直视摇头者，此也。至于太阳发痓，则风盛于上，风主乎动，是以头摇。经所谓：独摇头，卒口噤，项背反张者，此也。言而摇头者，头中有痛，言则痛甚，痛则必摇。经所谓：摇头言者，里痛也。又谓：言者为虚，不言者为实，是也。合是言之，均是摇头耳，析而分之，曰实邪，曰虚邪，曰真病，又当明其臧否①云。

摇头直视，形如烟熏，心家绝也，真病不治。

太阳发痓，摇头噤口，项背反张，身热足冷，有本条。

摇头言者，其里有痛，言者虚也，可与如圣饼、《易简》芎辛汤。

战　栗

战动于身栗动心，正邪胜负两般寻，

① 臧否（zāng pǐ）：善恶，得失。

振振汗出将痊愈，鼓颔虚寒病已深。

战栗皆阴阳之争，战者身为之摇也，栗者心战而惕也。邪气外与正气争则为战，邪气内与正气争则为栗。战者正气胜，栗者邪气胜。战则欲愈，栗其已甚乎。

振振汗解者，盖邪气欲出，其人不虚，故邪与正争，发为振战，正气胜则得汗而解矣。

伤寒六七日欲愈，必振振汗出而解，其有身不战而但鼓颔心栗者，遂成寒逆，此阴气内盛，正气内虚，不能胜邪，反为邪所胜，当以四逆汤、姜附汤并御文①御之，理至明矣。经云：阴中于邪，心内栗也。又云：邪中下焦，阴气为栗，足胫逆冷，便溺妄出。此合用四逆汤、姜附汤，仍与养正丹。

瘛 疭

瘛为引缩疭为伸，热极风生并在经，
涤热祛风犹可望，火熏发表定归冥。

瘛则急而缩，疭则缓而伸。病躯瘛疭，热气极矣，热极生风，风主乎动，故筋脉相引而伸缩不宁。伤寒至于瘛疭，疾势过甚，诊视调理，难乎？否乎？《内经》曰：太阳终者，戴眼反折，瘛疭，汗出不流。瘛疭之为绝证也如此。

瘛疭最难疗理，能用涤热祛风之剂以折其热，间有可活之者。涤热如柴胡、山栀辈，祛风如防风、羌活辈是也。

风温妄以火熏，必然发黄，剧则状如惊痫，时瘛疭。经云：一逆尚引日，再逆促命期。设或为医所误，只得与《金匮》风引汤，火邪用黑豆解。

筋惕身瞤

筋惕身瞤发汗多，酌量真武更无过，
左边动气如轻汗，此证难医奈命何。

发汗过多，津液涸少，阳气偏虚，筋肉失其所养，故惕惕瞤瞤而跳动也。张氏特设真武汤以救之，然本方不特温经助阳而已，其间术、苓、姜、附皆于胃气有关焉。《素问》云：脾中风则肌肉瞤。盖脾主肌肉，胃为津液之海，是虽过汗，法当温经助阳，又不可不以胃气为本也。虽然经吐下而复汗，汗下而复烧针，得之尤甚，逆也。经曰：伤寒吐下后发汗，脉微，心胁痞痛，

① 御文：道光本作“葱艾”，义胜。

虚烦，眩冒，气上冲咽，筋脉动惕者，久而成痿。又曰：太阳汗后复下，表里俱虚，更加烧针，因胸烦面黄肤瞤者，难治。以至汗出如油，口噤肉战，呻吟喘促者，不治。然则吐汗下可轻乎？

阳气之柔者养筋，发汗过多，病躯无阳，筋必战动。或虚人微取汗，或伤风自汗妄用大青龙汤，便有厥逆筋惕肉瞤之证，俱属真武汤。羸甚者，去芍药。有热证者，去附子，尤在酌量用之。

应发汗证，而腹中左右上下有动气者，并不可汗，若汗之，即筋惕身瞤。其左边动气者，尤不可汗，发汗则头眩，汗不止，筋惕肉瞤，其候最逆。且先服防风白术牡蛎散，次服小建中汤，十救一二。

太阳病，发汗不解，发热，心悸，头眩，身瞤欲擗地，真武汤。

【临床解读】

梁某，男，64岁。2019年6月12日初诊。

主诉：胃胀3年。

现症见：患者胃胀，嗳气，无反酸，无烧心，大便干结，3~4日一行，纳少，稍多食则膜胀消瘦，体重不足100斤，眠可，双小腿水肿，按之凹陷，双腿发胀，发硬，行动不利，身乏力，困倦，怕冷，头昏，舌淡，苔黄厚腻，脉细无力。查胃镜显示浅表性糜烂性胃炎（慢性）；肠镜显示慢性结直肠炎。血压偏低80~90/40~50mmHg，脉搏（45~50次/分），心电图显示窦性心率过缓。

处方：茯苓30克，炒白术30克，制附子10克，炒白芍15克，桂枝10克，莱菔子15克，炙甘草6克，生姜10片为引。10剂，每日1剂，水煎服。（孙玉信医案）

吐下后，心下逆满，气上冲胸，起则头眩，脉沉紧，身振摇者，茯苓桂枝白术甘草汤，久而成痿者通用。若心下满痞，兼与枳梗汤加茯苓、甘草。

不 仁

不仁口腹及肤皮，痛痒寒温总不知，
正气重为邪气伏，荣虚卫弱厥如尸。

经曰：诸邪乘寒则为厥，郁冒不仁①。盖其血气亏少，不能周流于一身，于是正气为邪气所伏，故肢体顽痹，不知痛痒寒温，厥如尸而郁且冒也。苟其不仁，脉或浮洪，发喘无已，水浆不下，汗出如油，是气绝于命门，束手

① 诸邪……郁冒不仁：《伤寒论·平脉法》作“诸寒乘者则为厥，郁冒不仁”。

待尽而已。

甘草干姜汤、桂枝芍药汤①加干姜，或桂枝麻黄各半汤，以意度用。

少阴脉不至，肾气微，精血少，寒气上奔，血结心下，阳气退下，热归阴股，与阴相动，令其身不仁，是为尸厥。

不得眠

不眠肾证利而烦，大汗膀胱胃里干，

吐汗下余烦懊侬，热多热少数般看。

《素问》云：胃不和则卧不安。所以不和者，津液干焦，热邪烦躁，阳独盛而阴偏虚故尔。盖夜以阴为主，阴气盛则目闭而卧安，惟夫阴为阳所胜，故终夜烦扰而不得宁，所谓阴虚则夜争者，此也。若阳虚而阴胜焉，又有夜静昼烦之证耳。

少阴下利而渴，不得眠，猪苓汤，此停水也。若二三日以上，心烦不得眠，黄连阿胶汤主之。

太阳发汗多，或大汗出，胃中干，躁烦不得眠，欲饮水者，少与之，胃和即愈；若脉浮，小便不利而渴，五苓散。

吐汗下后，心中懊侬，虚烦颠倒不得眠，栀子豉汤，或酸枣汤②。

大热干呕，呻吟错语不得眠，黄连解毒汤。凡阳毒热病，皆不得眠。

下后发汗，无大热，脉沉微，不呕渴，无表证，夜静昼烦而不得眠，干姜附子汤。

阳胜阴则狂眠乱梦，用栀子豉汤；阴胜阳则惊悸昏沉，用酸枣汤。

瘥后不得眠者，热气与诸阳相并，阴气未复故也，栀子乌梅汤，或《易简》温胆汤加竹茹，此可通用。

多　眠

多眠神思苦沉昏，自汗风温默默然，

狐惑唇疮沉细肾，太阳浮细亦痴眠。

阴邪胜阳，人多昏默，昏昏闭目者，阴司阖也；默默不言者，阴主静也。多眠四证，二者病在经。若太阳恶寒，其脉浮细，是阳气未尽复也，若狐惑

---

① 桂枝芍药汤：《太平圣惠方·卷八》即淳化本《伤寒论》桂枝芍药汤药物包括：桂枝、赤芍、人参、甘草、生姜、大枣。与《伤寒论》“桂枝加芍药生姜各一两人参三两新加汤”药物相同。

② 酸枣汤：即《金匮要略方论》酸枣仁汤。

淹沉，素得之下利，则其亡阳可知矣。此所以为阴胜欤。

风温证，尺寸俱浮，自汗喘息，体重不收，默默欲眠，不可发汗，可葳蕤汤，病在少阴厥阴二经。

狐惑证，四肢沉重，咽干声哑，上下唇疮，害人甚急，有本条。

少阴证，尺寸俱沉细，但欲寐，急与四逆汤复其阳气。又少阴欲吐不吐，烦而多寐，五六日自利而渴，张氏无治法，若小便白者，可用四逆汤。张氏又云：少阴病，脉微细沉，多寐，汗出不烦，欲吐。若变证，五六日，自利烦躁，反不得寐者，死。少阴证变，难辨难治，贵在审详。

太阳证，头项痛，恶寒，嗜卧，脉浮细，或胸胁满者，小柴胡汤。脉但浮，麻黄汤。

胃伤风，发黄，嗜卧，有本条。

瘥后昏沉

瘥后昏沉似怪妖，或时寒热或时潮，
语言错谬精神少，毒在心胞汗未消。

伤寒瘥后，半月以来，终不惺惺，错语少神，或无寒热，或寒热似疟，或潮热颊赤，医以风魅治之，非也，是由发汗不尽，余毒在心胞络间致之。

瘥后昏沉不惺，知母麻黄汤再取微汗。

瘥后劳复、食复，见下后有热条。

瘥后胃脘余热，虚烦而呕，竹叶汤加生姜。

瘥后喜唾不已，膈上有寒，理中丸。

瘥后从腰以下有水气，牡蛎泽泻散。

瘥后日暮微烦，以其病方瘥，强与谷食而不消也，节饮食则愈。

饮酒复

饮酒还教病复来，闷烦口燥舌生苔，
妄言不寐仍干呕，解毒黄连汤妙哉。

极阴变阳，寒盛生热。古人以伤寒为大病，大病之后，可与酒乎？有劳复而发热者，有食复而发热者。饮酒致剧，其热尤甚于劳食复也。

伤寒已得汗解，因饮酒而复剧，烦闷口燥，干呕，呻吟妄语不得睡，黄连解毒汤，龙胆草煎汤，或橘皮为佐。

寻衣摸空

寻衣妄语热晡潮，下后阳弦病有瘳，
脉涩为阴终不救，发黄须要小便流。

华佗云：病人手循衣缝，不治。间有一二活者，幸也。

吐下后不解，多日不大便，日晡潮热，不恶寒，独语如见怪。剧者不识人，循衣撮空，怵惕不安，微喘直视，微者但发热谵语，并用大承气汤下之。若得大便后，脉弦者生，脉涩者死。弦为阳，涩为阴，是阳病见阴脉也。

太阳病，用火熏之，以致发黄，阳盛则欲衄，阴虚小便难，阴阳俱虚，身体枯燥，头汗及颈，口干咽烂，腹满微喘，或不大便，谵语，甚者呕哕，循衣摸床。此证小便利则可治。

百　合

百合昏如祟物厌，或时喜食或时嫌，
似寒不冷热无热，欲步难行卧不恬。

百合者，百脉一宗，举皆受病，无所谓经络传次也，皆因伤寒虚劳，大病之后，脏腑不平，变而成此。其状似寒无寒，似热无热，意中欲食，复不能食，默默欲卧，复不得卧，强欲出行，复不能行，崇朝①口苦，小便赤黄，药入即吐利也。《病源》所载证状一同，其脉微数，每尿则头痛者，六十日愈；若尿不头痛，但淅淅如寒者，四十日愈；若尿则快然而但眩者，二十日愈。

百合知母汤、百合地黄汤、滑石代赭汤、鸡子汤②、百合洗方选用之。

脏　结

脏结无阳舌白苔，阴筋急痛引脐来，
虽然饮食全如故，下利频频不可回。

脏结者，脏气闭结而不复流布也。一息不运机缄穷，一毫不续穹壤判，脏其可结乎？外证有如结胸，但饮食如故、时时下利为异耳。其脉寸浮关沉细而紧，无阳，舌苔，阴筋引脐腹俱痛是也。病人胁下宿有痞气，连于脐傍，

---

① 崇朝（chóng zhāo）：终朝，一个早晨。
② 鸡子汤：即《金匮要略方论》百合鸡子汤。

痛引小腹而入阴筋者，亦名脏结。于此而图其痊济，岂不难矣哉？

脏结无阳证，不往来寒热，或寒而不热，其人反静，舌白苔者，皆不可下也。盖其邪未全成热，犹带表寒，可刺关元穴，仍与小柴胡汤加生姜。

两 感

两感膀胱对少阴，头疼口燥大而沉，
胃脾肝胆二三日，脉证双传准例寻。

伤寒惟两感不治。两感者，半属于阴，半属于阳，脏腑俱受病也。一日太阳少阴俱病，则头疼、口干，烦满而渴，脉大而沉。二日阳明太阴俱病，则身热、鼻干、谵语，腹满不食，脉长而沉。三日少阳厥阴俱病，则耳聋囊缩，厥冷，水浆不入，脉弦而沉。或三日而僵，或六日而仆。张氏无治法，但曰两感病俱作，治有先后，发表攻里，本自不同。双钟①以意消息，谓如下利不止，身体疼痛，急先救其里，与四逆汤。如不下利，但身体疼痛，急先救其表，与桂枝汤。此为治有先后，其达权识变之论也。谢复古②释张氏治有先后之说，亦以为阳先受病在乎表，则先解表；阴先受病在乎里，则先救里，是亦一意。然先表者，里不可缓；先里者，表亦不可缓也欤。

蛔厥狐惑

蛔厥乌梅及理中，脏寒胃冷吐长虫，
咽干声哑名狐惑，湿䘌唇疮限数终。

蛔厥证属厥阴，病家有寒，妄发其汗，或汗后身热，又复汗之，以致胃中虚冷，故长虫逆上，饥不欲食，食即吐虫。其乍静乍烦者，虫或上而或止也。虫闻食臭必出，所以食则吐虫也。张氏有言：厥阴为病，消渴，气上冲心，饥不欲食，食则吐蛔。吐蛔既出于胃冷③，复有消渴之证，何哉？盖热在上焦，而中焦下焦虚寒无热耳。设或大便硬结，是亦蕴毒使然，又不可指为燥粪，但用生料理中汤加大黄，入蜜以利之，白术、干姜所以辅大黄也。

治法先服理中丸，次用乌梅丸。若误下之，利不止，则用四逆汤。又法

① 双钟：李知先，字符象，号双钟处士。南宋医家，对《伤寒论》颇有研究，尝以歌括形式论述《南阳活人书》，有《南阳活人书括》传世。

② 谢复古：宋代医家，于伤寒病证治颇有研究，撰有《难经注》。

③ 胃冷：原作"胃令"，据前文"脏寒胃冷吐长虫"及《类证活人书·卷二十》"胃冷虫动"改。

理中丸加茯苓、枳壳、乌梅，渴者加瓜蒌根。

狐惑与湿䘌，皆虫证也，状如伤寒，多因伤寒下利变坏成之。盖腹中有热，入食无多，肠胃空虚，故三虫求食而食人之五脏也。其候四肢沉重，并恶饮食，默默欲眠，目不能闭，舌白齿晦，面目间赤白黑色，变易不常。虫食下部为狐，下唇有疮，其咽干。虫食其脏为惑，上唇有疮，其声哑。湿䘌条例，是虽调理有方，此越人所以望而惊也。

治䘌桃仁汤、黄连犀角汤①、雄黄锐散②，备用而已。金液丹方，状治湿䘌，盖硫黄能杀腹中诸虫，无阳者与之。

阴阳易、阴阳交

阳易阴根肿痛深，腹连腰胯痛为阴，
温家脉躁重生热，阴与阳交汗莫禁。

男子阳易，妇人阴易，病新瘥而动淫欲也，一名女劳复，感于情者亦然。其候身重气乏，小腹绞痛，头不能举，足不能立，四肢拘急，百节解散，眼中生花，热上冲胸。在男子则阴肿入里，腹内攻刺。在妇人则里急腰胯，引腹俱疼。若手足拳挛，其脉离经，皆不可活。或荣卫虚，精髓竭，翕翕③少气，着席不能动摇者，引岁月死。吁！内伤六气，外伤七情④，其为害若是欤。

损脉离经，一呼一至，是为不足。至脉离经，一呼三至，是为有余。烧裈散、豭鼠粪汤、竹皮汤、干姜汤、青竹茹汤、当归白术汤，以意择用。

阴阳交者，温病不得发汗，若汗之，复生大热，狂言不食，其脉躁疾是也，大抵不治。若脉浮数，则表证犹在，可再汗之。若脉沉实，或狂语，则为胃实阳盛，又当下之。发汗后复热者，通用此例。

再汗用桂枝汤。

再下用承气汤。

阴毒阳毒

阴毒身如击扑然，疾沉汗渴痛脐咽，
身斑面赤多烦躁，阳毒狂言洪数弦。

---

① 黄连犀角汤：原作“黄连军角汤”，据道光本及《类证活人书》改。
② 雄黄锐（xiàn）散：疑为“雄黄散”。锐为小矛、小凿之意，引申为将雄黄研末为散。
③ 翕翕：少气貌。
④ 内伤六气外伤七情：疑当作“内伤七情，外伤六气”。

阴气独盛，阳气暴绝，则为阴毒，身冷有汗，其脉沉细而疾是也，沉而右疾者非。有初病遽然而成者，有服药数日变而成者，盖以肾气极损，生冷伤脾，内已伏阴，外又感寒致之。或先感外寒，而后伏阴于内，内外皆阴，阳气不守故尔。阳气独盛，阴气暴绝，则为阳毒，身热无汗，其脉弦洪促数是也。有初病遽然而成者，有已经吐下变而成者，盖以酒面过度，丹砂僭①燥，肠胃极热致之。或病证属阳，误投温药，助热为邪，内外皆阳，阴气不守故尔。阴阳二毒，皆有头疼微利之证，抑阴用热，抑阳用寒，固有条例。然此二毒随气逆上，结伏于胸中，皆令人心下痛硬，非常法所能通也，当急作规摹②以泄之。阴毒泄则阳气复，阳毒泄则阴气复，阴阳升降，荣卫流行，自然大汗而解矣。若心下已结，延至六七日间，断不可活。外证治法详于后篇。

阴毒外证，面目唇爪青黑，口开气短，咽喉不利，手足厥冷，身不甚热，痛重如打扑，或数栗而寒，头目俱疼，腰重背强，毒气攻心，心下坚闷，腹中绞痛，外肾③并脐下冷硬，额上及手背间冷汗不止，呕吐下利，燥渴，阴极发躁，精神恍惚，言语醒醒，声音郑重，舌上黑色。阴病回阳，服药未透，亦须外借火气，但勿迫熁④也。生姜、良姜能解散寒邪，发越阳气，亦要药也。

阴毒沉细而疾，身冷有汗，阴毒甘草汤、白术散、附子散、正阳散、肉桂散、回阳丹、返阴丹、天雄散、正元散、退阴散、金液丹可选用之，令阳气复而大汗解矣。

阴毒已深，则灸气海、关元二穴，以手足和为效，仍以前项药济之。若六脉附骨，疾势困甚者，脐中用先艾后葱法，方诀详具于后。凡治阴毒，得阳气乍复者，皆生烦躁，切勿误投凉药，躁甚，与返阴丹辈。

阳毒外证，身量大热，面目俱赤，无汗头疼，腰背四肢疼痛，发斑如锦纹，心下结闷，烦躁，咽痛喘粗，唾吐脓血，下利赤黄，小便亦赤黄，错语惊狂或走，甚者舌卷而焦黑，鼻如烟煤。

阳毒弦洪促数，身热无汗，阳毒升麻汤、葶苈苦酒汤即米醋、大黄汤、栀子仁汤、黑奴丸、太乙牛黄膏，用竹叶汤调下，或研生地龙大者三条，入生姜汁、薄荷汁、生蜜、脑子各少许，新汲水调，灌下，可选用之，令阴气复而大汗解矣。阳毒大热烦渴，谵语，赤斑，衄血不止，白虎汤，一服效。

阳毒已深，脉洪大，内外结热，舌卷黑，鼻中如烟煤，用新汲水浸湿布

---

① 僭（jiàn）：过分，超过。

② 规摹：规划，筹谋，计划。

③ 外肾：睾丸。

④ 熁（xié）：烤。

数重，搭于胸上，续又换新水浸布渍冷，热势才减，即已之，详法于后。

太师陈北山方诀治阴毒，心下结伏，按之极痛，大小便秘涩，累日用药不下，但出气稍暖，亦可疗治。急取巴豆肉十粒，研烂，入面一钱许，捻作一饼，坚实，安顿脐心，立小艾炷，灸五七壮，觉腹中鸣，良久自通利。其次用葱白一束，紧扎，切作数饼，灸令温热，贴于脐下，以熨斗火熨其上，续又易之。渐觉体温，即以五积散二钱，附子末一钱，姜七片，枣二枚，盐少许，水大盏，煎七分，温服，连并二三剂，即汗出而瘥。又法：以大蒜一枚，捣研，捏作饼子，灸热，置于脐心，灸十壮，大小便即通。

治阳毒累经药下不通，结胸坚硬，按之极痛，或稍通而复再结，喘促极热，大躁狂乱，即取大活地龙四条，洗净，砂盆内研如泥，入生姜自然汁少许，蜜一匙，薄荷汁少许，新汲水小盏调和，徐徐灌尽，渐次凉快。若热炽者，加脑子少许。如未效，再作一剂，自然汗出而解。或用竹叶汤调太乙牛黄丸灌下，二毒灌药少顷，以手揉其心膈，即得药下。

《本事方》灸结胸，巴豆肉七粒，黄连七寸，捣细，津唾调膏，安于脐心，艾灸其上，不拘壮数，以腹中有声为效。灸毕，即以汤蘸软帛拭之，恐成疮烂。此方与《集验》① 神功散一同。阴阳二毒，但有微气者，皆可灸，脐间有声，即得汗解。

尚药孙用和破结丹治阴阳伏逆，变为结胸，五六日大便结，攻之不及，达之不可，以此主之。用锦辰砂②、银③、青礞石、比亭脂④、肉豆蔻、木香、官桂、牵牛、生黑附炮、巴豆肉不去油，各半两，轻粉半分，麝半钱，金五箔，右件将法醋半升，入朱砂、附子、牵牛三末，熬成膏，次入余药，打和得所⑤，丸如皂子大，轻粉衣，每二丸，蜜汤调下。

阳证似阴、阴证似阳

阳证如阴冷四肢，滑沉尿赤大便稀⑥，
面红烦躁身微热，阴证如阳沉更微。

---

① 集验：即《集验背疽方》，宋代李迅编著。

② 锦辰砂：即朱砂，《本草纲目·石部第九卷·金石之三》载：“丹砂以辰、锦者为最。”辰即辰州，今属湖南省；锦即锦江，在今贵州省东部。

③ 银：即水银。

④ 比亭脂：《普济方·卷一百三十五·伤寒门》作“北亭脂”。疑作“石亭脂”，硫黄一名石亭脂。

⑤ 得所：适当，适宜。

⑥ 稀：据下文，当作“秘”。

阴极发躁，热极发厥，物极则反也。重阳必阴，重阴必阳，寒暑之变也。四肢冷，小便赤，大便秘，或粪色黑，眼开言动，脉沉而滑，谓之阳证似阴。面赤烦躁，身有微热，眼闭谷热①，脉沉而微，谓之阴证似阳。欲知的定②，当推原反本，察色听声，辨以六经，参以外证，徐徐焉据脉验之，数热迟寒，阴阳别矣。

阳之体轻，阴之体重。阴家脉重，阳家脉轻。

阳盛旦静，阴盛夜宁。阳虚暮乱，阴虚夜争。

阳证似阴，白虎汤。热极生寒，则四肢逆冷，水③或用承气汤。

阴证似阳，四逆汤加葱白主之。阴盛则躁，下虚则面赤，衰寒④则身微热也。

阴盛隔阳

阴盛隔阳，脉细沉疾，身冷，大烦躁，嗜卧泥水之中，欲饮水而不欲入口者是，饮水者非，可服霹雳散、火焰散，丹砂丸亦效。孙用和以半两黑附子一枚，烧存性，候冷为末，入真腊茶⑤一大钱匕和，为二服，每服水一盏，蜜半匙，煎六分，冷服。躁止、得睡、汗出，皆药之验也。

---

① 眼闭谷热：道光本作“眼闭足不热”，《普济方·卷一百三十五·伤寒门阳毒附论》作“眼闭发热”。作“眼闭发热”义胜。

② 的定：必定，确定。

③ 水：《类证活人书·卷四》“问手足逆冷而大便秘小便赤或大便黑色脉沉而滑”有“轻者白虎汤，甚者承气汤”。作“甚”义胜。

④ 衰寒：《类证活人书·卷四》“问身微热烦躁面赤脉沉而微”有“身微热者，里寒故也”。作“里寒”义胜。

⑤ 腊茶：茶叶一种。腊茶以其汁泛乳色，与溶蜡相似，故也称蜡茶。腊茶多以茶饼、茶团为主，有解毒、消食之效。

卷 七

小柴胡汤加减法

伤寒诸方，惟小柴胡为用最多，而诸家屡称述之。盖以柴胡、半夏能利能汗，凡半表半里之间，以之和解，皆可用也。抑不知小柴胡非特为表里和解设，其于解血热、消恶血诚有功焉。盖伤寒发热一二日间，解撤不去，其热必至于伤血，不问男女皆然。小柴胡汤内有黄芩、柴胡最行血热，所以屡获奇功。但药性差①寒，用之贵能加减，今推明活法：凡表发热，里又有燥渴、粪硬热证者，是为内外俱热，小柴胡加大黄。里无热证，但发热，在表者，小柴胡加桂。桂主解表，可以温血，所谓阴盛恶寒，甘辛发散者，此也。大黄主攻里，可以荡涤血热，所谓阳盛内热，酸苦涌泄者，此也。是又别其解表以温、攻里以寒之义。若遇少阳本证及无表里证，或表里不分之证，但依本方用之，并不须加减，此为正诀。虚者少与，尤在酌量。予每见后学数辈，疗治伤寒，辄用当归，其意盖为调血计，不思一滞中脘，二动痰涎，三坏胃气，而血热又非当归之所能除，惑之甚矣。否则，热入血室，张氏特以小柴胡主之，何哉？虽然均是和解耳，《局方》以和解散平稳之剂为和解，张氏以小柴胡差寒之剂为和解，意安在哉？盖《局方》和解散为寻常感冒和平解散设也，若夫热在半表半里，既不可汗，又不可下，非小柴胡一剂，孰能内和而外解之乎？然而学者亦不可以轻心而用小柴胡也，脉之不审，证之不详，纵横泛应，执小柴胡以为公据，脱②遇浮热似阳，其不误人性命几希矣。甚者仅以小柴胡收效一二，而乃不遵格法，轻用大柴胡，立意一差，祸不旋踵。吁，可畏哉！

伤寒诸笃证

摇头直视，形如烟熏，心绝。

---

① 差：稍微。

② 脱：假使。

唇吻反青，四肢多汗，肝绝。

反目直视，狂言遗尿，肾绝。

汗出发润，喘而不休，肺绝。

环口黧黑，柔汗发黄，脾绝。

汗出如油，喘促无已，水浆不下，形体不仁，命绝。

大发湿家汗则成痓，热而痓，不治。

发湿温汗，身青面变，耳聋不语，曰重暍，不治。

发风温汗，必谵语，并不治。

发风湿中湿汗，并逆。

发动气汗，不治。

发少阴汗，九窍出血，曰下厥上竭，不治。

发少阳汗，则谵语。

发汗只在头面，不至遍身，鼻衄不止者，逆。

发汗不至足者，逆。

诸逆发汗，剧者言乱目眩，并不治。

当汗无汗，服麻黄数剂，汗不出者，不治。

汗出如珠不流，不治。

汗出如油，口噤肉战，声吟①喘促，不治。

汗后呕吐，水药不入口者，逆。

热病脉躁盛而不得汗，不治。

汗后不为汗衰，复大热，脉躁疾，狂言不食，曰阴阳交，不治。

忽冒昧无脉，服药后汗解则生；若无汗，脉不至者，不治。

少阴厥逆无脉，服药通脉，其脉渐续则生，暴出则不治。

下利厥逆无脉，灸之，脉不回，身不温，不治。

少阴四逆，下利恶寒而拳，发躁无脉，不治。

下利日十余行，其脉反实者，逆。

少阳阳明合病，下利，脉长大而弦，曰负，不治。

阳病见阴脉，不治。

发斑属阳，见阴脉，不治。

代脉，不治。吐血衄血，脉反浮大而牢，不治。

阴易阳易，脉离经，外肾肿，腹中绞痛，手足拳挛，不治。

---

① 声吟：本书卷一有“汗出如油，口噤肉战，呻吟喘促者，死”。作“呻吟”义胜。

咳逆上气，脉散者，不治。
谵语，脉反沉微，四肢厥冷，不治。
脉阴阳俱虚，热不止者，不治。
七八日以上，发大热，难治。
舌本①烂，热不止者，逆。
下利发热，或汗不止，厥不止，并不治。
下利发热，厥逆，躁不得眠，不治。
谵语直视，或喘满，或下利，并不治。
谵语属阳，见阴证者，逆。
伤寒，脉乍疏乍数，不治。
发斑，先赤后黯，面色黧晦，不治。
发斑，大便自利，不治。
发黄而变黑，不治。
口干舌黑，不治。
口张目陷，不治。
张口出气，干呕，骨骸热痛者，逆。咳逆不止者，不治。
心下痓闷，上气喘粗者，逆。
霍乱，喘胀烦躁，不治。
误下湿家，额汗喘促，或小便不利，大便自利，不治。
头汗，内外关格，小便不利，此为阳脱，不治。
腹满咳逆，不得小便，不治。
腹大满而下泄，不治。若脉洪紧而滑，尤可虑。
脏结如结胸，舌白苔，阴筋引脐腹痛，时时下利，不治。
结胸证具，加烦躁，不治。
脏厥，七八日发厥肤冷，烦躁下利，无时②暂安，不治。
少阴吐利，厥逆烦躁，不治。
厥而下利，反能食者，曰除中，不治。
四肢厥逆，脐下绞痛石硬，眼定者，逆。
厥阴唇青舌卷黑而耳聋囊缩，不治。
头连脑痛甚，手足俱寒，不治。

---

① 舌本：即舌根。
② 无时：没有一刻，无有一时。

阴毒阳毒，过六七日，不治。

两感，不治。

狐惑，咽干声哑唇疮，不治。

赤斑，五救其一。

黑斑，十救其一。

寻衣摸空者，逆。

伤寒别名

清便自调、自可，谓大小便如常也。

大便秘而坚则曰硬。

小便不利，小便少，下利清谷，皆谓水谷不分。

得大便曰更衣。

大便坚，小便利，曰脾约。

下利曰飧泄。

肠澼谓痔也。

寒而利曰鸭溏，热而利曰肠垢。

转失气谓气转而响，时时失下，即后分①泄气，盖腹中有积。

大汗伤气，大下伤血，或火邪逼迫惊狂，或尺寸脉紧而反有汗，或发汗后汗不止而漏风，或阴病本无汗而反有汗，或其脉浮迟微弱不能作汗，皆曰亡阳。

吐、汗、下、温针以后，其病不解，曰坏病，曰何逆。

瘥后更发热，曰遗热。

脉相克贼，曰负。

两手无脉，曰双伏；一手无脉，曰单伏。

左关脉曰人迎，右关脉曰寸口，足趺上动脉曰冲阳，足后根上陷中动脉曰太溪。

妇人乳头直下近腹处曰期门。

脐下一寸曰气海，二寸曰丹田，三寸曰关元。

玄府即汗空②也。

脐间动气曰奔豚。

---

① 后分：肛门。

② 汗空：即汗孔。

筋惕肉动曰眴。

中暑曰中暍。

妄发湿温汗曰重暍。

渴欲饮水，水入即吐，曰水逆。

心下停水，怔忪，身无大热，头额微汗，曰水结胸。

干呕曰哕①，咳逆曰哕。

目中不了了，谓不明了也。睛不和，谓不和平如常也。

三月至夏方发病，曰晚发。

伤寒戒忌

伤寒新瘥后，但少吃糜粥，常令稍饥，不得饱食，反此则复。

又不得早起，不得梳头洗面，不得多言，不得劳心费力，反此则复。

瘥后百日内，气体未得平，复犯房室者，死。

忌食猪、羊、鸡、鸭、狗肉、肥鱼、油腻、诸骨汁及咸藏②、鲊脯③、饼面、果物。

药有寒温相济

黄连汤用干姜、黄连，柴胡桂姜汤用黄芩、姜、桂，麻黄升麻汤用桂枝、石膏，返阴丹用附子、腻粉，阴旦汤用干姜、黄芩，与夫桂枝石膏汤、桂枝大黄汤、干姜黄连黄芩人参汤，某药性寒，某药性温，温以调阴，寒以调阳，盖使阴阳调而得其正。其有阳证当下而表怯者，阴证当温而带热者，皆可以前例推之，亦当权其冷热重轻为之增减，斯可矣。虽然，古之分剂与今之分剂多寡又不同焉，药则秤三四钱为一服，水则用一大盏取七分为一剂，此亦通今之论也。所谓利药不嫌生，温汤须要熟，又当权衡于此云。

据　脉

伤寒治法，据脉为要，问证次之。证如此，脉亦如此，条例径行。若证热而脉迟，证寒而脉数，切不可自惑于仓卒，须是略去外证，专以脉为主领，斟酌而调理之，庶无差误。虽然，偏阳之脉又何耶？曰：人禀阴阳二气，阴

① 哕（yuē）：古同“哕”，干呕。

② 咸藏：用盐腌制保存的食物。

③ 鲊（zhǎ）脯：即用盐腌制的鱼干。鲊为一种用盐和红曲腌的鱼。

根于阳，阳根于阴，往来流通而无间断者也。一或偏胜，百病生焉，盖偏阳则多热，偏阴则多寒。偏阴则六脉虚濡，按之无力，颇有细涩轻涩之状，病主沉寒，法当温散，人所易知。若夫病躯内外有热，其脉不数不洪，但指下急涩而小紧，如枝条刮刮之状，此则为阳胜阴，当用寒凉之剂，以解阳热愆伏之邪，以行血热凝结之毒，不可错认以为脉小脾虚，误以温药益其疾也。纵或呕逆，亦是热邪乘虚，热气闭隔，断不可以温热之剂投之，否则，堕厝火积薪①之辙矣。凡病皆当审斯。

警　省

伤寒证候，顷刻传变。伤寒治法，绳尺谨严，非可以轻心视之也。其间种类不一，条例浩繁，是固难矣。至于阴极发躁，热极发厥，阴证如阳，阳证如阴，脚气似乎伤寒，中暑似乎热病，与夫蓄血一证，上热下冷，乍哄乍寒，甚至四肢发厥，昏迷闷绝，凡此等类，尤当审思而明辨之。若疑似未别，体认未明，姑且试探，切不可妄投决病之剂。方匕虽微，死生之系也，谨之哉！

药　方

本祖《南阳活人书》，其详见于《伤寒百问》。

凡下证不得用丸子药，谓水银、硇②、巴③、粉霜④之类作丸，以为转下，药性有毒，只取积滞，伤动脏腑，不能荡涤邪热以去病也。

小儿伤寒，节度⑤如大人法，但分剂少异，其间用药小冷耳。

产妇伤寒

或问：妇人伤寒，可得闻乎？曰：伤寒三百九十七条，一百一十三方，此张氏截然之笔削也，于某证则有某药，曷尝以男女为别哉？要之，月事去来，产前产后，男子所无，请发明其蕴，以解世俗之惑。盖妇人以血为主。

---

① 厝（cuò）火积薪：把火放到柴堆下面，比喻潜伏着很大的危险，也作积薪厝火。厝，放置，同措。薪，柴草。

② 硇（náo）：硇砂，功能消积软坚、化腐生肌。

③ 巴：即巴豆。

④ 粉霜：轻粉为氯化亚汞结晶，粉霜为轻粉的升华物，主要为氯化高汞。轻粉与粉霜内服能祛痰、逐水、通便、攻毒。

⑤ 节度：规则，法则。

发热恶寒，经水适来，经日热除而胸满谵语者，是则邪气结于胸胁，当刺期门，随其实而取之。伤风经日，续生寒热，发作似疟，而经水适断者，是则血结而不行，当以小柴胡汤散之，所谓治之而愈者，此也。至如伤寒发热，经水适来，昼醒暮谵，如见怪状，是则里无留邪，热随血散，所谓不治自愈者，此也。前乎吐血、下血两条，并以犀角地黄汤、桃仁承气汤、抵当汤、丸之类，言之详矣。抑产前产后治法，将何择焉？曰：产前安胎，产后消瘀，于是遵依条例，斟酌轻重而调理之。安胎者何？桑寄生、阿胶、缩砂为要药，他如桂枝、半夏、桃仁、大黄堕胎及燥热等辈，则不可轻用也。消瘀者何？川芎、蒲黄、赤芍药、生地黄为要药，他如内补拦住败血之剂则不可轻进也。朱氏以阿胶、桑寄生、人参、茯苓、白术等而细末，糯米饮调剂，为孕妇安胎。以红花一分，官桂、芍药、甘草半之，姜枣同煎，为解表消瘀。以葱白、生姜大剂浓汁为产前发散。以小柴胡汤去半夏和解热入子宫。郭稽中①以枳壳、防风一度，甘草减半，末之，点服，主大便秘涩。又以蜜导一法，真可活人。然则产妇证治，观此可以问津索途矣。虽然，知安胎则不可不调气，知消瘀则不可不扶虚，枳壳、香附、陈皮以调气也，当归、川芎、黄芪、人参以扶虚也。退热则柴胡、黄芩，解肌则紫苏、干葛，滋肠则麻仁、枳壳，助阳则干姜、良姜。其间采摭②，虽未备古人之经，然而甘辛为阳，酸苦为阴，皆不越古人之意。姑存之篇末，以便学者之观览云。

小儿伤寒

或问：小儿伤寒，可得闻乎？曰：小儿伤寒，与大人法度则同，但分剂少异，用药少冷，已略陈于前矣。然而惊风、疮豆亦尝赘布，此尤不可阙，请发明药证而条析之。恶风恶寒者，必偎人藏身，引衣密隐，是为表证，可微取其汗也。恶热内实者，必出头露面，扬手掷足，烦渴燥粪，掀衣气粗，是为里证，可略与疏利也。至若头额冷，手足凉，口中冷气，面色黯淡，大便泻青，此则阴病里虚，当以温药救其里也。举是三者，汗下温之法可以类推矣。发汗用桂枝麻黄各半汤加黄芩，解肌用香苏散加干葛，通利，四顺清凉饮；微利，人参败毒散；温里，理中汤；厥冷，甘草干姜汤；寻常感冒，惺惺散，或参苏饮；伤风发热，人参羌活散，或天麻防风丸；壮热者，升麻

① 郭稽中：宋代医学家，精通产科。与李师圣共同编撰《产育宝庆方》（又名《产科经验宝庆集》《妇人产育保庆集》《产育保庆集》）传世。

② 采摭（zhí）：选取。

葛根汤；潮热者，生犀散、小柴胡汤加大黄；小便不通者，导赤散、五苓散、甘露饮；表里俱热，如表里俱见之证，洗心散主之；咳嗽则人参润肺散加紫苏，夹食则异香散、紫霜丸辈。然亦视其小便或赤或白，可以知里热之有无；或清或浊，可以知里热之轻重。幼而婴孩，则以虎口指纹之红色验之；长而童孺，则以一指按其三关，据左手人迎之紧盛者断之。所谓七十二证，某证某方，皆无越张、朱格例，特不过小小①分剂而中病则止也。不然，《幼幼新书》骈集②小儿伤寒，虽略举《巢源》一二，而终篇以《活人书》为法，果何意哉？故附于卷末，以备学者之观览云。

① 小小：少量，稍稍。

② 骈（pián）集：凑集，聚会。

阴证略例

原著　元·王好古
主编　王媛媛
副主编　韩艳丽

目 录

序

人生天地间，而阴阳命之气，其受病亦不外乎此。医家言视证察脉，则必本诸阴与阳。自轩岐以来，诸书可考也。至汉长沙张仲景著《伤寒》一书，其言备矣。其法皆出伊尹《汤液》，如《易》之于数，《春秋》之于法，盖万世不可易者。其论气脉形声，以测人之脏腑经络之微，亦不过曰如是为阳，如是为阴，如是为寒，如是为热，如是为有余，如是为不足，以决人之死生之变于朕兆之前，使夫学者可以按而知之，苟能详辨而勿失，则思过半矣。然混茫乎疑似之中，轇轕乎毫厘之间，自非精思人神冥合造化，则不能也。是以古者之言医也，皆聪明有道之士，如孙思邈、陶隐居、葛稚川之徒，何如人也。迨夫叔世末流，多出于粗工庸人间。裒衣峨冠，挟方寸之囊，自命为医工。然试读其书，音读（音豆）且不知，况能索理于精微之地哉！如赵括之用兵，徒能诵其父之书，旋取覆败之祸。如又不能诵其书，则其为败，宜如何哉！夫阴阳二证也，寒与温之味从而用之亦二也，其主治嗜好，又有大不同者，甚者各主一偏，互相诋訾，殊不知桂枝、承气之一倒置，则毙之患立见。异时承平贵人，挟朔方鞍马劲悍之气，加以膏粱肥浓之养，故糁以刚剂，往往而中。或者遂狃于此，以为人之为病皆然，热黜阴候不论，岂理也哉！且四方风土既殊，而人之禀受亦异，而一律按之其可乎？盖亦求其至当而已矣。呜呼！中古以降，老寿少而夭阏多，岂真不幸与！盖医者心术之偏其蔽必至于杀人，儒者心术之偏其蔽必至于误天下，如宋之王安石是也。偏之为害之烈如此。夫窃尝谓受天地中和之性，得圣人公恕之学，不以利欲一毫入于其心，而后可以为儒为医矣，天地万物一理也。圣人之道一中而已，中庸曰致中和，天地位焉，万物育焉，而况医乎！海藏先生王君进之家世赵人，早以通经举进士，晚独喜言医。始从东垣李明之，尽传其所学，后乃精研极思轩岐以来诸家书，驰骋上下数千载间，如指诸掌。予在大梁时闻其名诸公间籍甚，独以未识为恨。今年秋来晋州，始得候先生于馆舍，观其气和而凝，志一而定，有道者也。与之游甚间，暇日出一编书授予，且谓予曰：伤寒人之大疾也，其候最急，而阴证毒为尤惨。阳则易辨而易治，阴则难辨而难治。若夫阳证，热深而厥，不为难辨，阴候寒盛，外热反多，非若四逆，脉沉细欲绝易辨也。至于脉鼓击有力，加阳脉数倍，内伏太阴，发烦躁，欲坐井中，此世之所未喻也。予恐其误，积思十余年，盖考自岐伯，迄今洁古老人，掇其精要，附以己说，厘为三十余条，有证有药，有论有辨，名之曰《阴证略例》，将锓以传，以诏后学，且与天下卫生之君子共之。子盍为我题其端？予退而伏读之，善之曰异乎哉，未有是书也。其于救物利生之念深矣。至其论阳证见阴脉者死，谓有外伤内阴，若与阳药犹可生。若及阴阳易，分寒热阴阳易，随仲景三经用药，皆出古人言意之表，学者又不深思而熟味之。噫！世之著书立言者多矣，其甚高难行，泛言无实者亦有之。然则是书之出，其知者必以为精思妙用，所传证以古今，不可诬也。其不知者则茫然无考，诋以为悠悠谈甚高难行也。予以为获一人贤者之知，不犹愈千百愚人之不知者，则是书可以传信行世无疑矣。故内翰王君从之尝题曰：世所未闻，真知言哉！比先生过上党主吾故人文之疗数阴疾尤奇中，皆书中所可概见者。文之始亦骇，不敢用反己试欢曰：误人多矣。昔太仓公所上治验，太史氏列之传末；近代钱仲阳尝所治病，阎孝忠记于论证后。今从先生得所书主治次第，谨编如左方，亦足以证愚者之不知者。文之姓宋氏，讳廷圭，长平人，世亦号善医云。

岁癸卯冬十一月中浣日王官麻革信之谨题

祭神应王文

窃以济世须医，去疾先药，论江方海，眩目骇心，人皆于此，泥小技作当涂，视大经为何物。及其临诊，莫知所措。况夫病者，虚实互见，寒热交分，气运加临，脉候不应，苟或圭黍之差，已有云渊之失。故有者甚而无者生，轻者危而重者毙，夭横盈郊，冤枉举世。每怜孑孑之幽魂，谁听嗷嗷之夜泣，痛矣如斯心乎不已。耽嗜数年，裒成此集。总前圣之嘉言，为后学之法则。虽治伤寒，独专阴例，列古于前，评今于后，区别余三十条，收拾过二万字，不必泛天风彻海波，尽在乎耳目矣。优而柔之，使自得之，厌而饫之，使自趋之。深有望于好生之君子于戏，欲广当世，敬以先神伏冀鉴辉，庶几绵历。王好古惶恐顿首谨言。

圣贤所言阴证，如岐伯、阿衡、仲景、叔和故已备矣。《活人》、许学士、韩祗和、成无己又甚详矣。后人尚有采择未精，览读有阙，子所以从而次第之。然今之病者，得之有内外之异，或不与经符合之；有色脉之殊，或不与方契形候相若。似是而非，众所共疑，莫之能辨。取其如此者又从而比类之，非帘视壁听仿佛未真也，阴阳寒热如辨黑白矣。使医者不动声色，蠲去疾疴，免横夭以无辜，皆康宁而得寿，予所愿也。每虑浅识，或有所遗，敬俟来贤，幸为改正。

壬辰岁夏四月初十日，海藏老人古赵王好古序

岐伯阴阳脉例

《内经》云：人迎一盛病在少阳，二盛病在太阳，三盛病在阳明，四盛已上为格阳。启玄子云：阳脉法也，少阳胆脉也，太阳膀胱脉也，阳明胃脉也。《灵枢经》曰：一盛而躁在手少阳，二盛而躁在手太阳，三盛而躁在手阳明。手少阳三焦脉，手太阳小肠脉，手阳明大肠脉。一盛者，谓人迎之脉大于寸口一倍也。余盛同法。四倍已上，阳盛之极，故格拒而食不得入也。《正理论》曰：格则吐逆。

寸口一盛病在厥阴，二盛病在少阴，三盛病在太阴，四盛已上为关阴。

启玄子云：阴脉法也，厥阴肝脉也，少阴肾脉也，太阴脾脉也。《灵枢经》曰：一盛而躁在手厥阴，二盛而躁在手少阴，三盛而躁在手太阴。手厥

阴心包脉也，手少阴心脉也，手太阴肺脉也。盛法同阳。四倍已上，阴盛之极，故关闭而溲不得通也。《正理论》曰：关则不得溺。

人迎与寸口俱盛四倍已上为关格之脉，羸不能极于天地之精气则死矣。

《枢》曰：阴阳俱盛，不得相营，故曰关格。非止吐逆不得溺而已也。

海藏云：岐伯阴阳二脉，王注为足经，却举《灵枢》手经何也？

答曰：正经既言五脏之本，又言脾胃大小二肠膀胱三焦为仓廪之本，营之所居（经云三焦者，水谷之道路，云仓廪），乃知手足经俱有，故言足经而次举《灵枢》手经也。若躁为手经，不躁为足经。此王注虽举格阳为吐逆，关阴为不得溺，皆引正理为证以比之。大抵格阳关阴，亦岂止吐逆不得溺而已哉！至于上而不欲食，下而不得便，亦关格之病也。故易老有内伤之阴证，大意亦出于此。云岐子别有关格一转。

上此一条，举古人言外之意。

洁古老人内伤三阴例

论曰：人之生也，由五谷之精气所化，五味之备，故能生形。经曰：味归形，若伤于味，亦能损形。今饮食反过其节，肠胃不能胜，气不及化，故伤为脾。论曰：饮食自倍，肠胃乃伤。或失四时之调养，故能为人之病也。经曰：气口曰坤口，乃脾之候，故脾胃伤气口紧盛，而伤者有多少，有轻重焉。如气口一盛，脉得六至，则伤于厥阴，乃得之轻也，槟榔丸主之。气口二盛，脉得七至，则伤于少阴，乃伤之重也，煮黄丸主之。气口三盛，脉得八九，至则伤于太阴，乃伤之尤重也，故填塞闷乱，心胸大痛，兀兀欲吐，得吐则已，俗呼为食迷风是也。经曰：上部有脉，下部无脉，其人当吐不吐则死，宜吐之，以瓜蒂散。如不能则无治也。经曰：其高者因而越之，其下者引而竭之。如伤之太甚，仲景三物备急丸下之。

海藏云：洁古所论内伤三经，盖出于《内经》《灵枢》岐伯脉法。

槟榔丸

治饮食过多，心腹膨闷。

槟榔一分　木香一分　枳实半两（炒）　牵牛头（末）半两　陈皮（去白）秤半两

上为极细末，醋糊丸桐子大，米饮生姜汤下二十丸。

煮黄丸

治前症甚则两胁虚胀。

雄黄一两（研）　巴豆半两（去皮心膜，研如泥，入雄黄再研匀）

上二味，入白面二两同和研匀，滴水丸桐子大，滚浆内十二丸煮熟，漉入冷浆令沉，每一时辰浸冷浆下一丸，凡尽十二时也。不必尽剂，以利为度。否则再服。又治胁下痃癖痛，如神。

瓜蒂散

治大实大满，气上冲，上部有脉，下部无脉，填塞闷乱者，当吐之。

瓜蒂一分　赤小豆一分

上为极细末，温水少许调一钱匕，以吐为度。如伤之太重，备急丸下之，此急剂也。经云：其下者引而竭之，此之谓也。

备急丸

干姜一两　生大黄一两　生巴豆半两（去心膜，研泥，滩新瓦，去油取霜）

上细末，炼蜜丸桐子大，温水下三二丸，无时，以利为度，以意消息渐加。

金露丸

治时疾内伤，心下痞气不降，米不化。

大黄一两　枳实半两（炒）　桔梗二两　牵牛头（末）一分

上细末，姜糊丸蒸饼亦得，桐子大，温水下二三十丸，常服减半。内伤戊火已衰，不能制物，寒药太多，固非所宜，故以温剂主之。

枳术丸　本仲景汤也，易老改丸。

治老幼虚弱，食不消，脏腑软。

枳实三分（麸炒黄色）　白术一两

上细末，荷叶裹烧饭为丸，或姜浸蒸饼丸亦得，桐子大，米饮下三二十丸，食后，小儿丸小。

海藏云：洁古既有三阴可下之法也，必有三阴可补之法。予欲举此内伤三阴可补之剂。未见仲景药时，人皆不言三阴，既举仲景药分而三之，人皆得知有三阴也；古人曷尝不尽，今人但未读，而未之知，而不能言耳。

海藏老人内伤三阴例

若饮冷内伤虽先损胃，未知色脉各在何经。若面青黑，脉浮沉不一，弦而弱者，伤在厥阴也。若面红赤，脉浮沉不一，细而微者，伤在少阴也。若面黄洁，脉浮沉不一，缓而迟者，伤在太阴也。

若面青或黑，或青黑俱见，脉浮沉不一，弦而弱，伤在厥阴肝之经也。

当归四逆汤

当归　桂　芍药　细辛各一两　通草　甘草各六钱三字

上锉麻豆大，每秤三钱，水一盏半，枣一二枚，煎至七分，去滓温服。

若其人病内有久寒者，宜当归四逆汤内加吴茱萸生姜汤主之。

当归四逆汤加吴茱萸生姜汤

当归一两　桂一两　芍药一两　细辛一两　大枣八个　甘草　通草各六钱三字　吴茱萸七合（汤漫洗）　生姜二两半

上锉如麻豆大，每服秤三钱，水一盏半煮至八分，去滓温服，日三。仲景法，一剂分五服，清酒煎。

吴茱萸汤

吴茱萸一两半（汤洗三次）　人参三分　生姜一两半　大枣三个

上锉如麻豆大，以水二大盏半，煮取七分，去滓，分二服。

若急者阴毒，甘草汤、白术散、附子散、正阳散、肉桂散、回阳丹、返阴丹。至于阴盛格阳，霹雳散，火焰散，随经部分选用之。

伤在少阴

若面红或赤，或红赤俱见，脉浮沉不一，细而微者，伤在少阴肾之经也，通脉四逆汤（又方：甘草炙六钱二字半）。

甘草二两　炙附子一两（生用去皮破八斤）　干姜一两（炮）

面赤者：加连须葱白九寸；腹中痛者，去葱白，加白芍药二两；呕者，加生姜二两；咽痛者，去芍药，加桔梗一两；利止脉不出者，去桔梗加人参二两。

上锉如麻豆大，每服秤三钱，水一盏半煮至七分，去滓温服。未差若急，更作一剂。其脉续续有力者愈，无力者不愈。

四逆汤，上三味是也。

伤在太阳

若面黄或洁，或黄洁俱见，脉浮沉不一，缓而迟者，伤在太阴脾之经也。

理中丸

人参一两（腹痛者倍之）　甘草（炙）　白术　干姜各一两

上细末，炼蜜和丸鸡子黄大，以汤数合和丸研碎，温服之日三夜二。腹中未热，益至三四丸。煎热粥饮投之，微温覆，勿揭衣。丸不及汤。

海藏云：大便结者宜丸，大便软者宜汤。仲景云：无阳阴强，大便硬者，不可下，下之则清谷腹满。已上三经脉皆云浮沉不一者，以其皆似孤亡之体也。又云日三夜二，读之极无味，然予细思之，利害非轻，恐人不识，故有阴阳寒热各从类生一条。

阴阳寒热各从类生服药同象

假令附子与大黄合而服之，昼服则阳药，成功多于阴药夜服则阴药成功于阳药，足从其类也。况人之疾独不然乎！若病阳症，昼则增剧夜则少宁；若病阴症，昼则少宁，夜则增剧，是人之阴阳寒热从天地之行阴行阳也。寒热之化，以此随之。故前人治阴证用阳药，续于夜半之后者，所以却类化之阴而接身与子所生之阳也。《通玄类证》云：小建中汤后亦举日三夜二，及尺脉不至者加黄芪。

予尝云：大便软者宜汤，大便结者宜丸，以丸蜜润也。仲景治霍乱吐下，脾湿大胜，而用丸何也？

答曰：以湿言之，岂有润之之理，此正湿已太过津液极亡，所以转筋也。筋得血而养故能屈伸，利下既多，亡阴失血，反成枯燥，燥则所以不能屈伸也。故湿剂以润之，只用丸也。与妇人血崩过极不止而用四物汤润剂同意。十剂之法，要当谨察。

理中汤

人参一两　干姜（炮）　甘草（炙）　白术各二两

腹痛者加人参一两；寒者加干姜一两半；渴欲得水者加白术一两半；脐上筑者肾气动也，去术加桂四两；吐多者去术加生姜三两；下多者还用术；悸者加茯苓二两；或四肢拘急腹痛者或腹满下利转筋者，去术加附子一枚生用。

上锉如麻豆大，每秤三钱，水一盏半煮至七分，去滓，温服，日三。

海藏云：理中汤加减八法。并无寒药吐利后有表者，表之汗出，厥者温之，既吐且利，小便复利，大汗出，内寒外热者，亦温之。至于吐下后，汗出不解，厥逆脉欲绝者，四逆主之。以是知此候无阳证，皆阴证也。

仲景人参桂枝汤，理中汤加桂枝，太阳未除，下之成协热利，心下痞，表里不解者，《活人》此理中汤内加青陈皮，名治中汤，治胸膈病。许学士改

《活人方》作补脾丸，治劳则补子，如子富而父不贫，不特虚则补其母也。

【临床解读】

张某某，男，44岁。2021年4月16日初诊。

主诉：便溏1年余。

现病史：患者平素工作压力大，服用西瓜霜较频，今年2月份无明显诱因出现腹泻，稀水样便，日3~4次，自行服用参苓白术散造成脱肛，服补中益气丸效可。现症见：自行服用附子理中丸月余，稍有饮食不慎易腹泻，便前稍腹痛，便后痛减，换季时易发生过敏性鼻炎，汗出较频，纳眠可，小便调，舌质淡红，体大，苔薄白，脉较空豁。

处方：党参10克，炒白术10克，干姜10克，制附子10克（先煎），肉桂6克，黄连3克，炙甘草6克。10剂，每日1剂，水煎服。（张磊医案）

已上三证，若有外感与内证饮冷极者，宜五积散。

伊尹汤液论例

海藏曰：皇甫先生云仲景广《汤液》为十卷。文潞公云仲景为群方之祖。朱奉议云仲景泻心汤比古汤液则少黄芩，后人脱落之。许学士亦云伊尹《汤液论》大柴胡汤八味，今监本无大黄只是七味亦为脱落之也。以是知仲景方皆《汤液》也。

【临床解读】

杜某某，女，49岁。2022年1月10日初诊。

主诉：口干口苦1个月余。

现症见：口干口苦，舌涩，双眼视物模糊，大便干结，1~2日一行，（自服知柏地黄丸），眠差多梦，入睡难，小便调，纳可，舌质红，苔少，舌中裂纹，脉细有力。

处方：柴胡10克，大黄6克，黄芩10克，清半夏10克，枳实10克，白芍20克，川厚朴10克，麦冬10克，玄参30克，生地黄30克，百合30克，知母10克，甘草6克。10剂，每日1剂，水煎服。（孙玉信医案）

四顺散、理中汤、四逆汤、通脉四逆汤、术附汤、姜附汤、真武汤、白通汤、俱见仲景条下。

其余杂见诸方，凡称仲景者皆是。

扁鹊仲景例

生气通天雾露说在神术六气加减后。

扁鹊云：一呼四至，一吸四至，病欲甚。洪大烦满沉细者，腹中痛；滑者，伤热；涩者，中雾露。

仲景云：从霜衍降以后至春分已前，凡有触冒霜露，体中寒邪而病者，皆谓之伤寒也。

海藏云：霜露雾露久雨清湿之气，山岚障气等，皆谓之清邪也。有单衣而感于外者，有空腹而感于内者，有单衣空腹而内外俱感者，所禀轻重不一，在人本气虚实之所得耳。岂特内寒饮冷，误服凉药而独得阴证哉！重而不可治者，以其虚人内已伏阴，外又感寒，内外俱病，所以不可治也。

仲景阴证论例

仲景紧脉俱见许学士条下。

又云：寸口脉阴阳俱紧者，法当清邪中于上焦，浊邪中于下焦。清邪中于上名曰洁也，浊邪中于下名曰浑也。阴中于邪必内栗也，表气微虚，里气不守，故使邪中于阴也。阳中于邪必发热头痛项强颈挛，腰痛胫酸，所谓中雾露之气。故曰清邪中上，浊邪中下。阴气为栗，足膝逆冷，便溺妄出，表气微虚，里气微急，三焦相混，内外不通，上焦怫郁，脏气相熏，口烂食龈也。中焦不治，胃气上冲，脾气不转，胃中为浊，荣卫不通，血凝不流。若冲气前通者，小便赤，大便赤黄，与热相搏，因热作使游于经络，出入脏腑热气所遏，则为痈脓。若阴气前通者，阳气厥微，阴无所使，客气内入，嚏而出之，声唱咽塞，寒厥相逐，为热所拥，血自下，状如豚肝，阴阳俱厥，脾气孤弱，五液注下，下焦不阖，清便下重，令便数难，脐腹湫痛，命将难痊。

吴茱萸汤

食谷欲呕，属阳明也，吴茱萸汤主之。得汤反剧者，属上焦也，治上焦。一少阴吐利，手足厥逆冷，烦躁欲死者，吴茱萸汤主之。

厥阴干呕吐涎沫者，头痛极甚，吴茱萸汤主之。

四逆汤

自利不渴者属太阴，以其脏寒故也，宜服四逆汤辈。太阴手足自温，脉浮者，桂枝汤。脉浮而迟表热里寒，下利清谷者，四逆汤主之，属少阴。饮食入口则吐，心中温温欲吐，复不能吐，始得之手足寒，脉弦迟者，此胃中实，不可下也，当吐之。若膈上有寒饮干呕者，不可吐也，当温之，宜四逆汤主之。少阴病脉沉者，急温之，宜四逆汤。大汗若下利而厥冷者，四逆汤主之。大汗出热不去，内拘急，四肢疼，又下利厥逆而恶寒者，四逆汤主之。下利腹胀，满身疼痛者，先温里，乃攻表，温里宜四逆汤，攻表宜桂枝汤。呕而脉弱，小便复利，身有微热见厥者，难治，宜四逆汤主之，属厥阴。吐利汗出，发热恶寒，四肢拘急，手足厥冷，四逆汤主之。吐利小便复利，而大汗出，下利清谷，内寒外热，脉微欲绝者，四逆汤主之。病发热头痛，身体不疼痛，当救里，宜四逆汤主之。

通脉四逆汤

少阴病下利清谷，里寒外热，手足厥逆，脉微欲绝，身反不恶寒，其人面色赤，或腹痛，或干呕，或咽痛，或利止脉不出，通脉四逆汤主之。下利清谷，里寒外热，汗出而厥者，通脉四逆汤主之，此属厥阴。

当归四逆汤

手足厥寒，脉细欲绝者，当归四逆汤主之。

白通汤

少阴病，下利脉微者，白通汤主之。

白通加猪胆汁汤

少阴病，下利脉微，与白通汤利不止，厥逆无脉，干呕烦者，白通加猪胆汁汤主之。服汤脉暴出者死，微续者生。

真武汤

太阳病，发汗出不解，其人仍发热，心下悸眩，身瞤动，振振欲擗地者，真武汤主之。少阴病，二三日不已，至四五日，腹痛小便不利，四肢沉重疼痛，自下利者，为有水气，其人或小便利，或下利或呕者，真武汤主之。

小建中汤

伤寒阳脉涩阴脉弦，法当腹中急痛，先与小建中汤服之。伤寒二三日，心中悸而烦者，小建中汤主之。

理中汤

胸痹心下痞留，气结胸满，胁下逆气抢心，理中汤主之。治脾胃不和，中寒上冲，胸胁逆满，心腹疞痛，痰逆恶心，或时呕吐，心下虚痞，隔塞不通，饮食减少，短气羸瘦，温中逐水，止汗去湿。又治肠胃冷湿，泄泻注下，水谷不分，腹中雷鸣，及伤寒时气，及里寒外热，霍乱吐利，手足厥冷，胸脾心痛逆气，并皆治之。有寒者加附子，胸脾胁下妨闷者加枳实半两、茯苓半两。此方自晋宋以后至唐，名医治心腹病者，无有不用此汤。或作丸，随证加减，各有其法。

【临床解读】

陶某，男，84 岁。2022 年 1 月 12 日初诊。

主诉：腹泻半年余。

现症见：腹泻集中在凌晨 4 点左右到中午 12 点，便溏日 5~6 次，无腹痛，无反酸、烧心，腹泻时着急如厕，纳可，眠可，口中和，小便调，矢气多，味重，大便味重，舌质红，苔白厚，脉细无力。

处方：党参 15 克，炒白术 15 克，干姜 10 克，陈皮 10 克，炒白芍 12 克，防风 6 克，吴茱萸 10 克，炒山药 30 克，甘草 6 克，茯苓 30 克。10 剂，每日 1 剂，水煎服。（孙玉信医案）

理中丸

霍乱头痛发热，热多欲饮水，五苓散主之。寒多不用水者，理中丸主之。大病差后，喜睡久不了了，胸中有寒，当以丸药温之，宜理中丸。

桂枝附子汤

伤寒八九日，风湿相搏，身体疼痛，不能自转侧，不呕不渴，脉浮虚而涩者，桂枝附子汤主之。

附子汤

少阴病得之一二日，口中和，其背恶寒者，当灸之，附子汤主之。

少阴病身体痛，手足寒，骨节痛，脉沉者，术附汤主之。

术附汤

伤寒八九日，风湿相搏，身体疼烦，不能自转侧，不呕不渴，脉浮虚而涩，桂枝附子汤。若其人大便坚，小便自利，术附汤主之。

姜附汤

若下之后，复发汗，昼日烦躁不得眠，夜而安静，不呕不渴无表证，脉沉微，身无大热者，姜附汤主之。

海藏云：若自汗者术附汤；若无汗姜附汤。

茯苓四逆汤

发汗若下之，病仍不解，烦躁者，茯苓四逆汤主之。

易老法霍乱吐泻　足阳明总摄六经

大抵仲景药为主，理中汤、理中丸、五苓散、建中汤、平胃散、四君子汤类。

【临床解读】

冯某某，男，52 岁。2021 年 5 月 21 日初诊。

主诉：黄疸 1 个月余。

现病史：患者 1 个月前发现小便黄，渐至面部眼球及全身皆黄染，在某医院诊断为肝损伤，住院中西医治疗乏效，既往无乙肝病史。现症见：全身黄染，全身瘙痒甚，无皮损，口干不渴，口苦，不欲饮，腹不胀，纳差，厌油腻，大便不成形，日 1～2 次，小便黄，量少，舌质瘀暗，苔黄少津，脉沉滞。

处方：党参 10 克，炒白术 10 克，干姜 10 克，炙甘草 6 克，茵陈 30 克，茯苓 10 克，猪苓 10 克，泽泻 10 克，桂枝 3 克。15 剂，每日 1 剂，水煎服。（张磊医案）

假令胃与太阳经并，脉浮者，于前所用药内加：自汗者加桂枝，无汗者加麻黄，以其有头项肢节痛故也。

假令胃与少阳经并，脉弦者，于前所用药内加柴胡、干木瓜，以其胁下痛故也。

假令胃与阳明本并，脉实者，于前所用药内加大黄，以其吐泻后大小便不通故也。

假令胃与太阴经并，脉沉细者，于前所用药内加芍药、干姜，以其腹痛体重故也。

假令胃与少阴本并，脉沉迟者，于前所用药内加姜、附，以其四肢拘挛身寒故也。

假令胃与厥阴本并，脉微缓者，于前所用药内加姜、附、当归、吴茱萸，以其四肢厥逆冷故也。

厥阴本药，吴茱萸汤、当归四逆汤皆是。

霍乱与少阴寒热同候

海藏云：霍乱头痛发热，其邪自风寒而来。中焦为寒热相半之分，邪稍高者居阳分，则为热，热多饮水者，五苓散以散之。邪稍下者居阴分，则为寒，寒多不饮水者，理中丸以温之。所以同少阴入里与手经接为热，大承气汤下之；与足经接为寒，四逆汤温之。

叔和阴脉例

海藏云：仲景阴脉，皆叔和次之，药俱见仲景本经条下。

按之似有举还无，气满三焦脏腑虚，冷气不调三部壅，通肠建胃始能除。右沉脉。

涩脉关前胃气并，当关血散不能停，尺部如斯逢逆冷，体寒脐下作雷鸣。右涩脉。

关前弱脉阳道虚，关中有此气多疏，若在尺中阴气绝，酸疼引变上皮肤。右弱脉。

寸口脉紧一条弦，胸中急痛状绳牵，关中有弦寒在胃，下焦停水满丹田。右弦脉。

微脉关前气上侵，当关郁结气排心，尺部见之脐下积，身寒饮水即呻吟。右微脉。

阴毒伤寒身体重，背强眼痛不堪任，小腹痛急口青黑，毒气冲心转不禁。四肢逆冷唯思吐，咽喉不利脉细沉，若能速灸脐轮下，六日看过见喜深。

脐下五穴并见宜灸条下。

活人阴脉例

太阴、少阴、厥阴皆属阴证也。太阴者脾也，少阴者肾也，厥阴者肝也。

何谓太阴证？太阴脾之经，主胸膈膜胀。《甲乙经》云：邪生于阳者，得之风雨寒暑；邪中于阴者，得之饮食居处，阴阳喜怒。又曰：贼风虚邪者，阳受之；饮食不节，起居不时者，阴受之。阳受之则入腑，阴受之则入脏。入六腑则身热，不时卧，为喘呼；入五脏则膜满闭塞，下为飧泄，久为肠澼。

何谓少阴证？少阴肾之经，主脉微细，心烦但欲寐，或自利而渴。经云：一二日少阴病者何也？谓初中病时，腠理寒使入阴经，不经三阳也。

伤寒虽是三阴三阳，大抵发于阳则太阳也，发于阴则少阴也，此二经为表里，其受病最为多。阳明、太阴受病颇稀，至于少阳、厥阴肝胆之经又加少焉。

凡病一日至十二三日，太阳证不罢者，但治太阳。有初得病便见（去声）少阴证者，直攻少阴，亦不必先自巨阳次传而至。

盖寒气入太阳即发热而恶寒，入阴经只恶寒而不发热也。三阴中寒微则理中汤，稍厥或中寒下利即干姜甘草汤。

【临床解读】

张某某，男，43 岁。2021 年 5 月 31 日初诊。

主诉：怕冷畏寒 2 年。

现病史：患者近 2 年无明显诱因出现畏寒怕冷，间断服用中药，效平。现症见：平时怕冷畏寒，自汗多，常咽痛，稍食辛辣加重，常流鼻涕，纳食可，大便溏，日 3~4 次，无腹痛，小便正常，舌质淡红，苔滑润，脉细。

处方：党参 120 克，炒白术 10 克，干姜 10 克，黄连 6 克，炙甘草 6 克，三七粉 3 克（冲服）。10 剂，每日 1 剂，水煎服。（张磊医案）

手足指头微冷，盖谓之清（音去声），此未消吃四逆，盖疾轻故也，只可服理中、干姜之类。大假重者用四逆汤，无脉者用通脉四逆汤也。

何谓厥阴？厥阴肝之经，主消渴，气上冲心中疼热，饥不欲食，食则吐蛔，下之则利不止也。若阴气独盛，阳气暴绝，则为阴毒。其证四肢逆冷，脐腹筑痛，身如被杖，脉沉疾，或吐利，当急救，可灸脐下，服以辛热之药，令阳气复而大汗解矣。古人云：辛甘发散为阳，谓桂枝、甘草、干姜、附子之类能复其阳气也。微则用辛甘，甚则用辛苦热。阴极发躁，阴证似阳也，学者当以脉别之。

问手足逆冷，脐腹筑痛，咽喉疼，呕吐下利身体如被杖，或冷汗烦渴，脉细欲绝者何也？

此名阴毒也。阴毒之为病，初得病，手足冷，背强咽痛，糜粥不下，毒气攻心，心腹痛，短气，四肢厥逆，呕吐下利，体如被杖，宜服阴毒甘草汤、白术散、附子散、正阳散、肉桂散、回阳丹、返阴丹、天雄散、正元散、退阴散之类，可选用之。大抵阴毒本因肾气虚寒，或因冷物伤脾，外伤风寒，内既伏阴，外又感寒，或先外寒而内伏阴，内外皆阴，则阳气不守，遂发头痛腰重，腹痛眼睛疼，身体倦怠，四肢逆冷，额上手背冷汗不止，或多烦渴，精神恍惚，如有所失，三二日间或可起行，不甚觉重，诊之则六脉俱沉细而疾，尺部短小，寸口或大。

阳证六脉俱浮大，或沉取之大而不甚疾者，非阴证也。大抵阳毒伤寒，其脉多弦而洪数，阴毒伤寒，其脉沉细而弦疾，不可不知也。

若误服凉药则渴转甚，躁转急，有此病证者，更须急服辛热之药，一日或二日便安。若阴毒渐深，其候沉重，四肢逆冷，腹痛转甚，或咽喉不利，心下胀满结硬，躁渴虚汗不止。

上此一条，服凉药。躁渴转甚，当服热药可也。

阳盛则身热而无汗，阴盛则身冷而有汗。岐伯云：阳胜则身热，腠理闭，喘粗为之俯仰，汗不出而热；阴胜则身寒汗出，身常清，数躁而寒，寒则厥（清即冷也）。

上此岐伯说阴躁之原。

或时郑声，指甲面色青黑，六脉沉细而疾，一息七至已来有此证者，速于气海或关元二穴灸三二百壮，以手足温和为效。仍兼服正阳散、回阳丹、天雄散、白术散、内外通，遂令阳气复而大汗解矣。

阴毒盛而阳气暴绝则为阴毒，若阳独盛而阴气暴绝则为阳毒。大凡阴阳离绝，非大汗不能复正气也。

阴阳则夫妇也，各得中则和。若偏胜则各专以权，至于极继之以离矣。药石以攻邪，邪去正复，是犹鞭挞以教而欲并生也。

若阴毒已深，疾势困重，六脉附骨取之方有，按之即无，一息八至已上，或不可数，至此则药饵难为攻矣。但于脐中用葱熨法，或灼艾三五百壮已来，手足不温者不可治也。如手足得温，更服热药以助之。若阴气阳气来，即渐减热药而调治之。

若阳气乍复，往往却见烦躁，慎不可投凉药。烦躁甚者，再与返阴丹即定。常须识此，勿令误也。

问胸膈不快，膜满闭塞，唇青手足冷，脉沉细，少情绪或腹痛者，何也？此名太阴也。近人多不识阴证，才见胸膈不快，便投食药，非其治也。大抵阴证者，由冷物伤脾胃，阴经受之也。主胸膈䐜满，满面色及唇皆无色泽，手足逆冷，脉沉细，少情绪。亦不因嗜欲，但内伤冷物，或损动胃气，遂成阴证。复投巴豆之类，胸膈愈不快，或吐而利，经一二日，遂致不救，盖不知寒中太阴脾之经也。

上膈不快，不可用食药，下之则成痞。

海藏云：阴证胸膈不快此无病形也。若投巴豆之药，即取有形也病。故轻则转痞，重则成劳，尤重则一二日遂成不救也。故《活人》本经云：丸子巴豆，乃攻食积耳。

问万一饮食不节，胸膈不快，寒中阴经，何法以治？

答曰：急则理中汤加青陈皮，锉如麻豆小，服一二剂胸膈即快，枳实理中丸、五积散尤良。

五积散一句是兼表也。或元有表证，或自内而之外传至极高之分，则宜是药。若无表则不宜用此也，用理中法足矣。

问脉微细欲吐不吐心烦但欲寐六七日自利而渴者何也。

此名少阴也。少阴之为病，欲吐不吐，心烦但欲寐，六七日自利而渴者，虚也。故引水自救，若小便色白者，少阴病形悉具矣。小便色白者，以下焦虚有寒，不能制水，故令色白也。四逆汤主之。

举阳证

少阴证，口燥舌干而渴者，须急下之，不可缓也，宜大承气汤主之。

若脉沉而迟者，须温之，四逆汤主之。盖以口燥舌干而渴者，知其热，脉沉而迟者，别其寒也。

少阴病属肾，古人谓之肾伤寒也。肾伤寒，口燥舌干而渴，固当急下。大抵肾伤寒亦多表里无热，但若烦愦默而极不欲见光明，有时腹痛，其脉沉细，旧用四逆汤。古人恐其热不敢遽用，云肾病而体犹有热者，可服黄连龙骨汤，若已十余日下利水止，手足微冷，乃无热候，可服增损四顺散。

上此一条，虽有肾病而体犹有热一句，亦当以久暂察之，不可乍见便以为身热也。

不用四逆用黄连，及手足冷却用四顺，亦不甚的当。

举阳证

少阴病，若恶寒而倦，时时自烦，不欲厚衣者，大柴胡下之。少阴病，始得之，反发热，脉沉者，麻黄附子细辛汤微汗之。少阴病，得之二三日，常见少阴无阳证者，亦须微发汗，宜麻黄附子甘草汤。此学者不可不知也。

问身微热，烦躁面赤，脉沉而微者何也？

此名阴证似阳也。阴发躁，热发厥，物极则反也。大率以脉别之为准，诸数为热，诸迟为寒，无如此最为验也。

上此一句，可以为世法。

假令身体微热，烦躁面赤，其脉沉而微者，皆阴证也。身微热者，里寒故也；烦躁者，阴盛故也，面戴阳者，下虚故也。治者不看，脉以虚阳烦躁，误以为实热，反与凉药，则气消成大病矣。《外台秘要》云：阴盛发躁，欲坐井中，宜以热药治之。仲景少阴证面赤者，四逆加葱白主之。

上外热内寒烦躁，不可用凉药。

问身冷脉细沉疾烦躁而不饮水者何也？

此名阴盛格阳也。伤寒阴盛格阳者，病人身冷，脉细沉疾，烦躁而不饮者是也；若欲引饮者，非也。不欲饮水者，宜服霹雳散，须臾躁止得睡，汗出即差。此药通散寒气，然后热气上行，汗出乃愈。火焰散、丹砂丸并主之。

问身体重少气，阴肿入里，腹内绞痛，热上冲胸，头重不欲举，眼中生花，妇人则里急，腰胯连腹内痛者何也？

此名阴阳易也。伤寒病新差，阴阳气未和，因合房室，则令人阴肿入腹绞痛，妇人则里急腰胯连腹痛，名为阴阳易也。其男子病，新差未平复，而妇人与之交接得病，名曰阳易。其妇人病，新差未平复，男子与之交接得病，名曰阴易。若二男二女并不相易，所以呼为易者，阴阳相感动甚，毒疫着人如换易然。其病状身体热冲胸，头重不能举，眼中生花，四肢拘急，小腹绞痛，手足拳，则皆死。其亦有不即死者，病若小腹里急，热上冲胸，头重不欲举，百节解离，经脉缓弱，血气虚，骨髓竭，便翕翕气力转小，著床而不若摇动，起止仰人，或引岁月不死。烧裈散、豭鼠粪汤、竹皮汤、干姜汤、青竹茹汤、当归白术汤，可选用之。

《孙兆口诀》治阴盛隔阳伤寒，其人必躁热不欲饮水者，宜服霹雳散。

附子一枚，烧灰存性，为末，蜜水调下为一服而愈。此逼散寒气，然后热气上行而汗出乃愈。

阴毒甘草汤

治伤寒时气，初得病一二日便结成阴毒，或服药后六七日已上，至十日变成阴毒，身重背强，腹中绞痛，咽喉不利，毒气攻心，心下坚强，气短不得息，呕逆，唇青面黑，四肢厥冷，其脉沉细而疾。仲景云：阴毒三候，身如被杖，咽喉痛，五六日可治，至七日不可治也。

甘草（炙）　升麻　当归各二分　雄黄一分　蜀椒一分（去目）　龟甲一两（醋炙）　桂枝二分

上㕮咀，每服五钱，水一盏半煎至八分，去滓服。如人行地五里须臾进一服，温覆取汗，毒当从汗出，汗出即愈。若未作再服。

上此一条举仲景言至七日不可治。有别说。

问《活人》阴毒甘草汤，举仲景云阴毒三候六五日可治，至七日不可治者何也？

答曰：假令内伤冷物，中焦不和，或显少阴或显厥阴二脉无定，内阴之极，阳气逆而上行，至阳明则多错语，至太阳头复微痛，至少阳寒热间作，即非少阳外感正病也。然此经虽有寒热，其实脾先受之，卯酉之间，土居其中，是通胆肺，故如是也。内阳之外，至此欲竭，所以至七日不可治也。阴证舌缩者，知心火绝也，则神去矣。又云失神者亡，发阳证舌缩者，知少阴无水也。外感传六经，当先表而后下内感传三阳则止。治三阴药内增损加减，不复再用凉药也。内阳之外，不必次第传遍三阳，但至一经却便至极高之分，所以七日不可治也。总六经俱尽之意，所以不必次第传遍三阳也。

海藏云：惟附子散明注阴毒唇青面黑，正阳散明注阴毒面青舌黑，二证别无伏阳，故药味皆温热辛甘而无苦寒也。

附子散

治阴毒寒伤，唇青面黑，身背强，四肢冷。

附子三分（炮裂去皮脐） 桂心半两 当归半两（锉，炒） 半夏一分（姜制） 干姜一分（炮） 白术半两

上件为细末，每服二三钱，水一中盏，生姜半钱，煎至六分，去滓，不计时候热服。衣覆取汗，如人行地十里，未汗再服。

正阳散

治阴毒伤寒，面青张口气出，心下硬，身不热，只额上有汗，烦渴不止，舌黑多睡，四肢俱冷。

附子一枚（炮裂去皮脐） 皂荚一挺（醋炙去皮弦子） 干姜一分 甘草一分（炙） 麝香一钱（另研）

上细末，每服一钱，水一中盏煎至五分，不计时候，和滓热服。

霹雳散

治阴盛隔阳，烦躁不饮水。

附子一枚，半两者，炮热取出，用冷灰焙之，细研，入真腊茶一大钱，和匀分作二服，水一盏煎至六分，临熟入蜜半匙，放温或冷服之。须臾躁止得睡，汗出即差。

火焰散

治伤寒恶候。

舶上硫黄 附子（去皮，生用） 新腊茶各一两

上为细末，先将好酒一升调药，分大新碗口中，于火上摊荡，令干，合于瓦上，每一碗下烧艾熟一拳大，以瓦起无令火著，直至烟尽，冷即刮取，却细研，入瓷合盛，每服二钱，酒一盏共煎七分，有火焰起勿讶。伤寒阴毒者，四肢冷，脉沉细，或吐或泻，五心躁烦，胸中结硬，或转作伏阳在内，汤水不下，或无脉，先吃一服，如吐却更进一服，服后心中热，其病已差。下至脏腑中表未解者，浑身壮热，脉气洪大，宜用发表药。或表解者，更不发热，便得眠睡，浑身有汗，方可用下胸膈行脏腑药。渐用调和脾胃，补治元气汤散。如服此药三二服不应者，不可治也。

海藏云：表后既解，不发热，得睡身有汗，方可用下脏腑药，此一句利害非轻。若稍少有痞结，亦当求脉之虚实而下膈行脏腑。脉实则可，脉虚只宜和脾胃补元气。下文云二药不应，犹不可治，可以妄下行脏腑乎？用者宜详。

仲景伤寒脉浮，自汗出，小便数，心烦微寒，脚挛急，与桂枝汤欲攻表误也。得之便厥，咽中干，燥烦吐逆，作甘草干姜汤与之，以复其阳。若厥愈足温者，更作芍药甘草汤与之，其脚即伸。若胃气不和，谵语者，少与调胃承气汤。

上此一条，先温后下，不可轻用，内别有消息。

丹砂丸

治伤寒阴阳二毒相伏，危恶形证。

舶上硫黄　水银　太阴石　太阳石　元精石各一两　硝石半两

上件药末，先用无油铫子以文武火炒，下诸药末令匀如灰色，研细如粉面，生姜自然汁浸蒸饼，丸绿豆大，每服五丸，龙脑、牛黄、生姜、蜜水下，压躁也。若阳毒，枣汤下。阴毒，桂汤下。慎不得于屋底炒。

海藏云：此丸为阴阳二毒相伏匿，故用脑子、牛黄、蜜水调下。若明见只是阴证，别无伏阳，不宜用此下之。若有伏阳，当以仲景翕奄沉脉法责之。在许学士破阴丹条下。叔和云：短脉阴中有伏阳。

肉桂散

治伤寒服冷药过度，心腹胀满，四肢逆冷，昏沉不识人，变为阴毒恶证。

肉桂三分　赤芍药一两　陈皮一两　前胡一两　附子一两（炮）　当归一两　白术三分　吴茱萸半两（洗炒）　木香三分　厚朴三分　制良姜三分　人参一两

上粗末，每服五钱。水一中盏，枣三枚，煎至六分，去滓，不拘时候稍热服。

上此一条，以其先是阳证，为服凉药过多变为阴毒，故内有前胡一味，知少阳不止，乃用药之过也。与泻心汤加附子相似。

回阳丹

治阴毒伤寒，面青，手足逆冷，心腹气胀，脉沉细。

硫黄半两（研）　木香半两　荜澄茄半两　附子半两（制）　干姜一分　干蝎半两（炒）　吴茱萸半两（汤洗炒）

上细末，酒煮糊为丸桐子大，每服三十丸，生姜汤下，频服。复以热酒一盏投之，以衣盖取汗。

返阴丹

治阴毒伤寒，心神烦躁，头痛，四肢逆冷。

硫黄三两　太阴玄精石　消石各二两　附子半两（炮）　干姜半两　桂心半两

上件药，用生铁铫铺玄精石末一半，次铺消石一半，中间下硫黄末，著消石盖硫黄，都以玄精盖上讫，用小盏合著以三斤炭末烧令得所，勿令烟出直，俟冷取出，细研如面。后三味捣罗为末，与前药同研令匀，软饭和丸桐子大，每服十五丸，艾汤下，频服，汗出为度。重则加三十丸。此方甚验，喘促吐逆者，入口便止。

上此一条与丹砂丸中药味相似，当从阴阳二毒相伏匿法用之。

天雄散

治阴毒伤寒，身重背强，腹中疞痛，咽喉不利，毒气攻心，心下坚强，短气呕逆，唇青面黑，四肢厥逆，其脉沉细而疾。

天雄一两（炮去皮脐）　麻黄半两（去根节）　当归半两　白术半两　半夏半两（洗）　肉桂一两　川椒一分（去目炒）　生姜二钱　厚朴一两（去皮姜制）　陈皮一钱（去白）

上粗末，每服五钱，水一盏，入生姜半钱、枣三枚，煎至五分，去滓，无时稍热服。如人行十里未汗，再服。

白术散

治阴毒伤寒，心间烦躁，四肢逆冷。

川乌头一两（炮去皮脐）　桔梗一两　附子一两（炮）　白术一两　细辛一两（去苗）　干姜半两（炮）

上细末，每服一钱，水一中盏，煎至六分，稍热服和滓，无时。

海藏云：仲景白通汤、通脉四逆汤用猪胆汁苦寒，人溺咸寒。成无己云：所以去格拒之寒也。孙兆霹雳散用蜜水，《活人》霹雳散、火焰散用腊茶，返阴丹用消石，许学士正元散用大黄，此数法与白通汤、通脉四逆汤用猪胆汁、人溺同意，皆所以去格拒之寒气也。以上诸热药等，或用麻黄，或用升麻，或用前胡，皆所以随经而用之也。明汤液善加减者，要当识此。

许学士阴脉例

始得阴毒候

阴毒本因肾气虚寒，因欲事，或食冷物而后伤风，内既伏阴，外又伤寒，或先感外寒而后伏阴，内外皆阴，则阳气不守，遂发头痛腰重，眼睛疼，身体倦怠，而甚热，四肢厥逆冷，额上及手背冷汗不止，或多烦渴，精神恍惚，如有所失，三二日间或可起行，不甚觉重，诊之六脉沉细而疾，尺部短小，寸口或大（六脉俱浮大，或沉取之大而不甚疾者，非阴证也）。若服凉药，则渴转甚，躁转急，有此病证者，急服还阳退阴之药即安。惟补虚和气而已，宜服正元散、退阴散、五胜散。阴证不宜发汗，如气正脉大身热而未差，用药发汗无妨。

阴毒渐深候

或寸口小而尺脉微大，亦同积阴感于下则微阳消于上，故其候沉重，四肢逆冷，腹痛转甚，或咽喉不利，或心下胀满结硬躁渴，虚汗不止，或时狂言，爪甲面色青黑，六脉沉细而一息七至以来，有此证者，速宜于气海或关元二穴灸三二百壮，以手足和暖为效。仍服金液丹、来复丹、玉女散、还阳散、退阴散之类，随证选用之。

阴毒沉困候

沉困之候与前渐深之候皆同，而更加困重，六脉附骨取之方有，按之即无，一息八至以上，或不可数。至此则药饵难为攻矣。但于脐中灼艾半枣大三二百壮以来，手足不和暖不可治也。偶复和暖，则以硫黄及热药助之。若阴气散阳气来，渐减热药而和治之以取差也。

正元散

治伤寒始觉，始吹冻著四肢头目，百节疼痛。急煎此服，如人行五里再服，或连三服，汗出立差。若患阴毒伤寒，入退阴散半钱同煎。或伤冷伤食，头昏气满，及心腹诸疾，服之无有不效。

麻黄　陈皮　大黄　甘草　干姜　肉桂　白芍药　附子　半夏　吴茱萸（已上皆可制者制之）各等分。

上麻黄加一半，茱萸减一半，同为末，每服一大钱，水一盏，生姜五片、枣一枚，煎至七分，热呷。出汗以衣被覆盖，汗出候干，解去衣。如是阴毒，不可用麻黄出汗。

元阳丹

乌头　干姜等分

并生用。酒面糊丸桐子大，每服用十丸，生姜汤下，食前。治气痛，亦治阴毒。

退阴散

治阴毒伤寒，手足逆冷，脉沉细，头痛腰重。

连三服，小有伤冷，每服一字，入正元散同煎，入盐一捻。阴毒证咳逆，煎汤细细热呷之便止。

川乌头　干姜等分

上为粗末，炒令转色，放冷为细末，每服一钱，水一盏，盐一捻，煎半盏，去滓温服。

五胜散

治伤寒头痛壮热，骨节疼痛，昏沉困倦，咳嗽鼻塞，不思饮食，兼治伤寒夹冷气慢阴毒。

甘草　五味子　石膏各一两　干姜三两半　白术一两半

上为末，每服二钱，水一盏，入盐少许，煎七分，通口服。如冷气相夹，入姜枣煎。若治阴毒，入艾叶少许同煎。

玉女散

治阴毒气攻上腹痛，四肢逆冷恶候。

川乌头去皮脐，冷水浸七日后薄切，曝干，纸袋盛。遇有患者，取为细末一大钱，盐一小钱，水一盏半煎至七分，通口服。压下阴毒，所便后如猪血相似。未已，良久再服之。

运阳散

治阴毒面色青，四肢逆冷，心躁腹痛。

硫黄为末

上用新汲水调二钱，良久或寒一起，或热一起便看紧慢，汗出差。

辨少阴紧脉证

有人患伤寒六七日，心烦昏睡多吐，小便白色自汗。予诊之寸口尺中俱紧，予曰：寒中少阴之经是以脉紧。仲景云：病人脉紧而汗出者，亡阳也，属少阴，法当咽痛而复下利。盖谓此也。或曰：脉紧属七表，仲景紧脉属少阴，紧脉属阳邪属阴邪？予曰：仲景脉寸口俱紧者，清邪中于上焦，浊邪中于下焦。又云：阴阳俱紧者，口中气出，唇口干燥，倦卧足冷，鼻中涕出，舌上滑胎，勿妄治也。又云：紧则为寒。又云：诸紧为寒。又云：或难曰：紧脉从何而来？师曰：假令已汗若吐以肺里寒，故令脉紧。假令咳坐饮冷水，故令脉紧。假令下利胃虚，故令脉紧。又曰：寸口脉微尺脉微，尺脉紧其人虚损多汗。由是观之，则是寒邪之气入人经络所致，皆虚寒之脉也。其在阳经则浮而紧，在阴经则沉而紧，故仲景云：浮紧者名为伤寒。又曰：阳明脉浮而紧者，必潮热。此在阳则浮而紧也，在阴则沉而紧。故仲景云：寸口脉微尺脉紧，至七八日自下利，脉暴微，手足反温，脉紧反出去者，此欲解也，此在阴则沉而紧也。仲景云：浮为在表，沉为在里，数为在腑，迟为在脏。欲知表里脏腑，先以浮沉迟数为定，然后兼于脉而别阴阳也。故论伤寒，当以仲景脉法为准。伤寒之必本仲景，犹兵家之必本孙吴也。舍是而之他者，是犹舍规矩而求方圆，舍律吕而正五音，可乎？

《活人》丹砂丸论阴阳二毒相伏，破阴只是伏阳一脉，阴中伏阳，脉即翕奄沉也。

破阴丹

硫黄　水银各一两　青皮　陈皮各半两（为末）

上将硫黄铫子内熔，次下水银，用铁杖打匀，令无星，倾入黑茶盏内研细入末，二味匀研，用厚面糊丸桐子大，每服三十丸。如烦躁冷盐汤下，阴证冷艾汤下。

此一条与杨氏五神丹相若。

此证六脉沉不见，深按至骨则弱紧有力，头痛身温烦躁，指不皆冷，中满恶心，医多不识，学士脉曰：此阴中伏阳也。脉之当矣。学士却云：仲景无此证，非无此证也。用热药则阴邪隔绝，反生客热；用寒药则阳气销铄，愈益毒气。必须散阴导火之剂使火出水平上下升降，大汗而解。或躁扰不宁，勿惊可也。《活人》例后举前贤诸去格拒之寒，大热药中佐以人溺、胆汁、茶、蜜、盐之类，虽各随经，大抵与学士破阴导阳之意同。吾是以知仲景有此证也，但言简而意有余矣。明者当识。

有人初得病，四肢逆冷，脐下筑痛，身疼如被杖，盖阴证也，急服金液、破阴等丹，其脉遂沉而滑。沉者阴也，滑者阳也，病虽阴而见阳脉，有可生之理。仲景所谓阴病见阳脉者生也。仍灸气海、丹田百壮，手足温，阳回得汗而解。或问滑脉之状如何便有生理？予曰：仲景云翕奄沉，曰何谓也？沉为纯阴，翕为正阳，阴阳和合，故名曰滑。古人论滑脉虽云往来前却，流利展转，替替然与数相似，仲景三语而尽也。此三字极难晓会，然翕合也，言张而复合也，故曰翕为正阳。沉言忽降而下也，故曰沉为正阴。方翕而合，俄降而下。奄谓奄忽之间，仲景论滑脉可谓谛当矣。其言皆有法，故读者极难晓会。

浮大数动滑阳脉，阴病见阳生可得。
沉涩弦微弱属阴，阳病见阴终死厄，
阴阳交互最难明，轻重斟量当别白。
轻手脉微为在表，表实浮而兼有力，
但浮无力表中虚，自汗恶风常淅淅。
重手脉沉为在里，里实脉沉为亦实，
重手无力大而虚，此是里虚理审的。

风则虚浮寒牢坚，水停水蓄必沉潜，
动则为痛数为热，支饮应须脉急弦。
太过之脉为可见，不及之脉亦如然，
荣卫太甚名高章，高章相搏名曰纲。
荣卫微时名卑惵，卑惵相搏名损阳，
荣卫既和名缓迟，缓迟名沉此最良。
九种脉中辨疾证，长沙之脉妙难量，
阳结蔼蔼如车盖，阴结循竿亦象之。
阳盛则促来一止，阴盛则结缓而迟，
纵横逆顺宜审察，残贼灾怪要须知。
右手气口当主气，主血人迎在其位，
气口紧盛伤于食，人迎紧盛风邪炽。
数为在腑迟为脏，浮为在表沉为里，
脉浮而缓风伤荣，浮坚涩坚寒伤卫。
脉微大忌令人吐，欲下须防虚且细，
沉为气弱汗为难，三者须要当审记。
阳加于阴有汗证，左手沉微却应未，
趺阳胃脉定死生，太溪肾脉为根蒂。
脉来六至或七至，邪气渐深须用意，
浮大昼加病属阳，沉细夜加分阴位。
九至以上来短促，状若涌泉无入气，
更加悬绝渐无根，命绝天真当死矣。
病人三部脉调匀，大小浮沉迟速类，
此是阴阳气已和，勿药自然应有喜。
学士脉歌一篇，即仲景评辨二章也，要当识之。

韩祇和温中例

夫伤寒病之说，始自黄帝已开其端，主仲景方陈其条目，后世肤浅之学莫知其数。立言者只云：病在表可发汗，病在里可下之。或云：不可汗。或云：不可下。即未尝有温中之说。仲景《伤寒例》云：尺寸俱沉细，太阴受病也。尺寸俱沉，少阴受病也。尺寸俱微缓，厥阴受病也。又辨太阴证云：太阴病脉浮，可发汗，宜桂枝汤。又手足温，自利不渴，宜四逆汤。又腹满时痛，桂枝加芍药汤。辨少阴证云：少阴证始得之，发热脉沉，麻黄细辛附子汤。又少阴病二三日，麻黄附子甘草汤。又少阴病身体疼痛，手足寒，骨节痛，脉沉，附子汤。又厥阴病吐利，手足逆冷，烦躁欲死，吴茱萸汤。又少阴病脉沉，急温之，宜四逆汤。今举仲景论中数条，最是治三阴病之良法。今世之用，尚有未尽证者。愚尝校自至和初岁迄于今三十余年，不以岁之太过不及为则，每至夏至以前，有病伤寒人，十中七八，两手脉俱沉细数，多是胸膈满闷，或呕逆，或气塞，或腹鸣，或腹痛，与仲景三阴病说脉理同而证不同，因兹不敢妄投仲景三阴药。才见脉沉及胸膈满，便投下药下之，往往不救。尝斟酌仲景理中丸与服之，其病势轻者即胸中便快，其病势重者半日许满闷依然。或有病人脉沉细迟，投仲景四逆汤温之多药力太热，后必发烦躁。因较量此形证，今别立方以治之，得多对证之药，不可不传焉。

上此一条，非四逆热而不当也。仲景当汉之末，韩氏当宋之隆，时世异也。病人但两手脉沉细数，或有力，或无力或关脉短及力小，胸膈塞闷，气短不能相接者，便可随脉证投温中药以治之。此一法甚活。

病人两手脉沉迟，或缓或紧，皆是胃中寒也。若寸脉短及力小于关尺者，此阴盛阳虚也。或胸膈塞闷，腹中胀满，身体拘急者，手足逆冷，急宜温之。

若立春以后至清明以前，宜温中汤主之。清明以后至芒种以前，宜橘皮汤主之。芒种以后至立秋以前，宜七物理中丸主之。此皆随时也。

温中汤

丁皮一两　干姜二钱　白术二钱　陈皮二钱　丁香二钱　厚朴一两（姜制）

上为末，每服二钱，水一盏，葱白三寸、荆芥五穗，煎至七分，去滓热服。三服未快，手足尚逆，呕吐，更加舶上丁皮二钱，干姜二钱炮用。

橘皮汤

陈皮一两　藿香三钱　白术二钱　葛根二钱　厚朴一两（姜制）

上为末，每服二钱，水一盏，生姜一块枣大破，同煎至七分，去滓热服。如三服未快，手足尚逆，呕吐不定，加半夏三钱、丁香枝杖半两，每服加葱白三寸煎服。

七物理中丸

白术二钱　干生姜一钱　人参三钱　桔梗三钱　葛根三钱　藿香叶二钱

上细末，炼蜜为丸弹子大，每服一丸，水一盏煎至七分，和滓热服。如三服未快，手足尚逆，呕者，加半夏二钱、干姜二钱炮。

病人两手脉沉细无力，虽三部脉力停，亦是阴气盛也。更不须候寸脉短治之。或胸胁满闷，身体拘急疼痛，手足逆冷，速宜温中药和之。

上此一条，不须候寸脉短一句，然当不若曰三部既沉，便是无寸口也。若立春以后至清明以前，宜厚朴丸主之。清明以后至芒种以前，宜白术汤主之。芒种以后至立秋以前，宜橘皮汤主之。

上此一条，李思训举和解因时一说，与韩氏相似。然汤液仲景四时之法固以备矣，以其后人不识，故韩李为是丁宁也，此亦大概耳。若应见违时，只可随应见而治之。

海藏云：仲景既言春为温病，夏为热病，长夏为大热病，随经之药，加减轻重，便为因时和解也。正治应见，便是活法。韩李因时定药是则然矣。证复违时，定药难用。若用定药，却是不因时也。假令立春、清明、芒种、立秋，即岁之主气也，定时也。若岁之客气司天在泉，太过不及，胜复淫至而不至，未至而至，岂可定时为则邪？主气为病则只论主气，客气为病则只论客气，主客相胜，上下相召，有万不同之变，人之禀受虚实亦犹是也。以此言之，则仲景大经之言尽矣，但患世之医者不知耳。此亚圣言简而意有余也，后之贤者辞多而意少，务救一时之弊云，此韩李为是因时一说也。是说也，又为庸医执方疗病者设，非敢为仲景别立一法也。噫！二公虽不足为汉之仲景，亦足以为今之仲景也。

厚朴丸

当归半两　丁香枝杖半两　厚朴一两（姜制）　细辛一钱　人参三钱　甘草半两（炙）　干姜半两（炮）

上为末，炼蜜为丸弹子大，每服一丸，水一盏煎至六分，和滓热服。三服后，脉尚细，及寸脉尚细无力，每服加葱白三寸同煎服。

此一条言寸脉小者，阳不及九天也，加葱以通经。

白术汤

白术　半夏　当归　厚朴　制干生姜以上各半两　丁香三钱

上为末，每服三钱，水一盏，姜一枣大打破，同煎至七分，去滓热服。三五服后，脉未有力，寸脉尚小，加细辛半两，每服加葱白三寸同煎服之。寸口小，加细辛散阴升阳。

橘皮汤

橘叶半两　藿香三钱　葛根三钱　半夏半两　厚朴　姜制

上为末，每服三钱，水一盏，生姜一如枣大，同煎至七分，去滓热服。三五服后，脉尚小，手足逆冷，加细辛三钱。

病人胸膈满闷，时时呕逆，肢节疼，两胁下痛，腹中鸣，此是有停饮，宜二苓汤。

二苓汤

赤茯苓　木猪苓　白术各半两　滑石一两　通草一钱　白豆蔻一钱　丁皮三钱　陈皮二钱　桂枝半两

上为末，每服三钱，水一盏，煎至七分，去滓热服。小便未快，加瞿麦三钱。呕未止，加半夏半两。淅淅恶寒甚，每服加葱白三寸。

上此一条，举李思训调小便例同。

灰包熨法

病人服前药，胸膈不满闷者，此上焦有阳也。或药力太过，上焦有热，腹满虚鸣，时时疠痛，此是被阳药消逐得上焦阴气并入下焦也。虽是下焦积寒冷，上焦阳盛，更难投温下焦药也。当用灰包法，炭灰或桑柴灰二三升许，入好醋拌和干湿得所，铫内炒令灰热，以帛包里置脐下熨之，频换灰包，令常热，以腹不满痛为度。或初熨时病人不受者勿听，但令极熨之不住灰包可也。如灰包熨后，得下利一两行，或小便二三升，或微似有汗，此是阴气外出，或下泄也，勿疑之，病轻者乃得愈也。后出余气而解。举此为例。

病人三部脉沉，寸脉力小于关尺，此为阴盛，当投温中药以消阴气。温中药者，厚朴汤、陈皮、人参、白术、藿香、当归、干姜、细辛之类是也。

海藏云：霜露山岚雨湿雾露之气与饮冷，寸口脉小，同诊一法。神术汤后举此韩氏三部脉沉，寸口小于关尺，为证一体。

病人若因服下药太过，两手脉沉细数，肢体逆冷，烦躁而渴者，此是阳气下陷入丹田，阴气厥逆满上二焦，故令人躁，此名下阴躁也。医者见病人烦躁，又不询其端由，亦不详其脉理，便用凉药治之。凉药既下，病势愈甚，至于困极不救者多矣。

病人因下之太过，两手脉沉迟细而无力，或遍身及四肢逆冷，烦躁而渴，或引饮不休，好泥水中卧者，须用性热药治之。凡投性热药，皆须冷服，何故如是？今谓病人腹中阴气太盛，若投汤剂，即阴阳相系，药下即吐，须候汤剂极冷即投之。投之不吐者，盖腹中阴气与冷饮相逢，即同气相从尔，故药下不吐也。药虽冷，久则必热，所谓始同而终异也。故醇酒冷饮，久即发热。假令投仲景四逆汤之类，一依前说。若病人不烦躁，即热药可温服之。下后躁渴，引饮不休，与伤冷只好饮冷同意。

右此一条，本是阳证下之成阴，非阳气上行而躁，乃阳气下陷而躁，即同伏阴脉也。叔和云：短脉阴中有伏阳。

海藏云：热药冷服，内有伏阳则可。若脉已虚，按之全无力，或病人素无所养，只可温服，不然阴气必不能。酝酿回阳，利害非轻。

海藏老人阴证例总论

神术汤

治内伤饮冷，外感寒邪无汗者。

苍术（制）二两　防风二两　甘草（炒）一两

上㕮咀，生姜水煎，加葱白三寸，治吹奶如神。一调六三钱。

太阳证，发热恶寒，脉浮而紧者，加羌活。

太阳证，脉浮紧中带弦数者，是有少阳也，加柴胡。弦为弦而有力。

太阳证，脉浮紧中带洪者，是有阳明也，加黄芩。已上三证，约量每服加二钱匕，不论三阳。妇人服者，加当归尤佳。

神术汤六气加减例

太阳寒水司天，加桂枝、羌活。

阳明燥金司天，加白芷、升麻。

少阳相火司天，加黄芩、地黄（生）。

太阴湿土司天，加白术、藁本。

少阴君火司天，加细辛、独活。

厥阴风木司天，加川芎、防风。

上神术汤六气加减法，非止为司天之气设也。至于岁之生气与月建日时同前应见者，皆当随所应见，依上例而加减之。

《日华子》云：滑石治乳痈，利津液。《生气通天》云：平旦人气生，日中而阳气隆，日西而阳气已虚，气门乃闭。是故暮而收拒，无扰筋骨，无见雾露，反此三时，形乃困薄。

王氏云：阳气出则出，阳气藏则藏，晚阳气衰，内行阴分，故宜收敛以拒虚邪。动筋骨则逆阳精耗，见雾露则寒湿交侵，顺此三时乃天真久远。

扁鹊云：脉一呼一吸皆四至而涩者，邪中雾露之气。仲景云：清邪中于上焦。又云：霜降已后春分已前中雾露者，皆为伤寒。

神术加藁本汤

每服内加二钱匕，以意消息。

神术加木香汤

每服内加二钱匕，以意消息。

问病人中霜露山岚雨湿之气，头项身体不甚痛，但四肢沉困，饮食减少，或食已痞闷，寸脉隐小，与内伤饮冷相似何也？

答曰：此膏粱少有，贫素气弱之人多有之。以其内阴已伏，或空腹晨行，或语言太过，口鼻气消，阴气复加，所以成病。经云：天之邪气，感则害人五脏。虽不饮冷，寸口亦小。又云：伤于湿者，下先受之，故从内感而求其类也。仲景云：浊气中于下焦以此。

论雾露饮冷同为浊邪

经云：清邪中于上焦，浊邪中于下焦，均雾露也。故寸口小，内伤饮冷寸口亦小，雾露入腹虽不饮冷与饮冷同，内伤饮冷虽非雾露与雾露同，何哉？脉皆阴而寸口小耳。此云岐子复断浊邪中于下为饮冷同伤也。韩氏言寸口脉微而小，即不可下，则阴盛阳气不能升于九天可知矣。

白术汤

治内伤冷物，外感风邪有汗者。

白术二两　防风二两　甘草一两（炙）

上㕮咀，每服称三钱，水一盏，生姜三片，同煎至七分，去滓温服，无时一口，止一二服，待二三日渐渐汗少为解。《活人》防风白术牡蛎汤当在此下。

风温证，面赤自汗，嘿嘿不欲语，但欲寐，两手脉浮而缓，或微弱。此证不宜发汗。若汗之，似令人筋惕肉瞤，或谵言独语，或烦躁不卧，若下之，直视失溲便。若火之发狂似惊痫，一逆尚引日，再逆促命期。《活人》本方葳蕤汤，以有麻黄，故不敢用，宜用上白术汤主之。

头眩汗出，筋惕肉瞤者，加牡蛎。

腰背强硬者，加羌活。

舌干发渴者，加人参。

身灼热甚者，加知母。若内伤冷者不加。

体重多汗者，加黄芪。

黄芪汤

治伤寒内感拘急，三焦气虚自汗，及手足自汗，或手背偏多，或肢体振摇，腰腿沉重，面赤目红，但欲眠睡，头面壮热，两胁热甚，手足自温，两手心热，自利不渴，大便或难，或如常度，或口干咽燥，或渴欲饮汤，不欲饮水，或少欲饮水，呕哕间作，或心下满闷，腹中疼痛，或时喜笑，或时悲哭，或时太息（去声），或语言错乱，失志，世疑作谵语狂言者非也，神不守室耳。始得病，瘤痳之间，或恐或悸，头项不甚痛，行步只如旧，阴气盛阳气走也。两手脉浮沉不一，或左右往来无定，便有沉涩弱弦微五种阴脉形状，举按全无力，浮之损小，沉之亦损小，皆阴脉也。宜先缓而后急，缓宜黄芪汤。

人参　黄芪（味甘者）　白茯苓　白术　白芍药已上各一两　甘草七钱半（炒）

呕吐者加藿香半两、生姜半两，如无，干者代之。

上㕮咀，生姜水煎，量证大小加减多少用之可也。如大便结者，宜调中丸主之。

调中丸

白术　白茯苓（去皮）　干生姜　人参　甘草（炙）

上等分，为极细末，炼蜜丸，每两作十丸或五丸，每服一二丸，水少许煎服之。

问三四日后渐重必躁乱不宁者何也？

经云：阳盛则发厥，阴盛则发躁，物极则反也。《外台秘要》云：阴盛发躁，名曰阴躁，欲坐井中。然阴躁一证，汗下后多有之。仲景云：汗下后仍不解，烦躁者，茯苓四逆汤主之。内感阴证饮冷，胃寒而躁者，与汗下后烦躁同。厥阴热上冲胸而发躁者，火独炎上故也。

若病重急治者，宜黄芪汤内每服加干姜重一钱，与仲景理中汤同意。大便结者，理中丸主之。

理中丸

人参　白术　甘草（炙）　干姜（炮，恐热以干生姜代之）

上等分，炼蜜丸，每两作五丸，白汤化下。水煎服之亦得。缓后失治急也。尤急者，若无汗，宜附子干姜甘草汤；若自汗者，宜附子白术甘草汤。量脉证可宜四逆汤、真武汤、通脉四逆汤等，宜选用治之。至于用附子不得已也。若身与四肢俱热不至于凉，或厥逆，不宜用附子。故理中有四顺、理中汤丸之名。四顺者，手足自温，不厥逆是也。

急则失治，尤急也。

论阴证躁不躁死生二脉

阴证阳从内消，服温热药，烦躁极甚，发渴欲饮，是将汗也。人不识此，反以为热，误矣。热上冲胸，服温热药，烦躁少宁，反不欲饮，中得和也。人若识此，续汤不已愈矣。一则始病不躁，药而躁，脉当浮之实大，阳气充也，手足温和则生。若浮之损小，阳气走也，手足厥逆则死。一则始病躁，药而不躁，脉沉之实大，阳气回也，手足温和则生。沉之损小，阳气消也，手足厥逆则死。二证服温热药，阳气不能充与不能回者，经云责其无火也。

问下之而其脉反大者何也？

答云：下之而脉小者，理所当然，小犹可生，生之则易。仲景云：下之而脉反大者虚也，阳将走而变。医若不识而复下之，则气消而成太阴矣。亦有阴躁发热不止，大渴欲饮冷，热上冲胸，火独炎上，亦将尽也。以阴遍身皆寒，惟存胸中火，阴独持权不相管辖迫而至此，与下之而脉大同意。下之脉大，别不见热处，阴躁发热，但脉小耳。一则见脉不见证，一则见证不见脉。又经云：下利脉大者虚也，以其强下之故也。设脉浮革固卤肠鸣者，属当归四逆汤。革为寒，寒虚相搏则肠鸣。

发汗病不解，反恶寒者，虚故也，芍药甘草附子汤主之，发汗若下之，病仍不解，反烦躁，茯苓四逆汤主之。汗下后，白日烦躁不得眠，夜而安静，不呕不渴，无表证，脉沉微，身无大热者，干姜附子汤主之。

举古人论阴证辨

若病在少阴，则有面赤默默不欲语，但欲寐，或四肢厥逆，或身表如冰石，脉沉细。

若病在厥阴，则四肢厥逆，爪甲青，面黧目黑色，或自汗不止，脉沉弦无力。

若病阴毒证，身表如冰石，四肢厥逆，体如被杖，脉沉细而微，或六至，以至八至九至十至而不可数，此等阴证，易为明辨。

惟太阴一证，手足自温，自利不渴，尺寸脉俱沉而弱，仲景云：宜温之，重则四逆汤。若脉浮者，桂枝汤。惟此一证，与内感外阳内阴相似，外阳内阴者，即前黄芪、理中等汤，调中、理中等丸所治者是也。此等阴证，非古人不言，仲景评脉，首言大浮数动滑，此名阳也。沉涩弱弦微，此名阴也。

非止为外感设，内感之理在其中矣。又云：阳涩而阴弦，腹中急痛者，小建中汤主之，则内外所感明矣。至如所言阴病见阳脉者生，阳病见阴脉者死，此一句即圣人大概之言也。以其阳病见阴脉，故有外阳内阴者，与阳药俱得其生矣。药当从温，不可遽热，黄芪汤之类是也。

上此一条，说古人不尽之意。

论元阳中脱有内外

或有人饮冷内伤，一身之阳便从内消，身表凉，四肢冷，脉沉细，是谓阴证，则易知之。若从外走身表热，四肢温，头重不欲举，脉浮弦，按之全无力，医者不察，便与表药双解等，复使汗出，三焦之气绝，以此杀人者多矣。或自服蜜茶及沐浴，盖覆强令汗出，以致变证不救，如此自杀者亦多矣。身冷脉沉，服调中药，阳自内之外，身体温和而愈。脉浮弦细者，服调中药，阳从内生唤入外热，复得脉平温和而愈。此证不可不察也。故仲景云：太阳病发热恶寒，热多寒少，脉微弱者，此无阳也，不可发汗。

上此一条，双解、蜜茶、沐浴，阴证皆不可用。

又经云：脉濡而紧，濡则胃气微，紧则荣中寒。阳微卫中风，发热而恶寒，荣紧卫气冷，微呕心内烦。医为有大热，解肌又发汗，亡阳虚烦躁，心下苦痞坚，表里俱虚竭，卒起而头眩，客热在皮肤，怅快不得眠，不知胃气冷，紧寒在关元。

上此仲景濡紧二脉，即外热内寒证也。

论宜灸不宜灸并汤沐四肢法

古人谓少阴、厥阴、阴毒三证，则宜灸，或用葱熨等法，皆为身表凉故也。若阴气在内，阳气在外，身表壮热，手足大温，或热不等，则不宜灸之。若遇前三证，用热醋炒麸注布袋中，脐下熏蒸熨极妙。又云三阴证，陷骨歧骨间三五七壮灸，足温生。

《活人》阴证诸药不效，并汤水不下，身冷脉绝，气息短，不知人，用葱熨法，本为上热下寒也。二法虽妙，莫若用上醋拌麸炒热注布袋中，脐下熏蒸，比上二法尤速。若更以葱白煎浆作汽，以沐四肢，亦可。若病人服药后欲作汗时，用汤沐以接四肢阳气尤佳。

外接法

干姜二，炮为细末，石决明一，另研细，称拌匀。每用二三钱匕，手心中以津唾调如泥，以手奄其阴，至暖汗出为度。以牡蛎代决明亦可。牡蛎烧粉用。

一法：丁香、荜茇、干姜、牡蛎。

一法：治水㿗偏大，上下不定，疼痛不止。牡蛎不以少多，盐泥固济，炭三斤煅令火尽，冷取二两，干姜一两，炮为细末，二味和匀，冷水调得所，涂病处，小便大利即愈。

脐下六穴

神阙一穴，脐中。禁针，刺之令人出恶汁不止。

阴交一穴，脐下一寸。

气海一穴，一名孛央，阴交下五分。

石门一穴，脐下二寸，三焦之募。女子禁灸，恐绝产也。

关元一穴，脐下三寸，小肠之募。为下纪三阴任脉会。

中极一穴，脐下四寸，为气原。

论谵言妄语有阴阳

举阳证，《活人》云：发躁狂走妄言，面赤咽痛，身斑斑若锦文，或下利黄赤，为阳毒者，以其脉洪大而实，或滑或促，故用酸苦之药治之。

成无己云：有汗出谵语，有下利谵语，有下血谵语，有热入血室谵语，有三阳合病而谵语，有过经不解而谵语，皆阳证也。惟有发汗过多，亡阳谵语者，不可下，柴胡桂枝汤主之。此外感汗多亡阳谵语也。

海藏云：有内感伤冷，语言错乱，世疑作谵语者，神不守舍也。止是阴证，此特脉虚而不实耳。

《内经》云：谵妄悲笑，皆属于热。《难经》谓面赤喜笑烦心亦属于热。大抵此等证脉皆洪实，按之有力。若此等证脉按之无力，即阴气内充，阳气外游于皮肤之间，是无根之火也。阳气及心火入于皮肤之间，肺主皮毛，故有谵妄悲笑及面赤喜笑烦心之证，岂特是哉！所有胸背两手斑出者，有唾血丝者，有鼻中微衄者，不当作阳证，当作阴证治之。故《活人》辨证不取诸于他而独取诸脉，无如此最为验也。其言可谓尽善矣，可谓尽美矣。

《本草》云：干姜止唾血，硫黄治衄血。孙真人用桂心治唾血。

论下血如豚肝

下血如豚肝者，饮冷太极，脾胃过寒，肺气又寒，心包凝泣，其毒浸渗，入于胃中，亦注肠下。所以便血如豚肝，非若热极妄行下血而为鲜色也。此中气分而下行，故令人便血。若中气逆而上行，故令人呕血、吐血也。亦非若阳证上行而溢出鲜血也。大抵阴阳二证，上行者为呕为吐为溢，顺行者为下为便为泻，其名虽异，其实则同。

论阴阳二络

《甲乙经》云：经者所不可见者也，络者所可见者也，外之沟渠是已。然络亦有不可见者乎？曰：六腑连及五脏，是为所不可见之络也。阳络泛滥，《难经》云宜砭射之。阴络为病，何以知之？黄帝曰：邪热入于阳络则为鼻血，邪热入于阴络则为后血，以是知阴络病也。鼻血者在上，溺与后血者在下也。若吐呕者是知在中也。至于伤寒上厥下竭之证，或从耳目，或从口鼻，血俱出于上窍，然各随其脏与经也。

扁鹊云：病若谵言妄语，身常有热，脉当洪大而反手足厥逆，脉沉细而微者死也。

又云：假令心病，何以知伤寒得之？然当谵言妄语，何以言之？肺主声，故知肺邪入心为谵言妄语也。其病身热洒洒恶寒，甚则唾咳，其脉浮大而涩。

仲景云：谵言妄语身微热，脉浮大，手足温者生。逆冷脉沉细者，不过一日死矣。

又云：谵言妄语，脉涩者死。已上皆阳证得阴脉也。

又云：发汗多，重发汗者，必亡其阳，谵语脉短者死。

右此重发汗亡阳者，变阴也，又得阴脉死也。

论自汗分阴阳

成无己云：伤风自汗，汗出恶风寒者，有表也。汗出不恶风寒者，表解里未和也。有阳明发热汗出，此为热越，有阳明发热汗多者下之。

海藏云：内感伤冷，自汗大恶风寒，汗出身凉不热者，阴证也。汗出身热得阴脉者，亦阴证也。

论手足自汗

手少阳之脉，三焦之经，起于小指次指之端，上出两指之间，循手表腕出臂外两骨之间，上贯肘云云。手背遍多者，三焦之气脱也。经云：手足濈然汗出，大便硬而谵语，下之则愈。以其热聚胃津液旁达，故手足漐漐汗出也。成无己云：寒聚于胃，有手足汗出者乎？经云：阳明中寒者，不能食，小便不利，手足濈然汗出，欲作痼瘕，即是中寒也。

海藏云：故内感阴证，有手足逆冷而自汗者，手足自温而自汗者，厥阴、太阴之异也。

上此一条，虽是三焦，四逆温和，关他二经，不可不知。

论四肢振摇

成氏责其为虚寒，欲汗之，其人必虚蒸而振，下后复汗而振者，表里俱虚也。亡血发汗则寒栗而振，气血俱虚也。有振振欲擗地者，有振振动摇，二者皆汗多亡阳，经虚不能自主持，故振也，非振栗之可比也。

经曰：若吐下后，心下逆满，气上冲胸，起则头眩，发汗则动经，身为振摇者，茯苓桂枝白术甘草汤主之。

太阳病发汗不解，其人仍发热，心下悸，头眩，身瞤动，振振欲擗地者，真武汤主之。二药皆温经益血助气之剂。

海藏云：惟好饮房室之人，真元耗散，血气俱虚，或因劳而振，或不因劳而振，或因内感阴盛阳脱而振者，皆阴证也。

若因房室而得，便有阴阳易条中形状，头重不欲举，目暗生花，热上冲胸，少气声不出，少腹小腹痛引阴中，或阴入于里，胫寒而痛，此等阴证，四肢故多振摇。始得此病时，脉虽举按有力，不可作阳证治之。若与阴药，变寒必矣。亦不可用太热之药作阴极治之，热过则转生他证。当以补气温血之药调之，元气渐生，可得而愈。若脉已微，面色眉间变黑，唇吻不收，爪甲微青，当用热药攻之。

若经汗下，热药不可热服，当令似温，则阴气不拒。经云热因寒用，此之谓也。

上此一论，自为颇有理，可以发明古人所不言处。

论阴证始终形状杂举例

若病人面赤者，下虚也。手足振摇者，为元气无主持也。腰腿沉重者，三阴经受寒湿也。或恐或悸者，知阴寒之邪在手足少阴也。喜笑则为痴悲，怡则为惨，手少阴太阴也。头项不甚痛，行步只如旧，知寒邪之气不在经而在里也。若头项痛者，内之外逆上行而至于经矣。或已有冬伏寒邪，始得内感，便发头项痛亦无定也。或时太息者，《灵枢》云心不足则心系急，心系急故太息以舒之，是知手少阴心火不足也。前人云去声是已。

已上初病时多有形状如此等类。

身如被杖者，阳气尽而血脉凝涩，不能荣于身也。色青黑，肾肝子母二色，真脏见也。手足倦而卧者，四肢之阳气尽，而阴气贵收也。卧而面壁者，阴欲静也。恶闻人与语者，阴欲默也。昏昏欲寐者，元气杂绝，邪热攻肺也。或欲寐以自养及目白睛而赤者，肺受火邪也。三四日之间或可行步，不甚觉重者，阳犹在外也。五六日阴盛热药不能回者，阴主杀而暴绝，非若阳气徘徊不已而欲其生生也。初病面赤胀者，下虚故也。至于死先青而后赤者，阳气不生，温令不行而就北方寒也，其逆行如此。经云阳气前绝，阴气后竭者，其人死，身色必青；阴气前绝，阳气后竭者，其人死，身色必赤。若阴阳二毒相匿，或只伏阳，此等阴证，或身半以上经汗死即不青黑者，亦有之。

厥阴有遍身青黑如花厥状何也？

答曰：阳气不能营运于四肢身表，经络遏绝，气欲行而不得行，及其得行而遽止之，故行处微紫色，不得行而止处不青则黑也，所以身如被杖，有有处有无处也。遍身俱黑，阳气全无也，故经络论云：寒多则凝泣，凝泣则青黑；热多则淖泽，淖泽则黄赤，此之谓也。

伤寒发厥有阴阳

夫厥者有阴有阳，初得病身热，三四日后热气渐深，大便秘结，小便黄赤，或语言谵妄而反发热者，阳厥也。初得病身不热，三四日后阳气渐消，大便软利，小便清白，或语言低微而不发热者，阴厥也。二证人多疑之，以脉皆沉故也。然阳厥而沉者，脉当有力；阴厥而沉者，脉当无力也。若阳厥爪指有时而温，若阴厥爪指时时常冷也。仲景云：伤寒三二日四五日厥者，必发热，前热者后必厥，厥深者热亦深，当下之，宜承气汤。又云：伤寒脉滑而厥者，里有热也，白虎汤主之。仲景云：伤寒下利清谷，里寒外热，手足厥而脉微微者，里有寒也，汗出而厥者同。又云：阴病下利而脉微者，里有寒也，白通汤主之。

一法，无脉利不止，白通加猪胆汁，以其咽干而烦也。

已上病急或尤急，多有此形状等类。

论阴证发渴

举阳证，夫足少阴肾经，其直行者上贯肝膈，入肺中，系舌本，肾恶燥，故渴而引饮。经云：口燥舌干而渴，尺寸脉俱沉，则知肾受热邪为阳证也，当下之。

阴证口干舌燥，非热邪侵凌肾经也，乃嗜欲之人耗散精气，真水涸竭，元气阳中脱（坎内阳爻是也），饮食伤冷，变为枯阴，阳从内消者，或不渴，阳游于外者，必渴而欲饮也。然欲饮则饮汤而不饮水，或有饮水者，纵与不任，若不忍戒，误多饮者，变由是而生矣。此等舌干欲饮冷水抑而与之汤，及得饮汤胸中快然，其渴即解。若以渴为热汤能解之乎？不惟不能解其渴，其热从而愈甚矣。以是知为阴证也，夫何疑之有！

论阴证咳（一作吃）逆

（许学士退阴与正元同煎，以治阴证咳逆）。

夫逆病咳逆，火炎上使阴气不内也。阴气者即吸入之阴气也，阴证内寒与吸入之阴同类，当气顺下而无咳逆也。今阴证咳逆，吸入之阴不得内者，何气使然哉（举阳证）。且阳证咳逆者，胃热失下也。阴气先绝，阳气后亦将竭，火独炎上，逆出阴气而为咳逆也。阴证者，内已伏阴，阴气太甚，肾水擅权，肝气不生，胃火已病，丁火又消，所有游行相火寒邪迫而萃集于胸中，亦欲尽也。故令人发躁，大渴引饮，并去盖覆，病人独觉热，他人按执之，身体肌肉骨髓血脉皆寒，此火即无根之火也。故用丁香、干姜之类热药温胃，其火自下，咳逆方止。非若凉膈、泻心以治阳证，自上而下泻退其火，阴气乃生。阴证咳逆从呕哕而生，胃寒呕哕不已，咳逆继之，其声怏怅，连续不已，声末而作咳逆，古人云烦冤是也。烦冤者，有情不能诉，有怀不能吐，故为怏怅。唯阴证阳脱而咳逆者，其状似之。阳证咳逆，内热与上热相接，咳逆止在喉中。阴证咳逆，呕从内出，或先作去声，或与去声相并而至喉中，故用温胃益肺之药主之。中既温，天五之气与残火自下，又与胃中温药相接，变而阳气生也。殆无异丧家之人遑遑无依契昔挽留故都，是反与相并立而干成其事。阴气始退，阳气渐生，脉亦从之而得以获生也。

匀气散

《灵苑》治阴咳逆。

川乌头尖者三个（炮制去皮脐）

上为细末，每服二钱，黑豆二十一粒，糖沙鸡头入大水一盏，同煎至六分，承热细细饮之。

《本事》治阴毒吃逆。

川乌头　干姜　附子（俱炮）　肉桂　芍药　甘草（炙）　半夏　吴茱萸　陈皮　大黄

上各等分为末，每服一钱，水一盏，生姜三五片，煎至七分，去浊滓，取清热呷。

论阴证发热

《活人》云：发热恶寒者太阴也。身热汗出濈濈然者阳明也。脉细头痛，呕而发热者，少阳也。

问阴证有发热者何也？

答曰：太阴厥阴皆不发热，只少阴有发热二条。仲景谓之反发热也。少阴始得之，发热脉沉者，麻黄附子细辛汤主之。少阴病下利清谷，里寒外热，手足厥逆，脉不出者，通脉四逆汤主之。断云大抵阴证发热，终是不同，须脉沉细，或下利，手足厥。另有阴躁发热，欲坐井中一条，此例当在少阴条下。

仲景云：吐利汗出，发热恶寒，四肢拘急，手足厥逆，四逆汤主之。又云：吐利小便复利而大汗出，下利清谷，内寒外热，脉微欲绝者，四逆汤主之。病发热头痛，身体不痛疼，当救里，四逆汤主之。下利清谷，里寒外热，汗出而厥者，通脉四逆汤主之。大汗出，热不去，内拘急，四肢疼，又下利厥逆而恶寒者，四逆汤主之。

论阴证大便秘

阳阴二结，寒热不同，为躁一也。盛暑烁金，严冬凝海是也。

举阳证，经云：其脉浮而数，能食不大便者，此为实，名阳结。其脉沉而迟，不能食，身体重，大便反硬者，名曰阴结。又云：无阳阴强大便硬者，不可下，下之则清谷满腹，宜理中丸主之。叔和云：弦冷肠中结。洁古云：脉沉弦，不能食而不大便，则为阴冷结也。

论阴脉小便不通

举阳证，假令阳病者，太阳之标不解，复入于本，发热恶寒而渴，五苓散主之。是湿热在下，故令秘而不通。余证不通者，随经而治之。若阴证不通者，脉迟细浮中沉不一，阴气已盛，阳气欲绝，小便当自利而色白，反不通者，阴无以化，凝泣枯涸，如水之结冰，津液不行，故闭而不通也，当用热药主之。阴得阳而化，津液乃行，所以便也。大不可用利小便之药利之，四逆汤加茯苓是也。与仲阳硫黄丁香豆蔻散内有滑石同意。大抵非茯苓、滑石二药利小便也，盖二味引热药下行，不入他经，为效速也。

经云：阳明中寒者，不能食，小便不利，手足然濈汗出，欲作痼瘕，即是中寒，与此同意。《内经》云：诸寒收引，皆属肾水。引而下之者，小便自利；收而闭之者，小便不通也。又经曰：肾主大小二便难，阴阳二证在其中矣。成无已云：阴阳相杂为之和，阴阳相离为之结。火亦有下收字处，以其心虚也。

仲景真武汤加减例云：小便自利者，去茯苓一味。四逆散加减法，小便不利者，加茯苓。小柴胡加减法，小便不利者，加茯苓（《活人》云：阴证腹痛，小便不利者，真武汤也）。

《活人》云：若阴证加以小便不通及阴事缩入，小腹绞痛欲死者，更以脐下二寸石门穴，大假急灸之，仍须与返阴丹、当归四逆加吴茱萸生姜汤。慎勿与寻常利小便药也。寻常利小便药多用冷滑之剂，此是阴毒气在小腹所致也当知。

仲景风湿相搏，骨节疼烦，不得屈伸，近则痛转剧，汗出短气，小便，不便恶风不欲去衣，或身肿者，甘草附子汤主之。

海藏云：加茯苓尤佳。发汗病不解，反恶寒者，虚也，芍药甘草附子汤主之。

海藏云：加大黄芪尤佳。若腹痛者，尤宜此汤。仲景云：阳明中寒者，不能食，小便不利，手足濈然汗出，欲作痼瘕，即是中寒也。

论阴证小便赤

举阳证，伤寒外感，四肢微厥，邪热入里，大便燥，小便赤而涩少，是谓热也。惟阴证内感，阳走于外，虚热在皮毛之间，肺气受邪，下输于膀胱，故令小便如灰汁，兼胃虚不能食，戊与癸合，虚邪所化，赤如灰汁，色虽如此，但溺时或剂茎中不涩而快利也。

论后出余气而解

病人服温热之药时有下气者，知阴气出也。韩氏治下焦寒，用灰包熨法得下利一两行，小便一两次，及少有汗，阴气出而下泄，知其为必解也。予以是知服调中理中及诸附子等药后，时有下气者，阴化而出即为解。若遇外阳内阴之证，身表四肢尽热，语言错乱，疑作谵语阳证者，当去盖覆，令胸臆两手微露见风，以手按执之，久之肌肉骨间不热者，即非阳证，真阴证也。

上此一条后辨谵语形状。

论狂言若有所失

恍惚狂言，若有所遗，妄闻妄见，意有所期，及从而叩，或忘或知，神去而溃，命将何依。世人不识，反作热疾，以脉别之，自然不疑。故经曰：数问其情，以从其意，得神者生，失神者亡，正谓是也。

问内感阴证，有汗而解，有无汗而解者何也?

答曰：有汗而解者，或壮年津液尚全，或温之早而得治，或传不逆而顺经，或素得养而强本，所以俱汗而解也。无汗而解者，或老年血气俱衰，或温之迟而失治，或经过期而不传，或素无养而亏本，所以俱无汗而解也。有汗而解者，间有所遗，无汗而解者，邪岂能尽。故神痴而弱，不能复旧，须待饮食渐增，因食微润，然后定其中外，各守其乡，医者不可不知。

《衍义》曰：太阴元精石合他药，涂大风疾，别有法。阴证伤寒，指甲面色青黑，六脉沉细而疾，心下胀满结硬，躁渴，虚汗不止，或时狂言，四肢逆冷，咽喉不利，腹疼痛，亦须佐他药兼之。《图经本草》已有法，惟出解州者良。

古方不用，今《活人伤寒》其著者，治伤寒三日，头痛壮热，四肢不利，正阳丹。

太阴元精石　消石　硫黄各二两　硇砂一两

四物都细研，入瓦瓶子固济，以火半斤于瓶子周一寸协之，约近半日，令药青紫色，住火待冷取出，用腊月雪水拌匀，湿入磁瓶子中，屋后北阴下阴干，又入地埋二七日，取出细研，以面糊为丸鸡头实大。先用热水浴后，以艾汤研下一丸，以衣盖取汗出为差。

论脉次第

外感者，先太阳，次阳明，次少阳，次太阴，次少阴，次厥阴。内感者，先三阴而无定，次少阳，次阳明，次太阳，为极高之分。

阳从内消，从右手脉先陷，左手浮，右手沉。

阳从外走，从左手脉先陷，右手浮，左手沉。

其脉或有不然者，阴阳之变易无定也。许学士云：阴阳交互最明正坐此耳。

阳脉沉而滑，若浮者，欲升而汗也。

阴脉沉而细，本体也。

若浮而有力者，阳气生也。

若浮而无力者，阳气走也。

若浮若沉，或有力或无力，阴阳交争而未定也。惟外热内寒者，多有此脉。

用附子法

古人用附子，不得已也，皆为身凉脉沉细而用之。若里寒身表大热者，不宜用，以其附子味辛，热能行诸经而不止。身尚热，但用干姜之类，以其味苦能止而不行。只是温中一法，若身热消而变凉，内外俱寒，姜附合而并进，温中行经，阳气俱生，内外而得，可保康宁，此之谓也。若身热便用附子，切恐转生他证，昏冒不止。可慎可慎。

论阴阴易分热寒

阴阳各相易证，仲景止用烧裈散，言至简而意至有余也。故朱奉议立阴阳易证为二条，后人始知有寒热之别也。故热者有上烧裈散，而又有竹皮茹汤。寒者有豭鼠粪汤，而又有当归白术汤。至于枝正方、妙香丸条下，治杂病阴阳易药中有牛黄、脑麝之类，是知治热证也，岂可一涂而取哉。学者详之。

圣人立阴阳易条，虽不尽言，特举其宏纲而已。是以后之述者尽心焉尔矣可也。

海藏云：若阴阳易证，果得阴脉，当随证用之。

若脉在厥阴，当归四逆汤送下烧裈散。

若脉在少阴，通脉四逆汤送下烧裈散。

若脉在太阴，四顺理中汤送下烧裈散。

所用之药，各随其经而效为之速也宜矣。

上此一条，随经药下烧裈散所以补古人所不完处。

扁鹊云：治阴阳易伤寒，烧妇人月经衣，热水服方寸匕。仲景云：伤寒阴阳之为弱，其人身体重少气，少腹里急，或引阴中拘挛，热上冲胸，头重不欲举，眼中生花，膝胫拘急者，烧裈散主之。

烧裈散

上取妇人中裈近隐处剪烧灰，以水和服方寸匕，日三服，小便即利，阴头微肿则愈。妇人病，取男子裈裆烧灰用之。

《活人》豭鼠粪汤

疗伤寒病后，男子阴易。

韭白根一把　豭鼠粪一十四枚

上二味，以水二升，煮取半升，去滓，再煎三沸，温温尽服。必有黏汗出为效，未汗再服。亦理诸般劳复。鼠屎两头尖者是也。

海藏云：经不言豭鼠粪，只言牡鼠粪，两头尖，治劳复，文具鼹鼠条下。又分鼠也，并不见豭鼠之名，晏鼠，大兽如猪，分鼠之形，以其肥亦如猪形，豭之名，想亦出此。牡即父也，雄也。在野难得，在人家诸物中遗下两头尖者亦可用。豭，牡豕也，子路佩豭。

许慎云：菜一名久者，谓之韭。园人种之，岁三四割，其根不伤，冬培之，先春复生，信乎其久者也。

《易稽览图》云：政道得则阴物变阳。郑康成云：若葱变韭是也。然则葱冷而韭温可验。

《活人》治阴阳易证，豭粪汤用韭白根，非独取其性温也。盖亦取其阴物变阳之意，述类象形，古人以至于此。

竹皮汤

疗交接劳复，卵肿腹中绞痛便绝。

竹皮青（刮）一升

上一味，以水三升煮一升半，绞去滓，分服立愈。

青竹茹汤

妇人病未平复，因有所动，致热气上冲胸，手足拘急搐搦如中风状，宜青竹茹汤。

瓜蒌根（无黄者）一两　青竹茹（刮，半斤，淡竹是也）

上以水二升半煮取二合，去滓，分二三服。

当归白术汤

妇人病未平复，因有所动，小腹急痛腰胯疼，四肢不住举动，无热发者，宜当归白术汤。

白术一分　当归一分　桂枝一分　附子一分　生姜半两　甘草一分　芍药一分　人参一分　黄芪一分

上锉如麻豆大，以水三升煮取一升半，去滓，通口服一盏，食顷再服，温覆微汗差。

海藏云：四肢不住举动振摇，即反覆皆是。

发明仲景活人

烧裈散灰性虽无寒热，只是推出阴中外来著人邪气，述类象形之法，圣人以至于此。故成无已云：烧裈散导出阴气是也。若阳脉用竹皮青竹茹汤，若阴脉用豭鼠粪当归白术等汤，此朱公出人意表，而后之述者之不可及也。

妙香丸

辰砂（飞研）九两　龙脑　腻粉（研）　麝香（研）各三分　牛黄三钱　金箔九十个（研）　巴豆三百一十五个（去皮心膜，炒热，研如面，去油）

上合研匀，炼蜜出净黄蜡六两，入白沙蜜三分，同炼令匀为丸，每两作三十丸。

若男子妇人因病伤寒时疾，阴阳气，交结伏毒气，胃中喘躁，眼赤潮发不定，再经日数七八日已下至半月日未安，医所不明证候，脉息交乱者，可服一丸，或分作三丸，亦可并用龙脑腻粉，米饮调半盏已来，下此一服，每丸上用针投一眼子。如有余说，尽依《局方》法。

仲景《活人》举阴阳易证，若脉果阴，当用烧裈散下之，入三经药内调服最为的当。其余杂阴证内，但有腰膝冷痛，宜各本经药内加丁香、沉香二味，不惟腰膝得暖，抑亦沉坠峻下，入于阴部为效速也。兼二药《本经》所言治肾气，壮阳，与诸姜、桂乌、附、茱萸等药佐使相助，为效大倍，不可不知。

医书辞藻比之儒书甚不美于观览，非若嘲风弄月之篇之畅怀也，非若礼义廉耻之典之壮志也，又非若忠节孝行之传之耸动人之奇称也，故士宦悉其技之末而不之学焉。是以世人所重者鲜，一旦抱疾，委命他人，岂其智邪况伤寒古今为一大病，阴证一节，害人为尤速。予因暇日，集此《略例》，庶几有望于好生之君子者，或有人焉读是书也，当反覆披玩，前后贯通，但云此非空谈，施于实用可也。若悟则康宁可期，味则疾横继至，利害天壤，可不畏欤。知乎此则畅怀之乐，壮志之快，奇称之美，悉备于我，味孰大焉。既足以却疾活命，又足以保命延年，其乐宁有涯涘哉！范文正公云：不为名相，当为名医。意亦不出此耳。七月十三日再题。

予作《阴证论》一书，其本有三，有多寡之异，焉非固如是之不同也。大抵圣贤之言，非一读而能尽，故每有所得，不敢以前说为已定为已足而不为之增益也。故初本在河南傅梦臣辈所录则简而少；次本在吾乡寄北京时颇增三二论；自壬辰至丙申几五载，而复增随条并药后断例，前人所言本意与其所从来，或为之是，或为之小异，或又有言外不尽之机，一一具陈之，欲质之明者，则求之诸郡而不可得。但读之既笑且嘻，长叹而已。不知何日得吾东垣李先生一问之，吾之心始可以少安矣。吾之所以书此者，犹恐其未尽前人之意耳。丙申秋二十有一日再题。

海藏治验录

外阳内阴

脾印将军完颜公之子小将军病伤寒六七日，寒热间作，腕后有癍三五点，鼻中微血出，医以白虎汤、柴胡等药治之不愈。及余诊之，两手脉沉涩，胸膈间及四肢按执之殊无大热，此内寒也。问其故，因暑热卧殿角之倾，先伤寒，次大渴，饮冰酪水一大碗，外感者轻，内伤者重，外从内病，俱为阴也。故先癍衄，后显内阴，寒热间作，脾亦有之，非往来少阳之寒热也。与调中汤数服而愈。

阳 狂

彰德张相公子谊夫之妻许氏，乃状元许先之之女绍明之妹也，病阳厥怒狂，发时饮食四五倍，骂詈不避亲疏，服饰临丧，或哭或歌，或以刃伤人，不言如哑，言即如狂，素不知书识字便读文选，人皆以为鬼魔。待其静诊之，六脉举按皆无，身表如水石，其发也叫呼声声愈高。余昔闻洁古老人云：《本经》言夺食则已，非不与之食，而为夺食也。当以药大下之而使不能食，为之夺食也。予用大承气汤下之得脏垢数升，狂稍宁，待一二日复发，又下之，得便数升，其疾又宁，待一二日又发，三下之，宁如旧，但不能食，疾稍轻而不已。下之，又五七次，计大便数斗，疾缓身温脉生，至十四日，其疾愈，脉如旧，困卧三四日后起苏，饮食微进，又至十日后安得。始得病时，语言声怒非常，一身诸阳尽伏于中隐于胃，非大下之可乎？此易老夺食之意也。

上阳狂一条，本不当例阴证中。今暨阴狂证并列，其狂则一，其为寒热二也。差之毫厘，缪以千里。读者至此，其三复之。

阴 狂

宝丰阿磨堆侯君辅之县丞为亲军时饮食积寒所伤久矣，一日病其脉极沉细易辨，即阴证无疑。内寒外热，故肩背胸胁瘢出十数点，语言狂乱，家人惊曰：发瘢谵语，莫非热乎？余曰：非也。阳为阴逼，上入于肺，传之皮毛，故瘢微出，神不守舍，故错言如狂，非谵语也。肌表虽热，以手按执，须臾冷透如水。余与姜附等药，前后数日，约二十余两后中大汗而愈。及见庭中物色，儿童鸡犬，指之曰：此正我二三日间梦中境物也。然则神不守舍信矣。愈后起行，其狂又发，张目而言曰：今我受省札为御马，群大使如何不与我庆？及诊之，脉又沉退，三四日不大便。余与理中丸，三日内约半斤，其疾全愈。侯公之狂，非阳狂之狂，乃失神之狂，即阴也，但脉阴为验。学者当审，独取诸脉，不凭外证可也。

阴 易

宝丰侯八郎外感风，内伤冷，自服通圣散，大汗出，内外阳气俱脱，不及治而死。其子国华又病伤寒四五日，身微瘢，渴饮水。及诊之，沉弦欲绝，厥阴脉也。温药数日不已，又以姜附等药微回脉生，因渴私饮水一盂，脉复退，但见头不举，目不开，问之则犯阴易。若只与烧裈散则寒而不济矣。遂煎吴茱萸汤一大服调烧裈散连进二服，作大汗两昼止。何以然？以其至阴汗从骨髓中得温而出，所以夜汗两昼夜方止。

夜 服

宝丰弋唐臣时始冠，平日饮食嗜冷，久遂成阴证，脉迟七八至一止，二三日后脉仅三至。余亟进温热之剂数服，四五日不解，遂续夜半一服，昼三夜一，脉颇生。一夕误阙其药，明旦证遂增剧，复连进前药七日兼夜，脉生大汗而解。人问其故，余曰：人与天地同一气耳。阳病昼剧而夜宁，阴病夜剧而昼宁，各从其类而化也。今病阴极至夜尤甚，故令夜半服药。何以然？所以却类化之阴而接子后所生之阳，则阴易退而阳易生矣。此一条具见前章。

阴 血

潞州义井街北浴堂秦二母病太阴证，三日不解，后呕逆恶心，而脉不浮。文之与半硫丸二三服不止，复与黄芪建中等药，脉中得之极紧，无表里，胸中大热，发渴引饮，众皆疑为阳证，欲饮之水。余与文之争不与，又一日与姜附等药，紧脉反细沉，阳犹未生。以桂、附、姜、乌之类，酒丸，每百丸接之，二日中凡十余服，渴止脉尚沉细，以其病人身热燥烦不宁，欲作汗，不禁其热，去其衣被盖覆，体之真阳营运未全，而又见风寒，汗不能出，神愦不醒，家人衣之装束甚厚，以待其毙，但能咽物，又以前丸接之，阳脉方出，而作大汗。盖其人久好三生茶，积寒之所致也。愈后元秘大小始得通利，翌日再下瘀血一盆如豚肝。然文之疑不能判，余教以用胃风汤加桂附，三服血止。其寒甚如此，亦世之所未尝见也，治宜详之。大抵前后证变之不同，以脉别之，最为有准，不必求诸外证也。

鼓击脉

子秦二又病，太阳证悉具，其脉浮数，初为阳证，经所受邪也。神术汤解之，未三日变为阴证。何以然？旺火投盛水也。以其素服三生茶及好食诸冷物，数年来脏腑积而为痼疾，一身之经皆凝寒浸渍酝酿而成太阴，脉亦从此，而变其状，非浮非沉，上下内外举按极有力，坚而不柔。非若阳脉来之有源，尺以下至宛中全无，惟三部中独见鼓击，按之触指，突出肤表，异常紧为甚，所禀元阳无，一身游行之火独萃于胸中，寒气逼之，故搏而大，有加数倍，往来不可以至数名，纵横不可以巨细状。五日后，文之与姜附等剂而复振摇，又与真武、四逆等汤，烦躁大渴不止。若更接姜附，其汗必作，其人自疑为热而益饮水，及得水稍苏，斯须脉陷沉而紧，厥逆神聩。至六日晡前后大便秘结，小便赤色而少，强溲得涓滴，时手冷至肘，足冷至膝，脉将绝而不可救。欲复与四逆等汤，恐烦躁思饮而生变。文之请曰：何法以治？余教以乌、附、姜、桂、良姜等佐以芍药，茴香之类，酒糊丸，引而下之，而使不僭。急服之百丸，昼夜相接，八九阳气从下复生，胸膈不烦躁，不思水，与温剂则微咽，大便软，屡下气，阴得以出，小便通快成剂如灰汁，脉微生。服丸至千半阳气遍体，作汗而愈。后神又不全，少气乏力，又与温中等药数服，然后良愈。非平昔饮冷肠胃积寒之久者，脉不如此之鼓击也。鼓击者何？虽可谓大非大也，忿怒也，宜详审辨认，世罕有之。大抵此脉属紧，比紧为尤甚，故名鼓击也。仲景云：诸紧为寒。又云：脉浮而紧寒在表也，脉沉而紧寒在里也。紧似弦而非，有如牵绳之状，即为紧也，非带洪而有源也。成无已云：累累如循长竿，连连而强直也。通真子歌云：紧若牵绳转索初。海藏云：牵绳之紧，循竿之直，二者皆近于鼓击，鼓击者尤甚于二脉数倍。启玄子云：盛脉同阳四倍已上，阴之极也。

腹　痛

潞州提领姬世英，平昔好冷物凉药，自谓膏粱充肥必多热，因眼疾又并寒剂数日，遂得阴病。脉紧而无力，自胸至脐腹下大痛剧甚，凡痛则几至于毙。去岁已尝有此证，求治于宋文之，得愈。今复病，尤甚于去年。又亟命文之，文之与姜附等剂虽稍苏，痛不已，遂以文之所用方内倍芍药，令服之。予谓病者曰：良久痛当自胸中下，节次至腹，或大便得利，或后出余气，则寒毒得以出矣。后果如其言。翌日愈后，令常服神应丸，以断其积寒之根。

跋

《阴证略例》一册，元海藏老人王好古撰，以伤寒阴证较阳证尤难辨，故作专书以发明之。审证用药具有条理，前有麻革信之序。考《四库》著录海藏医书有《医垒元戎》十二卷，《此事难知》二卷，《汤液本草》三卷，独无此书，盖当时尚未出也。而明人编《东垣十书》者，亦未见此书，知为罕觏之秘笈矣。此本前有虞山钱会遵王藏书一印，又有惠定宇手定本一印，又有孙印从沾庆增氏二印，中有惠栋之印，字曰“定宇”。二印后有孙庆增家藏一印。近为吾友震泽吴君晓钲所得，真旧钞也。好古字进之，赵州人，以进士官本州教授。自金入元，少时与李杲东垣同游张元素洁古之门，而年辈较晚，其后复学于东垣，故《医垒元戎》称先师洁古老人，又称东垣李明之先生，而此书麻序但云海藏先生王君进之，家世赵人，早以通经举进士，晚独喜言，医始从东垣李明之，尽传其所学。册末自题亦云不知何日复得吾东垣李先生一问之，并不及洁古何欤？然书中首列岐伯阴阳脉例，即次以洁古老人内伤三阴例，乃次以海藏老人内伤三阴例，而伊尹、扁鹊、仲景诸例俱编于后，虽不称先师而尊师之意已隐然见于言外矣。或有訾其用药过于温热者，不知专论阴证，何可杂入阳证治法。海藏著述具存，岂但能治阴证不能治阳证者，安得以后人不辨阴阳，偏执贻误，追咎古人哉！自序题壬辰岁为金哀宗天兴元年，即蒙古太宗四年。册末自题称丙申秋，乃蒙古太宗八年，金亡已三年矣，麻序题岁癸卯，则太宗后乃马真氏称制之二年也。《医垒元戎》成于丁酉，岁在此书后一年，唯《此事难知》自序题至大元年，则上距金亡已七十余年，岂海藏享上寿至武宗时犹存耶？抑至大当是至元刊本之讹耶？并书以俟考。

同治三年岁在甲子秋七月乌程汪日桢书于上海寓舍

临证验录

以常治杂

【**病案** 1】毕某，男，57 岁，农民，汉族，已婚。2018 年 4 月 25 日初诊。

主诉：喘、咳嗽 2 年余。

现病史：患者咳喘，胸中窒闷，异常烦躁，遇寒或特殊气味喘闷加重，喘前自觉下肢怕冷，发作时不能弯腰，腹部胀，胸中如有手抓，喉中憋闷不畅，乏力，纳差，不欲食，食后腹胀，眠可，二便调。舌红苔白腻，脉涩。

中医诊断：喘证。

处方：桂枝 10 克，生白芍 10 克，厚朴 12 克，杏仁 10 克，炙麻黄 3 克，炒紫苏子 3 克，炙甘草 6 克，黄芩 6 克，生姜 3 片，大枣 3 枚（切开）为引。25 剂，每日 1 剂，水煎服，分早晚两次温服。

按语：此患者用《伤寒论》方桂枝加厚朴杏子汤。本方有解肌发表，降气平喘之功。适用于素有喘病，又感风寒而见桂枝汤证者；或风寒证误用下剂后，表证未解而微喘，舌苔白滑，脉浮缓者。患者胸闷烦躁，舌质红，似有热象，但细细辨证，患者遇寒则喘咳加重，且喘发作前怕冷，有一分恶寒便有一分表证，正适合用此方，用麻黄、紫苏子一升一降，平调气机，则喘平气匀，稍加黄芩清理郁热，诸症缓解。

【**病案** 2】王某，女，51 岁。2018 年 4 月 23 日初诊。

主诉：后背发紧 10 年。

现病史：患者自觉自后背、腿、臀部向上到头顶后下行到胸腹部发紧、拘急间断发作 10 年之久。其间 3 年此症状曾消失过，后一直反复。现在不停发作，非常难受。经期加重。2006 年发现风湿病，经治疗后愈，之后一直怕冷，手脚膝怕冷，不敢待在空调屋里，天热时易出虚汗，晨起口苦纳眠可，大便不成形。舌红暗，苔白，脉涩。

处方：桂枝 10 克，生白芍 10 克，柴胡 10 克，黄芩 10 克，清半夏 10 克，党参 10 克，生龙骨、生牡蛎各 30 克，通草 6 克，路路通 10 克，炙甘草 6 克，生姜3片，大枣3枚（切）为引。15剂，每日1剂，水煎服，分早晚两次温服。

按语：柴胡加龙骨牡蛎汤出自《伤寒论》第107条，即“伤寒八九日，下之，胸满烦惊，小便不利，谵语，一身尽重，不可转侧者，柴胡加龙骨牡蛎汤主之”，方药组成有柴胡、黄芩、人参、半夏、生姜、大枣、桂枝、茯苓、大黄、龙骨、牡蛎、铅丹。该方可以和解少阳，重镇安神，原文主治伤寒误下，损伤正气，导致邪热内陷，弥漫全身，形成表里俱病、虚实互见的变证。本案中之主诉：后背发紧，自觉自后背、腿、臀部向上到头顶后下行到胸腹部发紧、拘急即可归于此类。历代医家多将本方用于感觉异常类疾病的治疗，辨证时要细细揣摩。

【病案3】周某，男，68岁。2018年4月13日初诊。

主诉：胸闷气喘7个月余。

现病史：患者慢性支气管炎10余年，既往咳嗽，吐大量白黏痰。近7个月无诱因出现胸闷气喘，晚上和活动后加重，偶尔咳嗽，吐少量白黏痰。纳眠可，喘加重时会有大、小便失禁现象。舌苔厚腻，舌下脉迂曲，脉涩略数。

处方：桂枝10克，生白芍10克，厚朴12克，杏仁10克，蜜麻黄3克，炒紫苏子3克，海浮石30（包煎），白前10克，炙甘草6克，干地龙10克，冬瓜子30克，生薏苡仁30克，生姜3片，大枣3枚（切）为引。25剂，每日1剂，水煎服，分早晚两次温服。

按语：桂枝厚朴杏子汤证宣肺平喘，肺与大肠相表里，喘平则二便调。

【病案4】张某，女，84岁。2018年4月11日初诊。

主诉：胃脘胀痛6年。

现病史：平素饭后嗳气，嗳气后胃胀痛缓解，曾服奥美拉唑缓解。心悸，晨起无力，食后缓解。眠可，二便调。舌红，苔薄白，脉涩。

处方：清半夏10克，干姜6克，党参10克，黄连3克，黄芩10克，厚朴10克，全瓜蒌10克，炙甘草6克，大枣3枚（切开）为引。15剂，每日1剂，水煎服，分早晚两次温服。

按语：半夏泻心汤出自《伤寒论》，主要功能是寒热平调，消痞散结，主治寒热错杂之痞证。本方常用于治疗急慢性胃肠炎、慢性结肠炎、慢性肝炎、早期肝硬化等属中气虚弱，寒热互结等症。出现腹胀、嗳气、反酸等胃肠道症状时常以此方调理。

【病案5】单某，男，41岁。2018年4月2日初诊。

主诉：胃脘部隐痛胀10余年。

现病史：患者平时应酬多，饮酒熬夜，工作压力大，经常胃脘不适，经多方医治，胃胀减轻。现胃脘不适，偶尔隐痛、撑胀、嘈杂，灼热，反酸，情绪紧张或饮酒后加重。口唇易溃疡，口中异味，眠差，多梦易醒，醒后头晕头痛。大便偏稀，小便可。舌淡红，苔薄白，脉涩。

处方：炙甘草 10 克，清半夏 10 克，干姜 10 克，党参 10 克，黄芩 10 克，黄连 6 克，重楼 6 克，五倍子 6 克，大枣 3 枚为引。6 剂，每日 1 剂，水煎服，分早晚两次温服。

按语：甘草泻心汤、生姜泻心汤都是半夏泻心汤的衍生方，生姜泻心汤即半夏泻心汤减干姜二两，加生姜四两而成。方中重用生姜，取其和胃降逆，宣散水气而消痞满，配合辛开苦降、补益脾胃之品，故能用治水热互结于中焦，脾胃升降失常所致的痞证。甘草泻心汤即半夏泻心汤加重炙甘草用量而成，方中重用炙甘草调中补虚，配合辛开苦降之品，故能用治胃气虚弱、寒热错杂所致的痞证。综上诸方，或一二味之差，或药量有异，虽辛开苦降，寒热并调之旨不变，而其主治却各有侧重。正如王旭高所说："半夏泻心汤治寒热交结之痞，故苦辛平等；生姜泻心汤治水与热结之痞，故重用生姜以散水气；甘草泻心汤治胃虚气结之痞，故加重甘草以补中气而痞自除。"由此可见，方随法变，药因证异，遣药组方必先谨守病机，方能应手取效。

【病案 6】苏某，女，84 岁。2018 年 4 月 4 日初诊。

主诉：腹部后背发热，全身发冷 1 年半。

现病史：2016 年 9 月份无诱因出现腹部、后背发热，随后出现全身发冷，寒热往来，反复发热。2017 年 10 月于某诊所服中药 30 个月余，全身发冷症状好转，但仍觉腹部、后背发热持续至今，午后尤甚。平素大便干结，服通便药方能排解。口干苦，腹胀，矢气少，纳一般，胃部灼热，反酸，眠差。舌淡红，苔腻，脉涩。既往史：脑梗死；高血压，服药控制可。

处方：柴胡 10 克，黄芩 10 克，清半夏 10 克，炒枳实 10 克，白芍 10 克，大黄 10 克（后下），蜜麻黄 3 克，杏仁 10 克，生薏苡仁 20 克。10 剂，每日 1 剂，水煎服，分早晚两次温服。

按语：大柴胡汤出自《伤寒论》，功善和解少阳，内泻热结。主治少阳阳明合病。往来寒热，胸胁苦满，呕不止，郁郁微烦，心下痞硬，或心下满痛，大便不解或协热下利，舌苔黄，脉弦数有力。本患者有柴胡证，寒热往来，反复发热，口干苦，复又有里证，大便干结，正是大柴胡汤适应证，又有麻杏苡甘汤的适应证，因此应用经方时，都是抓其辨证要点，不必拘泥于经文所述的全部症状。

【**病案**7】王某，女，50岁。2017年5月26日初诊。

主诉：嗳气2年余。

现病史：患者诉浑身疼痛，拍打后嗳气频频，身痛症状消失，与饮食无关，常于生气后嗳气发作。弯腰活动后上肢出现痞块，按压后消失，纳眠可，二便调，停经1年半。2004年行脑垂体瘤手术、背部脂肪瘤手术后。2016年甲状腺癌手术切除。

处方：桂枝10克，白芍10克，柴胡10克，黄芩10克，清半夏10克，党参10克，炙甘草6克，通草3克，生姜3片，大枣3枚（切开）为引。15剂，每日1剂，水煎服，分早晚两次温服。

按语：柴胡柴桂枝汤是《伤寒论》中治疗太阳和少阳并病的方剂，是由小柴胡汤合桂枝汤各半量而组成，主要用于太阳少阳合病引起的发热恶寒、肢体疼痛等症。原文："伤寒六七日，发热、微恶寒、肢节烦痛、微呕、心下支结、外证未去者，柴胡桂枝汤主之。"本患者辨证要点：浑身疼痛，情绪抑郁，嗳气。

【**病案**8】段某，女，47岁。2018年4月16日初诊。

主诉：周身疼痛20年，怕风7年余。

现病史：患者诉1994年、1995年连产两子后出现周身疼痛，初为皮肤碰触则痛不可忍。现症见：为肌肤麻木，活动后加重，颈项部最为明显，冬季加重，怕风怕冷，夏季不能吹空调，纳差，食凉则出现发热，咳嗽，胃不痛不胀，平躺时胃脘有压迫感，时有反酸，眠差多梦，大便干稀不调，日2~3次，小便时有灼热感，健忘，记忆力减退，月经提前，色可量少。舌淡红，苔黄有裂纹，脉涩。

处方：桂枝10克，生白芍10克，黄芪30克，炒白术10克，制附子10克（先煎），瞿麦30克，炙甘草6克，生姜3片，大枣3枚（切开）为引。15剂，每日1剂，水煎服，分早晚两次温服。

二诊：2018年7月27日。服上方21剂，效果可，疼痛程度减轻，仍有周身痛，怕风。近几日劳作后肩背疼痛加重，不碰不疼，自觉筋肉木疼，如针扎样疼痛，畏风，冬季加重。月经周期不正常，量多有块，色可，白带量多，色白，乳房不胀。舌红，苔白稍厚，脉涩。

处方：桂枝10克，白芍10克，制附子10（先煎），炙麻黄4克，细辛3克，瞿麦30克，车前子15克（先煎），生甘草6克。20剂，每日1剂，水煎服，分早晚两次温服。

按语：首诊根据患者周身疼痛、怕风、肌肤麻木、小便热的症状，应用有桂枝附子汤和桂枝汤之意。二者都出自经方。桂枝附子汤原方有祛风温经、助阳化湿之功效，主治伤寒八九日，风湿相搏，身体疼烦，不能自转侧，不呕不渴，脉浮虚而涩者；恶寒发热，四肢掣痛，难以屈伸，厥，或心下悸，或脐下悸。究其方义，风在表，散以桂枝、甘草之辛甘；湿在经者，逐以附子之辛热；姜、枣辛甘，行营卫、通津液，以和表；伍黄芪白术补脾气，瞿麦利小便之热。二诊，服后疼痛减轻，周身痛，畏风，乃用桂枝汤，解肌散寒，调和营卫；用麻黄附子细辛汤中的麻黄发汗解太阳之表，附子温扶少阴之阳，细辛既解表寒，又能散少阴寒邪，与麻黄、附子配伍可兼治表里，三药合用，扶正祛邪，温阳解表；瞿麦、车前子加强利小便之功。

【病案 9】宋某，女，24 岁，农民。2018 年 4 月 4 日初诊。

主诉：产后全身水肿半个月余。

现病史：患者产后半个月开始出现全身水肿，其特点是时肿时消，肿时则全身明显水肿，消时如常人，肿一日消一日，如此已 5 个月余，实验室检查未见异常，服药无效。舌质淡红，苔薄白，脉虚弱。

处方：柴胡 10 克，黄芩 10 克，半夏 10 克，党参 10 克，桂枝 10 克，白芍 10 克，生龙骨 30 克，生牡蛎 30 克，炙甘草 6 克，生姜 3 片，大枣 3 枚为引。3 剂，每日 1 剂，水煎服，分早晚两次温服。

服 1 剂后，第 2 天全身水肿较前明显减轻。3 剂服完，水肿已未发作，效不更方，继服 3 剂而病愈。

按语：小柴胡汤的功用，常称为“少阳枢机之剂，和解表里之总方”。唐容川在《血证论》中对小柴胡汤的解释较为精辟。他说：“此方乃达表和里，升清降浊之活剂。人身之表，腠理实营卫之枢机；人生之里，三焦实脏腑之总管。惟少阳内主三焦，外主腠理……以其宣通上焦，则津液不结，自能下行。”桂枝汤为解肌发表，调和营卫之方。清代徐忠可谓：“桂枝汤外证得之能解肌祛邪气，内证得之能补虚调阴阳。”故用桂枝汤以调和营卫，补虚调阴阳，用小柴胡汤以和畅三焦。药后营卫得和，三焦气化得行而肿自消。本例乃营卫不和，三焦气化失调之候，治以调和营卫，和畅三焦，故治用桂枝汤合小柴胡汤加味而获良效。

【病案 10】张某，女，40 岁。2017 年 5 月 24 日初诊。

主诉：夜间胸闷气短，加重半年。

现病史：患者每天夜间 12 点至凌晨 4 点胸闷，气短，烦躁，不能平卧，活动后胸闷、气短症状改善。近半年上症明显加重，夜间必须开窗睡觉，空气不流通时，胸闷憋气，难以入睡，当地医院按颈椎病治疗，胸闷稍减。24

小时心电图无异常。现每天夜间12点至凌晨4点胸闷、气短、烦躁，手脚冰凉，性急，月经提前5~7天，量可，经前乳房不胀，纳可，大便日1次，成形，小便黄。舌质淡，有齿痕，苔薄白腻，脉数而促。

处方：柴胡10克，生白芍15克，当归10克，炒白术10克，茯苓10克，薄荷3克（后下），制香附6克，牡丹皮10克，栀子10克，麦冬15克，生甘草3克。15剂，每日1剂，水煎服，分早晚两次温服。

二诊：2017年6月12日。服上方10剂，效佳。夜间胸闷、气短症状明显减轻，夜间醒后饮水即可入睡，天阴闷时胸部也闷，头蒙，口臭口干，大便溏，日1次，小便调，夜间皮肤瘙痒，抓后皮疹。舌淡红，苔白腻，脉涩。

处方：上方加炒枳壳10克，黄芩10克，连翘10克。每日1剂，水煎服，分早晚两次温服。

三诊：2017年9月13日。服上方15剂，胸闷气短症状已明显减轻，口干口臭，头蒙未改善，大便不成形，皮疹已消失。停药1个月余，无不适。现白天胸闷轻，夜间凌晨1~5点胸闷气短不能平卧，伴烦躁易怒，口干口苦，大便黏，不成形，小便黄。舌淡胖，有瘀斑，苔薄黄腻，脉沉细。此应为药过于病之象。

处方：党参12克，麦冬15克，五味子10克，生地黄10克，通草3克，淡竹叶10克，生甘草3克。15剂，每日1剂，水煎服，分早晚两次温服。

按语：此患者活动后胸闷、气短症状改善，判断不是虚证，而是实证。肝气不畅，郁则气结，久而化热，上扰心神则心悸不宁；烦躁易怒，夜不安寐，小便黄，舌质淡，有齿痕，苔薄白腻，脉数而促，一派肝郁脾虚之象，正是逍遥散所治的肝脾不调之证。用上方后效佳。二诊时根据症状适当调药，三诊时患者便自述夜间胸闷明显减轻。

【病案11】王某，女，29岁。2018年10月10初诊。

主诉：反复胸闷、气短、心悸2个月余。

现病史：患者述2018年7月中旬无明显诱因突然出现胸闷、气短、心悸、四肢发麻、呼吸困难，于河南省某医院急诊科住院，诊为病毒性心肌炎，给予保护心肌、护胃、抗病毒治疗9日，指标正常后出院，1个月前又出现胸闷气短，于某医院服汤药1周效差。现间断胸闷气短不定时发作，发作时剑突下堵塞感，自觉喉部憋气，堵塞感，头昏沉，头两侧发紧，自觉左半身肿胀，发酸，右侧肢体发麻，纳差，胃部烧灼感，胃胀，嗳气，大便日2次，成形，小便正常，月经错后1周，行经6~7天，经前乳胀明显。乏力，自觉发热，体温正常。近3日晨起自觉火气上冲，咽干口干。舌红，少苔，脉细数。

处方：党参6克，清半夏10克，麦冬6克，生甘草6克，粳米1撮，大枣6枚为引。5剂，每日1剂，水煎服，分早晚两次温服。

二诊：2018年10月26日。服上药4剂，服后觉胃灼热，嗳气，腹胀减轻，后又自服2剂。现症见：胃脘部不适明显改善，食欲改善。现左侧肢体自觉发胀，发麻如过电感，左侧肢体温度如常。胸闷气短感仍有，不时觉咽部憋气压迫感，头部轰鸣，头两侧发紧。月经量少色暗，规律，经前乳胀明显，大便日1次，不干，平时易上火。舌淡，苔薄白微黄，脉涩。

处方：柴胡10克，白芍10克，当归10克，炒白术10克，茯苓10克，薄荷3克（后下），制香附10克，牡丹皮10克，栀子10克，生甘草6克。10剂，每日1剂，水煎服，分早晚两次温服。

按语：首诊抛开“反复胸闷、气短、心悸4个月余”，从细枝末叶找出病机“胃阴不足，虚火上炎，灼伤肺阴，虚气上逆”，适用于麦门冬汤。二诊中述服后觉胃灼热、嗳气、腹胀减轻，不时觉咽部憋气压迫感，头部轰鸣，头两侧发紧，月经量少色暗，规律，经前乳胀明显，易上火，正好是丹栀逍遥散的应用范围。所以辨证治疗是治病关键。

以奇治杂

【病案1】乔某，女，46岁。2014年12月27日初诊。

主诉：便秘10年，加重2年。

现病史：患者10年前无诱因出现便秘，大便2~3日1次，干如羊屎，排便苦难，无腹胀满，间断口服泻下药通便。2年前到某三甲医院就诊，未明确诊断，行乙状结肠切除（切除10厘米）术后，便秘加重，需要口服泻下药才能排少量稀便，伴里急后重，矢气多，纳食一般，小便正常。平素口干渴，不欲饮，口苦，口黏，眠可。舌质胖大，舌下脉络瘀暗，脉涩。

处方：柴胡10克，黄芩10克，清半夏10克，炒枳实12克，生白芍30克，大黄10克（后下），杏仁10克，槐角30克，炒莱菔子15克，升麻10克。10剂，每日1剂，水煎服，分早晚两次温服。

按语：便秘有寒、热、虚、燥之别，热者宜凉之，寒者宜温之，虚者宜补之，燥者宜润之。本案大便干结，伴口干、口苦，证属少阳、阳明二阳合病，气机逆乱所致，治疗以大柴胡汤加味。大柴胡汤是仲景《金匮要略》方，由柴胡、黄芩、芍药、半夏、枳实、大黄、生姜、大枣组成，有和解少阳、内泻热结之功，主治少阳阳明合病。《医经精义·脏腑之言》：“大肠之所以能传导者，以其为肺之腑，肺气下达故能传导。”后人有云“治秘勿忘理肺”，常用桔梗宣肺降气、杏仁降肺气兼以润肠、枳壳调畅气机等，使大便得以排泄通畅。张磊教授在大柴胡汤基础上加用杏仁降肺气，升麻升清阳，清阳升则浊阴自降。杏仁、升麻二药，相反相成，一升一降，升降相宜，气机通畅。再以炒莱菔子下气消积，槐角清热泻火。综观全方，内泻热结，调畅气机，便秘得解。

【病案 2】谷某，男，36 岁。2017 年 10 月 27 日初诊。

主诉：泄泻 11 年。

现病史：患者 11 年前出现大便溏泄。现症见：大便稀溏，日 7~8 次，便前腹部无明显不适，无脓血、黏液，小便正常，体力尚可，矢气多，食欲差，睡眠可。舌质淡，苔薄白，脉细沉。

处方：党参 10 克，炒白术 10 克，干姜 10 克，清半夏 10 克，砂仁 3 克（后下），车前子 10 克（包煎），炙甘草 6 克。10 剂，每日 1 剂，水煎服，分早晚两次温服。

二诊：2017 年 11 月 15 日。服上方 10 剂，大便次数减少，日 3~5 次，效不更方，守上方 15 剂，嘱无特殊不适在当地拿药继续治疗。

按语：患者大便稀溏，日 7~8 次，伴有纳呆，结合舌脉，证属脾虚失运，脾胃为后天之本，主运化水谷，升清降浊，脾虚失运，水谷不化，水潴为湿，谷滞为积，水谷精华之气不能输化，清阳之气不升反下陷，分利无权而水湿并入大肠，遂致泄泻。治疗以健脾升清为主，方选理中汤燮理中焦，健脾助运。前贤有“治湿不利小便，非其治也”之说，故加入车前子以利小便实大便，再以砂仁行气调中，醒脾和胃，清半夏燥湿降浊。全方以补气助运为主，配合行气、燥湿、利小便之药，消补同施，中焦得健，清气得升，浊泄得降，故能获效。

【病案 3】刘某，女，77 岁。2018 年 12 月 26 日初诊。

主诉：胃胀、胃痛 40 余年。

现病史：患者 40 年前产后饮食不节（食物过硬）后出现消化差，胃胀、胃痛，上症持续不缓解，进食稍多则上腹部饱胀，按揉可减轻。现症见：胃痛、胃胀、胃中烧灼感，口渴、口干、饮水后腹中振水声，睡眠差，小便正常，大便成形，日 1 次。舌质红、裂纹，苔白腻，脉涩。外院胃镜（2018 年 4 月）示浅表性萎缩性胃炎。

处方：党参 10 克，炒白术 10 克，干姜 10 克，清半夏 9 克，砂仁 3 克（后下），黄连 6 克，醋延胡索 10 克，炙甘草 6 克。15 剂，每日 1 剂，水煎服，分早晚两次温服。

随访：服上方20余剂后胃痛、胃胀缓解。

按语：患者饮食不节，戕伐脾胃，此后失治，迁延难愈，现胃痛、胃胀反复发作，喜揉则宽，此中焦虚寒。湿阻中州，运化失司，久病化热，故胃中烧灼。进食后胃痛、夜间胃痛，此久病入络之征，结合舌红、苔白腻、脉涩，患者属寒热错杂兼血瘀导致中焦失运，治疗当以理中健脾，兼清郁热，兼以化瘀止痛。方选连理汤、砂半理中汤化裁。理中汤源于张仲景《伤寒论》，由人参、甘草、白术、干姜组成，曹仁伯《继志堂医案》论理中汤曰："理中汤是太阴极妙之方，如以中宫之阳气不舒，用干姜者，取其散；少腹之阳气下陷，用炮者，取其守……设脾家当用理中，而胃家有火，则古人早定连理一方矣。"中焦湿阻者，可于理中汤中加砂仁、半夏化湿降浊，其名为砂半理中汤。久病入络，治疗不可不顾，故加延胡索活血利气止痛。《本经逢原》言：延胡索色黄入脾胃，能活血止痛。总览全方，以理中汤为底方燮理中焦，黄连清胃中郁热，砂仁、半夏降浊化湿，延胡索活血利气止痛，寒热并用，化湿通络兼用，方切病机，如机发直矢，药到病除。

【病案4】魏某，女，31岁。2019年11月15日初诊。

主诉：口腔溃疡20余年，加重8年。

现病史：患者20年前出现口腔多发溃疡，在当地口服中西医治疗，效差。8年前怀孕后口腔溃疡加重，此起彼伏，日夜痛甚，苦不堪言，情绪低落，言病即泪，曾到北京、上海等地的三甲医院就诊，诊断为复发性阿弗他溃疡（重型），告知患者此病不可治愈。现口腔溃疡面6个，大小0.5cm×0.6cm左右，溃疡面色白、周围色红，疼痛，睡眠差，月经正常，大便干，肛周、外阴无溃疡。舌红，苔黄，脉涩。

处方：炙甘草10克，清半夏10克，党参10克，黄芩10克，大黄6克（后下），干姜10克，五倍子6克，大枣3枚（切开）为引。15剂，每日1剂，水煎服，分早晚两次温服。

按语：患者口腔溃疡迁延难愈20余年，溃疡面色白、周围红，属脾胃虚弱，湿热阻中，心脾积热所致，因其脾胃虚弱，故反复发病。湿热阻中，故缠绵难愈。张磊教授治疗予甘草泻心汤化裁。甘草泻心汤出自《伤寒论》和《金匮要略》，是脾胃病的常用方，对于中焦虚损、寒热错杂导致的脾胃病有很好的疗效，方中重用炙甘草取其独入脾胃，甘平补中，健脾和胃；清半夏燥湿化痰，干姜温中散寒以助半夏燥湿化痰；黄连、黄芩清泄上焦热；党参、大枣补益脾气，因其大便干结，加大黄以通腑降火，五倍子收湿敛疮。诸药合用，寒热并用，补泻同施，待中气健运，湿热自化，病安可期。

【病案 5】何某，男，40 岁。2017 年 10 月 30 日初诊。

主诉：呕吐 8 年。

现病史：患者 8 年前开始出现进食后腹胀，食多则腹胀、呕吐，吐后即舒，在武汉某三甲医院就诊，诊断为幽门不完全梗阻，保守治疗可缓解，停药则复发。现腹胀、呕吐、呕吐物为胃容物，口不渴，口苦，怕冷，睡眠质量差，多梦，醒后难以入睡，大便日 1～3 次。2017 年 10 月 27 日胃镜：红斑渗出性胃炎，十二指肠球部溃疡并幽门不全梗阻。舌淡，苔薄黄，脉沉细。

处方：党参 10 克，炒白术 10 克，炮干姜 10 克，砂仁 3 克（后下），半夏 10 克，黄连 6 克，大黄 6 克（后下），吴茱萸 3 克，炙甘草 6 克。10 剂，每日 1 剂，水煎服，分早晚两次温服。

按语：脾胃居中焦，乃升降之枢，胃主受纳，以降为顺，脾主运化，以升为健，脾胃虚弱，纳运失常，升降无力，虽食糜入而无以运化，清气不升，浊气不降，气机郁滞，故呕恶胀满，清浊不分。郁而化火，上扰心神，心神不宁，故失眠、多梦。四诊合参，患者属脾胃虚寒，中气壅滞，久则郁而化火所致，治疗当温中健运，行滞散火。张磊教授予砂半理中汤、左金丸化裁治疗。砂半理中汤温中健运行滞，吴茱萸、黄连配伍乃《丹溪心法》之左金丸，此方辛开苦降，寒热并用，能清郁热，散湿浊，降逆止呕。胃肠属腑，以通为补，再加大黄平胃、下气，《神农本草经》言大黄能“荡涤肠胃，推陈致新，通利水谷，调中化食，安和五脏”。诸药合用，辛开苦降，寒热并施，消补兼予，共奏温中健运、降逆止呕之功。

【病案 6】李某，女，37 岁。

主诉：因胃脘部胀痛 1 个月余。

现病史：患者 1 个月前开始出现胃脘部胀痛，多于食后发作，发作时痛苦难忍，按之疼痛加剧，纳差，叩之胃脘部胀气明显，大便不爽，臭秽异常。舌质红，苔黄厚腻，脉弦。

中医诊断：胃脘痛。

辨证：属气滞胃脘痛。

治法：和胃降逆，开结除痞。

处方：半夏 10 克，黄芩 12 克，黄连 6 克，干姜 9 克，厚朴 12 克，炒枳壳 10 克，炒莱菔子 15 克，炒山楂 15 克，炒神曲 15 克，甘草 6 克。3 剂，每日 1 剂，水煎服，分早晚两次温服。

二诊：3 剂服完后胃脘胀痛大减，食欲大增，大便通畅。

处方：守上方继服8剂后诸症消除，停药2个月后未复发。

按语：半夏泻心汤具有辛开苦降的作用，寒温并用，阴阳并调，故胃脘胀痛止。寒热并用，不仅有互制之功，更有相反相成之妙，诚如李时珍所谓“此皆一冷一热，一阴一阳，寒因热用，热因寒用，君臣相佐，阴阳相济，最得制方之妙，所以有成功而无偏胜之害也”。方中加厚朴、炒枳壳以行气宽中除胀，加炒莱菔子、炒山楂、炒神曲以消食化滞。诸药合用，使脾胃升降有序，气机通达，食积化而胀痛除。

【病案7】杜某，男，60岁。2019年1月30日初诊。

主诉：脐周腹痛30年。

现病史：患者30年前无明显诱因出现脐周腹痛，疼时腹泻，泻后痛减，伴有胃脘部不适，进食后减轻。舌质淡红，苔腻，脉涩。

处方：陈皮10克，生白芍15克，防风6克，炒白术10克，葛根15克，黄芩10克，黄连6克，党参10克。15剂，每日1剂，水煎服，分早晚两次温服。

按语：患者腹痛、腹泻，痛则腹泻，泻后痛减，此肝郁犯脾之证，治疗当予痛泻要方。痛泻要方源于《丹溪心法》，有陈皮、白芍、防风、炒白术四味组成，善补脾柔肝，祛湿止泻，《医方考》言：“泻责之脾，痛责之肝；肝则之实，脾则之虚，脾虚肝实，故令痛泻”，其特点是泻必腹痛。方中白术苦温，补脾燥湿，为君药；白芍酸寒，柔肝缓急止痛，与白术配伍，为臣药；陈皮辛苦而温，理气燥湿，醒脾和胃，为佐药；防风燥湿以助止泻，为脾经引经药，故为佐使药。然患者久泻不愈，脾胃虚久，湿浊成垢，恐非痛泻要方能愈，故加党参补气健脾，葛根芩连汤厚肠止利。全方配伍，补泻同施，温清并行，共奏益气健脾柔肝，祛湿厚肠止利之功。

【病案8】张某，女，37岁。2017年10月16日初诊。

主诉：腹胀2年。

现病史：患者2年前无明显诱因出现腹胀，午后胀甚，排气后减轻，矢气频作，日30次左右，曾到某三甲医院就诊，口服西药治疗，效差。现症见：腹胀、腹痛，进食生冷后加重，心慌、乏力、睡眠差，入睡困难，多梦，二便调，月经量偏少，颜色正常，无血块，经前双侧乳房胀。舌淡，苔薄白，脉涩。既往史：病毒性心肌炎；右侧乳房纤维瘤；双侧乳腺增生病史；产后抑郁症病史。

处方：清半夏10克，干姜10克，党参10克，黄芩10克，黄连6克，厚朴10克，炙甘草6克，大枣3枚（切开）为引。10剂，每日1剂，水煎服，分早晚两次温服。

按语：夫痞者，心下满而不痛是也。仲景立泻心汤数方治心下痞满，其效如鼓应桴，又立厚朴生姜半夏甘草人参汤治脾虚腹胀。本案以痞满为主症，午后胀甚，进食生冷加重，伴有心慌、乏力、失眠，皆脾胃虚弱，升降失常，气机痞塞，治疗予半夏泻心汤辛开苦降、补泄同施以复中州健运，方中半夏辛温而散，化痰开结，降逆止呕；干姜辛热，温中散寒；黄芩、黄连苦寒，泻热消痞；姜、夏、芩、连并用即是辛开苦降、寒温并用的配伍。治痞独益中州脾土，人参、大枣、甘草以补脾胃之虚，复升降之职，又是攻补兼施配伍，达到畅达气机，消除痞满。本案胀而矢气，故予厚朴宽肠下气除满，合前方之参、夏、草、姜、枣即仲景之厚朴生姜半夏甘草人参汤，功善除腹胀。综观全方，辛开苦降，补泄兼施，补而不壅，消而不损。

【病案 9】白某，男，46 岁。2019 年 2 月 18 日初诊。

主诉：皮肤脱屑、瘙痒 30 余年。

现病史：患者 30 余年前出现皮肤瘙痒、脱屑，诊断为银屑病，曾先后到多家医院就诊，给予外用维 A 酸软膏，口服卡泊三醇、银屑胶囊剂、埋线等多种治疗手段，效果不佳。现症见：全身皮肤瘙痒，密集分布红色斑疹、脱屑，纳食、睡眠尚可，二便正常。舌质红，苔厚白，脉沉细。

处方：炙麻黄 3 克，连翘 15 克，赤小豆 30 克，桑白皮 30 克，升麻 9 克，制鳖甲 10 克，槐花 30 克，紫草 10 克，生黄芪 30 克，葛根 30 克。10 剂，每日 1 剂，水煎服，分早晚两次温服。

按语：患者银屑病 30 余年，缠绵难愈，现皮肤瘙痒、脱屑、密集红色斑疹，证属气血两热，郁毒内遏，不得透散所致，治疗当凉血清气，兼以透散，方用麻黄连翘赤小豆汤合升麻鳖甲汤化裁，方中麻黄透表，使邪有出路，连翘既可清气分热毒，又可透血分之热转属气分，使气血双清，赤小豆解毒消肿，使邪热从小便而出，合用紫草、槐花则凉血解毒之力倍增，桑白皮清泄肌肤蕴热。升麻、鳖甲的伍用源自《金匮要略》升麻鳖甲汤，其记载该方治疗阴阳毒“面赤斑斑如锦文，咽喉痛，唾脓血”，张磊教授常用升麻、鳖甲治疗热毒内盛、迫及血分的皮肤疾病，认为升麻、鳖甲配伍升中有降，散中有收，使气血畅，结滞散，热毒清，诸症愈。生黄芪善治肌表衰弱。升麻、葛根配伍取升麻葛根汤之意，以解肌透疹，和营解毒。诸药合用，内外兼修，可清、可凉、可透、可散，郁毒消则银屑愈。

以杂治杂

【病案 1】杨某，男，30 岁。2016 年 1 月 25 日初诊。

主诉：自觉冷感 1 年余。

现病史：患者 1 年前因精神焦虑，自觉盗汗，耳鸣，胸闷。现症见：自觉冷感间断发作，抑郁，焦虑，乏力，纳差，盗汗，阳痿，夜眠差，大便溏，小便可。舌暗红，苔白腻，脉涩。

处方：黄柏 10 克，党参 10 克，肉桂 6 克，制附子 10 克（先煎），细辛 3 克，黄连 6 克，当归 10 克，川椒 3 克，乌梅 10 克，干姜 10 克，浮小麦 30 克，炙甘草 10 克，大枣 4 枚为引。7 剂，每日 1 剂，水煎服，分早晚两次温服。

二诊：2016 年 2 月 3 日。服上方 7 剂，效可，自觉身冷缓解。现症见：烦躁，胃胀，嗳气，盗汗，耳鸣，乏力，偶见手足麻木感，纳可，夜眠差，大便溏，小便可。舌淡，苔白腻，脉沉乏力。

处方：黄柏 6 克，党参 6 克，肉桂 3 克，制附子 3 克，细辛 2 克，黄连 3 克，当归 6 克，川椒 2 克，乌梅 6 克，干姜 6 克，浮小麦 30 克，炙甘草 3 克，生麦芽 15 克，大枣 3 枚（切开）为引。15 剂，每日 1 剂，水煎服，分早晚两次温服。服后诸症减轻。

按语：粗看患者主诉杂病丛生，实属无处着手，张磊教授辨证病属厥阴上热下寒，内有郁火。以乌梅丸寒热药并用以治杂病，故取效可。

【病案 2】郭某，男，37 岁。2019 年 7 月 26 日初诊。

主诉：胃胀 3 年余。

现病史：胃胀，嗳气频，口干，无反酸、胃灼热，不知饥，稍食即饱，慎食生冷，大便先干后溏，排便不畅，夜眠多梦。舌淡红偏暗，苔黄厚腻，脉弱。胃镜未见无明显异常。

处方：清半夏 10 克，干姜 10 克，党参 10 克，黄芩 10 克，黄连 6 克，厚朴 12 克，炒枳实 10 克，炙甘草 6 克，大枣 3 枚（切开）为引。10 剂，每日 1 剂，水煎服，分早晚两次温服。

二诊：2019 年 9 月 5 日。服上方 1 个月余，腹胀轻，纳增，面黄较前改善，气色好转。现症见：不知饥，体瘦，平素思虑过度，眠差、多梦，夜尿多，夜 3~4 次，大便改善不明显，量少，不顺畅，黏滞不爽。舌质红，苔黄腻，脉涩。

处方：柴胡10克，黄芩10克，清半夏10克，炒枳实10克，草果6克，大黄6克（后下），生白芍10克。15剂，每日1剂，水煎服，分早晚两次温服。

三诊：2019年9月20日。上腹胀轻，食多后腹胀，大便不畅，无便意，2日1次。现症见：纳食量不多，食欲不佳，食多即胀，时觉胸凉，眠不佳，多梦，无便意，2日1次，夜尿多，夜3~4次。舌质红，苔根黄腻，脉涩。

处方：川芎10克，炒苍术10克，炒神曲10克，制香附10克，栀子10克，柴胡10克，黄芩10克，清半夏10克，全瓜蒌15克，薤白12克，杏仁10克。10剂，每日1剂，水煎服，分早晚两次温服。

按语：胃脘胀满，多因寒、痰、湿、热蕴结，气机痞塞不通，久病不愈，则气血逆乱。《伤寒论·辨太阳病脉症并治论》谓："但满而不疼者，此为痞，柴胡不中与之，宜半夏泻心汤。"嗳气频，加厚朴、枳实增强行气燥湿之力。二诊腹胀减轻，思虑多，默默不欲饮食，大便不畅，苔黄腻，舌质红，乃大柴胡汤适应证。三诊胃脘胀虽减轻，仍不愈。胃病日久，邪气难除，需要多管齐下，除六郁，畅通上下气机，宽胸消痞，综合调理，以越鞠合小柴胡合瓜蒌薤白汤治之。从以上治疗经过分析，胃脘部胀满不适和郁有关。患者生活节奏快，生活压力大，情绪波动较大，治疗用方多用舒达之剂。"气血冲和，万病不生，一有怫郁，诸病生焉。"

【病案3】魏某，女，38岁。2019年7月10日初诊。

主诉：间断胸闷气短1个月余。

现病史：患者间断胸闷气短，时右侧乳房刺痛，与月经无关。月经周期正常，量色可，有血块，同房时阴道少量出血。大便日1次，成形，小便可，纳眠可。舌质淡，苔薄白，脉细。既往史：宫颈多发纳氏囊肿；双侧乳房结节；甲状腺右侧叶突性结节。育2子，流产5次。

处方：柴胡10克，黄芩10克，蒲公英30克，山楂炭15克，栀子10克，牡丹皮10克，地骨皮10克，生甘草6克，生黄芪15克，枸杞子10克。15剂，每日1剂，水煎服，分早晚两次温服。

二诊：2019年9月5日。服上方13剂。服药后期，水样便，次数较多。胸闷气短减轻，乳房刺痛减轻，精神可，停药后症状反复。现症见：时右侧腋下乳房刺痛，脾气急躁，气短，口气重，口干，嗜睡，同房时仍有少量出血，不痛，纳眠可，大便解不尽感，质溏，日1次，小便可，末次月经8月19日，量、周期正常。舌质淡，尖红，苔薄黄，脉涩。

处方：柴胡10克，生白芍10克，当归10克，炒白术10克，茯苓10克，薄荷（后下）3 克，制香附 10 克，牡丹皮 10 克，焦栀子 10 克，黄柏 6 克，生甘草 6 克。13 剂，每日 1 剂，水煎服，分早晚两次温服。

按语：患者年轻女性，胸闷气短，乳房刺痛，可称为广义上的胸痹，本证应属于肝气不舒畅导致。肝性喜条达而恶抑郁，其气喜疏泄而恶凝滞，气机不疏，气血津液不行，内外上下不通，诸病生焉。柴胡、黄芩既能清解少阳经腑之邪热，又能疏利肝胆气机。因其流产次数较多，元气损伤较重，加黄芪、枸杞子平补元气，牡丹皮、栀子、地骨皮清郁热，山楂炭化瘀止血，蒲公英善治乳痈，此处散结消痈，治疗一身之结节。二诊服后胸闷气短，乳房刺痛减轻。仍脾气急躁，嗜睡，大便溏，病机仍为肝郁，肝气不能疏泄所致，当丹栀逍遥散主之。

【病案 4】李某，女，36 岁。2019 年 10 月 21 日初诊。

主诉：腹泻 2 年。

现病史：患者 2 年前因饮食不慎而致腹泻，每日 10 余次，经用中医药治疗大便转成每日 3~6 次，质稀溏，经查结肠镜未见异常。经多方治疗，腹泻时轻时重，但始终未愈，轻时每日 3 次，重时每日 3~6 次，冬季伴小腹凉，四肢欠温，时腹鸣，多于劳累、食油腻食物后加重。平时易上火，表现咽痛口干。纳眠可，月经错后，量少色淡。舌质红，苔薄白花剥，脉沉弱。

处方：麻黄 3 克，升麻 6 克，当归 10 克，茯苓 10 克，炒白术 12 克，白芍 10 克，天冬 10 克，生石膏 15 克，桂枝 10 克，炮干姜 20 克，黄芩 10 克，知母 10 克，玉竹 10 克，甘草 6 克。6 剂，每日 1 剂，水煎服，分早晚两次温服。

二诊：2019 年 10 月 28 日。服上方腹泻减轻，由初诊时每日 6 次减至 3 次，大便前小腹疼痛，便后痛减，时肠鸣，舌脉同上。

处方：守上方将干姜减至 15 克，加陈皮 10 克，防风 6 克，又含有痛泻要方之意，以起抑肝扶脾之功。按上方药味，用量略有调整，共服 30 剂而病愈。

按语：本方出自《伤寒论》，其病机为正伤邪陷，不但虚实相兼，而且寒热错杂，而本病病机与其相同。方中麻黄、升麻能发越在下之郁阳，即《内经》云“阳气在下，则生飧泄”；当归温润养血；白术、干姜、茯苓、桂枝温阳理脾；知母、黄芩清其热；玉竹、天冬、石膏、白芍、甘草滋其阴。此方药味虽多，并不杂乱，而是重点突出，井然有序。全方共奏温脾清热，发越郁阳，滋阴养血之功。

以简治杂

【病案1】曹某，女，67岁。2018年3月6日初诊。

主诉：头晕、头痛、恶心、呕吐3年余，加重2个月。

现病史：患者诉3年来经常出现头晕、头痛，甚则恶心、呕吐。至医院检查示“脑血管狭窄，供血不足”，时有心慌、胸闷症状出现，伴纳差，大便干结，需用泻药大便才解，双眼干涩，视力下降。舌质红，舌苔白，脉涩。

处方：黄连6克，黄芩10克，大黄10克（后下），生地黄30克。10剂，每日1剂，水煎服，分早晚两次温服。

二诊：2018年3月18日。大便日1~2次，未再发作头懵、头晕及恶心，继续调理睡眠。

按语：此案患者症状在上，病机却在下，所谓“病在上取之下”，大便不通，则气机不畅，郁而化火，邪火上扰，则头晕、头懵，胃气上逆则恶心。给予三黄泻心汤清热通便，生地黄既能滋阴清热，又可通便，上下气机一通，邪热一除，诸症自然而解，这正是治病必求其本。

【病案2】李某，女，49岁。2018年3月6日初诊。

主诉：失眠3年。

现病史：患者3年前绝经前后开始出现失眠，整夜难以入睡，伴烘热汗出，心烦，早晨头沉，白天精神欠佳，腹胀呃逆，纳可，大小便正常。舌淡红，边有齿痕，苔薄白，脉细。

处方：炙甘草15克，浮小麦30克，黄连6克，大枣6枚（切开）为引。7剂，每日1剂，水煎服，分早晚两次温服。

二诊：2018年5月7日。患者诉每晚已能睡4~5个小时，继续调理。

按语：此案患者虽没有明显“悲伤欲哭”的症状，但四诊合参，患者病机应为心脾两虚，脏阴不足，故予甘麦大枣汤养心安神，敛阴止汗，加黄连泻火除烦，如此加减，用来治疗此类失眠症，可谓恰到好处，并且寥寥三味药，所费甚少，口感也不错，效果还很好。

以守治杂

【病案1】吴某，男，16岁。2018年11月21日初诊。

主诉：复发特发性皮炎1年。

现病史：患者自幼出现皮疹，反复发作，冬重夏轻，1 年前因吃海鲜致哮喘复发，2 周后皮疹复发，皮疹面积扩大，瘙痒程度减轻，2018 年冬季皮肤干燥加重，5 月 20 日于他医处服药（生半夏 12 克，枯芩 30 克，黄连 3 克，红参 6 克，生甘草 10 克，麻黄 10 克，蒲公英 50 克，石膏 50 克，生地黄 50 克，当归 15 克，玄参 45 克，牡丹皮 30 克，花椒 7 克，赤芍 30 克，大黄 9 克，黄柏 30 克），效可。现症见：纳可，小便黄，大便调，眠可。舌红，苔薄白，脉涩。

处方：炙麻黄 3 克，升麻 10 克，制鳖甲 10 克，花椒 3 克，当归 10 克，蝉蜕 6 克，炒白僵蚕 10 克，姜黄 6 克，酒大黄 2 克，生甘草 6 克。10 剂，每日 1 剂，水煎服，分早晚两次温服。

二诊：2018 年 12 月 7 日。服上方 14 剂，皮屑脱落减轻，干燥减轻。现症见：全身干燥，皮屑脱落，疹红不痒，纳眠可，大便前段干，色黑，小便黄，异味大。舌尖红，苔薄白，脉涩。

处方：上方加制何首乌 10 克，桂枝 10 克，生白芍 10 克，白茅根 30 克，浮萍 20 克，生姜 3 片，大枣 3 枚（切开）为引。15 剂，每日 1 剂，水煎服，分早晚两次温服。

三诊：2019 年 1 月 11 日。服上方 19 剂，服药期间肘窝、腋窝、颈部、手腕等皮肤褶皱部位干燥脱屑稍改善。现症见：全身泛发红斑，遇热瘙痒，夜间皮肤瘙痒，皮肤干燥脱屑，嗳气频繁，鼻塞不通，纳可，眠差易醒，大便 1~2 日 1 次，成形，小便正常。舌尖红，苔薄白腻，脉涩。

处方：上方去浮萍，制何首乌改为 30 克，酒大黄改为 3 克，生甘草改为炙甘草，加陈皮 10 克。15 剂，每日 1 剂，水煎服，分早晚两次温服。

四诊：2019 年 2 月 1 日。服上方 15 剂，效可，服药期间皮肤发红、脱屑改善。现症见：仍皮肤发红、脱屑，双上肢稍重，鼻塞，流清涕，嗳气频，纳可，眠一般，大便 1~2 日 1 次，质可，小便可。舌尖红，边有齿痕，苔薄白腻，脉涩。

处方：熟地黄 30 克，生白芍 30 克，当归 15 克，川芎 10 克，黑荆芥 10 克，杏仁 10 克，栀子 10 克。15 剂，每日 1 剂，水煎服，分早晚两次温服。

五诊：2019 年 3 月 18 日。服上方 15 剂。现症见：颈部、全身皮肤脱屑、干燥，遇热、天气干燥时明显，口中和。纳眠可，大便黏，2 日 1 次，小便色黄。舌质偏红，苔白稍厚，脉细。

处方：上方加黄精 30 克，炙麻黄 3 克，生薏苡仁 30 克，生甘草 3 克，防风 10 克，蒲公英 25 克。15 剂，每日 1 剂，水煎服，分早晚两次温服。

六诊：2019 年 4 月 29 日。服上方 20 剂，效可，全身皮肤脱屑、干燥减轻。现症见：皮肤干燥、稍痒，自行涂擦尿素霜，干燥可缓解，纳眠可，大便前段干，质黏，2 日 1 次，小便可。舌红，有点刺，苔薄白，脉浮大。

处方：炙麻黄 6 克，连翘 15 克，赤小豆 30 克，桑白皮 30 克，炒白僵蚕 10 克，蝉蜕 6 克，姜黄 6 克，大黄 10 克（后下），升麻 10 克，葛根 30 克，生石膏 30 克，生甘草 3 克。15 剂，每日 1 剂，水煎服，分早晚两次温服。

七诊：2019 年 7 月 1 日。服上方效可，后病情反复，继服 10 剂。现症见：全身皮肤干燥，时痒，热时明显，口中和，食欲不佳，眠尚可，小便黄，大便 2 日 1 次，质尚可。舌红，有芒刺，苔白，脉细。

处方：生、熟地黄各 10 克，当归 10 克，生白芍 20 克，川芎 6 克，桃仁 10 克，红花 10 克，葛根 15 克。15 剂，每日 1 剂，水煎服，分早晚两次温服。

按语：患者以皮疹、皮肤干燥、瘙痒等为主要见症，颇似《金匮要略·百合狐惑阴阳毒脉证治》篇所载阳毒病“阳毒之为病，面赤斑斑锦文，咽喉痛，吐脓血，五日可治，七日不可治，升麻鳖甲汤主治”，故张磊教授方选升麻鳖甲汤加减。方中升麻、甘草清热解毒，鳖甲、当归滋阴散瘀，花椒解毒，以阳从阳，欲其速散，加麻黄、蝉蜕、僵蚕等祛风止痒，使邪从外解。妙在加少量大黄，既能祛瘀解毒，又能给邪毒以出路。二诊皮肤脱屑、干燥减轻，但邪毒未尽，血瘀血热明显，故加何首乌养血生肌，合桂枝汤和调营卫，加白茅根、浮萍清热利尿，使邪热从小便出，且浮萍又能祛风止痒。三诊时邪毒渐轻，正虚渐显，正邪力量在逐渐发生转换，夜间皮肤瘙痒明显，正是血虚生风生热的表现，故重用何首乌养血息风，正所谓“治风先治血，血行风自灭”。四诊时更是以养血扶正为主，改为四物汤加味，以养血清热，祛风止痒。此后根据病情的变化，扶正与祛邪交替应用，使病情逐步得到控制。

【病案 2】刘某，女，43 岁。2014 年 5 月 23 日初诊。

主诉：乏力、时冷时热 2 个月余。

现病史：患者 2 个月前出现乏力，时冷时热，在郑州某三甲医院检查诊断为肺癌伴左髋关节等处多发转移，行左髋关节放疗及口服靶向化疗药及镇痛剂。现症见：乏力，寒热往来，腰酸腿痛，双腿酸胀，无力行走，纳眠差，二便可，不咳。舌质暗，苔白，脉沉细无力。

处方：柴胡 10 克，黄芩 10 克，清半夏 10 克，党参 15 克，生黄芪 30 克，蜈蚣粉 1 克（冲服），生薏苡仁 30 克，通草 6 克，鹿角霜 10 克，炒神曲 10 克，生甘草 6 克。25 剂，每日 1 剂，水煎服，分早晚两次温服。

二诊：2014 年 6 月 25 日。服上方 1 个月后疼痛及发热消失，已能行走，偶有乏力气短，胃口差，眠可，夜间偶咳，无痰，二便可。舌质暗，苔黄腻，脉细。

处方：苇茎30克，生薏苡仁30克，冬瓜子30克，桃仁10克，蛇六谷30克，蜈蚣粉1克（冲服），白前12克，桔梗12克，炒麦芽10克，炒神曲10克，砂仁3克，党参10克，桑叶10克，丝瓜络10克，竹茹10克，清半夏10克，生甘草6克。25剂，每日1剂，水煎服，分早晚两次温服。

三诊：2016年10月17日。已化疗12次。现症见：偶尔饭后胃部不适，腹泻，泻后如常，乏力、气短，纳可，眠差。舌质红，苔薄白，脉细。

处方：苇茎30克，生薏苡仁30克，冬瓜子30克，桃仁10克，大黄1克，生黄芪30克，壁虎6克，三七粉3克（冲服），炒麦芽15克，炒神曲10克，炒山楂15克，浮小麦30克，生甘草6克。25剂，每日1剂，水煎服，分早晚两次温服。

按语：肺癌又称原发性支气管肺癌，是由于正气内虚、邪毒外侵引起的，以痰浊内聚，气滞血瘀，蕴结于肺，以致肺失宣发与肃降为基本病机，以咳嗽、咯血、胸痛、发热、气急为主要临床表现的一种恶性疾病。本案患者一诊辨证为邪在少阳，正气不足，治宜和解少阳，扶正祛邪，方选小柴胡汤加减；二诊辨证为浊邪中阻，脾失其运，治宜涤浊排痰，健脾清肺，方选千金苇茎汤合三清汤加减；三诊辨证为浊瘀未尽，脾阳不足，治宜补脾阳，清浊毒，通瘀结，方选千金苇茎汤加减。整个治疗过程贯穿张磊教授的“涤浊法”，将和法运用得淋漓尽致，构思机巧，看似平淡，细思内涵宏大，患者全身症状亦改善明显。

【病案3】柴某，女，68岁。2016年1月27日初诊。

主诉：恶心、呕吐伴黄疸1个月余。

现病史：患者1个月前出现恶心、呕吐伴黄疸，在当地某医院诊断为胰头癌，不能行根治性手术，行胆管吻合术缓解黄疸。经住院1周症状缓解，因体质较差未接受放化疗寻求中医治疗。现症见：恶心、呕吐、纳差，全身轻度黄染，大便2~3日1次，小便正常。舌质红，苔少，脉弦数。

处方：柴胡10克，黄芩10克，清半夏10克，炒枳实10克，生白芍10克，大黄10克（后下），麦冬30克，党参10克，冬瓜子30克，生薏苡仁30克，桃仁10克，生姜3片，大枣3枚，粳米1撮为引。10剂，每日1剂，水煎服，分早晚两次温服。

二诊：2016年2月5日。服上方10剂，诸症减轻。现症见：仍有饭后上腹部隐痛，伴嗳气、反酸，纳少，近10天仅排2次大便，小便正常，时有呕吐少量食物，黄疸消退。舌质红，苔黄腻，脉弦。

处方：守原方减大黄为6克（后下），加蛇六谷30克（先煎1小时）。10剂，每日1剂，水煎服，分早晚两次温服。

按语：患者证属少阳阳明合病，方选大柴胡汤加千金苇茎汤与麦门冬汤合方。《金匮要略》指出："诸黄，腹痛而呕者，宜柴胡汤。"经方大柴胡汤为小柴胡汤合小承气汤而成，有利枢机、启开合、消积滞之功。在急腹症痛、吐、胀、闭中，单一或并症同时出现，均可用之，且疗效较好；千金苇茎汤加桃仁、大黄是张磊教授治疗胸腹腔脏器肿瘤类疾病涤浊大法，病在中焦去苇茎；加麦门冬汤以治久吐伤津，妙在麦门冬汤又可防大柴胡泻下伤津，是一众祛邪药中之扶正剂，一举两得。胰腺癌病本凶险，因患者未放化疗，二诊加蛇六谷以加强祛邪力量（蛇六谷又名蒟蒻、为天南星科植物魔芋的块茎。本品味辛，性温，有毒。入心、肺、肝、肠诸经。功效：化痰散积，祛瘀消肿，抗癌抑癌）。后一直以二诊处方为基础方随症加减调服至今，回访患者现在生存质量良好，其间伴有血糖高体重下降，在服中药的同时用胰岛素控制血糖。

胰腺癌是消化道常见的恶性肿瘤之一，是恶性肿瘤中最常见的，多发生于胰头部。腹痛及无痛性黄疸为胰头癌的常见症状。胰腺癌早期缺乏明显症状，大多数病例确诊时已失去根治性手术的机会。即使早期手术，手术后短期内的复发率也很高。胰头的肿瘤由于靠近胆总管下段，更容易出现由于胆道梗阻造成的黄疸。适当的外科干预可能会对延长患者的生存及改善生存质量起到明显的效果。这种情况下，中西医结合凸显优势。本例患者在配合手术缓解胆道梗阻的急迫症状后，坚持服用中药，大柴胡汤合方对其确有疗效，而且患者这一年半生存质量较好，值得同行深思。

中医中药治疗对于促进肿瘤患者术后康复，对放化疗减毒增效、减轻晚期肿瘤痛苦、改善生存质量、延长生存等均有一定作用和优势。需要指出的是，对于较早期的能通过根治性手术获得治愈机会的患者，千万不要错过机会，贻误病情，术后服中药更为合适。

以变治杂

【病案1】郭某，女，53岁。2018年3月11初诊。

主诉：双肩、双手、腰、腿游走性疼痛6年。

现病史：患者6年前因摔伤累计双肩，医院诊断为"肩周炎"，左侧胳膊运动受限，治疗效果不佳，后逐渐出现双肩、双手、腰、腿部走窜性疼痛，左外侧疼痛明显，吹风或受凉时明显加重，早晨4~5点时觉关节发热，纳可，大便日1次，质不干，小便正常。眠差易醒，有时晨起口苦。舌红苔厚，舌体偏大，舌下络脉瘀阻。

处方：桂枝10克，生白芍10克，当归10克，生黄芪30克，生姜3片，大枣3枚为引。15剂，每日1剂，水煎服，分早晚两次温服。

二诊：2018年4月1日。服上方2个月，怕冷感减轻，仍有疼痛，略有上火，口鼻干，大便干。现症见：全身多关节疼痛，不肿，痛处怕凉且多汗，时有烘热汗出，伴眼花，纳眠可，二便正常，闭经5年。舌质暗，苔薄白，脉涩。

处方：木瓜30克，威灵仙10克，酒白芍10克，鸡血藤30克，当归10克，丹参30克，防风10克，生甘草6克。15剂，每日1剂，水煎服，分早晚两次温服。

三诊：2018年4月17日。服上方关节疼痛消失，停药2个月后症状有所反复，继续调理。

按语：患者因外伤引起关节疼痛多年，并且怕凉明显，首诊给予黄芪桂枝五物汤加当归活血通络，效果尚可。复诊时关节疼痛症状并没有解决，并且出现上火症状，说明此时不单纯是虚寒，可能存在郁久化热的现象，用药要避免辛热，改用活血化瘀、通络祛风之药，效果显著。临床治病，要根据服药后的症状变化，灵活变换处方，用药要熨帖自然，避免死守成方，一方到底。

【病案2】张某，男，48岁。2018年4月15日初诊。

主诉：阴囊水肿1个月。

现病史：患者诉1个月前淋雨后出现低热、多汗，未予重视。1周后因饮酒出现阴囊肿大，经查：阴囊内水肿，右侧睾丸肿大。给予西药消炎药及中药五淋散治疗1周，肿消大半，之后，出现多汗，消瘦，畏寒，以真武汤治疗1周，肿基本全消。现症见：全身乏力，多汗，消瘦明显，纳眠可，大便不畅，偶尔溏泄，小便不利，尿不尽，色黄，身困无力，怕冷。舌质暗红，苔黄厚腻，脉涩。B超示附睾炎，右侧阴囊炎症。

处方：制附子10克，茯苓30克，炒白术10克，生白芍10克，防己10克，通草6克，生黄芪30克，生薏苡仁30克，生姜3片为引。10剂，每日1剂，水煎服，分早晚两次温服。

二诊：2018年5月6日。服上方半个月，低热次数减少，每次饮酒后下午或晚上低热，阴囊水肿已消。现症见：全身乏力，晚上低热，大便干，小便不畅，尿不尽，色黄，仍有怕冷，纳眠可。舌质红，苔黄厚腻，根部尤甚，脉涩。

处方：杏仁 10 克，白豆蔻 10 克（后下），生薏苡仁 30 克，厚朴 10 克，淡竹叶 10 克，清半夏 10 克，滑石 30 克（包煎），通草 10 克，柴胡 10 克，黄芩 10 克，生姜 3 片为引。10 剂，每日 1 剂，水煎服，分早晚两次温服。

三诊：2018 年 6 月 3 日。服上方 10 剂，未再发热，继续调理。

按语：患者淋雨且饮酒后出现睾丸肿大，首诊时根据以前用药情况及四诊结果，诊断为寒湿伤阳，给予真武汤和防己黄芪汤加减，效果明显。复诊时阴囊水肿已消，但仍有发热，因患者未能戒酒，寒湿虽去，湿热仍存，乏力、低热及小便不利、舌红苔厚腻均是湿热的表现，主要矛盾发生变化，处方也要做出相应调整，三仁汤的应用恰到好处，所以效果显著。本案所用都是常用方剂，但何时用、如何用才能达到最好的效果，这其中大有学问，正是我们需要思考的地方。

验　案

【病案 1】 魏某，女，31 岁。2019 年 11 月 15 日初诊。

主诉：口腔溃疡 20 余年，加重 8 年。

现病史：患者 8 年前怀孕后口腔溃疡加重，口腔溃疡面常年多达 5 个，疼甚，说话受影响，已严重影响心情和生活。曾于北京、上海等地就诊，诊断为复发性阿弗他溃疡（重型），认为不能根治。现症见：溃疡面 6 个，最大直径在 0.5cm×0.6cm，疮面白，基底周围色红，痛甚，心情抑郁，眠差，服地西泮无效，疼痛影响睡眠和饮食，月经正常，大便偏干，量多，肛周及外阴无溃烂。舌红，舌面有溃烂，苔黄，脉沉滞。

处方：炙甘草 10 克，清半夏 10 克，党参 12 克，黄芩 10 克，黄连 6 克，大黄 6 克（后下），干姜 10 克，五倍子 6 克，大枣 3 枚为引。15 剂，每日 1 剂，水煎服，分早晚两次温服。

二诊：2019 年 12 月 23 日。服上方 1 个月，溃疡疼痛减轻，溃疡面减少。溃疡仍有新发，此起彼伏。现口腔黏膜、舌体、喉间溃疡面疼痛，流口水，大便干，痔疮发作，无便血，月经正常，眠可，能睡 7～8 小时，知饥欲食，因口腔疼痛不食，口渴，因吞咽困难，饮水少，小便黄。舌质红，苔少薄黄，有裂纹，脉沉细。

处方：上方去大黄、五倍子，加生石膏 30 克，知母 10 克，槐角 30 克。

25 剂，每日 1 剂，水煎服，分早晚两次温服。

按语：患者口腔长期溃疡、疼痛、咽痛、吞咽困难、大便干，说明患者瘀热内结较重；疮面发白、基底红、苔黄、脉沉滞，说明不单单是热证，而是寒热夹杂之证。口腔溃疡是一个典型的“行于外，发于内”的病变，病虽在局部，但并不是简单的局部疾患。《素问·气厥论》曰：“膀胱移热于小肠，膈肠不使，上为口糜。”反复口腔溃疡患者，病程日久，脾胃虚弱，临床表现多寒热错杂证，所以予甘草泻心汤加减。黄连、黄芩、大黄苦寒泄热；干姜、半夏辛温散寒，辛开苦降，调理中焦；甘草、大枣、党参益气补虚；五倍子性凉，味酸涩，收敛疮面效好。二诊服后，疼痛减轻，但是仍然疼痛，新发溃疡，口干，小便黄，大便干，痔疮发作，舌质红，苔少薄黄，有裂纹，脉沉细，为热多于寒，仍用上方去掉大黄、五倍子，加石膏、知母、槐角清热润肠继服。

【病案 2】时某，男，50 岁。2019 年 11 月 18 日初诊。

主诉：反复口腔溃疡 6 年。

现病史：口腔溃疡反复发作，咽痛，严重时注射头孢类治疗。现口唇溃疡，基底白色，口角溃疡，咽痛，频吐涎沫，食多易腹胀，饭后反酸，平素急躁，大便溏，日 1 次，有时 2~3 日 1 次。舌质暗，苔白腻，脉沉滞无力。

处方：炙甘草 10 克，清半夏 10 克，党参 12 克，黄芩 10 克，黄连 6 克，黄柏 10 克，砂仁 3 克，干姜 10 克，五倍子 6 克，大枣 3 枚为引。10 剂，每日 1 剂，水煎服，分早晚两次温服。

二诊：2019 年 12 月 13 日。服上方 10 剂，溃疡面灼痛难忍，自行去掉干姜，继服 15 剂，溃疡面不痛。现溃疡复发，口中不痛，感觉不适，咽痛、口干、吐涎沫多，脐腹部胀，不痛，大便稀黏，2~3 日 1 次。舌淡，苔黄厚，脉沉滞。

处方：党参 10 克，炒白术 10 克，茯苓 10 克，生山药 30 克，黄连 10 克，车前子 15 克（包煎），炙甘草 6 克。

按语：此患者也是长期口腔溃疡，甘草泻心汤适应证较明显。口腔溃疡反复发作，咽痛，基底白色，频吐涎沫，食多易腹胀，饭后反酸，平素急躁，大便溏，舌质暗，苔白腻，脉沉滞无力，属典型的寒热错杂证，因此选用甘草泻心汤加封髓丹治疗。黄柏、砂仁针对下焦虚寒，虚火上浮，有引火归元之意。二诊服后口腔不痛，咽痛、口干、吐涎沫多，脐腹部胀，不痛，大便稀黏，治当以调脾胃为主，采用四君子汤加山药为主治疗，重用山药滋脾补肾。

【病案 3】张某，男，62 岁。2014 年 2 月 21 日初诊。

主诉：背部寒热感 1 个月余。

现病史：患者背部时而发热如过电感，烘热，全身汗出，汗后背发凉，口中津多。纳差，眠差，入睡难，二便可。小腿肚疼，腰痛，头懵鸣响，手麻，左胁下窜痛。

处方：桂枝10克，生白芍10克，柴胡10克，黄芩10克，清半夏10克，生龙骨、生牡蛎各30克（先煎），党参10克，炙甘草6克，生姜3片，大枣3枚（切开）为引。10剂，每日1剂，水煎服，分早晚两次温服。

按语：要做一名好的中医师，要熟练掌握脏腑辨证、六经辨证、经络辨证、三焦辨证、卫气营血辨证。此为六经辨证，背为太阳，所主寒热往来为少阳之兆，故为太阳少阳合病，取柴胡桂枝汤而收效。加龙骨、牡蛎者为恐病久有痰，陈修园谓：龙牡为治痰之神品。

【病案4】吴某，女，40岁。2014年3月14日初诊。

主诉：头晕、鼻衄2周。

现病史：患者平素怕冷，手足凉，喜太息，曾服中药，按气血不足、血瘀治疗乏效。现症见：头晕，视物不转，头懵不清，鼻出血。月经提前，量色可，少量血块，经前乳房胀痛，经期头痛，心情郁闷，口干，口苦，咽部有痰，乏力，纳差，眠差，入睡难，多梦，二便可。舌淡红，苔黄腻，脉细。

中医诊断：心肝火旺挟痰。

处方：黄芩10克，黄连6克，大黄6克（后下），栀子10克，白茅根30克。8剂，每日1剂，水煎服，分早晚两次温服。

二诊：2014年4月11日。服上方8剂，效可。流鼻血已止。现头晕不痛有热胀感，不清醒，眠差，入睡难，多梦眠浅易醒，口苦不干，易怒，行走有轻飘感，心慌。舌淡红，苔薄白，脉偏数。

处方：谷精草30克，青葙子30克，决明子6克，蝉蜕6克，薄荷10克（后下），菊花10克（后下），酒黄芩10克，玄参15克，栀子6克，桑叶10克，生甘草6克。10剂，每日1剂，水煎服，分早晚两次温服。

按语：此为心肝火旺之候，唐荣川《血证论》对仲景泻心汤讲解颇有见地：心为君火，化生血液，是血即火之魄，火即血之魂，火生即血升，火降即血降也。知血生于火，火主于心，则知泻心即是泻火，泻火即是止血。唐荣川所著的《血证论》尤为精辟，值得一读，医师要学各家之长，不要囿于一家。

【病案5】张某，女，26岁，已婚。2014年12月15日初诊。

主诉：面红3年余。

现病史：患者怕冷，面红发烫，纳眠可，大便偏干，2~3日1次，阴痒，白带量多，月经量少、推迟，7 天净，脾气急。舌质红点刺，苔薄黄，脉细。自述 2011 年 9 月份因洗澡受凉后出现低热，体温 37.1~37.2℃，持续 2~3 个月，服汤药不效，服汤药期间出现面色发红、发烫，持续至今。在外界温度过高时易发作，冬季和夏季发作频繁。

处方：生地黄 20 克，淡竹叶 10 克，栀子 10 克，黄芩 10 克，黄连 6 克，大黄 6 克（后下），生甘草 3 克。10 剂，每日 1 剂，水煎服，分早晚两次温服。

按语：《内经》云："心开窍于舌，其华在面。"临床上常根据患者面色来判断"心主血脉，心主神明"之盛衰。根据脾主肌肉，判断脾胃功能，火性炎上，所以患者面色红、发烫。医师临证时，每用一味药、一个方，都要有理有据，方能取得满意疗效。此证为心胃火偏旺，故以导赤散合泻心汤化裁治之。

【病案 6】张某，男，9 岁。2013 年 6 月 10 日初诊。

主诉：间断性右侧太阳穴处痛近 1 年。

现病史：患者右侧太阳穴处痛，痛处固定，如钢筋挟骨，每次发作可持续近 1 小时，每 20 余日发作 1 次，平素纳食不佳，眠可，二便可。舌尖稍红，苔薄白，脉细。2012 年 9 月 11 日做 MR 检查示 MRS 改变符合肿瘤表现，考虑胶质细胞源性肿瘤，星形细胞癌可能。

处方：柴胡 6 克，黄芩 6 克，清半夏 6 克，川芎 10 克，生白芍 10 克，炒白芥子 6 克，夏枯草 20 克，蜈蚣 1 克，生甘草 3 克，生姜 3 片，大枣 3 枚为引。25 剂，每日 1 剂，水煎服，分早晚两次温服。

二诊：2013 年 7 月 5 日。服药期间未头痛。现症见：出汗比同龄人明显多，汗后身乏口渴，饮多，食欲差，大便不干，3~4 日 1 次。舌淡红，苔薄白，脉细。

处方：上方加浙贝母 6 克，大黄 3 克，白芷 2 克。35 剂，每日 1 剂，水煎服，分早晚两次温服。

三诊：2013 年 8 月 14 日。（代诉）服上方 35 剂，期间头痛未发作，大便不干，余无不适。

处方：柴胡 6 克，黄芩 6 克，清半夏 6 克，川芎 10 克，生白芍 10 克，炒白芥子 6 克，山慈菇 6 克，浙贝母 6 克，白芷 2 克，大黄 2 克，浮小麦 30 克，煅牡蛎 15 克（先煎），蜈蚣 1 克，生甘草 3 克，生姜 3 片，大枣 3 枚为引。30 剂，每日 1 剂，水煎服，分早晚两次温服。

四诊：2013 年 10 月 11 日。服上方 26 剂，疼痛偶有发作（期间痛有两次），发作时痛处发热。现头不痛，出汗减少，余无明显不适。舌红，苔少，脉细。

处方：柴胡6克，黄芩6克，清半夏6克，金银花6克，连翘6克，姜黄3克，大黄3克，蝉蜕3克，白僵蚕6克，蔓荆子6克，生甘草3克，桑叶10克，竹茹10克，丝瓜络10克，生地黄6克，牛蒡子3克，延胡索6克。30剂，每日1剂，水煎服，分早晚两次温服。

五诊：2014年3月7日。服上方30剂，后未继服药，至今已5个月，期间头痛未发作。现无不适。大便正常。舌质偏红，苔薄黄，脉细。

处方：柴胡6克，黄芩6克，党参6克，清半夏6克，蝉蜕3克，炒白僵蚕3克，姜黄3克，酒大黄2克，延胡索3克，丝瓜络10克，竹茹10克，桑叶10克，生甘草3克，浙贝母3克，蜈蚣粉1克（冲服）。30剂，每日1剂，水煎服，分早晚两次温服。

按语：患儿太阳穴处疼痛如挑，部位固定，检查结果考虑胶质细胞源性肿瘤，通过循经辨证，太阳穴处为少阳经循行部位，此处经气不通，必兼有血瘀，而胶质细胞肿瘤常从痰湿考虑，多种因素导致疼痛。治疗以疏理少阳经气机，活血祛痰为法，处以小柴胡汤加减，和解少阳枢机，以川芎活血清头，白芍柔肝缓急止痛，白芥子、夏枯草消痰散结，蜈蚣攻毒抗癌。其后以此方为基础加减，服用近1年，头痛仅在服药初期发作两次，再未发作，以此方续服以作平时调理。

【病案7】王某，男，64岁。2014年4月9日初诊。

主诉：睁眼困难10余年。

现病史：患者自诉无明显原因出现眼睛睁不开，伴全身无力。2005年曾服张磊教授方，效佳。现症见：眼睛睁不开，中午以后加重，眼昏干涩，头昏，纳眠可，二便可。舌淡，苔黄厚腻，脉涩。

处方：柴胡10克，黄芩10克，党参10克，清半夏10克，制马钱子0.3克（冲服），炙甘草6克，生姜3片，大枣3枚为引。10剂，每日1剂，水煎服，分早晚两次温服。

二诊：2014年4月18日。服上方10剂，效佳。昨日觉眼皮发紧，头昏，身困，双下肢大腿外侧发木发凉，肩背部紧困，腰部酸痛严重，阴部湿热感，不欲食油腻食物，抽烟多，眠可，二便调。舌质红，苔黄腻，脉涩。

处方：上方加生黄芪30克，赤芍15克，防风10克。10剂，每日1剂，水煎服，分早晚两次温服。

三诊：2014年4月30日。服上药10剂，效可，双腿已有力，眼睁不开较以前减轻。现症见：双眼皮时有发紧，双下肢麻木，双大腿外侧时有发木，发凉，内侧易起疙瘩，腰酸困，阴部潮湿发热，性功能差，纳一般，厌油腻，近2日大便不成形，日2次。舌淡胖，苔黄厚腻，脉细滞。

处方：首次方加藿香10克（后下），白豆蔻6克（后下），茯苓10克，淡竹叶6克。10剂，每日1剂，水煎服，分早晚两次温服。

按语：此属少阳枢机开合不利所致。患者睁眼困难10余年，中午时加重。《伤寒论》载："少阳之为病，口苦，咽干，目眩也。"目外眦为足少阳胆经循行之处，宗少阳司开合之宗旨，投以小柴胡汤和以解少阳。另加马钱子活血通络。马钱子善治重症肌无力、面神经麻痹，现代药理学研究表明马钱子主要成分为士的宁，对脊髓神经有强烈的兴奋作用，患者服上方10剂，自觉症状大减。

【病案8】孟某，男，50岁。2019年11月15日初诊。

主诉：肝癌术后3个月。

现病史：患者肝区隐痛，干咳，呕吐白痰，口不渴，纳差，眠差，大便偏稀。舌淡暗，苔薄白，脉沉细数。2019年8月16日饮酒后肝区不适，确诊为肝恶性肿瘤，于河南省某医院做3次介入术。既往史：乙型肝炎病史20多年，病毒量在正常范围内；高血压病20余年，服药控制可。

处方：柴胡10克，黄芩10克，党参10克，清半夏10克，金银花10克，连翘10克，茵陈10克，炙甘草6克，冬瓜子30克，生薏苡仁30克，败酱草30克，远志15克，制鳖甲10克，生姜3片，大枣3枚为引。10剂，每日1剂，水煎服，分早晚两次温服。

按语：本案肝癌由乙型肝炎病史发展而来。乙型肝炎患者的发展大致几个方向：一是随免疫功能逐渐提高而自愈；二是服用适当药物，尤其是中药的调理达到逐步痊愈或不恶化；三是恶化。恶化亦有两个方面，一是肝硬化，二是肝癌，或二者均有。由此来看，慢性乙型肝炎确实是一个危险的疾病，不能认为乙型肝炎病毒携带者安全无事，很多乙型肝炎患者由于未重视或生活习惯未注意而转化为肝癌。本证治疗辨证治疗，邪在少阳，胃失和降，予柴胡、黄芩清散结合，半夏消痞；党参、生姜、大枣生津和营卫，扶正气，助祛邪；金银花、连翘茵陈清热利胆；冬瓜子、薏苡仁、败酱草、远志、鳖甲涤浊祛邪，软坚散结。全方扶正祛邪并用，并嘱其树立战胜疾病的信心。

【病案9】丁某，女，42岁。2019年11月20日初诊。

主诉：大便干结30余年，加重半年。

现病史：患者大便干结，难排，3~7日1次，1年前曾服酵素大便日1

次，成形，停服后大便干结如前。现症见：大便3~4日1次，干燥如羊屎，无痔疮，大便不通时无饥饿感，纳眠可，小便正常。舌质红，苔白腻，脉沉细滞。既往史：左侧卵巢占位术后5年；月经已断5年。

处方：炒火麻仁30克，杏仁10克，柏子仁10克，生白芍15克，当归15克，炒枳实10克，厚朴10克，大黄10克（后下），肉苁蓉30克。15剂，每日1剂，水煎服，分早晚两次温服。

二诊：2019年12月11日。上药服后，仍觉便干，日1次。现停药5天，大便2日1次，便干，无腹胀，头蒙，双眼干涩、痒。舌质暗，苔黄腻，脉沉滞。

处方：熟地黄30克，当归30克，生白芍30克，川芎10克，升麻6克，羌活6克，大黄10克（后下）。15剂，每日1剂，水煎服，分早晚两次温服。

三诊：2019年12月30日。服上方18剂，服药期间大便日1次，饮水多大便不干，头蒙改善。现症见：大便日1次，量少，手脚冰凉，双眼干涩，痒。舌质暗，苔黄腻，脉沉滞。

处方：上方加生黄芪30克，炒火麻仁30克。10剂，每日1剂，水煎服，分早晚两次温服。

按语：本案患者长期便秘，大便干结难下，时间较久，已经30余年，病势较缓，肠胃燥热，脾津不布，肠失濡润，故予麻子仁丸加减。方中火麻仁润肠通便，杏仁宣肺下气润肠，白芍养阴敛津，大黄、枳实、厚朴攻积通便。二诊服后大便仍干，加大滋阴养血力量，于大量的滋阴养血药中，稍加羌活，起活血行气作用，气行则血行；升麻宣统气机，有提壶揭盖之功。

【病案10】徐某，女，29岁。2019年11月15日初诊。

主诉：乏力，双眼睑发沉，时轻时重20余年。

现病史：患者周身无力，双眼睑抬举无力、发沉，语声低微，纳可，眠差，入睡难，大便1~2日1次，月经正常。舌质红，体小，苔薄白，脉沉滞。述自幼肌力较弱，四肢发软，2018年曾有中医诊为痿病，服用调理脾胃药效可。口服西药溴比斯地明，效可。生产后此现象加重，冬季加重。

处方：柴胡10克，黄芩10克，清半夏10克，党参10克，芒硝6克（融入），炙紫菀10克，炙甘草6克，生姜10克，大枣3枚为引。10剂，每日1剂，水煎服，分早晚两次温服。

二诊：2019年12月2日。服上方10剂，效平，症状改善不明显。服药期间腹泻，少时4~5次，多时7~8次。现症见：周身无力，双下肢发软，双眼睑无力，休息后稍缓解，纳可眠差，入睡难，大便1~2日1次，质可，小便可。舌质淡，体小，苔薄白稍腻，脉沉滞。

处方：炙麻黄 3 克，制附子 10 克（先煎），细辛 3 克，柴胡 10 克，黄芩 10 克，党参 10 克，制马钱子 0.1 克，生姜 10 克，大枣 3 枚为引。10 剂，每日 1 剂，水煎服，分早晚两次温服。

按语：本例患者周身无力、双眼睑抬举无力 20 余年，中医诊为痿病。中医治痿，独取阳明。患者述曾服了大量调理脾胃之剂，效果可，但仍然时轻时重。这时就要转换辨证思路，从六经辨证考虑，少阳为三阳之枢，少阳经气不利，开和失司，常表现为往来无常，寒热错杂，所以考虑用小柴胡汤加减。二诊服后效平，虽未改善症状，但亦未加重，考虑其症状在产后、冬季加重，加上服上药其间腹泻次数较多，四肢无力，脾肾阳虚症状较明显，故予麻黄附子细辛汤合小柴胡汤加减，以观后效。

【病案 11】杜某，女，7 个月。2019 年 10 月 21 日初诊。

主诉：不定时抽搐 5 个月余。

现病史：代诉患儿 5 个月时在睡前、醒后出现抽搐、双眼上翻，双上肢上抬，耸肩点头，双下肢屈曲，连续发作，有时流眼泪，神情恍惚，吐少量白沫，呼之不应，发作频繁，每日发作 9~10 次，每次发作持续 10 分钟以上，发作后肢体无力。2019 年 8 月 15 日在北京某医院诊断为婴儿痉挛症，现抗癫痫治疗，肌注激素 14 日，效差，发作次数未减少。现口服激素抗癫痫药治疗，纳一般，眠差易醒，经常哭闹，大便偏干，日 1 次，小便正常，认知差。2019 年 10 月 8 日复查脑电图：婴儿期异常脑电图，脑电图高度失律。

处方：党参 2 克，黄芩 2 克，生龙骨、生牡蛎各 6 克（包煎），桂枝 2 克，磁石 2 克（包煎），茯苓 3 克，清半夏 2 克，柴胡 2 克，大黄 2 克（后下），蜈蚣 0.5 克，全蝎 2 克，甘草 1 克，生姜 3 片，大枣 3 枚为引。10 剂，每日 1 剂，水煎服，分早晚两次温服。

二诊：2019 年 11 月 8 日。服上方 10 剂，开始效可，发作次数减少，后因减激素期间病情加重，每 1~2 小时发作 1 次，持续 10 分钟。现每天发作 3~4次，发作时头向前栽，点头，神情恍惚，口吐白沫少量，流眼泪，口中怪叫，发作后疲惫，呼之不应，肢体瘫软。纳可眠差，白天嗜睡，夜间烦躁，大便日 3~4 次，绿褐色便，小便可。

处方：宗上方加减。党参 2 克，黄芩 2 克，生龙骨、生牡蛎各 6 克（包煎），炒神曲 3 克，柴胡 3 克，茯苓 3 克，清半夏 2 克，灯心草 1 克，薄荷 1 克（后下），生甘草 2 克，生姜 1 片，大枣 1 枚为引。10 剂，每日 1 剂，水煎服，分早晚两次温服。

三诊：2019 年 12 月 2 日。服上方 24 剂。效可，服上方 2 剂后，点头拥抱等大动作未再出现。现症见：烦躁，夜卧不安，神情呆滞，流眼泪，每日发作 4~5 次，纳差，不吃辅食，眠差易醒，喜翻动，大便日 4~5 次，小便正常。已停激素 1 个月余，继服抗癫痫药。

处方：生地黄 3 克，通草 1 克，竹叶 3 克，牡丹皮 3 克，白芍 3 克，水牛角 6 克，天竺黄 3 克，薄荷 2 克（后下），蝉蜕 1 克，炒白术 2 克，生山药 3 克，甘草 2 克。10 剂，每日 1 剂，水煎服，分早晚两次温服。

按语：本例总病机为肝肾不足，气血阴阳亏虚。患儿先天不足，肾气未充，易受惊恐，肾水不足，肝风内动，肝主动，因此患儿诸多症状是肝风内动之象。风动相火，上扰心神，或攻脑窍，或动筋肉，或窜目睛，引起诸多如精神、肢体上的变证。柴胡加龙骨牡蛎汤能和解清热，镇惊安神，对于癫、狂、痫等症起调节作用。全方补虚祛邪并用。方中党参补气养阴，黄芩清泻肝胆之热，生龙骨、生牡蛎、磁石镇潜安神定惊，蜈蚣、全蝎搜剔络中之瘀，气通血和。首诊、二诊服后点头拥抱等大动作未再出现，说明肝风内动现象得到有效控制。三诊时烦躁，眠差易醒，喜翻动，比较烦躁，改用清心凉肝法治之，以后随证调整治疗方案。此案是柴胡加龙骨牡蛎汤的一个具体运用，经方灵活运用的典范。

感　冒

【病案】孙某，女，38 岁。2017 年 2 月 10 日初诊。

主诉：反复感冒 3 个月。

现病史：患者易感冒，恶风寒，背部汗出，遇冷加重，春季易过敏，过敏时夜间皮肤痒，起粟粒状皮疹，纳可，眠一般，多梦，二便调，月经正常。舌质淡红，苔薄白，脉沉偏弱。

病机要点：表阳虚，卫外不固。

中医诊断：感冒。

处方：桂枝 10 克，生白芍 10 克，制附子 10 克（先煎），生黄芪 30 克，生龙骨、生牡蛎各 30 克（先煎），炙甘草 6 克，生姜 3 片，大枣 3 枚（切开）为引。10 剂，每日 1 剂，水煎服，分早晚两次温服。

二诊：2017 年 3 月 31 日。服上方 10 剂，效可。现症见：畏寒，自汗，鼻塞，流清涕，咽痛，不咳嗽，身困，乏力，腰腿酸，时有心烦急躁，纳眠可，二便调，经带正常，口干渴，饮水多，喝水能解渴。舌质淡红，苔薄白，脉涩。

处方：金银花 10 克，连翘 10 克，竹叶 10 克，牛蒡子 10 克，玄参 15 克，桔梗 10 克，芦根 30 克，生甘草 6 克。15 剂，每日 1 剂，水煎服，分早晚两次温服。

按语：患者以汗出、恶风寒、皮肤过敏为主症，结合其兼症、舌、脉等，张磊教授考虑为素体阳虚、表卫不固所致，故以桂枝加附子汤加减治之。《伤寒论·辨太阳病脉证并治法上》云："太阳病，发汗，遂漏不止，其人恶风，小便难，四肢微急，难以屈伸者，桂枝加附子汤主之。"方中以桂枝、白芍解肌发表、调和营卫；黄芪益卫固表；龙骨、牡蛎收敛止汗；附子助阳，温下焦以助卫气，此所谓"卫出于下焦"之意。

二诊：服上方效可，诸症减轻，现以咽痛、口干渴、鼻塞为主症，改以疏风清热法治之，用银翘散加减。方中金银花、连翘辛凉透邪、清热解毒，牛蒡子、桔梗利咽止痛，玄参清热解毒养阴，竹叶、芦根清热生津。

哮喘

【病案 1】张某，女，51 岁。2016 年 12 月 19 日初诊。

主诉：哮喘 50 余年，加重 1 周。

现病史：患者从小有哮喘，近期加重。现症见：咳嗽，咳吐大量黄白黏痰，喘气，乏力，胸闷，劳累后喘气加重，纳眠可，二便调。舌质红，苔薄白兼黄，脉沉滞。

病机要点：外寒内热，肺气失宣。

中医诊断：哮喘。

处方：

①炙麻黄 6 克，杏仁 10 克，生石膏 30 克，黄芩 10 克，射干 10 克，生甘草 6 克。5 剂，每日 1 剂，水煎服，分早晚两次温服。

②桂枝 10 克，生白芍 10 克，厚朴 12 克，杏仁 10 克，炙麻黄 3 克，炒苏子 3 克，黄芩 10 克，炙甘草 6 克，射干 10 克，生姜 3 片，大枣 3 枚（切开）为引。6 剂，每日 1 剂，水煎服，分早晚两次温服。

二诊：2017 年 8 月 9 日。先服第①方 5 剂后，咳嗽、气喘、胸闷明显减轻。再服第②方 10 余剂，效佳，停用西药喷雾剂 1 个月。感冒后又反复，胸闷、气喘，间断输液治疗。现症见：易感冒，1 周前又感冒，头晕，乏力，浑身酸疼，咽痛，咽干痒，咳嗽，吐绿黏痰，易咳，量少，时有胸闷、喘气，喉间有哮鸣音，晨起时明显，纳眠可，大便日 1 次，成形，小便调，出汗量大，心中难受。舌质暗红，苔薄白腻，脉沉滞。

处方：炙麻黄6克，杏仁10克，生石膏30克，射干10克，苇茎30克，冬瓜子30克，生薏苡仁30克，桃仁10克，炒苏子30克，生甘草6克。25剂，每日1剂，水煎服，分早晚两次温服。

按语：患者以“哮喘50余年，加重1周”为主诉，咳嗽，咳大量黄白痰，此乃内热壅盛，痰热胶结于肺所致；喘气、乏力，乃久喘耗伤肺肾之气的表现；舌质红、苔薄黄，乃肺中有热，上蒸于舌面。故当前应先清肺平喘，而后治疗患者素喘之疾。先以处方麻黄杏仁甘草石膏汤加味，方中麻黄宣肺泄热，石膏清解肺热，杏仁降肺气，加黄芩清肺热化痰，射干消痰利咽。后给予桂枝加厚朴杏子汤加味治疗患者素喘，桂枝加厚朴杏子汤治疗平素患有喘疾复感受外邪之证，加麻黄宣肺气，杏仁降肺气，黄芩、射干清热化痰。

二诊：肺热仍然很盛，患者肺中痰湿不化，湿热胶结，故而吐少量黏痰。张磊教授以清肺平喘、化湿祛浊法处方遣药，选用麻杏石甘汤合千金苇茎汤加味治疗，麻杏石甘汤辛凉宣泄，清肺平喘；千金苇茎汤清热利湿，化痰祛浊；加射干消痰利咽；炒苏子下气消痰。

【病案2】翟某，女，57岁。2016年5月6日初诊。

主诉：胸闷、气喘10年，加重5个月余。

现病史：患者5个月前受凉后哮喘发作，发作时胸闷，喉中有痰，不易咳出，口渴，多汗，用西药喷剂后症状减轻。现症见：不发作时喉中不利，如水鸡声，口干渴，欲饮，大便偏干，每日1次，眠差多年，服西药后仍频繁发作。舌淡苔厚有齿痕，舌下脉瘀，脉沉滞。

病机要点：风寒外来，痰热内蕴。

中医诊断：哮病。

处方：白果10克，炙麻黄6克，炙款冬花10克，清半夏10克，桑白皮15克，炒苏子10克，杏仁10克，黄芩10克，干地龙10克，射干10克，生甘草6克。15剂，每日1剂，水煎服，分早晚两次温服。

二诊：2016年5月23日。服上药13剂，喘较前减轻。现症见：受凉则咳，引发哮喘，怕冷，膝以下凉甚，夜间盗汗，烦躁，浸湿衣服，口渴，多饮水，大便偏干。现已逐渐停服平喘药。舌淡暗，苔黄厚干，舌下脉暗，脉沉滞。

处方：上方加当归10克，浮小麦30克，桑白皮改为30克。15剂，每日1剂，水煎服，分早晚两次温服。

三诊：2016年11月4日。服上药效可。现症见：仍有胸闷，气喘，喉中痰鸣，咳少量白黏痰，遇冷则咳嗽，打喷嚏，平时怕冷，手足凉，夜间颈项部以上出汗较多，纳眠可，二便正常。腰酸痛劳累后加重，晨起减轻，双膝凉痛。舌暗，苔黄厚腻，脉沉略数。既往有高血压病史 1 年，血压可控，胆囊结石病史 4 年，2006 年曾行子宫切除术。

处方：桂枝 10 克，生白芍 10 克，厚朴 12 克，杏仁 10 克，炙麻黄 3 克，射干 10 克，炒苏子 6 克，黄芩 10 克，炙甘草 6 克，川楝子 6 克，醋延胡索 10 克，生姜 3 片，大枣 3 枚（切开）为引。15 剂，每日 1 剂，水煎服，分早晚两次温服。

按语：患者因受凉而使哮喘之宿疾复发，可知患者外有风寒之表邪；喉中有痰，不易吐，口渴，虚汗多，是肺中有痰热之邪的表现；肺与大肠相表里，肺热移于大肠，则大便干。综上分析，张磊教授辨证为外有表寒，内有痰热证，以定喘汤加味治疗。方中麻黄宣肺平喘，白果敛肺定喘；杏仁、苏子、半夏、款冬花降气化痰；桑白皮、黄芩清泄肺热；地龙通络平喘，射干消痰利咽；甘草调和诸药。

二诊：患者服上方后喘症明显减轻，但晚上出汗多，常烦躁，大便仍干，是心阴不足、肺热蕴盛所致。心在液为汗，火旺则迫津外泄，导致心阴不足；心火旺盛则常常烦躁；肺热下移大肠，则大便干；故在一诊方的基础上加用润肠通便，敛阴止汗之品，如加大桑白皮量以泄肺热，加当归润肠通便、浮小麦养心阴止汗。

三诊：患者常因受寒而引发喘疾发作，且发作以后常常入里化热。可见患者系腠理不固，营卫不和，内有肺热。选用桂枝加厚朴杏子汤合金铃子散加味治疗。桂枝汤解肌和营卫，加厚朴、杏子肃降肺气而治喘，苏子降气化痰，射干消痰利咽，麻黄宣发肺气，黄芩清泄肺热，金铃子散疏肝行气止痛而治双膝痛。

国家古籍整理出版专项经费资助项目

中医经典伤寒名著辑注

第四卷

张　磊　褚玉霞
孙玉信　王祖龙　主编

山东科学技术出版社
·济南·

图书在版编目（CIP）数据

中医经典伤寒名著辑注：全十二卷 / 张磊等主编
. -- 济南：山东科学技术出版社，2024.10
ISBN 978-7-5723-1633-3

Ⅰ. ①中…　Ⅱ. ①张…　Ⅲ. ①伤寒（中医）—古籍—汇编　Ⅳ. ① R254.1

中国国家版本馆 CIP 数据核字（2023）第 083730 号

中医经典伤寒名著辑注

ZHONGYI JINGDIAN SHANGHAN MINGZHU JIZHU

责任编辑：孙雅臻　庞晓峰
装帧设计：孙　佳

主管单位：山东出版传媒股份有限公司
出 版 者：山东科学技术出版社
地址：济南市市中区舜耕路 517 号
邮编：250003　电话：（0531）82098088
网址：www.lkj.com.cn
电子邮件：sdkj@sdcbcm.com
发 行 者：山东新华书店集团有限公司
地址：济南市市中区英雄山路 189 号
邮编：250002　电话：（0531）82797666
印 刷 者：山东临沂新华印刷物流集团有限责任公司
地址：山东临沂高新技术产业开发区龙湖路
邮编：276017　电话：（0539）2925659

规格：16 开（184mm × 260mm）
印张：237.5　　**字数：**4138 千
版次：2024 年 10 月第 1 版　　**印次：**2024 年 10 月第 1 次印刷
定价：1280.00 元（全十二卷）

此事难知

原　著　元·王好古
主　编　郑首慧
副主编　殷志禹

目　录

序

予读医书几十载矣，所仰慕者，仲景一书为尤焉。然读之未易洞达其趣，欲得一师指之，遍国中无有能知者。寤而思，寐而思，天其勤恤①，俾我李公明之，授予及所不传之妙。旬储月积，浸②就编帙，一语一言，美无可状，始而终之，终而始之，即无端之圜③璧也。或有人焉，厌闻而恶见者，岂公徒使之然哉？彼未尝闻，未尝见，耻夫后于人之过也。因目之曰《此事难知》，以其不因师指也。人徒见是书为伤寒之法，而不知上合轩岐之经，中契越人之典，下符叔和之文，兹又言外不传之秘，具载斯文矣。

时至大改元④秋七月二十有一日古赵王好古识⑤

---

① 勤恤（xù）：忧悯；关怀。

② 浸：逐渐。

③ 圜（yuán）：同“圆”。

④ 至大改元：据汪曰桢考证，疑是“至元”之误，见《阴证略例》后序。

⑤ 识：四库本作“撰”。

后　序

东垣先生医书一帙，予府已锓梓①传于世矣。今又得一书，亦东垣治疾之法，名曰《此事难知》。盖医之为道，所以续斯人之命，而与天地生生之德，不可一朝泯也。秦焚六经而废周公、孔子之道，幸而医书存世。考诸经者，则知黄帝与岐伯之论辩，反覆推明五运七气之秘，以立补泄之法，所以拯斯人之疾，而人之死生系焉。岐黄既远，求能推诸五运七气，而察阴阳升降之候，定脏腑虚实之所因，合经络上下之所属，而能起死回生者鲜矣。噫！克绍②明之者，其惟东垣先生乎？先生是书，乃言外不传之秘，诚为人所难知。然方剂虽载其妙理，有不可得而明言者，在乎心领而神会耳。唐·许胤宗曰：医者，意也。思虑精则得之，此之谓欤！而孟轲氏曰：梓、匠③、轮、舆④，能与人规矩，不能与人之巧。亦此谓也。予用寿行而与四方之士共焉，则济人利物之一端，未必无小补云！

成化甲辰岁仲夏既望荆南一人识

---

① 锓（qǐn）梓：特指刻书板。

② 克绍：能继承也。

③ 梓、匠：梓人和匠人，木工。古代梓人造器具，匠人造房屋。

④ 轮、舆：轮人和舆人，古代造车的匠人。

卷 上

医之可法

自伏羲、神农、黄帝而下，名医虽多，所可学者有几人哉？至于华氏之剖腹、王氏之灸针，术非不神也，后人安得而效之？非岐伯之圣经，雷公之《炮炙》，伊贽之汤液，箕子之《洪范》，越人之问难，仲景之《伤寒》，叔和之《脉诀》，士安之《甲乙》，启玄子之传注，钱仲阳之论议，皆其活法。所可学者，岂千方万论印定后人眼目者所能比哉？其间德高行远，奇才异士，与夫居缙绅、隐草莽者，然有一法一节之可观，非百代可行之活法，皆所不取也。岂予好辩哉？欲使学者观此数圣贤，而知所可慕而已。或有人焉，徒能广览泛涉，自以为多学，而用之无益者，岂其知本？

或问手足太阳手足阳明手足少阳俱会于首然[①]六阳会于首者亦有阴乎

答曰：有。六腑者六阳也，五脏者五阴也。肺开窍于鼻，心开窍于舌，脾开窍于口，肝开窍于目，肾开窍于耳，是五阴也。又有厥阴与督脉会于巅，是六阴也。耳者，肾也，复能听声，声为金，是耳中有肺也。鼻者，肺也，复能闻臭，是鼻中有心也。舌者，心也，复能知味，是舌中有脾也。目有五轮，通贯五脏。口为脾，脾为坤土，主静而不动，故无所兼。言耳、鼻、舌各兼一，目兼四，此与督脉，共计十三阴也。脑为诸体之会，即海也，肾主之，是为十四阴矣！

---

① 然：四库本作“故曰”。

经脉终始

寅，手太阴肺，始于中焦，终于次指内廉，出其端。

卯，手阳明大肠，始于大指次指之端，终于上，侠鼻孔。

辰，足阳明胃，始于鼻，交頞中，终于入大指间，出其端。

巳，足太阴脾，始于大指之端，终于注心中。

午，手少阴心，始于心中，终于循小指之内，出其端。

未，手太阳小肠，始于小指之端，终于抵鼻，至目内眦，斜络于颧。

申，足太阳膀胱，始于目内眦，终于小指外侧，出其端。

酉，足少阴肾，始于小指之下，终于注胸中。

戌，手厥阴心包，始于胸中，终于循小指次指，出其端。

亥，手少阳三焦，始于小指次指之端，终于至目兑眦。

子，足少阳胆，始于目兑眦，终于小指次指，循大指内，出其端，贯爪甲，出三毛。

丑，足厥阴肝，始于大指聚毛之上，终于注肺中。

手之三阳，从手走头；足之三阳，从头走足，是高能接下也。

足之三阴，从足走腹；手之三阴，从腹走手，是下能趋上也。

故上下升降而为和。《易》曰：天道下济而光明，地道卑而上行。《易》曰：山泽通气，故气寄于辛，用于寅，平旦始从中焦注，循天之纪，左旋至丑而终。昼夜通行五十度，周流八百一十丈。夫倡则妇随，血随气而上行，殊不见润下之意。经云：气主煦之，升也；血主濡之，润也。《书》云：水曰润下。如何说得从气之血，有不行之体，如百川右行，东至于海。请示。

日　用

腹临泰壮夬乾姤，遁否观剥坤二六。

青白正分开与辟，赤黑往来通道路。

泰即居艮否居坤，乾作天门巽地户。

气终于丑始于寅，血谛辛阴从下去。

丙潜壬内却从高，顺至乙穴还上注。

妇随夫唱几曾停，万派千流无暂住。

血气包含六子中，昼夜行流五十度。

食时①骸理敬修行，玄府②身周匀闭拒。
排山倒海毒非常，撩鼻燃髭心不怖。
天长地久太虚持，不亏八一元来数。
休说乘虚谩履空，赢取康宁三六足。
知之非难行之难，造次颠沛宜常虑。

人肖天地

且天地之形如卵，横卧于东、南、西、北者，自然之势也。血气运行故始于手太阴，终于足厥阴。帝曰：地之为下否乎？岐伯曰：地为人之下，太虚之中也。曰：冯乎？曰：大气举之也。是地如卵黄在其中矣！又曰：地者，所以载生成之形类也。《易》曰：坤厚载物，德合无疆。信乎天之包地，形如卵焉。故人首之上，为天之天；足之下，为地之天。人之浮于地之上，如地之浮于太虚之中也。地之西始于寅，终于丑；血之东根于辛，纳于乙，相随往来不息，独缺于乾巽，为天地之门户也。启玄子云：戊土属乾，己土属巽。遁甲曰：六戊为天门，六己为地户。此之谓也。经云：天地者，万物之上下；左右者，阴阳之道路；气血者，父母也；父母者，天地也。血气周流于十二经，总包六子于其中，六气，五行是也。无形者包有形，而天总包地也。天左行而西气随之，百川并进而东血随之。

问脾寄于坤如何是损至第三若从脾为第二从肾为第四请言脾数

答曰：脾虽寄于坤，实用于巳，从上肺、心，从下肾、肝、脾中得三数也。如气寄于辛而用于寅，包络、三焦寄于丑而用于申也，此人之所以肖天地而生。《易》曰：乾为首，坤为腹，震为足，巽为股，坎为耳，离为目，艮为手，兑为口。

明经络之数有几

答曰：十二大经之别，并任、督之别，脾之大络脉，别名曰大包，是为

① 食时：辰时，每日的7–9时。
② 玄府：汗毛孔。

十五络，诸经皆言之。予谓胃之大络，名曰虚里，贯膈络肺，出于左乳下，其动应衣，脉宗气也，是知络有十六也。

问三焦有几

答曰：手少阳者，主三焦之气也。《灵枢经》云：足三焦者，太阳之别也，并太阳之证，入络膀胱约下焦。是知三焦有二也。

问脏腑有几

答曰：肝、心、脾、肺、肾，兼包络，一名命门，为六脏；胆、小肠、胃、大肠、膀胱，兼三焦，为六腑。计之十二矣，故包则为一腑矣，是为十三矣。经曰：胞移热于膀胱，则癃、溺血。又云：胞痹者，少腹膀胱按之内痛者，若沃以汤。注云：膀胱，胞内居之。内外二境图云：膀胱者，胞之室也。以是知为十三脏腑矣。

伤寒之源

冬伤于寒，春必温病。盖因房室劳伤与辛苦之人，腠理开泄，少阴不藏，肾水涸竭而得之，无水则春木无以发生，故为温病。至长夏之时，时强木长，因绝水之源，无以滋化，故为大热病也。伤寒之源如此。《四气调神论》曰：运冬气则少阴不藏，肾气独沉。广成子云：无劳汝形，无摇汝精。《金匮真言》曰：夫精者，身之本也，故藏于精者，春不病温。注云：冬不按跻，精气伏藏，阳不妄升，故春不病温。又经云：不妄作劳。又云：不知持满。又云：水冰地坼，无扰乎阳。又云：无泄皮肤，使气亟夺。启玄子云：肾水王于冬，故行夏令则肾气伤。春木王而水废，故病于春也。逆冬则伤肾，故少气以奉春生之令也。是以春为温病，夏为热病，长夏为大热病，其变随乎时而已。邪之所感浅者，其病轻而易治；深者，其病重而难治；尤深者，其病死而不治。

冬伤于寒春必温病

冬伤于寒者，冬行秋令也，当寒而温，火胜而水亏矣。水既已亏，则所胜妄行，土有余也；所生受病，木不足也；所不胜者侮之，火太过也。火、土合德，湿、热相助，故为温病，使民腠理开泄，少阴不藏，惟房室劳伤，辛苦之人得之，若此者皆为温病。所以不病于冬而病于春者，以其寒水居卯之分，方得其权，大寒之令复行于春，腠理开泄，少阴不藏，房室劳伤，辛苦之人阳气泄于外，肾水亏于内，当春之月，时强木长，无以滋生化之源，故为温病耳。故君子周密于冬，少阴得藏于内，腠理以闭拒之，虽有大风苛毒，莫之能害矣！何温病之有哉！人肖天地而生也，冬时阳气俱伏于九泉之下，人之阳气俱藏于一肾之中，人能不扰乎肾，则六阳安静于内。内既得以安，外无自而入矣。此伤寒之源，非天之伤人，乃人自伤也。伤于寒者，皆为病热，为伤寒气乃热病之总称，故曰伤寒。知寒受热邪明矣。六阴用事于冬，阳气在内，周密闭藏可矣。反劳动之，而泄于外，时热已伤于水矣。至春之时，木当发生，阳已外泄，孰为鼓舞？肾水内竭，孰为滋养？此两者同为生化之源，源既已绝，木何赖以生乎？身之所存者，独有热也，时强木长，故为温病矣。

春伤于风夏生飧泄

木，在时为春，在人为肝，在天为风。风者无形之清气也。当春之时，发为温令，反为寒折，是三春之月，行三冬之令也，以是知水为太过矣。水既太过，金肃愈严，是所胜者乘之而妄行也。所胜者乘之，则木虚明矣。故经曰：从后来者为虚邪。木气既虚，火令不及，是所生者受病也，故所不胜者侮之。是以土乘木之分，变而为飧泄也。故经曰：清气在下，则生飧泄。以其湿令当权，故飧泄之候发之于夏也。若当春之时，木不发生，温令未显，止行冬令，是谓伤卫。以其阳气不出地之外也，当以麻黄汤发之。麻黄味苦，味之薄者，乃阴中之阳也，故从水中补木而泻水，发出津液为汗也。若春木已生，温令已显，阳气出于地之上，寒再至而复折之，当以轻发之，谓已得少阳之气，不必用麻黄也。春伤于风，夏生飧泄。所以病发于夏者，以其木绝于夏，而土王于长夏，湿本有夏行之体，故飧泄于夏也。不病于春者，以其春时风虽有伤，木实当权，故飧泄不病于木之时，而发于湿之分也。经曰：至而不至，是为不及，所胜妄行，所不胜者薄之，所生者受病。此之谓也。

夏伤于暑秋必痎疟

暑者，季夏也。季夏者，湿土也。君火持权不与之子，暑湿之令不行也。

湿令不行，则土亏矣。所胜妄行，木气太过，少阳王也。所生者受病，则肺金不足。所不胜者侮之，故水得以乘之土分。土者，坤也，坤土申之分，申为相火，水入于土，则水火相干，而阴阳交争，故为寒热。兼木气，终见三焦，是二少阳相合也，少阳在湿土之分，故为寒热。肺金不足，洒淅寒热。此皆往来未定之气也，故为痎疟，久而不愈。疟不发于夏，而发于秋者，以湿热在酉之分，方得其权，故发于大暑已后也。

秋伤于湿冬生咳嗽

秋者，清肃之气，收敛下行之体也，为湿所伤，是长夏之气不与秋令也。秋令不及，所胜妄行，故火得以炎上而克金，心火既形于肺，故肺气逆而为咳。所不胜者侮之，木气上行与火同，得动而不息也。所生者受病，故肾水亏也。长夏已亢，三焦之气盛也。命门者三焦之舍也，故迫肾水上行，与脾土湿热相合为痰，因痰而动于脾之湿也，是以咳嗽有声有痰。咳嗽不发于秋，而发于冬者，以其六阴之极，肃杀始得其气，故肺不咳嗽于秋，而咳嗽于冬也。咳嗽者，气逆行上也。气上行而逆，故面目发微肿，极则身体皆肿，变为水气。故曰：浊气在上，则生䐜胀。又曰：诸气膹郁，皆属肺金。此之谓也。春伤于风，夏伤于暑，冬伤于寒，辞理皆顺，时字伤令字也；独秋伤于湿，作令字伤时字，读者不疑也。此四者皆无所亢，而害其所乘之子也。邪从后至，言岁之主气，各差其分而为病，一定之法也。若说秋字伤湿字，其文与上三句相通，其理与法不相通，大抵理与法通，不必拘于文也。故说《诗》者，不以文害辞，不以辞害意，以意逆志为得之矣。故曰：春伤于风，说作人为风所伤，非也。若是则止当头痛，恶风，自汗，何以言夏为飧泄哉？今言春伤于风，即是时伤令也，明矣！经云：东方来者为婴儿风，其伤人也，外在于筋，内舍于肝。又曰：春甲乙所伤，谓之肝风。用此二句以较前文，则辞理自通矣。

问两感邪从何道而入

答曰：经云：两感者，死不治。自太阳与少阴俱病，头痛，发热，恶寒，口干，烦满而渴。太阳者，腑也，自背俞而人，人之所共知；少阴者，脏也，自鼻息而入，人所不知也。鼻气通于天，故寒邪无形之气从鼻而入。肾为水也，水流湿，故肾受之。经曰：伤于湿者，下先受之。同气相求耳。又云：

天之邪气，感则害人五脏。以是知内外两感，脏腑俱病，欲表之，则有里；欲下之，则有表。表里既不能一治，故死矣。故云：两感者不治。然所禀有虚实，所感有浅深，虚而感之深者必死，实而感之浅者，犹或可治。治之而不救者有矣，夫未有不治而获生者也。予尝用此，间有生者，十得二三，故立此方，以待好生君子用之。解利两感神方。

大羌活汤

防风　羌活　独活　防己　黄芩　黄连　苍术　白术　甘草（炙）　细辛（去土）各三钱　知母（生）　川芎　地黄各一两

上㕮咀，每服半两，水二盏，煎至一盏半，去柤，得清药一大盏，热饮之。不解再服，三四盏解之亦可，病愈则止。若有余证，并依仲景随经法治之。

清气为荣

清者，体之上也，阳也，火也。离中之阴降，午后一阴生，即心之生血，故曰：清气为荣。

浊气为卫

浊者，体之下也，阴也，水也。坎中之阳升，子后一阳生，即肾阳举而使之，故曰：浊气为卫。地之浊不升，地之清能升，六阳举而使之上也；天之清不降，天之浊能降，为六阴驱而使之下也。经曰：地气上为云，天气下为雨；雨出地气，云出天气。此之谓欤！

其用在下胆胃膀胱大肠小肠

天、六腑、气、表，其体在上，其用在下。

其用在上两目两耳鼻口舌

地、五脏、血、里，其体在下，其用在上。

格则吐逆　九窍　五脏

阴极，自地而升，是行阳道，乃东方之气，金石之变，上壅是也。极则阳道不行，反闭于上，故令人吐逆。是地之气不能上行也，逆而下降，反行阴道，故气填塞而不入，则气口之脉大四倍于人迎。此清气反行浊道也，故曰格。

关则不便　下窍　六腑

阳极，自天而降，是行阴道，乃西方之气，膏粱之物，下泄是也。极则阴道不行，反闭于下，故不得小便。是天之气不得下通也，逆而上行，反行阳道，故血脉凝滞而不通，则人迎之脉大四倍于气口。此浊气反行清道也，故曰关。

三阳气血多少

寅为少阳，何以复为太阳？一阳初出地之外，即嫩阳也，故谓之少阳；二阳过卯，故谓之阳明；三阳至巳，故谓之太阳之气，升至极之分，便是太阳也。三阳俱为太阳之气，居其底却为少阳也。以此推之，三阳所呼之名异，非有二体也，以其从多少而言之耳！

阳气之极，举阴于九天之上，故水自天而降，故太阳即为寒水也，所以血多而气少。阳明居太阳、少阳之中，二阳合明，故曰阳明，阴阳等也，所以气血俱多。少阳者，初出之气，少而不能鼓舞阴气，阳伏地中尚多，故为龙火，为震，为雷，为足，俱属地之下也，所以气多血少。少阳极举阴于九天之上，肺为卫天之极表也，所以上气，故肺受之。至高者，肺也，故为手太阴，阴于此为秋气而复降。重阳补下焦元气，重阴补上焦元气。辛为天之味，能补地之分，自上而降于下也；苦为地之味，能补天之分，自下而升于上也。此二者，皆从其源也。六阳俱极举阴于九天之上，故阴自天而降，是阴降于九天之上，而姤卦之阴复何以从下生？盖阴之首虽从天而降，其阴之尾已至地矣！故阴从地而生，所以一阴从五阳之下也。凡所生者，从下皆从乎地也，故地为万物之母。又云：非母不生，从地而生者为春气，从天而降者为秋气，九天之上为夏，九天之下为冬。

气 血 之 体

以上下言之，有若立轮，外焉天道左旋而西，中焉地道右旋而东，似不相侔。大抵血随气行，夫唱妇随是也。血虽从气，其体静而不动，故气血如磨之形，上转而之西，下安而不动，虽云不动，自有东行之意。以其上动而下静，不得不尔也。天地之道，如故汉守所言从乎天也，自艮而之巽；晋令所言从乎地也，自乾而之坤，是以乾坤之用备矣。言天道者，从外而之内也；言地道者，从内而之外也。从外之内者，伤寒也；从内之外者，杂病也。

辨表里中三证

假令少阳证，头痛，往来寒热，脉浮弦，此三证但有一者，是为表也。口失滋味，腹中不和，大小便或闭而不通，或泄而不调，但有一者，是为里也。如无上、下、表、里证，余者皆虚热也，是在其中矣。

辨阴阳二证

阴证：身静，重语无声，气难布息，目睛不了了，鼻中呼不出，吸不入，往来口与鼻中气冷，水浆不入，大小便不禁，面上恶寒，有如刀刮。

阳证：身动，轻语有声，目睛了了，鼻中呼吸出入，能往而能来，口与鼻中气皆然。

辨表伤阴阳二证

身表凉，知在阴经也，名曰阴证。

身表热，知在阳经也，名曰阳证。

辨 内 外 伤

伤风，鼻中气出粗，合口不开，肺气通于天也。伤食，口无味，涎不纳，鼻息气匀，脾气通于地也。

外伤，一身尽热，先太阳也。从外而之内者，先无形也。

内伤，手足不和，两胁俱热，知先少阳也。从内之外者，先有形也。

内外俱伤，人迎气口俱盛，或举按皆实大，表发热而恶寒，腹不和而口液，此内外两伤也。

凡诊，则必扪手心、手背，手心热则内伤，手背热则外伤，次以脉别之。

辨伤寒言足经不言手经

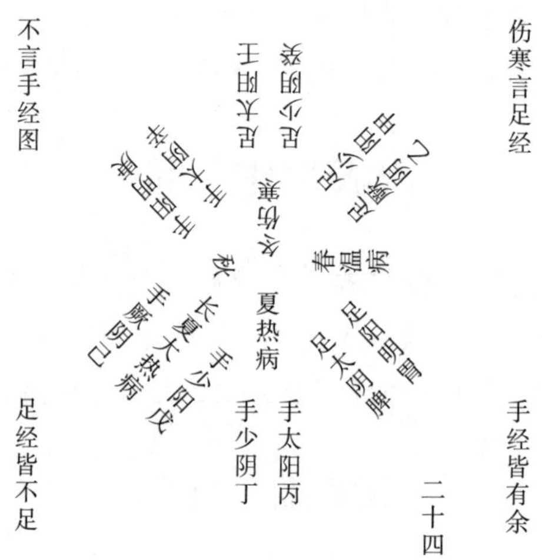

冬伤于寒者，春必温病，夏为热病，长夏为大热病。盖因房室劳伤与辛苦之人得之，水亏无以奉春生之令，故春阳气长而为温病也。夏为热病者，是火先动于火未动之时，水预亏于水已王之日，故邪但藏而不为病也。夏令炎蒸，其火既王与前所动者，客邪与主气二火相接，所以为热病也。长夏为大热病者，火之方与秋之分，皆手经居之；木之方与春之分，皆足经居之，所伤者皆足经不足，及夏火王，客气助于手经，则不足者愈不足矣。故所用之药，皆泄有余，而非足经药。何以然？泄有余则不足者补矣。此伤寒本足经，只言足经，而不言手经也，大意如此。至于传手经者，亦有之，当作别论，与夫奇经之病，亦在其中矣。

六经传足传手经则愈

阳中之阴水，太阳是也。为三阳之首，能巡经传，亦越经传。

阳中之阳土，阳明是也。夫阳明为中州之土，主纳而不出，如太阳传至此，名曰巡经传也。

阳中之阳木，少阳是也。上传阳明，下传太阴，如太阳传至此，为越经传也。

阴中之阴土，太阴是也。上传少阳为顺，下传少阴为逆，此为上下传也。如太阴传太阳，为误下传也。

阴中之阳水，少阴是也。上传太阴为顺，下传厥阴为生，如太阳传至此，乃表传里也。

阴中之阴木，厥阴也。上传少阴为实，再传太阳为自愈也。

太阳六传

太阳者，乃巨阳也，为诸阳之首。膀胱经病，若渴者，自入于本也，名曰传本。

太阳传阳明胃土者，名曰巡经传，为发汗不彻，利小便余邪不尽，透入于里也。

太阳传少阳胆木者，名曰越经传，为原受病，脉浮，无汗，当用麻黄而不用之故也。

太阳传少阴肾水者，名曰表传里，为得病急，当发汗而反下，汗不发，所以传也。

太阳传太阴脾土者，名曰误下传，为原受病，脉缓，有汗，当用桂枝而反下之所致也。当时腹痛，四肢沉重。

太阳传厥阴肝木者，为三阴不至于首，唯厥阴与督脉上行，与太阳相接，名曰巡经得度传。

太阳证

太阳证，头项痛，腰脊强，发热，恶寒，无汗，脉尺寸俱浮而紧，是发于阳。阳者，卫也。麻黄汤主之。

麻黄一两半（去节）　桂枝一两（去皮）　杏仁二十粒（浸汤，去皮尖）　甘草半两（炙）

上锉，每服五钱，水一盏煎，温服。

太阳证，头项痛，腰脊强，发热，恶寒，自汗，脉尺寸俱浮而缓者，荣也，桂枝汤主之。

桂枝（去皮）　芍药　甘草各等分

上锉，每服八钱，水一盏半，姜、枣同煎，温服。

桂枝麻黄各半汤

太阳证，头痛，发热，自汗，恶风，脉当缓而反紧，伤风得伤寒脉也。

太阳证，头痛，发热，无汗，恶寒，脉当急而反缓，伤寒得伤风脉也。

二证脉不同本经，大青龙汤主之。易老桂枝麻黄各半汤，此言外之意。杨氏云：非明脉者，不可用大青龙汤，以其有厥逆、筋惕、肉瞤①及亡阳之失也。故易老改为九味羌活汤，而不用桂枝、麻黄也。羌活汤，不论有汗、无汗，悉宜服之，但有缓急不同矣。九味羌活汤药证加减、服饵缓急，具见于后。

【临床解读】

曹某，男，36岁。2021年3月19日初诊。

主诉：慢性荨麻疹2年。

现病史：患者近2年全身泛发扁平红色斑丘疹，以上半身前胸后背为甚，无明显季节性，每天服西替利嗪1片，发作时痒甚，重时融合成片，舌偏淡暗，苔薄白腻，脉沉略数。

病机要点：营卫失和。

处方：桂枝10克，生白芍10克，炙麻黄3克，杏仁10克，升麻10克，葛根30克，炙甘草6克，生姜3片，大枣4个（切开）为引。10剂，每日1剂，水煎服。(张磊医案)

桂枝二麻黄一汤

太阳证，发热，恶寒，自汗，脉缓。

太阳证，发热，恶风，无汗，脉缓。

此易老原将麻黄一桂枝二治上二证，后复改用羌活汤。

太阳头痛

太阳膀胱脉浮紧，直至寸口，所以头痛者，头与寸口俱高之分也。兼厥阴与督脉会于巅，逆太阳之经，上而不得下，故壅滞为头痛于上也。左手浮弦，胸中痛也；沉弦，背俞痛。右手浮弦者亦然。头痛者，木也，最高之分

① 瞤（shùn）：肌肉掣动，颤动。

惟风可到，风则温也，治以辛凉，秋克春之意，故头痛皆以风药治之者，总其体之常也，然各有三阴、三阳之异焉。故太阳则宜川芎，阳明则宜白芷，少阳则宜柴胡，太阴则宜苍术，少阴则宜细辛，厥阴则宜吴茱萸也。

治三阳则不可越经

假令治太阳、阳明，不可遗太阳而只用阳明药。余仿此。用三阳经解药后，身番覆重者，若烦，则是有阳明也；若不烦而番覆轻者，知不传三阴也。不传三阴，则为解也。大抵三阴之体静重，与湿相同。伤寒五日后，无汗，谓谷消、水去、形亡，故下之；三日前，谓内有水谷，故汗之。

问桂枝汤发字

发汗，或云当得汗解，或云当发汗、更发汗、并发汗，宜桂枝汤者数方，是用桂枝发汗也。复云：无汗不得服桂枝。又曰：汗家不得重发汗。又曰：发汗过多者，却用桂枝甘草汤，是闭汗也。一药二用，如何说得？仲景发汗，与《本草》之义相通为一？答曰：《本草》云：桂味辛、甘、热，无毒，能为百药长，通血脉，止烦。出汗者，是调血而汗自出也。仲景云：脏无他病，发热，自汗者，此卫气不和也。又云：自汗者为荣气和，荣气和则外不谐，卫气不与荣气相和谐也，荣气和则愈，故皆用桂枝汤调和荣卫。荣卫既和，则汗自出矣。风邪由此而解，非桂枝能开腠理，发出汗也。以其固闭荣血，卫气自和，邪无容地而出矣，其实则闭汗孔也。昧者不解闭汗之意，凡见病者，便用桂枝汤发汗，若与中风自汗者合，其效桴鼓。因见其取效而病愈，则曰：此桂枝发出汗也，遂不问伤寒无汗者，亦与桂枝汤，误之甚矣。故仲景言，无汗不得服桂枝，是闭汗孔也。又云：发汗多，叉手冒心，心悸欲得按者，用桂枝甘草汤，是亦闭汗孔也。又曰：汗家不得重发汗，若桂枝汤发汗，是重发汗也。凡桂枝条下言发字，当认作出字，是汗自然出也，非若麻黄能开腠理而发出汗也。《本草》出汗二字，上文有通血脉一句，是非三焦卫气皮毛中药，是为荣血中药也。如是则出汗二字，当认作荣卫和，自然汗出，非桂开腠理而发出汗也。故后人用桂治虚汗，读者当逆察其意则可矣。噫！神农之作于其前，仲景之述于其后，前圣后圣，其揆①一也。

---

① 揆（kuí）：本意是指测量方位，此为尺度；准则。

太阳禁忌不可犯

小便不利，不可更利之，利之是谓犯本，犯本则邪气入里不能解，此犯之轻也，以是五苓散不可妄用。大便不可易动，动之是谓动血，动血是谓犯禁，此犯之重也。表在不可下，下之是为犯禁，此犯之尤重也。下之，为恶风、恶寒、头痛，待表证悉罢，方可下之也。脉浮紧者，犯之必结胸；脉浮缓者，犯之必痞气。

太阳证当汗

不咽干，不衄，不淋，不渴，小便自利，不经发汗，则当发之。

太阳证不当汗

咽干，淋，渴，鼻衄，小便不利，已经发汗，不得重发。如无以上忌证，虽发汗，邪气未尽，亦得重发之。

当汗而不汗生黄

其证为风寒所伤，阳气下陷入于内，而拥寒水上行于经络之间，本当发汗，因以彻其邪，医失汗之，故生黄也。脾主肌肉、四肢，寒湿与内热相合，而生黄也。

当汗而发汗过多成痉

其证因发汗太过，腠理开泄，汗漏不止，故四肢急，难以屈伸。

不当汗而汗成畜血

畜血，其证燥火也，当益津液为上，而反汗，以亡其津液，其毒扰阳之极，则侵阴也，故燥血而畜于胸中也。

血证见血自愈

太阳病入膀胱，小便利而赤，畜血证也。血自下者，愈也。

知 可 解

战而汗解者，太阳也；不战有汗而解者，阳明也；不战无汗而解者，少阳也。若先差经，必不尔矣。

太阳传阳明，其中或有下证，阳明证反退，而热兼不渴，却退显少阳证，是知可解也。

太阳证知可解者，为头不痛，项不强，肢节不痛，则知表易解也。

阳明知可解者，为无发热、恶寒，知里易解也。

少阳证知可解者，寒热日不移时而作，邪未退也。若用柴胡而移其时，早移之于晏，晏移之于早，气移之于血，血移之于气，是邪无可容之地，知可解也。

知不可解

服解药而去沉困，只头痛，目闷，是知湿去而风不去，则欲解也；若风去而湿不去，则不解，何以然？风则高，湿则下，而入里也。

脉知可解不可解

可解之脉浮而虚，不可解之脉浮而实。浮而虚者，只是在表；浮而实者，知已在里也。汗多不解者，转属阳明也。伤寒不头痛，知邪不在经；若头痛者，知邪在经也。

易老解利法

经云：有汗不得服麻黄，无汗不得服桂枝。若差服，则其变不可胜数，故立此法，使不犯三阳禁忌。解利神方：

九味羌活汤

羌活治太阳肢节痛，君主之药也，然非无以为主也，乃拨乱反正之主。故大无不通，小无不入，关节痛非此不治也　防风治一身尽痛，乃军卒中卑下之职，一听军令，而行所使，引之而至　苍术别有雄壮上行之气，能除湿，下安太阴，使邪气不纳，传之于足太阴脾　细辛治足少阴肾苦头痛　川芎治厥阴头痛在脑　香白芷治阳明头痛在额　生地黄治少阴心热在内　黄芩治太阴肺热在胸　甘草能缓里急，调和诸药以上九味，虽为一方，然亦不可执。执中无权，犹执一也。当视其经络前、后、左、右之不同，从其多、少、大、小、轻、重之不一，增损用之，其效如神。即此是口传心授。㕮咀，水煎服。若急汗，热服，以羹粥投之；若缓汗，温服之，而不用汤投之也。

脉浮而不解者，先急而后缓。

脉沉而不解者，先缓而后急。

九味羌活汤不独解利伤寒，治杂病有神。

中风行经者，加附子；中风秘涩者，加大黄；中风并三气合而成痹等证，各随十二经上、下、内、外、寒、热、温、凉、四时、六气，加减补泻用之。炼蜜作丸尤妙。

当汗而下之成协热利

当各随三阳本证，表药发之，发之表解，下利自愈，若不愈者，方可以利药治之。

太阳一下有八变

太阳病下之，其脉促，不结胸①者，此为欲解也。脉浮者，必结胸；脉紧者，必咽痛；脉弦者，必两胁拘急；脉细数者，头痛不止；脉沉紧者，必欲呕；脉沉滑者，协热利；脉浮滑者，必下血。

里传表

太阳病，反下之，因而腹满时痛者，属太阴也，桂枝加芍药汤主之。至于大实痛者，胃也，桂枝加大黄汤主之。己传戊，妇告夫也，所以为里传表，即名误下传也。

伤寒杂证误下变有轻重

或问曰：伤寒、杂证一体，若误下之，甚者变大？答曰：非一体也，伤寒误下，变无定体；杂病误下，变有定体。何以然？伤寒自外而入阳也，阳主动；杂病自内而出阴也，阴主静。动者犯之，其变无穷；静者犯之，其变

---

① 结胸：因邪气内结，胸腹胀满疼痛，手不可近之证。

止痞①与腹胁痛而已。故变无穷者为重，痞与腹胁痛者为轻也。

五苓散为下药

五苓散为下药，乃太阳里之下药也。太阳高则汗而发之，下则引而竭之。渴者，邪入太阳本也，当下之，使从膀胱出也。

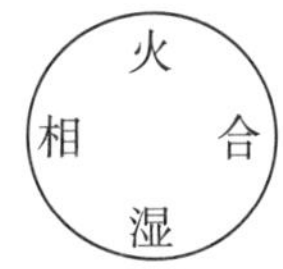

肾燥，膀胱热，小便不利，此药主之。小便利者，不宜用。然太阳病，热而渴，小便虽利，亦宜五苓散下之。

【临床解读】

李某，男，20岁。2019年7月15日初诊。

主诉：肥胖5年。

现病史：患者肥胖，体重90千克，纳眠可，口中和，大便溏，日2~3行，头发油，舌尖红，苔白腻，脉细。

处方：猪苓10克，泽泻15克，炒白术15克，茯苓30克，桂枝6克，苍术15克，川厚朴10克，陈皮10克，焦山楂10克，鸡内金10克，荷叶30克，甘草6克。15剂，每日1剂，水煎服。（孙玉信医案）

当服不服则生何证

答曰：当服不服，则谷消，水去，形亡，必就阳明燥火戊胃发黄，故有调胃汤证。此太阳入本失下也，由不曾服五苓散。

不当服服之则生何证

答曰：不当服而服之，是为犯本，小便强利，津液重亡。侵阳之极则侵阴，而成血证也。轻则桃仁承气汤，重则抵当汤。故五苓散调和阴阳者也，乃太阳、阳明之间，故为调和之剂。

酒毒小便赤涩宜五苓散

若热在中焦，未入太阳之本，小便自利而清，是津液已行，若与五苓散利之，是重涸肾水也。不惟重涸肾水，酒毒之热亦不能去，故上下不通而溺涩，则为发黄也。若入血室，则为畜血也。

---

① 痞：指胸腹部满闷不舒，按之不痛的疾患。

五苓散以泻湿热　火　土　入水

假令太阳证，伤寒自外人，标本有二说：以主言之，膀胱为本，经络为标；以邪言之，先得者为本，后得者为标。此标先受之，即是本也；后入于膀胱，本却为标也，此乃客邪之标本也，治当从客之标本。

小肠，火为本。

膀胱，水为本。

寒毒之气，从标入本，邪与手经相合，而下至膀胱，五苓散主之。桂枝，阳中之阳；茯苓，阳中之阴，相引而下入于本，道出邪气。

手经—自上之下—足经

丙火[1]　　　　　　　　壬水[2]

小肠—自下之上—膀胱

火邪之气，从下之上，以内为本。水中有火，火为客气，当再责其本。两肾相通，又在下部，责在下焦。下焦如渎，相火明也，生地黄、黄柏主之。邪从本受，下焦火邪，遗于小肠，是热在下焦，填塞不便，自内而之外也。

【临床解读】

刘某某，男，89岁。2021年11月1日初诊。

主诉：腹泻5年。

现病史：患者5年前无明显诱因出现腹泻、水样便，于某医院诊断为菌群紊乱，以补充益生菌治疗初效后不效。现症见：腹泻，水样便与溏稀便交替，日5~6次，大便带黏液，便后下腹痛，纳差，食欲差，眠可，小便可，舌质红，苔薄白，脉弦数。

处方：清半夏10克，炒苍术10克，茯苓10克，厚朴10克，猪苓10克，泽泻10克，车前子15克（包煎），桂枝3克，陈皮6克，生甘草3克。10剂，每日1剂，水煎服。(张磊医案)

表之里药

桂、术、泽泻、猪苓、茯苓，为阳中之阴。

---

① 丙火：属小肠。

② 壬水：属膀胱。

里之表药

生地黄、黄柏、黄连，为阴中之阳。

治酒病，宜发汗。若利小便，炎焰不肯下行，故曰火郁则发之。辛温散之，是从其火体也。是知利小便，利湿去热，不去动大便，尤为疎远。大便者，有形质之物；酒者，无形水也，从发而汗之，最为之近，是湿热俱去。治以辛温，发其火也；佐以苦寒，除其湿也。

加减凉膈退六经热

易老法：凉膈散减大黄、芒硝，加桔梗，同为舟楫之剂，浮而上之，治胸膈中与六经热，以其手足少阳之气，俱下胸膈中，三焦之气同相火，游行于身之表，膈与六经，乃至高之分，此药浮载，亦至高之剂，故能于无形之中，随高而走，去胸膈中及六经热也。

阳　明　证

阳明证，身热，目疼，鼻干，不得卧，不恶风寒而自汗，或恶热，脉尺寸俱长，白虎汤主之。

石膏辛寒入肝　知母苦寒入肾　甘草　粳米之甘居中，挽二药上下

阳明证禁忌不可犯

不当发汗，不当利小便。若发汗，利小便，竭其津液，则生畜血证也。唯当益津液为上，以其火就燥也。益津液者，连鬚葱白汤是也。汗多亡阳，下多亡阴，小便重利之走气，三者虽异，为言少津液则一也。

汗多亡阳

汗者，本所以助阳也。若阳受阴邪，寒结无形，须当发去阴邪，以复阳气，所谓益阳而除风寒客气也。阴邪已去，而复汗之，反伤阳也。经曰重阳必阴，故阳气自亡。汗多亡阳，此之谓也。

下多亡阴

下者，本所以助阴也。若阴受阳邪，热结有形，须当除去已败坏者，以

致新阴，此所谓益阴而除火热邪气也。阳邪已去，而复下之，反亡阴也。经曰重阴必阳，故阴气自亡。下多亡阴，此之谓也。

汗无太早

非预早之早，乃早晚之早也。谓当日午以前为阳之分，当发其汗；午后阴之分也，不当发汗。故曰：汗无太早，汗不厌早，是为善攻。

下无太晚

非待久之晚，乃当日巳后为阴之分也，下之；谓当巳前为阳之分也。故曰：下无太晚，下不厌晚，是为善守。汗本亡阴，以其汗多，阳亦随阴而走。下本泻阳，以其下多，阴亦随阳而走。故曰：汗多亡阳，下多亡阴也。

若犯发汗多，畜血上焦为衄。

若犯利小便多，畜血下焦为发狂。其人如狂也。

白虎加桂枝汤

伤寒，脉尺寸俱长，自汗大出，身表如冰石，至脉传入于里，细而小，其人动作如故，此阳明传入少阴，戊合癸耶，夫传妇也，白虎加桂枝汤主之。然脉虽细小，亦当以迟疾别之，此证脉疾而非迟，故用此法。

白虎加栀子汤

治老幼及虚人伤寒五六日，昏冒，谵语，或小便淋，或涩，起卧无度，或烦而不眠也，并宜此药。

伤暑有二

白虎加人参汤

动而伤暑，心火大盛，肺气全亏，故身热，脉洪大，动而火胜者，热伤气也，白虎加人参汤主之。辛苦人多得之，不可不知也。

【临床解读】

李某某，男57岁。2021年06月11日初诊。

主诉：血糖高2年。

现病史：患者2年前体检时发现血糖高，口服降糖药，血糖控制不稳定，空腹血糖 8.8mmol/L，餐后血糖 11～15mmol/L，平时乏力，困倦，怕冷，近两个月痰多色白，咳嗽，胸闷，易口腔溃疡，纳食可，眠可，二便调，舌质暗红，苔薄黄，有裂纹，脉细沉。

处方：党参 10 克，知母 10 克，生石膏 30 克，鬼箭羽 30 克，黄连 6 克，炙甘草 3 克，生山药 30 克，颗粒散剂。25 剂，每日 1 剂，水冲服。(张磊医案)

白虎加苍术汤

静而伤暑，火乘金位，肺气出表，故恶寒，脉沉疾。静而湿胜者，身体重也，白虎加苍术汤主之。安乐之人多受之，不可不知也。

春不服白虎，为泻金也；秋不服柴胡，为泻木也。此言体之常。

栀子豉汤

烦者，气也；躁者，血也。气主肺，血主肾，故用栀子以治肺烦，用香豉以治肾躁。烦躁者，懊憹不得眠也。

少气，虚满者，加甘草；如若呕哕者，加生姜、橘皮。下后腹满而烦者，栀子厚朴枳实汤；下后身热，微烦者，栀子甘草干姜汤。

烦　躁

火入于肺，烦也；火入于肾，躁也。烦、躁俱在上者，肾子通于肺母也。发润如油，喘而不休，总言肺绝。鼻者，肺之外候，肺气通于鼻。鼻中气出粗大，是肺也。发者，血之余，肾气主之。发润如油，火迫肾水至高之分，是水将绝也。仲景以发润、喘大为肺绝，兼其肾而言之。发在高巅之上，虽属肾，肺为五脏之至高，故言肺绝兼肾也。大抵肺肾相通，肺既已绝，则肾不言而知其绝矣。或曰：烦者，心为之烦；躁者，心为之躁，何烦为肺，躁为肾耶？夫心者，君火也，与邪热相接，上下通热，金以之而燥，水以之而亏，独存者，火尔，故肺、肾与心合而为烦躁焉。此烦虽肺，躁虽肾，其实心火为之也。

若有宿食而烦躁者，栀子大黄汤主之。

问邪入阳明为谵语妄言错失此果阳明乎

答曰：足阳明者，胃也，岂有其言哉？伤寒始自皮毛入，是从肺中来，肺主声，入于心则为言。胃即戊也，戊为火化，下从肾、肝。

伤寒杂证发热相似药不可差

伤寒表证，发热，恶寒而渴，与下证同，但头痛，身热，目疼，鼻干，不得卧，白虎汤主之，乃阳明经病也。正阳阳明气病，脉洪大，先无形也。杂病里证，发热，恶热而渴，但目赤者，病脏也，手太阴肺不足，不能管领阳气也，宜以枸杞、生地黄、熟地黄之类主之。脉洪大，甚则呕血，先有其形也。

二证相似药不可差

气病在表，误用血药，无伤也，为安血而益阴也。血病在里，误用气药白虎汤者，非也，为泻肺而损阴也。

狂言谵语郑声辨

狂言者，大开目，与人语，语所未尝见之事，即为狂言也。谵语者，合目自言，言所日用常见常行之事，即为谵语也。郑声者，声战无力，不相接续，造字出于喉中，即郑声也。

呕吐哕胃所主各有经乎

答曰：胃者，总司也，内有太阳、阳明、少阳三经之别，以其气血多少而与声、物有无之不同。即吐属太阳，有物无声，乃血病也。有食入即吐，食已则吐，食久则吐之别。

呕属阳明，有物有声，气血俱病也。仲景云：呕多，虽有阳明证，不可下。

哕属少阳，无物有声，乃气病也。以此推之，则大便亦各有经耳！但察其有物无声、有物有声、无物有声，则知何经也。至于脾病，后出余气，以五臭分之，则知何脏入中州而病也。

阳证发斑

有下之早而发者，有失下而发者，有胃热胃烂而发者，然得之虽殊，大抵皆戊助手少阴心火，入于手太阴肺也，故红点如斑，生于皮毛之间耳。白虎汤、泻心汤、调胃承气汤，从所当而用之，及当以肺脉别也。

伤寒之经有几

答曰：有九。太阳、阳明、少阳、太阴、少阴、厥阴，是为六也；有太阳阳明，有少阳阳明，有正阳阳明，是为三也，非九而何？阳明者，太阳、少阳俱入于胃，故曰正阳阳明也。前三经者，阳明自病，不入于里者，谓之在经，不为正阳阳明矣！

三阳从中治

太阳阳明，大承气汤；少阳阳明，小承气汤；正阳阳明，调胃承气汤。以汗证言之，以少阳居其中，谓太阳证为表，当汗；阳明证为里，当下；少阳居其中，故不从汗下，和之，以小柴胡汤从少阳也。以下证言之，阳明居其中，谓太阳经血多气少，阳明经气血俱多，少阳经气多血少。若从太阳下，则犯少阳；从少阳下，则犯太阳，故止从阳明也。此三阳合病，谓之正阳阳明，不从标本，从乎中也。缘阳明经居太阳、少阳之中，此经气血俱多，故取居其中，是以不从太阳，少阳，而从阳明也。阳明自病，调胃承气汤主之；三阳并病，白虎汤主之，是从乎中也。

经言胃中有燥屎五六枚何如

答曰：夫胃为受纳之司，大肠为传导之腑，燥屎岂有在胃中哉？故经言谷消，水去，形亡也。以是知在大肠，而不在胃中明矣。

胃实者，非有物也，地道塞而不通也，故使胃实，是以腹如仰瓦。注曰：《难经》云：胃上口为贲门，胃下口为幽门，幽门接小肠上口。小肠下口即大肠上口也。大、小二肠相会为阑门①。水渗泄入于膀胱，柤滓入于大肠，结于广肠。广肠者，地道也。地道不通，土壅塞也，则火逆上行至胃，名曰胃实。所以言阳明当下者，言上下阳明经不退也。言胃中有燥屎五六枚者，非在胃中也，通言阳明也，言胃是连及大肠也。以其胃为足经，故从下而言之也。从下而言，是在大肠也。若胃中实有燥屎，则小肠乃传导之腑，非受盛之府也。启玄子云：小肠承奉，胃司受盛，糟粕受已复化，传入大肠，是知燥屎在大肠之下，即非胃中有也。

---

① 阑门：七冲门之一。指大、小肠交接处。

如何是入阴者可下

答曰：阳入于阴者可下，非入太阴、少阴、厥阴之三阴也，乃入三阳也。三阳者，非太阳、少阳、阳明之三阳也，乃胃与大、小二肠之三阳也。三阳皆为腑，以其受盛水谷，传导有形，故曰入于阴也。仲景云：已入于腑者，可下。此之谓也。

评热论藏字

黄帝问：伤寒或愈，或死，其死皆以六七日，其愈十日已上者何？岐伯对：以热虽甚不死，两感者死。帝问其状，岐伯云：一日太阳，二日阳明，三日少阳，继之三阳经络皆受病，而未入于藏者，可汗而已。此藏物之藏，非五脏之脏也。若三阳经入于藏物之藏，是可泄也。可泄一句，于此不言，便言四日太阴，五日少阴，六日厥阴，于此却不言可泄，但言三阴、三阳、五脏、六腑皆受病，荣卫不行，五脏不通，则死。此一节是言两感也，故下文却言两感于寒者，七日巨阳衰，至十二日六经尽衰，大气皆去，其病已矣，是通说上文六日所受之病也。以此知前文四日太阴，五日少阴，六日厥阴，皆在经络，故十二日愈也，岂可便以太阴、少阴、厥阴为可泄乎？帝问治，岐伯对以治之各通其脏脉，日衰已矣，是通说上文六日所受之病，并十二日衰已之意尽矣。终复言其未满三日可汗而已，又言其满三日可泄而已一句，只是重前文三阳受病，未入于藏者可汗，其满三日，已入于藏物之藏者可泄也。后三阴经，岐伯虽不言可汗、可泄，止是在经者便可汗，在藏物之藏者便可下也。何必穿凿无已，以前三日为三阳，后三日为三阴耶？若认藏字为五脏之脏，则前后颠倒不通；若认藏字作藏物之藏，则前后辞理皆顺矣！故仲景曰：已入于府者可下。《新校正》云：府字当作藏字，《太》云亦《素》云，作府何疑之有？

仲景太阳阳明，大承气；少阳阳明，小承气；正阳阳明，调胃承气，是三阳已入于藏者泄之也。太阴，桂枝汤；少阴，麻黄附子细辛汤；厥阴，当归四逆汤，是三阴未入于藏者汗之也。

大承气汤①

大、小、调胃三承气汤，必须脉浮，头痛，恶风，恶寒，表证悉罢，而

① 此标题原无，据原目录补。

反发热，恶热，谵言妄语，不大便者，则当用之。凡用下药，不论大小，若不渴者，知不在有形也，则不当下。若渴者，则知缠有形也，缠有形是为在里，在里则当下，大承气汤主之。

大黄用酒浸。治不大便，地道不通行，上引大黄至巅而下　厚朴姜汁制。治肠胁䐜胀满　芒硝治肠转矢气，内有燥屎。《本草》云：味辛以润肾燥。今人不用辛字，只用咸字，咸能耎坚，与古人同意　枳壳麸炒。治心下痞，按之良久，气散病缓。此并主心下满，乃肝之气盛也

六腑受有形，主血，阴也。

		沉	浮		
枳实	痞	手足太阴肺	手足阳明大肠	大实	大黄
厚朴	大满			燥屎	芒硝
		脾	胃		

五脏主无形，是气，阳也。

小承气汤①

小承气汤，治实而微满，状若饥人食饱饭，腹中无转失气。此大承气只减芒硝，心下痞，大便或通，热甚须可下者，宜用此。

大黄（生用）　厚朴（姜制）　枳壳（麸炒）

张仲景曰：杂证用此，名曰三物厚朴汤。

【临床解读】

郭某，女，47 岁。2022 年 1 月 10 日初诊。

主诉：便秘 40 余年。

现病史：患者便秘，大便稍干结，4~5 日一行，小便可，面部起火疖子，口中和，纳可，眠差，睡眠时间短，舌质淡红，苔薄白。脉缓无力。

处方：大黄 10 克（后下），枳实 10 克，川厚朴 10 克，玄参 30 克，生地黄 30 克，麦冬 10 克，赤芍 30 克，桔梗 10 克，连翘 20 克，马勃 10 克，甘草 10 克，金银花 20 克。10 剂，每日 1 剂，水煎服。（孙玉信医案）

① 本标题原无，据原目录补。

调胃承气汤①

调胃承气汤，治实而不满。不满者，腹状如仰瓦。腹中转而失气，有燥屎，不大便而谵语者。

大黄酒浸。邪气居高，非酒不至，譬如物在高巅，人力之所不及，则射以取之，故以酒炒，用大黄生者，苦泄峻必下，则遗高之分邪热也，是以愈后或目赤，或喉痹，或头肿，或膈食上热疾生矣

甘草炙。经云：以甘缓之　芒硝以辛润之，又曰以咸耎之

以上三法，不可差也。若有所差，则无形者有遗。假令调胃承气证，用大承气下之，则愈后元气不复，以其气药犯之也；大承气证，用调胃承气下之，则愈后神痴不清，以其气药无力也；小承气证，若用芒硝下之，则或下利不止，变而成虚矣。三承气岂可差乎？

大柴胡汤②

大柴胡汤，治有表复有里。有表者，脉浮，或恶风，或恶寒，头痛，四症中或有一二尚在者乃是，十三日过经不解是也。有里者，谵言妄语，掷手扬视，此皆里之急者也。欲汗之则里已急，欲下之则表证仍在，故以小柴胡中药调和三阳，是不犯诸阳之禁；以芍药下安太阴，使邪气不纳；以大黄去地道不通；以枳实去心下痞闷，或湿热自利。若里证已急者，通宜大柴胡汤，小柴胡减人参、甘草，加芍药、枳实、大黄是也。欲缓下之，全用小柴胡加枳实、大黄亦可。

【临床解读】

张某某，女，60岁。2018年1月19日初诊。

主诉：头蒙20天，低热半月。

现病史：患者诉无明显诱因出现看书、看报即右侧头痛、头蒙，头脑不清醒，右侧肢体麻木，乏力，纳眠差，大便干，2日一行，小便正常，口干渴，饮水不多，低热37℃左右，无恶寒，乏力身困，汗出，低热时作时止，不分昼夜，舌质淡，偏暗，苔黄稍厚，脉细数。

处方：柴胡15克，黄芩10克，炒枳实10克，大黄6克（后下），生白芍10克，天花粉10克。6剂，每日1剂，水煎服。

二诊：2018年3月26日。服上方6剂，效可，头蒙头痛缓解。现症见：

① 此标题原无，据原目录补。

② 此标题原无，据原目录补。

患者诉因在家按摩热敷双足后出现面红、眼红，心慌汗出，头胀，休息后缓解，视力下降，视物模糊，眼干涩疼痛，纳差，眠差，入睡难，后半夜易醒、出虚汗，烦躁不安，大便时干，日一次，小便可，口干，舌质淡暗，苔黄，脉细。

处方：柴胡 10 克，生白芍 15 克，当归 10 克，茯苓 10 克，薄荷 3 克（后下），制香附 10 克，牡丹皮 10 克，栀子 10 克，郁金 10 克，生百合 30 克，夏枯草 30 克，生甘草 6 克，玄参 15 克。6 剂，每日 1 剂，水煎服。

三诊：2021 年 1 月 29 日。服上方症轻后停药。现症见：双眼干涩，眼珠胀，畏光，痒痛，现口服消炎药、滴眼药水，易疲乏，心慌气短，血压忽高忽低，收缩压 150~80mmHg，舒张压 80~50mmHg。纳差，眠差，大便黏，解不尽感，日一次，小便可。口服他医中药后引起上述不适。舌质淡红，有齿痕，苔薄白，脉细。

病机：肝经风热，上犯清阳之府。

处方：谷精草 30 克，青葙子 15 克，决明子 6 克，蝉蜕 6 克，薄荷 10 克（后下），菊花 10 克（后下），酒黄芩 10 克，夏枯草 30 克，生百合 30 克，生甘草 6 克。颗粒剂。2 剂，每日 1 剂，分两次开水冲服。（张磊医案）

少 阳 证

小柴胡汤[①]

少阳证，胸胁痛，往来寒热而呕，或咳而耳聋，脉尺寸俱弦，小柴胡汤主之。

柴胡少阳，半夏太阳，黄芩阳明，人参太阴，甘草太阴，姜、枣辛甘发散。

上各随仲景本条下加减用之，则可矣。药如本法。

少阳证禁忌不可犯

忌发汗，忌利小便，忌利大便，故名三禁汤，乃和解之剂。若犯之，则各随上、下、前、后本变，及中变与诸变，不可胜数，医者宜详之。

---

① 此标题原无，据原目录补。

如何是半表半里

答曰：身后为太阳，太阳为阳中之阳，阳分也；身前为阳明，阳明为阳中之阴，阴分也。阳为在表，阴为在里，即阴阳二分，邪在其中矣。治当不从标本，从乎中治，此乃治少阳之法也。太阳膀胱，水寒也；阳明大肠，金燥也。邪在其中，近后膀胱水则恶寒，近前阳明燥则发热，故往来寒热也。此为三阳之表里，非内外之表里也。但不可认里作当下之里，故以此药作和解之剂，非汗非下也。

半表半里有几

邪在荣卫之间，谓之半表里也。太阳、阳明之间，少阳居身之半表里也。五苓散分阴阳，膀胱经之半表里也。理中汤治泻、吐，上下之半表里也。

问妇人经病大人小儿内热潮作并疟疾寒热其治同否

答曰：帝问：病之中外者何？岐伯对曰：从内之外者，调其内；若盛于外者，先治内而后治外。从外之内者，治其外；若盛于内者，先治外而后治内。此言表里所出之异也。又云：中外不相及，则治主病者。中外不相及者，半表半里也，自外入者有之，自内出者亦有之。外入、内出虽异，邪在半表半里则一也，此中外不相及为少阳也。治主病者，治少阳也。帝问：寒热之病，恶寒发热如疟，或发一日，或发间日。岐伯对：以胜复之气会遇之时有多有少，阴多阳少，其发日远；阳多阴少，其发日近，此胜复相薄，盛衰之节，疟亦同法。疟者，少阳也。少阳者，东方之气也，逆行则发寒，顺行则发热，故分之气异，往来之不定也。妇人经水适断，病作少阳治之，伤寒、杂病一体。经云：身有病而有邪脉，经闭也。又云：月事不来者，胞脉闭也。经闭者，尺中不至；胞闭者，生化绝源，二者皆血病也，厥阴主之。厥阴病则少阳病矣，累及其夫也。小儿外感、内伤，若有潮作寒热等证，并同少阳治之，男女同候。已上男子、妇人、小儿、闺女，或实作大热，或变成劳，脉有浮、中、沉之不同，故药有表、里、和之不一，察其在气、在血，定其行阴、行阳，使大小不失其宜，轻重各得其所，逆从缓急，举无不当，则可以万全矣。此少阳一治，不可不知也。

热有虚实外何以别

答曰：五脏，阴也，所主皆有形，骨、肉、筋、血、皮毛是也。此五脏皆阴足，是为实热，阴足而热不能起理也。阴足而热反胜之，是为实热。若骨痿、肉烁、筋缓，血枯、皮聚毛落，五阴不足，而为热病，是虚热。

少阳杂病

妇人先病恶寒，手足冷，全不发热，脉八至，两胁微痛，治者便作少阳治之。或曰：是则然矣！论犹未也。至如无寒热，无胁痛，当作何经治？或者不敢对。恶寒为太阳，脉八至且作阳治，当不从标本，从乎中也。治此者，少阳也。若曰：脉八至作相火，亦少阳也，兼又从内而之外也，是又当先少阳也。此不必论两胁痛与不痛，脉弦与不弦，便当作少阳治之。

阳盛阴虚发寒者何

答曰：为阳在内，侵于骨髓；阴在外，致使发寒。治当不从内、外，从乎中治也，宜小柴胡汤调之，倍加姜、枣。

平日潮热

热在行阳之分，肺气主之。故用白虎汤，以泻气中之火。

日晡潮热

热在行阴之分，肾气主之。故用地骨皮饮，以泻血中之火。

白虎汤，其脉洪，故抑之，使秋气得以下降也。地骨皮饮，其脉弦，故举之，使春气得以上升也。

肺：气—石膏—辛；血—黄芩—苦

肾：气—知母；血—黄柏

地骨皮泻肾火，总治热在外。地为阴，骨为里，皮为表。

牡丹皮治胞中火，无汗而骨蒸。牝牡乃天地之称也，牡为群花之首。叶为阳，发生也；花为阴，成实也。丹者，赤也，火也，能泻阴中之火。四物汤加上二味，治妇人骨蒸。知母泻肾火，有汗而骨蒸。

太阴证

腹满，咽干，手足自温，自利不渴，时腹痛，脉尺寸俱沉细。

太阴可汗

太阴病，脉浮者，可汗，宜桂枝汤。

太阴可温

自利不渴者，属太阴，以其藏有寒故也。当温之，宜四逆辈。此条虽不言脉，当知沉迟而弱。

仲景理中汤、丸，暨易老人参黄芪汤，量其轻重，或温或热，人之强弱虚实，所可宜者，选而用之。

太阴有可下者乎

答曰：有。经云：本太阳证，医反下之，因而腹满时痛者，太阴也，桂枝芍药汤主之；大实痛者，桂枝加大黄汤。易老云：此非本有是证，以其错下，脾传于胃，故误下传。

知可解

太阴中风，四肢烦疼，阳微阴涩而长者，欲愈。表少里和脉长者，为阳渐生也。此一证，太阴便从外感。太阴病欲解时，从亥至丑上也。

太阴证禁忌不可犯

太阴之为病，腹满而吐，食不下，自利益甚，时腹自痛。若下之，则胸下结硬。太阴为病，脉弱，其人续自便利，设当行大黄、芍药者，宜减之，以其人胃气弱，易动故也。伤寒而脉浮缓，手足自温者，系在太阴。小便自利者，则不发黄。日久利益甚，必自止者，便硬，乃入腑传阳明也。

腹痛部分

中脘痛，太阴也，理中、建中、黄芪汤类主之。

脐腹痛，少阴也，四逆、真武、附子汤类主之。

少腹痛、小腹痛，厥阴也，重则正阳、回阳丹之类，轻者当归四逆汤。

太阴传少阴，痛甚者，当变下利不止。

杂证而痛，四物苦楝汤、酒煮当归丸、增损当归丸之类。

夏，肌热，恶热，脉洪疾，手太阴、足阳明主之，黄芩芍药汤。

秋，肌热，恶寒，脉沉疾，足少阴、足太阴主之，桂枝芍药汤。

腹痛，腹痛者，芍药甘草汤主之。

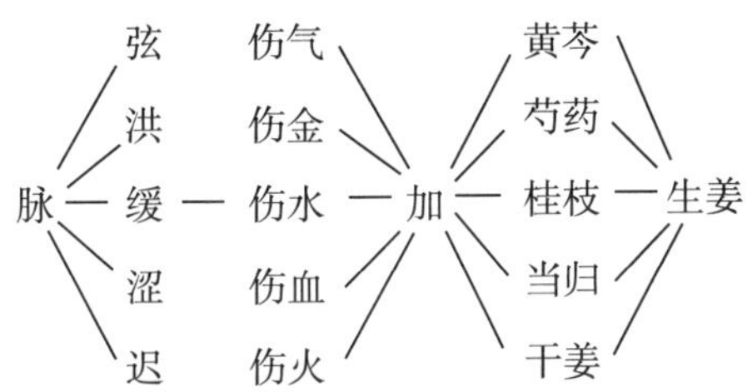

腹不满者加枣，若满者不加。

脾虚满者，黄芪汤，芍药停湿。

中满者，勿食甘二药，用甘引至满所脾实。

平胃散，苍术泄湿，小便不利者利之。

大便秘，实痞，厚朴、枳实。

大便利，虚痞，芍药、陈皮。

伤食满者，伤厥阴，是以腹胀满者，皆属木。

少　阴　证

少阴证，口燥舌干而渴，脉尺寸俱沉疾，则大承气汤；沉迟则四逆汤。

少阴邪入于里，上接于心，与火俱化而克金，恶候，或见气死入胃，脉沉细而疾，疾则大承气下之，下于本与水俱化，而为寒厥逆，或见身冷静重，脉沉细而迟，迟则四逆汤温之。疾虽可下，若疾而无力者，亦不可下，为阳将尽也。

少阴证，口燥舌干而渴，身表凉，脉沉细而虚，泻心汤主之，此有形无形之药也。

伤寒外证全在下证，大热而脉反细小，不可下，泻心汤主之。少阴受病，身凉，无汗，体沉，或体轻，脉沉，有头痛，不厥，麻黄附子泻心汤主之。

走无形证

其人病身热而烦躁不宁，大小便自利，其脉浮洪而无力，按之全无者，附子泻心汤主之。

走有形证

其人病上吐下泻不止，当渴而反不渴，其脉微细而弱，理中汤主之。渴而脉沉有力而疾者，五苓散主之。

少阴证，发热，脉沉者，必当汗。

缓汗之，麻黄附子细辛汤。

微汗之，麻黄附子甘草汤。

少阴证下利辨

色青者，当下；色不青者，当温。

少阴证口中辨

口中和者，当温；口干燥者，当下。

少阴证咽喉辨

热者，甘草汤；寒者，半夏汤；寒热者，桔梗汤。

通脉四逆汤，姜、附加甘草。为脉沉细而迟弦。姜、附以治寒，甘以缓之，为肝苦急也。其证小便自利，子能令母实，自东之北，为逆行也。

姜、附加葱白。为脉沉细而迟涩。姜、附以治寒，辛以润之，为肾恶燥也。其证大便自利，冷主气，自北而西，此亦以为逆行也。

少阴禁忌不可犯

脉细沉数，病为在里，不可发汗。

脉微者，不可发汗。

尺脉微弱涩者，便不可下。

麻黄附子细辛汤，体沉加防己、苍术，乃胜湿也；体轻加石膏、知母，乃胜热也。

卷　下

前后虚实图

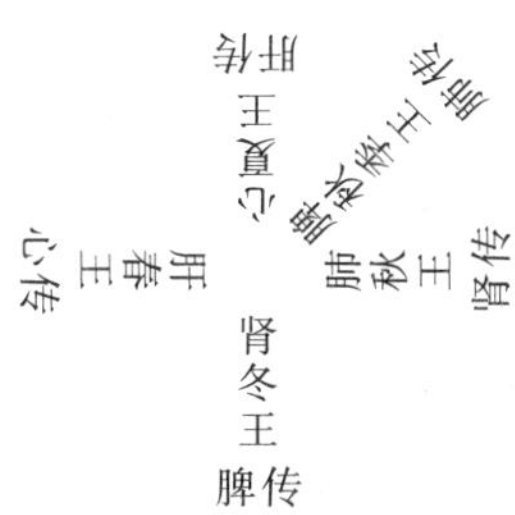

假令脾、肺虚则补其母，谓肺病而补其脾也，则肾自平矣。假令脾、肺实则泻其子，谓脾病而泻其肺也，则心自平矣。《难经》云：从前来者为实邪，从后来者为虚邪，从所不胜来者为贼邪，从所胜来者为微邪，自病者为正邪。

假令心病，中风得之为虚邪，伤暑得之为正邪，饮食、劳倦得之为实邪，伤寒得之为微邪，中湿得之为贼邪。

假令心病得脾脉，土在火之分也，克火之水退而不敢至，火独王于南方，是从前来者为实邪也。

假令心病得肝脉，木在火之分也，土退而不敢至。土退而不至，则克火之水随木而至，是从后来者为虚邪也。

假令脾、肺虚，脾母能令肺子虚也，用理中汤，非补脾也，脾中补肺也。故曰：虚则补其母。以其脾为生肺之本也，则用人参、白术之类。大经曰：滋苗者必固其根。此之谓也。

假令脾、肺实，肺子能令脾母实也，用泻黄散，非泻脾也，脾中泻肺也。故曰：实则泻其子。以其脾为生肺之上源，则用栀子、石膏之类。大经曰：伐下者必枯其上。此之谓也。

天和六脉，六甲王脉，四时平脉，合而用之，则天、地、人三才之道备矣。

诸经皆言大则病进者何也

答曰：散而浮大者，心也。心主无为，相火用事，是为相应，以五服[1]言之，王畿[2]中也；以王畿言之，九重[3]中也。君主无为，当静以养血。若浮大而出于外，非其所宜也。以王道言之，《书》云：外作禽荒，未或不忘。经云：主不明，则十二官危矣！此散而浮大者，君主兼臣下之权而不知反，故曰大则病进。

南政甲巳所临之岁，司天在泉，但见君火在上者，上不应；在下者，下不应。

北政但见君火在上，则下不应；在下，则上不应；在左，则右不应；在右，则左不应。当沉而浮，当浮而沉也。

南政以前为左，以后为右，君也。

北政以前为右，以后为左，臣也。

启玄子云：天地阴阳，视之可见，何必思诸冥昧，演法推求，智极心劳而无所得耶？

《难经》仲景合而为一

仲景先太阳，次阳明，后少阳，自无形传有形，从外而之内者也。仲景之所言，天令而暴至者也。《难经》先少阳，次阳明，后太阳，自有形传无形，从内而之外者也。故《难经》之言，言杂病而久疾者也。

仲景言弦、涩为阴，叔和言弦、涩为阳，何意？大抵弦、涩，东、西也。以南北分之，故有阴阳之别，涩本燥火，弦本水少，虽有南、北之分，总而言之，则不离诸数为热，诸迟为寒。仲景、叔和，言本两途，非相违背，合而论之，皆是也。仲景所言，言伤寒自外而入者；叔和所言，言五脏自内而出者。

---

① 五服：古代王畿外围，以五百里为率，视距离的远近分为五等，叫“五服”。

② 王畿（jī）：古代直属天子的地域，泛指帝京。

③ 九重：旧指帝王所居之处。

仲景叔和合而为一

张仲景
王叔和
图涩弦论

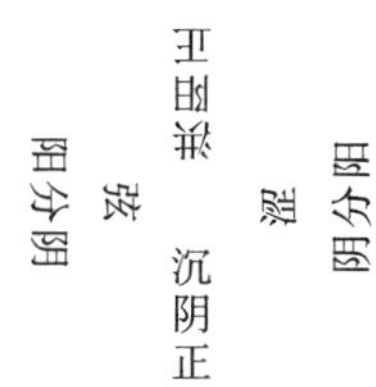

仲景言弦、涩为阴，叔和言弦、涩为阳，何意？大抵弦、涩，东、西地。以南北分之，故有阴阳之别，涩本燥火，弦本水少，虽有南、北之分，总而言之，则不离诸数为热，诸迟为寒。仲景、叔和，言本两途，非相违背，合而论之，皆是也。仲景所言，言伤寒自外而入者；叔和所言，言五脏自内而出者。

伤寒从气而入，故仲景以弦脉为阴，自艮而之内，从外入，先太阳也，位在东北。

杂病从血而出，故叔和以弦脉为阳，自巽而之外，从内出，先少阳也，位在东南。

北弦　胸中痛　寒在胃　停水满丹田　南

目赤叫呼烦躁　大肠　胃　三焦

右　寸肺　关脾　尺命门

左　寸心　关肝　尺肾　寒

引饮脉八九至　小肠　胆弦　膀胱

南弦　理中汤　子能令母实　北

固卫之阳桂枝人参甘草汤

凡在右者，皆受左克。

里　自右之左　主从客变

右　大肠庚肺辛　涩　胃戊脾己　缓　命门相火　洪

左　心丁小肠丙　洪　肝乙胆甲　弦　肾癸膀胱壬　沉

表　自左之右　客从主变

凡在左者，皆克诸右。

浮克浮　　沉克沉

表里所当汗下

手太阴复主表证，却当汗。

右行阴二十五度　肺大肠　脾胃　命门　心包三焦八里主下

左行阳二十五度　心小肠　肝胆　肾　膀胱七表主汗

足厥阴复主血证，却当下。

仲景浮汗而沉下

右手沉实，调胃、承气。

左手沉实，桃仁、抵当。

《难经》沉汗而浮下

右手浮实，枳实、牵牛。

左手浮实，桃仁、四顺。

右手，杂病是为之表，伤寒是为之里。

左手，杂病是为之里，伤寒是为之表。

伤寒入里见标脉则生

假令胃病下之，脉浮而汗出是也。

杂病出表见标脉则死

假令脾病补之，脉弦而面青是也。

察色脉以定吉凶

脉，地也；色，天也。地生天则顺，天生地则逆。

假令得弦脉而面赤色，地生天也，地生天则顺也。儿扶母兮，瘥速也。

假令得弦脉而面黑色，天生地也，天生地则逆也。母抑子兮，退迟也。

色者，阴中之阳气也，本乎天。

脉者，阳中之阴气也，本乎地。

弦有浮沉

浮为甲化，《素》言天，化，泄土。

沉为乙不化，《难》言地，不化，泄木。

泄土者，栀子、黄柏。

泄木者，防风、羌活。

洪浮者为丙，便有水化，从其变也。

洪沉者为丁，只是火化，从其常也。

针　经

甲、丙、戊、庚、壬皆变，乙、丙、己、辛、癸不变。并只言木。杂病原无表证者，不可言左手，有下证，只当言右手，足阳明中求之。

伤寒原有表证者，可言左手，有下证，下证者，血证也，当于足厥阴中求之。

相合脉经

脉之相合，各有虚实，不可作一体观之。假令洪、弦相合，洪，客也；弦，主也，子能令母实也。弦、洪相合，弦，客也；洪，主也，母能令子虚也。余脏可以类推之。至于手、足之经亦相合，假令伤寒脉浮紧而带洪者，即手经丙也，余仿此。假令侮所不胜者，挟其势也。脉弦而入金之分，非挟火之势，则不敢侵金之分。

弦而带数，甲终于甲也；弦而带洪，壬终于丙也。

四正脉伤之图

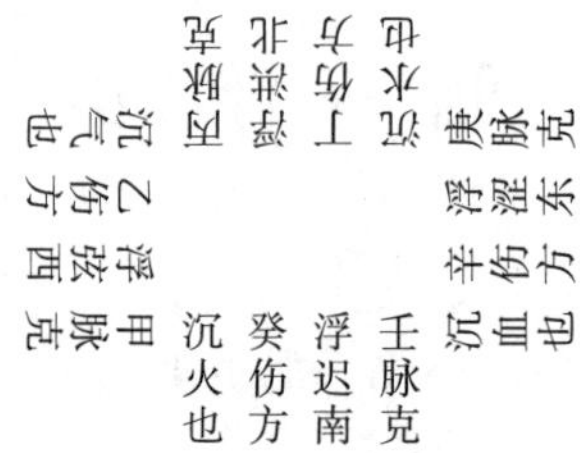

脉当有神

脉之不病，其神不言，当自有也。脉既病，当求其中神之有与无焉。谓如六数、七极，热也，脉中有力，即有神也；三迟、二败，寒也，脉中有力，即有神也。热则有神当泄其热，则神在焉；寒则有神当去其寒，则神在焉。寒、热之脉无力，无神，将何药而泄热去寒乎？苟不知此，而遽泄去之，将何依以生？所以十亡八九。故经曰：脉者，血气之先。又云：血气者，人之神，可以不谨养乎？不可不察其有无乎！

治病必当求责

假令治病，无问伤寒、畜血、结胸、发黄等病诸证，并一切杂证，各当于六经中求责之。谓如发黄证，或头痛，腰脊强，恶寒，即太阳证也；或身热，目疼，鼻干，不得卧，即有阳明证也。余皆仿此。

更有手足经或一经非本家病而自他经流入者亦当求责

谓如手阳明流入足阳明，是上流下也，本非足经病，当于手经中求之。是知治足经者，非也。亦有下而流上者。其余诸经相贯通者，皆然。更有支别流入者，亦有同邻而病者。合为表里者，邻也。亦有夫妇各相传授者，甲传己之类，脾传胃之类亦是，皆当求责之。凡言虚实，皆当于子母中求责之。

治病必求其本

假令腹痛，桂枝加芍药、大黄。桂枝加大黄，何为不只用芍药，大黄之属却于桂枝汤内加之？大抵治病必求其责。知从太阳中来，故以太阳为本也。又如结胸证，自高而下，脉浮者不可下，故先用麻黄汤解表已。脉沉，然后以陷胸汤下之，是亦求其本也。至于畜血下焦，血结膀胱，是亦从太阳中来，侵尽无形之气，乃侵膀胱中有形血也。

形不足者温之以气精不足者补之以味

谓寒伤形，热伤气，形、气能自伤也，此云不足者，皆太过也，以其太过则自伤，自伤则不足矣。

《金匮真言》云：冬，按跷，四时各有病者何？盖五脏之阳气皆伏于肾中，动有深浅，随行动而病，故于四时而各异也。

心血
荣血之主
火热有形

肺气
卫气之主
金燥无形

水寒有形

痛随利减

诸痛为实，痛随利减。世皆以“利”为“下之”者，非也。假令痛在表者，实也；痛在里者，实也；痛在血气者，亦实也。在表者汗之则痛愈；在里者下之则痛愈；在血气者散之、行之则痛愈，岂可以“利”字只作“下之”乎？但将“利”字训作“通”字，或训作“导”字，则可矣。是以诸痛为实，痛随利减，汗而通导之利也，下而通导之亦利也，散气、行血皆通导而利之也。故经曰：诸痛为实，痛随利减。又曰：通则不痛，痛则不通。此之谓也。

抑　本

假令高者抑之，非高者固当抑也，以其本下，而失之太高，故抑之而使下。若本高，何抑之有？

假令下者举之，非下者固当举也，以其本高，而失之太下，故举之而使高。若本下，何举之有？

虚　实

假令水在木之分，是从后来，从后来者为虚邪。虽在水为虚邪，则木本虚矣。经曰：母能令子虚。

假令火在木之分，是从前来，从前来者为实邪。虽在火为实邪，则木本实矣。经曰：子能令母实。

假令两手脉中弦，无表证，乃东方实也，是西方肺气大不足也，缘母虚所致也。当大补其脾，微补其肺，大泄其火，微泄其水。杂证诸论云：先调其气，次论诸疾况，此乃本经不足之证也。《难经》云：东方实，是西方虚也。又云：欲泄其邪，先补其虚，此之谓也。如是之证，当以温药补脾，以气药燥剂为用。如正气已胜，当以泄火、泄风之药清高凉上，勿令入胃中，此为全治。益黄、白术、半夏、茯苓、甘草。酒病得之，加泽泻。手、足阳明二燥用益黄者，燥湿而补其气也，实泄黄也。泄火木、泄青之类，羌活、防风、生地黄、黄连等分，黄芩倍之。凡用药补，即用各方之生数，理中丸、建中汤是也；泻即用各方之成数，七宣丸、七圣丸是也。

问两手寸关弦疾脾弱火胜木旺土亏金烁当作何治

答曰：不从标本，从乎中治也。木，标也；土，本也；火，中也。烁金亏土旺木者，皆火也，仲阳安神丸主之。山芋、门冬，益金之气，金气胜则木自平；凝水石、牙硝，火中添水，使变为湿热也。湿热者，季夏之令也，非土而何？故用朱砂以坠火下行，是已将退与子，权行湿令也，是以弦得除而土自王也。秋喘，加人参与丹砂等，夏则不加。养气者，加沉香。欲发汗者，临卧先服白粥一盃，后药之则汗也。寒热，神少，振摇，小便淋，或多或少，大便走，完谷不化，口干舌缩，唇吻有疮，心下痞，大渴引饮，恶干喜湿，目花，四肢无力，怠惰嗜卧，食不入，皮肤燥涩，面色黧黑，肌肉销铄，胸腹中急，额上汗出，此法泄火益湿补气，脉弦、浮、沉同治。气不化，小便不利，湿润肌滑，热蒸阴少气不化。

气走，小便自利，燥肌，燥涩为迫，津液不能停，离硃丹主之。弦数者，阳陷于内，从外而之内也。弦则带数，甲终于甲也；紧则带洪，壬终于丙也。

若弦虚则无火，细则无水，此二脉从内之外也，不宜离硃丹。

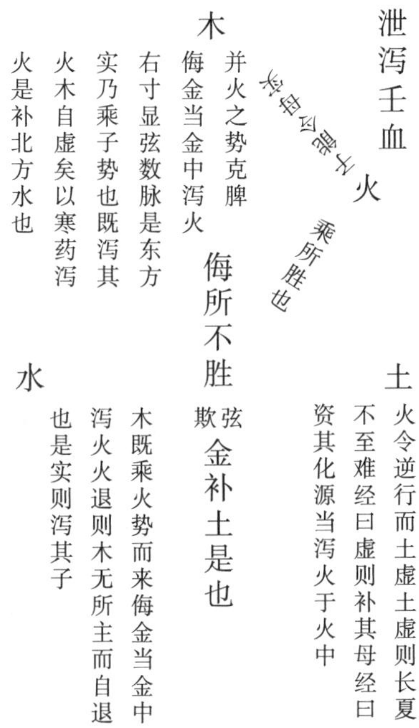

六月大热之气反得大寒之病气难布息身凉脉迟二三至何以治之

答曰：病有标本，病为本，令为标。用寒则顺时而失本，用热则从本而逆时，故不从标本，而从乎中治。中治者，用温也。然则温不能救大寒之病，用姜、附则不可。若用姜、附，似非温治之。不然，衰其大半乃止，脉反四至，余病便天令治之足矣。虽用姜、附，是亦中治也，非温而何？经曰：用热远热。虽用之不当，然胜主可化，亦其理也。

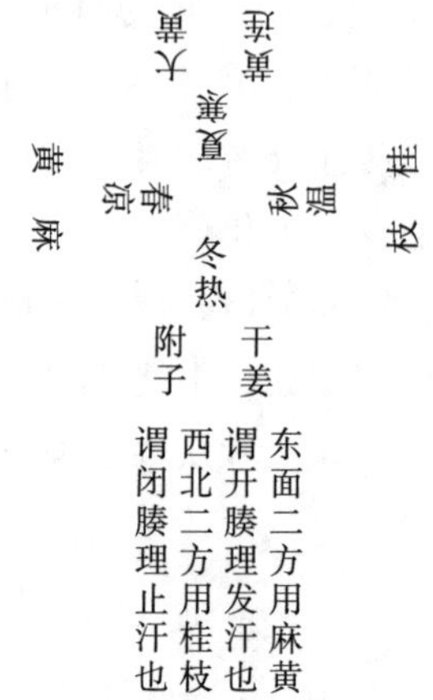

表{实实，麻黄汤；虚虚，桂枝汤}　中{实，调胃承气汤；虚，小建中汤}

沉{实，大承气汤；虚，四逆汤}

《素问·咳论》一十一证各随脏腑汤液之图[①]

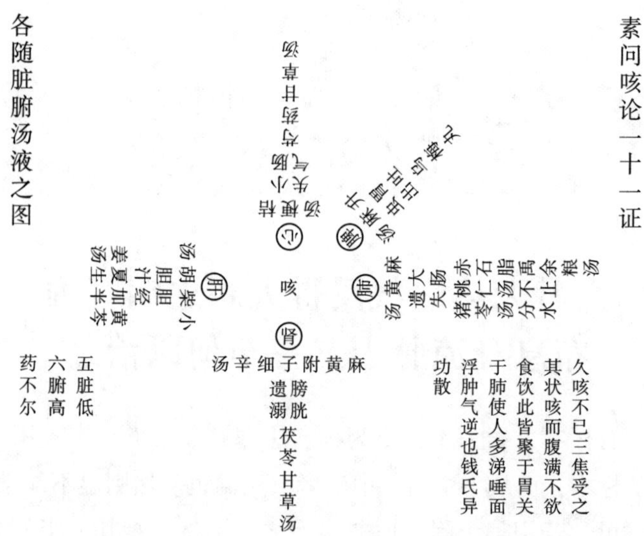

① 此标题原无，据原目录补。

《素问》五脏疟证候汤液之图[①]

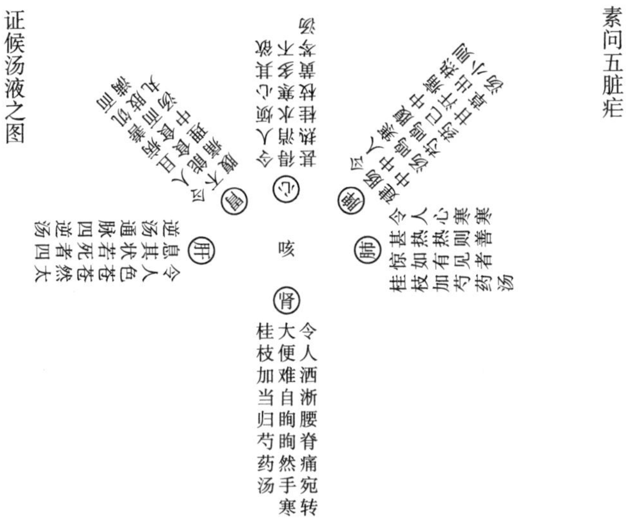

疟之为病，以暑舍于荣卫之间，得秋之风寒所伤而后发。亦有非暑，感冒风寒而得之者。邪并于阳则发热，冰水不能凉；邪并于阴则发寒，汤火不能温。并则病作，离则病止，作止故有时。在气则发早，在血则发晏。浅则日作，深则间日。或在头项，或在背中，或在腰脊，虽上下远近之不同，在太阳一也。或在四肢者，风淫之所及，随所伤而作，不必尽当风府也。先寒而后热者，谓之寒疟；先热而后寒者，谓之温疟，二者不当治水火，当从乎中治。中治者，少阳也。渴者，燥胜也；不渴者，湿胜也。疟虽伤暑，遇秋而发，其不应也。秋病寒甚，太阳多也；冬寒不甚，阳不争也；春病则恶风；夏病则多汗。汗者，皆少阳虚也，其病随四时而作异形如此。又有得之于冬而发之于暑，邪舍于肾，足少阴也；有藏之于心，内热蓄于肺，手太阴也。至于少气烦冤，手足热而呕，但热而不寒，谓之瘅疟，足阳明也。治之奈何？方其盛矣，勿敢必毁；因其衰也，事必大昌，治法易老疟论备矣！

治当顺时

夏，天气上行；秋，天气下行，治者当顺天道。谓如先寒后热，太阳阳明

---

① 此标题原无，据原目录补。

病，白虎加桂也，此天气上行宜用之。若天气下行，则不宜泻肺，宜泻相火命门则可矣。亦有内伤冷物而作者，当先调中，后定疟形，治随应见，乃得康宁。亦有久而不差者，当求虚实，以脉为期，虚补实泻，可使却疾，此之谓也。

《素问》六经疟候汤液之图

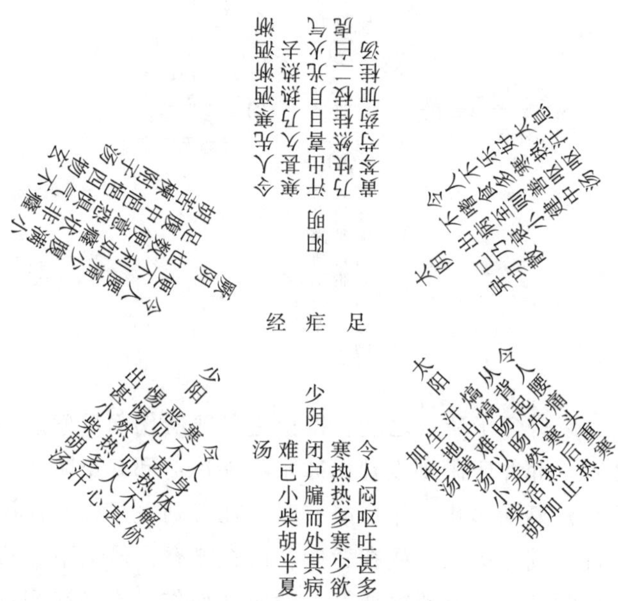

问《素问》《难经》《铜人》经络所病各异者如用针当从何法

答曰：《素问》者，从天之六气言也；《难经》者，从地之血脉言也；《铜人》者，从经言人也。从天而言，先气而后血；从地而言，亦先气而后血；从人而言，在天地之间。从地之病而言，即地中之气病，故血从而病也。从天而言，先是动，后所生；从地而言，亦先是动，而所生之病后也。

问寒病服热药而寒不退热病服寒药而热不退其故何也

启玄子云：热不得寒，是无水也；寒不得热，是无火也。寒之不寒，责其无水；热之不热，责其无火。经云：滋其化源。源既已绝，药之假不能滋其真水火也。

疾有自误

或始不早治，日数久淹，或困乃求医，法不及用，病势已盈，岂为天命。

病有变怪仲景平脉法第二

及诊得脉，形证相应，因与服汤，食顷变大吐下、腹痛，是为变怪。或有旧时服药，今乃作发，是亦谓之灾怪耳。

喘论此论当以经言邪气盛则实断之

华佗云：盛而为喘，减而为枯。故《活人》亦云：发喘者，为有余也。凡看文字，须得会得本意。盛而为喘者，非肺气盛也；喘为肺气有余者，亦非气有余也。气盛当认作气衰，有余当认作不足。肺气果盛，又为有余，则当清肃下行而不喘。以其火入于肺，衰与不足而为喘焉。故言盛者，非言肺气盛也，言肺中之火盛也；言有余者，非言肺气有余也，言肺中之火有余也。故泻肺以苦寒之剂，非泻肺也，泻肺中之火，实补肺气也，用者不可不知。

桔梗枳壳汤

《活人书》言：治痞当知是痞，宜先用桔梗枳壳汤。非用此以治心下痞也，审知错下必成痞证，是气将陷而过于胸中，故先用此，使不致于痞也。若已成痞而用此，则失之晚矣，不惟不能消痞，胸中之气反病矣。“先”之一字，预早之意也。先用枳壳汤，若不应，后以仲景痞药治之则可。若热枳壳汤以治痞，其害亦深矣！“先”之一字，不可不知也。

寻衣撮空何脏所主

寻衣撮空，许学士说作肝热风淫末疾，故手为之寻衣撮空。此论虽然，莫若断之为肺热，似为愈矣，其人必谵语妄言。经曰：肺入火为谵言，兼上焦有疾，肺必主之。手经者，上焦也。二者皆当其理，果何如哉？天地互为体用，此肺之体，肝之用。肝主诸血，血者，阴物也，此静体何以自动？盖肺主诸气，为气所鼓舞，故静得动。一者说肝之用，一者说肺之体，此天地互为体用，二者俱为当矣。是知肝藏血，自寅至申，行阳二十五度，诸阳用事，气为肝所使；肺主气，自申至寅，行阴二十五度，诸阴用事，血为肺所用。

三法五治论

若五治不分，邪僻内作，工不能禁。夫治病之道有三法焉，初、中、末也。

初治之道，法当猛峻者，谓所用药势疾利猛峻也。缘病得之新暴，感之轻，得之重，皆当以疾利猛峻之药急去之。

中治之道，法当宽猛相济，为病得之非新非久，当以缓疾得中之养正去邪，相兼济而治之。养正去邪者，假令如见邪气多，正气少，宜以去邪药多，正气药少。凡加减药法，如此之类，更以临时对证消息，增减用药，仍依时令行之无忌也。更加针灸，其效甚速。

末治之道，法当宽缓。宽者谓药性平善，广服无毒，惟能养血气安中。盖为病证已久，邪气潜伏至深而正气微少，故以善药广服，养正多而邪气自去。更加以针灸，其效必速。夫疗病之道，有五治法焉，和、取、从、折、属也。

一治各有五五五二十五治如火之属衰于戌金之属衰于辰是也

一治曰和，假令小热之病，当以凉药和之，和之不已，次用取。二治曰取，为热势稍大，当以寒药取之，取之不已，次用从。三治曰从，为势既甚，当以温药从之，为药气温也，味随所为，或以寒因热用，味通所用，或寒以温用，或以发汗之，不已又再折。四治曰折，为病势极甚，当以逆制之。逆制之不已，当以下夺之，下夺之不已，又用属。五治曰属，为求其属以衰之。缘热深陷在骨髓间，无法可出，针药所不能及，故求其属以衰之。缘属之法，是同声相应，同气相求。经曰：陷下者灸之。夫衰热之法同前所云，火衰于戌、金衰于辰之类是也。如或又不已，当广其法而治之。譬如孙子之用兵，若在山谷，则塞渊泉；在水陆，则把渡口；在平川广野，当清野千里。塞渊泉者，刺俞穴；把渡口者，夺病发时前；清野千里者，如肌羸瘦弱，宜广服大药以养正。

夫病有中外，治有缓急。在内者，以内治法和之。

气微不和，以调气法调之。

在外者，以外治法和之。

其次大者，以平气法平之。

盛甚不已，则夺其气，令其衰也。故经曰：调气之方，必别阴阳，定其中外，各守其乡。

内者内治，外者外治，微者调治，其次平治，盛者夺之，汗者下之①。

面部形色之图

察色分位　坤胃遗散至肾死　兑肺　乾大肠遗散至肝死

额　离心　坎肾颐②

精明五色　巽胆遗散至脾死　震肝　艮小肠遗散至肺死

天　元　图

《七十四难》曰：从其首，系其数。

间象　在表　五化叠元　以应望闻

肝	青大敦木井	臊曲泉水合	酸中封金经	呼太冲土俞	泣行间火荥
心	赤少府火荥	焦少冲木井	苦少海水合	言灵道金经	汗神门土俞
脾	黄太白土俞	香大都火荥	甘隐白木井	歌阴灵泉水合	涎商丘金经
肺	白经渠金经	腥太渊土俞	辛鱼际火荥	哭少商木井	涕尺泽水合
肾	黑阴谷水合	腐复溜金经	咸太溪土俞	呻然谷火荥	液涌泉木井

地　元　图

《六十八难》曰：元证脉合，复生五象。

---

① 汗者下之：此下四库本有“寒热温凉，衰之以属，随其攸利”一句。

② 颐：面颊，腮部。

井心下满　胆元证　身热　体重节痛　喘嗽寒热　逆气洩

荥身热　心下满小肠　元证　体重　寒热　逆气

俞体重节痛　心下满胃　身热　元证　寒热　逆气

经喘咳寒热　心下满大肠　身热　体重　元证　逆气

合逆气而洩　心下满膀胱　身热　体重　寒热　元证

假令胆病善洁，面青，善怒元证，得弦脉脉合，又病心下满当刺胆井；如见善洁，面青，善怒，脉又弦，又病身热当利胆荥；又病体重节痛当刺胆俞；如见善洁，面青，善怒，脉又弦，又病喘咳寒热当刺胆合。余经例仿此。假令肝经淋溲，便难，转筋，春刺井，夏刺荥，秋刺经，冬刺合。

人　元　例

《六十五难》说合《七十三难》说荥

在经木、火、土、金、水

再分七象以应切脉　　独包七法

有阴阳　　配合　　父子　　兄妹

接经　　平经说象　　拔源

阴　阳　例

阴阳者，子午也，谓荥合、水火之称，名曰阴阳也，十二经皆有之，或感得父气，或感得母气而病焉。子午者，乾坤也，乾坤包六子，六子附乾坤也。故《七十难》云：春夏各致一阴，秋冬各致一阳。春夏刺井、荥，秋冬刺经、合，是各致一阴一阳之义。亦谓井、经近乎子、午，然当微泻其井，大泻其荥，微补其经，大补其合。或补泻反作，是寒则留之，热则疾之，故微大补泻，以应春食凉，夏食寒，秋食温，冬食热。假令胆病善洁，面青，善怒，脉得浮之实大，沉之损小，是感得父气为阳中之阳，当于本经中泻火补水；却得浮之损小，沉之实大，是感得母气为阴中之阳，当于本经中泻水补火。

配　合　例

《七十七难》曰：上工治未病者，见肝之病，则知肝当传于脾，故先实其脾气，无令受肝之邪气也。假令见肝病，欲实其脾者，先于足太阴经中补土字一针，又补火字一针，后于足厥阴肝经内泻木字一针，又泻火字一针。

子　母　例

假令见肝病满闷，淋溲，便难，转筋，又见心病烦心，心痛，掌中热而哕，当于足厥阴肝经内木火二字各一针。

兄妹例已上子母兄妹名曰四针象

假令见足厥阴肝之经太过，又兼见胆之证太过，是为兄妹。当泻肝经内木、火二字各一针，又泻胆经内木、火二字各一针。此五法乃人元法也。

接　经手、足经同

《内经》曰：留瘦不移，节而刺之，使十二经无过绝。假令十二经中是何经略不通行，当刺不通行凝滞经，俱令接过节。如刺之，无问其数，以平为期。如诸经俱虚，补十二经；如诸经俱实，泻十二经。补当随而济之，泻当迎而夺之。

平经说象《七十九难》

为见诸经中无过与不及之病而有病。

《八十难》曰：有见如入，谓左手见气来至乃内针，针入见气尽乃出针，非用迎随补泻之法。不虚不实，不虚谓真气未虚，不实谓邪气未实。以此故自取其经施其法也。

拔　源　例

假令针本经病了，又于本经原穴亦针一针。如补肝经，亦于肝原穴上补一针；如泻肝经来，亦于肝经原穴上泻一针。如余经有补、泻，针毕仿此例，亦补、泻各经原穴。

接经 补遗

又补其母，亦名随而济之；又泻其子，亦名迎而夺之；又随呼吸出内，亦名迎随也。

两胁痛，少阳丘墟。心痛，少阴太溪并涌泉，足厥阴原穴。腰痛，昆仑、委中出血。喘满，痰实如胶，太溪。呕哕无度，手厥阴大陵。头痛，手、足太阳原。热无度，不可止，陷谷出血。小肠疝气痛，足厥阴太冲。百节酸疼，实无所知，三棱刺绝骨出血。

妇人血不止，刺足太阴井。喉闭，手、足少阳井并少商，手、足太阴井。大烦热不止，昼夜无力，刺十指间出血，谓八阳大节。眼发睛欲出，亦须大刺。目痛，大眦痛，刺太阳井。头中痛不可忍，卒疝痛。妇人阴中痛，皆刺足厥阴井。目痛，小眦痛，刺少阳井。心痛，脉沉，肾原穴。脉弦，肝原穴。涩脉，肺原穴。缓脉，脾原穴。身之前，足阳明原穴。身之后，足太阳原穴。身之侧，足少阳原穴。灸一身之内，分为八方。脐已上至鸠尾，以年为壮，大椎已下至腰中，以年为壮①。手足四分，自井为一，荥为二，至合为五之类，自胆中分四向，如井、荥数倍之，百会为一分，亦如胆中法。凡欲灸者，先诊其脉，若浮者，不可灸，灸之必变。

月晦前、后各二日属坤，为癸乙，月缺，无泻；

月望前、后各二日属乾，为甲壬，月满，无补。

初三日至上弦，属震，仰盂，为庚；

上弦日至月望，属兑，上缺，为丁；

月望日至下弦，属巽，为风，为辛；

下弦日至月晦，属艮，纳雨，为丙。

天 元 图

《七十四难》曰：从其首，系其数。间象、在表、五化叠元，并见前图。拾遗。夫天元法者，谓之五化叠元，当从其首，系其数。首者，寅方春也，在人为肝。是从东方，顺天轮数至所主之处，计从几数，却于所受病一方倒叠回去，数至依前数尽处，便于元受病一方穴内，泻所止之方来路穴也。不得

① 壮：此下原衍“腰”字，据四库本删。

于所主之方内经中泻之，勿误。

假令病者闻香臭二者，心主五臭也，入脾为香臭。从东数致所主之处，所主五臭者，心也。东一、南二，计得二数，却当于受病之方倒叠回去。脾一、心二，元数二①也，是数至心。心者，荥火也。当于受病之方内泻荥火，是脾经泻火都是也。或曰：何以倒叠数？对曰：此从地出，为天轮所载，右迁于天，不当于所显之虚②治之，此舟行岸移之意也。

地　元　图

《六十八难》曰：元证脉合，复生五象。

在表，间象，以应望、闻及肝胆各五法。并见前图。

人元法例前图已载七象、七法，见前人元例后。并见前图。

大接经从阳引阴

足太阳膀胱经之脉，出于至阴，小指外侧，去爪甲角如韭叶，为井金，足小指之端也。十呼。

足少阴肾之脉，涌泉，足心也，起于小指之下斜趣。三呼。

手厥阴心包脉，其直者，循中指，出其端，去爪甲如韭叶陷中，为井，中冲穴也。其支者，别掌中，循小指次指，出其端。

手少阳三焦之脉，起于小指次指之端，去爪甲如韭叶，为井。三呼。

足少阳胆之脉，起于窍阴，小指次指之端，去爪甲如韭叶，为井。其支者，上入大指歧骨内，出其端，还贯爪甲，出三毛。三呼，二十呼。

足厥阴之脉，起于大指之端，入聚毛之际，去爪甲如韭叶，为井，大敦穴也，及三毛中。十呼，六呼。

手太阴肺之脉，起于大指之端，出于少商，大指内侧也，去爪甲如韭叶，为井。其支者，出次指内臁，出其端。

手阳明大肠之脉，起于大指次指之端，入次指之内侧，去爪甲角如韭叶，为井。一呼，中指内交。三呼。

足阳明胃之脉，起于大指次指之端，去爪甲如韭叶，为井。其支者，大

① 二：四库本衍“三”。
② 虚：四库本衍“处”。

指间出其端。一呼。

足太阴脾之脉，起于足大指端，循指内一侧，去爪甲角如韭叶，为井，隐白也。十呼。

手少阴心之脉，起于小指内，出其端，循指内臁之端，去爪甲角如韭叶，为井。三呼。

手太阳小肠之脉，起于小指之端，循指之端，去爪甲一分陷中，为井。五呼。

大接经从阴引阳

手太阴肺之脉，起于大指端，出于少商，大指内侧也，去爪甲角如韭叶，为井。其支者，出次指内臁，出其端。

手阳明大肠之脉，起于大指次指之端，入次指内侧，去爪甲如韭叶，为井。一呼。

足阳明胃之脉，起于大指次指之端，去爪甲如韭叶，为井。一呼。其支者，大指出其端。

足太阴脾之脉，起于足大指端，循指内侧，去爪甲角如韭叶，为井，隐白也。

手少阴心之脉，起于小指内，出其端，循指内臁之端，去爪甲角如韭叶，为井。

手太阳小肠之脉，起于小指之端，去爪甲下一分陷中，为井。

足太阳膀胱之脉，出于至阴，小指外侧，去爪甲角如韭叶，为井金，足小指之端也。

足少阴肾之脉，起于小指之下，为井，涌泉穴也。

手厥阴心包之脉，其直者，循中指，出其端，去爪甲角如韭叶陷中，为井，中冲穴也。其支者，别掌中，循小指次指，出其端。

手少阳三焦之脉，起于小指次指之端，去爪甲角如韭叶，为井。

足少阳胆之脉，出于窍阴，足小指次指之端，如韭叶，为井。其支者，上入大指歧骨内，出其端，还贯爪甲，出三毛。

足厥阴肝之脉，起于大指之端，入聚毛之际，去爪甲如韭叶，为井，大敦及三毛中。六呼。

凡此大接经，从阴引阳，从阳引阴。

东垣二十五论后录。

诸经头痛

阳明头痛，自汗，发热，白芷。少阳头痛，脉弦，往来寒热，柴胡。太阳头痛，恶风，恶寒，川芎。太阴头痛，痰实体重，腹痛，半夏。少阴头痛，手三阴、三阳经不流行，而足寒逆，为寒厥头痛，细辛。厥阴头痛，项痛，脉微浮缓，欲入太阳，其疾痊矣。然而，亦当用川芎。气虚头痛，黄芪。血虚头痛，当归。诸气血俱虚头痛，黄芪、当归。伤寒头痛无汗麻黄汤，有汗桂枝汤。太阳经所发阳明头痛，白虎汤。少阳头痛，柴胡汤。太阴头痛脉浮桂枝汤，脉沉理中汤。少阴头痛脉沉，微热，麻黄附子细辛汤。厥阴头痛外伤本经，桂枝麻黄各半汤。

呕而微吐水吴茱萸汤，内亦病也。

易老曰：非白术不能去湿，非枳实不能消痞，非天雄不能补上焦之阳虚，非附子不能补下焦之阳虚。

【临床解读】

高某某，女，75岁。2021年4月23日初诊。

主诉：嗜睡1个月余。

现病史：患者1个月前因嗜睡于某医院查MRI，提示双侧额叶、右侧基底节区，胼胝体肿瘤，恶性病变（病人不知）。西医建议手术治疗，曾服中药，效一般。现症见：嗜睡，全身乏力，手脚凉，怕冷。自述头皮发痒，全头痛，头晕头懵，反应迟钝，健忘，面色暗黄，纳差，服中药后便质改善，日一次，小便可，舌质暗，苔中部黄腻，脉沉滞。血糖高，注射胰岛素治疗。

病机要点：太少为病。

处方：炙麻黄6克，制附子10克（先煎），细辛3克，柴胡10克，黄芩10克，生姜3片，大枣（切开）3枚为引。10剂，每日1剂，水煎服。

二诊：2021年6月23日。服上方20余剂，服药期间大便仍干结难排，3~4日一行，平时服番泻叶、三黄片通便，小便失禁，嗜睡，手脚冰凉，纳食一般，眠可，血糖偏高。患者近2个月因血糖偏高出现昏迷3次，注射胰岛素后神智转清晰，现神智不清晰，不知伸舌，舌质暗红，中有裂纹，苔薄白，脉沉滞。以活血化瘀，醒神开窍为治则。

处方：当归10克，生地黄10克，桃仁10克，红花10克，赤芍12克，炒枳壳6克，柴胡6克，川芎6克，桔梗6克，怀牛膝15克，制香附6克，石菖蒲10克，生甘草3克，火麻仁30克。15剂，每日1剂，水煎服。（张磊医案）

治目地芝丸定志地黄丸

治目不能远视，能近视，或亦妨近视，或脉风成痨，地芝丸主之。

生地黄（爆干）四两　天门冬（汤炮，去心）　枳壳（面炒，去穰）二两　甘菊花（未开者），秤二两

上为细末，炼蜜为丸如梧桐子大。如能饮食，茶清汤下；不能饮食，温酒下；食后改熟地黄亦可。此说亦见《病机气宜》目门下亦有。

治目不能近视，反能远视，服局方定志丸。

目能远视，责其有火；不能近视，责其无水，法当补肾。目能近视，责其有水；不能远视，责其无火，法当补心。补肾，补足少阴。补心，补手少阴。补肾，六味地黄丸加牡蛎。补心，定志丸加茯苓。

不能近视，晨服地黄丸｝手、足少阴经
不能远视，卧服定志丸｝

治精滑固真丸

治精滑久不愈，固真丸。

单牡蛎不以多少，砂锅子内煅，醋淬七遍，为末，醋糊为丸如梧桐子大，每服五十丸，空心盐汤下。

脾胃虚渴不止

六脉俱弦，指下又虚，脾胃虚弱痛也，食少而渴不已，心下痞，腹中痛，或腹中狭窄如绳束之急，小便不利，大便不调，精神短少。此药专治大渴不止，腹中窄狭，所食减少，大有神效。

白茯苓（去皮）　陈皮（去白）　人参　生姜（先用滚汤掠过，焙干），各秤一两

秋时减姜一半；如脉弦，或腹中急甚，加甘草三钱。

上同为末，炼蜜为丸，如弹子大，每服一丸，白汤化下。食前空心细嚼，白汤送下亦可。忌生冷硬物，及怒发思虑过节。

腹胀便血内寒朱砂丹

六脉沉紧，按之不鼓，膀胱胜小肠也，或泻利不止而腹胀，或纯便血赤血，或杂脓血，便虽多而不渴，精神短少，或面白脱色，此失血之故。或面黄而气短，此元气损少之故。且小肠者，手太阳经丙火也；膀胱者，足太阳经壬水也。是壬水乘丙小肠之位，小肠为壬所克而外走也。诸手经短而足经长，兼以五行相克论之，俱是足经。此火投于水，大寒之证，宜温之则愈。其与《难经》一证，寒热相反，亦名曰小肠泻，亦作泄。海藏云：此杂病火投于水，变为寒证。又外伤足太阳膀胱经，左脉俱浮，为表阳之候也，忽变为内寒，亦旺火投盛水，而屈丙就壬化。脉反不浮而微沉，此内病与外病俱有。此火投水例，非精于脉诊者，孰能知之，姜附赤石脂朱砂丹。

生附子半两　生干姜半两，（不泡）　朱砂一两，（另研）　赤石脂一两半，（水飞）

上为细末，酒糊丸如黑豆大，每服十五丸至二三十丸，米饮汤下，茯苓煎汤下尤妙。

东垣云：因看卢氏《医镜》，见此一药味数，分两同，惟丹砂用伏火者，及治病有差。所治者，小便数而不禁，怔忡多忘，魇梦不已，不同耳。见其不同，审而详之，乃得此之治法不差，且泛举之。经言肾主大、小便，肝主小便淋溲。《难经》云：小肠为赤肠。是面赤色及便溺赤色者，皆出心与小肠，南方赤色，显于外也。经言下焦如渎者，正谓大小便也。大便为阴，为有形，乃下焦之下者也。肾脏病为肾主大便，不言大肠者，明子行父之道。小便为气所化，乃下之高者也，谓肝主小便淋溲，亦是子行父道，为腑病。诸气化者皆腑，诸有形血化者皆脏病所主。此腑言膀胱病，二证俱在，下焦则同染，有形、无形及在腑、在脏有殊，俱是丹田衰败。不言及心火者，以其相火代行君之令故也。细分之，则膀胱壬水胜丙小肠者，是不传入阴，故泄血。泄血利不禁，为有形质病，且不传阴，则阴不病。何为有形病？此为阴之体也，为腑之用也，天地阴阳互为体用。以斯可见，是明五脏者，为六腑所用，六腑为五脏所用明矣，是有形皆为传阴也。夫小便不禁，是膀胱不约为遗溺，此不传阴也，是丹田胞络受寒，为壬所克。大抵诸腑皆盛有形物，有形病者在腑，责其所来，皆在脏也。用伏火丹砂者，去其寒性耳。治法同者，以其俱在下焦，补诸形火，同在胞络耳，以其胞与肾相对，有渠相通故也。肾主大便，肝主小便，所治安得不殊？经曰：肾、肝同归一治。经又云：

少阳主骨所生病。膀胱却主筋所生病，亦可知也。小便不禁，茯苓汤下；大便有病，米饮汤送下。

脏腑实秘麻仁丸

凡脏腑之秘，不可一例治，有虚秘，有实秘。实秘者，能饮食，小便赤，麻仁丸、七宣丸之类主之。

【临床解读】

张某某，女，50岁。2021年10月27日初诊。

主诉：便秘30余年。

现病史：患者自20岁起一直便秘，常服芦荟胶囊、乳果糖通便，西医检查提示肠蠕动慢。现症见：大便干结，无便意，5~6日一行，长时间不排便时脐周胀满，坐卧不宁，口干不苦，纳食可，小便可，眠一般，早醒，易焦虑，停经1年，停经后面部稍肿，舌质偏暗红，苔薄黄，脉沉滞。

处方：火麻仁30克，杏仁10克，炒枳实10克，生白芍15克，厚朴10克，大黄10克（后下），柏子仁10克，炒莱菔子15克，当归30克，蜂蜜一勺（冲入）为引。10剂，每日1剂，水煎服。(张磊医案)

胃虚而秘厚朴汤

胃虚而秘者，不能饮食，小便清，厚朴汤主之。

厚朴（生姜制）三两　白术五两　枳实（麸皮炒）一两　陈皮三两　甘草（炙）三两　半夏曲三两

上为粗末，每服五钱，水一盏半，生姜五片，枣三枚，煎至一盏，空心服。

实秘者，物也；虚秘者，气也。

脉中少有力，浮则似止，胸中元气不及也，加人参、五味子、麦门冬、益智仁、沉香、丁香、川芎、白豆蔻。

气血弱者，不可服枳壳，以损其气也。

气血盛者，不可服丁香，以盛其益气也。

脉弦而虚，不可损气；脉大而实，不可益气。

气虚则生脉散，气实则三才丸。

内外诸疮所主方

地之湿气，感则害人皮肉筋脉，内托散主之，以其外受也。膏粱之变，足生大疔，辛甘之过也，七圣散主之，以其内发也。去桂，加当归。疮肿消者，生姜自然汁调轻粉涂之。

诸疮有恶肉者，膏药内入巴豆、雄黄少许，不伤良肉，止去恶肉。不惟恶疮，若痈疽有死肉不能去者，巴豆霜上之，深则纴①之，浅则干掺之，以膏药外护之，大效。

三焦寒热用药图②

上焦热	小便不利	栀子	黄芩
中焦热		黄连	芍药
下焦热		黄柏	大黄

经云：无阳则阴无以生，无阴则阳无以化。又云：膀胱者，津液之府，气化则能出矣。

上焦寒	大便、小便通	陈皮	厚朴		
中焦寒		藿香	白芷		有一身尽热
下焦寒		干姜	丁香肉		有一身尽寒
		桂	附子	沉香	

大头痛论

夫大头痛者，虽为在身在上，热邪伏于己，又感天地四时非节瘟疫之气所著，所以成此疾。至于溃裂脓出，而又染他人，所以谓之疫疠③也。大抵足阳明邪热大甚资实，少阳相火为之炽多，在少阳，或在阳明，甚则逆传太阳。视其肿势在何部分，随其经而取之。湿热为肿，木盛为痛。此邪发于首，多在两耳前后，所先见出者为主为根，治之宜早，药不宜速，恐过其病，上热

① 纴（rèn）：织布帛的丝缕。

② 此标题原无，据原目录补。

③ 疠：即疠风，又称大风、癞、麻风、大风癞疾等。指以肌肉麻木溃烂为特征的病证，有传染性。

未除，中寒已作，有伤人命矣。此疾是自内而之外也，是为血病。况头部受邪，现见于无形之处，至高之分，当先缓而后急。先缓者，谓邪气在上，所著无形之分，既著无形，所传无定，若用重剂大泻之，则其邪不去，反过其病矣。虽用缓药，若急服之，或食前，或顿服，咸失缓之体，则药不能腾升，徐溃无形之邪。或药性味、形状拟象服饵，皆须不离缓体，及寒药或炒或酒浸之类皆是也。后急者，谓前缓剂已经高分，泻邪气入于中，是到阴部入于中，染于内之有形质之所。若药不速去，反损阴分，此中治却为客热所当急也。治客以急，此之谓也。治主以缓，先缓谓也。谓阳邪在上，阴邪在下，各为本家病，不从先后，错其缓急，不惟不能解其纷，而复致其乱矣。此所以治主当缓，治客当急，谓阳分受阳邪，阴分受阴邪者，主也；阳分受阴邪，阴分受阳邪者，客也。凡所谓急者，当急去之，此治客以急也。假令少阳、阳明之为病，少阳者，谓邪出于耳前后也；阳明者，首面大肿也，先以黄芩、黄连、甘草，通炒㕮煎，少少不住服呷之。或一剂毕，再用大黄，或酒浸，或煨，又以鼠黏子新瓦上炒，㕮咀，煎成去柤，纳芒硝各等分，亦时时呷之，当食后用。徐得微利，并邪气已，只服前药；如不已，再服后药，依前次第用之，取利已却止。如阳明渴者，加石膏；少阳渴者，加瓜蒌根汤。阳明行经，加升麻、葛根、芍药之类，选而加之；太阳行经，加羌活、荆芥、防风之类，选而加之，并与上药相合用之，不可独用。散者，散也。此一节亦见《病机气宜》。治洪、长、伏三脉，风痫、惊痫、发狂，恶人与火者，灸第三椎、第九椎，服《局方》妙香丸，以针投眼子透，冷水内浸少时服之，如本方法。治弦、细、缓三脉，诸痫似狂，李和南五生丸。大凡治杂病，先调其气，次疗诸疾，无损胃气，是其要也。若血受病，亦先调气，谓气不调则血不行。又气为之纲，夫也，夫不唱，妇不随也。如妇人病经，先柴胡以行经之表，次四物以行经之里，亦先气而后血也。不能饮而渴，不能食而小便黄或涩，皆因胃气虚而生热，有形之物不入，火炎上而渴，戊就癸而化，所以小便黄赤如枣汁，法当补胃。以钱仲阳白术散，干葛、木香、藿香等药治之。

上焦渴，小便自利，白虎汤；

中焦渴，大小便不利，调胃承气汤；

下焦渴，小便赤涩，大便不利，大承气汤。

有六经发渴各随经药治之

表热，恶热而渴者，白虎汤。

皮肤如火燎，而以手重取之，不甚热者，肺热也，或目白睛赤，烦躁引饮，单黄芩一物。

两胁肌热，脉浮弦者，柴胡饮子。

一身热，或日晡潮热，皆血热也，四顺饮子。

夜则行阴，若发热者，血热也，四顺饮、桃仁汤选而用之。当视其有表入里、腹痛、血刺腹痛、中无转失气之类。

昼则明了，夜则谵语，热入血室，无犯胃气及上二焦，不治自愈。若甚则四顺饮子、桃仁承气汤证相似，当下者用之。

寅申发热，两胁不盛，亦为柴胡证。

表里内外俱热者，大柴胡汤。

昼则行阳，气也，柴胡；夜则行阴，血也，四顺。治项后侧少阳经中疙瘩，不变肉色，不问大小及月日深远，或有赤硬肿痛。

生山药一挺，（去皮）　蓖麻子二个，（去壳）

上二味，研匀摊帛上，贴之如圣。

两手大热，为骨厥，如在火，可灸涌泉三壮或五壮，立愈。

治臁刃脚膝疮方[①]

治臁刃及脚膝生疮，《局方》虚损门黄芪丸，服之则愈。

定痈疽地方[②]

定痈疽死之地方：一伏兔，二腓腨，三背，四五脏俞，五项上，六脑，七髭，八鬓，九颐。

问三焦有几血海异同

手少阳三焦之经，起于小指次指之外侧，出其端，终于目锐眦。足少阳胆之经，起于目锐眦，终足大指三毛。头至心为上焦，心至脐为中焦，脐至足为下焦，此又足太阳之别也。又《灵枢》云：脐下膀胱至足，为足三焦。

① 此标题原无，据原目录补。

② 此标题原无，据原目录补。

右手尺脉为命门，包络同诊，此包络亦有三焦之称，为命门之火，游行于五脏之间，主持于内也。手三焦主持上也，足三焦主持下也，上、中、下三焦通为一气，卫于身也，为外护。既已头至心，心至脐，脐至足为状也，呼为三焦有名也，以为无状可呼。经云三焦者，水谷之道路也，却是有形状，何以然？上焦者，主内而不出；中焦者，主腐熟水谷；下焦者，主出而不纳。故经曰：上焦如雾，中焦如沤，下焦如渎也。手经者，主持上也；足经者，主持下也；命门者，主持中也；为卫者，护持外也。三焦元气为父之气散也，包络相从母也，并行而不相离，母之元气也，故俱会于胸中。经云：膻中之分，父母居之，气之海也，如天地之尊，不系五形。清邪中于上焦，名曰洁也，头痛，项强，腰脊痛；浊邪中于下焦，名曰浑也，阴气为栗，便溺妄出。表虚里急。上焦、下焦与中焦相混，上焦怫郁，脏气相熏，中焦不治，胃气上冲，荣卫不通，血凝不流。若卫气前通者，小便赤黄，与热相搏，因热作使，游于经络，出入脏腑。阴气相通，阳气后微，阴无所使，客气内入，嚏而出之，声嗢音兀咽塞，寒厥热壅，必然下血。阴阳俱厥，脾弱液下。下焦不阖，清便下重，便数而难，脐肠湫痛，命将难全，此命门之脉诊在右手尺也。经曰：五脏不和，五液注下，当阖不阖，便溺俱脱，生气绝矣，所以腹脐湫痛也，故曰命将难全。前三焦自外而入，后三焦自内而出，如雾不散而为喘满，此出而不内也；沤不利而为留饮，留饮不散，久为中满，上不能内，下不能出也；渎不利而为肿满，此因上内而下不出也。此三焦之所不归也。三焦有藏而无府，在内则游行，是在血也；在外则固护，是在气也。上焦如雾者，气也；下焦如渎者，血也；中焦者，气血分之也。下焦在脐下，膀胱上口，主分别清浊，出而不内，即传道也。治在脐下，名曰三焦，其府在气冲中。又云：有藏无府。成氏云：血室者，血之所居也，荣卫停止之所，经脉流会之处，冲脉是矣。冲者，奇经之一也，起于肾下，出于气冲，并足阳明经，夹脐上行，至胸中而散，为诸经之会。启玄子云：冲为血海，诸经朝会，男子则运而行之，女子则停而止之，皆谓之血室。《内经》曰：任脉通，冲脉盛。男既运行，女既停止。故运行者，无积而不满也；停止者，有积而能静也。不满者，阳也，气也；能满者，阴也，血也。故满者以时而溢，为之信有期也。溢，动也。乾道成男，坤道成女，故运行者，阳之象也；停止者，阴之象也。气血荣卫，男女皆有，内外谐和，其脉同诊。脉者，血之府也，故为气血之先，室为藏物之舍，亦为府也。三焦之府在气冲中，为男女血海之府。经又曰：有藏而无府，从无形而言之；有藏有府，从有形而言之也。清邪、浊邪所伤，三焦齐病，亦同两感。经云，心包络主之，脉出胸中，下膈，历络三焦。此其所以相与相火并行，与命门之脉同诊于右尺中也。

陈氏五运六气后有君火二论。即陈蓬运气图也。

许先生论关中梁宽甫证

右胁，肺部也。咳而唾血，举动喘促者，肺胗也。发热，脉数，不能食者，火来刑金，肺与脾俱虚也。肺脾虚而火乘之，其病为逆。如此者，例不可补泻。盖补金则虑金与火持而喘咳益增；泻火则虑火不退位而痃癖反盛。正宜补中益气汤也，先扶元气，少少以治病药和之。闻已用药而不获效，意必病势苦逆，而药力未到也。当与宽甫熟论，远期秋凉，庶就使平复。盖肺病恶春夏火气，至秋冬则退也。正宜于益气汤中，随四时阴阳、升降浮沉、温凉寒热。升降浮沉则顺之，寒热温凉则反之，顺其理和其气，为治之大方也。及见有证，增损服之，或觉气壅，间服加减枳术丸，或有间服加减枳术汤，数月后，庶逆气稍回，逆气回则治法可施。但恐已至色青、色赤，脉弦、脉洪，则无及矣。

近世论医，有主河间刘氏者，有主易州张氏者。盖张氏用药，依准四时阴阳升降而增损之，正《内经》四气调神之义，医而不知此，是妄行也；刘氏用药，务在推陈致新，不使少有怫郁，正造化新新不停之义，医而不知此，是无术也。然而主张氏者，或未尽张氏之妙，则瞑眩之药①，终莫敢投，至失机后时而不救者多矣；主刘氏者，未悉刘氏之蕴，则劫效目前，阴损正气，遗祸于后日者多矣！能用二家之长，而无二家之弊，则治法其庶几②乎！

论史副使病证

史副使病，不见色脉，不能解料。然以既愈复发言之，则亦恐宜取张氏依准四时阴阳升降用药，以扶元气，庶他日既愈而遂愈也。宽甫病候，初感必深，所伤物恐当时消导不尽，停滞淹延，变生他证，以至于今，恐亦宜仿刘氏推陈致新之意，少加消导药于益气汤中，庶有渐缓之期也。

---

① 瞑眩（míng xuàn）之药：《孟子·滕文公上》：“《书》曰：‘若药不瞑眩，厥疾不瘳。’”赵岐注：“瞑眩，药攻人疾，先使瞑眩愦乱，乃得瘳愈也。”意谓愈病之药，服后反应强烈。

② 庶几：差不多或许可以。

王太医圆明膏[①]

圆明膏，太医王教授传。

槐英半斤（河水四斤，浸二宿，熬槐英，取汁二升）　黄连四两　川芎　防风各一两　当归　秦皮各二两

已上五味，锉如绿豆大，用河水六升，浸一宿，熬取汁三升，将槐英柤并此五味柤，再用水四升，熬取二升，通前共五升，相合铜锅内，用木炭文武火熬，入去蜡净蜜四斤。

净蜜法：取蜜四升，入锅内微熬，勿令滚，其蜡沫尽浮在面上，急取下，以纸覆蜜面，候冷取纸，蜡自随纸去。再温蜜热，以绵滤入药汁内，同煎一时许，入下项飞石一十三两。

金星石　银星石　代赭石　菩萨石　寒水石　紫石英　云母石（并白矾少许，同捣细）　滑石　井泉石　玄精石各一两（另研为细末）　黄丹三两（研令极细）

已上一十一味，相合再研，水飞，焙干，共得一十三两，研开入药汁内，又熬一时，入后淬炉甘石二两。

淬法：炉甘石不以多少，用木炭火煅红，童子小便蘸，再煅红，再淬，凡七次，以碎为度，再研，水飞，焙干，净秤二两，入药汁内，又熬一时，入下项药：

铜绿半两，（研）　青盐半两，（研）　雄猪胆七枚，（取汁）　白丁香一合（水浸，研取清汁）　鹰条三钱，（如取上汁用）

已上药同熬，万转成膏。凡熬时用槐柳枝不住手搅，勿令尘入锅中，须于净室内熬膏，盛入磁器中，俟冷入下项细末。药不可热，热则药力去矣！

乳香　没药　轻粉　蕤仁（去皮），各半两用　朱砂　牛黄　脑子　血竭各钱　杏仁（去皮），半两　南硼砂一钱

上件各别研，令极细。

珍珠　珊瑚　紫贝　硇砂　石獬　白矾　绿矾　朴硝各一钱　盆硝半钱

上用预留原熟清药汁，同研极细烂，搅入药中令匀，如常法点之，神效。

---

① 此标题原无，据原目录补。

伤寒论条辨

原　著　明·方有执
主　编　石　光
副主编　刘亚辉　郭志平
安　超　张　菊　侯建国

目 录

序

医之为道，肇始于《本草经》，阐明于《素》《难》，至《伤寒论》而大备焉。《本草经》者神农氏之书也；《素》《难》者轩岐越人之书也；《伤寒论》仲景氏之遗书也。然本草之作于神农氏，世传其说而不经见。《嘉祐本草·序》谓：神农尝百草而医方兴，上世未有文字，师学相传，谓之本草。两汉名医仲景华佗诸贤，始因古学附以新说，通为编述，本草由是始见于经。诚如是，仲景既已首事其间，而乃有是论之作，则其先后《素》《难》而股肱之，其功岂不远贤于神皇轩岐①与越人②而独盛哉！于是医门尊之以为圣，犹儒门之圣孔子而宗师焉。然则斯道之大，其所以继往圣而开来学者，顾不大有赖于斯文邪。夫道不出自圣人不足以言大。何谓大道？道莫大于尧舜。孔子之赞尧，则曰：巍巍乎惟天为大，惟尧则之。孔子集群圣之大成，子贡之赞孔子，则曰：夫子之不可及也，犹天之不可阶而升也。然则圣人之所以大，无有不出自天者。噫！《本草》之作于神农氏，继天而立极者也；《素》《难》之作于轩岐越人，启天人之秘也。是论也，本之风暑湿寒，发之于三阳三阴。风暑湿寒者，天之四气也。三阳三阴者，人之所得乎天，周于身之六经也。四气有时或不齐，六经因之而为病，是故病统乎经。中伤合并，脉证传变，标本虚实，表里寒热，汗吐下温，正反逆从，条之以法，而法三百九十七，系之以方，而方一百一十三者，天人事物错综之自然而然者也。其以风为首论者，即《素》曰风为首百病之长之意也。其推而至于坏病，不以病名名病，而以坏名者，坏则不能尽其变，而举以名之，故概之以坏。曰坏者，即《素问》曰万病皆生于风寒暑湿燥火之意也。自其析而言之，诚万殊也。然既坏矣，而曰知犯何逆，随证治之；知犯何逆，以法治之。其所以妙于一本者，岂小道者所可得同日而语哉！读之者皆知其为《伤寒论》也，而不知其乃有所为于伤寒而立论，所论不啻伤寒而已也。《本草》《素》《难》之显仁藏用者，表表然无余蕴矣。所以法而世为天下则，方而世为万病祖。乃至

---

① 轩岐：黄帝轩辕氏与其臣岐伯的并称，其名见于《黄帝内经》。

② 越人：战国时名医扁鹊名。《史记·扁鹊仓公列传》：“扁鹊……姓秦氏，名越人。”

预有集斯道之大成，而擅百世宗师之同归者，道不同而同出于天。天者理也，理在人心，无古今方隅之异也。何则乃有不同是心，不宗师斯，而钤捶活人类证焉！钤捶活人类证者出，而斯道日茅塞矣，继《素》《难》之往辙，难乎其有人焉，非天下之病，是病者有所不幸而然邪。何斯道之至于斯也。嗟乎！七篇不作，杨墨之横流不息也；濂洛关闽之传注不出，尧舜孔子之道家殊而户异也。是故义利之辩，图象性命之问难，其所以为不得已者，易地则皆然也。余何人斯而条辨哉！盖将以为后之有志仲景之堂室者，级阶梯之助云尔也。

时万历己丑春三月戊申朔新安方有执书

序

伤寒论之书，仲景氏统道垂教之遗经，治病用药大方大法之艺祖，医系继开之要典，有生之不可一日无，仁孝之所不可不勉者也。切缘远世文章传称，简古奥雅，矧①旨多微隐，而理趣幽玄。惜承流匪人门墙莫睹凿者纷纷，注者诺诺，芜秽尘蒙，致束诸高阁，危如一线有自来矣。胡氏《春秋传》曰：圣人大训不明于后世，皆庸腐学经不知其义者之非尔。信哉言也。呜呼！斯文如此，遂至浇风②競著，正学沉沦，邪说横流，人心日惑。以交际言，则皆粉黛逢迎，土苴③然唯惟是是，行成习久矣。若之何不疾病颠连，札夭④接迹。呜呼！世途医道尚可言哉！余以身经弊难，死幸重生，因偶窃目观澜。遽觉猛惊大意瞿然。叹曰：今日之幸何莫非天！天之留我必有我意。有意于我其在斯乎！然则难也，非难也，惊也！警以事天人之道也。尽天尽人尽在我尔，我且致尽于斯，或者其庶几乎？于是不揣愚陋，改故即新，输心委志，游迩涉遐，薪胆风霜，晨宵砥砺，积以必世，忧勤仅克，辨成斯录！于发扬经义之蕴奥，虽不敢以仿佛言而探本遡源。盖有若自得其万一于言表者，亦不敢自欺也。客有就观者，日杀车截江，自谓以为珍重子孙计是何如邪？应之曰：弗如也。槌纲固奇货可居，得以计子孙私吾道也。若谓可以为其所欲为，则自羲农黄帝尧舜禹汤文武周公孔孟以至周程张朱，何乐而不为邪？盖道本乎天，天与贤则与贤，天与子则与子。孔氏之有子思，犹夏后氏之有启天也。故道非圣贤不世，《本草》《素》《灵》《难经》以来皆如此。岂若货之为货，可以必子孙而世其居乎？吾亦天吾之天，以天人之天尔弗如也。然则天天将何如？曰：苏子以天与我必我用。我知之不以告人，为弃天轻用之为亵天。是以汲汲，以干时笃于用也。吾老矣，不能笃，不能干，不能必，又不能忘情于苏氏子之言。若天未欲斯道之一线坠，则必有全天心补天手者出。呜呼！微斯人将焉用斯，吾将刻之，刻之以待庶乎斯道之

---

① 矧（shěn）：况且，何况之意。

② 浇风：指浮薄的社会风气。

③ 土苴：渣滓，糟粕之意。

④ 札夭：即夭札，指遭疫病而早死。

世。其绵有在，其用有冯①，此固吾天天之初心也。子将谓何？客曰：善。于是乎书。

时万历壬辰上元节日歙之中山山中七十翁方有执自叙

① 冯：通“凭”，依仗，倚托。

重刻伤寒论条辨序

《伤寒论条辨》八卷，末附削例、《本草钞》《或问》《痉书》。悉有明古歙方中行所著也。其书前六卷乃仲景之遗书，而叔和之所诠次，后二卷叔和分经。因纂经外之余言，附己意以撰述者。中行盛年时，身经弊难，死幸重生。据其自序所载：妻以中伤而丧子，以惊风而亡。已又以客遊染疫，身几斃而获愈。于是留心医术，搜遗编求古方，至耆耋而始成《条辨》一书。余伏而读之，喟然叹曰：左氏有云三折肱知为良医。诚哉是言也。阅中行之序说，几令人发立而肤粟，及玩其条分之井井，辨晰之谆谆，真字字精金美玉。凡病有阴阳表里之异，暨夫三阴三阳，半表半里，虚实传变，留匿隐伏，难测之微，无不确证详明，能使后之学者了然于目而恍然于心。其间经督营络，汗吐温下，证若茧丝，法同射覆，岂容有毫发之或误也哉！自汉张仲景立经以来，至晋王叔和为之疏明而外，伤寒论真汗牛充栋，不可胜数，而无如此书之揭微理而示诸掌也。中行尽折肱之能，而后世收瞑眩之效。余窃以《伤寒论》之有《条辨》，其犹四子书之有集注乎！爰付之梓以寿世云。旧本无总目，余特依次序明，便乎后之揀阅者。

康熙已亥菊秋月桐川陈廷柱书于浩然楼

引

传曰：仲景者姓张氏，名机，仲景其字也，南阳人。张松北见曹操，以其川中医有仲景为夸。以建安言之，则松亦仲景时人。受业于同郡张伯祖，善于治疗，尤精经方，举孝廉，官至长沙太守，后在京师为名医，于当时为上手。以宗族二百余口，建安纪年以来，未及十稔，死者三之二，而伤寒居其七，乃著论二十二篇，证外合三百九十七法，一百一十三方，其文辞简古奥雅，古今治伤寒者未有能出其外者也。其书为诸方之祖，时人以为扁鹊仓公无以加之，故后世称为医圣。夫扁鹊、仓公，神医也。神尚矣，人以为无以加于仲景，而称仲景曰圣。岂非以仲景之见诸事业，载诸简编者，皆表章天人，股肱《素》《难》，达之天下，通之古今，易简而易知易能，非神奇怪异，人之所不可知不可能者所可同年而语哉！是故称圣焉。贾太傅曰：吾闻古之圣人，不居朝廷，必在卜医之中。语不虚矣！然医圣也，书曰论，何也？论也者，仲景自道也。盖谓愤伤寒之不明，戚宗族之非命，论病以辨明伤寒，非谓论伤寒之一病也。其文经也，其事则论，其心则以为始事于戚，乃不欲忘其初，其多则惠我后人，其意则又不欲以经自居。《易》曰谦谦君子，此之谓也。吾故曰：名虽曰论，实则经也。虽然若曰伤寒经，殊乖矣，必曰医经。称情哉。论之条目，坊间行本，法则平敷瀚布，漫不可纪。方则增补加减者，独遗桂枝附子去桂加术汤，无补而阙一。今以三百九十七者，条隶六经，各有纲纪统属，以相部领，维之使有定序，余亦章句圈绝，庶便初学易读，补方之阙者，数亦合矣。而证外之外又无谓，疑外与列，真草皆相似，或传写之误，然人皆曰《伤寒论》也。《金匮》序略曰《伤寒卒病论》。卒读仓卒之卒，诚书之初名，此其有据也。但不知卒病二字，漏落于何时。俗尚苟简，承袭久远，无从可稽矣！君子于此，不能无憾焉。

万历癸巳阳月之吉九山山人方有执识

附：阳病阴病传变图

阳病在表自外而内之图

表以躯壳言

腑在前，咽从府而前，前为阳，

表亦阳，故腑合表而曰阳病。

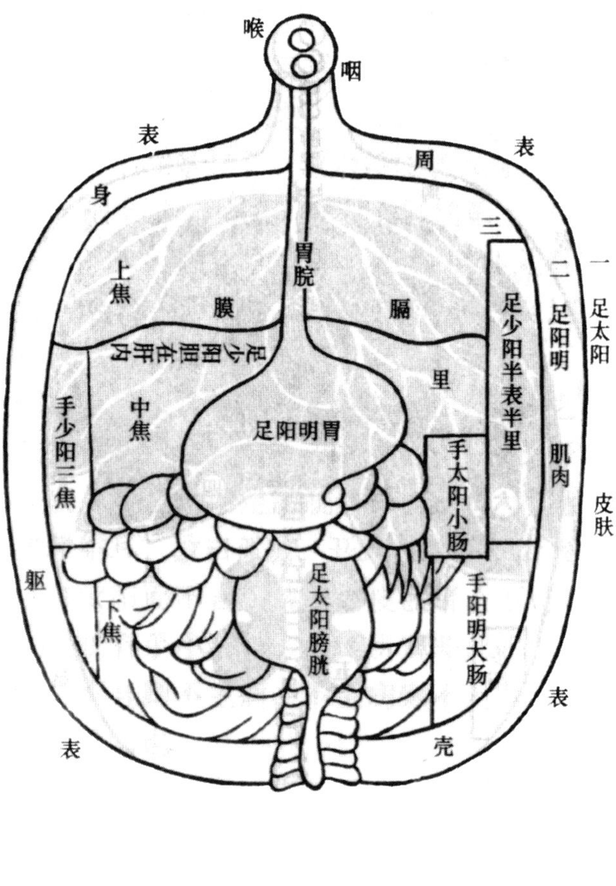

阴病在里自下而上之图（有说）

里以脏言

脏在后，喉从脏而后，后为阴，

里亦阴，故脏主里而曰阴病。

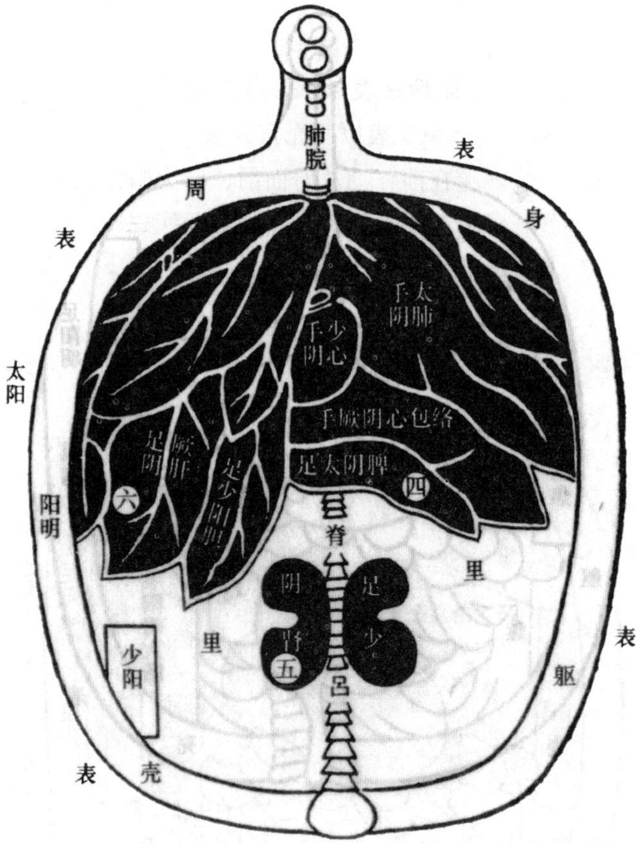

图说

经络筋脉类皆十二，配三阳三阴而总以六经称。六经之经，与经络之经不同。六经者，犹儒家六经之经，犹言部也。部犹今六部之部。手足之分上下，犹宰职之列左右。圣人之道，三纲五常，百行庶政，六经尽之矣。天下之大，事物之众，六部尽之矣。人身之有，百骸之多，六经尽之矣。由此观之，则百病皆可得而原委，而斯道之一贯，不在掌握乎。但六经之于人身，无所不该，全在人随处理会。《灵枢》曰：能别阴阳十二经者，知病之所生。又曰：能知六经标本者，可以无惑于天下。正谓此也。若以六经之经，断然直作经络之经看，则不尽道，惑误不可胜言。后世谬讹，盖由乎此。

太阳者，风寒之着人，人必皮肤当之，当之则发热，热在皮肤。皮肤在躯壳之外，故曰表。有汗无汗在荣卫，荣卫亦在表。表合太阳足膀胱经，合者何？膀胱不与诸腑通筋膜联络耳，故曰孤腑，开窍于前，前者表阳之道，故合也。言太阳而不言膀胱经与皮肤者，不待言而可知也。然太阳犹有手小肠经，安知所言非此乎？小肠经不与皮肤合，不合则不主病，不主病则不足言，不足言则不在言内亦可知也。

阳明者，风寒之邪过皮肤而又进。接皮肤者，肌肉也。不曰肌肉而曰阳明者，肌肉居五合之中，为躯壳之正，内与阳明足胃合也。合谓何？胃亦中，为五脏六腑之海，合内外之正，以正合正也。故又曰正阳。然则阳明虽有二经，其手大肠经不与肌肉合不在言内，而所言者为胃经可知也。夫惟以正合正，故始终任重。风寒一至胃实，则不复再传，而吉凶死生机焉，有以哉。

少阳者，邪过肌肉而又进，则又到躯壳之内，腑脏之外。所谓半表半里者，少阳足胆经之合也。合者何？胆不自立，粘连于肝而不离，与外不属躯壳而不离躯壳，内不属腑脏而不离腑脏者同道，故合也。然则不以胆与合言而以少阳言者，胆与合皆偏隅，少阳统大纲其道备也。夫以病起于表，表外也。外为阳，故曰阳病，阳病自外而内，其渐如此，过此则入内矣。内而腑脏，腑合表而应病，不待言也。脏主内，内，里也。里为阴，脏亦阴，故曰阴病。阴病者，脏受病之谓也。

太阴，脾也。脾居中而阳事，故次少阳而为三阴之先受。少阴，肾也。

厥阴，肝也。心肺何以不受哉？《灵枢》曰：心为人一身之主，不受外邪，心受外邪人则死，以不受外邪，故位高而居上，肺主出不受纳，故最高而极上。二脏又不与外之三阳合，且阴道逆，其主下。故肝虽近脾，肾虽远而居下，肾反次脾受，肝最后受，故曰厥阴。厥虽以两阴交尽而得名，有逆道也。阴道自下而上，逆固如此。而三脏者，与表三阳又合道，天人一致之妙，有如此夫。由此观之，病虽无量，无有不归于三阳三阴者，极此而推。《素问》曰：百病皆生于风寒暑湿燥火，至哉言也。

表道自外而内，里道自下而上。三阳三阴参经络贯之于一，以统而言之，故于其渐也。不曰进，不曰入，不曰行走，而曰传，又曰转，借驿传轮转，以用其义，道本自然也。后人不察，只管愎空凿如此传如彼传之妄谬。天下有不归一于三阳三阴之病乎？呜呼！仲景殁，六经熄，病论不为不多也。而皆曰医者意也，事物皆归一于意矣，尚何道可言哉？

一日二日三四五六日者，犹言第一第二第三四五六之次序也。大要譬如计程，如此立个前程的期式约摸耳，非计日以限病之谓。证见如经为诊，不可拘日拘经以冒病。且如几几合并，太阳未过，已到阳明，太少合并，阳明位间乎中，谓中间不然，可乎？此可以一日一经数乎？可以一日二经三经言也。又况一入阳明，不复再传，此可以拘日拘经数乎？再经数向何处去也。胶柱鼓瑟，刻舟求剑，圣人之道，可以如此而求之哉！故曰道在言外。呜呼！仲景远矣，纸上摸影以争奇炫巧者纷纷然矣！安得心志存乎作德，有主而不惑者，吾与之共论言外之道而数此。

大约腑低下，阳根于阴而不离乎阴也。胃当脾前，禀水谷而应土。其脘上通咽，主纳而不出，出则病。小肠次胃而受盛，大肠次小肠而传送。谷道肛门，其下口也。二肠通胃而一道，故承胃下出重浊以应地，阳以行阴也。膀胱无上口，当肾前，居阑二肠之门，泌别分清，渗而为溺以出前窍。水道茎垂，其下口也。胆在肝内而前向，有入无出，故称实。

大势脏高上，阴根于阳而不离乎阳也。肺总腑脏而华盖，其脘上通喉，主出而不纳，误纳，则必咳，不出不已。心次肺而前向，脾次心而中居，肝次脾而左亸①。心肝同肺系，故从肺上通轻清以应天，阴以和阳也。脾当胃后，无出无入，孤中而鼓胃，故胃实则脾约。肾当膀胱后，次脾而缀脊膂。其中即人安生立命之门。妇人花开蒂结，娠妊于此，娩必腰痛，瓜果成熟，蒂脱而落故也。《脉诀》以右肾为命门，非但有出无入，故曰虚。

① 亸（duǒ）：下垂貌，言肝次脾而左系。

天生万物，人为最灵，腑阳脏阴缘得其正。褚氏有言，同化五谷，故胃为脾腑而脉从脾；同气通泄，故大肠为肺腑而脉从肺；同主精血，故膀胱为肾腑而脉从肾；同感交合，故小肠为心腑而脉从心；同以脉为窍，故胆为肝腑而脉从肝。如此则是以五腑五脏言也。以六腑六脏言之，《素》《灵》以心主配三焦，《脉诀》以命门配三焦。心主配者，主经络而言也。命门配者，主脉而言也。各就所主而言，虽不同，其为用火用虚，而所以言之意则一。虽皆曰虚，虚者大也。呜呼！古之君子，必求成德，德成莫要于艺精，艺精莫要于识病，识病莫要于知脉，知脉莫要于穷理。斯理未明，燮调难许，欲愈众疾，罔云而已，德可言哉！

卷之一

辨太阳病脉证并治上篇第一 凡六十六条 方二十

太阳一经，风寒所始，营卫二道，各自中伤。风则中卫，故以卫中风而病者为上篇。然风之为风，其义不一，故其为病，最为居多。所谓中风者，乃风寒暑湿之风也，与诸家方书之所谓中风云者，义不相同。诸家方书之所谓中风，盖《素问》曰阳之气以天地之疾风名之之风也。彼但以其所谓者为中风云耳，其于在此之所谓中风云者则无闻焉。二义辨论精切，详悉分晓，惟有此书。自此以下，知此义者，李明之而已。此义不明而欲求以言医，犹缘木求鱼耳，其如医何？此篇旧本第五，而次辨脉伤寒例痓湿暍诸篇之下，然世传诸篇，皆叔和所述，今案伤寒例一篇，则又疑非叔和语，夫以叔和编经，奚恁后经而先己，必后之赘附，遂致颠倒错乱，故条辨之，以复其初云。

（一）太阳之为病，脉浮，头项强痛而恶寒。

强，群养切。恶，影固切。下皆仿此。

太阳者，膀胱经也。其脉起于目内眦，上额交巅，从巅入络脑，还出，别下项，连风府，循肩膊内，挟脊，抵腰中，乃六经之首，主皮肤而统荣卫，所以为受病之始也。《难经》曰：浮，脉在肉上行也。滑氏曰：脉在肉上行，主表也。表即皮肤，荣卫丽焉。故脉见尺寸俱浮，知为病在太阳之诊也。项，颈后也。强痛者，皮肤荣卫一有感受，经络随感而应，邪正争扰也。恶寒者，该风而言也。风寒初袭表而郁于表，故不胜，复被风寒外迕①而畏恶之，及其过表而入里，则不复恶，仇雠②之义也。此揭太阳之总病，乃三篇之大纲，以下凡首称太阳病者，皆指此而言之也。

（二）太阳病，发热，汗出，恶风，脉缓者，名为中风。

恶，与恶寒之恶同。中，音众，下皆同。

---

① 迕（wǔ）：触犯，《小尔雅·广言》：“迕，犯了。”

② 仇雠（chóu）：亦为“仇仇”，仇人之意。

太阳病，上条所揭云云者是也。后皆仿此。发热，风邪干于肌肤而郁蒸也。汗出，腠理疏，玄府开而不固也。恶风，大意见上，此以风邪郁卫，故卫逆而主于恶风。缓，即下文阳浮而阴弱之谓，风性柔和，所以然也。中，当也。风，谓天之八风也。言既有如上条所揭云云之太阳病，加之发热汗出恶风而脉缓者，则其病乃是触犯于风而当之也。《灵枢》曰：夫天之生风者，非以私百姓也，其行公平正直，犯者得之，避者得无，殆非求人而人自犯之，此之谓也。然风之为风，其性属阳，其中人也，从卫而入，卫，气道也，风之所以从卫入者，卫亦阳，从其类也。此承上条而又再揭太阳分病之纪一，乃此篇之小总，篇内凡首称太阳中风者，则又皆指此而言也。下条乃释此条之义以出其治，余则或申此义与凡此条之众目耳。中篇下篇，其为证候，与此虽不同，其为节目，在彼则亦然，乃太阳之大三辨也。而各篇之中，其条目则各自又有辨焉，皆风寒之分别也。学者诚能潜心涵泳，体认的当，则风寒之是非，了然明白矣，尚何独断之难能哉。

（三）太阳中风，阳浮而阴弱，阳浮者，热自发，阴弱者，汗自出，啬啬恶寒，淅淅恶风，翕翕发热，鼻鸣干呕者，桂枝汤主之。

桂枝汤方

桂枝三两（去皮）　芍药三两　甘草二两（炙）　生姜三两（切）　大枣十二枚（擘）

上五味，㕮咀，以水七升，微火煮取三升，去滓，适寒温服一升，服已，须臾歠热稀粥一升余，以助药力，温覆令一时许，遍身漐漐微似有汗者，益佳，不可令如水流漓，病必不除。若一服，汗出，病差，停后服，不必尽剂。若不汗，更服，依前法。又不汗，后服小促役，其间半日许令三服尽。若病重者，一日一夜服，周时观之。服一剂尽，病证犹在者，更作服，若汗不出者，乃服至二三剂。禁生冷黏滑肉面五辛酒酪臭恶等物。

啬，审革切。淅，心吉切。翕，晓吉切。去，上声。滓，照儿切。歠①，与啜同。漐，音石。差，与瘥同。令，平声。臭恶之恶，如字。

此申上条而详言之，释其义，以出其治。太阳中风，乃掇上条所揭攒名以指称之，犹上条掇首条所揭，而以太阳病为首称，同一意也。阳浮而阴弱，乃言脉状以释缓之义也。《难经》曰：中风之脉，阳浮而滑，阴濡而弱，是也。阳浮者，热自发，阴弱者，汗自出，乃承上文而言，以释发热汗出之义。言惟其脉之阳浮，所以证乃热自发也；惟其脉之阴弱，所以证乃汗自出也。

---

① 歠（chuò）：饮；喝。同啜。《说文》“歠，饮也。”

关前阳，外为阳，卫亦阳也。风邪中于卫则卫实，实则太过，太过则强，然卫本行脉外，又得阳邪而助之强于外，则其气愈外浮，脉所以阳浮，阳主气，气郁则蒸热，阳之性本热，风善行而数变，所以变热亦快捷，不待闭郁而即自蒸发，故曰：阳浮者，热自发也。关后阴，内为阴，荣亦阴也。荣无故，则荣比之卫为不及，不及则不足，不足则弱，然荣本行脉内，又无所助，而但是不足于内，则其气愈内弱，脉所以阴弱，阴主血，汗者血之液，阴弱不能内守，阳强不为外固，所以致汗亦直易，不待覆盖而即自出泄，故曰阴弱者，汗自出也。啬啬恶寒，淅淅恶风，乃双关之句，盖原太阳本恶寒，而明其所以亦恶风之情状也。啬啬，言恶寒出于内气馁，不足以耽当其渗逼，而恶之甚之意；淅淅，言恶风由于外体疏，犹惊恨雨水卒然淅沥其身，而恶之切之意。盖风动则寒生，寒生则肤粟，恶则皆恶，未有恶寒而不恶风，恶风而不恶寒者，所以经皆互文而互言之，不偏此偏彼而立说也。翕翕发热，乃形容热候之轻微。翕，火炙也，团而合也。言犹雌之伏卵，翕为温热而不蒸，蒸，大热也。鼻鸣干呕，乃详上条之未备。鼻鸣者，气息不利也；干呕者，气逆不顺也。盖阳主气而上升，气通息于鼻，阳热壅甚，故鼻窒塞而息鸣，气上逆而干呕也。然翕翕发热难晓，而鼻鸣干呕易见，有鼻鸣干呕，则翕翕发热可征矣。方之为言，义之所在也。言中风之治，宜在是物也。主，主当也，言以是为主当，而损益则存乎人。盖脉证无有不相兼而见者，所以《经》但活泼泼，不欲人拘执之意也。桂枝，其性味虽辛甘而属乎阳，其能事则在固卫而善走阴也；芍药擅酸寒而下气，快收阴而敛液。夫卫气实而腠理开疏矣，非桂枝其孰能固之，荣血虚而汗液自出矣，非芍药其谁能收之！以芍药臣事桂枝而治中风，则荣卫无有不和谐者，佐之以甘草而和其中，则发热无有不退除者，使之以大枣而益脾，使之以生姜而止呕，皆用命之士也。微火者，取和缓不猛而无沸溢之患也。滓，淀垽①也。古人药大剂，金铛中煮，绵绞漉汤，澄滤取清，故曰去滓。歠，大饮也。热稀粥者，桂枝汤劫敌之奇兵，应赤帜于必胜之阵也。助药力，微旨也，譬如释氏之禅机，老氏之玄关，儒家之心法也。漐漐，和润而欲汗之貌。微似二字，最为要紧，有影无形之谓也。不可，禁止之词也。如水流漓，言过当也。病必不除，决言不遵节制，则不效验也。小促役，催速值事也。禁者，若物皆病之反也。凡此事宜，皆责之医家耳，病家安能料理？今人之医，惟务拱默以自崖岸，至不获效，则反疑猜而多口于桂枝。诸家集方，何尝见啜热稀粥四字，徒以发汗相授受，

---

① 垽（yìn）：渣滓。

微似，视为羡文，殊不知桂枝神算，捷在出奇，苟简之弊，牢不可破。吁！手足胼胝①，禹稷之所以圣也。然则任治君子？苟未至于胼胝，亦何惮而不然也。若曰：何如此其屑屑，则脱有不中，其咎将谁归与。

数变之数，音速。

（四）桂枝本为解肌，若其人脉浮紧，发热汗不出者，不可与也，常须识此，令勿误也。

为，去声。识，与志同。令，平声。

此原所以用桂枝之奥义，因著其反而示禁，以见药有反对，勉人当精其义以求的当之意。解者，救护而释散之之谓也。肌，肤肉也。盖风中卫而卫不固，发热汗出而恶风，卫行脉外，肤肉之分也。桂枝救护之，热粥释散之，病之所以解也。故曰本为解肌。浮，病在太阳也。紧，寒也。汗不出，亦寒也。不可与，言病不对，禁勿妄投也。然则桂枝汤之发汗云者，奥义也。识，记也，记其政事谓之识，言当常常用心以记其事，勿忘勿怠，而不可使有一忽之失误。盖有寒不得用桂枝，故致戒警如此，其言亦甚深切着明矣，而人犹自误，亦独何哉？

（五）凡服桂枝汤吐者，其后必吐脓血也。

桂枝辛甘大热，胃家湿热本甚者，复得桂枝之大热，则两热相搏于中宫，搏则必伤，甘又令人中满壅气而上溢，所以胃不司纳，反上涌而逆出也。然胃属土，土者金之母，肺属金，金者土之子，母病固传子，胃家湿热甚，则必传之肺，肺受胃之湿热，与邪热搏郁而蒸，久热为火，肺为金，脓血者，金逢火化也。

（六）若酒客病不可与桂枝汤，得汤则呕，以酒客不喜甘故也。

此承上条所言，复举一端以申之，欲人推此以及其余。酒客者，酒性湿热，所谓胃家湿热甚者，无逾此也。呕，亦吐也。得汤则呕，以不喜甘，见上。然即酒客不喜甘，得汤则呕而推之，则凡服桂枝汤而吐者，其义皆可以比类而察识矣，触类而通之，亦存乎其人焉耳。

（七）发汗后，水药不得入口为逆，若更发汗，必吐下不止。

以上四条，皆言桂枝之不对，以严示禁之意。水药不得入口，言呕吐之甚也。夫中风服桂枝汤以发汗，桂枝汤者，甘药也，伤寒服麻黄汤以发汗，麻黄汤中亦有桂枝，则亦甘药也，以发汗药皆有桂枝之甘而言之，则此条曰：发汗后水药不得入口者，乃承上二条复又通以得汤则呕之甚者言，而深寓戒

---

① 胼胝（pián zhī）：俗称老茧，《玉篇·肉部》：“胼胝，皮厚也。”引伸为辛苦劳累。

警之意也。逆者，言悖于道也。盖不通人之性气而逆治，则亦适足以致病逆而生变，故曰为逆也。必吐下者，言水药既不得入口，则胃已伤，若仍与前汤而重伤，则必致大坏，大坏则大乱，夫胃，中腑也，苟大坏乱，则不惟复上逆而仍呕吐，必将下加走泄而增泻利矣。不止，盖甚言害大，以深着致戒之意也。

（八）病有发热恶寒者，发于阳也；无热恶寒者，发于阴也。发于阳者七日愈，发于阴者六日愈，以阳数七，阴数六，故也。

此原中风伤寒之所以始，以要其所以终之意。凡在太阳，皆恶寒也。发热恶寒者，中风即发热，以太阳中风言也。发于阳之发，起也，言风为阳，卫中之，卫亦阳，其病是起于阳也。无热恶寒者，伤寒或未发热，故曰无热，以太阳伤寒言也。发于阴者，言寒为阴，荣伤之，荣亦阴，其病是起于阴也。七，少阳之数也；六，老阴之数也。阳数，九为老，七为少；阴数，老六而少八者，阳道顺，阴道逆，阳主进，阴主退也。愈，瘳也。风寒中伤人，渐次人身六经之部位而传进，以一日一经言之。中风六日，经虽传遍，必七日阳进而病自愈者，阳主生也。伤寒六日，经传遍，阴退极，病乃愈者，阴主杀也。然则中风伤寒之所以为病，其始也，各从其类而起，其既也，各得其数而愈，二气相因，天人一致，道妙自然，其机如此。《易》曰：知机其神乎。又曰：原始反终，故知死生之说。医有易道，至哉言也。孙思邈曰：不知太易，不足以言医。学者不可不察，苟志于道，不可不勉。

（九）太阳病，头痛，至七日以上自愈者，以行其经尽故也，若欲再作经者，针足阳明，使经不传则愈。

传，音啭，见第五问，后仿此。

此承上条下节之自愈者，复申其已然者之义，而又更着其未然者之治。太阳头痛，首条已具言之，此又独言者举大意也。七日以上，该六日而言也。行，亦传也。经尽，谓传遍也。欲作再经，谓病加进也。针足阳明，夺其传路而遏之也。传与阳明篇转互音义，犹古之驿传，今之过所云也。

（十）太阳病欲解时，从巳至未上。

太阳者，盛阳也，故王于巳午未，《经》曰自得其位而起者，此之谓也。

（十一）欲自解者，必当先烦，乃有汗而解，何以知之？脉浮，故知汗出解也。

此承上条复晓人以病解之机。烦字从火从页，《说文》：页，头也。然则烦者，热闷而头痛之谓也。先烦，邪欲出而与正分争，作汗之兆也。乃有汗，谓不如此则汗不得出也。脉浮，邪见还表也。汗出，邪出也。解者，邪散而病去也。

（十二）烧针令其汗，针处被寒，核起而赤者，必发奔豚，气从少腹上冲心者，灸其核上各一壮，与桂枝加桂汤，更加桂二两。

桂枝加桂汤方

于桂枝汤方内更加桂二两成五两，余依桂枝汤法。

令，平声。少，去声。上冲之上，上声。

此又承上条复着不喻者妄意攻之之变，与其救变之治也。烧针者，针性寒，必须先烧，使之温，而后可用也。被寒，言寒遂从针穴反得又入也。核，谓针穴处肉变红肿高起如核也。奔豚，肾之积名也。气从少腹上冲心，奔豚证发作之状也。盖人之素有肾积者，因针穴处寒得入之，其积遂发，则气自少腹上逆而冲心，状若惊豚突前而奔走，故曰奔豚也。灸其核上者，所以散其寒也。与桂枝汤者，解其欲自解之肌也。加桂者，桂走阴而能伐肾邪，故用之以泄奔豚之气也。然则所加者桂也，非枝也。方出增补，故有成五两云耳。

加减诸方，经止言加减，原无载方，旧本后人增补成方，类附卷末，而多谬误。今依增补校勘，移就各该法下，以便用者，不费寻讨云。

（十三）太阳病，头痛，发热，汗出，恶风者，桂枝汤主之。

此与前第二条，文虽差互详略，而证治则一。前条有脉无头痛以揭病名，此有头痛无脉以言治，互相详略耳，无异殊也。盖前条以为揭病名也，故必言脉，而后可以为得尽其详，以头痛已见于首条之太阳病也，故可得而略焉，此以从泛言而论治也。故虽不言脉不足以为略，详及头痛者，以前条既遗，此申之，所以为互相发明之意也。桂枝汤，方见前，下同。

（十四）太阳病，发热汗出者，此为荣弱卫强，故使汗出，欲救邪风者，宜桂枝汤主之。

此亦申上条而释之，与前第三条申释第二条之意同。第三条言阳浮而阴弱，此言荣弱卫强，卫强即阳浮，荣弱即阴弱，彼此互言而互相发明者也。救者，解救救护之谓。不曰风邪而曰邪风者，以本体言也。

（十五）太阳病，初服桂枝汤反烦不解者，先刺风池、风府，却与桂枝汤则愈。

此乃默喻人以救服汤不如法。发汗不如经，因而生变者之微旨，读者当以意逆，斯则得之，毋徒影射可也。盖桂枝全在服法，发汗切要如经。若服不如法，汗不如经，《经》曰病必不除。岂惟病不除，风愈得入而变愈剧，所以反烦。反，转也，言转加热闷也。先刺风池、风府者，预为杜塞风之门路也。风池二穴，在耳后陷者中，按之引于耳中，手足少阳脉之会，刺可入同身寸之四分；风府，在项上入发际，同身寸之一寸，大筋内宛宛中，督脉阳维二经之会，刺可入同身寸之四分。

（十六）太阳病，外证未解，脉浮弱者，当以汗解，宜桂枝汤。

外证未解，谓头痛项强恶寒等犹在也。浮弱，即阳浮而阴弱。此言太阳中风凡在未传变者，仍当从于解肌，盖严不得下早之意，故下条云。

（十七）太阳病，外证未解者，不可下也，下之为逆。欲解外者，宜桂枝汤主之。

下，去声，后皆仿此。

此承上条当汗解之旨，更并下早之禁而申言之，重致叮咛之意也。下，通大便也，亦谓攻里是也。夫所谓治病之道者，即其病之所在从而疗理之，求所以去之之谓也。病在东而疗西，欲其去也，其可得乎？盖风寒者，外邪也，皮肤肌肉者，人之外体也，外邪外入，犹在外体，汗之，所以逐其还复外散，则于理为顺而于道为合也。下而通大便，通腑也。腑，内也，病在外而求之内，欲何求哉？于理则不顺，故于道则颠倒悖戾而谓为逆也，《经》曰：从外而之内者，治其外，正谓此也。故上下条反复深致戒谨如此。

（十八）太阳病，先发汗不解而复下之，脉浮者不愈。浮为在外而反下之，故令不愈，今脉浮，故知在外，当须解外则愈，宜桂枝汤主之。

反，音板，下仿此。

复，亦反也，此总上二条而申释之，重致反复叮咛戒谨之意。

（十九）风家，表解而不了了者，十二日愈。

风家，谓中风之病也。表，外证也。解，罢也。了了，犹惺惺也。言中风之病，外证俱罢，大势已除，余邪未尽，犹未复初也。十二日，经尽之时也。言至此时，则余邪当悉去而初当复也。盖晓人当静养以待，勿多事反扰之意。《素问》曰：食养尽之，毋使过之，伤其正也，此之谓也。

（二十）中风发热，六七日不解而烦，有表里证，渴欲饮水，水入则吐者，名曰水逆，五苓散主之。

五苓散方

猪苓十八铢（去皮）　茯苓十八铢　泽泻一两六铢　白术十八铢　桂半两

上五味为散，以白饮和服方寸匕，日三，多服暖水，汗出愈。

散，上声。和，去声。

此太阳中风失于未治，久而入里之证。盖中风发热，必自汗出，六七日不解，出为过多可言也。烦者，汗出过多，亡津液而内燥也。表，以外证未罢言；里，以烦渴属腑言。欲饮水者，燥甚而渴，希救故也。吐，伏饮内作，故外者不得入也。盖饮亦水也，以水得水，涌溢而为格拒，所以谓之曰水逆也。泽泻长于行水，由其咸寒能走肾也；术性最善胜湿，以其苦甘而益脾也；二苓淡渗，利水以滋干，桂擅辛甘，祛风而和表。然术与泽泻，有苓事也。桂与苓者，岂非以其走阴而致师邪？谓五苓散两解表里而得汗者，里属腑，腑者，阳也，表本阳，所以一举而两得，故曰汗出愈也。

“术”上不当有“白”字，说在《本草钞》“术”条下。是书编始于叔和，叔和有《脉经》，《脉经》术上皆无白字，足可征也。然则白为后人所加明甚。呜呼，一字之加虽微，自夫执方者视之，为祸后世甚大。所谓杀人以政无异于刃者，此不殆有甚邪。

（二十一）太阳病不解，热结膀胱，其人如狂，血自下，下者愈，其外不解者，尚未可攻，当先解外。外解已，但少腹急结者，乃可攻之，宜桃核承气汤。

桃核承气汤方

桃仁五十个（去皮尖）　桂枝三两（去皮）　大黄四两　芒硝二两　甘草二两（炙）

上五味，以水七升，煮取二升半，去滓，纳芒硝，更上火，微沸，下火，先食温服五合，日三服，当微利。

去，上，皆上声。内，音纳。更，下，先，皆去声。合，音鸽，后皆仿此。

热结膀胱，即下条太阳随经瘀热在里之互词。狂，心病也。心主血而属火，膀胱，居下焦而属水，膀胱热结，水不胜火，心火无制，则热与血搏，不自归经，反侮所不胜而走下焦，下焦蓄血，心虽未病，以火无制而反侮所不胜，故悖乱颠倒语言妄谬，与病心而狂者无异，故曰如狂也。血自下则邪热不复停，故曰愈也。少腹，指膀胱也。急结者，有形之血蓄积也。桃仁，逐血也；桂枝，解外也；硝黄，软坚而荡热也；甘草，甘平而缓急也。然则五物者，太阳随经入腑之轻剂也。先食，谓先服汤，而饮食则续后进也。

（二十二）太阳病，六七日，表证仍在，脉微而沉，反不结胸，其人发狂者，以热在下焦，少腹当硬满，小便自利者，下血乃愈，所以然者，以太阳随经瘀热在里故也，抵当汤主之。

抵当汤方

水蛭三十个（熬）　虻虫三十个（熬，去翅足）　大黄三两　桃仁二十

个（去皮尖）

上四味为散，以水五升，煮取三升，去滓，温服一升，不下，再服。

少，下血，不下之下，抵当之当，皆去声。瘀，影据切。去，上声。

此承上条而复以其较重者言，详其义，变制以出其治。上言不解，此言表证仍在；上言当先解外，此言脉与反不结胸。发狂，则主血之心亦病，而重于如狂。硬满即急结，皆上条变文之互词。小便自利见下。下血，言不自下者当须下之，皆互相发明者也。所以然者至末，结上起下以发出治之词。里，膀胱也，腑也，故曰随经。瘀，血气壅秘也。抵，至也。水蛭虻虫，攻坚而破瘀；桃仁大黄，润滞而推热。四物者，虽曰比上则为较剧之重剂，然亦至当不易之正治也。

（二十三）太阳病，身黄脉沉结，少腹硬，小便不利者，为无血也。小便自利其人如狂者，血证谛也，抵当汤主之。

此总上二条而分晓之，以决言抵当为的于用之意。黄，瘀热外薄也。小便不利以下，承上文以辨白上二条而分别之也。谛，审也，言如此则为血证审实，无复可疑，必须抵当者乃其的对，勉人勿二之意也。

（二十四）太阳病，发汗后，大汗出，胃中乾，烦燥不得眠，欲得饮水者，少少与饮之，令胃气和则愈。若脉浮，小便不利，微热消渴者，与五苓散主之。

燥，音埽①。乾，音干。令字，读平声。

伤寒宜发汗，发汗则病解，中风宜解肌，发汗则变生。然则太阳病发汗后，大汗出者，中风误于发汗，变也。胃中干者，汗出过多亡津液也。烦燥者，干则燥，燥则热，热则烦也。不得眠者，胃为阴，干则不足，不足则不和，不和，所以不得眠也，《素问》曰：胃不和，则卧不安，此之谓也。欲得饮水者，热思凉而燥作渴，引水以自救也。少少与者，胃属土，土干固燥，得水则润，润则和，和则万物生，所以愈也。不然多则涝，涝则反为土所恶矣。若脉浮，言或不即愈，而脉又转单浮之谓，浮则邪见还表可知矣。小便不利，土干则水竭也，微热，邪还表则病已减，故热亦轻也。消，言饮水而小便又不利，则其水有似乎内自消也。渴，言能饮且能多也。五苓散者，导湿滋干，功兼其全也。干得滋而湿得导，则热不期退而自退，病不言愈而愈可知，此又用五苓之一义也。方见前。

（二十五）太阳病，发汗，汗出不解，其人仍发热，心下悸，头眩身瞤

---

① 埽：音 sào。

动，振振欲擗①地者，真武汤主之。

悸，群季切。眩，匣绢切。瞤，日伦切。振，平声。擗，滂吉切。

此举下篇首条末后为逆之一节，更互其词以详其义，出其治以救其逆。盖太阳中风，误服大青龙而致逆之救法也。发汗而病不解者，其为误汗可知也。仍发热，言汗虽出，病依旧在也。悸，怔忡也。眩，昏晕也。瞤，瞮②动也。振振，振作也。擗，拊心也。言心怔而忡，头昏而晕，肉瞮而动，手拊心而无何可奈，厥逆筋惕肉瞤变文之互词也。夫太阳中风，阳浮阴弱，汗出恶风，例虽名曰发汗，义则实在解肌。解肌者，桂枝汤也。法曰：遍身絷絷，微似汗者益佳，不可令如水流漓，病必不除。苟至流漓，岂惟病不除，多见亡阳而虚甚也。微弱与浮弱大略相仿佛，亦互文也。汗出恶风，桂枝证也。服大青龙，势必流漓可知。仍发热，翕翕不除而变甚也。厥逆而至于振振欲擗地，啬啬淅淅变剧也。病变剧矣，亡阳虚甚矣，大敌在前，良将重选，是故茯苓行水，术性导湿，湿导水行，祖龙归海也；芍药收阴，附子回阳，阳回阴收，铁甲当关也；生姜以醒其昏，为救厥逆之剧。盖龙之为龙，方其旱也，固奋然升天行雨以显诸仁。及其涝也，则又幡然蹈海潜渊以藏诸用。行雨者，致水也，潜渊者，伏水也。然则水也者，龙之所以神其变化者也。而真武者，则又专位乎北，而为司水之神也。龙既不能外水以自神，水又必由真武以神其主。大哉青龙，吾知其不能不降于真武矣。道之所符而自然之验固如是夫。是故误服神汤而变剧者，必有神汤而后救也。神乎神乎，圣而不可知之之谓，此非细义，读者最宜致思。方见少阴篇。

（二十六）太阳病，发汗，遂漏不止，其人恶风，小便难，四肢微急，难以屈伸者，桂枝加附子汤主之。

桂枝加附子汤方

于桂枝汤方内加附子三枚，余依桂枝汤法。

此亦太阳中风误汗之变证。发汗，遂漏不止者，由反治，所以汗反出而势不容已也。恶风者，太阳中风本自汗出腠理疏而恶风，既漏不止，则腠理愈疏而恶愈甚也。小便难者，汗漏不止，则亡阳亡津液，亡阳则气不足，亡津液则水道枯竭。且小便者，膀胱所司也，膀胱本太阳经而为诸阳主气，气不足则化不行也。四肢微急难以屈伸者，脾统血而主四肢，胃司津液而为之合，津液亡而胃不足，则脾亦伤而血亦亏，血气亏涩，筋骨所以不利也。夫

① 擗（pǐ）：通“躄”，跌仆。

② 瞮（tiē）：肉动。《字汇补·肉部》“瞮，肉动也。”

固表敛液，无出桂枝之右矣。而欲复阳益气，所以有附子之加焉。然三枚盖出于增补，非经之本文，用者宜参酌。

【临床解读】

冯某，男，63 岁。2020 年 12 月 2 日初诊。

主诉：右下肢外侧发凉 1 年，加重伴汗后身凉 1 个月。

现病史：患者自述 2019 年 10 月份开始出现右下肢外侧发凉，盖棉被或活动后缓解，发病前经常去河边钓鱼，无论冬夏，坚持每日钓鱼 5 年，西医检查无异常。现症见：近 1 个月来患者稍活动易汗出，汗后自觉身发冷，皮肤有针扎感，持续 10 多分钟身凉缓解，怕风，遇风亦觉皮肤凉，纳可，眠差早醒，大便成形，1~3 日一行，小便黄，近 1 个月饮酒 5~6 次，舌质暗红，苔根白腻，脉沉滞。

处方：桂枝 10 克，生白芍 10 克，生黄芪 30 克，制附子 10 克（先煎），车前草 30 克，生姜 3 片，大枣 3 枚为引。15 剂，每日 1 剂，水煎服。（张磊医案）

（二十七）风湿相抟，骨节烦疼掣痛，不得屈伸，近之则痛剧，汗出短气，小便不利，恶风不欲去衣，或身微肿者，甘草附子汤主之。

甘草附子汤方

甘草二两（炙）　附子二枚（炮，去皮脐，破）　白术二两　桂枝四两（去皮）

上四味，以水六升，煮取三升，去滓，温服一升，日三服，初服得微汗则解，能食汗出复烦者，服五合，恐一升多者，宜服六七合为妙。

抟，定文切。剧，群吉切。去，溪矩切。

抟，捝①聚也，言风与湿捝合团聚，共为一家之病也。有本来感受天地之风湿，而为风湿相抟者，有中风汗出过多，湿沾衣被，致成风湿相抟者，有伤寒发汗过多，衣被不更，变而为风湿相抟者，三者所受之因虽殊，而其为病则一，故其为治亦皆大略相同，此盖以中风之风湿相抟而言。烦，风也。痛，湿也。风淫则掣，湿淫则痛。风湿之邪，注经络，流关节，渗骨髓，四体所以烦疼掣痛而不利也。近之则痛剧者，外邪客于内，迕②之则逆也。短气者，汗多亡阳而气伤也。恶风不欲去衣者，以重伤故恶甚也。或，未定之词。身微肿，湿外薄也，不外薄则不肿，故曰或也。甘草益气和中，附子温经散湿，术能胜水燥脾，桂枝祛风固卫，此四物者，所以为风湿相抟之的药也。

---

① 捝（nǐ）：模拟，比拟。《广雅·释诂四》："捝，拟也。"

② 迕（wǔ）：违反，违背。

（二十八）太阳病，中风，以火劫发汗，邪风被火热，血气流溢，失其常度，两阳相熏灼，其身发黄，阳盛则欲衄，阴虚则小便难，阴阳俱虚竭，身体则枯燥，但头汗出，剂颈而还，腹满而喘，口干咽烂，或不大便，久则谵语，甚者至哕，手足躁扰，捻衣摸床，小便利者，其人可治。

衄，疑木切。评，《素问》作谵，与詹同，下仿此。

强夺而取之之谓劫。邪风被火热，承上起下之词，言太阳中风不当如此治，故曰失其常度，着其变以致戒之意也。两阳，谓风火也。黄，脾土之色也。脾主肌肉，邪热甚则土燥，故色显然着见于外也。阳盛，阳以气言，火能助气，故盛也。欲衄，待衄未衄之词。阴虚，阴以血言，热则耗血，故虚也。小便，血液之类也，血耗，故难也。然火能助气，过则反败气，所以阴阳俱虚竭，言血气俱亏乏也。身体则枯燥，承上文而言亏乏之征也。剂，齐分也，言汗自头出至颈，自颈齐分，还而不下。《灵枢》曰：诸阴脉皆至颈胸中而还，独诸阳脉皆上至头耳。然则是乃阳有汗而阴不汗也。腹满，邪内实也。微喘，热攻于肺，肺受熏蒸而气促急也。口干，阴虚而津液不足也。咽烂，炎蒸而成腐坏也。或不大便，言津液不足，有时或则便硬也。谵语，寐中多言妄语，盖言出于心，火盛血衰，心虚而神乱也。哕，火炽而气逆也。手足为四肢，乃诸阳之本，阳邪盛甚，气乱神昏，所以疾动而不宁也。小便利者，反上文阴虚小便难而言，利则阴未甚虚，阴未甚虚，则阳犹有可以回之者，所以为可治也。

（二十九）太阳病，以火熏之，不得汗，其人必躁，到不解①，必清血，名为火邪。

清与圊②同。

熏，亦劫汗法。盖当时庸俗用之，烧坑铺陈，洒水取气，卧病人以熏蒸之之类是也。躁，手足疾动也。到，言犹反也。谓徒躁扰而反不得解也。清血，便血也。汗为血之液，血得热则行，火性大热，既不得汗，则血必横溢。阴盛者，所以下圊也。

（三十）太阳病，二日，反躁，反尉③其背，而大汗出，大热入胃，胃中水竭，躁烦，必发谵语，十余日，振栗自下利者，此为欲解也。故其汗从腰以下不得汗，欲小便不得，反呕，欲失溲，足下恶风，大便鞕，小便当数，而反不数，及多大便已，头卓然而痛，其人足心必热，谷气下流故也。

---

① 到不解：此条《脉经》卷七第十六“太阳病，以火熏之，不得汗，其人必躁，到经不解，必有清血。”宋本《伤寒论》第114条，亦为“到经不解”。

② 圊（qīng）：泄下，泄利。《金匮要略·呕吐哕下利病脉证治》：“设不差，必圊脓血。”

③ 尉：通熨。

尉，俗作熨，鞕与硬同。下利下流之下，去声。数，音朔。

二日，当传之时也。反躁，欲传也。熨其背，亦火劫汗法也。大汗出者，悖道以治，故出骤也。大热，邪热与火热相抟也。入胃，胃属土，故火邪先之也。水竭，火盛则水涸也。躁烦谵语，皆内热也。十余日，过经同也。振，鼓战，栗，悚缩，作欲解之先兆也。下利，阴虚而津液偏于下走也。欲解，待解未解之词。故其汗从腰以下不得汗，至大便硬一节，乃承上文说犹未解之意，言振栗若是作汗，则热散而病解，今自利，津液又偏于下泄，胃中又不足，所以待解不解，汗不到下体，干而不得小便，阳气不下通，反上逆而呕。失，犹言不也。溲，小便也。足下恶风，无阳以为卫护也。大便硬，无津液以为润送也。小便当数而反不数至末，是反上文又说要解的意。盖言以人之津液偏渗而论之，大便既硬，则小便当多而频数，故以不数为反，既反不数，则津液又当回于胃中可知也。及，言待及津液由此而回足，则大便得润而当出。出多者，以待则久，久故多也。卓，特也。头特然而痛，阴气上达也。足心必热，阳气下通也。谷气，食气也。言待解未解以来，为津液又不足，阳不下，阴不上，是以犹不解，今阴上达而头独觉痛，阳下行而足心则热者，以胃中津液回足，大便润而得出，食气已下行也。病虽不言解，而解之意已隐然见于不言之表矣，读者当自悟可也。

（三十一）太阳病，当恶寒发热，今自汗出，不恶寒发热，关上脉细数者，以医吐之过也。一二日吐之者，腹中饥，口不能食；三四日吐之者，不喜糜粥，欲食冷食，朝食暮吐，以医吐之所致，此为小逆。

此原病变由于误治，因复推其未为大过，亦严戒警之意。关上，脾胃之部位也，细则为虚，数则为热，所以知其误于吐也。一二日，言病之初，犹在太阳也。腹中饥，阳能化谷而吐后胃虚也。口不能食，胃受伤也。三四日，病在阳明也。欲食冷食，阳明恶热也。朝，自寅至辰，少阳之王时，少阳未病，故饮食如常也。暮，自申至戌，阳明之王时，阳明胃伤，故当其时则吐也。小逆，言证未甚变，邪未乱传，但以吐伤其胃气，致使止妨于饮食，所以犹得为小逆也。然逆虽曰小，君子必求无逆而后可，是故致戒如此。

（三十二）太阳病吐之，但太阳病当恶寒，今反不恶寒，不欲近衣，此为吐之内烦也。

此亦误吐之变证。不恶寒不欲近衣，言表虽不显热而热在里也，故曰内烦。内烦者，吐则津液亡，胃中干，而热悗①内作也。

---

① 悗（mán）：烦闷。《灵枢·五乱》：“清浊相干，乱于胸中，是谓大悗。”

（三十三）太阳病，小便利者，以饮水多，必心下悸，小便少者，必苦里急也。

饮水多而心下悸者，心为火脏，水多则受制也。小便少则水停，所以里急也。

（三十四）太阳中风，下利呕逆，表解者，乃可攻之，其人漐漐汗出，发作有时，头痛，心下痞硬，满引胁下痛，干呕短气，汗出不恶寒者，此表里未和也，十枣汤主之。

十枣汤方

芫花（熬）　甘遂　大戟　大枣十枚（擘）

上三味，等分，各别捣为散，以水一升半，先煮大枣肥者十枚，取八合，去滓，纳药末，强人服一钱匕，羸人服半钱，温服之，平旦服，若下少病不除者，明日更服加半钱，得快下利后，糜粥自养。

下利、下少之下，更，皆去声。羸，音雷。养，上声。

乃可攻之以上，喻人勿妄下早之意。漐漐汗出至短气，言证虽有里，犹未可下，直至汗出不恶寒，方是承上起下，言当下以出其治。然下之为下，义各不同，此盖邪热伏饮，抟满胸胁，与结胸虽涉近似，与胃实则大不相同。故但散之以芫花，达之以甘遂，泻虽宜苦，用则大戟，胜之必甘，汤斯大枣，是皆蠲饮逐水之物，而用情自尔殊常。羸，瘦劣也。糜粥，取糜烂过熟易化，而有能补之意。

（三十五）太阳病，外证未除，而数下之，遂协热而利，利下不止，心下痞硬，表里不解者，桂枝人参汤主之。

桂枝人参汤方

桂枝四两（去皮）　甘草四两（炙）　白术三两　人参三两　干姜三两

上五味，以水九升，先煮四味取五升，纳桂，更煮取三升，去滓，温服一升，日再服，夜一服。

数，读迟数有命之数，音速。数下利下之下，去声。数，言失于急遽，下之太早，所以原反，而为反之互词也。协，互相和同之谓，言误下则致里虚，外热乘里虚而入里，里虚遂协同外热变而为利，利即俗谓泄泻，是也。不止，里虚不守也。痞硬者，正虚邪实，中成滞碍，否塞而不通也。以表未除也，故用桂枝以解之；以里下虚也，故用理中以和之；干姜兼能散痞硬之功，甘草亦有和协热之用。是故方则从理中，加桂枝而易名，义则取表里，期两解之必效。

（三十六）太阳病，桂枝证，医反下之，利遂不止，脉促者，表未解也，

喘而汗出者，葛根黄连黄芩汤主之。

葛根黄连黄芩汤方

葛根半斤　黄连三两　黄芩二两　甘草二两（炙）

上四味，以水八升，先煮葛根减二升，纳诸药，煮取二升，去滓，分，温再服。

此与上条因同而变异。利遂不止以上，与上条上节，两相更互发明之词；脉促以下，言变殊，故治异也。促为阳邪上盛，阳主表故为表未解之诊。喘汗者，里虚阴弱而表阳不为之固护也。夫表未解而利则属胃，有阳明之分也。故肌之当解者，从葛根以解之。以喘汗不独表实而有里虚也，故但从中治而用甘草以和之。然利与上条同，而上条用理中者，以痞硬也。此用芩连者，以喘汗属热为多也。然则四物之为用，其名虽与上条殊，其实两解表里则一耳。

（三十七）太阳病下之后其气上冲者，可与桂枝汤方用前法。若不上冲者，不可与之。

下，去声。上，上声。

气上冲者，阳主气而上升，风属阳，所以乘下后里虚入里而上冲也。但上冲而不他变，则亦有可下之机而不足为大误。然终以不先解表，致有上冲之逆，故曰：可与桂枝汤方用前法。言以桂枝汤与前番所下之汤法合汤，再行表里两解之，如桂枝加大黄之类是也。若不上冲，则非阳邪可知，故曰不可与之。

（三十八）太阳病，下之后，脉促胸满者，桂枝去芍药汤主之。若微恶寒者，去芍药方中加附子汤主之。

桂枝去芍药汤方

于桂枝汤方内，去芍药一味，余依桂枝汤法。

桂枝去芍药加附子汤方

于桂枝汤方内去芍药，加附子一枚。

下，去声。去，上声。

凡下而证变者，皆误下也。胸满者，阳邪乘虚入里而上抟于膈也。用桂枝者，散胸满之阳邪也。去芍药者，恶其走阴而酸收也。微恶寒，阳虚也。加附子，回阳也。

【临床解读】

李某，女，50岁。2020年11月9日初诊。

主诉：四肢外侧发凉、郁胀疼痛4年。

现病史：患者自2017年起出现四肢外侧冷凉胀痛，西医各种检查均正常。现症见：四肢外侧发凉、郁胀疼痛，手脚及眼睑轻度水肿，夜间较明显，疼痛时影响睡眠，胃胀满，偶隐痛，平素易怕冷，乏力，晨起稍口苦不干，大便时溏，小便调，停经1年，舌质淡红，苔薄白，脉沉弱。

处方：桂枝10克，生白芍10克，制附子10克（先煎），生黄芪30克，炙甘草6克，生薏苡仁30克，生姜3片，大枣（切开）3枚为引。6剂，每日1剂，水煎服。（张磊医案）

（三十九）喘家作，桂枝汤加厚朴、杏子，佳。佳，一本作仁。

此揭言阳邪作喘治法之大要。

（四十）太阳病，下之微喘者，表未解故也，桂枝加厚朴杏仁汤主之。

桂枝加厚朴杏仁汤方

于桂枝汤方内，加厚朴二两，杏仁五十个。余依桂枝汤法。

此详上条而重出。喘者，气夺于下而上行不利，故呼吸不顺而声息不续也。盖表既未罢，下则里虚，表邪入里而上冲，里气适虚而下夺，上争下夺，所以喘也。然微者，言气但亏乏耳，不似大喘之气脱也。以表尚在，不解其表，则邪转内攻而喘不可定，故用桂枝，解表也；加厚朴，利气也；杏仁有下气之能，所以为定喘当加之要药。

【临床解读】

贾某，女38岁。2021年11月17日初诊。

主诉：间断咳嗽6个月余。

现病史：患者6个月前无明显诱因出现咳嗽至今，情绪波动、受凉、感冒后易引起干咳，气促，咽痒，有异物感，严重时在密闭空间则出现胸闷心慌，纳食可，眠可，二便调，舌质红，苔薄白，脉沉滞。

处方：桂枝10克，生白芍10克，厚朴10克，杏仁10克，威灵仙10克，蝉蜕6克，炙甘草6克，生姜3片，大枣3枚（切开）为引。10剂，每日1剂，水煎服。（张磊医案）

（四十一）太阳病，医发汗，遂发热恶寒，因复下之，心下痞，表里俱虚，阴阳气并竭，无阳则阴独，复加烧针，因胸烦面色青黄，肤瞤者难治，今色微黄，手足温者易愈。

复下之下，去声。

此言病变由于误治，而明可愈不可愈之分，以见道本自然，人不可苟之意。下原初误，痞言再误，表以误汗言，里以误下言，故曰俱虚。阴指里，阳指表，无阳，以俱虚言也。阴独，谓痞也。青黄，脾受克贼之色。微黄，土见回生之色。手足温，阳气回于四末也。言既经反复之误，又见克贼之色，肌肤瞤动而不宁，则脾家之真阴败，而为难治。今则土见回生之色，四末得温，胃家之真阳复，故为易愈也。然则均误也，如彼变则难，如此变则易，自然而然，所谓道也。虽有智者，岂能加毫末？是故君子慎其初以求尽道，不苟道以罔人，小人反是。

（四十二）太阳病下之，其脉促不结胸者，此为欲解也。脉浮者，必结胸也。脉紧者，必咽痛。脉弦者，必两胁拘急。脉细数者，头痛未止。脉沉紧者，必欲呕。脉沉滑者，协热利。脉浮滑者，必下血。

凡在太阳，皆表证也。误下则变，亦有乱生而不可以一途拘者。促为阳邪上盛，阳盛于上而不结胸，则邪必待散而欲愈可知。浮为热在上焦，下后脉浮，则邪热上抟必结于胸可诊。紧则寒邪客于下焦，下焦有少阴，少阴之脉，循咽挟舌本，客邪为热，循经而上冲，所以知必作咽痛也。弦为邪抟少阳，少阳之脉循胁，所以知两胁必拘急也。细数者，邪气因循而欲传，故知头痛未止也。沉紧，有寒气也，故气上逆而必欲呕。沉滑邪干水分也，故必协热作利。浮滑，气伤血分也，故知必致下血。夫以病在太阳，一误下之余，而其变乱有如此者，是故君子，不可不慎也。

（四十三）太阳病，脉浮而动数，浮则为风，数则为热，动则为痛，数则为虚，头痛发热，微盗汗出而反恶寒者，表未解也。医反下之，动数变迟，膈内拒痛，胃中空虚，客气动膈，短气躁烦，心中懊侬，阳气内陷，心下因硬，则为结胸，大陷胸汤主之。若不结胸，但头汗出，余无汗，剂颈而还，小便不利，身必发黄也。

大陷胸汤方

大黄六两（去皮）　芒硝一升　甘遂一钱（另末）

上三味，以水六升，先煮大黄取二升，去滓，纳芒硝，煮一两沸，纳甘遂末，温服一升，得快利，止后服。

懊，影考切。侬，音农。

太阳之脉本浮，动数者，欲传也。浮则为风四句，承上文以释其义。头痛至表未解也，言前证。然太阳本自汗，而言微盗汗，本恶寒，而言反恶寒者，稽久而然也。医反下之，至大陷胸汤主之，言误治之变与救变之治。膈，心胸之间也。拒，格拒也。言邪气入膈，膈气与邪气相格拒而为痛也。空虚，言真气与食气皆因下而致亏损也。客气，邪气也。短气，真气不足以息也。懊侬，悔恨之意，心为邪乱而不宁也。阳气，客气之别名也，以本外邪，故曰客气。以邪本风，故曰阳气。以里虚也，因而蹈入，故曰内陷。阳性上浮，故结于胸，以胸有凶道而势大也，故曰：大陷胸汤。芒硝之咸，软其坚硬也；甘遂之甘，达之饮所也；然不有勇敢之才，定乱之武，不能成二物之功用，故必大黄之将军，为建此太平之主将。若不结胸至末，以变之亦有轻者言。盖谓邪之内陷，或不结于胸，则无有定聚。但头汗出者，头乃诸阳之本，阳健其用，故汗出也。余处无汗者，阴脉上不过颈，阳不下通，阴不任事，故汗不出也，小便不利者，阳不下通，阴不任事，化不行而湿停也，湿停不行，必反渗土而入胃，胃土本湿，得渗则盛，既盛且停，必郁而蒸热，湿热内发，色必外夺，身之肌肉，胃所主也，胃土之色黄，所以黄发于身为可必也。发黄可必而不言其治者，以有其条也。学者，从其类以求之，则道在矣。

（四十四）太阳病，重发汗而复下之，不大便五六日，舌上燥而渴，日晡所小有潮热，从心上至少腹，硬满而痛不可近者，大陷胸汤主之。

晡，帮孤切。

此明结胸有阳明内实疑似之辨：晡日加申时也。小有，言微觉有也。盖不大便燥渴，日晡潮热，从心下至少腹硬满而痛，皆似阳明内实而涉疑，且变因又同，惟小有潮热，不似阳明之甚，可以辨差分。苟非义精见切，鲜有不致误者。所以阳明必以胃家实为正，而凡有一毫太阳证在，皆不得入阳明例者，亦以此也。《诗》云：战战兢兢，如临深渊，如履薄冰。司命君子，临此任而无此心者，难以与言仁也。

（四十五）病发于阳而反下之，热入因作结胸。病发于阴而反下之，因作痞，所以成结胸者，以下之太早故也。

反，音板。

此原结胸与痞之因。发于阳发于阴见第八条。结胸，大抵以结硬高当于胸为名。痞者，痞塞于中，而以天地不交之否为义。病发于阴而反下之，不言热入，与末后申明上句而不及下句者，皆欲人同推也。然发于阳而下之早者，未尝无痞，发于阴而下之早者，亦有结胸。疾病之机，每多不期然而然。盖出于反常之变，良由人之气禀不齐，事物之交不一，如春伤于风，夏生飧泄，夏伤于暑，秋必痎疟，秋伤于湿，冬必咳嗽，冬伤于寒，春必病温。此固圣人谕道之常经，百世不易之定论。然即今之病四病者而观之，必各于其时而各病其病者，千百一二，不拘于时杂错而乱病者，岁岁比比然也。不言四病之故则已，有言四病之故者，必不能外圣人之经而异其说也。是故君子道其常，而善学圣人者，则曰：文载道之具也。六经，圣人之糟粕，必求圣人之情于言语文字之外，而后圣人之道明。欲学仲景，不可不勉。

（四十六）结胸者项亦强，如柔痓状，下之则和，宜大陷胸丸方。

大陷胸丸方

大黄半斤（去皮）　葶苈半升（熬）　芒硝半升　杏仁半升（去皮尖，熬黑）

上四味，捣筛二味，纳杏仁芒硝合研如脂，和散，取如弹丸一枚，别捣甘遂末一钱匕，白蜜二合，水二升，煮取一升，温顿服之，一宿乃下，如不下，更服，取下为效，禁如药法。

王氏曰：痓，当作痉，群并切，余仿此。

此以结胸之剧者言，变制以出其治。夫邪结硬于胸，俯则碍而不利，势必常昂，有反张之疑似，如柔痉状之谓也。盖病已至剧，辨之不可不明，治之不可不审。是故，大黄芒硝甘遂前有之矣，葶苈有逐饮之能，杏仁以下气为用，白蜜甘而润，导滞最为良，名虽曰丸，犹之散耳，较之于汤，力有加焉，此诚因病制胜之良规，譬则料敌添兵之妙算。

（四十七）结胸证，其脉浮大者不可下，下之则死。

此示人凭脉不凭证之要旨，戒人勿孟浪之意。夫结胸之为阳邪内陷，法固当下，下必待实，浮为在表，大则为虚，浮虚相抟，则表犹有未尽入，而里未全实可知，下则尚虚之里气必脱，未尽之表邪皆陷，祸可立至，如此而命尽，谓非医咎何？是故致戒也。

（四十八）结胸证悉具，烦燥者亦死。

悉具，其候皆见。烦燥，津液竭也。津液竭者，不可下。下证具矣，不下不可，下之不可，不死而何？

（四十九）太阳病，先下之而不愈，因复发汗，以此表里俱虚，其人因致冒，冒家汗出自愈。所以然者，汗出表和故也。得里未和，然后下之。

冒，昏蒙，言邪蒙幂而外蔽也。汗出则邪散，故表和也。得，谓知则得之也。里以二便言。盖邪无定聚，或前或后，难以定拟，故曰得。举大意而不出方，不出方者，以未得，则方无可出也。

（五十）大下之后复发汗，小便不利者，亡津液故也，勿治之，得小便利，必自愈。

亡无通，后皆仿此。

复之为言，反也。未汗而下，谓之反下，已下而汗，谓之反汗。既反下，又反汗，谓之重亡津液，津液重亡，则小便少，应不利，非病变也，故曰勿治。言若治之以利其小便，则小便无可利者，不惟无益而反害，害则转增变矣，亦戒慎之意。

（五十一）太阳病未解，脉阴阳俱停，必先振栗，汗出而解。但阳脉微者，先汗出而解。但阴脉微者，下之而解。若欲下之，宜调胃承气汤主之。

先汗出，《脉经》作先汗之。

此概举汗下之大旨，以为诀人用治之要法。夫病而至于脉阴阳俱停，则气血转和，无相胜负可诊矣。然犹必先振栗，乃得汗出而后始解者，则其人本虚可知也。但阳脉微先汗出而解者，盖《经》曰：阳虚阴盛，汗出而愈是也。但阴脉微下之而解者，《难经》曰：阳盛阴虚，下之而愈是也。滑氏曰：受病为虚，不受病为盛。唯其虚也，是以邪凑之，唯其盛也，是以邪不入，即《外台》所谓表病里和，里病表和之谓。学者玩味而有得焉，则于治也，思过半矣。

（五十二）太阳病三日，已发汗，若吐，若下，若温针，仍不解者，此为坏病，桂枝不中与也。观其脉证，知犯何逆，随证治之。中，去声。

三日，传遍三阳之时也。坏，言历遍诸治而犹不愈，则反复杂误之余，血气已惫坏，难以正名名也。不中，犹言不当也。末三句，言所以治之之法也。盖既不可名以正名，则亦难以出其正治，故但示人以随机应变之微旨，斯道之一贯，斯言尽之矣。盖亦圣门传心之要义。轮扁所谓疾徐苦甘，应手厌心者，不可以言传，不犹是夫。善学者，心体而自得师焉。则所谓三百九十七、一百一十三者，可以应病变万有于无穷矣，岂惟治中风伤寒云乎哉！

（五十三）太阳病过经十余日，反二三下之，后四五日，柴胡证仍在者，先与小柴胡汤。呕不止，心下急，郁郁微烦者，为未解也，与大柴胡汤下之，则愈。

大柴胡汤方

柴胡半斤　黄芩三两　半夏半升　芍药三两　枳实四枚　大黄二两　生姜五两（切）　大枣十二枚（擘）

上八味，以水一斗二升，煮取六升，去滓，再煎，温服一升，日三服。

过，平声，下同。

过经与坏同，不知何逆而二三下之，适所以致逆耳，故曰反也。柴胡证仍在者，言下而又下，阳明虽未见伤而邪在少阳者，亦未见除也。先与小柴胡者，赜①之之意也。呕不止，郁郁微烦者，邪扰二阳，故曰未解也。大柴胡者，有小柴胡以为少阳之主治。用芍药易甘草者，以郁烦非甘者所宜，故以酸者收之也。加枳实大黄者，荡阳明之郁热，非苦不可也。盖亦一举而有两解之意。

① 赜（zé）：深奥，奥妙。

（五十四）太阳病，过经十余日，心下温温欲吐而胸中痛，大便反溏，腹微满，郁郁微烦，先此时自极吐下者，与调胃承气汤。若不尔者，不可与。但欲呕，胸中痛微溏者，此非柴胡证，以呕故知极吐下也。

胸中痛，邪在膈也。若曾极吐，则应有心下温温欲吐，何也？以胃口已被吐伤，邪热上抟于膈，反欲吐而不得吐也。腹微满，郁郁微烦，邪在胃也。若曾极下，则应大便微溏，何也？以下则胃虚，邪虽实于胃，大便反不能结硬也。故曰先此时自极吐下者，与调胃承气汤。言当荡其热以和其胃也。不尔，言未极吐下也。但欲呕至末，申明上文。调胃承气汤方见下篇。

（五十五）太阳病，项背强几几，反汗出恶风者，桂枝加葛根汤主之。

桂枝加葛根汤方

于桂枝汤方内，加葛根三两，余依桂枝汤法。

几音殊。

几几，鸟之短羽者，动则引颈几几然，形容病人之颈项俱病者，俯仰不能自如之貌。盖太阳之脉，下颈挟脊，太阳之筋，其别者挟脊上项，阳明之脉，其支者从大迎下人迎，循喉咙，入缺盆。阳明之经，其直者上腹而布，至缺盆而结，上颈，上合于太阳。故邪凑太阳，则项背强，加阳明，则颈亦病，故曰几几也。反，转也，言太阳未罢，汗转出不已，而恶风犹在也。以太阳尚在，故用桂枝为主方。以初有阳明，故加葛根为引用。盖葛根者，走阳明之经者也。然则桂枝加葛根之所以为汤，其太阳阳明差多差少之兼解欤。旧本以葛根汤方为增补，谬甚。今依经文桂枝加例补注。

太阳一经，分荣分卫，桂枝麻黄，所以同主一经。阳明、少阳，经络脏腑耳，葛根、柴胡，所以各专一经矣。

【临床解读】

鲁某，女，51岁。2021年11月8日初诊。

主诉：项僵头晕1个月。

现病史：患者1个月前受凉后出现项僵、头晕，于某院肿瘤科住院治疗效平。现症见：项僵硬，头晕，乏力，气短，舌体僵硬，烘热汗出，心烦，眠差，入睡难，易失眠，大便可，2日一行，小便调，舌质红，苔白厚，脉细数。

既往史：左乳腺癌术后半年。50岁断经。

处方：桂枝10克，生白芍10克，葛根30克，生龙牡各30克（先煎），通草3克，蜈蚣3克，细辛3克，炙甘草6克。6剂，每日1剂，水煎服。代煎。（张磊医案）

（五十六）太阳与阳明合病，不下利但呕者，葛根加半夏汤主之。

葛根加半夏汤方

于葛根汤方内，加半夏半升，余依葛根汤法。

合，见答切。

合之为言，相配偶也，轻重齐，多少等，谓之合。盖阳明切近太阳，所以合也。不下利，乃对中篇必自下利而言，两相反之词，所以为彼此互相发明，以见中风伤寒之分别也。呕，大吐也，盖太阳，膀胱也，膀胱主水，阳明，胃也，胃主饮，风邪属阳，阳主气，阳邪协气，泛溢水饮而上涌，得逆则与俱出，此呕之所以为呕，太阳阳明相合而为一家之证也。桂枝葛根，散风而解肌，太阳阳明之的药也；半夏辛温，散气而蠲饮，主除热坚而止呕也。然所谓葛根加者，其葛根汤，得非承上条而言，指桂枝加葛根之葛根与，以其无麻黄，殊为允当也。用者请更参详，不浮沉于谬讹，何如？

（五十七）太阳与少阳并病，头项强痛，或眩冒，时如结胸，心下痞硬者，当刺大椎第一间、肺俞、肝俞，慎不可发汗，发汗则谵语，脉弦。五六日，谵语不止，当刺期门。

椎，与槌同。俞，《灵枢》作腧，音庶。

并，犹合也，彼此相兼合而有轻重多寡之不同，谓之并。盖少阳间阳明，去太阳远，故但兼并也。头项强痛见首条。眩，目无常主而旋转也。冒，昏蒙不明也。二阳之脉起于目二眦，风能羊角旋而善偃蔽，少阳属木，故得之则眩，太阳属水，故受之则冒。或与时，互言也。少阳之脉络胁，而太阳内陷则为结胸，虽非内陷，然以并入，则几于陷矣，故有时或似结胸而心下痞硬，非谓真实常如此也。然胸乃阳明之部分，太少并，阳明不言而可知矣。肺俞，在背第三椎下两旁，肝俞，在第九椎下两旁，皆挟脊，各去同身寸之一寸五分，刺可入同身寸之三分，肺俞留七呼，肝俞留六呼。夫肝与胆合，刺肝俞，泻少阳之太过也。而肺与膀胱非合也，刺肺俞，其以膀胱为津液之府，气化出焉，肺主气，故刺之以通太阳膀胱之气化与。不可发汗者，以不独太而有少，少阳无发汗法也。谵语者，心火炽而胃土燥也。木火通明，故木盛则火炽，所以弦脉偏见也。期门，见第六十四条。

（五十八）太阳少阳并病，心下硬，颈项强而眩者，当刺大椎、肺俞、肝俞，慎勿下之。

此承上条而又以勿下再出，以明汗下俱不可行，通下文所以为详悉一证之意也。盖太少并病，则五合之表里俱伤，而邪无定聚，汗则偏损表，下则偏虚里，所以两皆不可也。颈项亦头项之互词。上条言眩冒，此有眩无冒，差互详略耳。

（五十九）太阳少阳并病，而反下之，成结胸，心下硬，下利不止，水浆不下，其人心烦。

此又承上条出其误下之变，三条一证互发。前条言慎不可发汗，发汗则谵语脉弦，则是谵语脉弦者，误汗之变也。上言慎勿下之，未言下之之变，然则此条反下者，以上条误下之变言也。结胸即下后阳邪内陷之结胸。下利即协热之下利。水浆不下心烦，结胸下利，两虚其胃也。末后疑有脱简。

（六十）伤寒五六日，中风，往来寒热，胸胁苦满，默默不欲饮食，心烦喜呕，或胸中烦而不呕，或渴，或腹中痛，或胁下痞硬，或心下悸，小便不利，或不渴，身有微热，或咳者，与小柴胡汤主之。

小柴胡汤方

柴胡半斤　黄芩三两　人参三两　半夏半升（洗）　甘草三两（炙）　生姜三两　大枣十二枚（擘）

上七味，以水一斗二升，煮取六升，去滓，再煎取三升，温服一升，日三服。

咳，溪介切。

此少阳之初证，叔和以无少阳明文，故犹类此。凡如此者，今皆从之。伤寒五六日，中风，往来寒热，互文也。言伤寒与中风当五六日之时，皆有此往来寒热以下之证也。五六日，大约言也。往来寒热者，邪入躯壳之里，脏腑之外，两夹界之隙地，所谓半表半里，少阳所主之部位。故入而并于阴则寒，出而并于阳则热，出入无常，所以寒热间作也。胸胁苦满者，少阳之脉循胸络胁，邪凑其经，伏饮抟聚也。默，静也。胸胁既满，谷不化消，所以静默不言，不需饮食也。心烦喜呕者，邪热伏饮抟胸胁者涌而上溢也。或为诸证者，邪之出入不常，所以变动不一也。柴胡少阳之君药也；半夏辛温，主柴胡而消胸胁满；黄芩苦寒，佐柴胡而主寒热往来；人参甘枣之甘温者，调中益胃，止烦呕之不时也。此小柴胡之一汤，所以为少阳之和剂与。

伤寒五六日，中风，往来寒热，《脉经》作中风往来寒热，伤寒五六日之后，心烦作烦心，心下，作心中，身有，作外有。

后加减法：

若胸中烦而不呕，去半夏人参，加栝楼实一枚。烦，热闷也。去人参，热聚而闷，不宜固气也。不呕，无伏饮以为逆也。去半夏，既无伏饮为逆，不须辛散也。栝楼实者，寒以泄热，苦以散满也。若渴者，去半夏，加人参合前成四两半，栝楼根四两。渴，津液不足也，半夏燥津液，故去之。人参生津而止渴，栝楼根彻热而益津，所以加之也。若腹中痛，去黄芩，加芍药三两。腹中痛，血涩而内寒也。黄芩苦坚而寒中，故去之，芍药通宣而愈痛，故加也。若胁下痞硬，去大枣，加牡蛎四两。胁下痞硬，邪热伏饮抟聚为实也。去大枣，甘能聚气而令人中满也。加牡蛎，咸能软坚而主除寒热也。若心下悸小便不利者，去黄芩，加茯苓四两。悸，心动也，水停心下则悸，所以小便不利也。肾主水，黄芩坚肾，肾坚则水愈蓄，故去之。茯苓利窍，窍利则水渗泄，故加之。若不渴外有微热者，去人参，加桂三两，温覆取微似汗愈。不渴，津液无亏也，故不须人参以为润。外有微热，表未全罢也，故加桂以解肌。若咳者，去人参大枣生姜，加五味子半升，干姜二两。咳，气逆而嗽也。去人参大枣者，甘能益气也。水寒窒气则咳。本方有半夏，水可燥也。寒宜热散，故易生姜以干姜之热，散其寒也。然咳属肺，肺欲收，加五味子者，酸以收之也。

太阳一经，惟荣卫之不同，所以风寒分异治。阳明一经，虽属经络脏腑，最为切近太阳，荣卫之道在迩，风寒之辨尚严。少阳一经，越阳明，去太阳远，荣卫无相关，经络脏腑而已，经络脏腑无不同者，经络脏腑同，风寒无异治。经以伤寒五六日中风，往来寒热，交互为文者，发明风寒至此，同归于一治也。斯道之精微，其在于斯乎。

（六十一）伤寒中风，有柴胡证，但见一证便是，不必悉具。

此承上条，申言辨认少阳一经为病之大意。

（六十二）服柴胡汤已，渴者，属阳明也，以法治之。

已，毕也。渴亦柴胡或为之一证，然非津液不足。水饮停逆，则不渴，或为之渴，寒热往来之暂渴也。今服柴胡汤已毕而渴，则非暂渴，其为热已入胃，亡津液而渴可知，故曰属阳明也。

（六十三）凡柴胡汤病证而下之，若柴胡证不罢者，复与柴胡汤，必蒸蒸而振，却发热汗出而解。

柴胡证不罢，言病虽不解，亦不他变，则宜再行和之可知也，故曰复与柴胡汤。蒸蒸而振，作战汗也，必如此而后解者，以下后里虚故也。此与中篇第五十五条互义。

（六十四）妇人中风，发热恶寒，经水适来，得之七八日，热除而脉迟身凉，胸胁下满，如结胸状，谵语者，此为热入血室也，当刺期门，随其实而泻之。

发热恶寒，即下文续得寒热。经水适来，妇人血为主，临经不临经，邪热内郁，迫血妄行，多则因而适然错来也。七八日，邪当入里之时，故外热除而脉迟，表罢而身凉也。如，似也，言变胸胁下满，其状有似下后阳邪内陷之结胸而谵语。盖虽非反下，而经水之不当来而来，犹之反下而然也。血室，荣血停留之所，经脉集会之处，即冲脉，所谓血海是也。其脉起于气街，并少阴之经夹脐上行，至胸中而散，故热入而病作，其证则如是也。期门二穴，在不容两旁，各去同身寸之一寸五分，肝之募也。肝纳血，故刺期门，所以泻血分之实热也。

（六十五）妇人中风，七八日，续得寒热，发作有时，经水适断者，此为热入血室，其血必结，故使如疟状，发作有时，小柴胡汤主之。

上条适来，此言适断，反复更互详言也。续，谓续后得也。寒热以往来寒热言，与上条恶寒发热意同。适断，言值经水正来，适然又断止也。热入血室，与上证同而义异。适来者，因热入室迫使血来，血出而热遂遗也。适断者，热乘血来而遂入之，与后血相抟，俱留而不出，故曰其血必结也。如疟状，申释寒热也。上言刺，此出小柴胡，皆互相发明也。

【临床解读】

杨某，男，64岁。2020年9月30日就诊。

主诉：发现肝癌晚期7天。

现病史：患者全身乏力，口中无味，口中稍干，纳食一般，眠差，入睡难，易醒，二便调，左胁肋疼痛，舌质淡红，苔腻中夹黄，中有裂纹，脉浮大而数。2020年9月27日查肝功能：谷丙转氨酶199.2U/L；谷草转氨酶200U/L；白蛋白30.9g/L；白球比：68。彩超提示：①肝占位性病变；②肝硬化，脾大，门脉高压；③肝门部胆管及胆总管稍宽；④胆囊炎；⑤左肾囊肿。

处方：柴胡20克，黄芩10克，清半夏10克，太子参10克，延胡索10克，炒川楝子6克，冬瓜仁30克，生薏苡仁30克，桃仁10克，甘草6克，生牡蛎30克，蒟蒻30克（先煎40分钟）。20剂，每日1剂，水煎服。（孙玉信医案）

（六十六）血弱气尽，腠理开，邪气因入，与正气相抟，结于胁下，正邪分争，往来寒热，休作有时，默默不欲饮食，脏腑相连，其痛必下，邪高痛下，故使呕也，小柴胡汤主之。

痛，当作病。

此总上二条而申明之，以决言小柴胡汤为的于用之意。血弱气尽，以经水之适来适断言也。腠理开，邪气因入，以中风之热入血室言也。胁下者，少阳之部分也。邪传少阳，热既入于血室而不出，则邪抟于胁下而不散，明前条之如结胸状也。邪正分争三句，言正气与邪气并争，则寒热交作，分则退，明上条之如疟状也。默默不欲饮食者，少阳经中或为之一证，脾胃亦伤之故也。脏腑相连者，以主热入血室之厥阴肝，与主往来寒热之少阳胆言，而明其义也。夫以脏腑论之，心肺之配大小肠，以言其居，则有上下之远隔，肾配膀胱，其相去则差别前后之分，脾胃之为配合，虽则皆位乎中，亦是各开而不相着，独有肝之配胆，乃得相连而不相离，夫性必恋于妇，所以阳邪之热，必下就而入于阴之血室。阴主受，故受其热而通其往来，所以谓之必，必者，定然之词也。邪高病下者，言惟其邪乃阳邪，阳上浮而居高，惟其病在血室，属乎阴而低下，下往上来，脾胃间中，虽不受病，未免受伤，呕之为呕者，此也。然小柴胡汤者，出表入里，往来寒热之主治也。而热入血室者，乃下往上来之寒热，似不相同，亦以之为主治，何也？曰：出入上下虽不同，其主往来为寒热之少阳则一也。邪属少阳，发表则无表可发，攻里则胃不可攻，取之于血室，则邪又结于胁下，肝胆同归一治，妇道必从于夫，故从少阳之小柴胡为解厥阴之血室，乃主其夫妇之和，而潮热期之于必愈。此热入血室之为病，所以决于用小柴胡而无二也。中篇末条，与此互相发明，下篇无出，由此其推也。然则妇人风寒为病之治，其所以殊于男子者，止惟如此乎？曰：非谓止于如此也。谓大要差在血气之分耳，循经以为治，则一也。观热入血室不外小柴胡一汤，则他可知矣。经之所以反复详明以示教，岂非开谕后学，当知致力于斯乎，噫！微矣哉。

【临床解读】

罗某，男，72岁。2019年3月8日初诊。

主诉：发现食管癌7个月余。（未手术，不宜手术）

现病史：患者2018年8月29日于当地肿瘤医院确诊为“食管癌”。病理：（食管上段）高级别鳞状上皮内瘤变，未放化疗。现症见：反酸，偶有烧心，口干口苦，纳差，胃脘痞满不适，稍食多即不舒，眠差，夜间易醒，二便调，偶见肠鸣，腰冷，舌质暗，苔薄白，脉沉滞。既往史：慢性胃病史30年。

中医诊断：咳喘。

处方：守宫6克，三七粉6克（冲服），冬瓜仁30克，生薏苡仁30克，柴胡10克，黄芩10克，清半夏10克，党参10克，桔梗10克，生甘草6克。15剂，每日1剂，水煎服。

二诊：2019年3月29日。服上方15剂，效可，症状稍有缓解。现症见：口干口苦，反酸，自觉右侧后腰部凉感，畏寒畏风，纳食一般，夜眠差，易醒，二便调，舌质暗红，苔黄腻，脉沉滞略数。

处方：守宫6克，三七粉6克（冲服），冬瓜仁30克，生薏苡仁30克，清半夏10克，白花蛇舌草30克，煅瓦楞子30克，党参10克，蜈蚣粉1克（冲服），生甘草6克。30剂，每日1剂，水煎服。

三诊：2019年5月6日。服上方30剂，效可，症状稍缓解。现症见：口干，咽干，口苦，反酸，饭后加重，偶有腹胀，矢气后觉舒，怕冷，左侧腰部凉，纳差，消化不良，眠浅多梦，大便1~2天一次，排便不畅，小便可，近期易感冒，于当地诊所治疗，舌质暗，苔白腻，舌下络瘀，脉细数。

处方：象贝母10克，茯苓10克，砂仁3克（后下），郁金15克，守宫6克，三七粉3克（冲服），蜈蚣粉1克（冲服），冬瓜仁30克，薏苡仁30克，玄参30克，石斛10克，荷蒂2个（自备）为引。25剂，每日1剂，水煎服。

四诊：2019年6月14日。服上方25剂，服药期间，大便日一次，顺畅，大便后觉腹中发空，饥饿感，食后缓解，咽干减轻，时有反酸，口苦口干，纳一般，夜间腹胀，眠浅，易烦躁，腰部怕凉，面黄，舌质暗红，苔黄厚腻，舌下络瘀，脉沉细。

处方：照上方去玄参，加白花蛇舌草15克，重楼6克，鸡内金10克，党参10克。25剂，每日1剂，水煎服。

五诊：2019年7月22日。服上方25剂，效可，诸症减轻。现症见：口苦，稍口干，畏寒怕冷，腰左侧较重，纳一般，流食为主，时有反酸，眠浅，大便干，2日一次，小便正常，舌质暗，苔黄腻，脉沉滞。平素口服斑蝥胶囊。

处方：北沙参30克，守宫6克，三七粉3克（后下），石斛15克，大黄6克（后下），冬瓜仁30克，生薏苡仁30克，郁金10克，桔梗10克，生甘草6克。25剂，每日1剂，水煎服。

六诊：2019年8月23日。服上方25剂，效可，病情未进展。现症见：仍口苦口干，咽干，喑哑，后半夜明显，仍畏寒怕冷，腰左侧较重，纳可，反酸明显减轻，大便正常，舌质暗红，苔黄腻，脉沉滞。

处方：北沙参30克，麦冬30克，清半夏10克，守宫6克，三七粉3克（冲服），石斛15克，蝉蜕6克，木诃子10克，大黄3克，生甘草6克，粳米一撮，大枣3个为引。25剂，每日1剂，水煎服。

七诊：2019年9月23日。服上方25剂，无不适，仍觉口干、咽干、口苦时轻时重，时有反酸，胃中嘈杂，腰凉，左侧较明显，自述胃部不适时腰凉明显，纳差，流食为主，大便成形，日一次，小便调，舌质暗红，苔黄腻，脉沉弱。近期查血糖稍偏高。

处方：清半夏10克，陈皮10克，茯苓10克，厚朴10克，炒苍术10克，守宫6克，三七粉3克（冲服），郁金10克，煅瓦楞子30克，砂仁3克（后下），生甘草3克，大黄3克。25剂，每日1剂，水煎服。

八诊：2019年12月2日。服上方15剂，仍觉口干咽干、口苦，时有胃撑胀，发酸明显，腹部有气窜感，腰凉酸，纳可，以流食为主，大便不成形，日一次，小便正常，舌质暗红，苔黄腻，舌下络瘀，脉细。

处方：守宫6克，三七粉3克（冲服），石斛15克，黄连3克，冬瓜仁30克，生薏苡仁30克，党参10克，佛手3克，象贝母10克，清半夏10克，生甘草6克，桔梗10克。25剂，每日1剂，水煎服。

九诊：2020年1月6日。服上方25剂，效可，反酸减轻。现症见：少腹左侧发胀，口干口苦，咽哑，自觉上火，服药期间交替口服斑蝥胶囊，纳可，不欲多食，眠浅，二便调，舌质暗红，苔中部薄腻，脉较空豁。

处方：党参15克，代赭石30克，清半夏10克，知母10克，守宫6克，三七粉3克（冲服），冬瓜仁30克，生薏苡仁30克，石斛10克，白花蛇舌草30克，生甘草6克。25剂，每日1剂，水煎服。

十诊：2020年6月17日。服上方55剂，无不适，又继服2019年11月4日方2个月余，效平。现症见：怕冷，左侧腰部进凉气，不能食凉，食凉易腹泻，纳可，以流食为主，眠差多梦，夜间口苦口干，后半夜明显，大便不成形，日一次，小便可，面黄，舌质紫暗，苔厚腻，脉细弦。

处方：党参12克，炒白术10克，茯苓10克，生山药30克，制附子10克（先煎），守宫6克，三七粉（冲服），炙甘草6克，生姜3片，大枣3枚为引。25剂，每日1剂，水煎服。

十一诊：2020年7月27日。服上方25剂，无明显不适。现症见：怕冷，腰部、胃脘部尤甚，口苦口干明显，纳少，大便正常，偶大便溏，有肠鸣，以流食为主，吞咽顺畅，胃脘偶有不适，舌质红，苔黄厚腻，脉沉弦。

处方：党参12克，炒白术10克，茯苓10克，生山药30克，守宫6克，三七粉（冲服），黄连6克，象贝母10克，炙甘草6克，生姜3片，大枣3枚为引。25剂，每日1剂，水煎服。

十二诊：2020年9月9日。服上方30剂，胃脘较前舒适。现症见：吞咽较前不顺畅，吞咽时咽部稍疼痛，口苦，后半夜为重，腰部仍怕冷，纳一般，眠稍差，二便调，有肠鸣，矢气多，自觉腹内气多，舌质瘀暗，苔黄厚而滑，脉沉弦。

处方：炒山楂15克，炒麦芽15克，炒神曲10克，守宫6克，三七粉（冲服），石斛10克，鸡内金10克，重楼3克，党参10克。25剂，每日1剂，水煎服。

十三诊：2020年10月26日。服上方30剂，胃脘较前好转干。现症见：咽部不适，偶有痒痛，吞咽稍不畅，以流食为主，纳差，不易消化，矢气多，腰部怕凉，口苦，夜间明显，舌红、暗，苔黄厚少津，脉略数，按之乏力。

处方：党参10克，代赭石30克，当归身10克，天冬10克，郁金10克，肉苁蓉15克，守宫6克，三七粉（冲服），炒麦芽15克，生甘草6克。25剂，每日1剂，水煎服。

十四诊：2020年11月27日。服上方25剂，咽部痒痛好转。现症见：咽部不适，异物感，偶疼痛，吞咽已顺畅，舌尖常疼痛烧灼感，腰部凉，脐周胀满，肠鸣，矢气多，纳可，二便调，舌质红，苔黄厚，脉沉弦细。

处方：石斛10克，党参10克，重楼3克，守宫6克，三七粉（冲服），黄芩10克，黄连3克，大黄3克（后下），桔梗10克，生甘草6克。25剂，每日1剂，水煎服。

十五诊：2021年01月11日。服上方25剂，效平，初服前15剂，觉无食欲，胃中不适，自我挑出黄芩、黄连后服用，效可。现症见：咽部不适，异物感，咽干，口苦，咽稍痛，纳可，眠一般，眠浅易醒，醒后不易入睡，大便偏稀，日一次，肠鸣音亢进，小便可，舌质红，苔黄厚，脉沉略数。

处方：苇根30克，冬瓜子30克，生薏苡仁30克，桔梗10克，生山药30克，三七粉（冲服），守宫6克，清半夏10克，生黄芪30克，生甘草6克。25剂，每日1剂，水煎服。(张磊医案)

卷之二

辨太阳病脉证并治中篇第二 凡五十七条 方三十二

太阳统摄之荣卫，乃风寒始入之两途，寒则伤荣，故以营伤于寒而病者为中篇。夫寒，冬令也，秋末春初以间乎冬，寒则有之，他时虽或暴变清冷，大率不外本序之令气耳，终不得入隆冬严寒之例。以病言之，必也证候显见如经，始可谓为伤寒，不可少有分毫违错，盖经之所以条例各病，对比而辨论者，正为与伤寒分别争差也。读者极力反复精究其旨，久久成熟，一旦贯通，则认病自然亲切，而于凡异说之纷纭者，皆不为其所惑矣，慎哉！

（一）太阳病，或已发热，或未发热，必恶寒，体痛，呕逆，脉阴阳俱紧者，名曰伤寒。

或，未定之词。寒为阴，阴不热，以其着人而客于人之阳经，郁而与阳争，争则蒸而为热。已发热者，时之所至，郁争而蒸也。未发热者，始初之时，郁而未争也。必，定然之词。恶寒见上篇，然此以寒邪郁荣，故荣病而分见恶寒。曰必者，言发热早晚不一，而恶寒则必定即见也。体痛者，寒主坚凝而伤荣，则荣实而强，卫虚而弱矣，荣强则血涩，卫弱则气滞，故痛也。呕，吐也。逆，俗，谓恶心，是也，胃口畏寒而寒涌也。阴谓关后，阳谓关前，俱紧，三关通度而急疾，寒性强劲而然也。《难经》曰：伤寒之脉，阴阳俱盛而紧涩，是也。伤，犹中也。彼此两相更互发明，言太阳之为病，中风固如彼矣。若或有如此者，则又是触犯于寒而中之也。然阴寒之袭人，从荣而入，荣，血道也。寒之所以从荣入者，荣亦阴，亦从类也，犹龙虎之于风云，水火之于燥湿，各以其类而相从之自然也。此揭太阳分病之纪二，乃此篇之小总，下条乃申此而互言之，详其义以出其治，余皆此条之差分耳，首尾脉络，纲领条目，大端悉类上篇，乃上篇之对待，太阳之太三辨，上篇一，此其二。以下凡首称伤寒者，则又皆指有此云云之谓也。

（二）太阳病，头痛，发热，身疼，腰痛，骨节疼痛，恶风，无汗，而喘者，麻黄汤主之。

麻黄汤方

麻黄三两（去节）　桂枝二两（去皮）　甘草一两（炙）　杏仁七十个（汤浸，去皮尖）

上四味，以水九升，先煮麻黄减二升，去上沫，内诸药，煮取二升半，去滓，温服八合，复取微似汗，不须啜粥，余如桂枝法将息。

此申上条而更互言之，所以致其详而出其治也。头痛已见太阳病，而此犹出者，以其专太阳而主始病也。上条先言或已发热，或未发热，而此先言头痛，次言发热者，则是以其已发热者言也。身疼腰痛，骨节疼痛，即上条之体痛而详言之也。上条言必恶寒，而此言恶风者，乃更互言之，与上篇啬啬恶寒，淅淅恶风，双关互文之意同。无汗，乃对上篇之有汗而言，以见彼此两相反，所以为风寒之辨别，不然无是证者，则不言也。然所以无汗者，汗乃血之液，血为荣，荣强则腠理闭密，虽热，汗不出也。喘，气逆也。卫主气，卫弱则气乏逆，呼吸不利而声息所以不遂也。然上条言呕而此言喘，呕与喘，皆气逆，亦互言以明互见之意。麻黄味苦而性温，力能发汗以散寒，然桂枝汤中忌麻黄，而麻黄汤中用桂枝，何也？曰：麻黄者，突阵擒敌之大将也；桂枝者，运筹帷幄之参军也。故委之以麻黄，必胜之算也，监之以桂枝，节制之妙也，甘草和中而除热，杏仁下气而定喘，惟麻黄有专功之能，故不须啜粥之助。

（三）伤寒一日，太阳受之，脉若静者为不传，颇欲吐。若燥烦脉数急者，为传也。

伤寒者，以上二条互言者而言也，下仿此。一日太阳受之，太阳主表而属外，故外者先当也。静谓恬退而和平也，紧退恬静和平，其为不传而欲愈可诊矣。颇欲吐属上言，不甚待吐而不吐，盖呕逆未全止也。燥，干也。数，五六至以上也，其主热。急，躁疾也，欲传而加进可知也。

（四）伤寒二三日，阳明少阳证不见者，为不传也。

见，音现。

上条举太阳而以脉言，此复举阳明少阳而以证言，次第反复互相发明也。然不传有二，一则不传而遂自愈；一则不传而犹或不解。若阳明少阳虽不见，太阳亦不解，则始终太阳者有之，余经同推，要皆以脉证所见为准。若只蒙龙拘拘，数日以论经，则去道远矣。

（五）脉浮者，病在表，可发汗，宜麻黄汤。

表，太阳也。伤寒脉本紧，不紧而浮，则邪见还表而欲散可知矣。发，拓而出之也。麻黄汤者，乘其欲散而拓出之之谓也。

方见前。

（六）脉浮而数者，可发汗，宜麻黄汤。

浮与上同，而此多数，数者，伤寒之欲传也。可发汗而宜麻黄汤者，言乘寒邪有向表之浮，当散其数，而不令其至于传也。

【临床解读】

黄某，女，35 岁。2021 年 11 月 15 日就诊。

主诉：无汗出 1 年余。

现病史：患者无汗出，眼睑肿，手肿，面部红、片状，强痛，口中和，月经先期 5 天，经量少，色稍暗，纳眠可，二便调，体重易增加，舌质暗红，苔黄燥，脉弦细有力。

处方：麻黄 10 克，桂枝 10 克，杏仁 10 克，炒白术 15 克，防己 15 克，茯苓 30 克，桃仁 10 克，白芍 20 克，牡丹皮 10 克，甘草 6 克。12 剂，新绿色散装颗粒剂，每日 1 剂。（孙玉信医案）

（七）脉浮数者，法当汗出而愈。若下之身重心悸者，不可发汗，当自汗出乃解。所以然者，尺中脉微，此里虚，须表里实，津液自和，便自汗出，愈。

此承上条复以其治不如法，因而致变者言，晓人当知谨也。身重，下后阴虚而倦怠也。悸属心，心主血，阴虚则血虚，所以心不宁也，盖不当下而反下之，故证变如此。不可汗者，禁勿重亡津液以复损其阴也。当自汗出乃解者，言下虽反而病未甚变，须待其津液回，当得自汗而解也。所以然者以下，乃申释上文之词。里虚，以亡津液言，须表里实，以待津液回，邪还表言也。

（八）伤寒发汗，解，半日许，复烦，脉浮数者，可更发汗，宜桂枝汤主之。更，平声。

伤寒发汗者，服麻黄汤以发之之谓也。解，散也。复，重复也。既解而已过半日之久矣，何事而复哉？言发汗不如法，汗后不谨，重新又有所复中也。盖汗出过多，则腠理反开，护养不谨，邪风又得易入，所以新又烦热而脉转浮数，故曰可更发汗。更，改也，言当改前法，故曰宜桂枝汤。桂枝汤者，中风解肌之法，微哉旨也。庸俗不省病加小愈之义，不遵约制，自肆粗下，不喻汗法微似之旨，骋以大汗为务，病致变矣，反谓为邪不尽，汗而又汗，辗转增剧，卒致莫救，不知悔悟。噫！读书不喻旨，赵括鉴矣，学医废人命，伊谁鉴邪？伤哉。

（九）发汗已，脉浮数烦渴者，五苓散主之。

已，言发汗毕，非谓病罢也。浮数烦，与上同。而此多渴，渴者，亡津液而内燥，里证也。以证有里而人燥渴，故用四苓以滋之。以表在而脉浮数，故凭一桂以和之。谓五苓散能两解表里者，此也。方见上篇。

（十）伤寒汗出而渴者，五苓散主之。不渴者，茯苓甘草汤主之。

茯苓甘草汤方

茯苓二两　桂枝二两（去皮）　生姜三两（切）　甘草一两

上四味，以水四升，煮取二升，去滓，分，温三服。

伤寒不汗出，汗出者，以发之而出者言也。然则此条二节，上节乃承上条而以其不烦者再言，下节乃承上节而以其更不渴者又出也。不烦，则热较轻可知，故治亦不殊。不渴，则内燥更减可识，故但用四苓之一以润之。然里证既轻，则表为犹多可必，故须桂枝之三以解之。然则此汤之四物，其桂枝五苓二方之变制与。

（十一）伤寒汗出解之后，胃中不和，心下痞硬，干噫食臭，胁下有水气，腹中雷鸣下利者，生姜泻心汤主之。

生姜泻心汤方

生姜四两（切）　甘草三两（炙）　人参三两　干姜一两　黄芩三两　半夏半升（洗）　黄连一两　大枣十二枚（擘）

上八味，以水一斗，煮取六升，去滓，再煎取三升，温服一升，日三服。

噫，影戒切。

解，谓大邪退散也。胃为中土，温润则和，不和者，汗后亡津液，邪乍退散，正未全复而尚弱也。痞硬，伏饮抟膈也。噫，饱食息也。食臭，毈①气也。平人过饱伤食，则噫食臭。病人初瘥，脾胃尚弱，化输未强，虽无过饱，犹之过饱而然也。水气，亦谓饮也。雷鸣者，脾为阴，胃为阳，阴阳不和，薄动之声也。下利者，惟阴阳之不和，则水谷不分清，所以杂迸而走注也。生姜大枣，益胃而健脾；黄芩黄连，清上而坚下；半夏干姜，蠲饮以散痞；人参甘草，益气而和中。然则泻心者，健其脾而脾输，益其胃而胃化，斯所以为泻去其心下痞硬之谓也。

（十二）发汗病不解反恶寒者，虚故也，芍药甘草附子汤主之。

芍药甘草附子汤方

芍药三两　甘草三两（炙）　附子一枚（炮，去皮，破八片）

以上三味，以水五升，煮取一升五合，去滓，分，温三服。

未汗而恶寒，邪盛而表实，仇雠之恶也。已汗而恶寒，邪退而表虚，怯懦之恶也。盖汗出之后，大邪退散，荣气衰微，卫气疏慢，病虽未尽解，不

---

① 毈（duàn）：卵坏散。《说文·卵部》：“毈，卵不孚也。”引伸为腐败臭气之意。

他变而但恶寒，故曰虚，言表气新虚而非病变也。然荣者阴也，阴气衰微，故用芍药之酸以收之。卫者阳也，阳气疏慢，故用附子之辛以固之。甘草甘平，合荣卫而和谐之，乃国老之所长也。

（十三）发汗后恶寒者，虚故也。不恶寒但热者，实也，当和胃气，与调胃承气汤。

上节乃略上条而复言，所以起下文，而以其反者出也。不恶寒，其人表气强也。但热，亡津液而胃中干，故曰实也。当和胃气，以干在胃而实也。故曰：与调胃承气汤。然汤以泻实，而甘草则和中益气，何也？盖实成于虚也，所谓量凿而正枘，其斯之谓欤。

方见太阳下。

（十四）发汗后，身疼痛，脉沉迟者，桂枝加芍药生姜各一两，人参三两，新加汤主之。

桂枝新加汤方

桂枝三两（去皮）　芍药四两　甘草二两（炙）　人参三两　生姜四两（切）　大枣十二枚（擘）

上六味，以水一斗一升，微火煮取三升，去滓，分，温服，如桂枝法。

发汗后身疼痛脉沉迟者，邪气骤去，血气暴虚也。用桂枝者，和其荣卫，不令暴虚易得重伤也。加人参芍药者，收复其阴阳以益其虚也。加生姜者，健其乍回之胃以安其谷也。曰新加者，得非足一百一十三而成之之谓邪。微火皆当仿效首方，此盖后人之赘耳。

（十五）发汗后，不可更行桂枝汤，汗出而喘无大热者，可与麻黄杏仁甘草石膏汤主之。

麻黄杏仁甘草石膏汤方

麻黄四两（去节）　杏仁五十个（去皮尖）　甘草二两（炙）　石膏半斤（碎，绵裹）

上四味，以水七升，先煮麻黄减二升，去上沫，内诸药，煮取二升，去滓，温服一升。

更行，犹言再用，不可再用桂枝汤，则是已经用过所以禁止也。盖伤寒当发汗，不当用桂枝，桂枝固卫，寒不得泄，而气转上逆，所以喘益甚也。无大热者，郁伏而不显见也。以伤寒之表犹在，故用麻黄以发之，杏仁下气定喘，甘草退热和中，本麻黄正治之佐使也。石膏有彻热之功，尤能助下喘之用，故易桂枝以石膏，为麻黄汤之变制，而太阳伤寒，误汗转喘之主治，所以必四物者而后可行也。

（十六）发汗后，饮水多者必喘，以水灌之亦喘。

喘属肺，肺属金，金性寒，故曰形寒饮冷则伤肺。汗后肺气新虚，易得重伤，饮水，饮冷也，水灌则形寒，肺伤矣，其主气所以皆喘也。

（十七）发汗过多，其人叉手自冒心，心下悸欲得按者，桂枝甘草汤主之。

桂枝甘草汤方

桂枝四两（去皮）　甘草二两（炙）

上二味，以水三升，煮取一升，去滓，顿服。

汗多则血伤，血伤则心虚，心虚则动惕而悸，故叉手自冒覆而欲得人按也。桂枝走阴，敛液宅心，能固疏慢之表，甘草缓脾，和中益气，能调不足之阳。然则二物之为方，收阴补阳之为用也。

（十八）发汗后，其人脐下悸者，欲作奔豚，茯苓桂枝甘草大枣汤主之。

茯苓桂枝甘草大枣汤方

茯苓半斤　桂枝四两（去皮）　甘草二两（炙）　大枣十五枚（擘）

上四味，以甘澜水一斗，先煮茯苓减二升，内诸药，煮取三升，去滓，温服一升，日三服。

作甘澜水法：取水二斗，置大盆内，以勺扬之，水上有珠子五六千颗相逐，取用之。

脐下悸者，肾乘心汗后液虚，欲上凌心而克之，故动惕于脐下也。欲作，待作未作之谓。奔豚见上篇。然水停心下则悸。茯苓淡渗胜水，能伐肾脏之淫邪；桂枝走阴降肾，能御奔豚于未至；甘草益气，能补汗后之阳虚；大枣和土，能制为邪之肾水；甘澜水者，操之而使其性抵于纯，不令其得以助党而长祸也。

（十九）发汗后腹胀满者，厚朴生姜甘草半夏人参汤主之。

厚朴生姜甘草半夏人参汤方

厚朴半斤（去皮，炙）　生姜半斤（切）　半夏半升（洗）　人参一两　甘草二两（炙）

上五味，以水一斗，煮取三升，去滓，温服一升，日三服。

汗后腹胀满者，胃中干，阳虚气滞而伏饮停蓄也。人参甘草之甘，益胃而滋干；生姜半夏之辛，蠲饮而散满。然胀非苦不泄，所以厚朴者，君四物而主治也。

（二十）伤寒中风，医反下之，其人下利日数十行，谷不化，腹中雷鸣，心下痞硬而满，干呕心烦不得安，医见心下痞，谓病不尽，复下之，其痞益

甚，此非结热，但以胃中虚，客气上逆，故使硬也，甘草泻心汤主之。

甘草泻心汤方

甘草四两（炙）　黄芩三两　黄连一两　干姜三两　半夏半升（洗）　大枣十二枚（擘）

上六味，以水一斗，煮取六升，去滓，再煎取三升，温服一升，日三。

伤寒中风，言伤寒与中风皆有此变证，大意与上篇第六十条同。医反下之至心下痞硬而满，大略与上篇第三十五条同，此多既误而复误，不得安以上，前误成痞也。医见至益甚，言复误而痞加重也。此非结热至末，乃原致痞之因，以出其治也。甘草大枣之甘，益反下之虚；干姜半夏之辛，散上逆之满；黄芩黄连之苦，解邪热之烦。然证大略与上篇第三十五条同，而方物有同有异者。不用桂枝，以无表也，同用甘草干姜同为益虚而散硬也。不用参术，恶益气也。用大枣，取滋干也。以既误复误而痞益甚，故用芩连以为干姜之反佐，协同半夏以主散。此其所以有异同之分焉。

（二十一）伤寒服汤药，下利不止，心下痞硬，服泻心汤已，复以他药下之，利不止，医以理中与之，利益甚。理中者，理中焦，此利在下焦，赤石脂禹余粮汤主之，复利不止者，当利其小便。

赤石脂禹余粮汤方

赤石脂一斤（碎）　禹余粮一斤（碎）

以上二味，以水六升，煮取二升，去滓，分三服。

服泻心汤已以上，承上条而再言之也。复以他药下之利不止，言再治之不对。医以理中与之利益甚，言愈误也。理中者以下，乃明其误而出其治。《难经》曰：中焦者，在胃中脘，主腐熟水谷，下焦者，当膀胱上口，主分别清浊，主出而不内，以传道也。《灵枢》曰：水谷者，常并居于胃中，成糟粕而俱下于大小肠而成下焦，渗而俱下，济泌别汁，循下焦而渗入膀胱焉。然则利在下焦者，膀胱不渗而大肠滑脱也，禹余粮甘，平，消痞硬而镇定其脏腑，赤石脂甘温，固肠虚而收其滑脱。然收滑脱矣，而利仍不止者，膀胱不渗而水谷不分也。利小便者，导其水而分清之，使腑司各行其所有事也。腑司各行其所有事，则利无余治，而愈可必矣。

（二十二）伤寒大下后，复发汗，心下痞恶寒者，表未解也，不可攻痞。当先解表，表解乃可攻痞，解表，宜桂枝汤；攻痞，宜大黄黄连泻心汤。

表，非病初之表。下复发汗，言疏缓其表之表也。解，犹救也，如解渴解急之类是也。解表，与发表不同，伤寒病初之表当发，故用麻黄汤。此以汗后之表当解，故曰宜桂枝汤。言与中风之表同，当解肌而固卫也。

桂枝汤方见上篇，攻痞方说见下篇。

【临床解读】

梁某，男，2岁。2021年9月3日初诊。

主诉：大便不调半年。

现病史：患者近半年大便2~3日一次，初硬后溏，黏滞，偶带血丝，白色黏液多，肛周偶有疼痛，便色深绿色，舌质淡红，苔薄黄。

处方：黄芩6克，黄连3克，大黄1克（后下），白头翁15克。10剂，每日1剂，水煎服。

二诊：2021年11月1日。服上方12剂，大便头干减轻，1~2天一次，便色由深绿变为淡黄色，粪质黏。现症见：偶有脐周痛，挑食，食量少，发育较慢，平素脾气急躁，口干喜饮，纳食一般，眠可，小便频（喝水多），舌质红，苔白略厚。

处方：守上方大黄改为6克，加乌梅6克。10剂，每日1剂，水煎服。（张磊医案）

（二十三）伤寒医下之，续得下利，清谷不止，身疼痛者，急当救里；后身疼痛，清便自调者，急当救表。救里，宜四逆汤；救表，宜桂枝汤。

清谷不止，身疼痛者，下后胃伤，里虚寒甚，饮食不腐化，而水谷不分，亡津液而骨属不利也。救，护也。利甚身疼痛，而急当救护其里者，下后里虚为重也。清便自调，言小便清而大便调也。小便清大便调，里气和矣。里气和而身疼痛者，卫不外固而不与荣和也。急当救护其表者，不令重虚之表又易得重伤也。救里宜四逆汤者，复阳而收阴也。救表宜桂枝汤者，固卫以和荣也。此救表救里之所以各有其急也。

四逆汤方见下篇，桂枝汤方同上。

（二十四）伤寒发汗，若吐，若下，解后，心下痞硬，噫气不除者，旋覆代赭石汤主之。

旋覆代赭石汤方

旋覆花三两　人参二两　生姜五两（切）　代赭石一两　半夏半升（洗）　甘草三两（炙）　大枣十二枚（擘）

上七味，以水一斗，煮取六升，去滓，再煎取三升，温服一升，日三服。

解，谓大邪已散也。心下痞硬，噫气不除者，正气未复，胃气尚弱而伏饮为逆也。旋覆、半夏，蠲饮以消痞硬；人参甘草，养正以益新虚；代赭以镇坠其噫气；姜枣以调和其脾胃。然则七物者，养正散余邪之要用也。

（二十五）伤寒八九日，下之，胸满烦惊，小便不利，谵语，一身尽重不

可转侧者，柴胡加龙骨牡蛎汤主之。

柴胡加龙骨牡蛎汤方

柴胡四两　半夏二合（洗）　龙骨一两半　牡蛎一两半（煅）　人参一两半　茯苓一两半　铅丹一两半　桂枝一两半（去皮）　生姜一两半（切）　大黄二两　大枣六枚（擘）

上十一味，以水八升，煮取四升，纳大黄，切如棋子，更煮一二沸，去滓，温服一升。

胸满者，下后里虚，外热入里挟饮而上抟于膈所以烦也。惊属心，心藏神而居膈，正虚邪胜，所以不宁也。一身尽重不可转侧者，伤寒本一身疼痛，亡津液而血涩不利，故变沉滞而重甚也。夫以心虚则惊也，故用人参茯苓之甘淡，入心以益其虚；龙骨牡蛎铅丹之重涩，敛心以镇其惊；半夏辛温，以散胸膈之满；柴胡苦寒，以除郁热之烦；亡津液而小便不利，参苓足以润之；胃中燥而谵语，姜枣有以调也。满在膈中，半夏开之，非大黄不能涤；重在一身，人参滋之，非桂枝不能和。然是证也，虽无三阳之明文，而于是汤也，总三阳以和之之治可征也。

（二十六）下后不可更行桂枝汤，若汗出而喘无大热者，可与麻黄杏仁甘草石膏汤主之。

前第十五条发汗后不可更行桂枝汤云云，与此止差下字，余皆同。夫以汗下不同而治同者，汗与下虽殊，其为反误而致变喘则一，惟其喘一，所以同归于一治也。然以上篇第四十条误汗变喘用桂枝厚朴杏子汤而观之，则此汗下后不可更用桂枝汤可知矣，通考则义全。

（二十七）伤寒下后，心烦腹满卧起不安者，栀子厚朴汤主之。

栀子厚朴汤方

栀子十四枚（擘）　厚朴四两（姜炙）　枳实四两（汤浸，去穰，炒）

以上三味，以水三升半，煮取一升半，去滓，分三服，温进一服，得吐，止后服。

凡下而致变者，皆误也。心烦者，外邪入里抟膈而郁闷也。腹满者，虚邪壅胃，彭亨而不散也。卧属阴，腹满者，阴滞也；起属阳，心烦者，阳郁也。所以皆不安宁也。栀子苦寒，快涌心胸之烦；厚朴枳实，主泄胃腹之满。所以三物者，能安误下后之不安也。

（二十八）伤寒，医以丸药大下之，身热不去微烦者，栀子干姜汤主之。

栀子干姜汤方

栀子十四枚（擘）　干姜二两

上二味，以水三升半，煮取一升半，去滓，分二服，温进一服，得吐者，止后服。

丸药误用，不惟病变而且毒遗，误于大下，不独亡阴而阳亦损，所以身热不去而微烦也。栀子酸苦，涌内热而除烦；干姜辛热，散遗毒而益气。吐能散滞，辛能复阳，此之谓也。

（二十九）伤寒五六日，大下之后，身热不去心中结痛者，未欲解也，栀子豉汤主之。

栀子豉汤方

栀子十四枚（擘）　香豉四合（绵裹）

上二味，以水四升，先煮栀子得二升半，纳豉，煮取一升半，去滓，分为二服，温进一服，得吐者止后服。

此条结痛，比上条微烦则较重，一证而争差分也。前以差轻，故散之以干姜；此以差重，故解之以香豉。盖香豉能主伤寒寒热恶毒，烦躁满闷。然则二条者，大同小异之分也。

（三十）发汗若下之而烦热胸中窒者，栀子豉汤主之。

此条亦与上同。窒者，邪热壅滞而窒塞，未至于痛而比痛较轻也。心居胸膈，所以同为一治。

【临床解读】

尚某，女，45岁。2021年9月17日初诊。

主诉：胃痛胃胀8年。

现病史：患者进食后病情加重，恶心、反酸、嗳气，偶口酸，口中和，纳不多，有食欲，胸闷气短，急躁易怒，情绪易激动、焦虑。大便不规律，时干时稀，小便可，失眠，入睡困难，头晕头痛，面部易起皮疹，瘙痒红肿。月经周期不规律，时提前时推后，量不多，色暗带可，舌质淡，苔白腻，脉细无力。

处方：柴胡10克，枳壳10克，白芍20克，苍术10克，川芎10克，栀子10克，醋香附10克，神曲10克，浙贝母10克，煅海螵蛸30克，淡豆豉30克，甘草6克，郁金10克。

二诊：2022年2月23日。服上方80余剂，效可，胃胀改善，焦虑减轻。现症见：胃痛胃胀，嗳气，心烦反酸，肠鸣，矢气，焦虑，胸闷，气短，失眠，入睡难，易醒，头晕头痛，夜间胸口出汗，头汗多，二便调，舌质淡红，苔白，脉细。

处方：太子参10克，柴胡10克，清半夏10克，黄芩10克，茯苓30克，生龙骨 20 克，生牡蛎 20 克，桂枝 10 克，炒白芍 10 克，小麦 30 克，浙贝母 10 克，煅海螵蛸 30 克，甘草 6 克，郁金 10 克，生姜 3 片，大枣 3 枚为引。15 剂，每日 1 剂，水煎服。(孙玉信医案)

（三十一）发汗吐下后，虚烦不得眠，若剧者，必反复颠倒，心中懊侬，栀子豉汤主之。

虚烦不得眠者，大邪乍退，正气暴虚，余热闷乱胃中干而不和也。剧，极也。反复颠倒心中懊侬者，胸膈壅滞不得舒快也。所以用栀子豉，高者因而越之之法也。

若少气者，栀子甘草豉汤主之。若呕者，栀子生姜豉汤主之。

栀子甘草豉汤方

于栀子豉汤方内，加入甘草二两，余依前法，得吐，止后服。

栀子生姜豉汤方

于栀子豉汤方内，加生姜五两，余依前法，得吐，止后服。

少气者，气伤也，故加甘草以益之；呕者，气逆也，故加生姜以散之。

（三十二）凡用栀子汤，病人旧微溏者，不可与服之。

栀子酸苦大寒而涌泄，病人旧微溏者，里气本虚而脏腑寒也。里气虚则易涌，脏腑寒则易泄，故揭示禁止如此。

（三十三）下之后，复发汗，必振寒脉微细，所以然者，以内外俱虚故也。

内，谓反下则亡阴而里虚，所以脉微细也；外，谓复汗则亡阳而表虚，所以振寒也。

（三十四）下之后，复发汗，昼日烦躁不得眠，夜而安静，不呕不渴，无表证，脉沉微，身无大热者，干姜附子汤主之。

干姜附子汤方

干姜一两　附子一枚（去皮，生用，破八片）

上二味，以水三升，煮取一升，去滓，顿服。

反下亡阴，阴既虚矣，又复发汗以亡其阳，则阳之虚，比之阴为尤甚。然阳用事于昼，热之烦，阳之亢也。躁虽阴，阳之扰也。不得眠者，阳不能胜阴而争夺于阴也。阴用事于夜。安静者，无阳事也。不呕不渴，无表证，脉沉微，身无大热，则阳大虚不足以胜阴为谛矣。故用干姜附子偏于辛热以为汤者，恢复重虚之阳，而求以协和于偏胜之阴也。

（三十五）伤寒若吐，若下后，心中逆满，气上冲胸，起则头眩，脉沉紧，发汗则动经，身为振振摇者，茯苓桂枝白术甘草汤主之。

茯苓桂枝白术甘草汤方

茯苓四两　桂枝三两（去皮）　白术二两　甘草二两（炙）

上四味，以水六升，煮取三升，去滓，分，温三服。

心下逆满，伏饮上溢抟实于膈也。气上冲胸，寒邪上涌挟饮为逆也。动经，伤动经脉。振振，奋动也。盖人之经脉，赖津液以滋养，饮之为饮，津液类也。静则为养，动则为病，病宜制胜之，不宜发汗，既吐下后，脉又沉紧而复发汗，则重亡津液，气血衰耗，故变如此。术与茯苓，胜湿导饮。桂枝甘草，固表和中。故发汗动经，所需者四物也。

（三十六）伤寒吐下后，发汗，虚烦，脉甚微，八九日，心下痞硬，胁下痛，气上冲咽喉，眩冒，经脉动惕者，久而成痿。

此申上条而复言失于不治则致废之意，上条脉沉紧，以未发汗言也；此条脉甚微，以已发汗言也。经脉动，即动经之变文。惕，即振振摇也，大抵两相更互发明之词。久，言既经八九日，若犹不得解而更失于不治，则津液内亡，湿淫外渍，必致痹而成痿。痿者，两足痿软而不相及也。

（三十七）太阳伤寒者，加温针必惊也。

温针者，针用必先烧温以去其寒性也。惊者，心有所动而惶惧也。盖心乃神之舍，故谓心藏神。荣气通于心，故荣与心皆主血。寒邪伤于荣，郁而蒸热矣。温针以攻寒，火之性大热，血得热则耗，耗则虚，血虚则心虚，心虚则舍空，舍空则神无所依而气浮越于外，故失守而惊惶也。

（三十八）伤寒二三日，心中悸而烦者，小建中汤主之。

小建中汤方

桂枝三两（去皮）　芍药六两　甘草二两（炙）　生姜三两（切）　胶饴一升　大枣十二枚（擘）

上六味，以水七升，煮取三升，去滓，内胶饴，更上微火消解，温服一升，日三服，呕家不可用建中汤，以甜故也。

二三日，当传之时，不传不变，但心中悸而烦者，邪虽衰微正亦虚弱，不足以退散之，所以持也。小建中者，桂枝汤倍芍药而加胶饴也。桂枝汤扶阳而固卫，卫固则荣和。倍芍药者，酸以收阴，阴收则阳归附也；加胶饴者，甘以润土，土润则万物生也。建，定法也，定法惟中，不偏不党，王道荡荡，其斯之谓乎。

（三十九）伤寒脉结代，心动悸，炙甘草汤主之。

甘草四两（炙）　生姜三两（切）　桂枝三两（去皮）　麦门冬半升　麻子仁半升　大枣十二枚（擘）　人参二两　生地黄一斤　阿胶二两

上九味，以清酒七升，水八升，先煮八味取三升，去滓，内胶烊消尽，温服一升，日三服，一名复脉汤。

脉结代而心动悸者，虚多实少，譬如寇欲退散，主弱不能遣发而反自彷徨也。人参甘草麦冬，益虚以复结代之脉；地黄阿胶麻仁，生血以宁动悸之心；桂枝和荣卫以救实；姜枣健脾胃以调中；清酒为长血气之助。复脉乃核实义之名。然则是汤也，必欲使虚者加进，而驯至于实，则实者自退散，而还复于元之意也。

本条结代，下文无代而有代阴，中间疑漏代一节。

脉，按之来缓而时一止，复来者名曰结。又脉来动而中止，更来小数，中有还者反动，名曰结阴也。脉来动而中止，不能自还，因而复动，名曰代阴也，得此脉者必难治。结阴也下当有代脉一股。

此承结代，而推言结阴代阴，以各皆详辨其状，与辨脉下第四章意同。

（四十）伤寒八九日，风湿相抟，身体疼烦，不能自转侧，不呕不渴，脉浮虚而涩者，与桂枝附子汤主之。

桂枝附子汤方

桂枝四两（去皮）　附子三枚（炮，去皮，破八片）　生姜三两（切）　甘草二两（炙）　大枣十二枚（擘）

上五味，以水六升，煮取二升，去滓，分温，三服。

风湿相抟见上篇，此以得之寒因，故身体疼烦不呕不渴也。不能自转侧者，湿主重着也。浮，风也，虚则汗后之不足。涩，湿也，与上篇小异而大同。桂枝附子汤者，即上篇之甘草附子汤，以姜枣易术之变制也。去术者，以寒本无汗，不似风之自汗而湿多也；用姜枣者，以寒属阴，不如风阳之能食也。然去彼取此虽少殊，而其所以为散风除湿则均耳。

若其人大便硬，小便自利者，去桂枝加白术汤主之。脉经末句汤名无白字。

桂枝附子去桂枝加白术汤方

于桂枝附子汤方内，去桂枝加术三两，余依前法。

大便硬，里实矣，故去桂枝，恶其主表而不知里也。小便自利，湿胜也，故加术，以其益土而能燥湿也。

此加减旧阙，今补。

（四十一）太阳病，项背强几几，无汗恶风者，葛根汤主之。

葛根汤方

葛根四两　麻黄三两（去节）　桂枝二两（去皮）　芍药二两　甘草二两（炙）　生姜三两（切）　大枣十二枚（擘）

上七味，㕮咀，以水一斗，先煮麻黄葛根减二升，去沫，内诸药，煮取三升，去滓，温服一升，覆取微似汗，不须啜粥。余如桂枝法将息，及禁忌。

太阳病项背强几几与上篇同者，风寒过太阳之荣卫，初交阳明之经络，经络同，所以风寒皆然也。无汗者，以起自伤寒，故汗不出，乃上篇有汗之反对，风寒之辨别也。恶风乃恶寒之互文，风寒皆通恶，而不偏有无也。夫以太阳中风，项背强几几，汗出，恶风，用桂枝加葛根而论之。则此太阳伤寒，项背强几几，无汗，恶风，当用麻黄加葛根。而用葛根汤者何哉？盖几几乃加阳明之时，喘已不作，故去杏仁，不用麻黄汤之全方，不可以麻黄加为名。而用麻黄桂枝甘草葛根以为汤者，实则是麻黄加之规制也。用姜枣芍药者，以阳明属胃，胃为中宫，姜枣皆和中之物，芍药有缓中之义也。不须啜粥，麻黄类例也。

（四十二）太阳与阳明合病，喘而胸满者，不可下，麻黄汤主之。

合病见上篇。肺主气，气逆则喘，喘甚则肺胀。胸满者，肺胀也，胸乃阳明之部分，喘乃太阳伤寒之本病，以喘不除，甚而至于胸满，故曰合病。然肺不属太阳阳明，而太阳阳明合病之伤寒，病全在肺，何也？曰：肺为五脏之华盖，内受诸经百脉之朝会，其脏金，其性寒，寒邪凑于荣，肺以寒召寒，类应故也。不可下者，喘来自太阳之初，满惟在胸，不在胃也。夫麻黄汤者，主治太阳伤寒之初病，有阳明，何以独从太阳之主治也？曰：麻黄固善于散寒，其功尤能泻肺家之实满；杏仁惟其利于下气，故其效则更长于定喘；桂枝虽佐，其实有纲维之妙；甘草虽使，其才有和缓之高。是故太阳表之治行，则阳明胸之功自奏矣。

（四十三）太阳与阳明合病者，必自下利，葛根汤主之。

必，定然之词。自，谓自然而然也。盖太阳者，膀胱也，膀胱主水；阳明者，胃经也，胃主谷。寒为阴，阴气主下降，故伤寒无他故。自然而然下利者，太阳阳明合病，经中之邪热甚，胃气弱不化谷不分清，杂迸而走注，所以谓之必也。以必定自然而然下利，故但用葛根汤散经中之寒邪，而以不治治利。以不治治利者，麻黄散太阳之表，葛根解阳明之肌，桂枝主荣卫之和，姜枣健脾胃之弱，甘草者和中之国老，芍药者缓中而佐使。夫如是而经中之邪散，则胃中之正回，不分清者自分清，不显治者而治在其中矣。噫！王者不治夷狄而夷狄治，圣人无为而无不为，所谓仁之尽义之至。吾于是乎重有感焉，彼以煦煦为仁，孑孑为义，窃圣人之王道以乱名实者，谓不自欺以欺人，公孙龙不能为之说也。悲哉！

【临床解读】

孙某，女，45岁。2018年3月2日初诊。

主诉：颈椎、腰椎疼痛3年。

现病史：患者诉因工作原因经常久坐，出现颈椎、腰椎酸痛，劳累加重，左侧头胀痛，左耳鸣，头懵，左上肢麻木，左手肿胀，晨起严重，活动减轻，左下肢乏力麻木，纳可，左胁胁胀满，无口苦，眠差，易早醒，一夜可睡5~6小时，晚上9~10点小便频，4~5次，二便可，未次月经11月20日，量多，色暗，近2年月经1年来一次，舌质红，苔白少，脉沉滞。

病机要点：经络不通畅。

处方：木瓜30克，威灵仙10克，酒白芍15克，炒白芥子6克，通草6克，路路通10克，川芎10克，红花6克，桃仁10克，川牛膝10克，葛根30克，生甘草6克，当归10克，姜黄6克。15剂，每日1剂，水煎服。

二诊：2019年2月18日。现症见：颈椎疼痛，僵硬，颈椎、腰椎、腿麻、疼痛，平素易之力，精神差，劳累后易手肿腿肿，畏寒、怕冷，手脚冰凉，睡醒后易出汗，纳差，无食欲，消化不良，易腹胀，左胁肋下易腹痛，绞痛。眠一般，入睡困难，大便可，疲劳后小便频，一小时4~5次，口干、口苦，脾气易急，舌质红，苔薄白，有裂纹，脉沉滞。45岁闭经，既往甲亢病史。

处方：桂枝10克，生白芍10克，葛根30克，炙麻黄6克，制附子10克（先煎），细辛3克，炙甘草6克，生姜3片，大枣3个为引。25剂，每日1剂，水煎服。

三诊：2021年2月24日。服上两次方，效佳，服药后颈椎、腰椎酸痛好转，手指关节肿胀疼痛好转。现症见：胃胀，食后、醒后胃胀加重。曾查胃镜：十二指肠溃疡。左侧胁肋胀痛，全身乏力，纳可，眠可，大便日一次，偏稀，小便可，舌红苔薄，脉沉细。45岁断经；乙肝5年，目前未治疗（小三阳）。

处方：党参10克，炒白术10克，茯苓10克，炒薏苡仁15克，炒山药15克，炒扁豆10克，炒连肉10克，陈皮6克，砂仁3克（后下），桔梗3克，炙甘草3克，生姜3片，大枣3个为引。25剂，每日1剂，水煎服。（张磊医案）

（四十四）二阳并病，太阳初得病时发其汗，汗先出不彻，因转属阳明，续自微汗出，不恶寒，若太阳病证不罢者，不可下，下之为逆，如此可小发汗，设面色缘缘正赤者，阳气怫郁在表，当解之熏之，若发汗不彻，不足言，

阳气怫郁不得越，当汗不汗，其人躁烦，不知痛处，乍在腹中，乍在四肢，按之不可得，其人短气，但坐以汗出不彻故也，更发汗则愈。何以知汗出不彻，以脉涩故知也。

转，与传同，见第五问。

并病见上篇，太阳初得病时至不恶寒，是原致并之因。若太阳证不罢，至解之熏之，是言治之之次第。若发汗不彻至末，是反复申上文之详。彻，除也，去也。不彻，言汗发不如法病不除去也。越，散也，言怫郁不散也。涩为血虚，血虚者，汗出过多也，所以转阳明也。

（四十五）伤寒六七日，结胸热实，脉沉紧，心下痛，按之石硬者，大陷胸汤主之。

沉为里，紧为寒，结胸，故心下痛。热实，故石硬。方见上篇，盖证同也。

（四十六）小结胸，病正在心下，按之则痛，脉浮滑者，小陷胸汤主之。

小陷胸汤方

黄连一两　半夏半升（洗）　栝楼实一枚（大者）

上三味，以水六升，先煮栝楼取三升，去滓，内诸药，煮取二升，去滓，分，温三服。

正在心下，言不似大结胸之高而在上也。按之则痛，言比不按亦痛则较轻也。浮则浅于沉，滑则缓于紧，此结胸之所以有大小之分也。黄连苦寒，以泄热也；半夏辛温，以散结也；栝楼实苦而润，苦以益苦，则致热于易泄为可知，润以济辛，则散结于无难开可必。所谓有兼人之勇而居上功者，惟此物为然也。

（四十七）伤寒十余日，热结在里，复往来寒热者，与大柴胡汤。但结胸无大热者，此为水结在胸胁也，但头微汗出者，大陷胸汤主之。

水，即饮也，以不实硬，故曰水结。胸胁亦里也，以热结不高，故曰在里。此条两节，上节以往来寒热，故用大柴胡汤；下节以水结无大热，故用大陷胸汤。然热结与水结，胸胁与里，皆互词，大同小异，皆下法也。

二方俱见上篇。

（四十八）太阳与少阳合病，自下利者，与黄芩汤。若呕者，黄芩加半夏生姜汤主之。

黄芩汤方

黄芩三两　甘草二两（炙）　芍药二两　大枣十二枚（擘）

上四味，以水一斗，煮取三升，去滓，温服一升，日再，夜一服。

黄芩加半夏生姜汤方

于黄芩汤方内，加半夏半升，生姜三两。余依黄芩汤法。

阳明间太少而中居，太少病，阳明独能逃其中乎？是故芍药利太阳膀胱而去水缓中；黄芩除少阳寒热而主肠胃不利；大枣益胃；甘草和中。是则四物之为汤，非合三家而和调一气乎？然气一也。下夺则利，上逆则呕。半夏逐水散逆，生姜呕家圣药，加所当加，无如二物。

（四十九）伤寒六七日，发热微恶寒，支节烦疼，微呕，心下支结，外证未去者，柴胡加桂枝汤主之。

柴胡加桂枝汤方

柴胡四两　桂枝一两半（去皮）　人参一两半　甘草一两（炙）　半夏二合半（洗）　黄芩一两半　芍药一两半　生姜一两半（切）　大枣六枚（擘）

上九味，以水七升，煮取三升，去滓，分温服。

支节，四肢百节也。支结言支饮抟聚而结也。发热至微呕，太阳之表也，故曰外证未去，以微而未去也。故加桂枝以解之。支结属少阳，以结则难开也，故用柴胡为主治。然则是证也，虽无太少之明文，而于太少之治以究之，则亦因药可以知病矣。

（五十）伤寒四五日，身热恶风，颈项强，胁下满，手足温而渴者，小柴胡汤主之。

身热恶风，太阳表也。颈项强，有阳明也。胁下满，少阳也。然则三阳俱见病矣。手足温而渴者，邪凑半表半里而里证见也。夫以三阳俱见病而独从少阳之小柴胡以为治者，太阳阳明之邪微，少阳近里而里证见，故从少阳一于和而三善则皆得也。

【临床解读】

张某，男，70岁。2019年5月17日初诊。

主诉：纳差，恶心半年余。

现病史：患者半年前无明显诱因出现恶心、纳差、食欲减退，中午时较重，稍进食即恶心，近半年体重下降10千克。现症见：纳差，恶心，无食欲，腰部酸困，夜间盗汗明显，夜眠一般，醒后不易入睡，二便正常，舌质暗红，苔黄厚腻，脉沉滞。

患者诉每年出现1~2次咳嗽时眼球充血。血压血糖正常；3年前于当地医院查心脏造影显示血管堵塞70%。

处方：柴胡10克，黄芩10克，党参10克，清半夏10克，田三七粉3克

（冲服），栀子10克，桑白皮10克，桑叶10克，地骨皮10克，竹茹15克，陈皮10克，炙甘草6克。10剂，每日1剂，水煎服。

二诊：2021年5月12日。服上方40剂，效可。现症见：纳差，恶心，干呕，无食欲，口干不渴，口不苦，平时手脚凉，易乏力，夜间盗汗，至今较重，大便干结（1周前行椎间盘手术后出现），小便可，舌质红，苔薄少，根白腻，脉沉滞。

处方：熟地黄10克，生地黄10克，当归10克，黄芩10克，黄连6克，黄柏10克，生黄芪30克，桑叶10克，决明子30克，浮小麦30克。15剂，每日1剂，水煎服。（张磊医案）

（五十一）伤寒阳脉涩，阴脉弦，法当腹中急痛者，先与小建中汤，不差者，与小柴胡汤主之。

阳主气，涩主痛，阴主血，弦主急。投以小建中者，求之于益阴而和阳也。不差，则不对可知矣。小柴胡者，少阳之主治也。盖少阳属木，其脉弦，木盛则土受制，故涩而急痛也。然则是治也者，伐木以救土之谓也。

（五十二）伤寒五六日，已发汗，而复下之，胸胁满，微结，小便不利，渴而不呕，但头汗出，往来寒热心烦者，此为未解也，柴胡桂枝干姜汤主之。

柴胡桂枝干姜汤方

柴胡半斤　桂枝三两（去皮）　干姜三两　栝楼根四两　黄芩三两　牡蛎三两（熬）　甘草二两（炙）

上七味，以水一斗二升，煮取六升，去滓，再煎取三升，温服一升，日三服，初服微烦，后服汗出便愈。

胸，太阳阳明也。胁，少阳也。小便不利，太阳之膀胱不清也。渴而不呕，阳明之胃热而气不逆也。头汗出者，三阳之邪热甚于上而气不下行也。往来寒热心烦者，少阳半表半里之邪出入不常也。柴胡黄芩，主除往来之寒热；桂枝甘草，和解未罢之表邪；牡蛎干姜，咸以软其结，辛以散其满；栝楼根者，苦以滋其渴，凉以散其热。是汤也，亦三阳平解之一法也。

（五十三）太阳病，十日以去，脉浮细而嗜卧者，外已解也，设胸满胁痛者，与小柴胡汤，脉但浮者，与麻黄汤。

脉浮细而嗜卧者，大邪已退，血气乍虚而肢体倦怠也。胸满胁痛，则少阳未除，故与小柴胡以和之。脉但浮则邪还表，故与麻黄汤以发之。

（五十四）伤寒十三日，胸胁满而呕，日晡所，发潮热，已而微利，此本柴胡证，下之而不得利，今反利者，知医以丸药下之，非其治也。潮热者实也，先宜小柴胡汤以解外，后以柴胡加芒硝汤主之。

柴胡加芒硝汤方

于小柴胡汤方内，加芒硝六两，余依小柴胡汤法。

十三日，过经也。不解，坏例也。非其治也以上，乃原其坏由于医之误。以下至末，救误之治也。然微利矣，加芒硝以更下之者，丸之为丸，大率辛热物，虽快攻下，下者药也。热以益热，热结反实而不出，故须咸以软之也。

【临床解读】

郭某，男，47岁。2021年10月29日初诊。

主诉：心悸胸痛3年。

现病史：患者3年前因工作压力大，睡眠差，逐渐出现心前区刺痛，持续2~5分钟，西医诊断冠心病，一直口服阿司匹林肠溶片、瑞舒伐他汀，近1个月未发作，发作时胸部刺痛，伴胸闷气短，心慌，晨起口苦，口唇干裂瘀暗，纳食可，大便偏干，排便不畅，小便黄，泡沫多，平时乏力精神差，易烦躁，舌质淡暗，苔黄腻，有瘀斑，脉沉略数。既往史：癫痫病史15年，服西药近5年未发作。

处方：柴胡10克，黄芩10克，清半夏10克，党参10克，生龙骨、生牡蛎各30克，芒硝10克，炙甘草6克，生姜3片，大枣3个（切开）为引，颗粒散剂。15剂，每日1剂，分两次开水冲服。(张磊医案)

（五十五）伤寒五六日，呕而发热者，柴胡汤证具而以他药下之，柴胡证仍在者，复与柴胡汤，此虽已下之不为逆，必蒸蒸而振，却发热汗出而解。若心下满而硬痛者，此为结胸也，大陷胸汤主之。但满而不痛者，此为痞，柴胡不中与之，宜半夏泻心汤。

半夏泻心汤方

半夏半升（洗）　黄芩三两　干姜三两　人参三两　黄连一两　甘草三两（炙）　大枣十二枚（擘）

上七味，以水一斗，煮取六升，去滓，再煎取三升，温服一升，日三服。

此条上节，与上篇第六十三条互相发明。盖风寒至少阳证治无差殊，故更互为文而互言之，以见彼此皆然也。若心下满以下二节，乃复言其变以出其治，结胸乃其变之重者，以其重而结于胸，故从大陷胸汤。痞则其变之轻者，以其轻而痞于心，故用半夏泻心汤。半夏干姜，辛以散虚满之痞；黄芩黄连，苦以泄心膈之热；人参甘草，甘以益下后之虚；大枣甘温，润以滋脾胃于健。曰泻心者，言满在心膈而不在胃也。

（五十六）本以下之，故心下痞，与泻心汤。痞不解，其人渴而口燥烦，小便不利者，五苓散主之。

泻心汤者，本所以治虚热之气痞也。治痞而痞不解，则非气聚之痞可知矣。渴而口燥烦小便不利者，津液涩而不行，伏饮停而凝聚，内热甚而水结也。五苓散者，润津液而滋燥渴，导水饮而荡结热，所以又得为消痞满之一治也。

【临床解读】

孔某，男，43岁。2021年12月6日初诊。

主诉：双下肢水肿1年。

现病史：患者平素烟酒肉无节制，逐渐出现呕血、便血，于当地医院检查显示消化道出血、肝硬化失代偿期、脾大、2型糖尿病。现症见：双下肢水肿，双目黄染，乏力，腹胀，少量腹水，反酸烧心，纳可，眠可，记忆力下降，大便可，日1~2次，小便调，舌质红，苔白，脉沉弦，左较显。2021年11月6日查腹部彩超：肝内异常低回声；肝脏弥漫性病变；门静脉、脾静脉增宽；脾大，腹水；肝功能受损。

处方：茵陈30克，茯苓30克，猪苓10克，泽泻10克，桂枝3克，炒白术10克，郁金15克，醋延胡索15克。15剂，每日1剂，水煎服。（张磊医案）

（五十七）妇人伤寒，发热，经水适来，昼日明了，暮则谵语，如见鬼状者，此为热入血室，无犯胃气及上二焦，必自愈。

无，与毋通。

此与上篇末三条文少异而证同，上篇言脉与如结胸状，此言昼日明了，暮则谵语；上篇言刺期门及与小柴胡汤，此言无犯胃气及上二焦，皆互言以明互见之意。昼属阳，明了者，阴邪退也。暮属阴，谵语者，血证得阴而剧也。毋者，禁止之词。犯胃气，以禁下言也。上二焦，谓上焦中焦，以禁汗吐言也，盖卫气出上焦，津液蓄于中焦，汗则损卫气而亡津液，是汗则犯二焦也。又上焦主受纳，中焦主受盛，吐则纳与盛俱为逆，是吐则上中二焦亦俱犯也。然下固损胃，下焦犯矣，是三法皆不可用也。三法皆不可用者，邪本在血室，亦非三者攻之所可能及也。必自愈者，言伺其经行血下，则邪热得以随血而俱出，犹之红汗而然，故决言必定自解而愈，以警人勿妄攻取，致谬误以生变乱之意。夫以三法既皆不可用，则与其欲治，宁刺期门，及与小柴胡汤，而法在焉。即此条之必自愈而观之，则上篇之期门虽不刺，小柴胡汤虽不行，亦皆得终当自愈，从可知矣。且上篇出三条，而此篇一条，下篇虽无出，要皆欲人同推也。读者通考而参详之，则男子妇人风寒为病，证治之异同，大端可见矣。

卷之三

辨太阳病脉证并治下篇第三 凡三十八条 方十八

中风者，单只卫中于风而病也。伤寒者，单只荣伤于寒而病也。若风寒俱有而中伤，则荣卫皆受而俱病，故以荣卫俱中伤风寒而病者为下篇。盖寒虽专令乎冬，而风则无时不有，所以或则单中单伤，或则俱有而中伤也。单中单伤而为病者已云难治矣，然则俱中伤而病者，其治不尤难乎，何也。寒须发汗，风则解肌，欲并行而不悖，其为两难也。何如哉？故能发两难发之汗者名曰青龙，能解两难解之热者名曰白虎。能救无两难，而误服大青龙之逆者则曰真武焉。夫所谓青龙白虎真武者，言其灵应不难于其所难，妙效验于不可测度，有如此其神，神汤之谓也。神其神，《礼记》曰唯圣者能之。其斯之谓乎？学者能明诸此，始可与言医也已。

（一）太阳中风，脉浮紧，发热，恶寒，身疼痛，不汗出而烦躁者，大青龙汤主之，若脉浮弱，汗出，恶风者，不可服，服之则厥逆，筋惕肉瞤，此为逆也，以真武汤救之。

末后六字，旧本大青龙汤主之，黄氏正之如此。盖既曰不可服，服之为逆，则安得又复有大青龙汤主之之文，传写之误甚明，黄氏正之甚是，当从之。后人又因其更改致疑，并六字皆删之，删之则上篇第二十五条无凭证据，故存朱以备通考。然此与下条互相发明而同一治，故合二说并见于下。

【临床解读】

文某，男，66岁。2021年6月4日初诊。

主诉：咳嗽，吐白色泡沫痰6年。

现病史：患者6年前开始出现咳嗽，反复发作至今。西医诊断：①社区获得性肺炎；②慢阻肺；③左心衰，期间以抗炎、抗心衰治疗。现症见：咳嗽，吐白色泡沫痰，不易咳出，稍动即喘粗，咳喘时右侧胸部固定疼痛，平时乏力怕冷，偶有心慌，腰痛，常窜痛，纳食可，口中和，眠可，二便调，舌质暗淡，有齿痕，苔薄黄，脉沉弱。既往史：有腰间盘突出病史。2006年心梗植入支架2个，后伴心衰。

处方：生白芍10克，茯苓10克，炒白术6克，制附子10克（先煎），葶苈子30克（包煎），生姜3片，大枣（切开）4枚为引。15剂，每日1剂，水煎服。（张磊医案）

（二）伤寒脉浮缓，身不疼但重，乍有轻时，无少阴证者，大青龙汤发之。

大青龙汤方

麻黄六两（去节）　桂枝二两（去皮）　甘草二两（炙）　杏仁四十枚（去皮尖）　生姜三两（切）　大枣十二枚（擘）　石膏如鸡子大绵裹（碎）

上七味，以水九升，先煮麻黄减二升，去上沫，内诸药，煮取三升，去滓，温服一升，取微似汗，汗出多者温粉扑之，一服汗者，停后服，汗多亡阳，遂虚，恶风烦躁不得眠也。

上条太阳中风者，言有上篇第三条之证也。病属太阳则脉浮，然浮以候风，紧以候寒。发热者，中风热即发也。恶寒身疼痛，不汗出，皆寒也。风为烦，寒则躁，盖谓风寒俱有而中伤，风多寒少之证，犹指言此风之中有寒之谓也。此条伤寒者，言有中篇首条之证也。缓者风之诊，身不疼亦风也。但重，寒也。乍有轻时，亦为有风而然也。无少阴证者，言若是但欲寐，则涉于少阴之疑似矣，今是但重，故曰无少阴证。亦谓风寒两中伤，荣卫俱受病，寒多风少之证，犹指言此寒之中有风之谓也。盖风寒二者，大率多相因而少相离，有寒时，不皆无风，有风时，不皆无寒。所以单中单伤者，固尝自是，相兼而中伤者，亦尝多有，此大青龙之所以作也。二条者互文而互相发明，以为此篇之小总，太阳分病之纪，上篇一，中篇二，此其三焉。三者，太阳一经吃紧太三辨也。以下凡似此云云以为称首者，皆风寒俱有而中伤之证，其例则又皆统乎此也。夫风寒二治，大法不外乎桂枝麻黄之二汤。然桂枝汤中忌麻黄，而麻黄汤中反用桂枝，此中有极深奥义，非言语文字可以形容暴白者，要在人之心领神会耳。大青龙者，桂枝麻黄二汤合剂之变制也，故为并中风寒之主治，校之桂枝麻黄各半汤，与桂枝二麻黄一汤，则少芍药而多石膏。去芍药者，不欲其收也。以其无芍药而观之，即麻黄汤方加石膏姜枣也，姜枣本桂枝汤中所有，其制则重在石膏。按本草，石膏辛甘大寒，辛以散风，甘以散寒，寒以除热，故为并中风寒发热之用。然青龙以桂枝麻黄得石膏之辛甘而有青龙之名，其白虎亦以知母粳米得石膏之辛寒而有白虎之名。一物二用，得君而成其功名于异世，神变于时者也。夫所谓青龙白虎者，青乃木色，龙乃木神，木主春，春热而烦躁，雷雨解而致和焉。人之汗，以天地之雨名之，龙兴云雨至，发烦躁之汗而荣卫以和。龙之所以为汤，神汤之谓也。白乃金色，虎乃金神，金主秋，秋热而燥渴，金风解而荐凉焉。人之气以天地之疾风名之，虎啸谷风生，解燥渴之热而表里以凉，虎之所以为汤，神汤之谓也。然均是龙也。而一则曰主之，一则曰发之，何也？主之者，以烦躁之急疾属动而言；发之者，以但重之沉默属静而言之也。

上条末节，脉微弱汗出恶风，盖指上篇阳浮而阴弱中风之证而言，中风误服大青龙则为逆，其第二十五条是也，与此参看，其义自合。夫以中风之用桂枝汤，伤寒用麻黄汤，风寒俱中伤而用大青龙汤。向使认病亲切于克始，用汤的对于及时，则三法行之之下，风寒尚有余治乎？然则三百九十七、一百一十三者，医药注误之所致十八九，病病传变之所致无二三。由此观之，司命君子可能不惕惕于心乎？是故，仲景氏之所以若然者，岂得已哉，惟其不得已。故谆谆然曰：知犯何逆，随证治之，知犯何逆，以法治之。斯言也，岂非深忧天下后世而自致其不能尽其所欲言之意耶！呜呼！以仲景氏方法之多如许，而犹自致其不能尽其所欲言之意如此，则后之以截江、杀车、活人、类证、纂要，自谓能尽伤寒之治，而胶柱以待天下后世者，吾不知其是诚何心也！

（三）太阳病，脉浮紧，无汗发热身疼痛，八九日不解，表证仍在，此当发其汗。服药已，微除，其人发烦目瞑，剧者必衄，衄乃解，所以然者阳气重故也，麻黄汤主之。

太阳病，脉浮紧无汗发热身疼痛，皆与首条同。而无恶寒烦躁，则是较轻于首条，亦风寒俱有而中伤之证也。微除，言虽未全罢亦已减轻也。发烦，风壅而气昏也。目瞑，寒郁而血滞也。剧，作衄之兆也。衄，鼻出血也。鼻为肺之窍，肺为阳中之阴而主气，阳邪上盛，所以气载血上妄行而逆出于鼻也。阳气，以风而言也，风为阳而由气道，所以得随衄散解，故曰阳气重故也。用麻黄汤者，以寒属阴，性沉滞而难解，所以须发之也。

方见中篇，下同。

（四）太阳病，脉浮紧，发热身无汗，自衄者愈。

此承上条复以其更较轻者言，以见证亦有不治自愈之变，所以晓人勿妄治以致误之意。太阳病脉浮紧，发热身无汗与上条同，而无疼痛。既无疼痛，则比之上条又更较轻于首条可知矣。所以不待攻治，得衄则亦自愈。得衄自愈者，汗本血之液，北人谓衄为红汗，达此义也。

（五）伤寒，脉浮紧，不发汗，因致衄者，麻黄汤主之。

以伤寒为首称，而承之以脉浮紧者，寒多风少之谓也。上二条皆风多寒少，前条以服药已微除，汗发不对而致衄，上条以较轻得自衄，此以寒多不发汗而致衄，三条之所以辨差分也。盖寒多则于法当发汗，当发而失于不发，热郁血乱，所以衄也。衄则阳邪之风散，麻黄汤者，发其尚未散之寒也。

（六）脉浮紧者法当身疼痛，宜以汗解之，假令尺中迟者，不可发汗，何以知之，然以荣气不足，血少故也。

令，平声。此总上三条而着其不可汗之脉，所以严致戒慎之意也。盖尺以候阴。迟为不足。血，阴也，荣主血。汗者，血之液。尺迟不可发汗者，嫌夺血也。

（七）太阳病，得之八九日，如疟状，发热，恶寒，热多寒少，其人不呕，清便欲自可，一日二三度发，脉微缓者，为欲愈也。脉微，而恶寒者，此阴阳俱虚，不可更发汗更下更吐也。面色反有热色者，未欲解也。以其不能得小汗出，身必痒，宜桂枝麻黄各半汤。

桂枝麻黄各半汤方

杏仁二十四个（去皮尖）　桂枝一两十六铢（去皮）　芍药一两　生姜一两（切）　甘草一两（炙）　麻黄一两（去节）　大枣四枚（擘）

上七味，以水五升，先煮麻黄一二沸，去上沫，内诸药，煮取一升八合，去滓，温服六合。

八九日，约言久也。如疟状，谓有往来寒热而无作辍之常也。发热恶寒热多寒少者，风寒俱有而寒少风多也。不呕不渴清便欲自可，邪之往来，出者未彻表，入亦未及里也。一日二三度发，乃邪居浅近，则往来易及而频数，故脉亦微缓而谓为欲愈也。脉微而恶寒以下，重以不得解者言而出其治也。阴言后，阳言前，俱虚，故禁攻也。更，再也。不可汗，已过表也。不可吐下，未见有里也。热色，阳浮外薄也。然阳虽外薄，以阴寒持之而不能散，所以小汗亦不能得出，气郁而痒也。桂枝麻黄各半汤者，总风寒而两解之之谓也。

此与第十四篇第二十章互看。

（八）太阳病，发热，恶寒，热多寒少，脉微弱者，此无阳也，不可更汗，宜桂枝二越婢一汤。

桂枝二越婢一汤方

桂枝十八铢（去皮）　芍药十八铢　甘草十八铢（炙）　生姜一两三钱（切）　大枣四枚（擘）　麻黄十八铢（去节）　石膏二十四铢（碎，绵裹）

上七味，吹咀，以水五升，煮麻黄一二沸，去上沫，内诸药，煮取二升，去滓，温服一升。本方当裁为越婢汤桂枝汤合饮一升，今合为一方桂枝二越婢一。

发热恶寒，热多寒少，与上条同。上条以脉微而恶寒为阴阳俱虚，此以脉微弱为无阳，两皆不可更汗亦同。然风为阳，病属太阳，而曰无阳，诚不可晓，阙疑可也。或曰：无阳者，谓有疾在阴而无在阳也。审药识病，即越婢观之可知矣。越，逾也过也。婢，女子之卑者也。女子，阴也，卑，少也，言其人本来虚弱，有宿疾在少阴，少阴之脉本微弱而有不可发汗之义。所以但责其难发汗之过在于少阴，法则谓之无阳，方则谓之越婢。且是汤也，名虽越婢之辅桂枝，实则桂枝麻黄之合济，乃大青龙以芍药易杏仁之变制耳。去杏仁者，恶其从阳而主气也；用芍药者，以其走阴而酸收也。以此易彼而曰桂枝二，则主之以不发汗可知。而越婢一者，乃麻黄石膏之二物，则是寓微发于不发之中亦可识也。寓微发者，寒少也，主之以不发者，风多而宿疾在少阴也。又况首条末节不可服大青龙以发汗，亦由脉微弱。首条末节者，以太阳中风言也。此与上二条者，皆以风多寒少言也。合而观之，则无阳之阳义不微矣乎？说者如此，未知是否。

（九）服桂枝汤，大汗出，脉洪大者，与桂枝汤如前法，若形如疟日再发者，汗出必解，宜桂枝二麻黄一汤。

桂枝二麻黄一汤方

桂枝一两十七铢（去皮） 芍药一两六铢 麻黄十六铢（去节） 生姜一两六铢（切） 杏仁十六个（去皮尖） 甘草一两二铢（炙） 大枣五枚（擘）

上七味，以水五升，先煮麻黄一二沸，去上沫，内诸药，煮取二升，去滓，温服一升，日再服。

服桂枝汤，证转大汗出，脉转洪大者，风多寒少，风邪欲散而寒持之，两皆不得解而热反甚也。与桂枝汤如前法者，重赜之也。形如疟日再发者，邪居浅而外向，终为微寒所持，故曰汗出必解，言须发之也。桂枝二麻黄一汤者，重解风而轻于散寒也。

（十）服桂枝汤，大汗出后，大烦渴不解，脉洪大者，白虎加人参汤主之。

此与上条同而多大烦渴。盖比上条汗更出过多，亡津液而表里燥热更甚，所以用白虎两解表里之热，加人参润其燥而消其渴也。方见下。

（十一）服桂枝汤，或下之，仍头项强痛，翕翕发热，无汗，心下满，微痛，小便不利者，桂枝汤去桂加茯苓白术汤主之。

桂枝去桂加茯苓白术汤方

于桂枝汤方内，去桂枝，加茯苓白术各三两。余依桂枝汤法煎服，小便利则愈。

服桂枝汤病不解而证变者，不独中风而且有寒也。又或下之，益误也。仍头项强痛翕翕发热无汗者，风寒之表皆在而未除也。心下满微痛者，误下而证入里也。小便不利，下后亡津液而水饮停也。去桂枝用芍药甘草者，收重伤之阴而益里伤之虚也；姜枣健脾胃而和中，下后用之更宜，故二物仍其旧也。茯苓淡渗以利窍；术能益土以胜水，本其有停饮之故，所以加之，以为拯前治之误也。《脉经》术上无白字。

（十二）伤寒不大便六七日，头痛有热者，与承气汤，其小便清者，知不在里仍在表也，当须发汗。若头痛者，必衄，宜桂枝汤。

有热则不大便为里实明矣，故虽头痛亦宜承气汤下之。小便清则里无热可知，故曰仍在表宜发汗。然小便清而头痛，阳邪上盛也。故衄可必，而宜桂枝汤解之。

承气汤有四方，此不明言，要当随证辨用耳。桂枝汤方见上篇。

（十三）伤寒脉浮滑，此表有热里有寒，白虎汤主之。

白虎汤方

知母六两　石膏一斤（碎，绵裹）　甘草二两（炙）　粳米六合

上四味，以水一斗，煮米熟汤成，去滓，温服一升，日三服。

伤寒见中篇首条。其脉不浮，浮者，风也，言不独伤于寒而亦有风则然也。滑为里热，以滑且浮，知热不独在里也。故指言此表有热，盖表里俱热之谓也。里有寒者，里字非对表而称，以热之里言。盖伤寒之热本寒因也，故谓热里有寒，指热之所以然者言也。夫寒与风俱中伤，表与里既皆热，欲两皆而解之，诚哉极其难也。譬如夏秋两届之间，燥热酷甚，非金风之荐凉，则暑毒不解也。是故白虎者，西方之金神，司秋之阴兽，虎啸谷风冷，凉生酷暑消，神于解秋，莫如白虎。知母、石膏，辛甘而寒，辛者金之味，寒者金之性，辛甘且寒，得白虎之体焉；甘草、粳米，甘平而温，甘取其缓，温取其和，缓而且和，得伏虎之用焉。饮四物之成汤，来白虎之嗥啸。阳气者，以天地之疾风名也，汤行而虎啸者同气相求也。虎啸而风生者，同声相应也。风生而热解者，物理必至也。抑尝以此合大小青龙真武而论之。四物者，四方之通神也。而以命方，盖谓化裁四时，神妙万世，名义两符，实自然而然者也。方而若此可谓至矣，然不明言其神，而神卒不容掩者。君子盛德，此其道之所以大也欤。

此与厥阴篇第二十五条互看。

（十四）伤寒脉浮，发热无汗，其表不解者，不可与白虎汤，渴欲饮水无表证者，白虎加人参汤主之。

白虎加人参汤方

用白虎汤方内加人参三两，余依白虎汤法。

伤寒脉浮与上条同。发热无汗，风寒之表在也，故谓不解。不可与白虎者，白虎义取解秋，啸谷风而凉收燥热，非为发表也。渴欲饮水者，里热燥甚，希救也。无表证，谓恶寒头身疼痛皆除，非谓热也。以证大意与上条同，故主治亦与之同，以多渴也，故加人参之润以滋之也。

（十五）伤寒无大热，口燥渴，心烦，背微恶寒者，白虎加人参汤主之。

无大热，风微也。口燥渴心烦，里热甚也。背者，太阳经脉之所适，人身至阴之地。不胜寒而有余，恶所以微也。

以上三条大意互相发明，所以治亦相仿佛而不甚殊。

【临床解读】

任某，男，77岁。2022年2月9日初诊。

主诉：口干2个月。

现病见：患者夜间口干、口渴，饮水觉舒，3年前上身皮肤烧伤，约占体表面积60%，现烧伤瘢痕处瘙痒不适，阴天症状加重，纳眠可，二便调，舌质红苔黄腻，脉缓。既往高血压、糖尿病病史，血压、血糖控制尚可。

处方：太子参20克，生石膏30克，甘草6克，知母10克，清半夏10克，粳米一撮为引。15剂，每日1剂，水煎服。

二诊：2022年2月25日。服上方诸证均减，守上方继服10剂。（孙玉信医案）

（十六）伤寒脉浮，医以火迫劫之，亡阳，必惊狂起卧不安者，桂枝去芍药加蜀漆龙骨牡蛎救逆汤主之。

桂枝去芍药加蜀漆龙骨牡蛎救逆汤方

桂枝三两（去皮）　甘草二两（炙）　生姜三两（切）　牡蛎五两（熬）　龙骨四两　大枣十二枚（擘）　蜀漆三两（洗，去脚）

上为末，以水一斗二升，先煮蜀漆减二升，内诸药，煮取三升，去滓，温服一升。

亡阳者，阳以气言，火能助气，甚则反耗气也。惊狂起卧不安者，神者，阳之灵，阳亡则神散乱所以动皆不安，阳主动也。桂枝甘草，和伤寒之脉浮；蜀漆辛平，散火邪之错逆；龙骨牡蛎，固涩以收阳神之散乱；大枣生姜，醒胂以缓起卧之不安。去芍药者，嫌其主阴，则反得以胜阳也。

（十七）火逆下之，因烧针烦躁者，桂枝甘草龙骨牡蛎汤主之。

桂枝甘草龙骨牡蛎汤方

桂枝一两（去皮）　甘草二两（炙）　牡蛎二两（熬）　龙骨二两

上四味为末，以水五升，煮取二升半，去滓，温服八合，日三服。

火逆，承上条而言也，然虽逆而又逆，而证则未变重，故方物反差少而大意不殊。

（十八）脉浮宜以汗解，用火灸之，邪无从出，因火而盛，病从腰以下必重而痹，名火逆也。

痹，湿病也。因火逆治，火邪夹阳邪而上逆，真阳不下通，阴不用事，化不行而水不得泄，故湿着下体而重痹也。

（十九）伤寒脉浮，自汗出，小便数，心烦，微恶寒，脚挛急，反与桂枝汤欲攻其表，此误也，得之便厥。咽中干，烦燥吐逆者，作甘草干姜汤与之，以复其阳。若厥愈足温者，更作芍药甘草汤与之，其脚即伸。若胃气不和谵语者，少与调胃承气汤。若重发汗复加烧针者，四逆汤主之。

甘草干姜汤方

甘草四两（炙）　干姜二两（炮）

上㕮咀，以水三升，煮取一升五合，去滓，分温再服。

芍药甘草汤方

白芍药四两　甘草四两（炙）

上二味，㕮咀，以水三升，煮取一升半，去滓，分，温再服之。

调胃承气汤方

大黄四两（去皮，清酒浸）　芒硝半斤　甘草二两（炙）

上三味，㕮咀，以水三升，煮取一升，去滓，内芒硝，更上微火煮令沸，少少温服。

四逆汤方

甘草二两（炙）　干姜一两半　附子一枚

上三味，㕮咀，以水三升，煮取一升二合，去滓，分，温再服，强人可大附子一枚，干姜三两。

数，音朔。反，音板。

脚挛急者，足经始终于足，寒则拘挛也。以上言风寒俱有之表里证，故谓与桂枝汤为反。盖桂枝是中风之主治。反，不顺也。厥，谓四肢冷也。咽中干烦躁吐逆者，误汗损阳阳虚阴独盛也。甘草益气，干姜助阳，复其阳者，充其气之谓也。厥愈足温，阳气复也。芍药用白，酸能敛阴而主血也；甘草用炙，甘能补中而益脾也。脚即伸，阴血行也。盖以一误治而表里俱伤，故必求阴阳如此次第而俱复。胃不和而谵语者，亡津液而胃实也。承气而曰调胃者，以胃属阳而主里，故用甘草和阴阳而缓中也。重发汗而复加烧针，则二者皆有以大损于阳矣，故用偏于助阳之四逆，以救其阳也。

问曰：证象阳旦，按法治之而增剧，厥逆，咽中干，两胫拘急而谵语。师曰：言夜半手足当温，两脚当伸。后如师言，何以知此？答曰：寸口脉浮而大，浮则为风，大则为虚，风则生微热，虚则两胫挛，病证象桂枝，因加附子参其间，增桂令汗出，附子温经，亡阳故也。厥逆，咽中干，烦燥，阳明内结，谵语烦乱，更饮甘草干姜汤。夜半阳气还，两足当热，胫尚微拘急，重与芍药甘草汤，尔乃胫伸，以承气汤微溏，则止其谵语，故知病可愈。

胫，音幸。

此申释上文意。象，似也。阳以风言。旦，晓也。言似中风分晓，以不啻中风，故设难详申其义，且明治不可苟，序不可紊，以致戒慎之意。末后不复言若重发汗以下一节者，以其或然或不然故也。

（二十）伤寒腹满谵语，寸口脉浮而紧，此肝乘脾也，名曰纵，刺期门。

寸口，气口也。《五脏别论》，帝曰：气口何以独为五脏主？岐伯对曰：胃者水谷之海，六腑之大源也。五味入口，藏于胃，以养五脏气，而变见于气口也。故寸口主脾胃。浮紧为弦，是肝脉也。乘脾者，肝木自盛，脾胃之土受制也。纵见辨脉法上篇，期门见太阳上篇，刺之者泻木以救土也。

（二十一）伤寒发热，啬啬恶寒，大渴欲饮水，其腹必满，自汗出，小便利，其病欲解，此肝乘肺也，名曰横，刺期门。

伤寒发热，啬啬恶寒，风寒尚在太阳而未除也。大渴欲饮水者，肝木本自盛而邪热炽欲得润也。腹必满者，水漫而泛滥也。自汗出，则津液得外渗矣。小便利，则水得下行矣。夫水，木之母也，母必为子，木得水则益甚而横，故挟水为邪，反侮所不胜而上乘于肺。肺金若虚，受其邪而不能派散之，则水不得泄而肿作矣。乃金脏实，不纳其邪而转运散之，涣为自汗而外渗，潴为小便而下行，此肝乘肺者所以不足为害，而反欲自解也。横亦见辨脉法上纵同条。然纵横不同，而同刺期门者，纵以木贼土，横以木侮金，皆由木自盛，而以泻木为主治一也。

（二十二）脉浮而紧，而复下之，紧反入里则作痞，按之自濡，但气痞耳。

濡，与软同，古字通用。

复，亦反也。紧反入里，言寒邪转内伏也。濡，言不硬不痛而柔软也。痞，言气隔不通而痞塞也。《易》曰：天地不交而万物不生也。内阴而外阳也，内柔而外刚也。《本义》曰：盖乾往居外而坤来居内也。虽然，倾痞有先痞后喜之象，故君子不可不勉，学者不可不知所务。

（二十三）心下痞，按之濡，其脉关上浮者，大黄黄连泻心汤主之。

大黄黄连泻心汤方

大黄二两　黄连一两

上二味，以麻沸汤二升渍之，须臾绞去滓，分，温再服。

此申上条言脉以出其治。脉见关上者，以痞在心下也。以气痞而濡，所以浮也。然痞之濡，由热聚也，故用黄连清之于上。聚虽气也，痞则固矣，故用大黄倾之于下。麻沸汤者，其取《图经》所谓去瘀之义欤。

（二十四）心下痞，而复恶寒汗出者，附子泻心汤主之。

附子泻心汤方

大黄二两　黄连一两　黄芩一两　附子一枚（炮，去皮，别煮取汁）

上四味，切三味，以麻沸汤二升渍之，须臾绞去滓，纳附子汁，分，温再服。

痞，本阴邪内伏，而虚热上凝。复恶寒汗出，则表虚而阳不为卫护可知矣。泻心汤，固所以为清热倾痞之用，加附子盖所以为敛其汗而固其阳也。黄芩为附子而更加，表里两解具见矣。

（二十五）病，胁下素有痞，连在脐旁，痛引少腹入阴筋者，此名脏结，死。

素，旧常也。脐旁，阴分也。脏，阴也。以阴邪结于阴经之脏，攻之不可及，所以于法为当死也。

（二十六）脏结无阳证，不往来寒热，其人反静，舌上苔滑者，不可攻也。

无阳证，言当脏结之时，表已罢除，无太阳也。不往来寒热，言痞虽属胁下，由素常有而发，非少阳传经之邪也。反静，言无阳明之谵妄也。舌，心之苗也，苔滑，生长滑腻如胎膜也。苔滑本由丹田有热，胸中有寒而成。然丹田，阴也。胸中，阳也。热反在阴而寒反在阳，所以为不可攻也。

（二十七）问曰：病有结胸，有脏结，其状何如？答曰：按之痛，寸脉浮，关脉沉，名曰结胸也。何谓脏结？答曰：如结胸状，饮食如故，时时下利，寸脉浮，关脉小细沉紧，名曰脏结，舌上白苔滑者难治。

此设问答以明结胸脏结之同异。时时下利者，阴邪结于阴脏而寒甚也。

以寒甚，故脉多小细与紧，此其所以下同。盖结胸以阳邪结于阳，脏结以阴邪结于阴故也。末复申言脏结有难治之故者，叮咛戒谨之意也。

（二十八）伤寒表不解，心下有水气，干呕发热而咳，或渴，或利，或噎，或小便不利，少腹满，或喘者，小青龙汤主之。

小青龙汤方

麻黄三两（去节）　芍药三两　五味子半升　干姜二两　甘草三两（炙）　半夏半升（洗）　桂枝三两（去皮）　细辛三两

上八味，以水一斗，先煮麻黄减二升，去上沫，内诸药，煮取三升，去滓，温服一升。

水气，谓饮也。咳与喘，皆肺逆也。盖肺属金，金性寒，水者金之子，故水寒相抟则伤肺也。或为多证者，水流行不一，无所不之也。夫风寒之表不解，桂枝麻黄甘草所以解之。水寒之相抟，干姜半夏细辛所以散之。然水寒欲散而肺欲收，芍药五味子者，酸以收肺气之逆也。然则是汤也，乃直易于散水寒也，其犹龙之不难于翻江倒海之谓欤。夫龙，一也，于其翻江倒海也。而小言之，以其兴云致雨也；乃大言之，能大能小，化物而不泥于物，龙固如是夫。白虎真武虽无大小之可言，其于主乎人身而为四体之元神则不偏殊。故在风寒之厉病，皆有感而遂通之妙应。若谓与在天之主四时者期如此，则去道远矣。故曰道不远人，而不为索隐行怪者，圣贤无身外之道也。老氏以降龙伏虎为造道之始，其亦知夫反求诸身之谓乎？读者，顾可忽哉。

加减法或为诸证之治：若微利者，去麻黄，加荛花如鸡子大，熬令赤色。麻黄发汗，利则不宜，而或为诸证皆去者，以汗则重亡津液也，利，水横行也，加荛花，导水也。若渴者，去半夏，加栝楼根三两。渴，津液不足也。去半夏，以其燥津液也；加栝楼根，以其彻热而生津也。若噎者，去麻黄，加附子一枚炮。噎与饲[①]咽同，水寒窒气也。附子者，利气散水寒也。若小便不利，少腹满，去麻黄加茯苓四两。水停下焦而不行，则小便不利而少腹满。茯苓淡渗，故能通窍而利水道也。若喘者，去麻黄，加杏仁半升，去皮尖。喘，水气射肺而声息不利也，加杏仁，润肺以下其气也。

（二十九）伤寒心下有水气，咳而微喘，发热不渴，服汤已渴者，此寒去欲解也，小青龙汤主之。

发热不渴，寒胜也。故以服汤已而渴，为寒去欲解，大意与上条相仿，故治亦同。

---

① 饲(yē)：同噎。

【临床解读】

霍某，男，74岁。2021年1月29日初诊。

主诉：胸闷气短10余年，加重1年。

现病史：患者近10年胸闷气短频繁发作，确诊为慢性阻塞性肺疾病。1年前感冒后症状加重，间断口服治疗哮喘药物，并自行吸氧治疗。现症见：胸闷气短，喘息重，吸气困难，冬季重夏季轻，咳嗽，吐白黏痰较多，活动后气喘胸闷加重，纳差，不欲食，眠可，大便质可，排便量少，3~4天一次，小便调，舌质红，苔薄白稍腻，脉较空豁。

处方：炙麻黄10克，桂枝10克，生白芍10克，干姜10克，细辛3克，五味子10克，清半夏10克，杏仁10克，葶苈子30克（包煎），干地龙10克，生甘草10克，大枣3个（切开）为引。10剂，每日1剂，水煎服。（张磊医案）

（三十）太阳病，二三日，不能卧但欲起，心下必结，脉微弱者，此本有寒分也。反下之，若利止，必作结胸。未止者，四日复下之，此作协热利也。

二三日，邪热正炽之时也。不能卧但欲起者，邪属里而热壅甚，所以知其心下必结也。寒分，与温病等篇第四条之寒分同，所以脉微弱也。利止作结胸，热反上逆也。四日，承上文二三日而言也。末句此下疑有脱误。

（三十一）伤寒发热，汗出不解，心下痞硬，呕吐而下利者，大柴胡汤主之。

伤寒不汗出，得汗出则解。不解者，以有风而误于偏攻，热反入里，所以变痞硬呕吐而下利也。大柴胡汤者，合表里而两皆解之也。方见上篇。

【临床解读】

胡某，男，80岁。2021年9月8日初诊。

主诉：右胁下胀痛4个月余。

现病史：患者诉今年5月份突然出现右胁下胀痛明显，不能触碰，局部可触及包块，于某医院做彩超发现胆囊炎、胆囊肿大，经住院20余天，症状减轻，仍有反复，曾服中药治疗效一般。现症见：右胁下隐痛不适，发胀，局部触之发硬，按之疼痛，纳食一般，大便不干，2~3日一行，排便不畅，眠可，舌质暗红，苔白腻，脉沉弦。

2021年3月份因排便带血，于医院行结肠息肉切除术，术后无便血。

处方：柴胡10克，黄芩10克，清半夏10克，炒枳实10克，生白芍10克，大黄10克（后下），蒟蒻30克（先煎），生黄芪30克。10剂，每日1剂，水煎服。（张磊医案）

（三十二）发汗，若下之，病仍不解，烦燥者，茯苓四逆汤主之。

茯苓四逆汤方

茯苓六两　人参一两　甘草二两（炙）　干姜一两　附子一枚（生用，去皮，破八片）

上五味，以水五升，煮取三升，去滓，温服七合，日三服。

误汗则亡阳而表疏，误下则亡阴而里伤。烦躁者，风寒俱有而热甚也。茯苓人参，入心以益虚，心安则液敛也。四逆汤者，回阳以复阴，阳倡则阴随也。

（三十三）伤寒病，若吐若下后，七八日不解，热结在里，表里俱热，时时恶风，大渴，舌上干燥而烦，欲饮水数升者，白虎加人参汤主之。

不解，以大势言，不独谓表也。表里俱热，言风寒俱有也。时时恶风，言表未除也。以舌干燥烦而表里之热俱甚，故用白虎。以大渴欲饮水，故加人参。

方见前。

（三十四）伤寒五六日，头汗出，微恶寒，手足冷，心下满，口不欲食，大便硬，脉细者，此为阳微结，必有表复有里也。脉沉，亦在里也。汗出为阳微，假令纯阴结，不得复有外证，悉入在里，此为半在里，半在外也。脉虽沉紧，不得为少阴病。所以然者，阴不得有汗，今头汗出，故知非少阴也。可与小柴胡汤，设不了了者，得屎而解。

表以头汗出，微恶寒，手足冷言；里以心下满，口不欲食，大便硬言。阳微结，谓由阳气衰微故结，不可全责病于阴也。脉沉亦在里，言不但细为在里，以见表里证俱有也。汗出为阳微，至此为半在里半在外也。一节，是申释上文，脉虽沉紧，至故知非少阴也。一节，言此但以头汗可辨为有阳，不然余皆似少阴，晓人当致精细，大意类第二条。第二条以中伤之初，故脉如彼，而用大青龙以发汗。此以五六日证属半表半里，而脉如此，故从小柴胡以和解之也。末言和之若犹不愈，则当消息胃实而用治，故曰得屎而解。

（三十五）伤寒胸中有热，胃中有邪气，腹中痛欲呕吐者，黄连汤主之。

黄连汤方

黄连三两　甘草三两（炙）　干姜三两　人参二两　桂枝三两（去皮）　半夏半升（洗）　大枣十二枚（擘）

上七味，以水一斗，煮取六升，去滓，温服一升，日三服，夜二服。

胸，上焦也。热以风言，阳也。言阳热抟于上焦也。胃，中焦也。邪气以寒言，阴也，言阴寒郁于中焦也。腹中痛，阴凝而窒滞也。欲呕吐，热壅而上逆也。夫热抟上焦，黄连清之，非桂枝不解也；寒郁中焦，人参理之，非干姜不散也；甘草大枣，益胃而和中；半夏辛温，宽胸而止呕吐也。

（三十六）伤寒有热，少腹满，应小便不利，今反利者，为有血也，当下之，不可余药，宜抵当丸。

抵当丸方

水蛭二十个（熬）　蛀虫二十五个（熬，去翅）　桃仁二十个（去皮尖）　大黄三两

上四味，杵，分为四丸，以水一升，煮一丸，取七合，服，晬时当下血，若不下，更服。

应，平声。晬，音醉。

此与上篇第二十一以下三条同。以风寒俱有，而比上篇为难解，故用上篇之方而变汤为丸。然名虽丸也，犹煮汤焉。夫汤，荡也。丸，缓也。变汤为丸而犹不离乎汤，其取欲缓不缓，不荡而荡之意欤。且曰不可余药，言即使如上篇之用汤犹未为对，必如是而后可，亦奇制也。其犹兵家之八阵欤？八阵武侯兵也，变则反正为奇，以奇为正。谓医与将同道者，尚在同一权变哉。晬①时，周时也。

（三十七）得病六七日脉迟浮弱，恶风寒，手足温，医二三下之，不能食而胁下满痛，面目及身黄，颈项强，小便难者，与柴胡汤。后必下重，本渴而饮水呕者，柴胡汤不中与也，食谷者哕。

六七日经尽之时也。脉迟浮弱，风寒入里而表未除，所以犹恶风寒也。手足温，半入于里而未可下也。不能食，误下而里伤也。胁下满痛，邪抟少阳也。面目及身黄，土受木贼而色外薄也。颈项强，太阳阳明之证犹在也。小便难，亡津液也。后，以大便言。下重者，柴胡寒，里阴已虚而气滞也。本渴而饮水呕者，水逆也。柴胡不中与者，以呕由水逆，非少阳或为之证也。食谷者哕，言过饱则亦当哕噫，申明上文。呕，非柴胡所宜之意。末后疑有脱落。

（三十八）伤寒十三日不解，过经谵语者，以有热也，当以汤下之，若小便利者，大便当硬，而反下利脉调和者，知医以丸药下之，非其治也。若自下利者，脉当微厥，今反和者，此为内实也，调胃承气汤主之。

热，风也。言俗谓伤寒过经不解者，以庸下不省并中有风，误于治之所致也。若自下利至末，乃推明其所以为误，而出其救误之治。反和以不厥言，非宜谓平和。

方见前。

---

① 晬（zuì）：周日或周时。《灵枢·寿夭刚柔》：“每渍必晬其日，乃出干。”

卷之四

辨阳明病脉证并治第四 凡七十七条 方十

阳明者，胃经也。其法不以经病为例，而例以胃家实为正。不以经病为例者，阳明路接太阳。经病，由传从太阳过而后受，多则太阳未除，故须仍从太阳例，如几几合病之类是也。过此再入阳明，胃实当之。病一入胃，胃为五脏六腑之海，而吉凶生死几焉，不复有经可言矣。故经无例可出。而凡胃实者不得不出例，此阳明所以与余经不同也。彼以一经再经循经越经，规规于数日以论证者，乌足与语圣贤言外之意哉。

（一）阳明之为病，胃家实也。

阳明，经也。胃，腑也。实者，大便结为硬满，而不得出也。作于迟早不同，非日数所可拘。所谓二日阳明者，以经言也。经主三阳，传路之中，不专病，而专病在胃实。故胃实反得以揭阳明之总，与太阳之揭总者，经病虽不同，要之所以为揭例则一也。余经皆有总揭，其例则通乎二者而同推。以此观之，则非全书之言，不出于轻视而漫易哉。

（二）问曰：病有太阳阳明，有正阳阳明，有少阳阳明，何谓也？答曰：太阳阳明者，脾约是也。

此条三节，此节三问一答，通下文二节乃三答词。盖原三阳所以入胃之殊因也。太阳阳明者，谓太阳受病经入胃而成胃实也。脾约见第六十一条，此举大意，详见后。

正阳阳明者，胃家实是也。

正，谓本经也。以病到本经遂入胃而成胃实，故指首条谓即此是也，然大概亦只是如此。

少阳阳明者，发汗利小便已，胃中燥烦，实，大便难是也。

少阳阳明者，以病到少阳，方才入胃而成胃实者言也。发汗以下，三阳皆然，乃独于少阳发者，以少阳主半表半里，表里皆不可攻故也。然三者之因虽少殊，要亦不过互明耳。

（三）问曰：阳明病，外证云何？答曰：身热，汗自出，不恶寒反恶热也。

身热汗自出，起自中风也。不恶寒，反恶热，邪过荣卫入里而里热甚也。此以太阳传入中风阳明入外证言。

（四）问曰：何缘得阳明病？答曰：太阳病，发汗，若下，若利小便，此亡津液，胃中干燥，因转属阳明，不更衣，内实，大便难者，此名阳明也。

亡、转皆见太阳篇。

中风本自汗，故发汗以下皆致传阳明，势易也。古人大便必更衣，不更衣，言不大便也。此以太阳中风传入阳明之表证言。

（五）问曰：病有得之一日，不发热而恶寒者，何也？答曰：虽得之一日，恶寒将自罢，即自汗出而恶热也。

不发热而恶寒，起自伤寒也。恶寒将自罢，邪过表也。即自汗出，邪热郁于阳明之肌肉，腠理反开，津液反得外泄也。恶热，里热甚也，此以太阳伤寒传入阳明之外证言。

（六）问曰：恶寒何故自罢？答曰：阳明居中，土也，万物所归，无所复传，始虽恶寒，二日自止，此为阳明病也。

此承上条之答词，复设问答而以其里证言。无所复传者，胃为水谷之海，五脏六腑四体百骸皆资养于胃，最宜通畅，实则秘固，复得通畅则生，止于秘固则死，死生决于此矣，尚何复传？恶寒二日自止者，热入里而将反恶热，以正阳阳明言也。以病二日而其几有如此，则斯道之精微，岂专专必于谈经论日所能窥测哉。

（七）伤寒发热无汗，呕不能食，而反汗出濈濈然者，是转属阳明也。

濈，照吉切。

发热无汗，追言太阳之时也，呕不能食，热入胃也。反汗出者肌肉着热，肤腠反开也。濈濈，热而汗出貌。

（八）伤寒，转系阳明者。其人濈濈然微汗出也。

此承上条复以微汗申言，重致叮咛也。

（九）本太阳，初得病时，发其汗，汗先出不彻，因转属阳明也。

彻，除也，言汗发不对，病不除也。此言由发太阳汗不如法，致病入胃之大意，以为总结上文。

（十）伤寒三日，阳明脉大。

伤寒三日，该中风而大约言也，凡类此者，皆仿此。脉大，阳明气血俱多也。

（十一）阳明病欲解时，从申至戌上。

申酉戌，阳明之王时也。正气得其王时，则邪不能胜，故退而自解也。

（十二）阳明病，脉迟，汗出多，微恶寒者，表未解也，可发汗，宜桂枝汤。

迟者，缓之变。汗出多微恶寒者，风邪犹有在表者，故曰未解也。可发汗，例也。宜桂枝汤，谓仍须解其肌，则入胃之路自绝也。

方见太阳上。

（十三）阳明病，脉浮，无汗而喘者，发汗则愈，宜麻黄汤。

浮者，紧之转，邪外向也。无汗而喘者，寒邪在表未全除也，故曰发汗则愈，言当仍从解外也。宜麻黄汤者，言当散穷寇于境界也。

方见太阳中。

（十四）阳明病，若能食者，名中风，不能食者，名中寒。

此以食之能否，喻人验风寒之辨。盖阳明主水谷，风能食，阳能化谷也。寒不能食，阴不杀谷也，名犹言为也。中寒即伤寒之互词，大意推原风寒传太阳而来。其辨验有如此者，非谓阳明自中而然也。《玉机微义》谓：惜乎仲景不言中寒。经言中寒殆不止此，何尝不言？彼以经为不言者，其意将以为中之与伤，有各别之分也。殊不知经称中伤二字于风寒者，要亦从来之通称，经因通称以为称，非经之称始也。想从来通称之意，大约不过以风寒本天之二气。中伤是以人之被之而为称，譬如称人之中于箭伤于刃，只可在刀箭疮上认病，岂可向中伤上摸影！由此言之，则中风与伤寒之说，必须于风寒二病上认得证候分晓，不当在中伤上各别寻头脑也。且以经文大义考之，措词多是互相发，则中伤二字亦是互相为用，不言可知矣。通篇虽无伤风一说，然以伤寒复称中寒论之，则中风得称伤风，亦可推也。世俗又有感冒之称，盖由愚夫愚妇，不知中伤与感本《素》《灵》之互文，乃讳中伤为重，而起趋感冒为轻，以便慰问之风，遂成弊习耳，原无关轻重之义。读书贵格致穷理，明道以正俗。乃舍古不稽，一从流俗，直欲于虚文上争差分，不究事实而求多于往哲，可不正谓之冥行索涂，东西一听候于呼叱哉！

（十五）脉阳微而汗出少者，为自和也，汗出多者，为太过。

轻高而上前者为阳微，以中风之缓言。中风本自汗，故言出少为自和，和对太过言，谓未至太过耳，非直谓平和。太过者，以其失于不治，与凡治之不对，致出不已者言也。

阳脉实，因发其汗，出多者亦为太过，太过为阳绝于里，亡津液，大便因硬也。

实以伤寒之紧言。伤寒本无汗，故曰因发其汗，发而出之过多，则与自出过多者同一致，故曰亦为太过。自此以下，乃总结上文以申其义。阳绝即亡阳。盖汗者血之液，血为阴，阴主静，本不自出，盖所以出者阳气之动鼓之也。故汗多则阳绝，岂惟阳绝，亡津液即亡阴也。读者最宜究识。

（十六）太阳病，三日，发汗不解，蒸蒸发热者属胃也，调胃承气汤主之。

此概言阳明发热之大意。三日举大纲言也。蒸蒸，热气上行貌，言热自内腾达于外，犹蒸炊然，故曰属胃也。调胃，和阳明之正也。

方见太阳下篇。

（十七）阳明病，本自汗出，医更重发汗，病已差。尚微烦不了了者，此大便必硬故也。以亡津液，胃中干燥，故令大便硬，当问其小便日几行，若本小便日三四行，今日再行，故知大便不久出。今为小便数少，以津液当还入胃中，故知不久必大便也。

差，与瘥同，穿介切。令，平声。为，去声。

差，小愈也。以亡津液至大便硬，是申释上文。当问其小便日几行，至末，是详言大便出不出之所以然。盖水谷入胃，其清者为津液，粗者成楂滓。津液之渗而外出者则为汗，潴而下行者为小便。故汗与小便出多，皆能令人亡津液。所以楂滓之为大便者，干燥结硬而难出也。然二便者，水谷分行之道路，此通则彼塞，此塞则彼通。小便出少，则津液还停胃中，胃中津液足，则大便润，润则软滑，此其所以必出可知也。

（十八）阳明病，自汗出，若发汗，小便自利者，此为津液内竭，虽硬，不可攻之，当须自欲大便，宜蜜煎导而通之，若土瓜根，及与大猪胆汁，皆可为导。

蜜煎导方

蜜七合，一味内铜器中，微火煎之，稍凝似饴状，搅之，勿令焦者，欲可丸，并手捻作梃子，令头锐大如指，长二寸许，当热时急作，冷则硬，以内谷道中，以手急按，欲大便时，乃去之。

猪胆汁方

大猪胆一枚，泻汁，和醋少许，以灌谷道中，如一食顷，当大便出。

虽，上或下，当有大便二字。

竭，亦亡也。上条以小便数少，故知大便当自出，此以小便自利而用导，反复互相发也。然皆不用下者，以非热也。

（十九）阳明病，脉迟，虽汗出不恶寒者，其身必重，短气腹满而喘，有

潮热者，此外欲解，可攻里也。手足濈然而汗出者，此大便已硬也，大承气汤主之。若汗多，微发热恶寒者，外未解也，其热不潮，未可与承气汤。若腹大满不通者，可与小承气汤，微和胃气，勿令大泄下。

大承气汤方

大黄四两（酒洗） 厚朴半斤（炙，去皮） 枳实五枚（炙） 芒硝三合

上四味，以水一斗，先煮二物取五升，去滓，内大黄煮取二升，去滓内芒硝，更上火，微一两沸，分，温再服，得下，余勿服。

小承气汤方

大黄四两（酒洗） 厚朴二两（炙去皮） 枳实三枚（炙，大者）

以上三味，以水四升，煮取一升二合，去滓，分，温二服，初服汤当更衣，不尔者，尽饮之，若更衣者，勿服之。

脉迟不恶寒，表罢也。身必重，阳明主肌肉也。短气腹满而喘，胃实也。潮热，阳明王于申酉戌，故热作于此时，如潮之有信也。手足濈然汗出者，脾王四肢而胃为之合，胃中热甚而蒸发，腾达于四肢，故曰此大便已硬也。承气者，承上以逮下，推陈以致新之谓也。曰大者，大实大满，非此不效也。枳实，泄满也；厚朴，导滞也；芒硝，软坚也；大黄荡热也，陈之推新之所以致也。汗多，微发热恶寒，皆表也。故曰：外未解也，其热不潮，胃中未定热，阳明信不立也。小承气者，以满未硬，不须软也。故去芒硝而未复致大下之戒也。更衣，古人致大便之恭也。夫胃实，一也。以有轻重缓急之不同，故承气有大小调胃之异制，汤有多服少服之异度。盖称物平施，由义之谓道也。然则窃三益而滥称承气者冒也。恶足与语道哉！

（二十）阳明病，潮热，大便微硬者，可与大承气汤，不硬者不与之。若不大便六七日，恐有燥屎，欲知之法，少与小承气汤，汤入腹中，转失气者，此有燥屎，乃可攻之。若不转失气，此但初头鞕，后必溏，不可攻之，攻之必胀满不能食也。欲饮水者，与水则哕，其后发热者，必大便硬而少也，以小承气汤和之。不转失气者，慎不可攻也。

黄氏曰：失，汉书作屎，古屎失通，矢传写误。上条诀人以手足汗出为当下之时，此以潮热转失气次第而详言，亦诀人当下之二候也。转失气，反屁出也。胀满，药寒之过也。哕，亦寒伤胃也。硬而少，重下故也。末句重致叮咛之意。

（二十一）阳明病下之，心中懊侬而烦，胃中有燥屎者可攻，腹微满，初头鞕，后必溏，不可攻之。若有燥屎者，宜大承气汤。

可攻以上，以转失气言。懊侬，悔侬痛恨之意。盖药力未足以胜病，燥硬欲行而搅作，故曰可攻，言当更服汤以促之也。腹微满以下，以不转失气言。头鞕后溏，里热轻也，故曰不可攻之，言当止汤勿服也。末二句，乃申上节以决治意。

（二十二）阳明病，谵语，发潮热，脉滑而疾者，小承气汤主之，因与承气汤一升。腹中转失气者，更服一升，若不转失气，勿更与之，明日不大便，脉反微涩者，里虚也，为难治，不可更与承气汤也。

此承上文又以谵语并脉言，亦决人下候及斟酌用汤度数之意，滑以候食，故为大便硬之诊。疾，里热甚也。然滑疾有不宁之意，不可不知。微者阳气不充，涩者阴血不足，故曰里虚也。难治者，气不充则无以为营运，血不足则无以为润送。故曰阳微不可下，无血不可下，此之谓也。

（二十三）夫实则谵语，虚则郑声，郑声，重语也。

实以邪言。谵语，呢喃不了之妄语也。虚以正言。以重语释郑声者，谓语声之出，由于邪实正虚，浊恶而厌听也。

（二十四）直视，谵语，喘满者，死。下利者，亦死。

直视，精不荣于目也。谵语，神不主乎心也。喘则阳争于上，利则阴夺于下。胃，中土也，阴阳争夺于上下，而中气不守，故无法可治，而皆主死也。

（二十五）发汗多，若重发汗者，亡其阳，谵语脉短者，死，脉自和者，不死。

汗本血之液，阳亡则阴亦亏。脉者血气之道路，短则其道穷矣，故亦无法可治而主死也。和则病虽竭，而血气则未竭，故知生可回也。

此疑太阳篇错简。

（二十六）阳明病，发热，汗多者，急下之，宜大承气汤。

胃实本由于无津液而内燥，汗多则津液益亡矣。急下者，竭则不可治也。

（二十七）发汗不解，腹满痛者，急下之，宜大承气汤。

发汗不解者，失之过度也。腹满痛者，胃不和也。急下者，满去则痛止也。

（二十八）腹满不减，减不足言，当下之，宜大承气汤。

此申明上条而诀用治之意。

（二十九）伤寒，吐后腹胀满者，与调胃承气汤。

吐亦无津液而胃又伤，腹虽满而非热结，调胃承气者，阳明之正也。

方见太阳下。

（三十）太阳病，若吐，若下，若发汗，微烦，小便数，大便因硬者，与小承气汤和之，愈。

此总亦胃实由于亡津液，而皆宜小和者，通该戒大下之意也。

（三十一）阳明病，其人多汗，以津液外出，胃中燥，大便必硬，硬则谵语，小承气汤主之。若一服，谵语止，更莫复服。

此与上条互意，多汗见后。

（三十二）伤寒，若吐若下后不解，不大便五六日，上至十余日，日晡所发潮热不恶寒，独语如见鬼状，若剧者，发则不识人，循衣摸床，惕而不安，微喘直视，脉弦者生，涩者死。微者，但发热。谵语者，大承气汤主之，若一服利，止后服。

此以势重言。独，自也，与谵互意。循衣摸床，阳偏胜而躁动于手也。弦者阴气强，涩者阴不足，阳热剧甚有余，阴以际之，故生可回也。阴不足而阳独治，故死可知也。

（三十三）汗出谵语者，以有燥屎在胃中，此为风也。须下之，过经乃可下之，下之若早，语言必乱，以表虚里实故也。下之则愈，宜大承气汤。

过经，谓宁迟迟，非谓待十三日后也。言出于心，心为胃之母，子能令母虚，故下早则必乱也。表虚里实，谓外邪悉入胃也。

（三十四）得病二三日，脉弱无太阳柴胡证，烦躁，心下硬，至四五日，虽能食，以小承气汤少少与，微和之令小安，至六日，与承气汤一升。若不大便六七日，小便少者，虽不能食，但初头硬，后必溏，未定成硬，攻之必溏，须小便利，屎硬，乃可攻之，宜大承气汤。

令，平声。

太阳不言药，以有桂枝麻黄之不同也。柴胡不言证，以专少阳也。凡似此为文者，皆互发也。以无太少，故知诸证属阳明。以脉弱，故宜微和。至六日以下，历叙可攻不可攻之节度。

（三十五）阳明病，心下硬满者，不可攻之，攻之，利遂不止者，死，利止者，愈。

上条心下硬而用下者，以属阳明胃也。此谓心下硬满不可攻者，以邪聚阳明之膈也。所以然者，阳明之脉，上至额颅，其支别者，从大迎前下人迎，循喉咙，入缺盆，下膈也。攻，亦下也。利遂不止，其人阴本虚也。利止者，其人阳气胜也。

（三十六）阳明病，不吐，不下，心烦者，可与调胃承气汤。

不由吐下而心烦，则发于胃实可知也。用调胃承气者，无杂故也。

（三十七）伤寒六七日，目中不了了，睛不和，无表里证，大便难，身微热者，此为实也，急下之，宜大承气汤。

了了，犹瞭瞭也。《素问》曰：阳明主肉，其脉挟鼻络于目。《灵枢》曰：足阳明之正，上循咽，出于口，还系目系，合于阳明也。又曰：足阳明之筋，其支者上颈上挟口，合于頄下，结于鼻，上合于太阳，太阳为目上纲，阳明为目下纲。所以目中不了了，睛不和，知胃实也。急下者，任脉循面入目，督脉上行两目中央，诸脉皆属于目，而人之精神注焉，是以如是其急也。

（三十八）伤寒呕多，虽有阳明证，不可攻之。

呕属太阳，故曰呕多。虽有阳明不可攻，以多则太阳犹有未除可知也。虽字当玩味。

（三十九）食谷欲呕者，属阳明也，吴茱萸汤主之，得汤反剧者，属上焦也。

吴茱萸汤方

吴茱萸一升（洗）　人参三两　生姜六两　大枣十二枚（擘）

上四味，以水七升，煮取二升，去滓，服七合，日三服。

食谷欲呕，胃寒也，故曰属阳明，言与恶寒呕逆不同也。茱萸辛温，散寒下气；人参甘温，固气安中；大枣益胃；生姜止呕。四物者，所以为阳明安谷之主治也。上焦以膈言，亦戒下之意。

（四十）阳明病，谵语，有潮热，反不能食者，胃中必有燥屎五六枚也。若能食者，但硬尒，宜大承气汤。

尒，与尔同。

不能食，寒因也，故屎燥。能食，因于风也，故但硬尒。

（四十一）伤寒脉浮而缓，手足自温者，是为系在太阴。太阴者，身当发黄，若小便自利者，不能发黄，至七八日，大便硬者，为阳明病也。

伤寒脉浮而缓，见太阳下篇。然缓以候脾，脾主四末，故手足自温。为系在太阴，身当发黄者，脾为湿土，为胃之合，若不能为胃以行其津液，湿着不去，则郁蒸而身发黄，黄为土色，土主肌肉故也。小便自利，津液行也，行则湿去矣，所以不能发黄。胃中干，大便硬，而为阳明病也。

（四十二）阳明中风，口苦，咽干，腹满，微喘，发热，恶寒，脉浮而紧，若下之，则腹满小便难也。

阳明之脉，挟口环唇，然胆热则口苦，咽为胆之使，故口苦则咽干。腹满，热入阳明也。微喘，发热，恶寒，脉浮而紧，风寒俱有，而太阳未除也。下之腹满者，误下则里虚，外邪未除者，乘虚而尽入，内陷也。小便难，亡津液也。

（四十三）阳明病，脉浮而紧，咽燥而口苦，腹满而喘，发热汗出，不恶寒，反恶热，身重，若发汗则燥，心愦愦，反谵语，若加烧针，必怵惕烦躁不得眠，若下之，则胃中空虚，客气动隔，心中懊憹，舌上苔者，栀子豉汤主之。

愦，匣伪切。怵，穿橘切。惕，透吉切。

燥，亦干也。发热以上，与上条同。恶热，阳明血气俱盛也。以当太阳时恶寒，今恶热，故曰反也。身重，阳明主肌肉，湿上重着也。汗出热在肌肉，腠理反开也。以上三节，言汗下烧针皆不可，故着其变以示也。愦愦，心乱貌。怵惕，恐惧貌。舌苔见太阳下篇。彼以脏结，故为难治。此以膈热，故涌之以栀子豉。

方见太阳中。

若渴欲饮水，口干舌燥者，白虎加人参汤主之。

此又以变渴更治言。

方见太阳下。

若脉浮发热，渴欲饮水，小便不利者，猪苓汤主之。

猪苓汤方

猪苓一两（去皮）　茯苓一两　阿胶一两　滑石一两　泽泻一两

上五味，以水四升，先煮四味，取二升，去滓，内下阿胶烊消，温服七合，日三服。

此又以小便不利再出治。猪苓茯苓，从阳而淡渗，阿胶滑石，滑泽以滋润，泽泻盐寒，走肾以行水，水行则热泄，滋润则渴除。

（四十四）阳明病，汗出多而渴者，不可与猪苓汤，以汗多胃中燥，猪苓汤复利其小便故也。

此承上条复以汗多不宜猪苓汤，申致戒谨之意。

（四十五）阳明病，脉浮而紧者，必潮热，发作有时，但浮者，必盗汗出。

浮而紧与前同，故申言必潮热。但浮则阳盛，阳盛则阴虚，阴虚，所以盗汗出也。

（四十六）太阳病，寸缓，关浮，尺弱，其人发热，汗出，复恶寒，不呕，但心下痞者，此以医下之也，如其不下者，病人不恶寒而渴者，此转属阳明也。小便数者，大便必硬，不更衣，十日无所苦也。渴欲饮水，少少与之，但以法救之，渴者宜五苓散。

数，音朔。

以表证与脉在，故知痞为误下之所致，以表除而作渴，故知转属阳明。十日无所苦者，以津液偏渗而致干，非热结也。以干而渴，故与水而宜五苓。

方见太阳上。

（四十七）阳明中风，脉弦浮大而短气，腹都满，胁下及心痛，久按之气不通，鼻干，不得汗，嗜卧，一身及面目悉黄，小便难，有潮热，时时哕，耳前后肿，刺之小差。外不解，病过十日，脉续浮者，与小柴胡汤。脉但浮无余证者，与麻黄汤。若不尿，腹满加哕者，不治。

尿，与溺同，泥叫切。

弦，少阳。浮，太阳。大，阳明。胁下痛，少阳也。小便难，太阳之膀胱不利也。腹满鼻干嗜卧，一身及面目悉黄，潮热，阳明也。时时哕，三阳俱见，而气逆甚也。耳前后肿，阳明之脉，出大迎，循颊车，上耳前。太阳之脉，其支者，从巅至耳，少阳之脉，下耳后，其支者，从耳后入耳中，出走耳前也，然则三阳俱见证，而曰阳明者，以阳明居多而任重也。风寒俱有，而曰中风者，寒证轻而风脉甚也。续浮谓续得浮，故与小柴胡，从和解也。但浮无余证者，风虽外向，终为微寒持也，故发之以麻黄。不尿腹满加哕者，邪盛于阳明而关格，所以无法可治也。小柴胡汤，见太阳上，麻黄汤，见太阳中。尿，南人，心崔切。

（四十八）阳明病，脉迟，食难用饱，饱则微烦头眩，必小便难，此欲作谷瘅，虽下之，腹满如故，所以然者，脉迟故也。

瘅，广韵作疸。

迟，为寒。不化谷，故食难用饱。谷不化，则与热搏，湿郁而蒸，气逆而不下行，故微烦头眩，小便难也。瘅，黄病也。谷瘅，水谷之湿，蒸发而身黄也。下则徒虚胃气，外邪反乘虚陷入，所以腹满仍旧也。末乃申上文义，以致不可下之意。

（四十九）阳明病，若中寒不能食，小便不利，手足濈然汗出，此欲作固瘕，必大便初硬后溏，所以然者，以胃中冷，水谷不别故也。

瘕，匣牙切。

固，坚固。瘕，积聚。以本寒因，水谷不化消，积聚成坚固也。末亦申上文，致勿下之意。

（五十）阳明病，欲食，小便反不利，大便自调，其人骨节疼，翕翕如有热状，奄然发狂，濈然汗出而解者，此水不胜谷气，与汗共并，脉紧则愈。

奄，影检切。

欲食，胃气将回也。阳明以胃实为正，故小便不利。大便自调为反也。

骨节疼如有热，余表未除也。奄然，忽然也。发狂，阳明之所以作汗也。水不胜，以小便反不利言。谷气以欲食言。盖谓所以汗出者，由小便不利，胃回不作实，故得汗。得汗则表并解，故曰脉紧则亦愈也。

（五十一）阳明病，不能食，攻其热，必哕，所以然者，胃中虚冷故也，以其人本虚，故攻其热必哕。

攻热，皆寒药，故知必哕。胃中虚，以不能食言。此亦戒谨之意。

（五十二）伤寒四五日，脉沉而喘满，沉为在里，而反发其汗，津液越出，大便为难，表虚里实，久则谵语。

满，胃实也。逆溢则喘。越出，谓枉道而出也。表虚，津液越出也。里实，大便难也。

（五十三）脉浮而迟，表热里寒，下利清谷者，四逆汤主之。若胃中虚冷，不能食者，饮水则哕。

此疑三阴篇错简。

（五十四）阳明病，但头眩不恶寒，故能食而咳，其人必咽痛，若不咳者，咽不痛。

眩，风旋而目晕也。风，故不恶寒，能食。咳，逆气。咽门，胃之系也。胃热而气逆攻咽则咳。痛，咽伤也。

（五十五）阳明病，法多汗，反无汗，其身如虫行皮中状者，此以久虚故也。

法多汗，言阳明热郁肌肉，腠理反开，应当多汗，故谓无汗为反也。无汗则寒胜，而腠理反秘密，所以身如虫行皮中状也。久虚寒胜，则不能食，胃不实也。

（五十六）阳明病，反无汗而小便利，二三日呕而咳，手足厥者，必苦头痛。若不咳不呕，手足不厥者头不痛。

此亦寒胜，故小便利。呕，手足厥，手足为诸阳之本，三阳皆上头，故手足厥者，必苦头痛也。

（五十七）阳明病，下之，其外有热，手足温，不结胸，心中懊憹，饥不能食，但头汗出者，栀子豉汤主之。

下之，外有热，外者外散也，故手足温不结胸。心中懊憹者，虽不结胸，而膈中则郁烦也。头汗见太阳上，方见太阳中。

（五十八）阳明病，口燥，但欲漱水不欲咽，此必衄。

漱，音瘦。

口为胃窍，胃热则口燥。漱水不欲咽者，阳明血气俱多，虽燥不渴也。

衄者，以血气俱多，而脉起于鼻，故热甚则血妄行，必由鼻而出也。

（五十九）脉浮，发热，口干，鼻燥，能食者则衄。

浮，因于风也，风为阳，所以证如此也。

（六十）脉浮而芤，浮为阳，芤为阴，浮芤相抟，胃气生热，其阳则绝。

芤，俗读丘。

浮为气上行，故曰阳。芤为血肉损，故曰阴。胃中生热者，阴不足以和阳，津液干而成枯燥也。阳绝即亡阳之互词。

此上二条疑错简。

（六十一）趺阳脉浮而涩，浮则胃气强，涩则小便数，浮涩相搏，大便为难，其脾为约，麻仁丸主之。

麻仁丸方

麻子二升　芍药半斤　枳实半斤　大黄一斤（去皮）　厚朴一斤（去皮）　杏仁一斤（去皮尖，熬，研脂）

上六味，为末，炼蜜为丸，桐子大，饮服十丸，日三服，渐加，以和为度。

数，音朔。

趺阳，胃脉也，其脉在足趺上动脉处，去陷谷三寸，又曰冲阳，一名会元。浮为盛阳，故主胃强。涩为阴虚，故小便数。约，约束也。胃为脾之合，脾主为胃以行其津液，胃强则脾弱，脾弱，则不能为胃行其津液以四布，使其得以偏渗于膀胱，为小便数，大便干而胃实，犹之反被胃家之约束，而受其制，故曰其脾为约也。麻子杏仁，能润干燥之坚；枳实厚朴，能导固结之滞；芍药敛液以辅润，大黄推陈以致新。脾虽为约，此之疏矣。

（六十二）阳明病，发热，汗出，此为热越，不能发黄也，但头汗出，身无汗，剂颈而还，小便不利，渴饮水浆者，此为瘀热在里，身必发黄，茵陈蒿汤主之。

茵陈蒿方

茵陈蒿六两　栀子十四枚（擘）　大黄二两

上三味，以水一斗，先煮茵陈减六升，内二味，煮取三升，去滓，分，温三服，小便当利，尿如皂角汁状，色正赤，一宿腹减，黄从小便去也。

越，散也。头汗，瘀热，发黄，皆见太阳篇。茵陈逐湿郁之黄；栀子除胃家之热；大黄推壅塞之瘀。三物者苦以泄热，热泄则黄散也。

（六十三）阳明病，面合赤色，不可攻之，必发热色黄，小便不利也。

合，应也。赤，热色也。阳明之脉起于鼻，胃热上行，面应赤色。攻则亡津液，故发热色黄，小便不利。

（六十四）阳明病，无汗，小便不利，心中懊侬者，身必发黄。

无汗，小便不利，则湿停。懊侬，湿停热郁也。所以知黄必发也。

（六十五）阳明病，被火，额上微汗出，小便不利者，必发黄。

阳明之脉，循发际，至额颅，故被火热甚，汗出额上也。黄，火迫土也。

（六十六）阳明病，下血谵语者，此为热入血室，但头汗出者，刺期门，随其实而泻之，濈然汗出，则愈。

血室，头汗，期门，皆见太阳篇。阳明之脉，其直者从缺盆下乳内廉，下挟脐，入气街中。血室之脉，起于气街，上行至胃中而散。所以妇人热入血室，则似结胸而谵语；阳明热入血室，则亦谵语下血。男顺女逆，道则同也，故亦刺期门。

（六十七）阳明病证，其人喜忘者，必有蓄血。所以然者，本有久瘀血，故令喜忘，屎虽硬，大便反易，其色必黑，宜抵当汤下之。

喜忘，好忘前言往事也，志伤则好忘。然心之所之谓志，志伤则心昏，心昏则血滞，所以知必有蓄血也。大便反易，血主滑利也。黑，血色也。

方见太阳上篇。

（六十八）病人无表里证，发热七八日，虽脉浮数者，可下之。假令已下，脉数不解，合热，则消谷善饥，至六七日不大便者，有瘀血，宜抵当汤。

表谓无太阳，里谓胃不实。虽脉浮数，可下者久也。合热，谓数阳不退，热亦应未除也。善饥，犹言快饥也。不大便有瘀血，大意与血谛反复略同。此疑太阳篇错简。

若脉数不解而下不止，必协热而便脓血也。

抵当下之，数仍不退，热未除也。利不止，所以知协热必便脓血也。

（六十九）阳明病，发潮热，大便溏，小便自可，胸胁满不去者，小柴胡汤主之。

潮热，少阳阳明之涉疑也。大便溏，小便自可，胃不实也。胸胁满不去，则潮热仍属少阳。明矣，故须仍从小柴胡。

方见太阳上。

（七十）阳明病，胁下硬满，不大便而呕，舌上白苔者，可与小柴胡汤，上焦得通，津液得下，胃气因和，身濈然而汗出解也。

此承上条而言。即使不大便，而胁下硬满在，若有呕与舌苔，则少阳为多，亦当从小柴胡。上焦通，硬满开也。津液下，大便行也。百体皆受气于胃，故胃和则身和，汗出而病解。

方见太阳上。

（七十一）二阳并病，太阳证罢，但发潮热，手足漐漐汗出，大便难而谵语者，下之则愈，宜大承气汤。

此以太阳阳明言，谓须太阳罢，方可治阳明之意。

（七十二）阳明少阳合病，必下利，其脉不负者。顺也。负者，失也。互相克贼，名为负也。脉滑而数者，有宿食也，当下之，宜大承气汤。

阳明属土，其主水谷。少阳属木，其主风，风主飧泄，故知下利可必也。阳明脉大，少阳脉弦，不负，谓大而不弦，无相胜负而相得也。失，得之反也。谓弦则木克土，不大则土受木贼。少阳胜而阳明负，为不相得，犹言不宜也。滑主食，数主热，宿食可知也。大承气汤者，陈宜推，所以通因通用也。

（七十三）三阳合病，腹满身重，难以转侧，口不仁而面垢，谵语，遗尿，发汗则谵语，下之则额上生汗，手足逆冷，若自汗出者，白虎汤主之。

阳明主胃，胃主肌肉而通窍于口。不仁，胃不正而饮食不利便，无口之知觉也。然则腹满身重，不仁谵语，阳明也。《灵枢》曰：足少阳之正，上肝贯心以上，挟咽出颐颔中，散于面。故又曰：是动则病口苦，善太息，心胁痛，不能转侧，甚则面微有尘，垢亦尘也。遗尿，太阳膀胱不约也，故曰三阳合病，五合之表里俱伤也。发汗则偏攻太阳。邪并于阳明，而谵语益甚。下则偏攻阳明，不惟阴虚，而阳亦损，故手足逆冷，而额上生汗。生，不流也，是则汗下皆不可也。自汗者邪遍三阳，热搏五合，卫疏而表不固，荣弱而里不守也。夫汗下既皆不可，和之于少阳，则亦偏于一而非所宜。是故白虎者，能解秋而彻表里之热，所以又得为三阳通该之一解也。然病属三阳，治又不从阳明，而类阳明篇者，一则阳明居多，二则阳明属土，土者万物之所归，而病之吉凶生死机焉。所以归重于阳明而入其类例，此又叔和之深意也。

方见太阳下。

（七十四）伤寒发汗已，身目为黄，所以然者，以寒湿在里不解故也，以为不可下也，于寒湿中求之。

上为，去声。

此揭下文三条之总。湿以汗发不对言，详见痉湿暍篇中。里以黄言，不可下者，里非表里之里也。寒湿中求之，以下文三条言也。

（七十五）伤寒瘀热在里，身必发黄，麻黄连轺赤小豆汤方。

麻黄二两　赤小豆一升　杏仁四十枚（去皮尖）　连轺二两（连翘根

也）　大枣十二枚（劈）　生姜一两（切）　甘草一两（炙）　生梓白皮一升（切）

以上八味，以潦[①]水一斗，先煮麻黄，再沸，去上沫，内诸药，煮取三升，分，温三服，半日服尽。

此条互上条之文以出治，并下二条乃三目也。麻黄、甘草、杏仁，利气以散寒，麻黄汤中之选要也。连轺、小豆、梓皮，行湿以退热，去瘀散黄之领袖也；姜枣益土为克制。潦水无力不助湿。

轺，本草作翘，翘本鸟尾，以草子析开，其间片片相比如翘得名；轺本使者小车乘马者，无义，疑误。

（七十六）伤寒七八日，身黄如橘子色，小便不利，腹微满者，茵陈蒿汤主之。

此与上略同而较重，橘子色，言黄之鲜明也。腹微满，湿不行也。

方见前。

（七十七）伤寒身黄发热者，栀子柏皮汤主之。

栀子柏皮汤方

栀子十五枚（擘）　甘草一两（炙）　黄柏一两

上三味，以水四升，煮取一升半，去滓，分，温再服。

此承上三条而以发热出治。然热既发于外，则里证较轻可知。故解之以栀子柏皮，而和之以甘草，以为退之之轻剂。所谓于寒湿中求之者，盖亦参酌乎上三条而近取云也。

以上四条疑太阳中篇错简，当移。

辨少阳病脉证并治第五 凡九条 方无

少阳主半表半里。半，不也。不表不里者，隙地也。夫以表实则可汗，里实则可下，上实则可吐，隙无实可言，故汗下吐皆无其法。而其合并之病，又皆已杂出于太阳阳明篇中，所以本篇条目少，无可攻之道也。无可攻者，一则界限也。故表里分先后，自此而终始。然则隙地反当要冲，无治最有关系，谓小柴胡汤为通行套药，不择地而可施，岂不悖哉。

（一）少阳之病，口苦，咽干，目眩也。

少，去声，下皆同。"之"下当有为字。

---

① 潦（lǎo）：潦水，即地面流行的雨水。

少阳者，胆经也。其脉起于目锐眦。《灵枢》曰：足少阳之正，上肝，贯心以上，挟咽出颐颔中。故又曰：是动则病口苦。苦，胆之味也。咽，胆之使也。口苦，咽干，热聚于胆也。眩，目旋转而昏晕也。少阳属木，木生火而主风，风火扇摇而燔灼，所以然也。

（二）少阳中风，两耳无所闻，目赤，胸中满而烦者，不可吐下，吐下则悸而惊。

首句以揽名，揭总举大纲言。三阴篇中如此云云者皆然。少阳之脉，上抵头角，下耳后，其支者从耳后入耳中，出走耳前，其支者下胸中，贯膈，肝主目，胆为之合。风为阳而主气，耳无闻者，风塞则气塞也。目赤者，风热则气昏也。胸满而烦者，风郁则膈热也。少阳本无吐下法，其经又多气少血，吐下复伤其经，则血愈少而虚，血虚则心虚，所以神识昏乱，怔忡而惊也。

（三）伤寒脉弦细，头痛，发热者，属少阳。少阳不可发汗，发汗则谵语，此属胃，胃和则愈，胃不和，则烦而悸。

少阳属木，故其脉弦，细则欲入里也。谵语者，夺其血液而胃干，故心荒而乱也。胃和，以未至实言。不和，言实也。然上条以风言，风主气，故禁吐下。此以寒言，寒主血，故禁汗，对举以示教也。

（四）本太阳病不解，转入少阳者，胁下硬满，干呕不能食，往来寒热，尚未吐下，脉沉紧者，与小柴胡汤。

少阳之脉，其支者下胸中，贯膈，络肝，属胆，循胁里，其直者，从缺盆下腋，循胸，过季胁。故病则硬满，呕不能食也。往来寒热，见太阳上篇。浮紧为弦，沉紧者得之寒因也。

方见太阳上。

若已吐，下，发汗，温针，谵语，柴胡证罢，此为坏病，知犯何逆，以法治之。

此承上文，复以乱治不对，而致变剧者言，与太阳上篇第五十二条意同，以法即随证之互词。

（五）三阳合病，脉浮大，上关上，但欲眠睡，目合则汗。

太阳脉浮，阳明脉大，关上乃少阳之部位，故曰三阳合病。但欲眠睡者，热聚于胆也。目合则汗出者，少阳少血，虚则不与阳和，寐属阴，故盗出也。

（六）伤寒三日，三阳为尽，三阴当受邪，其人反能食，不呕，此为三阴不受邪也。

阳以表言，阴以里言。能食，真阳胜而表邪散也。不呕，里气和而胃气回也。阴不受邪可知也。

（七）伤寒三日，少阳脉小者，欲已也。

小，谓不弦也。已，愈也。

（八）少阳病，欲解时，从寅至辰上。

寅卯辰，少阳木王之时也。邪虽不胜正，解必在乎得其时，道固如此也。外道而言意，岂不谬哉。

（九）伤寒六七日，无大热，其人燥烦者，此为阴去，入阳故也。

去，往也。言表邪往而入于里，所以外无大热，而内则燥烦也。愚按太阳中伤，传阳明，转少阳，阳去入阴，乃风寒之病。入自表而渐里，通章之大义，斯道之自然，仲景吃紧为人之要旨也。读者最宜精思熟玩。

卷之五

辨太阴病脉证并治第六 凡九条 方二

阴经皆属脏，脏病不易治。虽然，治之得其道，则反易愈，由其不似阳经之数于变也。三阴惟太阴之条目少者，孤脏也。然以大概言之，首尾只病三阳而病者极多。盖太阳主表，先太阳而病者，常也，天人之自然也。各经之自中凿说也，无此事理也。且三阳当病之时，得治则愈，又况一入阳明，则不复转，所以病阴证而病者绝少，临病切要仔细端详，不可苟且忽略。谣俗专以交口阴阳，偶尔中伤，执为阴证，下医又快售，乃习迷而同醉，遂致普通大谬。数，音速。夫以病在三阳，而谓之阳证，病在三阴而谓之阴证，非甚高远难知也。而徇俗者，乃胶固执迷而不醒，道之不明有以夫。

（一）太阴之为病，腹满而吐，食不下，自利益甚，时腹自痛，若下之，必胸下结硬。

太阴，脾经也。其脉起于大趾之端，上循膝股内廉，入腹，属脾，络胃，上膈，挟咽，连舌本。《灵枢》曰：是动则舌本强，食则呕，胃脘痛，腹胀，身体皆重，是主脾所生病者。舌本痛，体不能动摇，食不下，盖脾为胃之合，自利益甚者。脾苦湿，病而不能为胃以行其津液，水谷不分也。时腹自痛者，《灵枢》曰：足太阴之别，名曰公孙，去本节之后一寸，别走阳明，其别入络肠胃，实则肠中切痛是也。胸下结硬者，足太阴之脉，其支者复从胃别上膈，注心中，故误下，则邪反聚其别也。

（二）太阴中风，四肢烦疼，阳微，阴涩而长者，为欲愈。

四肢，四末也。脾主四末。《素问》曰：风淫末疾，是也。阳微，阳经无邪也。阴涩，太阴统血，血凝气滞也。长，阳气胜也。阳主发生，故邪自退，而病欲愈也。

（三）太阴病，脉浮者，可发汗，宜桂枝汤。

浮为在表。太阴之脉，尺寸俱沉细。今见浮，则邪见还表可知。然浮为风，宜桂枝汤者，以太阴之中风言也。

方见太阳上篇。

（四）自利不渴者属太阴，以其脏有寒故也，当温之，宜服四逆辈。

自利不渴，湿胜也。太阴湿土，故曰有寒。四逆之辈，皆能燠土以燥湿，故曰温之也。

（五）伤寒脉浮而缓，手足自温者，系在太阴，太阴当发身黄。若小便自利者，不能发黄，至七八日，虽暴烦，下利日十余行，必自止，以脾家实，秽腐当去故也。

此条二节，自不能发黄以上，与阳明第四十一条上节同，下节相反。盖同感异变，而各成一家之证也。然彼以至七八日，反大便硬，为转阳明。此以至七八日，暴下利，秽腐当去，为脾家实，何也？盖脾主为胃以行其津液，暴下利则脾得以为胃行其津液矣。所以脾为实，而证为犹系太阴也。彼大便硬者，由脾不能为胃行其津液而反为约，所以为转阳明也。然则一脾胃也，而反复之变不同有如此者。医之为道，岂可以易易言哉！

（六）本太阳病，医反下之，因尔腹满，时痛者，属太阴也，桂枝加芍药汤主之。

桂枝加芍药汤方

于桂枝汤方内，更加芍药三两，随前共六两，余依桂枝汤法。

腹满时痛者，脾受误伤而失其职司，故曰属太阴也。以本太阳病而反下也，故仍用桂枝以解之，以太阴之被伤而致痛也。故倍芍药以和之。

（七）大实痛者，桂枝加大黄汤主之。

桂枝加大黄汤方

桂枝三两（去皮）　大黄一两　芍药六两　甘草二两（炙）　生姜二两（切）　大枣十二枚（擘）

上六味，以水七升，煮取三升，去滓，温服一升，日三服。

此承上条，而又以胃家本来实者言，本来实者，旧有宿食也。所以实易作而痛速，故不曰阳明而曰大实，例之变也。桂枝加大黄者，因变以制宜也。然曰桂枝加，则补方者，当一例如上文云云，不当载成方，且以本方加也。而用芍药六两，水七升，不合数，皆后人之苟用者，当斟酌焉。

（八）太阴为病，脉弱，其人续自利便，设当行大黄芍药者，宜减之，以其人胃气弱，易动故也。

此承上条，申致戒谨之意。

（九）太阴病，欲解时，从亥至丑上。

亥子丑，太阴所王之三时也。欲解者，正王则邪不胜也。

辨少阴病脉证并治第七 凡四十六条 方十五

三阴先太阴者，太阴正位中宫，统仓廪也。少阴居下，而先于厥阴者，阴道逆，自下而上也。

（一）少阴之为病，脉微细，但欲寐也。

少，去声，下皆同。

少阴，肾经也。脉微细者，少阴居于极下，其脉起于小趾之下也。《灵枢》曰：是主所生病者，嗜卧。但欲寐，嗜卧也。盖人肖天地，天地之气，行于阳则辟而晓，行于阴则阖而夜。故人之气，行于阳，则动而寤，行于阴，则静而寐。然则病人但欲寐者，邪客于阴故也。

（二）少阴病，始得之，反发热，脉沉者，麻黄附子细辛汤主之。

麻黄附子细辛汤方

麻黄二两（去节）　细辛二两　附子一枚（炮，去皮，破八片）

上三味，以水一斗，先煮麻黄减二升，去上沫，纳药，煮取三升，去滓，温服一升，日三服。

发热，邪在表也。脉沉，少阴位北而居里也，以其居里，邪在表而发热，故曰反也。以邪在表不在里，故用麻黄以发之；以其本阴而标寒，故用附子以温之；细辛辛温，通于少阴，用之以佐主治者，以其专经而向导也。

（三）少阴病，得之一二日，口中和，其背恶寒者，当灸之，附子汤主之。

附子汤方

附子二枚（去皮，破八片）　茯苓三两　人参二两　白术四两　芍药三两

上五味，以水八升，煮取三升，去滓，温服一升，日三服。

口中和，谓不燥不渴，里无热也。少阴之脉，贯脊。脊，背吕也。背字从北从肉，北，天地之阴方也，北肉为背，人身背阴之处也。阳脉在背，根阴之义也。经传谓背为阳者，其犹谓桂枝发汗，与夫历家谓月行速之意欤。肾居北方，其行属水，生于天一，故曰少阴。然则阴寒凑于少阴，宜乎背恶寒而他处不恶也。灸之以火者，火能助阳而阴自消也。主之以附子者，附子温经而寒自散也。人参甘寒，补其气以扶阳于生；芍药酸平，收其阴而为阳之附；茯苓甘淡，淡以利窍，逐水以消阴，甘以入心，顺火以从阳；术味甘苦，苦以燥湿，制水而燠土，甘以益脾，和中而固本也。

（四）少阴病，欲吐不吐，心烦，但欲寐，五六日，自利而渴者，属少阴也。虚故引水自救，若小便色白者，少阴病形悉具，小便白者，以下焦虚有寒，不能制水，故令色白也。

欲吐不吐心烦者，少阴之脉循喉咙，其支者从肺出络心，注胸中故也。自利者，肾气实，水无制也。虚故引水自救，释上文之渴也。白，寒色也。病形悉具，以其本病之口燥舌干言也。小便白者，至末，反复申明上文，所以晓人，勿认烦渴为热以致误之意。

（五）病人脉阴阳俱紧，反汗出者，亡阳也，此属少阴，法当咽痛，而复吐利。

阴阳俱紧，伤寒也。伤寒不当有汗，故谓汗为反出。亡与无同，古字通用。无阳者，汗乃血之液，阴主血，寒为阴而伤血。阴邪凑于少阴，阴盛矣。故谓无阳以为之卫护，而汗所以反得自出也。咽痛者，少阴之脉循喉咙也，其脏属水，所以不惟咽痛，而复吐利，水无制也。

（六）少阴病，脉细沉数，病为在里，不可发汗。

细沉而数，里热也，故曰病为在里。不可发汗，恶虚其表也。

（七）少阴病，脉微不可发汗，亡阳故也。阳已虚，尺脉弱涩者，复不可下之。

微者气不充，故曰无阳。无阳则化不行，故汗不可发也。尺以候阴，弱涩者阴血不足也。故谓复不可下。盖少阴脏寒，其官作强，有出无入，有虚无实，有补无泻，所以汗下皆不可行，而反复叮咛以示禁止如此。

（八）少阴病，咳而下利谵语者，被火气劫故也，小便必难，以强责少阴汗也。

少阴之脉，从足走腹，循喉咙，其支别出肺，自下而上者也。受火之劫，火性炎上，循经而蒸烁于肺，肺伤则气逆，所以咳也。下利者，少阴属水，其脏虚寒，劫迫则滑脱也。滑脱而虚，故生热乱而谵语也。强责，谓过求也。小便与汗，皆血液也。少阴少血，劫汗夺血，则小便之涸竭，故难也。

（九）少阴病，下利，若利自止，恶寒而蜷卧，手足温者，可治。

下利，阴寒盛也。自止，寒邪退也。恶寒而蜷卧，其脏本虚寒也。手足属脾，温者，脾土和也，土和则万物生，故曰可治也。

（十）少阴病，恶寒而蜷，时自烦，欲去衣被者，可治。

恶寒而蜷，承上条而言也。时或自烦欲去衣被，阳热复也。犹之手足温，故亦曰可治也。

（十一）少阴病，脉紧，至七八日，自下利，脉暴微，手足反温，脉紧反

去者，为欲解也，虽烦下利必自愈。

紧，寒邪也。自下利，脉暴微者，阴寒内泄也。故谓手足为反温，言阳回也。阳回则阴退，故谓紧反去为欲解也。夫寒邪在阴而脉紧，得自利，脉暴微，手足温。紧去为欲解者，犹之邪在阳，脉数而热，得汗出，脉和身凉，数去为欲愈之意同，阴阳胜复之理也。

（十二）少阴中风，阳微阴浮者，为欲愈。

阴阳详见《二难》《三难》。阳微，风邪散，而表气和也。阴浮者，里气胜而邪外出也。

（十三）少阴病，欲解时，从子至寅上。

子丑寅，阳生之时也。各经皆解于其所王之时，而少阴独如此而解者，阳进则阴退，阳长则阴消。且天一生水于子，子者，少阴生王之地，故少阴之欲解，必于此时欤。

（十四）少阴病，八九日，一身手足尽热者，以热在膀胱，必便血也。

膀胱属太阳，太阳者，六经之长也。为诸阳主气，与少阴肾为合，阴从阳化，里热达表，故一身手足尽热也。热在膀胱，太阳多血，肾司开阖，阴主下降，故热乱，则血出于二便也。

（十五）少阴病，但厥，无汗，而强发之，必动其血，未知从何道出，或从口鼻，或从目出，是名下厥上竭，为难治。

必动其血者，汗为血之液，不得汗则得血也。或从口鼻，或从目出者，迫则错经而妄逆也。下厥，以少阴居下而热深言也。上竭，以妄逆言也。

（十六）少阴病，吐利，手足不逆冷，反发热者，不死，脉不至者，灸少阴七壮。

阴寒吐利，法当厥逆者，以无阳也。手足不逆冷，则阳自若而脾胃和。故以热为反发者，婉词也。然阳自若，则阴为有制，脾胃和，则五脏六腑皆得以受其气而生也。灸之者，以其有可生之道，所以通其经以遂其生也。

（十七）少阴病，恶寒，身蜷而利，手足逆冷者，不治。

阴盛则阳竭，故曰不治。

（十八）少阴病，吐利，燥烦，四逆者，死。

阴寒吐利而至于燥烦，津液内亡，而成枯竭也。加之四肢厥逆，脾土败绝也。

（十九）少阴病，下利止而头眩，时时自冒者，死。

头眩，俗谓昏晕是也。诸阳在头，然则下利止而头眩者，津液内亡，而阴已虚竭，阳无依附，浮越于外，而神气散乱，故时时自冒也。

（二十）少阴病，四逆恶寒而身蜷，脉不至，不烦而躁者，死。

四肢温和为顺，故以厥冷为逆，不顺也。蜷，不伸也，阴主屈故也。诸证具见而脉又不至，则阳已先绝，可知矣。不烦而躁，孤阴亦欲自尽也。

（二十一）少阴病，六七日，息高者，死。

息，呼吸气也。叹声曰息，言叹息之声，高而散漫，无接续生息之意。盖阳气欲绝，故其声息如此。

（二十二）少阴病，脉微沉细，但欲卧，汗出，不烦，自欲吐，至五六日，自利，复烦躁不得卧寐者，死。

脉微沉细，但欲卧，少阴之本病也。汗出而不作烦热，无阳也。欲吐，经中之邪不退也。自利，脏病进也。更复烦躁不得卧寐者，阳欲绝而扰乱不宁也。

（二十三）少阴病，得之二三日，麻黄附子甘草汤微发汗，以二三日无里证，故微发汗也。

麻黄附子甘草汤方

麻黄二两　甘草二两（炙）　附子一枚（炮，去皮）

上三味，以水七升，先煮麻黄一两沸，去上沫，内诸药，煮取三升，去滓，温服一升，日三服。

无里证，谓不吐利燥烦呕渴也。以无里证，而表又不见，故用附子以佐麻黄。虽曰微发汗，而用甘草以易细辛，盖亦和解之意也。

（二十四）少阴病，得之二三日以上，心中烦，不得卧，黄连阿胶汤主之。

黄连四两　黄芩一两　芍药二两　鸡子黄二枚　阿胶三两

上五味，以水五升，先煮三物，取二升，去滓，内胶，烊尽，小冷，内鸡子黄，搅令相得，温服七合，日三服。

少阴本欲寐，反心中烦不得卧者，风邪客于里，热甚而里不和也。黄连黄芩，清膈，以除风拥之里热；鸡黄阿胶，和血，以益不足之真阴。然阿胶者，黑驴皮之膏液也，故能逐阴经之邪风；鸡黄者，巽木禽之诞卵也，故能定邪风于少阴。芍药下气以和阴，所以为少阴风热之佐使也。

（二十五）少阴病，身体痛，手足寒，骨节痛，脉沉者，附子汤主之。

少阴，肾也。肾主骨，寒淫则痛，然则身体痛，手足寒，骨节痛者，伤寒也。沉为在里，是故附子汤者，温里以散寒之要药也。

（二十六）少阴病，二三日至四五日，腹痛，小便不利，下利不止，便脓血者，桃花汤主之。

桃花汤方

赤石脂一斤（一半全用，一半筛末）　干姜一两　粳米一升

上三味，以水七升，煮米令熟，去滓，温服七合，内赤石脂末方寸匕，日三服，若一服愈，余勿服。

腹痛，寒伤胃也。小便不利，下利不止者，胃伤而土不能制水也。便脓血者，下焦滑脱也。石脂之涩，固肠虚之滑脱；干姜之辛，散胃虚之里寒；粳米甘平，和中而益胃。故三物者，所以为少阴下利便脓血之主治也。

（二十七）少阴病，下痢，便脓血者，桃花汤主之。

古利无疒，疒后人所加。

此比上条差轻，以便脓血同，故治亦同。

（二十八）少阴病，下痢，便脓血者，可刺。

此承上二条而申着其辅治之意，刺，所以通其壅瘀也。壅瘀通，便脓血自愈，可者仅可之词。

（二十九）少阴病，吐利，手足厥冷，烦躁欲死者，吴茱萸汤主之。

吐则耗阳，利则损阴。厥冷者，阴损而逆也。烦躁，阳耗而乱也。茱萸辛温，散寒暖胃而止呕；人参甘温益阳，固本而补中；大枣助胃益脾；生姜呕家圣药。故四物者，为少阴扶危之所须也。

方见阳明篇。

（三十）少阴病，下利咽痛，胸满，心烦者，猪肤汤主之。

猪肤一斤

上一味，以水一斗，煮取五升，去滓，加白蜜一升，白粉五合，熬香，和相得，温，分六服。

下利，寒甚而水无制也。咽痛，胸满，心烦，脏病与经病具见也。猪肤，本草不载，义不可考，说者不一，用者不同。然既曰肤，则当以㝷猪时所起，皮外毛根之薄肤为是。但猪属亥，宜人少阴，肤乃外薄，宜能解外，其性则凉，固能退热，邪散而热退，烦满可除也。白蜜润燥以和咽，咽利而不燥，痛可愈也。白粉益土以胜水，土王水制，利可止也。猪肤汤义，意者其在于兹乎。

（三十一）少阴病，二三日，咽痛者，可与甘草汤，不差者，与桔梗汤。

甘草汤方

甘草二两

上一味，以水三升，煮取一升半，去滓，温服七合，日二服。

桔梗汤方

桔梗一两　甘草二两

上二味，以水三升，煮取一升半，去滓，分温，再服。

咽痛，邪热客于少阴之咽喉也。甘草甘平而阴阳，故能主除寒热；桔梗苦甘而任舟楫，故能主治咽伤。所以微则与甘草，甚则加桔梗也。

（三十二）少阴病，咽中痛，半夏散及汤主之。

半夏散及汤方

半夏（洗）　桂枝（去皮）　甘草（炙）以上各等分

以上三味，各别捣筛，已，合治之，白饮和，服方寸匕，日三服，若不能散服者，以水一升，煮七沸，内散一两方寸匕，更煎三沸，下火，令少冷，少少咽之。

咽痛与上同，而治不同者。此以风邪热甚，痰上壅而痹痛者言也。是故主之以桂枝，祛风也；佐之以半夏，消痰也；和之以甘草，除热也。三物者，是又为咽痛之一治也。

（三十三）少阴病，咽中伤，生疮，不能语言，声不出者，苦酒汤主之。

苦酒汤方

半夏（洗，破如枣核大）十四枚　鸡子一枚（去黄，内上苦酒着鸡子壳中）

上二味，内半夏着苦酒中，以鸡子壳置刀镮中，安火上，令三沸，去滓，少少咽下，不差，更作三剂服之。

咽伤而生疮，则比痛为差重，可知也。不能语言者，少阴之脉，复入肺络心，心通窍于舌，心热则舌不掉也。声不出者，肺主声而属金，金清则鸣，热则昏而塞也。半夏主咽而开痰结；苦酒消肿而敛咽疮鸡子甘寒而除伏热。以上三条证同而治殊，盖各适其因之宜然尔。

（三十四）少阴病，下利，白通汤主之。

白通汤方

葱白四茎　干姜一两　附子一枚（生，去皮，破八片）

上三味，以水三升，煮取一升，去滓，分，温再服。

少阴病而加下利者，不独在经，而亦在脏，寒甚而阴胜也。治之以干姜附子者，胜其阴则寒自散也；用葱白而曰白通者，通其阳，则阴自消也。

（三十五）少阴病，下利，脉微者，与白通汤，利不止，厥逆无脉，干呕烦者，白通加猪胆汁汤主之。服汤脉暴出者，死；微续者，生。

葱白四茎　干姜二两　附子一枚（生，去皮，破八片）　人尿五合　猪

胆汁一合

以上三味，以水三升，煮取一升，去滓，内胆汁人尿，和令相得，分，温再服，若无胆汁亦可用。

尿，与溺同，奴吊切。

此承上条复以其甚者言。脉微，阳虚也。厥逆无脉干呕烦者，热药治寒，寒甚者，格拒而不入，汤不为用，反争而逆乱也。人尿性寒，胆汁微寒，以之为向导者，《经》曰逆者从之，此之谓也。暴出，烛欲烬而焱烈也。微续，真阳回而渐复也。然属加减耳，成方疑后人所增。

（三十六）少阴病，二三日不已，至四五日，腹痛，小便不利，四肢沉重疼痛，自下利者，此为有水气，其人或咳，或小便利，或下利，或呕者，真武汤主之。

真武汤方

茯苓三两　芍药三两　生姜三两（切）　白术二两　附子一枚（炮，去皮，破八片）

上五味，以水八升，煮取三升，去滓，温服七合，日三服。

腹痛，小便不利，阴寒内甚，湿甚而水不行也。四肢沉重疼痛，寒湿内渗，又复外薄也。自下利者，湿既甚而水不行，则与谷不分清，故曰此为有水气也。或为诸证，大约水性泛滥，无所不之之故也。真武者，北方阴精之宿，职专司水之神。以之名汤，义取之水。然阴寒甚而水泛滥，由阳困弱而土不能制伏也。是故术与茯苓燥土胜湿；芍药附子利气助阳；生姜健脾以燠土，则水有制而阴寒退。药与病宜，理至必愈。

后加减法或为诸证之治：若咳者，加五味子半升，细辛干姜各一两。水寒相搏则咳。细辛干姜之辛，散水寒也。既散矣，肺主咳，而欲收，五味子者，酸以收之也。若小便利者，去茯苓。茯苓淡渗而利窍，小便既利，不须渗也。若下利者，去芍药，加干姜二两。芍药收阴而停液，非下利者所宜，故去之。干姜散寒而燠土，土燠则水有制，故加之。若呕者，去附子，加生姜，足成半斤。呕，气逆也。去附子，以其固气也。加生姜以其散气也。

（三十七）少阴病，下利清谷，里寒外热，手足厥逆，脉微欲绝，身反不恶寒，其人面赤色，或腹痛，或干呕，或咽痛，或利止脉不出者，通脉四逆汤主之。

通脉四逆汤方

甘草二两（炙）　干姜三两（强人可四两）　附子大者一枚（生，去皮，破八片）

上三味，以水三升，煮取一升二合，去滓，分温，再服，其脉即出者愈。

下利清谷，手足厥冷，脉微欲绝而里寒者，阴甚于内也。身反不恶寒，面色赤而外热者，格阳于外也。阴阳不相通，所以逆乱而有或为诸多证，利虽止邪欲罢也。脉仍不出，阳气未复也。夫脉者血气之道路。血，阴也，非阳不行。姜附辛热，助阳也；甘草甘平，益气也。汤本四逆而分两殊，通脉则加姜之谓。

后加减法同前：面色赤者，加葱九茎。面色赤，阳格甚也。加葱，通阳气也。腹中痛者，去葱，加芍药二两。腹中痛，真阴不足也。去葱，恶其顺阳也。加芍药，收阴也。呕者，加生姜二两。见前。咽痛者，去芍药加桔梗一两。咽痛，气结也。去芍药，聚气也。加桔梗，利咽也。利止，脉不出者，去桔梗，加人参二两。利止脉不出见上。去桔梗者，嫌其载而少畅通也。加人参者，生其阳而和其阴也。

（三十八）少阴负趺阳者为顺也。

此承上文自利而言，以示人通诊吉凶利害之大意。盖谓少阴属水，其自利者以阴寒甚，土弱而水无制也。趺阳主胃而属土。负谓趺阳有脉，土尚强，土强则水有制，而少阴反为输负矣。顺言不以受制为拘也。盖水惟其有制，则卒遵道，不得终于泛滥而成大害。且万物资生于土，而百骸藉养于胃，水土平成，物类又安，非天下之至顺乎！古今谓趺阳有脉者不死，有以哉。

（三十九）少阴病，四逆，其人或咳，或悸，或小便不利，或腹中痛，或泄利下重者，四逆散主之。

四逆散方

甘草（炙）　枳实（破，水渍炙干）　柴胡　芍药

上四味，各十分，捣筛，白饮和服方寸匕，日三服。

分，去声，上同。

人之四肢，温和为顺，故以不温和为逆。但不温和而未至于厥冷，则热犹为未入深也。故用柴胡解之也；枳实，泄之也。然热邪也，邪欲解本阴也。阴欲收，芍药收之也；甘草和之也。分，今之二钱五分也。

后加减法同前：咳者加五味子干姜各五分，并主下痢。咳见前。并主下利，亦散水寒收泄气之意。悸者，加桂枝五分。心主悸，桂枝通心气也。小便不利者，加茯苓五分。见前。腹中痛者，加附子一枚，炮令坼。腹中痛，寒甚也。附子，温之也。泄利下重者，先以水五升，煮薤白三升，煮取三升，去滓，以散三方寸匕，内汤中，煮取一升半，分，温，再服。下重，气滞也。薤白，疏泄也。

（四十）少阴病，下利六七日，咳而呕渴心烦，不得眠者，猪苓汤主之。

下利，固乃阴寒甚而水无制。六七日咳而呕，渴，心烦，不得眠者，水寒相抟，蓄积不行，内闷而不宁也。猪苓汤者，泻利以分清其水谷之二道也。

二道清则利无有不止者，利止，则呕渴心烦，不待治而自愈矣。

方见阳明篇。

（四十一）少阴病，得之二三日，口燥咽干者，急下之，宜大承气汤。

口燥咽干者，少阴之脉，循喉咙，挟舌本，邪热客于经，而肾水为之枯竭也。然水干则土燥，土燥则水愈干，所以急于下也。

方见阳明篇，下同。

（四十二）少阴病，自利清水，色纯青，心下必痛，口干燥者，急下之，宜大承气。

水，肾邪。青，肝色。肾邪传肝也。心下必痛者，少阴之脉，其支别者，从肺出络心，注胸中也。口干燥见上，故治同。

（四十三）少阴病，六七日，腹胀，不大便者，急下之，宜大承气汤。

腹胀不大便，胃实可知。急下者，少阴属水，恶土实也。

（四十四）少阴病，脉沉者，急温之，宜四逆汤。

脉沉，寒邪深入于里也，温之不容以不急也。

方见太阳中篇，下同。

（四十五）少阴病，饮食入口则吐，心中温温欲吐，复不能吐，始得之手足寒，脉弦迟者，此胸中实，不可下也，当吐之。若膈上有寒饮，干呕者，不可吐也，急温之，宜四逆汤。

饮食入口则吐，少阴主喉咙而寒邪客之也。少阴之脉，络心，注胸中。实，谓痰壅而上塞也。寒，以虚言。温，有补意。

（四十六）少阴病，下利，脉微涩，呕而汗出，必数更衣反少者，当温其上，灸之。

数，音朔。更，平声。反少之少，上声。微，阳虚也。涩，血少也。汗出，阳虚不能外固，阴弱不能内守也。更衣见阳明篇。反少者，阳虚则气下坠，血少所以勤努责而多空坐也。上，谓顶，百会是也。灸，升举其阳以调养夫阴也。

辨厥阴病脉证并治第八 凡五十四条 方六

（一）厥阴之为病，消渴，气上撞心，心中疼热，饥而不欲食，食则吐蚘[①]，下之，利不止。

---

① 蚘：为“蛔”的异体字。

撞，陟降切。蚘，音回。厥阴，肝经也。其脉起于大趾丛毛之上，循股入阴中，环阴器，抵小腹。消渴者，饮水多而小便少也。盖厥阴属木，邪由少阴传来，少阴属水，木为水之子，子能令母虚，厥阴之邪热甚，则肾水为之消，肾消则引水以自救，故消而且渴，渴不为水止也。气上撞心，心中疼热者，心属火，木火通气，肝气通于心也。饥不能食者，胃司食而属土，木邪甚，土受制也。吐蚘者，蚘在胃中，无食则静，闻食臭则出也。下之，利不止者，邪属厥阴，下则反虚阳明，阳明属土，土虚则木益贼其所胜也。

（二）厥阴，中风，脉浮为欲愈，不浮为未愈。

风脉当浮，以厥阴本微缓不浮。故微浮，则邪见还表，而为欲愈可诊。不浮，反不然。

（三）厥阴病，欲解时，从丑至卯上。

厥阴属木，王于丑寅卯之三时，正气得其王时，邪退而病解，在六经皆然。夫以六经各解于三时，而三阳解自寅至亥，三阴解自亥至卯，厥阴之解，至寅卯而终，少阳之解，自寅卯而始，何也？曰：寅为阳初动，阴尚强，卯为天地辟，阴阳分，所以二经同王，其病之解，由此而终始也。然则三阳之王时九，各不相袭；三阴之王时五，太阴与少阴同子丑，少阴与厥阴同丑寅，何也？曰：阳行健，其道长，故不相及；阴行纯，其道促，故皆相蹑也。

（四）厥阴病，渴欲饮水者，少少与之，愈。

厥阴属木，木生于水。欲饮水，求生也。少少与，润之也。愈，木得润则生也。

（五）诸四逆厥者，不可下之，虚家亦然。

四逆见少阴篇。厥见下。盖厥为四逆之极，阴阳既不相顺接，下则必至于脱绝，故禁勿用也。

（六）伤寒脉迟，六七日，而反与黄芩汤彻其热。脉迟为寒，今与黄芩汤，复除其热，腹中应冷，当不能食。今反能食，此名除中，必死。

反，音板。应，平声。

反，犹左也。言不顺于道也。黄芩汤，寒药也。彻，亦除也。应，亦当也。反能食者，胃欲绝，引食以自救也。中，以胃言。死，谓万物无土不生也。

（七）伤寒始发热六日，厥反九日而利。凡厥利者，当不能食，今反能食者，恐为除中。食以索饼，不发热者，知胃气尚在，必愈。恐暴热来，出而复去也。后三日，脉之，其热续在者，期之旦日夜半愈。所以然者，本发热六日，厥反九日。复发热三日，并前六日，亦为九日，与厥相应，故期之旦

日夜半愈。后三日，脉之而脉数，其热不罢者，此为热气有余，必发痈脓也。

食以之食，与饲同。索，当作素。数，音朔。

食，以饲之也。素，常也。谓以素常所食之饼饵饲之，以颐其情也。一说无肉曰素，谓不令犯食禁也。不发热，言所食之饼化消而无患，故曰知胃气尚在也。暴热，谓厥而猛然得热，见阳回之意也。故曰其热续在，期之旦日夜半愈也。旦日，明日子旦，朝而阳长之时也。夜半，阴尽阳生之时也。所以然者，以下至夜半愈，乃反复申明上文之意。数以候热。痈脓者，厥阴主血，血热持久，则壅瘀，壅瘀则腐化，故可必也。

（八）伤寒先厥，后发热，而利者，必自止，见厥，复利。

先厥，起于阴也。后发热，阳胜也。见厥，谓复厥也。

（九）伤寒先厥，后发热，下利，必自止，而反汗出，咽中痛者，其喉为痹，发热，无汗，而利必自止。若不止，必便脓血，便脓血者，其喉不痹。

此承上条而言。汗出，咽中痛，阳胜而热上行也。湿则痹，咽中痛而曰痹者，痰亦湿也。厥以得湿为阳回，故发热虽无汗，而利亦必自止。便脓血，亦协热也。

（十）伤寒一二日至四五日，而厥者，必发热，前热者，后必厥，厥深者，热亦深，厥微者，热亦微，厥应下之，而反发汗者，必口伤烂赤。

应，平声。

厥者必发热，寒极而热复也。前热者，后必厥，阳极而内陷也。厥深热亦深，厥微热亦微，以大概言也。厥应下之，谓邪在里也。口伤烂赤，厥阴之脉，上与督脉会于巅，其支者，从目系下颊里，环唇内，所以误汗则热散乱，而唇口伤也。

（十一）伤寒病，厥五日，热亦五日，设六日当复厥，不厥者自愈。厥终不过五日，以热五日，故知自愈。

厥五日，热亦五日，阴阳胜复无偏也。当复厥不厥，阳气胜也，阳主生，故自愈可知也。

（十二）凡厥者，阴阳气不相顺接，便为厥，厥者手足逆冷是也。

此揭厥而明其义，以申其状。

按：《脉经》流注，手之三阴，从腹走至手；手之三阳，从手走至头；足之三阳，从头下走至足；足之三阴，从足上走入腹。然则手之三阴，与手之三阳，相接于手；足之三阴，与足之三阳，相接于足。阴主寒，阳主热，故阳气内陷，不与阴气相顺接，则手足厥冷也。然手足为四肢，王之者脾也，脾为阴，阳不与阴相顺接，而手足逆冷，又可知也。

（十三）伤寒脉微而厥，至七八日肤冷，其人躁无暂安时者，此为脏厥，非为蚘厥也。蚘厥者，其人当吐蚘。今病者静，而复时烦，此为脏寒。蚘上入膈，故烦。须臾复止。得食而呕，又烦者，蚘闻食臭出，其人当自吐蚘。蚘厥者，乌梅圆，主之，又主久痢方。

乌梅圆方

乌梅三百个　细辛六两　干姜十两　黄连一斤　当归四两　附子六枚　蜀椒四两（去汗）　桂枝六两　黄柏六两　人参六两

上十味，异捣筛，合治之，以苦酒渍乌梅一宿去核，蒸之五升米下，饭熟，捣成泥，和药令相得，纳臼中，与蜜杵二千下，丸如梧桐子大，先食，饮服十丸，日三，稍加至二十丸，禁生冷，滑物，臭食等。

脉微而厥，统言之也。肤冷，言不独手足，以见阳气内陷，与上文互意也。躁无暂安时，言热深且极也。脏厥，言非在经，皆互词也。寒，言尚未变热也。桂枝姜附，细辛蜀椒，胜寒而退阴也；人参固气，当归和血，除烦而止呕也；乌梅之酸，连柏之苦，安蚘使之静也。盖蚘之为物，类有情识，闻酸则伏，得苦则安，利本湿热，所以滞下，得苦则泄，惟酸能收。故虽曰治蚘，而下利脓血，可通主也。

（十四）伤寒热少厥微，指头寒，默默不欲食，烦躁数日，小便利，色白者，此热除也。欲得食，其病为愈。若厥而呕，胸胁烦满者，其后必便血。

热少厥微，邪浅也，所以手足不冷，而但指头寒，默默，谓无言也。不欲食，厥阴之脉挟胃也。烦躁则内热，故以小便利，色白，为热除也。欲食，邪退而胃回也。厥而呕，胸胁烦满者，厥阴脉，挟胃，贯膈，布胁肋也。便血，肝不纳也。

（十五）伤寒发热四日，厥反三日，复热四日，厥少热多，其病当愈，四日至七日，热不除者，其后必便脓血。

邪在表则热，入里则厥，厥少则邪散，热多则正复，故病为当愈也。热不除至末，与上条末三句互相发明。

（十六）伤寒厥四日，热反三日，复厥五日，其病为进，寒多热少，阳气退，故为进也。

此反上条而言，进，谓加重也。

（十七）伤寒六七日，脉微，手足厥冷，烦躁，灸厥阴，厥不还者，死。

灸，所以通阳也。阳不回，故于法主死也。

（十八）伤寒发热，下利，厥逆，躁不得卧者，死。

肾主躁，不得卧，脏气绝也。

（十九）伤寒发热，下利至甚，厥不止者，死。

此与上条大意同。

（二十）发热而厥七日，下利者，为难治。

厥七日而下利，阳不复而里虚也。

（二十一）伤寒六七日，不利，便发热而利，其人汗出不止者，死，有阴无阳故也。

发热而利，里虚邪入也，故曰有阴，汗出不止，表阳外绝也，故曰无阳。

（二十二）病者手足厥冷，言我不结胸，小腹满，按之痛者，此冷结在膀胱关元也。

关元在脐下三寸，为小肠募，故小腹满，按之痛。不上结于胸，阳虚也。下结于膀胱关元者，阴寒胜，故曰冷结也。

（二十三）伤寒五六日，不结胸，腹濡，脉虚，复厥者，不可下，此为亡血，下之，死。

濡，音软。亡，与无通。腹濡，邪在经而里阴虚也。脉者血之府，脉虚，故知无血也。血亦阴，下之死者，重亡其阴也。

（二十四）伤寒脉促，手足厥逆者，可灸之。

促，谓短促，阳气内陷而脉不至，故厥逆也。灸，通阳也。

（二十五）伤寒脉滑而厥者，里有热也，白虎汤主之。

滑以候热，然而厥者，热本寒因，故曰里有热也，与太阳下篇第十三条，文相反而意则同，互相发明者也，故治同而方见彼。

（二十六）手足厥寒，脉细欲绝者，当归四逆汤主之。

当归四逆汤方

当归三两　桂枝三两（去皮）　芍药三两　细辛二两　通草二两　甘草二两（炙）　大枣二十五枚（擘）

上七味，以水八升，煮取三升，去滓，温服一升，日三服。

寒，与逆同，本阳气内陷也。细则为虚，阴血不足也。当归芍药，养血而收阴；通草细辛，行脉而通闭；桂枝辛甘，助阳而固表；甘草大枣，健脾以补胃。夫心主血，当归补其心，而芍药以收之；肝纳血，甘草缓其肝，而细辛以润之；脾统血，大枣益其脾，而甘草以和之；然血随气行，桂枝卫阳，气固则血和也。

若其人内有久寒者，宜当归四逆加吴茱萸生姜汤主之。

当归四逆加吴茱萸生姜汤方

于前汤方内，加吴茱萸半升，生姜三两。

上九味，以水六升，清酒六升，和煮取五升，去滓，分，温五服。一本，水酒各四升。

久寒，谓宿昔素常脏腑有沉寒也。吴茱萸温脏以散寒也。生姜者，佐枣以和阴阳也。

（二十七）大汗出，热不去，内拘急，四肢疼，又下利，厥逆而恶寒者，四逆汤主之。

大汗出，阳虚而表不固也。热不去，言邪不除也。内拘急四肢疼者，亡津液，而骨属不利也。下利，厥逆，而恶寒者，亡阳，而阴寒内甚也。四逆汤，温以散寒，回阳而敛液者也。

方见太阳下篇。

（二十八）大汗若大下利，而厥冷者，四逆汤主之。

此与上同而较轻，故治同。

（二十九）伤寒厥而心下悸者，宜先治水，当服茯苓甘草汤，却治其厥，不尔，水渍入胃，必作利也。

渍，资四切。

《金匮》曰：水停心下，甚者则悸。然则悸为水甚，而厥则寒甚也。寒无象而水有质，水去则寒消。入胃者，水能渗土也。

方见太阳下篇。

（三十）伤寒六七日，大下后，寸脉沉而迟，手足厥逆，下部脉不至，咽喉不利，唾脓血，泄利不止者，为难治，麻黄升麻汤主之。

麻黄升麻汤方

麻黄二两半（去节）　升麻一两一分　当归一两一分　知母十八铢　黄芩十八铢　葳蕤十八铢　石膏六铢（碎，绵裹）　白术六铢　干姜六铢　芍药六铢　天门冬六铢（去心）　桂枝六铢　茯苓六铢　甘草六铢

上十四味，以水一斗，先煮麻黄一两沸，去上沫，内诸药，煮取三升，去滓，分温三服，相去如炊三斗米顷，令尽，汗出，愈。

唾，吐卧切。

下部脉不至者，邪乘下后，里虚深入，而阳内陷也。咽喉不利者，厥阴之脉，贯膈，上注肺，循喉咙之后也。唾脓血者，肺金燥而痿也。难治者，表里杂乱而不清，阴阳暌而不相顺接也。夫邪深入而阳内陷，寸脉沉而迟也。故用麻黄升麻升举以发之。手足厥逆，而下部脉不至也，故用当归姜桂温润以达之。然芍药敛津液，而甘草以和之，咽喉可利也；葳蕤门冬以润肺，而黄芩知母以除热，脓血可止也；术能燥土，茯苓渗湿，泄利可愈也；石膏有

御热之功，所以为斡旋诸佐使而妙其用焉。

（三十一）伤寒四五日，腹中痛，若转气下趣少腹者，此欲自利也。

腹中痛，厥阴之脉，抵小腹挟胃也。转气下趣者，里虚不能守，而寒邪下迫也。

（三十二）下利清谷，不可攻表，汗出，必胀满。

此申上条而致戒。此条汗出，与上条汗出不同，上条以自出言；此以攻之则出言，上言已然者。此言未然者，胀满可必者，汗法，则亡阳而阴独治也。

（三十三）下利清谷，里寒外热，汗出而厥者，通脉四逆汤主之。

下利，故曰里寒，阴不守也。外热，故汗出，阳不固也。通脉四逆，救表里，通血气，而复阴阳也。

（三十四）下利，腹胀满，身体疼痛者，先温其里，乃攻其表，温里四逆汤，攻表桂枝汤。

此承上而申致用治之次序。腹胀满，里虚也，故温之。身体疼痛，表实也，故攻之。惟虚也，故必先之；惟其实，故可后焉。

四逆汤方，见太阳下篇，上皆同。桂枝汤方，见太阳上篇。

（三十五）下利，谵语者，有燥屎也，宜小承气汤。

既下利而曰有燥屎，何也？胃热则屎燥，若服汤不能和胃，则徒利津液，其燥屎固自若，所以谵语也。宜小承气者，厥阴易于下也。方见阳明篇。

（三十六）下利后更烦，按之心下濡者，为虚烦也，宜栀子豉汤。

更烦，言本有烦，不为利除而转甚也。虚烦并方，见太阳中篇。

（三十七）伤寒下利，日十余行，脉反实者，死。

实，言邪胜也。

（三十八）下利有微热而渴，脉弱者，令自愈。

微热，阳渐回也。渴，内燥未复也。弱，邪退也。令自愈，言不须治也。

（三十九）下利，脉数而渴者，令自愈，设不差，必清脓血，以有热故也。

清，与圊通。

脉数，与上文微热互相发明。清，犹言便脓血也。

（四十）下利，脉数有微热，汗出，令自愈，设复紧，为未解。

此与上二条互相发明。汗出，亦阳回气彻也。紧，寒未除也。

（四十一）下利，脉沉而迟，其人面少赤，身有微热，下利清谷者，必郁冒汗出而解，病人必微厥，所以然者，其面戴阳，下虚故也。

诸阳聚于面，少赤，亦阳回也，故曰戴阳。郁冒，作汗也。微厥，邪正争也。下虚指利而言也。

（四十二）下利，手足厥冷，无脉者，灸之不温，若脉不还，反微喘者，死。

喘，言息短而声不续，阳气衰绝也。

（四十三）下利后，脉绝，手足厥冷，晬时脉还，手足温者，生，脉不还者，死。

晬，音碎。

晬时，周时也。此与上条互相发明。

（四十四）下利，寸脉反浮数，尺中自涩者，必清脓血。

清，与圊同。

寸反浮数者，热转上逆也。尺中自涩者，热壅而血瘀也。

（四十五）下利，脉沉弦者，下重也。脉大者，为未止。脉微弱数者，为欲自止，虽发热，不死。

下重，谓滞下也。大则病进，微弱者邪气衰也。

（四十六）热利下重者，白头翁汤主之。

白头翁汤方

白头翁三两　黄连三两（去须）　黄柏三两（去皮）　秦皮三两

上四味，以水七升，煮取二升，去滓，温服一升，不愈，更服一升。

此申上条而出其治。白头翁，逐血以疗癖；秦皮，洗肝而散热；黄连，调胃而厚肠；黄柏者，除热而止泄也。

（四十七）下利，欲饮水者，以有热故也，白头翁汤主之。

有热，谓亡津液而内燥，所以欲饮水也。

方同上。

（四十八）干呕吐涎沫头痛者，吴茱萸汤主之。

厥阴之脉，挟胃，属肝，上贯膈，布胁肋，循喉咙之后，上入颃颡，连目系，上出额，与督脉会于巅，其支者，复从肝，别贯膈，上注肺。故《灵枢》曰：是肝所生病者，腹满呕逆。然则厥阴之邪，循经而上逆，故其证见如此。

方见阳明篇。

（四十九）呕而发热者，小柴胡汤主之。

小柴胡或为有呕，故通其治。

【临床解读】

姚某，男，58岁。2018年5月17日初诊。

主诉：胆结石8余年。

现病史：患者饥饿及饱腹时胁下疼痛，不胀，口中和，纳眠可，二便调，舌红，苔薄，脉弦有力。2019 年 2 月 19 日查 CT：①两肺部分支气管轻度扩张表现，两肺小结节钙化灶；②两肺局限性肺气肿，肺大疱；③胆囊结石表现。查彩超：①胆实质回声增粗；②胆囊多发结石，胆表面粗糙（22mm×5mm）；③胰、脾超声未见明显异常。

处方：柴胡 10 克，清半夏 10 克，太子参 10 克，黄芩 10 克，郁金 15 克，鳖甲 10 克，鸡内金 10 克，陈皮 10 克，生龙骨、生牡蛎各 30 克，焦山楂 10 克，枳壳 30 克，甘草 6 克，生姜 3 片，大枣 3 枚为引。10 剂，每日 1 剂，水煎服。（孙玉信医案）

（五十）呕而脉弱，小便复利，身有微热，见厥者难治，四逆汤主之。

脉弱，虽似邪衰，而小便复利，则是里属虚寒也。故曰见厥者难治，以身有微热也。故虽厥，可以四逆汤得救其阳之复。

（五十一）呕家有痈脓者，不可治呕，脓尽自愈。

肝脉，其支者上注肺，肝主血，善呕，血热瘀，与肺痿者，皆为痈而呕脓。不可治者，谓脓当呕，与邪逆而呕者不同也。

（五十二）伤寒本自寒下，医复吐下之，寒格更逆吐下，若食入口即吐，干姜黄连黄芩人参汤主之。

干姜黄连黄芩人参汤方

干姜三两（去皮）　黄连三两（去须）　黄芩三两　人参三两

上四味，以水六升，煮取二升，去滓，分温再服。

寒格，谓药寒致成格拒也。干姜人参，正治以遏其吐；黄连黄芩，反佐以通其格。

（五十三）伤寒大吐大下之，极虚，复极汗出者，以其人外气怫郁，复与之水，以发其汗，因得哕，所以然者，胃中寒冷故也。

上条以药吐下言，此以水发汗言，亦互明之意。

（五十四）伤寒哕而腹满，视其前后，知何部不利，利之则愈。

哕，承上条而言。腹满，即寒生䐜胀也。前后，谓二便也。三条疑太阳中篇错简。

卷之六

辨温病风温杂病脉证并治第九 凡二十条 方三

此皆旧本错杂乱出，今分类为篇。

（一）太阳病，发热而渴，不恶寒者，为温病。

发热，温亦阳，故热亦即发也。渴，热伤血也。不恶寒，无阴寒之雠也。温，春令之气也。气之于时，或则未应至而至，或则应至未至而不齐，故冬夏虽有温，要必以春为正。是故必也证候显见有如此者，始可以言是触犯于温而病也。此揭温病之名实，而不出其治者，论温以辨明伤寒，故不之及也。说者以为有论无治而不自满。吁，乌足与论经之大旨哉。

若发汗已，身灼热者，名曰风温。风温为病，脉阴阳俱浮，自汗出，身重，多眠睡，鼻息必鼾，语言难出。若被下者，小便不利，直视失溲；若被火者，微，发黄色，剧，则如惊痫，时瘈疭①；若火熏之，一逆尚引日，再逆促命期。

鼾，音旱。溲，音小。痫，音闲。瘈，音炽。疭，音踪。

灼热谓热转加甚也。风温，谓触犯于温而有风也。阴阳俱浮，太阳本浮而风温皆阳，故上下皆见浮也。自汗出，亦卫受伤也。身重多眠睡，鼻息必鼾。语言难出者，风拥则气昏，热甚则气郁也。小便不利者，太阳主膀胱而风温皆阳。下则反攻阴，徒亡其津液，而膀胱之气伤也。直视者，太阳之筋，支者为目上纲，故不转睛而上窜也。失溲，言小便甚失其常度也。火，灸熨之类也。微，言攻之微，则变亦微。发黄者，火热则土燥，故其色外夺也。剧，言攻之剧，则变亦剧。如惊痫时瘈疭者，火甚热极而生风也。熏，亦火劫也。一逆，言乍误也。尚引日，言犹可以俄延。再逆，言复误也。促命期，言夭枉人之天年，其致警之意深矣。

（二）形作伤寒，其脉不弦紧而弱，弱者，必渴，被火者，必谵语。弱者

① 瘈疭（chì zòng）：同瘛疭。指痉挛；抽风。

发热，脉浮，解之，当汗出，愈。

形作伤寒，犹曰似伤寒，指上条而申言之也。不弦紧，谓非伤寒也。弱即风性柔缓之谓。谵语者，火甚则土燥也。弱者发热，盖引《素问》诸弱发热，以明上文之必渴也。解之，言脉既属浮则当以法解之，诀人用治之大意也。

（三）脉浮热甚，反灸之，此为实。实以虚治，因火而动，必咽燥，唾血。

此又承上条而申致戒警之意。实，谓脉浮热甚，为邪气胜则实。咽燥者，肾为膀胱之合，其脉之直者，入肺中，循喉咙舌本也。唾血者，火性炎上，血因之而妄逆也。以上皆言温。

（四）病如桂枝证，头不痛，项不强，寸脉微浮，胸中痞硬，气上冲咽喉，不得息者，此为胸有寒也，当吐之，宜瓜蒂散。

瓜蒂散方

瓜蒂一分（熬黄）　赤小豆一分

上二味，各别捣筛为散，已，合治之，取一钱匕，以香豉一合，热汤七合，煮作稀糜，去滓，取汁，和散，温，顿服之，不吐者，少少加，得快吐，乃止，诸亡血虚家，不可与瓜蒂散。

如桂枝证，言大约似中风也。头不痛，项不强，言太阳经中无外入之风邪，以明非中风也。寸候身半以上，微浮，邪自内出也，胸中痞硬痰涎塞膈也。气上冲咽喉者，痰涌上逆，或谓喉中声如曳锯是也。寒以痰言，痰，内证也。内者为虚，故曰寒也。是病也，想当先仲景命名时。命名者，盖不过按《素问》阳之气以天地之疾风名之，而亦呼为中风。岂意后世足以夺本经之中风相乱而相误哉？经革其名，而以病如桂枝证揭之，诚万世辨明中风似是而非之至教也。易吐实风寒之栀子豉而以瓜蒂散者，瓜蒂苦寒，能吐顽痰而快膈；小豆酸平，善涌风涎而逐水；香豉能起信而潮汐，故佐二物而主治；稀糜，则又承载三物者之舟航。此所以为吐虚风虚寒之对药也。然而又曰虚家不可与，何也？是又一说也。此风此寒，虽人身之虚象，而痰涎顾非胸中之实物邪。然则虚家者不痰可言乎？噫，本气自病之，东垣不作，难乎可与同论此也，休哉。

（五）病人有寒，复发汗，胃中冷，必吐蛔。

有寒，承上文而言。复，反也，言误也。误汗则徒亡津液，胃中空虚，故曰冷也。胃虚则蛔失其所养而悖乱，故吐出可必。此乃申致上文不可发汗，以严戒慎之意，当作一条，旧本出在两篇，数拘有定，今一之则目不合旧数，故但移就相次，存二以仍旧计。凡如此者，读者自会可也。

（六）病人手足厥冷，脉乍紧者，邪结在胸中，心中满而烦，饥不能食者，病在胸中，当须吐之，宜瓜蒂散。

手足厥冷，似涉于厥阴伤寒也。乍，忽也，言非厥阴伤寒，乃虚寒之邪自内而作。故曰：邪结在胸中。邪亦以痰言，所以胸中满而烦也。饥不能食者，痰涎涌上，逆而塞膈，气窒而食不通也。病在胸中，乃承上起下之句，吐宜瓜蒂散，而与前条同者，虚风虚寒虽殊，而痰之所以为邪则一也。然前条虚风生痰，即俚俗所谓中风，而此条虚寒痰症，即诸家方书，所谓四证类伤寒，而痰居其一者是也。《经》皆揭之而不明者，想当时皆不过以中风伤寒为通称，经以虚风之风，非风寒之风也。故不曰风痰，而曰胸寒。寒，以虚寒之寒，与风寒之寒不同也。故不曰寒痰，而曰邪在胸中。但详其痰之状而革其名，正其义，以出其治，其所以为晓寤天下后世也，亦已至矣。何天下后世卒深沉昏惑，而反多口于《经》？甚者则直诋桂枝汤为偶中，于今之末世，诬之为不可用。群然没其所谓中风之病名，而懵其病于不知，颠倒其伤寒之经旨于分崩离析，使故习之弊今尚然！噫，陋俗之难化，愚夫之难晓，一至是邪。宜乎后之人，年不古若，而日陷于促也。冤哉！

（七）病人身大热，反欲得近衣者，热在皮肤，寒在骨髓也。身大寒反不欲衣者，寒在皮肤，热在骨髓也。

此揭五合表里之为病而分晓之，所以勉人当求病于的之意。皮肤，五合之表也。骨髓，五合之里也。热在皮肤，寒在骨髓者，表实里虚也。寒在皮肤，热在骨髓者，表虚里实也。然此以脏腑不预而言耳，合脏腑而统言之，则皆表而无里之可称也。学者不可不究。

表热里寒者，脉虽沉而迟，手足微厥，下利清谷，此里寒也。所以阴证亦有发热者，此表热也。表寒里热者，脉必滑，身厥，舌干也。所以少阴恶寒而蜷，此表寒也。时时自烦，不欲厚衣，此里热也。

此承上文而详释之之意，所以阴证亦有发热者之上，疑有脱落。

（八）病，发热头痛，脉反沉，若不瘥，身体疼痛，当救其里，宜四逆汤。

此凭脉不凭证之大旨。

方见太阳下。

（九）病在阳，应以汗解之，反以冷水潠①之，若灌之，其热被却不得去，弥更益烦，肉上粟起，意欲饮水反不渴者，服文蛤散。若不瘥者，与五苓散。寒实结胸，无热证者，与三物小陷胸汤，白散亦可服。

---

① 潠（xùn）：喷水。

文蛤散方

文蛤五两

上一味为散，以沸汤和一钱匕服，汤用五合。

白散方

桔梗三分　贝母三分　巴豆一分（去皮，熬，黑研如泥）

上件二味为末，纳巴豆，更于臼中杵之，以白饮和服，强人一钱，羸者减之，病在膈上必吐，在膈下必利。不利，进热粥一杯，利过不止，进冷粥一杯，身热皮粟不解，欲引衣自覆者，若水以潠之，洗之，益令热被不得出，当汗而不汗，则烦，假令汗出已，腹中痛，与芍药三两如上法。

潠，心艮切。

在阳，谓表未罢热未除也。潠，喷之也。灌，溉之也。被，蒙也，言邪蒙冒于潠灌之水，郁闭而不散，热悗烦恼益甚也。粟起，言肤上粒起如粟，水寒郁留于表而然也。意欲得水而不渴者，邪热虽甚，反为水寒所制也。文蛤，即海蛤之有文理者，咸寒走肾而利水，以之独专任者，盖取督肾而行水也。不瘥者，水虽内渍，犹有外被者，故用五苓散，内以消之，外以散之，而两解也。寒以饮言，饮本塞也，又得水寒，两寒抟结而实于胸中，故谓无热证也。小陷胸汤，固小结胸之主治。然白散者，桔梗贝母，能消饮而开膈；巴豆辛温，能散寒而逐水。所以寒结或重，而小陷胸不能解者，则此又可服也。

小陷胸汤方，见太阳中。

（十）病人，脏无他病，时发热，自汗出而不愈者，此卫气不和也，先其时发汗，则愈，宜桂枝汤主之。

脏无他病，里气和也。时以暂言，谓或时则然，或时不然也。卫气不和，表不固也。先其时，言于未发热之先也。

方见太阳上。

（十一）病常自汗出者，此为荣气和，荣气和者，外不谐，以卫气不共荣气和谐故尔，以荣行脉中，卫行脉外，复发其汗，荣卫和则愈，宜桂枝汤。

此与上条同，上以暂言，此以常者，谓无时不然也。上言脏，脏为阴而主里，此言荣，荣亦阴而主里，卫亦外，皆变文之互词。盖上条以暂言，故其词略，此以常言，故其词详，两相互发，义不殊也。然皆发汗，而此不言先其时者，以常故，无先后之可言也。

（十二）病人脉数，数为热，当消谷引食，而反吐者，此以发汗令阳气微，膈气虚，脉乃数也。数为客热，不能消谷，以胃中虚冷故吐也。

数为客热以下，乃反复详明上文之义。客热以邪气言，虚冷以正气言。

（十三）微数之脉，慎不可灸，因火为邪，则为烦逆，追虚逐实，血散脉中，火气虽微，内攻有力，焦骨伤筋，血难复也。

微数，虚热也，故戒慎不可灸。逐，亦追也。实，谓热也。血散脉中，言追逐之余，必至迫血，血为荣而行脉中，故谓散于脉中也。火气虽微以下，甚言追逐之害大。盖骨赖血以濡，既失其所濡必枯而焦；筋赖血以荣，既亡以为荣，必衰而伤，残伐其本源故也。以此示人，而近来人之以火灸阴虚发热者犹比比焉。窃见其无有不焦骨伤筋而毙者。吁！是岂正命哉，可哀也已。

（十四）病人烦热，汗出则解，又如疟状，日晡所发热者，属阳明也。脉实者，宜下之，脉浮虚者，宜发汗。下之，宜大承气汤；发汗，宜桂枝汤。

烦热，太阳也。故脉浮虚而宜汗散。如疟状，谓热之往来，犹疟之作辍有时而不爽也。晡，日加申，阳明之王时也，故脉实而宜下解。

（十五）未持脉时，病人手叉自冒心，师因教试令咳，而不咳者，此必两耳聋无闻也。所以然者，以重发汗，虚，故如此。

此诀人推测病情之大法。

（十六）病人不大便五六日，绕脐痛，烦躁，发作有时者，此有燥屎，故使不大便也。

病人，谓凡有病之人。证犯有如此者，则皆当如此而治之之谓，非独以风寒之病为言而已也。此诀人辨凡百胃实之大旨。

（十七）病人小便不利，大便乍难乍易，时有微热，喘冒不能卧者，有燥屎也，宜大承气汤。

小便不利，所以大便有乍难乍易也。时有微热，阳明潮作也。喘冒不能卧，胃不和也，故曰有燥屎。

方见阳明篇，下同。

（十八）大下后，六七日不大便，烦不解，腹满痛者，此有燥屎也，宜大承气汤。

烦不解，则热未退可知；腹满痛，则胃实可诊。故曰有燥屎。以上三条，皆诀人当下之大法。

（十九）本发汗而复下之，此为逆也。若先发汗，治不为逆。本先下之，而反汗之，为逆。若先下之，治不为逆。

复，与覆同，古字通用。

复，亦反也，犹言误也，与下文反汗之反同意。盖两比而互相发明，以诀人汗下之大法。

（二十）凡病，若发汗，若吐，若下，若亡津液，阴阳自和者，必自愈。

阴阳以脉言，而二便在其中，两者和，则血气无相胜负可知。故自愈可必。此诀人持诊之大要。

辨霍乱病脉证并治第十 凡九条 方三

（一）问曰：病有霍乱者何？答曰：呕吐而利，名曰霍乱。

霍，吐也。乱，杂乱也。《灵枢》曰：清气在阴，浊气在阳，清浊相干，乱于肠胃则为霍乱是也。

（二）问曰：病，发热，头痛，身疼，恶寒，吐利者，此属何病？答曰：此名霍乱，自吐下，又利止，更复发热也。

发热，头痛，身疼，恶寒，外感也。吐利，内伤也。上以病名求病症，此以病证实病名，反复详明之意。

（三）伤寒其脉微涩者，本是霍乱，今是伤寒，却四五日至阴经上转入阴，必利，本呕下利者，不可治也。欲似大便而反失气，仍不利者，属阳明也。便必硬，十三日愈，所以然者，经尽故也。

转，失，皆见阳明篇。

本，根原也，言根因原起自霍乱也。本呕意同。

下利后，便当硬，硬则能食者，愈。今反不能食，到后经中，颇能食，过一经能食，过之一日当愈，不愈者，不属阳明也。

此申上文末节而言其详。

（四）霍乱头痛，发热，身疼痛，热多欲饮水者，五苓散主之，寒多不欲饮水者，理中丸主之。

理中丸方

人参三两　白术三两　甘草三两　干姜三两

上四味，捣筛为末，蜜和丸，如鸡子黄大，以沸汤数合，和一丸，研碎，温服之，日三四，夜二服，腹中未热，益至三四丸，然不及汤，汤法以四物依两数切，用水八升，煮取三升，去滓，温服一升，日三服。

此申上文而出其治。热多欲饮水者，阳邪胜也。寒多不用水者，阴邪胜也。五苓散者，水行则热泄，是亦两解之谓也。理，治也，料理之谓。中，里也，里阴之谓。参术之甘，温里也；甘草甘平，和中也；干姜辛热，散寒也。

五苓散方见太阳上。

加减法：若脐上筑者，肾气动也，去术，加桂四两。肾气动，欲作奔豚也。去术，肾恶燥也；加桂，以其能伐肾邪而泄奔豚，然非枝也。吐多者，去术，加生姜三两。吐，气逆也。术能壅气，故去之。姜能散气，所以为呕吐之圣药也。下多者，还用术，悸者，加茯苓二两。下多，湿胜也，复用术，术能燥湿，湿燥则下断也。悸以饮水过度言，水停之故也，加茯苓，水行则悸愈也。渴欲得水者，加术，足前成四两半。渴，脾虚也。加术，缓脾也。腹中痛者，加人参，足前成四两半。腹中痛，里虚也。加人参，补中也。寒者，加干姜，足前成四两半。寒以不用水之甚者言，干姜辛热而能散寒，非称权，则不可也。腹满者，去术，加附子一枚，服汤后，如食顷，饮热粥一升许，微自温，勿发揭衣被。气滞则腹满，术甘而壅，故去之。附子辛温，故加之，饮热粥，亦助药力也。自温，亦取微欲似汗之意，勿发揭衣被，防重感也。

按此，用术，去术，术上皆无白字，何哉？盖由文次句中，上无空隙。故虽有狂妄，竟不能于此加毫末，而经之真原昭然犹存。则他术之有白，出于伪妄，不待言而明矣。然于伪妄之疏愚，亦可以见也。君子察微，观人于其所忽，信哉。

吐利止，而身痛不休者，当消息和解其外，宜桂枝汤小和之。吐利止，里和也。身痛，表退而新虚也。消息，犹言斟酌也。桂枝汤固卫以和表者也。小和，言少少与服，不令过度之意也。

（五）吐利汗出，发热，恶寒，四肢拘急，手足厥冷者，四逆汤主之。

吐利，四肢拘急，手足厥冷，里阴虚也。汗出，发热，恶寒，表阳衰也。四逆汤，表里合救之剂也。方见太阳下，下同。

（六）既吐且利，小便复利而大汗出，下利清谷，内寒外热，脉微欲绝者，四逆汤主之。

此与上条大同小异而义同，故治亦同。

（七）吐已，下断，汗出而厥，四肢拘急不解，脉微欲绝者，通脉四逆加猪胆汁汤主之。

通脉四逆加猪胆汁汤方

于四逆汤方内加猪胆汁半合。余依四逆汤法。

已，止也。下，即利也。断，绝也。此总上文言吐利两皆止绝，而又以其余证之不解者，更治以出也。不解之证者，阳极虚，阴极甚，脾气亦衰微也。然极则剧矣。通脉四逆加猪胆汁者，与少阴白通同一反佐以疏，剧则正治反格拒之意也。

（八）恶寒，脉微，而复利，利止，亡血也，四逆加人参汤主之。

四逆加人参汤方

于四逆汤方内，加人参一两。余依四逆汤法。

亡血，津液竭也。人参，能生津也。

（九）吐利，发汗，脉平，小烦者，以新虚不胜谷气故也。

此与下篇末条，详略不一，而义则同，亦互意也。

辨阴阳易差后劳复脉证并治第十一 凡七条方四

（一）伤寒阴阳易之为病，其人身体重，少气，少腹里急，或引阴中拘挛，热上冲胸，头重不欲举，眼中生花，膝胫拘急者，烧裈散主之。

烧裈散方

上取妇人中裈①近隐处，剪，烧灰，以水和服方寸匕，日三服，小便即利，阴头微肿则愈，妇人病，取男子裈当烧灰。

少腹之少，去声。

伤寒，包中风而言也。易，犹交易变易之易，言大病新差，血气未复，强合阴阳，则二气交感，互相换易而为病也。身体重，少气，真元亏竭而困倦也。少腹里急，或引阴中拘挛者，所易之气内攻也。热上冲胸，头不欲举，眼中生花者，虚阳生热而上蒸也。膝胫拘急者，脉乱而筋伤也。裈当近隐处，阴阳二气之所聚也。男女易用，物各归本也。

（二）大病差后劳复者，枳实栀子豉汤主之。若有宿食者，加大黄如博棋子五六枚。

枳实栀子豉汤方

枳实三枚（炙）　栀子十四枚（擘）　豉一升（绵裹）

上三味，以清浆水七升，空煮取四升，内枳实栀子煮取二升，下豉更煮五六沸，去滓，温，分，再服，覆令微似汗。

大病，概言也，下仿此。劳，强力房劳。复，重复作病。盖大邪初退，血气新虚，作强劳伤，虚而生热，犹之病复发，非实发初病也。枳实宽中破结；栀子散热除烦；香豉能解虚劳之热；清浆则又栀子之监制，故协三物之苦寒，同主劳伤之复热，而与发初病之实热不同伦也。宿食，陈宿之积食也。食能生热，故须去之，大黄者去陈以致新也。

（三）伤寒差已后，更发热者，小柴胡汤主之。脉浮者，以汗解之，脉沉者，以下解之。

此示病后不谨，调理小复之大法。脉浮，有所重感也。脉沉，饮食失节也。

---

① 裈（kūn）：有裆的裤子。《本草纲目·服器部》：“裈，亦作裩，亵衣也。”

（四）大病差后，从腰以下有水气者，牡蛎泽泻散主之。

牡蛎泽泻散方

牡蛎（熬）　泽泻　栝楼根　蜀漆（洗，去脚）　葶苈（熬）　商陆根　海藻（洗，去咸）以上各等分

上七味，异捣下，筛为散，更入臼中治之，白饮和服方寸匕，小便利，止后服。

水气，肌肉肿满而虚浮。盖差后新虚，土未强而水无制也。从腰以下而不及上者，水性就下，势之初起，故虽泛滥未至于横溢也。牡蛎泽泻海藻，咸以走肾，肾强则水行；葶苈商陆根，苦以利湿，湿去则肿没；蜀漆辛而能散，故为诸品之佐也；栝楼根苦能彻热，本乃蜀漆之使也。

（五）大病差后，喜唾，久不了了者，胃上有寒，当以丸药温之，宜理中丸。

唾，口液也。寒，以饮言。不了了，谓无已时也。

方见前。

（六）伤寒解后，虚羸少气，气逆欲吐者，竹叶石膏汤主之。

竹叶石膏汤方

竹叶二把　石膏一斤　半夏半升（洗）　人参三两　甘草二两（炙）　粳米半升　麦门冬一升（去心）

上七味，以水一斗，煮取六升，去滓，纳粳米，煮米熟，汤成，去米，温服一升，日三服。

羸，音雷。

羸，病而瘦也。少气，谓短气不足以息也。气逆欲吐，饮作恶阻也。盖寒伤形，故寒解则肌肉消削而羸瘦。热伤气，故热退则气衰耗而不足。病后虚羸，脾胃未强，饮食难化，则痰易生，痰涌气逆，故欲吐也。竹叶清热；麦冬除烦；人参益气；甘草生肉；半夏豁痰而止吐；粳米病后之补剂；石膏有彻上彻下之功，故能佐诸品而成补益也。

（七）病人脉已解，而日暮微烦，以病新差，人强与谷，脾胃气尚弱，不能消谷，故令微烦，损谷则愈。

脉已解，邪悉去而无遗余也。日暮阳明之王时也。强与谷，谓压其进食也。损，言当节减之也。盖饮食节，则脾胃和，脾胃和，则百体安，此调理病余之要法也。

上经十一篇，法三百九十七，方一百一十三，盖仲景氏之遗书，而叔和所诠次之者也。传谓世称仲景医圣，良以仲景者，集医哲之大成，而是书者，

正医教之大训也。初学之士，舍是则无以为入道之门，而敦进德之基矣。故夫笃志斯道者，亦曰必由是而学焉，则亦庶乎其不差，而于人亦不致误，驯是以往，诚能至于仁熟义精，道久化成，不但人无枉命，而己亦无惭德，则帝伯之堂可升，有农之神可继，岂不伟哉！

三百九十七者，今移六条在第十五篇。

卷之七

辨痓湿暍病证第十二

此篇相传谓为叔和述仲景《金匮》之文，虽远不可考，观其揭首之辞，信有之也。然既曰以为与伤寒相似而致辨焉，则亦述所当述者，是故后人称之为仲景之徒云。

伤寒所致太阳痓、湿、暍三种，宜应别论，以为与伤寒相似，故此见之。

痓，见太阳上篇。暍，音谒，下同。

痓见下，《素问》诸痓项强，是也。湿，沾润不干也。天之雨露，上湿也；地之水潦，下湿也；人之汗液，身中之湿也。凡著沾润，经久不干，皆能致病，伤湿之谓也。暍，伤暑也。史记羽扇暍，淮南子武王荫暍人于樾下，左拥而右扇之，是也。叔和之意，盖谓三者皆风寒之变证，既成变证，则当别为立论。然自风寒变来，本属太阳，犹有风寒涉似之疑，须当并为辨论，故揭己意而述之如下。

太阳病，发热，脉沉而细，名曰痓。

此揭痓之状，发热，太阳未除也。沉，寒也。细，湿也。中风伤寒，病犹在太阳，而脉变如此者，则是重感寒湿而变痓，不可仍以中风伤寒称也，详见下。

太阳病，发汗太多，因致痓。

此承上条复原变痓之由。《千金》曰：太阳中风，重感寒湿则变痓。然则发汗太多者，重感寒湿而变痓之原因也。盖中风自汗，伤寒发汗，汗出过多，衣被必湿，湿胜寒生，过时不更，汗后新虚，易于感受，湿渍寒侵，渗注关节，所以有痓之变也。不然，卧太阳病而发汗，安得别有所谓寒湿而可以为重感哉。

太阳病，发热，汗出，不恶寒者，名曰柔痓。

此以中风而致变言，汗出不恶寒，风伤卫也。柔，风性软缓也。

太阳病，发热，无汗，反恶寒者，名曰刚痓。

此以伤寒而致变言。无汗，反恶寒，寒伤荣也。刚，寒性劲急也。

病，身热，足寒，颈项强急，恶寒，时头热，面赤，目脉赤，独头面摇，卒口噤，背反张者，痓病也。

卒，清勿切。噤，郡轸切。

此以痓之具证言。身热头热，面赤，目脉赤，阳邪发于阳也。足寒，阴邪逆于阴也。独头面摇者，风行阳而动于上也。卒，忽然也。噤，寒而口闭也。盖口者脾之窍，胃为脾之合，而脉挟口，环唇，脾虚胃寒，故忽然唇口吻合，噤急而饮食不通也。背反张者，太阳之脉挟背，故寒则筋急而拘挛，热则筋缓而纵弛也。然刚柔二痓，则各见证之一偏。惟风寒俱有而致变者，则具见也。

痓止此，详见痓书。

湿家之为病，一身尽疼，发热，身色如似熏黄。

一身尽疼者，人身之土，内则主脾胃，外则主肌肉，土恶湿，湿自外入，肌肉先伤也。发热，湿郁而蒸也。熏黄者，土本黄色，湿则昏滞，故黧暗而不明也。

湿家病，身上疼痛，发热，面黄而喘，头痛，鼻塞而烦，其脉大，自能饮食，腹中和无病，病在头，中寒湿，故鼻塞，内药鼻中则愈。

塞，心勿切。内，音纳。

此以上湿言，亦风湿也。身上疼痛，与上条互词。面黄，喘，烦，脉大者，风为阳，而阳受之也。能饮食者，阳能化谷，所以胃和而里无病也。病在头已下，申上文之意，寒以湿之性言。鼻气通于天，故邪独甚而专主治也。

湿家，其人但头汗出，背强，欲得被覆向火，若下之早，则哕，胸满，小便不利，舌上如苔者，以丹田有热，胸中有寒，渴欲得水而不能饮，则口燥烦也。

强，上声。

此以下湿言，亦寒湿也。但头汗出者，寒为阴，阴邪客于阴，阳上越而不通于下也。背强欲得被覆向火者，太阳之脉挟背，背居偝①北，最为畏寒，寒湿之阴邪，注经络，渗骨髓，所以筋脉牵急，而恶寒甚也。哕，胸满者，凡在太阳下早皆然也。丹田，下焦也；胸中，上焦也。热在下而寒在上，所以渴欲得水，反逆而不能饮，且又亡津液，所以口干燥而内作烦悗也。

太阳病，关节疼痛而烦，脉沉而细者，此名湿痹之候，其人小便不利，

---

① 偝（bèi）：同背，背对着。

大便反快，但当利其小便。

此以湿之入里者言。关节疼痛者，寒湿之气走注内渗，所以脉沉而细也。痹以疼痛言，小便不利，大便反快者，湿即水，甚则横流，不遵故道，妄逆而暴乱也。利其小便者，导其遵故道而行，禹之治功也。

病者一身尽疼，发热日晡所剧者，此名风湿，此病伤于汗出当风，或久伤取冷所致也。

发热，日晡所剧者，阳明主胃而属土，土主湿，所以热甚于阳明之王时也。然汗出当风而为风湿，则是以身中之湿言，此其所以阳明王而热则剧，与久伤取冷，与夏月伤于冷水之意同。

问曰：风湿相抟，一身尽疼痛，法当汗出而解，值天阴雨不止，医云，此可发汗，汗之病不愈者，何也？答曰：发其汗，汗大出者，但风气去，湿气在，是故不愈也。若治风湿者，发其汗，但微微似欲汗出者，风湿俱去也。

此承上条复设问答而喻治。阴雨不止，则湿不除，所以益当发汗也。然风湿本由汗出当风而得，则汗之大出者，必反湿转加甚可知也。微微似欲汗出而不见出，则湿消而风散矣。此固发汗之微机，后之动辄以大汗为言者，其去道奚啻寻常而已哉。

湿家下之，额上汗出，微喘，小便利者，死。若下利不止者，亦死。

额上汗出微喘者，阳亡于上也。小便利与下利不止者，阴脱于下也。然治湿当利其小便，而以小便利主死，何也？误治而阴阳散亡也。

湿止此。

太阳中热者，暍是也，其人汗出恶寒，身热而渴也。

蒸热谓之暑，伤暑谓之暍。汗出恶寒者，太阳表不固也。身热者，暑邪伤阳也。渴者，亡津液而内燥也。然渴为内证，太阳主表而有渴，何也？炎暑之时，阳浮外越，人之津液本少，渴为常事，况更汗出而重亡津液乎？且太阳温病已有渴，又况暍乎？

太阳中暍者，身热，疼重而脉微弱，此以夏月伤冷水，水行皮中所致也。

身热疼重，而曰夏月伤冷水，水行皮中所致者，土主肌肉而恶湿，水渗土而蒸发也。脉微弱者，热则血干而气耗也。然夏日则饮水，古人之常事，而曰伤，何哉？良由暑迫，饮之过多，或得之澡洗，暑反内入也。然则庸俗以当盛暑时濯流饮泉，而得身热疼重。遽谓为闭水伤寒者，水其暑之讹，而伤寒则浮谣之谬也。

太阳中暍者，发热，恶寒，身重而疼痛，其脉弦细而芤迟，小便已，洒洒然毛耸，手足逆冷，小有劳身即热，口开，前板齿燥，若发汗，则恶寒甚，

加温针，则发热甚，数下之，则淋甚。

数，音速。

发热，恶寒，身重而疼痛，总上文具证而言，下乃申其详而致戒也。弦细芤迟，亦详微弱之意。小便已，洒洒然毛耸者，阴虚而寒内作也。手足逆冷者，阳热内陷也。小有劳身即热者，阳虚气怯，不胜力任之甚也。口开者，热甚也。故反则噤是也。前板齿燥者，阳明热甚而津液干也。恶寒甚者，以虚其表也。发热甚者，以扰其阳而损其阴也。淋甚者，损其阴而津液竭也。言三法皆不可也。然则治之奈何？《金匮》治暍以白虎加人参汤。白虎有啸则生风之能，荐凉解秋之义；人参有益阳补虚之用，生津止渴之功。是故通寒暑而妙应，神矣哉！所谓方而世为万病祖者，此之谓也。

辨脉法上篇第十三

此篇以下，皆叔和述仲景之言，附已意以为赞经之辞，譬则翼焉，传类也。篇目旧名平脉，次第二而僭①经右。夫传不可以先经，论脉亦无先各脉而后平脉之理。且平脉不过前数条，冒事必如此耳，后亦各脉，安得直以平脉名篇？皆非叔和之旧，其为后人之纷更明甚。是故重考订而次序如今。

问曰：脉有三部，阴阳相乘，荣卫血气，在人体躬，呼吸出入，上下于中，因息游布，津液流通，随时动作，效象形容，春弦秋浮，冬沉夏洪，察色观脉，大小不同，一时之间，变无经常，尺寸参差，或短或长，上下乘错，或存或亡，病辄易改，进退低昂，心迷意惑，动失纪纲，愿为具陈，令得分明。师曰：子之所问，道之根源，脉有三部，尺寸及关。

参，音搀。差，穿之切。为，去声。令，平声。

根源者，言人之五脏六腑吉凶死生皆取决于脉，所以为斯道之根本渊源也。孙思邈曰：从肘腕中横文至掌鱼际后纹，却而十分之，而入取九分，是为尺。从鱼际后文，却还度取十分之一，则是寸。寸十分之，而入取九分之中，则寸口也。关界尺寸之间，古无定说。朱子曰：俗传脉诀，词最鄙浅，非叔和书明甚，乃能直指高骨为关，似得《难经》本旨。然则关有定位，自脉诀始。滑氏曰：寸为阳，为上部，主头项以下至心胸之分也；关为阴阳之中，为中部，主脐腹胠胁之分也；尺为阴，为下部，主腰足胫股之分也。此寸关尺为三部之说也。

---

① 僭（jiàn）：侵犯、触犯。

荣卫流行，不失衡铨荣，当作营，见马氏《素问注证发微》。

《素问》曰：荣者，水谷之精气也，和调于五脏，洒陈于六腑，乃能入于脉也，故循脉上下；卫者，水谷之悍气也，其气慓悍滑利，不能入于脉也，故循皮肤之中，分肉之间。《难经·三十难》曰：人气受于谷，谷入于胃，乃传于五脏六腑。五脏六腑，皆受于气，其清者为荣，浊者为卫，荣行脉中，卫行脉外。《灵枢》同。而纪氏云，《素问》曰：荣者，水谷之精气则清，卫者，水谷之悍气则浊，精气入于脉中则浊，悍气行于脉外则清。然则三经之文虽少别，而其旨则同，清浊之分虽殊，而其为气则一。夫荣卫之为荣卫如此，然《三十二难》又曰：心者血，肺者气，血为荣，气为卫，荣行脉中，卫在脉外。行中行外虽同，而荣则又以血言，言心肺而不言水谷。故王氏曰：清者，体之上也，阳也，火也，离中之一阴降，故午后一阴生，即心之生血也，故曰清气为荣；浊者体之下也，阴也，水也，坎中之一阳升，即肾之生气也，故曰：浊气为卫。滑氏曰：以用而言，则清气为荣者，浊中之清者也，浊气为卫者，清中之浊者也；以体而言，则清之用，不离乎浊之体，浊之用，不离乎清之体，故谓清气为荣，浊气为卫，亦可也。谓荣浊卫清，亦可也。又曰：统而言之，则荣卫皆水谷之气所为，故悉以气言可也。析而言之，则血为荣，气为冲，固自有分矣。是故荣行脉中，卫行脉外，犹水泽之于川浍，风云之于太虚也。合经传而观之，则荣卫之在人身，可以性能言，而不可以色象求。荣行脉中，卫行脉外，盖亦以其分体分用者之大端言也。会其极而言之，其犹氤氲之在天地欤。衡铨称其喻平准也。

肾沉，心洪，肺浮，肝弦，此自经常，不失铢分。

铢，音殊。

肾为水脏，水性就下，故其脉循骨而沉。心为火脏而合血脉，故其脉洪。洪，犹洪水之洪，大而有波澜之谓也。肺为金脏而合皮毛，金得五行之清，其脉故浮。肝为木脏，木性曲直，其脉循筋而行，故弦。经，正也。常，久也，亦经也。言平人之脉，以如此合四时为正，通常而可久也。《说文》十黍之重曰铢，六铢为一分。盖指脉之以三菽六菽约轻重而言也。然言四脏而不言脾者，脾之和平不可得见，故其经常不可言，欲人当自推也。

出入升降，漏刻周旋，水下二刻，一周循环。

出而升，气之上，来也。入而降，气之下，去也。漏刻，以一日一夜漏水下百刻而言也。周旋，以周身之流行旋转而言也。下二句乃申上文而详言之也。滑氏曰：《内经·平人气象论》云，人一呼，脉再动，一吸，脉再动，呼吸定息，脉五动，闰以太息，命曰平人。故平人一呼，脉行三寸，一吸，脉行三寸，呼吸定息脉行六寸。以呼吸之数言之，一日一夜，凡一万三千五百息，每刻一百三十五息，每二刻二百七十息，脉行一十六丈二尺，为一周身也。积而盈之，每时八刻，计一千八十息，脉行六十四丈八尺，荣卫四周于身，十二时九十六刻，计一万二千九百六十息，脉行七百七十七丈六尺，为四十八周身，刻之余分得五百四十息，脉分行二周身，得三十二丈四尺，合一万三千五百四十息，总之为五十度周身，脉得八百一十丈也。此呼吸之息，脉行之数，周身之度，合昼夜百刻之详也。

当复寸口，虚实见焉。

见，音现。

滑氏曰：寸口，谓气口也，居手太阴鱼际，却行一寸之分。气口之下，曰关曰尺云者，皆手太阴所历之处，而手太阴又为百脉流注朝会之始也。此承上文而言，脉行周身五十度，又当复始于寸口，所以谓之循环也。虚实见下。

变化相乘，阴阳相干，风则浮虚，寒则牢坚，沉潜水蓄，支饮急弦，动则为痛，数则热烦。

凡脉言数，皆音朔。

此承上文而言，虚实所见之目，病脉之大端也。乘，因也。干，犯也。言脉之变化相因而乘，由阴阳之邪相干而犯，下文乃所乘所干之目。风为阳邪，浮虚者，阳主外也。寒为阴邪，牢坚者，阴主内也。水饮皆痰之异名，以其聚于内，故曰水蓄，沉潜内伏也。以其薄于外，故曰支饮，急弦外暴也。浮沉牢弦，皆脉名。虚坚潜急，非脉名也，乃形容。惟其浮则虚弱，牢则坚强，沉所以潜，弦所以急之谓也，动阴阳相搏而然也。抟聚不散，所以痛也。数，急疾也，阳盛则数，所以热烦也。

设有不应，知变所缘，三部不同，病各异端。

此言虚实之见，固有如上文所言者，然不可执一以拘。设或脉与病，有不如此而相应者，则又当察识其别有传变之缘故，况三部所属不同，则变端亦各自有异，岂所言之数者，可以为一定之限哉。

太过可怪，不及亦然，邪不空见，中必有奸，审察表里，三焦别焉，知其所舍，消息诊看，料度脏腑，独见若神，为子条记，传与贤人。

见，音现。别，必列切。度，达各切。为，去声。传，如字。

太过不及，总虚实而言也。怪，非常也。言二者不常见，见则当知其为怪异也。奸，伤犯也。《难经》曰：上焦在心下下膈，在胃上口，主纳而不出，其治在膻中玉堂下一寸六分，直两乳间陷者是；中焦者，在胃中脘，不上不下，主腐熟水谷，其治在脐旁；下焦者，当膀胱上口，主分别清浊，主出而不纳，以传道也，其治在脐下一寸。故名三焦。舍，谓病邪客止之处所也。此条乃设问答以敷陈脉道之大概，故为首章，以发明诊家入武之始事。此节乃总结上文以起下条，示学者当通此以达彼，因略以致详之意也。

师曰：呼吸者，脉之头也。

呼者气之出，脉之来也。吸者气之入，脉之去也。头，头绪也。脉随气之出入而来去，名状虽多，呼吸则其源头也。然脉有二，此以尺寸之脉言。若以周身言之，则循环无端，截不断，无头尾之可言，学者当别识。

《脉经》无吸字。

初持脉，来疾去迟，此出疾入迟，名曰内虚外实也。初持脉，来迟去疾，此出迟入疾，名曰内实外虚也。

刘氏曰：来者，自骨肉之分，而出于皮肤之际，气之升而上也；去者，自皮肤之际，而还于骨肉之分，气之降而下也。出，呼而来也；入，吸而去也，《经》曰：来者为阳，去者为阴，此之谓也。疾即上条之太过，亦阳也。迟即上条之不及，亦阴也。然则内虚外实者，阴不及阳太过也，内实外虚者，阴太过而阳不及也。然来去出入者，脉之大关键也。内外虚实者，病之大纲领也。知内外之阴阳而明其孰为虚孰为实者，诊家之切要也。为此条以次首条者，示学者下手功夫之急务也。

问曰：上工望而知之，中工问而知之，下工脉而知之，愿闻其说。师曰：病家人来请云，病人苦发热，身体疼，病人自卧，师到，诊其脉沉而迟者，知其差也，何以知之？表有病者，脉当浮大，今脉反沉迟，故知愈也。

沉迟属阴，故知表邪已解也。

假令病人云，腹内卒痛，病人自坐，师到，脉之浮而大者，知其差也，何以知之？若里有病者，脉当沉而迟，今脉浮大，故知愈也。

凡假令之令，皆平声。卒，清勿切。

卒痛，言仓遽作痛也，浮大属阳，故知里邪已散也。此条上设三问。下二节苦发热，身体疼，腹内卒痛，言问，坐卧，言望，末决言知病于脉，所以示诊家三者不可阙一之意也。

问曰：病家人来请云，病人发热烦极。明日师到，病人向壁卧，此热已去也。设令脉不和，处言已愈。

凡设令之令，与假令之令同，处言之处，皆上声。

明日到，则病有进退可知矣。故于其向壁卧，则可以拟其安而热已去也。脉不和，言虽未至于平静，亦无躁疾之谓也。此与上条大意略同。

设令向壁卧，闻师到不惊起而盻[1]视，若三言三止，脉之咽唾者，此诈病也。设令脉自和，处言此病大重，当须服吐下药，针灸数十百处，乃愈。

盻，音系。

此复喻人恐足以胜诈，觉人勿售欺之意。盻，恨视貌。

师持脉，病人欠者，无病也。

张口气悟为欠，然阴阳相引则欠，故无病可知也。

脉之，呻者，病也。

呻，呻吟苦声。

言迟者，风也。

舌强则言迟，经络牵急则舌强，筋挛则经络拘急，肝属木，其合筋，其主风。

摇头者，里痛也。

头属阳，里属阴，头摇者，阴不与阳和也。

行迟者，表强也。

表以经络言，强以拘急言。

坐而伏者，短气也。

短气者，里不足也。

坐而下脚者，腰痛也。

下脚，欲求伸舒之意。

里物护腹如怀卵物者，心痛也。

怀卵物，犹言自冒其心之谓。此条八节，皆望而知之之事。

师曰：伏气之病，以意候之，今月之内欲有伏气，假令旧有伏气，当须脉之。若脉微弱者，当喉中痛似伤，非喉痹也。病人云，实咽中痛，虽尔，今复欲下利。

伏气者，旧有外感，不即发而伏藏于经中之气脉也。今月之内欲有伏气，疑有错误。微弱，少阴之脉也。少阴之脉，从肾上贯肝膈入肺中，循喉咙，故喉中痛也。然咽痛下利皆少阴证。故病人虽言实痛，亦当知其欲自下利也。

问曰：人病恐怖者，其脉何状？师曰：脉形如循丝，累累然，其面白，脱色也。

恐怖，惶惧也。循，理治也。丝，言细也。累累，联络貌。脱色，犹言失色也。盖内气馁者，则外色夺，所以有卒然之变也。

---

① 盻（xì）：怒视。盻视，不怀好意地看。

问曰：人不饮，其脉何类？师曰：脉自涩，唇口干燥也。

血少则脉涩，所以唇口干燥。然此以不饮而然，非由此而不饮也。

问曰：人愧者，其脉何类？师曰：脉浮，而面色乍白乍赤。

愧，惭也。脉浮而面色乍白乍赤者，神游不定，故血气乱而变不一也。

问曰：《经》说脉有三菽六菽重者，何谓也？师曰：脉者，人以指按之，如三菽之重者，肺气也。如六菽之重者，心气也。如九菽之重者，脾气也。如十二菽之重者，肝气也。按之至骨者，肾气也。

《经》，《难经》也。菽，大豆也。滑氏曰：肺最居上，主候皮毛，故其脉如三菽之重。心在肺下，主血脉，故其脉如六菽之重。脾在心下，主肌肉，故其脉如九菽之重。肝在脾下，主筋，故其脉如十二菽之重。肾在肝下，主骨，故其脉按之至骨，肾不言菽，以类推之，当如十五菽之重。盖五脏以上下之次第而居，故其气之至，离皮肤有如此远近之约摸，乃越人教人如此用指着意候按而取诊耳。轻重，以下指之法言。故胡氏曰：越人云菽，大抵是个约摸的法，见得轻重有差等，非真如菽之重也。然此条言气，《难经》言部。部者，一定之部位，而气在其中；气者，元气谷气之精，而部位亦在不言之表也。虞氏有言，假令左手寸口如三菽之重得之，乃知肺气之至；如六菽之重得之，知本经之至。虞氏以气推明越人言外之意如此。然则此条以气言者，岂非发明《难经》此意于虞氏未言之先欤？不然，既曰：《经》说不易其部字也。虽然，《难经》有与皮毛相得者，与血脉相得者，与肌肉相得者，与肝平者，举指来疾者五句，在各起句重字下，而此无之，则是《难经》详而此略，参看则义全。

问曰：脉有相乘，有纵有横，有逆有顺，何也？师曰：水行乘火，金行乘木，名曰纵。火行乘水，木行乘金，名曰横。水行乘金，火行乘木，名曰逆。金行乘水，木行乘火，名曰顺也。

纵横，皆平声。

乘，犹乘舟车之乘。纵，直也。横者，纵之对。顺，从也。逆者，顺之反。水能克火而乘火，金能克木而乘木，乘其所胜，其事易直，故曰纵。火受制于水，而反乘水，木受制于金，而反乘金，侮所不胜，其事不直，故曰横。水生于金，而反乘金，火生于木，而反乘木，子来犯母，其势悖，故曰逆。金能生水而乘水，木能生火而乘火，母之及子，其势从，故曰顺也。上条言脉原于五脏，合二五而成部位之次第，乃推明脉之所以始也。此条言脉具五行刑生制化之义，乃五脏六腑吉凶死生之枢机，脉之大要也。而其所以为斯道之根源可见矣。

问曰：脉有残贼，何谓也？师曰：脉有弦、紧、浮、滑、沉、涩，此六者，名曰残贼，能为诸脉作病也。

残，伤也。贼，害也。浮滑，阳盛也。沉涩弦紧，阴盛也。阳盛为太过，阴盛为不及，皆可怪之脉，能伤害血气者也。诸脉，谓各部之脉也。作，起也。言六者若见于各部之脉中，则皆能为其部生起病端，如太阳之为病脉浮，伤寒脉阴阳俱紧之类。所谓邪不空见者，此之谓也。

问曰：脉有灾怪，何谓也？师曰：假令人病，脉得太阳与形证相应，因为作汤。比还，送汤如食顷，病人乃大吐，若下利，腹中痛。师曰：我前来不见此证，今乃变异，是名灾怪。又问曰：何缘作此吐利？答曰：或有旧时服药，今乃发作，故名灾怪耳。

此勉医家病家，当两相敬慎。庶不为灾怪，致生疑累之意。

问曰：东方肝脉，其形何似？师曰：肝者，木也，名厥阴，其脉微弦濡弱而长，是肝脉也。肝病，自得濡弱者，愈也。

凡脉言濡，皆读软。

微，非脉名。盖脉以有胃气为吉，微微之弦，有胃气之谓也。《难经》曰：春脉者，肝也，东方木也，万物之所以始生也。故其气来，软弱轻虚而滑，端直以长，故曰弦。盖肝主筋，故其脉如此。此述《素》《难》而成文，《素》《难》详而此略，且多错误。

假令得纯弦脉者，死，何以知之？以其脉如弦直，是肝脏伤，故知死也。

纯弦，即《素》《难》所谓真肝脉至。如弦直，即《素》《难》所谓中外急如循刀刃责责然，如按琴瑟弦，如新张弓弦是也。

南方心脉，其形何似？师曰：心者，火也，名少阴，其脉洪大而长，是心脉也。心病自得洪大者，愈也。

心主血脉，其王在夏，故其脉洪大而长，应万物盛长之象也。然《素》《难》皆言心脉钩，钩以性情言，洪大而长以体势言。

假令脉来微去大，故名反，病在里也。脉来头小本大者，故名覆，病在表也。上微头小者，则汗出，下微本大者，则为关格不通，不得尿。头无汗者，可治，有汗者，死。

尿，与溺同。

反复，钩之反复也。此条下文脱二节，错一节，在前，此节亦疑多错误。

西方肺脉，其形何似？师曰：肺者金也，名太阴，其脉毛浮也。肺病自得此脉，若得缓迟者皆愈，若得数者，则剧。何以知之？数者南方火，火克西方金，法当痈脓，为难治也。

肺主皮毛，上为华盖，故脉毛浮。缓迟者，脾土之脉也。兼得缓迟为愈者，肺金得土为逢生也。法当痈脓者，金逢火化也。

此下当有如上文假令云云之转语一节，疑脱落。

假令下利，寸口，关上，尺中，悉不见脉，然尺中时一小见，脉再举头者，肾气也。若见损脉来至，为难治。

下利属少阴，损脉自上下，由肺而之肾为极，故肾病见损脉为难治。此上当有北方肾脉其形何似云云，问答起语一节，此乃其下文转语一节也。旧错在第十一条前，今移。

问曰：二月得毛浮脉，何以处言至秋当死？师曰：二月之时，脉当濡弱，反得毛浮者，故知至秋死。二月肝用事，肝脉属木，应濡弱，反得毛浮者，是肺脉也，肺属金，金来克木，故知至秋死，他皆仿此。

应，平声。

此承上条复以四时脉气，属五行生克应病，以主吉凶死生之理，揭一以例其余，所以示人持诊之要法也。

师曰：脉肥人责浮，瘦人责沉，肥人当沉，今反浮，瘦人当浮，今反沉，故责之。

责，求也。肥人当沉者，肌肤厚，其脉深也，故求其病于浮。瘦人当浮者，肌肤薄，其脉浅也，故求其病于沉。褚氏曰：肥人如沉，而正沉者愈沉，瘦人如浮，而正浮者愈浮，此之谓也。

师曰：寸脉下不至关为阳绝，尺脉上不至关为阴绝。此皆不治，决死也。若计其余命死生之期，期以月节克之也。

寸为阳，阳生于尺而动于寸，故下不至关为阳绝。尺为阴，阴生于寸而动于尺，故上不至关为阴绝，言生息断绝也。余命谓未尽之天年也。上期，日期也。下期，期约也。月节克之，与前条二月得毛浮脉至秋死同推。

师曰：脉病人不病，名曰行尸，以无王气，卒眩仆，不识人者，短命死。人病脉不病，名曰内虚，以无谷神，虽困无苦。

王，去声。卒，清勿切。

周氏曰：形体之中，觉见憔悴，精神昏愦，食不忻美，而脉得四时之从，无过不及之偏，是人病脉不病也。形体安和，而脉息乍大乍小，或至或损，弦紧浮滑沉涩不一，残贼冲和之气，是脉息不与形相应，乃脉病人不病也。《经》曰：形气有余，脉气不足者，死，行尸之谓也。又曰：人受气于谷，谷入于胃，乃传于五脏六腑，五脏六腑皆受于气。然则内虚以无谷神者，谷气弗充之谓也。

问曰：翕奄沉名曰滑，何谓也？沉为纯阴，翕为正阳，阴阳和合，故令脉滑，关尺自平。阳明脉微沉，食饮自可，少阴脉微滑，滑者紧之浮名也，此为阴实，其人必股内汗出，阴下湿也。

合，音阁。令，平声。

翕，起而盛动于上，旋复从聚而合也。与《论语》始作翕如之翕同。奄，忽然覆也。沉，没于下也。纯阴，以其没于下言也。正阳，以其盛于上言也。和合，言阴阳并集无偏胜也。阳明，胃也。食饮自可，言胃不病也。少阴，肾也。微滑，水沉如石之滑，故谓紧之浮名也。阴实，言邪在肾也。少阴之脉，出腘内廉，上股内，贯脊，属肾。肾主水，肾为阳，阳主热，阳陷入阴，热郁而蒸发，所以股内汗出，而阴下湿也。

问曰：曾为人所难，紧脉从何而来？师曰：假令亡汗，若吐，以肺里寒，故令脉紧也。假令咳者，坐饮冷水，故令脉紧也。假令下利，以胃中虚冷，故令脉紧也。

难，去声。

此条一问三答，以揭紧之为寒，而有三因之不同，以见脉非一途而可取之意。

寸口卫气盛，名曰高，荣气盛，名曰章，高章相搏，名曰刚。

《难经》曰：寸口者，脉之大会，手太阴之脉动也，五脏六腑之所终始，故去取于寸口是也。高者，丰隆而有充满之貌。章者，文采而有润泽之貌。刚言血气俱盛，则脉有纲维之意。

卫气弱名曰惵①，荣气弱名曰卑，惵卑相搏，名曰损。

惵，音牒。

惵，震惧也。言卫气不足者，则心常自怖。卑，伏下也。言荣气不足者，则心常自抑。损，减也，伤也。言荣卫俱弱，外不足以固护，内不足以荣养，则脏腑为之有所减而伤损也。

卫气和，名曰缓，荣气和，名曰迟，迟缓相搏，名曰沉。

缓，纵也，言荣不与卫和，而卫自和，则血不足以荣筋，病则四肢纵强而不能收，痿类是也。迟，滞也，言卫不与荣和，而荣自和，则气乏神昏，病则百体滞殢②，倦怠而嗜卧，瘵类是也。沉，溺也，言溺于所偏则病也。

寸口脉缓而迟，缓，则阳气长，其色鲜，其颜光，其声商，毛发长，迟

---

① 惵（dié）：恐惧，害怕。

② 殢（tì）：滞，滞留。

则阴气盛，骨髓生，血满肌肉，紧薄鲜硬，阴阳相抱，荣卫俱行，刚柔相搏，名曰强。

缓，以候胃，迟以候脾。阳气长者，言胃气有余也。颜色声音毛发皆阳也。鲜，丽也。光，辉也。商，清也。长，美也，形容胃阳之有余也。阴气盛者，言脾气充足也。骨髓血肉皆阴也。紧薄，结也。鲜硬，坚也，形容脾阴之充足也。相抱，言和洽也。俱行，言周流也。相搏，言合一也。极言二气得其和平，皆由脾胃盈余之所致，如此则其人健王而强壮，故曰强也。

趺阳脉滑而紧，滑者胃气实，紧者脾气强，持实击强，痛还自伤，以手把刃，坐作疮也。

趺阳，在足跗上骨间动脉处，去陷谷三寸，一名会元，主脾胃也。滑为食，故在胃则主谷气实。紧为寒，故在脾则主邪气强。持实击强，言胃实脾强，两相搏击而为病，譬则以手把刃而自伤，盖谓非由别脏腑而传变也。

寸口脉浮而大，浮为虚，大为实，在尺为关，在寸为格，关则不得小便，格则吐逆。

《素问》曰：精气夺则虚，邪气胜则实。尺以候阴。关，闭也。不得小便者，阴闭于下，则内者不得出也。格，拒也。吐逆者，阳拒于上，则外者不得入也。

趺阳脉伏而涩，伏则吐逆，水谷不化，涩则食不得入，名曰关格。

趺阳见前，主候脾胃，故复言此，以见与上条有相符之意。

脉浮而大，浮为风虚，大为气强，风气相搏，必成阴疹，身体为痒，痒者名泄风，久久为痂癞。

痂，与瘕①同，音加。

《素问》曰：外在腠理则为泄风。又曰：泄风之状多汗，汗出泄衣上，口中干，上渍，其风不能劳事，身体尽痛，则寒。癞，疥也。

寸口脉弱而迟，弱者，卫气微；迟者，荣中寒。荣为血，血寒则发热；卫为气，气微者心内饥。饥而虚满，不能食也。

寒之为言虚也，与贫之称寒同。虚寒发热者，血气之在人身，犹水火在天地，水干则火炽也。饥而虚满者，阳主化谷，卫阳衰微，不化谷，故虚满而不能食也。

趺阳脉大而紧者，当即下利，为难治。

大为虚，紧为寒，脾胃虚寒，故主下利，为难治也。

---

① 瘕（jiā）：与痂同。

寸口脉弱而缓，弱者，阳气不足，缓者，胃气有余，噫而吞酸，食卒不下，气填于膈上也。

填，音田。

阳气以胃中之真气言，不足，则不能化谷。胃气以胃中之谷气言。有余，言有宿食也。有宿食，则郁而生热，故噫饱而吞酸，此盖以饮食之内伤者言也。

趺阳脉紧而浮，浮为气，紧为寒，浮为腹满，紧为绞痛，浮紧相搏，肠鸣而转，转即气动，膈气乃下，少阴脉不出，其阴肿大而虚也。

腹满者，胃气虚而邪气实也。绞痛者，脾家寒而邪壅滞也。鸣者，气之鼓也。转，则气之运也。下，则气之壅滞者极甚而反也。少阴之脉，循阴器而主水。脉不出，其阴肿大者，正虚邪实，水不得泄，盖趺阳之土败，而少阴所以无制也。

寸口脉微而涩，微者，卫气不行，涩者荣气不逮。荣卫不能相将，三焦无所仰，身体痹不仁。荣气不足则烦疼，口难言。卫气虚，则恶寒数欠，三焦不归其部。上焦不归者，噫而酢①吞；中焦不归者，不能消谷引食；下焦不归者，则遗溲。

数，音朔。噫，音隘。酢，与醋同。

卫主气，不行，言不用事也。荣主血，不逮，不及也。不能相将，言荣卫不相和谐，不能相与也。仰，依赖也。痹，顽痹也。不仁，言不知痛痒，不省人事也。难言者，心虚，神短，舌强，而声不出也。恶寒数欠者，卫疏，表不固，不能御寒，所以气乏而好为欠也。不归其部，言不还足其所有之分内也。酢吞，吞酸也，吞酸则受纳妨矣。不能消谷引食者，言不司腐熟也。遗溲者，言不司约制也。盖上焦主受纳，中焦主腐熟，下焦分清浊，主出而专约制，此甚言荣卫不相和谐，致三焦皆失其常，故各废其所司之职事如此。

趺阳脉沉而数，沉为实，数消谷，紧者病难治。

沉以候里，故在脾胃则主实，谷气实也。数为热，阳也。紧为寒，阴也。言趺阳主脾胃，脾胃主谷。谷气实，若脉见数而阳热甚，阳能化谷，虽病不足为害。若脉得紧而阴寒胜，阴不化谷，病为难治。

寸口脉微而涩，微者卫气衰，涩者荣气不足。卫气衰，面色黄；荣气不足，面色青。荣为根，卫为叶。荣卫俱微，则枝叶枯槁而寒慄，咳逆唾腥，吐涎沫也。

---

① 酢（cù）：同醋。

首三句与前条差衰字，然衰则不行，不足亦不逮，更互发明者也。气为卫，色本白，白属金。黄，土色也，金生于土，金无气，色不显，故土之色反见也。血为荣，色本赤，赤属火，青，木色也，火生于木，火无气，色不明，故木色反见也。荣为根者，言血荣于人身之内，犹木之根本也。卫为叶者，言气卫于人身之外，犹木之枝叶也。寒慄，荣不足以养，而卫亦不能外固也。咳逆唾腥，吐涎沫者，气不利而血亦不调也。

趺阳脉浮而芤，浮者，卫气衰；芤者，荣气伤。其身体瘦，肌肉甲错，浮芤相搏，宗气衰微，四属断绝。

芤，音抠。

浮为风虚，故曰卫气衰；芤为失血，故曰荣气伤；身体瘦者，卫衰而形损也。肌肉甲错者，荣伤而枯坼[1]也。宗气，三焦隧气之一也。《针经》曰：宗气积于胸中，出于喉咙，以贯心脉而行呼吸是也。四，皮肉肌髓也。盖三焦乃气之道路，卫气衰而荣气伤，所以宗气亦衰微，四属不相维而断绝也。

寸口脉微而缓，微者卫气疏，疏则其肤空，缓者胃气实，实则谷消而水化也。谷入于胃，脉道乃行，而入于经，其血乃成。荣盛则其肤必疏，三焦绝经，名曰血崩。

疏言不能固护，卫主温分肉，肥腠理，疏则分肉不温，腠理不肥，故曰空也。缓为胃气有余。实，犹言强也。所以谷消而水化，谷入于胃，至其血乃成，乃承上文而言水谷化消，则胃益实而能淫精于脉，以成其血，而使荣盛，荣盛则卫益衰，故曰其肤必疏也。三焦者，气之道路也。经，径也。绝经，言血不归经也。崩，山坏之名也。阴血大下而曰崩者，言其不能止静，与山坏之势等也。

趺阳脉微而紧，紧则为寒，微则为虚，微紧相搏，则为短气。

脾胃虚寒则不化谷。短气者，谷气不充，而神气不足也。以上叔和皆以寸口趺阳相间而成编者。寸口为脉之大会，五脏六腑之所终始，趺阳主脾胃，吉凶生死之枢机系焉，二部为脉道之切要一也。

趺阳脉不出，脾不上下，身冷肤硬。上阙一条，补七卷之末。

脾不上下，言其不能淫输水谷之精气，以荣养于周身之上下也。身冷肤硬者，脾胃主肌肉，胃阳不为温，而脾阴不为润也。

少阴脉不至，肾气微，少精血，奔气促迫，上入胸膈，宗气反聚，血结

---

① 坼（chè）：裂开。

心下，阳气退下，热归阴股，与阴相动，令身不仁，此为尸厥，当刺期门、巨阙。

奔气，言厥气上奔也。尸厥，言厥逆若尸之不温也。盖三焦主行呼吸，反聚而呼吸不行，则血结心，阻遏阳气不得上升，反下陷入于阴中，与阴相搏而动。阴寒甚，所以令人身体不仁而成尸厥也。期门见太阳上篇，刺之所以散心下之血结也。巨阙在上脘上一寸五分，刺之所以行宗气之反聚也。

寸口脉微，尺脉紧，其人虚损多汗，知阴常在，绝不见阳也。

寸为阳，微为虚，阳虚则卫不固，所以多汗，汗多亡阳，故曰绝不见阳也。尺为阴，紧为寒，阴伤于寒则损，以由阴损而病，故曰知阴常在也。

寸口诸微亡阳，诸濡亡血，诸弱发热，诸紧为寒，诸乘寒者则为厥，郁冒不仁，以胃无谷气，脾涩不通，口急不能言，战而栗也。

诸，犹凡也。微为气虚，故曰亡阳。濡为阴虚，故曰亡血。发热，阴虚也。诸乘寒者之诸，指上文四句而总言之也。郁冒不仁以下，详厥而言也。无谷气，厥则饮食不通也。脾统血，无血，故涩也。口为脾之窍，言心声也。心主血，血不荣，则筋牵急而舌强，故不能言也。战而慄，虚寒甚也。

问曰：濡弱何以反适十一头？师曰：五脏六腑相乘，故令十一。

此义未详。或曰：濡弱者，万物之初始，莫不皆先濡弱。适，往也。言五脏六腑相乘而往反，初皆濡弱。故濡弱者，通该夫十一者之首事，未知是否？

问曰：何以知乘腑，何以知乘脏？师曰：诸阳浮数为乘腑，诸阴迟涩为乘脏也。

浮数，阳也。以阳部而见阳脉，故知乘腑也。迟涩，阴也。以阴部而见阴脉，故知乘脏也。

辨脉法下篇第十四

问曰：脉有阴阳者，何谓也？答曰：凡脉大、浮、数、动、滑，此名阳也；脉沉、涩、弱、弦、微，此名阴也。凡阴病见阳脉者生，阳病见阴脉者死。

阴阳者，通脏腑血气表里虚实风寒寒热而总言之也。大、浮、数、动、滑，皆阳之性能，故见则为阳气至，可知也。沉、涩、弱、弦、微，皆阴之体段，故见则为阴气至，可诊也。阴病，三阴之属也。见阳脉，则阴消而阳长，阳主生，故有生之兆先见可明也。阳病三阳之类也；见阴脉，则阳退而阴进，阴主杀，故应死之机已著可审也。夫道不外乎阴阳，万物生于阳气至而死于阴令行者，造化之枢机，固如是也。人亦化中之一物，焉能外阴阳而逃其生死乎？圣贤为道之先觉，故阐明生死。神道以设教，众人囿于道，昧而不能察，故但醉生梦死于形器之中，而不可与言神圣工巧之妙矣。学者诚能竭心思以尽力乎此，则脉道之大微，虽千绪万端，大要此其推也。

问曰：脉有阳结阴结者，何以别之？答曰：其脉浮而数，能食，不大便者，此为实，名曰阳结也，期十七日当剧。其脉沉而迟，不能食，身体重，大便反硬，名曰阴结也，期十四日当剧。

浮数能食皆阳也，实谓胃家实，阳以风言，谓由中风而结为实硬也。沉迟不能食，身体重，阴也。硬实互文。阴以寒言，谓由伤寒而结为胃实也。十七、十四未详。

问曰：病有洒淅，恶寒而复发热者何？答曰：阴脉不足，阳往从之，阳脉不足，阴往乘之。曰何谓阳不足？答曰：假令寸口脉微，名曰阳不足，阴气上入阳中，则洒淅恶寒也。曰：何谓阴不足？答曰：假令尺脉弱，名曰阴不足，阳气下陷入阴中，则发热也。

阳先乎阴，以陷入也，故曰从，讳之也。阴随于阳，以上入也，故曰乘，伤之也。恶寒者，阳不足以胜阴而与阴俱化也。发热者，阴不足以胜阳而从阳之化也。上条明阳明内实，此明太阳发热恶寒，盖申二脉而详言之也。

阳脉浮，阴脉弱者，则血虚，血虚则筋急也。

筋赖血以荣，血虚则筋失其所荣润，故拘挛而急也。

其脉沉者，荣气微也，其脉浮而汗出，如流珠者，卫气衰也。荣气微者加烧针，则血流不行，更发热而躁烦也。

沉以候里，荣行脉中，故衰微可知。浮以候表，卫行脉外，汗出如流珠，则表不固，故衰惫可诊。荣气微者以下，申上文而言其失治之变。流与从流下而亡反谓之流同。行即循行周行之行也。言荣本衰微，则阴虚而有热，加以烧针，则反助阳而损阴。故血趋于流而不能循环，阳得加助，则益作热而烦悗躁扰也。

脉霭霭如车盖者，名曰：阳结也。脉累累如循长竿者，名曰阴结也。

霭霭，团聚貌。如车盖，言浮旋于上也。累累联络貌。如循长竿，言沉直于下也。

脉，瞥①瞥如羹上肥者，阳气微也。脉，萦萦如蜘蛛丝者，阳气衰也。

① 瞥（piē）：看；眼光掠过。《说文》：“瞥，过目也。”

脉，绵绵如泻漆之绝者，亡其血也。

瞥，音撆①。

瞥，过目暂见也。羹上肥，言轻浮而若有若无也。萦萦，犹绕绕也。蜘蛛丝言柔弱而极细也。成氏曰：绵绵者，连绵而软也。如泻漆之绝者，前大而后细也。又曰：阳气前至，阴气后至。则脉前为阳气，后为阴气。脉来前大后细为阳气有余阴气不足，是知亡血也。

脉来缓，时一止复来者，名曰结。脉来数，时一止复来者，名曰促。阳盛则促，阴盛则结，此皆病脉。

缓者，迟于平而快于迟，舒徐之谓也。促，催速也，与短促不同。阳行健，故盛则促；阴行钝，故盛则结。病脉者，言结促虽阴阳之剧盛，犹为可治之意。虽然，退则吉，进则主凶矣，读者不可不察。

阴阳相搏名曰动，阳动则汗出，阴动则发热，形冷恶寒者，此三焦伤也。

搏，圜②捏而攒聚也。动见下。阴阳相搏之阴阳，以二气言，阳动阴动之阴阳，以部位言。阳动则阴随，故汗出，阴动则阳应，故发热。末二句不相蒙，疑有脱误。

若脉数见于关上，上下无头尾，如豆大，厥厥动摇者，名曰动也。

此言动有定位，与其形状。厥厥，举发貌。

阳脉浮大而濡，阴脉浮大而濡。阴脉与阳脉同等者，名曰缓也。

缓有二义，此以相兼言。盖谓气血平和，与前节之缓不同。

脉浮而紧者，名曰弦也，弦者状如弓弦，按之不移也。脉紧者，如转索无常也。

此明弦紧之辨。按之不移，言如弦之张于弓，一定而不可动移也。转索无常，言左右旋转而不可拘也。

脉弦而大，弦则为减，大则为芤，减则为寒，芤则为虚，寒虚相抟，此名为革，妇人则半产漏下，男子则亡血失精。

寒，言阳气减损而不足。芤，言阴血衰竭而空。革，言革易常度也。妇人阴血充足而能化，则得坤顺之常，半产漏下，则不足以言坤之资生矣。男子阳精充盛而能施，则得乾健之常，亡血失精，则不足以言乾之资始矣。天地之大德曰生，男不足以言资始，女不足以言资生，则人道大坏，故曰革也。一说革读亟，变而促迫也，亦通。

---

① 撆（bì）：同敝。

② 圜（huán）：环绕。

问曰：病有战而汗出，因得解者，何也？答曰：脉浮而紧，按之反芤，此为本虚，故当战而汗出也。其人本虚，是以发战。以脉浮，故当汗出而解也。

病久而脉浮者，邪见还表而外向也。紧为寒，阴也。战，邪争也。言邪虽还表而欲退，以阴寒所持，而人又本虚，故邪得以与正争，惟争，所以战也。然脉浮矣。邪外向矣，故正卒胜，邪卒散，汗所以出而病解也。

问曰：病有不战而汗出解者，何也？答曰：若脉浮而数，按之不芤，此人本不虚，若欲自解，但汗出耳，不发战也。

此与上节是反对。数为热，阳也。阳热胜而人又不虚，则邪不能与正争。汗出，邪退也。不发战，正胜也。

此旧本皆二节，而颠倒差错，各不相同，今得蜀僧来本如此，故从而订之。

问曰：病有不战不汗出而解者，何也？答曰：其脉自微，此以曾经发汗，若吐，若下，若亡血，以内无津液，此阴阳自和，必自愈，故不战不汗出而解也。

曾经多治，则邪已衰，故脉微无津液，言无作汗之邪也。阴阳自和，言血气平复也。风寒病解，大率不外如此三者，知此三者，则知所以解矣。

问曰：伤寒三日，脉浮数而微，病人身凉和者，何意也？答曰：此为欲解也，解以夜半。脉浮而解者，濈然汗出也。脉数而解者，必能食也。脉微而解者，必大汗出也。

三日，言遍三阳也。浮数，不传阴也。微，邪气衰也。夜半，阴尽阳生之时也。濈然，和而汗出貌。能食，胃回也。大汗者，其人虚多，虚多则受邪多，受邪多，故汗大也。

问曰：脉病欲知愈未愈者，何以别之？答曰：寸口、关上、尺中三处，大、小、浮、沉、迟、数，同等。虽有寒热不解者，此脉阴阳为和平，虽剧当愈。

此以大概言，不独谓风寒也。

立夏得洪大脉，是其本位，其人病身体苦疼重者，须发其汗。若明日不疼不重者，不须发汗，若汗濈濈自出者，明日便解矣。何以言之？立夏得洪大脉，是其时脉，故使然也，四时仿此。

此言脉得应时而王，则病有当解之自然，举夏以例其余，式人推仿之意。

问曰：凡病欲知何时得，何时愈？答曰：假令夜半得病，明日日中愈，日中得病，夜半愈，何以言之？日中得病夜半愈者，以阳得阴则解也；夜半

得病，明日日中愈者，以阴得阳则解也。

凡以大概言。阳得阴，阴得阳，则阴阳相际，血气平复，所以自然当解。日中夜半以大意言，余时仿此同推。

寸口脉浮为在表，沉为在里，数为在腑，迟为在脏，假令脉迟，此为在脏也。

此总大篇意言。

趺阳脉浮而涩，少阴脉如经也，其病在脾，法当下利，何以知之？若脉大者，气实血虚也。今趺阳脉浮而涩，故知脾气不足，胃气虚也。以少阴脉弦而浮，才见此为调脉，故称如经也。若反滑而数者，故知当屎脓也。

见，音现。

少，当作太，故曰在脾。经，常也。滑为食，数为热。屎脓，谓脓血利也。

寸口脉浮而紧，浮则为风，紧则为寒，风则伤卫，寒则伤荣，荣卫俱病，骨节烦疼，当发其汗也。

此举太阳下篇首条，申其脉而详明其义。

趺阳脉迟而缓，胃气如经也。趺阳脉浮而数，浮则伤胃，数则动脾，此非本病，医特下之所为也。荣卫内陷，其数先微，脉反但浮，其人必大便硬，气噫而除，何以知之？本以数脉动脾，其数先微，故知脾气不治。大便硬，气噫而除。今脉反浮，其数改微，邪气独留，心中则饥，邪热不杀谷，潮热发渴，数脉当除，缓脉因前后度数如法。病者则饥，数脉不时，则生恶疮也。

前条太阴以脾言，此言胃，对举而两见贯意。恶疮与屎脓虽不同，其为血热则皆然也。疮者，如《素问》所谓膏粱之变，足生大丁。与夫多病痈疽之类是也。

师曰：病人脉微而涩者，此为医所病也。大发其汗，又数大下之，其人亡血，病当恶寒，后乃发热，无休止时，夏月盛热，欲著复衣，冬月盛寒，欲裸其身。所以然者，阳微则恶寒，阴弱则发热。此医发其汗，令阳气微；又大下之，令阴气弱。五月之时，阳气在表，胃中虚冷，以阳气内微，不能胜冷，故欲著复衣。十一月之时，阳气在里，胃中烦热，以阴气内弱，不能胜热，故欲裸其身。又阴脉迟涩，故知亡血也。

数，音速。令，胜，皆平声。

此以医误致恶寒发热者言。所以然者以下，申明上文之词。复，夹衣也。

脉浮而大，心下反硬，有热属脏者，攻之不令发汗，属腑者，不令溲数，溲数，则大便硬，汗多，则热愈，汗少，则便难，脉迟，尚未可攻。

此举结胸痞气胃实等之当下者，概致叮咛戒慎之意。属脏，主结胸痞气也。故曰：攻之不令发热。属腑，指胃实等也。故曰：不令溲数，谓不可利小便也。

脉浮而洪，身汗如油，喘而不休，水浆不下，体形不仁，乍静乍乱，此为命绝也。

此节乃此条之总，下五节乃五目。末节，乃总结上文之词，盖指第九篇第四条，而以其不可治者，详言之之意也。

又未知何脏先受其灾，若汗出发润，喘而不休者，此为肺先绝也。

首句乃承上文重起设问之词。若汗出以下，至此为肾绝也，乃五答词。汗出发润，即身汗如油，变文之互词，喘而不休同。然上节曰命绝，此曰肺绝，何也？曰：人以气在则生，气绝则死。肺主气，气主命。故以总一身而概言之，则曰命绝，及以通下文析五脏而详言之，则又曰肺先绝也。

阳反独留，形体如烟熏，直视摇头者，此心绝也。

此下当有为字。

阳反独留，乃承上接下之词。人之有生，气血焉耳。气在则生，气去则死，死道之常，气先绝也。然血气之交，亦有偏胜而不可以常论者。故曰：阳反独留。言上节之证，若不先见，则是肺不先绝，阳气反独迟留，阳反独留，则阴先绝。阴，血也，心主血，故次言之。烟熏，火欲烬而昏暗先形也。直视者，少阴之脉，其支者，从心系上挟咽系目也。摇头者，头为诸阳之会，阴去则阳无所依附，故不宁也。

唇吻反青，四肢漐习者，此为肝绝也。

吻，微衮切。

口唇边曰吻。肝之脉，其支者，从目系，下颊里，环口里。青，肝之色也。四肢，手足也。漐，汗出焉。习，鸟数飞也。头摇，如鸟之习飞奋振而不已。盖肝属木而主风，脾属土而主四肢，土受木贼，木欲折而风不息，土受伤而欲崩坏也。

环口黧黑，柔汗，发黄者，此为脾绝也。

黧，音黎。

口为脾之窍。黧黑，熏黄黑暗，土败之色也。柔汗，俗谓冷汗是也。盖汗者，血之液，血虽阴，行之者阳，脾败，不统血，则阴不守，阳不固也。发黄者，脾属土而主肌肉，土欲败而色外夺也。

溲便遗失，狂言，目反，直视者，此为肾绝也。

矢，与屎同。

溲便，遗溺也。肾司阖辟，阖辟废，故二便皆无禁约也。肾藏志，《经》曰：狂言者，是失志矣。失志者死。肾主骨，骨之精为瞳子。目反直视者，骨之精不上荣于瞳子，瞳子背而不能转也。

又未知何脏阴阳前绝？若阳气前绝，阴气后竭者，其人死，身色必青；阴气前绝，阳气后竭者，其人死，身色必赤，腋下温，心下热也。

首句又承上文重起设问之词，下乃答词也。盖五脏绝之先后，不可以上文之次第为拘。故复言脏气之阴阳前后绝竭，有以验之于既死之后，则脏有胜负，绝有迟速，大率可见矣。腋，左右肘胁之间也。成氏曰：阳主热而色赤，阴主寒而色青。其人死也，身色青，则阴未离乎体，故知阴气后竭也。身色赤，腋下温，心下热，则阳未离乎体，故知阳气后竭也。

寸口脉浮大，而医反下之，此为大逆，浮则无血，大则为寒，寒气相抟，则为肠鸣，医乃不知而反饮冷水，令汗大出，水得气寒，冷必相抟，其人即饲。

饲，与噎通。饮，去声。令，平声。

浮为气，故曰无血。大为虚，故曰寒。饲，俗谓之饱①，义见下条。

趺阳脉浮，浮则为虚，浮虚相抟，故令气饲，言胃气虚竭也。脉滑则为哕，此为医咎，责虚取实，守空迫血。脉浮，鼻中燥者，必衄也。

此承上条，又出趺阳而以哕与衄言，皆逼汗而不得汗之所致也。咎，过愆也。责虚，言求病于虚，虚与上条寒互文。取实，言反以虚为实，而攻取之也。血属阴而为内守，故曰空。迫血，言劫汗也。

诸脉浮数，当发热而洒淅恶寒，若有痛处，饮食如常者，蓄积有脓也。

此与第十三条互意。

脉浮而迟，面热赤而战惕者，六七日当汗出而解，反发热者，差迟，迟为无阳，不能作汗，其身必痒也。

此与太阳下篇第七条互意。

寸口脉阴阳俱紧者，法当清邪中于上焦，浊邪中于下焦。清邪中上，名曰洁也。浊邪中下，名曰浑也。阴中于邪，必内栗也。表气微虚，里气不守，故使邪中于阴也。阳中于邪，必发热，头痛，项强，颈挛，腰痛，胫酸，所谓阳中雾露之气，故曰清邪中上，浊邪中下。阴气为栗，足膝逆冷，便溺妄出，表气微虚，里气微急，三焦相溷②，内外不通，上焦怫郁，脏气相熏，口

---

① 饱（è）：同呃，打嗝。

② 溷（hùn）：同混，搀杂，混淆。

烂食龂[①]也。中焦不治，胃气上冲，脾气不转，胃中为浊，荣卫不通，血凝不流。若卫气前通者，小便赤黄，与热相抟，因热作使，游于经络，出入脏腑，热气所过，则为痈脓。若阴气前通者，阳气厥微，阴无所使，客气内入，嚏而出之，声嗢[②]咽塞，寒厥相逐，为热所拥，血凝自下，状如豚肝。阴阳俱厥，脾气孤弱，五液注下，下焦不阖，清便下重，令便数难，脐筑湫[③]痛，命将难全。

龂，音银。嗢，音殟[④]。清便之清，读圊。令，平声。数，音朔。

清指风，浊指寒，曰洁，曰浑，以天地之偏气言也。阴中于邪以下，至浊邪中上一节，是释上文。阴即下焦，阳即上焦也。阴气为慄以下，至血凝不流，是言证。若卫气前通已下，言变痈脓之故。若阴气前通以下，言变脓血利之故。卫气即阳气，荣气亦阴气，乃承上文荣卫不通而言，清浊之所以为病在其中矣。阴阳俱厥以下，言证并于里而加重，故曰：命难全也。下重，后重也。湫，以水脏言也。

脉阴阳俱紧者，口中气出，唇口干燥，蜷卧足冷，鼻中涕出，舌上苔滑，勿妄治也。到七日以来，其人微发热，手足温者，此为欲解。或到八日以上，反大发热者，此为难治。设使恶寒者，必欲呕也，腹内痛者，必欲利也。

此以上条同感而异变者言。微发热，邪退也。大发热，邪胜也。恶寒，表在也。腹内痛，入阴也。

脉阴阳俱紧，至于吐利，其脉独不解，紧去人安，此为欲解。若脉迟，至六七日不欲食，此为晚发，水停故也，为未解。食自可者，为欲解。

至于吐利，乃承上条欲呕欲利，而又以其变成者言，独不解，言证变而脉独在也。晚发，言后来更又发也。以上三条，一证而三变耳。

病六七日，手足三部脉皆至，大烦而口噤不能言，其人躁扰者，必欲解也。

六指伤寒，七指中风，盖详其欲解之状而总言之也。然手足三部脉皆至，则是以十二经之病皆退言，伤寒不独传足经明矣。

若脉和，其人大烦，目重，脸[⑤]内际黄者，此为欲解也。

上节以脉但皆至而未和，故有口噤躁扰，此以和也。故惟大烦。目重，

---

① 龂（yín）：通龈，齿根肉。
② 嗢（wēn）：《说文》“嗢，咽也。”
③ 湫（jiǎo）：通“绞”，急切，急迫。
④ 殟（wēn）：突然失去知觉。
⑤ 脸：有作“睑”者。义胜。

而脸内际见黄，与太阳上篇第十一条互意，但此以大概言耳。

脉浮而数，浮为风，数为虚，风为热，虚为寒，风虚相抟，则洒淅恶寒也。

此概出恶寒之所以然。

脉浮而滑，浮为阳，滑为实，阳实相抟，其脉数疾，卫气失度，浮滑之脉数疾，发热汗出者，此为不治。

滑与前第十六条洪是互文，与第九篇第四条皆一意，但详略不同耳。

伤寒咳逆上气，其脉散者，死，谓其形损故也。

咳逆上气，肺衰也。脉散，血衰也。肺主气而卫外，血为阴而荣内，两者俱衰，故曰形损。

少阴脉弱而涩，弱者微烦，涩者厥逆。

弱为虚损而不足，阴虚生内热所以烦，然属少阴，故虽烦亦微也。涩为少血而不滑，不能上与阳相顺接，所以厥而逆冷也。

此一条乃补脉法上篇中之阙。

卷之八

辨不可发汗病脉证并治第十五

夫以为疾病至急，仓卒寻按，要旨难得，故重集诸可与不可方治，比之三阴三阳篇中，此易见也。又时有不止是三阴三阳，出在诸可与不可中也。

此叔和自揭其编述以下诸篇之由。

脉濡而弱，弱反在关，濡反在巅，微反在上，涩反在下，微则阳气不足，涩则无血，阳气反微，中风汗出而反躁烦，涩则无血，厥而且寒，阳微发汗，躁不得眠。

此疑太阳下篇首条末节之互意，叔和以不可汗类此，伦序钽铻[①]难晓，似此者皆当阙疑可也。

动气在右，不可发汗，发汗则衄而渴，心苦烦，饮即吐水。

五脏皆有动气，详见《难经》。在右，以肺言也。不可发汗，内证也。衄渴烦吐，皆见太阳上篇。盖手太阴之脉，起于中焦，下络大肠，还循胃口，上膈，属肺，从肺系横出腋下，下循腰内，行少阴心主之前，而其脏通窍于鼻，所以有诸证之变见如此。

动气在左，不可发汗，发汗则头眩，汗不止，筋惕肉瞤。

在左，肝之内证也。肝属少阳，其脉络胆，上贯膈，布胁肋，循喉咙之后，上入颃颡，连目系，上出额，与督脉会于巅，其主风，故头眩也。汗不止者，肝纳血，血之液为汗，迫汗则肝不纳血，血不归经，故液有出而无敛也。筋惕肉瞤者，筋赖血以荣，血虚则荣衰，汗多则亡阳而亡津液，所以然也。

动气在上，不可发汗，发汗则气上冲，正在心端。

在上，心之内证也。气上冲正在心端者，心属火而主血，肾属水而生气，逼汗则心虚，水能克火，故肾乘心之虚欲上凌之也。而心之脉起于心中，出属心系，下膈，络小腹。肾足少阴之别，名曰大钟，当踝后绕跟，别走太阳，

---

① 钽铻（jǔ yǔ）：同“龃龉”。

其别者并经上走于心包。然则上冲之气，亦当正在心端也。

动气在下，不可发汗，发汗则无汗，心中大烦，骨节苦疼，目运恶寒，食则反吐，谷不得前。

在下，肾之内证也。无汗者，肾水脏，在时为冬，阴沉在下，其主闭藏，其经少血也。大烦者，强发其汗则水干，火无制也。骨节苦疼，目运者，肾主骨，骨之精为瞳子，水干则骨枯，而瞳子无荣养也。恶寒者，肾合太阳也。食则反吐谷不得前者，王冰曰：病呕而吐，食久反出，是无水也，此之谓也。《难经》动气有五，此言四脏而无脾，岂以脾不与四脏同禁邪，抑欲人与四脏同推也。

咽中闭塞，不可发汗，发汗则吐血，气欲绝，手足厥冷，欲得蜷卧，不能自温。

咽门乃胃之系，而脾之脉络胃，上膈，挟咽，连舌本。然则咽中闭塞者，脾胃之邪上客于咽而作逆阻也。吐血者，脾统血而胃为之合，脾伤不能统血，故妄行上溢而从胃道出也。气欲绝者，亡阳也。手足为四肢，乃诸阳之本，阳欲外绝，则阴亦不能内守，阴阳不相顺接而厥冷，故畏寒而欲得蜷卧也。夫如此，温之且未得，岂能自得其温乎？

诸脉得动数微弱者，不可发汗，发汗则大便难，腹中干，胃燥而烦，其形相象，根本异源。

此条三节，《脉经》只作通长一条，不分截，今按文意。此疑是末节，其形至末，乃总全条之结句。盖谓寒栗不能自还，后节苦满腹中坚，与此大便难，腹中干，三者之变虽相似，其本源则不同之意也。不如此，则上下皆不相蒙。

脉微而弱，弱反在关，濡反在巅，弦反在上，微反在下；弦为阳运，微为阴寒。上实下虚，意欲得温。微弦为虚，不可发汗，发汗则寒栗不能自还。

此疑是上节。阳以风言，运，动也，故曰上实，谓邪气实也；阴以里言，寒，虚也，故曰下虚，谓里气虚也。微弦为虚，承上起下之词。寒栗不能自还，阳亡而阴独治也。

咳者则剧，数吐涎沫，咽中必干，小便不利，心中饥烦，晬时而发，其形似疟，有寒无热，虚而寒栗，咳而发汗，蜷而苦满，腹中复坚。

此当是中节，首句是承上而言。咳为病加剧之词也。数吐以下，言剧之状也。有寒无热二句，申似疟也。咳而发汗亦承上起下之词。蜷，谓咳属肺，肺金寒，病则胀满，所以反坚也。

咳而小便利，若失小便者，不可发汗，汗出则四肢厥逆冷。

小便利，失小便，肺肾二经俱病也。不可发汗，二经少血也。四肢厥冷，金水伤而土亦同败也。

厥脉紧，不可发汗，发汗则声乱，咽嘶，舌萎，声不得前。

厥欲温，紧则寒胜。不可发汗，阴阳不相顺接也。声乱咽嘶舌萎，病至少阴、厥阴则厥。少阴之脉循喉咙，挟舌本，而厥阴之脉循喉咙之外也。声不得前者，声出于肺而生于气，气生于肾。然则少阴肾者，声之本；太阴肺者，声之标，标本俱病，此又上败而金水亦衰。合上条反复示教之意。

诸逆发汗，病微者，难差；剧者，言乱；目眩者，死，命将难全。

逆，亦厥也。言乱，少阴衰而志丧也。目眩，厥阴衰而风乱也。盖厥逆，无非少阴厥阴之证故也。

（一）汗家重发汗，必恍惚心乱，小便已，阴疼，与禹余粮丸。阙。

心主血而藏神，汗多则血虚而舍空。乱，舍空则神纷散也。阴，宗筋也。疼，液竭而失其所荣养也。

（二）亡血家不可发汗，发汗则寒栗而振。

伏皮为血，出则为汗，阴也。阴不自出，出之者，阳也。亡血，阴虚矣。寒栗而振，反汗复亡其阳也。

（三）衄家不可发汗，汗出必额上陷，脉急紧，直视不能眴，不得眠。

衄，鼻血也。额上，通乎鼻也。不能眴，谓目上瞪，不能开阖而动摇也。所以不得瞑而眠也。

（四）淋家不可发汗，发汗必便血。

膀胱蓄热而血妄，则淋。复发汗以迫其血，则血愈不循经而愈妄。便出者，其道顺故也。

（五）疮家虽身疼痛，不可发汗，发汗则痓。

痓，通作痉。

病疮，身疼痛，血热表虚，非实也。发汗则表益虚，而易得重感，痉病出于重感，故禁。

（六）咽喉干燥者，不可发汗。

咽喉干燥者，胃中无津液，肾水亦耗衰，少阴之脉循喉咙也。发汗则津液愈亡，而肾水益衰，故致戒如此。末后无发汗之变，疑有漏落。

以上六条，旧本太阳中篇，今移。

伤寒头痛，翕翕发热，形象中风，常微汗出，自呕者，下之益烦，心中懊侬如饥，发汗则致痓，身强难以屈伸，熏之，则发黄，不得小便，灸则发咳唾。

此互第九篇第四条，曲致其不可误治之详，以重致叮咛戒谨之意。

辨可发汗病脉证并治第十六

大法，春夏宜发汗。

此叔和推法外意，举大概以揭言之。春夏宜发汗者，顺阳事也。然伤寒，冬病也。可以此拘乎？不可以此拘，仲景肯言哉。凡似此者，后学皆当别识。诚如此，则进道方为有益。

凡发汗，欲令手足俱周，时出，以漐漐然一时间许，亦佳，不可令如水流漓。若病不解，当重发汗，汗多必亡阳，阳虚不得重发汗也。

此叮咛发汗之节度。

凡服汤发汗，中病便止，不必尽剂。

此叮咛进汤之节度。

凡云可发汗，无汤者，丸散亦可用，要以汗出为解，然不如汤，随证良验。

此示人用汤丸经权应变之宜。

以上五条，疑皆叔和语。

夫病脉浮大，问病者，言但便硬尔，设利者为大逆，硬为实，汗出而解，何以故？脉浮，当以汗解。

此言便虽硬，若脉见浮，犹当从汗解。盖互下不宜早，而曲致叮咛之意。

下利后，身疼痛，清便自调者，急当救表，宜桂枝汤发汗。

此互太阳中篇第二十三条末节，而曲致叮咛之意。

辨发汗后病脉证并治第十七

发汗多，亡阳，谵语者，不可下，与柴胡桂枝汤，和其荣卫，以通津液，后自愈。

此互误汗亡阳，而曲致其轻者之救法。

此一卷第十七篇，凡三十一证，前有详说。

辨不可吐病脉证并治第十八

合四证，已具太阳篇中。

已上二条，乃叔和类具篇目，指《经》中条册之不能分出者而言，勉人当精详经旨，务为通贯其义，以期尽道之意。读者自会，则书之全求可言矣。

辨可吐病脉证并治第十九

大法，春宜吐。

春气上行，万物伏藏者，皆冒土而上出。故病之发于春者，大率宜宣而吐以出之，法天道也。

凡用吐汤，中病即止，不必尽剂也。

此与第十六篇第三条，汗吐不同而意同，并上条亦皆叔和语。然中之为言，注的也。知注的之为中，则知中病之节度矣。

宿食在上脘者，当吐之。

上脘，谓胃腑之口也。

病人手足厥冷，脉乍结，以客气在胸中。心下满而烦，欲食不能食者，病在胸中，当吐之。

第九篇第六条，言脉乍紧，邪气在胸中，此言乍结，客气在胸中，紧者结之渐，结者紧之剧。客气即邪气，彼则互相发而两比见轻重之意。

病，胸上诸实，胸中郁郁而痛，不能食，欲使人按之，而反有涎唾，下利日十余行，其脉反迟，寸口脉微滑，此可吐之，吐之则利止。

诸实，总上文宿食邪气客气而概言之。

辨不可下病脉证并治第二十

脉濡而弱，弱反在关，濡反在巅，微反在上，涩反在下。微则阳气不足，濇则无血。阳气反微，中风汗出而反躁烦，濇则无血，厥而且寒。阳微不可下，下之则心下痞硬。

濇，与涩同。

此下六条，即前十五篇第二条以下之六条，又以不可下再出。痞硬，即结胸痞气。

动气在右，不可下，下之则津液内竭，咽燥，鼻干，头眩，心悸也。

头眩者，肺属金，金衰不能制木，木甚则风生也。然木甚火必炽。而肺太阴之脉，行手少阴心主之前，心为火脏，所以悸也。

动气在左，不可下，下之则腹内拘急，食不下，动气更剧，虽有身热，卧则欲蜷。

腹内拘急，食不下者，厥阴肝脉挟胃，络肝也。身热，胃合于脾，脾主肌肉而统四肢。然则欲蜷者，里则寒也。

动气在上，不可下，下之则掌握热烦，身上浮冷，热汗自泄，欲得水自灌。

掌握热烦者，手少阴心之脉，抵掌后兑骨之端，入掌内后廉，手心主之脉入掌中也。身上浮冷者，火败而土无气也。热汗已下者，汗生于血而主于心。心属火，败则液不敛，剧则自求救也。

动气在下，不可下，下之则腹胀满，卒起头眩，食则下清谷，心下痞也。

卒，清勿切。

腹胀满，肾痹也。头眩者，肾少阴之脉，其直者从肾上贯肝膈。肝主风也。食则下清谷者，水横溢也。心下痞者，肾主气，其脉之支者，从肺出络心，注胸中也。

咽中闭塞，不可下，下之则上轻下重，水浆不下，卧则欲蜷，身急痛，下利日数十行。

上轻，以咽言。下重，以胃言。水浆不下以下，详下重之状也。卧则欲蜷身急痛者，胃主肌肉而统四肢也。下利，土败而水无制也。盖咽门小肠，太仓胃腑之传送也。故应病如此。夫汗下者，法之对比也。两比以示教，前哲之心亦甚深切矣，后学当仰体。

诸外实者，不可下。下之则发微热，亡脉，厥者当脐握热。

诸外实，指凡一切邪在表而言也。发微热，邪入里也。亡脉，阳内陷也。握，持也。谓当脐有热，持而不散，盖以热入深者言也。

诸虚者，不可下，下之则大渴，求水者欲愈，恶水者剧。

恶，去声。

诸虚，指凡一切汗吐下后，若亡血，与精气夺，肉脱色败，脉不应者言也。大渴，津液竭也。求水，阳回也；恶水，无阳也。然虚乃上文实之对，亦两比之意。

脉濡而弱，弱反在关，濡反在巅，弦反在上，微反在下。弦为阳运，微为阴寒。上实下虚，意欲得温。微弦为虚，虚者不可下也。

此举第十五篇第五条后二节，而复以不可下重出，下文乃言下之之变也。

微则为逆，咳则吐涎，下之则咳止，而利因不休，利不休，则胸中如虫啮，粥入则出，小便不利，两胁拘急，喘息为难，颈背相引，臂则不仁，极寒反汗出，身冷若冰，眼睛不慧，语言不休而谷气多入，此为除中，口虽欲言，舌不得前。

啮，音孽。

首二句乃总前第十五篇第五条，后两节之两首句，而通互其意。下之以下，言变证也，寒以虚言，故曰反汗出，身冷若冰也。不得前，犹言不能出也。舌主于心，较之声属脉之前条，则此为重矣，亦两比也。

脉濡而弱，弱反在关，濡反在巅，浮反在上，数反在下。浮为阳虚，数为无血，浮为虚，数为热。浮为虚，自汗出而恶寒；数为痛，振寒而栗。微弱在关，胸下为急，喘汗而不得呼吸。呼吸之中，痛在于胁，振寒相搏，形如疟状。医反下之，故令脉数，发热，狂走见鬼，心下为痞，小便淋漓，小腹甚硬，小便则尿血也。

首三句与上条同。上条弦反在上，弦则为阴，阴者寒也，故曰微反在下。此条浮反在上，浮则为阳，阳者风也，故曰数反在下。盖两举中风伤寒之本虚者，绎其变以申致叮咛之意。

脉数者，久数不止，止则邪结，正气不能复。正气却结于脏，故邪气浮之与皮毛相得。脉数者不可下，下之则必烦利不止。

皮毛相得以上，明脉之所以浮数也，烦利，亦协热也。

脉浮大，应发汗，医反下之，此为大逆。

此重出第十四篇第十六条之大略，以申致叮咛之意。

呕多，虽有阳明证，不可攻之。

此即阳明篇第三十八条重出。

太阳病，外证未解，不可下，下之为逆。

此太阳上之第十七条，盖以凡在太阳皆然，故重出以申致叮咛之意。

夫病，阳多者热，下之则硬。

阳以风言，多，犹言胜也。热以自汗言，硬，亡津液也。

无阳阴强，大便硬者，下之则必清谷，腹满。

阴以寒言，强，犹言多也。清谷，阴不能化也。腹满，阴凝滞而内胀也。亦两比对言以互发之意。

脉浮而大，浮为气实，大为血虚，血虚为无阴。孤阳独下阴部者，小便当赤而难，胞中当虚。今反小便利而大汗出，法应卫家当微。今反更实，津液四射，荣竭血尽，干烦而不得眠，血薄肉消而成暴液。医复以毒药攻其胃，此为重虚。客阳去有期，必下污泥而死。

伤寒发热头痛，微汗出，发汗，则不识人；熏之，则喘，不得小便，心腹满；下之则短气，小便难，头痛背强，加温针则衄。

伤寒发热，口中勃勃气出，头痛目黄，衄不可制。贪水者必呕，恶水者厥。若下之，咽中生疮。假令手足温者，必下重，便脓血。头痛目黄者，若

下则两目闭。贪水者，脉必厥，其声嘤，咽喉塞，若发汗则战栗，阴阳俱虚。恶水者，若下之，则里冷不嗜食，大便完谷出。若发汗则口中伤，舌上白苔，烦躁，脉数实，不大便。六七日后必便血，若发汗则小便自利也。

脉濡而紧，濡则胃气微，紧则荣中寒，阳微卫中风，发热而恶寒。荣紧胃气冷，微呕心内烦。医为有大热，解肌而发汗。亡阳虚烦躁，心下苦痞坚。表里俱虚竭，卒起而头眩。客热在皮肤，怅快不得眠。不知胃气冷，紧寒在关元。技巧无所施，汲水灌其身。客热应时罢，栗栗而振寒。重被而覆之，汗出而冒巅。体惕而又振，小便为微难。寒气因水发，清谷不容间。呕变反肠出，颠倒不得安。手足为微逆，身冷而内烦。迟欲从后救，安可复追还。

伤寒脉阴阳俱紧，恶寒发热，则脉欲厥。厥者，脉初来大，渐渐小，更来渐渐大，是其候也。如此者，恶寒甚者，翕翕汗出，喉中痛。热多者，目赤脉多，睛不慧。医复发之，咽中则伤；若复下之，则两目闭。寒多者，便清谷；热多者，便脓血。若熏之，则身发黄；若熨之，则咽燥；若小便利者，可救之；小便难者，为危殆。

下利脉大者，虚也，以其强下之故也。设脉浮革，因尔肠鸣者，属当归四逆汤。

以上六条，皆不见有不可下之言，伦类不清，疑非叔和之旧，亦后人之纷乱耳。不敢强为之说，阙疑以待博识。

辨可下病脉证并治第二十一

大法，秋宜下。

伤寒，冬病也，若谓可以春宜吐，夏宜汗，秋宜下，为大法。则三法者，其如寒之伤于冬何，而仲景伤寒之治，大法，实不外乎三者。然则三言之意，岂不与仲景之旨相矛盾乎？嗟乎，仲景之言，经也，权在其中。三言者，不知为谁，经不经，权不权，僭揭三篇条目之首，与伤寒例，妄僭六经前之逆同，伤寒例以当简篇前也，故削之，削之则叛经之迹泯，而三言者，以皆揭条册首，不能削，只得存之，存之亦乱经之罪着，着与泯皆所以为狂妄戒也。后之览者，宜鉴于斯。

凡服下药，用汤胜丸，中病即止，不必尽剂也。

此亦叔和语。

下利，三部脉皆平，按之心下硬者，急下之，宜大承气汤。

三部脉皆平，血气和可知矣。心下硬，实也，所以急也；

下利，不欲食者，以有宿食故也，当宜下之，与大承气汤。

不欲，犹恶也。宿，陈久也，犹世俗所谓积也。

问曰：人病有宿食，何以别之？师曰：寸口脉浮而大，按之反涩，尺中亦微而涩，故知有宿食，当下之，宜大承气汤。

此承上文复设问答，言脉以申明之之意。

下利，脉反滑，当有所去，下之乃愈，宜大承气汤。

下利，脉迟而滑者，内实也，利未欲止，当下之，宜大承气汤。

二条亦承上文，又以脉之变者言，以详明之之意。

病，腹中满痛者，此为实也，当下之，宜大承气汤。

实者，邪气甚之谓也。

下利差后，至其年月日复发者，以病不尽故也，当下之，宜大承气汤。

其，期也，谓周其一年之月日期也。

伤寒后，脉沉，沉者，内实也，下解之，宜大承气汤。

沉以候阴，再言沉者，谓深沉在里阴之意也。

脉双弦而迟者，必心下硬，脉大而紧者，阳中有阴也，可以下之，宜大承气汤。

双弦，谓左右皆然也。弦则为阴，迟则为寒。心下硬者，谓客寒结滞于膈也。大为阳虚，紧为阴胜，阳以腑言，阴以寒言，谓阴寒之邪，内实于胃腑也。

辨发汗吐下后脉证并治第二十二

此第十卷第二十二篇，凡四十八证，前三阴三阳篇中，悉具载之，此与第十七，十八语意同。

上记十一篇，叔和分经及述经外之余言，附已意以撰次之，合经亦十一篇，共目二十二，以为全成仲景氏未韦之遗书者也。而第十七，十八，二十二三篇，则又皆抱空名而拥虚位，无册条之可检，实则一十九篇之条册耳，皆叔和所纪之旧额如此，世固有少此以为非仲景之全书而起其说者。呜呼！是书也，仲景之作于建安，汉年号也，出自叔和之撰述，晋太医令也，相去虽不甚远，盖已两朝相隔矣。是仲景之全书，非仲景之全书，诚不可晓也。然纵非全是，不是全非，断可言也。是是非非，全责在我，反我自责，则是不是，非不非，全不全，自有可见者在也，见一焉。则仲景之所以为仲景者，可寤寐皆得全见之矣，其神其妙，又何待言！凡我同袍，尚期同勉。

附：庐山刘复真脉诀捷要

脉者，天真太和之气也。王叔和七表八里之说，形状浩繁，学者无条理可据。夫持脉之道，图不尽言，存乎心会而已。先师崔紫虚真人，面命心传，撮其枢要，但以浮沉迟数四脉为宗，知风气冷热为主病，且如

【浮】脉，有力者风，无力者虚。

【沉】脉，有力者积，无力者气。

【迟】脉，有力者痛，无力者冷。

【数】脉，有力者热，无力者疮。更看三部所属，如寸部属上焦头面胸膈之病，关部属中焦肚腹之病，尺部属下焦腰腿足之病。又看五脏六腑所主，以浮中沉表里消息也，学者当以义理精别，不致按寸握①尺之诮云。

【浮】脉，为阳，属表，言外得病，有力主风，无力主虚，举指在皮便见，与芤滑洪脉同。

【沉】脉，为阴，属里，言内得病，有力者积，无力者气，下指按至骨方见，与弱伏濡脉同。

【迟】脉，为阴，主冷，有力者痛，与缓微涩脉同。

【数】脉，为阴，主热，无力者疮，与弦紧实脉同。

上焦病属寸口脉

浮风　主头面眼目，浮肿风寒，牙疼，口眼㖞斜。

沉气　主胸膈痞满，咳嗽喘急，膈气翻胃，胸痛不食。

迟冷　主呕吐隔痞，不纳水谷，虚汗拘急，疼痛不已。

数热　主上壅烦躁，口苦咽干，客热烦渴，头痛口疮。

中焦病属关脉

浮风　主两臂拘挛，不能举运，背脊筋痛，身体麻木。

沉气　主腹膨鸣，心腹疼痛，上下关格，不思饮食。

迟冷　主痃癖，痛走不定，上下攻刺，反胃吐食。

数热　主口渴咽干，呕吐霍乱，烦躁不宁。

下焦病属尺脉

浮风　主腰痛，腿膝麻木，足胫肿痛，大便不利。

沉气　主脚肿疼痛，下重，麻木，小便不利。

---

①　握：按文义似为“关”。

迟冷　主小腹急疼，外肾偏大，小便频数，大便泄泻。

数热　主小便不通，大便秘结，肾痈，烦渴不止。

伤寒但有脚脉不死，在脚背上腕中，是冲阳脉也。有此脉则气盛。又有太溪脉，在内踝侧动脉是也。又有一脉在手虎口合谷穴，此脉盛则伤寒有汗。刘复真先生纂七表八里之玄，集为四脉，曰风气冷热也，复变为八，曰虚风，积气，痛冷，热疮。凡八部，以定其何部得之，则知病之所在。先生扫除冗蔓，直显真源，得传者，慎之，宝之。

附：严三点捷法

脉浮得病，宜发散，脉沉得病，宜疏利，脉迟之病，宜温中，脉数之病，宜汗解。右寸有力者，可吐；右尺有力者，可下；左寸有力者，可汗。丈夫寸口脉须浮，关部脉须紧，尺部脉须沉。妇人寸部脉须沉，关部脉须缓，尺部脉须浮。

神圣功巧括

医门理法至微玄，大要胸中有转旋，望闻问切四件事，缺一偏枯不备全。

【望】第一看他神气色，润枯肥瘦起和眠，活润死枯肥是实，瘦为虚弱古今传，谦体则知腰内痛，攒眉头痛与头眩，手不举兮肩背痛，步行艰苦疼腰间，叉手按胸知内痛，按中脐腹痛相连，但起不眠痰夹热，贪眠虚冷使之然，面壁踡身多是冷，仰身舒挺热相煎，身面目黄脾湿热，唇青面黑冷同煎。

【闻】第二应声清与浊，鉴他真语及狂言，声浊即知痰壅塞，声清内冷是因缘，言语真诚非实热，狂言号叫热深坚，称神说鬼逾墙壁，胸膈停痰证痫癫，更有病因循日久，音声遽失命归泉。

【问】三问病因经几日，日间便利几番行，饮食少多宜冷热，更兼服过药堪凭，饮食稍通容易治，不进之时不易宁，喜冷定知心内热，好温乃是脏中寒，尿色赤黄真内热，尿清定是冷相干。

【切】切脉是居为四末，浮沉迟数病之端，四事略陈通梗概，举隅善反一同看。

削伤寒例 成无己本旧有伤寒例一篇，今削之，存此以备后照

医道之方法具备，自仲景始，故世称仲景方法之祖，《伤寒论》，乃其书也。考求其方法，义例明甚。何谓例？如中风，一也，伤寒，二也，兼风寒俱有而中伤，三也。三病不同，以皆同在太阳，故皆发汗。发汗云者，非以例言乎。何谓义？如发中风之发，发之以桂枝汤；发伤寒之发，发之以麻黄汤；发兼风寒俱有而中伤之发，发之以大青龙汤。一例发汗，而三汤则不同，非以其各有所宜之义乎？然则方法者，道之用也。例者，所以行其方法也。义则其行而宜之之谓是已。是皆相须而不相离，一致之谓道也。啻此为然哉，其余各属，悉皆类此，条目具在也。夫何无己之注解，不省义例原属方法中，法外又独有伤寒之例，独例伤寒而置诸各属，舍义而独曰例，岂仲景之言？其为后人之伪，明亦甚矣。伪例者谁，或曰叔和，谓叔和者，以其编述也。编述论而出始，则叔和之于论，诚功之首也。乃若又伪此例，则后之医伤寒者，不知通求各属，但务专拟于伤寒，仿例而行，仲景之道，反愈晦，而至今愈不明。究其叛乱不由厄于此例以至如此乎。以此言之，则叔和者，亦一罪之魁耳。贤如叔和，愚意其智不乃尔也。或曰无己，谓无己者，以其注解也。此则近似，何也？已任注解，则当精辨论之条目，详悉各属本义，以迪诸后，不当愎强苟且，一概徇己，朦胧训为伤寒，比之于例，俨然一家口语，以此拟己，夫复何疑，且例苟在己前，亦当暴白其非，不令得以迷误继述是也。奈何懵此不为，乃固为尾之以阿顺可乎？律以春秋大义，譬如专国政之赵卿，以不讨贼而直受弑君之恶，罪不能辞，己亦有也。虽然，事属久远，理在难明，必欲求其人以实之，斯亦凿矣。伪不容有，无之可也，既应无之，削之是矣，故从削。

伤寒论条辨跋

昔人论医，谓前乎仲景，有法无方，后乎仲景，有方无法，方法具备，惟仲景此书。然则此书者，尽斯道体用之全，得圣人之经而时出者也。后有作者，终莫能比德焉。是故，继往开来，莫善于此。愚自受读以来，沉潜涵泳，反复紬绎，窃怪简篇条册，颠倒错乱殊甚。盖编始虽由于叔和，而源流已远，中间时异世殊，不无蠹残人弊，今非古是，物固然也。而注家则置弗理会，但徒依文顺释，譬如童蒙受教于师，惟解随声传诵，一毫意义，懵不关心，至历扞挌①聱牙，则又掇拾假借以牵合，即其负前修以误后进，则其祸斯时与害往日者，不待言也。所谓舟，一也。操之而善，则有利济之功。不善；则不惟适足以杀人，而反并己亦沦胥以自溺者犹是也。是故，君子慎术，不亦可惧也夫！于是不惮险遥，多方博访，广益见闻，虑积久长，晚忽豁悟，乃出所旧得，重考修辑，属草于万历壬午，成于去岁己丑，倩书誊脱，方幸字得颇佳，而校讨点画，则又率多讹谬，自慨今年七十一矣，不免强拭眵昏，力楷讬梓，复客留后，凡若干万言，移整若干条，考订若干字。曰伤寒论者，仲景之遗书也。条辨者，正叔和故方位而条还之之谓也。呜呼，仲景圣当时而祖百代，其神功妙用，闻而不可得见。所可见者，仅存是书。泝②是书以求其道，由其道以缵③其宗，亦惟系乎人之心志用不用何如耳。今也以生乎千五百年之下，而欲渊源千五百年上人之遗言，键发其神妙以懋率由，岂可以容易言哉！然时世虽殊，人心则一。不一者事，至一者道。诚能心仲景之心，志仲景之志以求之，则道在是也。道得则仲景得矣，尚何时世之间，可以二言邪。是故具述其本末，粗陈大义，俟诸来哲，大家精详。允期斯道，协陟重明以之修己治人，进之拱盛顺化，念兹在兹，施于有政。庶几将来，虽或时灾，平循通辙，克绥正命，则仲景在我，而圣贤之宗风不坠。是非吾人顾念天之所以与我，而我当求尽其所以体之全之之一事邪。他固非愚之所可豫

---

① 扞挌（gǎn gé）：扞格聱牙，形容语句难读。

② 泝（sù）：与溯通。

③ 缵（zuǎn）：继承。

知也，曷敢道哉。抑揣余景衰肘，丑踖①何可以入人目，而乃劬劬②若是，以取身后嗤唾邪？不然也。盖亦不过远，惟或者得彻观于有道，在任，则亦尚可以少见，竞竞专致，操存于一笔之不敢苟云尔。

万历二十一年岁次癸巳仲冬闰辛巳朔粤三日癸未朏新安方有执自跋

---

① 踖（jí）：小步走。

② 劬劬（qú）：辛劳。

伤寒论条辨本草钞

《神农本经》，药三百六十五种，效法周天三百六十五度之数，应三才而合四时，此本草之所以权舆也，厥义尚矣。梁陶隐居，进《明医别录》，倍之为七百三十种，而义犹在焉。迨夫唐本图经，蜀唐慎微《证类》，以至宋嘉祐政和，重定重修，义皆不论，旁搜远访，务在增多。凡见闻所及，有关用验者，莫不兼收并录，实总一千七百四十六种，而药无遗品，本草称大备，疾病之需，卫生之具，天下至今为永赖焉。然一百一十三方，用者九十一种耳。旧本皆一一注性味于各方药下，烦冗无义，今具钞而附说，以为初学仓卒，易于检对之便，余则略云。

桂枝，桂，味甘辛，大热，有小毒，主温中，利肝肺气，霍乱转筋，头痛出汗，止烦，坚骨节，通血脉，理疏不足，宣导百药无所畏。《神农本经》，有牡桂菌桂，辛温无毒，无桂枝。桂，《别录》以下有桂，上文钞者是，皆无桂枝，别说云。仲景《伤寒论》发汗用桂枝，桂枝者，枝条非身干也，取其轻薄而能发散。愚按：诸家本草，桂虽云辛甘大热，本经则言辛温，皆无发散之说，经于发汗，曰宜麻黄汤，曰宜桂枝汤云云者，以例言也。出汗不出汗，有权在经。深思宜之一字，则有所宜者，必有所不宜者在，宜于此者，必有不宜于彼者在，此经之言外意，读者要当潜心察识，然后可以用经之权，而能神经之妙矣。苟徒泥于发散，发汗云云，此成无已所以凿发散之谬注也。后此，人人遂皆自然其说而以为说，殊不思人之用桂，大率皆皮，而无用枝者。《经》于桂枝，凡用皆云去皮，去皮者，非谓去其枝上之皮也，以桂之用皆皮。惟经用枝，故有去皮云耳。《经》既去皮而用枝，则是去人之所用于不用，而用人之所不用以为用，用不与人同，而意正与人相反可知矣。岂取发散云乎哉？不在此也，然则所取何，曰：用不与人同而意正与人相反，则是枝必桂中奇才妙用，人虽皆未及知，而《经》则独知之深者，以其从阳而敏于走卫也。得之者，惟主理疏不足，宣导百药无所畏是也。

麻黄，味苦，温，无毒，主伤寒头痛，温疟，发表，出汗，去邪热气，止咳逆上气，除寒热，通腠，理疏，解肌，泄邪恶气，消黑赤斑毒，不可多服，令人虚。陶隐居云，用之折除节，节止汗故也。先煮一两沸，去上沫，沫令人烦。《药性论》：根节能止汗。日华子：通九窍，开毛孔皮肤。

葛根，味甘，平，无毒，主消渴，身大热，解诸毒，疗伤寒中风头痛，解肌，发表，出汗，开腠理。陶隐居云，生者捣取汁饮之，解温病发热。《药性论》云：能治天行上气呕逆。近世方书谓野葛有毒，伤胎，遂将妊娠妇人方中葛根，改为家葛。殊不思《本草》作于神农氏，当此之时，人尚无家，葛焉家哉？有野葛者，自是一种，大毒杀人，不啻伤胎而已，魏武唉至一寸者是也，非葛也，若因此物，道听途说，岂不迂哉。

柴胡，味苦，平，无毒，主寒热邪气，推陈致新，除伤寒心下烦热，诸痰热结实，胸中邪逆，五脏间游气。《药性论》云：主时疾内外热不解。萧炳云：主痰满胸胁中痞。柴，本经作茈[①]，《广韵》如此。

芍药，味苦酸，微寒，有小毒，主邪气腹痛。寒热癥瘕，通顺血脉，缓中，散恶血，去水气，利膀胱大小肠，时行寒热，中恶腹痛，本经一耳，《别录》分赤白为二用，赤者利小便下气，白者止痛散血。古人采自山野，山野多赤，后世好奇尚白，取办于种莳，虽得白多而肥大，乃出自人为，而物已失其天性矣，故难责效。风寒所用，义自赤者，经无明文，古意本来如此。若芍药甘草汤方，明书白者，此用白也。《药性论》云：能蚀脓。《衍义》云，血虚寒人，禁此一物。

甘草，国老。味甘，平，无毒，主五脏六腑邪气，长肌肉，温中，解百药毒。反大戟、芫花、甘遂、海藻。陶隐居云：国老即帝师之称，虽非君为君所宗，故能安和草石而解诸毒也。《药性论》云：忌猪肉。

栝楼根，味苦，寒，无毒，主消渴身热，烦满大热，除肠胃中痼热，八疸身面黄，唇干口燥。反乌头。日华子云：治热狂时疾。实名黄瓜，主胸痹。《图经》云：疗时疾发黄，心狂烦热，闷不识人。

近时方书及称呼皆无栝楼根，惟有天花粉，谓天花粉即栝楼根。殊不知栝楼者载在《本经》，而天花粉者，自《本经别录》，以至唐蜀诸家本草，皆所未有，乃政和以后所收七十五种之一耳，功用虽相若，而物则殊别，正尔谓彼即此，亦失论矣。

黄芩，味苦，平，大寒，无毒，主诸热黄胆，肠澼泄利，疗痰热，胃中热。《药性论》云：能治热毒骨蒸，寒热往来，肠胃不利。日华子云：主天行热病。

黄连，味苦，寒，无毒，主明日，肠澼，腹痛，下利，五脏冷热，调胃厚肠。日华子云：止惊悸烦躁，天行热疾。《药性论》云：忌猪肉，恶冷水。

半夏，味辛，平，生微寒，熟温，有毒，主伤寒寒热，心下坚，下气，喉咽肿痛，头眩，胸胀，咳逆，消心腹胸膈痰热满结，咳嗽上气，时气呕逆。迩来下俚，因《经》有渴者去半夏之文，释者以燥津液为说，遂讹为燥，谓半夏燥药。凡用以贝母代之，夸奇矜贵，以自高炫，道邪悖邪，诚可笑也。《药性论》云：开胃健脾，忌羊血饴糖，反乌头。

生地黄，味甘，寒，无毒，除寒热。《本经》止于干地黄下云生者尤良，无生名。

麦门冬，味甘平，微寒，无毒，主心腹结气，心下支满，虚劳客热，口干燥渴，定肺气，安五脏。日华子，治时疾热狂。

人参，味甘，微温，无毒，主补五脏，安精神，定魂魄，止惊悸，疗胸

① 茈（chái）：通“柴”。

胁逆满，霍乱吐逆，调中止消渴。反藜芦。

术，味苦，甘，温，无毒，主风寒湿痹，止汗，除热，消食，风眩头痛，消痰水，除心下急满，及霍乱吐下不止。陶隐居云：术乃有两种，白术叶大，有毛而作桠，根甜而少膏，可作丸散用；赤术叶细无桠，根小苦而多膏，可作煎用。《药性论》云：忌桃李雀肉，菘菜青鱼。日华子云：治山岚瘴气。《衍义》云：古方及《本经》止言术，未见分苍白二种也。只缘陶隐居言术有两种，自此人多贵白者。今人但贵其难得，惟用白耳，往往将苍术置而不用，如古方平胃散之类，苍术为最要药，功效尤速，殊不详本草元[①]无白术之名，近世多用，亦宜两审。谨按《嘉祐本草》序，谓《本草》虽世传作于神农氏，盖仲景华佗诸贤之所编述也。然则经文术上其曰白者，无乃后之好事者之所加欤！惟白之加，则今之术皆出种莳，务白以求售，医之为道，本来面目，尚存几何哉！

大戟，味苦，寒，有小毒，主十二水，腹满急痛，积聚，利大小肠。反甘草。日华子云：泄天行黄病瘴疟。泽漆根也。

泽泻，味甘咸，寒，无毒，除五脏痞满，逐膀胱三焦停水，扁鹊云，多服病人眼。《药性论》云：宜通水道。

知母，味苦，寒，无毒，主消渴，疗伤寒久疟烦热。陶隐居云：甚疗热结。

旋覆花，味咸，温，冷利，有小毒，主结气胁下满，去五脏间寒热，消胸上痰结，唾如胶漆，心胁痰水，膀胱留饮。

葶苈，味辛苦，寒，无毒，主癥瘕积聚，通利水道，下膀胱水，伏留热气，皮间邪水上出，面目浮肿。《药性论》云：有小毒，能利小便，抽肺气，上喘息急，止嗽。《衍义》云：用子，味有甜苦两等，其形则一也。《经》既言味辛苦，即甜者不复更入药也。大概治体皆以行水走泄为用，故曰久服令人虚。

甘遂，味苦，寒，有毒，主大腹，癥瘕，腹满，面目浮肿，留饮，利水谷道，下五水，散膀胱留热。反甘草。

五味子，味酸，温，无毒，主益气，咳逆上气。苏恭云：皮肉甘酸，核中辛苦，都有咸味，此则五味具也。

茵陈蒿，味苦平，微寒，无毒，主风湿寒热邪气，热结黄疸，遍身发黄，小便不利。《日华子》云：治天行时疾热狂。

荛花，味苦辛，寒，有毒，主伤寒温疟，下十二水，破积聚大坚，癥瘕，荡涤肠胃中留癖，饮食寒热邪气，利水道，疗痰饮。《衍义》云：仲景《伤寒论》，以荛花治利者，以其行水也，水去则利止，其意如此。然今人用时当以意斟酌，不可使过与不及也，仍须有是证者，方可用之。

细辛，味辛，温，无毒，主咳逆，头痛脑动，百节拘挛，风湿痹痛，破痰，利水道。反藜芦。陶隐居云：最能除痰明目。《药性论》云：忌生菜。日华子云：忌狸肉。

---

① 元：通“原”。

《衍义》云：今惟华州者佳，柔韧极细，真深紫色，味极辛，嚼之习习如椒，治头面风不可阙也。叶如葵叶，赤黑，非此即杜蘅，杜蘅叶形如马蹄，俗云马蹄香是也，近时用者皆此物，人亦莫知其非。《别说》云：单用不可过半钱匕，多即气闷塞不通者死，虽死无伤。近年关中或用此毒人者，闻平凉狱中尝治此，故不可不记，非本有毒，但以不识多寡之用，因以有此。

连翘，味苦，平，无毒，主寒热。《衍义》云：治心经客热最胜。翘，《经》作轺，注云连翘根也。今之用者，皆于本草无明文，用者宜审。

桔梗，味辛苦，微温，有小毒，主胸胁痛如刀刺，除寒热风痹，疗喉咽痛。《药性论》：主气促嗽逆。《衍义》云：治肺热气奔促，嗽逆，肺痈，排脓。

当归，味甘辛，温，无毒，主咳逆上气，温疟，寒热洗洗在皮肤中，妇人漏下绝子，诸恶疮疡。《日华子》云：治一切风，一切血。《药性论》云：补女子诸不足。《别说》云：气血昏乱者，服之立定。此盖能使气血各有所归，恐圣人立当归之名，必因此出矣。

通草，味辛甘，平，无毒，除脾胃寒热，通利九窍，出音声。陈士良云，茎名木通，主理风热淋疾，小便数，急疼，小腹虚满。

升麻，味甘苦，平，无毒，主解百毒，辟疠疫瘴气，中恶腹痛，时气毒疠头痛，寒热风肿诸毒，喉痛口疮。《图经》云：解伤寒头痛。《本经》无，《别录》有。

大黄，将军。味苦，寒，无毒，主下瘀血，血闭寒热，破癥瘕积聚，留饮宿食，荡涤肠胃，推陈致新，通利水谷，调中化食，安和五脏，平胃下气，除痰实，肠间结热，心腹胀满，女子寒血闭胀，小腹痛，诸老血留结。《日华子》云：通宣一切气，调血脉，利关节，泄壅滞水气，四肢冷热不调，温瘴热疾，利大小便，并辅一切疮疖痈毒。《别说》云：谨按大黄收采时，皆以火烧石煿干，欲速货卖，更无生者，用之不须更多炮炙，少蒸煮之。将军者，言戡[1]定祸乱建立太平，止戈为武之谓也。

葳蕤，味甘，平，无毒，主中风暴热，不能动摇。陶隐居云：按《本经》，有女萎，无葳蕤。《别录》无女萎，有葳蕤。日华子云：除烦闷，止渴，润心肺，治天行热狂。《图经》云：主贼风，手足枯痹，四肢拘挛。

按：陶云，则女萎、葳蕤之为物虽不殊，而文字之差误则明甚。

天门冬，味苦甘，大寒，无毒，主诸暴风湿偏痹，保定肺气，去寒热。《博物志》云：禁食鲤鱼。《药性论》云：误食鲤鱼中毒，浮萍解之。《衍义》云：治肺气之功为多，其味苦，但专泄而不专收，寒多人禁服。

贝母，味辛苦，微寒，无毒，主伤寒烦热，疗腹中结实，心下满，洗洗恶风寒。反乌头。《药性论》云：主胸胁逆气，疗时疾黄疸，与连翘同。《日华子》云：消痰润心肺。《别说》云：能散心胸郁结之气，殊有功。

蜀漆，味辛，微温，有毒，主疟，及咳逆寒热，腹中癥坚痞结积聚，疗胸中邪结气，吐出之，常山苗也。《药性论》云：能主疗鬼疟多时不差，去寒热疟，治温疟

---

① 戡（kān）：平定。

寒热，不可多进，令人吐逆，下肥气积聚。

商陆根，味辛酸，平，有毒，主水胀疝瘕，除痈肿杀鬼精物，疗胸中邪气，水肿痿痹，腹满洪直，疏五脏，散水气，如人形者有神。《图经》云：俗名章柳根，花赤者根赤，花白者根白。苏恭云：白者入药用，赤者见鬼神，甚有毒，但贴肿外用，若服之伤人，乃至利血不已而死也。《日华子》云：得大蒜良，通大小肠，泻蛊毒，堕胎，协肿毒，敷恶疮。《本经》，无根字。

海藻，味苦咸，寒，无毒，主瘿瘤气，项下核，破散结气，痈肿，癥瘕，坚气，腹中上下鸣，下十二水肿，疗皮间积聚，暴㿗，留气热结，利小便。

厚朴，味苦，温，无毒，主中风伤寒头痛，寒热惊悸，气血痹，温中，益气，消痰，下气，疗霍乱及腹痛，胀满，胃中冷逆，胸中呕不止，泄利淋露，除惊，去留热心烦满，厚肠胃。《药性论》云：忌豆，食之者动气，味苦辛，大热，能主疗积年冷气，腹内雷鸣虚吼，宿食不消，除痰饮，去结水，破宿血，消化水谷，止痛，大温胃气，呕吐酸水，主心腹满，病人虚而尿白。《日华子》云：健脾，主反胃，霍乱转筋，冷热气，泻膀胱，泄五脏一切气。《衍义》云：不以姜制，则棘人喉舌，平胃散中用，最调中。至今此药盛行，既能温脾胃气，又能走冷气，为世所须也。

枳实，味苦酸，寒，无毒，主大风在皮肤中，如麻豆苦痒，除寒热结，止利，长肌肉，利五脏，除胸胁痰癖，逐停水，破结实，消胀满，心下急，痞痛逆气，胁风痛，安胃气，止溏泄。《药性论》云：解伤寒结胸，入陷胸汤用，主上气喘咳，肾内伤冷，阴痿而有气，加而用之。《衍义》云：枳实、枳壳，一物也，小则其性酷而速，大则其性详而缓。故张仲景治伤寒仓卒之病，承气汤中用枳实，此其意也。皆取其疏通决泄，破结实之义，他方但导散风壅之气。可常服者，故用枳壳，其意如此。

竹叶，篁①竹叶味苦，平，大寒，无毒，主咳逆上气，除烦热风痉，喉痹呕吐。淡竹叶味辛，平，大寒，主胸中痰热，咳逆上气。苦竹叶及沥，疗口疮，目痛，明日，利九窍。陶隐居云：竹类甚多，此前一条云是篁竹，次用淡苦尔。《药性论》云：淡竹烧沥，治卒中风，失音不语。《日华子》云：苦竹作沥，治中风失音，功用与淡竹同。《食疗》云：淡竹沥大寒，主劳复。茹，主噎膈鼻衄。

大枣，味甘，平，无毒，主心腹邪气，安中养脾，助十二经，平胃气，通九窍，补少气，少津液，身中不足，和百药，补中益气，除烦闷，疗心下悬，肠澼，生者味甘，辛，多食令人多寒热，羸瘦不可食。陶隐居云：南枣大恶。孟诜云：第一青州，次蒲州者好，诸处不堪入药，生者，食之过多，令人腹胀。《日华子》云：牙齿有病人，切忌食之。《食疗》云：多食动风，发冷风，并咳嗽。《衍义》云：先青州，次晋州，此二等可煞暴入药，益脾胃为佳，余止可充食用。

杏核仁，味甘苦，温，冷利，有毒，主咳逆上气，雷鸣喉痹，下气，时

---

① 篁（jīn）：竹名。

行头痛，解肌，消心下急。解锡毒。陈藏器云：利喉咽，润五脏，去痰嗽，生熟俱得，半生半熟杀人。《日华子》云：实多食，伤神损筋骨，有数种，皆热，小儿尤不可食，多致疮痈及上膈热。

桃核仁，味苦甘，平，无毒，主瘀血，血闭，癥瘕，邪气，杀小虫，止咳逆上气，消心下坚，除卒暴击血，破癥瘕，通月水，止痛。《衍义》云：桃有数种，惟以山中自生者，为正。

栀子，味苦，寒，无毒，主五内邪气，胃主热气，胸心大小肠大热，心中烦闷，酒炮皶①鼻。《药性论》云：杀䗪虫毒，去热毒风，利五淋，解五种黄病，治时疾，除热。《衍义》云：仲景治发汗吐下后，虚烦不得眠。若剧者，必反复颠倒，心中懊侬，栀子豉汤治之，虚故不用大黄，有寒毒故也。栀子虽寒，无毒，治胃中热气，既亡血，亡津液，腑脏无润养，内生虚热，非此物不可去。

吴茱萸，味辛，温，有小毒，主温中，下气，止痛，咳逆，寒热，除湿，血痹，逐风邪，开腠理，去痰冷，腹内绞痛，诸冷实不消，中恶心腹痛。《药性论》云：治霍乱转筋，胃中冷气，吐泻腹痛，不可胜忍者，可愈。孟诜云：主心痛下气，除呕逆脏冷，开目者，不堪食。《衍义》云：须深汤中浸去苦烈汁，凡六七过始可用，此物下气最速，肠虚人服之愈甚。

梓白皮，味苦，寒，无毒，主热，去三虫。《别录》云：主吐逆胃反。

黄柏《本经》檗木，味苦，寒，无毒，主五脏肠胃中结热，黄疸，肠痔，止泄利，疗惊气在皮间，肌肤热，赤起，目热，赤痛，口疮。《衍义》云：今用反。

蜀椒，味辛，温，有毒，主邪气，咳逆，温中，逐骨节皮肤死肌，寒湿痹痛，除六腑寒冷，伤寒温疟，大风汗不出，心腹留饮，宿食，肠澼，下利，泄精，开腠理，通血脉，坚齿发，调关节，耐寒暑，多食令人乏气，口闭者杀人。《衍义》云：须微炒使出汗，又须去附红黄壳。去壳法：先微炒，乘热入竹筒中，以梗舂之，播取红用。

秦皮，味苦，寒，无毒，主风寒湿痹，洗洗寒气，除热，目中青瞖白膜。《药性论》云：主明目，去肝中久热。《图经》云：浸水便碧色，书纸看之，青色者真。

梅实，味酸，平，无毒，主下气，除热烦满，止下利，好唾，口干。陶隐居云：此亦是今乌梅也，用当去核微熬，治伤寒烦热。陈藏器云：去痰，主瘴疟，止渴，调中，除冷热利，止吐逆。《日华子》云：多啖伤骨，蚀脾胃，令人发热。又云：除劳，治骨蒸，去烦闷，涩肠止利。《衍义》云：食梅则津液泄，水生木也，津液泄，故伤齿，肾属水，外为齿故也。

芫花，味辛苦，温，有小毒，主咳逆，上气，喉鸣，喘，咽肿，消胸中痰水，喜唾，水肿，久服令人虚。《药性论》云：有大毒，能治心腹胀满，去水气，利五脏，寒痰，涕唾如胶者，及一切毒风，四肢挛急，不能行步，能泻水肿胀满。

附子，味辛甘，大热，有大毒，主风寒，咳逆，邪气，温中，金疮，破

① 皶（zhā）：生于颜面的赤瘰，今称“粉刺”。

癥坚，积聚，血瘕，寒湿踒躄，拘挛，膝痛，脚疼，冷弱不能行步，腰脊风寒，心腹冷痛，霍乱转筋，下利赤白，坚肌骨，强阴堕胎，为百药长。陶隐居云：凡用三建，皆热灰微炮，令拆，勿过焦。惟姜附汤生用。俗方每用附子，皆须甘草人参生姜相配者，正制其毒故也。《衍义》云：乌头，乌喙，天雄，附子，侧子，凡五等，皆一物也，止依大小长短似像而名之。后世补虚寒则须用附子，仍取其端平而圆大，及半两以上者，其力全不僭。风家即多用天雄，亦取其大者，以其尖角多热性，不肯就下，故取辛散也。此用乌头附子之大略，余三等则量其材而用之。

白头翁，味苦，温，无毒，主温疟，狂易，寒热，癥瘕，积聚，瘿气，逐血，止痛。苏恭云：甚疗毒。

茯苓，味甘平，无毒，主胸胁逆气，忧恚，惊邪，恐悸，心下结痛，口焦，舌干，利小便，止消渴，大腹，淋漓，膈中痰水，水肿，淋结，开胸腑，调脏气，伐肾邪。《药性论》云：忌米醋。

猪苓，味甘苦，平，无毒，主痎疟，解毒，蛊疰不祥，利水道。《药性论》云：解伤寒温疫，大热发汗，主肿胀，腹满，急痛。司马彪云：治渴。《衍义》云：行水之功多，久服必损肾气，昏人目。

巴豆，味辛，生温，熟寒，有大毒，主伤寒温疟寒热，破癥瘕结聚，坚积，留饮痰癖，大腹水胀，荡练五脏六腑，开通闭塞，利水谷道，去恶肉烂胎，不利丈夫阴，杀班猫毒。《药性论》云：忌芦笋，酱豉，冷水，中巴豆毒，黄连汁，大豆汁解之。陶隐居云：最能泻人。陈藏器云：主癥癖痃气，痞满，腹内积聚，冷气，血块，宿食不消，痰饮吐水。

赤小豆，味甘酸，平，无毒，主下水，排痈肿脓血，寒热，热中，消渴，止泄，利小便，吐逆，卒澼下，胀满。陶隐居云：性逐津液，久服令人枯燥。陈士良云：微寒，疗水气，解小麦热毒。《图经》云：甚疗脚气。

麻子，味甘，平，无毒，主补中益气，中风汗出，逐水，利小便，破积血，复血脉。《药性论》云：治大肠风热结涩，及热淋。《日华子》云：逐一切风气，长肌肉，益毛发，去皮肤顽痹，下水气，及下乳，止消渴，催生，治横逆产。陈士良云：主肺气，润五脏，利大小便，疏风气，不宜多食，损血脉，滑精气，痿阳气，妇人多食发带疾。

豉，味苦，寒，无毒，主伤寒头痛，寒热，瘴气，恶毒，烦躁，满闷，虚劳，喘吸，及两脚疼冷。《药性论》云：治时疾热病发汗。

粳米，味甘苦，平，无毒，主益气，止烦止泄。陶隐居云：此即人常所食米，但有白赤小大，异族四五种，同一类也。孟诜云：常食干饭，令人热中，唇口干，不可和苍耳食之，令人卒心痛，即急烧仓米灰，和蜜浆服之，不尔，即死。不可与马肉同食之，发痼疾。《衍义》云：白晚米为第一，早熟米不及也，平和五脏，补益胃气，其功莫逮，然稍生复不益脾，过熟则佳。

酒，味苦，甘辛，大热，有毒，主行药势，杀百邪恶毒气。陶隐居云：大寒凝海，惟酒不冰，量其性热，独冠群物，药家多有以行其势。人饮之，使体弊神惛，是其有毒故也。

苏恭云：酒有数种，惟米酒入药。陈藏器：通血脉，润皮肤，散石气，消忧发怒，宣言畅意。又云：酒后不得卧黍稷，食猪肉，令人患大风。凡酒忌诸甜物，酒浆照人无影不可饮，酒不可合乳饮之，令人气结。白酒食牛肉，令人腹内生虫。孟诜云：久饮伤神损寿。

苦酒，味酸，温，无毒，主消痈肿，散水气，杀邪毒。醋也。陶隐居云：亦谓之醯①，以有苦味，俗呼苦酒，不可多食，损人肌脏。陈藏器云：破血运，除癥块坚积，消食，破结气。《日华子》云：杀一切鱼肉菜毒，多食不益男子，损人颜色。《论语》云：或乞醯焉，是也。

胶饴，味甘，微温，主补虚乏，止渴，去血。《本草》：饴糖。《图经》：软糖，粳米粟米，大麻子，白术黄精，枳椇②子等，并堪作，惟以糯米作者入药。孟诜云：健脾胃气。《日华子》云：消痰止嗽，并润五脏。《衍义》云：多食动脾风。

以上五种，《本经》皆无，或疑五种者，皆人食用之常，不烦采取。开物之初，不以流品论，尚未收录与，未知然否？

干姜，味辛，温，主胸满，咳逆，上气，温中，止血，出汗，逐风湿痹，肠澼下利，寒冷腹痛，中恶，霍乱胀满，皮肤间结气，止唾血，生者尤良，主伤寒头痛，鼻塞，止呕吐，久服，去臭气，通神明。干者太热，生者微温，皆无毒。唐本：干者久服令人目暗。《药性论》：干姜主霍乱不止，治嗽，温中，秦艽为使。陈藏器云：生姜须热即去皮，要冷即留皮。

葱白，平，可作汤，主伤寒寒热，出汗，中风，面目肿，伤寒骨肉痛，喉痹不通，安胎，归目，除肝邪气，安中，利五脏，杀百药毒。《日华子》云：治天行时疾，头痛热狂，通大小肠，霍乱转筋，及贲豚气，脚气，心腹痛。《食疗》云：少食则得，可作汤，不得多食，虚人，患气者多食发气，上冲人五脏，闷绝，为通利关节，出汗故也。切不得与蜜相和食之，促人气，杀人。

薤，味辛苦，温，无毒，除寒热，去水气，温中，散结，利病人。陶隐居云：凡用葱薤，皆去青留白，白冷而青热也。孟诜云：不可与牛肉同食，令人成瘕。《食疗》云：骨鲠在咽不去者，煮食之即下。《衍义》云：叶如金灯叶，差狭而更光，故古人言薤露者，以其光滑难竚③之义，千金用治肺气喘急，亦取其滑泄也。大抵此物叶如韭，根如葱，江南闽浙之间绝少，淮西河南北多有之。

瓜蒂，味苦，寒，有毒，主大水，身面四肢浮肿，下水杀蛊毒，咳逆上气，及食诸果病胸腹中，皆吐出之，去鼻中息肉，疗黄疸。陶隐居云：甜瓜蒂也，用早青者。《日华子》云：无毒，治脑塞，热齆④，眼昏，吐痰。《食疗》云：瓜有两鼻者杀人，沉水者杀人，食多腹胀，可食盐化咸水，病癥癖人不可食之。

石膏，味辛甘，寒，无毒，主中风寒热，心下逆气，惊喘，口干舌焦，不能息，除时气，头痛身热，三焦大热，解肌发汗，止消渴，烦逆，腹胀，

---

① 醯（xī）：即醋。
② 椇（jǔ）：枳椇，即拐枣，鼠李科，落叶乔木。
③ 竚（zhù）：通贮。
④ 齆（wèng）：鼻塞不通。

暴气喘息，咽热。《药性论》云：能治伤寒头痛如裂，壮热皮如火燥，出毒汗，主通胃中结，烦闷，心下急，烦躁，和葱煎茶，去头痛。《日华子》云：治天行热狂。《图经》云：止头目昏眩痛。

赤石脂，味甘酸辛，大温，无毒，主养心气，明目，益精，疗腹痛泄澼，下利赤白。大抵此物能治大肠寒滑。《本经》无，《别录》有。

禹余粮，味甘，寒平，无毒，主咳逆，寒热烦满，下利赤白，血闭癥瘕，大热，疗小腹痛结烦疼。《药性论》云：主治崩中。

芒硝，味辛苦，大寒，主五脏积聚，久热胃闭，除邪气，破留血，腹中痰实结搏，通经脉，利大小便及月水，破五淋，推陈致新，生于朴硝。《衍义》云：以暖水淋朴硝取汁，再经熬炼减半，倾入水盆中，经宿遂结芒，有廉棱者，故其性和缓。今按《本经》，只言硝石朴硝，而无芒硝，芒硝有自《别录》以后，经中何得用芒硝，芒疑朴误。

滑石，味甘，寒，无毒，主身热泄澼，女子乳难，癃闭，利小便，荡胃，积聚寒热，通九窍六腑津液，去留结，止渴，令人利中。《衍义》云：治暴得吐逆，不下食。

代赭，味苦甘，寒，无毒，主鬼疰，贼风蛊毒，杀精物恶鬼，腹中毒，邪气，除五脏血脉中热，血痹血瘀，大人小儿惊风入腹。

铅丹，味辛，微寒，主吐逆胃反，惊痫癫疾，除热，生于铅。陶隐居云：即今熬铅所作黄丹也。《药性论》云：主治惊悸，狂走，呕逆，消渴。《日华子》云：凉，无毒，镇心安神，疗反胃，止吐血。

人溺，疗寒热头疼，温气，童男者尤良。《日华子》云：疗血闷，热狂，扑损，瘀血，运绝，及困乏。《衍义》云：气血虚，无热者，不宜多服，性寒故也。

妇人裩裆，主阴易病，当阴上割取，烧末，服方寸匕，童女裈益佳。若女患阳易，即男子裈也。阴易病者，人患时行病起后，合阴阳便相着，甚于本病，其候小便赤涩，寒热甚者是，服此便通利。按此与经文有同有异，临证者，宜两审。

以上二种，《本经》皆无，《别录》有。

白蜜，味甘，平，无毒，主心腹邪气，诸惊痫痉，安五脏，诸不足，益气补中，止痛，解毒，除众病，和百药，养脾气，除心烦，食饮不下，止肠澼，肌中疼痛，口疮，明耳目，色白如膏者良。《本经》石蜜，《衍义》云：石乃白字。

龙骨，味甘，平，无毒，主心腹鬼疰，精物老魅，咳逆，泄利脓血，夜卧自惊，恚怒，伏气在心下，不得喘息，止汗，缩小便溺血，养精神，定魂魄，安五脏。《药性论》云：忌鱼，止梦泄精，夜梦鬼交。《图经》云：大抵此物世所稀有。孙光宪《北梦琐言》云：石晋时，镇州接邢台界，尝斗杀一龙，乡豪曹宽见之，取其双角，角前有一物，如蓝色，文如乱锦，人莫之识，曹宽未经年为寇所杀，镇帅俄亦被诛。《衍义》云：诸家之说，纷然不一，既不能指定，终是臆度。西京颖阳县民家，忽崖壤得龙骨一副，皮体头角悉具，不知其蜕也，其毙也。若谓其蜕毙，则是有形之物而又生不可得见，死方可见。谓其化也，则其形独不能化焉。嘉靖癸丑，余客邳之宿迁县，时淮泗大水，河无岸际，霜后水落，河中新吐一洲，上有龙骨一副，头角身尾全具，居民惊异，竞渡取之，人有以角半只相贻者，其色白，形即枯骨，舐之黏舌，入药用甚效，竟莫知其所由，姑录之以俟博识。

阿胶，味甘，平，微温，无毒，主心腹内崩，劳极，洒洒如疟状，腰腹痛，四肢酸疼，女子下血，安胎，丈夫小腹痛，虚劳羸瘦，阴气不足，脚酸不能久立，养肝气，出东阿。陶隐居云：出东阿，故曰阿胶，入汤微炙，丸散须极燥。陈藏器云：阿井水煎成，人间用者，多非真也。凡胶俱能疗风，止泄补虚，驴皮胶主风为最。《图经》云：今郓州皆能作之，以阿县城北井水作煮为真，造之，阿井水煎乌驴皮，如常煎胶法，其井官禁，真胶极难得，都下货者甚多，恐非真。寻方书所说，所以胜诸胶者，大抵以驴皮得阿井水乃佳耳，今属东昌府有小土城，无县治，井如故，仍官禁，以古迹，因名其城曰阿城。胶则造时，官取水至府煮作，皮出自库，真胶民间难得。如昔，蔡氏书传曰：吴兴沈氏言古说济水伏流地中。今历下凡发地皆是流水，世谓济水经过其下，东阿亦济所经，取其井水煮胶，谓之阿胶。用搅浊水则清，人服之，下膈疏痰，盖其水性趋下，清而重故也。

猪胆，味苦，大寒，主伤寒热渴。刘禹锡云：通大便。

肤。诸家本草，无载此者。

文蛤，味咸，平，无毒，主咳逆胸痹，腰痛胁急。

鸡子，主除热，火疮痫痓。卵白，微寒，疗目热赤痛，除心下伏热，止烦满，咳逆，小儿下泄，醯渍之一宿，疗黄疸，破大烦热。陈藏器云：鸡子益气，多食令人有声。《药性论》云：液能治目赤痛，黄治久疟。《日华子》云：鸡子镇心安五脏，止惊，安胎，治怀妊天行热疾，狂走，及开声喉。忌蒜。

虻虫，味苦，微寒，有毒，主逐瘀血，破下血积，坚痞，癥瘕，寒热，通利血脉，及九窍，女子月水积聚，除贼血在胸腹五脏者，及喉痹结塞。《图经》云：木虻最大而绿色，几若蜩蝉。蜚虻状如蜜蜂，黄色，医方所用虻虫即此也。又有一种小虻名鹿虻，大如蝇，咂牛马亦猛。三种大抵同体，俱能治血，而方家相承，只用蜚虻，他不复用。《淮南子》：虻散积血。《本经》：木虻，蜚虻。

水蛭，味咸苦，平，微寒，有毒，主逐恶血，瘀血，月闭，破血瘕积聚，无子，利水道，又堕胎。陈藏器云：收干蛭当展其身令长，腹中有子者去之，此物难死，虽加火炙，亦如鱼子，烟熏经年，得水犹活，以为楚王之病也。《蜀本》云：采得用篁竹筒盛，待干，又米泔浸一宿后，曝干，以冬猪脂煎令焦黄，然后用之，勿误。《日华子》云：畏石灰。《衍义》云：畏盐。

牡蛎，味咸平，微寒，无毒，主伤寒寒热，温疟洒洒，惊恚怒气，除留热在关节荣卫，去来不定，烦满，止汗，止渴，除老血，涩大小肠，止大小便，疗泄精，喉痹，咳嗽，心胁下痞热。《药性论》云：止盗汗，治温疟。

土瓜根。《本经》：王瓜，味苦寒，主消渴，内痹，瘀血，月闭，寒热。《别录》：一名土瓜，疗诸邪气热结。《衍义》云：其根即土瓜根也。《日华子》云：土瓜根通血脉，治天行热疾，酒黄病，壮热心烦闷。

浆水，味甘酸，微温，无毒，主调中，引气，宣和强力，通关开胃，止渴，霍乱泄利，消宿食，解烦，去睡，调理腑脏，粟米新熟白花者佳，煎令醋，止呕哕。《本经》无，《别录》钞。

甘澜水、潦水，二种本草。皆无。

斗升合律吕之管十二，皆径三分有奇，空围九分，而黄钟长九寸，以之审量而量多少，则其容子谷秬[①]黍千二百为龠，十龠为合，十合为升，十升为斗，十斗为斛。

铢分两以黄钟之龠平衡而权轻重，则其所容千二百黍，其重十二铢，分其半六铢为分，两龠二十四铢计四分为两，十六两为斤，三十斤为钧，四钧为石，铢则今之四分一厘六毫有奇，分则今之二钱半也。

方寸匕匕，匙也，古用竹木，今用铜，其制正方一寸，取抄散不落可重一分，以为一服，寸则以一黍为一分，黄钟长九十分分之十也，以之审度而度长短，则亦以黄钟之寸生丈尺，此黄钟所以为万事根本。

吹咀言捣令大小适中，其粒颗可以咀嚼之而有味也。《嘉祐本草》谓：凡酒汤膏药，旧方皆云吹咀者，谓称毕捣之如大豆，又使吹去细末，此于事殊不允当，药有易碎难碎，多末少末，称两则不复钧平，今皆细切之，较略令如吹咀者，乃得无末而又调和也。

① 秬（jù）：黑，秬黍，即黑黍。

伤寒论条辨或问

问：经何十二。

曰：应十二辰数也，曰六而本之三阴三阳者，道生于三，一阴一阳之推也。是故，言六，则十二在其中，言十二，则五脏六腑，四体百骸，周身内外所有，无一物不在其中矣。经在人身中，一定而不移，无时而不然，病发于人身，舍经何言哉？昧者不察，但醉生梦死于伤寒传六经之一语，六经岂独伤寒之一病为然哉，病病皆然也。又若小智，则亦知一不知二，舍手而言足，愎彼而迷此，殊不知人身之阴阳，天地之阴阳也。阴阳之在天地，而于其升降往来进退消长之所以然者，可容以一毫智故言哉。手经之阴阳，居人身之半，足经之阴阳，亦居人身之半，若谓传一半不传一半，则是一身之中，当有病一半不病一半之人也。天下之病伤寒者，不为不多也，曾谓有人如此乎？有则是矣，如曰无之，则是自眯其目，而谓人不见，见不明，不亦大谬乎！孔子曰：道之不明也，我知之矣，智者过之，愚者不及也。愚者之不及，则亦已矣，道固自若也。大智如舜，闻其好问而好察迩言，用其中于民矣，未闻何过也。故惟小智，一或过之，非穿则凿，一凿与穿百邪蜂起，道何如哉？杂矣，乱矣，晦塞矣，厄矣，道本乎天，而曰厄矣，天将谓之何，天下可言哉。后学君子，达而明之，上也。未至于达，不厌而勉焉，次也。勉而力不足，宁画，可也。无若小智焉，不为斯道厄，道之幸也，天之庆也，天下之望，愚之日望也。

问：《素》《灵》之言六经，起于中焦手太阴肺，阳明大肠，次足阳明胃，太阴脾，次手少阴心，太阳小肠，次足太阳膀胱，少阴肾，次手厥阴心包，少阳三焦，次足少阳胆，厥阴肝，复从肝别贯膈，上注肺。《伤寒论》之言六经，起于太阳，次阳明，次少阳，太阴，少阴，厥阴，两不相同，何也？

曰：六经之在人身，犹六合之在天地，本无终始之可言。《素》《灵》之起于手太阴肺，一阴而一阳，手而足，足而手，如此而终于厥阴肝，又复注肺者，盖以血气之在经道中，流行而循环，分拆不开，无起止可言，借肺以言始，平人之常也。《伤寒论》之起于太阳，遍三阳而后历三阴者，盖以风寒之中伤人，人是通身四面上下皆当之，其邪亦是如此而皆进，然其进也有渐，故次第人身外体之躯壳为三重：第一薄外皮肤一重，太阳所主之部位也；第二肌肉一重，阳明之部位也；第三躯壳里腑脏外匝空一重，少阳之部位也。如此一重一重逐渐而进，三阳主表之谓也。及其进里，里面内脏，亦第为三层，逐层亦是如此而渐上，三阴主里是也。盖经是各居其所的，其各该所辖部属方位之处所，皆拱极而听命的，以邪之进也。不由经道而在部位方所上超直而径进，故但提纲挈领，举六该十二以为言，病情事实，文字之权宜也。二说之所以不同者，各就事理以言其规则耳，非谓必如此以为始终之定体也。后人不肯以身体察，只管在纸笔上拗气，譬如水底摸月，形影不知，空自纷纷凿凿，千五百年来，举世若说梦，岂不大为可笑，大为可笑！

问：太阳有纲有纪有目。余皆不然，何也？

曰：经为纲，变为目，六经皆然也。太阳一经，紧关有始病荣卫之道二，所以风寒单合而为病三，三病之变证一百五十八，故分三病为三纪，以为各皆领其各该所有之众目，以统属于太阳。邪过太阳而交余经，则荣卫皆不在论矣，以荣卫自后皆不在论，故皆即病于经，但仍皆举纲张目，而省纪不须。

问：经之为经，一也，太阳何独分三治？

曰：太阳一经，犹边疆也。风也，寒也，风寒俱有也。三病犹三寇，方其犯边之初，南北东西，随其所犯，御之当各明辨其方法，譬如陆之车马，水之舟船，有所宜，有所不宜。是故，桂枝麻黄，用之在各当其可，夫是之谓道也。余经犹服里，四夷入服，为寇则同，随在执之是已，不在屑屑必以种类为别也。

问：太阳篇中之言传，阳明少阳篇中又皆言转，夫传则传矣，而又曰转，转非回转之谓乎？

曰：非也，二字皆当音去声而读啭，传是驿传之传，转是轮转之转，传转无文，六书之转注字。仲景之所以更互而迭用者，盖以明其合为一音义，欲人思而得之之意也。盖风寒遍历人身之六经，正犹人行啭路而过处所耳。后人不思，只单读传为平声如字，而置转于不理会，此义不明，妄凿伤寒传六经之谬说，遂使杂乱纷然，蜂起而聚讼，卒致此书于阁置，孽由此作也。《论语》曰：学而不思则罔。注曰：不求诸心，则昏而无得。呜呼！一人之昏，祸延天下，流毒至今，为学而至此，可不令人长叹哉！

问：传转皆读啭，此书之音义如此，然则七传，间脏传之传，与此音义异同何如？

曰：不同。七传间脏传是五脏自病，病自内出，盖五脏有相生相克之性能，故以夫妇之相克而有七传，母子之相生而有间脏传，正得父子相代而相传之天然，故曰传，流传之谓也。风寒本天之二气，于人病为外邪，故其渐次经历人身之六经，有如转路行过方所之委曲。传转之谓如此，其义自别，何可以同言！

问：《素》《灵》之起太阴而经以十二言，固是言平人之常。《伤寒论》之起太阳而经以六言，则是言病时之变也。惟其常，故无议，以其变，故多口欤。

曰：《伤寒论》之书，本《素问·热论》之旨也。热论略，《伤寒论》详。以略而言，譬如八卦起艮之连山，起坤之归脏也。以详而言，譬如六十四卦起干之易也。孟子曰：前圣后圣，其揆一也。有能继之者，则《皇极经世》可得拟而有也。世无尧夫，故口多耳，以多口言之，譬如猩猩与鹦鹉，嚣嚣谍谍，安知其心不以为能出乎其类，而自谅哉。噫，可慨也已。

问：荣卫。

曰：荣卫者，三病始分之二道也。二道明，三方对，则三病无余治，此仲景之所以圣也。二道迷，三方惑，则虽三百九十七，一百一十三，犹以为未之足，其凿凿之所以嚣嚣欤。未及六七日而风寒有不救者，荣卫不明之罪也。

问：传转。

曰：传转者，六经盈缩之玑衡也。六经明，则传转之机审。传转昏，则拘拘数日以论经，此风寒之所以有治不治之分也。已过十三日而有不愈者，传转不明之罪也。

问：两感。

曰：以虚者受病言之。风寒之病，表虚而病也。表虚则里实，故曰热虽甚不死。然则两感于寒而病必不免于死者，盖以表里俱虚言也。惟其俱虚，故为不治，仲景亦付之不论。大羌活汤，要亦不过存此活人之心云耳则可，乌在能奈何两感之万一于可必哉！然亦智者过之之一事，近世以其自谓能治两感而不察，遂用之为通治风寒之套药，是又焉得不谓之愚者不及知之一叕①邪。

问：医有内外。

内者何？曰：人是也。外者何？曰：天是也。知人而不知天，知内不知外也；知天而不知人，知外而不知内也。知天知人，则知道矣。舍天人而言内外者，非道也，谬也。

---

① 叕（zhuó）：短，不足。

问：风寒必自太阳而中伤，而诸家乃有各经自中之说，其说何如？

曰：自中不在此中论，此书之论，论外入也。以论外入，故始太阳。太阳者，皮肤也，皮肤之固护人身，犹城郭之卫护治所。经络脏腑者，譬如城中之百物耳，寇盗虽强，岂能不由城郭，腾空犯内而伤人害物哉？无是理也。今以太阳揭中伤而言传，阳明更转以互音义，少阳言阳去入阴，通章之大旨而玩味之，则风寒浸进之实义，昭然甚明，又何必乱凿叛经之剩说。然则各经无自中邪。曰：非谓无也，人病不外则内，以内出言，何可谓无？中经中络，中腑中脏是也。此书无此，此义不明，则自误矣。一有自误，则必误人。是故古之君子，为学必专务实，用其力于为已。今人则不然，欲求无误，难矣哉。

问：条目中太阳中风，阳明中风，少阳中风，三阴亦如此而历言，非各经自中之谓乎？

曰：非也。盖谓中风矣，初起证见太阳，则谓之太阳中风，明日又明日，证转见阳明而少阳，则又谓之阳明中风，少阳中风，三阴亦如此。伤寒亦如此，盖此书通篇大义，是自首贯串至尾，一气说下来，脉络分明，无有间断，与诸家零零星星，一节一意，不相联属者不同。学者务要瞻前顾后，彻首彻尾，反来复去，千遍熟读，沉潜深思，则义理自见，自然有得。《洪范》曰思，曰睿。睿作圣，思是圣学工夫，为学不可不思。

问：说者皆在中伤感冒上认病辨轻重，诸说孰优？

曰：中伤是《素》《灵》互用之二字，两感是热论推病之转语，冒是吴俗之常谈。认病当如尝酒，醇醨美恶，只可在水米麴①蘖中理虚实，不当向酳②酿笃漉上清滋味。

问：先夏至为病温，后夏至为病暑。

曰：暑，必小暑令行而气至，小暑在夏至后一气，故谓夏至前犹是温，言春气未全除也。夏至后始是暑，节令已行也。然自意为医以来，温变为瘟，暑为寒，寒遍四时，瘟满天下，夏之至不至无复论矣。欲生民之命各不失其正，其可得乎？

问：天有六气，风寒暑湿燥火。风寒暑湿，经皆揭病出条例以立论，而不揭燥火，燥火无病可论乎？

曰：《素问》言春伤于风，夏伤于暑，秋伤于湿，冬伤于寒者，盖以四气之在四时，各有专令，故皆专病也。燥火无专令，故不专病，而寄病于百病

① 麴（qū）：酒曲。

② 酳（yònɡ）：酗酒致乱。

之中，犹土无正王，而寄王于四时辰戌丑未之末。不揭者，无病无燥火也，条目中理会自见。

问：虚者受病，卫中风也，而曰荣虚，何也？

曰：风之中也，本荣实而卫虚也。风既中矣，则卫实而荣虚矣。虚以对实为言，卫家本虚，得助则实，荣家本实，无助反虚。故医家之言虚实，凡虚皆正气虚，凡实皆邪气实，非别家泛言虚实之可比也。《经》曰：邪气盛则实，精气夺则虚；又曰：入者为实，出者为虚。此之谓也。

问：《经》之用方，皆言主之，后人则云专治，两意同否？

曰：不同。主之者，示人以枢纽之意也，专治则必人以胶柱矣。

问：桂枝辛甘大热，《经》之用，其取发散为阳之义欤？

曰：中风发热汗出，卫不固而表疏，发散何取哉？然一则曰发汗，二则曰发汗，何也？曰：经不云乎，桂枝本为解肌，又不云乎，汗不出者不可与也。既曰本为解肌，又曰汗不出者不可与，则岂发汗之谓哉！桂枝有固卫之良能，解肌乃中风之奥义，妙不可言也。然则发汗者，果为谁也？曰：热粥也，妙在此也。韩信以死地与士卒，得效死之士卒而收背水之功，仲景以汗法与热粥，得逼汗之热粥而成桂枝之效，医道与将道通也。非天下之至神，其孰能与于此？谓桂枝难用者，曾知此乎！噫，仲景远矣，可以与之语夫此者谁哉！贾生有言，可为长太息者此也。

问：桂枝本为解肌，而一则曰发汗宜桂枝汤，二则曰发汗宜桂枝汤，何也？

曰：风之为病，外邪也。故于其初也，法曰当发汗，然汗既自出也。卫行脉外，故曰本为解肌。发汗以例言，发语之辞也，解肌以义言，核实之谓也，故曰解肌乃中风之奥义，妙不可言也。学者能了悟桂枝发汗解肌之义例，则于入此书之道，已过第一关隘矣，不患不升堂入室也。谓桂枝难用，与凡类集桂枝汤方于已之伤寒门，谓为有汗伤寒之治者，徒知桂枝发汗之例，何尝知其解肌之义哉！

问：几几。

曰：几，自《说文》以来，皆言鸟之短羽者，不能远飞，动则引颈几几然。故仲景取以形容病人之颈项俱病者，俯仰不能自如之貌。肖峰吴氏，《六书总要》，凡文如此，注鸟飞远影，盖有据也。然此以训释仲景书，故但从旧说，而于文之是非，注之得失，则皆不论。

问：风土之异，东南偏暖，西北偏寒，故说者谓东南之人，不病风寒，偏病暑湿，西北之人，不病暑湿，偏病风寒，其说然否？

曰：难以此拘也。《灵枢》谓：夫天之生风者，非以私百姓也，其行公平正直，犯者得之，避者得无，殆非求人而人自犯之。然则四气之所以为人病，在人之自犯不自犯何如耳，不在四气之偏不偏乃尔也。以犯而言，则东南之人，何尝不病其东南之风寒，西北之人，岂可不病其西北之暑湿，何也？事有偶然，机有不测，理不可以一途取也。今也必欲以偏言，则《淮南子》曰：匈奴出秽裘，干越生葛絺，各生所急以备燥湿，各因所处以御寒暑，并得其宜，物便其所。故兵家有言，朔陲积阴之野，食肉饮酪，其人理密，故耐寒，百粤多阳之地，其人理疏，故耐暑，是其天性然也。如此则是地虽限人以偏，天则全人以性，天地以生物为心。而谓以其气之所不能齐者适所以病人，岂天地之自然哉，亦过论矣。且夫得气之先，莫如禽鸟。以燕雁同有无之乡言之，彼此虽偏，相差不甚相远可知也。乃若积冰不雪，不青不毛之地，此固判然天地之殊方异域，偏之甚，无过于此矣。然而大禹圣人，定千八百国，解衣入裸，无所不之；贤如诸葛，五月渡泸，深入不毛，牧羝大窖中，餐毡啮雪，十九年而生还。诸如此者，虽履偏之甚，犹且不病，非有主不犯之明验乎。是故，君子立言，必以天下之常，人所同有者，明道以垂大中至正之教，不作聪明，骋奇僻，诞浮泛，以凿无凭之滥说。《经》曰：知犯何逆，随证治之，知犯何逆，以法治之。盖谓知是风，则以风治之，知犯寒，则以治寒之法治之，明知是三阳主犯，则治以三阳，知已在三阴，则治以三阴，何尝专东专西，执南执北，驾偏言以惑乱天下后世哉！故世称圣，言其正也。

问：太阳与少阳并病，以眩也，故刺肝俞；以冒也，故刺肺俞。夫胆与肝合，故刺肝俞，所以泻少阳也。而肺非膀胱之合，膀胱之合肾也，不刺肾俞而刺肺俞，何也？

曰：东方肝木，其脏则实，其俞可刺，而况在少阳之眩乎！肾居北方，其脏属水，其官作强，有虚无实，有补无泻，不可刺也。然肾生气，肺主气，膀胱必气化而出，且肺为相傅之官，放不可刺之肾，而曲畅旁通其治于肺焉，至德要道也。精微之妙，学者不可不知。

问：胃实。

曰：胃廪水谷而几死生，膀胱主分清而关通塞，实由热燥而后结，结由清分而后成，分清在阑门。论道曰胃实，医家多婉辞，盖道有经有权也，可与语经而不可与语权，恶足与语道哉。故曰：权者圣人之大用。

问：背恶寒，说者引经谓背为阳。夫水冰地冻，皲肤堕指而面独不畏寒者，以诸阳皆聚于面故也。今背恶寒而谓为阳，何病而至阴阳之乖戾有如此乎？

曰：病在少阴，少阴缀脊而属背也。以太阳之脉挟脊循背，则背似可以阳言，以腑为阳而居前，脏为阴而丽背，则背又不可以阳言矣。天地以北为背，北，天地之阴方也，故君主之位必南面，重向阳也。《六书》北肉为背，北肉则违阳矣。然则谓背为阳，为其违之讹邪。故曰经传谓背为阳者，其犹历家谓日月为右旋之说欤。谓日月为右旋之说者，有所取用而左其说也，此背之所以为阳而恶寒也。

问：风寒之病，大势未除，药补太早，恐邪留不去，似非治法所宜。以五六日之间，邪属半表半里，往来寒热正炽，方用人参三两，其义何居？

曰：表里者，人身之阴阳也，往来者，邪气之出入也。故曰：入而并于阴则寒，出而并于阳则热。人参何补邪，固气之物也。是故，主之以柴胡，以其能除寒又除热也。人参固其气，不使其走进又走出也。谓人参补药者，观场之矮子，徒闻人参之补名，未见人参之补义也。

问：阴阳易、劳复孰轻重？

曰：事虽两端，理则一致，皆死道也。易是不怕死，复是不顾死，无轻重可言。《经》虽有治，盖欲令人于死中求活，期一二于千百之意耳，岂谓十全可必哉！孟子曰：知命者不立乎岩墙之下，君子无轻生以自取可也。

问：今人病风寒，每多食复，《经》何无食复？

曰：有食禁矣，又何复哉，不出复者，立法惟严，不可玩也。

问：平人一呼，脉行三寸，一吸，脉行三寸，呼吸定息，脉行六寸，一呼，再至。一吸，再至，呼吸是何处见，行是如何行，至是如何至？

曰：一呼一吸，是以诊家言，至是以尺寸言，一至再至，是以出入言，越人法也。先越人时，十二经之至皆用也，越人用，他皆不用矣。行是以经隧言，三寸六寸，是顺循环而演推步也。应九九而成八百一十丈者，一昼夜五十度周身通该之具数也。理贵得中，过犹不及，此虚实盛衰寿夭死生，所以不能逃乎三指一按之下也。

问：经隧与尺寸。

曰：脉者血之府，血之荣于人身，犹水之行地中，凿地得泉，不可谓水专在是，血脉亦然，经隧犹原泉而江河，尺寸犹河之有洪，泉之有瀑，故在经隧，则流而不息，藏精而神不露，所以行而有常。在尺寸，则动而不静，着灵而用以显，故至而可诊。然行者何常不至，特俱隐耳，至者亦岂不行，但不两见耳。一之则不明，二之则不是。盖一而二，二而一，并行不悖，神化莫测，此之谓道也。

问：来去二字，且如凡物之来也，必转身回头才好去。及其去也，亦必转身回头才好又来。脉之一来一去，可是如此否？

曰：不来不去，无以言至，来去者，所以明至也。至是个活字，来去极要看得活。脉道譬如江河，血譬如水，气譬如风，来去至止，譬如波浪，水浅风小则波，水深风大则浪，江河只是波浪，大海必定起涛，人大脉大，人小脉小，同此理也。肾脉重十五菽，亦涛也，人所同也。十二经皆有动脉，《难经》开卷第一语，然则十二经皆至，不独尺寸也。三难曰：关之前，阳之动也，关之后，阴之动也。如此则是以动字互至字读，则通来去至止皆容易明白。大抵看脉家书，要当求作者之精微于言语文字之外才可。不然，损至亦是至，厥厥动摇亦是动，于此等不以意逆而体贴详细，只管寻章摘句而咬文嚼字，若之何其可以了了于胸中乎？

问：呼吸者，脉之头也，头训头绪，何也？

曰：脉无头尾可言。头绪，俗谓头脑是也。盖脉之所以为脉，由人之一呼一吸使之而然，而呼吸之所以为呼吸者，要皆无非阴阳二气，屈伸舒敛以神其用而为之也。然气无常用，概而言之，则盈虚盛衰，呼吸亦因之而更变。极而言之，在则有呼吸而人以生，去则呼吸亡而人以死。故曰呼吸者，脉之头也。此语极精，顾人味之何如耳？《脉经》无吸字，以无吸字，只就呼者脉之头也而观之，似觉不费解些。然精详少一吸字，则非仲景语，便看得出来了，叔和于此处不检点，可见叔和不过只好做得个叔和，而仲景毕竟到底还是个仲景，一毫也不错。

问：仲景曰圣贤之生，不偶然也。本草作而医道兴，有农氏以生民之疾病为己忧者，天启之也。是故，有本草，则必有《素》《灵》，有《素》《灵》，则必有《难经》，有《难经》，则必有《伤寒论》，何也。

曰：天以斯道济斯民，必生若圣若贤者，先后开继，符合若一，以全其成也。说者谓轩岐为托，是盖意其有所不屑，而于斯道小视云耳。孙思邈曰：不知大易，不足以言医。程子曰：五经如药方，春秋如治病用药，医可小云乎哉！治道也。窃尝思之，《素》《灵》之书，有自文字之始，其来久远。若谓八十一篇之中，有无弊杂，诚不可知，而曰浑不出于帝伯君臣之问答，则开物成务之微言，非圣非贤，必不能有此其初也。仲景生于汉季，发身孝廉，则其所以为仲景可知矣，以宗族二百余口，不十年而死者三之二，伤寒居其七，以著论。呜呼！斯时也伤寒何如是其多邪。建安去上世，千余年矣，有法无方，道未备也。医于此时者，谓不冥行索涂邪，此仲景之书，所以证如此者，名曰中风，曰桂枝汤主之，证如彼者，名曰伤寒，曰麻黄汤主之，传病如此，治如此方，变证如彼，治如彼方。托论伤寒以名书，实经纶斯道，错综条贯之，本末毕举，开示后学，以为斯道之日星，吃紧继《素》《难》而作也，非天启邪。方其去长沙而上手京师，非由其不忍当日生民不得其正命之心而发邪，则其本诸身者，无非天德之良，故其措诸事业而所以继述坟典者，一皆皇道之正，此其所以圣当时，祖百代，贾生所谓不居朝廷者，至是而愈足征焉，《素》《难》以下，一人而已。朱子曰：天不生仲尼，万古如长夜。唐子西尝于邮亭梁间见此语，由此语而观之，则凡行道之人，无有不知孔子之所以为孔者，可知也。愚每读此书，盖尝窃叹天不生仲景万病如黑漆耳，医门孔子之称，不有以哉。故曰：儒必孔子正，为儒必宗孔子，医必仲景正，学医必宗仲景。儒而不宗孔子，儒名而墨行者有之，医而不宗仲景，医名而贾事者，纷纷然也。嗟乎，今之时，去仲景之时益远矣，钤捶活人类证纂要贾炫以泛滥于天下，人各以意为医，而仲景之道，不尽湮没者，徒此虚文。吁，医可以意言哉。大学之道，以诚意贯终始。朱子曰：正意不可无，邪意不可有。今之所谓意者，果何如其意邪？愿矣，乡人之所愿也，君子之所愿哉！昔者杨墨之说横流，乃所愿则学孔子者，孟子一人，卓然之意如是也。愚虽不敏，窃尝愿学孟子之所学矣。以疾厄夺，因愿学仲景。是故，条辨者，愿来学学仲景之愚意也。

问：传谓以宗族二百余口，不十年而死者三之二，伤寒居其七，乃著论。然则假使当日张氏之宗族不如此，则仲景之论亦著否？

曰：图出而卦画，书出而畴叙，麟出而春秋作者，道在圣人，圣人所以有神物之感也。不然，南人不梦驼，北人不梦象，神无所交也。盖天生圣人而寄之以道，所以圣人一感一动，无非天理之自然。故其文之著，犹天之垂象，自夫人之见之，虽有多得少得之不同，而其立教垂范之所以然者，则有以通乎百世而无弊，此圣人之所以为圣人也。是书之著，不犹是乎？想当张氏宗族之不幸时，天下之不幸有如张氏之宗族者，殆不知其几何也？本草之经述矣，论不著乎，道未备也。传家以张氏之宗族为仲景之感，愚为仲景之感，必有非传笔之所能尽知者，而不如此其拘也何哉。宗族之不幸，则宗族之不能知仲景可知也。宗族之不能知，则天下之不能知亦可知也。悲夫，有仲景如斯，而宗族天下之不能知，则天下与宗族之不得其正命，宜若一也。而谓感此而寂彼，岂知仲景之所以为仲景者哉。然则论也者，道本乎天，天下万世之攸系也，不可以不着也。知此则仲景之所以为仲景者可求而得也。呜呼，安得有求仲景之所以为仲景者，吾与之共论此。

问：啬啬淅淅，恶风恶寒，如何辨别？

曰：啬，悭①吝也。恶寒者，譬如悭吝啬细惧事之人，恁的常常怯怯然畏

① 悭（qiān）：吝啬；缺欠。悭吝：形容吝啬、小气。

恶也。淅，淅米也，孟子接淅而行是也。恶风者，譬如裸体之人，被人卒然以水洒淅于身，蓦地惊恐，悢悢然畏恶也。然特迎风动扇则如此，闲静坐卧则不恶，此二者所以有大同小异之分也。一而言之，乃当在太阳时事，过太阳，则无此矣。

问：合并。

曰：六国合从，秦并六国，六国不并，秦不合，理势之必然也，知此则知合并之义矣。

问：读《伤寒论》。

曰：当如程子、朱子教人读《论语》法。然今人之医，置此书于不读也久矣。久矣置此书于不读，而谓医门有人可乎？

问：医道。

曰：道者，日用事物当然之理也，理在事物。是故君子不能外事物以言道。医之事物，治病用药是也，穷药病之理，核药病之实，病与药对，药到病解，医家日用常行之所当然，此之谓道也。精此则神，明此则妙，外此而谈神论妙者，要皆不过渺茫臆度，而无捉摸，譬之无根之木，无源之水，何足与言道之所以为道哉。夫是则所谓理之所自出者安在，可得闻乎？曰：人之理在脉，脉之理在《难经》，不读《难经》，焉知脉道。病之理在《素》《灵》，不读《素》《灵》，焉知病道。药之理在《本草》，不读《本草》，焉知药道。然则《伤寒论》云何？曰：以上言之，各一其道也，以此书言之，总其道而会其全也。故传曰：古今治伤寒，未有能出其外者。以书之名言也，岂惟伤寒哉？又曰扁鹊仓公无以加之者，以尽道言，谓仓扁虽神，其道未易求，而此书之道可求也。由此观之，欲求医道，舍此何之。

问：医务。

曰：医务莫要于务实，实谓何？不虚是也。实有诸己，实见得病真，实用得药对，切切实实，平平正正，做将去，一毫不虚假。实不期神，而实自神，实不求妙，而实自妙。乃若指天说地，称神道妙者，是犹画道然耳，何也？画家多不好画眼前物件，争好画鬼画龙，画鬼画龙者，欺人所不见，易神易妙，而易售也。以眼前言之，近小简易，莫如瓠瓤①，即使夺化之工为之，止不过模旧式，描得出两个扁扁圈子相累耳，置一浑沦圆瓠瓤质其旁而责之画，虽金陵壁手，莫不缩项努目，张口吐舌，敛手避席，不能奈何，仿佛于毫厘矣，故曰依样画瓠瓤。何以不得病情影响而寻虚寻补言之，非画龙

---

① 瓠瓤（hú lú）：同葫芦。

画鬼何！要皆谓之不切实，非邪。然则切实当何如？曰：医，医人也。《传》曰：道不远人。又曰：道不离日用间。今也只在俯仰天地间，寒温冷热中，寻常眼面前，穿衣吃饭上。着实备细跟寻，然后质之先圣之格言，不复迷惑于淫邪之虚妄，如此而若谓不得实，窃敢言断断乎无此理，断断乎无此理！

问：医病。

曰：医病莫大于病凿，凿谓何？曰：天生万物莫不各皆赋之以事，有此物事，则有此道，故曰道本乎天。天者，理也，自事物之得于理之所固有者而言之，莫不各皆无余无欠，无亏无剩，而各成其自然而然。是故绝不可不循此自然而然者，以行之于日用事物之间，而后可以言道。加之毫厘，损其丝忽，差失其所当然，移易其所以然，要皆道之凿也。故曰：一本万殊之谓道，至善之谓道，大中至正之谓道。医之有道，自《本草》《素》《灵》《难经》《伤寒论》渊源而来，数千年矣，世远人亡，经残教弛，正学失传，愚者不及知，则亦已矣。乃智者知之过，则有厌常而喜新，增多以为高，改古以翻今，好奇而立异，作聪明，骋私曲，支离破碎，诪[①]张为幻者出，而道于是乎凿凿然矣。呜呼，钤非邪之首，凿之魁邪，活人，不佁凿邪，类证，巫凿也，捶纲，漫凿也，例，逆凿也，赋，禬[②]凿也，注解，仆妾之凿耳，何足以与凿例，至若多凿纷纷，凿以误凿，凿凿相寻者，难以枚数。《淮南子》曰：今释正而追曲，背是而从众，是与俗俪走而内行无绳，习凿之谓也。医而至于习凿，生民之命县之凿手，言之可不痛心！然心此则爱，爱则仁，仁则非道不行，此道之所以道也。不则忍，忍由徇己，己则何所不至，不流于凿不已也。此凿之所以凿欤，盖事无两适，出乎此，必入乎彼，出乎彼，必入乎此，此近时之医，所以又有凿燥为糙者出也。夫燥，埽音也，凿之为糙，不陋甚乎！医之风，颓矣。后学君子，苟志于道，当先正此颓风，夫然后，兹则庶乎其可也。

问：任医。

曰：任医如任相，相受天子九锡之荣，而司天下万民之命，当正大体，不当亲细务。是故，进退百官，调和鼎鼐，燮理阴阳，其要在于公天下之贤才，察识其所能而器用之于天下，以天下利天下焉尔。天下无虞，则修礼乐以和乐之，设有警焉，则整干戈以戡定之，斟酌前代之成法，而损益以因革之，不作聪明以生事于承平，不为贪鄙以幸祸于危乱。《论语》曰：危而不持，颠而不扶，则将焉用彼相。不知此，不足与论任医之道。

---

① 诪（zhōu）：诪张，欺骗，作伪。

② 禬（guì）：祈福除殃的祭祀。

问：治病。

曰：治病如治寇，寇为天下害，不治则祸乱不息。鼠窃狗偷，一击或可。若夫云集而乌合，蜂屯而蚁聚，其势至于据险守僻，称名僭号者，岂等闲师旅所可驱除哉，要必雄军大将，坚甲利兵，捣穴破巢，枭渠磔杰，收功端在于擒王，王擒而天下之事定矣。卒徒虽有逸者，旋可息伏，若拘拘惟卒是图，不殄元恶，元恶既在，祸乱终当复起。离之上九曰：王用出征，有嘉折首，获匪其丑，无咎。知夫此，而后可与辨夫治病之理。

问：用药。

曰：用药如用兵，兵非可玩之器，文修武备，盛世长策，无事而动，不惟徒取费耗，殆将启舋①招尤，事不容已，兵兴师出，我既为师，彼则为敌，大敌在前，必察其情，虚实真伪，得其情而可以无疑矣，毋骄兵以轻敌，毋慢兵以失机，顺天时，因地利，率人和，承物宜，旗鼓严明，士卒用命，有定谋，有成算，整行阵，饬奇正，然后战胜攻取可必。不则憧憧御敌，其不败也鲜矣。《易》曰：师出以律，否臧凶。不知此，不足与言用药之义。

问：立方。

曰：立方如立国，得国在得君，当纷乱扰攘之时，际臣佐使之会者，苟非立国，则无以安天下。国不得君，则国非其国矣。盖济时主治，人君自有一代之真，非伪似者所可觊觎徼幸于其间也。得其真，则鼓行列阵，可以收倒戈迎刃之功；失其真，则虽汗马血兵，不过徒为疽背噬脐之多事耳。是故具正法眼者，的知沐猴井蛙之不足与定祸乱也。《传》曰：一正君而国定。知乎此，而后可与议夫立方之法。

问：春温夏暑秋凉冬寒者，四时之令气也。而《素问》言四气之所以为人病，则曰春伤于风，夏伤于暑，秋伤于湿，冬伤于寒。夫冬夏之伤于寒暑，无容议矣，乃春则不以温言，而言伤于风，秋则不以凉言，而言伤于湿，何也？

曰：冬伤于寒，春必病温，温在病矣，虽不言伤，而伤在不言之中可知也。且温主生，生则亦不可以伤言，又可知也。然四时皆有风，何谓春独伤？曰：四时皆有风，唯春独动，动则万物皆虫生，所以人亦伤也。夏生飧泄，何也？曰：风属木，木邪盛，则土受害，人身之土，脾胃是也，脾主化输，胃廪水谷，飧泄者，水谷利也。古人谓水饭曰飧，民间水饭用于夏，长夏土令行，木邪发而飧泄作者，物盛必衰，土败木贼也。秋何不以凉言？曰：盛夏酷暑，烁石流金，人如坐甑中，得秋凉而解，且凉主收，彼方解而收，不

① 舋（xìn）：同衅。

伤人可知矣。故惟凉不伤人，人故无凉病。湿者何？曰：黄梅雨节，五月则然，土润溽暑，大雨时行，长夏之令也。于此不以湿言，乃于秋气至，凉风生，暑毒退，水痕收，天气清，地气爽之时，而曰伤于湿者，人病不外则内，以人身中之自内出者言也。内出者何？曰万物至秋成，物成人味厚，味厚则痰多。痰，《广韵》胸上水病。湿莫湿于水，水寒相搏，则咳，所以冬必咳嗽者，以岁言之，冬至子之半，水泉动也。若以日言，夜分亦子之半，亦水泉动也。故人之病咳嗽者，以岁计，则冬半发，以日计，则夜分发，应水泉之动而动也。不然，若以外入之湿言，病发则当为肿，为满，为胀，为痛，为痿，为痹，不当咳嗽也。呜呼！道明必自物格始。《传》曰：物格而后知至，知至而后意诚。故又曰：诚则明矣，然不诚则无物，有何道可言哉。

问：人皆曰医者意也，意可以言医乎？

曰：意可以入医，亦足以乱医，不可以言医，何谓也？曰：医有道，道本乎天，意由诸己，己则未免杂于妄，天则诚而已，故意正而诚，乃所以造道，邪而妄，适足以害道，不察害道之意，而直指意以言医，是亦乱医云尔。乌可以言医乎，且意能害道，不独医为然。果斋李正叔曰：自夫子设教洙泗，以博文约礼授学者，颜子、曾子、子思、孟子相与共守之，未尝失坠，其后正学失传，士各以意为学，其务于该洽者，既以闻见积累自矜，而流于泛滥驳杂之归。其溺于径约者，又谓不立文字可以识心见性，而陷于旷荡空虚之域。儒之以意害道，盖闻其弊有如此矣。医自药始于《本草》，理原于《素》《灵》，脉着于《难经》，中正之道成。乃剖腹则异于华，秘方又奇于仓，神农之家事芜，帝伯之大道塞，人亦各皆以意为医，其务于阿世媚俗，而以贾为事者，则借口于调胃补虚以悦人，其好为索隐行怪而以诡炫售者，则又放言谓通仙如神以自诞，矜方玩法，析治分科以相嫌隙，先正谓医与相通道，而其所以坏，则又相符如此，儒尚且尔，医何足怪哉！呜呼，是皆道之厄也。儒之厄周程张子起而辟之于前，朱子统而正之于后，而后圣人之道如日中天，今则郁郁乎盛矣。医之厄，仲景起，方法一，道大备，论而正之。方甫定，仲景死，其言未及韦而湮，不奈曲学丧心，愦经愎意，凿道营私，论经则讹其传而昧其转，是非莫辨，致伤寒有七十二之妄言。久道则以子代父而占世，贤不肖，殽使救敲之不暇者，得以撒骄而自纵，厄则极矣。窃闻之物极则反，信斯言也。奚谓无挽邪，天将厌其极，则必有再辟者出，出则此书者，非再辟之玑衡邪，故条辨之。盖亦庶几有补于将来阙略之万一云尔。若夫删繁剔误，是则幸望后贤，问者俞俞爰付梓。

伤寒论条辨或问终

痉书叙

余以鲁钝，于医初未学也。慨自连困两番丧内，病皆起于中伤风寒，遍求多医，治殊弗效，致变俗谓虚怯，竟堕不满三十而短世，前后若一，儿女遭惊风，历殇者五。厄苦惨痛，悽悽无聊，客游淮楚，值彼旱疫正炽，适罹其灾，死信宿而重生。重生者，疫盖《素问》热病，伤寒类也。淮楚重治伤寒，不轻用药，以故不药而自死，不药而自生，骨立而起，起而发肤悉更，是岂偶然，天也。追思往事，药病之在道，初以求道于人，卒不得见闻人之有道，既而听命于天，乃幸荷天之庆，人固不能策功于道，以直全正命于人，天则乃尔曲全于我。然则天之所以不欲我死，必欲再造我以重生者，留我之意，莫非试我以警，将欲畀①我以致用于斯乎？我苟不能仰体以俯而知之，则不得与善事乎天者同日而语矣。于是念念集斯道之大成，圣古今而祖方法者在仲景，乃购求其遗书，仅得其金匮之略，伤寒之卒病论，皆世所阁置，尘秽之残烟，启而读之，凛凛然惊心骇目，病历多艰，论皆显印，顾念幸生既得于脱死之后，后若舍此而外慕远求，则亦不可以为能从事于求祥言矣。庸是笃志专此，锐力愤敏，涉苦万端，鬓霜而后豁悟，默契潜通其言外之绪趣，悔恨曾前俗谓之虚怯，冤属论中坏病之谬讹，惭不可及矣。乃汲汲扬莸②涤秽，条辨其颠倒错乱，疏其祲蚀，重整成卷，梓布有年，以痉向未齐同，实则二书之一事，何谓邪？病起太阳，证惟强耳，强而汗，汗而湿，湿而寒，寒而痉。寒痉者，世俗之口头语，中庸之迩言，甚易知也。且痉因于多汗，多汗因于血虚。血虚惟儿家为最，以未充也；新产妇人次之，以在蓐也；大人间有，以方刚也；老者得无，以既衰也。今之惊风，概是如此，以此参求，亦甚易明也。昧者不察，又不识强痉二字之名义，更不省痉亡于痉乱，一见有强，懵懂鹘突，便哆抽筋，及至痉作，捉摸不着，又妄诞着骇，仓卒揣摩不来，遂滥谬惊风，诬诡名而夺痉位，汩没天真，冤命祸世，害道酿厄，因循至今，千余年矣。我既感天之警觉，幸见天则，克全予命以嗣诸后，得诸

① 畀（bì）：“给”“给以”之义。

② 莸（yū）：臭草。

已矣。若或隐忍坐视诸人，钳口畏懦而不谠①言，则亦自负，适所以为违天自弃，咎不反归我乎！惧此更集是篇，梓附条辨，以报天命，以申同伦，以一体遐迩焉。呜呼，是篇也，书云乎哉，我于书但好读古人者耳。我无书也，曷敢直以书言借也。文云乎哉，我无文也，曷敢骤以文言，非也。然则谓何？曰：无谓也。盖欲希望由是将来冤斯可雪，祸斯可熄，道斯可明，厄斯可解，则庶乎尽己可言，而回天有待，抑以张诸后此，遥为凿道造祆，昏时惑世，含血喷天以自污之龟鉴云耳。

万历戊戌孟秋既望有执自叙

① 谠（dǎng）：正直。

痉书

《素问》曰：诸痉项强，皆属于湿。

痉，音颈。强，上声，下皆仿此。

诸，犹凡也。痉，《广韵》风强病，俗谓打寒噤是也。项，颈后也。强，筋脉牵强，木劲而不和柔，反拗而不顺从，受病之经，其经之筋皆然。湿则下文是也。

《金匮》曰：太阳病，发汗太多因致痉。

《金匮》痉皆痓，叔和注，痓，当作痉，今从之，以便初学。

太阳病，《伤寒论》曰：太阳之为病，脉浮，头项强痛而恶寒，是也。发汗本伤寒之治法，而中风之治，亦在法中，其例一也。太多者，汗法以微似为度，苟至于如水流漓而湿，则过度而为太多也。此举伤寒而言，虽不及中风与湿，而中风与上文湿，义具见言表，可知矣。致，与下文变意同。

《千金》曰：太阳中风，重感于寒湿则变痉也。中，音众。

寒湿者，中风本自汗出，出不已，而至于如水流漓，则与发之过多而湿，湿而生寒，其义一也。上条举发汗包自汗而言，此举中风该伤寒而言，通前三条并而观之，文虽出于三家，而风寒变痉之所以然者具见，义则诚如互发，学者最宜精玩。

痉自《素问》以来，其见于《伤寒论》者，乃叔和所述金匮之略也，《千金》虽有此语，未见其精悉。自此以下，无痉文字可稽。近来乡俗，未闻曾有一人能言痓者，虽医亦然。不但痉也，强亦未见有能分晓者。斯道之不明，岂其遭痓讹误以致如斯乎？诚可叹惜。愚以两娶五出，一女四男，皆殇于惊风，遍观儿医之家，惊风之论，辞甚鄙野，大都末流之俚谚，古无此等荒唐之说，来历不明，其详不可考，疑憾数年，不能自释。既而偶病伤寒，死信宿而重生，感天有所警也，改故业而致身仲景之门，受读《金匮》《伤寒论》，愤力敏求，私淑其旨趣，寤寐其神妙，以病时多艰，印证二书条目，心融意会，恍如鉴对梦醒，若有默迪在前，难以告语人者。见叔和痓当作痉之注，忆病初项强几几之不能自胜，念儿家口不能言之自苦，岂旁窥侧测之所能喻及。大悟惊风之谬，悉皆痉语之讹，因集诸痉，刷正警非，别为次序如今，窃案以候照对云。

《金匮》又曰：太阳病，发热，脉沉而细者，名曰痉，为难治。《伤寒论》无“为难治”三字。

太阳者，以太阳经所主之部属皮肤言也。皮肤为人一身之表，表之为言外也。风寒本天之二气，于人身为外物，故其中伤于人，必自外而内，人之中伤之，必皮肤先受起。以病方在皮肤，皮肤属太阳，故曰太阳病。盖举大纲而言始，以见周身之皮肤具病，所包详备，辞简而意周，微哉旨也。后人不察，如诸家纷纷争以经络之一线而嚣讼，岂不大谬！发热，风寒之邪，客于太阳，与正交争，蒸而为热也。然病在太阳，其脉必浮，沉细者，重感寒湿，变也。六经主病，其各该所主之经络部属，《灵》《素》自有章章明文，道之原也。凡病无有不属六经者，言病必称六经，古意原来如此。仲景为方法之祖，祖是道也，末流不究，聘以小智，妄凿非端，求其己私，无过务为矜侉炫售，媒蘖名利而已，非为道也。识者鄙之，适所以见其弄巧卖乖，叛经悖道，徒自取垢招尤，则亦竟成何益。来学贤能，切宜省戒。

太阳发热，具见上矣。惊风论云，治惊，要识惊风痰热四个字，又自饰云。小儿血气虚弱，虚则生热，热盛生痰，痰盛生惊，惊盛生风。风盛发搐，夫既曰虚矣。虚则无物，无物如何生出热来。热是何物，如何又生得痰出来，痰虽有形，惊是着骇，心之知觉，神之感应耳，无踪迹可寻也。痰如何骇得人生出惊来，惊于自己，且无踪迹。有何生出风来，风虽寓形于动，搐是如何动，《六书》无搐，义不可稽。夫热既无一毫实可言，只是生于虚起，从头一直虚到底，毕竟仍是没来由虚空不可稽之搐结证。天下有此事理乎？然则人虽虚弱惊骇，不致卒生妄热，肢体虽动，不属无稽之搐，但卒感风寒，太阳必当发热。变则筋脉牵强，必痉可知。以此言之，惊之谬，痉之讹，大端明矣。想当愎惊谬论之初，谬家多应未读仲景之书，未睹叔和之注，见病若然，一则不知痉亡于痓，二则不识强之名义，只是必定个惊骇，以为应当胶固，诬在儿家身上，更不思病情正理，致妄谬端，厄道酿祸，至死不寤，流毒至今，痛惜儿家，口不能言，含冤莫雪，予甚哀之。天既觉予以警，予既觉之而不言，其如与谬同归何。窃为此惧，故不避僭，以致吊如斯，诚不得已也。然虚之一字，大抵弊在医门，其为不明久矣，明而以正言者，必也君子乎？仲景以下，惜乎予未见其人也。呜呼，不亦可慨也夫。

夫痓脉，按之紧如弦，直上下行。

紧则为寒，如弦直上下行，申释上文。

《脉经》云：痓家其脉伏，坚直上下。

伏，犹前沉细，大意与上同。盖脉经乃叔和所述，《金匮》乃仲景之书，世谓叔和为仲景之徒，以此观之，亦不为虚称也。

《金匮》曰：太阳病，发热，汗出而不恶寒者，名曰柔痉。

恶，去声，下同。

此以自中风而变者言，风为阳，而属木，木性曲直，故曰柔，谓和软也。此与下文刚是反对，惊风之慢，此痉之柔也，下皆金匮。

太阳病，其证备，身体强，几几然，脉反沉迟，此为痉，栝楼桂枝汤主之。

几，音殊。

其，承上指太阳也，证备，言头项强痛汗出恶风寒具见也。身体强，太阳阳明合也。几几者，颈项俱痛，俯仰不能自如也。此互上条而出治，惊风之抽掣搐搦，不识此强，而滥谬也。

栝楼桂枝汤方

栝楼根三两　桂枝三两（去皮）　芍药三两　甘草二两（炙）　生姜三两（切）　大枣十二枚（擘）

上六味，以水九升，煮取三升，去滓，分，温，三服，取微似汗，汗不出，食顷，啜热稀粥发之。

此桂枝汤加栝楼根之六物也，汤义见伤寒论，盖擅固表之能，神解肌之奥。栝楼根，消渴而生津，导湿以彻热，肌表解而湿热彻，强不待疏而疏自至矣。

太阳病，其证备，或恶热，项背强，手足拘挛者，痉也，桂枝葛根汤主之。

此以太阳初交阳明言，病在太阳则恶风寒，交阳明，则反恶热，太阳之热翕翕，阳明之热蒸蒸，拘挛，拘束而蜷挛也。庸俗不识强之所以为痉者，狃于俚谚，而文理字义之不明也。

桂枝葛根汤方

桂枝三两（去皮）　葛根三两　芍药三两　甘草二两（炙）　生姜三两（切）　大枣十二枚（擘）

上六味，以水九升，先煮葛根减二升，纳诸药，煮取三升，服如上法。内，音纳。

此亦桂枝加葛根之六物也。葛根者，阳明经之的药也。以太阳初交阳明，故用桂枝以加葛根，经络明而药物对，理意至而功效奏矣。

太阳病，发热，无汗而反恶寒者，名曰刚痉。

此以自伤塞而变者言，寒为阴而属水，水寒则冰，故曰刚，坚劲也，与上柔对举而互发，以见阴阳二义，彼此两相反，而寓戒谨致勿误之意，学者不可不知。然无汗不湿，不湿何痉？曰：太阳强已微而内隐矣，痉则强之发而外着耳。惊风之急，此刚之讹也。

太阳病，无汗，而小便反少，气上冲胸，口噤不得语，欲作刚痉，葛根汤主之。

上，上声。小便少，气上冲胸，寒饮涌逆也。口为脾之窍，而胃脉夹口环唇。噤，脾虚胃寒而寒栗也。欲作，待作未作之意。此亦互上条而出治。（夹，音协）

葛根汤方

葛根四两　麻黄三两（去节）　桂枝二两（去皮）　芍药二两　甘草二两（炙）　生姜三两（切）　大枣十二枚（擘）

上七味，吹咀，以水一斗，先煮葛根麻黄减二升，去沫，纳诸药，煮取三升，去滓，温服一升，复取微似汗，不须啜粥，余如桂枝法将息及禁忌。

麻黄散太阳之表，葛根解阳明之肌，桂枝主营卫之和，则强自释而痉自定矣。

病者，身热，足寒，颈项强急，恶寒，时头热面赤，目赤，独头动摇，卒口噤，背反张者，痉病也。

《伤寒论》病下无者字，目下有脉字。卒，读仓卒之卒，反，音板。

身热，阳明主肌肉也。足寒，阳不下也。颈属阳明，项属太阳。急者强之甚。时，谓不常也。三阳聚于头面，热，阴不上也。赤，表未解也。太阳之脉，夹脊，循背。反张者，不柔和，不顺从，牵强益甚也。此盖以痉之具证言，亦风寒俱中伤之致变，与凡久而至于剧者为然耳。

反张灼然在背，惊风远谬角弓，则是忘其背而不知有其身，知逐物而不知有道，夫如是，安得不凿空而滥谬乎？

痉为病，胸满，口噤，卧不着席，脚挛急，必龂齿，可与大承气汤。

龂，音械。

胸满，即气上冲胸之互文。卧不着席，亦反张之互词也。脚挛急，脾阴主四支，而胃阳为之合，阴阳不相顺接而厥逆也。必，定然之词。龂者，齿上下相抵之谓。盖胃寒变热，胃家实热甚而不和也。

此谓龂齿，惊风乃谚咬牙，天生牙咬物，何物能咬牙哉，鄙俚不经，无足道也。且儿医之家，于痘既以咬牙为寒颤，乃又援以为惊使之然，岂不自相矛盾乎？

大承气汤方

大黄四两（酒洗） 厚朴半斤（去粗皮，炙） 枳实五枚（炙） 芒硝三合《本经》无芒硝，芒疑朴误

上四味，以水一斗，先煮二物取五升，去滓，内大黄煮取二升，去滓，内芒硝，更上火，微一二沸，分，温，再服，得下利，止后服。

阳明主胃，胃廪水谷为五脏六腑之海，百骸借养于斯，而人之吉凶死生系焉。故病凡入阳明而胃不和，则无论轻重，皆当先以和胃为要务。承气者，和胃药也。胃凡不和，以此和之皆得愈。故古今通行和胃皆以之。世固有惧其大黄毒而不敢行者，殊不知《本草》大黄无毒，而药道之论良毒亦不在此。盖谓对病为良，苟不对病，虽良亦毒也。然药不自对，对之者医，主药而不主对，医云乎哉！近时俗习，争言药而不言对，夫药无非物也，用之于病之谓药，对不言矣。其如病何？其如争尚何？谓道不在厄，吾不敢允也。噫，可慨也已。

问曰：新产妇人有三病，一者病痓；二者病郁冒；三者大便难。何谓也？师曰：新产血虚，多汗出，喜中风，故令病痓。去血，复汗，寒多，故令郁冒。亡津液，胃燥，故大便难。产妇郁冒，其脉微弱，不能食，大便反坚，但头汗出，所以然者，血虚而厥，厥而必冒。冒家欲解，必大汗出，以血虚下厥，孤阳上出，故头汗出。所以产妇喜汗出者，亡阴血虚，阳气独盛，故当汗出，阴阳乃复。大便坚，呕不能食，小柴胡汤主之。

三病虽殊，其为血虚则一，所以并为设一问答而同出，方见伤寒论。

病解，能食，七八日，更发热者，此为胃实，宜大承气汤。

此结上文三病而言，以致慎余之意。方见前。

想设问答之意，其亦有所为而然欤。且以痓言之，如今时之人，绝无言此病者，而言产后惊风者，则纷纷然，何哉？只缘痓在乱亡，人皆不识痓名，又不识强字之义，所以妄认筋脉牵强为抽筋，而谩谰抽掣搐搦之谬。夫以惊诬诸儿家，儿家幼痴，不能言，诚难审理。乃又以诬妇人，而曰产后惊风。妇人者，以产育为任者也。既产矣，儿女在抱矣，方幸庆慰，天下皆称贺喜，喜不自胜矣，何惊邪。妇人虽愚懦，不似儿家无知识也；病虽惑乱，不似儿家不能言也。痓必作辍，当其辍时，有虚已详细以审问之，心诚求之，无有不得其情者。审得被骇，则惊不为诬，不骇则痓明而斯案定矣。夫何难哉！惜乎人固逞已傲物，不屑如此耳。虽然，苟或此而不详细，则又不可。

夫风病，下之则痓，复发汗，必拘急。

风必自汗，表固虚矣，下则又虚其里，所以痓也。仍复发汗，以更虚其

表，是谓重亡津液。拘急者，津液重亡，而强益甚也。

疮家虽身疼痛，不可发汗，汗出则痉。

血热则生疮身疼痛者，血涩不利，乖而不和也。汗者血之液，发而迫使之出，则血愈乖而愈不和伤之矣，故亦致痉也。

伤寒头痛，翕翕发热，形象中风，常微汗出，自呕者，下之益烦，心中懊侬如饥，发汗则致痉，身强难以屈伸，熏之则发黄，不得小便，灸则发咳唾。

形象中风，与伤寒论第九篇病如桂枝证，异文同旨而互发，故曰：常微汗出。

以上三条，皆通前申致叮咛戒谨之意。

案成，藏诸金滕以待，越明年，生今男，三岁亦病惊风，时值外出，家人促归，困顿已二日，启縢照案，急以一匕灌之，不待终剂，应手立苏而回生，案斯对矣，效斯验矣。嗣后慎斯法，由斯道而行，行皆若是，周旋四十余年于斯矣，坦坦如也。今老矣，男有孙矣。顾念天之所以与我，不敢弃天。条辨《伤寒论》时，欲附此语痉湿暍篇中，以彼此详略不同，未之及也。兹以不敢忘宿念，痛斯民斯道困于厄而不敢忍。故订案具书，以申请当道君子，详允施行。庶几将来，幸辅拨痓以弭其祸乱，正经而反其风土，底绩平成，风土平成而痓削，痓削而痉复，痉复而道明，道明而厄解，则于医门，虽未可以得仁言，而于求仁之方，实则不外是矣。志仁后彦，其勖①之哉。

痓书终

① 勖（xù）：勉励。

痉书或问

问：儿医之家，惊风之论，其说何如，曰：凿设耳，凿谓何？

曰：此论乃凿虚而起，从头至尾，句句皆是生出来的说话，理之所无，不可稽也。请申之。其言曰：治惊要识惊风痰热四个字，大意如此。故其又自饰曰：小儿血气虚弱，虚则生热，热盛生痰，痰盛生惊，惊盛生风，风盛发搐。殊不知血气之在人身，虚莫虚于有生之初，初生虽虚，未闻即此便有生热之说。继之以乳哺而不热者，乳，血气物也，故资于乳哺而血气生，生而齿生，生之征也。试可饮食而不热，继之以饮食之养，资于养而血气充，齿更发长，天癸至，充之征也。三十而壮，充而实也。四十而强，实而盛也。物盛必反，故五十则反衰，七十而老。此固人血气虚实盛衰之自然，不待安排，至当不易之正理。外此而言虚道实，乱斯生矣。夫虚则纯而无邪，无邪则异舋无自而端，故自然而然如此。谓虚则生热，有此理乎？以热盛生痰言之。痰之为物，与血气俱，静则为养，动则为病，三者一也，不偏有之，与生俱生，无时无有。褚澄有言，血枯死，气绝死，痰尽死。谓痰可治而能使之无，不知死也。谓生于热，热无形，痰有质，有质生于无形，亦无此理。痰盛生惊，惊盛生风，风为何物？而谓生于惊。惊为何物？而谓生于痰邪。人当定而安静，则不惊必有事焉。骤闻恶声，卒见怪状，则惕然猛惊，茫然自失。盖见闻者，感也。惊，应也。所以感而应者，心之知觉，神之虚灵，无踪迹可寻也。惊于自己，且无踪迹可寻，而谓生于痰，又能生得出风来，理安在哉？详观三者，皆谓由盛而生，热则摸不着事故，乃反驾说生于虚，自相予盾，乱言若此。不知生，不知死，而谓知医，可乎？风盛发搐，搐不出于《六书》，《六书》无文，义不可考。而又蔓延抽掣与搦，抽即掣也，掣亦抽也，物在器中，拔而出之，抽掣之谓也。故世有抽签掣签之说，国有抽分掣盐之法。人之肢体，顶天立地，病何如而何抽何掣乎？搦是说而按杜之之谓。故械有说众，军有搦战，人至治所见说众，则畏而不敢犯，致师至敌阵，见搦战，则持而不能骋，其义一也，戒严防闲之谓耳，不在动作上言。何病而人之身搦何邪？以此言之，此论之无稽如此，不谓之凿，将谓之何？然则热者何？曰：外入之病，必起于太阳，太阳之脉，起于目内眦，上额交巅，入脑，还出，别下项，夹脊，抵腰中，故病在太阳，则其经之筋脉，皆牵强而疼痛，邪正交争则发热，热而自汗，或发汗，汗出过多则湿，湿则寒，寒则痉也。所谓强痛者，证则内隐。事属病者自省耳。诊家不审，则未易觉察。儿家无言，察觉尤难，卤莽忽略，则误在此矣。惊风之异，不端于此乎？迨夫头摇手劲，乃痉而外着也。识见不真，则抽掣之袄，不造于此乎？卒口噤，脚挛急，痉着而甚也。目邪心乱，则搐搦之怪，不罔两于此乎？背反张，痉甚而危殆也。指鹿为马，则角弓之水底月，不倒影于斯乎？孰知强者痉之机，痉者强之剧。痉在《广韵》，注风强病。强在《六书》，彊之省文，居良切，则平声，弓有力也，故从弓，从彊，声也，又彊界也，渠两切，则上声。木劲而不和柔，反拗而不顺从也。又弓之反拗而张也。强痉音义如此，太阳病之证亦如此，仲景用之诚如此。本始于《素问》，渊源固如此。《千金》略之而未详，道犹垂于一线绵如此。《金匮》，言背而不言角弓，病不在弓，而弓义具背，幌然盎于不言中，所以皆指见在之实，无论男妇大小之言，道本一视同仁可推，此则仲景之所以仲景也。呜乎，仲景殁，痉亡于痓，而此义不明，此义不明而斯道晦，斯道晦而惊风之乱起，乱起而儿家之祸兴，祸兴而角弓之炫售。角弓一不是人身，二不病此病，三又不在目前，抽掣搐搦，事理皆不可求。论之凿，不妄何，啻妄哉，不盲乎。医妇人者，盲以群盲，凿以习凿，而产后惊风之蘖突，不顺非而效尤，瞑行而索途何。此属易知易明，而亦不审不察，非后人之所以后人欤。然则大人亦有此病否？曰：中伤风寒，为病一也。有无视汗，多寡不均耳，不可以无言。在大人，则病者亦不省，诊家皆不审，不审，则袖手揑谲，不省，则枉命衔冤，举家眛矇。至今不醒，余以幸荷上天试病之感，身亲经历，死而重生，力致体究，遂觉悟《素》《匮》言外之绪酝，《千金》发而未白之跃如，窃案候对，兆报己子，用经成效，历履有年。顾惟异端之害不辟，则坟典之道不行，坟典之道不行，则积昏之暗不晓，以是不敢怀迷，敬复修此，梓告多方，上以尽祈副苍苍之特意，旁以期维轶滔滔之沉昏。庶几同心同好，同归正觉，则同在同聚，安知不至同际一休征乎？虽以鄙野，质朴不文，然扣钟求声，盖出于端本澄源之倾心也。重明三古，则在仰望贤智仁孝于将来。

痓书或问终

痉书跋

书以载道，载而不醇则反害，书乎哉！医家之书，自《本草》《素》《灵》《难经》以至《伤寒论》，方法具而体用备，书少而义精，道之原也。末流纷纷，汗牛充栋，多遂横，少遂塞，以横之牵矫蹈附，猎名媒利，适所以成绳蠹祲氛而言之，醇乎哉！盖不过徒为凿凿扰扰，道愈昏而世愈惑，虽多亦奚以为？医道与儒道通。夫何读儒家书，三年则必有魁天下而名世之儒出，读医书，虽经世计，未便见有医之能良者出于其间，为何如人焉？儒难邪，医难邪？世固有小视夫医而以易易言者，盖亦未之思而云然尔。愚于儒，且惮不能，今乃医，何也？天既倓①然以医之道勉我，我虽不敏，不敢不勉也。苟欲勉，则凡在为道，皆不可不勉，而后庶乎可以能勉言。是故，痉有道，帝伯仲景道之矣。后人不道也。而又反以惊风之妄谬害之，祸世厄道不为不久矣。此其医之所以难也欤，诚有所不能忍见者，故敢申明其道而复书之，以与知我者同从事于勉焉，《痉书》之谓也。

万历己亥正月人日九龙山人方有执自跋

① 倓（tán）：安然不疑。

伤寒论条辨后序

伤寒论者，仲景氏辨伤寒而论之之谓也。伤寒何为而辨论也？乱伤寒者中风，并中风寒，杂伤寒者温病，风温，霍乱，本气自病，与凡痉湿暍，皆与伤寒相涉于疑，故一一条辨而例论之，然后各皆始得分晓而不惑，此伤寒论之所以作也。然诸病之所以有待于条辨例论，而后各皆始得分晓而不惑者，以皆统于六经也。六经各一经络脏腑，惟太阳独多始病荣卫之两途。诸病论经，论经者，经辨而病明也。伤寒与中风，则于论经之中，吃紧关系，严辨又在太阳之荣卫。盖风则病卫，寒则病荣，风寒俱有，则荣卫皆受而俱病。太阳一也，荣卫二，而病则三焉，此太阳所以分当严辨，而与余经不同也。过太阳，阳明以下，辨论乃得各归于经。所以自微而著，自少而多，剩徒法而以方法具备者计之，筹其条目，法则迤逦已三百九十七，方则因仍已一百一十三。然而法中乃有一则曰：知犯何逆，随证治之之条；二则曰：知犯何逆，以法治之之目。法言若是，岂非以其丝辨缕论，积多若是，犹不足以尽风寒之所欲论之谓邪？噫，仲景氏所以作论之心，于此可以想见其万一于言语文字之外矣。曾谓非辨非论，顾可以清杂乱，而正伤寒之名实乎？不能也。是故伤寒不可以作经，而但可以作论者，其意不在此欤？名虽曰论，实则经也。说者谓医家之有此书，犹儒家之有《语》《孟》。盖以其浑融该博，曲尽精微，恢恢乎足以股肱《素》《难》，而为斯道之日星，信矣！然其举纲振目，经纶阖辟，首尾条贯，脉络分明，近则可以言仿佛《学》《庸》，远则可以议属比《春秋》，而法象乎《易》。说者遗之，似亦未可以言其全知此书之纯粹也。嗟惟文字，去古未远，辞简义奥，读而道其道者，要皆不过模形范影，踪迹汤丸，错择名利，以求凿柄于盲瞽之余，譬之乐师，习〇、勹乜以治钟鼓琴瑟，节奏虽工，求其所谓正六律，谐五音，通八风，而能与天地同和者，难言也。叔和类集而编次之，各为一篇，独于太阳，分而为三，一一以辨，标其篇目，夫既以辨标其篇目，则论归重于辨，叔和已得之矣。既分太阳为三篇，则太阳一经归重于三辨，叔和已明之矣。自今观之，各篇之中，不合于辨者，历历可指也。而太阳三篇，尤溷溷然无辨于三也。似此编次，徒赖叔和之名存，岂复叔和之实在哉？必由后之轻浮，有如类证之辈者，不谙论义，不会辨意，骋以卑陋，计图剽窃，务为欺炫，纷更错乱，颠倒变易，法则断股离肢，方则裒①多益寡，将谓不如此，不足以动众，惟徇私己，罔解误人。然冠履倒置，望者必骇，薰莸同爇，嗅者必憎，或出重辑亦未可知。是以匡郭纵完，而体骨终失，遂使晚见狐疑，卒致非全书之谬，虽专医之门，咸置之而不读。夫以此书为非仲景氏之全书置而不读，彼业不在医，无足怪也。以业既在医，亦视为非全书而不读，则其为医也，可得谓之全医乎？何不思之甚也，于是斯文湮没，至道蓁芜，民膺斯疾，幸邪不邪，不敢必也。窃谓此惧，跋履山川，冒蒙荆棘，崎岖南北，东抵齐鲁，西涉川陕，委志从正，以趣明师，期还叔和之故，以通仲景之源，风霜二十余年，颜霉鬓雪，神其默迪，一旦豁然，征之道途，足成小试。倦老思休，归田闭阁，考众本之殊同，反离异而订正，一师友之授传，窃僭负为此集。八经寒暑，稿脱七誊，深惭蛙吹，玷荷骥附，虽不足以合叔和之雅调，而宣仲景氏之遗音，至于溯流穷源，欲伸长〇、勹匕而拟望六律正，五音谐，八风通，天地和同，底民物于康阜，以上际唐虞之盛之心。所以延颈企踵于任斯道之君子者，未尝有一息之不然，此其所以宁负僭窃而不敢逃避也。谨书揭简，以告同志云。

辛卯冬日长至歙灵山方有执书于溪南无逸所

① 裒（póu）：减少。《玉篇·衣部》："裒，减也。"

临证验录

发　热

【病案】梁某，女，32 岁。2006 年 7 月 3 日初诊。

主诉：发热 2 个月余。

现病史：患者不明原因出现发热，以低热为主，偶有高热。现症见：低热 37.3℃，不恶寒，有时 1 天持续发热数小时，有时数日发热 1 次，右膝踝部疼痛，手腕疼痛，纳可，大便易干 3~4 天 1 次，口不干不渴。舌质红，苔薄白，脉弦细。

病机要点：三阳合病。

中医诊断：发热。

处方：柴胡 10 克，黄芩 10 克，制半夏 10 克，炒枳实 12 克，生薏苡仁 30 克，白芍 10 克，大黄 10 克（后下），金银花 10 克，连翘 10 克，羌活 10 克，炙麻黄 4 克，木瓜 30 克，杏仁 10 克。6 剂，每日 1 剂，水煎服，分早晚两次温服。

二诊：2006 年 7 月 17 日。服上方效可，发热减退。现症见：右膝踝部疼痛，发热且胀，右膝温度稍高于左侧，行走不适，双手无力，无晨僵，纳可，夜眠可，大便 3~4 天 1 行，小便正常。舌尖稍红，苔薄白，脉沉滞。

处方：羌活 10 克，炙麻黄 4 克，当归 10 克，白芍 10 克，生薏苡仁 30 克，伸筋草 30 克，忍冬藤 30 克，威灵仙 10 克，酒桑枝 30 克，姜黄 6 克，木瓜 30 克。6 剂，每日 1 剂，水煎服，分早晚两次温服。

按语：患者主因“发热 2 个月余”来诊，患者症见低热，发热反复，无明显规律，实为仲景所述“寒热往来”之少阳证，伴见腕、踝关节疼痛，大便干，此属太阳少阳阳明合病，故治以解表清里，和解少阳，以大柴胡汤加味，合麻杏苡甘汤发在表之风湿热，加金银花、连翘、羌活清热祛风除湿，木瓜又有逐湿舒筋之效。诸药合用，三阳并治，既有麻、杏发汗解表，又有大黄、枳实通腑泄热，使邪有出路。服药 6 剂，效如桴鼓。

二诊：发热已退，仍有右膝踝热、胀、痛，证属湿热痹病无疑，然痹病与荣卫息息相关，《素问·痹论篇》云："荣者，水谷之精气也，和调于五脏，洒陈于六腑，乃能入于脉也。故循脉上下，贯五脏，络六腑也。卫者，水谷之悍气也，其气慓疾滑利……不与风、寒、湿气合，故不为痹。"清热利湿、和血通络之法，医者都会想到。张磊教授以羌活、麻黄配当归、白芍，以辛温发散之品与卫气同气相求发散在表之风湿热，以甘温酸收之品养血和营，解表而不伤津血；生薏苡仁、木瓜清热利湿，逐痹舒筋；伸筋草、忍冬藤、威灵仙疏风除湿，通痹止痛。桑枝、姜黄为张磊教授治疗痹痛常用对药。姜黄为姜科植物郁金的根茎，故姜黄一方面具有姜的特性可祛风湿，辟秽浊；另一方面具有郁金之特性能开气血之郁。桑枝味苦性平，生而四发，有发散之义，用于四肢风湿热痹阻经络尤宜。诸药合用，调和营卫，祛风除湿，活血通络，一方之中暗含治疗痹证之诸法，值得学习借鉴。

胃 胀

【病案】陈某，女，65 岁。2017 年 11 月 3 日初诊。

主诉：胃脘部胀满 2 年。

现病史：患者 2 年前出现胃脘部胀满，按之偶痛，平素乏力，气短，畏寒畏热，手足冰凉，纳可，易嗳气、眠差。曾患有焦虑症，夜尿 3 次，大便不成形，易腹泻，饭后前额不适，时口苦、不干，失眠，血压、血糖正常。舌淡红，苔白腻，脉沉滞。

病机要点：肝胃失和。

中医诊断：胃痞。

处方：清半夏 10 克，干姜 10 克，党参 10 克，黄连 6 克，柴胡 10 克，炒枳实 10 克，炙甘草 6 克，大枣 3 枚（切开）为引。10 剂，每日 1 剂，水煎服，分早晚两次温服。

二诊：2017 年 11 月 17 日。患者自述服上药效佳，胃脘部胀、嗳气、乏力均好转。现症见：眠浅，平素焦虑，手足冰凉，大便不成形、黏滞，夜间稍口干，小便可，纳可。舌质红，苔白腻，脉细。

处方：党参 10 克，炒白术 10 克，茯苓 10 克，生山药 30 克，小麦 30 克，首乌藤 15 克，炙甘草 6 克，大枣 3 枚（切开），生姜 3 片为引。15 剂，每日 1 剂，水煎服，分早晚两次温服。

按语：患者胃胀拒按而不痛，当为痞证，乃脾胃之升降失司所致；畏寒畏，手足冰凉，有焦虑证，系肝胆气郁气血出入不利所致，故治以半夏泻心汤调脾胃之升降，以小柴汤和枢机、畅气血之出入。本案患者多嗳气，佐枳实以使气下。

二诊：诸症好转，平素焦虑，大便不成形，口干，责之脾气虚，以四君子合山药以滋脾阴，此为吸收缪希雍经验，以助脾气之化（缪氏认为脾阴重温运，脾阴之融化，脾阴虚则胃不磨，且小腹胀，食不化，便溏，口渴）。佐小麦、首乌藤以安其神，治焦虑眠浅，取甘麦大枣汤治其脏躁之意。合前方治脾阴虚相得益彰，皆为滋养之用。

嗳　气

【病案】王某，女，65 岁。2017 年 3 月 13 日初诊。

主诉：患者食后嗳气，胃中灼热 4 年余，加重 4 个月。

现病史：食后嗳气，胃中灼热，反酸，干呕，纳差，不消化，大便成形，日 2 行，小便调，眠差，夜间烘热，心烦，乏力，畏寒，偶有头脑晕沉，脚底麻。舌质红，苔白厚，脉沉滞。既往慢性食管炎，糜烂性胃炎，胃息肉切除术后，胆囊切除术后，桥本甲状腺炎病史。

病机要点：胆热犯胃。

中医诊断：嗳气。

处方：柴胡 10 克，黄芩 10 克，清半夏 10 克，党参 10 克，煅瓦楞子 30 克，生甘草 6 克，生姜 3 片，大枣 3 枚（切开）为引。7 剂，每日 1 剂，水煎服，分早晚两次温服。

二诊：2017 年 11 月 29 日。间断服上方 25 剂，症状减轻。现症见：胃中灼热明显，无反酸，胃胀，嗳气，时有干呕，胃脘喜暖喜按，纳可，大便质黏，日 2~5 行，常腹泻，小便调，眠差，入睡难，晨起咽部有痰咳不出，畏寒，后脊痛，右胁下痛。舌质红，苔白腻，脉细。

处方：清半夏 10 克，干姜 10 克，党参 10 克，黄芩 10 克，黄连 6 克，佛手 3 克，炙甘草 6 克，大枣 3 枚（切开）为引。15 剂，每日 1 剂，水煎服，分早晚两次温服。

按语：患者以“嗳气、胃中灼热”为主要见症，伴有干呕、心烦等肝郁之症，证属胆气犯胃，横逆脾上，治以小柴胡汤调肝和胃，加瓦楞子制酸止痛。

二诊：服后症减，仍有胃中灼热、嗳气、胃胀、腹泻情况，有中焦不通的情况，诊为痞证，治以半夏泻心汤，调气之升降，少佐佛手以疏肝和胃。

两诊皆用经方治疗，且小柴胡汤和半夏泻心汤均为和解剂，仅一味药之差，但用途略有差异，小柴胡汤用于胁下胀满以疏肝气为主（肝经布胸胁）偏于气之出入，半夏泻心汤用于心下痞满，以调肠胃升降为主，偏于气之升降，二者常合方使用。

腹　胀

【病案】赵某，女，49 岁。2017 年 7 月 31 日初诊。

主诉：腹胀、消瘦 4 个月。

现病史：患者 4 个月前忽然腹胀，无饥饿感，在郑州某医院做肠胃镜检查示浅表性胃炎，4 个月消瘦 7 千克，期间先后入郑州两大医院入院治疗，时好时坏，中西药均治疗，效不明显，药方未带，眠差，二便调，易口渴，口干，口苦，易反酸水，月经不规律 1 年多，时怕冷，月经 3~4 个月时有 1 次。舌体大，舌下静脉瘀阻，舌质淡，苔黄。

病机要点：寒热错杂，中气郁滞。

中医诊断：痞证。

处方：清半夏 10 克，干姜 10 克，党参 10 克，黄芩 10 克，黄连 6 克，川厚朴 10 克，炒枳实 10 克，炙甘草 6 克。7 剂，每日 1 剂，水煎服，分早晚两次温服。

二诊：2017 年 10 月 11 日。服上方 3 个月，效佳，腹胀明显轻，纳增，体重增加 1 千克，现饮食不慎时有腹胀、嗳气，性急躁，月经已乱，鼻炎反复发作，流涕，不鼻塞，口干不苦，不反酸，眠一般，二便调。舌淡暗，苔薄白，脉沉滞。

处方：上方加小麦 30 克，炒酸枣仁 15 克，茯苓 10 克，干姜改为 6 克。15 剂，每日 1 剂，水煎服，分早晚两次温服。

按语：患者以“腹胀、消瘦 4 个月”为主诉，伴口干、口苦，反酸，辨病为痞证，结合舌脉，此乃寒热互结中焦，脾胃升降失调所致。脾虚寒则生痞满，正所谓：脏寒生满病，故患者表现为腹胀，纳差，舌淡，舌体胖大。胃热则口干，口苦；胃热壅塞，则患者反酸，正如《内经》云：诸呕吐酸，皆属于热。张磊教授以调理脾胃升降，平调寒热之法治之。选用半夏泻心汤加味，辛开苦降，寒热平调，散结消痞，并加枳实、川厚朴增强消痞散结之功。

二诊：服上方效佳，但患者睡眠一般，故在调理脾胃的基础上帮助患者改善睡眠。加小麦、酸枣仁养心安神；茯苓调养心脾，既健脾，又安神；因患者性情急躁，睡眠不佳，故减轻热药干姜的药量。

腹　痛

【病案 1】常某，女，34 岁。2006 年 1 月 20 日初诊。

主诉：右腹痛 3 年。

现病史：患者 3 年前药物流产后出现右腹痛、压痛，右腹胀，颈腰痛，右侧上下肢疼痛，右下肢无力，不能独自站立，大便日 2~3 行，成形，有虚蹲现象，便前腹痛，便后痛减，月经量多，痛经，有血块，少腹凉，白带黄。舌质红，苔黄厚腻，脉沉取则弦。

病机要点：瘀热内结。

中医诊断：腹痛。

处方：生薏苡仁 30 克，冬瓜子 30 克，败酱草 30 克，制附子 10 克（先煎），牡丹皮 10 克，桃仁 10 克，酒大黄 10 克，黄芩 10 克，五灵脂 10 克，蒲黄 10 克（包煎）。10 剂，每日 1 剂，水煎服，分早晚两次温服。

二诊：2006 年 2 月 15 日。服上方 10 剂，自诉腹痛减轻一半。现症见：右腹痛，右腹胀，右侧上下肢疼痛，右下肢乏力，大便成形，日 2~3 次，小便调，痛经，月经量多，有血块，小腹凉，白带多，色黄。舌质红，苔黄厚腻，脉沉有力。

处方：生薏苡仁 30 克，冬瓜子 30 克，败酱草 30 克，制附子 10 克（先煎），牡丹皮 10 克，桃仁 10 克，酒大黄 10 克，黄芩 10 克，五灵脂 10 克，蒲黄 10 克（包煎），蒲公英 30 克，黄柏 10 克，茯苓 10 克，泽泻 10 克。15 剂，每日 1 剂，水煎服，分早晚两次温服。

三诊：2006 年 3 月 15 日。服上方 15 剂，效可。现症见：右腹痛，按之痛甚，牵连左腹，痛经，有血块呈黑紫色，小腹凉，大便调。舌质暗，苔腻稍黄，脉沉滞。

处方：生薏苡仁 30 克，冬瓜子 30 克，败酱草 30 克，桃仁 10 克，牡丹皮 10 克，五灵脂 10 克，蒲黄 10 克（包煎），大黄 10 克（后下），蒲公英 30 克，白芷 10 克，延胡索 10 克，白芍 10 克，制香附 10 克，生甘草 6 克。15 剂，每日 1 剂，水煎服，分早晚两次温服。

按语：患者 3 年前流产后腹痛持续至今，且伴右侧上下肢疼痛，其因有二：一是流产后瘀血未排尽，下焦留有瘀血，瘀血不去，新血不生，左气右血，血不足则右侧肢体失养而痛；二是下焦瘀血日久化热（感染），以致瘀热结于下焦，治以化瘀清热散结，方选大黄牡丹汤合薏苡附子败酱散合失笑散加减。薏附败酱散合大黄牡丹汤经常用于治疗右腹痛的肠痈疾患，其病机为小腹瘀热互结；临床在妇科也多有应用，对慢性盆腔炎附件炎证属瘀热者疗效肯定。本案虽未言其右腹痛是慢性阑尾炎还是附件炎，但从中医角度二者皆为瘀热结于小腹之内痈范畴，故选薏附败酱散与大黄牡丹汤合方清热化瘀散结；由于其痛经、经有血块、小腹瘀血较重，故失笑散以加强化瘀力量；月经量大为肝热所致，少佐黄芩以清肝热。

二诊：腹痛减半，效不更方，加茯苓、泽泻健脾利水，以治下肢乏力，加黄柏合上方之栀子为栀子柏皮汤，功擅清利湿热，可治其带下，又可助茯苓、泽泻清利下肢湿热，治其萎弱无力。

三诊：患者仍有腹痛，下肢乏力好转，并伴痛经，续守一诊之方，加入张磊教授治疗痛经的经验方芍胡汤（白芍、延胡索、香附、甘草），以芍药甘草汤为基础，酸甘化阴，缓急止痛，醋延胡索活血止痛，香附理气止痛，四药相合，气行血畅，痛经自止；白芷也是妇科良药，有“破宿血补新血，消痈止痛”之功，既治腹痛也治痛经，一举两得。

【病案 2】王某，男，65 岁。2017 年 11 月 29 日初诊。

主诉：间断上腹痛 30 余年，加重 1 周。

现病史：患者进食生冷后易上腹痛、腹泻，便后痛减，大便不成形，日 1~2行，夜间疼痛明显，活动后可缓解，纳差，无食欲，知饥，面色黄暗，小便色红，口干不渴。舌质淡，苔薄白，舌下络瘀，脉沉滞。既往有糖尿病史。

病机要点：土虚木乘，瘀热肉阻。

中医诊断：腹痛。

处方：陈皮 10 克，生白芍 10 克，防风 3 克，炒白术 10 克，葛根 10 克，黄芩 10 克，黄连 3 克，党参 10 克，丹参 30 克，檀香 3 克（后下），砂仁 3 克（后下），醋延胡索 10 克。15 剂，每日 1 剂，水煎服，分早晚两次温服。

二诊：2017 年 12 月 27 日。服上方 10 剂，效可，腹痛减轻。现症见：时有上腹隐痛，活动后缓解，大便成形，日 1 行，小便色红，纳可，无食欲，手脚冰凉，口干不渴。舌质淡胖，苔薄白，脉沉细。

处方：党参 10 克，炒白术 10 克，茯苓 10 克，清半夏 10 克，干姜 6 克，丹参 30 克，檀香 3 克（后下），砂仁 3 克（后下），生山药 30 克。10 剂，每日 1 剂，水煎服，分早晚两次温服。

按语：患者主因“间断腹痛 30 余年，加重 1 周”来诊，伴见腹泻、泻后痛减、夜间痛著、纳差、小便色红、口干等症，察面色黄暗，舌质淡，苔薄白，舌下络瘀，脉沉滞，证属土虚木乘，瘀热内阻。病程长久，虚实夹杂，难以速已，故先以痛泻要方合葛根芩连汤、丹参饮子柔肝补脾，化瘀清热，升清止泻。张磊教授常以痛泻要方与葛根芩连汤合方治疗痛泻，此合方是时方与经方结合的经典组合，刚柔并济，补泻兼施，柔肝止痛，燥湿止泻。临床用此合方治疗肠易激综合征、溃疡性结肠炎等多获良效。此患者夜间痛苦，病程良久，久病夹瘀，故又合方丹参饮化瘀止痛。

二诊：患者腹痛明显减轻，腹泻已愈，实邪已去七八，然土虚之象仍在，故以四君子汤、砂半理中汤合丹参饮子健脾益气，温中止痛，可为善后之法，标本同治，腹痛、腹泻可愈。

脐周痛

【病案】郝某，男，54 岁。2017 年 3 月 15 日初诊。

主诉：脐周痛 1 个月余。

现病史：患者脐周隐痛，饥饿时明显，生气后左胁痛，纳可，晚饭后及晨起呕吐酸水，二便调，眠可，夜间打鼾。舌质红，苔薄白，脉沉滞。2017 年 3 月 8 日行胃镜检查示慢性非萎缩性胃炎伴胆汁反流、糜烂。

病机要点：肝脾气血失和。

中医诊断：脐周痛。

处方：川芎 10 克，当归 10 克，生白芍 30 克，泽泻 15 克，炒白术 12 克，茯苓 12 克，炒神曲 10 克，制香附 10 克。10 剂，每日 1 剂，水煎服，分早晚两次温服。

二诊：2017 年 3 月 27 日。服上方效佳。现症见：饥饿时脐周痛，左胁痛较前减轻，纳眠可，二便调，咽痛，偶有咳嗽，咳少量稀白痰。舌淡红，苔白厚，脉沉滞。

处方：上方去香附，加丹参 30 克，檀香（后下）30 克，砂仁 3 克（后下），桂枝 10 克，黄芪 15 克，饴糖 10 克，生姜 3 片，大枣 3 枚（切开）为引。10 剂，每日 1 剂，水煎服，分早晚两次温服。

三诊：2017 年 4 月 17 日。服上方 10 剂，效可。现症见：饥饿时脐周痛，左上腹痛，口苦，吐酸水，无胃灼热，纳眠可，二便调。舌质暗红，苔薄白腻，脉沉滞。

处方：川芎 10 克，炒苍术 10 克，炒神曲 10 克，制香附 10 克，焦栀子

10 克，柴胡 10 克，黄芩 10 克，清半夏 10 克，黄连 3 克，煅瓦楞子 20 克。10 剂，每日 1 剂，水煎服，分早晚两次温服。

按语：患者脐周痛，饿时明显，伴胁痛，呕吐酸水，此为肝脾不和之证，皆因肝气郁滞、横逆犯脾所致。治以当归芍药散。方中当归、芍药、川芎调肝敛肝、活血止痛，且张磊教授遵仲景量重用白芍至 30 克来加强缓急止痛；茯苓、白术、泽泻运脾行水，共奏调肝脾、理气血、利水湿之效。另加香附理三焦之气，神曲消食和胃。

二诊：效不更方，加丹参饮增强理气活血止痛之功，合用桂枝、黄芪、饴糖有黄芪建中汤之意，以补虚缓急止痛。

三诊：针对口苦吐酸，腹部隐痛，辨为少阳郁滞，阳明不和，今从郁证论治，故处以行气解郁的越鞠丸，使气机得通，六郁得解，合小柴胡汤去人参以和解少阳，少量黄连配合半夏以辛开苦降，煅瓦楞子以制酸止痛。

小腹痛

【病案】刘某，女，34 岁。2017 年 7 月 7 日初诊。

主诉：少腹胀痛半年。

现病史：患者时有少腹胀痛，发凉，按之觉舒，平素怕冷，膝部凉痛，月经先期 7～15 天，量少，色暗，无血块，经期 8～9 天，白带可，纳可，二便调，眠差易醒，心烦急躁。舌质淡红，苔薄白，脉沉。

病机要点：寒凝肝脉。

中医诊断：少腹痛。

处方：炒白芍 10 克，肉桂 6 克，枸杞子 10 克，当归 10 克，茯苓 10 克，乌药 10 克，木香 10 克，荔枝核 10 克。10 剂，每日 1 剂，水煎服，分早晚两次温服。

二诊：2017 年 10 月 13 日。服上方 10 剂效佳，停药后反复并加重。现症见：月经先期半月余，量少，色暗，有少量血块，时有腰腹痛，纳少，进食生冷易腹泻，眠差。舌质偏淡，苔略厚黄，舌下脉瘀，脉沉滞。

处方：川芎 10 克，当归 10 克，生白芍 30 克，泽泻 15 克，炒白术 12 克，茯苓 12 克，小麦炭 15 克，红花 10 克，制香附 10 克，白酒一盅（冲入）为引。10 剂，每日 1 剂，水煎服，分早晚两次温服。

三诊：2018 年 5 月 14 日。服上方症状好转，遂停服，近 3 个月少腹痛再发。现症见：时有少腹胀痛，双膝冷痛，月经先期 4～5 天，经前乳房胀，经期 8 天，量色可，饮食，二便正常，心烦急躁，时有荨麻疹发作，天气变暖则好转。舌尖红，苔薄白，脉沉滞。

处方：柴胡 10 克，生白芍 10 克，当归 10 克，炒白术 10 克，茯苓 10 克，薄荷 3 克（后下），制香附 10 克，牡丹皮 10 克，栀子 10 克，连翘 12 克，生甘草 6 克。10 剂，每日 1 剂，水煎服，分早晚两次温服。

按语：患者小腹胀痛觉凉，按之觉舒，膝部凉痛，月经量少色暗，辨为寒滞肝脉之证，方用暖肝煎加减。方中肉桂、小茴香暖肝祛寒止痛；乌药、木香、荔枝核行气散寒止痛；当归、枸杞补肝养血以固本；茯苓甘淡以泄经腑之滞。综观全方，以暖肝养血治其本，行气逐寒治其标，标本兼治，故而效显。

二诊：从肝郁脾虚论治，以当归芍药散疏肝健脾利湿，加香附、山楂炭、红花以疏肝解郁，活血调经，白酒一盅温通以助药力。

三诊：仍属肝脾不调，且性情急躁，舌尖红，有郁而化火之象，方用丹栀逍遥散疏肝泻火，加香附增疏肝理气解郁之功效，连翘清热解毒以治荨麻疹。

泄 泻

【病案 1】律某，女，32 岁。2017 年 6 月 9 日初诊。

主诉：腹泻 3 个月余。

现病史：患者进食生冷易腹泻，大便溏，日 1~3 行，排不尽感，便前急迫，腹痛，便后缓解，小便调，纳差，饥不欲食，食后嘈杂、反酸，嗳气不畅，少腹凉，时有全身皮疹、瘙痒，需长期服用抗过敏药物，月经量可，色稍暗，有血块。舌质红，苔白腻，脉沉滞。

病机要点：积热，肝脾不调。

中医诊断：泄泻。

处方：陈皮 10 克，生白芍 15 克，防风 6 克，炒白术 10 克，葛根 15 克，黄芩 6 克，黄连 6 克，党参 10 克。10 剂，每日 1 剂，水煎服，分早晚两次温服。

二诊：2018 年 2 月 5 日。服上方 30 剂，效可，腹泻好转，近日食甜食后出现反复。现症见：进食生冷、辛辣后自觉胃脘嘈杂，腹痛，纳可，大便时溏，日 1 行，小便调，眠差，熬夜多，月经周期正常，量可色暗，少量血块，经前腹泻易作，伴乳房胀痛，心情烦躁。舌质红，苔白腻，脉沉滞。

处方：柴胡 10 克，生白芍 10 克，当归 6 克，炒白术 10 克，茯苓 10 克，薄荷3克（后下），制香附10克，黄连6克，车前子10克（包煎），生甘草6克。10剂，每日1剂，水煎服，分早晚两次温服。

三诊：2018年4月3日。服上方9剂乏效，服药后胃脘不适。现症见：腹痛，经前1周加重，如针刺感，月经后疼痛缓解，排便后腹痛亦可减轻，大便不成形，日1行，小便调，眠可。舌质红，苔白，脉沉滞。

处方：炒白术6克，炒苍术6克，砂仁3克（后下），白豆蔻6克（后下），羌活3克，独活3克，炒麦芽10克，炒谷芽10克，黄芩6克，黄连3克，生甘草3克。10剂，每日1剂，水煎服，分早晚两次温服。

按语：本案腹痛而泻，泻后痛减，为痛泻要方适应证。张磊教授经常用痛泻要方合葛根芩连汤这一经典组合来治疗这一类肠易激综合征，痛泻症状兼备的慢性腹泻大部分可适用。《医方案》谓："泻责之脾，痛责之肝。"本案为土虚木乘，一诊先治标证以止腹泻，二诊以逍遥散治其本，少加黄连以清热燥湿止泻，人参补气益阴，助运化而正升，制香附行气止痛，车前子分别清浊通小便以实大便，逍遥散为妇科常用方，张磊教授所用的很多加减法都值得我们学习。

二诊之后，木气得疏，土虚难复续以调和中土，用燮理法调脾胃之升降，以二术、芩、连以降胃气，砂仁、白豆蔻仁、羌活、独活以醒脾运脾，佐炒麦芽、炒谷芽以助消化，全方用五个对药协调脾胃，是药和法，为张磊教授临证八法之一。腹泻之证，除非至虚，不宜塞流，本案虽见土虚木盛之证，首诊并未直接补土塞泻，而且以轻剂先调理肠胃再调肝健脾，调和中土，治疗思路井然有序，治疗任何疾病，首诊极为关键，张磊教授治疗思路，非常值得学习借鉴。

【病案2】李某，女，35岁。2017年8月14日初诊。

主诉：腹泻20年。

现病史：患者平素易腹泻，进食油腻或遇冷后加重，大便不成形，日2~3行，便前左少腹痛，便后减轻，小便调，纳差，不欲食，眠差，入睡困难，畏寒，乏力，口疮易作，月经周期正常，包可。舌质淡，苔厚白腻，脉细。

病机要点：脾肾虚。

中医诊断：泄泻。

处方：党参10克，炒白术10克，茯苓10克，干姜6克，砂仁3克（后下），清半夏10克，补骨脂10克，煨肉豆蔻10克，炙甘草6克，炒车前子12克（包煎）。10剂，每日1剂，水煎服，分早晚两次温服。

二诊：2017年11月1日。服上方20剂，诸症均减。现症见：大便成形，日 1~2 行，无腹痛，小便调，纳可，眠一般，近半个月口疮未愈，月经量少。舌质淡有瘀斑，苔薄白腻，脉细。

处方：党参 10 克，炒白术 10 克，茯苓 10 克，生山药 30 克，干姜 10 克，黄连 6 克，车前子 10 克（包煎），炙甘草 6 克。10 剂，每日 1 剂，水煎服，分早晚两次温服。

按语：腹泻遇寒及油腻加重，当属脾胃阳虚，升降失调所致，故以砂半理中汤为主方，于病久及肾，取四神丸半方，方中补骨脂以温肾散寒及肉豆蔻以温中止泻，加车前子利小便以实大便，并有清肝之火以治口腔溃疡的作用。

二诊：脾胃升降得调，则腹泻及睡眠好转；久泻伤阴，口腔溃疡与脾阴不足相关。四君子汤加山药为缪希雍治疗脾阴虚的经典用药，干姜、黄连、辛开苦降，有半夏泻心汤之意，对首诊治疗进一步巩固，同时黄连以消阴火，对口腔溃疡有帮助，车前子利小便以开邪之出路。本证当与甘草泻心汤证作鉴别，甘草泻心汤也可治疗腹泻及口腔溃疡，粗看本证可予之，但患者无痞证，甘草泻心汤其治在胃之升降，故不适合，患者是脾阴不足而致诸症，故以理中汤及四君子汤治之。

【**病案** 3】邵某，男，35 岁。2006 年 8 月 16 日初诊。

主诉：痛泻 1 个月余。

现病史：患者便前腹部坠胀疼痛，便后痛泻，大便稀溏不爽，日 2 行，小便调，纳可，性欲差，性功能减退，口稍苦。舌质淡红，苔白腻稍黄，脉沉滞。

病机要点：湿热为患。

中医诊断：泄泻。

处方：茯苓 10 克，猪苓 10 克，泽泻 10 克，车前子 15 克（先煎），白扁豆 15 克，炒白术 10 克，葛根 10 克，黄芩 10 克，黄连 6 克，白芍 10 克，陈皮 10 克，防风 3 克。7 剂，每日 1 剂，水煎服，分早晚两次温服。

二诊：2006 年 9 月 11 日。服上方大便正常，停药半个月余后腹泻再发，小便调，纳眠可，自汗，盗汗，夜间小腿抽搐，腰痛，心烦易怒，性功能低下。舌红稍暗，苔薄白，脉沉滞。

处方：葛根 15 克，黄芩 10 克，黄连 6 克，羌活 6 克，独活 6 克，炒白术 10 克，炒白扁豆 30 克，炒山药 30 克，白芍 10 克，木瓜 30 克。10 剂，每日 1 剂，水煎服，分早晚两次温服。

按语：患者以“痛泻 1 年”为主诉初诊。症见便前腹部坠胀疼痛、便后痛减、大便稀溏、性欲差、口苦，属肠道湿热、气机壅滞之证，张磊教授处方以四苓汤、葛根芩连汤、痛泻要方化裁，以疏肝柔脾、清利湿热、厚肠止泻。茯苓、猪苓、泽泻、白术取《丹溪心法》四苓散之意，其中白术燥而淡，燥则能健脾，淡则能利湿；茯苓甘而淡，甘则能补中，而淡亦渗湿；猪苓苦而淡，泽泻咸而淡，苦者有渗利而无补益，咸者能润下而兼渗利。四药相伍功善健脾止泻，利水除湿。无湿不成泄，湿不去热不出，加车前子导湿从小便而出，利小便实大便是也。加白扁豆健脾益气除湿止泻。痛泻要方源自《丹溪心法》，由陈皮、白芍、防风、白术组成。方中白术燥湿健脾，白芍养血泻肝，陈皮理气醒脾，防风散肝疏脾。四药相配，可以补脾土而泻肝木，调气机以止痛泻。葛根芩连汤源自《伤寒论》，由葛根、黄芩、黄连、甘草组成。方中葛根生发脾胃清阳之气而止泻，黄芩、黄连厚肠止利。三方合用则湿去热清，泄泻得止。

二诊：服药泄泻止，停药半个月泄泻再发，伴有盗汗、小腿抽筋，心烦易怒，性欲低下，结合舌脉，属湿热泄泻。张磊教授处方以葛根芩连汤化裁，祛风胜湿、厚肠止利。方中葛根生发脾胃清阳之气而止泻，黄芩、黄连厚肠止利，炒白术、炒白扁豆、炒山药健脾祛湿，羌活、独活祛风胜湿，白芍、木瓜养肝柔筋止痉。

【病案4】李某，男，70岁。2008年7月4日初诊。

主诉：腹泻1年余，加重1个月余。

现病史：患者大便不成形，夹杂不消化食物，日7~8行，近期大便日10~20余行，量多，时有带鲜红，小便量少，排尿困难，纳差，不欲食，腹胀痛，乏力，头晕，心悸，烦躁，双下肢沉重，眠差，形体消瘦，面色萎黄。既往胃黏膜脱垂史40余年，近日查血红蛋白66克/L，粪便潜血（++）。舌淡苔白厚，脉空豁。

病机要点：脾肾阳虚。

中医诊断：泄泻。

处方：党参10克，制附子15克（先煎90分钟），干姜10克，炙甘草6克。3剂，每日1剂，水煎服，分早晚两次温服。

二诊：2008年7月8日。服上方4剂，效可。现症见：大便日5~8行，带少量黏液、鲜血。近2日未排大便，少腹坠胀，小便量少，纳尚可，乏力，稍有烦躁，眠可。舌质淡，苔黄厚，脉较弱。

处方：党参10克，炒白术10克，茯苓10克，炒山药20克，炒莲子肉15克，炒白扁豆10克，砂仁3克（后下），陈皮6克，炒麦芽10克，鸡内金

6克，炙甘草6克。6剂，每日1剂，水煎服，分早晚两次温服。

三诊：2008年7月16日。服上方3剂，诉因药房错将莲子肉拿为莲子心，故出现泻下无度，遂继服第一方2剂。现症见：大便日20行，水样便，夹有血丝，腹部痛剧，便后腹痛稍减，纳差，乏力，眠一般。舌质淡红，苔黄稍厚，脉沉弱。

处方：党参30克，制附子15克（先煎），干姜10克，生白芍30克，炙甘草10克。3剂，每日1剂，水煎服，分早晚两次温服。

四诊：2008年7月21日。服上方4剂，仍腹泻，大便日15行，水样便，夹有血丝，腹已不痛，纳差，尿少，眠差，时有烦躁，乏力，牙痛，颧面及两踝水肿。舌质薄红，苔黄厚，脉沉弱。

处方：上方白芍改为15克，加石榴皮30克（炒黄）。6剂，每日1剂，水煎服，分早晚两次温服。

生山药1000克，鸡内金30克。1剂。共为细面，每次30克为粥食之，每早一次，与饭同进。

按语：患者以腹泻、大便不成形、便血、纳呆、腹胀、头晕、乏力、心慌、眠差、形瘦色黄为主要见症，结合舌脉属脾阳不足、运化失司证。张磊教授处方以附子理中丸化裁，以温阳助运、健脾止泻。方中附子温阳祛寒，辅以炮姜温运中阳，党参益气健脾，炙甘草补中扶正，调和诸药。诸药配伍，共奏温阳祛寒，健脾止泻之效。

二诊：腹泻减轻，现症见大便日5~8次，大便黏液、鲜血，乏力，近几日未排便，小腹坠胀，结合舌脉，属脾虚泄泻证。张磊教授处方以参苓白术散化裁，以健脾祛湿止泻。参苓白术散源自《太平惠民和剂局方》，功善补脾胃、益肺气，治疗脾胃虚弱，食少便溏，肢倦乏力。东垣曰：脾胃虚则百病生，调理中州，其首务也。方中党参、甘草、白扁豆、山药甘温健脾；白术、茯苓燥湿运脾；砂仁芳香醒脾；心生脾，以莲子肉补脾涩肠；炒麦芽、鸡内金消积导滞。

三诊：因药房拿错药，以莲子心易莲子肉，患者服后，泻下无度，继续服用首诊方，现大便日20余次，水样便，夹血丝，腹痛，泻后痛减，结合舌脉属脾阳不足、运化失司证。张磊教授处方以参附汤合真武汤加减化裁，以温阳助运、健脾止泻。方中附子温阳祛寒，辅以炮姜温运中阳，党参益气健脾，生白芍缓解止痛，炙甘草补中扶正，调和诸药。诸药配伍共奏温阳祛寒，健脾止泻，缓急止痛之效。

四诊：腹痛缓解，现症见腹泻、水样便、心烦、失眠、牙痛、颜面水肿，证属阴虚水泛，张磊教授仍以前方温阳助运、健脾止泻。因患者泄泻无度，故减白芍为20克，加炒石榴皮涩肠止泻，加山药鸡内金粥以健脾开胃、消食导滞、涩精止泻。

恶心、呕吐

【病案】 魏某，女，26岁。2017年8月21日初诊。

主诉：干呕2年。

现病史：患者2年前出现轻度恶心、乏力，伴右胁肋胀痛，时轻时重，偶觉干呕，后检查发现胆红素升高，服药（具体不详）后症状缓解。患者2周前再次出现恶心，乏力，复查总胆红素21.08mmol/L，间接胆红素17.2mmol/L，现纳眠可。舌淡红，苔薄白，脉稍弦细。

病机要点：胆热犯胃。

中医诊断：呕吐。

处方：柴胡10克，黄芩10克，党参10克，清半夏10克，茵陈10克，炙甘草6克，陈皮10克，竹茹15克，生姜3片，大枣3枚（切开）为引。10剂，每日1剂，水煎服，分早晚两次温服。

二诊：2017年9月11日。服上方10剂，效平。现症见：仍恶心时作，较前更重，偶觉口热，双手掌时见红斑，纳眠可，二便调。舌红，苔薄白，脉细。

处方：黄芩10克，黄连6克，大黄3克，清半夏10克。10剂，每日1剂，水煎服，分早晚两次温服。

三诊：2017年10月18日。服上方10剂，恶心症状消失，口热减轻，余无明显不适症状，纳眠可，二便调。舌红，苔薄白，脉细。

处方：竹茹15克，桑叶10克，丝瓜络10克，黄连3克，栀子6克，陈皮10克。10剂，每日1剂，水煎服，分早晚两次温服。

按语：患者以干呕2年为主诉，伴右胁肋部发胀，结合舌淡红、脉弦细等症。综合分析，患者为病在肝胆，逆在胃部。肝胆之气不疏，则患者常常胁肋部发胀，因胁肋部为肝胆之经循行部位。肝胆之气不疏，影响胃气和降，则患者常常恶心、干呕。故应和解少阳，降逆和胃，选用小柴胡汤合橘皮竹茹汤加味。小柴胡汤和解少阳、降逆止呕，橘皮竹茹汤理气降逆、益胃清热，加茵陈清热利肝胆之湿。

二诊：服上方10剂，效平。重新审病辨证，患者口中发热，饭后恶心加重，张磊教授认为此乃热痞证。热痞证乃无形之邪热侵犯心下胃脘部位，《伤寒论》谓："心下痞，按之濡，其脉关上浮者，大黄黄连泻心汤主之。"故加半夏以增强降逆止呕之力。

三诊：患者服上方效佳，恶心症状消失。为巩固疗效，以三青汤加味继续清肝胃血分之热。三青汤是张磊教授常用经验方，组成为桑叶、丝瓜络、竹茹。三味药皆色青入肝，故名三青汤。常用于治疗血虚内热，其具有通络清热之功效。诊时加黄连、栀子加强清胃热之力，陈皮降逆止呕和胃。

消谷善饥

【病案】周某，女，63 岁。2017 年 6 月 16 日初诊。

主诉：饥饿感 1 个月，剑突处灼热 1 年。

现病史：患者近 1 年出现剑突处灼热，饭后明显，食酸甜加重，纳可。近 1 个月出现饥饿感明显，饭后仍饥饿，心烦急躁，眠可，二便可，夜间口干苦，怕冷，时汗出。舌红苔黄，脉沉滞。

病机要点：胃热。

中医诊断：消谷善饥。

处方：黄芩 10 克，黄连 6 克，大黄 3 克（后下），吴茱萸 3 克，炒神曲 10 克。7 剂，每日 1 剂，水煎服，分早晚两次温服。

二诊：2017 年 6 月 26 日。服上方 10 剂，饥饿感消失，仍有剑突处灼热感，饭后明显，口酸，口不渴，仍心烦急躁，眠纳可，食后胃胀，嗳气，食水果后胃隐痛，二便可。舌红苔黄，脉沉滞。

处方：栀子 10 克，淡豆豉 30 克，黄连 10 克，煅瓦楞子 30 克，藿香 3 克（后下）。6 剂，每日 1 剂，水煎服，分早晚两次温服。

三诊：2017 年 7 月 21 日。服上方 18 剂，效果不明显。现症见：心口热减轻，查幽门螺杆菌（+），仍有胃热反酸，热向上冲（食管），口干、口苦（晨起明显），不渴，喝水少，纳眠可，二便可，喜饮热水，不喜冷饮。舌质红，苔薄黄，脉沉滞。平时心烦，有神经官能症，服黛力新（抗抑郁剂）。

处方：川芎 10 克，炒苍术 10 克，炒神曲 10 克，制香附 10 克，栀子 10 克，柴胡 10 克，黄芩 10 克，清半夏 10 克，竹茹 30 克，黄连 3 克，炒枳实 10 克。7 剂，每日 1 剂，水煎服，分早晚两次温服。

按语：患者消谷善饥、胃脘灼热、舌红、苔薄黄，此乃胃中郁热之证，方用三黄泻心汤以清热泻火，黄连与吴茱萸配伍有左金丸之意，可辛开苦降以散中焦之郁热，神曲消食化滞以助脾运。

二诊：饥饿感消失，仍有胃灼热之感，且反酸、嗳气，遂以栀子豉汤宣发胸中郁热，黄连清胃热，瓦楞子制酸止痛，藿香气味芳香，可醒脾开胃。

三诊：症状不减，另诉平素心烦，口干口苦，常服抗抑郁药，遂按郁证治之，此因情志不遂、气机郁滞所致，以越鞠丸理中焦之气之滞，合小柴胡汤去人参以和解少阳，疏肝理气，加枳实利气消痞，黄连、竹茹清热除烦。

胃息肉术后

【病案】 刘某，女，71 岁。2017 年 3 月 15 日初诊。

主诉：胃息肉术后半年。

现病史：患者半年前于河南省某医院行胃息肉切除术。现症见：胃灼热，无反酸，胃胀不痛，纳少，夜间口干，晨起口苦，全身乏力，头晕，血压不高，眠稍差，大便质黏，解不顺畅。舌淡苔腻，脉沉滞。

病机要点：脾虚湿热中阻。

中医诊断：胃痞。

处方：清半夏 10 克，干姜 6 克，党参 10 克，黄芩 10 克，黄连 3 克，厚朴 10 克，大黄 3 克，醋延胡索 10 克，煅瓦楞子 30 克，炙甘草 3 克，大枣 3 枚（切开）为引。10 剂，每日 1 剂，水煎服，分早晚两次温服。

二诊：2017 年 6 月 21 日。服上方 22 剂，胃灼热改善明显，发作次数减少，症状较前轻，胃胀减轻，口不苦不黏。现症见：时有胃灼热，午饭后 2~3 小时易胃胀，晨起空腹时胃胀，纳差，不知饥，夜间口干，眠可，大便近 2 日稀，平日黏滞不爽，较前顺畅，头懵，今测血压 124/64mmHg。舌质暗，苔薄白腻，脉沉滞。

处方：清半夏 10 克，陈皮 10 克，茯苓 10 克，炒苍术 10 克，厚朴 10 克，炒麦芽 15 克，炒神曲 10 克，炒山楂 15 克，煅瓦楞子 20 克，生甘草 3 克。15 剂，每日 1 剂，水煎服，分早晚两次温服。

三诊：2017 年 11 月 13 日。服上方 50 剂，症稍减。现症见：口干口苦，夜重，每日下午胃胀明显，夜里六七点后稍减，食温物、饮温水时，胸骨处灼热感明显，易呃逆且无规律，眠可梦多，大便不成形，有便意但排解不畅，小便可，纳差，食少，易乏力，易头晕，畏寒，心慌，外阴痒月余，时遗尿，腮腺瘤手术处时有流液。舌质淡暗，苔白，脉沉滞。

处方：川芎 10 克，炒苍术 10 克，炒神曲 10 克，制香附 10 克，栀子 10

克，柴胡 10 克，黄芩 10 克，清半夏 10 克，全瓜蒌 30 克，黄连 6 克。10 剂，每日 1 剂，水煎服，分早晚两次温服。

按语：此为脾胃虚弱，中焦气滞浊阻之证。气机郁滞，郁而化热，则见胃灼热、胃胀、口干口苦、心烦等；脾虚浊阻，则见乏力、头晕、舌质淡、苔腻、大便不畅。以半夏泻心汤辛开苦降，加厚朴、大黄除胀通便，畅达中焦之气机；延胡索疏达肝气，以助脾运；煅瓦楞子止酸以治。

二诊：患者药后诸症悉减，仍见苔腻、大便黏滞、头懵，今以从湿论治，以二陈汤合平胃散理气化湿为主，加入焦三仙健脾消食化滞，继以煅瓦楞子制酸。

三诊：患者药后出现口干口苦，纳差、胃胀，胸骨后烧灼感，多梦，易心慌，符合少阳证，辨为少阳枢机不利，中焦气机不畅，今从郁治之，以越鞠丸理中焦气滞，合用小柴胡汤和解少阳，加黄连清中焦郁热，全瓜蒌清上焦积热，宽胸散结化浊。

胁　痛

【病案 1】李某，男，48 岁。2017 年 12 月 6 日初诊。

主诉：右侧胁肋部隐痛不适 8 个月余。

现病史：患者无明显诱因出现右侧胁肋部隐痛不适，可触及鸡蛋大小包块，触之柔软，疼痛，曾服汤药 1 周包块消失，隐痛改善，后劳累后复发。现症见：右侧胁肋部隐痛，口不干苦，餐后易胃胀、嗳气，眠可，大小便正常，平素饮酒偏多。舌尖红，苔薄黄腻，脉沉滞。

病机要点：气血瘀滞少阳。

中医诊断：胁痛。

处方：柴胡 10 克，黄芩 10 克，党参 10 克，清半夏 10 克，生牡蛎 30 克（先煎），炒白芥子 10 克，青皮 10 克，木香 10 克，川楝子 6 克，醋延胡索 10 克，连翘 10 克，炙甘草 3 克。10 剂，每日 1 剂，水煎服，分早晚两次温服。

二诊：2017 年 12 月 27 日。服上方 20 剂，右侧胁肋部隐痛明显改善。胃胀、嗳气减轻。现症见：右侧胁肋部隐痛，夜眠症状明显，纳眠可，二便调。舌尖红，苔薄白腻，脉沉滞。

处方：柴胡 10 克，生白芍 10 克，当归 10 克，炒白术 10 克，茯苓 10 克，薄荷 3 克（后下），制香附 10 克，川楝子 6 克，醋延胡索 10 克，牡丹皮 10 克，栀子 10 克，生甘草 6 克，生姜 3 片为引。10 剂，每日 1 剂，水煎服，分早晚两次温服。

按语：患者主因“右胁肋隐痛不适 8 个月余”来诊，诉劳累后右胁隐痛，伴见胃胀、嗳气，察舌尖红、苔薄黄腻、脉沉滞，辨证为气血瘀滞于少阳，故予以小柴胡汤合金铃子散，遵仲景加减法“胁下痞硬者，去大枣加牡蛎四两”，又加青皮、木香、连翘行气化痰，消积清热；白芥子辛温，去皮里膜外之痰，治疗肋间神经痛常用。患者服后明显改善，前方多以气分着手，从少阳论治。

二诊：从肝脾着手，从气血分论治，以丹栀逍遥散合金铃子散疏肝清热，健脾养血，理气止痛，行气活血而无破气伤正之弊，则胁痛可愈。

【病案 2】刘某，男，28 岁。2006 年 5 月 19 日初诊。

主诉：胸胁痛 6 个月，阳痿 4 个月。

现病史：患者开始胃不适，曾呕吐、低热。现症见：左上腹疼痛，时作时止，小腹时有坠痛，左乳下亦痛，胃纳一般，口干苦，大便头干，眠欠佳，阳痿较轻，已服药治疗。舌苔薄白，舌质正红，脉数有力。

病机要点：热郁少阳，经络不通。

中医诊断：胁痛。

处方：柴胡 10 克，黄芩 10 克，制半夏 10 克，川楝子 10 克，延胡索 9 克，青皮 10 克，白蒺藜 10 克，炒白芥子 6 克，连翘 10 克，金银花 10 克，生地黄 10 克，竹叶 10 克，生甘草 6 克。15 剂，每日 1 剂，水煎服，分早晚两次温服。

二诊：2006 年 6 月 7 日。服上方胸胁痛减轻，阳痿亦好转。时恶心、口苦，时枕部头痛、头晕，腰痛隐隐，时脐周处小腹痛及肠鸣，大便不成形，现小便痛、尿液发黄。舌质淡红，舌苔稍厚，脉细滞。

处方：上方加木香 10 克，滑石 20 克（先煎），车前草 30 克。15 剂，每日 1 剂，水煎服，分早晚两次温服。

按语：患者以“胸胁痛 6 个月，阳痿 4 个月”为主诉，伴口干苦，证属少阳，当治以小柴胡汤。因具有些兼证，用小柴胡汤加减治疗：①外有微热去人参，加金银花、连翘，以透热外出；②“胁下疼痛去大枣，胸胁下痞硬加牡蛎”之法，疼痛为气郁，加金铃散（川楝子、延胡索）以行气止痛。上为小柴胡汤常见加减之法，其有大便头干，阴津不足，佐生地黄以润之；眠差，心火偏旺，加栀子以降之；乳下痛，加白芥子、青皮、白蒺藜以破气散结消痰凝。加味之药皆入肝经，无碍主方小柴胡汤之效力。阳痿与肝主宗筋有关，肝气条达则阳气行展，阳痿自会减轻，无须单独治疗。

二诊：服上方后症状减轻，时脐周围疼痛，小便黄，大便溏，为下焦气机不利，清浊不分，守原方加木香以行少腹之气，滑石、车前子清利小便，分消清浊。

黄　疸

【病案】虎某，男，48岁。2009年1月9日初诊。

主诉：目睛黄、耳黄、小便黄1个月余。

现病史：患者于2006年12月在河南省某医院做胆管引流术，自2007年6月在我处服药，病情稳定。现症见：目睛黄，身黄，小便深黄，身黄稍晦暗，口淡无味，眠差，入睡难，心烦躁，体重下降10千克。舌质红，苔白腻，脉濡弱。

病机要点：脾湿肝热。

中医诊断：黄疸。

处方：茵陈30克，茯苓15克，猪苓10克，泽泻10克，炒白术10克，郁金20克，冬瓜子30克，生薏苡仁30克，白豆蔻10克（后下），连翘10克，赤小豆30克，制附子10克（先煎），炒神曲10克，生姜3片，大枣4枚（切开）为引。10剂，每日1剂，水煎服，分早晚两次温服。

二诊：2009年1月21日。仍口淡进食无味，心烦，身无力，身黄，目睛黄暗，时腹痛，眠差稍改善，能入睡，大便可，小便深黄，夜尿多。舌质红，苔白厚腻，脉沉细。

处方：上方加干姜10克，党参30克。10剂，每日1剂，水煎服，分早晚两次温服。

三诊：2009年2月4日。服上方9剂，纳食稍改善。仍口淡进食无味，身黄如烟熏减轻，眠一般，今晨鼻衄。舌质红，苔薄白，右边厚，脉沉弱。

处方：党参30克，制附子10克（先煎），猪苓30克，白豆蔻10克（后下），茵陈10克，干姜10克，炒白术10克，郁金15克，冬瓜子30克，生薏苡仁30克，连翘10克，赤小豆30克，醋延胡索15克，浙贝10克，白茅根30克，大枣6枚（切开）为引。20剂，每日1剂，水煎服，分早晚两次温服。

另：生地黄10克，紫草10克。1剂，香油浸泡半天，放火上烧至焦枯去渣即成，涂于鼻肱，一日数次。

按语：患者以目黄、身黄、小便黄为主诉，伴烦躁、入睡难、口苦不明显、身黄稍晦暗，结合舌脉，综合分析为黄疸之阴黄证，其病机为脾湿肝热。张磊教授以利湿退黄，顾护肝脾之法治之，方选用茵陈五苓散加味。茵陈五苓散善治湿重于热、小便不利的阴黄证，加郁金行气活血，冬瓜子、生薏苡仁、赤小豆清热利湿，连翘清热解毒，白豆蔻仁化湿健脾，附子温化寒湿，炒神曲健脾消食。

二诊：患者服上方症状虽较前改善，但病程日久，非短期之功，且患者脾湿肝热的病机仍然存在，故在一诊用方的基础上加干姜、党参健脾温中，助阳益气。

三诊：患者纳食仍然无味，湿热之象加重。故张磊教授以温中健脾、清利湿热之法治之，处以附子理中汤温阳健脾，加茵陈、郁金利胆退黄，冬瓜子、生薏苡仁、赤小豆、猪苓利湿通便，连翘清热解毒，白豆蔻仁化湿，延胡索活血化瘀，贝母软坚散结，白茅根清热利尿。另开生地黄紫草汤专入血分而止鼻血。

膨　胀

【病案】韩某，男，47 岁。2006 年 4 月 24 日初诊。

主诉：上腹胀、小便黄 2 个月余。

现病史：患者上腹胀痛，左侧胁下疼痛，口不苦，纳可，眠可，大便色黑，有时溏有时正常，小便黄。舌质红，苔黄厚，脉沉弦。既往有乙型肝炎病史。

病机要点：水瘀互结。

中医诊断：臌胀。

处方：茵陈 30 克，茯苓 15 克，猪苓 10 克，泽泻 10 克，炒白术 10 克，桃仁 10 克，土鳖虫 10 克，大黄 10 克，郁金 15 克，醋延胡索 15 克，生麦芽 20 克，白豆蔻 10 克（后下），败酱草 30 克，生甘草 6 克，浙贝母 10 克，陈皮 10 克，莱菔子 30 克。15 剂，每日 1 剂，水煎服，分早晚两次温服。

二诊：2006 年 5 月 15 日。药后大便色正常。现上腹仍胀痛，夜间重，小便黄，口苦，口中异味，纳可。舌质红，苔黄厚，脉弦。

处方：上方去土鳖虫、白术，加赤芍 15 克，牡丹皮 10 克，白茅根 30 克，炒枳实 10 克，黄芩 10 克。20 剂，每日 1 剂，水煎服，分早晚两次温服。

三诊：2006 年 6 月 7 日。腹胀痛，全身关节痛，休息后自行好转，昨晚（中午凉面）8 时许，腹痛，右侧腹痛剧烈，伴腹泻 4~5 次（自诉昨日午食凉面）。现无腹泻，尿黄，纳少，口苦。舌红，苔中白厚，脉弦。

处方：茵陈 30 克，茯苓 12 克，猪苓 10 克，泽泻 10 克，炒白术 10 克，牡丹皮 10 克，赤芍 15 克，大黄 3 克，郁金 15 克，醋延胡索 15 克，炒麦芽 20 克，陈皮 10 克，泽兰 30 克，生甘草 6 克，炒山药 15 克，生姜 3 片，大枣 5 枚（切开）为引。15 剂，每日 1 剂，水煎服，分早晚两次温服。

按语：患者以“上腹胀痛、小便黄 2 个月”为主诉，伴有胁下疼痛、大便不调、小便黄等症，结合舌脉及病史，属中医“臌胀”范畴。上腹胀痛说明浊瘀已阻塞肝胆经络，不通则痛。舌质红、苔黄厚乃浊瘀在里，久则化热所成。故治疗当以利湿清热，软坚散结，导瘀下行，处以茵陈五苓散加味。茵陈五苓散善治肝胆湿热证，加桃仁、土鳖虫活血化瘀，引血下行；大黄祛浊清热，郁金、延胡索活血止痛，陈皮、麦芽健脾消食，白豆蔻仁化湿，贝母软坚散结，炒莱菔子下气通便，败酱草破瘀消肿。

二诊：患者症状改善不大，患者病重药轻，短期服药不足以祛浊化瘀，并且患者舌红苔厚等湿热之象仍然突出，故更应清热凉血，利湿化浊，加赤芍、牡丹皮清热凉血，白茅根利尿通淋凉血。

三诊：患者肝脾肿大加重、舌红、口苦一派肝热之象突出，腹泻严重、纳少、乏力之象乃脾虚所致，故当前治疗应以清肝胆湿热、健脾气止泻为主。方选用茵陈五苓散加减，茵陈五苓散清肝胆湿热，加郁金活血行气，延胡索活血之痛，大黄导瘀下行，牡丹皮、赤芍清肝凉血，陈皮、麦芽开胃进食，炒山药健脾止泻。

眉棱骨痛

【病案】张某，男，79 岁。2006 年 5 月 3 日初诊。

主诉：双眼眶，上切迹疼痛 10 年。

现病史：患者眉棱骨处疼痛，眼眵多，夜寐差，靠服安定入睡，偶后枕部疼痛，纳可，大便干，10 余日 1 次，先黑后黄。舌质暗红，苔黄厚，脉沉弦。

病机要点：阳经郁火。

中医诊断：阳明头痛。

处方：大黄 10 克（后下），厚朴 15 克，炒枳实 15 克，芒硝 10 克（另冲），玄参 30 克，川芎 10 克，延胡索 10 克，白芷 10 克，蔓荆子 10 克，栀子 10 克，炒白芥子 10 克，蜈蚣 1 条。6 剂，每日 1 剂，水煎服，分早晚两次温服。

二诊：2006 年 7 月 24 日，服上药眉棱骨疼痛减轻。现症见：眉棱骨疼痛，后枕部偶疼痛，光线暗时头晕，双膝关节酸困，眠可，大便干。舌质淡红，苔白厚，脉弦细。

处方：大黄 10 克（后下），厚朴 10 克，炒枳实 10 克，川芎 10 克，白芷 10 克，延胡索 10 克，酒黄芩 10 克，酒龙胆草 10 克，蔓荆子 10 克，炒白芥子 10 克，蜈蚣 1 条，蒲公英 15 克。10 剂，每日 1 剂，水煎服，分早晚两次温服。

按语：眉棱骨处为足太阳膀胱经、足阳明胃经循行处，所以无论内伤、外感，均与这两条经脉有关。因于“外感”者，是“伤于风者，上先受之”，风寒、风热之邪外袭头面，经络不通故疼痛，病在足太阳经。“内伤”者，多与饮食失宜有关，病在胃经。本患者症见眉棱骨疼痛，大便干结，舌质暗红，苔白厚，此为郁火上扰之头痛，经曰：“小大不利治其标”，先以大承气汤通腑泄热，加玄参、栀子清热泻火凉血，延胡索、川芎理气止痛，白芷、蔓荆子入阳明经，疏散头面之邪，炒白芥子、蜈蚣化痰通络止痛。

二诊：头痛减轻，故去川芎、延胡索，加用黄芩清上焦热，蒲公英、龙胆草入肝经以防肝胆之火上炎。

口　苦

【病案】孙某，女，72 岁。2006 年 1 月 25 日初诊。

主诉：口苦间作数十年。

现病史：患者无明显诱因出现口苦，口中乏味，不能食生冷油腻，食后胃部凉痛，反酸，嗳气，二便调，眠可，纳可，皮肤紫癜。舌质红，苔薄黄，脉沉弦而数。既往史：肝囊肿、胆囊息肉病史 20 余年。

病机要点：胆热上逆。

中医诊断：口苦。

处方：柴胡 10 克，黄芩 10 克，制半夏 12 克，党参 10 克，川楝子 10 克，延胡索 10 克，郁金 10 克，浙贝母 6 克，生甘草 6 克，栀子 10 克，生姜 3 片，大枣 3 枚（切开）为引。10 剂，每日 1 剂，水煎服，分早晚两次温服。

二诊：2006 年 7 月 13 日。口不苦，但口涩，厌油腻，胃灼热，嗳气减轻，食欲可，无胃胀，双下肢郁胀，手不胀，二便调，善太息。舌红，苔薄黄，脉沉弦。

处方：川芎 6 克，炒苍术 10 克，炒神曲 10 克，制香附 10 克，栀子 10 克，金钱草 30 克，乌药 10 克，郁金 10 克，浙贝母 6 克。6 剂，每日 1 剂，水煎服，分早晚两次温服。

按语：患者间作口苦，胃部凉痛，口中乏味，反酸嗳气，舌质红，苔薄黄，脉弦数，此为邪犯少阳，枢机不利，郁而化热之证，治以小柴胡汤加减。方中小柴胡汤疏解少阳之邪，加金铃子散疏肝泻火，郁金、栀子解郁泻热，浙贝母清热散结以治囊肿。

二诊：诸症悉减，此之谓“上焦得通，津液得下，胃气因和”。患者出现下肢郁胀，善太息，脉象沉弦，今按郁证论治，以越鞠丸行气解郁。张磊教授认为，此方虽为六郁而设，而气郁是导致其他五郁的基本原因，故治宜行气解郁为主，兼加郁金、乌药以理气活血，金钱草以利水湿，浙贝母清热化痰散结。诸药共解气、血、痰、火、湿之郁。

脑积水

【病案】李某，男，39 岁。2009 年 2 月 9 日初诊。

主诉：脑积水 2 年余。

现病史：患者头痛头懵时发 2 年余，呈阵发性持续几分钟，活动加重，1 个月数次，或 1~2 个月 1 次。2009 年 1 月 21 日查头颅 CT（阜南县某医院）示脑积水。现症见：前额及太阳穴时懵痛，目胀，纳眠可，大便可，小便频，夜尿两次，白天症状明显，身冷，腰痛，颈痛。舌质淡，苔白腻，有齿痕，脉沉滞。

病机要点：痰浊阻窍。

中医诊断：头痛。

处方：猪苓 30 克，茯苓 30 克，泽泻 30 克，炒白术 10 克，桂枝 10 克，清半夏 15 克，陈皮 10 克，黄芩 15 克，连翘 30 克，冬瓜子 30 克，生薏苡仁 30 克，生甘草 3 克，白芷 10 克。15 剂，每日 1 剂，水煎服，分早晚两次温服。

二诊：2009 年 3 月 9 日。服上药 15 剂，头懵、头痛减轻，乏力好转。现症见：阵发性头痛、头懵，时目胀，时怕冷，腰颈痛，胃灼热，胃痛，纳差，大便可，小便频，日 20 余次，小便时若稍慢则尿裤。舌质红，苔白腻，中间有裂纹，脉沉滞。

处方：清半夏 10 克，陈皮 10 克，茯苓 30 克，泽泻 15 克，炒白术 10 克，夏枯草 30 克，黄芩 10 克，蔓荆子 10 克，延胡索 10 克，赤芍 10 克，怀牛膝 10 克，茺蔚子 15 克，生甘草 3 克。50 剂，每日 1 剂，水煎服，分早晚两次温服。

按语：患者头痛、头懵，眼胀，小便频，苔白腻，结合西医脑积水的检查结果，此为痰湿上犯清窍所致，以五苓散温化水饮，合二陈汤以理气化痰，冬瓜子、生薏苡仁为涤浊法常用药，可利水渗湿，使水湿之邪从小便而出，黄芩苦寒而清上焦之热且可燥湿，大剂量连翘可活血通络，消肿散结止痛。（李东垣曰："连翘散诸经血结气聚、消肿。"）白芷辛温，可祛风燥湿止痛。

二诊：诉发怒、急躁时头痛加重，予以二陈汤合泽泻汤以化湿浊，加入夏枯草、黄芩清肝泻火，蔓荆子清利头目，茺蔚子凉肝明目活血，延胡索、赤芍理气活血止痛，怀牛膝引血下行。诸药共用，使头窍湿、热、瘀之邪荡然无存。

胸 痹

【病案】杨某，女，65 岁。2009 年 1 月 9 日初诊。

主诉：胸痛时作 4 个月余。

现病史：患者劳累及受凉后胸痛发作，服硝酸甘油后缓解，无胸闷、心悸，纳可，眠一般，二便调。患者 4 个月前体检发现冠心病，三酰甘油偏高。舌质红，苔薄黄，脉沉有力。

病机要点：瘀血阻滞，胸阳不振。

中医诊断：胸痹。

处方：丹参 30 克，檀香 3 克（后下），砂仁 3 克（后下），降香 6 克，制附子 10 克（先煎），生薏苡仁 30 克，党参 15 克，山茱萸 10 克，浮小麦 30 克，郁金 10 克，生姜 3 片，大枣 4 枚（切片）为引。7 剂，每日 1 剂，水煎服，分早晚两次温服。

二诊：2009 年 2 月 4 日。服上方 17 剂，效可。现症见：胸痛次数减少，时间亦缩短，恶寒身冷，纳眠可，二便调。舌质暗红，苔薄黄，脉沉有力。

处方：桂枝 15 克，生白芍 15 克，制附子 15 克（先煎），生薏苡仁 30 克，丹参 30 克，檀香 3 克（后下），砂仁 3 克（后下），降香 6 克。7 剂，每日 1 剂，水煎服，分早晚两次温服。

三诊：2009 年 2 月 11 日。服上方 7 剂，效佳。现症见：稍有胸闷，无畏寒，晨起汗出，纳眠可，二便调。舌质暗红，苔薄白，脉细。

处方：照上方附子减为10克，加浮小麦30克，炒酸枣仁30克。7剂，每日1剂，水煎服，分早晚两次温服。

四诊：2009年2月27日。服上方16剂，效可。现症见：晨起身热、汗出、胸闷、胃脘痛，约半小时后减轻，劳累后亦发作，纳差，不欲食，食后胃脘不适，二便调。舌质红，苔薄白，脉沉细滞。

处方：桂枝10克，生白芍10克，制附子10克（先煎），生薏苡仁30克，丹参30克，檀香3克（后下），砂仁3克（后下），降香6克，郁金10克，酸枣仁10克，炒枳壳10克，浮小麦30克，山茱萸10克。7剂，每日1剂，水煎服，分早晚两次温服。

五诊：2009年3月13日。服上方6剂，晨起身热汗出好转，劳累后稍有胸部不适。现症见：近2周感冒，夜间咳甚，咳黄绿色痰，咳引胸痛，畏寒，入睡难。舌质暗红，苔薄黄，脉细。

处方1：金银花15克，连翘10克，牛蒡子10克，芦根30克，桔梗10克，川贝母6克，杏仁10克，前胡10克，黄芩10克，生甘草6克。6剂，每日1剂，水煎服，分早晚两次温服。

处方2：党参10克，麦冬20克，五味子10克，山茱萸10克，丹参30克，檀香3克（后下），砂仁3克（后下），降香6克，郁金10克，炒酸枣仁30克，浮小麦30克。7剂，每日1剂，水煎服，分早晚两次温服。

六诊：2009年4月3日。服首诊方9剂，感冒减轻。现症见：凌晨2~4点咳嗽，晨起喷嚏、流泪，咳时遗尿，偶有胸闷痛不适，休息后缓解。舌质暗红，苔薄黄，脉沉乏力。

处方：党参12克，麦冬10克，五味子10克，山茱萸10克，炒酸枣仁30克，浮小麦30克，丹参30克，檀香3克（后下），砂仁3克（后下），赤芍15克，降香6克，杏仁10克，川贝母6克，黄芩10克。12剂，每日1剂，水煎服，分早晚两次温服。

七诊：2009年4月17日。服上方12剂，胸部不适减轻。现症见：劳累后胸闷，凌晨2点咳嗽，咳少量黄痰，眠差，晨起喷嚏、流泪，口麻，二便调。舌质暗红，苔薄黄，脉沉偏弱。

处方：党参10克，麦冬15克，五味子10克，山茱萸10克，制附子10克（先煎），生薏苡仁30克，当归10克，川芎10克，丹参30克，檀香3克（后下），砂仁3克（后下），茯苓12克，杏仁10克，降香6克，桔梗10克，生甘草6克。12剂，每日1剂，水煎服，分早晚两次温服。

八诊：2009年6月12日。服上方1个月，效可。现症见：胸部怕凉，晨起喷嚏、流清涕，咳时遗尿，时有皮肤风疹、瘙痒，可自行好转，纳眠可，二便调。舌质暗红，苔薄白，脉沉弱。

处方：党参10克，麦冬15克，五味子10克，山茱萸10克，生黄芪15克，丹参3克，檀香3克（后下），砂仁3克（后下），茯苓10克，杏仁10克，全瓜蒌20克，浮小麦30克，炙甘草6克。12剂，每日1剂，水煎服，分早晚两次温服。

九诊：2009年7月20日。服上方10剂，效可。现症见：劳累后胸部不适，下午时胃痛，夜间盗汗，眠差，入睡难，晨起喷嚏、流涕，时咳黄黏痰，腹部风疹，瘙痒，纳可，二便调。舌质红，苔薄白，脉沉乏力。

处方：上方去茯苓、杏仁，加炒酸枣仁15克，白果10克，菟丝子10克。12剂，每日1剂，水煎服，分早晚两次温服。

十诊：2009年8月21日。服上方28剂，诸症均减。现症见：时有胸部不适，咽部有痰难咳，易流泪，入睡难，眠浅易醒，纳可，二便调，咳则遗尿较前减轻。舌质暗红，苔白腻，脉沉弱。

处方：党参15克，麦冬15克，五味子10克，山茱萸10克，生薏苡仁15克，制附子6克，丹参30克，檀香3克（后下），砂仁3克（后下），白果10克，菟丝子10克，炒酸枣仁30克，茯苓10克，茯神10克，浮小麦30克，菊花10克（后下）。12剂，每日1剂，水煎服，分早晚两次温服。

十一诊：2009年9月28日。服上方28剂，效可。现症见：易感冒，咳嗽、鼻涕、喷嚏，咽部干、痒，咳则胸痛，痰呈黑绿色，不易咳出，咳时遗尿，劳累或情绪紧张时胸部不适。舌质暗，苔薄白，脉细略数。

处方：北沙参15克，桑叶10克，桔梗10克，芦根30克，杏仁10克，橘红6克，地骨皮10克，炒紫苏子6克，黄芩10克，牛蒡子10克，麦冬10克，生甘草6克。12剂，每日1剂，水煎服，分早晚两次温服。

十二诊：2009年10月26日。患者诉服4月17日方20余剂，精神好转。现症见：咳嗽，咳黄黏痰，量多，劳累或紧张时胸部不适。舌质红，苔薄微黄，脉沉滞。

处方：芦根30克，冬瓜子30克，生薏苡仁30克（包煎），杏仁10克，桑叶10克，黄芩10克，川贝母6克，北沙参15克，炒酸枣仁30克，浮小麦30克，丹参30克，生甘草6克，知母10克。10剂，每日1剂，水煎服，分早晚两次温服。

按语：患者以“胸痛时作4个月余”为主诉，其劳思和受凉后发作，有心阳不足的情况，发作较急，无胸闷，当属血瘀为主，有气滞，心气不足，结合舌脉，诊为胸痹，系瘀血阻滞，胸阳不振，方选丹参饮合薏苡附子散加味。丹参饮出自《时方歌括》，具有活血化瘀、行气止痛之功，为治心胃诸痛证属血瘀气滞的首选方，其用量要把握好，丹参应与檀香、砂仁保持原方比例，否则会影响疗效。薏苡附子散出自《金匮要略·胸痹心痛短气病脉证并治第九》："胸痹缓急者，薏苡附子散主之。"其方重在缓急，缓解急性发作，布胸阳以消阴霾，温心阳以散寒凝，助丹参饮化瘀通心脉。佐降香化瘀止痛，郁金行气解郁，活血止痛，二药皆入心经即为佐药也为引药；党参取独参汤之意，合附子以补元气回阳救逆。山茱萸是张锡纯救脱经验用药，他认为："山茱萸之性，不独补肝也，凡人身之阴阳气血将散者，皆能敛之，故救脱之药，当以萸肉为第一。"加小麦、大枣为甘麦大枣汤以养血安神。全方经方、时方巧妙结合，君臣佐使分工明确。药虽不多，信息量极大，值得同行借鉴。

二诊：服后得效，心血得复，发作次数减少，伴见恶寒、身冷、卫气不固的情况，守丹参饮加薏苡仁附子散续温心阳，化瘀血，兼固元气，加桂枝汤，取桂枝加附子汤之意固卫气，温通心阳。

三诊：畏寒减轻，减附子用量，晨起有汗，加浮小麦、炒酸枣仁以敛汗养心。

四诊：晨起身热，汗出，卫气过旺，减桂枝汤用量，有胸闷、胃痛的症状，为气滞所致，加枳壳、郁金以开胸中之气，并助胃气下行。

五诊：胸痛已好，仅劳累后有胸部不适，为久病心气不足挟瘀的情况，以生脉饮加山茱萸、炒酸枣仁、浮小麦以益心气养心阴为主，合丹参饮、降香、郁金以行气化瘀为辅。

六诊：治疗过程中的感冒以银翘散治之。患者仍有胸闷症状，守上方续服，加杏仁、川贝母、黄芩为治感冒后引起的咳嗽，与主方无关。

七诊：患者以"劳累后胸闷、咳嗽"为主诉，一方面以气未复，胸痹未愈；另一方面因外感诱发肺部症状，故治以养心通心阳为主，兼治咳嗽，方选生脉饮加山茱萸以养心气，薏苡仁附子散温心阳，佛手散（当归、川芎）合丹参饮化瘀理气养血，茯苓杏子汤合排脓汤以治其咳。

八诊：患者以"胸部怕凉，晨起流清涕时有皮肤风疹"为主诉，有营卫不固之象，已不咳，守上方去桔梗，加黄芪以固表，去薏苡仁、附子加全瓜蒌以开胸气。

九诊：患者仍有劳累后胸部不适，夜间盗汗，入睡难，有肺肾之气不固，主方去茯苓、杏仁，加白果以发肺气，菟丝子以固肾，治其盗汗、咳嗽，加酸枣仁养心安神助眠。

十诊：诸症减轻，患者主诉眠差，仍有胸部不适，偶咳遗尿，其证属心血失养、失温，久病及肺肾，拟养心汤（张磊教授自拟方，生脉饮加酸枣仁汤）为主方以养心之血气，佐山茱萸以防气脱，黄芪补肺气，白果敛肺气，佐丹参饮以活血行气宽胸，加菟丝子、附子以温肾纳气治遗尿，少佐菊花清肝热治其流泪。

十一诊：经过8个月的治疗，患者心脏问题基本无碍，因平常体虚易感冒。现症见：咳嗽、鼻涕、痰黏不易咳出等症，有肺阴虚化热燥咳之象，处沙参麦冬合桑杏汤加味，选二方之主药沙参、麦冬以养肺阴，桑叶、杏仁以化噪止咳，佐黄芩、地骨皮以清肺热，桔梗、芦根以利咽涤肺之浊，橘红化痰利咽。全方共奏润肺清肺、化痰止咳之功。

十二诊：服上方后，肺阴得养，仍有咳嗽、痰多等症，为浊邪阻肺兼有燥热之象，故治以千金苇茎汤合桑杏汤涤肺之浊，养阴润燥，佐北沙参以润肺，加酸枣仁、小麦以复心阴，佐丹参化瘀通络治胸部不适，少佐知母以滋阴润燥。

淋　证

【病案】刘某，女，34岁。2017年8月2日初诊。

主诉：反复尿频、尿急8个月余。

现病史：患者月经前后易见尿频、尿急，偶有尿痛，小便灼热，色不黄，阴痒，白带量少，月经提前2~3天，色暗，多血块，经前乳胀，心烦，眠差，多梦，口干苦，喜饮，五心烦热，纳可，大便干，2日1次。舌淡红，苔薄黄腻，脉细。

病机要点：脾约（胃热脾伤）。

中医诊断：淋证。

处方：炒火麻仁30克，生白芍15克，酸枣仁10克，炒枳实10克，厚朴10克，大黄10克（后下），瞿麦30克。10剂，每日1剂，水煎服，分早晚两次温服。

二诊：2017年8月28日。服上方10剂，诸症稍缓解。现症见：月经后诸症复现，伴乏力，气短，恶风，口苦，味觉降低，右下腹隐痛，宫颈触碰出血，畏寒，纳眠可，大便正常。舌淡红，苔白，脉沉。

处方：熟地黄24克，山茱萸12克，生山药12克，牡丹皮10克，泽泻10克，茯苓10克，赤小豆3克，肉桂12克，瞿麦30克，怀牛膝10克，琥珀（另包吞服）3 克，干地龙 10 克。15 剂，每日 1 剂，水煎服，分早晚两次温服。

按语：《伤寒论》247 条云："趺阳脉浮而涩，浮则胃气强，涩则小便数，浮涩相搏，大便则难，其脾为约，麻子仁丸主之。"此患者尿频、尿急，伴有大便干，2 日 1 行，符合麻子仁丸方证。胃气热盛，脾阴为其所伤，不能为胃行其津液而肠道失润，则大便干结；津液为胃热所迫，偏渗小肠，则小便频数。小便灼热、心烦眠差、口干口苦喜饮、舌尖红等兼症亦可为阳明之佐证。故以麻子仁丸泻热润燥通便，加瞿麦利小便以导热下行。

二诊：出现乏力、气短、畏寒等虚证表现。首诊症状复见，今从肾虚论治，以金匮肾气丸温补肾阳，琥珀与地龙是张磊教授治疗小便淋沥之证常用药对，瞿麦、怀牛膝亦助利水通淋之效。

前列腺肥大

【病案】许某，男，74 岁。2016 年 12 月 19 日初诊。

主诉：排尿困难 10 年余。

现病史：患者诉 10 年余前因前列腺增生行电切除术，后现排尿困难。现症见：自觉排尿无力，需等待 8~10 分钟，量可，色淡黄，忌食生冷油腻，食则腹泻，日达 2~3 次，头晕严重。舌质红，苔黄厚，舌下络脉瘀红，脉沉弱。既往有多发性腔隙性脑梗死病史。

病机要点：脾肾亏虚。

中医诊断：癃闭。

处方：党参 10 克，炒白术 10 克，干姜 10 克，煨诃子 10 克，煨肉豆蔻 10 克，五味子 10 克，制附子 10 克（先煎），肉桂 3 克，血余炭 10 克，黄连 8 克，琥珀粉 3 克（另包吞服），干地龙 10 克，炙甘草 6 克，冬葵子 15 克。6 剂，每日 1 剂，水煎服，分早晚两次温服。

二诊：2016 年 12 月 26 日。服上方 6 剂，效佳，尿等待时间缩短，已不黄，大便基本正常，日 1~2 次，成形，头晕无改善。诉服药后稍有上火，呼气觉热，纳眠可，多梦。舌质暗，苔中厚腻，脉沉细。

处方：干姜 10 克，黄芩 10 克，黄连 6 克，党参 10 克，炒山药 30 克，琥珀粉 3 克（另包吞服），干地龙 10 克，浙贝母 10 克，茯苓 10 克。6 剂，每日 1 剂，水煎服，分早晚两次温服。

按语：患者排尿无力，食则腹泻，伴头晕、舌红、舌下脉络瘀，此为脾肾阳虚挟瘀热之证，方用理中汤合四神丸加减。以理中丸温中健脾；煨诃子、肉豆蔻涩肠止泻；附子、肉桂温肾助阳化气；血余炭取自《金匮要略》滑石白鱼散，与冬葵子同有利小便之功效；黄连苦以清热坚阴涩肠；琥珀与地龙是张磊教授治疗小便不利之常用药对，且琥珀兼具祛瘀之功。全方共奏温补脾肾，祛瘀清热之效。

二诊：小便不利减轻，另诉上火，且食则腹泻、舌苔厚腻，今从中焦脾胃入手，以干姜黄芩黄连人参汤辛开苦降以泻热降浊，党参、茯苓、山药同用辅助脾胃之气，浙贝母以化痰散结，继以琥珀、地龙利小便。

肾衰竭

【病案】薛某，男，72 岁。2017 年 7 月 26 日初诊。

主诉：慢性肾衰、冠心病调理身体。

现病史：患者 8 年前因甲状旁腺、左肾上腺增生行手术治疗，术后发现慢性肾衰竭，2 年前因冠脉狭窄置入支架 2 个，长期口服抗凝药及改善肾功药物，现因心包、胸腔积液致胸闷，气喘，不能平卧，颜面四肢水肿，眠差，24 小时尿量 1800 ~ 2000mL，肌酐 200 ~ 300μmol/L。舌暗红，苔黄厚，脉沉滞。

病机要点：阳虚水泛。

中医诊断：水肿。

处方：防已 10 克，桂枝 6 克，党参 15 克，茯苓 30 克，制附子 10 克（先煎)，炒白术 10 克，大黄 3 克，生姜 3 片为引。15 剂，每日 1 剂，水煎服，分早晚两次温服。

二诊：2017 年 8 月 21 日。服上方 25 剂效可，胸闷、气喘、睡眠均有所改善。现症见：小便 24 小时 2000mL 以上，眼睑，手足、下肢水肿，纳眠可，大便成形，日 1~2 行，肌酐 315μmol/L。舌质暗红，苔黄厚，脉沉滞。

处方：上方加川椒 1 克，炒葶苈子 15 克（包煎)，生白芍 10 克。15 剂，每日 1 剂，水煎服，分早晚两次温服。

按语：患者为慢性肾衰、冠心病支架术后，以胸腔积液、颜面四肢水肿、舌质暗、脉沉滞为主要见症，属阳虚水泛之证，治以真武汤合木防己汤加减。真武汤出自《伤寒论》，功能温阳利水，善治疗阳虚水泛之证。本案全身水肿，并有胸腔积液一派寒象，故去白芍。白芍在原方中为监制附子而温和缓急，本案水气较甚，无须制阳及缓急。有胸腔积液为患，上为水饮，其人喘满，为木防己汤的适应证。胸闷无热象，去石膏，少佐大黄开魄门，通大便给邪以出路，以缓解肾之压力，实乃本方点睛之药。再者，肾病必有瘀滞，少佐大黄亦有化瘀血利小便之效，此虽为经方合方，其加减仍符合经方法度，木防己汤去石膏加真武汤之茯苓大黄，仍有木防己汤加石膏的方义在，从中可以窥见经方加减之一斑。

二诊：服后症减，仍有眼睑、下肢水肿，胸闷气喘已不明显，加白芍以监真武汤而缓治之，另有一说胸满者不可用白芍，以虑其敛阴而妨阳，加川椒、葶苈合前方的防己、大黄为己椒苈黄丸，导水下行，葶苈子治气闭，大黄治血闭，川椒治腹满，以缓肺肾之水患，行前后分消之法，此为三个经方合方辨证加减，非常值得同行借鉴学习。

国家古籍整理出版专项经费资助项目

中医经典伤寒名著辑注

张　磊　褚玉霞
孙玉信　王祖龙　主编

第五卷

山东科学技术出版社
·济南·

图书在版编目（CIP）数据

中医经典伤寒名著辑注：全十二卷 / 张磊等主编
. -- 济南：山东科学技术出版社，2024.10
ISBN 978-7-5723-1633-3

Ⅰ. ①中…　Ⅱ. ①张…　Ⅲ. ①伤寒（中医）—古籍—汇编　Ⅳ. ① R254.1

中国国家版本馆 CIP 数据核字（2023）第 083730 号

中医经典伤寒名著辑注

ZHONGYI JINGDIAN SHANGHAN MINGZHU JIZHU

责任编辑：孙雅臻　焦　卫
装帧设计：孙　佳

主管单位：山东出版传媒股份有限公司
出 版 者：山东科学技术出版社
地址：济南市市中区舜耕路 517 号
邮编：250003　电话：（0531）82098088
网址：www.lkj.com.cn
电子邮件：sdkj@sdcbcm.com
发 行 者：山东新华书店集团有限公司
地址：济南市市中区英雄山路 189 号
邮编：250002　电话：（0531）82797666
印 刷 者：山东临沂新华印刷物流集团有限责任公司
地址：山东临沂高新技术产业开发区龙湖路
邮编：276017　电话：（0539）2925659

规格： 16 开（184mm × 260mm）
印张： 237.5　**字数：** 4138 千
版次： 2024 年 10 月第 1 版　**印次：** 2024 年 10 月第 1 次印刷
定价： 1280.00 元（全十二卷）

金匮钩玄

原著 元·朱震亨
主编 李凝华

目　录

卷 一

中 风

大率主血虚有痰，以治痰为先。或虚夹火与湿，亦有死血留滞者，外中于风者，亦有中气者，当从痰治，顺气化痰。若口开手撒，眼合遗尿，吐沫直视，喉如鼾睡，肉脱筋痛者，皆不治。

半身不遂，大率多痰，在左属死血、无血，在右属痰、有热、气虚。病若在左者，四物汤等加桃仁、红花、竹沥、姜汁；在右者，二陈汤、四君子等加竹沥、姜汁。痰壅盛者，口眼㖞斜者，不能言者，皆当吐。

吐法，轻用瓜蒂、虾汁、皂角，重用藜芦半钱，或三分，加麝香，灌入鼻内或口内，吐痰出；一吐不已，再吐之。亦有虚而不可吐者。

气虚卒倒，参、芪补之。气虚有痰，浓参汤合竹沥、姜汁。血虚宜四物汤，俱用姜汁炒，恐泥痰，再加竹沥、姜汁入内服。能食者，去竹沥，加荆沥。又法，以猪牙皂角、白矾等分为末，姜汤调下，名稀涎散。血虚者，四物汤补之。夹痰者，亦用姜汁、竹沥。

《脉诀》内言诸不治证见，则不可治，筋枯者不治。举动则筋痛者是筋枯，以其无血滋润故也。

治痰，气实能食用荆沥，气虚少食用竹沥。此二味，用开经络，行血气，入四物汤中，必用姜汁助之。

肥白人多湿，少用附子、乌头行经。

初昏倒，急掐人中至醒，然后用去痰药，二陈汤、四物、四君子等汤加减用。

六 郁

戴云：郁者，结聚而不得发越也。当升者不得升，当降者不得降，当变化者不得变化也。此为传化失常，六郁之病见矣。气郁者，胸胁痛，脉沉涩；湿郁者，周身走痛，或关节痛，遇阴寒则发，脉沉细；痰郁者，动则即喘，寸口脉沉滑；热郁者，瞀，小便赤，脉沉数；血郁者，四肢无力，能食，便红，脉沉；食郁者，嗳酸，腹饱不能食，人迎脉平和，气口脉紧盛者是也。

气血中和，万病不生；一有怫郁，诸病生焉。

气郁：香附子、苍术、川芎；

湿：苍术、川芎、白芷；

痰：海石、香附、南星、瓜蒌；

热：青黛、香附、苍术、川芎、栀子；

血：桃仁、红花、青黛、川芎、香附；

食：苍术、香附、针沙醋炒、山楂、神曲炒。春加芎，夏加苦参，秋冬加吴萸。

越鞠丸 解诸郁。又名芎术丸。

苍术 香附 抚芎 神曲 栀子

等分为末，水丸如绿豆大。

凡郁，皆在中焦，以苍术、抚芎开提其气以升之。假如食在气上，提其气则食自降，余皆仿此。

癞

大风病，是受得天地间杀物之气，古人谓之疠风者，以其酷烈暴悍可畏耳！人得之者，须分在上在下。夫在上者，以醉仙散取涎血于齿缝中出；在下者，以通天散取恶物陈虫于谷道中出。取出虽有道路之异，然皆不外乎阳明一经，治此证者，须知此意。看其疙瘩与疮，上先见者，上体多者，在上也；下先见者，下体多者，在下也；上下同得者，在上复在下也。阳明胃经与大肠，无物不受，此风之入人也。气受之则在上多，血受之则在下多，血气俱受之者，上下俱多也。自非医者神手，病者铁心，罕有免此。夫从上从下以渐而来者，皆可治。人见其病势之缓，多忽之，虽按法施治，病已痊可。若不能忌口绝色，皆不免再发，发则终于不能救也。余曾治五人，中间惟一妇人不再发，以其贫甚，而且寡，无物可吃也，余四人三四年后皆再发。孙真人云：吾尝治四五十人，终无一人免于死。非真人不能治，盖无一人能守禁忌耳。此妇人本病药外，又服百余贴加减四物汤，半年之上，方得经行，十分安愈。

治法：在上者，醉仙散；在下者，通天再造散；后用通神散，及三棱针于委中出血。但不能忌口绝房者，不治之也。

醉仙散

胡麻仁　牛蒡子　蔓荆子　枸杞子各半两（为粗末，同炒紫色）　白蒺藜　苦参　瓜蒌根　防风各半两

上八味，为细末，每一两半，入轻粉三钱，拌匀，大人一钱，空心、日午、临睡各一服，淡茶调下，五七日间，必于齿缝中出臭涎水，浑身觉痛，昏闷如醉，利下恶臭屎为度，量大小虚实，加减与之。证候重而急者，须以再造散下之，候补养得还，复与此药吃。须断盐、酱、醋、诸般鱼肉、椒料、果子、烧炙等物，止可淡粥，及淡煮熟时菜食之，茄尚不可食，惟有乌梢蛇、菜花蛇，可以淡酒煮熟食之，以助药力。

再造散

郁金半两（生用）　大黄一两（炮）　皂角刺一两（黑者，大者）　白牵牛头末六钱（半炒半生用之）

上为末，五钱，临夜冷酒调下，以净桶伺候泄出虫。如虫口黑色，乃是多年；虫口如赤色，是近者。三数日又进一服，直候无虫，即绝根也。

寒

主乎温散。有卒中天地之寒气，有口伤生冷之物。

戴云：此伤寒，谓身受肃杀之气，口食冰水瓜果冷物之类，病者必脉沉细，手足冷，息微身倦，虽身热亦不渴，倦言语。或遇热病，误用此法，轻者至重，重者至死。凡脉数者，或饮水者，或烦躁动摇者，皆是热病。寒热二证若水火也，不可得而同治，误即杀人，学者慎之。

伤　寒

伤寒，必须身犯寒气，口食寒物者，从补中益气汤中加发散药，属内伤者十居八九。其法邪所凑，其气必虚，只用补中益气汤中，从所见之证，出入加减。气虚热甚者，少用附子，以行参、芪之剂。如果气虚者，方可用此法。已上伤寒治法，可用于南方，不宜北。

暑

戴云：暑，乃夏月炎暑也。盛热之气著人也，有冒，有伤，有中，三者

有轻重之分，虚实之辨。或腹痛水泻者，胃与大肠受之；恶心者，胃口有痰饮也。此二者冒暑也，可用黄连香薷饮。盖黄连退暑热，香薷消蓄水。或身热头疼，躁乱不宁者，或身如针刺者，此为热伤在分肉也，当以解毒白虎汤加柴胡，气如虚者加人参。或咳嗽，发寒热，盗汗出不止，脉数者，热在肺经，用清肺汤、柴胡天水散之类，急治则可，迟则不可治矣。或火乘金也，此为中暑。凡治病须要明白辨别，慎勿浑同施治。春秋间亦或有之，切莫执一，随病处方为妙。

黄连香薷饮，夹痰加半夏，气虚加人参、黄芪，或清暑益气汤加减用之。

注 夏

属阴虚，元气不足。

戴云：秋初夏末，头痛脚软，食少体热者是也。补中益气汤去柴胡、升麻，加炒黄柏，夹痰止用南星、半夏、陈皮之类，或生脉散。出《千金方》。

暑 风

戴云：暑风者，夏月卒倒，不省人事者是也。有因火者，有因痰者。火，君相二火也；暑，天地二火也。内外合而炎烁，所以卒倒也。痰者，人身之痰饮也。因暑气入而鼓激痰饮，塞碍心之窍道，则手足不知动蹑而卒倒也。此二者皆可吐。《内经》曰：火郁则发之。夹火、夹痰实者，可用吐法。吐即发散也，量其虚实而吐之，吐醒后可用清剂调治之。

湿

戴云：湿有自外入者，有自内出者，必审其方土之致病源。东南地下，多阴雨地湿，凡受必从外入，多自下起，以重腿气者多，治当汗散，久者宜疏通渗泄。西北地高，人多食生冷湿面，或饮酒后，寒气怫郁，湿不能越，作腹皮胀痛，甚则水鼓胀满，或通身浮肿如泥，按之不起，此皆自内而出也。辨其元气多少，而通利其二便，责其根在内也。此方土内外，亦互相有之，但多少不同，须对证施治，不可执一。本草：苍术治湿，上下俱可用。

二陈汤加酒芩、羌活、苍术散风之药，行湿最妙。

内　伤

内伤病退后，燥渴不解者，有余热在肺家，可用参、苓、甘草、少许姜汁，冷服，或茶匙挑姜汁与之，虚者可用人参汤。世之病此者为多，但有夹痰者，有夹外邪者，有热郁于内而发者，皆以补元气为主，看其所夹之病而兼用药。

火

有可发者二，风寒外来者可发，郁者可发。阴虚火动难治。火郁当发，看何经，轻者可降，重则从其性升之。实火可泻，小便降火极速。

凡气有余便是火。火急甚重者，必缓之，生甘草兼泻兼缓，人参、白术亦可。人壮气实，火盛颠狂者，可用正治，或硝冰水饮之。人虚火盛狂者，可用生姜汤与之，若投以冰水正治，立死。有补阴即火自降者，炒黄柏、地黄之类。

山栀子仁，大能降火，从小便泄去，其性能屈曲下行降火，人所不知。

凡火盛者，不可骤用凉药，必用温散。

又方**左金丸**　治肝火。

黄连六两　茱萸一两，或半两

水为丸，白汤下五十丸。

伤　风

戴云：新咳嗽，鼻塞声重者是也。属肺者多，散宜辛温，或辛凉之剂。

发　斑

属风热。

戴云：斑，有色点而无头粒者是。如有头粒即疹也。风热夹痰而作，自里而发于外。通圣散消息，当以微汗而散之，下之非理也。

内伤斑者，胃气极虚，一身火游行于外所致，宜补以降之。发斑似伤寒者，痰热之病发于外，微汗以散之，下之非理也。

疹

戴云：疹，浮小有头粒者是。随出即收，收则又出者是也，非若斑之无头粒也，当明辨之。

属热与痰在肺，清肺火降痰，或解散出汗，亦有可下者。

温　病

众人病一般者是也。又谓之天行时疫。有三法，宜补、宜降、宜散。

又方

大黄　黄芩　黄连　人参　桔梗　防风　苍术　滑石　香附　人中黄

上为末，神曲为丸，每服五七十丸，分气、血、痰作汤使，气虚四君子汤，血虚四物汤，痰多二陈汤送下。如热甚者，可用童子小便送下。

大头天行病，东垣有方。

羌活　酒芩　大黄（酒蒸）

冬温为病，非其时而有其气者。冬时君子当闭藏，而反发泄于外，专用补药带表。

又方，以竹筒两头留节，中作一窍，纳甘草于中，仍以竹木钉闭窍，于大粪缸中浸一月，取出晒干，专治疫毒。

疟

有风，有暑，有食，老疟，疟母，痰病。

老疟病，此系风暑入阴分在脏，用血药川芎、抚芎、红花、当归，加苍术、白术、白芷、黄柏、甘草煎，露一宿，次早服之。无汗要有汗，散邪为主，带补；有汗要无汗，正气为主，带散。有疟母者，用丸药消导，醋煮鳖甲为君，三棱、蓬术、香附，随证加减。

三日一发者，受病一年；间发者，受病半年；一日一发者，受病一月；连二日发者，住一日者，气血俱受病。一日间一日者，补药带表药，后用疟丹截之。在阴分者，用药彻起，在阳分方可截之。

又方

草果　知母　槟榔　乌梅　常山　甘草（炙）　川山甲（炮）

用水酒一大碗，煎至半碗，露一宿，临发日前二时温服，如吐则顺之。

截疟青蒿丸

青蒿一两　冬青叶二两　马鞭草二两　官桂二两

上三药，皆晒干秤，为末，法丸如胡椒子大，每两作四服，于当发前一时服尽。

大法，暑风必当发汗，夏月多在风凉处歇，遂闭其汗而不泄。因食者从食上治。

疟而虚者，须先用参、术一二贴，托住其气，不使下陷，后用他药治。内伤夹外邪者同法，内必主痰，外必以汗解，二陈汤加常山、柴胡、黄芩、草果。

疟而甚者，发寒热，头痛如破，渴而饮水，自汗，可与参、芪、术、芩、连、栀子、川芎、苍术、半夏等治。

久病疟，二陈汤加川芎、苍术、柴胡、葛根、白术，一补一发。

咳　嗽

风寒；火，主降火；劳；肺胀；火郁；痰，主降痰。

戴云：风寒者，鼻塞声重，恶寒者是也。火者，有声痰少，面赤者是也。劳者，盗汗出，兼痰者，多作寒热。肺胀者，动则喘满，气急息重。痰者，嗽动便有痰声，痰出嗽止。五者大概耳，亦当明其是否也。

风寒，行痰开腠理，二陈汤加麻黄、杏仁、桔梗。

火，降火清金化痰。

劳，四物汤中加竹沥、姜汁，必以补阴为主。

肺胀而嗽者，用诃子、青黛、杏仁。诃子能治肺气，因火伤极，遂成郁遏胀满，取其味酸苦，有收敛降火之功，佐以海蛤粉、香附、瓜蒌、青黛、半夏曲。

食积，痰作嗽发热者，半夏、南星为君，瓜蒌、萝卜子为臣，青黛、碱为使。

火郁嗽者，诃子、海石、瓜蒌、青黛、半夏、香附。咳嗽声嘶者，此血虚受热也，用青黛、蛤粉、蜜调服。久嗽，风入肺，用鹅管石、雄黄、郁金、款冬花，碾末，和艾中，以生姜一片，留舌上灸之，以烟入喉中为度。干咳嗽者难治。此系火郁之证，乃痰郁火邪在中，用苦梗以开之，下用补阴降火，不已则成劳，倒仓好。此证不得志者有之。嗽而胁痛，宜疏肝气，用青皮等，方在后，二陈汤内加南星、香附、青黛、姜汁。

治嗽药，大概多用生姜者，以其辛散也。上半日嗽多者，属胃中有火，贝母、石膏能降胃火。午后嗽多者，此属阴虚，必用四物汤加知母、黄柏，先降其火。五更嗽多者，此胃中有食积，至此时候，流入肺金，知母、地骨皮降肺火。火气浮于肺者，不宜用凉药，用五味、五倍敛而降之。有痰因火逆上者，先治火，后治其痰也。

肺虚甚者，用参膏，此好色肾虚有之，以生姜、陈皮佐之。大概有痰者，可加痰药治之。治嗽多用粟壳，不必疑，但要先去病根，此乃收后之药也。师云：阴分嗽者，多属阴虚治之也。

不嗽而肺胀壅遏，不得眠者，难治。

治嗽烟筒

佛耳草　款冬花　鹅管石

上为末，用纸卷烧其烟薰之，或白汤调亦得。

治嗽有痰，天突、肺俞二穴灸，治嗽，泄火热，大泻肺气，三椎骨下横过各一寸半是穴。

嗽，春是春升之气，用清药二陈加薄、荆之类；夏是火炎上，最重，芩、连；秋是湿热伤肺；冬是风寒外来，用药发散之后，以半夏必逐去痰，庶不再来。

又方　治嗽劫药。

五味子半两　五倍子一钱　甘草二钱半　风化硝一钱

为末，以蜜为丸，噙化之。

痰

脉浮当吐。

凡治痰，用利药过多，致脾气下虚，则痰反易生多。

湿痰，用苍术；老痰，海石、半夏、瓜蒌子、香附、五倍子；热痰，用青黛、黄连；食积痰，神曲、麦糵、山楂子。

痰在肠胃间者，可下而愈。痰在经络中者，非吐不可出，吐法中就有发散之义也。府上之痰，必用吐之，泻亦不能去也。气实痰热，结在上者，则吐。吐难得出，或成块，或吐咯不出，气滞兼郁者，此则难治矣。胶固者，必用吐之。

吐法：兼用芽茶、齑水、姜汁、醋少许，瓜蒌散少许，加防风、桔梗，皆升动其气，便吐也。

吐法：用附子尖、桔梗芦、人参芦、瓜蒂、砒不甚用、藜芦、艾叶、末茶。

上药，此皆自吐，不用手探，但药但汤皆可吐。

吐法：先以布搭膊勒腰，于不通风处行此法。萝卜子半斤，擂，和以浆水一碗，滤去柤，入少油与蜜，旋至半温服，后以鹅翎探吐。凡用鹅翎，须以桐油浸，却以皂角水洗去肥，晒干用之。

又法：用虾带壳半斤，入酱、葱、姜等料物煮汁，先吃虾，后饮汁，以翎勾引吐，必须紧勒肚腹。

二陈汤　一身之痰都能管，如在下加下引药，如在上加上引药。

凡人身上中下有块者，多是痰也。问其平日好食何物，吐下后用药。

许学士用苍术治痰饮成窠囊，一边行，极效。痰夹瘀血，遂成窠囊。

痰之清者属寒，用二陈汤之类。内伤夹痰，必用人参、黄芪、白术之属，多用姜汁传送，或用半夏之属，虚甚者宜加竹沥。痰热者多夹风，外证为多。湿者多软如身倦而重之类，热者清之，食积者必用攻之，兼气虚者，用补气药补之。因火盛逆上者，治火为先，白术、黄芩、石膏之类。中气不足，则加人参、白术。痰之为物，随气升降，无处不到。

脾虚者，清中气，二陈加白术之类，兼用提药。中焦有痰与食积，胃气赖其所养，卒不便虚，若攻之尽则虚矣。

眩晕、嘈杂，乃火动其痰，用二陈汤加栀子、芩、连类。

噫气吞酸，此系食郁有热，火气上动，以黄芩为君，南星、半夏为臣，橘红佐之，热多者加青黛。

痰在胁下，非白芥子不能达。痰在皮里膜外者，非姜汁、竹沥不可达。痰在膈间，使人颠狂、健忘，宜用竹沥。风痰亦服竹沥，又能养血。痰在四肢，非竹沥不开。痰结核在咽喉，燥不能出，入化痰药，加软坚咸药。杏仁、海石、桔梗、连翘、瓜蒌仁，少佐朴硝，以姜汁蜜调丸，噙化之。海粉即海石，热痰能降，湿痰能燥，结痰能软，顽痰能消，可入丸子、末子，不可入煎药。

黄芩治热痰，假以降其热也。竹沥滑痰，非姜汁不能行经络也。枳实泻痰，能冲墙壁。五倍子能治老痰。

小胃丹，治膈上痰热、风痰、湿痰，肩膊诸痛，然能损胃气，食积痰实者用之，不宜多。

青礞石丸去湿痰，重在风化硝。

润下丸 降痰最妙。

陈皮半斤（去白，以水化盐半两，拌陈皮令得所煮，候干炒燥。一方不去白） 甘草一两（炙）

上为末，蒸饼丸绿豆大，每服三十五丸，温水下。

油炒半夏，大治湿痰，又治喘，止心痛，粥丸，姜汤下三十丸。

痰方

黄芩（空心） 香附 半夏（姜制） 贝母

已上治湿痰，加瓜蒌仁、青黛，作丸子，治热痰。

中和丸 治湿痰气热。

苍术 黄芩 香附 半夏各等分

为末，粥丸。

燥湿痰方 亦治白浊因痰者。

南星一两 半夏一两 蛤粉二两 青黛为衣

上为末，神曲糊丸。

痰嗽方

黄芩一两半（酒浸洗） 滑石半两 贝母一两 南星一两 风化硝二钱半 白芥子半两（去壳）

上为末，汤浸蒸饼为丸。

导痰汤

半夏四两 南星 橘皮 枳壳 赤茯苓一两 甘草半两

用生姜煎服之。

千缗汤

半夏七枚（泡制，四片破之 皂角去皮，炙，一寸二分） 甘草（炙，一寸） 生姜（如指大）

煎服之，治喘。

治痰方

南星 半夏 滑石 轻粉各三钱 巴豆三十粒

上用皂角仁浸浓汁，丸如梧桐子大，每服五十丸。

黄连化痰丸

黄连一两 陈皮五钱 吴茱萸（酒浸）一钱 半夏一两五钱

上为末，入桃仁二十四个，研如泥，和匀，神曲糊丸，如绿豆大，每服百丸，姜汤送下。

消痰方

益元散七钱，吴茱萸三钱。

治郁痰方

白僵蚕、杏仁、瓜蒌、诃子、贝母。

喘

戴云：有痰喘，有气急喘，有胃虚喘，有火炎上喘。痰喘者，凡喘便有痰声；气急喘者，呼吸急促而无痰声。有胃虚喘者，抬肩撷肚，喘而不休。火炎上喘者，乍进乍退，得食则减，食已则喘。大概胃中有实火，膈上有稠痰，得食咽坠下稠痰，喘即止；稍久，食已入胃，反助其火，痰再升上，喘反大作。俗不知此，作胃虚治，以燥热之药者，以火济火也。昔叶都督患此，诸医作胃虚治之不愈，后以导水丸利五六次而安矣。

凡久喘，未发以扶正气为要，已发以攻邪为主。

有气虚，短气而喘；有痰，亦短气而喘；有阴虚，自小腹下火起而上者。

喘急有风痰者，《妇人大全良方》千缗汤。阴虚有痰喘急者，补阴降火，四物汤加枳壳、半夏。气虚者，人参、蜜炙黄柏、麦门冬、地骨皮之类。

大概喘急之病，甚不可用苦药、凉药，火气盛故也，可用导痰汤加千缗汤治之。

诸喘不止者，用劫药一二贴则止之。劫药之后，因痰治痰，因火治火。椒目碾极细末，用一二钱，以生姜汤调下止之。

又法：用萝卜子蒸熟为君，皂角烧灰，等分为末，以生姜汁炼蜜为丸，小桐子大，每服五七十丸，噙化下之效。

哮

专主于痰，宜吐法。

治哮必用薄滋味，不可纯用凉药，必带表散。

治哮方

用鸡子略敲，壳损膜不损，浸于尿缸内，三四日夜取出，煮熟食之，效。盖鸡子能去风痰。

痢

身热，后重，腹痛，下血。

戴云：痢虽有赤白二色，终无寒热之分，通作湿热治，但分新旧，更量元气用药，与赤白带同。

身热：夹外感，不恶寒，小柴胡汤去人参；恶寒发热为表证，宜微汗和解，苍术、川芎、陈皮、芍药、甘草、生姜，煎服。

【临床解读】

董某，男，41岁。2022年1月10日初诊。

主诉：胃痛5年。（钳除胃肠息肉，喝中药调理后痛甚）

现病史：患者胃痛，纳后胃胀，反酸，烧心，晨起口苦不干，胃脘敷热水袋痛缓；二便调，大便时而不成形，纳眠可，舌质红，脉细，苔黄。2021年12月20日，淋巴细胞百分比下降；胆囊壁毛燥；直肠多发性息肉；乙状结肠多发息肉；慢性浅表性胃炎；胃多发息肉（均已钳除）；十二直肠多发息肉；慢性结肠炎末端回肠炎；回肠末端黏膜慢性炎伴息肉。

处方：太子参10克，柴胡10克，黄芩10克，清半夏10克，制川楝子10克，延胡索10克，浙贝母10克，煅海螵蛸30克，陈皮10克。10剂，每日1剂，水煎服。（孙玉信医案）

后重：积与气郁坠下，兼升兼消。或气行血和，积少，但虚坐努力，此为亡血，倍用归身、尾，却以生芍药、生地黄、桃仁佐之，复以陈皮和之。或下痢而大孔痛者，此因热流于下也，用木香、槟榔、黄芩、黄连、炒干姜。或痢退减十之七八，积已尽，糟粕未实，当炒芍药、炒白术、炙甘草、陈皮、茯苓汤下固肠丸三十粒。然固肠丸性燥，有去湿实肠之功，恐滞气未尽者，不可遽用此药，只宜单服此汤可也。或痢后，糟粕未实，或食稍多，或饥甚方食，腹中作痛者，切勿惊恐，以白术、陈皮各半盏煎服，和之则安。或久痢后，体虚气弱，滑泻不止，又当以诃子、肉豆蔻、白矾、半夏之类，择用以涩之，甚则加牡蛎，然须以陈皮为佐，若大涩亦能作痛。又甚者，灸天枢、气海。

古方用厚朴为泻凝滞之气，然朴太温而散气，久服大能虚人，滞气稍行即去之，余滞未尽，以炒枳壳、陈皮。然枳壳亦能耗气，比之厚朴少缓，比陈皮亦重，滞退一半当去之，只用陈皮以和诸药。陈皮去白，有补泻之兼才，若为参、术之佐，亦能补也。

凡痢疾腹痛，必以白芍药、甘草为君，当归、白术为佐，恶寒痛者加桂，恶热痛者加黄柏，达者更能参以岁气时令用药，则万举万全，岂在乎执方哉！

诸不治证：下痢纯血者必死，下痢如尘腐色者死，下痢如屋漏者死，下痢如竹筒注者不可治，下痢如鱼脑者半生半死。

噤口痢

胃口热甚故也。

黄连，多加人参煮汤，终日呷之，如吐了再吃，开以降之。人不知此，多用温药甘味，此以火济火，以滞益滞，哀哉！

一方，脐中用田螺盦之，以引下其热。

亦有误服热药、涩药之毒犯胃者，当明审以祛其毒。

痢方 亦作丸。

大黄 黄连 黄芩 黄柏 枳壳 当归 白芍药 滑石 甘草 桃仁 白术各等分

上为末，神曲糊丸。

孙郎中因饮水过多，腹胀，泻痢带白。

苍术 白术 厚朴 茯苓 滑石

上煎，下保和丸。

小儿八岁，下痢纯血，以食积治。

苍术 白术 黄芩 白芍 滑石 茯苓 甘草 陈皮 炒曲

上煎，下保和丸。

又下痢发热不止者，属阴虚，用寒凉药，兼升药、热药。

泄 泻

湿，气虚，火，痰，食积。

戴云：凡泻水腹不痛者，是湿也。饮食入胃不住，或完谷不化者，是气虚也。腹痛泻水，腹鸣，痛一阵，泻一阵，是火也。或泻，时或不泻，或多或少，是痰也。腹痛甚而泻，泻后痛减者，是食积也。

湿，燥湿兼渗泄之，四苓散加苍术、白术，甚者二术炒。气虚，人参、白术、芍药、炒升麻。火，宜伐火，利小水，黄芩、木通入四苓散。痰积，宜豁之，海石、青黛、黄芩、神曲、蛤粉，或用吐法。食积，宜消导疏涤之，神曲、大黄。

已上诸药，皆作丸子服之。

凡泄泻水多者，仍用五苓散治之。

世俗类用涩药治痢与泻，若积久而虚者，或可行之，而初得之者，恐必变他疾，为祸不小矣。殊不知多因于湿，惟分利小水，最为上策。

止泻方

肉豆蔻五钱　滑石（春冬一两二钱半，夏二两半，秋二两）

又方**姜曲丸**

陈曲六两（炒）　陈麦（亦可）　茴香五钱　生姜一两

上炒白术、炒曲、炒芍药，或丸或散或汤，作丸妙。

脾　泄

治一老人奉养太过，饮食伤脾，常常泄泻，亦是脾泄之疾。

白术二两（炒）　白芍药一两（酒拌炒）　神曲一两半（炒）　山楂一两半（炒）　半夏一两（洗）　黄芩五钱（炒）

上为末，荷叶包饭煨为丸。

治一老人，年七十，面白，脉弦数，独胃脉沉滑，因饮白酒作痢，下血、淡水、脓，后腹痛，小便不利，里急后重。

参、术为君，甘草、滑石、槟榔、木香、苍术最少，下保和丸二十五丸。

第二日前证俱减，独小便不利，以益元散服之。

霍　乱

戴云：霍乱者，吐也，有声有物。凡有声无物而躁乱者，谓之干霍乱也。

转筋不住，男子以手挽其阴，女子以手牵其乳近两傍边，此乃《千金》妙法也。

内有所积，外有所感，阳不升，阴不降，乖隔而成矣。切勿以米汤吃之，立死。脉多伏为绝。

见成吐泻，还用吐提其气起。

大法：生姜理中汤最好。有可吐者，有可下者。吐用二陈汤加减亦可，或梓树木煎汤吐亦可。

干霍乱

此病最难治，死在须臾，升降不通故也。

此系内有物所伤，外有邪气所遏。有用吐法者，则兼发散之义也。

吐提其气，极是良法。世多用盐汤。有用温药解散者，其法解散，不用凉药。

二陈汤加和解散，川芎、防风、苍术、白芷。

呕　吐

凡有声有物谓之呕吐，有声无物谓之哕。有痰隔中焦、食不得下者，有气逆者，有寒气郁于胃口者，胃中有痰有热者，然胃中有火与痰而呕吐者多矣。

朱奉议以半夏、生姜、橘皮为主。孙真人误以哕为咳逆。刘河间谓呕者火气炎上，此特一端耳。

胃中有热，膈上有痰，二陈汤加炒栀子、黄连、生姜。久病呕者，胃虚不纳谷也，以生姜、人参、黄芪、白术、香附。

恶　心

有热，有痰，有虚。

戴云：恶心者，无声无物，但心中欲吐不吐，欲呕不呕，虽曰恶心，非心经之病，其病皆在胃口上，宜用生姜，盖能开胃豁痰也。皆用生姜，随证用药。

翻　胃

即膈噎，膈噎乃翻胃之渐，《发挥》备言。

戴云：翻胃有四，血虚、气虚、有热、有痰。血虚者，脉必数而无力；气虚者，脉必缓而无力；气血俱虚者，则口中多出沫，但见沫大出者必死。有热者，脉数而有力；有痰者，脉滑数，二者可治。血虚者，四物为主；气虚者，四君子为主；热以解毒为主；痰以二陈为主。

大约有四：血虚、气虚、有热、有痰，兼病，必用童便、竹沥、姜汁、牛羊乳。

粪如羊屎者，断不可治，大肠无血故也。

痰，用二陈汤为主，寸关脉沉，或伏而大。有气滞结者，通气之药皆可用也，寸关脉沉而涩。气虚，四君子汤为主；血虚，四物汤为主。左手脉无力，大不可用香燥之药，服之必死，宜薄滋味。

马剥儿烧灰存性，一钱重，好枣肉、平胃散二钱，温酒调服，食即可下，然后随病源调理，神效。陈皮三斤三两，厚朴三斤二两，甘草三十两，苍术五斤。

伤　食

戴云：恶食者，胸中有物，导痰补脾。

二陈汤加白术、山楂、川芎、苍术。

痞

食积兼湿，东垣有法有方。

又**痞满方**

吴茱萸三两　黄连八两

粥为丸。

软石膏碾末，醋丸如绿豆大，泻胃火，食积、痰。

嗳　气

胃中有火有痰。

南星　半夏　软石膏　莎草根

或汤或丸。

吞　酸

戴云：湿热在胃口上，饮食入胃，被湿热郁遏，其食不得传化，故作酸也，如谷肉在器，湿热则易酸也。必用茱萸顺其性而折之，反佐黄连。

嘈　杂

只是痰因火动。

戴云：此即俗谓之心嘈也。

栀子、姜炒黄连不可无。栀子、黄芩为君。

南星　半夏　橘皮　热多加青黛

肥人嘈杂，二陈汤加抚芎，用苍术、白术、炒栀子。

五　疸

不用分五，同是湿热，如盦曲相似。

戴云：五疸者，周身皮肤并眼如栀子水染。因食积黄者，量其虚实，下其食积，其余但利小便为先，小便利白即黄自退。

轻者小温中丸，重者大温中丸。热多者加黄连，湿多者，茵陈五苓散加食积药。

消渴泄泻

先用白术、白芍药，炒为末，调服，后却服消渴药。

消渴，养肺、降火、生血为主，分上中下治。

黄连末　天花粉末　人乳　生藕汁　生地黄汁

上二物汁为膏，入上药搜和，佐以姜汁，和蜜汤为膏，徐徐留于舌上，以白汤少许送下。

能食加软石膏，瓜蒌根治消渴神药。

水　肿

戴云：水肿者，通身皮肤光肿如泡者是也，以健脾渗水，利小便，进饮食，元气实者可下。

此因脾虚不能制水，水渍妄行，当以参、术补脾，气得实则自能健运，自能升降运动其枢机，则水自行，非五苓之行水也。宜补中行湿，利小便，切不可下。

二陈汤加白术、人参为主，佐以苍术、炒栀子、黄芩、麦门冬，制肝木。若腹胀，少佐厚朴；气不运，加木香、木通。气若陷下，升麻、柴胡提之，随证加减，必须补中。产后必用大补气血为主，少佐以苍术、茯苓，使水自降。用大剂白术补脾，壅满，用半夏、陈皮、香附监之。有热当清肺，麦门冬、黄芩之属。

一方，用山栀子去皮取仁，炒，捶碎，米饮送下。若胃脘热，病在上者，带皮用。

鼓　胀

又名单鼓，其详在《格致》论中。

大补中气，行湿，此乃脾虚之甚，须必远音乐，断厚味，以大剂人参、白术，佐以陈皮、茯苓、苍术之类。有血虚，当以四物汤行血。

脉实兼人壮盛者，或可用攻药，便用收拾，白术为主。厚朴治腹胀，因味辛以散其气，在中焦故也。

自　汗

属气虚、湿热、阳虚。

东垣有法有方，人参、黄芪，少佐桂枝。阳虚，附子亦可用。

扑法

牡蛎　麸皮　藁本　糯米　防风　白芷　麻黄根

为末，周身扑之。

火气上蒸胃中之湿，亦能作汗，凉膈散主之。

痰证亦有汗者。

盗　汗

血虚，阴虚。

戴云：盗汗者，睡则汗自出，觉则无矣，非若自汗而自出也。小儿不须治。

东垣有法有方，当归六黄汤。

盗汗方

白术四两（一两用黄芪同炒，一两用石斛同炒，一两用牡蛎末同炒，一两用麸皮同炒，各微黄色，余药不用，只用白术）

上为细末，每服三钱，用粟米汤调下，尽四两效。

呃　逆

有痰、气虚、阴火，视其有余不足治之。

戴云：呃逆者，因痰与热，胃火者极多。

不足者，人参白术汤下大补丸。

有余并痰者，吐之，人参芦之属。

头　风

有痰者多。

左：属风，荆芥、薄荷；属血虚，川芎、当归、芍药。右：属痰，苍术、半夏；属热，黄芩。

搐药，有用荜拨、猪胆。

头　痛

多主于痰。痛甚者火多。亦有可吐者，亦有可下者。

清空膏治诸般头痛，除血虚头痛不治。血虚头痛，自鱼尾上攻头痛，必用川芎当归汤。

古方有**追涎药**，出东垣《试效》。

羌活　防风　黄连各炒一两　柴胡七钱　川芎二钱　甘草（炙）一两半　黄芩三两（刮去黄色，锉碎一半，酒炒一半）

上为末，每服二钱匕，热盏内入茶少许，汤调如膏，抹在口内，少用汤送下，临卧服之。

头　眩

痰夹气虚、火，治痰为主，夹补气药并降火药。属痰，无痰则不能作眩；

属火，痰因火动。又有湿痰者，有火多者。

左手脉数热多，脉涩有死血。右手脉实痰积，脉大必是久病。

头　晕

火动其痰。

二陈汤加黄芩、苍术、羌活，散风行湿，或用防风行湿之剂可也。

昔有一老妇，患赤白带一年半，是头眩，坐立不久，睡之则安，专用治赤白带，除之，其眩自安矣。

眉棱痛

风热痰，作风痰治，类痛风。

白术、酒黄芩末，茶调服。

又方，川乌头、草乌二味为君，童便浸洗，炒去毒，细辛、黄芩、羌活、甘草佐之。

耳　聋

少阳、厥阴热多，皆属于热，耳鸣者是。

戴云：亦有气闭者，盖亦是热。气闭者，耳不鸣也。

蓖麻子四十九粒　枣肉十个

上入人乳，捣成膏子，石头上略晒干，便丸如桐子大，以绵裹塞于耳中。

又方，用鼠胆入耳中，尤好，仍开痰散风热。

大病后，须用四物汤降火。

有阴虚火动耳聋者，亦如上法。

卷　二

心　痛

即胃脘痛。

心痛，虽日数多，不吃饮食，不死。若痛方止便吃，还痛，必须三五服药后，方可吃物。

大凡心膈之痛，须分新久，若明知身受寒气，口食寒物而病，于初得之时，当以温散，或温利之药。若曰病得之稍久，则成郁矣。郁则蒸热，热则久必生火，《原病式》中备言之矣。若欲单温散，宁无助火添病耶？由是古方中多以山栀为热药之向导，则邪伏而病易退，正易复而病易安。虽然，病安之后，若纵恣口味，不改前非，病复作时，必难治之也。

山栀炒，去皮，每十五个，浓煎汤一呷，入生姜汁令辣，再煎小沸服，或入芎一钱尤妙。山栀大者，用七个或九个。大概胃口有热而作痛，非山栀子不可，佐以姜汁。或半夏、橘红各五，黄芩三，甘草一。

用二陈汤加苍、芎，倍加炒栀，痛甚者加炒干姜从之，反治之法。心痛轻者散之，麻黄、桂枝，重者加石碱、川芎、苍术。栀子必炒去皮用，作丸服之。

凡治病，必须先问平日起居如何，假如心痛，有因平日喜食热物，以致血流于胃口作痛，用桃仁承气汤下之，切记。轻者用韭汁、桔梗，能开提气血，药中兼用之。

以物柱按痛则止者，夹虚也，以二陈汤加炒干姜和之。有虫痛者，面上白斑，唇红能食，属虫，治苦楝根、锡灰之类。脉坚实，不大便者下之。

痛甚者，脉必伏，多用温药，不用参、术，可用附子。

诸痛不可用补气药。

客寒犯胃，**草豆蔻丸**用之，热亦可用，止用一二服。

草豆蔻一钱四分（裹烧热去皮）　吴茱萸（汤泡，洗去梗，焙称）　益智仁　白僵蚕　橘皮　人参　黄芪以上各八分　生甘草　归身　炙甘草　桂

皮各六分　曲末　姜黄各四分　桃仁七个（去皮）　半夏（洗）一钱　麦蘖一钱半（炒黄）　泽泻一钱（小便多减半用之）　柴胡四分（详膈下痛，多为用之）。

上一十八味，除桃仁另研如泥外，余极细末，同桃仁研匀，用汤泡蒸饼为丸，如桐子大，每服三十丸，食远，用热白汤送，旋斟酌多少用之。

又方，用黄荆子炒焦为末，米饮调服，亦治白带。

又方，脾痛，用海蛤粉，佐以香附末，用川芎、山栀、生姜煎辣汤调服为佳。

又方，单用牡粉，酒调下一二钱。气实不可用。

腰　疼

湿热，肾虚，瘀血。

湿热腰疼者，遇天阴或坐久而发者是；肾虚者，疼之不已者是也；瘀血者，日轻夜重者是也。

脉大者肾虚，用杜仲、龟版、黄柏、知母、枸杞、五味之类，用猪脊髓丸。脉涩者瘀血，用补阴丸中加桃仁、红花。湿热者，用苍术、杜仲、黄柏、川芎。痰者，用南星。

凡诸痛皆属火，寒凉药不可峻用，必用温散之药。

诸痛不可用人参，盖人参补气，气旺不通而痛愈甚矣。

脐下忽大痛者，人中如黑色者多死，难治也。人面上忽有红点者，多死。

胁　痛

肝火盛，木气实，有死血，肝急，有痰流注。

木气实，川芎、苍术、青皮、当归。

龙荟丸，泻火要药。死血，桃仁、红花、川芎。痰流注，二陈汤加南星、苍术、川芎。

肝苦急，急食辛以散之，用抚芎、苍术。血病，入血药中行血。胁痛甚者，用姜汁下龙荟丸，肝火盛故也。

咳嗽胁痛，二陈汤加南星、炒香附、青皮、青黛、姜汁。

腹 痛

有寒、积热、死血、食积、湿痰。

戴云：寒痛者，绵绵痛而无增减者是。时痛时止者，是热也。死血痛者，每痛有处，不行移者是也。食积者，甚欲大便，利后痛减者是。湿痰者，凡痛必小便不利。

脉弦强者食，脉滑者痰。

滑痰多作腹痛，用台芎、苍术、香附、白芷，生姜汁入汤服。腹中水鸣，乃火击动其水也，二陈汤加黄芩、黄连、栀子。

凡心腹痛，必用温散，此是郁结不散，阻气不运，故病在下者多属食，宜温散之。

一老人腹痛，年高不禁下者，用川芎、苍术、香附、白芷、干姜、茯苓、滑石。

痛 风

四肢百节走痛，风热、风湿、血虚、有痰。

大法主方

苍术　南星　川芎　白芷　当归　酒黄芩

在上者，加羌活、桂枝、桔梗、威灵仙；在下者，加牛膝、防己、木通、黄柏。血虚者，多用川芎、当归，佐以桃仁、红花。

薄桂治痛风，无味而薄者，独此能横行手臂，领南星、苍术等治之。

上中下痛风方

威灵仙三钱　南星一两　蒡芎一两　桃仁五钱　白芷五钱　桂枝三钱　防己半钱　苍术二两　黄柏（酒浸，炒）二两　红花一钱半　羌活三钱　神曲一两（炒）　草龙胆五分

张子元气血虚，有痰浊，阴火痛风。

人参一两　白术二两　黄柏二两（炒黑色）　山药一两　海石一两　锁阳五钱　干姜五钱（烧灰）　南星一两　败龟版二两（酒炙）　熟地黄二两

粥为丸。

治臂痛

半夏一钱　陈皮五分　茯苓五分　苍术一钱半　酒芩一钱　威灵仙三分

白术一钱　甘草少许（炒）　南星一钱　香附一钱

劳　瘵

其主在乎阴虚、痰与血病。

青蒿一斗五升，童便三斗，文武火熬，约童便减二斗，去蒿，熬至一斗，入猪胆汁七个，再熬数沸，甘草末收之。

虚劳身瘦属火，因火烧烁。

劳病，四物汤加人尿、姜汁。

咳　血

痰盛，身热多是血虚。

戴云：咳血者，嗽出痰内有血者是。呕血者，呕全血者是。咯血者，每咯出血皆是血疙瘩。衄血者，鼻中出血也。溺血，小便出血也。下血者，大便出血也。虽有名色分六，俱是热证，但有虚实新旧之不同，或妄言为寒者误也。

青黛　诃子　山栀　海石　瓜蒌仁

上为末，姜汁蜜调，噙化。嗽甚者加杏仁，后以八物汤加减调理。

身热多是血虚，四物汤加减。

呕　血

火载血上，错经妄行。

脉大发热，喉中痛者，是气虚，用人参、黄芪蜜炙，黄柏、荆芥，并当归、生地黄用之。

呕血，用韭汁、童便、姜汁磨郁金同饮之，其血自清。

火载血上，错经妄行，四物汤加炒栀子、童便、姜汁。山茶花、童便、姜汁，酒调。郁金末治吐血，入姜汁、童便。

痰带血丝出者，童便、姜汁、竹沥。

又方，用韭汁、童便二物相合，用郁金细研，入在二物之内同饮，其血自消。

又方，治衄血，以郁金，如无郁金以茶、姜汁、童便和好酒调服，即止之。

咯　血

姜汁、童便、青黛入血药中用之，加四物汤、地黄膏、牛膝膏之类。

衄　血

凉血行血为主，犀角地黄汤入郁金同用。

经血逆行，或血腥，或唾血、吐血，用韭叶汁，立效。

溺　血

属热。

山栀子炒，水煎服。或用小蓟、琥珀。

有血虚者，四物汤加牛膝膏。

下　血

不可纯用寒凉药，必于寒凉药中用辛味并温，如酒浸炒凉药，酒煮黄连之类。有热，四物汤加炒栀子、升麻、秦艽、阿胶珠。下血属虚，当归散、四物汤加炮干姜、升麻。又方　用白芷五倍子丸。

凡用血药，不可单行单止。

有风邪下陷，宜升提之。盖风伤肝，肝生血故也。有湿伤血，宜行湿消热可也。

《内经》谓身热即死，寒则生，此亦是大概言之，必兼证详之则可。今岂无身热生、寒而死者？

脉沉小流连或微者，易治；脉浮大洪数者，难愈。宜滑不宜弦。

仲景治痢，可温者五法，可清者十法，或解表，或利小便，或待其自已，区分易治难治极密，但与泻同，立法不分，学者当辨之。

大孔痛，一曰温之，一曰清之。久病身冷，自汗，脉沉小者，宜温；暴病身热，脉浮洪者，宜清。

有可吐者，有可下者，有可汗者。

初得时，原气未虚，必推荡之，此通因通用之法，稍久气虚则不可。

先水泄，后脓血，此脾传肾，贼邪难愈。先脓血，后水泄，此肾传脾，微邪易愈。

如豆汁者，湿也。盖脾胃为水谷之海，无物不受，常兼四脏。故如五色之相杂，当先通利，此迎而夺之之义，如虚者亦宜审之。

因热而作，不可用巴豆等药，如伤冷物者，或可用，亦宜谨之。

又有时疫作痢，一方一家之内，上下传染相似，却宜明运气之胜复以治之。

肠风

独在胃与大肠出。

黄芩　秦艽　槐角　升麻　青黛

梦遗

专主热，脱精。

戴云：因梦交而出精者，谓之梦遗；不因梦而自泄精者，谓之精滑。皆相火所动，久则有虚而无寒者也。

带下与梦遗同法治。

青黛　海石　黄柏　加椿树根丸

内伤气血，不能固守，当补以八物汤加减，吞椿树根丸。思想成病，其病在心，安神带补，热则流通。

知母　黄柏　蛤粉

精滑

专主湿热。

戴云：滑者，小便精滑下也。俱是膀胱湿热，虽有赤白之异，终无寒热之别。河间云：天气热则水浑浊，寒则澄彻清冷。由此观之，浊之为病，湿热明矣。

黄柏　知母　牡蛎　蛤粉

又方

良姜三钱　芍药二钱　黄柏二钱（烧灰存性）　樗树皮（白皮）一两半

上为末，糊为丸，每服三十丸。

浊

湿热，有痰，有虚。赤浊属血，白浊属气，寒则坚凝，热则流通。

大率皆是湿热流注，宜燥中宫之湿，用二陈汤加苍术、白术燥去湿。赤者乃是湿伤血，加白芍药。仍用珍珠粉丸加椿树根皮、滑石、青黛等作丸。

虚劳者，用补阴药，大概不利热药。

肥白人必多痰，以二陈汤去其热，胃弱者兼用人参，以柴胡、升麻升胃中之气。丸药用青黛、黄柏炒褐色，干姜炒微黑色，海石、蛤粉。

胃中浊气下流为赤白浊者，用柴胡、升麻、苍术、白术、二陈汤，丸药用樗末、蛤粉、炒姜、炒黄柏。

专主胃中之浊气下流，渗入膀胱，用青黛、蛤粉。肝脉弦者，用青黛以泻肝。

又方

黄柏一两（炒黑）　生柏二钱半（一作三两）　海石二两　神曲五钱

为末，水丸。

有热者，黄柏、滑石、青黛之类。

燥湿痰，南星、半夏、蛤粉。

上神曲为丸，青黛为衣，或用海石代曲。

张子元气血两虚，有痰，痛风时作，阴火间起，小便白浊，或带下赤白。方在前痛风中。

一人便浊，常有半年，或时梦遗，形瘦，作心虚主治，珍珠粉丸，和匀定志丸服。

一妇人年近六十，形肥，奉养膏粱，饮食肥美，中焦不清，浊气流入膀胱，下注白浊，白浊即是湿痰也。

戴云：断用二陈汤去痰，加升麻、柴胡升胃中之清气，加苍术去湿，白术补胃，全在活法。服四贴后，浊减大半，觉胸满，因柴胡、升麻升动其气，痰阻满闭，用二陈汤加炒曲、白术。素无痰者，升动胃气不满。

丸药方

青黛　椿皮　蛤粉　滑石　干姜（炒）　黄柏（炒）

上为末，炒神曲糊丸，仍用前燥湿痰丸。亦能治带。

又方，滑石利窍，黄柏治湿热，青黛解郁结，蛤粉咸寒入肾，炒干姜味苦，敛肺气下降，使阴血生。干姜盐制用之。

淋

皆属于痰热。

淋者，小便淋沥，欲去不去，不去又来，皆属于热也。

解热利小便，山栀子之类，用苦杖、甘草煎服，诸药中皆加牛膝。

老人亦有气虚者，人参、白术中带木通、山栀。

亦有死血作淋者，以牛膝作膏。此证亦能损胃不食。

小便不通

气虚，血虚，痰，风闭，实热。

吐之以提其气，气升则水自下之，盖气承载其水也。

气虚，用人参、黄芪、升麻等先服，后吐，或参、芪药中探吐。血虚，四物汤先服，后吐，芎归汤吐亦可。痰多，二陈汤先服，后吐，皆用探吐。痰气闭塞，二陈汤加木香、香附探吐。实热利之。

一妇人脾疼，后患大小便不通，此是痰隔中焦，气滞于下焦，二陈汤加木通，初吃后，柤再煎服，吐之。

关　格

戴云：关格者，谓膈中觉有所碍，欲升不升，欲降不降，欲食不食，此为气之横格也。

必用吐，提其气之横格，不必在出痰也。

有痰，以二陈汤吐之，吐中便有降。有中气虚不运者，补气药中升降。

小便不禁

属热，属虚。

戴云：小便不禁，出而不觉，赤者有热，白者为气虚也。热者，五苓散加解毒散；虚者，五苓散加四物汤。

痫

惊、痰，宜吐。

戴云：痫者，俗曰猪癫风者是也。

大率行痰为主。

黄连　南星　瓜蒌　半夏

寻痰寻火，分多少治，无不愈。分痰分热，有热者，以凉药清其心；有痰者，又用吐药，吐后用东垣安神丸。

此证必用吐，吐后用平肝之药，青黛、柴胡、川芎之类。

健　忘

戴云：健忘者，为事有始无终，言谈不知首尾，此以为病之名，非比生成之愚顽，不知世事者。

精神短少者多，亦有痰者。

怔　忡

大段属血虚。

有虑便动属虚，时作时止，痰因火动。

戴云：怔忡者，心中不安，惕惕然如人将捕者是也。

瘦人多是血少，肥人属痰，寻常者多是痰。

真觉心跳者，是血少，用四物、安神之类。

惊　悸

血虚，用朱砂安神丸。

痓

大率与痫病相似。

多是血虚，有火兼痰，人参、竹沥之类，不用兼风药。

血　块

一名积瘕。

块在中为痰饮，在右为食积，在左为血积。

气不能作块成聚，块乃有形之物，痰与食积、死血，此理晓然。醋煮海石、三棱、莪术、桃仁、红花、五灵脂、香附之类。

白术汤吞下瓦楞子，能消血块，次消痰。

治块，当降火消食积，食积即痰也。

行死血，块去须大补。石碱一物，有痰积、有血块可用，洗涤垢腻，又消食积。

吐　虫

以黑锡炒成灰，槟榔末，米饮调下。

癥　瘕

戴云：积聚癥瘕，有积聚成块，不能移动者是癥；或有或无，或上或下，或左或右者是瘕。

用蜀葵根煎汤，煎人参、白术、陈皮、青皮、甘草梢、牛膝成汤，入细研桃仁、玄明粉各少许，热饮一服，可见块下。

病重，补接之后，加减再行。

消块丸　即《千金》大硝石丸，止可磨块，不令人困，须量虚实而用可也。

硝石六两　大黄八两　人参　甘草各三两

上为末，以三年苦酒三斗，置铜器中，以竹片作准，每入一升作一刻，柱器中熬，先纳大黄，不住手搅，使微沸，尽一刻，乃下余药，又尽一刻，微火熬，使可丸，则取丸如鸡子中黄大，每服一丸，米饮下。如不能大丸，则作小丸，如梧子大，每服三十丸。后下如鸡肝，如米泔、赤黑等色，下后忌风冷，淡软粥将理。

又三圣膏

未化石灰半斤（为末，瓦器中炒令淡红色，提出火外，候热少减，次下大黄末）　大黄一两（为末，就炉炒，伺热减，入下桂心末）　桂心半两

（为末，略炒，入米醋熬成膏药，厚摊贴患处）

贴积聚块

大黄　朴硝各一两

上为末，用大蒜捣膏，和匀贴之。

痞块在皮里膜外，须用补气，香附开之，兼二陈汤。加补气药，先须断厚味。

茶　癖

石膏　黄芩　升麻

上为末，砂糖水调服。

瘿　气

先须断厚味。

海藻一两　黄药二两

上为末，以少许置于掌中，时时舔之，津咽下。如消三分之二，须止后药服。

食积一方，乃在妇人食积条下。

疝

湿热痰积，流下作痛，大概因寒郁而作也，即是痰饮、食积并死血。

戴云：疝本属厥阴肝之一经，余尝见俗说小肠、膀胱下部气者，皆妄言也。

子和云：疝本肝经，宜通勿塞，只此见治之法，专主肝经，与肾绝无干，不宜下。㿉，湿多。疝气，灸大敦穴。

食积与瘀血成痛者。

栀子　桃仁　山楂　枳实　吴茱萸

上为末，生姜汁、顺流水作汤调服。

按之不定，必用桂枝，属虚。

桂枝　山栀（炒）　乌头（细切，炒）

上为末，姜汁为丸，每服三十丸，劫痛。

治疝方 定痛速效。湿胜者加荔枝。

枳壳十五个 山栀（炒） 糖球（炒） 茱萸（炒）

又方**守效丸** 治㿗要药，不疼者。

苍术 南星 白芷 山楂 川芎 半夏 枳实

为末，神曲作丸。

治阳明受湿热，传入大肠，恶寒发热，小腹连毛际结核，闷痛不可忍。

山栀（炒） 枳壳（炒） 桃仁（炒） 山楂等分

上研细，砂钵内入生姜汁，用水一盏，煎令沸，热服之。

治诸疝发时，用海石、香附二味为末，以生姜汁汤调服，亦能治心痛。

治疝方

栀子 桃仁 橘核 茱萸 川乌

上碾，煎服。劫药，用乌头细切，炒栀子、橘核散，单止痛。

脚 气

苍术（盐炒） 白术 防己 槟榔 川芎 犀角 甘草 木通 黄连 生地黄（酒炒） 黄柏

有热加黄芩、黄连。有痰加竹沥、姜汁。

大热及时令热加石膏，大便实加桃仁，小便涩加牛膝。

有食积、流注。

苍术 黄柏 防己 南星 川芎 白芷 犀角 槟榔

血虚加牛膝、龟版。

如常肿者，专主乎湿热，朱先生有方，肥人加痰药。

戴云：有脚气冲心，宜四物加炒柏，再宜涌泉穴用附子津拌贴，以艾灸，泄引其热。

健步丸

归尾 芍药 陈皮 苍术各一两 生地黄一两半 大腹子三个 牛膝 茱萸各半两 黄芩半两 桂枝二钱

上为末，蒸饼为丸，每服百丸，白术、通草煎汤，食前下。

一妇人足肿，黄柏、苍术、南星、红花酒洗，草龙胆、川芎、牛膝酒洗，生地黄。

筋动于足大指，动上来至大腿，近腰结，奉养厚，因风寒作，四物汤加酒芩、红花、苍术、南星。

筋转皆属乎血热，四物汤加酒芩、红花。

大病虚脱，本是阴虚，用艾灸丹田者，所以补阳，阳生则阴生故也。不可用附子，可用参多服。

痿

断不可作风治而用风药。

湿热，痰，无血而虚，气弱，瘀血。

湿热，东垣健步方中加燥湿降阴火药，芩、柏、苍术之类。湿痰，二陈汤中加苍术、黄芩、黄柏、白术之类，入竹沥。气虚，四君子汤加苍术、黄芩、黄柏之类。血虚，四物汤中苍术、黄柏，下补阴丸。

亦有食积妨碍不得降者，亦有死血者。

健步丸方

羌活　柴胡　滑石　甘草（炙）　天花粉（酒制）各半两　防己　防风　泽泻各三钱　肉桂半钱　川乌　苦参（酒制）各一钱

上为末，酒糊丸如桐子大，每服七十丸，煎愈风汤，以空心下。

发　热

阴虚难治。

戴云：凡脉数而无力者，便是阴虚也。阴虚发热，用四物汤加黄柏，兼气虚加参、芪、白术。盖四物汤加黄柏，是降火补阴之妙药。又云：阴虚发热，用四物汤，甚者加龟版、炒黄柏。吃酒人发热者，难治。不饮酒之人，若因酒而发热者，亦难治。

一男子年三十岁，因酒发热，用青黛、瓜蒌仁、姜汁，每日以数匙入口中，三日而愈。

阳虚恶寒

戴云：凡背恶寒甚者，脉浮大而无力者，是阳虚也。用人参、黄芪之类，甚者加附子少许，以行参、芪之气。

一女子恶寒，用苦参一钱，赤小豆一钱，为末，齑水吐，用川芎、苍术、南星、黄芩，酒曲丸。

手心热

栀子　香附　苍术　白芷　川芎　半夏　生用

为末，曲糊丸。

手　麻

此是气虚也。

手　木

东垣云：麻木，气不行也，补肺中之气。是湿痰死血。十指麻是胃中有湿痰死血。

厥

因痰，用白术、竹沥。

厥者，手足冷也。热厥逆也，非寒证。因气虚、血虚。

热：承气汤；外感：解散加姜汁、酒。

面寒面热

火起，寒郁热。面寒，退胃热。

喉　痹

大概多是痰热也，只以桐油吐之，或用射干，逆流水吐。又方　用李实根皮一片，噙口内，更用李实根碾水傅项上，一遭立效。新采园中者。

缠喉风

戴云：属痰热缠喉风者，谓其咽喉里外皆肿者是也。用桐油，以鹅翎探吐。

又法，用灯油脚探吐之。

又方，用远志去心，水调傅项上，一遭立功。

喉咽生疮并痛

多属虚，血热游行无制，客于咽喉，人参蜜炙、黄柏、荆芥。

虚：人参、竹沥，无实火；热：黄连、荆芥、薄荷、硝石。

上为细末，用蜜、姜汁调噙。

血虚，四物汤中加竹沥。

口　疮

服凉药不愈者，此中焦气不足，虚火泛上无制，用理中汤，甚者加附子，或噙官桂亦可。

【临床解读】

王某，男，46岁。2022年2月16日初诊。

主诉：结肠癌伴肝转移术后9个月。

现病史：患者2020年12月份体检时发现并确诊结肠癌伴肝转移，随后化疗6次，于2021年5月行结肠癌切除术，并肝癌消融术，术后化疗4次。现症见：乏力怕冷，全身疼痛，胃脘胀不痛，不反酸，嗳气频，矢气多，两肋无不适，口中和，纳可，大便溏，日2~3次，小便调，眠可。既往体健。舌淡苔白润，脉细有力。

处方：党参10克，炒白术15克，干姜10克，砂仁10克（后下），清半夏10克，青皮10克，陈皮10克，炒山药30克，甘草6克，吴茱萸10克。10剂，每日1剂，水煎服。（孙玉信医案）

又方，用西瓜浆水，口痛甚者，以此徐徐饮之。冬月，紫榴皮烧灰，噙之。

酒渣鼻

血热入肺。

四物汤加陈皮、红花、酒炒黄芩煎，入好酒数滴，就炒五灵脂末服，效。又用桐油入黄连，以天吊藤烧油，热敷之。

肺 痈

已破入风者不治，搜风汤吐之。出《医垒元戎》。

收敛疮口，止有合欢树皮、白蔹煎汤饮之。

肺 痿

专主养肺养血，养气清金。

天疱疮

通圣散及蚯蚓泥略炒，蜜调敷之，妙。

从肚皮上起者，里热发外，还服通圣散可也。

漏 疮

须先服补药，以生气血，即参、芪、术、归、芎为主，大剂服之。外以附子末，唾和作饼，如钱厚，以艾炷灸之，漏大艾炷亦大，漏小艾炷亦小，但灸令微热，不可令痛，干则易之。干研为末，再和再灸。如困则止，来日如前法再灸，直至肉平为效。亦有用附片灸，仍前气血药作膏药贴之。

痔 漏

用五倍子、朴硝、桑寄生、莲房煎汤，先薰后洗。肿者用木鳖子、五倍子，研细末调敷。

漏，专以凉药为主。

痔漏方

人参　黄芪　当归　川芎　升麻　枳壳　条芩　槐角

肠 痈

作湿热、食积治，入风难治。

治漏外塞药：芦甘石小便煅，牡蛎粉。

结　核

或在颈在项，在身在臂，如肿毒者，多痰注作核不散，治耳后、顶门各一块。

僵蚕（炒）　青黛　胆星　酒大黄

上为末，蜜丸，噙化之。

颈颊下生痰核，二陈汤加炒大黄、连翘、桔梗、柴胡。

治臂核作痛，连翘、防风、川芎、酒芩、苍术、皂角刺。

治环跳穴痛，防生附骨痈方

以苍术佐黄柏，行以青皮之辛，冬月加桂枝，夏月加条子黄芩，体虚者加土牛膝，以生甘草为使，大料煎入生姜汁，带辣，食前饮之。病甚者，加黄柏、桂枝十数贴；发不动，少加大黄一两贴；又不动者，恐痈将成矣，急撅地成坑，以火煅红，沃以小便，赤身坐其上，以被席围抱下体，使热气薰蒸，腠理开，血气畅而愈。

脱　肛

血热、气虚、血虚。

气虚补气，用人参、当归、黄芪、川芎、升麻；血虚者，四物汤；血热者凉血，四物汤加黄柏炒。

卷　三

妇人科

经　水

经候过期而作疼者，乃虚中有热，所以作疼。

经水不及期，血热也，四物汤加黄连。

经候将来而作疼者，血实也，桃仁、香附、黄连。

过期，乃血少也，川芎、当归，带人参、白术与痰药。

过期，紫黑色有块，血热也，必作痛，四物汤加黄连、香附。

淡色过期者，乃痰多也，二陈汤加川芎、当归。

紫色成块者，乃是热也，四物汤加黄连之类。

痰多，占住血海地位，因而下多者，目必渐昏，肥人如此。南星、苍术、香附、川芎，作丸服。

肥人不及日数而多者，痰多，血虚有热，前方加黄连、白术。若血枯经闭者，四物汤加桃仁、红花。

躯肥脂满经闭者，导痰汤加芎、连，不可服地黄，泥膈故也，如用以生姜汁炒。

血　崩

崩之为病，乃血之大下，岂可为寒？但血去后，其人必虚，当大补气血。东垣有治法，但不言热，其主于寒，学者宜再思之。

急则治其标，白芷汤调百草霜。甚者，棕榈皮灰，后用四物汤加干姜调理。因劳者，用参、芪带升补药。因寒者加干姜，因热者加黄芩、参、芪。

崩过多者，先服五灵脂末一服，当分寒热，五灵脂能行能止。妇人血崩，用白芷、香附为丸。

白带，用椒目末，又用白芷末。一方，用生狗头骨，烧灰存性，或酒调服，或入药服之。又方，用五灵脂半生半熟为末，以酒调服。

气虚、血虚者，皆于四物汤加人参、黄芪。漏下乃热而虚者，四物汤加黄连。

带下赤白

赤属血，白属气，主治燥湿为先。

带漏俱是胃中痰积流下，渗入膀胱，宜升，无人知此。肥人多是湿痰，海石、半夏、南星、苍术、川芎、椿皮、黄柏；瘦人带病少，如有带者，是热也，黄柏、滑石、川芎、椿皮、海石。甚者，上必用吐，以提其气，下用二陈汤加苍术、白术，仍用丸子。一本作瓦垄子。

又云：赤白带皆属于热，出于大肠、小肠之分。一方，黄荆子炒焦为末，米饮汤下，治白带，亦治心痛。

罗先生治法，或十枣汤，或神祐丸，或玉烛散，皆可用，不可峻攻，实者可用此法，虚则不宜。

血虚者，加减四物汤；气虚者，以参、术、陈皮间与之；湿甚者，用固肠丸。相火动者，于诸药中少加炒柏；滑者，加龙骨、赤石脂；滞者，加葵花；性燥者，加黄连。寒月，少入姜、附，临机应变，必须断厚味。

良姜　芍药　黄柏各二钱（各烧灰）　入椿树皮末一两半

上为末，粥为丸，每服三四十丸。

痰气带下者，苍术、香附、滑石、蛤粉、半夏、茯苓。

妇人上有头风鼻涕，下有白带，南星、苍术、黄柏炒焦、滑石、半夏、川芎、辛夷、牡蛎粉炒、茯苓。白带兼痛风，半夏、茯苓、川芎、陈皮、甘草、苍术炒浸、南星、牛膝、黄柏酒浸，晒干炒。

子　嗣

肥盛妇人不能孕育者，以其身中脂膜闭塞子宫，而致经事不能行，可用导痰汤之类。

瘦怯妇人不能孕育者，以子宫无血，精气不聚故也，可用四物汤养血养阴等药。

产前胎动

孕妇人因火动胎，逆上作喘者，急用条黄芩、香附之类，将条芩更于水中沉，取重者用之。

固胎

地黄半钱　人参　白芍各一钱　白术一钱半　川芎　归身尾一钱　陈皮一钱　甘草二钱　糯米一十四粒　黄连些小　黄柏些小　桑上羊儿藤七叶完者

上㕮咀，煎汤服之。

血虚不安者，用阿胶。痛者，缩砂，行气故也。

一切病不可表。

恶　阻

从痰治。

戴云：恶阻者，谓妇人有孕，恶心阻其饮食者是也。肥者有痰，瘦者有热，多用二陈汤。或白术为末，水丸，随所好，或汤或水下。

妇人怀妊爱物，乃一脏之虚，假如肝脏虚，其肝气止能生胎，无余物也。

血块死血，食积痰饮成块，在两胁，动作腹鸣嘈杂，眩晕身热，时作时止。

黄连一两（一半用茱萸炒，去茱萸；一半益智炒，去益智）　山栀半两（炒）　䓖芎半两　香附一两（用童便浸）　萝卜子一两半（炒）　山楂一两　三棱　青皮　神曲各半两　莪术半两（用米醋煮）　桃仁半两（留尖去皮）　白芥子一两半（炒）　瓦楞子（消血块）

为末，作丸子服之。

妇人血块如盘，有孕，难服峻削。

香附四两（醋煮）　桃仁一两（去皮尖）　海石一两（醋煮）　白术一两

为末，神曲为丸。

束　胎

束胎丸　第八个月服。

黄芩（酒炒，夏用一两，秋用七钱半，冬用半两）　茯苓七钱半　陈皮二两（忌火）　白术二两

粥为丸。

束胎散　即达生散。

人参半钱　陈皮半钱　白术　白芍　归身尾各一钱　甘草二钱（炙）

大腹皮三钱　紫苏半钱

或加枳壳、砂仁作一贴，入青葱五叶、黄杨木叶梢十个煎，待于八九个月，服十数贴，甚得力。或夏加黄芩，冬不必加，春加川芎，或有别证，以意消息。

第九个月服

黄芩一两（酒炒，宜热药不宜凉药，怯弱人减半）　白术一两　枳壳七钱半（炒）　滑石七钱半（临月十日前小便多时，减此一味）

上为末，粥为丸，如梧桐子大，每服三十丸，空心，热汤下，不可多，恐损元气。

安　胎

白术、黄芩、炒曲，粥为丸。

黄芩安胎，乃上中二焦药，能降火下行。缩砂安胎治痛，行气故也。

益母草，即茺蔚子，治产前产后诸病，能行血养血。

难产作膏，地黄膏、牛膝膏。

胎　漏

气虚，血虚，血热。

戴云：胎漏者，谓妇人有胎而血漏下也。

子　肿

湿多。

戴云：子肿者，谓孕妇手足或头面、通身浮肿者是也。用山栀炒一合，米饮汤吞下。《三因方》中有鲤鱼汤。

难　产

难产之由，亦是八九个月内不谨者。

气血虚故，亦有气血凝滞而不能转运者。

催生方

白芷灰　滑石　百草霜

上为末，芎归汤或姜汁调服之。

治胎衣不下，《妇人大全方》别有治法。

产后血晕

一虚火载血，渐渐晕来。用鹿角烧灰，出火毒，研为极细末，以好酒调，灌下即醒，行血极快也。

又方，用韭叶细切，盛于有嘴瓶中，以热醋沃之，急封其口，以嘴塞产妇鼻中，可愈眩晕。

产后补虚

人参　白术各二钱　黄芩　陈皮　川芎各半钱　归身尾半钱　甘草一钱（炙）　有热加生姜三钱　茯苓一钱

必用大补气血，虽有杂证，以末治之。当清热补血气。

消血块

滑石二钱　没药一钱　麒麟竭一钱（无则用牡丹皮）

为末，醋糊作丸。

瓦楞子能消血块。

泄

川芎　黄芩　白术　茯苓　干姜　滑石　白芍（炒）　陈皮

㕮咀，煎汤服。

恶露不尽

谓产后败血所去不尽，在小腹作痛，五灵脂、香附末、蛤粉，醋丸。甚者入桃仁，不去尖。

如恶血不下，以五灵脂为末，神曲糊丸，白术陈皮汤下。

中　风

不可作风治，切不可以小续命汤服之，必大补气血，然后治痰，当以左右手脉分其气血多少而治。口眼㖞斜，不可服小续命汤。

发热恶寒

大发热，必用干姜，轻用茯苓淡渗其热，一应苦寒及发表药，皆不可用也。才见身热，便不可表，发热恶寒，皆是气血。

左手脉不足，补血药多于补气药；右手脉不足，补气药多于补血药。

恶寒发热，腹满者，当去恶血。腹满者不是，腹痛者是。

产后不可下白芍，以其酸寒伐生发之气故也。

产后一切病，皆不可发散。

小儿科

小儿食积、痰热、伤乳为病，大概肝与脾病多。

小儿肝病多，及大人亦然。肝只是有余，肾只是不足。

吐泻黄疸

三棱　莪术　陈皮　青皮　神曲　麦芽　甘草　白术　茯苓　黄连

上为末，水调服。

伤乳吐泻者加山楂，时气吐泻者加滑石，发热者加薄荷。

吐泻，用益元散，钱氏五补、五泄之药俱可用。

急慢惊风

发热，口疮，手心伏热，痰热，痰喘，痰嗽。

并用通法，重则用瓜蒂散，轻则用苦参、赤小豆末，须酸齑汁调服，吐之后，用圣散蜜丸服之。

惊有二证，一者热痰，主急惊，当直泻之；一者脾虚，乃为慢惊，所主多死，当养脾。

东垣云：慢惊者，先实脾土，后散风邪。

急者，只用降火下痰养血。慢者，只用朱砂安神丸，更于血药中求之。

黑龙丸

牛胆南星　礞石各一两（焰硝等分煅）　天竺黄　青黛各半两　芦荟二两半　朱砂三钱　僵蚕五分　蜈蚣二钱半（烧存性）

上为细末，煎甘草汤膏丸，如鸡头大，每服一丸或二丸。急惊，薄荷汤下；慢惊，桔梗白术汤下。

神圣牛黄夺命散

槟榔半两　木香三钱　大黄二两（面裹煨熟为末）　白牵牛一两（一半炒，一半生用）　黑牵牛粗末（一半生用，一半炒用）

上为一处，研作细末，入轻粉少许，每服二钱，用蜜浆水调下，不拘时候，微利为度。

疳　病

胡黄连丸

胡黄连半钱（去果积）　阿魏一钱半（醋煮，去肉积）　麝香四粒　神曲二钱半（去食积）　黄连二钱半（炒，去热积）

上为末，猪胆汁丸，如黍米大，每服二十丸，白术汤下。

小儿疳病，腹大，胡黄连丸二十丸，白术汤下。

痘　疮

分气虚、血虚补之。

气虚，用人参、白术，加解毒药。

但见红点，便忌升麻葛根汤，发得表虚也。

吐泻少食为里虚，不吐泻能食为实。里实而补，则结痈肿。陷伏倒靥灰白为表虚，或用烧人屎，黑陷甚者烧人屎。红活红绽凸为表实，而复用表药，则要溃烂不结痂。二者俱见，为表里俱虚。

痘疮，或初出，或未出时，人有患者，宜预服此药，多者令少，重者令轻。方用丝瓜近蒂三寸，连瓜子皮，烧灰存性，为末，砂糖拌吃，入朱砂末亦可。

解痘疮毒药

丝瓜、升麻、酒芍药、甘草生用、糖球、黑豆、犀角、赤小豆。

解痘疮法，已出未出，皆可用朱砂为末，以蜜水调服，多者可减，少者可无。

腹　胀

萝卜子（蒸）　紫苏梗　陈皮　干姜各等分　甘草减半

食减者加白术，煎服。

夜　啼

人参一钱半　黄连一钱半（姜汁炒）　甘草半钱　竹叶二十片

作二服，加姜一片，煎服之。

口　糜

戴云：谓满口生疮者便是。江茶、粉草敷之。

又方，苦参、黄丹、五倍子、青黛各等分，敷之。

脱囊肿大

戴云：脱囊者，阴囊肿大，坠下不收上之说。

木通　甘草　黄连　当归　黄芩

煎服。

脱囊，紫苏叶为末，水调敷上，荷叶裹之。

脱　肛

戴云：脱肛者，大肠脱下之说。

东北方陈壁上土，汤泡，先薰后洗，亦可用脱囊药服之。

木　舌

戴云：木舌者，舌肿硬不和软也。又言重舌者，亦是此类。二者盖是热病，用百草霜、滑石、芒硝为末，酒调敷。

瘾　疹

黑斑、红斑、疮痒，用通圣散调服。

咯　红

戴云：咯红者，即唾内有血，非吐血与咳血。

黑豆、甘草、陈皮，煎服。

吃　泥

胃热故也。

软石膏　甘草　黄芩　陈皮　茯苓　白术

煎服。

痢疾

食积

黄芩、黄连、陈皮、甘草，煎服。赤痢加红花、桃仁；白痢加滑石末。

食积痢

炒曲　苍术　滑石　芍药　黄芩　白术　甘草　陈皮　茯苓

上㕮咀，煎，下保和丸。

解颅

乃是母气虚与热多耳。

戴云：即初生小儿头上骨未合而开者，古以四君子汤、四物汤。有热加酒芩、炒黄连、生甘草煎服，外以帛束紧，用白蔹末敷之。

蛔虫

楝树根为君，佐以二陈汤，煎服。

口噤

郁金、藜芦、瓜蒂为末，搐鼻。

风痰

南星半两（切）　白矾半两（入器中，水高一指浸，晒干研细末）　白附子一两

用飞白面为丸，如鸡头大，每服一丸或二丸，姜、蜜、薄荷汤化下服之。

癞头

用红炭焠长流水令热，洗之，又服酒制通圣散，除大黄酒炒外，以胡荽子、伏龙肝、悬龙尾、黄连、白矾为末，调敷。

又方

松树厚皮（烧灰）一两　白胶香（熬沸倾石上）二两　黄丹一两（飞）　白矾半两（火飞）　软石膏一两　黄连半两　大黄五钱　轻粉四盎

上极细末，熬熟油调敷疮上，须先洗了疮口，敷乃佳。

赤瘤

生地黄　木通　荆芥

苦药带表之类，用巴蕉油涂患处。

鼻赤

雄黄、黄丹同敷。

一小儿好吃粽，成腹痛。黄连、白酒，药为末，调服乃愈。

火岂君相五志俱有论

火之为病，其害甚大，其变甚速，其势甚彰，其死甚暴。何者？盖能燔灼焚焰，飞走狂越，消烁于物，莫能御之。游行乎三焦，虚实之两途。曰君火也，犹人火也；曰相火也，犹龙火也。火性不妄动，能不违道于常，以禀位听命，运行造化生存之机矣。夫人在气交之中，多动少静，欲不妄动，其可得乎？故凡动者，皆属火。龙火一妄行，元气受伤，势不两立，偏胜则病移他经，事非细故，动之极也，病则死矣。经所以谓一水不胜二火之火，出于天造。君相之外，又有厥阴脏腑之火，根于五志之内，六欲七情激之，其火随起。大怒则火起于肝，醉饱则火起于胃，房劳则火起于肾，悲哀动中则火起于肺。心为君主，自焚则死矣。丹溪又启火出五脏主病，曰：诸风掉眩，属于肝火之动也；诸痛疮疡，属于心火之用也；渚气膹郁，属于肺火之升也；诸湿肿满，属于脾火之胜也。经所谓一水不胜五火之火，出自人为。又考《内经》病机一十九条，内举属火者五：诸热瞀瘈，皆属于火；诸禁鼓栗，如丧神守，皆属于火；诸气逆上，皆属于火；诸躁扰狂越，皆属于火；诸病跗肿，疼痠惊骇，皆属于火。而河间又广其说，火之致病者甚多，深契《内经》之意。曰喘呕吐酸，暴注下迫，转筋，小便浑浊，腹胀大，鼓之有声，痈疽疡疹，瘤气结核，吐下霍乱，瞀郁肿胀，鼻塞鼽衄，血溢血泄，淋闭，身热恶寒，战栗惊惑，悲笑谵妄，衄蔑血污之病，皆少阴君火之火，乃真心小肠之气所为也。若瞀瘛，暴暗，冒昧，躁扰狂越，骂詈惊骇，跗肿痠疼，气逆上冲，禁栗如丧神守，嚏呕，疮疡，喉哑，耳鸣及聋，呕涌溢食不下，目昧不明，暴注，瞤瘈，暴病暴死，此皆少阳相火之热，乃心包络三焦之气所为也，是皆火之变见于诸病也。谓为脉，虚则浮大，实则洪数。药之所主，各因其属。君火者，心火也，可以湿伏，可以水灭，可以直折，惟黄连之属可以制之；相火者，龙火也，不可以湿折之，从其性而伏之，惟黄柏之属可以降之。噫！泻火之法，岂止如此，虚实多端，不可不察。以脏气司之，如黄连泻心火，黄芩泻肺火，芍药泻脾火，柴胡泻肝火，知母泻肾火，此皆苦寒之味，能泻有余之火耳。若饮食劳倦，内伤元气，火不两立，为阳虚之病，以甘温之剂除之，如黄芪、人参、甘草之属。若阴微阳强，相火炽盛，以乘阴位，日渐煎熬，为火虚之病，以甘寒之剂降之，如当归、地黄之属。若心火亢极，郁热内实，为阳强之病，以咸冷之剂折之，如大黄、朴硝之属。若肾水受伤，其阴失守，无根少火，为水虚之病，以壮水之剂制之，如生地黄、玄参之属。若右肾命门火衰，为阳脱之病，以温热之剂济之，如附子、干姜之属。若胃虚过食冷物，抑遏阳气于脾土，为火郁之病，以升散之剂发之，如升麻、干葛、柴胡、防风之属。不明诸此之类，而求火之为病，施治何所依据？故于诸经集略其说，略备处方之用，庶免实实虚虚之祸也。

气属阳动作火论

捍卫冲和不息之谓气，扰乱妄动变常之谓火。当其和平之时，外护其表，复行于里，周流一身，循环无端，出入升降，继而有常，源出中焦，总统于肺，气曷尝病于人也？及其七情之交攻，五志之间发，乖戾失常，清者遽变之为浊，行者抑遏而反止，表失卫护而不和，内失健悍而少降，营运渐远，肺失主持，妄动不已，五志厥阳之火起焉，上燔于肺，气乃病焉。何者？气本属阳，反胜则为火矣。河间曰：五志过极则为火也。何后世不本此议，而一概类聚香辛燥热之剂，气作寒治，所据何理？且言七气汤制作，其用青皮、陈皮、三棱、蓬术、益智、官桂、甘草，遂以为平和，可常用通治七情所伤，混同一意，未喻其药以治真气。以下诸气，尤有甚焉者，兹不复叙。况所居之情，各各不同。且夫经言九气之变，未尝略而不详，如怒则气上，喜则气缓，悲则气消，恐则气下，寒则气收，热则气泄，惊则气乱，劳则气耗，思则气结。其言治法，高者折之，下者举之，寒者热之，热者寒之，惊者平之，劳者温之，结者散之，喜者以恐升之，悲者以喜胜之。九气之治，各有分别，何尝混作寒治论，而类聚香热之药，通言而治诸气，岂理之谓欤？若香辛燥热之剂，但可劫滞气，冲快于一时，以其气久折滞，借此暂行开发之意。药中无佐使制伏所起之气，服之甚则增炽郁火，蒸熏气液而成积，自积滋长而成痰。气乃氤氲清虚之象，若雾露之着物，虽滞易散。内夹痰积，开而复结，服之日久，安有虚实而不动，气动而不散者乎？此皆人所受误之由，习俗已久，相沿而化，卒莫能救。升发太过，香辛散气，燥热伤气，真气耗散，浊气上腾，犹曰肾虚不能摄气归原，遂与苏子降气汤、四磨汤，下黑铅丹、养气丹，镇坠上升之气。且硫黄、黑锡，佐以香热，又无补养之性，借此果能生气而补肾乎？请熟详之。夫湿痰盛甚者，亦或当之。初服未显增变，由其喜坠而愈进，形质弱者，何以收救？不悟肺受火炎，子气亦弱，降令不行，火无以制，相扇而动，本势空虚，命绝如缕，积而至深，丹毒济火，一旦火气狂散，喘息奔急而死。所以有形丹石丸药，重坠无形之气，其气将何抵受，随而降之乎？譬以石投水，水固未尝沉也，岂不死欤？丹溪有曰：上升之气，自肝而出，中夹相火，其热愈甚，自觉身冷，非真冷也。火热似水，积热之甚，阳亢阴微，故有此证，认假作真，似是之祸，可胜言哉！《内经》虽云百病皆生于气，以正气受邪之不一也。今七情伤气，郁结不舒，痞闷壅塞，发为诸病，当详所起之因，滞于何经，有上下部分藏气之不同，随经用药，有寒热温凉之同异。若枳壳利肺气，多服损胸中至高之气；青皮泻肝气，多服损真气。与夫木香之行中下焦气，香附之快滞气，陈皮之泄气，藿香之馨香上行胃气，紫苏之散表气，厚朴之泻卫气，槟榔之泻至高之气，沉香之升降其气，脑、麝之散真气，若此之类，气实可宜。其中有行散者，有损泄者，其过剂乎？用之能却气之标，而不能治气之本，岂可又佐以燥热之药，以火济火，混同谓治诸气，使之常服、多服可乎？气之与火，一理而已，动静之变，反化为二。气作火论治，与病情相得。丹溪《发挥》论云：冷生气者，出于高阳生之谬言也。自非身受寒气，口食寒物，而足论寒者，吾恐十之无一二也。

血属阴难成易亏论

《内经》曰：荣者，水谷之精也。和调五脏，洒陈于六腑，乃能入于脉也。源源而来，生化于脾，总统于心，藏贮于肝，宣布于肺，施泄于肾，灌溉一身，目得之而能视，耳得之而能听，手得之而能摄，掌得之而能握，足得之而能步，脏得之而能液，腑得之而能气。是以出入升降，濡润宣通者，由此使然也。注之于脉，少则涩，充则实，常以饮食日滋，故能阳生阴长，取汁变化而赤为血也。生化旺则诸经恃此而长养，衰耗竭则百脉由此而空虚，可不谨养哉！故曰：血者，神气也，恃之则存，失之则亡。是知血盛则形盛，血弱则形衰，神静则阴生，形役则阳亢，阳盛则阴必衰，又何言阳旺而生阴血也？盖谓血气之常，阴从乎阳，随气运行于内，而无阴以羁束，则气何以树立？故其致病也易，而调治也难。以其比阳，常亏而又损之，则阳易亢，阴易乏之讨可以见矣。诸经有云：阳道实，阴道虚；阳道常饶，阴道常乏；阳常有余，阴常不足。以人之生也，年至十四而经行，至四十九而经断，可见阴血之难成易亏。知此阴气一亏伤，所变之证，妄行于上则吐衄，衰涸于外则虚劳，妄返于下则便红，稍血热则膀胱癃闭溺血，渗透肠间则为肠风，阴虚阳搏则为崩中，湿蒸热瘀则为滞下，热极腐化则为脓血。火极似水，血色紫黑；热盛于阴，发于疮疡；湿滞于血，则为痛养瘾疹皮肤则为冷痹。蓄之在上则人喜忘，蓄之在下则为喜狂，堕恐跌仆则瘀恶内凝。若分部位，身半已上，同天之阳，身半已下，同地之阴，此特举其所显之证者。治血必血属之药，欲求血药，其四物之谓乎？河间谓随证辅佐，谓之六合汤者，详言之矣。余故陈其气味，专司之要，不可不察。夫川芎，血中之气药也，通肝经，性味辛散，能行血滞于气也；地黄，血中血药也，通肾经，性味甘寒，能生真阴之虚也；当归分三治，血中主药，通肾经，性味辛温，全用能活血，各归其经也；芍药，阴分药也，通脾经，性味酸寒，能和血气腹痛也。若求阴药之属，必于此而取则焉。《脾胃论》有云：若善治者，随经损益，益其一二味之所宜为主治可也。此特论血病而求血药之属者也。若气虚血弱，又当从长沙。血虚以人参补之，阳旺则生阴血也。若四物者，独能主血分受伤，为气不虚也。辅佐之属，若桃仁、红花、苏子、血竭、牡丹皮者，血滞所宜；蒲黄、阿胶、地榆、百草霜、榈灰者，血崩所宜；乳香、没药、五灵脂、凌霄花者，血痛所宜；苁蓉、锁阳、牛膝、枸杞子、益母草、夏枯草、败龟版者，血虚所宜；乳酪，血液之物，血燥所宜；干姜、桂者，血寒所宜；生地黄、苦参，血热所宜。此特取其正治之大略耳，以其触类而长，可谓无穷之应变矣。

滞下辩论

滞下之病，尝见世方以赤白而分寒热，妄用兜涩燥剂止之，或言积滞，而用巴硇丸药攻之，或指湿热，而与淡渗之剂利之，一偏之误，可不明辨乎？谨按《原病式》所论，赤白同于一理，反复陈喻，但不熟察耳。果肠胃积滞不行，法当辛苦寒凉药，推陈致新，荡涤而去，不宜巴硇毒热下之。否则，郁结转甚，而病变危者有之矣。若泻痢不分两证，混言湿热，不利小便，非其治也。夫泄者，水谷湿之象，滞下者，垢瘀之物，同于湿热而成，治分两歧，而药亦异。若淡渗之剂，功能散利水道，浊流得快，使泄自止。此有无之形，岂可与滞下混同论治而用导滞行积可乎？其下痢出于大肠传送之道，了不干于肾气。所下有形之物，或如鱼脑，或下如豆汁，或便白脓，或下纯血，或赤或白，或赤白相杂，若此者，岂可与泻混同论治而用淡渗利之可乎？尝原其本，皆由肠胃日受饮食之积，余不尽行，留滞于内，湿蒸热瘀，郁结日深，伏而不作；时逢炎暑大行，相火司令，又调摄失宜，复感酷热之毒，至秋阳气始收，火气下降，蒸发蓄积，而滞下之证作矣。以其积滞之下行，故名之曰滞下。其湿热瘀积，干于血分则赤，干于气分则白，赤白兼下，气血俱受邪矣。久而不愈，气血不运，脾积不磨，陈积脱滑下凝，犹若鱼脑矣。甚则肠胃空虚，关司失守，浊液并流，色非一类，错杂混下注出，状如豆汁矣。若脾气下陷，虚坐努责，便出色如白脓矣。其热伤血深，湿毒相瘀，粘结紫色，则紫黑矣。其污浊积而欲出，气滞而不与之出，所以下迫窘痛，后重里急，至圊而不能便，总行频并亦少，乍止乍起而不安，此皆大肠经有所壅遏窒碍，气液不得宣通故也。众言难处何法，则可求之长沙。论云：利之可下者，悉用大黄之剂，可温者悉用姜、附之类，何尝以巴硇热毒下之、紧涩重药兜之？又观河间立言，后重则宜下，腹痛则宜和，身重则宜温，脉弦则去风。脓血粘稠以重药竭之，身冷自汗以重药温之。风邪内束宜汗之，鹜溏为痢当温之，在表者汗之，在里者下之，在上者涌之，在下者竭之，身表热者内疏之，小便涩者分利之，用药轻重之别，又加详载。行血则便脓自愈，调气则后重自除，治实治虚之要论。而丹溪又谓：大虚大寒者，其治验备载《局方发挥》，观此治法，岂可胶柱而调瑟？又有胃弱而闭不食，此名禁口痢病，古方未有详论者。以《内经》大法推之，内格呕逆，火起炎上之象，究乎此则胃虚，木火乘之，是土败木贼也，见此多成危候。

三消之疾燥热胜阴

尝读刘河间先生《三消》之论，始言天地六气五味，以配养人身六腑五脏，而究乎万物之源，终引《内经》论渴诸证，以辩乎世方热药之误。此比物立象，反复详明，非深达阴阳造化之机者，孰能如是耶？请陈其略。夫经中有言心肺气厥而渴者，有肾热而渴者，有言胃与大肠结热而渴者，有言脾痹而渴者，有因小肠痹热而渴者，有因伤饱肥甘而食渴者，有因醉饱入房而渴者，有因远行劳倦遇天热而渴者，有因伤害胃干而渴者，有因胃热而渴者，有因痛风而渴者，虽五脏之部分不同，而病之所遇各异，其为燥热之疾一也。

三消之热，本湿寒之阴气衰，燥热之阳气太甚，皆因乎饮食之饵失节，肠胃干涸，而气液不得宣平；或耗乱精神，过违其度；或因大病，阴气损而血液衰虚，阳气悍而燥热郁甚；或因久嗜咸物，恣食炙煿，饮食过度；亦有年少服金石丸散积久，实热结于下焦，虚热血气不能制，实热燥甚于肾，故渴而不饮。若饮水多而小便多者，名曰消渴；若饮食多而不甚渴，小便数而消瘦者，名曰消中；若渴而饮水不绝，腿消瘦，而小便有脂液者，名曰肾消。此三消者，其燥热同也，故治此疾者，补肾水阴寒之虚，而泻心火阳热之实，除肠胃燥热之甚，济一身津液之衰，使道路散而不结，津液生而不枯，气血利而不涩，则病日已矣。岂不以滋润之剂，养阴以制燥，滋水而充液哉！何世之治消渴证者不知，其书谓因下部肾水虚，不能制其上焦心火，使上实热而多烦渴，下虚冷而多小便，若更服寒药，则元气转虚，而下部肾水转衰，则上焦心火尤难治也。但以暖药补养元气，若下部肾水得实，而胜退上焦心火，则自然渴止，小便如常而病愈也。吁！若此未明阴阳虚实之道也。夫肾水属阴而本寒，虚则为热；心火属阳而本热，虚则为寒。若肾水阴虚，则心火阳实，是谓阳实阴虚，而上下俱热矣。以彼人言，但见消渴数溲，妄言为下部寒尔，岂知肠胃燥热怫郁使之然也。且夫寒物属阴，能养水而泻心；热物属阳，能养火而耗水。今肾水既不能胜心火，则上下俱热，奈何以热养肾水，欲令胜心火，岂不暗哉！彼所谓水气实者必能制火，虚则不能制火，故阳实阴虚，而热燥其液，小便淋而常少；阴实阳虚，不能制水，小便利而常多。此又不知消渴小便多者，盖燥热太甚，而三焦肠胃之腠理怫郁结滞，致密壅塞，而水液不能渗泄浸润于外，以养乎百骸。故肠胃之外，燥热太甚，虽多饮水入于肠胃之内，终不能浸润于外，故渴不止而小便多。水液即不能渗泄浸润于外，则阴燥竭而无以自养，故久而多变为聋盲、疮疡、痤痱之类而危殆，其为燥热伤阴也明矣。

泄泻从湿治有多法

泄泻者，水湿所为也，由湿本土，土乃脾胃之气也。得此证者，或因于内伤，或感于外邪，皆能动乎脾湿。脾病则升举之气下陷，湿变注并出大肠之道，以胃与大肠同乎阳明一经也。云湿可成泄，垂教治湿大意，而言后世方论泥云治湿不利小便，非其治也。故凡泄泻之药，多用淡渗之剂利之；下久不止，不分所得之因，遽以为寒，而用紧涩热药兜之。夫泄有五，飧泄者，水谷不化而完出，湿兼风也；溏泄者，所下汁积枯垢，湿兼热也；鹜泄者，所下澄彻清冷，小便清白，湿兼寒也；濡泄者，体重软弱，泄下多水，湿自甚也；滑泄者，久下不能禁固，湿胜气脱也。若此有寒热虚实之不同，举治不可执一而言，谨书数法于后。夫泄，有宜汗解者，经言：春伤于风，夏必飧泄。又云：久风为飧泄。若《保命集》云用苍术、麻黄、防风之属是也。有宜下而保安者，若长沙言下痢脉滑而数者，有宿食也，当下之；下利已瘥，至其时复发者，此为下未尽，更下之安，悉用大承气汤加减之剂。有宣化而得安者，《格致余论》夏月患泄，百方不效，视之，久病而神亦瘁，小便少而赤，脉滑而颇弦，格闷食减，因悟此久积所为，积湿成痰，留于肺中，宜大肠之不固也。清其源则流自清，以茱萸等作汤，温服一碗许探喉中，一吐痰半升，如利减半，次早晨再饮，吐半升而利止。有以补养而愈者，若《脾胃论》言脉弦气弱自汗，四肢发热，大便泄泻，从黄芪建中汤。有宜调和脾湿而得止者，若洁古言曰四肢懒倦，小便不利，大便走泄，沉困，饮食减少，以白术、芍药、茯苓加减治之。有宜升举而安者，若《试效方》言胃中湿，脾弱不能运行，食下则为泄，助甲胆风胜以克之，以升阳之药羌活、独活、升麻、防风、炙甘草之属。有宜燥湿而后除者，若《脾胃论》言土湿有余，脉缓，怠惰嗜卧，四肢不收，大便泄泻，从平胃散。有宜寒凉而愈者，若长沙言协热自利者，黄芩汤主之。举其湿热之相宜者，若长沙言下利，脉迟紧，痛未欲止，当温之；下利身痛，急当救里，下利清白，水液澄彻，可与理中、四逆汤辈。究其利小便之相宜者，河间言湿胜则濡泄，小便不利者，可与五苓散、益元散分导之。以其收敛之相宜者，东垣言寒滑气泄不固，制诃子散涩之。以上诸法，各有所主，岂独利小便而湿动也？岂独病因寒，必待龙骨、石脂紧重燥毒之属涩之？治者又当审择其说，一途取利，约而不博，可乎！

伤寒治例

原著　明·刘纯
主编　高增辉
副主编　魏文博

目 录

伤寒治例引

伤寒治例者，名医刘翁之所著也。翁名纯，字宗厚。其先淮南人，以事移关中，遂家焉。予晚生不及识翁，因企慕而访求翁后，见其谱牒①乃簪组②裔也。翁为人博极群书，尤精医道。厥考橘泉先生，受业丹溪之门，及翁继之，医道大行，家声大著。遂以所学于父师者，为此书，盖有以溯《素问》之源，撮仲景之旨。治伤寒者，循此而行，如射而中，猎而获。足以起死回生，易危为安，无夭横之危，皆跻仁寿之域矣。予得而刻之，盖有以广传翁之德惠。不特此尔，翁之所著又有《医经小学》《玉机微义》传于世云。

成化己亥岁阳月吉旦易庵居士萧谦书

---

① 谱牒：即家谱。
② 簪组：指地位显赫者。

发 热

属表者，即风寒客于皮肤，阳气怫郁所致。翕翕发热，若翕所覆，邪在外。若小便黄，非在外也。属里者，阳气下陷入阴分，蒸蒸发热，若熏蒸，邪在内。若小便清，非在内也。邪在三阳，太阳证多。邪在三阴，少阴证多。与潮热若同而异，此属半表，与烦躁相类而非，此属半里。

解表 有发汗、解肌之别。

发汗 脉浮紧，为表实无汗，寒伤荣，宜麻黄汤。

解肌 脉浮缓，为表虚自汗，风伤卫，宜桂枝汤。脉浮缓反无汗，脉浮紧反烦躁，宜桂枝麻黄各半汤。

和荣卫 风兼寒脉，寒兼风脉，荣卫两伤俱实，脉浮紧无汗，宜大青龙汤。

解肌表里 发热，脉浮大，小便赤，烦渴，此表里证俱见。或汗后脉浮，小便涩，并宜五苓散。

已上二条属两解例。

随经治例 太阳：麻黄汤。太阳阳明：六物麻黄汤。阳明：葛根汤。太阳少阳：七物柴胡汤。

六经表 少阳：小柴胡汤。太阴：桂枝汤。少阴：麻黄附子细辛汤。厥阴：当归四逆汤。

【临床解读】

李某某，男，42岁。2021年12月10日初诊。

主诉：右胁痛2个月。

现病史：患者2个月前因生气后出现右胁部困痛不舒，未治疗。现症见：右胁困胀疼痛，胃胀，纳食一般，较前食量减少，眠差，入睡难，大便可，日2~3次，小便调，舌质红，苔黄厚，脉沉滞。曾检查彩超示轻度脂肪肝；胆囊息肉样变；胆结石；胃镜示慢性非萎缩性胃炎伴糜烂，胃息肉。

病机要点：胆气失舒。

处方：柴胡10克，黄芩10克，党参10克，清半夏10克，生龙牡各30克（先煎），郁金10克，炙甘草6克，生姜3片，大枣3个（切开）为引。15剂，每日1剂，水煎服。（张磊医案）

合病表 阳明少阳：葛根柴胡汤。太阴少阴：真武汤。太阴厥阴：当归四逆汤。少阴厥阴：四逆汤。

助阳 发热，脉沉无力，或少阴病始得之反热者，亦属表。所以一经表有一经表药也。

温经 发热为邪在表，当汗。脉沉细属里，而当温散。凡热而脉沉，为阳虚、经虚。

随病治例 汗后不解；脉浮大而迟，或紧涩，或尺不应，宜小建中加归、芪，俟脉盛再汗。

下 或身热汗出濈濈然，脉实者，调胃承气。或汗后不恶寒，但热者实也，并阳明发热汗多者，急下之，大承气汤。太阳病三五日，发汗不解，蒸蒸发热，属胃也，调胃承气。内实身热，汗不出，反恶热，或发热汗出不解，心下痞，呕吐而利，并大柴胡汤。非痞满不可下。非潮热、渴不可下。非脉沉数不可下。非谵语不可下。

随病变例 太阳病八九日，如疟状，发热恶寒，热多寒少，或热而脉微，恶寒者，并宜桂枝麻黄各半汤。如大下后，身热不去，心中结痛，用栀子豉汤。因以丸药下后，身热不去，微烦者，栀子干姜汤。阳明脉浮，发热，渴欲饮水，小便不利者，猪苓汤主之。汗多者不可与。阳明脉浮而紧，咽燥口苦，腹满而喘，发热汗出，不恶寒反恶热，身重。若发汗则烦躁，反谵语。若加烧针，则必怵惕，烦而不得眠。若下之则胃虚，客气动，心中懊憹，舌上苔者，栀子豉汤主之。全在随证临病加减择法。

六经里 太阳：五苓散。阳明：调胃承气汤。少阳：黄芩汤。太阴：桂枝加大黄汤。少阴：黄连阿胶汤。厥阴：桃仁承气汤。

合病里 三阳合病：白虎汤。太阳阳明：小承气汤。正阳阳明：大承气汤。合三阴即是两感证也。

随时治例 伤寒本为卒病，故用已上一表一里治例。如夏至后用麻黄知母石膏汤、或以防风通圣散加减用者，是从其时令，或地理方宜，故不可执一也。有近代诸方如正气、五积之类。

禁例 太阳病禁居多，阳明二禁，少阳三禁。举其略则知其馀证用药皆有禁例也，如药禁。

针例 汗不出，悽悽恶寒，取玉枕、大杼、肝俞、膈俞、陶道。身热恶寒：后溪。身热汗出、手足厥冷，取大都。身热头痛，食不下：三焦俞。汗不出取合谷、后溪、阳池、厉兑、解溪、风池。身热而喘，取三间。馀热不尽，取曲池。烦满，汗不出，取风池、命门。汗出寒热，取五处、攒竹、上脘。烦心好呕，取巨阙、商丘。身热，头痛，汗不出，取曲泉。身热进退，头痛，取神道、关元、悬颅。

已上出《针经》。

双解 里证已急，或脉浮，或头疼，风寒表证仍在者，过经不解是也，大柴胡主之。此解表功里法，又非前两解之比。

渍形为汗 热而脉弦细，非往来寒热不可和，非胁肋痛不可和，非胸满而呕不可和，非脉缓不可和。或表证未罢，邪气传里，里未实，是为半表半里。或自皮肤渐传入里。或自内热达于表。《直指方》曰：凡当汗下，如有他证相妨，切须和解，俟其他证已退，却依汗下法。小柴胡汤，《活人书》去半夏名黄龙汤，陈孔硕名冲和汤，海藏名三禁汤，孙兆名黄胡汤，与四物对名调经汤，守真加减名三元汤。

散热生津益气 身热，目痛，鼻干，恶热自汗，脉尺寸浮长，白虎汤。《片玉》云：得汗脉静，身热不退，是发汗太过，胃中亡津液故也。处以生津液，益气血，养胃气之药，参、术、茯苓、麦门冬、升麻、陈皮、甘草、桂、芪、归、芍、半夏、饴糖，三服而愈。或只用补中益气汤。

出血 《曾氏家学》治伤寒七八日不解，自胸上至头目，黑紫壅肿，寸脉浮大而数，是欲作衄而不能出也，用干栗干任①两鼻，弹刺之，出血五六升而安，蒻叶亦可。西北方人或于两尺泽中出血如射即安，谅亦此意。

复脉 庞氏云：有不因大汗下，而两手忽无脉，谓之双伏。徊一手无，谓之单伏。或下过如此，必有正汗，急四逆辈温之，晬时②有汗便安。脉汗不出者死。脉结用炙甘草汤。

越婢 太阳病，发热恶寒，热多寒少，脉微弱，不可表散，宜桂枝二越婢一汤，以解表邪而益卫滋津液。

外迎 熏蒸在外，取汗是也。但病脉微弱迟细，动气，疮淋，亡血，虚烦，皆不可用此。

灸 六脉沉细，一息二三至，取气海、关元。少阴发热，取太溪。

劫 有汗下后，阴阳之气下陷，热不退，其人昏倦，不渴不食者，用来复丹、灵砂之类。

吐 病如桂枝证，头不痛，项不强，脉浮，胸中痞硬，气上逆，胸有寒也，宜瓜蒂散吐之。或心中结痛而烦，宜栀子豉汤之类。

四证似伤寒 寒痰、脚气、食、劳烦，皆从病别治。

---

① 任：为“纴”之假，插也。

② 晬时：原本作“睟时”，据《类证活人书·手足逆冷》改。“晬时”即“周时”，为一昼夜之十二分之一时。

发热反欲得衣

热在肌表，寒在骨髓。

温 脉沉，手足微厥，下利，发热，四逆汤。《活人书》云：表热里寒，先与阴旦汤。寒已，次用小柴胡加桂温表。

反治①

身寒反不欲近衣

热在骨髓，寒在肌表。

从治 先用白虎加人参汤，次用麻桂各半汤。

下 脉滑而厥，口燥②舌干，所以少阴恶寒而蜷，时时自烦，不欲厚衣，大柴胡下之。

恶　寒

有热恶寒者，发于阳，有汗表虚，无汗表实。无热恶寒者，发于阴。阴寒为病，口中和。阳气内陷，口干而渴。

一身尽寒

由阴气上入阳中，或阳微阴虚相搏之所致。有脉沉实，为阳盛格阴。

背恶寒

背为阳，阳气不足，阴寒盛故耳。或三阳合病，额有汗，口燥不仁，清热用白虎汤。

发汗 表实无汗，不恶风：麻黄汤或各半汤。脉紧，寒伤荣，麻黄汤。脉浮升麻汤。

---

① “反治”下，原本缺文，疑是“温”下错简于此。

② 燥：原本作“噤”，据《类证活人书》卷八改。

解肌　表虚自汗，恶风：桂枝汤。《保命集》曰：表未解，葛根汤。李氏用桂枝汤。严仁庵曰：风伤卫，桂枝汤。

温　发汗后不解，反恶寒者，虚也，阳微也，与芍药甘草附子汤，以补荣卫。在阴者，四肢冷，大小便滑，温中汤、四逆汤。或脉沉紧且细，内自烦躁，不饮水者，此为阴盛格阳。身冷，宜四逆汤、霹雳散。尺脉迟，小建中汤。《易简方》加附子名附子建中汤。身寒拘急，泄，下重腹痛，皆少阴也，宜温中益阴。

和解　兼潮热，柴胡加桂汤。汗已，寒而心下痞，附子泻心汤。

下　寒而潮热，腹满，与小承气汤。

灸　背恶寒，口中和，须灸之，关元穴。

熨

恶　风

悉属于阳。有汗而恶风为中风，卫病也，桂枝加葛。无汗而恶风为伤寒，荣病也，葛根汤。

解肌　设反无汗，虽服桂枝反烦不解，无里证。

刺　先刺风池、风府，却与桂枝葛根汤。

发表　无汗而恶风。

温经　发汗多，漏不止则亡阳，外不固，是以恶风，以桂附温其经而固卫。

散湿　风湿相搏，骨节疼，湿胜自汗，而皮腠不密，是以恶风，必以甘草附子汤，散湿而实其卫。

利痰　憎寒发热，恶风自汗，胸膈满，气上冲不得息，而头不疼，项不强，为有痰，随其虚实散利。与阳争，则气郁不发于外，而为热。

寒　热

身之阳虚，则邪客于表，与阳争则为寒。身之阴虚，则邪客于里，与阴争则为热。与阴争则愤然而热，故寒已而热作焉。

表里　邪在表，多寒多。邪在里，多热多。半在表，半在里，则寒热相半。

和解　半表里，往来寒热，小柴胡主之。热多，白虎加桂汤。寒多，柴胡加桂汤。先寒后热，阳不足也，小柴胡加桂汤。先热后寒，阴不足也，小柴胡加芍药汤主之。《难知》曰：若用柴胡而移其时于早晚，气移于血，血移于气，是邪无所容之地，知可解也。

下　病日多①而结热在里，复往来寒热，大柴胡汤主之。恶热者，胃实也，调胃承气汤下之。

两解

热多寒少

脉浮，各半汤。微弱，桂枝二越婢一汤。脉迟，小建中加黄芪或温中。

寒多热少

不烦躁，手足厥逆，为伤寒。脉反浮缓，为中风，大青龙主之，或各半汤。仲景一书只有热多寒少之条，无寒多热少之证。

潮　热

发于寅卯巳午时者，邪未入胃。日晡所发者，乃入于胃也。有兼证：结胸脉不浮，陷胸汤。腹满，身黄，栀子柏皮汤。

和解　小柴胡汤。脉浮兼寒加桂。

攻下　邪入胃，腹满，脉实，大便硬，脉滑。脉浮，仍和解。

解肌　脉虚自汗，桂枝汤。

自　汗

多主卫，此卫气不和，兼热邪所干也。太阳中暍，汗出恶寒，身热而渴。汗出而濡，风湿自甚，皆邪干于卫气，气不能固于外，皮肤为之疏，而津液妄泄濈濈润润然出也。表虚汗后恶寒。表②未解，恶风微恶寒。里③未和，汗

---

① 病日多：原本作“日病多”，据《伤寒明理论·寒热》改。

② 表：原本作“里”，据《伤寒明理论·自汗》改。

③ 里：原本作“表”，据《伤寒明理论·自汗》改。

出不恶寒，热越，阳明发热。

解肌 桂枝汤。

渗泄 渴者，五苓散。

补 自汗而小便数者，不可与桂枝，宜芍药、甘草二物，或小建中诸方加芪，名黄芪建中汤。

和解 柴胡加桂汤。

温经 发汗多，遂漏不止，曰漏风亡阳，桂枝附子汤。表虚未解，桂枝汤。四逆厥有汗，四逆汤。

疏风 太阳病热，脉沉细，摇头口噤，背反汗出，不恶寒，名柔痓，中风也，宜小续命汤。汗多亡阳，恶风烦躁，先与防风白术牡蛎汤。汗止，次服小建中汤。

下 里未和，热越，故下之。才觉汗多，未至津液干，速下之，则为捷径，免致用蜜导也。

从治 吐利止后，汗而厥，脉微欲绝，通脉四逆。

清暑 暑邪干卫，非伤寒比。

流湿润燥 多汗而濡，此其风湿甚，湿邪干于卫也。

扑法

蜜导 阳明自汗，小便利，为津液内竭，虽硬不可攻。

盗 汗

睡而汗出，觉而则止方是，非若杂证，邪在半表里使然也。

解肌 出而微恶寒，小柴胡加桂汤。

和解①

下 素有积，或热在内，脉实。

扑法 白术 白芷 藁本 川芎各一两，米粉一两半，为末，周身扑之。

头 汗

邪搏诸阳，津液上凑，则汗见于头也。瘀热在里，身必发黄，小便不利，引水。热入血室。阳明被火。水结胸中。寒湿相搏。邪在半表里。

① “和解”下，原本缺文，此二字疑是“解肌”项下错简于此。

和解 头汗恶寒，小柴胡加桂。汗不止者，难治。若汗下后，胸满微结，如往来寒热，手足冷，心下满，脉细，恶寒，小便不利，此皆头汗之逆者。小便不利而成关格，阳脱也。喘者亦然。

下 瘀热在里。

手足汗

热聚于胃，是津液傍达也。有阳明中寒，不能食，小便不利，手足濈濈然汗出，此欲作痼瘕，即是中寒病。

下 胃热可下。

温 寒聚于胃，为不可下，当温之。

无　汗

寒邪伤人，独不汗出，寒伤荣，而不伤卫，卫无邪气所干，则皮腠得以密，津液得以固，是以汗不出也。及其传变里为热，则亦使①自汗，盖热则荣卫通。服三剂无汗，热病，脉躁盛而不得汗，经谓阳脉之极也，主死。

助阳 熟附配麻黄，发中有补，出赵氏《释疑》。干姜配生附，补中有发。无汗而解者，属少阳也。战而汗解者，太阳也。不战汗解者，阳明也。

头　痛

太阳证居多。三阳经受风寒伏留而不去，则名厥头痛。痛甚而手足寒者，为黄病。头顶痛属太阳②经。头角痛属少阳。额痛及鼻属阳明。

发汗 伤寒无汗，发热恶寒，不恶风，麻黄汤。不大便六七日，头痛有热，小便清者，知不在里，仍在表也，当汗解。痛甚者必衄，葛根葱白汤、荆防散、川芎石膏汤。

解肌 伤风汗出，发热恶风，不恶寒，桂枝汤。轻者，柴胡桂枝汤。

温经 厥阴、少阴证，呕而吐沫，吴茱萸汤。夏月头痛，身冷自汗，此中暑湿，术附汤。

---

① 使：原本作“便”，据《伤寒明理论·自汗》改。

② 太阳：原本作“厥”，据文义改。

清上 大头伤寒，须用酒炒黄芩、荷叶、羌活辈。

攻下 表邪入里，不大便，有热，脉沉而滑，尺寸俱长，皆可下之。有热，不恶寒，反恶热，或不大便，小便赤者，胃实也，宜调胃主之。

和解 邪在半表里，少阳往来寒热，脉弦细，宜小柴胡。发热头痛似疟，欲愈，麻桂各半汤。

分利 夏月头痛，恶寒，心下烦躁不快，五苓散。

清镇 自汗头痛，及风暑杂病，俱宜白虎，少加芎、荆芥尤妙，或竹叶石膏汤。

吐 头痛，及发寒热，脉紧寸大，即是痰饮，宜瓜蒂散吐之。

敷痟 汗后不解，用芷、辛、乌辈，同葱白①捣膏贴于额角。

吹搐 汗后不解，用不卧散末吹之鼻内。

针刺

项　强

发汗 表实。

解肌 汗出恶风。

和解 身热恶风，头项强，腹中满，手足温而渴，小柴胡主之。

下 结胸病亦项强，如柔痉状，大陷胸主之。

针

头　眩

少阳与太阳并病，故眩者，责其虚也。眩冒者，皆发汗下后所致，是知其阳虚也。《针经》云：上则眩，下虚则厥，与风家眩晕同。

和解 半表里，邪渐行于里，表中易②虚，故时时目眩也。中风家，多头眩，宜解肌，伤寒亦然。

温经 头眩，身瞤动，或虚弱汗多，宜真武汤。

吹鼻 眩晕，鼻塞而烦，此头中寒湿，宜瓜蒂散吹鼻中，取下湿水。

---

① 葱白：原本作“藻白”，据文义改。
② 易：《伤寒明理论·头眩》作“阳”，似是。

胸胁满

胸满多带表证，多夹半表半里证。邪气自表伤里必先自胸胁，已次经心腹入胃。

发汗 太阳阳明合病。

调中 寒中太阴，误下之愈不快，䐜胀，或吐或利，理中汤，枳实、陈皮辈。

和解 半表里，胁下痞硬，冲和去枣加牡蛎。或已汗下，胸胁满微结，小便不利，渴而不呕，但头汗出，或往来寒热，柴胡姜桂汤。

吐 邪气留于胸中，聚而为实者，非上吐不可。如四日在胸，吐之则已。

刺 兼谵语，刺期门。

下 阳明少阳合病，下利身热，胁痛，大柴胡汤主之。汗后头疼，心下痞，胁满疼，短气，十枣汤。

心下满

是不经下后而满，有吐下之殊。若下后满者，又有结痞之别。虚邪留滞，则但满而不硬痛也。脉双弦而迟者，必心下硬，实则心下满，虚则心下悸。

和解 满而不痛，半夏泻心汤。

【临床解读】

卢某，女，63岁。2021年10月21日初诊。

主诉：胃痛30年，加重1周。

现病史：患者胃痛，嗳气，烧心，反吐酸水，口干、口苦，近日仅能进食流食，纳少，大便不成形，2日一行，排便无力，3日前腹痛、腹泻，近3日未大便，小便黄，眠差，入睡困难，多梦，舌质红，苔白，脉弦。既往胃出血病史30余年，萎缩性胃炎病史1年。

处方：清半夏10克，黄连10克，黄芩10克，干姜10克，太子参10克，枳实10克，厚朴10克，浙贝母10克，煅海螵蛸30克，延胡索10克，炒川楝子6克，甘草6克。10剂，每日1剂，水煎服。

复诊：服上方效可，现症见：纳后胃痛，偶有反酸，口干、口苦，纳少，大便不成形，日2次，量少，小便调，入睡困难，眠浅，多梦易醒，舌质淡红苔白腻，脉缓。

处方：柴胡10克，太子参10克，清半夏10克，黄芩10克，延胡索10克，炒川楝子6克，枳实10克，白及10克，陈皮10克，茯苓30克，甘草6克。15剂，每日1剂，水煎服。(孙玉信医案)

分消 饮水多，心下胀满，用牡蛎泽泻汤利小水。《伤寒论》云：心下满，心下悸，皆邪在胸，水停也。

吐 邪在胸中，病则满而烦，饥不能食者。

下 心下满而硬痛，近乎结胸，大陷胸汤主之。心下痞，按之濡，脉关上浮者，大黄黄连泻心汤。

【临床解读】

刘某某，女，70岁。2021年1月29日初诊。

主诉：眠差4个月余。

现病史：患者平素眠差，入睡难，眠浅，每晚能睡3~4小时，梦多，曾服中药（竹茹20克，陈皮10克，清半夏15克，茯苓20克，薄荷8克，鸡血藤30克，丹参20克，佛手8克，浙贝母6克，郁金8克，甘草3克）治疗效平。现症见：眠差多梦，入睡难，易醒，每晚最多3小时，每晚口服安眠药3片半，思虑重，纳可，大便干，1~2天一次，小便可，舌尖红，苔薄黄，脉沉滞。

病机要点：积热。

处方：黄连6克，黄芩10克，大黄6克（后下），枳实10克，生白芍15克。15剂，每日1剂，水煎服。(张磊医案)

诸泻心例 心下痞而复恶寒汗出者，附子泻心汤。汗后胃不和，心下痞硬，干噫食臭，胁下有水气，腹中雷鸣下利者，生姜泻心汤。多痞而干呕，心烦不得安，下之痞益甚，此非热，但胃中虚，客气上逆故硬也，甘草泻心汤。

【临床解读】

苗某，男，38岁。2021年1月8日初诊。

主诉：自幼脐周凉，加重2年。

现病史：患者自幼觉脐周凉，近2年无明显诱因加重。现症见：脐周发凉，畏风，四肢沉紧发凉，遇热缓解，平素易上火，口腔溃疡，纳眠可，大便溏，日1~2次，便前腹痛，便后痛减，小便调，舌质暗红，苔薄白，舌下络瘀，脉细数。

处方：炙甘草10克，清半夏10克，干姜10克，党参10克，黄芩10克，黄连6克，大枣3个为引。10剂，每日1剂，水煎服。(张磊医案)

结 胸

有下之早而成者。脉浮紧，心下硬痛，未可下之。按则痛，为小结。不按而痛，为大结。《直指方》曰：脏气闭结而不复流布也。结胸证悉具，而加之烦躁者，为不治。药之所以能胜邪者，必待胃气施布，药力始能温汗吐下，以逐其邪气。邪气胜，胃气绝者，安可为之。

理中 邪在上，胸膈痞结，或未辨虚实，先与理中，加枳实尤妙，先理其气，枳术理中丸、桔梗枳壳汤。韩祗和用七物调中丸。看寒热兼证随治。按不按皆痛者，乃热结在心下也。

攻下 大小陷胸及大陷胸丸选用。韩祗和用茯苓陷胸汤。《究源方》用鹤顶丹治阴阳二结如神。

水渍法 《仁存方》治结胸烦乱欲死，凝雪汤渍布薄胸上，热除为度。当温暖①四肢，防厥逆也。

泄热 如汗后未全解，误下之，误而之为小结胸，烦渴脉实，宜三黄泻心汤。表全未解亦不可用。轻者小结，正在心下，按之痛，脉浮滑，小陷胸汤。无热证者，小陷胸、三物白散亦可，此寒实也。重者，热实，脉沉紧，心下痛，大陷胸汤。有兼项强，如柔痉状，或从心下至脐上不可近者，大陷胸汤。

【临床解读】

孙某某，女，80岁。2021年9月15日初诊。

主诉：心下痞塞伴恶心、干呕1年余。

现病史：患者近1年经常觉心下堵塞感，伴恶心干呕，食欲差，曾服开胸顺气丸，初效后不效。现症见：心下堵塞感，憋闷隐痛不适，恶心干呕，不欲食，嗳气，吐酸水，心烦躁，大便偏干，2~3日一行，小便黄，眠差，入睡难，舌质淡红，苔白厚腻，脉沉滞。

病机要点：胃气不下，胆气上逆。

处方：全瓜蒌30克，黄连6克，清半夏10克，柴胡10克，黄芩10克，炒莱菔子30克，川楝子6克，醋延胡索10克。10剂，每日1剂，水煎服。（张磊医案）

逐寒 无热证，此寒实结也，枳实理中丸，或三物白散。庞氏用槟榔散。

---

① 暖：原本作“发”，据《千金》卷十改。

《良方》用海蛤散。

刺　期门。严仁庵刺肺俞。妇人因血结胸，亦热入血室，刺期门。

和解　结胸有热，或烦渴，宜先用冲和加枳实，次下本药。《活人书》治水结，冲和去枣加茯苓牡蛎汤。《此事难知》用五苓合枳术汤。饮水不散而结，小半夏茯苓汤。

与水　《直指方》云：结胸，喘促狂乱，极热大躁，用地龙水，一服未效，再服，自然汗出则愈。又用太乙牛黄丸、竹叶汤调下，以手揉其心膈即下。二药兼治上一证。

灸　以黄连、巴豆七粒，作饼子，置脐中，以火灸之，得利为度。

痞

不痛为痞，寸脉浮，关脉沉，心下满而不硬，按之不痛，名曰痞。不满不硬，但妨闷者，非痞也，谓之支饮。有下之太早而致。凡痞而硬为水停，濡者为气聚。《保命集》云：脾不能行气于四脏，结而不散则为痞。

泻痞例　满而不痛，半夏泻心汤，泄热而缓脾。色黄，手足温，心下痞，按之濡，其脉关上浮者，黄连泻心汤，泄虚热。痞而恶寒，方见前，兼温通阳。干呕食臭，胁下有水气者，生姜泻心汤，兼止呕逆。下痢腹鸣例，见泻心，用甘草泻心汤，兼调胃。韩祗和用厚朴泻心汤，《宣明论》治痞，槟榔散。

双解　胸满硬，按之不痛，脉沉紧，大柴胡汤。

【临床解读】

王某，男，69岁。2019年9月18日初诊。

主诉：发现肺腺癌2年余。

现病史：家人代诉患者为肺腺癌晚期，一直靶向治疗。现症见：纳呆，无食欲，胃稍胀，无反酸及烧心，手颤，出虚汗，口干口苦，时有喘促咳嗽，大便量少，质干，日一行，眠可，舌质瘀红，苔无，脉细，检查单未带。

处方：柴胡10克，清半夏10克，黄芩10克，大黄6克（后下），枳实10克，川厚朴15克，玄参30克，生地黄30克，麦冬10克，太子参20克，葶苈子30克（包煎），桃仁10克，甘草6克，桂枝10克。10剂，每日1剂，水煎服。（孙玉信医案）

解表　当先解未解之表，宜桂枝汤。甚者兼治。

分利　痞而小便不利，五苓散。

散湿　痞而下痢，《直指方》用术附汤。

和解　不满不硬，心下妨闷，谓之支结，小柴胡加桂汤。胸满而濡者，半夏泻心汤、旋覆代赭石汤。轻者通用桔梗枳实汤主之。《直指方》加茯苓、甘草。《补亡》云：常氏用茯苓甘草白术生姜汤。成痿可用振痿汤。

下　心下痞硬满，引胁下痛，干呕短气，汗出不恶寒，十枣汤主之。

咳　逆

《保命集》云：胸中气不交也。少阴经至胸中交于厥阴，水火相搏而有声，故噫气也。

温　胃寒先服理中汤，次服旋覆代赭石汤。水寒相搏，小青龙去麻加附。脉微细，宜重温燥之。

导气　《保命集》云：如圣加枳实汤。汗下后，喘而噫气，如圣加人参藿香杏仁汤，世俗或用橘皮半夏汤。

下　有因失下所致脉散者死。便软，用泻心汤。便硬，用大承气汤。《活人书》一名哕。《伤寒》又谓阴阳气欲作汗，升之不上，降之不下，而咳逆，此胃气上逆所致也。

劫　《总录》治呕吐逆，通正散、柿蒂散。

平胃　《索矩》云：食谷者哕，香橘散主之。

和解　潮热，时时哕，与小柴胡。

泻心　便软者，宜用之。如脉浮洪，或有热而咳逆者，乃火热逆上，肺不纳也，甘草泻心汤。

【临床解读】

苏某某，女，57岁。2021年1月13日初诊。

主诉：烧心反酸、嗳气7年。

现病史：患者近7年反复烧心反酸、嗳气，常反复发作，胃镜示慢性食管炎、糜烂性胃炎。现症见：烧心反酸，嗳气，胃不胀不痛，经常口腔溃疡，口干不苦，两肩关节疼痛，纳可，二便调，眠可，舌质淡红，苔薄黄，脉沉滞。

处方：炙甘草10克，清半夏10克，干姜10克，党参10克，黄芩10克，黄连6克，煅瓦楞子30克，大枣3个（切开）为引。10剂，每日1剂，水煎服。（张磊医案）

清利　少阴下利，咳而呕渴，心烦不眠，猪苓汤主之。

灸 期门

嗅法 药无效，以硫黄、乳香为末，酒煎嗅之。

腹胀满

伤寒一日在皮、肤、肌、肉、胸①。六日入胃，是在腹也，太阴证居多。经谓非太阴，腹中无虚满。

和解 腹中满痛，小柴胡去芩加芍。

攻下 腹满痛者，急下之。胀而不大便者，急下之。大实痛，桂枝大黄。谵妄，脉沉数，烦渴不拘日，调胃承气汤。

温 太阳病反下之，因而腹满时痛，桂枝芍药汤主之。腹满②时减者，为虚也。

吐 下后心烦，腹䐜满，卧起不安，此妄下，邪气乘虚入郁胸中，为虚烦，上下不得通利，故宜吐也。要识邪气日渐起，所在虚实之的，则温补针艾适当。

和中气 汗后胀满者，厚朴姜草半夏参汤。此脾胃津液不足，气塞不通，壅而满。无求子用桔梗半夏汤。

少腹满

必有物聚而为之满。在上而满者，气也。在下而满者，物也。物者溺与血也。少腹硬，小便自利，其人如狂者，血证谛也。当出不出，积而为满。

下 少腹急结者，可攻之，桃仁承气汤。轻者，犀角地黄汤。

渗利 少腹硬，小便不利，为无血也，当渗利之。

刺括 有中痧，腹虚胀，或腹中急痛，刺括委中或夺命穴等处。

烦 热

为烦而热，无时而歇③是也。有阴，有阳，有真阳内郁，阴中伏阳之证。

---

① 肤肌肉胸：《伤寒明理论·腹满》作“二日在肤，三日在肌，四日在胸”。

② 满：原本作“痛”，据《伤寒明理论·腹痛》改。

③ 歇：原本作“渴”，据《伤寒明理论·烦热》改。

虚、实。

发汗 邪气在表而烦。

分利 汗后烦热而渴，辰砂五苓散主之。

下 汗多烦热，脉实，宜下之。阳明病，不吐不下，心烦者，烦之实也，宜调胃承气。

和解 心烦喜呕，或胸中烦而不呕，经吐而心烦不眠，酸枣仁汤。

【临床解读】

李某，女，53岁。2021年10月18日初诊。

主诉：失眠15年。

现病史：患者因思想压力大，逐渐出现眠差至今，需服用艾司唑仑片助眠，曾服中药效平。现症见：眠差，入睡困难，易醒，服艾司唑仑2片，可睡5~6小时，双耳鸣如蝉，纳可，二便调，51岁断经，平素月经可，舌质淡红，苔薄黄，脉沉细。

处方：炒酸枣仁30克，茯苓6克，知母6克，川芎3克，生龙牡各30克（先煎），清半夏10克，茯神6克，生百合30克，紫苏叶6克（后下），生甘草3克。10剂，每日1剂，水煎服。（张磊医案）

吐 汗后烦热，心胸烦闷，宜人参散吐之。反复颠倒，心中懊憹，但药有轻重之不同耳。

实烦而胸中窒者，栀子豉汤。脉浮，上部填塞胸心而满者，用瓜蒂散。

可水 汗后胃干，烦不得眠，欲饮水者，少少与之。

和中 伤寒二三日，心中悸而烦者，是烦之虚也。小建中补之。

和表里生津液 有寒者，附子汤。热者，白虎汤。脉浮，表未解也。渴者，热未实，上焦燥也，宜五苓生津和表。阴虚而邪盛，热烦嗅内，心中烦，不得眠者，黄连阿胶汤，以扶阴散热。阴虚，客热下利，咽痛，胸满心烦，与猪肤汤，以调阴散热。

烦 躁

烦为扰，扰而烦。躁为愤躁之躁，邪气在里。烦为内不安，躁为外不安。有因火劫，有阳虚，有阴盛兼结胸者死。无求子曰：脉洪实或滑，小便赤者，阳躁也。脉微，手足逆冷，大小便利者，阴躁也。

两解 散荣卫风寒。太阳中风，脉浮而紧，不汗出而烦躁，大青龙汤主之。恶寒而倦，时时自烦，欲去衣服，大柴胡主之。

解肌 烦躁消渴，辰砂五苓散。

与水 汗后烦躁不得眠，欲水者，少少与之。

和 下利咽痛，胸满而烦，猪肤汤。自汗心烦，小便多者，芍药甘草汤。

下 不大便六七日，绕脐痛，烦躁，发作有时，此有燥屎也，小承气下之。

温 阴盛而烦躁，少阴病，吐利，手足厥冷，烦躁欲死者，吴茱萸汤主之。《证治》云：八石散，治烦躁佳。《活人书》云：身冷，脉沉疾，烦躁不饮水，名阴盛隔阳，霹雳散、火熘丹。《外台》云：阴躁欲坐井水，宜热温之。

退阴复阳 汗下后，昼日烦躁不得眠，夜而安静，不渴不呕，无表证，脉沉微者，干姜附子汤。阴盛发躁名阴躁，四逆汤。阴盛隔阳，身冷，脉细，烦躁，霹雳散。

补阳益阴 发汗下后，病仍不解，烦躁者，茯苓四逆汤。无求子云：昔人患伤寒，身冷脉微，手足厥而躁甚，医以艾汤调硫黄末四钱与之，即时安卧，良久出汗而愈。

灸 伤寒六七日，脉微，手足厥冷，烦躁，宜灸厥阴穴。

扶阴泄热 少阴躁不得眠，黄连鸡子汤。《总录》云：鸡清散治烦躁闷乱。绛雪治狂躁发热。大安丸、凝水石丸，治狂躁闷乱。韩氏云：不甚实，丹砂丸。轻者，朱砂安神丸。

熨 阴毒用火熨。

懊 侬

比之烦闷，不甚者也。有表未解，下早所致。有虚有实。

下 阳明无汗，小便不利，心中懊侬者，必发黄。二者为邪热结于胸中，当攻下。阳明病下之，心下懊侬，微烦，胃中有燥屎。

吐 邪热郁于胸中，宜栀子豉汤吐之。汗吐下后，虚烦不得眠，若剧者，必反复颠倒，心中懊侬，亦用之。

舌上苔

舌上有膜，白滑如胎，或燥或涩，或黄或黑，皆热之浅深也。有邪气伤里，或在半表里，或邪气客于胸中丹田有热，胸上有寒，邪初传入里者也。

和解　阳明病，胁下硬满，不大便而呕，舌上白苔者，与小柴胡主之。

吐　阳明脉浮紧，咽燥，腹满而喘，心中懊侬，舌上苔者，栀子豉汤主之。

下　舌黄未下者，下之。黑滑皆然。

清热生津　七八日不解，热结在里，表里俱热，时时恶风，大渴，舌上燥，白虎加人参汤。

衄

伤寒衄者，积热在表，或出口鼻，是谓下厥上竭。

发汗　伤寒，脉浮紧，不发汗，因致衄者，麻黄汤。脉证谛当，方可用是发散经中邪气尔。衄家不可发汗，盖慎之也。

解肌　脉浮，自汗，桂枝汤。

温　许氏治少阴误汗，衄血及脐中出，用姜附汤治本。

下　不大便六七日，头痛有热而衄者，与小承气下之。或凉膈加生地黄。

分利　衄而渴，心烦，饮则吐者，先五苓散，次竹叶汤。

凉血　脉微为血虚。凡伤寒及温病应发汗而失之，热蕴为血衄及吐者，犀角地黄汤，黄芩、芍药。不止者，茆花汤。

水贴　汗后热遏，血不止，用新井水湿草纸于鼻上贴之，及头顶项上皆贴，时时易之。墨汁，倍灰必用。

畜　血

热毒流于下而瘀血者，谓之畜血。附下血例。亦有年高人，小便不利者。韩祗和用嚏法通之。

温经　阴证，下如豚肝，当温之，芎归术附汤。

凉血　阳证，溢出鲜血，当清之，芩、连、生熟地黄、地骨、柴胡、芍药、甘草之类。

下　血

太阳病六七日，表证仍在，脉微而沉，反不结胸，其人如狂，以热在下焦，少腹当硬，小便自利者，下血乃愈，抵当汤主之。太阳随经瘀在里也。伤寒有热，少腹满硬，小便自利，为有血也，抵当丸主之。轻者，犀角地黄汤、芍药地黄加大黄黄芩汤。孙用和用破棺丹。无求子云：阳毒入胃，下血，用消蕴汤，韩祗和用地黄汤。

解肌 太阳病不解，热结膀胱，发狂，血自下者愈。不愈者，用桂枝汤。

补中散寒郁 少阴下利脓血者桃花汤，以固脱散寒补正。

补虚消热 许氏治协热下脓血，梅煎散。《难知》云：伤寒热毒入胃，下脓血，阿胶散。小便出血，《总录》用竹茹汤。

针 少阴证，下利，便脓血者，可刺。阳明病，下血而谵语者，必热入血室，头汗出者，当刺期门。下血兼看杂病例。

吐 血

当汗不汗，热毒蕴结而成吐血。

凉血 犀角地黄汤、升麻汤、黄芩汤、芍药地黄汤、三黄丸、倍灰必用。

下 三黄泻心汤、抵当汤、大黄散。

温 《略例》上焦血[①]用黄芪桂枝汤。中焦血，用当归建中汤、增损胃风汤。下焦血，用芎归术附汤、桂附六合汤。阴证三焦出血，色紫不鲜，此重沓寒湿化毒，凝泣[②]浸渍而成，《治要》用黑锡丹，见《直指方》。

咳 嗽

有肺寒而咳，有停饮而咳，或邪在半表里。

发汗 表不解，心下有水气，干呕，发热而咳，小青龙主之。

温经 少阴病，腹痛，小便不利，四肢沉重疼痛，自下利者，此为有水气。其人或咳者，真武汤加五味、细辛、干姜主之。

和解 小柴胡汤证悉具而咳者，本方去参、枣、生姜，加干姜、五味主之。此阳邪传表也。少阴病，四逆，其人或咳者，四逆散加干姜、五味主之。此为阴邪传里也。

清利 见“咳逆”例中。

导痰 其人素有痰证，看热湿风火，宜兼治之。

---

① 血：原本作“热血”，据《阴证略例》改。

② 泣：音义同“涩”。

喘

有邪气在表不利，有水气射肺，形寒饮冷伤肺，故其气逆上为喘。有肾气乘心。

发汗　邪气外感壅遏，使气不利为病。虽汗而喘不已，邪在表也。虽经汗下，亦可发之，麻黄杏仁甘草石膏汤。庞氏用麻黄甘草汤。

解肌　用桂枝汤加厚朴、杏仁，汗出而喘者主之。

两解　心下有水气，干呕，热而咳或喘，小青龙去麻黄加杏仁主之，是散水寒也。《活人书》加茯苓。脉盛自汗大柴胡主之。《伤寒例》用茯苓汤，即败毒散去枳壳加陈皮倍柴胡，此兼清痰饮也。

温　《直指方》曰：阴证，喘则必促，脉伏而厥，宜返阴丹。《证治》曰宜理中、四逆辈。阴毒喘促用来苏丹。

润肺养气　喘促[1]脉浮而厥者，或阴阳未和，并用五味子汤。

下　或腹满而喘，或潮热，并大柴胡汤，或小承气汤微解之。兼结胸者，看轻重用陷胸。

分利　水停心下，肾气乘心，为悸为喘，五苓散。

清热　内蕴热邪，有汗喘者，葛根黄芩黄连汤。

灸　寒邪陷下者，灸肺俞，咳多者主之。

呕　吐

大抵表邪传里，里气上逆，则为呕也。有积[2]为热，有积[3]为寒，有停饮，有胃脘有脓，痈脓不必治。吐家多是胃虚冷，先呕后渴，此为欲解。先渴后呕，此为水停心下。庞氏云：病传阴，必吐利。

发汗　太阳与阳明合病，气下而不上[4]，但下利不呕。里气上逆不下者，但呕而不利，与葛根加半夏汤。《伤寒例》云：两经俱病，邪气壅盛于表，正气怫郁于里，邪正分争，争于下则为利，争于上则为呕，与半夏以下逆气。

两解　呕而发热，柴胡证俱。心下急，郁郁微烦，大柴胡主之。

---

① 喘促：原本作“阴促”，据文义改。

② 积：《伤寒明理论·呕吐》作“责”，义长。

③ 积：《伤寒明理论·呕吐》作“责”，义长。

④ 上：原本作“下”，据文义改。

温经 膈上有寒及寒饮，或呕不渴，干姜附子汤。干呕吐沫，头痛者，吴茱萸汤主之。

清热 有虚热少气，气逆欲吐，竹叶石膏汤。《活人书》治差后呕，竹叶汤加生姜。呕而思水者，急与猪苓汤。

分利 中风发热，六七日不解而烦渴，饮水则吐，名曰水逆，五苓散。

和解 半表里证，多呕，与小柴胡和之。胸中有热，胃中有邪气，阴阳不交，腹中痛欲呕吐者，黄连汤主之，或黄芩加半夏生姜汤，以升降阴阳。

温胃 呕吐，手足冷，小橘皮汤、理中汤、生姜汁、半夏汤、半夏加橘皮汤、温中丸。姜汁为要药，散其逆气。

下 干呕短气，汗出不恶寒者，表解里未和，十枣汤。

《曾氏家学》治吐逆，大小便不通，厥逆无脉，大承气下之愈。

灸 口中和，脉微涩弱，皆灸厥阴。《脉经》及《千金翼》林氏本曰：一云灸厥阴五十壮。

收脏气之真 《治例》云：若热呕，不可无乌梅。

悸

气虚停饮，阳气内弱，心下空虚，正气内动而为悸也。胃不和则烦而悸。悸证有八九皆属三阳。

补中 虚则心下悸，脉结代，心动悸，炙甘草汤。伤寒二三日，心下悸，小建中汤。发汗过多，其人胸中阳气不足，手冒，心下悸，欲得按者，与桂枝甘草汤。

温 汗出不解，其人仍发热，心下悸，头眩，身瞤动，振振欲擗地，真武汤。少阴病四逆，其人或悸者，四逆散加桂主之。或汗后脐下悸，欲作奔豚，茯苓桂甘大枣汤主之。

镇固原气 脉浮，因火迫①劫之，惊卧不安者，桂枝去芍药加蜀漆牡蛎龙骨救逆汤，以固阳收脱，镇定其浮气也。

和 饮水多，必心下悸，虽有他邪，亦先治悸，恐水溢为喘为肿，为咳为哕，为利也，茯苓甘草汤。往来寒②热，心下悸，小便不利，心烦喜呕，小柴胡主之。

---

① 迫：原本作“追”，据《伤寒论·太阳篇》改。
② 寒：原本作“多”，据《伤寒论·太阳篇》改。

惊 惕

或因汗下，或因温针，或因火劫。

镇定浮气 见前“悸”下。

和解 伤寒八九日，因下之胸满烦惊，小便不利，谵语，一身尽重，不可转侧，满而烦者，阳热客于胸中也。惊者，心恶热，而神不守也。小①便不利，津液不行，里虚也。谵语者，胃热也。一身尽重，不能转侧者，阳气内行于里，不荣于表也，与柴胡加龙骨牡蛎汤，以解错杂之邪。

【临床解读】

樊某某，女，45岁。2022年2月14日初诊。

主诉：双手震颤1年余。

现病史：患者双手震颤，眠差，易醒多梦，晨起口干口苦，纳可，二便可，双手瘀肿，握拳乏力，舌质淡红，苔白，脉弦。

处方：柴胡10克，桂枝10克，太子参15克，黄芩10克，清半夏10克，茯苓30克，炒白芍30克，生龙骨30克，生牡蛎30克，炒酸枣仁30克，川芎6克，防己15克，甘草6克，生姜3片，大枣3枚为引。10剂，每日1剂，水煎服。(孙玉信医案)

凉心 朱砂安神丸东垣方。

渴

邪气初传入里，热气散漫未收敛，成热熏蒸焦膈，搏耗津液，遂成渴也。六经渴，有阴证，有阳证。

解肌生津 在太阳脉浮，必用桂枝。脉浮，热，渴欲饮水，小便不利，猪苓汤。

清热生津 润燥白虎加人参，吐汗下之后渴者用之。阳明脉长，有汗发热而渴，白虎之类。夏至左右，烦渴发热，不恶寒，虚烦，竹叶石膏汤。

和解 太阳脉弦而呕，邪在半表里，小柴胡加瓜蒌根之类。《证治》云：厥阴病，消渴，气上冲心，心中疼热，茯苓白术甘草桂四物汤。汗下后，胸胁满微结，小便不利，渴而不呕，但头汗出，往来寒热，心烦者，柴胡桂枝

---

① 小：原本脱，据文义补。

干姜汤。

温中 少阴自利而渴，小便清白，下焦虚寒也，甘草干姜汤。心烦但欲寐，或自利而渴，属少阴，理中汤。《活人书》云：自利而渴，属少阴，白通汤加猪胆汁，通脉四逆、真武汤选用之。

分利 小便不利而渴，必发黄，茵陈五苓散。汗后脉浮，烦渴者，五苓散主之。

与水 厥阴脉微引饮，宜少少与之，但渴与水，常令不足，勿极意也。

清镇 天水或辰砂。

解肌表 表邪不解，或有或为之证，小青龙去半夏，加瓜蒌根主之。

下 阳明脉长而实，有汗而渴者，调胃承气主之。脉沉滑，热实烦躁而渴，大陷胸。阳毒燥盛大渴，黑奴丸。厥阴证，《此事难知》云烦懑囊缩，大小便不通，发热引饮，尺寸俱微缓。《直指方》云，厥阴属肝，心之母也，里热已极，子气乘母，挟心火以为烦，烦则消渴矣。

振

近乎战也。伤寒振者，皆积①其虚寒也。下后复发汗，必振寒者，表里俱虚也。亡血家发汗，则寒栗而振者，血气俱虚也。有身为振振摇者，皆为发汗过多，亡阳经虚，不能自主持，故身为振摇也。

温经 太阳病，发汗后不解，其人仍发热，心下悸，头眩，身瞤动，振振欲擗地，真武汤主之。

和经益阳 吐下后里虚，气上逆，阳不足，起则头眩，脉沉紧，发汗则动经，身为振振摇者，茯苓桂枝白术甘草汤，或小建中汤主之。

战 栗

为病欲解也。战为正②与邪争，争则为鼓栗而战。振但虚而不至争，故止从行动而振也。栗为心战，战外为栗内，皆阴阳之争也。战者，正气胜。栗者，邪气胜也。

助阳 具前。

---

① 积：《伤寒明理论·振》作“责”。

② 正：原本作“上”，据《伤寒明理论·战栗》改。

温经散寒　具前桂枝白术甘草。

救逆　韩氏治汗下后战，与救逆汤。微减与羊肉汤，再投而战解。

灸　阴气内盛，正气太虚，心栗而鼓颔，身不战者，已而遂成寒逆者，宜灸之。

摇　头

阳脉不治，则头为之摇，直里痛所致。卒口噤，背反张，独摇头者，痉病，风主动使然也。直视摇头者，为心绝。缺治例。

四　逆

四肢臂逆而不温者是也。积凉成寒，积温成热，非一朝一夕之故。六腑气绝于外者，四肢手足寒冷。足胫寒逆，少阴也。四肢厥冷，身寒者，厥阴也。

温　若始得之，手足便厥而不温者，是阴经受邪，阳气不足，可用四逆汤辈温之。

散热收阴　若手足自热而至温，从四逆而至厥者，传经之邪也，与四逆散，甘草枳壳、柴胡、芍药以散传经之热，而收阴气，此非虚寒之证也。

热之　《活人书》有玉女散、霹雳散。许学士用黑锡丹。近世用三建汤。阴病下利清谷，里寒外热，手足厥逆，脉微欲绝者，身反不恶寒，其人面赤色，或腹痛，或干呕，或咽痛，或利止脉不出者，此阴盛于内，不相通也，与通脉四逆汤。以成氏谓厥证甚于四逆，详仲景治例，则四肢通冷，其病为重。

灸

葱熨

厥

有阴阳不相顺接便为厥。厥者，手足逆冷是也。阳气内陷，热气逆伏，而手足冷也。先热而后厥者，热伏于内也。先厥而后热者，阴退而阳气得复也。始得便厥者，是阳气不足，而阴气胜也。大抵厥逆为阴所主，寒者多矣①。发热七八日，身冷，此名脏厥，难治。有冷厥、热厥。《证治》引孙兆云：若证未辨阴阳，且与四顺丸试之。《直指方》云：未辨疑似，且以理中丸试之，阳厥则有热，阴厥则无热。

温 冷厥，才病便厥。高保衡云：寒厥，外多静而了了，脉虽伏，按之迟弱，阴气胜，阳不得复，厥多热少，当温之，理中汤。庞氏曰：寒热而厥，面色不②泽，昏昧者，当用绵衣包手足，温暖，必大汗而解也。少阴病，吐利，手足厥冷，烦躁欲绝者，吴茱萸汤。厥日多，热日少，为阳气退，病进也，谓其脉浮迟，或微，或细，或沉，皆属里有寒也。

正阳回阴 无热证而厥，当归四逆加茱萸生姜汤、白通汤、白通加猪胆汁汤选用之。虚者，宜附子汤。

补原气 《证治》曰：有热者，黄芪人参建中汤。热厥必四五日才发，半日之间热复来也，发热日多，厥日少，病自愈。外证多昏愦，脉虽伏，按之数而有力，兼"下""两解"下例法中约之。

下 其脉沉伏而滑，头面有汗，指爪温，皆阳实伏热在内也。小便赤，大便秘，脉沉滑，四肢逆冷，热深也，皆宜急下之，大小承气汤。《片玉》云：热深厥深，调胃承气汤。

吐 诸阳受气于胸中，邪气留客，则阳气不得敷布，而手足为之厥，脉乍紧，心中满而烦，饥不能食，病在胸中，当吐之。

解表 寒热而厥，面色不泽，冒昧，两手忽无脉，或一手无脉，必是有汗也，与麻黄桂枝各半汤。厥而心下悸，先治其水，茯苓甘草汤。

两解 初得之身热头痛，以后大便秘，小便赤，或渴，有谵语而厥，大柴胡汤。

清热渍形 厥而渴者，白虎汤。

刺 具"不仁"例中。

灸 庞氏曰：脉促而厥者，灸之。

郑 声

汗后人及久病人，声转者是也，为重语也。郑为声转也。若声重而转本

---

① 矣：原本作"差"，据《伤寒明理论·厥》改。
② 不：原本作"必"，据《伤寒总病论》卷一改。

音者，亦是也。止为正气虚而不全，故使转声而不正也。如大小便利，手足冷，脉细微弱者是。

补 助阳扶正也。

和解 见“谵语”例下。

谵 语

脉短者死，沉细不过一二日死。实则谵语，气收敛在内而实者，本病也。或气上逆而喘，或下利，皆为逆也，不治。又作谵谓妄有所见而言也。真气昏乱①，神识不清所致。有被火劫，有汗出，有下利，有下血，有燥屎在胃，有三阳合病，有过经，有亡阳谵语。

下 下之缓，微热，病人真气昏，神气不清所致。脉虚而长，微弦滑者，宜大承气或柴胡饮子。或腹满身重，难以转侧，口不仁，面垢，谵语，遗尿，是三阳合病也。汗出谵语，此为风也，须下之，过经方可，早则言必乱。如下利谵语者，下之，急②有燥屎也，小承气主之。有潮热，反不能食者，胃中必有燥屎五六枚也。大热入胃，水竭躁烦，必发谵语。又腹满微喘，口干咽燥，或不大便，久则谵语，是因火劫所致也，宜调胃承气。

刺 下血谵语者，此为热入血室，当刺期门，随其实③而泻之。胁下满，如结胸状而谵语者，是及经水适来，皆热入血室也。

解错杂之邪 伤寒八九日下之，胸满烦惊，小便不利，谵语，一身尽重，不可转侧者，柴胡加龙骨牡蛎汤兼敛镇神气。

【临床解读】

杨某，女，17岁。2022年2月11日初诊。

主诉：反胃2年余。

现病史：患者反胃，胃脘烧灼感，偶反酸，纳凉及刺激食物胃痛，易上火，右上肢发凉，自觉全身骨缝发痒，头痛头晕，喜呵欠，心烦易怒，情绪低落，口干欲饮，纳少，眠差易醒，大便干、2日一行，小便可，舌质淡红，苔白腻，有齿痕，脉细。2019年诊断为抑郁焦虑症。

处方：柴胡10克，桂枝10克，党参10克，黄芩10克，清半夏10克，

---

① 乱：原本无，据《伤寒明理论·谵语》补。

② 急：疑作“恐”。

③ 实：原本作“虚实”，据《伤寒论·太阳篇》《伤寒明理论·谵语》改。

茯苓30克，炒白芍10克，生龙骨20克，生牡蛎20克，郁金10克，浙贝母10克，煅海螵蛸30克，小麦30克，甘草6克，生姜3片，大枣3枚为引。10剂，每日1剂，水煎服。(孙玉信医案)

和解 发汗多，亡阳，反身和谵语者，不可下，与柴胡桂枝汤，和其荣卫。

温 亦有阳虚阴盛而谵妄，脉沉细弱者，当温经助阳。

逐瘀血 昼夜谵语，喜忘，小便自①利，小腹痛，为瘀血，抵当汤。

清热 谵语，不恶寒，反恶热，白虎汤。烦不得眠，白虎加栀子汤。

短　气

气短而不能相续者，是呼吸难如，而不能相续，似喘而不摇肩，似呻吟而无痛者，短气也。

发汗 短气但坐，以汗出不彻故也，更发汗则愈矣。

下 干呕短气，汗出，里未和，十枣汤。短气烦躁，心中懊侬，阳气内陷，心中困硬，则为结胸，大陷胸汤。有短气，腹满而喘，有潮热者，大柴胡主之，此短气之实者也。

温经 腹濡满而短气者，邪在表而为虚也。趺阳脉微②而紧，紧则为寒，微则为虚，微虚相搏，则为短气，此短气之虚者也。

瘈　疭

瘈者，筋脉急也。疭者，筋脉缓也。或搐急，或舒缓而不止，名曰瘈疭也，俗谓之搐是也，邪热气极也。热盛则风搏并经络，风主动，致四肢瘈疭而不宁也，病势已过矣。

两解 疏风涤热，防风通圣散之类。

汗 或汗不流，是汗出时盖发不同③，故腰背手足搐搦，用牛蒡根散。

---

① 自：原本作"不"，据《伤寒论·阳明篇》改。
② 微：原本作"浮"，据《伤寒论·平脉法》改。
③ 盖发不同：疑作"盖覆不周"。

筋惕肉瞤

此汗多亡阳之所致也。久而成痿，逆之甚也。《内经》曰：阳气者，精则养神，柔则养筋。发汗及下后亡津液，阳虚，筋肉失所养，故惕然而跳瞤，虚甚也。

温经益阳 具前“振、温经”下。

疏风湿 防风白术牡蛎汤。

和经益阳 具前“振”下。

郁冒

郁结为气不舒，冒为昏，神不清也。世俗谓之昏迷是也。多虚极乘寒所致，或因吐下使然。

渍形为汗 太阳病，误先下之而不愈，因复发汗，以此表里俱虚，其人因致冒。冒家汗出自愈，所以然者，汗出表和也。

温中 吐下后极虚，复极汗者，复与之水，因得哕。

下 有热而怫郁，或不得卧，有燥屎故也。

刺 太阳少阳并病，头痛，或冒闷如结胸状，当刺大椎第一间及肺肝二俞，慎不可汗。

动气

奔豚者，动气也，筑筑然动于腹中者是矣。脏气不治，随脏所主，发泄于脐之四旁，动跳筑筑然，谓之动气。《难经》所谓脐左右有动气，是脏气不治，真气虚，虽有表里攻发之证，即不可汗下。

行气逐热 汗下后，脐四旁有动气。方见《保命集》中。

温卫 汗下后，脐下有动气，茯苓散。

补养气血 行气养血，枳壳散。行气清热，防葵散。

自利

谓不经攻下为自溏泄。自利不渴属太阴也，以其脏寒也。下利，欲饮水者，以有热也。身热，脉大为逆。五脏气绝于内者，则下利不禁。

发汗　太阳阳明合病，必自下利，葛根汤以发之。呕者，加半夏。

下　阳明与少阳合病，必自下利，大承气主之。发热后重，泄色黄赤，此为有热。下利，脉迟而滑者，内实也。脉滑而数者，皆有宿食也。

和解　太阳与少阳合病，下利，黄芩汤。三阳病，身必热。

灸　下利脉微涩，呕而汗出，必更衣，反少者，当温其上，灸之以消阴。少阴吐利，手足不冷，反发热，不至，灸少阴太溪穴。

分利　五苓、猪苓等汤。

温　挟太阳脉证，便不可温。脉微，自利清谷，此为寒。少阴必泻，肾虚也，可温，理中、白通、诸四逆汤主之。鸭溏者，寒也。胁寒而利，脐下必寒，四逆汤辈。少阴吐利，手足必冷，烦躁欲死，吴茱萸汤主之。

劫　少阴病，下利便脓血者，下焦不约，而里寒也，宜用桃花汤，以固涩之。关肠洞泄，便溺遗失，用赤石禹余粮汤。薛汝明《家传》名朱雀汤。

刺　少阴下利，便脓血者，可刺之，宣通血气。

清热　自利而渴①属少阴，白虎汤，或黄连阿胶散。脉浮大而长，《千金翼》用葛根黄芩黄连汤。协热利，白头翁汤。下血，类要柏皮汤。邪自阳伤入少阴，肾虚客热下利，咽痛，胸满心烦者，猪肤汤主之。肠垢者，热也。协热而利，必脐下热，赤石脂丸、白头翁汤。

解错杂之邪　邪伤里，下后脉沉迟，手足冷，或吐脓血，下利不止，为难治，麻黄升麻汤，以润肺除热助阳。

热入血室

男子由阳明而伤，女人则随经而入。男子则下血谵语，妇人则月水适来，邪得乘虚而入，血自下则愈。

和解　妇人伤寒，经水适来，得之七八日，昼则明了，暮则谵语，如见鬼状，此热入血室也。寒热如疟，宜小柴胡汤以和血也。许氏小柴胡加生地，《保命集》加牡丹皮。《元戎》曰：先服小柴胡去其热，次以四物汤和之。

下　大实满者，桃仁承气。《活人书》云少腹满，小便利②，属抵当汤。

刺　七八日热除而脉迟，胸胁满，如结胸状，谵语者，此热入血室，刺

① 渴：原本作“泻”，据《伤寒论·少阴篇》改。
② 利：原本作“和”，据《伤寒明理论·畜血》改。

期门。《保命集》用甘草芍药汤，不已，刺隐白。

温经　《保命集》云：表虚自汗，身凉拘急，脉沉而迟，桂枝加附子红花汤。《活人书》曰：发热恶寒，经水凝滞，桂枝加红花汤。《索矩》云：其血必结，宜育肠汤。

不须治　热入血室，无犯胃气及上二焦必自愈。是不须治也，谓针药皆不可。以里无留邪，但不妄犯，热随血散必自愈。

发　黄

瘀热在里，身必发黄。有湿热，有畜血，湿热而实，风湿热而虚，寒湿，痞气。

发汗　瘀热身黄，麻黄连翘赤小豆汤。脉浮而紧，不可下，宜各半汤。

【临床解读】

张某某，女，54岁。2018年3月5日初诊。

主诉：体检提示转氨酶偏高。

现病史：患者2018年1月24日体检，肝功能示谷草转氨酶125.4U/L，谷丙转氨酶197.1U/L，未服过任何中西药。现症见：纳眠可，二便调，绝经1年，血压偏高，舌质淡红，苔薄白，脉细。2018年2月7日，肝功：谷草转氨酶42.2U/L，谷丙转氨酶75.5U/L。

病机要点：养肝之血，疏肝之用，解肝之毒。

处方：生地黄10克，生白芍15克，当归10克，川芎6克，炒酸枣仁15克，郁金15克，败酱草30克，茵陈10克，桑叶10克，竹茹10克，丝瓜络10克。20剂，每日1剂，水煎服。

复诊：服上方35剂，效可，2018年5月12日查肝功：谷草转氨酶26.7U/L，谷丙转氨酶26.6U/L，谷氨酰转肽酶18U/L，血压偏高，时头胀不适，头痛，纳可，时眠差易醒，大便黏，解不尽感，稍不成形，日1～2次，小便可，舌质暗，苔稍黄，脉细。乙肝小三阳。

处方：炙麻黄3克，连翘12克，赤小豆30克，桑白皮30克，郁金12克，茵陈10克，桑叶10克，竹茹10克，丝瓜络10克，生地黄10克，生白芍10克，北沙参10克，麦冬10克，生甘草6克。20剂，每日1剂，水煎服。

复诊：服上方3个月，转氨酶转正常，停药2年，偶服茵陈红枣水。现症见偶有头痛头懵，眼不干涩，欲闭眼，胸骨后偶紧束不适感，纳食可，二便调，入睡难，早醒，多梦，心不烦，舌质淡红，稍暗，苔薄黄，脉细略数。

血压高6年，今测血压190/100mmHg，颈动脉斑块；近期体检：谷丙转氨酶18U/L，谷草转氨酶21U/L。

处方：葛根30克，冬瓜仁30克，生薏苡仁30克，郁金12克，白茅根30克，干地龙10克，生珍珠母30克（先煎），茵陈10克，桑叶10克，竹茹10克，丝瓜络10克，夏枯草10克，生甘草6克，菊花10克（后下）。20剂，每日1剂，水煎服。

复诊：服上方20剂，效可，头痛头蒙好转，睡眠改善，血压160/75mmHg。现症见无明显不适，纳食可，二便调，欲巩固治疗，舌质淡红，苔薄黄，脉沉滞。时有头晕，起立时明显，项强，左少腹手术口时有隐痛，右下肢胀痛不适，活动后腰酸，纳可，眠一般，二便调，舌质淡红，苔白，脉沉滞。

处方：现属肝热脾湿之候。桑叶10克，丝瓜络30克，竹茹30克，珍珠母30克（先煎），茵陈10克，冬瓜仁30克，生薏苡仁30克，夏枯草10克，白蔻仁10克（后下），生甘草3克。25剂，每日1剂，水煎服。

复诊：服上方25剂，无明显不适。现症见近10天血压升高，血压190/96mmHg，未服降压药，头晕，眼不欲睁，目珠胀，入睡难，眠浅易醒，胸骨下段不适，无疼痛，纳食可，舌质偏红，苔薄黄，脉沉滞。今测血压160/100mmHg，其父有高血压，已故。

处方：谷精草30克，青葙子15克，蝉蜕6克，薄荷10克（后下），菊花10克（后下），决明子10克，酒黄芩10克，夏枯草30克，白茅根30克，泽泻10克，干地龙10克，生甘草3克。15剂，每日1剂，水煎服。（张磊医案）

下热　阳明身热，头汗出，小便不利，渴引水，此瘀热在里，身黄，茵陈蒿汤主之。

逐血　身黄，脉沉结，少腹硬而小便自利，其人如狂者，又为畜血在下焦使之黄也，抵当、桃仁承气主之。

散热　伤寒，身黄发热，为热未实，与栀子柏皮汤。若大便自利而黄者，茵陈栀子黄连三物汤。

温经散湿　发热，身黄，一身尽痛，或小便自利，与术附汤。韩祗和云：病人三五日，脉微，下药太过虚甚，脾胃津竭，渴饮水自伤，此阴湿伤脾变黄，宜温之，茵陈茯苓汤，及茯苓橘皮汤、小茵陈汤、茵陈四逆汤、茵陈附子汤、茵陈吴茱萸汤，皆治阴黄证。《略例》云：病后饮食，劳动中州，变黄之病而生黄，非坏之而得，只用建中、理中、大建中等药足矣。

和解　有潮热嗜卧，心胁疼，鼻干，身及目黄，小便难，小柴胡主之。

分利 发热，头汗，渴引水，小便利，大便反快，五苓加茵陈。《补亡》云：茵陈蒿汁调五苓散。

搐鼻 初觉黄，以瓜蒂散吹鼻内，出黄水。

外治 春夏时身黄而热闷，按韭菜向胸间擦之。

内消 伤寒后，因饮食致黄者，用枳术内消丸。

发 狂

有阳毒多呕，烦躁面赤，脉实是也。畜血发狂，多脉沉微，但欲嗽水不咽入。

吐 升麻栀子汤。庞氏云：温病无热，但狂言，烦不安，宜以猪苓散方寸匕服之，随以水一升服，以吐之。

发散 《证治》用升麻鳖甲散。

水渍 用新汲水湿布搭于胸上。

温散

双解 黑奴丸

下 畜血者，其人如狂，以热在下焦，小腹当硬，小便自利，下血乃愈，抵当汤。脉弦而长，调胃承气汤。脉沉实，有表证，大柴胡汤。小腹结急者，用桃仁承气汤。

清镇 吐下后及虚人未解者，宜与人参白虎、辰砂之类，清其浮火也。《直指方》用寒水石、黄连末各一钱，调冷水送下。又龙胆草一物汤，治阳狂。

救逆 有因火劫，亡阳惊狂，卧起不安，属桂枝去芍药加蜀漆龙骨救逆汤。

逐热 三阳热极，脉大身热，渴而狂者，黄连解毒汤。不已，用承气汤。

逐血 血上逆则喜忘，血下畜则内争，其人如狂，用抵当汤。轻者，犀角地黄汤。《活人书》，承气汤。喜忘如狂，身黄屎黑，血证谛也，抵当汤。无求子曰：胸满唇痿，舌青口燥，但嗽水不咽，无热，为有瘀血，必发狂也。下血，用犀角地黄芍药汤。

疏风 庞氏曰：人患时气六七日，因发狂，目瞪口噤，手挛腘曲，或张口，不知人事，口鼻气绝，但心头温，面色和，六脉皆动，一如尸厥，不知人，五六日，因作成败计，救之用风引汤加附子灌下，两服遂省。

【临床解读】

凡某某，女，62岁。2019年6月26日初诊。

主诉：眠差、烦躁6年余。

现病史：患者述近6年来眠差，入睡难，思虑多，梦多，易醒，长期服安眠荡，日一次，小便正常，近年来出现不定时发作性意识不清，胡言乱语，持续1~2分钟，过后如常，烦躁，心烦明显，坐立不安，舌质淡暗，苔薄白腻，舌下脉络瘀，脉沉滞。曾于省人民医院做检查未发现明显异常。

处方：党参10克，黄芩10克，生龙牡各30克（先煎），茯苓10克，清半夏10克，柴胡10克，大黄3克，桂枝10克，磁石30克（先煎），生姜3片，大枣3个（切开）为引。15剂，每日1剂，水煎服。

2020年9月4日上方共30剂，前20剂效可，后10剂效差。

复诊：主诉：阵发性意识不清2年余，心烦6年。

现病史：患者述近年来心烦，焦虑坐立不安，思虑多，胡思乱想，不能自控制，严重时突发意识不清，持续1~2分钟，可自缓解。意识不清时呼之不应，醒后如常人，口苦，夜间尤甚，眠差，入睡难，梦多易醒，醒后难入睡，尿频3~4次。曾按抑郁症服抗抑郁药4年余，症状攻善不明显，纳可，大便成形，日一次，小便正常，舌体胖，淡暗，舌下络瘀，脉沉有力。发现高血压1年，未服降压药收缩压165mmHg。

病机要点：痰火扰心。

处方：清半夏10克，陈皮10克，茯苓10克，炒枳实10克，竹茹30克，黄连6克，胆南星6克，郁金10克，石菖蒲10克，夏枯草10克，生甘草3克。25剂，每日1剂，水煎服。

复诊：服上方1个月，效可，睡眠改善，心烦改善不明显，仍胡思乱想，近7个月来平均3~4天或4~5天出现一次意识不清，发作时口唇发白，两眼发直，意识不清，持续1分钟，醒后如常，纳可，厌油腻，眠差，入睡难，思虑多，梦多易醒，醒后难入睡，大便可，日一次，小便频，色黄，舌体胖，淡暗，苔白腻，脉弦数。

处方：痰火迷神证，风引汤加减。酒大黄6克，生龙骨30克（先煎），生牡蛎30克（先煎），干姜10克，桂枝10克，滑石30克（先煎），寒水石15克，赤石脂15克，白石英15克，紫石英15克，生石膏30克，生甘草6克。15剂，每日1剂，水煎服。

复诊：其母代诉，服上方30剂，效差，症状发作频繁，2~3天出现一次，情绪波动时明显，眠差，入睡难，思虑重，曾做各项检查无异常，主要表现为精神异常，思想固执，不能自控，胡思乱想，严重时有轻生念头。

处方：柴胡10克，生白芍10克，当归10克，茯苓10克，薄荷3克（后下），制香附10克，牡丹皮10克，栀子10克，生百合30克，生地黄10克，炙甘草3克，小麦30克。25剂，每日1剂，水煎服。（张磊医案）

壮阴　阳气独盛，阴气暴绝，必发狂走，妄言面赤，咽痛发斑，或下利赤黄，脉洪实，或滑促，宜酸苦之药，收阴抑阳，苦酒葶苈生艾汤主之。

抑阳　阳毒，狂躁发斑，甚者逾垣上屋，轻者桔梗大黄汤、升麻汤、栀子仁汤。

霍乱

上吐而下利，挥霍而撩乱也。邪在中焦，胃气不治，为邪所伤，使阴阳乖隔，遂上吐而下利，躁扰烦乱，乃谓之霍乱。但称吐利者，是有以异也。

温中　寒多不渴者，理中丸主之。无求子曰：用扁豆汤、治中汤、四顺附子汤、小麦汤。吐利，手足冷，腹痛甚，加吴茱萸。《百证歌》云：吐利转筋，入腹者，鸡矢白汤主之。脉微缓，四肢冷，建中加附子当归汤。沉细，四君子加芍药良姜汤。

分利　吐利，头痛而热，热多欲饮水，五苓散主之。

散表　通用藿香正气散加桂。风寒暑湿邪自外入，正气散，降湿汤。转筋白术汤。

平胃　脉弦，木克土，平胃散加木瓜。

刺　干霍乱，或腹中急痛绞刺，宜刺委中及绞刮夺命穴。

两解　发热脉弦，汗出不解，心下痞而吐利，大柴胡主之。一法具“自利”下。

解肌　汗后霍乱，身体重者，桂枝汤。

消暑　吐利，大渴烦躁，冷汗出，转筋，脉迟沉，宜清暑益气汤、白虎汤、香薷饮。

和解　呕而潮热，小柴胡。干霍乱，盐汤、紫苏丸主之。

散阴通阳　吐利止，汗出而厥，不欲水，四肢拘急，脉微欲绝，通脉四逆加猪胆汁汤。

劳 复

有差后劳役复，有食复，有女劳复。

和解 劳役复，发热，冲和汤。

解表 脉浮，以汗解之。

清热 竹叶石膏汤、麦门冬汤。

【临床解读】

郭某，男，52岁。2021年9月1日初诊。

主诉：呃逆3年，加重3个月余。

现病史：患者近3年经常呃逆，忙时减轻，闲时稍加重，西医检查未发现器质性病变，曾服中药治疗效平。现症见：呃逆频发，呃逆后觉舒，咽干，偶有咽部异物感，胃脘无不适，偶有右胸刺痛感，持续几秒至几分钟，右侧偏头痛半年，头部怕冷，纳食可，眠可，多梦，舌质瘀暗、胖大，苔黄腻，脉沉滞。高血压3年，服降压药控制可。

病机要点：气滞。

处方：清半夏10克，北沙参30克，麦冬30克，生白芍30克，柿蒂30克，刀豆子30克，生甘草6克，大米一撮（包煎），大枣3个（切开）为引。10剂，每日1剂，水煎服。

复诊：服上方45剂，效好，呃逆明显好转。现症见：劳累后或情绪紧张时打呃，咽部异物感已愈，偶有心悸，纳食可，胃部无不适，大便稍干，舌质瘀暗，胖大，苔薄黄腻，脉沉细滞。

处方：生白芍30克，生山药15克，怀牛膝30克，柏子仁6克，生麦芽15克，代赭石30克，生地黄10克，生龙牡各30克（先煎），生甘草3克。15剂，每日1剂，水煎服。（张磊医案）

下 脉沉实，劳复，至腹满谵语，枳实大黄汤。

吐 宿食而热复，枳实栀子豉汤吐之。

补 补中益气汤。

升阳益胃

养荣

阴阳易

其人身体重，少气，少腹里急，或引阴中拘挛，热上冲胸，头重不举，眼中生花。

导阴气 烧裈散、猳鼠橘皮汤。

大便不利

脉数为热，阳邪偏结于内，阴气不能相杂，故其证能食，不大便，名阳结。脉沉迟为寒，阴邪偏结于内，阳气不能相杂，故其证不能食，身重，大便闭，为阴结。

汗 小便难，为有津液，可作汗，小便数，不可误汗。证似烦，卧不著席，服栀子汤，或五苓散，得汗而解。

下 潮热大便硬，阳盛阴虚，下证已具。阳结证，赵氏用调胃承气。《难知》用七宣丸。《医镜》用五柔丸、枳实汤、备急丸。许氏用大柴胡。

吐 三下不通，不可下攻，便当上吐提之。

导 蜜导，猪胆汁导。

滋阴 阳藏①阴虚者，频进兔肉。

温 阴结，《活人书》用金液丹，《索矩》用审慎丸，《难知》用厚朴汤，《医镜》用半硫丸。庞氏云：脏厥，四逆辈极冷服之。

和解 阳结能食不大便，或头汗出，恶寒，手足冷，或心满不食，大便硬，不可下，与冲和汤。

润肠 大便坚，小便数，不可下，趺阳脉浮涩，麻仁丸、枳实丸。

浴 用棕榈皮烧汤，坐盆内浴之，亦谓之外迎。

熏 虚者，用皂角烟熏，大便即通。

熨 服药不通，即以盐炒热，熨脐下，须臾即通。若脐下冷结不通，不可便熨，冷散攻心必死。须先服温药，久乃可熨。

---

① 藏：疑作“盛”。

胁　痛

少阳证，表解里未和，素有痞积在脐傍，痛引小腹入阴筋者，名脏结，主死。

下　心下坚满，引胁痛，十枣汤。

和解　往来寒热，胸胁满痛，柴胡牡蛎汤。

针

腹　痛

有实，有虚，寒、热邪，燥屎，旧积。按之不痛为虚，痛者为实。

建中　阳脉涩，阴脉弦，并泄利，建中汤、桂枝芍药汤、小建中薛汝明名芍药汤。

和血　厥阴证，小腹痛，当归四逆汤。

下　关脉实，大便秘硬，腹满为实，绕脐腹痛，烦躁，发作有时，有燥屎也，大小承气。腹满时痛，桂枝加大黄。

温中　兼泄利下重，脉沉微，四逆汤。兼小便不利，真武汤，随证选用。

逐热　胸中有热，胃中有邪气，腹中痛，欲呕吐者，黄连汤。

外接法　略例云①。

熨　用灰包熨之。

灸　庞氏云：合灸不灸，令病人冷结，久而弥困②，气冲心而死。

刺括　欲吐利而烦躁者，多有痧毒，世俗以刺括委中穴。

咽　痛

阳毒，少阴证，伏气。

清热　少阴腹痛，脉沉细，犹有咽痛者，黄连龙骨汤。

温中　脉微弱，有伏气，必先痛，次下利，当温之。手足冷，或加吐利，少阴证也。下利不止，手足冷，咽痛，无热证，四顺丸。少阴中风，胸满心烦，咽痛自汗，腰痛连骻，头痛吐沫，脉弦，《三因》用桂枝附子。

---

① “略例云”下，原本缺文。

② 困：《伤寒总病论》卷二作“固”。

散结下痰　脉数而滑，甘桔半夏汤。

针

吹点

敷　咽痛有疮，黄柏细辛末敷之。

解毒　阳毒，脉浮数而大，唾脓血，《千金》《外台》乌扇膏治之。

蛔　厥

温胃　乌梅丸，理中丸。

利　消渴，吐蛔，但用理中加大黄，入蜜以利之。

阳证阳毒

三阳病不治，阳独盛，阴欲暴绝，变为阳毒，必发狂，内外热结，舌又卷，鼻内煤烟，脉洪实滑促。

吐　升麻栀子汤。

下

阴证阴毒

阴病[1]盛则微阳消于上，故其候沉重，四肢逆冷，脐腹筑痛，厥逆或冷，六脉沉细，时来疾，尺脉小短而微，寸口盛，时大者，皆其候也。

温经　真武汤、四逆汤。

正阳回阴　霹雳散。

灸　关元、气海。

劫　金液丹。

熨　腹中急痛，灰包熨之。

熏　逆冷囊缩者，以炒豆投热醋中，如法熏之。

---

① 病：据本书“阳证阳毒”条，疑作“独”。

太阳阳明合病

自利。

发汗 喘而胸满者，麻黄汤。

和解 不下利，但呕者，葛根加半夏汤。

两解 止利发表，葛根汤。

太阳少阳合病

和解 黄芩汤止利。利者为邪在半表半里，非汗下所宜。

止呕清热 呕者，胃气逆也，黄芩加半夏生姜汤。

三阳合病

腹满身重，难以转侧，口中不仁，谵语遗尿者，不可汗下。

清热和表里 白虎汤。

太阳少阳并病

头痛眩冒，如结胸，心下痞硬，或谵语。

刺 肺俞、肝俞。如头项强，刺大椎。

阴证似阳

烦躁面赤，身热，脉反沉微。韩氏《微旨》曰：面色虽见阳证，盖是阳在上焦，其下二焦阴色已盛，若调理得下焦有阳，则上焦阳气必下降也，上焦虽见阳证，其势浅于下焦也。

温 见前“发热。温经”例下。《直指方》云：理中汤，四逆甘草干姜汤，随证轻重用。

【临床解读】

范某，男，33 岁。2022 年 3 月 2 日初诊。

主诉：胃脘隐痛 2 年余，加重 1 个月。

现病史：患者胃脘间断性隐痛不适，夜间明显，纳后胃胀，纳后即欲如厕，大便不成形，日3~4次，小便可，口中和，纳可，眠差，眠浅易醒，遇冷嗳气。心情低落时，自觉体内气机乱窜，疲乏时自觉脚心空，周身乏力。舌质红，苔薄白，脉细无力。

处方：党参10克，炒白术15克，干姜10克，砂仁10克（后下），清半夏10克，炒山药30克，陈皮10克，补骨脂15克，甘草6克。10剂，每日1剂，水煎服。（孙玉信医案）

阳证似阴

大便秘，小便赤，其脉沉滑，四肢逆冷，以其伏热深也。

下 治法见前“厥”证例下。

阴盛隔阳

温 《伤寒例》云：面少赤，阴盛于内，隔阳在外，其病必重，用通脉四逆汤，正合仲景法。

阳盛拒阴

下

癍

汗下后发者，热毒不散所致。有温毒热病，有表证脉浮数，有表虚里实，热毒不散，所以不可发汗，不可轻易下。有时气所致。

消散 白虎加参名化斑汤、升麻玄参汤。表证多，防风通圣去硝黄。

调胃温中 阴证发癍。

补 汗下后，胃虚极而发者，此火游行于外所致，宜补以降之，白虎加参术。

下 身无大热，烦渴便实，有癍，调胃承气。

泄热 猪胆鸡子汤。兼咽痛，紫雪、大青。

凉血 温毒发癍，呕逆，黑膏、化毒丹。

昼夜偏剧

热入血室，阴虚，亡阳。

温经 汗下后，身无热，不渴，昼则烦躁，夜而安静，脉沉，宜干姜附子汤。

和解 妇人热入血室，夜则谵语，小柴胡加牡丹皮。

针

口燥咽干

慎不可发汗。

清热凉胃 口干，少津液，脉浮紧微数，白虎加人参汤。

和解 口苦，脉浮紧，咽干舌燥，宜小柴胡。

下 少阴病，得之三二日，口燥咽干，急下之。

百合病

百脉一宗，悉致其病，无经络之状，欲食不食，欲卧不卧，有寒非寒，有热非热，默默不知所苦，服药即吐，如有鬼神。

清热凉血 百合汤。

狐 惑

其候齿燥，恶饮食，面目乍赤乍白，舌黑，舌上白，唇黑有疮，四肢沉重，喜眠。虫食其喉为惑，其声嗄。虫食下部为狐，其咽干，甚者虫食脏而死。

杀虫 雄黄锐散膏，纳谷道中。

凉血 唇疮声嗄，桃仁汤

清热安虫 黄连犀角汤。

漱水不欲咽

热在经也。

凉血　阳明身热头疼，漱水不咽，必发衄，犀角地黄汤主之。

水　气

两解　表不解，心下有水气，干呕发热，喘咳，渴或利，小青龙主之。

下　结胸有水气，但头汗出，大陷胸汤。

温　少阴腹痛，小便不利，四肢疼痛，下利，此有水，真武汤。厥而心下悸，宜先治水，茯苓甘草汤。

分利　烦渴饮水，水入即吐，名水逆，五苓散主之。

软坚清热　病在阳，当汗解，反以水潠之，其热被却不得去，弥更益坚①，肉上粟起，反不渴，文蛤散。

小便不利

邪畜于内，津液不下行。

分利　汗后脉浮，烦渴，五苓散。

和解　汗后胁满，寒热，不利，心烦，桂枝干姜汤②。

下　小便不利，大便乍难乍易，大小承气汤选用。

温　自汗身寒，小便不利，甘草附子汤。

坐药　妇女用之，男子用猪胆套定。

固下散寒　少阴病四五日，腹满痛，小便不利，下利脓血，桃花汤。

灸　阴寒甚，下闭者，灸之。阴证，小便不利，必阴囊缩入小腹，痛欲死者，灸石门穴。仍与返魂丹、当归四逆汤。世有医人见小水不通，炒盐及热药脐下熨之，以致阴气俱热，热③无处出，即上冲心，往往有死者。

泄湿热　头汗出，小便不利，渴引水浆，瘀热在内，必发黄，茵陈汤。

---

① 坚：《伤寒论·太阳篇》作“烦”。

② 此条“寒热”《伤寒论·太阳篇》作“寒热往来”，“不利”作“小便不利”，“桂枝干姜汤”作“柴胡桂枝干姜汤”。

③ 热：原本作“熨”，据文义改。

解错杂之邪　伤寒八九日下之，胸满烦惊，小便不利，谵语，一身尽重，不可转侧者，柴胡龙骨牡蛎汤主之。

散传阴之热闭　少阴阴[①]病四逆，其人或咳或悸，或小便不利，或腹中痛，或吐利下重者，四逆散主之。

温经散湿　少阴二三日不已，至四五日腹痛，小便不利，四肢沉重，疼痛，自利者，真武汤。

阳　痓

本作痉，仰目是阳痓。《直指方》云：无汗先谵语者，发刚痓。

发汗　《证治》曰：太阳无汗，小便少，气上冲胸[②]，口噤欲作刚痓，麻黄加葛根汤。云岐子用麻黄加独活防风汤。

下　胸满口噤，卧不著席，脚挛急，其人必咬牙，大承气汤。许氏次用小续命汤调之。

阴　痓

眼合是阴痓。有汗先厥逆，发柔痓。

发汗　庞朱二氏用桂枝葛根汤朱肱。

温　阴痓厥逆，筋脉俱急，汗出不止，桂心白术散。项强头摇，口噤，附子散。闭目合面，附子防风散。

分利　头项强，小腹满，小便难，已成痓，五苓散。

疏风养血　防风当归散。

不　仁

谓不柔和，则痒痛寒热皆不知也。正气为邪气闭伏，郁而不散，荣卫血气虚少，不能通行，故斯然也。经曰：少阴脉不至，肾气微，精血少，奔气促迫，上入胸膈，宗气反复，血结心下，阳气退下，热归阴股，与阴相动，令身不仁，此为尸厥。其乘寒之厥，郁冒不仁可知矣。

温　《直指方》用甘草干姜汤、桂枝芍药汤加干姜、各半汤，以意度用。

---

① 阴：疑衍。

② 胸：原本作“昏”，据《金匮要略·痓湿暍篇》改。

针　若越人入虢，太子病尸厥，以郁冒不仁为可治，刺之而痓济者，神医之诊也。设脉浮洪，身汗如油，喘不休，体不仁，虽越人其能起之哉？

直　视

心肾脏气绝也。《针经》云：骨之精为瞳子，筋之精为黑，血之精为络，气之精为白，五脏血气调和，荣于目则明矣。今邪气壅盛，正气已绝，故衄家不可发汗，汗则额上陷脉急紧，直视不能眴也。

下　其或有目中不了了，睛不和，无表里证，大便难，身微热者，非直视，此内实也，可于大承气、大柴胡选用之。

遗　尿

风温证被下，必失溲。三阳合病。下焦气绝不归其部，浊邪中下。

温　下焦脱阴阳虚，用附子汤。

清热　自汗而热，白虎汤主之。

灸

循衣摸床

兼微喘直视，小便利，脉弦实者，可治。

下　大小承气选用。

温　病

春月病发热恶寒，头疼，脉来浮数。瘟病，当分治之。

解肌　升麻解肌汤。

和解　小柴胡、竹叶汤。

温　疟

重感于寒，变成温疟，脉尺寸俱盛，兼弦数。

和解　先热后寒，小柴胡或白虎加桂枝。

清热 但热不寒，止用白虎。

风 温

发汗 败毒、独活汤。许氏用续命汤减麻黄、附。

解肌 柴胡桂枝汤，或白术汤加减用。

清热 汗后恶热，无下证，知母石膏汤。

疏风 头目昏眩，四肢烦疼，荆芥散、金匮风引汤。

温 疫

温 毒

阴脉实大，阳脉洪数，发热，发癍、瘾疹，咳兼心闷。

清热 玄参升麻汤。

湿 温

发热头疼，胸间多汗，两胫逆冷，妄言，脉阳濡而弱，阴小而急。

暑 证

中暑，病热，自汗，脉虚细弱。

清神益气 东垣清暑益气汤。

清热 白虎汤。

解肌 五苓散。

降痰逆 消暑丸、橘皮汤。

温 冷香饮子。

暍 证

中暑暍，脉洪紧盛，身热恶寒，头痛心烦，躁渴乃是。

分利 五苓散、益元散。

降火 黄连解毒汤加香薷。

消暑 香薷饮。

伤寒治例终

伤寒括要

原著　明·李中梓
主编　周全
副主编　王鹏　田田

目 录

① 易犯伤寒论：原小字，依正文标题改。下同。
② 仲景三百九十七法一百一十三方论：原作“仲景方法论”，依正文标题补。
③ 删去原文十二条：康熙本无。

---

① 太阳脉似少阴、少阴症似太阳辨：原作“太阳少阴脉症辨”，依正文标题补。

② 阳厥阴厥辨：原作“阳厥汛厥辨”，依正文标题改。

③ 足：原脱，依正文标题补。下同。

① 痞：此后原有“满”，依正文标题删。
② 瘢：原作“班”，依正文标题改。

① 目：原脱，依正文标题补。
② 百合狐惑目赤黑阴毒阳毒：原作“五症”，依正文标题补。
③ 瘥后：原脱，依正文标题补。下同。
④ 痉：此后原有“病”字，依正文标题删。

---

① 中暑中暍：原在“妇人伤寒”后，依正文标题乙转。

② 论：此后原有“一篇”，依正文标题删。

序

昔贤有云：欲治方术活人者，须先精研六经子史，然后参究《素问》《灵枢》家言。意谓必先透脱精一之旨，洞明古今之变，方能役使百灵，为一切老幼驱除二竖尔。李先生士材，奇士也，于书无所不读，兼识内外丹，受向上旨诀于雪峤大师，又何待饮上池水，然后见垣一方哉。所著述甚多，其高弟许生名子，雅志学易，先将《伤寒括要》，为之流通，犹之御寒者，必先狐貉也。余幼诵仲景之言，有曰：人心当使如斗光，常炎炎不灭，真菩萨语。鄢陵郑中丞敦复先生，常按其方活人，有疑南北之风气或异，古今之药性亦殊，至许叔微称仲景之书可读，仲景之方不可用，妄人哉。郑翁以百十三方，于各方下通其精意，于八十余品疏其药性，最为的刻，惜乎兵燹之后，散轶不存。今士材之《括要》，尤为精义入神，使中丞见之，必且下拜矣。嗟乎！人之学问，固各有本，材翁之尊人，为震瀛先生。旻髫时，闻我师董彦方先生云：震瀛高自负，每称所逊让者，惟尼山一席，若子舆氏，恐便当并驾而驱，汾湖坤仪氏，亦往往心折其人。昔乎不究其用，今材翁用之以刀圭度世，学术渊源，信有自夫。余至泖上，《括要》刻成，晖儿亦获与较雠之末，名子索余数言弁之，不敢辞也。因口占记其缘起云。

己丑长至后那谷遗民旻老夫题于寿补堂时年七十有五

序

善乎黄帝之言曰：知其要者，一言而终。陆士衡论文曰：立片言而居要，乃一篇之惊策。老氏曰：元之又元，众妙之门。苏东坡曰：一已陋矣，何妙之有？苦审妙也，虽众可也。此即《括要》之旨也，《括要》之义大矣哉。吾友士材李先生，以金刚眼，行菩萨心，施班史手，著成此书。畅仲景厥旨，总千万于一贯，启先圣扃①钥，醒后世聋瞶，真千古视伤寒之青镜矣。今业医者，动称医耳。夫不通群儒之典籍，不窥《灵枢》之渊源，不究《本草》之情性，不明脏腑之根株，不测阴阳之消息，不察运气之精微，不晰十二经八脉之条贯，不精举按，不详脉证，开口已非，举手便错，凡病皆然，而况伤寒乎？余曰：风为万化之长，寒为百病之首，或中于阳，或中于阴，或三阳传变三阴，或阴阳两感，或药石导引之舛讹，或病家调理之悖戾，殆超乎诸证之外，萃成群邪之辐辏。医家但言汗吐下，徒云表里和，似乎异常，而实多曲折。盖虚实殊禀，表里殊感，补泄异宜，温凉异致，前后战守，一失毫芒，乖违寻丈。故杂证如微风细雨，伤寒如疾风暴雷，或始微而终盛，或疑似而天渊。杂证轻重迟速，日月迁延，伤寒旦暮安危，倏忽变灭。忽焉水火稽天，忽尔尘沙卷地，目不及瞬，手不及措，人鬼祟朝，死生反掌，庸流误而卢扁却走，形气离而神气莫恃。知其要者，若庖丁运肘。绝其纽者，同师冕入座。彼徇名嗜利之徒，挟妄术以幸投，视人命如儿戏，肆焉惑人，不知顾忌。闲有泥于章句，则有索骏按图，胶柱鼓瑟，以盲瞽而就道，为方书之误人。未知先圣立言，自有根宗，深藏妙理，原以训颜孟，开私淑，非以示愚述，滋鲁钝也。俗云：半路出家，秀才作斋，岂为聪明特达灵慧人云尔哉！惟士材夙禀英姿，家承孔孟，蚤岁力可飞天，乃息鹍鹏之翼，道心超乎伦赖，广耕芝术之田，三坟五典之涵濡，六气七情之悟彻，能如淮阴之将兵，幻如壶公之缩地，众议纷纭，拘挛立破，沉疴绵邈，春至冰融。程之者既无败着，神受者必挟真髓，奇术已厌于群情，令名常垂于海内，遂有高足许名子，曾推余一日之长，进为先生入室之英。括其要者前茅，承其解者后起，青蓝相

① 扃（jiong）：门窗箱柜上的插关。

宣，水火既济，是书成，良苦心哉！将使枉死城中，长宵鬼寂，聚窟洲内，寒蛬虫鸣，与三象以光昭，拔九幽而尽起，禅镫智殊，绝续不断，前圣后贤，功施草殚。既析千家之疑义，永为大海之慈航，士材为干百圣之功臣，名子为高门之法嗣矣。经云：为之医药，济其夭枉，旨哉言乎，从是本草群方，俱为有用，宁独伤寒哉。

荔庵宋咸题

序

《伤寒括要》，士材李先生所著也。先生家学渊源，能读震瀛公遗书，弱冠文名大起，腾玉价，走珠声，其于巍科犹掇之也。以性好活人，旁通医药，求者屦日满户外，遂妨先生青云之业，于是精研《内经》，博览群籍，著书数十种行世。念伤寒一证，为人鬼关头，读仲景书，奚啻韦编三绝。初成《授珠》十卷，曾以兵火故失，去皮而肉，去肉而骨，去骨而得髓，书成题曰《括要》。思之思之，鬼神通之，虽长沙复生，亦当敛衽矣。一日出以视余，余为心开目明，阿咸名子，好读书，立雪于先生之门，一见珍为异宝，遂以较雠事相属。秘之帐中，不忍也，谋付剞劂，嘉与同志者共之。今先生寓居东浦，乐道著书，弢光铲采，若将终身焉者。或曰：先生其殆古之高隐欤。余谓：以先生学问经济，假少壮登朝，扬历①中外。丁兹世运，将四三十年，功名富贵，转盼成空，何如先生手活万人。以其余力，纂成《伤寒括要》，大生广生。行见下民颂德，上帝纪功，胜于中书二十四考远甚，是岂隐者而能之乎？至《括要》之行今传后，具眼者当自知之，毋俟余饶舌也。

同邑友弟张安苞题

① 扬历：《三国志·魏志·管宁传》："优贤扬历，垂声千载。"裴松之注："《今文尚书》曰'优贤扬历'，谓扬其所历试。"后谓仕宦所经历。

自 序

伤寒证治，自古难之。始于轩岐，备于仲景，后贤纂述，无虑百家，而在人耳目者，十有余种，不患其不备，患其多而眩也。寡闻者无问，即渔猎甚富，而玄黄未辨，只如侏儒观场，随众喧喝，畴能千支万派，汇归一源，而有张①长沙，若合符节耶？自非丹铅几遍，而髓竭心枯者，未易语此。余发始燥，便读仲景书，今且雪盈巅矣。上下南阳易水间，纸败墨渝，始成《授珠》十帙。乙酉春杪，集甫竣而毁于兵火。己丑春孟，谋复梓之而艰于费，且念多则惑，少则得，古语谆切。今《授珠》虽备于义，而下士②或苦其繁，曷若以一茎草③现丈六紫金。俾入门径而登高捷乎？遂以《授珠》删繁去复，简邃选玄，仅得十之二，而竟无漏义矣，颜曰《括要》者，谓括义详而徵词简也。及门之谙其义而能嘘枯振槁者，独有许名子，以故较阅之功居多焉，吾友子固学贯天人，旁综医典，见而颔之，且汲汲寿世，乃捐金而付诸剞劂。或谓伤寒多绪，易于舛误，是刻帙不盈寸，遂足指南乎？余应之曰：拟登泰岱，非径奚为？欲诣扶桑，无舟莫适。非谓执此可以尽废百家，谓谙此可以折衷千古也。夫病机繁赜④，变迁无穷，如珠之走盘，纵横不可测，虽纵横不可测，而终不出此盘也。是帙者其珠之盘乎？审是帙者，其持盘者乎？操通灵之法，以应无穷之变，惟变所⑤适，而不胶于法也，斯善读《括要》者矣。

顺治六年岁次己丑上元日尽凡居士李中梓士材甫识

---

① 张：原作“熊”，依《珍本医书集成》本改。
② 下士：《珍本医书集成》本作“后学”。
③ 草：《珍本医书集成》本作“笔”。
④ 赜：《珍本医书集成》本作“杂”。
⑤ 所：《珍本医书集成》本作“取”。

序

神农尝百草，轩辕著《内经》，医道始立。然无方也，有方自汉张仲景始，故医家以仲景为方书之祖。议仲景者，谓其长于伤寒，短于杂症，不知《素问》热论一篇，重言伤寒，仲景谓六气皆足伤人，而寒邪最为杀厉，传变难明，阴阳易惑，非若他病，可从容治疗，于是立三百九十七法，一百一十三方，著论成一家言。至治杂症，则有《金匮要略》，可考而得也，独伤寒则表而出之耳。吾师士材李公，总持三教，才堪八面，深嗜医道，今之仲景也。手辑经方，几于等身，尤殚精伤寒，补往哲之未备，诱来彦于大成，近来海内名手，谁非私淑者。友绪少攻帖括，志颓进取，每得我师一书，辄奉为高僧规矩，间疏方立案，或不悖吾师之旨，季父再庵怂恿曰：子有志斯道，何不遂成之，来相劝勉，委贽师门，兵燹①时，戢影菰芦，念伤寒为万病关津，得仲景论参以成，聊摄陶节庵数书，辨谬删繁，辑为知要。会再庵以一编见寄，启视之，则吾师所著《伤寒括要》也。日月光高，爝火②顿熄，庄诵一过，爽然自失。举所辑尽付祖龙，亟谋所以流传《括要》者，空囊羞涩，不名一钱，集同社较雠，历葛与裘，始克竣事。我师活人苦心，至是少展，更有仲景注疏，尚为帐秘，安得点铁成金，尽刊全书，方酬洪愿也。窃怪世衰道微，医流庞杂，徒事入宫之妒，未闻出类之英。我师孤行今古，与长沙公纸上商确，如印印泥。兹《括要》具在，绪犹诵事未能解也，负师教不已深乎。若夫神而明之，吾师函文中人人龙象，拈花微笑，自有承当者，非友绪所敢望也。

顺治六年己丑冬仲门人许友绪名子甫敬书于寿补堂

---

① 燹（xiǎn）：火。

② 爝（jué）火：火把。

凡例

仲景为伤寒鼻祖，虽后贤蜂起，莫能越其范围，然有发仲景之奥旨，补仲景之未备者，无不采收，更附以一得之愚，使学者一览无余，不致遗珠之叹耳。

释仲景书者，惟成无已最为详明。然智者一失，时或有之，必本诸经文，要诸至理，详为条辨，用正千古之讹，非敢以臆见，妄肆讥评也。

仲景立方，动以斤计，或称升合者，何其多也，及考其用末药，只服方寸七，丸药如梧桐子大者，多不过三十粒，又何其少也，丸散汤液，岂得如此悬绝耶。《千金》《本草》皆以古三两，为今一两，古三升，为今一升，可为准则。盖衡数以二十四铢为两，汉制六铢钱，四个为一两，宋制开元钱，十个为一两，大约差三分之一耳。且仲景汤液，并分三次服，则轻重止得三分之一，而服法又得三分之一，岂非古之一两，仅得今之一钱乎。《局方》《纲目》，概以今之五钱，作为一剂，则失之太少，陶氏、吴氏，各以意为重轻，尽变古法，则其失更甚。兹刻方药，悉遵仲景古本，不敢轻于变古也，但世有古今，时有寒暑，地有南北，药有良犷，人有强弱，惟明达者，随在变通为得耳。

前辑《授珠》，每一症，先列仲景原文，次列后贤续论，次列管窥总释，兹刻欲其简便，不能尽遵原文。有复字及不紧要字，稍稍节去，然其要旨，固已摭拾无剩矣。

仲景《伤寒论》例，凡曰太阳病者，皆谓脉浮恶寒，头项强痛也。凡曰阳明病者，皆谓胃家实也。凡曰少阳病者，皆谓口苦咽干目眩也。凡曰太阴病者，皆谓腹满痛吐利也。凡曰少阴病者，皆谓脉微细、但欲寐也。凡曰厥阴病者，皆谓气上撞①心、痛吐蛔也。如少阴病，反发热脉沉，用麻黄附子细辛汤者，谓脉沉细、但欲寐而又反发热者，用是方也。后人不解其意，不察少阴病所括脉微细、但欲寐之症，第见发热脉沉，便用麻黄附子细辛汤，大失仲景之旨，姑举一以例其余。

---

① 撞：《珍本医书集成》本作“冲”。

后贤以慎重太过，凡仲景重剂，辄以轻剂代之，如以冲和汤代麻黄汤之类，不可枚举，而仲景之微奥隐矣。殊不知有是病，则服是药，如钥之配锁，不可移易者也。其祸人者，皆药不对症耳。彼易以轻剂者，是欲以柔士任强弓，安望其中的哉！兹刻悉遵古法，第详别脉症，自无妄投之失矣。

仲景《伤寒论》暨《金匮要略》，诚为千古医宗，但文辞简古，义味深玄，非熟读深思，未易明了。不揣肤俚，将以注疏，畅其言外之旨，开其晦蚀之光，容嗣布之，以就正有道。

卷上

同郡门人许友绪名子　父　校
男在勤知稼在坚公生　父重校

伤寒总论

冬令严寒，万类闭藏，君子固密，则不伤于寒，触犯其邪，名曰伤寒。夫四时之气，皆能为病，而伤寒独甚者，以其杀厉之气也。冬月感而即病者，为正伤寒。冬不即病，寒邪藏于肌肤，至春而发，名为温病。至夏而发，名为热病。独不言至秋为凉病者，何也？寒水之气，与火为仇，遇仇不发，已为火胜，而长夏湿土，又制水邪，况逢金令，金得寒而愈坚，故秋月无伤寒也。秋病之似伤寒者，皆夏月纳凉之邪，或时行不正之气，。或秋令凉气之邪耳。仲景方法，为冬月即病之正伤寒设也。后世混将冬月伤寒之方，通治春夏温热之病，遗祸至今，未有能改。陶节庵以麻黄、桂枝难以轻投，竟以冲和代之，施于时疫之病，犹或可也；用于伤寒之症，不亦悖①乎？深嗟！今之治伤寒者，在一二日，不问属虚、属实，便汗之。在三四日，不问在经、在腑，便和之。在五六日，不问在表、在里，便下之。投剂一差，幽泉沉冤矣！人之表、里、虚、实不同，邪之传变异气各别，奈何拘于日数，不审形症耶？且寒邪伤人，原无定体。或自太阳始，日传一经，六日传至厥阴而愈者；或不罢而留滞一经者；或间经而传者；或但传二三经而止者；或始终只在一经者；或越经而传者；或阳经一齐合病者。或阳经后先并病者，或初入太阳，不作郁热，便入少阴，而成阴症者；或直中阴经，而为真寒者，或伤生冷而为内伤寒者。必审脉验症，辨名定经，确然无疑，然后投剂。日数虽多，但见表症，脉浮者，犹宜汗之。日数虽少，但见里症，脉沉者，即当下之。若表里症俱见，或表里症俱无，此属半表半里，禁汗、禁下、禁吐、但当和之。若日久不愈，脉虚，神困者，便当补之。果能辨阴阳，审表里，察虚实，譬

① 悖（bèi）：混乱。

之善射，莫不中的矣。

肾虚人易犯伤寒论

肾属寒水，主令在冬，故《内经》以为闭蛰封藏之本。以欲耗①其精，则不能奉若天时，封藏固密，遂致太阳疏渗，寒邪易侵。若肾脏坚固，即使迫于寒威，受邪轻浅，治之即痊。肾脏虚衰。略冒寒邪，便尔深重，医药难疗。故曰伤寒偏死肾虚人，良非虚语。

不服药为中医论

伤寒传变淆讹，症端错杂。且肃杀之气，最为毒烈。医者不能博古衡今，漫投汤剂，鲜不夭枉，致令愤激之说。以不服药为中医，岂其然哉？惟正气实而邪气轻者，或可俟其经尽而愈。若正气虚而邪气重者，非按法施治，何由得痊？譬如人溺洪涛，命在呼吸，不为援手，而听其自渡，恐全活者几希矣。

两感论②

一日太阳受之，即与少阴俱病，则头痛（大阳）、口干烦满而渴（少阴）。二日阳明受之，即与太阴俱病，则身热、谵语（阳明）、腹满不欲食（太阴）。三日少阳受之，即与厥阴俱病，则耳聋（少阳）、囊缩而厥（厥阴）。病至六日，脏腑之气俱尽，营卫之气俱绝，则死矣。仲景既论两感为必死之症，而复曰治有先后者，盖不忍坐视，而觊③其万一之活也。如下利身痛，则先救里；不利身痛，则先救表。表症多者发表为急；里症多者，攻里为先。东垣曰：虚而感之深者必死，实而感之浅者或生。用大羌活汤，十救一二。

时行疫症

春应暖而反寒，夏应热而反凉，秋应凉而反热，冬应寒而反温，非其时

① 耗：三味楼本作“竭”。
② 论：原脱，依目录补。
③ 觊（jì）：冀望；希图。

而有其气，触冒之者，沿门遍户，长幼相似，此时行疫症也。春感寒邪，升麻葛根汤；夏感凉邪，调中汤；秋感热邪，苍术白虎汤；冬感温邪，萎蕤汤。表不愈者，芎苏散；里不愈者①，调胃承气汤。或成大头瘟者，当辨其经。先于鼻额红肿，以致面目肿盛，阳明也；壮热气喘，口干咽痛，脉数而大，普济消毒饮。耳旁及头角红肿，少阳也。往来寒热，潮热，口苦咽干，目痛胁痛，小柴胡汤加花粉、芩、翘。发于项上及脑后项下、目后赤肿者，太阳也，荆芥②败毒散。三阳俱受邪，普济消毒饮。不可峻攻，恐邪气内陷也，虚人兼扶正气，便结者微下之。

伤寒十六症

伤寒者，寒伤营血，脉浮而紧，头痛发热，无汗恶寒。伤风者，风伤卫气，脉浮而缓，头痛发热，有汗恶风。伤寒见风者，既伤于寒，复感风邪，恶寒不躁，其脉浮缓。伤风见寒者，既伤于风，复感寒邪，恶风烦躁，其脉浮紧。以上四症皆冬月即病者。温病者，冬受寒邪，交春乃发，发热头痛，不恶寒而渴，脉浮数。温疟者，冬受寒邪，复感春寒，脉阴阳俱盛，症寒热往来。风温者，冬受寒邪，复感春风，头痛身热，自汗身重，默默欲眠，语涩鼻鼾，四肢不收，尺寸俱浮。又发汗后，身犹灼热者，亦名风温。温疫者，冬受寒邪，复感春温时行之气。温毒者，冬受寒邪，春有非时之热，复感其邪，或有发瘢者。已上五症冬伤于寒，病发于春，故皆有温之名也。热病者，冬伤于寒，至夏乃发，头疼身热恶寒，其脉洪盛。伤暑者，暑热为邪，自汗烦渴，身热脉虚。伤湿者，感受湿邪，身重而痛，自汗微③热，两足逆冷，四肢沉重，胸腹满闷。风湿者，既受湿气，复感风邪，肢体重痛，额汗脉浮。痉者，身热足寒，头项强急，面红目赤，口噤头摇，角弓反张。若先受风邪，复感于寒，无汗恶寒为刚痉；先受风邪，复感于湿，恶风有汗为柔痉。仰面而卧，开口为阳；合面而卧，闭目④为阴。浮紧口渴属阳，沉细口和属阴。

---

① 芎苏散；里不愈者：三味楼本无。
② 芥：三味楼本作“防”。
③ 微：三味楼本作“潮”。
④ 目：三味楼本作“口”。

类伤寒六症

一曰痰症，停痰留饮，自汗胸满，发寒热，但头不痛，项不强，与伤寒异。二曰食积，胸腹满闷，发热头痛，但身不痛，气口脉盛，与伤寒异。三曰虚烦，气血俱虚，烦躁发热，但身不痛，头不痛，不恶寒，不浮紧，与伤寒异。四曰脚气，足受寒湿，头痛身热，肢节作痛，便闭呕逆，但脚肿痛或枯细，与伤寒异。五曰瘀血，跌触损伤，胸胁腹痛，手不可近，但头不痛，脉不浮紧，与伤寒异。六曰内痈，发热恶寒，胸痛而咳，浊唾腥臭，右寸数大，为肺痈。小腹重痛，便数如淋，皮肤甲错，腹皮肿急，脉滑而数，为肠痈。胃脘大痛，人迎脉盛，胃脘痈也。但无头痛项强，与伤寒异。

内伤外感辨

内伤外感，颇相疑混，误治必死，极当详辨。外感则人迎大于气口，内伤则气口大于人迎。外感则寒热齐作而无间，内伤则寒热间作而不齐。外感恶寒，虽近烈火不除；内伤恶寒，得就温暖即解。外感恶风，乃恶一切风寒；内伤恶风，惟恶些小贼风。外感症显在鼻，故鼻塞不利，而壅盛有力；内伤症显在口，故口不知味，而腹中不和。外感邪气有余，故发言壮厉，先轻而后重；内伤元气不足，故出言懒怯，先重而后轻。外感头痛，常常而痛；内伤头痛，时作时止。外感手背热，手心不热；内伤手心热，手背不热。若内外相兼而病者，尤当细辨。以内症多者，是内伤重于外感，补养为先；外症多者，是外感重于内伤，解散为急，此东垣未发之旨也。

治伤寒宜蚤①

仲景曰：伤寒初起，即时求治，凡作汤药，不避晨夜，医之稍迟，病即传变，必难为力矣。凡发②汗药，虽言一日三服，若病剧者，半日中可尽三服。一日一夜，当时时观之，如救焚拯溺，不容少③息。

---

① 蚤：通“早”。下同。
② 发：《珍本医书集成》本作“作”。
③ 少：三味楼本作“稍”。按少、稍通。

视伤寒宜详

凡看伤寒，自顶至踵，最宜详察，一有不到，错误匪轻。仲景云：观今之医，各承家技，始终顺旧。省疾问病，务在口给，相对斯须，便处汤药①；按寸不及尺，握手不及足，人迎、趺阳，三部不参，动数发息，不满五十。……明堂阙庭，尽不见察。夫欲视死别生，实为难矣。嗟呼！业已称医，人之司命，孟浪至此，乌乎可哉。

辨成氏再传之讹

伤寒传经，自表入里，由浅渐深，故六经以次受之。六经传尽，无出而再传之理也。太阳为三阳，最在于外，阳明为二阳，在太阳内，少阳为一阳，在阳明内，此三阳为表也。太阴为三阴，在少阳内，少阴为二阴，在太阴内，厥阴为一阴，在少阴内，此三阴为里也。皆由内以数至外，故一二三之次第如此。一二日始于太阳，二三日传于阳明，三四日少阳，四五日太阴，五六日少阴，六七日厥阴，此论其常耳。若论其变，或间经，或越经，或始终一经，不可以次第拘，不可以日数限也。太抵传至厥阴，为传经已尽，不复再传矣。乃成氏云：六日厥阴为传经尽，七日当愈，七日不愈者，再自太阳，传至十二日，复至厥阴为传经尽。十三日当愈，十三日不愈者，谓之过经，其说谬矣。善哉！马仲化曰：自太阳以至厥阴，犹人从户外，而升堂，而入室也。厥阴复出而传于太阳，奈有少阴、太阴、少阳、阳明以隔之，岂有遽出而传太阳之理乎？仲景太阳篇云：太阳病，头痛七至②日以上自愈者，以行其经尽故也。若欲作再经者，针足阳明，使经不传则愈。此言始终只在太阳一经者也。故太阳篇曰：发于阳者，七日愈，阳数七故也。若七日不愈，欲再传阳明矣，当针足阳明，迎而夺之也。试玩行其经尽，不日传其经，则仲景之意显然矣，成氏误认行其经尽为传遍六经，乃有自太阳再传之说耳，或问曰：霍乱篇云：十三日愈者，经尽故也。此非六日传遍六经，后六日再传经尽，十三日当愈者欤？仲景云：十三日不解，过经谵语者，当下之。此非十二日传经，十三日不愈为过经者欤？答曰：经尽者，行其经尽之谓也。如

① 药：原作“剂”，依《伤寒论·张仲景原序》改。
② 至：原脱，依《伤寒论》辨太阳病脉证并治上补。

太阳受病于一日，至七日为行，太阳经尽之例推之，则诸经皆可屈指而期矣。阳明受病于二日，至八日自愈者，行阳明经尽也。少阳受病于三日，至九日自愈者，行少阳经尽也。四五六日至三阴经，次第至十二日愈者，行厥阴经尽也。十三日大气皆去，精神爽慧之期，故曰：过十三日以上不间，尺寸陷者大危，何尝有再传经尽，谓之过经之旨哉？详考仲景所谓过经，或言过太阳经成里症者，或泛言过经者。阳明篇曰：汗出谵语，燥屎在胃，此为风也，过经乃可下之。谓燥屎在胃而谵语，风邪在表而汗出，须过太阳经无表症，乃可下之。此言过太阳经成里症者也。果如成氏十三日再传经尽，谓之过经，则燥屎在胃，必待十三日乃下乎？于此条则注曰：过太阳经，无表症，乃可下之，则自相矛盾矣。霍乱篇曰：下利后，当便鞕（音硬），鞕则能食者愈。今反不能食，到后经中，颇能食，复过一经能食，过之一日当愈，不愈者，不属阳明也。此泛言过经者也，何尝有再传经尽，谓之过经之旨哉。蕴要祖成氏之说，其过经不解例曰：经言十三日不解，谓之过经，仲景实无此语，误以成注为经矣。千古承讹，后学聋瞽①，故②表而出之。

六经七日病愈论

六经以次受病，其愈皆以七日为期。王叔和③曰：其不两感于寒，更不传经，不加异气者，至七日太阳病衰，头痛少愈也④；八日阳明病衰，身热小歇也；九日少阳病衰，耳聋微闻也；十日太阴病衰，腹减如故，则思饮食；十一日少阴病衰；渴止舌干，已而嚏也；十二日厥阴病衰，囊纵，少腹微下，大气皆去，精神爽慧也。此论本于《素问》。从来注疏，不能无误，请更疏之。不两感者，非表里双传也。更不传经者，邪在此经，更不传彼经也。不加异气者，不复感寒，感风，感温，感热，感湿，而变为他病也。如是则可以期六经病愈之日矣。太阳篇曰：发于阳者，七日愈。以是计之，乃知六经之病，自一日受者，七日当衰。二日受者，八日当衰。故七日邪在太阳，不传阳明，更无变症，则至七日，太阳病衰，头痛少愈。二日传阳明，更不传变，至八日阳明病衰，身热少歇。三日传少阳，更不传变，至九日少阳病衰，

---

① 瞽（gǔ）：瞎。

② 故：三味楼本作“特”。

③ 王叔和：今核下文，见于《伤寒论》日本安政三年（1856）日本观理药室，据明赵开美本翻刻本和《注解伤寒论》卷二伤寒例第三。系张仲景原文。

④ 也：原脱，依《注解伤寒论》卷二伤寒例第三补。

耳聋微闻。四日传太阴，更不传变，至十日太阴病衰，腹减如故，则思饮食。五日传少阴，更不传变，至十一日少阴病衰，渴止，舌干已而嚏。六日传厥阴，至十二日，厥阴病衰，头痛少愈，大气皆去，精神爽慧。明乎此，而上章成氏之误，不辨自见矣。

仲景三百九十七法一百一十三方论

仲景《伤寒论》，三百九十七法，一百一十三方，医者但能诵之，欲条分缕析以实其数者，未之前闻也。余考太阳上篇六十六法，中篇五十六法，下篇三十八法；阳明篇七十七法；少阳篇九法；太阴篇九法；少阴篇四十六法；厥阴第五十四法；来病篇二十法；霍乱篇九法；阴阳易，瘥后劳复篇七法。又据旧病，太阳中篇不可汗六法；移在条辨十五篇内，共得三百九十七法。太阳篇七十三方，阳明篇十方；少阳篇一方；太阴篇二方；少阴篇十四方；厥阴篇六方；霍乱篇三方；阴阳易，瘥复四方，共得一百一十三方。

统而论之，方者，定而不可易者也。法者，活而不可拘者也。非法无以善其方，非方无以疗其症。学者先以方法熟习之，后以方法融会之，则方可以随时变，而不逾仲景之法。法可以随症立，而不外仲景之方。由是则超于方，亦方也，逸于法，亦法也。若拘拘于一定之轨则，而不思变通，不惟胶柱鼓瑟，抑且浩漫靡穷矣。

陶氏辨错认十六条删去原文十二条

非时感冒，误作伤寒（非时者，四时不正之气。伤寒者，冬月杀厉之气）。直中阴经，误作传经热症（稍辨伤寒者，即无此误也）。夹阴伤寒，夹阴中寒，误作正伤寒（夹阴者，因房劳肾虚，必有足冷，脉沉之异）。内伤于寒，误作外伤寒（内伤生冷，法当温中。外感寒邪，理宜发表）。如狂之症，误作发狂（畜血症，每见如狂而发热①者，热邪深重也）。血症发黄②，误作湿热发黄（腹满小便利，此畜血发黄也。色如烟熏③，一身尽痛，小便不利，此湿热发黄）。蚊迹误作发瘢（发瘢多见于胸腹，蚊迹只见于手足。脉洪大，

① 热：《珍本医书集成》本作“狂”。
② 黄：《珍本医书集成》本作“狂”。
③ 熏：三味楼本作“煤”。

烦躁，昏愦先红后赤，瘢也。脉不大，安静清爽，先红后黄者，蚊迹也。蚊迹，因肾虚误服凉药，逼其无根之火熏肺而然）。动少阴血，误作鼻衄（少阴病，但厥无汗而强发之，血从口鼻出，名下厥上竭者死。鼻衄不过火邪熏肺耳）。谵语，误作狂言（谵语者，数数更端。狂言者，叫号怒骂）。独语，误作郑声（独语者，无人则言。郑声者，频频谆复）。女劳复，误作阴阳易（女劳复者，愈后交合也。阴阳易者，女病易于男，男病易于女也）。痞满，误作结胸（不痛为满，痛为结胸）。哕逆，误作干呕（哕者，呃也。干呕者，有声无物也）。并病，误作合病（合病者，二三经齐病也。并病者，一经未尽，又过一经之传）。正阳明腑病，误作阳明经病（腑病在里，宜下。经病在表，宜汗）。阴躁，误作阳狂（阴躁，脉沉，足冷，饮水不下咽也。阳狂，脉实大，渴饮水）。

察色法[①]

青属肝木，主风，主寒，主痛，面青唇青，舌卷囊缩，急温之。青而黑，青而红，相生者吉；青而白，枯燥者死。赤属心火，主热。太阳面赤，当汗。阳明面赤，恶热不恶寒，便闭谵语，可下。表里俱热，燥渴脉洪，未可下。少阳面赤，脉弦，小柴胡和之。少阴下利清谷，里寒外热，面赤，四逆汤加葱白。此阴寒逼其浮火上行，服寒凉必死。赤而青，赤而黄，相生则吉；赤而黑，相克则凶。黄属脾土，主湿。黄而明者，热也；黄而暗者，湿也。黄而白，黄而红，相生则吉；黄而青。相克则凶。黄色明润，病将愈，枯夭者凶。白属肺金，主气血虚。白而黑，白而黄，相生则吉；白而赤，相克则凶。黑属肾水，主寒，主痛。黑而白，黑而青，相生则吉；黑而黄，相克则凶。黑气自鱼尾入太阴者死，自法令人中入口者死。

察目法

目明者吉，昏者凶。开目欲见人，阳症也；闭目不欲见人，阴症也。目中不了了，睛不和，热甚也。目赤痛者，阳明热也。瞑目者，将衄血也。白睛黄，将发黄。目睛微定，暂时稍动者，痰也。目眦黄，病将愈。或反目上视，或瞪目直视，或目睛正圆，或戴眼反折，或眼胞陷下，皆死症也。

---

① 法：原脱，依目录补。下同。

察鼻法

鼻青腹痛，冷者死。微黑者水气，黄者小便难，白者气虚，赤者肺热，鲜明者，有留饮也。鼻孔干燥，阳明热将衄。鼻孔燥黑如烟煤，阳毒也；冷滑而黑，阴毒也。鼻鼾者，风温也。鼻塞者，风热也。鼻煽者，肺风难治。

察口唇法

唇焦黑为脾热，肿赤为热甚，青黑为冷极。口苦为胆热，口甜为脾热，口燥咽干为肾热，舌干燥渴为胃热，口噤为痉风。上唇有疮，狐虫食脏；下唇有疮，惑虫食肛。唇青舌卷，唇吻反青，环口黧黑，鱼口气促，唇口颤摇，气出不返，皆死症也。

察舌法

在表则无胎①，在半表半里，白胎而滑，在里则黄胎。热甚则黑胎芒刺；不热，不渴。黑胎有津为寒。舌乃心苗，红为本色，故吉；黑为水色，故凶。凡舌硬，舌肿，舌卷，舌短，舌强者，十救一二。舌缩神昏，脉脱者死。阴阳易，舌出数寸者死。夏月黑胎可治，冬月黑胎难治。黑胎刮不去，易生刺裂者死。凡见舌胎，以井水浸青布，擦净舌胎，薄荷细末，蜜调敷之。吐舌者，掺冰片末，即收。

察耳法

耳轮红润者吉；或黄或白，或黑或青，枯燥者凶。耳聋肿痛，属少阳可治。耳聋舌卷唇青，属厥阴难治。

察身法

身轻能转侧吉，身重难转侧凶。凡阴症，手足冷，蜷卧恶寒，好向壁卧，

---

① 胎：通“苔”。

闭目恶明懒见人。阴毒身如被杖，重难转侧。凡阳症，身轻手足暖，开目喜见人。皮肤润泽者生，枯燥者死。头重视深，天柱骨倒者死。循衣摸床，两手撮空，神去而魂乱也。脉浮而洪，身汗如油，喘而不休，形体不仁，乍静乍乱，此为命绝。

察声法

少阴，咽中有疮则不语。太阴，火来乘金则无声。

出言壮厉，先轻后重，为外感有余之症，语言懒怯，先重后轻，为内伤不足之症。怒骂叫号，奔走不定，谓之狂言。无人则言，见人则止，谓之独言。语无伦次，数数更端，谓之谵语，一事一语，频频谆复，谓之郑声。睡则多言，唤醒则止，谓之睡中呢喃。出言不正，旋自知非，谓之错语，鼻塞声重为伤风，唇疮声哑为狐惑，口噤挛搐为痉症，鼻鼾语涩为风温。笑为心声，呼吸肝声，哭为肺声，歌为脾声，呻为肾声。

察脉法

浮、大、动、数、滑为阳，沉、涩、弱、弦、微为阴。

浮　候

举指于皮肤之上，轻手得之曰浮，主在表之症。浮紧有力，无汗恶寒，为寒伤营；浮缓无力，有汗恶风，为风伤卫。

中　候

寻指于肌肉之间，不重不轻而得曰中，主半表半里症。洪而长者，阳明胃脉也，弦而数者，少阳胆脉也。

沉　候

按指于筋骨之下，重手得之曰沉，主在里之症。沉数有力，为热邪传里；沉迟无力，为直中阴经。

浮为表属阳，沉为里属阴。迟则为寒，数则为热。数大无力，为阳中伏阴。浮数有力，为纯阳；浮紧有力，为寒在表。沉实有力，为阴中伏阳；沉细无力，为纯阴；沉数有力，为热邪传里。浮而迟涩，浮而软散，皆虚；浮而紧数，浮而洪滑，皆实。沉而细弱，沉而迟伏，皆虚；沉而滑数，沉而坚大，皆实。乍大乍小，乍数乍疏，此为死脉，亦为祟脉。

细察浮、中、沉三候，而别其有力，无力，则阴、阳、表、里、虚、实，自无遁情，但能于此精求，临症万无一失。阳症之脉，以大则病进，小则病退。阴症之脉，以沉伏病进，迟缓病退。汗后脉当安静，躁乱者死。温后脉当渐出，歇止者死。表症而脉伏者，有邪汗也。昏沉而脉静者，欲战汗也。

阴症见阳脉者生，真阳来复之象，任受补也。阳症见阴脉者死，正气衰微之象，不任受攻也。

足脉二条：一曰趺阳，又名冲阳，又名会源，阳明胃脉也。在足面大指间，五寸骨间动脉是也。病势危笃，当诊趺阳，以察胃气之有无。盖土为万物之母，后天之根本也。经曰：冲阳绝，死不治。一曰太溪，少阴肾脉也，在足内踝，后跟骨上陷中动脉是也，病势危笃，当诊太溪，以察肾气之有无。盖水为天一之元，先天之根本也。经①曰：太溪绝，死不治。

太阳脉似少阴、少阴症似太阳辨

太阳脉似少阴，少阴症似太阳，虽曰相似，治法不同。脉沉发热，同也。以其有头疼，故名太阳病。阳症脉当浮，今反不浮而沉，里必虚寒也。身体疼痛，但宜救里，使正气内强，逼邪出外，用干姜、生附出汗而解。若里不虚寒，则必脉浮，正属太阳麻黄汤症矣。脉沉发热，同也，以其无头疼，故名少阴病。阴症当不热，今反发热，寒邪在表，未传于里，但皮肤郁闭而为热。如在里无热，用麻黄附子细辛汤。麻黄发表间之汗，附子温少阴之经，假使寒邪在里，则外必无热，当见吐利厥逆等症，正属少阴四逆症矣。盖少阴表邪浮浅，发热反为轻，太阳正气衰微，脉沉反为重，熟附配麻黄，发中有补，生附配干姜，补中有发，仲景之旨微矣。

---

① 经；此指《素问·至真要大论》。

从症不从脉四条

脉浮为表，治宜汗之。若脉浮大，心下硬有热，属脏者攻之，不令发汗。脉沉为里，治宜下之。若少阴病。始得之反发热脉沉者，麻黄附子细辛汤微汗之。脉促为阳，治宜清之。若脉促而厥冷，灸之温之，此又非促为阳盛之论矣。脉迟为寒，治宜温之。若阳明脉迟，不恶寒，身体濈濈汗出，用大承气汤下之，此又非迟为阴寒之论矣。四者皆从症不从脉也。

从脉不从症四条

表症宜汗，此其常也，然发热头痛，脉反沉身体疼痛，当救其里，用四逆汤。里症宜下，此其常也，日晡发热属阳明，脉浮者宜汗，用桂枝汤。结胸症具，宜陷胸汤下之，然脉浮大者不可下，下之则死，当治其表。身疼痛者，宜桂枝麻黄解之，然尺中迟者不可汗，营血不足故也，当调其营。四者皆从脉不从症也。

合病并病论

合病者，两阳经，或三阳经齐病，不传者也。并病者，一阳经先病未尽，又过一经而传者也。太阳、阳明并病，若并未尽，所谓太阳症不罢，面赤怫郁，烦躁短气，是传未尽。尚有表症，当麻黄桂枝各半汤汗之。若并已尽，所谓太阳症罢，潮热、手足汗出、便硬谵语，当承气汤下之。　三阳合病，皆自下利。太阳、阳明合病，葛根汤；太阳、少阳合病，黄芩汤；少阳、阳明合病，调胃承气汤。

阳厥阴厥辨

阳厥者，初得病，身热头疼，以后传入三阴，大便闭，小便赤，谵渴躁乱。见诸热症而发厥者，热极反兼胜己之化也。热微厥亦微，宜四逆散；热深厥亦深，宜承气汤。阴厥者，初得病，无身热头疼，面寒肢冷，引衣蜷卧。见诸寒症而发厥者，轻则理中汤，重则四逆汤。二厥之脉，皆沉，阴厥沉迟而弱，指头常冷；阳厥沉而滑，指头常温。

伤寒禁忌

误投麻黄，汗多亡阳。误投承气，下多亡阴。老弱虚人，但当微利，或猪胆，或炼蜜导之。尺脉弱者禁下，寸脉弱者禁吐。吐蛔一症，虽有热症，大忌寒凉，误服必死。初愈勿骤进参、芪，邪气得补即复，脉虚神倦者，不在禁例，宜随机活变。伤寒欲饮水为欲愈，不可禁绝，不可多与。初愈勿过饱，勿劳动，勿忧怒，勿行房，勿食羊肉，勿多饮酒，勿轻见风。

死症歌

两感伤寒不须治，阴阳毒过七朝期。黑瘢下厥与上竭，阳症见阴脉者危。舌卷耳聋囊更缩，阴阳交及摸寻衣。重暍除中皆不治，唇吻青兮面黑黧。咳逆不已并脏结，溲屎遗失便难医。汗出虽多不至足，口张目陷更何为。喘不休与阴阳易，离经脉见死当知。结胸症具烦躁甚，直视摇头是死时。少阳症与阳明合，脉弦长大救时迟。汗后反加脉躁疾，须知脏厥死无疑。

用火法

服发表药，汗不得出，用薪火烧地，良久扫去，以热水洒之，取蚕沙、柏叶、桃叶，少加糠麸，皆铺烧地上，约厚三寸，铺席令病人卧，多被密覆，汗即至矣。候周身至脚心俱透，用温粉（白术、藁本、川芎、白芷、米粉各等分，为细末），扑之，汗止上床。最得力者，蚕沙、桃、柏叶也，糠麸乃助其厚耳。

用水法

水七碗，烧锅令赤，投水待沸，取起。再烧锅赤，又以水投之，如此七次，取汤一碗，乘热饮之，温覆取汗神效。热甚者，以青布浸新汲水中，贴病人胸前，热则易之。或置病人于水中，或浸手足，或漱口。表未解及阴症似阳者，忌之。

摘陶氏七法

发狂难制，醋炭气入鼻即定，方可察其阴阳，以脉之有力无力为辨。

腹痛有阴有阳，将凉水半碗，与病人饮之，痛减者属热，痛增者属寒，更参脉来有力无力。

寒症脉伏，或吐泻脱而无脉，以姜汁好酒各半盏，与病人服，脉出者生，不出者死，更覆手取之而无脉，则绝矣。

鼻衄不止，山栀炒黑为末，吹入鼻中，外用湿纸搭于鼻冲，其血自止。

吐血不止，韭汁磨墨呷之，如无韭汁，鸡子清亦可。赤属火，黑属水，有相制之理。

阴毒昏愦，唇青肢冷甲黑，药不得入，将葱一握束紧，切去根叶，留白三寸如饼。将麝半分填脐内，后加葱饼，以火熨之，烂即易，约三饼可醒。先灌姜汁，后服姜附汤。未醒，灸关元穴三十壮，不醒者必死。

服药即吐者，生姜汁半盏热饮，吐即止。大抵寒药热饮，热药冷饮，中和之剂温饮。补药须用熟（慢火久煎），利药不嫌生（猛火急煎）。

足太阳经症治

太阳膀胱经，为诸经之首，四通八达之衢①，故多传变。其经起于目内眦②，从头下后项，连风府，行身之背，终于足小指。其症头项痛，腰脊强，恶心拘急，体痛，骨节痛，发热，恶寒，此表症标病。脉浮紧有力，无汗为表实，寒伤营血，宜麻黄汤发表；浮缓无力，有汗为表虚，风伤卫气，宜桂枝汤实表散邪。身疼热甚而烦，脉浮而紧，此伤风见寒脉也；身不疼，热少不烦，脉浮而缓，此伤寒见风脉也，俱用大青龙汤发之。脉静为不传，脉躁盛为欲传。如脉浮，发热烦渴，小便不利，此太阳传本病，宜五苓散利之。小便如常者，不可利也，恐引邪入里，为热结膀胱。又不可下，恐表邪乘虚入里，为痞满结胸，协热下利。虽当汗者，亦勿太过，恐其亡阳肉瞤筋惕，故有汗禁麻黄，无汗禁桂枝。有汗勿再汗，汗多则小便不利。

---

① 衢（qú）：大路。

② 眦（zì）：上下眼睑的接合处，靠近鼻子的叫内眦。

足阳明经症治

阳明胃经，乃两阳合明于前后，腑居中土，万物所归。其经起于鼻交頞①中，络目循于面，行身之前，终于足大指。其症目痛，鼻干，不眠，头额痛，身微热，恶寒，脉洪长，此阳明标病，宜葛根汤解肌。身热渴饮，汗出恶热，脉洪数。此阳明本病，宜白虎汤清热。潮热自汗谵渴，不恶寒，反恶热，揭去衣被，扬手掷足，瘢黄狂闭，或手足乍冷乍温，腹满硬痛喘急，脉沉数，此正阳明腑病，调胃承气汤下之。自汗者勿利小便，恐津液枯竭也。

足少阳经症治

少阳胆经，胆无出入，主半表半里。其经起于目锐眦②，上头角，络耳中，循胸胃胁，行身之侧，终于足小指。其症头角痛，目眩，胸胁痛，耳聋，寒热，呕，口苦，胸满，脉弦数，此经不从标本，从乎中治，只用小柴胡汤和解，别无他药。禁汗、禁吐、禁下、禁利小便。

足太阴经症治

太阴脾经，乃三阴之首，故名太阴。其经起于足大指，上行至腹，络于咽，连舌本，循身之前。其症身热，腹痛，咽干，手足温，或自利，不渴，此热邪传入太阴标病，柴胡桂枝汤。腹满痛，口渴，发黄，茵陈③汤。小便赤，大便闭，是太阴本病，桂枝大黄汤。初病起，不热不渴，头不痛，便怕寒，胸腹满痛，或吐泻，手足冷，小便清白，或呕呃，是本经直中寒邪，宜理中汤。初病起，不热不渴，胸腹满痛，手足冷，气口沉细，此内伤生冷，宜治中汤。

足少阴经症治

少阴肾经，人之根蒂也，三阴交中名曰少阴。其经起于足心涌泉穴，上

① 頞（ē）：指鼻梁凹处。
② 目锐眦：即眼内角。
③ 陈：三味楼本此后有“蒿”字。

行贯脊，循喉，络舌本，下注心胸，行身之前。其症引衣蜷卧，恶寒，口燥咽干，谵语，口渴，便闭，脉沉有力，此热邪传入少阴本病，大承气汤急下之。初起身热，面赤足冷，本经自受夹阴伤寒，标本俱病也，麻黄附子细辛汤，温经散寒。若阴躁欲坐泥水井中，虽欲饮而不受，面赤足冷，脉沉或脉虽大，按之如无，此阴极发躁，本病也，宜四逆合生脉散，退阴回阳。身热烦躁，面赤足冷，脉数大无力，此虚阳伏阴，标本俱病，宜加减五积散，温解表里。初病起，头不痛，口不渴，身不热，便厥冷蜷卧，腹痛吐泻，或战栗，面如刀刮，脉沉细，此少阴直中寒邪，宜四逆汤，急温之。无热恶寒，面青，小腹绞痛，足冷脉沉，蜷卧不渴，或吐利昏沉，手足甲青，冷过肘膝，胀满不受药，此夹阴中寒，本病也，宜人参四逆汤温补之。六经之中，惟此经难辨，以燥渴便闭，脉沉实知其热，脉沉迟别其寒。

足厥阴经症治

厥阴肝经，三阴交尽，名曰厥阴，乃六气之尾。其脉起于足大指，上环阴器，抵小腹，循胁上口唇，与督脉会于巅，行身前之侧。其症烦满囊拳，消渴舌卷，谵语便闭，手足乍温乍冷，脉沉有力，此热邪传入厥阴本病，大承气汤急下之。寒热似疟，脉浮缓，此热邪在经标病，柴胡桂枝麻黄各半汤。不呕清便，不药自愈。初病起，不热渴，不头疼，便怕寒厥冷，或小腹至阴痛，或吐泻体痛，呕涎沫，唇面手足甲俱青，冷过肘膝，舌卷囊缩，脉沉数，此直中本病，茱萸四逆汤急温之。

可　汗

头项体痛，或腰痛背强，或肢节痛，拘急，或洒洒恶寒，或翕翕发热，或烦热，脉浮紧或浮数，皆表症也，宜发其汗。

不可汗

无表症，或身有汗，或口燥舌干，或口苦咽干，或咽中闭塞；或亡血虚家，或淋沥泻利，或阴虚劳倦，或梦遗精滑，或脐旁动气；或风温，湿温，中暑，或疮痛，或厥；或产后，或经水适来适断；或太阳与少阳并病，头项强痛，眩冒，心下痞，头痛而热，脉弦细，属少阳经；或脉沉，或脉微弱，并不可汗。

可　下

蒸蒸发热，便闭，或潮热腹满痛；或潮热谵语；或阳明自汗，胃燥谵闭；或阳明无汗，小便不利，懊侬，必发黄；或脉滑谵语；或潮热，手足腋下汗出，谵闭；或目中不了了，便闭；或小便不利，乍难乍易，微热喘满。不卧有燥屎；或吐后胀满不减；或下利脉滑数为宿食；或下利脐腹硬痛；或痞满燥实，瘢黄狂闭，揭去衣被，扬手掷足；或汗吐下后，微烦，小便数，大便难；或转矢气；或小腹满痛，小便利，大便黑为畜血，皆可下也。

不可下

脉虽沉，有表症，或恶风寒，或头背项腰强痛拘急，或呕吐，或腹胀，时满时减，或不转矢气，或腹胀可按，或有动气，或腹如雷鸣，或阴阳面赤，或咽中闭塞，或夹阴面赤，或硬在心下，或小便清白，或内伤，或房劳，或胎前，或产后，或崩漏，或经水适来适断，或脉虚，或脉浮大，或紧，皆不可下。

可　吐

病在膈上，或胸满多痰，或食在胃口，或胸满微烦，或胸中懊侬，或胸中痛欲按，或寸口脉滑，或寒气在胸烦满，或寸脉沉伏，或干霍乱，心腹刺痛，皆宜吐之。

不可吐

邪在膈下，或膈上寒干呕者，宜温，忌吐。或老弱，或素虚，或阴虚，或房劳，或胎前产后，经水适来适断，或脉虚细，皆不可吐。

可　温

直中阴经，或无热恶寒，或呕吐不止，或冷痛泄泻，或战栗蜷卧，面如刀括①，或四肢逆冷，或夹阴面青，或下后利不止，或舌卷囊缩，厥冷，或胃寒呃逆，脉沉迟无力者，悉当温之。

不可温

燥渴咽干，或身热，小便赤，或喜饮冷，或大便闭，或脉数大有力，皆不可温。

急　下五症

急者，病势危笃，不可稍缓也。少阴舌干口燥，恐热消肾水，大承气汤急下之。少阴自利纯清水，心下硬痛，燥渴，大承气汤急下之。阳明汗多热甚，恐胃汁干，大承气汤急下之。目睛不明，肾水已竭，热而便闭，大承气汤急下之。阳明腹满痛为土实，急用大承气汤下之。

急　温二症

少阴，内寒已甚，阳气欲绝，急用四逆汤。少阴，膈上有寒饮，干呕不可吐者，急用四逆汤温之。

发　热

发热者，无休止也。潮热者，时热时止如潮之有汛也。烦热者，虚而烦躁发热也。

太阳发热，头痛项强，腰脊痛身痛，骨节痛，恶寒无汗，脉紧，麻黄汤。恶风，有汗脉浮，桂枝汤。发热烦渴，小便不利，太阳传本病，五苓散。阳明发热，目痛鼻干，不眠，微恶寒，头额痛，脉洪长，葛根汤。表里俱热，口渴，脉洪数，白虎汤。谵狂渴闭，恶热脉沉数，承气汤。少阳发热，耳聋胁痛，寒热，呕，口苦，头角痛，脉弦数，小柴胡汤。三阴惟少阴有表热，但脉沉足冷，麻黄附子细辛汤。下利厥，里寒外热，人参四逆汤。汗后，发热，脉躁疾，下利，热不止，皆死。

---

① 括：通“刮”。

恶　寒

寒邪客于荣卫，故恶寒，身虽热不欲去衣被也。虽里症悉具，而微恶寒亦表未解。当先解其外，俟不恶寒，方可攻里。

太阳发热，恶寒，麻黄汤。少阴无热，恶寒，四逆汤。汗后，恶寒，桂枝芍药汤。阳明背微恶寒，口渴心烦，白虎加人参汤。少阴口中和，背恶寒，附子汤。少阴恶寒，厥冷自利，烦躁，脉不至者死。

恶　风

邪风伤卫，故恶风。悉属于阳，三阴经症并无恶风也。

太阳无汗，恶风，麻黄汤。有汗，恶风，桂枝汤。汗后不解，表里俱热，时时恶风，烦渴，白虎加人参汤。汗多亡阳，恶风，桂枝术附汤。风湿相搏，骨节痛，短气，小便不利，自汗，恶风，甘草附子汤。

潮　热

一日一发，属阳明症。如潮之有信，旺于未申，故曰日晡乃发。

阳明潮热，大便硬与，大承气汤。不硬者，不与。先与小承气。转失气者，燥粪也，可与大承气。不专失气者，初硬后必溏，慎勿攻，攻之则胀满不食。太阳病，小有潮热，大结胸，大陷胸汤。潮热者，外欲解，可攻里也。手足汗出者，大便已硬，大承气汤。谵语，潮热，有燥屎，大承气汤。潮热，大便溏，小便利，胸胁满，小柴胡汤。

【临床解读】

赵某，女，41 岁。2022 年 1 月 26 日初诊。

主诉：6 日前胃痛、胃胀、口干、口苦。

现病史：患者 6 日前胃痛，服奥美拉唑缓解，胃胀自行缓解。近两日口干、口苦、纳眠可，二便调，脱发，舌质淡红，苔黄，舌尖红，脉细无力。2021 年 12 月 1 日 B 超示肝囊肿、肝血管瘤、乳腺增生。

处方：柴胡 10 克，清半夏 10 克，太子参 10 克，黄芩 10 克，延胡索 10 克，连翘 10 克，炒川楝子 10 克，炒莱菔子 10 克，焦山楂 10 克，茯苓 30 克，神曲 10 克，甘草 6 克。10 剂，每日 1 剂，水煎服。（孙玉信医案）

往来寒热

邪在半表半里，表多则寒甚，里多则，热甚。或往或来，日二三发，非如疟疾之止作有时也。

伤寒十余日，热结在里，往来寒热，大柴胡汤。往来寒热，胸胁满，心烦喜呕，或心下悸，小便不利，小柴胡汤。已汗复下，胸胁满，小便不利，渴而不呕，但头汗出，心烦，往来寒热，柴胡桂枝干姜汤。

烦　热

心中热而烦扰，亦有属寒者。或在表，或在里，或半表半里，或因阴虚火动，或因气虚，或因心虚。

太阳汗解后，复烦，脉浮数，桂枝汤。太阳汗后，脉浮数，烦渴，五苓散。太阳吐下后，表里俱热，恶风，烦渴，白虎加人参汤。汗吐下后，心烦，不眠，栀子豉汤。下后，心烦腹满，栀子厚朴汤。汗吐下后，微烦，小便数，大便硬，小承气汤。悸而烦，小建中汤。阳明下利后，虚烦，栀子豉汤。下后烦，尚有燥屎，大承气汤。少阳胸满而烦，寒热，小柴胡汤。兼惊，小便不利，谵语，身重，柴胡桂枝龙骨牡蛎汤。少阴欲寐而烦，自利而渴，小便白，四逆汤。服白通汤后，利不止，厥逆，无脉，干呕而烦，白通汤加猪胆汁。心烦，不得卧，黄连阿胶汤。厥阴厥冷而烦，脉乍结乍紧，心中满，瓜蒂散。阴虚火动而烦，生脉散。气虚自汗，脉虚而烦，补中益气汤。

烦　躁

烦为烦扰，心病也，故烦字从火。躁为愤躁，肾病也，故躁字从足。有在表在里之分，有火劫阳虚之异。

太阳发热，恶寒，身痛，无汗，脉浮急，大青龙汤。太阳下后，胃干，烦躁不眠，欲饮水者，少与之。若脉浮，小便不利而渴，五苓散。烦渴不大便，小便少者，初硬后必溏，须小便利，屎硬，乃可攻，大承气汤。下后复汗，烦躁不眠，夜则安静，不呕不渴，无表症，脉沉微，身无大热，干姜附子汤。汗下后不解，烦躁不渴，脉沉微，茯苓四逆汤。阳明病，五六日不大便，绕脐痛，烦躁，有燥屎，承气汤。少阴吐利厥冷，烦躁者死，吴茱萸汤。

厥阴脉沉而厥，肤冷而躁，无时暂安，为脏结，死。

懊　侬

侬即恼字，古人通用。郁郁不舒，愦愦无奈，比之烦躁，殆有甚焉。因误下，故表邪乘虚内陷，伏于胸间，故懊侬也。

太阳脉浮动数，头痛发热，微汗出，恶寒，表未解也，短气懊侬，栀子柏皮汤。汗吐下后，不眠懊侬，栀子豉汤。阳明下后，外有热，手足温，懊侬，头汗出，栀子豉汤。阳病下之懊侬，尚有燥屎，大承气汤。阳明无汗，小便不利，懊侬，必发黄，茵陈汤。

头　痛

巅顶脑后痛者，太阳也；头额痛者，阳明也；头角痛者，少阳也。三阴脉至颈而还，故无头痛。惟厥阴脉会于巅，故也有头痛。然风温，病在少阴经，温病在太阴而头反痛，至于阴毒亦然，此痰与气逆壅而上气不得降，故头痛是又不可拘拘为也。

太阳头顶痛，有汗，恶风，桂枝汤。无汗，恶寒，麻黄汤。阳明头额痛，目痛，鼻干，不眠，脉微洪，葛根解肌汤，加川芎、升麻。阳明表里大热，烦渴，头痛，竹叶石膏汤。阳明头痛，不恶寒，反恶热，大便实，调胃承气汤。潮热，谵闭，渴而头痛，脉沉数有力，小承气汤。少阳头角痛，脉弦数。小柴胡汤加川芎。厥阴头痛，吐涎沫，吴茱萸汤。太阴头痛，气逆有痰也，二陈汤加枳实、川芎、细辛。少阴头痛，足寒而气逆也，麻黄附子细辛汤。

项　强

太阳项强，无汗，脉浮紧，麻黄汤。有汗脉浮缓，桂枝汤。痉症独摇头，卒口噤，项强，小续命汤。结胸项强，如柔痉状，下之则和，大陷胸丸①。

① 丸：三味楼本作“汤”。

摇　头

内有痛则摇头，里症也。风痉则独摇头。心绝则头摇，状如烟煤，直视者死。风主摇动，故头摇多属风，风脉必弦，神术汤加天麻、羌活、防风、僵蚕。

头　眩

眩者，头旋眼花也。因汗、吐、下后上焦虚也，少阳发窍在目，且居表里之间，表邪渐入于里，表中阳虚故目眩也。发汗过多，言乱，目眩者死。

太阳汗、吐、下后，表里俱虚，必眩冒，真武汤加川芎、天麻。太阳汗后不解，心下悸，头眩肉瞤，振振擗地，真武汤加川芎、天麻。阳明头眩、恶寒、能食而咳，茯苓白术甘草生姜汤加川芎、天麻。少阳目眩运，脉弦数，小柴胡汤加川芎、天麻。挟血虚者，四物芎麻汤，有痰火者，加酒芩、竹沥；挟气虚者，补中益气汤加芎、麻。少阴利止，头眩，时时自冒者死。

身体痛

体痛乃六经俱有之症。有表、里、寒、热、风、湿之分。大阳宜汗，汗后脉沉迟者，宜温。中暍者，宜白虎汤。里寒外热者，宜先救里而后攻表。寒在三阴者，脉沉；风在三阳者，脉浮。中湿者，身重痛不可转侧。阴毒者，身大痛，宛如被杖。

太阳体痛，无汗，恶寒，脉浮紧，麻黄汤。体痛，有汗，恶风，脉浮缓，桂枝汤。少阴体痛，吐利肢冷，四逆汤。厥冷下利，身痛如被杖，呕逆，茱萸四逆汤。一身尽痛，发热面黄，热结在里，小便利，大便闭，为畜血。轻则犀角地黄汤，重则桃红承气汤。风湿一身尽痛，身重不可转侧，小便不利，五苓散加苍术、羌活。霍乱体痛，脉沉，桂枝汤。表里俱寒，下利清谷，身痛，救里，四逆汤。后救表，桂枝汤。

无　汗

有邪在表者，有邪在里者，有水饮内蓄者，有阳虚者。捣生姜，绵裹周身擦，汗自出。

太阳无汗而喘，麻黄汤。太阳无汗，烦躁，大青龙汤。阳明无汗，渴欲饮水，无表症者，白虎加人参汤。少阴脉沉，发热，无汗，麻黄附子细辛汤。少阴但厥，无汗，强发之，必动其血，或从口鼻，或从目出，名下厥上竭者死。投麻黄汤三大剂，而不得汗者死。汗虽出，不至足者死。热病脉躁盛而不得汗者，死。

自　汗

不因发散自然汗出也。伤风则发热自汗，中暍则汗出恶风，风湿则汗多而濡。惟伤寒无汗及传里而热，亦有自汗，又有表里虚实之分。若恶风寒者，表未解也，宜汗之。漏不止而恶风，及发汗后而恶寒者，皆表虚也，宜温之。汗出不恶风寒，里症也，宜下之。阳明发热汗多，宜急下。汗出如油，如贯珠凝而不流皆死。将发披水盆中，足露于外，用①糯米粉、龙骨、牡蛎为细末，周身扑之。

太阳风伤卫，脉浮数，自汗，桂枝汤。表虚，汗不止，黄芪建中汤。太阳过汗，遂漏不止，恶风者，桂枝附子汤。阳明自汗，不恶风寒，反恶热，谵渴，便秘，调胃承气汤。阳明自汗，小便不利，津液竭也，急下之，大承气汤。肢冷，额上手背汗出，脉沉细，四逆汤。自汗，小便难，身不热，足冷，脉沉，四逆汤加桂枝、苓、术。吐逆，厥冷脉沉，身痛，大汗，人参四逆汤加桂枝、芪、术。

盗　汗

睡而汗出，觉即汗止，故名盗汗。睡则胃气行里，而表中阳气不致，故津液泄也，觉即气行于表而止矣。杂病盗汗，主于阴虚。伤寒盗汗，邪在半表半里也。

阳明潮热，脉浮盗汗，黄芩汤。三阳合病，目合则汗，胆有热也。小柴胡汤。

头　汗

诸阳经络皆循于头，邪搏诸阳乃为头汗。故三阴无头汗也。经曰：关格

① 用：三味楼本作“以”。

不通，不得尿，头有汗者死。湿家下之，额上汗出，小便不利者死。下利不止者亦死。

太阳水结胸，无大热，头微汗，大陷胸汤。阳明头汗，剂颈而还，小便不利，而渴，瘀热在里，身必发黄，茵陈五苓散。阳明下后，懊侬，头汗出，栀子豉汤。头汗，额上偏多者，属心部，为血症，四物汤加桃仁、红花、白术、甘草，以益脾土。

手足汗

胃主四肢，为津液之主，手足汗出，为热聚于胃，是津液旁达也。经曰：手足濈然汗出，大便已硬宜下之；阳明中寒，不能食，小便不利，手足汗，欲作痼瘕不可下。

阳明谵渴满闭，手足汗出，大承气汤。中寒不能食，水谷不化，手足汗出，理中汤。

动　气

脏气不调，肌肤间筑筑跳动，病人先有痞积，而后感寒。医者不知，妄施汗下，致动其气，随脏所主，而见于脐之左右上下。独不言当脐者，脾为中州，以行四脏之津液，左右上下且不宜汗下，何况中州，其敢轻动乎？

动气在右，误汗则衄，烦渴，饮即吐水，先服五苓散，次服竹叶汤。误下则津竭，咽燥，鼻干，眩悸，人参白虎汤加川芎。动气在左，误汗则头眩，汗不止，筋惕肉瞤，先服防风白术牡蛎汤，汗止服小建中汤。误下则腹内拘急，食不下，虽身热而蜷卧，先服甘草干姜汤，后服小建中汤。动气在上，误汗则气上冲心，李根汤。误下则掌握热烦，身上浮冷，热汗自泄，欲得水自灌，竹叶汤。动气在下，误汗则无汗，心大烦，骨节痛，目晕恶寒，食即吐，先服大橘皮汤，吐止小建中汤。误下则腹满，头眩，食则下清谷，甘草泻心汤。

渴

凡渴问所欲，欲冷欲热，欲多欲少。饮多而欲冷者，阳渴也。饮少而喜温者，阴渴也。阳明不甚渴，大阴乃大渴。有救肾，花粉、知母是也；有利小便，茯苓、猪苓是也。太阳无汗而渴，禁白虎汤。阳明汗多而渴，禁五苓散。大抵在表渴少，在里渴多，三阳或渴，不如三阴之甚也。渴欲饮水，稍稍与之。若不与，无以解其枯燥。若过多，恐成动悸，水结胸，咳呕饲①哕，肿满下利等证，可不慎哉。

太阳汗后，烦渴，少少与水若脉浮，小便不利，微热者，五苓散。六七日不解而烦，有表里证，渴欲饮水，水入即吐，名曰水逆，五苓散。桂枝汤汗后，烦渴，脉洪大，白虎加人参汤。阳明脉长微洪，无汗而渴，葛根解肌汤。阳明恶热，自汗面赤，谵渴，脉洪数，人参白虎汤加花粉、黄连。阳明腑症，谵黄狂渴，脉沉数，大承气汤。阳毒，目赤，唇焦，鼻如烟煤，渴而脉实，三黄石膏汤。少阳渴，小柴胡去半夏加天花粉、葛根。少阴渴而下利，但欲寐，小便白，四逆汤。少阴渴，自利，纯青色水者，大承气汤。厥阴消渴，大热，甚则谵闭，舌卷囊缩，大承气汤。食少而渴，胃脉弱者，宜白术、茯苓，勿用凉药益伤中气。

口燥舌干

干燥俱为热症，有因汗下后而得者，有不因汗下而得者。或和解，或微汗，或急下，或微下，当考兼见之症而施治。经谓咽干不可汗，以其多里症故也。

阳明便硬，舌干口燥者，调胃承气汤。少阳口苦舌干，小柴胡汤加天花粉、干葛。阳明身热，背恶寒，口燥舌干，白虎加人参汤。少阴口燥咽干，下利清水，色纯青，恐热消肾汁，大承气汤急下之。燥干脉沉，足冷者，多死。

呕　吐

呕者，有物有声而渐出；吐者，无声有物而倾出；干呕者，有声而无物也。呕则或寒或热，吐则但寒无热。盖邪传里多呕症。生姜为呕家圣药，散逆气也；半夏为呕家要药，去痰水也。呕家虽有阳明症；不可攻者谓气逆尚未收敛为实也，热者脉数烦渴，寒者脉迟逆冷；有水气者先渴后呕，腹满怔忡；有脓血者，吐尽自愈，不烦治也。

初病起，即呕吐，寒伤胃也，藿香正气散。太阳与阳明合病，不下利，

① 饲（yē）：同“噎”。食物堵塞喉咙，咽不下去。

但呕者，葛根半夏汤。阳明呕吐，得汤反剧者，属上焦，葛根半夏汤。太阳与少阳合病，不利而呕，黄芩加半夏生姜汤。阳明有寒而呕，吴茱萸汤。发热，口苦，脉弦数而呕，或心烦喜呕，或胸胁满痛，寒热而呕，或日晡发热而呕，并用小柴胡汤加半夏、生姜。潮热便闭而呕，大柴胡汤。太阴腹满痛，脉沉，理中汤加藿香、姜、橘。少阴呕，肢冷，脉沉细，四逆汤加橘、半、生姜。厥阴吐涎沫，逆冷，脉沉微，茱萸四逆汤加橘半。少阴欲吐不吐，但欲寐，五六日利而渴，小便白，四逆汤。似呕似喘，愦愦无奈，大橘皮汤主之。虚烦呕吐，竹叶石膏汤加姜、橘。先呕后渴，宜与水解，先渴后呕，为水停心下，茯苓半夏汤加姜、橘。呕而脉弱，小便利，身微热，厥冷者，多难治，四逆汤加生姜。

干　呕

热在胃脘，心下痞结，故干呕。

太阳汗出，干呕，桂枝汤。少阴下利，干呕，姜附汤。表不解，心下有水气，身微热，干呕，微喘，或自利，小青龙汤。太阳头痛，心下痞，硬满，干呕，短气，汗出，不恶寒，此表解里未和也，十枣汤。膈上有寒饮，干呕，四逆汤。少阴下利，厥逆无脉，干呕而烦，白通汤加猪胆汁。

噫　气

《说文》云：饱食息也，俗作嗳。因胃弱而不和，虚气上逆也。

汗解后，心下痞硬，干噫食臭，胁①下有水气，腹中雷鸣下利，生姜泻心汤。汗吐下后，心下痞满，噫气，不下利者，旋复代赭石汤。虚而噫气，脉弱，神困，四君子汤加枳、桔、姜。

哕

古称哕者，即今所谓呃逆也。东垣以哕为干呕者，非也。多因胃寒，亦有胃热，不可不辨。病人烦躁，自觉热甚，他人按其肌则冷，此无根失守之火，非实热也，乃水极似火。若不识此，而误用寒凉，下咽则败矣，可不

① 胁：三味楼本、《珍本医书集成》本作“肋”。

谨乎。

吐下后，虚极得哕，胃中寒也，理中汤加丁香、半夏。阳明脉弦大，鼻干，发黄，小便难，潮热，时时哕，小柴胡汤。胃热，便硬，承气汤。胃虽热，便未硬，泻心汤。胃虚热而哕，橘皮竹茹汤主之。因痰而哕，半夏生姜汤。病人自觉热，他人扪其肌则冷，附子理中汤冷服。兼以硫黄、乳香散齅①之，并灸期门、中脘、气海、关元。有瘀血而哕者，难治。

衄　血

衄者，鼻中出血也。肺开窍于鼻，血得热则随火上逆，故杂症以衄为里热也。经曰：伤寒，失②汗致衄，与麻黄汤。六七日不大便，头痛有热，与小承气汤。小便清者，知不在里，仍在表也，当发其汗。邪解则血不拥盛而迫上，故伤寒衄为表热也。古人以血为红汗，古曰夺血者毋汗，此为衄过多，或脉微者言也。成流者，不须服药，当与水解。点滴者，邪犹在经，当散其邪。经曰：少阴病，但厥无汗，而强发之，必动其血，或从口鼻，或从目出，名下厥上竭，死症也。但头汗而身无汗，亦衄症之逆。

太阳脉浮紧，不发汗，致衄者，麻黄汤。阳明口干，鼻燥，脉浮紧，必衄，黄芩汤。阳明漱水不欲咽，黄芩芍药汤。衄家脉微，犀角地黄汤。衄多不止，茅花汤加黄芩、黄连、墨汁。衄忌寒药，凉水过多，必成畜血结胸。犀角地黄汤，重则桃仁承气汤。

吐　血

失汗、失下、畜热而成吐血，亦或误汗误下所致。

凡服桂枝汤吐者，其后必吐脓血，黄芩汤。咽痛，吐血，面赤斑斑如锦纹，为阳毒，升麻必甲汤。燥渴，吐鲜血，黄连解毒汤加丹皮、生地、吞四生丸。不渴，吐血如猪肝，理中汤加墨汁。

便脓血

便脓血皆是传经热邪，或与微凉，或用疏导。阳症血色鲜红者，易治。

---

① 齅（xiù）：同“嗅”。用鼻子闻。

② 失：《伤寒论》辨太阳病脉证并治中作“不发”。

阴症血色如猪肝，迟而有力者可治，无力者难治。凡下血，脉小者生，身热脉大者多死。

阳明下血谵语，夜则见鬼，为热入血室，小柴胡汤加当归、生地、丹皮。少阴下利脓血，桃花汤。色紫黑理中汤主之。

畜　血

当汗不汗，则为血结胸，腹硬满，手按则痛，若小便不利，为有畜血。许学士云：畜血在上，其人喜忘；畜血在下，其人如狂。屎血身黄，必畜血。

太阳不解，热结膀胱，其人如狂，桃仁承气汤。阳明病喜忘，大便黑为畜血，在上，犀角地黄汤。在中，桃仁承气汤。在下，抵当汤。

胸满胁满腹满少腹满

邪气传里，先自胸而胁，以次入腹也，故胸满多带表症，胁满多带半表半里，腹满多里症。少腹满，非溺即血也。盖身半以上，同天之阳，身半以下，同地之阴，故在上满者，无形之气也，在下满者，有形之物也。在上者因而越之，故胸满宜吐。在下者引而竭之，故腹满宜下，俱有阴阳之辨，不可不察。

下后脉促胸满，桂枝去芍药汤。太阳与阳明合病，喘而胸满，麻黄汤。汗下后，烦热胸满，栀子豉汤。胸满，气上冲喉，不得息者，此胸中有寒痰，瓜蒂散。胸满胁痛，小柴胡汤。太阳不解，传入少阳，胁下硬满，干呕，寒热，脉沉紧，小柴胡汤。太阳下利，呕逆，汗出，头痛，胸胁硬满，不恶寒，表解里未和也，十枣汤。胸胁腹满，唇青厥冷，脉沉细，此生冷伤脾，理中汤去参、术加香附。胁下素有痞，连在脐旁，痛引少腹，入阴筋者，名脏结，死。腹满不减，为里实，大柴胡汤。腹满时减，为里虚，理中汤加木香、厚朴。太阴误下，腹满痛，桂枝芍药汤。痛甚桂枝大黄汤。阳明潮热，谵渴喘秘满，承气汤。哕而腹满，小便难，小柴胡加茯苓。三阳合病，腹满，身痛，难转侧，谵语，口中不仁，小柴胡汤。少阴六七日不大便，腹满胀痛，土不胜水，漉漉有声，小半夏茯苓汤加桂。腹满身痛，先以四逆汤温里，后以桂枝汤攻表。

小腹痛，小水自利，膀胱血结，其人如狂，桃仁承气汤。太阴身黄，小腹满，小便难，五苓散。阴寒，小腹满痛，茱萸四逆汤。甚者，灸关元。厥冷，脉沉小，腹满痛，冷结膀胱，四逆汤。生姜捣去汁，炒热揉熨，或满或痛，或痰或食，或寒或气，俱用此法，神良。

结胸痞

经曰：病发于阳而反下之，热入因作结胸。病发于阴而反下之，因作痞，以下之太早故也。成注云：无热恶寒，发于阴，误矣。无热恶寒，是为阴症，岂有误下之理，又岂止作痞而已哉？仲景所谓阴阳者，指表里而言，在表当汗而反下之，因作结胸。病虽在里，尚未入腑，而辄下之，因作痞也。结胸有大小、寒热、水血、食痰八者之异。而痞则所传犹浅，但一味气凝耳。若未经下者，不名结胸。或痰、或食、或热，随症治之。

不按自痛，为大结胸，大陷胸汤。按之乃痛，为小结胸，小陷胸汤。烦渴，便闭，为热结胸，大陷胸汤加黄连。不热渴，小便清白，为寒结胸，枳实理中汤。怔忡头汗，无大热。揉之有声，为水结胸，半夏茯苓汤。胸满痛，漱水不咽，喜忘如狂，大便黑，小便利，为血结胸，犀角地黄汤。脉滑喘嗽为痰结胸，黄芩半夏生姜汤加枳实。气口脉大为食结胸，小陷胸汤加枳实、厚朴。结胸兼斑黄狂呃者最重，脉沉小者死。结胸症具，烦躁甚者死。

误下成痞，俟表症罢而后可下，柴胡枳桔汤。恶寒，汗出痞满，附子泻心汤。表未解，心下满，名支结，柴胡桂枝汤。热甚而痞，大黄黄连泻心汤。寒多热少，半夏泻心汤。

发　癍

癍者，胃经热毒也。下之太早，热气乘虚入胃，乃致发癍；下之太迟，热气留中不散亦令发癍。胃主肌肉，故微微隐起实无头粒，小者如芝麻，大者如芡实，轻者如星布，重者如锦纹，鲜红者为胃热易治；紫者为热甚难治；黑者为胃烂必死。癍有六症：一曰伤寒，二曰时气，三曰温毒，四曰阳毒，五曰内伤寒，六曰阴症。此外惟有发疹，颇类癍症，但疹属肺家，肺主皮毛，故有头粒尖起。惟隐疹亦如锦纹，而无头粒，尤为难辨。然疹为肺症必兼鼻塞，流涕、咳嗽重为异耳。疹脉多浮大，斑脉多洪数；疹多发于病之首，癍多发于病之尾，自不同也。独有时气发癍亦是病起便见，贵乎临症精思而熟察之。嗟乎！癍症之发反掌生杀，余每深考似有独得，故以下辩论最悉尔。

一曰伤寒发癍，固当汗不汗，当下不下，或未当下而早下，则热蕴于胃而发癍也。身温足暖，脉洪数有力者易治；脉沉足冷，挟虚者难治。癍欲出未出，升麻葛根汤发之。紫黑者，上方加紫草茸。脉虚者，上方加人参。癍已出，不宜再发，恐伤其气也。烦渴热盛，脉洪数者，犀角大青汤。谵语，便硬，大柴胡汤加芒硝。麻黄发表，则增癍烂；承气攻里，则必内陷，故古有明禁也。大青为化癍要药，如无，以大蓝叶代之。凡发癍避忌香臭，与痘疮同。凡已出未出之时，切不可投寒凉之剂，吃生冷物，恐冰凝其毒，不得发泄也。挟虚者，必先助真气，往往拘泥而不敢补者，多致不救。

二曰时气发癍。四时不正之气，人感之则寒热拘急，或呕逆，或烦闷，或头痛，鼻干，不眠，皆癍候也。鲜红稀朗者吉，紫黑稠密者凶，重者发热二三日便出，轻者发热三四日而出也，必察元气虚实，脉来有力无力为主。如虚者，先以参胡三白汤助元气。癍未透者，升麻葛根汤，热甚加紫草。稠密咽肿，甘草、桔梗、玄参、知母、升麻、犀角、黄连。癍出呕逆，陈皮、半夏、茯苓、黄连、甘草、生姜。

三曰温毒发癍。或犯春令温邪而发，或犯冬令寒邪，至春始发，或冬有非时之温，皆名温毒。治例大抵与伤寒同法。但冬令寒而闭藏，春令温而发皇，小有分别。癍将出未出，咳闷呕吐，葛根橘皮汤。癍已出，宜用黑膏，或犀角大青汤化之。受邪于春，病发于夏，亦同此例。

四曰阳毒发癍。大热狂言，目赤鼻黑，癍欲出未出，须凉以解之，干葛、升麻、紫草、大青、陈皮、甘草。癍紫烦渴，三黄石膏汤加犀角、大青。阳毒发癍，或成脓疮，蜜煎升麻涂之。

五曰内伤寒发癍。暑月纳凉太过，食冷太多，内外皆寒，逼其暑火，浮游于外而为癍。癍不过数点，身无大热，脉来沉涩，调中汤去麻黄、桂枝；加厚朴、干姜、香薷、扁豆。

六曰阴症发癍。状如蚊迹蚤[①]痕，手足多而胸背少，其色淡红，稍久则为微黄，病人安静，脉来沉细。此因元气素虚，或多房事，或寒凉太过，遂成阴症。乃寒伏于下，逼其无根失守之火，熏灼肺胃，传于皮肤，升麻、藿香、陈皮、甘草、人参、熟附子、生姜。得温补之剂，阳回而阴火自降，此治本不治标也。然而此症，根本既拨，吉少凶多。惟老成炼达者，拾救四五。病家医家，临斯症者，顾可忽乎哉。

---

① 蚤：通“爪”。

发　黄

黄者，中央土色也，故属阳明、大阴之症。湿热交并必发身黄，如夏月罨[①]曲，因湿热而生黄也。湿胜者，一身尽痛，色如熏黄而晦；热胜者，一身无痛，色如橘黄而明。更有畜血亦能发黄，但兼小腹硬，小便自利，其人如狂耳。发黄鼻出冷气，寸口近掌无脉者，死。黄而直视摇头，为心绝，黄而环口黧黑，为脾绝，皆不可治也。

瘀热在里，头汗，渴，小便难，汗不得越，如橘之黄且明。大便闭者，茵陈蒿汤；小便难者，五苓散加茵陈、山栀。湿热发黄，一身尽痛，小发难，色如熏黄之暗，胃苓汤加茵陈，大便闭者茵陈蒿汤。寒湿发黄，身疼发热，头痛鼻塞而烦，脉大，瓜蒂散搐鼻取水，或用防风、葛根、苍术、茵陈、桔梗、甘草、陈皮、生姜煎服取微汗。痞气发黄，半夏泻心汤加茵陈、枳实；小便难者，茵陈五苓散加山栀。结胸发黄，陷胸汤加茵陈。畜血发黄，小腹满痛，小便利，大便黑，如狂，脉沉，桃仁承气汤。内伤寒发黄，调中汤加茵陈，逆冷者加附子。阴症发黄，脉沉迟肢冷，气促，呕闷，或面赤足冷，阴躁欲坐泥水井中。轻者用理中汤加茵陈，重者用四逆汤加茵陈。凡治阴黄，须热汤温之，或以盆盛汤，令病人坐于上，布蘸热水，搭其黄上乃愈。

发　狂

热毒在胃，并于心则狂，乃邪热之极也。狂之发作，少卧不饥，妄语笑，妄起行，登高而歌，弃衣而走。甚则杀人不避水火，骂詈[②]不辨亲疏，悲怒号哭，窬[③]垣上屋，皆独阳亢极，非大下之不能已也。狂言目反视为肾绝，汗出复热，狂言不能食，皆死症也。发狂奔跳，势不可遏，倾好醋于火盆，令气冲于病人鼻内。又将姜汁啧其头面及身上及手足，即定方可察其阳狂阴躁。揭开床帐，放入爽气，随用铜镜按在心胸。热甚者，将硝一斤研细，凉水一盆，青布方一尺者四五块，浸于硝水中，微搅半干，搭在病人前心、后心、顿易冷者，得睡与汗乃愈。

---

① 罨（yǎn）：覆盖，掩盖。

② 詈（lì）：骂。

③ 窬（yú）：从墙上爬过去。

大渴目赤，唇焦舌干齿燥，脉实，狂妄，大承气汤急下之。脉浮无汗，医以火逼取汗，必惊狂，桂枝汤去芍药，加蜀漆、龙骨、牡蛎救逆汤。汗家重发汗，必恍惚心乱，小便已，阴痛，禹余粮丸。太阳病六七日，表症仍在，脉微而沉，反不结胸，其人发狂者，以热在下焦，少腹当硬满，小便自利，下血乃愈。所以然者，以太阳随经瘀热在里故也，抵当汤。太阳病不解，热结膀胱，人如狂，血自下者愈，外不解尚未可攻，当先解外；外已解，但少腹急结者，乃可攻之，桃仁承气汤。身黄，脉沉结，少腹硬，小便自利，其人如狂，血症谛也，抵当汤。阴症发躁，欲坐泥水井中，目赤足冷，脉沉，不能饮水，霹雳散冷服。身微热，面赤足冷，脉举之数大，按之无力，此虚阳伏阴而躁，人参四逆汤冷服。按狂之为症，多属实热，非大承气大下之，安能已乎？如脉无力者，宜三黄石膏汤清之。至于畜血症，但如狂，非真狂也。由于当汗不汗，或汗迟，或脉盛汗微，或覆盖不周而汗不透，太阳之邪，无从而出，故随经入腑，血结膀胱，外症既解，方可攻下。若夫阴躁，真气败坏，虚阳上越，乃阴盛隔阳。庸医不察脉之浮盛沉衰与不能饮水，见其面赤身热，误与凉剂，则立毙矣。大抵此症，肌表虽热，重按之，则冷透手矣。然阴躁一症，十中止救二三，惜乎昧者不识，识者忧谗，束手待尽，良可痛也。

惊　悸

心之所主者神也，神之所依者血也，心血一虚，神气失守，则舍空而痰水客之，此惊悸之所由作也。惊者惕惕然不宁，触事易惊，气郁生痰也。悸者筑筑然跳动，盖以心虚则停水，水居火位，心实畏之，故怔忡而不能自安也。

伤寒八九日下之，胸满烦惊，小便不利，谵语，一身尽重，柴胡加龙骨牡蛎汤。火劫汗，亡阳，惊狂，桂枝去芍药，加蜀漆、龙骨、牡蛎救逆汤。二三日悸而烦者，小建中汤。脉代结，心动悸，炙甘草汤。汗多叉手冒心，悸欲得按，桂枝甘草汤。汗后脐下悸，欲作奔豚，此心虚而肾气发动，茯苓桂枝甘草大枣汤。太阳病汗出不解，发热心悸，头眩，身瞤动，振振欲擗地，真武汤。少阳耳聋，目赤，烦满，不可吐下，吐下则悸而惊，救逆，小柴胡去黄芩加茯苓。五六日往来寒热，胸胁满，嘿嘿不饮食，心烦悸，喜呕，微热，或咳，小柴胡汤。脉弦细，头痛，发热，属少阳，不可汗，汗则谵语。胃不和，则烦而悸。调胃承气汤。少阴病，四逆而悸；或小便不利，或腹痛，泄利，四逆散。厥而悸者，宜先治水，茯苓甘草汤。霍乱心悸，理中丸加茯苓。

按惊与悸，虽有分别，总皆心受伤也。因阳气内弱，法当镇固。因水饮停留，法当疏通。饮之为患，甚于他邪，虽有余邪，必先治水，盖以水停心下，无所不入。侵于肺为喘，传于胃为呕，溢于皮为肿，渍于肠为利，故治不可缓也。经曰：厥而悸者，宜先治水。夫莫重于厥，犹先治水，况其他乎。

振战栗

振者，身微动，正气虚寒也。战者，身大动，邪正相争也。栗者，心动邪气胜也。振为轻而战为重，战在外而栗在内也。

吐下后，心下满，气上冲，头眩，脉沉紧，发汗则动经，身为振摇，茯苓桂枝白术甘草汤。太阳病，汗后仍热，心悸头眩，肉瞤身振，真武汤。

按经云：下后复发汗，及亡血家误汗，必为寒振，内外俱虚也。又曰：表气微虚，里气不守，邪中于阴则栗，乃知振摇之症大抵属虚。《素问》曰：寒邪伤人，使人毫毛毕直①。鼓颔战栗，此素有邪，当发其汗。仲景云：脉浮而紧，按之反芤，此为本虚，当战汗而解。又三部脉，浮、沉、迟、数同等，必战汗而解。若脉浮数，按之不芤；其人不虚，汗自出而解，不发战也。外不战，但内栗者，阴中于邪也。凡伤寒欲解，则战而汗出，此邪不胜正也。若正不胜邪，虽战无汗，为不可治矣。

筋惕肉瞤

汗多亡阳，津液枯而筋肉失养，故筋惕惕而跳，肉瞤瞤而动也。

脉微弱，汗出恶风，误服大青龙汤，则厥逆筋惕肉瞤，真武汤。太阳病，已汗仍发热，头眩，身瞤振，真武汤或人参养荣汤。吐下后复发汗，虚烦，脉微，心痞，胁痛，气冲眩冒，动惕，久而成痿，桂枝苓术甘草汤。

大抵此症，因于汗者，十有七八，不因于汗，素禀血虚，邪热搏血，亦见此症。又有未尝发汗，七八日筋惕而肉不瞤，潮热，大便闭，小便涩，脐旁硬痛，此燥屎也，大柴胡下之。一虚一实，治法相悬，临症者，可以不详察乎。

---

① 寒邪伤人，使人毫毛毕直：文见《素问·玉机真藏论》，文字略有出入。

瘈 疭

瘈者，筋脉急而缩。纵者，筋脉缓而伸。一伸一缩，手足牵引搐搦，风主动摇故也。

汗下后，日久瘈疭，此虚极生风，小续命汤加减。不因汗下瘈疭，羌、防、芩、连、天麻、四物之类。汗出露风，汗不流通，手足搐搦，牛蒡子散。风温，被火劫，发微黄色，瘈疭，萎蕤汤。

肝为风木之脏而主筋，风火搏挠，多患瘈疭，当平肝降火，佐以和血。有痰者，二陈竹沥为主；属虚者，补中益气为先。如应用小续命者，有汗去麻黄，无汗去黄芩，此常法也。若戴眼上视，汗出如珠，凝而不流，太阳绝也。又有四肢漐漐①，动而不已，似瘈疭而无力抽搐者，肝绝也。汗下过度，日久变出者，多不可治。

胃实不大便

有大便不通，有大便难，有大便硬，皆阳明胃实之候。

六七日不大便，头痛有热，与承气汤。小便清者，知不在里，仍在表也，桂枝汤。阳明病，无汗而喘，麻黄汤。阳明病，胁下硬满而呕，舌上白胎，小柴胡汤。阳明病，过十日脉浮，小柴胡汤。阳明病，自汗若发汗，小便自利者，津液内竭，虽硬不可攻，蜜煎导之。阳明病，潮热不大便，少与小承气。不转失气者，无燥屎不可攻；转失气者，有燥屎可攻，大承气汤。阳明病，不吐不下，心烦，调胃承气汤。阳明小便不利，大便乍难乍易，时有微热，喘冒不卧，有燥屎也，大承气汤。伤寒六七日，目中不了了，睛不和，无表里症大便难，身微热，大承气汤急下之。脉浮则胃气强，脉涩则小便数，浮涩相搏，大便则难，其脾为约，麻仁丸。阳明症喜忘，大便色黑，必有畜血，抵当汤。无表里证，下后脉数，不解，善饥，六七日不大便者，有瘀血。

按：仲景或曰阳明潮热不大便，与小承气。不转失气者，初硬后必溏，不可攻之。此胃中初热，未作实者也。或曰太阳病下之腹满，初硬后必溏，此虚热在上，无燥屎者也。或曰阳明病，中寒不能食，小便不利，手足濈然汗出，欲作痼瘕，初硬后必溏，以水谷不分也。或曰小便少者，服承气汤。

---

① 漐漐（xiè）：同“亵”。

若不大便六七日，小便少者，初硬后必溏，须小便利，屎必硬，乃可攻之。乃知仲景测大便法，皆以小便验之，然小便利，屎必硬，固为可攻。亦有小便利，大便硬，而不可攻者，何也？阳明自汗，或发汗，小便自利。此津液内竭，虽硬不可攻，待其自欲大便，与蜜煎导之。夫胃虽实，有表者汗之，半表半里者和之，不因胃实便下也。此仲景心法，精考详求，自无妄下之误矣。

自 利

自利者，不因攻下而自利，俗名漏底是也。六经皆有自利，表里寒热治各不同。

太阳表不解，心下有水气，干呕，发热而咳，或渴，或利，或小便不利，少腹满，或喘，小青龙汤。太阳与阳明合疾，必自下利，葛根汤。太阳病外症未除，而数下之，遂挟热而利，心下痞硬，表里不解，桂枝人参汤。太阳与少阳合病，自利，黄芩汤。若呕者黄芩加半夏、生姜汤。太阳少阳并病，而反下之，成结胸，下利不止，水浆不下，其人心烦，生姜泻心汤或小陷胸汤。太阳病，反下之，利遂不止，脉促者，表未解也，喘而汗出，葛根黄芩黄连汤。太阳病二三日，不能卧，心下必结，脉微弱者，本有寒也，反下之。若利止，必结胸；未止者，四日复下之。此协热利也，黄芩汤。硬满呕烦，下之痞益甚，胃虚气逆也，甘草泻心汤。汗解后，心下痞，干噫食臭，胁下有水气，腹中雷鸣下利，生姜泻心汤。太阳下利，头痛，心下痞，胁下痛，干呕短气，汗出，不恶寒，此表解里未和也。十枣汤。十三日过经谵语者，热也，当下之。若小便利者，大便当硬，而反下利，医以丸药下之，非其治也。自利者，脉当微，今反和者，内实也，调胃承气汤。下后利不止，身痛者，急当救里，四逆汤。身痛，便调，急当救表，桂枝汤。下利心痞，复下之，利不止，治以理中，利益甚。理中者，理中焦，此利在下焦，赤石脂禹余粮汤。过经十余日，欲吐，胸中痛，大便反溏，微满微烦，调胃承气汤。已上皆太阳。

阳明病，潮热，大便溏，胸胁满，小柴胡汤。无表里症，发热七八日，脉虽浮数，可下。下后脉数不解而利不止，必便脓，黄芩汤、柏皮汤。阳明少阳合病，必下利，其脉不滑而数，有宿食也，大承气汤。脏结如结胸状如故，时时下利，寸脉浮关脉小细沉紧，舌上胎滑者，难治。已上皆阳明。

十三日不解，胸胁满而呕，日晡潮热，微利。此本柴胡症，下之不利，今反利者，误以丸药下之也。潮热者，实也。先以柴胡解外，复以柴胡加芒硝。此条当属少阳。

自利，不渴，属太阴，脏有寒也，四逆辈。太阴病，脉弱自利，设当行芍药大黄者，宜减之，以胃弱易动故也。脉浮而缓，手足温者，当发身黄。若小便利者，不发黄，至七八日，虽暴下利，必自止，以脾家秽腐当去故也。平胃散加穿山甲。已上皆太阴。

少阴病，欲吐不吐，但欲寐，五六日自利而渴者，少阴虚，故引水自救。若小便色白者，下焦虚寒。四逆汤。少阴病，下利咽痛，胸满心烦，猪肤汤。少阴病，四逆，泄利下重，四逆散。少阴病，下利六七日，咳而呕渴，心烦不眠，猪苓汤。少阴病，下利清水，纯青，心下痛，口干燥，大承气汤急下之。少阴腹痛，小便不利，下利脓血，桃花汤。少阴病，腹痛，小便不利，肢重而痛，自下利者，此为水气，或咳或呕，或小便利者，真武汤。少阴病，下利清谷，里寒外热，厥逆脉微，反不恶寒，面赤，或腹痛，或干呕，或咽痛，或利止脉不出，通脉四逆汤。少阴病，下利脉微，与白通汤。利不止，厥逆无脉，干呕烦者，白通加猪胆汁。服汤后，脉暴出者死。微续者生。少阴病至七八日自利，脉微手足反温，脉紧反去者，为欲解也，必自愈。少阴病，脉沉微欲卧，汗出而烦，欲吐自利，烦躁不寐者死。少阴病，利止，眩冒者死。少阴病，恶寒，身蜷而利，手足逆冷者死。已上皆少阴。

下利欲饮水者，热也。白头翁汤。厥阴病，脉浮而迟，表热里寒，下利清谷，四逆汤。大汗出，热不去，内拘急，四肢疼，下利，厥逆恶寒，四逆汤。下利清谷，不可攻表，汗出必胀满，四逆汤。下利，脉沉迟，面少赤，身微热，下利清谷者，必郁冒汗出而解，下虚必微厥，四逆汤。发热下利，厥逆，躁不得卧者死。发热下利，厥不止者死，汗不止者亦死。下利脉反实者死。已上皆厥阴。

按下利有寒热之分，最宜详辨。凡寒泻者，口不燥渴，脐下多寒，小便清利，脉来沉迟细软无力。完谷不化，粪色淡白，或淡黄色，或如鹜溏；或身虽热，手足逆冷，皆为寒也。凡热泻者，口必燥渴，脐下多热，小便黄赤或涩而不利，脉来数大，或浮、或滑、或弦。粪色焦黄，或热而臭，或粪出声响；得凉药与冷饮则减，得热药与热饮则增，皆为热也。热泻亦有邪热不杀谷者，与寒泻之完谷不化相似，当以他症及脉色辨之。

身不热，手足温者，属太阴经；身体四逆，属少阴厥阴二经，身热者，皆属阳明经。然阴利有反发热者，不可因其热遂以为阳也。未可下而早下之，内虚热入，名为挟热下利。凡胃虚脉弱，热渴自利者，必用四君子汤。如发热者，四君子加柴胡、黄连。若腹满，小便不利，五苓散合理中汤。呕则加藿香、半夏、陈皮、生姜；湿则加苍术；胀则加厚朴；腹痛加芍药、木香。如脉浮者，表邪未解，小青龙去麻黄，加芫花，此散表兼治水也。凡下利不可发汗，当先治利，利止则正气复，而邪自解。盖因利内虚，若误汗之，则内外皆虚，变证危殆。

腹痛

邪传于里与正气搏，则为腹痛症。少阳经有胸胁痛而无腹痛，阳明经腹满急而痛，此为里实。三阴下利清谷而腹痛者，此为里寒。太阴腹痛，当分虚实。肠鸣泄泻而痛者，虚也；便秘按之转痛者，实也。

伤寒阳脉涩阴脉弦，当腹中急痛，先以小建中汤。不瘥者，与小柴胡汤。胸中有热，胃中有邪，腹痛呕吐，黄连汤。往来寒热，胸胁满，烦呕腹痛，小柴胡汤。阳明病，不大便五六日绕脐痛，烦燥，此有燥屎，大承气汤。大下后，六七日不大便，烦而腹痛，有宿食也，大承气汤。发汗不解，腹满痛，急下之，大承气汤。少阴病，二三日不已，至四五日，腹痛，小便不利，肢重自利，此有水气，真武汤。少阴病，下利清谷，里寒外热，厥逆脉微，反不恶寒，面赤腹痛，通脉四逆汤。少阴病，四逆，或咳或悸，或小便不利，腹痛泄利，四逆散。少阴病，腹痛，便脓血，桃花汤。厥阴四五日腹痛，若转气下趋少腹者。欲下利也，四逆汤。

按：腹痛，有虚有实、有寒有热、有食有血，当详辨之。可按可揉而软者，虚也；不可揉按而硬者，实也；身无大热，口中不渴，喜饮热汤者，寒也；身热口渴，喜饮凉水者，热也；噫气恶食，气口脉实者，食也；痛有定处，而不动移，或胁或小腹硬满，小便利，大便黑者，血也。大抵脉大而有力者，可凉可下，脉沉而无力者，宜补宜温，更以症参之，百不失一矣。

谵语

谵语者，妄有所见，呢喃而语，不伦于理也。多言稍有次第者，独语如见鬼者，睡中呢喃者，皆热之轻也。音声高厉，言之不休者，热之重也。狂言叫喊，骂詈不辨亲疏，神明昏乱，热之最甚也，皆因胃中热盛，上乘于心，心为热冒故也。脉短则死，脉和则愈。又身微热，脉浮大者生，逆冷脉沉者死。或气逆喘满，或气下夺而自利，皆为逆也。

阳明病，谵语，潮热，脉滑而疾，与小承气汤。转失气者更服，不转失气者，勿服。阳明病，谵语潮热，反不能食，必有燥屎，大承气汤。阳明病，汗多胃燥，便硬则谵语，小承气汤。脉浮自汗，微恶寒，挛急，误与桂枝攻表，胃不和而谵语，调胃承气汤。三阳合病，腹满，身重，口中不仁，面垢遗尿，自汗，谵语，白虎汤。伤寒四五日，脉沉，喘满。沉为在里，反发其汗，津液越出，大便为难，表虚里实，久则谵语，大承气汤。脉弦头痛，发热，属少阳，不可汗，汗则谵语。汗多亡阳，谵语，不可下。柴胡桂枝汤和营卫，以通津液自愈。下后，胸满烦惊，小便不利，谵语，一身尽痛，柴胡加龙骨牡蛎汤。热入血室，在男子，阳明病，下血谵语，小柴胡汤加黄连、瓜蒌。妇人中风，发热恶寒，经水适来，昼则明了，暮则谵语，小柴胡汤加生地黄、丹皮、当归。十三日过经不解，谵语者热也，当以汤下之。小便利者，大便当硬，而反下利，脉调和者，知以丸药下之，非其治也。若自利者，脉当微厥，今反和者，内实也，调胃承气汤。下利谵语，脉滑数，有燥屎也，此汤饮傍流，所利皆稀水，可下之，承气汤。气虚独言，脉无力者，补中承气汤。虚则郑声，盖郑重频烦，语言谆复也，谓止将一事，频烦谆复，不能如谵语之数数更端也。成注为郑卫之声误矣。四逆脉微，郑声，四君子汤。甚者参附汤，送黑锡丹。

按：实则谵语，虚则郑声，二者本不难辨，但阳盛里实，与阴盛隔阳，皆致错语，须以他症别之。如身热，烦渴，大便闭，小便赤，乃阳盛里实也；小便清白，大便洞泄，发躁，乃阴盛隔阳也。

小便不利

因汗而小便不利者，津液亡于外也；因下而小便不利者，津液耗于内也；痞症或发黄及热病而小便不利者，皆热郁所致也。

伤寒表不解，心下有水气，干呕，发热而咳，小便不利，少腹满，或喘，小青龙汤去麻黄加茯苓。太阳病，大汗后，胃干，烦躁不眠，欲饮，小便不利。脉浮者，五苓散；不浮者，猪苓散。太阳病，饮水多，心下悸，小便少，茯苓甘草汤。太阳发汗，遂漏不止，则恶风，小便难，四肢难屈伸，桂枝加附子汤。身黄，小腹硬，脉沉结，茵陈汤。表未解，反下之，不结胸，但头汗出，小便不利，必发黄，茵陈汤或栀子柏皮汤。小便不利，大便乍难乍易，微热，喘冒不能卧，有燥屎也，大承气汤。少阳往来寒热，胸胁满，不欲食，心烦喜呕，或心下悸，小便不利，小柴胡汤。八九日下之，胸满烦惊，小便不利，谵语，身重，柴胡加龙骨牡蛎汤。少阴小便不利，大便自利，腹痛，四肢沉重，有水气也，真武汤。厥阴小便不利，关节疼痛，汗出恶风，身肿者，属风湿，甘草附子汤。厥阴少阴寒闭，或灸气海，或行葱熨法。

按：仲景大法，在太阳症，脉浮用五苓散，不浮用猪苓汤。二方皆以猪苓、茯苓、泽泻为主，但五苓散，加白术与桂辛甘为阳也，猪苓汤，加阿胶、滑石、甘寒为阴也。阳明热黄，与栀子柏皮汤。胁痛身黄，与小柴胡汤。少阴有水，则行真武。厥阴寒秘，则行四逆。其汗多亡阳者，以桂枝加附子汤。后世以渴者与八正散，不渴者与知柏地黄，补仲景之未备也。大都汗多者，津液外泄，小便困难，不可利之，恐重亡其津液，待汗止小便自行也。又有热甚而小便仍利者，勿妄利之，恐引热入于膀胱，往往变为畜血也。

小便自利附①小便数

小便自利，有在表者，有在里者，有因热者，有因寒者，六经俱有此症，宜详考而条分之。小便数者，频欲去而不多也。在三阳经有表里之分，在三阴经并无此症，不可不详辨也。

太阳病六七日，表症仍在，脉微而沉，反不结胸，其人发狂，以热在下焦，小腹硬满，小便自利，抵当汤。伤寒有热，应少腹满，小便不利，今反利者，为有血也。宜抵挡丸，不宜他药。十三日过经谵语，小便利，大便亦利，脉反和，调胃承气汤。不大便六七日，小便少者，初硬后溏未可攻。如小便已利，大承气汤。阳明自汗，更发汗，小便自利，为津液内竭。屎虽硬，不可攻，蜜煎导。小便自利而大汗，下利清谷，内寒外热，脉微欲绝，四逆汤。脉浮自汗，小便数，心烦微恶寒，脚挛急，慎不可行桂枝汤。甘草干姜汤、芍药甘草汤。脉浮而涩，浮则胃气强，涩则小便数，浮涩相搏，大便则难，其脾为约，麻仁丸。太阳汗吐下后，微烦，小便数，大便因硬，小承气汤和之则愈。

按：小便不利者，初硬后溏，未可下。小便已利而汗多，津液已竭，不可下。小便不利而小腹硬者，溺也，当渗泄之；小便利而少腹硬者，非血则屎也，当疏利之。发黄而小便利，则为可治；腹满而小便利，则为欲解；湿热而小便利，则不能发黄；发谵而至循衣摸床，小便利，为可治，则小便之当察也审矣。小便数者，太阳阳明，治各有条。若肾虚有热者，生脉散加知、

---

① 附：原脱，依目录补。

柏、莲子。脾肾俱虚者，补中益气加生脉、知、柏，而法无遗用矣。

遗　溺

遗溺者，小便自出而不知也。夫膀胱所以潴水者也，下焦虚，故不能约摄也。

三阳合病，腹满身重，口中不仁，面垢，谵语，遗尿，白虎汤。邪中下焦，阴气为栗，足冷遗溺，四逆汤。太阳病，火熨其背，大汗，谵语，振栗，下利，欲小便不得，反呕而失溲，此为欲解。遗溲狂言，目反直视，此为肾绝。

按：阳症热甚，神昏而遗尿者易治。阴症逆冷，脉微而遗尿者难治，宜益智、桂、附以温其下。若厥阴囊缩逆冷，四逆加吴茱萸；汗下后阴虚，宜参、芍、术、草、知、柏。经曰：水泉不止者，是①膀胱不藏也。肾虚则膀胱之气不能约束也。东垣又谓遗溺属肺虚气陷，宜补中益气，合生脉、知、柏。更以他证及色脉详之，则自无遁情矣。

口苦咽干　口干舌干

咽通六经，口为脾窍，舌为心苗，津为肾液，俱属热而无寒也。惟误汗误下及虚人久病者，方与温经耳。有因汗下者，有因不汗下者，或和或解，或微汗，或微下，或急下，当考兼见之症，而为施治也。

太阳咽干，不可发汗，津液竭也。脉浮自汗，小便数，心烦，微恶寒，脚挛急。本桂枝附子症；反与桂枝汤攻表，便厥咽干，烦躁吐逆，甘草干姜汤。吐下后不解，表里俱热，恶风大渴，舌干而烦，白虎加人参汤。太阳病，重发汗，复下之，不大便五六日，舌燥干，日晡潮热，心腹硬满痛，大陷胸汤。阳明病。口干燥，漱水不欲咽，必衄，犀角地黄汤。阳明汗下后，口干舌燥渴，白虎加人参汤。少阳口苦，咽干目眩，小柴胡汤。少阴自利，清水，色纯清，心下痛，口干燥，急下之，大承气汤。少阴病，二三日，便口燥咽干，急下之，大承气汤。

按：《活人》谓脾热则津枯，固矣。然白虎汤症，言表里俱热，则三阳俱矣。口燥咽干及自利纯青，皆急下者，救少阴也。脉沉者，附子汤加知、柏、

① 是：原脱，依《素问·脉要精微论》补。

门冬、五味、花粉。汗下后，大虚脉微，古人尝以补中益气合生脉、知、柏，安可专主脾热一症哉。

眩

眩者，目黑暗而无常主也，脑髓空虚也。眩冒者，昏冒也。少阳口苦咽干，目眩者，邪渐入里而表中阳虚也；太阳、少阳并病眩者，虚也。头眩与眩冒，皆由汗吐下后阳虚也。阳明中风头眩，不恶寒，此为风也。若言乱目眩，即为死症。

吐下后，逆满，头眩，脉沉紧，发汗则动其经，身为振摇，茯苓桂枝白术甘草汤。吐下后脉微，心下痞硬，胁痛，气上冲，眩冒动惕，久而成痿，真武汤。阳明病，但目眩，不恶寒，葛根汤加天麻、川芎。少阳病，口苦咽干，目眩，小柴胡汤加天麻、川芎。动气在左，误汗则头眩，汗不止，筋惕肉瞤，小建中汤。少阴下利，止而眩冒者死。

咳　嗽

有声无痰者，咳也；有声有痰者，嗽也。肺主气，肺伤则气逆而咳，或寒、或热、或里、或半表半里、或停饮，各当分剖。古云：咳为肺疾，发散则愈。然亦有不可发散者，如经曰：咳而小便，不可发汗，发汗则肢厥。又曰：咳而发汗，蜷而苦满，腹坚为逆是也。

太阳表不解，心下有水气，干呕喘咳，小青龙汤。少阳往来寒热，胸胁满，嘿嘿不欲饮食，心烦呕咳，小柴胡汤去人参加五味子、干姜。少阴病，四逆而咳，四逆散加五味子、干姜。少阴病，下利，咳而呕渴，心烦不眠，猪苓汤。少阴病，腹痛，小便自利，肢重痛，自下利，为有水气，其人咳者，真武汤加五味子、细辛、干姜。

按：表寒咳嗽者，三拗、麻黄。里热咳嗽者，栀、芩、桑、杏。少阳咳嗽，小柴胡加五味、干姜。胸中痞满，枳、桔、瓜、杏。阴症脉沉，四逆加五味。细阅仲景治例，不分阴症阳症，必用五味、干姜。盖干姜辛温，散肺家逆气，五味甘酸，收肺家浮气故也。

喘

肺主气，形寒饮冷则伤肺，故气逆。上行急迫，而张口抬肩，是名为喘。或水寒射肺者，或邪在表者，或邪在里而喘，心腹必濡而不坚。若腹满，即为可下。至于汗出如油，喘而不休，及直视谵语而喘满者，皆死症也。

太阳病，无汗而喘，麻黄汤。太阳与阳明合病，喘而胸满，不可下，麻黄汤。表不解，心下有水气，干呕而喘，小青龙汤。汗后饮水多，必喘，小膏龙汤加杏仁、猪苓。喘家有汗，桂枝汤加厚朴、杏仁。汗下后，不可更行桂枝。若汗出而喘，无大热者，麻黄杏仁甘草石膏汤。太阳病桂枝证，医反下之，利遂不止，脉促者，表未解也，喘而汗出，葛根黄芩黄连汤。阳明口苦咽干，腹满微喘，发热恶寒，脉浮紧，麻黄汤。阳明脉浮紧，咽燥口苦，腹满而喘，发热汗出，不恶寒，反恶热，身重，白虎汤、五苓散。脉沉喘满，沉为在里，反发其汗，津液越出，大便为难，表虚里实，久则谵语，大承气汤。阳明脉迟，汗出，不恶寒，身重腹满而喘，手足濈然汗出，大便已硬，大承气汤。小便不利，大便乍难乍易，微热，喘冒不卧，有燥屎也，大承气汤。阴症喘促，四肢逆冷，返阴丹。

按：心火刑金，肺受迫而喘呼，如人有难而叫号，故古人以诸喘为恶。至手阴喘，则无根虚火，泄越于上，根本将脱，更为危恶。华佗曰：盛则为喘。指邪气盛，非肺气盛也，所谓泻白者，非泻肺也，泻邪气以救肺也。故曰：气即是火，其义了然。

短　气

气急而短促，不能相续，似喘而不抬肩，似呻吟而无痛苦。或为实，或为虚，或在表，或在里，或属阴，或属阳，或饮多而水停心下，各宜审详。

短气，骨节痛，汗出，小便不利，恶风身肿，为风湿，甘草附子汤。短气腹满，胁痛，脉弦浮大，外不解，无汗嗜卧，身黄，小便难，潮热，小柴胡汤。表未解，短气，手足濈然汗出，或潮热，大承气汤。若表解，心下痞硬，干呕，短气，十枣汤。下后，心中懊侬硬痛，大陷胸汤。

按：汗吐下后，脉微，气不能续，则与异功散。阴症脉沉，逆冷，难以布息，则与四逆汤加人参。饮多水停，则与茯苓甘草汤。皆补仲景之未备也。

郁 冒

即昏迷也，郁结而气不舒，昏冒而神不清也。经云：虚寒则为郁冒，然有宜下者。

太阳下后，复汗，表里俱虚，致冒，汗出则表和自愈。里未和，然后复下，小承气汤。阳明小便不利，大便乍难乍易，微热，喘冒不卧，有燥屎也，大承气汤。少阴但欲寐，利止而眩冒者死。厥阴下利清谷，脉沉迟面赤，身微热，必郁冒汗出而解。

按：海藏谓心火熏肺，所以神昏。若下之则误矣，宜栀子、芩、连汤。脉浮在丙，宜导赤散；脉沉在丁，宜泻心汤。刘河间云：热者脉必数，然热甚而反致沉细，谓为寒者误也。宜解毒加大承气下之。或失下而脉微昏冒者，若急下之，则残阴暴绝。不下亦死，以解毒汤，养阴退阳，则脉和而生。仲景曰：血虚而厥，厥而必冒。又曰：少阴下利止，眩冒者死，盖虚极而脱也。或虚或实，细心明辨之。

不能言

太阳发汗已，身犹灼热，名风温。脉尺寸俱浮，自汗身重，多眠鼻鼾，语言难出，萎蕤汤。少阴病，咽中生疮，不能言语，苦酒汤。惑病，虫蚀咽喉，上唇有疮，则声嗄，甘草泻心汤。痉症，口噤不能言，刚痉用葛根汤，柔痉用桂枝汤加瓜蒌。热病，喑哑不言，三四日不得汗出者死。火邪刑金，声哑，芩、连、甘、桔、知母、黄连、麦冬、五味。风热壅盛，咳嗽声嗄。荆、防、甘、桔、薄荷、花粉、知母。

怫 郁

乃面赤也。阳气怫郁在表，故面色发赤。虽由于热，然六经俱无可下之症，亦有阴寒症，水极似火者，须以他症别之。

太阳病，如疟状，脉微，恶寒，面反热色，身痒，桂枝麻黄各半汤小汗之。太阳发汗不彻，转属阳明，续微汗出，不恶寒。若太阳症不罢，不可下，可小发汗。设面色缘缘正赤，阳气怫郁在表，当汗之，麻黄汤。阳明面赤不可攻，葛根汤。少阴小利清谷，厥逆脉微，反不恶寒，通脉四逆汤加葱白。

面赤如锦纹，咽喉痛，吐脓血者，阳毒也，阳毒升麻汤。

吐　蛔

气上冲心疼，饥不欲食，吐蛔者，厥阴病，桂枝白术茯苓汤、理中安蛔散。静而时烦，此为脏寒，蛔上入膈，须臾复止，得食而呕，又烦，蛔闻食臭出，当吐蛔，乌梅圆。病人有寒，复发汗，胃中冷，必吐蛔，先服理中汤，次服乌梅圆。

按：吐蛔主胃寒，人所共知，然亦有属阳症者。如脉来洪大数实，或渴或秘，或瘫或黄，皆以冷剂取效，切不可执一也。凡吐蛔症，勿服甘草，勿食甜物，盖蛔虫得甘则动，得苦则安，得酸则止，得辛则伏也。

循衣摸床

手弄衣被及摸床者，必兼撮空，此肝家之热，肝将绝。故见，危恶之症。

太阳中风，以火发汗，邪风被火，两阳相熏，其身发黄。阳盛则衄，阴盛则小便难，但头汗出，口干咽烂，或不大便，谵语甚者哕，捻衣摸床。小便利者，可治。吐下后不解，不大便，日晡潮热，不恶寒，独语如见鬼状，剧则不识人，循衣摸床，惕而不安，微喘直视，脉弦者生，涩者死。大承气汤。

按：循衣摸床，必兼见撮空及怵惕。肝主筋，肝热甚，故动惕也。脉弦则肝木未败，故生。脉涩则金旺而木欲绝，故死。仲景主下者，因其不大便也。若内无燥屎，而脉重按无力者，往往以大补气血而愈。此法外之变通也。

目直视

视物而不转睛也。五脏六腑之气皆上注于目，邪气壅盛，冒其正气，则神识不慧。藏精之气不能上荣于目，则直视，此邪气已极，正气已坏，吉少凶多者也。故曰狂言直视为肾绝，直视摇头为心绝。直视谵语喘满者死，直视不利者死。

衄家不可汗，汗则额陷，脉紧急，直视不能眴①，肝受血而能视，亡血则

---

① 眴（shùn）：动目。

肝虚。又发汗亡阳，则阴阳俱虚。此症虽逆尚可以补剂，救十中之一二也。风温被下，小便不利，直视失溲，仲景无治法。目中不了了，睛不和，无表里症，大便难，微热为实。大承气汤。

厥逆

厥者，四肢冷也；逆者，手足冷也。邪在三阳则热，传至太阴则温，至少阴则逆，至厥阴则厥。故成氏以为厥甚于逆，而王履非之，似亦不必。厥有阴，阳之殊，最当详慎。

太阳脉浮，自汗，小便数，心烦微恶寒，脚挛急，反与桂枝攻表，误也。得之便厥，咽干，烦躁，吐逆，甘草干姜汤。阳明脉滑而厥，里有热也，白虎汤。三阳合病，腹满，身重，口不仁，面垢，谵语，遗尿。发汗则谵语，下之则额汗，手足逆冷。若自汗者，白虎汤。少阴吐利，手足厥冷，烦躁欲死，吴茱萸汤。少阴病，下利清谷，里寒外热，厥逆脉微，反不恶寒，面赤，或腹痛，或干呕，或咽痛，或利止，脉不出，通脉四逆汤。少阴四逆，或咳或悸，或小便不利，或腹痛泄利，四逆散。厥而悸者，宜先治水，却治其厥。不尔，水渍入胃，必作利也，茯苓甘草汤。下后寸脉沉迟，厥逆，下部脉不至，咽喉不利，吐脓血，泄利，为难治，麻黄升麻汤。厥冷，脉细欲绝，当归四逆汤。厥冷，脉乍紧者，邪结胸中，瓜蒂散。一二日至四五日厥者，必发热，厥深者热亦深，厥微者热亦微，承气汤下之。若误汗之，必口伤烂赤。少阴恶寒，身蜷而利，逆冷者，不治。少阴吐利，烦躁四逆者，死。少阴但厥无汗，强发之，必动其血，或从口鼻，或从目出，名下厥上竭，为难治。逆厥者，不可下。发热，下利，厥不止者死。下利，厥逆，无脉，灸之不温，脉之还，反微喘者，死。

按：厥有阴阳，辨之宜精。阴厥者，初得病，便逆冷，脉沉迟，足挛恶寒，或引衣自盖，或不喜饮水，或下利清谷，或清便自调，外症安静，手足心冷，指甲青冷，脉按无力，法当温之。阳厥者，初病必身热，小便赤，大便秘，渴饮，烦躁不眠，动转不宁，至二三日后方发厥，其脉虽沉，按之必滑，手足心温，指甲微温，法当清之。或下症悉具，而见四逆，是因失下，血气不通，承气汤下之。其曰逆冷不可下者，为真寒者言也。若夫火极似水而厥，则手足心温，指甲亦温，非下何以救乎！

不得卧

不得眠者，阳明病也，胃不和则卧不安也。或因汗下，或心血亏损，或因烦热而辗转不宁，或因瘥后余热未尽，阴气未复，皆令人不得卧也。

太阳病，二三日不得卧，心下必结，脉微弱者，寒也，桂枝加厚朴杏子汤。太阳脉数，身疼无汗，烦躁不眠，汗之，麻黄汤。下后复汗，昼日烦躁，不得眠，夜而安静，不呕不渴，无表症，脉沉微，身无大热，干姜附子汤。衄家不可汗，汗则额上陷，脉紧急，直视不眴，黄芩芍药汤。下后心烦复满，卧起不安。栀子厚朴汤。汗吐下后，虚烦不得眠，心中懊侬，栀子豉汤。身热，目痛，鼻干，不得卧，尺寸脉俱长，阳明病也，小便不利，大便乍难乍易，微热，喘冒不卧，有燥屎也，大承气汤。阳明脉浮紧，咽燥口苦，喘满发热，汗出，不恶寒，反恶热，烦躁不眠，栀子豉汤。少阴病欲寐，二三日后，心烦不得卧，黄连阿胶汤。少阴病，下利欲寐，六七日后，咳而呕渴，心烦不得眠，猪苓汤。少阴病，但欲寐，脉沉细，烦欲吐，至五六日自利，复烦躁不得寐者死。发热下利，厥逆烦躁，不得卧者，死。

【临床解读】

赵某某，女，48岁。2020年12月16日初诊。

主诉：咳喘1年余。

现病史：患者1年前无明显诱因出现咳嗽、气喘，在当地医院诊断为“哮喘”，天冷及阴天加重，现在每天需用雾化剂雾化。现症见：咳嗽，胸闷，咽痒，咯少量白色泡沫痰，夜间加重，咳嗽时右胁痛，鼻塞流清涕，纳少，食后胃胀不舒，大便成形，完谷不化，日一次，小便调，舌质暗红，苔白腻，脉沉滞。

处方：桂枝10克，生白芍10克，厚朴10克，杏仁10克，橘红10克，炙麻黄6克，炙甘草6克，生姜3片，大枣3枚（切开）为引。25剂，每日1剂，水煎服。（张磊医案）

按：不得眠，皆为热症。夫心为丙丁之主，邪火炎灼，则神不休息，魂气飞扬，不能归肝而卧也。其在太阳汗下后，昼日烦躁不眠一症，虽用附子干姜汤，盖复其汗下所亡之阳，非治其所感之寒也。若汗下后，虚烦甚而脉微弱者，加味温胆汤与栀子乌梅汤，均称要剂。

但欲寐

卫气者，昼则行阳，夜则行阴，行阳则寤，行阴则寐。阳气虚阴气强盛则目瞑，乃邪传于阴不在阳也。昏昏闭目者，阴主阖也。但欲寐是少阴本病，然亦有热者。

太阳病十日，脉浮细嗜卧，外已解也。胸满胁痛者，小柴胡汤。按：此条当是太阳、少阳合病。少阴但欲寐，口燥咽干，急下之，大承气汤。少阴欲吐不吐，但欲寐，五六日自利而渴，少阴虚，故引水自救。小便白者，下焦虚寒，四逆汤。若小便黄赤而渴者，白头翁汤。风温，汗出身重，鼾睡，语言难出，萎蕤汤。

按：嗜卧亦有阴阳之殊，少阴脉微细，但欲寐，或蜷卧，或向壁卧，四肢逆冷，身体沉重，皆阴症也，附子汤温之。如热气内伏，神气昏倦，令人多眠，小柴胡汤，诚为要剂。

奔　豚

气从少腹上冲心而痛，如豕突之状，必脐下筑筑而动。一由误汗，一由烧针。

太阳发汗后，脐下悸者，欲作奔豚，茯苓桂枝甘草大枣汤。烧针令汗，针处被寒，核起而赤，必发奔豚，气从少腹上冲心，灸核上各一壮。桂枝加桂汤。

按：奔豚为少阴之气，非肉桂能泄其邪也。

除　中

脉迟厥冷，下利当不能食。若反能食者，名曰除中，不可治。其症有二：一由误服黄芩汤，凉药而致者，必死。一则热少厥多，胃气在者，可治。此不因药故也。

肉　疴

顽痹不知痛痒也。汗出太多，营与卫俱虚，血气不和，肌肉失养故也。

汗后虽近衣絮，犹尚肉疴，羌活冲和汤加桂枝、当归、木香主之。

卷 下

同郡门人许友绪名子　父　校
男在勤知稼在坚公生　父重校

百合狐惑目赤黑阴毒阳毒总论

尝读仲景书，至《金匮要略》第三论，乃以阴阳二毒之症，附于百合、狐惑、目赤黑之尾，反复玩之，而知斯五症皆奇症也。百合之状，欲食不食，欲卧不卧，欲行不行，如寒无寒，如热无热，状如神灵，何其奇也！狐惑之状，嘿嘿欲眠，目不得瞑，蚀喉为惑，蚀阴为狐，面目乍赤乍黑乍白，又何其奇也！目赤黑之状，不热而烦，嘿嘿欲卧，三四日目赤，七八日眦黑，又何其奇也！阳毒则面赤如锦，咽痛吐血；阴毒则面目俱青，咽痛，身如被杖。俱以五日可治，七日不可治，及其施治，则二症均用升麻鳖甲汤，则不可解已。在阳毒之热，反加蜀椒，在阴毒之寒，反去蜀椒，则更不可解矣。味其叙阳毒，不过曰面赤咽疼，唾脓血而已，并不言亢阳极热之状也。其叙阴毒，不过曰面青咽痛，身如被杖而已，并不言至阴极寒之状也。其所用剂，不过升麻、甘草、鳖甲、当归而已，并不用大寒大热之药也。乃知仲景所谓阳毒者，感天地恶毒之异气，入于阳经则为阳毒，入于阴经则为阴毒，故其立方，但用解毒之品，未尝以桂、附、姜、茱治阴；芩、连、硝、黄治阳也。后世名家，不深察仲景之旨，遂以阳毒为阳症之甚者，而用寒凉；阴毒为阴症之甚者，而用温热。殊不知仲景论疗阳症，状极其热，而药极其寒，论疗阴症，状极其寒，而药极其热，已无余蕴，而何必别出名色乎？至其治阳毒，反投蜀椒者，椒本解毒之品，从其类而治之也。阴毒反去蜀椒者，为升麻、鳖甲，既属清凉，只觉蜀椒为赘矣，若以阳毒为极热，何不投凉剂，而反去蜀椒耶。若以阴毒为极寒，何不投温剂，而反去蜀椒耶。是知如上五症，皆奇异而罕覯①者，此《金匮》总类于一条之中，良有说也。故凡学者，读前贤之书，

① 覯（gòu）：同“遘”，遇见。

不得草草看过，必深思而明辨之，庶乎入仲景之室耳。

百合 无分经络，百脉一宗，悉致其病也。欲食不能食，欲卧不能卧，欲行不能行，如寒无寒，如热无热，口苦小便赤，时常嘿嘿，药不能治，得药则吐，如有神灵，其形如和，其脉微数，每溺时头痛者，六十日愈。溺时头不痛，淅然者四十日愈。若溺时快然，但头眩者二十日愈。

百合病，汗后者，百合知母汤。下后者，滑石代赭汤。吐后者，百合鸡子汤。不经汗吐下后，百合地黄汤。百合病，一月不解，变成渴者，百合洗法。不瘥，瓜蒌牡蛎汤。百合病，变发热者，百合滑石汤。

狐惑 状如伤寒，嘿嘿欲眠，目不得闭，卧起不安，蚀于喉为惑，蚀于阴为狐，不欲饮食，恶闻食臭，面目乍赤乍黑乍白。

蚀于上部，则声喝，甘草泻心汤。蚀于下部，则咽干苦参汤洗之。蚀于肛，雄黄一味为末，取艾纳拌匀，以二瓦合之，烧向肛门熏之。

目赤黑 此症后贤遗而不论及，或混杂于狐惑症中，尤为可笑也。

脉数无热，微烦，嘿嘿欲卧，汗出，初得之三四日，目赤如鸠眼；七八日，目四眦黑，若能食者，脓已成也。赤豆当归散。

按：此症，乃目疡也。当其未成脓者，毒气未出，故腹满不能食。及脓成毒出，则腹舒，故能食也。

阳毒 目赤班班①如锦纹，咽喉痛，吐脓血五日可治，七日不可治，升麻鳖甲汤。

阴毒 面目青，身痛如被杖，咽喉痛，五日可治，七日不可治，升麻鳖甲汤，去雄黄、蜀椒。

按：后贤所论阴毒，皆阴症之重者，阳毒乃阳症之甚者，并非仲景的旨，故悉删去。

舌卷囊缩

厥阴危恶之症，扁鹊、孙真人皆断为死症。仲景无治法，今采南阳海藏治法，有阴阳之殊，至于女人乳头缩者，即同此症。

厥阴病，尺寸俱沉短者，必舌卷囊缩，毒气入腹，大承气汤。烦满囊缩，便不通，发热引饮，邪在里也，大承气汤。厥逆爪青，二便不通，地道塞也，正阳散或回阳丹。

---

① 班：同“斑”。下同。

漱水不欲咽

内有热者，必喜饮水。今欲水而不欲咽，是热在经而里无热也，此症属在阳明经，此经气血俱多，经中热甚，逼血妄行，必将衄也。畜血症，燥而不渴，多见此症。阴症发躁，烦渴，不能饮水，或勉强咽下，少顷即吐出，或饮下便呕逆，皆内真寒而外假热也。盖无根失守之火，游于咽嗌之间，假作燥渴，故不能饮也。

阳明身热，头痛，口燥，漱水不欲入咽，必衄血。脉微，犀角地黄汤，茅花汤。无表症，不寒热，胸腹满，唇口燥，漱水不咽，小便多，此为瘀血，必发狂。轻者桃仁承气汤，甚者抵当丸。少阴脉沉细，厥逆，漱水不欲咽，四逆汤。下利厥逆无脉，干呕烦渴，漱水不欲咽，白通汤加猪胆汁、人尿。吐蛔，口燥舌干，但欲凉水浸舌及唇，不欲咽，理中汤加乌梅。

过经不解

伤寒十三日不解，谓之过经，脉尺寸陷者，大危。

过经不解，柴胡症未罢，小柴胡汤和之。呕不止，心下郁郁微烦，大柴胡汤。形弱脉虚，参胡三白汤。虚烦不眠，温胆汤加人参、柴胡。

坏　病

汗吐下后仍不解者，此名坏病。桂枝不中与也，审其脉症，知犯何逆，随症治之。或因误汗，或因误吐，或因误下，皆不顺于理，故曰逆也。

太阳病不解，转入少阳，胁下硬满，干呕，往来寒热，未吐下，脉沉紧，小柴胡汤。汗吐下后，柴胡症罢，此为坏症。知犯何逆，以法治之。

按：伤寒既久，汗吐下后，邪气渐平，正气渐薄，阳亡于外，阴竭于内，自非大补，宁有生机，苏韬光云好参一两作一服，鼻梁上涓涓微汗，是其应也。未效，当更与之。古人以治坏症，屡屡回生，如有兼症，必以人参为主，随症调之，真良法也。

身热恶寒身寒恶热

身大热，反欲近衣者，热在皮肤，寒在骨髓也。身大寒，反不欲近衣者，寒在皮肤，热在骨髓也。

按：丹溪云：大热当喜冷，反欲得衣者，表气虚不足以自温，其人阴弱，阳无所附，飞越而出，发为大热，宜作阴虚治之。大寒反不欲衣者，邪郁肤腠，表气大实，宜作邪郁治之。赵嗣真云：虚弱素寒之人，感邪发热，热邪浮浅，不胜沉寒，故外怯而欲衣也，治宜辛温。壮盛素热之人，感邪之初，寒未变热，阴邪闭于伏热，阴凝于外，热郁于内，故内烦而不欲衣也，治宜辛凉。二说虽殊，各有至理，学者当因症察之。

表热里寒表寒里热

伤寒脉浮，此表有热，里有寒，白虎汤。少阴下利清谷，里寒外热，手足厥逆，脉微，反不恶寒，面赤，或腹痛，或呕，或咽痛，或利止，脉不出，通脉四逆汤。既吐且利，小便复利，大汗出，下利清谷，内寒外热，脉微，四逆汤。下利清谷，里寒外热，汗出而厥，通脉四逆汤。脉浮而迟，表热里寒，下利清谷，四逆汤。

热多寒少

太阳病，发热恶寒，热多寒少，脉微弱者，无阳也，不可汗。桂枝二越婢一汤。太阳病，七八日如疟状，发热发寒，热多寒少，不呕清便，欲自可，一日二三度发，脉微缓为欲愈。脉微，恶寒，此阴阳俱虚，不可汗吐下也。面色反热者，未欲解也，以其不得小汗出，身必痒，桂枝麻黄各半汤。

风湿相搏

须知此症，脉必浮虚而涩，若沉实滑大数者，非也。

伤寒八九日，风湿相搏，身体烦疼，不能转侧，不呕不渴，脉浮虚而涩，桂枝附子汤。若大便硬，小便自利，桂枝去桂加白术。风湿相搏，骨节烦疼，掣痛，不得屈伸，近之则痛剧，汗出短气，小便不利，恶风不欲去衣，或身微肿，甘草附子汤。

阴阳易病

伤寒未全瘥，因于交接，而无病之人反得病也。易者，邪毒之气交相易换也。男子病新瘥，妇人与之交而得病，名曰阳易。妇人病新瘥，男子与之交而得病，名曰阴易。其候身重，气乏，百节解散，头重不举，目中生花，热上冲胸，火浮头面，憎寒壮热，在男子，则阴肿小腹绞痛。在妇人，则里急连腰胯内痛，甚者手足冷挛蜷。男子卵陷入腹，妇人痛引阴中，皆难治也。若吐舌出数寸者，必死。

易病阳症，烧裈散、竹皮汤。阴症，猳鼠屎汤、当归白术汤。大便不通，昏乱惊惕、妙香丸。

按：阴阳易病，得离经脉者死。太过，而一呼三至曰至。不及，而一呼一至曰损。此离于经常之脉也，惟易病有之。

房劳复

瘥后犯房事而热，名房劳复。其候头重，眼花，腰背痛。小腹里急，心胸烦闷。

房劳，头重，目花，小腹绞痛，赤衣散、烧裈散、竹皮汤选用。虚弱脉微，四君子汤送烧裈散。

劳　复

大病新瘥，最忌思虑伤神，多言耗气，梳浴行动太早，则因劳发热，复病如初。

劳复发热，小柴胡主之，脉浮，汗解，脉沉下解。劳神，归脾汤。气弱脉细，补中益气汤。一切劳复，鳖甲为末，炒黄米汤送下。

食　复

凡病瘥后，先进清粥汤，次进浓粥汤，次进糜粥，亦须少少与之，切勿令任意过食也。至于酒肉，尤当禁忌，若有不谨，便复发热，名为食复。

食复轻者，香砂枳术汤。重者，枳实栀子豉汤。酒复，小柴胡加葛根、黄连。

遗　毒

汗下不彻，余邪热毒结于耳后，名曰发颐。宜速消散之，稍缓即成脓矣。

余毒发颐，可消者，用连翘败毒散。若不可消者，不问已破未破，俱用内托消毒散。

瘥后昏沉

瘥后数日，渐见昏沉，或错语呻吟，如见鬼状，皆因余热蕴在心胞络。

脉浮者，微汗之，小柴胡汤加紫苏、知母、生地。虚甚，归脾汤加黄连、竹叶。

瘥后发豌豆疮

余毒发疮，黄连、甘草、荆、防、连翘煎服。外用赤小豆为末，入青黛，以鸡子清和涂，神效。

瘥后发肿

水气浮肿，壮实者，以商陆少许，煮粥食之。脾虚发肿，四君子、五苓散合服。足肿，大米、茯苓、苡仁煎汤代茶。

瘥后喜唾

胃中虚寒，不纳津液，故喜唾，理中汤加益智仁。

脏　结

脏气闭结，不能流通也。外症如结胸状，但饮食如故，时时下利为异耳，寸脉浮，关脉沉细而紧，阴筋引脐腹而痛也。

胁下有痞气，连在脐旁，痛引小腹阴筋，此冷脏结必死。脏结无阳症，不往来寒热，其人反静，舌上胎滑，不可攻也。茱萸四逆汤，宜灸关元穴。

痓

俗作痉，误也，今正之。病身热，足冷，项强恶寒头痛，面目赤，头摇，口噤，手足挛搐，角弓反张。太阳先伤风，复感寒，无汗为刚痓。先伤风，复感湿，有汗为柔痓。脉浮紧，口渴，仰面开目为阳，易治。脉沉，不渴，合面闭目为阴，难治。或风淫为实，或血枯为虚也。

太阳病，身体强，脉反沉迟，瓜蒌桂枝汤。太阳无汗，小便反少，气上冲，口噤不语，葛根汤。刚痓，胸满口噤，卧不着席，脚挛急，必齘①齿，大承气汤。血枯筋无所养，十全大补汤。

大头瘟

天行疫毒邪犯高巅，分别三阳经而施治。

发于项上，并脑后目后赤肿，太阳也，荆芥败毒散。发于鼻额，以至面目闭，阳明也，通圣消毒散。发于耳之上下前后，并头角者，少阳也，小柴胡汤加荆芥、芩、连。三阳俱受邪，普济消毒饮。

风　温

汗后热，名曰风温。脉浮自汗，身重多眠，鼻鼾不语，此先受温热，复感于风也。

风膃忌汗，萎蕤汤。热加知母、干葛，渴加瓜蒌。身重，汗出，防己汤。

伤　湿

身重痛，小便不利，与太阳伤寒相似，但脉沉细为异耳。

一身尽痛，日晡发热，风湿也。麻黄杏仁苡仁甘草汤。头汗出，背强，欲得被覆向火者，寒湿，理中汤合胃苓汤。关节痛而烦，脉沉细，当利小便，

① 齘（xiè）：牙齿相摩切。

甘草附子汤。

湿　温

先伤于湿，复伤于暑，名曰湿温。腹满身痛，多汗妄言，足冷，寸脉浮弱，尺小而急。

湿温，白虎加苍术汤。不可发汗，汗之名重暍，必死。

温　疟

此伤寒坏病也。前热未除，复感寒邪，变为温疟。

寒热往来，口苦胸满，小柴胡加桂枝芍药汤。烦渴用人参白虎汤。

中暑中暍

纳凉于广厦凉亭，乘风挥扇，多食冰冷瓜果，静而得之，名曰中暑。奔役于赤日炎威之中，负重远行，不得休息，动而得之，名为中暍。脉虚汗多，身热烦渴。

中暑，面垢，自汗，烦渴，人参白虎汤加、连、薷、扁豆。心胞络受邪，热甚，昏而不醒，香薷汤冷服，须加黄连。足冷脉沉，理中汤。中暍，大热烦渴，苍术白虎汤。

按：中暑为阴症，阳气为阴寒壅遏，法当辛温。中暍为阳症，热火熏灼，法当清凉。凡热死，切勿便与冷水，及冷物逼其外，即不可救。须置于暖处，取路上热土，于脐上作窝，溺热尿于中，此为良法。或以晒热瓦，熨其心腹，亦佳，宜苏合香丸、汤调灌之；或热土大蒜同研，热水调，去渣，灌之。

妇人伤寒

治法皆与男子相同，但热入血室与胎前产后则不同也。

妇人伤寒，经水适来，昼则明了，夜则谵语，此名热入血室，小柴胡汤加生地、丹皮、归尾、枳壳。妊娠伤寒，安胎为主，不可过于汗下，有表者，羌活冲和汤加当归、芍药。燥渴便闭，小承气汤，大黄须酒炒。直中寒症，理中汤加桂。护胎法，井底泥、青黛，伏龙肝等分，加面少许，水调涂脐下二寸许。干则再涂，产后伤寒，血气空虚，勿轻汗下，有表症者，四物汤加羌活、苏叶、苍术、葱头。燥渴便闭，四物汤加枳壳，酒炒大黄、厚朴。汗下太过，遂变郁冒昏迷，筋惕肉瞤，八珍汤加干姜主之。

太阳篇凡①七十三方

桂枝汤 主太阳中风。阳浮者，热自发；阴弱者，汗自出。啬啬恶寒，淅淅恶风，翕翕发热。

桂枝三两（去皮） 芍药三两 甘草二两（炙） 生姜三两（切） 大枣十二枚（擘）

水七升，微火煮三升，服一升，须臾歠②热稀粥一升，以助药力。温覆一时许，遍身漐漐微汗者佳。不可令如水流漓，病必不除。汗多反动营血，邪乘虚袭。若一服病瘥，停后服，若不汗更服；又不汗又服，剂尽病犹在，更作服。桂枝本为解肌，若脉浮紧，发热无汗者，不可服也。盖桂枝汤本主太阳中风，腠疏自汗，风邪于卫者，乃为相宜。仲景以解肌为轻，发汗为重，故汗吐下后身痛者，津液耗也，虽有表邪，止可桂枝解肌也。桂味辛甘发散，故以为君。《内经》曰：风淫于内，以辛散之，以酸收之③，以甘缓之。故以芍药为臣，甘草为佐，生姜、大枣为使，姜、枣之用，行脾之津液，而和营卫者也。麻黄汤不用姜、枣者，为其专于发汗，不待行化，津液自通耳。桂枝、麻黄二汤，为冬月伤寒而设，若春温夏热之病，决不可用。

麻黄汤 主大阳头痛发热，身热腰痛骨节痛，恶寒无汗而喘。

麻黄三两（去节） 桂枝二两（去皮） 甘草一两（炙） 杏仁七十个（去皮尖）

水九升，先煮麻黄，减二升，去上沫，内诸药，煮二升半，服八合。覆取微汗，不须歠粥。余如桂枝法。《本草》云：轻可去实，麻黄之属是也。实者谓寒邪在表，腠密无汗而表实也。麻黄为轻剂，专主发散，是以为君。表实者非桂枝所能独散，所以为臣也。《内经》曰：寒淫于内，治以甘热，佐以辛苦者是也，甘草甘平，杏仁甘苦，用以为佐者，经所谓肝苦急，急食甘以缓之。肝者，营之主也。伤寒营胜卫固，血脉不利，故须缓之，且桂枝汤治

① 凡：原脱，依目录补。
② 歠（chuò）：饮；啜。
③ 以酸收之：《素问·至真要大论》此句在“热淫于内”句中。

风伤卫，则卫实营弱，故佐以芍药，和其营血也。麻黄汤治寒伤营，则营实卫虚，故佐以杏仁者，利其卫气也。

大青龙汤　主伤寒见风，脉浮缓，身不疼，但重，乍有轻时，无少阴症者宜之。

麻黄六两（去节）　桂枝二两（去皮）　甘草二两（炙）　杏仁四十枚（去皮尖）　生姜三两（切）　大枣十二枚（擘）　石膏鸡子大（打碎）

水九升，先煮麻黄，减二升，去沫；内诸药，煮三升，服一升，取微汗，汗多者温粉扑之。一服汗者，停后服。汗多亡阳，遂虚，恶风、烦躁、不眠。青龙者，东方木神也，应春而主肝，专发生之令，为敷荣之主，万物出甲则有两歧，肝有两叶以应之，谓之青龙者，发散营卫两伤之邪也。桂枝主风，麻黄主寒，此则伤寒见风，所以处青龙汤两解风寒也。寒伤营，必以甘缓之，风伤卫，必以辛散之，此风寒两伤，必用辛甘相合而疗之。是以麻黄为君，桂枝为臣，甘草甘平，杏仁甘苦，佐麻黄以发表，大枣甘温，生姜辛温，佐桂枝以解肌。夫风寒两伤，非轻剂可以独散，必须以轻重之剂同散之。是以用石膏之苦辛，质重而又达肌为使也，此汤为发汗重剂，用之稍过，即有亡阳之害，故仲景戒多服也。服药后汗不止，将病人发披水盆中，露足出外，以温粉周身扑之。白术、藁本、川芎、白芷，等分细末，每药末一两，入米粉三两。

小青龙汤　主表邪不解，心下有水气。

麻黄（去节）　芍药　细辛　干姜　甘草（炙）　桂枝各三两（去皮）　五味子半升　半夏半升（汤洗）

水一斗，先煮麻黄减二升，去上沫；内诸药，煮三升，服一升。渴去半夏，加瓜蒌根三两；微利，去麻黄，加芫花如鸡子大，熬令赤色。噎去麻黄，加附子一枚，炮。小便不利，去麻黄，加茯苓四两。喘去麻黄，加杏仁半升。青龙象肝木之两歧，主两伤之疾，麻黄汤散寒，桂枝汤散风。若表不解而心下有水气，为表里两伤，须小青龙祛表里之邪，麻黄辛温，为发散之君，桂枝辛热，甘草甘平，为发散之臣，芍药酸寒，五味酸温，寒饮伤肺，则咳喘而肺气逆。经曰：肺欲收，急食酸以收之。故芍药、五味子为佐，以收逆气。心下有水，津液不行，则肾燥。经曰：肾苦燥，急食辛以润之。故以干姜辛热，细辛辛温，半夏微温为使，以散寒水，如是则津液通行，汗出而解。心下有水气，变症多端，故宜加减之法。渴者去半夏加瓜蒌根，水畜则津液不行，气燥而渴，半夏性燥，去之则津易复，瓜蒌性润，加之则津易生。微利者去麻黄，加芫花，水渍肠胃，则为利，下利不可发表，发之必胀满，故去麻黄，酸苦能涌泄，水去则利止，故加芫花。经曰：水得冷气，其人即噎。胃寒非表症，故去麻黄，辛热能温中，故加附子。若小便不利，病在下焦。甘淡者下渗，故加茯苓。发散者上行，故去麻黄。喘则气上，法当降下，麻黄轻扬而上，是以去之，杏仁苦泄而下，是以加之。

桂枝葛根汤 主太阳病，项背强几几，反汗出恶风。

葛根四两 芍药二两 甘草二两 生姜三两 桂枝二两 大枣十二枚

水一斗，煮取三升，服一升。按《诗·豳风·狼跋》云：赤舄[①]几几。注云：几几，拘貌。官不敢左右顾视也。借以喻项强之状也。表邪方盛，不当有汗，今反汗出，风伤卫也，故以桂枝解肌，芍药和营，大枣、生姜和胃。

葛根汤 主太阳病，项背强几几，无汗恶风。

葛根四两 麻黄三两 桂枝二两 芍药二两 甘草二两 生姜三两 大枣十二枚

水一斗，先煮麻黄、葛根，减二升，去沫，内诸药煮三升，服一升。覆取微汗。几几注见前，旧释鸟羽，未当，今正之。此方即桂枝汤，加麻黄、葛根，以其无汗表实故用二物发表，所谓轻可去实也。按太阳病，有汗用桂枝，无汗用麻黄，确乎不可易矣！此复以太阳无汗用葛根汤，太阳有汗用桂枝葛根汤，何也？葛根本阳明经药，恐太阳病久，将传阳明，故用葛根以迎而夺之，豫发其邪，勿令传入也。前用桂枝汤、麻黄汤者，病方起也，今用此二方者，病已久也。又按太阳病脉静为不传，若烦躁脉数，为欲传也，意者既见其欲传之状，故用此二方，此未发之秘旨。

桂枝麻黄各半汤 太阳病，八九日，如疟状，热多寒少，不呕清便，一日二三度发。脉微缓为欲愈；脉微恶寒，不可汗吐下；面反有热色，未欲解也，以不得寒，身必痒。

桂枝一两十六铢 芍药 生姜 甘草 麻黄（去节）各一两 大枣四枚 杏仁二十四枚

水五升，先煮麻黄一二沸，去沫，内诸药，煮一升八合，服六合。此方论当分作三段看。太阳病至寒少一段，为自初至今之症；下文皆拟病防变之辞；至欲愈一段，言不必治也，至不可汗吐下，言宜温之也；至末一段，是小汗之。麻黄与桂枝，一发一止，则汗不至大出矣。桂枝二麻黄一汤不录。

桂枝二越婢一汤 太阳病，发热恶寒，热多寒少，脉微弱者，无阳也，不可发汗。

---

① 舄（xì）：鞋子。

桂枝　芍药　甘草[①]　生姜一两二铢　大枣四枚　麻黄七钱半　石膏一两

水五升，先煮麻黄一二沸，去沫，内诸药，煮二升，服一升。胃为十二经之主，脾治水谷，属土居下，为卑脏，有若婢然。经曰：脾主为胃行其津液，所以调之越婢者，以其发越脾气，通行津液也。凡仲景称太阳病者，皆表症发热恶寒，头项强痛也。若脉浮大，则与症相应，宜发其汗。今表症见而脉反微，是脉不应症，故不可发汗，但用此方和之而已。

桂枝去桂加茯苓白术汤　主汗下后，仍头项强痛，发热无汗，心下满微痛，小便不利。

芍药三两　甘草二两　生姜　白术　茯苓各三两　大枣十二枚

水八升，煮三升，服一升。小便利则愈。头项强痛，邪仍在表，何故去桂而加苓术耶？不知此属饮症也，既经汗下而不解，心下满痛小便不利，此为水饮内蓄，邪不在表，故去桂加苓术也。若小便利，则水饮行，而热满头痛，无不悉愈矣。

桂枝加芍药生姜人参新加汤　主汗后，身体痛，脉沉迟。

桂枝三两　芍药四两　甘草二两　人参三两　大枣十二枚　生姜四两

水一斗二升，煮三升，服一升。汗后身痛，邪未尽也。脉来沉迟，血不足也。经曰：脉沉者，营气微也，与桂枝汤以解未尽之邪，加芍药参姜，以补不足之血。夫身痛一也，以脉浮紧为邪盛，盛者损之；以脉沉迟为血虚，虚者补之。此之身痛，因血虚而致，误作表实而发之，则血愈虚而危矣。

桂枝附子汤　伤寒八九日，风湿相搏，身痛烦，不能转侧，不呕不渴，脉浮虚而涩。

桂枝四两　附子三枚（炮）　大枣十二枚　生姜三两　甘草二两

水六升，煮二升，分三服。病至八九日，则邪多在里，身当不痛，今日数多，而身痛不能转侧者，湿也。经曰：风则浮虚。又曰：涩为寒湿。不呕不渴，里无邪热也。脉浮虚而涩，身有烦疼，则知风湿但在经也。与桂枝附子汤，以散表中风湿，风在表者，散以桂枝之辛甘；湿在经者，逐以附予之辛热；姜枣同甘草，行营卫而通津液，以和其表也。

桂枝加附子汤　脉浮为风，大为虚，风则微热，虚则胫挛，宜与桂枝加附子汤。厥逆咽干烦躁，阳明内结，谵语烦乱，更饮甘草干姜汤。夜半阳气还，两足当热，胫尚微拘急，重与芍药甘草汤，乃胫伸。以承气汤微溏，则止其谵语。

---

① 桂枝　芍药　甘草：剂量原缺，《伤寒论》为“各十八铢，炙”。

但照前方，入芍药三两。

甘草干姜汤

甘草四两　干姜二两

水三升，煮一升五合，分二服。

芍药甘草汤

芍药　甘草各四两

水三升，煮一升五合，分二服。合论已上三方，浮为风，合用桂枝汤；大为虚，虚而胫挛者，寒则筋急也，非附子不能温经以舒筋，故加之。厥逆，咽干，烦躁，此阴躁也，虽内结谵烦，而阳气未回，故以甘草干姜，温理中气，为脾主四肢；又甘能缓急也，及阳气已还，则除去温剂，虽胫尚拘急不过以芍药和营而已，直待胫伸，寒症尽去，然后以承气，止其谵语。盖内结者，非承气不能除耳。一症也，始而大温之，既而微温，又既而微寒之，终而大寒之。非有见垣之智者，未易语此，后人遇此症，岂复能出此手眼耶。

桂枝附子去桂加白术汤　主风湿相搏，身痛，不呕渴，脉虚涩。若其人大便硬，小便利者，宜与此汤。

白术四两　甘草三两（炙）　附子三枚（炮）　生姜三两　大枣十二枚

水六升，煮二升，分三服。仲景云：初服之，其人身如痹，半日许，复服之，三服尽。其人如冒状，勿怪，此以术附并走皮内逐水气，未得除故耳，当加桂四两。此本一方二法，以大便硬，小便利，故去桂也；以大便不硬，小便不利，当加桂、附。

甘草附子汤　风湿相搏，骨节痛不能屈伸，汗出短气，小便不利，恶风，或身微肿。

甘草　白术　桂枝各二两　附子二枚

水六升，煮三升，服一升，日三。初服得微汗则解。能食汗止复烦者，服五合。身肿，加防风；小便不利，加茯苓。

芍药甘草附子汤①　发汗不解，反恶寒者，虚也，当与此汤。

芍药　甘草各三②两　附子一枚（炮）

水五升，煮一升五合，分三服。汗后病解，则不恶寒；汗后病不解，而表实者，亦不恶寒。今汗后不解，又反恶寒，营卫俱虚也。汗出则营虚，恶寒则卫虚，故以芍药之酸收，敛津液而益营；附子之辛热，固阳气而补卫；

---

① 芍药甘草附子汤：原作“芍药附子甘草”，依目录及《伤寒论》改。

② 三：原脱，依《伤寒论》补。

甘草调和辛酸而安正气。

桂枝去芍药汤　大阳下后，脉促胸满，若微寒，加附子，名桂枝去芍药加附子汤。

桂枝三两　甘草二两　生姜三两　大枣十二枚

水七升，煮三升，服一升。胸满者不利于酸收，故去芍药。其曰微寒者，非表寒，乃里寒也。故加附子以祛寒而消满也。

柴胡加桂枝汤　伤寒六七日，发热，微恶寒，支①节烦疼，微呕，心下支结，外症未去。

桂枝一两半　黄芩　人参各一两半　甘草一两　芍药一两半　生姜一两半　大枣六枚　柴胡四两　半夏二合半

水七升，煮三升，服一升。伤寒至六七日，邪当传里之时也。支结者，支撑而结也。呕而心下结者，里症也，本当攻里，然发热恶寒，为外症来去，不可攻里，与柴胡桂枝汤，以和解之。南阳云：外症未解，心下妨闷，谓之支结，非痞也，不可不辨。

白虎汤　吐下后，七八日不解，热结在里，表里俱热，脉浮滑，大渴而烦。

知母六两　石膏一斤　甘草二两（炙）　粳米六合

水二斗，煮米熟汤成，服一升，日三服。

按：仲景云：伤寒脉浮滑，此②表有热，里有寒，白虎汤主之。疑必有误。又云：热结在里，表里俱热，大渴饮水，白虎汤主之。又云：表不解者，不可与白虎汤。又阳明一症云：表热里寒，四逆汤主之。又少阳一症云：里寒外热，通脉四逆汤主之。乃知其言脉浮滑，表热里寒者，必表里二字传讹也。即仲景数论而断之，岂有里既寒而反用大寒之剂乎？岂有里寒而脉浮滑者乎？岂有里寒而太热烦渴者乎？故知白虎为阳明大热而设，其曰里有寒者，定差无疑也。成氏随文注释，惑误后人，不得不详为之辨也。白虎西方金神也，应秋而归肺，表里俱热，金被火囚，用辛寒以救肺，所以名为白虎也。《活人》谓夏月阴气在内，宜戒白虎。《明理论》云：立秋后不可服，恐白虎大寒，将变虚羸不食。二说俱偏矣，有是病即当服是药，安可拘于时哉。设使秋冬病，苟无表症而大热烦渴，便与白虎，为对症之良剂矣。虽欲不用，其可得乎。

---

① 支：同肢。

② 此：《伤寒论》176 条此后有“以”字。

白虎加人参汤　主太阳中暍。发热恶寒，脉微弱，手足逆冷而渴者，白虎加人参汤。又曰：身无大热，口渴心烦，背微恶寒者，白虎加人参汤主之。

知母六两　石膏一斤　甘草二两　粳米六合　人参三两

水一斗，煮米熟汤成，服一升，日三服。伤寒脉浮，发热无汗，其表不解，不渴者，宜麻黄汤，渴者宜五苓散，并非白虎所宜也。惟大渴饮水、无表症者，乃可与白虎加人参汤，以除里热。

五苓散　太阳汗后，胃干，烦躁不眠，欲饮水者，少少与之。脉浮，小便不利而渴，宜用此方。

猪苓十八铢　泽泻一两六铢半　茯苓十八铢　桂半两　白术十八铢

上为末，以白饮和服方寸匕，日三服。多饮暖水，汗出愈。太阳，经也；膀胱，腑也。膀胱者，溺之室也，五苓散者，利溺药也；膀胱者，津液之府，故东垣以渴为膀胱经本病。然则治渴者，当泻膀胱之热，泻膀胱之热者，利小便而已矣。淡味渗泄为阳，内蓄水饮，须渗泄之，故以二苓泽泻为主。脾土强旺，则小饮不敢停留，故以白术为佐。水蓄则肾燥，经曰：肾苦燥，急食辛以润之。故用桂为向导之使。

柴胡桂枝干姜汤　伤寒五六日，已发汗复下之，胸胁满微结，小便不利，渴而不呕，但头汗出，往来寒热，心烦者，此为未解也，柴胡桂枝干姜汤主之。

柴胡半斤　桂枝三两　黄芩三两　干姜　牡蛎　甘草各二两　瓜蒌根四两

水一斗二升，煮六升，去渣，再煎取三升，服一升，日三。初服微烦，复服，汗出便愈。已经汗下，则邪当解。今胸腹满结云云，则邪在半表半里也。小便不利而渴者，汗下津亡内燥也。若热消津液，今小便不利而渴者，当呕，今渴而不呕，非里热也。伤寒汗出则和，今但头汗，他处无汗者，津不足而阳虚于上也，与柴胡桂枝干姜汤，以解表里之邪，复津液以助阳也。

柴胡加龙骨牡蛎汤　八九日，下之，胸满烦惊，小便不利，谵语，一身尽重。

柴胡四两　半夏（汤洗）二合　大黄二两　人参　桂枝　茯苓　龙骨　黄芩　铅丹　牡蛎（熬）　生姜各一两半　大枣六枚

水八升，煮四升，内大黄，更煮一二沸，服一升。伤寒八九日，邪热已深，下之而满烦者，热未尽也。惊者，心恶热而神不守也。小便不利者，津液不行也。谵语者，胃实也。身重不可转侧者，阳气伏于里，不行于表也。与柴胡汤以除烦满，加龙骨、牡蛎、丹铅以镇惊，加茯苓以行津液、利小便，加大黄以涤胃热、止谵语，加桂枝以行阳气、解身重，而错杂之邪，靡不悉愈矣。

桂枝去芍药加蜀漆龙骨牡蛎救逆汤 伤寒脉浮，医以火迫劫之，亡阳，必惊狂，起卧不安，此方主之。

桂枝 生姜 蜀漆（洗去腥）各三两 牡蛎（熬）五两 龙骨四两 甘草（炙）二两 大枣十二枚

上为末，水一斗二升，先煮蜀漆减二升；内诸药，煮三升，服一升。伤寒脉浮，责邪在表，以火劫汗，汗多亡阳，则心神浮越，故惊狂不安。与桂枝以救其阳，去芍药者，以其酸寒益阴，非亡阳所宜也。火邪错逆，加蜀漆之辛以散之。阳气亡脱，加龙骨、牡蛎之涩以固之，所谓涩可去脱也。

葛根加半夏汤 太阳与阳明合病，不下利，但呕者，此方主之。

葛根四两 麻黄三两（去节） 甘草二两（炙） 芍药二两 桂枝二两（去皮） 生姜二两 半夏半升（汤洗） 大枣十二枚

水一斗，先煮葛根、麻黄，减二升，取白沫；内诸药，煮三升，服一升。覆取微汗。太阳表症与阳明里症，合同而见。其邪甚于里者必自利，与葛根汤，以彻二阳之邪。其不下利而呕者，里邪稍轻，故加半夏以理逆气。外症必头痛腰痛，肌热目痛，鼻干不眠。

葛根黄芩黄连汤 大阳病，桂枝症，反下之，利下，脉促，表未解也，喘汗，宜此汤。

葛根半斤 甘草（炙） 黄芩各二两 黄连三两

水八升，先煮葛根，减二升；内诸药，煮二升，分二服。表未解者，散以葛根、甘草之甘；里受邪者，清以黄芩、黄连之苦。

黄芩汤 大阳与少阳合病，自下利者，与黄芩汤。若呕者，黄芩加半夏生姜汤。

黄芩三两 芍药 甘草各二两 大枣十二枚

水一斗，煮三升，服一升，日再、夜一服。太阳与少阳合病，下利而头疼胸满，或口苦咽干，或往来寒热，其脉或大而弦也。黄芩、芍药之苦酸，以坚敛肠胃之气；甘草、大枣之甘平，以补养脾胃之弱。

黄芩加半夏生姜汤

即前方加半夏半升 生姜三两

按：半夏辛燥，除湿而大和脾胃；生姜辛散，下气而善理逆结。故二物为呕家圣药也。

桂枝加厚朴杏仁汤 太阳病，下之微喘者，表未解也，宜与此汤。

桂枝 芍药 生姜各三两 厚朴（炙，去皮） 甘草（炙）各二两 杏仁（去皮尖）五十枚 大枣十二枚水七升，煮三升，服一升。下后大喘，则为里气大虚；下后微喘，则为里气上逆。邪未传里，犹在表也，与桂枝汤以解外邪，加厚朴、杏仁以下逆气。

干姜附子汤　下后复汗，昼则烦躁，夜而安静，不呕不渴，无表症，脉沉微，身无大热。

干姜一两　附子一枚（生用）

水三升，煮二升，顿服。下后复汗，阳气大损。昼则行阳，阳虚故烦躁也；夜则行阴，阴盛故安静也。不呕则里无邪，不渴则里无热。外无表症，脉见沉微，则虚寒显著矣。身无大热者，但微热也，此无根虚火，游行于外，非姜附之辛温，何以复其阳乎？

麻黄杏仁甘草石膏汤　汗后，下后，不可更行桂枝汤。若汗出而喘，无大热者，可与麻黄杏仁甘草石膏汤。

麻黄四两（去节）　杏仁五十枚（去皮尖）　甘草二两（炙）　石膏半斤

水七升，先煮麻黄，减二升，去上沫，内诸药，煮二升，服一升。仲景凡言汗后，下后，乃表邪悉解，止余一症而已，故言不可更行桂枝汤。今汗下后而喘，身无大热，乃上焦余邪未解，当与麻黄杏仁甘草石膏汤以散之。夫桂枝加厚朴杏仁汤，乃桂枝症悉具，而加喘者用之，今身无大热，但汗而喘者，不当以桂枝止汗，但以麻黄散表，杏仁、石膏清里。俟表里之邪尽彻，则不治喘汗，喘汗自止矣。

桂枝甘草汤　发汗过多，其人叉手自冒心，心下悸，欲得按者，此汤主之。

桂枝四两　甘草二两（炙）

水三升，煮一升，顿服。汗多，亡阳，则胸中气怯，故叉手冒心。心悸欲得按者，虚故喜按也。与桂枝之辛，入肺而益气，甘草之甘，归脾而缓中。

茯苓桂枝甘草大枣汤　发汗后，其人脐下悸者，欲作奔豚，此汤主之。

茯苓半斤　桂枝四两　甘草二两（炙）　大枣十五枚

甘澜水一斗，先煮茯苓，减二升；内诸药，煮三升，服一升，日三服。作甘澜水法：取水置大盆内，以杓扬之，待水珠满面方用。汗者，心之液。发汗后脐下悸者，心虚而肾气发动也，肾之积，名曰奔豚。发则从少腹至心，为水来凌火，以茯苓伐水邪，以桂枝泄奔豚，甘草、大枣之甘平，助胃土以平肾。用甘澜水者，取其动而不已，理停滞之水也。

厚朴生姜半夏甘草人参汤　太阳发汗后，腹胀满，此汤主之。

厚朴（去皮尖）　生姜各半斤　人参一两　半夏半升（洗）　甘草二两

水一斗，煮三[1]升，服一升，日三服。仲景凡言发汗者，以外无表症，里无别邪，止有腹胀一件而已。吐下后腹胀，皆谓邪气乘虚，入里为实也。今曰汗后，是外已解也，腹满知非里实，由脾胃津液不足，气涩不通，壅而为满，但与此汤和调脾胃，则浊气自降而胀自已。

茯苓桂枝白术甘草汤　吐下后，心下逆满，气上冲胸，起则头眩，脉沉紧，发汗则动经，身为振摇，此汤主之。

茯苓四两　桂枝三两　白术　甘草（炙）各二两

水六升，煮三升，月卜升。吐下则里虚，故心满气冲及眩。若脉浮紧为表邪，当发汗。今沉紧为里邪，不可发汗。若误汗之，则外动经络，损伤阳气，阳气外虚，则不能主持诸脉，故身为振摇也。阳不足者，补之以甘，茯苓、白术，生津液而益阳。里气逆者，散之以辛，桂枝、甘草，行阳分而散气。

茯苓四逆汤　发汗若下之，病仍不解而烦躁，此汤主之。

茯苓四两　人参一两　附子一枚（生用）　甘草二两（炙）　干姜一两半

水五升，煮三升，服七合，日三[1]服。发汗则阳气外虚，下之则阴气内虚，阴阳俱虚，则生烦躁。既曰阴阳俱虚，独用气药者，盖为气药有生血之功也。

茯苓甘草汤　汗出不渴，此方主之。

茯苓二两　桂枝二两　甘草一两　生姜三两

水四升，煮三[2]升，分三服。仲景云：汗出而渴者，五苓散；汗出不渴者，茯苓甘草汤。夫渴为太阳传本，故利小便以涤热。不渴为表气虚弱，故与此汤以和卫。

栀子豉汤　汗吐下后，虚烦不能眠，若剧者，必心中懊侬，栀子豉汤主之。若少气者，栀子甘草豉汤；若呕者，栀子生姜豉汤。

栀子十四枚　香豉四合绵裹

水四升，先煮栀子得二升半，内豉，煮取升半，分二服，一服得吐，止后服。邪气自表传里，留于胸中，为邪在高分，则可吐也。所吐之症不同，如未经汗下，邪郁于膈者乃实邪也，以瓜蒂散吐之；若汗吐下后，邪气乘虚，

---

① 三：原作“二”，依《伤寒论》66条改。

② 三：《伤寒论》作“二”。

留于胸者，乃虚烦也，以栀子豉汤吐之。经曰：酸苦涌泄为阴。涌者，吐也。涌吐虚烦必以栀子之苦为君，清除伏热，必以香豉之寒为臣也。

栀子甘草豉汤 症治见前方。

栀子十四枚 甘草二两（炙） 香豉四合

水四升，先煮[1]甘草取二升四合，内豉，煮取升半，分二服。一服得吐，止后服。

栀子生姜豉汤 症治见前方。

栀子十四枚 生姜五两 香豉四合

水四升，先煮栀子、生姜，取二升半；内豉，煮升半，分二服。一服得吐，止后服。

栀子厚朴汤 主下后，心烦腹满，卧起不安。

栀子十四枚 厚朴四两（炙） 枳实四枚（去穰）

水三升半，煮取一升半，分二服。一服得吐，止后服。

栀子干姜汤 医以丸药大下之，身热不去，微烦。

栀子十四枚 干姜二两

水三升半，煮取一升半，分二服。一服得吐，止后服。病在上者，因而越之。其为吐一也，而所以吐则异也。虚烦而兼少气，加甘草以和中；虚烦而兼呕恶，加生姜以散逆；腹满而虚烦，则中州之实也，入枳、朴以宽中；太热而微烦，则中州之虚也，入干姜以理中。《内经》曰：气有高下，病有远近，症有中外，治有重轻，适其所以为治，依而行之，所谓良矣。

真武汤 太阳发汗不解，仍发热，心悸，头眩，身瞤动，振振欲擗地。又少阴病，二三日至四五日。腹满小便不利，四肢沉重，疼痛下利，此为水气。其人或咳，或小便利，或下利或呕。

茯苓 芍药 生姜各三两 白术二两 附子一枚（炮）

水八升，煮三升，服七合，日三服。咳加五味子半升，细辛、干姜各一两，小便利者，去茯苓，不利去芍药，加干姜二两，呕者去附子，加生姜足前半斤。真武，北方水神也。水在心下，外带表而属阳，必应辛散，故治以真武汤。真武主少阴之水，亦治太阳之悸。夫脾恶湿，腹有水气则不治，脾欲缓，甘以缓之则土调，故以茯苓甘平为君，白术甘温为臣。经曰：湿淫所胜……佐以酸辛。故以芍药、生姜为佐。经曰：寒淫所胜，平以辛热。故以附子为使。然水气内渍，则变动多端，故立加减之法。咳者，水寒射肺也。

---

[1] 煮：此后《伤寒论》有“栀子”两字。

肺气逆则以五味子酸收之，肺恶寒则以细辛、干姜辛润之。小便利则去茯苓，以其渗泄也；小便不利则去芍药，以其酸涩也。加干姜者，散其寒也。呕者必因于气逆，附子益气故去之，生姜散气故加之。

四逆汤　发热头痛，脉反沉，若不瘥，身体痛，当救其里。下后下利清谷，身痛，急当救里。

甘草（炙）二两　干姜一两半　附子一枚（炮）

水三升，煮一升二合，分二服。四肢者，诸阳之本，阳气不能充布，故四肢逆冷。是方专主是症，故名四逆也。脾主四肢，而甘为土味，是以甘草为君；寒淫所胜，平以辛热，是以干姜为臣；温经回阳，非纯阳而健悍者，无此大作用，是以附子为使。太阴与少阴俱受阳和之煦，而真气充周于肢节矣。若发热云云，下后云云，皆阴症，故并主之。

调胃承气汤　太阳病未解，脉阴阳俱停，必先振栗，汗出乃解。但阳脉微者，先汗出而解；但阴脉微者，下之而解。若欲下之，宜调胃承气汤。

大黄四两（去皮，酒洗）　甘草二两（炙）　芒硝半斤

水三升，煮一升，去滓；内芒硝，微煮令沸，少少温服之。阴阳俱停，是阴阳和已，可以弗药而愈。阳脉微者，阴胜也，有汗则解。设或无汗，大都宜温，阴脉微者，阳胜也，非下之，何以解其亢阳乎。经曰：热淫于内，治以咸寒，佐以苦寒①。芒硝咸寒为君，大黄苦寒为臣，正合此法也。加甘草以缓之和之，监其峻烈，虽则有承顺其气之势，复有调和其胃之功矣，故名调胃承气。本阳明药，而此主太阳未解也。

小建中汤　伤寒二三日，悸而烦，小建中汤。阳脉涩，阴脉弦，腹中急痛，与小建中汤。

桂枝三两　甘草二两（炙）　大枣十二枚　芍药六两　生姜三两　胶饴一升

水七升，煮三升，去滓；内饴。微火消解，服一升，日三服。呕家不可用建中汤。以甜故也。二三日邪方盛，又未经汗下，见症不过悸而烦，不审何故，便行建中，疑必有脱文也。若阳脉涩而阴脉弦，腹中掣急而痛，灼然虚寒，建中温之当矣。脾居四脏之中，生育营卫，通行津液。一有不调则营卫失育，津液失行，此汤甘温。善为中州培养，有建立之义，故曰建中。脾欲缓，急食甘以缓之，故以胶饴甘温为君；甘草甘平为臣；脉弦木旺，土之仇也，以桂与芍药，制之为佐；益卫宜辛，补营宜甘，故以姜、枣为使。

---

① 苦寒：《素问·至真要大论》作“甘苦”。

大柴胡汤　太阳过经，反二三日下之，四五日柴胡症仍在，先与小柴胡汤。呕不止，心下急，微烦者，与大柴胡汤。又曰：十余日热结在里，往来寒热，与大柴胡汤。

柴胡半斤　半夏半升（洗）　黄芩　芍药各三两　生姜五两　大枣十二枚　枳实四个　大黄二两

水一斗二升，煮六升，服一升，日三服。夫大实大满，非驶剂不能泄，当与大小承气汤。苟不至大满大实，惟热甚而须下者，必轻缓如大柴胡汤为当也。清热必以苦为主，余邪必以解为先，故用柴胡之苦平解肌为君；黄芩苦寒为臣；芍药佐黄芩，祛营中之热，枳实佐柴胡，祛卫中之热，是以为佐；半夏、姜、枣，理胃气之逆，大黄荡涤，夺土中之壅，是以为使。

柴胡加芒硝汤　十三日不解，胸胁满而呕，日晡潮热。已而微利，此本柴胡症，下之而不得利，今反利者，必丸药下之，非其治也。潮热者，实也。先宜小柴胡解外，后用此汤。

柴胡二两十六铢　黄芩　甘草　人参　生姜各一两　半夏二十铢　大枣四枚　芒硝二两

水四升，煮二升，去滓；内芒硝，煮微沸，分温再服。胸胁满，呕而潮热，邪在半表半里，小柴胡汤为常之剂。但下之失宜，则里邪未尽，非柴胡汤所能疗也。故加芒硝以荡之。

桃核承气汤　太阳病不解，热结膀胱，其人如狂，血自下者愈。外不解者，尚未可攻，当先解外。外解已，但少腹急结者，乃可攻之，宜与此汤。

桃仁五十枚　大黄四两　甘草二两　桂枝二两　芒硝二两

水七升，煮二升半，去滓；内芒硝，更煮微沸，分温服五合，日三服。

按：犀角地黄汤以治上血，吐血、衄血是也。桃仁承气汤治中血，畜血中焦、下利脓血是也。抵当汤治下焦血，如狂是也。少腹急结，缓以桃仁之甘；下焦畜血，行以桂枝之辛；热甚搏血，故加二物于调胃承气汤中也。以症状察之，当是厚桂，非是桂枝也。桂枝轻扬治上，厚桂重降治下，其为错误无疑也。

桂枝加桂汤　烧针令汗，针处被寒，核起而赤，必发奔豚，气从少腹上冲心，宜此汤。

桂枝三两（加桂二两）　芍药三两　生姜三两　甘草二两（炙）　大枣十二枚

水七升，煮三升，服一升。奔豚者，如豕突之状，为肾之积，其气在脐下，筑筑然跳动，上冲心而痛也。桂枝辛热下行，大泄奔豚之要药，同桂枝汤用之，则针处被寒之邪，莫不毕散矣。

桂枝甘草龙骨牡蛎汤 火逆下之，因烧针烦躁，此汤主之。

桂枝一两 甘草二两（炙） 牡蛎二两（熬） 龙骨二两

上为末，水五升，煮二升半，服八合，日三。辛甘发散，桂枝、甘草之辛甘，以发散经中之火邪。涩可固脱，龙骨、牡蛎之咸涩，以收敛正气之浮越。

抵当汤 太阳病，身黄，脉沉结，小腹鞕①，小便不利，为无血；小便自利，其人如狂，血症②谛也。

水蛭二③十个（熬） 虻虫三十个（熬） 大黄三两（酒洗） 桃仁二十个

水五升，煮三升，服一升。未下，再服。气不行者易散，血不行者难通，血畜于下，非大毒驶剂，不能抵挡其邪，故名抵当汤。经曰：咸胜血。去血必以咸，是以水蛭咸寒为君。经曰：苦走血。散血必以苦，是以虻虫苦寒为臣。血结则干燥，以桃仁之润滑为佐。血结则凝泣，故以大黄之荡涤为使。

抵当丸 伤寒有热，少腹满，应小便不利，今反利，为有血也，当下之，不可余药，宜抵当丸。

水蛭二十个 虻虫二十五④个 大黄三两 桃仁二十五个

上四味，杵⑤分为四丸，水一升煮一丸，取七合服。晬时当下血，若不下，更服。少腹满而小便利，为下焦畜血。若畜热者，津液不行，则小便不利。今小便利，知为畜血，畜血坚结，非轻缓之剂可疗，必峻猛之剂，方对症耳。以丸较汤，仅得三分之一，为稍缓也。

大陷胸丸 病发于阳而反下之，热入因作结胸。项强如柔痉状，下之则和，宜进此汤。

大黄半斤 葶苈子 芒硝 杏仁各半升（炒）

上大黄、葶苈捣筛；内杏仁、芒硝，合研如脂，取如弹丸一枚；入甘遂末一钱匕，白蜜二合，水二升，煮一升，顿服。一宿乃下。不下，更服。病发于阳之表，未传于阴之里，但当汗解。今早下之，热气乘虚，陷入于里，邪热凝聚，结于胸中。项强如柔痓者，邪气甚也，大黄、芒硝之苦咸，善于

---

① 鞕：同“硬”。

② 症：《伤寒论》作“证”。

③ 二：《伤寒论》作“三”。

④ 二十五：《伤寒论》作“二十”。

⑤ 杵：《伤寒论》作“捣”。

散结；葶苈、杏仁之苦甘，长于泄满；甘遂取其直达，白蜜取其润利，皆为散结之品，而葶苈尤专主胸中也。

大陷胸汤　结胸热实，脉沉而紧，心下痛，按之石硬。但结胸，无大热，为水结胸也。

大黄六两　芒硝一斤①　甘遂一钱匕

水六升，先煮大黄取二升，去滓；内芒硝，煮一二沸；内甘遂末，服一升。得快利，止后服。邪在上者，宜若可吐。然谓之结者，固结在胸中，非虚烦膈实者比也。上焦为高邪，必陷下以平之，故曰陷胸。荡平邪寇，将军之职也，所以大黄为君；咸能软坚，所以芒硝为臣；彻上彻下，破结逐水，惟甘遂有焉，所以为佐。此惟大实者，乃为合剂。如挟虚，或短气，或脉浮，不敢轻投也。

小陷胸汤　小结胸者，按之则痛，脉浮滑，此汤主之。

半夏（汤洗）半升　黄连一两　瓜蒌实一大枚

水六升，先煮瓜蒌，取三升，去滓；内诸药，煮二升，分三服。大结胸者，不按亦痛。小结胸者，必手按而后觉痛也。邪轻于前，故曰小陷胸。夫苦以泄之，辛以散之，黄连、瓜蒌之苦寒以泄热，半夏之辛温以散结，邪自解矣。

文蛤散　病在阳，应以汗解，反以冷水噀②之，灌之，热被劫③，不得去，弥更益烦，肉上粟起，意欲饮水，反不渴，服文蛤散。若不瘥，服五苓散。

文蛤五两

上为散，沸汤和方寸七服。热为寒闭，火郁于肺，而不得泄越，故弥烦也。此不可以凉药解除，宜以文蛤之酸平敛而降之。

白散④　寒实结胸，无热症者，可与白散。

桔梗　贝母各三分　巴豆一分

上为末，巴豆更于臼中杵之，白饮和服。强者半钱，羸者减之。病在膈上必吐，在膈下必利。不利，进热粥一杯。利过不止，进冷粥一杯。此方为寒结胸而设，惟病甚者，不得已而用之。若轻者，《活人》但以枳实理中丸与之，应手取效。

---

① 斤：《伤寒论》作“升”。
② 噀（xùn）：喷水。
③ 劫：原作“却”，依《伤寒论》改。
④ 白散：即《伤寒论》“三物小白散方”。

半夏泻心汤 呕而发热，柴胡症具，而以他药下之，心下满而不痛，以此汤主之。

半夏半升（洗） 黄芩 干姜 人参 甘草各三两 黄连一两 大枣十二枚

水一斗，煮六升，去滓，再煎三升，服一升，日三服。若加甘草去参，即甘草泻心汤，治痞硬吐利。若加生姜，即生姜泻心汤，治痞硬噫气。辛入肺而散气，半夏、干姜之辛，以散结气。苦入心而泄热，黄芩、黄连之苦，以泻痞热。脾欲缓，急食甘以缓之，人参、甘草、大枣之甘以缓脾。

生姜泻心汤 汗后，胃中不和，心下痞硬，干噫食臭，心①下有水气，腹中雷鸣，下利。

生姜四两 半夏半升（洗） 甘草 人参 黄芩各三两 黄连二②两 干姜一两 大枣十二枚

水一斗，煮六升，去滓，再煮三升，服一升，日三服。胃为津液之主，阳气之根，汗后外亡津液，胃中空虚，客气上逆，心下痞硬，中焦未和，不能消谷，故干噫食臭。水气腹鸣，土弱不能胜水也。

甘草泻心汤 伤寒中风，医反下之，下利日数十行，谷不化，腹中雷鸣，心下痞硬而满，干呕心烦。复下之，其痞益甚，此非结热，但胃虚气逆，故硬也，此汤主之。

甘草四两 黄芩 干姜各三两 半夏半升 黄连一两 大枣十二枚

水一斗，煮取六升，去滓，再煎三升，服一升，日三服。邪气在表，而反下之，虚其中而邪内陷也。利下谷不化腹鸣者，里虚胃弱也。痞硬呕烦者，胃虚气逆也。与泻心汤以攻痞，加炙甘草以补虚，前以汗后胃虚，是外伤阳气，故加生姜。此以下后胃虚，是内损阴气，故加甘草。痞与结胸，有高下之分。邪结在胸中，故曰陷胸；邪留在心下，故曰泻心。泻心者，必以苦为主，是以黄连为君，黄芩为臣。散痞者，必以辛为主，是以半夏、干姜为佐。阴阳不交曰痞，上下不通曰满。欲通上下，交阴阳者，必和其中，中者，脾也。脾不足者，以甘补之，故以人参、甘草、大枣为使，以补中气。中气安和，则水升火降，痞满自消。

附子泻心汤 心下痞，而复恶寒汗出者，此汤主之。

---

① 心：《伤寒论》作“胁”。

② 二：《伤寒论》作“一”。

大黄[①]　黄连　黄芩各一两　附子一枚（炮）

别煮附子取汁。麻沸汤二升，热渍之一时久，绞去滓，内附子汁，分二服。心下痞者，邪热也。恶寒汗出者，阳虚也。以三黄之苦寒，清中济阴；以附子之辛热，温经固阳。寒热互用，攻补兼施，并行而不悖，仲景之妙用也。

大黄黄连泻心汤　心下痞，按之濡，其脉关上浮者，此汤主之。濡者，软也。

大黄二两　黄连一两

麻沸汤二升渍之须臾，绞去滓，分再服。结言胸，痞言心下；结言按之硬，痞言按之濡；结言寸脉浮，关脉沉，痞不官寸，而但曰关上浮，可以明二病之分矣。经曰：大热受邪，心病生焉。味苦入心，性寒除热，大黄、黄连之苦寒，以泻心下之虚热。但以麻沸汤渍服者，取其清薄而泻虚热也。

十枣汤　太阳中风，下利呕逆，表解者，乃可攻之。漐漐汗出，发作有时，头痛痞满，引胁下痛，干呕短气，汗出不恶寒者，此表解里未和也，此汤主之。

芫花（熬）　甘遂　大戟

上三味，等分，各别捣为散；水一升，先煮大枣肥者十枚，取八合去滓，内药末。强者服一钱匕，羸人服半钱。得快利后，糜粥自养。杜壬问孙兆曰：十枣汤治何病？孙曰：治太阳中风表解里未和。杜曰：何以知里未和？孙曰：头痛痞满，胁痛干呕汗出，知里未和也。杜曰：此但言病症，而所以里未和之故，总未言也。孙曰：某实未决，愿听开谕。杜曰：里未和者，痰与燥气壅于中焦，故头痛干呕，短气汗出。是痰隔也，非十枣汤不能治，但此汤不宜轻用，恐损人于倏[②]忽也。

赤石脂禹余粮汤　下利，心下痞硬，服泻心已，复以他药下之，利不止。治以理中，利益甚。理中者，理中焦，此利在下焦，与赤石脂禹余粮汤。复下利，当利小便。

赤石脂　禹余粮各一斤

水六升，煮二升，去滓，分三服。

旋覆代赭汤　汗吐下后，心下痞硬，噫气不除，此汤主之。

旋覆花　甘草各三两　人参二两　代赭石一两　生姜五两　半夏（洗）半升　大枣十二枚

---

① 大黄：《伤寒论》此后有“二两”。

② 倏（shū）：极快，忽然。

水一升，煮六升，去滓，再煎取三升，温服一升，日三服。噫气，俗名嗳气，饱食息也。硬则气坚，咸味可以软之，旋覆花之咸，以软痞硬。虚则气浮，重剂可以镇之，代赭石之重以镇虚逆。生姜、半夏，辛以散虚痞，人参、大枣甘以补胃弱。痞而下利，生姜泻心汤；痞而不下利，旋覆代赭汤。

桂枝人参汤 太阳病，外症未除，而数下之，遂协热而利，不止，心下痞硬，表里不解。

桂枝四两 甘草四两 白术 人参 干姜各三两

水九升，先煮四味，取五升；内桂，更煮取三升，服一升，日再、夜一。仲景论大阳病桂枝症，医反下之，利遂不止，与葛根黄连黄芩汤。此又与桂枝人参汤。二症俱系表不解，而下之成利者，何故用药有温凉之异乎？二症虽同，是内虚热入，协热遂利，但脉证不同，故用药有别耳。前言脉促者，表未解，喘而汗出者，主葛根黄连黄芩汤。夫脉促为阳盛，喘汗为里热，用葛根芩连，理所宜也。且前症但曰下之，此曰数下之；前症但曰利下，此曰利不止。两论细味之，即有虚实之分矣。

瓜蒂散 病如桂枝症，头不痛，项不强，寸脉微浮，痞硬，气上冲咽喉不得息，此胸有寒也，当以瓜蒂散吐之。

瓜蒂一分（熬黄） 赤小豆一分

上二味，各别捣筛，为散已，合治之，取一钱匕；以香豉一合，用热汤七合，煮作稀糜，去滓；取汁和散，温顿服之。不吐者，少少加；得快吐，乃止。亡血虚家，不可与之。病在上者，因而越之。邪客胸中，至气冲不得息，非吐之不可也。寒气在胸，瓜蒂之苦寒从其性而治之也。赤小豆酸寒，酸苦涌泄为阴也，又以香豉酸苦为助，则邪痰浊气，一涌而尽矣。然此为快利，重亡津液，与栀子豉汤，大不相侔也。故亡血虚家，特为申禁耳。

黄连汤 胸中有热，胃中有邪气，腹痛，欲呕吐，此方主之。

黄连 甘草 干姜 桂枝各三两 人参二两 半夏半升（洗） 大枣十二枚

水一升，煮六升，服一升，日二①夜二。邪气传里，下寒上热。夫胃中有邪，则阴阳不交，阴不得升而独治于下，为下寒而腹痛；阳不得降而独治于上，为上热而呕吐。上热者泄之以苦，黄连之职也；下寒者散之以辛，姜、桂与半夏之任也。脾欲缓，急食甘以缓之，人参甘枣之用，其在斯乎！

炙甘草汤 一名复脉汤。脉结代，心动悸，此汤主之。

① 二：《伤寒论》作“三”。

甘草四两　生姜三两　人参二两　生地黄一斤　桂枝三两　麦门冬半斤　阿胶二两　麻仁半升　大枣三十枚

醇酒七升，水八升，先煮八味，取三升，去滓；内胶烊尽，服一升，日三。脉结代者，血气虚衰，不能相续也。心动悸者，神气烦扰，不能自安也。人参、甘草补其气，桂枝、生姜温其气，麻仁、阿胶、门冬、地黄皆濡润益阴之品，所以济其枯涸。而脉之结代者，可复于和平矣，故名复脉汤。

桂枝二麻黄一汤　服桂枝，大汗，脉洪，与桂枝汤。若形似疟，日再发，汗出必解。

桂枝一两十七铢　芍药一两六铢　麻黄十六铢（去节）　生姜一两六铢　杏仁十六个　甘草一两二铢　大枣五枚

水五升，先煮麻黄一二沸，去上沫，内诸药，煮二升，服一升，日再服。汗后脉洪，病犹在也。如疟日再发者，邪气客于营卫之间，与桂枝二麻黄一汤，以散营卫之邪，桂枝汤料，倍于麻黄汤料者，为其伤卫多而伤营少也。前桂枝麻黄各半汤，以不得汗故也，今既已大汗出，故桂枝倍麻黄耳。

阳明篇凡十方

大承气汤　阳明病，潮热谵语，腹满而喘，手足濈然汗者，大便已硬，此汤主之。

大黄四两（酒洗）　厚朴半斤（去皮，炙）　枳实五大枚　芒硝二合

水一斗，先煮二物，取五升，去滓；内大黄，煮二升，去滓；内芒硝，微火一两沸，分再服。得下，余勿服。潮热者，阳明内实也。谵语喘满者，热聚于胃也。手足汗出，知大便已硬，非大承气不能疗也。承者，顺也。胃为水谷之海，邪气入胃，胃气壅滞，糟粕秘结，必荡涤之，正气乃顺，故有承气之名也，王冰曰：宜下必以苦，枳实苦平，溃坚破结为君；厚朴苦温，逐气泄满为臣；热淫于内，治以咸寒，芒硝除热软坚为佐；燥淫所胜，以苦下之，大黄荡涤润燥为使。王海藏云：厚朴去痞，枳实泄满，芒硝软坚，大黄泄实，惟痞满燥实，四症全具者，方可用之。若不宜下而误下之，变症不可胜数。

按：承气有三种，用者大须审酌，必真有大热大实者，方与大承气汤。小热小实者，可与小承气汤。若但结热而不满坚者，仅与调胃承气汤。此为合法适宜也。若病大而以小承气攻之，则邪气不伏，病小而以大承气攻之，则正气必伤。仲景曰：凡欲行大承气，先与小承气。转失气者，有燥屎也，

可与大承气。若不转失气者，慎不可攻，攻之则胀满而难治。又曰：服承气得利者，慎勿再服，何其谆谆致谨乎。

小承气汤 小热微结，此汤主之。

大黄四两（酒洗） 厚朴二两（去皮） 枳实三枚

水四升，煮一升二合，分二服。初服当更衣，不尔者尽饮之；若更衣勿再服。小热微结者，示亚于大热坚结也。惟其热不大甚，故去芒硝。结不至于坚，是以稍减枳朴也。

猪苓汤 脉浮，发热，渴欲饮水，小便不利者，此汤主之。

按：浮字上，应有不字，详见后释。

猪苓（去皮） 茯苓 泽泻 滑石 阿胶各一两

水四升，先煮四味取二升，去滓；内阿胶烊尽，服七合，日三服。《活人》云：脉浮者，五苓散；脉沉者，猪苓汤，则知此汤论中，脉字下脱一不字也。

按：太阳篇内五苓散，乃猪苓、泽泻、茯苓三味中，加桂与白术也。阳明篇内猪苓汤，乃猪苓、泽泻、茯苓，三味中加阿胶、滑石也。桂与白术，味甘辛为阳主外；阿胶、滑石，味甘寒为阴主内。南阳之言，可谓不失仲景之旨矣，但竟以沉字易之，不若不浮为妥。

蜜煎方 汗出，小便自利，此津液内竭，虽硬不可攻，待自欲大便，以此导之。

蜜七合，铜器中微火煎，凝如饴状，捻作挺，令头锐，大如指，长二寸许。内谷道中，以手急抱，欲大便时乃去之。

猪胆汁方 治症同上。

大猪胆一枚，泻汁，和醋少许，灌谷道中，如一食顷，当大便出。

汗出则津液枯于上，小便利则津液竭于下，若强攻之，危症立见。如上二法导之，为虚弱人立权巧法也。然此惟燥在直肠者宜之，若燥屎在上者，非其治也。

茵陈蒿汤 阳明病，发热，但头汗出，小便不利，渴饮水浆，腹微满，身发黄如橘子色。

茵陈蒿六两 栀子十四枚 大黄二两

水一升，先煮茵陈蒿，减六升，内二味，煮取三升，分三服。小便当利，尿如皂角汁状，一宿腹减，黄从小便去也。汗出者，热得以越，但头汗出，而他处无汗，且小便不利，则热不得越，郁而发黄。黄如橘子色者，是热甚于外，津液不行也。非大寒之品，不能彻其郁热。茵陈酸苦，栀子苦寒，二物之性，皆能导丙丁之邪，屈曲下行者也。黄为土之本色，夺土郁而无壅滞者，大黄有专掌焉。夫三物偕行，而水泉涌决，则发黄之症，可使遄[1]已。

吴茱萸汤 食谷欲吐者，属阳明也，此汤主之。

吴茱萸一升（洗） 人参三两 生姜六两 大枣十二枚

水七升，煮二升，服七合，日三服。脾胃虚寒，则不能纳谷，以参、枣益其不足，以姜、茱煦其中寒，当有速效。若得汤反剧者，属上焦也，火逆于上，食不得入，或小柴胡汤，或黄芩汤，可选用之。

麻仁丸 趺阳脉，浮则胃气强，涩则小便数。浮涩相搏，大便则难，其脾为约，此丸主之。

麻仁二升 芍药半斤 枳实半斤 大黄一斤 厚朴一尺 杏仁一斤

上为末，炼蜜丸，如梧桐子大，饮服十丸，日三服。渐加，以知为度。趺阳者，脾胃之脉。浮为阳，知胃气强；涩为阴，知脾气约。约者，约束也。经曰：饮入于胃，游溢精气，上输于脾，脾气散精，上归于肺，通调水道，下输膀胱，水精四布，五经并行。是脾主为胃行其津液者也，今胃强脾弱，约束津液，不得四布，但输于膀胱，致令小便数，水液只就州都，大腑愈加燥竭，大便乃秘，与麻仁丸，通幽润燥。

栀子柏皮汤 阳明身热，发黄，此汤主之。

栀子十五枚 甘草一两（炙） 黄柏二两

水四升，煮一升半，分再服。身黄者，本于湿热。去湿热之道，莫过于清膀胱，故投黄柏，直入少阴，以达膀胱之本；投栀子，导金水而下济；甘草入中宫，调和升级，剖别清浊：庶几直捣黄症之巢矣。

麻黄连轺赤小豆汤 瘀热在里，身必发黄。

麻黄二两（去节） 连轺二两（即连翘根） 赤小豆一升 梓白皮一升 杏仁四十枚 大枣十二枚 生姜 甘草各二两

潦水一斗，先煮麻黄，再沸，去上沫；内诸药，煮取三升，分三服，半日服尽。

按：《内经》曰：湿上甚而热，治以苦温，佐以甘辛，以汗为故，正此方之谓也。又煎用潦水者，亦取其水味薄，不助湿气也。

---

① 遄（chuán）：快，迅速。

少阳篇凡一方

小柴胡汤 主往来寒热，胸胁苦满，嘿嘿不欲饮食，心烦喜呕，身有微热。又曰：有柴胡症者，但见一症便是，不必悉具。

柴胡半斤　黄芩　人参　甘草各三两　生姜三两　半夏半升　大枣十二枚

水一斗二升，煮取六升，去滓，再煎取三升，服一升，日三服。胸中烦而不呕，去半夏、人参，加瓜蒌实一枚。渴者，去半夏，加人参一两半、瓜蒌四两。腹痛，去黄芩，加芍药三两。胁下痞硬，去大枣，加牡蛎四两。心下悸、小便不利，去黄芩，加茯苓四两。不渴，外有微热，去人参，加桂枝三两，温覆取微汗。咳者，去人参、大枣、生姜，加五味子半升，干姜二两。邪在表者，必渍形以为汗；邪在里者，必荡涤以取利；邪在半表半里者，不可汗，不可下，但当以小柴胡汤，和解而已。夫邪既内传，则变不可测，须迎而夺之，故以柴胡之解肌理表为君；黄芩之彻热治里为臣；邪初传里，则里气不治，故以人参扶正气，邪入于里，则气必上逆，故以半夏散逆气，生姜辅柴胡以和表，甘枣辅黄芩以和里。邪气自表，未敛为实，乘虚而凑，变症良多，故立加减之法。烦者，热也。呕者，逆也。烦而不呕，则热虽聚而气未逆，邪气欲渐实也。去人参者，恐其助热；去半夏者，以无逆气；加瓜蒌实者，专除烦热耳。渴为津枯，半夏胜燥，故去之；人参甘润，瓜蒌苦坚，可以生津而止渴。气不通畅，血不和调，则为腹痛，黄芩能滞气，故去之；芍药能和营，故加之。痞则气满，甘能满中，故去大枣。硬则形坚，咸能软坚，故加牡蛎。悸而小便不利，停水之候也。去黄芩之苦坚助水，加茯苓之淡渗行水。不渴者里自和，故去人参。微热者表未解，故加桂枝。咳为气逆，故去参、枣之补，肺欲收，酸收逆气者，五味之能也。干姜辛温快气，固主散寒，亦司火逆，故仲景不分寒热，每治咳症，必用此二物也。

俗医治伤寒，不分阴阳虚实，概用小柴胡汤去人参，加清热消导之药，以为常法。盖喜其不犯汗吐下温四法，凡在表在里，总无大害，可以藏拙，可以免怨也。噫嘻！每论及此，不禁捧腹矣。夫小柴胡为少阳经半表半里和解之剂。苟未至此经，谓之引邪入室。既过此经，谓之守株待兔。倘太阳之表热，及阳明之标热，岂此汤所能治乎？若夫阴寒假热，足冷脉沉者，投以此汤，立致危殆矣。嗟乎！人命至重，冥报难逃，后之学者，须详审经症，有是疾则用是方，万勿蹈此陋辙也。

太阴篇凡二方

桂枝加芍药汤 本太阳病，医反下之，因尔腹满时痛者，属大阴也，此汤主之。

桂枝三两 芍药六两 甘草二两 大枣十二枚 生姜三两

水七升，煮取三升。分三服。

按：邪气入里，则为腹痛。盖邪气传里而痛者，其痛不常，法当下之。此因太阳误下而痛，故以桂枝汤和卫，芍药和营，中气受调，满痛自愈。

桂枝加大黄汤 本太阳病，医反下之，腹满而大实痛者，此汤主之。

桂枝一两 芍药一两半 甘草半两 大黄半两 大枣三枚 生姜四片

水煎，温服。或问太阴病用四逆辈，固所宜也。然复用桂枝、大黄何也？大黄至寒，何为用于阴经耶？又何为与桂枝寒热互用耶？曰：自利而渴者，属少阴，为寒在下焦，宜行四逆。自利而不渴者，属太阴，为寒在中焦，宜与理中。若太阳病误下之，则表邪未解乘虚陷入太阴，因而满痛，且见大实脉症者，当以桂枝除表邪，大黄除里邪。若脉无力而大便自利者，大黄又在禁例矣。

按：太阴腹满痛，其症有三：如腹满咽干者，此传经之阳邪，在法当下。如吐食自利而腹满痛，此直入本经之阴邪，在法当温。如太阳误下，因而满痛，此乘虚内陷之邪，法当以桂枝加芍药汤和之。若手不可按，脉洪有力，此为大实，当以桂枝加大黄汤利之。设使直入之阴症。而脉来沉细者，非二汤所宜也。大抵阴邪满痛，宜与理中；热邪满痛，宜与大柴胡。惟误下满痛，宜用二汤，不可不辨也。

少阴篇凡十四方

麻黄附子细辛汤 少阴病，始得之，反发热脉沉者，此汤主之。

麻黄（去节） 细辛各二两 附子一枚（炮）

水一斗，先煮麻黄，减二升，去上沫；内诸药，煮取三升，服一升，日三服。

按：太阳病，发热头痛，其脉当浮，今反沉，少阴脉沉，法当无热，今反热，仲景于此两症，各言反者，谓反常也。太阳病而脉似少阴，少阴脉而病似太阳，所以皆谓之反而治之不同也。均是脉沉发热，以其有头痛，故为太阳病。阳症当脉浮，今反不浮者，以里虚久寒所致。又身体痛，故宜救里，使气内复，逼邪出外，且干姜、生附，亦能发汗。假使里不虚寒，则脉必浮，而正属太阳麻黄症矣。均是脉沉发热，以其无头疼，故名少阴病。阴病当不热，今反发热，则寒邪在表，未传于里，但以皮腠郁闭为热，而在里无热，故用麻黄、细辛以发表间之热，附子以温少阴之经。假使寒邪入里，则外必无热，当见吐利厥逆等症，而正属少阴四逆症矣。由此观之，表邪浮浅，发热之反为轻，正气衰微，脉沉之反为重。此四逆汤不为不重于麻黄附子细辛汤也。又可见熟附配麻黄，发中有补；生附配干姜，补中有发，而仲景之旨微矣。

麻黄附子甘草汤　少阴病二三日，以此汤微发汗。以无里症，故微发汗也。

麻黄（去节）　甘草（炙）各二两　附子一枚（炮）

水七升，先煮麻黄两沸，去上沫；内诸药，煮取三升，服一升，日三服。

按：少阴症脉多沉，若沉紧不可汗，沉细数为在里不可汗。此症必脉沉而喘，是表有寒而里无邪，故以小辛之药，微微取汗。按仲景发汗汤剂，各分重轻，如麻黄、桂枝、青龙、越婢等汤，各有差等。至少阴发汗二汤，虽同用麻黄、附子，亦有轻重之别，故以加细辛为重，加甘草为轻，盖辛散甘缓之义也。第一症：以少阴本无热，今反热，故云反也。发热为表邪当汗，又兼脉沉属阴当温，故以附子温经，麻黄发表，而热从汗解，故加细辛，是汗剂之重者。第二症：既无里寒可温，又无里热可下，其所以用麻黄、附子之义，则是脉亦沉，方可名曰少阴病，身亦发热，方行发汗药。又得之二三日，病尚浅，比前症稍轻，故不重言脉症，但曰微发汗，所以去细辛加甘草，是汗剂之轻者。

附子汤　少阴病，得之一二日，口中和，背恶寒者，当灸之，此汤主之。

附子二枚（炮）　白术四两　茯苓　芍药各三两　人参二两

水八升，煮取三升，服一升，日三服。背者，胸中之府。诸阳受气于胸中，而转行于背。《内经》曰：背为阳，腹为阴。阳气不足，阴寒气盛，则背恶寒。若风寒在表而恶寒者，则一身尽寒矣。但背恶寒者，阴盛可知已。或乘阴气不足，阳陷阴中，表阳新虚，而背微恶寒者，经所谓无大热燥渴，心烦，背微恶寒，白虎加人参汤主之。一为阴寒气盛，一为阳气内陷。盖阴寒不耗津液，故于少阴病则曰口中和也。及阳气内陷，则热耗津液，故于太阳病则曰口燥舌干而渴也。故阴阳不同，当以口中润燥为辨。

按：辛以散之，附子之辛以散寒；甘以缓之，茯苓、人参、白术之甘以补阳；酸以收之，芍药之酸以扶阴。大抵偏阴偏阳则为病，火欲实，水当平之，不欲偏胜也。

桃花汤　主少阴病，二三日至四五日，腹痛，小便不利，下利脓血。

赤石脂一斤（一半全用，一半为末）　干姜一两　粳米一升

水七升，煮米令熟，去滓，内赤石脂末方寸匕，温服七合，日三服。若一服愈，余勿服，二三日至四五日，寒邪入里深也。腹痛者，里寒也。小便不利者，水谷不分也。下利脓血者，肠胃虚弱，下焦不固也。涩可去脱，石脂之涩，以固肠胃；辛以散之，干姜之辛，以散里寒；甘以缓之，粳米之甘，以养正气。

猪肤汤　少阴病，下利，咽痛，胸满，心烦者，此汤主之。

猪肤一斤，即鲜猪皮也。吴绶以为燖①猪时，刮下黑肤，非革外厚皮之义矣。

水一斗，煮取五升，去滓；内白蜜一升，白粉五合，熬香，和令相得，温分六服。猪，水畜也。其气先入肾，少阴客热，是以猪肤解之。加白蜜以润燥除烦。加白粉以益气断利。

甘草汤　主少阴病二三日咽痛。

甘草二两

水三升，煮一升半，分二服。阳邪传于少阴为咽痛者，服甘草汤。如其不瘥，与桔梗汤，以和少阴之气。

桔梗汤　主治同上。

桔梗一两　甘草二两

水三升，煮一升半，分二服。桔梗味辛温以散寒，甘草味甘平以除热，甘梗相合，以调寒热。

苦酒汤　主少阴病，咽中伤，生疮，不能语言，声不出者。

半夏十四枚（洗）　鸡子一枚（去黄）

内半夏于苦酒中，以鸡子壳置刀环中，安火上，今三沸，少少含咽，不瘥，更作。六经皆无咽痛，惟少阴篇中，有咽伤咽痛之症，何也？少阴之脉，上贯肝鬲，入肺循喉咙，故有此症。古方有醋煮鸡子，主喉痛失音，取其酸敛，固所宜也。独半夏辛燥，何为用之？大抵少阴多寒症，取其辛能发散，一散一敛遂有理咽之功耶。

半夏散及汤　主少阴病，咽中痛。

---

① 燖（xún）：用开水去毛。

半夏（洗）　桂枝（去皮）　甘草（炙）

等分，各别捣筛已，合治之。白饮和，服方寸匕，日三。若不能服散者，以水一升，煎七沸；内散两方寸匕，更煮三沸，少少咽之。凡曰少阴病者，必兼脉微细，乃知咽痛，多是伏寒于少阴之经，法当温散，此半夏、桂枝之所由用也。和以甘草，盖缓其热耳。若肺家实火咽痛，当与山栀、葶苈、甘、桔，或刺大指端内侧，去爪甲角如韭菜，以三棱针刺之，血出即愈。

白通汤　主少阴，下利，脉微者。

葱白四茎　干姜一两　附子一枚（生用）

水三升，煮取一升，去滓，分温再服。《内经》曰：肾苦燥，急食辛以润之。葱白之辛，以通阳气，姜附之辛，以散阴寒。

白通加猪胆汁汤　少阴利不止，厥逆无脉，干呕烦。脉暴出者死，微续者生。

葱白四茎　干姜一两　附子一枚（生用）　人尿五合　猪胆汁一合

水三升，煮取一升，去滓；内胆汁、人尿，和令相得，分温再服。如无胆汁亦可。

按：白通汤及白通加猪胆汤，真武汤与通脉四逆汤，皆为少阴下利而设。惟姜、附相同，余药各异，何也？盖少阴下利，寒气已甚，非姜、附不除。然兼见之症不齐，故用药亦异耳。如白通汤以姜附散寒，葱白通气。若呕而烦者，恐但投姜、附，必且拒而不纳，加人尿、猪胆之寒，待冷而服，令内而不拒。既已入腹，冷体既消，热性便发。真武汤治少阴病二三日至四五日，腹满小便不利，四肢重痛。自利者，为有水气，故多或为之症。水为寒湿，肾实主之。水饮停畜，为寒湿内甚；四肢重痛，为寒湿外甚；小便不利，湿甚而水谷不分也。苓、术之甘以益脾逐水，姜、附、芍药之酸辛以温经散湿。通脉四逆汤治少阴下利清谷，手足厥逆。脉微为里寒，身热不恶寒、面赤为外热，此阴甚于内，格阳于外，与通脉四逆汤以散阴通阳。其或为之症，依法加减治之。已上四证，各有不同，故其用药，因而各别也。

通脉四逆汤　主少阴病，下利清谷，里寒外热，手足厥逆，脉微欲绝，反不恶寒，面色赤，或腹痛，或干呕，或咽痛，或利止脉不出者。

甘草二两　附子（生用）一枚　干姜四两

水三升，煮取一升二合，去滓，分再服。脉出者愈。

按：此汤与四逆汤同，但倍用干姜耳。如面赤者，加葱九茎，以通阳气。腹痛者，去葱、加芍药二两，以和营气。呕者，加生姜二两，以散逆气。咽痛者，去芍药，加桔梗一两，以散肺气。利止脉不出者，去桔梗，加人参二两，以补肺气。脉症与方相应者乃可服。

四逆散 主少阴病，四逆，或咳，或悸，或小便不利，或腹痛，或泄利下重者。

甘草（炙） 枳实 柴胡 芍药

上四味，各十分，捣筛，白饮和服方寸匕，日三服。咳者，加五味子、干姜五分，并主下利。悸者，加桂枝五分。小便不利，加茯苓五分；腹痛，加附子一枚。泄利下重者，先以水五升，煮薤白三升，去滓，以散方寸匕，内汤中，煮一升半，分再服。

按：少阴用药，有阴阳之分，如阴寒而四逆者，非姜、附不能疗也。此症虽云四逆，必不甚冷，或指头微温，或脉不沉微，乃阴中涵阳之症。此惟气不宣通，乃为逆冷，故以柴胡凉表，芍药清中。此本肝胆之剂，而少阴用之者，为水木同元也，以枳实利七冲之门，以甘草和三焦之气，即气机宣通而四逆可痊已。已下或为之症，凡五条，皆挟阳而发者也。

黄连阿胶汤 主少阴病，二三日，心中烦，不得卧。

黄连四两 黄芩 芍药各二两 阿胶三两 鸡子黄二枚

水六升，先煮三物，取二升，去滓；内胶烊尽，小冷；内鸡子黄，搅令相得，服七合，日三服。阳有余者，以苦泄之，黄连、黄芩之苦，以除热也。阴不足者，以甘补之，鸡子、阿胶之甘，以益血也。用芍药以酸收阴气，泄去邪热，则心烦可解而卧自安矣。服此不愈，须加参、苓、归、术，无不愈者。

厥阴篇凡六方

乌梅圆 主静而复烦，此为脏寒，蛔上入膈故烦，须臾复止，得食而呕又烦者，蛔闻食臭出，其人当自吐蛔，此方主之。

乌梅三百个 细辛六两 干姜十两 当归四两 黄连一斤 附子六两（炮） 蜀椒四两（去汗） 桂枝六两（去皮） 人参六两 黄柏六两

上十味，异捣筛，合治之，以苦酒渍乌梅一宿，去核蒸之。五升米下，饭熟捣成泥，和药令相得。内臼中，与蜜杵二千下，圆如梧桐子大。先食饮服十圆，日三服，稍加至二十圆。禁生冷、滑物、炙[1]食等。肺主气，肺欲收，急食酸以收之，故用乌梅；脾欲缓，急食甘以缓之，故用人参。寒淫于内，以辛润之，以苦坚之，椒、桂、归、辛，以润内寒；寒淫所胜，平以辛

① 炙：《伤寒论》作“臭”。

热，姜、附之辛热，以胜内寒。用黄柏之苦，以安蛔也。凡治蛔，勿用甘甜之物，因蛔虫得甘则动，得苦则安，得酸则止，得辛则伏也。

当归四逆汤 主手足厥寒，脉细欲绝。

当归 桂枝 芍药 细辛各三两 甘草（炙） 通草各二两 大枣二十五枚

水八升，煮取三升，去滓，服一升，日三服。手足厥寒者，阳气外虚，不能温于四末；脉细欲绝者，阴血内弱，不能充于经队。桂枝、细辛。调卫外之阳气；当归、芍药，和营内之阴精；通草宣利，甘、枣缓中，则阴阳均受剂矣。厥寒有不愈者乎？

当归四逆加吴茱萸生姜汤 主内有久寒，厥寒，脉细欲绝者。

当归 甘草 通草各二两 芍药 桂枝 细辛各三两 生姜半斤 大枣二十五枚 吴茱萸二升

水六升，清酒六升，和煮取五升，去滓，分五服。症虽同上，但久寒之人，阳气益弱，非生姜、茱萸，不能充温于四末。然不用四逆汤，何也？为手足厥寒，邪犹浅也。

按：仲景凡言四逆者，乃四肢逆冷之省文也。四肢者，自指至肘，自足至膝之谓也，其邪为深。凡言手足者，乃自指至腕，自足至踝之谓也，其邪为浅。仲景下字不苟，须合而玩之，则轻重浅深，一览了然矣。或曰四肢厥逆，或但曰四逆，或但曰厥，但曰逆者，皆重证也。或曰指头寒，或曰手足厥，或曰手足逆，或曰手足冷者，皆轻症也。

麻黄升麻汤 伤寒六七日，大下后，寸脉沉而迟，手足厥逆，下部脉不至，喉咽不利，唾脓血，泄利不止者，为难治，麻黄升麻汤主之。

麻黄二两半（去节） 升麻一两一分 当归一两一分 知母 黄芩 萎蕤各十八铢 石膏 白术 干姜 芍药 天门冬去心 桂枝 茯苓 甘草各六铢

水一斗，先煮麻黄，去上沫；内诸药，煮取三升，去滓，分三服。相去如炊三斗米顷，令尽，汗出愈。伤寒六七日，邪传厥阴之时也，大下后，下焦气虚，阳气内陷，寸脉迟而手足厥，下部脉不至。厥阴之脉，贯膈循喉咙，故咽喉不利而唾脓血也，此肝家雷火烁金。若泄利不止，又绝肺金生化之源，故为难治。热气甚者，以汗发之，故用麻黄、升麻；正气虚者，以辛润之，故用当归、姜、桂；肺热者，以苦泄之，故入知母、黄芩；津渴者，以甘润之，故入茯苓、白术；以芍药、甘草制肝，以门冬、萎蕤润肺，更以石膏清胃，勿使东方之邪犯中气。

干姜黄芩黄连人参汤　伤寒，本自寒下，医复吐下之，寒格，更逆吐之，若食入口即吐，此汤主之。

干姜　黄芩　黄连　人参各三两

水六升，煮二升，分再服。上焦寒则吐，下焦寒则利，为医所伤，遂成寒格。以干姜散寒，人参补气，此正治也。其用芩、连者，寒因寒用，为向导之兵，此从治也。

白头翁汤　热利，下重者。下利欲饮水者，以有热故也，均以此汤主之。

白头翁二两　黄连　黄柏　秦皮各三两

水七升，煮取二升，去滓，服一升。自利不渴为脏寒，与四逆以温中，下利饮水为有热，与此汤以清中。

按：少阴自利而渴，乃下焦虚寒而用四逆者，恐不可以渴不渴分寒热也，正当以小便黄白别之耳。《内经》曰：肾欲坚，急食苦以坚之。利则下焦虚，是以纯苦之剂坚之。

霍乱篇凡三方

四逆加人参汤　主恶寒，脉微而复利，利止亡血也，此汤主之。

人参　干姜　甘草各一两　附子一枚

水三升，煮取一升二合，去滓，分二服。恶寒脉微而利，是阳虚阴胜也。利止而津液内竭，故曰亡血。《金匮玉函》曰：水竭则无血。与四逆以温经助阳，加人参以生津益血。

理中汤　主霍乱，寒多不用水者。

人参　甘草　白术　干姜各三两

水八升，煮三升，服一升，日三服。有动气者，去术，加桂四两。吐多者，去术，加生姜三两。下多者，倍用术。悸者，加茯苓二两。渴欲得水者，加术一两半。腹痛，加人参一两半；寒者加干姜一两半。腹满者，去术，加附子一枚。

按：仲景法，发热头痛，身疼恶寒，吐利者，此名霍乱。热多饮水者，五苓散主之。寒多不饮水者，此方主之。凡吐利，以无寒热不头痛为阴，以有寒热头痛为阳，更以饮水不饮水辨之，百不失也。中州陆沉，吐利交作，其象为乱，故名霍乱。汤名理中，理者，治也。治其乱而敉①宁之也。白术、

① 敉（mǐ）：安定。

甘草，自是脾家要剂。干姜祛太阴之寒，无他药可代者。寒则必本于虚，故以人参益气，寒甚者加附子，其功更大。若审症明确而投之，神效捷于桴鼓。

通脉四逆加猪胆汁汤　主吐已下断，汗出而厥，四肢拘急不解。

照原方加猪胆汁一合服

按：仲景法，即吐且利，小便复利，大汗出，下利清谷，内寒外热，脉微欲绝者，四逆汤主之。若吐已而下亦断，但汗出而厥，四肢拘急，脉微欲绝者，此汤主之。夫吐下虽止，津液已亡，况加汗出，则津液益枯，中寒转甚。故筋脉挛急，非四逆温经，何以救乎？加猪胆者，用为引经之助，恐人参亦必不可缺也。

阴阳易差后劳复篇凡四方

烧裈散　主阴阳易病，身重少气，少腹里急，引阴中拘挛，热上冲，头重眼花，膝胫拘急者。

取妇人中裈近隐处，剪烧灰，以水和服方寸匕，日三服。小便即利，阴头微肿，则愈。妇人病，取男子裈当烧灰。

按：阴阳易者，男子病未全愈，因于交接，妇人反得病者，名曰阳易。妇人病未全愈，因于交接，男子反得病者，名曰阴易。病得之淫欲，非药石所能疗，惟裈当近隐，则气之所熏袭者，仍以治交媾之恙。《仙经》所谓竹破须将竹补宜之意。

枳实栀子豉汤　大病差后劳复，此汤主之。有宿食者，加大黄少许。

枳实三枚　栀子十四枚　豉一升

清浆水七升，空煮取四升；内枳实、栀子二物，煮取二升，下豉，更煮五六沸，去滓，分再服。覆取微似汗。

按：大病之后，无有不虚，况因劳而复，则虚而且伤矣。古人以一味人参助正，多煎顿服而愈，予屡试而屡验者。此方寒凉峻伐，惟禀壮而脉有力者宜之。若脉虚神倦者而误投之。能无犯虚虚之戒耶。

牡蛎泽泻散　主大病差后，腰以下有水气者。

牡蛎　泽泻　蜀漆（洗去腥）　瓜蒌根　葶苈子　商陆根（熬）　海藻（洗去咸）各等分。

异捣，下筛为散，白饮和服方寸匕。小便利，止后服。大病差后，脾胃气虚，不能制水，归于隧道，故下焦发肿，法当洁净腑。牡蛎、泽泻、海藻之咸以泄水气，蜀漆、葶苈、瓜蒌、商陆之酸辛以导肿湿。

竹叶石膏汤　主伤寒解后，虚羸少气，气逆欲吐者，宜与此汤。

竹叶二把　石膏一斤　半夏半升（洗）　人参三两　甘草二两　粳米半升　麦门冬一升

水一斗，煮取六升，去滓；内粳米，煮米熟汤成，去米，服一升，日三服。竹叶、石膏、甘草之甘辛，以发散余热；麦冬、人参、粳米之甘平，以培益真元；半夏辛平，善散气逆而止吐。

杂病凡五十六方

百合知母汤　主百合病，汗后者。

百合七枚　知母三两

先以水渍百合一宿，去水，更以水二升，煎一升，别煎知母，取一升，合煎一升五合，分二服。

滑石代赭汤　主百合病，下后者。

百合七枚　滑石三两　代赭石如弹丸大

先以水渍百合，煎取一升，别煎滑石、代赭石，取一升，合煎，分二服。

百合鸡子汤　主百合病，吐后者。

百合七枚　鸡子黄一枚

先以水渍百合，煎取一升，去滓；内鸡子黄搅匀，煎五分，顿服。

百合地黄汤　主百合病，不经汗吐下者。

百合七枚　生地黄汁一升

先以水渍百合，煎取一升，去滓，内地黄汁，煎取一升五合，分二服。

瓜蒌牡蛎散　主百合病，变发渴者。

瓜蒌根　牡蛎

等分为末，饮服方寸匕，日三服。外煎百合汤洗之。

百合滑石散　主百合病，变发热者。

百合一两　滑石三两

上为末，饮服方寸匕，日三服。

按：已上百合病。凡六方，俱不外乎百合。夫百合之性以宁心润肺，补中祛邪为功者也。且观其佐使诸药皆属清凉之品，乃知百合病者，本于君主不宁，因而熏灼相传。百合为之调剂于其间，则炎者息而燥者润。君臣道合，而百脉交合，命曰百合，不亦名实相副者乎。

雄黄熏法　主惑病，虫蚀肛者。

雄黄为末，筒瓦二枚合之烧，向肛熏之。另以苦参煎汤洗之。

赤豆当归散 主三四日目赤，七八日眦黑，若能食者，脓已成也。

赤豆三升 当归二两

共为末，浆水服方寸匕，日三服。

升麻鳖甲汤 主阳毒，面如锦纹，咽喉痛，唾脓血。

升麻二两 当归一两 蜀椒一两（炒） 甘草三两 雄黄半两（研） 鳖甲一片（炙）

水四升，煮取一升，顿服。如治阴毒，去雄黄，蜀椒。观其阴阳二毒，并用一方，已可异矣。及阳毒宜行凉剂，反用雄黄、蜀椒温热之药，阴毒宜行温剂，反去雄黄、蜀椒温热之药，则知此症感天地恶毒之异气，非伤寒余疾，昭然可见。乃后贤不察，却以大寒治阳毒，以大热治阴毒，于仲景之旨不啻径庭矣。又考此方六味，莫非解毒之品，即当归一味，亦导引诸解毒药，敷布于遍体者也。

九味羌活汤一名冲和汤 主天令温热之候，用此方以发散风寒。

羌活 防风 苍术各一钱 白芷 川芎 生地黄 黄芩各一钱五分 细辛 甘草各七分

水二钟，姜三片，枣一枚，煎一钟，热服，覆取微汗。

按：陶节庵，用此方于春、夏、秋三时，发散伤寒，以代桂枝麻黄汤用。虽然，亦不可大泥也，如天令尚寒，麻黄、桂枝，仍不可缺；如非盛夏，黄芩、生地亦勿轻投；倘挟暑邪，必入香薷、扁豆；倘遇呕吐，必入半夏、藿香；气弱脉虚，可进人参。足冷脉沉，因肾虚房劳，复感寒邪，则当温经散寒，此方即在禁例矣。虽当热令，而其人无血虚烦热者，芩、地亦不敢肆用也。

芎苏散 主春夏秋三时，感寒头痛，发热恶寒，脉浮紧无汗。

紫苏 干葛 柴胡各一钱五分 苍术 川芎 枳壳 陈皮各一钱 桔梗 半夏 茯苓 甘草各七分

水二钟，生姜三大片，煎一钟服，如天气尚寒加麻黄、桂枝，去茯苓、柴胡。呕吐加姜汁；体痛加羌活；满闷加香附；夹暑加香薷。

按：紫苏解太阳之邪，干葛解阳明之邪，柴胡解少阳之邪。苍术、川芎为助汗之需，枳壳、陈皮为达气之用，半夏、茯苓有行津之力，桔梗、甘草有和调之功。天地之道，阴阳和而云雨作；人身之道，阴阳和而津液通。故经曰：阳之汗，以天地之雨名之。可谓知类也夫。

藿香正气散 主伤寒头痛寒热，霍乱吐泻，山岚瘴气，或感湿气。

紫苏　藿香　大腹皮　白芷　茯苓各一钱五分　苍术　厚朴　陈皮　桔梗　半夏各一钱　甘草五分

水二钟，姜三片，枣一枚，煎服。

按：风湿为外感，紫苏、白芷辛以散之；吐泻为内伤，平胃、藿香、大腹、半夏苦以泄之；茯苓去湿，甘草和中，桔梗则表里兼需。夫邪气既散，则正气得申，故名正气散。

不换金正气散　主时行瘟疫及山岚瘴气，霍乱吐泻，及出远方，不伏水土等症。

半夏　藿香　苍术　厚朴　陈皮各一钱五分　甘草七分　姜三片　枣一枚

煎服。

按：平胃散，本表里双解之剂，又加之以藿香温胃气，半夏除痰湿，中州受调和之益，则外来无侵犯之邪。远游者诚当宝重，故名不换金。

大羌活汤　治两感伤寒，脏腑俱病。

防风　羌活　独活　防己　黄芩　黄连　苍术　白术　甘草　细辛各一钱　知母　川芎　生地黄各三钱

水二碗，煎一碗，热服。不解，再服三四碗。若有余症，并依仲景法，随经治之。

按：《内经》及仲景，皆以两感为必死之症。为表里不可并攻，阴阳难同一法也。东垣以为禀有虚实，感有浅深，虚而感之深者必死；实而感之浅者或生，故立此方。以羌、独、防风、苍术、细辛、川芎，理其表邪；芩、连、知、地、白术、甘草，治其里邪。以此治之，屡有生者。

雄黄丸　主狐惑，微烦，默默欲卧，毒上攻咽，虫蚀声嗄，兼下蚀湿慝或便脓血。

雄黄（研）　当归各七钱半　芦荟研　麝香（研）各二钱半　槟榔半两

上为末，面糊丸如梧桐子大，每服十五丸，温粥饮下，日三服。

雄黄锐散　主下部䘌疮。

雄黄　苦参　青葙子　黄连各半两　桃仁（去皮尖）二钱半

上为末，生艾汁为丸，如枣核大，绵裹内下部。

升麻葛根汤　主斑疹欲出未出，以此汤升发之。已出者，不可用也。

升麻三钱　葛根　白芍药各二钱　甘草一钱

水二钟，煎一钟服。如热甚，斑不透，加紫草茸一钱五分，脉弱加人参一钱；胃虚食少，加白术；腹痛，倍加芍药和之。

按：班①者，阳明经壅积之热毒也。故以升麻、葛根发之，芍药同甘草，安和脾胃，通达血脉，故能赞勷②。升麻、葛根，以宣送班毒。昧者不知其故，乃畏其酸敛，辄以意削去之，使此汤大减功力。嗟乎！岂古人心智，不如今人至此乎。

三因加味羌活散 主斑疹初出，身痛头痛，憎寒壮热，胸中不利。

羌活一钱五分 独活 柴胡 前胡 枳壳 桔梗 茯苓 川芎各一钱 升麻一钱五分 白芍药 甘草各六分 生姜五片

煎法同前。斑未透加紫草；脉虚加人参；胃弱加白术；斑盛烦热咽痛，加荆、防、牛蒡、连翘；口苦心烦加黄连；热燥烦渴，加石膏、知母；痰热胸闷，加瓜蒌仁；斑红稠密，加玄参、犀角。

按：班为阳明之症，升麻葛根汤，乃确剂也。兹以身痛，故加二活；以寒热，故加二胡；以胸中不利，故加枳、桔。后来复立加减诸法，盖确乎其不可易矣。

犀角玄参汤 主发斑毒盛，心烦狂言，或咽痛者。

犀角屑 黑玄参各二钱 升麻 射干 黄芩各一钱 甘草六钱

煎服法同前。心烦狂言，南方之火亢炎也。咽喉作痛者，北方之水衰微也，水虚不能制火，火旺必来乘金，金燥乃为咽痛，理势之固然者也。以犀角泻南；玄参补北；射干、黄芩，救西方之燥金；甘草和中化毒。狂烦等症，靡不悉愈矣。

大青四物汤 主解毒化斑。

大青二钱（或青黛） 阿胶 甘草各一钱 淡豆豉一百粒

水二钟，煎一钟服。雷藏泽中，雷起而火随之；龙潜海底，龙起而火随之。龙雷之火燔灼，熏逼阳明，毒邪炽盛，故以大青制甲乙之雷火；以阿胶制壬癸之龙火；甘草解其遗毒；豆豉彻其余邪。震木霁威，坎水归元，水火有既济之功，肌体无炎蒸之苦矣。

当归丸 主发斑内实，大便不通者。

当归五两 甘草 黄连 大黄各一两半

水煎当归成膏，以三味为细末，和匀为丸，如梧桐子大，每五十丸，白汤下，以利为度。

黄连解毒汤 主发斑热甚，心烦不得眠。

---

① 班：通“斑”，指斑疹。

② 勷（xiǎng）：同“襄”。成。

黄连三钱　黄芩　黄柏　栀子各二钱

水二钟，煎一钟，热服。中州热不得越，则肌肉斑烂，脾主肌肉故也。是方以黄连泻丙丁，以黄芩泻庚辛，以黄柏泻壬癸，以栀子泻甲乙，而戊己之药，何以反不及乎？盖土位居中，而寄旺于四时之末，四脏咸致清宁，中宫默享和平，不烦更为调剂耳。

人参三白汤　治阴症发斑，亦出胸背手足之间，但稀少而淡红，或为凉药太过。

人参三钱　白术　白茯苓　白芍药各二钱　生姜五片　大枣三枚

水煎服，若足冷脉沉，加熟附子、干姜各二钱。大凡元气素虚，或因房色损肾，或因内伤生冷，或因寒药太过，遂成阴症。寒伏于下，逼其无根失守之火，上犯金宫，传于皮肤而发斑点，但如蚊蚋①蚤痕，非大红点也。以参、苓、白术培植真气，以白芍、大枣滋育元阴，皆养正之道也。然寒淫所胜，治以辛热，非附子之健悍，干姜之理中，何以扶阳返本，而回元气于无何有之乡乎。

黄芪建中汤　主汗多亡阳，尺脉虚弱者。

黄芪三钱　芍药　桂枝　胶饴各二钱　甘草一钱

水煎服，虚甚者，加人参、白术；不得眠，加枣仁。

按：汗者，心之液也。若不可汗而误汗，与可汗而过汗，则丙丁之真阳，几于消亡矣。阳气者，所以卫外而为固者也，故以黄芪补表间之阳气；芍药收表间之散气；桂枝固卫而实腠；胶饴补中以壮肌。譬诸墙垣密固，中宫无遗失之虞，则向之颓废者，今且复为建立矣。

犀角地黄汤　主伤寒应汗失汗，内有瘀血，鼻衄吐血，面黄大便黑，此方消化瘀血。

芍药二钱　生地黄三钱　牡丹皮　犀角屑各一钱

水二钟，煎一钟服。

按：去瘀之剂，抵当汤丸最紧，桃仁承气汤次之，犀角地黄汤又次之。紧者主下焦，次者主中焦，缓者主上焦。此方行中有补，血家中和之品也。

丁香柿蒂散　主胸中虚寒，呃逆不止者。

丁香　柿蒂各一钱五分　茴香　干姜　良姜　陈皮各一钱

为细末，热姜汤调服。

按：火炎者，固气逆上冲，而寒凝者，气滞不行亦逆上而为呃也。取二

---

① 蚋（ruì）：昆虫名。

香开上焦之结，取二姜温中土之经，陈皮有彻上彻下之功能，柿蒂有引经从治之力用。俾寒谷阳回，而逆转为顺矣。

乳香硫黄散　主阴寒呃逆，用此劫之。

乳香　硫黄　艾叶

等分为细末，以好酒一钟煎，数沸，乘热令病人以鼻嗅之。外捣生姜炒，熨胸前最效。

按：硫黄为益火之精，阴寒所喜；乳香为宣气之主，壅滞所宜；又藉艾叶之芬芳，则经络队隧，无微不达。且鼻通乎天，嗅之则乾金得职，而阴翳之邪，陡避三舍矣。

茵陈四逆汤　主阴黄厥冷，脉沉迟，腰以下自汗。

附子（炮）　茵陈各三钱　干姜二钱

水二钟，煎一钟服。

茵陈理中汤　主阴黄腹痛自利，或因内伤寒发黄。

茵陈三钱　白术二钱　干姜一钱五分　人参一钱

水二钟，生姜三片，枣二枚，煎八分服。

按：已上二方，总为阴黄而设，但四逆主少阴之寒，故理腰以下自汗，理中主太阴之寒，故除自利腹疼。毫厘千里，非具眼者莫能辨也。

霹雳散　主阴盛隔阳，身热面赤，烦躁不能饮水，脉沉细，或伏绝。

附子一枚（炮）　细茶三钱

水二钟，煎至八分，入蜜二匙，待冷服，须臾汗出得睡，立愈。少火生气，安于下者也。壮火食气，亢于上者也。火将灭而复明，为阴盛隔阳之象。《内经》所谓重寒则热者是也。当是之时，仅存一线之气，汲汲乎殆哉。姜、桂之力，犹为浅鲜，惟附子一物独行功力最大，诚堪起死，名之以霹雳者，为雷霆之用。在乎春夏，一喻其阳和之敷布；一喻其力用之弘大也。

按：阴盛隔阳之症，九死一生，非大温大补则百无一生，医者忧谗，病家愚昧，畏附子而不投，则坐待毙者，比比皆是也。

参胡三白汤　主过经不解，人弱，脉虚。

人参二钱　柴胡一钱　白茯苓　白术　白芍药各一钱半

水二钟，姜三大片，枣肉二枚，煎八分服。

按：病久而余邪未解，盖正气虚而邪不能伏也。以人参、三白，补其正气；以柴胡一味，彻其余邪。此养正则邪自除，遵乎末法之治者也。

连翘败毒散　主发颐，耳后或耳下肿硬，宜速消之，缓则成脓矣。

连翘　栀子　羌活　玄参　薄荷　防风　柴胡　桔梗　升麻　川芎　当

归　芍药　黄芩　牛蒡子各等分

水煎，热服。渴加天花粉；面肿加白芷；项肿加威灵仙；便秘加大黄、穿山甲；虚人加人参。

消毒围药

黄连　黄芩　黄柏　大黄　栀子　雄黄　白芨　白蔹　芙蓉叶　大蓟根　赤豆　南星　归尾　朴硝　五倍子　半夏

上为细末，用五叶藤脑、见肿消草、野苎麻根，三件捣汁，入苦酒少许，调匀敷之，留头出毒。

托里消毒散　主发颐，有脓不消，已破未破，俱可服。

黄芪　白芷　连翘　羌活　川芎　归尾　赤芍药　防风　桔梗　柴胡　皂角刺　金银花　甘草节各一钱

水煎服。

按：足少阳之脉，从耳后入耳中，故发颐一症，其邪在胆。胆为半表半里之经，不可汗，不可下，不可吐。若误行汗、吐、下者，邪伏本经，多为发颐。当其未成也，以凉药消之，以风药散之，连翘败毒散是也。及其已成也，以补剂托之，以升剂提之，托里消毒散是也。将溃未溃之际，既恐其蔓衍，又恐其难溃，故以解毒消肿之剂防闲之，消毒围药是也。先后缓急之序，大须审详，不得草草。

豭鼠粪汤　主阴阳易，及女劳复。

韭白根一握　两头尖[①]十四粒

水煎温服，不可热服，调烧裈散，尤妙。

瓜蒌竹皮汤　主阴阳易，热气上冲，胸中烦闷，手足挛蜷及搐搦。

瓜蒌根五钱　青竹皮一两

水煎，调烧裈散服。

按：阴阳易及女劳复，所伤俱在肾。韭白有助阳之功，豭鼠为子水之兽。水不足者，热必上冲，热积生风，故为挛搐。瓜蒌多凉肺之功，竹青具清心之德，热既清而风亦化。古人用药，岂漫然者哉。

普济消毒饮　主时行大头瘟疫。

柴胡　黄连　黄芩　玄参各一钱五分　甘草　桔梗　连翘　牛蒡子　升麻　白芷　僵蚕　马屁勃　板蓝根各一钱（如无，以大青或青黛代之）

水二碗，姜五片，煎八分，服。就卧，使药气上行。

---

① 两头尖：即豭鼠粪。

按：大豆瘟疫，宜审察运气，分别六经，而为施治。普济消毒饮，不过为主方耳。往往此毒，先肿于鼻，次肿于耳，从耳至头，上络脑后，结块则止，不散必成脓也。此方以凉剂降浊，以风剂升清，又佐以解毒诸品，诚为良法。

葳蕤汤 主风温病，在少阴、厥阴者。

葳蕤三钱 石膏 葛根 杏仁 川芎 麻黄各一钱五分 羌活 白薇 青木香各八分

水二杯，姜三片，煎一杯服。

按：先伤于风，复伤于热，风热相搏，乃为风温。故以麻黄、葛根、羌活、川芎，祛在表之风；葳蕤、石膏、杏仁、白薇，祛在表之热。大抵风症。多本于厥阴风木之经，故以青木香畅东方之气，则风热易解耳。

知母葛根汤 主发汗后，身犹发热。

干葛一钱五分 知母 石膏 羌活 人参 防风 杏仁 川芎 葳蕤各一钱 甘草 升麻 南星 木香 麻仁各七分

水二碗，姜三片，煎一碗服。

按：邪从汗解，则灼热当除。今既得汗，而热犹如故，是药浅而病深也。仍以羌活、葛根、升麻、防风理其表；石膏、知母、川芎、杏仁解其肌；风热日深，风痰必聚，故以南星、木香涤其痰；已经发汗，中气必虚，故以人参、葳蕤养其正；和之以甘草，润之以麻仁，而风热相搏之症，自当双解矣。

紫雪 主发班。又主暑中三阳，太热烦躁发渴，一切热症。

升麻六钱 黄金十两 凝水石 石膏各四两八钱 犀角 羚羊角各一两 玄参一两六钱 沉香 木香 丁香各半两 甘草八钱

上以水五升，煮黄金至三升，去金，入诸药，再煮至一升，去滓；投朴硝三两二钱，微火煮；以柳木篦子搅，勿停手，候欲凝，入盆中，更下朱砂，麝香各三钱，急搅令匀，候冷凝成雪也。每服一钱匕，细细咽之。

按：紫雪乃阳明经药也，以升麻清阳明之标热，以石膏清阳明之本热，凝水、玄参壮水以制火，犀角、羚羊抑火以清金。三香性温，一取其人热分，为向导之兵，使无拒格之患；一取其宣气分，为下降之用，使无炎逆之愆。黄金重坠，可以镇定南方；甘草和平，可以调和中气。水强则热自化，气降则火自清，阳明蕴畜之邪，肌表灼燔之苦，不期其愈而自愈也。

葱熨法 主阴症，厥逆，沉昏。

葱白一握（如臂大）

以索缠缚，切去根及青，约厚二寸。先于火上烘热，着病人脐上，更以熨斗，贮火熨之，令热气透入。别作三四饼，坏则易之，良久，病人当渐苏。汗出手足温，续以四逆汤温之。若熨而手足不温，不可治也。

灼艾法　主阴症，面如刀刮，四逆爪甲青黑，身体如冰。

气海穴在脐下一寸五分。丹田穴在脐下二寸。关元穴在脐下三寸。

上以艾炷灸五十壮，甚者灸二百壮，以手足渐温，人事稍省，为可治也。

结胸灸法

黄连二寸（为末）　巴豆七粒（研细）

上二味和匀，捏作饼子。装脐中，以艾炷如龙眼核大，灸之。轻者一炷，重者不过二三炷，热气透入，腹中作声，泄下恶物，立愈。

蒸汗法　主服药不得汗，或天寒汗不得出，宜行此法。

以薪火烧地，良久，令极热，扫去灰，以沸汤洒之，取蚕沙、柏叶、桃叶、糠麸，铺于烧热地上，可侧手厚，铺席于上，令病人卧之。更温覆之，移时汗出，俟周身至脚心热，乃用温粉扑之。《南史》载范云病伤寒，恐不得与武帝久锡之庆。召徐文伯诊视，以实告之曰：可得便愈乎？文伯曰：便愈甚易，但恐二年后，不复起耳。云曰：朝闻道，夕死犹可，况二年乎？文伯乃以是法取汗，翼日果愈。后二年卒。取汗先期，尚促寿限，况不顾表里，不待时日，便欲速效乎。

水薄法　主阳症大热，或狂烦昏乱。

迭布数重，新汲水渍之，稍捩去水，搭于患人胸上。须臾布温，又以别渍冷布易之，频换新水。热势稍减，续以寒剂清之。

搐鼻法　主湿家发黄，头痛等症。

取瓜蒂为末，口中噙水，搐一字入鼻孔，出黄水即愈。更以姜渣茵陈擦之，黄色即减。

劫呕吐法

药中加自然姜汁，及炒焦粳米少许，随用竹管重纳内关，其呕即止。惟胃实者，忌粳米。

灸期门法　主阴寒呃逆。

期门穴，妇人屈乳头，向下尽处骨间动脉是穴。男子乳小者，以手一指为率，陷中动脉是穴。男左女右，灸三五壮。

吐痰法　先用皂荚、麝香、细辛、生明矾为细末，调姜汁灌，然后以鹅毛醮桐油，皂荚末，入喉中探吐，痰出乃愈。如咯吐不出，身热喘急满闷，喉中漉漉有声，此名肺家独喘，为不可治。

姜渣熨法　主一切停滞，结胸等症。

一切寒结、水结、食结、痞结、血结、痰结、支结，俱用生姜四五斤，捣烂如泥，略捩去汁，取渣炒热，绢帛松包，操按心腹，豁然自愈。如冷，别以热者易之，以愈为度。惟热结者，用冷姜渣揉按，切忌炒热。

蒸脐法 主阴症，吐利厥逆昏沉，心下胀硬如冰，汤药不受，唇面指甲皆青黑，脉沉欲绝。

麝香 半夏 皂荚

等分为末。填入脐中，更用生姜切片，如二文钱厚，铺于脐上，以大艾炷于姜片上灸二七壮，热气达于内，逼寒出于外，候手足温暖即止，然后投姜附等药。

辟瘟疫方 治一切时行疫症，不相传染。

雄黄一两（研） 赤小豆（炒熟） 丹参 皂箭羽各二两

上为细末，炼蜜为丸，如梧桐子大。每日空心以温水下五丸。虽与病人同床，亦不相染。

治时疫不染诸方

以水飞雄黄，男左女右，吹鼻孔中。或透明雄黄一块，重五钱，绢包系头顶心妙。取贯仲浸水饮之。以赤小豆同糯米浸水缸中，每日取水用之。

问因察症正名总论

本于陶氏，而仍旧者十之三，新改者十之七也。

夫伤寒者，病势险重，症绪繁多，若非问因察症正名，未有不误者也。凡至病家，未诊先问，最为要法。或得之脱衣卸被，或得之劳力辛苦，或得之房劳太过，或得之饥饿，或得之饱食，或为素虚，或为素实，或素有别症，或素无别症，此问因之法也。

六经形症，各当审详，太阳病发热恶寒，头项俱痛，腰脊俱强，恶心拘急，体痛骨疼，则是太阳表症，为标病也。若内热烦渴，小便不利，则是太阳里症，为本病也。其脉浮紧有力为伤寒，浮缓无力为伤风，脉安静为不传，脉躁盛为欲传也。

阳明病，身热微恶寒，头额目痛，鼻干不眠，则是阳明表症，为标病也。若烦渴欲饮，汗出恶热，则是阳明里症，为本病也。若潮热自汗，谵渴硬满，斑黄狂秘，则是正阳明胃实，为腑病也。其脉微洪为标，洪数为本，沉数为实也。

少阳病，头角痛而目眩，胸胁痛而耳聋，寒热呕而口苦，则是少阳经病也。其经为半表半里，其脉为且弦且数。

太阴病，壮热咽干，或自利不渴，则是阳经热邪传入太阴，为标病也。若燥渴发黄，尿赤便秘，则是太阴本病也。若初病起无头疼渴热，便寒冷满痛，吐利呕呃，则是太阴直中本病也。若初病不热，但胀满嗳痛，则是生冷内伤也。其脉沉缓为标，沉实为本，直中与内伤寒皆沉细也。

少阴病，舌干口燥，谵渴便秘，则是阳经热邪传入少阴，为标病也。若身热面赤，足冷脉沉，则是肾经夹阴伤寒，标本俱病也。阴躁欲坐泥水井中，虽欲饮而不受，面赤足冷脉沉，则是阴极发躁，为本病也。若面赤足冷，烦躁欲饮，揭去衣被，脉数大无力，则是虚阳伏阴，标与本病也。若初病起，无头疼热渴，便厥冷蜷卧，脐腹俱痛，吐泻战栗，则是肾经直中本病也。更兼小腹绞痛，或吐利甚，则舌卷囊缩，则是夹阴中寒，亦本病也。其脉沉实有力，为阳邪标病；沉细无力，为直中寒症；数大无力，为虚阳伏阴；脉沉为夹阴伤寒也。

厥阴病，寒热如疟，则是阳邪传入厥阴，为标病也。若舌卷囊缩，烦满秘渴，手足乍温乍冷，则是阳邪传入厥阴，为本病也。若初病起，无头疼热渴，便怕寒厥冷，腹阴俱痛，吐沫泄利，舌卷囊缩，则是厥阴直中本病也。其脉浮缓为标，沉实为本，细软为直中也。

头疼拘急，身热恶寒，腹痛呕吐，气口与人迎俱盛，则为夹食伤寒。身热恶寒，头疼微汗，神倦懒言，则为劳力伤寒。身热恶寒，隐隐头痛，喘咳烦闷，左脉紧盛，右脉洪滑，则为夹痰伤寒。身热恶寒，头胁俱痛，气郁不舒，则为夹气伤寒。胸胁腹痛，痛定不移，头痛烦渴，身热恶寒，则为血郁伤寒。更有伤暑伤湿，温病热病，冬温风温，温毒温疟，风湿湿温，疫病痉病，咸须辨之确而正其名，因其名而施其治，然后万举万当耳。在表者汗之散之，在里者利之下之，在半表半里者和解之，在上者因而越之，下陷者升而举之，夹阴者补之，直中者温之。其于表里、阴阳、虚实、寒热、标本，如别黑白，绝无眩惑。症有变迁，治无胶执，轻重缓急，用之不忒。庶几可谓知医，而不愧操司命之权矣。

伤寒论翼

原著 清·柯琴
主编 高青
副主编 刘博

目　录

卫 序

昔人尝论注书为难，盖文章家有辑诊钩深抉隐，穿凿而附会之，于作者本意，固茫乎未得。然自经史以及稗官杂说、金石志乘之文，供我捃摭搜采，以求合于古人立言之旨，虽夏后之璜，不无径寸之考，尚不害其为天球和璧也。若医以疗疾，经络脏腑、形神精气、变化阴阳，幽微莫测，非于三部九候深计穷搜，本我之灵心，启我之妙悟，而率尔命笔，不独置前人本旨于云雾中，其自误以误世，不为黄帝岐伯之罪人者几希。慈溪柯韵伯先生，夙称仲景功臣。著《伤寒论注》《论翼》二书，明而快，辨而精，譬之文章家左之预选之善，庄之向骚之逸乎。马子骧，比校其亥豕，订其谬舛，锓诸版以行世，使海内之论伤寒者，不堕王叔和之蒙翳，并不惑方中行、喻嘉言之歧说，其用心可谓勤矣。夫骧北奉慈命，注力于《灵》《素》，学成应世，已为当今卢扁，乃年逾古稀，精神矍铄，以苍颜浩发之叟，能逍遥于风雅翰墨之间，匪独其业之足传也。其更有得于医之外者，从可知矣。呜呼！伤寒一证，所系匪轻，一剂误投，神明消灭，良可悲已。李东垣、陶节庵辈，非不辨晰详明，或掠影而剽光，或辞烦而理晦，旁门曲径，靡所适从，仲景之言虽存，仲景之旨几灭，孰若韵伯论述之精，而骧北校雠之核乎。予故喜而为数言以弁诸首，至余之于医，未涉藩篱也。未识骧北以予言为河汉否？

岭南卫廷璞筠园氏拜书

马 序

余幼失怙，奉先慈命，弃举业，习医术，谓可养生，亦可济世。遂锐志于医，上自《灵》《素》，下及百家之书，探讨有年，愧未深造。独念伤寒一证，生死安危，关系甚速。仲景先师作《伤寒论》以垂后世，历年既久，未免残缺。再经后人颠倒纷纭，茫无头绪，学者无由以入，置之高阁。至宋·成无己始有注释，明·方中行《条辨》于前，喻嘉言《尚论》于后，各挥己意，自鸣一得，然未知尽合仲景之意否也。继获柯韵伯先生《伤寒论注》《论翼》二书，立言明彻，独出新裁，不落前人窠臼，仲景隐而未发之旨，抉以表著，俾仲景之精微奥妙，跃然心目之间，实有裨益于斯道。不敢自私，因时取二书订其舛讹，较其字画，付之剞劂，以公同好。表章前贤，嘉惠后学，不无少助云耳。

乾隆乙亥年荷月昆山七十老人马中骅题

原 序

余每览越人入虢之诊，望齐侯之色，未尝不慨然叹其才秀也。怪当今居世之士，曾不留神医药，精究方术，上以疗君亲之疾，下以救贫贱之厄，中以保身长全，以养其生。但竞逐荣势，企踵权豪，孜孜汲汲，惟名利是务；崇饰其末，忽弃其本，华其外而悴其内。皮之不存，毛将安附焉？卒然遭邪风之气，婴非常之疾，患及祸至，而方震栗，降志屈节，钦望巫祝，告穷归天，束手受败。赍百年之寿命，持至贵之重器，委付凡医，恣其所措。咄嗟呜呼！厥身已毙，神明消灭，变为异物，幽潜重泉，徒为啼泣。痛夫！举世昏迷，莫能觉悟，不惜其命，若是轻生，彼何荣势之云哉？而进不能爱人知人，退不能爱身知己，遇灾值祸，身居厄地，蒙蒙昧昧，蠢若游魂。哀乎！趋世之士，驰竞浮华，不固根本，忘躯徇物，危若冰谷，至于是也。

余宗族素多，向余二百，建安纪年以来，犹未十稔，其死亡者三分有二，伤寒十居其七。感往昔之沦丧，伤横夭之莫救，乃勤求古训，博采众方，撰用《素问》《九卷》《八十一难》《阴阳大论》《胎胪药录》并《平脉辨证》，为《伤寒杂病论》，合十六卷。虽未能尽愈诸病，庶可以见病知源。若能寻余所集，思过半矣。

夫天布五行，以运万类；人禀五常，以有五脏；经络府俞，阴阳会通；玄冥幽微，变化难极。自非才高识妙，岂能探其理致哉！上古有神农、黄帝、岐伯、伯高、雷公、少俞、少师、仲文，中世有长桑、扁鹊，汉有公乘阳庆及仓公，下此以往，未之闻也。观今之医，不念思求经旨，以演其所知；各承家技，终始顺旧，省疾问病，务在口给，相对斯须，便处汤药。按寸不及尺，握手不及足；人迎趺阳，三部不参；动数发息，不满五十。短期未知决诊，九候曾无仿佛；明堂阙庭，尽不见察，所谓管窥而已。夫欲视死别生，实为难矣。

孔子云："生而知之者上，学则亚之。多闻博识，知之次也。"余宿尚方术，请事斯语。

汉长沙守南阳张机序

自序

尝谓胸中有万卷书，笔底无半点尘者，始可著书；胸中无半点尘，目中无半点尘者，才许作古书注疏。夫著书固难，而注疏更难。著书者往矣，其间几经兵燹，几番播迁，几次增删，几许抄刻，亥豕者有之，杂伪者有之，脱落者有之，错简者有之。如注疏者着眼，则古人之隐旨明、尘句新；注疏者失眼，非依样葫芦，则另寻枝叶，鱼目溷珠，碔砆胜玉矣。《伤寒论》一书，经叔和编次，已非仲景之书。仲景之文遗失者多，叔和之文附会者亦多矣。读是书者，必凝神定志，慧眼静观，逐条细勘，逐句研审。何者为仲景言，何者是叔和笔，其间若脱落、若倒句，与讹字、衍文，须一一指破，顿令作者真面目见于语言文字间。且其笔法之纵横详略不同，或互文以见意，或比类以相形，可因此而悟彼、见微而知著者，须一一提醒，更令作者精神见于语言文字之外，始可羽翼仲景，注疏《伤寒》。何前此注疏诸家，不将仲景书始终理会，先后合参，但随文敷衍，故彼此矛盾，黑白不辨，令碔砆与美璞并登，鱼目与夜光同珍。前此之疑辨未明，继此之迷涂更远，学者将何赖焉？如三百九十七法之言，既不见于仲景之序文，又不见于叔和之序例，林氏倡于前，成氏、程氏和于后，其不足取信。王安道已辨之矣，而继起者，犹琐琐于数目，即丝毫不差，亦何补于古人，何功于后学哉？然此犹未为斯道备累也。独怪大青龙汤，仲景为伤寒中风无汗而兼烦躁者设，即加味麻黄汤耳。而谓其伤寒见风，又谓之伤风见寒，因以麻黄汤主寒伤营，治营病而卫不病；桂枝汤主风伤卫，治卫病而营不病；大青龙主风寒两伤营卫，治营卫俱病。三方割据瓜分。太阳之主寒多风少、风多寒少，种种蛇足，羽翼青龙，曲成三纲鼎立之说，巧言簧簧，洋洋盈耳，此郑声所为乱雅乐也。夫仲景之道，至平至易，仲景之门，人人可入，而使之茅塞如此，令学者如夜行歧路，莫之指归，不深可悯耶？且以十存二三之文，而谓之全篇，手足厥冷之厥，混同两阴交尽之厥，其间差谬，何可殚举？此愚所以执卷长吁，不能已于注疏也。丙午秋，校正《内经》始成，尚未出而问世。以《伤寒》为世所甚重，故将仲景书校正而注疏之，分篇汇论，挈其大纲，详其细目，证因类聚，方随附之，倒句讹字，悉为改正，异端邪说，一切辨明。岐伯、仲景

之隐旨，发挥本论各条之下，集成一帙，名《论注》。不揣卑鄙，敢就正高明，倘得片言首肯，亦稍慰夫愚者之千虑云尔。

慈水柯琴韵伯氏，题时己酉初夏也

凡 例

《伤寒论》一书，自叔和编次后，仲景原篇不可复见。虽章次混淆，犹得寻仲景面目。方、喻辈各为更定，《条辨》既中邪魔，《尚论》浸循陋习矣，大背仲景之旨。琴有志重编，因无所据，窃思仲景有太阳证、桂枝证、柴胡证等辞，乃宗此义，以证名篇，而以论次第之。虽非仲景编次，或不失仲景心法耳。

起手先立总纲一篇，令人开卷便知伤寒家脉证得失之大局矣。每经各立总纲一篇，读此便知本经之脉证大略矣。每篇各标一证为题，看题便知此方之脉证治法矣。

是编以证为主，故汇集六经诸论，各以类从。其证是某经所重者，分列某经，如桂枝、麻黄等证列太阳，栀子、承气等证列阳明之类。其有变证化方，如从桂枝证更变加减者，即附桂枝证后；从麻黄证更变加减者，附麻黄证后。

叔和序例，固与仲景本论不合，所集脉法，其中有关于伤寒者，合于某证，即采附其间，片长可取，即得攀龙附骥耳。

六经中有证治疏略，全条删去者，如少阴病下利白通汤主之、少阴病下利便脓血桃花汤主之等类，为既有下利脉微者与白通汤、腹痛小便不利与桃花汤主之之详，则彼之疏略者可去矣。又有脉证各别，不相统摄者，如太阳病发汗太多因致痉，与脉沉而细，病身热足寒等证，三条合一，论理甚明，故合之。

本论每多倒句，此古文笔法耳。如太阳病血证麻黄汤主之句，语意在当发其汗下。前辈但据章句次序，不审前后文理，不顾衄家禁忌，竟谓衄后仍当用麻黄解表。夫既云衄乃解，又云自衄者愈，何得阵后兴兵？衄家不可发汗，更有明禁，何得再为妄汗？今人胶柱者多，即明理者，亦多为陶氏所惑，故将麻黄、桂枝、小青龙等条，悉为称正。

条中有冗句者删之，如桂枝证云：先发汗不解，而复下之，脉浮者不愈。浮为在外，须解外则愈。何等直捷！在外下更加“而反下之，故令不愈，今脉浮，故知在外”等句，要知此等繁音，不是汉人之笔。凡此等口角，如

“病常自汗出”条，亦从删例。

条中有衍文者删之，有讹字者改之，有阙字者补之。然必详本条与上下条有据，确乎当增删改正者，直书之。如无所据，不敢妄动，发明注中，以俟高明之定夺。

加减方分两、制度、煎法，与本文同者，于本方下书本方加某味、减某味。或一篇数方，而后方煎法与前方同者，于方末书煎法同前。方中药味修治同前者，如麻黄去节、杏仁去皮之类，但不再注；附子必炮，若有生用者注之。

可汗不可汗等篇，鄙俚固不足取，而六经篇中多有叔和附入，合于仲景者取之。如太阳脉浮动数三、阳明论脾约脉证等条，与本论不合，无以发明，反以滋惑，剔出附后，候识者辨焉。

正文逐句圈断，俱有深意。如本论中一字句最多，如太阳病，“脉、浮、头、项、强、痛”六字，当作六句读，言脉气来尺寸俱浮，头与项强而痛。若脉浮两字连读，头项强痛而恶寒，作一句读，疏略无味。则字字读断，大义先明矣。如“心下温温欲吐，郁郁微烦”之类，温温、郁郁，俱不得连读，连读则失其义矣。

卷 上

全论大法第一

按：仲景自序言作《伤寒杂病论》合十六卷，则伤寒杂病，未尝分两书也。凡条中不冠伤寒者，即与杂病同义。如太阳之头项强痛，阳明之胃实，少阳之口苦、咽干、目眩，太阴之腹满吐利，少阴之欲寐，厥阴之消渴、气上撞心等症，是六经之为病，不是六经之伤寒，乃是六经分司诸病之提纲，非专为伤寒一证立法也。观五经提纲，皆指内证，惟太阳提纲为寒邪伤表立；五经提纲皆指热证，惟太阴提纲为寒邪伤里立。然太阳中暑发热而亦恶寒，太阴伤热亦腹痛而吐利，俱不离太阳主外、太阴主内之定法。而六经分证，皆兼伤寒、杂病也明矣。因太阳主表，其提纲为外感立法，故叔和将仲景之合论全属伤寒，不知仲景已自明其书不独为伤寒设。所以太阳篇中，先将诸病线索，逐条提清，比他经更详也。其曰："太阳病，或已发热，或未发热，必恶寒体痛呕逆，脉阴阳俱紧者，名曰伤寒。"是伤寒另有提纲矣。此不特为太阳伤寒之提纲，即六经伤寒总纲，亦不外是。观仲景独于太阳篇，别其名曰伤寒、曰中风、曰中暑、曰温病、曰湿痹，而他经不复分者，则一隅之举，可以寻其一贯之理也。其他结胸、脏结、阳结、阴结、瘀热发黄、热入血室、谵语如狂等证，或因伤寒，或非伤寒，纷纭杂沓之中，正可思伤寒杂病合论之旨矣。盖伤寒之外皆杂病，病名多端，不可以数计，故立六经而分司之；伤寒之中最多杂病，内外夹杂，虚实互呈，故将伤寒杂病而合参之。正以合中见泾渭之清浊，此扼要法也。叔和不知此旨，谓痉、湿、暍三种，宜应别论，则中风、温病何得与之合论耶？以三证为伤寒所致，与伤寒相似，故此见之，则中风非伤寒所致、温病与伤寒不相似者，何不为之另立耶？霍乱是肝邪为患，阴阳易、瘥后劳复，皆伤筋动血所致，咸当属于厥阴，何得另立篇目？叔和分太阳三证于前，分厥阴诸证于后，开后人分门类证之端。岂知仲景约法，能合百病，兼该于六经，而不能逃六经之外，只在六经上求根本，不在诸病名目上寻枝叶。乃叔和以私意紊乱仲景之原集，于劳复①后重集可发汗、不可发汗诸篇。如弱反在关，濡反在巅，微反在上，涩反在下，不知如何名反，岂濡弱微涩等脉有定位乎？此类姑不悉辨。其云大法春夏宜发汗，春宜吐，秋宜下。设未值其时，当汗不汗，当下不下，必待其时耶？而且利水、清火、温补、和解等法，概不言及，所以今人称仲景只有汗、吐、下三法，实由于此。夫四时者，众人所同；受病者，因人而异。汗、吐、下者，因病而施也。立法所以治病，非以治时。自有此大法之谬，后人因有随时用药之迂。论麻黄、桂枝汤者，谓宜于冬月严寒，而三时禁用。论白虎汤者，谓宜于夏，而大禁于秋分后与立夏之前。夫寒热温凉之逆用，必先岁气，毋伐天和，为平人饮食调理之常耳；仲景因证立方，岂随时定剂哉？当知仲景治法，悉本《内经》。按岐伯曰："调治之方，必别阴阳。阳病治阴，阴病治阳。定其中外，各守其乡。外者外治，内者内治。从外之内者，治其外；从内之外者，调其内。从内之外而盛于外者，先调其内，后治其外；从外之内而盛于内者，先治其外，后调其内。中外不相及，则治主病。微者调之，其次平之，盛者夺之。寒热温凉，衰之以属，随其攸利。此大法也。"仲景祖述靡遗，宪章昭著。本论所称"发热恶寒发于阳，无热恶寒发于阴"者，是阴阳之别也。阳病制白虎、承气以存阴，阴病制附子、吴茱萸以扶阳。外者用麻、桂以治表，内者用硝、黄以治里。其于表虚里实，表热里寒，发表和表，攻里救里，病有浅深，治有次第，方有轻重，是以定其中外，各守其乡也。太阳阳明并病，小发汗。太阳阳明合病，用麻黄汤，是从外之内者，治其外也。阳明病，发热汗出，不恶寒，反恶热，用栀子豉汤，是从内之外者，调其内也。发汗不解，蒸蒸发热者，从内之外而盛于外，调胃承气，先调其内也。表未解而心下痞者，从外之内而盛于内，当先解表，乃可攻痞，是先治其外，后调其内也。中外不相及，是病在半表半里，大小柴胡汤，治主病也。此即所谓微者调之，其次平之，用白虎、栀豉、小承气之类。盛者夺之，则用大承气、陷胸、抵当之类矣。所云："观其脉证，知犯何逆，以法治之。"则寒热温凉，衰之以属，随其攸利之谓也。若分四时以拘法，限三法以治病，遇病之变迁，则束手待毙矣。且汗、吐、下之法亦出于岐伯，而利水、清火、调补等法悉具焉。其曰："有邪者，渍形以为汗，在皮者，汗而发之，实者，散而泻之，此汗家三法。中满者，泻之于内，血实者，宜决之，是下之二法。高者因而越之谓吐，下者引而竭之谓利小便。慓悍者，按而收之，是清火法。

① 劳复：这里代指《伤寒论·辨阴阳易差后劳复病脉证并治》。

气虚宜掔引之，是调补法也。”夫邪在皮毛，犹未伤形，故仲景制麻黄汤，急汗以发表；邪入肌肉，是已伤其形，故制桂枝汤、啜稀热粥以解肌，是渍形以为汗。若邪正交争，内外皆实，寒热互呈，故制大青龙于麻桂中加石膏以泻火，是散以泻之也。吐剂有栀豉、瓜蒂，分胸中虚实之相殊；下剂有大小承气、调胃、抵当，分气血浅深之不同。利水有猪苓、真武寒热之悬绝，消火有石膏、芩、连轻重之差等。阳气虚，加人参于附子、吴萸中以引阳；阴气虚，加人参于白虎、泻心中以引阴。诸法井然，质之岐伯，纤毫不爽。先圣后圣，其揆一也。愚更有议焉，仲景言平脉辨证为《伤寒杂病论》，是脉与证亦未尝两分也。夫因病而平脉，则平脉即在辨证中。病有阴阳，脉合阴阳。发热恶寒发于阳，无热恶寒发于阴，是病之阴阳也，当列全论之首。浮、大、动、滑、数名阳，沉、涩、弱、弦、微名阴，是脉之阴阳也，此条当为之继。叔和既云搜采仲景旧论，录其证候诊脉，是知叔和另立脉法，从此搜采耳。试观太阳篇云：“脉浮者，病在表。脉浮紧者，法当身疼痛。脉浮数者，法当汗出愈。”诸条脉法，不入辨脉平脉篇，是叔和搜采未尽，犹遗仲景旧格也。由此推之，知寸口脉浮为在表、及寸口脉浮而紧、脉浮而数诸条，皆从此等处采出。脉有阴结、阳结条，未始不在阳明中风、中寒之间；洒淅恶寒而发热者，未始不在少阳寒热往来之部。脉阴阳俱紧者，未必非少阴之文；阴阳相搏条，未必不在伤寒脉结代之际。设仲景另集脉法，或有上下之分，谅无辨平之别矣。名平名辨，皆叔和搜采之说，仲景所云各承家技者是也。世徒云《序例》为叔和之文，而不知仲景之书，皆系叔和改换，独为伤寒立论。十六卷中，不知遗弃几何，而六经之文夹杂者亦不少，岂犹然仲景旧集哉？如疑余见之谬，请看《序例》所引《内经》，莫不增句易字，彼尚敢改岐伯之经，况乎仲景之论耶？欲识真仲景者，逐条察其笔法，知《考工记》自不合于《周官》，褚先生大不侔于太史矣。世皆以《金匮要略》为仲景杂病论，则有若之似圣人，惟曾子为不可强乎？

六经正义第二

按：仲景自序云：“虽未能尽愈诸病”，其留心诸病可知。故于诸病之表里阴阳，分为六经，令各得所司。清理脉证之异同，寒热之虚实，使治病者只在六经下手，行汗、吐、下、和解、温补等法而无失也。夫一身之病，俱受六经范围者，犹《周礼》分六官而百职举，司天分六气而万物成耳。伤寒不过是六经中一证，叔和不知仲景之六经，是经界之经，而非经络之经，妄引《内经·热病论》作序例，以冠仲景之书，而混其六经之证治。六经之理因不明，而仲景平脉辨证，能尽愈诸病之权衡废矣。夫热病之六经，专主经脉为病，但有表里之实热，并无表里之虚寒。虽因于伤寒，而已变成热病，故竟称热病，而不称伤寒。要知《内经》热病，即温病之互名，故无恶寒症，但有可汗可泄之法，并无可温可补之例也。观温病名篇，亦称《评热病论》，其义可知矣。夫叔和不于病根上讲求，但于病名上分解，故序例所引《内经》，既背仲景之旨，亦舛岐伯之意也。夫仲景之六经，是分六区地面，所该者广，虽以脉为经络，而不专在经络上立说。凡风寒温热内伤外感，自表及里，有寒有热，或虚或实，无乎不包。故以伤寒杂病合为一书，而总名《伤寒杂病论》。所以六经提纲，各立一局，不为经络所拘，弗为风寒划定也。然仲景既云撰用《素问》，当于《素问》之六经广求之。按《皮部论》云："皮有分部，脉有经纪。其生病各异，别其部分，左右上下，阴阳所在，诸经始终。"此仲景创立六经部位之原。又曰："阳主外，阴主内。"故仲景以三阳主外，三阴主内。又曰："在阳者主内，在阴者主出，以渗于内。"故仲景又以阳明主内。少阴亦有反发热者，故仲景又于表剂中用附子，是固其渗也。又曰："少阴之阴，名曰枢儒。其入于经也，从阳部注于经，其出者，从阴部注于骨。"故仲景制麻黄附子汤，治发热脉沉无里证者，是从阳部注经之义也；制附子汤治身体骨节痛、手足寒、背恶寒、脉沉者，是从阴内注于骨之义也。又《阴阳离合论》"太阳为开"，故仲景以之主表，而以脉浮、恶寒、头项强痛为提纲，立言与热病颇同，而立意自别。阳明为阖，故以之主里，而以胃实为提纲，虽有目痛、鼻干等症，而所主不在是。少阳为枢，少阴亦为枢，故皆主半表半里证。少阳为阳枢，归重在半表，故以口苦、目眩为提纲，而不及胸胁痛硬；少阴为阴枢，其欲寐不寐，欲吐不吐，亦半表半里证，虽有舌干、口燥等症，而不入提纲，归重在半里也。岂惟阳明主里，三阴皆主里，而阴阳异位，故所主各不同。阳明主里证之阳，阳道实，故以胃实属阳明。太阴主里证之阴，阴道虚，故以自利属太阴。太阴为开，又为阴中之至阴，故主里寒自利。厥阴为阖，又为阴中之阳，故主里热而气逆。少阴为阴中之枢，故所主或寒或热之不同，或表或里之无定，与少阳相似也。请以地理喻，六经犹列国也。腰以上为三阳地面，三阳主外而本乎里。心者，三阳夹界之地也。内由心胸，外自巅顶，前至额颅，后至肩背，下及于足，内合膀胱，是太阳地面。此经统领营卫，主一身之表证，犹近边御敌之国也。内自心胸至胃及肠，外自头颅，由面至腹，下及于足，是阳明地面。由心至咽，出口颊，上耳目，斜至巅，外自胁，内属胆，是少阳地面。此太阳差近阳明，犹京畿矣。腰以下为三阴地面，三阴主里，而不及外。腹者，三阴夹界之地也。自腹由脾及二肠魄门，为太阴地面。自腹至两肾及膀胱溺道，为少阴地面。自腹由肝上膈至心，从胁肋下及于小腹宗筋，为厥阴地面，此经通行三焦，主一身之里证，犹近京夹辅之国也。太阴阳明，同居异治，犹周召分政之义。四经部位，有内外出入、上下牵引之不同，犹先王分土域民、犬牙相制之理也。若经络之经，是六经道路，非六经地面矣。六经之有正邪客邪、合病并病、属脾属胃者，犹寇贼充斥，或在本境，或及邻国，或入京师也。太阳地面最大，内邻少阴，外邻阳明，故病有相关。如小便不利，本膀胱病，少阴病而亦小便不利者，是邪及太阳之界也；腰痛本肾病，太阳病而亦腰痛者，是邪及少阴之界也；六七日不大便，及头痛身热者，是阳明热邪，侵入太阳之界也；头项强痛兼鼻鸣干呕者，是太阳风邪，侵及阳明之界也。心胸是阳明地面，而为太阳之通衢。因太阳主营卫，心胸是营卫之本，营卫环周不休，犹边邑之吏民士卒，会于京畿，往来不绝也。如喘而胸满者，是太阳外邪入阳明地面而骚扰，故称为太阳阳明合病。若头不痛，项不强，胸中痞硬，气冲咽喉，不得息者，此邪不自太阳来，乃阳明实邪结于胸中，犹盗贼聚于本境而为患也。心为六经之主，故六经皆有心烦症。如不头项强痛，则烦不属太阳；不往来寒热，则烦不属少阳；不见三阴证，则烦不属三阴矣。故心愦愦、心怵惕、心中懊侬，一切虚烦，皆属阳明，以心居阳明之地面也。阳明犹京师，故心腹皆居其地。邪在心为虚烦，在腹为实热，以心为阳而属无形，腹为阴而属有形也。夫人身之病，动关心腹。阳邪聚于心，阴邪聚于腹。肝为阴中之阳，故能使阴邪之气撞于心。阳明主在里之阳，故能使阳邪入聚于腹耳。更请以兵法喻，兵法之要，在明地形。必先明六经之路，才知贼寇所从来，知某方是某府来路，某方是某郡去路。来路是边关，三阳是也；去路是内境，三阴是也。六经来路各不同，太阳是大路，少阳是僻路，阳明是直路，太阴近路也，少阴后路也，厥阴斜路也。客邪多从三阳来，正邪多由三阴起，犹外寇自边关至，盗贼自内地生也。明六经地形，始得握百病之枢机；详六经来路，乃得操治病之规则。如以证论，伤寒大寇也，病从外来；中风流寇也，病因旁及；杂病盗贼也，病由中起。既认为何等之贼，又知为何地所起，发于其境，便御之本境，移祸邻郡，即两路夹攻。如邪入太阳地面，即汗而散之，犹陈利兵于要害，乘其未定而击之也。邪之轻者在卫，重者在营，尤重者在胸膈，犹寇之浅者在关外，其深者在关上，尤深者在关内也。麻黄为关外之师，桂枝、葛根为关上之师，大小青龙为关内之师矣。凡外寇不靖，内地盗贼必起而应之，因立两解法，故有大小青龙及桂枝、麻黄加减诸方。如前军无纪，致内乱蜂起，当重内轻外，因有五苓、十枣、陷胸、泻心、抵当等汤也。邪入少阳地位，宜杂用表里寒热攻补之品，为防御解利之法。如偏僻小路，利于短兵，不利于矛戟，利于守备，不利于战争也。邪之轻者入腠理，重者入募原，尤重者入脾胃。小柴胡腠理之剂也，大柴胡募原之剂也。小建中、半夏泻心、黄芩、黄连四汤，少阳之脾剂也；柴胡加芒硝、加龙蛎二方，少阳之胃剂也。如太阳少阳有合并病，是一军犯太阳，一军犯少阳矣。用柴胡桂枝汤，是两路分击之师也。甚至三阳合并病，是三面受敌矣，法在独取阳明。阳明之地肃清，则太少两路之阳邪，不攻自解。但得内寇宁而外患自息，此白虎之所由奏捷耳。若阳邪不戢于内地，用大承气以急下之，是攻贼以护主。若阴邪直入于中宫，用四逆汤以急救其里，是强主以逐寇也。阳明为内地，阳明界上，即太阳少阳地面。邪入阳明之界，近太阳地面，虽不犯太阳，太阳之师，不得坐视而不救，故阳明之营卫病，即假麻黄、桂枝等方以汗之。邪近少阳地面，虽不入少阳，少阳之师，不得高垒而无战，故阳明之腠理病，即假柴胡以解之。是阳明之失守，非太阳之不固，即少阳之无备，所以每每两阳相合而为病也。若邪已在阳明地面，必出师奋击，以大逐其邪，不使少留，故用栀豉、瓜蒂之吐法以迅扫之；若深入内地，不可复驱，则当清野千里，使无所剽掠，是又白虎得力处也；若邪在内廷，又当清宫除盗，此三承气所由取胜。如茵陈、猪苓辈，又为失纪之师立法矣。太阴亦内地，少阴厥阴是太阴之夹界也。太阴居中州，虽外通三阳，而阴阳既已殊途，心腹更有膈膜之藩蔽。故寒水之邪，从太阳外属者轻，由少阴内授者重；风木之邪，自少阳来侵者微，因厥阴上袭者甚。如本经正邪转属阳明而为实，犹师老势穷，可下之而愈。如阳明实邪转属本经而成虚，则邪盛正衰，温补挽回者甚难。盖太阴阳明，地面虽分，并无阻隔，阳明犹受敌之通衢，甲兵所聚，四战之地也。太阴犹仓廪重地，三军所依，亦盗贼之巢穴也。故元气有余，则邪入阳明；元气不支，则邪入太阴。在阳明地面，则陈师鞠旅，可背城一战，取胜须臾。在太阴地面，则焚劫积蓄，仓廪空虚，枵腹之士，无能御敌耳。厥阴之地，相火游行之区也，其本气则为少火。若风寒燥湿之邪，一入其境，悉化为热，即是壮火。其少火为一身之生机，而壮火为心腹之大患。且其地面通达三焦，邪犯上焦，则气上撞心、心中疼热、消渴口烂、咽痛喉痹；逼入中焦，即手足厥冷、脉微欲绝、饥不欲食、食即吐蛔；移祸下焦，则热利下重、或便脓血，为害非浅，犹跋扈之师矣。仲景制乌梅丸方，寒热并用，攻补兼施，通理气血，调和三焦，为平治厥阴之主方，犹总督内地之大帅也。其与之水以治消渴，茯苓甘草汤以治水，炙甘草汤以复脉，当归四逆以治厥，是间出锐师，分头以救上焦之心主，而安神明也。用白虎、承气辈，清胃而平中焦之热实，白头翁、四逆散，清脾而止下焦之热利，是分头以救腹中之阴，而扶胃脘之元气耳。胃为一腑，而分阴阳二经；少阴一经，而兼阴阳两脏者，皆为根本之地故也。邪有阴阳两途，脏分阴阳二气。如阳邪犯少阴之阳，反发热心烦、咳渴咽痛；阳邪犯少阴之阴，则腹痛自利，或便脓血；阴邪犯少阴之阳，则身体骨节痛、手足逆冷、背恶寒，而身蜷卧；阴邪犯少阴之阴，则恶寒呕吐、下利清谷、烦躁欲死。仲景制麻黄附子细辛、黄连阿胶、甘草、桔梗、猪肤、半夏、苦酒等汤，御阳邪犯少阴之阳也；其制桃花、猪苓等汤，御阳邪入少阴之阴也；附子、吴茱萸、四逆等汤，御阴邪犯少阴之阳也；通脉四逆、茯苓四逆、干姜附子等汤，御阴邪入少阴之阴也。少阴为六经之根本，而外通太阳，内接阳明。故初得之而反发热、与八九日而一身手足尽热者，是少阴阳邪侵及太阳地面也；自利纯清水、心下痛、口燥舌干者，少阴阳邪侵阳明地面也。出太阳则用麻黄为锐师，而督以附子，入阳明则全仗大承气，而不设监制，犹兵家用向导与用本部不同法也。其阴邪侵入太阴，则用理中、白通加人尿猪胆等法，亦犹是矣。嗟乎！不思仲景之所集，安能见病知源也哉？

合并启微第三

病有定体，故立六经而分司之，病有变迁，更求合病并病而互参之，此仲景二法之尽善也。夫阴阳互根，气虽分而神自合。三阳之里，便是三阴；三阴之表，即是三阳。如太阳病而脉反沉，便合少阴；少阴病而反发热，便合太阳。阳明脉迟，即合太阴；太阴脉缓，即合阳明。少阳细小，是合厥阴；厥阴微浮，是合少阳。虽无合并之名，而有合并之实。或阳得阴而解、阴得阳而解，或阳入阴而危、阴亡阳而逆，种种脉证，不可枚举。学者当于阴阳两证中，察病势之合不合，更于三阳三阴中，审其证之并不并，予以阴病治阳、阳病治阴、扶阳抑阴、泻阳补阴等法，用之恰当矣。三阳皆有发热症，三阴皆有下利症，如发热而下利者，阴阳合病也。阴阳合病，阳盛者属阳经，则下利为实热，如太阳阳明合病、阳明少阳合病、太阳少阳合病，必自下利，用葛根、黄芩等汤者是也。阴盛者属阴经，则下利属虚寒，如少阴病吐利及发热者不死，少阴病下利清谷、里寒外热、不恶寒而面色赤，用通脉四逆者是也。若阳与阳合，不合于阴，即是三阳合病，则不下利而自汗出，为白虎证也；阴与阴合，不合于阳，即是三阴合病，不发热而吐利厥逆，为四逆证也。并病与合病稍异者，合则一时并见，并则以次相乘。如太阳之头项强痛未罢，递见脉弦、眩晕、心下痞硬，是与少阳并病，更见谵语，即三阳并病矣。太阳与阳明并病，太阳证未罢者，从太阳而小发汗，太阳证已罢者，从阳明而下之，其机在恶寒发热而分也。然阳明之病，在胃家实，太阳阳明合病，喘而胸满者，不可下，恐胃家未实耳。若阳明与太、少合病，必自下利，何以得称阳明？要知协热下利，即胃实之始，《内经》所云“暴注下迫，皆属于热”，其脉必浮大、弦大，故得属之阳明，而不系太阴也。若下利消谷、里寒外热、脉浮而迟者，则浮不得属之于表，而迟则为在脏。若见脉微欲绝，即身不恶寒而面色赤者，又当属之少阴。盖太阴阳明下利之辨，在清谷不清谷，而太阴少阴之清谷，又在脉之迟与微为辨也。夫阳明主胃实，而有协热利；太阴主下利清谷，又因脉微细而属少阴。脉微下利，反见阳明之不恶寒而面色赤，若不于合并病参之，安知病情之变迁如此，而为之施治哉？然此为六经之合并与内伤外感之合并，神而明之，不可胜极。以阴阳互根之体，见阴阳离合之用，是知六经之准绳，更属定不定法矣。何漫云三阴无合并病也哉？

风寒辨惑第四

风寒二气，有阴阳之分，又相因为患。盖风中无寒，即是和风，一夹寒邪，中人而病，故得与伤寒相类，亦得以伤寒名之。所以四时皆有风寒，而冬月为重也。伤寒中风，各有重轻，不在命名，而在见症。太阳篇言中风脉证者二：一曰太阳中风，阳浮而阴弱，阳浮者热自发，阴弱者汗自出，啬啬恶寒、淅淅恶风、翕翕发热、鼻鸣干呕者，桂枝汤主之；一曰太阳中风，脉浮紧，发热恶寒，身疼痛，不汗出而烦躁者，大青龙汤主之。以二证相较，阳浮见寒之轻，浮紧见寒之重；汗出见寒之轻，不汗出见寒之重；啬啬、淅淅见风寒之轻，翕翕见发热之轻，发热恶寒见寒热之俱重；鼻鸣见风之轻，身疼见风之重；自汗干呕，见烦之轻，不汗烦躁，见烦之重也。言伤寒脉证者二：一曰太阳病，或未发热，或已发热，必恶寒体痛呕恶，脉阴阳俱紧者，名曰伤寒；一曰伤寒脉浮，自汗出，小便数，心烦微恶寒，脚挛急。以二证相较，微恶寒，见必恶寒之重，体痛，觉脚挛急之轻；自汗出、小便数、心烦，见伤寒之轻，或未发热，见发热之轻，必先呕逆，见伤寒之重；脉浮，见寒之轻，阴阳俱紧，见寒之重。中风伤寒，各有轻重如此。今人必以伤寒为重，中风为轻，但知分风寒之中、伤，而不辨风寒之轻重，于是有伤寒见风、中风见寒之遁辞矣。夫风为阳邪，寒为阴邪，虽以皆于时气之感，而各不失其阴阳之性。故伤寒轻者，全似中风，独脚挛急不似，盖腰以上为阳，而风伤于上也；中风重者，全似伤寒，而烦躁不似，盖寒邪呕而不烦，逆而不躁也。然阴阳互根，烦为阳邪，烦极致躁；躁为阴邪，躁极致烦。故中风轻者烦轻，中风重者烦躁，伤寒重者躁烦，伤寒轻者微烦。微烦则恶寒亦微，是微阳足以胜微寒，故脉浮不紧矣。如本论所云："凡欲自解者，必当先烦，乃有汗而解。以脉浮不紧，故知汗出解也。若不待自解而妄攻其表，所以亡阳，因阳微故耳。"凡伤寒见烦，则寒气欲解。躁烦则阳为寒郁，而邪转盛。故伤寒一日，若躁烦者，为欲传；六七日，躁烦者，为阳去入阴也。因病人所禀之阳气有不同，而受邪之部位，阴阳更不类，故阳有多少，热有微甚。如太阳为先天之巨阳，其热发于营卫，故一身手足壮热；阳明乃太少两阳相合之阳，其热发于肌肉，故蒸蒸发热；少阳为半表半里之阳，其热发于腠理，时开时阖，故往来寒热，此三阳发热之差别也。太阴为至阴，无热可发，因为胃行津液，以灌四旁，故得主四肢，而热发于手足。所以太阴伤寒，手足自温，太阴中风，四肢烦疼耳。少阴为封蛰之本，若少阴不藏，则坎阳无蔽。故有始受风寒而脉沉发热者，或始无表热，八九日来，热入膀胱，致一身手足尽热者。厥阴当两阴交尽，一阳之初生，其伤寒也，有从阴而先厥后热者，有从阳而先热后厥者，或阳进而热多厥少，或阳退而热少厥多，或阴阳和而厥与热相应者。是三阴发热之差别也。太阳为父，多阳盛之病。如初服桂枝而反烦，解半日许而复烦，下之而脉仍浮、气上冲，与不汗出而躁烦，服药微除而烦瞑发衄者，皆阳气重故也。少阴为雌，多亡阳之病。如下利清谷，手足厥逆，脉微欲绝，恶寒蜷卧，吐利汗出，里寒外热，不烦而躁，皆亡阳故也。又《内经·病形篇》云："邪中于项，则下太阳，中于面，则下阳明，中于颊，则下少阳，其中膺背两胁，亦中其经。"故本论太阳受邪，有中项、中背之别，中项则头项强痛，中背则背强几几也。阳明有中面、中膺之别，中面则目疼鼻干，中膺则胸中痞硬也。少阳有中颊、中胁之别，中颊则口苦咽干，中胁则胁下痞硬也。此岐伯中阳溜经之义。又云："邪中于阴，从臂胻①始，自经及脏，脏气实而不能容，则邪还于腑。"故本论三阴皆有自利证，是寒邪还腑也；三阴皆有可下证，是热邪还腑也。此岐伯中阴溜腑之义。六经之部位有高下，故受邪之日有远近。太阳为三阳，居表位最高，最易伤寒，故一日受；阳明为二阳而居前，故二日受；少阳为一阳而居侧，故三日

① 臂胻（héng）：指手臂和足胫部。

受；太阴为三阴，居阴位最高，故四日受；少阴为二阴，居阴位之中，故五日受；厥阴为一阴，居三阴之尽，故六日受。此皆言见症之期，非六经以次相传之日也。《内经》曰："气有高下，病有远近，适其至所。"即此意也。按本论传字之义，各各不同，必牵强为传经则谬。伤寒一日，太阳受之，脉若静者为不传，是指热传本经，不是传阳明之经络。阳明无能复传，始虽恶寒，二日自止，是指寒传本经，不是传少阳之经络。伤寒二三日，阳明少阳证不见者，为不传，皆指热传本经，不是二日传阳明，三日传少阳之谓。太阳病至七日以上自愈者，以行其经尽故也。言七日当来复之辰，太阳一经之病当尽，非日传一经，七日复传太阳之谓。若复传，不当曰尽；若日一经，不当曰行其经矣。若欲再作经，是太阳不罢而并病阳明。传经不传，是使阳明之经不传太阳之热，非再传少阳之谓也。太阳与阳明少阳地位相近，故太阳阳盛而不罢，便转属阳明，阳已衰而不罢，便转系少阳。若阳陷便转系太阴，阳虚则转入少阴，阳逆则转属厥阴矣。阳明万物所归，故六经皆得转属。而阳明无所复传，是知太阳阳明无转属少阳之证。阳明太阴俱属于胃，胃实则太阴转属阳明，胃虚则阳明转属太阴矣。少阴与二阴地位相近，受太阴之寒，则吐利清谷，受厥阴之热，则咽痛便血也。厥阴为阴之尽，亦如阳明之无所复传，然阴出之阳，则热多厥少，阴极亡阳，则热少厥多，此即少阳往来寒热之变局也。按本论云："太阳病，发热汗出，恶风脉缓者，为中风。"又云："太阳中风，脉浮紧，不汗出而烦躁。"又云："阳明中风，脉弦浮大，不得汗。"合观之，不得以无汗为非中风矣。本论云："太阳病，或未发热，或已发热，必恶寒体痛呕逆，脉阴阳俱紧者，名伤寒。"而未尝言无汗。又云："太阳病，头痛发热，身疼，腰痛，骨节疼痛，恶风，无汗而喘者，麻黄汤主之。"此不冠以伤寒，又不言恶寒。又云："伤寒脉浮，自汗出，微恶寒。"合观之，又不得以有汗为非伤寒矣。人但据桂枝条之中风自汗，而不究伤寒亦有自汗出者。强以麻黄证之无汗为伤寒，而不究中风最多无汗者。谓伤寒脉浮紧，中风脉浮缓，而不知伤寒亦有浮缓，中风亦有浮紧者。知三阳脉浮，三阴脉沉，而不知三阴皆有浮脉，三阳亦有沉脉者。总是据一条之说，不理会全书耳。当知麻黄汤、大青龙汤治中风之重剂，桂枝汤、葛根汤治中风之轻剂，伤寒可通用之，非主治伤寒之剂也。世皆推桂枝为中风主剂，而不敢以大青龙为中风之剂者，是惑于中风见寒脉、伤寒见风脉之谬也；不敢以麻黄为中风之剂者，是泥于有汗为中风、无汗为伤寒之谬也。风为阳邪，因四时之气而变迁，且一日亦具有四时之气，气运更有郁复淫胜之不同，故有麻黄、桂枝、葛根、青龙等法。当知四时俱有中风，俱有伤寒，不得拘春伤于风、冬伤于寒之一说矣。太阳经多中风方，如麻黄、桂枝、葛根、大青龙是也。少阴经多伤寒方，如麻黄附子细辛、真武、附子、吴茱萸、白通、四逆、通脉等汤是也。中风诸方，可移治伤寒，伤寒诸方，不可移治中风者，寒可温而风不可以热治也。风为阳邪，故中风者虽在少阴，每多阳证；寒为阴邪，故伤寒者虽在太阳，每多阴证。太阳经多中风证，阳从阳也；少阴经多伤寒证，阴从阴也。夫风者，善行而数变，故脉证皆不可拘。自变者观之，其证或自汗鼻鸣，或无汗而喘，或不汗出而烦躁，或下利呕逆，或渴欲饮水，或往来寒热，或口苦咽干，或短气腹满、鼻干嗜卧，或目赤耳聋、胸满而烦，或四肢烦疼，种种不同；其脉或浮缓，或浮紧，或弦而浮大，或阳微阴涩，或阳微阴浮，亦种种不同。自不变者观之，惟浮是中风之主脉，恶风是中风之定症。盖风脉变态不常，而浮为真体；风证变幻多端，而恶风其真情也。仲景广设诸方，以曲尽其变耳。夫寒之伤人也有三：早晚雾露，四时风雨，冬春霜雨，此天之寒气也；幽居旷室，砖地石阶，大江深泽，邃谷高山，地之寒气也；好饮寒泉，喜食生冷，酷嗜瓜果，误服冷药，人之寒气也。此义最浅，伤寒诸书莫之或及，而以冬寒、春温、时疫之三证掩之，何不求致病之因而归时令之变耶？夫寒固为冬气，三时岂必无寒？第寒有轻重，伤亦有轻重，不拘定于冬。温固为春气，而三时亦病温，且温随时而发者多，因冬月伤寒而致者少，不可谓必然之道也。即冬时病温，亦因其人阴虚而发，岂冬时之暖气，即有毒以伤人乎？若时行疫气，正天地温热之毒，如凉风一起，疫邪自散，岂遇寒而反重耶？疫与寒，如风牛马之不相及，何得以寒冠时行之疫？若为暴寒所折而病，即是三时之伤寒，勿得妄以疫名之矣。谓三四月阳气尚弱，为寒折而病热轻，五六月阳气已盛，为寒折而病热重，七八月阳气已衰，为寒折而病热微，此叔和无稽之说也。夫病寒病热，当审其人阴阳之盛衰，不得拘天气之寒热。天气之寒热伤人，必因其人阴阳之多少，元气之虚实为轻重，不全凭时令之阴阳为转移也。所以仲景制方，全以平脉辨证为急务，不拘于受病之因，不拘于发病之时为施治。如夏月盛暑而伤寒吐利，多有用姜、附、吴茱萸而始效，隆冬严寒而病温，多有用石膏、硝、黄而热乃解者。今谓麻、桂二汤只宜于冬月之正伤寒，而三时不可轻用，其失岂不多乎？夫开口言伤寒，动手反用寒凉克伐之剂，曷不于伤寒二字顾名思义耶？寒伤于表，法当温散；寒伤于里，法当温补。仲景治伤寒，只有温散、温补二法。其清火、凉解、吐下等法，正为温暑、时疫而设。所以治热，非以治寒，治热淫于内，非治寒伤于表也。今伤寒家皆曰仲景治温治暑，必另有法治，今遗失而无，惟伤寒只有汗、吐、下三法，将温补正法，置之不用，反曰治伤寒无补法。于是人伤于天地之寒者轻，伤于医师之法者重；死于饮食之内伤者少，死于寒药之内伤者多耳。

温暑指归第五

《内经》论伤寒而反发热者有三义：有当时急发者，曰人伤于寒，则为病热也；有过时发热者，曰冬伤于寒，春必病温也；有随时易名者，曰凡病伤寒而成温者，先夏至日为病温，后夏至日为病暑也。夫病温、病暑，当时即病者不必论，凡病伤寒而成者，其病虽由于冬时之伤寒，而根实种于其人之郁火。《内经》曰："藏于精者，春不病温。"此明"冬伤于寒，春必病温"之源。先夏至日为病温，后夏至日为病暑，申明"冬不藏精，夏亦病温"之故。夫人伤于寒，则为病热，其恒耳。此至春夏而病者，以其人肾阳有余，好行淫欲，不避寒冷，虽外伤于寒，而阳气足以御之。但知身着寒，而不为寒所病。然表寒虽不得内侵，而虚阳亦不得外散，乃下陷入阴中，故身不知热，而亦不发热。所云阳病者，上行极而下也。冬时行收藏之令，阳不遽发，寒愈久则阳愈匿，阳日盛则阴愈虚。若寒日少而蓄热浅，则阳火应春气而病温；寒日多而郁热深，则阴火应夏气而病暑。此阴消阳长，从内而达于外也。叔和不知此义，谓寒毒藏于肌肤，至春变为温病，至夏变为暑病。夫寒伤于表，得热则散，何以能藏？设无热以御之，必深入脏腑，何以只藏于肌肤？且能藏者不能变，何以时换而变其所藏乎？不知原其人之自伤，而但咎其时之外伤；只知伤寒之因，不究热伤其本；妄拟寒毒之能变热，不知内陷之阳邪，发见其本来之面目也。又谓辛苦之人，春夏多温热病者，皆因冬时触寒所致，而非时行之气。不知辛苦之人，动摇筋骨，凡动则为阳，往往触寒即散，或因饥寒而病者有之，或因劳倦而发热者有之。故春夏之时，辛苦之人，因虚而感时行之气者不少矣。若夫春夏之温热，由冬时触寒所致者，偏在饱暖淫欲之人，不知持满，醉以入房，以欲绝其精，以耗散其真，阳强不能密，精失守而阴虚，故遗祸至于春夏也。《内经》论温之脉证治法甚详，学者多不得其要领，仲景独挈发热而渴、不恶寒为提纲，洞悉温病之底蕴，合《内经》冬不藏精之旨矣。热病以口燥舌干而渴属少阴。少阴者，封蛰之本，精之处也。少阴之表，名曰太阳，太阳根起于至阴，名曰阴中之阳。故太阳病当恶寒。此发热而不恶寒，是阳中无阴矣。而即见少阴之渴，太阳之根本悉露矣。于此见逆冬气，则少阴不藏，肾气独沉，孤阳无附，而发为温病也。温病证治，散见六经，请类推之。如伤寒发热不渴，服汤已渴者，是伤寒温病之关也。寒去而热罢，即伤寒欲解证，寒去而热不解，是温病发见矣。如服桂枝汤大汗出后，大烦渴不解，脉洪大者，即是温势猖獗。用白虎加人参，预保元气于清火之时，是凡病伤寒而成温者之正治法也。因所伤之寒邪，随大汗而解，所成之温邪，随大汗而发，焉得无虚？设不加参，则热邪因白虎而解，安保寒邪不因白虎而来乎？是伤者当补，治病必求其本耳。如服柴胡汤已渴者，属阳明也，以法治之。夫柴胡汤有参、甘、芩、枣，皆生津之品，服已反渴，是微寒之剂，不足以解温邪，少阳相火，直起阳明也。是当用白虎加人参法。若柴胡加人参法，非其治矣。夫相火寄甲乙之间，故肝胆为发温之源，肠胃为市，故阳明为成温之薮。阳明始虽恶寒，二日即止，即不恶寒而反恶热，此亦病伤寒而成温之一征也。若夫温热不因伤寒而致者，只须扶阴抑阳，不必补中益气矣。且温邪有浅深，治法有轻重。如阳明病，脉浮发热，渴欲饮水，小便不利者，猪苓汤主之。瘀热在里不得越，身体发黄，渴欲饮水，小便不利者，茵陈汤主之。少阴病，得之二三日，口燥咽干者，大承气汤急下之。厥阴病，下利欲饮水者，白头翁汤主之。此仲景治温之大略也。夫温与暑，偶感天气而病者轻，因不藏精者此为自伤，其病重。若再感风土之异气，此三气相合而成温疫也。温热利害，只在一人；温疫移害，祸延邻里。今人不分温热、温疫，浑名温病，令人恶闻而讳言之，因于辞之害义矣。吴又可《温疫论》，程郊倩《热病注》，俱有至理可传，愚不复赘。

痉湿异同第六

六气为病，皆能发热。然寒与热相因，暑与湿相从，独燥与湿相反。风寒温暑皆因天气，而湿病多得之地气，燥病多得之内因，此病因之殊同也。《内经》病机十九条，其分属六气者，火居其八，风寒湿各居其一，燥证独无。若“诸痉项强，皆属于湿”，愚尝疑其属燥。今本论有痉、湿之分，又曰：“太阳病发汗太多，因致痉。”则痉之属燥无疑也。夫痉以状命名，因血虚而筋急耳。六气为患，皆足以致痉，然不热则不燥，不燥则不成痉矣。六经皆有痉病，须审部位以别之。身以后者属太阳，则凡头项强急，项背几几，脊强反张，腰似折，髀不可以曲，腘如结，皆其症也。身之前者属阳明，头面动摇，口噤齿龄、缺盆纽痛，脚挛急，皆其症也。身之侧者属少阳，口眼㖞斜，手足牵引，两胁拘急，半身不遂，皆其症也。若腹内拘急，因吐利而四肢拘急，是太阴痉。恶寒蜷卧，尻以代踵，脊以代头，俯而不能仰者，是少阴痉。睾丸上升，宗筋下注，少腹里急，阴中拘挛，膝胫拘急者，厥阴痉也。若痉之挟风寒者，其证发热无汗而恶寒，气上冲胸而小便少，其脉必坚紧，其状必强直而口噤，此得之天气，《内经》所云“诸暴强直，皆属于风”者是也。其势勇猛，故曰刚痉。病因外来，当逐邪而解外。痉有挟本邪而为患者，其邪从内出，故发热汗出而不恶寒，其脉沉迟，其状则项背强几几，此得之地气，《内经》云“诸痉项强，皆属于湿”者是也。其势弱软，故名柔痉。病因于内，当滋阴以和内。要知属风之痉，不因风而因热；属湿之痉，不因湿而因躁。治风君葛根，治湿君瓜蒌根者，非以治风，实以生津，非以治湿，实以润燥耳。夫痉之始也，本非正病，必夹杂于他病之中。人之病此者，世医悉指为风，所以不明其理。善医者，必于他症中审察而预防之。如头项强痛，即痉之一端，是太阳之血虚，故筋急也。今人但知风寒，不惜津液，所以发汗太多，因致痉者多矣。夫痉之征，本有由来，一经妄治，即奇形毕现。项背强几几，是痉之征兆，故用葛根；身体强，是痉状已著，故用瓜蒌根；卧不着席，脚挛急，口噤齿齘①，是痉之极甚，故用大黄、芒硝。无非取多津多液之品，以滋养阴血，不得与当汗不汗者同例也。观伤寒脉浮，自汗心烦恶寒，而见脚挛急，是痉势已成，便当滋阴存液，不得仍作伤寒主治。故与桂枝汤则厥，与芍药甘草汤，其脚即伸，此明验矣。第以表证未除，不得用承气，若谵语者，少与调胃承气，是又与不着席者与大承气汤，同一机彀也。凡痉之为病，因外邪伤筋者少，因血虚筋急者多。如误作风治，用辛散以助阳，则真阴愈虚，用燥剂以驱风，则血液愈涸。故痉得之暴起者少，妄治而致者多。虚而不补，不死何待？非参、芪、归、地，调治营卫，未易平痉而奏捷也。

《内经》曰：“诸湿肿满，皆属于脾。”又云：“湿胜则濡泄。”此指湿伤于内者言也。又曰：“地之湿气，感则害人皮肉筋骨。”又曰：“因于湿，首如裹。”此指湿伤于外者言也。若湿而兼热，则大筋软短而为拘，小筋弛长而为痿，即柔痉之变见矣。阳明篇有湿热发黄之证，叔和不为别论，独取太阳之风湿相搏者，尚遗数条，亦搜采之疏失也。《内经》曰：“身半以上者，风中之也；身半以下者，湿中之也。中阳则溜于经，中阴则溜于腑。”又曰：“阳受风气，阴受湿气。”故伤于风者，上先受之；伤于湿者，下先受之。皆风湿对言，本论则风湿合言也。风湿相合，则阴阳相搏，上下内外交病矣。所以身体烦疼，不能转侧，骨节掣痛，不能屈伸，小便不利，大便反快也。《内经》曰：“风湿之伤人也，血气与邪并客于分腠之间，其脉坚大，故曰实；寒

① 齿齘（xiè）：指上下牙齿相互磨切。

湿之中人也，皮肤不收，肌肉坚固，营血涩，卫气去，故曰虚。”此又以湿家虚实，因风寒而分也。本论伤寒发汗，寒湿在里不解，身目为黄，与阳明之热不得越，瘀热在里，身体发黄者，当下不当下，亦以寒湿、湿热分虚实矣。《内经》以风寒湿三气合而成痹，本论又合风寒湿热四气而名湿痹。当知痹与痉，皆由湿变。夫同一湿也，湿去燥极则为痉，久留而着则为痹。痹为实，痉为虚，痉痹异形，虚实亦殊。固不得妄以痉属风，亦不得因于湿而竟视痉为湿矣。

平脉准绳第七

上古以三部九候决死生，是遍求法；以人迎、寸口、趺阳辨吉凶，是扼要法。自《难经》独取寸口之说行，人迎、趺阳不参矣。气口成寸，为脉之大会，死生吉凶系之焉，今所传者只此耳。自有《脉经》以来，诸家继起，各以脉名取胜，泛而不切，漫无指归。夫在诊法取其约，于脉名取其繁，此仲景所云“驰竞浮华，不固根本”者是也。仲景立法，只在脉之体用上推求，不在脉之名目上分疏。故以阴阳为体，则以浮、大、动、滑、数为阳之用，沉、涩、弱、弦、迟为阴之用；以表里为体，则以浮为表用，沉为里用；以脏腑为体，则以数为腑用，迟为脏用；如以浮沉为体，则以浮、沉中各有迟、数为用；以浮为体，则以大、动、滑、数为用之常，涩、弱、弦、迟为用之变；以沉为体，则以涩、弱、弦、迟为用之常，大、动、滑、数为用之变。体用之间，见脉之变化，而致病之因，与病情之虚实、病机之转移，亦随之而见，全在诊者指法之巧，与看法之细耳。脉理浩繁，大纲不外名阳名阴之十种。阴阳两分，自成对峙，阴阳配偶，惟见五端。浮、沉是脉体，大、弱是脉势，滑、涩是脉气，动、弦是脉形，迟、数是脉息，不得概以脉象视之也。脉有对看法，有正看法，有反看法，有平看法，有侧看法，有彻底看法。如有浮即有沉，有大即有弱，有滑即有涩，有数即有迟。合之于病，则浮为在表，沉为在里，大为有余，弱为不足，滑为血多，涩为气少，动为搏阳，弦为搏阴，数为在腑，迟为在脏。此对看法也。如浮、大、动、数、滑脉气之有余者为阳，当知其中有阳胜阴病之机；沉、涩、弱、弦、迟脉气之不足者为阴，当知其中有阴胜阳病之机。此正看法也。夫阴阳之转旋也，有余而往，不足随之，不足而往，有余从之。故其始也，为浮、为大、为滑、为动、为数；其继也，反沉、反弱、反涩、反弦、反迟。此是阳消阴长之机，其病为进。其始也，为沉、为弱、为涩、为弦、为迟；其继也，微浮、微大、微滑、微动、微数。此是阳进阴退之机，皆病为欲愈。此反看法也。浮为阳，如更兼大、动、滑、数之阳脉，是为纯阳，必阳盛阴虚之病矣；沉为阴，而更兼弱、涩、弦、迟之阴脉，是为重阴，必阴盛阳虚之病矣。此为平看法。如浮而弱、浮而涩、浮而弦、浮而迟者，此阳中有阴，其人阳虚而阴脉伏于阳脉中也，将有亡阳之变，当以扶阳为急务矣；如沉而大、沉而滑、沉而动、沉而数者，此阴中有阳，其人阴虚而阳邪下陷于阴脉中也，将有阴竭之患，当以存阴为深虑矣。此为侧看法。如浮、大、动、滑、数之脉体虽不变，始为有力之阳强，终为无力之阳微，知阳将绝矣；沉、涩、弱、弦、迟之脉，虽喜变而为阳，如急见浮、大、动、滑、数之状，是阴极似阳，知反照之不长，余烬之易灭也。是为彻底看法。更有真阴真阳看法，如凡阴病见阳脉者生，阳病见阴脉者死也。成注只据伤寒立言，观凡字则知脉法不专为伤寒设，亦不是承接上文，扩充之见仲景活法矣。脉以胃气为本，玩名阳名阴，见此等脉状，尚是阴阳之名，而非阴阳之实，因胃气稍虚，则阴阳偏重，较之平脉有余名阳、不足名阴耳。此阳病兼外伤六气言，阴病兼内伤精气言，若专指伤寒之阴证阳证，则浅矣。阳脉指胃脘之真阳，《内经》所谓“二十五阳”者是也。阴病见阳脉，是胃气来复，五脏冲和之气发见，故主生，《内经》所云：“别于阳者，知病起时也。”阴脉指五脏之真阴，因胃脘之阳，不至于手太阴，五脏之真阴来见也。阳病见阴脉，是脉无胃气，故主死，《内经》所谓“别于阴者，知死生之期也。”要见沉、涩、弱、弦、迟，是病脉不是死脉，其见于阳病最多。阳病见浮、大、动、数、滑不休，即是死脉；阴病见浮、大、动、数、滑之脉，多阴极似阳，未必即可生之机也。若真脏脉至，如肝脉之中外急，心脉坚而搏，肺脉浮而大，肾脉如弹石，脾脉如距喙，皆反见有余之象，岂可以阳脉名之？经曰：“邪气来也，紧而疾，谷气来也，徐而和”则又不得以迟数论阴阳矣。仲景表里脏腑之法，则又以浮沉迟数为大纲。浮沉是审起伏，迟数是察至数，浮沉之间，迟数寓焉。凡脉之不浮不沉而在中、不迟不数而五至者，谓之平脉，是有胃气。可以神求，不可以象求。若一见浮沉迟数之象，斯为病脉。浮沉迟数，本不以表里脏腑分，今既有阴阳之可名，即以阳表阴里、腑阳脏阴，定其为病所在耳。试观脉之浮为在表，应病亦为在表，然脉浮亦有里证，或表邪初陷，或里邪欲出，究竟不离于表，故主表其大纲也；沉为在里，应病亦为在里，然脉沉亦有表证，或阳病见阴而危，或阴出之阳而愈，究竟病根于里，故主里其大纲也。数阳主热，而数有沉浮，浮数应表热，沉数应里热，虽数脉多有病在脏者，然其由必自腑，盖六腑为阳，阳脉萦其腑，故主腑其大纲也；迟为阴，阴主寒，而迟亦有浮沉，浮迟应表寒，沉迟应里寒，虽迟脉多有病在腑者，然其根必自脏，盖五脏为阴，阴脉萦其脏，故主脏其大纲也。脉状种种，总括于浮沉迟数。然四者之中，又以独见为准则，独见何部，即以其部定表里脏腑之所在，病无遁情矣。然阴阳之十脉，表里脏腑之四诊，皆指脉之体用而言。而诊法之体用，则又以病为体，而脉为用。请以浮脉言之，其他可类推。如脉浮者病在表，则必有发热恶寒之表证。然浮有不同，有但浮者，其三部皆同，无息数，无迟数，其气象亦滑、涩、动、弦、大、小，此太阳之脉体然也。因风寒在表，而脉阳之阳御之，内无太过不及之病，故见此象。此病脉中之平脉，故可用麻黄汤发汗而烦解，然此脉不可多得。所以发热即有发热之脉象，恶寒即有恶寒之脉象。如寸口脉浮而紧，是浮为风象，紧为寒象也。此为阳中有阴，乃阳之变见矣。然寒不协风，则玄府不开，寒在皮毛。卫气足以卫外而为固，虽受寒而不伤，寒去而身自和矣。若风不夹寒，但能鼓动卫气，使元府不闭，皮肤受邪，肺气不清而已，不能深入于营，而发热恶寒，头项骨节俱痛。惟风挟寒邪，其势始猛，此风则伤卫，寒则伤营，初非有二义也。卫气不能卫外，反内扰营气而为烦；营气不得交通，内迫于骨节而作痛。营卫俱病，发热所由来耳。如脉浮而数，为阳中见阳，是阳脉之正局，然不得认为阳脉有余，实因阳气不足，反见有余之象也。夫脉为血府，实由气行，长则气治，短则气病。弦脉象长，数脉象短。脉数因于气之不足，则数为虚可知。风为阳邪，风则为热，虚为阴邪，虚则为寒。虚寒相搏于营卫，卫气不足以御之，此恶寒所由来也。上条阳中有阴，而反征其发热，此条阳中见阳，而反征其恶寒，是互文以见义。此二条皆当发汗，而与但浮者不同。故又云："脉浮紧者，法当身疼痛，宜以汗解之。假令尺中迟，不可发汗，以营气不足，血少故也。"可知用麻黄汤不专治寒伤营者，皆仲景法矣。又云："脉浮数者，法当汗出愈。若尺中脉微，此里虚不可发汗。"则又见脉浮数者，不得竟用麻黄汤。又云："伤寒解半日许，复烦，脉浮数者，可更发汗，宜桂枝汤。"则所云须表里实，津液自和，便自汗出愈者，为啜稀热粥示法耳。夫人之尺脉，如树之有根，不拘浮数浮紧，皆据尺脉以审虚实，此又仲景为浮为在表之注疏矣。十脉中无紧脉，紧即弦之转旋。当知按之不移，是静为阴之体；转旋无常，是动为阳之用。故浮中见紧者，系在中风，与伤寒之阴阳俱紧者殊矣。紧又与数相似，紧见于法象，数见于至数。然紧以气来之长，反得为阴中有阳之实脉；数以气来之短，反得为阳中有阴之虚脉也。若脉浮而大，是阳中见阳，此两阳合明之脉。然脉不遽大，必至三四日乃大，是阳明内热外见之脉，此浮不得仍为在表。当知大为病进，故见心下反硬，即攻之不令发汗耳。

若浮脉而迟，面热赤而战栗者，是阳中见阴，故面见假热，而身见真寒。此因迟为在脏，故无阳不能作汗，而浮为在表，则又当用渍形为汗之法矣。迟因浮而从表，浮因大而从里，浮无数而反虚，紧入浮而成实，则表里脏腑阴阳虚实之间，悉属定不定法也。

卷下

太阳病解第一

仲景六经各有提纲一条，犹大将立旗鼓使人知有所向，故必择本经至当之脉证而标之。读书者须紧记提纲以审病之所在。然提纲可见者只是正面，读者又要看出底板，再细玩其四旁，参透其隐曲，则良法美意始得了然。如太阳提纲提出“脉浮，头项强痛，恶寒”八字，是太阳受病之正面。读者要知三阳之脉俱浮，三阳俱有头痛症，六经受寒俱各恶寒，惟头项强痛，是太阳所独也。故见头连项强痛，知是太阳受病。盖太阳为诸阳主气，头为诸阳之会，项为太阳之会故也。如脉浮恶寒发热，而头不痛项不强，便知非太阳病；如头但痛不及于项，亦非太阳定局；如头项强痛反不恶寒，脉反沉，不可谓非太阳病。或温邪内发，或吐后内烦，或湿流关节，或病关少阴，法当救里者也。因当浮不浮，当恶不恶，故谓之反，所谓看出底板法者以此。前辈以一日太阳，二日阳明，七日复传之说拘之，故至今不识仲景所称之太阳病。

太阳病有身痛、身重、腰痛、骨节疼痛、鼻鸣干呕、呕逆、烦躁、胸满、背强、咳渴、汗出恶风、无汗而喘等症，仲景以其或然或否，不可拘定，故散见诸节，而不入提纲。又太阳为巨阳，阳病必发热，提纲亦不言及者，以初受病者，或未发热故也。其精细如此。故诊者于头项强痛，必须理会此等兼症，更细审其恶风恶寒之病情，有汗无汗之病机，已发热未发热之病势，以探其表里之虚实，是从旁细看法也。即于此处辨其有汗为桂枝证，无汗为麻黄证，无汗烦躁是大青龙证，干呕发热而咳是小青龙证，项背强几几是葛根证，用之恰当，效如桴鼓。前辈以桂枝主风伤卫，麻黄主寒伤营，大青龙主伤寒见风、中风见寒分三纲鼎立之说以拘之，所以埋没仲景心法，又败坏仲景正法。

脉浮，只讲得脉体之正面，诊者当于浮中审其强、弱、迟、数、紧、缓、滑、涩、弦、芤。故太阳一证，有但浮、浮弱、浮缓、浮迟、浮数等脉，散见于诸条。或阳浮而阴弱，或阴阳俱紧，或阴阳俱浮，或尺中迟，或尺中脉微，或寸缓、关浮、尺弱，必体认以消息其里之虚实，是从中索隐法。若谓脉紧是伤寒，脉缓是中风，脉紧有汗是中风见寒，脉缓无汗是伤寒见风，夫既有伤寒中风之别，更有伤寒中风之浑，使人无下手处矣，岂可为法乎？凡见脉浮迟、浮弱者用桂枝，浮紧、浮数者用麻黄，不必于风寒之分，但从脉之虚实而施治，是仲景治法，亦是仲景定法。今伤寒书皆以膀胱为太阳，故有传足不传手之谬。不知仲景书，只宗阴阳大法，不拘阴阳之经络也。夫阴阳散之可千，推之可万。心为阳中之太阳，故更称巨阳以尊之。又中身以上，名曰广明，太阳之前，名曰阳明，广明亦君主之尊称。广明居阳明之上，故六经分位，首太阳，次阳明。又腰以上为阳，膀胱位列下焦之极底，其经名为足太阳，以手足阴阳论，实阴中之少阳耳，以六腑为阳论，与小肠之太阳，同为受盛之器耳，不得混膈膜之上为父之太阳也。仲景以心为太阳，故得外统一身之气血，内行五脏六腑之经隧。若膀胱为州都之官，所藏精液必待上焦之气化而后能出，何能外司营卫而为诸阳主气哉？岐伯曰："圣人面南而立，前曰广明，后曰太冲，太冲之地，名曰少阴。"是心肾为一身之大表里也。膀胱与肾为表里，第足经相络之一义也。且表里亦何常之有？如太阳与少阳并病，刺肺俞、肝俞，岂非以肝居胆外，为少阳之表，肺居心外，为太阳之表耶？少阴病，一身手足尽热，以热在膀胱必便血。夫在膀胱而仍称少阴病，是知膀胱属腰以下之阴，得为少阴之腑，不得为六经之太阳，故不称太阳病。又太阳不解，热结膀胱，其人如狂，以太阳随经瘀热在里，热在下焦，下血乃愈。盖太阳位最高，故太阳病以头项强痛为提纲。此云热结下焦，是太阳阳邪下陷之变证也。其云随经，云在里，是知膀胱属在下焦，为太阳之根底，而非主表之太阳；为太阳之经隧，而非太阳之都会；为太阳主血之里，非诸阳主气之太阳也明矣。

伤寒最多心病，以心当太阳之位也。心为君主，寒为贼邪，君火不足，寒邪得以伤之，所以名为大病。今伤寒家反以太阳为寒水之经，是拘于膀胱为水府，因有以寒召寒之说，而不审寒邪犯心、水来克火之义矣。夫人伤于寒，热虽甚不死者，以寒所在，是邪之所留，热之所在，是心所主也。如初服桂枝而反烦，解半日许而复烦，大青龙之烦躁，小青龙之水气，十枣汤之心下痞硬，白虎、五苓之燥渴心烦，皆心病也。若妄治后，叉手冒心，恍惚心乱，心下逆满，往往关心，是心病为太阳本病也。然心为一身之主，六经皆能病及。故阳明有愦愦、怵惕、懊侬等症，少阳有烦悸、支结等症，太阴之暴烦，少阴之心中温温欲吐，厥阴之气上冲心、心中疼热，皆心病也。何前辈有伤足不伤手之说？夫心主营，肺主卫，风寒来伤营卫，即是手经始。且大肠接胃，俱称阳明，小肠通膀胱，俱称太阳，伤则俱伤，何分手足？如大便硬是大肠病，岂专指胃言？小便不利，亦是小肠病，岂独指膀胱？且汗为心液，如汗多亡阳，岂独亡坎中之阳，而不涉离中之阳耶？因不明仲景六经，故有传经之妄耳。

人皆知太阳经络行于背，而不知背为太阳之所主；竟言太阳主营卫，而不究营卫之所自；只知太阳主表，而不知太阳实根于里；知膀胱为太阳之里，而不知心肺是为太阳之里。因不明《内经》之阴阳，所以不知太阳之地面耳。《内经》以背为阳，腹为阴。五脏以心肺为阳，而属于背，故仲景以胸中心下属三阳；肝脾肾为阴，而属于腹，故仲景以腹中之证属三阴。此阴阳内外相输之义也。营卫行于表，而发源于心肺，故太阳病则营卫病，营卫病则心肺病矣。心病则恶寒，肺病则发热，心病则烦，肺病则喘。桂枝疗寒，芍药止烦，麻黄散热，杏仁除喘，所以和营者，正所以宁心也，所以调卫者，正所以保肺也。麻、桂二方，便是调和内外表里两解之剂矣。如大青龙用石膏以治烦躁，小青龙用五味、干姜以除咳嗽，皆于表剂中即兼治里。后人妄谓仲景方治表而不及里，曷不于药性一思之？

太阳主表，为心君之藩篱，犹京师之有边关也。风寒初感，先入太阳之界，惟以得汗为急务，得汗而解，犹边关之有备也。必发汗而解，是君主之令行也。若发汗而汗不出，与发汗而仍不解，是君主之令不行也。夫汗为心之液，本水之气，在伤寒为天时寒水之气，在人身为皮肤寒湿之气，在发汗为君主阳和之气。君火之阳内发，寒水之邪外散矣，故治太阳伤寒以发汗为第一义。若君火不足，则肾液之输于心下者，不能入心为汗，又不能下输膀胱，所以心下有水气也，故利水是治伤寒之第二义。若君火太盛，有烦躁、消渴等症，恐不戢而自焚，故清火是太阳伤寒之反治法。若君火衰微不足以自守，风寒内侵于脏腑，必扶阳以御之，故温补是太阳伤寒之从治法。其他救弊诸法，种种不同，大法不外乎此。

发汗、利水，是治太阳两大法门。发汗分形层之次第，利水定三焦之高下，皆所以化太阳之气也。发汗有五法：麻黄汤汗在皮肤，是发散外感之寒气；桂枝汤汗在经络，是疏通血脉之精气；葛根汤汗在肌肉，是升提津液之清气；大青龙汗在胸中，是解散内扰之阳气；小青龙汗在心下，是驱逐内蓄之水气。其治水有三法：干呕而咳，水入即吐，是水气在上焦，在上者汗而发之，小青龙、五苓散是也；心下痞硬，硬满而痛，是水气在中焦，中满者泻之于内，十枣汤、大陷胸是也；热入膀胱，小便不利，是水气在下焦；在下者引而竭之，桂枝去桂加苓术是也。

太阳之根，即是少阴。紧则为寒，本少阴脉。太阳病而脉紧者，必无汗。此虽太阳能卫外而为固，令汗不出，亦赖少阴能藏精而为守，故不得有汗也。人但知其为表实，而不知其里亦实，故可用麻黄汤而无患。若脉阴阳俱紧而反汗出者，是阳不固而阴不守，虽称亡阳而阴不独存。曰此属少阴者，是指太阳转属少阴，而非少阴本病。

太阳阳虚，不能主外，内伤真阴之气，便露出少阴底板。少阴阴虚，不能主内，外伤太阳之气，便假借太阳之面目。所以太阳病而脉反沉，用四逆以急救其里；少阴病而表反热，用麻辛以微解其表。此表里雌雄相应之机也。

伤寒一日，太阳受之，即见烦躁是阳气外发之机。六七日乃阴阳自和之际，反见躁烦，是阳邪内陷之兆。所云阳去入阴者，指阳邪下陷言，非专指阴经也。或入太阳之腑而热结膀胱，或入阳明之腑而胃中干燥，或入少阳之腑而胁下硬满，或入太阴而暴烦下利，或入少阴而口舌干燥，或入厥阴而心中疼热，皆入阴之谓。后人惑于传经之谬，因不知有入阴，转属等义矣。

阳明病解第二

按：阳明提纲，以里证为主。虽有表证，仲景意不在表，为有诸中而形诸外也；或兼经病，仲景意不在经，为标在经而根于胃也。太阴阳明同处中州，而太阴为开，阳明为阖也。故阳明必以阖病为主，不大便固阖也，不小便亦阖也，不能食、食难用饱、初欲食反不能食，皆阖也。自汗盗汗，表开而里阖也。反无汗，内外皆阖也。种种阖病，或然或否，故提纲独以胃实为主。胃实不竟指燥粪坚硬，只对下利言，下利是胃家不实矣。故汗出解后，胃中不和而下利者，不称阳明病。如胃中虚而不下利者，便属阳明，即初硬后溏，水谷不别，虽死而不下利者，总为阳明病也。盖阳明太阴，同为仓廪之官，而所司各别。胃司纳，故以阳明主实；脾司输，故太阴主利。同一胃病，而分治如此，是二经所由分也。按阳明为传化之腑，当更实更虚，食入胃实而肠虚，食下肠实而胃虚，若但实不虚，斯阳明病根矣。胃实不是阳明病，而阳明之为病，悉从胃实上得来，故以胃家实为阳明一经总纲也。然致实之由，最宜详审，有实于未病之先者，有实于得病之后者，有风寒外束、热不得越而实者，有妄吐汗下、重亡津液而实者，有从本经热盛而实者，有从他经热盛转属而实者。此只举其病根在实，勿得即以胃实为可下之证。

身热汗自出，不恶寒反恶热，是阳明表证之提纲。故胃中虚冷，亦得称阳明病，因其表证如此也。然此为内热发外之表，非中风伤寒之表。此时表寒已散，故不恶寒；里热闭结，故反恶热。只因有胃家实之病根，即见此身热自汗之外证、不恶寒反恶热之病情。然此但言病机发见，非即可下之证也，必谵语、潮热、烦躁、胀痛诸症兼见，才可下耳。

太阳总纲示人以正面，阳明总纲反示人以底板。其正面与太阳之表同，又当看出阳明之表与太阳不同矣。如阳明病，脉迟汗出多，微恶寒者，是阳明之桂枝证；阳明病，脉浮无汗而喘者，是阳明之麻黄证。本论云“病得之一日，不发热而恶寒”者，即此是也。后人见太阳已得此脉证，便道阳明不应有此脉证，故有尚在太阳将入阳明之说。不知仲景书，多有本条不见，而他条中发见者，若始虽恶寒与反无汗等句是也。以阳明表证本自汗出不恶寒，故加“虽、反”字耳。有本经未宣而他经发见者，若太阳之头项强痛、少阳之脉弦细者是也。若头痛而项不强，脉大而不弦细，便是阳明之表矣。太阳行身之后，阳明行身之前，所受风寒，俱在营卫之表。太阳营卫有虚实，阳明营卫亦有虚实。虚则桂枝，实则麻黄，是仲景治表邪之定局也。仲景之方，因证而设，非因经而设，见此证便与此方，是仲景活法。后人妄以方分经络，非惟阳明不敢用二方，即太阳亦弃之久矣。阳明之表有二：有外邪初伤之表，有内热达外之表。外邪之表，只在一二日间，其症微恶寒汗出多，或无汗而喘者是也；内热之表，在一二日后，其症身热汗自出，不恶寒反恶热是也。表因风寒外束，故仲景亦用麻、桂二汤汗之；表因内热外发，故仲景更制栀豉汤，因其势而吐之。后人认不出阳明表证，一二日既不敢用麻、桂，二三日后，又不知用栀豉。不识仲景治阳明之初法，所以废弃仲景之吐法，必待热涤实极，始以白虎、承气投之，是养虎贻患也。六经伤寒，惟阳明最轻，以阳明为水谷之海，谷气足以胜邪气；阳明为十二经脉之长，血气足以御寒气；阳明寓两阳合明之地，阳气足以御阴气也。阳明阴邪一日恶寒与太阳同，二日便不恶寒反恶热。故《内经》曰：“二日阳明受之。”以阳明之证在二日见，非谓阳明之病在太阳受交也。仲景曰：“伤寒三日，阳明脉大。”要知阳明伤寒，在一日二日，即寒去热生，三日见阳明之大脉，则全无寒气，便是阳明病热，而非复前日之伤寒。始虽由于伤寒，今不得再称伤寒，以伤寒之剂治之矣。阳明之恶寒，二日自止，固与他经不同，其恶寒微，又不若太阳之甚。阳明在肌肉中蒸蒸发热，但热无寒，与太阳翕翕发热，寒束于皮毛之上者不同。阳明自汗，亦异于太阳中风之自汗。太阳虽自汗，而出之不利，有执持之意，故其状曰漐漐；阳明自汗，多有波澜摇动之状，故名曰濈濈。太阳之脉浮而紧者，热必不解；阳明病脉浮而紧者，必潮热。太阳脉但浮者，必无汗；阳明脉但浮者，必盗汗出。二经表证表脉不同如此。

今伤寒书，以头痛分三阳，阳明之头痛在额，理固然也。然阳明主里，头痛非其本症。《内经》曰：“伤寒一日，巨阳受之，以其脉连风府，故头项痛。七日太阳病衰，头痛少愈也。二日阳明受之，其脉夹鼻络于目，故身热、目痛、鼻干不得眠。”是《内经》以头痛属太阳，不属阳明矣。仲景有阳明头痛二条：一日阳明病，反无汗而小便利，二三日呕而咳，手足厥者，必苦头痛；若不咳不呕，手足不厥者，头不痛。此头痛在二三日，而不在得病之一日，且因于呕咳，而不因于外邪也。一曰伤寒不大便六七日，头痛身热者，与承气汤。此头痛反在太阳病衰时，而因于不大便，即《内经》所谓䐜胀而头痛，非因于风寒也。其中风伤寒诸条，俱不及头痛症，在阳明头痛，又与太阳迥别矣。

本论云：“阳明病，脉浮而紧，咽燥口苦，腹满而喘，发热汗出，不恶寒，反恶热，身重。”此处当直接“栀子豉汤主之”句。若发汗三段，因不用此方而妄治所致，仍当栀子豉汤主之。仲景但于结句一见，是省文法也。后人竟认栀子豉汤为汗下后救逆之剂，请问未汗下前，仲景何法以治之乎？要知咽燥口苦，腹满而喘，是阳明里热；发热汗出，不恶寒，反恶热，是阳明表热。因阳明之热自内达表，则里证为重，故此条序证，以里证列表证之前。任栀子以清里热，而表热亦解；用香豉以泻腹满，而身重亦除。后人不能于仲景书中寻出阳明之表，而遽引《内经·热病论》之目痛鼻干不得卧以当之；不得仲景阳明治表之法，妄用痘科中葛根升麻汤以主之；不知《内经》因论热病，而只发明阳明经病之一端，仲景立阳明一经，是该内外证治之主治；又不知目痛鼻干是阳盛阴虚，法当滋阴清火，而反发阳明之汗，上而鼻衄、下而便难，是引邪入内矣。要知是风寒之表，则用麻、桂而治。如是内热之表，即荆芥、薄荷，皆足亡津液而成胃实。是在用者何如耳。

治阳明之表热有三法：热在上焦用栀豉汤吐之，上焦得通，津液得下，胃家不实矣；热在中焦，用白虎汤清之，胃火得清，胃家不实矣；热陷下焦，用猪苓汤利之，火从下泄，胃家不实矣。要知阳明之治表热，即是预治其里，三方皆润剂，所以存津液而不令胃家实也。后人因循升麻葛根之谬，不察仲景治阳明表证之法。

太阳以心胸为里，故用辛甘发散之剂，助心胸之阳而开玄府之表，不得用苦寒之剂，以伤上焦之阳也，所以宜汗而不宜吐。阳明以心胸为表，当用酸苦涌泄之剂，引胃脘之阳而开胸中之表，不当用温散之剂，以伤中宫之津液也，故法当吐而不当汗。阳明当吐而反行汗、下、温针等法，以致心中愦愦、怵惕、懊侬、烦躁、谵语、舌苔等症，然不离阳明之表。太阳当汗而反吐，便见自汗出、不恶寒、饥不能食、朝食暮吐、不欲近衣、欲饮冷食等症，此为太阳转属阳明之表，皆是栀子豉汤证。盖阳明以胃实为里，不特发热、恶寒、汗出、身重、目痛、鼻干为之表，一切虚热，如口苦、咽干、舌苔、喘满、不得卧、消渴而小便不利，凡在胃之外者，悉属阳明之表。但除胃口之热，便解胃家之实，此栀子豉汤为阳明解表之圣剂矣。

按：伤寒脉浮，自汗出，微恶寒，是阳明表证；心烦，小便数，脚挛急，是阳明里之表证。斯时用栀子豉汤吐之，则胃阳得升，恶寒自罢，心烦得止，汗自不出矣；上焦得通，津液得下，小便自利，其脚自伸。反用桂枝发表，所以亡阳，其咽中干、烦躁、吐逆，是栀子生姜豉汤证。只以亡阳而厥，急当回阳。其改用甘草干姜汤，阳复后，仍作芍药甘草以和阴，少与调胃承气以和里，皆因先时失用栀豉，如此挽回费力耳。

按：仲景云"病如桂枝证"，则便不得凿定为太阳中风。凡恶风、恶寒、发热而汗自出者，无论太阳阳明、中风伤寒，皆是桂枝证矣。太阳病，头项强痛，而此云头不痛、项不强，便非太阳证。《内经》曰："邪中于膺，则入阳明。"此云胸中痞硬，气上冲咽喉不得息，是阳明受病无疑也。虽外证象桂枝，而病在胸中，不在营卫，便不是桂枝证。故立瓜蒂散，所谓在上者因而越之也。此与前条本阳明病，仲景不冠于阳明者，以不关胃实，而未见不恶寒之病情耳。

上越、中清、下夺，是治阳明三大法；发汗、利小便，是阳明经两大禁。然于风寒初入阳明之表，即用麻黄、桂枝发汗者，以急于除热而存津液，与急下之法同。若脉浮烦渴，小便不利，用猪苓汤利小便者，亦以清火而存津液。而又曰汗多者，不可与猪苓汤。要知发汗、利小便，是治阳明权巧法门，非正治法。

阳明之病在热实，宜无温补法矣，而食谷欲呕者，是胃口虚寒，故不主内热也。然胃口虽虚，胃中犹实，仍不失为阳明病，与吴茱萸汤散胃口之寒，上焦得通，津液得下，胃气因和，则温补又是阳明之从治法。若胃口虚热者，用白虎加参，是阳明又有凉补法也。此二义又是治阳明权巧法门。

本论云："伤寒三日，三阳为尽，三阴当受邪。其人反能食不呕，此为三阴不受邪矣。"盖阳明为三阴之表，故三阴皆看阳明之转旋，三阴之不受邪者，藉胃为之蔽其外也。胃气和则能食不呕，故邪自解而三阴不病。胃阳虚，邪始得入三阴。故太阴受邪，腹满而吐，食不下；少阴受邪，欲吐不吐；厥阴受邪，饥不欲食，食即吐蛔。若胃阳亡，则水浆不入而死。要知三阴受邪，关系不在太阳少阳，而全在阳明。阳明以太阴为里，是指牝脏言；太阴亦以阳明为里，是指转属言也。肾者胃之关，水者土之贼，故三阴亦得以阳明为里。三阴为三阳之里，而三阴反得转属阳明为里，故三阴皆得从阳明而下，则阳明又是三阴经实邪之出路也。既为三阴之表以御邪，又为三阴之里以逐邪，阳明之关系三阴重矣。

少阳病解第三

少阳处半表半里，司三焦相火之游行。仲景特揭口苦、咽干、目眩为提纲，是取病机立法矣。夫口、咽、目三者，脏腑精气之总窍，与天地之气相通者也。不可谓之表，又不可谓之里，是表之入里，里之出表处，正所谓半表半里也。三者能开能阖，开之可见，阖之不见，恰合为枢之象。苦、干、眩者，皆相火上走窍而为病，风寒杂病咸有之，所以为少阳一经总纲也。如曰两耳无闻，胸满而烦，只举得中风一证之半表半里。《内经》之胸胁痛而耳聋，只举得热证中之半表半里，故提纲不与焉。

少阳之表有二：脉弦细、头痛、发热，或呕而发热者，少阳伤寒也；耳聋、目赤、胁满而烦，少阳中风也。此少阳风寒之表，而非少阳之半表。阳明风寒之表，亦有麻、桂证。少阳风寒之表，既不得用麻、桂之汗，亦不得用瓜蒂、栀豉之吐。若发汗则谵语，吐、下则悸而惊，是少阳之和解，不特在半表而始宜也。少阳初感风寒，恶寒发热与太阳同，不得为半表。惟寒热不齐，各相回避，一往一来，势若两分，始得谓之半表耳。往来寒热有三义：少阳自受寒邪，阳气尚少，不能发热，至五六日郁热内发，始得与寒气相争，而往来寒热，一也；或太阳伤寒过五六日，阳气已衰，余邪未尽，转属少阳而往来寒热，二也；夫风为阳邪，少阳为风脏，一中于风，便往来寒热，不必五六日而始见，三也。

太阳之身寒在未发热时，如已发热，虽恶寒而身不再寒。阳明之身寒恶寒，只在初得之二日，至三日则恶寒自罢，便发热而反恶热。惟少阳之寒热有往而复来之异，寒来时便身寒恶寒而不恶热，热来时便身热恶热而不恶寒，与太阳之如疟，发热恶寒而不恶热，阳明之如疟，潮热恶热而不恶寒者，不侔也。盖以少阳为嫩阳，如日初出，寒留于半表者不遽散，热出于半里者未即舒，故见此象耳。然寒为欲去之寒，热为新炽之热，寒固为虚寒，而热亦非实热，故小柴胡汤只治热而不治寒，预补其虚而不攻其实也。小柴胡为半表设，而其证皆属于里，盖表证既去其半，则病机偏于向里矣。惟寒热往来一症，尚为表邪未去，故独以柴胡一味主之，其他悉属里证药。凡里证属阳者多实热，属阴者多虚寒。而少阳为半里，偏于阳，偏于热，虽有虚有实，不尽属于虚也。仲景深以里虚为虑，故于半表未解时，便用人参以固里。寒热往来，病情见于外；苦、喜、不欲，病情得于内。看“苦、喜、欲”三字，非真呕、真满、不能饮食也；看“往来”二字，即见有不寒热时。寒热往来，胸胁苦满，是无形之表；心烦喜呕，默默不欲饮食，是无形之里。其或胸中烦而不呕，或渴，或腹中痛，或胁下痞硬，或心悸、小便不利，或咳者，此七症皆偏于里，惟微热为在表；皆属无形，惟胁下痞硬为有形；皆风寒通症，惟胁下痞硬为少阳。总是气分为病，非有实热可据，故皆从半表半里之治法。

【临床解读】

张某某，女，44岁。2022年2月7日初诊。

主诉：右胁反复疼痛2年余，胆囊炎2年。

现病史：患者右胁下反复疼痛，口苦，纳可，无反酸等；二便可，眠差，入睡难，心烦易怒。已断经14年，有卵巢早衰病史，舌暗红，苔白厚。舌边溃疡，脉细无力。2022年1月16日彩超：肝囊肿；胆囊壁毛燥；右肾小砂石。

处方：柴胡10克，黄芩10克，清半夏10克，延胡索10克，炒川楝子6克，酒黄连10克，陈皮10克，茯苓30克，姜竹茹15克，甘草6克，太子参10克，炒枳实10克，胆南星6克。15剂，每日1剂，水煎服。（孙玉信医案）

少阳为游部①，其气游行三焦，循两胁，输腠理，是先天真元之气，所以谓之正气。正气虚，不足以固腠理，邪因腠理之开，得入少阳之部。少阳主胆，为中正之官，正气虽虚，不容邪气内犯，必与之相搏，搏而不胜，所以邪结胁下也。往来寒热，即邪正相争之象。更实更虚，所以休作有时。邪实正虚，所以默默不欲饮食。仲景于表证不用人参，此因正邪分争，正不胜邪，故用之扶元气，助正以却邪也。若外有微热而不往来寒热，是风寒之表未解，不可谓之半表，当小发汗，故去参加桂。心烦与咳，虽逆气有余而正气未虚，不可益气，故去人参。如太阳汗后身痛，而脉浮沉迟，与下后协热利而心下硬，是太阳之半表里证也。表虽不解，里气已虚，故参、桂兼用。是知仲景用参，皆是预保元气耳。

更有脉症不合柴胡者，仍是柴胡证。本论云：“伤寒五六日，头汗出，微

---

① 游部：部位游动不定，散在于身体上、中、下三部，《素问·阴阳类论》：“三阳为位，二阳为维，一阳为游部。”

恶寒，手足冷，心下满，口不欲食，大便硬，脉细者，此为阳微结，半在里半在表也。”脉虽沉紧，不得为少阴病者，阴不得有汗，今头汗出，故可与小柴胡汤。此条是少阴阳明并病，而脉证俱是少阴。五六日又少阴发病之期，若谓阴不得有汗，则少阴亡阳，亦有反汗出者。然阳亡与阴结，其别在大便，亡阳则咽痛吐利，阴结则不能食而大便反硬也。亡阳与阳结，其别在汗。亡阳者，卫气不固，汗出必遍身；阳结者，热邪郁闭，汗只在头也。阳结、阳微之别在食。阳明阳盛，故能食而大便硬，此为纯阳结；少阳阳微，故不能食而大便硬，此为阳微结。故欲与柴胡汤，必究其病在半表。然微恶寒，亦可属少阴，但头汗出，始可属少阳。故反覆讲明头汗之义，可与小柴胡而勿疑也。所以然者，少阳为枢，少阴亦为枢，故见症多相似，必于阴阳表里辨之真而审之确，始可一剂而瘳。此少阴少阳之疑似证，又柴胡证之变局也。

少阳主人身之半，胁主一身之半，故胁为少阳之枢，而小柴胡为枢机之剂也。岐伯曰：“中于胁，则入少阳。”此指少阳自病。然太阳之邪欲转属少阳，少阳之邪欲转并阳明，皆从胁转。如伤寒四五日，身热恶寒，头项强胁下满者，是太阳少阳并病，将转属少阳之机也。以小柴胡汤与之，所以断太阳之来路。如阳明病，发潮热，大便溏，小便自可，胸胁满不去者，是少阳阳明并病，此转属阳明之始也。以小柴胡与之，所以开阳明之出路。若据次第传经之说，必阳明始传少阳，则当大便硬而不当溏，当曰胸胁始满，不当曰满不去矣。又阳明病，胁下硬满，不大便而呕，舌上白苔者，此虽已属阳明，而少阳之证未罢也。盖少阳之气，游行三焦，因胁下之阻隔，令上焦之治节不行，水精不能四布，故舌上有白苔而呕。与之小柴胡，转少阳之枢也，则上焦气化始通，津液得下，胃家不实，而大便自输矣。身濈然而自汗解者，是上焦津液所化，故能开发腠理、薰肤、充身、泽毛，若雾露之溉。与胃中邪热熏蒸而自汗不解者不同。

东垣云：“少阳有不可汗、吐、下、利小便四禁。”然柴胡证中口不渴，身有微热者，仍加桂枝以取汗。下后胸胁满微结，小便不利，渴而不呕，头汗出，寒热往来者，用柴胡桂枝干姜汤汗之。下后胸满烦惊，小便不利，谵语身重者，柴胡龙骨牡蛎汤中用大黄、茯苓以利二便。柴胡证具而反下之，心下满而硬痛者，大陷胸汤下之。医以丸药下之而不得利，已而微利，胸胁满而呕，日晡潮热者，小柴胡加芒硝下之。是仲景于少阳经中已备汗、下、利小便法也。若吐法本为阳明初病胸中实不得息、不得食、不得吐而设。少阴病，饮食入口即吐，心下温温欲吐，复不能吐，亦是胸中实，当吐之。若水饮蓄于胸中，虽是有形而不可为实，故不可吐，何则？少阳之喜呕而发热，便是中气之虚，但热而不实，故用人参以调中气，上焦得通，津液得下，胃气因和。故少阳之呕与谵语不并见，所以呕者是少阳本症，谵语是少阳坏证。然本渴而饮水，呕与但欲呕，胸中痛微溏者，又非柴胡证，是呕中又当深辨也。

按：呕、渴虽六经俱有之症，而少阳阳明之病机，在呕、渴中分。渴则属阳明，呕则仍在少阳。如伤寒呕多，虽有阳明证不可攻之，因三焦之气不通，病未离少阳也。服柴胡汤已，渴者，属阳明也。此两阳之并合，病已过少阳也。夫少阳始病，便见口苦、咽干、目眩，先以津液告竭矣。故少阳之病，最易转属阳明，所以发汗即胃实而谵语。故小柴胡中已具或渴之症，方中用参、芩、甘、枣，皆生津液之品，以预防其渴。服之反渴，是相火炽盛，津液不足以和胃，即转属阳明之机也。

少阳妄下后有二变：实则心下满而硬痛为结胸，用大陷胸汤下之；虚则但满而不痛为痞，用半夏泻心汤和之。此二证皆从呕变，因不用柴胡，令上焦不通，津液不下耳。本论云："伤寒中风，有柴胡证，但见一症即是，不必悉具"者，言往来寒热，是柴胡主证。此外兼见胸胁满硬，心烦喜呕，及或为诸症中凡有一者，即是半表半里。故曰"呕而发热者，小柴胡汤主之。"因柴胡为枢机之剂也。风寒不全在表，未全入里者，皆可用。故症不必悉具，而方有加减法也。然柴胡有疑似证，不可不审。如胁下满痛，本渴而饮水呕者，柴胡不中与也。又但欲呕，腹中痛微溏者，此非柴胡证。如此详明。所云"但见一症便是"者，又当为细辨矣。

【临床解读】

陈某，女，38岁。2021年4月23日初诊。

主诉：心悸、气短2年余。

现病史：患者2年余前生产二胎后出现心悸、气短，服中西药后缓解但症状易反复，现劳累后气短、心悸、胸闷，时有轰热汗出，夜眠差（长期口服阿普唑仑），多梦，无心烦。平素思虑较多，餐后易胃胀，伴烧心、反酸，口腔溃疡多发，大便3~4天一次，排便困难，白带量多，舌质淡红苔薄白，脉细。既往病史：心脏神经官能症，焦虑、抑郁、惊恐障碍病史。

处方：清半夏10克，黄连10克，黄芩10克，干姜10克，太子参10克，枳实10克，川厚朴10克，浙贝母10克，煅海螵蛸30克，僵蚕10克，陈皮10克，茯苓30克，甘草6克。10剂，每日1剂，水煎服。（孙玉信医案）

太阴病解第四

按：《热病论》云："太阴脉布胃中，络于嗌，故腹满而嗌干。"此热伤太阴之标，自阳部注经之证，非太阴本病也。仲景立本病为提纲，因太阴主内，故不及中风、四肢烦疼之表，又为阴中至阴，故不及热病嗌干之症。太阴为开，又阴道虚，太阴主脾所生病，脾主湿，又主输。故提纲主腹满时痛而吐利，皆是里虚不固，湿胜外溢之症也。脾虚则胃亦虚，食不下者，胃不主内也。要知胃家不实，便是太阴病。

脾胃同处腹中，故腹满为太阴阳明俱有之症。在阳明是热实为患，在太阴是寒湿为眚。阳明腹满不敢轻下者，恐胃家不实，即转属太阴耳。世拘阳明传少阳之谬，反昧传太阴之义。

热病腹满，是热郁太阴之经，有嗌干可证，病在标也；寒湿腹满，是寒生至阴之脏，有自利可证，病在本也。脾经有热，则阴精不上输于肺，故嗌干；脾脏有寒，则脾不为胃行其津液，故下利。夫阳明之当下，因本病；而太阴之下证，反是标病。可以见阴阳异位之故，又以见阴从阳转之义也。

参中阴溜腑之义，知热邪不遽入至阴，虽热在太阴之经，而实仍在阳明之胃。可知下证只在阳明，太阴本无下法。

腹满亦两经之证：不大便而满痛，或绕脐痛者，为实热，属阳明；下利而腹满时痛，为虚寒，属太阴。寒湿是太阴本证，湿热又伤寒所致之变证也。其机关在小便：小便不利，则湿热外见而身黄；小便自利，非暴烦下利而自愈，即大便硬而不便。所以然者，脾胃相连，此脾家实则腐秽自去，而成太阴之开。若胃家实则地道不通，而转阳明之阖矣。故叔和知有三阳明，不知有太阴阳明证。

《序例》谓："太阴受病，脉当沉细。"不知沉细是太阴本病之脉，不是热病嗌干之脉。盖脉从病见，如太阴中风则脉浮，不从脏之阴而从风之阳也。然浮为麻黄汤脉而用桂枝者，以太阴是里之表证，桂枝汤是里之表药。因脾主肌肉，是宜解肌耳。太阴伤寒，脉浮而缓者，亦非太阴本病。盖浮为阳脉，缓为胃脉。太阴伤寒，脉不沉细，而反浮缓，是阴中有阳，脉有胃气。所以手足自温，而显脾家之实，或发黄便硬，而转属阳明。此脉证在太阴阳明之间，故曰"系在"。故若太阴自受寒邪，不应如是矣。

太阴脉浮为在表，当见四肢烦疼等症；沉为在里，当见腹满吐利等症。表有风热可发汗，宜桂枝汤；里有寒邪当温之，宜四逆辈。太阳而脉沉者，因于寒，寒为阴邪，沉为阴脉也；太阴而脉浮者，因于风，风为阳邪，浮为阳脉也。当知脉从病变，不拘于经，故阳经有阴脉，阴经有阳脉。世谓脉至三阴则俱沉，阴经不当发汗者，未审此耳。

太阴中风，阳微阴涩而长者，为欲愈。要知涩与长不是并见，涩本病脉，涩而转长，病始愈耳。风脉本浮，今浮已微，知风邪当去。涩则少气少血，故中风，今长则气治，故愈。太阴中风，四肢烦疼，太阴伤寒，手足自温，此指表热言也。热在四肢，则身体不热可知。盖太阴主内，表当无热。惟四肢为诸阳之本，脾为胃行津液以灌四旁，故得主四肢，则四肢之温热，仍是阳明之阳也。且曰自温，便见有时不温，有时四逆矣。《内经》云："人有四肢热，逢风而如炙如火者，是阴气虚而阳气盛。"风者阳也，四肢亦阳也，两阳相搏，是火当肉烁，此即太阴中风证。要知太阴中风，与三阳不同。太阴之阴，名曰关蛰，故阳邪不得深入。惟病在四关，久而不愈，脾液不足以充肌肉，故肉烁。世人最多此症，其有手足心热者，亦中风之轻者耳。然太阴中风，因阴虚而阳凑之，外风为内热所致，但当滋阴以和阳，不得驱风而增热也。

手足自温句，暗对身不发热言，非言太阴伤寒必当手足温也。夫病在三阳尚有手足冷者，何况太阴？陶氏分太阴手足温、少阴手足寒、厥阴手足冷，是大背"太阴手足烦疼，少阴一身尽热"之义矣。凡伤于寒知为病热，寒为阴，太阴为至阴，两阴相合，无热可发，惟四末为阴阳之会，故当温耳。惟手足自温，中宫不遽受邪，故或发身黄，或暴烦下利自止。即手足自温处，因以见脾家之实也。

发黄是阳明病，太阴身当发黄，非言太阴本有发黄证也。以手足温处，是阳明之阳盛。寒邪不得伤太阴之脏，脏无寒而身有湿，故当发黄。若湿从溺泄，暴烦下利，仍是主输，故不失为太阴病。若烦而不利，即胃家之热实，非太阴之湿热矣。此太阴伤寒，全藉阳明为之根，故有转属之证。此知伤寒以阳为主，不知太阴伤寒以阳明为主。

东垣以有声无声分呕吐，非也。呕吐皆有声有物，惟干呕是有声无物。呕以水胜，属上焦也；吐以物胜，属中焦也。六经皆有呕吐，而呕属少阳，以喜呕故吐，属太阴而不属阳明，亦主输主内之分。

太阳以阴为根，而太阴以阳为本。太阳不敢妄汗，恐亡少阴之津也；太阴不敢轻下，恐伤阳明之气也。太阴本无下证，因太阳妄下而阳邪下陷于太阴，因而有桂枝汤加芍药等法。太阴脉弱，知胃气易动，便当少加矣。此因里急后重者，不可不用，又不可多用，故如是叮咛耳。

少阴病解第五

少阴一经，兼水火二气，寒热杂居，为病不可捉摸。其寒也，症类太阴；其热也，症似太阳。故仲景以微细之病脉，欲寐之病情为提纲，立法于象外，使人求法于病中。凡证之寒热与寒热之真假，仿此义以推之，真阴之虚实见矣。

五经提纲，皆是邪气盛则实。惟少阴提纲，是指正气夺则虚者，以少阴为人身之本也。然邪气之盛，亦因正气之虚，故五经皆有可温可补证。正气之夺，亦由邪气之盛，故少阴亦有汗吐下者。要知邪气盛而正气已虚者，固本即所以逐邪，正不甚虚而邪气实者，逐邪即所以护正，此大法也。少阳为阳枢，少阴为阴枢。弦为木象，弦而细者，是阳之少也；微为水象，微而细者，阴之少也。此脉气之相似。卫气行阳则寤，行阴则寐。其行阴二十五度，常从足少阴之分，间行脏腑。少阴病，则枢机不利，故欲寐也。与少阳喜呕者同。呕者主出，阳主外也；寐者主人，阴主内也。喜呕是不得呕，欲寐是不得寐，皆在病人意中，得枢机之象如此。

少阴脉微，不可发汗，亡阳故也。脉细沉数，病为在里，不可发汗，然可汗之机亦见于此。夫微为无阳，数则有伏阳矣。须审其病为在里而禁汗，不得拘沉为在里而禁汗也。发热脉沉者，是病为在表，以无里证，故可发汗。若脉浮而迟，表热里寒，下利清谷，是迟为无阳，病为在里，又不得拘浮为在表而发汗矣。要知阴中有阳，沉亦可汗；阳中有阴，浮亦当温。若八九日一身手足尽热，是自里达表、阳盛阴虚，法当滋阴，又与二三日无里证者不侔。

太阴是阳明之里，阳明不恶寒，故太阴虽吐利腹满而无恶寒症。少阴是太阳之里，太阳恶寒，故少阴吐利必恶寒，阴从阳也。太阴手足温者，必暴烦下利而自愈，是太阴藉胃脘之阳。少阴吐利，亦必手足温者可治，手足厥者不治，是下焦之虚寒，既侵迫于中宫，而胃脘之阳仍得敷于四末。斯知先天之元阳，仍赖后天之胃气培植也。

太阳是少阴之标，太阴是少阴之本。少阴阴虚，则移热于膀胱，故一身手足尽热而便血，从标也；少阴阳虚，则移寒于脾土而吐利，从本也。

少阴传阳证有二：六七日腹胀不大便者，是传阳明，脏气实则还之腑也；八九日一身手足尽热者，是传太阳，阴出之阳，下行极而上也。

热在膀胱而便血，亦脏病传腑，此阴乘阳也，然气病而伤血，又阳乘阴也，亦见少阴中枢机之象。此是自阴转阳，与太阳热结膀胱自下血者，见症同而病因异。

少阴病，脉紧，至七八日自下利，脉暴微，手足反温，脉紧反去者，虽烦，利必自愈。此亦是脾家实，露出太阴底板，与太阴七八日暴烦下利自止同。盖少阴来复之阳，微则转属太阴，而秽腐自去；盛则转属阳明，而糟粕不传。郁则内实，而入阳明大腑广肠之区；横则外达，而遍太阳内外气血之部。要知紧脉转微，是复少阴本脉，故转太阴而自解；脉沉细数，是兼阳脉，故入阳经而为患。然热虽盛不死，亦阴得阳则解之变局也。

六经皆有烦躁，而少阴更甚者，以真阴之虚也。盖阳盛则烦，阴盛则躁，烦属气，躁属形。烦发于内，躁见于外，是形从气动也；先躁后烦，是气为形役也。不躁而时自烦，是阳和渐回，故可治；不烦而躁，是五脏之阳已竭，惟魄独居，故死。故少阴以烦为生机，躁为死兆。

伤寒以阳为主，不特阴证见阳脉者生，亦阴病见阳证者可治也。凡蜷卧四逆、吐利交作，纯阴无阳之证，全赖一阳来复，故反烦者可治，手足反温、反发热者不死耳。太阳少阴皆有身痛骨节痛之表，水气为患之里。太阳则脉浮紧而身发热，用麻黄汤发汗，是振营卫之阳以和阴也；少阴则脉沉而手足寒，用附子汤温补，是扶坎宫之阳以配阴也。太阳之水属上焦，小青龙汗而发之，阳水当从外散也；少阴之水属下焦，真武温而利之，阴水当从下泄也。

阴阳俱紧，与太阳伤寒脉相似。夫紧脉为寒，当属少阴。然病发于阴，不当有汗，反汗出者，阴极似阳，阴虚不能藏精所致也。亡阳之前，已先亡阴矣。阳无所依，故咽痛呕吐，见虚阳之不归；阴不能藏，故下利不止，见真阴之欲脱也。则附子汤用三白以滋阴，参、附以回阳，为少阴返本还原之剂。

肾主五液，入心为汗，少阴受病，液不上升，所以阴不得有汗。仲景治少阴之表，于麻黄细辛汤中加附子，是升肾液而为汗也。若真阴为邪热所逼，则水随火越，故反汗出。仲景治少阴之里，附子汤中任人参，是补肾液而止汗也。脉阴阳俱紧，口中气出条，是少阴经文，王氏集之脉法中，故诸家议论不一。夫少阴脉络肺，肺主鼻，故鼻中涕出；少阴脉络舌本，故舌上苔滑；少阴大络注诸络以温足胫，故足冷。此证不名亡阳者，外不汗出，内不吐利也。口中气出，唇口干燥，鼻中涕出，此为内热；阴阳脉紧，舌上苔滑，蜷卧足冷，又是内寒。此少阴为枢，故见寒热相持之症，而口舌唇鼻之半表半里，恰与少阳口苦咽干目眩相应也。勿妄治者，恐阴阳相持时，清火温补等法用之不当，宁静以待之至七日来复，微发热、手足温，是阴得阳则解也。

若八日以上反大发热，再加吐利，即是亡阳。若其人反加恶寒，是寒甚于表，上焦应之，必欲呕矣。若加腹痛是寒甚于里，中焦受之，必欲利矣。当此阴盛，急当扶阳，庶不为假热所惑而妄治。

但欲寐，即是不得眠。然但欲寐是病情，乃问而知之；不得眠是病形，可望而知之。欲寐是阴虚，不眠是烦躁，故治法不同。三阳惟少阳无承气证，三阴惟少阴有承气证。少阳为阳枢，阳稍虚，便入于阴，故不得妄下，以虚其元阳；少阴为阴枢，阳有余，便伤其阴，故当急下以存其真阴。少阳属木，惟畏其克土，故无下证；少阴主水，更畏有土制，故当急下。盖真阴不可虚，强阳不可纵也。

少阴病用大承气急下者有三证：得病二三日，热淫于内，肾水不支，因转属阳明，胃火上炎，故口燥咽干也，急下之，谷气下流，津液得升矣；得病六七日，当解不解，津液枯涸，因转属阳明，故腹胀不大便，所谓已入于腑，下之则胀已，宜于急下者；六七日来，阴虚已极，恐土燥于中，心肾不交耳，若自利纯清水，心下痛，口燥舌干者，是土燥火炎，脾气不濡，胃气反厚，水去而谷不去，故宜于急下。

少阴为性命之根，少阴病是生死关，故六经中独于少阴历言死证。然少阴中风，始得时，尚有发热脉沉可汗证。若初受伤寒，其机甚微，脉微细但欲寐，口中和，背恶寒，人已皆不觉其为病也。若身体痛，手足寒，骨节痛，脉沉者，此表中阳虚证；若欲吐不吐，心烦欲寐，自利而渴，小便色白者，此里之阳虚证；心烦不得卧，此里之阴虚证也；若下利咽痛胸满心烦，与口中气出，唇口燥干，鼻中涕出，蜷卧足冷，舌上苔滑者，此少阴半表半里，阴阳驳杂之证也；脉阴阳俱紧，反汗出而咽痛吐利者，此阴极似阳，肾阳不归，为亡阳证也；若至八九日，一身手足尽热者，是寒极生热，肾阳郁极而胜复太过也。其腹痛下利，小便不利者，有水火之分：若四肢沉重疼痛，为有水气，是阳虚而不胜阴也；若便脓血与泄利下重者，此为火郁，是阳邪陷入于阴中也；下利清谷，里寒外热，手足厥逆，脉微欲绝，身反不恶寒，其人面赤者，是下虚而格阳也；吐利兼作，手足逆冷，烦躁欲死者，是阴极而发躁也。岐伯曰："阴病治阳，阳病治阴，定其中外，各守其乡。"此即仲景治少阴之大法也。同是恶寒蜷卧，利止手足温者可治，利不止手足逆冷者不治；时自烦欲去衣被者可治，不烦而躁、四逆而脉不至者死。同是吐利，手足不逆冷、反发热者不死，烦躁四逆者死。同是呕吐汗出，小便数、少者可治，自利烦躁、不得卧者死。盖阴阳互为其根，阴中无阳则死，独阴不生故也。

厥阴病解第六

太阴厥阴，皆以里证为提纲。太阴为阴中之阴而主寒，故不渴；厥阴为阴中之阳而主热，故消渴也。太阴主湿土，土病则气陷下，湿邪入胃，故腹痛自利；厥阴主相火，火病则气上逆，火邪入心，故心中疼热也。太阴腹满而吐，食不下；厥阴饥不欲食，食即吐蛔。同是食不下，太阴则满，厥阴则饥。同是一吐，太阴则吐食，厥阴则吐蛔。此又属土属木之别也。太阴为开，本自利而下之，则开折，胸下痞硬者，开折反合也；厥阴为合，气上逆而下之，则合折，利不止者，合折反开也。

两阴交尽，名曰厥阴，又名阴之绝阳，是厥阴宜无热矣。然厥阴主肝，而胆藏肝内，则厥阴热证，皆少阳相火内发也。要知少阳厥阴，同一相火。相火入于内，是厥阴病；相火出于表，为少阳病。少阳咽干，即厥阴消渴之机；胸胁痞满，即气上撞心之兆；心烦，即邪热之初；不欲食，是饥不欲食之根；喜呕，即吐蛔之渐。故少阳不解，转属厥阴而病危；厥阴病衰，转属少阳而欲愈。如伤寒热少厥微，指头寒不欲食，至数日热除，欲得食，其病愈者是已。

太阴提纲是内伤寒，不是外感；厥阴提纲是温病，而非伤寒。要知六经各有主证，是仲景伤寒杂病合论之旨也。诸经伤寒无渴症，太阳不恶寒而渴，即是温病也。惟厥阴伤寒，肝木郁而不得出，热甚于内，盗窃母气以克火，故渴欲饮水。若不恶寒，当作温病治之。要知温乃风木之邪，是厥阴本病。消渴是温病之本，厥利是温病之变。《内经》所谓热病皆伤寒之类，此正其类也。

厥阴消渴，即以水饮之，所谓顺其欲，然少与之可以平。凡水多与之，反以益阴邪，当量其消与不消，恐水渍入胃也。渴欲饮水与饥不欲食对看，始尽厥阴病情。

手足厥冷，脉微欲绝，是厥阴伤寒之外证。当归四逆，是厥阴伤寒之表药。夫阴寒如此而不用姜、附者，以相火寄于肝经，外虽寒而脏不寒。故先厥者，后必发热，手足愈冷，肝胆愈热，故厥深热亦深。所以伤寒初起，脉证如此者，不得遽认为虚寒，妄投姜、附以遗患也。

厥者必发热，热与厥相应，厥深热亦深，厥微热亦微，此四证是厥阴伤寒之定局。先热后厥，厥热往来，厥多热少，热多厥少，此四证是厥阴伤寒之变局。皆因其人阳气多寡而然，如太阳伤寒亦有已发热、未发热之互词也。

《内经》之寒热二厥，因于内伤，与本论因外邪者不同。《内经》热厥，只在足心，是肾火起涌泉之下也；本论热厥，因热在肝脏，而手足反寒，故曰厥深热亦深。《内经》之寒厥，有寒无热；本论之寒厥，先厥者后必发热。热胜则生，寒胜则死，此内伤外感之别。厥阴有晦朔具合之理，阴极阳生，故厥阴伤寒，反以阳为主。热多厥少，是为生阳，故病当愈；厥多热少，是为死阴，故病为进。其热气有余者，或便脓血，或发痈脓，亦与《内经》热厥不同。

阴气起于五指之里，阳气起于五指之表，气血调和，营卫以行，则阴阳相贯，如环之无端也。厥阴无阳，厥阴病则阴阳不相顺接，故手足厥冷。若热少厥微而指头寒，知病可愈，手足反温者，虽下利必自愈，此阴阳自和而顺接也。若脉微烦躁，灸厥阴，厥不还者死，是阴阳之气绝矣。

本篇云："诸四逆厥者，不可下。"又曰："厥应下之而反发汗者，必口伤烂赤。"二义不同，当理会上下矣。盖诸四逆不可下，是指伤寒脉微欲绝，此时外寒切迫，内热未起。此当发汗，是指虚寒证言，故曰虚家亦然。应下之者，是脉滑而厥，内热闭郁，故曰厥深热亦深。若发汗只能引火上升，不能逐热外散，故令口伤。所谓下之是下其热，非下其实。泄利下重者，四逆散；欲饮水数升者，白虎汤。此厥阴之下药，所以下无形之邪也。若以承气下之，利不止矣。

【临床解读】

邵某某，女，20岁。2006年1月9日初诊。

主诉：肢厥5年余。

现病史：患者每逢冬季四肢冷，上肢至肩，下肢至髋，腰部冰凉，久坐后腰痛，膝部酸，皮肤干燥屑多。近2个月月经量少血块多，周期可，经期3天，白带量多色黄，纳可消化差，大便易溏时，先干后溏。舌质淡胖，苔少白稍黄，脉细。曾服温补药经不适，时小腹凉痛胀，平时易上火，头晕，鼻不通气。

辨证要点：火气内郁，阳不达于四肢（阳气出入失常）。

处方：柴胡10克，白芍10克，炒枳实10克，通草6克，黄芩10克，连翘10克，炒麦芽15克，生甘草6克。15剂，每日1剂，水煎服。（张磊医案）

诊厥阴脉，以阳为主，而治厥阴病，以阴为主。故当归四逆不去芍药，白头翁重用芩、连，乌梅丸用黄连至一斤，又佐黄柏六两，复脉汤用地黄至一斤，又佐麦冬八两。要知脉微欲绝，手足厥冷，虽是阴盛，亦未阳虚，故可表散外邪，不可固里。脉结代心动悸者，似乎阳虚，实为阴弱，只可大剂滋阴，不可温补。所以然者，肝之相火，本少阳之生气，而少阳实出于坎宫之真阴。经曰：“阳予之正，阴为之主。”又曰：“阴虚则无气。”又曰：“少火生气，壮火食气。”审此，则知治厥阴之理矣。

中州四肢，皆脾所主。厥阴伤寒，手足逆冷，而又下利，木克土也。复发热者，下利必自止，火生土也。若肝火上行逼心，故反汗出气上冲心；心不受邪，因而越之，故咽中痛而喉为痹。若发热而利，汗出不止者死，是虚阳外亡，为有阴无阳，与少阴亡阳同义。若肝火内行而入脾，火土合德，必无汗而利自止；若发热而利不止，此肝火内行，血室不宁，故便脓血；若发热下利，甚至厥不止者死，是土败木贼，诸阳之本绝也。厥阴伤寒，有乘脾乘肺二证，疑似难明，最当详辨。一曰伤寒腹满谵语，寸口脉浮而紧，此肝乘脾也，名曰纵，刺期门。夫腹满谵语，似胃家实，然脉浮紧而不潮热，非阳明脉也。《脉法》曰：“浮而紧者，名曰弦。”此弦为肝脉矣。《内经》曰：“诸腹胀大，皆属于热。”又曰：“肝气盛则多言。”是腹满由于肝火，而谵语乃肝气所发也。木旺则侮其所胜，直犯脾土，故名纵。一曰伤寒发热，啬啬恶寒，大渴欲饮水，其腹必满，此肝乘肺也，名曰横，刺期门。夫发热恶寒，似太阳之表；未经大汗而大渴，非转属阳明；未经妄下而腹满，非转属太阴。且头不痛，胃不实，不下利，断非三经证矣。然知发热恶寒是肺病，肺虚而肝火乘之。脾畏木邪，水精不上归于肺，故大渴；肺不能通调水道，故腹满。是侮所不胜寡于畏也，故名横。一纵而乘脾，一横而乘肺，总是肝有亢火，当泻无补，必刺期门，随其实而泻之。募原清则气皆顺，表里尽解矣。此非汗吐下清火诸法所可治，故宜针。

伤寒阳脉涩，阴脉弦，腹中急痛者，此亦肝乘脾也。故先与小建中安脾，继与小柴胡疏木。要知小建中是桂枝汤倍加芍药以平木，加饴糖以缓急，为厥阴驱邪发表、和中止痛之神剂也。不瘥者，中气虚而不振，邪尚留连，继以小柴胡补中发表，令木邪直走少阳，使有出路，所谓阴出之阳则愈也。仲景有一证而用两方者：在太阳，先麻黄继桂枝，是先外后内法；在厥阴，先建中后柴胡，是先内后外法，亦是令厥阴转属少阳之机。

伤寒厥而心下悸者，此亦肝乘肺也。虽不发热恶寒，亦木实金虚，水气不利所致。彼腹满者，是水在中焦，故刺期门以泻其实。此水在上焦，故用茯苓甘草汤以发其汗。此方是化水为汗，发散内邪之剂，即厥阴治厥之剂也。

厥阴中风之脉，与他经不同。凡脉浮为风，此云不浮为未愈，是厥阴中风，脉反沉矣。此本由阴虚，风入地中，木郁不舒，故未愈；微浮是风行地上，草木发陈，复厥阴风木之常，故愈也。

凡脉浮为在表，沉为在里。厥阴中风，其脉既沉，其证亦为在里。此热利下重，是厥阴中风也。太阳中风，下利呕逆，是有水气；厥阴中风，热利下重，是有火气。故以白头翁汤为主以治风，芩、连为辅以清火，佐秦皮以升九地之风，则肝木欣欣向荣矣。下利而渴欲饮水，是厥阴之消渴，亦中风之烦所致也。下利脉沉弦，是沉为在里，弦为风脉。弦而大，是风因火动，故利未止。微弱数者，是风火势微，故为自止。虽发热不死者，阴出之阳也。下利有微热，汗出，见中风本症，里证出表，则风从外散，故令自愈。欲愈之脉，当微浮。若寸脉反浮数，风去而热不去，尺中自涩者，热伤阴络，肝血不藏，必便脓血也。

厥阴中风热利，是里有热；伤寒亦有协热利，是里有寒。又与厥利不同，厥利见发热则利止。此六七日不利，便发热而利，汗出不止，是外热内寒，故为有阴无阳。要知《内经》之舌卷囊蜷，是有阳无阴，故热虽甚而可治。

厥阴下利，有因厥而利者，有协热而利者，有内热而利者，总属于热，乃相火挟风木而为患也。

阴阳易之为病，本于厥阴之欲火。始也因肝火之动，致伤少阴之精；继也少阴之精不藏，厥阴之火不羁。所以少腹里急，阴中拘挛，热上冲胸，眼中生花，身重少气，头重不欲举，皆厥阴相火为眚。顿令无病之人，筋脉形气为之一变。此即瘟疫传染，遗祸他人之一证也。

制方大法第七

凡病有名有症，有机有情，如中风、伤寒、温暑、湿痉等类，此为名也；外有头痛、身痛、腰痛，内有喘咳、烦渴、吐利、腹满，此为症也；其间在表在里，有汗无汗，脉浮脉沉，有力无力，是其机也；此时恶寒恶热，苦满喜呕，能食不欲食，欲卧不得卧，或饮水数升，或漱水不欲咽，皆病情也。因名立方者，粗工也；据症定方者，中工也；于症中审病机察病情者，良工也。仲景制方，不拘病之命名，惟求症之切当，知其机得其情，凡中风伤寒杂病，宜主某方，随手拈来，无不活法，此谓医不执方也。今谈仲景方者，皆曰桂枝汤治中风、不治伤寒，麻黄汤治伤寒、不治中风。不审仲景此方主何等证，又不审仲景何证用何等药，只在中风、伤寒二证中较量，青龙、白虎命名上敷衍，将仲景活方活法，为死方死法矣。

仲景立方精而不杂，其中以六方为主，诸方从而加减焉。凡汗剂皆本桂枝，吐剂皆本栀豉，攻剂皆本承气，和剂皆本柴胡，寒剂皆本泻心，温剂皆本四逆。溷而数之，为一百十三方者，未之审也。

六经各有主治之方，而他经有互相通用之妙。如麻、桂二汤，为太阳营卫设，而阳明之病在营卫者亦用之；真武汤为少阴水气设，而太阳之汗后亡阳者亦用之；四逆汤为太阴下利清谷设，太阳之脉反沉者宜之；五苓散为太阳消渴水逆设，阳明之饮水多者亦宜之；猪苓汤为少阴下利设，阳明病小便不利者亦宜之；抵当汤为太阳瘀血在里设，阳明之蓄血亦用之；瓜蒂散为阳明胸中痞硬设，少阴之温温欲吐者亦用之。合是证便用是方，方各有经，而用可不拘，是仲景法也。仲景立方，只有表里寒热虚实之不同，并无伤寒中风杂证之分别，且风寒有两汤迭用之妙，表里有二方更换之奇。或以全方取胜，或以加减奏功。后人论方不论证，故反以仲景方为难用耳。桂枝汗剂中第一品也，麻黄之性直透皮毛，生姜之性横散肌肉。故桂枝佐麻黄，则开玄府而逐卫分之邪，令无汗者有汗而解，故曰发汗；桂枝率生姜，则开腠理而驱营分之邪，令有汗者复汗而解，故曰解肌。解肌者解肌肉之邪也，正在营分，何立三纲者反立麻黄主营、桂枝主卫耶？麻黄不言解肌，而肌未尝不解；桂枝之解肌，正所以发汗。要知麻黄、桂枝二汤，是发汗分深浅之法，不得以发汗独归麻黄，不得以解肌与发汗对讲。前人论方不论药，只以二方为谈柄，而置之不用也。

凡风寒中人，不在营卫，即入腠理。仲景制桂枝汤调和营卫，制柴胡汤调和腠理。观六经证，仲景独出桂枝证、柴胡证之称，见二方任重，不可拘于经也。惟太阳统诸阳之气，六经表证，咸属于太阳，故柴胡汤得与桂枝汤对待于太阳之部。桂枝本为太阳风寒设，凡六经初感之邪，未离营卫者悉宜之；柴胡本为少阳半表设，凡三阳半表之邪，逗留腠理者悉宜之。仲景最重二方，所以自为桂枝证注释，又为小柴胡注释。桂枝有疑似证，柴胡亦有疑似证。桂枝有坏病，柴胡亦有坏病。桂枝证罢，桂枝不中与矣，而随证治法，仍不离桂枝方加减；柴胡证罢，柴胡不中与矣，而设法救逆，仍不出柴胡方加减。

麻黄证热全在表。桂枝之自汗，大青龙之烦躁，皆兼里热。仲景于表剂中，便用寒药以清里。自汗是烦之兆，躁是烦之征。汗出则烦得外泄，故不躁，宜用微寒酸苦之味以和之；汗不出则烦不得泄，故躁，宜用大寒坚重之品以清之。夫芍药、石膏是里药入表剂，今人不审表中有里，因生疑畏，当用不用，至热并阳明，而斑黄狂乱发矣，是不任大青龙之过也。仲景于太阳经中用石膏以清胃火，是预保阳明之先着；加姜枣以培中，又虑夫转属太阴矣。

小青龙、柴胡，俱是两解表里之剂。小青龙重在里证，小柴胡重在表证。故小青龙加减，麻黄可去；小柴胡加减，柴胡独存。盖小青龙重在半里之水，小柴胡重在半表之热也。小青龙治伤寒未解之水气，故用温剂，汗而发之；十枣汤治中风已解之水气，故用寒剂，引而竭之。此寒水、风水之异治也。小青龙之水，动而不居；五苓散之水，留而不行；十枣汤之水，纵横不羁；大陷胸之水，痞硬坚满；真武汤之水，四肢沉重。水气为患不同，所以治法各异。

林亿云："泻心本名理中黄连人参汤，盖泻心疗痞，正是理中处。"当知仲景用理中，有寒热两法：一以扶阳，一以益阴也。邪在营卫之间，惟汗是其出路，故立麻黄、桂枝二方。邪在胸腹之间，惟吐是其出路，故立瓜蒂、栀豉二方。瓜蒂散主胸中痞硬，治在上焦；栀豉汤主腹满而喘，治兼中焦。犹麻黄之主皮肤，桂枝之主肌肉。瓜蒂散峻剂也，犹麻黄之不可轻用；栀豉汤轻剂也，犹桂枝汤之可更用而无妨。故太阳表剂，多从桂枝加减；阳明表剂，多从栀豉加减。阳明用栀豉，犹太阳用桂枝，既可用之以去邪，又可用之以救逆。今人但知汗为解表，不知吐亦为解表，知吐中使能发散之说，不知所以当吐之义。故于仲景大法中，取其汗下，遗其吐法耳。

少阳为枢，不全在里，不全在表。仲景本意重里，而柴胡所主又在半里，故必见半表病情，乃得从柴胡加减。如悉入在里，则柴胡非其任矣，故柴胡称解表之方。小柴胡虽治在半表，实以理三焦之气，所以称枢机之剂。如胸满胸中烦，心烦心下悸，咳渴喜呕，是上焦无开发之机也；腹满胁下痞硬，是中焦废转运之机也；小便不利，是下焦失决渎之任也。皆因邪气与正气相搏而然，用人参扶三焦之正气，壮其枢耳。

少阴病二三日，心中烦不得卧者，病本在心，法当滋离中之真火，随其势之润下，故君黄连之苦寒以泄之；四五日小便不利，下脓血者，病本在肾，法当升坎中之少火，顺其性之炎上，故佐干姜之苦温以发之。此伏明之火，与升明之火不同。少阴心烦欲寐，五六日，欲吐不吐，自利而渴，小便色白者，是下焦虚寒，不能制水，宜真武汤，以温下焦之肾水；下利六七日，咳而呕渴，心烦不眠，是上焦虚热，水津不布，宜猪苓汤，以通上焦之津液。

四逆为太阴主方，而诸经可以互用。在太阴本经，固本以逐邪也；用于少阴，温土以制水也；用于厥阴，和土以生木也；用于太阳，益火以扶元阳也。惟阳明胃实、少阳相火，非所宜耳。

少阴病四五日，腹痛小便不利，下利不止。若四肢沉重疼痛者，为下焦水郁，用真武汤，是引火归元法；若便脓血者，为下焦火郁，用桃花汤，是升阳散火法。此因坎中阳虚，不得以小便不利作热治。

小柴胡为少阳主方，乌梅为厥阴主方。二方虽不同，而寒温互用、攻补兼施之法相合者，以脏腑相连、经络相贯、风木合气、同司相火故也。其中皆用人参，补中益气以固本逐邪，而他味俱不相袭者，因阴阳异位。阳宜升发，故主以柴胡；阴宜收降，故主以乌梅。阳主热，故重用寒凉；阴主寒，故重用辛热。阳以动为用，故汤以荡之，其证变幻不常，故柴胡有加减法；阴以静为体，故丸以缓之，其证有定局，故乌梅无加减法也。

厥阴下利，用白头翁汤，升阳散火，是火郁发之也。制乌梅丸以收火，是曲直作酸之义。佐苦寒以和阴，主温补以存阳，是肝家调气之法也。其治厥利与久利，故半兼温补。白头翁汤主中风热利与下重，故专于凉散。

按：发表攻里，乃御邪之长技。盖表证皆因风寒，如表药用寒凉，则表热未退而中寒又起。所以表药必用桂枝，发表不远热也，然此为太阳表热言耳。如阳明少阳之发热，则当用柴、芩、栀、豉之类主之。里证皆因郁热，下药不用苦寒，则瘀热不除，而邪无出路。所以攻剂必用大黄，攻里不远寒也，然此谓阳明胃热言耳。如恶寒痞硬，阳虚阴结者，又当以姜、附、巴豆之类兼之矣。

麻黄、桂枝，太阳阳明表之表药；瓜蒂、栀豉，阳明里之表药；小柴胡，少阳半表之表药。太阴表药桂枝汤，少阴表药麻黄附子细辛汤，厥阴表药当归四逆汤。六经之用表药，为六经风寒之出路也。

手足厥逆之症，有寒热表里之各异。四逆散解少阴之里热，当归四逆汤解厥阴之表寒，通脉四逆汤挽少阴真阳之将亡，茯苓四逆汤留太阴真阴之欲脱。四方更有各经轻重浅深之别也。

膀胱主水，为太阳之里，十枣、五苓，为太阳水道之下药；胃腑主谷，为阳明之里，三承气为阳明谷道之下药；胆腑主气，为少阳之里，大柴胡为少阳气分之下药。此三阳之下药，三阳实邪之出路也。大肠小肠，皆属于胃，胃家实则二肠俱实矣。若三分之，则调胃承气胃家之下药，小承气小肠之下药，大承气大肠之下药。戊为燥土，庚为燥金，故加芒硝以润其燥也。桂枝加大黄，太阳转属阳明之下药；桂枝加芍药，太阳转属太阴之下药。凡下剂兼表药，以未离于表故也。柴胡加芒硝，少阳转属阳明之下药。大柴胡下少阳无形之邪，柴胡加芒硝下少阳有形之邪也。桂枝加芍药下太阴无形之邪，三物白散下太阴有形之邪也。四逆散下少阴厥阴无形之邪，承气汤下诸经有形之邪也。其间有轻重之分：下剂之轻者，只用气分药；下剂之重者，兼用血分药。酸苦涌泄，下剂之轻，故芍药、枳实为轻；咸苦涌泄，下剂之重，故大黄、芒硝为重。

仲景用攻下二字，不专指大便。凡与桂枝汤欲攻其表，此指发汗言；表解者乃可攻之，指利水言；有热属脏者攻之，指清火言也。寒湿在里不可下，指利水言，以有热故也；当以汤下之，指清火言也。

仲景下剂，只重在汤，故曰医以丸药下之，非其治也。观陷胸、抵当二丸，仍用水制，是丸复其汤，重两许，连滓服，则势力更猛于汤、散剂矣。当知仲景方以铢、两、分计者，非外感方；丸如桐子大，每服十丸者，不是治外感法。

仲景制方，随方立禁，使人受其功不蹈其弊也。如用发表药，一服汗者停后服。若脉浮紧发热汗不出者，不可与桂枝；若脉微弱汗出恶风者，不可服大青龙汤；脉浮发热无汗，表不解者，不可与白虎；诸亡血虚家，不可用瓜蒂；病人旧微溏者，不可与栀子；阳明病汗出多者，不可与猪苓；外未解，其热不潮者，未可与承气；呕家不可与建中。皆仲景慎重出之者也。仲景加减有深意。如腹中痛者，少阳加芍药，少阴加附子，太阴加人参；若心下悸者，少阴加桂枝，少阳加茯苓；若渴者，少阳加瓜蒌根、人参，太阴加白术。加减中分阴阳表里如此。故细审仲景方，知随证立方之妙；理会仲景加减法，知其用药取舍之精。

小青龙设或然五症，加减法内即备五方。小柴胡设或然七症，即具加减七方。要知仲景有主治之方，如麻、桂等方是也；有方外之方，如桂枝汤加附子、加大黄辈是也；有方内之方，如青龙、真武之有加减法是也。仲景书法中有法，方外有方，何得以三百九十七法、一百一十三方拘之耶？

昔岐伯创七方以制病，仲景更穷其病之变幻，而尽其精微。如发表攻里，乃逐邪大法，而发表攻里之方，各有大小，如青龙、柴胡、陷胸、承气是也。夫发表既有麻黄、桂枝方矣，然有里邪夹表而见者，治表不及里，非法也。而里邪又有夹寒夹热之不同，故制小青龙以治表热里寒，制大青龙以治表寒里热，是表中便兼解里也，不必如坏病之先里后表、先表后里之再计也。然大、小青龙，即麻、桂二方之变，只足以解营卫之表，不足以驱腠理之邪。且邪留腠理之间，半表之往来寒热虽同，而半里又有夹虚夹实之悬殊。因制小柴胡而防半里之虚，大柴胡以除半里之实，是表中便兼和里也，不必如后人之先攻后补、先补后攻之斟酌也。攻里既有调胃承气矣，然里邪在上焦者有夹水夹痰之异，在中焦者有初硬后溏、燥屎定硬之分，非调胃所能平也。因制小陷胸以清胸膈之痰，大陷胸以下胸膈之水，小承气以试胃家之矢气，大承气以攻肠胃之燥屎，方有分寸，邪气去而元气无伤，不致有顾此遗彼、太过不及之患也。

按：发表攻里之方，各有缓急之法。如麻黄、大承气汗下之急剂也，而桂枝则发表之缓剂。其用桂枝诸法，是缓汗中更有轻重矣。小承气下之缓剂也，曰少与之令小安，曰微和胃气，曰不转矢气者勿更与之；其调胃承气下之尤缓者也，曰少少温服之，且不用气分药，更加甘草。是缓下中亦有差别矣。若夫奇偶之法，诸方既已备见，而更有麻桂各半之偶，有桂枝二麻黄一之奇，是奇偶中之各有浅深也。服桂枝汤已，须更啜热粥，为复方矣，而更有取小柴胡一升加芒硝之复，是复中又分汗、下二法矣。若白散之用复方更异，不利，进热粥一杯，利不止，进冷粥一杯，是一粥中又寓热泻、冷补之二法也。

病有虚热相关，寒热夹杂，有时药力所不能到者，仲景或针或灸以治之。自后世针、药分为两途，刺者勿药，药者勿刺，岂知古人刺、药相须之理。

按：岐伯治风厥，表里刺之，饮之以汤。故仲景治太阳中风，服桂枝汤反烦不解者，刺风池、风府，复与桂枝汤而愈。阳明中风，刺之小瘥，如外不解，脉弦浮者，与小柴胡，脉但浮无余症者与麻黄汤，吾故曰："仲景治法，悉本《内经》，先圣后圣，其揆一也。"

仲景方备十剂之法：轻可去实，麻黄、葛根诸汤是已；宣可决壅，栀豉、瓜蒂二方是已；通可行滞，五苓、十枣之属是已；泄可去闭，陷胸、承气、抵当是已；滑可去着，胆导、蜜煎是已；涩可固脱，赤石脂、桃花汤是已；补可扶弱，附子、理中丸是已；重可镇怯，禹余粮、代赭石是已；湿可润燥，黄连阿胶汤是已；燥可去湿，麻黄连翘赤小豆汤是已；寒能胜热，白虎、黄连汤是已；热能制寒，白通、四逆诸汤是已。

【临床解读】

方某，女，42岁。2021年11月1日初诊。

主诉：烧心半年余。

现病史：患者烧心，脐周硬，辘辘有声，口干不苦，纳可，眠浅易醒多梦，入睡难，心烦躁，大便稍不成形，每日1~2次，小便可，舌淡红，苔白，脉细。

处方：黄连10克，清半夏10克，桂枝10克，干姜10克，党参10克，吴茱萸6克，浙贝母10克，煅海螵蛸30克，陈皮10克，杏仁10克，茯苓30克，甘草6克。7剂，每日1剂，水煎服。(孙玉信医案)

临证验录

脏躁

【病案】何某，女，54岁。2017年6月23日初诊。

主诉：绝经期前后诸症。

现病史：患者2年前绝经后出现失眠，梦多，浑身烘热汗出，晨起口干，心烦，纳差，大便不规律，便溏。舌暗，苔薄白，脉沉。

病机要点：脾肾偏虚，阴阳失调。

中医诊断：脏躁。

处方：小麦30克，煅牡蛎30克（先煎），炒谷芽15克，炙甘草10克，山茱萸10克，大枣5枚（切开）为引。10剂，每日1剂，水煎服，分早晚两次温服。

二诊：服上方10剂，烘热感轻。现症见：仍眠浅，多梦，心烦，情绪不佳，晨起口苦，口干饮水多，纳可，易反酸，头汗多，大便日1次，不成形，小便黄。舌淡红，苔薄白，脉细。

处方：小麦30克，黄连10克，生山药30克，清半夏10克，煅瓦楞子30克，生甘草10克，生麦芽15克，大黄3个（切开）为引。10剂，每日1剂，水煎服，分早晚两次温服。

【按语】患者因绝经出现失眠、梦多、烘热汗出、心烦不适等症，西医诊断为绝经综合征，中医诊为“脏躁”。《金匮要略》曰：“妇人脏躁，喜悲伤欲哭，像如神灵所作，数欠伸，甘麦大枣汤主之。”其病机为心脾血虚、脏阴不足，治宜养血健脾。张磊教授以甘麦大枣汤加味治疗，方中甘草甘缓和中，小麦养心气，大枣健脾补中，药虽三味，心脾并补，同时小麦养肝气、甘草缓肝急；加牡蛎镇静安神助睡眠，山茱萸酸甘养肝阴，炒谷芽健脾益气。

二诊：患者服上方烘热减轻，但患者口干、口苦、胃部反酸症状突出，且患者睡眠仍然不佳。故张磊教授以补益心脾，降逆和胃止酸之法治之。方中甘麦大枣汤补益心脾，甘缓柔肝。山药、炒麦芽健脾止泻，半夏和胃，黄连、瓦楞子清胃部之热而止酸。

梅核气

【病案】姜某某，女，42岁。2017年12月22日初诊。

主诉：慢性食管炎、浅表性胃炎1个月。

现病史：患者1个月前因吞咽不适，于郑州某医院查胃镜示慢性食管炎、慢性浅表性胃炎。现症见：吞咽有阻塞感，咽痛。食多后腹痛，胃部有上顶感，有白色黏痰，时胸闷，肢节发凉，经前乳房胀痛，小腹胀凉，月经量少，色暗，提前4~5日。舌淡红，苔薄，脉沉滞。

病机要点：痰气郁结。

中医诊断：梅核气。

处方：清半夏10克，茯苓10克，厚朴10克，紫苏叶6克（后下），白花蛇舌草30克，柴胡10克，生白芍10克，炒枳实10克，生甘草10克。10剂，每日1剂，水煎服，分早晚两次温服。

二诊：服上方15剂，咽部已无不适。现症见：脱发，因照顾小儿，眠浅易醒，心时烦，口中和，纳可，小便清长，大便日1次，质可，提重物易胸闷，月经量少，经前乳胀。舌偏红，苔薄白，脉沉细。

处方：当归10克，生地黄10克，桃仁10克，红花3克，赤芍10克，柴胡10克，川芎6克，桔梗6克，炒枳壳6克，怀牛膝10克，生甘草3克。15剂，每日1剂，水煎服，分早晚两次温服。

【按语】患者以咽中异物感、胸闷、痰多为主症，故可诊断为“梅核气”，结合其兼症舌脉等，张磊教授考虑为气郁痰阻所致，故以半夏厚朴汤合四逆散加减治之。《金匮要略》云：“妇人咽中如有炙脔，半夏厚朴汤主之。”四逆散为疏肝解郁妙方，合用效佳力宏。方中半夏化痰散结，厚朴下气除满，茯苓渗湿健脾，紫苏叶行气宽中。柴胡疏肝解郁，透邪外出，白芍敛阴养血柔肝，与柴胡合用，以疏畅气机，枳实解郁破结。因患者乳房胀痛较甚，加白花蛇舌草以解毒消痈。

二诊：服上方咽中异物感减轻，现脱发、眠差、月经量少、经前乳房胀痛，为气血郁滞较甚，改用活血化瘀，理气调经法治之，方用血府逐瘀汤加减治之善后。方中桃仁、红花活血祛瘀；赤芍、川芎活血祛瘀；牛膝活血通经；生地黄、当归养血益阴，清热活血；桔梗、枳壳宽胸行气；柴胡疏肝解郁。

虚劳

【病案】赵某某，男，22岁。2016年12月9日初诊。

主诉：乏力3年余。

现病史：患者全身乏力，面色萎黄，纳差，时有恶心呕吐，输血后食欲改善，大便稍干，2日1行，小便调，眠可，盗汗，口干，饮水不多。舌质淡，苔白，脉较大。既往有再生障碍性贫血病史3年，乙型肝炎“大三阳”病史10余年。

病机要点：气血阴阳皆不足。

中医诊断：虚劳。

处方：桂枝10克，生白芍20克，生黄芪30克，饴糖30克（烊化），炒麦芽15克，鸡内金10克，炙甘草6克，生姜3片，大枣3枚（切开）为引。10剂，每日1剂，水煎服，分早晚两次温服。

二诊：服上方30剂，效可。现症见：少腹憋胀，牙龈肿，不痛，纳差，眠可，二便调，近日时有低热，体温37℃左右。舌尖红，苔白厚，脉沉。

处方：金银花30克，生地黄30克，当归10克，陈皮10克，炒麦芽15克，水牛角30克，生甘草10克。10剂，每日1剂，水煎服，分早晚两次温服。

三诊：服上方2个月，效平。现症见：偶有少量牙龈出血，乏力，精神不振，纳差，眠差，入睡困难，大便溏，日1行，小便调。舌质淡，苔黄厚腻，脉沉。

处方：党参10克，炒白术10克，茯苓10克，炒山药30克，白茅根30克，黄连6克，炙甘草6克。10剂，每日1剂，水煎服，分早晚两次温服。

【按语】患者以“乏力3年”为主诉初诊。症见乏力、纳呆、食欲差、面色萎黄、恶心、呕吐、盗汗、渴不多饮，结合舌脉，证属中焦虚寒之虚劳病，张磊教授予黄芪建中汤化裁以温中补虚。黄芪建中汤源自《金匮要略》，由桂枝、生白芍、生黄芪、饴糖、炙甘草组成，功善甘温建中、益气补虚，用于治疗虚劳腹痛、气血不足证。患者纳呆，加炒麦芽、鸡内金以健脾开胃助消化。

二诊：乏力已愈，现症见少腹憋胀、牙龈肿、纳呆、低热，张磊教授调方以清热解毒、养血凉血。方中重用生地黄以凉血解毒。

三诊：牙龈出血、乏力、精神不振、纳呆、眠差、大便溏，结合舌脉，属脾虚不运、阴火上乘证，张磊教授予四君子汤化裁。四君子汤源自《太平惠民和剂局方》，由人参、茯苓、白术、甘草组成，荣卫气虚，脏腑怯弱，心腹胀满，全不思食，肠鸣泄泻，呕哕吐逆，大宜服之。脾虚甚者，加山药以补肾健脾。脾虚则阴火上乘，故牙龈疼痛、出血，张磊教授在健脾补气的基础上加黄连、白茅根清火解毒、凉血止血。

下半身汗出证

【病案】王某某，女，64 岁。2006 年 8 月 18 日初诊。

主诉：膝以下凉、汗出 3 年。

现病史：患者膝以下凉，下半身出汗多，上肢及头部见风则疼痛，胃灼热，干呕，胃脘胀隐痛，不欲食，大便稍干，小便可，恶风怕冷。舌质淡，苔白腻，脉沉滞。

病机要点：三阳合病。

中医诊断：汗证。

处方：柴胡 10 克，黄芩 10 克，陈皮 10 克，炒枳实 10 克，生白芍 10 克，大黄 10 克（后下），通草 6 克，桂枝 10 克，制附子 10 克（先煎），制川乌 6 克，川楝子 6 克，延胡索 6 克，生姜 3 片，大枣 4 枚（切开）为引。15 剂，每日 1 剂，水煎服，分早晚两次温服。

二诊：服上药后小腿发凉、下半身多汗已明显缓解，胃部烧灼、恶心、纳差亦有所减轻。现症见：仍感双小腿发凉，怕凉，喜暖，小便正常，大便干服药后缓解，眠可。舌质淡，苔薄白，脉沉滞。

处方：照上方去川楝子、玄参，加威灵仙 10 克，淫羊藿 10 克，细辛 3 克，车前草 15 克。20 剂，每日 1 剂，水煎服，分早晚两次温服。

【按语】此为邪入少阳，少阳枢机不利，导致表里三焦之气不和。少阳不和，波及太阳，则腰以下汗多、酸痛、觉凉，上肢及头部遇风冷则疼痛，怕冷怕风；阳明不解，则见胃灼热、干呕、纳差、大便稍干，以大柴胡汤和解少阳阳明，合当归四逆汤加制川乌养血活血，温经通脉，解表里之寒，再以金铃子散理气止痛。

二诊：患处已不疼痛，但仍觉凉，故去金铃子散，加威灵仙祛风湿、通经络，淫羊藿祛风湿、温肾助阳，细辛解表散寒。

便血

【病案】杜某某，男，47岁。2017年11月24日初诊。

主诉：便血15年，加重20日。

现病史：患者15年来大便带血，色初鲜红，中有暗色，有肛裂，便溏，腹痛。平时怕冷，乏力，头懵，口干苦，有异味，食欲不振，多梦易醒，入睡难，稍饮水引起腹泻加重，腰酸痛，耳鸣，性情急躁。舌质淡红，苔腻，脉沉滞。

病机要点：脾肾阴虚，统血无力。

中医诊断：便血。

处方：灶心黄土30克（澄水煎药），炒白术10克，阿胶6克（另包，烊化），制附子6克，生地黄炭15克，黄芩10克，黄连6克，炒白僵蚕10克，乌梅10克，米醋10毫升（冲入）为引。10剂，每日1剂，水煎服，分早晚两次温服。

二诊：服上方10剂，至第5剂时腹泻改善，稍成形，而后第6剂时又不成形。现症见：大便日1次，不成形，水样便，未再出血，小腹隐痛不舒，纳可，易反酸，口苦，口干欲饮，饮水易腹泻，异味改善，眠差，入睡难，心烦，小便黄，面红乏力。舌暗红，苔薄白腻，脉沉细滞。

处方：党参10克，茯苓10克，炒白术10克，炒山药30克，炒白扁豆10克，炒薏苡仁30克，炒莲肉10克，陈皮10克，砂仁10克（后下），桔梗3克，黄连6克，车前子10克（包煎），炙甘草3克，黄芩10克。15剂，每日1剂，水煎服，分早晚两次温服。

三诊：服上方50剂，效可。现症见：大便质稀，水样便，日1~2次，有便血，有肛裂，出血量不大，色鲜红，便前有腹痛，便后缓解，口苦，口干，口黏，心烦，纳可，眠多梦，小便色黄，次数偏少。舌红，苔白偏燥，脉沉滞。

处方：陈皮10克，生白芍10克，防风6克，炒白术10克，葛根12克，黄芩10克，黄连6克，炒山药15克，生白芍15克，党参10克，车前子10克（包煎）。25剂，每日1剂，水煎服，分早晚两次温服。

四诊：服上方1个月，效可，已不便血，眠好转。现症见：大便不成形，1~3日1行，时有带不消化食物，有时如稀水样，便前腹痛，肠鸣频，便后缓解，口干黏，口苦，反酸，胃脘胀，不痛，纳少，眠可，多梦好转，颞颌关节疼痛，有响声，小便黄，饮多则腹泻次数多。舌淡红，苔黄偏厚燥，脉沉滞。

处方：黄芩 10 克，黄连 6 克，大黄 10 克（后下），陈皮 10 克，白芍 10 克，防风 3 克，炒白术 10 克。25 剂，每日 1 剂，水煎服，分早晚两次温服。

【按语】患者以“便血 15 年，加重 20 日”为主诉，伴便溏、腹痛、平时怕冷，结合舌脉及病史证属脾肾阳虚，统血无力。《金匮要略》谓：“下血，先便后血，此远血也，黄土汤主之。”故选黄土汤为主方以温阳健脾，敛阴止血；加乌梅、白僵蚕，取济生乌梅丸之意，治肠风下血，二者合用固本祛邪；少佐黄连以厚肠止泻，清阴火而止血。

二诊：便血得止，腹泻责之脾虚湿盛，以参苓白术散为主方健脾止泻；少佐砂仁以醒脾气；桔梗以升，黄连苦降，升清降浊，使全方补而不腻；佐车前子以分清浊，黄芩清肝热使之无犯脾胃。

三诊：便前腹痛，便后缓解，为痛泻要方适应证；口苦、口干、便溏、肠胃协热之利，葛根芩连汤主之。炒山药、生山药、车前子即张磊教授燮理方——山前汤，用于久泻脾胃不和。葛根芩连汤合痛泻要方也为张磊教授治疗腹泻、腹痛兼有热象所常用。少佐党参以益脾胃之气，合白术有理中汤之意。

四诊：诸症好转，便前腹痛便后缓，肝脾不和，续用痛泻要方；口苦反酸，胃胀，中焦气闭，火郁致痞，以三黄泻心汤苦寒降之，且三黄泻心汤清泻血中之积热，以顾前症，预防便血。

痹病

【病案】孙某某，女，33 岁。2006 年 4 月 28 日初诊。

主诉：周身疼痛 2 个月余。

现病史：患者周身疼痛，双腿软，头痛，畏寒，心悸，纳差，不欲食，大便调，排便有下坠感，小便调，入睡困难，经带调，口苦，口渴。舌质淡，有齿痕，苔黄腻，脉沉滞。

病机要点：寒湿阻络。

中医诊断：寒痹。

处方：桂枝 30 克，白芍 30 克，制附子 15 克（先煎 2 小时），制川乌 15 克（先煎 2 小时），细辛 6 克，当归 15 克，生黄芪 30 克，通草 6 克，生薏苡仁 30 克，防己 10 克，黄芩 10 克，竹叶 10 克，炙甘草 10 克，生姜 3 片，大枣6枚（切开）为引。10剂，每日1剂，水煎服，分早晚两次温服。

二诊：服上方效可，身痛好转。现症见：腰膝疼痛，夜间浑身肌肉痛，恶寒身冷，时有心悸，纳差，不欲食，二便调，口干不苦。舌质淡红，有齿痕，苔黄稍腻，脉沉滞。

处方：木瓜30克，威灵仙10克，生白芍15克，生薏苡仁30克，桂枝15克，附子10克（先煎），川芎10克，通草6克，独活10克，黄芩10克，生黄芪15克，竹叶15克，生甘草6克，鸡血藤15克。20剂，每日1剂，水煎服，分早晚两次温服。

【按语】患者周身疼痛伴双腿颤、头痛、畏寒、心悸、纳呆、大便下坠感、入睡困难、口苦、口渴，结合舌脉，此乃营气不足，风寒湿痹阻所致。张磊教授以益气养血、散寒除湿、通痹止痛为法治之，方用黄芪桂枝五物汤加减。黄芪桂枝五物汤功善益气温经，和血通痹。加当归、黄芪即当归补血汤功，善扶正祛邪；加麻黄、乌头即乌头汤之义，凡寒湿凝滞，经脉闭阻之痹证皆可用之；加防己、薏苡仁配伍取防己薏苡仁汤之意，祛湿治痹。诸药皆温热，恐燥烈太过，加黄芩、竹叶佐之。

二诊：服上方身痛减轻，现腰膝疼痛、夜间肌肉痛、恶寒身冷、心慌，张磊教授以经验方行气通络方化裁（木瓜30克，威灵仙10克，生白芍15克，生薏苡仁30克，桂枝15克，附子10克先煎，川芎10克，通草6克，独活10克，黄芩10克，生黄芪15克，竹叶15克，生甘草6克，鸡血藤15克）以理气通络、化瘀止痛。行气通络方是张磊教授八法中疏利法，常用于经络气滞，运行不畅而致全身郁胀，无腹胀，无尿少尿者。常用药物有木瓜、威灵仙、白芍、桂枝、忍冬藤、丝瓜络、通草、制香附、生薏苡仁、羌活、独活、防风，多为行气通络之品，气行络通，营卫调和，腠理畅达，而郁胀自消。

颈项强痛

【病案】周某某，女，37岁。2017年5月19日初诊。

主诉：项肩僵痛，伴头懵1年。

现病史：患者项肩僵痛，头懵时双上肢麻木，怕风冷，遇凉加重，身困乏力，晨起口干苦，餐前胃灼热，纳眠可，大便干结难排，1~2日1次，时两侧少腹隐痛，便秘时加重。月经有少量血块，色暗，白带白稠，易急躁。舌红，苔黄腻少津，脉弦略数。

病机要点：太阳阳明经枢不利。

中医诊断：项痹。

处方：葛根 30 克，炙麻黄 6 克，桂枝 10 克，生白芍 10 克，蝉蜕 6 克，炒白僵蚕 10 克，酒大黄 6 克（后下），姜黄 10 克，天花粉 10 克，炙甘草 6 克，生姜 3 片，大枣 3 枚（切开）为引。10 剂，每日 1 剂，水煎服，分早晚两次温服。

二诊：服上方 6 剂，症状加重，停药后缓解。现症见：手指麻木，天冷较重，腰背酸困，晨起口干口苦，易胃灼热，畏吃凉食，纳眠可，大便头干后溏，难解。舌质淡红，苔黄厚腻，脉沉滞。

处方：柴胡 10 克，黄芩 10 克，清半夏 10 克，炒枳实 10 克，生白芍 10 克，大黄 6 克（后下）。10 剂，每日 1 剂，水煎服，分早晚两次温服。

【按语】太阳经为“诸经之藩篱”，主一身之表，故外邪侵袭，太阳首当其冲。本病属于邪气伤于表证，病位在皮毛，风邪入于皮毛，太阳表邪不解，经脉受邪，气血运行不畅，经输为之不利，出现颈肩僵硬疼痛强紧；寒邪外闭，玄府不通，故怕风冷，遇凉加重，不易出汗；经气不利而见身困乏力，下肢时有针刺感。治以葛根汤开泄腠理，解表祛邪。方中重用葛根 30 克以发挥发散表邪、解肌舒筋之效；桂枝、白芍等量以调和营卫；麻黄助桂枝以解表，蝉蜕、炒白僵蚕、姜黄、酒大黄共用为升降散之义。此方清解郁热，升清降浊，行气血之壅滞，其中大黄尚可通便。因舌红少津，故加天花粉以清热生津。

二诊：症状加重，遂再详审病情，患者口干口苦，胃怕冷食，容易胃灼热，大便难，今从少阳阳明合病论治，少阳枢机不利，气血不畅，则见手指麻木，腰背酸困等。以大柴胡汤和解少阳、清解阳明，以观其效。

肩背痛

【病案】刘某某，女，72 岁。2006 年 1 月 18 日初诊。

主诉：后背痛 6 年，右肩痛 1 年余。

现病史：患者后背痛时轻时重，劳累或天阴时加重，痛甚则热，时痛可自止。右肩痛，左上肢上举受限，心悸怔忡，气短，纳差，食油腻干呕，晨时口干苦，时颈强，怕冷，遇冷则头身痛，无汗。舌质淡红，苔薄白而干，脉沉滞。

病机要点：三阳合病。

中医诊断：痹病。

处方：桂枝10克，白芍10克，葛根30克，黄芩10克，酒桑枝30克，姜黄10克，连翘10克，炙甘草6克，生姜3片，大枣4枚（切开）为引。6剂，每日1剂，水煎服，分早晚两次温服。

二诊：服用上方后，肩背痛、颈强症状明显缓解。现症见：反酸、胃灼热、上腹胀、口干苦、口臭、厌油食，纳尚可，大便日1次，稍干，时混有食物残渣。舌质红，苔黄，脉沉滞有力。查B超示：左肝囊肿，胆囊结石。

处方：川芎10克，炒苍术10克，炒神曲10克，制香附10克，栀子10克，黄连6克，炒枳实10克，竹茹30克，制半夏10克，知母10克。10剂，每日1剂，水煎服，分早晚两次温服。

【按语】患者后背痛伴上肢受限、颈强、畏寒、无汗，属太阳病葛根汤证。因患者有心悸，故弃麻黄不用，用桂枝加葛根汤加味。桂枝加葛根汤解肌发表以治背痛、颈强，佐酒桑枝、姜黄通经活血，二药并走上肢；有干呕、口苦等少阳胆热之证，佐黄芩以泻胆火。顽固性背痛在西医多属于筋膜炎的范畴，在本案虽风寒袭表，但久而内必有结热，连翘对顽固性背痛有效，亦是取其散结热之力，张磊教授用连翘治顽固性背痛亦是长期临床得来的经验。

二诊：上症好转，患者以反酸、胃灼热、上腹胀、口干苦为主诉，证属胆气犯胃，郁而化火，治以黄连温胆汤合越鞠丸。黄连温胆汤清痰热和胆胃，越鞠丸行气解郁调升降，丹溪提出凡郁皆在中焦，“当升不得升，当降不得降，当变化不得变化，此为传化失常，六郁之证见矣”（丹溪弟子戴元礼所言）。故越鞠丸在本案中主要是配合黄连温胆汤降胆胃之气，反酸、口苦，佐知母清相火以绝胆火之源。

强直性脊柱炎

【病案】刘某某，女，19岁。2008年8月11日初诊。

主诉：左髋部疼痛1个月。

现病史：患者1个月前不明原因出现左髋部疼痛剧烈，至某院检查确诊为“强直性脊柱炎”，予西药治疗后疼痛缓解，如不服药，夜卧时剧痛。现症见：左髋部及左膝关节痛，局部热灼，纳眠及二便可，月经正常。舌质红，苔薄黄，脉数。

病机要点：寒湿阻滞化热。

中医诊断：骨痹。

处方：桂枝10克，赤芍15克，知母15克，防风10克，炒白术10克，炙麻黄6克，制川乌10克（先煎），炒苍术12克，黄柏10克，生薏苡仁30克，忍冬藤30克，生甘草6克，制没药10克，制乳香10克，生姜3片为引。15剂，每日1剂，水煎服，分早晚两次温服。

二诊：服上方15剂，效平，仍左髋部麻木，起坐时痛，左膝关节肿痛，局部微热，现值经期，经量不多。舌质红，苔薄黄，脉沉有力。

处方：炒苍术15克，黄柏10克，生薏苡仁30克，木瓜30克，海风藤30克，络石藤30克，威灵仙10克，透骨草15克，松节6克，川牛膝10克，生甘草6克，炒白芥子6克。30剂，每日1剂，水煎服，分早晚两次温服。

三诊：服上方30剂，疼痛明显减轻，天阴时疼痛明显，已停服止痛药。现偶有髋部轻微疼痛，已无麻木热肿，左膝关节微热肿，左下肢轻度消瘦，纳可，二便调。舌质红，苔白微黄厚，脉细。

处方：炒苍术10克，黄柏6克，生薏苡仁30克，知母10克，桂枝10克，通草6克，炒白芥子6克，透骨草15克，松节6克，鸡血藤15克，炒麦芽15克，生甘草6克，竹叶10克，生姜3片，大枣4枚（切开）为引。60剂，每日1剂，水煎服，分早晚两次温服。

四诊：服上方2个月，配服西药，期间左髋疼痛1次，左膝关节已无热肿，时痛，纳眠及二便调。舌红，苔薄白，脉沉取有力。

处方：炒苍术10克，黄柏6克，生薏苡仁30克，桂枝10克，生白芍10克，知母10克，制川乌3克，炒白芥子3克，忍冬藤30克，鸡血藤15克，透骨草15克，生甘草6克，制天南星6克。15剂，每日1剂，水煎服，分早晚两次温服。

【按语】患者以左髋部疼痛1个月为主诉，西医诊为强直性脊柱炎，中医属于痹病之骨痹。病邪较深，夜间疼痛剧烈，为有寒瘀在里；局部扪之热灼，为瘀热在表。本案寒热错杂，寒湿瘀滞于里，化热于外，治之宜温里清外，方选桂枝芍药知母汤合二妙散为主方。桂枝芍药知母汤通阳行痹，祛风逐湿，和营止痛，具温里清外之功；因其疼痛剧烈，故以川乌易附子并佐乳香、没药以加强止痛之效；内有寒湿、瘀而化热于外，合于湿邪阻滞经络，故加二妙散（苍术、黄柏）以化湿热；佐生薏苡仁解凝除痹，忍冬藤清热通经络，共达彻清里外之效。

二诊：服后左髋部疼痛减轻，局部麻木，左膝关节仍肿痛，局部微热，里寒已罢，外部湿热未尽，张磊教授用其临证八法之疏利法以治之。方选四妙散为主方清利湿热，海风藤、透骨草疏利经络，木瓜、威灵仙祛风除湿，柔筋止痛，佐白芥子善走窜，通络止痛，服后诸症大减。

三诊：微调续守上方之用。

四诊：病情有所反复，里寒湿仍未祛尽，但较初诊时为轻，故守首诊时处方减川乌用量，同时加忍冬藤、鸡血藤、制天南星等通络之品，使邪气外达，以善其后。

风湿热

【病案】齐某某，女，54岁。2006年5月15日初诊。

主诉：发热8个月余，双腿髋关节痛2个月余。

现病史：患者8个月前无明显诱因发热，时咳嗽。近2个月双髋关节痛，仍发热，先冷后热，出大汗热不退，汗后身冷，身沉困。舌质红，苔黄腻，脉弦数有力。

病机要点：气虚风湿阻络。

中医诊断：风湿热。

处方：生黄芪30克，防己12克，通草6克，炒白术10克，桂枝10克，生白芍10克，制附子10克（先煎），忍冬藤30克，丝瓜络30克（另煎），炙甘草6克，生薏苡仁30克，知母12克，生姜3片，大枣1个（切开）为引。10剂，每日1剂，水煎服，分早晚两次温服。

二诊：服上方发热稍减。现症见：腰髋仍疼痛，咳嗽吐白稀痰，多涕，头部时冷时热，热时头顶出汗，耳中轰鸣，口咸，咽部不适，纳眠可，心烦急躁，手足心热，手背出汗，二便调。舌质暗红，苔薄厚腻，脉沉有力。

处方：守上方去忍冬藤、丝瓜络，加威灵仙10克，地骨皮12克，桑叶10克，车前草15克。10剂，每日1剂，水煎服，分早晚两次温服。

三诊：服上方已不发热。现症见：自汗、盗汗多，头汗多，颈部汗多，时头觉热后汗出，时腰痛，痛则难以行走，纳可，二便调，畏寒。舌质暗，苔白厚腻，脉沉无力。

处方：熟地黄10克，生地黄10克，当归10克，黄芩10克，黄连6克，黄柏10克，生黄芪30克，浮小麦30克，煅牡蛎30克（先煎）。6剂，每日1剂，水煎服，分早晚两次温服。

四诊：仍汗多如上，咽部疼痛，口干，饮水不多，腰痛硬紧，难以转侧，行动不便，纳眠可，二便可。舌淡红，苔白厚腻，脉沉。

处方：桂枝10克，生白芍10克，制附子10克（先煎），山茱萸30克，炙甘草6克，生姜3片，大枣4枚（切开）为引。6剂，每日1剂，水煎服，分早晚两次温服。

【按语】患者以“发热8个月，双腿髋关节痛2个月”为主要见症，结合兼症及舌质红、苔黄腻，可知此乃感受风湿，湿郁积于表，久病化热所致。患者外感风邪，表证不解故而发热；风邪夹湿，侵犯关节，不通则痛；湿邪化热入里，则成湿热，影响肺气宣降，则咳嗽吐痰。正如《金匮要略》所言：“病者一身尽疼，发热，日晡所剧者，名风湿。此病伤于汗出当风，或久伤取冷所致也。”张磊教授以解表祛风、利湿清热之法治之，选用防己黄芪汤合桂枝芍药知母汤加味。防己黄芪汤益气祛风，健脾祛湿，善治风湿证；桂枝芍药知母汤治“诸肢节疼痛，身体尪羸，脚肿如脱，头眩短气，温温欲吐”，对于湿热痹有良好的治疗效果；加忍冬藤、丝瓜络通络利湿止痛，生薏苡仁利湿除痹。

二诊：服上方发热稍减，肢体关节疼痛较首诊有所好转，但结合其他症状及舌脉，患者湿热在里，表虚湿滞的病机仍然存在，且有化热伤阴，络脉郁滞的病机转化。故在首诊用方的基础上加威灵仙通络祛湿，地骨皮凉血除蒸，桑叶止汗，车前草利湿清热。

三诊：患者自汗、盗汗严重，汗多伤阴耗气。故此时应及时滋阴清火止汗，方用当归六黄汤加减。方中当归养血；生、熟地黄滋阴；黄芩清上焦火；黄连清中焦火；黄柏泻下焦火，使虚火得降，阴血安宁，不致外走为汗；黄芪固已虚之表，安未定之阴；浮小麦除虚热而止汗，正如《本草纲目》云：“益气除热，止自汗盗汗，骨蒸虚热，妇人劳热”；牡蛎固涩止汗。

四诊：患者怕冷且自汗不止，腰痛硬紧，难以转侧。综合分析，患者属阴阳两虚。阳虚则漏汗不止；表阳不足，感受寒湿，则腰痛硬紧，身体发冷；久汗则伤阴。故治应阴阳双补，解肌发表，调和营卫，选用桂枝加附子汤加味。桂枝加附子汤善治阳虚漏汗证，加山茱萸酸甘养阴以生津。《伤寒论》第20条：“太阳病发汗，遂漏不止，其人恶风，小便难，四肢拘急，难以屈伸，桂枝加附子汤主之”。

食管癌术后

【病案】贺某某，女，72岁。2016年12月23日初诊。

主诉：食管癌术后半年。

现病史：患者半年前因食管癌在河南省某医院行手术治疗，放疗19次，未化疗。现觉有气上冲咽部，嗳气后觉舒，但不易嗳气，饭后脐周隐痛不适，恶心，反酸，无胃灼热，食欲差，纳少，口黏干不苦，大便日 1~2 次，先干后稀，小便正常，平素怕冷，手足凉，夜间发热汗出，身困乏力不欲言，下午加重，语声低微。舌暗红，舌黄腻，脉细。

病机要点：胃阴不足，火痰结聚。

中医诊断：噎膈。

处方：清半夏 10 克，麦冬 30 克，党参 10 克，代赭石 10 克，当归身 10 克，三棱 3 克，莪术 3 克，炙甘草 6 克，粳米 1 撮（先煎）为引。15 剂，每日 1 剂，水煎服，分早晚两次温服。

二诊：服上方 15 剂，服前 10 剂效后，诸症减轻，气上冲咽减轻，后 5 剂效差，无明显改善。现症见：口不苦，吐黏痰，腹胀，口黏，消化能力差，干呕，恶心，气上冲咽，眠差，入睡难，梦多，乏力。舌质紫暗，苔黄厚，脉沉滞乏力。

处方：党参 10 克，炒白术 10 克，茯苓 10 克，陈皮 10 克，清半夏 10 克，竹茹 15 克，木香 6 克，砂仁 3 克（后下），石斛 10 克，炒麦芽 15 克，炙甘草 3 克，生姜 3 片，大枣 3 枚（切开）为引。10 剂，每日 1 剂，水煎服，分早晚两次温服。

【按语】患者以食管癌术后半年为主诉，现觉气上冲咽部，伴恶心、反酸、食欲差，证属胃阴不足，气机上逆，治以麦门冬汤加味。《金匮要略》谓："火逆上气，咽喉不和，止逆下气者，麦门汤主之。"食管癌术后伤及胃阴，致气机上逆发为气上冲、反酸，以麦门冬汤益胃阴，降逆气为主方，佐代赭石、当归加强下气之功。代赭石苦寒重镇，用治下气，用量不宜大，一般在 10 克以内，在旋覆代赭汤其用量是明显小于其他六味药，仲景如此用法，意在既用其镇降逆气之功，又无损中阳。本案中亦是此意，合半夏、党参亦有旋覆代赭汤之气。当归，《本经》云其"主咳逆上气"，既能下气活血，又可润便通便。少佐三棱、莪术有两层含义，一是化瘀消积，癌症在中医为积聚之症，术后仍有瘀有积，加化瘀消积之品为防病之标；二是行气化滞，患者术后气机逆乱，主方强下其气、恐气实而不转，佐三棱、莪术破气行气、利气之运转，又可化滞消食，用量虽小，用意深远。

二诊：服后气机得降，仍消化差、干呕、恶心，责之脾胃虚弱，气滞不运，以香砂六君子为主方加味。香砂六君子（党参、白术、茯苓、陈皮、半夏、木香、砂仁）补气行气，佐竹茹合陈皮为橘茹汤以治呕逆，少佐麦芽助远志、石斛滋胃阴。

肺癌术后

【病案】张某某，女，46 岁。2017 年 10 月 23 日初诊。

主诉：肺癌切除术后 1 个月余。

现病史：患者 2 个月前因痰中带血，经西医检查示“肺腺癌”，并行手术切除，现已化疗 2 次。现症见：言语时稍咳嗽，伴少量白痰，已不带血，偶有胸闷，口干易上火，性情急躁，纳眠可，二便调，术后至今月经未至。舌淡暗，苔薄白，脉细。

病机要点：痰浊阻肺。

中医诊断：肺癌。

处方：苇茎 30 克，冬瓜子 30 克，生薏苡仁 30 克，三七粉 3 克（另包），大黄 3 克，北沙参 30 克，白花蛇舌草 30 克，白前 10 克，桑白皮 10 克，地骨皮 10 克，生甘草 6 克。25 剂，每日 1 剂，水煎服，分早晚两次温服。

二诊：服上方 25 剂，现已不咳嗽、胸闷，手术部位偶有刺痛。期间化疗 1 次。现症见：偶咳，吐少量黏痰，口干渴，喜饮，纳眠可，大便偏干，日 1 次，小便正常，口腔溃疡 1 周。舌质淡，有瘀斑，苔薄白，脉沉细略数。

处方：苇茎 30 克，冬瓜子 30 克，生薏苡仁 30 克，桃仁 10 克，大黄 6 克（后下），生石膏 30 克，黄芩 10 克，桔梗 10 克，生甘草 6 克。25 剂，每日 1 剂，水煎服，分早晚两次温服。

三诊：服上方共计 40 余剂，症状好转。2017 年 12 月接受化疗 1 次。晨起咳痰，伴少量血丝，鼻涕中亦夹带血丝，晨起口苦，纳眠可，二便调，口腔溃疡 1 周。舌淡紫，苔黄厚，脉沉细。

处方：苇茎 30 克，冬瓜子 30 克，生薏苡仁 30 克，三七粉 3 克（另包吞服），藕节 30 克，桑叶 30 克，鱼腥草 30 克，白花蛇舌草 30 克，黄芩 10 克，生地黄 10 克，生甘草 6 克。15 剂，每日 1 剂，水煎服，分早晚两次温服。

【按语】张磊教授治疗体质不虚的癌症患者，常以“涤浊”为立法之基，同时随病位之不同而随症加减。在上者要考虑肺为清虚之脏，用药宜轻灵，以恢复肺之宣肃为目的，而兼以他法，如祛肺中伏热、养肺中之阴等，灵活选药。本案患者为肺腺癌，未有明显虚弱之象，故以千金苇茎汤加味涤上焦之浊邪。患者咳嗽，伴少量白痰，偶有胸闷，口干易上火，性情急躁，舌质淡暗，此为湿热瘀浊之邪相兼为患，以芦根、冬瓜子、生薏苡仁清热利湿，三七粉、大黄通肺中之瘀；口干易上火，则以泻白散泻肺中之热，北沙参养肺中之阴，白前宣肺，白花蛇舌草清热散结消肿。

二诊、三诊：患者病情逐渐好转，在涤浊大法不变的基础上随症加减巩固疗效。二诊：加用生石膏、黄芩继清上焦之热，桔梗引诸药达于上。三诊：因有咳血，加入藕节消瘀止血，桑叶、黄芩清肺热，鱼腥草理肺中痰浊之邪，《本草经疏》记载鱼腥草："治痰热壅肺，发为肺痈吐脓血之要药。"白花蛇舌草解毒疗癌，生地黄滋阴润燥，顾护阴液。

胰腺癌术后

【病案】李某某，男，43岁。2017年3月22日初诊。

主诉：偶尔头晕7个月（术后康复）。

现病史：患者2016年8月确诊胰腺癌，行胃肠吻合手术后，偶有轻微头晕，早晨起床后，头晕改善，胃酸，肠鸣矢气多，纳眠可，白天体力尚可，大便2日1次，成形，小便正常。舌淡润，脉沉滞。

病机要点：热毒蕴结。

中医诊断：胰腺癌。

处方：柴胡10克，黄芩10克，清半夏10克，炒枳实10克，生白芍10克，大黄3克（后下），蒟蒻30克（先煎1小时），猪苓10克，羌活3克，独活3克，生姜3片，大枣3枚（切开）为引。15剂，每日1剂，水煎服，分早晚两次温服。

二诊：服上方共75剂，效佳。精神状态、头晕及气色明显好转。现症见：近1周平卧时上腹胀隐痛，嗳气后缓解，大便溏、解不尽，肠鸣，矢气多，臭秽，纳可，因腹胀痛而眠差，小便调。舌质淡红，苔白腻，脉沉滞。

处方：上方去羌活、独活，加党参15克，三七粉3克（另包吞服），木香6克。15剂，每日1剂，水煎服，分早晚两次温服。

三诊：服上方2个月，昨日停药，服药后，上腹部已不痛，睡眠好，嗳气减少。现症见：大便稀，日1次，肠鸣，矢气多，左侧小腹偶有隐痛，排气后缓解，小便正常，精神可，纳食尚可，厌油腻。舌质红，苔薄白，脉沉滞。

处方：柴胡10克，黄芩10克，清半夏10克，生白芍10克，炒枳实10克，大黄3克（后下），冬瓜子30克，生薏苡仁30克，蒟蒻30克（先煎1小时），郁金10克，党参10克，三七粉3克（另包吞服），生姜3片，大枣3枚（切开）为引。15剂，每日1剂，水煎服，分早晚两次温服。

四诊：服上方后整体好转，精神尚可。现症见：肠鸣多，饭后明显，排气多，夜晚睡觉时呃逆频繁，持续时间长，气出后舒畅，偶有反酸，纳眠可，1个月前偶有腹痛，大便偏稀，不成形，小便正常。舌红苔黄腻，脉沉乏力。

处方：柴胡10克，黄芩10克，清半夏10克，炒枳实10克，白芍10克，大黄2克，蒟蒻30克（先煎1小时），砂仁2克（后下），蜈蚣粉（另包吞服）3克，生姜3片，大枣3枚（切开）为引。25剂，每日1剂，水煎服，分早晚两次温服。

五诊：服上方50剂，效可，症状缓解。现症见：腹泻，大便不成形，日5~6次，饭后肠鸣音多，矢气多，夜晚睡觉时呃逆频作，气出后舒畅，口干，无反酸，纳可，眠一般，小便量少，2018年3月12日彩超示腹腔积液。服用利尿药2天，腹胀减轻。舌暗苔黄腻，脉沉乏力。

处方：柴胡10克，黄芩10克，清半夏10克，党参10克，蒟蒻30克（先煎1小时），茯苓30克，玉米须30克，生姜3片，大枣（切开）为引。25剂，每日1剂，水煎服，分早晚两次温服。

【按语】胰腺癌属于中医“结聚”范畴。邪毒结于上腹，《金匮要略》谓：“按之心下满痛者，此为实也，宜下之，宜大柴胡汤”。大柴胡汤既能攻下又可和解，《医宗金鉴》论其“虽出下之，亦下中之和也”，腹腔肿瘤属邪实者多有应用之机会。张磊教授经常将其用于治疗胰腺癌，确有疗效。在邪实阶段，多加入蒟蒻以解毒散结（蒟蒻又名蛇六谷，为天南星魔芋的块茎，味辛、性湿、有毒，功效化痰散结，祛瘀消肿，现代药理证实大剂量蛇六谷对胰腺癌有抑制作用，详见2015年《中医杂志》之《大剂量蛇六谷治疗胰腺癌临床体会》）。患者头晕为中焦不畅，水气运化不利上攻引起高巅之上唯风药可致，故少加羌活、独活以解上半身之水湿；加猪苓利水渗湿，以开下窍，且猪苓有抗肿瘤之功，一药二用。综合全方，汗、和、下皆有，多渠道以祛邪。

二诊：头晕缓解，去风药加扶正之品，祛邪勿忘扶正，加党参以补中气，佐木香以行气，三七以化瘀，以防痰湿积聚。

后三诊皆以和解法，扶正祛邪据证而施，一直以大柴胡汤加蒟蒻为主方，随诊发现，大柴胡汤加蒟蒻对治疗胰腺癌确有疗效。

直肠癌术后

【病案】杨某某，男，64岁。2017年8月22日初诊。

主诉：直肠癌术后半年余。

现病史：患者半年前腹泻、腹部下坠，伴发热，经电子结肠镜检查确诊为直肠癌，于郑州某医院手术，右下腹造瘘术后，常规服用消炎药。现症见：纳眠可，右手小指，左足大趾发麻，偶有发木，乏力，耳鸣。舌质暗淡，苔黄腻，脉沉滞。

病机要点：肠道积热。

中医诊断：肠癌。

处方：葛根 15 克，黄芩 10 克，黄连 6 克，党参 10 克，生车前子 15 克（包煎），猪苓 6 克，生薏苡仁 30 克。25 剂，每日 1 剂，水煎服，分早晚两次温服。

二诊：服上方 25 剂，效显。身体多处出现瘀紫疼痛现象，自行缓解。现颈部后侧自觉不畅，按揉后缓解。舌质暗红，苔白厚，脉沉滞。

处方：桂枝 10 克，生白芍 10 克，生龙骨 30 克（先煎），生牡蛎 30 克（先煎），蜈蚣 1 克（吞服），猪苓 10 克，生薏苡仁 30 克。25 剂，每日 1 剂，水煎服，分早晚两次温服。

三诊：服上方腹泻，自觉首方效佳。现症见：近 4 天时有心慌，气短，3 ~5 分钟自行缓解，纳眠可，夜尿频，夜 3 ~ 4 次，面红。舌质暗红，苔白厚，脉沉滞。

处方：首方去猪苓，加炒山楂 10 克，三七粉 3 克（吞服）。25 剂，每日 1 剂，水煎服，分早晚两次温服。

【按语】患者术前腹泻，腹部下坠，伴发热，说明体内湿热之邪较重，术后虽无此证，但体内湿热之邪未尽，当治葛根芩连汤加减，加猪苓、薏苡仁健脾利湿，清热。

二诊：述服后效显，现自觉身体不定处有瘀滞疼痛感，乃术后脉络受损，气血阴阳受损，经脉瘀滞不畅所致，选用桂枝加龙骨牡蛎汤加减，以调理阴阳，固涩肾气。

三诊：述首方服后效果更好，沿用首方去猪苓加炒山楂、三七粉继服。患者为什么觉首方效好？仔细推敲，当为患者体内湿热之邪仍较重，气血瘀滞不畅所致，目前阶段仍需以祛邪为主要手段。

胃癌

【病案】张某某，女，58 岁。2017 年 2 月 17 日初诊。

主诉：胃癌半个月，术后 1 周。

现病史：患者胃脘胀，矢气不减，晨起口干口苦，口黏并口臭，口渴喜热饮，脐周疼痛，纳差，眠可，素来大便偏干，3 日 1 行，有时 5~6 日 1 行，后背沉紧，右侧较重，怕冷。有贫血史。舌尖红，舌苔白厚，脉弦数。

病机要点：浊阻中焦。

中医诊断：胃癌。

处方：黄芩 10 克，黄连 6 克，大黄 10 克（后下），冬瓜子 30 克，生薏苡仁 30 克，三七粉 3 克（另包吞服），党参 12 克，蒟蒻 30 克（另包，先煎 1 小时），醋延胡索 15 克。25 剂，每日 1 剂，水煎服，分早晚两次温服。

二诊：服上方 55 剂，效显，服药期间胃脘部隐痛 2~3 次，嗳气时口中有异味，伴反酸，偶有晨起口苦，不欲饮，手足转暖，口角未再起疱疹，大便转常，纳眠可。现处于化疗期间。舌质暗红，苔略白厚，脉沉滞。

处方：上方去延胡索，党参改为 15 克，加浙贝母 10 克，重楼 6 克，壁虎 6 克，煅瓦楞子 30 克。30 剂，每日 1 剂，水煎服，分早晚两次温服。

三诊：服上方效可，服上方至今，效可。现已无胃胀胃痛，偶有反酸，嗳气不多，时有口苦，纳眠可，二便调，平素易上火。舌质红，有裂纹，苔根薄白，脉弦数。

处方：柴胡 10 克，黄芩 10 克，清半夏 10 克，炒枳实 10 克，生白芍 10 克，大黄 6 克（后下），玄参 15 克，连翘 10 克。20 剂，每日 1 剂，水煎服，分早晚两次温服。

四诊：服上方 30 剂，效平。仍觉首次方药效佳。现症见：胃胀，夜间胃隐痛，伴胃灼热，自觉有一鸡子大异物在胃中左右滚动，厌食纳少，眠差，大便 1~2 日 1 行。舌暗红，苔薄，脉弦数。

处方：黄芩 10 克，黄连 6 克，大黄 10 克（后下），冬瓜子 30 克，生薏苡仁 30 克，三七粉 3 克（另包冲服），党参 10 克，柴胡 10 克，煅瓦楞子 30 克，蒟蒻 30 克（先煎 1 小时），清半夏 10 克，25 剂，每日 1 剂，水煎服，分早晚两次温服。

【按语】张磊教授治疗癌症，常常采用临证八法中的涤浊法。本患者身患胃癌，晨起口干口苦，口黏并口臭，口渴喜热饮，脐周疼痛，纳差，大便偏干，数日 1 行，舌尖红，舌苔白厚，脉弦数，此乃湿浊之邪阻于中焦，郁而化热，肠腑不通之证，以千金苇茎汤合大黄黄连泻心汤加减治疗。其中冬瓜子、生薏苡仁、三七粉清热利湿，涤浊化瘀，荡涤湿浊；大黄、黄连、黄芩泻中焦湿热之邪；延胡索理气止痛；蒟蒻解毒疗癌；参考患者有贫血史，故加党参以顾护正气，使祛邪而不伤正。

二诊：效不更方，加入浙贝母、煅瓦楞子制酸止痛；重楼、壁虎解毒散结疗癌。因化疗后患者正气受损，故而加大党参用量以进一步辅助正气。

三诊：患者时有口苦，偶有反酸，平素易上火，舌质红，有裂纹，脉弦数，此为胆胃郁热在里不解，径投大柴胡汤以泻少阳阳明之热，加连翘清热解毒，玄参顾护阴液。

四诊：中焦邪气仍盛，仍投初诊方药加减涤浊祛湿，化瘀攻毒散结，并合小柴胡汤疏利气机，以使“上焦得通，津液得下，胃气因和”。

胃癌术后

【病案】王某某，女，68 岁。2016 年 12 月 26 日初诊。

主诉：胃癌术后 1 年余。

现病史：患者诉 1 年前检查出贲门胃癌，行胃部全切术，术前曾化疗 2 次，后因大便次数多，腰腹部疼痛遂求中医治疗，于某中医师处服药 20 余天，效平。现症见：大便日 5~6 次，不成形，呈水稀样，小便量多，双下肢浮肿，左脚较重，进食后反酸，嗳气多，食后自觉腹中有隆隆声，乏力严重，食欲可，纳可，食后则泻，眠差多梦，则能入睡 1~2 小时，四肢厥冷。舌淡，苔白，脉沉细。

病机要点：阳虚不固。

中医诊断：胃癌。

处方：制附子 10 克（先煎），党参 15 克，炙甘草 10 克。6 剂，每日 1 剂，水煎服，分早晚两次温服。

二诊：服上药 10 剂，溏泄，怕冷，反酸好转。现症见：大便溏泄，次数多，浮肿，眠差，多梦，每日睡 1~2 小时，四肢乏力，怕冷，腰痛。舌质暗，苔白略厚腻，脉沉滞。

处方：上方加生黄芪 30 克。10 剂，每日 1 剂，水煎服，分早晚两次温服。

【按语】患者以胃癌术后 1 年余为主诉，大便次数多，下肢浮肿，嗳气多，食后反酸，“腹满而吐，自利益甚”，证属太阴，其治宜四逆辈，故方选四逆汤为主方。因其下利曾治疗很长一段时间，《伤寒论》云：“利止，恶寒脉微，而复利，亡血也，四逆加人参汤主之。”久利亡津，故此处加人参取救阴存津之意。

二诊：效不更方，仍有四肢乏力、怕冷、腰痛等，在此仍为太阴证，以四逆汤破冰之寒，加黄芪有解太阴之表之意，党参内收，黄芪外散，四逆温化，各取所需，皆理太阴。

经期发热

【病案】金某某，女，38岁。2008年8月13日初诊。

主诉：经期发热2年，流清涕1年余。

现病史：患者鼻塞、流清涕，遇寒加重，时有夜间咳嗽，近2年哮喘发作2次，经期发热，体温约39.5℃，行经后热退，月经周期正常，量少，色暗，有少量血块，白带正常，纳差，不欲食，二便可。舌质淡暗，苔黄厚腻，脉沉滞。

病机要点：肝经郁热。

中医诊断：经期发热。

处方：谷精草30克，青葙子15克，决明子10克，蝉蜕6克，薄荷10克（后下），菊花10克（后下），酒黄芩10克，蔓荆子10克，连翘12克，栀子10克，金银花10克，牡丹皮10克，赤芍12克，桑叶10克，生甘草6克。15剂，每日1剂，水煎服，分早晚两次温服。

二诊：服上方15剂，感冒次数减少，9月份行鼻窦炎手术。现症见：咽痒易咳，吐白痰，晨起胸闷、气喘，经期发热减轻，稍有身体不适，纳可，时有大便干结。舌质淡红，苔黄厚腻，脉沉滞。

处方：炙麻黄3克，杏仁10克，干地龙10克，全瓜蒌30克，茯苓10克，陈皮10克，炒枳实10克，炒紫苏子3克，当归10克，生甘草6克，桑白皮10克，地骨皮10克。20剂，每日1剂，水煎服，分早晚两次温服。

【按语】患者以“经期发热2年，流清涕1年余”为主诉，经期发热责之于肝经郁热，郁热日久，壅塞清窍而鼻塞，流清涕，治宜散郁清火，清利头面，张磊教授用其临证八法之轻清法治疗，方选谷青汤（谷精草、青葙子、决明子、蝉蜕、薄荷、菊花、酒黄芩、蔓荆子）疏散肝经郁热，清利头面清窍；经期发热，热入血分，加牡丹皮、赤芍以散瘀凉血；金银花、连翘透营转气，引郁热外出；栀子配丹皮能行能散，行气行血，既能散血中伏火，又能散热壅血瘀；佐桑叶清肺治夜间咳嗽。

二诊：患者以“咽痒易咳，吐白痰，晨起胸闷，气喘”为主诉，证属胸中气机不利，痰饮停肺，治以宽胸行气，清肺化痰，选方三拗汤合橘枳姜汤、茯苓杏仁甘草汤、泻白散加味。《金匮要略》原文：“胸中气塞短气，茯苓杏仁甘草汤主之，橘枳姜汤亦主之。”胸闷为气塞痰阻，茯苓杏仁甘草汤利湿排痰以利肺气，橘枳姜汤偏于行气化痰，佐之三拗力汤开宣肺气，当归、苏子、全瓜蒌下气平喘，泻白散清肺热，佐地龙解痉平喘，时方与经方巧妙结合，气（橘枳姜汤）、血（地龙）、水（茯苓杏仁甘草汤）兼治，宣（三拗汤）、降（当归、苏子）、清（泻白散）并施。

产后腰痛

【病案1】严某，女，29岁。2016年5月23日初诊。

主诉：产后腰痛4年。

现病史：患者产后腰痛较重，间断治疗，时轻时重。现症见：腰痛，怕冷，后背恶风寒，甚则影响睡觉，心情郁闷，性情急躁，脱发，四肢易发凉，月经延后，量少色暗，经前乳房胀痛，纳可，眠一般，二便调。舌红少苔，脉缓弱。西医检查发现 $L_{3\sim4}$ 椎间盘膨出。

病机要点：血虚寒凝，经脉不通。

中医诊断：腰痛。

处方：细辛3克，桂枝10克，生白芍10克，当归10克，通草6克，木瓜30克，威灵仙10克，炒小茴香10克，制香附10克，炙甘草6克，红花6克，白酒1盅（冲入）为引。10剂，每日1剂，水煎服，分早晚两次温服。

二诊：服上方1个月，手足凉好转。现症见：腰痛，弯腰及劳累后加重，畏寒，月经周期基本正常，月经量少，眠可，醒后入睡难。舌质红，苔薄黄，脉沉滞。

处方：独活30克，桑寄生15克，秦艽3克，防风3克，细辛3克，当归10克，川芎10克，生白芍10克，熟地黄10克，桂枝10克，茯苓10克，炒杜仲10克，续断10克，狗脊20克，怀牛膝10克，生甘草3克。15剂，每日1剂，水煎服，分早晚两次温服。

【按语】患者产后腰痛，怕冷，后背恶风寒，四肢易发凉，月经延后7~10天，量少色暗，舌红少苔，脉缓弱，此因妇人产后血虚，经脉失于温养所致。血虚神失所养则心情郁闷，性情急躁；精血同源，血虚则精亏，故见脱发。以当归四逆汤加味温经散寒，养血通脉，加入木瓜、威灵仙以舒筋通络，祛风止痛，小茴香温散寒邪，香附理气调经止痛，为妇科调经常用之品。

二诊：手足凉好转，但仍腰骶部疼痛，怕冷，月经量少，眠差，因患者病程日久，已有肝肾亏虚、筋骨失养之虚象，以独活寄生汤补肝肾，强筋骨，祛风湿，加入续断、狗脊以增强筋健骨之力，使邪正兼顾。

会阴部疼痛

【病案】侯某某，男，59岁。2006年4月5日初诊。

主诉：会阴部疼痛12年。

现病史：患者12年前出现会阴部疼痛，曾检查细菌培养示“凝固酶阳性葡萄征”，经多方治疗，症状时轻时重，多次前列腺细菌培养阳性，服中西药联合治疗。现症见：会阴部疼痛，局部缓解，胀坠感连及小腹，左侧膝关节骨质增生病史2年，常感左膝关节疼痛，天气寒凉时加重，纳食可，二便调，病重时小便泡沫多。舌质红，苔薄黄，脉沉滞。

病机要点：肝郁脾虚，湿浊下注。

中医诊断：阴痛。

处方：川芎10克，当归10克，赤芍30克，泽泻12克，炒白术12克，茯苓12克，荔枝核10克，制香附10克，冬瓜子30克，生薏苡仁30克，桃仁10克，生甘草10克。7剂，每日1剂，水煎服，分早晚两次温服。

二诊：服上方后会阴部疼痛程度减轻，但仍持续存在，口干苦。舌质暗红，有裂痕，苔白，脉沉滞。

处方：上方加牡丹皮10克，知母10克，黄芩10克，麦冬15克。7剂，每日1剂，水煎服，分早晚两次温服。

三诊：患者近来咳嗽吐痰，服用甘草片及西药治疗后，咳嗽减轻，但会阴部仍反复疼痛，纳可，二便调，怕冷，夜间口涩，口干，饮水不多。舌质淡胖，有齿痕，苔白腻，脉沉滞。

处方：土茯苓30克，金银花30克，萆薢15克，炒苍术15克，赤芍30克，连翘10克，通草6克，桃仁10克，生甘草10克。10剂，每日1剂，水煎服，分早晚两次温服。

【按语】此乃肝郁脾虚，湿邪下注之证。肝郁气滞，日久血瘀，则出现会阴部疼痛，左膝关节疼痛；肝郁乘脾，脾虚升提无力，则会阴部坠胀，湿邪下注则小便泡沫多。治以疏肝健脾，涤浊祛湿之法，以当归芍药散为主方，加荔枝核、香附疏利肝气，并加用冬瓜子、生薏苡仁、桃仁施以涤浊之法。

二诊：效不更方，加入牡丹皮增强活血祛瘀之效，因口干苦，舌有裂纹，有阴伤之象，故加入知母、麦冬以顾护阴液，使理气而无化燥之虞，黄芩则清上焦之热。

三诊：考虑患者舌苔白腻，湿邪偏重，且病程日久，缠绵难愈，瘀血已生，需再以土茯苓、萆薢、炒苍术诸药祛湿，以赤芍、桃仁、通草活血，金银花、连翘疏散风热之邪以止咳。

喘证

【病案】杨某某，女，15 岁。2006 年 7 月 17 日初诊。

主诉：鼻塞、气喘、嗳气半年。

现病史：患者半年前感冒后引起鼻塞，气喘，嗳气，经治疗好转。现唯有每天下午发作，平素恶风，胆怯易惊，易生气，纳一般，不欲食，二便调。舌质红，苔薄黄白腻，脉沉滞。

病机要点：痰火郁肺。

中医诊断：喘证。

处方：制半夏 10 克，陈皮 10 克，茯苓 10 克，炒枳实 10 克，竹茹 30 克，黄连 6 克，栀子 10 克，代赭石 15 克，炒紫苏子 6 克，生甘草 6 克。6 剂，每日 1 剂，水煎服，分早晚两次温服。

二诊：服上方气喘减轻，前 3 剂效显，后 3 剂效平。现症见：嗳气，鼻塞，气喘，恶风，手脚凉，胆怯易惊，纳差，大便干，3 日 1 行，小便调，口干，口苦。舌质淡红，苔白厚，脉细。

处方：旋覆花 10 克（包煎），代赭石 15 克，制半夏 15 克，麦冬 30 克，黄芩 10 克，大黄 10 克（后下），生甘草 6 克，生姜 3 片为引。10 剂，每日 1 剂，水煎服，分早晚两次温服。

【按语】患者以鼻塞、气喘、嗳气半年为主诉，伴怕风、胆怯、容易生气、纳呆，结合舌脉，属痰热壅塞，气机不利证，张磊教授处方以黄连温胆汤加减，以清热化痰、降气平喘。制半夏、陈皮、茯苓、炒枳实、竹茹、黄连、生甘草源自黄连温胆汤，功善清热化痰，燥湿和胃，栀子清热泻火、代赭石、炒紫苏子降气平喘，诸药合用则中焦痰热得化，逆气得降，则气喘、嗳气自平。

二诊：症见嗳气、鼻塞、气喘、怕风、手脚凉、易惊、纳呆、大便干，证属胃气不降、痰浊内阻证，张磊教授调方先旋覆代赭汤化裁，以降气化痰，止逆平喘。胃主受纳，腐熟水谷，其气以下行为顺。胃气虚则升降失常，胃气因虚而上逆，则噫气频作，痰浊壅肺则咳喘发。方中旋覆花、代赭石、制半夏、甘草、生姜源自《伤寒论》旋覆代赭汤，功善降逆化痰。胃肠属腑以通为用，以降为顺，加大黄通腑降浊，麦冬止逆下气，黄芩清上焦之火，消痰利气，定喘嗽。

荨麻疹

【病案】蒋某某，男，48 岁。2017 年 10 月 18 日初诊。

主诉：周身泛发红色风团伴瘙痒 4 年，加重半年。

现病史：患者诉夏季遇热，汗后、浴后易出风团伴瘙痒，随起随消，未予治疗，近半年频作，患无定处，口服抗过敏药，近 1 周风团未作。现症见：后背肌肉酸痛，头面多油，食海鲜多，纳眠可，大便溏，日 1~2 次。舌暗红，苔白腻，脉沉弱。

病机要点：营卫失和，风邪外袭。

中医诊断：瘾疹。

处方：桂枝 10 克，生白芍 10 克，炙麻黄 3 克，杏仁 6 克，生黄芪 30 克，赤芍 10 克，防风 10 克，炙甘草 6 克，生姜 3 片，大枣 5 枚（切开）为引。10 剂，每日 1 剂，水煎服，分早晚两次温服。

二诊：服上方 10 剂后，症状未再出现。现症见：后背酸沉不舒，牵及鼻部、头部不清爽，自汗，觉后背出凉汗，近 10 日头晕，持续 2~3 秒，每因头部俯仰时易发，纳眠可，大便偏稀，日 1~2 次。舌淡红，苔薄白，脉沉滞。既往冬季有洗凉水澡习惯，夏季席地而卧。

处方：炙麻黄 6 克，制附子 10 克（先煎），细辛 3 克，生黄芪 15 克，鹿角霜 10 克。10 剂，每日 1 剂，水煎服，分早晚两次温服。

【按语】本案身痒日久，为表郁不解，气血俱虚，以致阳郁不得开泄，皮肤必痒，痒为泄风，汗而发之，因其痒时作，邪气不甚，如用麻黄汤发汗则嫌其峻烈，用桂枝汤发汗嫌其大缓，故取二方合方之治之一剂量，小发其汗。发病已逾 4 年，邪风稽伏血分，致瘾疹时隐时现，宗治血灭风之理，予以活血祛风，取黄芪赤风汤以固表祛风活血。《医林改错》云黄芪赤风汤："能使全身之气通而不滞，血活而不凝"，血行风自灭，以断瘾疹至根源。本案仅用桂麻各半汤，也可取效，但加黄芪赤风汤断绝风之源，极大地缩短了疗程，堪为经方时方合方之经典，仅服 10 剂，未再复发。

二诊：患者症见后背酸沉不舒，常及鼻部、头部不清爽，背后出凉汗，大便溏，经常洗凉水澡，此为寒中少阴，肾阳不温，以致督脉空虚，以麻黄、附子辛散少阴之寒，黄芪、鹿角霜皆入督脉，黄芪补气，鹿角霜温阳，督脉温通，阳气得布，则其背凉、头鼻部不清爽皆可解，鹿角霜伍麻黄、附子也有阳和汤之义，布阳气以散阴霾。

疱疹

【病案】刘某，男，40岁。2017年7月28日初诊。

主诉：左侧肩部及胸部酸痛1周，伴皮疹3天。

现病史：患者左侧肩部胸部酸痛，无胸闷、心慌，无头晕、头痛，且患部出现芝麻大小红色丘疹，觉痒且痛，纳眠可，大便黏腻，日1次。舌红苔，薄白，脉细。

病机要点：风热湿郁于肌肤。

中医诊断：疱疹。

处方：白蒺藜10克，麻黄3克，连翘30克，赤小豆30克，桑白皮30克，忍冬藤30克，甘草3克，赤芍12克，牡丹皮10克。7剂，每日1剂，水煎服，分早晚两次温服。

二诊：服上方12剂，效佳。现症见：皮疹扎破后已收口，无流脓，痒甚，服头孢类抗生素治疗，皮色几近正常，局部有红色疹印，纳眠可，二便正常，不渴不饮。舌质淡暗，苔薄黄，脉细滞。

处方：炙麻黄3克，连翘30克，赤小豆30克，桑白皮30克，白僵蚕10克，蝉蜕6克，姜黄6克，大黄3克，赤芍30克，生甘草10克。10剂，每日1剂，水煎服，分早晚两次温服。

三诊：服上方10剂，效可，皮损渐消，瘙痒已不明显。现症见：皮损颜色转暗，面积渐小，左肩背部肌肉酸痛，纳眠可，大便日2次，成形，凌晨3~4日1次，晨起6~7日1次，成形，小便黄。舌暗红，苔薄黄腻，脉沉滞。

处方：上方大黄改为1克，加生黄芪30克，防风10克。10剂，每日1剂，水煎服，分早晚两次温服。

【按语】患者左肩部发红色粟粒状丘疹，此属疱疹。患处瘙痒疼痛，大便黏腻，病程尚短，结合舌脉，辨为风热湿郁于肌肤之证，风热湿邪气郁表，腠理闭塞而无汗，湿热邪气不得外出，内蕴熏蒸皮肤，水湿郁热不得泄越，发于皮肤则为疱疹样病变，选用麻黄连翘赤小豆汤加减，以解表宣肺，清热利湿。方中麻黄辛散苦泄，乃肺经专药，善于宣肺气，开腠理，透毛窍而发汗解表，引湿热邪气外出；连翘苦、微寒，既能透热达表，又能清里热而解毒；赤小豆利水祛湿；杏仁味苦降泄，主入肺经，肃降兼宣发肺气；桑白皮味甘性寒，能清泻肺火，通调水道，使湿热从下而去；白蒺藜祛风止痒；忍冬藤清热通络；加用赤芍、牡丹皮以凉血祛瘀。

二诊：效不更方，继以麻黄连翘赤小豆汤宣肺利湿，赤芍清热凉血祛瘀，加蝉蜕、僵蚕清热透疹散结，祛邪外出，姜黄、大黄活血祛瘀，此四味同用含有升降散之意，取其升清降浊、散风清热之意。

三诊：诸症悉减，加入黄芪、防风益气固表，使正气存内，邪不可干。

奔豚

【病案】胡某某，女，57 岁。2017 年 8 月 16 日初诊。

主诉：全身冷战 10 天。

现病史：患者于 2017 年 7 月 31 日因全身关节疼痛于郑州市某医院住院，用 O_3 治疗出现呼吸困难，四肢瘫软，转于河南省某医院治疗。现症见：打呵欠后自觉由肚脐处有一股气上冲到喉处，头部麻木，上肢麻木。喉部、颈部皮肤发凉（与周围比明显发凉），双目直视，瞳孔放大，无神，气息喘促。呼吸困难，说话困难，意识清楚。发病无规律，无诱因，每日发作数次，夜里也发作，发作后口干渴尤甚，不饮水则不能语。舌红，苔白厚燥，脉沉滞。

病机要点：肝郁气冲。

中医诊断：奔豚。

处方：清半夏 12 克，葛根 15 克，川芎 6 克，生白芍 6 克，当归 6 克，桑白皮 30 克，黄芩 6 克，生甘草 6 克，生姜 3 片为引。5 剂，每日 1 剂，水煎服，分早晚两次温服。

二诊：服上方 5 剂，服药期间自觉气往上走，矢气多，矢气后浑身觉舒服，服至第 1 剂后，症状即未再发作。因挂号原因未再来就诊，气上冲胸等症未再发作。现症见：全身肌肉酸痛，关节疼痛，后背酸背，颈项部僵硬，双手发胀，僵硬，活动后症状减轻，腰部酸痛，时发热汗出，乏力，心中揪感，纳可，眠差，入睡难，口干苦，大便日 1 次，偏干，小便黄。舌质淡暗，苔白腻，舌下络痰，脉细。

处方：木瓜 30 克，威灵仙 12 克，生白芍 10 克，通草 3 克，首乌藤 30 克，小麦 20 克，茯苓 10 克，生甘草 3 克，生薏苡仁 30 克。10 剂，每日 1 剂，水煎服，分早晚两次温服。

【按语】患者以全身冷战 10 天，自觉有气从肚脑上冲咽喉为主要见症，结合舌脉，此乃奔豚气病。《金匮要略 · 奔豚气病脉证治第八》谓奔豚：“从少腹起，上冲咽喉，发作欲死，复还止，皆从惊恐得之。”奔豚病是一种奇怪的疾病，此病呈阵发性，发作时有一股无形之气从少腹开始，上冲胸中，甚至上冲至咽喉，犹如小猪奔跑之势，使患者极其难受，几欲致死。本案患者乃因肝郁气冲而偏于热者的奔豚气病，责之于肝，治以奔豚汤，即“奔豚气上冲胸，腹痛，往来寒热，奔豚汤主之。”方中桑白皮清肝热、降逆气、止奔豚，配伍苦寒之黄芩，下肝气清郁热；当归、川芎、芍药养血调肝，益肝体以制肝用；葛根、半夏、生姜升清降浊，和胃降逆；甘草益气和中，调和诸药。诸药合用，则患者气冲咽喉，发作欲死的症状等症自愈。

二诊：服上方5剂，效佳，诸症改善。患者症见全身肌肉关节疼痛，双手发胀、僵硬，此乃湿浊阻滞经络，不通则痛。眠差，入睡难，时烘热汗出，口干口苦，大便干，此乃心火亢盛，心阴不足而使神志不能安宁。张磊教授此时以通经活络，利湿祛浊，佐以安神之法治之。方中木瓜、威灵仙通经活络，通草、生薏苡仁利湿祛浊，小麦养心安神，夜交藤重镇安神，芍药甘草相配含《伤寒论》芍药甘草汤之意，旨在治疗双手僵硬及四肢挛急。

干眼症

【病案】李某，女，60岁。2008年9月3日初诊。

主诉：口干、目干3年余。

现病史：患者口干，目干涩痛，鼻干，无唾液，喜润口唇，饮少，入睡难，心不烦，纳可，二便可，断经10余年，停经前月经多，易发脾气。舌淡红，苔薄黄，脉细。

病机要点：肝肾不足，目失所养。

中医诊断：白涩症。

处方：熟地黄6克，生地黄6克，山茱萸10克，生山药10克，泽泻10克，牡丹皮10克，茯苓10克，制附子3克，肉桂1克，北沙参15克，麦冬15克，石斛15克，炒酸枣仁15克，炒麦芽10克，生甘草3克。10剂，每日1剂，水煎服，分早晚两次温服。

二诊：服上药至今年个月份，口干、目干消失，后停药，9月份又复发。现症见：口干，目干，鼻干，咽干，无唾液，饮水不多，易怒，纳眠可。舌红，有齿痕，苔黄，脉细。

处方：生地黄、熟地黄各6克，山茱萸10克，生山药15克，泽泻10克，牡丹皮10克，茯苓10克，制附子3克，肉桂1克，北沙参15克，麦冬15

克，当归 10 克，生白芍 10 克，玄参 10 克。10 剂，每日 1 剂，水煎服，分早晚两次温服。

【按语】患者以口干、眼干为主诉，伴眠差，结合舌淡红、苔薄黄、脉细等症综合分析，为肝肾阴虚证。肝开窍于目，肝之精血皆上于目。患者易发脾气，常失眠，眼干涩痛，可知肝热内生，阴虚不能濡养于目窍。肾在液为唾，肾阴虚则唾液少而口干。又因患者口干不欲饮，可知其口干乃津液输布代谢失常。张磊教授以金匮肾气汤加味治疗，用少量的附子、肉桂放入大队滋阴药中，有“阴得阳助则源泉不竭”之义，沙参、麦冬、石斛养肺胃阴，加炒酸枣仁安神助眠，炒麦芽开胃消食，防止阴药滋腻脾胃而影响脾胃消化。

二诊：患者服上方效佳，口干、恶心症状消失。后因停药症状复发，但患者肝肾阴虚之病机未变。仍以金匮肾气汤阴阳双补，加沙参、麦冬养胃阴，当归、白芍养血柔肝，玄参凉血滋阴。该方对于热病伤阴、舌绛烦渴之症有良好的治疗效果。

反复感冒

【病案】袁某某，女，43 岁。2008 年 8 月 25 日初诊。

主诉：易感冒 10 余年。

现病史：患者畏风寒，易感冒，平均 1 个月感冒 1 次，平素头懵沉，四肢乏力，上午时感觉劳累，饥饿时耳鸣，眠差多梦，饮食二便正常，晨起口苦。舌质淡暗，苔黄稍厚，脉缓弱。既往有宫颈癌术后 4 年余。

病机要点：正虚似邪。

中医诊断：虚劳。

处方：菟丝子 10 克，补骨脂 10 克，淫羊藿 10 克，山茱萸 10 克，枸杞子 10 克，生黄芪 15 克，炒白术 6 克，防风 3 克。10 剂，每日 1 剂，水煎服，分早晚两次温服。

二诊：服上方 30 剂，自觉上症减轻一半，近 2 个月未感冒。现症见：头晕沉，中午饥饿时加重，眠差早醒，醒后不易入睡，做噩梦，运动后偶有胸闷，头颈部胀痛，腰痛，下腹坠胀疼痛。舌质暗红，苔黄厚腻，边有齿根，舌下络脉迂曲，脉细。

处方：炒白术 10 克，炒苍术 10 克，茯苓 10 克，猪苓 10 克，泽泻 10 克，桂枝 3 克，生黄芪 15 克，冬瓜子 30 克，生薏苡仁 30 克，制附子 6 克，连翘 10 克，赤小豆 30 克，生甘草 6 克。15 剂，每日 1 剂，水煎服，分早晚两次温服。

三诊：服上方30剂，诸症均减。现症见：双侧下腹部刺痛，腹部发凉，右侧腹股沟胀，腰痛，双下肢胀痛，沉重如灌铅，抬高腿后减轻，时有心慌，耳鸣，纳差，不欲食，二便调。舌质暗红，苔白厚腻，脉沉乏力。

处方：桂枝10克，茯苓12克，牡丹皮10克，赤芍10克，桃仁10克，冬瓜子30克，生薏苡仁30克，制附子6克，党参10克，生黄芪10克，延胡索10克。15剂，每日1剂，水煎服，分早晚两次温服。

四诊：服上方至今，效佳。现症见：生气时出现双侧下腹部刺痛，疼痛呈放射状，情绪改善后疼痛消失。上午易困乏，双下肢沉重，畏寒，易怒，纳差，无食欲，二便调，眠可。舌质暗红，苔灰黄腻，脉沉细。

处方：上方加败酱草30克，木香10克，黄芩10克。15剂，每日1剂，水煎服，分早晚两次温服。

【按语】患者反复易感冒10余年，伴四肢乏力，眠差多梦，属体质虚弱，元气不足，正虚似邪，治以固元法，方选肾四味合玉屏风散加味。肾四味（菟丝子、补骨脂、淫羊藿、枸杞子）中菟丝子、枸杞子益阴精，补骨脂、淫羊藿充肾阳，润而不腻，全方温而不燥，阴中有阳，阳中有阴，凡下元亏损，肾精肾气不足者皆可用；玉屏风散（黄芪、防风、白术）固表，是体虚感冒的良方；佐山茱萸以固元气，敛浮火。

二诊：服后元气大增，症减一半，因体虚较久，经脉空虚，久而水瘀互结，经络湮瘀，宜疏利经络，患者下肢体胀疼痛与此有关，张磊教授用其临证八法之疏利法治之，其经验方基础用药（白术、苍术、茯苓、猪苓、泽泻、薏苡仁、冬瓜子、连翘、赤小豆）以化湿利水通络，多为对药，取其燮理阴阳，功效互补，少佐桂枝、附子以温通经络，加黄芪以补气助运。

三诊：患者以腰痛、双下肢胀痛为主诉，脉沉乏力，考虑患者以前有宫颈癌病史，患有瘀血阻滞的情况，也有邪实正虚的并存，故用化瘀通络，祛邪扶正并施的治法，以桂枝茯苓丸合薏附败酱散加减化瘀祛浊，佐黄芪、党参补气扶正，佐延胡索活血止痛。

四诊：服上方1个月，诸症皆减，因有腹痛，加败酱草合前方之附子、薏苡仁为薏附败酱散，易怒为肝热加黄芩以泻热，佐木香行气，使全方灵动，补而不泥，泻而不滞。

口腔黏膜扁平苔藓

【病案】陈某某，女，53岁。2017年1月25日初诊。

主诉：口腔黏膜扁平苔藓3个月余。

现病史：患者口腔黏膜生扁平苔藓，表面溃烂，纳差，眠一般，大便日1行，先干后稀，尾骨处冰。舌红，苔黄腻，脉沉滞。30年前流产后患食管炎、子宫肌瘤，后未育子。

病机要点：上热下寒。

中医诊断：口疮。

处方：清半夏10克，干姜10克，党参10克，黄芩10克，黄连6克，大黄3克（后下），炙甘草6克，五倍子6克，大枣3枚（切开）为引。10剂，每日1剂，水煎服，分早晚两次温服。

二诊：患者诉服上方23剂，效可，溃疡减少，仍有白线。现症见：小腹凉、胀，服药期间大便质稀，咽部黏，肛口湿痒，纳眠可，小便可。舌淡红，苔薄白，脉沉滞。

处方：炙甘草15克，清半夏10克，干姜6克，党参10克，黄芩6克，砂仁3克（后下），黄柏6克，大枣3枚（切开）为引。10剂，每日1剂，水煎服，分早晚两次温服。

三诊：服上方25剂，口腔痛减轻。现症见：口黏不渴，肛门痒甚，不潮湿，小腹易凉、痛、胀，阴道流清水，大便先干后软。舌边尖红，苔黄厚，脉细滞。

处方：炙甘草10克，清半夏10克，干姜3克，党参10克，黄芩10克，黄连3克，砂仁3克（后下），黄柏6克，苦参6克，莲子心3克。10剂，每日1剂，水煎服，分早晚两次温服。

【按语】患者出现口腔扁平苔藓，表面溃烂，中医可将其归属于“口糜”“口疮”等范畴。根据患者尾骨冰冷、舌红、苔黄腻等证候，综合辨证为上寒下热的寒热错杂之证。故选用半夏泻心汤，以寒热并用，辛开苦降，补泻兼施。以大黄、黄连、黄芩清上焦之热，干姜温下焦之寒，半夏辛散温通以燥湿，党参、甘草扶助正气以抗邪，五倍子药性酸寒，有敛疮之功。

二诊：患者上有口腔溃疡，下有阴道黄色质稀之分泌物，且出现咽干、肛周时痒，诸症颇似《金匮要略·百合狐惑阴阳毒病脉证并治》的甘草泻心汤证的描述：“状如伤寒，默默欲眠，目不得闭，卧起不安，蚀于喉为惑，蚀于阴为狐，不欲饮食，恶闻食臭，其面目乍赤、乍黑、乍白，蚀于上部则声嘎……蚀于下部则咽干”，结合条文和临床所见，故选用甘草泻心汤，《金匮要略心典》云：其“所谓湿热停久，蒸腐气血而成瘀浊，于是风化所腐面成虫者当矣。甘草泻心，不特使中气运而湿热自化，抑亦苦辛杂用，足胜杀虫之任。”合用封髓丹以绝相火燔灼之虞。

三诊：效不更方，加入苦参以增清热燥湿，用莲子心者，宗《黄帝内经》“诸痛痒疮，皆属于心”之旨，以清心降火，心火降而不炎上，可助口疮之愈。

食道阻塞

【病案】杨某某，女，54岁。2017年9月1日初诊。

主诉：绝经后诸症2年。

现病史：患者2年前绝经后出现食管部位堵塞感，食后加重，堵塞至咽喉，大便5~6日1行，不干，无便意，服药通便后堵塞感消失方可进食，纳可，小便一般，口干不渴，近2年体重减轻10千克。舌质淡暗，苔薄黄腻，脉细。胃镜示浅表性胃炎。喉镜、肠镜皆正常。

病机要点：阳明里实，中焦不降。

中医诊断：绝经前后诸症。

处方：全瓜蒌30克，薤白10克，杏仁10克，炒紫苏子10克，当归15克，大黄3克（后下），厚朴10克，炒枳实10克。10剂，每日1剂，水煎服，分早晚两次温服。

二诊：服药后大便通畅，上症均减，停药后复现。现症见：食管处有堵塞感，咽部干涩肿痛，有异物感，右胁胀痛，部位不定，紧张、生气时加重，大便4~5日1行，不干。舌质淡暗，苔白略燥，脉沉滞。

处方：柴胡10克，黄芩10克，清半夏10克，炒枳实12克，生白芍10克，大黄6克（后下），炒火麻仁30克。15剂，每日1剂，水煎服，分早晚两次温服。

【按语】患者食管阻塞难下、纳少、便秘，此为阳明里实证，中焦不降，则上焦不通，以小承气汤通便泻下，以瓜蒌、薤白、炒紫苏子宽胸行气散结，此三味以助上焦通利，杏仁宣肺降气，兼以润肠通便，当归辛甘温润，既止咳逆上气，又可补虚养血以扶正。诸药同用，使上中二焦气机得畅，胃气因和。

二诊：出现咽干咽痛，右胁胀痛，大便数日1行，此少阳阳明合病证，以大柴胡汤和解少阳，通便泻热，加入体润多汁之火麻仁润燥滑肠，兼以滋养补虚。

国家古籍整理出版专项经费资助项目

中医经典伤寒名著辑注

第六卷

张　磊　褚玉霞
孙玉信　王祖龙　主编

山东科学技术出版社
·济南·

图书在版编目（CIP）数据

中医经典伤寒名著辑注：全十二卷 / 张磊等主编
.-- 济南：山东科学技术出版社，2024.10
ISBN 978-7-5723-1633-3

Ⅰ.①中… Ⅱ.①张… Ⅲ.①伤寒（中医）—古籍—汇编 Ⅳ.① R254.1

中国国家版本馆 CIP 数据核字（2023）第 083730 号

中医经典伤寒名著辑注

ZHONGYI JINGDIAN SHANGHAN MINGZHU JIZHU

责任编辑：孙雅臻　张梦叶
装帧设计：孙　佳

主管单位：山东出版传媒股份有限公司
出 版 者：山东科学技术出版社
地址：济南市市中区舜耕路 517 号
邮编：250003　电话：（0531）82098088
网址：www.lkj.com.cn
电子邮件：sdkj@sdcbcm.com
发 行 者：山东新华书店集团有限公司
地址：济南市市中区英雄山路 189 号
邮编：250002　电话：（0531）82797666
印 刷 者：山东临沂新华印刷物流集团有限责任公司
地址：山东临沂高新技术产业开发区龙湖路
邮编：276017　电话：（0539）2925659

规格： 16 开（184mm × 260mm）
印张： 237.5　**字数：** 4138 千
版次： 2024 年 10 月第 1 版　**印次：** 2024 年 10 月第 1 次印刷
定价： 1280.00 元（全十二卷）

伤寒绪论

原　著　清·张璐
主　编　郭金华
副主编　张杭州

目　录

序

穆叔①有云：太上有立德，其次有立功，其次有立言，此之谓不朽。信哉是言也。吾闻古之贤达，不居仕朝，即在医卜之中，屈指往古，名医如秦和之论六气，越人、仓公设为问难②，历历垂之左史③，未始无功德于后世也。若路玉张子者，可以希踪往哲④，配德前人⑤。但素抱夷旷⑥，若不屑于应酬。曾有客长揖而谒先生曰："吾观今世之延医治病者，皆耳食⑦，皆目皮相⑧。余为先生效曹丘生⑨可乎?"张子拒之。客又曰："今之习医者，数招权⑩，顾金钱，事贵人，是其长技，临时验证，则先备一二语以探之，制剂时，则以杂揉汤液投之，若先生者，能悟医中最上源头，复有余为曹丘生，何虑名之不扬宇内哉?"张子抚手而啸，遂谢客。后知握龊⑪者流。穷困则辱身下志，富厚则快意骄人，不足与谈道，于是，锐意精研《灵》《素》《金匮》诸篇，取赵以德⑫、喻嘉言⑬之注，而复斧之。

正其误，去其繁，明其晦，补其缺，诠仲景伤寒六经之次。至于结胸痞

---

① 穆叔：姬姓，叔孙氏，名豹，春秋时鲁国大夫。谥号"穆"，故史称叔孙穆子（亦称叔孙穆叔）。下文出自《左传·襄公二十四年》，原文为："太上有立德，其次有立功，其次有立言，虽久不废，此之谓不朽。"即儒家学说中的"三不朽""三立"思想。

② 越人仓公设为问难：战国时名医秦越人（扁鹊）撰写的《难经》和西汉名医仓公（淳于意）撰写的25个诊籍，这两部书均采用问答式。

③ 左史：原名为《左氏春秋》，汉代改称《春秋左氏传》，简称《左传》。

④ 希踪往哲：仰慕古代先哲。希，仰慕。

⑤ 配德前人：与前人在道德上相媲美。

⑥ 夷旷：平易豁达。

⑦ 耳食：比喻不加思考，轻信传闻。

⑧ 皮相：从表面上看，只看外表。

⑨ 余为先生效曹丘生：我愿意效法曹丘生为先生扬名。曹丘生，西汉辩士，楚人，能言善辩。

⑩ 数招权：频繁攀附有权势的人。

⑪ 握龊：即龌龊。

⑫ 赵以德：指赵良仁，元明医家，字以德，号云居，撰《金匮方衍义》等书。

⑬ 喻嘉言：指喻昌，明清医家，字嘉言，别号西昌老人，撰《尚论篇》《医门法律》《寓意草》等书。

硬温热诸篇，凿然[①]不混载。取往哲遗言，隶诸类证细证，所以辅仲景之未逮[②]，列为缵绪二论，三复读之，知天下未有之奇蕴于此矣，是书也，使智者目之，天颖迅发，愚者瞿然[③]而悟，罔者危坐正襟，洗心涤虑，好自用者，目眩然而不瞋[④]，挢然[⑤]而不下，洵[⑥]为伤寒之大成。其德被于天下后世也溥[⑦]矣，岂特有功于仲景而已哉！嘻！张子真不愧乎立言矣。

同邑李瑾撰

① 凿然：清晰明确的样子。
② 未逮：没有提及。逮，提及、涉及。
③ 瞿（jù）然：吃惊地看着的样子。瞿，惊视貌。
④ 不瞋：不眨眼。瞋，同“瞬”。
⑤ 挢（jiǎo）然：张口结舌的样子。挢，高举。
⑥ 洵：诚然、实在。
⑦ 溥（pǔ）：广大。

卷上

总论

余尝考晋王叔和集仲景伤寒书，未尝不废书而三叹也。嗟夫！犹赖叔和为仲景之功臣，使①无叔和之集，则伤寒书同于卒病论之不传矣，何能知有六经证治乎？即条辨《尚论》，亦无从而下手也。究二子所编，各有未当，余窃不揣②，复取仲景原文，重分其例，取《尚论》及各家之注，参以己见，成《缵论》矣。第③残逸已多，证治不备，拟搜集诸家之论以补之。虽其间互有发明，然未免多歧之惑，是不得不博采往哲之言以缀辑之。惜乎历代名贤，递相祖述，未能一一标明，姑从证类次第，读者毋以辞害义可也。谨叙六经传变，合病并病，标本治法，及正伤寒④、两感、三阴、中寒、冬温、寒疫、伤风、温病、风温、时行、大头⑤、温疫、温疟、温毒、阳毒、阴毒、热病、中暑、湿温、中湿、风湿、湿热、痉病、内伤、虚烦、脚气⑥、霍乱、内痈、赤膈⑦、黄耳⑧、夹食、夹痰、夹水、夹血、夹气、夹阴、冒雨、溺水、重身、产后等四十证。暨以审证死证，逐一辨论如下。

如六经证，人悉知为足经，不知有手经证间出也。伤寒初受病时，头项痛，腰脊强，恶寒，足太阳也；发热面赤，恶风，手太阳也；目疼鼻干，不得卧，足阳明也；蒸热而渴，手阳明也；胸胁满痛，口苦，足少阳也；耳聋

---

① 使：假使。

② 揣：估量，忖度。

③ 第：但，只是。

④ 正伤寒：指冬令感受寒邪即发的疾患。《伤寒大白》作者秦之桢称南方没有正伤寒，麻黄桂枝仅可用于北方冬月。

⑤ 大头：即大头瘟，又称大头风、大头伤寒。

⑥ 脚气：古名缓风、壅疾，又称脚弱。因外感湿邪风毒，或饮食厚味所伤，积湿生热，流注腿脚而成。

⑦ 赤膈：即赤膈伤寒，以其胸膈赤肿热痛，故见形定名曰赤膈伤寒。病亦多发于春令。

⑧ 黄耳：即黄耳伤寒，以脓耳病中出现高热如焚、头痛如劈、颈项强直、角弓反张、神志不清等为主要表现的耳病。

及痛，寒热往来，手少阳也；腹满自利而吐，足太阴也；口干津不到咽，手太阴也；脉沉细，口燥渴，足少阴也；舌干不得卧，手少阴也；耳聋囊缩不知人，足厥阴也；烦满厥逆，手厥阴也。伤寒以冬月寒水主令，故受病必先巨阳①，若夫②非时暴寒，亦必随时伤犯，与夫时行疫疠，随其岁气而犯虚经。然治疫虽以六气为主，总不离阳明湿土，至于伏气③发温，必先少阳证见，热病多兼包络三焦，皆热邪自内达外，其治法可领悟矣。

按《灵枢》十二经脉，转注④如环，岂有六经传变，只传足经，不传手经之理！如太阳传阳明，谓循经传，太阳传少阳，谓越经传，太阳传太阴，谓误下传，太阳传少阴，谓表里传，太阳传厥阴，谓首尾传。因此经本虚，邪即传之，本无定例也，故伤寒有六经之传变，无脏腑之传次也。所以在太阳经有犯本者，有即入阳明之腑者，有传至阳明之经而自经入腑者，有传至少阳之经而入阳明之腑者。是以仲景有太阳阳明、正阳阳明、少阳阳明之别也。入腑则邪有定著，不复传次也，非但入腑不传，即太阳之犯本，少阳之入腑，俱不复传矣。是知三阳有传变、有并合，三阴有传经直入而无并合也。即有三阴经转出三阳或传入腑，皆是邪气向衰，正气得复之候，并无厥阴复传太阳之理，此昔人所未明言也。而传足不传手之说，尤属非理。王安道⑤曰：伤寒不传手经，此开卷之首疑，而诸家纷纷，竟无定论。窃意只传足经者，盖以邪气在经，未入脏腑而言。若入脏腑，则不可谓之独在足经矣。何以言之？夫手太阳者小肠也，手阳明者大肠也，邪气入胃，致有燥屎，大承气汤下之。小肠上接胃，下接大肠，燥屎由大肠而出，二经得无与乎？手少阳者三焦也，邪在一身，三焦独能安乎？手太阴者肺也，肺为清肃之脏，主气升降，假如咳嗽气逆，肺能保其清肃乎？手少阴者心也，手厥阴者心包也，表里热极，神狂志乱，岂有君相二火反泰然清静者哉？东垣《此事难知》曰：伤寒传至五六日间，渐变神昏不语，或睡中独语一二句，目赤唇焦，舌干不饮水，稀粥与之则咽，不与则不思。六脉细数而不洪大，心下不痞，腹中不满，大小便如常，或传至十日以来，形貌如醉人状，虚见神昏，不得已用承气下之，误矣。不知此热邪传手少阴心经也，导赤泻心汤主之。与食则咽者，

---

① 巨阳：指太阳经脉。

② 若夫：至于。

③ 伏气：病证名，又称伏气温病。金代成无已在《伤寒注解论》中说："冬时感寒，伏藏于经中，不即病者，谓之伏气。"清代王孟英把温病分为外感温病和伏气温病两大类。

④ 转注：循环传注。

⑤ 王安道：指王履，元末明初医学家，字安道，号畸叟，撰《医经溯洄集》等书。

邪不在胃也；不与则不思，以其神昏也。既不在胃，误与承气下之必死。今伤寒温热传变，多有此证，不可不察也。

至于合病并病，亦须明辨。昔赵嗣真[①]极意洗发，不过曰合病者，二阳经或三阳经同受病，病之不传者也。并病者，一阳经先受病，又过一经，病之传者也。以病之不传者概合病，虽为定论，但未明言合病多由冬时过温，少阴不藏，温气乘虚先入于里，然后更感寒气，闭郁于外，寒热错杂，遂至合病。其邪内攻，必自下利，不下利即上呕，邪势之充斥奔迫，从可识矣。其黄芩汤虽主太阳少阳合病，白虎汤虽主三阳合病，而实温病热病主方，慎不可以此误治伤寒合病。设误用之，必难救药也。其伤寒合病，仲景自有桂枝加葛根汤、葛根加半夏汤、葛根汤、麻黄汤等治法，观仲景诸例，自可见矣。

并病者，先一阳经病未罢，又加一经证见，两经联贯为一也。嗣真云：太阳阳明并病，若并而未尽，是传未过，尚有表证；若并之已尽，是为传过，当下之。按此虽曰并病，而实传经也。或言本二经病，一经证先尽，归并于一经者，为并病，此说似是而尤误也。按仲景二阳并病，太阳初得病时发其汗，汗先出不彻，因转属阳明一条，此则太阳阳明并病也。至于二阳并病，太阳证罢，但发潮热一条，虽曰二阳并病，又云太阳证罢，独见阳明腑证，所以用大承气汤，专治腑实，而不复用并病例药也。考仲景书合病并病证，或止[②]言太阳，或止言阳明少阳者甚多。如太阳病桂枝证，医反下之，利遂不止，脉促者，表未解也，喘而汗出者，葛根黄芩黄连汤主之，此非太阳阳明并病例药乎？

又如标本治例，全要活法[③]，所谓一病之标本者，如太阳中风桂枝证，先恶寒为本，后发热为标；其阳明热病白虎证，口燥心烦为本，背微恶寒为标，此治本不治标也。

又两病之标本，如伏气发温，复感客邪证，伏气为本，客邪为标，治以凉膈必加葱豉。其内伤发热，兼冒虚风证，内伤为本，虚风为标，治宜补中，略入羌防，此治本兼治标也。

又传经之标本，本太阳病，初得病时发其汗，汗先出不彻，因转属阳明，此太阳为本，阳明为标，治以葛根仍用麻黄，此治标必从本也。

又一经之标本，如太阳病头痛发热自汗，桂枝证为本病，后六七日不解，

---

① 赵嗣真：元代医家，生平不详，撰《活人释疑》一书，已佚。

② 止：只

③ 活法：灵活的治法。

而烦渴饮水，邪入膀胱之本，五苓证为标病，此随证治本治标也。

又一身之标本，如病人身大热，反欲得近衣①，以其人阳气素虚，寒邪外郁于表，热在皮肤为标，寒在骨髓为本，宜小建中加黄芪。病人身大寒，反不欲近衣，以其人蓄热素盛，寒郁热邪于内，寒在皮肤为标，热在骨髓为本，宜桂枝汤加黄芩。此寒热互见，标本合治，不必如《活人书》② 先后治例也。

又寒热之标本者，如病人脉微而涩，夏月盛热，欲著复衣③，冬月盛寒，欲裸其身，盛热欲著复衣者，阳微则恶寒也，宜附子理中加黄连；盛寒欲裸其身者，阴弱则发热也，宜竹叶石膏加附子。此不从标本，从乎中治，仲景所谓医病是也。

又先后之标本者，伤寒医下之，续得下利清谷不止，身疼痛，急当救里；后身疼痛，清便自调，急当救表。先受寒身疼痛为本病，后误下之，续得下利清谷为标病，先四逆救里治标，后桂枝救表治本也。标本之法，略举数条为例，详仲景证治诸法，余可类推。

夫仲景治法不同，非极力精研，不能悟其阃奥④也。原夫⑤伤寒之邪，其始也，必先太阳寒水之经，所以恶寒发热，此为表之外证，故宜发汗开腠理而通其热则愈。或有汗之而不愈者，必有所夹而致。或夹痰，或夹食，或夹水气，或夹内伤，须辨脉证用药。然必先撤外邪，稍兼清理痰气，而后专理他证。若内外并治，邪必内入，所谓汗之不得其宜，而入三阳之本也。古云：发表未除，不可攻里；上盛未除，不可攻下。真不易⑥之定例也。

伤寒三阳证宜汗，失汗必致传经，汗之不得其宜，或入三阳之本，或传三阴之经。若入三阳之本，此为表之里证，当随证分利和解；若入阳明之腑，必大便燥结潮热，手足漐漐⑦自汗，腹满烦渴，当俟⑧结定，方可攻里，所谓下不厌迟也。若里实燥渴，饮水过多，或下傍流之水者急下之。若传三阴之经，必自下利，腹满嗌干，燥渴厥逆，舌卷囊缩，详缓急下之。此虽曰三阴，实阳证也。

---

① 欲得近衣：要穿上衣服保暖。

② 活人书：原名《伤寒百问》，宋代医家朱肱撰。张蒧据朱肱亲传缮本予以修订增补，终成二十卷，改称《南阳活人书》，或称《类证活人书》。

③ 著复衣：穿两层衣服。著，穿着。

④ 阃（kūn）奥：本指室内深处，后用以比喻学问的精微深奥的境界。

⑤ 原夫：探究那些。夫，那。

⑥ 不易：不可改变。

⑦ 漐漐（zhí）：汗出貌。

⑧ 俟（sì）：等待。

大抵伤寒身热者为热在表，引饮小便黄赤为热在里，身热引饮小便黄赤为表里俱有热，身凉不渴，小便清白，为表里俱无热。又曰身拘急，表热恶寒脉浮紧，为邪热在表；引饮谵妄，腹满实痛，发热便秘脉沉紧，为邪热在里；胸胁痞满，或呕吐，往来寒热，脉在肌肉，为邪热在半表半里；自利脉沉细，但热而无头痛，或燥渴多喜温饮，自觉足寒，为少阴本虚而挟阳邪。虽是阳证而实夹阴，与阳虚自中阴寒不同。亦有阳证误用寒药而变为虚寒者，又有汗下太过，致阳虚而恶寒者，皆始本阳邪，末传寒中之证，并宜加温经药，不可拘于伤寒皆为热邪，禁用温补之说。然究其根源，从阳经来者，温经药中又不得不兼制阳药，若峻用辛热，则真阴立槁也。观真武汤中用芍药茯苓，其义可见。

王安道云：伤寒传变不常，或有循经而传者，或有越经而传者，或有传二三经而止者，或有只在一经者，或有传至三阳而止者，或有传尽六经不罢者；有从阳经传变而为热证者，有直中阴经而成寒证者，有初入太阳不作郁热而成真阴证者，有始寒终热者，有始热终寒者。全在脉与证别之。详三阳之邪，则一①于热耳。至三阴经证之或寒或热者何也？夫仲景书本非全文，既遭叔和播乱之厄②，成无已止随文注释，竟不明言何由为热、何由为寒之故。此非不欲言也，盖止知伤寒皆是传经，故疑于六经所传俱为热证，而热无变寒之理，遂不敢别白③耳。以寒为本脏之寒欤？安得当热邪传里之时，反独见寒而不见热者？且所用之药，能不助传经之热乎！以寒为外寒欤？则在三阳已成热矣，岂有传至三阴而反为寒哉！成氏能潜心乎此，则必悟其所以然矣。

夫三阳之病，其寒邪之在太阳也，寒郁其阳，阳不畅而成热，阳虽人身之正气，既郁则为邪矣，用麻黄发表以逐其寒，则腠理通而郁热泄，故汗出而愈。苟或不汗不解，其热不得外泄，则必入里，故传阳明，传少阳，而或入腑也。夫三阴之病，或寒或热者何哉？盖寒邪之伤人也，或有太阳经郁热，然后以次而传至阴经者；或有太阳不传阳明少阳，而便传三阴经者；或有寒邪不从阳经而始，直伤阴经者；或有虽从太阳而始，不作郁热即入少阴，而独见少阴证者；或有始自太阳，即入少阴，而太阳不能无伤者；或有直伤阴经，而寒变为热，及始寒终热者。其郁热传阴则为热证；其直伤阴经，及从太阳即入少阴，则为寒证；其太阳不能无伤，则为脉沉而发热证；其始寒而

---

① 一：全，一概。

② 播乱之厄：指使经文流离散乱的厄运。

③ 别白：辨明清楚。

终热者，则阴邪传出阳分，为先寒后发热证。此三阴之病所以或寒或热也。邪气暴卒，本无定情，而传变不常耳。若夫里寒外热之证，乃是寒邪入客于内，迫阳于外，或是虚阳之气假作外热之状耳，非真热邪所为也。观仲景里寒外热之证，但以温药治里，而不治外热，则知所治之意矣。所以仲景治太阳经虚，汗之不愈，即用四逆汤温之，如太阳病发热头痛，脉反沉，若不差，身体疼痛，当救其里，宜四逆汤是也。更有少阴表证宜汗者，如少阴病，始得之，反发热脉沉者，麻黄附子细辛汤主之。少阴病得之二三日，麻黄附子甘草汤微发汗，以二三日无里证，故微发汗也。赵嗣真云：太阳证之温经，少阴证之发汗，皆证类之变。故长沙①各言反者，以太阳发热头痛，脉当浮，今反沉；少阴脉沉，法当无热，今反发热也。以其无头痛，故为少阴；以其有头痛，故为太阳；太阳脉当浮，今不能浮者，以里虚久寒，正气衰微所致。又身疼痛，故宜救里，使正气内强，迫邪出外，而干姜生附亦能出汗也。少阴脉沉无头痛，当不发热，今反发热，知寒邪在表，郁闭而为热，故用麻黄、细辛以发表邪之热，附子以温少阴之经，熟附配麻黄，发中有补，生附配干姜，补中有发也。至第二证，言得之二三日，病气尚浅，比之前证稍轻，又无里证变见②，故宜微发汗，所以去细辛加甘草，是汗剂之轻者也。《活人书》却去无证二字，改作常见少阴热阳证者，如经云：心中烦不得卧，或咽疮声不出者，或咳而呕渴，或口燥咽干，或腹胀，不大便是也。夫岂麻黄附子甘草汤所可治耶！

复有三阴转属胃腑宜下者，如伤寒脉浮而缓，手足自温，是为系在太阴，太阴者身当发黄，若小便自利者，不能发黄，至七八日大便硬者，为阳明也。又少阴病六七日，腹胀不大便者，急下之，宜大承气汤；厥阴下利谵语有燥屎者，小承气汤下之是也。更有三阴转出肌表宜汗者，如太阴病脉浮者可发汗，宜桂枝汤；少阴中风，阳微阴浮者，为欲愈。厥阴病，下利后身疼痛，清便自调者，急当救表，宜桂枝汤；厥阴病，呕而发热者，小柴胡汤；又有少阴变热回阳者，如少阴病，恶寒而蜷③，时时自烦，欲去衣被者可治，凡此皆阴尽复阳也。至于汗下误施，变害不测。东垣云：太阳始病，当以汗解。若当汗不汗，则湿热着表而发黄；发汗太过，经虚风袭而成痉；不当汗而汗，迫血妄行而成衄；大便不可妄动，动早为犯禁；当汗误下，则引邪入里，而

---

① 长沙：指张仲景。

② 变见：变化表现。见，同“现”。

③ 蜷（quán）：拳曲不伸。

为痞结懊侬①协热利；当下误汗，则为亡阳厥竭谵语；小便不可轻利，利之为犯本；若渴而自汗多，虽小便不利，为阳明经热，不可误用五苓，盖五苓为太阳里证下药，其功在于驱胃中湿热，而救津液。故仲景又有小便数，大便硬，不更衣②，十日无所苦，渴者宜五苓散之例。一以自汗多而渴，为津液耗散，故禁利水伤津药，一以小便数而渴，为湿热内盛，故宜驱热利水药，此当利不当利之别也。若当利不利，必就阳明燥火而成蓄血发黄；不当利而利，必耗膀胱津液而成燥血发狂。此皆误治之失也。

又按《活人书》云：伤寒阳明证宜下，少阴证宜温。夫阳明之经证，身热，目疼，鼻干，头痛，可宜下乎？少阴之传经热邪，可宜温乎？况温病热病之少阴，尤不可温也。自奉议③此说行，后世蒙害者不少矣。

又两感证，先救里以四逆汤，后救表以桂枝汤。长沙本云先后发表攻里，未尝言救里也。今以攻为救，岂不相背？若用四逆汤，是以火济火，而腹满、谵语、囊缩等证，何由而除？两感虽为死证，亦不当如是处治也。

至于直中三阴寒证，仲景在太阴则曰脏寒，以太阴居中，邪不能入，必因冷物受伤也。在少阴不曰中寒，即曰少阴病者，以少阴本寒水脏，若阴寒中脏必死。今受病者少阴经耳，故处方皆用温经。在厥阴乃曰中风，以风喜伤肝也。

凡六经中俱有中风伤寒之辨，如太阳脉浮有汗为中风，浮紧无汗为伤寒；阳明善饥为中风，不能食为伤寒；少阳耳聋胁满为中风，口苦咽干为伤寒。若三阴风寒无变异形证，但以四肢烦疼为中风，手足寒厥为中寒耳。

凡传经少阴热证，在本经失治，或治之未当，则复传厥阴，热深厥亦深。而咽痛者为喉痹，呕者转为吐痈脓，下利者转为便脓血，甚者发热厥逆躁不得卧，仍是肾气先绝而死矣。

凡虚寒坏证④，多少阴、厥阴，然少阴最忌发热，发热则恐肾中真阳飞越；厥阴最喜发热，发热则阴尽复阳。但少阴发热，必大发躁闷乱不安，诚为危候。若利止厥回，脉见阳微阴浮，又为欲愈之征也。厥阴发热，则厥逆止而渐温，腹胀少缓而囊纵，吐利止而思食，方为阴尽复阳，若见烦热、消渴、脉数，又为真阴灼烁⑤之象矣。

---

① 懊侬：病证名。症见心胸烦热，闷乱不宁等。下同。

② 更衣：大小便的婉辞。

③ 奉议：指宋代医家朱肱，曾任官职奉议郎。

④ 坏证：由于反复误治所造成的变证。

⑤ 烁：通“铄”。烧灼熔化。

又有少阴中风证，按盛起东①云：凡初起但觉畏寒，饥不能食，欲吐不吐，腹濡满，大便秘，小便频数及多，脉来弦细浮弱，按之无根，此为少阴本虚自中之风。慎不可以其腹满不大便而误下之，下之必不可救也。盖寒则自利腹痛，风则腹满不大便而按之不坚；寒则小便清利，风则小便频数；寒则身冷厥逆，风则自觉烦热而手足烦疼；寒则呕逆不食，风则欲吐不吐，饥不能食，稍食则胀满不禁；寒则脉来沉细，风则脉来浮弱。以风本阳邪上逆，与寒证阴邪下泄不同，即如中风之合病则呕、伤寒之合病则利是也。

《伤寒外编》② 云：病在三阴，皆有下利腹痛厥逆躁渴，但属于阳者，必先发热头痛，渐至唇干舌燥，烦渴喜冷饮，面色光彩，语言清亮，手足温暖，爪甲红润，身轻易于转侧，呼吸出于自然，小便或赤或涩，脉来浮洪数大，此阳证也。至四五日后，传进三阴血分，变出四肢厥冷乍温，或燥结或下利，躁渴潮热，自汗谵妄，扬手掷足，气息喘急，小腹痛不可按，舌上苔厚而黄黑，甚则芒刺燥裂，脉沉而滑，皆三阳传变之热证。其或身寒逆冷，神气昏昏，脉来沉实附骨，乃火极似水，缘阳邪失于汗下所致。虽身冷而不欲近衣，虽神昏而气色光润，虽腹痛必胀满而喘急不可按揉，下利傍流清水，小便黄赤，大便或秘或黑，厥逆亦不过肘膝，厥过即发热，厥深热亦深也。此为阳极似阴，不可误认为寒而温之。

若发于阴者，始病不发热，无头痛，便自利，厥逆腹痛，口不渴，身体沉重，难以转侧，呕吐泻利，恶寒蜷卧，战栗吐沫，手足指冷厥逆，爪甲青黑，面如刀刮，颜色黯惨而不光，舌上虽黑而无苔，脉来沉迟细小，皆三阴自中之寒证。其或面赤戴阳③，身有微热，咽干烦躁，脉来数疾无伦④，乃水极似火，因虚冷内盛，逼其浮阳发外也。又如始本阳证，误服凉药，攻热太速，其人肾气本虚，胃气素弱，遂变阴寒，虽发热面赤，欲引衣自覆，而手足必寒。或躁渴欲饮水而不能咽，或呕哕而咳逆，或咽痛而郑声⑤，时躁闷乱，欲坐卧泥水中，稍袒露即畏寒莫禁，腹痛可按可揉而不硬满，下利清谷白沫及淡黄水，小便清白，厥逆过肘膝而不复热，舌上略有黑苔与灰色苔，苔虽老必极薄无津而不燥裂，无芒刺，脉多沉细或浮大数疾，按之必虚软无

---

① 盛起东：指盛寅，明代医家，字启东，撰《医经秘旨》等书。

② 伤寒外编：即《伤寒论集注》十卷外编四卷，清代医家徐赤撰。

③ 戴阳：指阴寒太盛，阳气上浮之象。下同。

④ 无伦：无序。

⑤ 郑声：病证名。语言重复，语声低弱，若断若续的危重症象。多见于疾病晚期。因正气虚衰，精神散乱所致。

力，不鼓击于指下者，此为阴极似阳，不可误认热证而下之。此证急温，尚且十难救一，下之百不一生矣。

喻嘉言云：凡伤寒初起发热，煎熬津液，鼻干口渴便秘，渐至发厥，不问知其为热也。若阳证忽变阴厥，从古至今无一也，盖阴厥得之。一起便直中阴经，唇青面白，遍身冷汗，便利不渴，身蜷多睡，醒则人事了了①，与伤寒传经之热邪，转入转深，人事昏惑者，万万不同。如先犯房劳，而后伤寒，世医无不为阴证，往往投以四逆等汤，促其暴亡，而诿之于阴极莫救，总由传派②不清耳。盖房劳而病外感者，其势不过比常较重，以阴虚阳往乘之，非阴盛无阳之比③。汗下药中，不过稍加甘温，照顾元气耳。且仲景明言厥多热少则病进，热多厥少则病退，厥愈而热过久者，必便脓血发痈，厥应下而反汗之，必口伤烂赤，先厥后热，利必自止，见厥复利，利止反汗出咽痛者，其喉为痹。厥而能食，恐为除中④，厥止思食，邪退欲愈。凡此之类，皆热深厥深之旨，原未论及于阴厥也。至于阳分之病而妄汗吐下，致汗多亡阳，吐利烦躁，四肢逆冷，皆因用药差误所致。非以四逆真武等汤挽之，则阳不能回，亦原不为阴证立方也。盖伤寒发热发渴，定然阴分先亏，以其误治，阳分比阴分更亏，不得已从权⑤用辛热先救其阳，与纯阴无阳阴盛隔阳之证，相去天渊。不知治阴证以救阳为主，治伤寒以救阴为主，伤寒纵有阳虚当治，必看其人血肉充盛，阴分可受阳药者，方可回阳。若面色黧黑，身如枯柴，一团邪火内燔者，则阴已先尽，何阳可回，而敢助阳劫阴乎？《证治方》云：若证未辨阴阳，且与四顺丸试之即理中倍甘草，可见从前未透此关，纵有深心，无可奈何耳。至于元气大亏，阴盛格阳之证，庸医往往反认阳证，遽施下药，杀人多矣。今粗工治伤寒，漫⑥不辨其名证，一见发热，其初概用表药，不论虚实，不分经络，杂用三阳经药，表之不愈，五六日间，稍见胸腹满闷，便以承气下之，汗下不效，别无措手，委之天命，总由未得伤寒真诀耳。

伤寒者，冬时严寒，感冒杀厉之气而病也。交霜降节后，春分气前，病发热头痛者，皆谓之正伤寒，始风寒之在太阳经，必恶寒发热，头项痛，腰脊强，脉浮而紧，无汗不能食，为伤寒，麻黄汤；若尺中迟弱者，为卫气不

① 了了：明白，清楚。
② 传派：传变。
③ 比：类。
④ 除中：古病名，指胃气败绝，当不能食，而反能食的危重病证。
⑤ 权：权宜，权变。
⑥ 漫：全。

充，当用黄芪建中为主；若阳虚不能作汗，或面色戴阳，足冷夹阴者，再造散；脉浮而缓，自汗能食者，为中风，桂枝汤；脉浮紧而数，身疼不汗出，发热烦躁，为风寒两伤，大青龙汤；若脉浮缓，自汗，身不疼，但重，乍有轻时，无少阴证，或干呕，或咳，或渴，或利，或噎，或小便利，少腹满，或喘，为心下有水气，小青龙汤；太阳经表邪不已，或犯膀胱之本，或入阳明之腑，或传阳明之经，所谓犯本者，如太阳经发汗不解，误用利水药，热结膀胱，小便难，烦渴引饮者，五苓散；若自汗多者，属阳明，则又禁用五苓，恐重竭其津液也。如狂喜忘为畜血①，桃核承气、代抵当选用。火迫劫汗，亡阳惊狂，起卧不安者，此火逆犯本也，救逆汤；如脉浮数而呕吐者，必传阳明经，其证身热目疼，鼻干不得卧，头痛，自汗，而脉长，桂枝加葛根汤；有食必作胀闷，更加橘半枳朴，若自利者葛根汤，呕加半夏，稍迟必入阳明之腑，其证日晡②潮热，手足漐漐自汗，而脉滑，此属胃实，俟其结定，用承气辈攻之；如阳明不入腑，邪气在经未罢，必传少阳，其证头疼目眩，耳聋口苦，脉弦，胁痛，寒热往来，小柴胡汤；盖少阳居表里之半，外有太阳之恶寒，内有胃腑之恶热，故往来寒热，少阳与厥阴为表里，少阳主邪欲入，而寒热交争，厥阴主邪欲出，故厥逆反复也。少阳寒热往来，六七日至十余日大便不行，腋下汗出，方可用大柴胡微利之，缘胆无出入，泻土所以泻木也。如八九日腋下无汗，为胆未实，误用承气下之，必犯少阳之本，则胸满惊烦，小便不利，谵语，一身尽重不可转侧者，柴胡龙骨牡蛎汤；至传三阴，太阴则腹满嗌干，下利而脉沉细者，小建中和之；因误下阳邪内陷而腹痛者，桂枝加芍药，痛甚加大黄，此关乎平昔元气盛衰，及有无宿滞之分也。热传少阴，必口燥舌干而渴，脉沉下利，邪热奔迫故也。若手足微逆者，四逆散，若下利清水，心下硬痛而谵语者，大承气汤。又有元气素虚，或汗下过剧，阳气伤而成虚寒证者，不可执认传经而禁绝温补也。热传厥阴，则有下夺外解之分，若手足厥寒，脉细欲绝，或下利，脉大而肠鸣者，并用当归四逆汤；若误下而脉沉，厥逆自利，烦满囊缩，小承气汤；若脉浮缓而囊不缩，虽厥逆，下利必自愈。乃阴尽复阳，风从木化也，可与小剂桂枝汤，助其作汗而解。此六经证治大略耳。其他误治变证，详缵论六经诸篇及细证例中，此不复赘。

伤寒汗后热不退，仍头项强痛而势稍减者，更宜汗之；若反剧，烦扰者，

---

① 畜血：蓄血。畜，同“蓄”。

② 日晡（bū）：古时段名。相当于今下午三时到五时。

必有夹食夹痰，或有宿病之故，当推其源而治之。大凡汗后热不退，作危证断之，若汗后热愈甚，脉躁疾，名阴阳交者，死。伤寒五六日，里证具而下之，下后热不退，胸中坚满不消，或腹中疼痛不止，脉尚数实者，此为下未尽，或下后一二日，更烦热喘满者，并可用小承气汤复下之。若大下后身热不退，心中结痛，懊侬头汗，栀子豉汤涌吐之。凡伤寒六日，传六经为一候，七日当解，若不解，再传，至十三日，谓之过经不解，二十余日不解，谓之再过经不解，宜详虚实轻重，或和解，或下夺之。若脉尺寸陷者大危，若过经不解，脉虚数，人弱发热，口干舌燥者，此为虚证，不可下，以参胡三白①，或小柴胡增损主之。至于愈后余热不尽，伏留脏腑经脉之间，致变他病不一，如邪火伏于脾，则变中满不食；伏于胃，移热于脾，则变休息痢；伏于心，移热于小肠，则变淋血溺痛，痛甚则小便不通，多不可治；伏于肝，则变囊痈阴肿；伏于肺，则变肺痈吐腥；伏于肾，则变羸瘦怯弱；伏于脾肾之间，则变瘫卧不起，久而成痿；伏于肝脾之分，邪正交攻，则变痎疟。至若太阳少阳失汗，则毒结腮颊之间，谓之发颐②；阳明少阳失下，则邪结于脏腑之内，多成痈肿。凡此皆伤寒大病后余邪为患也。

若两感于寒者，一日太阳与少阴俱病，则头痛口干，烦满而渴，易老用大羌活汤主之，此专在表也。二日阳明与太阴俱病，则腹满身热，不欲食，谵语，黄连解毒汤主之，此意在和也。三日少阳与厥阴俱病，则耳聋囊缩而厥，双解散主之，此重在里也。至水浆不下，不知人事者，六日死，若三阴三阳五脏六腑皆受病，则营卫不行，脏腑不通而死矣，则知一脏一腑受病，犹可治也。按两感皆是热邪亢极之证，朱氏③妄言前三日真为病寒，以四逆汤急温里，后以桂枝汤急解表，而方书又有用麻黄附子细辛汤之说，殊④不知传经者皆属阳证，阴证本无热邪，安得有传变之理。即伤寒之病，两感者亦少，惟温病热病居多，以温热咸从少阴发出太阳，即是两感之证，所以守真特立凉膈、双解、白虎、承气等汤，以两解温热病表里之热毒也。非特温热病之有两感也，凡下元虚人染患疫疠，多有三日毙者，盖疫疠之势，较伤寒更剧，所以死在三日也。《伤寒例》所言六日死者，是言伤寒之两感，《素问》所言三日死者，是言热病疫病之两感也。非特温热疫疠之有两感也，即如冬温之发于太阳少阴，故始咽痛而后自利，岂非两感之证乎？

---

① 参胡三白：即小柴胡汤加白术、茯苓、白芍。

② 发颐（yí）：病名，以颐颌肿胀疼痛、张口受限、伴有高热为主要表现的疮疡类疾病。

③ 朱氏：指朱肱，宋代医家，字翼中，号无求子，晚号大隐翁，撰《伤寒百问》等书。

④ 殊：完全。

若阳气素虚之人，始病无发热头痛便恶寒蜷卧，腹与少腹痛，自利厥逆脉沉者，为直中阴经寒证。太阴但有内寒而无外寒，病则胸膈满，手足寒，脐上痛，下利清谷而不渴，必因内伤冷物所致，宜理中汤，甚则加附子，下利不止，宜四逆汤。少阴有寒有风，寒则四肢厥冷，吐利而渴，渴不能饮，恶寒蜷卧，身体疼，当脐下小腹痛，此肾脏真阳不足所致，宜四逆汤。口中和，背恶寒者，附子汤。发热，脉沉，麻黄附子细辛汤。风则但觉胃寒而不厥冷，自言腹满而按之则濡，大便秘，小便频，欲吐不吐，卧而欲起，恍惚多惊，心悬若饥，稍食则痞胀不宁，舌上灰黑或淡紫带青，脉来弦细浮弱，以风性上行，故其证颇似太阴，而实少阴中风之证，最难辨别，宜桂枝汤加干姜。下虚甚者，面亦戴阳，急用桂枝人参汤加葱白生附。阴结不大便，胀满不能食者，四逆汤下金液丹。误用宽胀药必转剧，若攻下必死。厥阴但有中风而无中寒，若其人胃气素常虚寒者，则干呕吐涎沫，头痛，吴茱萸汤加桂枝。若肾气素虚者，则厥冷，自利，少腹痛，四逆汤加肉桂。凡阴证多有阴极似阳，烦躁面赤，脉数疾无伦，躁过必畏寒，渴不能饮，此不独真阳下虚，而阴气亦虚，不能内守，致虚阳扰乱而上泛外亡也。急宜通脉四逆、白通加猪胆汁及益元汤治之。盖阴盛于里则躁烦，下虚则虚阳上泛，故面戴阳而烦渴，内无热，故渴不能饮；阳虚阴亢，故身热脉大而疾，但无力耳。阴证恶寒厥逆，为阴经受寒，虽阳气微，不至于剧，故止宜温经。若阴极似阳者，为阳气衰微，不能制其浮火，宜兼温补。冬则白通、通脉四逆辈，夏则大顺①、浆水②、冷香等。然总不离辛热也。

若交一阳后，天令大寒，有卒然倒仆，昏不知人，手足逆冷，或口吐白沫，呕逆清水，唇青面黑，口鼻气息微冷者为中寒。按丹溪曰中寒者仓卒受寒，其病即发而暴。盖中寒之人，乘其腠理疏豁，一身受邪，难分经络，无热可散，温补自解，此胃气大虚，不急治，去生甚远。

戴元礼③曰：中寒是身受肃杀之气，口食瓜果冰水冷物，病者脉必沉细，手足冷，息微身蜷，虽身热，亦不渴，倦言语。此言夏月中寒，大顺冷香或附子理中浸冷服。若脉数、饮水、烦躁动摇者，皆是热证，寒热之异，若水火也，不可得而同治，误则杀人。若在冬月中寒，法当温散，轻则附子理中，

---

① 大顺：即大顺散，方名。出自《太平惠民和剂局方》卷二方。由甘草、干姜、杏仁、肉桂组成。主治冒暑伏热，引饮过多，脾胃受湿，水谷不分，清浊相干，阴阳气逆，霍乱呕吐，脏腑不调等证。

② 浆水：即浆水散。出自《素问病机气宜保命集》。

③ 戴元礼：指明代医家戴思恭，字元礼，号复庵，撰《证治备要》等书。

甚则白通通脉，剧则霹雳火[①]焰，庶可挽回，缓则不救。

中寒之色必青，唇口青，身冷脉脱，为入脏，即死；身和汗自出，为入腑，即愈。经曰：血气并走于上，则为大厥暴死，中寒脉散者死，尺脉迟滞沉细，寒在下焦。

经云：阴盛生内寒，因厥气上逆，寒气积于胸中而不泻，不泻则温气去，寒独留，留则血凝，血凝则脉不通，其脉盛大以涩，故中寒。夫经既言阴盛生内寒矣，又言故中寒者，岂非内寒先生，外寒后中之耶？经既言血凝则脉不通矣，又言其脉盛大以涩者，岂非以外寒中，故脉盛大，血脉闭，故脉涩耶？此中伏有大疑。请先明之：一者人身卫外之阳最固，今不由三阳而直中少阴，盖厥气上逆，积于胸中则胃寒，胃寒则口食寒物，鼻吸寒气，皆得入胃，肾者胃之关也，外寒斩关直入少阴肾脏，故曰中寒也，此《内经》所隐而未言者也。一者其脉盛大以涩，虽曰中寒，尚非卒病，卒病中寒，其脉必微，在伤寒证惟少阴有微脉，他经则无。其太阳膀胱为少阴之腑，才见脉微恶寒，仲景早从少阴施治，而用附子干姜矣。盖脉微恶寒，正阳微所致，肾中既已阴盛阳微，寒从内生，复加外寒斩关直入，或没其阳于内，或逼其阳于外，其人顷刻云亡。故仲景以为卒病也。

寒中少阴，行其严令，埋没微阳，肌肤冻裂，无汗，如丧神守，急用白通汤为主治。盖姜附追复元阳，加葱白以散寒。加猪胆汁引入阴分。然恐药力不胜，更以葱熨脐中，并灸气海关元数十壮，取脉渐来，手足温为效。必外内协攻，乃足破其坚凝，少缓须臾，必无及矣。

若其人真阳素扰，腠理素疏，阴盛于内，必逼其阳亡于外，魄汗[②]淋漓，脊项强硬。用姜附猪胆汁，即不可用葱及熨灼，恐助其散，令气随汗脱，而阳无由内返也。

用姜附以胜阴复阳，使既散之阳急复，不知此义者，加增药味，反牵制其雄入之势。必致迂缓无功也。

其次前药中即首加当归、肉桂，兼理其营，以寒邪中入，先伤营血故也。

其次前药中更加人参、甘草，兼调其气，不尔，恐姜附之猛，直将犯上无等矣。

用前药二三剂后，觉其清阳在躬，运动颇轻，更加黄芪、白术、五味、白芍，阴阳平补，不可歇手。

---

① 霹雳火：古代治疗疔疮的一种方法。

② 魄汗：自汗。

用群队之药以培阴护阳，其人即素有热痰，阳出早已从阴而变寒，至此无形之阴寒虽散，而有形之寒痰阻塞窍隧者，无由遽转为热，姜附固可勿施，其牛黄、竹沥一切寒凉断不可用，若因其素有痰热，妄投寒剂，则阴复用事，阳即扰乱，必堕前功也。

用平补后，嗣后[①]总有顽痰留积经络，但宜甘寒助气开通，不宜辛辣助热壅塞，盖辛辣始先不得已而用其毒，阳既安堵，即宜休养其阴，切勿喜功生事，转生他患也。

至于冬时反有非节之暖，此属春时阳气发于冬时，未至而至，即为冬时不正之气，人感之而病者，名曰冬温。冬温虽发于冬时，治法与伤寒大异。盖温则气泄，寒则气收，二气本相反也。其证必心烦呕逆，咽痛，身热头疼，或咳嗽自汗，或头重面肿，但始先咽痛，后必下利，阳脉浮滑，阴脉濡弱，与风温不异但时令不同，治之不得不为少异也。按罗谦甫[②]云：冬温一证，虽关不正之气，而实正气虚，故邪得以入于少阴，其经上循喉，下入腹，故咽必痛，或下利也。治之宜用阳旦汤加桔梗、萎蕤[③]，或问冬温何以竟入少阴，而前所治方，亦非少阴之药，其故何也？石顽[④]曰：大凡四时各有正令，冬月当寒而反不寒，则少阴之气不藏，而不正之气得以入伤其经，原非肾脏受病，故但以桂枝汤中加黄芩一味，专主驱散风热，不须更用他药，此仲景阳旦汤所由立也。若有寒食停结，或误用寒凉药，食则寒邪外郁，温邪中结，冷食内伏，更加入干姜一味，以温散其中，兼黄芩以凉解其外，此仲景之阴旦又所必需。若咽痛甚者，则合甘草汤，咳者合桔梗汤，下利合茯苓甘草汤，或阳旦加葛根茯苓，不应则温热之气并于阳明而蕴热也，葛根黄芩黄连汤。若先受冬温，更加严寒外遏，则外证虽恶热烦躁，而仍畏寒欲近衣者，阳旦汤加麻黄石膏以发之，有冬温误认伤寒，而与辛温表药，热邪益甚。而胸腹满闷，医者不察，见其胀闷而屡用下药，大下后仍发热无休止时，脉反数者，此阴血伤故也，朝用独参汤，暮进六味丸，此阴阳俱虚，气血俱弱。故热不得止息，所以用六味必兼独参汤，以资阳生阴长之功。若服后热势渐解，饮食渐进，神气渐清，脉息渐和者，方可收功，今世遇冬温之证，鲜能辨识，概以伤寒法混治，致变斑黄喉痹唾利脓血等证者，皆由误治所致也。若误用辛温发汗而发斑成温毒者，当用犀角升麻甘草等分煎服，或升麻葛根汤加犀

① 嗣后：接着，随后。
② 罗谦甫：指元代医家罗天益，字谦甫，号容斋，撰《卫生宝鉴》一书。
③ 萎蕤：即葳蕤。下同。
④ 石顽：清初医学家。名璐，字路玉，号石顽老人。

角黑参，甚则犀角黑参汤之类选用。然冬温为病，亦自不一，当随所见证治之，凡冬温温毒，大便泄泻而谵语，脉虚小手足冷者，皆不治也。

若春夏秋三时，感冒非时暴寒，谓之寒疫，亦曰感冒。夹食则曰停食感冒，虽非时行疫气，以非其时而有其气，故谓之寒疫，而实非疫也。其证发热恶寒，头疼，骨节痛，无汗，或呕逆恶心，其脉人迎多浮紧，亦有弦数者，夹食则气口紧盛，亦有滑数者。若夹寒食则涩滞，夹风痰则浮滑而疾也。然又有人迎沉小，绝不似外感者，见停食感冒之脉。有人迎极短小，气口极弦细，其人自言伤食受寒，服发散兼消导之药一二剂，脉反浮大，则知未服药时脉沉小，皆为寒食郁滞故也。大抵治非时感冒，止宜辛平解散，如参苏饮、芎苏散、香苏散、神术汤，皆可选用。有食正气散按证加减，如见太阳羌活、防风，阳明葛根、葱白，少阳柴胡、半夏。若天气未热，病势颇盛，不妨从权稍加桂枝佐羌活辈汗之。盖冬温之与寒疫，俱是非时邪气，用药亦不可拘于常候，犹冬温之用辛凉、寒疫之用辛温也，宜矣。即如温病热病而见脉紧暴寒，黄芩白虎汤中未尝不稍加桂枝五七分也。此证不必拘伤寒六经例治，大率①春分已后则少阳风木主令，况春时之寒，必兼之以料峭之风，风伤少阳，少阳在内，则太阳、阳明在外，病则三经俱受，所以古人治寒疫之方，咸不分三阳而治，但见某经证多，则加用某经之药为权衡耳。若治之不得其宜，后变坏病，则与伤寒无异也。盖非时暴寒，虽从时令伤犯，然寒则大都不越太阳，以寒气而犯寒水之经，从其类也。即如夏月暑寒之证，多有头痛、骨节疼、恶寒者，此非太阳之证欤！

若夫天时寒暖，偶因脱露，谓之伤风，其证必咳嗽，自汗，清涕，甚者亦发热头痛，但治有时月之殊。春月风喜伤肝，人迎脉多缓而带弦，必自汗恶风，宜芎苏散加减。夏月肌肉本疏，多伤阳明，病则肌肉因闭，气口多见弦长，而反无汗，宜葛根葱白汤加减，兼暑，消暑十全散。秋月微凉，先郁皮毛，手太阴受邪，人迎脉多平，而气口脉多细涩，不可拘人迎以候外邪也，宜金沸草散加减。冬月则伤太阳，必自汗，脉浮缓，宜桂枝汤。咳甚而喘有水气，宜小青龙汤，盖阳邪多从背受，由背俞而入于肺，故必咳嗽生痰也，然伤风与伤热证类相似，伤风则人迎浮大，咳嗽自汗，鼻流清涕，痰必从喉中嗽出，发散则愈。伤热则气口软大，咳嗽自汗，但鼻干痰结，咽腭肿痛，痰从上腭咯出为异，不可发散，宜辛凉清肺为主，萎蕤汤去麻黄、川芎加前胡、薄荷。伤风而复伤热，必加躁烦，宜萎蕤汤倍羌活、石膏。有酒客湿热

---

① 大率：大概。

素盛，痰饮结聚中外，最易伤风，《素问》谓之漏风①，其证身热解惰，汗出如浴，恶风少气，治以泽术麋衔汤，以三指撮为后饭②。今治此证，以泽泻、生术各五钱，黄芪三钱，葛根、防己、羌活、麻黄根各一钱，热服取汗最效。又方以桂枝汤加黄芪、麻黄根、防风、半夏、厚朴，每遇发时煎服一二剂，后用黄芪、白术、防风、泽泻、茯苓之属调理，肥盛多湿热者，导痰汤加羌防最当。又有接内③时偶感微风，藏于肾经，则内风与外风相召，极易伤风，《素问》谓之内风，其证面胕④庞然肿，不能正偃⑤，正偃则咳，宜小青龙去麻黄加杏仁，甚则加附子先去客邪，次用真武汤治本，然后更以肾气丸调理，又素有虚劳人更感风寒，里急腹痛，悸衄失精，烦热口燥者，桂枝汤加龙骨牡蛎主之。

至春分节后，天令温暖，有人壮热为病者，乃温病也。经云：冬伤于寒，发为温病。又云：太阳病发热而渴，不恶寒者为温病。言冬时伏气随时温热发出，但所发之因不同，有感非时暴寒而发者，有饥饱劳役而发者，有房室作力而发者，所感之客邪既殊，发出之经络亦异。所谓温病之脉，行在诸经，不知何经之动也，当随其经证而治之。凡温病之发，必大渴，烦扰，胁满口苦，不恶寒反恶热，脉气口反盛于人迎，明系伏邪自内达表，必先少阳经始。若因客寒而发者，宜小柴胡随所见经证加减，无客邪者，黄芩汤主之。然温病亦多传变并合，未有不及少阳者，如太阳少阳合病，黄芩汤，少阳阳明合病，承气汤，三阳合病，大柴胡汤，或双解散加减。凡三阳表证，烦热口渴，俱宜黄芩汤之类，据此合病证治，则传变并病可例推矣。大抵治温病、热病，无正发汗之理，盖其邪自内达外，无表证明矣。若果⑥证显非时暴寒，恶寒头痛而脉浮紧者，亦不可纯用表药，宜栀子豉汤，或益元散加薄荷、葱豉，重则凉膈散去硝黄加葱豉，探吐取汗最妙。盖此怫郁⑦之热，乘春温之气而发，虽有非时暴寒，止宜辛平之剂发散。若头痛如破者，为暴感风寒势盛，先宜葛根葱白汤撤其暴邪，然后用治温病本药。若额与眉棱俱痛，选奇汤。脉弦

---

① 漏风：古病名，又名酒风。因饮酒后感受风邪所致。《备急千金要方》卷八：“因醉取风为漏风，其状恶风多汗，少气，口干善渴，近衣则身如火烧，临食则汗流如雨，骨节懈惰，不欲自劳。”

② 后饭：饭后。

③ 接内：性交。

④ 胕（fū）：同“肤”。

⑤ 偃（yǎn）：仰卧。

⑥ 若果：如果。

⑦ 怫（fú）郁：心情不舒，下同。

而两额角旁痛，寒热口苦，小柴胡去参半加栝蒌①根。若表证不解，邪复入腑者，双解散。若汗下不解，脉转洪大数盛，表里皆实，谵妄狂越，此热在三焦也，三黄石膏汤。凡温病下后，热不退，下证尚在，再三下之，以热退为度。若热不止而脉涩咽痛，胸满多汗者，此热伤血分也，葶苈苦酒汤探吐之。虽热退，尚未全愈者，随证调之。凡下之前后，或大汗将出，或大汗已出，或下后余热不止，而反大汗淋漓，此实热虽去，而余邪未尽，再与小剂黄芩汤或解毒汤调之。若下后渴虽减，而饥欲得食者，此伏邪初散，阴火乘虚扰乱也。凡温热下后多此，慎勿便与粥饮，得食必复。若汗下后一切烦渴引饮，须以水细细饮之，渴未止者频频时与②，不可过多，以成留饮不散也。设若不与饮之，则燥热转甚，危而死矣。

世所谓交阳者，非阴寒交热以为阳热也，乃怫热畜之于里，而郁极乃发，则交传出于表之阳分，是谓交阳而后作汗也。或怫郁过极，而不能交出于表者，是郁极不发，否极不泰，即正气衰残，阴气先绝，阳气后竭而死矣。夫欲汗而脉忽沉伏者，阳气并入于里故也。交阳而躁乱昏冒者，里热郁极，故气乱则神昏而躁扰也。凡欲作汗，无问病之微甚，或已经新下者，或下证未全者，咸以凉膈散调之，甚者宜黄连解毒汤。或下后二三日，或未经下，腹满烦渴，脉沉实而有下证者，三一承气汤下之③，势剧者，合黄连解毒汤。或已战不快，或战后汗出不快，或微战数次，经大战而汗不出者，乃并之不甚，战而病不去也，通宜三一承气汤，或更合黄连解毒汤下之，以散怫热而开郁结也。所以战汗时，频与热姜汤助其开发最佳，免致战不快而无汗之患。大法曰：脉浮不可下，温热病已有里证脉沉，后二三日脉反渐浮，汗不能出者，三一承气汤微下之。凡此诸可下证，或得利而汗便出者，或服药而怫郁顿开，先汗出而后利者，或利性但随汗泄，则气和而愈。竟不利者，亦有战不快交不过而死者，或不战而汗出者，或但战无汗而愈者，或不战无汗而愈者，世俗未知，直以恶寒战栗为阳虚阴胜，因而误治者多矣。凡温病发于三阴，脉微足冷者多难治。《内经》所谓病温虚甚死是也。凡温病大热，脉反细小，手足逆者死证也。凡温热病初起，大热目昏，谵语热甚，脉小足冷，五六日而脉反躁急，呕吐昏沉，舌本焦黑，或失血躁热脉大，或痉搐昏乱，或脉促结代沉小者，皆死。温病热病，大热不得汗者，死，得汗后而反热，其脉躁盛

---

① 栝蒌：既瓜蒌。

② 时与：按时给予。

③ 三一承气汤：方名。出自金代刘完素《宣明论方》。方由大黄、芒硝、枳实、厚朴、甘草、生姜组成。治伤寒、杂病、蓄热内甚、燥实坚燥而皆有效。

者，亦死也。凡温病、热病，不当汗而误汗之，狂言不能食，其脉躁盛者，皆不可治也。

凡温病之热，咸从内而发于表，所以最忌辛温发汗，发汗多致不救也。故仲景云：太阳病发热而渴者为温病，若发汗已，身灼热者，名曰风温。风温为病，脉阴阳俱浮，自汗出，身重，多眠睡，鼻息必鼾，语言难出，若被下者，小便不利，直视失溲，若被火者，微发黄色，剧则如惊痫，时瘛疭①，若以火熏之，一逆尚引日，再逆促命期，此温病误汗，而为风温也。又《伤寒例》云：阳脉浮滑，阴脉濡弱，更遇于风变为风温。此温病更遇于风之风温也。以少阴伏邪方将发出，太阳客邪又从外袭，表邪新入，里邪初出，故其脉轻则浮滑，重则濡弱，即上文阴阳俱浮之互辞。言伏于少阴之邪热，悉从风木之令而发出于肌表，故其证一一尽显太阳、少阴二经。又尝见冬温一证，每多误汗而成温毒发班②者，亦有误施汗下而变咽喉不利唾脓血者，盖冬温亦属太阳少阴证，缘误治而并伤厥阴之经也。按风温一证，仲景但言误治之失，并不论及治法者，以其既经误治，即欲挽回，末由也已。喻嘉言尝谓风温多死于三日者，谓其即是两感而更加变重耳。不但温病之不可以伤寒寒疫法治也，即冬温亦不可以伤寒例施也。因其发在冬时，故误治尤多。所以仲景厥阴例中有麻黄升麻汤一条，正以治冬温之误治而变咽喉不利、唾脓血者，即此而推，可用麻黄升麻汤去麻黄、升麻、干姜、白术，而借治温病误发其汗之风温也。并可悟黄芩汤加桂枝、石膏治温病更遇于风之风温也。

再按风温一证，仲景绝无方药，而《活人书》治法颇多，参其所主之方，皆是治先伤热而复感风，或已伤风而更受热之证，近世亦曰风温。较伏气所发者，虽死生轻重悬殊，而究治之理则一。以风痰结聚于肺，故汗下两难，汗之则谵语，烦热不得卧，善惊，目乱无精，多汗身重，下之则小便难，大便利不止。尤不可用温针，温针则耳聋难言。止宜辛凉解热兼疏风利痰，然虽禁发汗，又不得不兼用表药，但禁温覆迫汗耳。若发热头眩，咽喉干痛，舌强痞满者，用萎蕤汤；无大热而渴，用栝蒌根汤；热不解，用败毒散；寒热而渴，小柴胡加萎蕤、桔梗；恶寒发热，本方去参加栝蒌、石膏，渴者去半夏加栝蒌根。举世皆以风热、咽痛、唾痰、声嗢③者为风温，虽治法不远，殊失风温本旨矣。《尚论》以春月时令本温，且值风木用事，风温二字，不得

① 瘛疭（chì zòng）：以手足屈伸牵引、发热、神昏、两目窜视、头颤动为主要表现的疾病。瘛，筋急引缩；疭，筋缓纵伸。下同。

② 班：同“斑”。

③ 嗢（wà）：咽。

分之为两，凡病温者，悉为风温，是又矫揉太过矣。

夫春夏温热之邪，能传染者，即时行疫疠也。吴又可①曰：瘟疫之邪，皆从口鼻而入，不在经络，舍于伏脊之内，去表不远，附近于胃，乃表里之分界，是即《内经·疟论》所谓横连募原②是也。凡人本气充满，邪不易入，适逢亏欠，因而乘之，感之浅者，待有所触而发；感之深者，中而即病也。其始先阳气郁伏，凛凛③恶寒，甚则四肢厥逆，既而阳气郁发，中外皆热，发即昏昏不爽，壮热自汗，此邪伏于募原，即使汗之，热不能解，必俟伏邪外发，表气潜行于内，精气自内达表，此时表里相通，大汗淋漓，邪从外解，此名战汗，当即脉静身凉而愈。若伏邪未尽，必复发热，至伏邪已发，方有变证，其证或从外解，或从内陷。更有表里先后不同：有先表而后里者，有先里而后表者，有但表而不里者，有但里而不表者，有表而再表者，有里而再里者，有表胜于里者，有里胜于表者，有表里分传者，此为九传。从外解者，或发斑，或战汗狂汗自汗盗汗，从内陷者，胸膈痞闷，腹痛燥结，热结旁流，协热下利，或呕吐恶心，谵语舌苔，当因证用治。疫脉不浮不沉而数，昼夜发热，日晡益甚，头疼身痛，宜用达原饮以透达募原之邪气，若见少阳、阳明、太阳，随经加柴胡、葛根、羌活为引，以提其邪出阳分也。然证有轻重不等，药之多寡随宜。务在活法，感之轻者，舌上白苔亦薄，热亦不甚，脉亦不数，其不传里，一二剂自解。稍重者必从汗解。如不能汗，邪气盘错于募原也，只以本方主之。感之重者，舌上苔如积粉，服药后不从外解而从内陷，舌根先黄，渐至中央，此邪渐入胃也，前方加大黄下之，若脉长而洪数，大汗，多渴，此邪气适离募原，欲表未表，白虎汤证也。如舌上纯黄色，兼见里证，此邪已入胃，乃承气汤证也。有二三日即离募原者，有半月十日不传者，有初得之四五日而淹淹慑慑④，五六日后陡然势张者。元气胜者，毒易传化；元气薄者，邪不易化，即不易传。如他病久亏，适逢时疫，能感不能化，安望其传？不传则邪不去，淹缠日久，愈沉愈伏。设误认虚证而进参芪，愈壅愈固，不死不休也。

疫邪为病，有从汗解者，有无汗竟传入胃者；有自汗淋漓，热渴反甚，终得战汗方解者；有胃气壅郁，必从下乃得战汗而解者；有汗解里未和，越

---

① 吴又可：明代医家，名有性，字又可，号淡斋，撰《温疫论》一书。

② 募原：即“膜原”。募，通“膜”下同。宋·林亿《新校正》云：“按全元起本，募作‘膜’，《太素》、巢元方并同，《举痛论》亦作‘膜原’。”

③ 凛凛：寒冷的样子。

④ 淹淹慑慑：邪气滞留不去而恐惧。

三五日复发者；有发黄因下而斑出者；有竟从发斑而愈者；有里急虽有斑，非下不愈者，此虽传变不常亦为常也，又有局外之变。男子适逢接内，或向来下元空虚，邪热乘虚陷于下焦，气遂不舒，以致小便秘塞，小腹胀满，至夜发热，与导赤五苓不效，得大承气一服，小便如注而愈。女子经水适来适断，失血崩带，及心痛疝气，痰火喘急，凡此皆非常变，盖因疫而发旧病，但治其疫而旧病自已。然大劳、大欲、大病、久病后，此为四损，以正气先亏，邪气自陷，多不可救也。

瘟疫发热一二日，舌上白苔如积粉，早服达原饮一剂，午后舌变黄色，随现胸膈满痛，大渴烦躁，此邪毒传里也。前方加大黄下之，烦渴少减，热去六七，午后复加烦躁发热，通舌变黑生刺，鼻如烟煤，此邪毒混合三焦，复淤①到胃，急投大承气。傍晚大下，至夜半热退，次早苔刺如失，此一日之间而有三变，数日之法一日行之。因其毒盛，传变亦速，用药不得不紧，设用缓剂，必死无救，尝见瘟疫二三日即死者，皆此类也。

瘟疫初起，脉虽数，未至洪大，其邪尚盘结于募原，宜达原饮，误用白虎，既无破结之能，但求清热，是扬汤止沸耳。若邪已入胃，非承气不愈，误用白虎，既无逐邪之能，徒伐胃气，反抑邪毒，致脉不行，因而细小。又认阳证阴脉，益不敢下，汤药杂进，愈投愈危，当此急投承气庶可救也。

邪伏于募原表里之间，至其传变或出表，或入里，或表里双传，医见有表复有里，乃引经论先解其表，乃攻其里，此大谬也。尝见大剂麻黄一毫无汗，转加烦躁者何耶？盖发汗之理，自内由中以达表，今里气结滞，阳气不得敷布于外，即四肢未免厥逆，又安能气液蒸蒸以达表？譬之水注，闭其后窍，则前窍不得涓滴，与发汗之义同。凡见表里分传之证，宜承气汤，先通其里，里气一通，不待发散，多有自汗而解。里证下后，脉浮而微数，身微热，神思不爽，此邪热浮于肌表，里无壅滞也。虽无汗宜白虎汤，邪从汗解。若大下后，或数下后，脉空浮而数，按之豁然如无，宜白虎加人参汤，覆杯即汗解，下后脉数而浮，原当汗解，迁延五六日脉证不改，仍不得汗者，以其反覆数下，致周身血液枯涸，故不得汗，白虎加人参汤，以助周身之血液，鼓舞元气，开发腠理，即得汗解也。里证脉沉而数，当下之，下后脉浮，当得汗解，今不得汗，后二三日脉复沉者，募原余邪复瘀到胃也。更宜下之。更下后而脉再浮者，仍当汗解，宜白虎汤。里证下后，热退身凉，越四五日，复发热者，此非关饮食劳复，乃募原尚有余邪隐匿，因而发热。此必然之理，

---

① 淤：即“瘀”。

不知者每每归咎于病人，误也，宜再下之则愈。但当少与，慎勿过剂，以邪气微也。

应下失下，口燥舌干而渴，身反热减，四肢微厥，欲得近火壅被[①]，此阳气伏也。既下厥回，去火减被，脉大而数，舌上生津，不思水饮，此里邪去而郁阳暴伸也。

瘟疫下后二三日或一二日，舌上复生苔刺，邪未尽也。再下之，苔虽未去，已无芒刺而软，然渴热未除，更下之，热渴减，芒刺脱，日后更复热，又生苔刺，更宜下之。凡下不以数计，有是证即投是药，医人见理不透，经历未到，中道生疑，往往遇此证，反致担阁[②]。但其中有间一日一下者，有应连下二三日或三四日者，有下二日间一日者，其缓急之间，有应用小柴胡汤去参、半加栝蒌根、知母者，有应用犀角地黄汤者。至投承气，某日应多与，某日应少与，此非可以言传也。但数下之证，百人中之一二人而已。

瘟疫愈后，脉证俱平，大便二三旬不行，时时作呕，此为下膈[③]之证，盖下不通，必返于上，宜调胃承气热服，宿垢顿下，呕吐立止，慎勿骤补。少与参芪，下焦复闭，呕吐仍作也。

凡客邪贵乎早治，勿拘于下不厌迟之说。若应下之证，见其无结粪，以为下之早，而引初硬后溏为例，此误也。不知承气本为逐邪，非专为结粪而设，必俟结定，血液为热所搏，变证迭起，是犹养虎遗患也。况有平素多湿热人，溏粪失下，但蒸作[④]极臭如败酱藕泥，临死不结者。假如经枯血燥之人，或老人血液衰少，多生燥结，在经所谓不更衣十日无所苦，有何妨害，是知燥结不致损人，毒邪之为殒命也。假令滞下初起，质实而频数窘急者，与大黄下之，此岂谓结粪而然哉？

疫邪传里，遗热下焦，小便不利，邪无输泄，经气郁滞，其传为疸，身目如金，宜茵陈蒿汤。若用茵陈五苓，不惟不能退黄，小便亦难得利，此乃胃家移热，是以大黄为专功也。

瘟疫邪在胸膈，满闷心烦喜呕，腹不满，欲吐不吐，欲饮不饮，欲食不食，此邪热与痰饮结聚胸中也，宜瓜蒂散吐之。

邪留血分，里气壅闭，非下之则斑不出，斑出为毒邪外解，下后斑渐出，更不可大下。设有下证，宜少与承气缓缓下之，若大下则中气不振，斑毒内

---

① 壅被：义同“拥被”。

② 担阁：即“耽搁”。

③ 下膈：病证名。即噎膈证的一种，与上膈相对。指进食后，过一段时间，食物才吐出。

④ 蒸作：蒸热变作。

陷则危，宜用白芍、当归以和血，升麻、柴胡、白芷以托邪，大剂穿山甲末以透毒，名托里举斑汤。如下后斑出，复大下，斑毒隐伏，反见循衣撮空，脉微者，前方加人参一钱，得补发不出者，死。凡发斑有汗出不彻而热不退者，宜白虎汤。斑出不透而热不退者，宜举斑汤，有斑汗并行而并不透者，二汤合用。

凡时疫日久失下，自利纯臭水，昼夜十数行，口燥唇干舌裂，此热结旁流也，急与大承气一服，去其宿垢顿止。

凡失下以致循衣撮空，肉惕振战，目不了了，邪热愈盛，元神将脱，补之则邪毒愈甚，攻之则几微欲绝，不得已用陶氏黄龙汤治之。此证不下必死，故用此法，庶几回生于万一也。得下后用生脉散加地黄、当归、白芍、知母、陈皮、甘草调之。

如方食肉而适病，致停积在胃，用大承气汤连下，惟是臭水稀粪，其病不退，必加人参一钱在内，虽月余，所积之物，一服便下。

凡疫病有首尾能食者，此邪不传胃，切勿绝其饮食，但不宜过食耳。有愈后十数日，微渴微热，不思饮食，此微邪在胃，正气衰竭，若强与之，即为食复①。

凡舌苔自白而渐变黄，邪在募原故白，在胃则黄，苔老变沉香色。白者不可下，黄者宜下，黑者急下。下后苔不脱，舌刺舌裂、舌短、舌硬、舌卷，皆当下。白砂苔、黑硬苔俱下，惟白润滑泽者，邪尚在募原也。如别有下证，宜达原饮加大黄。若大汗，脉洪长而渴，未可下，宜白虎汤。汗更出，目赤咽干，气喷如火，小便赤黄，涓涓作痛，扬手掷足，脉沉而数，皆为里热之极，下之无疑。潮热谵语，善太息，此胃实也。心下满，心下高起如块，心下胀痛，腹胀满痛，按之愈甚，皆下。头胀痛下之立止。若初起未可下，小便秘，大便不通，气结不舒，大便行，小便立解。有血液枯竭者，无表里证，为虚燥，宜导法。

凡阳证似阴者，瘟疫与温病、热病、伤寒通有，其阴证似阳者，惟伤寒有之，在瘟疫必无此证也。阳证似阴为外寒内热，故小便赤涩，阴证似阳为上热下寒，故小便清白。但以小便赤白为据，万不一失。

夫疫病四时皆有，但盛与不盛耳。盛行之际，沿门阖户，病皆一般者，谓之时行大疫，人皆知之。不盛之时，人偶感之，不过发热头痛，与寻常感冒相似，即有传染，不过左右服役之人，又乌能知其为疫也。病人无处追求，

① 食复：病名。指病初愈，因饮食失调而复发。

每每妄诉病原，医家不善审察，未免随情错认，误引东垣劳倦伤脾为例。壅邪转热，多致危殆。

喻嘉言曰：四时不正之气，感之因而致病，初不为疫也，因病致死，病气尸气，混合不正之气，以故鸡瘟死鸡，猪瘟死猪，牛马瘟死牛马，推之于人，何独不然？所以饥馑①兵凶之际，疫病盛行，大率春夏之交为甚。盖温暑湿热之气，交互结蒸，人在其中，无隙可避，病者当之，魄汗淋漓，一人病气，足充一室，况于连床并榻，沿门阖境，共酿之气。益以出户尸虫，载道腐墐②，燔柴掩席，委巷③投涯，种种恶秽，上混苍天清净之气，下败水土物产之气，人受之者，亲上亲下，各从其类，有必然之势。如世俗所称大头瘟者，头面腮颐肿如瓜瓠者是也；所称捻颈瘟④者，喉痹失音，颈大腹胀如虾蟆⑤者是也；所称瓜瓤瘟者，胸高胁起，呕汁如血者是也；所称杨梅瘟者，遍身紫块，忽然发如微疮者是也；所称疙瘩瘟者，发块如瘤，遍身流走，旦发夕死者是也；所称绞肠瘟者，肠鸣干呕，水泄不通者是也；所称软脚瘟者，便清泄白，足肿难移，即湿温遍行者是也。小儿痧痘尤多。已上疫证，不明证治，咸委劫运⑥，良可伤悼⑦。然而盛夏湿温之证，即藏疫疠在内，一人受之，则为湿温，一方传遍，则为疫疠。所以疫疠之发，每每盛于春夏者，以其热暑湿三气交蒸故也。盖春主厥阴肝木，秋主阳明燥金，冬主太阳寒水，各行其政。惟春分以后至秋分以前，少阳相火，少阴君火，太阴湿土，三气合行其事。天本热也，而益以日之暑；日本烈也，而载以地之湿。三气交动，时分时合。其分也，以风动于中，胜湿解蒸，不觉其苦；其合也，天之热气下，地之湿气上，人在是气之中，无隙可避。故病之繁而且苛者，莫如夏月为最。以无形之热蒸动有形之湿，即无病之人感之，尚未免于为患，况素有湿热，或下元虚人，安得不患湿温之证乎？是以湿温之证，最忌发汗，发汗则湿热混合为一，而中气尽伤，多成死证。惟宜分解，先扶中气，使中气徐领其表其里，而上下尽消，故多愈也。

至于疫证，则邪正混合，邪极胜，正极衰，转眼立毙。苦寒伤胃，温补助邪，如人中黄丸之类，始为合法也。夫伤寒之邪，先行身之背，次行身之

---

① 饥馑：灾荒。《尔雅·释天》："谷不熟为饥，蔬不熟为馑。"

② 墐（jìn）：掩埋，此指掩埋的死人。

③ 委巷：丢弃在巷子里。委，丢弃。

④ 捻颈瘟：以喉痹失音、颈大、腹胀如蛤蟆等为常见症的瘟疫。

⑤ 虾蟆（há má）：即"蛤蟆"，下同。

⑥ 咸委劫运：全推卸于厄运。委，推卸。

⑦ 伤悼：忧伤，哀伤。

前，后行身之侧，由外廓而入。瘟疫之邪，则直行中道，流布三焦。上焦为清阳，故清邪从之上入；下焦为浊阴，故浊邪从之下入；中焦为阴阳交界，凡清浊之邪必从此区分。甚者三焦相混，上行极而下，下行极而上，伤寒邪中外廓，故一表即散。疫邪行在中道，故表之不散。伤寒邪入胃腑，则腹满便坚，故可攻下。疫邪布在中焦，散漫不收，下之复合，此与治伤寒表里诸法有何涉哉？

或问春夏蒸气成疫，岂冬温独非疫耶？盖冬月过温，肾气不藏，感而成病，正与不藏精之春温无异。计此时有春无冬，三气即得交蒸成疫，然遇朔风①骤发，则蒸气化为乌有矣。是以东南冬月患正伤寒者少，患冬温及痘疮者最多，西北则秋、冬、春皆患伤寒，殊无瘟疫痘疮之患。此何以故？西北土地高燥，即春夏气难上升，何况秋冬之凝固；东南土地卑湿，为雾露之区，蛇龙之窟，其湿热之气，得风播之，尚有可耐，旦暮无风，水中之鱼，衣中之虱，且为飞扬，况于人乎？蒸气中原杂诸秽，益以病气尸气，无分老少，触之即同一病状矣。此时朔风了②不可得，故其气转积转暴，虽有熏风，但能送热，不能解凉。盛世所谓解愠阜财③者，在兵荒反有注邪布秽之事矣。

按吴又可所论，皆是寻常所有疫疠；喻嘉言所言，乃天地不正之大疫，不可彼此胶执④也。夫瘟疫证类多端，岂可一律而论！若伤于气则头项肿胀，伤于血则肢体疙瘩，伤于胃则呕汁如血，伤于肠则水泄不通。至入脏则不知人，不待救药则毙矣。大法以证为则，无以脉诊。其伤之轻者，二三日尚能行动，至四五日后忽然大热，慎勿误认伤寒，而与表药发汗，不惟不解，其热转甚而危殆矣。其初病恶寒发热头痛，宜败毒散；躁热不得汗，通解散；头痛如破，十神汤；兼瘴疠脚膝疼软，独活散；此皆为表证多者立方也。若一病便壮热无寒，多汗神昏，呕逆痞满等证，又当从凉膈、双解、三黄石膏、黄连解毒两解表里法治之。古人以普济消毒饮治大头瘟，荆防败毒散治捻颈瘟，生犀饮治瓜瓤瘟，清热解毒汤下人中黄丸，并刺块出血治杨梅瘟，三棱针刺入委中三分出血，及服人中黄散治疙瘩瘟，苍术白虎汤治软脚瘟，双解散探吐治绞肠瘟，此皆昔人已验之方，足补仲景之未逮也。

凡时疫流行之际，小儿亦多传染，《伤寒例》所谓小儿女子益以滋甚，以小儿筋骨柔脆，一染时疫，即惊搐发痉，误作惊治必死，治稍迟延亦死。其

---

① 朔风：北风。

② 了：全。

③ 解愠（yùn）阜财：消除怨恨，厚积财物，喻民安物盛，天下大治。愠，怨怒；阜，丰厚、盛多。

④ 胶执：固执不知变通。

治与大人仿佛，但幼科专于痘疹惊疳，而伤寒甚略。但知其不思饮食，不知其疫邪传胃，但知其呕渴泻泄，不知其协热下利，凡此何暇致思其为疫证乎？

疫疠中一种大头天行病，虽略见前，然不细陈，难于治疗。此证乃湿热在高巅之上，所以必多汗气蒸。初觉憎寒壮热，体重头面肿甚，目不能开，上喘，咽喉不利，舌干口燥，宜普济消毒饮，不速治十死八九。东垣云：身半已上天之气也，邪热客于三阳之间，上攻头面为肿，切不可用降药。阳明之邪首大肿，少阳之邪出于耳前后，甚至两目不开，面部赤肿，以普济消毒饮少少不住服。治法不宜太速，速则过其病所，上热未除，中寒复生，必伤人命，宜用缓药，徐徐少与为妙。额上面部，焮①赤而肿，或壮热气喘，口干舌燥，或咽喉肿痛不利，其脉数大者，此属阳明。本方加石膏，若内实热甚者，加酒大黄下之。若发于耳之上下前后，并额角旁红肿者，此属少阳也。或寒热往来，口苦咽干，胸胁满闷，本方加柴胡、栝蒌根，脉实便秘者，加酒大黄利之。若发于头脑项下，并耳后赤肿者，此属太阳也，荆防败毒散，热甚去参加芩、连。若三阳经俱受邪，并发于头面耳鼻者，亦宜普济消毒饮。大抵此证，以辛凉轻清之剂散其上盛之湿热则愈。节庵②以普济消毒饮除去人参、升麻、白芷、黑参、马勃、僵蚕、蓝根，而加入川芎、羌活、防风、荆芥、射干、姜汁、竹沥，名芩连消毒饮。药虽稍异，而功效不殊。其用大黄必须酒洗，如鸟在高巅，惟射以取之也。

又四时疫疠，天行大头，并宜用人中黄散，轻者只用芩连甘草煎成频服，不效加鼠粘子芒硝微利之，不必大剂攻毒也。

虾蟆瘟③则两颐颊下肿，小柴胡去参、半，加羌、防、荆、薄、桔梗、马勃煎服。荆防败毒散亦可。夏暑湿热气蒸，亦多发此，宜消暑十全散加荆、防、马勃，一二剂可愈。

至于温疫一证，乃温病将发之时，或既发之后，更感时行疫气。其证浑身壮热，昏昏不爽，递相传染，盛于春夏之间，以春时天令不正，则地之浊气郁蒸，发动冬时伏气，其气最毒。人在是气之中，莫之知也。正气虚者，感而受之，以正气本虚，故阳脉濡弱，而邪伤血脉，则阴脉弦紧也。以其伏邪内动，相召外疫，正被邪侵，怫郁烦扰，行运失常，壮热作矣，表证见焉。及热郁腠理，不得外泄，侵入于里，里证见焉。设使正气内充，邪气何由而

---

① 焮（xīn）：烧灼。

② 节庵：指陶华，明代医家，字尚文，号节庵，撰《伤寒六书》等书。下同。

③ 虾蟆瘟：以咽喉肿痛、涕唾稠黏、甚则往来寒热、身痛拘急、大便秘结等为常见症的瘟疫。

入？其感受之因，异于伤寒，异于温热，异于非时感受寒疫，其治大约以驱热为主，表药间用，下药必用，人中黄是君药。昔人概用清热解毒汤下人中黄丸，统治诸疫皆效。其所用人参者，知其本气不足，防邪入里，所谓补泻兼施也。温疫证多作渴，宜用小柴胡去半夏加石膏、知母。若躁热不识人，轻则凉膈，重则双解。如大便泄泻者，黄连解毒汤。若表里俱热，亦凉膈、双解。呕血者，生犀饮，便实加大黄，便滑用黄土。虚加盐水炒参，内外热极毒盛，三黄石膏。外热甚用麻黄，内热加大黄，余如时行治法。大率温疫脉来盛而有力者，发于阳也，尚可施治；脉来沉细少力者，阳病见阴脉也，皆不可救。

若温病七八日，或十余日，前热未除，重感于寒，忽然寒热交作，变为温疟，后世方书以为坏证，过经不解，寒热不除，而变温疟。殊不知此本春时温病之变证，非冬月伤寒之变证也。按《伤寒例》云：脉阴阳俱盛，重感于寒，变为温疟，其证胸胁满，烦渴而呕。微恶寒者，治以小柴胡去参、半，加栝蒌根、石膏，无寒但热，其脉如平，骨节烦疼，时呕者，用白虎汤加桂枝。慎不可用辛温发散以助其虐也。至于《内经》所言先热后寒之温疟，乃得之冬中于风，寒气藏于骨髓之中，至春阳气大发，邪气不能自出，因遇大暑，脑髓烁，肌肉消，腠理发泄，或有所用力，邪气与汗共出。此病藏于肾，其气先从内出之于外也。如是者阴虚而阳盛，阳盛则热矣。衰则气复反入，入则阳虚，阳虚则寒矣。故先热而后寒，名曰温疟。夫先热后寒者，以先前伏邪乘春时阳气而发出于阳明，故热；已后因本身之真阴内烁，则邪复反于少阴，故寒。治宜人参白虎汤。或有客邪，则加桂枝，更以金匮肾气丸去附子倍桂枝作汤，渴则饮之。盖从肾出外而大热，则其内先已如焚，水中火发，虽非阴火，亦可畏也。故先用白虎退热，俟其疟势外衰，复返于肾，而阴精与之相持，乃为寒。设不知壮水之主以急救其阴，十数发后，则阴精竭矣。此则伏邪自发之温疟，与温病后重感于寒所变之温疟，似异而实同。然皆不越少阴，并详辨此，以破二经异同之惑。

若冬时温暖，人感乖戾之气，至春始发，更遇天道过于骤热，遂变温毒。《伤寒例》云：阳脉洪数，阴脉实大，更感温热，变为温毒，温毒为病最重也。伏毒与时热交并，表里俱热，故其脉浮沉俱盛。亦有冬温误用辛热，或热毒不得外解而陷入于里，亦有是证也，其证心下烦闷，呕逆咳嗽，甚则面赤，身体俱赤，狂乱躁渴，咽喉肿痛，狂言下利而发斑，最为危候。治宜大解热毒为主，若斑如锦纹，身热烦躁，而无燥结者，黄连解毒汤；若躁闷狂妄而无汗者，三黄石膏汤；自汗烦渴而发斑为胃热，人参化斑汤即人参白虎汤；

烦热错语不得眠，白虎合黄连解毒汤；斑不透，犀角大青汤；斑透热不止，本方去升麻、黄芩，加人参、生地、柴胡；发斑热毒势甚，咽痛，心烦，狂言闷乱，犀角黑参汤。虽大便不通，勿用下药，惟宜犀角地黄汤，凡斑色紫者为危候，黄连解毒合犀角地黄，若斑色紫黑而平下坑烂，脉虚小自利者不治。其失于汗下，及温热时行夹食阴斑，详后发斑本例。

有阳热亢极而成阳毒者，《金匮》云：阳毒之为病，面赤斑如锦纹，咽喉痛，唾脓血，五日可治，七日不可治，升麻鳖甲汤主之。虚热势盛，毒不能化者，活人阳毒升麻汤。有一二日间便成阳毒者，有误用辛热发汗，或吐下未当，邪热内陷变成阳毒者，其证壮热头项痛，躁闷不安，或狂言骂詈，妄言妄见，或口唾脓血，面生锦纹，或舌卷焦黑，鼻如烟煤，或咽喉肿痛，下利黄赤，六脉洪大而数，人参白虎汤。咽喉痛者，犀角、黑参、升麻、甘草等分煎服。若热毒大盛，时狂时昏，口噤咬牙，药不得下者，先用水一盆，用绢裹指，蘸水渍牙关，候牙关放宽，狂乱稍定，方与服药，三黄石膏汤加减。脉洪大，黄连解毒汤。慎不可以其热盛而误下之。盖此证之热，散漫于外，故以攻下为首禁也。夏月热甚，狂躁闷乱不安，脉洪数者，用新汲水或黄连水渍青布四五尺，作数折[①]略绞，搭病人胸前，热即易之，须臾得睡效，睡即去之。

有阴热亢极而成阴毒者，《金匮》云：阴毒之为病，面目青，身痛如被杖，咽喉痛，五日可治，七日不可治，升麻鳖甲汤去雄黄蜀椒主之。《活人》用原方加桂枝，名阴毒甘草汤。复有阴寒极甚而成阴毒者，自是两种，不可混也。夫阴寒极甚，反大热躁渴，四肢厥逆，脉沉细而疾，或尺部短而寸口大，额上手背冷汗不止，或先因房事而后着寒，或内伤生冷而犯房室，内既伏阴，复加外寒，积寒伏于下，微阳消于上，遂成阴盛格阳，阳气上脱之候。五六日后，胸前手足发出淡红小斑为阴毒，虽盛夏禁用凉药。宜附子理中汤，甚则身重眼睛疼，额上冷汗，呕哕呃逆，或爪甲青，或腹绞痛，或面赤足冷，厥逆躁渴，身发青黑斑，口鼻灰色，舌黑而卷，茎与囊皆缩，六脉沉细而迟，或伏而不出，或疾至七八至已上不可数者，急用葱饼于脐上熨之，随用附子散，或人参三白汤合四逆汤主之。熨之手足不和暖者不治。

刘守真[②]云：世欲所言阴毒，皆阳热亢极，蓄热深于内，身表有似阴寒，此特指仲景升麻鳖甲汤去雄黄蜀椒阴热亢极之证。若后世所谓阴寒极甚之阴

---

① 数折：数次折叠。

② 刘守真：指刘完素，金代医家，字守真，自号通玄处士，撰《素问玄机原病式》等书。

毒，必用回阳退阴之药，内温正气，逼邪出外，庶或可愈。若服凉药，则渴转甚，躁转急，必致虚阳暴脱而死也。

王安道曰：阴阳二毒，与阴阳二证迥异，考仲景书，虽有阴毒之名，然其所叙之证，不过面目青，身痛如被杖，咽喉痛而已，并不言阴寒极甚之证，况其所治之方，不过升麻、甘草、当归、鳖甲而已，并不用大温大热之药。是仲景所谓阴毒，非阴寒之病，乃是感天地之恶毒异气，入于阴经，故曰阴毒。后人遂以阴寒极甚之证，参入仲景证中，却用附子散等温药以治，窃谓阴寒极甚之证。或内伤冷物，或暴中阴寒，或过服寒药所变，内外俱冷，固可名为阴毒，然终非仲景所言恶毒异气所中之谓也。

赵以德曰：按古方书谓阳毒者，阳气独盛，阴气暴衰，内外皆阳，故成阳毒；谓阴毒者，阴气独盛，阳气暴衰，内外皆阴，故成阴毒。二者或伤寒初得便为是证，或服药后变而成之，阳毒尽治以寒凉，阴毒尽治以温热，药剂如冰炭之异，何乃仲景以一方治之乎？其曰阴毒去雄黄、蜀椒，则反去其温热者矣，岂非一皆热毒伤于阴阳二经乎！在阳经络，则面赤斑如锦纹，唾脓血，在阴经络，则面青身如被杖，此皆阴阳水火动静之本象也。其曰七日不可治者，阴阳之津气血液皆消灭矣。伤寒七日犹得再经，而此加之以毒，至七日不惟消灭其阴，且火极亦自灭矣。

然春夏之交，多有伤风寒疫时行，与温病、风温、温疫、温疟、温毒、阳毒、阴毒，交错难辨。盖伤风则发热头痛，鼻塞声重，咳嚏恶风自汗。寒疫则憎寒壮热，头痛骨节烦疼，虽发热不渴，时行则里巷之中，病俱相类。温病则烦热口燥而渴，气口脉盛。若稍见人迎浮紧，即有重感风寒矣。病温复感风邪，而见自汗，灼热，咳嚏声嘶者，风温也。先前温热未除，复感时行瘟气，即昏昏壮热，遍相传染者，温疫也。温病日久，更感于寒，寒热如疟者，温疟也。温病更感温热，热毒炽盛而发斑者，温毒也。发斑热越狂走者，阳毒也。发斑而身如被杖厥冷者，阴毒也。已上数证，多发于二三气中，一一按证定名，庶无误治之失。

若交夏至后，炎暑司令，相火用事，人有发热身疼，不恶寒，但恶热而大渴者，为热病。伤寒例云：凡伤寒而成温热者，先夏至日为温病，后夏至日为热病。盖久伏之邪，随时气之暑热而郁发也。以邪非外来，故但恶热而不恶寒，热自内发，故口燥渴而引饮多。其邪既郁为热，不宜辛温发汗，不得复言为寒。仲景仍以伤寒目之者，谓其初受病时，皆寒气郁伏所致耳。世言仲景无温热治法，详太阳、阳明篇中，多治温热，不然黄芩汤、白虎汤方何由而立也？惜乎残缺未备，且混入伤寒六经例中，设若不审，误以白虎治伤寒，立见其害。白虎为金神，夏热见之而退，非盛暑热病内外热极者不可用。气虚人用之，往往成结胸，甚至不救。其性大寒伤肺，非伤寒药也。故有立夏以前，处暑以后，不可妄用白虎之戒。夫伤寒之不可用黄芩、白虎，犹温热之不可用桂枝、麻黄、大小青龙也。即治温热，亦须无非时暴寒者方可，但温热病亦有先见表证而后见里证者，盖怫郁自内达外，热郁腠理之时，若不用辛凉解散，则邪不得外泄，遂还里而成可攻之证，非如伤寒从表而始也。或有不悟此理，乃于春夏温病热病而求浮紧之脉，不亦疏乎？夫温病热病之脉或见浮紧者，乃重感不正之暴寒，寒邪束于外，热邪结于内，故其脉外则绷急，内则洪盛也。又或不识脉形，但见弦脉，便呼为紧而妄治之。盖脉之盛而有力者，每每兼弦，岂可错认为紧，而断以为寒乎？夫温病热病之脉，多在肌肉之分，而不甚浮，且右手反盛于左手者，诚由怫郁在内故也。其左手盛或浮者，必有重感风寒，否则非温病、热病，自是非时暴寒耳。然温病之发，因暴寒者居多，热病之发，兼暑暍①者为甚。以伏邪乘天暑汗泄，从包络三焦一齐发出三阳也。经云：三阳合病，腹满身重，难以转侧，口不仁而面垢，谵语遗尿，发汗则谵语，下之则额上生汗，手足逆冷，若自汗出，白虎汤主之。此虽言三阳合病，而实热病兼见暍证。如面垢遗尿，非中暍乎？以伏邪既乘暑热发出在表，汗下俱禁。若始发之时，背微恶寒者，为肌表之真阳不能胜邪，故加人参以固真气也。按长沙所主白虎及白虎加人参，凡八证，皆主热病烦渴而里大热。盖伏气之邪，自内出外，本非暴感风寒，故不宜发汗。又热发于外，内邪不实，复不可下之，故宜此汤及竹叶、石膏、黄连解毒选用。若大渴烦躁，背恶寒脉洪，用白虎汤合黄连解毒，衄血加生地、丹皮，喘加栝蒌根、厚朴，恶热烦闷腹满，舌苔黄黑，五六日不大便者，凉膈、双解、三承气汤选用。如或脉兼弦紧，必有重感客邪表证，宜于天水散中加葛根、石膏、葱白、香豉之类，其性虽寒，不碍发散也。若邪在半表半里，古法用小柴胡，今用双解散去麻黄加柴胡，其功尤捷。脉弱者加人参，远胜小柴胡也。每见世人治温热病，误下之未为大害，误汗之变不可言，此足征其热之自内达外矣。其间有误用攻里而致变者，乃春夏暴寒所感之寒疫，邪纯在表，未入于里故也。

凡治伏气发温复感客邪，轻者只宜小柴胡去参、半，加橘皮、栝蒌根、葱白、香豉，热病更加石膏、知母。

一法温病、热病，凡有客邪，不问兼风兼寒，脉浮脉紧，恶风恶寒，可

---

① 暍（yē）：中暑，受暴热。

汗不可下者，通用双解散去硝黄加葱豉最妙。凡表证依法汗下不解，别无异证者，通用凉膈散以退其热，无使热盛危剧也。汗后余热未尽，用天水散或小柴胡加减。汗不解，下证未全者，白虎汤。汗后躁不得眠，微热而渴者，五苓散去桂合天水。汗后不解，中外有热，口干烦渴，解毒凉膈天水，能调顺阴阳，洗涤脏腑，若纯是里证，脉盛而实，不恶寒，但恶热，烦渴引饮，自汗谵语，不大便，咽干腹满，可下不可汗者，三一承气汤下之。

一法不问风寒湿暑，或表里证俱见，或内外诸邪所伤，有汗无汗，心腹满痛，谵语烦躁，咽干口燥，畜热内盛，俱用调胃承气合解毒下之，能泻内外大热。或热结极深，而数下不利，不救成死证矣，急用大承气汤加甘遂末一钱匙下之。凡里证依法下之而不解，或大下后，或二三下后，热势尚盛而不退者，寒凉诸药不能退其热，脉弱气虚，不可更下。或诸湿热内盛，小便赤涩，大便溏泄频迸，少腹急痛者，欲作利也，黄连解毒汤主之。下之太过，其热不退，再三下之，热愈甚，脉微气虚，法无可生之理，至此下之亦死，不下亦死。但用凉膈合解毒调之，庶几阳热退除，阴脉渐生，亦有得生者。若表里证俱见，欲汗之而里证已形，欲下之而表病未解，只宜小柴胡汤和之。

一法不问风寒暑湿，用凉膈散天水散合煎解之，或表热多里热少，天水一凉膈半，或里热多表热少，凉膈一天水半。表热极盛，里有微热，身疼头痛，或眩或呕，不可汗下者，天水凉膈合煎，甚者用大柴胡合大承气汤主之。若更不解，不可复用苦寒峻攻，但宜和平之药，宣散其表，和解其里，用小柴胡、凉膈散、天水散和解之，或小柴胡合解毒汤。如服后热未退者，大柴胡合解毒汤微下之。诸小柴胡证，日久不解，表里热势更甚，而心下急，郁郁微烦者，或发热汗出不解，心下痞硬，呕吐不利，或阳明病多汗，或少阴病下利清水，心下痛，咽干燥渴，或太阴病腹满而痛，俱宜调胃承气合黄连解毒下之。外热势盛者，双解散为当。守真制双解散，以攻热病内外之热邪，使表里齐解，甚为得法。然间有不解者，犹未尽善也。子和演为吐法，即用前药煎一大碗，令饮其半，以探引出风痰，次服一半，使衣被覆盖，必大汗出而解。世人只知桂枝麻黄发汗，不知凉药亦能发汗也。热病用热药，汗不出者，反益病，凉药发之百无一损，益元散加薄荷便能发汗。更加葱豉尤捷。承气用姜枣煎，借辛甘发散之意。守真双解散，子和演为吐法，岂非凉药亦能发汗乎？若误用伤寒药，致发斑黄者，当从下后斑黄例治之。夏月误用辛温，及重复发汗，变证百出，往往发斑，谵语，衄血，喘满，昏迷闷乱，诸证并见，皆热极所致，则用药不离黄连解毒汤加减。如汗下太过，脉微恶寒者，坏证也，又当从芍药甘草汤调补其阴，中间稍加姜枣和之，慎不可轻用温补也。倘不经汗下，而脉虚小手足厥者，必死也。

大抵温病、热病，皆是热郁之气，故多发于三阳，若发于三阴者必难治。其脉若沉细，或微弱，或虚大无力，为脉不应病，必死。然发于三阴者，必有所因，或因冷食伤脾，或因欲事伤肾，皆正气先伤，热毒乘虚而发。设用甘温调补，宁不助邪转炽！若行苦寒峻攻，真元立致消亡，虽长沙河间复起，恐难为力矣。

凡温病热病，营未交者可治，阴阳交者必死。夫所谓营未交者，言营分热毒之色，未交遍于卫分也。而《类经》误释为邪犹在卫，未交于营，其气不深，意谓热病之邪，亦如伤寒自表传里也。按《内经·刺热篇》云：太阳之脉，色荣颧骨，营未交，曰今且得汗，待时而已。与厥阴脉争见者，死期不过三日，其热病内连肾，少阳之脉色。荣颊前，热病也，营未交，曰今且得汗，待时而已，与少阴脉争见者死。旧释殊悖，今特明之。夫太阳之脉，浮脉也，色赤色也，其证初起，如以采饰，止颧骨一处，不交他处，为营未交。热势尚浅，脉色相符，是犹可治。大凡温病热自内出，经气先虚，虽发汗，多未得汗，故云：今且得汗，待时而已。虽有余证未退，少需听其自解，此真诀也。至于与厥阴脉争见者，死期不过三日，言热病大热烦渴，反见阴脉阴色，色脉皆阴，故为争见。争见赤紫滞晦，传经势重，已为主死，争见青黑克贼，十死不救矣。三日死者，以其热毒复入于里，三日传尽三阴，阴精内竭，故恶毒之色，发见于外也。太阳厥阴争见者死，少阳少阴争见亦死。牵连肾水在内，以少阴为厥阴母，水势垂危，源流并竭故也。所谓阴阳交者，言阴阳交互，邪胜正负，毒邪亢盛，反逼正气为汗也。按《评热病论》云：黄帝问曰：有病温者，汗出彻复热，而脉躁疾，不为汗衰，狂言不能食，病名为何？岐伯对曰：病名阴阳交，交者死也。帝曰：愿闻其说。岐伯曰：人所以汗出者，皆生于谷，谷生于精，今邪气交争于骨肉而得汗者，是邪却而精胜也。精胜则当能食，而不复热，复热者，邪气也。汗者，精气也，今汗出彻复热者，是邪胜也，不能食者，精无俾①也。病而留者，其寿可立而倾也。且夫《热病②》曰：汗出而脉尚躁盛者死。今脉不与汗相应，此不胜其病也，其死明矣。狂言者是失志，失志者死。今见三死，不见一生，虽愈必死也。此假论温，独创谷气之旨，谷气为精，精气胜乃为汗，身中之至宝也。故藏于精者，春不病温，病温皆冬不藏精之故。所以热毒亢极，肾水伤竭，

① 俾（bǐ）：任事，行使职能。

② 热病：按《内经》原文，作为“热论”。

乃至狂言失志，精脱而死，以此故也。有云二阳搏，其病温，死不治，不过十日死。二阳者，手足阳明也。虽未入阴，病温至极，必至不治，稍延不过十日死，较三日死阴之属，少饶其期耳。

再按《灵枢·热病》云：热病七日八日，脉微小，病者溲血，口中干，一日半而死，脉代者一日死。热病已得汗出，而脉尚躁，喘且复热，喘甚者死。热病七日八日，脉不躁，躁不散数，后三日中有汗，三日不汗，四日死。热病不知所痛，耳聋不能自收，口干，阳热甚，阴颇有寒者，热在髓，死不可治。热病已得汗，而脉尚躁盛，此阴脉之极也，死。其得汗而脉静者生，热病脉尚盛躁，而不得汗者，此阳脉之极也，死。脉盛躁，得汗静者生，汗不出，大颧发赤，哕者死。泄而腹满甚者死。目不明，热不已者死。老人婴儿，热而腹满者死。汗不出，呕下血者死。舌本烂，热不已者死。咳而衄，汗不出，出不至足者死。髓热者死，热而痉者死，腰折瘛疭齿噤龂①也。

夏月暑湿交蒸，人多中暑，证与热病相似，首宜以脉法辨之。夫热病之脉必盛，中暑之脉必虚，盖寒伤形而不伤气，所以脉盛，暑伤气而不伤形，所以脉虚。然又有弦细芤迟之脉者何也？夫人暑月必多汗，多汗则脉虚，此其常也。守真曰：热为阳中之至阳，以热伤气，则汗自出，病虽为热，脉不能实，而反虚或弱也。若汗出当风，闭其汗孔，即风与汗湿留泊肌腠，脉故弦细；或虚风不作郁热，表虚仍自汗出者，脉必芤迟也。统而言之曰虚，分而言之曰弦细芤迟，其不以浮大之脉混入虚脉之中，称为暑病之脉也。洁古②以静而得之为中暑，为阳中之阴，为暑伤阴证。动而得之为中热，即谓之中暍，为热伤阳证。

仲景云：太阳中热者暍是也。然亦多阳明证，其大汗出，微恶寒发热，小便淋沥黄赤者，为太阳；其面赤，大汗烦渴，喘急气粗，前板齿燥，或呕或泄者，为阳明。乃当炎暑之令，而受烈日之蒸，即无宿病之人恒得之，脉必洪大，发热烦渴，重者昏愦不省人事，有似热病，但忽轻忽重为异耳。伤在太阳，五苓散减桂加香薷，阳明消暑丸。凡平人偶然中暍，身热背恶寒，面垢自汗，大渴引饮，烦躁闷乱，痰逆恶心，胸膈不快，或吐泻转筋，小便秘涩者，此内外皆热，即有昏愦困倦，指头微寒，并宜五苓合益元。若手足搐搦者，暑风也，香藿饮加羌、防。呕吐加藿香、陈皮。小便不利，加茯苓、猪苓、泽泻、滑石。有痰加半夏、生姜，口渴不用半夏，加栝蒌根，泻利不

---

① 噤龂（jìn xiè）：咬牙切齿，强忍不言之状。噤，闭口不言。龂，牙齿相磨切。

② 洁古：张元素之字，金代名医，撰有《医学启源》等书。

止加白术。转筋加木瓜。若腹满身重，难以转侧，口不仁而面垢，谵语遗尿者，此热病兼暍也，白虎汤。若农夫田野，习惯力役之人，过受燔灼，头角额痛，发热大渴引饮，脉洪，汗大泄者，急作地浆水煎苍术白虎汤即白虎汤加苍术。老人不宜用寒者，竹叶石膏汤稍加熟附温顺之。又老年平昔阴虚多火，不可用温者，白虎加人参竹叶为当。凡中暍虽势甚，但一解即愈，不似中暑之必需补益也。

《内经》云：因于暑，汗，烦则喘喝，静则多言。此心包证也。然亦多兼入脾及他脏者，入脾则昏愦，入肝则眩晕，入肺则喘满，入肾则消渴，乃郁蒸之气伤人元气，惟精神亏乏之人始中之。脉来虚细，重者伏匿，若喘促逆冷，卒然昏晕，脉虽虚细，慎不可用温补，此热伤阴气，故禁温剂，凡温热药皆助阳耗阴也。如避暑深堂起居不时，而汗出烦躁，面垢，背微恶寒，手足微厥，甚则洒然[①]毛耸，以腠理开则洒然寒，若腠理闭则热而闷矣。乃包络之火不能胜时火，故反微恶寒也。或于阴凉处坐卧，表虚不任风寒，往往自认外感，求医解表，若误与表药，重绝元气，祸如反掌。惟宜清暑益气汤。若果脉紧畏寒，有表邪者，消暑十全散。脾气虚弱，汗出多而恶寒者，十味香薷饮。若暑热之时过伤饮食，泄泻呕吐霍乱者，六和汤。伏暑霍乱，腹痛泄泻，身热手足冷者，五苓散下来复丹。如脾胃虚损之人，上焦之气不足，暑湿之气郁蒸，则四肢困倦，精神短少，两脚痿软，懒于动作言语，昏昏嗜卧，头痛而重，心胸痞闷，骨节无力，气促似喘非喘，其形蒙蒙如烟雾中，早晚之际，则发寒厥，日高之后，复发热如火，乃阴阳气血俱不足也。若四肢灼热，为阴虚发热，或四肢冰冷，为阳虚寒厥，以脾主四肢故也。清暑益气汤、清燥汤选用。若自汗过多，风犯汗孔，则身体重痛，肢节麻瞀[②]烦疼。或渴或不渴，或小便黄涩，此风郁汗湿与暑相搏也。宜六一散加葱豉，兼惊加神砂末，小便数合五苓或去桂，并煎服探吐，令汗出则愈。若远行劳役，大热而渴，则阳气内伐，热舍于肾，为水不胜火，发为骨痿；若黾勉[③]触热劳形，发热烦渴，口鼻气促而喘，至日晡之际，病必少减；若认作阳明中暍，误用白虎，旬日必死。此脾胃大虚，元气不足也。总之，脾胃一虚，病证百出，惟补中益气去升麻，加麦冬、五味、茯苓、泽泻、黄连、黄柏之类，补益中兼清解而渐愈。不似中暍之即能平复也。

---

① 洒（xiǎn）然：恶寒的样子。下同。

② 瞀（mào）：目眩，眼花。

③ 黾（mǐn）勉：勉力，尽力。

按：暑暍二者，名虽不同，其为天热外伤则一。在素虚者自难御之，即平人受伤者，亦必因劳役饥馁，而劳役饥馁则虚，虚则邪入而病，不虚则天令虽热，亦无由以伤之。则知中暑中暍固有阴阳虚实之殊，彼以动静所得分之，何哉？即其所谓静而得之者，避暑深堂，患头疼恶寒，肢体拘急等证，是亦感寒之类耳。盖冬月脉浮紧为伤寒，浮缓为中风，夏月脉弦紧为伤风，弦缓为中暑，以表疏自汗则脉缓，表致无汗则脉紧耳。然中暑亦有无汗而脉弦细，此虽中暑，必缘微凉所遏而然。其所以烦心、肌肤火热、无汗，非暑邪也，身中阳气受阴寒所遏而作也。其有凉亭水阁过受凉快，为寒所袭而病，脉必弦紧，宜消暑十全散，不可全用表药。盖暑月腠理易开，即香薷热饮便能出汗也。倘人迎脉弦，气口脉大，而咳嗽，鼻流清涕，目疼，额与眉棱骨痛，选奇汤最效。有天暑用冷水淋浴而病者，《金匮》云：太阳中暍，身热疼重，而脉微弱者，此以夏月伤冷水，水行皮中所致也。一物瓜蒂汤主之。以瓜蒂二七枚，水煎顿服，少顷，于无风处大吐，汗出而愈。虚人五苓散加葱豉探吐之。若冒暑伏热，引饮过多，及恣啖瓜果生冷，致脾胃受湿，而腹痛呕泻，水谷不分，脉来沉紧者，为内伤寒而病，宜大顺散。若阳气虚人，膏粱与水果杂进，兼恣意房帏，致周身阳气不得伸越，而脉沉细或弦迟，面垢如尘，无汗恶寒，四肢厥逆拘急，或霍乱呕吐者，冷香饮子。若多汗喘促，吐利兼作，脉见微细欲绝，或虚浮欲散，此为紧病，非浆水散不救。若汗出浴卧当风，或冷水浸澡，或坐卧湿地而病，虽当暑月，非暑伤人，皆因暑而自致之病，当用温散药治之。若暑热为病，不过清心利小便，解暑毒补真气而已。即有脉虚昏愦，手足厥冷，亦不得用热药也。世俗往往不明，概曰夏月阴气在内，大顺散为必用之药。夫阴气非寒气也。盖夏月阳气发散在外，而阴气在内耳，岂可视阴气为寒，而用温热药乎？阴果为寒，何以夏日则饮水乎？丹溪云：伏阴于内，阴字有虚之义。若作阴冷看，误矣。火令之时，烁石流金，有何阴冷，孙真人①令人夏月常服生脉散，非气虚而何？古人大顺散非谓伏阴而用之，本治嚼冰饮冷所伤，若庸工概用温药，治避暑深堂，寒郁其阳之证，恐不能解表，反增内烦也。其苍术白虎汤、黄连香葍饮，虽宜暑病，亦岂可视为通行之药乎？

又酷暑道途中，卒然晕仆，为暑风卒倒，此热毒涌痰，壅塞心包也。切不可用冷，得冷则死，急以热土熨脐中，仍使更溺于脐腹，并捣姜蒜绞汁灌之立苏。若热病因暑而发，治从热病例，盖伏邪必从少阴发出心包而入阳明，

① 孙真人：指孙思邈。

与阳明中暍不殊，总属白虎证治，不必辨其是热是暍也。

若其人素有痹湿，复伤于暑，暑湿相搏，深入太阴，则发湿温，以太阴主湿，召暑而入其中也。证若两胫逆冷腹满，湿得暑而彰其寒也。支胸，头目痛苦，妄言，壮热多汗，暑得湿而彰其热也。其脉阳濡而弱，阴小而急，盖湿伤于血，则必小急；暑伤于气，则必濡弱也。罗谦甫云：濡弱见于阳部，湿气搏暑也。小急见于阴部，暑气蒸湿也。病在太阴阳明，不可发汗，汗之则不能言，耳聋不知痛处，身青面色变，名曰重暍，死。宜白虎汤加苍术，分解两经混合之邪。如有寒热，加桂枝，若湿气胜，一身尽痛，发热身黄，小便不利，大便反快，五苓散加茵陈。此乃热入阴分，故见足冷脉弱，不可因其足冷脉弱而误用温药也。若内夹冷食，五苓散去猪苓、泽泻，加甘草、干姜即茯苓白术汤或五苓合甘草、干姜亦得。然夏月亦有中寒厥冷宜温者，必小便清白，知里无热，方可用温，若是湿温，小便必赤涩而少，即如厥阴热厥，亦有唇青脉伏，当用竹叶石膏汤者，与此不异。此正《内经》亢则害，承乃制①，火极反兼胜己之化也。王肯堂云：昔人治湿温，遍身皆润，而足冷至膝下，腹满不省人事，六脉皆小弱而急，问其所服之药，皆阴病药也，此非受病重，药能重病耳。遂以五苓散合白虎汤，十余剂稍苏，更与清燥汤调理而愈。凡阴病厥冷，两臂皆冷，今胫冷臂不冷则非下厥上行，故知非阳微寒厥，而令用祛湿药也。

春夏湿令大行，人感其气，则一身尽重而痛，脉来沉缓，小便不利，大便反快，此名中湿。以其人素有蕴湿，因复感湿令，故有是证，宜五苓散加减，淡渗为主。治湿之法，不利小便非其治也。凡夏月之湿，皆为热湿，非如冬月之湿为寒湿也。

湿家身烦疼，可与麻黄加术汤微汗之即麻黄汤加白术四两，慎不可以火攻之，攻之必喘满烦惊，小便不利也。

湿热内遏，则头汗身黄，宜茵陈蒿汤合五苓散，然湿家非内实热极发黄，不可议用下药，即茵陈蒿汤中用大黄，不过藉以导热利湿，非用下也。湿家但头汗出，项背强，欲得被覆向火，胸满，小便不利，舌上如苔者，此丹田有热，胸中有寒也，宜黄连汤和解之。若误下寒湿则哕，额上汗出微喘，小便利者死。阴阳上下俱脱也。又下之额上汗出而喘，小便反秘者亦死。经云：

---

① 亢则害，承乃制：语出《素问·六微旨大论》。谓天之六气亢盛时就要造成危害，而相承之气，可以制约它。

关格[①]不通，不得尿。头无汗者可治，有汗者死。若额汗而小便如常，手足自温者，阳气虽逆，阴气犹不至于暴脱，白术附子汤救之。若下之利不止，虽无额汗喘逆，此阴气下脱，亦死也。

湿家虽身疼痛，不可发汗，汗之则痉，此为阳虚脉沉细者而言也。前云：湿家身烦疼，可与麻黄加术汤，是治暴感寒湿，阳气未伤，脉见浮紧，故宜微汗以开泄之。若夫阳虚之人，卫气先亏，不能固密肌腠，复加汗剂伤营，势必内扰肝木，而生虚风，所以垂戒不可发汗也。又有湿家身疼，发热面黄，脉大自能饮食者，内[②]药鼻中则愈。以浊湿干犯清道，而见头痛鼻塞，是不当以汤药治其肠胃也。更有上盛之湿，下先受之之湿，濡泻之湿，大筋软短小筋弛长之湿，因气为肿之湿，五痹诸湿，种种不同，详述《医归》[③]。

若先伤湿，身疼，而后伤风者，谓之风湿，经言风湿相搏，一身尽痛，发热而肿，不能转侧，恶风不欲去衣，额上微汗，大便难，小便利，日晡热剧者，名风湿。此病伤于汗出当风，或久伤取冷所致，可与麻黄杏仁薏苡甘草汤温服。法当微汗而解，不可大发汗，大汗则风去湿不去也。自汗去麻黄，加桂枝、羌活，脉浮身重，汗出恶风，防己黄芪汤。其脉浮虚而涩，不呕不渴者，桂枝附子汤，若内不渴，外不热，小便自利者，为津液不足，白术附子汤一服。觉身痹半日许再服，三服都尽，其人如冒状，勿怪，即是术附并走皮中逐水气，不得除故耳。若小便不利，恶风不欲去衣，而身微肿者，甘草附子汤。风湿相搏，一身尽痛，而脉浮自汗，或头重鼻塞者，羌活胜湿汤。小便不利，而微热者，五苓散，或黄芪建中、五苓散各半帖和服。又种[④]水湿之蒸气，及汗出当风，或中雾露，或中山岚瘴湿，与风寒合者，皆中于湿而合异气也。宜除风湿羌活汤微汗之。太阳病失汗，或汗后不解，身黄发热者先服麻黄连轺赤小豆汤，后与栀子柏皮汤。或问中湿风湿，何以别之？曰：山泽阴雨薰蒸之气，冒袭之者，名为中湿，此脾与肾受湿也。其证一身尽痛，如薰黄，脉来沉缓，治之以燥胜湿，兼利小便。若夫汗出当风，湿气郁闭于腠理，此膀胱与胃受湿也。其证恶风不欲去衣，肢节疼痛，脉来浮涩，治之以风胜湿，兼取微似汗，此大法也。罗谦甫云：春夏之交，人病如伤寒，汗

---

① 关格：指阴阳均偏盛，不能相互营运的严重病理状态。《灵枢·脉度》："阴气太盛，则阳气不能荣也，故曰关；阳气太盛，则阴气弗能荣也，故曰格。阴阳俱盛，不得相荣，故曰关格。关格者，不得尽期而死也。"

② 内：同"纳"。纳入。

③ 医归：即《张氏医通》。

④ 种：依上下文义，当作"中"。

出体重，肢节痛，难以转侧，小便不利，此名风湿。但多服五苓散，小便通利即愈。

喻嘉言曰：风湿虽同伤太阳，而有亲上亲下之不同，《内经》谓风者，百病之长，其变无常者是也。其中人也，风则上先受之，湿则下先受之，俱从太阳膀胱经而入。风伤其卫，湿流关节；风邪从阳而亲上，湿邪从阴而亲下；风邪无形而居外，湿邪有形而居内。上下内外之间，邪相搏击，故显汗出恶风，短气，发热头痛，骨节烦疼，身重微肿等证，此固宜从汗解。第汗法与常法不同，用麻黄汤必加白术或薏苡以去其湿，用桂枝汤必去芍药加白术，甚者加附子，以温其经。其取汗，又贵徐不贵骤，骤则风去湿存，徐则风湿俱去也。其有不可发汗者，缘风湿相搏，多夹阳虚，阳虚即不可汗，但可用辛热气壮之药扶阳逐湿而已。凡见短气，虽为邪阻其正，当虑胸中阳虚，凡见汗出微喘，虽为肺气感邪，当虑真阳欲脱，明眼辨之必早也。其湿流关节之痛，脉见沉细者，则非有外风与之相搏，只名湿痹。湿痹者，湿邪痹其身中之阳气也。利其小便，则阳气通行无碍，而关节之痹并解矣。设小便利，已而关节之痹不解，必其人阳气为湿所持，而不得外泄，或但头间有汗，而身中无汗，反欲得被盖向火者，又当微汗以通其阳也。

经曰：伤于湿者，下先受之，曰湿流关节。言地之湿中人，流入四肢百节也。又曰：湿上甚为热，此则下受之湿，袭入三阳胸背头面之间，从上焦之阳，而变为湿热也。湿上甚为热，其小便必不利，以既上之湿难于下趋，故云：治湿不利小便，非其治也。然治上甚之湿热，不能发汗而利小便，即为第二义矣。若阳虚者，小便色白，不时淋滴而多汗，正泉竭而阳欲出亡之象，一切利水之药，不可误施，以犯虚虚之戒。

复有一种燥证，反似湿痹，以其证遍身烦疼，手足痿弱无力，脉来细涩而微，此阴血为火热所伤，不能荣养百脉所致。慎勿误认湿痹而与风药，则火益炽而燥热转甚矣。宜甘寒滋润之剂，补养阴血，兼连檗以坚之，然须视其人之形瘦色赤，方为燥热，若肥盛者，则为湿热无疑也。

伤寒之兼湿热者甚多，惜乎古所未详，近亦罕讲。丹溪虽大阐湿热法门，然其所论，皆外淫之湿，而未及本身之湿热也。尝读仲景书，有论寒湿者，有论风湿者，以其兼外感之邪，故列之太阳例中，其但言湿者，则与痉暍①同列，当知痉暍亦不离乎湿热也。及观痞论中，则治本身中湿热之方具在，只恨无人道破。以致蒙昧千秋也。盖伤寒误下，则有痞满之变，然亦有不经攻

① 痉暍：病名，指因温热而引起的肢体强直的病证。

下而痞者，皆由其人素多痰湿，因外邪触动，所以逆上而满，故仲景特立泻心汤诸法，正以祛逆上之湿热也。罗谦甫云：泻心汤诸方，取治湿热最当，惟干姜宜加斟酌。以热则生火于中，恐反助湿热为患，炮时须预熬黄连汁乘火淬之，此标本兼得之制也。又有脾湿肺燥之人，则阴中之火易于上升，上升则咽喉作痛而干咳，须用贝母之润以代半夏之燥，煨姜之柔以易干姜之僭，更加姜汁竹沥以行其滞，此在临证之权宜耳。又有胸中寒丹田热者，黄连汤或小陷胸合理中，其在感邪之初，未见痞满之时，可用辛凉解表，然必兼理痰气为要。至若停食感冒，更兼痰湿内盛，则当胸逆满，气道阻碍，津液固结，三四日间便见舌苔芒刺，喘胀闷乱者，不急治，胀闷而死。速与凉膈散加葶苈、甘遂、白芥子、姜汁、竹沥下夺之，庶可十全二三，但须明论用药，不可轻投，反招其谤也。在伤寒则下不厌迟，独此证切勿延缓，稍迟则胸腹坚如铁石，下无及矣。况湿热内盛之人，即延至十日半月，内终不结，但蒸作极黏腻臭秽之物，纵使得下，百不一生也。盖此证外因感冒，内有痰食，故尔不得不下，以图侥幸。设无外内合邪，万不可下也。下后热退气平，脉减小者，为易治；下后痞满稍减，而热不止者，频与小陷胸加竹沥、姜汁；下后热势弥盛，气愈上逆，脉仍实强，反加躁乱者，为湿热内溃，终难克效。所以此证之脉，最忌滑实坚强，坚强则胃气已竭，滑实则邪气方张，在老人尤为不宜。若得软大柔和，差堪①调理，然虽合剂，为效甚艰。矧②复粗工不察，每以宽膈理气消克之剂治之，则正气愈耗，湿邪愈逆，有如阴霾四塞，六合皆昏矣。消克不已，继以硝黄下之，盖湿热痰饮，随气升降，或时肠胃胸胁，或时经络肌腠，岂攻下所能除去者乎？与外感传经热结，内伤饮食之邪，绝然不同也。尝见屡服硝黄，胀满愈甚，喘急不通而死者；有攻之骤脱，热去寒起，遂至呃哕而死者，更有见其肢体重痛，不能转侧，而用羌防星半风药者。盖纯是外感六淫之邪，可以汗解，此兼湿热痰饮，其根本在胃，不惟汗之无益，且风药性升，湿邪得之，则乘风上涌，平地尚为波澜，况元气素有坎陷者乎？所以愈增逆满，在所必至也。大抵苍黑肥盛之人及酒客辈，素与湿热相依为命，其在气血强盛之年，非惟不能为患，反能辅助作为。逮③至中年以后，正气向衰，渐难驾驭其湿，有时搏聚于肠胃之间，则胸中尝觉痞满不快，或不知饥饿，或腹满肠鸣，或行动喘促；有时溢出乎躯壳之外，

① 差堪：尚且可以。

② 矧（shěn）：何况。

③ 逮：等到。

则遍身胀痛，或胸胁腿胫烦疼，或手足重着挛痹。当此之时，虽无客邪，尚难调理，稍加外感，引动其泛滥之势，则胸高喘满，腹胀身疼，恶热烦闷，呕逆自利，无所不至矣。此非外邪势重而然也，乃本身中素与元气浑合之邪，一旦乘机窃发，同舟皆敌国矣。复有素禀湿热而挟阴虚者，在膏粱辈①少壮时，每多患此，较之中年已后触发者更剧。又与寻常湿热迥异。当推河间、东垣类中风例治，庶或近之。其方药详《医归》湿热本门，兹不琐述。盖湿热已是痼疾难除，兼之下虚，攻击将何所恃，若更加外感，即仓扁②复生，难于图治矣。

夏月多有感冒非时寒气，伤风，中湿，风湿，湿热，湿温，与暍暑热病，最要辨析。其伤风感寒，已辨如上。但热病则脉盛身热，不恶寒但恶热，而烦渴；中暍则脉洪大，汗出，喘渴引饮；中暑则脉虚，背微恶寒，身拘急；湿温则脉濡小急，汗多足冷；湿热则形盛喘胀；中湿则一身疼重而或发黄；风湿则关节肿痛，自汗恶风，不欲去衣，为异耳。

湿家大发其汗则致痉，中风头痛，常自汗出而呕者，汗之必发痉。新产血虚，汗出伤风亦作痉，故仲景有疮家虽身疼痛，不可发汗之戒。皆发汗太过，经虚生风所致。其证颈项强急，头热面赤，目脉赤，足冷胫寒，头摇背反张，口噤咬牙，手足挛搐，通用小续命汤，刚痉为阳去附子，柔痉③为阴去麻黄。凡太阳病，发热恶寒无汗，小便反少，气上冲胸，口噤不语，其脉浮紧，目开者名刚痉，此为中风重感于寒，葛根汤主之。太阳证备，发热不恶寒，身体强几几④然，脉反沉迟。有汗目闭者名柔痉，此为中风重感于湿，桂枝汤加栝蒌根二两。节庵通用如圣饮加减主治。若汗多亡阳，下多亡阴，致筋脉失养不柔和而成痉，无外邪可解者，惟宜补养气血，十全大补、人参养营、大建中汤选用。至于新产血虚，金疮出血过多，皆能成痉，惟脉虚小可治，若实大者难愈也。仲景言刚柔二痉，并属太阳，以太阳经行身之后，故头项强急而反张也。痉病胸满口噤，卧不着席，脚挛急，必龂齿。若不大便者，可与大承气汤，此论属阳明矣。若往来寒热，或左右一目牵斜，或左右一手搐搦⑤，脉弦数者，少阳痉也。宜小柴胡加防风。其曰头低视下，手足牵

---

① 膏粱辈：指嗜食厚味身体肥胖之人。

② 仓扁：指汉代名医仓公淳于意和战国名医扁鹊。

③ 柔痉：四肢筋脉牵引拘急、项强背反张、口噤等症谓之痉。发热汗出，不恶寒者为柔痉；发热恶寒无汗者为刚痉。

④ 强几几：谓头项强急，肌肉强直。

⑤ 搦（nuò）：按捏。

引，肘膝相构，海藏[①]指为阳明，此实三阴痉也。阴邪固宜攻下，然欲行大承气，亦须察其内实。脉沉有力，乃可下之。又有结胸证如柔痉状者，此热在胸中，心下必痛，宜大陷胸圆[②]大下之，仲景如字最妙，如痉而非痉，不可以风药误治也。凡阴证脉沉细者，附子散、白术附子汤选用。服药后，汗出身和者吉，若脉来沉退，或紧细，而大便自利者，皆死证也。热病发痉，腰折瘛疭，齿噤齘者死。按痉为发汗太过，血不荣筋之候，故亡血、新产、疮家、虚家，易犯此证，无论阴阳刚柔脉类，总之正衰邪盛，卒难救疗。大率痉证之属三阴者，及阳证阴脉者，皆不可救。其证目正圆及戴眼者不治。所以仲景但论三阳治法，而不及三阴也。

春深长夏之时，多有劳力感寒内伤之证，与外感证类相似，内伤亦发热头痛畏寒，惟门隙中贼风最恶之。若在大风处，反不恶也。畏寒得暖则解，虽寒热间作而不齐，出言懒怯，口淡无味，腹中不和，手心大热而手背不热，两胁俱热，盖内伤自内达表，先少阳也。若外感风寒之证，头疼发热，无休止时，寒热齐作，而骤发不止，寒虽近火不除，出言重浊，鼻中气粗，一身尽热，盖外感自表入里，先太阳也。然温热亦自内达表，先见少阳证，腋下热而胁满，骤然发热如火，大渴烦躁引饮，头面目舌俱赤，喘粗气盛，绝不似内伤面目萎黄，唇舌淡白，短气力怯等证也。内伤气口脉虚大，外感人迎脉紧盛，温热则气口脉洪盛为异耳。若内伤夹外感，则人迎紧盛，而气口虚大，其证发热恶寒，头痛自汗，五心烦热，遍身骨节俱疼，宜补中益气加桂枝，无汗加羌活。若阳气不得下通而足冷者，去升麻易葛根，少加熟附子羌活。外感多于内伤者，黄芪建中汤加羌防。若颅胀目疼，眉棱骨痛，加葱豉微汗之。若兼停滞饮食，则人迎气口俱紧盛而滑实，呕逆，膈上痛，治宜先撤外感，兼温气豁痰，然后消导，慎不可便用峻利之剂。又等负重作劳之人，内伤饮食，外感风寒，且素多畜血者，其证浑身壮热，头疼骨节痛，胸胁痞满或痛，六脉洪盛，重按却无力，或弦紧急强，呕逆不食，或泄利，或便秘，以外感药解表，则正气愈衰，以温补药理脾，则助邪转盛，并宜五积散加减。但此辈多有食积瘀伤，胃脘结滞者，慎不可用白术，宜加桃仁、当归等药。六七日大便不行者，大柴胡微利之，若少腹痛而小便利者，为血畜下焦，桃核承气、代抵当丸选用。下尽黑物，然后调理。

---

① 海藏：指王好古，元代医家，字进之，号海藏老人，撰有《此事难知》等书。

② 圆：即“丸”，避宋钦宗赵桓讳改。

江应宿[①]云：大江以南，温暖之方，正伤寒病者，十无一二，所以伤寒属内伤者，十居八九。故丹溪主乎温散，有卒中天地之寒气，有口伤生冷之寒物，皆以温养兼发散之法，实本《内经》成败倚伏生于动，动而不息则变作，及风雨寒暑，不得虚，邪不能独伤人之旨也。盖凡外感寒者，必先因动作烦劳不已，内伤于气，然后外邪得入，故伤寒为病，兼内伤者，十常八九也。

今人外感兼内伤者甚多，用药全要分别。如外感重内伤轻，则治外感药宜用缓剂小剂，及姜枣和中，频频与服，庶无大动正气。如外感轻内伤重，则用药全以内伤为主，加入透表药一二味，而热服以助药势，则外感自散。盖内伤之人，总有些微外感，即时发病，非若壮盛之人，必所感重而病乃发也。设以头晕发热，认为太阳证，误表其汗，则内伤必转增，而危殆在所必至矣。又或误认伤寒，而绝其食，已虚益虚，往往至于不救。然外感之邪，与正气交争，必然神志昏乱，内伤因正气本虚，必然神识清明，至死不乱也。

又诸虚烦热，与伤寒相似，一虚一实，不可不察。其虚烦发热，亦恶风自汗，心中温温[②]欲吐，愦愦无奈，但脉不浮紧，头不疼身不痛，为异耳。然虚火上炎，亦微微头痛，时时哄热，但时发时止，与外感不同。盖虚烦脉虽大而数，按之必虚微无力，当以甘温补其中，补中益气少加炒黑黄柏，以滋肾水，兼进地黄丸可也。大抵阴虚必生烦躁，故叔和有云：虚烦有热不可攻，恐令热去则寒起。此诚格言也。发汗吐下后，虚烦不得卧，若剧者必反覆颠倒，心中懊侬者，栀子豉汤涌吐之。又心中悸而烦者，小建中汤，先烦而悸者为热，先悸而烦者为虚也。伤寒病后虚烦，竹叶石膏汤为圣药，但不可施于严冬，若大寒之时，可用十味温胆汤代之。误用凉药，虚烦愈甚而躁渴，脉愈大而虚者，切不可与水，急用五苓散加人参名春泽汤。若上盛下虚，烦躁自利，手足冷者，竹叶石膏汤去石膏加熟附名既济汤，过经后热不解，或屡下热不解，脉虚数而烦者，参胡三白汤，或小柴胡加减。虚烦不得眠，或发热痞闷，脉虚而呕者，参胡温胆汤，汗吐下后，表解无热，但虚烦不得眠者，酸枣仁汤。凡内伤虚烦，脚气、痰饮、食积等证，虽有身热头痛，俱不可发汗也。

【临床解读】

沈某某，女，63岁。2021年11月3日初诊。

主诉：眠差20年。

---

① 江应宿：明代医家，字少微，增补其父江瓘《名医类案》一书。

② 温温：疑是“愠（yùn）愠”之讹。愠愠，郁结烦怒的样子。

现病史：患者20年前无明显诱因出现眠差，西医治疗效平。现症见：眠差，入睡困难，易醒，多梦，每晚能睡3~4小时，双侧耳鸣，脑鸣，胸闷气短，双下肢无力，口干口苦，纳可，大便不成形，日一次，小便可，舌质红，左侧有瘀斑，苔薄白，脉沉细。54岁断经，平素月经可。

病机要点：心血不足。

处方：炒酸枣仁15克，茯苓6克，知母6克，川芎3克，龙眼肉15克，桑椹30克，琥珀3克（冲服），磁石30克，炙甘草3克，小麦30克，大枣10克。颗粒散剂。10剂，每日1剂，水煎服。（张磊医案）

至于脚气为病，亦令人头痛发热，肢节疼痛，甚则呕逆便秘，有似伤寒，但初起于脚膝热肿，或屈弱不能动移为异耳。然有寒湿湿热之不同，其两胫焮赤而肿热者，为湿热也；黄白而肿冷者，为寒湿也。又有风寒湿热之辨，如脉浮为风，紧为寒，濡为湿，数为热，总之风寒为标，湿热为本。《灵枢》云：身半已上者，风中之也，身半以下者，湿中之也。盖由肾水虚惫，风湿之气，乘虚而袭，因有斯疾。然妇人亦有病脚气者，必因胞络血海虚，邪乘七情所致，以胞络属肾，故与男子肾虚同类。治法虽略有气血之分，而大意不殊，但兼用开郁药，无不效也。昔人概以小续命加减主治，左关脉浮起于风，去麻黄、附子、人参加羌、独活；沉迟或紧起于寒，去麻黄、人参加姜汁；脉数有力起于热，去麻黄、附子、人参，加黄芩、黄柏、羌、独活；脉沉濡弱起于湿，去麻黄、人参，加草龙胆、木瓜；脚肿加木瓜、槟榔；大便实加大黄；或东垣羌活导滞汤最妙。然其证始则受湿，复挟风寒暑热而成，初起不觉，因他病乃发。不专主在一气，亦不专主一经。然此等必属肾虚，若用小续命，须随证加减，慎勿以麻黄轻试。即使风能胜湿，亦须以羌防辈代之，断不可以中风伤寒法混治。此证最忌温补，尤不可用药汤熏洗，俟病热稍去，然后改用滋补肾肝之药，更参《医归》脚气门治之。

至霍乱证，仲景与伤寒并类。观其所言，伤寒四五日，至阴经上，转入阴必利，本呕下利者不治，则知霍乱不可轻治也。盖伤寒吐利与霍乱不同，伤寒吐利为邪气所伤，虽吐利而不撩乱，霍乱吐利是饮食所伤，必暴烦躁扰而撩乱也。又有内外不和，加之头痛发热吐利，是霍乱兼伤寒也，此证虽属脾胃，亦主肾肝，有阴阳寒热之不同。凡冬月外感寒气，内伤冷物，郁遏停滞不化，呕逆泄泻霍乱，脉沉细或伏者，属太阴，理中汤；脐上有筑筑动气者，去术加桂苓；厥逆恶寒，加熟附子；脉虽沉而转筋烦躁发热者，当作热治，不可以其脉沉而误认为寒也。大抵霍乱有一毫口渴转筋者，即系热证，惟四肢逆冷，下利清谷，恶寒不渴者，方为寒证也。热多而渴者，五苓散；

寒多不渴者，理中汤；渴不能饮，小便不利者，二汤合用。若吐逆下利，心腹卒痛者，为寒食内结，金匮大建中汤；呕逆腹痛下利，而头痛发热者，为风气内薄，小建中汤；转筋反戾，为风木行脾，宜平胃散加木瓜；憎寒壮热，头痛眩晕，为风痰夹攻，藿香正气散；呕逆头疼，发热背恶寒，烦躁面垢而齿燥者，为风暑内搏，消暑十全散；呕逆腹痛泄泻，或寒热如疟，为暑食相兼，宜十味香薷饮加减，或六和汤之类；吐逆下利，烦渴引饮，为郁热留滞，五苓合益元散。夏秋之间，因伏暑而致霍乱，吐利烦躁，或腹痛自汗，六脉虽沉，手足虽冷，不可用热药，如果脉弱阳虚，腹痛喜得温按，泄泻不臭秽者，来复丹。又有吐泻后热伏于内，外则冰冷，六脉沉细欲绝，汤药不下，或发呃逆，此火气奔上而然也。医不能察，认作阴证，投以温药，愈服愈吐，当验其口渴，以凉水与之则不吐矣。后用香薷饮加黄连麦冬通草等药服之，其脉渐出者生。凡冒暑之霍乱吐泻，以治暑利水为主，避暑之霍乱吐泻，以和中温胃为主，不可不辨也。又如欲吐不吐，欲利不利，上下不通，腹满痛而头疼发热者，桂枝大黄汤。此干霍乱多死，因邪气壅塞，上下痞隔也。宜用法先探吐之，盖邪在上焦则吐，下焦则利，中焦既吐且利，邪气得以泄去也。若干呕霍乱，兼大小便不利，即是关格证也。至于舌卷阳缩入腹者，不治。然霍乱为胃气反逆，误犯谷气必死，非伤寒温热之比也。

伤寒邪热不散，游溢经络，出入脏腑，热气所过，则为痈脓。又厥逆脉数，其热不罢者，此为热气有余，必发痈脓，若邪热游于经络，则发外毒，出入脏腑，则为内痈，急当消散为主，稍退则脓成难愈矣。经曰：火克西方金，法当痈脓。其证咳而喘满，咽燥不渴，多唾浊沫，时时振寒，热之所过，血为凝滞，畜结痈脓，吐如米粥，始萌可救，脓成则死。又咳逆上气，时时唾浊，坐不得眠，皂荚丸主之。咳而胸满，振寒脉数，咽不渴，时时浊唾腥臭，久久吐脓如米粥者，桔梗汤主之。肺痈不得卧，葶苈大枣泻肺汤主之。又肺痈胸胀满，一身面目浮肿，鼻塞清涕出，不闻香臭酸辛，咳逆遗尿，喘鸣迫塞，先服小青龙汤一剂，乃进葶苈大枣泻肺汤，三日一服，可服至三四剂。大抵初起，慎不可用保肺药，得补则助邪成脓也。所以宋人十六味桔梗汤，葶苈薏苡泻肺汤，皆为合剂。溃后脓尽，方可用异功生脉加归、芪敛之。排脓用金鲤汤，妊妇尤宜。以活鲤鱼一尾，重四五两者，去肠，入贝母末一钱在腹，白色童便一碗，隔水顿①熟，去鳞骨，作二三次，并汁食之，七日当效。又肺痈初起，陈芥齑汁吐之屡效。其脉初起不宜大数，溃后最忌短涩，

① 顿：依文义，疑是“炖”之讹。

脉来缓滑，面白者生，急疾面赤者死。又脉忽大忽小者死。痿软如平人者死。忽然屈伸者死，真气败也。面白，或黑或赤者死。声哑哑者死。性急躁求速愈者不治。

若胃脘隐痛，而手不可近，右关沉细，人迎逆而盛者，胃脘痈也。马仲化①云：胃为水谷之海，其经多气多血，脉见右关，本宜洪盛，而反沉细，则是胃气已逆，故沉细如此。人迎者，胃经穴名在结喉两旁动脉应手，其脉见于左寸，今右关沉细，人迎甚盛，则是热聚胃口而不行耳。经曰：热聚于胃口而不行，胃脘为痈，胃脘属阳明经，阳明气逆则呕，故脓不自咳出，而从呕出。呕是脓之瘀浊，熏蒸谷气故呕，若脓出则呕自愈。夫痈之在胃脘上口者则然，若过乎中，在膈之下者，脓则不从呕出，而从大便出矣。所以今世概用凉膈散治之。若脓血自上而吐，当用射干汤，深得其旨也。

孙真人云：肠痈为病，小腹重，强按之则痛，小便如淋，时时汗出恶寒，身皮甲错，腹皮急肿胀大，转侧有水声，此脓已成，或绕脐生疮，或脓从脐出，或从大便而下，皆因饮食不节所致。无论已成未成，俱用大黄牡丹汤加犀角急服之。小腹痛而肿满不食，小便不利，脓壅滞也，用薏苡、丹皮、桃仁、蒌仁煎服以排之。若脓从大便出者，为直肠痈，易治；若从脐中出者，为盘肠痈，难治。经云：肠痈为病，不可惊，惊则肠断而死。故患是证者，其坐卧转侧，理宜徐缓，时少饮薄粥及保元汤，固其元气为主。《准绳》②云：凡肠痈初起，发热恶寒，腹中疠痛，人鲜能辨，因循不识，误作胀治，致毒攻内藏，烦躁口干，时时惊悸，阴器腐烂，臭败无脓，每流污水，不可治也。昔有患肠痈发热者，庸医作伤寒治之，绝其饮食，旬余而毙。垂毙之日，下脓血数升，方知是痈，欲救之已无及矣。

赤膈者，胸膈赤而疼痛，发热，头疼体痛，或胸胁赤肿发疱者，属少阳风热，非正伤寒也，宜荆防败毒去参，加芩、连、犀角、紫荆皮主之。若表证已退，大便燥结，凉膈散。若半表半里，合小柴胡，去参加枳桔，又宜棱针刺肿处，出血以泻其热毒，则易愈矣。

黄耳者，耳中策策痛，而耳轮黄，风入于肾也。卒然变恶寒发热，脊强背直如痉状，此属太阳，类伤寒也。宜荆防败毒去参，甚则小续命去附子加白附、蔓荆、僵蚕、天麻，更以苦参，或骨碎补，磨水滴耳中良。

凡伤寒、寒疫、温病、热病，多有夹食、夹痰等证，若宿食伤脾，则气

---

① 马仲化：指马莳，明代医家，字仲化，又字玄台，撰《黄帝内经素问注证发微》等书。

② 准绳：指明代王肯堂的《证治准绳》。

口涩滞不调，伤胃则滑实流利，亦有迟滑及止促者；若宿食在上脘，并人迎亦滑盛；若宿滞已归大腑，则气口虽浮大，而按之必涩也；若脉来滑盛，胸满痞闷，呕逆气粗者，冬宜五积散调中汤选用；余时芎苏正气为主。中有二陈，使痰食无留滞之患，喘满加厚朴杏仁；若解表药中混用消导里药，必引邪内入，而成结胸下利等证也；然又不可纯用升散表药，若专一升散，则宿食上逆，而成䐜①胀不通矣。故于解表药中兼理气豁痰，使之流动，俟表邪解散，然后专力治内，庶无引贼破家之虞②。所以芎苏正气，为停食感冒之的方。若四五日脉来滑数，胸前热甚者，宿食发热也，调中饮加减。若脉来沉滑，虽寒食内结，其人胃气不虚，尚可温中消散。若夹食而气口反涩滞伏结，或始虽浮大而按之渐虚小，其证身热足冷，或腹痛或头痛，但胸膈满闷，时或躁烦者，必其人元气素虚，坚韧之物固结中宫，胃中阳气不得下通，故但足冷而手不冷也。可用五积散去取，头痛者阳邪上郁也，甘草干姜汤加葱豉以通其阳。腹痛者阴气下结也，枳实理中汤加熟附以通其阴，若曾服过峻利药，消导太过，致自利厥逆，痞满不除者，桂枝人参汤。若曾误下而热邪内陷，愈加胀满，壮热不止者，小陷胸合枳实理中。若过汗伤血，小便秘涩，枳实理中加归、芍，或真武汤中加当归。

《秘旨》③ 云：阴虚之人，伤寒与伤食皆难用药，若阴虚伤寒更兼伤食者，为不治之候。所以昔人从无治法。余尝以小建中汤，用肉桂酒制生芍药内以温其中，厚朴汁制甘草内以散其滞，更加枳桔砂仁以行其气，热除后，以八味丸除去桂附，减地黄，加沉香砂仁调理自安。复有中气虚者，更兼感冒停食，则以补中益气，用桂枝酒制黄芪，内以调其营，砂仁汁制甘草，内以行其滞，枳实汁制生白术，内以消其满，热服微汗为效。惟气口脉大，而按之涩滞，或浮取小涩，而久按愈觉有力，大便五六日不行，脐下按之痛者，此为大肠气郁而脉涩，当用大承气下之。

凡伤寒夹食既久，痰饮固结，有屡用承气汤不效者，黄龙汤主之。内有人参助胃以祛宿垢也。

温病，热病，时疫，夹食，无论表里证见，日数多少，并宜凉膈散加消导药最当。

伤寒夹食，十常四五，或先伤食而后感寒，或先受寒而后伤食，或病势

---

① 䐜（chēn）：胀肿。

② 虞（yú）：忧虑。

③ 秘旨：即《医经秘旨》。两卷。明代医家盛寅撰。下同。

少间，而强与饮食，重复发热，甚至谵语躁狂，舌短目瞪，变证百出，况复医者不察病之表里先后，标本虚实，或当先解表，而反兼治其里，或当急治本，而反先治其标，横行逆施，往往多致不救，可不慎欤！至于食积不化，证类伤寒，外证亦发热恶寒，但头不疼痛为异。且气口脉必不和，而恶食吞酸，嗳气腹满，欲吐不吐，呕逆痞闷，见此证者，即当以调中饮治之。外感势盛者，调中汤主之。

又夹痰积，与夹食证类相似，更宜审谛①。盖痰者津液所化，由风伤于肺，湿伤于脾，肺气不清，脾气凝浊而成，无论风寒，温热，内伤等证，必增呕逆，眩晕。风寒夹痰，则令人咳嗽气逆；温热夹痰，则令人昏眩痞闷；内伤夹痰，则令人吐逆妨食。但外感风痰，则寸口浮滑，发热头痛，咳嗽自汗，宜金沸草散及芎苏散；温病热病夹痰，则关脉滑盛，痞闷声鼾，宜凉膈双解；内伤气虚夹痰，则气口脉滑而濡，咳吐涎饮，宜二陈汤加生术於潜者良②。虚人六君子加香砂。盖白术熟则补脾腻膈，生则豁痰散血，燥湿利水，人多不知也。凡人中脘有停痰留饮，亦令憎寒发热，恶风自汗，喘咳，胸膈满闷，气上冲咽喉不得息，有似伤寒，但身不疼项不强为异。若涎多者，亦隐隐头痛，清痰，亦隐隐腹痛，然止发不以其时，目睛微定，眼胞上下如煤炭色是也。其脉左手和平，右关濡滑，或寸口伏匿，俱宜小柴胡去参加茯苓橘皮，或二陈汤随证上下加引经药，要以分寻出路为主，至于痰迷心窍如祟者，与伤寒阳明发狂相似，但口中时吐涎沫，胸腹按之不痛辨之，宜加味导痰汤加减。气上冲胸，脉滑而迟者，为痰伏膈上，宜瓜蒂散。虚人只用稀涎散探吐之，尝见外感夹痰证，脉不甚浮，不宜大发其汗，激动其痰，则呕不能食，宜于理气药中合解散之剂，如香苏散、正气散之类，气顺则痰化矣。痰饮证类实繁，姑就夹证数条，与伤寒有关涉者辨论，余不赘及。

夫夹食夹痰，长沙既无治法，前人亦未辨论，无怪后世治之不得其当。至如夹水，长沙方论具备，何今世无一人能用之者，盖此水即肺之液也，风寒伤人皮毛，肺先受之，肺为金，主生水，肺既受伤，不能行其水液至肾，遂停留心下，为咳为喘，及干呕发热等证，故以小青龙发散风寒，并涤肺经停留之液，必令作汗以泄之，故方中用麻黄细辛以开发皮腠也。始失其治，乘所不胜，则传少阳之分，而变心下痞硬，引胁下痛，干呕，短气等证，又处十枣汤以攻逐之。若更失治，木复传土，则渍入胃而成协热利也。若水在

① 审谛：全面审察。审，周密。谛，审察。

② 於潜者良：明万历杭州府志云："白术以产於潜者佳，称於术"。於潜，今属浙江省临安市。

少阳部分，不传入胃，游溢经络，则脏腑不受其邪，大热得以差可①，惟腰以下重，足胫浮肿，小便不利者，重则牡蛎泽泻散，轻则五苓散加防己主之，又少阴病，腹痛小便不利，四肢沉重疼痛，自下利者，此为有水气，或咳或呕者，真武汤主之。此又肾虚不能制邪水也，则知治水之法，不独今世无人，在昔知者亦鲜矣。

伤寒之夹水既多，而夹血证复不少，然夹血与蓄血不同，其人素有内伤跌扑，停经血瘕，及暴怒伤肝，皆有瘀积。因伤寒，温疫等证，发动痼疾，谓之夹血，必有痛处定而不移，治宜察其部分，消息②微甚用药。又有跌扑打伤，一时不觉，过数日寒热乃作，有似伤寒，脉当坚强，最忌细涩，胁痛少腹痛，手不可按，甚至昏迷不省，少顷复苏，乃瘀血上冲所致也。其人大便或秘或黑，轻则香壳散，重则代抵当丸，或桃核承气汤加炮川山甲一钱，最破瘀积。寒热更加柴胡、当归，在经络，当归活血汤，在胃口，犀角地黄汤加酒大黄。若更兼寒食停滞中脘，或腹中作痛者，枳实理中汤，重则加干漆灰二三分，轻则加姜汁炒黑山查肉。又或脱衣斗殴，兼感风寒，有表证者，必先解表邪，然后治血，如欲发汗，宜桂枝汤、芎苏散等，并加归、附、桂心，甚则加延胡索、蓬术，不得行麻黄、青龙等汤，亦不得用寒凉止血之剂。盖血得热则行，得寒则凝，瘀结不散，必发热如狂，咳喘呕逆。若发汗太过，误触瘀血，则或呕或泄，或发呃逆，但活血则呕泄呃逆自止。然既发热，则攻血药中必加干漆炒黄连，非此化热，则血不得散也。若呕泄之血，其色红紫而散者可治，色如败衃③，而凝结成块，多兼血水，此正气已脱，邪不能留也。又或如污泥，而粘腻不断，臭秽异常者，此津气已败，与浊腐同下也。至于当汗不汗，太阳之邪内结，则为畜血与夫邪气在经而为衄血，热邪在胃而为吐血，及诸失血家淋家，与妇人经水适来适断，俱不可发汗，发汗则动血。又三阴无热，不可强责其汗。经曰：少阴病，但厥无汗，而强发之，必动其血，名下厥上竭，为难治。言血脱则阳气竭于上，阴气厥于下也，即用当归四逆汤，多不可救。

又有奋力斗殴之人，脱衣露体，触犯风寒，谓之夹气伤寒，今人但知用理气药，不知兼有夹血夹食者，其证恶寒发热，肌骨疼痛，胸膈胀闭，气逆喘呼，若其脉浮紧，则宜轻剂发散，兼理气宽胸，如《局方》香苏散最宜。

---

① 差可：尚可。

② 消息：斟酌。

③ 衃（pēi）：凝积的死血。

有食则加枳壳、厚朴，痰加半夏、茯苓，感寒嗽则加羌活、桔梗，伤热咳则加萎蕤、薄荷，头痛加川芎、白芷，四时不正之气，加蔻香，甚则芎苏散主之。若脉弦紧，或有伏结，为积血在内，当用破血利气药，如香壳散之类。有食不妨用温中消导，如调中散、正气散皆可，若但恚①怒伤气，只用小柴胡去参、苓，加橘皮、枳壳，若胁下痛为郁怒伤肝，当归活血汤，少腹急痛，为有瘀血结聚，桃核承气或代抵当汤，又有暴怒郁抑不得发泄，形厥如尸，不语如瘖者，宜用沉香降气散。若但郁闷不得发泄之人，偶感风寒，或发伏气，或伤暑热，或兼内伤，俱随证用药，但略兼开郁理气，不可行破血消导也。

复有房室不谨之后，感冒风寒，及恣意乘凉，触犯风露，劳役伤精而病者，谓之夹阴②。其证亦发热头痛，胸膈痞闷，若阴火上乘，则面赤而足胫逆冷，盖阳病必头痛，阴病必足冷，《内经》所谓阳病者，上行极而下，阴病者，下行极而上也，以其虚阳发外，故发热烦渴，而躁乱不宁，真阳不能下通于阴分，故足不能热，而阳道痿缩也。按盛起东云：治热须辨真假，夫真热则发热恶寒，脉数有力，按之更实，躁烦口渴，大便燥，小便赤涩，或利臭积，发言壮厉，不欲近衣者是也。亲乎表者，宜发散，亲乎里者，宜通泄，假热亦发热恶寒，而足必不热，脉大而虚，按之微弱，身虽炽热，而不躁不渴，或见虚狂而顷之即止，终不及声高詈③骂者也。经曰：寒热有真假，治法有逆从，此之谓也。

《外编》④ 云：夹阴伤寒，乃太阳少阴二经同时受病，较之纯阴证倍危。在伤寒，寒疫，犹或可治；若温病，热病，时行疫疠，百不一生。谚云：伤寒偏死下虚人。以其外极亢热，内极虚寒，温经之药，万不可施，以故必死。即伤寒夹阴，治之不得其宜，终亦必亡而已。每见庸工治夹阴伤寒，用小柴胡和之，多致厥呕哕呃而死者，以不胜黄芩之阴寒也。亦有见其足冷阳缩，用四逆汤温之，多致烦躁血溢而死者，以不胜附子之雄悍也，宜小建中、黄芪建中加减。

《秘旨》云：若脉来尺中迟弱无力，而足冷阳缩者，于黄芪建中汤内，用生附汁制入黄芪以温卫气，肉桂酒制入芍药以调营血，不应改用参制黄芪，麻附细辛汁制甘草以汗之，若尺中弦数，而多虚火，面赤戴阳者，于小建中

---

① 恚（huì）：愤怒，怨恨。
② 夹阴：病证名，指因房劳伤肾复感风寒而致，或是伤寒而兼阴寒内盛之证。
③ 詈（lì）：责骂。
④ 外编：即《伤寒外编》。

汤内，用人参汁制入甘草以助胃气，丹皮酒制入芍药以降阴火，不应加连附汁制黄芪及葱白香豉以摄之。若春夏感冒夹阴，通用黄芪建中汤加减，盖阴虚之人，虽患表邪发热，其中必夹阴象，所以尺脉必不能实，足胫必不能温，用药最为扼腕，较阳虚之可用温补，迥乎不侔①也。至于温病热病之夹阴，虽长沙复生，难于措指，惟暴感风寒夹阴，可用上法治之。《内经》云：脉实满，手足寒，头热，春秋则生，冬夏则死。可见夹阴伤寒，病于严冬，热病夹阴，发于盛夏者，皆真阳愈极，邪气亢甚，多死也。若夫感冒夹阴，其人阳气虽虚，春秋本无大寒伤犯，邪气原轻，犹可治之，非热病大热手足寒之比也。其中暑夹阴治法详本例中。

至如远行遇雨，则寒湿之气，先从汗孔袭入背俞，况雨气通于肾，虽有发热头痛咳逆等证，解表药中，必先通少阴之经，而兼开发肺气，故细辛羌活在所必用。所以首推神术汤为主，又须随时令寒暄，元气盛衰加减，始为合剂。若冒雨而更加之以风，则风湿相搏，一身尽痛，当与除风湿羌活汤，或小建中去芍药加芪术羌防。湿袭阳明而发热者，茯苓桂枝白术甘草汤，大抵此证虽当盛暑，亦忌寒凉。若遇严冬，稍加麻附，饥后则加白术，饱后则加橘半，劳役伤气，而冒雨涉水，发热喘咳，则宜补中益气加细辛炮姜。若水寒之气伤肺，而喘咳不止者，又以小青龙加减，阳虚者去麻黄加附子白术为主治也。

若夫遭风溺水，最忌热酒火烘，惟宜温暖覆盖，原其溺水之时，必多惊恐，心肾受伤，虽有发热头痛，骨节疼痛等证，解表药中，必兼通心肾，在冬月麻黄附子细辛汤，或小青龙加生附子三五分，盖麻黄发汗通心，附子温经通肾，细辛通彻表里之邪，更宜稍加苓半以开豁惊痰。若在夏月，则麻附皆所禁用，当以五苓散加朱砂，热服一半，探吐取汗，更服一半，盖惊则气乱，故宜去湿利水药中加朱砂，或脉浮而见表证多者，五苓散合小柴胡各半贴和解之，或五苓散合羌活胜湿汤各半贴微汗之。至于暴怒悲号，投河跃井，虽有表证当解，须香苏散加抚芎、木香、乌药理气为要，跌伤加当归、桃仁、桂枝。安有溺水而不惊、不气、不受伤者，但当取其所胜治之。其有天时寒冷，兼挟冷食伤脾，与夫曾犯房室，而遭风覆溺，及冒雨涉水伤肾，而病身热足冷者，皆当参夹阴例治之。

夫伤寒证类多端，且多挟见诸证，非刻意精别，用药必致差误。即如妇人伤寒，多兼经候胎产，调治更难，经行之时，虽有外感风寒，必和解中兼

---

① 侔（móu）：相等。

调血为主，如小柴胡合芎归丹皮之类，否则邪伤冲任，而为热入血室矣。

又《辨脉法》云：寸口脉弦而大，弦则为减，大则为芤，减则为寒，芤则为虚，寒虚相搏，此名为革。妇人则半产漏下，男子则亡血失精，此条《伤寒论》中不出方，而《金匮》半产漏下，主以旋覆花汤，方用旋覆、葱白、新绛三味，则知其意多从表邪起见，与男子虚劳失精之用小建中、黄芪建中、桂枝加龙骨牡蛎等方同义。大抵虚劳失血，而见弦大之脉，皆是外感误治而成；此云脉弦而大，按之减小者，谓之芤，明是表邪不解，里血受伤之候。若更指下坚强，如按鼓皮，则谓之革，又为邪胜正衰，胃气革除之候，而仲景毫不以虚为虑，仍用旋覆之解结，葱白之散邪，新染绛帛之入膀胱而和血，即如后世用一味防风丸治风入胞门之崩，与此方药虽异，而理不殊也。

妊娠伤寒，首宜固胎顺气，虽见脉紧无汗，切不可用麻黄、青龙及一切解表猛剂，以风药性升，皆犯胎气也。其脉以缓滑流利为顺，虚涩及躁急不调为逆，其解肌药，惟桂枝汤无碍。《金匮》：妇人得平脉，阴脉小弱，其人渴不能食，无寒热，名妊娠，桂枝汤主之。则知妊娠虽无表证，亦宜用此以和营卫也。郑虚庵曰：妊娠伤风，无论时月及月分多少，俱宜严氏紫苏饮多加葱白安胎为要，咳嗽多者，金沸草散加减。妊娠伤寒，轻者淅淅[①]恶寒，翕翕[②]发热，重则头痛身疼，久而伤胎，亦宜紫苏饮，或香苏散，并加葱白香豉。倘至半产胎伤，多致不救也。妊娠而犯冬温，温热，疫疠，多致伤胎，若冬温则阳旦汤，春温则黄芩汤，热病则白虎汤，时行疫疠则达原饮，不惟善解热毒，兼能护持胎气，更无藉于井泥涂脐之法也。若实热便闷[③]，急宜凉膈散承气汤下之，庶免邪热伤胎之患，惟大小便如常，知里无热，慎不可下之，妄下引邪内入，必致伤胎无疑。若下后热不退，白虎与承气并用，或前后而用，若误用参、芪，壅遏毒邪，则胎愈不安也。倘见腰腹痛，必堕无疑，须预言之，药无及矣。若其脉数疾无伦，喘胀呕逆，腹中重坠不能转侧，当脐久按觉冷，或有瘀垢下行，但看舌色及爪甲青黑，其胎已死也。急宜平胃散煎成调芒硝半两许下之，虚极不胜药力者，加人参两许驾驭之，若并唇面青黑，而呕哕不止，口中有秽气者，子母俱死，切勿用药。

新产感冒发热，大为危候。然有产时伤力，或去血过多，或恶露不行，或早起劳动，或饮食停滞，及蒸乳一切发热，不可误认外感，妄施汗剂，以

① 淅淅：本指风声。此指恶寒的样子。

② 翕（xī）翕：形容轻微发热的样子。

③ 闷（bì）：通“秘”。《素问·五常政大论》：“其病癃闷。”

其气血大亏，百病乘虚而入，即使更受风寒，亦宜调理气血为主。其脉以小弱滑利为吉，紧实坚大为逆，数大散漫亦危，更须问恶露行与不行，小腹痛与不痛，若痛者以行气导血为先，新产小腹结痛，炒黑山查肉三五钱，炒黑砂糖两许煎服，瘀血即行，其痛立止。虚人加人参、炙甘草、炮姜、茯苓、泽兰之类，风寒则加桂枝二三服自效。若小腹不疼，头痛身热恶寒无汗，或喘或咳，宜香苏散，有食小剂芎苏参苏，随气血取用。有瘀血兼行血药，值时行不正之气，遍身疼痛无汗，败毒散或香苏散加葱白香豉。《金匮》云：产后中风，数日不解，头痛恶寒有热，心下闷干呕，汗出虽久，阳旦证续在者，可与阳旦汤。又曰：产后中风发热，而面正赤，喘而头痛，竹叶汤主之。又云妇人在草蓐中，自发露得风，四肢苦，烦热头痛者，与小柴胡汤。郑虚庵云：凡产后伤寒，切不可遽用小柴胡，以有黄芩在内，易停恶血伤人也。产后虽犯时疫，宜柴胡四物汤加减即小柴胡合四物汤。《素问》云：乳子而病热，脉悬小，手足温则生，寒则死，此言伤寒也；乳子中风热，喘鸣肩息者，脉实大而缓则生，急则死，此言伤风也。通宜小建中加葱豉。乳子者，言产后以乳哺子也。张介宾类入小儿门，大缪。产后伤风，寒热如疟，兼腹内拘急，不能食，宜小柴胡去黄芩加当归、红花、丹皮，甚则加炮姜、茯苓去瘀为主。虽有大热，不得用苦寒，产后虚羸寒热，有似外感，食少腹胀，方书俱用增损柴胡汤，然不若柴胡桂枝汤去黄芩加川芎，和其营卫，庶免褥劳之患。

妇人血风，因大脱血，而虚热燥结，热甚则风生，其证烦躁身热，循衣摸床，撮空闭目，不省人事，扬手掷足，摇动不安，错语神昏，脉浮而虚，或弦革者难治，宜生地黄黄连汤。脉实稍加酒大黄。

产后伤寒，切不可过用表药，多汗经虚，每致发痉也。

凡胎前发热，理中合四物，去白术、地黄加柴胡、茯苓。产后发热，四君子入桂枝、芎、归。临产发热，逍遥散加减。产妇血虚，最易发热，不可一概认为外感也。

今之医者治病，一见发热，便认外感，不论风寒营卫，及里实便硬，概用发散，鲜不误人。如里发热认作表发热者，其脉浮紧无汗，为伤寒，浮缓有汗为中风，皆风寒外袭，表发热也。其脉实而蒸蒸发热①，六七日不大便者，为里实发热。邪气内传而热也。

有里恶寒认作表恶寒者，初起不热，但恶寒，而体倦息微，脉沉迟无力，此寒中三阴，里恶寒也。若初起恶寒，而体重气促，脉阴阳俱紧，为表恶寒。

① 蒸蒸发热：指内热炽盛，熏蒸于外，常为热聚阳明所致。

始虽恶寒，后必发热也。

有冬温认作伤寒者，冬温因肾气不藏，不正之气入伤太阳少阴二经，始病多不恶寒，便心烦大发热而渴，必咽痛或下利，脉来左手弦软，伤寒则风寒外来，始病必先恶寒，而后发热。始先不渴，至三四日后，热耗津液，方渴，脉必人迎紧盛也。

有伏气发温认作感冒者，伏气乃冬时伏藏之邪，自内达表，必不恶寒而发热，一热即口燥咽干而渴，气口脉洪大倍于人迎，感冒是暴感非时寒气，始病虽发热，一二日内必不作烦渴，人迎之脉必弦盛倍于气口也。

有劳力感寒认作伤寒者，辛苦劳役之人，头疼恶寒，身体倦怠而痛，微渴自汗，此因内伤血气，兼之外感风寒，人迎脉必弦紧，气口脉必虚弱，两尺必弦数，所谓形作伤寒，其脉不弦紧而弱是也。

有夹阴认作阴证者，夹阴则有头疼发热，但足不热，或阳缩入腹，阴证则无头痛发热也。

有感冒非时暴寒认作正伤寒者，冬月寒水主令，故正伤寒中风必先太阳，若感非时风寒，春多兼足少阳而寒热，秋多兼手太阴而咳嗽，若暴寒势甚，亦必伤足太阳为多，盖肾本寒水之经，同气相感也。

有动阴血认作鼻衄者，少阴无汗而强发之，血随药动，或从口鼻耳目出，名下厥上竭，言阳随血则上竭，阴在下而发厥也。若衄则太阳表邪失于汗下，或汗下不解邪郁经中而致也。

有直中阴经真寒证认作传经证者，阴证则先不发热，四五日或六七日后反发热者，阴极生热也。传经阴证，则先发热，五六日后而变四逆厥冷，热极反兼寒化也。亦有始本阳证，汗下太过而变虚寒，反发热烦躁者，阴阳俱虚竭也。

有独语认作郑声者，伤寒邪热未解，睡中自语名独语，精神昏愦也。若汗下太过，声出咽中，无力接续名郑声，正气虚夺也。

有少阴发热认作太阳发热者，少阴则脉沉无头痛，太阳则脉浮紧而头痛也。

有太阳无脉便认死证者，伤寒六七日或十余日，脉伏而不起者，此欲作战汗而解也。如大下后，厥冷下利无脉，是骤虚脉随气脱也，与三阴厥冷无脉，灸之不温，及服姜附脉不出，皆死证也。

有血证发黄认作湿热发黄者，血证则小便自利，伤血而不伤气也，湿热则小便不利，气病而血不病也。

有痞满认作结胸者，痞为虚邪，必居胸胁，不在中也，虽满而不痛，结胸为实邪正在胸中，痛不可近者，为大结胸，若按之方痛者，为小结胸。

有心下硬痛下利清水而认为漏底①者，因热邪传里，燥屎内结，小腹硬痛，谵语恶热，渴饮水浆而利，乃下旁流纯清臭水，为热结利。若下利清谷，腹痛喜按者为内寒，又夹食伤寒，因本虚不化，不结而自利，或因误用消导及攻下，遂利不止者，俗名漏底也。

有如狂认作发狂者，伤寒初起无热，狂言烦躁不安，精采②不与人相当，此因热结膀胱也。又有当汗不汗，五六日后小便利大便黑，此畜血如狂也。若阳明内实发狂，必妄言谵语，欲登高弃衣，此为燥结失下而致也。

有谵语认作狂言者，谵语有虚有实，热入胃腑，水涸燥结者，阳邪内实也，可下之。若火劫取汗谵语者，神明扰乱也，宜清之。多汗亡阳谵语者，阳神躁扰也，宜和之。下利纯清水而谵语者，阳邪暴虐，有似阴寒也，急下之。若狂言不能食者，是失志，失志为肾绝，必死勿治。

有女劳复认作阴阳易者，差后御女为女劳复，此虚邪为患，复犯虚虚之戒，必死。若不病人与病新差者，交而得病者，为阴阳易，此热毒虽乘虚入犯少阴，犹可用祛热药治之。

有合病认作并病者，合病则一得病便见两经之证，并病则先见一经证，一两日又加一经证见，前证不罢，两经俱病也。若先见一经证，更变他经者，又为传经矣。

有暑证认作感寒者，暑证则热伤心包，微凉外郁，表之阳虚，必背微恶寒而脉虚，或弦细芤迟，暑伤气而不伤形也。若暑证而脉反弦紧恶寒者，此更感非时寒气也。若阳明中暍，则烦躁，口干多汗，前板齿燥而脉洪大，当昼热盛，则脉大证剧，至夜稍凉，则脉与证俱减可，此热伤阳而不伤阴也。若壮热烦渴引饮，脉来洪盛，气口倍于人迎，昼夜诊之无异者，此冬时伏藏之邪，至夏发为热病也。

有哕而认作干呕者，哕为胃虚，误攻其热，或饮冷水所致，其声浊恶而长，干呕则似吐而无物出，胃中热与谷气相并，及水逆痰气所致，非恶候也。

有短气认作发喘者，呼吸短促而反盛者为短气，此失于汗下所致，宜分表里汗下之。若气息虚微不续为少气，此汗下太过所致，宜生津兼和营卫。若里气逆上，张口抬肩者为发喘，此因水饮伤肺所致，宜疏表邪散水饮为首务。若夫真阳不归，而卫气逆上者，又当从事桂附，然多不能救也。

---

① 漏底：即漏底伤寒，病证名，指外感证一起，即直肠洞泻，不因攻下而自利者。

② 精采：指目光。

有蚊迹认作发斑者，发斑多见于胸腹，先红后赤，蚊迹多见于手足，先红后黄也。

有正阳阳明腑证认作阳明经病者，腑病是胃腑受病，则六七日不大便，谵语发渴而脉实，经病是经络受病，则身热目疼鼻干，不得卧而脉长，温热发于阳明，则自腑达经，烦渴，自汗，壮热，目脉赤而脉洪大。

有温疟认作风疟者，温疟则温病热邪未尽，重感于寒而成，发于春夏之交，其证多热少寒，风疟则多发于夏秋也。

有疫痢认作漏底者，盖疫痢是冬时伏气，因春夏多雨，火邪复为湿伏，延至秋时，真阳内入，其邪内不能容，外不得泄，变为下痢，其证大发热而下痢烦渴，其脉必气口洪盛，古人以败毒散加陈仓米治之，误与攻积利水必死。若漏底则因肾气素亏，或夹冷食，而见外热里寒之证，其脉必尺中微弱，当从夹阴例治，亦有热邪传里而下利秽积者，又当从传经热证治之。

有中湿认作风湿者，中湿则一身尽痛而重，脉来沉缓，或面黄头痛鼻塞，风湿则一身尽痛而肿，关节不利，不能转侧，恶风不欲去衣，其脉浮虚而涩。

有燥证认作湿证者，燥证则肌肤枯槁，血少不能营养百脉，而痿弱无力，湿痹则肢体浮肿，经隧中为湿所袭，而痹着不举也。

有标本全不晓者，即如厥逆，若先发热，至五六日传进阴经血分，而厥则为阳厥，若始先不发热，即恶寒蜷卧而厥则为阴厥。及诸病皆有假寒假热，要以邪实壮热为本病，本虚假热为标热①也。

有杂证类伤寒者，诸凡杂证发热，皆发于里，夜甚于昼，惟伤寒为表邪郁发于外，而昼夜俱热也。

以上诸证，必须详审明确，方得用药无误。如未病素脾约②，才病忽便利，未病先有固疾③，已病重添新病之类，若不审谛，宁无误治之失耶！

至于不治诸证，亦须胸次了然，临证始能决断。

如伤寒病热不退，脉反沉细者死。

咳逆上气，脉散者死。

三部紧盛，汗出不解者死。

阴阳尺寸俱虚，热不止者死。

身热喘粗，脉躁疾者死。

---

① 热：据文义当作“病”。

② 脾约：胃热肠燥，津液受伤，脾阴不足，使得脾为胃行津液的功能受到约束，而见大便硬，小便数。

③ 固：同“痼”。

汗后余热不解，未可言死，脉如转索者其日死。

谵语微热，脉浮大，手足温者生，厥逆脉沉细者死。

阳病见阴脉者死。

发少阴汗，连厥阴血者，厥竭而死。

发左右动气，汗者死。

大发风湿汗者死。

发阴阳毒，过六七日死。

误汗言乱目眩者死。

湿家额上汗出微喘，小便利而下利不止者死。

关格不得尿，头汗者死。

不尿腹满加哕者死。

大发湿家汗成痉者死。

发少阳汗谵语者死。

亡阳谵语脉短者死。

直视谵语喘满者死。下利者亦死。

吐下不解，循衣摸床，微喘直视，脉涩者死。

内伤瘀积，畜血如狂，下如污泥者死。

少阳证误下，身黄胸胁石硬者死。

阳明病心下硬满，攻之利遂不止者死。

发湿温汗，为重暍者死。

两感伤寒者死。

汗出热不解而脉躁疾，为阴阳交者死。

阴阳易热极躁乱，脉急疾无伦者死。

夹阴伤寒，身热足冷，下虚邪盛不可温者死。

温热时行大发热，手足下体寒，阳缩，脉沉小虚散者死。

温病遍身紫赤者死。

结胸证悉具，烦躁者死。

结胸脉浮大者，下之死。

狂言不能食者死。

发厥肌冷而躁，无时得安者死。

如结胸状，舌上苔滑为脏结者死。

胁下素有痞，连在脐傍，痛引少腹，入阴筋[1]者死。

黑斑如果实黡者死。

舌卷囊缩者死。

少阴病下利，脉弦长，名曰负者死。

目乱无神气者死。

少阴病，吐利，烦躁，四逆者死。

恶寒身蜷而利，手足厥冷者死。

脉不至，不烦而躁者死。

下利止而头眩，时时自冒者死。

下利厥逆无脉，服汤脉暴出者死。脉不出者亦死。

发热下利厥逆，躁不得卧，厥不止者死。汗出不止者亦死。

下利厥冷，烦躁无脉，灸之不温，反微喘，厥不还者死。

下利脉反实者死。

厥利本不能食，今反能食，为除中者死。

伤寒七八日，大发热，汗出如贯珠，为气衰者死。

爪甲青为阳衰者死。

循衣摸床，为神乱者死。

四肢振动，唇吻反青，为肝绝者死。

体如烟薰，直视摇头，为心绝者死。

环口黧黑，冷汗发黄，为脾绝者死。

汗出如油，声如鼻鼾，为肺绝者死。

卵缩遗尿，狂言目瞑，为肾绝者死。

喘而不休，为邪胜者死。

水浆不下，为胃绝者死。

形体不仁，为营卫不行者死。

乍静乍乱，为命绝者死。

已上死证，不可轻投汤剂。若邪热甚者，静候气衰，或有可生之理，正气衰者惟与浆饮，庶几元神将复。经曰：浆粥入胃，泄注止，则虚者活；身汗得利后，则实者活。此其候也。要知伤寒证类百出，贵在治法先后不误，则长沙复起，不过如是。余于暇日，集诸家之要，参以所历，辨论颇晰，临

① 阴筋：外生殖器。

证庶无歧谬，非敢云补长沙未逮，聊以抒刍荛①之一得耳。

脉 法

世言伤寒脉类，莫不宗节庵浮中沉三法，而长沙一脉，寝置久矣。夫浮中沉之说，固为捷诀，然不能偏废经论之纲领也。伤寒脉法，首言大浮数动滑为阳，沉涩弱弦微为阴，六经例又言尺寸俱弦者，少阳受病也。夫弦脉既曰属阴，而又为少阳者何也？仲景意以弦脉为阴者，兼见众脉而言也，沉涩者阴也，兼以弱弦微之类，安得不为阴乎！六经例以尺寸俱弦者，指单见一脉而言，岂得不为阳乎！以弦脉分阴阳二用之理，其义微矣。按脉诀以弦脉为阳，动脉为阴，仲景乃以动为阳脉，盖浮大者阳也，兼之以动数滑之类，安得不为阳乎！又曰：阳动则汗出，阴动则发热，言浮而动者为阳，沉而动者为阴，故仲景之脉，不可与杂证同语也。且夫沉者阴也，而又有属阳者，若沉而涩，沉而迟，沉而细小之类，皆为阴也。如沉而滑，沉而数，沉而实大之类，皆为阳也。浮者阳也，而又有虚寒者，若浮而滑，浮而数，浮而紧盛之类，皆为阳也。若浮而迟，浮而虚浮而微弱之类，皆虚寒阴证也。夫浮而阳者，宜发汗；浮而虚者，宜温补；沉而实者，宜攻下；沉而阴者，宜温经。惟弦脉则随浮沉以定阴阳，以少阳主半表半里，故宜和解，是以节庵主浮中沉三法，即是此意。盖伤寒之邪，自表达里，始虽太阳，必先皮肤肌肉，次入筋骨肠胃，若温病热病之邪，久伏少阴经中，从少阳发出肌表，在表之时，不以凉解，则邪复入里，而归肠胃，为实热也。此伤寒温热脉法之迥异，说见总论中，不暇更述，姑以浮中沉三法论之。

如尺寸俱浮为太阳，浮紧而涩为寒邪在表，浮紧不涩为表邪方盛，浮紧而数为热欲传里，若浮而长为传并阳明，或合病，浮而弦为传并少阳，要以脉中有力为有神，可用汗解。浮而缓者为中风，宜解肌，浮而无力为阳虚，便当温补，不可发汗。若浮而尺中弱涩迟细，足胫逆冷，皆内虚夹阴，岂可汗乎！若三阴经证，始先脉沉，后变微浮者，为阴尽复阳，欲愈之兆。若春夏病发热头痛，而见浮紧浮缓之脉，不大作渴者，谓之寒疫。若脉虽浮紧，而始病便见大渴，腹中胀满不和者，此即伏气内发，而加客邪外袭也。亦有时气不正，邪伤气分脉浮者，此即时行之类也。

中脉者，阳明少阳二经脉也。尺寸俱长为阳明，长而有力为实热，当解

---

① 刍荛（ráo）：割草打柴之人。此处自谦为草野之人。

肌；长而浮者尚兼太阳，宜发汗；长而数者为热盛，虽系表证，不可用辛温发汗，止宜辛凉轻剂以解肌；若长而实大有力，大便秘结为胃实，可下之。温病热病及时行疫疠，始发多有此脉，切不可发汗，乃黄芩白虎之证也。尺寸俱弦者少阳也。弦数为热邪传里之候，弦而有力为邪实，如大便秘结不行，宜大柴胡微利之；弦而浮，兼太阳证，尚宜发汗；若弦而迟，弦而小，弦而微弱，皆内虚有寒，宜温之。温病热病及时行，脉弦，胁痛，俱宜小柴胡去参半加枳橘，弦盛有力，加石膏知母，弦小无力，仍用人参，有呕方可用半夏，即生姜亦当慎用也。然弦脉近乎紧脉，冬得之为伤寒，夏得之为伤风，以夏月风闭汗孔，当汗出而反无汗，是以脉弦有似乎紧也。又伤寒寸口紧盛，而尺脉弦细浮数，此为肾气素虚，慎不可用麻黄发汗，宜小建中和之。大抵弦脉虽居表里之半，然表多于里，只宜和解，不可攻下利小便也。

凡沉脉俱属三阴，而有阴阳寒热之别。尺寸俱沉细者为太阴，俱沉为少阴，俱沉弦为厥阴，若沉而滑，沉而疾，沉而实，皆以有力为实热，为传经热邪，为阳证，分缓急攻下之。若沉而微，沉而细，沉而弱，但以无力为虚寒，为直中阴经，或为坏证，详微甚温理之，或始本太阳病，发热头痛，而脉反沉者，此虽曰太阳，而实见少阴之脉，故用四逆汤温之。若夫春夏温病热病，而见脉沉小，微弱，短涩者，此伏热之毒，滞于少阴，不能发出阳分，所以身大热而足不热者皆不救也。惟脉沉实而见阳明腑实证者，急用承气下之，不可拘于阳病阴脉例也。若时行疫疠而见沉脉，为毒邪内伏，设无下证，必无生理，大抵沉脉最为关要，以决阴阳寒热用药，生死在于纤毫，得不仔细谨察乎！

夫脉沉细微缓，初起无头痛，不发热，便四肢厥冷，腹痛呕吐，泄泻蜷卧，沉默不渴，人皆识为阴证矣。至于脉浮而大，但按之无力，发热面戴阳，渴欲漱水而不能咽，烦躁，时欲坐卧泥水中，此为阴盛格阳，虚阳上膈之候，人皆不识，认作阳证，误投寒药即死。殊不知阴证，不分发热不发热，脉之浮沉大小，但指下无力，重按全无者，便是伏阴，急与姜附温经回阳之药，虽有发热头痛，表证杂出，只宜五积散一服，通解表里之寒，切忌发泄。误与发汗，则脉必紧数而发热，误用凉药，则脉转紧盛而躁渴，愈急也。又有内外有热，其脉沉伏，不数不洪，但指下沉涩而小急，此为伏热，不可误认虚寒，以温热治之，是益其热也。大法迟涩微弱可温，浮盛洪紧可汗，沉细滑实可下，虚细勿吐，迟弱勿下，滑实勿汗，沉实勿温，贵在辨脉施治，可谓上工矣。

至于结促代伏，皆为伤寒死生关捩①，并为详识。夫脉来缓，时一止复来，谓之结，此阴盛脉，必有寒伏于中，故伤寒脉结，足冷腹中痛，宜大建中汤。又脉来数，时一止复来，谓之促，此阳盛脉，必有热结于里，伤寒温热发斑发喘，皆有是脉。大抵皆宜内夺，清理之后，其促渐退则生，转加则死。又脉来无力，动而中止，不能自还，曰代，杂病见之必死，伤寒有寒邪水饮停畜，而正气内虚，邪伏不解，故有脉结代心动悸者，主以炙甘草汤。至于伏脉，则有汗下温解之殊，但初起头痛发热，或一手无脉，或两手俱伏者，庸工便谓阳证见阴脉之死候。殊不知此因寒邪不得发越，急用麻黄汤汗之。若初起发热头痛方除，已后厥逆无脉者，阳厥也，小承气汤主之。若初起不发热无头痛，便厥冷吐利无脉者，直中阴寒也，四逆汤温之。若初起阳证，至六七日或十余日，但服表汗药而未曾攻下，别无刑克证候，昏冒不知人事，六脉俱伏，此欲作战汗而解也。当与热姜汤助其作汗，慎勿用药，若误与汤剂，反致变害也。

察　色

望而知之谓之神，见其色而知其病也。故伤寒家尤以察色为首务，察其色泽，问其困苦，辨其声音，更合之以脉类，无遁情矣。夫肝青象木，脾土色黄，赤属心火，肺白肾黑，皆见于面，青主肝藏风寒，青而黑者多寒痛，青而白者多虚风也。阴寒极甚，面与唇口青黑，甚则舌卷阳缩，及夹阴伤寒，少腹痛而面青，俱宜急温者也。若夫厥阴热厥，亦有唇面爪甲青紫而脉伏者，然细察之，其脉必附骨有力也。面赤多热而有表里虚实之殊，然亦有阴极似阳者，太阳证头痛发热，喘而面赤者，为表证，若面色缘缘正赤②，为阳气怫郁在表，汗出不彻故也。又热病烦渴，面赤，脉洪大，表里俱热也，阳明腑实潮热汗多，面赤不大便者，里证也。少阴病下利清谷，里寒外热，为阴盛格阳，夹阴伤寒，发热头痛，面赤足冷，脉沉细或浮数无力，按之欲散，为虚阳上泛，坏病汗下过多，元气耗散，微阳失守，皆面赤戴阳，并宜温补下元，不可误用寒药。若午后面赤为阴火，不可作伤寒治，两颧赤色如妆，为阴火亢极，虽愈必死也。面黄主湿，黄而明者为湿热，黄而暗者为寒湿，黄而带赤白者为欲愈，黄白不荣，面多蟹爪纹者为虫积，黄而泽者，为内伤畜

① 关捩（liè）：机轴。比喻关键。捩，扭转。

② 缘缘正赤：形容实热证高热而导致的满面通红之意。缘缘，广泛之意；正赤，大红。

血，黄黑而槁者，为食积，黄而青黑者，脾胃衰极，为木胜土而水无制也。白主气虚，白而无神者，伤寒大病后，发汗过多，或脱血所致；黑主肾衰，伤寒颜带黑青，为阴寒之色。若久病焦黑者，又为肾热也，凡耳目口鼻黑气枯夭者难愈。神庭黑气如指者，阴晦之色见于阳之正位，卒死兆也。面惨不光伤寒也，面光不惨伤风也，面如锦纹阳毒也，面垢如油，喘促多汗，足阳明中暍也，面垢生尘，洒然毛耸，手少阴中暑也。大率面带黄者，为脾土正色，病虽剧而可治，若青黑赤白异常，而无黄色相参者，皆非吉兆也。

凡察病者目，以开目欲向明者为阳，闭目不欲向明者为阴。目疼属阳明表证，目赤为经络热盛，目瞑漱水鼻燥，为阳邪上盛，欲解必衄，目黄而头汗，将欲发黄，目不了了，为阳明腑实。若睛不和者，少阴热也，目眩为痰因火运，眼胞微肿为有水，目下灰色为寒饮，目白睛黄欲发瘅也。目直视不能眴①，或白睛黄，此误发汗将欲衄也。目无精光者，为肾气素虚，目正圆者痉不治，凡目暗，目瞪，目陷，目反直视，戴眼反折②，皆不治。下后目闭为阴血受伤，目反上瞪为阴气上逆。

凡察病者鼻，若鼻头色青，腹中冷痛者死，盖厥阴肝木之青色，挟肾水之寒威，上征于鼻，下征于腹，是为暴病，顷之亡阳而卒死也。其谓鼻头色微黑者有水气，见黑虽为肾阴之色，微黑且无腹痛，但主水气而非暴病也。若黄黑光亮而少腹胁痛，或善忘如狂，又为畜血也，谓色黄者，胸上有寒谷气不化而有痰积也。谓色白者亡血，设微赤非时者死，白者肺之色，肺主上焦以行营卫，营不充则鼻色白，故知亡血也。微赤为火色，若非火令之时，加于白色之上，是火来克金，故死。黑为劳，为房劳，以火发于肾水之中，故不赤而反黑，其黑必枯燥，不似水气之黑而光泽，瘀血之黑黄光亮也。赤为风者，由热生风，风为阳邪故也。黄者便难，以中焦热燥，肠胃不润，是以便难。然必枯而不泽，若黄而鲜明者，有留饮，留饮以津液不行，滞其谷气，化热而致黄也。又鼻孔干燥而脉浮数者，将欲衄，鼻鼾语言难出者，为风温，鼻鸣干呕者，为伤风，鼻痛为肺脾二经有风火，鼻柱散阔为肺气虚而有湿。鼻瘦枯黑为脾劳火旺无津，鼻上汗出如珠，为心脾痛极，鼻孔煽张为肺风，鼻如烟煤为阳毒。

凡察病者唇，以焦赤为脾燥热，赤肿为胃湿热，青黑为阴寒。唇寒面青，头痛发热，为少阳阳明之邪热传太阴厥阴，唇口上下有疮为狐惑，唇上燥裂

---

① 眴（shùn）：以目示意，即眨动。

② 戴眼反折：证名。指睛不转而上视，乃病情危重见症。

为热在肌肉，鲜红为阴虚火旺，淡白为气虚，淡而四绕起白晕为骤亡血，唇齿焦黑为燥屎冲膈，虽急下之，多不可救。若唇吻反青，环口黧黑，张口如鱼，出气不复，唇口动颤不止，及人中反者，皆死证也。

凡察病者口，以口苦为少阳胆热，木从火化也。口甘为脾土湿热，而津液上乘，稼穑作甘也。口淡为胃中虚热，胃为一身之主，淡为五味之本也。口作酸为肝热乘脾，曲直作酸也。口作咸为肾衰虚热上乘。口中常觉血腥为肺气伤，口不和者不知味，为内伤津液。口不仁者不和泽，为外感客邪。口燥咽干为热传少阴证。烦渴欲饮水，小便不利，为太阳犯本，水入即吐为水逆。渴欲饮水，壮热自汗，为阳明腑热。漱水不欲咽，而目瞑鼻燥为蓄血。漱水不欲咽，而目赤厥寒为阴躁。口伤烂赤为阳厥，口难言为血少。口噤咬牙瘛疭，为发痉也。

凡察病者耳，以耳聋胸胁痛，寒热口苦，为足少阳证，耳鸣及痛，手少阳厥阴火也。若耳轮干枯而黑者，为肾败也。若耳中策策痛，而耳轮黄者，为黄耳类伤寒也。又重发汗，又手冒心而耳聋者，阳虚也，与少阳经之耳聋迥别。

凡察舌上苔色，另具辨舌论中，其有舌本强硬为痰，舌短囊不缩为宿食，舌胀大满口为龙火①燔灼，此最为急候，即宜砭之。舌深赤带紫者为里热，舌色淡白为里寒，舌枯萎者为心气耗绝也。

凡察病者身，以轻易转侧而热者为阳，若肢体骨节疼痛为表证，以沉重难移动而寒者为阴。若腹痛自利厥逆，宜温经，然中湿亦主身重痛，湿痹则身痛关节不利，风湿则身痛而肿，骨节烦疼掣痛，不得屈伸，汗出恶风而不欲去衣。若少腹硬痛，小便不利为溺涩，小便利者为畜血。腹痛自下冲上者，火也；从上转下趋少腹者，寒也；气从少腹上冲者，阴火也；从左胁上冲者，肝火也；大抵足寒而厥者，阳虚也；厥而发热者，热厥也；臂多青脉者，脱血也；背热，手背热者，外感也；腹热，手心热者，内伤也；背微恶寒者，阳微不能胜阴也；浑身恶寒，伤寒也；自汗身重，鼻鼾多睡，风温也；肉瞤筋惕，汗下虚也；手足瘛疭，虚而有风也；额上及手足冷汗，阴毒也；身目俱黄，疸病也；身如虫行，表虚也。若头倾视深，循衣撮空，冷汗发黄，形体不仁，乍静乍乱，皆不治也。

凡察病者足，以初起手足俱冷者为阴寒，宜四逆姜附温之。初起但足冷而手不冷，身体发热，头或痛或不痛，便是夹阴，须用五积、再造选用，不

① 龙火：指肾火。

可用发汗攻下之剂，亦不可用小柴胡，以中有黄芩苦寒故也。若是内伤阳气虚人，须从东垣补中益气去升麻柴胡，加炮姜、半夏、桂枝，温中为务。又夏暑病湿温人，必足冷手温，多汗妄言，宜苍术白虎合五苓散，不可误认夹阴，而用五积、四逆，反助热益病也。亦有两手逆冷，而两足热厥如火者，此阴气衰于下，阳气衰于上，阴阳否隔之兆也。若初起于脚膝软弱，或足胫赤热肿痛，当从脚气治之。

凡察病者声，以清朗如平日者吉。声重鼻塞者，伤风也；声如瓮中出者，中湿也；言退者，风也；言骤者，火也；声喑①不出而咳者，水寒伤肺也；声哑如破而咳者，客寒里热也；骤然声喑，而咽痛如刺，不肿不赤，不发热，二便清利者，阴寒也；骤然声喑，而赤肿胀闭，或发热便秘者，龙火也；喘逆烦乱谵语者，邪气实也；郑声者，精气夺也；少气不足以息者，气虚也；语言迟缓而懒怯者，内伤也；病人语声寂然喜惊呼者，骨节间病，此病在厥阴，阴主静故也；语言喑喑然不彻者，心膈间病，此病在太阴，肺主气故也。其声啾啾②然细而长者，头中病此病在巨阳，巨阳与少阴为表里，肾在声为呻，其声起自下焦故也。已上诸证，虽非尽属外感，然伤寒家悉宜辨晰，庶无谬治之失，诊病首宜识之。

辨　舌

舌苔之名，始于长沙，以其邪气结里，若有所怀，故谓之苔。伤寒之邪在表，则苔不生，邪热传里，则苔渐生，自白而黄，黄而黑，黑甚则燥裂矣。要以滑润而白者为表邪，灰黑湿润无苔为阴寒，灰黑薄滑为夹冷食，皆不可用寒凉攻下之剂。然中暑夹血，多有中心黑润者，又不可拘于上说也。若黄黑灰色而干燥纹裂者，为热极，万无虚寒夹血之理。惟屡经汗下，舌虽干而有微薄苔，却无燥裂芒刺，此为津液耗亡，不可误认实热而攻之，攻之必致不救也。《金镜》三十六治法，举世宗之，又观《舌心法》一百三十七图，条分缕析，辨证最详。其间论红为瘟热，紫为酒毒，微酱色为夹食，蓝为肝脏纯色，迥出前人未备，所嫌舍本逐末，未免繁紊，使人无提纲挈领处，故余括其捷要，分条辨论于下。

如白苔者，邪伤气分，肺主气而色白，又主皮毛。故凡白苔，犹带表证，

① 喑（yīn）：哑。

② 啾（jiū）啾：本指鸟的细碎的鸣声。此指病人细小碎长的声音。

仲景以为胸中有寒，止宜和解，禁用攻下，攻下必致结痞，变证不测。若温病热病，一发便壮热昏愦躁渴，舌正赤而有白滑苔，即当用白虎汤汗之。时疫初起，舌上白苔如积粉者，达原饮解之。若伤寒邪入胃腑，则白苔中黄，邪传少阴，则白中变黑。若纯色为一经证，边与中间两色，俱传经证。若从根至尖直分两路者，是合病与夹阴舌也。合病则白中兼两路黄，夹阴则白中兼两路黑润及灰色也。从根至尖，横分两三截苔色者，是并病舌也。故尖白根黄，尖白根黑，及半边苔滑者，虽证类不同，皆属半表半里，白苔多而滑，黄黑苔少者，表证多也。尚宜和解，黄黑苔多而白苔少，或生芒刺黑点干燥者，里证多也。必下无疑。虽中心黄黑而滑润，边白者，此为表证未尽，伤寒则大柴胡两解之，温热时疫则凉膈散或白虎合承气攻下之。又伤寒坏病，虽白而厚，甚燥裂者，此为邪耗津液，宜小柴胡稍加芒硝微利之。纯白滑苔，为胃虚寒饮结聚膈上之候，每于十三四日，过经致变，不可泛视也。一种白厚苔，如煮熟色，到底不变者，必里挟寒物，留滞不散，致脉伏不出，乃心脾气绝，肺气受伤也，慎不可下，宜枳实理中汤。热甚合小陷胸主之。至于能食自利，而白苔滑者，为脏结，难治也。黄连汤连理汤备急丸选用，间有得生者。

黄苔者，阳明腑实也。黄湿而滑者，为热未盛，结尚未定，不可便攻，攻之必初硬后溏也。冬时宜确守此例，俟结定乃攻，不得已，大柴胡微利之。若在夏月，一见黄苔，便宜攻下，以夏月伏阴在内，多有下证最急而苔不燥者，不可泥也。若黄而燥者，为热已盛，峻下无疑。黄而生芒刺黑点者，为热势极。黄而瓣裂者，为胃液干，下证尤急也。诸黄苔皆属胃热，分缓急轻重下之，有种根黄而硬，尖白而中不甚干，亦不滑，短缩不能伸出，谵妄烦乱者，此痰挟宿食占据中宫也，大承气加生姜半夏主之。有舌色青紫，而苔却黄厚，甚则纹裂，但觉口燥，舌仍不干者，此阴证夹食也。脉或沉细而伏，或虚大而涩，按其心下或脐旁，硬痛而时矢气者，急宜大承气，另煎生附子佐大黄下之。若脉虚大者，黄龙汤下之，热极烦躁者，更加生地麦冬，夏月尤宜。若冬时阴证夹食，而舌上苔黄不燥者，宜用附子理中合小承气下之。大抵舌有积苔，虽见阴象，亦是虚中有实，急当攻下无疑，但下法与寻常不同耳。又中宫有痰饮水血者，舌多不燥，不可因其不燥而延缓时日致误也。凡温病热病，稍见黄白苔，无论燥润，即宜凉膈双解，时行疫疠，稍见白苔，即宜白虎达原。若见黄黑，无论干湿，大承、调胃，急夺无疑。

黑苔者，少阴肾色也。若五六日后，热传少阴，水乘火位，亢极之火不为水衰，反兼水化，如火过炭黑是也。始因表证失汗，致邪入里而传少阴，下之则愈，然有屡下热不减苔不退者，此必宿食留滞于中宫也，宜黄龙汤加炮姜、川连。有误用汗下太过，津液枯竭而苔燥黑者，此为坏病，须量人虚实为治。虚者其苔必薄而润，生脉散合附子理中，实者其苔必厚而干，生脉散合黄连解毒。一则阴虚阳亢，一则阳虚阴亢，不可不审。热势盛剧，则黑苔上生芒刺，及燥裂分隔瓣者，须用青布蘸薄荷汤拭润，更以姜片刮去芒刺，撅起隔瓣，看刺下瓣底，色红者可治，急下之，若俱黑者不治。又黑苔腐烂者，为心肾俱绝，舌黑而卷缩者，肝绝，皆不可治。舌黑及灰或黄，而发疱生虫腐烂，虽为湿热，亦属肝伤，俱为危候。又中间一路润黑燥苔，两边或黄或白者，两感舌也，边黄则调胃承气，边白则大柴胡下之。若中间一路黑滑薄苔，两边白滑，此表里俱虚，胃中虽有留结，急宜附子汤温之。凡黑苔多凶，黑而干燥，或芒刺瓣裂，皆为实热，急宜下夺。黑薄湿润，或兼白滑者，皆为阴寒，急当温经也。一种中黑而枯，或略有微刺，色虽黑而无积苔，舌形枯瘦而不甚赤，其证烦渴耳聋，身热不止，大便五六日或十余日不行，腹不硬满，按之不痛，神识不昏，昼夜不得睡，稍睡或呢喃一二句，或带笑或叹息，此为津枯血燥之候，急宜炙甘草汤或生料六味丸换生地，合生脉散加桂滋其化源，庶或可生。误与承气必死，误与四逆亦死。凡舌苔或半黄半黑，或半黄半白，或中燥边滑，或尖干根润，皆为传并之邪，寒热不和之候。大抵尖黑稍轻，根黑至重，黄黑宜大承气，兼白者宜凉膈散，分缓急下之。若全黑为死现舌，不治。夏月热病，时火邪火，内外燔灼，苔黑易生，犹可攻治；冬月伤寒，舌苔全黑，决难救也。然中暑误认外感而加温覆，多致中黑边极红而润，脉必虚大，急用白虎汤清之。虚者加人参竹叶，如更误认阴寒，而与热药，必致烦躁不救也。夏月中暑，多有黑舌，黑而中干者，白虎汤无疑。黑而滑润，或边白者，必夹寒食，古法用大顺散，然不若理中合小陷胸最当。若直中少阴真寒，始病不发热，舌心便黑色，非由白黄变化，其舌虽黑而滑，舌亦瘦小，此真脏寒，必厥冷自利，呕吐，脉沉迟，四逆附子辈急温之，稍缓则不可救。

灰黑舌者，足三阴互病，如以青黄和入黑中，则为灰色也。然有传经直中之殊，盖传经热邪，始自白苔而黄，黄而灰黑，或生芒刺黑点，纹裂干燥，不拘在根在尖，俱宜攻下泄热。有淡灰色中起深黑重晕者，乃温病热毒，急用凉膈双解治之。热毒内传一次，见晕一重，传二三次，见二三重也。若见三重者，不治。若直中三阴，始病无躁热，便见灰色，舌润无苔，更不变别色者，此必内夹寒食，及冷痰水饮，或畜血如狂等证，当随证治之。又有感冒夹食，屡经汗下消导，二便已通，而舌上灰黑未退，或湿润，或虽不湿，亦不干燥者，不可因其湿而误认为寒，妄投姜附，亦不可因其不润，而误与硝黄，此因汗下过伤津液，虚火上炎所致，其脉必虚微少力，治宜救阴为急。虽无心悸脉代，当用炙甘草汤主之。内有生地、阿胶、麻仁、麦冬之甘润，可以滋阴润燥。盖阳邪亢盛，则用硝黄以救阴，阴血枯涸，则宜生地以滋阴，可不辨乎？

红色者，心之正色也。若红极，为温热之毒蕴于心胃，及瘟疫热毒内盛也。若湿者，不可便下，解毒汤或白虎汤。红中有白苔者，更感非时之寒也，桂枝白虎汤。红中夹两路灰色苔者，温热而夹寒食也，凉膈散加消导药一二味。红中有黑苔者，热毒入少阴也，大承气合白虎汤。红极有黄黑芒刺者，热毒入腑也，调胃承气汤。红极有紫黑斑，及遍身发斑者，阳毒入心也，人参白虎汤加犀角、黄连。红极而纹裂者，燥热入肝也，大承气加柴胡、白芍，甚则加芩、连。坑烂者湿热入脾也，小承气加芩、连、半夏。白疱者，火气燔灼也，三黄石膏去麻黄。紫疮者，火气郁伏也，解毒汤。红星者，心包火炎也，凉膈散。一种柔嫩如新生，望之似润，而燥涸殆甚者，为妄行汗下津液竭也，多不治，急宜生脉散合人参三白汤主之。舌痿不能动者，肝绝，舌忽瘦而长，心绝，并不治。

紫色者，酒后伤寒也。世俗庸愚，往往受寒，不服汤药，用姜葱酒发汗，汗未当而酒毒藏于心包，多有此证。若纯紫，或中间略带白苔而润者，宜葛根汤加石膏。若紫中有红斑，或紫而干黄，紫而短缩，俱宜凉膈散下之。若全紫而干，如煮熟肝者，死肝色也，其证必厥冷，脉必沉滑，此阳极似阴也。急用当归四逆汤加酒大黄下之，然多不救。大抵深紫而赤者，是阳热酒毒，宜用苦寒解毒。若淡紫而带青滑者，是直中肾肝阴证，急宜吴茱萸汤、四逆汤温之。然亦有中心生薄青紫苔，或略带灰黑而不燥不湿，下证复急者，此热邪伤于血分也，犀角地黄汤加酒大黄微利之。

霉酱色苔舌者，乃夹食伤寒也。食填太阴，郁遏不得发越，久之盦[①]而成酱色也。其证腹满时痛者，桂枝汤加枳朴橘半，痛甚加大黄。因冷食不消，加炮姜厚朴，甚则调胃承气加炮姜下之，如胃气绝，脉结代，唇吊齿燥，下利者死。

蓝苔舌者，肝脏纯色也。伤寒日久，屡经汗下，失于调理，致胃气伤极，心火无气，脾土无依，则肺金不生，肝木无制，侮于脾土，故苔色如靛，或兼身生蓝斑，乃心脾肺三脏气绝于内也，必死。如微蓝色而不甚深，或略见

① 盦（ān）：覆盖。

蓝纹者，为木受金伤，脏气未绝，脉不沉涩而微弦者可治。小柴胡汤加炮姜、肉桂主之。舌之证类虽繁，不外八种苔色，撮其大要，亦辨证之一助也。

宜 禁

伤寒表证宜汗，里证宜下，半里宜和，膈热宜涌，阴寒宜温，此大法也。然其人真气素虚，或有宿食者，更宜斟酌。陶尚文云：阳病宜汗宜下，真气衰，汗之亡阳，下之多脱；阴病宜温宜补，真气衰，则客热便生。苟非宿谙①，不无妄治之失，因录宜禁诸法如下。

宜汗

太阳脉浮紧盛。

人迎盛于气口。

诸脉浮紧而数。

头疼体痛。

腰痛背强。

项背强骨节痛。

身体拘急。

啬啬②恶寒，翕翕发热。

烦热不止。

烦躁喘嗽。

伤寒无汗。

中风自汗。

服发汗药，解，半日许复烦。

衄血点滴不成流，热不解，并宜发汗。又有脉沉可汗者，为身有热也。设身不热，岂敢汗乎？

禁 汗

脉虚无阳。

尺中脉迟。

---

① 宿谙（ān）：平素熟悉。

② 啬（sè）啬：肌体畏寒收缩貌。

诸脉沉细微弱。

吐血下血，及衄血如流。

口燥舌干。

口苦咽干，闭塞及痛。

风湿。

风温。

湿温。

中暑及暍。

当脐上下左右动气。

心下悸动。

疮家。

淋家。

小便淋沥。

大便泻利。

温毒发斑。

内伤劳倦。

亡阳漏风。

少阳寒热往来。

经水断续崩漏。

热入血室。

新产血虚。

房劳阴虚。

阳事痿缩。

夹阴阴虚。

足胫逆冷。

太阳犯本，渴而小便不利。

膀胱虚寒，咳而小便利。俱在禁汗例。

诸禁汗者，非直禁绝表药也，但禁麻黄青龙等峻剂耳。如小建中黄芪建中，在所必用，以意加减可也。

汗后热不止，必有所因。或因冷食不化，或因汗后强饮粥汤，或汗后更冒虚风，或动起不宁，或劳心恼怒，皆足以致热也。

凡服麻黄重剂不得汗，后必呕血或衄，亦有下如豚肝而死者，以营血受伤故也。

宜　吐

病在膈上。

胸中懊侬痞闷。

喉中有痰声。

三四日邪在胸中，脉大胸满多痰。

气上冲咽喉。

手足厥冷，脉乍结，痰气在胸中，心烦满而欲食不能食。

胸中郁郁微烦而痛，欲使人按之，反有痰涎。

下利日十余行，脉反迟而微滑。或乍紧，或乍结，或寸口沉伏，或浮滑，为宿痰，并宜瓜蒂散。

伤寒头痛久不愈，令人丧明，胸膈有宿痰也，瓜蒂散吐之。

寒实结胸宜白散。

类中风痰涎壅盛，宜稀涎散。

食厥脉滑，或上部有脉，下部无脉而厥逆，胸中兀兀[①]欲吐，而按之痛，及干霍乱心腹刺痛欲死，并宜姜盐汤探吐之。

发汗吐下后，虚烦不得眠，并宜栀子豉汤。

病在膈上，为里之表证，故用吐法取汗。寒月宜置火于暖室，不透风处吐之。

禁　吐

脉微无阳。

寸口细弱。

旧有微溏。

病在少阳，耳聋目赤胸胁痛。

少阴厥阴病干呕。

元气虚羸。

气血两虚。

房劳阴虚。

---

① 兀兀：昏沉的样子。

劳倦内伤。

吐血衄血。

胎产崩漏。

经水断续，俱在禁吐例。

南人不可轻用涌吐，一吐尚可胜之，二吐便致昏困而厥，北方质实之人，三吐不昏也。

吐后有顿快者，有徐快者，或反闷闷者，吐未尽也，或反热者，不可下也。大抵三日后，无不快矣。

宜　和

寒热往来脉弦数。

未下胸中胀满。

心烦喜呕。

耳聋胁痛。

舌白苔滑。

头两角痛。

口苦咽干。

头目眩晕。

头汗盗汗。

默默不欲饮食。

热入血室。

少阳半表半里诸证，并宜和之。

禁　和

太阳表证未除。

阳明里证已具。

热传三阴腹满。

寒中三阴自利。

夹食夹阴，面戴阳足胫冷。

过汗经虚耳聋。

尺中虚迟紧细，俱在禁和例。

宜　下

伤寒五六日，发热头痛方除，蒸蒸发热，脉沉实，滑数有力，大便不通。

六七日热蒸阳明，头痛发热不大便。

口噤咬牙。

日晡潮热腹痛，喘急硬满。

能食不大便。

潮热谵语发狂。

烦躁时闷乱。

服小承气转失气。

燥屎逆攻，胸下硬痛。

下利脉数或迟滑，有宿食。

下利三部脉皆平，心下硬痛。

潮热自汗，谵语燥渴，不大便。

潮热手足腋下汗出。

汗下后微烦，小便数，大便难。

大腑燥结，则气口脉洪大，按之反涩。

小腹硬满，而痛不可按。

小便自利，大便黑有瘀血。

小便不利，大便乍难乍易，微喘满而不得卧。

扬手掷足，揭去衣被。

内实燥满而发黄。

少阴病，口燥舌干而渴，邪热内消肾水者，急下之。

自利纯清水，心下硬满，不大便者，急下之。

腹胀硬满，绕脐硬痛，不大便者，急下之。

阳明病，汗多热甚，恐胃汁干，急下之。

腹满硬痛，为土实，急下之。

大抵一切下证，要以舌干口燥，大便不通，再以手按脐腹，胸胁硬满而痛，手不可近者，急下之。

然又有脉浮可下者，大便难也。设大便不难，岂敢下乎？

禁　下

脉浮表证未解。

尺中迟弱而足冷。

六脉大而无力，或虚细，或乍大乍小。

发热头痛未除。

恶寒恶风。

头背项强，腰痛拘急。

手足腋下无汗。

呕吐未除。

咽中闭塞。

腹中时满时减。

腹胀可按可揉。

当脐上下左右动气。

少阳寒热呕吐。

阳明面合赤色。

不转矢气。

矢气不臭。

内伤劳力。

阴虚劳倦。

经水断续。

胎前崩漏。

大便硬而小便清。

小便频数而少。

挟阴面赤戴阳。

挟食胸中烦满，屡服消克，而脉沉，手足微厥。

心下痞满。

虚烦欲吐不吐。

畏寒不能食，俱在禁下例。

凡禁下者，慎不可用承气等药，即有下证，惟宜导法选用。

若阴结，宜四逆汤入人乳胆汁下金液丹。

下后不解，一日半日复热，或下未尽，或下后热邪不除，或下后复结，或因饮食起居，或更冒虚风，当详审以治。

服下药不行者，药力不当病势也，更宜大剂下之。若误用承气不得下，后必愈胀，以里无热结，徒伤胃气，湿热痰饮愈逆也。以湿热例治之。

有屡用承气不行，改用温理脾胃药即行者。

有下出稀粪，色淡不黄不臭者，急温之。下出纯清水者死。下出溏粪者防变。温热时疫，不在此例。下如污泥者死。下出虾血及血水者死。下出鲜血者危，下瘀血如胶粘漆黑，臭恶难近者死。

下之不尽，骤用补截，复发热谵语妄乱，脉躁不宁，或忽大忽小者，皆不治。

宜温

初起不发热，无头痛，便恶寒，脉沉嗜卧。

少阴病，膈上有寒饮，干呕不吐。

呕吐不止。

干呕吐涎沫。

腹痛泄泻呕逆。

战栗蜷卧。

面如刀刮。

四肢逆冷。

夹阴中寒，唇面爪甲青。

胃虚咳逆。

下利清谷不止。

阳缩入腹。

囊缩舌润。

厥冷过肘膝。

小便清利。

自利不渴。

口中和，背恶寒。

畏寒身疼骨节痛，皆直中阴经寒证。

又里寒外热，身反不恶寒，而面戴阳，脉虚大无力，或数疾无伦，为阴盛格阳。

烦躁欲坐卧泥水中。

自利咽干，欲饮水而不能咽，皆假热之证也。

又初起本阳证，汗下太过，亡阳脱泄，或误服寒药，后变恶寒厥逆，虚汗泄泻，脉或沉细，或伏绝，或虚大，为坏病。

小便或利或不利，而色不黄赤。

筋惕肉瞤。

亡阳汗不止而恶寒，并宜从温补例治。

禁　温

本伤寒阳证，六七日传变入里，后变脉沉数，烦躁不得卧寐。

自利腹痛，而时痛时止，按之结硬。

咽痛心烦。

小便短数赤涩。

大便实。

泄利下重。

下利谵语，厥逆不过肘膝，厥过即复热。

喜冷饮。

面深赤烦躁，便秘谵语，欲揭衣被，扬手掷足，皆属传经热证，俱在禁温例。

凡服温经回阳药后，其人微烦而渴，脉来微数而不实坚，身体安和静卧者，少与生脉散，或清粥饮，其渴自止。慎勿误与凉药，复助阴寒也。若假寒证，误投姜附而大烦躁，热渴不宁者，急与苦寒泻热无疑。

足太阳膀胱经禁下。若下之太早，则变证百出。足阳明胃腑禁发汗，禁利小便，犯之重损津液，脉必代结。足少阳胆经禁汗，禁下，禁利小便。汗则犯太阳，下则犯阳明，利小便则使生发之气陷入阴中。太阳一禁，阳明二禁，少阳三禁，此定禁也。至三阴经，则无定禁，但非胃实，乃禁下耳。

药　禁

药禁者，津液内亡作渴，禁用五苓淡渗。汗多，禁利小便。小便多，禁发汗。咽痛，禁发汗。利小便，大便反利，禁栀子。大便秘涩，禁用燥药，吐多，不得复吐。吐而上气壅滞，大便不通，只可宣散上气，禁利大便。脉弦，禁服平胃而虚虚；脉缓，禁服建中而实实。

劫法

凡看伤寒，先观两目赤，为阳毒，黄为瘴，次看口舌有无苔状，再以三指平按心胸胁下小腹。盖心胸以候结胸痞硬，宿食胃伤，先曾误下致痛而硬满，正中者，为结胸。濡大稍偏者，为痞；未经下，满痛，为宿食；攻后深按隐痛，为胃伤；胁下以候热邪寒水畜血；热而痛者，为少阳之邪；寒多而嗽，为水饮停畜；按之痛而不硬，其人善忘者，为畜血。小腹以候燥结瘀血，按之绕脐硬痛，为燥结；虽痛而软，小便利者，为畜血也。

凡始病微恶寒发热，坐卧不安，胸烦欲呕，善饥脉弱，阴阳未明者，慎勿轻用表药。先与甘草干姜汤加葱豉一剂，后显阳证用表药，显阴证用温药。若阴证或夹阴，误用升散解表，必致阳缩入腹而死。

凡结胸痞满，及心胁硬痛，用生姜捣烂去汁，炒微干，乘热包熨患处。

凡结胸手不可按，大小便秘，屡下不通，急用灸法。以巴豆仁十粒研烂，入黄连末白面研匀，作饼填实脐中，用艾炷灸七壮，觉腹不鸣转大便利为效。

凡结胸手足厥逆者，用葱白十茎、生姜一两，同捣作饼，烘热置脐中，帛掩熨之。待气入觉响，即与枳实理中汤加附子。

凡结胸证，不拘早晚，用黄毛雏鸡一只，同生姜四两捣烂，帛包烘热熨结硬处，半日许，觉胸中热乃止，更以热手向下揉之。

凡痞满，不拘寒热虚实迟早，便用熨法，以橘叶生姜葱头，共捣烂，加麸皮半升，用纱绢包，烘热熨痞满处，至半日许，觉胸膈躁热即止，更以热手顺下揉之。

凡伤寒发狂难制，以醋沃①火炭，令气冲其鼻中即定，不定者，此神乱无主，虽下必死。若狂定，然后察其阳狂阴躁用药。

凡伤寒衄血不止，用生藕汁，或茅根汁盏许服之，童便亦可。服后微觉寒颤，即止，慎勿用冷水裛②额，及湿纸搭天庭鼻柱，使瘀积经络不散，致成痼疾也。

凡直中阴寒无脉，或吐泻脱元无脉，先将姜汁酒酿半盏热服，其脉渐来者可治。服后一时许，仍无脉，或暴出数疾无伦者，不治。若痛甚脉伏者，不在此例。

凡阴寒阴毒，四肢厥冷，爪甲唇青，六脉欲绝，不知人事，药不得入者，将葱白捣饼，用麝香、半夏、皂荚末一字，填入脐中，熨之，或用生姜切片

---

① 沃：浇。

② 裛（yì）：同“浥”，沾湿。

贴上，艾火灸之，并灸关元气海数十壮，脉渐出，微汗可治，否则死。

凡中寒卒倒，不得以火烘之，中暑卒倒不得冷水灌渍。若痰厥昏迷卒倒者，用牙皂末捻纸烧烟冲鼻中，有嚏可治，并用稀涎散水调探吐，俟醒用药。

凡温热病，燥渴不得汗，欲饮冷水者，下咽即得大汗而解。若伤寒感冒，强与之水，必变咳呕哕悸自利等证也。

凡干霍乱，不得吐者，用盐两许，置刀头，炭火烧红，淬水一升搅服，探吐之，若误与粥饮即死。

凡腹痛，未辨阴阳痰食臭毒，先用姜盐汤调生香附末三钱温服，俟势稍定，然后凭脉证用药，慎勿误与盐水、椒水，致变呕哕下利水肿等证，甚至不救。

凡伤寒服药转吐出不纳者，先将生姜汁少许，徐徐呷下，然后缓缓进药，即不吐也。

凡胸腹搅痛，呕吐涎沫，而时缓时甚，面乍赤乍白，脉忽大忽小，甚则厥逆脉乱，此食滞中宫，蛔上入膈也。急用椒红乌梅肉为散，以安其蛔，后随蛔厥治之。

凡破伤风及伤湿伤火，皆发热头痛，证类伤寒，甚则牙关紧急不开，药不得入者，用蜈蚣一条，焙干为末，擦牙吐涎立苏。然后验证用药。

凡大便不通，尺脉无力，胃弱津枯者，宜用导法。详辨《缵论·阳明下篇》导法下。老人枯燥闷结，不在此例。

凡小便不通，先以麝香半夏填脐中，以葱白田螺合捣成饼，封脐上，布缚，良久即通。

又法用食盐一字①入脐，加葱饼于上，熨之即通。凡虚人津枯，及胞痹小便不通者，禁用上法，误用之，后必愈燥闷也。

凡呃逆不解，用硫黄、乳香酒煎嗅法，及捣生姜查拌艾炒熨期门，及灸期门左穴，皆取温散肝气也。若二便不通者，禁用此法。

凡妊娠温热病及时疫，用青黛伏龙肝为末，和井底泥调涂脐至关元，干再易之，然不若用大承气急下，夺其里热，庶免伤胎之患。

凡伤寒服承气等下药，以热姜汤催令速行，外用盐炒麸皮升许，乘热包熨，则大便易通。若服之下咽即行而不结者，为元气衰弱，防有下脱之虞。服之经日不行，为湿热痰饮固结，急用姜汤催之。若服久不行，则胃中津液

---

① 一字：用唐代“开元通宝”钱币（币上有“开元通宝”四字分列四周），抄取药末，填去“一”字之量。即一钱匕的四分之一。

败坏，下之不止，必发呃逆而死。不下则胀满而死也。若阴证腹痛自利，用吴茱萸炒熨良。

凡伤寒下后热退，不可用参芪骤补，以余邪得补，必复炽盛。即使虚人，亦须俟正粪再行，然后补之。

凡内伤误服外感药，脉转紧盛者，补中益气调之，误服寒凉药，脉紧疾者，理中汤温之。

凡用附子热药，必须冷服。盖阴极于下，阳浮于上，以冷折其上之虚阳，以热治其下之沉寒也。

凡中附子毒，一身面目俱赤，狂热失血者，犀角黄连甘草煎汤，入生莱菔汁服之则解。

服麻黄汗出不止者，温粉扑之。方用龙骨牡蛎煅过，同防风藁本为末，和炒糯米粉，绢包扑之，其汗即止。温热病误汗不止，将病人发披水盆中，用熟石膏、黄连末、生粳米粉扑之。

服瓜蒂吐不止者，一味麝香汤解之。

服大黄利不止者，虚人用人参、干姜、陈皮、甘草、乌梅、陈仓米煎服，或但用陈米、乌梅、黄土亦效。若过服承气，吐利不止，如结胸状，诸药投下未安者，按法加益智仁末一钱匙，用前汤半剂调服，则吐利同效。

服桃核承气代抵当汤，瘀血未尽，腹痛不止，炒黑山查、炒焦黑糖，同伏龙肝煎服，久畜之瘀，一时不能即尽，桃核承气加桂附，温以散之。虚人以桃核承气加人参补而逐之，外用芒硝炒热熨之。若所下血如凝虾，多兼血水，或如污泥，神昏语乱者不治。色红紫者属热，色晦黯者属寒，色鲜淡者属虚。当随证治之。

卷下

发热

发热多属表证，伤寒寒郁肌表，则腠理闭密，故翕翕发热，扪[①]之烙手，当以脉之浮紧浮缓，证之无汗有汗，分风寒营卫施治。若汗不得出而烦躁者，营卫俱伤，阳邪内扰也，大青龙汤。若尺中无力者，此为本虚，小建中汤加减。

凡服表药三剂，汗不出，热不止者，死。然有阳微不能作汗者，可用再造散或黄芪建中加附子，血虚加芎归，始能作汗。此皆冬月发表药也。若汗下后恶寒脉弱，大便不结者，属虚，宜温补助阳为主。

寒邪传里而变热，则蒸蒸发热，此即本身中元气，为寒所郁，不得泄而化为火也。若里证具而表证未已者，大柴胡汤。表证既罢而里证已急者，三承气汤选用。

三阴经寒证，太阴、厥阴俱不发热，惟少阴病有反发热脉沉者，此非传经，乃直中少阴，而仍兼太阳，故能发热也。

春分以后，虽感寒邪，皆为非时暴寒，不必拘于伤寒例治。古人治感冒诸方，如芎苏神术等，皆不分三阳经药，以时属少阳风木，不独太阳寒水也。

夏月汗府疏豁，偶感微寒发热，必心包先受，消暑十全证也。

秋凉发热咳嗽，宜金沸草散，甚则小青龙汤。若交霜降节后，即属正伤寒矣。

其或冬时过暖，而病发热心烦咽痛，或自利者，为冬温，阳旦汤证也。

凡春时发热头疼，烦渴饮水，为伏气发温。

春夏发热，而脉大无力，为夹内伤。

发热而脉细小或虚，足胫逆冷，而阳缩入腹者，为夹阴。

发热脉沉小或短涩，而足冷阳缩，兼腹满或痛，为食郁。虽夏月不妨用

---

① 扪（mén）：摸。

姜桂，使温暖之气助其阳和，并食亦得消散。虽有表证，慎不可纯用表剂升其虚阳，亦不可过用消导引邪内犯。

有食积发热，则胸胁烦热，热则颅胀，复有瘀血发热，则胁下或少腹痛不可拊[①]。又有阴虚发热，必夜热晨凉。若疮疡初起发热，必有痛处，并不可误施汗剂。

其脉阴阳俱虚，热不止，大汗后身愈热，下利烦躁，热不止，汗下后，大热，脉躁乱者，皆不可治也。

孙兆[②]治一道士，发热汗出惊眩，身战掉欲擗地，有欲发汗者，有欲作中风治者，有欲以凉药解之者。孙曰：此太阳经欲解，肾气虚不能作汗，所以心悸目眩身战，与真武汤三服，微汗而解。

头 痛

昔人以头痛专主太阳，殊不知三阳经各有部分。如太阳头痛，自脑后上至巅顶，下有项强腰脊痛之异，以太阳经脉行身之后也。当辨中风、伤寒汗之。

汗后头痛如破，此转属阳明也。

风火相煽，头痛如破，诸药不效，愈表愈痛，痛连眉棱者，选奇汤证也。

阳明头痛，上连目珠，痛在额前，兼鼻孔干，下有身热不眠之分，以阳明经脉行身之前也。

少阳头痛，上至两角，下有耳聋胁痛之殊，以少阳经脉行身之侧也。

三时感冒，皆有头痛，当从芎苏、香苏辈选用。

三阴经至颈而还，惟厥阴之脉上巅与督脉会，故有头痛，上则巅顶收引头角，下有脉沉弦细，手足厥冷。此为在经，当归四逆汤。若在里则干呕吐涎沫，头痛，吴茱萸汤。

【临床解读】

边某某，男，36 岁。2021 年 5 月 12 日初诊。

主诉：头痛 10 年，加重半年。

现病史：近 10 年头痛，每年冬春季发作，每次发作持续头痛，难忍受，

---

① 拊（fǔ）：拍，抚摸。

② 孙兆：北宋医家，撰有《伤寒方》《伤寒脉诀》等书。他对林亿、高保衡等校注的《黄帝内经素问》加以重新修订，名为《重广补注黄帝内经素问》。

以巅顶耳后为重，有时太阳穴亦痛，西医以血管神经痛治疗有效，但易反复。现症见：自春节至今头痛，以巅顶及耳后为甚，两胁胀满，稍痛，烧灼感，口干不苦，纳可，大便不成形，日一次，小便黄，有异味，眠差多梦，舌质淡红，苔薄黄少津，沉滞。高血压3年，服西药控制可。2021年5月查肝功：谷丙转氨酶71U/L；谷草转氨酶64U/L。2016年9月因肾积水左肾切除术；2017年痛风，一直服用西药。

病机要点：病在肝胆，挟瘀热。

处方：吴茱萸3克，党参10克，柴胡10克，黄芩10克，白芷10克，川芎10克，金银花10克，连翘10克，醋延胡索10克，三七粉3克（曾服），生姜3片，大枣4个（切开）为引。10剂，每日1剂，水煎服。（张磊医案）

太阴中湿，则上有鼻塞吐痰，下有腹满自利。

少阴中寒，上则入连脑齿，下则烦躁，爪甲青。此真头痛①，不治。

阳明热蒸头痛，必小便黄赤而短数，调胃承气汤。

太阳脉沉，身热头痛，为夹阴，黄芪建中汤。若误汗不差者，四逆汤温之。

太阳证，下之，头痛未除，唇寒面青，指头微厥，复发热者，为表邪内陷于阴分，虽头痛发热，不可用表药，宜竹叶石膏汤。

冬温发热头痛，心烦咽痛自利，阳旦汤。

温病、热病、时行疫疠初起头痛，皆不可用表药，宜黄芩白虎加葱豉，或葛根葱白汤以治外，凉膈双解达原承气加葱、豉、姜、枣，合内外而治之。里气一通，头痛自愈。

内伤火炎，新产血虚，皆有头痛，但时痛时止，而无脑后痛者，盖火炎则痛自两角，血虚则痛连鱼尾②，以其自内达外，故必行少阳部分，是以头痛见两角者，则有少阳风热与虚火之别。若见额前者，亦有阳明与食积之殊。其见脑后者，必太阳外感无疑也。

头 重

浊阴寒湿之邪，上干清阳之位，故使头重。

头重恶寒，项强不能举者，属太阳，汗之则愈。

---

① 真头痛：病证名，指头痛危症。症见剧烈头痛，连脑户尽痛，手足逆冷至肘膝关节。

② 鱼尾：经外奇穴。位于眼区，眉外端与眼外眦连线之中点外方三分处。

若阴阳易，头重眼中生花者，逍遥汤下烧裩[1]散。

若眩晕而头重不能举者，此虽夹痰，亦属气虚，导痰六君选用。

头 胀

头胀者，气虚火炎也。冬温、风温、温病、热病、时行、中暍、中暑，多有头重胀痛，皆是湿热火气内燔，慎不可用发散药。如冬温，阳旦汤，风温，葳蕤汤，温病，黄芩汤，热病、时行、中暍，白虎汤，中暑，清暑益气汤。此皆伤寒家切务。其他湿热、痰饮、食积、疰夏[2]等，俱有头重胀痛，乃属杂证，此不复赘。

项 强

太阳之脉，从头下项连风府[3]，故项强为太阳表证。然项强几几，如冻鸟缩颈，欲伸而不能自如者，此胃气不得上升，乃邪将犯阳明之候。若汗出恶风者，桂枝加葛根汤。无汗恶风者，葛根汤。

项强连胁下满，身热恶风，手足温而渴者，为邪干少阳，小柴胡汤。乃知项强多兼阳明、少阳，不可执认太阳也。

又结胸证，项强如柔痉状，此里实证，以背为胸之府，背强项亦强也，急下之。

天行时气发热，至晚则腰脊痛，头项强，身重，轻则凉膈，重则双解，并加葱白香豉。

寒湿项强发痉，及过汗经虚生风发痉，与阴毒项强，治法详总论中。

恶 风

伤风恶风，见风则怯，密室之中则不恶也。盖风为阳邪，必伤卫气，卫虚则腠理疏而自汗，汗去则脉浮缓也。是以桂枝汤专主自汗发热恶风之证。

---

① 裩（kūn）：同“裈”。裤裆。

② 疰（zhù）夏：病证名，又作注夏，因有明显的季节性，每于夏季发病，故名。多由于体弱气虚，暑热伤气所致。症见身倦肢软、体热食少、心烦自汗等。

③ 风府：督脉经穴名。在后颈入发际一寸处，枕骨与第一颈椎之间，太阳膀胱经在此处和督脉相连。

然寒伤营，亦有恶风无汗而喘者，盖恶寒则有阴阳之异。恶风悉属于阳，故恶风未罢者，必当先解其外也。

若发汗太过，卫虚亡阳，遂漏不止，恶风，桂枝加附子汤。

风湿、热病、寒疫、内伤恶风，详总论中。

恶　寒

伤寒恶寒，虽身居密室，犹自憎寒拘急，甚则寒栗鼓颔，向火不能遏其寒，非若寒热之恶寒，热至则不恶也。如已发热，则身热不欲去衣，由阴气上入阳中，或阳微，或风虚相搏所致。恶寒一切属表，虽里证悉具，而微恶寒者，犹当解表，俟恶寒已，乃可攻里。故先恶寒而发热者，为外恶寒，为阳病。在阳宜发汗，然尺中迟弱者，慎不可汗，当用黄芪建中汤。

若太阳证犯本，恶寒发热未除，渴而小便不利者，五苓散，先服一半探吐之，发汗后，恶寒为虚，芍药甘草附子汤温之。

若下利恶寒手足温者，阳邪内陷于太阴之经也，小建中汤。

下证悉具而微恶寒，及下利恶寒，时时自烦者，为阳邪内伏，并宜大柴胡汤。

结胸证微恶寒者，必先用桂枝汤解表，然后用陷胸汤下之。若表不解而便攻之，表邪复结，其证必危，故结胸有一毫恶寒，不可下也。

若初起恶寒蜷卧，脉沉者，为内恶寒，为阴病。在阴则宜温，虽夏月亦须姜附。轻则理中，重则四逆。若当盛暑，须参大顺、冷香、浆水等治之。

少阴病，恶寒，身蜷而利，手足厥冷，烦躁，脉不至，及四逆恶寒，不烦而躁，皆死证也。

经曰：发热恶寒发于阳，无热恶寒发于阴。尚何疑哉。

温热时行恶寒，详总论本例中。

石顽治玉峰①陆去非继室，嘉平②患恶寒，周身骨节皆疼，饮食不入者已三日，而恶寒未止，全不发热。诊其六脉悉紧而细，询之平日起居，饮食绝少，虽暑月不离复衣，知其素禀虚寒而不能发热。洵③为太阳寒伤营证无疑。但从来极虚感寒，无正发汗之理，乃以黄芪建中制生附汁于芪内，以助卫气。

---

① 玉峰：在江苏省昆山市。

② 嘉平：腊月的别称。

③ 洵：确实。

一服肢体即温，但背犹畏寒不止，更与补中益气、十全大补，并加熟、附而安。

背恶寒

人身背为阳，背恶寒者，阳虚之验也。然阳气内陷，亦有此证，是以背恶寒有阴阳之异。若风寒在表，则一身尽寒矣。但背恶寒者，阴寒气盛可知。以阴气不能消耗津液，故少阴病二三日，口中和，背恶寒者，宜附子汤及灸气海。

热病初起，口燥心烦，而背微恶寒者，此阳气内伏于阴中，肌表之阳不胜邪，及阳明中暍，俱有是证，以阳邪内消津液，故烦渴引饮，并宜白虎加人参汤。若误认阳虚而用温药，必致斑烂不救也。故曰口中渴，知其内有热，口中和，知其内有寒，此理皎然①矣。

劳役内伤背恶寒者，必寒一阵，止一阵，为阳虚内热，东垣升阳散火汤。

又湿痰证亦背恶寒，必肢体重痛，导痰汤加减。

若寒热屡作而背恶寒，脉来弦数，身有痛处者，为发痈疽之候。

寒　热

伤寒寒热往来者，邪正分争也。表邪欲入，而正气拒格，阴阳相胜而作也。然寒热往来与寒热如疟不同。如疟则作止有时，往来则作止无时，有日二三发者，伤寒寒热往来，虽专属少阳经，亦有兼太阳、阳明者。邪居表多则多寒，邪居里多则多热。然治法专用小柴胡汤随证加减。寒多增桂枝，热多倍柴胡加芍药。寒多而脉虚，去芩加熟、附，热多而脉实，去参用大黄。

凡少阳证，必先与小柴胡汤和之，服后不解，若其脉反浮者，当与柴胡桂枝汤，使其邪从表而散，若脉加数者，当与大柴胡汤，使其邪从里而去也。

有元气寡弱之人，素挟痰郁，略有动作劳伤，则憎寒发热，有似伤寒，其脉弦数无力，腋下及臂或腿缝中有核肿痛者，谓之劳发，切勿汗下，宜补中益气加降火清痰药，轻者周时微汗自解。

---

① 皎然：清晰明白的样子。

如疟

如疟者，作止有时，非若寒热往来之无定也。病二三日，寒热往来有时而作，脉浮洪者，此太阳似疟也。若热多寒少，尺脉迟为血少也。

若日晡时作，汗出而烦，脉实者，此阳明似疟也。

阳明少阳合病，日晡寒热如疟者，大柴胡汤。

若六七日发热恶寒，舌不短，囊不缩，脉浮缓者，此厥阴似疟也，为欲愈，小柴胡汤加桂枝。

大率往来寒热不离少阳，不拘日数多少，邪气浅深，及妇人热入血室，并宜小柴胡汤加减。

太阳病八九日如疟状，一日二三度发，为欲愈。

潮热

阳明旺于未申①，故日晡潮热，一日一发，如潮信然。伤寒邪入阳明胃府，为邪热内结，故可用承气攻里。凡欲攻里，须病人脉实有力，再当审脐下有硬满结痛处，及问平昔有无动气，量轻重施治。

发于寅卯②者，属少阳，发于巳午③者，属太阳，皆不可下，俟表证已，方可攻之。

潮热而呕，胸胁满，盗汗出者，不可下，柴胡桂枝汤。

潮热而胁下汗出为胆实，大柴胡汤。手足心汗出者，为胃实，大承气汤。二处无汗，为结未实，尚宜小柴胡和解。俟结定攻之。

无汗

风暑湿三者干人，皆卫气受病，惟寒则营血受伤，腠理致密，津液内渗，阳邪有余，故身热无汗而喘也。盖邪气在表，熏蒸腠理则汗出，今邪不外蒸，必传入里，急用麻黄汤汗之。若恶风项强者，葛根汤，缘邪渐次入阳明经也。

---

① 未申：古人用地支计时的未时和申时，相当于今下午一时到五时。

② 寅卯：寅时和卯时。相当于今凌晨三时到清晨七时。

③ 巳午：巳时和午时。相当于今上午九时到下午一时。

阳明病无汗，小便不利懊侬者，必发黄。若渴欲饮水，小便不利无汗者，为犯本，俱宜五苓散，有饮水内蓄而无汗，桂枝去桂加茯苓白术汤。

有脉迟无阳，不能作汗者，桂枝麻黄各半汤。

若温热病无汗，黄芩白虎三黄石膏选用。热病发狂，有汗者生，无汗者死。

成无已言：三阴为病，不得有汗。朱奉议亦云：三阴与阴阳易皆无汗。而仲景厥阴例中，大汗出，热不去，内拘急，四肢疼，下利厥逆而恶寒者，四逆汤主之。又阴毒则额上及手背冷汗不止，为亡阳将脱之兆。《素问》云：阴气有余，为多汗身寒。由是言之，则三阴不宜有汗，非三阴皆无汗也。

自 汗

太阳中风，不由发表而汗泄，谓之自汗。以风伤卫则表虚不能自固而汗，故用桂枝汤，散邪以实卫也。然湿气伤于脾，暑气伤于心，皆令自汗，惟冬月寒伤营，则发热无汗。若始本无汗，四五日后忽然自汗出，此寒邪传里而变热，知邪已入腑矣。凡伤风则恶风自汗，头痛发热，若里证自汗，必烦躁恶热，不恶风寒，迥乎不侔也。

又太阳经邪犯本，则汗出而渴，小便难。

阳明经证，则头目痛，眉棱骨疼，而自汗。

阳明腑证，则腹满自汗，当详审治之。

有汗后恶寒汗不止为表虚，黄芪建中汤，并用温粉扑之。

有汗多亡阳不止者，桂枝附子汤。小便少者加茯苓。

若阴证自汗，必身冷厥逆。经云：阴气有余，则多汗身寒，四逆汤，甚则加人参。

温病误服表药，大汗出，烦渴不解，脉洪大者，白虎汤。

若伤湿则身重自汗，中暑则脉虚自汗，中暍则烦渴自汗，湿温则妄言足冷自汗，风温则鼻鼾自汗，霍乱则吐利自汗，内伤劳倦则气口虚大，身热自汗，柔痉则搐搦自汗，治法各详总论中。

若发热而利，大汗出，热反盛，狂言不食，及汗出如油，喘而不休，汗出如珠，着身不流，柔汗①发黄，环口黧黑者，皆不可治。

石顽治郭君升子，素孱弱，有失血证，五月间，患时行疫疠，壮热昏愦，

① 柔汗：又称油汗，即冷汗。《伤寒论·辨脉法》：“环口黧黑，柔汗发黄者，此为脾绝也。”

烦渴引饮，自汗如蒸，其脉时洪大，时减小，或用发散和解之剂，躁热转剧，不得已，恳治于余。用人参白虎调胃承气，随其脉之浮沉，邪之出入，相间而施，凡两汗三下，所下皆黄水，至第四次，用黄龙汤，始得结粪五六枚，周身大汗，热除而痊。若碍其体虚，而怯于攻击，则邪热弥炽，元气日烁，乌能保有今日乎?!

盗 汗

盗汗者，睡即濈濈然①汗出，觉则止②而不复出矣。盖邪居于卫而欲入，睡即卫气行于里，乘表中阳气不致，津液得泄，故但睡而汗出，觉则气散于表而汗止矣。故杂病盗汗，责于阴虚血热，伤寒盗汗，责在半表半里，为胆有热，故专用小柴胡汤。若脉浮紧，潮热盗汗，柴胡桂枝汤。经云：微盗汗出，反恶寒者，表未解也。

又阳明病，当作里实，而脉微弦者，必盗汗出。

又三阳合病，目合则汗，热病白虎汤，伤寒小柴胡汤。

温病、热病得汗后，大热除而盗汗出，及时疫下后，盗汗不止，身有微热，俱宜小柴胡去参、半，加橘皮。

头 汗

三阴之经，皆至颈胸中，独三阳经上循于头，故头汗出身无汗，剂颈而还③。乃阴阳不和，邪居表里之间，故有是证。当以小柴胡汤和之。然瘀血、发黄、水气三证，亦有头汗，当以证辨之。盖瘀血头汗，则小便自利，大便色黑；发黄头汗，则小便不利，发热而渴；水气头汗，则胸满喘咳；若半表半里，则往来寒热，亦有微恶寒，手足冷，脉沉者。

大抵头汗虽主少阳，然属阳明湿热不得发越者最多。至若额上汗出而脑后无汗者，定属阳明无疑。

头汗多有里实证，故头汗而胁下满，大便坚者，大柴胡汤。头汗谵语者，调胃承气汤。

---

① 濈濈（jí jí）然：汗出缓缓不断的样子。下同。

② 觉则止：睡醒就停止。觉，醒。

③ 剂颈而还：指只见头部出汗，汗至颈部而止，颈部以下无汗。剂，同“齐”。

若头汗而心下懊侬者，为虚烦，栀子豉汤。

下血而谵语，头上汗出，为热入血室，小柴胡去参加当归、桃仁、丹皮。

凡头汗出，不得小便者，不治。经云：关格不通，不得尿，头无汗者，可治，有汗者死。

湿家误汗，额上汗出而喘，小便难，大便利者，为阳脱。经云：湿家汗之，额上汗出，小便利者死；下利不止者亦死，以阴阳上下俱脱也。

孙兆治一人，头汗手足冷，心下痞闷，大便秘，脉沉紧，或者见其四肢冷。又汗出烦闷，以为阴结。孙曰：大便结，非虚结也，安得为阴。按少阴多有自利者，今脉虽沉紧，不得为少阴证。此在半表半里，投以小柴胡汤而愈。此一段正是仲景议论处，意谓四肢逆冷，脉沉紧，腹满，全似少阴，然大便硬，头汗出，不得为少阴。盖头者，三阳同聚，若三阴经则至胸而还。今有头汗出，是似阳虚，故曰汗出为阳微。若少阴额上冷汗，则为阴毒矣。

手足腋股汗

手足汗出者，为热聚于胃，胃为津液之府，以热蕴于内，故津液旁达也。凡伤寒日晡潮热，手足濈濈汗出者，为胃实。若手足心腋下濈濈然汗出者，为兼少阳实热也，大柴胡三承气选用。然亦有属胃中寒者，经云：阳明病，不能食，小便不利，手足濈濈然汗出者，此欲作固瘕①，大便必初硬后溏，此胃中虚冷欲溏泄也。当知此汗必冷，宜用理中温之，不可概以为胃热也。

东垣治一人，脚膝痿弱，下尻②臀皆冷，阴汗臊臭，精滑不固，脉沉数有力，为火郁于内，逼阴于外也。精气不固者，髓中混以湿热也。以小柴胡去参加茯苓、胆草、黄柏苦寒，泻之而愈。

烦 热

烦热为郁闷不安，火热不得发越之象。不经汗吐下而烦热者，为太阳表证。经曰：病人烦热，汗出则解。如未作膈实，当和解而已。若心下满而烦，则有吐下之殊。烦热自汗而渴，属阳明，烦热脉弦喜呕，或烦而不呕，属少阳，不可不辨。

---

① 固瘕：病证名，指脾肾虚寒所致大便先硬后溏的病证。

② 尻：指尾骶部。

汗下后，六七日不大便，小腹满而烦，或胸中痛而烦热喘逆者，为有燥屎，大承气汤急下之。

若四五日，鼻干目瞑，脉数而烦者，为欲衄，黄芩汤加柴、葛、枳、桔、生地、山栀清解之。

凡伤寒六七日，手足三部脉皆至，大烦而口噤不能言，其人躁扰者，为欲作汗解。

差后虚烦不得眠，竹叶石膏汤。

差后得食而烦，损谷则愈。

有内伤劳役，阴火动而时烦时静，不可误认外感而施汗下也。

凡服药后，烦闷不安，头面发际遍身发痒者，谓之药烦，此胃虚不能胜药力也。与热姜汤徐徐呷之，药中宜加用生姜以行胃气自安。

烦　躁

烦热悉属三阳，烦躁则有阴阳之异。盖心热则烦，肾热则躁。烦者心胸愠怒，如有所触，外不形现，为热尚轻；躁乃手足动掉，若无所措，内外不宁，为热最剧。

有太阳表证，发热头痛恶寒，不汗出而烦躁者，大青龙汤。

有太阳里证，渴欲饮水而烦躁，及无热，但狂言烦躁者，并宜五苓散。

【临床解读】

王某某，女，36岁。2022年1月7日初诊。

主诉：少尿、无尿9个月。

现病史：患者9个月前因乏力、呼吸困难等，于某医院诊断为IgA肾病，肾功能衰竭5期，每周透析3次治疗。现症见：无尿，少尿，乏力，贫血，头晕头痛，纳差，无食欲，眠差易醒，大便可，日一行，月经周期正常，量少，色暗，少量血块，带下色黄，有异味，舌质红，苔薄黄，脉细滞。

处方：党猪苓10克，茯苓10克，炒白术10克，泽泻30克，桂枝3克。10剂，每日1剂，水煎服。(张磊医案)

有表证罢，而不大便烦躁者，此阳明腑实，三承气选用。

有汗下不解，而烦躁恶寒者，此为虚寒，茯苓四逆汤。

有脉数，心烦而躁，至夜不宁者，为血虚，芍药甘草汤。

有昼日烦躁，至夜安静者，为阳虚，干姜附子汤。

有误用姜附而烦躁，虚则升阳散火，实则黄连解毒。若躁极脉乱者，勿治也。

有少阴病，吐利，手足厥冷，烦躁欲死者，吴茱萸汤。

有阴盛格阳，脉沉细而疾，渴欲饮水，躁极闷乱者，此水极似火也，用霹雳散，并以火熨之。进热药而躁反甚，此药力未到，不可遽用寒凉，使阳气益消则死，宜再与热药协济之。

有温病、热病、时疫、温疫，表里俱邪，三焦大热，烦躁大渴者，白虎解毒、凉膈、双解、承气、三黄石膏选用。

有少阴病，六七日无大热，或厥逆自利不得汗，脉沉数而烦躁者，黄连阿胶汤。

凡不经汗下而烦躁者，为实，汗下后烦躁，为虚。

结胸证悉具，而烦躁发热，下利厥逆，而躁不得眠，少阴吐利躁烦，四肢恶寒，身蜷脉不至，不烦而躁者，皆死证也。

节庵治一壮年，夏间劳役后食冷物，夜卧遗精，遂发热痞闷，至晚头额时痛，两足不温。医不知头痛为火热上乘，足冷为脾气不下，误认外感夹阴，而与五积汗之，则烦躁口干，目赤便秘，明日便与承气下之，但有黄水，身强如痓，烦躁转剧，腹胀喘急，舌苔黄黑，已六七日矣。诊其脉，六七至而弦劲，急以黄龙汤，下黑物甚多，下后腹胀顿宽，躁热顿减，但夜间仍热，舌苔未尽，更与解毒汤合生脉散加地黄二剂热除，平调月余而安。

戈存橘[①]治一人，大热八九日，已经汗下而热不退，烦躁目赤，拘急沉重，六脉洪盛。曰此热在三焦，闭塞经络，津液营卫不通也。以三黄石膏加辰砂末，连进三服而愈。

喻嘉言治一人，伤寒六七日，身热目赤，索水至前而不能饮，异常大躁。门牖洞启[②]，身卧地上，辗转不安，更欲入井。医欲以承气与之，诊其脉洪大无伦，重按无力，此阳欲外脱，外显假热，内有真寒，敢以纯阴之药重劫其阳乎？观其得水不欲咽，情已大露，而反可咽大黄、芒硝乎。天地燠[③]蒸，必有大雨，此证倾刻一身大汗，不可救矣。于是以大剂人参姜附甘草，煎成冷服，服后寒战戛齿有声，阳微之状始著，以重绵和头覆之，更与一剂，微汗热退而安。

---

① 戈存橘：指戈维城。明代医家，字存橘。对伤寒学有研究，著有《伤寒补天石》一书。

② 门牖（yǒu）洞启：门窗敞开。牖，窗。

③ 燠（yù）：暖，热。

懊 侬

伤寒表证误下，正气内虚，阳邪内陷，结于心胸之间，郁闷不舒，轻则虚烦懊侬，重则痞满结胸矣。邪在膈上则宜吐，热结胃腑即宜下，不可拘也。

发汗吐下后，虚烦不得眠，剧者必反覆颠倒，心中懊侬，与阳明病下之，其外有热，手足温而不结胸，心中懊侬，及舌上苔滑，饥不能食，头汗出而懊侬，三者皆邪热郁于胸中，并宜栀子豉汤吐之。

下之后，心中懊侬而烦，为有燥屎。

下后短气烦躁，膈中拒痛，心中懊侬者，为结胸。

阳明病，身热无汗，口燥渴，大小便不利，心中懊侬，此为湿热，必发黄。

温热病懊侬，为热毒蕴于膈上，凉膈、解毒选用。口燥呻吟，错语不得眠，五苓散合黄连解毒汤。

江应宿治伤寒十余日，身热无汗，怫郁不得卧，非躁非烦，非寒非痛，时发一声，如叹息之状，乃懊侬怫郁证也。投以栀子豉汤吐之，治其懊侬，再以大柴胡下之，治其怫郁而安。

身体痛

伤寒身疼脉浮，则为太阳表证。以寒气袭于经络之间，故恶寒无汗，而骨节烦疼也。必用麻黄汤辛热发表，令气血流通而愈。若自汗脉浮缓者，则腠理开泄，虽发热而身体骨节不疼矣。若伤寒身疼，而见尺脉迟弱者，此为气血本虚，不可骤表，当先用黄芪建中温之，然后发表可也。

有汗后身疼脉迟者，此阳气虚也，新加汤。

有发汗吐下后，身疼不休，表证不解者，仲景必与桂枝汤，以汗吐下后，津液内耗，虽有表邪，止宜桂枝调和营卫，不可复用麻黄也。

有太阳表证具，而身疼头痛，脉不浮而沉迟无力者，此真阳内虚，不能胜任麻黄，当与四逆汤温之。

有里证身疼者，乃直中里证，非传经里证也。若传经里证则属热，热主血行，又何有身痛哉？然直中身疼者，寒气直入于里，阳已内衰，不能外通，而气血凝滞，故令体痛，宜急温之。凡有头痛发热，而身疼如缚者，表证也。

无头痛发热，而身疼如杖者，直中也。

有少阴病，脉沉手足寒，身体痛，骨节疼，口中和，背恶寒者，附子汤。

有少阴下利清谷，而身疼痛，急当救里，然后治表。

有阴毒身痛如被杖者；有瘀血一身尽痛，而发热面黄者；有中湿声重鼻塞，一身尽①重而痛者；有风湿一身尽痛，恶风不欲去衣，汗出小便难者；有内伤劳倦，脉虚倦怠，而肢体烦疼者。各详总论本例中。

石顽治梁溪②吴公益，患伤寒发热头痛，先曾服过发散之剂，而致面赤戴阳，四肢逆冷，周身骨节大痛，脐腰与小腹相引急痛，茎缩入腹，囊冷如冰，饮食不入，时时烦躁而渴，势已濒危，诸医令具③后事矣。余诊之，脉虽洪大鼓指，而按之渐小无力，曰：此真元内亏，阴火不归，而游散在上在外也。遂与四逆加参芪下黑锡丹，二剂上热顿除，下体渐温，惟周身痛楚不减，继与大建中人参养荣，调理而痊。

拘　急

四肢为诸阳之本，寒邪客于经络之中，故使拘急不和也。有因发汗亡阳，津血内竭，不能荣养筋脉，而屈伸不便者；有阳气内衰，不能行于四末，而拘急疼痛者；大抵有发热头痛，骨节疼，而四肢拘急，为表证，无身热头疼，而蜷卧不伸，四肢拘急者，为阴证。若汗下后，筋惕肉瞤而见拘急不仁者，则为气血虚弱也。

脉浮自汗出，小便数，心烦微恶寒，脚挛急，不可与桂枝汤，当与黄芪建中汤。

发汗后，恶风，小便难，四肢拘急者，桂枝加附子汤。

吐利后，汗出发热恶风，拘急厥逆，及直中阴经，厥逆拘急，并宜四逆汤。

心下满

心下满者，谓正当心下硬满，乃病在气分，邪将入里而未入也。若下早，

---

① 尽：道光本作“表”。

② 梁溪：古地名。在今江苏省无锡市西，后人遂作为无锡城的别称。

③ 具：置办，准备。

表邪入里而满者，则为痞也。

凡心下满，以手按之，散而濡者，此虚气也；若按之汩汩有声而软者，有停饮也；若按之硬痛者，有宿食也；若按之痛而其人善忘者，有畜血也。治法各具本条。

阳明证，心下硬满者，不可下，以邪在气分也。下之利不止者死，利止者愈。

又曰：脉浮而大，心下反硬，有热属脏者攻之，此燥屎逆上攻脾也，调胃承气汤。

胸胁满痛

胸胁满者，为胸胁下气塞满闷，非心下满也。邪气自表传里，必先胸膈，次传胁下而入胃腑。是以胸满多带表证，胁满当半里也。

太阳阳明合病，喘而胸满者，麻黄汤。则知胸满属表，而须发汗也。

又太阳病下后，脉促胸满者，桂枝去芍药汤，以病在卫气，芍药入营，故去之。

太阳病不解，传入少阳，胁下硬满，呕不能食，往来寒热，脉虽沉紧，只宜小柴胡和解之。若舌上有白苔，虽不大便，不可下，本方去参，加橘皮。

伤寒七八日，下之胸满惊烦，此邪气乘虚而入少阳之本也。柴胡加龙骨牡蛎汤。

大抵胸胁满，为邪初入里，气郁不行之候，只宜柴胡枳桔和之。若邪气留于胸中为实，则宜吐也。经曰：病在胸中当吐之。

若发热咳嗽胸满，而两胁痛如挫者，此邪热挟湿痰攻注也。小柴胡去参、半，加枳壳、桔梗、栝蒌、杏仁、白芥子、竹沥、姜汁。

若心下满，其人曾闪挫，大便黑而胁下刺痛者，此有瘀血也，桃核承气加枳、桔、柴胡，不应，加生附子。

胁下偏痛发热，其脉紧弦，此寒也，以温药下之，大黄附子汤。

痞

痞者，痞窒不通之谓。以下之太早，虚邪内入而为痞，故胸中但满而按之不痛也。有表证未解者，又当柴胡桂枝等解散，然后用泻心等剂。

有汗解后心下痞硬，腹中雷鸣下利者，此胃中不和也，生姜泻心汤。

有太阳病误下而痞者，此胃虚客邪上逆，甘草泻心汤。

【临床解读】

孙某某，女，49岁。2021年8月25日初诊。

主诉：发现口腔扁平苔藓8个月余。

现病史：患者于8个月前因右侧口腔颊黏膜处粗糙、发白，今年7月份于某医院诊为上腔扁平苔藓，含漱碳酸氢钠、外用康复新液2个月余，效不显，口唇部亦有皮损。现症见：右侧颊黏膜处白色网纹状皮损，右侧牙龈痛，自觉右侧腔黏膜粗糙、不舒服。纳可，眠差，眠浅易醒，夜间及晨起口苦，大便日1~2次，解不净感，小便正常，舌质淡红，中有裂纹，有齿痕，苔薄白腻，脉沉滞。

处方：炙甘草10克，干姜10克，清半夏10克，黄芩10克，黄连6克，党参10克，黄柏10克，砂仁3克（后下），大枣3个（切开）为引。10剂，每日1剂，水煎服。

二诊：2021年10月8日。服上方40剂，效好，睡眠、口腔黏膜苔藓均明显好转。现症见：右侧黏膜粗糙感好转，右侧牙龈黏膜有白斑块，感觉不适稍疼，纳食可，二便调，眠浅易早醒，多梦，心不烦，舌质淡红，苔薄黄，脉沉滞。

处方：守上方加生石膏30克。15剂，每日1剂，水煎服。(张磊医案)

有少阳病误下，心下但满而不痛者，此痰湿上逆也，半夏泻心汤。

【临床解读】

白某，女，53岁。2022年2月18日初诊。

主诉：胃胀半年余。

现症见：胃胀，嗳气，恶心、干呕，无反酸及烧心，口苦，牙龈出血，咽干，纳呆，不知饥，午后恶心、干呕加重，大便溏，日一次，小便黄有异味，眠差易醒，醒后入睡困难，焦虑，烦躁易怒，面尘，白带量多色黄，舌质偏红，苔黄，脉细。

查彩超：肝内高回声（血管瘤?）胆囊壁毛糙；膀胱壁毛糙。肺部CT：两肺下叶小结节；双肺少许炎症。肠镜：结肠术后、结肠炎。胃镜：慢性浅表性胃炎；胃多发息肉术后。

处方：清半夏10克，黄连10克，黄芩10克，太子参10克，干姜10克，陈皮10克，茯苓30克，胆南星6克，竹茹15克，枳实10克，郁金10克，甘草6克。10剂，每日1剂，水煎服。(孙玉信医案)

有心下痞，按之濡，关上脉浮者，热邪上盛也，大黄黄连泻心汤。

【临床解读】

王某，女，26岁。2021年11月5日初诊。

主诉：鼻衄3周余。

现症见：鼻衄量少，结痂，牙龈痛，头晕头痛，晨起干呕，胃脘堵塞，偶胃隐痛，醒后手麻，口中和，纳眠可，大便干，一到两日一行，小便可，月经量少，色可，舌质红，中裂痕，苔厚腻稍黄，脉弦细无力。

处方：大黄10克，黄连10克，白茅根30克。6剂，泡服，先冲泡，倒掉，再泡，分两次服。（孙玉信医案）

有心下痞而复恶寒者，此上有湿热，下有陈寒，冷热偏胜也，附子泻心汤。

大下后复发汗，心下痞，恶寒者，表未解也，先用桂枝汤解表，后用大黄黄连泻心汤攻痞。

本以下之故心下痞，与泻心汤痞不解，其人渴而躁烦，小便不利者，五苓散。

有心下痞满，引胁下痛，干呕短气，汗出不恶寒者，此胁下有水气也，十枣汤。

有外证未除，而数下之，利不止，心下痞硬，表里不解者，此协热利痞也，桂枝人参汤。

伤寒吐下不解，心下痞硬，噫气不除者，旋覆代赭石汤。

伤寒发热，汗出不解，心下痞闷。呕吐而下利者，大柴胡汤。

【临床解读】

张某，女，77岁。2021年11月29日初诊。

主诉：双下肢肿胀伴麻木3个月余。

现症见：身乏力，双下肢肿胀伴麻木，口干口苦，大便干，2~3日一行，小便调，纳可，眠差易醒，入睡难，舌质淡红，苔白腻，脉大有力。既往有肝硬化病史（否认乙肝、丙肝），某医院磁共振示：①肝硬化伴多发肝硬化结节；②脾稍大，少量腹水；③双肾囊肿；④右腹壁血管增粗。

处方：柴胡10克，大黄10克（后下），黄芩10克，清半夏10克，枳实10克，白芍20克，川厚朴10克，槟榔10克，木瓜30克，郁金10克，益母草30克，甘草6克。10剂，每日1剂，水煎服。（孙玉信医案）

大抵胸胁痞结，未经攻下而成者，此或痰或食或气凝滞而然，只须小柴胡加枳桔以开豁之，曾经下后，此为外邪陷入而为痞结，方可用陷胸泻心等剂以疏导之。今医不分曾下未下，见有心下胀满，便呼结胸，辄与攻下之药，乃成真痞结也。

结　胸

伤寒表证误下，实邪内陷，则为结胸，故当胸硬满而痛也。

凡结胸证，心下硬满，短气烦躁，喘满，心中懊侬，或项强如柔痉状，或胸中高起，或膈内拒痛，或舌上燥渴，或日晡小有潮热，或从心下至小腹硬满，脉寸浮，关沉，为大结胸，大陷胸证也。凡用陷胸汤，宜加陈仓米一撮，以曾经误下，胃先受伤，用以护持中气最妙。若气弱脉沉迟，不可攻者，理中圆频与之，甚则少加附子。

心下满而按之方痛，脉浮滑者，为小结胸，小陷胸汤。

【临床解读】

郭某某，男，53岁。2019年6月3日初诊。

主诉：心慌、胸闷5年。

现病史：患者5年前无明显诱因出现心慌、胸闷，活动、劳累后加重，持续20分钟缓解，发作时口服麝香保心丸、速效救心丸，偶见心前区闷痛，持续几分钟缓解，偶见胃脘部闷痛，胀气，矢气频，口干，口中异味，纳一般，眠可，肝掌，舌质暗红，苔黄腻，脉沉滞。自述心脏某支堵塞70%；轻度脂肪肝；糜烂性胃炎；幽门螺杆菌（HP）+。

处方：全瓜蒌30克，清半夏10克，黄连6克，茯苓10克，杏仁10克，牡丹皮10克，地骨皮15克，生甘草6克。颗粒散剂，10剂，每日1剂，水煎服。

二诊：2019年8月12日。服上方30剂，效可，心慌胸闷改善，现偶有心悸胸闷，纳一般，食后易胃胀，稍食即饱胀感，剑突下不适，矢气频，口中异味，眠可，大便不成形，日2次，小便正常，舌质暗红，苔黄腻，脉沉滞。

处方：现以调中为治。炒神曲10克，炒麦芽15克，炒山楂10克，清半夏10克，茯苓10克，炒白术10克，砂仁3克（后下），黄连3克，生甘草3克。15剂，每日1剂，水煎服。

三诊：2021年4月23日。服上方胸闷、心悸好转，胃脘不适好转。现症见：心悸，胸不闷，稍有压迫感，心悸时伴前胸、四肢发凉，恶心，心悸时胸部隐痛，持续1~4分钟，服硝酸甘油片缓解，纳食可，二便调，眠可，舌质淡红，略暗，苔黄腻，脉沉滞。双手掌鱼际处色红。

处方：丹参30克，檀香3克（后下），砂仁3克（后下），桑叶10克，竹茹10克，丝瓜络10克。15剂，每日1剂，水煎服。

四诊：2021年12月6日。服上方30剂，效可，随后在某医院服药60剂。现症见：胃脘隐痛，胃不胀，反酸明显，无嗳气，矢气多，咽部异物感，双手掌红，手心汗出，纳食可，二便调，舌质淡红，苔薄黄，脉沉滞。

处方：证属胃气失降失和并肝瘀肝热。清半夏10克，茯苓12克，厚朴10克，紫苏叶6克（后下），桑叶10克，竹茹10克，丝瓜络10克，地骨皮15克，郁金10克，丹参30克，檀香3克（后下），砂仁3克（后下）。15剂，每日1剂，水煎服。（张磊医案）

若心下结痛而无热证，不渴不烦，此寒实结胸也，甘草干姜汤。未效枳实理中汤，实人三物白散。

心下怔忡，头汗出，无大热者，为水结胸，轻则半夏茯苓汤，重则大陷胸加干姜。

心下满而微硬不可按，其人善忘，小便反利，而不渴者，此血结也，桃核承气汤。

心下石硬，胸前大热，而胀满结痛，饱闷气急者，此食结也，或已下或未下，并宜调中饮。虚者可用枳实理中。

胸中满结，脉浮大者不可下，下之则死，此邪犹在表也。先与桂枝汤解表，俟表证已，然后攻之。

若未经下者，非结胸也，虽有胸胁痞满，只宜小柴胡加枳桔，或加桂枝和解之。

误下之，初觉结胸证见，急宜理中汤，服此汤便可解散。如未解，候日足再下之。

凡结胸有兼发黄、发斑、发狂、发呃、发哕者最剧。结胸证具而烦躁者死。结胸二三下之不退者死。喘急直视，昏愦厥逆，手足冷，或下出稀水粪者，皆不可治。大抵结胸之脉沉紧滑实者，乃可攻之，若沉微细小者，决难救矣。

脏　结

病如结胸状，饮食如故，时时下利，寸脉浮，关上小细沉紧，而无阳证，不往来寒热，其人反静，舌白苔滑者，脏结也。卢子繇①言：脏结舌上苔白滑，滑者纯阴之极，不可攻也。盖舌乃心之苗，红赤是正色，苔白而滑，如物入水中，色剥而白也。按脏结一证，昔人以仲景言舌上白苔滑者难治，又谓不可攻，复云此名脏结，死，遂至置而不讲。殊不知仲景所谓舌白苔滑者，以其仍有热邪内结，所以生苔。若无邪结，则苔不生矣。只因里气素虚，不能蒸热，故无阳证发见，舌苔亦不得干燥，以其本虚邪结，故为难治，非真不治也。谓不可攻者，以其饮食如故，知邪不在胃也。时时自利，其肠中亦无留结也。邪既不结于肠胃，攻之无益，徒伐元气耳。至于素有痞积，又加邪结，新旧两邪相搏不解，故死。虽然未可概为死证，而委之不救也。喻嘉言曾举黄连汤，余尝用连理汤治之，亦有能食自利腹胀急者，用备急丸，有腹痛引胁下不可按者，用附子泻心汤，有素有痞积，痛引阴筋者，用四逆汤加萸、桂等，往往获效，贵在临证活法耳。

腹 满

阳邪传入太阴则腹满。凡人胃气调和，则营气从中焦上蒸于肺，脾气不运，则营气不能上蒸，或从郁火而滞于左胁，或协痰湿而凝于右胁，或随糟粕而滞于小腹，故脾气衰惫之人，腹胁常硬满也。凡腹胀满而漫肿虚大者，属气滞，肿硬光亮者，为水结，少腹濡肿而痛，有青紫筋膜绊于腹皮者，为瘀积也。

腹满不减，按之痛者为实，承气汤下之。

腹满时减，按之不痛为虚，理中汤温之。

【临床解读】

袁某，男，65岁。2022年2月14日初诊。

主诉：流涎多3个月余。

现症见：腰酸痛，流涎多，小腹痛（偶），余无明显不适，小腿凉，平素易腹泻，现大便成形，日一次，舌质淡，苔白腻，脉细无力。

处方：党参15克，炒白术15克，干姜10克，制附子10克，砂仁10克（后下），清半夏10克，茯苓30克，炒杜仲15克，川续断15克，陈皮10克，甘草6克。10剂，每日1剂，水煎服。（孙玉信医案）

---

① 卢子繇（yóu）：指卢之颐，字子繇（一作子由、子萦），又字自观，号晋公，自称芦中人。卢复之子。著有《本草乘雅半偈》《学古诊则》等。

病人自言腹满，他人按之不满，此属阴证，切不可攻，攻之必死，四逆汤温之。

气口脉微弦，法当腹满，不满必便难，两胠[1]疼痛，此为虚寒从下上也，当温之，金匮大建中汤。

阳明病，发热，腹满微喘，口燥不大便，或谵语者，大柴胡汤。

少阴病咽干腹满，六七日不大便，或下利纯清水，为阳热亢极，急下之，大承气汤。

病腹满，发热十余日，脉浮数，饮食如故，此风热内陷也，厚朴七物汤。

腹中寒气，雷鸣切痛，胸胁逆满呕吐，附子粳米汤。

汗后腹满当温之，厚朴生姜半夏甘草人参汤。

吐后腹满宜下之，调胃承气汤。

下后腹满宜吐之，栀子厚朴汤。

腹满身重，面垢遗尿，白虎汤。

大抵阳热为邪，则腹满而咽干，阴寒为邪，则腹满而吐利，食不下，若曾经汗吐下后腹满者，治各不同也。

腹 痛

胸痛属表邪内陷，胁痛属半表半里证。若腹痛则纯属于里，但有传经直中之殊。盖阳邪传里，与正气相搏而痛，其痛不常而满腹攻搅，此犹带表邪，当以小建中和之。因误下阳邪陷入太阴而痛，虚则桂枝加芍药，实则桂枝加大黄。

阴寒在内而痛者，则痛从脐下注少腹，绵绵无休止时，欲作利也，当以四逆辈温之。

有燥屎宿食而痛者，则烦躁不大便，腹满硬痛是也，当以三承气攻之。

下之太过而痛者，则时剧时轻，却喜温按，当用理中、金匮大建中温补之。

少阴病腹痛四逆，或咳或悸，或小便不利，或泄利下重，四逆散清解之。

胃中寒热不和，腹中痛欲呕吐者，黄连汤和之。

中脘痛者，属太阴，当脐痛者，属少阴，少腹痛者，属厥阴。

经曰：诸痛为实，下之则痛随利减。此言阳邪传里而痛也。又腹为阴，

① 胠（qū）：腋下。

寒邪入内，必先腹痛下利。此言阴寒内结而痛也。

凡腹痛喜得温按，而痛无休息者，为直中阴寒，若时痛时止而喜按揉者，为传经坏证，皆宜温之。痛不可近而硬满者，为实结，痛不可近而濡软者，为畜血，皆当下之。此阴阳虚实血气之大端也。

小腹满痛

小腹满痛，皆为里证，与胸胁满之属气不同。太阳风伤卫不解，渴而小便不利，邪热犯本，五苓散。太阳寒伤营失汗，热结膀胱如狂，小便自利，小腹急满结痛，桃核承气汤。

尺中迟弦，少腹濡满，痛不可按，小便反利，亦有难涩者，为畜血，代抵当汤。

太阴身黄脉沉，小腹满，小便不利，茵陈蒿汤。

【临床解读】

刘某某，男，78岁。2021年10月11日初诊。

主诉：确诊肝癌2天（病人未知）。

现病史：患者2天前因面部黄染，至医院检查确诊肝癌（考虑腺癌）。现症见：全身皮肤黄染，伴身痒，口干不苦，不渴，小便黄，纳食可，眠差，入睡难，舌质淡红，苔白厚腻，脉弦数。否认乙肝病史，不饮酒。2021年10月3日查肝功：总胆红素79.8U/L；谷丙转氨酶478U/L，谷草转氨酶229U/L。

中医诊断：黄疸。

处方：茵陈30克，栀子10克，大黄10克（后下），郁金15克，醋延胡索10克，苇根30克，冬瓜子30克，薏苡仁30克，桃仁10克，败酱草30克。10剂，每日1剂，水煎服。(张磊医案)

阳明腑实，小便短赤，大便秘结，小腹硬满，大承气汤。

阴证初起，自觉小腹满，腰腹痛，手足厥冷者，真武汤。

若冷结膀胱关元，而阳气不化，小便不通者，不可误认溺闭而与利水药，宜先灸本穴，然后温补。若灸后手足不温者，不治。

又有阴阳易病，小腹痛引腰胯，小便不利者，逍遥汤下烧裩散。

病人素有痞气，连在脐旁，痛引入阴筋者，名脏结，难治，四逆汤加吴茱萸、肉桂。

谵　语

经曰：邪气盛则实，精气夺则虚。故实则谵语，虚则郑声。伤寒胃中热甚，上乘于心，心为热冒，则神识昏迷，妄有所见而言。轻者睡中呢喃，重者不睡亦语。

有谵语者，合目自言日用常行之事，是热未至于甚也，独语者，如见鬼状，若剧者，发则不识人，语言不休者，又其甚也。言乱者，谓妄言骂詈，不避亲疏，神明已乱也。狂言者，大开目与人言所未尝见之事，此邪热之最剧者。凡此见其热之轻重也。

脉来沉实，或数盛有力，二便秘涩，燥渴谵语狂妄，腹胀满，潮热自汗；或下利纯清水；或心腹硬痛；或过经不解，皆当下。若下后热不止，或喘满气逆而上奔，或泄利气脱而下夺，皆逆也。

大抵热入于胃，水涸燥结，必发谵语，皆为实，有被火劫取汗而谵语者，有亡阳谵语者，此为虚也。

发汗多，亡阳谵语，身自和，不可下，柴胡桂枝汤和之。

火迫谵语者，津液内竭，火热侵耗所致也，桂枝甘草龙骨牡蛎汤。

得病无热，但狂言烦躁不安，精采不与人相当，此热结在膀胱，五苓散水调探吐之，或加知母、甘草，名桂苓饮。

得病无头痛，不恶寒，但身热发渴，小便利，大便黑，口出无伦语，此热在心脾，当归活血汤。

当汗失汗谵语，善忘善饥，漱水身黄，腹满如狂者，属瘀血也，桃核承气汤。

妇人热入血室，夜则谵语，如见鬼状，小柴胡加当归、丹皮。

三阳合病，谵语，面垢，遗尿，白虎汤。

大热干呕，呻吟错语不得眠，黄连解毒汤。

温热病及时疫，误用表药，热传三焦，谵语闷乱者，三黄石膏加大黄下之。

凡谵语无实热燥结可攻者，皆不可治，下后谵妄虽稍缓，仍不止，若未见溏粪者，为下未尽，更下之。

诸如此者，脉短则死，脉自和则愈。又身微热脉浮大者生，逆冷直视，脉沉细者死。

石顽治陈仲吾劳力感寒，其人年齿虽高，而形体丰盛，饮啖兼人①，湿热素盛。初冬患发热胸腹胀满，甫②四日而舌苔焦黑芒刺，痰喘声嘶，谵语喃喃不休，手足动掷不宁，时发呃一二声，二便秘涩，脉洪滑搏指，右倍于左。此湿热挟邪郁发，下证之最急者，遂疏大承气入铁浆、竹沥、姜汁与之。诸医咸谓日数未久，不可便下，殊不知湿热上逆，势若洪水泛滥，稍迟则胀透膈膜，神丹莫济矣。彼至戚中有善医者，深以余言为然，急令煎服，连下黏垢二次③，热与谵语稍止，更服小陷胸至四五剂，神识始清，糜粥倍进，半月后频索醇酒，恣啖新橘，致痰湿复聚，仍痞闷谵妄发热，或欲再进前方，取决于余，诊之则人迎小弱而气口虚大，按之即无，安有复下之理。况仲景谵语例中，亡阳火逆，皆为虚证，此属少阳生气衰微，痰涎沃胆之候，遂与柴胡龙骨牡蛎汤，一剂而安。继询善后之策，惟香砂六君理脾运痰为第一义，惜乎庞见杂出，终亏一篑之功耳。

郑声

郑声者，谓虚而声转无力，不相接续，造字出于喉中，若郑声之轻怯也，又重语叠出，说过又说，亦谓郑声。盖因汗下后失其正音，精气衰夺之候。

其脉弦细而微，身有微热，或寒热或呕逆，大小便自利而郑声者，小柴胡汤。

【临床解读】

李某某，男，36岁。2021年12月3日初诊。

主诉：失眠20年，加重伴烧心2年。

现病史：患者自初中时开始失眠，入睡难，眠浅易醒，多梦，每晚能睡3~4小时，甚则3天3夜不睡，醒后头脑不清，纳差，不知饥，乏力神疲，近2年反酸烧心明显，需服奥美拉唑缓解，平时大便不成形，日一行，饮食稍不甚则易腹泻，严重时便脓血，怕冷，口干口苦，晨起明显，小便调，舌质红，苔白乏津，脉沉滞。

处方：柴胡10克，黄芩10克，清半夏10克，党参10克，生龙牡各30克（先煎），茯苓10克，川芎10克，川楝子6克，炙甘草6克，生姜3片，

---

① 兼人：常人的两倍。

② 甫：刚刚。

③ 二次：道光本作“三次”。

大枣3枚（切开）为引。10剂，每日1剂，水煎服。（张磊医案）

脉虽微弱而和，手足温者，生脉散，人参三白汤。

气息短促，而脉沉细欲绝，附子汤倍参。

若上气喘促，或呃逆不止，神昏不省人事者死。

发　狂

《内经》云：邪入于阳则狂，邪入于阴则喑伤。伤寒热毒在胃，并于心，使神不宁，遂发狂也。

发狂虽主胃腑实热，亦有属经证者，如病人不欲食，小便自利，大便自调，脉来紧盛，骨节烦疼，翕然①如有热状，奄然②发狂，濈然③汗出而解，此阳明经热，欲作汗而狂也。不必用药，宜频与姜汤，助其作汗自解。

病人热甚，脉来数实，欲登高弃衣，狂妄骂詈，不避亲疏，盖阳盛则四肢实，实则能登高也，大承气汤。

头痛不解，热结膀胱，其人如狂，而血自下者愈，外已解，但少腹急结，脉沉身黄，唇焦漱水，小便自利者，此为畜血如狂，桃核承气汤。

凡温病、热病、时疫，热毒内盛，脉大腹满，便秘发狂者，并宜承气合黄连解毒汤。若脉浮兼表证者，凉膈、双解、三黄石膏，或大承气加姜枣，皆能发汗解表也。凡温热时行，发狂得汗者生，不得汗者死，脉小厥逆者不治。

有阳厥暴怒发狂者，盖阳气暴折，郁而多怒则发狂也，大承气加铁落。

阴证烦躁如狂，渴欲饮水而不能咽，或身热戴阳，手足逆冷，脉沉细，或虚大无根，附子汤、火焰散、霹雳散选用。

若阳狂直视，便溺自遗，与汗后大热，脉躁，狂言不食，皆不治。

发　斑

夫热则伤血，血热不散，里实表虚，热气乘虚出于皮肤而为斑，轻则如蚊迹，甚则如锦纹。或病本属阳，误投热药，或当汗不汗，当下不下，或汗

① 翕（xī）然：一致的样子。
② 奄然：忽然。
③ 濈（jí）然：迅疾的样子。

下未解，或冬温误用麻黄助热，或温病误用辛温发表，皆能至此。慎不可发汗，重令开泄，更增斑烂，亦不可轻下，以其热毒散漫于外也。惟大便秘，躁渴色紫者，可微下之。

凡汗下不解，足冷耳聋，胸中烦闷，咳嗽呕逆，躁热起卧不安，便是发斑之候。

凡斑欲出未出之际，慎不可用寒凉攻热，恐伤胃气，必作呕哕也。

发斑皆失于汗下，热毒内攻，不得外散，蕴于胃腑而发出肌表，宜先与升麻、黑参、甘草煎服，甚则升麻汤加犀角、黑参。若斑已出，不宜再行升发，始发又不宜便下，恐毒内陷也。若热毒势盛，咽痛心烦，狂言闷乱者，犀角黑参汤。咽痛可加牛蒡子、薄荷之类。若斑发已尽，外势已退，内实不大便，谵语，小剂凉膈散，或大柴胡微下之。

温热病胃热发斑，错语神昏热甚，而下证未全者，黄连解毒汤加犀角、黑参，大便秘者，凉膈合五苓去桂加滑石。未经下，而胃热发斑者，白虎加人参汤。热势盛者，合解毒汤。

时疫发斑，憎寒壮热，头疼骨节痛，拘急满闷，初出尚有表证者，白虎汤。

温毒发斑如锦纹者，犀角大青汤，脉虚，热甚，去芩、柏、升麻加人参、生地、柴胡，即消斑青黛饮。

阳毒发斑，狂言下利，咽痛面赤，斑如锦纹，阳毒升麻汤，脉虚热甚，白虎加人参汤，脉洪大不知人者，三黄石膏汤。

内伤寒发斑者，此因暑月受凉，并伤冷物，内外皆寒，逼其暑火浮游于外而发斑也，其候寒热间作，或鼻中微衄，脉来沉涩，皮肤殊无大热，斑亦无多，宜频与调中饮。若虚极自利身热，为必死证，用补中益气汤，多有得生者。

阴证发斑者，状如蚊迹蚤痕，手足多而胸胁少，头面背上阳部殊无，其色淡红，稍久则为微黄，身虽有热而安静，脉来沉细。以其人元气素虚，或先因欲事伤肾，或误服凉药太过，寒伏于下，逼其无根之火聚于胸中，熏灼肺胃，传于皮肤而发，当用理中去术加附子、藿香、升麻、橘皮，甚则通脉四逆汤。然多不救。

凡斑红赤者为胃热，紫者为胃伤，黑者为胃烂也。大抵鲜红起发者吉，虽大不妨，稠密成片紫色者，五死五生，杂色青黑者，十死不一生矣。凡斑既出，须得脉洪数有力，身温足暖者，易治。若脉沉小足冷，元气弱者，多难治。

凡狂言发斑，大便自利，或短气燥结不通，而黑斑如果实黡者，皆不可治。

许叔微①治一人，内寒外热而发斑，六脉沉细，肩背胸胁斑出数点，随出随隐，旋②更发出，语言狂乱，乃阳为阴逼，上入于肺，转之皮毛，故错乱如狂，非谵语也。肌表虽热，以手按之，须臾冷透如冰，与姜附等药数服，后得大汗而愈。

滑伯仁治一人，身大热，脉沉实而滑，四末微清，以灯烛之，遍体皆赤斑，舌上苔黑而燥裂芒刺，神昏谵妄，以小柴胡加知母、石膏，一夕连进三服，次用大承气下之而安。

吕沧洲③治一人，脉虚自汗，误与真武汤，遂至神昏，时时熟睡，脉伏不至，而肌热灼指，此营热致斑之候，非阳病阴脉之比，先与白虎加人参汤化其斑，后以桃核承气攻之而愈。

发　黄

发黄者，阳明里热极甚，热郁留饮不散，湿热相搏而成。大抵湿热蒸太阴，脾土色见于外，必发黄也。经曰：湿热交并，民多病瘅，湿气胜，则如熏黄而晦，热气胜，则如橘黄而明。伤寒发黄，热势已极，且与畜血相类，但小便不利，大便实而渴者，为发黄；小便自利而不渴④者，为畜血也。凡白睛微黄而头汗，及环口汗出，便是发黄之候。

凡小便利，大便黑，其人如狂，头汗发渴，身黄如橘，为瘀热，但胸胁痛者，犀角地黄加大黄、茵陈，小腹痛者，桃核承气加茵陈。

一身尽痛，发热头汗，口渴，小便不利，身如熏黄，为湿热，五苓散加茵陈，腹微满者，茵陈蒿汤。

太阳病失汗，一身尽痛，头汗发热而黄，麻黄连轺⑤赤小豆汤。

发热，小便不利而渴者，栀子柏皮汤。

若肢体逆冷，呕闷自利，胸中气促，舌上苔滑，脉沉细而紧，此阴黄也，

---

① 许叔微：宋代医家，字知可，著有多部有关伤寒方面的著作。

② 旋：旋即，随即。

③ 吕沧洲：指吕复，字元膺，晚年自号沧州翁。元明之际医家，曾著《内经或问》《灵枢经脉笺》等，均佚。

④ 不渴：道光本作“小渴”。

⑤ 连轺（yáo）：即连翘根。

四逆加茵陈，有食更加枳、术、橘、半、草豆蔻。

下后发黄，为脾土受伤，热去而湿在也，理中汤加茵陈，若外有微热者，五苓散。

暑月汗闭发黄，五苓散用桂枝加茵陈、香薷。

温毒时行发黄，茵陈蒿汤，发黄兼发斑者，茵陈蒿、草龙胆、犀角、升麻等分煎服，名茵陈犀角汤。

湿家一身尽痛，不能转侧，身黄，脉沉细而迟，四肢厥冷，怠惰少气，为寒湿，白术附子汤。

阴黄寸口近掌无脉，口鼻气冷者死，形如烟熏，摇头直视，环口黧黑，柔汗发黄，皆真脏气绝也。

许叔微治一舟子，伤寒发黄，鼻内酸痛，身目如金，小便涩而大便如常，或欲用茵陈蒿汤。许曰：大便如常，则知病不在脏腑，眼疼鼻酸痛，此病在清道，若用大黄，必腹胀为逆，以瓜蒂散含水搐鼻中，黄水尽乃愈。

不大便

大便不通者，阳明内实也。因发汗利小便过多，致津液耗损，肠胃干燥，而转属少阳阳明者多矣。其人发渴谵语，脉实狂妄，潮热自汗，小便赤，或小腹绕脐硬痛，舌苔黄黑干裂，并宜三承气选用。凡欲攻之，当先与小承气，服后转失气者，与大承气汤。

伤寒不大便六七日，头痛有热多汗，小便黄赤者，此里热蒸阳明，调胃承气汤。小便清者，知邪热不在里，不可下。

阳明证具，而脉浮或发热者，为表未尽，小柴胡和之。

呕多虽有阳明证，不可下。

脉浮而恶寒者，虽不大便，犹带表邪，未可便下。

大便难，小便少，不转失气，攻之必初硬后溏，俟结定乃可攻之。

阳明脉浮多汗，小便利而大便难，为津液内竭，下之必清谷胀满，宜蜜煎导。

脾约大便难，麻仁丸。

阳结不大便，大柴胡下麻仁丸。

阴结不大便，四逆汤加姜汁、白蜜下金液丹。

妇人血风崩漏，男子失血过多，内有燥热，撮空闭目，错语神昏，而不大便者，生地黄黄连汤加荆芥，脉实稍加酒大黄。

大病后津枯气逆攻痛，大便不行，当归三钱，生枳壳、广皮、人参各一钱，入姜汁白蜜热服。若血虚至夜有热，加二地，余热不尽，并溺赤涩加二冬，切不可用润肠麻仁等丸。

凡不大便而脉虚涩，循衣摸床，直视喘急，为真阴内竭，舌黑唇焦，齿根灰腐者，为燥屎上冲，皆死候也。

石顽治国学助教顾九玉女，小产后，感冒客邪，或用散表之药，热不止，大便数日不行，六脉结代，气口尤甚，舌心灰黑而无积苔，心中动悸不宁，正合仲景炙甘草汤证例。遂作本汤服之，二剂而更衣，热除脉复矣。

自　利

伤寒邪气传里，里虚挟热则自下利，当别其阴阳。三阳下利皆身热，太阴下利手足温，少阴厥阴则身寒无热，此大概也。夫自利清谷不渴，或渴不能饮，或喜热饮，小便色白，厥冷恶寒，脉来沉迟无力，或身反发热，手足逆冷，皆直中阴寒自利也。若渴欲饮冷，溺色黄赤，自利黄水，及泄利下重臭秽，日晡发热，脉来数实而滑，虽或厥逆而发热，皆传经挟热下利也。盖因风邪入胃，木来侮土，故令暴下，或温或攻，或固下焦，或利小便，但不可发汗，汗之使邪内攻，必成胀满耳。惟合病发热自利，则为表邪，不可例以为里证也。

自利者，不因攻下而自泄利也。然有夹食夹水，表邪传里，合病伏气，傍流阴寒之不同。又须辨其协寒协热，协寒而利者，必为鹜溏①，协热而利者，定为肠垢也。

如夹食证，过用消导里药，引邪内犯而泄利者，胃苓汤。

有表证发热饮水，水停心下，而喘咳自利者，小青龙加减，轻者五苓散加葶苈。

有水停胁下硬痛，咳而自利者，十枣汤。胁下一片独冷，加炮姜。虚寒者，少加桂附行之。

有表邪传里，肠鸣腹痛，下利，脉沉迟者，小建中和之。

有合病发热，脉浮自利者，葛根汤。

有冬温发热，咽痛自利心烦，阳旦汤加桔梗、茯苓。

有温病发热而渴，小便赤涩，大便自利，脉浮者，五苓散去桂加黄芩，

---

① 鹜溏：又称鹜泄、鸭溏，指脾胃寒盛所致的泄泻。

脉沉，猪苓汤，温热内甚而自利不止者，黄连解毒汤。

少阴四逆，泄利下重，四逆散。

【临床解读】

李某，女，69岁。2022年1月10日初诊。

主诉：两胁胀满堵塞1周。

现病史：患者近1周无明显诱因出现两胁胀满堵塞感，左侧有压痛，左侧腹部至腹股沟亦感堵胀不疼痛。口不干不苦，打嗝甚，打嗝后，胀减轻但觉胃凉，胃脘两胁胀甚时亦感痞闷，偶感灼热感；面部早晨自感窜热气，下腹部坠胀感不伴疼，纳食差，不知饥，不欲食，大便干结；近服益生菌好转，日一次，小便正常；舌淡红，苔黄润，脉细无力。既往高血压8年，高血糖2年。

处方：柴胡10克，枳壳10克，炒白芍20克，醋香附10克，神曲10克，苍术10克，栀子10克，槟榔10克，川厚朴10克，延胡索10克，炒川楝子6克，甘草6克。10剂，每日1剂，水煎服。（孙玉信医案）

下利谵语有燥屎，小承气汤。

伤寒十余日，口燥舌干，心中疼，自利清黄臭水，大承气汤急下之。凡食下即化腐臭而出，是有火也。今火邪内烁，阴津耗竭，燥结如石，故旁流清黄臭水，与完谷不化之属阴寒者不同。慎勿误认阴寒而与温药，必死。

凡始病不发热，便腹痛，呕吐，为阴寒自利。如太阴自利不渴而脉沉，理中汤，寒甚加附子，小便不利合五苓散。

少阴自利而渴，小便色白者，附子汤。小便不利，真武汤。

自利厥逆，而反面赤戴阳，或下利清谷，里寒外热，白通通脉选用。

吐利厥逆，烦躁欲死者，吴茱萸汤。

厥阴自利止，而烦躁发热，阴尽复阳也，当自愈。

下　利

下利者，不当下而便攻之，内虚协热而泄也。有协热坏证之不同。如太阳病未解，而数下之，遂协热而利，心下痞者，桂枝人参汤。

太阳病下之早，遂利不止，脉促者，表未解也，葛根黄芩黄连汤。

伤寒发热，汗出不解，心下痞硬，呕吐下利者，大柴胡汤。

下利旁流清黄臭水者，大承气汤。

下利烦渴饮水，脐下热甚下重，及误用热药协热利者，白头翁汤。

【临床解读】

马某，男，29岁。2021年3月31日初诊。

主诉：大便次数多，伴脓便2年余。

现病史：患者述2018年12月份出现大便次数多，未在意，后来出现便中带血、赤白黏液便，前腹痛便后痛咸，于某医院住院2次，诊断为溃疡性结肠炎，近2年一直服美沙拉嗪缓释颗粒，脓血便消失，停药易反复，曾服中药半年，效可，停药复发。现症见：仍服美沙拉嗪，食外卖较多，饮食不注意易出现大更次数多，便中带脓液、脓血便，便前腹中隐痛，便后痛减，纳可，眠差，入睡难，小便正常，舌质暗红，苔薄黄腻，脉沉有力。

处方：黄连6克，黄柏10克，秦皮10克，白头翁30克，地榆30克。15剂，每日1剂，水煎服。

二诊：2021年7月7日。服上方45剂，效佳，脓血便已消失，并停用美沙拉嗪，停药3周后复发，继续服上方15剂，水样便，日4~5次，每次便前腹痛，便后减轻，无黏液，便后滴1~2滴血，便后疼痛，考虑肛裂，口中和，舌质淡红，苔黄厚，脉沉滞。

处方：党参10克，黄芩10克，黄连10克，葛根10克，陈皮10克，生白芍10克，防风3克，炒白术10克，炒僵蚕10克，乌梅10克，三七粉3克（冲服）。10剂，每日1剂，水煎服。（张磊医案）

下利脉大，肠鸣者，虚也，以其强下之故也，当归四逆汤。

汗下太过，而畏寒厥逆，呕吐不能食，泄利不止，脉来虚微乏力，当从阴证例治。

温热毒邪内盛而利不止，黄连解毒汤，躁闷狂乱者，三黄石膏汤。

下利差后，至其年月复发者，此痼寒留结也，备急丸。

凡厥而下利，先厥后发热者，利必自止，再厥必复利。

下利脉大者为逆，脉紧者为未解，脉大者为未止，脉弱者为自愈，虽发热不死。

下利脉沉迟，面少赤，身有微热，下利清谷，必郁冒汗出而解。

凡下利脉数而渴者，令自愈。设不差者，必便清血，以有热故也。

伤寒厥逆下利，当不能食，今反骤能食者，为除中也，脉不出者死。言胃气竭绝而求助于食也。下利谵语，而目直视；下利厥逆，烦躁不得眠；下利发热，而自汗不止；下利止而头眩，下利厥逆无脉，灸之不温，而脉不出；下利厥冷无脉，服通脉四逆汤，脉暴出而躁，与下利日数十行脉反实者，皆为不治之证也。

便脓血

便血有阴阳冷热之不同，若便脓血，则皆湿热无疑。昔人有言，见血无寒，又言血热妄行，则知下血属热者十常八九，间有一二属寒者，阳证内热则下鲜血，阴证内寒则下鲊血。若紫黑成块，或如豚肝，及下血水多者，皆难治也。

阳证则脉数有力，为实热，可用苦寒药治之。

少阴病八九日，一身尽热，以热在膀胱必便血也。冬月当归四逆汤，余时黄芩汤换赤芍加当归。

厥逆发热，屡作不止，下脓血而脉数饮水者，白头翁汤。若脐下热而痛者，芍药甘草汤。

少阴温热病，下利脓血，烦渴不得卧，黄连阿胶汤。

少阴传经坏病，三四日至四五日，腹痛小便不利，下利不止，便脓血者，桃花汤。

阴证下血色瘀晦，或发呃者，附子理中汤，呃加丁香、柿蒂，然多不救。

凡下利脓血，脉宜虚小，若脉阴阳俱虚，热不止，及脉弦大而实，紧直如按弓弦，弦细如循刀刃者，皆不可治。

小便不利

邪气聚于下焦，结而不散，则少腹硬满而痛，小便不通。若引饮过多，水饮停蓄，或下焦多热，或中湿发黄，皆以利小便为先。惟汗后亡津液，胃中干，与阳明汗多者，则以利小便为戒。若误利之，重耗其阴，反致泉竭，多有涓滴不通而死者，可不慎欤！不但汤药当禁，外熨亦当戒之。

太阳表邪未尽，虽小便不利，发表药中，不可便加利水药，误用必致犯本。若脉浮，烦渴饮水，小便不利者，为入里也。或身黄，脉沉结，小腹硬者，为无血也，并宜五苓散。心烦懊侬发黄者，加茵陈。

身黄腹满，小便不利者，茵陈蒿汤。

若表证尽除，而引饮，小便不利者，此热在下焦也，猪苓汤。若汗出多，不可与猪苓汤，宜竹叶石膏汤。

胸中郁郁微烦，懊侬不安，而小便不通者，此热伤太阴，肺气不行，膀胱不化也，栀子豉汤涌吐之。

热病脉洪大，自汗出，舌燥饮水，小便不利者，白虎加人参汤。

若大便乍难乍易，或下清黄臭水，小便黄赤不利者，此有燥屎也，调胃承气汤。

太阴腹痛自利，小便不利，腹满脉实者，桂枝大黄汤。无热脉沉者，理中汤，不效用五苓散。

少阴虚寒，腹痛自利，四肢疼重，小便或利或不利，或咳，或喘，或呕，此为有水气，真武汤。

热传少阴四逆，或咳，或悸，或小便不利，或腹中痛，或泄利下重者，此阳邪陷入阴经也，四逆散加茯苓。

厥阴手足厥寒，脉细欲绝，小便不利，当归四逆汤。

凡小便不通，而见头汗者，为阳脱，此关格之疾也，不治。

小便难

小便难者，虽通而淋沥赤涩，为阴虚阳凑，膀胱受热也。凡小便不利，而不至于不通者，勿妄利之，恐引邪入膀胱而变畜血也。

汗下后，腹满小便难者，理中汤加厚朴茯苓，不应，加附子。

汗后舌干微黄黑而无积苔，心烦动悸不宁，小便难，炙甘草汤。

汗下太过，而小便难，至夜烦躁者，当归补血汤合生脉散。

脉沉自利，四逆畏寒而小便难者，为津液竭而气化不行也，虽难必无黄赤涩痛，四逆汤合生脉散。

凡小便不利，及涩数而难者，服清利膀胱药不应，即当清理肺气，滋其化源。盖肺气窒塞则小便不行；肺中虚热，则小便难；若肺气虚寒，则小便清利倍常。试观有肺者有尿，无肺者无尿，此理皎然矣。

许叔微治一人，太阳证因发汗不止，恶风，小便涩，足挛急，屈而不伸，脉浮而大，此证在仲景方中有两条，大同小异。一则太阳病发汗，遂漏不止，恶风，小便难，四肢微急，难以屈伸。一则伤寒脉浮，自汗出，心烦微恶寒，脚挛急。一属漏风小便难，一属有汗小便数，病各不同，用药少差，便有千里之失。与桂枝加附子汤，三啜而汗止，佐以芍药甘草汤，足便得伸而愈。

小便自利

小便自利者，为津液偏渗。有阴阳之不同，大法有四，一为太阳表邪未入于里，一为大便硬而水液旁达，一为膀胱为蓄血所伤，不能约制水液，一为下焦虚寒津液下脱。

太阳病，发热无汗，头疼骨节痛，而二便如常者，麻黄汤。

阳明腑证，微热，手足汗，小便虽利而必黄赤，承气汤。

凡小腹硬满，应小便不利，今反自利，其人如狂者，此有畜血，以血为阴邪，不能耗水故也，抵当汤代抵当亦可。

少阴病四逆，小便自利而色白为虚寒，四逆汤，或真武汤去茯苓倍附子。

既吐且利，小便复利大汗出，下利清谷，里寒外热，脉欲绝者，通脉四逆汤。

大抵小便利而色黄，大便不行者，为里实。若小便利而小腹痛，或善忘如狂者为瘀血。若小便利而身寒，自利脉沉微，其色清白，或反多者，皆属阴寒也。

小便数

小便数者，肾虚而膀胱协热，故水道①频数，而黄赤不长也。虽有自汗表证，不可服桂枝汤，得之便厥，为其走津液也。

伤寒脉浮，自汗出，小便数，心烦微恶寒，脚挛急，尺脉弱者，黄芪建中汤。不应，加生附子汁制黄芪。尺中紧细而数者，勿用附子，本方加人参赤茯苓。素常失血者，更加牡丹皮。此味虽凉，不碍发散也。

脉浮涩，小便数而大便秘者，为脾约，麻仁丸。

小便数，大便硬，不更衣，十日无所苦，渴者，五苓散。

呕　吐

呕吐与干呕却异，呕者，声物俱出，火挈痰动也；吐者，无声而但出物，湿痰无火也。盖胃中有火则有声，若但吐无声，胃中阳虚可知，能无从事辛温乎？然呕甚于吐，其类有五：一为邪传少阳，一为寒邪伤胃，一为热邪传里，一为坏病胃虚，一为阴寒内拒。故凡呕吐清水，即为直中寒证，若胃中有热，必见涎液酸水也。病机云：诸呕吐酸，及水液浑浊，皆属于热。诸病水液，澄澈清冷，皆属于寒，此可见矣。

---

① 水道：指小便。

始病便呕吐饮食者，为感寒食不化，宜于芎苏、香苏、正气选用。

呕多，虽有阳明证，不可下，为其气逆而未收敛，为实也。

呕吐虽出于胃，以表邪将欲传里，里气上冲，邪正分争而然。属少阳半表里证，如心烦喜呕，胸胁满而呕，往来寒热而呕，日晡发热而呕，或已发汗，而烦满，脉洪数者，总属少阳，并宜小柴胡加减。

若微热不止，腹痛不大便，郁郁微烦而呕者，大柴胡下之。

若初病发热头痛，便见呕逆自利为合病。以邪气冲斥，循经热入而伤动胃气也。

食谷欲呕者，属阳明胃中虚也，吴茱萸汤。得汤反剧者，属上焦也，桂枝加厚朴杏仁汤。

汗下后，关上脉迟缓而吐，为胃寒，理中汤。

屡经汗下，食入即吐，干姜黄芩黄连人参汤。

阴证呕吐，膈上有寒饮拒格也，太阴腹满呕逆食不下，或腹痛呕吐脉沉者，理中加橘半，寒甚加附子。

少阴脉沉迟，饮食入口即吐，心下温温欲吐复不能吐，自觉腹满，而按之不硬，手足寒，自利，小便色白者，四逆汤加吴茱萸、生姜。

大汗下后，恶寒厥逆，水药不得入口，身痛自利，真武汤加半夏下黑锡丹。与太阳病发汗后水逆之五苓散证不同。

凡温病热病呕吐者，火性上炎也。无问表里，通宜凉膈散。呕吐烦渴者，白虎汤。

湿温呕吐者，白虎合解毒。

胃寒而呕吐者，橘、半、藿香、厚朴为主。

胃热而呕吐者，芩、连、葛根、竹茹、芦根为主。

胃虚而呕者，参、术、苓、半、生姜、糯米为主。

阴寒而呕吐者，吴茱萸、干姜、附子、丁香为主。

凡呕吐切不可用甘草、大枣，皆当去之，惟胃虚者，不在禁例。

凡呕家必用半夏、生姜，利水下痰，水去则呕自止矣。故生姜为呕家圣药。

呕家有痈脓者，不可治，呕脓尽自愈。此言胃脘痈也。

夹食夹痰呕吐，见总论本例中。

干 呕

干呕者，寒郁中脘，令阳气蕴而不舒，欲吐而不能吐也。若有热在内而呕，则或出酸水苦水痰食矣，安有干呕之理哉？故凡见干呕，即为寒证无疑。其太阳与少阳及水气，皆有干呕。如太阳干呕，则有头痛发热；少阳干呕，则有胸满胁痛；水气干呕，则有胁下引痛。若直中阴寒干呕，则外无一毫表证，必见下利清谷及诸寒证也。然太阳少阳水气三者之干呕，皆不离乎寒也。

伤寒表不解，干呕，身热微喘，或自利而咳，小青龙汤。

汗出痞闷，胁下引痛，干呕短气者，十枣汤。

手足厥冷，干呕及哕而烦满者，橘皮竹茹汤。

太阴腹满干呕，理中汤加橘皮、半夏。

少阴病下利，脉沉细干呕，干姜附子汤。

干呕而烦，厥逆无脉，白通加猪胆汁汤。

里寒外热，脉微欲绝干呕，通脉四逆汤。

膈上有寒饮干呕，四逆汤加吴茱萸生姜。

厥阴干呕，吐涎沫，头痛，吴茱萸汤。

温病、热病、时疫，干呕烦闷者，黄连解毒汤。

凡干呕表证，及水寒留饮，与阴寒内拒，治各不同也。

肠 鸣

邪气内搏其饮，则为肠鸣。虽有寒热之不同，无不因积饮所致。下后身热不除，心下痞硬，腹中雷鸣下利者，泻心汤选用。若腹痛便秘，势剧当下者，小承气加苓、半、木香、姜汁，虚加人参。腹中寒气，雷鸣切痛，胸胁逆满呕吐者，附子粳米汤。

哕

哕者，其声浊恶而长。有胃虚、气逆、停饮、虚实、寒热、死生之辨。

凡伤寒邪未入府，或其人本虚，故攻其热必哕。言胃虚不能食之人，误用寒药，或饮冷水所致，理中汤加丁、附。渴而小便不利者，加桂、苓。

伤寒哕而腹满，视其前后，知何部不利，利之则愈。此热气壅郁，上下不通而哕也。

有潮热，时时哕，先与小柴胡汤加茯苓，后与大柴胡汤。

呕哕手足逆冷，橘皮半夏汤。若胸满虚烦，橘皮竹茹汤。

胃气寒者，理中汤加吴茱萸。

哕不止，橘皮半夏汤，或橘皮竹茹汤去竹茹，加干姜、桂心、通草。

温病热未除，或重感暴寒，或内伤冷物而哕者，黄芩加半夏生姜汤加广藿香叶、橘皮。

温病有热，饮水暴冷作哕，橘皮半夏汤，或半夏茯苓汤，并加芦根、茅根。

热病汗不出，大颧发赤哕者死。凡腹满不尿，脉散头汗，目瞪而哕者不治。

凡哕而二便不通者，属实热，厥逆自利为虚寒，兼呕逆者为停饮。设非此三种，则为胃气垂绝之候，多难治。若有疝、瘕动气，又当别论，不可忽也。

噫　气

噫气者，胸中气不交通也。《灵枢》曰：寒气客于胃，厥逆从下上，复出于胃则噫气也。

伤寒汗下后，心中痞闷，噫气不除者，旋复代赭石汤。

石顽治郭孝望女，年十七，夏月因邻家失火受惊，遂发热自利，呕逆不食。或以伤寒治之，热呕愈甚，更以滚痰丸下溏粪三次，而变目瞪不语，噫气不绝，四肢逆冷，不能动移。诸医咸谓坏证，议与承气下之，而犹豫未决，邀余诊之。六脉如丝，问之，知厥冷昏沉不语已三日矣，此阳气欲脱之兆。本惊气入心而自汗发热，惊则痰聚膈上而呕逆不食，夏月本无大寒，何得误与发表攻里，元气大伤，致变此候。真似伤寒坏病耳。仲景云：伤寒发汗，若吐若下解后，心中痞闷，噫气不除者，旋复代赭石汤主之。遂与此汤，连夜速煎，不时频灌，至侵①晨视之，喘息噫气皆除，肢体温和，周身沾沾有微似之汗，自能移动，但口不能言，目不能开，而睛已微转，其脉三倍于昨矣。改用六君子调理而安。

① 侵：渐近。

呃逆

呃逆者，气上逆而为吃忒也，或以为咳逆者，误也。按咳逆上气，为咳嗽气逆，非呃逆也。或以呃逆为哕者，亦非也。哕者，其声浊恶则长，呃逆者，才发咽喉则遽止。呃呃然连续数声，而短促不长，有因胃热失下，浊气不得下降，逆上而作，脉必应指有力，证必内实便闭口渴。此非真呃也，当下之，大承气汤。便软者，生姜泻心汤。胃虚有热者，橘皮竹茹汤。胃中有痰饮而作，气口脉必弦滑大于人迎，橘皮半夏汤。有因误服寒凉，或饮冷水，水停心下，胃中虚冷而作，脉必结代，橘皮竹茹汤去竹茹，加干姜、桂心、通草，名橘皮干姜汤，不应，加丁香五六粒。平素胃虚少食者，加姜汁炒焦白术二三钱，或附子理中汤，此为夹水勿疑，代脉为死证也。

若往来寒热而呃者，是邪将入里，里不纳邪，逆上冲激而然也。此属少阳，以小柴胡和之，不应，加黄连、干姜、桂枝。

若气自脐下直冲于胸嗌间呃逆者，此为肝肾虚寒之极，而挟阴火上冲，其脉必沉细，知不在胃也。病既下虚，内已伏阴，或误用寒凉，遂至冷极于下，迫其相火上冲而为呃逆，真气欲尽也。轻则附子理中加柿蒂姜汁，重则四逆汤加丁、沉，面赤者，急投羌活附子散，亦有得生者。

病人烦躁，自觉甚热，他人以手扪其肌肤则冷，此无根失守之火，散乱而为热，非实热也。乃水极似火，阴极似阳之假热，误用凉药，下咽则毙，急宜附子汤加姜、桂、丁、沉下黑锡丹，或羌活附子散温之。呃逆渐止者可愈，服药不效者难已。

畜血腹大青筋发呃者，不必治呃，代抵当汤。每服加人参一钱，熟附子五分，干漆灰二分，或桃核承气加参附干漆灰更捷。此九死一生之候，非此不能夺也。

凡久病而见呃逆者，此真气已衰，不治，呃逆脉散，舌短灰黑，及头汗不得尿，与大便自利而腹满者，皆死。

咳嗽

诸咳悉属于肺，故伤寒中风暴嗽，皆为表证，非虚劳久嗽里证之有脏腑传次不同也。

伤寒咳嗽，为肺寒停饮，及邪传半表半里，亦有阴寒内结者。

如水与表邪相合而咳，则干呕发热而悸，小青龙汤。

里澼合水动肺而咳，则身凉胁下引痛，十枣汤。

水与里寒相合而咳，则腹痛自利，四肢疼重，真武汤。

邪传半表，将入于里而咳，则寒热胸胁胠满，小柴胡去参加枳桔。

阳邪传里而咳，则四逆泄利下重，四逆散加枳桔橘红。

有少阴发热而咳，则脉沉，无头痛，麻黄附子细辛汤。

【临床解读】

华某某，女，53 岁。2021 年 3 月 31 日初诊。

主诉：后背凉，紧束感 10 余年。

现病史：患者后背凉（颈以下至腰）伴紧束拘急感 10 余年，未治疗。近来服中药 10 剂，乏效，平时易乏力，双下肢明显，颈项常疼痛，偶有头晕，胃脘胀满，烧心反酸。近 3 年右侧膝关节常疼痛，纳食可，二便调，眠一般，苔根黄厚腻，脉沉滞。颈椎病史 5 年。2001 年因引产大出血，子宫全切。

处方：麻黄 3 克，制附子 10 克（先煎），细辛 3 克，田三七粉 3 克（冲服），葛根 30 克。15 剂，每日 1 剂，水煎服。（张磊医案）

有阴寒内结而咳，则自利腹痛，四逆汤加五味、细辛。

太阳阳明合病而咳，则身热腹满自利，葛根汤。

阳明少阳合病而咳，则呕而腹满，小柴胡加葛根。

凡外感风寒咳嗽，发热头痛，鼻流清涕者，必先发散为主，若寒郁热邪咳嗽，则痰唾如胶，金沸草散加减。

热邪伤肺而咳，必咽腭肿痛，葳蕤汤加减。

温病热病咳嗽，黄芩白虎并加芦根、竹叶，若烦闷，则凉膈、双解选用。

大抵外感咳嗽，当以汗解，然又有不可汗者，经曰：咳而小便利及数，不可发汗，发汗则四肢厥逆，又咳而发汗，蜷而苦满者，并宜小建中为主。若脉散者，为心火淫于肺金，鬼贼相刑，必死也。

凡咳嗽与伤寒无预者，详见《医归》本门。

石顽治包山①金孟珍，正月间忽咳吐清痰咽痛，五六日后大便下瘀，晦血甚多，延至十余日，请治于余。其脉六部皆沉弦而细，此水冷金寒之候也。遂与麻黄附子细辛汤，其血顿止。又与麻黄附子甘草汤，咽痛亦可，而觉心下动悸不宁。询其受病之由，乃醉卧渴引冷饮所致，改用小青龙去麻黄加附子一剂，悸即止，咳亦大减，但时吐清痰一二口。乃以桂酒制白芍入真武汤

① 包山：古地名。在今江苏省苏州市吴县内。

中与之，咳吐俱止，尚觉背微恶寒倦怠，更与附子汤二剂而安。

又治礼科①姜如农长媳，患风热喘咳无痰，灼热自汗，而怀妊七月。先曾服和解清肺药二十余剂，其咳转剧，而胎渐不安。余诊之，六脉皆濡大无力，右手寸关独盛而涩，曰：此热伤肺气也，反与和解药，逼令汗出，致肺气益燥，而咳逆愈甚，不得已复用苦寒折之，则火转郁伏而不散也。遂用大剂葳蕤及川芎、杏仁、白薇、甘草，取葳蕤汤之半，更以当归、桔梗、五味、黄芪益气生津，固肌敛肺，二剂汗止咳减，胎亦向安。更加生诃子皮四剂而痊。

又治郁金岩，劳役后伤风自汗，胸满痰结，咳出青黄涕，大如弹丸，此即《内经》所谓劳风，治在肺下也。与茯苓桂枝白术甘草汤加姜汁、竹沥二剂而安。

又治宋襄日女，素常多郁干咳，春间感冒风邪，而咳逆愈甚，以小建中汤用蜜煎生姜，加蜜煎橘皮，外邪即解，而咳不止，次以逍遥散，仍用蜜煎姜橘，更与异功散，用蜜制白术姜橘而安。

又治里医②吴佩玉次女，伤风咳嗽，先前自用疏风润肺止嗽之药不应，转加呕渴咽痛，求治于余。诊之六脉浮滑应指，作半夏散与之，三啜而病如失。或问咳嗽咽痛而渴，举世咸禁燥剂，而用半夏辄效，何也？曰：用药之权衡，非一言而喻也。凡治病必求其本，此风邪挟饮上攻之暴嗽，故用半夏、桂枝，以开通经络，迅扫痰涎，兼甘草之和脾胃而致津液，风痰散而营卫通，则咽痛燥渴自已。设泥其燥渴，而用清润滋其痰湿，经络愈壅，津液愈结，燥渴咽痛愈无宁字矣。不独此也，近世治风寒咳嗽，虽用表药，必兼桑皮、黄芩、花粉，甚则知柏之类，少年得之，必种吐血虚损之根，中年已后得之，多成痰火喘嗽之患。然此辈之妙用，在于预为地步，诊时泛谓阴虚，防变不足之证，初时元气未衰，服之邪热暂伏，似觉稍可，久之真气渐伤，转服转甚，安虑其不成虚损耶！及见吐血，则不问何经腑脏，属火属伤，血之散结，色之晦鲜，瘀之有无，概以犀角地黄寒凉止截之剂投之，致血畜成根，向后或两月一月一发，虽日服前药不应矣。

凡此之类，未遑枚举③，然必如是，则病家任之不疑，傍人目之为神，斯所以声名日著也。尝见一人患项肿发热，延伤寒家视之，则曰大头伤寒，以表药发之，并头亦胀，确然大头无疑矣。病家以其治之益甚，另延杂证家视

---

① 礼科：官署名。明清六科之一，明洪武六年（1373）置，掌监订礼部仪制，纪录大臣曾经纠劾削夺、有玷士论者，以核赠谥之典，光绪三十二年（1906）载。

② 里医：乡间医生。

③ 未遑枚举：无暇一一列举。

之，则曰湿热痰火，以里药攻之，则头与项前左半皆消，但项后右侧偏肿，则又确乎非大头而为杂证矣。病家又以肿在偏旁，疑为痈毒，更延痈疽家治之，则曰对口偏疽，以托里敷外药治之，则气血益滞，热不得泄，郁遏竟成溃疡矣。本一病也，治之迥异，证亦屡迁，可见其病随药变之不诬①耳。第末习所趋，非此不足以入时，何怪乎圣人性命之学，沦胥②不返，遂至若是耶。

喘

形寒饮冷则伤肺，故气上冲而喘也。有邪气在表而喘，则心腹濡而不坚，外证发热脉紧身疼痛，冬月麻黄汤，余时越脾汤。邪气外盛，壅遏清道，使气不利而喘，虽经汗下，亦可发之。

若恶风自汗，发热而喘，桂枝汤加厚朴杏仁。

汗下后，汗出无大热而喘，麻黄杏仁甘草石膏汤。

误下脉促，汗出而喘，葛根黄芩黄连汤。

发汗后，饮水多者必喘，五苓散。

咳而上气，喉中水鸡声者，此水饮支塞肺道也，射干麻黄汤。

有邪气在里而喘，必心腹胀满，内实不大便，外证自汗短气，潮热脉实，大承气加厚朴杏仁。

有水气上冲而喘，必咳悸干呕，小青龙汤，小腹痛，小便不利，去麻黄加茯苓。

有水气内伏而喘，则咳引胁痛，十枣汤。

凡阴证厥逆，脉沉细而喘促无汗者，可治，四逆汤加五味细辛。若发热脉沉而喘，麻黄附子细辛汤。

凡喘，慎不可用升麻，用之则愈喘。即内伤劳役，气虚发喘，当用补中益气者，苟非清阳下陷，亦须煨葛根代之。

诸喘为恶，故非轻也，华元化曰：盛则为喘，言肺中邪盛而肾虚也。所以阴证发喘，尤为恶候，斫丧③之人，肾气上乘而喘，急用肾气丸，杂以黑锡丹导火归元，然多不救。加以动息摇肩，戴眼直视，汗出厥逆者，立毙。大抵邪壅上盛，正气欲脱，必至喘满。经曰：直视谵语喘满者死。又身汗如油，

---

① 诬：欺骗。

② 沦胥：相率沦丧。胥，相。

③ 斫（zhuó）丧：特指因沉溺酒色而伤害身体。

喘而不休者，为命绝也。

短　气

短气者，似喘非喘，呼吸短促而不相接续为实，少气不足以息，为虚，当随证治之。

表证不解，其人面色缘缘正赤，烦躁不安，不知痛处，而短气脉涩者，桂枝二越脾一汤。

汗吐下后，元气虚弱，脉微气不相续者，大建中汤。

阴证脉沉迟细弱，手足厥逆，口鼻难以布息者，四逆加人参汤。

阳明病，内实潮热不大便，腹满短气者，三承气选用。

渴欲饮水，水停心下，短气烦闷者，茯苓甘草汤，小便难者，五苓散。

干呕短气，痛引胁下者，十枣汤。

虚烦短气，心中懊憹者，栀子豉汤。

短气而胸腹胀满，脉沉者，是气滞，沉香降气散。

大抵心腹胀满，按之硬痛而短气者，为里实；若心腹濡而不满，为表邪；若少气不足以息，脉微弱者，为气虚。此大法也。

温热病及时疫，多有短气，但温热表证，则舌赤甚，时疫表证，则白苔如屑，黄芩白虎达原饮为主，若至苔黄及焦黑色，急用凉膈双解、解毒、承气之类，无论温热、时疫，皆可选用也。

气　逆

气逆者，气自腹中时逆上冲也。太阳病，下之后，其气上冲者，此引邪内犯，而里不服邪也。可与桂枝汤，方用前法。不上冲者，此里已受邪，不可与之。

病如桂枝证，头不痛，项不强，寸脉微浮，胸中痞硬，气上冲咽喉不得息，此为胸中实，瓜蒂散吐之。

脉微者不可吐，吐之则心中逆满，气上冲胸，起则头眩，脉沉紧，发汗则动经，身为振振摇，茯苓桂枝白术甘草汤。

厥阴气上撞心，此寒热错杂之邪，乌梅丸、黄连汤选用。

病如虚羸少气，气逆上冲欲吐者，竹叶石膏汤。

【临床解读】

杜某，女，51岁。2019年6月26日初诊。

主诉：咳嗽1个月。

现病史：患者1个月前感冒后咳嗽未愈，鼻塞，咽干痒，咽中异物感，咳黄痰，难咳出，口干不苦，呐纳少纳呆，不知饥，眠差，入睡难，易醒，复睡难，心烦急躁，烘热汗出，大便偏干，1~2日一次，小便可，身乏力，上楼上浑身酸痛，晨起头晕头痛，偶咳嗽伴咽痛，舌质红，苔薄，脉弦细。

处方：竹叶10克，生石膏30克，太子参15克，麦冬10克，清半夏10克，桔梗10克，桑叶30克，知母10克，浙贝母10克，前胡10克，蝉蜕10克，甘草6克。6剂，每日1剂，水煎服。水煎服，日一剂。

二诊：2019年7月5日。服上方咳嗽减轻，鼻塞愈。现症见：咳嗽，咽中不适，干咳，口干不苦，纳呆，无食欲，眠差，入睡难，易醒，稍心烦，烘热汗出，二便调，乏力，舌质稍红，苔白，脉细。

处方：柏子仁15克，炒枣仁15克，天冬10克，麦冬10克，生地黄30克，当归15克，太子参10克，丹参30克，玄参20克，桔梗10克，五味子6克，远志10克，茯苓10克，百部10克，甘草6克。10剂，每日1剂，水煎服。（孙玉信医案）

有动气误发汗，气上冲而热者，柴胡桂枝汤，二者皆正气虚，而邪气逆也。

渴

伤寒邪气，在表则无渴，邪气传里，则热耗津液，是以能消水也。法曰：身热为热在表，引饮为热在里。故伤寒热病，本未身凉不渴，及小便不黄，脉不数者，未之有也。

夫渴者，热伤津液于内，故欲引饮以助阴祛热也。热甚则能多饮，而旋饮旋渴，胃虚则但欲热汤而畏寒饮，若阴盛虚阳上迫，而为假渴，则渴不能饮，或饮不能咽，若强饮一二口，顷即吐也。

温病热病，则一发即烦渴引饮，以伏气自内变热而发也。中暑则热伤心包而熏肺，亦主烦渴，伤寒营卫俱伤，汗不得出，则烦躁而渴，邪犯膀胱及胃腑，与夫三阴热证，俱有烦渴。朱氏曰：脉浮而渴，属太阳；有汗而渴，属阳明；自利而渴，属少阴。至于厥阴消渴，饮水不止，则又热之甚矣。

太阳表邪伤肺，水饮不散，干呕发热，喘嗽而渴，小青龙去半夏加栝蒌根。

热邪传里，则烦渴引饮而脉数，小便不利，为犯本，五苓散。

阳明经病，壮热自汗，鼻干目疼，烦渴自利，葛根汤。若腑病内实，蒸蒸潮热，燥渴饮水，大便闭者，三承气选用。

少阳脉弦，口苦咽干，发热而渴，心烦喜呕而渴，胸满胁痛而渴，心下痞满而渴，往来寒热而渴，并宜小柴胡去半夏加栝蒌根，舌上苔白而渴，去芩、半加葛根，干燥更加栝蒌根，表未解，腹满便闭，用大柴胡汤。

凡先不渴，服发汗药而渴，及先呕后渴者，皆为欲解，先渴后呕，为水停心下，此属饮家，小半夏茯苓汤。兼眩悸呕哕，赤茯苓汤。

凡发汗吐下后，口燥咽干而渴，此津液衰少，肾水不升，虚火上炎也，竹叶石膏汤。

下利脉数而渴，饮不能多者，防圊血①，白头翁汤。

凡传次阴经热证，口燥咽干，心下硬痛，急下之，若直中阴经寒证，口不燥，咽不干，而喉中自渴不能饮，脉沉者，急温之。故少阴病，心烦自利而渴，脉沉，小便色白者，此下焦虚寒，故饮水自救也，真武汤。若面赤烦躁，身反热而口渴者，此阴盛格阳也，白通加猪胆汁汤。

凡冬月发热头疼，二三日即咽痛而渴，名曰冬温，阳旦汤加葳蕤、桔梗。

温病发热而渴，黄芩汤加栝蒌根、芦根汁。若有暴感客邪，加葱白、香豉。

热病渴欲饮水，口干舌燥者，白虎汤。背微恶寒者加人参。

咳而呕渴心烦，小便不利，猪苓汤。

少阴温热病，二三日便口燥咽干，大承气汤。或里热燥甚，怫郁躁烦，留饮不散，大渴不止，则腹满高起，痛不可忍，但呕冷涎，大渴不能饮，饮亦不能止其渴，喘急闷乱欲死，大承气汤。乘热下咽，其渴立止，似无病人，须臾大汗而解，往往有不利而汗出者，以邪随汗之宣通，故不利而愈也。

时疫舌上白苔而渴，白虎汤。舌根渐黄至中心者，凉膈、双解，甚则合解毒、承气下之。舌上苔黑而润，渴不能饮者，必呕血，犀角地黄汤加大黄。

热病汗下后，烦渴欲饮水者，少少与之，是谓以法救之，渴不止，频频与之。切勿按摩中脘，恐成水结胸也。温病热病，烦渴不解，往往得水，或服黄芩石膏等寒药，浃然②汗出而解者，正为肠胃燥热不能祛散邪气，忽然得

① 圊（qīng）血：又作清血，指大便下血。

② 浃（jiā）然：湿透的样子。

凉水寒药，助其胃气祛邪，因得汗出而解，非伤寒发表不远热之谓也。

东垣治一人，烦躁目赤而渴，脉七八至，按之不鼓，此阴盛格阳于外，非热也，以姜附治之而安。

罗谦甫治一人，伤寒脉沉细而微，厥逆自利腹痛，目不欲开，两手常抱腋下，昏卧口燥舌干，四逆加人参、葱白而愈。

漱　水

漱水不欲咽者，胸中无实热也。如阳明身热目疼，此热在经，欲作衄也，犀角地黄汤去生地加甘草桂枝。若见表证鼻衄者，为热伤经络，迫血妄行，慎勿轻用犀角地黄汤，当详衄血例治。

若无表证，腹满按之虽痛而濡，其人善忘如狂，小便自利，大便色黑，口燥，但欲漱水不欲咽者，为有瘀血结于下焦，轻则桃核承气当换肉桂，重则抵当汤如无虻蛭以干漆灰代之，下尽黑物乃愈。

少阴病手足冷，时时烦，但欲漱水而不能饮，或勉强饮下，少顷复吐，或饮水而呕，或哕逆者，皆属内寒，四逆汤证也。厥阴下利无脉，干呕烦渴漱水者，白通加猪胆汁汤。厥阴烦躁吐蛔，口燥舌干，时欲凉水浸舌，理中丸加乌梅，不时噙之，盖无根失守之火，游于咽嗌之间，假作燥渴，终不能饮也。或有能饮不吐者，此则热耳。

衄　血

衄血者，经络热盛，迫血妄行于清道也。经曰：以桂枝麻黄治衄，非治衄也，乃欲解散经中邪气耳。太阳衄血，及服桂枝汤致衄者，为欲解，若衄而成流者，少刻自解，若点滴不成流者，此邪气在经也。若脉浮紧，身疼痛，发热无汗者，麻黄汤汗之。三时感冒衄者，香苏散加葱豉，或参苏饮汗之。盖邪热在表不得汗，迫血妄行，夺其汗则血自止，若衄出不止，又当止血为急，不可拘执也。若脉不浮紧，身无热者，切不可发汗。

阳明口干鼻燥，漱水不能咽，头痛，目睛晕黄，寸脉数盛者，必衄。

衄血而渴欲饮水，水入即吐者，先服五苓散，次用竹叶石膏汤。

误发少阴汗，下厥上竭，口鼻耳目出血者，难治，与当归四逆汤。衄不止者，死，止而头眩者亦死。

衄家不可发汗，言阴血本虚也。黄芪建中，误汗动血，加犀角。

伤寒衄血、吐血不止，误用犀角、地黄等凉剂，致血留心胸之分而满痛者，一味木香酒磨不时呷之。

冬温温病衄血，皆用黄芩汤加茅花，如无茅花，茅根汁代之。热病、时疫，通宜白虎汤加藕汁、茅根汁、童便。

阳毒、温毒、衄血，犀角地黄合三黄石膏汤，去麻黄加百草霜①。

大抵衄血、吐血，脉滑小者生，脉实大者死。

吐衄后，脉微弱者，易治；若热反盛，脉反数急者，不治。

热病咳而衄，汗不出，出不至足者死。

凡衄不止而头汗出，身无汗，及发汗不至足者难治。

内伤劳役大衄，阴火乘虚骤衄，及久衄不止等杂证，不在此例。

石顽治歙②客黄姓者，正月间患伤寒，衄血甚多，必发于卯刻③，数日不止，面上怫郁，头痛，身微热，脉浮大而数，按之则芤，意谓衄血既多，则热邪当解，此独不解者，先必邪气在经，点滴之衄，误服凉血止截药所致。遂与越婢汤一剂即大青龙汤去桂枝、杏仁，热服得汗而解，但至夜则身有微热，更与当归补血汤，四剂而安。

又治墅关④张九弘之媳，头痛如破，屡服发表之药转剧，邀余诊之，六脉数疾无伦，寸口大三倍于尺中，时大烦渴，饮不能多，白睛微黄而视歧⑤。曰：此伏气之发，误用表药，热邪载火于上而欲衄也。以黄芩汤一剂投之，明晨果衄血如流，与芍药甘草汤加茅花、童便，不时温服，至晚微颤而止。

吐　血

衄血多有在经表邪，吐血皆属传经里证。以当汗不汗，热毒入内，迫血妄行，从胃脘而出也。凡见眼闭唇红，神昏语短，眩冒迷妄，烦躁漱水，惊狂谵语，背寒足冷，四肢厥逆，胸腹急满，便黑溺频，皆瘀血证也，不必悉具，但见一二证，便宜犀角地黄汤。然其性大寒，能凝滞瘀血，须谅证虚实寒热加减。虚者去地黄加阿胶、血余、炙甘草、童便；实者加酒大黄、茜根、穿山甲；寒者加炮姜，炙草；热者加芩、连、木香。

---

① 百草霜：又名灶突墨，为杂草经燃烧后附于烟囱内的烟灰，有止血、止泻的功效。

② 歙（shè）：在今安徽歙县，古为徽州府府治。

③ 卯刻：卯时。相当于今清晨五时到七时。

④ 墅关：似指苏州市郊区浒墅关。

⑤ 视歧：指目视一物为两的症状名，相当于今之复视。

阴虚火炎之血，则凝结如朱漆，独参汤下六味丸。

血虚而热，虽赤不结，黄连阿胶汤。

胃虚者，则不甚赤而散，四君子加广皮、木香。

太阳病，脉浮数，反灸之，必惊狂起卧不安，咽燥吐血，救逆汤。

咽喉闭塞，不可发汗，发汗则吐血，黄芪建中汤。

误发少阴汗动血者，当归四逆汤。

本虚损吐血人，复感寒嗽血，黄芪建中汤，轻者只用桔梗汤加葱豉。

凡呕吐血水多者，为肝脏久伤，或胃败所致，多不可治。

虚损内伤吐血本证，详具《医归》。

石顽治姜学，在夏月感冒咳嗽，时居母夫人丧，哀痛骨立，寝苫茹蔬①，医者不察虚实，妄投枳、桔、芩、栀，不但郁闭表邪，兼之伤犯中气，遂致呕血泄泻。观其外证，唇燥咽干，颇似有热，而脉弦小，知为脾胃虚寒，客邪不散，虚火乘机潜发之候。遂与桂枝人参汤，三剂而血泻皆除，调理脾肺而康。

又治沈懋甫仲子，年十七，每伤风即吐血梦泄，此肝脏有伏火，火动则招风也。盖肝为藏血藏魂之地，肝不藏则血随火炎，魂不宁则精随梦泄。遂与桂枝汤加龙骨牡蛎，四剂而表解血止。桂枝汤主和营散邪，加龙骨牡蛎以镇肝安魂，封藏固则风不易入，魂梦安则火不妄动，而血亦不上涌，精亦不下泄矣。若以其火盛而用知柏之属，鲜有不成虚损者。

唾脓血

吐血虽主于火，然有虚实之殊。至唾脓血，无不因邪热郁发所致。经曰：服桂枝汤吐者，其后必唾脓血也。此非特酒客辈，素多湿热蕴积而然。每见春温误行汗下不解，多有此变，并宜葶苈苦酒汤下夺之。

冬温误用辛甘发汗不解，复大下之，致胃气虚寒，邪伏阴中，而见寸脉沉迟，尺脉不至，咽喉不利，唾脓血者，麻黄升麻汤、葳蕤汤选用，或增损而用。

石顽治陆中行室，年二十余，腊月中旬，患咳嗽，捱过半月，病势稍减，新正五日复咳倍前，自汗体倦，咽喉干痛，至元夕②忽微恶寒发热，明日转为腹痛自利，手足逆冷，咽痛异常。又三日则咳唾脓血，始延余治。其脉轻取

① 寝苫（shān）茹蔬：睡草席，吃蔬菜。苫，草席。

② 元夕：农历正月十五。

微数，寻之则仍不数，寸口似动而软，尺部略重则无，审其脉证，寒热难分，颇似仲景厥阴例中麻黄升麻汤证。盖始本冬温，所伤原不为重，故咳至半月渐减，乃勉力支持岁事，过于劳役，伤其脾肺之气，故咳复甚于前，至望①夜忽憎寒发热，来日遂自利厥逆者，当是病中体疏，复感寒邪之故。热邪既伤于内，寒邪复加于外，寒闭热邪，不得外散，势必内奔而为自利，致邪传少阴厥阴，而为咽喉不利唾脓血也。虽伤寒大下后，与伤热后自利不同，而寒热错杂则一。遂与麻黄升麻汤一剂，肢体微汗，手足温暖，自利即止，明日诊之，脉亦向和，嗣后与异功、生脉合服数剂而安。

热入血室

冲为血海，即为血室。冲脉得热，则逼血下行，男子亦有是证，不独妇人也。

凡血滞不行，则脉乍涩乍数，或沉或伏。若血热交并则洪盛，血虚则芤，虚中有瘀，则芤中带弦，此一定法也。

如阳明证下血谵语，此为热入血室，但头汗出，当刺期门，随其实而泻之，濈然汗出则愈。如欲用药，小柴胡合犀角地黄，热甚神昏者，生地黄黄连汤稍加酒大黄微利之，以有瘀血，故头汗也。

妇人中风发热，经水适来，七八日胸胁下满如结胸状，谵语者刺期门，此言适来即断，血结在里为实证，故刺期门以泻之。不善刺者，以小柴胡去参加桃仁、丹皮、归尾、穿山甲以消之。

妇人中风寒热，经水适断，血结如疟状者，此言经行未尽而适断，虽有结血，未为全实，小柴胡加当归、丹皮、生地以凉之。

妇人伤寒发热，经水适来。昼日明了，暮则谵语，如见鬼状者，此言经行不断，则热不留结，勿谓谵语而误用硝黄犯其胃气，刺动营血犯其中焦，柴胡和解犯其上焦，但不妄犯，热随血散自愈也。

血弱气尽，邪正相搏结于胁下，默默不欲食，邪高痛下而呕者，小柴胡汤主之。

畜　血

伤寒太阳病，当汗不汗，则热瘀在里，必血结也。大抵胸胁小腹硬满，

---

① 望：农历每月十五。

以手按之痛，小便不利，乃气滞不行而为溺闭，若干呕咳引胁下痛者，为水饮，五苓、十枣证也。若小便自利，大便黑亮，其人如狂者，为畜血，桃核承气代抵当汤选用。

已下脉数不解，消谷善饥，六七日不大便者，此有瘀血，抵当汤。

若产后感冒，或停食，瘀血不行，腹胀喘逆，此血化为水也，下瘀血汤，不应，急加人参、干漆灰。

阳明病，其人善忘，大便黑，胸中痛不可近者，畜血也，犀角地黄汤加大黄。然溏腻如漆者，为蓄血。若黑燥如煤者，为燥结，非畜血也。

畜血证舌苔，有边白中黑而极薄润，必无干燥焦黄者，以血属阴，无大实热故也。

内伤杂证畜血，不在此例。

戴同父[①]治一人，元气素虚，胃口有畜血，每食椒姜热汤，则呃一二声，以人参、生白术各一两切片，用䗪虫醉死，绞浆制为末，入干漆灰七分，以米饮丸弹子大，早暮陈酒细嚼一丸，终剂而愈。

喻嘉言治一人，伤寒后两胁偻废，痛如刀刺，用桃核承气加熟附子、肉桂而愈。

李士材治一人，畜血如狂，少腹结痛，六脉芤而左关尺独弦，且其人素有羸证，以桃核承气加人参三钱而安。

动　气

动气者，筑筑然[②]跳动，见于脐之上下左右也。以其人脾气素虚，水结不散，即发动气，状如奔豚[③]，但动气时聚时散，奔豚则固结不散也。又病人素有痞积，亦为动气，皆不可汗下，误下则腹满拘急，身虽热反欲蜷卧。无论左右上下，通宜甘草干姜汤加茯苓、桂心，或理中去术加桂、苓。痛甚加吴茱萸、附子，以术闭气，桂泄奔豚也。

误汗动气，则气逆上冲，或心中大烦，目晕欲呕，引饮则吐，或骨节痛，通宜五苓散去术倍桂枝、茯苓。或柴胡桂枝汤减参、枣，加苓、橘，缘参、枣益气，苓、橘散气也。

---

① 戴同父：指戴启宗。元代医家，字同父。撰有《五运六气撰要》及《脉诀刊误》。所撰《活人书辨》已佚。

② 筑筑然：捣击的样子。

③ 奔豚：病证名。此证患者自觉有气从少腹上冲胸咽，发作欲死，复还止。

凡伤寒动气，必须审问，非脉可知也。

振

振者，森然若寒，耸然振动，皆责为虚寒也。振近于战，而其势稍轻。战则鼓栗而战，振则虚而不争，但耸动耳。盖由发汗吐下太过，致损血气，虚极而作也。

伤寒吐下后，逆气冲胸，起则头眩，身振振动摇者，茯苓桂枝白术甘草汤。

太阳病，发汗不解，其人仍发热，心下悸，头眩，身瞤动，振振欲擗地者，真武汤。

战　栗

战栗者，阴阳争胜，故身为之摇也。邪气外与正气争则为战，邪气内与正气争则为栗。战者，身战寒耸，正气胜，故得汗而解也；栗者，心栗鼓颔而身不战，阴气盛，正虚不能胜邪，遂成寒逆也。

有传经战栗，脉实便秘者，大柴胡汤。

温病发战，凉膈、承气加姜、枣下之，必大汗而解。

热病发战，白虎合解毒，有里证者，凉膈、双解下之。

伤寒夹冷食而内栗，寒逆不得解者，甘草干姜汤；表邪势盛而战，五积散；阳虚不能作汗而栗，再造散；始病无热而栗，手足逆冷者，理中汤；背恶寒者，附子汤；误发其汗而栗，四逆汤加人参。

坏证寒栗，正气虚极也，十全大补、人参养营、大建中汤选用。

伤寒六七日或十余日，战汗，不当用药。

大法血随热壅，须用硝黄，气随寒滞，必用桂附，阴阳之用不同，有形无形故也。

肉瞤筋惕

肉瞤筋惕，非常常有之，经曰：阳气者，精则养神，柔则养筋，发汗过多，津液涸少，阳气偏枯，筋肉失其所养，如鱼失水，故惕惕然①动，瞤瞤然跳也。

发汗过多，厥逆筋惕肉瞤者，真武汤。若恶寒，去芍药增附子；恶热，减附子倍芍药。

素有动气，误行发汗，筋肉振跳者，理中汤加桂、附、茯苓。

素常失血之人，经脉失养，时时筋惕者，大剂温补自愈。

若不因汗下，始病便见此证者，必元气久虚，或失血房劳后，及新产感冒，致有是证，若误用表药，必无生理。

瘛　疭

瘛者，筋脉急而缩也；疭者，筋脉缓而伸也。此证多属虚风。盖风主动摇故尔。伤寒汗下后传变此证，病势已剧，能用去风涤热之剂治之，间有生者。大率与过汗经虚发痉不殊，古人悉从小续命加减，殊不知坏病变见此候，皆是脾虚生风之象，虽有六经形证，断不可复用表药，惟大建中加减为当。有热去桂、附、苁蓉，加芩、连、蝎稍之类。

风温被火，微黄烦惊，时发瘛疭者，葳蕤汤加减。

若瘛疭戴眼反折，汗出如珠，为太阳绝。又四肢漐习②，动而不止，似瘛疭而无力抽搐者，为肝绝也。

怫　郁

怫郁者，乃阳气蒸越于头面，聚而不散，故缘缘而赤也。所谓缘缘者，有时不赤，有时忽赤，若有所因而愧赧③之状也。

伤寒发汗不彻，或覆盖不周，或早揭衣被，致阳气怫郁在表，面色缘缘正赤，躁烦不知痛处，桂枝二越婢一汤。

若腹满潮热，脉洪大而数者，因大便不通，火气炎上而作赤色，大柴胡汤。

汗吐下后，胃中虚冷，外气怫郁而畏寒厥逆，脉微者，理中汤。外有微

---

① 惕惕然：忧惧的样子。

② 漐（zhí）习：谓手足出汗颤抖。方有执曰：“漐，汗出貌。习，鸟数飞也。言手足颤摇如鸟之习飞，奋振而不已也。”

③ 愧赧（nǎn）：因羞愧而脸红。

热，加桂枝。内寒甚者，加附子。

温病面赤，烦躁饮水，小柴胡去半夏加栝蒌根。

热病烦渴引水面赤，白虎加人参汤。内实潮热不大便，凉膈双解选用。下后热不解，或解半日许复热，面赤者，黄连解毒人参白虎选用。

若下元虚人，误下伤阴，阳气发越，而身热目陷，手足逆冷，面合赤色者，不治。

戴 阳

戴阳者，面赤如微酣之状。阴证冷极发躁，面赤脉沉细，为浮火上冲，水极似火也。凡下元虚惫之人，阳浮于上，与在表之邪相合，则为戴阳。阳已戴于头面，而不知者更行表散，则孤阳飞越，危殆立至矣。节庵立法甚妙，以人参，附子等药，收拾阳气归于下元，而加葱白透表以散外邪也。至于伤风误用麻黄重剂发汗，亦有戴阳烦躁者，与伤寒无异，总由平素下虚，是以真阳易于上越耳。

下利清谷，脉沉迟，面少赤，白通加猪胆汁汤。

下利清谷，里寒外热，脉微欲绝，面赤咽痛者，通脉四逆汤加葱白。

夏秋伏暑面戴阳，上热下寒，腹痛泻利者，冷香饮子。若喘汗呕泻者，非浆水散下来复丹不效。

大抵阳邪在表之怫郁，必面合赤色，而手足自温，若阴证虚阳上泛而戴阳，面虽赤足胫必冷，不可但见面赤，便以为热也。

四 逆

四逆者，手足逆冷，四肢温也；厥逆者，四肢有时自温，有时冰冷也。然自热而至逆，逆而至厥，皆传经之邪也。

少阴病四逆，或咳或悸，或小便不利，或腹中满痛，或泄利下重者，四逆散。若手足厥冷，大便秘，小便赤，脉沉而滑，小承气汤。

若初病便厥冷，四逆而脉沉者，当从阴寒例治。

又始本阳证发热，因误服寒凉过多，或汗下太过，致变四逆者，当从坏证例治。

石顽治金鲁公触热劳形，醉饱不谨后受凉，遂患发热头痛，胀满喘逆，大汗如蒸，面赤戴阳，足冷阳缩，脉弦数无力。曰：此伤暑夹食而复夹阴也。

与大顺散一服不应，转觉胀急不安，因与枳实理中加厚朴、大黄，是夜便更衣二次，身凉足暖而痊。

足冷

足冷手不冷者，下焦卫气不温也。外感而夹寒食伤于太阴，身热足冷，或头痛，或腹痛，此胃中阳气不得下通也。甘草干姜、理中、五积选用。甚至有脐下结痛不可按，及下白脓者，此燥屎内结，大肠液伤而下也，改用消导利气药一剂，后与调理。

有下元素虚之人，病伤寒中风恶寒发热，但阳缩足冷者，当从夹阴例治。

盛暑中身热足冷多汗者，作湿温治之。

厥

厥者，逆冷之极，周身气逆手足厥冷是也。盖诸阳起于四肢，厥为阳气郁伏可知。

厥逆虽有寒热不同，无论传经直中，俱属阴经，皆不可发汗。少阴证，但厥无汗，而强发之，必动血。

伤寒阴阳二厥，最宜审辨。夫阳厥者，先是三阳经感寒，起于头痛发热恶寒，已后传进三阴血分，变出四肢厥冷乍温，大便燥实，谵语发渴，扬手掷足，不恶寒但恶热，脉来沉滑而数，重按有力，此皆传经热厥。外证虽厥冷，内则热极耳。盖因大便失下，血气不通，故手足乍冷乍温，唇与爪甲青紫，此热极反兼水化之义，大柴、小承、四逆散选用。

若温病、热病、时疫，热极而厥者，凉膈合解毒，或合承气下之。热不退者再下之。虽云三下热不退者死，然亦有下三五次，利一二十行，热方退而得生者。

热病厥逆，手足冷脉滑者，里有热也，白虎汤。

肢体厥冷，惟心胸有热，大便秘者，解毒凉膈最当。

热病厥逆不大便，而腹满背微恶寒，脉浮滑者，白虎汤。沉滑者，承气汤。此温热厥逆治法，不可拘于伤寒阳厥而禁大下也。

阴厥者，三阴经受寒，初起无身热头疼，便恶寒四肢厥冷，直过肘膝不温，唇与爪甲青黑，欲引衣蜷卧，二便清利不渴。或腹痛泄利清谷，或凛栗面如刀刮，或口吐涎沫，或干呕呃逆，脉来沉细无力，此直中阴经寒厥，理中四逆附子汤选用。

若阴极似阳，格其虚阳于外，厥逆烦躁，面赤戴阳，虚阳上膈，则渴欲饮水而不能咽，脉来数疾无伦，按之全无，此为虚阳发露，通宜白通通脉四逆温之。又伤寒坏病，多有厥逆烦躁者，不独阴极也。当分阴伤阳伤用药，最为切要。阴伤则宜滋补先天真阴，兼清血中之热；阳伤则宜温养后天胃气，兼助下焦真阳。贵在临证活法，不得如阴厥阳厥例治也。

痰厥手足逆冷，脉乍紧，心下满而烦，饥不能食，瓜蒂散吐之。

食厥手足逆冷，上部有脉，下部无脉，急作法探吐之。

伤寒厥而心下悸者，当先治水，茯苓甘草汤，后治厥，小柴胡汤。

吐利厥逆，烦躁欲死者，吴茱萸汤。

少阴脉不至，厥冷昏沉如死人状者，名曰尸厥，宜从阴毒治之。

厥逆下利，反骤能食而脉不至，或散疾无伦者，为除中，不治。

凡厥逆恶寒蜷卧，烦躁下利，不知人者，皆恶候也。脏厥、蛔厥治例，另具本条。

蜷　卧

蜷卧者，身蜷而手足不伸也。凡人冬月独寝，则蜷曲不伸，天气稍暖，则手足舒畅，安有蜷卧之理。故一见蜷卧，即属阴寒可知。然太阳经表邪未化为热，及发热之初，恶寒未罢，亦有蜷卧者。故凡见头痛发热诸阳证，即为太阳无疑。

唇甲青

色之青者为寒，赤者为热，以寒中于里，则血脉凝滞，不能荣行于外，所以唇爪青黑也。若热毒流入于里而为热厥，则唇甲亦青，但青中必带深紫，与阴寒之青黑不同。试观产妇以舌青验子死，唇青验母死，则知青黑为阳气竭绝，不得与青紫浑称也。

咽喉干痛

咽痛非有大热则为大寒，治之一误，死生立判。如太阳病误下误汗，亡阳漏风，及热传阳明，热传少阳，热传少阴，寒中少阴，种种不同，不可概以为热盛也。

夫咽者，胃之门，热邪传入阳明，则咽但干而不痛，若热毒势盛，亦有燥渴引饮而痛者，但须以表热里实，分经腑而汗下之。

阳明病头眩，能食而咳，必咽痛，茯苓桂枝白术甘草汤。

若六七日不大便，热蒸头疼，面热咽痛者，调胃承气汤。

若脉弦胁痛，而见口燥咽干，则属少阳矣。

有汗下后虚烦口燥咽干，竹叶石膏汤，冬月小柴胡去半夏加栝蒌根。

有太阳病下之，若脉浮紧者，必咽痛，此邪热仍在膈上也，小建中加桔梗。

有大汗不止，亡阳漏风而咽痛，脉反沉紧者，此阳虚而阴气上乘也，桂枝加附子汤、白术附子汤选用。

有表邪传少阴经而咽痛者，以其经上循喉咙故也，其脉必数而有力，其证必躁渴引饮，便溺闭涩短赤，急当下夺以泄其热也。

少阴病，咽痛四逆，泄利下重者，四逆散。

若口燥咽干而渴，腹胀不大便，或下利纯清臭水者，急下之，大承气汤。

风热挟饮上攻少阴，咳而咽痛，半夏散及汤，阴邪上结，咽疮声不出者，苦酒汤。

若直中阴经，而咽喉骤痛，不肿不渴，始病无发热头痛，脉来沉紧而细，其证呕吐清水，泻利清谷，便溺清利，或躁极闷乱，渴不能饮，脉来疾数无伦者，此寒气客于少阴之经，虚阳上逆之候，阴故暴，阳即不暴耳，四逆汤、附子汤急温之。

少阴病下利清谷，里寒外热，脉微欲绝，喉痛面赤者，通脉四逆汤加葱白、桔梗。

暴病暴死，发即咽痛腹满者，此疫毒发于少阴也，一味金汁①灌之。

若肾水本虚而龙火势盛，必挟涎饮于上，所以一发即肿痛闭塞也，急当砭破出血涌泄痰涎，后以六味丸斤许，浓煎牛膝麦冬五味汤调化频服。

凡阳邪上逆而咽痛，宜甘寒以解其热，并噙蜜煎黄柏以佐之。阴寒闭塞而咽痛，当辛温以散其结，并噙蜜煎附子以佐之。

其冬温，风温，温病，热病，阴毒，阳毒，温毒，皆有咽喉干痛，各随本例治法，但加甘桔为引可也。

---

① 金汁：中药名。系由人粪加工制作而成，其色清亮，无臭无味。据传自晋代就有以粪便入药的记载，分别称为“黄龙汤”“人中黄”“还元水”“粪清”等。

失音不语

失音者，语而声喑不扬也。虽有寒热之殊，皆属少阴经证，亦有因肺气受伤者。以肺肾本为子母，子伤而母气亦伤，故虽主于肺，而实不外乎肾也。至于不语，则神识昏愦，又当归之于心，亦有因邪郁阳明者。以阳明为心之子，阳明邪实，则经络不能流通，致火热薰灼心肺，所以神昏，即中风、喉喑、舌喑，亦不外乎此也。

有寒客少阴，咽痛失音，脉沉背恶寒者，附子汤。若发热脉沉，麻黄附子细辛汤。

有风热挟饮上攻，而咽痛声不出者，有风温误汗灼热，语言难出者，二证皆不出乎热伤少阴之经也。

伤寒误用辛热发散太过，而肺燥失音者，六味丸加麦冬、五味。

误用苦寒敛肺，声喑贪水欲衄者，文蛤散即麻黄杏仁甘草石膏汤加文蛤、姜、枣。伤寒暴喑，与虚劳久病声哑不同，盖虚劳吐血失音，不久必死，若肺络受伤而哑者，虽数年不愈，亦不死也。

伤寒口噤不语有五，有身热自汗，神昏不语，叉手冒心[①]者，此汗多伤营，心神失养也，当温养药中兼调营气，使微汗表里和自愈。

有阳明腑实，胃气不能上通而不语者，调胃承气汤下之。

有热病喑哑不能言者，此热毒郁发，表里上下不通也，当与白虎、凉膈等热服汗之，得汗即苏，无汗则死。经言：热病喑哑不能言，三四日不得汗者死是也。

至于痉病口噤不能言，暴怒气厥不能言，各具本条。

喉　痹

喉痹者，热毒陷于厥阴也。伤寒而至喉痹，邪气深矣。盖厥阴为阴中之阳，最易发热，龙火每挟毒邪涎饮，痹着于少阴之经，以阴从阴，故阴中火发，必发于喉，火性上炎故也。

凡厥逆发热，热多寒少，或发痈脓，或唾脓血，或咽痛喉痹者，皆热邪有余之候。虽伤寒与温病、热病、天行大头及杂证湿痰、郁火等骤发之喉痹

---

① 叉手冒心：即双手交叉按护于心前区。

种种不同，而为阴火亢害则一，其治法皆可默悟矣。

头 眩

头眩者，头旋眼黑也。或言眩眊、眩运、眩冒者，似是而非。眩为眼黑，眊为眼花，运为转运，冒为昏冒，皆少阳证也。《灵枢》云：上虚则眩、下虚则厥。眩虽为虚，而多有属风者，盖风主运动故耳。

伤寒口苦目眩者，此少阳表邪传里，表中阳虚故也，小柴胡汤。

吐下后，虚烦痞满，气上冲胸，起则头眩，此阳虚也。阳明病，头眩不恶寒，能食而咳，此水饮也，并宜茯苓桂枝白术甘草汤。

诸逆发汗转剧，言乱目眩者，不治。夫头眩种种，皆真气衰夺，痰因火运所致，未有因实而致眩者，故仲景治头眩，皆用温经补阳之药。至如少阴下利止而头眩，时时自冒者，不治，此虚极而脱也。

郁 冒

郁为郁结，冒为昏冒，如物蒙罩其首，若雾霭中，恍惚不清，较之眩晕尤重，世谓昏迷是也。经言：诸虚乘寒则为厥，郁冒不仁。此寒气乘虚中于人也，故郁冒不仁者，当以附子汤加干姜温之。

太阳病，先下之不愈，仍复发汗，表里俱虚，其人因致冒，冒家汗出自愈者，汗出表和故也。若不得汗，桂枝人参汤，下虚脉微者，少加附子。

太阳病，重复发汗，阳虚耳聋而叉手自冒者，慎勿误用小柴胡，宜大建中。

又病人叉手冒胸，循衣摸床，谵语昏冒不知人事，此心火上炎逼肺，肺气不能自持，所以神昏，不可误认风证，节庵升阳散火汤。

新产恶露不行郁冒，详《医归》妇人本门。

不 仁

不仁为不柔和，《内经》谓之肉苛①是也。以其血气虚少，不能周流于身，为邪气所伏，是以肌体顽麻，不知痛痒，厥如死尸而且郁冒也。脉浮桂

① 肉苛：指肌肉顽木沉重，不知痛痒寒热之病。语出《素问·逆调论》。

枝麻黄各半汤；脉数甘草干姜汤，桂枝人参汤；脉虚十全大补、大建中汤。

若脉浮而洪，身汗如油，喘而不休，水浆不下，形体不仁，为命绝也。

厥 晕

厥者厥逆，晕者昏晕。温病热病，温毒阳毒，邪热内结，胸满痰盛，或当下失下，以致阳热亢极，忽然手足厥冷，口噤咬牙，昏晕须臾复苏，若牙关紧急，药不可下，先用绢帕裹指，蘸新汲水于口中牙根两边，频频搭之，候牙宽，却用承气合解毒，或凉膈双解下之。

心 悸

心悸者，筑筑然动，怔忡不能自安。其证有三：一者气虚而悸，一者汗下后悸，一者停饮而悸。

气虚者，阳气内弱，心中空虚而为悸也。

汗下后，正气内虚，邪气交击而悸，较之气虚尤甚。

停饮者，由饮水过多，水停心下，心为火，恶水不能自安而为悸也。

伤寒二三日，心中悸而烦者，小建中汤。

寒热往来，小便不利，心烦喜呕而悸，小柴胡汤。

伤寒脉结代，心动悸，炙甘草汤。

少阴病，四肢逆冷而心中悸者，四逆散加桂苓。

太阳病，发汗过多，其人叉手自冒心，心下悸欲得按者，桂枝甘草汤。

发汗后，其人脐下悸，欲作奔豚，茯苓桂枝甘草大枣汤。

太阳病，发汗不解，仍发热，心下悸，头眩，身瞤动，振振欲擗地者，真武汤。

太阳病，小便利者，以饮水多，故心下悸，茯苓桂枝白术甘草汤。小便少者，必苦里急，猪苓汤。

饮水多水停心下，悸而惕惕不安者，茯苓甘草汤、五苓散选用。

凡停水而悸，心下怔忡，或厥者，虽有余邪，必先利水，免致内渍而成自利，外渍而为肿胀也。

惊 惕

惊惕者，心中惕然动悸，皆火迫吐下所致。如太阳病加温针必惊也。

又太阳脉浮，宜以汗解，妄以火迫之，必惊狂起卧不安，救逆汤。

火逆下之，因烧针①，烦躁而惊狂者，桂枝甘草龙骨牡蛎汤。

少阳有三禁，妄加吐下，邪犯少阳之本，而惊烦胸满，小便不利，谵语身重，不可转侧者，柴胡加龙骨牡蛎汤。

【临床解读】

李某某，男，53 岁。2022 年 2 月 11 日初诊。

主诉：纳呆 4 个月余，便秘 4 个月余。

现症见：纳呆，不能进食干硬食物，饥时胃热，反酸烧心，口苦口黏，畏寒怕冷，遇冷发抖，小便频，大便干结，2~3 日一行，偶有 5~6 日一行，眠差易醒，舌质紫，苔薄白，脉细。

处方：柴胡 10 克，桂枝 10 克，太子参 10 克，黄芩 10 克，清半夏 10 克，茯苓 30 克，炒白芍 10 克，生龙骨 20 克，生牡蛎 20 克，大黄 10 克（后下），浙贝母 10 克，煅海螵蛸 30 克，甘草 6 克，生姜 3 片，大枣 3 枚为引。10 剂，每日 1 剂，水煎服。（孙玉信医案）

不得眠

阳盛阴虚，则昼夜不得眠；阴盛阳虚，则嗜卧不欲起。亦有至夜安静而昼日烦躁不得眠者，此汗下后暴伤其阳气所致也。

伤寒邪热传里，阴为阳扰，所以眠卧不宁，盖阳主动，动则使人烦心，不得眠。若邪气在表，必无热邪内扰之理，故少阴虽有烦心不眠，皆为传经热证，而非直中阴寒。阴主静，静则多眠，安有反不得眠之理。

不得眠有数证，皆为阳盛，切禁温剂，惟汗吐下后，虚烦脉浮弱者，因津液内竭，则当从权用真武汤温之。此太阳坏病治例，而非少阴阴寒之谓也。

如下之后，复发汗，昼日烦躁不得眠，夜而安静者，用干姜附子汤，亦是暴伤津液之故，非阴证也。

---

① 烧针：针刺方法的一种，亦称温针、热针。在施术中（包括留针）使患者仅觉针下有温热感，而无烧灼之意。

又太阳病，二三日不得卧，但欲起，心下结，脉微弱者，用理中汤，亦是因寒饮在胸中，所以宜温而不宜下，下之利不止耳，外此皆不可用温也。

汗下后，虚烦不得眠，栀子豉汤。

胃中有燥屎，大热错语，喘满神昏不得眠，大承气汤急下之。

汗下后，乱梦心烦乏气，狂言不得眠，酸枣汤。

表邪失汗伤阴，身大热，善忘，时惊悸，干呕，错语呻吟，不得眠，犀角地黄汤。

五六日大便不行，腹胀不硬，按之不痛，舌干微苔而渴者，炙甘草汤。

少阴病得之二三日已上，心烦不得眠，黄连阿胶汤。

咳而呕，心烦不得卧，猪苓汤。

中气虚而寒痰沃胆，胸中时觉怔忡，昼夜不得眠，温胆汤。

伤寒坏病久不愈，常不得眠，或心脾气血素亏，而惊悸不宁，不得眠，诸药不效者，大剂独参汤或归脾汤，并用送下养正丹。

差后虚烦不得眠，竹叶石膏汤。

多　眠

夫卫气者，昼则行阳，夜则行阴，行阳则寤，行阴则寐。盖阳虚阴盛，则目瞑多眠，若始病无表证，而见畏寒呕泄，知病不在阳分，而为直中阴寒无疑。惟风邪深入，而见头痛发热，神昏多眠者，方为表证，则宜解表为先。若得汗后脉沉细，身凉嗜卧者，此阳邪去而阴气自复，可不药而愈也。设胸满胁痛，风热内攻而喜睡者，小柴胡加枳桔。

少阴病，始得之但欲寐，脉尺寸俱沉细迟弱者，四逆汤。

少阴病，欲吐不吐，欲呕不呕，心烦多寐，自利而渴，小便色白者，真武汤。若复烦热不得卧者，难治。

凡脉微细欲绝，或蜷卧恶寒向壁，或身重逆冷，皆属少阴，宜附子汤。

热病三阳合病，目合则汗，谵语有热者，白虎汤。

凡胃中有热者，亦欲多眠，但神昏气粗而大热，忽不似少阴之蜷卧足冷也。风温、狐惑多眠，详本例中。

蛔　厥

昔人云：杂病吐蛔责于热，伤寒吐蛔责于寒。殊不知皆是胃虚邪盛，寒热错乱所致。所以仲景乌梅丸，辛热苦寒补泻并用，而独不用甘草者，盖蛔闻甘即起，闻酸即止，闻苦即定，见辣则头伏而下。设不知此，而纯用辛热之药，则吐逆转剧；误用纯苦寒之药，则微阳顿绝，危殆立至也。然《金匮》又有甘草粉蜜汤，纯用甘味者，此又治久病胃虚不得食而蛔病之药，不可因此碍彼也。

有初见表证即吐蛔者，此必夹食所致，但与二陈汤中倍生姜、乌梅，加细辛、川椒、紫苏、广藿香叶之类自安。

少阳寒热往来，呕而吐蛔者，小柴胡去参、枣、甘草，加乌梅、黄连，若胸中痞者，三泻心汤、黄连汤选用。

若腹满不大便，热甚昏愦而吐蛔者，当用大柴胡去大枣加黄连、乌梅微利之。

厥阴病，消渴，气上撞心，饥不欲食，食即吐蛔，盖中焦寒极，而无根失守之火浮于上焦，故能消水，宜连理汤用乌梅肉糊丸，川椒汤服。若大便难者，加酒制大黄、蜂蜜微利之。用丸不用汤者，取滓入虫口也。

蛔上膈，烦躁昏乱欲死，两手脉沉迟，足冷便秘者，多难治。若蛔色赤而活或多者，属胃热，犹可治之；蛔死色白而扁者，属胃败，必不治也。

凡人胃脘忽痛忽止，身上乍热乍凉，面上乍赤乍白，脉倏乱倏静①，口中吐沫不食者，便是蛔厥之候。

脏　厥

脏厥者，胃中阳虚，不能生化脾土，则脾脏气衰不运，不运则水谷不化，胃气不行，经脉不通，故周身皆冷而厥也。

伤寒脉微而厥，至七八日，肤冷，其人躁无暂安时，此为脏厥，非蛔厥也，附子理中汤急温之。

狐　惑

狐惑及䘌②，皆虫证也。伤寒失汗不解，多日传变，三虫求食，则为狐惑。盖腹中有热，入食无多，肠胃空虚，故三虫求食而蚀人脏脏也。《金匮》

---

① 倏（shū）乱倏静：忽乱忽静。倏，忽然。

② 䘌（nì）：虫食病。

云：狐惑之病，状如伤寒，默默欲眠，目不得闭，卧起不安，虫蚀于喉为惑，上唇有疮，蚀于阴为狐，下唇有疮，不欲饮食，恶闻食臭，其面目乍赤乍黑乍白，蚀于上部则声嗄，甘草泻心汤。又云：病脉数，无热微烦，默默但欲卧，汗出，初得之三四日，目赤如鸠眼，七八日，目四眦黑，若能食者，脓已成也，赤小豆当归散。蚀于下部则咽干，苦参汤洗之；蚀于肛者，雄黄导之，近世通用黄连犀角散加槐子桃仁煎服。

东垣治一膏梁人，先曾发汗不解，而变狐惑发斑，厥逆声嗄，默默欲眠，目不能闭，反侧不安，大便秘结，六脉沉数，乃厥深热深之候。急以承气下之，更用黄连解毒汤、黄连犀角散而安。

百　合

百合病，即痿证之暴者。以肺热叶焦，气化不行，致小便不利。又肺为百脉之总司，故通身经脉废弛，所以百脉一宗，举身皆病，无复经络传次，皆由大病虚劳之后，脏腑不调所致。其证似寒无寒，似热无热，欲食不食，欲卧不卧，口苦小便赤，药入即吐利，脉微数，尿则头痛者，六十日愈；头不觉痛，但淅然恶寒，四十日愈；尿则快然，但头眩者，二十日愈。百合地黄汤随证加减，盖取百合之清肃肺气以利水道，则周身之热自化耳。

舌卷囊缩

伤寒传至厥阴，邪热内伏，阳气不得外通，所以经脉缩急，反有似乎阴寒之状，以肝主诸筋故也。故凡舌卷囊缩，从三阳热证，传至厥阴而见此证者，乃肝气燔灼，木受火困而不得舒纵，为热极危殆之候。男子则囊缩，妇人则乳头缩也。指掌①以囊缩用小承气，然必脉实便秘，口渴烦满之极方可下之。若脉浮下利者，宜当归四逆汤，脉细厥寒者，加吴茱萸。

若始病无热，便厥冷无脉，而见此证，乃厥阴虚寒，内则经脉失养，而引急不舒，外则肢体蜷曲，而下部不温，乃肝气垂绝之候。急宜四逆汤加吴茱萸、肉桂温之，并灸关元、气海及葱熨法。

伤寒食郁中宫不化，久而变热，痰聚胸中，则声音不清，舌短强硬而囊不缩，宜调中饮。

① 指掌：比喻事情容易办到。

又寒疝，往往有囊缩睾丸，引急而舌不卷者，四逆汤加吴茱萸、茴香。

阳缩

夹阴伤寒，身热头疼，足冷阳缩，及三阴中寒，阴盛格阳，烦躁面赤，阳缩入腹者，皆真阳内馁，不可与厥阴经热极囊缩比例而推也。治法详总论夹阴三阴例中。

阴阳易女劳复，阳缩入腹，舌吐出者不治。

直视摇头

直视者，目上瞪而不能动也。经曰：直视摇头者，心绝，狂言目反直视者，肾绝。直视喘满者，死。若戴眼反折，汗出如贯珠不流者，为膀胱绝。反折言目珠左右不定也，戴眼谓黑睛反视不下也，皆不治。

痉病直视摇头，口噤，背反张者，难治。然非心绝，风主动摇故也。又摇头言者里痛也，审其因而治之。

若目中不了了，犹能视物，但半昏不见，此非直视也。谵语不大便者，宜大承气汤下之。

又亡血家发汗，直视不能眴，盖目得血而能视，误汗复伤其血，故眦急不能卒视，当大补气血为主，不可便以为死证也。

遗尿

遗尿者，小便自出而不知也。热病三阳合病，则身重谵语遗尿，此热盛神昏而不知也。

若阴证下体逆冷遗尿者即死。

若病久脉和身轻，肌肤柔泽者，此膀胱虚寒之极也。附子汤加益智、沉香、补骨脂。

汗下后不解，阴虚火动而遗尿者，以发汗虚表，肺金气伤，加之膀胱津少，不能约制也，生脉散加黄芪、肉桂。

卒中风倒仆遗尿，肾绝，狂言，直视谵语，遗尿者，肾与膀胱俱绝，不治。

循衣撮空

循衣撮空，皆为死候。而仲景又云：循衣摸床，直视谵语，大承气汤下之，脉弦者生，涩者死，小便利者可治。详此证，非大实即大虚，当审其因，察其脉，参其证，而分治之。实而便秘，大承气泻之；虚而便滑，独参汤补之；厥逆加附子，若亡血者，又当与生地黄黄连汤也。

许叔微治一人，伤寒大便不利，日晡潮热，手循衣缝，两手撮空，直视喘息，更数医矣，见之皆走。此诚恶候，得此十中九死。仲景虽有证而无治法，但云脉弦者生，涩者死，已经吐下，难于用药，姑且救之。若大便得通而脉弦者，庶可治也。与小承气汤一服，而大便利，诸疾渐退，脉且微弦，半月愈。又尝治循衣撮空，得愈者数人，皆用大补气血之剂，惟一人兼瞤振脉代，遂于大补剂中加桂二分，振止脉和而愈。又一人夏月伤暑，兼内伤冷物，厥逆呕吐，或误认阴证而与热药，及覆盖出汗后，加以口热咽干，眼白微红，项强溺秘，循衣摸床，如发狂状，言语错乱，舌赤欲裂，朝轻暮重，脉六七至而有力，以黄连解毒及大承气，下之而安。

绝　汗

冷汗者，胃中阳衰，不能温养分肉①，营卫失职而然也。伤寒环口黧黑，柔汗发黄者脾绝，阴毒面青黑，额上手背冷汗不止者，营卫绝，皆死。大抵气绝则汗出如珠，着身不流，气散则汗出如油，喘而不休，皆是绝证。若虚极冷汗淡汗不止，皆非吉兆也。

劳　复

大病新差后，气血尚虚，余热未尽，宜安卧静养，设或早起劳动，则血气沸腾，而发热为劳复矣。非但强力远行也，梳头沐浴则动气，忧愁思虑则伤神，况过用力乎？谚云：诸劳皆复，御女者死；诸食皆复，犯酒最剧。酒色之害甚矣哉！

---

① 分肉：肌肉。古人称肌肉外层（皮下脂肪）为白肉，内层（肌肉组织）为赤肉，赤白相分，或谓肌肉间界限分明者，故名分肉。

伤寒邪气之传，自表至里，有次第焉，劳复则不然，见其邪气之复来也，必迎而夺之，不待其传也。经言：大病差后劳复者，枳实栀子豉汤。

伤寒差后更发热者，小柴胡汤，脉浮以汗解之，脉沉实者，以下解之。

起居不时，虚热躁渴，喘嗽气乏者，竹叶石膏汤去半夏、石膏加京枣，名千金劳复麦门冬汤。

身热食少无力，补中益气汤。

大抵劳复食复二证，医识得秘妙，则不致张惶，若先病七日汗出，今复发亦七日汗出，先十四日汗出，今亦十四日方解。若疫证三四次复发，亦三四次战汗，不为虑也。

食　复

食复者，土虚不能胜谷气也。经云：热病少愈，食肉则复，多食则遗，此其禁也。

病已差，尚微烦，设不了了者，以虚不胜谷气，故令微烦，损谷则愈。若有停滞，宜枳实栀子豉汤加大黄。

若关脉洪大，烦渴谵语，腹痛不大便，或发热，大柴胡下之。虚弱微热，理中汤温之。

大病新差，饮酒必复，以酒味辛热，助其余邪热毒故也，脉弦大者，小柴胡加葛根、黄连、乌梅，若脉洪大者，竹叶、石膏，或小剂黄连解毒酌用。

女劳复

大病后犯房劳而复者，为女劳复，犯者多死。其候头重不举，目中生花，腰背疼痛，少腹里急绞痛，或憎寒发热，阴火上冲，头面烘热，心胸烦闷者，必用烧裩散，以韭根一大把，鼠粪百余粒，煎汤调下。虚极热盛者，节庵逍遥汤调服。若腹急痛，脉沉逆冷者，当归四逆加吴茱萸调服，仍以吴茱萸升许酒拌炒熨小腹。若手足挛拳，阳缩入腹，脉离根者，不可救也。

阴阳易

男子病新差，与妇人交而妇人反病者为阳易；妇人病新差，与男子交而男子反得病为阴易。此近世所分，古人总谓之阴阳易也。男子则阴肿，少腹绞痛，妇人则里急，腰胯内痛，头重不举，目中生花，有时阴火上冲，头面烘热，胸中烦闷，甚者手足挛拳，百节解散，男子阳缩入腹，妇人痛引阴中，皆不可治，必舌吐出而死。如无死证可治者，用烧裩散，以五苓散加韭根、鼠粪煎服。热甚者，以逍遥汤调服，总欲使邪火从小便中泄去也。

石顽治冯茂之夏月阴阳易，而腰痛少腹急，烦躁谵妄，舌色青紫，而中有黄苔肿裂，虽渴欲冷饮，而舌却不甚干，心下按之硬痛，嗳而失气，此挟宿食也。所可虑者，六脉虚大，而两尺则弦，按之皆无根耳。遂以逍遥汤加大黄一剂，下黑秽甚多，下后诸证悉除，但少腹微冷作痛，又与烧裩散一服，煎五苓散送下而安。

遗热

伤寒差后，半月十日以来，终不惺惺[①]，错语少神，或寒热似疟，或烦热颊赤，脉来浮数而软，此先前发汗未彻，余热留在心包也。奉议节庵俱主知母麻黄汤，即麻黄汤中去杏仁而加知母、黄芩、芍药也。余尝用竹叶石膏汤加麻黄，治之更捷。若寒热如疟，小柴胡倍人参为当。

发颐

伤寒汗出不彻，热遗少阳，结于耳后或耳下，其形硬肿者，名曰发颐。见之速宜消散，缓则成脓为害也，连翘败毒散。若脉浮数，能食者易治，若沉紧或牢革，反大发热，不能食者，难治。肿连面上者，必加白芷、葱白，以通阳明之经，若大便燥实，加酒大黄，外用赤小豆末、鸡子清调敷，慎不可用寒凉敷药。若发即隐下，不能起发者，真气内乏，毒邪内陷，最危之兆。若连发数处，如流疰者，多不救也。

喜唾

病新差后，口中喜唾不止者，此少火气衰，中土不温，不能约制津液也，理中圆加益智仁以收摄之。

---

① 惺惺：清醒。

差后浮肿

大病后，腰以下至足，肿而重者，有水气也，牡蛎泽泻散急攻之。轻者只用五苓散加大腹皮、牡蛎，但不可延缓，缓则上支胸胁，难救矣。若但面肿而足不肿者，为胃虚，养胃汤去草果加防风。但足肿而重者，为脾弱，当节其饮食，用补中益气汤温补之，勿拘下肿为水，不辨虚实而混治也。

杂　方

一百十三道　论中引用正方已具《缵论》，此不复录

阳旦汤

治冬温发热咽痛，或自利而咳。

桂枝三钱　芍药（酒焙）　甘草（炙）各二钱　黄芩三钱（酒炒）　生姜三片　大枣三枚（擘①）

上水煎，去滓，温服无时，日二三服。

本方加干姜，名阴旦汤，治内挟寒食者。

黄芪建中汤

治卫虚不能作汗，虚劳里急，诸不足。

黄芪一钱（酒炒）　桂枝二钱　芍药三钱（酒洗）　甘草二钱（炙）　生姜三片　大枣三枚（擘）　胶饴半两

上水煎，去滓，内胶饴，更上火消解，日三服。

再造散

治阳虚不能作汗，名无阳证。

黄芪（酒洗）　人参　桂枝　甘草（炙）各一钱　熟附子　细辛各五分　羌活　防风　川芎各八分　煨姜五片

上水煎将成，加酒芍药一撮，更煮三沸，去滓，温服。节庵以此汤治尺中迟弱，阳虚不能作汗之证，名曰再造。固为高出前辈，但稍嫌风药冗杂，然无害于温补助卫之大旨也。

香苏散

治感冒非时邪气，难分六经证者。

---

① 擘（bò）：剖，分开。下同。

香附（姜汁浸，勿炒） 紫苏各二两 陈皮（去白）一两 甘草半两（炙）

上为散，每服半两，水煎去滓，日三服，以汗出热除为度。

芎苏散

治非时感冒。

苏叶 柴胡各二钱 川芎 葛根 枳壳 桔梗 陈皮 半夏 茯苓各一钱 甘草七分 生姜三片 大枣一枚（擘）

上水煎，去滓热服温覆取微汗。

本方去川芎、柴胡，加人参、前胡、木香，名参苏饮。

按此为治非时感冒之首剂，非正伤寒药也。方中芎、苏、柴、葛四味，为通治三阳经外感药，而独推芎苏二味名方者，其重在于邪伤血分也。更合之以二陈，治内伤饮食，加枳桔宽膈利痰，诚为总司外内之良方，而无引贼破家之虞，宜乎世所共推也。其参苏饮方，即此汤去川芎、柴胡，而易人参、前胡、木香之制，其主在于气分也。昔人有用芎苏散不解，用参苏饮即解之说，意在人参有兼补之功，殊不知其为气血两途也。

神术汤

治内伤冷食，外感寒邪。

羌活 苍术（泔浸，炒）各三钱 藁本 川芎 白芷各一钱五分 细辛五分 甘草一钱（炙） 葱白二茎（连须） 生姜三片

上水煎热服，覆取微汗。

十神汤

治时疫感冒，头痛如破。

紫苏 葛根各一钱五分 麻黄（去根节，泡） 升麻 川芎 白芷各八分 陈皮 甘草 白芍（世本作赤芍，误） 香附（姜汁拌，碎）各六分 生姜五片 葱白三茎（连须）

上水煎，热服无时，温覆取微汗。

此方出香苏散，专主解利阳明非时不正之气，其太阳经伤寒发热禁用，以中有升麻葛根，恐引邪入犯阳明也。今世用治寒疫，但六经证不显者，总以此汤疏表利气，而元气虚人，蒙害亦不鲜矣。

升麻汤

即升麻葛根汤解利阳明经，发热斑疹。

升麻 葛根（生） 白芍（酒洗） 甘草（炙）各一钱五分

上水煎，温服无时。

发斑加犀角，热甚更加黄连、黑参，虚加人参。

葛根葱白汤

治温热头痛如破。

川芎二钱　葛根　芍药　知母各一钱五分　葱白四根（连须）　生姜二片

上水煎温服，痛未止再服。

本方去知母加甘草、大枣，名增损葛根葱白汤，治感冒头痛。

连须葱白香豉汤

治感冒头痛如破。

连须葱白七茎　香豉一合（勿炒）　生姜一两（切）

上水煎，温，日三服，覆取微似汗，不汗加苏叶。

选奇汤

治风火相煽，眉棱骨痛。

羌活一钱五分　防风一钱　甘草一钱五分（夏生冬炙）　黄芩（酒炒一钱，热甚加用）

上水煎，食后稍热服。

藿香正气散

治四时不正之气挟食，及瘴湿霍乱。

广藿香叶一钱五分　白术（霍乱转筋换木瓜）　厚朴（姜制）　白芷（痰食气滞换木香）　陈皮各八分　半夏一钱五分（口渴去之）　茯苓　桔梗各一钱　大腹皮（姜汤泡，腹胀用之）　苏叶各一钱（自汗去之）　甘草（炙，五分，呕吐去之）

上用生料作一剂，加生姜三片，大枣二枚，水煎去滓，热服无时。

热多加黄连，寒多加干姜，寒甚少加附子。

此本不换金正气散而立，方中腹皮乃传写之误，当遵古方用苍术为是。专治一切不正之气，非正伤寒药也。太阳病恶寒发热，头疼骨节痛，用之，先虚正气，虽汗出亦不解，故元气虚人，并夹阴伤寒，发热脉沉足冷者，禁服。

人参败毒散

治时疫初起壮热，寒疫汗后热不止。

人参　羌活　独活　柴胡　前胡　川芎　枳壳　桔梗　茯苓各一钱　甘草半钱（人中黄更佳）

上用生料作一剂，加生姜二片，水煎去滓，日二服。

本方加陈仓米，名仓廪汤，治疫痢。

此治时疫初起，烦热痞闷之证，然服之多有毒邪骤发，其势转甚者。盖骤发则毒易传化，但不知者，以为反增其困耳。又寒疫屡发不解，亦咸用之，以正虚不补则邪终不化。所以昔人有云，败毒散主治在时疫之先，又可用于寒疫之后，诚格言也。

荆防败毒散

治捻颈瘟，咽喉肿痛，腹胀暴证。

羌活　独活　前胡　柴胡　人参　甘草（人中黄更佳）　枳壳（生）　桔梗　茯苓　川芎　牛蒡子（炒研）　薄荷　荆芥各一钱　防风一钱五分

上水煎，去滓缓服，临服加真金汁一盏尤效。

本方去人参、茯苓、枳壳、桔梗、薄荷、独活，加连翘、红花、升麻、归尾、穿山甲，名连翘败毒散，治发颐。

普济消毒饮

治天行大头，湿蒸多汗。

柴胡一钱二分　黄连　黄芩（酒炒）　黑参　连翘　鼠粘子（炒研）　升麻　白芷　甘草生　桔梗　马勃各一钱　僵蚕（炒）七分　板蓝根（如无，青黛代之）

上为末，半用水煎，去滓，食后徐服，半用蜜丸噙化就卧，以令药性上行也。气虚脉弱，加人参，大便秘，少加酒大黄。

六神通解散

治时疫初起热甚，躁不得汗。

麻黄（去节，酒洗）　石膏　滑石　黄芩各二两　苍术（去皮，泔炒）四两　甘草（炙）一两五钱

上为散，每服半两，加姜三片，水煎去滓，热服取汗，节庵加羌活、川芎、葱白、香豉。

独活散

治瘟疫、瘴气，脚膝疼软，发热，头疼体痛。

独活　羌活　细辛　麻黄（去节，泡）　防风　枳壳生　蔓荆子　甘菊花　黄芩（酒洗）　人参　茯苓　甘草（炙）各一两　石膏二两

上为散，每服半两，加薄荷五叶，生姜三片，水煎去滓，热服无时。

达原饮

治时疫邪气初犯募原者。

黄芩（酒洗）　白芍（酒洗）　知母（酒洗）　厚朴（姜汁炒）各一钱

槟榔二钱　草果七分　甘草五分（炙）　生姜一片　大枣二枚（擘）

上水煎，日三夜二服。

生犀饮

治疫疠初起眩晕、呕血。

犀角二钱　苍术（麻油炒）一钱　川连一钱　黄土半两　茶叶一大撮　金汁半盏

上水煎去滓，入金汁搅服，日三夜二。

大便结加大黄，渴加栝蒌根，虚加盐水炒人参，表热去苍术、黄土加桂枝、黄芩，便脓血，去苍术倍黄土加黄柏，便滑以人中黄代金汁。

清热解毒汤

治温疫大热。

黄连（酒洗）　黄芩（酒洗）　白芍（酒洗）　生地　人参各三钱　石膏（鸡子大，碎）　羌活　知母各二钱　甘草一钱五分　升麻　葛根各一钱　生姜二两（切）

上水一斗，煮取五升，每服一升，日三夜二服。

人中黄丸

治瘟疫诸热毒。

大黄三两（尿浸）　人中黄（如无，坑垢代之）　苍术（去皮，麻油炒）　桔梗　滑石各二两　人参　黄连（酒洗）　黄芩（酒洗，生）各一两　防风五钱　香附（姜汁拌，勿炒）一两五钱

上为末，神曲糊丸，清热解毒汤送下二三钱。

人中黄散

治大头疫疠及疙瘩瘟。

辰砂　雄黄各一钱五分　人中黄一两（作人中黄法：以竹筒留节去皮，旁开一孔，入满甘草末，杉木塞孔，腊月浸大粪池底，月余，晾干候用）

上为末，每服二钱，薄荷、桔梗煎汤下，日三夜二服。

凉膈散

治膈热便秘胃实，发斑表里俱热。

连翘　栀子仁　黄芩　薄荷　大黄（酒洗）　芒硝各二钱　甘草五分（炙）　大枣一枚（擘）　葱白一茎

上水煎去滓，温服无时。

双解散

治温热病表里大热。

防风　麻黄　薄荷　川芎　连翘　当归　芍药（生）　大黄（酒洗）　芒硝各半两　石膏　黄芩（酒洗）　桔梗各一两　甘草二两（炙）　白术（姜汁拌，勿炒）　荆芥　山栀各二两五钱　滑石三两

上为散，每服三钱，加生姜三片，水煎，去滓温服。

此本凉膈合通解而易白木，加芎、归、芍药、荆、防、桔梗，即通圣合益元之制也。按通圣为中风门中专方，而中风多是邪乘虚入，万无表里俱实之证。即大便燥结，亦属血枯风秘，用此甚难。惟温病热病，内外邪甚者，乃为合宜。盖防风、麻黄解表药也，风热之在皮肤者，得之由汗而泄；荆芥、薄荷清上药也，风热之在巅顶者，得之由鼻而泄；大黄、芒硝通利药也，湿热之在肠胃者，得之由后而泄；滑石、栀子水道药也，湿热之在决渎者，得之由溺而泄；热淫于膈，肺胃受邪，石膏、桔梗清肺胃也；而连翘、黄芩又所以祛诸经之游火；风热为患，肝木主之，川芎、归、芍，和肝血以息风热；而甘草、白术又所以和胃气以健运脾土，能胜湿热御风火故也。方中倍用益元者，以伏气所蒸之湿热，使半从肌表而泄，半从渗道而利也。故大便通者，硝黄自可勿用，有微汗者，麻黄即可勿施。而湿热郁发，未有小便不黄赤者，双解之义实在发汗利小便耳。昔人但知守真长于治火，不知实开温热病之法门也。

黄连解毒汤

治内外热剧。

黄连　黄芩　黄柏（三味俱酒洗）　山栀各二钱五分

上水煎，温服无时。

三黄石膏汤

治汗下后不解，热郁三焦，便滑溺涩。

黄连　黄芩　黄柏（三味俱酒洗）各二钱　山栀二十枚（碎）　石膏五钱（碎）　麻黄一钱（泡）　香豉一合　生姜三片　葱白三茎

上用澄清地浆水煎，服半日许，不得汗解再服。

脉数便秘，上气喘急，舌卷囊缩者，去麻黄、香豉，加大黄、芒硝，槌法加细茶一撮。

寒能制热，故用石膏，苦能下热，故用芩、连、栀，柏，佐以麻黄、淡豉之发散者，以温热至深，表里俱实，降之则郁，扬之则越，郁则温热犹存，故兼之以发扬，则炎炎之势皆熄矣。此内外分解其势，乃兵之分击者也。

导赤泻心汤

治热传手少阴神昏。

黄连（酒洗） 黄芩（酒洗） 山栀（姜汁拌，炒黑） 滑石（碎） 知母（盐酒拌） 犀角 甘草（生） 人参 麦冬（去心） 茯神各一钱 生姜三片 大枣三枚（擘）

上加灯心为引，水煎热服。

射干麻黄汤

治水饮伤肺，咳而上气，喉中水鸡声。

射干三钱 麻黄四钱 细辛一钱五分 紫菀 款冬花各三钱 五味子（槌） 半夏（姜制）各二钱 生姜三片 大枣二枚（擘）

上以水先煮麻黄，去沫内诸药，煎成去滓，分三服。

金沸草散

治肺感风寒，鼻塞声重咳嗽。

旋复花（去梗叶） 麻黄（去节，泡） 前胡各七分 荆芥穗一钱 半夏（姜制） 甘草（炙） 芍药各五分 生姜三片 大枣一枚（擘）

上水煎去滓，晨昏各一服。

葳蕤汤

治风温咳嗽及冬温，发热头眩，咽干舌强。

葳蕤一钱五分 石膏二钱（碎） 白薇 麻黄（去节泡） 川芎 葛根 羌活 甘草（炙） 杏仁（去皮尖，碎） 青木香各一钱

上水煎，日三服。

瓜蒌根汤

治风温无大热而渴。

瓜蒌根一钱 石膏二钱（碎） 葛根一钱五分 防风 人参 甘草（炙）各五分

上水煎，热服无时。

防己黄芪汤

一名汉防己汤，治风湿关节烦疼，脉浮汗出。

防己（酒洗） 黄芪（酒拌）各一两 白术七钱五分（姜汁拌） 甘草五钱（炙）

上每服抄五钱匙，加生姜四片、大枣一枚，水煎热服，后当如虫行皮中，腰以下如冰，后坐被上，又以被绕腰下，温令微汗，差。

喘加麻黄，胃气不和加芍药，气上冲加桂枝，下有陈气加细辛。

此治卫中之阳太虚，而在里之真阳无患者，附子既不可用，但用芪、术甘温从阳以缓图之。盖自汗而腰以下属阴之分无汗，服此虽动其湿，而卫中

之阳尚不足以胜之，故皮中如虫行，所以用暖被围腰下，接令微汗，以渐取差，亦从下受者从下出之之法也。

麻黄杏仁薏苡甘草汤

治风湿身疼，日晡发热。

麻黄（去根节，泡）一钱五分　杏仁十枚（去皮尖，研）　薏苡一两（姜汤泡，勿炒）　甘草八分（炙）

上水煎温服，有微汗避风。

方中用麻黄、杏仁、甘草以开发腠理而泄风邪，即以薏苡之通利水道而去湿，大意与麻黄加术汤不殊，但其力稍逊耳。

羌活胜湿汤

治风湿上甚，项强头痛。

羌活　独活（酒洗）　防风　川芎（酒洗）　藁本（酒洗）　蔓荆子（碎）　甘草（炙）各一钱　生姜一片

上水煎温服，缓取微似汗，速则风去湿不去也。

寒湿，腰以下重，加附子、防已，身重，腰沉沉然，加黄柏、苍术。

本方去独活、川芎、蔓荆、甘草，加升麻、柴胡、苍术，名除风湿羌活汤。

湿上甚为热，汗之则易，下之则难，故当变常法而为表散。此方得之，若周身关节尽痛，即当去巅顶之药，专除肉腠间风湿为务也。

补中益气汤

治内伤劳倦耗气，及劳力感寒。

黄芪（酒炒，一钱，热甚倍用）　人参三分（有嗽去之，气虚者可加至一钱）　甘草（炙，五分，可加至一钱）　白术三分（可加至五分，若胁下痛者，有瘀血也，须生用）　当归（土炒）　橘皮　升麻　柴胡各二分（可加至三分）

上水煎，食远稍热服。

周慎斋[①]曰：脾气者，上升则为元气，下行则为邪气。内伤中虚表热，或潮热自汗，补中正方，表热加羌防，腹中满加附子。凡用补中，病热已退，升柴不用可也。若浑身拘急作胀，系风寒，宜加羌防，但作胀不拘急，为内寒，加附子。凡用补中，下体痿软或虚弱者，不可用，当以八味丸治之。凡内伤作泻，藏附子于白术中，令其守中以止泻也。表热，藏附子于黄芪中，

---

① 周慎斋：指周之干，明代医家，号慎斋，撰有《周慎斋三书》《脉法解》等著作。

欲其走表以助阳也。凡内伤调理脾胃，必用羌活散其肝邪，此为正治。

陆丽京①曰：东垣之定此方也，其言曰：脾胃既虚，则下流于肾肝，阴火得以乘其土位。夫脾胃之气，不上行而下流，则并于肝肾，是脾肾原是无病，而承脾胃之下流，即其气愈盛矣。盛满者泻之，此升柴之所以必用也。然此为下实而清阳下陷者言之，非为下虚而清阳不升者言之也。倘人之两尺虚微者，或是癸水销竭，或是命门火衰，若再一升提，则如大木将摇，而先拨其本实，枯条垂落，而更拔其根荄，寿命难期，危亡立至也。

生脉散

治暑伤元气，喘促烦渴。

人参五钱　麦冬（去心）三钱　五味子二钱（碎）

上用长流水煎，温服无时。孙真人云人参用井水煎，服之无效。

孙真人令人夏月常服生脉散，则百病不生。东垣云：夏月服生脉散加黄芪、甘草，令人气力涌出。刘宗厚②云：若脚膝痿弱者，更加酒黄柏，则筋力倍常。

清暑益气汤

治长夏湿热蒸人，烦热喘满，小便赤。

黄芪一钱（酒炒）　人参　白术（姜制）　苍术（泔浸，去皮，麻油炒）　升麻（醋洗）　神曲（炒）　陈皮各五分　甘草（炙）　当归　麦冬（去心）　黄柏（盐酒炒）各三分　五味子九粒（碎葛根酒煨）　泽泻　青皮各二分

上水煎，徐徐服。

本方去青皮、葛根加黄连、茯苓、柴胡，名清燥汤。

暑令行于夏，至长夏则兼湿令矣。故此方兼而治之，暑热蒸炎，表气易泄，而中气者，又为诸气之原，黄芪所以实表而固易泄之气，即兼当归以统养脾之血，白术神曲甘草，所以调中而培诸气之原，酷暑横流，肺金受病，人参、五味，麦冬，一以补肺，一以清肺，一以收肺，此三物名为生脉也。以气虚则脉虚，伤暑之证，未有脉不虚者，故用补气之药以复脉，经所谓扶其所不胜也。火盛则水伤，故又以黄柏、泽泻清其化源，液亡则口渴，故又以葛根升其胃液，清气不升，升麻可升，浊气不降，二皮可理，苍术之用，为兼长夏之湿也。

---

① 陆丽京：指陆圻，字丽京，又字景宜，著有《伤寒捷书》《灵兰墨守》等书。
② 刘宗厚：指刘纯，明代医家，字宗厚（一作景厚），撰有《伤寒治例》《玉机微义》等。

十味香薷饮

治伤暑体倦神昏，头重吐利。

香薷二钱　人参　黄芪（酒炒）　白术　茯苓　甘草（炙）　扁豆　陈皮（醋炒）　厚朴（姜制）　木瓜各一钱

上水煎，欲令作汗热服，欲利小水冷服。

伏暑去黄芪、人参加黄连、藿香、泽泻。

本方去黄芪、白术、陈皮加杏仁、半夏、藿香、砂仁、姜、枣，名六和汤。

消暑十全散

治夹暑感冒，发热头痛。

香薷二钱　扁豆（炒，搥）　厚朴（姜汁炒）　木瓜　陈皮（一作半夏）　甘草（炙）　白术（姜汁拌）　茯苓　广藿香叶　苏叶各一钱

上水煎，热服无时，取微汗。

黄连香薷饮

治伏暑大热，水泻脉数。

香薷二钱　厚朴一钱（姜制）　黄连五分（酒蒸）

上水煎，冷服。

本方去黄连加扁豆、甘草，名局方香薷饮。

消暑丸

治伤暑，发热头痛，泻利烦渴。

半夏一斛（米醋五升煮干）　甘草（生）　茯苓各半斛

上为细末，姜汁和丸，无杂生水，每服二钱，不拘时，沸汤送下。

消暑在消其湿，故于二陈汤内除去橘皮，而倍用半夏为君也。又以半夏性燥，故用醋煮以敛其性，而使之下行，且不耗津液矣。其用生甘草、茯苓者，不忘涤痰消湿之本意也。去橘皮者，恶其上升耗气也。夏月之气，易于耗散，一切破气之药，皆当禁用，不独此方之橘皮耳。

益元散

即天水散，俗名六一散，治暑湿热蒸，小便不利。

滑石六钱　甘草一钱

上为极细末，用清水调服。

发汗加葱豉，安神加辰砂，止泄加炮姜，消斑加青黛。

大顺散

治暑热引饮过多，霍乱呕吐。

甘草　干姜各五钱　杏仁（去皮尖）　桂各三钱

上先将甘草用白砂炒，次入姜，却下杏仁，炒过筛去砂，合桂为末，每服三钱，沸汤调下。

冷香饮子

治中暑夹阴，腹痛泻利。

附子（生用）　草果　橘红　甘草炙各一钱　生姜五片

上水煎，冷服。

浆水散

治暑中太阴少阴，泄泻身冷，汗出脉弱。

附子　干姜（炮）　甘草（炙）　肉桂各五钱　良姜　半夏（醋制）各二钱五分

上用浆水煎，去滓冷服。浆水即点乳酪之淡醋也。

虚热喘乏加人参，汗多加黄芪五味。

泄泻而兼身冷汗出脉弱，其为胃虚阳气欲脱之兆，最急，是不得不用桂、附、二姜、甘草、半夏，辛温以理其脾之冷滞也。其妙用尤在浆水之酸以收欲脱之阳气，惜乎世咸忽之。

合大顺冷香消暑生脉清暑益气及此方。观之大顺用白砂炒甘草干姜杏仁，冷香用水浸冷服，消暑用醋煮半夏，生脉清暑之用五味子。此用酸浆水煎，总是因夏月阳气在外容易耗散之故，其无故好啜香薷饮者，可不鉴欤！

升麻鳖甲汤

治阳毒斑如锦纹，咽痛唾脓血。

升麻　甘草各二钱　蜀椒（炒去汗）　当归各一钱　雄黄五分（研）鳖甲一钱五分（炙）

上水煎，温服取汗。

本方加桂枝名阴毒甘草汤。

阳毒升麻汤

治阳毒面赤，狂言发斑，咽痛下脓血。

升麻　犀角各一钱五分　射干　黄芩　人参　甘草各一钱

上水煎温服，温覆手足，汗出则解，不解重作。

犀角黑参汤

治发斑毒盛咽痛。

犀角　黑参各二钱　升麻　射干　黄芩　人参各一钱　甘草八分（生）

上水煎，温服。

犀角大青汤

治斑出大盛，大热心烦，狂言闷乱。

犀角二钱　大青一钱五分　黑参　升麻　黄连　黄芩　黄柏　山栀各一钱　甘草八分（生）

上水煎，热服无时。

本方去芩、柏、升麻加人参、生地、柴胡，名消斑青黛饮。

黄连橘皮汤

治阳毒发斑。

黄连一钱（酒洗）　橘皮（去白）　麻黄（去节，泡）　葛根（酒洗）　杏仁（去皮尖，研）　枳实（炒）各五分　厚朴（姜汁制）　甘草（炙）各三分

上水煎，温服。

橘皮竹茹汤

即大橘皮汤治胃虚哕逆。

橘皮（去白）三钱　竹茹五分　人参　甘草（炙）各一钱　生姜四片　大枣一枚（擘）

上水煎，温，日三服。

呃逆加柿蒂三枚。

《活人书》加半夏。

赤茯苓汤

治伤寒停水呕哕。

赤茯苓　人参　陈皮（去白）各一钱　白术（姜汁拌，生用）　半夏（姜汁炒）　川芎各五分　生姜三片

上水煎，不拘时服。

小续命汤

治中风外有六经形证，及风痹脚气。

麻黄（去根节，泡）　桂枝　甘草（炙）　杏仁（去皮尖，炒，研）　芍药（酒洗）　川芎　防风　人参黄芩各一钱四分　防己二钱（酒洗）　大附子（炮）七分

上作二剂，每剂加生姜五片、大枣一枚，水煎温服。

此本古今录验续命汤去当归、石膏、干姜而加黄芩、芍药、防己、防风、

附子、姜、枣之制也。以其无分经络，不辨虚实寒热，故易老①有六经加减诸例，按吴鹤皋②曰：此方治中风未详其证，麻黄、杏仁，麻黄汤也，仲景治太阳证之伤寒；桂枝、芍药，桂枝汤也，仲景治太阳证之中风。如此言之，则中风而有头疼身热脊强者，皆在所必用也。人参、甘草，四君子之二也，局方用之以补气，芍药、川芎，四物汤之二也，局方用之以养血，如此言之，则中风而有气虚血虚者，在所必用也。风淫末疾，故佐以防己，阴淫寒疾，故佐以附子，阳淫热疾，故佐以黄芩。盖病不单来，杂揉而至，故其用药亦兼该也。至于痉病脚气等类伤寒证，往往借用此方，然必按证增损，始为合宜。设不辨表里虚实而妄投之，宁无耗血伤津，抱薪救焚之患乎？

如圣饮

治刚柔二痉。

羌活　防风各一钱五分　川芎　白芷　柴胡　甘草（炙）　白芍　当归　乌药　半夏（姜汁炒）　黄芩各一钱　生姜三片

柔痉有汗加白术、桂枝，刚痉无汗加麻黄、苍术，口噤咬牙，大便实者，加大黄利之。

上水煎去滓，临服加姜汁竹沥，温服无时。

大羌活汤

治两感一日太阳与少阴俱病。

羌活一钱　独活　防己（酒洗）　防风　黄连（酒洗）　黄芩（酒炒）　苍术（泔浸，炒）　白术（生）　川芎　细辛　甘草（炙）各六分　生地三钱　知母一钱五分　生姜三片　大枣二枚（擘）

上水煎，热服无时。

节庵去防己、二术、连、知，加柴胡、白芷、石膏、黑豆。两感有表里之殊，无阴阳之异，传经者皆为阳邪，一于升阳散热，滋养阴脏，则感之浅者，当或可平，故易老于不治之中而求可治之策也。

羌活导滞汤

治六淫之邪，内滞发热。

羌活一钱五分　独活一钱　防己七分（酒洗）　当归一钱　大黄二钱（皂荚煎酒浸煨）　枳实五分（麸炒）

上水煎，食前温服，取微汗。

---

① 易老：指易水老人张元素。

② 吴鹤皋：指吴昆。明代医家，字山甫，别号鹤皋。所著《医方考》颇有影响。

葶苈苦酒汤

治屡下热不解。

葶苈三钱（研）　苦酒三合（即米醋）　生艾汁一合（如无，以干艾洗捣取汁）

上水煎，作三服，探吐取汗。

屡下热不解，阴津随汗外亡，而阳热转亢，故取苦酒之酸收，葶苈之下泄，以承领阴气内入，更兼艾汁以发越阳邪，使阴气内藏，阳热外散，一举而两得之，惜乎世所不解也。

黄龙汤

治失下循衣撮空，虚极热盛，不下必死者。

大黄三四钱（痰秘，姜汁拌）　芒硝二钱（肠鸣，换半夏、茯苓）　厚朴一钱五分　枳实一钱　当归三钱（气秘，换木香）　甘草一钱（血秘，换桃仁泥、生地黄汁）　人参（较大黄减半）　生姜五片　大枣一枚（擘，风秘，换羌活）

上水煎，将成加桔梗一撮，再煎三沸，去滓热服。

虚人积结于内，攻之不行，乃肠胃枯竭之故，故节庵加人参当归于承气汤中，助其气血，以建背城①之功，即如参苏饮中用参辅佐表药之义。

厚朴七物汤

治腹满发热，脉浮，饮食如故。

厚朴一两二钱（姜汁炒）　大黄（姜制）　甘草（炙）各五钱　枳实（炒）　桂枝各三钱　生姜一两（切）　大枣六枚（擘）

上水煎，温分三取。

呕加半夏，下利去大黄，寒多倍生姜。

此即小承气合桂枝去芍药汤也。七味中独推厚朴为君者，其主在于风邪内陷之腹满，原不在乎攻下也，观方后云下利去大黄，其义自见。

代抵当汤丸

治畜血。

大黄四两（酒洗）　芒硝一两　桃仁六十粒（炒研）　生地黄　归尾（酒洗）　穿山甲（蛤粉炒）各一两　桂三钱至五七钱

上为极细末，炼蜜丸如桐子大，畜血在上焦，丸如芥子大，临服去枕仰

---

① 背城："背城借一"的缩略，即背靠自己的城池决一死战。《左佐·成公二年》："请收合余烬，背城借一。"也作"背城一战"。

卧，以津咽之，令停喉下，搜逐膈上之瘀，中焦食远，下焦空心，俱桐子大，以百劳水①煎汤下之。如血老成积，此药攻之不动，去归地加醋制广茂一两，倍肉桂，或煮汤和滓，服之尤效。

金匮下瘀血汤

治瘀血。

大黄一两　桃仁二十枚（研）　䗪虫二十枚（熬，去足）

上为末，炼蜜和作四丸，以酒一升煮一丸，取八合，和滓顿服之，衃血下如豚肝。

备急丸

治心腹寒积，卒暴诸病，惟妊娠禁用。

大黄（酒浸）三分　干姜（生用）二分　巴豆（去皮心，熬）一分

上先将大黄、干姜为末，次入巴豆合研，杵千下，炼蜜丸绿豆大，密器中贮之，不拘时温水下五七丸。

口噤者，抉②齿灌之。

大黄附子汤

治胁下偏痛，发热脉弦紧，此寒也。

大黄一两（酒浸）　附子一枚（炮）　细辛二钱

上水五升煮取二升，去滓分三服，服后如人行四五里顷，更进一服。

三承气汤，为寒下之柔剂，白散备急丸，为热下之刚剂，附子泻心汤，大黄附子汤，为寒热互结，刚柔并济之和剂，此鼎峙三法也。独怪近世但知寒下一途，绝不知有温下等法。盖暴感之热结，可以寒下，若久积之寒结，亦可寒下乎？是以备急等法，所由设也。然此仅可以治寒实之结，设其人禀质素虚，虽有实邪固结，敢用刚猛峻剂攻击之乎？故仲景又立附子泻心汤，用芩连佐大黄，以祛膈上之热痞，即兼附子之温以散之，大黄附子汤，用细辛佐附子以攻胁下寒结，即兼大黄之寒导而下之。此圣法昭然，不可思议者也。奈何去圣久远，一闻此法，无论贤与不肖，莫不交相诋毁，遂至明哲束手，沉疴待毙，良可慨夫。

二陈汤

治痰饮宿食固结。

---

① 百劳水：又称甘澜水，是用水瓢扬水成百上千次后的水。《张氏医通·虚损门》：“以杓扬之百遍，然后煮沸，即甘澜水法也。”

② 抉：撬开。

陈皮（去白，胁下引痛，醋炒，干咳，用蜜制）　半夏（姜汁制，热痰竹沥制，妊娠恶阻醋制）　茯苓（停饮、心悸，桂枝煎酒制）各二钱　甘草（痞胀，砂仁汁制）一钱　生姜七片（咳逆痰结用蜜煎）　乌梅肉一个（泻利炒焦）

上水煎热服。

本方去陈皮、甘草、乌梅，名小半夏茯苓汤。

本方去茯苓、甘草、乌梅，名橘皮半夏汤。

或问二陈汤为治痰首剂，惟吐血、消渴、妊娠禁用，然不可一律论也。如血色正亦凝结，为阴气受伤，故禁辛燥，设瘀晦淡薄如水者，为阳不统而阴不守，安得不用姜、半、术、附辈以温之乎？如消渴阴火烁津，故禁燥热，设肥人湿热内壅，津液固结而渴，安得不用星、半、姜、连辈以燥之乎？如妊娠津液衰少，不能养胎而病，故禁辛散，设恶阻呕逆亦谓半夏伤胎而禁之乎？大抵瘦人多火多燥，咸禁一切辛热耗阴燥剂，肥人多湿多痰，咸禁一切滋阴腻膈润剂，各随所禀为权衡耳。

导痰汤

治伤食挟痰发热。

陈皮　半夏（姜制）　茯苓各一钱五分　甘草一钱（炙）　枳实（炒）　南星（汤泡七次）各一钱　生姜五片

上水煎温服。

本方加人参、白术、黄连、黄芩、栝蒌仁、桔梗、大枣、竹沥、姜汁，名加味导痰汤。若痰热而黏去参、术，痰冷而清去芩、连，年力壮盛，先用稀涎散，后服此汤。

平胃散

治食积腹痛，壮热发黄。

苍术（泔浸，麻油炒）八两　厚朴（姜汁炒）　陈皮（去白）各三两四钱　甘草三两（炙）

上为末，每服五钱，加生姜三片，水煎空心服。

本方加木香、姜制黄连，名香连平胃散，治食积发热。

本方合五苓散名胃苓汤，治食积泄泻，小便不利。

赵养葵①言：平胃者，平胃中之墩阜②，设无墩阜而用之，平地反为坎陷矣。

五积散

治外感寒邪，内伤生冷。

苍术（泔浸，炒）八钱　桔梗六钱　麻黄（去节，泡）　枳壳（炒）　陈皮（去白）各五钱　厚朴（姜制）　干姜（炮过）各四钱　半夏（姜制）　茯苓　甘草（炙）　白芷　归身　白芍（酒洗）　川芎　桂各三钱

上为末，每服四五钱，加生姜三片，葱白三茎，水煎去滓热服，温覆取微汗。

表邪甚者，去苓芍加香豉，阴寒脉细，去苓芍加熟附，逆气干呕，加吴茱萸，虚加人参。

按：此方本平胃为主，参以二陈，专主内伤生冷，又合桂枝、麻黄，但少杏仁，故兼治外感寒邪，加以四物去地，而合甘草、干姜，为治血中受寒之圣药，枳、桔、甘草并为清气治嗽之首方，白芷一味为都梁丸，专走阳明而治风热头痛，桂苓甘术换苍术，以涤饮散邪，使饮半从表散，内藏小半夏茯苓汤，令未尽之饮，乃从小便而驱之。古人以消食必先涤饮，发散必用辛温，此虽类集十余方，而不嫌冗杂者，得辛温散邪之大旨也。但杂合复方，原不拘全用。如无血病，无藉芎归；设不咳嗽，何烦枳桔；若非头痛，都梁奚取；苟或有汗，麻黄安施。要在临病谛审出入，斯可与言复方之妙用也。

调中汤

治食积挟外感发热。

苍术（泔浸，炒）　陈皮（炒）　半夏（姜制）　白芍（酒洗）　桔梗　甘草（炙）　枳壳（炒）　羌活　白芷　藿香叶　砂仁各一钱　川芎七分（酒洗）　麻黄（去节，泡）　桂枝各五分　生姜三片

上水煎，温服无时。

按：调中汤与五积散大同小异，乃表里兼并之药，故用以治食积挟外感发热证。若调中饮，则全用平胃，而兼干姜、黄连辈，专主食积发热，却与表邪无预也。即如中满分消丸分消汤之寒热攸关，用者不可不审。

调中饮

治食积类伤寒，但身不痛者。

---

① 赵养葵：指赵献可。明代医家，字养葵，自号医巫闾子。因淡于名利，被人称为逸上、游仙，成为“江湖状元”，著有《医贯》《内经钞》等书。

② 墩阜：土山。此指食积。

苍术（泔浸，麻油炒）二钱　白术（生）　厚朴（姜汁炒）　陈皮（炒）　甘草（炙）　神曲（炒）　枳实（炒）　黄连（姜汁炒）各一钱　山楂肉（姜汁炒黑）二钱　草果八分　干姜（炮）五分

上水煎去滓，磨木香凋服。

腹痛加桃仁，痛甚便秘加大黄，口甘加兰俗名省头草。

人参养胃汤

治食滞痞闷。

苍术（泔浸，麻油炒）　厚朴（姜汁炒）　半夏（姜制）　藿香各一钱　陈皮（去白）　甘草（炙）各七分　人参　茯苓　草果各五分　生姜七片　大枣三枚（擘）　乌梅肉一个

上水煎，热服。

养胃者藉人参之力，以助诸消克药建平胃之功也。近世名家，专以此汤治胃虚不能进食之证，服之胸膈暂宽，意谓人参补养胃气之功，安知转受其削乎？

沉香降气散

治气逆喘胀。

沉香四钱（另研）　香附二两（姜汁拌）　砂仁四钱（搥）　甘草八钱（同砂仁拌湿，炒）

上为末滴水为丸，淡盐汤下二钱，虚人人参汤服。

香壳散

治虚人畜血暴起，胸胁或少腹作痛。

香附三钱（姜汁拌）　枳壳二钱（炒）　青皮（炒）　陈皮　乌药　赤芍　蓬术（醋炒）各一钱　归尾三钱　红花五分　甘草生三分（炙二分）

上水酒各一盏，煎成去滓，加童便，空心服，不应加延胡索、穿山甲，有外感表邪，去青皮，加桂枝、羌防。

当归活血汤

治挟血如见祟状。

当归三钱　赤芍（酒洗）　生地（酒浸，另捣烂）　桂心各一钱五分　桃仁二十粒（同干漆灰拌炒，去漆灰，研）　茯苓　枳壳　柴胡各八分　甘草五分　干姜（炮）四分　红花二分

上除地黄，水煎去滓，入地黄，煎数沸，临服加陈酒。服之不应，加穿山甲末五分，又不应，加附子三分，有实热难用附子者，须与酒大黄钱许同用。

犀角地黄汤

治畜血善忘如狂，或骤吐血不止。

犀角（镑屑磨水更佳）　生地黄（酒浸，捣烂）　牡丹皮　白芍各二钱

上除地黄，水煎去滓，入地黄，更煎数沸，滤清，加藕节汁、扁柏汁，并磨京墨，搅令黑色服之。

腹中有瘀血未下，加桃仁、红花、酒大黄，若腹不满，自言满，为无热，减地黄二汁加木香。

此汤本治内伤胃脘之瘀血，以犀角善解饮食瘀积之毒，故为阳明专药。胃中既有瘀积，必蕴酿为热，故必兼芍、地、丹皮以凉解之，胃为水谷之海，过而不留，故可暂用，若在他经，断乎不可也。《医贯》以为衄血的方，阴虚火动者宜之，要非正论，今人概以治虚劳、吐血、衄血，服之虽得暂效，然旋劫旋发，致死不悟也。夫吐衄之血，统而言之，皆属炎上之火；析而言之，则有在经在腑之分。其在吐血也，或属胃中有热，犹可稍夺其势，至于衄血，则是经络中游火，与此治胃热之药何预哉？惟伤寒五六日，忽然暴衄不止，差可借用，以其热郁经络，故以泄热为务，然必加入芩、栀、归尾，庶或近之。盖伤寒暴病，不可与虚劳久病比例而推也。

生地黄黄连汤

治妇人血风，崩漏，燥热不除，循衣撮空，闭目不省人事。

生地黄（酒浸）　当归　川芎各二钱　白芍（酒洗）　黄连（酒蒸）　黄芩（酒炒）　山栀（姜汁炒黑）各八分　防风三钱（酒润）

上水煎徐徐呷之，脉实者可加酒大黄。

七味凉血药中，独用防风一味，以升散风热而治崩，得力全在乎此，以防风为风药中润剂也。

竹叶汤

即竹叶防风汤，治产后中风发热。

竹叶五十叶　葛根二钱　桂枝　防风　桔梗　甘草炙　人参各一钱　生姜五片　大枣五枚（擘）

上水煎温服，覆取微汗。

颈项强加附子，呕者加半夏。

《金匮衍义》云：产后中风发热，面正赤，头痛，为太阳阳明合病。以产后中风，易于发痉，故用桂枝加葛根汤，以解二经之邪，去芍药之酸收，而加人参之甘温以益气，更加桔梗、防风、竹叶，通阳明之风热，而主面赤喘满也。若头项强者，知邪袭太阳阳明，将成痉也，以产后新虚，故加附子助

人参温散之。若呕者，知痰湿上逆，故加半夏以开涤之，世本本方中即有附子，乃后人所加，观方后所云自知。

四物汤

治血虚。

熟地黄（血热换生地黄）　当归各三钱（大便不实用土炒）　白芍药（泄泻腹痛用桂酒炒，失血用醋炒）　川芎各二钱（血逆童便浸）

上水煎，临卧热服，先服后食，勿过饱。

本方去熟地、芍药，名芎归汤，为末名佛手散。

本方加乌药、香附、甘草，名四乌汤。

本方合理中去地黄、白木，加茯苓，名增损四物汤。

本方换赤芍，加三棱、蓬术、肉桂、干漆灰，名加减四物汤，虚人血结，多加人参，少佐生附，仍用白芍。

本方合小柴胡汤，名柴胡四物汤。

伤寒热伤阴血之证最多，而用滋养阴血之剂绝少，惟妊娠胎产感冒客邪之病，则不能屏绝四物等汤耳。按四物为阴血受病之专剂，非调补真阴之的方，而方书中咸谓四物补阴，致后世则[①]而行之，用以治阴虚发热火炎失血等证，蒙害至今未熄。至于专事女科者，则以此汤随证漫加风食痰气药，所以近代诸汤，祖四物者，纷然杂出，欲求足法后世者，究竟不可多得。其最可恨者，莫如坎离丸之迅扫虚阳，四物二连之斩削真气，而举世庸工，利其有劫病之能，咸取用之，何异于操白刃而劫人财命耶！姑以本汤四味言之，虽云熟地滋养阴血为君，芍药护持营血为臣，而不知其妙用实在芎归调和诸血之功也。试观芎归佛手，可以探胎，可以催生，以二味为阴中之阳，同气相求，故能引动胎气，若兼芍地，即滞而不灵矣。曷可更加苦寒之味乎？尝见先辈治上下失血过多，一切血药，反置而不用，独推独参汤、童便以固其脱者，以有形之血，不能速生，希微[②]之气，所当急固也。昔人有言：见血毋治血，必先调其气。又云：四物汤不得补气药，不能成阳生阴长之功。诚哉！至言也。余尝谓此汤虽非伤寒门中之药，然用以治大邪解后，余热留于血分，至夜微热不除，或合柴胡，或加桂枝，靡不应手辄效，不可掩没其功也。

当归补血汤

治血虚发热。

---

① 则：作为法则。

② 希微：细微。

黄芪（去白蜜，酒炒）一两　当归三钱（酒洗）

上作一剂，水煎温服。

妇人经行产后感冒，发热头痛，加葱、豉、姜、枣。

气虚则身寒，血虚则身热，故用当归调血为主。然方中反以黄芪三倍当归者，以血之肇始本乎营卫也，每见血虚发热，服发散之药则热转剧，得此则浃然自汗而热除者，以营卫和则热解，热解则水谷之津液皆化为精血矣。

紫苏饮

治胎前感冒发热，胎气不和。

紫苏　芍药（酒洗，大便不实，酒炒）　当归各一钱　甘草（炙）　川芎（酒洗）　陈皮各八分　人参一钱（虚者倍用）　大腹皮（姜汤泡，一钱，虚者谅用）　生姜五片　葱白一茎

上水煎，空心温服。

伤风去大腹皮加香豉，胎动不安为热，加黄芩、白术，胎不运动为寒，加木香、砂仁。

逍遥散

治肝气不调，发热干咳，有似外感者。

柴胡一钱五分　白术　茯苓各一钱二分　当归　白芍各二钱　甘草八分（炙）　陈皮六分　薄荷七叶　煨姜三片（干咳用蜜炙）

上水煎，临卧或半饥时热服。

本方加丹皮、山栀，名加味逍遥散。

归脾汤

治抑郁伤心脾之阴，及虚邪误汗热不止。

人参　黄芪　茯苓　酸枣仁（炒研）　白术（蒸熟透）各二钱五分　木香　甘草（炙）各五分　桂圆肉八枚　生姜五片　红枣一枚（擘）　远志　当归各一钱

上水煎，温服无时。

本方加丹皮、黑山栀，名加味归脾汤。

补中益气与归脾同出保元，并加归、术，而有升举胃气，滋补脾阴之不同。此方全以龙眼之甘平，佐归芪滋养心脾，更以枣仁、远志鼓动少火而生胃土，茯苓、生姜转运水谷，木香调畅诸气，红枣引入心脾也。近世以木香性燥不用，服之多致痞闷，或泄泻减食者，以其纯阴无阳，不能输化药力故耳。

四君子汤

治气虚。

人参（吐血用秋石，或青盐制；泻利不止，土炒；呕逆，姜汁制一钱五分，虚者倍用）　白术（脾胃虚，饭上蒸数次用；泄泻，土蒸炒焦；湿痰，姜汁拌，生用；燥咳或便难，蜜水拌蒸透）　茯苓（小便不利，肉桂酒拌，胃燥而噎膈，人乳拌蒸，吐痰呕逆姜汁拌）　甘草（补虚炙用，痞满砂仁汁制，呕吐姜汁制，小水不利生用）各一钱

上水煎，食前热服。

本方加陈皮，名异功散。

本方加陈皮、半夏、生姜，名六君子汤。更加木香、砂仁，名香砂六君子汤。妇人香附易木香，气虚多热痰，加姜制川连，多寒痰加炮姜，血不调加当归。

气虚者补之以甘。参苓术草，甘温益胃，有健运之功，具冲和之德，故为君子。

若合之以二陈，则补中微有消导之意，宜乎功用之多也。至于加减，不可枚举。盖人之一身，以胃气为本，胃气旺，则五藏受荫，胃气伤，则百病丛生，故凡病久不愈，诸药不效者，惟有益胃补肾两途，故用四君子随证加减。无论寒热补泻，先培中土，使药引津气四迄，则周身之机运流通，水谷之精微敷布，何患其药之不效哉！是知四君六君为司命之本也。

东垣升阳散火汤

治阳气抑遏，恶寒发热如火。

升麻　葛根（酒拌，生用）　羌活　独活（酒拌）　白芍（酒拌，生用）　人参各八分　柴胡六分　甘草生四分（炙六分）　防风三分

上水煎，温服无时，忌寒冷难化之物。

本方去人参、炙甘草、羌活、独活，加葱白，名火郁汤。

夫火者，生物之本，扬之则光，遏之则灭，今为浊阴填塞，不得上行，故宜辛温风药以升散之。清阳既出上窍，浊阴自必下降矣。东垣圣于脾胃者，治之主以升阳，俗医知降，而不知升，是扑灭其生物之本也，安望其卫生哉！

节庵升阳散火汤

治叉手冒胸，循衣撮空证。

人参酒拌二钱（多至五钱）　白术二钱（生用）　茯神一钱　甘草一钱（炙）　当归一钱五分　芍药一钱五分（桂酒拌）　陈皮六分（多至一钱）　麦冬（去心）二钱　柴胡七分　黄芩一钱（酒炒）　生姜三片　大枣三枚（擘）

上水煎，热服无时，取微汗。

痰加半夏，便燥谵语加大黄，泄泻加升麻倍术。

十全大补汤

治脾胃气血俱虚。

人参一钱五分　白术（饭上蒸）一钱　茯苓　甘草（炙）各八分　熟地一钱五分　当归　白芍（酒洗）各一钱　川芎八分　黄芪一钱五分（蜜酒炙）　肉桂一钱　生姜三片　大枣三枚（擘）

上水煎，食前温服。

本方加半夏、麦冬、熟附子、肉苁蓉，名大建中汤。

本方去川芎，加陈皮、五味、远志，名人参养荣汤。

参胡三白汤

治汗下后，虚微少气，发热口燥。

人参二钱五分　柴胡三钱　白术（蒸，勿炒）　白芍（酒洗）　茯苓各一钱五分　生姜三片　大枣三枚（擘）

上水煎，温服。

营卫不和，去柴胡加桂枝，口干心烦加麦冬五味，心下痞加黄连枳实，不得眠者加竹茹。

本方去柴胡名人参三白汤。

参胡芍药汤

治余热未除。

人参　柴胡　黄芩（酒洗）　知母（酒炒）　枳壳（炒）各一钱　芍药二钱（酒洗）　麦冬（去心）　生地各一钱五分　甘草五分（炙）　生姜三片

上水煎，温服。

参胡温胆汤

治过经不解，呕而痞闷。

人参　柴胡　茯苓　橘皮各一钱五分　甘草六分（炙）　半夏（姜制）　枳实（炒）各一钱　生姜三片

上水煎，温服。

本方去柴胡加熟地、枣仁、远志、五味，名十味温胆汤。

脾胃虚寒，则少阳不能行生发之令，致涎饮沃胆而不得眠，故用半夏之辛散以开发涎饮，涎饮散而胆不寒矣。然又有胆寒肝热而烦闷不宁者，又当入竹茹、芍药等味也。

酸枣汤

治虚烦不得眠。

酸枣仁一两（炒研）　知母（酒炒）　茯苓　川芎　甘草（炙）各一钱

上水煎，临卧温服。

肾水不上交于心，心火无所制，故烦而不得眠，方用酸枣仁之滋肝燥为君，兼知母泄肾热为佐，苓草调和其间，川芎入血分，而解心火之躁烦也。

金匮肾气丸

治肾虚邪乘水藏。

熟地黄八两　干山药（微润，炒）　山茱萸肉各四两　牡丹皮　茯苓　白泽泻（微炒）各三两　桂枝　附子（炮）各一两

上炼蜜丸桐子大，酒下五十丸，早暮二服。

本方去桂枝换肉桂，名崔氏八味丸。

本方去桂附，名六味地黄丸。

本方去桂枝换肉桂二两，茯苓用六两，余各二两，加牛膝车前各二两，名济生肾气丸。

天一生水，而水未生之先，即有氤氲[①]之气，是谓肾气。肾不藏，非但真阴竭，氤氲之气皆化而为火矣。尝考金匮方，有男子消渴小便多，妇人转胞不得溺，并用肾气丸主之。详二条，病机迥异，而主治则一者，总由肾虚关门失守，肝火扰乱不宁，所以开阖皆失其宜。仲景即于八味丸中，除去肉桂之益肝壮火，取用桂枝之分解阴邪，令从外泄，附子收摄肾气，使之内藏，俾地黄辈得以留恋成既济[②]之功，则肾气复得主持关隘，开阖自有常度，此八味丸易桂枝之妙用也。若夫虚劳腰痛，少腹拘急，阴寒精自出，瘦削不能行，及脚气上人少腹不仁等，肝肾俱虚之证，又当推原益火之意，非肾气丸桂枝所能胜任耳。

附子理中汤

治脾胃虚寒，内伤冷食不化。

人参　白术（炒焦）　甘草（炙）　干姜（炮黑）等分　附子（炮熟）减半

上水煎，温服。

---

① 氤氲（yīn yún）：气混合鼓荡的样子。氤氲之气，此指旺盛蒸腾之肾气。

② 既济：六十四卦之一，离下坎上。《易·既济》：“象曰：水在火上，既济，君子以思患而预防之。”此谓收到滋肾水降心火的功效，使之达到心肾相交的状态。

本方去附子加枳实、茯苓，名枳实理中汤。

本方去附子加青皮、陈皮，名治中汤。

本方去附子加黄连、茯苓，名连理汤。

金匮大建中汤

治心胸中大寒痛，呕不能食。

蜀椒二钱（炒去汗）　干姜一两生　人参六钱　胶饴二两

上水煎去滓，内胶饴，再煮沸，分温三服。

益元汤

治下虚戴阳，躁渴闷乱，不能作汗者。

熟附子　干姜　甘草（炙）　人参　麦冬（去心）各一钱　五味十五粒（搥）　黄连　知母各五分　葱白四茎　生姜五片　大枣四枚（擘）

上水煎，入童便半盏，顿冷日三服。

此用四逆回阳，生脉益气，加黄连知母，以为假热之使，使无拒格之患，更兼葱白童便，以收外越之虚阳，究不出白通猪胆通脉四逆之成则也。

附子散

治阴毒伤寒，唇青面黑。

附子（炮去皮）七钱五分　桂心　当归　白术各半两　干姜（炮）　半夏（姜制）各二钱五分

上为散，每服三钱，加生姜三片，水煎去滓，不计时候温服，暖覆取汗，如人行十里许，未汗再服。

附子粳米汤

治腹中雷鸣切痛，胸满呕逆。

附子（炮）　半夏（姜制）各二钱　甘草一钱（炙）　大枣三枚（擘）　粳米半合

上水煎，去滓温服，半日不止，更进一服。

羌活附子散

治肾虚肝火上逆，呃逆阴躁。

羌活　附子（炮）　茴香（微炒）各半两　木香（一作丁香）　干姜（炮）各一钱

上为末，每服二钱，入盐一捻，水煎微温服。

霹雳散

治阴盛格阳，躁渴欲饮水，而不能咽。

附子（炮去皮脐，为末，用五钱）　真腊茶一钱五分上分二服，水煎去滓，入蜜少许，放冷服之，须臾躁止得睡，汗出即差。

火焰散

治伤寒阴躁恶候。

硫黄　附子（去皮，生用）　腊茶各一两

上为细末，每用一两，同艾叶五钱，酒调摊新瓦上，将㩧①起，无令着火，候烟尽研细，每服二钱，酒一盏，煎七分，有火焰起勿讶，如吐更服，候心热，其病已差，三服不应勿治之。

稀涎散

治中风不语，牙关紧急，痰厥昏迷。

牙皂四荚（去弦皮子）　明矾半两（生半，枯半）

上为末，温水调下半钱匙，少顷鹅翎探吐之。

咸能去垢，辛能利窍，故用矾石之咸涩，以消痰涎，牙皂之辛苦，以搜风秘，比而成方。盖因其无形之风，挟有形之涎，胶结不散，用此二物，俾涎散而风解，真夺门之兵也。

皂荚丸

治肺痈初起。

皂荚八两（刮去皮，用酥炙）

上为末，煮枣肉丸绿豆大，桔梗汤下五七丸，日三夜一服。

胸中痰渍胶结不解，则或咳或喘，或痞或痈，非此不足以洗涤垢腻，来苏膏、千缗汤等方之祖也。

葶苈大枣泻肺汤

治肺痈喘不得卧。

葶苈（熬令黄色，捣丸如弹子大）　大枣十二枚（擘）

上水三升，煮枣取二升，去枣内葶苈，煮取一升顿服。

桔梗汤

治肺痈实热，吐秽痰。

桔梗　薏苡仁（姜汤泡，去油气）　贝母（去心）　当归　桑白皮（蜜酒拌，蒸）　栝蒌仁（压去油）　百合　枳壳各一钱五分　葶苈八分（酒炒研）　五味子碎　地骨皮（酒洗）　知母（酒炒）　甘草节（生）　防己（酒洗）　黄芪（酒拌，生用）　杏仁（去皮尖，研）各五分

上水煎，缓缓服。

---

① 㩧（tún）：击打，敲打。

葶苈薏苡泻肺汤

治肺痈初溃唾脓血。

薏苡仁五钱　贝母一钱六分（去心）　甘草节一钱五分　陈皮一钱二分　黄芪（酒拌，勿炒）　桔梗　忍冬　白芨各一钱　葶苈（酒炒，研）八分　生姜一片

上水煎，食后缓缓服。

初起去黄芪白及加防风，溃后脓尽加人参，久不敛，去葶苈加合欢皮。

射干汤

治胃脘痈唾脓血。

射干（去毛，酒洗）　栀子仁（炒黑）　升麻各一钱　赤茯苓　赤芍药各二钱　白术一钱五分（姜制，勿炒）

上水煎去滓，入地黄汁少许，再煎服。

大黄牡丹汤

治大肠痈。

大黄一两　牡丹皮三钱　桃仁五十粒（研）　甜瓜子一两（研）　芒硝半两

上水六升，煮取一升，去滓内芒硝，再煎顿服之。

赤小豆当归散

治狐惑虫蚀，大肠成痈，及大便血。

赤小豆三升（浸令芽出，曝干）　当归十两

上为散，浆水服方寸匕，日三服。

黄连犀角散

治狐惑咽干声嗄。

黄连一钱五分（酒蒸）　犀角（生者，镑）三钱　木香三分　乌梅肉三个

上水煎去滓，温服。

百合地黄汤

治百合病，不经吐下发汗者。

百合七枚（擘）　生地黄汁一升

上先以水洗百合，渍一宿，当白沫出，去其水，更以泉水二升煎取一升，去滓，内地黄汁，取一升五合，分温再服，中病勿更服，大便当如漆。

发汗后，去地黄汁加知母，下后，去地黄汁加代赭滑石，吐后，去地黄汁加鸡子黄，病变发热者，用干百合滑石为散，饮服方寸匙，日三服，一月

不解，变成渴者，以百合一升水一斗，渍之一宿，热以洗身，洗已食煮饼，勿以盐豉，洗后渴不差者，以栝蒌根牡蛎等分为末，饮服方寸匙，日三服。

逍遥汤

治阴阳易。

人参二钱　知母一钱五分　黄连五分　甘草一钱（生）　滑石六钱　生地一钱五分　柴胡一钱　犀角一钱　竹茹五分（阳缩入腹，倍用）　韭根一把　生姜三片　大枣三枚（擘）

上水煎去滓，临服入烧裩裆末一钱五分调服，有粘汗出为效，不汗再服，小水利阴头肿即愈。

按阴阳易，虽少阴受病，乃暴受邪热所致，故宜苦寒之剂以泻之，非肾气素虚，合用温补之谓。

金液丹

治阴寒厥逆不省，及阴结二便不通。

硫黄五两

上研细水飞，和水入炀成罐内，铁盏盖定，铁线缠口，铁钉旋紧，赤石脂末封口，再用盐泥固济，阴干，入地坑。又以盏一个，盛水放罐上，亦用固济，慢火烧养七日夜，再加顶炭，候冷取出为末，蒸饼汤浸和丸，桐子仁大，每服三十九，温白汤下，阴极冷甚者，可加至百丸。

黑锡丹

治阳虚阴逆，呕吐痰喘，一切阴盛格阳证。

沉香　胡芦巴（酒浸，炒）　阳起石（煅，研细，水飞）　附子（炮）各一两　肉桂五钱　补骨脂　舶上茴香　肉豆蔻（煨）　金铃子（酒蒸，去皮核）　木香各一两　硫黄　黑锡（熔净）各二两

上用黑锡入铁铫①内，如常法，结黑锡硫黄砂子，地上出火毒，研令极细，余药并为细末和匀，自朝至暮，以研至黑光色为度，酒曲糊丸，如桐子大，阴干藏铅罐内，每服四五十丸，空心淡盐汤、姜汤或枣汤，女人艾枣汤下，急证用百丸。

按：此方用黑锡水之精，硫黄火之精，二味结成砂子为君，诸香燥纯阳之药为臣，以金铃子苦寒一味为反佐，用沉香引入至阴之分为使。凡遇阴火逆冲，真阳暴脱，气喘痰鸣之急证用以镇固其阳，使坎离②交于顷刻，真续命

---

① 铫（diào）：煮开水熬东西用的器具。

② 坎离：坎卦和离卦，此指肾水和心火。

神丹也。

来复丹

治上盛下虚，里寒外热，及伏暑泄泻如水。

焰硝一两　硫黄一两（同硝为末，磁器内慢火炒，柳木搥搅之，不可猛火以伤药性，研极细）　大阴元精石（研，水飞，一两，如无真者，以青盐代之）　五灵脂（酒飞，去砂石，澄定晒干，用二两）　青皮（去穰）　陈皮（去膜）各二两

上为末，醋糊丸桐子大，每服三十丸，空心米汤下。

此方本二气丹而立，以硝黄二味，大理中宫寒涎宿垢，更以元精石清镇肺金，使气化下行归就膀胱，兼二皮五灵，以破食积痰血之滞。虽大理肠胃，而不碍乎阳虚，故为治伏暑水泻之圣药。但小便赤涩不利者禁用。按仓公云：中热不溲者，不可服五石，石药精悍，不得数溲，服之将发痈。

养正丹

治上盛下虚，心肾不交，惊惕不眠，伤寒阴盛，自汗唇青，妇人血海久冷。

水银　黑锡（去滓，称，与水银结成砂子）　硫黄（研）　朱砂（水飞细）各一两

上用黑锡，入铁铫内镕化，下水银，将柳木槌搅，次下朱砂，搅令不见星子，放下少时，方入硫黄末，急搅成汁和匀，如有焰起，以醋洒之。候冷取出研细，糯米糊丸，绿豆大，每服三十丸，盐汤枣汤或参汤下。或丸如芡实大，每服一丸，服后得睡莫惊觉。

肾气不归，游散于上，则上盛下虚，故用水银黑锡以镇固之，然二药非藉硫黄之力，则滞而不行，倘砂结不透，服之即头中未免疼痛，以其阴降太速，虚阳猱动①不安耳。用朱砂者，正以交通心气也。

古人每以三丹和服，名曰三和，盖黑锡专温肾肝，来复兼理脾肺，养正收摄心肾，总欲使三焦真火各归其部耳。

刺灸穴法

服桂枝汤不解，刺风池风府风池二穴，足少阳阳维之会，在项后发际陷中，风府一穴，督脉阳维之会，在项后入发际一寸，大筋宛中，禁不可灸。

---

① 猱（náo）动：像猿猴一样活动。

热入血室，刺期门足太阴厥阴阴维之会，肝之募也，在第二肋端上直两乳，举臂取之。

太阳病头痛发热，若欲作再经者，针足阳明冲阳穴也，足阳明脉之过为原，在足跗上五寸，骨间动脉。

少阴病下利，脉微涩，呕而汗出，数更衣反少者，灸百会督脉阳维之会，在前顶后一寸五分，项中央旋毛中，陷可容指。

少阴病蜷卧四逆，脉微欲绝，阴毒唇面爪甲青，灸关元气海关元足三阴任脉之会，小肠募也，在脐下三寸，气海，任脉气所发，在脐下一寸五分。

厥阴病六七日，脉微手足厥冷烦躁，灸厥阴曲骨穴也，任脉足厥阴之会，在横眉上中极下二寸，毛际陷中，动脉应手。

跋

古之名于医者，皆圣贤倜傥之士，胸具过人之识，故可以参化育①、济生民、著至教于天壤间，而垂不朽之业，洵非流俗所能希及也。后人无前贤之实学，奢望前贤之闻誉②，乃日趋于智巧便佞③，而适人情，观轩岐仲景之书，高不足以得名，卑不足以赡身，编尘简蠹④，束而埋诸废籍之中。吾大人伤之，时有混类之悲，以语倬⑤曰：自今已往，医术日以工，而医道日以晦矣。然学道者博而寡约，劳而鲜功何哉？其患在于习之不精，知之不明，行而不得其道，入而不得其门。由是取仲景原文，诠次作注，采先哲格言，补辑成章，勒成缵绪二论皆别出手眼，言必中累世之谬，其游辞以见奇，支辞以观美者，无一语焉。本欲藏之箧笥⑥，为一家之学，讵意⑦同人互引，日费钞⑧誊，因复稍加裁酌，命整理付梓，以流演圣贤之一脉，而伤寒之道益研穷焉。礼⑨云：藏焉，修焉，息焉，游焉。大人有焉。诗⑩云：好乐无荒，良士瞿瞿。余小子敢不勉焉。

男倬百拜谨述

---

① 化育：化生和养育。

② 闻誉：声闻名誉。

③ 智巧便佞（pián nìng）：智巧，此谓耍小聪明，投机取巧。便佞，花言巧语，阿谀逢迎。

④ 编尘简蠹：指书籍蒙上灰尘，遭虫蛀。

⑤ 倬（zhuō）：指此跋文作者张倬。

⑥ 箧笥（qiè sì）：指书箱。箧，小箱子。笥，盛衣物的竹器。

⑦ 讵（jù）意：岂料。讵，岂。

⑧ 钞：同“抄”。

⑨ 礼：指《礼记》。引文出自《礼记·学记》：“君子于学也，藏焉，修焉，息焉，游焉。”意思是君子在学习上，首先把所学的知识存于心，然后经常复习，劳逸结合，最后融会贯通，左右逢源。

⑩ 诗：指《诗经》。引文出自《诗经·唐风》。意思是喜欢享乐却又不荒废自己的学业，优秀的人士应当收敛自己，谨慎地注意这一点。瞿瞿，谨慎的样子。

伤寒附翼

原著 清·柯琴
主编 冯良
副主编 巴文晓

目　录

卫 序

昔人尝论注书为难，盖文章家有辑诊钩深抉隐，穿凿而附会之，于作者本意，固茫乎未得。然自经史以及稗官杂说、金石志乘之文，供我捃摭搜采，以求合于古人立言之旨，虽夏后之璜，不无径寸之考，尚不害其为天球和璧也。若医以疗疾，经络脏腑、形神精气、变化阴阳，幽微莫测，非于三部九候深计穷搜，本我之灵心，启我之妙悟，而率尔命笔，不独置前人本旨于云雾中，其自误以误世，不为黄帝岐伯之罪人者几希。慈溪柯韵伯先生，夙称仲景功臣。著《伤寒论注》《论翼》二书，明而快，辨而精，譬之文章家左之预选之善，庄之向骚之逸乎。马子骧，比校其亥豕，订其谬舛，镂诸版以行世，使海内之论伤寒者，不堕王叔和之蒙翳，并不惑方中行、喻嘉言之歧说，其用心可谓勤矣。夫骧北奉慈命，注力于《灵》《素》，学成应世，已为当今卢扁，乃年逾古稀，精神矍铄，以苍颜浩发之叟，能逍遥于风雅翰墨之间，匪独其业之足传也。其更有得于医之外者，从可知矣。呜呼！伤寒一证，所系匪轻，一剂误投，神明消灭，良可悲已。李东垣、陶节庵辈，非不辨晰详明，或掠影而剽光，或辞烦而理晦，旁门曲径，靡所适从，仲景之言虽存，仲景之旨几灭，孰若韵伯论述之精，而骧北校雠之核乎。予故喜而为数言以弁诸首，至余之于医，未涉藩篱也。未识骧北以予言为河汉否？

岭南卫廷璞筠园氏拜书

马 序

余幼失怙，奉先慈命，弃举业，习医术，谓可养生，亦可济世。遂锐志于医，上自《灵》《素》，下及百家之书，探讨有年，愧未深造。独念伤寒一证，生死安危，关系甚速。仲景先师作《伤寒论》以垂后世，历年既久，未免残缺。再经后人颠倒纷纭，茫无头绪，学者无由以入，置之高阁。至宋成无己始有注释，明方中行《条辨》于前，喻嘉言《尚论》于后，各挥己意，自鸣一得，然未知尽合仲景之意否也。继获柯韵伯先生《伤寒论注》《论翼》二书，立言明彻，独出新裁，不落前人窠臼，仲景隐而未发之旨，抉以表著，俾仲景之精微奥妙，跃然心目之间，实有裨益于斯道。不敢自私，因时取二书订其舛讹，较其字画，付之剞劂，以公同好。表章前贤，嘉惠后学，不无少助云耳。

乾隆乙亥年荷月昆山七十老人马中骅题

原　序

余每览越人入虢之诊，望齐侯之色，未尝不慨然叹其才秀也。怪当今居世之士，曾不留神医药，精究方术，上以疗君亲之疾，下以救贫贱之厄，中以保身长全，以养其生。但竞逐荣势，企踵权豪，孜孜汲汲，惟名利是务；崇饰其末，忽弃其本，华其外而悴其内。皮之不存，毛将安附焉？卒然遭邪风之气，婴非常之疾，患及祸至，而方震栗，降志屈节，钦望巫祝，告穷归天，束手受败。赍百年之寿命，持至贵之重器，委付凡医，恣其所措。咄嗟呜呼！厥身已毙，神明消灭，变为异物，幽潜重泉，徒为啼泣。痛夫！举世昏迷，莫能觉悟，不惜其命，若是轻生，彼何荣势之云哉？而进不能爱人知人，退不能爱身知己，遇灾值祸，身居厄地，蒙蒙昧昧，蠢若游魂。哀乎！趋世之士，驰竞浮华，不固根本，忘躯徇物，危若冰谷，至于是也。

余宗族素多，向余二百，建安纪年以来，犹未十稔，其死亡者三分有二，伤寒十居其七。感往昔之沦丧，伤横夭之莫救，乃勤求古训，博采众方，撰用《素问》《九卷》《八十一难》《阴阳大论》《胎胪药录》并《平脉辨证》，为《伤寒杂病论》，合十六卷。虽未能尽愈诸病，庶可以见病知源。若能寻余所集，思过半矣。

夫天布五行，以运万类；人禀五常，以有五脏；经络府俞，阴阳会通；玄冥幽微，变化难极。自非才高识妙，岂能探其理致哉！上古有神农、黄帝、岐伯、伯高、雷公、少俞、少师、仲文，中世有长桑、扁鹊，汉有公乘阳庆及仓公，下此以往，未之闻也。观今之医，不念思求经旨，以演其所知；各承家技，终始顺旧，省疾问病，务在口给，相对斯须，便处汤药。按寸不及尺，握手不及足；人迎趺阳，三部不参；动数发息，不满五十。短期未知决诊，九候曾无仿佛；明堂阙庭，尽不见察，所谓管窥而已。夫欲视死别生，实为难矣。

孔子云：“生而知之者上，学则亚之。多闻博识，知之次也。”余宿尚方术，请事斯语。

汉长沙守南阳张机序

自 序

尝谓胸中有万卷书，笔底无半点尘者，始可著书；胸中无半点尘，目中无半点尘者，才许作古书注疏。夫著书固难，而注疏更难。著书者往矣，其间几经兵燹，几番播迁，几次增删，几许抄刻，亥豕者有之，杂伪者有之，脱落者有之，错简者有之。如注疏者着眼，则古人之隐旨明、尘句新；注疏者失眼，非依样葫芦，则另寻枝叶，鱼目溷珠，碔砆胜玉矣。《伤寒论》一书，经叔和编次，已非仲景之书。仲景之文遗失者多，叔和之文附会者亦多矣。读是书者，必凝神定志，慧眼静观，逐条细勘，逐句研审。何者为仲景言，何者是叔和笔，其间若脱落、若倒句，与讹字、衍文，须一一指破，顿令作者真面目见于语言文字间。且其笔法之纵横详略不同，或互文以见意，或比类以相形，可因此而悟彼、见微而知著者，须一一提醒，更令作者精神见于语言文字之外，始可羽翼仲景，注疏《伤寒》。何前此注疏诸家，不将仲景书始终理会，先后合参，但随文敷衍，故彼此矛盾，黑白不辨，令碔砆与美璞并登，鱼目与夜光同珍。前此之疑辨未明，继此之迷涂更远，学者将何赖焉？如三百九十七法之言，既不见于仲景之序文，又不见于叔和之序例，林氏倡于前，成氏、程氏和于后，其不足取信。王安道已辨之矣，而继起者，犹琐琐于数目，即丝毫不差，亦何补于古人，何功于后学哉？然此犹未为斯道备累也。独怪大青龙汤，仲景为伤寒中风无汗而兼烦躁者设，即加味麻黄汤耳。而谓其伤寒见风，又谓之伤风见寒，因以麻黄汤主寒伤营，治营病而卫不病；桂枝汤主风伤卫，治卫病而营不病；大青龙主风寒两伤营卫，治营卫俱病。三方割据瓜分。太阳之主寒多风少、风多寒少，种种蛇足，羽翼青龙，曲成三纲鼎立之说，巧言簧簧，洋洋盈耳，此郑声所为乱雅乐也。夫仲景之道，至平至易，仲景之门，人人可入，而使之茅塞如此，令学者如夜行歧路，莫之指归，不深可悯耶？且以十存二三之文，而谓之全篇，手足厥冷之厥，混同两阴交尽之厥，其间差谬，何可殚举？此愚所以执卷长吁，不能已于注疏也。丙午秋，校正《内经》始成，尚未出而问世。以《伤寒》为世所甚重，故将仲景书校正而注疏之，分篇汇论，挈其大纲，详其细目，证因类聚，方随附之，倒句讹字，悉为改正，异端邪说，一切辨明。岐伯、仲景

之隐旨，发挥本论各条之下，集成一帙，名《论注》。不揣卑鄙，敢就正高明，倘得片言首肯，亦稍慰夫愚者之千虑云尔。

慈水柯琴韵伯氏，题时己酉初夏也

凡　例

《伤寒论》一书，自叔和编次后，仲景原篇不可复见。虽章次混淆，犹得寻仲景面目。方、喻辈各为更定，《条辨》既中邪魔，《尚论》浸循陋习矣，大背仲景之旨。琴有志重编，因无所据，窃思仲景有太阳证、桂枝证、柴胡证等辞，乃宗此义，以证名篇，而以论次第之。虽非仲景编次，或不失仲景心法耳。

起手先立总纲一篇，令人开卷便知伤寒家脉证得失之大局矣。每经各立总纲一篇，读此便知本经之脉证大略矣。每篇各标一证为题，看题便知此方之脉证治法矣。

是编以证为主，故汇集六经诸论，各以类从。其证是某经所重者，分列某经，如桂枝、麻黄等证列太阳，栀子、承气等证列阳明之类。其有变证化方，如从桂枝证更变加减者，即附桂枝证后；从麻黄证更变加减者，附麻黄证后。

叔和序例，固与仲景本论不合，所集脉法，其中有关于伤寒者，合于某证，即采附其间，片长可取，即得攀龙附骥耳。

六经中有证治疏略，全条删去者，如少阴病下利白通汤主之、少阴病下利便脓血桃花汤主之等类，为既有下利脉微者与白通汤、腹痛小便不利与桃花汤主之之详，则彼之疏略者可去矣。又有脉证各别，不相统摄者，如太阳病发汗太多因致痉，与脉沉而细，病身热足寒等证，三条合一，论理甚明，故合之。

本论每多倒句，此古文笔法耳。如太阳病血证麻黄汤主之句，语意在当发其汗下。前辈但据章句次序，不审前后文理，不顾衄家禁忌，竟谓衄后仍当用麻黄解表。夫既云衄乃解，又云自衄者愈，何得阵后兴兵？衄家不可发汗，更有明禁，何得再为妄汗？今人胶柱者多，即明理者，亦多为陶氏所惑，故将麻黄、桂枝、小青龙等条，悉为称正。

条中有冗句者删之，如桂枝证云：先发汗不解，而复下之，脉浮者不愈。浮为在外，须解外则愈。何等直捷！在外下更加“而反下之，故令不愈，今脉浮，故知在外”等句，要知此等繁音，不是汉人之笔。凡此等口角，如

"病常自汗出"条，亦从删例。

条中有衍文者删之，有讹字者改之，有阙字者补之。然必详本条与上下条有据，确乎当增删改正者，直书之。如无所据，不敢妄动，发明注中，以俟高明之定夺。

加减方分两、制度、煎法，与本文同者，于本方下书本方加某味、减某味。或一篇数方，而后方煎法与前方同者，于方末书煎法同前。方中药味修治同前者，如麻黄去节、杏仁去皮之类，但不再注；附子必炮，若有生用者注之。

可汗不可汗等篇，鄙俚固不足取，而六经篇中多有叔和附入，合于仲景者取之。如太阳脉浮动数三、阳明论脾约脉证等条，与本论不合，无以发明，反以滋惑，剔出附后，候识者辨焉。

正文逐句圈断，俱有深意。如本论中一字句最多，如太阳病，"脉、浮、头、项、强、痛"六字，当作六句读，言脉气来尺寸俱浮，头与项强而痛。若脉浮两字连读，头项强痛而恶寒，作一句读，疏略无味。则字字读断，大义先明矣。如"心下温温欲吐，郁郁微烦"之类，温温、郁郁，俱不得连读，连读则失其义矣。

卷 上

太阳方总论

太阳主表，故立方以发表为主，而发表中更兼治里，故种种不同。麻黄汤于发表中降气，桂枝汤于发表中滋阴，葛根汤于发表中生津，大青龙汤与麻杏甘膏汤、麻翘赤豆汤，于发表中清火，小青龙汤与五苓散，于发表中利水。清火中复有轻重，利水中各有浅深也。若白虎之清火，十枣之利水，又解表后之证治。其陷胸、泻心、抵当、调胃、四逆、真武等剂，又随证救逆之法矣。大抵太阳之表，不离桂枝、麻黄二汤加减，以心为太阳之里也。今将诸方详论，表彰仲景治法，令后人放胆用之。则麻黄汤治伤寒而不治中风，桂枝汤治中风而不治伤寒等说，其可少息乎？

桂枝汤

桂枝　芍药　甘草　生姜　大枣

此为仲景群方之魁，乃滋阴和阳，调和营卫，解肌发汗之总方也。凡头痛、发热、恶风、恶寒，其脉浮而弱，汗自出者，不拘何经，不论中风、伤寒、杂病，咸得用此发汗。若妄汗妄下，而表不解者，仍当用此解肌。如所云头痛、发热、恶寒、恶风、鼻鸣、干呕等病，但见一症即是，不必悉具，惟以脉弱、自汗为主耳。桂枝赤色，通心温经，能扶阳散寒，甘能益气生血，辛能解散外邪，内辅君主，发心液而为汗。故麻黄、葛根、青龙辈，凡发汗御寒者咸用之，惟桂枝汤不可用麻黄，麻黄汤不可无桂枝也。本方皆辛甘发散，惟芍药微苦微寒，能益阴敛血，内和营气。先辈之无汗不得用桂枝汤者，以芍药能止汗也。芍药之功，本在止烦，烦止汗亦止，故反烦、更烦，与心悸而烦者咸赖之。若倍加芍药，即建中之剂，非复发汗之剂矣。是方也，用桂枝发汗，即用芍药止汗。生姜之辛，佐桂以解肌，大枣之甘，佐芍以和里。桂、芍之相须，姜、枣之相得，阴阳表里，并行而不悖，是刚柔相济以为和也。甘草甘平，有安内攘外之功，用以调和气血者，即以调和表里，且以调和诸药矣。而精义尤在啜稀热粥以助药力。盖谷气内充，外邪勿复入，热粥以继药之后，则余邪勿复留，复方之妙用又如此。故用之发汗，自不至于亡阳；用之止汗，自不至于贻患。今人凡遇发热，不论虚实，悉忌谷味，刊桂枝方者，俱削此法，是岂知仲景之心法乎？要知此方专治表虚，但能解肌，以发营中之汗，不能开皮毛之窍，以出卫分之邪。故汗不出者，是麻黄证，脉浮紧者，是麻黄脉，即不得与桂枝汤矣。然初起无汗，当用麻黄发汗。如汗后复烦，即脉浮数者，不得再与麻黄而更用桂枝。如汗后不解，与下后脉仍浮，气上冲，或下利止而身痛不休者，皆当用此解外。盖此时表虽不解，腠理已疏，邪不在皮毛而在肌肉。故脉证虽同麻黄，而主治当属桂枝也。粗工妄谓桂枝汤专治中风一证，印定后人耳目，而所称中风者，又与此方不合，故置之不用。愚常以此汤治自汗、盗汗、虚疟、虚痢，随手而愈。因知仲景方可通治百病，与后人分门证类，使无下手处者，可同年而语耶？

麻黄汤

麻黄　桂枝　杏仁　甘草

治风寒在表，头痛项强，发热身痛，腰痛，骨节烦疼，恶风恶寒，无汗，胸满而喘，其脉浮紧浮数者，此为开表逐邪发汗之峻剂也。古人用药用法象之义，麻黄中空外直，宛如毛窍骨节，故能去骨节之风寒，从毛窍而出，为卫分发散风寒之品；桂枝之条纵横，宛如经脉系络，能入心化液，通经络而出汗，为营分散解风寒之品；杏仁为心果，温能助心散寒，苦能清肺下气，为上焦逐邪定喘之品；甘草甘平，外拒风寒，内和气血，为中宫安内攘外之品。此汤入胃行气于玄府①，输精于皮毛，斯毛脉合精而溱溱汗出，在表之邪，其尽去而不留，痛止喘平，寒热顿解，不烦啜粥而藉汗于谷也。其不用姜、枣者，以生姜之性，横散解肌，碍麻黄之上升；大枣之性，滞泥于膈，碍杏仁之速降。此欲急于直达，稍缓则不迅，横散则不峻矣。若脉浮弱汗自出者，或尺脉微迟者，是桂枝所主，非此方所宜。盖此乃纯阳之剂，过于发散，如单刀直入之将，投之恰当，一战成功，不当则不戢而召祸。故用之发表，可一而不可再。如汗后不解，便当以桂枝汤代之；若汗出不透，邪气留连于皮毛骨肉之间，又有麻桂各半与桂枝二麻黄一之妙用；若阳盛于内而无汗者，又有麻黄杏仁石膏、连翘赤小豆等剂。此皆仲景心法也。予治冷风哮与风寒湿三气成痹等证，用此辄效，非伤寒一证可拘也。

按：麻、桂二方，治伤寒中风者，遇当用而不敢用，注疏伤寒家于不当用者，妄言其当用。如太阳衄血证，宜桂枝汤句，语意在当须发汗下，麻黄

---

① 玄府：又名元府，指皮肤表面的汗毛孔。

主之句，在当发其汗下，二句皆于结句补出，是倒序法也。仲景于论证时，细明其所以然，未及于方故耳。夫桂枝乃行血之品，仲景用桂枝发汗，不是用桂枝止衄，是用在未衄时，非用在已衄后，且夺血者无汗，此理甚明。麻黄乃上升之品，夫既云衄乃解，又云自衄者愈，若复用升提之药，衄流不止可必矣，且衄家不可发汗，此禁甚明矣。又如小青龙主之句，语意在服汤已上，岂有寒去欲解，反用燥热之剂，重亡津液，令渴不解乎？且云服药已，服药已者，是何药何汤耶？观仲景于所服药不合法者，必明斥之。如所云："服泻心汤，复以他药下之，利不止。"又云："知医以他药下之，非其治也。"粗工不知倒序等法，又溺于风寒二字，而曰是虽热甚，邪由在经，以麻黄治衄，是发散经中邪气耳。请问邪气寒乎？热乎？若寒邪则血凝不流，焉得有衄？若热邪则清降不遑，而敢升发耶？且云点滴不成流者，必用服药。若成流不止，将何法以善其后乎？此误天下苍生之最盛者，余因表而出之。

葛根汤

葛根　麻黄　桂枝　白芍　甘草　姜　枣

治头项强痛，背亦强，牵引几几然，脉浮无汗恶寒，兼治风寒在表而自利者，此开表逐邪之轻剂也。其症身不疼、腰不痛、骨节不痛，是骨不受寒矣；头项强痛、下连于背、牵引不宁，是筋伤于风矣；不喘、不烦躁、不干呕，是无内证；无汗而恶风，病只在表；若表病而兼下利，是表实里虚矣。比麻黄、青龙之剂较轻，然几几更甚于项强，而无汗不失为表实，脉浮不紧数，是中于鼓动之阳风，故以桂枝汤为主，而加麻、葛以攻其表实也。葛根味甘气凉，能起阴气而生津液，滋筋脉而舒其牵引，故以为君；麻黄、生姜，能开玄府腠理之闭塞，祛风而出汗，故以为臣；寒热俱轻，故少佐桂、芍，同甘、枣以和里。此于麻、桂二方之间，衡其轻重，而为调和表里之剂也。故用之以治表实，而外邪自解，不必治里虚，而下利自瘳，与大青龙治表里俱实者异矣。要知葛根秉性轻清，赋体厚重，轻可去实，重可镇动，厚可固里，一物而三美备。然惟表实里虚者宜之，胃家实者，非所宜也。故仲景于阳明经中不用葛根。东垣用药分经，不列于太阳，而列于阳明。易老云："未入阳明者不可服。"皆未知此义。喻氏谓"仲景不用于阳明，恐亡津液"，与本草生津之说左；又谓"能开肌肉"，又与仲景治汗出恶风桂枝汤中加葛根者左矣。盖桂枝、葛根俱是解肌和里之剂，故有汗无汗，下利不下利，皆可用，与麻黄专于治表者不同。麻黄、葛根俱有沫，沫者浊气也。故仲景皆以水煮去其沫，而后入诸药，此取其清扬发腠理之义。桂枝汤啜稀粥者，因无麻黄之开，而有芍药之敛，恐邪有不尽，故假谷气以逐之，此汗生于谷也。

大青龙汤

麻黄　桂枝　石膏　杏仁　甘草　姜　枣

太阳中风，脉浮紧，头痛发热，恶寒身疼，不汗出而烦躁，此麻黄证之剧者，故加味以治之也。诸症全是麻黄，有喘与烦躁之别。喘者是寒郁其气，升降不得自如，故多用杏仁之苦以降气。烦躁是热伤其气，无津不能作汗，故特加石膏之甘以生津。然其性沉而大寒，恐内热顿除而表寒不解，变为寒中而挟热下利，是引贼破家矣。故必倍麻黄以发表，又倍甘草以和中，更用姜枣以调营卫。一汗而表里双解，风热两除，此大青龙清内攘外之功，所以佐麻、桂二方之不及也。夫青龙以发汗命名，其方分大小，在麻黄之多少，而不关石膏，观小青龙之不用可知。石膏不能驱在表之风寒，但能清中宫之燔灼，观白虎之多用可知。世不知石膏为烦躁用，妄为发汗用，十剂之轻可去实，岂至坚至重之质而能发汗哉？汗多亡阳者，过在麻黄耳。少阴亦有发热、恶寒、烦躁之症，与大青龙同，但脉不浮、头不痛为异。若脉浮弱、汗自出者，是桂枝证。二症妄与石膏，则胃气不至于四肢而手足厥冷；妄用麻黄，则卫阳不周于身而筋惕肉瞤。此仲景所深戒也。要知少阴见阳证而用麻黄，必固以附子。太、少异位，阴阳殊途，故寒温有别。桂枝证之烦，因于木旺，故用微苦微寒之剂以升降之；大青龙之兼躁，因于风动，故用至阴至重之品以镇坠之。有汗无汗，虚实不同，轻重有差也。必细审其所不用，然后不失其所当用耳。

按："许叔微云：桂枝治中风，麻黄治伤寒，大青龙治中风见寒脉、伤寒见风脉，三者如鼎立。"此方氏三大纲所由来。而大青龙之证治，自此不明于世矣。不知仲景治表，只在麻、桂二法，麻黄治表实，桂枝治表虚，方治在虚实上分，不在风寒上分也。盖风、寒二证，俱有虚实，俱有浅深，俱有营卫，大法又在虚实上分浅深，并不在风寒上分营卫也。夫有汗为表虚，立桂枝汤治有汗之风寒，而更有加桂去桂，加芍去芍，及加附子、人参、厚朴、杏仁、茯苓、白术、大黄、龙骨、牡蛎等剂，皆是桂枝汤之变局。因表虚中更有内虚内实浅深之不同，故加减法亦种种不一耳。以无汗为表实，而立麻黄汤治无汗之风寒，然表实中亦有夹寒夹暑、内寒内热之不同，故以麻黄为主而加减者，若葛根汤、大小青龙、麻黄附子细辛甘草、麻黄杏仁甘草石膏、麻黄连翘赤豆等剂，皆麻黄汤之变局，因表实中亦各有内外寒热浅深之殊也。葛根汤因肌肉津液不足，而加芍药、葛根；大青龙因内热烦躁而加石膏；小青龙以干呕而咳，而加半夏、细辛、干姜；麻黄附子细辛甘草二方，以脉沉而加附子；若连翘赤豆梓皮，湿热发黄而加。诸剂皆因表实，从麻黄汤加减，何得独推大青龙为鼎立耶？何但知有风寒，而不知有风热，但知有中风见寒、伤寒见风之证，而不知小青龙之治风寒、大青龙之治风热、麻杏甘膏之治温热、麻翘豆汤之治湿热，表实中更有如是之别耶？且前辈之凿分风、寒者，拘于脉耳。不知仲景之论脉甚活而不拘，如大青龙之条，有中风而脉浮紧、伤寒而脉浮缓，是互文见意处。言中风脉缓，然亦有脉浮紧者；伤寒脉紧，然亦有脉浮缓者。盖中风伤寒，各有浅深，或因人之强弱而异，地之高下而异，时之乖和而异。症既不可拘，脉即不可执。如阳明中风而脉浮紧，太阴伤寒而脉浮缓，不可谓脉紧必伤寒，脉缓必中风矣。按《内经》脉滑曰风，则风脉原无定象；又盛而紧曰胀，则紧脉不专属伤寒；又缓而滑为热中，则缓脉亦不专指中风矣。且阳明中风，有脉浮而紧者，又有脉弦浮大者。必欲以太阳之脉缓自汗、脉紧无汗，定分风寒，割裂营卫，他经皆有中风，皆不言及何耶？要知脉紧固为有力，脉浮缓亦不是浮弱，即《内经》缓而滑为热中之脉也。盖仲景凭脉辨证，只审虚实。故不论中风伤寒脉之缓紧，但于指下有力者为实，脉弱无力者为虚；不汗出而烦躁者为实，汗出多而烦躁者为虚；证在太阳而烦躁者为实，证在少阴而烦躁者为虚。实者可服大青龙，虚者便不可服，此最易知也。凡先烦不躁而脉浮者，必有汗而自解；烦躁而脉浮紧者，必无汗而不解。大青龙汤为风寒在表而兼热中者设，不是为有表无里而设。故中风无汗烦躁者可用，伤寒而无汗烦躁者亦可用。盖风寒本是一气，故汤剂可以互投。论中有中风伤寒互称者，如大青龙是也；有中风伤寒兼提者，如小柴胡是也。仲景但细辨脉旺而施治，何尝拘拘于中风伤寒之别其名乎？如既立麻黄汤治寒，桂枝汤治风，而中风见寒、伤寒见风者，曷不用桂枝麻黄合半汤，而更用大青龙为主治耶？且既有中风恶风不恶寒，伤寒恶寒不恶风之说，曷不用大青龙之恶寒主伤寒，麻黄证之恶风主中风，桂枝证之恶风复恶寒主中风见寒、伤寒见风耶？方氏因三纲之分，而有风寒多少之陋见。喻氏又因大青龙之名，而为龙背龙腹龙尾之奇说。又谓纵横者，龙之所以飞期门及大青龙之位。青龙之说愈工，而青龙之法愈湮，此所谓好龙而不识真龙者也。大青龙之点睛，在无汗烦躁、无少阴证二句。合观之，知本方本为太阳烦躁而设。仲景恐人误用青龙，不特为脉弱汗出者禁，而吃紧尤在少阴。盖少阴亦有发热、恶寒、身疼、无汗而烦躁之症，此阴极似阳，寒极反见热化也。误用则厥逆、筋惕肉瞤所必至，全在此处着眼，故必审其非少阴证，而为太阳烦躁无疑。太阳烦躁为阳盛，非大青龙不解。故不特脉浮紧之中风可用，即浮缓而不微弱之伤寒，亦可用也；不特身疼身重者可用，即身不疼而身重而乍有轻时者，亦可用也。盖胃脘之阳，内郁胸中而烦，外扰四肢而躁，第用麻黄发汗于外，不加石膏泄热于内，烦躁不解，阳盛而死矣。诸家不审烦躁之理，以致少阴句无所着落，妄谓大青龙为风寒两伤营卫而设，不知其为两解表里而设。请问石膏之设，为治风欤，治寒欤，营分药欤，卫分药欤？只为热伤中气，用之治内热耳。

小青龙汤

麻黄　桂枝　白芍　甘草　干姜　细辛　半夏　五味

伤寒表不解，心下有水气，干呕发热而咳，或利，或噎，或小便不利、少腹满，或喘者，用此发汗利水。夫阳之汗，以天地之雨名之。水气入心则为汗，一汗而外邪顿解矣。此因心气不足，汗出不彻，故寒热不解而心下有水气。其咳是水气射肺之征，干呕知水气未入于胃也。心下乃胞络相火所居之地，水火相射，其病不可拟摹。如水气下而不上，则或渴或利；上而不下，则或噎或喘；留于肠胃，则小便不利而少腹满耳。惟发热干呕而渴，是本方之当症。此于桂枝汤去大枣之泥，加麻黄以开玄府，细辛逐水气，半夏除呕，五味、干姜以除咳也。以干姜易生姜者，生姜之味气不如干姜之猛烈，其大温足以逐心下之水，苦辛可以解五味之酸，且发表既有麻黄、细辛之直锐，更不藉生姜之横散矣。若渴者，是心液不足，故去半夏之燥热，加瓜蒌根之生津；若微利与噎，小便不利与喘者，病机偏于向里，故去麻黄之发表，加附子以除噎，芫花、茯苓以利水，杏仁以定喘耳。两青龙俱两解表里法，大青龙治里热，小青龙治里寒，故发表之药同，而治里之药殊也。此与五苓，同为治表不解而心下有水气。在五苓治水蓄而不行，故大利其水而微发其汗，是为水郁折之也。本方治水之动而不居，故备举辛温以散水，并用酸苦以安肺，培其化源也，兼治腹胀最捷。葛根与大、小青龙皆合麻、桂二方加减。葛根减麻黄、杏仁者，以不喘故，加葛根者，和太阳之津，升阳明之液也。大青龙减桂枝、芍药者，以汗不出故，加石膏者，烦躁故也。若小青龙减麻黄之杏仁，桂枝之生姜、大枣，既加细辛、干姜、半夏、五味，而又立加减法。神而明之，不可胜用矣。

此方又主水寒在胃，久咳肺虚。

五苓散

泽泻　白术　茯苓　猪苓　桂枝

太阳本病脉浮，发汗表证虽解，而膀胱之热邪犹存，用之利水止渴，下取上效之法。桂性热，少加为引导。五苓能通调水道，培助土气，其中有桂枝以宣通卫阳，停水散，表里和，则火热自化，而津液得全，烦渴不治而治矣。

治太阳发汗后，表热不解，脉浮数，烦渴饮水，或水入即吐，或饮水多而小便不利者。凡中风伤寒，结热在里，热伤气分，必烦渴饮水。治之有二法：表证已罢而脉洪大，是热邪在阳明之半表里，用白虎加人参，清火以益气；表证未罢，而脉仍浮数，是寒邪在太阳之半表里，用五苓散，饮暖水利水而发汗。此因表邪不解，心下之水气亦不散，既不能为溺，更不能生津，故渴。及与之水，非上焦不受，即下焦不通，所以名为水逆。水者肾所司也。泽泻味咸入肾，而培水之本；猪苓黑色入肾，以利水之用；白术味甘归脾，制水之逆流；茯苓色白入肺，清水之源委，而水气顺矣。然表里之邪，谅不因水利而顿解。故必少加桂枝，多服暖水，使水精四布，上滋心肺，外达皮毛，溱溱汗出，表里之烦热两除也。白饮和服，亦啜稀粥之微义，又复方之轻剂矣。本方非能治消渴也，注者不审消渴之理，及水逆之性，称为化气回津之剂。夫四苓之燥，桂枝之热，何所恃而津回？岂知消渴与水逆不同，消字中便见饮水多能消则不逆矣。本论云："饮水多者，小便利必心下悸，是水蓄上焦为逆；小便少者，必苦里急，是水蓄下焦为逆也。"又云："渴欲饮水者，以五苓散救之。"可知用五苓原是治水，不是治渴，用以散所饮之水，而非治烦渴、消渴之水也。且本方重在内烦外热，用桂枝是逐水以除烦，不是热因热用；是少发汗以解表，不是助四苓以利水。其用四苓是行积水留垢，不是疏通水道。后人不明此理，概以治水道不通。夫热淫于内者，心下已无水气，则无水可利，无汗可发，更进燥烈之品，津液重亡，其能堪耶？本论云："下后复发汗，小便不利者，亡津液故也，勿治之。"又云："若亡津液，阴阳自和者，必自愈。"又云："汗出多，胃中燥，不可用猪苓汤复利其小便。"夫利水诸方，惟猪苓汤为润剂，尚不可用，其不欲饮水而小便不利者，五苓散之当禁，不待言矣。

十枣汤

大枣　芫花　甘遂　大戟

治太阳中风，表解后里气不和，下利呕逆，心下至胁痞满硬痛，头痛短气，汗出不恶寒者。仲景利水之剂种种不同，此其最峻者也。凡水气为患，或喘或咳，或利或吐，或吐利而无汗，病一处而已。此则外走皮毛而汗出，内走咽喉而呕逆，下走肠胃而下利，水邪之泛溢者，既浩浩莫御矣。且头痛短气，心腹胁下皆痞硬满痛，是水邪尚留结于中，三焦升降之气，拒隔而难通也。表邪已罢，非汗散所宜；里邪充斥，又非渗泄之品所能治。非选利水之至锐者以直折之，中气不支，亡可立待矣。甘遂、芫花、大戟，皆辛苦气寒，而秉性最毒，并举而任之，气同味合，相须相济，决渎而大下，一举而水患可平矣。然邪之所凑，其气已虚，而毒药攻邪，脾胃必弱。使无健脾调胃之品主宰其间，邪气尽而元气亦随之尽。故选枣之大肥者为君，预培脾土之虚，且制水势之横，又和诸药之毒，既不使邪气之盛而不制，又不使元气之虚而不支。此仲景立法之尽善也。用者拘于甘能缓中之说，岂知五行承制之理乎？张子和制浚川、禹功、神佑等方，治水肿痰饮，而不知君补剂以护本，但知用毒药以攻邪，所以善全者鲜。

麻黄杏仁甘草石膏汤

此温病发汗逐邪之主剂也。凡冬不藏精之人，热邪内伏于脏腑，至春风解冻，伏邪自内而出，法当乘其势而汗之，势随汗散矣。然发汗之剂，多用桂枝。此虽头项强痛，反不恶寒而渴，是有热而无寒。桂枝下咽，阳盛则毙。故于麻黄汤去桂枝之辛热，易石膏之甘寒，以解表里俱热之证。岐伯所云“未满三日可汗而已”者，此法是也。此病得于寒时而发于风令，故又名风温。其脉阴阳俱浮，其症自汗身重。盖阳浮则强于卫外而闭气，故身重，当用麻黄开表以逐邪；阴浮不能藏精而汗出，当用石膏镇阴而清火。表里俱热，则中气不运，升降不得自如，故多眠息鼾，语言难出，当用杏仁、甘草以调气。此方备升降轻重之性，足以当之。若攻下火熏等法，此粗工促病之术也。凡风寒在表，头痛发热恶寒无汗者，必用麻黄发汗，汗后复烦，更用桂枝发汗。若温病发汗已而身灼热，是内热猖獗，虽汗出而喘，不可更用桂枝汤。盖温暑之邪，当与汗俱出，而勿得止其汗。即灼然之大热，仍当用此方开表，以清里降火而平喘。盖治内蕴之火邪，与外感之余热不同法也。若被下而小便不利，直视失溲者，真阴虚极而不治。若汗出而喘，是热势仍从外越，虽未下前之大热，因下而稍轻，仍当凉散，亦不得仿风寒未解之例。下后气上冲者，更行桂枝汤也。是方也，温病初起，可用以解表而清里，汗后可复用，下后可复用，与风寒不解而用桂枝汤同法。仲景因治风寒汗下不解之证，必须桂枝，故特出此凉解之义，以比类桂枝加厚朴杏仁汤证，正与风寒温病分泾渭处。合观温病提纲，而大旨显然矣，此大青龙之变局，白虎汤之先着也。石膏为清火重剂，青龙、白虎，皆赖以建功，然用之谨甚。故青龙以恶寒脉紧，兼用姜、桂以扶卫外之阳；白虎以汗后烦渴，兼用参、米以保胃脘之阳也。此但热无寒，佐姜、桂则脉流薄疾，斑黄狂乱作矣。此但热不虚，加参、米则食入于阴，气长于阳，谵语腹胀矣。凡外感之汗下后，汗出而喘为实，重在存阴者，不必虑其亡阳也。然此为解表之剂，若无喘鼾语言难出等症，则又白虎汤之证治矣。此方治温病表里之实，白虎加参、米，治温病表里之虚，相须相济者也。若葛根黄连黄芩汤，则治利而不治喘。要知温病下后，无利不止证，葛根、黄连之燥，非治温药。且麻黄专于外达，与葛根之和中发表不同；石膏甘润，与黄连之苦燥悬殊。同是凉解表里，同是汗出而喘，而用药有毫厘千里之辨矣。

麻黄连翘赤小豆汤

麻黄　连翘　赤小豆　梓白皮　杏仁　甘草　生姜　大枣

治太阳伤寒妄下热入，但头汗出，小便不利，身体发黄。此以赤小豆、梓皮为君，而冠以麻黄者，见此为麻黄汤之坏证，此汤为麻黄汤之变剂也。伤寒不用麻黄发汗，而反下之，热不得越，因瘀于里，热邪上炎，故头有汗。无汗之处，湿热熏蒸，身必发黄，水气上溢皮肤，故小便不利。此心肺为瘀热所伤，营卫不和故耳。夫皮肤之湿热不散，仍当发汗，而在里之瘀热不清，非桂枝所宜。必择味之酸苦、气之寒凉而能调和营卫者，以凉中发表，此方所由制也。小豆赤色，心家谷也，酸以收心气，甘以泻心火，专走血分，通经络，行津液，而利膀胱；梓白皮色白，肺家药也，寒能清肺热，苦以泻肺气，专走气分，清皮肤，理胸中，而散烦热，故以为君；佐连翘、杏仁以泻心，麻黄、生姜以开表，甘草、大枣以和胃；潦水味薄，流而不止，故能降火而除湿，取而煮之。半日服尽者，急方通剂，不必缓也。夫麻黄一方，与桂枝合半，则小发汗；加石膏、姜、枣，即于发表中清火而除烦躁；去桂枝之辛热，加石膏之辛寒，则于发表中清火而定喘；君以文蛤，即于发表中祛内外之湿热；加连翘等之苦寒，即于发表中清火而治黄。仲景于太阳中随证加减，曲尽麻黄之长技，不拘于冬月之严寒而用矣。若加附子、细辛之大辛热，加附子、甘草之辛甘，亦因少阴表里之微甚，并非为严寒之时拘也。

文蛤汤

文蛤　麻黄　石膏　杏仁　甘草　姜　枣

病发于阳，应以汗解。庸工用水攻之法，热被水劫而不得散。外则肉上粟起，因湿气凝结于玄府也；内则烦热，意欲饮水，是阳邪内郁也。当渴而反不渴者，皮毛之水气入肺也。夫皮肉之水气，非五苓散之可任，而小青龙之温散，又非内烦者之所宜，故制文蛤汤。文蛤生于海中而不畏水，其能制水可知，咸能补心，寒能胜热，其壳能利皮肤之水，其肉能止胸中之烦，故以为君。然阳为阴郁，非汗不解，而湿在皮肤，又不当动其经络，热淫于内，亦不可发以大温，故于麻黄汤去桂枝而加石膏、姜、枣。此亦大青龙之变局也。其不瘥者，更与五苓散以除未尽之邪；若汗出已而腹中痛者，更与芍药汤以和肝脾之气。按：本论以文蛤一味为散，以沸汤和方寸匕，服满五合。此等轻剂，恐难散湿热之重邪。《金匮要略》云：“渴欲饮水不止者，文蛤汤主之。”审证用方，则此汤而彼散，故移彼方而补入于此。

桂枝二麻黄一汤

桂枝汤二分　麻黄汤一分

服桂枝汤后，而恶寒发热如疟者，是本当用麻黄发汗而用桂枝，则汗出不彻故也。凡太阳发汗太过，则转属阳明，不及则转属少阳。此虽寒热往来，而头项强痛未罢，是太阳之表尚在，故仍在太阳。夫疟因暑邪久留，而内着于募原，故发作有时，日不再作。此因风邪泊于营卫，动静无常，故一日再发，或三度发耳。邪气稽留于皮毛肌肉之间，固非桂枝汤之可解，已经汗过，又不宜麻黄汤之峻攻。故取桂枝汤三分之二，麻黄汤三分之一，合而服之，再解其肌，微开其表。审发汗于不发之中，此又用桂枝后更用麻黄法也。后人合为一方者，是大背仲景比较二方之轻重，偶中出奇之妙理矣。

桂枝麻黄合半汤

桂枝汤三合　麻黄汤三合

太阳病，得之八九日，如疟状，发热恶寒，热多寒少，面有赤色者，是阳气拂郁在表不得越。因前此当汗不汗，其身必痒，法当小发汗，故以麻、桂二汤各取三分之一，合为半服而急汗之。盖八九日来，正气已虚，表邪未解，不可不汗，又不可多汗，多汗则转属阳明，不汗则转属少阳。此欲只从太阳而愈，不再作经，故立此法耳。此与前证大不同，前方因汗不如法，虽不彻，而已得汗，故取桂枝二分，入麻黄一分，合为二升，分再服而缓汗之。此因未经发汗，而病日已久，故于二汤各取三合，并为六合，顿服而急汗之。两汤相合，泾渭分明，见仲景用偶方轻剂，其中更有缓急、大小、反佐之不同矣。原法两汤各煎而合服，犹水陆之师，各有节制，两军相为表里，异道夹攻之义也。后人算其分两合为一方，与葛根、青龙辈何异？

桂枝二越婢一汤

金匮越婢汤　麻黄　石膏　甘草　姜　枣

太阳病，发热恶寒，热多寒少，脉微弱者，此无阳也，不可发汗，故立此方。

按：本论无越婢证，亦无越婢汤，后人取《金匮》方补之。窃谓仲景言不可发汗，则必不用麻黄；言无阳，是无胃脘之阳，亦不用石膏。古方多有名同而药不同者，安可循名而不审其实也？此等脉证最多，宜用柴胡桂枝为恰当。

按：喻嘉言云：“越婢者，石膏之辛凉也，以此兼解其寒。”夫辛凉之品，岂治寒之剂乎？考越婢方，比大青龙无桂枝、杏仁，与麻黄杏子石膏汤同为凉解表里之剂。此不用杏仁之苦，而用姜、枣之辛甘，可以治太阳阳明合病、热多寒少而无汗者，犹白虎汤证背微恶寒之类，而不可以治脉弱无阳之证也。

按：《外台秘要》云："越脾汤易此一字，便合《内经》脾不濡，脾不能为胃行其津液之义。"是脾经不足而无汗者，可用此起太阴之津，以滋阳明之液而发汗。如成氏所云发越脾气者是也。然必兼见烦渴之症，脉虽不长大，浮缓而不微弱者宜之。

桂枝加附子汤

太阳病发汗，遂漏不止，其人恶风，小便难，四肢微急，难以屈伸者，此发汗不如法也。病在太阳，固当发汗，然得微似有汗者佳。发汗太过，阳气无所止息，而汗出不止矣。汗多亡阳，玄府不蔽，风乘虚入，故复恶风；津液外泄，不能润下，故小便难。四肢者，诸阳之本，阳气者，柔则养筋，开阖不得，寒气从之，故筋急而屈伸不利。此离中阳虚，不能敛液，当用桂枝汤补心之阳，阳密则漏汗自止，恶风自罢矣。坎中阳虚，不能制水，必加附子以固肾之阳，阳回则小便自利，四肢自柔矣。漏不止与大汗出不同。服桂枝汤后，大汗出而大烦渴，是阳陷于里，急当滋阴，故用白虎加参以和之。用麻黄汤遂漏不止，是阳亡于外，急当扶阳，故用桂枝加附以固之。要知发汗之剂，用桂枝太过，则阳陷于里，用麻黄太过，则阳亡于外。因桂枝汤有芍药而无麻黄，故虽大汗出，而玄府仍能自闭，但能使阳盛，断不致亡阳。又与汗出不解者异。此发汗汗遂不止，是阳中之阳虚，不能摄汗，所以本证之恶风不除，而变证有四肢拘急之患、小便难之理，故仍用桂枝加附，以固太阳卫外之气也；彼发汗汗出不解，是阴中之阳虚，汗虽出而不彻，所以本证之发热不除，而变证见头眩身振之表、心下悸之里，故假真武汤以固坎中真阴之本也。与伤寒自汗条似同而实异。彼脚挛急在未汗前，是阴虚；此四肢急在发汗后，是阳虚。自汗因心烦，其出微；遂漏因亡阳，故不止。小便数，尚不难；恶寒微，不若恶风之甚；脚挛急，尚轻于四肢不利也。彼用芍药甘草汤，此用桂枝加附子，其命剂悬殊矣。

芍药甘草附子汤

发汗而病不解，反恶寒，其里虚可知也。夫发汗所以逐寒邪，故只有寒去而热不解者。今恶寒比未汗时反甚，表虽不解，急当救里矣。盖太阳有病，本由少阴之虚，不能藏精而为阳之守。若发汗以扶阳，寒邪不从汗解，是又太阳阳虚，不能卫外，令阴邪得以久留。亡阳之兆，已见于此，仍用姜、桂以攻里，非以扶阳，而反以亡阳矣。故于桂枝汤去桂枝、姜、枣，取芍药，收少阴之精，甘草缓阴邪之逆，加附子固坎中之火，但使肾中元阳得位，表邪不治而自解矣。

按：少阴亡阳之证，未曾立方，本方恰与此证相合。芍药止汗，收肌表之余津；甘草和中，除咽痛而止吐利；附子固少阴而招失散之阳，温经络而缓脉中之紧。此又仲景隐而未发之旨欤？作芍药甘草汤治脚挛急，因其阴虚。此阴阳俱虚，故加附子，皆治里不治表之义。

桂枝甘草汤

此补心之峻剂也。发汗过多，则心液虚，心气馁，故心下悸。叉手冒心则外有所卫，得按则内有所依。如此不堪之状，望之而知其虚矣。桂枝本营分药，得麻黄、生姜，则令营气外发而为汗，从辛也；得芍药，则收敛营气而止汗，从酸也；得甘草，则内补营气而养血，从甘也。此方用桂枝为君，独任甘草为佐，以补心之阳，则汗出多者，不至于亡阳矣。姜之辛散，枣之泥滞，固非所宜，又不用芍药者，不欲其苦泄也。甘温相得，气和而悸自平，与心中悸而烦、心下有水气而悸者迥别。

茯苓桂枝甘草大枣汤

发汗后，心下悸欲得按者，心气虚而不自安，故用桂枝甘草汤以补心。若脐下悸欲作奔豚者，是肾水乘心而上克，故制此方以泻肾。豚为水畜，奔则昂首疾驰，酷肖水势上攻之象，此证因以为名。脐下悸时，水气尚在下焦，欲作奔豚之兆而未发也，当先其时而急治之。君茯苓之淡渗，以伐肾邪；佐桂枝之甘温，以保心气；甘草、大枣，培土以制水。亢则害者，承乃制矣。澜水状似奔豚，而性则柔弱，故又名劳水，用以先煮茯苓，水郁折之[①]之法。继以诸甘药投之，是制以所畏，令一惟下趋耳。

桂枝去芍药生姜新加人参汤

发汗后，又见身疼痛，是表虚，不得更兼辛散，故去生姜；脉沉为在里，迟为脏寒，自当远斥阴寒，故去芍药。惟在甘草、大枣以佐桂枝，则桂枝当入心养血之任，不复为解肌发汗之品矣。然不得大补元气之味以固中，则中气不能遽复，故加人参以通血脉，则营气调和，而身痛自瘳。名曰新加者，见表未解者，前此无补中法，今因脉沉迟，故尔始加也。此与用四逆汤治身疼脉沉之法同。彼在未汗前而脉反沉，是内外皆寒，故用干姜、生附大辛大热者，协甘草以逐里寒，而表寒自解。此在发汗后而脉沉迟，是内外皆虚，故用人参之补中益气者，以助桂枝、甘草而通血脉，是调中以发表之义也。

---

① 水郁折之：出自《素问·六元正纪大论》，是中医的一种治疗原则。水郁，指水气郁滞；折，调节制约。水郁的根本应于肾，可用温肾利水法以调节制约，增加气化功能。

此与桂枝人参汤不同者，彼因妄下而胃中虚寒，故用姜、术，表尚协热，故倍桂、甘；此因发汗不如法，亡津液而经络空虚，故加人参，胃气未伤，不须白术，胃中不寒，故不用干姜耳。是敦厚和平之剂也。坊本作加芍药、生姜者误。

桂枝去桂加茯苓白术汤

服桂枝汤已，桂枝证仍在者，当仍用桂枝如前法。而或妄下之，下后，其本证仍头痛项强，翕翕发热，而反无汗，其变证心下满微痛，而小便不利，法当利小便则愈矣。凡汗下之后，有表里证兼见者，见其病机向里，即当救其里证。心下满而不硬，痛而尚微，此因汗出不彻，有水气在心下也，当问其小便。若小便利者，病仍在表，仍须发汗；如小便不利者，病根虽在心下，而病机实在膀胱。由膀胱之水不行，致中焦之气不运，营卫之汗反无，乃太阳之腑病，非桂枝证未罢也。病不在经，不当发汗；病已入腑，法当利水。故于桂枝汤去桂而加苓、术，则姜、芍即为利水散邪之佐，甘、枣得效培土制水之功，非复辛甘发散之剂矣。盖水结中焦，可利而不可散，但得膀胱水去，而太阳表里之邪悉除，所以与小青龙、五苓散不同法。经曰："血之与汗，异名而同类。"又曰："膀胱津液气化而后能出。"此汗由血化，小便由气化也。桂枝为血分药，但能发汗，不能利水。观五苓方末云："多服暖水出汗愈。"此云小便利则愈。比类二方，可明桂枝去桂之理矣。今人不审，概用五苓以利水，岂不悖哉？

桂枝人参汤

桂枝　甘草　干姜　白术　人参

葛根黄连黄芩汤

葛根　黄连　黄芩　甘草

太阳病，外证未解而反下之，遂协热而利，心下痞硬，脉微弱者，用桂枝人参汤。本桂枝证，医反下之，利遂不止，其脉促，喘而汗出者，用葛根黄连黄芩汤。二证皆因下后外热不解，下利不止。一以脉微弱而心下痞硬，是脉不足而症有余；一以脉促而喘反汗出，是脉有余而症不足。表里虚实，当从脉而辨证矣。弱脉见于数下后，则痞硬为虚，非辛热何能化痞而软硬，非甘温无以止利而解表。故用桂枝、甘草为君，佐以干姜、参、术，先煎四味，后内桂枝，使和中之力饶，而解肌之气锐，是又于两解中行权宜法也。桂枝证，脉本缓，误下后而反促，阳气重可知。邪束于表，阳扰于内，故喘而汗出。利遂不止者，此暴注下迫，属于热，与脉微弱而协热利者不同。表热虽未解，而大热已入里，故非桂枝、芍药所能和，亦非厚朴、杏仁所能解矣。故君气轻质重之葛根，以解肌而止利；佐苦寒清肃之芩、连，以止汗而除喘；用甘草以和中。先煮葛根，后内诸药，解肌之力优，而清中之气锐，又与补中逐邪之法迥殊矣。上条脉证是阳虚，表虽有热，而里则虚寒。下条脉证是阳盛，虽下利不止，而表里俱热。同一协热利，同是表里不解，而寒热虚实攻补不同。前方用理中加桂枝，而冠桂枝于人参之上；后方用泻心加葛根，而冠葛根于芩、连之首。不名理中、泻心者总为表未解，故仍不离解肌之名耳。仲景制两解方，补中亦能解表，凉中亦能散表，补中亦能散痞，凉中亦能止利。若失之毫厘，差之千里矣。

桂枝去芍药汤

桂枝去芍药加附子汤

太阳病，下之后，脉促胸满者，桂枝去芍药汤主之。若更见微恶寒者，去芍药方中加附子主之。夫促为阳脉，胸满为阳证。然阳盛则促，阳虚亦促；阳盛则胸满，阳虚亦胸满。此下后脉促而不汗出，胸满而不喘，非阳盛也，是寒邪内结，将作结胸之脉。桂枝汤阳中有阴，去芍药之寒酸，则阴气流行而邪自不结，即扶阳之剂矣。若微见恶寒，则阴气凝聚，恐姜、桂之力薄不能散邪，加附子之辛热，为纯阳之剂矣。仲景于桂枝汤一减一加，皆成温剂，而更有浅深之殊也。

桂枝加厚朴杏仁汤

治太阳下后微喘，而表未解者。夫喘为麻黄证，方中治喘者，功在杏仁。桂枝本不治喘，此因妄下后，表虽不解，腠理已疏，则不当用麻黄而宜桂枝矣。所以宜桂枝者，以其中有芍药也。既有芍药之敛，若但加杏仁，则喘虽微，恐不能胜任，必加厚朴之辛温，佐桂以解肌，佐杏仁以降气。故凡喘家不当用麻黄汤，而作桂枝汤者，加厚朴、杏仁为佳法矣。

桂枝加芍药汤

桂枝加大黄汤

妄下后，外不解，而腹满时痛，是太阳太阴并病。若大实痛[①]，是太阳阳明并病。此皆因妄下而转属，非太阴阳明之本证也。脾胃同处中宫，位同而职异。太阴主出，太阴病则秽腐之出不利，故腹时痛；阳明主纳，阳明病则秽腐燥结而不行，故大实而痛。仍主桂枝汤者，是桂枝证未罢，不是治病求本，亦不是升举阳邪。仲景治法，只举目前，不拘前证，如二阳并病，太阳证罢，但潮热汗出，大便难而谵语者，即用大承气矣。此因表证未罢，而阳邪已陷入太阴，故倍芍药以滋脾阴而除满痛，此用阴和阳法也。若表邪未解，

---

① 大实痛：形容腹痛剧烈，拒按，可伴有便秘之症。

而阳邪陷入于阳明，则加大黄以润胃燥，而除其大实痛，此双解表里法也。凡妄下必伤胃气，胃阳虚即阳邪袭阴，故转属太阴；胃液涸则两阳相搏，故转属阳明。属太阴则腹满时痛而不实，阴道虚也；属阳明则腹大实而痛，阳道实也。满而时痛，下利之兆；大实而痛，是燥屎之征。桂枝加芍药，小试建中之剂；桂枝加大黄，微示调胃之方。

茯苓桂枝白术甘草汤

治伤寒吐下后，心下逆满，气上冲胸，起则头眩，脉沉紧，复发汗而动经，身为振摇者，此太阳转属厥阴之证也。吐下后，即无下利胃实证，是不转属太阴阳明；心下又不痞硬而逆满，是病已过太阳矣。此非寒邪自外而内结，乃肝邪自下而上达，其气上冲心可知也。下实而上虚，故起则头眩。脉因吐下而沉，是沉为在里矣。复发汗以攻其表，经络空虚，故一身振摇也。夫诸紧为寒，而指下须当深辨。浮沉俱紧者，伤寒初起之脉也；浮紧而沉不紧者，中风脉也。若下后结胸热实而脉沉紧，便不得谓之里寒，此吐下后热气上冲，更非里寒之脉矣。紧者弦之转旋，浮而紧者名弦，是风邪外伤；此沉而紧之弦，是木邪内发。凡厥阴为病，气上冲心。此因吐下后胃中空虚，木邪因而为患，是太阳之转属，而非厥阴之自病也。君以茯苓，以清胸中之肺气，则治节出而逆气自降；用桂枝以补心血，则营气复而经络自和；白术培既伤之元气，而胃气可复；甘草调和气血，而营卫以和，则头自不眩而身不振摇矣。若粗工遇之，鲜不认为真武证。

桂枝加桂汤

烧针令其汗，针处被寒，核起而赤者，必发奔豚，气从少腹上冲心者，先灸其核上各一壮，乃与此汤。寒气外束，火邪不散，发为赤核，是将作奔豚之兆也；从少腹上冲心，是奔豚已发之象也。此因当汗不发汗，阳气不舒，阴气上逆，必灸其核以散寒，仍用桂枝以解外。更加桂者，补心气以益火之阳，而阴自平也。前条发汗后，脐下悸，是水邪乘阳虚而犯心，故君茯苓以清水之源。此表寒未解，而少腹上冲，是水邪挟阴气以凌心，故加肉桂以温水之主。前证已在里而奔豚未发，此证尚在表而奔豚已发，故治有不同。桂枝不足以胜风，先刺风池、风府，复与桂枝以祛风；烧针不足以散寒，先灸其核，与桂枝加桂以散寒。皆内外夹攻法，又先治其外后治其内之理也。桂枝加芍药，治阳邪下陷；桂枝更加桂，治阴邪上攻。只在一味中加分两，不于本方外求他味，不即不离之妙如此。

桂枝去芍药加蜀漆龙骨牡蛎救逆汤

伤寒者，寒伤君主之阳也。以火迫劫汗，并亡君主之阴，此为火逆矣。

盖太阳伤寒，以发汗为主。用麻黄发汗，是为扶阳。用火劫汗犹挟天子以令诸侯，权不由主，此汗不由心也。故惊狂而起卧不安，犹芒刺在背之状矣。心为阳中之阳，太阳之汗，心之液也。凡发热自汗出者，是心液不收，桂枝方用芍药以收之。此因迫汗，津液既亡，无液可敛。故去芍药加龙骨、牡蛎者，是取其咸以补心，重以镇怯，涩以固脱，故曰救逆也。且去芍药之酸，则肝家得辛甘之补；加龙骨、牡蛎之咸，肾家既有既济之力。此虚则补母之法，又五行承制之理矣。蜀漆未详，昔云常山之苗则谬。

桂枝甘草龙骨牡蛎汤

火逆又下之，因烧针而烦躁，即惊狂之渐也。急用桂枝、甘草以安神，加龙骨、牡蛎以救逆，比前方简而切当。近世治伤寒者，无火熨之法，而病伤寒者，多烦躁惊狂之变，大抵用白虎、承气辈，作有余治之。然此症属实热者固多，而属虚寒者间有，则温补安神之法，不可废也。更有阳盛阴虚而见此症者，当用炙甘草加减，用枣仁、远志、茯苓、当归等味，又不可不知。

桂枝附子汤

桂枝　附子　甘草　生姜　大枣

桂枝附子去桂加白术汤

治伤寒八九日，风湿相搏，身体烦疼，不能转侧，不呕不渴，脉浮虚而涩者。若其人大便硬，小便自利，去桂加白术。

按：桂枝附子汤，即桂枝去芍药加附子汤也。彼治下后脉促胸满而微恶寒，是病在半表，仍当是桂枝为君，加附子为佐；此风寒湿相合而相搏于表，当从君君臣臣之制，则桂、附并重可知。旧本两方，分两相同，误亦甚矣。夫脉浮为风，涩为虚，浮而涩，则知寒之不去，而湿之相承也。风寒湿三气合至，合而成痹，故身体烦疼而不能转侧，病只在表而不在内。桂枝能驱风散寒而胜湿，故重其分两，配附子之辛热，率甘草、姜、枣以主之，三气自平，营卫以和矣。若其人又兼里气不和，大便反硬，小便反利者，此非胃家实，乃脾家虚也。盖脾家实，腐秽当自去。此湿流肌肉，因脾土失职，不能制水，故大便反见燥化。不呕不渴，是上焦之化源清，故小便自利。濡湿之地，风气常存，故风寒相搏而不解耳。病本在脾，法当培土以胜湿，而风寒自解，故君白术以代桂枝。白术专主健脾。脾虚则湿胜而不运，湿流于内，故使大便不实，湿流于表，更能使大便不濡。脾健则能制水，水在内，能使下输膀胱而大便实，水在外，能使还入胃中而大便濡。故方末云："初服其人身如痹，三服尽，其人如冒状。"此以术、附并走皮肉，逐水气未得除，故使然耳，法当加桂四两。此本一方二法：以大便硬，小便自利，去桂也；以大便不硬，小便不利，当加桂。因桂枝治上焦，大便硬小便利，是中焦不治，故去桂；服汤已，湿反入胃，故大便不硬，小便不利，是上焦不治，故仍须加桂。盖小便由于上焦之气化，而后膀胱之藏者能出也。《内经》曰："风气胜者为行痹，寒气胜者为痛痹，湿气胜者为着痹。"此身痛而不能转侧，是风少而寒湿胜，必赖附子雄壮之力，以行痹气之着。然附子治在下焦，故必同桂枝，始能令在表之痹气散；同白术，又能令在表之痹气内行。故桂枝附子汤是上下二焦之表剂，去桂加白术汤是中下二焦之表剂，附子白术汤仍加桂枝是通行三焦之表剂也。是又一方三法也。世以仲景方法分两，动称一百一十三方，三百九十七法，不知从何处而起。

甘草附子汤

甘草　附子　白术　桂枝

治风湿相搏，骨节疼痛，不得屈伸，近之则痛剧，汗出短气，小便不利，恶风不欲去衣，或身微肿者。此即桂枝附子汤加白术去姜、枣者也。前证得之伤寒，有表无里。此证因于中风，故兼见汗出身肿之表，短气小便不利之里。此《内经》所谓风气胜者，为行痹之证也。然上焦之化源不清，总因在表之风湿相搏，故于前方仍重用桂枝，而少减术、附。去姜枣者，以其短气，而辛散湿泥之品，非所宜耳。

大陷胸丸

大黄　芒硝　杏仁　葶苈　甘遂

大陷胸汤

大黄　芒硝　甘遂

病发于阳，而反下之，邪入于胃中与不得为汗之水气，结而不散，心中硬痛，因名结胸。然结胸一证，有只在太阳部分者，有并病阳明者。此或丸或汤，有轻重缓急之不同也。结在太阳部分者，身无大热，但头汗出，项亦强如柔痉状，寸脉浮，关脉沉，是病在上焦。因气之不行，致水之留结耳。夫胸中者，太阳之都会，宗气之所主，故名气海。太阳为诸阳主气，气为水母，气清则水精四布，气热则水浊而壅瘀矣。此水结因于气结，用杏仁之苦温，以开胸中之气，气降则水下矣。气结因于热邪，用葶苈之大寒，以清气分之热，源清而流洁矣。水结之所，必成窠臼，甘遂之苦辛，所以直达其窠臼也。然太阳之气化，不行于胸中，则阳明之胃腑，亦因热而成实。必假大黄、芒硝，小其制而为丸，和白蜜以缓之，使留恋于胸中，过一宿乃下，即解心胸之结滞，又保肠胃之无伤。此太阳里病之下法，是以攻剂为和剂者也。

其并病阳明者，因水结于胸，上焦不通，则津液不下，无以润肠胃。故五六日不大便，因而舌干口渴，日晡潮热，是阳明亦受病矣。心下至小腹硬满而痛不可近，脉沉紧者，此水邪结于心胸，而热邪实于肠胃。用甘遂以浚太阳之水，硝、黄以攻阳明之实，汤以荡之，是为两阳表里之下法也。二方比大承气更峻，治水肿、痢疾之初起者甚捷。然必视其人之壮实者施之，如平素虚弱，或病后不任攻伐者，当念虚虚之祸。

小陷胸汤

黄连　半夏　瓜蒌实

热入有浅深，结胸分大小。心腹硬痛，或连小腹不可按者，为大结胸。此土燥水坚，故脉亦应其象而沉紧。止在心下，不及胸腹，按之知痛不甚硬者，为小结胸。是水与热结，凝滞成痰，留于膈上，故脉亦应其象而浮滑也。秽物据清阳之位，法当泻心而涤痰，用黄连除心下之痞实，半夏消心下之痰结，寒温并用，温热之结自平。瓜蒌实色赤形圆，中含津液，法象于心，用以为君，助黄连之苦，且以滋半夏之燥，洵为除烦涤痰开结宽胸之剂。虽同名陷胸，而与攻利水谷之方悬殊矣。

大小青龙攻太阳之表，有水火之分，大小陷胸攻太阳之里，有痰饮之别，不独以轻重论也。

生姜泻心汤

人参　甘草　黄连　黄芩　干姜　半夏　生姜　大枣

此小柴胡汤去柴胡加干姜、黄连，又即黄连汤去桂易芩。

【临床解读】

高某某，女，53岁。2021年6月18日初诊。

主诉：卵巢癌术后6年。

现病史：患者6年前因下腹痛至医院检查出卵巢癌，并于北京某医院手术，术后化疗11次，2年期病情复发，继续化疗7次。现症见：胃脘胀满，不痛，反酸烧心，嗳气，左侧腰部酸胀不适，小腹偶有坠胀，纳差，不知饥，无食欲，二便正常，眠差，入睡难，多梦，噩梦，舌质淡红，苔薄白稍腻，脉沉弦。2021年6月15日查CT：①卵巢癌术后；②盆腔左侧占位伴输尿管扩张、积液，左肾积水；③肝脏多发低密度灶。

处方：柴胡10克，黄芩10克，清半夏10克，党参10克，冬瓜子30克，生薏苡仁30克，猪苓6克，滑石30克（包煎），蜈蚣粉1克（冲服），生甘草3克。15剂，每日1剂，水煎服。

二诊：2021年9月1日。服上方50剂，效好，胃脘胀满，纳食差等好转，现第3次化疗刚结束，以前化疗不能进食，身体状况极差，现在服中药化疗副作用较轻。现症见：乏力，气短，纳食可，胃脘胁肋偶有胀满，左侧腹部时痛时止，大便偏干，日一次，小便可，眠差，早醒，心烦急躁，平时易感冒，舌质红，苔少，脉沉细数。发现左肾区肿瘤病灶，并下有肾引流管，化疗后肿瘤灶变小。

病机要点：胃阴不足。

处方：北沙参30克，麦冬15克，天花粉10克，炒白扁豆10克，桑叶10克，石斛10克，佛手3克，生麦芽15克，生甘草6克。25剂，每日1剂，水煎服。（张磊医案）

伤寒汗出外已解，胃中不和，心下痞硬，干呕食臭，胁下有水气，腹中雷鸣下利者，是阳不足而阴乘之也。凡外感风寒而阳盛者，汗出不解，多转属阳明而成胃实。此心下痞硬而下利者，病虽在胃，不是转属阳明。下利不因误下，肠鸣而不满痛，又非转属太阴矣。夫心为阳中太阳，则心下是太阳之宫城，而心下痞是太阳之里也。君主之火用不宣，汗出不彻，内之水气不得越。水气不得散，所以痞硬，邪热不杀谷，故干呕食臭。胁下为少阳之位，太阳之阳气不盛，少阳之相火不支，故水气得支。胁下土虚不能制水，水气从胁入胃，泛溢中州，故腹中雷鸣而下利也。病势已在腹中，病根犹在心下，总因寒热交结于内，以致胃中不和。若用热散寒，则热势猖獗；用寒攻热，则水势横行。法当寒热并举，攻补兼施，以和胃气。故用芩、连除心下之热，干姜散心下之痞，生姜、半夏去胁下之水，参、甘、大枣培腹中之虚。因太阳之病为在里，故不从标本，从乎中治也。且芩、连之苦，必得干姜之辛，始能散痞；人参得甘、枣之甘，协以保心。又君生姜佐半夏，全以辛散甘苦之枢，而水气始散。名曰泻心，实以安心也。

此与十枣证，皆表解而里不和，见心下痞硬，干呕下利。然后因于中风之阳邪，故外证尚有余热，是痞硬下利属于热，故可用苦寒峻利之剂以直攻之。此因于伤寒之阴邪，故内证反有郁逆，是痞硬下利属于虚，故当用寒温兼补之剂以和解之。是治病各求其本也。按：泻心本名理中黄连人参汤，此以病在上焦，故名泻心耳。世徒知膀胱为太阳之里，热入膀胱为犯本，不知心下痞硬为犯本，因有传足不传手之谬。

甘草泻心汤

甘草　黄连　黄芩　干姜　半夏　大枣

伤寒中风，初无下证，下之，利日数十行，完谷不化，腹中雷鸣，其人胃气素虚可知。则心下痞硬而满，非有形之结热，以胃中空虚，客气上逆于胃口，故干呕心烦不得安。所云当汗不汗，其人心烦耳。若认为实热而复下之，则痞益甚矣。本方君甘草者，一以泻心而除烦，一以补胃中之空虚，一以缓客气之上逆也；倍加干姜者，本以散中宫下药之寒，且以行芩、连之气而消痞硬，佐半夏以除呕，协甘草以和中。是甘草得位而三善备，干姜任重而四美具矣。中虚而不用人参者，以未经发汗，热不得越，上焦之余邪未散，与用小柴胡汤有胸中烦者去人参同一例也。干呕而不用生姜者，以上焦之津液已虚，无庸再散耳。此病已在胃，亦不曰理中，仍名泻心者，以心烦痞硬，病在上焦，犹未离乎太阳也。心烦是太阳里证，即是阳明之表证，故虽胃中空虚，完谷不化，而不用人参。因心烦是胃实之根，太阳转属阳明之捷路也。凡伤寒中风，下利清谷属于寒，下利完谷属于热。《内经》所云“暴注下迫属于热”者是也。仲景之去人参，预以防胃家之实欤？

半夏泻心汤

半夏　干姜　黄连　黄芩　人参　甘草　大枣

本论云：“呕而发热者，小柴胡主之。”即所云“伤寒中风有柴胡证，但见一症即是，不必悉具”者是也。又云：“呕多虽有阳明证，不可攻之。”可见少阳阳明合病，阖从枢转，故不用阳明之三承气，当从少阳之大柴胡。上焦得通，则津液得下，故大柴胡为少阳阳明之下药也。若伤寒五六日，呕而发热，是柴胡汤证，而以他药下之，枢机废弛，变证见矣。少阳居半表半里之位，其证不全发阳，不全发阴。故下后变证偏于半表者，热入而成结胸；偏于半里者，热结心下而成痞也。结胸与痞，同为硬满之证，当以痛为辨。满而硬痛为结胸热实，大陷胸下之，则痛随利减。如满而不痛者为虚热痞闷，宜清火散寒而补虚。盖泻心汤方，即小柴胡去柴胡加黄连干姜汤也。不往来寒热，是无半表证，故不用柴胡。痞因寒热之气互结而成，用黄连、干姜之大寒大热者，为之两解，且取其苦先入心，辛以散邪耳。此痞本于呕，故君以半夏。生姜能散水气，干姜善散寒气。凡呕后痞硬，是上焦津液已干，寒气留滞可知，故去生姜而倍干姜。痛本于心火内郁，故仍用黄芩佐黄连以泻心也。干姜助半夏之辛，黄芩协黄连之苦，痞硬自散。用参、甘、大枣者，调既伤之脾胃，且以壮少阳之枢也。

《内经》曰：“腰以上为阳。”故三阳俱有心胸之病。仲景立泻心汤，以分治三阳。在太阳以生姜为君者，以未经误下而心下成痞，虽汗出表解，水气犹未散，故微寓解肌之义也；在阳明用甘草为君者，以两番妄下，胃中空虚，其痞益甚，故倍甘草以建中，而缓客邪之上逆，是亦从乎中治之法也；在少阳用半夏为君者，以误下而成痞，邪已去半表，则柴胡汤不中与之，又未全入里，则黄芩汤亦不中与之矣。未经下而胸胁苦满，是里之表证，用柴胡汤解表。心下满而胸胁不满，是里之半里证，故制此汤和里，稍变柴胡半表之治，推重少阳半里之意耳。名曰泻心，实以泻胆也。

大黄黄连泻心汤

【临床解读】

皇甫某，女，14岁。2021年5月26日初诊。

主诉：皮肤干燥，体温不正常3年余。

现病史：患者于2018年9月份因咳嗽、发热10余天按支原体肺炎住院输液后出现区吐不止，持卖2个月余体温转常，咳嗽减轻后出院，出院后仍呕吐不止，食欲差，持续近2个月余，针灸配合服中药，呕吐渐愈。自出院后开始出现皮肤干燥、没有眼泪，不出汗，天热时体温上升，最高38.6℃，天凉时体温正常，夏季症状明显。现症见：天热时皮肤发烫，自觉身躁热，手足尤甚，乏力，不出汗，大便偏干，有时燥如羊屎，日一次，纳可，大腿外侧肌肉疼痛，纳眠可，11岁月经来潮。舌尖红，苔薄白腻，脉沉滞。

病机要点：积热伤阴。

处方：黄芩10克，黄连6克，大黄10克（后下），玄参30克，炙麻黄6克。10剂，每日1剂，水煎服。（张磊医案）

附子泻心汤

附子　大黄　黄连　黄芩

治心下痞，按之濡，其脉关上浮者，用大黄黄连泻心汤；心下痞而复恶寒汗出者，用附子泻心汤。此皆攻实之剂，与前三方，名虽同而法不同矣。濡者，湿也，此因妄下汗不得出，热不得越，结于心下而成痞。胃火炽于内，故心下有汗，而按之者，知其濡湿耳。结胸证，因证发于阳，热邪留于上焦，故其寸脉独浮，而但头汗出，余处无汗；此心下痞，因证发于阴，热邪已蓄于中焦，故其脉独关上浮，而汗但出于心下。心下者，胃口之气。尺寸不浮而关上独浮，此浮为胃实外见之征，不得责之浮为在表矣。子能令母实，故心下之痞不解。母实而兼泻其子，是又治太阳阳明并病之一法也。云泻心者，泻其实耳。热有虚实，客邪内陷为实，脏气自病为虚。黄连苦燥，但能解离宫之虚火，不能除胃家之实邪。非君大黄之勇以荡涤之，则客邪协内实而据心下者，漫无出路。故用一君一臣，以麻沸汤渍其汗，乘其锐气而急下之，除客邪须急也。夫心下痞而大便硬者，是热结于中，当不恶寒而反恶寒，当心下有汗而余处皆无汗。若恶寒已罢，因痞而复恶寒，初无汗，今痞结而反出汗，是伤寒之阴邪不得散，而两阳之热邪不得舒，相搏于心下而成痞也。

法当佐以附子，炮用而别煮，以温其积寒。三物生用而取汗，欲急于除热，寒热各制而合服之。是又于偶方中用反佐之奇法也。夫结热不速去，必成胃家之燥实；心下痞不散，必转成为大结胸。此二方用麻沸汤之意欤？仲景泻心无定法，正气夺则为虚痞，杂用甘补、辛散、苦泄、寒温之品以和之；邪气盛则为实痞，用大寒、大热、大苦、大辛之味以下之。和有轻重之分，下有寒热之别，同名泻心，而命剂不同如此。然五方中诸药味数分两，各有进退加减，独黄连定而不移者，以其苦先入心，中空外坚，能疏通诸药之寒热，故为泻心之主剂。

旋覆代赭汤

旋覆　代赭　人参　甘草　半夏　生姜　大枣

伤寒发汗，若吐若下，表解后，心下痞硬，噫气不除者，此心气大虚，余邪结于心下，心气不得降而然也。心为君主，寒为贼邪。表寒虽解而火不得位，故使闭塞不通，而心下痞硬；君主不安，故噫气不除耳。此方乃泻心之变剂，以心虚不可复泻心，故去芩、连、干姜辈苦寒辛热之品。心为太阳，通于夏气。旋覆花开于夏，咸能补心而软痞硬，半夏根成于夏，辛能散结气而止噫，二味得夏气之全，故用之以通心气。心本苦缓，此为贼邪伤残之后，而反苦急，故加甘草以缓之；心本欲收，今因余邪留结，而反欲散，故倍生姜以散之。虚气上逆，非得金石之重为之镇坠，则痞硬不能遽消，而噫气无能顿止。代赭秉南方之赤色，入通于心，坚可除痞，重可除噫，用以为佐，急治其标也。人参、大枣，补虚于余邪未平之时，预治其本也。扶正驱邪，神自安。若用芩、连以泻心，能保微阳之不灭哉？旋覆、半夏作汤，调代赭末，治顽痰结于胸膈，或涎沫上涌者最佳。挟虚者加人参甚效。

干姜黄连黄芩人参汤

治伤寒吐下后，食入口即吐。此寒邪格热于上焦也，虽不痞硬而病本于心，故用泻心之半。干姜以散上焦之寒，芩、连以清心下之热，人参以通格逆之气，而调其寒热以至和平。去生姜、半夏者，胃虚不堪辛散；不用甘草、大枣者，呕不宜甘也。凡呕家夹热者，不利于香砂、桔、半，服此方而晏如。妄汗后，水药不得入口，是为水逆；妄吐下后，食入口即吐，是为食格。此肺气胃气受伤之别也。入口即吐，不使少留，乃火炎上之象，故苦寒倍于辛热。不名泻心者，以泻心汤专为痞硬之法耳。要知寒热相结于心下，而成痞硬，寒热相阻于心下，而成格逆，源同而流异也。

赤石脂禹余粮汤

下后，下利不止，与理中汤而痢益甚者，是胃关不固，下焦虚脱也。夫甘、姜、参、术，可以补中宫大气之虚，而不足以固大肠脂膏之脱。故利在下焦者，概不得以理中之理收功矣。夫大肠之不固，仍责在胃；关门之不闭，仍责在脾。土虚不能制水，仍当补土。然芳草之气，禀甲乙之化，土之所畏，必择夫禀戊土之化者，以培土而制水，乃克有成。石者，土之刚也。二石皆土之精气所结，味甘归脾，气冲和而性凝静，用以固堤防而平水土，其功胜于草木耳。且石脂色赤入丙，助火以生土，余粮色黄入戊，实胃而涩肠，用以治下焦之标，实以培中宫之本也。此证土虚而火不虚，故不宜于姜、附。本条云："复利不止者，当利其小便。"可知与桃花汤异局矣。凡下焦虚脱者，以二物为本，参汤调服最效。

【临床解读】

孙某，男，41岁。2021年11月3日初诊。

主诉：腹泻2年。

现症见：饭后或饮食不慎易腹泻，日4~5行，平素大便不成形，日1~3次，烧心反酸，口干不苦，纳少，入睡难，多梦，心不烦，小便黄，性欲下降，阳痿，早泄；舌稍红，苔白腻偏黄，脉弦有力。既往有长期饮酒史；查胃镜提示胃溃疡、反流性食管炎。

处方：党参10克，干姜10克，炒白术15克，黄连10克，防风6克，陈皮10克，白芍12克，枳实10克，白及10克，浙贝母10克，煅海螵蛸30克，甘草6克。10剂，每日1剂，水煎服。（孙玉信医案）

抵当汤丸

水蛭　大黄　虻虫　桃仁

太阳病六七日，而表证仍在，阳气重可知。脉当大而反微，当浮而反沉。沉为在里，当作结胸之证，反不结胸，是病不在上焦；诸微无阳，而其人反发狂者，是病不在气分矣。凡阳病者，上行极而下，是热在下焦可知。下焦不治，少腹硬满，是热结于膀胱，当有癃闭之患。而小便反利者，是上焦肺家之气化行，经络之营气不利也。人知内热则小便不通，此热结膀胱，而小便反利，当知小便由肺气矣。凡阳盛者阴必虚，气胜者血必病。瘀热内结于膀胱，营血必外溢于经络。营气伤，故脉微而沉；瘀血蓄，故少腹硬满。血瘀不行，心不得主，肝无所藏，神魂不安，故发狂，或身黄而脉沉结者，皆由营气不舒故也。只以小便之自利决之，则病在血分而不谬矣。夫瘀血不去，则新血不生，营气不流，则五脏不通而死可立待。岐伯曰："血清气涩，疾泻之，则气竭焉；血浊气涩，疾泻之，则经可通也。"非得至峻之剂，不足以抵其巢穴，而当此重任矣。水蛭，虫之巧于饮血者也；虻，飞虫之猛于吮血者也。兹取水陆之善取血者攻之，同气相求耳。更佐桃仁之推陈致新，大黄之苦寒以荡涤邪热。名之曰抵当者，谓直抵其当攻之所也。若虽热而未狂，小腹满而未硬，宜小其制，为丸以缓治之。若外证已解，少腹结急而满，人如狂者，是转属阳明也，用桃仁、桂枝于调胃承气汤中以微利之，胃和则愈矣。或问血得热则行，此何以反结？膀胱热则小便不通，此何以反利乎？答曰：冲脉为血海，而位居少腹之上，膀胱居小腹之极底。膀胱热而血多，则血自下而不蓄；膀胱热而血少，则血凝而结于少腹矣。水入于胃，上输脾肺，下输膀胱，膀胱为州都之官，全藉脾肺气化而津液得出。此热在下焦，上、中二焦之气化不病，故小便自利也。膀胱不利为癃，由太阴之不固；不约为遗溺，由太阴之不摄。仲景制大青龙、大柴胡、白虎汤，治三阳无形之热结。三承气之热实，是糟粕为患。桃仁、抵当之实结，是蓄血为眚，在有形中又有气血之分也。凡仲景用硝、黄，是荡热除秽，不是除血。后人专以气分血分对讲，误认糟粕为血，竟推大黄为血分药，不知大黄之芳香，所以开脾气而去腐秽，故方名承气耳。若不加桃仁，岂能破血？非加蛭、虻何以攻坚？是血剂中又分轻重也。凡癥瘕不散，久而成形者，皆蓄血所致。今人不求其属而治之，反用三棱等气分之药，重伤元气，元气日衰，邪气易结。盖谓糟粕因气行而除，瘀血因气伤而反坚也。明知此理，则用抵当丸，得治癥瘕及追虫攻毒之效。

按：水蛭赋体最柔，秉性最险，暗窃人血而人不知。若饮水而误吞之，留恋胃中，消耗血液，腹中或痛或不痛，令人黄瘦而死。观牛肚中有此者必瘦，可类推矣。虻虫之体，能高飞而远举，专吮牛血，其形气猛于苍蝇。观苍蝇取人血汗最痛，误食入胃，即刻腹痛，必泻出而后止。可知飞虫为阳属，专取营分之血，不肯停留胃中，与昆虫之阴毒不同也。仲景取虻、蛭同用，使蛭亦不得停留胃中，且更有大黄以荡涤之，毒物与蓄血俱去，而无遗祸。然二物以毒攻毒者也，若非邪气固结，元气不虚者，二物不可轻用矣。

上共四十六方，其桂枝加葛根、葛根加半夏等，最为易晓，故不具论。如四逆、真武等剂，乃太阳所借用，其方论各归本位，经论列于后。

卷 下

阳明方总论

阳明之病在胃实，当以下为正法矣。然阳明居中，诸病咸臻，故治法悉具。如多汗无汗，分麻黄、桂枝；在胸在腹，分瓜蒂、栀豉；初硬燥坚，分大、小承气。即用汗、吐、下三法，亦有轻重浅深之不同也。若大烦大渴而用白虎，瘀血发黄而用茵陈，小便不利而用猪苓，停饮不散而用五苓，食谷欲吐而用茱萸等法，莫不各有差等。以棋喻之，发汗是先着，涌吐是要着，清火是稳着，利水是闲着，温补是忿着，攻下是末着。病至于攻下，无别着矣。故汗之得法，他着都不必用。其用吐法，虽是奇着，已是第二手矣。他着都非正着，惟攻下为煞着，亦因从前之失着也。然诸法皆因清火而设，则清火是阳明之上着与？

栀子豆豉汤

栀子甘草豆豉汤

栀子生姜豆豉汤

栀子厚朴汤

栀子　厚朴　枳实

栀子干姜汤

栀子柏皮汤

栀子　柏皮　甘草

此阳明半表里涌泄之和剂也。少阳之半表是寒，半里是热。而阳明之热自内达外，有热无寒。故其外证身热汗出、不恶寒反恶热、身重，或目痛、鼻干、不得眠；其内证咽燥、口苦、舌苔、烦躁、渴欲饮水、心中懊侬、腹满而喘。此热半在表半在里也。脉虽浮紧，不得为太阳病，非汗剂所宜，又病在胸腹而未入胃腑，则不当下，法当涌泄以散其邪。栀子苦能泄热，寒能胜热，其形象心，又赤色通心，故主治心中上下一切症；豆形象肾，又黑色入肾，制而为豉，轻浮上行，能使心腹之浊邪，上出于口，一吐而心腹得舒，表里之烦热悉除矣。所以然者，二阳之病发心脾，以上诸症，是心热不是胃家热，即本论所云“有热属脏者攻之，不令发汗”之谓也。若夫热伤气者少气，加甘草以益气，虚热相搏者多呕，加生姜以散邪，此可为夹虚者立法也。若素有宿食者，加枳实以降之，地道不通者，加大黄以润之，此可为实热者立法也。叔和用以治太阳瘥后劳复之证，误甚矣。如妄下后，而心烦腹满起卧不安者，是热已入胃，便不当吐，故去香豉；心热未解，不宜更下，故只用栀子以除烦，佐枳、朴以泄满。此两解心腹之妙，是小承气之变局也。或以丸药下之，心中微烦，外热不去，是知寒气留中，而上焦留热，故任栀子以除烦，用干姜逐内寒以散表热，此甘草泻心之化方也。若因于伤寒而肌肉发黄者，是寒邪已解而热不得越，当两解表里之热。故用栀子以除内烦，柏皮以散外热，佐甘草以和之，是又茵陈汤之轻剂矣。此皆栀豉汤加减，以御阳明表证之变幻者。夫栀子之性，能屈曲下行，不是上涌之剂，惟豉之腐气上薰心肺，能令人吐耳。观瓜蒂散必用豉汁和服，是吐在豉而不在栀矣。观栀子干姜汤去豉用姜，是取其横散，栀子厚朴汤以枳、朴易豉，是取其下泄，皆不欲上越之义。旧本二方后俱云“得吐止后服，”岂不谬哉？观栀子柏皮汤与茵陈汤，方中俱有栀子，俱不言吐，又病人旧微溏者不可与，则栀子之性自明矣。

瓜蒂散

瓜蒂　赤小豆　香豉

此阳明涌泄之峻剂，治邪结于胸中者也。胸中为清虚之腑，三阳所受气，营卫所由行。寒邪凝结于此，胃气不得上升，内热不得外达，以致痞硬。其气上冲咽喉不得息者，此寒格于上也；寸脉微浮，寒束于外也。此寒不在营卫，非汗法所能治。因得酸苦涌泄之品，因而越之，上焦得通，中气得达，胸中之阳气复，肺气之治节行，痞硬可得而消也。瓜蒂色青，象东方甲木之化，得春升生发之机，能提胃中阳气，以除胸中之寒热，为吐剂中第一品，然其性走而不守，与栀子之守而不走者异，故必得谷气以和之；赤小豆形色象心，甘酸可以保心气；黑豆形色象肾，性本沉重，霉熟而使轻浮，能令肾家之精气交于心，胃中之浊气出于口。作为稀糜，调服二味，虽快吐而不伤神，奏功之捷，胜于汗下矣。前方以栀子配豉，此方以赤豆配豉，皆以形色取其心肾合交之义。若夫心中温温欲吐复不吐，始得之，手足寒，脉弦迟者，以不腹满，不得为太阴病。但以欲寐而知其为少阴病，不在上焦而在胸中，亦有可吐之理矣。夫病在少阴，当补无泻，而亦有可吐可下之法者，以其实也。实在胸中可吐，实在胃腑当下，此皆少阴阳明合并之病，是吐下二法，仍属阳明也。如病人手足厥冷，脉乍紧，心下满而烦，饥不能食者，是厥阴阳明合病。病本发于厥阴，而实邪结于阳位，急则治其标，亦当从阳明涌吐之法矣。余义见制方大法。

甘草干姜汤

芍药甘草汤

二方为阳明半表半里证、误服桂枝之变证而设也。桂枝汤本为中风自汗而设，若阳明病汗出多微恶寒而无里证者，为表未解，故可用桂枝汤发汗。其脉迟，犹中风之缓，与脉浮而弱者同义。若但浮之脉，在太阳必无汗，在阳明必盗汗出，则伤寒之脉浮而自汗出者，是阳明之热淫于内，而非太阳之浮为在表矣。心烦是邪中于膺，心脉络小肠，心烦则小肠亦热，故小便数。微恶寒而脚挛急，知恶寒将自罢，趺阳脉因热甚而血虚筋急，故脚挛也。此病在半表半里，服栀豉汤而可愈。反用桂枝攻表，汗多所以亡阳；胃脘之阳不至于四肢，故厥；虚阳不归其部，故咽中干呕吐逆而烦躁也。势不得不用热因热用之法，救桂枝之误以回阳，然阳亡实因于阴虚而无所附，又不得不用益津敛血之法以滋阴，故与甘草干姜汤而厥愈，更与芍药甘草汤脚伸矣。且芍药酸寒，可以止烦、敛自汗而利小便，甘草甘平，可以解烦、和肝血而缓筋急，是又内调以解外之一法也。

仲景回阳，每用附子，此用干姜、甘草者，正以见阳明之治法。夫太阳少阴所谓亡阳者，先天之元阳也，故必用附子之下行者回之，从阴引阳也。阳明所谓亡阳者，后天胃脘之阳也，取甘草、干姜以回之，从乎中也。盖桂枝之性辛散，走而不守，即佐以芍药，尚能亡阳；干姜之味苦辛，守而不走，故君以甘草，便能回阳。然先天太、少之阳不易回，回则诸症悉解。后天阳明之阳虽易回，既回而前证仍在，变证又起，故更作芍药甘草汤继之。盖脾主四肢，胃主津液，阳盛阴虚，脾不能为胃行津液以灌四旁，故足挛急。用甘草以生阳明之津，芍药以和太阴之液，其脚即伸，此亦用阴和阳法也。或因姜、桂之遗热，致胃热而谵语，少与调胃承气以和之，仗硝、黄以对待姜、桂，仍不失为阳明从乎中治之法。只以两阳合明之位，气血俱多之经，故不妨微寒之而微利之，与他经亡阳调理不同耳。甘草干姜汤，得理中之半，取其守中，不须其补中；芍药甘草汤，减桂枝之半，用其和里，不取其攻表。是仲景加减法之隐而不宣者。

白虎加人参汤

石膏　知母　甘草　粳米　人参

外邪初解，结热在里，表里俱热，脉洪大，汗大出，大烦大渴，欲饮水数升者，是阳明无形之热。此方乃清肃气分之剂也。盖胃中糟粕燥结，宜苦寒壮水以夺土；若胃口消气受伤，宜甘寒泻火而护金。要知承气之品，直行而下泄，如胃家未实而下之，津液先亡，反从火化，故妄下之后，往往反致胃实之眚。《内经》所谓“味过于苦，脾气不濡，胃气反厚者”是已。法当助脾家之湿土，以制胃家燥火之上炎。经曰：“甘先入脾”又曰：“以甘泻脾”又曰：“脾气散津，上归于肺”是甘寒之品，乃土中泻火而生津液之上剂也。石膏大寒，寒能胜热，味甘归脾，性沉而主降，已备秋金之体，色白通肺，质重而含津，已具生水之用；知母气寒主降，味辛能润，泄肺火而润肾燥，滋肺金生水之源；甘草土中泻火，缓寒药之寒，用为舟楫，沉降之性，始得留连于胃；粳米稼穑作甘，培形气而生津血，用以奠安中宫，阴寒之品，无伤脾损胃之虑矣。饮入于胃，输脾归肺，水精四布，烦渴可除也。更加人参者，以气为水母，邪之所凑，其气必虚，阴虚则无气，此大寒剂中，必得人参之力，以大补真阴，阴气复而津液自生也。若壮盛之人，元气未伤，津液未竭，不大渴者，只须滋阴以抑阳，不必加参而益气。若元气已亏者，但用纯阴之剂，火去而气无由生，惟加人参，则火泻而土不伤，又使金能得气，斯立法之尽善欤！此方重在烦渴，是热已入里，若伤寒脉浮，发热无汗恶寒表不解者，不可与；若不恶寒而渴者虽表未全解，如背微恶寒时恶风者，亦用之；若无汗烦渴而表不解者，是麻黄杏子甘草石膏证；若小便不利，发热而渴，欲饮水者，又五苓猪苓之证矣；若太阳阳明之疟，热多寒少，口燥舌干，脉洪大者，虽不得汗，用之反汗出而解。陶氏以立夏后立秋前天时不热为拘，误人最甚。乌知方因证立，非为时用药也。

竹叶石膏汤

竹叶　石膏　人参　甘草　半夏　麦冬　粳米

此加减人参白虎汤也。三阳合病，脉浮大，在关上，但欲睡而不得眠，合目则汗出，宜此主之。若用于伤寒解后，虚羸少气，气逆欲吐者，则谬之甚矣。三阳合病者，头项痛而胃家实，口苦、咽干、目眩者是也。夫脉浮为阳，大为阳，是三阳合病之常脉。今在关上，病机在肝胃两部矣。凡胃不和，则卧不安，如肝火旺则上走空窍，亦不得睡。夫肾主五液，入心为汗，血之与汗，异名同类，是汗即血也。心主血而肝藏血，人卧则血归于肝。目合即汗出者，肝有相火，窍闭则火无从泄，血不得归肝，心不得主血，故发而为汗。此汗不由心，故名之为盗汗耳。此为肝眚，故用竹叶为引导，以其秉东方之青色，入通于肝，大寒之气，足以泻肝家之火。用麦冬佐人参以通血脉，佐白虎以回津，所以止盗汗耳。半夏禀一阴之气，能通行阴之道，其味辛，能散阳跷之满，用以引卫气从阳入阴，阴阳通，其卧立至，其汗自止矣。其去知母者何？三阳合病而遗尿，是肺气不收，致少阴之津不升，故藉知母以上滋手太阴，知母外皮毛而内白润，肺之润药也。此三阳合病而盗汗出，是肝火不宁，令少阴之精妄泄，既不可复濡少阴之津，又不可再泄皮毛之泽，故用麦冬以代之欤！

茵陈蒿汤

茵陈　栀子　大黄

太阳、阳明俱有发黄症，但头汗而身无汗，则热不外越，小便不利，则热不下泄，故瘀热在里而渴饮水浆。然黄有不同，证在太阳之表，当汗而发之，故用麻黄连翘赤豆汤，为凉散法；证在太阳阳明之间，当以寒胜之，用栀子柏皮汤，乃清火法；证在阳明之里，当泻之于内，故立本方，是逐秽法。茵陈秉北方之色，经冬不凋，傲霜凌雪，历遍冬寒之气，故能除热邪留结。佐栀子以通水源，大黄以除胃热，令瘀热从小便而泄，腹满自减，肠胃无伤。仍合“引而竭之”之义，亦阳明利水之奇法也。

仲景治阳明渴饮有四法：本太阳转属者，五苓散微发汗以散水气；大烦燥渴，小便自利者，白虎加参，清火而生津；脉浮发热，小便不利者，猪苓汤滋阴而利水；小便不利腹满者，茵陈汤以泄满，令黄从小便出。病情不同，治法亦异矣。窃思仲景利小便必用化气之品，通大便必用承气之味。故小便不利者，必加茯苓，甚者兼用猪苓，因二苓为化气之品，而小便由于气化矣。此小便不利，不用二苓者何？本论之阳明病，汗出多而渴者，不可与猪苓汤，以汗多胃中燥，猪苓复利小便故也。斯知阳明病汗出多而渴者，不可用，则汗不出而渴者，津液先虚，更不可用明矣。故以推陈致新之茵陈，佐以屈曲下行之栀子。不用枳、朴以承气，与芒硝之峻利，则大黄但可以润胃燥，而大便之遽行可知。故必一宿而腹始减，黄从小便去而不由大肠。仲景立法神奇，匪伊所思耳。

大承气汤

大黄　芒硝　枳实　厚朴

小承气汤

大黄　枳实　厚朴

治阳明实热，地道不通，燥屎为患。其外证身热汗出，不恶寒反恶热，日晡潮热，手足濈濈汗出，或不了了。其内证六七日不大便，初欲食反不能食，腹胀满绕脐痛，烦躁谵语，发作有时，喘冒不得卧，腹中转矢气，或咽燥口干，心下痛，自利纯清水，或汗吐下后热不解，仍不大便，或下利谵语，其脉实或滑而数者，大承气汤主之。如大便不甚坚硬者，小承气汤微和之。如大便燥硬而症未剧者，调胃承气汤和之。若汗多微发热，恶寒未罢，腹未满，热不潮，屎未坚硬，初硬后溏，其脉弱或微满者，不可用。夫诸病皆因于气，秽物之不去，由于气之不顺，故攻积之剂必用行气之药以主之。亢则害，承乃制，此承气之所由。又病去而元气不伤，此承气之义也。夫方分大小，有二义焉：厚朴倍大黄，是气药为君，名大承气；大黄倍厚朴，是气药为臣，名小承气。味多、性猛、制大，其服欲令泄下也，因名曰大；味少、性缓、制小，其服欲微和胃气也，故名曰小。二方煎法不同，更有妙义。大承气用水一斗，先煮枳、朴，煮取五升，内大黄，煮取三升，内硝者，以药之为性，生者锐而先行，熟者气纯而和缓。仲景欲使芒硝先化燥屎，大黄继通地道，而后枳、朴除其痞满。缓于制剂者，正以急于攻下也。若小承气则三物同煎，不分次第，而服只四合。此求地道之通，故不用芒硝之峻，且远于大黄之锐矣，故称为微和之剂。

调胃承气汤

大黄　芒硝　甘草

此治太阳阳明并病之和剂也。因其人平素胃气有余，故太阳病三日，其经未尽，即欲再作太阳经，发汗而外热未解。此外之不解，由于里之不通。故太阳之头项强痛虽未除，而阳明之发热不恶寒已外见。此不得执太阳禁下之一说，坐视津液之枯燥也。少与此剂以调之，但得胃气一和，必自汗而解。是与针足阳明同义，而用法则有在经在腑之别矣。不用气药而亦名承气者，调胃即所以承气也。经曰："平人胃满则肠虚，肠满则胃虚，更虚更实，故气得上下。"今气之不承，由胃家之热实。必用硝、黄以濡胃家之糟粕，而气得以下；同甘草以生胃家之津液，而气得以上。推陈之中，便寓致新之义，一攻一补，调胃之法备矣。胃调则诸气皆顺，故亦得以承气名之。前辈见条中无燥屎字，便云未坚硬者可用，不知此方专为燥屎而设，故芒硝分两多于大承气。因病不在气分，故不用气药耳。古人用药分两有轻重，煎服有法度。粗工不审其立意，故有三一承气之说。岂知此方全在服法之妙，少少服之，是不取其势之锐，而欲其味之留中，以濡润胃腑而存津液也。所云"太阳病未罢者不可下"，又与"若欲下之，宜调胃承气汤"合观之，治两阳并病之义始明矣。白虎加人参，是于清火中益气；调胃用甘草，是于攻实中虑虚。

桃仁承气汤

桃仁　大黄　芒硝　甘草　桂枝

治太阳病不解，热结膀胱，小腹急结，其人如狂，此蓄血也。如表证已罢者，用此攻之。夫人身之经营于内外者，气血耳。太阳主气所生病，阳明主血所生病。邪之伤人也，先伤气分，继伤血分，气血交并，其人如狂。是以太阳阳明并病所云气留而不行者，气先病也；血壅而不濡者，血后病也。若太阳病不解，热结膀胱，乃太阳随经之阳热瘀于里，致气留不行，是气先病也。气者血之用，气行则血濡，气结则血蓄，气壅不濡，是血亦病矣。小腹者膀胱所居也，外邻冲脉，内邻于肝。阳气结而不化，则阴血蓄而不行，故少腹急结；气血交并，则魂魄不藏，故其人如狂。治病必求其本，气留不行，故君大黄之走而不守者，以行其逆气，甘草之甘平者，以调和其正气；血结而不行，故用芒硝之咸以软之，桂枝之辛以散之，桃仁之苦以泄之。气行血濡，则小腹自舒，神气自安矣。此又承气之变剂也。此方治女子月事不调，先期作痛，与经闭不行者最佳。

蜜煎方　猪胆汁

经曰："外者外治，内者内治。"然外病必本于内，故薛立斋于外科悉以内治，故仲景于胃家实者，有蜜煎、胆导等法。蜂蜜酿百花之英，所以助太阴之开；胆汁聚苦寒之津，所以润阳明之燥。虽用甘、用苦之不同，而"滑可去着"之理则一也。惟求地道之通，不伤脾胃之气。此为小便自利、津液内竭者设，而老弱虚寒无内热证者最宜之。

少阳方总论

六经各有提纲，则应用各有方法。如太阳之提纲主表，法当汗解，而表有虚实之不同，故立桂枝、麻黄二法。阳明提纲主胃实，法当下解，而实亦有微甚，故分大、小承气。少阳提纲有口苦、咽干、目眩之症，法当清火，而火有虚实：若邪在半表，则制小柴胡以解虚火之游行，大柴胡以解相火之热结，此治少阳寒热往来之二法；若邪入心腹之半里，则有半夏、泻心、黄连、黄芩等剂。叔和搜采仲景旧论，录其对证真方，提防世急，于少阳太阴二经，不录一方，因不知少阳证，故不知少阳方耳。

小柴胡汤

柴胡　人参　黄芩　甘草　半夏　姜　枣

此为少阳枢机之剂，和解表里之总方也。少阳之气游行三焦，而司一身腠理之开合。血弱气虚，腠理开发，邪气因入与正气相搏，邪正分争，故往来寒热。与伤寒头疼发热而脉弦细、中风两无关者，皆是虚火游行于半表。故取柴胡之轻清微苦微寒者，以解表邪，即以人参之微甘微温者，预补其正气，使里气和而外邪勿得入也。其口苦、咽干、目眩、目赤、头汗、心烦、舌苔等症，皆虚火游行于半里。故用黄芩之苦寒以清之，既用甘、枣之甘以缓之，亦以提防三阴之受邪也。太阳伤寒则呕逆，中风则干呕。此欲呕者，邪正相搏于半里，故欲呕而不逆。胁居一身之半，为少阳之枢，邪结于胁，则枢机不利，所以胸胁苦满、默默不欲食也。引用姜、半之辛散，一以佐柴、芩而逐邪，一以行甘、枣之泥滞，可以止呕者，即可以泄满矣。夫邪在半表，势已向里，未有定居，故有或为之症，所以方有加减，药无定品之可拘也。若胸中烦而不呕者，去半夏、人参，恐其助烦也。若烦而呕者，则人参可去，而半夏不得不用矣。加瓜蒌实者，取其苦寒降火而除烦也。若渴者，是元气不足而津液不生，去半夏之辛温，再加人参以益气而生津液，更加瓜蒌根之苦寒者，以升阴液而上滋也。若腹中痛者，虽相火为患，恐黄芩之苦，转属于太阴，故易芍药之酸以泻木。若邪结于胁下而痞硬者，去大枣之甘能助满，加牡蛎之咸以软坚也。若心下悸、小便不利者，是为小逆，恐黄芩之寒转属于少阴，故易茯苓之淡渗而利水。若内不渴而外微热者，是里气未伤，而表邪未解，不可补中，故去人参，加桂枝之辛散，温则取其微汗。若咳者，是相火迫肺，不可益气，故去人参，所谓肺热还伤肺者此也。凡发热而咳者重在表，故小青龙于麻、桂、细辛中加干姜、五味。此往来寒热而咳者，重在里，故并去姜、枣之和营卫者，而加干姜之苦辛，以从治相火上逆之邪，五味之酸，以收肺金之气也。合而观之，但顾邪气之散，而正气无伤，此制小柴胡之意欤！是方也，与桂枝汤相仿。而柴胡之解表，逊于桂枝；黄芩之清里，重于芍药；姜、枣、甘草，微行辛甘发散之常；而人参甘温，已示虚火可补之义。且去滓再煎之法，又与他剂不同。粗工恐其闭住邪气，妄用柴、芩而屏绝人参，所以夹虚之证，不能奏功，反以速毙也。

按：本方七味，柴胡主表邪不解，甘草主里气不调，五物皆在进退之列。本方若去甘草，便名大柴胡；若去柴胡，便名泻心、黄芩、黄连等汤矣。前辈皆推柴胡为主治，卢氏又以柴胡三生半冬配半夏为主治，皆未审本方加减之义耳。本方为脾家虚热、四时疟疾之圣药，余义详少阳病解制方大法。

大柴胡汤

柴胡　黄芩　半夏　芍药　枳实　姜　枣

伤寒发热，汗出不解，十余日结热在里，心下痞硬，呕吐下利，复往来寒热；或妄下后，柴胡证仍在，与小柴胡汤，呕不止，心下急，郁郁微烦者。此皆少阳半表里气分之证。此方是治三焦无形之热邪，非治胃腑有形之实邪也。其心下急烦痞硬，是病在胃口，而不在胃中，结热在里，不是结实在胃。

因不属有形，故十余日复能往来寒热，若结实在胃，则蒸蒸而发热，不复知有寒矣。因往来寒热，故倍生姜，佐柴胡以解表；结热在里，故去参、甘，加枳、芍以破结。条中并不言及大便硬，而且有下利症。仲景不用大黄之意晓然。后人因有“下之”二字，妄加大黄以伤胃气，非大谬乎？妄作伤寒书者，总不知凭脉辨证以用药，专以并合仲景方为得意。如加甘草于大承气中，而名三一承气，加柴、芩、芍药于承气中，而名六一顺气，以为可以代三承气、大柴胡、大陷胸等汤。竟不审仲景方分大小，药分表里，设方命剂，当因病人病机变迁轻重耳。岂圣贤之立方不精也，须尔辈更改乎？大、小柴胡，俱是两解表里之剂。大柴胡主降气，小柴胡主调气。调气无定法，故小柴胡除柴胡、甘草外，皆可进退；降气有定局，故大柴胡无加减法。后人每方俱有加减，岂知方者哉！

柴胡桂枝干姜汤

柴胡　桂枝　干姜　黄芩　甘草　牡蛎　瓜蒌根

伤寒五六日，发汗不解，尚在太阳界，反下之，胸胁满微结，是系在少阳矣。此微结与阳微结不同：阳微结对纯阴结言，是指结实在胃；此微结对大结胸言，是指胸胁痞硬。小便不利者，因下后下焦津液不足也。头为三阳之会，阳气不得降，故但头汗出；半表半里之寒邪未解，上下二焦之邪热已甚，故往来寒热心烦耳。此方全从柴胡加减。心烦不呕不渴，故去半夏之辛温，加瓜蒌根以生津。胸胁满而微结，故减大枣之甘满，加牡蛎之咸以软之。小便不利而心下不悸，是无水可利，故不去黄芩，不加茯苓。虽渴而太阳之余邪不解，故不用参而加桂。生姜之辛，易干姜之温苦，所以散胸胁之满结也。初服烦即微者，黄芩、瓜蒌之效；继服汗出周身，内外全愈者，姜、桂之功。小柴胡加减之妙，若无定法，而实有定局矣。更其名曰柴胡桂枝干姜，以柴胡证具，而太阳之表犹未解，里已微结，须此桂枝解表，干姜解结，以佐柴胡之不及耳。

柴胡桂枝汤

柴胡　桂枝　人参　甘草　半夏　黄芩　芍药　大枣　生姜

柴胡二汤，皆调和表里之剂。桂枝汤重解表，而微兼清里；柴胡汤重和里，而微兼散表。此伤寒六七日，正寒热当退之时，尚见发热恶寒诸表证，更兼心下支结诸里证，表里不解，法当双解之。然恶寒微，则发热亦微可知；支节烦疼，则一身骨节不痛可知。微呕心下亦微结，故谓之支结。表证虽不去而已轻，里证虽已见而未甚，此太阳少阳并病之轻者。故取桂枝之半，以解太阳未尽之邪；取柴胡之半，以解少阳之微结。凡口不渴，身有微热者，当去人参。此以六七日来邪虽不解，而正气已虚，故用人参以和之也。外证虽在，而病机已见于里，故方以柴胡冠桂枝之前，为双解两阳之轻剂。

柴胡加龙骨牡蛎汤

柴胡　人参　黄芩　半夏　生姜　龙骨　牡蛎　桂枝　铅丹　茯苓　大黄　大枣

伤寒八九日不解，阳盛阴虚，下之应不为过，而变证蜂起者，是未讲于调胃承气之法，而下之不得其术也。胸满而烦，小便不利，三阳皆有是症。而惊是木邪犯心，谵语是热邪入胃。一身尽重，是病在阳明而无气以动也；不可转侧，是关少阳而枢机不利也。此为少阳阳明并病。故取小柴胡之半，以转少阳之枢；辅大黄之勇，以开阳明之合。满者忌甘，故去甘草；小便不利，故加茯苓。惊者须重以镇怯，铅禀干金之体，受癸水之气，能清上焦无形之烦满、中焦有形之热结，炼而成丹，不特入心而安神，且以入肝而滋血矣。龙骨重能镇惊而平木，蛎体坚不可破，其性守而不移，不特静可以镇惊，而寒可以除烦热。且咸能润下，佐茯苓以利水；又能软坚，佐大黄以清胃也。半夏引阳入阴，能治目不瞑，亦安神之品，故少用为佐。人参能通血脉，桂枝能行营气，一身尽重不可转侧者，在所必须，故虽胸满谵语而不去也。此于柴胡方加味而取龙蛎名之者，亦以血气之属，同类相求耳。

黄连汤

黄连　人参　甘草　桂枝　干姜　半夏　大枣

伤寒表不发热，而胸中有热，是其人未伤寒时素有蓄热也。热在胸中，必上形头面，故寒邪不得上干；上焦实，必中气虚，故寒邪得从胁而入胃。《内经》云“中于胁则入少阳”，此类是已。凡邪在少阳，法当柴胡主治。此不往来寒热，病不在半表，则柴胡不中与之。胸中为君主之宫城，故用半夏泻心加减。胸中之热不得降，故炎上而欲呕；胃因邪气之不散，故腹中痛也。用黄连泻心胸之热，姜、桂祛胃中之寒，甘、枣缓腹中之痛，半夏除呕，人参补虚。虽无寒热往来于外，而有寒热相搏于中，所以寒热并用，攻补兼施，仍不离少阳和解之治法耳。此证在太阴、少阳之间，此方兼泻心、理中之剂。

黄芩汤

黄芩　芍药　甘草　大枣

太阳阳明合病，是寒邪初入阳明之经，胃家未实，移寒于脾，故自下利，此阴盛阳虚，与葛根汤辛甘发散以维阳也；太阳少阳合病，是热邪陷入少阳之里，胆火肆逆，移热于脾，故自下利，此阳盛阴虚，与黄芩汤苦甘相淆以存阴也。凡太、少合病，邪在半表者，法当从柴胡桂枝加减。此则热淫于内，不须更顾表邪，故用黄芩以泄大肠之热，配芍药以补太阴之虚，用甘、枣以调中州之气。虽非胃实，亦非胃虚，故不必人参以补中也。若呕是上焦之邪未散，故仍加姜、夏。此柴胡桂枝汤去柴桂人参方也。凡两阳之表病，用两阳之表药；两阳之半表病，用两阳之半表药；此两阳之里病，用两阳之里药。逐条细审，若合符节。然凡正气稍虚，表虽在而预固其里，邪气正盛，虽下利而不须补中，此又当着眼处。《内经·热病论》云："太阳主气，阳明主肉，少阳主胆。"伤寒一日太阳，二日阳明，三日少阳。冬不藏精，则精不化气，故先气病，次及肉之病而及胆，仍自外之内。此病本虽因于内，而病因为伤于寒，故一病两名耳。胆汁最苦最寒，乃相火中之真味。火旺之水亏，胆汁上溢而口苦，故用芩、连之品以滋胆汁而消相火也。

太阴方总论

太阴主内，为阴中至阴，最畏虚寒，用温补以理中，此正法也。然太阴为开，故太阴亦能中风，则亦有可汗证。若见四肢烦疼之表，而脉浮者，始可与桂枝汤发汗。若表热里寒，下利清谷，是为中寒，当用四逆以急救其里，不可攻表，以汗出必胀满也。又恐妄汗而腹胀满，故更制厚朴生姜甘草半夏人参汤以解之。太阴本无下证，因太阳妄下而腹满时痛者，是阳邪内陷，故有桂枝加芍药汤之下法。若病不从太阳来，而腹满时痛，是太阴本病。倘妄下之，必胸下结硬而成寒实结胸，故更制三物白散以散之。此仲景为太阴误汗误下者立救逆法也。叔和不能分明六经之方治，而专以汗吐下之三法教人，重集诸可与、不可与等浮泛之辞，以混仲景切近得当之方法，是点金成铁矣。

理中丸

人参　白术　干姜　甘草

太阴病，以吐利腹满痛为提纲，是遍及三焦矣。然吐虽属上，而由于腹满，利虽属下，而由于腹满，皆因中焦不治以致之也。其来由有三：有因表虚而风寒自外入者，有因下虚而寒湿自下上者，有因饮食生冷而寒邪由中发者。总不出于虚寒，法当温补以扶胃脘之阳，一理中而满痛吐利诸症悉平矣。故用白术培脾土之虚，人参益中宫之气，干姜散胃中之寒，甘草缓三焦之急也。且干姜得白术，能除满而止吐，人参得甘草，能疗痛而止利。或汤或丸，随机应变，此理中确为之主剂欤！夫理中者理中焦，此仲景之明训，且加减法中又详其吐多下多腹痛满等法。而叔和录之于大病瘥后治真吐一证，是坐井观天者乎！

按：太阴伤寒，手足自温者，非病由太阳，必病关阳明。此阴中有阳，必无吐利交作之患，或暴烦下利，或发黄便硬，则腹满腹痛，是脾家实，而非虚热，而非寒矣，又当于茵陈、调胃辈求之。

四逆汤

干姜　附子　甘草

脉浮而迟，表热里寒二句，是立方之大旨。脉浮为在表，迟为在脏，浮中见迟，是浮为表虚，迟为脏寒矣。腹满吐利，四肢厥逆，为太阴证。姜、附、甘草，本太阴药，诸条不冠以太阴者，以此方为太阳并病立法也。按：四逆诸条，皆是太阳坏病转属太阴之证。太阳之虚阳留于表而不罢，太阴之阴寒与外来之寒邪相得而益深。故外证则恶寒发热，或大汗出，身体痛，四肢疼，手足冷，或脉浮而迟，或脉微欲绝；内证则腹满腹胀，下利清谷，小便自利，或吐利交作。此阴邪猖獗，真阳不归，故云逆也。本方是用四物以救逆之谓，非专治四肢厥冷而为名。盖仲景凡治虚证，以补中为主，观协热下利，脉微弱者用人参，汗后身疼，脉沉迟者加人参。此脉微欲绝，下利清谷，且不烦不咳，中气大虚，元气已虚，若但温不补，何以救逆乎？观茯苓四逆之治烦躁，且用人参，其冠以茯苓而不及参，则本方有参可知。夫人参通血脉者也，通脉四逆，岂得无参？是必因本方之脱落而扔之耳。薛新甫用三生饮，加人参两许，而驾驭其邪，则仲景用生附，安得不用人参以固其元气耶？叔和以太阴之吐利四逆，混入厥阴，不知厥阴之厥利，是木邪克土为实热，太阴之厥利，是脾土自病属虚寒，径庭自异。若以姜、附治相火，岂不逆哉？

按：理中、四逆二方，在白术、附子之别。白术为中宫培土益气之品，附子为坎宫扶阳生气之剂。故理中只理中州脾胃之虚寒，四逆能佐理三焦阴阳之厥逆也。后人加附子于理中，名曰附子理中汤，不知理中不须附子，而附子之功不专在理中矣。盖脾为后天，肾为先天，少阴之火所以生太阴之土。脾为五脏之母，少阴更太阴之母，与四逆之为剂，重于理中也。不知其义者，谓生附配干姜，补中有发。附子得生姜而能发散，附子非干姜则不热，得甘草则性缓。是只知以药性上论寒热攻补，而不知于病机上分上下浅深也，所以不入仲景之门也哉！

厚朴生姜半夏甘草人参汤

此太阴调胃承气之方也。凡治病必分表里，而表里偏有互呈之症，如麻黄之喘，桂枝之自汗，大青龙之烦躁，小青龙之咳，皆病在表而夹里证也。用杏仁以治喘，芍药以止汗，石膏以治烦躁，五味、干姜以治咳，是于表剂中兼治里也。若下利腹胀满者，太阴里证而兼身体疼痛之表证，又有先温其里，后解其表之法。若下利清谷，而兼脉浮表实者，又有只宜治里，不可攻表之禁。是知仲景重内轻外之中，更有浅深之别也。夫汗为阳气，而腰以上为阳，发汗只可散上焦营卫之寒，不能治下焦脏腑之湿。若病在太阴，寒湿在肠胃而不在营卫，故阴不得有汗。妄发其汗，则胃脘之微阳随而达于表，肠胃之寒湿入经络而留于腹中，下利或止，而清谷不消，所以汗出必胀满也。凡太阳汗后胀满，是阳实于里，将转属阳明；太阴汗后而腹满，是寒实于里，而阳虚于内也。邪气盛则实，故用厚朴、姜、夏，散邪而除胀满；正气夺则虚，故用人参、甘草，补中而益元气。此亦理中之剂欤！若用之于太阳汗后，是抱薪救火，如此证而妄作太阳治之，如水益深矣。

三物白散

桔梗　贝母　巴豆

太阳表热未除，而反下之，热邪与水气相结，成实热结胸；太阴腹满时痛，而反下之，寒热相结，成寒实结胸。夫大小陷胸用苦寒之品者，为有热也。此无热证者，则不得概以阳证之法治之矣。三物小陷胸汤者，即白散也。以其结硬而不甚痛，故亦以小名之；以三物皆白，欲以别于小陷胸之黄连，故以白名之。在太阳则或汤或丸，在太阴则或汤或散，随病机之宜也。贝母善开心胸郁结之气，桔梗能提胸中陷下之气。然微寒之品，不足以胜结硬之阴邪，非巴豆之辛热斩关而入，何以使胸中之阴气流行也？故用二分之贝、桔，必得一分之巴豆以佐之，则清阳升而浊阴降，结硬斯可得而除矣。和以白饮之甘，取其留恋于胃，不使速下，散以散之，比汤以荡之者，尤为得当也。服之而病在膈上必吐，在膈下者必利，以本证原自吐利，因胸下结硬而暂止耳。今因其势而利导之，使还其出路，则结硬自散也。然此剂非欲其吐，本欲其利，亦不欲其过利。故不利进热粥一杯，利过不止进冷粥一杯，此又复方之妙理欤！仲景每用粥为反佐者，以草木之性各有偏长，惟稼穑作甘为中和之味，人之精神血气，皆赖之以生。故桂枝汤以热粥发汗，理中汤以热粥温中，此以热粥导利，复以冷粥止利，神哉！东垣云："淡粥为阴中之阳，所以利小便。"则利水之剂，未始不可用也。今人服大黄后用冷粥止利，尚是仲景遗意乎？此证叔和编在太阳篇中水潠病后，云"寒实结胸无热证者，与三物小陷胸汤，白散亦可服。"

按：本论小陷胸汤是黄连、瓜蒌、半夏三物，而贝母、桔梗、巴豆亦是三物。夫黄连、巴豆，寒热天渊，岂有可服黄连之证，亦可服巴豆之理？且此外更无别方，则当云三物小陷胸汤为散亦可服。如云白散亦可服，是二方矣。而方后又以身热皮粟一段杂之，使人昏昏不辨。今移之太阴胸下结硬之后，其证其方，若合符然。

【临床解读】

李某，男，31岁。2021年12月10日初诊。

主诉：腹泻20年，加重8年。

现病史：患者平素易腹泻，如水样，完谷不化，间断中西药治疗，易反复。现症见：自觉近8年来胃胀明显，纳少，稍食即饱，饮食不慎易腹泻，受凉亦腹泻，并腹痛，泻如水样，完谷不化，时有泡沫便，日2~3次，小便正常，口中异味，怕冷，眠浅易醒，醒后难以入睡，身热时遇冷打寒颤，舌质淡胖，苔白腻，脉沉滞。2021年7月查胃镜示食管局限性糜烂、慢性非萎缩性胃炎。

处方：党参10克，干姜10克，炒白术10克，炙甘草6克，清半夏10克，砂仁3克（后下），补骨脂12克，炒车前子15克（包煎）。10剂，每日1剂，水煎服。

二诊：2022年1月17日。服上方40剂，效平。现症：先黏液便后水样便，青绿色、腥酸，有不消化食物，偶便前腹痛，便后缓解；胃脘胀满、打嗝、反酸；口和；纳可；眠差、入睡难早醒，梦不多，情绪可。舌淡暗胖大，苔薄黄腻，脉沉滞。

病机要点：积热积湿。

处方：党参10克，黄芩10克，黄连6克，葛根15克，陈皮10克，生白芍10克，防风6克，炒白术10克，清半夏10克，厚朴10克，茯苓10克，猪苓6克，泽泻10克，桂枝3克。10剂，每日1剂，水煎服。（张磊医案）

麻仁丸

杏仁　芍药　枳壳　厚朴　大黄　麻仁

土为万物之母者，以其得和平之气也。湿土不能生草木，然稻、藕、菱、芡等物，亦有宜于水者。若燥土坚硬无水以和之，即不毛之地矣。凡胃家之实，多因于阳明之热结，而亦有因太阴之不开者，是脾不能为胃行其津液，故名为脾约也。承气诸剂，只能消胃，不能扶脾。如病在仓卒，胃阳实而脾阴不虚，用之则胃气通而大便之开阖如故。若无恶热、自汗、烦躁、胀满、谵语、潮热等症，饮食小便如常，而大便常自坚硬，或数日不行，或出之不利，是谓之孤阳独行。此太阴之病不开，而秽污之不去，乃平素之蓄积使然也。慢而不治，则饮食不能为肌肉，必至消瘦而死。然腑病为客，脏病为主，治客须急，治主须缓。病在太阴，不可荡涤以取效，必久服而始和。盖阴无骤补之法，亦无骤攻之法。故取麻仁之甘平入脾，润而多脂者为君，杏仁之降气利窍，大黄之走而不守者为臣，芍药之滋阴敛液，与枳、朴之消导除积者为佐，炼蜜为丸，少服而渐加焉，以和为度。此调脾承气，推陈致新之和剂也。使脾胃更虚更实，而受盛传道之官，各得其职，津液相成，精血相生，神气以清，内外安和，形体不敝矣。

上太阴五方。按诸经皆有温散温补法，惟少阳不用温；诸经皆有益阴清火法，惟太阴忌寒凉。若热病传经有嗌干等症，仍当清火；素有脾约大便不顺，亦当滋阴。要知制方，全在活法，不可执也。

少阴方总论

仲景以病分六经，而制方分表、里、寒、热、虚、实之六法。六经中各具六法，而有偏重焉。太阳偏于表寒，阳明偏于里热，太阴偏于虚寒，厥阴偏于实热，惟少阳与少阴司枢机之职，故无偏重。而少阳偏于阳，少阴偏于阴，制方亦因之而偏重矣。然少阴之阴中有阳，故其表证根于里，热证因于寒。治表证先顾其里，热证多从寒治者，盖阴以阳为主，固肾中之元阳，正以存少阴之真阴也。其或阳盛阴虚，心烦不得卧，见于二三日中，可用芩、连者，无几耳。肾本无实，实证必转属阳明，亦由少阴之虚。知其虚，得其机矣。

麻黄附子细辛汤

麻黄附子甘草汤

少阴主里，应无表证；病发于阴，应无发热。今始受风寒即便发热，似乎太阳而属之少阴者，以头不痛而但欲寐也。《内经》曰："逆冬气而少阴不藏，肾气独沉。"故少阴之发热而脉沉者，必于表剂中加附子，以预固其里。盖肾为坎象，二阴不藏，则一阳无蔽，阴邪因得以内侵，孤阳无附而外散耳。夫太阳为少阴之表，发热无汗，太阳之表不得不开，沉为在里，少阴之本不得不固。设用麻黄开腠理，细辛散浮热，而无附子以固元气，则少阴之津液越出，太阳之微阳外亡，去生远矣。惟附子与麻黄并用，内外咸调，则风寒散而阳自归，精得藏而阴不扰。此里病及表，脉沉而当发汗者，与表病及里脉浮而可发汗者径庭矣。若得之二三日，表热尚未去，里证亦未见，麻黄未可去，当以甘草之和中，易细辛之辛散。佐使之任不同，则麻黄之势亦减，取微汗而痊，是又少阴发表之轻剂矣。二方皆少阴中风托里解外法。

风本阳邪，虽在少阴中而即发，不拘于五六日之期。用细辛、麻黄者，所以治风，非以治寒也；用附子者，所以固本，非热因热用也。寒本阴邪，即在太阳，热不遽发，故有或未发之辞。麻黄、桂枝，长于治风，而非治寒之主剂，故主治在发热恶寒。若无热恶寒者，虽有头项强痛之表急，当以四逆、真武辈救其里矣。盖病发于阴，便已亡阳，不得以汗多亡阳一语为谈柄也。少阴制麻附细辛方，犹太阳之麻黄汤，是急汗之峻剂；制麻附甘草汤，犹太阳之桂枝汤，是缓汗之和剂。盖太阳为阳中之阳而主表，其汗易发，其邪易散，故初用麻黄、甘草而助以桂枝，次用桂枝、生姜而反佐以芍药。少阴为阴中之阴而主里，其汗最不易发，其邪最不易散，故用麻黄、附子而助以细辛，其次亦用麻黄、附子而缓以甘草。则少阴中风，脉阳微阴浮者，为欲愈，非必须阴出之阳而解耶。然必细审其脉沉而无里证者，可发汗，即知脉沉而证为在里者，不可发汗矣。此等机关，必须看破。人皆谓麻黄治太阳之伤寒，而不知仲景用以治少阴之中风。且麻黄在太阳，只服八合，不必尽剂，妙在更发汗，则改用桂枝。在少阴始得之与二三日，皆可温服一升，日三服。则《汤液本草》分麻黄为太阳经药，犹掘井得泉，而曰水专在是矣。

附子汤

人参　白术　附子　茯苓　芍药

此大温大补之方，乃正治伤寒之药，为少阴固本御邪之剂也。夫伤则宜补，寒则宜温，而近世治伤寒者，皆以寒凉克伐相为授受，其不讲于伤寒二字之名实久矣。少阴为阴中之阴，又为阴水之脏，故伤寒之重者，多入少阴，所以少阴一经，最多死证。如少阴病，身体痛，手足寒，骨节痛，口中和，恶寒，脉沉者，是纯阴无阳之证，方中用生附二枚，取其力之锐，且以重其任也。盖少火之阳，鼓肾间动气以御外侵之阴翳，则守邪之神有权，而呼吸之门有锁钥，身体骨节之痛自除，手足自温，恶寒自罢矣。以人参固生气之原，令五脏六腑之有本，十二经脉之有根，肾脉不独沉矣。三阴以少阴为枢，设使扶阳而不益阴，阴虚而阳无所附，非治法之善也。故用白术以培太阴之土，芍药以滋厥阴之木，茯苓以利少阴之水。水利则精自藏，土安则水有所制，木润则火有所生矣。扶阳以救寒，益阴以固本，此万全之术。其畏而不敢用，束手待毙者，曷可胜计耶？此与麻黄附子汤，皆治少阴表证而大不同。彼因病从外来，表有热而里无热，故当温而兼散。此因病自内出，表里俱寒而上虚，故大温大补。然彼发热而用附子，此不热而用芍药，是又阴阳互根之理欤！此与真武汤似同而实异。此倍术、附去姜而用参，全是温补以壮元阳。彼用姜而不用参，尚是温散以逐水气。补散之分岐，只在一味之旋转欤！

真武汤

附子　生姜　白术　茯苓　芍药

真武，主北方水也。坎为水，而一阳居其中，柔中之刚，故名真武。取此名方者，所以治少阴水气为患也。盖水体本静，其动而不息者，火之用耳。若坎宫之火用不宣，则肾家之水体失职，不润下而逆行，故中宫四肢俱病。此腹痛下利，四肢沉重疼痛，小便不利者，由坎中阳虚，下焦有寒不能制水故也。法当壮元阳以消阴翳，培土泄水，以消留垢。故君大热之附子，以奠阴中之阳；佐芍药之酸苦，以收炎上之气；茯苓淡渗，止润下之体；白术甘温，制水邪之溢；生姜辛温，散四肢之水。使少阴之枢机有主，则开阖得宜，小便得利，下利自止，腹中四肢之邪解矣。若兼咳者，是水气射肺所致，加五味之酸温，佐芍药以收肾中水气，细辛之辛温，佐生姜以散肺中水气，而咳自除。若兼呕者，是水气在胃，因中焦不和，四肢亦不治，此病不涉少阴，由于太阴湿化不宣也，与治肾水射肺者不同法，不须附子以温肾水，倍加生姜以散脾湿，此为和中之剂，而非治肾之剂矣。若大便自利而下利者，是胃中无物，此腹痛因于胃寒，四肢因于脾湿。故去芍药之阴寒，加干姜以佐附子之辛热，即茯苓之甘平者亦去之，此为温中之剂，而非利水之剂矣。要知真武加减，与小柴胡不同。小柴胡为少阳半表之剂，只不去柴胡一味，便可名柴胡汤。真武以五物成方，为少阴治本之剂，去一味便不成真武。故去姜加参，即名附子汤，于此见制方有阴阳动静之别也。

白通汤

葱白　干姜　附子

白通加猪胆汁汤

前方加猪胆汁。

白通者，通下焦之阴气，以达于上焦也。少阴病，自利而渴，小便色白者，是下焦之阳虚，而阴不生少火。不能蒸动其水气而上输于肺，故渴；不能生土，故自利耳。法当用姜、附以振元阳，而不得升腾之品，则利止而渴不能止，故佐葱白以通之。葱白禀西方之色味入通于肺，则水出高源而渴自止矣。凡阴虚则小便难，下利而渴者，小便必不利，或出涩而难，是厥阴火旺，宜猪苓、白头翁辈。此小便色白，属少阴火虚，故曰“下焦虚。”又曰“虚，故引水自救。”自救者，自病人之意，非医家之正法也。若厥阴病欲饮水者，少少与之矣。

通脉四逆汤

甘草　干姜　附子　葱

下利清谷，里寒外热，手足厥逆，脉微欲绝，此太阴坏证，转属少阴之证，四逆汤所主也。而但欲寐，是系在少阴。若反不恶寒，或咽痛干呕，是为亡阳，其人面赤色，是为戴阳。此下焦虚极矣，恐四逆之剂，不足以起下焦之元阳，而续欲绝之脉。故倍加其味，作为大剂，更加葱以通之。葱禀东方之色，能行少阳生发之机，体空味辛，能入肺以行营卫之气。姜、附、参、甘，得此以奏捷于经络之间，而脉自通矣。脉通则虚阳得归其部，外热自除，而里寒自解，诸症无虞矣。

按：本方以阴证似阳而设。症之异于四逆者，在不恶寒而面色赤；方之异于四逆者，若无葱，当与桂枝加桂加芍同矣。何更加以通脉之名？夫人参所以通血脉，安有脉欲绝而不用者？旧本乃于方后云："面赤色者加葱，利止脉不出者加参。"岂非抄录者之疏失于本方，而蛇足于加法乎？且减法所云去者，去本方之所有也。而此云去葱、芍、桂者，是后人之加减可知矣。

茯苓四逆汤

茯苓　人参　甘草　干姜　附子

干姜附子汤

前方去人参　甘草　茯苓

发汗若下之，病仍不解，烦躁者，茯苓四逆汤主之。下后复发汗，昼日烦躁不得眠，夜则安静，不呕不渴，无表证，脉微沉，身无大热者，干姜附子汤主之。此二条皆太阳坏病转属少阴也。凡太阳病而妄汗妄下者，其变证或仍在太阳，或转属阳明，或转系少阳，或系在太阴，皆是阳气为患。若汗而复下，或下而复汗，阳气丧亡，则转属少阴矣。此阳证变阴，阴证似阳，世医多不能辨。用凉药以治烦躁，鲜有不速其毙者，由不知太阳以少阴为里，少阴为太阳之根源也。脉至少阴则沉微，邪入少阴则烦躁。烦躁虽六经俱有，而兼见于太阳少阴者，太阳为真阴之标，少阴为真阴之本也。阴阳之标本，皆从烦躁见；烦躁之虚实，又从阴阳而分。如未经汗下而烦躁，属太阳，是烦为阳盛，躁为阴虚矣；汗下后烦躁属少阴，是烦为阳虚，躁为阴竭矣。阴阳不相附，故烦躁。其亡阳亡阴，又当以汗之先后，表证之解不解为之详辨，则阴阳之差多差少，不致溷淆，而用方始不误矣。先汗后下，于法为顺，而表仍不解，是妄下亡阴，阴阳俱虚而烦躁也，故制茯苓四逆，固阴以收阳。先下后汗，于法为逆，而表证反解，内不呕渴，似于阴阳自和，而实妄汗亡阳，所以虚阳扰于阳分，昼则烦躁也，故专用干姜附子，固阳以配阴。二方皆从四逆加减，而有救阳救阴之异。茯苓感天地太和之气化，不假根而成，能补先天无形之气，安虚阳外脱之烦，故以为君。人参配茯苓，补下焦之元气；干姜配生附，回下焦之元阳。调以甘草之甘，比四逆为缓，固里宜缓也。姜、附者，阳中之阳也，用生附而去甘草，则势力更猛，比四逆为峻，回阳当急也。一去甘草，一加茯苓，而缓急自别，加减之妙，见用方之神乎！

吴茱萸汤

吴茱萸　人参　生姜　大枣

少阴吐利，手足厥冷，烦躁欲死者，此方主之。

按：少阴病吐利，烦躁四逆者死，此何复出治方？要知欲死是不死之机，四逆是兼胫臂言，手足只指指掌言，稍甚微甚之别矣。岐伯曰：四末阴阳之会，气之大路也。四街者，气之经络也。络绝则经通，四末解则气合从。合在肘膝之间，即四街也，又谓之四关。夫四郊扰攘，而关中犹固，知少阴生气犹存。然五脏更相生，不生即死。少阴之生气注于肝，阴盛水寒，则肝气不舒而木郁，故烦躁；肝血不荣于四末，故厥冷；水欲出地而不得出，则中土不宁，故吐利耳。病本在肾而病机在肝，不得相生之机，故欲死。势必温补少阴之少火，以开厥阴之出路，生死关头，非用气味之雄猛者，不足以当绝处逢生之任也。吴茱萸辛苦大热，禀东方之气色，入通于肝，肝温则木得遂其生矣。苦以温肾，则水不寒；辛以散邪，则土不扰。佐人参固元气而安神明，助姜、枣调营卫以补四末。此拨乱反正之剂，与麻黄、附子之拔帜先登，附子、真武之固守社稷者，鼎足而立也。若命门火衰，不能腐熟水谷，故食谷欲呕。若干呕吐涎沫而头痛，是脾肾虚寒，阴寒上乘阳位也。用此方鼓动先天之少火，而后天之土自生；培植下焦之真阳，而上焦之寒自散。开少阴之关，而三阴得位者，此方是欤？

上少阴十一方，皆温散温补法。

黄连阿胶汤

黄连　阿胶　黄芩　芍药　鸡子黄

内胶烊尽少冷，内鸡子黄搅令相得，温服七合，日三服，此少阴之泻心汤也。凡泻心必藉芩、连，而导引有阴阳之别。病在三阳，胃中不和而心下痞硬者，虚则加参、甘补之，实则加大黄下之。病在少阴而心中烦不得卧者，既不得用参、甘以助阳，亦不得用大黄以伤胃矣。用黄连以直折心火，佐芍药以收敛神明，所以扶阴而益阳也。然以但欲寐之病情，而至于不得卧，以微细之病脉，而反见心烦，非得气血之属以交合心肾，甘平之味以滋阴和阳，不能使水升而火降。阴火不归其部，则少阴之热不除。鸡子黄禀南方之火色，入通于心，可以补离宫之火。用生者搅和，取其流动之义也。黑驴皮禀北方之水色，且咸先入肾，可以补坎宫之精，内合于心，而性急趋下。则阿井有水精凝聚之要也，与之相溶而成胶，用以配鸡子之黄，合芩、连、芍药，是降火归原之剂矣。经曰：“火位之下，阴精承之。阴平阳秘，精神乃治。”斯方之谓欤！

猪苓汤

猪苓　茯苓　泽泻　滑石　阿胶

少阴病，得之二三日，心烦不得卧，是上焦实热，宜黄连阿胶汤清之。少阴病，欲吐不吐，心烦但欲寐，至五六日自利而渴者，是下焦虚寒，宜白通汤以温之。此少阴初病而下利，似为虚寒，至六七日反见咳而呕渴，心烦不得卧者，此岂上焦实热乎？是因下多亡阴，精虚不能化气，真阳不藏，致上焦之虚阳扰攘，而致变证见也。下焦阴虚而不寒，非姜、附所宜，上焦虚而非实热，非芩、连之任，故制此方。二苓不根不苗，成于太空元气，用以交合心肾，通虚无氤氲之气也。阿胶味厚，乃气血之属，是精不足者，补之以味也。泽泻气味轻清，能引水气上升，滑石体质重坠，能引火气下降，水升火降，得既济之理矣。且猪苓、阿胶，黑色通肾，理少阴之本；茯苓、滑石，白色通肺，滋少阴之源；泽泻、阿胶，咸先入肾，培少阴之体；二苓、滑石，淡渗膀胱，利少阴之用。五味皆甘淡，得土中冲和之气，是水位之下，土气承之也。五物皆润下，皆滋阴益气之品，是君火之下，阴精承之也。以此滋阴利水而升津，诸症自平矣。

四逆散

柴胡　枳实　芍药　甘草

少阴病四逆，泄利下重，其人或咳，或悸，或小便不利，或腹中痛者，此方主之。少阴为水火同处之脏，水火不和，则阴阳不相顺接。四肢为阴阳之会，故厥冷四逆，有寒热之分，胃阳不敷于四肢为寒厥，阳邪内扰于阴分为热厥。然四肢不温，故厥者必利，先审泻利之寒热，而四逆之寒热判矣。下利清谷为寒，当用姜、附壮元阳之本；泄泻下重为热，故用白芍、枳实酸苦涌泄之品以清之。不用芩、连者，以病于阴而热在下焦也。更用柴胡之苦平者，以升散之，令阴火得以四达。佐甘草之甘凉，以缓其下重。合而为散，散其实热也。用白饮和服，中气和而四肢之阴阳自接，三焦之热自平矣。此证以泄利下重，知少阴之阳邪内扰于阴，四逆即非寒证矣。四逆皆少阴枢机无主，升降不利所致，只宜治下重，不须兼治诸症也。仲景因有四逆证，欲以别于四逆汤，故以四逆散名之。本方有咳者，加五味、干姜，悸者，加桂枝，腹痛加附子，泄利下重加薤白，俱非泄利下重所宜。且五味、姜、桂加五分，于附子加一枚，薤白三升，何多寡不同若是？且以散只服方寸匕，恐不济此证，此后人附会可知也。

猪肤汤

猪肤　白蜜　白粉

少阴病多下利，以下焦之虚也。阴虚则阳无所附，故下焦虚寒者，反见上焦之实热。少阴脉循喉咙，挟舌本，其支者，出络心，注胸中。凡肾精不足，肾火不藏，必循经上走于阳分也。咽痛胸满心烦者，因阴并于下，而阳并于上承，不上承于心火，不下交于肾，此未济之象。猪为水畜，而津液在肤，取其肤以治上焦虚浮之火，和白蜜、白粉之甘，泻心润肺而和脾。滋化原，培母气，水升火降，上热下行，虚阳得归其部，不治利而利自止矣。三味皆食物，不藉于草，所谓随手拈来，尽是道矣。

甘草汤

甘草

桔梗汤

甘草　桔梗

半夏汤

半夏　桂枝　甘草

苦酒汤

半夏　鸡子白　苦酒

四方皆因少阴咽痛而设也。少阴之脉循喉咙，挟舌本，故有咽痛症。若因于他证而咽痛者，不必治其咽。如脉阴阳俱紧，反汗出而吐利者，此亡阳也。只回其阳，则吐利止而咽痛自除。如下利而胸满心烦者，是下焦虚而上焦热也。升水降火，上下和调而痛自止。若无他证而但咽痛者，又有寒热之别。见于二三日，是阴火上冲，可与甘草汤，甘凉泻火以缓其热。不瘥者，配以桔梗，兼辛以散之，所谓奇之不去而偶之也。二方为正治之轻剂，以少阴为阴中之阴，脉微细而但欲寐，不得用苦寒之剂也。若其阴证似阳，恶寒而欲吐者，非甘、桔所能疗，当用半夏之辛温，散其上逆之邪，桂枝之甘温，散其阴寒之气，缓以甘草之甘平，和以白饮之谷味，或为散，或为汤，随病之意也。如咽中因痛而且伤，生疮不能言，语声不出者，不得即认为热证。必因呕而咽痛，胸中之痰饮未散，仍用半夏之辛温，取苦酒之酸以敛疮，鸡子白之清以发声。且三味相合，而半夏减辛烈之猛，苦酒缓收敛之骤，取鸡子白之润滋其咽喉，又不令泥痰饮于胸膈也。故其法以鸡子连壳置刀环中，安火上，只三沸即去滓，此意在略见火气，不欲尽出半夏之味也明矣。二方皆少少含咽，是从治缓剂。

按：鸡卵法太极之形，含阴阳两气，其黄走血分，故心烦不卧者用之。此仲景用药法象之义也。

上少阴七方，皆凉解法，后二方，皆温补法。

厥阴方总论

太阴以理中丸为主，厥阴以乌梅丸为主。丸者，缓也。太阴之缓，所以和脾胃之气；厥阴之缓，所以制相火之逆也。观所主诸方，治手足厥冷，脉微欲绝，而不用姜、附；下利、脉沉结，而用黄柏；心动悸、脉代结，而用生地、麦冬。总因肝有相火，当泻无补，与肾中虚阳之发，当补当温者不同耳。夫三阴皆有本经之热：太阴之热，脾家实而行胃脘之阳也；少阴之热，肾阴虚而元阳发越也；厥阴之热，肝胆热而拂郁之火内热也。举世误于传经热邪之说，遇三阴热证，漫无主张。见发热脉沉者，断为阳证，见阴脉而不治，中风下利者，妄呼为漏底伤寒。不明仲景之论，因不敢用仲景之方，非不学无术乎？

乌梅丸

乌梅　干姜　桂枝　附子　蜀椒　黄连　黄柏　人参　当归　细辛

六经惟厥阴最为难治，其本阴而标热，其体风木，其用相火，以其具合晦朔之理。阴之初尽，即阳之初出，所以一阳为纪，一阴为独，则厥阴病热，是少阳之相火使然也。火旺则水亏，故消渴；气有余便是火，故气上撞心；心中疼热，木甚则克土，故饥不欲食，是为风化；饥则胃中空虚，蛔闻食臭则出，故吐蛔。此厥阴之火证，非厥阴之伤寒也。《内经》曰："必伏其所主，而先其所因。"或收或散，或逆或从，随所利而行之，调其中气，使之和平。是厥阴之治法也。仲景之方，多以辛甘、甘凉为君，独此方用酸收之品者，以厥阴主肝而属木。《洪范》云："木曰曲直，曲直作酸。"《内经》曰："木生酸，酸入肝，以酸泻之，以酸收之。"君乌梅之大酸，是伏其所主也。佐黄连泻心而除痞，黄柏滋肾以除渴，先其所因也。肾者肝之母，椒、附以温肾，则火有所归，而肝得所养，是固其本也。肝欲散，细辛、干姜以散之。肝藏血，桂枝、当归引血归经也。寒热并用，五味兼收，则气味不和，故佐以人参调其中气。以苦酒浸乌梅，同气相求，蒸之米下，资其谷气；加蜜为丸，少与而渐加之，缓以治其本也。仲景此方，本为厥阴诸证之法，叔和编于吐蛔条下，令人不知有厥阴之主方。观其用药，与诸证符合，岂只吐蛔一证耶？蛔为生冷之物，与湿热之气相成，故寒热互用以治之。且胸中烦而吐蛔，则连、柏是寒因热用。蛔得酸则静，得辛则伏，得苦则下，杀虫之方，无更出其右者。久利则虚，调其寒热，扶其正气，酸以收之，其利自止。愚按：厥利发热诸症，诸条不立方治，当知治法不出此方矣。

当归四逆汤

桂枝　芍药　当归　细辛　通草　甘草　大枣

当归四逆加吴茱萸生姜汤

前方加吴茱萸　生姜　酒

此厥阴伤寒发散表邪之剂也。厥阴居两阴之交尽，名曰“阴之绝阳”。外伤于寒，则阴阳之气不相顺接，故手足厥冷，脉微欲绝。然相火居于厥阴之脏，脏气实热，则寒邪不能侵，只外伤于经，而内不伤脏，故先厥者，后必发热。凡伤寒初起，内无寒证，而外寒极盛者，但当温散其表，勿遽温补其表。此方用桂枝汤以解外，而以当归为君者，因厥阴主肝为血室也。肝苦急，甘以缓之，故倍加大枣，犹小建中加饴糖法。肝欲散，当以辛散之。细辛，其辛能通三阴之气血，外达于毫端，比麻黄更猛，可以散在表之严寒。不用生姜，不取其横散也。通草即木通，能通九窍而通关节，用以开厥阴之阖，而行气于肝。夫阴寒如此，而仍用芍药者，须防相火之为患也。是方桂枝得归、芍，生血于营；细辛同通草，行气于卫；甘草得枣，气血以和。且缓中以调肝，则营气得至手太阴，而脉自不绝；温表以逐邪，则卫气行四末，而手足自温。不须参、术之补，不用姜、桂之燥，此厥阴之四逆，与太、少不同治，而仍不失辛甘发散为阳之理也。若其人内有久寒者，其相火亦不足。加吴萸之辛热，直达厥阴之脏；生姜之辛散，淫气于筋；清酒以温经络，筋脉不沮弛。则气血如故，而四肢自温，脉息自至矣。此又治厥阴内外两伤于寒之剂也，冷结膀胱而少腹满痛，手足厥冷者宜之。

小建中汤

桂枝　芍药　甘草　生姜　大枣　饴糖

厥阴为阖，外伤于寒，肝气不舒，热郁于下，致伤中气，故制此方以主之。凡六经外感未解者，皆用桂枝汤解外。如太阳误下，而阳邪下陷于太阴者，桂枝汤倍加芍药，以泻木邪之干脾也。此肝火上逼于心脾，于桂枝加芍药汤中更加饴糖，取酸苦以平肝脏之火，辛甘以调脾家之急，又资其谷气以和中也。此方安内攘外，泻中兼补，故名曰建。外证未除，尚资姜、桂以散表，不全主中，故称曰小。所谓中者有二：一曰心中，一曰腹中。如伤寒二三日，心中悸而烦者，是厥阴之气逆上冲于心也。比心中疼热者稍轻，而有虚实之别。疼而热者为实，当用苦寒以泻心火；悸而烦者为虚，当用甘温以保心气，是建腹中之宫城也。伤寒阳脉涩，阴脉弦，腹中急痛者，是厥阴之逆气上侵脾胃也。比饥不欲食，食则吐蛔者为更重，而有形气之别。食即吐蛔为有形，当用酸苦以安蛔；腹中急痛为无形，当用辛寒以止痛，是建腹中之都会也。世不明厥阴之为病，便不知仲景所以制建中之理；不知胆藏肝内，则不明仲景先里后表之法。盖寒虽外来，而热从中发。必先开厥阴之阖，始得转少阴之枢；先平厥阴阴脉之弦，始得通少阳阳脉之涩。此腹中痛者，先与小建中汤，不瘥者，继用小柴胡汤之理也。凡腹痛而用芍药者，因相火为患。若因于虚寒者，大非所宜，故有建中、理中之别。或问：腹痛既与小建中温之，更用小柴胡凉之，先热后寒，仲景亦姑试之乎？曰：不瘥者，但未愈，非更甚也。先之以建中，是解肌而发表，止痛在芍药；继之在柴胡，是补中以逐邪，止痛在人参。按柴胡加减法，腹中痛者，去黄芩加芍药，其功倍于建中。可知阳脉仍涩，故用人参以助桂枝；阴脉仍弦，故用柴胡以助芍药。若一服建中而即瘥，则不必人参之补，亦不须柴胡之散矣。

茯苓甘草汤

桂枝　生姜　茯苓　甘草

此厥阴伤寒发散内邪之汗剂。凡伤寒厥而心下悸者；宜先治水，后治其厥，不尔水渍入胃，必作利也。此方本欲利水，反取表药为里证用，故虽重用姜、桂，而以里药名方耳。厥阴伤寒，先热者后必厥，先热时必消渴。今厥而心下悸，是下利之源，斯时不热不渴可知矣。因消渴时饮水多，心下之水气不能入心为汗，蓄而不消，故四肢逆冷而心下悸也。肺为水母，肺气不化，则水气不行。茯苓为化气之品，故能清水之源。然得猪苓、泽泻，则行西方收降之令，下输膀胱而为溺。桂枝、生姜，则从辛入肺，使水气通于肺，以行营卫阴阳，则外走肌表而为汗矣。佐甘草以缓之，汗出周身，而厥自止，水精四布，而悸自安。以之治水者，即所以治厥也。凡厥阴之渴在未汗时，太阳之渴在发汗后。如伤寒心悸、汗出而渴者，是水气不行，而津液又不足，须小发汗以散水气，故用五苓。伤寒心悸、无汗而不渴者，津液未亏，故可用此方大发其汗。五苓因小发汗故少佐桂枝，不用生姜用白术者，恐渍水入脾也。此用姜、桂与茯苓等分，而不用芍药、大枣，是大发其汗。佐甘草者，一以协辛发汗，且恐水渍入胃也。厥阴厥而不利，与见厥复利者，因热少而不能消水，水渍入胃，故仲景言其证而未及治法。与本方汗之则利自止，是下者举之之义也。本方为汗家峻剂，与麻黄汤义异，而奏捷则同。因水气在心下而不在皮毛，故不用麻黄；悸而不喘，故不用杏仁；且外不热而内不渴，故不用小青龙。仲景化水发汗之剂，不同如此。

按：伤寒汗出而渴，是伤寒、温病分歧处，大宜着眼。要知不恶寒反恶热者，即是温病；有水气而心下悸，尚是伤寒。若无水气，则五苓燥热，即温病发火之药矣。

炙甘草汤

炙甘草　人参　阿胶　麻仁　桂枝　麦冬　生姜　大枣　清酒　生地

厥阴伤寒，则相火内郁，肝气不舒，血室干涸，以致营气不调，脉道涩滞而见代结之象。如程郊倩所云："此结者不能前而代替，非阴盛也。"凡厥阴病，则气上冲心，故心动悸。此悸动因于脉代结，而手足不厥，非水气为患矣。不得甘寒多液之品以滋阴而和阳，则肝火不息，而心血不生。心不安其位，则悸动不止；脉不复其常，则代结何以调？故用生地为君，麦冬为臣，炙甘草为佐，大剂以峻补真阴，开来学滋阴之一路也。反以甘草名方者，藉其载药入心，补离中之虚以安神明耳。然大寒之剂，无以奉发陈蕃秀之机，必须人参、桂枝，佐麦冬以通脉，姜、枣佐甘草以和营，胶、麻佐地黄以补血，甘草不使速下，清酒引之上行，且生地、麦冬，得酒力而更优也。

烧裈散

男女交媾而病传焉，奇病也。其授者始因伤寒，而实种于欲火，其受者因于欲火，而实发于阴虚，此阴阳易之病所由来也。无恶寒发热之表，无胃实自利之症。此因两精相搏，而当时即发，与"冬不藏精，春必病温"者不同。夫邪之所凑，其气必虚。阴虚者阳必凑之，故少气而热上冲胸；气少不得运，故头重不举，身体皆重；邪中于阴，故阴中拘挛；冲任脉伤，故少腹里急；精神散乱，故目中生花；动摇筋骨，故膝胫拘急；病由于肾，毒侵水道，故小便不利。谅非金石所能愈，仍须阴阳感召之理以致之。裈裆者，男女阴阳之卫。卫乎外者，自能清乎内。感于无形者，治之以有形。取其隐内，烧而服之，形气相感，小便即利。阴头微肿，浊阴走下窍而清阳出上窍，欲火平而诸症自息矣。男服女，女服男，然更宜六味地黄汤合生脉散治之。

【临床解读】

樊某某，男，33 岁。2019 年 6 月 14 日初诊。

主诉：自觉乳腺胀痛、刺痛 1 个月余。

现病史：平素睡眠时喜俯卧位，近 1 个月余自觉乳腺胀痛，乳头刺痛，不定时发作，在当地检查彩超未发现异常，近 3 年入睡困难，睡眠质量差，小腿酸困，脱发，口腔溃疡，自觉口臭，口不苦，口渴，饮不解渴，舌质暗红，苔薄黄，脉沉滞。

病机要点：肝郁化火。

处方：柴胡10克，生白芍10克，当归10克，茯苓10克，炒白术6克，薄荷3克（后下），制香附10克，牡丹皮10克，栀子10克，连翘10克，玄参15克，生甘草3克。15剂，每日1剂，水煎服。

二诊：2021年4月16日。服上方14剂，初服双乳胀痛减轻，眠可，但服药后自觉身凉较甚。现症见：双乳不胀，自觉身凉，畏寒，双下肢酸困，平素出汗较少，汗后身凉，劳累时自觉小腹坠胀，纳可，眠差，不解乏，二便调，情绪较前焦虑，易生气，舌质淡红，苔薄白，有裂纹，脉沉滞。下巴颏痒，越挠越痒。阴阳失调证。

处方：熟地黄24克，山萸肉12克，生山药12克，泽泻10克，牡丹皮10克，茯苓10克，柴胡10克，黄芩10克，清半夏10克，淫羊藿10克，防风10克，白蒺藜10克。10剂，每日1剂，水煎服。

三诊：2021年7月5日。服上方15剂，效佳，身凉、下肢酸困基本已愈。停药后稍反复。现症见：全身乏力，头晕头懵，脱发，头油多，头皮痒，吹空调后怕凉，纳可，口臭，胃中嘈杂，眠浅易醒，大便不成形，日2~3次，小便频，色黄，小便无力，有泡沫，舌质红，苔黄，脉沉滞。下巴颏已不痒。

处方：照上方去防风、白蒺藜，加炒白术6克，生龙牡各30克（先煎）。15剂，每日1剂，水煎服。（张磊医案）

六经方余论

既论制方之大法，又分六经之方以论之，亦云详矣。而定方不同之故，更不可不辨也。夫风寒暑湿之伤人，六经各有所受，而发见之脉不同。或脉同而症异，或脉症皆同而主症不同者，此经气之有别也。盖六经分界，如九州之风土，人物虽相似，而衣冠、饮食、言语、性情之不同，因风土而各殊。则人身表里之寒热虚实，亦皆因经气而异矣。如太阳一经，寒热互呈，虚实递见，治之者，当于表中顾里，故发表诸方，往往兼用里药。阳明之经主实热，治者当于实中防虚，故制攻下诸方，而又叮咛其不可轻用。少阳之经气主虚热，故立方凉解，每用人参。太阴之经气主虚寒，故立方温补，不离姜、附。少阴之经气多虚寒，故虽见表热而用附子，亦间有虚热，故亦有滋阴之剂。厥阴之经气主实热，故虽手足厥冷，脉微欲绝，而不用姜、附。然此为无形之实热，与阳明有形之实热径庭矣。仲景制方，因乎经气，《内经》"审其阴阳，以别刚柔，阳病治阴，阴病治阳，定其气血，各守其乡"之理也。所以表里攻补阴阳之品，或同或异者，亦因其经气血之多少而为之定剂耳。

请再以表里论之：三阳主表而有里，三阴主里而无表，何也？太阳为五脏之主，以胸中为里，以少阴为里；阳明为六腑之主，以腹中为里，以太阴为里；少阳为十一脏所决之主，故胸腹皆为其里而无定位，以厥阴为里，犹运筹于帷幄也。治三阳者，既顾心腹之里，又顾三阴之里，所以阳经之方倍于阴经。而阳有多少，病有难易，所以阳明之方不及太阳，少阳之方更少于阳明也。三阴非无表证也，而谓其无表。故少阴之一身尽热，无非太阳渐外之阳；太阴之四肢烦疼，原是胃脘之所发；厥阴之厥而发热，畴非三焦胆甲之气也。第不头痛项强，胃家不实，不口苦目眩，定其为阴经耳。三阴之表自三阳来，所以三阴表剂，仍用麻黄、桂枝为出路。太阴之芍药，少阴之附子，厥阴之当归，得互列于表剂之间，并行而不悖。此《内经》阴阳、表里、雌雄相输应之义也。

麻黄升麻汤

麻黄　升麻　黄芩　知母　石膏　芍药　天冬　干姜　桂枝　当归　茯苓　白术　玉竹　甘草

六经方中，有不出于仲景者。合于仲景，则亦仲景而已矣。若此汤其大谬者也。伤寒六七日，大下后，寸脉沉而迟。夫寸为阳，主上焦，沉而迟，是无阳矣。沉为在里，则不当发汗；迟为脏寒，则不当清火。且下部脉不至，手足厥冷，泄利不止，是下焦之元阳已脱，又咽喉不利吐脓血，是上焦之虚阳无依而将亡，故扰乱也。如用参、附以回阳，而阳不可回，故曰难治，则仲景不立方治也明矣。此用麻黄、升麻、桂枝以散之，汇集知母、天冬、黄芩、芍药、石膏等大寒之品以清之，以治阳实之法，治亡阳之证，是速其阳之毙也。安可望其汗出而愈哉！用干姜一味之温，苓、术、甘、归之补，取玉竹以代人参，是犹攻金城高垒，而用老弱之师也。且用药至十四味，犹广罗原野，冀获一兔，与防风通圣等方，同为粗工侥幸之符也。谓东垣用药多多益善者，是不论脉病之合否，而殆与妄谈欤！

临证验录

用药法度

【病案1】杜某，男，86岁。2018年10月19日初诊。

主诉：前列腺癌术后1年半。

现病史：患者2017年4月行前列腺癌微创术，2018年7月因尿潴留行膀胱造瘘术。现症见：腹水，一天约1500毫升，食欲可，因腹水食少，不恶心，眠差（每晚口服1片安眠药），大便可。舌质暗红，苔黄略腻，脉涩乏力。

辨证：痰水瘀滞。

处方：清半夏10克，甘遂6克（打粉冲服），阿胶10克（烊化），三七粉3克（冲服），大黄10克（后下），上肉桂3克，猪苓10克。4剂，每日1剂，水煎服，分早晚两次温服。

二诊：2018年11月26日。服上方1剂，大、小便次数增多，腹胀减轻，服至3剂，腹泻明显，大便如水样，停服。现症见：腹部微胀，少量腹水，睡眠差，纳食差，口干不苦，大便稀，日1次，小便调。舌质暗红，苔黄稍腻，脉涩乏力。

处方：太子参15克，茯苓15克，泽泻10克，炒白术10克，猪苓10克，三七粉3克（冲服）。7剂，每日1剂，水煎服，分早晚两次温服。

按语：患者腹水，舌质暗红，苔黄略腻为痰水瘀滞证，方用甘遂半夏汤加减化瘀逐水，加用大黄导邪气从大便而出。甘遂为大毒之品，用后若大便如水，应适可而止，防止过泻反伤正气。患者久病，正气较虚，攻伐之品只可暂用，不可久服，故二诊改用春泽汤，补泻兼施。

【病案2】马某，女，34岁。2013年11月6日初诊。

主诉：恶阻多吐涎沫10余天。

现病史：患者妊娠58天，10余天来恶心，干呕，多吐涎沫，嗳气，反酸，胃灼热，胃痛，胃胀，纳呆，眠差，入睡难，大便干，日1次，小便调。

舌质淡红，苔薄白，脉略数。

辨证：胃虚寒饮，胃气上逆。

处方：干姜 10 克，党参 10 克，清半夏 10 克，紫苏叶 6 克（后下），黄连 10 克。3 剂，每日 1 剂，水煎服，分早晚两次温服。

二诊：2013 年 11 月 15 日。服上方 3 剂，恶心、干呕明显减轻。现症见：偶有恶心、干呕、胃胀、嗳气。纳一般，睡眠较前改善，大便可，小便调。舌质淡红，苔薄白，脉细。

处方：上方去半夏，加陈皮 10 克，竹茹 15 克。5 剂，每日 1 剂，水煎服，分早晚两次温服。

按语：患者妊娠呕吐，伴有多吐涎沫，属于胃虚寒饮呕吐；嗳气、胃灼热、反酸为肝胃郁热，胃气上逆的表现；胃气虚寒，脾胃气机升降失调，胃气郁滞，不通则痛，故见胃痛、胃胀、纳呆等表现；“胃不和则卧不安”，故眠差，入睡难；饮邪停滞胃中，大肠津亏，则大便干。结合舌脉，四诊合参，辨证为胃虚寒饮，胃气上逆。故方选干姜人参半夏丸以温胃化饮，降逆止呕。加紫苏叶行气宽中，和胃止呕，兼有理气安胎之功。黄连清胃热，止呕吐。

用药原则

【病案】翟某，男，21 岁。2019 年 7 月 26 日初诊。

主诉：反复口腔溃疡 3 年余。

现病史：患者口腔溃疡反复发作，面部痤疮，口不干、不苦，二便正常，纳少，睡眠正常。舌质淡，苔白，脉细无力。

辨证：寒热错杂证。

处方：清半夏 10 克，黄连 10 克，黄芩 10 克，干姜 10 克，党参 10 克，蝉蜕 10 克，僵蚕 10 克，陈皮 10 克，土茯苓 30 克，甘草 6 克。10 剂，每日 1 剂，水煎服，分早晚两次温服。

二诊：2019 年 8 月 5 日。口腔溃疡愈，面部痤疮明显减轻，余无明显不适。上方继服 10 剂。

按语：患者 21 岁，正值气血旺盛之龄，口腔溃疡反复发作，兼有面部痤疮，属于郁火内盛之象，但患者舌淡苔白，脉细无力，四诊合参，辨证当属于寒热错杂之证，方选半夏泻心汤平调寒热，以党参代人参，价廉性平而其效相当。蝉蜕、僵蚕解毒散结，托毒外出；陈皮燥湿健脾；土茯苓解毒除湿。

药物的量效关系

【**病案 1**】万某，男，41 岁。2009 年 1 月 23 日初诊。

主诉：吐痰，时作哮喘 9 年。

现病史：患者气管炎病史 9 年，平时吐痰不断，色或黄或白，受凉或感冒后痰量急增，鼻涕多。秋冬交接时哮喘易作，发作时伴憋气、痰多、肌肤凉。纳眠可，二便调。舌淡红，苔薄白，脉沉细弱。

辨证：风寒闭腠，肺气失宣证。

处方：桂枝 10 克，生白芍 10 克，厚朴 10 克，杏仁 10 克，炙麻黄 3 克，炒紫苏子 10 克，炒莱菔子 10 克，炒白芥子 10 克，黄芩 10 克，炙甘草 6 克，生姜 3 片，大枣 4 枚。10 剂，每日 1 剂，水煎服，分早晚两次温服。

二诊：2009 年 3 月 2 日。服上方至今，效可，哮喘发作次数明显减少，吐痰减少。现症见：时有咳嗽，喘息，吐白痰，口淡不苦，纳可，眠可，二便调。舌质淡红，苔薄白，脉沉细。

处方：上方去黄芩，白芥子为 6 克，加干姜 6 克。20 剂，每日 1 剂，水煎服，分早晚两次温服。

按语：患者平时不断吐痰，色黄或白，涕多，受寒或感冒后痰量急增为风寒闭腠，肺气失宣证。肺主水液输布，肺窍郁闭，可见憋气、痰多等症。方用桂枝加厚朴杏子汤加减，外能解肌调营卫，又能肃降肺气。患者患气管炎 9 年，寒邪日久深入，隐匿肌腠、筋膜之间，更加小量麻黄合三子养亲汤，既能缓缓透邪外出，又能化痰降气，恢复肺之宣肃。

【**病案 2**】吴某，女，6 岁。2018 年 11 月 19 日初诊。

主诉：咳嗽 2 个月，发现双下肢皮肤紫癜近 1 个月。

现病史：患者 2 个月前因受凉出现咳嗽、痰少，在附近诊所给予止咳化痰治疗，无明显缓解。1 个月前发现双下肢皮肤紫癜，在某院诊为“过敏性紫癜”，给予药物治疗，症状好转。现症见：仍咳嗽，痰少，纳差，大便前段干，夜间流涎、龂齿，舌质红，苔白腻，脉细。既往有哮喘病史、滑膜炎病史。

处方：炙麻黄 2 克，连翘 10 克，赤小豆 20 克，桑白皮 20 克，杏仁 6 克，丝瓜络 15 克，生甘草 3 克，地骨皮 6 克，干地龙 3 克，天冬 6 克，炙枇杷叶 3 克。15 剂，每日 1 剂，水煎服，分早晚两次温服。

二诊：2019 年 1 月 25 日。服上方 30 剂，效可。咳嗽、咯痰愈，现多涎，仍夜间流涎、齘齿，眠一般，夜眠盗汗，纳一般，纳多则易消化不良，大便前段干，日行1次。服药期间偶有下肢瘀点、瘀斑出现，可自行消退。舌尖红，苔白滑，脉涩。

处方：炙麻黄2克，杏仁6克，桑叶10克，竹茹10克，丝瓜络10克，浮小麦30克，煅牡蛎30克（包煎），大黄3克（后下），生甘草2克。7剂，每日1剂，水煎服，分早晚两次温服。

按语：患者以过敏性紫癜、咳嗽为主诉，二者病位同在肺卫，且痰少，纳差，大便前段干，夜间流涎、齘齿，舌质红，苔白腻，脉细，综合辨为风湿袭表之证。以麻黄连翘赤小豆汤以解表宣肺，清热利湿。其中麻黄小量以散风邪，宣肺平喘。杏仁与麻黄合用一宣一降，调节肺之宣降；连翘清热解毒；赤小豆、桑白皮、地龙以泻肺平喘，行水消肿；地骨皮、枇杷叶清肺化痰；天冬养阴清热、润肺止咳。二诊仍夜间流涎、宣齿，夜眠盗汗，纳多则易消化不良，大便前段干，日1次，偶有下肢瘀点、瘀斑，结合舌尖红，考虑肝热内扰，以三青汤凉肝清热，加浮小麦、牡蛎以平抑肝阳，养心安神，少量大黄以通腑泻热；肺与大肠相表里，以麻黄、杏仁恢复肺之气机升降以通便。

【病案3】邵某，女，53岁。2018年3月2日初诊。

主诉：脐周痛1个月。

现病史：患者诉1个月前因劳累、饮食不规律出现晚饭后脐周隐痛，左右少腹隐痛，按之加重，自觉有硬块，矢气得舒，晨起腹泻2~3次后好转。伴肠鸣，纳差，食欲不振，嗳气，反酸，胃灼热，眠差。小便正常。舌淡红，苔白稍厚，脉沉弦。

辨证：肝脾两虚证。

处方：川芎10克，当归10克，生白芍15克，泽泻10克，炒白术12克，茯苓10克，木香6克，黄连6克，羌活3克，独活3克，防风3克。10剂，每日1剂，水煎服，分早晚两次温服。

按语：患者脐周隐痛，左右少腹隐痛，为肝失条达，经络不畅；肠鸣，纳差，食欲不振，嗳气，反酸，胃灼热，晨起腹泻为脾虚气滞之象，故辨为肝脾两虚证，方用当归芍药散加减以柔肝健脾，缓急止痛。更加小量黄连、木香疏理胃肠气机兼清胃中郁热。加小量羌活、独活、防风升发脾胃清阳之气。

常用药对

【**病案1**】张某，男，54岁。2018年2月2日初诊。

主诉：上腹部撑胀1年，加重3个月。

现病史：患者诉1年前无明显诱因出现上腹部撑胀，偶有疼痛，午饭后加重，伴嗳气，经中西药治疗效不佳。现症见：纳差，食欲不振，眠差，时有入睡难，多梦，眠浅易醒，大便不成形，解不尽感，黏腻，日1~2次，便后脐周按之硬，自觉有气，小便正常。另诉右耳耳鸣2年多，夜间加重，怕冷，乏力，动则汗出，性生活2个小时后出现心慌，平时眼睛干涩。舌脉（缺失）。

辨证：脾胃虚弱，气机升降失常。

处方：清半夏10克，干姜10克，党参10克，黄芩10克，黄连3克，厚朴10克，炒枳实10克，炙甘草6克，大枣3枚为引。15剂，每日1剂，水煎服，分早晚两次温服。

二诊：2018年3月9日。服上方30剂，腹胀消失。现症见：眠差，入睡难，易醒，耳鸣，目干涩乏力，汗出，二便调。舌质红，苔薄白，脉细。

处方：生地黄15克，熟地黄15克，生山药30克，茯苓10克，泽泻10克，山茱萸10克，牡丹皮10克，枸杞子15克，菊花10克（后下），炒酸枣仁15克，川芎3克，知母6克。20剂，每日1剂，水煎服，分早晚两次温服。

按语：患者上腹部撑胀、嗳气，为中焦脾胃气机升降失常所致。脾胃虚弱、运化失司，故纳差、食欲不振、大便不成形；脾虚生湿，湿邪上蒙耳窍亦可出现耳鸣，故用半夏泻心汤辛开苦降、调和中焦，更加枳实、厚朴肃降胃肠之气机。

【**病案2**】罗某，女，38岁。2018年2月28日初诊。

主诉：便秘5年余。

现病史：患者诉5年来无便意，无肠鸣音，矢气臭，长时间不排便则腹胀，易上火，牙龈肿痛。月经经期2~3天，颜色正常，无血块，伴经前乳房胀痛，有硬结。纳眠可，小便正常，大便3~5日1次，便秘时小腹胀硬，口服泻药缓解。有痔疮、乳腺增生史。舌淡红，苔黄厚腻，脉涩。

辨证：阳明腑实证。

处方：大黄10克（后下），黄连6克，玄参30克，槐角30克。10剂，每日1剂，水煎服，分早晚两次温服。

按语：患者便秘，矢气臭，不排便则腹胀，易上火，牙龈肿痛，小腹胀硬为阳明腑实证。方用大黄黄连泻心汤以清热泻火通腑，更加大量玄参、槐角增液通便。

【病案3】李某，女，52岁。2016年8月10日初诊。

主诉：心烦失眠1年余。

现病史：心烦失眠，甚则彻夜难寐，依赖口服安眠药，精神萎靡，口苦咽干，手足心热，汗出，舌红苔黄，脉细。

辨证：久热伤阴，阴虚火旺，心肾不交。

处方：黄连10克，黄芩10克，白芍20克，鸡子黄2枚，阿胶10克（烊化）。3剂，每日1剂，水煎服，分早晚两次温服。

二诊：2016年8月15日。患者睡眠已有所改善，精神状态明显好转，巩固疗效，继服7剂。

按语：《素问·阴阳应象大论》言："阴气自半也，起居衰矣。"患者为中年女性，肾阴不足，肾精亏虚。心肾本为火水之脏，相互制约亦相互资生，随着年龄增长，肾水不足，水不制火，心火亢盛，则心肾不交，而见心烦失眠等。方用黄连阿胶汤，养心血，清心热，除心烦，使水升火降，心肾相交，阳得以入阴，则得安眠。

【病案4】王某，男，38岁。2018年3月9日初诊。

主诉：胃胀2年。

现病史：患者诉上腹部撑胀，胃脘部尤甚，无饥饿感，纳少，反酸，时有嗳气，眠差多梦，大便溏，日1次，小便正常。舌质暗红，苔黄厚腻，左根部苔剥落，脉涩。饮酒不多，吸烟多。白癜风病史2年。

辨证：中焦寒热错杂，气机升降失司证。

处方：清半夏10克，干姜10克，党参10克，黄芩10克，黄连6克，炒神曲10克，炙甘草6克，大枣3枚为引。10剂，每日1剂，水煎服，分早晚两次温服。

按语：患者胃脘撑胀，纳少，反酸，大便溏，舌质暗红，苔黄厚腻为寒热互结、气机升降失常之征，故用半夏泻心汤辛开苦降、消痞散结；加神曲增强脾胃运化功能。

【病案5】焦某，男，38岁，2018年3月7日初诊。

主诉：胃部不适半年。

现病史：患者诉2017年8月自觉胃部不适，饮食生冷、辛辣后易腹泻。

2018年1月于当地医院查胃镜示糜烂性胃炎；幽门螺旋杆菌阳性。口服西药依托比利。现症见：胃部不适，按压膻中部位打嗝，口苦，平日情绪波动大，脾气急，易发火，眠差易醒，醒后入睡困难，现服用艾司唑仑。大便溏，日4~5次，小便可。平日饮酒多，不抽烟；糖尿病史5年，现服用瑞格列奈，最近晨起血糖控制不佳；高血压病史8年，现口服降压药，控制可。舌红稍暗，苔腻，舌下脉络瘀粗，脉涩。

辨证：湿热中阻证。

处方：清半夏10克，干姜10克，党参10克，黄芩10克，黄连10克，炒枳实10克，厚朴12克，佩兰10克（后下）。20剂，每日1剂，水煎服，分早晚两次温服。

按语：患者症状纷乱，然其主症为胃部不适，嗳气，大便溏，舌红稍暗，苔腻，为湿热阻滞中焦之证，故用半夏泻心汤加减以辛开苦降、清热行气除湿。经云："治之以兰，除陈气也"，故加佩兰除湿浊邪气。

【病案6】肖某，男，36岁。2018年6月15日初诊。

主诉：胃胀，嗳气1个月。

现病史：患者诉近1个月偶有胃胀，近期嗳气频，纳可，眠可。左侧偏头痛，隐痛，可忍受，颈部疼痛，有压迫感，耳闷。大便易溏，食水果则易腹泻，日2~3次，乏力，自觉气短，饮酒后明显。舌质暗红，苔薄白，脉涩。

处方：清半夏10克，干姜10克，党参10克，黄芩10克，黄连6克，厚朴10克，炒神曲10克，炙甘草6克。10剂，每日1剂，水煎服，分早晚两次温服。

二诊：2018年7月13日。服上方20剂，嗳气减轻，仍胃胀，食后加重，偶有上脘疼痛，大便偏稀，日2~3次，进食冷食或辛辣易腹泻，喜热食，纳眠可。舌质暗红，苔白，脉涩。

处方：炒神曲10克，炒麦芽15克，炒山楂15克，炒莱菔子10克，清半夏10克，茯苓10克，陈皮10克，连翘10克，炒白术10克，车前子10克（包煎），藿香3克（后下）。10剂，每日1剂，水煎服，分早晚两次温服。

三诊：2018年12月19日。服上方20剂，诉胃胀、腹泻好转，以其他疾病来诊。

按语：患者胃胀，嗳气频，大便易溏，日2~3次，乏力，舌暗红，此为脾胃虚弱，升降失常，寒热错杂之证，以半夏泻心汤以辛开苦降、平调寒热。另参《伤寒论》第66条云："发汗后，腹胀满者，厚朴生姜半夏甘草人参汤主之"，加入厚朴以行气宽中除胀，炒神曲以消食化滞。诸药合用，使脾胃升降有序，气机通达，食积化而胀痛除。二诊嗳气减轻，仍胃胀，食后加重，大便稀，考虑脾虚食积，故改用保和丸以消食化积，加白术健脾固本，藿香化湿和胃，车前子利小便以实大便。

【病案7】袁某，女，69岁。2009年1月20日初诊。

主诉：胃灼热、反酸5个月。

现病史：患者于2008年7月行胃部良性瘤手术后出现胃灼热、反酸，曾服药治疗（具体不详），效不佳。现症见：仍胃灼热、反酸，头晕（血压低），纳可，不能食油腻食物，口干苦，眠可，二便正常。舌质红，苔薄稍干，脉沉弦。糖尿病史10年，药物控制可。

辨证：肝胃郁热证。

处方：柴胡10克，黄芩10克，清半夏10克，黄连6克，吴茱萸1克，炒神曲10克，佩兰10克（后下）。12剂，每日1剂，水煎服，分早晚两次温服。

按语：患者胃灼热、反酸、口干苦、厌油腻，舌质红，苔薄稍干，脉沉弦，为少阳阳明郁热之象，方用小柴胡合左金丸加减，和解少阳兼清阳明胃中郁热。经云："转为消渴，治之以兰，除陈气也。"患者糖尿病史10年，加用佩兰化浊。

【病案8】王某，女，57岁。2008年10月29日初诊。

主诉：纳差，腹胀，胁痛8年。

现病史：患者8年前出现纳差，腹胀，胁痛，口苦。胃镜显示糜烂性胃炎；B超显示胆囊炎。服用相关治疗药物，症状时轻时重。现症见：仍纳差，腹胀，胁痛，心烦头胀，口苦，咽干，眠差，大便干，2~3日1次，小便黄。舌淡红，苔薄白，脉细。

辨证：少阳阳明合病。

处方：柴胡10克，黄芩10克，制半夏10克，生白芍12克，炒枳实12克，大黄10克（后下），夏枯草30克，炒麦芽20克。10剂，每日1剂，水煎服，分早晚两次温服。

二诊：2008年11月21日。服上方10剂，效可。现仍胃胀，胃中隐痛不适，胁痛时作，头胀，口苦有味，眠差，大便偏干，小便可。舌淡红，苔薄黄，脉涩。辨证：少阳郁热证。

处方：夏枯草30克，豨莶草30克，龙胆草10克，珍珠母30克（先煎），怀牛膝15克，生麦芽15克，黄芩10克，决明子30克，泽泻10克，生地黄15克。15剂，每日1剂，水煎服，分早晚两次温服。

按语：患者纳差，腹胀，大便干，小便黄，为阳明胃肠有热；胁痛，口苦则为少阳有热。结合舌脉，辨证为少阳阳明合病。方选大柴胡汤加减以和解少阳，内泻热结。加夏枯草清热泻火，炒麦芽消食和胃理气。

【病案9】贺某，女，43岁。2011年12月23日初诊。

主诉：气喘2年。

现病史：气喘，胸闷，气短，甚则气上顶，活动或受凉后加重，纳眠可，二便调。舌淡红，苔白，脉细。过敏性哮喘史，过敏性鼻炎史。

辨证：风寒郁闭证。

处方：桂枝10克，生白芍10克，厚朴12克，杏仁10克，炙麻黄3克，炒紫苏子3克，当归6克，炙甘草6克，生姜3片，大枣3枚。15剂，每日1剂，水煎服，分早晚两次温服。

二诊：2012年3月28日。服上方20剂，气喘、胸闷减轻，守上方加黄芪15克。15剂，每日1剂，水煎服，分早晚两次温服。

按语：患者有过敏性哮喘史，过敏性鼻炎史，气喘、胸闷、气短，甚则气上顶，活动或受凉后加重，为风寒郁闭肺窍之象，方用桂枝加厚朴杏子汤加减外散风寒，加用小量麻黄配紫苏子、杏仁宣降肺气，恢复肺之宣肃功能。

【病案10】杨某，女，41岁。2019年6月3日初诊。

主诉：湿疹半年余。

现病史：患者诉半年前无明显诱因出现皮肤湿疹，从肘部开始，延及小腿，继及全身，色红，高出皮肤，瘙痒，少量脱屑，挠破流血，曾涂抹药膏、内服中药，效差。怕热，夏季较重。纳眠可，二便调。舌质红，苔黄腻，脉沉细滞。

辨证：风热郁于肌肤。

处方：忍冬藤30克，连翘12克，淡竹叶10克，荆芥10克，芦根30克，赤芍15克，槐花30克，升麻10克，葛根30克。15剂，每日1剂，水煎服，分早晚两次温服。

二诊：2019年6月21日。服上方15剂，效可，湿疹较前减轻。现仍有新出湿疹，瘙痒，舌质红，苔黄腻，脉沉细滞。

处方：炙麻黄10克，连翘12克，赤小豆30克，桑白皮10克，升麻10克，葛根30克，土茯苓30克，白僵蚕10克，蝉蜕6克，酒黄芩10克，荆芥10克，生甘草6克。15剂，每日1剂，水煎服，分早晚两次温服。

按语：患者皮肤湿疹色红，突出皮肤，瘙痒，怕热，舌质红，苔黄腻，为风热郁于肌肤之象，故用忍冬藤、连翘、淡竹叶、荆芥、芦根、升麻、葛根辛凉轻清、祛风透邪，加赤芍、槐花凉血散血；更加辛温之荆芥，一则透邪外出，二则防用凉药太过郁遏气机。

【病案 11】李某，男，48 岁。2018 年 6 月 18 日初诊。

主诉：头晕、头懵 3 个月余。

现病史：患者诉 3 个月前无明显诱因出现头晕、头懵，头脑不清醒，偶有一过性眩晕，未在意。1 个月前测血压，发现血压偏高，137/92mmHg，未口服降压药，于郑州某医院输液治疗半月余，头晕、头懵减轻，现欲中药调理。现症见：头懵，头脑不清醒，时有心前区隐痛，可持续 3~5 分钟，无口干苦，纳可，眠可，大便日 1 次，成形，小便正常。舌质淡红，苔白腻、干，舌下络瘀，脉涩。

辨证：浊气上犯，热扰清窍。

处方：泽泻 15 克，炒白术 6 克，荷叶 30 克，川芎 12 克。15 剂，每日 1 剂，水煎服，分早晚两次温服。

按语：患者头懵，头脑不清醒，舌质淡红，苔白腻、干，舌下络瘀，脉涩，为痰浊上蒙清窍，兼有瘀血之象。痰瘀阻滞心窍可见时有心前区隐痛，故用泽泻汤加川芎活血化瘀，祛痰浊。《金匮要略》言："心下有支饮，其人苦冒眩，泽泻汤主之。"加荷叶升清气，清利头目并能化湿。

常用药组

【病案 1】刘某，男，56 岁。2018 年 2 月 5 日初诊。

主诉：易疲乏半年。

现病史：患者诉半年前无明显诱因出现易疲乏，精神不振，左侧肩臂、肩胛骨酸痛，受风、受凉加重，纳可，偶有夜间胃脘隐痛，眠差，多梦易醒，二便调。舌质淡红，苔薄黄，脉涩。

辨证：风湿瘀阻经络证。

处方：桂枝 10 克，生白芍 10 克，酒桑枝 30 克，姜黄 10 克，陈皮 10 克，羌活 6 克，防风 10 克，秦艽 10 克，连翘 15 克，浙贝母 10 克，生牡蛎 30 克（先煎），川芎 10 克，皂角刺 6 克。15 剂，每日 1 剂，水煎服，分早晚两次温服。

二诊：2018 年 3 月 5 日。服上方 20 剂，效可，肩臂酸痛减轻。现仍乏力，眠差，多梦，易醒，精神差，二便调。舌质淡红，苔薄白，脉涩。

处方：上方加黄芪 15 克。15 剂，每日 1 剂，水煎服，分早晚两次温服。

按语：患者左侧肩臂、肩胛骨酸痛，受风、受凉加重，为风湿瘀阻经络之象；腠理郁闭不畅，影响卫气出入，故易疲乏；方用桂枝汤加减，本方“外能解肌调营卫，内能化气合阴阳”，兼能治疗胃中不适；更加酒桑枝、姜黄、陈皮、羌活、防风、秦艽、连翘、浙贝母、生牡蛎、川芎、皂角刺祛风通络，活血止痛。

【病案2】焦某，男，64岁。2018年5月4日初诊。

主诉：发现小细胞肺癌1年半。

现病史：患者于2016年因咳嗽确诊为“小细胞肺癌”，行化疗7次，已结束半年。现症见：咳嗽，白天咳吐大量白黏痰，咽不干、不痒、不痛，服甲磺酸阿帕替尼（化疗后服用至今）出现喑哑，口干欲饮，口不苦，血压高，精神可，眠可，纳差，食欲不振，大便秘结，2~3日1次，小便正常。无胸闷、胸痛，无吸烟、饮酒史。舌淡红，苔白稍厚，脉涩。2018年3月30日查CT示浸润性病变合并炎性病变、右侧胸腔积液并右肺膨胀不全。

辨证：痰浊阻肺证。

处方：苇茎30克，冬瓜仁30克，生薏苡仁30克，桃仁10克，大黄10克（后下），黄芩10克，蝉蜕6克，木蝴蝶6克，桔梗10克，生甘草6克。20剂，每日1剂，水煎服，分早晚两次温服。

二诊：2018年6月8日。服上方30剂，效可，咳嗽、吐痰明显减轻，大便稍干，日1次，口干不苦，舌质淡红，苔白稍厚，脉涩。

处方：上方加浙贝母10克，滑石30克（包煎）。25剂，每日1剂，水煎服，分早晚两次温服。

按语：患者咳嗽，白天咳吐大量白黏痰，舌淡红，苔白稍厚，为痰浊阻肺之象；痰浊阻肺，影响津液上乘，可见口干；肺与大肠相表里，痰浊阻肺影响大肠肃降，故见便秘，方选千金苇茎汤加减以化痰排浊，更加蝉蜕、木蝴蝶、桔梗轻清上宣肺窍，大黄肃降肠腑，一宣一降，恢复肺与大肠的正常宣肃。

【病案3】吴某，女，60岁。2013年9月6日初诊。

主诉：胃胀，伴嗳气5年余。

现病史：胃胀，嗳气，纳可，头晕（高血压病史），眠可，二便正常。舌质淡红，苔白稍厚，脉涩。2008年行左侧乳腺癌全切术，放化疗。既往有高血压病史2年余，高达150/90mmHg，血压控制可。肝胆彩超示肝脏囊肿、小结节。

辨证：气滞痰凝证。

处方：柴胡10克，枳壳10克，白芍20克，冬瓜仁30克，桃仁10克，生薏苡仁30克，远志30克，郁金10克，陈皮10克，青皮10克，炒白芥子10克，炒莱菔子10克，甘草6克。7剂，每日1剂，水煎服，分早晚两次温服。

按语：囊肿，中医认为是体内津液代谢失调，气滞痰凝而成，结合患者病史及舌脉，四诊合参，辨证当属于气滞痰凝证。治疗以四逆散疏肝理气，气行则水行；冬瓜仁、生薏苡仁、桃仁利水渗湿化浊、活血化瘀；重用远志祛痰散结消肿；郁金行气解郁；青皮、陈皮、白芥子温中化饮，理气散结；炒莱菔子行气和胃、降气化痰。

【病案4】马某，男，10岁。2019年5月20日初诊。

主诉：白癜风5年余。

现病史：患儿2015年感冒，口服中药治疗，感冒末期发现身上有白色斑片，后背、前发际线多见。曾在医院治疗，使用激素加外用药，效可。现症见：前胸右侧、右臂内侧皮肤出现白色斑片、红色丘疹，发痒，伴鼻塞，口气重，纳眠可，大便1~2日1次，质可，小便正常，平素抵抗力弱。舌体大，舌质红，有点刺，中部舌苔腻，脉涩。

辨证：营卫不和，邪郁肌表证。

处方：桂枝6克，生白芍6克，升麻6克，葛根10克，蝉蜕3克，炒白僵蚕6克，姜黄3克，酒大黄2克，炙甘草3克，栀子6克，生姜2片，大枣3枚为引。10剂，每日1剂，水煎服，分早晚两次温服。

另外：用生黄瓜片蘸密陀僧末，贴敷白色斑片处。

二诊：2019年6月6日。服上方15剂，效可，前胸、右臂内侧白色斑片减小，瘙痒减轻。

处方：上方加木贼草10克，继服15剂。

按语：本案患者因感冒后出现白癜风，平素抵抗力较弱，结合舌脉，辨证属于营卫不和，邪郁肌表证，方选桂枝汤解肌发表、调和营卫；合用升降散（僵蚕、蝉蜕、姜黄、大黄）以升清降浊、散风清热；加升麻、葛根升阳解毒透疹；栀子清三焦之热。

【病案5】赵某，女，27岁。2018年8月22日初诊。

主诉：甲状腺肿大2个月。

现病史：患者诉甲状腺肿大，时胀不痛，闻及刺激性气味易咳嗽，咯黄白痰，时有咽部异物感，进食硬物时吞咽不利，纳眠可，口中和，经带可，二便调。舌淡，苔白，脉涩。

处方：柴胡10克，黄芩10克，清半夏10克，党参10克，海藻15克，昆布15克，生姜3片，大枣3枚（切开）为引。10剂，每日1剂，水煎服，分早晚两次温服。

二诊：2018年9月19日。服上方20剂，后10剂加连翘10克，服药后心情舒畅，甲状腺肿大面积缩小，变软，咽部已无异物感。现颈部触之仍有肿块，脱发，纳眠可，二便调。舌质淡红，苔薄白，脉涩。

处方：上方加陈皮10克，炒白芥子3克。15剂，每日1剂，水煎服，分早晚两次温服。

三诊：2018年11月23日。服上方30剂，效佳。现甲状腺肿大面积明显变小，仅右侧有肿大表现，晨起偶咳，无痰，纳眠可，大便略干。舌质红，苔略厚腻，脉细。

处方：上方加玄参15克，夏枯草15克。15剂，每日1剂，水煎服，分早晚两次温服。

按语：自诉甲状腺肿大，时胀，闻及刺激性气味易咳嗽，咯黄白痰，时有咽部异物感，进食硬物时有吞咽不利，此为痰气郁结之证，以小柴胡汤和解少阳，条达气机，使气行痰消。方中半夏与海藻、昆布同用以化痰散结。二诊效不更方，加陈皮以理气健脾化痰，白芥子除皮里膜外之滞痰。三诊加玄参、夏枯草以增强散结消肿之力。如此则气行痰消，肿块减小，可知经方之奇效。

用药新知

【病案1】刘某，女，51岁，农民。1975年6月20初诊。

主诉：右肩部扭伤，疼痛不止2个月余。

现病史：患者2个月前在劳动休息时与某女同志打闹，右肩部被扭伤，之后疼痛不愈，越来越严重。近几天疼痛不止，呻吟不已，右臂不能抬举，前后伸屈受限，局部肿起但不红，按之痛甚。经某医针刺数次无效。

处方：桂枝30克，白芍30克，威灵仙30克，连翘15克，乳香15克，没药15克，丹参24克，红花15克，防风9克。1剂，水煎服，分早晚两次饭后服。

二诊：1975年7月1日。上药服后，一夜未有疼痛，到白天又复疼痛，但明显减轻，上方继服1剂。

三诊：1975年7月2日。服药后，肩臂基本不痛，臂已能平抬，前后亦能活动。

处方：上方去丹参，加姜黄 9 克，连翘改为 30 克。2 剂，水煎服，分早晚两次温服。

四诊：1975 年 7 月 5 日。服上药后，肩臂完全不痛，但因疼痛受限，2 个多月未有活动，故抬举伸展活动尚未复常，嘱其加强锻炼，不再服药。

按语：患者肩部扭伤较重，以致血气凝滞，疼痛不已，时间愈长，瘀滞愈重，故疼痛渐加，此乃嬉笑玩耍中遇祸也。病因既明，症状又显，投方亦易。方中诸药多系活瘀通络之品，于疏通气血之中，大具融化气血之力。用连翘者，是受到《医学衷中参西录》的启示。张锡纯在活络效灵丹方后曰："臂疼加连翘"，但未说明其义。李东垣曰："连翘散诸经血结气聚，消肿。"患者受伤 2 个月余，局部肿痛，难免有化热之患，此用连翘，既能清热解毒，又能消肿散结，可谓一举两得。

【病案 2】马某，女，61 岁。2014 年 4 月 9 日初诊。

主诉：便秘 2 个月余。

现病史：患者近 2 个月大便干结，如羊屎状，2～3 日 1 次，排便困难，无便意，偶有大便带鲜血，量少。小便调，纳可，口稍干苦，眠差，入睡困难，多梦，时有心慌，胸闷，气短，自汗，鼻塞，耳闷，头懵。舌质暗红，苔薄白，脉弦细。

辨证：胃肠阴虚，兼阳明腑实证。

处方：生地黄 30 克，玄参 30 克，麦冬 15 克，枳实 10 克，川厚朴 10 克，大黄 10 克（后下），当归 15 克，炒火麻仁 30 克，杏仁 10 克，芒硝 6 克（冲服），甘草 6 克。7 剂，每日 1 剂，水煎服，分早晚两次温服。

二诊：2014 年 4 月 18 日。服上方大便干结减轻。现症见：排便困难，无便意，大便不干，1～2 日 1 次，纳可，口稍干苦，食后胃胀满，胃中隐痛，眠一般，时有胸闷，气短，心慌，耳闷，头懵。舌质淡暗，苔黄腻，脉细。

处方：枳实 15 克，川厚朴 20 克，太子参 10 克，生白术 30 克，茯苓 30 克，清半夏 10 克，干姜 10 克，黄连 10 克，槟榔 10 克，杏仁 15 克，炒莱菔子 10 克，甘草 6 克。10 剂，每日 1 剂，水煎服，分早晚两次温服。

三诊：2014 年 5 月 9 日。服上方至今，效佳，胃胀满消失，大便明显改善。现症见：大便不干，日 1 次，有便意，排便较前顺畅，稍有食后胃胀不消化感，偶有胸闷、心慌，余无不适。舌质淡暗，苔白稍腻，脉细。

处方：守上方继服 10 剂。

按语：《素问・标本病传论》曰："小大不利治其标，小大利治其本。"

凡病见大、小便不通利者，先通利大小便。患者初诊以阳明胃肠燥热，腑气不通为主要见症，此时应急下以存阴，故用增液承气汤加味，泻下通腑，养阴润燥。二诊腑气已通，燥热已除，脾虚之本证显现，故用枳实消痞丸加味，方中重用生白术而不用炒白术，以其能够养脾阴，通大便，而避免腑热再起。

【病案3】陈某，女，55岁。2013年4月5日初诊。

主诉：失眠8年。

现病史：患者诉眠差，入睡困难，眠浅，易醒，心烦8年，未系统服药治疗。现症见：眠差，怕冷，四肢不温，口干不欲饮，舌麻，舌黏，吐黏物。纳可，但食不消化，胃胀，大便不成形，日1次。48岁断经。舌嫩红，舌下脉紫暗，苔中苔黄厚，舌边无苔，脉细。

处方：炙甘草10克，浮小麦30克，黄连3克，佛手3克，紫苏叶6克，麦冬15克，炒酸枣仁30克，茯苓10克，大枣6枚（切开）为引。10剂，每日1剂，水煎服，分早晚两次温服。

二诊：2013年7月3日。服上方10剂，觉睡眠稍好，吐黏痰好转。现症见：舌尖燥、舌麻、舌干，急躁易怒，烘热汗出，记忆差。大便不成形，日1次，黏滞。舌淡胖，苔白厚腻，脉细。血压、血糖正常，血脂偏高。5月13日查：甲状腺左侧叶下极实性结节性钙化点。

处方：清半夏10克，陈皮10克，茯苓10克，炒枳实10克，竹茹30克，黄连6克，紫苏叶6克，浮小麦30克，生甘草6克，大枣4枚（切开）为引。10剂，每日1剂，水煎服，分早晚两次温服。

三诊：2013年12月13日。服上方30剂，效可，眠差好转。现症见：舌燥减轻明显，不干，稍麻，工作紧张或遇急事时感觉舌麻明显，偶有烘热汗出，急躁易怒好转，记忆力差。纳可，喜热饮，大便不成形，日1次，平时肛门有下坠感。四肢冰凉，背部怕冷，小腹变凉后易便溏。近期感冒，白色鼻涕，无发热。舌暗淡胖，苔白厚腻，舌下络脉瘀紫，脉涩。

处方：上方炒枳实改为6克，竹茹改为20克，黄连改为3克，加胆南星6克，炒酸枣仁30克，川芎3克，通草6克，炒薏苡仁30克，炒白扁豆10克。10剂，每日1剂，水煎服，分早晚两次温服。

按语：眠浅，心烦，急躁易怒，为脏躁，甘麦大枣汤合酸枣仁汤治之，同时加紫苏叶醒脾安神。因其有口黏、口干不欲饮等症，为中焦湿热之象，故加黄连清热燥湿。服之效可，但急躁易怒、烘热汗出不减，又拟黄连温胆汤治之，效好。

漫谈应用方药的体会

【病案1】冯某，女，44岁。1989年10月30日初诊。

主诉：感冒半个月余多。

现病史：半个月前感冒，发热不退，体温38~38.5℃。曾服用许多感冒药，又输液7天，热仍不退。现症见：发热，恶寒，无汗，项强，口渴。舌欠津，苔薄黄，脉浮数。

此为邪在太阳经输之候，遂投以葛根汤加黄芩、天花粉治之。

处方：葛根30克，麻黄9克，桂枝10克，白芍10克，黄芩9克，天花粉10克，炙甘草6克，生姜5片，大枣4枚。3剂，每日1剂，水煎服，分早晚两次温服。

二诊：6天后来诊，上方服1剂即汗出热退，未再发热，后2剂未再服。

按语：本病发热虽半个月以上，但仍恶寒无汗并有项背强几几之象，为邪在太阳经输之明征，故投葛根汤加味以治之；苔薄黄、口渴，有化热伤津之初兆，故加入黄芩、天花粉以清热生津。

【病案2】薛某，女，17岁。2015年11月16日初诊。

主诉：经前发热6个月。

现病史：经前3~4天发热，体温最高可达39℃，一般体温在38℃左右，伴恶寒，咽痛，恶心，头痛，无咳嗽、流涕。月经后体温自行恢复正常。月经周期正常，月经量、色可，偶有血块，痛经，末次月经10月31日。纳眠可，二便调。口干不苦，舌质淡红，苔薄白，脉略数。彩超示甲状腺双侧叶多发囊性回声、双侧颈部淋巴结可见。

处方：太子参10克，柴胡10克，黄芩10克，清半夏10克，姜黄10克，大黄6克，蝉蜕10克，僵蚕10克，连翘10克，桔梗10克，甘草6克，夏枯草15克，生姜3片，大枣3枚。7剂，每日1剂，水煎服，分早晚两次温服。

二诊：2016年2月22日。服上方效可。现症见：月经前2天恶心不吐，头晕，痛经，月经周期、量、色可，有少量血块，带下可，纳眠可，二便调，口干不苦。舌红，苔白，脉弦有力。

处方：上方去大黄，加当归15克。7剂，每日1剂，水煎服，分早晚两次温服。

按语：《伤寒论》第144条："妇人中风，七八日续得寒热……此为热入血室，其血必结，故始如疟状，发作有时，小柴胡汤主之。"本病患者经前出现发热，体温最高可达39℃，并见恶心、头痛，脉略数，此为热入血室之少阳证，故以小柴胡汤加味治之，血为肝之所司，肝气既得清达，则血分之郁热自解；合用升降散以解三焦之热，并可解毒散结以治甲状腺病变；连翘、夏枯草以清热泻火，解毒散结；桔梗汤以治咽痛。二诊去力宏之大黄以防伤及正气，加当归养血活血、调经止痛。

【病案3】贾某，男，25岁。1975年5月12日初诊。

主诉：寒热往来6日。

现病史：寒热如疟，每日下午，先冷后热，热后汗出，但热不能全退，体温最高达39.9℃。曾服西药6天无效。口渴，舌红，舌苔薄黄，脉洪数。

据证析之，寒热如疟，为邪在少阳之象；口渴，脉洪数，为邪在阳明之候。遂以小柴胡汤、白虎汤加减治之。

处方：柴胡15克，黄芩9克，党参12克，半夏9克，知母12克，生石膏30克，葛根30克，甘草6克。水煎服。服1剂，汗出热退而愈。

按语：此属少阳、阳明两经证候同时出现，为表里俱重之候，故用小柴胡汤以和解少阳之邪；用白虎汤以清阳明之热，使其退热更速。张锡纯盛赞“谓其凉而能散，有透表解肌之力。外感有实热者放胆用之，直胜金丹。”证之临床，阳明经证发热，石膏伍葛根，清中有透，透中有散，可谓相得益彰。

【病案4】王某，男，3岁。1975年6月7日初诊。

主诉：喘息气促1周。

现病史：患儿因玩耍不慎落入井中，当即捞出，此时虽是初夏，但水仍寒凉，又加受惊，次日即发生喘证。先在村卫生所治疗无效，遂转至乡卫生院住院治疗，经用肾上腺素、麻黄碱、氨茶碱等药无效，当时我正带学生在其处实习，乃邀予诊治。现症见：患儿张口抬肩，胸部高耸，面色发绀，喘声粗而响，促而迫。体温37.5℃。

处方：麻黄杏仁甘草石膏汤加葶苈子予服。麻黄4.5克，杏仁6克，生石膏15克，甘草3克，葶苈子4.5克（包煎）。患儿午后开始服药，至夜间喘平，次日玩耍如常，病若失。

按语：肺主皮毛，突为水寒之气所遏，毛窍闭塞，热气内郁，加之惊则气乱，以致肺失宣降而作喘。用麻黄杏仁甘草石膏汤辛凉宣泄、清热平喘，更加葶苈子以下气定喘，药后肺气得宣、得降、得清，故一药而愈。

【病案5】刘某，男，42岁。1976年12月8日初诊。

主诉：野外作业，受凉，时有背恶寒8年余。

现病史：患者1958年野外作业，夜间着凉，时有背恶寒，因病不重，亦未多做治疗。1个月前，又因着凉，前额疼痛较剧，常睡中疼醒，身发冷热，而后热退，唯觉背部发凉更甚，全身亦有怯寒之象。更有奇者，患者额前、耳后和鼠蹊处均有小疙瘩，额上疙瘩如黄豆大，鼠蹊部疙瘩如小指头大。曾治疗1个月无效，亦曾服用细辛、石膏、桃仁、红花、当归、川芎之类药物，非但无效，而且身上发肿，胃纳不好。给西药健胃剂亦无效，后就诊于余。现症见：舌苔薄白，脉有浮紧。

此乃素体阳虚有寒，又感风湿之证。遂投以麻黄杏仁薏苡甘草汤、麻黄附子细辛汤加味之方。

处方：麻黄9克，杏仁9克，生薏苡仁30克，炙甘草9克，制附子9克，细辛6克，羌活9克，白芷9克，陈皮9克。2剂，每日1剂，水煎服，分早晚两次温服。

二诊：上药服后，遍身阵阵汗出，头痛大轻，疙瘩大消，身觉轻快。照上方附子加至12克。2剂，每日1剂，水煎服，分早晚两次温服。

三诊：上药服后，仍有泽泽汗出，汗出处疼痛，不痛之处则不出，头亦不痛，疙瘩基本消失。此风湿已去，阳气得复，乃以调和营卫，补益阳气，兼散寒湿之剂，以期巩固。

处方：桂枝9克，白芍9克，制附子12克，细辛4.5克，黄芪21克，当归9克，炙甘草6克，生姜9克，大枣4枚。每日1剂，水煎服，分早晚两次温服。

四诊：上方服后，浑身发痒，在此之前已数月身未发痒，诸症消失。此乃营卫和调之象，病告愈。

按语：本患者既有虚寒之见证，又有受寒之远因，阳虚寒盛，气血凝阻，故起疙瘩。风湿在表，宜从汗解，故用麻黄杏仁薏苡甘草汤以解表祛湿；湿易伤阳，况患者素体阳虚，易从寒化，故用麻黄附子细辛汤以温经扶阳散寒；加羌活、白芷以增强其温散风寒之力。服药7剂，顽疾竟愈，可见经方之卓效也。

【病案6】白某，男，23岁。1976年3月5日初诊。

主诉：饭后呕吐1年多。

现病史：患者1年前饭后呕吐，每次饭后要吐出一些饭食，并有较多清水，口常苦。中西药治疗无效。经某医院检查为幽门水肿，胃窦浅表性炎症，十二指肠霜斑样溃疡。舌质正红，舌苔略厚，脉象沉缓。

处方：干姜9克，党参15克，半夏15克，黄芩3克，黄连3克，陈皮9克，竹茹9克，丁香9克。8剂，每日1剂，水煎服，分早晚两次温服。

连服8剂，病愈。

按语：根据本证主要症状表现和较长的病程，系寒热虚实夹杂以虚寒为主的证候，方中姜、参、夏为干姜人参半夏丸，是本方的核心药物，伍用芩、连有半夏泻心汤之意，伍陈皮、竹茹有橘皮竹茹汤之意，姜、芩、连、参同用有干姜黄芩黄连汤之意。但芩、连、茹用量均小，意不在清（此证热较微），而在开降。丁香温中降逆之力较强，更助其功。

半夏泻心汤

【病案1】张某，女，62岁。2016年2月26日初诊。

主诉：餐后嗳气、反酸近2个月。

现病史：患者近2个月前无明显诱因出现餐后嗳气、反酸，时有胃灼热，剑突下针扎样不适感。诉多年来自觉胃寒，不能食凉、硬物，每食则腹胀，或腹痛、腹泻，胃中不适。曾服用多种西药（不详）治疗，效不佳。现症见：晨起口干，时有口苦，纳食一般，食凉易腹泻，食热易便秘，小便可，舌淡红，舌中部苔厚，舌下脉络瘀滞，脉涩。辅助检查：2016年2月25日胃镜示（本院）：①胃底黏膜下隆起，间质瘤；②非萎缩性胃炎；③十二指肠球炎。2016年3月10日Hp检查（本院）：DOB 3.19（阳性）。

处方：清半夏10克，党参10克，干姜10克，黄芩10克，黄连6克，厚朴10克，丹参30克，檀香3克（后下），砂仁3克（后下），炙甘草6克，大黄3克，大枣3枚为引。10剂，每日1剂，水煎服，分早晚两次温服。

二诊：2016年3月11日。诉服上方14剂，效佳，嗳气、反酸及剑突下针扎样不适明显好转。现症见：饮食不慎时仍有胃灼热、反酸，口干、黏，时有口苦，咽干，眼干，眼疲劳（诉有干燥症，未见检查）。纳食一般，眠可，二便调。舌质淡，苔黄厚腻，脉沉弱。

处方：上方加蒲公英15克，炒神曲10克。10剂，每日1剂，水煎服，分早晚两次温服。

三诊：2016年6月1日。服上方15剂，效佳，病情较前好转。现症见：晨起口干、口苦，纳可，眠可，小便调。舌红，苔黄厚腻，脉涩。2016年5月26日胃镜示：①食管炎；②慢性浅表性胃炎；③幽门螺旋杆菌：阳性。

处方：续服上方10剂，巩固疗效。

按语：半夏泻心汤合丹参饮是张磊教授治疗寒热错杂、挟瘀型胃痛的常用方，常用于脾胃虚弱为本，表现为寒热错杂，热、虚、瘀混杂的状态。半夏泻心汤出自张仲景《伤寒论》，该方主治中焦寒热错杂之证，为调和脾胃阴阳的代表方剂。全方由 7 味药物组成，其中“半夏、干姜辛开而温，以散脾气之寒；黄芩、黄连苦泻而寒，以降胃气之热；人参、甘草、大枣甘温调补，和脾胃，补中气，以复中焦升降功能，此即辛开苦降甘补之法。”丹参饮由丹参、檀香、砂仁组成，主治气滞血瘀结于心胃的心、脘腹疼痛。众多临床研究表明丹参饮对消化性溃疡具有较好的疗效，被认为是抗溃疡的天然药物。张磊教授常将两方合用治疗浅表性胃炎属热、虚、瘀错杂者，表现为腹胀、腹痛，胃灼热、反酸，便秘或腹泻，舌质红或不红，苔厚腻等。

【病案 2】马某，男，36 岁。2016 年 1 月 29 日初诊。

主诉：咽部不适，咽痛 2 个月余。

现病史：患者近 2 个月来自觉咽部异物感、堵塞感，反复疼痛，喜清嗓子，口干不渴，饮水多，曾服金嗓子润喉片，效可，易反复。现症见：咽部异物感、堵塞感，饭后易胃胀、嗳气，纳可，平素饮酒、吃肉较多，大便日 1 次，小便可。舌体胖，舌质暗红，苔黄薄腻，脉涩。

处方：清半夏 10 克，干姜 10 克，党参 10 克，黄芩 10 克，黄连 6 克，茯苓 10 克，紫苏叶 6 克（后下），厚朴 10 克，威灵仙 10 克，炙甘草 6 克，大枣 3 枚（切开）为引。10 剂，每日 1 剂，水煎服，分早晚两次温服。

二诊：2016 年 2 月 9 日。服上方 10 剂，效可，咽部堵塞感明显减轻。现症见：咽部仍有不适，喜欢清嗓，饭后胃部痞满，二便可。舌体胖，舌质暗红，苔黄薄腻，脉涩。

处方：清半夏 10 克，干姜 10 克，党参 10 克，黄芩 10 克，黄连 6 克，茯苓 10 克，紫苏叶 6 克（后下），厚朴 10 克，炒山楂 10 克，炒神曲 10 克，炙甘草 6 克，大枣 3 枚（切开）为引。10 剂，每日 1 剂，水煎服，分早晚两次温服。

三诊：2016 年 2 月 25 日。服上方 15 剂，效佳。咽部不适感已基本消失，服药期间未出现咽痛，稍食多则易胃胀，纳可，二便正常。舌体胖，舌质暗红，苔薄白，脉涩。

处方：清半夏 10 克，干姜 10 克，党参 10 克，黄芩 10 克，黄连 6 克，茯苓 10 克，厚朴 10 克，炒山楂 10 克，炒神曲 10 克，炒枳实 10 克，炙甘草 6 克，大枣 3 枚（切开）为引。10 剂，每日 1 剂，水煎服，分早晚两次温服。

按语：本案虽病位在咽喉，但其本在中焦脾胃，乃因素体脾虚，加之饮食不节，导致脾失健运，湿浊内生，日久湿郁化热成痰，湿热蕴结于中，痰气互结于上而发病，故方选半夏泻心汤合半夏厚朴汤加减，以半夏泻心汤辛开苦降、寒温并用，开中焦之通路以治其本。半夏厚朴汤化痰行气，散上焦之郁结以治其标，如此方可标本兼顾。

【病案3】周某，男，42岁。2016年3月4日初诊。

主诉：眠差1年余。

现病史：患者述近1年来无明显原因出现眠差，入睡困难，严重时彻夜难眠，常服安眠药方能入睡。现症见：每晚需服甲钴胺、安眠药各1片方能睡3个小时，停药则入睡困难，梦多，心烦，浑身酸痛，白天觉头木、发胀，平素思虑多，善生闷气，饭后易胃胀、腹胀，食生冷易腹泻，稍动则心悸、胸闷，大便每日1~2次，成形，小便正常。舌质暗红，苔薄白，脉沉弱。既往史：肛周手术愈合不好，反复肛瘘7年。

处方：清半夏10克，干姜10克，党参10克，黄芩10克，黄连6克，炙甘草6克，大枣3枚（切开），小米1撮（包煎）为引。10剂，每日1剂，水煎服，分早晚两次温服。

二诊：2016年3月25日。服上方20剂，睡眠好转，现每晚可睡4个小时左右，心烦较前好转，现仍需服安眠药才能入睡，身乏力，纳少，二便可。舌质暗红，苔薄白，脉沉弱。

处方：上方加生龙牡各30克（先煎），炒枳实10克，生百合30克。10剂，每日1剂，水煎服，分早晚两次温服。

三诊：2016年4月25日。服上方30剂，效可。现安眠药片已减至半片，每晚能睡4~5个小时，纳食较前增加，食后仍稍有胃部不适，二便可。

处方：清半夏10克，干姜10克，党参10克，黄芩10克，黄连6克，生龙骨、生牡蛎各30克（先煎），炒枳实10克，生百合30克，鸡内金30克（另包），炙甘草6克，大枣3枚（切开），小米1撮（包煎）为引。10剂，每日1剂，水煎服，分早晚两次温服。

按语：心主神明，不寐之病多从心论治，但中医治病当审证求因，此患者虽以失眠为主症，但尚伴有腹胀、便溏等脾胃之症，究其缘由，乃是由于平素饮食不节，损伤脾胃，食积内停，酿成湿热，壅遏于中，湿热上扰，胃气不和，以致不得安寐。《素问·逆调论》曰："胃不和则卧不安"，此之谓也。故方选半夏泻心汤以寒热平调、和中安神。

【病案4】刘某，女，76岁。2016年3月4日初诊。

主诉：反复口腔溃疡3年余。

现病史：患者近3年来反复口腔溃疡，曾内服黄连上清丸，外用药物等，效不显，易反复。现症见：口腔溃疡，自觉口中发热，如喝辣椒水，口腔黏膜易生疮、溃烂，口干明显，不渴，饮水不多。平素饭后易胃胀，空腹时胃部无明显不适，纳少，不敢食多，食生冷易胃中不适，大便稍不成形，每日1~2次，小便正常，眠可。舌质暗，苔厚，脉沉弱。

处方：炙甘草15克，清半夏10克，党参10克，干姜10克，黄芩10克，黄连6克。10剂，每日1剂，水煎服，分早晚两次温服。

二诊：2016年3月20日。服上方10剂，口腔溃疡已基本痊愈，未再有新生疮面。现症见：口中发热，口干，饭后腹胀，大便日1次，质可。舌质暗，苔厚，脉沉弱。

处方：上方加草果10克，炒枳实10克，鸡内金30克（另包）。10剂，每日1剂，水煎服，分早晚两次温服。

按语：脾开窍于口，其华在唇。《灵枢·五阅五使》："口唇者，脾之官也。"口唇之病多责之于脾。今患者既有口腔糜烂等胃热的表现，又有胃胀、便溏等脾虚的表现，乃是由于脾亏气虚，运化失司，湿浊内生，湿郁化热，酿成热毒，热毒循经上犯所致，其病寒热错杂，故用半夏泻心汤健脾化湿、清热解毒。

【病案5】王某，女，53岁。2019年4月8日初诊。

主诉：反复性口腔溃疡1年余。

现病史：患者诉2018年5月因口腔溃疡于当地医院口腔科检查发现口腔黏膜网格状白斑，后会阴部出现扁平苔藓，瘙痒不适。现症见：上颚及面颊内侧黏膜、口唇出现白色苔藓样皮损，会阴部瘙痒不适，反复溃疡，口干苦，眠差，入睡困难，严重时彻夜难眠，面色晦暗，急躁易怒，大便溏薄。舌质红，苔厚腻，脉涩。

处方：炙甘草15克，清半夏10克，党参15克，干姜10克，黄芩10克，黄连6克。15剂，每日1剂，水煎服，分早晚两次温服。

二诊：2019年4月24日。服上方15剂，口腔溃疡已基本痊愈，未再有新生疮面。现症见：口中发热，口干，会阴部瘙痒，出现扁平苔藓。舌质红，苔厚，脉涩。效不更方，上方继服15剂，并处外洗方清洗会阴部。

处方：苦参30克，地肤子30克，蛇床子30克，雄黄3克。3剂，每日1剂，水煎服，分早晚两次温服。

按语：《金匮要略·百合狐惑阴阳毒病脉证治》云："狐惑之为病，状如伤寒，默默欲眠，目不得闭，卧起不安……蚀于上部则声嘎，甘草泻心汤主之……蚀于下部则咽干，苦参汤洗之……蚀于肛者，雄黄熏之。"此案上颚、口腔黏膜溃疡，口干苦，眠差，面晦暗，外阴瘙痒症状与狐惑病相符，病机为湿热浊毒内蕴脾胃所致，以甘草泻心汤清热除湿、扶正解毒，并予以苦参、雄黄等祛湿杀虫止痒之品熏洗，增强其祛湿解毒之功。

【病案6】王某，女，24岁。1997年11月11日初诊。

主诉：胃脘胀满、吐酸3个月余。

现病史：患者诉3个月前曾患感冒，体温38.5℃，同时出现胃脘胀满，反酸。西医输液治疗1个月热退，但仍胃胀满，吐酸，全身皮肤发紧，头昏不清，眼涩，纳眠可，二便调。舌质红，苔薄白，脉右弦左大。

辨证：胃气不和证。

处方：半夏10克，党参10克，黄芩10克，黄连10克，干姜10克，吴茱萸10克，炒神曲10克，炒枳壳10克，香橼10克，炙甘草10克，大枣4枚为引。4剂，每日1剂，水煎服，分早晚两次温服。

二诊：1997年11月21日。服上方胃胀、头昏基本消失。现症见：黎明前稍感胃胀满，仍吐酸，全身皮肤发紧，颜面郁胀较明显，大便偏干。舌质红，苔薄黄，脉中取有弦象。

处方：守上方加煅海螵蛸15克，继服5剂而愈。

按语：半夏泻心汤原为柴胡证误下后引邪入里，致使寒热互结于中焦，脾胃升降失常，气机痞塞。本案患者正为感冒发热治愈后出现胃脘胀满，与《伤寒论》原文149条仲景所述较为吻合，故方用半夏泻心汤加减以辛开苦降、健脾和胃。本方临床常用于寒热错杂，胃气不和之证，症见胃脘痞塞，口苦纳呆，嗳气不畅，大便黏滞，或胃灼热反酸等。

【病案7】郝某，男，42岁。2019年5月17日初诊。

主诉：胃脘痞满1年余。

现病史：胃脘痞满，不知饥，无反酸，食后胃胀明显，口苦，大便1~2日1次，不成形，解不尽感。舌质淡红，苔白腻，脉涩。

辨证：寒热错杂证。

处方：清半夏10克，干姜10克，党参10克，黄芩10克，黄连6克，枳实10克，厚朴10克，炙甘草6克，大枣3枚为引。7剂，每日1剂，水煎服，分早晚两次温服。

二诊：2019年6月20日。服上方后纳食明显增加，胃痞、口苦减轻，大便基本成形。

处方：上方继服7剂，嘱其平时少食寒凉、辛辣之品。

按语：此案为虚实夹杂之证，胃痞不知饥，其痞为虚痞。胃失和降则食后胃胀、口苦；脾胃虚弱，水液偏走大肠则便溏，故以半夏泻心汤辛开苦降，调畅中焦气机，升降相因则诸症悉除。张磊教授运用此方治疗胃痞喜加枳实、厚朴，枳实善理肠中之气，厚朴善除胃中胀气，二药相伍增强本方除满消痞之功。

【病案8】赵某，男，44岁。2013年6月8日初诊。

主诉：嗳气伴失眠1年余。

现病史：患者平素食后嗳气频繁，连及咽部不适，伴剑突下隐痛，胃胀、反酸、胃灼热，口干苦，眠浅易醒，大便溏。舌质暗红，苔白厚，脉弦细。

处方：党参10克，干姜3克，半夏6克，黄芩10克，黄连3克，苍术6克，川芎6克，香附10克，神曲10克，甘草3克，陈皮6克，煅海螵蛸10克。7剂，每日1剂，水煎服，分早晚两次温服。

二诊：2013年6月16日，服上药后嗳气愈，眠略改善，大便成形。现症见：时右胁肋下胀，反酸、胃灼热。舌淡红，苔白厚，脉弦。

处方：上方减黄芩，加郁金10克。7剂，每日1剂，水煎服，分早晚两次温服。

按语：患者嗳气频，伴剑突下隐痛，胃胀，此属中焦郁滞。郁而化热则见反酸、胃灼热，口干苦；胃不和则眠浅易醒，又见大便溏。证属寒热互结，方用半夏泻心汤以辛开苦降、平调寒热，兼合越鞠丸理中焦气滞，加用煅海螵蛸制酸止痛，陈皮理气健脾化湿。

【病案9】郑某，女，28岁。2013年5月初诊。

主诉：关节痛10余年，呕吐1年。

现病史：患者手、臂、腿关节疼痛，阴雨天加重10余年。近1年饭前、饭后均呕吐，排除怀孕，偶有胃脘隐痛，胃胀，胃中烧灼感，二便可。舌质红，苔薄黄，脉细。8岁时左脚踝肿胀（具体检查不详），服抗类风湿关节炎药及抗小儿麻痹药后症状加重，渐出现走路无知觉，不能走路，后及左手肿胀，不能持物，多处服药，效果不显。10岁时通过针灸、中药治疗，渐能走路、持物，但出现关节痛至今。平时经常反酸，胃痛，手脚热，下唇左侧较红，脸左侧较右侧红，平时易上火。

治法：急则治标，治以和胃降逆为主。

处方：半夏泻心汤合橘皮竹茹汤加减。清半夏10克，麦冬15克，陈皮10克，竹茹30克，黄芩10克，黄连6克，砂仁3克（后下）。10剂，每日1剂，水煎服，分早晚两次温服。

二诊：上药共服15剂，服至第5剂时，呕吐明显减轻，服至第10剂时，呕吐止。现症见：关节仍痛，反酸，晨起时左侧肢体偶尔不能随意活动，左脸颊红，大便正常，月经正常。舌红，苔薄黄，脉细。

处方：生薏苡仁30克，茯苓15克，连翘10克，赤小豆30克，通草6克，陈皮10克，卫矛30克，知母10克，生甘草3克。15剂，每日1剂，水煎服，分早晚两次温服。

后因他病来就诊，自诉服上方效佳，关节疼痛已愈。

按语：《金匮要略》云："夫病痼疾，加以卒病，当先治其卒病，后乃治其痼疾。"今患者关节疼痛10余年，呕吐1年，且脾胃为后天之本，气血生化之源，故当先调理脾胃。观患者呕吐，胃痛，胃胀，反酸，胃中烧灼感，舌质红，苔薄黄，脉细，乃胃热气逆所致。《金匮要略》云："哕逆者，橘皮竹茹汤主之"，处以半夏泻心汤合橘皮竹茹汤加减。方中半夏、黄连、黄芩，辛开苦降、降逆止呕；橘皮行气和胃；竹茹清热降逆；因其胃热，故去干姜；胃胀，去甘甜之大枣、甘草、人参，防其壅滞中焦；胃为阳明燥土之腑，喜润恶燥，又加麦冬以滋胃阴。古人云："砂仁为醒脾胃之要药"，故少加砂仁醒脾开胃。二诊时患者呕吐止，仍关节疼痛，阴雨天加重，舌红，苔薄黄，为湿热阻滞所致，故处以清热利湿之方。方中生薏苡仁、茯苓、赤小豆、通草、陈皮健脾理气化湿；连翘、知母清热除痹；卫矛善除历节疼痛，方证相对，故服药效佳。

【病案10】宋某，男，40岁。2013年6月10日初诊。

主诉：嗳气、反酸1年余。

现病史：患者经常饭后出现嗳气、反酸，5月7日查胃镜示慢性萎缩性胃炎伴糜烂活动期。病理诊断：胃窦表浅黏膜轻度慢炎，中度肠化，胃角中度肠化，部分呈轻度慢性萎缩性炎症改变。平时晚饭后胃中痞满，不痛，嗳气觉舒，常觉胃灼热、反酸。大便溏，日1次。舌暗淡，苔白稍腻，脉细。曾于北京开方：太子参10克，白及10克，炒白芍8克，鹿衔草8克，茯苓10克，牛膝15克，杜仲炭10克。14剂无明显改善。上方加炒酸枣仁30克，服后反酸加重。

处方：清半夏10克，干姜6克，党参10克，黄芩10克，黄连6克，栀子6克，厚朴10克，煅瓦楞子20克，炙甘草3克，浮小麦30克。10剂，每日1剂，水煎服，分早晚两次温服。

二诊：2013年8月5日。服上方40剂，效可。现症见：嗳气，反酸，纳眠可，二便可。舌淡，苔薄白，脉细滞。

处方：川芎10克，炒苍术10克，炒神曲10克，制香附10克，栀子10克，炒枳实10克，竹茹15克，煅瓦楞子30克。10剂，每日1剂，水煎服，分早晚两次温服。

三诊：2013年9月2日。服上方20剂，效可，已无胃灼热，反酸，但时有嗳气，胃中痞塞感。偶尔腹隐痛，大便干。舌红，苔白腻，脉沉细滞。

处方：党参10克，炒白术10克，茯苓12克，生山药30克，清半夏10克，陈皮10克，砂仁3克（后下），煅瓦楞子30克，蒲公英15克，炙甘草3克，炒枳实6克，竹茹10克。10剂，每日1剂，水煎服，分早晚两次温服。

四诊：2013年10月7日。服上方25剂，效可。现症见：偶尔嗳气、反酸，胃脘痞塞感，痰多易吐。大便可，偶尔溏。舌红，苔薄白，脉细。

处方：党参10克，炒白术10克，茯苓10克，生山药30克，栀子10克，蒲公英15克，佛手3克，制香附10克，清半夏10克，煅瓦楞子15克，生甘草3克。10剂，每日1剂，水煎服，分早晚两次温服。

五诊：2014年1月3日。服上方20余剂，效可。现症见：无胃灼热、反酸、痞塞感。有痰，大便正常，小便稍浑浊。舌红，苔薄白，脉沉细。

处方：生黄芪20克，炒白术10克，炒山药30克，煅海螵蛸30克，黄连6克，吴茱萸10克，炒神曲10克，白及10克，重楼10克。10剂，每日1剂，水煎服，分早晚两次温服。

六诊：2014年2月10日。服上方20剂，病情较平稳。现症见：仍时有轻度胃中反酸，不痛，大便溏，日1次。舌偏红，苔厚黄，脉涩。

处方：清半夏10克，陈皮10克，茯苓10克，炒枳实10克，竹茹10克，黄连6克，吴茱萸10克，煅海螵蛸15克，煅瓦楞子15克，玫瑰花6克，炒白扁豆10克，藿香6克。15剂，每日1剂，水煎服，分早晚两次温服。

七诊：2014年2月26日。（代诉）服上方胃酸已止，但口干，眠差。

处方：上方去海螵蛸、藿香，加炒神曲10克，知母6克，栀子6克，浮小麦30克。6剂，每日1剂，水煎服，分早晚两次温服。

八诊：2014年5月14日。仍有反酸，嗳气、胃脘逆满，夜间耳鸣，纳可，大便黏腻。舌质红，苔黄厚，脉弦。

处方：黄芩10克，黄连6克，大黄6克（后下），代赭石15克（先煎），玫瑰花6克，清半夏10克，延胡索10克，赤芍10克，蒲公英15克。15剂，每日1剂，水煎服，分早晚两次温服。

九诊：2014年6月18日。服上方26剂，嗳气、反酸大减，诸症减轻。现症见：吹空调后上腹不适，不痛不胀，胃脘痞塞，得温则缓。手心发热，汗多，纳眠可，大便偶有黏滞，小便黄。舌红，苔黄厚腻，脉弦。

处方：清半夏10克，陈皮10克，茯苓10克，炒枳实10克，竹茹15克，黄连3克，荷叶10克，藿香6克（后下），豆蔻6克，蒲公英15克，煅瓦楞子15克，生甘草3克。15剂，每日1剂，水煎服，分早晚两次温服。

按语：患者饭后有痞塞感，不痛，嗳气、反酸严重，嗳气后觉舒，并觉胃中有热、酸之感。可见患者胃疾在气分，乃气机郁滞，升降失常，故塞于中焦而成痞证，气郁化热而有反酸、发热之感。《金匮要略》有言："大气一转，其气乃散"，故处以辛开苦降之半夏泻心汤加减，恢复脾胃升降气机，抟开中焦痞塞之气，并以栀子清宣上焦郁热，厚朴增加行气之功，煅瓦楞子制胃中酸热之感，浮小麦消食健脾、疏肝理气。二诊患者服药40剂，自觉效佳，仍有反酸、嗳气，可见气机仍有郁滞化热之象，处以行气解郁之越鞠丸加减，续服20剂，胃酸、胃热感已无，遂在理气消痞、清热制酸的基础上，增强补益脾胃之力。张磊教授临床上常以四君子加一味山药作为补气的组合。

柴胡桂枝汤

【病案1】孙某，女，64岁。2016年12月7日初诊。

主诉：全身瘙痒反复发作7个月余。

现病史：患者诉5月份去植物园游玩后出现全身荨麻疹，遍身瘙痒，后于医院服药治疗，效可，但停药后易复发。现症见：不定时起疹，疹色发红，瘙痒难耐，天气热时尤甚，纳眠可，小便正常，大便每日3~4次，不成形。舌质暗，苔薄，有裂纹，脉涩。既往史：冠心病史7年；高血压史7年，服药控制可，血压在110~150/70~90mmHg范围内。

辨证：风疹（风邪怫郁肌肤，营卫失和，三焦气化功能失调）。

处方：桂枝10克，生白芍10克，柴胡10克，黄芩10克，清半夏10克，徐长卿30克，葛根30克，地肤子15克，槐花30克，川芎10克，炙甘草6克，生姜3片，大枣3枚（切开）为引。10剂，每日1剂，水煎服，分早晚两次温服。

二诊：2016年12月29日。服上方20剂，服药期间，全身瘙痒发作2次，大便每日1~2次，质可，余无明显异常。舌质暗，苔薄，有裂纹，脉涩。

处方：桂枝10克，生白芍10克，柴胡10克，黄芩10克，清半夏10克，蝉蜕6克，川芎10克，当归10克，炙甘草6克，生姜3片，大枣3枚（切开）为引。10剂，每日1剂，水煎服，分早晚两次温服。

三诊：2017年1月20日。服上15剂，期间痒疹未再发作。纳眠可，二便可。舌质暗，苔薄，有裂纹，脉涩。

处方：续上方 10 剂，巩固治疗。

按语：荨麻疹发于皮肤，部位在肌表营卫，其发病虽与风邪外袭密切相关，但与脏腑功能失调也具有相关性。本案患者因游玩后出现遍身荨麻疹，观其舌脉，素有气血不足之象。本案病机，张磊教授将之定为“三焦气化功能失调”，故方选疏解太少之邪，调和气血阴阳，通达三焦气化功能的柴胡桂枝汤。

【病案 2】王某，女，44 岁。2016 年 8 月 29 日初诊。

主诉：发作性气喘 5 年余。

现病史：患者 5 年前开始，每逢 3 月底或 8 月底出现气喘，发作时呼吸困难，曾至我院诊为“过敏性哮喘”，曾服中药治疗，效不佳。现症见：哮喘发作期，气喘，喜深吸气，晨起打喷嚏、鼻痒、流清涕，口苦，咯吐白痰，偶有咳嗽，胸部稍闷，身乏力，心稍烦，左耳鸣，纳一般，饮无偏好，眠差，二便调，月经可。舌质淡，舌边齿痕，苔白润，脉涩。既往史：脂肪肝 10 余年；过敏性鼻炎 8 年。

处方：柴胡 10 克，黄芩 10 克，清半夏 10 克，党参 10 克，桂枝 10 克，生白芍 10 克，厚朴 12 克，杏仁 10 克，炙麻黄 3 克，炒紫苏子 6 克，炙甘草 3 克，生姜 3 片，大枣 3 枚（切开）为引。7 剂，每日 1 剂，水煎服，分早晚两次温服。

二诊：2016 年 9 月 6 日。服上方 7 剂，胸闷、气喘明显减轻，咯痰减少。现症见：身乏力，喜深吸气，纳可，眠差，二便可。舌质淡，边齿痕，苔白润，脉涩。

处方：上方加桔梗 3 克，炒麦芽 6 克，桑叶 6 克。7 剂，每日 1 剂，水煎服，分早晚两次温服。

三诊：2016 年 9 月 16 日。服上方 10 剂，效佳，胸闷已基本消失。现症见：时有咯白痰，纳眠可，二便可。舌质淡，苔白润，脉涩。

处方：续上方 10 剂。

按语：本案非单纯太阳外感证，亦非单纯脏腑实证。张磊教授将之定位为太阳少阳同病之太阳中风证及少阳半表半里证。方用柴胡桂枝汤加味，加厚朴、杏仁、麻黄，既有桂枝加厚朴杏子汤平喘降逆之义，又有麻黄汤宣肺平喘之效。全方和解太少两感，和营解卫，同时使少阳枢机得利，故邪消症减。

【病案 3】张某，男，67 岁。2016 年 9 月 23 日初诊。

主诉：怕冷 10 多年，加重 3 年。

现病史：患者述平素怕冷，易打寒战，一年四季皆有，冬季较明显。近3年怕冷症状较前加重。现症见：自觉心中想到冷时即浑身打寒战，怕冷，心悸动不安，加衣被后症状缓解。近半年因家事致胸中不舒，时有气窜感，善太息，急躁易怒，口干不苦，纳眠一般，大便日1次，成形，小便时黄。舌质紫暗，舌尖红，舌下脉络瘀，脉沉弱。平素易感冒，血压偏低。

处方：桂枝10克，生白芍10克，柴胡10克，黄芩10克，清半夏10克，党参10克，生龙骨、生牡蛎各30克（先煎），炙甘草6克，生姜3片，大枣3枚（切开）为引。10剂，每日1剂，水煎服，分早晚两次温服。

二诊：2016年10月3日。服上方10剂，效可，怕冷较前减轻，但较常人仍要多加一件衣服。现症见：怕风，怕冷，时有胸闷，口干，余可。舌质暗，舌尖红，苔白，脉沉弱。

处方：上方加黄芪15克，白术10克，防风10克，醋香附10克。10剂，每日1剂，水煎服，分早晚两次温服。

三诊：2016年10月24日。服上方20剂，效可，身怕凉症状改善，近1月未再感冒。现症见：时有怕冷，乏力，善太息，纳眠可，二便可。舌质暗，舌尖红，苔薄黄，脉沉弱。

处方：桂枝10克，生白芍10克，柴胡10克，黄芩10克，清半夏10克，党参10克，川芎10克，白芍6克，醋香附10克，炙甘草6克，生姜3片，大枣3枚（切开）为引。10剂，每日1剂，水煎服，分早晚两次温服。

按语：本案为典型太阳少阳并病，既有恶风、怕冷等营卫不和的典型表现，又有咽干、善太息、气窜等少阳证典型表现。张磊教授认为病由外感而有太少证候者，柴胡桂枝汤主之；病因内伤而致太少证候者，本方亦佳。也即张仲景《伤寒论》所言：“虽未能尽愈诸疾，庶可见病知源，若能寻余所集，思过半矣。”乃执简驭繁之法。

柴胡加龙骨牡蛎汤

【病案1】王某，男，60岁。2016年10月10日初诊。

主诉：手颤、手抖1年余。

现病史：患者诉1年前无明显原因出现手颤、手抖，无力，诊断为帕金森病，服用西药多巴胺，效可。现症见：手颤、手抖，纳可，眠一般，梦多，小便黄，大便日1次，偏干。舌质红，舌体胖大，苔白，有裂纹，脉涩。

处方：党参10克，黄芩10克，生龙骨、生牡蛎各30克（先煎），桂枝

10克，磁石30克（包煎），茯苓10克，清半夏10克，柴胡10克，大黄3克，钩藤30克（后下），炙甘草6克，生姜3片，大枣3枚（切开）为引。20剂，每日1剂，水煎服，分早晚两次温服。

二诊：2016年10月30日。服上方20剂，效可，手抖症状有所减轻，现仍每天服多巴胺，纳眠可，大便质可，每日1次。舌质稍红，有裂纹，苔薄白，脉涩。

处方：柴胡12克，黄芩9克，清半夏9克，生龙骨、生牡蛎各30克（先煎），桂枝6克，茯苓9克，炒大黄9克，党参9克，大黄6克，蜈蚣1条，生姜3片，大枣3枚（切开）为引。20剂，每日1剂，水煎服，分早晚两次温服。

三诊：2016年12月12日。服上方40剂，效可。自诉西药多巴胺现已减量，改为每日1次，手抖症状也明显好转，纳眠可，二便正常。舌质稍红，舌体胖大，有裂纹，苔薄白，脉涩。

处方：上方加陈皮9克，紫苏叶6克，黄连3克。20剂，每日1剂，水煎服，分早晚两次温服。

按语：颤证，即帕金森病（震颤麻痹），是常见的中老年疾病，以静止性震颤、肌肉僵直、运动迟缓、姿势反射障碍为特征。治疗方面，西医主要采取多巴胺替代治疗，但长期服用会出现疗效减退、症状波动、运动障碍等副作用，中医药在治疗帕金森病有着明显的优势。张磊教授认为本病病在经脉，与肝有密切的联系。林佩琴《类证治裁》谓："风依于木，木郁则化风，为眩，为晕，为舌麻，为耳鸣，为痉，为痹，为类中，皆肝风震动也。"今肝气疏泄不利，气机壅滞为郁，肝郁日久，横逆犯脾，脾失健运，气血生化乏源，肝体失养，则导致风动。张磊教授结合四诊及本病特性，方选柴胡加龙骨牡蛎汤为主治疗，以磁石替代方中铅丹，以党参替人参，加用蜈蚣息风止痉通络，全方共奏疏肝顺气、宁心安神、燮理阴阳之功。三诊加陈皮、紫苏叶、黄连以祛热醒脾。

【病案2】都某，女，53岁。2016年1月15初诊。

主诉：易紧张汗出3年余。

现病史：患者自诉4年前因投资做生意亏损，精神压力过大后则出现紧张、而后出汗。现症见：想事时易出现紧张汗出，白天出汗多，手足心汗多，自诉可以控制，有莫名恐惧感，遇事易想不开，曾诊断为"强迫症"，服抗抑郁药3年。平素怕风怕凉，纳食欠佳，近期体重下降较多，眠一般，大便稍干，小便可。停经3年，仍时有烘热感。外阴处有白斑，时有瘙痒，用皮炎平治疗。2016 年 1 月 11 日郑大三附院病理示（外阴组织）病变符合单纯型苔藓。舌质偏淡，苔白较厚，脉细滞。

处方：党参 10 克，黄芩 10 克，生龙骨、生牡蛎各 30 克（先煎），桂枝 10 克，茯苓 10 克，清半夏 10 克，大黄 3 克，磁石 30 克（包煎），柴胡 10 克，生甘草 6 克，生姜 3 片，大枣 3 枚（切开）为引。10 剂，每日 1 剂，水煎服，分早晚两次温服。

二诊：2016 年 2 月 6 日。服上方 20 剂，效可，出汗减少。现症见：仍一紧张就易汗出，手足心汗多，纳食少，眠差，大便日 1 次，质可，小便正常。舌质偏淡，苔白较厚，脉细涩。

处方：党参 10 克，黄芩 10 克，生龙骨、生牡蛎各 30 克（先煎），桂枝 10 克，茯苓 10 克，清半夏 10 克，柴胡 10 克，鸡内金 20 克（包煎），生甘草 6 克，生姜 3 片，大枣 3 枚（切开）为引。10 剂，每日 1 剂，水煎服，分早晚两次温服。

三诊：2016 年 2 月 27 日。服上方 20 剂，效可，手足心出汗明显减少。现症见：容易紧张，但自己可有意识控制，纳食增加，期间因受凉感冒一次，现已基本愈。舌质偏淡，苔薄白，脉细。

处方：上方加生黄芪 30 克，炒白术 10 克，防风 6 克。10 剂，每日 1 剂，水煎服，分早晚两次温服。

按语：张磊教授认为本病是由于少阳相火合并胃热上扰心气，心阳郁积不能散布，神不内守而惊扰不定。患者发病之初因为情绪紧张导致汗出过多，且有恐惧感，加之正值更年期，时有烘热。情绪紧张则汗出，为神志之证，多见抑郁胆小、易惊恐之人，表现或者为惊之甚，或者为心烦而惊恐不安。张磊教授多用柴胡加龙骨牡蛎汤治疗这一类病证。方中柴胡疏肝解郁，主阳气下陷，能引清气上行，而平少阳、厥阴之邪热；又用大黄荡涤肠腑，去除停留在胃中积滞所化郁热，及因胃热所引起的心烦；党参、大枣补脾益气，以防肝气郁结横逆犯脾胃；用生姜以助脾之运化，恢复脾升功能；用牡蛎、清半夏化去全身各处的郁痰，使水液代谢恢复畅通；再用茯苓以助水湿运化；桂枝温经通脉以调和营卫；龙骨、牡蛎、磁石镇摄浮阳而使神魂安眠药，使错杂之邪内外而解。

【病案 3】马某，女，51 岁。2016 年 2 月 22 日初诊。

主诉：受惊吓后失眠 1 年。

现病史：2015 年 3 月因独自在家时受惊吓引起睡眠差，之后出现一躺下就害怕，曾在他处服归脾汤类中药治疗，初期有效，服 2 个月后效不佳。服安眠药每次2片，效果亦不好。现在医院按失眠住院治疗，效不佳。月经在受惊吓之后紊乱，已停经2个月。现症见：多汗，无睡意，体重下降20斤，纳少，食后胃胀，胃灼热，嗳气，便秘，小便正常。前两天喝酸枣仁后，睡眠更差。舌质淡红，苔薄白，脉沉弱。辅助检查：无深睡眠；胃镜示：慢性浅表性胃炎伴糜烂；胃息肉。

处方：党参10克，黄芩10克，生龙骨、生牡蛎各30克（先煎），磁石30克（先煎），茯苓10克，清半夏10克，柴胡10克，酒大黄6克（后下），桂枝10克，浮小麦30克，炙甘草6克，生姜3片，大枣3枚（切开）为引。15剂，每日1剂，水煎服，分早晚两次温服。

二诊：2016年3月8日。服上方15剂，效可。现症见：晚上有睡意，每晚可睡3~4个小时，但入睡困难，纳食好转，易胃胀，近期无胃灼热、嗳气，大便可，余无明显不适。舌质淡红，苔白稍厚，脉沉弱。

处方：清半夏10克，陈皮10克，茯苓10克，炒枳实10克，党参10克，黄芩10克，生龙骨、生牡蛎各30克（先煎），磁石30克（先煎），柴胡10克，丹参15克，桂枝10克，浮小麦30克，炙甘草6克，生姜3片，大枣3枚（切开）为引。15剂，每日1剂，水煎服，分早晚两次温服。

三诊：2016年3月29日。服上方20剂，效可。现症见：安眠药已减至每晚1片，躺下1个小时左右可入睡，每晚可睡4~5小时，胃胀及纳食较前好转，但晚上时有胃灼热症状，二便可。舌质淡红，苔白稍厚，脉沉弱。

处方：清半夏10克，陈皮10克，茯神10克，炒枳实10克，党参10克，黄芩10克，生龙骨、生牡蛎各30克（先煎），磁石30克（先煎），柴胡10克，丹参15克，桂枝10克，煅海螵蛸30克，浮小麦30克，炙甘草6克，生姜3片，大枣3枚（切开）为引。15剂，每日1剂，水煎服，分早晚两次温服。

按语：本案患者因受惊而发病，加之正值更年期，致睡眠差、害怕、胃胀、便秘等。张磊教授认为其病机为三焦不利，虚实并见，乃因受惊而气机不得宣畅，致阴阳不调，阳不入阴。受惊、失眠，为神志之证，与肝胆及心神密切相关，邪犯少阳胆经，郁而化火上炎，心神受其扰动，故有少阳、阳明、太阴三病合病之象。方选柴胡加龙骨牡蛎汤，将和解少阳、清肝胆火、益气温脾、泄热通腑等法用于一，解本病少阳不利、少阳胆火上炎，太阴脾虚运化失职无力，阳明胃腑实三证共存之情况。二诊诸症减轻，加用理脾袪痰、活血安神之药继续治疗。

【病案4】张某，男，6岁。2018年7月27日初诊。

主诉：癫痫反复发作3年。

现病史：患儿3年前曾发高热，体温超过38℃，突翻白眼，无抽搐，后经治疗热退，翻眼自行缓解。3年来摔倒后抽搐，翻白眼，四肢僵硬，常于白天反复发作，自行缓解后患儿即睡。现症见：患儿发育迟缓，智力低下，呼之不应，少言，不知饥渴，二便失禁，纳差，眠可，大便干，2~3日1次，小便可。现口服抗癫痫药。舌淡红，苔白厚，脉浮数。

辨证：痫证（痰蒙清窍证）。

处方：党参6克，黄芩6克，生龙骨15克（先煎），生牡蛎15克（先煎），桂枝6克，磁石10克（先煎），茯苓6克，清半夏6克，柴胡6克，大黄6克（后下），郁金6克，石菖蒲6克，羚羊角10克（磨汁冲服），生姜2片，大枣2枚为引。25剂，每日1剂，水煎服，分早晚两次温服。

二诊：2018年8月10日。服上方后抽搐、翻白眼次数明显减少，对外界刺激的反应有所改善。舌质淡红，苔白，脉数。

处方：上方继服15剂。

按语：癫痫病机以痰为基本要素，常兼气、风、火、瘀等。如痰湿内聚，兼气机逆乱，致痰蒙清窍；或兼火旺，逼痰上扰；或兼风火相煽等，皆能诱使本病发作。《临证指南医案》认为“癫痫或由惊恐以致内脏不平，经久失调，一触积痰，厥气内风猝焉暴逆”而发，柴胡加龙骨牡蛎汤能和解枢机、清泻相火、重镇安神、通阳化痰，且攻补兼施。原方有铅丹，因其有毒，故去而不用，代之以石菖蒲。佐以大黄泻热通便，羚羊角平肝息风。

【病案5】焦某，女，57岁。2013年3月15日初诊。

主诉：自觉内热外寒1年。

现病史：患者因胸闷、心慌，经中西药治疗后症状缓解，随后出现内热外寒之症，并逐渐加重。现症见：心中烦躁时作，面部及手部发红，头懵。平时恶寒怕冷重，以两胁部及左下肢外侧凉甚，服药稍用凉性药则不适，稍用热性药则上火，自觉乏力，口干渴，喜热饮，时有舌尖边辣感，舌尖痛，纳眠可，大便不成形，色发绿，日1次，小便黄。舌红有瘀斑，裂纹舌，苔黄，脉细略数。

辨证：营卫失和，三焦气化失调。

处方：桂枝10克，生白芍10克，柴胡10克，黄芩10克，清半夏10克，党参10克，生龙骨、生牡蛎各30克（先煎），炙甘草6克，生姜3片，大枣3枚为引。10剂，每日1剂，水煎服，分早晚两次温服。

二诊：2013年4月15日。服上方25剂后内热症状减轻，心烦、面部及手部发红减轻。现症见：头昏胀，视物模糊，耳鸣，耳闷，胸闷，乏力，口干多饮，大便改善，便色变浅，日 1 次，小便黄。舌质暗红，苔黄腻，脉偏缓。

处方：上方加荷叶 30 克，全瓜蒌 10 克，淡竹叶 10 克。10 剂，每日 1 剂，水煎服，分早晚两次温服。

按语：患者内热外寒，平时恶寒怕冷重，两胁部及左下肢外侧凉甚，此乃营卫不和，少阳有邪，故用桂枝汤调和营卫，小柴胡汤和解少阳之邪，龙骨、牡蛎镇肝安神，茯苓泻三焦之水。张磊教授用柴胡加龙骨牡蛎汤加减，使内外之邪热能解，三焦气机顺畅。

国家古籍整理出版专项经费资助项目

中医经典伤寒名著辑注

第七卷

张　磊　褚玉霞　孙玉信　王祖龙　主编

山东科学技术出版社
·济南·

图书在版编目（CIP）数据

中医经典伤寒名著辑注：全十二卷 / 张磊等主编
. -- 济南：山东科学技术出版社，2024.10
ISBN 978-7-5723-1633-3

Ⅰ. ①中… Ⅱ. ①张… Ⅲ. ①伤寒（中医）—古籍—汇编 Ⅳ. ① R254.1

中国国家版本馆 CIP 数据核字（2023）第 083730 号

中医经典伤寒名著辑注

ZHONGYI JINGDIAN SHANGHAN MINGZHU JIZHU

责任编辑：孙雅臻 戴衡博
装帧设计：孙 佳

主管单位：山东出版传媒股份有限公司
出 版 者：山东科学技术出版社
地址：济南市市中区舜耕路 517 号
邮编：250003 电话：（0531）82098088
网址：www.lkj.com.cn
电子邮件：sdkj@sdcbcm.com
发 行 者：山东新华书店集团有限公司
地址：济南市市中区英雄山路 189 号
邮编：250002 电话：（0531）82797666
印 刷 者：山东临沂新华印刷物流集团有限责任公司
地址：山东临沂高新技术产业开发区龙湖路
邮编：276017 电话：（0539）2925659

规格：16 开（184mm × 260mm）
印张：237.5 **字数**：4138 千
版次：2024 年 10 月第 1 版 **印次**：2024 年 10 月第 1 次印刷
定价：1280.00 元（全十二卷）

伤寒论注

原著 清·柯琴
主编 高青
副主编 王东阳

目录

卫 序

昔人尝论注书为难，盖文章家有辑诊钩深抉隐，穿凿而附会之，于作者本意，固茫乎未得。然自经史以及稗官杂说、金石志乘之文，供我捃摭搜采，以求合于古人立言之旨，虽夏后之璜，不无径寸之考，尚不害其为天球和璧也。若医以疗疾，经络脏腑、形神精气、变化阴阳，幽微莫测，非于三部九候深计穷搜，本我之灵心，启我之妙悟，而率尔命笔，不独置前人本旨于云雾中，其自误以误世，不为黄帝岐伯之罪人者几希。慈溪柯韵伯先生，夙称仲景功臣。著《伤寒论注》《论翼》二书，明而快，辨而精，譬之文章家左之预选之善，庄之向骚之逸乎。马子骧，比校其亥豕，订其谬舛，镂诸版以行世，使海内之论伤寒者，不堕王叔和之蒙翳，并不惑方中行、喻嘉言之歧说，其用心可谓勤矣。夫骧北奉慈命，注力于《灵》《素》，学成应世，已为当今卢扁，乃年逾古稀，精神矍铄，以苍颜浩发之叟，能逍遥于风雅翰墨之间，匪独其业之足传也。其更有得于医之外者，从可知矣。呜呼！伤寒一证，所系匪轻，一剂误投，神明消灭，良可悲已。李东垣、陶节庵辈，非不辨晰详明，或掠影而剽光，或辞烦而理晦，旁门曲径，靡所适从，仲景之言虽存，仲景之旨几灭，孰若韵伯论述之精，而骧北校雠之核乎。予故喜而为数言以弁诸首，至余之于医，未涉藩篱也。未识骧北以予言为河汉否？

岭南卫廷璞筠园氏拜书

马 序

余幼失怙，奉先慈命，弃举业，习医术，谓可养生，亦可济世。遂锐志于医，上自《灵》《素》，下及百家之书，探讨有年，愧未深造。独念伤寒一证，生死安危，关系甚速。仲景先师作《伤寒论》以垂后世，历年既久，未免残缺。再经后人颠倒纷纭，茫无头绪，学者无由以入，置之高阁。至宋成无己始有注释，明方中行《条辨》于前，喻嘉言《尚论》于后，各挥己意，自鸣一得，然未知尽合仲景之意否也。继获柯韵伯先生《伤寒论注》《论翼》二书，立言明彻，独出新裁，不落前人窠臼，仲景隐而未发之旨，抉以表著，俾仲景之精微奥妙，跃然心目之间，实有裨益于斯道。不敢自私，因时取二书订其舛讹，较其字画，付之剞劂，以公同好。表章前贤，嘉惠后学，不无少助云耳。

乾隆乙亥年荷月昆山七十老人马中骅题

原 序

余每览越人入虢之诊，望齐侯之色，未尝不慨然叹其才秀也。怪当今居世之士，曾不留神医药，精究方术，上以疗君亲之疾，下以救贫贱之厄，中以保身长全，以养其生。但竞逐荣势，企踵权豪，孜孜汲汲，惟名利是务；崇饰其末，忽弃其本，华其外而悴其内。皮之不存，毛将安附焉？卒然遭邪风之气，婴非常之疾，患及祸至，而方震栗，降志屈节，钦望巫祝，告穷归天，束手受败。赍百年之寿命，持至贵之重器，委付凡医，恣其所措。咄嗟呜呼！厥身已毙，神明消灭，变为异物，幽潜重泉，徒为啼泣。痛夫！举世昏迷，莫能觉悟，不惜其命，若是轻生，彼何荣势之云哉？而进不能爱人知人，退不能爱身知己，遇灾值祸，身居厄地，蒙蒙昧昧，蠢若游魂。哀乎！趋世之士，驰竞浮华，不固根本，忘躯徇物，危若冰谷，至于是也。

余宗族素多，向余二百，建安纪年以来，犹未十稔，其死亡者三分有二，伤寒十居其七。感往昔之沦丧，伤横夭之莫救，乃勤求古训，博采众方，撰用《素问》《九卷》《八十一难》《阴阳大论》《胎胪药录》并《平脉辨证》，为《伤寒杂病论》，合十六卷。虽未能尽愈诸病，庶可以见病知源。若能寻余所集，思过半矣。

夫天布五行，以运万类；人禀五常，以有五脏；经络府俞，阴阳会通；玄冥幽微，变化难极。自非才高识妙，岂能探其理致哉！上古有神农、黄帝、岐伯、伯高、雷公、少俞、少师、仲文，中世有长桑、扁鹊，汉有公乘阳庆及仓公，下此以往，未之闻也。观今之医，不念思求经旨，以演其所知；各承家技，终始顺旧，省疾问病，务在口给，相对斯须，便处汤药。按寸不及尺，握手不及足；人迎趺阳，三部不参；动数发息，不满五十。短期未知决诊，九候曾无仿佛；明堂阙庭，尽不见察，所谓管窥而已。夫欲视死别生，实为难矣。

孔子云："生而知之者上，学则亚之。多闻博识，知之次也。"余宿尚方术，请事斯语。

汉长沙守南阳张机序

自 序

尝谓胸中有万卷书，笔底无半点尘者，始可著书；胸中无半点尘，目中无半点尘者，才许作古书注疏。夫著书固难，而注疏更难。著书者往矣，其间几经兵燹，几番播迁，几次增删，几许抄刻，亥豕者有之，杂伪者有之，脱落者有之，错简者有之。如注疏者着眼，则古人之隐旨明、尘句新；注疏者失眼，非依样葫芦，则另寻枝叶，鱼目溷珠，碔砆胜玉矣。《伤寒论》一书，经叔和编次，已非仲景之书。仲景之文遗失者多，叔和之文附会者亦多矣。读是书者，必凝神定志，慧眼静观，逐条细勘，逐句研审。何者为仲景言，何者是叔和笔，其间若脱落、若倒句，与讹字、衍文，须一一指破，顿令作者真面目见于语言文字间。且其笔法之纵横详略不同，或互文以见意，或比类以相形，可因此而悟彼、见微而知著者，须一一提醒，更令作者精神见于语言文字之外，始可羽翼仲景，注疏《伤寒》。何前此注疏诸家，不将仲景书始终理会，先后合参，但随文敷衍，故彼此矛盾，黑白不辨，令碔砆与美璞并登，鱼目与夜光同珍。前此之疑辨未明，继此之迷涂更远，学者将何赖焉？如三百九十七法之言，既不见于仲景之序文，又不见于叔和之序例，林氏倡于前，成氏、程氏和于后，其不足取信。王安道已辨之矣，而继起者，犹琐琐于数目，即丝毫不差，亦何补于古人，何功于后学哉？然此犹未为斯道备累也。独怪大青龙汤，仲景为伤寒中风无汗而兼烦躁者设，即加味麻黄汤耳。而谓其伤寒见风，又谓之伤风见寒，因以麻黄汤主寒伤营，治营病而卫不病；桂枝汤主风伤卫，治卫病而营不病；大青龙主风寒两伤营卫，治营卫俱病。三方割据瓜分。太阳之主寒多风少、风多寒少，种种蛇足，羽翼青龙，曲成三纲鼎立之说，巧言簧簧，洋洋盈耳，此郑声所为乱雅乐也。夫仲景之道，至平至易，仲景之门，人人可入，而使之茅塞如此，令学者如夜行歧路，莫之指归，不深可悯耶？且以十存二三之文，而谓之全篇，手足厥冷之厥，混同两阴交尽之厥，其间差谬，何可殚举？此愚所以执卷长吁，不能已于注疏也。丙午秋，校正《内经》始成，尚未出而问世。以《伤寒》为世所甚重，故将仲景书校正而注疏之，分篇汇论，挈其大纲，详其细目，证因类聚，方随附之，倒句讹字，悉为改正，异端邪说，一切辨明。岐伯、仲景

之隐旨，发挥本论各条之下，集成一帙，名《论注》。不揣卑鄙，敢就正高明，倘得片言首肯，亦稍慰夫愚者之千虑云尔。

慈水柯琴韵伯氏，题时己酉初夏也

凡 例

《伤寒论》一书，自叔和编次后，仲景原篇不可复见。虽章次混淆，犹得寻仲景面目。方、喻辈各为更定，《条辨》既中邪魔，《尚论》浸循陋习矣，大背仲景之旨。琴有志重编，因无所据，窃思仲景有太阳证、桂枝证、柴胡证等辞，乃宗此义，以证名篇，而以论次第之。虽非仲景编次，或不失仲景心法耳。

起手先立总纲一篇，令人开卷便知伤寒家脉证得失之大局矣。每经各立总纲一篇，读此便知本经之脉证大略矣。每篇各标一证为题，看题便知此方之脉证治法矣。

是编以证为主，故汇集六经诸论，各以类从。其证是某经所重者，分列某经，如桂枝、麻黄等证列太阳，栀子、承气等证列阳明之类。其有变证化方，如从桂枝证更变加减者，即附桂枝证后；从麻黄证更变加减者，附麻黄证后。

叔和序例，固与仲景本论不合，所集脉法，其中有关于伤寒者，合于某证，即采附其间，片长可取，即得攀龙附骥耳。

六经中有证治疏略，全条删去者，如少阴病下利白通汤主之、少阴病下利便脓血桃花汤主之等类，为既有下利脉微者与白通汤、腹痛小便不利与桃花汤主之之详，则彼之疏略者可去矣。又有脉证各别，不相统摄者，如太阳病发汗太多因致痉，与脉沉而细，病身热足寒等证，三条合一，论理甚明，故合之。

本论每多倒句，此古文笔法耳。如太阳病血证麻黄汤主之句，语意在当发其汗下。前辈但据章句次序，不审前后文理，不顾衄家禁忌，竟谓衄后仍当用麻黄解表。夫既云衄乃解，又云自衄者愈，何得阵后兴兵？衄家不可发汗，更有明禁，何得再为妄汗？今人胶柱者多，即明理者，亦多为陶氏所惑，故将麻黄、桂枝、小青龙等条，悉为称正。

条中有冗句者删之，如桂枝证云：先发汗不解，而复下之，脉浮者不愈。浮为在外，须解外则愈。何等直捷！在外下更加“而反下之，故令不愈，今脉浮，故知在外”等句，要知此等繁音，不是汉人之笔。凡此等口角，如

"病常自汗出"条，亦从删例。

条中有衍文者删之，有讹字者改之，有阙字者补之。然必详本条与上下条有据，确乎当增删改正者，直书之。如无所据，不敢妄动，发明注中，以俟高明之定夺。

加减方分两、制度、煎法，与本文同者，于本方下书本方加某味、减某味。或一篇数方，而后方煎法与前方同者，于方末书煎法同前。方中药味修治同前者，如麻黄去节、杏仁去皮之类，但不再注；附子必炮，若有生用者注之。

可汗不可汗等篇，鄙俚固不足取，而六经篇中多有叔和附入，合于仲景者取之。如太阳脉浮动数三、阳明论脾约脉证等条，与本论不合，无以发明，反以滋惑，剔出附后，候识者辨焉。

正文逐句圈断，俱有深意。如本论中一字句最多，如太阳病，"脉、浮、头、项、强、痛"六字，当作六句读，言脉气来尺寸俱浮，头与项强而痛。若脉浮两字连读，头项强痛而恶寒，作一句读，疏略无味。则字字读断，大义先明矣。如"心下温温欲吐，郁郁微烦"之类，温温、郁郁，俱不得连读，连读则失其义矣。

卷　一

伤寒总论

病有发热恶寒者，发于阳也；无热恶寒者，发于阴也。

无热，指初得病时，不是到底无热。发阴，指阳证之阴，非指直中于阴。阴阳指寒热，勿凿分营卫经络。按本论云："太阳病，或未发热，或已发热。"已发热，即是发热恶寒；未发热，即是无热恶寒。斯时头项强痛已见，第阳气闭郁，尚未宣发，其恶寒、体痛、呕逆、脉紧，纯是阴寒为病，故称发于阴，此太阳病发于阴也。又阳明篇云："病得之一日，不发热而恶寒。"斯时寒邪凝敛，身热恶热，全然未露，但不头项强痛，是知阳明之病发于阴也。推此，则少阳往来寒热、但恶寒而脉弦细者，亦病发于阴；而三阴之反发热者，便是发于阳矣。

发于阳者七日愈，发于阴者六日愈，以阳数七、阴数六故也。

寒热者，水火之本体；水火者，阴阳之征兆。七日合火之成数，六日合水之成数。至此则阴阳自和，故愈。盖阴阳互为其根，阳中无阴，谓之孤阳；阴中无阳，便是死阴。若是直中之阴，无一阳之生气，安得合六成之数而愈耶？《内经》曰："其死多以六七日之间，其愈皆以十日以上。"使死期亦合阴阳之数，而愈期不合者，皆治者不如法耳。

问曰：凡病欲知何时得，何时愈？答曰：假令夜半得病者，明日日中愈。日中得病者，夜半愈。何以言之？日中得病夜半愈者，以阳得阴则解。夜半得病明日日中愈者，以阴得阳则解也。

上文论日期，合阴阳之数而愈，此论愈时，于阴阳反盛时解。何也？阴盛极而阳生，阳盛极而阴生，阴阳之相生，正阴阳之相得，即阴阳之自和也。然此指病在一二日愈者言耳。如六七日愈者，则六经各以主时解，是又阳主昼而阴主夜矣。

问曰：脉有阴阳，何谓也？答曰：凡脉浮、大、滑、动、数，此名阳也；脉沉、弱、涩、弦、微、迟，此名阴也。

脉有十种，阴阳两分，即具五法。浮、沉是脉体；大、弱是脉势；滑、涩是脉气；动、弦是脉形；迟、数是脉息，总是病脉而非平脉也。脉有对看法，有正看法，有反看法，有平看法，有互看法，有彻底看法。如有浮即有沉，有大即有弱，有滑即有涩，有数即有迟。合之于病，则浮为在表，沉为在里，大为有余，弱为不足，滑为血多，涩为气少，动为搏阳，弦为搏阴，数为在腑，迟为在脏，此对看法也。如浮、大、滑、动、数，脉气之有余者，名阳，当知其中有阳胜阴病之机。沉、弱、涩、弦、迟，脉气之不足者，名阴，当知其中有阴胜阳病之机。此正看法也。夫阴阳之在天地间也，有余而往，不足随之，不足而往，有余从之，知从知随，气可与期。故其始为浮、为大、为滑、为动、为数，其继也反沉、反弱、反涩、反弦、反迟者，是阳消阴长之机，其病为进。其始也为沉、为弱、为涩、为弦、为迟，其继也微浮、微大、微滑、微动、微数者，是阳进阴退之机，其病为欲愈。此反看法也。浮为阳，如更兼大、动、滑、数之阳脉，是为纯阳，必阳盛阴虚之病矣。沉为阴，而更兼弱、涩、弦、迟之阴脉，是为重阴，必阴盛阳虚之病矣。此为平看法。如浮而弱、浮而涩、浮而弦、浮而迟者，此阳中有阴，其人阳虚，而阴气早伏于阳脉中也，将有亡阳之变，当以扶阳为急务矣。如沉而大、沉而滑、沉而动、沉而数者，此阴中有阳，其人阴虚，而阳邪下陷于阴脉中也，将有阴竭之患，当以存阴为深虑矣。此为互看法。如浮、大、滑、动、数之脉体虽不变，然始为有力之强阳，终为无力之微阳，知阳将绝矣。沉、弱、涩、弦、迟之脉，虽喜变而为阳，如忽然暴见浮、大、滑、动、数之状，是阴极似阳，知反照之不长，余烬之易灭也。是谓彻底看法。更有真阴真阳之看法，所谓阳者，胃脘之阳也，脉有胃气，是知不死。所谓阴者，真脏之脉也，脉见真脏者死。然邪气之来也紧而疾，谷气之来也徐而和，此又不得以迟数定阴阳矣。

寸口脉浮为在表，沉为在里，数为在腑，迟为在脏。

寸口兼两手六部而言，不专指右寸也。上古以三部九候决死生，是遍求法。以人迎、寸口、趺阳辨吉凶，是扼要法。自《难经》独取寸口，并人迎、趺阳不参矣。然气口成寸，为脉之大会，死生吉凶系焉，则内外脏腑之诊，全赖浮、沉、迟、数为大纲耳。浮、沉是审起伏，迟、数是察至数。浮、沉之间，迟、数寓焉。凡脉之不浮不沉而在中、不迟不数而五至者，谓之平脉。是有胃气，可以神求，不可以象求也。若一见浮、沉、迟、数之象，斯为病脉矣。浮象在表，应病亦为在表，浮脉虽有里证，主表其大纲也；沉象在里，应病亦为在里，沉脉虽或有表证，主里其大纲也。数为阳，阳主热，而数有浮、沉，浮数应表热，沉数应里热。虽数脉亦有病在脏者，然六腑为阳，阳脉营其腑，则主腑其大纲也。迟为阴，阴主寒，而迟有浮、沉，浮迟应表寒，沉迟应里寒。虽迟脉多有病在腑者，然五脏为阴，而阴脉营其脏，则主脏其大纲也。脉状种种，总赅括于浮、沉、迟、数，然四者之中，又以独浮、独沉、独迟、独数为准则，而独见何部，即以何部深求其表里脏腑之所在，病无遁情矣。

凡阴病见阳脉者生，阳病见阴脉者死。

起口用“凡”字，是开讲法，不是承接法。此与上文阴阳脉文同而义则异也。阳脉指胃气言，所谓二十五阳者是也，五脏之阳和发见故生。阴脉指真脏言，胃脘之阳不至于手太阴，五脏之真阴发见故死。要知上文沉、涩、弱、弦、迟是病脉，不是死脉，其见于阳病最多。若真脏脉至，如肝脉中外急，心脉坚而搏，肺脉大而浮，肾脉之如弹石，脾脉之如喙距，反见有余之象，岂可以阳脉名之？若以胃脉为迟，真阴为数，能不误人耶？

寸脉下不至关为阳绝，尺脉上不至关为阴绝，此皆不治决死也。若计余命生死之期，期以月节克之也。

阴阳升降，以关为界。阳生于尺而动于寸，阴生于寸而动于尺，阴阳互根之义也。寸脉居上而治阳，尺脉生下而治阴，上下分司之义也。寸脉不至关，则阳不生阴，是为孤阳，阳亦将绝矣。尺不至关，则阴不生阳，是为孤阴，阴亦将绝矣。要知不至关，非脉竟不至，是将绝之兆，而非竟绝也，正示人以可续之机。此皆不治，言皆因前此失治以至此，非言不可治也，正欲人急治之意，是先一着看法。夫上部有脉，下部无脉，尚有吐法。上部无脉，下部有脉，尚为有根，即脉绝不至，尚有灸法。岂以不至关便为死脉哉？看“余命生死”句，则知治之而有余命，不为月节所克者多耳，此又深一层看法。脉以应月，每月有节，节者月之关也。失时不治，则寸脉不至关者，遇月建之属阴，必克阳而死。尺脉不至关者，遇月建之阳支，则克阴而死。此是决死期之法。若治之得宜，则阴得阳而解，阳得阴而解，阴阳自和而愈矣。

问曰：脉欲知病愈未愈者，何以别之？曰：寸口、关上、尺中三处，大小、浮沉、迟数同等，虽有寒热不解者，此脉阴阳为和平，虽剧当愈。

阴阳和平，不是阴阳自和，不过是纯阴纯阳无驳杂之谓耳。究竟是病脉，是未愈时寒热不解之脉。虽剧当愈，非言不治自愈，正使人知此为阴阳偏胜之病脉，阳剧者当治阳，阴剧者当治阴，必调其阴阳，使其和平。失此不治，反加剧矣。

伤寒一日，太阳受之。脉若静者，为不传；颇欲吐，若躁烦，脉数急者，为传也。

太阳主表，故寒邪伤人，即太阳先受。太阳脉浮，若见太阳之浮，不兼伤寒之紧，即所谓静也。脉静症亦静，无呕逆烦躁可知。今又有发热恶寒，头项强痛，不须七日衰，一日自止者，正此不传之谓也。若受寒之日，颇有吐意，呕逆之机见矣。若见烦躁，阳气重可知矣。脉急数，阴阳俱紧之互文。传者，即《内经》“人伤于寒，而传为热”之“传”，乃太阳之气，生热而传于表。即发于阳者传七日之谓，非太阳与阳明、少阳经络相传之谓也。“欲”字、“若”字，是审其将然，脉之数急，是诊其已然，此因脉定证之法也。

伤寒二三日，阳明、少阳证不见者，为不传也。

伤寒一日太阳，二日阳明，三日少阳者，是言见证之期，非传经之日也。岐伯曰：“邪中于面，则下阳明；中于项，则下太阳；中于颊，则下少阳。”其中膺背两胁，亦中其经。盖太阳经部位最高，故一日发；阳明经位次之，故二日发；少阳经位又次之，故三日发。是气有高下，病有远近，适其至所为故也。夫三阳各受寒邪，不必自太阳始。诸家言二阳必自太阳传来者，未审斯义耳。若伤寒二日，当阳明病，若不见阳明表证，是阳明之热不传于表也；三日少阳当病，不见少阳表证，是少阳之热不传于表也。

伤寒三日，三阳为尽，三阴当受邪。其人反能食而不呕，此为三阴不受邪也。

受寒三日，不见三阳表证，是其人阳气冲和，不与寒争，寒邪亦不得入，故三阳尽不受邪也。若阴虚而不能支，则三阴受邪气。岐伯曰：“中于阴者，从臂胻①始。”故三阴各自受寒邪，不必阳经传授。所谓太阴四日、少阴五日、厥阴六日者，亦以阴经之高下，为见证之期，非六经部位以次相传之日也。三阴受邪，病为在里。故邪入太阴，则腹满而吐，食不下；邪入少阴，欲吐不吐；邪入厥阴，饥而不欲食，食即吐蛔。所以然者，邪自阴经入脏，脏气实而不能容，则流于腑。腑者胃也，入胃则无所复传。故三阴受病，已入于腑者，可下也。若胃阳有余，则能食不呕，可预知三阴之不受邪矣。盖三阳皆看阳明之转旋。三阴之不受邪者，藉胃为之蔽其外也。则胃不特为六经出路，而实为三阴外蔽矣。胃阳盛，则寒邪自解；胃阳虚，则寒邪深入阴经而为患；胃阳亡，则水浆不入而死。要知三阴受邪，关系不在太阳而全在阳明。

伤寒六七日，无太热，其人躁烦者，此为阳去入阴故也。

---

① 臂胻：中医术语，指手臂和足胫部。

上文论各经自受寒邪，此条是论阳邪自表入里证也。凡伤寒发热至六七日，热退身凉为愈。此无大热则微热尚存，若内无烦躁，亦可云表解而不了了矣。伤寒一日即见烦躁，是阳气外发之机；六七日乃阴阳自和之际，反见烦躁，是阳邪内陷之兆。阴者指里而言，非指三阴也。或入太阳之本，而热结膀胱；或入阳明之本，而胃中干燥；或入少阳之本，而胁下硬满；或入太阴，而暴烦下利；或入少阴，而口燥舌干；或入厥阴，而心中疼热，皆入阴之谓。

太阳病，头痛至七日以上自愈者，以行其经尽故也。若欲再作经者，针足阳明，使经不传则愈。

旧说伤寒日传一经，六日至厥阴，七日再传太阳，八日再传阳明，谓之再经。自此说行，而仲景之堂无门可入矣。夫仲景未尝有日传一经之说，亦未有传至三阴而尚头痛者。曰头痛者，是未离太阳可知；曰行，则与传不同；曰其经，是指本经而非他经矣。发于阳者七日愈，是七日乃太阳一经行尽之期，不是六经传变之日。岐伯曰："七日太阳病衰，头痛少愈"，有明证也。故不曰传足阳明，而曰欲再作经，是太阳过经不解，复病阳明而为并病也。针足阳明之交，截其传路，使邪气不得再入阳明之经，则太阳之余邪亦散，非归并阳明，使不犯少阳之谓也。

本论传经之说，惟见于此。盖阳明经起于鼻頞，旁纳太阳之脉，故有传经之义。目疼、鼻干，是其症也。若脚挛急，便非太阳传经矣。阳明经出大指端内侧，太阳经出小指端外侧，经络不相连接。十二经脉，足传手，手传足，阳传阴，阴传阳，与伤寒之六经先阳后阴，先太后少之次第迥别。不知太阳传六经，阳明传少阳之说何据乎？细审仲景转属、转系、并病、合病诸条，传经之妄，不辨自明矣。

风家，表解而不了了者，十二日愈。

不了了者，余邪未除也。七日表解后，复过一候，而五脏元气始充，故十二日精神慧爽而愈。此虽举风家，伤寒概之矣。如太阳七日病衰，头痛少愈，曰衰曰少，皆表解而不了了之谓也。六经部位有高下，故发病有迟早之不同。如阳明二日发，八日衰，厥阴至六日发，十二日衰，则六经皆自七日解，而十二日愈。夫若误治，又不在此例。

仲景分别六经，各经俱有中风伤寒脉证治法。叔和时太阳篇存者多，而失者少，他经存者少，而失者多。阳明篇尚有中风脉证二条，少阳经只证一条而不及脉，三阴俱有中风欲愈脉，俱无中风脉证。以《伤寒论》为全书，不亦疏乎？

上论伤寒诊病大略。

太阳脉证

太阳之为病，脉、浮、头、项、强、痛，而恶寒。

仲景作论大法，六经各立病机一条，提揭一经纲领，必择本经至当之脉证而表章之。六经虽各有表证，惟太阳主表，故表证、表脉，独太阳得其全。如脉浮为在表，太阳象三阳，其脉气浮而有力，与阳明之兼长大、少阳兼弦细、三阴之微浮者不侔①矣。头项主一身之表，太阳经络营于头，会于项，故头连项而强痛，与阳明头额痛、少阳头角痛者少间矣。恶寒为病在表，六经虽各恶寒，而太阳应寒水之化，故恶寒特甚，与阳明二日自止、少阳往来寒热、三阴之内恶寒者，悬殊矣。后凡言太阳病者，必据此条脉证。如脉反沉，头不痛，项不强，不恶寒，是太阳之变局矣。

仲景立六经总纲法，与《内经·热论》不同。太阳只重在表证、表脉，不重在经络主病。看诸总纲，各立门户，其意可知。

太阳病，发热、汗出、恶风、脉缓者，名为中风。

风为阳邪，风中太阳，两阳相搏，而阴气衰少。阳浮故热自发，阴弱故汗自出。中风，恶风，类相感也。风性散漫，脉应其象，故浮而缓。若太阳初受病，便见如此脉证，即可定其名为中风而非伤寒矣。如寒风太厉，中之重者，或汗不出而脉反紧，其内证必烦躁，与下伤寒之呕逆有别。

大阳病，或已发热，或未发热，必恶寒，体痛，呕逆，脉阴阳俱紧者，名曰伤寒。

太阳受病，当一二日发，故有即发热者。或有至二日发者，盖寒邪凝敛，热不遽发，非若风邪易于发热耳。然即发热之迟速，则其人所禀阳气之多寡，所伤寒邪之浅深，因可知矣。然虽有已发、未发之不齐，而恶寒、体痛、呕逆之症，阴阳俱紧之脉先见，即可断为太阳之伤寒，而非中风矣。恶寒本太阳本症，而此复言者，别于中风之恶寒也。中风因见风而兼恶寒，伤寒则无风而更恶寒矣。寒邪外束，故体痛；寒邪内侵，故呕逆。寒则令脉紧，阴阳指浮沉而言，不专指尺寸也。然天寒不甚，而伤之轻者，亦有身不疼、脉浮缓者矣。

太阳病，发热而渴，不恶寒者，为温病。

太阳病而渴，是兼少阴矣。然太、少两感者，必恶寒而且烦满，今不烦

---

① 不侔（móu）：不相等，不等同。

满，则不涉少阴，反不恶寒，则非伤寒而为温病矣。温病内外皆热，所以别于中风、伤寒之恶寒发热也。此条不是发明《内经》“冬伤于寒，春必病温”之义，乃概言太阳温病之症如此。若以春温释之，失仲景之旨矣。夫太阳一经，四时俱能受病，不必于冬。人之温病，不必因于伤寒。且四时俱能病温，不必于春。推而广之，则六经俱有温病，非独太阳一经也。

发汗已，身灼热者，名曰风温。

此正与《内经》伏寒病温不同处。太阳中暑，亦有因于伤寒者，虽渴而仍恶寒。太阳温病，反不恶寒而渴者，是病根不因于寒，而因于风。发热者，病为在表，法当汗解，然不恶寒，则非麻黄桂枝所宜矣。风与温相搏，发汗不如法，风去而热反炽。灼热者，两阳相熏灼，转属阳明之兆也。

太阳病，关节疼痛而烦，脉沉而细者，此名湿痹。

上条不恶寒，是太阳变证；此条脉沉细，是太阳变脉。渴是少阴证，沉细是少阴脉，太阳、少阴为表里，故脉症相似也。然湿自内发，与外感不同。湿伤于下，与伤上者不同。故同为太阳受病，而脉证与总纲异耳。湿流骨节，故疼痛；太阳之气不宣，故烦；湿气痹闭而不行，故脉应其象而沉细。太阳之脉，从风则缓，从寒则紧，从湿则细，伤上则浮，伤下则沉。当因证而合脉，勿据脉而断证。如病发热、头疼，脉当浮反沉，是表证得里脉，故谓之反。如发汗多，因致痉而沉细，与夏月中暑而弦细芤迟，皆因症而然，不得概谓之反。

太阳病，欲解时，从巳至未上。

巳、午为阳中之阳，故太阳主之，至未上者，阳过其度也。人身阴阳，上合于天，天气至太阳之时，人身太阳之病得藉其主气而解，此天人感应之理也。

欲自解者，必当先烦，乃有汗而解。何以知之？脉浮，故知汗出解也。

欲自解，便寓不可妄治意。诸经皆有烦，而太阳更甚，故有发烦、反烦、更烦、复烦、内烦等症。盖烦为阳邪内扰，汗为阳气外发，浮为阳盛之脉，脉浮则阳自内发，故可必其先烦，见其烦必当待其有汗，勿遽妄投汤剂也。汗出则阳胜，而寒邪自解矣。若烦而不得汗，或汗而不解，则审脉定证，麻黄、桂枝、青龙，随所施而恰当矣。

太阳病未解，脉阴阳俱停，必先振栗汗出而解。但阳脉微者，先汗出而解，但阴脉微者，下之而解。若欲下之，宜调胃承气汤。

言未解，便有当解意。停者，相等之谓。阳脉微二句，承上之词，不得作三段看。太阳病，阳浮而阴弱，是阳强也。今阳脉微即是阴阳俱停，病虽未解，已是调和之脉，其解可知矣。脉但浮者，为阳盛，必先烦而有汗。阳脉微者，为阳虚，必先振栗而汗出。振栗是阴津内发之兆，汗出是阳气外发之征也，此阴阳自和而愈，可勿药矣。但阴脉微而阳脉仍浮，阳气重可知。与风寒初中之脉虽同，而热久汗多，津液内竭，不得更行桂枝汤，亦不得执太阳禁下之定法矣。表病亦有因里实而不解者，须下之而表自解。若欲下之，有踌躇顾虑之意。宜者，审定之词。以其胃不调而气不承，故宜之。

此条是桂枝汤变局。阳已微，须其自汗；阳尚存，当知调胃。以太阳汗多，恐转属阳明。

大阳病，下之而不愈，因复发汗，此表里俱虚，其人因致冒，冒家汗出自愈。所以然者，汗出表和故也。得里未和，然后复下之。

太阳病，只得个表不和，初无下证，其里不和，多由汗下倒施而得也。表里俱虚，指妄汗下亡津液言。其阳邪仍实，故表里不解。冒者如有物蒙蔽之状，是欲汗之兆也。因妄下后阳气怫郁在表，汗不得遽出耳。待汗出冒自解，然但得个表和。其津液两虚，阳已实于里，故里仍未和。里证既得，然后下之，此虽复下，治不为逆矣。

问曰：病有战而汗出，因得解者，何也？答曰：脉浮而紧，按之反芤，此为本虚，故当战而汗出也。其人本虚，是以发战，以脉浮，故当汗出而解。若脉浮而数，按之不芤，此人本不虚。若欲自解，但汗出耳，不发战也。

战，即振栗之谓。治病必求其本，本者，其人平日禀气之虚实。紧者，急也，与数同而有别，盖有虚实之分焉。又必按之芤不芤，而虚实之真假毕具。

问曰：病有不战不汗出而解者，何也？答曰：其脉自微，此以曾经发汗，若吐、若下、若亡血，以内无津液。此阴阳自和，必自愈，故不战不汗出而解也。

内无津液，安能作汗？战由汗发，无汗故不战也。复用“此”字须着眼，妄治之后，内无津液，阴阳岂能自和？必当调其阴阳，不然，脉微则为亡阳，将转成阴证矣。

问曰：伤寒三日，脉浮数而微，病人身凉和者，何也？答曰：此为欲解也。解以夜半，脉浮而解者，濈然汗出也；脉数而解者，必能食也；脉微而解者，必不汗出也。

脉而浮数，今三日而转微，身初发热，今三日而身凉，即伤寒三日，少阳脉小为欲愈之义也。此伤寒本轻，不须合六七日之期，亦不必再求其有汗，夜半时阳得阴，则余邪尽解矣。此微与前条不同，因未曾妄治，津液未亡，故三日自解。阴平阳秘，不须汗出也，正教人不当妄汗耳。

上论太阳脉证大略。

桂枝汤证上

太阳病，头痛发热汗出恶风者，桂枝汤主之。

此条是桂枝本证，辨证为主，合此证即用此汤，不必问其为伤寒、中风、杂病也。今人凿分风、寒，不知辨证，故仲景佳方置之疑窟。四症中，头痛是太阳本症。头痛、发热、恶风，与麻黄证同。本方重在汗出，汗不出者，便非桂枝证。

太阳病，外证未解，脉浮弱者，当以汗解，宜桂枝汤。

此条是桂枝本脉，明脉为主。今人辨脉不明，故于证不合。伤寒、中风、杂病，皆有外证。太阳主表，表证咸统于太阳。然必脉浮弱者，可用此解外。如但浮不弱，或浮而紧者，便是麻黄证。要知本方只主外证之虚者。

太阳中风，阳浮而阴弱，阳浮者热自发，阴弱者汗自出，啬啬恶寒，淅淅恶风，翕翕发热，鼻鸣干呕者，桂枝汤主之。

此太阳中风之桂枝证，非谓凡中风者，便当主桂枝也。前条脉证，是概风寒杂病而言。此条加“中风”二字，其脉其症，悉呈风象矣。上条言脉浮而弱者，是弱从浮见。此阳浮者，浮而有力，此名阳也。风为阳邪，此浮为风脉。阳盛则阴虚，沉按之而弱。阳浮者，因风中于卫，两阳相搏，故热自发，是卫强也。阴弱者，因风中于营，血脉不宁，故汗自出，是营弱也。两“自”字便见风邪之迅发。啬啬，欲闭之状；淅淅，欲开之状；翕翕，难开难闭之状。虽风、寒、热三气交呈于皮毛，而动象是中风所由然也。风之体在动，风之用在声。风自皮毛入肺，自肺出鼻，鼻息不和则鸣，此声之见于外者然也。风淫于内，木动土虚，胃气不和，故呕而无物，此声之出于内者然也。干呕是风侵胃府，鼻鸣是风袭阳明，而称太阳者，以头项强痛故耳。亦以见太阳为三阳，阳过其度矣。

太阳病，初服桂枝汤，反烦不解者，先刺风池、风府，却与桂枝汤则愈。

前条治中风之始，此条治中风之变。桂枝汤煮取三升，初服者，先服一升也，却与者，尽其二升也。热郁于心胸者，谓之烦。发于皮肉者，谓之热。麻黄证发热无汗，热全在表；桂枝证发热汗出，便见内烦。服汤反烦而外热不解，非桂枝汤不当用也，以外感之风邪重，内之阳气亦重耳。风邪本自项入，必刺风池、风府，疏通来路，以出其邪，仍与桂枝汤，以和营卫。《内经》曰："表里刺之，服之饮汤。"此法是矣。

太阳病，发热汗出者，此为营弱卫强，故使汗出。欲救邪风者，宜桂枝汤主之。

此释中风汗出之义，见桂枝汤为调和营卫而设。营者阴也，卫者阳也，阴弱不能藏，阳强不能密，故汗出。

形作伤寒，其脉不弦紧而弱。弱者必渴，被火者必谵语。弱者发热脉浮，解之当汗出而愈。

形作伤寒，见恶寒、体痛、厥逆，脉当弦紧而反浮弱，其本虚可知。此东垣所云劳倦内伤证也。夫脉弱者，阴不足。阳气陷于阴分必渴，渴者液虚故也。若以恶寒而用火攻，津液亡必胃实而谵语。然脉虽弱而发热，身痛不休，宜消息和解其外，谅非麻黄所宜，必桂枝汤，啜热稀粥，汗出则愈矣。此为夹虚伤寒之证。

伤寒发汗，解半日许，复烦，脉浮数者，可更发汗，宜桂枝汤。

前条解伤寒之初，此条辑伤寒之后。前条因虚寒，此条因余热，卫解而营未解，故用桂枝更汗也。可知桂枝汤主风伤卫，治风而不治寒之谬矣。浮弱是桂枝脉，浮数是麻黄脉。仲景见麻黄脉证，即用麻黄汤，见桂枝脉证，便用桂枝汤。此不更进麻黄而却与桂枝者，盖发汗而解，则麻黄证已罢。脉浮数者，因内烦而然，不得仍认麻黄汤脉矣。麻黄汤纯阳之剂，不可以治烦。桂枝汤内配芍药，奠安营气，正以治烦也。且此烦因汗后所致，若再用麻黄发汗，汗从何来？必用啜热粥法始得汗。桂枝汤本治烦，服桂枝汤后外热不解，而内热更甚，故曰反烦。麻黄证本不烦，服汤汗出，外热初解，而内热又发，故曰复烦。凡曰麻黄汤主之、桂枝汤主之者，定法也。服桂枝不解，仍与桂枝，汗解后复烦，更用桂枝者，活法也。服麻黄复烦者，可更用桂枝；用桂枝复烦者，不得更用麻黄。且麻黄脉证，但可用桂枝更汗，不可先用桂枝发汗。此又活法中定法矣。前二条论治中风，此二条论治伤寒，后二条论治杂病，见桂枝方之大用如此。

病人脏无他病，时发热，自汗出而不愈者，此卫气不和也。先其时发汗则愈，宜桂枝汤主之。

脏无他病，知病只在形躯。发热有时，则汗出亦有时，不若外感者，发热汗出不休也。《内经》曰："阴虚者阳必凑之，故时热汗出耳。"未发热时，阳犹在卫，用桂枝汤啜稀热粥，先发其汗，使阴出之阳，谷气内充，而卫阳不复陷，是迎而夺之，令精胜而邪却也。

病尝自汗出者，此为营气和。营气和者外不谐，以卫气不共营气和谐故耳。营行脉中，卫行脉外，复发其汗，营卫和则愈，宜桂枝汤。

发热时汗便出者，其营气不足。因阳邪下陷，阴不胜阳，故汗自出也。此无热而常自汗者，其营气本足。因阳气不固，不能卫外，故汗自出。当乘其汗正出时，用桂枝汤啜稀热粥。是阳不足者，温之以气，食入于阴，气长于阳也。阳气普遍，便能卫外而为固，汗不复出矣。和者平也，谐者合也。不和见卫强，不谐见营弱，弱则不能合，强则不能密，皆令自汗。但以有热、无热别之，以时出、常出辨之，总以桂枝汤啜热粥汗之。

上条发热汗出，便可用桂枝汤，见不必头痛、恶风俱备。此只自汗一症，即不发热者亦用之，更见桂枝方于自汗为亲切耳。

太阳病，外证未解，不可下也，下之为逆，欲解外者，宜桂枝汤。

外证初起，有麻黄、桂枝之分。如当解未解时，惟桂枝汤可用；故桂枝汤为伤寒、中风、杂病解外之总方。凡脉浮弱、汗自出而表不解者，咸得而主之也。即阳明病脉迟汗出多者宜之，太阴病脉浮者亦宜之。则知诸经外证之虚者，咸得同太阳未解之治法。又可见桂枝汤不专为太阳用矣。

太阳病，先发汗不解，而复下之，脉浮者不愈。浮为在外，当须解外则愈，宜桂枝汤。

误下后而脉仍浮，可知表证未解，阳邪未陷，只宜桂枝汤解外，勿以脉浮仍用麻黄汤也。下后仍可用桂枝汤，乃见桂枝方之力量矣。

大阳病，下之，其气上冲者，可与桂枝汤，用前法。若不上冲者，不得与之。

气上冲者，阳气有余也，故外虽不解，亦不内陷。仍与桂枝汤汗之，上冲者，因而外解矣。上条论下后未解脉，此条论下后未解证，互相发明，更进桂枝之义。用前法，是啜稀热粥法，与后文依前法、如前法同。若谓汤中加下药，大谬。

伤寒，医下之，续得下利清谷不止，身疼痛者，急当救里。后清便自调，身体痛者，急当救表。救里宜四逆汤，救表宜桂枝汤。

寒邪在表而妄下之，移寒于脾，下利不止，继见完谷，胃阳已亡矣。身疼未除，是表里皆困，然犹幸此表邪之未除，里邪有可救之机。凡病从外来，当先解外。此里证既急，当舍表而救里，四逆汤自不容缓。里证即瘥，表证仍在，救表亦不容缓矣。身疼本麻黄证，而下利清谷，其腠理之疏可知，必桂枝汤和营卫，而痛自解。故不曰攻而仍曰救，救表仍合和中也。温中之后，仍可用桂枝汤，其神乎神矣。

下利腹胀满，身体疼痛者，先温其里，乃攻其表。温里宜四逆汤，攻表宜桂枝汤。

下利而腹尚胀满，其中即伏清谷之机，先温其里，不待其急而始救也。里和而表不解，可专治其表，故不曰救而仍曰攻。

吐利止而身痛不休者，当消息和解其外，宜桂枝汤小和之。

吐利是脏腑不和，非桂枝汤所治；止后而身痛不休，是营卫不和，非麻黄汤所宜。和解其外，惟有桂枝一法；消息其宜，更有小与之法也。盖脉浮数，身疼痛，本麻黄之任，而在汗下后，则反属桂枝。是又桂枝之变脉、变证，而非复麻黄之本症、本脉矣。

伤寒大下后，复发汗，心下痞、恶寒者，表未解也。不可攻痞，当先解表，表解乃可攻痞。解表宜桂枝汤，攻痞宜大黄黄连泻心汤。

心下痞，是误下后里证；恶寒，是汗后未解证。里实表虚，内外俱病，皆因汗、下倒施所致。表里交持，仍当遵先表后里，先汗后下正法。盖恶寒之表，甚于身疼，心下之痞，轻于清谷，与救急之法不同。

此四条是有表里证，非桂枝本病，亦非桂枝坏病。仲景治有表里证，有两解表里者，有只解表而里自和者，有只和里而表自解者，与此先救里后救表、先解表后攻里，遂成五法。

伤寒不大便六七日，头痛有热者，与承气汤。其大便圊者，知不在里，仍在表也，当须发汗。若头痛者必衄，宜桂枝汤。

此辨太阳阳明之法也。太阳主表，头痛为主；阳明主里，不大便为主。然阳明亦有头痛者，浊气上冲也；太阳亦有不大便者，阳气太重也。六七日是解病之期，七日来仍不大便，病为在里，则头痛身热属阳明。外不解由于内不通也，下之里和而表自解矣。若大便自去，则头痛身热，病为在表，仍是太阳，宜桂枝汗之。若汗后热退而头痛不除，阳邪盛于阳位也。阳络受伤，故知必衄，衄乃解矣。

本条当有汗出症，故合用桂枝、承气。有热，当作身热。大便圊，从宋本订正，恰合不大便句，见他本作小便清者谬。宜桂枝句，直接发汗来，不是用桂枝止衄，亦非用在已衄后也。读者勿以词害义可耳。

太阳病，得之八九日，如疟状，发热恶寒，热多寒少，其人不呕，圊便欲自可，一日二三度发。脉微缓者，为欲愈也；脉微而恶寒者，此阴阳俱虚，不可更发汗、更吐、更下也；面色反有热色者，未欲解也。以其不得小汗出，身必痒，宜桂枝麻黄各半汤。

八九日是当解未解之时，寒热如疟，是虚实互发之症。太阳以阳为主，热多寒少，是主胜客负，有将解之兆矣。若其人不呕，是胃无邪，圊便是胃不实；脉微缓，是有胃气，应不转属阳明。一日二三度发，是邪无可容之地，正胜邪却，可弗药也。若其人热虽多而脉甚微，无和缓之意，是阴弱而发热；寒虽少而恶之更甚，是阳虚而恶寒。阴阳俱虚，当调其阴阳，勿妄治，以虚其虚也。若其人热多寒少，而面色缘缘正赤者，是阳气怫郁在表不得越。当汗不汗，其身必痒。八九日来，正气已虚，表邪未解，不可发汗，又不可不汗，故立此法。

诸本俱是各半，今依宋本。

太阳病，发热恶寒，热多寒少，脉微弱者，此无阳也，不可发汗。宜桂枝二越婢一汤。

本论无越婢证，亦无越婢方，不知何所取义，窃谓其二字必误也。

此热多是指发热，不是内热。无阳，是阳已虚而阴不虚。不烦不躁，何得妄用石膏？观麻黄桂枝合半、桂枝二麻黄一二方，皆当汗之证。此言不可发汗，何得妄用麻黄？凡读古人书，须传信阙疑，不可文饰，况为性命所关者乎？且此等脉证最多。无阳不可发汗，便是仲景法旨。柴胡桂枝汤，乃是仲景佳方，若不头项强痛，并不须合桂枝矣。读书无目，至于病人无命，愚故表而出之。

伤寒六七日，发热微恶寒，肢节烦疼，微呕，心下支结，外证未去者，柴胡桂枝汤主之。

微恶寒，便是寒少。烦疼，只在四肢骨节间，比身疼腰痛稍轻。此外证将解而未去之时也。微呕是喜呕之兆，支结是痞满之始，即阳微结之谓，是半在表半在里也。外证微，故取桂枝之半；内证微，故取柴胡之半。虽不及脉，而微弱可知；发热而烦，则热多可知。仲景制此轻剂以和解，便见无阳不可发汗，用麻黄石膏之谬矣。

桂枝汤

桂枝二两（去粗皮）　芍药二两　甘草二两（炙）　生姜二两　大枣十二枚

上以水七升，微火煮取三升，去滓，适寒温，服一升。服已须臾，啜热稀粥一升，以助药力。

此为仲景群方之冠，乃滋阴和阳、调和营卫、解肌发汗之总方也。桂枝赤色通心，温能扶阳散寒，甘能益气生血，辛能解散风邪，内辅君主，发心液而为汗。故麻、葛、青龙，凡发汗御寒咸赖之。惟桂枝汤不用麻黄，麻黄汤不可无桂枝也。本方皆辛甘发散，惟芍药之酸苦微寒，能益阴敛血，内和营气，故能发汗而止汗。先辈言无汗不得服桂枝汤，正以中有芍药能止汗也。

芍药之功本在止烦，烦止汗亦止，故反烦、更烦与心悸而烦者咸赖之。若倍加芍药，即建中之剂，非发汗之剂矣。是方用桂枝发汗，即用芍药止汗。生姜之辛，佐桂以解肌，大枣之甘，助芍以和里，阴阳表里，并行而不悖，是刚柔相济，以为和也。甘草甘平，有安内攘外之能，用以调和气血者，即以调和表里，且以调和诸药矣。而精义又在啜热稀粥，盖谷气内充，则外邪不复入，余邪不复留。方之妙用又如此。故用之发汗，不至于亡阳；用之止汗，不至于贻患。今医凡遇发热，不论虚实，便禁谷食，是何知仲景之心法，而有七方[①]之精义者哉！

温覆令一时许，遍身漐漐，微似有汗者益佳。不可令如水流漓，病必不除。若一服汗出病瘥，停后服，不必尽剂。

汗已遍身，则邪从汗解。此汗生于谷，正所以调和营卫，濡腠理、充肌肉、泽皮毛者也。令如水流漓，使阴不藏精，精不胜则邪不却，故病不除。世医只知大发其汗，即芍药亦不敢用，汗后再汗，岂不误人！

若不汗，更服依前法。又不汗，后服小促其间。半日许，令三服尽。

前自汗，乃卫中邪汗。服汤后反无汗，是卫分之邪汗已尽，但谷气未充，精气未敷于营分耳。依前法便精胜而邪却，药势促则病除矣。

若病重者，一日一夜服，周时观之。服一剂尽，病证犹在者，更作服。若汗不出，乃服至二三剂。

言病重者，药必倍之。一日一夜，当作二服，病在即促后服，勿使间断，便服至三剂无妨。盖桂枝汤是调和营卫，与麻黄汤专于发表不同，故可重汤叠剂以汗之，不必虑其亡阳也。若施之他方则误矣。

禁生冷、粘滑、肉面、五辛、酒酪、臭恶等物。

凡服药便当禁此。因桂枝为首方，故录其后。每见病家禁其谷味，反与麦饮，岂非大悖。

桂枝本为解肌，若其人脉浮紧，发热汗不出者，不可与也。当须识此，勿令误也。

解肌者，解肌肉之汗也。内肤之汗自出，故不用麻黄。若脉浮紧，是麻黄汤脉；汗不出，是麻黄汤症。桂枝汤无麻黄开腠理而泄皮肤，有芍药敛阴津而制辛热。恐邪气凝结不能外解，势必内攻，为害滋大耳，故叮咛告诫如此。

桂枝之去其皮，去其粗皮也，正合解肌之义。昧者有去肌取骨之可笑。

---

① 七方：中医指大方、小方、缓方、急方、奇方、偶方、复方七种方剂。

酒客病，不可与桂枝汤，得汤则呕，以酒客不喜甘故也。

平素好酒，湿热在中，故得甘必呕。仲景用方慎重如此，言外当知有葛根连芩以解肌之法矣。

凡服桂枝汤吐者，其后必吐脓血也。

桂枝汤不特酒客当禁，凡热淫于内者，用甘温辛热以助其阳，不能解肌，反能涌越热势，所过致伤阳络，则吐脓血可必也。所谓桂枝下咽，阳盛则毙者以此。

上论桂枝汤十六条，凭脉辨证，详且悉矣。方后更制复方，大详服法，示人以当用；详药禁方，示人以不当用。仲景苦心如此，读者须知其因脉证而立方，不特为伤寒中风设。亦不拘于一经，故有桂枝证、柴胡证等语。

桂枝汤证下

太阳病三日，已发汗，若吐、若下、若温针，仍不解者，此为坏病，桂枝不中与也。观其脉证，知犯何逆，随证治之。

《内经》曰："未满三日者，可汗而已。"汗不解者，须当更汗。吐、下、温针之法，非太阳所宜，而三日中亦非吐下之时也。治之不当，故病仍不解。坏病者，即变证也。若误汗，则有遂漏不止、心下悸、脐下悸等症；妄吐，则有饥不能食、朝食暮吐、不欲近衣等症；妄下，则有结胸痞硬、协热下利、胀满清谷等症；火逆，则有发黄圊血、亡阳奔豚等症。是桂枝证已罢，故不可更行桂枝汤也。桂枝以五味成方，减一增一，便非桂枝汤。非谓桂枝竟不可用，下文皆随证治逆法。

服桂枝汤，大汗出，脉洪大者，与桂枝汤如前法。若形如疟，日再发者，汗出必解，宜桂枝二麻黄一汤。

服桂枝汤，取微似有汗者佳，若大汗出，病必不除矣。然服桂枝后大汗，仍可用之更汗，非若麻黄之不可复用也。即大汗出后，脉洪大，大烦渴，是阳邪内陷，不是汗多亡阳。此大汗未止，内不烦渴，是病犹在表，桂枝证未罢，当仍与之，乘其势而更汗之，汗自漐漐，邪不留矣。是法也，可以发汗，汗生于谷也，即可以止汗，精胜而邪却也。若不用此法，使风寒乘汗客于玄府，必复恶寒发热如疟状。然疟发作有时，日不再发，此则风气留其处，故日再发耳。必倍加桂枝以解肌，少与麻黄以开表，所谓奇之不去则偶之也。此又服桂枝后少加麻黄之一法。

太阳病，发汗，遂漏不止，其人恶风，小便难，四肢微急，难以屈伸者，桂枝加附子汤主之。

太阳固当汗，若不取微似有汗而发之太过，阳气无所止息，而汗出不止矣。汗多亡阳，玄府不闭，风乘虚入，故复恶风。汗多于表，津弱于里，故小便难。四肢者，诸阳之末，阳气者，精则养神，柔则养筋，开阖不得，寒气从之，故筋急而屈伸不利也。此离中阳虚，不能摄水，当用桂枝以补心阳，阳密则漏汗自止矣。坎中阳虚，不能行水，必加附子以回肾阳，阳归则小便自利矣。内外调和，则恶风自罢，而手足便利矣。

漏不止，与大汗出同，若无他变证，仍与桂枝汤。若形如疟，是玄府反闭，故加麻黄，此玄府不闭，故加附子。若大汗出后而大烦渴，是阳陷于内，急当滋阴，故用白虎加人参汤。此漏不止而小便难，四肢不利，是阳亡于外，急当扶阳。此发汗虽不言何物，其为麻黄汤可知。盖桂枝汤有芍药而无麻黄，故虽大汗出，而玄府能闭，但使阳陷于里，断不使阳亡于外也。

此与伤寒自汗出条颇同而义殊。彼脚挛急在未汗前，是阴虚；此四肢急在汗后，是阳虚。自汗因心烦，其出微；遂漏因亡阳，故不止。小便数尚未难，恶寒微不若恶风之甚，挛急在脚，尚轻于四肢不利，故彼用芍药甘草汤，此用桂枝加附子，其命剂悬殊矣。

发汗后，身疼痛，脉沉迟者，桂枝去芍药生姜新加人参汤主之。

发汗后身疼是表虚，不得更兼辛散，故去生姜；沉为在里，迟为在脏，自当远阴寒，故去芍药。当存甘温之品以和营，更兼人参以通血脉，里和而表自解矣。名曰新加者，见表未解无补中法，今因脉沉迟而始用之，与用四逆汤治身疼脉沉之法同义。彼在未汗前而脉反沉，是内外皆寒，故用干姜、生附大辛大热者，协甘草以逐里寒，而表寒自解。此在发汗后而脉沉迟，是内外皆虚，故用人参之补中益气，以率领桂枝、甘、枣而通血脉，则表里自和也。此又与人参桂枝汤不同。彼因妄下而胃中虚寒，故用姜、术，尚协表热，故倍桂、甘。此因发汗不如法，亡津液而经络空虚，故加人参，胃气未伤，不须白术，胃中不寒，故不用干姜，此温厚和平之剂。

发汗，病不解，反恶寒者，虚故也，芍药甘草附子汤主之。

发汗后反恶寒，里虚也。表虽不解，急当救里，若反与桂枝攻表，此误也。故于桂枝汤去桂、姜、枣，加附子以温经散寒，助芍药、甘草以和中耳。

脚挛急与芍药甘草汤，本治阴虚，此阴阳俱虚，故加附子，皆仲景治里不治表之义。

发汗过多，其人叉手自冒心，心下悸，欲得按者，桂枝甘草汤主之。

汗多则心液虚，心气馁故悸；叉手自冒，则外有所卫，得按则内有所凭，则望之而知其虚矣。桂枝为君，独任甘草为佐，去姜之辛散、枣之泥滞，并不用芍药，不藉其酸收，且不欲其苦泄，甘温相得，气血和而悸自平。与心中烦，心下有水气而悸者迥别。

发汗后，其人脐下悸，欲作奔豚，茯苓桂枝甘草大枣汤主之。

心下悸欲按者，心气虚；脐下悸者，肾水乘火而上克。豚为水畜，奔则昂首疾驰，酷肖水势上干之象。然水势尚在下焦，欲作奔豚，尚未发也，当先其时而治之。茯苓以伐肾邪，桂枝以保心气，甘草、大枣培土以制水。甘澜水状似奔豚，而性则柔弱，故名劳水，用以先煮茯苓，取其下伐肾邪，一惟趋下也。本方取味皆下，以畏其泛耳。

服桂枝汤，或下之，仍头项强痛，翕翕发热，无汗，心下满微痛，小便不利者，桂枝去桂加茯苓白术汤主之。小便利则愈。

汗出不彻而遽下之，心下之水气凝结，故反无汗而外不解，心下满而微痛也。然病根在心下，而病机在膀胱。若小便利，病为在表，仍当发汗；如小便不利，病为在里，是太阳之本病，而非桂枝证未罢也。故去桂枝，而君以苓、术，则姜、芍即散邪行水之法，佐甘、枣效培土制水之功。此水结中焦，只可利而不可散，所以与小青龙、五苓散不同法。但得膀胱水去，而太阳表里证悉除，所谓治病必求其本也。

太阳病二三日，不得卧，但欲起，心下必结，脉微弱者，此本有寒分也。反下之，若利止，必作结胸；未止者，四日复下之，此作协热利也。

不得卧，但欲起，在二三日，似乎与阳明并病。必心下有结，故作此状。然结而不硬，脉微弱而不浮大，此其人素有久寒宿饮结于心下，非亡津液而胃家实也，与小青龙以逐水气。而反下之，表实里虚，当利不止。若利自止者，是太阳之热入，与心下之水气交持不散，必作结胸矣。若利未止者，里既已虚，表尚未解，宜葛根汤、五苓散辈。医以心下结为病不尽，而复下之，表热里寒不解，此协热利所由来也。

太阳病，外证未除，而数下之，遂协热而利。利下不止，心下痞硬，表里不解者，桂枝人参汤主之。

上条论协热之因，此明下利之治也。外热未除，是表不解，利下不止，是里不解，此之谓有表里证。然病根在心下，非辛热何能化痞而软硬？非甘温无以止利而解表。故用桂枝、甘草为君，佐以干姜、参、术，先煎四物，后内桂枝，使和中之力骁，而解肌之气锐，于以奏双解表里之功，又一新加法也。

太阳病，桂枝证，医反下之，利遂不止，脉促者，表未解也。喘而汗出者，葛根黄连黄芩汤主之。

桂枝证上复冠太阳，见诸经皆有桂枝证，是桂枝不独为太阳设矣，葛根岂独为阳明药乎？桂枝证，脉本弱，误下后而反促者，阳气重故也。邪束于表，阳扰于内，故喘而汗出。利遂不止者，所谓暴注下迫，皆属于热，与脉弱而协热下利不同。此微热在表，而大热入里，固非桂枝、芍药所能和，厚朴、杏仁所宜加矣。故君葛根之轻清以解肌，佐连、芩之苦寒以清里，甘草之甘平以和中，喘自除而利自止，脉自舒而表自解，与补中逐邪之法迥别。上条脉证是阳虚，此条脉证是阳盛；上条表热里寒，此条表里俱热；上条表里俱虚，此条表里俱实。同一协热利，同是表里不解，而寒热虚实攻补不同。补中亦能解表，亦能除痞，寒中亦能解表，亦能止利，神化极矣。

太阳病，下之后，脉促胸满者，桂枝去芍药汤主之。若微恶寒者，去芍药方中加附子汤主之。

促为阳脉，胸满为阳证。然阳盛则促，阳虚亦促，阳盛则胸满，阳虚亦胸满。此下后脉促而不汗出，胸满而不喘，非阳盛也，是寒邪内结，将作结胸之证。桂枝汤阳中有阴，去芍药之酸寒，则阴气流行，而邪自不结，即扶阳之剂矣。若微恶寒，则阴气凝聚，恐姜、桂之力不能散，必加附子之辛热。仲景于桂枝汤一加一减，遂成三法。

太阳病，下之，微喘者，表未解故也，桂枝加厚朴杏仁汤主之。喘家作桂枝汤，加厚朴、杏仁佳。

喘为麻黄证，治喘者功在杏仁。此妄下后，表虽不解，腠理已疏，故不宜麻黄而宜桂枝。桂枝汤中有芍药，若但加杏仁，喘虽微，恐不胜任，复加厚朴以佐之，喘随汗解矣。

本太阳病，医反下之，因而腹满时痛者，属太阴也，桂枝加芍药汤主之。大实痛者，桂枝加大黄汤主之。

腹满时痛，因于下后，是阳邪转属，非太阴本病，表证未罢，故仍用桂枝汤解外。满痛既见，故倍加芍药以和里。此病本于阳，故用阴以和阳。若因下后而腹大实痛，是太阳转属阳明而胃实，尚未离乎太阳。此之谓有表里证，仍用桂枝汤加大黄，以除实痛。此双解表里法也。凡妄下必伤胃气，胃气虚则阳邪袭阴，故转属太阴；胃气实则两阳相搏，故转属阳明。太阴则满痛不实，阳道虚也；阳明则大实而痛，阳道实也。满而时痛，下利之兆；大实而痛，是燥屎之征。桂枝加芍药，即建中之方；桂枝加大黄，即调胃之剂。

伤寒若吐若下后，心下逆满，气上冲胸，起则头眩，脉沉紧，发汗则动经，身为振振摇者，茯苓桂枝白术甘草汤主之。

伤寒初起，正宜发表，吐下非法也。然吐下后不转属太阴，而心下逆满，气上冲胸，阳气内扰也；起则头眩，表阳虚也。若脉浮者，可与桂枝汤如前法。今脉沉紧，是为在里，反发汗以攻表，经络更虚，故一身振摇也。夫诸紧为寒，而指下须当深辨。浮沉俱紧者，伤寒初起之本脉也；浮紧而沉不紧者，中风脉也。若下后结胸热实而脉沉紧，便不得谓之里寒。此吐下后而气上冲者，更非里寒之脉矣。盖紧者弦之别名，弦如弓弦，言紧之体，紧加转索，谓弦之用，故弦紧二字可以并称，亦可互见。浮而紧者名弦，是风邪外伤。此沉紧之弦，是木邪内发。观厥阴为病，气上撞心，正可为此证发明也。吐下后胃中空虚，木邪为患，故君茯苓以清胸中之肺气，而治节出；用桂枝散心下之逆满，而君主安；白术培既伤之胃土，而元气复；佐甘草以调和气血，而营卫以行，头自不眩，身自不摇矣。若遇粗工，鲜不认为真武病。

烧针令其汗，针处被寒，核起而赤者，必发奔豚，气从少腹上冲心者，灸其核上各一壮，与桂枝加桂汤。

寒气不能外散，发为赤核，是奔豚之兆也。从少腹冲心，是奔豚之气象也。此阳气不舒，阴气反胜，必灸其核，以散寒邪，服桂枝以补心气。更加桂者，不特益火之阳，且以制木邪而逐水气耳。前条发汗后，脐下悸，是水邪欲乘虚而犯心，故君茯苓以正治之，则奔豚自不发。此表寒未解而少腹气冲，是木邪挟水气以凌心，故于桂枝汤倍加桂以平肝气，而奔豚自除。前在里而未发，此在表而已发，故治有不同。

伤寒脉浮，医以火迫劫之，亡阳，必惊狂，起卧不安者，桂枝去芍药加蜀漆龙骨牡蛎救逆汤主之。

伤寒者，寒伤君主之阳也。以火迫劫汗，并亡离中之阴，此为火逆矣。妄汗亡阴，而曰亡阳者，心为阳中之太阳，故心之液，为阳之汗也。惊狂者，神明扰乱也。阴不藏精，惊发于内；阳不能固，狂发于外。起卧不安者，起则狂，卧则惊也。凡发热自汗者，是心液不收，桂枝方用芍药，是酸以收之也。此因迫汗，津液既亡，无液可敛，故去芍药。加龙骨者，取其咸以补心，重以镇怯，涩以固脱，故曰救逆也。且去芍药之酸，则肝家得辛甘之补；加牡蛎之咸，肾家有既济之力。此虚则补母之法，又五行承制之妙理也。蜀漆不见本草，未详何物，诸云常山苗则谬。

火逆下之，因烧针，烦躁者，桂枝甘草龙骨牡蛎汤主之。

三番误治，阴阳俱虚竭矣。烦躁者，惊狂之渐，起卧不安之象也，急用此方，以安神救逆。

上论桂枝坏病十八条。凡坏病不属桂枝者，见各证中。

桂枝证附方

桂枝二麻黄一汤

本桂枝汤二分，麻黄汤一分，合为二升，分再服。后人合一方，失仲景异道同归之活法。

桂枝加附子汤

本方加附子一枚（炮，去皮，破八片）

煎服，不须啜粥。

桂枝去芍药生姜新加人参汤

本方去芍药、生姜，加人参三两。

芍药甘草附子汤

芍药　甘草（炙）各二两　附子一枚（炮，去皮，破八片）

水五升，煮一升五合，分温三服。

桂枝甘草汤

桂枝四两（去皮）　甘草二两（炙）

水二升，煮一升，顿服。

茯苓桂枝甘草大枣汤

茯苓半斤　桂枝四两（去皮）　甘草二两　大枣十二枚

以甘澜水一斗，先煮茯苓减二升，内诸药，煮三升，温服一升，日三服。

桂枝去桂加茯苓白术汤

芍药　生姜　白术　茯苓各三两　甘草（炙）二两　大枣十二枚

水八升，煮三升，温服一升。

桂枝人参汤

桂枝四两　人参四两　甘草四两（炙）　白术三两　干姜五两

水九升，先煮四味，取五升，内桂，煮三升，温服。日再服，夜一服。

葛根黄连黄芩汤

葛根半斤　黄连三两　黄芩三两　甘草二两（炙）

水八升，先煮葛根减二升，内诸药，煮服二升，分温二服。

桂枝去芍药加附子汤

桂枝四两　生姜三两　甘草二两（炙）　大枣十二枚　附子三枚

水六升，煮二升，分温三服。

桂枝加厚朴杏仁汤

本方加厚朴二两（去皮） 杏仁五十枚

水七升，微火煮三升，温服一升，覆服微似汗。

桂枝加芍药汤

本方加芍药三两。

桂枝加大黄汤

本方加大黄二两，芍药三两。

按：论中无芍药，疑误。

茯苓桂枝白术甘草汤

茯苓四两 桂枝三两 白术 甘草（炙）各二两

水六升，煮三升，分温三服。

桂枝加桂汤

本方加桂枝二两。

桂枝去芍药加蜀漆龙骨牡蛎救逆汤

桂枝 蜀漆 生姜各三两 甘草二两 大枣十二枚 龙骨四两 牡蛎五两

水一斗二升，煮蜀漆减二升，内诸药，煮取三升，温服一升。

桂枝甘草龙骨牡蛎汤

桂枝一两 甘草炙 龙骨 牡蛎（熬）各二两

水五升，煮二升半，温服八合。

上方共一十八首。

伤寒脉浮，自汗出，小便数，心烦，微恶寒，脚挛急，反与桂枝汤，欲攻其表，此误也。得之便厥，咽中干，烦躁吐逆者，作甘草干姜汤与之，以复其阳。若厥愈足温者，更作芍药甘草汤与之，其脚即伸。若胃气不和，谵语者，少与调胃承气汤。

此非桂枝证，而形似桂枝证，碔砆类玉①，大宜着眼。

桂枝证以自汗出为提纲。然除头痛发热，恶寒恶风及鼻咽干呕外，有一件不合桂枝者，即不得以自汗出为主张矣。此条中脚挛急一件不合桂枝证，便当于其不合处推求；而汗自出是合桂枝证，便当于自汗出处推求。太阳有自汗症，阳明亦有自汗症。则心烦、微恶寒，是阳明表证，小便数、脚挛急，是阳明里证，便当认为阳明伤寒，而非太阳中风矣。然证不在表，不当用桂

① 碔砆（wǔ fū）类玉：似玉之石。

枝；证不在里，不当用承气汤。证在半表半里，法当去桂枝、姜、枣之散，而任芍药、甘草之和矣。芍药酸寒，用以止烦、敛自汗而利小便；甘草甘平，用以泻心、散微寒而缓挛急。斯合乎不从标本，从乎中治之法也。反用桂枝汤攻汗，津液越出，汗多亡阳，脚挛急者因而厥逆矣。咽干、烦躁、吐逆，皆因胃阳外亡所致，必甘草干姜汤救桂枝之误，而先复其胃脘之阳，阳复则厥愈而足温矣。变证虽除，而芍药甘草之证未罢，必更行芍药甘草汤滋其阴，而脚即伸矣。或胃实而谵语，是姜、桂遗热所致也，少与调胃承气和之。仗硝、黄以对待乎姜、桂，仍不失阳明燥化之治法耳。问曰：六经皆始于足，脚挛急独归阳明者何？曰：阳明乃血所生病，血虚则筋急，且挛急为燥证，燥化又属阳明故也。曰：太阳主筋，所生病非太阳乎？曰：太阳脉盛于背，故背中脉太阳居其四行；阳明脉盛于足，故两足脉阳明居其六行。《内经》曰："身重难以行者，胃脉在足也。"是脚挛当属阳明矣。故头痛、项背强、腰脊强，凡身以后者属太阳；颈动几几、脚挛急，凡身以前者属阳明。即如痉病，项强急、时发热、独头摇、卒口噤、背反张者，太阳也；胸满口噤、卧不着席、必齘齿、脚挛急者，阳明也。愚谓仲景杂病论亦应分六经者，此类是与？

自汗、心烦、恶寒，皆阳虚症，独以脚挛急认是阴虚；咽干、烦躁，皆阳盛症，独以厥认为亡阳。独处藏奸，惟仲景独能看破。曰反与，曰少与，是用成方；曰作，曰更作，是制新方。

两"若"字，有不必然意。

甘草干姜汤

炙草四两　干姜二两

水三升，煮一升五合，分温再服。

芍药甘草汤

芍药四两　炙草四两　法如前。

问曰：仲景每用桂、附以回阳，此只用芍药、干姜者何？曰：斯正仲景治阳明之大法也。太阳少阴，从本从标，其标在上，其本在下，其标在外，其本在内。所谓亡阳者，亡肾中之阳也，故用桂、附之下行者回之，从阴引阳也。阳明居中，故不从标本，从乎中治。所谓阳者，胃阳也，用甘草、干姜以回之，从乎中也。然太少之阳不易回，回则诸症悉解。阳明之阳虽易回，回而诸症仍在，变证又起，故更作芍药甘草汤继之，少与调胃承气和之，是亦从乎中也。此两阳合明，气血俱多之部，故不妨微寒之而微利之，与他经亡阳之治不同，此又用阴和阳之法。

桂枝辛甘，走而不守，既佐以芍药，亦能亡阳；干姜辛苦，守而不走，故君以甘草，便能回阳。以芍药之酸收，协甘草之平降，位同力均，则直走阴分，故脚挛可愈。甘草干姜汤得理中之半，取其守中，不须其补中；芍药甘草汤得桂枝之半，用其和里，不许其攻表。

上论疑似桂枝证。

卷 二

麻黄汤证上

太阳病，头痛，发热，身疼，腰痛，骨节疼痛，恶风，无汗而喘者，麻黄汤主之。

太阳主一身之表，风寒外束，阳气不伸，故一身尽疼。太阳脉抵腰中，故腰痛。太阳主筋所生病，诸筋者，皆屈于节，故骨节疼痛。从风寒得，故恶风。风寒客于人则皮毛闭，故无汗。太阳为诸阳主气，阳气郁于内，故喘。太阳为开，立麻黄汤以开之，诸症悉除矣。麻黄八症，头痛、发热、恶风，同桂枝证，无汗、身疼，同大青龙证，本证重在发热、身疼、无汗而喘。

本条不冠伤寒，又不言恶寒而言恶风。先辈言麻黄汤主治伤寒，不治中风，似非确论。盖麻黄汤、大青龙汤治中风之重剂，桂枝汤、葛根汤治中风之轻剂，伤寒可通用之，非主治伤寒之剂也。

脉浮者，病在表，可发汗，麻黄汤。脉浮而数者，可发汗，宜麻黄汤。

前条论症，此条论脉。言浮而不言迟弱者，是浮而有力也。然必审其热在表，乃可用。若浮而大，有热属脏者，当攻之，不令发汗矣。若浮数而痛偏一处者，身虽疼，不可发汗。

数者，急也，即紧也。紧则为寒，指受寒而言；数则为热，指发热而言。辞虽异而意则同。故脉浮紧者，即是麻黄汤证。

脉浮而数，浮为风，数为虚。风为热，虚为寒，风虚相搏，则洒淅恶寒也。

脉浮为在表者何？以表有风邪故也。邪之所凑，其气必虚。数本为热，而从浮见，则数为虚矣。风为阳邪，阳浮则热自发。数为阳虚，阳虚则畏寒。凡中风寒，必发热恶寒者，风虚相搏而然也。

诸脉浮数，当发热而洒淅恶寒，若有痛处，饮食如常者，蓄积有脓也。

浮数之脉，而见发热恶寒之症，不独风寒相同，而痈疡亦有然者。此浮为表而非风，数为实热而非虚矣。发热为阳浮，而恶寒非阳虚矣。若欲知其不是风寒，当以内外证辨之。外感则头项痛、身痛、骨节痛、腰脊痛，非痛偏一处也。外感则呕逆，或干呕，不得饮食如常。如此审之，有蓄积而成痈脓者，庶不致误作风寒治，则举疮家一症例之。治伤寒者，见脉证之相同，皆当留意也。

疮家身虽疼，不可发汗，汗出则痉。

疮家病与外感不同，故治法与风寒亦异。若以风寒之法治之，其变亦不可不知也。疮虽痛偏一处，而血气壅遏，亦有遍身疼者。然与风寒有别，汗之则津液越出，筋脉血虚，挛急而为痉矣。诸脉证之当审，正此故耳。

脉浮数者，法当汗出而愈。若身重心悸者，不可发汗，当自汗出乃解。所以然者，尺中脉微，此里虚，须表里实，津液自和，便汗出愈。

脉浮数者，于法当汗，而尺中微，则不敢轻汗，以麻黄为重剂故也。此表指身，里指心，有指营卫而反遗心悸者，非也。身重是表热，心悸是里虚，然悸有因心下水气者，亦当发汗。故必审其尺脉，尺中脉微为里虚。里虚者，必须实里，欲津液和，须用生津液。若坐而待之，则表邪愈盛，心液愈虚，焉能自汗？此表是带言，只重在里。至于自汗出，则里实而表和矣。

寸口脉浮而紧，浮则为风，紧则为寒。风则伤卫，寒则伤营，营卫俱病，骨肉烦疼，当发其汗也。

风寒本自相因，必风先开腠理，寒得入于经络。营卫俱伤，则一身内外之阳不得越，故骨肉烦疼，脉亦应其象而变见于寸口也。紧为阴寒，而从浮见，阴盛阳虚，汗之则愈矣。

紧者，急也，即数也。紧以形象言，数以至数言。紧则为寒，指伤寒也；数则为热，指发热也。辞异而义则同，故脉浮数浮紧者，皆是麻黄证。

脉法以浮为风，紧为寒，故提纲以脉阴阳俱紧者名伤寒。大青龙脉亦以浮中见紧，故名中风。则脉但浮者，正为风脉，宜麻黄汤，是麻黄汤固主中风脉证矣。麻黄汤证发热、骨节疼，便是骨肉烦疼，即是风寒两伤，营卫俱病。先辈何故以大青龙治营卫两伤？麻黄汤治寒伤营而不伤卫？桂枝汤治风伤卫而不伤营？曷不以桂枝证之恶寒，麻黄证之恶风，一反勘耶？要之冬月风寒，本同一体。故中风伤寒，皆恶风恶寒，营病卫必病。中风之重者，便是伤寒；伤寒之浅者，便是中风。不必在风寒上细分，须当在有汗无汗上着眼耳。

太阳病，脉浮紧，无汗，发热，身疼痛，八九日不解，表证仍在，此当发其汗，麻黄汤主之。服药已微除，其人发烦目瞑，剧者必衄，衄乃解。所以然者，阳气重故也。

脉证同大青龙，而异者外不恶寒，内不烦躁耳。发于阳者七日愈，八九日不解，其人阳气重可知。然脉紧、无汗、发热、身疼，是麻黄证未罢。仍与麻黄，只微除在表之风寒，而不解内扰之阳气。其人发烦、目瞑，见不堪之状，可知阳络受伤，必逼血上行而衄矣。血之与汗，异名同类，不得汗，必得血，不从汗解而从衄解。此与热结膀胱血自下者，同一局也。

太阳脉，自目内眦络阳明脉于鼻。鼻者阳也，目者阴也。血虽阴类，从阳气而升，则从阳窍而出。故阳盛则衄，阳盛则阴虚，阴虚则目瞑也。

解后复烦，烦见于内，此余邪未尽，故用桂枝更汗。微除发烦，是烦于外见。此大邪已解，故不可更汗。仲景每有倒句法，前辈随文衍义，谓当再用麻黄以散余邪，不知得衄乃解句何处着落。

伤寒脉浮紧者，麻黄汤主之。不发汗，因致衄。

脉紧无汗者，当用麻黄汤发汗，则阳气得泄，阴血不伤，所谓夺汗者无血也。不发汗，阳气内扰，阳络伤则衄血，是夺血者无汗也。若用麻黄汤再汗，液脱则毙矣。言不发汗因致衄，岂有因致衄更发汗之理乎？观少阴病无汗而强发之，则血从口鼻而出，或从目出，能不惧哉！愚故亟为校正，恐误人者多耳。

太阳病，脉浮紧，发热，身无汗，自衄者愈。

汗者心之液，是血之变，见于皮毛者也。寒邪坚敛于外，腠理不能开发，阳气大扰于内，不能出玄府而为汗，故逼血妄行而假道于肺窍也。今称红汗，得其旨哉！

衄家不可发汗，汗出必额上陷，脉紧急，目直视，不能眴，不得眠。

太阳之脉，起自目内眦，上额。已脱血而复汗之，津液枯竭，故脉紧急，而目直视也，亦心肾俱绝矣。目不转，故不能眴；目不合，故不得眠。

脉浮紧者，法当身疼痛，宜以汗解之。假令尺中迟者，不可发汗，以营气不足，血少故也。

脉浮紧者，以脉法论，当身疼痛，宜发其汗。然寸脉虽浮紧，而尺中迟，则不得据此法矣。尺主血，血少则营气不足，虽发汗决不能作汗。正气反虚，不特身疼不除，而亡血、亡津液之变起矣。假令，是设辞，是深一层看法，此与脉浮数而尺中微者同义。阳盛者不妨发汗，变证惟衄，衄乃解矣。阴虚者不可发汗，亡阳之变，恐难为力。

太阳与阳明合病，喘而胸满者，不可下，麻黄汤主之。

三阳俱受气于胸中，而部位则属阳明。若喘属太阳，呕属少阳，故胸满而喘者，尚未离乎太阳，虽有阳明可下之症，而不可下。如呕多，虽有阳明可攻之症，而不可攻，亦以未离乎少阳也。

阳明病，脉浮，无汗而喘者，发汗则愈，宜麻黄汤。

太阳有麻黄证，阳明亦有麻黄证，则麻黄汤不独为太阳设也。见麻黄证即用麻黄汤，是仲景大法。

上论麻黄汤脉证。

太阳病，十日已去，脉浮细而嗜卧者，外已解也。设胸满胁痛者，与小柴胡汤；脉但浮者，与麻黄汤。

脉微细，但欲寐，少阴证也。浮细而嗜卧，无少阴证者，虽十日后，尚属太阳，此表解而不了了之谓。设见胸满嗜卧，亦太阳之余邪未散；兼胁痛，是太阳少阳合病矣，以少阳脉弦细也。少阳为枢，枢机不利，一阳之气不升，故胸满胁痛而嗜卧，与小柴胡和之。若脉浮而不细，是浮而有力也。无胸胁痛，则不属少阳。但浮而不大，则不涉阳明，是仍在太阳也。太阳为开，开病反合，故嗜卧。与麻黄汤以开之，使卫气行阳，太阳仍得主外而喜寤矣。与太阳初病用以发汗不同，当小其制而少与之。

上论麻黄汤、柴胡汤相关脉证。

麻黄汤

麻黄二两（去节）　桂枝二两　甘草一两（炙）　杏仁七十个（去尖）

水九升，先煮麻黄减一升，去沫，内诸药，煮二升半，温服八合，覆取微似汗。不须啜粥，余如桂枝法。

麻黄色青入肝，中空外直，宛如毛窍骨节状，故能旁通骨节，除身疼，直达皮毛，为卫分驱风散寒第一品药。然必藉桂枝入心通血脉，出营中汗，而卫分之邪乃得尽去而不留。故桂枝汤不必用麻黄，而麻黄汤不可无桂枝也。杏为心果，温能散寒，苦能下气，故为驱邪定喘之第一品药。桂枝汤发营中汗，须啜稀热粥者，以营行脉中，食入于胃，浊气归心，淫精于脉故耳。麻黄汤发卫中汗，不须啜稀热粥者，此汗是太阳寒水之气，在皮肤间，腠理开而汗自出，不须假谷气以生汗也。

一服汗者，停后服。汗多亡阳遂虚，恶风、烦躁不得眠也。汗多者，温粉扑之。

此麻黄汤禁也。麻黄汤为发汗重剂，故慎重如此。其用桂枝汤，若不汗更服，若病重更作服，若不出汗，可服至二三剂。又刺后可复汗，汗后可复汗，下后可复汗。此麻黄汤但云温服八合，不言再服，则一服汗者，停后服，汗出多者，温粉扑之，自当列此后。大青龙烦躁在未汗先，是为阳盛。此烦躁在发汗后，是为阴虚。阴虚则阳无所附，宜白虎加人参汤。若用桂、附以回阳，其不杀人者鲜矣。

麻黄汤证下

太阳病，得之八九日，如疟状，发热恶寒，热多寒少，其人不呕，圊便欲自可，一日二三度发。脉微缓者，为欲愈也；脉微而恶寒者，此阴阳俱虚，不可更发汗、更吐、更下也；面色反有热色者，未欲解也，以其不得小汗出，身必痒，宜桂枝麻黄合半汤。

太阳病七日以上自愈者，以行其经尽故也。七八日不解，恶寒发热如疟，是将转系少阳矣。太阳以阳为主，热多寒少，是主胜而客负，此为将解之症。若其人不呕，是胃无寒邪，圊便是胃无热邪，脉微缓是脉有胃气，一日二三度发，是邪无可容之地。斯正胜而邪却，可勿药也。若其人热多寒少，脉甚微而无和缓之意，是弱多胃少曰脾病，此至阴虚矣。但恶寒而不恶热，是二阳虚矣。阴阳俱虚，当调其阴阳，阴阳和而病自愈，不可更用汗、吐、下法也。若其人热多寒少，而面色缘缘正赤者，是阳气怫郁在表而不得越。当汗不汗，其身必痒，汗出不彻，未欲解也。可小发汗，故将桂枝麻黄汤各取三分之一，合为半服而与之。所以然者，以八九日来，正气已虚，邪犹未解，不可更汗，又不可不汗，故立此和解法耳。旧本俱作各半，今从宋本校正。

麻黄桂枝合半汤

桂枝汤三合，麻黄汤三合，并为六合，顿服。

后人算其分两，合作一方，大失仲景制方之意。

太阳病，发热恶寒，热多寒少。脉微弱者，此无阳也，不可发汗，宜桂枝二越婢一汤。

此条与上条中节同义。

本论无越婢证，亦无越婢汤方。《金匮要略》有越婢汤方，世本取合者即是也。仲景言不可发汗，则不用麻黄可知；言无阳，则不用石膏可知。若非方有不同，必抄录者误耳。宁缺其方，勿留之以滋惑也。

上论麻黄桂枝合半汤脉证。

麻黄汤变证汗后虚证

未持脉时，病人叉手自冒心，师因教试令咳而不咳者，此必两耳聋无闻也。所以然者，以重发汗，虚，故如此。

汗出多则心液虚，故叉手外卫，此望而知之。心寄窍于耳，心虚故耳聋，此问而知之。

病人脉数，数为热，当消谷引食。而反吐者，此以发汗令阳气微，膈气虚，脉乃数也。数为客热，不能消谷，以胃中虚冷，故吐也。

上条因发汗而心血虚，此因发汗而胃气虚也。与服桂枝汤而吐者不同，此因症论脉，不是拘脉谈症。未汗浮数，是卫气实；汗后浮数，是胃气虚。故切居四诊之末，当因症而消息其虚实也。

病人有寒，复发汗，胃中冷，必吐蛔。

有寒是未病时原有寒也。内寒则不能化物，饮食停滞而成蛔。以内寒之人，复感外邪，当温中以逐寒。若复发其汗，汗生于谷，谷气外散，胃脘阳虚，无谷气以养其蛔，故蛔动而上从口出也。蛔多不止者死，吐蛔不能食者亦死。

发汗后，腹胀满者，厚朴生姜甘草半夏人参汤主之。

此条不是妄汗，以其人本虚故也。上条汗后见不足证，此条汗后反见有余证。邪气盛则实，故用厚朴、姜、夏散邪以除腹满；正气虚，故用人参、甘草补中而益元气。

厚朴生姜半夏甘草人参汤

厚朴半斤（去皮，炙）　生姜半斤（切）　半夏半斤（洗）　甘草二两（炙）　人参一两

上五味，以水一斗，煮取三升，温服一升，日三服。

发汗后，水药不得入口，为逆。若更发汗，必吐不止。

阳重之人，大发其汗，有升无降，故水药拒膈而不得入也。若认为中风之干呕、伤寒之呕逆，而更汗之，则吐不止，胃气大伤矣。此热在胃口，须用栀子汤、瓜蒂散，因其势而吐之，亦通因通用法也。五苓散亦下剂，不可认为水逆而妄用之。

汗家，重发汗，必恍惚心乱，小便已，阴疼，与禹余粮丸。

汗家，平素多汗人也。心液大脱，故恍惚心乱，甚于心下悸矣。心虚于上，则肾衰于下，故阴疼。余粮，土之精气所融结，用以固脱而镇怯，故为丸以治之。

上论汗后虚证。

发汗后不可更行桂枝汤，无汗而喘旧本有无字，大热者，可与麻黄杏子甘草石膏汤。下后不可更行桂枝汤，若无汗而喘，大热者，可与麻黄杏子甘草石膏汤。

二条“无”字，旧本讹在大热上。前辈因循不改，随文衍义，为后学之迷途。仲景每于汗下后表不解者，用桂枝更汗而不用麻黄。此则内外皆热而不恶寒，必其用麻黄汤后，寒解而热反甚，与“发汗，解，半日许复烦，下后而微喘者”不同。发汗而不得汗，或下之而仍不汗喘不止，其阳气重也。若与桂枝加厚朴杏仁汤，下咽即毙矣。故于麻黄汤去桂枝之辛热，加石膏之甘寒，佐麻黄而发汗，助杏仁以定喘，一加一减，温解之方，转为凉散之剂矣。未及论症，便言不可更行桂枝汤。见得汗下后表未解者，更行桂枝汤，是治风寒之常法。

麻黄杏仁甘草石膏汤

麻黄四两　杏仁五十粒　甘草二两（炙）　石膏半斤

水七升，先煮麻黄减二升，去上沫，内诸药，煮取二升，温服一升。

病发于阳而反下之，热入因作结胸。若不结胸，但头汗出，余处无汗，至颈而还，小便不利，身必发黄也。

寒气侵人，人即发热以拒之，是为发阳。助阳散寒，一汗而寒热尽解矣。不发汗而反下之，热反内陷，寒气随热而入，入于胸必结，瘀热在里故也。热气炎上，不能外发，故头有汗而身无汗。若小便利，则湿热下流，即内亦解；不利则湿热内蒸于脏腑，黄色外见于皮肤矣。

伤寒瘀热在里，身必发黄，麻黄连翘赤小豆汤主之。

热反入里，不得外越，谓之瘀热。非发汗以逐其邪，湿气不散。然仍用麻黄、桂枝，是抱薪救火矣。于麻黄汤去桂枝之辛甘，加连翘、梓皮之苦寒，以解表清火而利水，一剂而三善备。且以见太阳发热之治，与阳明迥别也。

麻黄连翘赤小豆汤

麻黄　连翘　甘草　生姜各二两　赤小豆一升　生梓白皮一斤　杏仁四十粒　大枣十二枚

以潦水①一升，先煮麻黄，再沸，去上沫，内诸药，煮取三升，分温三服，半日服尽。

此汤以赤小豆、梓白皮为君，而反冠以麻黄者，以兹汤为麻黄汤之变剂也。瘀热在中，则心肺受邪，营卫不利。小豆赤色，心家之谷，入血分而通经络，致津液而利膀胱；梓皮色白，专走肺经，入气分而理皮肤，清胸中而散瘀热，故以为君。更佐连翘、杏仁、大枣之苦甘，泻心火而和营；麻黄、生姜、甘草之辛甘，泻肺火而调卫。潦水味薄，能降火而除湿，故以为使。

---

① 潦（lǎo）水：指地面的流水、积水。

半日服尽者，急方通剂，不可缓也。此发汗利水，又与五苓双解法径庭矣。

上论麻黄汤变证。

葛根汤证

太阳病，项背强几几、无汗恶风者，葛根汤主之。

太阳病，项背强几几而汗出恶风者，桂枝加葛根汤主之。

足太阳脉自络脑而还出下项，挟背脊。此从风池而入，不上干于脑，而下行于背，故头不痛而项背强也。几几，项背牵动之象，动中见有强意。凡风伤卫分，则皮毛闭，故无汗；风伤营分，则血动摇，故汗自出。不可以本证之无汗为伤寒，他条之自汗出为中风也。桂枝、大青龙证，恶风兼恶寒者，是中冬月之阴风；此恶风不恶寒者，是感三时鼓动之阳风。风胜而无寒，故君葛根之甘凉，减桂枝之辛热，大变麻、桂二汤温散之法。

《内经》云："东风生于春，病在肝，俞在头项；中央为土，病在脾，俞在脊。又秋气者，病在肩背。"则知颈项强，不属冬月之寒风。《易》以"艮"为山，又以"艮"为背。山主静，人以背应之。故元首四肢俱主动，而背独主静。葛根禀气轻清，而赋体厚重。此不惟取其轻以去实，复取其重以镇动也。此又培土宁风之法。

太阳与阳明合病，必自下利，葛根汤主之。

不言两经相合何等病，但举下利而言，是病偏于阳明矣。太阳主表，则不合下利。下利而曰"必"，必阳并于表，表实而里虚耳。葛根为阳明经药，惟表实里虚者宜之。而胃家实非所宜也，故仲景于阳明经中反不用葛根。若谓其能亡津液而不用，则与本草生津之义背矣；若谓其能大开肌肉，何反加于汗出恶风之合病乎？有汗无汗，下利不下利，俱得以葛根主之。是葛根与桂枝同为解肌和中之剂，与麻黄之专于发表不同。

太阳与阳明合病，不下利，但呕者，葛根加半夏汤主之。

太阳阳明合病、太阳少阳合病、阳明少阳合病，必自下利，则下利似乎合病当然之症。今不下利而呕，又似乎与少阳合病矣。于葛根汤加半夏，兼解少阳半里之邪，便不得为三阳合病。

葛根汤

葛根四两　麻黄二两　生姜三两　桂枝二两　芍药二两　甘草一两　大枣十枚

水一斗，先煮麻黄、葛根，减二升，去沫，内诸药，煮取三升，温服一升，覆取微似汗，不须啜粥。余如桂枝法。

轻可以去实，麻黄、葛根是也。去沫者，止取其清阳发腠理之义也。葛根能佐麻黄而发表，佐桂枝以解肌。不须啜粥者，开其腠理而汗自出，凉其肌肉而汗自止。是凉散以驱风，不必温中以逐邪矣。

桂枝加葛根汤

本方加葛根四两。旧本有麻黄者误。

葛根加半夏汤

本方加半夏半升。

大青龙汤证

太阳中风，脉浮紧，发热恶寒，身疼痛，不汗出而烦躁者，大青龙汤主之。

风有阴阳，太阳中风汗出脉缓者，是中于鼓动之阳风；此汗不出而脉紧者，中于凛冽之阴风矣。风令脉浮，浮紧而沉不紧，与伤寒阴阳俱紧之脉有别也。发热恶寒，与桂枝证同。身疼痛不汗出，与麻黄证同。惟烦躁是本证所独，故制此方以治风热相搏耳。热淫于内，则心神烦扰。风淫末疾，故手足躁乱。此即如狂之状也。风盛于表，非发汗不解。阳郁于内，非大寒不除。此本麻黄证之剧者，故于麻黄汤倍麻黄以发汗，加石膏以除烦。凡云太阳，便具恶寒头痛，若见重者，条中必更提之。凡称中风，则必恶风。桂枝证复提恶风者，见恶寒不甚。此恶寒甚，故不见其更恶风也。

伤寒脉浮缓，发热恶寒，无汗烦躁，身不疼但重，乍有轻时，无少阴证者，大青龙汤发之。

寒有重轻，伤之重者，脉阴阳俱紧而身疼；伤之轻者，脉浮缓而身重。亦有初时脉紧渐缓，初时身疼，继而不疼者，诊者勿执一以拘也。本论云："伤寒三日，阳明脉大，少阳脉小。"脉弦细者属少阳，脉浮缓者系太阴，可以见伤寒无定脉也。然脉浮紧者必身疼，脉浮缓者身不疼，中风伤寒皆然，又可谓之定脉定症矣。脉浮缓下，当有发热、恶寒、无汗、烦躁等症。盖脉浮缓身不疼，见表证亦轻。但身重乍有轻时，见表证将罢，以无汗烦躁，故合用大青龙。无少阴证，仲景正为不汗出而烦躁之症。因少阴亦有发热、恶寒、无汗、烦躁之症，与大青龙同，法当温补。若反与麻黄之散、石膏之寒，真阳立亡矣。必细审其所不用，然后不失其所当用也。

前条是中风之重证，此条是伤寒之轻证。仲景只为补无少阴句，与上文烦躁互相发明，意不重在伤寒。盖烦躁是阳邪，伤寒之轻者有之，重者必呕逆矣。

若脉微弱，汗出恶风者，不可服。服之则厥逆，筋惕肉瞤，此为逆也。

大青龙名重剂，不特少阴伤寒不可用。即太阳中风亦不可轻用也。此条与桂枝方禁对照：脉浮紧，汗不出，是麻黄证，不可与桂枝汤，以中有芍药能止汗也；脉微弱，自汗出，是桂枝证，不可与大青龙，以中有麻黄、石膏故也。夫脉微而恶风寒者，此阴阳俱虚，不可用麻黄发汗；脉微弱而自汗出，是无阳也，不可用石膏清里。盖石膏泻胃脘之阳，服之则胃气不至于四肢，必手足厥逆；麻黄散卫外之阳，服之则血气不周于身，必筋惕肉瞤。此仲景所深戒也。且脉紧身疼宜以汗解者，只尺中迟，即不可发汗，况微弱乎？

大青龙证之不明于世者，许叔微始作之俑也。其言曰："桂枝治中风，麻黄治伤寒，大青龙治中风见寒脉、伤寒见风脉，三者如鼎立。"此三大纲所由来乎？愚谓先以脉论，夫中风脉浮紧，伤寒脉浮缓，是仲景互文见意处。言中风脉多缓，然亦有脉紧者；伤寒脉当紧，然亦有脉缓者。盖中风伤寒，各有浅深，或因人之强弱而异，或因地之高下、时之乖和而殊。症固不可拘，脉亦不可执。如阳明中风而脉浮紧，太阴伤寒而脉浮缓，不可谓脉紧必伤寒，脉缓必中风也。按《内经》脉滑曰风，则风脉原无定象；又盛而紧曰胀，则紧脉不专属伤寒；又缓而滑曰热中，则缓脉又不专指中风矣。且阳明中风，有脉浮紧者，又有脉浮大者，必欲以脉浮缓为中风，则二条将属何证耶？今人但以太阳之脉缓自汗、脉紧无汗，以分风寒、列营卫，并不知他经皆有中风，即阳明之中风，无人谈及矣。请以太阳言之，太阳篇言中风之脉证有二：一曰太阳中风，阳浮而阴弱，阳浮者热自发，阴弱者汗自出，啬啬恶寒、淅淅恶风、翕翕发热、鼻鸣干呕者，桂枝汤主之；一曰太阳中风脉浮紧，发热恶寒、身疼痛、不汗出而烦躁者，大青龙汤主之。以二证相较：阳浮见寒之轻，浮紧见寒之重；汗出见寒之轻，不汗出见寒之重；啬啬、淅淅见风寒之轻，翕翕见发热之轻，发热恶寒，觉寒热之俱重；鼻鸣见风之轻，身疼见风之重；自汗干呕见烦之轻，不汗烦躁见烦之重也。言伤寒脉证者二：一曰太阳病，或未发热，或已发热，必恶寒、体痛、呕逆、脉阴阳俱紧者，名曰伤寒；一曰伤寒脉浮，自汗出、小便数、心烦、微恶寒、脚挛急。以二证相较：微恶寒见必恶寒之重，体痛觉挛急之轻；自汗出、小便数、心烦，见伤寒之轻，或未发热，见发热之轻，必先呕逆，见伤寒之重；脉浮见寒之轻，阴阳俱紧见寒之重。中风伤寒，各有轻重如此。今人必以伤寒为重，中风为轻，但知分风寒之中、伤，而不辨风寒之轻、重，于是有伤寒见风、中风见寒之遁辞矣。合观之，则不得以脉缓自汗为中风定局，更不得以脉紧无汗为伤寒而非中风矣。由是推之，太阳中风，以火发汗者，无汗可知，其脉紧亦可知；太阳中风，下利呕逆，其人漐漐汗出，其脉缓亦可知也。要知仲景凭脉辨证，只审虚实。不论中风伤寒，脉之紧缓，但于指下有力者为实，脉弱无力者为虚；不汗出而烦躁者为实，汗出多而烦躁者为虚；证在太阳而烦躁者为实，证在少阴而烦躁者为虚。实者可服大青龙，虚者便不可服，此最易晓也。要知仲景立方，因证而设，不专因脉而设。大青龙汤为风寒在表而兼热中者设，不专为无汗而设。故中风有烦躁者可用，伤寒而烦躁者亦可用。盖风寒本是一气，故汤剂可以互投。论中有中风伤寒互称者，如青龙是也；中风伤寒并提者，如小柴胡是也。仲景细审脉证而施治，何尝拘拘于中风伤寒之名是别乎？若仲景既拘拘于中风伤寒之别，即不得更有中风见寒、伤寒见风之浑矣。

夫风为阳邪，寒为阴邪，虽皆因于时气之寒，而各不失其阴阳之性。故伤寒轻者全似中风，独脚挛急不是，盖腰以上为阳，而风伤于上也。中风重者全似伤寒，而烦躁不是，盖寒邪呕而不烦、逆而不躁也。然阴阳互根，烦为阳邪，烦极致躁，躁为阴邪，躁极致烦。故中风轻者烦轻，重者烦躁；伤寒重者烦躁，轻者微烦。微烦则恶寒亦微，阳足以胜微寒，故脉浮不紧。

盖仲景制大青龙，全为太阳烦躁而设。又恐人误用青龙，不特为脉弱汗出者禁，而在少阴尤宜禁之。盖少阴亦有发热、恶寒、身疼、无汗而烦躁之症，此阴极似阳，寒极反见热化也。误用之，则厥逆筋惕肉瞤所必致矣。故必审其证之非少阴，则为太阳烦躁无疑。太阳烦躁为阳盛也，非大青龙不解。故不特脉浮紧之中风可用，即浮缓而不微弱之伤寒亦可用也。不但身疼重者可用，即不身疼与身重而乍有轻时者，亦可用也。盖胃脘之阳，内郁于胸中而烦，外扰于四肢而躁。若但用麻黄发汗于外，而不加石膏泄热于内，至热并阳明而斑黄狂乱，是乃不用大青龙之故耳。

大青龙汤

麻黄六两　桂枝二两　甘草二两　杏仁四十枚　生姜三两　大枣十枚　石膏（打碎）

以水九升，先煮麻黄，减二升，去上沫，内诸药，煮取三升，温服一升，取微似有汗。

此即加味麻黄汤也。诸症全是麻黄，而有喘与烦躁不同。喘者是寒郁其气，升降不得自如，故多杏仁之苦以降气。烦躁是热伤其气，无津不能作汗，故特加石膏之甘以生津。然其质沉、其性寒，恐其内热顿除，而外之表邪不解，变为寒中而协热下利，是引贼破家矣。故必倍麻黄以发汗，又倍甘草以和中，更用姜枣以调营卫，一汗而表里双解、风热两除。此大青龙清内攘外之功，所以佐麻桂二方之不及也。

麻黄汤证，热全在表。桂枝证之自汗，大青龙之烦躁，皆兼里热。仲景于表剂中使用寒药以清里。盖风为阳邪，惟烦是中风面目。自汗乃烦之兆，躁乃烦之征。汗出则烦得泄，故不躁，宜微酸微寒之味以和之；汗不出则烦不得泄，故躁，必甘寒大寒之品以清之。夫芍药、石膏，俱是里药。今人见仲景入表剂中，疑而畏之，故不敢用。当用不用，以至阳明实热斑黄狂乱也。夫青龙以发汗名，其方分大小，在麻黄之多寡，而不在石膏，观小青龙之不用可知。石膏不能驱在表之风寒，独清中宫之燔灼，观白虎汤之多用可知。世不审石膏之治烦，竟以发汗用。《十剂》云“轻可去实”岂以至坚至重之质而能发散哉？汗多亡阳者，过在麻黄耳。用石膏以清胃火，是仲景于太阳经中，预保阳明之先着。加姜、枣以培中气，又虑夫转属太阴也。

伤寒表不解，心下有水气，干呕发热而咳，或渴，或利，或噎，或小便不利、少腹满，或喘者，小青龙汤主之。

发热是表未解，干呕而咳是水气为患。水气者，太阳寒水之气也。太阳之化，在天为寒，在地为水。其伤人也，浅者皮肉筋骨，重者害及五脏。心下有水气，是伤脏也。水气未入于胃，故干呕。咳者，水气射肺也。皮毛者，肺之合，表寒不解，寒水已留其合矣。心下之水气，又上至于肺则肺寒，内外合邪，故咳也。水性动，其变多。水气下而不上，则或渴或利；上而不下，则或噎或喘；留而不行，则小便不利，而小腹因满也。制小青龙以两解表里之邪，复立加减法，以治或然之症，此为太阳枢机之剂。水气蓄于心下，尚未固结，故有或然之症。若误下，则硬满而成结胸矣。

小青龙汤

桂枝　芍药　甘草　麻黄　细辛　干姜各三两　半夏　五味子各半升

以水一斗，先煮麻黄，减二升，去上沫，内诸药，煮取三升，温服一升。若渴，去半夏，加瓜蒌根三两；若微利，去麻黄，加芫花，如鸡子大，熬令赤色；若噎者，去麻黄，加附子一枚，炮；若小便不利，少腹满者，去麻黄，加茯苓四两；若喘者，去麻黄，加杏仁半升，去皮尖。

表虽未解，寒水之气已去营卫，故于桂枝汤去姜、枣，加细辛、干姜、半夏、五味。辛以散水气而除呕，酸以收逆气而止咳，治里之剂多于发表焉。小青龙与小柴胡，俱为枢机之剂。故皆设或然症，因各立加减法。盖表证既去其半，则病机偏于向里，故二方之证多属里。仲景多用里药，少用表药。未离于表，故为解表之小方。然小青龙主太阳之半表里，尚用麻黄、桂枝，还重视其表；小柴胡主少阳之半表里，只用柴胡、生姜，但微解其表而已。此缘太、少之阳气不同，故用表药之轻重亦异。小青龙设或然五症，加减法内即备五方。小柴胡设或然七症，即具加减七方。此仲景法中之法，方外之方，何可以三百九十七、一百一十三拘之？

伤寒心下有水气，咳而微喘，发热不渴，小青龙汤主之。服汤已渴者，此寒去欲解也。

水气在心下则咳，为必然之症。喘为或然之症，亦如柴胡汤证。但见一症即是，不必悉具。咳与喘，皆水气射肺所致。水气上升，是以不渴。服汤已而反渴，水气内散，寒邪亦外散也。此条正欲明服汤后渴者是解候。恐人服止渴药，反滋水气，故先提不渴二字作眼，后提出渴者以明之。服汤即小青龙汤。若寒既欲解，而更服之，不惟不能止渴，且重亡津液，转属阳明而成胃实矣。能化胸中之热气而为汗，故名大青龙；能化心下之水气而为汗，故名小青龙。盖大青龙表证多，只烦躁是里证；小青龙里证多，只发热是表证。故有大小发汗之殊耳。发汗、利水，是治太阳两大法门。发汗分形层之次第，利水定三焦之浅深。故发汗有五法：麻黄汤汗在皮肤，乃外感之寒气；桂枝汤汗在经络，乃血脉之精气；葛根汤汗在肌肤，乃津液之清气；大青龙汗在胸中，乃内扰之阳气；小青龙汗在心下，乃内蓄之水气。其治水有三法：干呕而咳，是水在上焦，在上者发之，小青龙是也；心下痞满，是水在中焦，中满者泻之，十枣汤是也；小便不利，是水在下焦，在下者引而竭之，五苓散是也。其他坏证、变证虽多，而大法不外是矣。

五苓散证

中风发热，六七日不解而烦，有表里证，渴欲饮水，水入则吐者，名曰水逆，五苓散主之。多服暖水，汗出愈。

表热不解，内复烦渴者，因于发汗过多。反不受水者，是其人心下有水气。因离中之真水不足，则膻中之火用不宣。邪水凝结于内，水饮拒绝于外，既不能外输于玄府，又不能上输于口舌，亦不能下输于膀胱，此水逆所由名也。势必藉四苓辈味之淡者，以渗泄其水。然水气或降，而烦渴未必除，表热未必散。故必藉桂枝之辛温，入心而化液；更仗暖水之多服，推陈而致新。斯水精四布而烦渴解，输精皮毛而汗自出，一汗而表里顿除，又大变乎麻黄、桂枝、葛根、青龙等法也。暖水可多服，则逆者是冷水，热淫于内，故不受寒。反与桂枝、暖水，是热因热用法。五苓因水气不舒而设，是小发汗，不是生津液，是逐水气，不是利水道。

发汗已，脉浮数，烦渴者，五苓散主之。

上条有表里之证，此条有表里之脉，互相发明五苓双解之义。虽经发汗而表未尽除，水气内结，故用五苓。若无表证，当用白虎加人参汤矣。伤寒发汗解，复烦而脉浮数者，热在表未传里也，故用桂枝。此更加渴，则热已在里，而表邪未罢，故用五苓。脉浮而数者，可发汗。病在表之表，宜麻黄汤；病在表之里，宜桂枝汤；病在里之表，宜五苓散；若病里之里，当用猪苓汤但利其水，不可用五苓散兼发其汗矣。要知五苓是太阳半表半里之剂，归重又在半表。

太阳病，发汗后，大汗出，胃中干，烦躁不得眠，欲得饮水者，少少与饮之，令胃气和则愈。若脉浮，小便不利，微热消渴者，五苓散主之。

妄发其汗，津液大泄，故胃中干。汗为心液，汗多则离中水亏，无以济火，故烦。肾中水衰，不能制火，故躁。精气不能游溢以上输于脾，脾不能为胃行其津液，胃不和，故不得眠。内水不足，须外水以相济，故欲饮水。此便是转属阳明证。水能制火而润土，水土合和，则胃家不实，故病愈。但勿令恣饮，使水气为患而致悸喘等症也。所以然者，其人内热尚少，饮不能多，勿多与耳。如饮水数升而不解者，又当与人参白虎汤矣。若发汗后，脉仍浮，而微热犹在，表未尽除也。虽不烦而渴特甚，饮多即消。小便反不利，水气未散也。伤寒者，伤于冬时寒水之气。太阳卫外之阳微，不足以御邪，故寒水得以内侵，所以心下有水气。胸中之阳又不足以散水气，故烦渴而小便不利耳。小便由于气化。肺气不化，金不生水，不能下输膀胱；心气不化，离中水虚，不能下交于坎。必上焦得通，津液得下。桂枝色赤入丙，四苓色白归辛，丙辛合为水运，用之为散，散于胸中。必先上焦如雾，然后下焦如渎，何有烦渴癃闭之患哉？要知五苓，重在脉浮微热，不重在小便不利。

太阳病，其人发热汗出，不恶寒而渴者，此转属阳明也。渴欲饮水者，少少与之，但以法救之，宜五苓散。

此与前上半条同义。前条在大汗后，此在未汗前，即是太阳温病。要知太阳温病，即是阳明来路，其径最捷。不若伤寒中风，止从亡津液而后转属也。饮水是治温大法，庶不犯汗、吐、下、温之误。夫五苓散又是治饮多之法。夫曰转属，是他经戾及。其人平日未必胃实，故预立此法，以防胃家虚耳。仲景治太阳不特先为胃家惜津液，而且为胃家虑及痼瘕、谷瘅等证矣。全条见阳明篇，此节文以备五苓证。

发汗后，饮水多者必喘，以水灌之亦喘。

未发汗，因风寒而喘者，是麻黄证。下后微喘者，桂枝加厚朴杏仁证。喘而汗出者，葛根黄连黄芩证。此汗后津液不足，饮水多而喘者，是五苓证。以水灌之亦喘者，形寒饮冷，皆能伤肺，气迫上行，是以喘也。汉时治病，有火攻、水攻之法，故仲景言及之。

太阳病，饮水多，小便利者，必心下悸，小便少者，必苦里急也。

此望问法。《内经》所云："一者因得之，审其上下得一之情者是也。"见其饮水，即问其小便。小便利则水结上焦，不能如雾，故心下悸可必；小便少则水蓄下焦，不能如渎，故里急可必。火用不宣，致水停心下而悸；水用不宣，致水结膀胱而里急也。

伤寒汗出而心下悸，渴者，五苓散主之，不渴者，茯苓甘草汤主之。

"汗出"下当有"心下悸"三字，看后条可知。不然汗出而渴，是白虎汤证；汗后不渴而无他症，是病已瘥，可勿药矣。二方皆因心下有水气而设。渴者是津液已亡，故少用桂枝，多服暖水，微发其汗；不渴者津液未亡，故仍用桂加减，更发其汗。上条言症而不及治。此条言方而症不详，当互文以会意也。

本以下之，故心下痞，与泻心汤。痞不解，其人渴而口燥烦，小便不利者，五苓散主之。

与泻心汤，而痞不除，必心下有水气故耳。其症必兼燥烦而小便不利，用五苓散入心而逐水气，则痞自除矣。

大下之后，复发汗，小便不利者，亡津液故也。勿治之，得小便利，必自愈。

凡病，若发汗、若吐、若下、若亡血、亡津液，阴阳自和者，必自愈。

前条用五苓者，以心下有水气，是逐水非利小便也。若心下无水气，则发汗后津液既亡，小便不利者，亦将何所利乎？勿治之，是禁其勿得利小便，非待其自愈之谓也。然以亡津液之人，勿生其津液，焉得小便利？欲小便利，治在益其津液也。其人亡血亡津液，阴阳安能自和？欲其阴阳自和，必先调其阴阳之所自。阴自亡血，阳自亡津，益血生津，阴阳自和矣。要知不益津液，小便必不得利；不益血生津，阴阳必不自和。凡看仲景书，当于无方处索方，不治处求治，才知仲景无死方，仲景无死法。

五苓散

猪苓（去皮）　白术　茯苓各十八铢　泽泻一两六钱　桂枝半两

上五味，捣为末，以白饮和服方寸匕。

猪苓色黑入肾，泽泻味咸入肾，具水之体；茯苓味甘入脾，色白入肺，清水之源；桂枝色赤入心，通经发汗，为水之用。合而为散，散于胸中则水精四布，上滋心肺，外溢皮毛，通调水道，一汗而解矣。本方治汗后表里俱热、燥渴、烦躁、不眠等症，全同白虎。所异者，在表热未解，及水逆与饮水多之变证耳。若谓此方是利水而设，不识仲景之旨矣。若谓用此以生津液，则非渗泄之味所长也。

伤寒厥而心下悸者，宜先治水，当用茯苓甘草汤却治其厥。不尔，水渍入胃，必作利也。

心下悸是有水气。今乘其未及渍胃时先治之，不致厥利相连，此治法有次第也。

茯苓甘草汤

茯苓　桂枝各一两　甘草一两（炙）　生姜三两

上四味，以水四升，煮取二升，去滓，分温三服。

此方从桂枝加减。水停而悸，故去大枣；不烦而厥，故去芍药；水宜渗泄，故加茯苓。既云治水，仍任姜、桂以发汗。不用猪、泽以利小便者，防水渍入胃故耳。与五苓治烦渴者不同法。

十枣汤证

太阳中风，下利呕逆，表解者，乃可攻之。其人漐漐汗出，发作有时，头痛，心下痞硬满，引胁下痛，干呕短气，汗出不恶寒者，此表解里未和也，十枣汤主之。

中风下利呕逆，本葛根加半夏证。若表既解而水气淫溢，不用十枣攻之，胃气大虚，后难为力矣。然下利呕逆，固为里证，而本于中风，不可不细审其表也。若其人漐漐汗出，似乎表证，然发作有时，则病不在表矣。头痛是表证，然既不恶寒，又不发热，但心下痞硬而满，胁下牵引而痛，是心下水气泛滥，上攻于脑而头痛也。与“伤寒不大便六七日而头痛，与承气汤”同。干呕汗出为在表，然而汗出而有时、更不恶寒、干呕而短气为里证也明矣。此可以见表之风邪已解，而里之水气不和也。然诸水气为患，或喘、或渴、或噎、或悸、或烦、或利而不吐、或吐而不利、或吐利而无汗。此则外走皮毛而汗出，上走咽喉而呕逆，下走肠胃而下利，浩浩莫御，非得利水之峻剂以直折之，中气不支矣。此十枣之剂，与五苓、青龙、泻心等法悬殊矣。

太阳阳明合病，太阳少阳合病，俱下利呕逆，皆是太阳中风病根。

十枣汤

芫花熬赤　甘遂　大戟各等分

上三味，各异捣筛，称已，合治之。以水一升半，煮大肥枣十枚，取八合，去枣，内药末。强人服一钱匕，羸人半钱，温服之，平旦服。若下少病不愈者，明日更服加半钱。得快下利后，糜粥自养。

陷胸汤证

病发于阳而反下之，热入因作结胸；病发于阴而反下之，因作痞。所以成结胸者，以下之太早故也。

阳者，指外而言，形躯是也；阴者，指内而言，胸中心下是也。此指人身之外为阳、内为阴，非指阴经之阴，亦非指阴证之阴。发阴、发阳，俱指发热。结胸与痞，俱是热证。作痞不言热入者，热原发于里也。误下而热不得散，因而痞硬。不可以发阴作无热解也。若作痞谓非热证，泻心汤不得用芩、连、大黄矣。若栀子豉之心中懊憹，瓜蒂散之心中温温欲吐，与心下满而烦，黄连汤之胸中有热，皆是病发于阴。

结胸无大热，但头微汗出者，此为水结在胸胁也，大陷胸汤主之。

上条言热入是结胸之因，此条言水结是结胸之本，互相发明结胸病源。若不误下则热不入，热不入则水不结。若胸胁无水气，则热必入胃而不结于胸胁矣。此因误下热入，太阳寒水之邪，亦随热而内陷于胸胁间。水邪、热邪结而不散，故名曰结胸。粗工不解此义，竟另列水结胸一证，由是多歧滋惑矣。不思大陷胸汤丸，仲景用甘遂、葶苈何为耶？无大热，指表言。未下时大热，下后无大热，可知大热乘虚入里矣。但头微汗者，热气上蒸也。余处无汗者，水气内结也。水结于内，则热不得散；热结于内，则水不得行。故用甘遂以直攻其水，任硝、黄以大下其热，所谓其次治六腑也。又大变乎五苓、十枣等法。太阳误下，非结胸即发黄，皆因其先失于发汗，故致湿热之为变也。身无大热，但头汗出，与发黄证同。只以小便不利，知水气留于皮肤，尚为在表，仍当汗散。此以小便利，知水气结于胸胁，是为在里，故宜下解。

伤寒六七日，结胸热实，脉沉紧，心下痛，按之石硬者，大陷胸汤主之。

前条言病因与外证，此条言脉与内证。又当于“热实”二字着眼，六七日中，详辨结胸有热实，亦有寒实。太阳病误下，成热实结胸，外无大热，内有大热也。太阴病误下，成寒实结胸，胸中结硬，外内无热证也。沉为在里，紧则为寒，此正水结胸胁之脉。心下满痛，按之石硬，此正水结胸胁之症。然其脉其症，不异于寒实结胸。故必审其为病发于阳，误下热入所致，乃可用大陷胸汤，是谓治病必求其本耳。

太阳病，重发汗而复大下之，不大便五六日，舌上燥而渴，日晡小有潮热，从心下至小腹硬满而痛不可近者，大陷胸汤主之。

此妄汗妄下，将转属阳明而尚未离乎太阳也。不大便五六日，舌上燥渴，日晡潮热，是阳明病矣。然心下者，太阳之位，小腹者，膀胱之室也。从心下至小腹硬满而痛不可近，是下后热入水结所致，而非胃家实，故不得名为阳明病也。若复用承气下之，水结不散，其变不可胜数矣。

大陷胸汤

大黄六两　芒硝一升　甘遂一钱匕

上三味，以水六升，先煮大黄，取二升，去滓，内芒硝，煮一二沸，内甘遂末。温服一升，得快利，止后服。

结胸者，项亦强如柔痉状，下之则和，宜大陷胸丸。

头不痛而项犹强，不恶寒而头汗出，故如柔痉状。此表未尽除而里证又急，丸以缓之，是以攻剂为和剂也。此是结胸证中或有此状。若谓结胸者必如是，则不当有汤、丸之别矣。

大陷胸丸

大黄八两　芒硝　杏仁　葶苈子各半升

上大黄、葶苈捣筛，内杏仁、芒硝，合研如脂，和散取弹丸一枚，别捣甘遂末一钱匕，白蜜二合，水二升，煮取一升，温顿服之。一宿乃下，如不下更服，取下为效。

硝、黄血分药也，葶、杏气分药也。病在表用气分药，病在里用血分药。此病在表里之间，故用药亦气血相须也。且小其制而复以白蜜之甘以缓之，留一宿乃下，一以待表证之先除，一以保肠胃之无伤耳。

小结胸病正在心下，按之则痛，脉浮滑者，小陷胸汤主之。

结胸有轻重，立方分大小。从心下至小腹按之石硬而痛不可近者，为大结胸；正在心下未及胁腹，按之则痛，未曾石硬者，为小结胸。大结胸是水结在胸腹，故脉沉紧；小结胸是痰结于心下，故脉浮滑。水结宜下，故用甘遂、葶、杏、硝、黄等下之；痰结可消，故用黄连、栝楼、半夏以消之。水气能结而为痰，其人之阳气重可知矣。

小陷胸汤

黄连一两　半夏半升　大瓜蒌实一枚

上三味，以水六升，先煮瓜蒌，取三升，去滓，内诸药，煮取二升，去渣，分温三服。

结胸证，其脉浮大者，不可下，下之则死。

阳明脉浮大，心下反硬，有热属脏者，可攻之。太阳结胸热实，脉浮大者，不可下，何也？盖阳明燥化，心下硬，是浮大为心脉矣，火就燥，故急下之以存津液，釜底抽薪法也。结胸虽因热入所致，然尚浮大，仍为表脉。恐热未实则水未结，若下之，利不止矣。故必待沉紧，始可下之。此又凭脉不凭证之法也。

结胸证具，烦躁者亦死。

结胸是邪气实，烦躁是正气虚，故死。

问曰：病有结胸、有脏结，其状何如？答曰：按之痛，寸脉浮，关脉沉，名曰结胸也。如结胸状，饮食如故，时时下利，寸脉浮，关脉小细沉紧，名曰脏结，舌上白苔滑者难治。

结胸之脉沉紧者可下，浮大者不可下，此言其略耳。若按部推之，寸为阳，浮为阳，阳邪结胸而不散，必寸部仍见浮脉。关主中焦，妄下而中气伤故沉，寒水留结于胸胁之间故紧。不及尺者，所重在关，故举关以统之也。如结胸状而非结胸者，结胸则不能食，不下利，舌上燥而渴，按之痛，脉虽沉紧而实大，此则结在脏而不在腑，故见症种种不同。夫硬而不通谓之结。此能食而利亦谓之结者，是结在无形之气分，五脏不通，故曰脏结。与阴结之不能食而大便硬不同者，是阴结尚为胃病，而无间于脏也。五脏以心为主，而舌为心之外候，舌苔白而滑，是水来克火，心火几于熄矣，故难治。

脏结无阳证，不往来寒热，其人反静，舌上苔滑者，不可攻也。

结胸是阳邪下陷，尚有阳证见于外，故脉虽沉紧，有可下之理。脏结是积渐凝结而为阴，五脏之阳已竭也。外无烦躁潮热之阳，舌无黄黑芒刺之苔，虽有硬满之症，慎不可攻。理中、四逆辈温之，尚有可生之义。

病人胁下素有痞连在脐旁，痛引小腹入阴筋者，此名脏结，死。

脏结有如结胸者，亦有如痞状者。素有痞而在胁下，与下后而心下痞不同矣。脐为立命之原。脐旁者，天枢之位，气交之际，阳明脉之所合，少阳脉之所出，肝脾肾三脏之阴凝结于此，所以痛引小腹入阴筋也。此阴常在，绝不见阳。阳气先绝，阴气继绝，故死。少腹者，厥阴之部，两阴交尽之处。阴筋者，宗筋也。今人多有阴筋上冲小腹而痛死者，名曰疝气，即是此类。然痛止便苏者，《金匮》所云“入脏则死，入腑则愈”也。治之以茴香、吴萸等味而痊者，亦可明脏结之治法矣。卢氏将种种异症，尽归脏结，亦好奇之过也。

泻心汤证

伤寒汗出解之后，胃中不和，心下痞硬，干呕食臭，胁下有水气，腹中雷鸣下利者，生姜泻心汤主之。

汗出而解，太阳证已罢矣。胃中不和，是太阳之余邪与阴寒之水气杂处其中故也。阳邪居胃之上口，故心下痞硬，干呕而食臭；水邪居胃之下口，故腹中雷鸣而下利也。火用不宣则痞硬，水用不宣则干呕，邪热不杀谷则食臭。胁下即腹中也。土虚不能制水，故肠鸣。此太阳寒水之邪，侵于形躯之表者已罢，而入于形躯之里者未散。故病虽在胃而不属阳明，仍属太阳寒水之变耳。

生姜泻心汤

生姜四两　人参　黄芩　甘草各三两　半夏半升　干姜　黄连各一两　大枣十二枚

上八味，以水一斗，煮取六升，去滓，再煎至二升，温服一升，日三服。

按：心下痞是太阳之里证。太阳之上，寒气主之。中见少阴，少阴者心也。心为阳中之太阳。必其人平日心火不足，胃中虚冷，故太阳寒水得以内侵。虚阳郁而不舒，寒邪凝而不解，寒热交争于心下，变证蜂起，君主危矣。用热以攻寒，恐不戢而自焚；用寒以胜热，恐召寇而自卫。故用干姜、芩、连之苦入心化痞，人参、甘草之甘泻心和胃，君以生姜，佐以半夏。倍辛甘之发散，兼苦寒之涌泄，水气有不散者乎？名曰泻心，止戈为武之意也。

伤寒中风，医反下之。其人下利日数十行，谷不化，腹中雷鸣，心下痞硬而满，干呕，心烦不得安。医见心下痞，谓病不尽，复下之，其痞益甚。此非结热，但以胃中空虚，客气上逆，故使硬也，甘草泻心汤主之。

【临床解读】

王某某，男，51岁。2021年6月9日初诊。

主诉：反复口腔溃疡8年余。

现病史：患者诉近8年来经常口腔溃疡，此起彼伏，平均1个月发作3~4次，曾多方治疗，未服过中药，效差。现症见：舌体两侧、舌尖溃疡、疼痛，口腔黏膜溃疡已愈合，脾气急躁时易发作，喜食甜食，纳可，眠一般，大便黏滞不爽，日一次，小便黄，舌质暗红，苔薄白腻，脉沉弦。乙肝携带者30年；现口服抗焦虑药3个月余，心烦易怒。

处方：炙甘草10克，清半夏10克，干姜10克，党参10克，黄芩10克，

黄连6克，玄参30克，五倍子6克，大枣（切开）3枚为引。15剂，每日1剂，水煎服。(张磊医案)

上条是汗解后水气下攻证，此条是误下后客气上逆证，总是胃虚而稍有分别矣。上条腹鸣下利，胃中犹寒热相半，故云不和。此腹鸣而完谷不化，日数十行，则痞为虚痞、硬为虚硬、满为虚满也明矣。上条因水气下趋，故不烦不满。此虚邪逆上，故心烦而满。盖当汗不汗，其人心烦，故于前方去人参而加甘草。下利清谷，又不可攻表，故去生姜而加干姜。不曰理中仍名泻心者，以心烦痞硬，病本于心耳。

伤寒中风，是病发于阳。误下热入而其人下利，故不结胸。若心下痞硬干呕心烦，此为病发于阴矣。而复下之，故痞益甚也。

甘草泻心汤

前方去人参、生姜，加甘草一两，干姜二两。余同前法。

伤寒五六日，呕而发热者，柴胡汤证具。而以他药下之，若心下满而硬痛者，此为结胸也，大陷胸汤主之。但满而不痛者，此为痞，柴胡不中与之，宜半夏泻心汤。

【临床解读】

陈某，男，51岁。2021年12月1日初诊。

主诉：口干、口臭，伴反酸、烧心2年余。

现症见：口干、口臭、口苦，夜间加重，晨起口臭明显，伴反酸、烧心，偶有胃胀、胃痛、嗳气、失气，纳呆，二便调，眠一般，夜间咯黄痰带血丝，舌质淡红，苔白稍黄腻，脉细。2021年7月28日查胃镜：反流性食管炎（中度）、慢性浅表性胃炎、十二指肠多发溃疡。

处方：清半夏10克，黄连10克，黄芩10克，干姜10克，太子参10克，浙贝母10克，煅海螵蛸30克，延胡索10克，炒川楝子6克，枳实10克，川厚朴10克，甘草6克。15剂，每日1剂，水煎服。

二诊：2021年12月24日。服上方效可。现症见：口苦、口干、口臭，反酸、烧心，纳后嗳气，眠浅易醒，二便调，舌淡红苔薄白，脉细。

处方：柴胡10克，黄芩10克，清半夏10克，炒白芍20克，枳实10克，川厚朴10克，大黄10克（后下），浙贝母10克，煅海螵蛸30克，蒲公英30克，连翘10克，甘草6克。7剂，每日1剂，水煎服。(孙玉信医案)

呕而发热者，小柴胡证也。呕多虽有阳明证，不可攻之。若有下证，亦有大柴胡。而以他药下之，误矣。误下后有二证者，少阳为半表半里之经，不全发阳，不全发阴，故误下之变，亦因偏于半表者成结胸，偏于半里者心下痞耳。此条本为半夏泻心而发，故只以痛不痛分结胸与痞，未及他证。

半夏泻心汤

前方加半夏半斤，干姜二两，去生姜。余同前法。

泻心汤，即小柴胡去柴胡加黄连干姜汤也。三方分治三阳。在太阳用生姜泻心汤，以未经误下而心下痞硬，虽汗出表解，水犹未散，故君生姜以散之，仍不离太阳为开之义。在阳明用甘草泻心汤者，以两番误下，胃中空虚，其痞益甚，故倍甘草以建中，而缓客气之上逆，仍是从乎中治之法也。在少阳用半夏泻心者，以误下而成痞，邪既不在表，则柴胡汤不中与之，又未全入里，则黄芩汤亦不中与之矣。胸胁苦满与心下痞满，皆半表半里证也。于伤寒五六日，未经下而胸胁苦满者，则柴胡汤解之。伤寒五六日，误下后，心下满而胸胁不满者，则去柴胡、生姜，加黄连、干姜以和之。此又治少阳半表里之一法也。然倍半夏而去生姜，稍变柴胡半表之治，推重少阳半里之意耳。君火以明，相火以位，故仍名曰泻心，亦以佐柴胡之所不及。

伤寒吐下后，复发汗，虚烦，脉甚微，八九日，心下痞硬，胁下痛，气上冲咽喉，眩冒，经脉动惕者，久而成痿。

此以八九日吐下复汗，其脉甚微，看出是虚烦。则心下痞硬、胁下痛、经脉动惕，皆属于虚；气上冲咽喉、眩冒，皆虚烦也。此亦半夏泻心证，治之失宜，久而成痿矣。若用竹叶石膏汤，大谬。

【临床解读】

毛某，女，41 岁。2021 年 11 月 3 日初诊。

主诉：口干舌燥 1 年余。

现症见：口干，舌尖燥，口不苦，舌尖灼痛，脱发，白头发多，脚凉，头晕，纳少则饱，纳眠可，多梦，月经量少，色暗，先期一周，大便干溏不调，1~2 日一行，小便调，带下多色黄，舌质红，苔黄燥，脉细。

处方：知母 10 克，黄柏 10 克，生地黄 20 克，生山药 30 克，酒萸肉 10 克，牡丹皮 10 克，茯苓 30 克，泽泻 10 克，竹叶 10 克，蒲公英 30 克，白蔹 10 克，苍术 10 克。10 剂，每日 1 剂，水煎服。

二诊：2021 年 11 月 15 日。服上方效平。现症见：口干，舌尖燥，灼痛，周身乏力，精神差，脚凉，易脱发，咽痛，黄痰，纳眠可，月经量少，色褐，有血块，大便不成形。小便可，舌尖红，苔白厚，脉细。

处方：竹叶 10 克，太子参 10 克，麦冬 10 克，清半夏 10 克，知母 10 克，天冬 10 克，生石膏 10 克，生地黄 20 克，丹参 30 克，甘草 6 克，大米为引。10 剂，每日 1 剂，水煎服。（孙玉信医案）

太阳病，已发汗，仍发热恶寒，复下之，心下痞，表里俱虚，阴阳气并竭，无阳则阴独，复加烧针，因胸烦，面色青黄，肤瞤者难治。今色微黄，手足温者易愈。

此亦半夏泻心证。前条因吐下后复汗，以致虚烦。此因汗下后加烧针，以致虚烦。多汗伤血，故经脉动惕；烧针伤肉，故面青肤瞤。色微黄手足温，是胃阳渐回，故愈。

伤寒本自寒下，医复吐下之，寒格。若食入口即吐，干姜黄连黄芩人参汤主之。

治之小误，变证亦轻，故制方用泻心之半。上焦寒格，故用参、姜；心下蓄热，故用芩、连；呕家不喜甘，故去甘草；不食则不吐，是心下无水气，故不用姜、夏。要知寒热相阻，则为格证；寒气相结，则为痞证。

干姜黄连黄芩人参汤

干姜　黄连　黄芩　人参各二两

上四味，以水六升，煮取二升，分温再服。

心下痞，按之濡，大便硬而不恶寒反恶热，其脉关上浮者，大黄黄连泻心汤主之。

大黄黄连泻心汤

大黄二两　黄连一两

上二味，以麻沸汤一升渍之，须臾，绞去滓，分温再服。

濡当作硬。按之濡下，当有大便硬不恶寒反恶热句，故立此汤。观泻心汤治痞，是攻补兼施、寒热并驰之剂。此则尽去温补，独任苦寒下泄之品，且用麻沸汤渍绞浓汁而生用之，利于急下如此，而不言及热结当攻诸症，谬矣。夫按之濡为气痞，是无形也，则不当下。且结胸证，其脉浮大者，不可下。则心下痞而关上浮者，反可下乎？小结胸按之痛者，尚不用大黄，何此比陷胸汤更峻？是必有当急下之症，比结胸更甚者，故制此峻攻之剂也。学者用古方治今病，如据此条脉证而用此方，下咽即死耳。勿以断简残文尊为圣经，而曲护其说，以遗祸后人也。

心下痞，大便硬，心烦不得眠，而复恶寒汗出者，附子泻心汤主之。

附子泻心汤

大黄二两　黄连　黄芩各一两　附子一枚（别煮取汁）

上三味，以麻沸汤二升渍之，须臾，绞去滓，内附子汁，分温再服。

“心下痞”下，当有“大便硬、心烦不得眠”句，故用此汤。夫心下痞而恶寒者，表未解也，当先解表。宜桂枝加附子，而反用大黄，谬矣。既加附子，复用芩、连，抑又何也？若汗出是胃实，则不当用附子。若汗出为亡阳，又乌可用芩、连乎？许学士云："但师仲景意，不取仲景方。"盖谓此耳。

伤寒服汤药，下利不止，心下痞硬。服泻心汤已，复以他药下之，利不止。医以理中与之，利益甚。理中者，理中焦。此利在下焦，赤石脂禹余粮汤主之。复利不止者，当利其小便。

服汤药而利不止，是病在胃。复以他药下之而利不止，则病在大肠矣。理中非不善，但迟一着耳。石脂、余粮，助燥金之令，涩以固脱。庚金之气收，则戊土之湿化。若复利不止者，以肾主下焦，为胃之关也。关门不利，再利小便，以分消其湿。盖谷道既塞，水道宜通，使有出路。此理下焦之二法也。

赤石脂禹余粮汤

赤石脂　禹余粮各一斤

上二味，以水六升，煮取二升，去滓，分温三服。

利在下焦，水气为患也。唯土能制水。石者，土之刚也。石脂、禹粮，皆土之精气所结。石脂色赤入丙，助火以生土；余粮色黄入戊，实胃而涩肠。虽理下焦，实中宫之剂也。且二味皆甘，甘先入脾，能坚固堤防而平水气之亢，故功胜于甘、术耳。

伤寒发汗，若吐若下，解后，心下痞硬，噫气不除者，旋覆代赭石汤主之。

伤寒者，寒伤心也。既发汗复吐下之，心气太虚，表寒乘虚而结于心下，心气不得降而上出于声，君主出亡之象也。噫者，伤痛声。不言声而曰气者，气随声而见于外也。

旋覆代赭石汤

旋覆花　甘草各三两　人参二两　半夏半升　代赭石一两　生姜五两　大枣十二枚

上七味，以水一斗，煮六升，去滓，再煮三升，温服一升，日三服。

此生姜泻心去芩、连、干姜加旋覆、代赭石方也。以心虚不可复泻心，故制此剂耳。心主夏，旋覆花生于夏末，咸能补心，能软硬，能消结气。半夏生于夏初，辛能散邪，能消痞，能行结气。代赭禀南方之火色，入通于心，散痞硬而镇虚热。参、甘、大枣之甘，佐旋覆以泻虚火；生姜之辛，佐半夏以散水结。斯痞硬消，噫气自除矣。若用芩、连以泻心，能保微阳之不灭哉？

抵当汤证

太阳病六七日，表证仍在，而反下之，脉微而沉，反不结胸，其人发狂者，以热在下焦，少腹当硬满，小便自利者，下血乃愈。所以然者，以太阳随经瘀热在里故也，抵当汤主之。

此亦病发于阳误下热入之证也。表证仍在下，当有而反下之句。太阳病六七日不解，脉反沉微，宜四逆汤救之。此因误下，热邪随经入腑，结于膀胱，故少腹硬满而不结胸，小便自利而不发黄也。太阳经少气多血，病六七日而表证仍在，阳气重可知。阳极则扰阴，故血燥而蓄于中耳。血病则知觉昏昧，故发狂。此经病传腑，表病传里，气病传血，上焦病而传下焦也。少腹居下焦，为膀胱之室，厥阴经脉所聚，冲任血海所由，瘀血留结，故硬满。然下其血而气自舒，攻其里而表自解矣。《难经》云："气结而不行者，为气先病；血滞而不濡者，为血后病。"深合此证之义。

太阳病身黄，脉沉结，少腹硬，小便不利者，为无血也。小便自利，其人如狂者，血结证也，抵当汤主之。

太阳病发黄与狂，有气血之分。小便不利而发黄者，病在气分，麻黄连翘赤小豆汤证也。若小便自利而发狂者，病在血分，抵当汤证也。湿热留于皮肤而发黄，卫气不行之故也。燥血结于膀胱而发黄，营气不敷之故也。沉为在里，凡下后热入之症，如结胸、发黄、蓄血，其脉必沉。或紧、或微、或结，在乎受病之轻重，而不可以因症分也。水结、血结，俱是膀胱病，故皆少腹硬满。小便不利是水结，小便自利是血结。"如"字，助语辞。若以"如"字实讲，与蓄血发狂分轻重，则谬矣。

伤寒有热，少腹满，应小便不利。今反利者，为有血也，当下之，不可余药，宜抵当丸。

有热即表证仍在。少腹满而未硬，其人未发狂。只以小便自利，预知其为有蓄血，故小其制而丸以缓之。

抵当汤

水蛭（熬）　虻虫（去翅足，熬）各三十个　桃仁二十粒　大黄三两（酒洗）

上四味，以水五升，煮取三升，去滓，温服一升。不下再服。

抵当丸

水蛭三十个　虻虫二十五个　桃仁二十个　大黄三两

上四味，杵分为四丸，以水二升，煮一丸，取七合服之，晬时当下血。若不下者更服。

蛭，昆虫之饮血者也，而利于水。虻，飞虫之吮血者也，而利于陆。以水陆之善取血者，用以攻膀胱蓄血，使出乎前阴。佐桃仁之苦甘而推陈致新，大黄之苦寒而荡涤邪热。名之曰抵当者，直抵其当攻之处也。

太阳病不解，热结膀胱，其人如狂，血自下，下者愈。其外不解者，尚未可攻，当先解外。外解已，但少腹急结者，乃可攻之，宜桃仁承气汤。

阳气太重，标本俱病，故其人如狂。血得热则行，故尿血也。血下则不结，故愈。冲任之血，会于少腹。热极则血不下而反结，故急。然病自外来者，当先审表热之轻重以治其表，继用桃仁承气以攻其里之结血。此少腹未硬满，故不用抵当。然服五合取微利，亦先不欲下意。

首条以“反不结胸”句，知其为下后证。此以“尚未可攻”句，知其为未下证。急结者宜解，只须承气；硬满者不易解，必仗抵当。表证仍在，竟用抵当，全不顾表者，因邪甚于里，急当救里也。外证已解，桃仁承气未忘桂枝者，因邪甚于表，仍当顾表也。

桃仁承气汤

桃仁五十个　甘草　桂枝　芒硝各二两　大黄四两

上五味，以水七升，煮取二升半，去滓，内芒硝，更上火微沸。下火先食温服五合，日三服，当微利。

阳明病，其人喜忘者，必有蓄血。所以然者，本有久瘀血，故令喜忘。屎虽硬，大便反易，其色必黑，宜抵当汤下之。

瘀血是病根，喜忘是病情。此阳明未病前症，前此不知，今因阳明病而究其由也。屎硬为阳明病，硬则大便当难而反易，此病机之变易见矣。原其故必有宿血，以血主濡也。血久则黑，火极反见水化也。此以大便反易之机，因究其色之黑，乃得其病之根，因知前此喜忘之病情耳。承气本阳明药。不用桃仁承气者，以大便易，不须芒硝；无表证，不得用桂枝；瘀血久，无庸甘草。非虻虫、水蛭，不胜其任也。

病人无表里证，发热，七八日不大便，虽脉浮数者，可下之。假令已下，脉数不解，合热则消谷善饥，至六七日不大便者，有瘀血也，宜抵当汤。若脉数不解，而下利不止，必协热而便脓血也。

不头痛恶寒，为无表证，不烦燥呕渴，为无里证，非无热也。“七八日”下，当有“不大便”句。故脉虽浮数，有可下之理，观下后六七日犹然不便可知。合热协热，内外热也。前条据症推原，此条凭脉辨证。表里热极，阳盛阴虚，必伤阴络。故仍不大便者，必有蓄血，热利不止，必大便脓血矣。宜黄连阿胶汤主之。上条大便反易，知瘀血留久，是验之于已形。此条仍不大便，知瘀血已结，是料之于未形。六经惟太阳、阳明有蓄血证，以二经多血故也，故脉证异而治则同。

太阳协热利，有虚有热。阳明则热而不虚。少阴便脓血属于虚，阳明则热。数为虚热，不能消谷。消谷善饥，此为实热矣。

火逆诸证

太阳病中风，以火劫发汗，邪风被火热，血气流溢，失其常度。两阳相熏灼，身体则枯燥。但头汗出，齐颈而还，其身发黄。阳盛则欲衄，阴虚则小便难。阴阳俱虚竭，腹满而喘，口渴咽烂，或不大便。久则谵语，甚者至哕，手足躁扰，捻衣摸床。小便利者，其人可治。

太阳中风，不以麻黄、青龙发汗，而以火攻其汗，则不须言风邪之患，当知火邪之利害矣。血得热则流，气得热则溢。血气不由常度，而变由生也。风为阳邪，火为阳毒，所谓两阳也。两阳相灼，故即见两阳合明之病。身体枯燥，身无汗也，故身发黄。头汗至颈，故但身黄，而头至颈不黄也。首为元阳之会。不枯燥，是阳未虚竭；有汗出，是阴未虚竭。此两阳尚熏于形身，而未内灼于脏腑也。此血气流溢之轻者。若其人阳素盛者，因熏灼而伤血，其鼻必衄。其人阴素虚者，因熏灼而伤津，小便必难。若其人阴阳之气俱虚竭者，胸满而喘，口干咽烂而死者有矣。或胃实而谵语，或手足躁扰，而至于捻衣摸床者有矣。皆气血流溢，失其常度故也。小便利，是反应小便难句。凡伤寒之病，以阳为主，故最畏亡阳；而火逆之病，则以阴为主，故最怕阴竭。小便利者为可治，是阴不虚，津液未亡，太阳膀胱之气化犹在也。阳盛阴虚，是火逆一证之纲领。阳盛则伤血，阴虚则亡津，又是伤寒一书之大纲领。

太阳病二日，烦躁，反熨其背而大汗出。大热入胃，胃中水竭，躁烦，必发谵语。十余日振栗自下利者，此为欲解也。故其汗从腰以下不得汗，欲小便不得，反呕，欲失溲，足下恶风，大便硬，小便当数，而反不数及多，大便已，头卓然而痛，其人足心必热，谷气下流故也。

此指火逆之轻者言之。太阳病经二日，不汗出而烦躁，此大青龙证也。不知发汗而兼以清火，而反以火熨其背。背者，太阳之部也。太阳被火迫，因转属阳明。胃者，阳明之府，水谷之海也。火邪入胃，胃中水竭，屎必燥硬。烦躁不止，谵语所由发也。非调胃承气下之，胃气绝矣。十余日句，接大汗出来。盖其人虽大汗出，而火热未入胃中。胃家无恙，谵语不发，烦躁已除。至二候之后，火气已衰，阳气微，故振栗而解；阴气复，故自利而解。此阴阳自和而自愈者也。“故其汗”至末，是倒叙法，释未利未解前证，溯其因而究其由也。言所以能自下利者，何以故？因其自汗出时，从腰以下不得汗。夫腰以下为地，地为阴，是火邪未陷入于阴位也，二肠膀胱之液俱未伤也。欲小便不得，而反呕欲失溲，此非无小便也，其津液在上焦，欲还入胃中故也。凡大便硬者，小便当数而不多。今小便反不数而反多，此应前欲小便不得句，正以明津液自还入胃中而下利之意也。利是通利，非泻利之谓，观大便已可知矣。头为诸阳之会，卓然而痛者，阴气复则阳气虚也。足心必热，反应足下恶风句。前大汗出则风已去，故身不恶风。汗出不至足，故足下恶风也。今火气下流，故足心热。火气下流，则谷气因之下流，故大便自利也。大便已头疼，可与小便已阴疼者参之。欲小便不得，反失溲，小便当数，反不数、反多，与上条小便难、小便利，俱是审其阴气之虚不虚、津液之竭不竭耳。

太阳病，以火熏之，不得汗，其人必躁，过经不解，必圊血。名为火邪。

首条以火劫发汗而衄血，是阳邪盛于阳位，故在未过经时。此条以火熏不得汗而圊血，是阳邪下陷入阴分，故在过经不解时。次条大汗出后十余日，振栗下利而解。此条不得汗，过经圊血而犹不解。可知劫汗而得汗者，其患速；不得汗者，其患迟。名为火邪，则但治其火，而不虑其前此之风寒矣。

伤寒脉浮，医以火迫劫之，亡阳，必惊狂，起卧不安者，桂枝去芍药加蜀漆龙骨牡蛎救逆汤主之。

上文皆阳盛之症，以中风为阳邪也。此后是阳虚之症，以伤寒为阴邪也。阳盛者，轻则发狂谵语，重则衄血圊血，此不戢自焚者也。阳虚者，神不守舍，起居如惊，其人如狂，是弃国而逃者也。

方注详桂枝篇。

上论火逆证。

太阳伤寒者，加温针必惊也。

温针者，即烧针也，烧之令其温耳。寒在形躯而用温针刺之，寒气内迫于心，故振惊也。

若重发汗，复加烧针者，四逆汤主之。

重发汗而病不解，则不当汗矣。复加烧针，以迫其汗，寒气内侵，当救其里。“烧针”后宜有脱文。

火逆下之，因烧针烦躁者，桂枝甘草龙骨牡蛎汤主之。

方注详桂枝篇。

其脉沉者，营气微也。营气微者加烧针，则血流不行，更发热而烦躁也。

按：“流、行”二字，必有一误。此阴阳俱虚竭之候也。

烧针令其汗，针处被寒，核起而赤者，必发奔豚。气从少腹上冲者，灸其核上各一壮，与桂枝加桂汤。

方注详桂枝篇。

上论火针证。

脉浮宜以汗解。用火灸之，邪无从出，因火而盛，病从腰以下必重而痹，名火逆也。脉浮热甚，反灸之，此为实，实以虚治，因火而动，必咽燥吐血。

微数之脉，慎不可灸。因火为邪，则为烦逆，追虚逐实，血散脉中。火气虽微，内攻有力，焦骨伤筋，血难复也。

此皆论灸之而生变也。腰以下重而痹者，因腰以下不得汗也。咽燥吐血者，亦阳盛而然也，比衄加甚矣。当知灸法为虚证设，不为风寒设，故叮咛如此。

上论火灸证。

痉湿暑证

太阳病痉湿暑三证，宜应别论。以伤寒所致，与伤寒相似，故此见之。

太阳主表，六气皆得而伤之，三种故与伤寒不同。然亦有因于伤寒而见，症与伤寒相似，故论及之耳。

太阳病，发汗太多，因致痉。脉沉而细，身热足寒，头项强急，恶寒，时头热面赤，目脉赤，独头面摇，卒口噤，背反张者，痉病也。

阳气者，精则养神，柔则养筋。发汗太多，则无液养筋，筋伤则挛急而反张矣。太阳主筋，所生病矣。要知痉之一证，非无因而至，因于伤寒发汗不如法所致耳。太阳脉本浮，今反沉者，营气微也；细者，阳气少也。身热而足寒者，下焦虚也。头痛虽止，而颈项强急、恶寒之症未罢，更时见面赤目赤，是将转属于阳明。然诸症皆与伤寒相似而非痉。独有头面动摇、卒然口噤、背反如张弓者，与伤寒不相似，故名之曰痉耳。此汗多亡液，不转属阳明而成痉者。以发汗太骤，形身之津液暴脱，而胃家津液未干，故变见者仍是太阳表证，而治法当滋阴以急和其里，勿得以沉细为可温也。炙甘草汤主之。《金匮》用桂枝汤加瓜蒌根，恐不胜其任。

太阳病，发热无汗，反恶寒者，名曰刚痉；太阳病，发热汗出，不恶寒者，名曰柔痉。

此以表气虚实分刚柔，原其本而名之也。亦可以知其人初病之轻重，禀气之强弱而施治矣。《金匮》用葛根汤则谬。

上论痉证。

病者一身尽疼，发热，日晡所剧者，此名风湿。此病伤于汗出当风，或久伤寒冷所致也。

汗出当风寒则汗不越。久留骨节，故一身尽疼；玄府反闭，故发热。日晡为阳明主时，太阴湿土郁而不伸，故剧。此虽伤于湿，而实因于风寒也。《金匮》用麻黄杏仁薏苡甘草汤。

【临床解读】

翟某，男，73岁。2019年7月1日初诊。

主诉：咳嗽、气喘2年。

现病史：患者近2年来经常出现咳嗽、气喘，2个月前发现有肺气肿。现症见：咳嗽，气喘，夜间重，胸闷，无心慌，口干苦，纳可，眠差，入睡困难，易惊醒，心不烦，大便干溏不调，1日2次，小便痛，色不黄，尿频，舌红，苔白厚腻，脉弦数。既往：类风湿7年。2019年5月4日查CT：①肺间质纤维化，肺气肿；②双肺结节影（陈旧性病变）；③冠状动脉钙斑；④纵隔淋大结稍增大；⑤双侧胸膜局限性增大；⑥肝脏多发囊肿可能。

处方：麻黄10克，杏仁10克，生薏苡仁30克，浙贝母10克，蝉蜕10克，桑白皮30克，桔梗10克，荆芥10克，前胡10克，白前10克，黄芩10克，甘草6克，车前草30克。7剂，每日1剂，水煎服。（孙玉信医案）

风湿为病，脉阴阳俱浮，自汗出，身重，多眠睡，鼻息必鼾，语言难出。若被下者，小便不利，直视失溲。若被火者，微发黄色，剧则如惊痫，时瘈疭。

脉浮为风，阴阳俱浮，自汗出者，风湿相搏于内也。湿流骨节，故身重。湿胜则卫气行阴，不得行阳，故好眠也。睡则气从鼻出，风出而湿留之，呼吸不利，故鼻息必鼾。湿留会厌，则重而难发声，如从室中言，是中气之湿矣。法当汗解而反下之，大便利则小便必不利。心肺之气化不宣，胃家之关门不利，脾土之承制不行，故直视失溲也。若以火劫之，受火气之轻者，湿不得越，因热而发黄；受火气之重者，必亡阳而如惊痫状，液脱而时见瘈疭之形矣。

问曰：值天阴雨不止，风湿相搏，一身尽疼，法当汗出而解。医云：此可发汗。汗之病不愈者，何也？答曰：发其汗，汗大出者，但风气去，湿气在，是故不愈也。若治风湿者，发其汗，但微微似欲汗出者，风湿俱去也。

上条备言风湿诸症，未及身疼。要知风湿与伤寒之身疼不同，伤寒身疼无止时，风湿相搏而痛，多在日晡时发。若更值阴雨，是风湿与天气合，故疼痛更甚，不必在日晡时也。阴雨不止，疼痛亦不止，法当汗解。汗大出，湿反不去者，风为阳邪，其入浅，湿为阴邪，其入深。又风伤于上，湿伤于下，浅者上者易去，而深者下者难出。故微汗之，令遍身漐漐乃佳耳。

伤寒八九日，风湿相搏，身体烦疼，不能自转侧，不呕不渴，脉浮虚而涩者，桂枝附子汤主之。若其人大便硬，小便自利者，去桂加白术汤主之。

脉浮为在表，虚为风，涩为湿，身体烦疼，表证表脉也。不呕不渴，是里无热，故于桂枝汤加桂以治风寒，去芍药之酸寒，易附子之辛热以除寒湿。若其人大便硬、小便自利者，表证未除，病仍在表，不是因于胃家实，而因于脾气虚矣。盖脾家实，腐秽当自去，脾家虚，湿土失职不能制水，湿气留于皮肤，故大便反见燥化。不呕不渴，是上焦之化源清，故小便自利。濡湿之地，风气常在，故风湿相搏不解也。病本在脾，法当君以白术，代桂枝以治脾，培土以胜湿，土旺则风自平矣。前条风胜湿轻，故脉阴阳俱浮，有内热，故汗自出，宜桂枝汤。此湿胜风微，故脉浮虚而涩，内无热而不呕不渴，故可加附子、桂枝理上焦。大便硬、小便利，是中焦不治，故去桂。大便不硬、小便不利，是下焦不治，故仍须桂枝。

桂枝附子汤

桂枝四两　附子三枚（炮）　大枣十二枚　生姜三两　甘草二两

上五味，以水六升，煮取二升，去滓，分温三服。

桂枝附子去桂加白术汤

前方去桂枝，加白术四两。余同前法。

初服，其人身如痹。半日许，复服之。三服都尽，其人如冒状，勿怪。以术、附并走皮肉逐水气，未得除，故使然耳。法当加桂四两，此本一方二法：以大便硬、小便自利去桂也，以大便不通、小便不利当加桂。附子三枚恐多也，虚弱家及产妇宜减之。

风湿相搏，骨节烦疼，掣痛，不得屈伸，近之则痛剧，汗出短气，小便不利，恶风不欲去衣，或身微肿者，甘草附子汤主之。

身肿痛剧，不得屈伸，湿盛于外也。恶风不欲去衣，风淫于外也。汗出短气，小便不利，化源不清也。君桂枝以理上焦而散风邪，佐术、附、甘草以除湿而调气。

甘草附子汤

甘草（炙）　白术各二两　桂枝四两　附子二枚

上四味，水六升，煮取三升，去滓，温服一升，日三。初服得微汗则解，能食；汗复烦者，服三合。

太阳病，关节疼痛而烦，脉沉而细者，此名湿痹。湿痹之候，其人小便不利，大便反快，但当利其小便。

《内经》曰："风寒湿三气合而为痹。"痛者，寒气多也；烦者，阳遭阴也。夫脉浮为风，细为湿。太阳脉本浮，风湿为病，脉阴阳俱浮，或浮虚而涩。今关节烦疼、脉反沉细者，是发汗不如法，但风气去，湿流骨节为着痹也。湿气留着于身形，脾气不能上输，肺气不能下达，膀胱之液不藏，胃家之关不启，故小便不利。脾土上应湿化不能制水，故大便反快。但利其小便，安能聚水而为患哉？风湿相搏者当发汗，风去湿在者当利小便，此两大法。吐下火攻，非其治矣。

湿家之为病，一身尽疼，发热，身色如熏黄。

凡湿不得泄，热不得越，则身黄。若伤寒发黄时，身疼已解。此湿流关节，故不解也，须五苓以除其湿。

湿家但头汗出，背强，欲得被覆向火。若下之则哕，胸满，小便不利，舌上如苔者，以丹田有热，胸中有寒。渴欲得水而不能饮，口燥烦也。

但头汗，若小便利，则不发黄。背强恶寒，尚是太阳寒湿，法当汗解。若下之，阳气扰于胸中故满，中伤胃气故哕，下焦虚不能制水，故小便不利也。如舌上有苔，不是心家热，以上焦之湿不除，胸中之寒不解，惟丹田之有热不安于下焦，而上走空窍，故口燥烦而舌上苔耳。不能饮水，可见湿犹在中，又当从五苓去桂枝易肉桂之法矣。

湿家下之，额上汗出，微喘，小便利者死，下利不止者亦死。

湿痹本无死证，皆因妄治而死。火逆则惊痫瘈疭，下之则直视失溲舌苔而哕，皆死兆也。夫额上汗出而小便不利，是痹不得泄，故发黄。此更微喘，是水气入肺。当不能通调水道，而小便反利者，是膀胱不藏，水泉不止也。若下利不止，是仓廪不藏，门户不要也，失守者死矣。

湿家病，身上疼痛，发热，面黄而喘，头痛，鼻塞而烦，其脉大，自能饮食，腹中和无病，病在头，中寒湿，故鼻塞，内药鼻中则愈。

种种皆是表证。鼻塞而不鸣，脉大而不浮，不关风矣；脉不沉细，非湿痹矣。腹初不满，则非瘀热在里。重干头痛，是头中寒湿可知。寒湿从鼻而入，故鼻塞，亦当从鼻而出。内药鼻中，塞因塞用法也。

上论湿证。

太阳中暑者，身热疼重而恶寒，脉微弱，此以夏月伤冷水，水行皮中所致也。

中暑与伤寒迥殊，而亦有因于伤寒者。太阳之气，在天为寒，在地为水。冬月之伤寒，伤于天之寒风；夏月之伤寒，伤于地之寒水也。脉微亡阳，脉弱发热。此身热脉微，本是暑伤于气。而疼重恶寒，实由于寒水沐浴，留在皮肤而然，亦是伤寒所致耳。《金匮》用瓜蒂汤非是，宜五苓散、藿香饮之类。

太阳中暑者，发热恶寒，身重而疼痛，其脉弦细芤迟。小便已，洒洒然毛耸，手足逆冷，小有劳，身即热，口开，前板齿燥。若发汗则恶寒甚，加温针则发热甚，下之则淋。

弦、细、芤、迟，不得连讲。言中暑夹寒之脉，或微弱，或弦细，或芤迟，皆是虚脉。如脉浮而紧者，名曰弦，弦而细则为虚矣。脉弦而大则为芤，芤固为虚，芤而迟，更为寒矣。以此脉而见发热、恶寒、身重、疼痛等症，虽当炎夏而虚寒可知。更当审其小便，小便者，寒水之气化也。寒水留在皮肤，不得下行，故小便已而洒然毛耸，其短涩可知。手足为诸阳之本，小便已而逆冷，其寒水留于四肢可知。夏行冬令，不可谓非伤寒所致耳。仍以中暑名之者，以其人阴气素虚，因小有劳，身即发热，内热更炽，见其开口以出之板齿枯燥，故知其本乎中暑耳。若汗之，表阳愈虚，恶寒反甚。火攻则阴津愈虚，发热反甚。下之，水行谷道，小便更短涩而成淋矣。此东垣补中益气，深合仲景心也。

太阳中暑，其人汗出恶寒身热而渴也。

中暑夹寒，有不因乎浴水，而因乎乘凉者。或因露风，或因旷宇，或因夜气阴寒，先著于肌肤，而暑气内伤于心脉，故恶寒身热汗出而渴也。清暑益气汤，东垣得之矣。

上论暑证。

三症皆本于伤寒，故恶寒发热身疼，皆与伤寒相似。痉者脉同湿家，中暑则大同小异，三脉迥殊于伤寒。治之者当以脉别证，更当从脉施治耳。

卷　三

阳明脉证上

阳明之为病，胃家实也。

阳明为传化之腑，当更实更虚。食入胃实而肠虚，食下肠实而胃虚。若但实不虚，斯为阳明之病根矣。胃实不是阳明病，而阳明之为病，悉从胃实上得来。故以胃家实，为阳明一经之总纲也。然致实之由，最宜详审，有实于未病之先者，有实于得病之后者，有风寒外束、热不得越而实者，有妄汗吐下重亡津液而实者，有从本经热盛而实者，有从他经转属而实者。此只举其病根在实，而勿得以胃实即为可下之证。按阳明提纲，与《内经·热论》不同。《热论》重在经络，病为在表。此以里证为主，里不和即是阳明病。他条或有表证，仲景意不在表；或兼经病，仲景意不在经。阳明为阖，凡里证不和者，又以阖病为主。不大便固阖也，不小便亦阖也。不能食，食难用饱，初欲食，反不能食，皆阖也。自汗出、盗汗出，表开而里阖也。反无汗，内外皆阖也。种种阖病，或然或否，故提纲独以胃实为正。胃实不是竟指燥屎坚硬，只对下利言。下利是胃家不实矣。故汗出解后，胃中不和而下利者，便不称阳明病。如胃中虚而不下利者，便属阳明。即初硬后溏者，总不失为胃家实也。所以然者，阳明太阴同处中州而所司各别。胃司纳，故以阳明主实；脾司输，故以太阴主利。同一胃腑而分治如此，是二经所由分也。

问曰：阳明病外证云何？答曰：身热，汗自出，不恶寒，反恶热也。

阳明主里，而亦有外证者，有诸中而形诸外，非另有外证也。胃实之外见者，其身则蒸蒸然，里热炽而达于外，与太阳表邪发热者不同；其汗则濈濈然，从内溢而无止息，与太阳风邪为汗者不同。表寒已散，故不恶寒；里热闭结，故反恶热。只因有胃家实之病根，即见身热自汗之外证，不恶寒反恶热之病情。然此但言病机发现，非即可下之证也，宜轻剂以和之。必谵语、潮热、烦躁、胀满诸症兼见，才为可下。

四症是阳明外证之提纲。故胃中虚冷，亦得称阳明病者，因其外证如此也。

阳明病，脉浮而紧者，必潮热，发作有时；但浮者，必盗汗出。

阳明脉证，与太阳脉证不同。太阳脉浮紧者，必身疼痛、无汗、恶寒、发热不休。此则潮热有时，是恶寒将自罢，将发潮热时之脉也。此紧反入里之谓，不可拘紧则为寒之说矣。太阳脉但浮者，必无汗。今盗汗出，是因于内热。且与本经初病但浮无汗而喘者不同，又不可拘浮为在表之法矣。脉浮紧，但浮而不合麻黄证，身热汗出而不是桂枝证。麻、桂下咽，阳盛则毙耳。此脉从经异，非脉从病反。要知仲景分经辨脉，勿专据脉谈证。

伤寒三日，阳明脉大。

脉大者，两阳合明，内外皆阳之象也。阳明受病之初，病为在表，脉但浮而未大，与太阳同，故亦有麻黄、桂枝证。至二日恶寒自止，而反恶热。三日来，热势大盛，故脉亦应其象而洪大也。此为胃家实之正脉。若小而不大，便属少阳矣。

《内经》云："阳明之至短而涩。"此指秋金司令之时脉。又曰："阳明脉象大浮也。"此指两阳合明之病脉。

脉浮而大，心下反硬，有热，属脏者，攻之，不令发汗；属腑者，不令溲数，溲数则大便硬。汗多则热愈，汗少则便难，脉迟尚未可攻。

此治阳明之大法也。阳明主津液所生病，津液干则胃家实矣。津液致干之道有二：汗多则伤上焦之液，溺多则伤下焦之液。一有所伤，则大便硬而难出，故禁汗与溲。夫脉之浮而紧、浮而缓、浮而数、浮而迟者，皆不可攻而可汗。此浮而大，反不可汗而可攻者，以为此阳明三日之脉，当知大为病进，不可拘浮为在表也。心下者，胃口也。心下硬，已见胃实之一班。以表脉不当见里证，故曰反硬耳。有热属脏，是指心肺有热，不是竟指胃实。攻之是攻其热，非攻其实，即与黄芩汤彻其热之义也。不令者，禁止之辞，便见泻心之意。上焦得通，津液自下，胃气因和耳。属腑指膀胱，亦不指胃。膀胱热，故溲数。不令处，亦见当滋阴之义矣。属腑是陪说，本条重在脏热。汗多句，直接发汗句来。盖汗为心液，汗出是有热属脏之征也。所以不令发汗者何？盖汗出多津液亡，而火就燥，则愈热而大便难。即汗出少，亦未免便硬而难出，故利于急攻耳。仲景治阳明，不患在胃家实，而患在脏有热，故急于攻热而缓以下。其实禁汗与溲，所以存其津，正以和其实耳。然证有虚实，脉有真假，假令脉迟，便非脏实，是浮大皆为虚脉矣。仲景特出此句，正发明心下硬一症有无热属脏者，为妄攻其热者禁也，其慎密如此。

阳明病，心下硬满者，不可攻之。攻之，利遂不止者死，利止者愈。

阳明证具而心下硬，有可攻之理矣。然硬而尚未满，是热邪散漫胃中，尚未干也。妄攻其热，热去寒起，移寒于脾，实反成虚，故利遂不止也。若利能自止，是其人之胃不虚而脾家实，腐秽去尽而邪不留，故愈。上条热既属脏，利于急攻，所以存津液也。此条热邪初炽，禁其妄攻，所以保中气也。要知腹满已是太阴一班，阳明太阴相配偶，胃实则太阴转属于阳明，胃虚则阳明转属于太阴矣。此仲景大有分寸处，诊者大宜着眼。

伤寒呕多，虽有阳明证，不可攻之。

呕多是水气在上焦，虽有胃实证，只宜小柴胡以通液，攻之恐有利遂不止之祸。要知阳明病津液未亡者，慎不可攻。盖腹满呕吐，是太阴阳明相关症；胃实胃虚，是阳明太阴分别处。胃家实，虽变证百出，不失为生阳；下利不止，参、附不能挽回，便是死阴矣。

阳明病，自汗出，若发汗，小便自利，此为津液内竭。大便虽硬，不可攻之。当须自欲大便，宜蜜煎导而通之，若土瓜根及大猪胆汁，皆可为导。

本自汗，更发汗，则上焦之液已外竭；小便自利，则下焦之液又内竭。胃中津液两竭，大便之硬可知。虽硬而小便自利，是内实而非内热矣。盖阳明之实，不患在燥而患在热。此内既无热，只须外润其燥耳。连用三“自”字，见胃实而无变证者，当任其自然，而不可妄治。更当探苦欲之病情，于欲大便时，因其势而利导之，不欲便者，宜静以俟之矣。此何以故？盖胃家实，固是病根，亦是其人命根，禁攻其实者，先虑其虚耳。

阳明病，本自汗出，医更重发汗，病已瘥，尚微烦不了了者，此必大便硬故也。以亡津液，胃中干燥，故令大便硬。当问其小便日几行，若本小便日三四行，今日再行，故知大便不久出。今为小便数少，以津液当还入胃中，故知不久必大便也。

治病必求其本。胃者，津液之本也。汗与溲皆本于津液。本自汗出，本小便利，其人胃家之津液本多。仲景提出亡津液句，为世之不惜津液者告也。病瘥，指身热汗出言。烦即恶热之谓。烦而微，知恶热将自罢，以尚不了，故大便硬耳。数少，即再行之谓。大便硬，小便少，皆因胃亡津液所致，不是阳盛于里也。因胃中干燥，则饮入于胃。不能上输于肺，通调水道，下输膀胱，故小便反少。而游溢之气，尚能输精于脾，津液相成，还归于胃。胃气因和，则大便自出，更无用导法矣。以此见津液素盛者，虽亡津液而津液终自还。正以见胃家实者，每踌躇顾虑，示人以勿妄下与勿妄汗也。历举治法，脉迟不可攻，心下满不可攻，呕多不可攻，小便自利与小便数少不可攻，总见胃家实，不是可攻证。

蜜煎方

蜜七合

上一味，于铜器内煎凝如饴状，搅之，勿令焦着。欲可丸，并手捻作挺，令头锐，大如指，长二寸许。当热时急作，冷则硬。以内谷道中，欲大便时乃去之。

猪胆汁方

大猪胆一枚，泻汁，加醋少许，灌谷道中，如一食顷，当大便出宿食恶物，甚效。

问曰：病有得之一日，不发热而恶寒者，何也？答曰：虽得之一日，恶寒将自罢，即自汗出而恶热也。

阳明受病，当二三日发。上条是指其已发热言，此追究一日前未发热时也。初受风寒之日，尚在阳明之表，与太阳初受时同，故阳明亦有麻黄、桂枝证。二日来表邪自罢，故不恶寒。寒止热炽，故汗自出而反恶热。两阳合明之象见矣。阳明病多从他经转属。此因本经自受寒邪，胃阳中发，寒邪即退，反从热化故耳。若因亡津液而转属，必在六七日来，不在一二日间。本经受病之初，其恶寒虽与太阳同，而无头项强痛为可辨。即发热汗出，亦同太阳桂枝证。但不恶寒反恶热之病情，是阳明一经之枢纽。本经受邪，有中面、中膺之别。中面则有目疼鼻干，邪气居高，即热反胜寒。寒邪未能一日遽止，此中于膺部，位近于胃，故退寒最捷。

问曰：恶寒何故自罢？答曰：阳明居中土也，万物所归，无所复传，始虽恶寒，二日自止，此为阳明病也。

太阳病八九日，尚有恶寒症。若少阳寒热往来，三阴恶寒转甚，非发汗温中，何能自罢？惟阳明恶寒，未经表散，即能自止，与他经不同。始虽恶寒二句，语意在阳明居中句上。夫知阳明之恶寒易止，便知阳明为病之本矣。胃为戊土，位处中州，表里寒热之邪，无所不归，无所不化，皆从燥化而为实。实则无所复传，此胃家实所以为阳明之病根也。

上论胃实证。

问曰：太阳缘何而得阳明病？答曰：太阳病，若发汗，若下，若利小便，亡津液，胃中干燥，因转属阳明。胃实大便难，此名阳明也。

此明太阳转属阳明之病。因有此亡津液之病机，成此胃家实之病根也。按：仲景阳明病机，其原本经脉篇主津液所生病句来。故虽有热，论中身热、鼻干等症，总归重在津液上。如中风之口苦、咽干、鼻干、不得汗、身目黄、小便难，皆津液不足所致。如腹满、小便不利、水谷不别等症，亦津液不化使然。故仲景谆谆以亡津液为治阳明者告也。

阳脉微而汗出少者，为自和也；汗出多者，为太过。阳脉实，因发其汗，出多者亦为太过。太过为阳实于里，亡津液，大便因硬也。

阳明主津液所生病者也。因妄汗而伤津液，致胃家实耳。桂枝证本自汗，自汗多则亡津。麻黄证本无汗，发汗多亦亡津。此虽指太阳转属，然阳明表证亦有之。

本太阳病，初得时发其汗，汗先出不彻，因转属阳明也。

彻，止也，即汗出多之互辞。

伤寒转属阳明者，其人濈然微汗出也。

此亦汗出不止之互辞。概言伤寒，不是专指太阳矣。

伤寒发热无汗，呕不能食，而反汗出濈濈然者，是转属阳明也。

胃实之病机在汗出多，病情在不能食。初因寒邪外束，故无汗；继而胃阳遽发，故反汗多。即呕不能食时，可知其人胃家素实，与干呕不同。而反汗出，则非太阳之中风，是阳明之病实矣。

太阳病，寸缓、关浮、尺弱，其人发热汗出，复恶寒不呕，但心下痞者，此以医下之也。如不下者，病人不恶寒而渴者，此转属阳明也。小便数者，大便必硬，不大便十日无所苦也。渴欲饮水者，少少与之。但以法救之，宜五苓散。

此病机在渴，以桂枝脉证而兼渴，其人津液素亏可知。小便数则非消渴矣。以此知大便虽硬，是津液不足，不是胃家有余，即十日不便而无痞满硬痛之苦，不得为承气证。饮水利水，是胃家实而脉弱之正治也。不用猪苓汤用五苓散者，以表热未除故耳。此为太阳阳明之并病。余义见五苓证中。

伤寒，脉浮缓，手足自温者，系在太阴。太阴者，身当发黄。若小便自利者，不能发黄。至七八日大便硬者，为阳明病也。

太阴受病转属阳明者，以阳明为燥土，故非经络表里相关所致，总因亡津液而致也。此病机在小便，小便不利，是津液不行，故湿土自病，病在肌肉；小便自利，是津液越出，故燥土受病，病在胃也。

客曰：病在太阴，同是小便自利，至七八日暴烦下利者，仍为太阴病，大便硬者，转为阳明病。其始则同，其终则异，何也？曰：阴阳异位，阳道实，阴道虚。故脾家实，则腐秽自去，而从太阴之开；胃家实，则地道不通，而成阳明之阖。此其别也。

上论他经转属证。

问曰：脉有阳结、阴结，何以别之？答曰：其脉浮而数，能食，不大便者，此为实，名曰阳结也。期十七日当剧。其脉沉而迟，不能食，身体重，大便反硬，名曰阴结也。期十四日当剧。

脉以浮为阳，为在表；数为热，为在腑；沉为阴，为在里；迟为寒，为在脏。证以能食者为阳，为内热；不能食者为阴，为中寒。身轻者为阳，重者为阴。不大便者为阳，自下利者为阴。此阳道实阴道虚之定局也。然阳证亦有自下利者，故阴证亦有大便硬者。实中有虚，虚中有实，又阴阳更盛更虚之义。故胃实因于阳邪者，为阳结；有因于阴邪者，名阴结耳。然阳结能食而不大便，阴结不能食而能大便，何以故？人身腰以上为阳，腰以下为阴。阳结则阴病，故不大便；阴结则阳病，故不能食。此阳胜阴病，阴胜阳病之义也。凡三候为半月，半月为一节。凡病之不及、太过，斯皆见矣。能食不大便者，是但纳不输，为太过。十七日剧者，阳主进，又合乎阳数之奇也。不能食而硬便仍去者，是但输不纳，为不足。十四日剧者，阴主退，亦合乎阴数之偶也。《脉法》曰："计其余命生死之期，期以月节克之。"《内经》曰："能食者过期，不能食者不及期。"此之谓也。

此条本为阴结发论。阳结即是胃实，为阴结作伴耳。阴结无表证，当属之少阴，不可以身重不能食为阳明应有之症，沉迟为阳明当见之脉。大便硬为胃家实，而不敢用温补之剂也。且阴结与痼瘕、谷疸有别。彼溏而不便，是虚中有实；此硬而有便，是实中有虚。急须用参、附以回阳，勿淹留期至而不救。

上论阴阳结证。

阳明病，脉迟，汗出多，微恶寒者，表未解也，可发汗，宜桂枝汤。

阳明病，脉浮，无汗而喘者，发汗则愈，宜麻黄汤。

此阳明之表证、表脉也。二证全同太阳，而属之阳明者，不头项强痛故也。要知二方专为表邪而设，不为太阳而设。见麻黄证即用麻黄汤，见桂枝证即用桂枝汤，不必问其为太阳阳明也。若恶寒一罢，则二方所必禁矣。

阳明病，脉浮而紧者，必潮热，发作有时；但浮者，必盗汗出。

上条脉证与太阳相同，此条脉证与太阳相殊。此阳明半表半里之脉证，麻、桂下咽，阳盛则毙耳。故善诊者，必据证辨脉，勿据脉谈证。全注解见本篇之前。

脉浮而迟，面热赤而战惕者，六七日当汗出而解。迟为无阳，不能作汗，其身必痒也。

此阳明之虚证、虚脉也。邪中于面，而阳明之阳上奉之，故面热而色赤。阳并于上，而不足于外卫，寒邪切肤，故战惕耳。此脉此证，欲其恶寒自止于二日间，不可得矣。必六七日胃阳来复，始得汗出溱溱而解。所以然者，汗为阳气，迟为阴脉，无阳不能作汗，更可以身痒验之，此又当助阳发汗者也。

阳明病，法多汗，反无汗，其身如虫行皮肤中，此久虚故也。

阳明气血俱多，故多汗；其人久虚，故反无汗。此又当益津液、和营卫，使阴阳自和而汗出也。

阳明病，反无汗而小便利，二三日呕而咳，手足厥者，必苦头痛。若不咳不呕，手足不厥者，头不痛。

小便利，则里无瘀热可知。二三日无身热汗出恶热之表，而即见呕咳之里，似乎热发乎阴。更手足厥冷，又似病在三阴矣。苦头痛，又似太阳之经证。然头痛必因咳呕厥逆，则头痛不属太阳。咳呕厥逆则必苦头痛，是厥逆不属三阴。断乎为阳明半表半里之虚证也。此胃阳不敷布于四肢，故厥；不上升于额颅，故痛。缘邪中于膺，结在胸中，致呕咳而伤阳也。当用瓜蒂散吐之，呕咳止，厥痛自除矣。两“者”字作“时”字看，更醒。

阳明病，但头眩，不恶寒，故能食而咳，其人必咽痛。若不咳者，咽不痛。

不恶寒，头不痛但眩，是阳明之表已罢。能食而不呕不厥但咳，乃是咳为病本也。咽痛因于咳，头眩亦因于咳。此邪结胸中而胃家未实也，当从小柴胡加减法。

阳明病，口燥，但欲漱水，不欲咽者，此必衄。

脉浮发热，口干鼻燥，能食者则衄。

此邪中于面，而病在经络矣。液之与血，异名而同类。津液竭，血脉因之而亦伤。故阳明主津液所生病，亦主血所生病。阳明经起于鼻，系于口齿。阳明病则津液不足，故口鼻干燥。阳盛则阳络伤，故血上溢而为衄也。口鼻之津液枯涸，故欲漱水、不欲咽者，热在口鼻，未入乎内也。能食者胃气强也。以脉浮发热之证，而见口干鼻燥之病机，如病在阳明，更审其能食、不欲咽水之病情，知热不在气分而在血分矣。此问而知之也。

按：太阳阳明皆多血之经，故皆有血证。太阳脉当上行，营气逆不循其道，反循巅而下至目内眦，假道于阳明，自鼻頞而出鼻孔，故先目瞑头痛。阳明脉当下行，营气逆而不下，反循齿环唇而上循鼻外至鼻頞而入鼻，故先口燥鼻干。异源而同流者，以阳明经脉起于鼻之交頞中，旁纳太阳之脉故也。

二条但言病机，不及脉法主治，宜桃仁承气、犀角地黄辈。

上论阳明在表脉证。

伤寒四五日，脉沉而喘满，沉为在里，而反发其汗，津液越出，大便为难，表虚里实，久则谵语。

喘而胸满者，为麻黄证。然必脉浮者，病在表，可发汗。今脉沉为在里，则喘满属于里矣。反攻其表则表虚，故津液大泄。喘者满者，满而实矣，因转属阳明，此谵语所由来也。宜少与调胃。汗出为表虚，然是谵语，归重只在里实。

发汗多，若重发汗者，亡其阳，谵语。脉短者死，脉自和者不死。

上条论谵语之由，此条论谵语之脉。亡阳即津液越出之互辞。心之液为阳之汗，脉者血之腑也。心主血脉，汗多则津液脱，营血虚。故脉短是营卫不行，脏腑不通，则死矣。此谵语而脉自和者，虽津液妄泄，而不甚脱，一惟胃实，而营卫通调，是脉有胃气，故不死。此下历言谵语不因于胃者。

谵语，直视喘满者死，下利者亦死。

上条言死脉，此条言死证。盖谵语本胃实，而不是死证。若谵语而一见虚脉虚证，则是死证，而非胃家实矣。脏腑之精气，皆上注于目。目不转睛，不识人，脏腑之气绝矣。喘满见于未汗之前，为里实；见于谵语之时，是肺气已败。呼吸不利，故喘而不休。脾家大虚，不能为胃行其津液，故满而不运。若下利不止，是仓廪不藏，门户不要也。与大便难而谵语者，天渊矣。

夫实则谵语，虚则郑声。郑声，重语也。

同一谵语，而有虚实之分。邪气盛则实，言虽妄诞，与发狂不同，有庄严状，名曰谵语。正气夺则虚，必目见鬼神，故郑重其语，有求生求救之状，名曰郑声。此即从谵语中分出，以明谵语有不因胃实而发者，更释以“重语”二字，见郑重之谓，而非郑重之音也。若造字出于喉中，与语多重复叮咛不休等义，谁不知其虚，仲景乌庸辨？

阳明病，下血谵语者，此为热入血室。但头汗出者，刺期门，随其实而泻之，濈然汗出则愈。

血室者，肝也。肝为藏血之脏，故称血室。女以血用事，故下血之病最多。若男子非损伤则无下血之病。惟阳明主血所生病，其经多血多气，行身之前，邻于冲任。阳明热盛，侵及血室，血室不藏，溢出前阴，故男女俱有是症。血病则魂无所归，心神无主，谵语必发。要知此非胃实，因热入血室而肝实也。肝热心亦热，热伤心气，既不能主血，亦不能作汗。但头有汗，而不能遍身，此非汗吐下法可愈矣。必刺肝之募，引血上归经络，推陈致新，使热有所泄，则肝得所藏，心得所主，魂有所归，神有所依，自然汗出周身，血不妄行，谵语自止矣。按：蓄血便脓血，总是热入血室，入于肠胃，从肛门而下者，谓之便血脓血。盖女子经血出自子户，与溺道不同门。男子精、血、溺三物，内异道而外同门，精道由肾，血道由肝，水道由膀胱。其源各别，而皆出自前阴。

期门，肝之募也，又足太阴厥阴阴维之会。太阴阳明为表里，厥阴少阳为表里。阳病治阴，故阳明少阳血病，皆得刺之。

妇人中风，发热恶寒，经水适来。得之七八日，热除而脉迟身凉，胸胁下满，如结胸状，谵语者，此为热入血室也。当刺期门，随其实而泻之。

人之十二经脉，应地之十二水，故称血为经水，女子属阴而多血。脉者，血之腑也。脉以应月，故女子一月经水溢出，应时而下，故人称之为月事也。此言妇人适于经水来时，中于风邪，发热恶寒。此时未虑及月事矣，病从外来，先解其外可知，至七八日热除身凉脉迟为愈，乃反见胸胁苦满而非结胸，反发谵语而非胃实，何也？脉迟故也。迟为在脏，必其经水适来时，风寒外来，内热乘肝，月事未尽之余，其血必结。当刺其募以泻其结热，满自消而谵语自止，此通因塞用法也。

妇人伤寒发热，经水适来，昼则明了，暮则谵语，如有所见，此为热入血室。无犯胃气，及上下焦，必自愈。

前言中风，此言伤寒者，见妇人伤寒中风，皆有热入血室证也。然此三条，皆因谵语而发，不重在热入血室，更不重在伤寒中风。要知谵语多有不因于胃者，不可以谵语为胃实而犯其胃气也。发热不恶寒，是阳明病。申酉谵语，疑为胃实。若是经水适来，固知热入血室矣。此经水未断，与上条血结不同。是肝虚魂不安而妄见，本无实可泻，固不得妄下以伤胃气。亦不得刺之令汗，以伤上焦之阳，刺之出血，以伤下焦之阴也。俟其经尽，则谵语自除，而身热自退矣。当以不治治之。

热入血室，寒热如疟而不谵语者，入柴胡证。

上论阳明谵语脉证。

阳明脉证下

阳明中风，口苦咽干，腹满微喘，发热恶寒，脉浮而紧，若下之，则腹满小便难也。

本条无目疼鼻干之经病，又无尺寸俱长之表脉。微喘恶寒，脉浮而紧，与太阳麻黄证同。口苦咽干，又似太阳少阳合病。更兼腹满，又似太阳太阴两感。他经形证互呈，本经形证未显，何以名为阳明中风耶？以无头项强痛，则不属太阳；不耳聋目赤，则不属少阳；不腹痛自利，则不关太阴。是知口为胃窍，咽为胃门，腹为胃室，喘为胃病矣。今虽恶寒，二日必止，脉之浮紧，亦潮热有时之候也。此为阳明初病在里之表，津液素亏，故有是症。若以腹满为胃实而下之，津液既竭，腹更满而小便难，必大便反易矣。此中风转中寒，胃实转胃虚，初能食而致反不能食之机也。伤寒中风，但见有柴胡一症便是。则口苦咽干，当从少阳证治。脉浮而紧者，当曰弦矣。

阳明中风，脉弦浮大而短气，腹部满，胁下及心痛，久按之气不通，鼻干，不得汗，嗜卧，一身及面目悉黄，小便难，有潮热，时时哕，耳前后肿。刺之小瘥，外不解。病过十日，脉弦浮者，与小柴胡汤；脉但浮，无余症者，与麻黄汤。若不尿，腹满加哕者，不治。

本条不言发热。看“中风”二字，便藏表热在内。外不解，即指表热而言，即暗伏内已解句。病过十日，是内已解之互文也，当在外不解句上。无余证句，接外不解句来。刺之，是刺足阳明，随其实而泻之。少瘥句，言内证俱减，但外证未解耳，非刺耳前后，其肿少瘥之谓也。脉弦浮者，向之浮大减小而弦尚存。是阳明之脉证已罢，惟少阳之表邪尚存，故可用小柴胡以解外。若脉但浮而不弦大，则非阳明少阳脉。无余症，则上文诸症悉罢，是无阳明少阳证。惟太阳之表邪来散，故可与麻黄汤以解外。所以然者，以阳明居中，其风非是太阳转属，即是少阳转属，两阳相熏灼，故病过十日而表热不退也。无余症可凭，只表热不解，法当凭脉。故弦浮者，可知少阳转属之遗风；但浮者，是太阳转属之余风也。若不尿，腹满加哕，是接耳前后肿来。此是内不解，故小便难者竟至不尿，腹部满者竟不减，时时哕者更加哕矣。非刺后所致，亦非用柴胡、麻黄后变证也。太阳主表，故中风多表证；阳明主里，故中风多里证。弦为少阳脉，耳前后、胁下为少阳部。阳明中风，而脉证兼少阳者，以胆为风腑故也。若不兼太阳少阳脉证，只是阳明病，而不名中风矣。参看口苦咽干，知阳明中风从少阳转属者居多。

本条多中风而不言恶风，亦不言恶热。要知始虽恶寒，二日自止，风邪未解，故不恶热。是阳明中风与太、少不同，而阳明过经留连不解之风，亦与本经初中迥别也。

上论阳明中风证。

阳明病，若能食名中风，不能食名中寒。

太阳主表，病情当以表辨。阳明主里，证虽在表，病情仍以里辨。此不特以能食不能食别风寒，更以能食不能食审胃家虚实也。要知风寒本一体，随人胃气而别。此条本为阳明初受表邪，先辨胃家虚实，为诊家提纲。使其着眼处，不是为阳明分中风伤寒之法也。

阳明病，若中寒不能食，小便不利，手足濈然汗出，此欲作痼瘕，必大便初硬后溏。所以然者，以胃中冷，水谷不别故也。

胃实则中热，故能消谷；胃虚则中寒，故不能食。阳明以胃实为病根，更当以胃寒为深虑耳。凡身热、汗出、不恶寒、反恶热称阳明病。今但手足汗出，则津液之泄于外者尚少；小便不利，则津液不泄于下。阳明所虑在亡津液，此更虑其不能化液矣。

痼瘕，即初硬后溏之谓。肛门虽固结，而肠中不全干也。溏即水谷不别之象，以癥瘕作解者谬矣。按：大肠、小肠，俱属于胃。欲知胃之虚实，必于二便验之。小便利，屎定硬；小便不利，必大便初硬后溏。今人但知大便硬、大便难、不大便者为阳明病。亦知小便难、小便不利、小便数少或不尿者皆阳明病乎？

阳明病，不能食，攻其热必哕。所以然者，胃中虚冷故也。以其人本虚，故攻其热必哕。

初受病便不能食，知其人本来胃虚，与中有燥屎而反不能食者有别也。哕为胃病，病深者其声哕矣。

若胃中虚冷不能食者，饮水则哕。

要知阳明病不能食者，虽身热恶热，而不可攻其热。不能食，便是胃中虚冷。用寒以彻表热，便是攻，非指用承气也。伤寒治阳明之法利在攻，仲景治阳明之心全在未可攻，故谆谆以胃家虚实相告耳。

阳明病，脉迟，腹满，食难用饱，饱则微烦，头眩，必小便难，此欲作谷疸。虽下之，腹满如故，所以然者，脉迟故也。

阳明脉浮而弦大，为中风。若脉迟，为中寒、为无阳矣。食难用饱，因于腹满，腹满因于小便难，烦眩又因于食饱耳。食入于胃，浊气归心，故烦。阳虚不能化液，则清中清者不上升，故食谷则头眩；浊中清者不下输，故腹满而小便难。胃脘之阳，不达于寸口，故脉迟也。《金匮》曰："谷气不消，胃中苦满，浊气下流，小便不通，身体尽黄，名曰谷疸。"当用五苓散调胃利水，而反用茵陈汤下之，腹满不减，而除中发哕所由来矣。所以然者，盖迟为在脏，脾家实则腐秽自去。食难用饱者，脾不磨也。下之则脾家愈虚，不化不出，故腹满如故。

伤寒脉迟，六七日而反与黄芩汤彻其热。脉迟为寒，今与黄芩汤，复除其热，腹中应冷，当不能食。今反能食，此名除中，必死。

凡首揭阳明病者，必身热汗出、不恶寒反恶热也。此言伤寒则恶寒可知，言彻其热，则发热可知。脉迟为无阳，不能作汗，必服桂枝汤啜稀热粥，令汗生于谷耳。黄芩汤本为协热下利而设，不为脉迟表热而设。今不知脉迟为里寒，但知清表之余热。热去寒起，则不能食者为中寒，反能食者为除中矣。除中者，胃阳不支，假谷气以自救，凡人将死而反强食者是也。

阳明病，初欲食，小便反不利，大便自调。其人骨节疼，翕然如有热状，奄然狂发，濈然汗出而解者，此水不胜谷，气与汗共并，脉紧则愈。

初欲食，则胃不虚冷。小便不利，是水气不宣矣。大便反调，胃不实可知。骨节疼者，湿流关节也。翕翕如有热而不甚热者，燥化不行，而湿在皮肤也。其人胃本不虚，因水气怫郁，郁极而发，故忽狂。汗生于谷，濈然汗出者，水气与谷气并出而为汗也。脉紧者，对迟而言，非紧则为寒之谓。

若脉迟，至六七日不欲食，此为晚发，水停故也，为未解；食自可者，为欲解。

初能食，至六七日阳气来复之时，反不欲食，是胃中寒冷，因水停而然，名曰晚发，因痼瘕、谷疸等为未除也。食自可，则胃阳已复，故欲解。

伤寒，大吐大下之，极虚，复极汗者，以其人外气怫郁。复与之水，以发其汗，因得哕。所以然者，胃中虚冷故也。

阳明居中，或亡其津而为实，或亡其津而为虚，皆得转为阳明。其传为实者可下，其传为虚者当温矣。

上论阳明中寒证。

阳明病欲解时，从申至戌上。

申酉为阳明主时，即日晡也。凡称欲解者，俱指表而言，如太阳头痛自止，恶寒自罢，阳明则身不热不恶热也。

上论阳明病解时。

栀子豉汤证

阳明病，脉浮而紧；咽燥口苦，腹满而喘，发热汗出，不恶寒，反恶热，身重。若发汗则躁，心愦愦而谵语。若加烧针，心怵惕，烦躁不得眠。若下之，则胃中空虚，客气动膈，心中懊憹。舌上苔者，栀子豉汤主之。

脉证与阳明中风同。彼以恶寒，故名中风；此反恶热，故名阳明病。阳明主肌肉，热甚无津液以和之，则肉不和，故身重，此阳明半表里证也。邪已入腹，不在营卫之间。脉虽浮，不可为在表而发汗；脉虽紧，不可以身重而加温针；胃家初实，尚未燥硬，不可以喘满恶热而攻下。若妄汗之，则肾液虚，故躁；心液亡，故昏昧而愦愦；胃无津液，故大便燥硬而谵语也。若谬加温针，是以火济火，故心恐惧而怵惕；土水皆因火侮，故烦躁而不得眠也。阳明中风，病在气分，不可妄下。此既见胃实之证，下之亦不为过。但胃中以下而空虚，喘、满、汗出、恶热、身重等症或罢，而邪之客上焦者，必不因下除，故动于膈而心中懊恼不安也。病在阳明，以妄汗为重、妄下为轻。舌上苔句，顶上四段来。不恶、反恶，皆由心主；愦愦、怵惕、懊憹之象，皆心病所致，故当以舌验之。舌为心之外候，心热之微甚，与苔之厚薄、色之浅深，为可征也。栀子豉汤主之，是总结上四段证。要知本汤是胃家初受双解表里之方，不只为误下后立法。盖阳明初病，不全在表，不全在里，诸症皆在里之半表间，汗下温针，皆在所禁。将何以治之，惟有吐之一法，为阳明表邪之出路耳。然病在胸中，宜瓜蒂散。此已在腹中，则瓜蒂散不中与也，栀子豉汤主之。外而自汗恶热身重可除，内而喘满咽干口苦自解矣。

阳明之有栀豉汤，犹太阳之有桂枝汤，既可以驱邪，亦可以救误，上焦得通，津液得下，胃气因和耳。

若渴欲饮水，口干舌燥者，白虎加人参汤主之。

上文是阳邪自表入里，此条则自浅入深之证也。咽燥、口苦、恶热，热虽在里，尚未犯心；愦愦、怵惕、懊憹，虽入心尚不及胃；燥渴欲饮，是热已入胃，尚未燥硬。用白虎加人参汤，泻胃火而扶元气，全不涉汗吐下三法矣。

若脉浮发热，渴欲饮水，小便不利者，猪苓汤主之。

上条根首条诸症，此条又根上文饮水来。连用五“若”字，见仲景说法御病之详。栀豉汤所不及者，白虎汤继之，白虎汤不及者，猪苓汤继之，此阳明起手之三法。所以然者，总为胃家惜津液，既不肯令胃燥，亦不肯令水渍入胃耳。余义见猪苓汤证。

发汗吐下后，虚烦不得眠。若剧者，必反覆颠倒，心中懊憹，栀子豉汤主之。若少气者，栀子甘草豉汤主之。若呕者，栀子生姜豉汤主之。

虚烦是阳明之坏病，便从栀子汤随证治之，犹太阳坏病，多用桂枝汤加减也。以吐易温针，以懊憹概愦愦、怵惕，可互文见意。栀豉汤本为治烦躁设，又可以治虚烦，以此知阳明之虚与太阳之虚不同，阳明之烦与太阳之烦有别矣。首句虽兼汗吐下，而大意单指下后言，以阳明病多误在早下故也。“反覆颠倒”四字，切肖不得眠之状，为虚烦二字传神。此火性摇动，心无依著故也。心居胃上，即阳明之表。凡心病皆阳明表邪，故制栀豉汤因而越之。盖太阳之表，当汗而不当吐；阳明之表，当吐而不当汗；太阳之里，当利小便而不当下；阳明之里，当下而不当利小便。今人但知汗为解表，不知吐亦为解表，故于仲景大法中，但知汗下而遗其吐法耳。若少气若呕，又从虚烦中分出。烦必伤气，加甘草以益气；虚热相搏，必欲呕，加生姜以散邪。

发汗，若下之，而发烦热，胸中窒者，栀子豉汤主之。

窒者，痞塞之谓。烦为虚烦，则热亦虚热，窒亦虚窒矣。此热伤君主，心气不足而然。栀豉治之，是“益心之阳，寒亦通行”之谓欤？误下后，痞不在心下而在胸中，故仍用栀豉，与太阳下后外不解者仍用桂枝同法。盖病不变，则方不可易耳。

下后更烦，按之心下濡者，为虚烦也，宜栀子豉汤。

更烦是既解而复烦也。心下软，对胸中窒而言，与心下反硬者悬殊矣。要知阳明虚烦，对胃家实热而言，是空虚之虚，不是虚弱之虚。

阳明病，下之，其外有热，手足温，不结胸，心中懊侬，饥不能食，但头汗出者，栀子豉汤主之。

外有热，是身热未除。手足温，尚未濈然汗出，此犹未下前证，见不当早下也。不结胸，是心下无水气，知是阳明之燥化。心中懊侬，是上焦之热不除。饥不能食，是邪热不杀谷。但头汗出而不发黄者，心火上炎，而皮肤无水气也。此指下后变证。夫病属阳明，本有可下之理。然外证未除，下之太早，胃虽不伤，而上焦火郁不达，仍与栀子豉汤吐之，心清而内外自和矣。

伤寒五六日，大下后，身热不去，心中结痛者，未欲解也，栀子豉汤主之。

病发于阳而反下之，外热未除，心中结痛，虽轻于结胸，而甚于懊侬矣。结胸是水结胸胁，用陷胸汤，水郁则折之也。此乃热结心中，用栀豉汤，火郁则发之也。

栀子豉汤

栀子十四枚　香豉四合（绵裹）

上二味，以水四升，先煮栀子，得二升半，内豉，煮取升半，去滓，分为二服，温进一服，得吐，止后服。

栀子甘草豉汤

上方加甘草二两。余同前法。

栀子生姜豉汤

上方加生姜五两。余同前法。

此阳明半表半里涌泄之剂也。少阳之半表是寒，半里是热；而阳明之热，自内达外，有热无寒。其外证身热汗出、不恶寒反恶热、身重或目疼鼻干不得卧。其内证咽燥口苦、舌苔、烦躁、渴欲饮水、心中懊侬、腹满而喘。此热半在表半在里也。脉虽浮紧，不得为太阳病，非汗剂所宜。又病在胸腹，而未入胃腑，则不当下。法当涌吐以发散其邪。栀子苦能泄热，寒能胜热，其形象心；又赤色通心，故除心烦、愦愦、懊侬、结痛等症。豆形象肾，制而为豉，轻浮上行，能使心腹之邪上出于口，一吐而心腹得舒、表里之烦热悉除矣。所以然者，二阳之病发心脾，以上诸症，是心脾热，而不是胃家热，即本论所云“有热属脏者，攻之，不令发汗”之谓也。若夫热伤气者，少气加甘草以益气。虚热相搏者多呕，加生姜以散邪。栀豉汤以栀配豉，瓜蒂散以赤豆配豉，皆心肾交合之义。

伤寒，医以丸药大下之，身热不去，微烦者，栀子干姜汤主之。

攻里不远寒，用丸药大下之，寒气留中可知。心微烦而不懊侬，则非吐剂所宜也。用栀子以解烦，倍干姜以逐内寒而散表热。寒因热用，热因寒用，二味成方，而三法备矣。

伤寒下后，心烦腹满，起卧不安者，栀子厚朴汤主之。

心烦则难卧，腹满则难起。起卧不安，是心移热于胃，与反覆颠倒之虚烦不同。栀子以治烦，枳、朴以泄满，此两解心腹之妙剂也。热已入胃则不当吐，便未燥硬则不可下，此为小承气之先着。

栀子干姜汤

栀子十四枚　干姜二两

上二味，以水三升，煮取一升半，去滓，分二服，温进一服。

栀子厚朴汤

栀子十四枚　厚朴四两　枳实　余同前法。

夫栀子之性，能屈曲下行，不是上涌之剂。惟豉之腐气，上熏心肺，能令人吐耳。观瓜蒂散必用豉汁和剂服，是吐在豉而不在栀子也。此栀子干姜汤去豉用姜，是取其横散；栀子厚朴汤以枳、朴易豉，是取其下泄，皆不欲上越之义。旧本两方后概云得吐止后服，岂不谬哉？观栀子柏皮汤与茵陈汤中俱有栀子，俱不言吐，又病人旧微溏者不可与，则栀子之性自明。

伤寒身热发黄者，栀子柏皮汤主之。

身热汗出为阳明病。若寒邪太重，阳气怫郁在表，亦有汗不得出、热不得越而发黄者矣。黄为土色，胃火内炽，津液枯涸，故黄见于肌肉之间。与太阳误下、寒水留在皮肤者迥别，非汗吐下三法所宜也，必须苦甘之剂以调之。栀、柏、甘草，皆色黄而质润。栀子以治内烦，柏皮以治外热，甘草以和中气。形色之病，仍假形色以通之也。

栀子柏皮汤

栀子十五枚　甘草二两　黄柏

上三味，以水四升，煮取一升半，去滓，分温再服。

阳明病无汗，小便不利，心中懊侬者，身必发黄。

阳明病法多汗，反无汗，则热不得越；小便不利，则热不得降；心液不支，故虽未经汗下，而心中懊侬也。无汗、小便不利，是发黄之源，心中懊侬，是发黄之兆。然口不渴，腹不满，非茵陈汤所宜，与栀子柏皮汤，黄自解矣。

阳明病被火，额上微汗出，而小便不利者，必发黄。

阳明无表证，不当发汗，况以火劫乎？额为心部，额上微汗，心液竭矣。心虚肾亦虚，故小便不利而发黄。非栀子柏皮汤，何以挽津液于涸竭之余耶？

阳明病面合赤色，不可下之，必发热色黄，小便不利也。

面色正赤者，阳气怫郁在表，当以汗解。而反下之，热不得越，故复发热，而赤转为黄也。上条因于火逆，此条因于妄下。前以小便不利而发黄，此条先黄而小便不利。总因津液枯涸，不能通调水道而然。须栀子、柏皮，滋化源而致津液，非渗泄之剂所宜矣。黄未发宜栀子豉汤，已黄宜栀子柏皮汤。

仲景治太阳发黄有二法：但头汗出、小便不利者，麻黄连翘汤汗之；少腹硬、小便自利者，抵当汤下之。治阳明发黄二法：但头汗、小便不利、腹满者，茵陈、大黄以下之；身热、发黄与误治而致者，栀子、柏皮以清之。总不用渗泄之剂。要知仲景治阳明，重在存津液，不欲利小便，惟恐胃中燥耳，所谓治病必求其本。

凡用栀子汤，病人旧微溏者，不可服之。

向来胃气不实，即栀子亦禁用。用承气者，可不慎之欤？

瓜蒂散证

病如桂枝证，头不痛，项不强，寸脉微浮，胸中痞硬、气上冲咽喉，不得息者，此为胸有寒也，当吐之，宜瓜蒂散。

病如桂枝，是见发热、汗出、恶风、鼻鸣、干呕等症。头不痛，项不强，则非太阳中风。未经汗下而胸中痞硬，其气上冲，便非桂枝证矣。病机在胸中痞硬，便当究痞硬之病，因思胸中痞硬之治法矣。胸中者，阳明之表也。邪中于面，则入阳明，中于膺，亦入阳明。则鼻鸣、发热、汗出、恶风者，是邪中于面，在表之表也。胸中痞硬、气上冲不得息者，邪中膺，在里之表也。寒邪结而不散，胃阳抑而不升，故成此痞象耳。胃者土也，土生万物，不吐者死，必用酸苦涌泄之味，因而越之，胃阳得升，胸寒自散。里之表和，表之表亦解矣。此瓜蒂散为阳明之表剂。

病人手足厥冷，脉乍紧者，邪结在胸中；心下满而烦，饥不能食者，病在胸中。当吐之，宜瓜蒂散。

手足为诸阳之本，厥冷则胃阳不达于四肢。紧则为寒，乍紧者，不厥时不紧，言紧与厥相应也。此寒结胸中之脉证。心下者，胃口也。满者胃气逆，烦者胃火盛。火能消物，故饥；寒结胸中，故不能食。此阴并于上，阳并于下，故寒伤形，热伤气也。非汗下温补之法所能治，必瓜蒂散吐之。此塞因通用法，又寒因寒用法。

上条是阳明中风脉证，此条是阳明伤寒脉证。上条是阳明小结胸，此条是阳明大结胸。太阳结胸因热入，硬满而痛为有形，故制大陷胸下之。阳明结胸因寒塞，硬满不痛为无形，故制瓜蒂散吐之。

少阴证，饮食入口则吐。心中温温欲吐，复不能吐，始得之，手足寒，脉弦迟者，此胸中实，不可下也，当吐之。若膈上有寒饮，干呕者，不可吐也，当温之，宜四逆汤。

欲吐而不吐者，少阴虚证。此饮食入口即吐，非胃寒矣。心下温即欲吐，温止则不欲吐矣。复不能吐者，寒气在胸中，似有形而实无形，非若饮食有形而可直拒之也。此病升而不降，宜从高者抑之之法，下之则愈矣。而不敢者，以始得病时手足寒、脉弦迟，疑其为寒。今以心下温证之，此为热实，然实不在胃而在胸中，则不可下也。当因其势而利导之，不出高者越之之法。然病在少阴，呕吐多属于虚寒，最宜细究。若膈上有寒饮，与心下温者不同；而反干呕者，与饮食即吐者不同矣。瓜蒂散不中与也。气上冲、满而烦、心下温，皆是瓜蒂散着眼处。

手足寒，脉弦迟，有心温、膈寒二症，须着眼。

瓜蒂散

赤小豆　瓜蒂（熬黄）各一分

二味，各别捣筛为散，合治之。取一钱匕，以香豉一合，用热汤七合，煮作稀糜，去滓取汁，和散温顿服。不吐，少少加，得快吐及止。诸亡血虚家，不可与之。

瓜为甘果，而熟于长夏，清胃热者也。其蒂，瓜之生气所系也。色青味苦，象东方甲木之化，得春升生发之机。故能提胃中之气，除胸中实邪，为吐剂中第一品药，故必用谷气以和之。赤小豆甘酸下行而止吐，取为反佐，制其太过也。香豉本性沉重，糜熟而使轻浮，苦甘相济，引阳气以上升，驱阴邪而外出，作为稀糜，调二散，虽快吐而不伤神。仲景制方之精义：赤豆为心谷而主降，香豉为肾谷而反升，既济之理也。

太阳病，当恶寒发热。今自汗出，不恶寒发热，关上脉细数者，以医吐之过也，此为小逆。一二日吐之者，腹中饥，口不能食。三四日吐之者，不喜糜粥，欲食冷食，朝食暮吐，以医吐之所致也。

言太阳病，头项强痛可知。今自汗出而不恶寒发热，疑非桂枝证。以脉辨之，关上者，阳明脉位也，细数而不洪大。虽自汗而不恶热，则不是与阳明并病。不口干烦满而自汗出，是不与少阴两感。原其故，乃庸医妄吐之所致也。吐后恶寒发热之表虽除，而头项强痛仍在，则自汗为表虚，脉细数为里热也。此其人胃气未伤，犹未至不能食，尚为小逆。其误吐而伤及胃气者，更当计日以辨之。若一二日间，热正在表，当汗解而反吐之，寒邪乘虚入胃，故饥不能食。三四日间，热发于里，当清解而反吐之，胃阳已亡，故不喜谷食，而反喜瓜果，是除中也。邪热不化物，故朝食暮吐，生意尽矣，此为大逆。

按：三阳皆受气于胸中。在阳明以胸为表，吐之阳气得宣，故吐中便寓发散之意。太阳以胸为里，故有干呕、呕逆之症，而不可吐，吐之则伤胃而为逆。少阳得胸中之表，故亦有喜呕症，吐之则悸而惊矣。

太阳病吐之，但太阳病当恶寒，今反不恶寒，不欲近衣，此为吐之内烦也。

上条因吐而亡胃脘之阳，此因吐而伤膻中之阴。前条见其人之胃虚，此条见其人之阳盛。前条寒入太阴而伤脾精，此条热入阳明而成胃实。皆太阳妄吐之变证，是瓜蒂散所禁，不特亡血虚家也。

白虎汤证

伤寒脉浮，发热无汗，其表不解者，不可与白虎汤。渴欲饮水，无表证者，白虎加人参汤主之。

白虎汤治结热在里之剂，先示所禁，后明所用，见白虎为重，则不可轻用也。脉浮、发热、无汗，麻黄证尚在，即是表不解；更兼渴欲饮水，又是热入里。此谓有表里证，当用五苓、多服暖水发汗矣。若外热已解，是无表证。但渴欲饮水，是邪热内攻。热邪与元气不两立，急当救里，故用白虎加人参以主之。若表不解而妄用之，热退寒起，亡可立待矣。

服桂枝汤，大汗出后，大烦渴不解，脉洪大者，白虎加人参汤主之。

前条详症，此条详脉。全注见桂枝篇。

伤寒无大热，口燥渴，心烦，背微恶寒者，白虎加人参汤主之。

伤寒六七日，无大热，其人躁烦，为阳去入阴。此虽不躁而口渴心烦，阳邪入里明矣。无大热，指表言，见微热犹在；背微恶寒，见恶寒将罢。此虽有表里证，而表邪已轻，里热已甚，急与白虎加人参汤，里和而表白解矣。

伤寒若吐若下后，七八日不解，热结在里，表里俱热，时时恶风，大渴，舌上干燥而烦，欲饮水数升者，白虎加人参汤主之。

伤寒七八日尚不解者，当汗不汗，反行吐下，是治之逆也。吐则津液亡于上，下则津液亡于下。表虽不解，热已入于里矣。太阳主表，阳明主里，表里俱热，是两阳并病也。恶风为太阳表证未罢，然时时恶风，则有时不恶，表将解矣，与背微恶寒同。烦躁、舌干、大渴为阳明证，欲饮水数升，里热结而不散，急当救里以滋津液。里和表亦解，故不须两解之法。

阳明病，若渴欲饮水，口干舌燥者，白虎加人参汤主之。

白虎所治，皆阳明燥证，揭为阳明主方，信为有见。

三阳合病，腹满，身重，难以转侧，口不仁而面垢，遗尿。发汗则谵语，下之则额上汗出，手足冷。若自汗出者，白虎汤主之。

此本阳明病，而略兼太、少也。胃气不通，故腹满。阳明主肉，无气以动，故身重。难以转侧者，少阳行身之侧也。口者，胃之门户。胃气病，则津液不能上行，故不仁。阳明病则颜黑，少阳病则面微有尘，阳气不荣于面，故垢。膀胱不约为遗溺遗尿者，太阳本病也。虽三阳合病，而阳明证多，则当独取阳明矣。无表证则不宜汗，胃未实则不当下。此阳明半表里证也。里热而非里实，故当用白虎，而不当用承气。若妄汗则津竭而谵语，误下则亡阳而额汗出、手足厥也。此自汗出，为内热甚者言耳，接遗尿句来。若自汗而无大烦大渴症，无洪大浮滑脉，当从虚治，不得妄用白虎。若额上汗出、手足冷者，见烦渴、谵语等症与洪滑之脉，亦可用白虎汤。

三阳合病，脉浮大在关上，但欲睡眠，合目则汗。

上条言病状及治方，此条详病脉、探病情、究病机，必两条合参，而合病之大要始得。脉大为阳，关上阳所治也，是为重阳矣。但欲睡眠，是阳入于阴矣。合目则卫气行阴，而兼汗出，热淫于内矣。与上文自汗同，与少阴脉微细而但欲寐不同。

伤寒脉浮滑，此表有热、里有邪，白虎汤主之。

此条论脉而不及症，因有白虎汤证，而推及其脉也。勿只据脉而不审其证。脉浮而滑为阳，阳主热。《内经》云："脉缓而滑曰热中。"是浮为在表，滑为在里。旧本作"里有寒"者误。此虽表里并言，而重在里热，所谓结热在里，表里似热者也。

伤寒脉滑而厥者，里有热也，白虎汤主之。

脉微而厥为寒厥，脉滑而厥为热厥。阳极似阴之证，全凭脉以辨之。然必烦渴引饮，能食而大便难，乃为里有热也。

白虎汤

石膏一斤（碎，绵裹）　知母六两　甘草二两　粳米六合

水一斗，煮米熟汤成，温服一升，日三服。

白虎加人参汤

前方加人参三两。余同前法。

经曰："火生苦。"又曰："以苦燥之。"又曰："味过于苦，脾气不濡，胃气乃厚。"以是知苦从火化。火能生土，则土燥火炎，非苦寒之味所能治矣。经曰："甘先入脾。"又曰："以其泻之。"又曰："饮入于胃，输精于脾，上归于肺，水精四布，五经并行。"以是知甘寒之品，乃泻胃火生津液之上剂也。石膏大寒，寒能胜热，味甘归脾，质刚而主降，备中土生金之体，色白通肺，质重而含脂，具金能生水之用，故以为君。知母气寒主降，苦以泄肺火，辛以润肺燥，内肥白而外皮毛，肺金之象，生水之源也，故以为臣。甘草皮赤中黄，能土中泻火，为中宫舟楫，寒药得之缓其寒，用此为佐，沉降之性，亦得留连于脾胃之间矣。粳米稼穑作甘，气味温和，禀容平之性，为后天养生之资，得此为佐，阴寒之物，则无伤损脾胃之虑也。煮汤入胃，输脾归肺，水精四布，大烦大渴可除矣。白虎主西方金也，用以名汤者，秋金得令，而暑清阳解，此四时之序也。更加人参，以补中益气而生津，协和甘草、粳米之补，承制石膏、知母之寒，泻火而火不伤，乃操万全之术者。

茵陈汤证

阳明病，发热汗出，此为热越，不能发黄也；但头汗出，身无汗，齐颈而还，腹满，小便不利，渴饮水浆，此为瘀热在里，身必发黄，茵陈蒿汤主之。

阳明多汗，此为里实表虚，反无汗，是表里俱实矣。表实则发黄，里实则腹满。但头汗出，小便不利，与麻黄连翘证同。然彼属太阳，因误下而表

邪未散，热虽里而未深，故口不渴、腹不满，仍当汗解。此属阳明，未经汗下，而津液已亡，故腹满、小便不利、渴欲饮水，此瘀热在里，非汗吐所宜矣。身无汗，小便不利，不得用白虎；瘀热发黄，内无津液，不得用五苓。故制茵陈汤以佐栀子、承气之所不及也。但头汗，则身黄而面目不黄；若中风不得汗，则一身及面目悉黄，以见发黄是津液所生病。

伤寒七八日，身黄如橘子色，小便不利，腹微满者，茵陈蒿汤主之。

伤寒七八日不解，阳气重也。黄色鲜明者，汗在肌肉而不达也。小便不利，内无津液也。腹微满，胃家实也。调和二便，此茵陈之职。

茵陈蒿汤

茵陈蒿六两　栀子十四枚　大黄二两

以水一斗，先煮茵陈，减六升，内二味，煮取三升，去滓，分温三服。小便当利，尿如皂角汁状，色正赤，一宿腹减，黄从小便去。

茵陈禀北方之色，经冬不凋，受霜承雪，故能除热邪留结。栀子以通水源，大黄以调胃实，令一身内外之瘀热悉从小便出，腹满自减而津液无伤。此茵陈汤为阳明利水之妙剂也。

伤寒发汗已，身目为黄。所以然者，以寒湿在里，不解故也。不可下，于寒湿中求之。

发黄有因瘀热者，亦有因寒邪者，有因于燥令者，亦有因于湿化者。则寒湿在里，与瘀热在里不同，是非汗、下、消三法所可治矣。伤寒固宜发汗，发之而身目反黄者，非热不得越，是发汗不如法，热解而寒湿不解也。太阴之上，湿气主之，则身自黄而面不黄，以此知系在太阴，而非阳明病矣。当温中散寒而除湿，于真武、五苓辈求之。

承气汤证

伤寒不大便六七日，不恶寒反恶热，头痛身热者，与承气汤。

受病后，便不大便，胃家实也。至六七日而头痛身热不解，足见阳气之重，其不恶寒反恶热更可知矣。此太阳阳明合病，已合阳数之期而不愈者，当知不大便之病为在里，不必拘头痛身热之表为未解也。所谓阳盛阴虚，汗之则死，下之即愈，可不知要害乎？

病人烦热，汗出则解，又如疟状。日晡所发热者，属阳明也。脉实者宜下之，与承气汤。

烦热自汗似桂枝证，寒热如疟似柴胡证。然日晡潮热；期属阳明，而脉已沉实，确为可下，是承气主证主脉也。当与不大便六七日，互相发明。

太阳病三日，发汗不解，头不痛，项不强，不恶寒，反恶热，蒸蒸发热者，属胃也，调胃承气汤主之。

病经三日，已经发汗，阳气得泄则热当解，而内热反炽，与中风翕翕发热不同。必其人胃家素实，因发汗亡津液，而转属阳明也。三日正阳明发汗之期。此太阳证已罢，虽热未解，而头不痛、项不强、不恶寒、反恶热，可知热已入胃，便和其胃，调胃之名以此。日数不必拘，要在脉证上讲求。

发汗后恶寒者，虚故也；不恶寒反恶热者，实也，当和胃气，与调胃承气汤。

虚、实俱指胃言。汗后正气夺则胃虚，故用附子、芍药；邪气盛则胃实，故用大黄、芒硝。此自用甘草，是和胃之意。此见调胃承气，是和剂而非下剂也。

若胃气不和谵语者，少与调胃承气汤。

承者，顺也。顺之则和。少与者，即调之之法。

伤寒吐后腹胀满者，与调胃承气汤。

妄吐而亡津液，以致胃实而腹胀，吐后上焦虚可知。腹虽胀满，病在胃而不在胸，当和胃气，而枳、朴非其任矣。

阳明病，不吐不下，心烦者，可与调胃承气汤。

言阳明病则身热、汗出、不恶寒反恶热矣。若吐下后而烦为虚邪，宜栀子豉汤。未经吐下而烦，是胃火乘心，从前来者为实邪，调其胃而心自和。此实则泻子之法。

太阳病，过经十余日，心下温温欲吐，而胸中痛，大便反溏，腹微满，郁郁微烦，先其时极吐下者，与调胃承气汤。

过经不解十余日，病不在太阳矣。仍曰太阳病者，以此为太阳之坏病也。心中不烦而心下温，腹中不痛而胸中痛，是上焦因极吐而伤矣。心下者，胃口也。心下温，温时即欲吐，胃口有遗热。腹微满，而郁郁时便微烦，是胃家尚未虚，胃中有燥屎矣。大便当硬而反溏，是下焦因极下而伤也。欲吐而不得吐，当利而不利，总因胃气不和，大便溏而胃家仍实也。少与调胃承气汤微和之，三焦得和矣。

伤寒十三日不解，过经谵语者，以有热故也；当以汤下之。若小便利者，大便当硬，而反下利，脉调和者，知医以丸药下之，非其治也。若自下利者，脉当微，今反和者，此为内实也，调胃承气汤主之。

经者，常也，过经是过其常度，非经络之经也。发于阳者七日愈，七日以上自愈，以行其经尽故也。七日不愈，是不合阴阳之数，便为过经，非十三日不解为过经也。凡表解而不了了者，十二日愈。此十三日而尚身热不解，便见其人之阳有余。过经而谵语，足征其人之胃家实。此内外有热，自阳盛阴虚也。当以承气汤下之，而医以丸药下之，是因其病久，不敢速下，恐伤胃气之意，而实非伤寒过经之治法也。下之不利，今反下利，疑为胃虚。而身热谵语未除，非虚也。凡下利者，小便当不利；小便利者，大便当硬。今小便利而反下利，疑为胃虚，恐热为协热而语为郑声也。当以脉别之，诸微亡阳，若胃虚而下利者脉当微。今调和而不微，是脉有胃气，胃实可知也。是丸药之沉迟，利在下焦，故胃实而肠虚，调其胃则利自止矣。

上条大便反溏，此条反下利，从假不足处得其真实。

上论调胃承气证。

太阳病，若吐、若下、若发汗，微烦，小便数，大便因硬者，小承气汤和之愈。

此亦太阳之坏病，转属阳明者也。微烦、小便数，大便尚不当硬，因妄治亡津液而硬也。用小承气和之，润其燥也。此见小承气亦和剂，不是下剂。

得病二三日，脉弱，无太阳、柴胡证，烦躁，心下硬。至四五日，虽能食，以小承气汤少少与微和之，令小安。至六日，与承气汤一升。若不大便六七日，小便少者，虽不能食，但初头硬，后必溏，未定成硬，攻之必溏。须小便利，屎定硬，乃可攻之，宜大承气汤。

得病二三日，尚在三阳之界。其脉弱，恐为无阳之征。无太阳桂枝证，无少阳柴胡证，则病不在表。而烦躁心下硬，是阳邪入阴，病在阳明之里矣。辨阳明之虚实，在能食不能食。若病至四五日尚能食，则胃中无寒，而便硬可知。少与小承气微和其胃，令烦躁少安。不竟除之者，以其人脉弱，恐大便之易动故也。犹太阴脉弱，当行大黄、芍药者减之之意。至六日复与小承气一升。至七日仍不大便，胃家实也。欲知大便之燥硬，既审其能食不能食，又当问其小便之利不利。而能食必大便硬，后不能食，是有燥屎。小便少者，恐津液还入胃中，故虽不能食，初头硬后必溏。小便利者，胃必实，屎定硬，乃可攻之。所以然者，脉弱是太阳中风，能食是阳明中风。非七日后不敢下者，以此为风也。须过经乃可下之，下之若早，语言必乱，正此谓也。

阳明病，脉迟，微汗出，不恶寒者，其身必重，短气腹满而喘，有潮热者，此外欲解，可攻里也。手足濈然而汗出者，此大便已硬也，大承气汤主之。若汗多，微发热恶寒者，外未解也。其热不潮，未可与承气汤。若腹大满不通者，可与小承气汤微和胃气，勿令大泄下。

脉迟而未可攻者，恐为无阳，恐为在脏。故必表证悉罢，里证毕具，方为下证。若汗虽多而微恶寒，是表证仍在。此本于中风，故虽大满不通，只可微和胃气，令小安，勿使大泄，过经乃可下耳。胃实诸证，以手足汗出为可据，而潮热尤为亲切，以四肢为诸阳之本，而日晡潮热，为阳明主时也。

阳明病，潮热，大便硬者，可与大承气汤，不硬者，不可与之。若不大便六七日，恐有燥屎。欲知之法，少与小承气汤，汤入腹中转矢气者，此有燥屎，乃可攻之。若不转矢气者，此但初头硬，后必溏，不可攻之。攻之必胀满不能食也。欲饮水者，与水则哕。其后发热者，必大便硬而少也，以小承气汤和之。不转矢气者，慎不可攻也。

此必因脉之迟弱，即潮热尚不足据，又立试法。如胃无燥屎而攻之，胃家虚胀，故不能食。虽复潮热，便硬而少者，以攻后不能食故也。要知不转矢气者，即渴欲饮水，尚不可与，况攻下乎？以小承气为和，即以小承气为试。仍与小承气为和，总是慎用大承气耳。

阳明病，谵语发潮热，脉滑而疾者，小承气汤主之。因与承气汤一升，腹中转矢气者，更服一升，若不转矢气者，勿更与之。明日不大便，脉反微涩者，里虚也，为难治，不可更与承气汤也。

脉滑而疾者，有宿食也。谵语潮热，下证具矣。与小承气试之，不转矢气，宜为易动。明日而仍不大便，其胃家似实。而脉反微涩，微则无阳，涩则少血，此为里虚。故阳证反见阴脉也。然胃家未实，阴脉尚多，故脉迟脉弱者，始可和而久可下。阳脉而变为阴脉者，不惟不可下，更不可和。脉滑者生，脉涩者死，故为难治。然滑有不同，又当详明。夫脉弱而滑，是有胃气。此脉来滑疾，是失其常度，重阳必阴，仲景早有成见，故少与小承气试之。若据谵语潮热，而与大承气，阴盛已亡矣。此脉证之假有余，小试之而即见真不足。凭脉辨证，可不慎哉！宜蜜煎导而通之。虚甚者，与四逆汤，阴得阳则解矣。

伤寒若吐下后，不解，不大便五六日，上至十余日，日晡所发潮热，不恶寒，独语如有所见。若剧者，发则不识人，循衣摸床，惕而不安，微喘直视，脉弦者生，涩者死，微者但发热谵语。大承气汤主之，若一服利，止后服。

坏病有微、剧之分。微者是邪气实，当以下解。若一服利，止后服，只攻其实，无乘其虚也。剧者，邪正交争，当以脉断其虚实。弦者是邪气实，不失为下证，故生；涩者是正气虚，不可更下，故死。如有所见独语，与郑声、谵语不同。潮热不恶寒，不大便，是可下证。目直视不识人、循衣摸床等症，是日晡发热时事，不发时自安，故勿竟断为死证。还将脉推之，凡谵语脉短者死。涩者短也，短则气病；弦者长也，长则气治。凡直视、谵语、喘满者死。此微喘而不满，只是气之不承，非气之不治耳。

阳明病，其人多汗，以津液外出，胃中燥，大便必硬，硬则谵语，小承气汤主之。若一服谵语止，更莫复服。

阳明主津液所生病，故阳明病多汗。多汗是胃燥之因，便硬是谵语之根。一服谵语止，大便虽未利，而胃濡可知矣。

下利谵语者，有燥屎也，宜小承气汤。

下利是大肠虚，谵语是胃气实。胃实肠虚，宜大黄以濡胃，无庸芒硝以润肠也。

汗出谵语者，以有燥屎在胃中。此为风也，须下之。过经乃可下之，下之若早，语言必乱，表虚里实故也。下之则愈，宜大承气汤。

首二句是冒头，末二句是总语。言汗出必亡津，谵语因胃实，则汗出谵语，以胃中有燥屎也，宜大承气汤下之。然汗出谵语有二义：有阳明本病多汗亡津而谵语者，有中风汗出早下而谵语者。如脉滑曰风，其谵语潮热下之，与小承气汤，不转矢气，勿更与之。如能食曰风，其烦躁心下硬，少与小承气微和之，令小安。非七日后屎定硬不敢妄下者，以此为风也。七日来行经已尽，阳邪入阴，乃可下之。若不知此义而早下之，表以早下而虚热不解，里以早下而胃家不实。如十三日不解，过经下利而谵语，与下后不解，至十余日不大便、日晡潮热、独语如有所见者是也，

阳明病，谵语，有潮热；反不能食者，胃中必有燥屎五六枚也，宜大承气汤下之。若能食者，但硬耳。

初能食，反不能食，胃实可知。若能食而大便硬，是肠实而胃未实，恐本于中风，未可下也。谵语、潮热、屎有燥硬之辨。

阳明病下之，心中懊恼而烦，胃中有燥屎者，可攻之，宜大承气汤。腹微满，初头硬后必溏，不可攻之。

下后心中懊恼而烦，栀子豉证。若腹大满不通，是胃中燥屎上攻也。若微满，犹是栀子厚朴汤证。

病人不大便五六日，绕脐痛，烦躁，发作有时者，此有燥屎故也。

发作有时，是日晡潮热之时。二肠附脐，故绕痛，痛则不通矣。

病人小便不利，大便乍难乍易，时有微热，喘冒不能卧者，有燥屎也，宜大承气汤。

小便不利，故大便有乍易。津液不得还入胃中，故喘冒不得卧。时有微

热，即是潮热。

大下后，六七日不大便，烦不解，腹满痛者，此有燥屎也。所以然者，以本有宿食故也，宜大承气汤。

夫病时本有宿食，故虽大下之后，仍能大实，痛随利减也。

脉滑而数者，有宿食也，当下之，宜大承气汤。

数为在腑，故滑为有食。数以至数言，是本来面目。疾以体状言，在谵语潮热时见，故为失度。

腹满不减，减不足言，当下之，宜大承气汤。

下后无变证，则非妄下。腹满如故者，下之未尽耳，故当更下之也。

二阳并病，太阳证罢，但发潮热，手足濈濈汗出，大便难而谵语者，下之则愈，宜大承气汤。

太阳证罢，是全属阳明矣。先揭二阳并病者，见未罢时便有可下之证。今太阳一罢，则种种皆下证矣。

发汗不解，腹满痛者，急下之，宜大承气汤。

表虽不解，邪甚于里，急当救里，里和而表自解矣。

阳明病，发热汗多者，急下之，宜大承气汤。

前条若汗多微发热恶寒者，外未解也，未可与承气，总为脉迟者言耳。若脉大而不恶寒、蒸蒸发热、汗多亡阳者，当急下以存津液，而勿以潮热为拘也。

伤寒六七日，目中不了了，睛不和，无表里证，大便难，身微热者，此为实也，急下之，宜大承气汤。

伤寒七日不愈，阳邪入阴矣。目不了了，目睛不和，何以故？身微热，是表证已罢，不烦躁，是里证未见，无表里证也。惟不大便为内实，斯必浊邪上升，阳气闭塞。下之而浊阴出下窍，清阳走上窍矣。

少阴病，得之二三日，不大便，口燥咽干者，急下之，宜大承气汤。

热淫于内，肾水枯涸，因转属阳明，胃火上炎，故口燥咽干。急下之，火归于坎，津液自升矣。此必有不大便症，若非本有宿食，何得二三日便当急下？

少阴病，自利清水，色纯青，心下必痛，口干舌燥者，急下之，宜大承气汤。

自利而渴者，属少阴。今自利清水，疑其为寒矣。而利清水时，必心下痛，必口燥舌干，是土燥火炎，脾气不濡，胃气反厚，水去而谷不去，故纯青也。虽曰通因通用，仍是通因塞用。

少阴病六七日，腹胀不大便者，急下之，宜大承气汤。

六七日当解不解，因转属阳明，是脏气实而不能入，还之于腑也。急攻之，所谓已入于腑者可下也。

三阳惟少阳无承气证，三阴惟少阴有承气证。盖少阳为阳枢，阳稍虚，邪便入于阴，故不可妄下以虚其阳。少阴为阴枢，阳有余邪，便伤其阴，故宜急下以存其阴。且少阳属木，邪在少阳，惟畏其克土，故无下证。少阴主水，邪在少阴，更畏有土制，故当急下。盖真阴不可虚，强阳不可纵也。

调胃承气汤

大黄三两　炙甘草二两　芒硝半斤

上三味，㕮咀，以水三升，煮取一升，去滓，内芒硝，更上火微煮令沸，少少温服。

亢则害，承乃制，承气所由名也。不用枳、朴而任甘草，是调胃之义。胃调则诸气皆顺，故亦以承气名之。此方专为燥屎而设，故芒硝分两多于大承气。前辈见条中无燥屎字，便云未燥坚者用之，是未审之耳。

大承气汤

大黄四两（酒洗）　厚朴半斤　枳实五枚（炙）　芒硝三合

水一斗，先煮二物，取五升，去滓，内大黄，煮二升，去渣，再内芒硝，上微火一两沸，分温再服。得下，余勿服。

小承气汤

大黄四两　厚朴二两（去皮）　枳实三枚

水四升，煮取一升二合，分温三服。初服汤当大便，不尔者尽饮之。若得大便，勿服。

诸病皆因于气，秽物之不去，由气之不顺也。故攻积之剂，必用气分之药，故以承气名。汤分大小，有二义焉：厚朴倍大黄，是气药为君，味多性猛，制大其服，欲令大泄下也。大黄倍厚朴，是气药为臣，味少性缓，制小其服，欲微和胃气也。前法更有妙义。大承气之先后作三次煎者，何哉？盖生者气锐而先行，熟者气纯而和缓，欲使芒硝先化燥屎，大黄继通地道，而后枳、朴除其痞满也。若小承气三物同煮，不分次第，只服四合，但求地道之通，而不用芒硝之峻，且远于大黄之锐，故称微和之剂云。

少阳脉证

少阳之为病，口苦、咽干、目眩也。

太阳主表，头项强痛为提纲。阳明主里，胃家实为提纲。少阳居半表半里之位，仲景特揭口苦、咽干、目眩为提纲，奇而至当也。盖口、咽、目三者，不可谓之表，又不可谓之里，是表之入里、里之出表处，所谓半表半里也。三者能开能阖，开之可见，阖之不见，恰合枢机之象，故两目为少阳经络出入之地。苦、干、眩者，皆相火上走空窍而为病也。此病自内之外，人所不知，惟病人独知，诊家所以不可无问法。三症为少阳一经病机，兼风寒杂病而言。但见一症即是，不必悉具。

伤寒，脉弦细，头痛发热者，属少阳。少阳不可发汗，发汗则谵语。此属胃，胃和则愈，胃不和则烦而躁。

少阳初受寒邪，病全在表，故头痛发热与太阳同，与五六日而往来寒热之半表不同也。弦为春脉，细则少阳初出之象也。但见头痛发热，而不见太阳脉证，则弦细之脉，断属少阳，而不可作太阳治之矣。少阳少血，虽有表证，不可发汗。发汗则津液越出，相火燥必胃实而谵语，当与柴胡以和之。上焦得通，津液得下，胃气因和。若加烦躁，则为承气证矣。

少阳中风，两耳无所闻，目赤，胸中满而烦者，不可吐下，吐下则悸而惊。

少阳经络，萦于头目，循于胸中，为风木之脏，主相火。风中其经，则风动火炎，是以耳聋目赤，胸满而烦也。耳目为表之里，胸中为里之表，当用小柴胡和解法。或谓热在上焦，因而越之，误吐者有矣；或谓釜底抽薪，因而夺之，误下者有矣；或谓火郁宜发，因而误汗者有矣。少阳主胆，胆无出入，妄行吐下，津液重亡。胆虚则心亦虚，所生者受病，故悸也；胆虚则肝亦虚，腑病及脏，故惊也。上条汗后而烦，因于胃实；此未汗而烦，虚风所为。上条烦而躁，病从胃来；此悸而惊，病迫心胆。上条言不可发汗，此言不可吐下，互相发明，非谓中风可汗，而伤寒可吐下也。此虽不言脉，可知其弦而浮矣。不明少阳脉证，则不识少阳中风；不辨少阳脉状，则不识少阳伤寒也。

伤寒三日，少阳脉小者，欲已也。

阳明受病，当二三日发；少阳受病，当三四日发。若三日脉大，则属阳明；三日弦细，则属少阳。小即细也，若脉小而无头痛发热等症，是少阳不受邪。此即“伤寒三日，少阳证不见，为不传也。”

少阳病，欲解时，从寅至辰上。

寅卯主木，少阳始生，即少阳主时也。主气旺，则邪自解矣。辰上者，卯之尽，辰之始也。

太阳与少阳并病，脉弦，头项强痛，或眩冒，时如结胸，心下痞硬者，当刺大椎第一间、肺俞、肝俞。慎不可发汗，发汗则谵语。若谵语不止，当刺期门。

脉弦属少阳，头项强痛属太阳。眩冒、结胸、心下痞，则两阳皆有之症。两阳并病，阳气重可知。然是经脉之为眚，汗吐下之法，非少阳所宜。若不明刺法，不足以言巧。督主诸阳，刺大椎以泄阳气。肺主气，肝主血，肺肝二俞，皆主太阳。调其气血，则头项强痛可除，脉之弦者可和，眩冒可清，结胸、痞硬等症可不至矣。若发汗是犯少阳，胆液虚必转属胃而谵语。此谵语虽因胃实，而两阳之证未罢，亦非下法可施也。土欲实，木当平之，必肝气清而水土治，故刺期门而三阳自和。

太阳少阳并病，心下硬，头项强而眩者，当刺大椎、肺俞、肝俞，慎勿下之。

太阳少阳并病，而反下之，成结胸，心下硬，下利不止，水浆不下，其人心烦。

并病无结胸证，但阳气怫郁于内，时时若结胸状耳。并病在两阳，而反下之如结胸者，成真结胸矣。结胸法当下。今下利不止，水浆不入，是阳明之阖病于下，太阳之开病于上，少阳之枢机无主。其人心烦，是结胸证具，烦躁者死也。

柴胡汤证

伤寒五六日，中风，往来寒热，胸胁苦满，默默不欲饮食，心烦喜呕，或胸中烦而不呕，或渴，或腹中痛，或胁下痞硬，或心下悸、小便不利，或不渴、身有微热，或咳者，小柴胡汤主之。

此非言伤寒五六日而更中风也。言往来寒热有三义：少阳自受寒邪，阳气衰少，既不能退寒，又不能发热，至五六日郁热内发，始得与寒气相争，而往来寒热，一也；若太阳受寒，过五六日阳气始衰，余邪未尽，转属少阳，而往来寒热，二也；风为阳邪，少阳为风脏，一中于风便往来寒热，不必五六日而始见，三也。少阳脉循胸胁，邪入其经故苦满，胆气不舒故默默，木邪犯土故不欲饮食，相火内炽故心烦，邪正相争故喜呕。盖少阳为枢，不全主表，不全主里，故六症皆在表里之间。仲景本意重半里，而柴胡所主又在半表，故少阳证必见半表，正宜柴胡加减。如悉入里，则柴胡非其任矣。故小柴胡称和解表里之主方。

寒热往来，病情见于外；苦喜不欲，病情得于内。看喜、苦、欲等字，非真呕、真满、不能饮食也。看“往来”二字，见有不寒热时。寒热往来，胸胁苦满，是无形之半表；心烦喜呕，默默不欲饮食，是无形之半里。虽然七症皆偏于里，惟微热为在表；皆属无形，惟心下悸为有形；皆风寒通症，惟胁下痞硬属少阳。总是气分为病，非有实可据，故皆从半表半里之治法。

血弱气虚，腠理开，邪气因入，与正气相搏，结于胁下。正邪分争，往来寒热，休作有时。默默不欲饮食，脏腑相连，其痛不下，邪高痛下，故使呕也。

此仲景自注柴胡证。首五句，释胸胁苦满之因。正邪三句，释往来寒热之义。此下多有阙文，故文理不连属也。

小柴胡汤

柴胡半斤　半夏半升　人参　甘草　黄芩　生姜各三两　大枣十二枚

以水一斗二升，煮取六升，去滓，再煎取三升，温服一升，日三服。若胸中烦而不呕者，去半夏、人参，加瓜蒌实一枚；若渴者，去半夏，加人参，合前成四两半，加瓜蒌根四两；若腹中痛者，去黄芩，加芍药三两；若胁下痞硬，去大枣，加牡蛎四两；若心下悸，小便不利者，去黄芩，加茯苓四两；若不渴、外有微热者，去人参，加桂枝三两，温服，取微汗愈；若咳者，去人参、大枣、生姜，加五味子半升、干姜二两。

柴胡感一阳之气而生，故能直入少阳，引清气上升而行春令，为治寒热往来之第一品药；少阳表邪不解，必需之。半夏感一阴之气而生，故能开结气、降逆气、除痰饮，为呕家第一品药。若不呕而胸烦口渴者去之，以其散水气也。黄芩外坚内空，故能内除烦热，利胸膈逆气。腹中痛者，是少阳相火为害，以其苦从火化，故易芍药之酸以泻之。心下悸、小便不利者，以苦能补肾，故易茯苓之淡以渗之。

人参、甘草，补中气和营卫，使正胜则邪却，内邪不留，外邪勿复入也。仲景于表证不用人参，此因有半里之无形证，故用之以扶元气，使内和而外邪勿入也。身有微热是表未解，不可补；心中烦与咳，是逆气有余，不可益气，故去之。如太阳汗后身痛而脉沉迟，下后协热利而心下硬，是太阳之半表半里证也。表虽不解，因汗、下后重在里，故参、桂兼用。先辈论此汤，转旋在柴、芩二味，以柴胡清表热、黄芩清里热也。卢氏以柴胡、半夏得二至之气而生，为半表半里之主治，俱似有理。然本方七味中，半夏、黄芩俱在可去之例，惟不去柴胡、甘草。当知寒热往来，全赖柴胡解外、甘草和中。故大柴胡去甘草，便另名汤，不入加减法。

伤寒中风，有柴胡证，但见一症便是，不必悉具。

柴胡为枢机之剂，凡寒气不全在表未全入里者，皆服之。症不必悉具，故方亦无定品。

呕而发热者，小柴胡汤主之。

伤寒则呕逆，中风则干呕。凡伤寒中风，无麻黄、桂枝证，但见喜呕一症，则发热者，便可用柴胡汤，不必寒热往来而始用也。发热而呕，则人参当去，而桂枝非所宜矣。其目赤、耳聋、胸满而烦者，用柴胡去参、夏加瓜蒌实之法；脉弦细而头痛发热者，从柴胡去参加桂之法。

伤寒五六日，头汗出，微恶寒，手足冷，心下满，口不欲食，大便硬，脉沉细者，此为阳微结，必有表，复有里也。脉沉，亦在里也。汗出为阳微结。假令纯阴结，不得复有外证，悉入在里矣。此为半在里半在表也。脉虽沉细，不得为少阴病。所以然者，阴不得有汗，今头汗出，故知非少阴也，可与小柴胡汤。设不了了者，得屎而解。

大便硬谓之结。脉浮数能食曰阳结，沉迟不能食曰阴结。此条俱是少阴脉，谓五六日又少阴发病之期。若谓阴不得有汗，则少阴亡阳，脉紧汗出者有矣。然亡阳与阴结有别：亡阳咽痛吐利，阴结不能食而大便反硬也。亡阳与阳结亦有别：三阴脉不至头，其汗在身；三阳脉盛于头，阳结则汗在头也。邪在阳明，阳盛，故能食，此谓纯阳结；邪在少阳，阳微，故不欲食，此谓阳微结，宜属小柴胡矣。然欲与柴胡汤，必究其病在半表。而微恶寒，亦可属少阴；但头汗，始可属之少阳。欲反覆讲明头汗之义，可与小柴胡而勿疑也。上焦得通，则心下不满而欲食；津液得下，则大便自软而得便矣。此为少阴、少阳之疑似证。

上论小柴胡主证。

伤寒四五日，身热恶风，头项强，胁下满，手足温而渴者，小柴胡汤主之。

身热恶风，头项强，桂枝证未罢。胁下满，已见柴胡一症，便当用小柴胡去参、夏加桂枝、瓜蒌以两解之。不任桂枝而主柴胡者，从枢故也。

阳明病，发潮热，大便溏，小便自可，胸胁满者，小柴胡汤主之。

潮热已属阳明，然大便溏而小便自可，未为胃实。胸胁苦满，便用小柴胡和之，热邪从少阳而解，不复入阳明矣。上条经四五日，是太阳少阳并病，此是阳明少阳合病。若谓阳明传入少阳，则谬矣。

阳明病，胁下硬满，不大便而呕，舌上白苔者，可与小柴胡汤。上焦得通，津液得下，胃气因和，身濈然汗出而解也。

不大便属阳明，然胁下硬满而呕，尚在少阳部。舌上白苔者，痰饮溢于上焦也。与小柴胡汤，则痰饮化为津液而燥土和，上焦仍得汗出而充身泽毛矣。

伤寒呕多，虽有阳明证，不可攻之。

呕者，水气在上焦，上焦得通，津液得下，胃气因和矣。

服柴胡汤已，渴者，属阳明也，以法治之。

柴胡汤有芩、参、甘、枣，皆生津之品。服之反渴者，必胃家已实，津液不足以和胃也，当行白虎、承气等法。仍用柴胡加减，非其治矣。此少阳将转属阳明之证。

上论两经合并病。

妇人中风七八日，续得寒热，发作有时，经水适断者，此为热入血室，其血必结，故使如疟状，发作有时，小柴胡汤主之。

中风至七八日，寒热已过，复得寒热，发作有期，与前之往来寒热无定期者不侔，此不在气分而在血分矣。凡诊妇人，必问月事。经水适断于寒热时，是不当止而止也。必其月事下而血室虚，热气乘虚而入，其余血之未下者，干结于内，故适断耳。用小柴胡和之，使结血散则寒热自除矣。余义详阳明篇。

上论热入血室。

伤寒六七日，发热微恶寒，肢节烦疼，微呕，心下支结，外证未去者，柴胡桂枝汤主之。

伤寒至六七日，正寒热当退之时，反见发热恶寒症，此表证而兼心下支结之里证，表里未解也。然恶寒微，则发热亦微。但肢节烦疼，则一身骨节不烦疼可知。支如木之支，即微结之谓也。表证微，故取桂枝之半；内证微，故取柴胡之半。此因内外俱虚，故以此轻剂和解之也。

上论柴胡桂枝证。

柴胡桂枝汤

柴胡四两　黄芩　人参　生姜　芍药　桂枝各两半　甘草一两　半夏二合半　大枣六枚

以水七升，煮取三升，去滓，温服一升。

桂、芍、甘草，得桂枝之半；柴、参、芩、夏，得柴胡之半；姜、枣得二方之半，是二方合半非各半也。与麻黄桂枝合半汤又不同。

伤寒，阳脉涩，阴脉弦，法当腹中急痛，先用小建中汤。不瘥者，小柴胡汤主之。

前条偏于半表，此条偏于半里。注详建中汤证中。

本太阳病不解，转入少阳者，胁下硬满，干呕不能食，往来寒热，尚未吐、下，脉弦细者，与小柴胡汤。若已吐、下、发汗、温针、谵语，柴胡证罢，此为坏病。知犯何逆，以法治之。

少阳为枢，太阳外证不解，风寒从枢而入少阳矣。若见胁下硬满、干呕不能食、往来寒热之一，便是柴胡证未罢，即误于吐、下、发汗、温针，尚可用柴胡治之。若误治后，不见半表半里证而发谵语，是将转属阳明，而不转属少阳矣。柴胡汤不中与之，亦不得以谵语即为胃实也。知犯何逆，治病必求其本也，与桂枝不中与同义。此太阳坏病，而非少阳坏病也。

凡柴胡汤病而反下之，若柴胡证不罢者，复与柴胡汤，必蒸蒸而振，却发热汗出而解。

此与下后复用桂枝同局。因其人不虚，故不为坏病。

伤寒五六日，呕而发热者，柴胡汤证具，而以他药下之。若心下满而硬痛者，此为结胸也，大陷胸汤主之。但满而不痛者为痞，柴胡不中与之，宜半夏泻心汤。

注详泻心汤证中。此为柴胡坏证，故不中与之。

得病六七日，脉迟浮弱，恶风寒，手足温，医二三下之，不能食而胁下满痛，面目及身黄，颈项强，小便难者，与柴胡汤后必下重。本渴，而饮水呕，食谷哕者，柴胡不中与也。

浮弱为桂枝脉，恶风寒为桂枝证，然手足温而身不热。脉迟为寒，为无阳，为在脏，是表里虚寒也。法当温中散寒，而反二三下之，胃阳丧亡，不能食矣。食谷则哕，饮水则呕。虚阳外走，故一身面目悉黄；肺气不化，故小便难而渴；营血不足，故颈项强；少阳之枢机无主，故胁下满痛。此太阳中风误下之坏病，非柴胡证矣。柴胡证不欲食，非不能食；小便不利，非小便难；胁下痞硬，不是满痛；或渴，不是不能饮水；喜呕，不是饮水而呕。与小柴胡汤后必下利者，虽有参、甘，不禁柴、芩、瓜蒌之寒也。此条亦是柴胡疑似证，而非柴胡坏证。前条似少阴而实少阳，此条似少阳而实太阳坏病。得一症相似处，大宜着眼。

伤寒五六日，已发汗而复下之，胸胁满微结，小便不利，渴而不呕，但头汗出，往来寒热，心烦者，此为未解也，柴胡桂枝干姜汤主之。初服微烦，复服汗出便愈。

汗下后，而柴胡证仍在者，仍用柴胡汤加减。此因增微结一症，故变其方名耳。此微结与阳微结不同。阳微结对纯阴结而言，是指大便硬，病在胃。

此微结对大结胸而言，是指心下痞，其病在胸胁，与心下痞硬、心下支结同义。

柴胡桂枝干姜汤

柴胡半斤　黄芩　桂枝各三两　瓜蒌根四两　干姜　牡蛎　甘草各二两

煎服同前法。

此方全是柴胡加减法。心烦不呕而渴，故去参、夏加瓜蒌根；胸胁满而微结，故去枣加蛎；小便虽不利而心下不悸，故不去黄芩不加茯苓；虽渴而表未解，故不用参而加桂；以干姜易生姜，散胸胁之满结也。初服烦即微者，黄芩、瓜蒌之效；继服汗出周身而愈者，姜、桂之功也。小柴胡加减之妙，若无定法而实有定局矣。

伤寒八九日，下之，胸满，烦惊，小便不利，谵语，一身尽重不可转侧者，柴胡加龙骨牡蛎汤主之。

妄下后热邪内攻，烦惊谵语者，君主不明，而神明内乱也；小便不利者，火盛而水亏也；一身尽重者，阳内而阴反外也；难以转侧者，少阳之枢机不利也。此下多亡阴，与火逆亡阳不同。

柴胡加龙骨牡蛎汤

柴胡四两　黄芩　人参　生姜　茯苓　铅丹　桂枝　龙骨　牡蛎各一两半　大黄二两　半夏一合　大枣六枚

水八升，煮取四升，内大黄，更煮一二沸，去滓，温服一升。

此方取柴胡汤之半，以除胸满心烦之半里。加铅丹、龙、蛎，以镇心惊，茯苓以利小便，大黄以止谵语。桂枝者，甘草之误也。身无热无表证，不得用桂枝。去甘草则不成和剂矣。心烦谵语而不去人参者，以惊故也。

伤寒十三日，下之，胸胁满而呕，日晡所发潮热，已而微利。此本柴胡证，下之而不得利，今反利者，知医以丸药下之，非其治也。潮热者实也，先宜小柴胡以解外，后以柴胡加芒硝汤主之。

日晡潮热，已属阳明，而微利可疑。利既不因于下药，潮热呕逆又不因利而除，故知误不在下而在丸药也。丸药发作既迟，又不能荡涤肠胃，以此知日晡潮热，原因胃实。此少阳阳明并病，先服小柴胡二升，以解少阳之表；其一升加芒硝，以除阳明之里。不加大黄者，以地道原通；不用大柴胡者，以中气已虚也。后人有加大黄、桑螵蛸者，大背仲景法矣。

太阳病过经十余日，心下温温欲吐，而胸中痛，大便反溏，腹微满，郁郁微烦，先其时极吐下者，与调胃承气汤；若不尔者，不可与。但欲呕，胸中痛，微溏者，此非柴胡证。以呕，故知极吐下也。

太阳居三阳之表，其病过经不解，不转属阳明，则转少阳矣。心烦喜呕，为柴胡证。然柴胡证或胸中烦而不痛，或大便微结而不溏，或腹中痛而不满。此则胸中痛，大便溏，腹微满，皆不是柴胡证，但以欲呕一症似柴胡，当深究其欲呕之故矣。夫伤寒中风，有柴胡证，有半表证也，故呕而发热者主之。此病既不关少阳寒热往来、胁下痞硬之半表，见太阳过经而来，一切皆属里证，必十日前吐下而误之坏病也。胸中痛者，必极吐可知；腹微满，便微溏，必误下可知。是太阳转属阳明，而不属少阳矣。今胃气虽伤，而余邪未尽，故与调胃承气和之。不用枳、朴者，以胸中痛、上焦伤，即呕多虽有阳明证，不可攻之谓也。若未经吐下，是病气分而不在胃。则呕不止而郁郁微烦者，当属之大柴胡矣。

此阳明少阳疑似证。前条得坏病之虚，此条得坏病之实。

上论柴胡变证。

太阳病过经十余日，反二三下之，后四五日，柴胡证仍在者，先与小柴胡汤。呕不止，心下急，郁郁微烦者，为未解也，与大柴胡汤下之则愈。

病从外来者，当先治外而后治其内。此屡经妄下，半月余而柴胡证仍在。因其人不虚，故枢机有主而不为坏病。与小柴胡和之，表证虽除，内尚不解。以前此妄下之药，但去肠胃有形之物，而未泄胸膈气分之结热也。急者满也，但满而不痛，即痞也。姜、夏以除呕，柴、芩以去烦，大枣和里，枳、芍舒急。而曰下之则愈者，见大柴胡为下剂，非和剂也。若与他药和下之，必有变证，意在言外。呕不止，属有形；若欲呕，属无形。

伤寒十余日；热结在里，复往来寒热者，与大柴胡汤。

里者对表而言，不是指胃。此热结气分，不属有形，故十余日复能往来寒热。若热结在胃，则蒸蒸发热，不复知有寒矣。往来寒热，故倍生姜佐柴胡以解表；结热在里，故去参、甘之温补，加枳、芍以破结。

伤寒发热，汗出不解，心下痞硬，呕吐而下利者，大柴胡汤主之。

【临床解读】

张某，男，32 岁。2022 年 1 月 24 日初诊。

主诉：胃脘灼热 1 个月余。

现症见：胃脘灼热甚，反酸烧心吐涎，口干口苦，纳差不欲食，纳后胃胀，偶胸闷气，右腿酸困，大便难，须用开塞露，无便意，3~4 日一行，眠一般，小便少，舌质淡红，苔薄白，脉细。

处方：柴胡 10 克，大黄（后下）10 克，黄芩 10 克，清半夏 10 克，枳实 15 克，白芍 30 克，川厚朴 15 克，杏仁 10 克，肉苁蓉 30 克，浙贝母 10 克，

煅海螵蛸30克，甘草6克。10剂，每日1剂，水煎服。（孙玉信医案）

汗出不解，蒸蒸发热者，是调胃承气证。汗出解后，心下痞硬、下利者，是生姜泻心证。此心下痞硬，协热而利，表里不解，似桂枝人参证。然彼在妄下后而不呕，则此未经下而呕。则呕而发热者，小柴胡主之矣。然痞硬在心下而不在胁下，斯虚实补泻之所由分也。故去参、甘之甘温益气，而加枳、芍之酸苦涌泄耳。

上论大柴胡证。

大柴胡汤

小柴胡汤去人参、甘草，加生姜二两、芍药三两、枳实四枚。余同小柴胡法。

按：大柴胡是半表半里气分之下药，并不言大便。其心下急与心下痞硬，是胃口之病，而不在胃中；结热在里，非结实在胃。且下利则地道已通，仲景不用大黄之意晓然。若以“下之”二字，妄加大黄，则十枣汤“攻之”二字，如何味乎？

大小柴胡，俱是两解表里，而有主和主攻之异。和无定体，故有加减；攻有定局，故无去取之法也。

建中汤证

伤寒二三日，心中悸而烦者，小建中汤主之。

伤寒二三日，无阳明证，是少阳发病之期。不见寒热头痛胸胁苦满之表，又无腹痛苦呕或咳或渴之里，但心悸而烦，是少阳中枢受寒，而木邪挟相火为患。相火旺则君火虚，离中真火不藏，故悸；离中真火不足，故烦。非辛甘以助阳，酸苦以维阴，则中气亡矣。故制小建中以理少阳，佐小柴胡之不及。心烦心悸原属柴胡证而不用柴胡者，首揭伤寒不言发热，则无热而恶寒可知。心悸而烦，是寒伤神、热伤气矣。二三日间，热已发里，寒犹在表，原是半表半里证。然不往来寒热，则柴胡不中与也。心悸当去黄芩，心烦不呕当去参、半。故君桂枝通心而散寒，佐甘草、枣、饴助脾安悸，倍芍药泻火除烦，任生姜佐金平木。此虽桂枝加饴而倍芍药，不外柴胡加减之法。名建中，寓发汗于不发之中。曰小者，以半为解表，不全固中也。少阳妄汗后，胃不和，因烦而致躁，宜小柴胡清之；未发汗，心已虚，因悸而致烦，宜小建中和之。

伤寒，阳脉涩，阴脉弦，法当腹中急痛，先用小建中汤；不瘥者，小柴胡汤主之。

尺、寸俱弦，少阳受病也。今阳脉涩而阴脉弦，是寒伤厥阴，而不在少阳也。寸为阳，阳主表，阳脉涩者，阳气不舒，表寒不解也。弦为木邪，必挟相火，相火不能御寒，必还入厥阴而为患。厥阴抵少腹，挟胃属肝络胆，则腹中皆厥阴部也。尺为阴，尺主里。今阴脉弦，为肝脉，必当腹中急痛矣。肝苦急，甘以缓之，酸以泻之，辛以散之，此小建中为厥阴驱寒发表平肝逐邪之先着也。然邪在厥阴，腹中必痛，原为险证，一剂建中，未必成功。设或不瘥，当更用柴胡，令邪走少阳，使有出路。所谓阴出之阳则愈，又以小柴胡佐小建中之不及也。

前条辨症，此条辨脉。前条是少阳相火犯心而烦，其症显；此条是厥阴相火攻腹而痛，其症隐。若腹痛而非相火，不得用芍药之寒。《内经》："暴注胀大，皆属于热。"此腹痛用芍药之义。

或问腹痛前以小建中温之，后以小柴胡凉之，仲景岂姑试之乎？曰非也。不瘥者，但未愈，非更甚也。先以建中解肌而发表，止痛在芍药；继以柴胡补中而达邪，止痛在人参。按柴胡加减法，腹中痛者去黄芩加芍药，其功倍于建中，岂有温凉之异乎？阳脉仍涩，故用人参以助桂枝；阴脉仍弦，故用柴胡以助芍药。若一服瘥，又何必更用人参之温补、柴胡之升降乎？仲景有一证用两方者，如用麻黄汗解，半日复烦，用桂枝更汗同法。然皆设法御病，非必然也。先麻黄继桂枝，是从外之内法；先建中继柴胡，是从内之外法。

呕家不可用建中汤，以甘故也。

此建中汤禁，与酒客不可与桂枝同义。心烦喜呕，呕而发热，柴胡证也；胸中有热，腹痛欲呕，黄连汤证也；太、少合病，自利而呕，黄芩汤证也。

小建中汤

桂枝（去粗皮）　生姜各三两　芍药六两　炙甘草二两　大枣十二枚（擘）　胶饴一升

水七升，煮取三升，去滓，内胶饴，更上微火消解，温服一升，日三服。

黄连汤证

伤寒胸中有热，胃中有邪气，腹中痛，欲呕吐者，黄连汤主之。

此热不发于表而在胸中，是未伤寒前所蓄之热也。邪气者即寒气。夫阳受气于胸中，胸中有热，上形头面，故寒邪从胁入胃。《内经》所谓"中于胁则下少阳”者是也。今胃中寒邪阻隔，胸中之热不得降，故上炎作呕；胃脘之阳不外散，故腹中痛也。热不在表，故不发热；寒不在表，故不恶寒。胸中为里之表，腹中为里之里。此病在焦腑之半表里，非形躯之半表里也。往来寒热者，此邪由颊入经，病在形身之半表里。如五六日而胸胁苦满，心烦喜呕，此伤于寒而传为热，非素有之热。或腹中痛者，是寒邪自胸入腹，与此由胁入胸胃不同。故君以黄连，亦以佐柴胡之不及也。

欲呕而不得呕，腹痛而不下利，似乎今人所谓干霍乱、绞肠痧等证。

黄连汤

黄连三两　干姜三两　炙甘草二两　桂枝三两　人参二两　半夏半升　大枣十二枚（擘）

水一斗，煮取六升，去滓，温服一升，日三夜二服。

此亦柴胡加减方也。表无热，腹中痛，故不用柴、芩。君黄连以泻胸中积热，姜、桂以驱胃中寒邪，佐甘、枣以缓腹痛，半夏除呕，人参补虚。虽无寒热往来于外，而有寒热相持于中，仍不离少阳之治法耳。

此与泻心汤大同，而不名泻心者，以胸中素有之热，而非寒热相结于心下也。看其君臣更换处，大有分寸。

黄芩汤证

太阳与少阳合病，自下利者，与黄芩汤；若呕者，黄芩加半夏生姜汤主之。

两阳合病，阳盛阴虚，阳气下陷入阴中，故自下利。太阳与阳明合病，是邪初入阳明之里，与葛根汤辛甘发散，以从阳也，又下者举之之法。太阳与少阳合病，是邪已入少阳之里，与黄芩汤酸苦涌泄，以为阴也，又通因通用之法。

黄芩汤

黄芩三两　甘草三两（炙）　芍药三两　大枣十二枚

水一斗，煮取二升，去滓，温服一升，日再服，夜一服。呕者加半夏半升、生姜三两。

此小柴胡加减方也。热不在半表，已入半里，故以黄芩主之。虽非胃实，亦非胃虚，故不须人参补中也。

阳明少阳合病，必自下利，其脉不负者顺也。负者失也。互相克贼，名为负，若少阳负趺阳者为顺也。

两阳合病，必见两阳之脉，阳明脉大，少阳脉弦，此为顺脉。若大而不弦，负在少阳；弦而不大，负在阳明。是互相克贼，皆不顺之候矣。然木克土，是少阳为贼耶。若少阳负而阳明不负，亦负中之顺脉。

卷　四

太阴脉证

太阴之为病，腹满而吐，食不下，自利益甚，时腹自痛。若下之，必胸下结硬。

阳明三阳之里，故提纲属里之阳证；太阴三阴之里，故提纲皆里之阴证。太阴之上，湿气主之，腹痛吐利，从湿化也。脾为湿土，故伤于湿，脾先受之。然寒湿伤人，入于阴经，不能动脏，则还于腑。腑者，胃也。太阴脉布胃中，又发于胃。胃中寒湿，故食不内而吐利交作也。太阴脉从足入腹，寒气时上，故腹时自痛，法宜温中散寒。若以腹满为实而误下，胃中受寒，故胸下结硬。

自利不渴者属太阴，以其脏有寒故也，当温之，宜四逆辈。

伤寒四五日，腹中痛，若转气下趋少腹者，此欲自利也。

上条明自利之因，此条言自利之兆。四五日是太阴发病之期。

伤寒脉浮而缓，手足自温者，系在太阴。太阴当发身黄，若小便自利者，不能发黄。至七八日，虽暴烦，下利日十余行，必自止，以脾家实，腐秽当去故也。

前条是太阴寒湿，脉当沉细；此条是太阴湿热，故脉浮缓。首揭伤寒，知有恶寒症。浮而缓，是桂枝脉。然不发热而手足温，是太阴伤寒，非太阳中风矣。然亦暗对不发热言耳，非太阴伤寒必手足温也。夫病在三阳，尚有手足冷者，何况太阴？陶氏分太阴手足温、少阴手足寒、厥阴手足厥冷，是大背太阴四肢烦疼、少阴一身手足尽热之义。第可言手足为诸阳之本，尚自温，不可谓脾主四肢故当温也。凡伤寒则病热，太阴为阴中之阴，阴寒相合，故不发热。太阴主肌肉，寒湿伤于肌肉，而不得越于皮肤，故身当发黄。若水道通调，则湿气下输膀胱，便不发黄矣。然寒湿之伤于表者，因小便而出；湿热之蓄于内者，必从大便而出也。发于阴者六日愈，至七八日阳气来复，因而暴烦下利。虽日十余行，不须治之，以脾家积秽臭塞于中，尽自止矣。

手足自温，是表阳犹在，暴烦是里阳陡发。此阴中有阳，与前脏寒不同。能使小便利，则利自止，不须温亦不须下也。

伤寒下利，日十余行，脉反实者死。

脾气虚而邪气盛，故脉反实也。

太阴病脉弱，其人续自便利，设当行大黄、芍药者，宜减之，以其胃气弱，易动故也。

太阴脉本弱，胃弱则脾病，此内因也。若因于外感，其脉或但浮，或浮缓，是阴病见阳脉矣。下利为太阴本症。自利因脾实者，腐秽尽则愈；自利因脏寒者，四逆辈温之则愈。若自利因太阳误下者，则腹满时痛，当加芍药；而大实痛者，当加大黄矣。此下后脉弱，胃气亦弱矣。小其制而与之，动其易动，合乎通因通用之法。

大黄泻胃，是阳明血分下药；芍药泻脾，是太阴气分下药。下利腹痛，热邪为患，宜芍药下之。下利腹痛为阴寒者，非芍药所宜矣。仲景于此，芍药与大黄并提，勿草草看过。

恶寒脉微而复利，亡血也，四逆加人参汤主之。

方注见四逆汤注中。

上论太阴伤寒脉证。

太阴病脉浮者，可发汗，宜桂枝汤。

太阴主里，故提纲皆属里证。然太阴主开，不全主里也。脉浮者病在表，可发汗，太阴亦然也。尺寸俱沉者，太阴受病也。沉为在里，当见腹痛吐利等症；此浮为在表，当见四肢烦疼等症。里有寒邪，当温之，宜四逆辈；表有风热，可发汗，宜桂枝汤。太阳脉沉者，因于寒，寒为阴邪，沉为阴脉；太阴有脉浮者，因乎风，风为阳邪，浮为阳脉也。谓脉在三阴则俱沉，阴经不当发汗者，非也。但浮脉是麻黄脉，沉脉不是桂枝证，而反用桂枝汤者，以太阴是里之表证，桂枝是表之里药也。

太阴中风，四肢烦疼，阳微阴涩而长者，为欲愈。

风为阳邪，四肢为诸阳之本。脾主四肢，阴气衰少，则两阳相搏，故烦疼。脉涩与长，不是并见。涩本病脉，涩而转长，病始愈耳。风脉本浮，今而微，知风邪当去。涩则少气少血，今而长则气治，故愈。

四肢烦疼，是中风未愈前症；微涩而长，是中风将愈之脉。宜作两截看。

太阳以恶风、恶寒别风寒，阳明以能食、不能食别风寒，太阴以四肢烦、温别风寒，是最宜着眼。少阳为半表半里，又属风脏，故伤寒、中风互称。少阴厥阴，则但有欲愈脉，无未愈症，惜哉！

上论太阴中风脉证。

太阴病欲解时，从亥至丑上。

经曰："夜半后而阴隆为重阴。"又曰："合夜至鸡鸣，天之阴，阴中之阴也。"脾为阴中之至阴，故主亥、子、丑时。

三白散证

寒实结胸，无热证者，与三白小陷胸汤，为散亦可服。

太阳表热未除，而反下之，热邪与寒水相结，成热实结胸。太阴腹满时痛，而反下之，寒邪与寒药相结，成寒实结胸。无热证者，不四肢烦疼者也。名曰三白者，三物皆白，别于黄连小陷胸也。旧本误作三物，以黄连、瓜蒌投之，阴盛则亡矣。又误作白散，是二方矣。黄连、巴豆，寒热天渊，云亦可服，岂不误人？且妄编于太阳篇中水潠证后，而方后又以身热皮粟一段杂之，使人难解。今移太阴胸下结硬之后，其证其方，若合符节。

按：三白小陷胸，非是两汤；系三白可陷下胸中之结耳。不可作两句看，盖既称寒实，小陷胸是大寒之药，乃下井投石耳。

三物白散

桔梗　贝母各二钱　巴豆一分（去皮，熬黑，研如脂）

上二味为散，内巴豆，更于臼中杵之，以白饮和服。强人半钱匕，羸者减之。

贝母主疗心胸郁结，桔梗能开提血气、利膈宽胸。然非巴豆之辛热斩关而入，何以胜硝、黄之苦寒，使阴气流行而成阳也？白饮和服者，甘以缓之，取其留恋于胸，不使速下耳。散者散其结塞，比"汤以荡之"更精。

病在膈上者，必吐；在膈下者，必利。

本证原是吐利，因胸下结硬，故不能通。因其势而利导之，则结硬自除矣。

不利，进热粥一杯，利过不止，进冷粥一杯。

东垣云："淡粥为阴中之阳，所以利小便。"今人服大黄后，用粥止利，即此遗意耳。

少阴脉证

少阴之为病，脉微细，但欲寐也。

三阳以少阳为枢，三阴以少阴为枢。弦为木象，浮而弦细者，阳之少也；微为水象，沉而微细者，阴之少也。卫气行阳则寤，行阴则寐。日行二十五度，常从足少阴之间，分行脏腑。今少阴病，则入阳分多，故欲寐。欲寐是病人意中，非实能寐也。少阳提纲，各臻其妙。

少阴病，欲吐不吐，心烦，但欲寐，五六日自利而渴者，属少阴也。虚，故引水自救。若小便色白者，少阴病形悉具。小便白者，以下焦虚，有寒，不能制水故也。

欲吐而不得吐者，枢病而开阖不利也，与喜呕同。少阳脉下胸中，故胸烦，是病在表之里也；少阴经出络心，故心烦，是病在里之里也。欲吐不得吐，欲寐不得寐，少阴枢机之象也。五六日，正少阴发病之期。太阴从湿化，故自利不渴；少阴从火化，故自利而渴。少阴主下焦，输津液司闭藏者也。下焦虚，则坎中之阳，引水上交于离而未能，故心烦而渴。关门不闭，故自利。不能制火，由于不能制水故耳。然必验小便者，以少阴主水，热则黄赤，寒则清白也。若不于此详察之，则心烦而渴。但治上焦之实热，而不顾下焦之虚寒，则热病未除，下利不止矣。

按：自利不渴属太阴，而渴则属少阴也。

少阴病，脉沉细数，病为在里，不可发汗。

前条详症，后条详脉。脉浮为在表，然亦有里证，如脉浮而大，心下反硬，有热属脏者是矣。沉为在里，然亦有表证，如少阴病，反发热者是矣。少阴脉沉者当温，然数则为热，又不可温；而数为在脏，是为在里，更不可汗。可不审之精而辨之确乎？

少阴病脉微，不可发汗，亡阳故也。阳已虚，尺中弱涩者，复不可下之。

少阴之不可汗下，与少阳同。因反发热，故用麻黄微汗；因里热甚，故用承气急下。此病反其本，故治亦反其本。微为无阳，涩为少血。汗之亡阳，下之亡阴。阳虚者既不可汗，即不可下，玩“复”字可知。其尺脉弱涩者，复不可下，亦不可汗也。若谓无阳是阴邪而下之，其误人甚矣。

病人脉阴阳俱紧，反汗出者，亡阳也。此属少阴，法当咽痛而复吐利。

太少阴阳各异，或脉同证殊，或脉证相同。从脉从证之时，大宜详审。脉沉发热，为太阳少阴相似症，前辈言之矣。阴阳俱紧，为太阳少阴相似脉，尚未有知之者。紧脉为寒，当属少阴。然病发于阴，不当有汗，反汗出者，阴极似阳也。盖太阳主外，阳虚不能作汗，故发热而反无汗；少阴主里，阴虚生内热，故身无热而汗反出。亡阳者，虚阳不归，其邪皆由少阴不藏所致。故上焦从火化而咽痛呕吐，下焦从阴虚而下利不止也，宜八味肾气丸主之。

脉阴阳俱紧者，口中气出，唇口燥干，鼻中涕出，蜷卧足冷，舌上苔滑，勿妄治也。到七日以来，其人微发热，手足温者，此为欲解。或到八日以上，反大发热者，此为难治。设使恶寒者，必欲呕也；腹内痛者，必欲利也。

此是少阴经文，与此上下文符合。王氏集脉法中，以无“少阴”二字也。少阴脉络肺，肺主鼻，故鼻中涕出；少阴脉络舌本，故舌上苔滑；少阴大络注诸络以温足胫，故足冷。诸症全似亡阳，而不名亡阳者，外不汗出，内不吐利也。口中气出，唇口干燥，鼻中涕出，此为内热。阴阳脉紧，舌上苔滑，蜷卧足冷，又是内寒。此少阴为枢，故见寒热相持。病虽发于阴，而口、舌、唇、鼻之半表里，恰与少阳口、咽、目之半表里相应也。治之者，与少阳不同，当神而明之，汗、吐、下、温、清、补之法，勿妄用也。与其用之不当，宁静以待之。若至七日，一阳来复，微发热，手足温，是阴得阳则解也。阴阳自和，紧脉自去矣。若微热不解，八日以上反大热，此为晚发。恐蓄热有余，或发痈脓，或便脓血，为难治耳。若七日来；设使其人不能发热，以阴阳俱紧之脉，反加恶寒，是寒甚于表，上焦应之，必欲呕矣。如反加腹痛，是寒甚于里，中焦受之，必欲利矣。

脉阴阳俱紧，至于吐利，其脉独不解；紧去人安，此为欲解。

阴阳俱紧，至于吐利，紧脉不去，此亡阳也。紧去则吐利自止，其人可安。此据脉辨证法。

少阴病脉紧，至七八日，自下利，脉暴微，手足反温，脉紧反去者，为欲解也。虽烦下利，必自愈。

前条是亡阳脉证，此条是回阳脉证。前条是反叛之反，此条是反正之反。玩“反温”，前此已冷可知。微本少阴脉，烦利本少阴证。至七八日，阴尽阳复之时，紧去微见，所谓谷气之来也，徐而和矣。烦则阳已反于中宫，温则阳已敷于四末。阴平阳秘，故烦利自止。

少阴中风，脉阳微阴浮者，为欲愈。

阳微者，复少阴之本体；阴浮者，知坎中之阳回。微则不紧，浮则不沉，即暴微而紧反去之谓也。邪从外来者，仍自内而出，故愈。

少阴病欲解时，从子至寅上。

天以一生水而开于子，故少阴主于子。

少阴病，若利自止，恶寒而蜷卧，手足温者可治。

少阴病，恶寒身蜷而利，手足逆冷者不治。

伤寒以阳为主，不特阴证见阳脉者生，又阴病见阳证者可治。背为阳，腹为阴。阳盛则作痉，阴盛则蜷卧。若利而手仍温，是阳回，故可治；若利不止而手足逆冷，是纯阴无阳。所谓六腑气绝于外者，手足寒；五脏气绝于内者，下利不禁矣。

少阴病，恶寒而蜷，时自烦，欲去衣被者可治。

少阴病，四肢冷逆，恶寒而蜷，脉不至，不烦而躁者死。

阳盛则烦，阴极则躁。烦属气，躁属形。烦发于内，躁见于外，形从气动也。时自烦，是阳渐回；不烦而躁，是气已先亡，惟形独存耳。

少阴病吐利，手足不逆冷，反发热者，不死。脉不至者，灸少阴七壮。

少阴病吐利，烦躁四逆者死。

上吐下利，胃脘之阳将脱；手足不逆冷，诸阳之本犹在；反发热，卫外之阳尚存。急灸少阴，则脉可复而吐利可止也。若吐利而兼烦躁，四肢俱冷，纯阴无阳，不可复生矣。

少阴动脉在太溪，取川流不息之义也。其穴在足内踝后跟骨上动脉陷中，主手足厥冷、寒至节，是少阴之原，此脉绝则死。伏留在足内踝骨上二寸动脉陷中，灸之能还大脉，是少阴之经。

少阴病，脉微涩，呕而汗出，大便数而少者，宜温其上，灸之。

少阴病，脉沉微细，但欲卧，汗出，不烦，自欲吐。至五六日，自利复烦躁，不得卧寐者死。

脉微而涩，呕而汗出，阳已亡矣。大便数少而不下利，是下焦之阳尚存，急灸百会以温其上，则阳犹可复也。脉沉微细，是少阴本脉；欲卧欲吐，是少阴本症。当心烦而反不烦，心不烦而反汗出，亡阳已兆于始得之日矣。五六日自利，而反烦躁不得卧，是微阳将绝，无生理矣。同是恶寒蜷卧，利止手足温者可治，利不止手足逆冷者不治；时自烦欲去衣被者可治，不烦而躁、四逆而脉不至者死。同是吐利，手足不逆冷反发热者不死，烦躁四逆者死。同是呕吐汗出，大便数少者可治，自利烦躁不得卧者死。盖阴阳互为其根，阴中有阳则生，无阳则死，独阴不生故也。是以六经以少阴为枢。

少阴病，下利止而头眩，时时自冒者死。

冒家自汗则愈，今头眩而时时自冒，清阳之气已脱。此非阳回而利止，是水谷已竭，无物更行也。

少阴病，六七日，息高者死。

气息者，乃肾间动气，脏腑之本，经脉之根，呼吸之蒂，三焦生气之原也。息高者，但出心与肺，不能入肝与肾，生气已绝于内也。六经中独少阴历言死证，他经无死证，甚者但曰难治耳，知少阴病是生死关。

病六七日，手足三部脉皆至，大烦而口噤不能言，其人躁扰者，必欲解也。若脉和，其人大烦，目重睑内际黄者，此欲解也。

脉者，资始于肾，朝会于肺，肾气绝则脉不至。三部手足皆至，是脉道已通，有根有本，非暴出可知。大烦躁扰者，是阴出之阳，非阴极而发也。口噤不能言，因脉气初复，营血未调，脾涩不运故耳。若所至之脉和调，虽大烦不解，亦不足虑。再视其人之目重睑内际，此属于脾，若色黄而不杂他脏之色，是至阴未虚，虽口噤亦不足虑矣。此以脾为五脏之母，又水位之下，土气承之也。

麻黄附子汤证

少阴病，始得之，无汗恶寒，反发热脉沉者，麻黄附子细辛汤主之。

太阳主表，病发于阳，故当发热；少阴主里，病发于阴，只当内热。今始得寒邪，即便发热，似乎太阳，而属之少阴者何？《内经》曰："逆冬气则少阴不藏，肾气独沉。"故反热而脉则沉也。肾为坎象，二阴不藏，则一阳无蔽，阴邪始得而内侵，孤阳因得以外散耳。病在表脉浮者，可发汗可知；病在表脉沉者，亦不可不汗矣。然沉为在里，而反发其汗，津液越出，亡阳则阴独矣。故用麻黄开腠理，细辛散浮热，而无附子固元阳，则热去寒起，亡可立待也。其人不知养脏之道，逆冬气而伤肾，故有此证。能不扰乎阳，无泄皮肤，去寒就温，讵有此患哉？本条当有无汗恶寒症。

少阴病，始得之二三日，麻黄附子甘草汤微发汗。以二三日无里证，故微发汗也。

言无里证，则有表证可知。以甘草易细辛，故曰微发汗。要知此条是微恶寒、微发热，故微发汗也。《皮部论》云："少阴之阴，其入于经也，从阳部注于经；其出者，从阴内注于骨。"此证与附子汤证，皆是少阴表证。发热脉沉无里证者，从阳部注于经也；身体骨节痛、手足寒、背恶寒、脉沉者，从阴内注于骨也。从阳注经，故用麻黄、细辛；从阴注骨，故用参、苓、术、芍。口中和，枢无热，皆可用附子。

麻黄附子细辛汤

麻黄　细辛各三两　附子一枚（炮，去皮）

水一斗，先煮麻黄，减二升，去沫沸，内诸药，煮取三升，去滓，温服一升，日三服。

麻黄附子甘草汤

前方去细辛加甘草二两。水七升，煎法同。亦见微发汗之意。

少阴病八九日，一身手足尽热者，以热在膀胱，必便血也。

此脏病传腑，阴乘阳也，气病而伤血，阳乘阴也，亦见少阴中枢之象。发于阴者六日愈，至七日其人微发热手足温者，此阴出之阳则愈也。到八日以上，反大发热者，肾移热于膀胱，膀胱热则太阳经皆热。太阳主一身之表，为诸阳主气。手足者诸阳之本，故一身手足尽热。太阳经多血，血得热则行。阳病者，上行极而下，故尿血也。此里传表证，是自阴转阳则易解，故身热虽甚不死。轻则猪苓汤，重则黄连阿胶汤可治。与太阳热结膀胱血自下者，证同而来因则异。

少阴传阳证者有二：六七日腹胀不大便者，是传阳明；八九日一身手足尽热者，是传太阳。

下利便脓血，指大便言；热在膀胱而便血，是指小便言。

少阴病，咳而下利谵语者，被火气劫故也，小便必难，以强责少阴汗也。

上咳下利，津液丧亡，而谵语非转属阳明。肾主五液，入心为汗。少阴受病，液不上升，所以阴不得有汗也。少阴发热，不得已用麻黄发汗，即用附子以固里，岂可以火气劫之而强发汗也？少阴脉入肺，出络心。肺主声，心主言，火气迫心肺，故咳而谵语也。肾主二便，治下焦，济泌别汁，渗入膀胱。今少阴受邪，复受火侮，枢机无主，大肠清浊不分，膀胱水道不利，故下利而小便难也。小便利者，其人可治。此阴虚，故小便难。

少阴病，但厥无汗，而强发之，必动其血，未知从何道出，或从口鼻，或从目出，是名下厥上竭，为难治。

阳气不达于四肢，故厥。厥为无阳，不能作汗，而强发之。血之与汗，异名同类，不夺其汗，必动其血矣。上条火劫发汗，上伤心肺，下竭膀胱，犹在气分，其害尚轻。峻剂发汗，伤经动血。若阴络伤而下行，犹或可救；若阳络伤而上溢，不可复生矣。妄汗之害如此。

附子汤证

少阴病，身体痛，手足寒，骨节痛，脉沉者，附子汤主之。

少阴病，得之十二日，口中和，其背恶寒者，当灸之，附子汤主之。

少阴主水，于象为坎，一阳居其中，故多热证。是水中有火，阴中有阳也。此纯阴无阳，阴寒切肤，故身疼。四肢不得禀阳气，故手足寒。寒邪自经入脏，脏气实而不能入，则从阴内注于骨，故骨节疼。此身疼骨痛，虽与麻黄证同，而阴阳寒热彼此判然。脉沉者，少阴不藏，肾气独沉也。口中兼咽与舌言，少阴之脉循喉咙，挟舌本，故少阴有口干、舌燥、咽痛等症。此云和者，不燥干而渴，火化几于息矣。人之生也，负阴而抱阳，故五脏之俞，皆系于背。背恶寒者，俞气化薄，阴寒得以乘之也。此阳气凝聚而成阴，必灸其背俞，使阴气流行而为阳。急温以附子汤，壮火之阳，而阴自和矣。

附子汤

附子二枚（炮）　白术四两　人参二两　芍药　茯苓各三两

水八升，煮取三升，去滓，温服一升，日三服。

此伤寒温补第一方也，与真武汤似同而实异。倍术、附去姜加参，是温补以壮元阳，真武汤还是温散而利肾水也。

真武汤证

少阴病，二三日不已，至四五日，腹痛，小便不利，四肢沉重疼痛，自下利者，此为有水气。其人或咳，或小便利，或下利，呕者，真武汤主之。

为有水气，是立真武汤本意。小便不利是病根。腹痛下利，四肢沉重疼痛，皆水气为患，因小便不利所致。然小便不利，实由坎中之无阳。坎中火用不宣，故肾家水体失职，是下焦虚寒，不能制水故也。法当壮元阳以消阴翳，逐留垢以清水源，因立此汤。末句语意，直接有水气来。后三项是真武加减症，不是主证。若虽有水气而不属少阴，不得以真武主之也。

真武汤

茯苓　芍药　生姜各三两　白术二两　附子一枚（炮）

水八升，煮取三升，温服七合，日三服。咳者，加五味半升，细辛一两；小便利而下利者，去芍药、茯苓，加干姜一两；呕者，去附子，加生姜，足前成半斤。

真武，主北方水也。坎为水，而一阳居其中，柔中之刚，故名真武。是阳根于阴，静为动本之义。盖水体本静，动而不息者，火之用也。火失其位，则水逆行。君附子之辛温，以奠阴中之阳；佐芍药之酸寒，以收炎上之用；茯苓淡渗，以正润下之体；白术甘苦，以制水邪之溢。阴平阳秘，少阴之枢机有主，开阖得宜，小便自利，腹痛下利自止矣。生姜者，用以散四肢之水气，与肤中之浮热也。

咳者，是水气射肺所致。加五味子之酸温，佐芍药以收肾中水气；细辛之辛温，佐生姜以散肺中水气。小便自利而下利者，胃中无阳，则腹痛不属相火，四肢困于脾湿，故去芍药之酸寒，加干姜之辛热，即茯苓之甘平亦去之。此为温中之剂，而非利水之剂矣。呕者是水气在中，故中焦不治。四肢不利者，不涉少阴，由于太阴湿化不宣也，与水气射肺不同，法不须附子之温肾，倍加生姜以散邪。此和中之剂，而非下焦之药矣。

附子、芍药、茯苓、白术，皆真武所重。若去一，即非真武汤。

太阳病发汗，汗出不解，其人仍发热，心下悸，头眩，身瞤动，振振欲擗地者，真武汤主之。

肾液入心而为汗，汗出不能遍身，故不解。所以然者，太阳阳微，不能卫外而为固，少阴阴虚，不能藏精而起亟也。仍发热而心下悸，坎阳外亡而肾水凌心耳。头眩身瞤，因心下悸所致。振振欲擗地，形容身瞤动之状。凡水从火发，肾火上炎，水邪因得上侵。若肾火归原，水气自然下降，外热因之亦解。此条用真武者，全在降火利水，重在发热而心下悸，并不在头眩、身瞤动也。如伤寒厥而心下悸，宜先治水，亦重在悸，不重在厥。但彼本于太阳寒水内侵，故用桂枝；此则少阴邪水泛溢，故用附子。仲景此方，为少阴治水而设。附会三纲之说者，本为误服青龙而设。不知服大青龙而厥逆、筋惕肉瞤，是胃阳外亡，轻则甘草干姜汤，重则建中理中辈，无暇治肾，即欲治肾，尚有附子汤之大温补，而乃用真武耶？要知小便自利，心下不悸，便非真武汤证。

理中丸证

病发热头痛，身疼恶寒，上吐下利者，名曰霍乱。热多欲饮水者，五苓散主之；寒多不用水者，理中丸主之。

理中丸

人参　甘草　白术　干姜

捣筛为末，蜜和丸，如鸡黄大。以沸汤数合，和一丸，研碎，温服之。日三四，夜二服。腹中未热，加至三四丸。然不及汤，汤以水八升，煮取三升，去滓温服一升，日三服。

若脐上筑者，肾气动也，去术加桂；吐多者，去术加生姜三两；下多者还用术；悸者加茯苓；腹中痛，虚者加人参；腹满者去术，加附子一枚。

桃花汤证

少阴病二三日至四五日，腹痛，小便不利，下利不止，便脓血者，桃花汤主之。

本证与真武不同。彼以四肢沉重疼痛，是为有水气；此便脓血，是为有火气矣。盍不清火，反用温补？盖治下焦水气，与心下水气不同法；下焦便脓血，与心下痛、心中烦，亦应异治也。心为离火，而真火居其中，法当随其势之润下，故用苦寒以泄之；坎为水而真水居其中，法当从其性之炎上，故用苦温以发之。火郁于下，则克庚金；火炎于上，则生戊土。五行之理，将来者进，已往者退。土得其令，则火退位矣；水归其职，腹痛自除、脓血自清、小便自利矣。故制此方，不清火，不利水，一惟培土，又全赖干姜转旋，而石脂、粳米得收平成之绩也。名桃花者，取春和之义，非徒以色言耳。

桃花汤

赤石脂一斤（一半全用，一半筛用）　干姜一两　粳米一升

石脂性涩以固脱，色赤以和血，味甘而酸，甘以补元气，酸以收逆气，辛以散邪气，故以为君。半为块而半为散，使浊中清者，归心而入营，浊中浊者，入肠而止利。火曰炎上，又火空则发，得石脂以涩肠，可以遂其炎上之性矣。炎上作苦，佐干姜之苦温，以从火化，火郁则发之也。火亢则不生土，臣以粳米之甘，使火有所生，遂成有用之火。土中火用得宜，则水中火体得位，下陷者上达，妄行者归原，火自升而水自降矣。

少阴病，腹痛下利，是坎中阳虚。故真武有附子，桃花用干姜，不可以小便不利作热治。真武是引火归原法，桃花是升阳散火法。

坎阳有余，能出形躯之表而发热，麻黄附子汤是矣。坎阳不虚，尚能发热于躯内之上焦，如口燥、舌干、咽痛、心烦、胸满、心痛等症是矣。坎阳不足，不能发热于腰以上之阳，仅发热于腰以下之阴，如小便不利、下利便脓血者是矣。此为伏阳屈伏之火，与升阳之火不同。

少阴病，便脓血者可刺。

便脓血，亦是热入血室所致，刺期门以泻之。病在少阴而刺厥阴，实则泻其子也。

四逆汤证上

脉浮而迟，表热里寒，下利清谷者，四逆汤主之。

脉浮为在表，迟为在脏，浮中见迟，是浮为表虚，迟为脏寒。未经妄下而利清谷，是表为虚热，里有真寒矣。仲景凡治虚证，以里为重，协热下利脉微弱者，便用人参，汗后身疼脉沉迟者，便加人参。此脉迟而利清谷，且

不烦不咳，中气大虚，元气已脱，但温不补，何以救逆乎？观茯苓四逆之烦躁，且用人参，况通脉四逆，岂得无参？是必因本方之脱落而成之耳。

此是伤寒证。然脉浮表热，亦是病发于阳，世所云漏底伤寒也。必其人胃气本虚，寒邪得以直入脾胃，不犯太、少二阳，故无口苦、咽干、头眩、项强痛之表证。然全赖此表热，尚可救其里寒。

下利清谷，不可攻表，汗出必胀满。

里气大虚，不能藏精而为阳之守，幸表阳之尚存，得以卫外而为固，攻之更虚其表。汗生于谷，汗出阳亡，脏寒而生满病也。

下利腹胀满，身体疼痛，先温其里。

伤寒下之后，续得下利清谷不止，身疼痛者，急当救里，宜四逆汤。

下利是里寒，身痛是表寒。表宜温散，里宜温补。先救里者，治其本也。

病发热头疼，脉反沉，若不瘥，身体疼痛，当救其里，宜四逆汤。

此太阳麻黄汤证。病为在表，脉当浮而反沉，此为逆也。或汗之不瘥，即身体疼痛不罢，当凭其脉之沉而为在里矣。阳证见阴脉，是阳消阴长之兆也。热虽发于表，为虚阳；寒反据于里，是真阴矣。必有里证伏而未见，藉其表阳之尚存，乘其阴之未发，迎而夺之，庶无吐利厥逆之患，里和而表自解矣。

邪之所凑，其气必虚。故脉有余而症不足，则从症；症有余而脉不足，则从脉。有余可假，而不足为真，此仲景心法。

大汗，若大下利，而厥冷者，四逆汤主之。

大汗则亡阳，大下则亡阴，阴阳俱虚，故厥冷。但利非清谷，急温之，阳回而生可望也。

大汗出，热不去，内拘急，四肢疼，又下利，厥逆而恶寒者，四逆汤主之。

治之失宜，虽大汗出而热不去，恶寒不止，表未除也。内拘急而下利，里寒已发，四肢疼而厥冷，表寒又见矣。可知表热里寒者，即表寒亡阳者矣。

呕而脉弱，小便复利，身有微热，见厥者难治，四逆汤主之。

呕而发热者，小柴胡证。此脉弱而微热，非相火明矣。内无热，故小便利；表寒虚，故见厥；是膈上有寒饮，故呕也。伤寒以阳为主，阳消阴长，故难治。

既吐且利，小便复利，而大汗出，下利清谷，内寒外热，脉微欲绝者，四逆汤主之。

吐利交作，中气大虚，完谷不化，脉微欲绝，气血丧亡矣。小便复利而大汗出，是门户不要，玄府不闭矣。所幸身热未去，手足不厥，则卫外之阳，诸阳之本犹在，脉尚未绝，有一线之生机，急救其里，正胜而邪可却也。

吐利汗出，发热恶寒，四肢拘急，手足厥冷者，四逆汤主之。

此吐利非清谷，汗出不大，而脉不微弱，赖此发热之表阳，助以四逆而温里，尚有可生之望。

自利不渴者属太阴，以其脏有寒故也，当温之，宜四逆辈。

少阴病脉沉者，急温之，宜四逆汤。

若膈上有寒饮者，当温之，宜四逆汤。

恶寒脉微而复利，利止亡血也，四逆加人参汤主之。

利虽止而恶寒未罢，仍宜四逆；以其脉微为无血，当仍加人参以通之也。

上论四逆脉证。

少阴病，下利清谷，里寒外热，手足厥逆，脉微欲绝，身反不恶寒，其人面色赤，或腹痛，或干呕，或咽痛，或利止，脉不出者，通脉四逆汤主之。

此寒热相半证。下利清谷，阴盛于里也；手足厥逆，寒盛于外也。身不恶寒面赤，阳郁在表也；咽痛利止，阳回于内也；腹痛干呕，寒热交争也。温里通脉，乃扶阳之法。脉为司命，脉出则从阳而生，厥逆则从阴而死。

下利清谷，里寒外热，汗出而厥者，通脉四逆汤主之。下利脉沉而迟，其人面少赤，身有微热，下利清谷者，必郁冒汗出而解，病人必微厥。所以然者，其面戴阳，下虚故也。

此比上条脉症皆轻，故能自作郁冒汗出而解。面赤为戴阳，阳在上也。因其戴阳，故郁冒而汗出；因其下虚，故下利清谷而厥逆。热微厥亦微，故面亦少赤。此阴阳相等，寒热自和，故易愈。

吐已下断，汗出而厥，四肢拘急不解，脉微欲绝者，通脉四逆加猪胆汁汤主之。

此必有阴盛格阳之证，故加胆汁为反佐，阅白通证可知。

吐利止而脉平，小烦者，以新虚不胜谷气故也。

四逆汤

甘草二两（炙）　干姜一两半　附子一枚（生用，去皮，破八片）

上三味，以水三升，煮取一升二合，去滓，分温再服。强人可大附子一枚、干姜三两。

通脉四逆汤

甘草二两（炙）　附子大者一枚（生用，去皮，破八片）　干姜三两（强人可四两）

上三味，以水三升，煮取二升二合，去滓，分温再服，其脉即出者愈。面色赤者加葱九茎；腹中痛者去葱，加芍药二两；呕者加生姜二两；咽痛去芍药，加桔梗一两；利止脉不出者去桔梗，加人参二两。病皆与方相应者乃服之。

通脉四逆加猪胆汁汤

前方加猪胆汁一合。余同前法。

伤寒六七日，大下后，寸脉沉而迟，手足厥冷，下部脉不至，咽喉不利，吐脓血，泄利不止者，为难治。

寸脉沉迟，气口脉平矣。下部脉不至，根本已绝矣。六腑气绝于外者，手足寒；五脏气绝于内者，利下不禁。咽喉不利，水谷之道绝矣。汁液不化而成脓血，下濡而上逆。此为下厥上竭，阴阳离决之候，生气将绝于内也。旧本有麻黄升麻汤，其方味数多而分两轻，重汗散而畏温补，乃后世粗工之伎，必非仲景方也。此证此脉，急用参附以回阳，尚恐不救，以治阳实之品，治亡阳之证，是操戈下石矣，敢望其汗出而愈哉？绝汗出而死，是为可必，仍附其方，以俟识者。

麻黄升麻汤

麻黄二两半（去节）　升麻一两一钱　当归一两一钱　黄芩　萎蕤各六铢　芍药　知母十八铢　天冬（去心）　桂枝（去皮）　干姜　甘草（炙）　石膏（碎，绵裹）　白术　茯苓各六钱

上十四味，以水一斗，先煮麻黄一二沸，去上沫，内诸药，煮取三升，去滓，分温三服，相去如炊三斗米顷，令尽汗出愈。

四逆汤证下

手足厥冷，脉细欲绝者，当归四逆汤主之。

上篇论外热内寒，兼吐利、呕逆、烦躁等症。此篇但论厥阴脉证，虽无外卫之微阳，亦未见内寒诸险证也。

当归四逆汤

当归　桂枝　芍药　细辛各三两　甘草（炙）　通草各二两　大枣二十五枚（掰，一法十二枚）

上七味，以水八升，煮取三升，去滓，温服一升，日三服。

此条证为在里，当是四逆本方加当归，如茯苓四逆之例。若反用桂枝汤攻表，误矣。既名四逆汤，岂得无姜、附？

若其人内有久寒者，宜当归四逆加吴茱萸生姜汤。

当归四逆加吴茱萸生姜汤

即前方加吴茱萸一两，生姜半斤，切片。

上九味，以水六升、清酒六升和煮，取五升，去滓，温分五服。

此本是四逆与吴茱萸相合而为偶方也。吴萸配附子、生姜佐干姜，久寒始去。

凡厥者，阴阳气不相顺接，便为厥。厥者，手足逆冷是也。

手足六经之脉，皆自阴传阳，自阳传阴。阴气胜，则阳不达于四肢，故为寒厥。

诸四逆厥者，不可下之，虚家亦然。

热厥者，有可下之理；寒厥为虚，则宜温补。

伤寒五六日，不结胸，腹濡脉虚，复厥者，不可下，此为亡血，下之死。

其脉空虚，此无血也。

病者，手足厥冷，言我不结胸，小腹满，按之痛者，此冷结在膀胱关元也。

关元在脐下三寸，小肠之募，三阴任脉之会，宜灸之。按此二条，当知结胸证有热厥者。

伤寒脉促，手足厥者，可灸之。

促为阳脉，亦有阳虚而促者，亦有阴盛而促者。要知促与结皆代之互文，皆是虚脉。火气虽微，内攻有力，故灸之。

伤寒六七日，脉微，手足厥冷，烦躁，灸厥阴。厥不还者死。

厥阴肝脉也，应春生之气，故灸其五俞而阳可回也。

上论厥阴脉证。

发汗，若下之，病仍不解，烦躁者，茯苓四逆汤主之。

未经汗下而烦躁，为阳盛；汗下后而烦躁，是阳虚。汗多既亡阳，下多又亡阴，故热仍不解。姜、附以回阳，参、苓以滋阴，则烦躁止而外热自除，此又阴阳双补法。

茯苓四逆汤

茯苓四两　人参一两　附子一枚（去皮，生用，切八片）　甘草二两（炙）　干姜一两五钱

上五味，以水五升，煮取三升，去滓，温服七合，日二服。

下后复发汗，昼日烦躁不得眠，夜而安静，不呕不渴，无表证，脉沉微，身无大热者，干姜附子汤主之。

当发汗而反下之，下后不解，复发其汗，汗出而里阳将脱，故烦躁也。昼日不得眠，虚邪独据于阳分也。夜而安静，知阴不虚也。不呕渴，是无里热；不恶寒头痛，是无表证。脉沉微，是纯阴无阳矣；身无大热，表阳将去矣。幸此微热未除，烦躁不宁之际，独任干姜、生附，以急回其阳，此四逆之变剂也。

干姜附子汤

干姜一两　附子一枚（去皮，生用，切八片）

上二味，以水三升，煮取一升，去滓，顿服。

下之后复发汗，必振寒，脉微细。所以然者，内外俱虚故也。

内阳虚，故脉微细；外阳虚，故振栗恶寒。即干姜附子证。

上论四逆加减证。

吴茱萸汤证

少阴病吐利，手足厥冷，烦躁欲死者，吴茱萸汤主之。

少阴病吐利，烦躁、四逆者死。四逆者，四肢厥冷，兼臂胫而言。此云手足，是指指掌而言，四肢之阳犹在。岐伯曰：“四末阴阳之会，气之大路也。四街者，气之经络也。络绝则经通，四末解则气从合。”故用吴茱萸汤以温之，吐利止而烦躁除。阴邪入于合者，更得从阳而出乎井矣。

干呕，吐涎沫，头痛者，吴茱萸汤主之；不头痛者，半夏干姜汤主之。

呕而无物，胃虚可知矣；吐惟涎沫，胃寒可知矣；头痛者，阳气不足，阴寒得以乘之也。吴茱萸汤温中益气，升阳散寒，呕、痛尽除矣。干呕、吐涎是二症，不是并见。

食谷欲呕者，属阳明也，吴茱萸汤主之。得汤反剧者，属上焦也。

胃热则消谷善饥，胃寒则水谷不纳。食谷欲呕，固是胃寒；服汤反剧者，以痰饮在上焦为患，呕尽自愈，非谓不宜服也。此与阳明不大便，服柴胡汤胃气因和者不同。

吴茱萸汤

吴茱萸一升（汤洗七次）　人参三两　生姜六两　大枣十二枚

水七升，煮取二升，温服七合，日三服。

吴萸温中散寒，则吐利可除；人参安神定志，则烦躁可止；姜、枣调和营卫，则手足自温、头痛自瘳矣。

白通汤证

少阴病下利脉微者，与白通汤。利不止，厥逆，无脉，干呕烦者，白通加猪胆汁汤主之。服汤后脉暴出者死，微续者生。

下利脉微，是下焦虚寒不能制水故也，与白通汤以通其阳，补虚却寒而制水。服之利仍不止，更厥逆，反无脉，是阴盛格阳也。如干呕而烦，是阳欲通而不得通也。猪者水畜，属少阴也；胆者甲木，从少阳也。法当取猪胆汁之苦寒为反佐，加入白通汤中，从阴引阳，则阴盛格阳者，当成水火既济矣。脉暴出者，孤阳独行也，故死；微续者，少阳初生也，故生。

白通汤

葱白四茎　干姜一两　附子一枚（去皮，生用）

上三味，以水三升，煮取一升，去滓，分温再服。

白通加猪胆汁汤

本方加人尿五合，猪胆汁一合。

和合相得，分温再服。无猪胆汁亦可服。

葱辛温而茎白，通肺以行营卫阴阳，故能散邪而通阳气，率领姜、附，入阳明而止利，入少阴而生脉也。附子生用，亦取其勇气耳。论中不及人尿，而方后反云无猪胆汁亦可服者，以人尿咸寒，直达下焦，亦能止烦除呕矣。

下利，手足逆冷，无脉者，灸之不温，若脉不还，反微喘者死。

下利后，脉绝、手足厥冷，晬时脉还、手足温者生，脉不还者死。

此不呕不烦，不须反佐而服白通，外灸少阴及丹田、气海，或可救于万一。

黄连阿胶汤证

少阴病，得之二三日，心中烦，不得卧，黄连阿胶汤主之。

此病发于阴，热为在里，与二三日无里证，而热在表者不同。按少阴受病，当五六日发，然发于二三日居多。二三日背恶寒者，肾火衰败也，必温补以益阳；反发热者，肾水不藏也，宜微汗以固阳。口燥咽干者，肾火上走空窍，急下之以存津液。此心中烦不得卧者，肾火上攻于心也，当滋阴以凉心肾。

黄连阿胶汤

黄连四两　阿胶三两　黄芩　芍药各二两　鸡子黄三枚

上五味，以水六升，先煮三物，取二升，去滓，内阿胶，烊尽少冷，内鸡子黄搅令相得，温服七合，日三服。

鸡感巽化，得心之母气者也。黄禀南方火色，率芍药之酸，入心而敛神明，引芩、连之苦，入心而清壮火。驴皮被北方水色，入通于肾，济水性急趋下，内合于心，与之相溶而成胶，是火位之下，阴精承之。凡位以内为阴、外为阳，色以黑为阴、赤为阳。鸡黄赤而居内，驴皮黑而居外，法坎宫阳内阴外之象，因以制壮火之食气耳。

猪苓汤证

少阴病，下利六七日，咳而呕渴，心烦不得眠者，猪苓汤主之。

少阴病，但欲寐，心烦而反不得卧，是黄连阿胶证也。然二三日心烦是实热，六七日心烦是虚烦矣。且下利而热渴，是下焦虚，不能制水之故，非芩、连、芍药所宜。咳呕烦渴者，是肾水不升；下利不眠者，是心火不降耳。凡利水之剂，必先上升而后下降，故用猪苓汤主之，以滋阴利水而升津液。斯上焦如雾而咳渴除，中焦如沤而烦呕静，下焦如渎而利自止矣。

猪苓汤

猪苓　泽泻　茯苓　滑石　阿胶各一两

上五味，以水四升，先煮四味，取二升，内阿胶烊尽，温服七合，日三服。

五味皆润下之品，为少阴枢机之剂。猪苓、阿胶，黑色通肾，理少阴之本也；茯苓、滑石，白色通肺，滋少阴之源也；泽泻、阿胶，咸先入肾，壮少阴之体；二苓、滑石，淡渗膀胱，利少阴之用。故能升水降火，有治阴和阳，通理三焦之妙。

阳明病，若脉浮发热，渴欲饮水，小便不利者，猪苓汤主之。

脉症全同五苓。彼以太阳寒水利于发汗，汗出则膀胱气化而小便行，故利水之中，仍兼发汗之味。此阳明燥土最忌发汗，汗之则胃亡津液，而小便更不利，所以利水之中，仍用滋阴之品。二方同为利水，太阳用五苓者，因寒水在心下，故有水逆之证；桂枝以散寒、白术以培土也；阳明用猪苓者，因热邪在胃中，故有自汗症，滑石以滋土、阿胶以生津也。散以散寒，汤以润燥，用意微矣。

二方皆是散饮之剂。太阳转属阳明者，其渴尚在上焦，故仍用五苓入心而生津；阳明自病而渴者，本于中焦，故又藉猪苓入胃而通津液。

阳明病，汗多而渴者，不可与猪苓汤。以汗多，胃中燥，猪苓汤复利其小便故也。

阳明病，重在亡津液。饮水多而汗不多、小便不利者，可与猪苓汤利之。若汗出多，以大便燥，饮水多，即无小便，不可利之。不知猪苓汤本为阳明饮多而用，不为阳明利水而用也。不可与猪苓汤，即属腑者不令溲数之意。以此见阳明之用猪苓，亦仲景不得已之意矣。汗多而渴，当白虎汤；胃中燥，当承气汤，俱在言外。

猪肤汤证

少阴病，下利，咽痛，胸满，心烦者，猪肤汤主之。

少阴下利，下焦虚矣。少阴脉循喉咙，其支者，出络心注胸中。咽痛、胸满、心烦者，肾火不藏，循经而上走于阳分也。阳并于上，阴并于下，火不下交于肾，水不上承于心，此未济之象。猪为水畜，而津液在肤。君其肤以除上浮之虚火，佐白蜜白粉之甘，泻心润肺而和脾。滋化源，培母气，水升火降，上热自除而下利止矣。

猪肤汤

猪肤一两

上一味，以水一斗，煮取五升，去滓，加白蜜一升，白粉五合，熬香，和合相得，温分六服。

附咽痛诸方

少阴病，二三日，咽痛者，可与甘草汤；不瘥者，与桔梗汤。

但咽痛，而无下利胸满心烦等症，但甘以缓之足矣。不瘥者，配以桔梗，辛以散之也。其热微，故用此轻剂耳。

甘草汤

甘草二两

上一味，以水三升，煮取一升半，去滓，分温再服。

桔梗汤

甘草　桔梗各二两　余同前法。

少阴病，咽中痛，半夏散及汤主之。

半夏散

半夏　桂枝　甘草

上三味，各等分，各捣筛已，合治之，白饮和服方寸匕，日二服。若不能散服，以水一升，煎七沸，内散方寸匕，更煮三沸，下火令少冷，少少咽之。

此必有恶寒欲呕症，故加桂枝以散寒，半夏以除呕。若夹相火，则辛温非所宜矣。

少阴病，呕而咽中伤，生疮不能语，声不出者，苦酒汤主之。

苦酒汤

半夏十四枚（洗，破如枣核大）　鸡子一枚（去黄存白留壳中）

上二味，内半夏、苦酒著鸡子内，以鸡子置刀镮中，安火上，令三沸，去滓，少少含咽之。不瘥，更作三剂。

取苦酒以敛疮，鸡子以发声。而兼半夏者，必因呕而咽伤，胸中之痰饮尚在，故用之，且以散鸡子苦酒之酸寒，但令滋润其咽，不令泥痰于胸膈也。置刀镮中放火上，只三沸即去滓，此略见火气，不欲尽出其味，意可知矣。

鸡子黄走血分，故心烦不卧者宜之；其白走气分，故声不出者宜之。

四逆散证

少阴病，四逆，泄利下重，其人或咳，或悸，或小便不利，或腹中痛者，四逆散主之。

四肢为诸阳之本，阳气不达于四肢，因而厥逆，故四逆多属于阴。此则泄利下重，是阳邪下陷入阴中。阳内而阴反外，以致阴阳脉气不相顺接也。可知以手足厥冷为热厥，四肢厥寒为寒厥者，亦凿矣。条中无主证，而皆是或然症，“四逆”下必有阙文。今以“泄利下重”四字，移至“四逆”下，则本方乃有纲目。或咳、或利、或小便不利，同小青龙证；厥而心悸，同茯苓甘草证；或咳、或利、或腹中痛、或小便不利，又同真武证。种种是水气为患，不发汗利水者，泄利下重故也。泄利下重，又不用白头翁汤者，四逆故也。此少阴枢机无主，故多或然之症。因取四物以散四逆之热邪，随症加味以治或然症。此少阴气分之下剂也，所谓厥应下之者，此方是矣。

四逆散

甘草炙　枳实　柴胡　芍药

上四味，各十分，捣筛，白饮和服方寸匕，日三服。咳者加五味子、干姜各五分，并主下利；悸者加桂枝五分；小便不利者加茯苓五分；腹中痛者加附子一枚，炮令拆；泄利下重者先以水五升，内薤白三升，煮取三升，去滓，以散三方寸匕，内汤中，煮取一升半，分温再服。

此仿大柴胡之下法也。以少阴为阴枢，故去黄芩之苦寒、姜夏之辛散，加甘草以易大枣，良有深意。然服方寸匕，恐不济事。少阳心下悸者加茯苓，此加桂枝；少阳腹中痛者加芍药，此加附子，其法虽有阴阳之别，恐非泄利下重者宜加也。薤白性滑，能泄下焦阴阳气滞，然辛温太甚，荤气逼人，顿用三升，而入散三匕，只闻薤气而不知药味矣。且加味俱用五分，而附子一枚、薤白三升，何多寡不同若是，不能不致疑于叔和编集之误耳。

厥阴脉证

厥阴之为病，消渴，气上撞心，心中疼热，饥而不欲食，食即吐蛔，下之利不止。

太阴厥阴，皆以里证为提纲。太阴主寒，厥阴主热，太阴为阴中之至阴，厥阴为阴中之阳也。太阴腹满而吐食不下，厥阴饥不欲食，食即吐蛔。同是不能食，而太阴则满、厥阴则饥；同是一吐，而太阴吐食、厥阴吐蛔；此又主脾、主肝之别也。太阴病则气下陷，故腹时痛而自利；厥阴病则气上逆，故心疼热而消渴，此湿土、风木之殊也。太阴主开，本自利而下之，则开折，胸下结硬者，开折反阖也；厥阴主阖，气上逆而下之，则阖折，利不止者，阖折反开也。按两阴交尽，名曰厥阴，阴尽而阳生，故又名阴之绝阳，则厥阴为病，宜无病热矣。以厥阴脉络于少阳，厥阴热证，皆相火化令耳。厥阴经脉，上膈贯肝，气旺故上撞心。气有余即是火，故消渴而心中疼热。火能消物，故饥。肝脉挟胃，肝气旺，故胃口闭塞而不欲食也。虫为风化，厥阴病则生蛔，蛔闻食臭，则上入于膈而从口出也。病发于阴而反下之，则气无止息而利不止矣。乌梅丸主之，可以除蛔，亦可以止利。

伤寒腹满谵语，寸口脉浮而紧，此肝乘脾也，名曰纵，刺期门。

腹满谵语，得太阴阳明内证；脉浮而紧，得太阳阳明表脉。阴阳表里疑似难明，则证当详辨，脉宜类推。《脉法》曰："脉浮而紧者，名曰弦也。"弦为肝脉。《内经》曰："诸腹胀大，皆属于热。"又曰："肝气甚则多言。"是腹满由肝火，而谵语乃肝旺所发也。肝旺则侮其所胜，直犯脾土，故曰纵。刺期门以泻之，庶不犯厥阴汗下禁。

上条是肝乘心，此条是肝乘脾，下条是肝乘肺。肝为相火，有泻无补者，此类是也。

伤寒发热，啬啬恶寒，大渴欲饮水，其腹必满，此肝乘肺也，名曰横，刺期门。自汗出，小便利，其病欲解。

发热恶寒，寒为在表；渴欲饮水，热为在里。其腹因饮多而满，非太阴之腹满，亦非厥阴之消渴矣。此肝邪挟火而克金。脾精不上归于肺，故大渴；肺气不能通调水道，故腹满。是侮所不胜，寡于畏也，故名曰横，必刺期门，随其实而泻之。得自汗，则恶寒发热自解；得小便利，则腹满自除矣。

厥阴病，渴欲饮水者，少少与之愈。

水能生木、能制火，故厥阴消渴最宜之。

厥阴中风，脉微浮为欲愈，不浮为未愈。

厥阴受病，则尺寸微缓而不浮。今微浮，是阴出之阳，亦阴病见阳脉也。

有厥阴中风欲愈脉，则应有未愈证。夫以风木之脏，值风木主气时，复中于风，则变端必有更甚他经者。今不得一焉，不能无阙文之憾。

厥阴病，欲解时，从丑至卯上。

木克于丑，旺于寅、卯，故主此三时。

乌梅丸证

伤寒脉微而厥，至七八日肤冷，其人躁，无暂安时者，此为脏厥，非蛔厥也。蛔厥者，其人当吐蛔，今病者静而复时烦，此非脏寒。蛔上入膈故烦，须臾复止，得食而呕。又烦者，蛔闻食臭出，其人故吐蛔。吐蛔者，乌梅丸主之，又主久利。

伤寒脉微厥冷烦躁者，在六七日，急灸厥阴以救之。此至七八日而肤冷，不烦而躁，是纯阴无阳，因脏寒而厥，不治之证矣。然蛔厥之证，亦有脉微肤冷者，是内热而外寒，勿遽认为脏厥而不治也。其显症在吐蛔，而细辨在烦躁。脏寒则躁而不烦，内热则烦而不躁。其人静而时烦，与躁而无暂安者迥殊矣。此与气上撞心，心中疼热，饥不能食，食即吐蛔者，互文以见意也，夫蛔者，虫也，因所食生冷之物，与胃中湿热之气，相结而成。今风木为患，相火上攻，故不下行谷道而上出咽喉，故用药亦寒热相须也。此是胸中烦而吐蛔，不是胃中寒而吐蛔，故可用连、柏。要知连、柏是寒因热用，不特苦以安蛔。看厥阴诸症，与本方相符，下之利不止；与又主久利句合，则乌梅丸为厥阴主方，非只为蛔厥之剂矣。

乌梅丸

乌梅二百枚　细辛六两　干姜十两　黄连十六两　当归四两　附子六两（炮，去皮）　蜀椒四两（出汗）　桂枝六两（去皮）　人参六两　黄柏六两

上十味，异捣筛，合治之。以苦酒渍乌梅一宿，去核，蒸之五升米下，饭熟，捣成泥，和药令相得，内臼中，与蜜杵三千下，丸如梧桐子大。先食饮服十丸，日三服，稍加至二十丸。禁生冷滑物臭食等。

蛔从风化，得酸则静，得辛则伏，得苦则下，故用乌梅、苦酒至酸者为君，姜、椒、辛、附、连、柏，大辛大苦者为臣，佐参、归以调气血，桂枝以散风邪。藉米之气以和胃，蜜之味以引蛔，少与之而渐加之，则烦渐止而蛔渐化矣。食生冷则蛔动，得滑物则蛔上入膈，故禁之。

白头翁汤证

热利下重者，白头翁汤主之。

暴注下迫属于热，热利下重，乃湿热之秽气郁遏广肠，故魄门重滞而难出也。《内经》曰："小肠移热于大肠为虚瘕。"即此是也。

下利欲饮水者，以有热故也，白头翁汤主之。

下利属胃寒者多，此欲饮水，其内热可知。

下利脉沉弦者，下重也，脉大者为未止，脉微弱数者为欲自止，虽发热不死。

前条论症，此条言脉，互相发明。复出"发热"二字，见热利指内热，不是协热。沉为在里，弦为少阳，此胆气不升，火邪下陷，故下重也。脉大为阳明，两阳相熏灼，大则病进，故为未止。微弱为虚，利后而数亦为虚，故欲自止。发热者，热自里达外，阴出之阳，故不死。

下利微热而渴，脉弱者令自愈。

发热而微，表当自解矣，热利脉弱，里当自解矣，可不服白头翁而待其自愈也。乃渴欲饮水之互文。

下利脉数，有微热，汗出令自愈。设脉复紧为未解。

汗出是热从汗解、内从外解之兆。紧即弦之互文。

下利脉数而渴者令自愈。设不瘥，必圊脓血，以有热故也。

脉数有虚有实，渴亦有虚有实。若自愈，则数为虚热，渴为津液未复也。若不瘥，则数为实热，渴为邪火正炽矣。

下利寸脉反浮数，尺中自涩者，必圊脓血。

寸为阳，沉数是阳陷阴中，故圊血。今脉反浮，是阴出之阳，利当自愈矣。涩为少血，因便脓血后见于尺中，亦顺脉也。前条是未圊脓血，因不瘥而预料之辞，此在脓血已圊后，因寸浮尺涩而揣摩之辞，不得以必字作一例看。

伤寒六七日不利，复发热而利，其人汗出不止者死，有阴无阳故也。

六七日当阴阳自和，复发热而利，正气虚可知。汗出不止，是阳亡而不能卫外也。有阴无阳，指内而言。此为亡阳，与热利之发热不死、汗出自利者天渊矣。

白头翁汤

白头翁二两　黄连　黄柏　秦皮各三两

上四味，以水七升，煮取二升，去滓，温服一升。

四物皆苦寒除湿胜热之品也。白头翁临风偏静，长于驱风。盖脏腑之火，静则治，动则病，动则生风，风生热也，故取其静以镇之。秦皮木小而高，得清阳之气，佐白头以升阳，协连、柏而清火。此热利下重之宣剂。

热厥利证

伤寒一二日至四五日而厥者，必发热。前热者，后必厥。厥深者热亦深，厥微者热亦微。厥应下之，而反发汗者，必口伤烂赤。

其四五日来，恶寒无热可知。手足为诸阳之本，阴盛而阳不达，故厥冷也。伤寒三日，三阳为尽，四五日而厥者，三阴受邪也。阴经受邪，无热可发。阴主脏，脏气实而不能入，则还之于腑。必发热者，寒极而生热也。先厥后热，为阳乘阴，阴邪未散，故必复发。此阴中有阳，乃阴阳相搏而为厥热，与阴厥亡阳者迥别也。欲知其人阳气之多寡，即观其厥之微甚。厥之久者，郁热亦久，厥之轻者，郁热亦轻，故热与厥相应耳。若阳虚而不能支，即成阴厥而无热矣。热发三阳，未入于腑者，可汗；热在三阴，已入于腑者，可下。阴不得有汗，而强发之，此为逆也。阳邪不能外散而为汗，必上走空窍，口伤烂赤所由至矣。然此指热伤气而言。若动其血，或从口鼻，或从目出，其害有不可言者。下之清之，谓对汗而言。是胃热而不是胃实，非三承气所宜。厥微者，当四逆散，芍药、枳实以攻里，柴胡、甘草以和表也；厥深者，当白虎汤，参、甘、粳米以扶阳，石膏、知母以除热也。

脉滑而厥者，里有热也，白虎汤主之。

上条明热厥之理，此条明热厥之脉，并热厥之方。脉弱以滑，是有胃气，缓而滑，名热中，与寒厥之脉微欲绝者，大相径庭矣。当知有口燥舌干之症，与口伤烂赤者照应焉。

伤寒病，厥五日，热亦五日，设六日当复厥，不厥者自愈。厥终不过五日，故知自愈。

阴盛格阳，故先厥；阴极阳生，故后热。热与厥相应，是谓阴阳和平，故愈。厥终即不厥也。不过五日，即六日不复厥之谓。愈指热言。

伤寒热少厥微，指头寒，默默不欲饮食，烦躁，数日小便利，色白者，此热除也。欲得食，其病为愈。若厥而呕，胸胁逆满者，其后必便血。

身无大热，手足不冷，但指头寒，此热微厥亦微也。凡能食不呕，是三阴不受邪。若其人不呕，但默默不欲饮食，此内寒亦微。烦躁是内热反盛。数日来，小便之难者已利，色赤者仍白，是阴阳自和，热除可知。不欲食者，今欲得食，不厥可知矣。若其人外虽热少厥微，而呕不能食，内寒稍深矣；胸胁逆满，内热亦深矣。热深厥深，不早治之，致热伤阴络，其后必便血也。此少阳半表半里证，微者小柴胡和之，深者大柴胡下之。

伤寒发热四日，厥反三日，复热四日，厥少热多，其病当愈。四日至七日热不除者，其后必便脓血。

伤寒以阳为主，热多当愈，热不除为太过，热深厥微，必伤阴络。医者当于阳盛时预滋其阴，以善其后也。四日至七日，自发热起至厥止而言。热不除，指复热四日。复热四日句，语意在其病当愈下。

伤寒厥四日，热反三日，复厥五日，其病为进。寒多热少，阳气退，故为进也。

凡厥与热不相应，便谓之反。上文先热后厥，是阳为主；此先厥后热，是阴为主。热不及厥之一，厥反进热之二。热微而厥反胜，此时不急扶其阳，阴盛以亡矣。

伤寒始发热六日，厥反九日而利。凡厥利者，当不能食；今反能食者，恐为除中，食以素饼。不发热者，知胃气尚在，必愈。恐暴热来出而复去也，后三日脉之，其热续在、脉和者，期之是日夜半愈。所以然者，本发热六日，厥反九日，复发热三日，并前六日，亦为九日，与厥相应，故期之是日夜半愈。后三日脉之而脉数，其热不罢者，此为热气有余，必发痈脓也。

病虽发于阳，而阴反胜之，厥利，此胃阳将乏竭矣。如胃阳未亡，腹中不冷，尚能化食，故食之自安。若除中，则反见善食之状，如中空无阳，今俗云食禄将尽者是也。此为阳邪入阴，原是热厥热利，故能食而不为除中。

其人必有烦躁见于外，是厥深热亦深，故九日复能发热，复热则厥利自止可知。曰热续在，则与暴出有别。续热三日来，其脉自和可知。热当自止，正与厥相应，故愈。此愈指热言。夜半者，阳得阴则解也。若续热三日而脉数，可知热之不止，是阳气有余，必有痈脓之患。便脓血，是阳邪下注于阴窍；发痈脓，是阳邪外溢于形身。俗所云伤寒留毒者是也。

发热而厥七日下利，为难治。

发于阳者，当七日愈。今厥不止而反下利，恐为除中，故难治。若躁烦而能食，尚为热厥利耳。便脓血发痈脓者，是不足而往，有余从之也；发热而厥除中者，是有余而往，不足随之也。

伤寒先厥后发热而利者，必自止，见厥复利。

先厥利而后发热者，寒邪盛而阳气微，阳为阴抑故也。其始也，无热恶寒而复厥利，疑为无阳。其继也，发热而厥利自止，是为晚发。此时阴阳自和则愈，若阴气胜则虚热外退，而真寒内生，厥利复作矣。厥与利相应则愈，是阳消阴长之机。

伤寒先厥后发热而下利，必自止，而反汗出咽中痛者，其喉为痹。发热无汗而利，必自止，若不止，必便脓血，便脓血者，其喉不痹。

此与上条同为先阴后阳、寒盛生热之证，而阳气虚实不同。上条阳不敌阴，故阳退而阴进。此热虽发汗厥后，而阳能胜阴，故厥利自止而不复发。然阳气有余者，又有犯上陷下之不同，即可以发热时有汗无汗为区别。下利不当有汗，有汗是阳反上升，故咽中痛而成喉痹，无汗是阳从中发，热与厥应，厥利止而寒热自解矣。若厥止而热与利不止，是阳邪下陷，必便脓血，下而不上，故咽不痛而喉不痹。

上段似少阴之亡阳，下段似阳明之协热利。汗因于心，无汗则心气平，故火不上炎而咽不痛；利因于胃，利止则胃液藏，故火不下陷而无脓血。

伤寒发热，下利至甚，厥不止者死。

伤寒发热，下利厥逆，躁不得卧者死。

厥利不止，脏腑气绝矣；躁不得卧，精神不治矣。微阳不久留，故死。

复脉汤证

伤寒脉结代，心动悸者，炙甘草汤主之。

寒伤心主，神明不安，故动悸；心不主脉，失其常度，故结代也。结与代皆为阴脉，伤寒有此，所谓阳证见阴脉者死矣。不忍坐视，姑制炙甘草汤，以欲挽回于已去之候耳。收检余烬，背城借一，犹胜于束手待毙乎？

炙甘草汤

甘草四两（炙） 桂枝 生姜各三两 麦门冬半升 枣仁半升（旧本用麻仁者误） 人参 阿胶各二两 大枣三十枚 生地黄一斤

上九味，以酒七升，水八升，先煮八味，取三升，去滓，内胶，得令温，服一升，日三服。

一百十三方，未有用及地黄、麦冬者，恐亦叔和所附。然以二味已载《神农本经》，为滋阴之上品，因伤寒一书，故置之不用耳。此或阳亢阴竭而然，复出补阴制阳之路，以开后学滋阴一法乎？地黄、麦冬、阿胶滋阴，人参、桂枝、清酒以通脉，甘草、姜、枣以和营卫，酸枣仁以安神，结代可和而悸动可止矣。所谓补心之阳，寒亦通行者欤？

脉来缓，时一止复来者，名曰结；脉来数，时一止复来者，名曰促。阳盛则促，阴盛则结，此皆病脉。

持其脉口五十动而不一止者，五脏皆受气。呼吸闰息，脉以五至为平，太过不及，是阴阳偏胜失其常度矣。偏胜之脉，更为邪阻，则止而不前。阳邪盛而数中见止，名曰促，有急趋忽蹶之象也；阴邪盛而缓中见止，名曰结，有绵绵泻漆之状也。阳盛，可知为阴虚之病脉；阴盛，可知为阳虚之病脉矣。

又脉来动而中止，更来小数中有还者反动，名曰结，阴也。脉来动而中止，不能自还，因而复动者，名曰代，阴也。得此脉者难治。

阴阳相搏而脉动，伤寒见此，是形冷恶寒，三焦皆伤矣。况有动中见止，更来小数中有还者反动，宛如雀啄之状，不以名促，反从结名者，以其为心家真脏之阴脉也。更有动而中止，不能自还，因而复动，宛如虾游之状，不可名结，因得代名者，以乍疏乍数为脾家将绝之阴脉也。

脉瞥瞥如羹上肥者，阳气衰也；脉萦萦如蜘蛛丝者，阴气衰也。浮而虚大者，阳已无根；沉而虚细者，阴已无根。

其脉浮而汗出如流珠者，卫气衰也；脉绵绵如泻漆之绝者，亡其血也。

脉浮为阳盛，法当无汗，而反汗出如流珠，是阳虚不能卫外而为固，绝汗出矣。阴虚不能藏精而主血，绵绵其去如泻漆矣。

伤寒，咳逆上气，其脉散者死，谓其形损故也。

外寒伤形，内热伤气，咳逆不止，气升而不下，脉散而不朝，心肺之气已绝矣。原其咳逆之故，因于寒伤形，形气不相保耳。

脉浮而洪，身汗如油，喘而不休，水浆不下，形体不仁，乍静乍乱，此为命绝也。

脉浮而洪，不是死脉。而汗出如油，是心液尽脱，阳反独留之脉也。治节不行，仓禀不纳，形神无主，无生理矣。

又未知何脏先受其灾。若汗出发润，喘不休者，此为肺先绝也。阳反独留，形体如烟熏，直视摇头者，此为心绝也。唇吻反青，四肢漐习者，此为肝绝也。环口黧黑，柔汗发黄者，此为脾绝也。溲便遗失，狂言，目反视者，此为肾绝也。

又未知何脏阴阳先绝者。阳气前绝，阴气后竭者，其人死，身色必青。阴气前绝，阳气后竭者，其人死，身色必赤，腋下温，心下热也。

五脏相生，一脏受灾，四脏不救；阴阳相须，彼气先绝，此气不存。有司命之责者，可不调于未灾未绝之先乎？

阴阳易证

伤寒阴阳易之为病，其人身体重，少气，少腹里急，小便不利，阴中拘挛，热上冲胸，头重不欲举，眼中生花，膝胫拘急者，烧裈散主之。

此证无内外因，本非伤寒而冠以伤寒者。原其因也，无恶寒发热之表证，无胃实自利之里证，因淫情之不禁，而余邪得以投其隙，移祸于不病之人，顿令一身之精气神形，皆受欲火之为害。是不病于伤寒，而病于阴阳之易也。

勿得以男女分名也。夫邪之所凑，其气必虚。阴虚而淫邪凑之，故少气而热上冲胸。气少不能运躯，故头重不举，身体皆重。邪中于阴，故阴中拘挛。冲任脉伤，故小腹里急。精神散乱，故眼中生花。摇动筋骨，故膝胫拘急。病由于肾，毒侵水道，故小便不利耳。谅非土木金石之味所能愈，仍须阴阳感召之理以制之，斯裈裆之以意相求也。

烧裈散

上取妇人中裈近隐处者，剪烧灰，以水和服方寸匕，日三服，小便即利，阴头微肿则愈。妇人病，取男子裈裆烧灰。

裈裆者，男女阴阳之卫，阴阳之以息相吹、气相聚、精相向者也。卫乎外者，自能清乎内。感于无形者，治之以有形。故取其近隐处烧而服之，形气相感，得其隐曲，小便即利。阴头微肿，浊阴走下窍，斯清阳出上窍，欲火平而诸症悉除矣。男服女，女服男，仍合阴阳交易之理、男女媾精之义、格物之情。至秽之品，为至奇之方，有如此者。

诸寒热证

病人身大热，反欲近衣者，热在皮肤，寒在骨髓也；病人身大寒，反不欲近衣者，寒在皮肤，热在骨髓也。

此属内因，不是外感，亦不关于七情。病在形躯，不涉脏腑，亦不犯于经络。故无六经脉证之可凭，非天时寒热所可拘也。是病只在骨髓，不在皮肤。皮肤寒热，是指天时，不是指病。两“身”字言身当其时也，若指皮肤，则不可为骨髓非身矣。风寒之邪得之于骤，故无定体。或发热恶寒，或骨内热而脏腑寒，或手足寒而肠胃热，或内外皆寒，或表里俱热，此骨髓之邪积渐使然，故无定体。伤寒中风之寒，是时令之邪气，故感其邪者，畏而恶之。此大热大寒，是时令之正气，因病非外来，故反欲之。伤寒中风之发热，是人身之阳气，故能与寒气相争。此骨髓之寒热，是渐积之伏邪，故虽逢天令之大寒大热，亦不能除。时大热而身反欲复衣，时大寒而反欲裸身，此病在骨髓，与病营卫者不同。法当以六味、八味二丸，补肾中之真阴真阳，而骨髓之蓄热痼寒，可得渐平耳。原化嗣伯水攻之法，但可以资谭柄而不可为继也。

问曰：病有洒淅恶寒而复发热者何？答曰：阴脉不足，阳往从之；阳脉不足，阴往乘之。曰：何谓阳不足？答曰：假令寸口脉微，名曰阳不足，阴气上入阳中，则洒淅恶寒也。曰：何谓阴不足？答曰：尺脉弱，名曰阴不足，阳气下陷入阴中，则发热也。

前条病在骨髓，故着而不移；此病在经络，故寒热反覆。然与外感之往来寒热、疟疾之鼓颔战栗又不同。病得之外感而恶寒发热者，必见有余之脉；病得之内因而恶寒发热者，全是不足之脉。见脉之不足，则寒固为虚寒，而热亦为虚热矣。寸者，阳所治也。寸口脉微，则微为无阳，是阳脉不足，故下焦之阴寒，得以上乘阳位，而洒淅恶寒也。尺者，阴所治也。尺脉弱为血虚，是阴脉不足，故上焦虚阳，得以下陷阴部而发热也。人身阴阳之气，互为之根，而又以阳为主，故阳脉微则阴脉亦弱。其始也，乘阳而恶寒，阴不平则阳不秘，故继也，从阳而发热。夫阳为阴乘，阳脉固见其不足，而阴脉亦不见其有余。阳虽微，尚能发热，不终恶寒，犹不失阳道实阴道虚之定局耳。亡阳则阴不独存矣，故治之者，当以扶阳为急。此补中益气之方，为功最巨也。

病人脉微而涩者，此为医所病也。大发其汗，又数大下之，其人亡血，病当恶寒，后乃发热无休止时。夏月盛热，欲着复衣；冬月盛寒，欲裸其身。所以然者，阳微则恶寒，阴弱则发热。此医发其汗，使阳气微，又大下之，令阴气弱。五月之时，阳气在表，胃中虚冷。以阳气内微，不能胜冷，故欲着复衣。十一月之时，阳气在里，胃中烦热。以阴气内弱，不能胜热，故欲裸其身。又阴脉迟涩，故知亡血也。

先寒后热，阳微阴弱，具症与上文同。前条病因在血脉虚，此病因在妄汗下，以致亡血而脉微涩也。夏月四句，是写寒热发作时状。始而恶寒，虽在盛夏，欲着复衣；继而发热，虽当隆冬，欲裸其身。此是设辞，勿以无休止时，作绵连冬夏解也。医发其汗以下，又重释前义，亦蛇足矣。

此条又可分作四证者：寒热往来不休如疟者，为一证；或阳气内微，但恶寒不发热，病在盛暑而欲着复衣者，为一证；或阴气内弱，但发热不恶寒，病在隆冬而欲裸身者，为一证；或其人绵连冬夏，在盛暑反恶寒，隆冬反恶热为一证。此各从元气之厚薄，而寒热为之浅深耳。

伤寒贯珠集

原著 清·尤怡
主编 胡斌
副主编 张晓娜

目　录

校刻《伤寒贯珠集》序

尝读仲景先师《伤寒论·序》曰："夫天布五行，以运万类；人秉五常，以有五脏。经络腑俞，阴阳会通；玄冥幽微，变化难极。自非才高识妙，安①能探其理致哉?"医学之难，有自来矣。其曰："勤求古训，博采众方，撰用《素问》《九卷》《八十一难》《阴阳大论》《胎胪药录》，并平脉辨证，为《伤寒杂病论》一十六卷。虽未能尽愈诸疾，庶可以见病知原。若能寻余所集，思过半矣。"观此则知其探索钩提，实究天人合一之理。是以立法制方，神妙不测，持脉辨证，不可思议。故后世尊之为医圣。自晋王叔和分为二书，割裂颠倒，冠以序例，后贤有窥其谬妄者，削例辨驳，率意改编，各成一家言。虽亦有裨后学，要不能无买椟还珠之弊。况乎立言愈多，其理愈晦，致学者益增歧路之悲，遂不免追憾于叔和矣。饲鹤山人尤在泾先生所注《伤寒贯珠集》八卷，汇诸家之学，悟仲景之意，遂能提其纲挈其领，不愧轮珠在手。惜乎其书尚未镂板，世之传写者，不无亥豕之误。兹细加校核，用活字版印成，以公同好云。

嘉庆庚午畅月②二然朱陶性识

---

① 安：《伤寒论·序》原作“岂”。

② 畅月：指阴历十一月。

卷一　太阳篇上

辨列太阳条例大意

伤寒一证，古称大病，而太阳一经，其头绪之繁多，方法之庞杂，又甚于他经，是以辨之非易。然非不可辨也，盖太阳之经，其原出之病，与正治之法，不过二十余条而已，其他则皆权变法、斡旋法、救逆法、类病法也。假使治伤寒者，审其脉之或缓或急，辨其证之有汗无汗，而从而汗之解之，如桂枝、麻黄等法，则邪却而病解矣。其或合阳明，或合少阳，或兼三阳者，则从而解之清之，如葛根、黄芩、白虎等法，亦邪分而病解矣，此为正治之法。顾人气体有虚实之殊，脏腑有阴阳之异，或素有痰饮痞气，以及咽燥淋疮汗衄之疾，或适当房室金刃产后亡血之余，是虽同为伤寒之候，不得竟从麻桂之法矣。于是乎有小建中、炙甘草、大小青龙及桂枝二、麻黄一等汤也，是为权变之法。而用桂枝、麻黄等法，又不能必其无过与不及之弊，或汗出不彻，而邪不外散，则有传变他经，及发黄蓄血之病，或汗出过多，而并伤阳气，则有振振擗地，肉瞤筋惕等证，于是乎有可更发汗、更药发汗及真武四逆等法也，是为斡旋之法。且也医学久芜，方法罕熟，或当汗而反下，或既下而复汗，以及温针、艾灼、水潠种种混施，以致结胸痞满，挟热下利，或烦躁不得眠，或内烦饥不欲食，或惊狂不安，或肉上粟起，于是乎有大小陷胸、诸泻心汤、文蛤散等方也，此为救逆之法。至于天之邪气，共有六淫，太阳受邪，亦非一种，是以伤寒之外，又有风温、温病、风湿、中湿、湿温、中暍、霍乱等证，其形与伤寒相似，其治与伤寒不同，于是乎有桂附、术附、麻黄、白术、瓜蒂、人参、白虎等方，此为伤寒类病法也。夫振裘①者，必挈其领，整网者，必提其纲。不知出此，而徒事区别，纵极清楚，亦何适于用哉。兹略引大端于前，分列纲目于后，而仲景之方与法，罔不备举，然后太阳一经，千头万绪，统归一贯，比于百八轮珠，个个在手矣。六经仿此，详见各篇。

---

① 振裘：振，整理；裘，皮衣。意思要整理皮衣，必须拿着衣领。比喻做事要抓住关键。

太阳正治法第一计三十三条

太阳病脉证三条

太阳之为病，脉浮，头项强痛而恶寒。

人身十二经络，本相联贯，而各有畔界，是以邪气之中，必各有所见之证与可据之脉。仲景首定太阳脉证，曰脉浮，头项强痛，恶寒。盖太阳居三阳之表，而其脉上额交巅，入络脑，还出别下项，故其初病，无论中风伤寒，其脉证皆如是也。后阳明篇云：阳明之为病，胃家实也。少阳篇云：少阳之为病，口苦，咽干，目眩也。三阴篇云：太阴之为病，腹满而吐，食下不，自利益甚，时腹自痛；少阴之为病，脉微细，但欲寐；厥阴之为病，消渴，气上冲心，心中疼热，饥而不欲食，食即吐蛔。暨本文共六条，递举六经受病之脉证，故柯氏目为六经之纲领，而此则为太阳之纲领也。然阳明条下无口干恶热之文，少阳证中无往来寒热之目，少阴欲寐，仅举一端，太阴厥阴，多言脏病，学者当参合他条，毋徒执一可也。

太阳病，发热，汗出，恶风，脉缓者，名为中风。

此太阳中风之的脉的证也。太阳篇中，原有伤寒、中风、风温、温病、中湿、风湿、湿温、痉暍等证，仲景盖以诸病，皆有发热，皆能传变，与伤寒同，其实所受之邪则不同，故特列而辨之，所以清伤寒之源也。王叔和氏分出痉、湿、暍三种，以为与伤寒相似，宜应别论。其中风、风温等病，仍汇太阳篇中。要之中风、风温、温病，虽并得称伤寒，而其病发之状，与治之之法，实与伤寒不同。叔和汇列于此者，又以正中风、风温、温病之始也。然详仲景篇中，每多风寒互举之处，似有不容分别而出之者，岂非以风寒之气恒相兼，与阴阳之致可互参耶！余故以中风伤寒，并列于此，而风温、温病，则隶于类病法下，遵先圣之旨也。至于汗出脉缓之理，成氏暨诸贤所谓风性解缓，而卫不外固者，韪矣。兹不复赘。

太阳病，或已发热，或未发热，必恶寒，体痛，呕逆，脉阴阳俱紧者，名曰伤寒。

此太阳伤寒之的脉的证也，与前中风条参之自别。盖风为阳邪，寒为阴邪，阳气疾，阴气徐，故中风身热，而伤寒不即热也。风性解缓，寒性劲切，故中风汗出脉缓，而伤寒无汗脉紧也。恶寒者，伤于寒则恶寒，犹伤于风则恶风，伤于食则恶食也。体痛呕逆者，寒伤于形则痛，胃气得寒则逆也。然窃尝考诸条，中湿、风湿并兼体痛，中风、中暍俱有恶寒，风邪上壅，多作干呕，湿家下早，亦成哕逆。故论太阳伤寒者，当以脉紧无汗，身不即热为主，犹中风以脉缓多汗身热为主也，其恶寒、体痛、呕逆，则以之合证焉可耳。不言无汗者，以脉紧该之也。此二条乃太阳病之条目也。

桂枝汤脉证七条

太阳中风，阳浮而阴弱。阳浮者，热自发，阴弱者，汗自出。啬啬恶寒，淅淅恶风，翕翕发热，鼻鸣干呕者，桂枝汤主之。

太阳中风者，阳受风气而未及乎阴也，故其脉阳浮而阴弱。阳浮者，不待闭郁而热自发，阴弱者，不必攻发而汗自出。所以然者，风为阳邪而上行，卫为阳气而主外，以阳从阳，其气必浮，故热自发；阳得风而自强，阴无邪而反弱，以弱从强，其气必馁，故汗自出。啬啬恶寒，淅淅恶风者，肌腠疏缓，卫气不谐，虽无寒而若不能御，虽无风而常觉洒淅也。翕，越也，动也，盛也，言其热时动而盛，不似伤寒之一热至极也。鼻鸣干呕，不特风气上壅，亦邪气暴加，里气上争之象。是宜桂枝汤助正以逐邪，抑攘外以安内也。

桂枝汤方

桂枝三两（去皮）　甘草二两（炙）　芍药三两　生姜三两（切）　大枣十二枚（擘）

上五味，㕮咀，以水七升，微火煮取三升，去滓，适寒温，服一升。服已须臾，啜热稀粥一升余，以助药力。温覆令一时许，遍身漐漐，微似有汗者益佳，不可令如水流漓，病必不除。若一服汗出病瘥，停后服，不必尽剂。若不汗，重服，依前法，又不汗，后服小促①，半日许，令三服尽。若病重者，一日一夜服，周时②观之。服一剂尽，病证犹在者，更作服。若汗不出者，乃服至二三剂。禁生冷、粘滑、肉面、五辛、酒酪、臭恶等物。

按：风之为气，能动阳气而泄津液，所以发热，汗自出，与伤寒之发热无汗不同。此方用桂枝发散邪气，即以芍药摄养津气，炙甘草合桂枝之辛，足以攘外；合芍药之酸，足以安内。生姜、大枣，甘辛相合，补益营卫，亦助正气，去邪气之用也。盖以其汗出而邪不出，故不用麻黄之发表，而以桂枝助阳以为表。以其表病而里无热，故不用石膏之清里，而用芍药敛阴以为

---

① 小促：稍加催促。《伤寒论》及大成本“小促”后有“其间”二字。

② 周时：一昼夜。

里，此桂枝汤之所以异于麻黄、大青龙也。服已须臾，啜稀粥一升余，所以助胃气，即所以助药力。盖药力必藉胃气以行也。温覆令微汗，不使流漓如水者，所谓汗出少者为自和，汗出多者为太过也。一服汗出病瘥，停后服者，中病即止，不使过之以伤其正也。若不汗，后服小促，及服至二三剂者，期在必克，以汗出为和而止也。仲景示人以法中之法如此。

太阳病，头痛，发热，汗出，恶风者，桂枝汤主之。

太阳受邪，无论中风伤寒，俱有头痛，俱有发热。但伤于寒，则表实无汗；伤于风，则表疏自汗。是头痛发热者，伤寒所同；而汗出恶风者，中风所独也。中风必以风剂治之，云桂枝汤主之者，见非他药所得而更者耳。

太阳病，外证未解，脉浮弱者，当以汗解，宜桂枝汤。

太阳外证，即头痛、发热、恶风寒之属，外证未解，宜从汗解。然必审其脉之强弱而施治，若脉浮弱，则是中风阳浮阴弱之候，治宜桂枝汤，助正以逐邪。

太阳病，外证未解者，不可下也，下之为逆。欲解外者，宜桂枝汤主之。

伤寒在表者宜汗，在里者宜下，此大法也。是以外证未解者不可下，下之是病在表而攻其里也，故曰逆。本论云："本发汗而复下之，此为逆也；若先发汗，治不为逆。"此之谓也。而欲解外，则桂枝成法，不可易矣。仲景于当汗之证，随示不可下之戒如此。

病常自汗出者，此为营气和。营气和者，外不谐①，以卫气不共营气和谐故耳。以营行脉中，卫行脉外，复发其汗，营卫和则愈，宜桂枝汤。

此即前条"阴弱者，汗自出"之意而发明之。谓营未病而和，则汗液自通，卫中风而不谐，则阴气失护，宜其汗常自出也。夫营与卫，常相和谐者也，营行脉中，为卫之守；卫行脉外，为营之护。何有发热恶寒之证哉？惟卫得风而自强，营无邪而反弱，邪正不同，强弱异等，虽欲和谐，不可得矣。故曰营气和者外不谐，不谐则岂特卫病而已哉！故欲营之安，必和其卫；欲卫之和，必逐其风。是宜桂枝汤助阳取汗，汗出则邪去而卫和，卫和则营不受扰而愈。

病人脏无他病，时发热，自汗出，而不愈者，此卫气不和也。先其时②发汗则愈，宜桂枝汤主之。

人之一身，经络纲维于外，脏腑传化于中。而其为病，从外之内者有之，

---

① 外不谐：外，主要指敷于体表的卫气；外不谐，即卫气发生了病理变化而不调和。

② 先其时：指在发热汗出之前。

从内之外者有之，脏无他病，里无病也。时发热自汗，则有时不发热无汗可知。而不愈者，是其病不在里而在表，不在营而在卫矣。先其时发汗则愈者，于不热无汗之时，而先用药取汗，则邪去卫和而愈。不然，汗液方泄而复发之，宁无如水淋漓之患耶！

太阳病，发热汗出者，此为营弱卫强，故使汗出。欲救邪风者①，宜桂枝汤。

此即前条“卫不谐、营自和”之意，而申其说，救邪风者，救卫气之为风邪所扰也。然仲景营弱卫强之说，不过发明所以发热汗出之故，后人不察，遂有风并于卫，卫实而营虚，寒中于营，营实而卫虚之说。不知邪气之来，自皮毛而入肌肉，无论中风伤寒，未有不及于卫者，其甚者，乃并伤于营耳，郭白云所谓涉卫中营者是也。是以寒之浅者，仅伤于卫；风而甚者，并及于营。卫之实者，风亦难泄；卫而虚者，寒犹不固。无汗必发其汗，麻黄汤所以去表实而发邪气；有汗不可更发汗，桂枝汤所以助表气而逐邪气。学者但当分病证之有汗无汗，以严麻黄桂枝之辨，不必执营卫之孰虚孰实，以证伤寒中风之殊。且无汗为表实，何云卫虚？麻黄之去实，宁独遗卫！能不胶于俗说者，斯为豪杰之士。

桂枝汤禁三条

桂枝本为解肌，若其人脉浮紧，发热汗不出者，不可与也。当须识此，勿令误也。

仲景既详桂枝之用，后申桂枝之禁，曰桂枝本为解肌，而不可用以发汗。解肌者，解散肌表之邪，与麻黄之发汗不同。故惟中风发热，脉浮缓，自汗出者为宜。若其人脉浮紧，发热汗不出，则是太阳麻黄汤证，设误与桂枝，必致汗不出而烦躁，甚则斑黄狂乱，无所不至矣。此桂枝汤之大禁也，故曰不可与也。当须识此，勿令误也，仲景叮咛之意至矣。

若酒客病，不可与桂枝汤，得汤则呕，以酒客不喜甘故也。

《本草》云：酒性热而善上，又忌诸甜物。饮酒之人，甘味积中而热气时上，故虽有桂枝证，不得服桂枝汤。得之则呕，以酒客不喜甘，而桂枝汤味甘，能增满而致呕，亦一大禁也。

凡服桂枝汤吐者，其后必吐脓血也。

---

① 欲救邪风者：救，在此为解除、治疗之意；邪风，即风邪欲救邪风，指治疗风邪所引起的太阳病。

凡服桂枝汤吐者，不必尽是酒客，此其脾胃素有温热蕴蓄。可知桂枝汤，其甘足以酿湿，其温足以助热。设误服之而致吐，其湿热之积，上攻肺中，与表之邪风相得，蒸郁不解，发为肺痈，咳吐脓血，势有必至者矣。仲景因酒客，复申其说如此。

麻黄汤脉证七条

太阳病，头痛发热，身疼腰痛，骨节疼痛，恶风无汗而喘者，麻黄汤主之。

足之太阳，其脉上际巅顶，而下连腰足，而寒之为气，足以外闭卫阳，而内郁营血。故其为病，有头痛发热，身疼腰痛，骨节疼痛，恶风无汗而喘之证。然惟骨痛、脉紧、无汗，为麻黄汤的证，其余则太阳中风，亦得有之。学者若不以骨痛、脉紧、无汗为主，而但拘头痛发热等证，必致发非所当发矣。虽本文不言脉紧，然可从无汗而推，犹太阳伤寒条，不言无汗，而以脉紧该之也。

麻黄汤方

麻黄三两（去节）　桂枝三两（去皮）　甘草一两（炙）　杏仁七十个（去皮尖）

上四味，以水九升，先煮麻黄减二升，去上沫，纳诸药，煮取二升半。去滓，温服八合。覆取微似汗，不须啜粥，余如桂枝法将息。

人之伤于寒也，阳气郁而成热，皮肤闭而成实。麻黄轻以去实，辛以散寒，温以行阳。杏仁佐麻黄，达肺气，泄皮毛，止喘急，王好古谓其治卫实之药是也，然泄而不收，升而不降。桂枝、甘草，虽曰佐之，实以监之耳。

脉浮者，病在表，可发汗，宜麻黄汤。

脉浮而数者，可发汗，宜麻黄汤。

二条凭脉以言治，而不及证，且但举浮与数，而不言紧，而云可与麻黄汤发汗，殊为未备。然仲景自有太阳伤寒条与麻黄汤证，在学者当会通全书而求之，不可拘于一文一字间也。

太阳病，脉浮紧，无汗，发热，身疼痛，八九日不解，表证仍在，此当发其汗。服药已，微除，其人发烦目瞑，剧者必衄，衄乃解。所以然者，阳气重故也。麻黄汤主之。

脉浮紧，无汗发热，身疼痛，太阳麻黄汤证也。至八九日之久而不解，表证仍在者，仍宜以麻黄汤发之，所谓治伤寒，不可拘于日数，但见表证脉浮者，虽数日，犹宜汗之是也。乃服药已，病虽微除，而其人发烦目瞑者，卫中之邪得解，而营中之热未除也。剧者，血为热搏，势必成衄，衄则营中之热亦除，而病乃解。所以然者，阳气太重，营卫俱实，故须汗血并出而后邪气乃解耳。阳气，阳中之邪气也。郭白云云："麻黄汤主之"五字，当在"此当发其汗"下，是。

伤寒脉浮紧，不发汗，因致衄者，麻黄汤主之。

太阳病，脉浮紧，发热，身无汗，自衄者愈。

伤寒脉浮紧者，邪气在表，法当汗解。而不发汗，则邪无从达泄，内搏于血，必致衄也，衄则其邪当去，而犹以麻黄汤主之者。此亦营卫并实，如上条所云阳气重之证。上条卫已解而营未和，故虽已发汗，犹须得衄而解，此条营虽通而卫尚塞，故既已自衄，而仍与麻黄汤发汗而愈。然必欲衄而血不流，虽衄而热不解者，乃为合法，不然，靡有不竭其阴者。于是仲景复著夺血无汗之例曰"脉浮紧，发热，身无汗，自衄者愈"，谓阳气重者，须汗血并出，以泄其邪；其稍轻者，设得衄血，邪必自解，身虽无汗，固不必更以麻黄汤发之也。

太阳病，十日已去，脉浮细而嗜卧者，外已解也。设胸满胁痛者，与小柴胡汤；脉但浮者，与麻黄汤。

太阳病，至十余日之久，脉浮不紧而细，人不躁烦而嗜卧，所谓紧去人安，其病为已解也。下二段，是就未解时说，谓脉浮细，不嗜卧而胸满胁痛者，邪已入少阳，为未解也，则当与小柴胡汤；若脉但浮而不细，不嗜卧者，邪犹在太阳而未解也，仍当与麻黄汤，非外已解，而犹和之发之之谓也。

合病证治六条

太阳与阳明合病，喘而胸满者，不可下，宜麻黄汤主之。

胸中为阳之位，喘而胸满者，病发于阳而盛于阳也。邪在阳则可汗，在阴则可下，此以阳邪盛于阳位，故不可下之以虚其里，里虚则邪且陷矣。而宜麻黄汤汗之以疏其表，表疏则邪自解矣。合病者，两经同病，邪气盛者，其伤必多，甚则遍及三阳也。

太阳与阳明合病者，必自下利，葛根汤主之。太阳与阳明合病，不下利，但呕者，葛根加半夏汤主之。

伤寒之邪，在上则为喘满，入里则为下利。两阳合病，邪气盛大，不特充斥于上，抑且浸淫于里，故曰必自下利。其不下利者，则必上逆而呕。晰而言之，合病下利者，里气得热而下行也；不下利但呕者，里气得热而上行也。夫邪盛于外而之内者，仍当先治其邪。葛根汤合用桂枝、麻黄而加葛根，所以解经中两阳相合之邪。其不下利而但呕者，则加半夏以下逆气，而葛根解外，法所不易矣。

葛根汤方

葛根四两　生姜三两（切）　甘草二两（炙）　芍药二两　桂枝二两（去皮）　麻黄三两（去节，汤炮去黄汁，焙干称）　大枣十二枚（擘）

上七味，以水一斗，先煮葛根、麻黄减二升。去上沫，纳诸药，煮取三升。去滓，温服一升。覆取微似汗，不须啜粥。余如桂枝法将息及禁忌。

葛根加半夏汤方

于葛根汤内，加半夏半升，洗。

太阳与少阳合病，自下利者，与黄芩汤。若呕者，黄芩加半夏生姜汤主之。

少阳居表里之间，视阳明为较深，其热气尤易内侵。是以太阳与少阳合病，亦自下利，而治法则不同矣。太阳阳明合病者，其邪近外，驱之使从外出为易；太阳少阳合病者，其邪近里，治之使从里和为易，故彼用葛根，而此与黄芩也。夫热气内淫，黄芩之苦可以清之，肠胃得热而不固，芍药之酸、甘草之甘可以固之。若呕者，热上逆也，故加半夏、生姜，以散逆气。而黄芩之清里，亦法所不易矣。

黄芩汤方

黄芩三两　甘草二两（炙）　芍药二两　大枣十二枚（擘）

上四味，以水一斗，煮取三升。去滓，温服一升，日再，夜一服。

黄芩加半夏生姜汤方

于黄芩汤内，加半夏半升，生姜三两。余依前法。

三阳合病，腹满，身重，难以转侧，口不仁而面垢，谵语，遗尿。发汗则谵语，下之则额上生汗，手足逆冷。若自汗出者，白虎汤主之。此条叔和隶阳明篇中。

三阳合病，脉浮大，上关上，但欲眠睡，目合则汗。此条隶少阳篇中。

三阳合病，视诸合病邪气为较大矣。而太阳之腑膀胱，阳明之腑胃，少阳之腑胆，热邪盛满，自经入腑，故腹满身重，口不仁而面垢，谵语遗尿，及但欲眠睡，目合则汗，皆为里为热之征也。夫里而不表，故不可汗，汗之则津亡。胃燥而谵语，热而不实，复不可下，下之则中伤气竭，而额上生汗，手足逆冷。“若自汗出”句，顶“腹满身重”四句来，谓有腹满身重等证而自汗出者，则虽三阳合病，而邪聚于阳明者较太少为多，故宜白虎汤清而解之。若不自汗出者，则太阳为多，白虎不可与矣。脉浮大，上关上者，病盛于阳经，故脉亦盛于阳位也。但欲眠睡者，热胜而神昏也。目合则汗者，胆热则液泄也。此条盖补上条之所未备。而热之聚于少阳者，视太阳阳明较多矣，设求治法，岂白虎汤所能尽哉。

白虎汤方

石膏一斤　知母六两　甘草二两　粳米六合

上先煮石膏数十沸，再投药、米，米熟汤成，温服。

辨伤寒受病阴阳不同一条

病有发热恶寒者，发于阳也；无热恶寒者，发于阴也。发于阳者，七日愈，发于阴者，六日愈，以阳数七，阴数六故也。

此条特举阳经阴经受邪之异，而辨其病状及其愈期。发于阳者，病在阳之经也。以寒加阳，阳气被郁，故发热而恶寒。发于阴者，病在阴之经也。以阴加阴，无阳可郁，故无热而但恶寒耳。夫阳受邪者，必阳气充而邪乃解；阴受病者，必阴气盛而病始退。七日为阳气来复之日，六日为阴气盛满之候，故其病当愈耳。然六日七日，亦是概言阴阳病愈之法，大都如此，学者勿泥可也。

太阳病愈时日及欲解之候与传经之证六条

太阳病，头痛，至七日以上自愈者，以行其经尽故也。若欲作再经者，针足阳明，使经不传则愈。

太阳病头痛，所谓病发于阳也，法当七日愈，云以上者，赅常与变而言之也。行其经尽者，邪行诸经尽而当解也。设不解，则将从太阳而复入阳明，所谓作再经也。故针足阳明，以引邪外出，邪出则经不传而愈矣。盖伤寒之邪，有在经、在腑、在脏之异，行其经尽者，邪行诸经而未入脏腑之谓。而经脉阴阳相贯，如环无端，是以行阴极而复行阳者有之。若入厥阴之脏，则病深热极而死耳，其或幸而不死者，则从脏出腑而愈，未闻有作经再传者也。此条诸注释俱误，盖于经、腑、脏未审耳。

再按：《内经》云“伤寒一日，巨阳受之”云云，又云“七日太阳病衰，头痛少愈”云云。盖伤寒之邪，有离太阳而入阳明者，有遍传诸经而犹未离太阳者，此太阳病头痛，至七日以上自愈，正与《内经》之旨相合。盖六日邪遍六经，至七日而太阳先受者，当先解耳。则是所谓行其经尽者，不但未入腑脏，亦并未离太阳，所以当有头痛。所谓作再经者，七日不愈，而欲至十四日也。针足阳明者，以其经多气多血，可以任受针石，且离太阳未远，尤易逐邪外出耳。

太阳病，欲解时，从巳至未止。

太阳经为诸阳之长，巳午未时为阳中之阳，太阳病解，必从巳至未。所谓阳受病者，必阳气充而邪乃解也，与发于阳者，七日愈同意。

风家，表解而不了了者，十二日愈。

风家表解，邪退而正安矣。而犹不能霍然无患者，邪去未尽故也。十二日，经气已周，余邪毕达，故必自愈。

欲自解者，必当先烦，乃有汗而解，何以知之？脉浮，故知汗出解也。

邪气欲解之候，必先见之于证与脉。若其人自烦而脉浮者，知其邪必将从汗而解。盖自烦为邪正相争之候，而脉浮为邪气外达之征也。设脉不浮而沉，则虽烦，岂能作汗？即汗亦岂得解哉。

伤寒一日，太阳受之，脉若静者，为不传；颇欲吐，若躁烦，脉数急者，为传也。

伤寒二三日，阳明少阳证不见者，为不传也。

寒气外入，先中皮肤，太阳之经，居三阳之表，故受邪为最先。而邪有微甚，证有缓急，体有强弱，病有传与不传之异。邪微者，不能挠乎正，其脉多静；邪甚者，得与正相争，其脉则数急，其人则躁烦而颇欲吐。盖寒邪稍深，即变而成热，胃气恶邪，则逆而欲吐也。然邪既传经，则必递见他经之证。伤寒二三日，阳明少阳受病之时，而不见有身热、恶热、口苦、咽干、目眩等证，则邪气止在太阳，而不更传阳明少阳可知。仲景示人以推测病情之法如此。

太阳权变法第二计二十三条

不可发汗例十条

咽喉干燥者，不可发汗。

病寒之人，非汗不解，而亦有不可发汗者，不可不审。咽喉者，诸阴之所集，而干燥则阴不足矣。汗者，出于阳而生于阴也，故咽喉干燥者，虽有邪气，不可以温药发汗。若强发之，干燥益甚，为咳，为咽痛，为吐脓血，无所不至矣。云不可发汗者，谓本当汗而不可发之，非本不当汗之证也。此所谓之变也。下文仿此。

淋家不可发汗，发汗必便血。

巢氏云：淋者肾虚而膀胱热也，更发其汗，损伤脏阴，增益腑热，则必便血，如强发少阴汗而动其血之例也。

疮家虽身疼痛，不可发汗，汗出则痓。

身疼痛，表有邪也。疮家，脓血流溢，损伤阴气，虽有表邪，不可发汗，汗之血虚生风，必发痓也。

衄家不可发汗，汗出必额上陷脉紧急，目直视，不能瞬，不得眠。

额上陷脉紧急者，额上两旁之动脉，陷伏不起，或紧急不柔也。《灵枢》云：两跗之上，脉陷竖者，足阳明。陷谓陷伏，竖即紧急，与此正相发明。目直视，不能瞬，不得眠，皆亡阴之证也。

亡血家不可发汗，发汗则寒栗而振。

阴亡者阳不守，亡血复汗，寒栗而振者，阴气先虚，而阳气后竭也。

按：疮家、衄家，并属亡血，而此条复出亡血家者，该吐、下、跌仆、金刃、产后等证为言也。

汗家重发汗，必恍惚心乱，小便已，阴疼，与禹余粮丸。

五液在心为汗，心液亡者，心阳无附，则恍惚心乱。心虚生热，下流所合，则小便已，阴疼。禹余粮丸方①缺。常器之云：只禹余粮一味，火煅服亦可。

按：禹余粮，体重可以去怯，甘寒可以除热，又性涩，主下焦前后诸病也。

病人有寒，复发汗，胃中冷，必吐蛔。

有寒，里有寒也。里有寒者，虽有表邪，必先温里而后攻表，如后四逆汤之法。乃不与温里而反发汗，损伤阳气，胃中虚冷，必吐蛔也。

形作伤寒，其脉不弦紧而弱，弱者必渴，被火者必谵语。弱者发热，脉浮，解之当汗出愈。

形作伤寒，其脉当弦紧而反弱，为病实而正虚也。脉弱为阴不足，而邪气乘之，生热损阴，则必发渴。乃更以火劫汗，两热相合，胃中燥烦，汗必不出，而谵语立至矣。若发热脉浮，则邪欲出表，阴气虽虚，可解之，使从

---

① 下文“缺……所谓脉浮数”：原本错页，原文错在前页“下文仿此”之下，据大成本调整于此。

汗而愈，如下条桂枝二越婢一等法。若脉不浮，则邪热内扰，将救阴之不暇，而可更取其汗耶！

脉浮数者，法当汗出而愈。若下之，身重心悸者，不可发汗，当自汗出乃解。所以然者，尺中脉微，此里虚，须表里实，津液自和，便自汗出愈。

脉浮数者，其病在表，法当汗出而愈。所谓脉浮数者，可发汗，宜麻黄汤是也。若下之，邪入里而身重，气内虚而心悸者，表虽不解，不可以药发汗，当俟其汗自出而邪乃解。所以然者，尺中脉微，为里虚不足，若更发汗，则并虚其表，里无护卫，而散亡随之矣。故必候其表里气复，津液通和，而后汗出而愈。岂可以药强迫之哉！

脉浮紧者，法当身疼痛，宜以汗解之。假令尺中迟者，不可发汗。何以知之？然以营气不足，血少故也。

脉浮紧者，寒邪在表，于法当身疼痛，而其治宜发汗。假令尺中脉迟，知其营虚而血不足，则虽身疼痛，而不可发汗。所以然者，汗出于阳而生于阴，营血不足而强发之，汗必不出，汗即出而筋惕肉瞤，散亡随之矣。可不慎哉！

桂枝二越婢一汤脉证一条

太阳病，发热恶寒，热多寒少。脉微弱者，此无阳也，不可发汗。宜桂枝二越婢一汤。

无阳与亡阳不同，亡阳者，阳外亡而不守也，其根在肾；无阳者，阳内竭而不用也，其源在胃。发热恶寒，热多寒少，病须得汗而解。而脉微弱，则阳无气矣。阳者，津液之根，犹水之气也。无气则水不至，无阳则津不化，而汗之源绝矣。虽发之，其可得乎！故用桂枝二分，生化阴阳，越婢一分，发散邪气，设得小汗，其邪必解，乃伤寒发汗之变法也。

桂枝二越婢一汤方 论见后。

桂枝（去皮） 芍药 甘草（炙） 麻黄（去节）各十八铢 生姜一两三钱（切） 大枣四枚（擘） 石膏二十四铢（碎，绵裹）

上七味，㕮咀，以水五升，煮麻黄一二沸，去上沫，纳诸药，煮取二升。去滓，温服一升。

桂枝麻黄各半汤脉证一条

太阳病，得之八九日，如疟状，发热恶寒，热多寒少，其人不呕，清便欲自可，一日二三度发。脉微缓者，为欲愈也。脉微而恶寒者，此阴阳俱虚，不可更发汗、更下、更吐也。面色反有热色者，未欲解也，以其不能得小汗出。身必痒。宜桂枝麻黄各半汤。

病在太阳，至八九日之久，而不传他经，其表邪本微可知。不呕，清便欲自可，则里未受邪可知。病如疟状，非真是疟，亦非传少阳也，乃正气内胜，数与邪争故也。至热多寒少，一日二三度发，则邪气不胜而将退舍矣。更审其脉而参验之，若得微缓，则欲愈之象也。若脉微而恶寒者，此阴阳俱虚，当与温养。如新加汤之例，而发汗吐下，均在所禁矣。若面色反有热色者，邪气欲从表出，而不得小汗，则邪无从出。如面色缘缘正赤，阳气怫郁在表，当解之熏之之类也。身痒者，邪盛而攻走经筋则痛，邪微而游行皮肤则痒也。夫既不得汗出，则非桂枝所能解，而邪气又微，亦非麻黄所可发，故合两方为一方，变大制为小制。桂枝所以为汗液之地，麻黄所以为发散之用，且不使药过病，以伤其正也。

桂枝麻黄各半汤方

桂枝（去皮）　麻黄（去节）　甘草（炙）　芍药　生姜各一两　大枣四枚　杏仁二十四个（汤浸去皮）

上七味，以水五升，先煮麻黄一二沸，去上沫，纳诸药，煮取一升八合。去滓，温服六合。

合论桂枝麻黄各半汤、桂枝二麻黄一汤、桂枝二越婢一汤三方。

按：桂枝麻黄各半汤、桂枝二麻黄一汤、桂枝二越婢一汤，三方并两方合用，乃古之所谓复方也。细审其制，桂枝麻黄各半汤，助正之力，侔于散邪。桂枝二麻黄一汤，则助正之力多，而散邪之力少，于法为较和矣。其桂枝二越婢一汤，本无热证而加石膏者，以其人无阳，津液不足，不胜桂枝之任。故加甘寒于内，少变辛温之性，且滋津液之用；而其方制之小，示微发于不发之中。则三方如一方也。故桂枝汤不特发散邪气，亦能补助正气，以其方甘酸辛合用，具生阳化阴之妙。与麻黄合剂，则能尽麻黄之力，而并去其悍；与石膏同用，则能资石膏之益，而不挠乎权。是虽麻石并行，而实以桂枝为主，盖非滋养营卫，则无以为发汗散邪之地耳。凡正气不足，邪气亦微，而仍须得汗而解者，宜于此三方取则焉。后人不能尽桂枝之用，而求之人参、归、地之属，立意则同，而用药悬殊矣。

大青龙汤脉证二条

太阳中风，脉浮紧，发热恶寒，身疼痛，不汗出而烦躁者，大青龙汤主之。若脉微弱，汗出恶风者，不可服。服之则厥逆，筋惕肉瞤，此为逆也。

此治中风而表实者之法。表实之人，不易得邪。设得之，则不能泄卫气，而反以实阳气。阳气既实，表不得通，闭热于经，则脉紧身痛，不汗出而烦躁也。是当以麻黄、桂、姜之属，以发汗而泄表实，加石膏以除里热而止烦躁，非桂枝汤所得而治者矣。盖其病已非中风之常病，则其法亦不得守桂枝之常法。仲景特举此者，欲人知常知变，不使拘中风之名，而拘解肌之法也。若脉微弱，汗出恶风，则表虚不实。设与大青龙汤发越阳气，必致厥逆筋惕肉瞤，甚则汗多而阳亡矣，故曰此为逆。逆者，虚以实治，于理不顺，所以谓之逆也。

大青龙汤方

麻黄六两（去节） 桂枝二两（去皮） 甘草二两（炙） 大枣十二枚（擘） 石膏如鸡子大（碎） 生姜三两（切） 杏仁四十个（去皮尖）

上七味，以水九升，先煮麻黄减二升，去上沫，纳诸药，煮取三升。去滓，温服一升，取微似汗。汗出多者，温粉扑之。一服汗者，停后服。汗多亡阳，遂虚，恶风，烦躁，不得眠也。

按：伤寒分立三纲，桂枝主风伤卫，麻黄主寒伤营，大青龙主风寒两伤营卫，其说始于成氏、许氏，而成于方氏、喻氏。以愚观之，桂枝主风伤卫则是，麻黄主寒伤营则非。盖有卫病而营不病者矣，未有营病而卫不病者也。至于大青龙证，其辨不在营卫两病，而在烦躁一证；其立方之旨，亦不在并用麻、桂，而在独加石膏。王文禄谓：风寒并重，闭热于经，故加石膏于发散药中。是也。若不过风寒并发，则麻黄、桂枝已足胜其任矣，何必更须石膏哉！须知中风而或表实，亦用麻黄；伤寒而或表虚，亦用桂枝。其表不得泄，而闭热于中者，则用石膏；其无热者，但用麻、桂，此仲景心法也。炫新说而变旧章，其于斯道，不愈趋而愈远哉？

伤寒脉浮缓，身不疼但重，乍有轻时，无少阴证者，大青龙汤发之。

伤寒脉浮缓者，脉紧去而成缓，为寒欲变热之证。经曰：脉缓者多热。是也。伤寒邪在表则身疼，邪入里则身重，寒已变热而脉缓。经脉不为拘急，故身不疼而但重。而其脉犹浮，则邪气在或进或退之时，故身体有乍重乍轻之候也。是以欲发其表，则经已有热；欲清其热，则表犹不解。而大青龙汤，兼擅发表解热之长。苟无少阴汗出厥逆等证者，则必以此法为良矣。不云主之而云发之者，谓邪欲入里，而以药发之，使从表出也。旧注谓伤寒见风，故并用麻黄者，非。

小青龙汤脉证二条

伤寒表不解，心下有水气①，干呕，发热而咳，或渴，或利，或噎，或小便不利，少腹满，或喘者，小青龙汤主之。

表寒不解，而心下有水饮，饮寒相搏，逆于肺胃之间，为干呕发热而咳，乃伤寒之兼证也。夫饮之为物，随气升降，无处不到，或壅于上，或积于中，或滞于下，各随其所之而为病。而其治法，虽各有加减，要不出小青龙之一法。麻黄、桂枝散外入之寒邪，半夏、细辛、干姜消内积之寒饮，芍药、五味监麻、桂之性，且使表里之药相就而不相格耳。

小青龙汤方

麻黄　桂枝　芍药　细辛　干姜（炙）　甘草各三两　五味　半夏各半升

上八味，以水一斗，先煮麻黄减二升，去上沫，纳诸药，煮取三升。去滓，温服一升。

按：《说文》云：龙之为灵，能幽能明，能大能小，或登于天，或入于川，布雨之师，亦行水之神也。大青龙合麻、桂而加石膏，能发邪气，除烦躁；小青龙无石膏，有半夏、干姜、芍药、细辛、五味，能散寒邪，行水饮。而通谓之青龙者，以其有发汗蠲饮之功，如龙之布雨而行水也。夫热闭于经，而不用石膏，汗为热隔，宁有能发之者乎！饮伏于内，而不用姜、夏，寒与饮搏，宁有能散之者乎！其芍药、五味，不特收逆气而安肺气，抑以制麻、桂、姜、辛之势，使不相惊而相就，以成内外协济之功耳。

加减法：

若微利者，去麻黄，加荛花如鸡子大，熬令赤色。

微利者，水渍入胃也。下利者，不可攻其表。故去麻黄之发表，而加荛花之行水。

若渴者，去半夏，加瓜蒌根三两。

渴者，津液不足，故去半夏之辛燥，而加瓜蒌之苦润。若饮结不布而渴者，似宜仍以半夏流湿而润燥也。

若噎者，去麻黄，加附子一枚，炮。

噎者，寒饮积中也。附子温能散寒，辛能破饮，故加之。麻黄发阳气，增胃冷，故去之。

---

① 心下有水气：心下，即胃脘部。水气，即水饮之邪。

若小便不利，小腹满，去麻黄，加茯苓四两。

小便不利，小腹满，水蓄于下也，故加茯苓以泄蓄水。不用麻黄，恐其引气上行，致水不下也。

若喘者，去麻黄，加杏仁半升，去皮尖。

喘者，水气在肺，故加杏仁下气泄肺。麻黄亦能治喘，而不用者，恶其发气也。

伤寒，心下有水气，咳而微喘，发热不渴，服汤已①，渴者，此寒去欲解也。小青龙汤主之。

内饮外寒，相得不解，气凌于肺，为咳而微喘，发热不渴，如上条之证也。是必以小青龙外解寒邪，内消水饮为主矣。若服汤已，渴者，是寒外解而饮内行也，故为欲解。小青龙汤主之六字，当在“发热不渴”下。

或问：水饮之证，或渴或不渴，云何？曰：水积于中，故不渴也。其渴者，水积一处，而不得四布也。然而不渴者，常也；其渴者，变也。服小青龙汤已而渴者，乃寒去饮消之常道也。

十枣汤证治一条

太阳中风，下利呕逆，表解者，乃可攻之。其人漐漐汗出，发作有时，头痛，心下痞硬满，引胁下痛，干呕短气，汗出不恶寒者，此表解里未和也。十枣汤主之。

此外中风寒，内有悬饮之证。下利呕逆，饮之上攻而复下注也。然必风邪已解，而后可攻其饮。若其人漐漐汗出，而不恶寒，为表已解；心下痞硬满，引胁下痛，干呕短气，为里未和。虽头痛而发作有时，知非风邪在经，而是饮气上攻也。故宜十枣汤，下气逐饮。

十枣汤方

芫花（熬）　甘遂　大戟　大枣十枚

上三味等分，各别捣为散，以水一升半，先煮大枣肥者十枚，取八合，去滓，纳诸药末。强人服一钱匕，羸人服半钱。温服之，平旦服。若下少，病不除者，明日更服，加半钱。得快下利后，糜粥自养。

按：《金匮》云：“饮后水流在胁下，咳吐②引痛，谓之悬饮。”又云：“病悬饮者，十枣汤主之。”此心下痞硬满，引胁下痛，所以知其为悬饮也。

---

① 服汤已：指已服小青龙汤。

② 吐：《金匮要略·痰饮咳嗽病脉证并治》本作“唾”。

悬饮非攻不去，芫花、甘遂、大戟，并逐饮之峻药；而欲攻其饮，必顾其正，大枣甘温以益中气，使不受药毒也。

五苓散证治一条

中风发热，六七日不解而烦，有表里证，渴欲饮水，水入则吐者，名曰水逆①。五苓散主之。

太阳风邪，至六七日之久而不解，则风变热而传里，故烦而渴。有表里证，即身热烦渴之谓。渴欲饮水，水气不行，而反上逆则吐。名水逆者，言因水气而逆，非火逆气逆之谓。故当以五苓散，辛甘淡药，导水而泄热也。

五苓散方

猪苓　茯苓　白术各十八铢　桂枝半两　泽泻一两六铢

上五味，为末。以白饮和服方寸匕，日三服。多饮暖水，汗出愈。

表实里虚四逆汤先救里一条

病发热头痛，脉反沉。若不瘥，身体疼痛，当救其里，宜四逆汤。

发热，身疼痛，邪在表也。而脉反沉，则脉与病左矣。不瘥者，谓以汗药发之而不瘥也。以其里气虚寒，无以为发汗散邪之地。故与四逆汤，舍其表而救其里，如下利身疼痛之例也。

四逆汤方

生附子一枚　干姜一两半（炙）　甘草二两

上三味，㕮咀，以水三升，煮取一升二合。去滓，分温再服。强人可大附子一枚，干姜三两。

阳微先汗阴微先下随脉施治一条

太阳病未解，脉阴阳俱停，必先振栗汗出而解。但阳脉微者，先汗出而解；但阴脉微者，下之而解。若欲下之，宜调胃承气汤主之。

脉阴阳俱停者，阴阳诸脉，两相停匀，而无偏胜也。既无偏胜，则必有相持不下之势，故必至于战而汗出，而后邪气乃解。振栗者，阴阳相争之候也。但阳脉微者，阳邪先衰，故当汗出而解；但阴脉微者，阴邪先衰，故可下之而解，所谓攻其坚而不入者，攻其瑕而立破也。然本论云尺中脉微者不

① 水逆：是水饮停蓄膀胱，气不化津，以致口渴引饮，饮入即吐的一种症状，是蓄水重症的表现。

可下，此又云“但阴脉微者，下之而解”，盖彼为正虚而微，此为邪退而微也。脉微则同，而辨之于邪与正之间，亦未易言之矣。调胃承气，乃下药之最轻者，以因势利导，故不取大下而取缓行耳。夫伤寒先汗后下者，法之常也；或先汗，或先下，随脉转移者，法之变也。设不知此而汗下妄施，宁不为逆耶！

调胃承气汤方

大黄四两（去皮　炙）　甘草二两　芒硝半斤

上三味，以水三升，煮取一升，去滓，纳芒硝，更上火微煮令沸。少少温服之。

伤寒里虚法先补里二条

伤寒二三日，心中悸而烦者，小建中汤主之。

伤寒里虚则悸，邪扰则烦，二三日悸而烦者，正虚不足，而邪欲入内也。是不可攻其邪，但与小建中汤，温养中气，中气立则邪自解。即不解，而攻取之法，亦可因而施矣。仲景御变之法如此，谁谓伤寒非全书哉？

小建中汤方

桂枝（去皮　炙）　甘草　生姜各三两　芍药六两　胶饴一升　大枣十二枚（擘）

上五味，以水七升，煮取三升，去滓，纳胶饴，更上微火消解。温服一升，日三服。

伤寒脉结代，心动悸，炙甘草汤主之。

脉结代者，邪气阻滞而营卫涩少也；心动悸者，神气不振而都城震惊也。是虽有邪气，而攻取之法，无所施矣。故宜人参、姜、桂，以益卫气，胶、麦、麻、地、甘、枣，以益营气。营卫既充，脉复神完，而后从而取之，则无有不服者矣。此又扩建中之制，为阴阳并调之法如此。今人治病，不问虚实，概与攻发。岂知真气不立，病虽去，亦必不生，况病未必去耶？

炙甘草汤方　一名复脉汤

甘草四两（炙）　生姜三两　桂枝三两（去皮）　人参二两　阿胶二两　麦冬半升（去心）　生地一斤　麻仁半升　大枣三十枚

上九味，以清酒七升，水八升，先煮八味，取三升。去滓，纳胶，烊消尽。温服一升，日三服。

结阴代阴脉法一条

脉按之来缓，而时一止复来者，名曰结。又脉来动而中止，更来小数，中有还者反动，名曰结阴也。脉来动而中止，不能自还，因而复动，名曰代阴也。得此脉者，必难治。

脉来数，时一止复来者，名曰促。脉来缓，时一止复来者，名曰结。结者，邪气结滞，而脉之行不利也。又，结与代，相似而实不同。结脉止而即还，不失至数，但少蹉迟耳；代脉止而不还，断已复动，有此绝而彼来代之意，故名曰代。而俱谓之阴者，结代脉皆为阴，故谓之结阴、代阴也。凡病得此脉者，攻之，则邪未必去，而正转伤；补之，则正未得益而邪反滞，故曰难治。仲景因上条脉结代，而详言其状如此。

以上并太阳权变之法。权变者，谓有汗证而不得径用汗药也，而其间或取小汗，或待其自解，或兼清热，或兼消饮，或先救里，或建中气，或养营卫，种种不同。世道日降，人心不古；凡所患病，类多兼证。学者于此等变法，尤当着意。故特类列于此，凡二十三条。

太阳斡旋法第三计三十一条

服桂枝汤后证治六条

太阳病，初服桂枝汤，反烦不解者，先刺风池、风府，却与桂枝汤则愈。

太阳病与桂枝汤，于法为当矣。乃初服之，反加烦热而不解者，阳邪痹于阳而不去也。风池、风府，阳维之会。阳维者，诸阳之所维，刺之所以通阳痹。痹通，然后与桂枝，取汗则愈。此仲景法中之法也。

服桂枝汤，大汗出，脉洪大者，与桂枝汤，如前法。若形如疟，日再发者，汗出必解，宜桂枝二麻黄一汤。

服桂枝汤，汗虽大出而邪不去，所谓如水淋漓，病必不除也。若脉洪大，则邪犹甚，故宜更与桂枝。取汗如前法者，如啜热稀粥，温覆取汗之法也。若其人病形如疟，而一日再发，则正气内胜，邪气欲退之征。设得汗出，其邪必从表解。然非重剂所可发者。桂枝二麻黄一汤，以助正而兼散邪，而又约小其制，乃太阳发汗之轻剂也。

桂枝二麻黄一汤方　论见前

桂枝（去皮）一两十七铢　大枣五枚（擘）　炙甘草　芍药　生姜各一

两六铢　麻黄十六铢（去节）　杏仁十六个（去皮尖）

上七味，以水五升，先煮麻黄一二沸，去上沫，纳诸药，煮取二升。去滓，温服一升，日再服。

服桂枝汤，大汗出后，大烦渴不解，脉洪大者，白虎加人参汤主之。

服桂枝汤后，大汗出，脉洪大，与上条同，而大烦渴不解，则其邪去表而之里，不在太阳之经，而入阳明之腑矣。阳明者，两阳之交，而津液之腑也。邪气入之，足以增热气而耗津液，是以大烦渴不解。方用石膏，辛甘大寒，直清胃热为君，而以知母之咸寒佐之；人参、甘草、粳米之甘，则以之救津液之虚，抑以制石膏之悍也。曰白虎者，盖取金气彻热之义云耳。

白虎加人参汤方

人参三两　知母六两　甘草二两　粳米六合　石膏一斤（碎）

上五味，以水一斗煮，米熟汤成。去滓，温服一升，日三服。

服桂枝汤，或下之，仍头项强痛，翕翕发热，无汗，心下满微痛，小便不利者，桂枝去桂加茯苓白术汤主之。

头项强痛，翕翕发热，无汗，邪在表也。心下满微痛，饮在里也。此表间之邪，与心下之饮，相得不解，是以发之而不从表出，夺之而不从下出也。夫表邪挟饮者，不可攻表，必治其饮，而后表可解。桂枝汤去桂，加茯苓、白术，则不欲散邪于表，而但逐饮于里。饮去则不特满痛除，而表邪无附，亦自解矣。

桂枝汤去桂加茯苓白术汤方

于桂枝汤内去桂枝，加茯苓、白术各三两。余依前法煮服。小便利即愈。

伤寒脉浮，自汗出，小便数，心烦，微恶寒，脚挛急，反与桂枝汤欲攻其表，此误也。得之便厥，咽中干，烦躁吐逆者，作甘草干姜汤与之，以复其阳。若厥愈足温者，更作芍药甘草汤与之，其脚即伸。若胃气不和，谵语者，少与调胃承气汤。若重发汗，复加烧针者，四逆汤主之。

脉浮，自汗出，微恶寒者，虽伤于寒，而表不实，乃桂枝汤证也。然小便数，心烦，脚挛急，则阴虚而里热矣。是当以甘辛攻表，而以甘寒顾里。乃反与桂枝汤，治表而遗里，宜其得之而便厥也。咽中干，烦躁吐逆，皆阴虚阳逆之象。设非以温药徒攻其表，何至此哉？夫既阴虚于下，而又阳逆于上，则必先复阳气，而后复阴气。故作甘草干姜汤，甘辛复阳之剂，阳复则厥愈而足温矣。更作芍药甘草汤，甘酸复阴之剂，阴生则两脚自伸矣。阴阳既复，而或胃气有未和，因而谵语者，则少与调胃承气汤，以和其胃，胃和则谵语止矣。盖甘草、干姜，固足以救虚阳之逆，而亦能伤胃气之和，此咸寒调胃之法，不得不斡旋于阴阳既复之后也。若重发汗，复加烧针，是逆而再逆，其厥逆之象，必有加于前。而补救之法，必非甘草、干姜所能胜任者矣。四逆汤，甘辛大热，乃克复阳气之大药也。此条前后用药，温凉补泻，绝不相谋，而适以相济。非深造自得，卓有成见者，乌能及此？

甘草干姜汤方

甘草四两（炙）　干姜二两

上㕮咀，以水三升，煮一升五合。去滓，分温再服。

芍药甘草汤方

芍药四两　甘草四两（炙）

上二味，以水三升，煮一升五合。去滓，分温再服。

问曰：证象阳旦，按法治之而增剧，厥逆，咽中干，两胫拘急而谵语。师言：夜半手足当温，两脚当伸。后如师言。何以知之？答曰：寸口脉浮而大，浮则为风，大则为虚，风则生微热，虚则两胫挛，病证象桂枝。因加附子参其间，增桂令汗出，附子温经，亡阳故也。厥逆咽中干，烦躁，阳明内结，谵语烦乱，更饮甘草干姜汤。夜半阳气还，两足当热。胫尚微拘急，重与芍药甘草汤，尔乃胫伸。以承气汤微溏，则止其谵语，故知病可愈。

此即前条之意，而设为问答，以明所以增剧，及所以病愈之故。然中间语意，殊无伦次，此岂后人之文耶？昔人读《考工记》，谓不类于周官，余于此条亦云。成氏云：阳旦，桂枝汤别名。

发汗后脉证治法十五条

太阳病发汗，遂漏不止，其人恶风，小便难，四肢微急，难以屈伸者，桂枝加附子汤主之。

发汗伤阳，外风复袭，汗遂不止，《活人》所谓漏风是也。夫阳者，所以实腠理，行津液，运肢体者也。今阳已虚，不能护其外，复不能行于里，则汗出，小便难。而邪风之气，方外淫而旁溢，则恶风，四肢微急，难以屈伸。是宜桂枝汤解散风邪，兼和营卫，加附子补助阳气，并御虚风也。

桂枝加附子汤方

于桂枝汤内，加附子一枚，破八片，炮去皮。余依前法。

发汗后，身疼痛，脉沉迟者，桂枝加芍药、生姜各一两，人参三两，新加汤主之。

发汗后，邪痹于外，而营虚于内，故身痛不除而脉转沉迟。经曰：其脉沉者，营气微也。又曰：迟者，营气不足，血少故也。故以桂枝加芍药、生姜、人参，以益不足之血，而散未尽之邪。东垣云：仲景于病人汗后身热，亡血，脉沉迟者，下利身凉，脉微，血虚者，并加人参，古人血脱者，必益气也。然人参味甘气温，温固养气，甘亦实能生血，汗下之后，血气虚衰者，非此不为功矣。

发汗过多，其人叉手自冒心，心下悸，欲得按者，桂枝甘草汤主之。

心为阳脏，而汗为心之液，发汗过多，心阳则伤。其人叉手自冒心者，里虚欲为外护也；悸，心动也；欲得按者，心中筑筑不宁，欲得按而止之也。是宜补助心阳为主。桂枝、甘草，辛甘相合，乃生阳化气之良剂也。

桂枝甘草汤方

桂枝四两（去皮） 甘草二两（炙）

上二味，以水三升，煮取一升。去滓，顿服。

按：发汗过多，有动肾中之阳者，以阳为汗之根，而肾为阳之宅，枝伤者，其本必戕也。有动心中之阳者，以汗为心之液，而心为阳之脏，液亡者，气必从之也。救肾阳者，必以成温；救心阳者，必以甘辛。咸性善下，而温能返阳，故四逆为救肾之剂；甘辛相合，而阳气乃生，故桂、甘为益心之法也。

未持脉时，病人叉手自冒心，师因教试令咳而不咳者，此必两耳聋无闻也。所以然者，以重发汗，虚故如此。

病人叉手自冒心者，心阳内虚，欲得外护，如上条所云也。耳聋者，阳气上虚，阴反得而实之也。师因叉手冒心，而更试耳之聪否，以求阳之虚实。若耳聋无闻，其为过汗致虚，当与温养无疑。临病之工，宜如是详审耳。许叔微曰："伤寒耳聋，发汗过多者，正气虚也；邪不出者，邪气闭也。"虚之与闭，治法悬殊，学者更宜详审。

太阳病，发汗，汗出不解，其人仍发热，心下悸，头眩，身瞤动，振振欲擗地①者，真武汤主之。

发汗过多，不能解太阳之邪，而反动少阴之气，于是身仍发热，而悸眩瞤动等证作矣。少阴之气，水气也。心属火而水乘之，故悸。头为阳而阴加之，故眩。经脉纲维一身，以行血气，故水入之，则振振瞤动也。擗，犹据也。眩动之极，心体不安，思欲据地以自固也。此与阳虚外亡有别，阳虚者，但须四逆以复阳，此兼水饮，故必真武以镇水。方用白术、茯苓之甘淡，以

① 振振欲擗地："擗"同"仆"，跌倒。肢体颤动欲扑倒于地。

培土而行水；附子、生姜之辛，以复阳而散邪；芍药之酸，则入阴敛液，使汛滥之水，尽归大壑而已耳。

真武汤方

茯苓三两　芍药三两　白术二两　生姜三两　附子一枚（炮，去皮，破八片）

上五味，以水八升，煮取三升。去滓，温服七合，日三服。

发汗后，其人脐下悸者，欲作奔豚。茯苓桂枝甘草大枣汤主之。

发汗后，脐下悸者，心气不足而肾气乘之也。奔豚，肾之积，发则从少腹上冲心胸，如豕之突，故名奔豚。又肾为水脏，豚为水蓄，肾气上冲，故名奔豚。茯苓能泄水气，故以为君；桂枝能伐肾邪，故以为臣。然欲治其水，必防其土，故取甘草、大枣，补益土气为使。甘澜水者，扬之令轻，使水气去，不益肾邪也。

茯苓桂枝甘草大枣汤方

茯苓半斤　桂枝四两　甘草三两　大枣十五枚

上四味，以甘澜水一斗，先煮茯苓，减二升，纳诸药，煮取三升。去滓，温服一升，日三服。

作甘澜水法，取水二斗，置大盆内，以杓扬之，水上有珠子五六千颗相逐，取用之。

病人脉数，数为热，当消谷引食，而反吐者，此以发汗，令阳气微，膈气虚，脉乃数也。数为客热，不能消谷。以胃中虚冷，故吐也。

脉数为热，乃不能消谷而反吐者，浮热在上，而虚冷在下也。浮热不能消谷，为虚冷之气，逼而上浮，如客之寄，不久即散，故曰客热。是虽脉数如热，而实为胃中虚冷，不可更以寒药益其疾也。

发汗后，腹胀满者，厚朴生姜甘草半夏人参汤主之。

发汗后，表邪虽解而腹胀满者，汗多伤阳，气窒不行也。是不可以徒补，补之则气愈窒；亦不可以径攻，攻之则阳益伤。故以人参、甘草、生姜，助阳气，厚朴、半夏，行滞气，乃补泄兼行之法也。

厚朴生姜甘草半夏人参汤方

生姜半斤（切）　半夏半升（洗）　甘草二两（炙）　人参一两　厚朴半斤（去皮，炙）

上五味，以水一斗，煮取三升。去滓，温服一升，日三服。

伤寒发汗，解，半日许复烦，脉浮数者，可更发汗，宜桂枝汤主之。

伤寒发汗，解，半日许复烦者，非旧邪去而新邪复乘也。余邪未尽，复集为病，如余寇未尽，复合为乱耳。脉浮数者，邪气在表之征，故可更发其汗，以尽其邪。但以已汗复汗，故不宜麻黄之峻剂，而宜桂枝之缓法。此仲景随时交易之妙也。

发汗，病不解，反恶寒者，虚故也。芍药附子甘草汤主之。

发汗不解，反加恶寒者，邪气不从汗而出，正气反因汗而虚也。是不可更逐邪气，当先复其正气。是方芍药之酸，可以益血；附子之辛，可以复气；甘草甘平，不特安中补虚，且与酸合而化阴，与辛合而生阳也。

芍药甘草附子汤方

芍药三两　甘草三两（炙）　附子一枚（炮，破八片）

上三味，以水五升，煮取一升五合。去滓，分温服。

发汗后，恶寒者，虚故也。不恶寒，但热者，实也。当和胃气，与调胃承气汤。

汗出而恶寒者，阳不足而为虚也，芍药甘草附子汤治之是已。汗出，而不恶寒，但热者，邪入里而成实也。然不可以峻攻，但与调胃承气汤，和其胃气而已。

发汗后，不可更行桂枝汤。汗出而喘，无大热者，可与麻黄杏仁甘草石膏汤。

发汗后，汗出而喘，无大热者，其邪不在肌腠，而入肺中。缘邪气外闭之时，肺中已自蕴热，发汗之后，其邪不从汗而出之表者，必从内而并于肺耳。故以麻黄、杏仁之辛而入肺者，利肺气，散邪气；甘草之甘平，石膏之甘辛而寒者，益肺气，除热气，而桂枝不可更行矣。盖肺中之邪，非麻黄、杏仁不能发；而寒郁之热，非石膏不能除；甘草不特救肺气之困，抑以缓石膏之悍也。

麻黄杏仁甘草石膏汤方

麻黄四两（去节）　杏仁五十枚（去皮尖）　炙甘草二两　石膏半斤（碎，绵裹）

上四味，以水七升，先煮麻黄减二升，去上沫，纳诸药，煮取二升。去滓，温服一升。

发汗后，饮水多，必喘。以水灌之，亦喘。

发汗之后，肺气必虚。设饮水过多，水气从胃，上射肺中，必喘。或以水灌洗致汗，水寒之气，从皮毛而内侵其所合，亦喘。成氏谓喘为肺疾，是也。

发汗后，水药不得入口，为逆。若更发汗，必吐下不止。

发汗后吐逆，至水药不得入口者，必其人素有积饮，乘汗药升浮之性而上行也。是当消饮下气，虽有表邪，不可更发其汗。设更发之，重伤阳气，其饮之在中者，不特上逆而仍吐呕，亦且下注而成泄利矣。

太阳病，小便利者，以饮水多，必心下悸。小便少者，必苦里急也。

病在太阳之时，里热未甚，水液尚通，其外虽病，而其内犹晏如①也，故不可多饮水。设饮水多，必停于心下为悸。所以然者，里无热，不能消水。心属火而畏水，水多凌心，故惕惕然跳动不宁也。然使小便自利，则停水自行，虽悸，犹当自愈。若小便不利而少，则水不下行，积于膀胱，必苦②里急。里急者，小便欲行而不能，则小腹奔迫急痛也。此以饮水所致，比于汗下之过，而非太阳本病，故附于斡旋法下。以上十五条，并发汗后证，而或伤卫阳，或损营血，或亡心阳，或动肾水，或伤胃阳，及伤脾气，或邪仍不解，或解而转属阳明，及传膀胱，或动饮气，或伤肺气，或入肺中，其变种种不同，其治因之各异。学者谙练在心，亦可以应变无穷矣。

发汗吐下解后病脉证治三条

伤寒发汗，若吐若下，解后，心下痞硬，噫气③不除者，旋覆代赭石汤主之。

伤寒发汗，或吐或下，邪气则解，而心下痞硬，噫气不除者，胃气弱而未和，痰气动而上逆也。旋覆花咸温，行水下气；代赭石味苦质重，能坠痰降气；半夏、生姜辛温，人参、大枣、甘草甘温，合而用之，所以和胃气而止虚逆也。

旋覆代赭石汤方

旋覆花三两　人参二两　炙甘草三两　生姜五两（切）　半夏半升（洗）　代赭石一两　大枣十二枚（擘）

上七味，以水一斗，煮取六升，去滓，再煎取三升。温服一升，日三服。

伤寒若吐若下后，心下逆满，气上冲胸，起则头眩，脉沉紧，发汗则动经，身为振振摇者，茯苓桂枝白术甘草汤主之。

此伤寒邪解而饮发之证。饮停于中则满，逆于上则气冲而头眩，入于经则身振振而动摇。《金匮》云：膈间支饮，其人喘满，心下痞坚，其脉沉紧。

① 晏如：犹“安然”也。

② 苦：原本作“若”，当是“苦”之误，据文意改。

③ 噫气：即嗳气。

又云：心下有痰饮，胸胁支满，目眩。又云："其人振振身瞤剧，必有伏饮。"是也。发汗则动经者，无邪可发，而反动其经气。故与茯苓、白术，以蠲饮气；桂枝、甘草，以生阳气。所谓病痰饮者，当以温药和之也。

茯苓桂枝白术甘草汤方

茯苓四两　桂枝三两　白术　炙甘草各二两

上四味，以水六升，煮取三升。分温三服。

凡病若发汗，若吐，若下，若亡津液，阴阳自和者，必自愈。

阴阳自和者，不偏于阴，不偏于阳，汗液自出，便溺自调之谓。汗吐下亡津液后，邪气既微，正气得守，故必自愈。

太阳传本证治七条

太阳病，发汗后，大汗出，胃中干①，烦躁不得眠，欲得饮水者，少少与饮之，令胃气和则愈。若脉浮，小便不利，微热消渴者，与五苓散主之。

伤寒之邪，有离太阳之经，而入阳明之腑者；有离太阳之标，而入太阳之本者。发汗后，汗出胃干，烦燥饮水者，病去表而之里，为阳明腑热证也；脉浮，小便不利，微热消渴者，病去标而之本，为膀胱腑热证也。在阳明者，热能消水，与水即所以和胃；在膀胱者，水与热结，利水即所以去热。多服暖水汗出者，以其脉浮而身有微热，故以此兼彻其表。昔人谓五苓散为表里两解之剂，非以此耶？

五苓散方　见权变法。

按：古法从经腑言，则太阳为经，而膀胱为腑；从标本言，则太阳为标，膀胱为本。病去太阳而之膀胱，所以谓之太阳传本也。然膀胱本病，有水结、血结之不同。水结，宜五苓散，导水泄热；血结，宜桃核承气及抵当汤丸，导血除热。具如下文。

发汗已，脉浮数烦渴者，五苓散主之。

伤寒汗出而渴者，五苓散主之。不渴者，茯苓甘草汤主之。

发汗已，脉浮数烦渴者，太阳经病传腑，寒邪变热之候。故与五苓散，导水泄热。

王宇泰云：太阳，经也；膀胱，腑也。膀胱者，溺之室也，故东垣以渴为膀胱经本病。然则治渴者，当泻膀胱之热，泻膀胱之热者，利小便而已矣。然腑病又有渴与不渴之异，由腑阳有盛与不足之故也。渴者，热盛思水，水

---

① 胃中干：指津液耗伤，胃中津液不足。

与热结，故宜五苓散导水泄热；不渴者，热虽入里，不与水结，则与茯苓甘草汤行阳化气。此膀胱热盛热微之辨也。

茯苓甘草汤方

茯苓二两　桂枝二两（去皮）　生姜二两（切）　甘草一两（炙）

上四味，以水四升，煮取二升。去滓，分温三服。

太阳病不解，热结膀胱，其人如狂，血自下。下者愈。其外不解者，尚未可攻，当先解外。外解已，但少腹急结者，乃可攻之。宜桃核承气汤。

太阳之邪，不从表出，而内传于腑，与血相搏，名曰蓄血。其人当如狂，所谓蓄血在下，其人如狂是也。其证当下血，血下，则热随血出而愈，所谓血病见血自愈也。如其不愈而少腹急结者，必以法攻而去之。然其外证不解者，则尚未可攻，攻之恐血去而邪复入里也。是必先解其外之邪，而后攻其里之血，所谓从外之内而盛于内者，先治其外，而后调其内也。以下三条，并太阳传本，热邪入血，血蓄下焦之证，与太阳传本，热与水结，烦渴小便不利之证，正相对照。所谓热邪传本者，有水结、血结之不同也。

桃核承气汤方

桃核五十枚（去皮尖）　桂枝二两（去皮）　芒硝二两　甘草二两（炙）　大黄四两

上五味，以水七升，煮取二升五合，去滓，纳芒硝，更上火，微沸下火。先食温服五合，日三服，当微利。

愚按：此即调胃承气汤加桃仁、桂枝，为破瘀逐血之剂。缘此证热与血结，故以大黄之苦寒荡实除热为君，芒硝之咸寒入血软坚为臣，桂枝之辛温、桃仁之辛润擅逐血散邪之长为使，甘草之甘、缓诸药之势，俾去邪而不伤正为佐也。

太阳病，六七日，表证仍在，脉微而沉，反不结胸，其人发狂者，以热在下焦，少腹当硬满。小便自利者，下血乃愈。所以然者，以太阳随经，瘀热在里故也。抵当汤主之。

此亦太阳热结膀胱之证。六七日，表证仍在，而脉微沉者，病未离太阳之经，而已入太阳之腑也。反不结胸，其人发狂者，热不在上，而在下也。少腹硬满，小便自利者，不结于气而结于血也，下血则热随血去，故愈。所以然者，太阳，经也，膀胱，腑也。太阳之邪，随经入里，与血俱结于膀胱，所谓经邪入腑，亦谓之传本是也。抵当汤中，水蛭、虻虫，食血去瘀之力，倍于芒硝；而又无桂枝之甘辛、甘草之甘缓，视桃仁承气汤为较峻矣。盖血自下者，其血易动，故宜缓剂以去未尽之邪；瘀热在里者，其血难动，故须峻药以破固结之势也。

抵当汤方

水蛭三十个（熬）　虻虫三十个（熬①，去翅）　大黄四两（酒浸）　桃仁三十个（去皮尖）

上四味为末，以水五升，煮取三升。去滓，温服一升。不下，再服。

太阳病，身黄，脉沉结，少腹硬，小便不利者，为无血也。小便自利，其人如狂者，血证谛也。抵当汤主之。

身黄，脉沉结，少腹硬，水病、血病皆得有之。但审其小便不利者；知水与热蓄，为无血而有水，五苓散证也。若小便自利，其人如狂者，乃热与血结，为无水而有血，抵当汤证也。设更与行水，则非其治矣。仲景以太阳热入膀胱，有水结、血结之分，故反复明辨如此。

伤寒有热，少腹满，应小便不利，今反利者，为有血也。当下之，不可余药，宜抵当丸。

有热，身有热也，身有热而少腹满，亦太阳热邪传本之证。膀胱者，水溺所由出，其变为小便不利，今反利者，乃血瘀而非水结，如上条抵当汤下之之例也。云不可余药者，谓非抵当丸，不能以治之耳。

抵当丸方

水蛭二十个　虻虫二十五个　大黄三两　桃仁二十个（去皮尖）

上四味，杵，分为四丸，以水一升，煮一丸，取七合，服之。晬时②当下血。若不下者，更服。

愚按：此条证治，与前条大同，而变汤为丸，未详何谓。尝考其制，抵当丸中水蛭、虻虫，减汤方三分之一，而所服之数，又居汤方十分之六，是缓急之分，不特在汤丸之故矣。此其人必有不可不攻，而又有不可峻攻之势。如身不发黄，或脉不沉结之类，仲景特未明言耳。有志之士，当不徒求之语言文字中也。

---

① 熬：原本作“教”，据大成本改。

② 晬（zuì）时：周时，即一昼夜。

卷二　太阳篇下

太阳救逆法第四计六十三条

论胸结脏结之异三条

问曰：病有结胸，有脏结，其状如何？答曰：按之痛，寸脉浮，关脉沉，名曰结胸也。何谓脏结？答曰：如结胸状，饮食如故，时时下利，寸脉浮，关脉小细沉紧，名曰脏结。舌上白胎滑者，难治。

此设为问答，以辨结胸、脏结之异。结胸者，邪结胸中，按之则痛。脏结者，邪结肠间，按之亦痛。如结胸者，谓如结胸之按而痛也。然胸高而脏下，胸阳而脏阴，病状虽同，而所处之位则不同。是以结胸不能食，脏结则饮食如故；结胸不必下利，脏结则时时下利；结胸关脉沉，脏结则更小细紧。而其病之从表入里，与表犹未尽之故，则又无不同。故结胸、脏结，其寸脉俱浮也。舌上白胎滑者，在里之阳不振，入结之邪已深。结邪非攻不去，而脏虚又不可攻，故曰难治。

脏结无阳证，不往来寒热，其人反静，舌上胎滑者，不可攻也。

邪结在脏，必阳气内动，或邪气外达，而后可施攻取之法。若无阳证，不往来寒热，则内动外达之机俱泯。是以其人反静，其舌胎反滑，邪气伏而不发，正气弱而不振，虽欲攻之，无可攻已。盖即上文难治之端，而引其说如此。

病胁下素有痞，连在脐旁，痛引少腹入阴筋者，此名脏结，死。

脏结之证，不特伤寒，即杂病亦有之。曰胁下素有痞，则其病久，而非暴矣；曰连在脐旁，痛引少腹入阴筋，则其邪深，而非浅矣。既深且久，攻之不去，补之无益，虽不卒死，亦无愈期矣，故曰死。

论结胸及痞之源一条

病发于阳而反下之，热入因作结胸。病发于阴而反下之，因作痞。所以成结胸者，以下之太早故也。

此原所以结胸与痞之故。病发于阳者，邪在阳之经；病发于阴者，邪在阴之经也。阳经受邪，郁即成热，其气内陷，则为结胸。阴经受邪，未即成热，其气内陷，则作痞。所以然者，病邪在经，本当发散，而反下之，里气则虚，邪气因入，与饮相搏而为病也。要之，阳经受邪，原有可下之例，特以里未成实，而早行下法，故有结胸之变证。审其当下而后下之，何至是哉！仲景复申明所以成结胸之故而不及痞，岂非以阴经受邪则无论迟早，俱未可言下耶？

论结胸证治十条

太阳病，脉浮而动数，浮则为风，数则为热，动则为痛，数则为虚。头痛发热，微盗汗出，而反恶寒者，表未解也。医反下之，动数变迟，膈内拒痛，胃中空虚，客气动膈，短气躁烦，心中懊憹，阳气[①]内陷，心下因硬，则为结胸，大陷胸汤主之。若不结胸，但头汗出，余无汗，剂颈而还，小便不利，身必发黄也。

脉浮动数，皆阳也，故为风、为热、为痛。而数则有正为邪迫，失其常度之象，故亦为虚。头痛发热，微盗汗出，而复恶寒，为邪气在表，法当发散而反下之，正气则虚，邪气乃陷。动数变迟者，邪自表而入里，则脉亦去阳而之阴也。膈内拒痛者，邪欲入而正拒之，正邪相击则为痛也。胃中空虚，客气动膈者，胃气因下而里虚，客气乘虚而动膈也。短气躁烦，心中懊憹者，膈中之饮，为邪所动，气乃不舒，而神明不宁也。由是阳邪内陷，与饮相结，痞硬不消，而结胸之病成矣。大陷胸汤，则止治阳邪内结胸中之药也。若其不结胸者，热气散漫，既不能从汗而外泄，亦不得从溺而下出，蒸郁不解，浸淫肌体，势必发黄也。

大陷胸汤方

大黄六两　芒硝一升　甘遂一钱匕

上三味，水六升，先煮大黄取二升，去滓，纳芒硝，煮一二沸，纳甘遂末。温服一升，得快利，止后服。

按：大陷胸与大承气，其用有心下与胃中之分。以愚观之，仲景所云心下者，正胃之谓，所云胃中者，正大小肠之谓也。胃为都会，水谷并居，清浊未分，邪气入之，夹痰杂食，相结不解，则成结胸。大小肠者，精华已去，

---

① 阳气：这里指属阳之表邪。

糟粕独居，邪气入之，但与秽物结成燥粪而已。大承气专主肠中燥粪，大陷胸并主心下水食。燥粪在肠，必藉推逐之力，故须枳、朴；水食在胃，必兼破饮之长，故用甘遂。且大承气先煮枳、朴，而后纳大黄，大陷胸先煮大黄；而后纳诸药。夫治上者制宜缓，治下者制宜急，而大黄生则行速，熟则行迟，盖即一物，而其用又有不同如此。

伤寒六七日，结胸热实，脉沉而紧。心下痛，按之石硬者，大陷胸汤主之。

邪气内结，既热且实，脉复沉紧，有似大承气证。然结在心下，而不在腹中，虽按之石硬而痛，亦是水食互结，与阳明之燥粪不同。故宜甘遂之破饮，而不宜枳、朴之散气，如上条之说也。

伤寒十余日，热结在里，复往来寒热者，与大柴胡汤。但结胸无大热者，此为水结在胸胁也。但头微汗出者，大陷胸汤主之。

【临床解读】

刘某某，女，43 岁。2021 年 1 月 4 日初诊。

主诉：左下肢疼痛 2 个月。

现病史：患者近 2 个月无明显诱因出现左下肢疼痛，西医检查已排除风湿，曾服中药 1 个月，效一般。现症见：左下肢外侧疼痛，脚踝以下为甚，沉重感，左上肢偶有疼痛，平时乏力，易疲劳，活动后气短，纳食可，眠差，二便调，大便偶干，舌质偏红，苔薄黄，脉沉滞。甲状腺功能减退症病史 5 年，服优甲乐半片。

处方：柴胡 10 克，黄芩 10 克，清半夏 10 克，炒枳实 12 克，生白芍 10 克，大黄 6 克（后下），当归 10 克，丹参 30 克，制乳香 10 克，制没药 10 克。15 剂，每日 1 剂，水煎服。（张磊医案）

热结在里，而复往来寒热，是谓表里俱实，不得以十余日之久而独治其里也，故宜大柴胡表里两解之法。若但结胸而无大热，如口燥渴心烦等证者，此为水饮结在胸胁之间，所谓水结胸者是也。盖邪气入里，必挟身中所有，以为依附之地。是以在肠胃则结于糟粕，在胸膈则结于水饮，各随其所有而为病耳。水结在胸，而但头汗出者，邪膈于上而气不下通也，故与大陷胸汤，以破饮而散结。

太阳病，重发汗，而复下之，不大便五六日，舌上燥而渴，日晡所小有潮热，从心下至少腹硬满而痛不可近者，大陷胸汤主之。

汗下之后，津液重伤，邪气内结。不大便五六日，舌上燥而渴，日晡所小有潮热，皆阳明胃热之征也。从心下至少腹，硬满而痛不可近，则不特征诸兆，抑且显诸形矣。乃不用大承气而用大陷胸者，亦以水食互结，且虽至少腹，而未离心下故也。不然，下证悉具，下药已行，何以不臣枳、朴而臣甘遂哉？

结胸者，项亦强，如柔痓状，下之则和，宜大陷胸丸。

痓病之状，颈项强直。结胸之甚者，热与饮结，胸膈紧贯，上连于项，但能仰而不能俯，亦如痓病之状也。曰柔而不曰刚者，以阳气内陷者，必不能外闭，而汗常自出耳。是宜下其胸中结聚之实，则强者得和而愈。然胸中盛满之邪，固非小陷胸所能去，而水热互结之实，亦非承气汤所可治。故与葶苈之苦、甘遂之辛，以破结饮而泄气闭；杏仁之辛、白蜜之甘，以缓下趋之势而去上膈之邪；其芒硝、大黄，则资其软坚荡实之能。

大陷胸丸方

大黄半斤　葶苈半斤　芒硝半斤　杏仁半升（去皮尖，熬）

上四味，捣筛二味，纳杏仁、芒硝，合研加脂，和散，取如弹丸一枚，别捣甘遂末一钱匕，白蜜二合，水二升，煮取一升。温顿服之。一宿乃下。如不下，更服，取下为效，禁如药法。

按：汤者，荡也，荡涤邪秽，欲使其净尽也。丸者，缓也，和理脏腑，不欲其速下也。大陷胸丸，以荡涤之体，为和缓之用。盖以其邪结在胸，而至如柔痓状，则非峻药不能逐之，而又不可以急剂一下而尽。故变汤为丸，煮而并渣服之，乃峻药缓用之法。峻则能胜破坚荡实之任，缓则能尽际上迄下之邪也。

小结胸病，正在心下，按之则痛，脉浮滑者，小陷胸汤主之。

胸中结邪，视结胸较轻者，为小结胸。其证正在心下，按之则痛，不似结胸之心下至少腹硬满，而痛不可近也。其脉浮滑，不似结胸之脉沉而紧也。是以黄连之下热，轻于大黄；半夏之破饮，缓于甘遂；瓜蒌之润利，和于芒硝；而其蠲除胸中结邪之意，则又无不同也，故曰小陷胸汤。

小陷胸汤方

黄连一两　半夏半升（洗）　瓜蒌实大者一枚

上三味，以水六升，先煮瓜蒌实，取三升，去滓，纳诸药，煮取二升。去滓，分温三服。

病在阳，应以汗解之，反以冷水潠之，若灌之，其热被劫不得去，弥更益烦，肉上粟起，意欲饮水，反不渴者，服文蛤散。若不瘥者，与五苓散。寒实结胸，无热证者，与三物小陷胸汤，白散亦可服。

病在阳者，邪在表也，当以药取汗，而反以冷水潠之，或灌濯之，其热得寒，被劫而又不得竟去，于是热伏水内，而弥更益烦，水居热外，而肉上粟起。而其所以为热，亦非甚深而极盛也，故意欲饮水，而口反不渴。文蛤咸寒而性燥，能去表间水热互结之气。若服之而不瘥者，其热渐深，而内传入本也。五苓散，辛散而淡渗，能去膀胱与水相得之热。若其外不郁于皮肤，内不传于膀胱，则水寒之气，必结于胸中，而成寒实结胸。寒实者，寒邪成实，与结胸热实者不同，审无口燥渴烦等证见者，当与三物白散温下之剂，以散寒而除实也。本文“小陷胸汤”及“亦可服”七字，疑衍。盖未有寒热而仍用黄连、瓜蒌者，或久而变热者，则亦可与服之耳。

文蛤散方

文蛤五两为散，以沸汤和一钱匕服，汤用五合。

三物白散方

桔梗三分　贝母三分　巴豆一分（去皮心，熬黑）

上三味，为末，纳巴豆，更于臼中杵之，以白饮和服。强人半钱匕，羸者减之。病在膈上必吐，在膈下必利。下利，进热粥一杯。利过不止，进冷粥一杯，身热皮粟不解，欲引衣自覆者，若水以潠之洗之，益令热劫不得出，当汗而不汗则烦。假令汗出已，腹中痛，与芍药三两，如上法①。

太阳少阳并病，而反下之，成结胸，心下硬，下利不止，水浆不下，其人心烦。

太阳病未罢而并于少阳，法当和散，如柴胡加桂枝之例。而反下之，阳邪内陷，则成结胸，亦如太阳及少阳误下之例也。但邪既上结，则当不复下注，乃结胸心下硬，而又下利不止者，邪气甚盛，而淫溢上下也。于是胃气失其和，而水浆不下；邪气乱其心，而烦扰不宁。所以然者，太少二阳之热，并而入里，充斥三焦心胃之间，故其为病，较诸结胸有独甚焉。仲景不出治法者，非以其盛而不可制耶。

结胸证，其脉浮大者，不可下，下之则死。

结胸证，原有可下之例。如大陷胸汤及丸诸法是也。若其脉浮大者，心下虽结而表邪犹盛，则不可径与下法。下之则脏气重伤，邪气复入，既不能受，又不可制，则难为生矣。故曰下之则死。

结胸证悉具，烦躁者死，下利者亦死。

伤寒邪欲入而烦躁者，正气与邪争也。邪既结而烦躁者，正气不胜而将欲散乱也。结胸证悉具，谓脉沉紧，心下痛，按之石硬，及不大便，舌上燥

① “身热皮粟不解……如上法”一段文字，宋本《伤寒论》在文蛤散方服法之下。

而渴，日晡所潮热，如上文所云是也。而又烦躁不宁，则邪结甚深。而正虚欲散，或下利者，是邪气淫溢，际上极下，所谓病胜脏者也，虽欲不死，其可得乎？

痞证七条

脉浮而紧，而复下之，紧反入里，则作痞。按之自濡，但气痞耳。

此申言所以成痞之故。浮而紧者，伤寒之脉，所谓病发于阴也。紧反入里者，寒邪因下而内陷，与热入因作结胸同意。但结胸心下硬满而痛，痞则按之濡而不硬且痛。所以然者，阳邪内陷，止于胃中，与水谷相结，则成结胸；阴邪内陷，止于胃外，与气液相结，则为痞。是以结胸为实，而按之硬痛；病为虚，而按之自濡耳。

心下痞，按之濡，其脉关上浮者，大黄黄连泻心汤主之。

按：成氏云：心下硬，按之痛，关脉沉者，实热也；心下痞，按之濡，关上浮者，虚热也，与大黄、黄连以导其虚热。成氏所谓虚热者，对燥屎而言也，非阴虚阳虚之谓。盖热邪入里，与糟粕相结，则为实热，不与糟粕相结，即为虚热。本方以大黄、黄连为剂，而不用枳、朴、芒硝者，盖以泄热，非以荡实也。麻沸汤者，煮水小沸如麻子，即以煮药，不使尽药力也。

大黄黄连泻心汤方

大黄二两　黄连一两

上二味，以麻沸汤二升渍之。须臾，绞去滓，分温再服。

心下痞，而复恶寒汗出者，附子泻心汤主之。

此即上条而引其说，谓心下痞，按之濡，关脉浮者，当与大黄黄连泻心汤，泻心下之虚热。其人复恶寒而汗出，证兼阳虚不足者，又须加附子以复表阳之气。乃寒热并用，邪正兼治之法也。

附子泻心汤方

大黄二两　黄连一两　黄芩一两　附子一枚（炮，去皮，破，别煮取汁）

上四味，切三味，以麻沸汤二升渍之，须臾，绞去滓，纳附子汁。分温三服。

按：此证邪热有余而正阳不足。设治邪而遗正，则恶寒益甚；或补阳而遗热，则痞满愈增。此方寒热补泻，并投互治，诚不得已之苦心。然使无法以制之，鲜不混而无功矣。方以麻沸汤渍寒药，别煮附子取汁，合和与服，则寒热异其气，生熟异其性，药虽同行，而功则各奏，乃先圣之妙用也。

伤寒五六日，呕而发热者，柴胡汤证具，而以他药下之，柴胡证仍在者，复与柴胡汤。此虽已下之，不为逆，必蒸蒸而振，却发热汗出而解。若心下满而硬痛者，此为结胸也，大陷胸汤主之。但满而不痛者，此为痞，柴胡不中与之，宜半夏泻心汤。

【临床解读】

宋某，女，65岁。2021年11月1日初诊。

主诉：嗳气、矢气频作20余年。

现症见：纳食后口臭，嗳气、失气频作，无反酸、胃灼热，纳多不消化、少腹胀，二便正常，肛门下坠，眠可，舌淡红，苔白厚腻，脉细有力。

处方：清半夏10克，黄连10克，黄芩10克，干姜10克，太子参10克，枳实10克，川厚朴10克，焦山楂10克，陈皮10克，茯苓30克，甘草6克。10剂，每日1剂，水煎服。（孙玉信医案）

结胸及痞，不特太阳误下有之，即少阳误下亦有之。柴胡汤证具者，少阳呕而发热，及脉弦口苦等证具在也。是宜和解而反下之，于法为逆。若柴胡证仍在者，复与柴胡汤，和之即愈，此虽已下之，不为逆也。蒸蒸而振者，气内作而与邪争胜，则发热汗出而邪解也。若无柴胡证，而心下满而硬痛者，则为结胸。其满而不痛者，则为痞，均非柴胡所得而治之者矣。结胸宜大陷胸汤，痞宜半夏泻心汤，各因其证而施治也。

半夏泻心汤方

黄芩三两　人参三两　甘草三两　黄连一两　半夏半升（洗）　干姜三两　大枣十二枚

上七味，以水一斗，煮取六升，去滓，再煮取三升。温服一升，日三服。

按：痞者，满而不实之谓。夫客邪内陷，即不可从汗泄，而满而不实，又不可从下夺。故惟半夏、干姜之辛，能散其结，黄连、黄芩之苦，能泄其满。而其所以泄与散者，虽药之能，而实胃气之使也。用参、草、枣者，以下后中虚，故以之益气，而助其药之能也。

伤寒汗出解之后，胃中不和，心下痞硬，干噫食臭。胁下有水气，腹中雷鸣下利者，生姜泻心汤主之。

汗解之后，胃中不和，既不能运行真气，并不能消化饮食，于是心中痞硬，干噫食臭。《金匮》所谓中焦气未和，不能消谷，故令人噫是也。噫，嗳食气也。胁下有水气，腹中雷鸣下利者，土德不及而水邪为殃也。故以泻心消痞，加生姜以和胃。

按：上条本少阳病，不宜入太阳篇中，此条汗解后病，亦不得谓之逆，而俱列于此者，所以备诸泻心之用也。

生姜泻心汤方

生姜四两（切）　人参三两　半夏半升（洗）　甘草三两（炙）　黄芩三两　大枣十二枚（擘）　黄连一两　干姜一两

上八味，以水一斗，煮取六升，去滓，再煮取三升。温服一升，日三服。

伤寒中风，医反下之，其人下利日数十行，谷不化，腹中雷鸣，心下痞硬而满，干呕，心烦不得安。医见心下痞，谓病不尽，复下之，其痞益甚。此非结热，但以胃中虚，客气上逆，故使硬也。甘草泻心汤主之。

伤寒中风者，成氏所谓伤寒或中风者是也。邪盛于表而反下之，为下利谷不化，腹中雷鸣，为心下痞硬而满，为干呕心烦不得安，是表邪内陷心间，而复上攻下注，非中气空虚，何致邪气淫溢至此哉！医以为结热未去，而复下之，是已虚而益虚也，虚则气不得化，邪愈上逆，而痞硬有加矣。故与泻心消痞，加甘草以益中气。

甘草泻心汤方

甘草四两　黄芩三两　干姜三两　黄连一两　半夏半升（洗）　大枣十二枚（擘）

上六味，以水一斗，煮取六升，去滓，再煮取三升。温服一升，日三服。

按：生姜泻心汤、甘草泻心汤二方，虽同为治痞之剂，而生姜泻心，意在胃中不和，故主生姜以和胃；甘草泻心，意在下利不止与客气上逆，故不用人参之增气，而须甘草之安中也。

伤寒大下后，复发汗，心下痞，恶寒者，表未解也，不可攻，当先解表乃可攻。解表宜桂枝汤，攻痞宜大黄黄连泻心汤。

【临床解读】

杨某某，男，62岁。2020年12月18日初诊。

主诉：肺癌术后1年，发现脑转移淋巴转移2个月。

现病史：2019年12月体检发现肺癌，并手术（左上肺叶切除），术后化疗3次，2020年10月复查时发现脑转移、淋巴转移。现症见：咳嗽，痰稍黄，无胸闷胸痛，乏力，气短，心慌，活动后加重，发热半个月，最高38.6℃，近两天体温正常，半个月前咯血，痰中带血，服云南白药未再出血，纳一般，二便调，眠浅，早醒，舌边红，苔黄稍腻，有裂纹，脉大数。两手掌红甚，现以肺部感染住院。

病机要点：邪火内甚。

处方：黄芩10克，黄连6克，大黄6克（后下），桑叶10克，竹茹10

克，丝瓜络10克，生地黄10克，水牛角30克，生白芍15克。10剂，每日1剂，水煎服。

二诊：2020年12月28日。服上方10剂，效可，乏力、食欲改善。现症见：仍然咳嗽，痰多色白，咯痰清稀，咽痒，乏力，活动后气短，间断低热37~38℃，汗后热自退，纳可，眠一般（因咳嗽影响），后半夜易醒，大便可，小便黄，舌质红，苔薄黄，脉大数。

处方：苇根30克，冬瓜仁30克，生薏苡仁30克，橘红10克，桑叶10克，地骨皮10克，蝉蜕6克，川贝母3克，北沙参15克，桔梗10克，生甘草6克，白前10克，粳米一撮（包煎）为引。10剂，每日1剂，水煎服。

三诊：2021年1月18日。服上方20剂，效佳，咳嗽、乏力、气短明显好转，发热已愈。现症见：稍有乏力，稍有头晕，喉中时吐黄痰，纳食可，二便正常，舌质淡红，苔根部黄厚腻，有裂纹，脉较细数。

处方：生地黄24克，山萸肉12克，生山药12克，牡丹皮10克，茯苓10克，泽泻10克，苇根30克，冬瓜仁30克，生薏苡仁30克，桑白皮10克，地骨皮10克，大米一撮（包煎）为引。25剂，每日1剂，水煎服。

四诊：2021年3月1日。服上方25剂，效可，体温已不高。现症见：无明显不适，时有咯少量黄痰，略带血丝，不咳嗽，偶有头晕（脑水肿），纳可，眠可，二便调，偶有口苦，舌质红，苔白，脉沉滞。

处方：桑白皮10克，地骨皮10克，藕节炭30克，白茅根30克，白花蛇舌草15克，川贝母3克，苇根30克，生甘草6克，三七粉3克（冲服），北沙参15克，粳米一撮（包煎）为引。25剂，每日1剂，水煎服。

五诊：2021年7月19日。服上方25剂，期间因脑部肿瘤压迫神经，导致癫痫发作，随于2021年4月份行开颅手术，术后癫痫未在发作。现症见：全身乏力，无汗出，怕冷，余无明显不适，纳食可，二便调，眠可，舌质淡红，苔薄黄，有裂纹，脉细。双手掌较红。

处方：党参10克，生黄芪30克，桔梗10克，炙甘草10克，桑叶10克，竹茹15克，丝瓜络15克，白花蛇舌草30克。20剂，每日1剂，水煎服。

六诊：2021年10月8日。服上方45剂，无不适。现症见：颈部疼痛，全身乏力，不畏寒，近3天咳嗽，吐白痰，纳食可，二便调，偶有便秘，舌质淡红，裂纹，苔薄黄，脉数，按之无力。

处方：川芎10克，白芷10克，生石膏30克，全蝎3克，蜈蚣粉3克（冲服），生黄芪30克。10剂，每日1剂，水煎服。（张磊医案）

大下复汗，正虚邪入，心下则痞，当与泻心汤如上法矣。若其人恶寒者，邪虽入里，而表犹未罢，则不可径攻其痞。当先以桂枝汤解其表，而后以大黄黄连泻心汤攻其痞。不然，恐痞虽解，而表邪复入里为患也，况痞亦未必能解耶？

按：伤寒下后，结胸痞满之外，又有懊憹、烦满、下利等证。盖邪入里而未集，而其位又高，则为懊憹；其已集而稍下者，则为结胸及痞；其最下而亦未结者，则为下利、结胸、痞满。具如上文，凡十六条。以下凡十一条，则备举懊憹、下利诸证也。

懊憹烦满证治六条

发汗吐下后，虚烦不得眠，若剧者，必反覆颠倒，心中懊憹，栀子豉汤主之。若少气者，栀子甘草豉汤主之。若呕者，栀子生姜豉汤主之。

发汗吐下后，正气既虚，邪气亦衰，乃虚烦不得眠，甚则反覆颠倒，心中懊憹者，未尽之邪方入里而未集，已虚之气欲胜邪而不能，则烦乱不宁，甚则心中懊憹，郁闷而不能自已也。栀子体轻，味苦、微寒，豉经蒸罯①，可升可降，二味相合，能彻散胸中邪气，为除烦止躁之良剂。少气者，呼吸少气不足以息也，甘草之甘可以益气。呕者，气逆而不降也，生姜之辛可以散逆。得吐则邪气散而当愈，不可更吐以伤其气，故止后服。

栀子豉汤方

栀子十四枚（擘）　香豉四合（绵裹）

上二味，以水四升，先煮栀子，得二升半，纳豉，煮取一升半。去滓，分二服。温进一服，得吐，止后服。

栀子甘草豉汤方

于栀子豉汤内，加入甘草二两，余依前法。

栀子生姜豉汤方

于栀子豉汤内，加入生姜五两。余依前法。

发汗若下之，而烦热，胸中窒者，栀子豉汤主之。

伤寒五六日，大下之后，身热不去，心中结痛②者，未欲解也，栀子豉汤主之。

烦热者，心烦而身热也。胸中窒者，邪入胸间而气窒不行也。盖亦汗下后，正虚邪入，而犹未集之证，故亦宜栀子豉汤散邪彻热为主也。心中结痛

---

① 罯（ǎn）：覆盖。

② 心中结痛：心中因热邪郁结而疼痛。

者，邪结心间而为痛也。然虽结痛而身热不去，则其邪亦未尽入，与结胸之心下痛而身不热者不同。此栀子豉汤之散邪彻热，所以轻于小陷胸之荡实除热也。

伤寒下后，心烦腹满，卧起不安者，栀子厚朴汤主之。

下后心烦，证与上同。而加腹满，则邪入较深矣，成氏所谓邪气壅于心腹之间者是也。故去香豉之升散，而加枳、朴之降泄。若但满而不烦，则邪入更深，又当去栀子之轻清，而加大黄之沉下矣。此栀子厚朴汤所以重于栀豉而轻于承气也。

栀子厚朴汤方

栀子十四枚（擘）　厚朴四两（姜汁炒）　枳实四枚（水浸，去穰炒）

上三味，以水三升半，煮取一升半。去滓，分二服。温进一服，得吐者，止后服。

伤寒，医以丸药大下之，身热不去，微烦者，栀子干姜汤主之。

大下后，身热不去，证与前同。乃中无结痛，而烦又微而不甚，知正气虚，不能与邪争，虽争而亦不能胜之也。故以栀子彻胸中陷入之邪，干姜复下药损伤之气。

栀子干姜汤方

栀子十四枚　干姜二两

上二味，以水三升半，煮取一升半。去滓，分二服。温进一服，得吐，止后服。

凡用栀子汤，病人旧微溏者，不可与服之。

病人旧微溏者，未病之先，大便本自微溏，为里虚而寒在下也。栀子汤，本涌泄胸中客热之剂，旧微溏者，中气不固，与之，恐药气乘虚下泄，而不能上达，则膈热反因之而深入也，故曰不可与服之。

下利脉证五条

太阳病，桂枝证，医反下之，利遂不止。脉促者，表未解也。喘而汗出者，葛根黄连黄芩汤主之。

太阳中风发热，本当桂枝解表，而反下之，里虚邪入，利遂不止，其脉则促，其证则喘而汗出。夫促为阳盛，脉促者，知表未解也。无汗而喘，为寒在表；喘而汗出，为热在里也。是其邪陷于里者十之七，而留于表者十之三。其病为表里并受之病，故其法亦宜表里两解之法。葛根黄连黄芩汤，葛根解肌于表，芩、连清热于里，甘草则合表里而并和之耳。盖风邪初中，病为在表，一入于里，则变为热矣。故治表者，必以葛根之辛凉；治里者，必以芩、连之苦寒也。而古法汗者不以偶，下者不以奇。故葛根之表，则数多而独行；芩、连之里，则数少而并须。仲景矩矱，秩然不紊如此。

葛根黄连黄芩汤方

葛根半斤　甘草二两（炙）　黄芩二两　黄连三两

上四味，以水八升，先煮葛根，减二升，纳诸药，煮取二升。去滓，分温再服。

太阳病，外证未除，而数下之，遂协热而利。利下不止，心下痞硬，表里不解者，桂枝人参汤主之。

太阳误下自利，而又表里不解，与上条同。然曰数下，则气屡伤矣；曰利下不止，则虚复甚矣。虽心下痞硬，亦是正虚失运之故。是宜桂枝之辛，以解其表，参、术、姜、草之甘温，以安其里；而不可以葛根攻表，亦不得以芩、连清里，治如上条之例矣。

桂枝人参汤方

桂枝四两　干姜三两　白术三两　人参三两　炙甘草四两

上五味，以水九升，先煮四味，取五升，纳桂，更煮取三升。温服一升，日再，夜一服。

伤寒，医下之，续得下利清谷不止，身疼痛者，急当救里。后身疼痛，清便自调者，急当救表。救里宜四逆汤，救表宜桂枝汤。

伤寒下后，邪气变热，乘虚入里者，则为挟热下利。其邪未入里而脏虚生寒者，则为下利清谷，各因其人邪气之寒热，与脏气之阴阳而为病也。身疼痛者，邪在表也。然脏气不充，则无以为发汗散邪之地，故必以温药，舍其表而救其里。服后清便自调，里气已固，而身痛不除，则又以甘辛发散为急，不然，表之邪又将入里而增患矣。而救里用四逆，救表用桂枝，与厥阴篇下利、腹胀满身疼痛条略同。彼为寒邪中阴，此为寒药伤里，而其温中散邪，先表后里之法则一也。

太阳病，二三日，不能卧，但欲起，心下必结，脉微弱者，此本有寒分也。反下之，若利止，必作结胸；未止者，四日复下之，此作协热利也。

太阳病，二三日，为病未久也。不能卧，但欲起者，心下结满，卧则气愈壅而不安也。脉微弱，阳气衰少也。夫二三日，为病未久，则寒未变热，而脉又微弱，知其结于心下者，为寒分而非热分矣。寒分者，病属于寒，故谓寒分，犹《金匮》所谓血分、气分、水分也。寒则不可下，而医反下之，里虚寒入，必为下利不止。若利止，必作结胸者，寒邪从阳之化，而上结于阳位也。若未止，四日复下之者，寒已变热，转为协热下利，故须复下，以尽其邪，所谓在下者，引而竭之也。总之，寒邪中人，久必变热，而邪不上结，势必下注。仲景反覆详论，所以诏示后人者深矣。

伤寒服汤药，下利不止，心下痞硬。服泻心汤已，复以他药下之，利不止。医以理中与之，利益甚。理中者，理中焦，此利在下焦，赤石脂禹余粮汤主之。复利不止者，当利其小便。

汤药，亦下药也。下后下利痞硬，泻心汤是已。而复以他药下之，以虚益虚，邪气虽去，下焦不约，利无止期，故不宜参、术、姜、草之安中，而宜赤脂、禹粮之固下也。乃服之而利犹不止，则是下焦分注之所，清浊不别故也。故当利其小便。

赤石脂禹余粮汤方

赤石脂一斤（碎）　禹余粮一斤（碎）

上二味，以水六升，煮取二升。去滓，分温三服。

下后诸变证治八条

太阳病下之，其脉促，不结胸者，此为欲解也。脉浮者，必结胸也。脉紧者，必咽痛。脉弦者，必两胁拘急。脉细数者，头痛未止。脉沉紧者，必欲呕。脉沉滑者，协热利。脉浮滑者，必下血。

此因结胸，而并详太阳误下诸变。谓脉促为阳盛，而不结于胸，则必无下利痞满之变，其邪将从外解。若脉浮者，下后邪已入里，而犹在阳分，则必作结胸矣。脉紧者，太阳之邪，传入少阴之络，故必咽痛。所谓脉紧者属少阴，又邪客于足少阴之络，令人咽痛，不可内食是也。脉弦者，太阳之邪，传入少阳之经，故必两胁拘急。所为尺寸俱弦者，少阳受病，其脉循胁络于耳故也。脉细为气少，数为阳脉，气不足而阳有余，乃邪盛于上也，故头痛未止。脉沉为在里，紧为寒脉，邪入里而正不容，则内为格拒，故必欲呕。脉沉滑者，热胜而在下也，故协热利。脉浮滑者，阳胜而阴伤也，故必下血。经曰：不宜下而更攻之，诸变不可胜数。此之谓也。以下并太阳下后之证，而或胸满，或喘，或烦惊谵语，或胁痛发黄，是结胸、痞满、烦躁、下利外，尚有种种诸变如此。

太阳病，下之后，脉促胸满者，桂枝去芍药汤主之。若微恶寒者，去芍药，方中加附子汤主之。

阳邪被抑，不复浮盛于表，亦未结聚于里，故其胸满，其脉促。促者，数而时一止也。夫促为阳脉，胸中为阳之腑，脉促胸满，则虽误下，而邪气仍在阳分。故以桂、甘、姜、枣甘辛温药，从阳引而去之。去芍药者，恐酸寒气味，足以留胸中之邪，且夺桂枝之性也。若微恶寒者，其人阳不足，必加附子，以助阳气而逐阳邪。设徒与前法，则药不及病，虽病不增剧，亦必无济矣。

桂枝去芍药汤方

于桂枝汤内，去芍药。余依前法。

桂枝去芍药加附子汤方

于桂枝汤方内，去芍药，加附子一枚，炮去皮，破八片。余依前法。

太阳病，下之微喘者，表未解故也，桂枝加厚朴杏仁汤主之。喘家作桂枝汤，加厚朴、杏仁佳。

太阳误下，无结胸下利诸变，而但微喘，知其里未受病，而其表犹未解，胸中之气为之不利也。故与桂枝汤，解表散邪，加厚朴、杏仁，下气定喘。然喘之为病，所关非细，而误下之后，其变实多。仲景此条，盖可以互证，而难以独引，亦如太阳病，脉浮者，可发汗，宜麻黄汤之文也，学者辨诸。

太阳病，下之后，其气上冲者，可与桂枝汤，方用前法。若不上冲者，不可与之。

病在太阳，而反下之，正气遂虚，邪气则陷，乃其气反上中者，阳邪被抑而复扬，仍欲出而之表也。故可与桂枝汤，从阳引而去之，因其轻而扬之之意也。用前法者，即啜热稀粥，以助药力之法，盖欲以救被伤之气，而引欲出之邪耳。若不上冲者，邪已内陷，不复外攻，当随脉证而调其内，不可更以桂枝攻其表也。

伤寒八九日，下之，胸满烦惊，小便不利，谵语，一身尽重，不可转侧者，柴胡加龙骨牡蛎汤主之。

伤寒下后，其邪有并归一处者，如结胸下利诸候是也；有散漫一身者，如此条所云诸证是也。胸满者，邪痹于上；小便不利者，邪痹于下；烦惊者，邪动于心；谵语者，邪结于胃，此病之在里者也。一身尽重，不可转侧者，筋脉骨肉，并受其邪，此病之在表者也。夫合表里上下而为病者，必兼阴阳合散以为治。方用柴胡、桂枝以解其外而除身重，龙、蛎、铅丹以镇其内而止烦惊，大黄以和胃气，止谵语，茯苓以泄膀胱，利小便，人参、姜、枣益气养营卫，以为驱除邪气之本也。如是表里虚实，泛应曲当，而错杂之邪，庶几尽解耳。

柴胡加龙骨牡蛎汤方

半夏二合（洗）　柴胡四两　人参　龙骨　铅丹　牡蛎（熬）　茯苓　桂枝　生姜各一两半　大枣六枚　大黄二两

上十一味，以水八升，煮取四升，纳大黄，切如棋子，更煮一二沸。去滓，温服一升。

得病六七日，脉迟浮弱，恶风寒，手足温，医二三下之，不能食，而胁下满痛，面目及身黄，颈项强，小便难者，与柴胡汤，后必下重。本渴而饮水呕者，柴胡汤不中与也，食谷者哕。

病六七日，脉浮不去，恶风寒不除，其邪犹在表也。医反二三下之，胃气重伤，邪气入里，则不能食而胁下满痛，且面目及身黄，颈项强，小便难。所以然者，其人脉迟弱而不数，手足温而不热，为太阴本自有湿，而热又入之，相得不解，交蒸互郁，而面目身体悉黄矣。颈项强者，湿痹于上也；胁下满痛者，湿聚于中也；小便难者，湿不下走也，皆与热相得之故也。医以其胁下满痛，与柴胡汤以解其邪。后必下重者，邪外解而湿下行，将欲作利也。设热湿并除，则汗液俱通而愈矣，何至下重哉？本渴而饮水呕者，《金匮》所谓先渴却呕者，为水停心下，此属饮家也。饮在心下，则食谷必哕，所谓诸呕吐，谷不得下者，小半夏汤主之是也，岂小柴胡所能治哉？

本以下之，故心下痞，与泻心汤，痞不解，其人渴而口燥，烦，小便不利者，五苓散主之。

下后成痞，与泻心汤，于法为当矣。乃痞不解，而其人口燥烦渴，小便不利者，此非痞也，乃热邪与水蓄而不行也。水蓄不行，则土失其润而口燥烦渴，下迷其道而小便不利，泻心汤不中与矣。五苓散，散水泄热，使小便利，则痞与烦渴俱止耳。

下后，不可更行桂枝汤。汗出而喘，无大热者，可与麻黄杏子甘草石膏汤。

此与汗后不可更行桂枝汤条大同，虽汗下不同，其为邪入肺中则一，故其治亦同。

误汗下及吐后诸变脉证十三条

本发汗而复下之，此为逆也；若先发汗，治不为逆。本先下之，而反汗之，此为逆也；若先下之，治不为逆。

此泛言汗下之法，各有所宜，当随病而施治，不可或失其度也。如头痛发热恶寒者，本当发汗而反下之，是病在表而治其里也，故曰逆；腹满便闭恶热者，本当下之而反汗之，是病在里而治其表也，故亦为逆。若审其当汗而汗之，或当下而下之，则亦何逆之有？《外台》云：表病里和，汗之则愈，下之则死；里病表和，下之则愈，汗之则死。不可不慎也。

太阳病，先发汗不解，而复下之，脉浮者不愈。浮为在外而反下之，故令不愈。今脉浮，故知在外，当须解外则愈，宜桂枝汤主之。

既汗复下，邪气不从表散，而又不从里出者，以其脉浮而邪在外，故虽复下之，而病不愈也。夫病在外者，仍须从外引而去之。今虽已汗下，而其脉仍浮，知其邪犹在外，故须桂枝汤解散外邪则愈。少阳篇云："柴胡汤证具，而以他药下之，柴胡证仍在者，复与柴胡汤……必蒸蒸而振，却发热汗出而解。"与此同意，所当互参。

太阳病，先下之而不愈，因复发汗，以此表里俱虚，其人因致冒，冒家汗出自愈。所以然者，汗出表和故也。得里未和，然后复下之。

下之则伤其里，汗之则伤其表。既下复汗，表里俱虚，而邪仍不解，其人则因而为冒。冒，昏冒也，以邪气蔽其外，阳气被郁，欲出不能，则时自昏冒，如有物蒙蔽之也。若得汗出，则邪散阳出，而冒自愈。《金匮》云：冒家欲解，必大汗出也。然亦正气得复，而后汗自出耳，岂可以药强发之哉！若汗出冒解，而里未和者，然后复下之，以和其里，所谓里病表和，下之而愈是也。

大下之后，复发汗，小便不利者，亡津液故也。勿治之，得小便利，必自愈。

既下复汗，重亡津液，大邪虽解，而小便不利，是未可以药利之。俟津液渐回，则小便自行而愈。若强利之，是重竭其阴也，况未必即利耶！

下之后，复发汗，必振寒，脉微细。所以然者，以内外俱虚故也。

振寒，振栗而寒也。脉微为阳气虚，细为阴气少。既下复汗，身振寒而脉微细者，阴阳并伤，而内外俱虚也。是必以甘温之剂，和之、养之为当矣。

下之后，复发汗，昼日烦躁不得眠，夜而安静，不呕、不渴，无表证，脉沉微，身不大热者，干姜附子汤主之。

大法昼静夜剧，病在肾阴；夜静昼剧，病在胃阳。汗下之后，昼日烦躁不得眠；夜而安静者，邪未尽而阳已虚。昼日阳虚欲复，而与邪争，则烦躁不得眠；夜而阴旺阳虚，不能与邪争，则反安静也。不呕不渴，里无热也；身无大热，表无热也；而又无头痛恶寒之表证，其脉又不浮而沉，不洪而微，其为阳气衰少无疑。故当与干姜、附子，以助阳虚而逐残阴也。以上三条，并是汗下后小便不利者，伤其阴也。振寒脉微细者，阴阳并伤也；昼日烦躁不得眠，夜而安静者，伤阳而不及阴也。于此见病变之不同。

干姜附子汤方

干姜一两　附子一枚（生用，去皮，切八片）

上二味，以水三升，煮取一升。去滓，顿服。

发汗若下之，病仍不解，烦躁者，茯苓四逆汤主之。

发汗若下，不能尽其邪，而反伤其正，于是正气欲复而不得复，邪气虽微而不即去，正邪交争，乃生烦躁。是不可更以麻、桂之属逐其邪，及以栀、豉之类止其烦矣。是方干姜、生附之辛所以散邪，茯苓、人参、甘草之甘所以养正，乃强主弱客之法也。

茯苓四逆汤方

茯苓六两　人参一两　干姜一两半　甘草二两（炙）　附子一枚（生用，去皮，破八片）

上五味，以水五升，煮取三升。去滓，温服七合，日三服。

按：汗下后烦躁一证，悉是正虚邪扰之故，而有邪多虚少，或虚多邪少之分。邪多者，宜逐邪以安正；虚多者，宜助正以逐邪。仲景既著栀豉汤之例，复列茯苓四逆之法，其于汗下后烦躁一证，虚实互举，补泻不遗如此，学者所当究心也。

伤寒胸中有热，胃中有邪气，腹中痛，欲呕吐者，黄连汤主之。

此上中下三焦俱病，而其端实在胃中。邪气即寒淫之气。胃中者，冲气所居，以为上下升降之用者也。胃受邪而失其和，则升降之机息，而上下之道塞矣。成氏所谓阴不得升而独治其下，为下寒，腹中痛，阳不得降而独治于上，为胸中热，欲呕吐者是也。故以黄连之苦寒以治上热，桂枝之甘温以去下寒，上下既平，升降乃复。然而中焦不治，则有升之而不得升，降之而不得降者矣，故必以人参、半夏、干姜、甘草、大枣，以助胃气而除邪气也。此盖痞证之属，多从寒药伤中后得之，本文虽不言及，而其为误治后证可知。故其药亦与泻心相似，而多桂枝耳。

黄连汤方

黄连　桂枝（去皮）　干姜　甘草（炙）各三两　人参二两　半夏半升（洗）　大枣十二枚（擘）

上七味，以水一斗，煮取六升。去滓，温服一升，日三服，夜二服。

太阳病，当恶寒发热，今自汗出，不恶寒发热，关上脉细数者，以医吐之故也。一二日吐之者，腹中饥。口不能食，三四日吐之者，不喜糜粥，欲食冷食。朝食暮吐，以医吐之所致也，此为小逆。

病在表而医吐之，邪气虽去，胃气则伤，故自汗出，无寒热而脉细数也。一二日，胃气本和，吐之则胃空思食，故腹中饥，而胃气因吐而上逆，则又口不能食也。三四日，胃气生热，吐之则其热上动，故不喜糜粥，欲食冷食，而胃气自虚，不能消谷，则又朝食而暮吐也。此非病邪应尔，以医吐之所致。曰小逆者，谓邪已去而胃未和，但和其胃，则病必自愈。

伤寒吐下后，复发汗，虚烦，脉甚微，八九日，心下痞硬，胁下痛，气上冲咽喉，眩冒，经脉动惕者，久而成痿。

吐下复汗，津液叠伤，邪气陷入，则为虚烦。虚烦者，正不足而邪扰之为烦，心不宁也。至八九日，正气复，邪气退则愈。乃反心下痞硬，胁下痛，气上冲咽喉，眩冒者，邪气搏饮，内聚而上逆也。内聚者，不能四布，上逆者，无以逮下。夫经脉者，资血液以为用者也。汗吐下后，血液之所存几何？而复搏结为饮，不能布散诸经，譬如鱼之失水，能不为之时时动惕耶！且经脉者，所以纲维一身者也，今既失浸润于前，又不能长养于后，必将筋膜干急而挛，或枢折胫纵而不任地，如《内经》所云脉痿筋痿之证也。故曰久而成痿。

太阳病吐之，但太阳病当恶寒，今反不恶寒，不欲近衣，此为吐之内烦也。

病在表而吐之，邪气虽去，胃气生热，则为内烦。内烦者，热从内动而生烦也。

太阳病，过经十余日，心下温温欲吐，而胸中痛，大便反溏，腹微满，郁郁微烦，先此时自极吐下者，与调胃承气汤。若不尔者，不可与。但欲呕，胸中痛，微溏者，此非柴胡证，以呕，知极吐下也。

过经者，病过一经，不复在太阳矣，详见阳明篇中。心下温温欲吐而胸中痛者，上气因吐而逆，不得下降也，与病人欲吐者不同。大便溏而不实者，下气因下而注，不得上行也，与大便本自溏者不同。设见腹满，郁郁微烦，知其热积在中者犹甚，则必以调胃承气以尽其邪矣。邪尽则不特腹中之烦满释，即胸中之呕痛亦除矣，此因势利导之法也。若不因吐下而致者，则病人欲吐者，与大便自溏者，均有不可下之戒，岂可漫与调胃承气汤哉！但欲呕，腹下痛，有似柴胡证，而系在极吐下后，则病在中气，非柴胡所得而治者矣。所以知其为极吐下者，以大便溏而仍复呕也。不然，病既在下，岂得复行于上哉！

太阳病，三日，已发汗，若吐、若下、若温针。仍不解者，此为坏病，桂枝不中与也。观其脉证，知犯何逆，随证治之。

若，与或同，言或汗，或吐、或下，或温针，而病仍不解，即为坏病，不必诸法杂投也。坏病者，言为医药所坏，其病形脉证不复如初，不可以原法治也，故曰桂枝不中与也。须审其脉证，知犯何逆，而后随证依法治之。

火逆十条

脉浮，宜以汗解。用火灸之，邪无从出，因火而盛，病从腰以下必重而痹，名火逆也。

脉浮者，病在表，不以汗解，而以火攻，肌凑未开，则邪无从出，反因火气而热乃盛也。夫阳邪被迫而不去者，则必入而之阴。痛从腰以下，重而痹者，邪因火迫而在阴也，故曰火逆。

微数之脉，慎不可灸，因火为邪，则为烦逆。追虚逐实，血散脉中，火气虽微，内攻有力，焦骨伤筋，血难复也。

脉微数者，虚而有热，是不可以火攻；而反灸之，热得火气，相合为邪，则为烦逆。烦逆者，内烦而火逆也。血被火迫谓之追虚，热因火动谓之逐实，由是血脉散乱而难复，筋骨焦枯而不泽。火之为害何如耶？

脉浮，热甚，反灸之，此为实。实以虚治，因火而动，必咽燥唾血。

此火邪迫血，而血上行者也。脉浮热甚，此为表实。古法泻多用针，补多用灸，医不知，而反灸之，是实以虚治也。两实相合，迫血妄行，必咽燥而唾血。

太阳病，以火熏之，不得汗，其人必躁，到经不解，必圊血，名为火邪。

此火邪迫血，而血下行者也。太阳表病，用火熏之，而不得汗，则邪无从出，热气内攻，必发躁也。六日传经尽，至七日则病当解，若不解，火邪迫血，下走肠间，则必圊血。圊血，便血也。

太阳伤寒者，加温针，必惊也。

寒邪在表，不以汗解，而以温针，心虚热入，必作惊也。成氏曰：温针损营血而动心气。

太阳病中风，以火劫发汗，邪风被火热，血气流溢，失其常度，两阳相熏灼，其身发黄。阳盛则欲衄，阴虚则小便难，阴阳俱虚竭，身体则枯燥。但头汗出，剂颈而还，腹满微喘，口干咽烂，或不大便，久则谵语，甚者至哕，手足躁扰，捻衣摸床。小便利者，其人可治。

风为阳邪，火为阳气，风火交煽，是为两阳，阳盛而热胜为发黄。阳盛则血亡而阴竭，为欲衄，为小便难也。阴阳俱虚竭，非阳既盛而复虚也。盛者，阳邪自盛；虚者，阳气自虚也。身体枯燥以下，并阴阳虚竭，火气熏灼之征，于法不治。乃小便本难而反利，知其阴气未绝，犹可调之使复也，故曰其人可治。

太阳病，二日，反躁，反熨其背，而大汗出。火热入胃，胃中水竭，躁烦，必发谵语。十余日振栗自下利者，此为欲解也。故其汗，从腰已下不得汗，欲小便不得，反呕，欲失溲，足下恶风，大便硬，小便当数而反不数。反多[①]，大便已，头卓然而痛，其人足心必热，谷气下流故也。

太阳病二日，不应发躁而反躁者，热气行于里也。是不可以火攻之，而反熨其背，汗出热入，胃干水竭，为躁烦，为谵语，势有所必至者。至十余日，火气渐衰，阴气复生，忽振栗自下利者，阳得阴而和也，故曰欲解。因原其未得利时，其人从腰以下无汗；欲小便不得者，阳不下通于阴也；反呕者，阳邪上逆也；欲失溲，足下恶风者，阳上逆，足下无气也；大便硬，津液不下行也，诸皆阳气上盛，升而不降之故。及乎津液入胃，大便得行。于是阳气暴降而头反痛，谷气得下而足心热，则其腰下有汗，小便得行可知；其不呕不失溲，又可知矣。

火逆[②]下之，因烧针烦躁者，桂枝甘草龙骨牡蛎汤主之。

火逆复下，已误复误，又加烧针，火气内迫，心阳内伤，则生烦躁。桂枝、甘草以复心阳之气，牡蛎、龙骨以安烦乱之神。此与下条参看更明。

桂枝甘草龙骨牡蛎汤方

桂枝　炙甘草各一两　牡蛎　龙骨各二两

上为末，以水五升，煮取二升半。去滓，温服八合，日三服。

伤寒脉浮，医以火迫劫之，亡阳，必惊狂，起卧不安者，桂枝去芍药加蜀漆牡蛎龙骨救逆汤主之。

阳者，心之阳，即神明也。亡阳者，火气通于心，神被火迫而不守。此与发汗亡阳者不同，发汗者，摇其精则厥逆，筋惕肉瞤，故当用四逆；被火者，动其神则惊狂，起卧不安，故当用龙蛎。其去芍药者，盖欲以甘草急复心阳，而不须酸味更益营气也，与发汗后其人叉手自冒心，心下悸，欲得按者用桂枝甘草汤同意。蜀漆，即常山苗，味辛，能去胸中邪结气，此证火气内迫心胞，故须之以逐邪而安正耳。

---

① 反多：《伤寒论》作“及不多”。

② 火逆：指误用烧针、艾灸、熏、熨等治疗而产生的变证。

桂枝去芍药加蜀漆牡蛎龙骨救逆汤方

桂枝三两　生姜三两（切）　蜀漆三两（洗去腥）　甘草二两（炙）　牡蛎五两（熬）　龙骨四两　大枣十二枚（擘）

上为末，以水一斗二升。先煮蜀漆减二升，纳诸药，煮取三升。去滓，温服一升。

烧针令其汗，针处被寒，核起而赤者，必发奔豚，气从少腹上冲心者，灸其核上各一壮，与桂枝加桂汤。

烧针发其汗，针处被寒者，故寒虽从汗而出，新寒复从针孔而入也。核起而赤者，针处红肿如核，寒气所郁也。于是心气因汗而内虚，肾气乘寒而上逆，则发为奔豚，气从少腹上冲心也。灸其核上，以杜再入之邪。与桂枝加桂，以泄上逆之气。

桂枝加桂汤方

于桂枝汤方内，更加桂三两，共五两，余依前法。

太阳类病法第五计三十三条

温病一条

太阳病，发热而渴，不恶寒者，为温病。

此温病之的证也。温病者，冬春之月，温暖太甚，所谓非节之暖，人感之而即病者也。此正是伤寒对照处，伤寒变乃成热，故必传经而后渴；温邪不待传变，故在太阳而即渴也。伤寒，阳为寒郁，故身发热而恶寒；温病，阳为邪引，故发热而不恶寒也。然其脉浮，身热，头痛，则与伤寒相似，所以谓之伤寒类病云。

风温一条

若发汗已，身灼热者，名曰风温。风温为病，脉阴阳俱浮，自汗出，身重多眠睡，鼻息必鼾，语言难出。若被下者，小便不利，直视失溲。若被火者，微发黄色，剧则如惊痫，时瘛疭。若火熏之，一逆尚引日，再逆促命期。

此风温之的脉的证也，亦是伤寒反照处。伤寒，寒邪伤在表，汗之则邪去而热已；风温，温与风得，汗之则风去而温胜，故身灼热也。且夫风温之病，风伤阳气而温损阴气，故脉阴阳俱浮，不似伤寒之阴阳俱紧也。风泄津液，而温伤肺气，故自汗出身重，不同伤寒之无汗而体痛也。多眠睡者，热胜而神昏也。鼻息鼾，语言难出者，风温上壅，凑于肺也。是当以辛散风而凉胜温，乃不知而遽下之，则适以伤脏阴而陷邪气。脏阴伤，则小便难，目直视；邪气陷，则时复失溲也。被火如温针灼艾之属，风温为阳邪，火为阳气，以阳遇阳，所谓两阳相熏灼，其身必发黄也。然火微则熏于皮肤，而身发黄色；火剧则逼入心脏，而如发惊痫。且风从火出，而时时瘛疭，乃所以为逆也。若已被火而复以火熏之，是谓逆而再逆。一逆尚延时日，再逆则促命期，此医家之大罪也。仲景示人风温、温病之大戒如此。

按：伤寒序例云："从霜降以后，至春分以前，凡有触冒霜露，体中寒即病者，谓之伤寒。……至冬有非节之暖者，名曰冬温。冬温之毒，与伤寒大异。从立春节后，其中无暴大寒，又不冰雪，而有人壮热为病者，此属春时阳气发外，冬时伏寒变为温病。从春分以后，至秋分节前，天有暴寒者，皆为时行寒疫也。"又曰："若更感异气，变为他病者，当依坏证病而治之。若脉阴阳俱盛，重感于寒者，变为温疟。阳脉浮滑，阴脉濡弱者，更遇于风，变为风温。阳脉洪数，阴脉实大者，更遇温热，变为温毒。温毒为病最重也。阳脉濡弱，阴脉弦紧者，更遇温气，变为温疫。"夫所谓冬温寒疫者，皆非其时而有其气，即所谓天行时气也。所谓变为温病者，乃是冬时伏寒，发于春时，阳气即春温也。所谓变为温疟者，本是温热之病，重感新寒，热为寒郁，故为疟也。所谓变为风温者，前风未绝，而后风继之，以阳遇阳，相得益炽也。所谓变为温毒者，前热未已，而又感温热，表里皆热，蕴隆为患，故谓毒也。所谓变为温疫者，本有温病，而又感厉气，故为温疫也。夫治病者，必先识病，欲识病者，必先正名。名正而后证可辨，法可施矣。惜乎方法并未专详，然以意求之，无不可得，在人之致力何如耳。

痉病七条

太阳病，发热无汗，反恶寒者，名曰刚痉。太阳病，发热汗出，不恶寒者，名曰柔痉。

此分痉病刚柔之异，以无汗恶寒者，为阴为刚，有汗不恶寒者，为阳为柔，阴性劲切，而阳性舒散也。然必兼有头动面赤，口噤，背反张，颈项强等证，仲景不言者，以痉字该之也。不然，何异太阳中风伤寒证，而谓之痉证耶？《活人》亦云：痉证发热恶寒，与伤寒相似，但其脉沉迟弦细，而项背反张为异耳。

太阳病，发热，脉沉而细者，名曰痉，为难治。

太阳脉本浮，今反沉者，风得湿而伏也。痉脉本紧弦，今反细者，真气适不足也。攻则正不能任，补则邪不得去，此痉病之难治者也。

太阳病，发汗太多，因致痉。

痉病有太阳风寒不解，重感寒湿而成者，亦有亡血竭气，损伤阴阳，筋脉不荣而变成痉者。病在太阳，发汗太多，因致成痉，知其为液脱筋急之痉，而非风淫湿郁之痉矣。经云："气主煦之，血主濡之。"又云："阳气者，精则养神，柔则养筋。"阴阳既衰，筋脉失其濡养，而强直不柔也。此痉病标本虚实之辨也。

病者身热足寒，颈项强急，恶寒，时头热面赤，目赤，独头动摇，卒口噤，背反张者，痉病也。

痉病不离乎表，故身热恶寒。痉为风强病，而筋脉受之，故口噤，头项强，背反张，脉强直。经云："诸暴强直，皆属于风也。"头热足寒，面目赤，头动摇者，风为阳邪，其气上行而又主动也。

按：以上五条，王叔和本编入痉湿暍篇中，在三百九十七法之外，兹特录之，所以广类病之法也。以下二条，系太阳原文，而实为痉病，故移置此篇，以资辨证，非好为变乱前文也。学者辨诸。

太阳病，项背强几几，反汗出恶风者，桂枝加葛根汤主之。

太阳病，项背强几几，无汗恶风，葛根汤主之。

二条本是痉证，而有表虚表实之分。表实者无汗，表虚者汗反自出，即所谓刚痉柔痉也。然痉，筋病也，亦风病也，故虽有刚柔之异，而其项背强几几，恶风，则一也。几几，项强连背，不能展顾之貌。桂枝加葛根汤，如太阳桂枝汤例，葛根汤如太阳麻黄汤例。而并加葛根者，以项背几几，筋骨肌肉，并痹而不用，故加葛根以疏肌肉之邪，且并须桂、芍、姜、枣以通营卫之气。

桂枝加葛根汤方

葛根四两　桂枝二两（去皮）　芍药二两　甘草二两　生姜三两（切）　大枣十二枚

上六味，以水一斗，先煮葛根减二升，去上沫，纳诸药，煮取三升。去滓，温服一升。覆取微似汗，不须啜粥，余如桂枝汤法。

原方有麻黄三两。成氏云：麻黄主表实。后葛根汤证云：太阳病，项背强几几，无汗恶风，葛根汤主之。药性正与此方同。其无汗者，当用麻黄；今自汗出，恐不加麻黄，但加葛根也。葛根汤方见正治法下。

湿病五条

太阳病，关节疼痛而烦，脉沉而细者，此名湿痹。其候小便不利，大便反快，但当利其小便。

湿为六淫之一，故其感人，亦如风寒之先在太阳，但风寒伤于肌腠，而湿则流入关节。风脉浮，寒脉紧，而湿脉则沉而细。湿性濡滞而气重着，故名湿痹，痹者，闭也。然中风者，必先有内风，而后召外风；中湿者，亦必先有内湿，而后感外湿。由其人平日土德不及，而湿动于中，由是气化不速，而湿侵于外，外内合邪，为关节疼痛，为小便不利，大便反快。治之者，必先逐内湿，而后可以除外湿，故当利其小便。东垣亦云：治湿不利小便，非其治也。

湿家之为病，一身尽疼，发热，身色如熏黄。

湿外盛者，其阳必内郁。湿外盛为身疼，阳内郁则发热。热与湿合，交蒸互郁，则身色如熏黄。熏黄者，如烟之熏，色黄而晦，湿气沉滞故也。若热黄则黄而明，所谓身黄如橘子色也。

湿家，其人但头汗出，背强，欲得被覆向火。若下之早则哕，或胸满，小便不利。舌上如胎者，以丹田有热，胸上有寒。渴欲得水，而不能饮，则口燥烦也。

寒湿居表，阳气不得外通，而但上越，为头汗出，为背强，欲得被覆向火，是宜用温药以通阳，不可与攻法以逐湿。乃反下之，则阳更被抑而哕乃作矣，或上焦之阳不布而胸中满，或下焦之阳不化而小便不利，随其所伤之处而为病也。舌上如胎者，本非胃热，而舌上津液燥聚如胎之状，实非胎也。盖下后，阳气反陷于下，而寒湿仍聚于上。于是丹田有热，而渴欲得水，胸上有寒，而复不能饮，则口舌燥烦，而津液乃聚耳。

湿家下之，额上汗出，微喘，小便利者，死。若下利不止者，亦死。

湿病在表者，宜汗；在里者，宜利小便。苟非湿热蕴积成实，未可遽用下法。额汗出，微喘，阳已离而上行；小便利，下利不止，阴复决而下走，阴阳离决，故死。一作“小便不利者死”，谓阳上浮而阴不下济也，亦通。

湿家病，身疼痛，发热，面黄而喘，头痛，鼻塞而烦，其脉大，自能饮食。腹中和无病，病在头中寒湿，故鼻塞。纳药鼻中则愈。

寒湿在上，则清阳不布。身疼头痛鼻塞者，湿上盛也。发热面黄烦喘者，阳被郁也。而脉大，则非沉细之比，腹和无病，则非小便不利，大便反快之比，是其病不在腹中而在头。疗之者，宜但治其头而无犯其腹。纳药鼻中，如瓜蒂散之属，使黄水出，则寒湿去而愈，不必服药，以伤其中也。

风湿四条

病者一身尽疼，发热，日晡所剧者，此名风湿。此病伤于汗出当风，或久伤取冷所致也。

一身尽疼，发热者，湿也。日晡所剧者，风也。盖湿无来去，而风有休作，故疼痛发热，每至日晡则剧也。成氏曰：若汗出当风而得之者，则先客湿而后感风；若久伤取冷所致者，则先感风而后客湿，风与湿合，故曰此名风湿。

问曰：风湿相搏，一身尽疼痛，法当汗出而解，值天阴雨不止，医云此可发汗，汗之病不愈者，何也？答曰：发其汗，汗大出者，但风气去，湿气在，是故不愈也。若治风湿者，发其汗，但微微似欲汗出者，风湿俱去也。

风湿虽并为六淫之一，然风无形而湿有形，风气迅而湿气滞，值此雨淫湿胜之时，自有风易却而湿难驱之势。而又发之速而驱之过，宜其风去而湿不与俱去也。故欲湿之去者，但使阳气内蒸而不骤泄，肌肉关节之间，充满流行，而湿邪自无地可容矣。此发其汗，但微微似欲汗出之旨欤。

以上七条，亦从王叔和痉湿暍篇中录出，非太阳原文也。

伤寒八九日，风湿相搏，身体疼烦，不能自转侧，不呕不渴，脉浮虚而涩者，桂枝附子汤主之。若其人大便硬，小便自利者，去桂枝加白术汤主之。

伤寒至八九日之久，而身痛不除，至不能转侧，知不独寒淫为患，乃风与湿相合而成疾也。不呕不渴，里无热也。脉浮虚而涩，风湿外持，而卫阳不振也。故于桂枝汤，去芍药之酸寒，加附子之辛温，以振阳气而敌阴邪。若大便坚，小便自利，知其人在表之阳虽弱，而在里之气自治。则皮中之湿，所当驱之于里，使从水道而出，不必更出之表，以危久弱之阳矣。故于前方，去桂枝之辛散，加白术之苦燥，合附子之大力健行者，于以并走皮中而逐水气。此避虚就实之法也。

桂枝附子汤方

桂枝四两（去皮）　生姜二两（切）　大枣十二枚（擘）　甘草二两（炙）　附子三枚（炮，去皮，破八片）

上五味，以水六升，煮取二升。去滓，分温三服。

风湿相搏，骨节烦疼掣痛，不得屈伸，近之则痛剧。汗出短气，小便不利。恶风不欲去衣，或身微肿者。甘草附子汤主之。

此亦湿胜阳微之证，其治亦不出助阳驱湿，如上条之法也。盖风湿在表，本当从汗而解；而汗出表虚者，不宜重发其汗。恶风不欲去衣，卫虚阳弱之征。故以桂枝、附子助阳气，白术、甘草崇土气，云得微汗则解者，非正发汗也，阳胜而阴自解耳。

甘草附子汤方

甘草二两（炙）　附子二枚（炮，去皮，破）　白术二两　桂枝四两（去皮）

上四味，以水六升，煮取三升。去滓，温服一升，日三服。初服得微汗而解，能食汗出，复烦者，服五合，多者宜服六七合为妙。

暍病三条

太阳中暍者，发热恶寒，身重而疼痛，其脉弦细而迟，小便已，洒洒然毛耸，手足逆冷，小有劳，身即热，口开①，前板齿燥。若发其汗，则恶寒甚。加温针，则发热甚。数下之，则淋甚。

中暍，即中暑，暑亦六淫，太阳受之，则为寒热也。然暑，阳邪也。乃其证反身重疼痛，脉反弦细而迟者，虽名中暍，而实兼湿邪也。小便已，洒洒毛耸者，太阳主表，内合膀胱，便已而气馁也。手足逆冷者，阳内聚而不外达，故小有劳，即气出而身热也。口开、前板齿燥者，热盛于内，而气淫于外也。盖暑虽阳邪，而气恒与湿相合，阳求阴之义也。暑因湿入，而暑反居湿之中，阴包阳之象也。治之者，一如分解风湿之法，辛以散湿，寒以清暑可矣。若发汗则徒伤其表，温针则更益其热，下之则热且内陷，变证随出，皆非正治暑湿之法也。

太阳中热者，暍是也。汗出恶寒，身热而渴也。

中热，亦即中暑，暍即暑之气也。恶寒者，热气入则皮肤缓，腠理开，开则洒洒然寒，与伤寒恶寒者不同。汗出发热而渴，知其表里热炽，胃阴待涸，求救于水，乃中暑而无湿者之证也。

太阳中暍，身热疼重，而脉微弱，此以夏月伤冷水，水行皮中所致也。

暑之中人也，阴虚而多火者，暑即寓于火之中，为汗出而烦渴；阳虚而多湿者，暑即伏于湿之内，为身热而疼重。故暑病恒以湿为病，而治湿即所以治暑。故《金匮》以一物瓜蒂，去身面四肢之水，水去而暑无所依，将不

① 口开：张口喘气状。

治而自解。此中暑兼湿之证也。

霍乱十一条

问曰：病有霍乱者何？答曰：呕吐而利，名曰霍乱。

此设为问答，以明霍乱之病。谓邪在上者多吐，邪在下者多利，邪在中焦，上逆为呕吐，复下注而利者，则为霍乱。霍乱，挥霍撩乱，成于顷刻，变动不安。而其发热恶寒，亦与阳明相类也。

问曰：病发热头痛，身疼恶寒，吐利者，此属何病？答曰：此名霍乱，自吐下，又利止，复更发热也。

此即上条之意而详言之。盖霍乱之病，本自外来，以其人中气不足，邪得乘虚入里，伤于脾胃而作吐利，所以有发热头痛，身疼恶寒之证。或邪气直侵脾胃，先自吐下，迨利止里和，则邪气复还之表，而为发热。今人吐利之后，往往发热烦渴者是也。

伤寒脉微而涩者，本是霍乱，今是伤寒，却四五日，至阴经上转入阴，必利。本呕下利者，不可治也。欲似大便而反矢气，仍不利者，属阳明也，便必硬，十三日愈。所以然者，经尽故也。

脉微为少气，涩为无血。伤寒脉不应微涩，而反微涩者，以其为霍乱吐下之后也。本是霍乱，今是伤寒者，吐不止而复更发热，如上条所云也，热则邪还于表，常从阳而解矣。乃四五日，至阴经上转入阴必利者，邪气不从阳而解，而复入阴为利也。夫霍乱之时，既呕且利，里气已伤，今邪转入里而复作利，则里气再伤，故不可治。若欲大便而反矢气，仍不利者，胃气复而成实，邪气衰而欲退也，故可期之十三日愈。所以然者，十二日经气再周，大邪自解，更过一日，病必愈耳。

下利后，当便硬，硬则能食者愈。今反不能食，到后经中颇能食，复过一经能食，过之一日当愈。不愈者，不属阳明也。

下利后便硬者，病从太阴而转属阳明也。阳明病，能食者为胃和，不能食者为胃未和，是以下利后，便硬而能食者愈。或始先不能食，继复转而能食者，过于前一日亦愈。其不愈者，则病不属阳明，虽能食，不得为胃和，故病不愈也。

恶寒，脉微而利，利止亡血也。四逆加人参汤主之。

恶寒脉紧者，寒邪在外也。恶寒脉微者，阳虚而阴胜也。则其利为阴寒而非阳热，其止亦非邪尽而为亡血矣。故当与四逆以温里，加人参以补虚益血也。

按：此条本非霍乱证，仲景以为霍乱之后，多有里虚不足而当温养者，故特隶于此欤。

四逆加人参汤方

于四逆汤方内，加人参一两。余依四逆汤法服。

霍乱，头痛发热，身疼痛，热多欲饮水者，五苓散主之。寒多不用水者，理中丸主之。

霍乱该吐下而言。头痛发热，身疼痛，则霍乱之表证也，而有热多寒多之分。以中焦为阴阳之交，故或从阳而多热，或从阴而多寒也。热多则渴欲饮水，故与五苓散，去水而泄热；寒多则不能胜水而不欲饮，故与理中丸，燠土以胜水。

理中丸方

人参三两　甘草三两　白术三两　干姜三两

上四味，捣筛为末，蜜和丸，如鸡黄大。以沸汤数合，和一丸，碎研，温服之。日三，夜二服。腹中未热，益至三四丸。然不及汤。汤法以四物依两数切，用水八升，煮取三升。去滓，温服一升，日三服。

加减法

若脐上筑者，肾气动也，去术加桂四两。

脐上筑者，脐上筑筑然跳动，肾气上而之脾也。脾方受气，术之甘能壅脾气，故去之，桂之辛能下肾气，故加之。

吐多者，去术，加生姜三两。

吐多者，气方上壅，甘能壅气，故去术。辛能散气，故加生姜。

下多者，还用术。悸者，加茯苓二两。

下多者，脾气不守，故须术以固之。悸者，肾水上逆，故加茯苓以导之。

渴欲得水者，加术，足前成四两半。

渴欲得水者，津液不足。白术之甘，足以生之。

腹中痛者，加人参，足前成四两半。

腹中痛者，里虚不足。人参之甘，足以补之。

寒者加干姜，足前成四两半。

寒者，腹中气寒也。干姜之辛，足以温之。

腹满者，去术，加附子一枚。服汤后，如食顷，饮热粥一升许，微自温，勿发揭衣被。

腹满者，气滞不行也。气得甘则壅，得辛则行，故去术加附子。

吐利止，而身痛不休者，当消息和解其外，宜桂枝汤小和之。

吐利止，里已和也；身痛不休者，表未解也。故须桂枝和解其外，所谓表病里和，汗之则愈也。曰消息，曰小和之者。以吐利之余，里气已伤，故必消息其可汗而后汗之，亦不可大汗，而可小和之也。

吐利汗出，发热恶寒，四肢拘急，手足厥逆者，四逆汤主之。

此阳虚霍乱之候。发热恶寒者，身虽热而恶寒，身热为阳格之假象，恶寒为虚冷之真谛也。四肢拘急，手足厥逆者，阳气衰少，不柔于筋，不温于四末也。故宜四逆汤，助阳气而驱阴气。

既吐且利，小便复利，而大汗出，下利清谷，内寒外热，脉微欲绝者，四逆汤主之。

此亦虚冷霍乱之候。四肢拘急，手足厥冷，虚冷之著于外者也；下利清谷，脉微欲绝，虚冷之著于里者也，而其为霍乱则一。故吐利汗出，内寒外热，与上条同。而其用四逆驱内胜之阴，复外散之阳，亦无不同也。

吐下已断，汗出而厥，四肢拘急，脉微欲绝者，通脉四逆加猪胆汁汤主之。

吐下已止，阳气当复，阴邪当解。乃汗出而厥，四肢拘急，而又脉微欲绝，则阴无退散之期，阳有散亡之象，于法为较危矣。故于四逆加干姜一倍，以救欲绝之阳。而又虑温热之过，反为阴气所拒而不入，故加猪胆汁之苦寒，以为向导之用。《内经》盛者从之之意也。

四逆加猪胆汁汤方

于四逆汤方内，加入猪胆汁半合，余依前法服。如无猪胆，以羊胆代之。

吐利发汗，脉平，小烦者，以新虚不胜谷气故也。

吐利之后，发汗已而脉平者，为邪已解也。邪解则不当烦，而小烦者，此非邪气所致。以吐下后，胃气新虚，不能消谷，谷盛气衰，故合小烦。是当和养胃气，而不可更攻邪气者也。

饮证一条

病如桂枝证，头不痛，项不强，寸脉微浮，胸中痞硬，气上冲咽喉不得息者，此为胸有寒也。当吐之，宜瓜蒂散。

此痰饮类伤寒证。寒为寒饮，非寒邪也。《活人》云：痰饮之为病，能令人憎寒发热，状类伤寒，但头不痛，项不强为异，正此之谓。脉浮者，病在膈间，而非客邪，故不盛而微也。胸有寒饮，足以阻清阳而碍肺气，故胸中痞硬，气上冲咽喉，不得息也。经曰：其高者因而越之。《千金》云：气浮上部，顿塞心胸，胸中满者，吐之则愈。瓜蒂散，能吐胸中与邪相结之饮也。

瓜蒂散方

瓜蒂（熬黄）　赤小豆各一分（即粮食中蟹眼紧细之赤豆是也。）

上二味，各别捣筛为散，合治之，取一钱匕，以香豉一合，用热汤七合，煮作稀糜。去滓，取汁，和散，温顿服之。不吐者，少少加，得快吐乃止。诸亡血虚家，不可与之。

卷三　阳明篇上

辨列阳明条例大意

太阳病从外入，是以经病多于腑病。若阳明则腑病多于经病，以经邪不能久留，而腑邪常聚而不行也。故仲师以胃家实为阳明正病。本篇先列腑病于前，次列经病于后，遵先圣之法也。而经病有传经、自受之不同，腑病有宜下、宜清、宜温之各异，详见各条，要皆不出为正治之法也。此为上篇，凡五十条。其次则为明辨法。盖阳明以胃实为病之正，以攻下为法之的，而其间有经腑相连，虚实交错，或可下，或不可下，或可下而尚未可下，及不可大下之时，故有脉实、潮热、转矢气、小便少等辨，及外导润下等法。又其次为杂治法，谓病变发黄、蓄血诸候，非复阳明胃实，及经邪留滞之时所可比例，或散或下，所当各随其证而异其治者也。此为下篇，凡三十三条。

阳明正治法第一计五十条

阳明腑病证十二条

阳明之为病，胃家实也。

胃者，汇也，水谷之海，为阳明之腑也。胃家实者，邪热入胃，与糟粕相结而成实，非胃气自盛也。凡伤寒腹满便闭，潮热，转矢气，手足濈濈汗出等证，皆是阳明胃实之证也。

问曰：病有太阳阳明，有正阳阳明，有少阳阳明，何谓也？答曰：太阳阳明者，脾约是也。正阳阳明者，胃家实是也。少阳阳明者，发汗，利小便已，胃中燥烦实，大便难是也。

太阳阳明者，病在太阳，而兼阳明内实。以其人胃阳素盛，脾阴不布，屎小而硬，病成脾约。于是太阳方受邪气，而阳明已成内实也。正阳阳明者，邪热入胃，糟粕内结，为阳明自病，《活人》所谓病人本谷盛气实是也。少阳阳明者，病从少阳而转属阳明。得之发汗，利小便，津液去，而胃燥实，如本论所谓“伤寒十余日，热结在里，复往来寒热者，与大柴胡汤”是也。此因阳明之病，有是三者之异，故设为问答以明之，而其为胃家实则一也。

【临床解读】

梁某某，男，68岁。2021年1月25日初诊。

主诉：确诊胰头癌2个月。(患者不知)

现病史：患者2020年12月份因胃脘、后背疼痛，检查确诊胰头癌，伴肝肺转移，化疗2次。现症见：胃脘偶痛，偶有胃胀，后背不痛，化疗后易自汗盗汗，活动后加重，纳食差，大便干结如羊屎，3~5日一次，小便可，偶小便痛，眠可，近2个月流清涕，鼻孔干燥，偶带血丝，舌质淡暗，苔滑，脉数虚。糖尿病半年。

病机要点：少阳实证。

中医诊断：胰头癌。

处方：柴胡10克，黄芩10克，生白芍10克，炒枳实10克，大黄10克(后下)，鬼箭羽30克，天花粉10克，冬瓜仁30克，生薏苡仁30克，蒟蒻30克（先煎1小时)。15剂，每日1剂，水煎服。

二诊：2021年6月21日。服上方15剂，效可，又化疗4次，结束化疗20天，近来消瘦明显，乏力，怕冷，双脚麻木如踩棉花感，纳差，不欲食，有饥饿感，大便干，3日一行，小便正常，口不苦，口酸明显，舌质淡，苔薄白，有裂纹，脉沉细。

处方：上方去鬼箭羽、天花粉，加桃仁10克，火麻仁30克，生黄芪30克。15剂，每日1剂，水煎服。(张磊医案)

问曰：阳明病，外证①云何？答曰：身热，汗自出，不恶寒，反恶热也。

问曰：病有得之一日，不发热而恶寒者，何也？答曰：虽得之一日，恶寒将自罢，即自汗出而恶热也。

问曰：恶寒何故自罢？答曰：阳明居中，土也，万物所归，无所复传。始虽恶寒，二日自止，此为阳明病也。

经邪未变，故恶寒，入腑则变热而不寒。经邪不能聚，故传，入腑则聚而不传。曰万物所归者，谓邪气离经入腑，聚而不行，如万物之归于土也。是以恶寒为伤寒在表之的证，恶热为阳明入腑之的证。始虽恶寒，不久即止，

---

① 外证：阳明病里热实证反映于外的症状。

岂若太阳始终有寒者哉？此三条，并论阳明受病之证也。

问曰：何缘得阳明病？答曰：太阳病发汗，若下，若利小便，此亡津液，胃中干燥，因转属阳明，不更衣，内实，大便难者，此名阳明也。

胃者，津液之腑也。汗、下、利小便，津液外亡，胃中干燥，此时寒邪已变为热。热，犹火也，火必就燥，所以邪气转属阳明也。而太阳转属阳明，其端有二：太阳初得病时，发其汗，汗先出不彻，因转属阳明者，为邪气未尽而传其病在经。此太阳病若汗，若下，若利小便，亡津液，胃中干燥，因转属阳明者，为邪气变热而传其病在腑也。此阳明受病之因也。

伤寒四五日，脉沉而喘满，沉为在里，而反发其汗，津液越出，大便为难，表虚里实，久则谵语。

脉沉，病在里也。喘满，因满而为喘，病之实也。伤寒四五日，病在里而成实，法当攻里。而反发其汗，津液外亡，肠胃内燥，大便为难，所必然矣。表虚里实，亦即表和里病之意。久则谵语者，热气乘虚，必归阳明而成胃实也。

脉阳微而汗出少者，为自和也；汗出多者，为太过。阳脉实，因发其汗出多者，亦为太过。太过为阳绝于里，亡津液，大便因硬也。

脉阳微者，诸阳脉微，即正之虚也。故汗出少者，邪适去而正不伤，为自和；汗出多者，邪虽却而正亦衰，为太过也。阳脉实者，邪之实也。然发其汗出多者，亦为太过，为其津亡于外，而阳绝于里也。夫阳为津液之源，津液为阳之根。汗出过多，津液竭矣；阳气虽存，根本则离，故曰阳绝。阳绝津亡，大便焉得不硬耶？

脉浮而芤，浮为阳，芤为阴，浮芤相搏，胃气生热，其阳则绝。

脉浮为盛于外，脉芤为歉于内。浮为阳，谓阳独盛也；芤为阴，谓阴不足也。浮芤相搏，阳有余而阴不足也。胃液枯竭，内虚生热，虽有阳气，无与为偶，亦如上条之意也，故曰其阳则绝。以上三条，乃因阳明受病之因而申言之；其下三条，则申言阳明受病之证也。

伤寒发热无汗，呕不能食，而反汗出濈濈然者，是转属阳明也。

伤寒转系阳明者，其人濈濈然微汗出也。

发热无汗，为太阳病在表。呕不能食者，邪欲入里而正气拒之也。至汗出濈濈，则太阳之邪，阳明已受之矣，故曰转系阳明。太阳寒在皮毛，腠理闭塞，故无汗；阳明热在肌肉，腠开液泄，故濈然汗自出也。

病人不大便五六日，绕脐痛，烦躁，发作有时者，此有燥屎，故使不大便也。

热结阳明，为不大便五六日，为绕脐痛，烦躁，发作有时，皆燥屎在胃之征。有时，谓阳明王时，为日晡也。阳明燥结，不得大便，意非大承气不为功矣。

调胃承气汤证四条

太阳病三日，发汗不解，蒸蒸发热者，属胃也。调胃承气汤主之。

发汗不解，邪不外散，而欲内传，为太阳而之阳明之候也。蒸蒸发热者，热聚于内，而气蒸于外，与太阳邪郁于外，而热盛于表者不同。故彼宜外解，此宜清里也。然无燥实等证，则所以治之者，宜缓而不宜急矣。调胃者，调其胃气返于中和，不使热盛气实，而劫夺津气也。调胃承气汤方见太阳权变法。

伤寒十三日不解，过经谵语者，以有热也，当以汤下之。若小便利者，大便当硬，而反下利，脉调和者，知医以丸药下之，非其治也。若自下利者，脉当微厥，今反和者，此为内实也。调胃承气汤主之。

此亦邪气去太阳而之阳明之证。过经者，邪气去此而之彼之谓，非必十三日不解而后谓之过经也。观少阳篇第二十条云："太阳病，过经十余日。"又本篇第六十一条云："此为风也，须下之，过经乃可下之。"则是太阳病罢而入阳明，或传少阳者，即谓之过经。其未罢者，即谓之并病耳。谵语，胃有热也，则热当以汤下之。若小便利者，津液偏渗，其大便必硬，而反下利，脉调和者，医知宜下而不达宜汤之旨，故以丸药下之，非其治也。脉微厥，脉乍不至也。言自下利者，里气不守。脉当微厥，今反和者，以其内实，虽下利而胃有燥屎，本属可下之候也。故当以调胃承气汤下其内热。此条太阳篇移入。

阳明病，不吐不下，心烦者，可与调胃承气汤。

病在阳明，既不上涌，又不下泄，而心烦者，邪气在中土，郁而成热也。经曰：上郁则夺之。调胃承气，盖以通土气，非以下燥屎也。

伤寒吐后，腹胀满者，与调胃承气汤。

吐后腹胀满者，邪气不从吐而外散，反因吐而内陷也。然胀形已具，自必攻之使去，而吐后气伤，又不可以大下，故亦宜大黄、甘草、芒硝调之，俾反于利而已。设遇庸工，见其胀满，必以枳、朴为急矣。

小承气汤证二条

太阳病，若吐，若下，若发汗，微烦，小便数，大便因硬者，与小承气汤和之愈。

若，与或同。病在太阳，或吐或下或汗，邪仍不解而兼微烦，邪气不之表而之里也。小便数，大便因硬者，热气不之太阳之本而之阳明之腑。可与小承气，和胃除热为主。不取大下者，以津液先亡，不欲更伤其阴耳。

小承气汤方

大黄四两　厚朴二两（去皮，炙）　枳实三枚（炙）

上三味，以水四升，煮取一升二合，去滓，分温二服。初服汤，当更衣，不尔者，尽饮之。若更衣者，勿服之。

阳明病，其人多汗，以津液外出。胃中燥，大便必硬。硬则谵语。小承气汤主之。若一服谵语止，更莫复服。

汗生于津液，津液资于谷气，故阳明多汗，则津液外出也。津液出于阳明，而阳明亦藉养于津液，故阳明多汗，则胃中无液而燥也。胃燥则大便硬，大便硬则谵语。是宜小承气汤，以和胃而去实。若一服谵语止，更莫复服者，以津液先亡，不欲多下，以竭其阴。亦如上条之意也。

大承气汤证九条

阳明病，谵语，有潮热，反不能食者，胃中必有燥屎五六枚也。若能食者，但硬耳。宜大承气汤下之。

伤寒胃热而虚者，能食；胃寒而实者，则不能食。而阳明病有燥屎者，可攻；无燥屎者，则不可攻。谵语潮热，胃之热也，是当能食。而反不能食者，中有燥屎，气窒而不行，法当大承气下之者也。若能食者，屎未成燥而但硬耳。设欲攻之，则必以小承气和之，如上二条所云而已。本文“宜大承气汤下之”七字，当在胃中有燥屎句下。

大承气汤方

大黄四两（酒洗）　厚朴半斤（炙，去皮）　枳实五枚（炙）　芒硝二合

上四味，以水一斗，先煮二物，取五升。去滓，纳大黄，煮取二升。去滓，纳芒硝，更上微火一两沸。分温再服，得下。余勿服。

病人小便不利，大便乍难乍易，时有微热，喘冒不能卧者，有燥屎也。宜大承气汤。

小便不利者，其大便必溏。而有燥屎者，水液虽还入胃，犹不足以润之，故大便乍有难时，而亦乍有易时也。若时有微热，喘冒不得卧，则热气外攻

内扰而复上逆，知其聚于中者盛也，故曰有燥屎也。大便虽有易时，亦必以大承气为主矣。

大下后，六七日不大便，烦不解，腹满痛者，此有燥屎也。所以然者，本有宿食故也。宜大承气汤。

大下之后，胃气复实，烦满复增者，以其人本有宿食未去，邪气复得而据之也。不然，下后胃虚，岂得更与大下哉！盖阳明病，实则邪易聚而不传，虚则邪不得聚而传。是以虽发潮热，而大便溏者，邪气转属少阳，为胸胁满不去；虽经大下而有宿食者，邪气复集胃中，为不大便，烦满，腹痛有燥屎。而彼与小柴胡，此宜大承气，一和一下，天然不易之法也。小柴胡证见本篇四十一条，宜互参。

伤寒若吐若下后，不解，不大便五六日，上至十余日，日晡所发潮热，不恶寒，独语如见鬼状。若剧者，发则不识人，循衣摸床，惕而不安，微喘直视，脉弦者生，涩者死。微者，但发热谵语者，大承气汤主之。若一服利，止后服。

吐下之后，邪气不从外解，而仍内结，热入胃腑，聚而成实，致不大便五六日，或十余日也。阳明内实，则日晡所发潮热，盖申酉为阳明王时，而日晡为申酉时也。表和里病，则不恶寒，伤寒以恶热为里，而恶寒为表也。热气熏心，则独语如见鬼状，盖神藏于心，而阳明之络通于心也。若热甚而剧者，发则不识人，循衣摸床，惕而不安，微喘直视，是不特邪盛而正亦衰矣。若脉弦，则阴未绝而犹可治；脉涩，则阴已绝而不可治，所谓伤寒阳胜而阴绝者，死也。其热微而未至于剧者，则但发热，谵语，不大便而已，是可以大承气下之而愈也。一服利，止后服者，以热未至剧，故不可过下，以伤其正耳。

二阳并病，太阳证罢，但发潮热，手足漐漐汗出，大便难而谵语者，下之则愈。宜大承气汤。

此太阳并于阳明之证。然并病有并而未罢之证，虽入阳明，未离太阳，则可汗而不可下，如本篇第三十九条之证是也。此条为并而已罢之证，虽曰并病，实为阳明，故可下而不可汗。潮热，手足漐漐汗出，大便难，谵语，皆胃实之征，故曰下之则愈。宜大承气汤。

阳明少阳合病，必下利，其脉不负者，顺也；负者，失也。互相克贼，名为负也。脉滑而数者，有宿食也。当下之，宜大承气汤。

阳明少阳合病，视太阳阳明合病为尤深矣，故必下利。而阳明土，少阳木，于法又有互相克贼之机，故须审其脉不负者，为顺，其有负者，为失也。

负者，少阳王而阳明衰，谓木胜乘土也。若脉滑而数，则阳明王而少阳负，以有宿食在胃。故邪气得归阳明，而成可下之证。不然，胃虚风动，其下利宁有止期耶？

伤寒六七日，目中不了了，睛不和，无表里证，大便难，身微热者，此为实也。急下之，宜大承气汤。

目中不了了者，目光不精而视物不明也。睛不和者，目直视而不圆转也。六七日，热盛而阴伤，故其证如此。无表里证，无头痛恶寒，而又无腹满谵语等证也。然而大便难，身微热，则实证已具，合之目中不了了，睛不和，其为热极阴伤无疑。故虽无大满大实，亦必以大承气汤急下之。见稍迟，则阴竭不复而死耳。

阳明病，发热汗多者，急下之。宜大承气汤。

发热汗多者，热盛于内，而津迫于外也。不下则热不除，不除则汗不止，而阴乃亡矣，故宜急下。然必有实满之证，而后可下。不然，则是阳明白虎汤证，宜清而不宜下矣。学者辨诸。

发汗不解，腹满痛者，急下之。宜大承气汤。

发汗不解，腹满痛者，病去表之里而盛于里矣。夫正气与邪气相击则痛，治之者，如救斗然，迟则正被伤矣，故亦宜急下。

以上下法共十五条。然其间，或曰和，或曰下，或曰急下，或一服利，止后服，各随病之大小缓急而异其治，学者所当明辨也。

合论三承气汤方

承者，顺也，顺而承者，地之道也。故天居地上，而常卑而下行，地处天下，而常顺承乎天。人之脾胃，犹地之上也，乃邪热入之，与糟粕结，于是燥而不润，刚而不柔，滞而不行，而失其地之道矣，岂复能承天之气哉！大黄、芒硝、枳、朴之属，涤荡脾胃，使糟粕一行，则热邪毕出，地道既平，天气乃降，清宁复旧矣。曰大，曰小，曰调胃，则各因其制而异其名耳。盖以硝、黄之润下，而益以枳、朴之推逐，则其力颇猛，故曰大。其无芒硝，而但有枳、朴者，则下趋之势缓，故曰小。其去枳、朴之苦辛，而加甘草之甘缓，则其力尤缓，但取和调胃气，使归于平而已，故曰调胃。

白虎加人参汤证三条

伤寒病，若吐若下后，六七日不解，热结在里，表里俱热，时时恶风，大渴，舌上干燥而烦，欲饮水数升者，白虎加人参汤主之。

以下三条，王叔和本在太阳篇中，今移置此。

伤寒若下若吐后，至七八日不解，而燥渴转增者，邪气去太阳之经，而入阳明之腑也。阳明经为表，而腑为里，故曰热结在里。腑中之热，自内际外，为表里俱热。热盛于内，阴反外居，为时时恶风。而胃者，津液之原也，热盛而涸，则舌上干燥。故既以白虎除热，必加人参以生津，尚从善所谓邪热结而为实者，则无大渴。邪气散漫，熏蒸焦膈，故舌上干燥而烦，大渴欲饮水数升是也。是以白虎承气，并为阳明腑病之方。而承气苦寒，逐热荡实，为热而且实者设；白虎甘寒，逐热生津，为热而不实者设，乃阳明邪热入腑之两大法门也。故从太阳分出三条，并列于此云。

白虎加人参汤，方见太阳斡旋法。

伤寒无大热，口燥渴，心烦，背微恶寒者，白虎加人参汤主之。

无大热，表无大热也。口燥渴心烦，里热极盛也。背微恶寒，与时时恶风同意。盖亦太阳经邪，传入阳明胃腑，熏蒸焦膈之证。故宜白虎加人参，以彻热而生津也。

伤寒脉浮，发热无汗，其表不解者，不可与白虎汤。渴欲饮水，无表证者，白虎加人参汤主之。

前二条，即著白虎之用，此条复示白虎之戒，谓邪气虽入阳明之腑，而脉证犹带太阳之经者，则不可便与白虎汤；与之则适以留表邪，而伤胃气也。而又申之曰："渴欲饮水，无表证者，白虎加人参汤主之。"其叮咛反覆之意，可谓至矣。

阳明经病脉因证治十一条

伤寒三日，阳明脉大。

邪气并于太阳则浮，并于阳明则大。云三日者，举传经次第之大凡也。又阳明之脉，人迎趺阳皆是。伤寒三日，邪入阳明，则是二脉当大，不得独诊于右手之附上也。

本太阳病，初得时，发其汗，汗先出不彻，因转属阳明也。

彻，达也。汗虽欲出，而不达于皮肤，则邪不外出而反内入。此太阳之邪，传阳明之经，与汗下后入腑者不同也。

阳明病，脉浮而紧者，必潮热，发作有时。但浮者，必盗汗出。

太阳脉紧，为寒在表；阳明脉紧，为实在里。里实则潮热，发作有时也。若脉但浮而不紧者，为里未实而经有热。经热则盗汗出，盖杂病盗汗为热在脏，外感盗汗为邪在经。《易简方》用防风治盗汗不止，此之谓也。

阳明病，反无汗而小便利，二三日，呕而咳，手足厥者，必苦头痛。若不咳不呕，手足不厥者，头不痛。

无汗而小便利，邪不外散，而气但下趋也。二三日，呕而咳者，邪复从上行也。手足厥者，气仍不外达也，故必苦头痛。所以然者，下趋而极，势必上行；外达无由，上攻必猛也。若不咳不呕，则气且下行；手足不厥，则气得四达，何至上逆而头痛哉？读此，可以知阳明邪气上下进退之机。

阳明病，口燥，但欲漱水不欲咽者，此必衄。

阳明口燥，欲饮水者，热在气而属腑。口燥，但欲漱水不欲咽者，热在血而属经。经中热甚，血被热迫，必妄行为衄也。

脉浮发热，口干鼻燥，能食者则衄。

脉浮发热，口干鼻燥，亦热邪壅盛于经之证。能食者，风多热迫，安得不胜阴血被衄耶？

阳明病，脉迟，汗出多，微恶寒者，表未解也。可发汗。宜桂枝汤。

阳明病，脉浮，无汗而喘者，发汗则愈。宜麻黄汤。

此二条，乃风寒初中阳明之证。其见证与太阳中风伤寒相类，而阳明比太阳稍深。故中风之脉不浮而迟，伤寒之脉不紧而浮。以风寒之气入肌肉之分，则闭固之力少，而壅遏之力多也。而其治法，则必与太阳少异。见有汗而恶寒者，必桂枝可解；无汗而喘者，非麻黄不发矣。

二阳并病，太阳初得病时，发其汗，汗先出不彻，因转属阳明，续自微汗出，不恶寒。若太阳病证不罢者，不可下，下之为逆。如此可小发汗。设面色缘缘正赤者，阳气怫郁在表，当解之熏之。若发汗不彻，不足言，阳气怫郁不得越。当汗不汗，其人躁烦，不知痛处，乍在腹中，乍在四肢，按之不可得，其人短气，但坐以汗出不彻故也。更发汗则愈。何以知汗出不彻？以脉涩故知也。

此篇从太阳篇移入。

二阳并病者，太阳病未罢，而并于阳明也。太阳得病时，发汗不彻，则邪气不得外出，而反内走阳明，此并之由也。续自微汗出，不恶寒，此阳明证续见，乃并之证也。若太阳证不罢者，不可下，下之为逆，所谓本当发汗而反下之，此为逆是也。如是者，可小发汗，以病兼阳明，故不可大汗而可小发，此并病之治也。若发其小汗已，面色缘缘正赤者，阳气怫郁在表而不得越散，当解之熏之，以助其散，又并病之治也。“发汗不彻”下，疑脱一“彻”字。谓发汗不彻，虽彻而不足云彻，犹“腹满不减，减不足言”之文。

汗出不彻，则阳气怫郁不得越。阳不得越，则当汗而不得汗，于是邪无从出，攻走无常，其人躁烦，不知痛处，乍在腹中，乍在四肢，按之而不可得也。短气者，表不得泄，肺气不宣也。坐，犹缘也。言躁烦短气等证，但缘汗出不彻所致。故当更发其汗，则邪气外达而愈，非特熏解所能已其疾矣。以面色缘缘正赤者，邪气怫郁躯壳之表；躁烦短气者，邪气怫郁躯壳之里也。

按：《内经》云：脉滑者多汗。又曰：脉涩者，阴气少阳气多也。夫汗出于阳而生于阴，因诊其脉涩，而知其汗出不彻也。此又并病之治也。

阳明病，发潮热，大便溏，小便自可，胸胁满不去者，小柴胡汤主之。

【临床解读】

张某某，女，50岁。2021年11月5日初诊。

主诉：乙型病毒性肝炎（小三阳）20余年，欲中药调理。

现病史：患者口中和，纳可，胃隐痛，大便日一次，成形，右胁肋隐痛，小便次数多，色黄，睡眠差，入睡困难，舌淡红，苔白腻，脉细。2021年11月4日，腹部彩超显示：①肝实质弥漫性损伤；②肝内片状高回声；③胆囊壁毛躁；④肝脏弹性成像剪切中位数均位于F2-F3。昨日开始口服替诺福韦，现服谷胱甘肽片，甘草酸二铵肠溶胶囊。既往史：总胆红素27.7 μmol/L，间接胆红素21μmol/L，2021年11月3日C-B：7.4个。

处方：柴胡10克，黄芩10克，清半夏10克，太子参10克，延胡索10克，炒川楝子6克，茵陈30克，猪苓15克，炒白术15克，茯苓30克，泽泻15克，郁金10克，甘草6克。15剂，每日1剂，水煎服。(孙玉信医案)

潮热者，胃实也。胃实则大便硬，乃大便溏，小便自可，胸胁满不去，知其邪不在于阳明之腑，而入于少阳之经。由胃实而肠虚，是以邪不得聚而复传也。是宜小柴胡以解少阳邪气。

阳明病，胁下硬满，不大便而呕，舌上白胎者，可与小柴胡汤。上焦得通，津液得下，胃气因和，身濈然而汗出解也。

此亦阳明传入少阳之证。胁下硬满而呕，舌上胎白，皆少阳经病见证。虽不大便，不可攻之，亦宜小柴胡和解少阳邪气而已。夫胁下满痛而呕，则邪方上壅，而津液不得下行，与小柴胡和散其邪，则上焦得通，而胁不满硬矣。津液得下，而呕不作矣。气通津下，胃气因和，便从里出，汗从表出，而邪自涣然冰释矣。是以胃中硬满，不大便，而无少阳证者，可攻；其有少阳证者，虽不大便，亦不可攻而可和也。

阳明病风寒不同证治九条

阳明病，若能食，名中风；不能食，名中寒。

阳明腑病，有传经、自受之异。传经者，风寒已变，其病多热；自受者，风寒初入，其病多冷。而风之与寒，则又有辨。此条盖阳明胃腑自中风寒之辨也。太阳主肌表，故有有汗无汗之分；阳明为胃腑，故有能食不能食之辨。风为阳而寒为阴，阳能消谷而阴不能消谷之意也。夫风寒中人，无有常经。是以伤寒不必定自太阳，中寒不必定自三阴。论中凡言阳明中风，阳明病，若中寒，及少阳中风，太阴少阴厥阴中风等语，皆是本经自受风寒之证，非从太阳传来者也。学者辨诸。

阳明病，若中寒，不能食，小便不利，手足濈然汗出，此欲作固瘕，必大便初硬后溏。所以然者，以胃中冷，水谷不别故也。

手足痉然汗出，于法为胃家实。而寒邪适中，小便复不利，则是胃有坚积，而水寒胜之，所以知其欲作固瘕。固瘕者，胃寒成聚，久泄不已也。以下四条，并阳明胃腑，自中寒邪之证。

脉浮而迟，表热里寒，下利清谷者，四逆汤主之。若胃中虚冷，不能食，与水则哕。

脉迟为寒，而病系阳明，则脉不沉而浮也。寒中于里，故下利清谷；而阳为阴迫，则其表反热也。四逆汤为复阳散寒之剂，故得主之。而阳明土也，土恶水而喜温。若胃虚且冷，不能纳谷者，土气无权，必不能胜水而禁冷。设与之水，水与寒搏，必发为哕。哕，呃逆也。

食谷欲呕者，属阳明也，吴茱萸汤主之。得汤反剧者，属上焦也。

食谷欲呕，有中焦与上焦之别。盖中焦多虚寒，而上焦多火逆也。阳明中虚，客寒乘之，食谷则呕，故宜吴茱萸汤以益虚而温胃。若得汤反剧，则仍是上焦火逆之病，宜清降而不宜温养者矣。仲景于疑似之间，细心推测如此。

吴茱萸汤方

吴茱萸一斤（洗）　人参三两　生姜六两（切）　大枣十二枚（擘）

上四味，以水七升，煮取二升。去滓，温服七合，日三服。

阳明中风，口苦咽干，腹满微喘，发热恶寒，脉浮而紧。若下之，则腹满，小便难也。

口苦咽干，阳邪内侵也。腹满微喘，里气不行也。发热恶寒，表邪方盛也。夫邪在里者已实，而在表者犹盛，于法则不可下。下之则邪气尽陷，脾乃不化，腹加满而小便难矣。此阳明自中风邪，而表里俱受之证，是以脉浮而紧。盖太阳脉紧，为表有寒；阳明脉紧，为里有实。前第三十条云：阳明病，脉浮而紧者，必潮热，发作有时。意可参考。

阳明中风，脉弦浮大，而短气，腹都满，胁下及心痛，久按之，气不通，鼻干，不得汗，嗜卧，一身及面目悉黄，小便难，有潮热，时时哕，耳前后肿。刺之小瘥，外不解。病过十日，脉续浮者，与小柴胡汤。

脉但浮，无余证者，与麻黄汤。若不尿，腹满加哕者，不治。

此条虽系阳明，而已兼少阳；虽名中风，而实为表实，乃阳明少阳，邪气闭郁于经之证也。阳明闭郁，故短气腹满，鼻干，不得汗，嗜卧，一身及面目悉黄，小便难，有潮热；少阳闭郁，故胁下及心痛，久按之气不通，时时哕，耳前后肿。刺之小瘥，外不解者，脉证少平，而大邪不去也。病过十日，而脉续浮，知其邪犹在经，故与小柴胡和解邪气。若脉但浮，而无少阳证兼见者，则但与麻黄汤发散邪气而已。盖以其病兼少阳，故不与葛根而与柴胡；以其气实无汗，故虽中风而亦用麻黄。若不得尿，故腹加满，哕加甚者，正气不化，而邪气独盛，虽欲攻之，神不为使，亦无益矣，故曰不治。

阳明病，但头眩，不恶寒，故能食而咳，其人必咽痛。若不咳者，咽不痛。

但头眩不恶寒，能食而咳者，阳明风邪变热，聚于胃而逆于肺也。咽居肺上，故必咽痛。若不咳者，肺不受热，则咽必不痛。不恶寒而头眩者，气方外淫而不内炽，亦何至能食而咳哉！

阳明病，能食，小便反不利，大便自调，其人骨节疼，翕然如有热状，奄然发狂，濈然汗出而解者，此水不胜谷气，与汗共并。脉紧则愈。

此阳明风湿为痹之证。《金匮》云：湿痹之候，小便不利，大便反快；又：湿病关节疼痛而烦，是也。奄然发狂者，胃中阳胜，所谓怒狂生于阳也。濈然汗出者，谷气内盛，所为汗出于谷也。谷气盛而水湿不能胜之，则随汗外出，故曰与汗共并。汗出邪解，脉气自和，故曰脉紧则愈。前第四十三条，中寒不能食，所以虽有坚屎，而病成固瘕；此条胃强欲食，所以虽有水湿，而忽从汗散。合而观之，可以知阴阳进退之机。

卷四　阳明篇下

阳明明辨法第二计二十四条

表里虚实生死之辨九条

病人烦热，汗出则解，又如疟状，日晡所发热者，属阳明也。脉实者，宜下之，脉浮虚者，宜发汗。下之与大承气汤，发汗宜桂枝汤。

烦热，热而烦也，是为在里。里则虽汗出，不当解，而反解者，知表犹有邪也。如疟者，寒热往来，如疟之状，是为在表。表则日晡所不当发热，而反发热者，知里亦成实也，是为表里错杂之候。故必审其脉之浮沉，定其邪之所在，而后从而治之。若脉实者，知气居于里，故可下之，使从里出。脉浮而虚者，知气居于表，故可汗之，使从表出。而下药宜大承气汤，汗药宜桂枝汤，则天然不易之法矣。

阳明病，脉浮而紧，咽燥口苦，腹满而喘，发热汗出，不恶寒，反恶热，身重。若发汗则躁，心愦愦①，反谵语；若加烧针，必怵惕烦躁不得眠；若下之，则胃中空虚，客气动膈，心下懊侬。舌上胎白者，栀子豉汤主之。若渴欲饮水，口干舌燥者，白虎加人参汤主之。若脉浮发热，渴欲饮水，小便不利者，猪苓汤主之。

浮而紧，阳明表里之脉然也。咽燥口苦，腹满而喘，发热汗出，不恶寒，反恶热，身重，阳明入里之证然也。是为邪已入里，而气连于表，内外牵制，汗下俱碍。是以汗之而邪不能出于表则躁，心愦愦然昏乱而谵语；火之而热且扰于中，则怵惕烦躁不得眠；下之而邪不尽于里，则胃气徒虚，客气内动，心中懊侬。若舌上胎白者，邪气盛于上焦，故与栀子豉汤，以越胸中之邪。所谓病在胸中，当须吐之是也。若渴欲饮水，口干舌燥者，则邪气不在上而在中。故以白虎加人参，以清胃热，益胃液，所谓热淫于内，治以甘寒也。

---

① 心愦愦：愦，糊涂，昏乱。形容心中烦乱不安之状。

若脉浮发热，渴欲饮水，小便不利者，邪热不在上中，而独在下。故与猪苓汤，以利水泄热，兼滋阴气，所谓在下者，引而竭之也。

猪苓汤方

猪苓（去皮）　茯苓　阿胶　滑石（碎）　泽泻

上五味，各一两，以水四升，先煮四味，取二升，去滓，纳阿胶，烊消。温服七合，日三服。

阳明病，汗出多而渴者，不可与猪苓汤。以汗多，胃中燥，猪苓汤复利小便故也。

上条于脉浮发热，渴而小便不利之证，既著猪苓汤之用矣；此条复示猪苓汤之戒，谓虽渴欲饮水，而汗出多者，则不可以猪苓利其小便。所以然者，汗之与溺，同出而异归者也。《灵枢》云："水谷入于口，输于肠胃，其液别为五。天寒衣薄则为溺与气，天暑衣厚则为汗。"故虽清浊不同，其为腑中之液则一也。汗出既多，胃液已耗，而复以猪苓利之，是已燥而益燥也。故曰不可与猪苓汤。

阳明病，下之，其外有热，手足温，不结胸，心中懊侬，饥不能食，但头汗出者，栀子豉汤主之。

阳明下后，其邪既不从里而出，又不因下而结。其外有热，手足温者，邪虽陷而未深也。心中懊侬，饥不能食者，热客胸中，而胃虚不能纳谷也。但头汗出者，胸中之热熏蒸于上，而阳受邪气，复不能降而下行也。是为邪气入里，而未成聚之证。故宜栀子豉汤，以彻胸中之邪，亦高者因而越之之意也。

阳明病，法多汗，反无汗，其身如虫行皮中状者，此以久虚故也。

阳明者，津液之腑也，热气入之，津为热迫，故多汗；反无汗，其身如虫行皮中状者，气内蒸而津不从之也。非阳明久虚之故，何致是哉？

夫实则谵语，虚则郑声。郑声，重语也。

实者，邪气盛也；虚者，精气夺也。邪盛则狂妄多言，变乱不测。正夺者，语不能多，惟平时心事，言讫复言而已，故曰重语。重，犹叠也。

直视谵语，喘满者，死。下利者，亦死。

直视谵语，为阴竭热盛之候，此为邪气日损，或阴气得守，犹或可治。若喘满，则邪内盛；或下利，则阴内泄，皆死证也。

发汗多，若重发汗者，亡其阳。谵语脉短者，死；脉自和者，不死。

汗多复汗，阳气重伤，而邪复不解，为谵语而脉短。谵语为邪之盛，脉短为气之少，病盛胜脏，故死。脉自和者，邪气虽盛，而正气犹足相持，故得不死。

阳明病，欲解时，从申至戌上。

申酉戌时，日晡时也。阳明潮热，发于日晡，阳明病解，亦于日晡，则申酉戌为阳明之时。其病者，邪气于是发；其解者，正气于是复也。

阳明可下不可下之辨十五条

阳明病，脉迟，虽汗出不恶寒者，其身必重。短气，腹满而喘，有潮热者，此外欲解，可攻里也。手足濈然而汗出者，此大便已硬也，大承气汤主之。若汗多，微发热恶寒者，外未解也。其热不潮，未可与承气汤。若腹大满不通者，可与小承气汤微和胃气，勿令大泄下。

伤寒以身热恶寒为在表，身热不恶寒为在里；而阳明病无表证者可下，有表证者，则不可下。此汗出不恶寒，身重短气，腹满而喘，潮热，皆里证也。脉虽迟，犹可攻之。以腹满便闭，里气不行，故脉为之濡滞不利，非可比于迟则为寒之例也。若手足濈然汗出者，阳明热甚，大便已硬，欲攻其病，非大承气不为功矣。若汗多，微发热，恶寒，则表犹未解；其热不潮，则里亦未实，岂可漫与大承气，遗其表而攻其里哉！即腹大满不通，而急欲攻之者，亦宜与小承气微和胃气；而不可以大承气大泄大下，恐里虚邪陷，变证百出，则难挽救矣。以下七条，于可攻证，而复审其小便之多少，大便之溏硬，脉之实与不实，经之过与不过，热之潮与不潮，而后从而治之。故知下法，不可不慎也。

阳明病，潮热，大便微硬者，可与大承气汤；不硬者，不可与之。若不大便，六七日，恐有燥屎。欲知之法，少与小承气汤，汤入腹中，转矢气者，此有燥屎，可攻之。若不转矢气者，此但初头硬，后必溏，不可攻之。攻之必胀满，不能食也。欲饮水者，与水则哕。其后发热者，必大便复硬而少也，以小承气汤和之。不转矢气者，慎不可攻也。

阳明病，有潮热者，为胃实；热不潮者，为胃未实。而大承气汤，有燥屎者可与，初硬后溏者，则不可与。故欲与大承气，必先与小承气，恐胃无燥屎，邪气未聚，攻之则病未必去，而正已大伤也。服汤后转矢气者，便坚药缓，屎未能出而气先下趋也，故可更以大承气攻之；不转矢气者胃未及实，但初头硬，后必溏，虽小承气已过其病，况可以大承气攻之哉！胃虚无气，胀满不食所必至矣。又阳明病，能饮水者为实，不能饮水者为虚。如虽欲饮而与水则哕，所谓胃中虚冷，欲饮水者，与水则哕也。其后却发热者，知热气还入于胃，则大便硬；而病从虚冷所变，故虽硬而仍少也。亦不可与大承气汤，但与小承气，微和胃气而已。盖大承气为下药之峻剂，仲景恐人不当下而误下，或虽当下而过下，故反覆辨论如此。而又申之曰："不转矢气者，慎不可攻也。"呜呼！仁人之心，可谓至矣。

阳明病，下之，心中懊侬而烦，胃中有燥屎者，可攻；腹微满，初头硬，后必溏，不可攻之。若有燥屎者，宜大承气汤。

阳明下后，心中懊侬而烦，胃中有燥屎者，与阳明下后，心中懊侬，饥不能食者有别矣。彼为邪扰于上，此为热实于中也。热实则可攻，故宜大承气。若腹微满，初头硬，后必溏者，热而不实，邪未及结，则不可攻。攻之必胀满不能食也。

阳明病，谵语，发潮热，脉滑而疾者，小承气汤主之。因与承气汤一升，腹中转矢气者，更服一升，若不转矢气，勿更与之。明日不大便，脉反微涩者，里虚也，为难治，不可更与承气汤也。

谵语，发潮热，胃实之征也。脉滑而疾，则与滑而实者差异矣。故不与大承气，而与小承气也。若服一升而转矢气者，知有燥屎在胃中，可更服一升。若不转矢气者，此必初硬后溏，不可更与服之，一如前二条之意也，乃明日不大便，而脉反微涩，则邪气未去，而正气先衰；补则碍邪，攻则伤正，故曰难治。便虽未通，岂可更以承气攻之哉！

得病二三日，脉弱，无太阳、柴胡证，烦躁，心下硬，至四五日，虽能食，以小承气汤，少少与微和之，令小安。至六日，与承气汤一升。若不大便六七日，小便少者，虽不能食，但初头硬，后必溏，未定成硬，攻之必溏。须小便利，屎定硬，乃可攻之。宜大承气汤。

伤寒能食者，为胃热而不实；不能食者，为胃热而实。而胃实之证，小便数者可攻；小便少者，则不可攻。得病二三日，脉不浮而弱，而又无太阳、柴胡之证，知其病独在阳明之表也。烦躁，心下硬，至四五日不解，则里证复具。故虽能食，亦必以小承气微和胃气。至六日，热渐成实，当更与大承气一升，以尽其病也。若不大便六七日，于法当下。而小便少者，则水谷不分，知其初硬后溏。然虽不能食，亦不可便与攻法；须俟其小便利，屎硬，然后以大承气与之。夫不大便而津液竭者，不可下；须俟其津液还入胃中，而大便自行。不大便而小便少者，亦不可下；必俟其津液偏渗水道，而后可与下法。盖津液已竭而强攻之，则正虚不复；大便未硬而辄攻之，则邪去不尽。学者不可不审，而轻用下药也。

伤寒不大便六七日，头痛有热者，与承气汤。其小便清者，知不在里，仍在表也，当须发汗。若头痛者，必衄。宜桂枝汤。

太阳风寒外束，令人头痛；阳明热气上冲，亦令人头痛。伤寒不大便六七日，头痛有热证者，知其热盛于里而气蒸于上，非风寒在表之谓矣，故可与承气汤下之。然热盛于里者，其小便必短赤。若小便清者，知其热不在于里而仍在于表，当以桂枝汤发其汗，而不可以承气汤攻其里也。若头痛不除者，热留于经，必发鼻衄。“宜桂枝汤”四字，疑在“当须发汗”句下。此条从太阳篇中移入。

汗出谵语者，以有燥屎在胃中。此为风也，须下之，过经乃可下之。下之若早，语言必乱，以表虚里实故也。下之则愈，宜大承气汤。

汗出谵语，谓风未去表，而胃已成实也，故曰有燥屎在胃中。又曰：“此为风也，须下之，过经乃可下之。”见胃实须下，而风未去表，则必过经而后可下，不然，表间邪气，又将入里，胃益增热，而语言错乱矣。表虚里实，即表和里病之意，言邪气入而并于里也。《外台》云：里病表和，下之则愈，汗之则死。故宜大承气以下里实。

阳明病，不能食，攻其热必哕。所以然者，胃中虚冷故也。以其人本虚，故攻其热必哕。

天之邪气，中人则同；而人之脏气，虚实则不同。此下三条，乃为阳明病之中虚不足者设也。阳明病，当攻其热。而胃中虚冷不能食者，则不可攻其热；攻之则中寒益甚，而气乃上逆，故必作哕。哕，呃逆也。以下不可攻之证，凡七条。

伤寒呕多，虽有阳明证，不可攻之。

夫阳明病，心下硬满者，不可攻之。攻之，利遂不止者死，利止者愈。

阳明病，面合赤色，不可攻之。攻之必发热色黄，小便不利。

阳明虽有可下之例，然必表证全无，而热结在肠中者，方可攻之。若呕多者，邪在膈也，心下硬满者，邪未下于胃也。面合赤色者，邪气怫郁在表也。故皆不可攻之，攻之则里虚而热入。其淫溢于下者，则下利不止；其蓄聚于中者，则发热色黄，小便不利；其或幸而不死者，邪气竟从下夺而愈耳，然亦难矣。

阳明病，脉迟，食难用饱。饱则微烦，头眩，必小便难，此欲作谷疸，虽下之，腹满如故。所以然者，脉迟故也。

脉迟者，气弱而行不利也。气弱不行，则谷化不速。谷化不速，则谷气郁而生热。其热上冲，则作头眩；气上冲者，不下走，则小便难；而热之郁于中者，不得下行浊道，必将蒸积为黄，故曰欲作谷疸。然以谷气郁而成热，而非胃有实热，故虽下之而腹满不去，不得与脉数胃实者同论也。

阳明病，本自汗出，医更重发汗，病已瘥，尚微烦不了了者，此大便必硬故也。以亡津液，胃中干燥，故令大便硬。当问其小便日几行。若本小便日三四行，今日再行，故知大便不久出。今为小便数少，以津液当还入胃中，故知不久必大便也。

阳明病，不大便，有热结与津竭两端。热结者，可以寒下，可以成软；津竭者，必津回燥释，而后便可行也。兹已汗复汗，重亡津液，胃燥便硬，是当求之津液，而不可复行攻逐矣。小便本多而今数少，则肺中所有之水精，不直输于膀胱，而还入于胃腑。于是燥者得润，硬者得软，结者得通，故曰不久必大便出。而不可攻之意，隐然言外矣。

阳明病，自汗出，若发汗，小便自利者，此为津液内竭，虽硬，不可攻之。当须自欲大便，宜蜜煎导而通之。若土瓜根及大猪胆汁，皆可为导。

前条汗多复汗，亡津液，大便硬者，已示不可攻之意，谓须其津液还入胃中，而大便自行。此条复申不可攻之戒，而出蜜煎等润导之法，何虑之周而法之备也！总之，津液内竭之人，其不欲大便者，静以需之；其自欲大便者，则因而导之。仲景成法，后人可以守之而无变也。

蜜煎导方

蜜七合，一味，纳铜器中，微火煎之，稍凝似饧状，搅之勿令焦著，欲可丸，并手捻作挺，令头锐，大如指，长二寸许。当热时急作，冷则硬。以纳谷道中，以手急抱，欲大便时，乃去之。

猪胆汁方

大猪胆一枚，泻汁和醋少许，以灌谷道中，如一食顷，当大便出。

趺阳脉浮而涩，浮则胃气强，涩则小便数。浮涩相搏，大便则艰，其脾为约。麻仁丸主之。

浮者阳气多，涩者阴气少，而趺阳见之，是为胃强而脾弱。约，约束也，犹弱者受强之约束，而气馁不用也。脾不用而胃独行，则水液并趋一处，而大便失其润矣。大黄、枳实、厚朴，所以泻令胃弱；麻仁、杏仁、芍药，所以滋令脾厚。用蜜丸者，恐速下而伤其脾也。盖即取前条润导之意，而少加之力，亦伤寒下药之变法也。

麻仁丸方

麻仁二升　芍药半升　枳实半升　大黄一斤　杏仁一升　厚朴一尺（炙，去皮）

上六味，为末，炼蜜为丸，桐子大。饮服十丸，日三服，渐加，以知为度。

阳明杂治法第三计九条

发黄证治七条

阳明病，无汗，小便不利，心中懊侬者，身必发黄。

阳明病，被火，额上微汗出，小便不利者，必发黄。

邪入阳明，寒已变热，若更被火，则邪不得去，而热反内增矣。且无汗则热不外越，小便不利则热不下泄，蕴蓄不解，集于心下而聚于脾间，必恶热，为懊侬不安。脾以湿应，与热相合，势必蒸郁为黄矣。额上虽微汗，被火气劫，从炎上之化也，岂能解其火邪哉！

阳明病，发热汗出，此为热越，不能发黄也。但头汗出，身无汗，剂颈而还，小便不利，渴饮水浆者，此为瘀热在里，身必发黄。茵陈蒿汤主之。

热越，热随汗而外越也。热越则邪不蓄而散，安能发黄哉！若但头汗出而身无汗，剂颈而还，则热不得外达；小便不利，则热不得下泄；而又渴饮水浆，则其热之蓄于内者方炽，而湿之引于外者无已；湿与热得，瘀郁不解，则必蒸发为黄矣。茵陈蒿汤，苦寒通泄，使病从小便出也。

茵陈蒿汤方

茵陈蒿六两　栀子十四枚（擘）　大黄二两（去皮）

上三味，以水一斗二升，先煮茵陈减六升，纳二味，煮取三升。去滓，分温三服。小便当利，尿如皂角汁状，色正赤。一宿腹减，黄从小便去也。

伤寒发汗已，身目为黄，所以然者，以寒湿在里不解故也。以为不可下也，于寒湿中求之。

伤寒发汗已，热与汗越，不能发黄；而反身目为黄者，以寒湿深入在里，汗虽出，而寒湿不与俱出也。寒湿在里，必伤于脾。脾伤而色外见，则身目为黄。是不可比于瘀热在里之例，而辄用下法也。云“于寒湿中求之”者，意非温脾燥湿不可耳。

伤寒七八日，身黄如橘子色，小便不利，腹微满者，茵陈蒿汤主之。

此则热结在里之证也。身黄如橘子色者，色黄而明，为热黄也。若湿黄则色黄而晦，所谓身黄如熏黄也。热结在里，为小便不利，腹微满，故宜茵陈蒿汤下热通瘀为主也。

伤寒身黄，热者，栀子柏皮汤主之。

此热瘀而未实之证。热瘀，故身黄；热未实，故发热而腹不满。栀子彻热于上，柏皮清热于下，而中未及实，故须甘草以和之耳。

栀子柏皮汤方

栀子十五枚（擘）　甘草一两（炙）　柏皮二两

上三味，以水四升，煮取一升半。去滓，分温再服。

伤寒瘀热在里，身必发黄。麻黄连轺赤小豆汤主之。

此亦热瘀而未实之证。瘀热在里者，汗不得出而热瘀于里也。故与麻黄、杏仁、生姜之辛温，以发越其表；赤小豆、连轺、梓白皮之苦寒甘，以清热于里；大枣、甘草，甘温悦脾，以为散湿驱邪之用。用潦水者，取其味薄，不助水气也。合而言之，茵陈蒿汤是下热之剂，栀子柏皮汤是清热之剂，麻黄连轺赤小豆汤是散热之剂也。

麻黄连轺赤小豆汤方

麻黄二两　生姜二两（切）　生梓白皮一升　连轺二两　甘草二两（炙）　大枣十二枚（擘）　赤小豆一升　杏仁四十粒（去皮尖）

上八味，以潦水①一斗，先煮麻黄再沸，去上沫，纳诸药，煮取三升。分温三服，半日服尽。

蓄血证治二条

阳明证，其人喜忘者，必有蓄血。所以然者，本有久瘀血，故令喜忘。屎虽硬，大便反易，其色必黑。宜抵当汤下之。

喜忘，即善忘。蓄血者，热与血蓄于血室也。以冲任之脉，并阳明之经，而其人又本有瘀血，久留不去，适与邪得，即蓄积而不解也。蓄血之证，其大便必硬。然虽硬而其出反易者，热结在血，而不在粪也。其色必黑者，血瘀久而色变黑也。是宜入血破结之剂，下其瘀血，血去则热亦不留矣。

病人无表里证，发热七八日，虽脉浮数，自可下之。假令已下，脉数不解，合热则消谷善饥，至六七日不大便者，有瘀血也。宜抵当汤。若脉数不解，而下不止，必协热而便脓血也。

无表里证，与前第二十二条同。发热七八日，而无太阳表证，知其热盛于内，而气蒸于外也。脉虽浮数，亦可下之。以除其热，令身热去，脉数解则愈。假令已下，脉浮去而数不解，知其热不在气，而在血也。热在血则必病于血，而其变亦有二。合，犹并也，言热气并于胃，为消谷善饥。至六七

① 潦（lǎo）水：指地面的流水，积水。

日不大便者，其血必蓄于中；若不并于胃，而下利不止者，其血必走于下。蓄于中者，为有瘀血，宜抵当汤，结者散之，亦留者攻之也；走于下者，为协热而便脓血，则但宜入血清热而已。

卷五　少阳篇

辨列少阳条例大意

少阳居表里之间，当肓膜之处，外不及于皮肤，内不及于脏腑；汗之而不从表出，下之而不从里出，故有汗吐下之戒。而惟小柴胡一方，和解表里，为少阳正治之法，凡十六条。其次则有和解而兼汗下之法，谓证兼太阳之表，则宜兼汗；或证兼阳明之里，则宜兼下。如柴胡加桂枝汤、柴胡加芒硝汤、大柴胡汤、柴胡桂枝汤等方是也。夫有汗下之禁，而或汗之，或下之，此亦少阳权变法也，凡四条。又其次为刺法，如纵横胁满、合并之病，当刺期门、大椎、肺俞、肝俞诸穴是也，凡四条。

【临床解读】

王某某，女，71岁。2021年2月26日初诊。

主诉：胰腺癌术后2个月余（病人未知）。

现病史：患者2020年12月23日因脐周痛、黄疸至医院确诊为“胰腺癌”，并手术，术后化疗2次。现症见：脐上疼痛（隐痛，偶有绞痛），大便后减轻，乏力，胃脘痞塞不通，纳食差，不知饥，大便干，日一次，大便陶土色，需服通便药，小便可，眠差早醒，术后半月双手偶有颤抖，舌质淡红，苔黄稍腻，脉沉弦略数。

处方：柴胡10克，黄芩10克，清半夏10克，生白芍10克，炒枳实10克，大黄6克（后下），生薏苡仁30克，冬瓜仁30克，败酱草30克，桃仁10克，蒟蒻30克（先煎1小时），党参10克。25剂，每日1剂，水煎服。

二诊：2021年4月9日。服上方25剂，效平，自2020年12月23日起化疗4次。现症见：不定时脐上疼痛，拘紧，胃中痞塞感，按之疼痛、发硬，自觉乏力，纳差，不知饥，大便头干，仍自服通便药，日一次，小便可，眠可，舌质淡红，苔花剥，脉沉弱略数。

处方：照上方去党参，大黄改为10克，枳实改为12克，加牡丹皮10克，玄参30克，生姜3片，大枣3个为引。25剂，每日1剂，水煎服。

三诊：2021 年 5 月 21 日。服上方 60 剂，效可，腹痛减轻，腹部硬块变软。现症见：脐周稍痛，大便前半小时加重，便后不减轻，小腹部胀满，下午加重，右胁胀满，偶有疼痛 10 余天，纳食一般，口不干稍苦，服药后大便次数增多，偏稀，日 5~8 次，小便正常，舌质淡红，苔薄黄，脉沉细。2021 年 5 月 20 日彩超：肝内高回声、腹腔积液。

处方：柴胡 10 克，黄芩 10 克，清半夏 10 克，炒枳实 10 克，生白芍 10 克，大黄 3 克（后下），蒟蒻 30 克（先煎 1 小时），地榆 30 克，三七粉 3 克（冲服），冬瓜仁 30 克，生薏苡仁 30 克，土茯苓 30 克，生姜 3 片，大枣 3 个为引。20 剂，每日 1 剂，水煎服。（张磊医案）

少阳正治法第一计十六条

少阳证一条

少阳之为病，口苦，咽干，目眩也。

足少阳，胆也，胆盛精汁三合，而其味苦。胆受邪而热，其气上溢，故口苦。咽门者，肝胆之候，目锐眦者，胆脉之所起，故咽干目眩也。

小柴胡汤证九条

伤寒五六日，中风，往来寒热，胸胁苦满，默默不欲饮食，心烦喜呕，或胸中烦而不呕，或渴，或腹中痛，或胁下痞硬，或心下悸，小便不利，或不渴，身有微热，或咳者，与小柴胡汤主之。

伤寒五六日中风者，言或伤寒五六日，传至少阳；或少阳本经，自中风邪，非既伤寒五六日，而又中于风也。往来寒热者，少阳居表里之间，进而就阴则寒，退而从阳则热也。胸胁苦满者，少阳之脉，其直者从缺盆下腋，循胸过季胁故也。默默不欲饮食，心烦喜呕者，木火相通，而胆喜犯胃也。或者，未定之辞。以少阳为半表半里，其气有乍进乍退之机，故其病有或然或不然之异。而少阳之病，但见有往来寒热，胸胁苦满之证，便当以小柴胡和解表里为主。所谓伤寒中风有柴胡证，但见一证便是，不必悉具是也。此条自太阳篇移入。

小柴胡汤方

柴胡半斤　黄芩三两　人参三两　甘草三两　生姜三两　半夏半升（洗）

大枣十二枚（擘）

上七味，以水一斗二升，煮取六升，去滓，再煎取三升。温服一升，日三服。

加减法

若胸中烦而不呕，去半夏、人参，加瓜蒌实一枚。

胸中烦而不呕者，邪聚于膈而不上逆也。热聚则不得以甘补，不逆则不必以辛散，故去人参、半夏，而加瓜蒌实之寒，以除热而荡实也。

若渴者，去半夏，加人参，合前成四两半，瓜蒌根四两。

渴者，木火内烦，而津虚气燥也。故去半夏之温燥，而加人参之甘润、瓜蒌根之凉苦，以彻热而生津也。

若腹中痛者，去黄芩，加芍药三两。

腹中痛者，木邪伤土也。黄芩苦寒，不利脾阳；芍药酸寒，能于土中泻木，去邪气，止腹痛也。

若胁下痞硬，去大枣，加牡蛎四两。

胁下痞硬者，邪聚少阳之募。大枣甘能增满，牡蛎咸能软坚。好古云：牡蛎以柴胡引之，能去胁下痞也。

若心下悸，小便不利者，去黄芩，加茯苓四两。

心下悸，小便不利者，水饮蓄而不行也。水饮得冷则停，得淡则利，故去黄芩，加茯苓。

若不渴，外有微热者，去人参，加桂三两，温覆取微汗愈。

不渴，外有微热者，里和而表未解也。故不取人参之补里，而用桂枝之解外也。

若咳者，去人参、大枣、生姜，加五味子半升，干姜二两。

咳者，肺寒而气逆也。经曰：肺苦气上逆，急食酸以收之。又曰："形寒饮冷则伤肺。"故加五味之酸以收逆气，干姜之温以却肺寒。参、枣甘壅，不利于逆；生姜之辛，亦恶其散耳。

血弱气尽，腠理开，邪气因人，与正气相搏，结于胁下，正邪分争，往来寒热，休作有时，默默不欲饮食。脏腑相连，其痛必下，邪高痛下，故使呕也。小柴胡汤主之。服柴胡汤已，渴者，属阳明也。以法治之。

血弱气尽，腠理开，谓亡血新产劳力之人，气血不足。腠理疏豁，而邪气乘之也。邪入，必与正相搏，而结于胁下。胁下者，少阴之募；而少阴者，阴阳之交也。邪气居之，阴出而与邪争则寒，阳入而与邪争则热，阴阳出入，各有其时，故寒热往来，休作有时也。默默不欲饮食，义如上条。脏腑相连四句，是原所以邪气入结之故，谓胆寄于肝，地逼气通，是以其邪必从腑而入脏。所谓其痛必下也，邪高谓病所来处，痛下谓病所结处，邪欲入而正拒之，则必上逆而呕也。至其治法，亦不出小柴胡和解表里之法。服后邪解气和，口必不渴。若渴者，是少阳邪气复还阳明也。以法治之者，谓当从阳明之法，而不可复从少阳之法矣。此亦从太阳篇移入。

伤寒四五日，身热恶风，颈项强，胁下满，手足温而渴者，小柴胡汤主之。

此条类似太阳与少阳并病。以太阳不得有胁下满，少阳不得有颈项强，且手足温而渴，知其邪不独在表，而亦在里也。欲合表里而并解，则非小柴胡不可耳。亦太阳篇移入。

伤寒中风，有柴胡证，但见一证便是，不必悉具。

柴胡证，如前条所谓往来寒热，胸胁苦满等证是也。伤寒中风者，谓无论伤寒中风，有柴胡证者，但见一证，便当以小柴胡和解之，不可谓其不具，而以他药发之也。前条云：身热恶风，颈项强，胁下满者，与小柴胡，不与桂枝，即此意。亦太阳篇移入。

凡柴胡汤病证而下之，若柴胡证不罢者，复与柴胡汤，必蒸蒸而振，却发热汗出而解。

柴胡证不应下而反下之，于法为逆。若柴胡证不罢者，仍宜柴胡汤和解，所谓此虽已下，不为逆也。蒸蒸而振者，气从内达，邪从外出，有战胜之义焉，是以发热汗出而解也。亦太阳篇移入。

伤寒阳脉涩，阴脉弦，法当腹中急痛者，先与小建中汤。不瘥者，与小柴胡汤主之。

阳脉涩，阳气少也；阴脉弦，阴有邪也。阳不足而阴乘之，法当腹中急痛，故以小建中汤，温里益虚散阴气。若不瘥，知非虚寒在里，而是风邪内干也。故当以小柴胡汤，散邪气，止腹痛。亦太阳篇移入。

伤寒五六日，头汗出，微恶寒，手足冷，心下满，口不欲食，大便硬，脉细者，此为阳微结，必有表，复有里也。脉沉，亦在里也。汗出为阳微，假令纯阴结，不得复有外证，悉入在里。此为半在里，半在外也，脉虽沉紧，不得为少阴病。所以然者，阴不得有汗，今头汗出，故知非少阴也，可与小柴胡汤。设不了了者，得屎而解。

头汗出，微恶寒，为表证。手足冷，心下满，口不欲食，大便硬，脉细，为里证。阳微结者，阳邪微结，未纯在里，亦不纯在表，故曰必有表，复有里也。伤寒阴邪中于阴者，脉沉，阳邪结于里者，脉亦沉。合之于证，无外证者为纯在里，有外证者为半在表也；无阳证者沉为在阴，有阳证者沉为在里也。夫头为阳之会，而阴不得有汗。今脉沉紧而头汗出，知其病不在少阴，亦并不纯在表，故可与小柴胡汤，合外内而并治之耳。设不了了者，必表解而里未和也，故曰得屎而解。

本太阳病不解，转入少阳者，胁下硬痛，干呕不能食，往来寒热，尚未吐下，脉沉紧者，与小柴胡汤。若已吐下、发汗、温针，谵语，柴胡汤证罢，此为坏病。知犯何逆，以法治之。

本太阳脉浮头痛恶寒之证，而转为胁下硬满，干呕不能食，往来寒热者，太阳不解，而传入少阳也。尚未吐下，不经药坏者，脉虽沉紧，可与小柴胡以和之。以证见少阳，舍脉而从证也。或云脉沉紧，连上未吐下看，言尚未经吐下，与脉未至沉紧者，知其邪犹在经，可与小柴胡以和之。或云沉当作浮，前阳明篇第四十八条云“病过十日，脉续浮者，与小柴胡汤”是也，并通。若已吐下、发汗、温针，叠伤津液，胃燥谵语，而胁下硬满、干呕等证反罢者，此众法尽投，正已大伤，而邪犹不解，谓之坏病。非小柴胡所得而治者，须审其因犯何逆，随证以法治之。

少阳汗吐下之禁二条

伤寒脉弦细，头痛发热者，属少阳。少阳不可发汗，发汗则谵语。此属胃，胃和则愈，胃不和则烦而悸。

经曰：少阳之至，其脉弦。故头痛发热者，三阳表证所同，而脉弦细，则少阳所独也。少阳经兼半里，热气已动，是以不可发汗，发汗则津液外亡，胃中干燥，必发谵语。云此属胃者，谓少阳邪气并干阳明胃腑也。若邪去而胃和则愈；设不和，则木中之火，又将并入心脏，而为烦为悸矣。

少阳中风，两耳无所闻，目赤，胸中满而烦者，不可吐下。吐下则悸而惊。

此少阳自中风邪之证，不从太阳传来者也。少阳之脉，起于目锐眦，其支从耳后入耳中，以下胸中。少阳受邪，壅热于经，故耳聋目赤，胸中满而烦也。是不在表，故不可吐；复不在里，故不可下。吐则伤阳，阳虚而气弱则悸；下则伤阴，阴虚而火动则惊。

辨少阳邪气进退之机四条

伤寒六七日，无大热，其人躁烦者，此为阳去入阴故也。

邪气在表则发热，入里则躁烦。伤寒六七日，外无大热，而其人躁烦者，邪气去阳而之阴也。去又训作往，言阳邪往入阴中也。

伤寒三日，三阳为尽，三阴当受邪。其人反能食而不呕，此谓三阴不受邪也。

伤寒一日太阳，二日阳明，三日少阳，四日当传太阴，《内经》伤寒传变之常法然也。阳邪传阴，则当呕而不能食。若其人反能食，不呕，则邪气不传于阴，将从阳而解也。

伤寒三日，少阳脉小者，欲已也。

伤寒三日，少阳受邪，而其脉反小者，邪气已衰，其病欲解而愈。经云：大则病进，小则病退。此之谓也。

少阳病，欲解时，从寅至辰上。

少阳，胆木也，从寅至辰，为木旺之时，故其病欲解，必于是三时。亦犹太阳之解于巳午未，阳明之解于申酉戌也。

少阳权变法第二计四条

柴胡桂枝汤证一条

伤寒六七日，发热，微恶寒，肢节烦疼，微呕，心下支结，外证未去者，柴胡桂枝汤主之。

发热微恶寒，肢节烦疼，邪在肌表，所谓外证未去也。伤寒邪欲入里，而正不容则呕，微呕者，邪入未多也。支结者，偏结一处，不正中也，与心下硬满不同。此虽表解，犹不可攻，况外证未去者耶！故以柴胡、桂枝合剂，外解表邪，内除支结，乃七表三里之法也。

柴胡桂枝汤方

柴胡半两　桂枝半两　甘草一两（炙）　黄芩半两　人参半两　半夏二合半　白芍半两　生姜一两半　大枣六枚（擘）

上九味，以水七升，煮取三升。去滓，温服。

柴胡桂枝干姜汤证一条

伤寒五六日，已发汗而复下之，胸胁满微结，小便不利，渴而不呕，但头汗出，往来寒热，心烦者，此为未解也。柴胡桂枝干姜汤主之。

王叔和本在太阳篇中，今移置此。

汗下之后，胸胁满微结者，邪聚于上也。小便不利，渴而不呕者，热胜于内也。伤寒汗出，周身漐漐，人静不烦者，为已解；但头汗出而身无汗，往来寒热，心烦者，为未欲解。夫邪聚于上，热胜于内，而表复不解，是必合表里以为治。柴胡、桂枝以解在外之邪，干姜、牡蛎以散胸中之结，瓜蒌根、黄芩除心烦而解热渴，炙甘草佐柴胡、桂枝以发散，合芩、瓜蒌、姜、蛎以和里，为三表七里之法也。

柴胡桂枝干姜汤方

柴胡半斤　桂枝三两　干姜二两　黄芩三两　瓜蒌根四两　牡蛎三两（熬）　甘草二两（炙）

上七味，以水一斗二升，煮取六升，去滓，再煎取三升。温服一升，日三服。初服微烦，复服汗出愈。

柴胡加芒硝汤证一条

伤寒十三日不解，胸胁满而呕，日晡所发潮热，已而微利，此本柴胡证。下之而不得利，今反利者，知医以丸药下之，非其治也。潮热者，实也。先宜小柴胡汤以解外，后以柴胡加芒硝汤以治其里也。

此少阳经邪兼阳明内实之证。少阳病在经，故胸胁满而呕，所谓柴胡证也。“下之而”三字，疑衍。凡柴胡证不得利，今反利者，知医以丸药下之，为医之误，非病之情也。潮热者，阳明之实也。实则可下，而证兼少阳，则不可下。故先宜小柴胡以解其外，后以柴胡加芒硝汤以治其里，亦如下条之先与小柴胡，后与大柴胡之例也。亦太阳篇移入。

尚从善云：“此本柴胡证，下之而不得利”，仲景谓此本柴胡证，医设以大柴胡汤下之，则表里俱解，何至有下利之证云！

【临床解读】

丁某某，男，42岁。2020年12月4日初诊。

主诉：胰腺癌伴肝转移5个月。

现病史：患者2020年6月因背部、腹部疼痛至当地医院检查确诊为胰腺癌伴肝转移，未放化疗。现症见：两胁疼痛，满腹疼痛向后背放射，影响睡眠，需服止痛药曲马多，胃脘部胀满，恶心，口干渴不欲饮，口苦，咽部异物感，纳差，大便干，两天一次，小便泡沫，乏力怕冷，舌红胖大，苔薄黄，脉沉滞。

处方：柴胡 10 克，黄芩 10 克，清半夏 10 克，生白芍 10 克，炒枳实 12 克，大黄 6 克（后下），蒟蒻 30 克（先煎 1 小时），生姜 3 片，大枣 3 枚为引。15 剂，每日 1 剂，水煎服。（张磊医案）

柴胡加芒硝汤方

于小柴胡汤内，加芒硝六两，余依前法服，不解更服。

大柴胡汤证一条

太阳病，过经十余日，反二三下之，后四五日，柴胡证仍在者，先与小柴胡汤。呕不止，心下急，郁郁微烦者，为未解也。与大柴胡汤下之则愈。

太阳病，过经十余日，而有柴胡证，乃邪气去太阳之阳明，而复之少阳也。少阳不可下，而反二三下之，于法为逆。若后四五日，柴胡证仍在者，先与小柴胡汤，所谓柴胡汤病证而下之。若柴胡证不罢者，复与柴胡是也。若服汤已，呕不止，心下急，郁郁微烦者，邪气郁滞于里，欲出不出，欲结不结，为未解也。与大柴胡以下里热则愈。亦先表后里之意也。此条自太阳篇移入。

大柴胡汤方

柴胡八两　半夏八两　黄芩三两　生姜五两　枳实四枚　芍药三两　大枣十二枚（擘）　大黄二两（酒浸）

上八味，以水一斗二升，煮取六升，去滓，再煎取三升。温服一升，日三服。

按：大柴胡，有柴胡、生姜、半夏之辛而走表，黄芩、芍药、枳实、大黄之苦而入里，乃表里并治之剂。而此云大柴胡下之者，谓病兼表里，故先与小柴胡解之，而后以大柴胡下之耳。盖分言之，则大小柴胡，各有表里；合言之，则小柴胡主表，而大柴胡主里。古人之言，当以意逆，往往如此。

少阳刺法第三计四条

刺法四条

伤寒腹满谵语，寸口脉浮而紧，此肝乘脾也，名曰纵。刺期门。

伤寒发热，啬啬恶寒，大渴欲饮水，其腹必满，自汗出，小便利，其病欲解，此肝乘肺也，名曰横。刺期门①。

腹满谵语，里之实也。其脉当沉实，而反浮紧，则非里实，乃肝邪乘脾，气窒而热也。纵，直也，以肝木制脾土，于理为直，故曰纵。发热恶寒，表有邪也。其病不当有渴，而反大渴，则非内热，乃肝邪乘肺，气郁而燥也。以里无热，不能消水，故腹满而汗出。小便利，则肺气以行，故愈。横，不直也，以木畏金而反乘金，于理为曲，故曰横。二者俱泻肝邪则愈，故刺期门。期门，肝之募也。设不知，而攻其实热则误矣。此病机之变，不可不审也。

太阳与少阳并病，头项强痛，或眩冒，时如结胸，心下痞硬者，当刺大椎第一节、肺俞、肝俞。慎不可发汗。发汗则谵语，脉弦。五六日谵语不止，当刺期门。

太阳少阳并病，心下硬，颈项强而眩者，当刺大椎、肺俞、肝俞，慎勿下之。

太阳之脉，其直者，从巅入络脑，还出别下项。少阳之脉，起目锐眦，上抵头角，其内行者，由缺盆下胸中，贯膈，络肝，属胆。故头项强痛者，太阳之邪未罢，或眩冒，时如结胸，心下痞硬者，少阳之邪方盛也。大椎在脊骨第一节上，刺之所以泻太阳邪气，而除颈项之强痛。肺俞在脊骨第三节下两旁，肝俞在第九节下两旁，刺之所以泻少阳邪气，而除眩冒，时如结胸，及心下之痞硬。慎不可发汗以亡胃液，液亡胃燥，必发谵语，且恐少阳之邪，得乘虚而干胃也。若脉弦，至五六日，谵语不止，是少阳胜而阳明负，亦如阳明与少阳合病之为失也。故当刺期门，以泻少阳之邪。亦慎勿下之以虚其胃，胃虚邪陷，必作结胸。如本论云："太阳少阳并病，而反下之，成结胸也。"

---

① 期门：足厥阴肝的募穴，在乳头直下第六、七肋骨之间。

卷六　太阴篇

辨列太阴条例大意

太阴者，土也，在脏为脾，在气为湿。伤寒传经之热，入而与湿相搏，则为腹满吐利等证；直中之寒，入而与湿相搏，亦为腹满吐利等证。但有肢冷肢温，脉迟脉数，口渴不渴之异耳。又三阴为三阳之里，而三阴亦自有表里，是以风寒所中，不必尽入于脏，而亦留连于经。故有太阴中风之条，与桂枝发汗之法。又下利腹胀满，身体疼痛者，此为经脏俱病之证，故与先里先表之法。乃今之论三阴者，但云直中传经而已，是知有三阴之里，不知有三阴之表也。兹篇先列脏病，次列经病，又次为经脏俱病，凡十条为一卷。

太阴诸法计十条

太阴脏病脉证治六条

太阴之为病，腹满而吐，食不下，自利益甚，时腹自痛。若下之，必胸下结硬。

此足太阴病之的证也。太阴之脉，入腹属脾络胃，上膈侠咽，故其病有腹满而吐，食不下，自利腹痛等证。然太阴为病，不特传经如是，即直中亦如是；且不特伤寒如是，即杂病亦如是。但有属阴属阳，为盛为虚之分耳。而太阴者，脏也，满而不实，法不可下。若下之，则胸下结硬；中气伤者，邪气必结也。

本太阳病，医反下之，因而腹满时痛者，属太阴也。桂枝加芍药汤主之。

病在太阳，不与解表，而反攻里，因而邪气乘虚陷入太阴之位，为腹满而时痛，陶氏所谓误下传者是也。夫病因邪陷而来者，必得邪解而后愈；而脏阴为药所伤者，亦必以药和之而后安，故须桂枝加芍药汤主之。桂枝所以越外入之邪，芍药所以安伤下之阴也。

按：《金匮》云："伤寒阳脉涩，阴脉弦，法当腹中急痛者，与小建中汤，不瘥者，与小柴胡汤。"此亦邪陷阴中之故，而桂枝加芍药，亦小建中之意。不用胶饴者，以其腹满，不欲更以甘味增满耳。

桂枝加芍药汤方

于桂枝汤方内，更加芍药三两。随前共六两，余依桂枝汤法。

大实痛者，桂枝加大黄汤主之。

此承上条而言，腹满而未实，痛而不甚者，可以桂枝加芍药，和而解之。若大实大痛者，邪气成聚，必以桂枝加大黄，越陷邪而去实滞也。夫太阴，脾脏也。脏何以能实而可下？阳明者，太阴之表，以膜相连，脏受邪而腑不行则实。故脾非自实也，因胃实而实也。大黄所以下胃，岂以下脾哉？少阴、厥阴，亦有用承气法，详见各篇，所当互考。

桂枝加大黄汤方

桂枝三两（去皮）　甘草三两（炙）　大黄一两　生姜三两（切）　大枣十二枚　芍药六两

上六味，以水七升，煮取三升。去滓，温服一升，日三服。

太阴病，脉弱，其人续自便利。设当行大黄、芍药者，宜减之，以其人胃气弱，易动故也。

此亦承上条，而言大黄、芍药之得以用者，为其胃实而便坚也。若其人脉弱，续自便利，则虽有大实痛证，此法不可用矣。即欲用之，亦宜量减而与之。所以然者，胃气弱而不振，邪气不聚而易动，故可以缓图，而难以峻攻也。

伤寒脉浮而缓，手足自温者，是为系在太阴。太阴者，身当发黄；若小便自利者，不能发黄。至七八日，暴烦下利，日十余行，必自止。以脾家实，秽腐当去故也。

伤寒脉浮而缓者，脉紧去而成缓，为寒欲变热之证，如太阳第四十七条之例也。手足自温，非太阴定证。见太阴有寒，手足必寒；有热，手足乃自温耳。又阳明受热，则一身及手足热；太阴则身不热，而手足温。兹寒已变热而手足自温，则伤寒之邪，不之阳明，而之太阴；而其脉仍浮，则其邪亦未尽入，故曰系在太阴，谓以太阳而内连太阴也。于法，太阴受热而汗不出者，热与湿搏，当发身黄；若小便自利者，其热得通，不能蒸郁为黄矣。至七八日，暴烦下利者，正气内作，邪气欲去也。虽日十余行，继必自止。所以然者，脾家本有秽腐当去，故为自利，秽腐尽，则利亦必自止矣。

自利不渴者，属太阴，以其脏有寒故也。当温之，宜四逆辈。

自利不渴者，太阴本自有寒，而阴邪又中之也。曰属太阴，其脏有寒，明非阳经下利及传经热病之比。法当温脏祛寒，如四逆汤之类，不可更以苦寒坚之清之，如黄芩汤之例也。

太阴经病证治二条

太阴中风，四肢烦疼，阳微阴涩而长者，为欲愈。

此太阴自中风邪之证，不从阳经来也。夫太阴，脾也。风，阳邪也。脾主行气于四肢，而风淫为末疾。故太阴中风，四肢烦热而疼痛也。脉阳微阴涩而长者，阳无病而阴受邪，而涩又为邪气之将衰，长为正气之方盛，正盛邪衰，故为欲愈。

太阴病，脉浮者，可发汗，宜桂枝汤。

太阴脉浮有二义，或风邪中于太阴之经，其脉则浮；或从阳经传入太阴，旋复反而之阳者，其脉亦浮。浮者，病在经也。凡阴病在脏者宜温，在经者则宜汗，如少阴之麻黄、附子、细辛，厥阴之麻黄、升麻皆是也。桂枝汤甘辛入阴，故亦能发散太阴之邪。

太阴经脏俱病一条

下利腹胀满，身体疼痛者，先温其里，乃攻其表。温里宜四逆汤，攻表宜桂枝汤。

此条叔和本列厥阴篇中，今移置此。

此太阴经脏并受寒邪之证，叔和编入厥阴经中者，误也。下利腹胀满，里有寒也；身体疼痛，表有寒也。然必先温其里，而后攻其表。所以然者，脏气不充，则外攻无力；阳气外泄，则里寒转增，自然之势也。而四逆用生附，则寓发散于温补之中；桂枝有甘芍，则兼固里于散邪之内，用法之精如此。

太阴病愈期一条

太阴病，欲解时，从亥至丑上。

六经邪解之时，必于其经王之时。太阴者，土也。土王于辰戌丑未，而独于亥子丑时解者，脾为阴土，应王于阴，故其病欲解，必从亥至丑上也。

卷七　少阴篇

论列少阴条例大意

少阴为太阳之里，居厥、太二阴之间，故有邪在太阳，而已内及少阴者；有寒中少阴，而仍外连太阳者；有邪在少阴，而或兼厥阴，或兼太阴者。大抵连太阴者多发热，连厥阴者多厥利也，是传经直中之外，又有不同如此。且也直中之寒，久亦化热；传经之热，极必生阴。兹篇先列脉证于前，次清法，次温法，又次为生死法，欲学者明辨宜清宜温之实，不必但泥传经、直中之名也。又其次为少阴病禁，以少阴为汗下之例，亦不得不著汗下之禁云。凡四十五条，为一卷。

少阴诸法计四十五条

少阴脉证四条

少阴之为病，脉微细，但欲寐也。

经脉阳浅而阴深，阳大而阴小。邪传少阴，则脉之浮者转为微，大者转为细也。又多阳者多寤，多阴者多寐。邪传少阴则目不瞑者，转而为但欲寐也。夫少阴者，三阴之枢也，阳于是乎入，而阴于是乎出。故虽太阴厥阴，同为阴脏，而其为病，实惟少阴为然；而少阴之为病，亦非独脉微细，但欲寐二端。仲景特举此者，以为从阳入阴之际，其脉证变见有如此。

少阴病，欲吐不吐①，心烦，但欲寐，五六日，自利而渴者，属少阴也。虚故引水自救。若小便色白②者，少阴病形悉具。小便白者，以下焦虚有寒，不能制水，故令色白也。

---

① 欲吐不吐：即泛泛恶心。

② 小便色白：即小便清长。

此少阴自受寒邪之证，不从阳经来也。寒初到经，欲受不可，欲却不能，故欲吐不吐，心烦，但欲寐，而实不能寐也。至五六日，自利而渴，则其邪已入少阴之脏矣。然少阴，阴脏也。寒，阴邪也。以阴受阴，法当不渴；而渴者，此非有热，以脏虚故引水自救耳。更审其小便，若色白者，则少阴寒病，全体大露无疑。何以言之？热传少阴，自利而渴者，邪热足以消水，其小便色必赤；寒中少阴，自利而渴者，虽能饮而不能制，其小便色必白也。仲景辨证之精如此。

病人脉阴阳俱紧，反汗出者，亡阳也。此属少阴，法当咽痛而复吐利。

阴阳俱紧，太阳伤寒之脉也，法当无汗；而反汗出者，表虚亡阳，其病不属太阳，而属少阴矣。少阴之脉上膈循喉咙，少阴之脏为胃之关，为二阴之司，寒邪直入，经脏俱受，故当咽痛而复吐利也。此为寒伤太阳，阳虚不任，因遂转入少阴之证。盖太阳者，少阴之表，犹唇齿也。唇亡则齿寒，阳亡则阴及，故曰少阴之邪，从太阳飞渡者多也。

少阴病，八九日，一身手足尽热者，以热在膀胱，必便血也。

此热传少阴，而复还入膀胱之证。膀胱者，太阳也。太阳为三阳之表，而多血少气，热在膀胱，则一身手足尽热。而热气有余，血为热迫，散而下行，则必便血也。

少阴清法七条

少阴病，得之二三日以上，心中烦，不得卧，黄连阿胶汤主之。

少阴之热，有从阳经传入者，亦有自受寒邪，久而变热者。曰二三日以上，谓自二三日至五六日，或八九日，寒极而变热也。至心中烦不得卧，则热气内动，尽入血中，而诸阴蒙其害矣。盖阳经之寒变，则热归于气，或入于血；阴经之寒变，则热入于血，而不归于气，此余历试之验也。故用黄连、黄芩之苦，合阿胶、芍药、鸡子黄之甘，并入血中，以生阴气，而除邪热，成氏所谓阳有余，以苦除之；阴不足，以甘补之是也。

黄连阿胶汤方

黄连四两　黄芩一两　芍药二两　阿胶三两　鸡子黄二枚

上五味，以水五升，先煮三物，取二升，去滓，纳阿胶，烊尽，小冷，纳鸡子黄，搅令相得。温服七合，日三服。

少阴病，四逆，其人或咳，或悸，或小便不利，或腹中痛，或泄利下重者，四逆散主之。

四逆，四肢逆冷也。此非热厥，亦太阳初受寒邪，未郁为热，而便入少阴之证。少阴为三阴之枢，犹少阳为三阳之枢也，其进而入则在阴，退而出则就阳；邪气居之，有可进可退，时上时下之势。故其为病，有或咳，或悸，或小便不利，或腹中痛，或泄利下重之证。夫邪在外者，可引而散之；在内者，可下而去之；其在外内之间者，则和解而分消之。分消者，半从外半从内之谓也。故用柴胡之辛扬之，使从外出；枳实之苦抑之，使其内消。而其所以能内能外者，则枢机之用为多，故必以芍药之酸益其阴，甘草之甘养其阳。曰四逆者，因其所治之病而命之名耳；而其制方大意，亦与小柴胡相似。四逆之柴胡、枳实，犹小柴胡之柴胡、黄芩也；四逆之芍药、甘草，犹小柴胡之人参、甘草也。且枳实兼擅涤饮之长，甘、芍亦备营卫两和之任，特以为病有阴阳之异，故用药亦分气血之殊；而其辅正逐邪，和解表里，则两方如一方也。旧谓此为治热深发厥之药，非是，夫果热深发厥，则属厥应下之之例矣，岂此药所能治哉！

四逆散方

柴胡　枳实（破，水渍，炙干）　芍药　甘草（炙）

上四味，各十分，捣筛，白饮和服方寸匕，日三服。

咳者，加五味子、干姜各五分，并主下利。

成氏曰：肺寒气逆则咳，五味子之酸收逆气，干姜之辛散肺寒。并主下利者，肺与大肠为表里，上咳下利，治则颇同。

悸者，加桂枝五分。

悸者寒多，心脉不通则心下鼓也。桂枝辛温，入心通阳气。

小便不利者，加茯苓五分。

小便不利，水聚于下也。茯苓甘淡，利窍渗水。

腹中痛者，加附子一枚，炮令坼。

腹中痛，寒胜于里也。附子辛温，散寒止痛。

泄利下重者，先以水五升，煮薤白三升，煮取三升。去滓，以散三方寸匕纳汤中，煮取一升半。分温再服。

泄利下重，寒滞于下也。薤白辛温，散寒通阳气。

少阴病，下利六七日，咳而呕渴，心烦不得眠者，猪苓汤主之。

少阴中寒，下利至六七日，寒变为热，而气复上行，为咳，为呕，为渴，为心烦不得眠，所谓下行极而上也。夫邪气自下而上者，仍须从下引而出之。猪苓、茯苓、泽泻、滑石，并甘淡下行之药，足胜导水泄热之用。然以阴病而属邪热，设非得阿胶之咸寒入阴，何以驭诸阳药而泄阴中之热，导浮上之气哉！

少阴病，下利咽痛，胸满心烦者，猪肤汤主之。

少阴之脉，从肾上贯肝膈，入肺中，循喉咙，其支别者，从肺出络心，注胸中。阳邪传入少阴，下为泄利，上为咽痛，胸满心烦。热气充斥脉中，不特泄伤本脏之气，亦且消烁心肺之阴矣。猪，水畜，而肤甘寒。其气味先入少阴，益阴除客热，止咽痛，故以为君；加白蜜之甘以缓急，润以除燥而烦满愈，白粉之甘能补中，温能养脏而泄利止矣。

猪肤汤方

猪肤一斤，以水一斗，煮取五升，去滓，加白蜜一升，白粉五合，熬香，和相得。温分六服。

少阴病，咽中伤，生疮，不能语言，声不出者，苦酒汤主之。

少阴热气，随经上冲，咽伤生疮，不能语言，音声不出，东垣所谓少阴邪入于里，上接于心，与火俱化而克金也。故与半夏之辛以散结热，止咽痛；鸡子白甘寒入肺，清热气，通声音；苦酒苦酸，消疮肿，散邪毒也。

苦酒汤方

半夏十四枚，洗，破如枣核大。鸡子一枚，去黄，纳上苦酒著鸡子壳中，纳半夏著苦酒中，以鸡子壳置刀环中，安火上，令三沸。去滓，少少含咽之。不瘥，更作三剂服之。

少阴病二三日，咽痛者，可与甘草汤；不瘥者，与桔梗汤。

此亦热传少阴，而上为咽痛之法。甘草汤，甘以缓急，寒以除热也。其甚而不瘥者，则必以辛发之，而以甘缓之。甘草、桔梗，甘辛合用而甘胜于辛。治阴虚客热，其法轻重，当如是耳。

甘草汤方

甘草二两，以水三升，煮取一升半。去滓，温服七合，日二服。

桔梗汤方

桔梗一两　甘草二两

上二味，以水二升，煮取一升。去滓，分温再服。

少阴病，咽中痛，半夏散及汤主之。

少阴咽痛，甘不能缓者，必以辛散之；寒不能除者，必以温发之。盖少阴客邪，郁聚咽嗌之间，既不得出，复不得入。设以寒治，则聚益甚；投以辛温，则郁反通。《内经》“微者逆之，甚者从之”之意也。半夏散及汤，甘辛合用而辛胜于甘，其气又温，不特能解客寒之气，亦能劫散咽喉怫郁之热也。

半夏散及汤方

半夏（洗）　桂枝（去皮）　甘草（炙）各等分

以上三味，各别捣筛已，合治之。白饮和服方寸匕，日三服。若不能散服者，以水一升，煎七沸，纳散两方寸匕，更煎三沸。下火令小冷，少少咽之。

少阴下法三条

少阴病，得之二三日，口燥咽干者，急下之，宜大承气汤。

此少阴热并阳明之证。二三日，为病未久，而便口燥咽干，热气盛而阴气少矣。盖阳明土，少阴水，热并阳明，则土实而水虚，不特热气伤阴，即土气亦伤水也。故宜急下，以泻土而全水。不然，热盛伤阴，土实亦伤阴，其干槁可立而待。然非心下痛，腹胀不大便，如下二条所云，亦未可以大承气轻试也。

少阴病，自利清水，色纯青，心下必痛，口干燥者，急下之，宜大承气汤。

此亦少阴热并阳明，而气复下注之证。然虽下注而邪实不去，但水液从旁下转，为自利清水而已。故心下痛而口干燥也。色纯青者，土受水邪，玄黄合色而色转纯青也。以大承气急下，则胃实去而肾病亦已矣。

少阴病六七日，腹胀不大便者，急下之，宜大承气汤。

腹胀不大便，土实之征也。土实则水干，故非急下不可。夫阳明居中，土也，万物所归。故无论三阳三阴，其邪皆得还入于胃，而成可下之证。然太阴传阳明，脏邪还腑，为欲愈也。厥阴传阳明者，木邪归土，不能复木也。惟少阴则肾邪入胃，而胃实复将消肾，故虽并用下法。而少阴之法，视太阴、厥阴为加峻矣。

少阴温法十五条

少阴病，始得之，反发热，脉沉者，麻黄附子细辛汤主之。

此寒中少阴之经，而复外连太阳之证，以少阴与太阳为表里，其气相通故也。少阴始得本无热，而外连太阳则反发热，阳病脉当浮而仍紧，少阴则脉不浮而沉。故与附子、细辛，专温少阴之经，麻黄兼发太阳之表，乃少阴经温经散寒，表里兼治之法也。

麻黄附子细辛汤方

麻黄二两（去节）　附子一枚（炮，去皮，破八片）　细辛二两上二味，以水一斗，先煮麻黄减二升，去上沫，纳诸药，煮取三升。去滓，温服一升，日三服。

按：阳证有在经不在腑者，阴病亦有在经不在脏者。太阳篇云：脉浮者，桂枝汤。少阴篇：始得之，反发热，脉沉者，麻黄附子细辛汤，及得之二三日，麻黄附子甘草汤。厥阴篇：厥阴中风，脉微浮为欲愈。此皆阴病之在经，而未入于脏者。

少阴病，得之二三日，麻黄附子甘草汤，微发汗。以二三日无里证，故微发汗也。

少阴中寒二三日，为脉沉恶寒无热之时，故可与麻黄附子甘草汤，以取微汗而散寒邪。无里证者，无吐利心烦不得卧等证也。以二三日，病未入脏，而寒亦未变热，故得用温经散邪之法，如麻黄附子细辛之例。然去细辛之辛，而加甘草之甘，于法为较和矣。所以然者，寒邪不可不发，而阴病又不可过发耳。

麻黄附子甘草汤方

麻黄二两（去节）　附子一枚（炮，去皮）　甘草二两（炙）

上三味，以水七升，先煮麻黄一二沸，去上沫，纳诸药，煮取三升。去滓，温服一升，日三服。

少阴病，得之一二日，口中和，其背恶寒者，当灸之，附子汤主之。

口中和者，不燥不渴，为里无热也。背恶寒者，背为阳，而阴乘之，不能通于外也。阳不通，故当灸之以通阳痹，阳不足，故主附子汤以补阳虚，非如麻黄、附子、细辛之属，徒以温散为事矣。此阳虚受寒，而虚甚于寒者之治法也。

按：《元和纪用经》云：少阴中寒而背恶寒者，口中则和；阳明受热而背恶寒者，则口燥而心烦。一为阴寒下乘，阳气受伤；一为阳热入里，津液不足。是以背恶寒虽同，而口中和与燥则异，此辨证之要也。

附子汤方

附子二枚（炮，去皮，破八片）　茯苓　芍药各三两　人参二两　白术四两

上五味，以水八升，煮取三升。去滓，温服一升，日三服。

气虚者，补之必以甘；气寒者，温之必以辛。甘辛合用，足以助正气而散阴邪，人参、白术、茯苓、附子是也。而病属阴经，故又须芍药以和阴气，且引附子入阴散寒，所谓向导之兵也。

少阴病，身体痛，手足寒，骨节痛，脉沉者，附子汤主之。

身体痛，骨节痛，寒在阴也。手足寒，脉沉，病属阴也。若脉浮而手足热，则为太阳伤寒，可与汗解者矣。此为少阴血气不足，而寒邪侵之之证，故亦宜附子汤，复阳散阴，益精气也。

少阴病，二三日不已，至四五日，腹痛，小便不利，四肢沉重疼痛，自下利者，此为有水气。其人或咳，或小便利，或下利，或呕者，真武汤主之。

少阴中寒，二三日不已，至四五日，邪气递深而脏受其病矣。脏寒，故腹痛。寒胜而阳不行，故小便不利。于是水寒相搏，浸淫内外，为四肢沉重疼痛，为自下利，皆水气乘寒气而动之故也。其人或咳，或小便利，或下利，或呕者，水寒之气，或聚或散或止，三服。

后加减法：

若咳者，加五昧子半升，细辛、干姜各一两。

咳者，水寒射肺，气逆而不下也。成氏曰：五味子之酸以收逆气，细辛、干姜之辛以散水寒。

若小便利者，去茯苓。

小便利者，水已下趋，不必更利其水，故去茯苓。

若下利者，去芍药，加干姜二两。

下利者，寒盛于内也。故去芍药加干姜，避寒而就温也。

若呕者，去附子加生姜，足前成半斤。

呕者，气逆于上也。故去附子，加生姜。二物辛热则同，而生姜善降逆，附子能行而不能下，则不同也。

少阴病，下利清谷，里寒外热，手足厥逆，脉微欲绝，身反不恶寒，其人面赤色，或腹痛，或干呕，或咽痛，或利止脉不出者，通脉四逆汤主之。

此寒中少阴，阴盛格阳之证。下利清谷，手足厥逆，脉微欲绝者，阴盛于内也。身热不恶寒，面赤色，格阳于外也。为真阳之气，被阴寒所迫，不安其处，而游散于外，故显诸热象，而实非热也。通脉四逆，即四逆加干姜一倍，为阴内阳外，脉绝不通，故增辛热以逐寒邪。寒去则阳复反，而脉复出耳，故曰其脉即出者愈。

通脉四逆汤方

甘草二两（炙）　附子大者一枚（生用，去皮，破八片）　干姜三两（强人可四两）

上三味，以水三升，煮取一升二合。去滓，分温再服。其脉即出者愈。

面色赤者，加葱九茎。

面色赤，阳格于上也。葱中空，味辛，能通阳气。

腹中痛者，去葱，加芍药二两。

腹中痛，阴滞于里也。芍药味酸，能利阴气，止腹痛，故加之。葱通阳而不利阴，故去之。

呕者，加生姜二两。

呕者，阴气上逆也。生姜之辛，可散阴而降逆。

咽痛者，去芍药，加桔梗一两。

咽痛者，阳气上结也。桔梗之辛，可开阳结，去芍药者，恶其收也。

利止脉不出者，去桔梗，加人参二两。

利止脉不出，亡血也。故不利桔梗之散，而利人参之甘而能补也。

少阴病，饮食入口则吐，心中温温欲吐，复不能吐。始得之，手足寒，脉弦迟者，此胸中实，不可下也，当吐之。若膈上有寒饮，干呕者，不可吐也。急温之，宜四逆汤。

肾者，胃之关也。关门受邪，上逆于胃，则饮食入口即吐，或心中温温欲吐，而复不能吐也。夫下气上逆而为吐者，原有可下之例，如本论之哕而腹满，视其前后，知何部不利者而利之。《金匮》之食已即吐者，大黄甘草汤主之是也。若始得之，手足寒，脉弦迟者，胸中邪实而阳气不布也，则其病不在下而在上。其治法不可下而可吐，所谓因其高者而越之也。若膈上有寒饮而致干呕者，则复不可吐而可温，所谓病痰饮者，当以温药和之也。故实可下，而胸中实则不可下；饮可吐，而寒饮则不可吐。仲景立法，明辨详审如此。

少阴病，脉沉者，急温之，宜四逆汤。

此不详何证，而但凭脉以论治，曰："少阴病，脉沉者，急温之，宜四逆汤。"然苟无厥逆、恶寒、下利、不渴等证，未可急与温法。愚谓学者当从全书会通，不可拘于一文一字之间者，此又其一也。

少阴病，下利，脉微涩，呕而汗出，必数更衣，反少者，当温其上，灸之。

少阴病，下利脉微涩，阴伤于下也。呕而汗出，阳虚于上也。阴阳并伤，法必上下并温矣。若更衣虽数，而所下无多，尤为阴亡之验。是但当温其上而不可温其下，即温上之法，亦不可以药伤其阴，而但宜灸以引其阳也。灸法未详。

少阴病，吐利，手足厥冷，烦躁欲死者，吴茱萸汤主之。

此寒中少阴，而复上攻阳明之证。吐利厥冷，烦躁欲死者，阴邪盛极而阳气不胜也。故以吴茱萸温里散寒为主。而既吐且利，中气必伤，故以人参、大枣，益虚安中为辅也。然后条云少阴病，吐利，烦躁，四逆者死，此复以吴茱萸汤主之者，彼为阴极而阳欲绝，此为阴盛而阳来争也。病证则同，而辨之于争与绝之间，盖亦微矣。或云先厥冷而后烦躁者，阳欲复而来争也；先烦躁而四逆者，阳不胜而欲绝也，亦通。

郭白云云：四逆而烦躁者，不问其余证，先宜服吴茱萸汤；四逆而不烦躁者，先宜服四逆汤；四逆下利，脉不出者，先宜服通脉四逆汤。此三者，治少阴之大法也。

少阴病下利，白通汤主之。

少阴病下利，脉微者，与白通汤。利不止，厥逆无脉，干呕烦者，白通加猪胆汁汤主之。服汤脉暴出者死，微续者生。

少阴病，下利脉微者，寒邪直中，阳气暴虚，既不能固其内，复不能通于脉。故宜姜、附之辛而温者，破阴固里；葱白之辛而通者，入脉引阳也。若服汤已，下利不止，而反厥逆无脉，干呕烦者，非药之不中病也。阴寒太甚，上为格拒，王太仆所谓甚大寒热，必能与违性者争雄，异气者相格也。故即于白通汤中加人尿之咸寒、猪胆汁之苦寒，反其佐以同其气，使不相格而适相成。《内经》所谓“寒热温凉，反从其病”是也。脉暴出者，无根之阳，发露不遗，故死；脉微续者，被抑之阳，来复有渐，故生。

白通汤方

葱白四茎　干姜一两　生附子一枚（去皮，破）

上三味，以水三升，煮取一升。去滓，分温再服。

白通加猪胆汁汤方

葱白四茎　干姜一两　猪胆汁一合　人尿五合　附子一枚（去皮，破八片）

以上三味，以水三升，煮取一升。去滓，纳人尿、猪胆汁，和令相得，分温再服。若无胆亦可用。

少阴病，下利便脓血者，桃花汤主之。

少阴病，二三日至四五日，腹痛，小便不利，下利不止，便脓血者，桃花汤主之。

少阴病，下利便脓血者，可刺。

少阴病，下利便脓血者，脏病在阴，而寒复伤血也。血伤故腹痛，阴病故小便不利，与阳经挟热下利不同。故以赤石脂理血固脱，干姜温里散寒，粳米安中益气。用刺法者，以邪陷血中，刺之以行血散邪耳。刺法未详。

桃花汤方

赤石脂一斤（一半全用，一半筛末）　干姜一两　粳米一升

上三味，以水七升，煎米令熟。去滓，温服七合，纳赤石脂末方寸匕，日三服。若一服愈，余勿服。

少阴生死法十二条

少阴中风，脉阳微阴浮者，为欲愈。

少阴中风者，少阴之经，自中风邪，不从阳经传入者也。脉阳微者，邪气微；阴浮者，邪气浅，而里气和，故为欲愈。亦阴病得阳脉则生也。

少阴病，欲解，从子至寅上。

少阴，水脏也。少阴之病，阴邪也。水王于子，而阳长于寅。少阴病欲解，从子至寅上者，阴气待子则王，而阴邪得阳则解也。

少阴病，脉紧，至七八日，自下利，脉暴微。手足反温，脉紧反去者，为欲解也。虽烦下利，必自止。

寒伤少阴之经，手足厥冷而脉紧，至七八日，邪气自经入脏，自下利而脉微，其病为较深矣。乃手足反温，脉紧反去者，阳气内充，而阴邪不能自容也，故为欲解。虽烦下利，必自止者，邪气转从下出，与太阴之秽腐当去而下利者同意。设邪气尽，则烦与利，亦必自止耳。

少阴病，下利，若利自止，恶寒而蜷卧，手足温者，可治。少阴病，恶寒而蜷，时自烦欲去衣被者，可治。

少阴病，吐利，手足不逆冷，反发热者，不死。脉不至者，灸少阴七壮。

寒中少阴，或下利，或恶寒而蜷卧，或吐利交作，而脉不至，阴邪盛而阳气衰之候也。若利自止，手足温，或自烦欲去衣被，或反发热，则阳气已复，而阴邪将退，故皆得不死而可治。脉不至者，吐利交作，元气暴虚，脉乍不至也。灸少阴以引阳气，脉必自至。总之，传经之病，以阴气之存亡为生死；直中之病，以阳气之消长为生死也。

少阴病，恶寒身蜷而利，手足逆冷者，不治。

少阴病，四逆，恶寒而身蜷，脉不至，不烦而躁者，死。

恶寒身蜷而利，手足逆冷，阴气太盛，阳气不振，与前利止手足温等证正相反。盖手足温时，自烦发热者，阳道长，阴道消也；手足逆冷，不烦而躁者，阴气长，阳气消也。且四逆而脉不至，与手足温而脉不至者不同，彼则阳气乍厥，引之即出；此则阳气已绝，招之不返也。而烦与躁又不同，烦

者，热而烦也；躁者，乱而不必热也。烦而躁者，阳怒而与阴争，期在必胜则生；不烦而躁者，阳不能战，复不能安而欲散去，则死也。

少阴病，吐利烦躁，四逆者，死。

寒中少阴，吐利交作，阴邪已太盛矣。然或自烦发热，或手足不逆冷，则阳气犹在，阴邪虽盛，犹或可治。所谓吐利，手足不逆冷，反发热者，不死也。若更烦躁四逆，则阳气有散亡之象，阴邪无退舍之期。虽欲不死，乌可得耶！

少阴病，下利止而头眩，时时自冒者，死。

下利止，非利自愈也，脏阴尽也。眩，目黑而转也。冒，昏冒也。阴气既尽，孤阳无附，而浮乱于上，故头眩，时时自冒也。而阴气难以卒复，孤阳且易上散，虽有良药，亦无及矣。是以少阴病，阳复利止则生，阴尽利止则死也。

少阴病，六七日，息高①者死。

息高，气高而喘也。少阴为真气之源，呼吸之根，六七日病不愈而息高者，邪气不去体，而真气已离根也，故死。

少阴病，脉微细沉，但欲卧，汗出不烦，自欲吐，至五六日自利，复烦躁，不得卧寐者，死。

脉微细沉但欲卧，邪传少阴之本证，如本篇第一条所云也。汗出不烦者，气外泄而邪不与俱泄也。自欲吐，继后自利者，邪上下行，而气不能驱而出之也。至烦躁不得卧寐，则阴阳尽虚，邪气独盛，正不胜邪，躁扰不宁，顷之离散而死矣。所谓病胜脏者死是也。

少阴病禁四条

少阴病，脉细沉数，病为在里，不可发汗。

少阴与太阳为表里，而少阴亦自有表里，经病为在表，脏病为在里也。浮沉而身发热，为病在表，脉细沉数，身不发热，为病在里。病在表者可发汗，如麻黄附子细辛汤之例是也；病在里而汗之，是竭其阴而动其血也，故曰不可发汗。

少阴病，脉微，不可发汗，亡阳故也。阳已虚，尺脉弱涩者，复不可下之。

少阴虽为阴脏，而元阳寓焉，故其病有亡阳亡阴之异。脉微者为亡阳，

---

① 息高：指吸气不能下达，呼吸表浅为肾不纳气的表现。

脉弱涩者为亡阴。发汗则伤阳，故脉微者，不可发汗；下则伤阴，故阳已虚而尺脉弱涩者，非特不可发汗，亦复不可下之也。

少阴病，但厥无汗而强发之，必动其血，未知从何道出。或从口鼻，或从目出，虽名下厥上竭，为难治。

少阴中寒，但厥无汗，邪方内淫而气不外达。非可得汗愈者，而强发之，则汗必不出，而血反自动。或口鼻，或目，随其所攻之道而外出也。盖发汗之药，其气上行，而性多慓悍，不得于气，则去而之血，必尽其性而后止耳。然既脏虚邪入，以致下厥，而复迫血妄动，以致上竭。上下交征而血气之存者无几矣，尚何以御邪而却疾耶？故曰难治。

少阴病，咳而下利谵语者，被火气劫故也。小便必难，以强责少阴汗也。

少阴之邪，上逆而咳，下注而利矣。而又复谵语，此非少阴本病，乃被火气劫夺津液所致。火劫即温针灼艾之属。少阴不当发汗，而强以火劫之，不特竭其肾阴，亦并耗其胃液。胃干则谵语，肾燥则小便难也。

卷八　厥阴篇

辨列厥阴条例大意

厥阴为阴之尽，为脏之极。阴极而尽，则必复反而之阳，故厥阴之生死，在厥热之进退也。本篇于厥阴脉证之下，先辨厥热进退，所以明生死之机；次论生死微甚，所以明阴阳之故也。而厥阴有热，虑其伤阴，必以法清之；厥阴有寒，虑其伤阳，必以法温之，一如少阴之例也。盖厥阴、少阴，同为阴脏，而俱属阳火，故于二者群分类聚，欲学者明辨而深思之耳。其次为厥阴汗下诸禁，盖欲蒙其利，不可不知其害也。其次为厥阴简误，以厥阴篇中，杂入太阴少阴太阳之文，传误已久，习焉不察，特检出之。其次为瘥后劳复等法，则去疾者，莫若尽之意也。凡六十二条，为一卷。

厥阴诸法计六十二条

厥阴病脉证五条

厥阴之为病，消渴，气上冲心，心中疼热，饥而不欲食，食则吐蛔，下之利不止。

伤寒之病，邪愈深者，其热愈甚。厥阴为阴之尽，而风木之气，又足以生阳火而铄阴津。津虚火实，脏燥无液，求救于水，则为消渴。消渴者，水入不足以制热，而反为热所消也。气上冲心，心中疼热者，火生于木，肝气通心也。饥而不欲食者，木喜攻土，胃虚求食，而邪热复不能消谷也。食入即吐蛔者，蛔无食而动，闻食臭而出也。下之利不止者，胃家重伤而邪热下注也。此厥阴在脏之的证，病从阳经传入者也。

伤寒四五日，腹中痛，若转气下趋少腹者，此欲自利也。

伤寒四五日，正邪气传里之时，若腹中痛而满者，热聚而实，将成可下之证。兹腹中痛而不满，但时时转气下趋少腹者，热不得聚而从下注，将成下利之候也。而下利有阴阳之分，先发热而后下利者，传经之热邪内陷，此为热利，必有内烦脉数等证；不发热而下利者，直中之阴邪下注，此为寒利，必有厥冷脉微等证，要在审问明白也。

下利，寸脉反浮数，尺中自涩者，必圊脓血。

此阳邪入里而作下利之证。寸浮数者，阳邪强也；尺中涩者，阴气弱也。以强阳而加弱阴，必圊脓血。

下利脉沉而迟，其人面少赤，身有微热，下利清谷者，必郁冒汗出而解，病人必微厥。所以然者，其面戴阳，下虚故也。

下利清谷，脉沉而迟，阴在里在下也。面少赤，身有微热，阳在上在外也。夫阴内阳外而为病者，必得阳入阴出而后解。而面虽赤而未甚，身虽热而亦微，则其阳之发露者，仅十之三，而潜藏者，尚十之七也。藏而能动，必当与阴相争，争而未胜则郁冒，争而既胜则汗出。汗出而内伏之阴从外出，外出之阳从内入，而病乃解矣。然此证下虚无气，中上不守，惟藉君主之灵，以收散亡之气；而驱沉伏之阴，郁冒汗出，则心君震怒之候也。譬之澶渊之役，苟非真宗锐意亲征，则契丹大举之寇，必不能却；然而安危反掌，中外震惊，病人所以必微厥也。设非下虚之故，何至危殆若是？然或真阳毕露，则必不能与邪争，不争亦必无幸矣。

病者手足厥冷，不结胸，少腹满，按之痛者，此冷结在膀胱关元也。

手足厥冷，原有阴阳虚实之别。若其人结胸，则邪结于上，而阳不得通，如后所云，病人手足厥冷，脉乍紧，邪结在胸中。当须吐之，以通其阳者也。若不结胸，但少腹满，按之痛者，则是阴冷内结，元阳不振，病在膀胱关元之间。必以甘辛温药，如四逆白通之属，以救阳气而驱阴邪也。

厥阴进退之机九条

伤寒一二日，至四五日而厥者，必发热。前热者后必厥，厥深者热亦深，厥微者热亦微。厥应下之，而反发汗者，必口伤烂赤。

伤寒一二日，至四五日，正阴阳邪正交争互胜之时。或阴受病而厥者，势必转而为热，阴胜而阳争之也；或阳受病而热者，甚则亦变而为厥，阳胜而阴被格也。夫阳胜而阴格者，其厥非真寒也，阳陷于中而阴见于外也。是以热深者厥亦深，热微者厥亦微，随热之浅深，而为厥之微甚也。夫病在阳者宜汗，病在里者宜下。厥者热深在里，法当下之，而反发汗，则必口伤烂赤。盖以蕴隆之热，而被升浮之气，不从下出而从上逆故耳。

伤寒病，厥五日，热亦五日。设六日，当复厥；不厥者，自愈。厥终不过五日，以热五日，故知自愈。

伤寒厥五日，热亦五日者，阴胜而阳复之也。至六日，阴当复胜而厥；设不厥，则阴退而邪解矣，故自愈。夫厥与热，阴阳消长之兆也。兹初病至终，其厥不过五日，而厥已而热，亦得五日。是其复之之数，当其胜之之数，所谓有阳则复，无太过，亦无不及，故知其病自愈也。

伤寒发热四日，厥反三日，复热四日，厥少热多，其病当愈。四日至七日，热不除者，其后必便脓血。

伤寒厥四日，热反三日，厥复五日，其病为进。寒多热少，阳气退，故为进也。

热已而厥者，邪气自表而之里也。乃厥未已，而热之日又多于厥之日，则邪复转而之表矣。故病当愈，其热则除。乃四日至七日而不除者，其热必侵及营中而便脓血，所谓热气有余，必发痈脓也。厥已而热者，阳气复而阴邪退也。乃热未已而复厥，而厥又多于热之日，则其病为进。所以然者，寒多热少，阳气不振，则阴邪复胜也。要之，热已而厥者，传经之证，虑其阳邪递深也；厥已而热者，直中之证，虑其阳气不振也。故传经之厥热，以邪气之出入言；直中之厥热，以阴阳之胜复言，病证则同，而其故有不同如此。学者能辨乎此，则庶几矣。

伤寒先厥，后发热而利者，必自止，见厥复利。

伤寒先厥者，阴先受邪也；后热者，邪从阴而出阳也。阴受邪而利，及邪出而之阳，故利必自止。设复厥，则邪还入而之阴，故必复利。盖邪气在阳则生热，在阴则为厥与利，自然之道也。

伤寒始发热六日，厥反九日而利。凡厥利者，当不能食，今反能食者，恐为除中。食以索饼，不发热者，知胃气尚在，必愈。恐暴热来，出而复去也。后三日脉之，其热续在者，期至旦日夜半愈。所以然者，本发热六日，厥反九日，复发热三日，并前六日，亦为九日，与厥相应，故期至旦日夜半愈。后三日脉之，而脉数，其热不罢者，此为热气有余，必发痈脓也。

伤寒始发热六日，厥反九日而又下利者，邪气从阳之阴，而盛于阴也。阴盛则当不能食，而反能食者，恐为除中。中者，胃中之阳气也。除去而尽之也，言胃气为邪气所迫，尽情发露，不留余蕴也。“不”发热，不字当作“若”，谓试以索饼食之，若果胃气无余，必不能蒸郁成热；今反热者，知胃气尚在，非除中之谓矣。而又恐暴热暂来而复去，仍是胃阳发露之凶征也。

后三日脉之，而其热仍在，则其能食者，乃为胃阳复振无疑。故期至旦日夜半，其病当愈。所以然者，本发热六日，厥反九日，热少厥多，其病当进，兹复发热三日，并前六日，亦为九日，适与厥日相应，故知其旦日夜半，其病当愈。旦日，犹明日也。然厥与热者，阴阳胜负之机，不可偏也。偏于厥，则阴胜而碍阳矣；偏于热，则阳胜而碍阴矣。后三日脉之，而脉反加数，热复不止，则阳气偏胜，必致伤及营血，而发为痈脓也。

伤寒先厥后发热，下利必自止，而反汗出，咽中痛者，其喉为痹。发热无汗，而利必自止。若不止，必便脓血。便脓血者，其喉不痹。

伤寒之邪，见于阳者，不必见于阴；见于下者，不必见于上。厥已而热，下利自止者，阴邪转而之阳也。设得汗出，其邪必解；而咽中痛者，未尽之热，厥而上行也，故其喉为痹。发热无汗者，邪气郁而在阳也。虽下利，法当自止；而反不止者，以无汗出，热仍从里行也，故必便脓血。便脓血者，其喉不痹，邪在下者，则不复在上也。

伤寒热少厥微，指头寒，默默不欲食，烦躁数日。小便利，色白者，此热除也；欲得食，其病为愈。若厥而呕，胸胁烦满者，其后必便血。

热少厥微，指头寒，邪气自微也。默默不欲食，烦躁，邪欲传里也。里受邪而热，则其小便必不利，虽利其色必不白；至数日，小便利、色白，知其热已除也。本默默不欲食，忽欲得食，知其胃已和也。热除胃和，其病则愈。而厥阴之脉，挟胃上膈布胁肋，若其邪不解，淫溢厥阴之位，则为厥而呕，为胸胁烦满也。凡病上行极者，必下行主血而病为热。血为热迫，注泄于下，则其后必便血也。

凡厥者，阴阳气不相顺接，便为厥。厥者，手足逆冷是也。

按：经脉足之三阴三阳相接于足十指，手之三阴三阳相接于手十指，故阴之与阳，常相顺接者也。若阳邪内入，阴不能与之相接，而反出于外，则厥；阴邪外盛，阳不能与之相接，而反伏于中，亦厥。是二者，虽有阴阳之分，其为手足逆冷一也。

厥阴生死微甚之辨十五条

厥阴中风，脉微浮，为欲愈。不浮，为未愈。

此厥阴经自受风邪之证。脉浮为邪气少，浮为病在经，经病而邪少，故为欲愈。或始先脉不微浮，继乃转而为浮者，为自阴之阳之候，亦为欲愈，所谓阴病得阳脉者生是也。然必兼有发热微汗等候，仲景不言者，以脉该证也。若不浮，则邪著阴中，漫无出路，其愈正未可期，故曰不浮为未愈。

伤寒下利，日十余行，脉反实者，死。

伤寒下利，至日十余行，邪既未尽，而正已大惫矣。其脉当微或弱，而反实者，是邪气有余，所谓病胜脏也，故死。

下利，脉沉弦者，下重也。脉大者，为未止；脉微弱数者，为欲自止，虽发热不死。

沉为里为下，弦为阴。下利，脉沉弦者，阴邪在里而盛于下，故下重也。脉大者，邪气盛，经曰“大则病进”，故为未止。脉微弱，为邪气微，数为阳气复。阴寒下利，阳复而邪微，则为欲愈之候；虽复发热，亦是阳气内充所致，不得比于下利发热者，死之例也。

下利有微热而渴，脉弱者，令自愈。

下利脉数，有微热，汗出，令自愈。设复紧，为未解。

此二条，亦为阴邪下注者设。微热而渴，与脉数有微热汗出，并阳气内充之象；而脉弱，又阴气衰退之征，故令自愈。夫脉弱者，脉紧去而转弱也。设复紧，则阴邪仍盛，其病岂能遽已耶!

下利脉数而渴者，令自愈。设不瘥，必圊脓血，以有热故也。

此亦阴邪下利，而阳气已复之证。脉数而渴，与下利有微热而渴同意。然脉不弱而数，则阳之复者已过，阴寒虽解，热气旋增，将更伤阴而圊脓血也。

发热而厥，七日，下利者，为难治。

发热而厥者，身发热而手足厥，病属阳而里适虚也。至七日，正渐复而邪欲退，则当厥先已而热后除；乃厥热如故，而反加下利，是正不复而里益虚矣。夫病非阴寒，则不可以辛甘温其里；而内虚不足，复不可以苦寒坚其下，此其所以为难治也。

伤寒发热，下利厥逆，躁不得卧者，死。

伤寒发热，下利厥逆者，邪气从外之内，而盛于内也。至躁不得卧，则阳气有立亡之象，故死。此传经之邪，阴气先竭，而阳气后绝者也。

伤寒发热，下利至甚，厥不止者，死。

发热甚，下利厥逆，证与上同。而下利至甚，则阴欲亡；厥逆不止，则阳亦伤，虽不躁，犹死也。此亦传经之邪，阴先竭而阳后绝者也。

伤寒六七日，不利，便发热而利，其人汗出不止者死，有阴无阳故也。

寒伤于阴，至六七日发热者，阳复而阴解。虽下利，犹当自止，所谓伤寒先厥后发热而利者，必自止也。乃伤寒六七日，本不下利，而忽热与利俱见，此非阳复而热也，阴内盛而阳外亡也。若其人汗出不止，则不特不能内守，亦并无为外护矣。是谓有阴无阳，其死必矣。

下利，手足厥冷，无脉者，灸之不温，若脉不还，反微喘者死。

阴寒下利，而至厥冷无脉，阳气将竭而死矣。灸之所以通既绝之阳；乃厥不回，脉不还而反微喘，残阳上奔，大气下脱，故死。

下利后，脉绝，手足厥冷，晬时脉还，手足温者生，脉不还者死。

晬时，周时也。下利后脉绝，手足厥冷者，阴先竭而阳后绝也。是当俟其晬时，经气一周，其脉当还，其手足当温。若脉不还，其手足亦必不温而死矣。

伤寒六七日，脉微，手足厥冷，烦躁。灸厥阴，厥不还者死。

伤寒六七日，阳气当复，阴邪当解之时。乃脉不浮而微，手足不烦而厥冷，是阴气反进，而阳气反退也。烦躁者，阳与阴争，而阳不能胜之也。灸厥阴，所以散阴邪而复阳气，阳复则厥自还。设不还，则阳有绝而死耳。是故传经之邪至厥阴者，阴气不绝则不死；直中之邪入厥阴者，阳气不复则不生也。

伤寒脉迟，六七日，而反与黄芩汤彻其热。脉迟为寒，今与黄芩汤复除其热，腹中应冷，当不能食；今反能食，此名除中，必死。

脉数为热，脉迟为寒，诊家之大要也。热者清之，寒者温之，医家之大法也。乃伤寒脉迟，至六七日而不变，其为寒无疑矣。而反与黄芩汤复除其热，是以寒益寒也。于是阳气消亡，阴寒独胜。法当腹中冷而不能食，今反能食者，非胃气盛也，胃中之阳，发露无余。譬之贫儿夸富，整诸所有而暴之于外，虽炫耀目前，然其尽可立而待也。故直断之曰“此名除中，必死。”

厥阴病，欲解时，从寅至卯上。

厥阴属风木之脏，寅卯为木王之时。脏气胜而邪气解，亦如三阳及太少二阴之例也。

厥阴清法五条

厥阴病，渴欲饮水者，少少与之愈。

厥阴之病，本自消渴，虽得水，未必即愈。此云“渴欲饮水，少少与之愈”者，必厥阴热邪，还返阳明之候也。热还阳明，津液暴竭，求救于水，少少与之，胃气则和，其病乃愈。若系厥阴，则热足以消水，而水岂能消其热哉！

下利欲饮水者，以有热故也。白头翁汤主之。

伤寒自汗不渴者，为脏有寒，太阴自受寒邪也。下利欲饮水者，以里有热，传经之邪，厥阴受之也。白头翁汤除热坚下，中有秦皮，色青味苦，气凉性涩，能入厥阴，清热去湿而止利也。

白头翁汤方

白头翁二两　黄连　黄柏　秦皮各三两

上四味，以水七升，煮取二升。去滓，温服一升。不愈，更服一升。

热利下重者，白头翁汤主之。

伤寒热邪入里，因而作利者，谓热利下重，即后重热邪下注，虽利而不得出也。

白头翁苦辛，除邪气。黄连、黄柏、秦皮，苦以坚之，寒以清之，涩以收之也。

下利后更烦，按之心下濡者，为虚烦也。宜栀子豉汤。

下利后更烦者，热邪不从下减而复上动也。按之心下濡，则中无阻滞可知，故曰虚烦。香豉、栀子能彻热而除烦，得吐则热从上出而愈，因其高而越之之意也。

伤寒六七日，大下后，寸脉沉而迟，手足厥逆，下部脉不至，咽喉不利，吐脓血，泄利不止者，为难治。麻黄升麻汤主之。

伤寒六七日，寒已变热而未实也。乃大下之，阴气遂虚，阳气乃陷。阳气陷，故寸脉沉而迟；阴气虚，故下部脉不至。阴阳并伤，不相顺接，则手足厥逆。而阳邪之内入者，方上淫而下溢，为咽喉不利，为吐脓血，为泄利不止。是阴阳上下并受其病，而虚实冷热亦复混淆不清矣。是以欲治其阴，必伤其阳；欲补其虚，必碍其实，故曰此为难治。麻黄升麻汤，合补泻寒热为剂，使相助而不相悖，庶几各行其事，而并呈其效。方用麻黄、升麻，所以引阳气发阳邪也；而得当归、知母、葳蕤、天冬之润，则肺气已滋，而不蒙其发越之害矣。桂枝、干姜，所以通脉止厥也；而得黄芩、石膏之寒，则中气已和，而不被其燥热之烈矣。其芍药、甘草、茯苓、白术，则不特止其泄利，抑以安中益气，以为通上下、和阴阳之用耳。

麻黄升麻汤方

麻黄二两半（去节）　当归　升麻各一两一分　知母　黄芩　葳蕤各十八铢　石膏（绵裹，碎）　白术　干姜　白芍　天冬（去心）　桂枝　茯苓　甘草（炙）各六铢

上十四味，以水一斗，先煮麻黄一二沸，去上沫，纳诸药，煮取三升。

去滓，分温三服。相去如炊三斗米饭顷，令尽汗出愈。

厥阴温法十条

伤寒脉微而厥，至七八日，肤冷，其人躁无暂安时者，此为脏厥，非蛔厥也。蛔厥者，其人当吐蛔。今病者静而复时烦，此为脏寒，蛔上入膈，故烦。须臾复止，得食而呕。又烦者，蛔闻食臭出，其人当自吐蛔。蛔厥者，乌梅丸主之，又主久痢。

伤寒脉微而厥，寒邪中于阴也。至七八日，身不热而肤冷，则其寒邪未变可知。乃其人躁无暂安时者，此为脏厥发躁，阳气欲绝，非为蛔厥也。蛔厥者，蛔动而厥，其人亦躁，但蛔静则躁亦自止。蛔动则时复自烦，非若脏寒之躁无有暂安时也。然蛔之所以时动而时静者，何也？蛔性喜温，脏寒则蛔不安而上膈，蛔喜得食，脏虚则蛔复上而求食，甚则呕吐，涎液从口中出。按：古云蛔得甘则动，得苦则安；又曰蛔闻酸则静，得辛热则止。故以乌梅之酸，连、柏之苦，姜、辛、归、附、椒、桂之辛，以安蛔温脏而止其厥逆。加人参者，以蛔动中虚，故以之安中而止吐，且以御冷热诸药之悍耳。

乌梅丸方

乌梅三百个　黄连一斤　干姜十两　细辛　附子（炮）　桂枝　人参　黄柏各六两　当归　蜀椒各四两

上十味，异捣筛，合治之，以苦酒渍乌梅一宿，去核蒸之。五升米下，饭熟捣成泥，和药令相得。纳臼中，与蜜杵二千下，丸如桐子大。先食饮服十丸，日三服。稍加至二十丸。禁生冷、滑物、臭食等。

干呕吐涎沫，头痛者，吴茱萸汤主之。

干呕吐涎沫者，厥阴寒邪上攻阳明也。头痛者，厥阴之脉上出额，与督脉会于巅，寒气随经上入于头，故痛也。然头者诸阳之会，以阴邪而得干之，其阳不振甚矣。故以吴茱萸辛热，入厥阴散寒邪为君；生姜辛温，和胃止呕吐为臣；人参、大枣甘温，助正气养阳气为佐也。

手足厥寒，脉细欲绝者，当归四逆汤主之。若其人内有久寒者，宜当归四逆加吴茱萸生姜汤主之。

手足厥寒，脉微欲绝者，阳之虚也，宜四逆辈。脉细欲绝者，血虚不能温于四末，并不能荣于脉中也。夫脉为血之腑，而阳为阴之先，故欲续其脉，必益其血；欲益其血，必温其经。方用当归、芍药之润以滋之，甘草、大枣之甘以养之，桂枝、细辛之温以行之；而尤藉通草之入经通脉，以续其绝而止其厥。若其人内有久寒者，必加吴茱萸、生姜之辛以散之；而尤藉清酒之濡经浃脉，以散其久伏之寒也。

当归四逆汤方

当归三两　桂枝三两　芍药三两　细辛二两　通草二两　甘草二两（炙）　大枣二十枚

上七味，以水八升，煮取三升。去滓，温服一升，日三服。

当归四逆加吴茱萸生姜汤方

当归二两　桂枝三两　白芍三两　细辛三两　甘草二两（炙）　通草二两　大枣十二枚　吴茱萸二升　生姜半斤（切）

上九味，以水六升，清酒六升，和煮取五升。去滓，温分五服。一方水酒各四升。

大汗出，热不去，内拘急，四肢疼，又下利厥逆而恶寒者，四逆汤主之。

此过汗伤阳，病本热而变为寒之证。大汗出，热不去者，邪气不从汗解，而阳气反从汗亡也。阳气外亡，则寒冷内生，内冷则脉拘急而不舒也。四肢者，诸阳之本，阳虚不足，不能实气于四肢，则为之疼痛也。甚至下利厥逆而恶寒，则不特无与内守，亦并不为外护矣。故必以四逆汤，救阳驱阴为主。余谓传经之热，久亦成阴者，此类是也。

大汗，若大下利，而厥逆者，四逆汤主之。

此亦阳病误治而变阴寒之证。成氏所谓大汗若大下利，表里虽殊，其亡津液损阳气一也。阳虚阴胜，则生厥逆，虽无里急下利等证，亦必以救阳驱阴为急。《易》曰：履霜坚冰至。阴盛之戒，不可不凛①也。

伤寒脉促，手足厥逆者，可灸之。

脉阳盛则促，阴盛则结。手足厥逆而脉促者，非阳之虚，乃阳之郁而不通也。灸之所以引阳外出。若厥而脉微者，则必更以四逆汤温之。岂特灸之哉？

呕而脉弱，小便复利，身有微热，见厥者，难治，四逆汤主之。

脉弱便利而厥，为内虚且寒之候；则呕非火邪，乃是阴气之上逆；热非寒邪，乃是阳气之外越矣。故以四逆汤救阳驱阴为主。然阴方上冲而阳且外越，其离决之势，有未可即为顺接者，故曰难治。或曰：呕与身热为邪实，厥利脉弱为正虚，虚实互见，故曰难治。四逆汤舍其标而治其本也，亦通。

下利清谷，里寒外热，汗出而厥者，通脉四逆汤主之。

---

① 凛：寒颤，此指畏惧。

挟热下利者，伤在太阴之阴；中寒清谷者，伤在少阴之阳。里寒外热，汗出而厥，为阴内盛而阳外越之象。故于四逆，加干姜一倍，以温里而胜寒邪。曰通脉者，盖欲使阳气内行，而厥与利俱止耳。

伤寒厥而心下悸者，宜先治水。当服茯苓甘草汤，却治其厥。不尔，水渍入胃，必作利也。

伤寒寒胜则厥，心下有水则悸。厥而心下悸者，寒中于阴而水聚于心下也。是宜以茯苓甘草汤，先治其水，水去，然后治厥。如伤寒二三日，心中悸而烦者，先服建中汤之意也。建中者，建立中气，恐其中虚而邪易入，邪入则烦不止矣。茯苓甘草汤，甘淡利水益中气，恐其水渍入胃而作利，利作则厥不回矣。仲景治病，每以正气为虑如此！

伤寒本自寒下，医复吐下之，寒格，更逆吐下。若食入口即吐，干姜黄连黄芩人参汤主之。

伤寒本自寒下，盖即太阴腹满自利之证。医不知而复吐下之，里气遂虚，阴寒益甚，胃中之阳被格而上逆，脾中之阴被抑而下注，得不倍增吐下乎！至食入口即吐，则逆之甚矣。若以寒治逆，则寒下转增；或仅投温剂，则必格拒而不入。故以连、芩之苦，以通寒格，参、姜之温，以复正气，而逐阴邪也。

干姜黄连黄芩人参汤方

干姜三两　黄连三两　黄芩三两　人参三两

上四味，以水六升，煮取二升。去滓，分温再服。

厥阴病禁二条

伤寒五六日，不结胸，腹濡，脉虚，复厥者，不可下。此为亡血，下之死。

伤寒五六日，邪气传里，在上则为结胸，在下则为腹满而实。若不结胸，腹濡，而脉复虚，则表里上下，都无结聚，其邪为已解矣。解则其人不当复厥，而反厥者，非阳热深入也，乃血不足而荣于四末也。是宜补而不可下，下之是虚其虚也。《玉函》云：虚者重泻，其气乃绝。故死。

诸四逆厥者，不可下之。虚家亦然。

按：成氏曰：四逆，四肢不温也。厥者，手足冷也。然本篇云：“厥者，手足逆冷是也。”又云：“伤寒脉促，手足厥逆者，可灸之。”其他凡言厥逆之处不一，则四逆与厥，本无分别，特其病有阴阳之异耳。此条盖言阴寒厥逆，法当温散温养之，故云不可下之。前条云厥应下之者，则言邪热内陷之厥逆也。学者辨之。虚家，体虚不足之人也，虽非四逆与厥，亦不可下之。经云："毋实实，毋虚虚，而遗人夭殃。"此之谓也。

简误九条

呕家有痈脓者，不可治呕，脓尽自愈。

痈脓者，伤寒热聚于胃口而不行，则生肿痈。而脓从呕出，痈不已则呕不止。是因痈脓而呕，故不可概以止呕之药治之。脓尽痈已，则呕自止。此胃痈杂病，当隶阳明，不当入厥阴也。以下九条，均非厥阴本病，叔和不察，误编厥阴篇中。兹特检出，另列简误。其他厥阴进退，及下利呕逆等证，亦有不必定属厥阴者，叔和以为不便清晰，故总隶厥阴，而实为三阴并有之证。兹仍其旧，学者当以意会之。

伤寒大吐大下之，极虚，复极汗出者，以其人外气怫郁，复与之水，以发其汗，因得哕。所以然者，胃中寒冷故也。

伤寒大吐大下之，既损其上，复伤其下，为极虚矣。纵有外气怫郁不解，亦必先固其里，而后疏其表。乃复饮水以发其汗，遂极汗出，胃气重虚，水冷复加。冷虚相搏，则必作哕。哕，呃逆也。此阳病误治而变为寒冷者，非厥阴本病也。

病人手足厥冷，脉乍紧者，邪结在胸中，心下满而烦，饥不能食者，病在胸中。当吐之，宜瓜蒂散。

脉紧为实，乍紧者，胸中之邪，能结而不能实也。夫胸中，阳也。阳实气于四肢，邪结胸中，其阳不布，则手足无气而厥冷也。而胃居心下，心处胸间，为烦满，为饥而不能食，皆邪结胸中，逼处不安之故。经云：其高者，引而越之。胸邪最高，故当吐之。瓜蒂苦而涌也，能吐胸中结伏之邪也。此证不必定属阴经，即阳病亦有之也。

伤寒哕而腹满，视其前后，知何部不利，利之愈。

哕而腹满者，病在下而气溢于上也，与病人欲吐不可下之者不同。彼为上行极而欲下，此为下行极而复上也。经曰：在下者，引而竭之。故当视其前后二阴，知何部不利而利之，则病从下出而气不上逆，腹满与哕俱去矣。此热入太阴而上攻阳明之证，与厥阴无涉也。

呕而发热者，小柴胡汤主之。

此邪在少阳之经，非厥阴本病也。故以小柴胡汤和解少阳之邪，邪解则呕与热俱止。或厥阴病而外连少阳者，亦有之。然亦必以小柴胡先解少阳为急，所谓病自内之外，而盛于外者，先解其外而后治其内也。

下利谵语者，有燥屎也，宜小承气汤。

谵语者，胃实之征，下利得此，为有燥屎，所谓利者不利是也。与小承气汤，下其燥屎，屎去脏通，下利自止。经云“通因通用”，此之谓也。《金匮》治下利，按之心下坚者，与大承气汤。与此同意，所当互考。此太阴转入阳明之证，与厥阴无涉也。

下利清谷，不可攻表，汗出必胀满。

清，与圊同，即完谷也，乃阳不运而谷不腐也。是当温养中土，不可攻表出汗。汗出则阳益虚，阳虚则气不化，故必胀满。此寒中太阴之证，非厥阴病也。

少阴负趺阳者，为顺也。

少阴，肾脉也。趺阳，胃脉也。下利为土负水胜之病。少阴负趺阳者，水负而土胜也，故曰顺。此条当为太阴下利而设，亦与厥阴无涉也。

伤寒脉滑而厥者，里有热也，白虎汤主之。

伤寒脉微而厥者，阴邪所中，寒在里也。脉滑而厥者，阳邪所伤，热在里也。阳热在里，阴气被格，阳反在内，阴反在外。设身热不除，则其厥不已，故主白虎汤，以清里而除热也。此阳明热极发厥之证，误编入厥阴者也。

瘥后诸病七条

伤寒阴阳易之为病，其人身体重，少气，少腹里急，或引阴中拘挛，热上冲胸，头重不欲举，眼中生花，膝胫拘急者，烧裈散主之。

阴阳易者，男子大病新瘥，尚有余热，妇人与之交而得病，名曰阳易；或妇人大病新瘥，余热未尽，男子与之交而得病者，名曰阴易。以阴阳相感，精气交通，热气从之而传易也。其人身体重少气者，劳伤真气，而热胜之也。少腹里急，或引阴中拘挛，及膝胫拘急者，精虚热入，而脉道不通也。热上冲胸，头重不欲举，眼中生花，则热气重蒸，而且上淆清阳矣。瘥裈裆得阴浊最多，以类相入，导其热气，俾从阴而入者，仍从阴而出也。

烧裈散方

上取妇人中裈近隐处，剪烧灰。以水和服方寸匕，日三服，小便即利，阴头微肿则愈。妇人病，取男子裈裆烧灰服。

大病瘥后劳复者，枳实栀子豉汤主之。若有宿食者，加大黄如博棋子大五六枚。

大病新瘥，血气未复，余热未尽，而强力作劳，因复发热者，名曰劳复。为其余热之气，因劳而外浮也。枳实、栀子所以下热，豆豉所以散热，盖亦表里之剂，而气味轻薄，适宜于病后复发之体耳。若有宿食者，名曰食复《内经》所谓“食肉则复，多食则遗”也。故于枳实栀子豉汤中，少加大黄，以逐其宿食。

枳实栀子豉汤方

枳实三枚（炙）　栀子十四枚（擘）　豉一升（绵裹）

上三味，以清浆水七升，空煮取四升，纳枳实、栀子，煮取二升，下豉，更煮五六沸。去滓，温分再服，覆令微似汗。

伤寒瘥已后，更发热者，小柴胡汤主之。脉浮者，以汗解之。脉沉实者，以下解之。

伤寒瘥已后，更发热者，不因作劳，亦未过食，而未尽之热，自从内而达于外也。故与小柴胡汤，因其势而解之。且人参、甘、枣，可以益病后之虚，黄芩、半夏，可以和未平之里也。脉浮者，邪气连表，汗之使之外解。脉沉实者，邪气居里，下之使从里解，亦因其势而利导之耳。

大病瘥后，从腰以下有水气者，牡蛎泽泻散主之。

大病新瘥，而腰以下肿满者，此必病中饮水过多，热邪虽解，水气不行，浸渍于下，而肌肉肿满也。是当以急逐水邪为法。牡蛎泽泻散，咸降之力居多，饮服方寸匕。不用汤药者，急药缓用，且不使助水气也。若骤用补脾之法，恐脾气转滞而水气转盛，宁不泛滥为患？

牡蛎泽泻散方

牡蛎（熬）　泽泻　瓜蒌根　葶苈（熬）　商陆根　蜀漆（洗去腥）　海藻（洗去咸）各等分

上七味，异捣下筛为散，更入臼中杵①之。白饮和服方寸匕。小便利，止后服。

大病瘥后，喜唾，久不了了者，胃上有寒。当以丸药温之，宜理中丸。

大病瘥后，胃阴虚者，津液不生，则口干欲饮；胃阳弱者，津液不摄，则口不渴而喜唾。至久之而尚不了了，则必以补益其虚，以温益其阳矣。曰胃上有寒者，非必有客气也，虚则自生寒耳。理中丸，补虚温中之良剂。不用汤者，不欲以水气资吐也。

---

① 杵：原本作“治”，此据大成本作“杵”。

伤寒解后，虚羸少气，气逆吐者，竹叶石膏汤主之。

大邪虽解，元气未复，余邪未尽。气不足则因而生痰，热不除则因而上逆，是以虚羸少食，而气逆欲吐也。竹叶石膏汤，乃白虎汤之变法。以其少气，故加参、麦之甘以益气；以其气逆有饮，故用半夏之辛以下气蠲饮。且去知母之咸寒，加竹叶之甘凉，尤于胃虚有热者，为有当耳。

竹叶石膏汤方

竹叶二把　石膏一斤　人参三两　粳米半升　半夏半升（洗）　甘草二两（炙）　麦冬一升（去心）

上七味，以水一斗，煮取六升。去滓，纳粳米煮，米熟汤成，去米，温服一升，日三服。

病人脉已解，而日暮微烦，以病新瘥，人强与谷，脾胃气尚弱，不能消谷，故令微烦。损谷则愈。

脉已解者，病邪解而脉已和也。微烦，微热也，解则不当复烦。而日暮微烦者，以病新瘥，不当与谷而强与之。胃虚谷实。不能胜之，则发烦热也。损谷则愈者，谓不可以药治之，但损其谷食，则胃自和耳。

临证验录

用药法度

【病案1】杜某，男，86岁。2018年10月19日初诊。

主诉：前列腺癌术后1年半。

现病史：患者2017年4月行前列腺癌微创术，2018年7月因尿潴留行膀胱造瘘术。现症见：腹水，一天约1500毫升，食欲可，因腹水食少，不恶心，眠差（每晚口服1片安眠药），大便可。舌质暗红，苔黄略腻，脉涩乏力。

辨证：痰水瘀滞。

处方：清半夏10克，甘遂6克（打粉冲服），阿胶10克（烊化），三七粉3克（冲服），大黄10克（后下），上肉桂3克，猪苓10克。4剂，每日1剂，水煎服，分早晚两次温服。

二诊：2018年11月26日。服上方1剂，大、小便次数增多，腹胀减轻，服至3剂，腹泻明显，大便如水样，停服。现症见：腹部微胀，少量腹水，睡眠差，纳食差，口干不苦，大便稀，日1次，小便调。舌质暗红，苔黄稍腻，脉涩乏力。

处方：太子参15克，茯苓15克，泽泻10克，炒白术10克，猪苓10克，三七粉3克（冲服）。7剂，每日1剂，水煎服，分早晚两次温服。

按语：患者腹水，舌质暗红，苔黄略腻为痰水瘀滞证，方用甘遂半夏汤加减化瘀逐水，加用大黄导邪气从大便而出。甘遂为大毒之品，用后若大便如水，应适可而止，防止过泻反伤正气。患者久病，正气较虚，攻伐之品只可暂用，不可久服，故二诊改用春泽汤，补泻兼施。

【病案2】马某，女，34岁。2013年11月6日初诊。

主诉：恶阻多吐涎沫10余天。

现病史：患者妊娠58天，10余天来恶心，干呕，多吐涎沫，嗳气，反酸，胃灼热，胃痛，胃胀，纳呆，眠差，入睡难，大便干，日1次，小便调。舌质淡红，苔薄白，脉略数。

辨证：胃虚寒饮，胃气上逆。

处方：干姜 10 克，党参 10 克，清半夏 10 克，紫苏叶 6 克（后下），黄连 10 克。3 剂，每日 1 剂，水煎服，分早晚两次温服。

二诊：2013 年 11 月 15 日。服上方 3 剂，恶心、干呕明显减轻。现症见：偶有恶心、干呕、胃胀、嗳气。纳一般，睡眠较前改善，大便可，小便调。舌质淡红，苔薄白，脉细。

处方：上方去半夏，加陈皮 10 克，竹茹 15 克。5 剂，每日 1 剂，水煎服，分早晚两次温服。

按语：患者妊娠呕吐，伴有多吐涎沫，属于胃虚寒饮呕吐；嗳气、胃灼热、反酸为肝胃郁热，胃气上逆的表现；胃气虚寒，脾胃气机升降失调，胃气郁滞，不通则痛，故见胃痛、胃胀、纳呆等表现；“胃不和则卧不安”，故眠差，入睡难；饮邪停滞胃中，大肠津亏，则大便干。结合舌脉，四诊合参，辨证为胃虚寒饮，胃气上逆。故方选干姜人参半夏丸以温胃化饮，降逆止呕。加紫苏叶行气宽中，和胃止呕，兼有理气安胎之功。黄连清胃热，止呕吐。

用药原则

【病案】翟某，男，21 岁。2019 年 7 月 26 日初诊。

主诉：反复口腔溃疡 3 年余。

现病史：患者口腔溃疡反复发作，面部痤疮，口不干、不苦，二便正常，纳少，睡眠正常。舌质淡，苔白，脉细无力。

辨证：寒热错杂证。

处方：清半夏 10 克，黄连 10 克，黄芩 10 克，干姜 10 克，党参 10 克，蝉蜕 10 克，僵蚕 10 克，陈皮 10 克，土茯苓 30 克，甘草 6 克。10 剂，每日 1 剂，水煎服，分早晚两次温服。

二诊：2019 年 8 月 5 日。口腔溃疡愈，面部痤疮明显减轻，余无明显不适。上方继服 10 剂。

按语：患者 21 岁，正值气血旺盛之龄，口腔溃疡反复发作，兼有面部痤疮，属于郁火内盛之象，但患者舌淡苔白，脉细无力，四诊合参，辨证当属于寒热错杂之证，方选半夏泻心汤平调寒热，以党参代人参，价廉性平而其效相当。蝉蜕、僵蚕解毒散结，托毒外出；陈皮燥湿健脾；土茯苓解毒除湿。

药物的量效关系

【病案1】万某，男，41岁。2009年1月23日初诊。

主诉：吐痰，时作哮喘9年。

现病史：患者气管炎病史9年，平时吐痰不断，色或黄或白，受凉或感冒后痰量急增，鼻涕多。秋冬交接时哮喘易作，发作时伴憋气、痰多、肌肤凉。纳眠可，二便调。舌淡红，苔薄白，脉沉细弱。

辨证：风寒闭腠，肺气失宣证。

处方：桂枝10克，生白芍10克，厚朴10克，杏仁10克，炙麻黄3克，炒紫苏子10克，炒莱菔子10克，炒白芥子10克，黄芩10克，炙甘草6克，生姜3片，大枣4枚。10剂，每日1剂，水煎服，分早晚两次温服。

二诊：2009年3月2日。服上方至今，效可，哮喘发作次数明显减少，吐痰减少。现症见：时有咳嗽，喘息，吐白痰，口淡不苦，纳可，眠可，二便调。舌质淡红，苔薄白，脉沉细。

处方：上方去黄芩，白芥子为6克，加干姜6克。20剂，每日1剂，水煎服，分早晚两次温服。

按语：患者平时不断吐痰，色黄或白，涕多，受寒或感冒后痰量急增为风寒闭腠，肺气失宣证。肺主水液输布，肺窍郁闭，可见憋气、痰多等症。方用桂枝加厚朴杏子汤加减，外能解肌调营卫，又能肃降肺气。患者患气管炎9年，寒邪日久深入，隐匿肌腠、筋膜之间，更加小量麻黄合三子养亲汤，既能缓缓透邪外出，又能化痰降气，恢复肺之宣肃。

【病案2】吴某，女，6岁。2018年11月19日初诊。

主诉：咳嗽2个月，发现双下肢皮肤紫癜近1个月。

现病史：患者2个月前因受凉出现咳嗽，痰少，在附近诊所给予止咳化痰治疗，无明显缓解。1个月前发现双下肢皮肤紫癜，在某院诊为“过敏性紫癜”，给予药物治疗，症状好转。现症见：仍咳嗽，痰少，纳差，大便前段干，夜间流涎、龂齿，舌质红，苔白腻，脉细。既往有哮喘病史、滑膜炎病史。

处方：炙麻黄2克，连翘10克，赤小豆20克，桑白皮20克，杏仁6克，丝瓜络15克，生甘草3克，地骨皮6克，干地龙3克，天冬6克，炙枇杷叶3克。15剂，每日1剂，水煎服，分早晚两次温服。

二诊：2019年1月25日。服上方30剂，效可。咳嗽、咯痰愈，现多涎，仍夜间流涎、龂齿，眠一般，夜眠盗汗，纳一般，纳多则易消化不良，大便前段干，日行1次。服药期间偶有下肢瘀点、瘀斑出现，可自行消退。舌尖红，苔白滑，脉涩。

处方：炙麻黄2克，杏仁6克，桑叶10克，竹茹10克，丝瓜络10克，浮小麦30克，煅牡蛎30克（包煎），大黄3克（后下），生甘草2克。7剂，每日1剂，水煎服，分早晚两次温服。

按语：患者以过敏性紫癜、咳嗽为主诉，二者病位同在肺卫，且痰少，纳差，大便前段干，夜间流涎、龂齿，舌质红，苔白腻，脉细，综合辨为风湿袭表之证。以麻黄连翘赤小豆汤以解表宣肺，清热利湿。其中麻黄小量以散风邪，宣肺平喘。杏仁与麻黄合用一宜一降，调节肺之宣降；连翘清热解毒；赤小豆、桑白皮、地龙以泻肺平喘，行水消肿；地骨皮、枇杷叶清肺化痰；天冬养阴清热、润肺止咳。二诊仍夜间流涎、龂齿，夜眠盗汗，纳多则易消化不良，大便前段干，日1次，偶有下肢瘀点、瘀斑，结合舌尖红，考虑肝热内扰，以三青汤凉肝清热，加浮小麦、牡蛎以平抑肝阳，养心安神，少量大黄以通腑泻热；肺与大肠相表里，以麻黄、杏仁恢复肺之气机升降以通便。

【病案3】邵某，女，53岁。2018年3月2日初诊。

主诉：脐周痛1个月。

现病史：患者诉1个月前因劳累、饮食不规律出现晚饭后脐周隐痛，左右少腹隐痛，按之加重，自觉有硬块，矢气得舒，晨起腹泻2~3次后好转。伴肠鸣，纳差，食欲不振，嗳气，反酸，胃灼热，眠差。小便正常。舌淡红，苔白稍厚，脉沉弦。

辨证：肝脾两虚证。

处方：川芎10克，当归10克，生白芍15克，泽泻10克，炒白术12克，茯苓10克，木香6克，黄连6克，羌活3克，独活3克，防风3克。10剂，每日1剂，水煎服，分早晚两次温服。

按语：患者脐周隐痛，左右少腹隐痛，为肝失调达，经络不畅；肠鸣，纳差，食欲不振，嗳气，反酸，胃灼热，晨起腹泻为脾虚气滞之象，故辨为肝脾两虚证，方用当归芍药散加减以柔肝健脾，缓急止痛。更加小量黄连、木香疏理胃肠气机兼清胃中郁热。加小量羌活、独活、防风升发脾胃清阳之气。

常用药对

【病案1】张某，男，54岁。2018年2月2日初诊。

主诉：上腹部撑胀1年，加重3个月。

现病史：患者诉1年前无明显诱因出现上腹部撑胀，偶有疼痛，午饭后加重，伴嗳气，经中西药治疗效不佳。现症见：纳差，食欲不振，眠差，时有入睡难，多梦，眠浅易醒，大便不成形，解不尽感，黏腻，日1~2次，便后脐周按之硬，自觉有气，小便正常。另诉右耳耳鸣2年多，夜间加重，怕冷，乏力，动则汗出，性生活2个小时后出现心慌，平时眼睛干涩。舌脉（缺失）。

辨证：脾胃虚弱，气机升降失常。

处方：清半夏10克，干姜10克，党参10克，黄芩10克，黄连3克，厚朴10克，炒枳实10克，炙甘草6克，大枣3枚为引。15剂，每日1剂，水煎服，分早晚两次温服。

二诊：2018年3月9日。服上方30剂，腹胀消失。现症见：眠差，入睡难，易醒，耳鸣，目干涩乏力，汗出，二便调。舌质红，苔薄白，脉细。

处方：生地黄15克，熟地黄15克，生山药30克，茯苓10克，泽泻10克，山茱萸10克，牡丹皮10克，枸杞子15克，菊花10克（后下），炒酸枣仁15克，川芎3克，知母6克。20剂，每日1剂，水煎服，分早晚两次温服。

按语：患者上腹部撑胀、嗳气，为中焦脾胃气机升降失常所致。脾胃虚弱、运化失司，故纳差、食欲不振、大便不成形；脾虚生湿，湿邪上蒙耳窍亦可出现耳鸣，故用半夏泻心汤辛开苦降、调和中焦，更加枳实、厚朴肃降胃肠之气机。

【病案2】罗某，女，38岁。2018年2月28日初诊。

主诉：便秘5年余。

现病史：患者诉5年来无便意，无肠鸣音，矢气臭，长时间不排便则腹胀，易上火，牙龈肿疼。月经经期2~3天，颜色正常，无血块，伴经前乳房胀痛，有硬结。纳眠可，小便正常，大便3~5日1次，便秘时小腹胀硬，口服泻药缓解。有痔疮、乳腺增生史。舌淡红，苔黄厚腻，脉涩。

辨证：阳明腑实证。

处方：大黄10克（后下），黄连6克，玄参30克，槐角30克。10剂，每日 1 剂，水煎服，分早晚两次温服。

按语：患者便秘，矢气臭，不排便则腹胀，易上火，牙龈肿疼，小腹胀硬为阳明腑实证。方用大黄黄连泻心汤以清热泻火通腑，更加大量玄参、槐角增液通便。

【病案 3】李某，女，52 岁。2016 年 8 月 10 日初诊。

主诉：心烦失眠 1 年余。

现病史：患者心烦失眠，甚则彻夜难寐，依赖口服安眠药，精神萎靡，口苦咽干，手足心热，汗出，舌红苔黄，脉细。

辨证：久热伤阴，阴虚火旺，心肾不交。

处方：黄连 10 克，黄芩 10 克，白芍 20 克，鸡子黄 2 枚，阿胶 10 克（烊化）。3 剂，每日 1 剂，水煎服，分早晚两次温服。

二诊：2016 年 8 月 15 日。患者睡眠已有所改善，精神状态也明显好转，巩固疗效，继服 7 剂。

按语：《素问・阴阳应象大论》言："阴气自半也，起居衰矣。"患者为中年女性，肾阴不足，肾精亏虚。心肾本为火水之脏，相互制约亦相互资生，随着年龄增长，肾水不足，水不制火，心火亢盛，则心肾不交，而见心烦失眠等。方用黄连阿胶汤，养心血，清心热，除心烦，使水升火降，心肾相交，阳得以入阴，则得安眠。

【病案 4】王某，男，38 岁。2018 年 3 月 9 日初诊。

主诉：胃胀 2 年。

现病史：患者诉上腹部撑胀，胃脘部尤甚，无饥饿感，纳少，反酸，时有嗳气，眠差多梦，大便溏，日 1 次，小便正常。舌质暗红，苔黄厚腻，左根部苔剥落，脉涩。饮酒不多，吸烟多。白癜风病史 2 年。

辨证：中焦寒热错杂，气机升降失司证。

处方：清半夏 10 克，干姜 10 克，党参 10 克，黄芩 10 克，黄连 6 克，炒神曲 10 克，炙甘草 6 克，大枣 3 枚为引。10 剂，每日 1 剂，水煎服，分早晚两次温服。

按语：患者胃脘撑胀，纳少，反酸，大便溏，舌质暗红，苔黄厚腻为寒热互结、气机升降失常之征，故用半夏泻心汤辛开苦降、消痞散结；加神曲增强脾胃运化功能。

【病案 5】焦某，男，38 岁，2018 年 3 月 7 日初诊。

主诉：胃部不适半年。

现病史：患者诉 2017 年 8 月自觉胃部不适，饮食生冷、辛辣后易腹泻。

2018 年 1 月于当地医院查胃镜示：糜烂性胃炎。幽门螺旋杆菌阳性，口服西药依托比利。现症见：胃部不适，按压膻中部位打嗝，口苦，平日情绪波动大，脾气急，易发火，眠差易醒，醒后入睡困难，现服用艾司唑仑。大便溏，日 4~5 次，小便可。平日饮酒多，不抽烟；糖尿病史 5 年，现服用瑞格列奈，最近晨起血糖控制不佳；高血压病史 8 年，现口服降压药，控制可。舌红稍暗，苔腻，舌下脉络瘀粗，脉涩。

辨证：湿热中阻证。

处方：清半夏 10 克，干姜 10 克，党参 10 克，黄芩 10 克，黄连 10 克，炒枳实 10 克，厚朴 12 克，佩兰 10 克（后下）。20 剂，每日 1 剂，水煎服，分早晚两次温服。

按语：患者症状纷乱，然其主症为胃部不适，嗳气，大便溏，舌红稍暗，苔腻，为湿热阻滞中焦之证，故用半夏泻心汤加减以辛开苦降、清热行气除湿。经云："治之以兰，除陈气也"，故加佩兰除湿浊邪气。

【病案 6】肖某，男，36 岁。2018 年 6 月 15 日初诊。

主诉：胃胀，嗳气 1 个月。

现病史：患者诉近 1 个月偶有胃胀，近期嗳气频，纳可，眠可。左侧偏头痛，隐痛，可忍受，颈部疼痛，有压迫感，耳闷。大便易溏，食水果则易腹泻，日 2~3 次，乏力，自觉气短，饮酒后明显。舌质暗红，苔薄白，脉涩。

处方：清半夏 10 克，干姜 10 克，党参 10 克，黄芩 10 克，黄连 6 克，厚朴 10 克，炒神曲 10 克，炙甘草 6 克。10 剂，每日 1 剂，水煎服，分早晚两次温服。

二诊：2018 年 7 月 13 日。服上方 20 剂，嗳气减轻，仍胃胀，食后加重，偶有上脘疼痛，大便偏稀，日 2~3 次，进食冷食或辛辣易腹泻，喜热食，纳眠可。舌质暗红，苔白，脉涩。

处方：炒神曲 10 克，炒麦芽 15 克，炒山楂 15 克，炒莱菔子 10 克，清半夏 10 克，茯苓 10 克，陈皮 10 克，连翘 10 克，炒白术 10 克，车前子 10 克（包煎），藿香 3 克（后下）。10 剂，每日 1 剂，水煎服，分早晚两次温服。

三诊：2018 年 12 月 19 日。服上方 20 剂，诉胃胀、腹泻好转，以其他疾病来诊。

按语：患者胃胀，嗳气频，大便易溏，日 2~3 次，乏力，舌暗红，此为脾胃虚弱，升降失常，寒热错杂之证，以半夏泻心汤以辛开苦降、平调寒热；另参《伤寒论》第 66 条云："发汗后，腹胀满者，厚朴生姜半夏甘草人参汤主之"，加入厚朴以行气宽中除胀，炒神曲以消食化滞。诸药合用，使脾胃升降有序，气机通达，食积化而胀痛除。二诊嗳气减轻，仍胃胀，食后加重，大便稀，考虑脾虚食积，故改用保和丸以消食化积，加白术健脾固本，藿香化湿和胃，车前子利小便以实大便。

【病案7】袁某，女，69岁。2009年1月20日初诊。

主诉：胃灼热、反酸5个月。

现病史：患者于2008年7月行胃部良性瘤手术后出现胃灼热、反酸，曾服药治疗（具体不详），效不佳。现症见：仍胃灼热、反酸，头晕（血压低），纳可，不能食油腻食物，口干苦，眠可，二便正常。舌质红，苔薄稍干，脉沉弦。糖尿病史10年，药物控制可。

辨证：肝胃郁热证。

处方：柴胡10克，黄芩10克，清半夏10克，黄连6克，吴茱萸1克，炒神曲10克，佩兰10克（后下）。12剂，每日1剂，水煎服，分早晚两次温服。

按语：患者胃灼热、反酸、口干苦、厌油腻，舌质红，苔薄稍干，脉沉弦，为少阳阳明郁热之象，方用小柴胡合左金丸加减，和解少阳兼清阳明胃中郁热。经云："转为消渴，治之以兰，除陈气也。"患者糖尿病史10年，加用佩兰化浊。

【病案8】王某，女，57岁。2008年10月29日初诊。

主诉：纳差，腹胀，胁痛8年。

现病史：患者8年前出现纳差，腹胀，胁痛，口苦。胃镜显示糜烂性胃炎；B超显示胆囊炎。服用相关治疗药物，症状时轻时重。现症见：仍纳差，腹胀，胁痛，心烦头胀，口苦，咽干，眠差，大便干，2~3日1次，小便黄。舌淡红，苔薄白，脉细。

辨证：少阳阳明合病。

处方：柴胡10克，黄芩10克，制半夏10克，生白芍12克，炒枳实12克，大黄10克（后下），夏枯草30克，炒麦芽20克。10剂，每日1剂，水煎服，分早晚两次温服。

二诊：2008年11月21日。服上方10剂，效可。现仍胃胀，胃中隐痛不适，胁痛时作，头胀，口苦有味，眠差，大便偏干，小便可。舌淡红，苔薄黄，脉涩。

辨证：少阳郁热证。

处方：夏枯草30克，豨莶草30克，龙胆草10克，珍珠母30克（先煎），怀牛膝15克，生麦芽15克，黄芩10克，决明子30克，泽泻10克，生地黄15克。15剂，每日1剂，水煎服，分早晚两次温服。

按语：患者纳差，腹胀，大便干，小便黄，为阳明胃肠有热；胁痛，口苦则为少阳有热。结合舌脉，辨证为少阳阳明合病。方选大柴胡汤加减以和解少阳，内泻热结。加夏枯草清热泻火，炒麦芽消食和胃理气。

【病案9】贺某，女，43岁。2011年12月23日初诊。

主诉：气喘2年。

现病史：气喘，胸闷，气短，甚则气上顶，活动或受凉后加重，纳眠可，二便调。舌淡红，苔白，脉细。过敏性哮喘史，过敏性鼻炎史。

辨证：风寒郁闭证。

处方：桂枝10克，生白芍10克，厚朴12克，杏仁10克，炙麻黄3克，炒紫苏子3克，当归6克，炙甘草6克，生姜3片，大枣3枚。15剂，每日1剂，水煎服，分早晚两次温服。

二诊：2012年3月28日。服上方20剂，气喘、胸闷减轻，守上方加黄芪15克。15剂，每日1剂，水煎服，分早晚两次温服。

按语：患者有过敏性哮喘史，过敏性鼻炎史，气喘、胸闷、气短，甚则气上顶，活动或受凉后加重，为风寒郁闭肺窍之象，方用桂枝加厚朴杏子汤加减外散风寒，加用小量麻黄配紫苏子、杏仁宣降肺气，恢复肺之宣肃功能。

【病案10】杨某，女，41岁。2019年6月3日初诊。

主诉：湿疹半年余。

现病史：患者诉半年前无明显诱因出现皮肤湿疹，从肘部开始，延及小腿，继及全身，色红，高出皮肤，瘙痒，少量脱屑，挠破流血，曾涂抹药膏、内服中药，效差。怕热，夏季较重。纳眠可，二便调。舌质红，苔黄腻，脉沉细滞。

辨证：风热郁于肌肤。

处方：忍冬藤30克，连翘12克，淡竹叶10克，荆芥10克，芦根30克，赤芍15克，槐花30克，升麻10克，葛根30克。15剂，每日1剂，水煎服，分早晚两次温服。

二诊：2019年6月21日。服上方15剂，效可，湿疹较前减轻。现仍有新出湿疹，瘙痒，舌质红，苔黄腻，脉沉细滞。

处方：炙麻黄10克，连翘12克，赤小豆30克，桑白皮10克，升麻10克，葛根30克，土茯苓30克，白僵蚕10克，蝉蜕6克，酒黄芩10克，荆芥10克，生甘草6克。15剂，每日1剂，水煎服，分早晚两次温服。

按语：患者皮肤湿疹色红，突出皮肤，瘙痒，怕热，舌质红，苔黄腻，为风热郁于肌肤之象，故用忍冬藤、连翘、淡竹叶、荆芥、芦根、升麻、葛根辛凉轻清、祛风透邪，加赤芍、槐花凉血散血；更加辛温之荆芥，一则透邪外出，二则防用凉药太过郁遏气机。

【病案 11】李某，男，48 岁。2018 年 6 月 18 日初诊。

主诉：头晕、头懵 3 个月余。

现病史：患者诉 3 个月前无明显诱因出现头晕、头懵，头脑不清醒，偶有一过性眩晕，未在意。1 个月前测血压，发现血压偏高，137/92mmHg，未口服降压药，于郑州市三院输液治疗半月余，头晕、头懵减轻，现欲中药调理。现症见：头懵，头脑不清醒，时有心前区隐痛，可持续 3~5 分钟，无口干苦，纳可，眠可，大便日 1 次，成形，小便正常。舌质淡红，苔白腻、干，舌下络瘀，脉涩。

辨证：浊气上犯，热扰清窍。

处方：泽泻 15 克，炒白术 6 克，荷叶 30 克，川芎 12 克。15 剂，每日 1 剂，水煎服，分早晚两次温服。

按语：患者头懵，头脑不清醒，舌质淡红，苔白腻、干，舌下络瘀，脉涩，为痰浊上蒙清窍，兼有瘀血之象。痰瘀阻滞心窍可见时有心前区隐痛，故用泽泻汤加川芎活血化瘀，祛痰浊。《金匮要略》言：“心下有支饮，其人苦冒眩，泽泻汤主之。”加荷叶升清气，清利头目并能化湿。

常用药组

【病案 1】刘某，男，56 岁。2018 年 2 月 5 日初诊。

主诉：易疲乏半年。

现病史：患者诉半年前无明显诱因出现易疲乏，精神不振，左侧肩臂、肩胛骨酸痛，受风、受凉加重，纳可，偶有夜间胃脘隐痛，眠差，多梦易醒，二便调。舌质淡红，苔薄黄，脉涩。

辨证：风湿瘀阻经络证。

处方：桂枝 10 克，生白芍 10 克，酒桑枝 30 克，姜黄 10 克，陈皮 10 克，羌活 6 克，防风 10 克，秦艽 10 克，连翘 15 克，浙贝母 10 克，生牡蛎 30 克（先煎），川芎 10 克，皂角刺 6 克。15 剂，每日 1 剂，水煎服，分早晚两次温服。

二诊：2018 年 3 月 5 日。服上方 20 剂，效可，肩臂酸痛减轻。现仍乏力，眠差，多梦，易醒，精神差，二便调。舌质淡红，苔薄白，脉涩。

处方：上方加黄芪15克。15剂，每日1剂，水煎服，分早晚两次温服。

按语：患者左侧肩臂、肩胛骨酸痛，受风、受凉加重，为风湿瘀阻经络之象；腠理郁闭不畅，影响卫气出入，故易疲乏；方用桂枝汤加减，本方“外能解肌调营卫，内能化气合阴阳”，兼能治疗胃中不适；更加酒桑枝、姜黄、陈皮、羌活、防风、秦艽、连翘、浙贝母、生牡蛎、川芎、皂角刺祛风通络、活血止痛。

【**病案2**】焦某，男，64岁。2018年5月4日初诊。

主诉：发现小细胞肺癌1年半。

现病史：患者于2016年因咳嗽确诊为“小细胞肺癌”，行化疗7次，已结束半年。现症见：咳嗽，白天咳吐大量白黏痰，咽不干、不痒、不痛，服甲磺酸阿帕替尼（化疗后服用至今）出现喑哑，口干欲饮，口不苦，血压高，精神可，眠可，纳差，食欲不振，大便秘结，2~3日1次，小便正常。无胸闷、胸痛，无吸烟、饮酒史。舌淡红，苔白稍厚，脉涩。2018年3月30日查CT示浸润性病变合并炎性病变；右侧胸腔积液并右肺膨胀不全。

辨证：痰浊阻肺证。

处方：苇茎30克，冬瓜仁30克，生薏苡仁30克，桃仁10克，大黄10克（后下），黄芩10克，蝉蜕6克，木蝴蝶6克，桔梗10克，生甘草6克。20剂，每日1剂，水煎服，分早晚两次温服。

二诊：2018年6月8日。服上方30剂，效可，咳嗽、吐痰明显减轻，大便稍干，日1次，口干不苦，舌质淡红，苔白稍厚，脉涩。

处方：上方加浙贝母10克，滑石30克（包煎）。25剂，每日1剂，水煎服，分早晚两次温服。

按语：患者咳嗽，白天咳吐大量白黏痰，舌淡红，苔白稍厚，为痰浊阻肺之象；痰浊阻肺，影响津液上乘，可见口干；肺与大肠相表里，痰浊阻肺影响大肠肃降，故见便秘，方选千金苇茎汤加减以化痰排浊，更加蝉蜕、木蝴蝶、桔梗轻清上宣肺窍，大黄肃降肠腑，一宣一降，恢复肺与大肠的正常宣肃。

【**病案3**】吴某，女，60岁。2013年9月6日初诊。

主诉：胃胀，伴嗳气5年余。

现病史：胃胀，嗳气，纳可，头晕（高血压病史），眠可，二便正常。舌质淡红，苔白稍厚，脉涩。2008年行左侧乳腺癌全切术，放化疗。既往有高血压病史2年余，高达150/90mmHg，血压控制可。肝胆彩超示肝脏囊肿、小结节。

辨证：气滞痰凝证。

处方：柴胡 10 克，枳壳 10 克，白芍 20 克，冬瓜仁 30 克，桃仁 10 克，生薏苡仁 30 克，远志 30 克，郁金 10 克，陈皮 10 克，青皮 10 克，炒白芥子 10 克，炒莱菔子 10 克，甘草 6 克。7 剂，每日 1 剂，水煎服，分早晚两次温服。

按语：囊肿，中医认为是体内津液代谢失调，气滞痰凝而成，结合患者病史及舌脉，四诊合参，辨证当属于气滞痰凝证。治疗以四逆散疏肝理气，气行则水行；冬瓜仁、生薏苡仁、桃仁利水渗湿化浊、活血化瘀；重用远志祛痰散结消肿；郁金行气解郁；青皮、陈皮、白芥子温中化饮，理气散结；炒莱菔子行气和胃、降气化痰。

【病案 4】马某，男，10 岁。2019 年 5 月 20 日初诊。

主诉：白癜风 5 年余。

现病史：患儿 2015 年感冒，口服中药治疗，感冒末期发现身上有白色斑片，后背、前发际线多见。曾在医院治疗，使用激素加外用药，效可。现症见：前胸右侧、右臂内侧皮肤出现白色斑片、红色丘疹，发痒，伴鼻塞，口气重，纳眠可，大便 1~2 日 1 次，质可，小便正常，平素抵抗力弱。舌体大，舌质红，有点刺，中部舌苔腻，脉涩。

辨证：营卫不和，邪郁肌表证。

处方：桂枝 6 克，生白芍 6 克，升麻 6 克，葛根 10 克，蝉蜕 3 克，炒白僵蚕 6 克，姜黄 3 克，酒大黄 2 克，炙甘草 3 克，栀子 6 克，生姜 2 片，大枣 3 枚为引。10 剂，每日 1 剂，水煎服，分早晚两次温服。

另外：用生黄瓜片蘸密陀僧末，贴敷白色斑片处。

二诊：2019 年 6 月 6 日。服上方 15 剂，效可，前胸、右臂内侧白色斑片减小，瘙痒减轻。

处方：上方加木贼草 10 克，继服 15 剂。

按语：本案患者因感冒后出现白癜风，平素抵抗力较弱，结合舌脉，辨证属于营卫不和，邪郁肌表证，方选桂枝汤解肌发表、调和营卫；合用升降散（僵蚕、蝉蜕、姜黄、大黄）以升清降浊、散风清热；加升麻、葛根升阳解毒透疹；栀子清三焦之热。

【病案 5】赵某，女，27 岁。2018 年 8 月 22 日初诊。

主诉：甲状腺肿大 2 个月。

现病史：患者诉甲状腺肿大，时胀不痛，闻及刺激性气味易咳嗽，咯黄白痰，时有咽部异物感，进食硬物时吞咽不利，纳眠可，口中和，经带可，二便调。舌淡，苔白，脉涩。

处方：柴胡10克，黄芩10克，清半夏10克，党参10克，海藻15克，昆布15克，生姜3片，大枣3枚（切开）为引。10剂，每日1剂，水煎服，分早晚两次温服。

二诊：2018年9月19日。服上方20剂，后10剂加连翘10克，服药后心情舒畅，甲状腺肿大面积缩小，变软，咽部已无异物感。现颈部触之仍有肿块，脱发，纳眠可，二便调。舌质淡红，苔薄白，脉涩。

处方：上方加陈皮10克，炒白芥子3克。15剂，每日1剂，水煎服，分早晚两次温服。

三诊：2018年11月23日。服上方30剂，效佳。现甲状腺肿大面积明显变小，仅右侧有肿大表现，晨起偶咳，无痰，纳眠可，大便略干。舌质红，苔略厚腻，脉细。

处方：上方加玄参15克，夏枯草15克。15剂，每日1剂，水煎服，分早晚两次温服。

按语：患者诉甲状腺肿大，时胀，闻及刺激性气味易咳嗽，咯黄白痰，时有咽部异物感，进食硬物时有吞咽不利，此为痰气郁结之证，以小柴胡汤和解少阳，条达气机，使气行痰消。方中半夏与海藻、昆布同用以化痰散结。二诊效不更方，加陈皮以理气健脾化痰，白芥子除皮里膜外之滞痰。三诊加玄参、夏枯草以增强散结消肿之力。如此则气行痰消，肿块减小，可知经方之奇效。

用药新知

【病案1】刘某，女，51岁，农民。1975年6月20日初诊。

主诉：右肩部扭伤，疼痛不止2个月余。

现病史：患者2个月前在劳动休息时与某女同志打闹，右肩部被扭伤，之后疼痛不愈，越来越严重。近几天疼痛不止，呻吟不已，右臂不能抬举，前后伸屈受限，局部肿起但不红，按之痛甚。经某医针刺数次无效。

处方：桂枝30克，白芍30克，威灵仙30克，连翘15克，乳香15克，没药15克，丹参24克，红花15克，防风9克。1剂，水煎服，分早晚两次饭后服。

二诊：1975年7月1日。上药服后，一夜未有疼痛，到白天又复疼痛，但明显减轻，上方继服1剂。

三诊：1975年7月2日。服药后，肩臂基本不痛，臂已能平抬，前后亦能活动。

处方：上方去丹参，加姜黄9克，连翘改为30克。2剂，水煎服，分早晚两次温服。

四诊：1975年7月5日。服上药后，肩臂完全不痛，但因疼痛受限，2个多月未有活动，故抬举伸展活动尚未复常，嘱其加强锻炼，不再服药。

按语：患者肩部扭伤较重，以致血气凝滞，疼痛不已，时间愈长，瘀滞愈重，故疼痛渐加，此乃嬉笑玩耍中遇祸也。病因既明，症状又显，投方亦易。方中诸药多系活瘀通络之品，于疏通气血之中，大具融化气血之力。用连翘者，是受到《医学衷中参西录》的启示。张锡纯在活络效灵丹方后曰："臂疼加连翘"，但未说明其义。李东垣曰："连翘散诸经血结气聚，消肿。"患者受伤2个月余，局部肿痛，难免有化热之患，此用连翘，既能清热解毒，又能消肿散结，可谓一举两得。

【病案2】马某，女，61岁。2014年4月9日初诊。

主诉：便秘2个月余。

现病史：患者近2个月大便干结，如羊屎状，2～3日1次，排便困难，无便意，偶有大便带鲜血，量少。小便调，纳可，口稍干苦，眠差，入睡困难，多梦，时有心慌，胸闷，气短，自汗，鼻塞，耳闷，头懵。舌质暗红，苔薄白，脉弦细。

辨证：胃肠阴虚，兼阳明腑实证。

处方：生地黄30克，玄参30克，麦冬15克，枳实10克，川厚朴10克，大黄10克（后下），当归15克，炒火麻仁30克，杏仁10克，芒硝6克（冲服），甘草6克。7剂，每日1剂，水煎服，分早晚两次温服。

二诊：2014年4月18日。服上方大便干结减轻。现症见：排便困难，无便意，大便不干，1～2日1次，纳可，口稍干苦，食后胃胀满，胃中隐痛，眠一般，时有胸闷，气短，心慌，耳闷，头懵。舌质淡暗，苔黄腻，脉细。

处方：枳实15克，川厚朴20克，太子参10克，生白术30克，茯苓30克，清半夏10克，干姜10克，黄连10克，槟榔10克，杏仁15克，炒莱菔子10克，甘草6克。10剂，每日1剂，水煎服，分早晚两次温服。

三诊：2014年5月9日。服上方至今，效佳，胃胀满消失，大便明显改善。现症见：大便不干，日1次，有便意，排便较前顺畅，稍有食后胃胀不消化感，偶有胸闷、心慌，余无不适。舌质淡暗，苔白稍腻，脉细。

处方：守上方继服10剂。

按语：《素问·标本病传论》曰："小大不利治其标，小大利治其本。"凡病见大、小便不通利者，先通利大小便。患者初诊以阳明胃肠燥热，腑气不通为主要见症，此时应急下以存阴，故用增液承气汤加味，泻下通腑，养阴润燥。二诊腑气已通，燥热已除，脾虚之本证显现，故用枳实消痞丸加味，方中重用生白术而不用炒白术，以其能够养脾阴，通大便，而避免腑热再起。

【**病案** 3】陈某，女，55 岁。2013 年 4 月 5 日初诊。

主诉：失眠 8 年。

现病史：患者诉眠差，入睡困难，眠浅，易醒，心烦 8 年，未系统服药治疗。现症见：眠差，怕冷，四肢不温，口干不欲饮，舌麻，舌黏，吐黏物。纳可，但食不消化，胃胀，大便不成形，日 1 次。48 岁断经。舌嫩红，舌下脉紫暗，苔中苔黄厚，舌边无苔，脉细。

处方：炙甘草 10 克，浮小麦 30 克，黄连 3 克，佛手 3 克，紫苏叶 6 克，麦冬 15 克，炒酸枣仁 30 克，茯苓 10 克，大枣 6 枚（切开）为引。10 剂，每日 1 剂，水煎服，分早晚两次温服。

二诊：2013 年 7 月 3 日。服上方 10 剂，觉睡眠稍好，吐黏痰好转。现症见：舌尖燥、舌麻、舌干。急躁易怒，烘热汗出，记忆差。大便不成形，日 1 次，黏滞。舌淡胖，苔白厚腻，脉细。血压、血糖正常，血脂偏高。5 月 13 日查：甲状腺左侧叶下极实性结节性钙化点。

处方：清半夏 10 克，陈皮 10 克，茯苓 10 克，炒枳实 10 克，竹茹 30 克，黄连 6 克，紫苏叶 6 克，浮小麦 30 克，生甘草 6 克，大枣 4 枚（切开）为引。10 剂，每日 1 剂，水煎服，分早晚两次温服。

三诊：2013 年 12 月 13 日。服上方 30 剂，效可，眠差好转。现症见：舌燥减轻明显，不干，稍麻，工作紧张或遇急事时感觉舌麻明显，偶有烘热汗出，急躁易怒好转，记忆力差。纳可，喜热饮，大便不成形，日 1 次，平时肛门有下坠感。四肢冰凉，背部怕冷，小腹变凉后易便溏。近期感冒，白色鼻涕，无发热。舌暗淡胖，苔白厚腻，舌下络脉瘀紫，脉涩。

处方：上方炒枳实改为 6 克，竹茹改为 20 克，黄连改为 3 克，加胆南星 6 克，炒酸枣仁 30 克，川芎 3 克，通草 6 克，炒薏苡仁 30 克，炒白扁豆 10 克。10 剂，每日 1 剂，水煎服，分早晚两次温服。

按语：眠浅，心烦，急躁易怒，为脏燥，甘麦大枣汤合酸枣仁汤治之，同时加紫苏叶醒脾安神。因其有口黏、口干不欲饮等症，为中焦湿热之象，故加黄连清热燥湿。服之效可，但急躁易怒、烘热汗出不减，又拟黄连温胆汤治之，效好。

漫谈应用方药的体会

【病案1】冯某，女，44岁。1989年10月30日初诊。

主诉：感冒半个月余多。

现病史：患者半个月前感冒，发热不退，体温38~38.5℃。曾服用许多感冒药，又输液7天，热仍不退。现症见：发热，恶寒，无汗，项强，口渴。舌欠津，苔薄黄，脉浮数。

此为邪在太阳经输之候，遂投以葛根汤加黄芩、天花粉治之。

处方：葛根30克，麻黄9克，桂枝10克，白芍10克，黄芩9克，天花粉10克，炙甘草6克，生姜5片，大枣4枚。3剂，每日1剂，水煎服，分早晚两次温服。

二诊：6天后来诊，上方服1剂即汗出热退，未再发热，后2剂未再服。

按语：本病发热虽半个月以上，但仍恶寒无汗并有项背强几几之象，为邪在太阳经输之明征，故投葛根汤加味以治之；苔薄黄、口渴，有化热伤津之初兆，故加入黄芩、天花粉以清热生津。

【病案2】薛某，女，17岁。2015年11月16日初诊。

主诉：经前发热6个月。

现病史：患者经前3~4天发热，体温最高可达39℃，一般体温在38℃左右，伴恶寒，咽痛，恶心，头痛，无咳嗽、流涕。月经后体温自行恢复正常。月经周期正常，月经量、色可，偶有血块，痛经，末次月经10月31日。纳眠可，二便调。口干不苦，舌质淡红，苔薄白，脉略数。彩超示甲状腺双侧叶多发囊性回声、双侧颈部淋巴结可见。

处方：太子参10克，柴胡10克，黄芩10克，清半夏10克，姜黄10克，大黄6克，蝉蜕10克，僵蚕10克，连翘10克，桔梗10克，甘草6克，夏枯草15克。生姜3片，大枣3枚。7剂，每日1剂，水煎服，分早晚两次温服。

二诊：2016年2月22日。服上方效可。现症见：月经前2天恶心不吐，头晕，痛经，月经周期、量、色可，有少量血块，带下可，纳眠可，二便调，口干不苦。舌红，苔白，脉弦有力。

处方：上方去大黄，加当归15克。7剂，每日1剂，水煎服，分早晚两次温服。

按语：《伤寒论》第144条："妇人中风，七八日续得寒热……此为热入血室，其血必结，故始如疟状，发作有时，小柴胡汤主之。"本病患者经前出现发热，体温最高可达39℃，并见恶心、头痛，脉略数，此为热入血室之少阳证，故以小柴胡汤加味治之，血为肝之所司，肝气既得清达，则血分之郁热自解；合用升降散以解三焦之热，并可解毒散结以治甲状腺病变；连翘、夏枯草以清热泻火，解毒散结；桔梗汤以治咽痛。二诊去力宏之大黄以防伤及正气，加当归养血活血、调经止痛。

【病案3】 贾某，男，25岁。1975年5月12日初诊。

主诉：寒热往来6日。

现病史：患者寒热如疟，每日下午，先冷后热，热后汗出，但热不能全退，体温最高达39.9℃。曾服西药6天无效。口渴，舌红，舌苔薄黄，脉洪数。

据证析之，寒热如疟，为邪在少阳之象；口渴，脉洪数，为邪在阳明之候。遂以小柴胡汤、白虎汤加减治之。

处方：柴胡15克，黄芩9克，党参12克，半夏9克，知母12克，生石膏30克，葛根30克，甘草6克。水煎服。服1剂，汗出热退而愈。

按语：此属少阳、阳明两经证候同时出现，为表里俱重之候，故用小柴胡汤以和解少阳之邪；用白虎汤以清阳明之热，使其退热更速，张锡纯盛赞“谓其凉而能散，有透表解肌之力。外感有实热者放胆用之，直胜金丹”。证之临床，阳明经证发热，石膏伍葛根，清中有透，透中有散，可谓相得益彰。

【病案4】 王某，男，3岁。1975年6月7日初诊。

主诉：喘息气促1周。

现病史：患儿因玩耍不慎，落入井中，当即捞出，此时虽是初夏，但水仍寒凉，又加受惊，次日即发生喘证。先在村卫生所治疗无效，遂转至乡卫生院住院治疗，经用肾上腺素、麻黄碱、氨茶碱等药无效，当时我正带学生在其处实习，乃邀予诊治。现症见：患儿张口抬肩，胸部高耸，面色发绀，喘声粗而响，促而迫。体温37.5℃。

遂疏麻黄杏仁甘草石膏汤加葶苈子予服。

处方：麻黄4.5克，杏仁6克，生石膏15克，甘草3克，葶苈子4.5克（包煎）。患儿午后开始服药，至夜间喘平，次日玩耍如常，病若失。

按语：肺主皮毛，突为水寒之气所遏，毛窍闭塞，热气内郁，加之惊则气乱，以致肺失宣降而作喘。用麻黄杏仁甘草石膏汤辛凉宣泄、清热平喘，更加葶苈子以下气定喘，药后肺气得宣、得降、得清，故一药而愈。

【病案5】 刘某，男，42岁。1976年12月8日初诊。

主诉：野外作业，受凉，时有背恶寒8年余。

现病史：患者1958年野外作业，夜间着凉，时有背恶寒，因病不重，亦未多做治疗。1个月前，又因着凉，前额疼痛较剧，常睡中疼醒，身发冷热，而后热退，唯觉背部发凉更甚，全身亦有怯寒之象。更有奇者，患者额前、耳后和鼠蹊处均有小疙瘩，额上疙瘩如黄豆大，鼠蹊部疙瘩如小指头大。曾治疗1个月无效，亦曾服用细辛、石膏、桃仁、红花、当归、川芎之类药物，非但无效，而且身上发肿，胃纳不好。给西药健胃剂亦无效，后就诊于余。现症见：舌苔薄白，脉有浮紧。此乃素体阳虚有寒，又感风湿之证。遂投以麻黄杏仁薏苡甘草汤、麻黄附子细辛汤加味之方。

处方：麻黄9克，杏仁9克，生薏苡仁30克，炙甘草9克，制附子9克，细辛6克，羌活9克，白芷9克，陈皮9克。2剂，每日1剂，水煎服，分早晚两次温服。

二诊：上药服后，遍身阵阵汗出，头痛大轻，疙瘩大消，身觉轻快。照上方附子加至12克。2剂，每日1剂，水煎服，分早晚两次温服。

三诊：上药服后，仍有泽泽汗出，汗出处疼痛，不痛之处则不出，头亦不痛，疙瘩基本消失。此风湿已去，阳气得复，乃以调和营卫，补益阳气，兼散寒湿之剂，以期巩固。

处方：桂枝9克，白芍9克，制附子12克，细辛4.5克，黄芪21克，当归9克，炙甘草6克，生姜9克，大枣4枚。每日1剂，水煎服，分早晚两次温服。

四诊：上方服后，浑身发痒，在此之前已数月身未发痒，诸症消失。此乃营卫和调之象，病告愈。

按语：本患者既有虚寒之见证，又有受寒之远因，阳虚寒盛，气血凝阻，故起疙瘩。风湿在表，宜从汗解，故用麻黄杏仁薏苡甘草汤以解表祛湿；湿易伤阳，况患者素体阳虚，易从寒化，故用麻黄附子细辛汤以温经扶阳散寒；加羌活、白芷以增强其温散风寒之力。服药7剂，顽疾竟愈，可见经方之卓效也。

【病案6】白某，男，23岁。1976年3月5日初诊。

主诉：饭后呕吐1年多。

现病史：患者1年前饭后呕吐，每次饭后要吐出一些饭食，并有较多清水，口常苦。中西药治疗无效。经某医院检查为幽门水肿，胃窦浅表性炎症，十二指肠霜斑样溃疡。舌质正红，舌苔略厚，脉象沉缓。

处方：干姜9克，党参15克，半夏15克，黄芩3克，黄连3克，陈皮9克，竹茹9克，丁香9克。8剂，每日1剂，水煎服，分早晚两次温服。连服

8剂，病愈。

按语：根据本证主要症状表现和较长的病程，系寒热虚实夹杂以虚寒为主的证候，方中姜、参、夏为干姜人参半夏丸，是本方的核心药物，伍用芩、连有半夏泻心汤之意，伍陈皮、竹茹有橘皮竹茹汤之意，姜、芩、连、参同用有干姜黄芩黄连汤之意。但芩、连、茹用量均小，意不在清（此证热较微），而在开降。丁香温中降逆之力较强，更助其功。

半夏泻心汤

【病案1】张某，女，62岁。2016年2月26日初诊。

主诉：餐后嗳气、反酸近2个月。

现病史：患者近2个月前无明显诱因出现餐后嗳气、反酸，时有胃灼热，剑突下针扎样不适感。诉多年来自觉胃寒，不能食凉、硬物，每食则腹胀，或腹痛、腹泻，胃中不适。曾服用多种西药（不详）治疗，效不佳。现症见：晨起口干，时有口苦，纳食一般，食凉易腹泻，食热易便秘，小便可，舌淡红，舌中部苔厚，舌下脉络瘀滞，脉涩。辅助检查：2016年2月25日胃镜示（本院）：①胃底黏膜下隆起，间质瘤；②非萎缩性胃炎；③十二指肠球炎。2016年3月10日Hp检查（本院）：DOB 3.19（阳性）。

处方：清半夏10克，党参10克，干姜10克，黄芩10克，黄连6克，厚朴10克，丹参30克，檀香3克（后下），砂仁3克（后下），炙甘草6克，大黄3克，大枣3枚为引。10剂，每日1剂，水煎服，分早晚两次温服。

二诊：2016年3月11日。诉服上方14剂，效佳，嗳气、反酸及剑突下针扎样不适明显好转。现症见：饮食不慎时仍有胃灼热、反酸，口干、黏，时有口苦，咽干，眼干，眼疲劳（诉有干燥症，未见检查）。纳食一般，眠可，二便调。舌质淡，苔黄厚腻，脉沉弱。

处方：上方加蒲公英15克，炒神曲10克。10剂，每日1剂，水煎服，分早晚两次温服。

三诊：2016年6月1日。服上方15剂，效佳，病情较前好转。现症见：晨起口干、口苦，纳可，眠可，小便调。舌红，苔黄厚腻，脉涩。2016年5月26日胃镜示：①食管炎；②慢性浅表性胃炎；③幽门螺旋杆菌：阳性。

处方：续服上方10剂，巩固疗效。

按语：半夏泻心汤合丹参饮是张磊教授治疗寒热错杂、挟瘀型胃痛的常用方，常用于脾胃虚弱为本，表现为寒热错杂，热、虚、瘀混杂的状态。半夏泻心汤出自张仲景《伤寒论》，该方主治中焦寒热错杂之证，为调和脾胃阴阳的代表方剂。全方由 7 味药物组成，其中“半夏、干姜辛开而温，以散脾气之寒；黄芩、黄连苦泻而寒，以降胃气之热；人参、甘草、大枣甘温调补，和脾胃，补中气，以复中焦升降功能，此即辛开苦降甘补之法。”丹参饮由丹参、檀香、砂仁组成，主治气滞血瘀结于心胃的心、脘腹疼痛。众多临床研究表明丹参饮对消化性溃疡具有较好的疗效，被认为是抗溃疡的天然药物。张磊教授常将两方合用治疗浅表性胃炎属热、虚、瘀错杂者，表现为腹胀、腹痛，胃灼热、反酸，便秘或腹泻，舌质红或不红，苔厚腻等。

【病案 2】马某，男，36 岁。2016 年 1 月 29 日初诊。

主诉：咽部不适，咽痛 2 个月余。

现病史：患者近 2 个月来自觉咽部异物感、堵塞感，反复疼痛，喜清嗓子，口干不渴，饮水多，曾服金嗓子润喉片，效可，易反复。现症见：咽部异物感、堵塞感，饭后易胃胀、嗳气，纳可，平素饮酒、吃肉较多，大便日 1 次，小便可。舌体胖，舌质暗红，苔黄薄腻，脉涩。

处方：清半夏 10 克，干姜 10 克，党参 10 克，黄芩 10 克，黄连 6 克，茯苓 10 克，紫苏叶 6 克（后下），厚朴 10 克，威灵仙 10 克，炙甘草 6 克，大枣 3 枚（切开）为引。10 剂，每日 1 剂，水煎服，分早晚两次温服。

二诊：2016 年 2 月 9 日。服上方 10 剂，效可，咽部堵塞感明显减轻。现症见：咽部仍有不适，喜欢清嗓，饭后胃部痞满，二便可。舌体胖，舌质暗红，苔黄薄腻，脉涩。

处方：清半夏 10 克，干姜 10 克，党参 10 克，黄芩 10 克，黄连 6 克，茯苓 10 克，紫苏叶 6 克（后下），厚朴 10 克，炒山楂 10 克，炒神曲 10 克，炙甘草 6 克，大枣 3 枚（切开）为引。10 剂，每日 1 剂，水煎服，分早晚两次温服。

三诊：2016 年 2 月 25 日。服上方 15 剂，效佳。咽部不适感已基本消失，服药期间未出现咽痛，稍食多则易胃胀，纳可，二便正常。舌体胖，舌质暗红，苔薄白，脉涩。

处方：清半夏 10 克，干姜 10 克，党参 10 克，黄芩 10 克，黄连 6 克，茯苓 10 克，厚朴 10 克，炒山楂 10 克，炒神曲 10 克，炒枳实 10 克，炙甘草 6 克，大枣 3 枚（切开）为引。10 剂，每日 1 剂，水煎服，分早晚两次温服。

按语：本案虽病位在咽喉，但其本在中焦脾胃，乃因素体脾虚，加之饮食不节，导致脾失健运，湿浊内生，日久湿郁化热成痰，湿热蕴结于中，痰气互结于上而发病，故方选半夏泻心汤合半夏厚朴汤加减，以半夏泻心汤辛开苦降、寒温并用，开中焦之通路以治其本。半夏厚朴汤化痰行气，散上焦之郁结以治其标，如此方可标本兼顾。

【**病案3**】周某，男，42岁。2016年3月4日初诊。

主诉：眠差1年余。

现病史：患者述近1年来无明显原因出现眠差，入睡困难，严重时彻夜难眠，常服安眠药方能入睡。现症见：每晚需服甲钴胺、安眠药各1片方能睡3小时，停药则入睡困难，梦多，心烦，浑身酸痛，白天觉头木、发胀，平素思虑多，善生闷气，饭后易胃胀、腹胀，食生冷易腹泻，稍动则心悸、胸闷，大便每日1~2次，成形，小便正常。舌质暗红，苔薄白，脉沉弱。既往史：肛周手术愈合不好，反复肛瘘7年。

处方：清半夏10克，干姜10克，党参10克，黄芩10克，黄连6克，炙甘草6克，大枣3枚（切开），小米1撮（包煎）为引。10剂，每日1剂，水煎服，分早晚两次温服。

二诊：2016年3月25日。服上方20剂，睡眠好转，现每晚可睡4小时左右，心烦较前好转，现仍需服安眠药才能入睡，身乏力，纳少，二便可。舌质暗红，苔薄白，脉沉弱。

处方：上方加生龙牡各30克（先煎），炒枳实10克，生百合30克。10剂，每日1剂，水煎服，分早晚两次温服。

三诊：2016年4月25日。服上方30剂，效可。现安眠药片已减至半片，每晚能睡4~5小时，纳食较前增加，食后仍稍有胃部不适，二便可。

处方：清半夏10克，干姜10克，党参10克，黄芩10克，黄连6克，生龙骨、生牡蛎各30克（先煎），炒枳实10克，生百合30克，鸡内金30克（另包），炙甘草6克，大枣3枚（切开），小米1撮（包煎）为引。10剂，每日1剂，水煎服，分早晚两次温服。

按语：心主神明，不寐之病多从心论治，但中医治病当审证求因，此患者虽以失眠为主症，但尚伴有腹胀、便溏等脾胃之症，究其缘由，乃是由于平素饮食不节，损伤脾胃，食积内停，酿成湿热，壅遏于中，湿热上扰，胃气不和，以致不得安寐。《素问·逆调论》曰："胃不和则卧不安"，此之谓也。故方选半夏泻心汤以寒热平调、和中安神。

【**病案4**】刘某，女，76岁。2016年3月4日初诊。

主诉：反复口腔溃疡3年余。

现病史：患者近3年来反复口腔溃疡，曾内服黄连上清丸，外用药物等，效不显，易反复。现症见：口腔溃疡，自觉口中发热，如喝辣椒水，口腔黏膜易生疮、溃烂，口干明显，不渴，饮水不多。平素饭后易胃胀，空腹时胃部无明显不适，纳少，不敢食多，食生冷易胃中不适，大便稍不成形，每日1~2次，小便正常，眠可。舌质暗，苔厚，脉沉弱。

处方：炙甘草15克，清半夏10克，党参10克，干姜10克，黄芩10克，黄连6克。10剂，每日1剂，水煎服，分早晚两次温服。

二诊：2016年3月20日。服上方10剂，口腔溃疡已基本痊愈，未再有新生疮面。现症见：口中发热，口干，饭后腹胀，大便日1次，质可。舌质暗，苔厚，脉沉弱。

处方：上方加草果10克，炒枳实10克，鸡内金30克（另包）。10剂，每日1剂，水煎服，分早晚两次温服。

按语：脾开窍于口，其华在唇。《灵枢·五阅五使》曰："口唇者，脾之官也。"口唇之病多责之于脾。今患者既有口腔糜烂等胃热的表现，又有胃胀、便溏等脾虚的表现，乃是由于脾亏气虚，运化失司，湿浊内生，湿郁化热，酿成热毒，热毒循经上犯所致，其病寒热错杂，故用半夏泻心汤健脾化湿、清热解毒。

【**病案5**】王某，女，53岁。2019年4月8日初诊。

主诉：反复性口腔溃疡1年余。

现病史：患者诉2018年5月因口腔溃疡于当地医院口腔科检查发现口腔黏膜网格状白斑，后会阴部出现扁平苔藓，瘙痒不适。现症见：上颚及面颊内侧黏膜、口唇出现白色苔藓样皮损，会阴部瘙痒不适，反复溃疡，口干苦，眠差，入睡困难，严重时彻夜难眠，面色晦暗，急躁易怒，大便溏薄。舌质红，苔厚腻，脉涩。

处方：炙甘草15克，清半夏10克，党参15克，干姜10克，黄芩10克，黄连6克。15剂，每日1剂，水煎服，分早晚两次温服。

二诊：2019年4月24日。服上方15剂，口腔溃疡已基本痊愈，未再有新生疮面。现症见：口中发热，口干，会阴部瘙痒，出现扁平苔藓。舌质红，苔厚，脉涩。效不更方，上方继服15剂，并处外洗方清洗会阴部。

处方：苦参30克，地肤子30克，蛇床子30克，雄黄3克。3剂，每日1剂，水煎服，分早晚两次温服。

按语：《金匮要略·百合狐惑阴阳毒病脉证治》云："狐惑之为病，状如伤寒，默默欲眠，目不得闭，卧起不安……蚀于上部则声嗄，甘草泻心汤主之……蚀于下部则咽干，苦参汤洗之……蚀于肛者，雄黄熏之。"此案上颚、口腔黏膜溃疡，口干苦，眠差，面晦暗，外阴瘙痒症状与狐惑病相符，病机为湿热浊毒内蕴脾胃所致，以甘草泻心汤清热除湿、扶正解毒，并予以苦参、雄黄等祛湿杀虫止痒之品熏洗，增强其祛湿解毒之功。

【病案6】王某，女，24岁。1997年11月11日初诊。

主诉：胃脘胀满、吐酸3个月余。

现病史：患者诉3个月前曾患感冒，体温38.5℃，同时出现胃脘胀满，反酸。西医输液治疗1个月热退，但仍胃胀满，吐酸，全身皮肤发紧，头昏不清，眼涩，纳眠可，二便调。舌质红，苔薄白，脉右弦左大。

辨证：胃气不和证。

处方：半夏10克，党参10克，黄芩10克，黄连10克，干姜10克，吴茱萸10克，炒神曲10克，炒枳壳10克，香橼10克，炙甘草10克，大枣4枚为引。4剂，每日1剂，水煎服，分早晚两次温服。

二诊：1997年11月21日。服上方胃胀、头昏基本消失。现症见：黎明前稍感胃胀满，仍吐酸，全身皮肤发紧，颜面郁胀较明显，大便偏干。舌质红，苔薄黄，脉中取有弦象。

处方：守上方加煅海螵蛸15克，继服5剂而愈。

按语：半夏泻心汤原为柴胡证误下后引邪入里，致使寒热互结于中焦，脾胃升降失常，气机痞塞。本案患者正为感冒发热治愈后出现胃脘胀满，与《伤寒论》原文149条仲景所述较为吻合，故方用半夏泻心汤加减以辛开苦降、健脾和胃。本方临床常用于寒热错杂，胃气不和之证，症见胃脘痞塞，口苦纳呆，嗳气不畅，大便黏滞，或胃灼热反酸等。

【病案7】郝某，男，42岁。2019年5月17日初诊。

主诉：胃脘痞满1年余。

现病史：患者胃脘痞满，不知饥，无反酸，食后胃胀明显，口苦，大便1~2日1次，不成形，解不尽感。舌质淡红，苔白腻，脉涩。

辨证：寒热错杂证。

处方：清半夏10克，干姜10克，党参10克，黄芩10克，黄连6克，枳实10克，厚朴10克，炙甘草6克，大枣3枚为引。7剂，每日1剂，水煎服，分早晚两次温服。

二诊：2019年6月20日。服上方后纳食明显增加，胃痞、口苦减轻，大便基本成形。

处方：上方继服7剂，嘱其平时少食寒凉、辛辣之品。

按语：此案为虚实夹杂之证，胃痞不知饥，其痞为虚痞。胃失和降则食后胃胀、口苦；脾胃虚弱，水液偏走大肠则便溏，故以半夏泻心汤辛开苦降，调畅中焦气机，升降相因则诸症悉除。张磊教授运用此方治疗胃痞喜加枳实、厚朴，枳实善理肠中之气，厚朴善除胃中胀气，二药相伍增强本方除满消痞之功。

【病案 8】赵某，男，44 岁。2013 年 6 月 8 日初诊。

主诉：嗳气伴失眠 1 年余。

现病史：患者平素食后嗳气频繁，连及咽部不适，伴剑突下隐痛，胃胀、反酸、胃灼热，口干苦，眠浅易醒，大便溏。舌质暗红，苔白厚，脉弦细。

处方：党参 10 克，干姜 3 克，半夏 6 克，黄芩 10 克，黄连 3 克，苍术 6 克，川芎 6 克，香附 10 克，神曲 10 克，甘草 3 克，陈皮 6 克，煅海螵蛸 10 克。7 剂，每日 1 剂，水煎服，分早晚两次温服。

二诊：2013 年 6 月 16 日，服上药后嗳气愈，眠略改善，大便成形。现症见：时右胁肋下胀，反酸、胃灼热。舌淡红，苔白厚，脉弦。

处方：上方减黄芩，加郁金 10 克。7 剂，每日 1 剂，水煎服，分早晚两次温服。

按语：患者嗳气频，伴剑突下隐痛，胃胀，此属中焦郁滞。郁而化热则见反酸、胃灼热，口干苦；胃不和则眠浅易醒，又见大便溏，证属寒热互结，方用半夏泻心汤以辛开苦降、平调寒热，兼合越鞠丸理中焦气滞，加用煅海螵蛸制酸止痛，陈皮理气健脾化湿。

【病案 9】郑某，女，28 岁。2013 年 5 月初诊。

主诉：关节痛 10 余年，呕吐 1 年。

现病史：患者手、臂、腿关节疼痛，阴雨天加重 10 余年。近 1 年饭前、饭后均呕吐，排除怀孕，偶有胃脘隐痛，胃胀，胃中烧灼感，二便可。舌质红，苔薄黄，脉细。8 岁时左脚踝肿胀（具体检查不详），服抗类风湿关节炎药及抗小儿麻痹药后症状加重，渐出现走路无知觉，不能走路，后及左手肿胀，不能持物，多处服药，效果不显。10 岁时通过针灸、中药治疗，渐能走路、持物，但出现关节痛至今。平时经常反酸，胃痛，手脚热，下唇左侧较红，脸左侧较右侧红，平时易上火。

治法：急则治标，治以和胃降逆为主。

处方：半夏泻心汤合橘皮竹茹汤加减。清半夏 10 克，麦冬 15 克，陈皮 10 克，竹茹 30 克，黄芩 10 克，黄连 6 克，砂仁 3 克（后下）。10 剂，每日 1 剂，水煎服，分早晚两次温服。

二诊：上药共服 15 剂，服至第 5 剂时，呕吐明显减轻，服至第 10 剂时，呕吐止。现症见：关节仍痛，反酸，晨起时左侧肢体偶尔不能随意活动，左脸颊红，大便正常，月经正常。舌红，苔薄黄，脉细。

处方：生薏苡仁 30 克，茯苓 15 克，连翘 10 克，赤小豆 30 克，通草 6 克，陈皮 10 克，卫矛 30 克，知母 10 克，生甘草 3 克。15 剂，每日 1 剂，水煎服，分早晚两次温服。

后因他病来就诊，自诉服上方效佳，关节疼痛已愈。

按语：《金匮要略》云："夫病痼疾，加以卒病，当先治其卒病，后乃治其痼疾。"今患者关节疼痛 10 余年，呕吐 1 年，且脾胃为后天之本，气血生化之源，故当先调理脾胃。观患者呕吐，胃痛，胃胀，反酸，胃中烧灼感，舌质红，苔薄黄，脉细，乃胃热气逆所致。《金匮要略》云："哕逆者，橘皮竹茹汤主之。"处以半夏泻心汤合橘皮竹茹汤加减。方中半夏、黄连、黄芩，辛开苦降、降逆止呕；橘皮行气和胃；竹茹清热降逆；因其胃热，故去干姜；胃胀，去甘甜之大枣、甘草、人参，防其壅滞中焦；胃为阳明燥土之腑，喜润恶燥，又加麦冬以滋胃阴。古人云："砂仁为醒脾胃之要药"，故少加砂仁醒脾开胃。二诊时患者呕吐止，仍关节疼痛，阴雨天加重，舌红，苔薄黄，为湿热阻滞所致，故处以清热利湿之方。方中生薏苡仁、茯苓、赤小豆、通草、陈皮健脾理气化湿；连翘、知母清热除痹；卫矛善除历节疼痛，方证相对，故服药效佳。

【病案 10】宋某，男，40 岁。2013 年 6 月 10 日初诊。

主诉：嗳气、反酸 1 年余。

现病史：患者经常饭后出现嗳气、反酸，5 月 7 日查胃镜示慢性萎缩性胃炎伴糜烂活动期。病理诊断：胃窦表浅黏膜轻度慢炎，中度肠化，胃角中度肠化，部分呈轻度慢性萎缩性炎症改变。平时晚饭后胃中痞满，不痛，嗳气觉舒，常觉胃灼热、反酸。大便溏，日 1 次。舌暗淡，苔白稍腻，脉细。曾于北京开方：太子参 10 克，白及 10 克，炒白芍 8 克，鹿衔草 8 克，茯苓 10 克，牛膝 15 克，杜仲炭 10 克。14 剂无明显改善。上方加炒酸枣仁 30 克，服后反酸加重。

处方：清半夏 10 克，干姜 6 克，党参 10 克，黄芩 10 克，黄连 6 克，栀子 6 克，厚朴 10 克，煅瓦楞子 20 克，炙甘草 3 克，浮小麦 30 克。10 剂，每日 1 剂，水煎服，分早晚两次温服。

二诊：2013 年 8 月 5 日。服上方 40 剂，效可。现症见：嗳气，反酸，纳眠可，二便可。舌淡，苔薄白，脉细滞。

处方：川芎 10 克，炒苍术 10 克，炒神曲 10 克，制香附 10 克，栀子 10 克，炒枳实 10 克，竹茹 15 克，煅瓦楞子 30 克。10 剂，每日 1 剂，水煎服，分早晚两次温服。

三诊：2013 年 9 月 2 日。服上方 20 剂，效可，已无胃灼热，反酸，但时有嗳气，胃中痞塞感。偶尔腹隐痛，大便干。舌红，苔白腻，脉沉细滞。

处方：党参 10 克，炒白术 10 克，茯苓 12 克，生山药 30 克，清半夏 10 克，陈皮 10 克，砂仁 3 克（后下），煅瓦楞子 30 克，蒲公英 15 克，炙甘草 3 克，炒枳实 6 克，竹茹 10 克。10 剂，每日 1 剂，水煎服，分早晚两次温服。

四诊：2013 年 10 月 7 日。服上方 25 剂，效可。现症见：偶尔嗳气、反酸，胃脘痞塞感，痰多易吐。大便可，偶尔溏。舌红，苔薄白，脉细。

处方：党参 10 克，炒白术 10 克，茯苓 10 克，生山药 30 克，栀子 10 克，蒲公英 15 克，佛手 3 克，制香附 10 克，清半夏 10 克，煅瓦楞子 15 克，生甘草 3 克。10 剂，每日 1 剂，水煎服，分早晚两次温服。

五诊：2014 年 1 月 3 日。服上方 20 余剂，效可。现症见：无胃灼热、反酸、痞塞感。有痰，大便正常，小便稍浑浊。舌红，苔薄白，脉沉细。

处方：生黄芪 20 克，炒白术 10 克，炒山药 30 克，煅海螵蛸 30 克，黄连 6 克，吴茱萸 10 克，炒神曲 10 克，白及 10 克，重楼 10 克。10 剂，每日 1 剂，水煎服，分早晚两次温服。

六诊：2014 年 2 月 10 日。服上方 20 剂，病情较平稳。现症见：仍时有轻度胃中反酸，不痛，大便溏，日 1 次。舌偏红，苔厚黄，脉涩。

处方：清半夏 10 克，陈皮 10 克，茯苓 10 克，炒枳实 10 克，竹茹 10 克，黄连 6 克，吴茱萸 10 克，煅海螵蛸 15 克，煅瓦楞子 15 克，玫瑰花 6 克，炒白扁豆 10 克，藿香 6 克。15 剂，每日 1 剂，水煎服，分早晚两次温服。

七诊：2014 年 2 月 26 日。（代诉）服上方胃酸已止，但口干，眠差。

处方：上方去海螵蛸、藿香，加炒神曲 10 克，知母 6 克，栀子 6 克，浮小麦 30 克。6 剂，每日 1 剂，水煎服，分早晚两次温服。

八诊：2014 年 5 月 14 日。仍有反酸，嗳气、胃脘逆满，夜间耳鸣，纳可，大便黏腻。舌质红，苔黄厚，脉弦。

处方：黄芩 10 克，黄连 6 克，大黄 6 克（后下），代赭石 15 克（先煎），玫瑰花 6 克，清半夏 10 克，延胡索 10 克，赤芍 10 克，蒲公英 15 克。15 剂，每日 1 剂，水煎服，分早晚两次温服。

九诊：2014 年 6 月 18 日。服上方 26 剂，嗳气、反酸大减，诸症减轻。现症见：吹空调后上腹不适，不痛不胀，胃脘痞塞，得温则缓。手心发热，汗多，纳眠可，大便偶有黏滞，小便黄。舌红，苔黄厚腻，脉弦。

处方：清半夏 10 克，陈皮 10 克，茯苓 10 克，炒枳实 10 克，竹茹 15 克，黄连3克，荷叶10克，藿香6克（后下），豆蔻6克，蒲公英15克，煅瓦楞子15克，生甘草3克。15剂，每日1剂，水煎服，分早晚两次温服。

按语：患者饭后有痞塞感，不痛，嗳气、反酸严重，嗳气后觉舒，并觉胃中有热、酸之感。可见患者胃疾在气分，乃气机郁滞，升降失常，故塞于中焦而成痞证，气郁化热而有反酸、发热之感。《金匮要略》有言："大气一转，其气乃散"，故处以辛开苦降之半夏泻心汤加减，恢复脾胃升降气机，抟开中焦痞塞之气，并以栀子清宣上焦郁热，厚朴增加行气之功，煅瓦楞子制胃中酸热之感，浮小麦消食健脾、疏肝理气。二诊患者服药40剂，自觉效佳，仍有反酸、嗳气，可见气机仍有郁滞化热之象，处以行气解郁之越鞠丸加减，续服20剂，胃酸、胃热感已无，遂在理气消痞、清热制酸的基础上，增强补益脾胃之力。张磊教授临床上常以四君子加一味山药作为补气的组合。

柴胡桂枝汤

【病案1】孙某，女，64岁。2016年12月7日初诊。

主诉：全身瘙痒反复发作7个月余。

现病史：患者诉5月份去植物园游玩后出现全身荨麻疹，遍身瘙痒，后于医院服药治疗，效可，但停药后易复发。现症见：不定时起疹，疹色发红，瘙痒难耐，天气热时尤甚，纳眠可，小便正常，大便每日3~4次，不成形。舌质暗，苔薄，有裂纹，脉涩。既往史：冠心病史7年；高血压史7年，服药控制可，血压在110~150/70~90mmHg范围内。

辨证：风疹（风邪怫郁肌肤，营卫失和，三焦气化功能失调）。

处方：桂枝10克，生白芍10克，柴胡10克，黄芩10克，清半夏10克，徐长卿30克，葛根30克，地肤子15克，槐花30克，川芎10克，炙甘草6克，生姜3片，大枣3枚（切开）为引。10剂，每日1剂，水煎服，分早晚两次温服。

二诊：2016年12月29日。服上方20剂，服药期间全身瘙痒发作2次，大便每日1~2次，质可，余无明显异常。舌质暗，苔薄，有裂纹，脉涩。

处方：桂枝10克，生白芍10克，柴胡10克，黄芩10克，清半夏10克，蝉蜕6克，川芎10克，当归10克，炙甘草6克，生姜3片，大枣3枚（切开）为引。10剂，每日1剂，水煎服，分早晚两次温服。

三诊：2017年1月20日。服上15剂，期间痒疹未再发作。纳眠可，二便可。舌质暗，苔薄，有裂纹，脉涩。

处方：续上方10剂，巩固治疗。

按语：荨麻疹发于皮肤，部位在肌表营卫，其发病虽与风邪外袭密切相关，但与脏腑功能失调也具有相关性。本案患者因游玩后出现遍身荨麻疹，观其舌脉，素有气血不足之象。本案病机，张磊教授将之定为“三焦气化功能失调”，故方选疏解太少之邪，调和气血阴阳，通达三焦气化功能的柴胡桂枝汤。

【病案2】王某，女，44岁。2016年8月29日初诊。

主诉：发作性气喘5年余。

现病史：患者5年前开始，每年3月底或8月底出现气喘，发作时呼吸困难，曾至我院诊为“过敏性哮喘”，曾服中药治疗，效不佳。现症见：为哮喘发作期，气喘，喜深吸气，晨起打喷嚏、鼻痒、流清涕，口苦，咯吐白痰，偶有咳嗽，胸部稍闷，身乏力，心稍烦，左耳鸣，纳一般，饮无偏好，眠差，二便调，月经可。舌质淡，舌边齿痕，苔白润，脉涩。既往史：脂肪肝10余年；过敏性鼻炎8年。

处方：柴胡10克，黄芩10克，清半夏10克，党参10克，桂枝10克，生白芍10克，厚朴12克，杏仁10克，炙麻黄3克，炒紫苏子6克，炙甘草3克，生姜3片，大枣3枚（切开）为引。7剂，每日1剂，水煎服，分早晚两次温服。

二诊：2016年9月6日。服上方7剂，胸闷、气喘明显减轻，咯痰减少。现症见：身乏力，喜深吸气，纳可，眠差，二便可。舌质淡，边齿痕，苔白润，脉涩。

处方：上方加桔梗3克，炒麦芽6克，桑叶6克。7剂，每日1剂，水煎服，分早晚两次温服。

三诊：2016年9月16日。服上方10剂，效佳，胸闷已基本消失。现症见：时有咯白痰，纳眠可，二便可。舌质淡，苔白润，脉涩。

处方：续上方10剂。

按语：本案非单纯太阳外感证，亦非单纯脏腑实证。张磊教授将之定位为太阳少阳同病之太阳中风证及少阳半表半里证。方用柴胡桂枝汤加味，加厚朴、杏仁、麻黄，既有桂枝加厚朴杏子汤平喘降逆之义，又有麻黄汤宣肺平喘之效。全方和解太少两感，和营解卫，同时使少阳枢机得利，故邪消症减。

【病案3】张某，男，67岁。2016年9月23日初诊。

主诉：怕冷10多年，加重3年。

现病史：患者述平素怕冷，易打寒战，一年四季皆有，冬季较明显。近3年怕冷症状较前加重。现症见：自觉心中想到冷时即浑身打寒战，怕冷，心悸动不安，加衣被后症状缓解。近半年因家事致胸中不舒，时有气窜感，善太息，急躁易怒，口干不苦，纳眠一般，大便日1次，成形，小便时黄。舌质紫暗，舌尖红，舌下脉络瘀，脉沉弱。平素易感冒，血压偏低。

处方：桂枝10克，生白芍10克，柴胡10克，黄芩10克，清半夏10克，党参10克，生龙骨、生牡蛎各30克（先煎），炙甘草6克，生姜3片，大枣3枚（切开）为引。10剂，每日1剂，水煎服，分早晚两次温服。

二诊：2016年10月3日。服上方10剂，效可，怕冷较前减轻，但较常人仍要多加一件衣服。现症见：怕风，怕冷，时有胸闷，口干，余可。舌质暗，舌尖红，苔白，脉沉弱。

处方：上方加黄芪15克，白术10克，防风10克，醋香附10克。10剂，每日1剂，水煎服，分早晚两次温服。

三诊：2016年10月24日。服上方20剂，效可，身怕凉症状改善，近1个月未再感冒。现症见：时有怕冷，乏力，善太息，纳眠可，二便可。舌质暗，舌尖红，苔薄黄，脉沉弱。

处方：桂枝10克，生白芍10克，柴胡10克，黄芩10克，清半夏10克，党参10克，川芎10克，白芍6克，醋香附10克，炙甘草6克，生姜3片，大枣3枚（切开）为引。10剂，每日1剂，水煎服，分早晚两次温服。

按语：本案为典型太阳少阳并病，既有恶风、怕冷等营卫不和的典型表现，又有咽干、善太息、气窜等少阳证典型表现。张磊教授认为病由外感而有太少证候者，柴胡桂枝汤主之；病因内伤而致太少证候者，本方亦佳。也即张仲景《伤寒论》所言："虽未能尽愈诸疾，庶可见病知源，若能寻余所集，思过半矣。"乃执简驭繁之法。

柴胡加龙骨牡蛎汤

【病案1】王某，男，60岁。2016年10月10日初诊。

主诉：手颤、手抖1年余。

现病史：患者诉1年前无明显原因出现手颤、手抖，无力，诊断为帕金森病，服用西药多巴胺，效可。现症见：手颤、手抖，纳可，眠一般，梦多，小便黄，大便日1次，偏干。舌质红，舌体胖大，苔白，有裂纹，脉涩。

处方：党参10克，黄芩10克，生龙骨、生牡蛎各30克（先煎），桂枝

10克，磁石30克（包煎），茯苓10克，清半夏10克，柴胡10克，大黄3克，钩藤30克（后下），炙甘草6克，生姜3片，大枣3枚（切开）为引。20剂，每日1剂，水煎服，分早晚两次温服。

二诊：2016年10月30日。服上方20剂，效可，手抖症状有所减轻，现仍每天服多巴胺，纳眠可，大便质可，每日1次。舌质稍红，有裂纹，苔薄白，脉涩。

处方：柴胡12克，黄芩9克，清半夏9克，生龙骨、生牡蛎各30克（先煎），桂枝6克，茯苓9克，炒大黄9克，党参9克，大黄6克，蜈蚣1条，生姜3片，大枣3枚（切开）为引。20剂，每日1剂，水煎服，分早晚两次温服。

三诊：2016年12月12日。服上方40剂，效可。自诉西药多巴胺现已减量，改为每日1次，手抖症状也明显好转，纳眠可，二便正常。舌质稍红，舌体胖大，有裂纹，苔薄白，脉涩。

处方：上方加陈皮9克，紫苏叶6克，黄连3克。20剂，每日1剂，水煎服，分早晚两次温服。

按语：颤证，即帕金森病（震颤麻痹），是常见的中老年疾病，以静止性震颤、肌肉僵直、运动迟缓、姿势反射障碍为特征。治疗方面，西医主要采取多巴胺替代治疗，但长期服用会出现疗效减退、症状波动、运动障碍等副作用，中医药在治疗帕金森病有着明显的优势。张磊教授认为本病病在经脉，与肝有密切的联系。林佩琴在《类证治裁》中谓："风依于木，木郁则化风，为眩，为晕，为舌麻，为耳鸣，为痉，为痹，为类中，皆肝风震动也。"今肝气疏泄不利，气机壅滞为郁，肝郁日久，横逆犯脾，脾失健运，气血生化乏源，肝体失养，则导致风动。张磊教授结合四诊及本病特性，方选柴胡加龙骨牡蛎汤为主治疗，以磁石替代方中铅丹，以党参替人参，加用蜈蚣息风止痉通络，全方共奏疏肝顺气、宁心安神、燮理阴阳之功。三诊加陈皮、紫苏叶、黄连以祛热醒脾。

【**病案2**】都某，女，53岁。2016年1月15日初诊。

主诉：易紧张汗出3年余。

现病史：患者自诉4年前因投资做生意亏损，精神压力过大后则出现紧张、而后出汗。现症见：想事时易出现紧张汗出，白天出汗多，手足心汗多，自诉可以控制，有莫名恐惧感，遇事易想不开，曾诊断为"强迫症"，服抗抑郁药3年。平素怕风怕凉，纳食欠佳，近期体重下降较多，眠一般，大便稍干，小便可。停经3年，仍时有烘热感。外阴处有白斑，时有瘙痒，用皮炎平治疗。2016 年 1 月 11 日某医院病理示（外阴组织）病变符合单纯型苔藓。舌质偏淡，苔白较厚，脉细滞。

处方：党参 10 克，黄芩 10 克，生龙骨、生牡蛎各 30 克（先煎），桂枝 10 克，茯苓 10 克，清半夏 10 克，大黄 3 克，磁石 30 克（包煎），柴胡 10 克，生甘草 6 克，生姜 3 片，大枣 3 枚（切开）为引。10 剂，每日 1 剂，水煎服，分早晚两次温服。

二诊：2016 年 2 月 6 日。服上方 20 剂，效可，出汗减少。现症见：仍一紧张就易汗出，手足心汗多，纳食少，眠差，大便日 1 次，质可，小便正常。舌质偏淡，苔白较厚，脉细涩。

处方：党参 10 克，黄芩 10 克，生龙骨、生牡蛎各 30 克（先煎），桂枝 10 克，茯苓 10 克，清半夏 10 克，柴胡 10 克，鸡内金 20 克（包煎），生甘草 6 克，生姜 3 片，大枣 3 枚（切开）为引。10 剂，每日 1 剂，水煎服，分早晚两次温服。

三诊：2016 年 2 月 27 日。服上方 20 剂，效可，手足心出汗明显减少。现症见：容易紧张，但自己可有意识控制，纳食增加，期间因受凉感冒一次，现已基本愈。舌质偏淡，苔薄白，脉细。

处方：上方加生黄芪 30 克，炒白术 10 克，防风 6 克。10 剂，每日 1 剂，水煎服，分早晚两次温服。

按语：张磊教授认为本病是由于少阳相火合并胃热上扰心气，心阳郁积不能散布，神不内守而惊扰不定。患者发病之初因为情绪紧张导致汗出过多，且有恐惧感，加之正值更年期，时有烘热。情绪紧张则汗出，为神志之证，多见抑郁胆小、易惊恐之人，表现或者为惊之甚，或者为心烦而惊恐不安。张磊教授多用柴胡加龙骨牡蛎汤治疗这一类病证。方中柴胡疏肝解郁，主阳气下陷，能引清气上行，而平少阳、厥阴之邪热；又用大黄荡涤肠腑，去除停留在胃中积滞所化郁热，及因胃热所引起的心烦；党参、大枣补脾益气，以防肝气郁结横逆犯脾胃；用生姜以助脾之运化，恢复脾升功能；用牡蛎、清半夏化去全身各处的郁痰，使水液代谢恢复畅通；再用茯苓以助水湿运化；桂枝温经通脉以调和营卫；龙骨、牡蛎、磁石镇摄浮阳而使神魂安眠药，使错杂之邪内外而解。

【病案 3】马某，女，51 岁。2016 年 2 月 22 日初诊。

主诉：受惊吓后失眠 1 年。

现病史：患者 2015 年 3 月因独自在家时受惊吓引起睡眠差，之后出现一躺下就害怕，曾在他处服归脾汤类中药治疗，初期有效，服两个月后效不佳。

服安眠药每次 2 片，效果亦不好。现在医院按失眠住院治疗，效不佳。月经在受惊吓之后紊乱，已停经 2 个月。现症见：多汗，无睡意，体重下降 20 斤，纳少，食后胃胀，胃灼热，嗳气，便秘，小便正常。前两天喝酸枣仁后，睡眠更差。舌质淡红，苔薄白，脉沉弱。辅助检查：无深睡眠；胃镜示慢性浅表性胃炎伴糜烂、胃息肉。

处方：党参 10 克，黄芩 10 克，生龙骨、生牡蛎各 30 克（先煎），磁石 30 克（先煎），茯苓 10 克，清半夏 10 克，柴胡 10 克，酒大黄 6 克（后下），桂枝 10 克，浮小麦 30 克，炙甘草 6 克，生姜 3 片，大枣 3 枚（切开）为引。15 剂，每日 1 剂，水煎服，分早晚两次温服。

二诊：2016 年 3 月 8 日。服上方 15 剂，效可。现症见：晚上有睡意，每晚可睡 3~4 小时，但入睡困难，纳食好转，易胃胀，近期无胃灼热、嗳气，大便可，余无明显不适。舌质淡红，苔白稍厚，脉沉弱。

处方：清半夏 10 克，陈皮 10 克，茯苓 10 克，炒枳实 10 克，党参 10 克，黄芩 10 克，生龙骨、生牡蛎各 30 克（先煎），磁石 30 克（先煎），柴胡 10 克，丹参 15 克，桂枝 10 克，浮小麦 30 克，炙甘草 6 克，生姜 3 片，大枣 3 枚（切开）为引。15 剂，每日 1 剂，水煎服，分早晚两次温服。

三诊：2016 年 3 月 29 日。服上方 20 剂，效可。现症见：安眠药已减至每晚 1 片，躺下 1 小时左右可入睡，每晚可睡 4~5 小时，胃胀及纳食较前好转，但晚上时有胃灼热症状，二便可。舌质淡红，苔白稍厚，脉沉弱。

处方：清半夏 10 克，陈皮 10 克，茯神 10 克，炒枳实 10 克，党参 10 克，黄芩 10 克，生龙骨、生牡蛎各 30 克（先煎），磁石 30 克（先煎），柴胡 10 克，丹参 15 克，桂枝 10 克，煅海螵蛸 30 克，浮小麦 30 克，炙甘草 6 克，生姜 3 片，大枣 3 枚（切开）为引。15 剂，每日 1 剂，水煎服，分早晚两次温服。

按语：本案患者因受惊而发病，加之正值更年期，致睡眠差、害怕、胃胀、便秘等。张磊教授认为其病机为三焦不利，虚实并见，乃因受惊而气机不得宣畅，致阴阳不调，阳不入阴。受惊、失眠，为神志之证，与肝胆及心神密切相关，邪犯少阳胆经，郁而化火上炎，心神受其扰动，故有少阳、阳明、太阴三病合病之象。方选柴胡加龙骨牡蛎汤，将和解少阳、清肝胆火、益气温脾、泄热通腑等法用于一，解本病少阳不利、少阳胆火上炎，太阴脾虚运化失职无力，阳明胃腑实三证共存之情况。二诊诸症减轻，加用理脾祛痰、活血安神之药继续治疗。

【**病案 4**】张某，男，6 岁。2018 年 7 月 27 日初诊。

主诉：癫痫反复发作3年。

现病史：患者3年前曾发高热，体温超过38℃，突翻白眼，无抽搐，后经治疗热退，翻眼自行缓解。患者3年来摔倒后抽搐，翻白眼，四肢僵硬，常于白天反复发作，自行缓解后患儿即睡。现症见：患儿发育迟缓，智力低下，呼之不应，少言，不知饥渴，二便失禁，纳差，眠可，大便干，2~3日1次，小便可。现口服抗癫痫药。舌淡红，苔白厚，脉浮数。

辨证：痫证（痰蒙清窍证）。

处方：党参6克，黄芩6克，生龙骨15克（先煎），生牡蛎15克（先煎），桂枝6克，磁石10克（先煎），茯苓6克，清半夏6克，柴胡6克，大黄6克（后下），郁金6克，石菖蒲6克，羚羊角10克（磨汁冲服），生姜2片，大枣2枚为引。25剂，每日1剂，水煎服，分早晚两次温服。

二诊：2018年8月10日。服上方后抽搐、翻白眼次数明显减少，对外界刺激的反应有所改善。舌质淡红，苔白，脉数。

处方：上方继服15剂。

按语：癫痫病机以痰为基本要素，常兼气、风、火、瘀等。如痰湿内聚，兼气机逆乱，致痰蒙清窍；或兼火旺，逼痰上扰；或兼风火相煽等，皆能诱使本病发作。《临证指南医案》认为“癫痫或由惊恐以致内脏不平，经久失调，一触积痰，厥气内风猝焉暴逆”而发，柴胡加龙骨牡蛎汤能和解枢机、清泻相火、重镇安神、通阳化痰，且攻补兼施。原方有铅丹，因其有毒，故去而不用，代之以石菖蒲。佐以大黄泻热通便，羚羊角平肝息风。

【病案5】焦某，女，57岁。2013年3月15日初诊。

主诉：自觉内热外寒1年。

现病史：患者因胸闷、心慌，经中西药治疗后症状缓解，随后出现内热外寒之症，并逐渐加重。现症见：心中烦躁时作，面部及手部发红，头懵。平时恶寒怕冷重，以两胁部及左下肢外侧凉甚，服药稍用凉性药则不适，稍用热性药则上火，自觉乏力，口干渴，喜热饮，时有舌尖边辣感，舌尖痛，纳眠可，大便不成形，色发绿，日1次，小便黄。舌红有瘀斑，裂纹舌，苔黄，脉细略数。

辨证：营卫失和，三焦气化失调。

处方：桂枝10克，生白芍10克，柴胡10克，黄芩10克，清半夏10克，党参10克，生龙骨、生牡蛎各30克（先煎），炙甘草6克，生姜3片，大枣3枚为引。10剂，每日1剂，水煎服，分早晚两次温服。

二诊：2013年4月15日。服上方25剂后内热症状减轻，心烦、面部及手部发红减轻。现症见：头昏胀，视物模糊，耳鸣，耳闷，胸闷，乏力，口干多饮，大便改善，便色变浅，日 1 次，小便黄。舌质暗红，苔黄腻，脉偏缓。

处方：上方加荷叶 30 克，全瓜蒌 10 克，淡竹叶 10 克。10 剂，每日 1 剂，水煎服，分早晚两次温服。

按语：患者内热外寒，平时恶寒怕冷重，两胁部及左下肢外侧凉甚，此乃营卫不和，少阳有邪，故用桂枝汤调和营卫，小柴胡汤和解少阳之邪，龙骨、牡蛎镇肝安神，茯苓泻三焦之水。张磊教授用柴胡加龙骨牡蛎汤加减，使内外之邪热能解，三焦气机顺畅。

国家古籍整理出版专项经费资助项目

中医经典伤寒名著辑注

第八卷

张磊 褚玉霞 孙玉信 王祖龙 主编

山东科学技术出版社

·济南·

图书在版编目（CIP）数据

中医经典伤寒名著辑注：全十二卷 / 张磊等主编
. -- 济南：山东科学技术出版社，2024.10
ISBN 978-7-5723-1633-3

Ⅰ. ①中…　Ⅱ. ①张…　Ⅲ. ①伤寒（中医）—古籍—汇编　Ⅳ. ① R254.1

中国国家版本馆 CIP 数据核字（2023）第 083730 号

中医经典伤寒名著辑注

ZHONGYI JINGDIAN SHANGHAN MINGZHU JIZHU

责任编辑：孙雅臻　吴英华
装帧设计：孙　佳

主管单位：山东出版传媒股份有限公司
出 版 者：山东科学技术出版社
地址：济南市市中区舜耕路 517 号
邮编：250003　电话：（0531）82098088
网址：www.lkj.com.cn
电子邮件：sdkj@sdcbcm.com
发 行 者：山东新华书店集团有限公司
地址：济南市市中区英雄山路 189 号
邮编：250002　电话：（0531）82797666
印 刷 者：山东临沂新华印刷物流集团有限责任公司
地址：山东临沂高新技术产业开发区龙湖路
邮编：276017　电话：（0539）2925659

规格：16 开（184mm × 260mm）
印张：237.5　**字数：**4138 千
版次：2024 年 10 月第 1 版　**印次：**2024 年 10 月第 1 次印刷
定价：1280.00 元（全十二卷）

金匮要略直解

原　著　清·程　林
主　编　张西洁
副主编　马笑凡

目　录

序

《周礼》史官、乐官与医卜之官，皆世掌之业，故医不世不良。歙①槐塘程氏，为新安巨族，代有达者，松厓②、敬通③，以儒精鸿术，所刻王焘《外台秘要》四十卷，寿世已久，乃今以云来特闻，云来博雅大儒，渔弋艺林最富，念阴阳历律礼乐兵刑关忠孝大者，无出于医。《洪范》以五事分属五行而征休咎④，《太素》以五脏六腑之脉分配五行而诊休咎，其揆甚一。《黄帝素问》协治垂裳，周公制礼，医师隶于冢宰，且医有方，犹兵刑有律，居家人子，须知出为治令，上之寿国，次以寿民，其道大如是。是以流寓西泠，覃精⑤几三十载，应酬之暇，杜门著书，有《伤寒论注》《本草笺要》《一屋微言》《医暇卮言⑥》等集，皆未及付梓。今先以仲景《金匮要略直解》三卷属予梓之，而弁其首⑦。余素知程氏家藏医书，俱灵符宝录⑧，其雠较⑨未梓，有宋徽宗《圣济总录》二百卷，元大德年间，耶律楚材重刊。今宇内无副本，恨不立登梨枣⑩，以公天下。顾缮刻未易，余兹敢辞弁言乎？或难之曰：昔许嗣宗善医人，劝其著书，答曰：医者，意也，思虑精则得之，口莫能宣，虚著方剂，亦赵括之读父书也。余曰：不然，医之有方，犹匠氏之有规矩，车之有辙迹，渔猎之有筌蹄⑪也。神明之则，悟在斫轮矣。昔郭涪翁著《针经》

---

① 歙（shè）：地名，今安徽省黄山市歙县。

② 松厓（yá）：程玠之字。明代医家，又字文玉，为程林曹叔祖，撰《松厓医径》《脉法指明》等书。

③ 敬通：程衍道之字。明清时代医家，为程林族叔。程林少时曾师从程敬通习医。撰《程敬通医案》等书。

④ 休咎：吉凶；善恶。《汉书·刘向传》："向见《尚书·洪范》，箕子为武王陈五行阴阳休咎之应。"

⑤ 覃（tán）精：谓潜心钻研。覃，深入。

⑥ 卮（zhī）言：谓随和人意、无主见之言。此用以谦称自己的著作。

⑦ 弁（biàn）其首：放在该书的最前面，此指作序。弁，放在最前面。

⑧ 灵符宝录：比喻程氏珍藏的医书，其效若神。

⑨ 雠较（chóu jiào）：又作"雔较"，指校勘。雠，校对。

⑩ 梨枣：古代印书的木刻板，多用梨木或枣木刻成，故称雕版印刷的版为"梨枣"。

⑪ 筌（quán）蹄：泛指渔猎工具。筌，捕鱼竹器；蹄，捕兔网。

《诊脉法》，授弟子程高。玄晏先生①以著述为务，习览经方，手不停注。陶隐居性好《内》《外经》，撰《神农本草》八卷、《太清草木方》三卷、《补肘后救卒方》六卷。王冰得先师所藏《太素》，大为诠次②，注《素问》合八十一篇，二十四卷，历二十年乃成。此数先生皆以经方做济渡，云来今亦以经方济渡生民，隐居、涪翁共欣再见。倘有同心君子赞厥③成功，令《圣济总录》刊布国门，岂徒寿民，可以寿国矣，是又余之厚望也夫！

康熙癸丑④清和月⑤中州年家弟李锦顿首题于宝婺⑥之正和堂

---

① 玄晏先生：指晋代医家皇甫谧，字士安，号玄晏先生。

② 诠（quán）次：解释和编排。诠，详细解释，古籍注释体例之一。

③ 厥：其。

④ 康熙癸丑：即公元 1673 年。

⑤ 清和月：即农历四月。

⑥ 宝婺：古地名。在今浙江省金华市。

序[1]

上古之人，生而神圣，妙达医理，故能裨赞②天地，迎毓太和③，使薄海内外④，无夭札⑤淫慝⑥之患。降及周室，首以燮理阴阳⑦寄之，三公大小百执事，程⑧绩课能，莫不民命是重。疡医、食医使冢宰领之，不与他艺齿⑨。汉治近古，阳庆⑩、淳于意之属，烦天子下书，采问其术。虽不尽传，略见于史者，仿佛可诵，至仲景氏大备矣。世独称能《伤寒》，乃《金匮》一书，于杂病无不载，其指奥博，读之者罕。越千五六百季，程君云来始以解著。嗟夫！古书错简多矣，一字之讹，存亡呼吸所系。病有似是实非者，执方有宜古不宜今者，药有耳目未经见者，不缕析之，又从纠正之，则书有时而窒。故医病不一方，犹医国不一法。起仲景于今日，将必有审机察运，转折变化不穷者，直解所繇⑪，通其隐而作也。辛亥三月，余始识云来于林观察铁厓⑫坐上，铁厓好异，所纳交多畸人，意云来俶诡⑬不羁，裂尘纲⑭以立名誉者。既而昵就余，温然长者，徐出是编，读之终卷，此非训诂言也，其有忧悯之心者耶？自兵、刑、水、旱之气被于生民，使民多疾，其疾为繁苛，为促急，志虑伊郁⑮，手足拘蹇，而不得舒。诚望良有司在上，体国家爱恤民命之意，

---

① 序：日抄本无此序。

② 裨赞：辅助。

③ 迎毓（yù）太和：辅助天地间冲和之气，毓，辅助；太和，天地间冲和之气，亦指人的精神、元气。

④ 薄海内外：遍布海内外。薄，被也。《书·益稷》："外薄四海"。

⑤ 夭札：遭疫病而早死。夭，短命，早死；札，疫病，也指遭瘟疫死亡。

⑥ 淫慝（tè）：邪恶不正。慝，奸邪，邪恶。

⑦ 燮（xiè）理阴阳：指调和、理顺阴阳，使之和谐平衡。各归其位。燮，谐和，调和。

⑧ 程：考核、计量。

⑨ 不与他艺齿：不与其他行业同列。齿，并列。

⑩ 阳庆：指西汉医学家公乘阳庆。

⑪ 繇（yóu）：通"由"。从，自。《汉书·魏仲书传》："所繇适于治之路也。"

⑫ 林观察铁厓：明末清初文学家林嗣环，字铁厓，撰有《铁厓文集》《岭南纪略》等书。观察，清代对道员的尊称。

⑬ 俶（chù）诡：奇异。

⑭ 裂尘纲：指反对世间的纲常伦理。

⑮ 伊郁：忧愤郁结。

弛禁播泽①以全活之，庶几治之，既病之余，以收旦夕之效，乃下之，望有司者如是。有司徒置民之疾而莫之省，而能活之者不数数②见，是其责不得不转而之医师也。今之医不皆为吏，不及古之盛，而儒者有志于学，往往肄之，如云来者，以黄山甲族③累世通显，好临安山水，侨居其间，逍遥自肆，日抱遗书守成法，抉摘义例，以教天下后世之业，是者，随所遇而尽心焉。以勷④治道所不及，功不既伟矣乎？铁厓不复作，谁为闻我言致忾⑤也！

康熙癸丑长至⑥后三日槜李⑦曹溶⑧撰

① 弛禁播泽：解除禁令，广布恩泽。

② 数数：每每、经常。

③ 甲族：指世家大族。

④ 勷（xiāng）：助，辅助。

⑤ 忾（kài）：愤怒，愤恨。

⑥ 长至：指夏至。夏至白昼最长，故称。

⑦ 槜（zuì）李：古地名。在今浙江省嘉兴市一带。

⑧ 曹溶：明末清初人，字秋岳，撰《静惕堂诗词集》《粤游草》等书。

序

能通天、地、人三才之谓儒，则亦能通天、地、人三才之谓医。医之道，难言之矣。仲景有言：自非才高识妙，岂能探其理致。正以人有腑脏，以迄毛肤窍理，罔不本于阴阳，肖乎物类。从医道究极渊玄①，非于参赞化育处，得穷理尽性之诣，不足以语此。若余宗之有云来，固所称才高识妙之士也。其人天资卓迈，博雅不群，一切斗历星楂②之纪，山川舆载③之书，罔不洞晰精微，探其玄奥。即下而至于虫鱼羽介，草木夭乔，亦复穷类研求，形之于图章书画而精妙绝伦。当今世而推景纯④、茂先⑤其人，舍云来谁为流亚⑥者？乃寻常艺余，尤复究心于医。以经天纬地之能，格物致知之学，尽收而覃精于一艺，求其不精且良，不可得也。余尝与之综理古籍，讨论医流，诸子百家之言尽成渣滓。而寒寒暑暑，服膺不失者，盖自《灵》《素》而下，一唯张氏仲景是宗。以故余之著《伤寒论后条辨直解》也，疑无可质，惑无可辨。时云来适游吴门，每一过访，畅言高论，辄复玄屑霏霏⑦，资余以裨益之力。时虽聆其声咳，实未尽其怀藏。乃今读其所注仲景《金匮要略直解》，抑何渊深浩渺，独为仲景树首倡之勋耶？盖仲景之传书，只此《伤寒论》《金匮要略》二种。古人著书立言之旨，可从其名编处得之。伤寒之有论，一经王叔和变乱，而承讹袭敝不已，余于后条辨中论之不啻⑧详矣。若《金匮要略》为后世医门类书之祖，仲景诚恐类之既分，后人歧而成杂，故该之以要。要者，繁之对辞也。诚能总其机宜，通其款綮⑨，则举要可以竞繁。类中自有不类之法在，从此而合离变化，应用无方，此之谓略，略犹韬略之略。门类虽

---

① 渊玄：深邃；深奥。

② 星楂（chá）：指往来于天河的木筏。楂，木筏。

③ 舆载：指地理。舆，车；地之负载万物如大舆，故以“舆”代表地物。

④ 景纯：郭璞之字。东晋文学家、训诂学家、道学家，曾注《尔雅》《周易》《山海经》《楚辞》等古籍，撰风水堪舆名著《葬书》。

⑤ 茂先：张华之字。西晋文学家，撰《博物志》10卷，为我国最早的博物学著作之一。

⑥ 流亚：同一类的人或物。

⑦ 玄屑霏霏：形容滔滔不绝的谈吐。

⑧ 不啻（chì）：不仅，何止。啻，但，只。

⑨ 款綮（qǐng）：事物的关键之处。款，条文的项目；綮，筋骨结合处。

分，握奇制胜在法，不啻医门中之有钤①书也。其中秘奥，尽从《内经》中节宣之，而成条成理，在后人深思而始得之，故总而名之以《金匮要略》。后人不达前贤立言之旨，而又不肯安于寡陋。妄谓《要略》实为《伤寒论》中分出，并窜去“要略”字，而易之以《金匮玉函经》，玉配金，函配匮，四字中自为对类体，仲景当不若此之蒙。至于“经”之一字，仲景固不若此之僭，或以为后人从而尊之之辞。夫去其弁书之本名而尊以易之，则自古迄今，所宗尚者莫如孔子，何不尊《学》《庸》《论语》，而易之曰《大学经》《中庸经》《论语经》耶？甚矣！世人不能于名书处，寻出古人门户，只此开口，便尔②胡乱，欲求仲景尚有传书，胡可得也？故余于《伤寒论》已有注矣，今更得云来注及《金匮要略》，以补余书之所未逮，而且匡救其缺失。盖余书有放浪纵肆处，而云来则惜墨如金。余书有恢谐俚谑处，而云来则酌言成雅。余书有离奇跃冶③不践迹处，而云来则回环曲折，处处圆中规而方中距。意者余书在翻驳前人，势不得不如彼，云来在承启后学，势不得不如此耶。余读其书，宽缓中自是紧严，审致中自是开阔。仲景有此阶梯，《金匮要略》方可适用，不致设论有余，疗病不足。正朱子④所谓如游阿房之宫，千门万户，随其所入，如适大道之衢⑤；珍奇菽帛⑥，随其所取之书也。此则举世之楷模，又岂止余一人之药石已者。独是以“直解”名书，与余之“后条辨”，颇无异同，岂于“典”“浅”“显”三字，余旨或有契⑦于云来欤？余固糠秕在前，倘得云来鞭策之，使人谓南阳之传书，尚有新安二程子⑧一家言，则余年虽迈，敢不负弩矢，执鞭弭，力追才高识妙之云来，返扬其后尘，而步亦步，以通三才而为儒；趋亦趋，以通三才而为医哉！

元谭公⑨五十二世裔草市应旄⑩顿首书

---

① 钤（qián）：锁钥，关键。
② 便尔：随随便便。
③ 跃冶：比喻自以为能，急于求用。
④ 朱子：指宋代理学家朱熹。
⑤ 衢：四通八达的大路。
⑥ 珍奇菽（shū）帛：指珍奇的食物、衣物。菽，豆类的总称。
⑦ 契：相合，相投。
⑧ 新安二程子：指程林、程应旄二人。
⑨ 元谭公：指程元谭。东晋人，字会普，曾任新安太守，后被奉为新安程氏始祖。
⑩ 应旄：程应旄（郊倩），为程林族人，同为新安著名医家，撰《伤寒论后条辨》等书。

《金匮玉函要略方论》序

张仲景为《伤寒杂病论》合十六卷，今世但传《伤寒论》十卷，杂病未见其书，或于诸家方中载其一二矣。翰林学士王洙在馆阁日，于蠹简中得仲景《金匮玉函要略方》三卷，上则辨伤寒，中则论杂病，下则载其方，并疗妇人，乃录而传之士流，才数家耳。尝以对方证对者，施之于人，其效若神。然而或有证而无方，或有方而无证，救疾治病其有未备。国家诏儒臣校正医书，臣奇①先校定《伤寒论》，次校定《金匮玉函经》，今又校成此书，仍以逐方次于证候之下，使仓卒之际，便于检用也。又采散在诸家之方，附于逐篇之末，以广其法。即疟病牡蛎汤、中风侯氏黑散之类。以其伤寒文多节略，故断②自杂病以下，终于饮食禁忌，凡二十五篇，除重复合二百六十二方仲景只二百二十九方，余俱附方，勒成上、中、下三卷，依旧名曰《金匮方论》。臣奇尝读《魏志·华佗传》云：出书一卷曰“此书可以活人”。每观华佗凡所疗病，多尚奇怪，不合圣人之经。臣奇谓活人者，必仲景之书也。大哉！炎农③圣法，属我盛旦，恭惟主上，丕承④大统，抚育元元⑤，颁行方书，拯济疾苦，使和气盈溢，而万物莫不尽和矣。

太子右赞善大夫臣高保衡、尚书都官员外郎臣孙奇、尚书司封郎中充秘阁校理臣林亿等传上。

明应天徐镕⑥谨按《文献通考》⑦ 二百二十二卷中《金匮玉函经》八卷条下：晁氏⑧曰：“汉张仲景撰，晋王叔和集。设答问杂病形证脉理，参以疗

---

① 奇：北宋医家孙奇。
② 断：截取，划分。
③ 炎农：即炎帝，神农氏。
④ 丕承：很好地继承，旧谓帝王承天受命。
⑤ 元元：百姓；庶民。
⑥ 徐镕：明代医家，号匿迹市隐逸人。
⑦ 《文献通考》：书名。348 卷。元代学者马端临编撰。
⑧ 晁氏：指晁说之。北宋人，字以道，号景迂，撰《嵩山文集》（又名《景迂生集》）20 卷。

治之方。仁宗朝王洙得于馆中，用之甚效，合二百六十二方”。据此并前林序云“依旧名《金匮方论》”，则王洙馆中所得，名曰《金匮玉函要略方》，系五代时改名耳，所以《通考》只云《金匮玉函经》也，是《金匮玉函经》元时已无矣。夫《金匮玉函经》八卷，东汉张仲景祖书名也。《金匮方论》三卷、《伤寒论》十卷，似西晋王叔和选集撰次，后俗传书名也。若《金匮玉函要略方》，五代及宋相沿书名也。今单名《金匮要略》而去其玉函二字，愈远而愈失其真矣。又据晋皇甫谧《甲乙》云：“仲景论广伊尹汤液，用之多验”“王叔和撰次仲景选论甚精，指事施用”，即今俗所分《伤寒论》《金匮要略》是也。华佗指张长沙《伤寒论》为活人书，昔人又以《金匮玉函》名之，其重于世如此。然其言雅，非精于经络不能晓会，是宋时裁分《伤寒论》《金匮要略》为二书也。成无己《明理论》云：“自古诸方，历岁浸①远，难可考评，惟仲景方为众方之祖。是以仲景本伊尹之法，伊尹本神农之经，医帙②之中，特为枢要，参今法古，不越毫末，乃大圣之所作也。”只因无己七十八岁撰成《明理论》，八十岁注完《伤寒论》，未暇注《金匮要略》，所以俗医分为二门。至今众口一辞，诮③仲景能治伤寒，不能疗杂病也，冤哉！

万历戊戌④孟夏市隐逸人识

① 浸：逐渐。
② 医帙（zhì）：医书。
③ 诮（qiào）：讥讽。
④ 万历戊戌：即公元1598年。

凡　例

仲景自云：勤求古训，博采众方，撰用《素问》《九卷》《八十一难》《阴阳大论》《胎胪药录》，并平脉辨证，为《伤寒杂病论》合十六卷①。考之《经籍志》②，内府所藏者，《金匮玉函》八卷、《脉经》一卷、方十五卷③、《评病要方》一卷④、《五藏论》⑤、《口齿论》一卷、《疗妇人方》二卷。今所见者，《伤寒论》十卷、《金匮要略》三卷也。

是书明初有赵以德注，嗣后有胡引年注，方论讹舛⑥甚多。今广求善本改正，其阙文⑦疑义者，存之以待来学。

引证诸书，悉本《灵》《素》《本草》《脉》《难》《甲乙》《中藏》及《伤寒论》。其六朝唐宋诸名家，有确论者亦附之。林也后学，以经证经，要在直截简切，义理详明，期⑧于取用，不故作僻语迂论⑨曲解，以欺误人也。

斯道之妙，洞彻气化之机，精贯阴阳之理，非参究之士，语之不知；非达道之人，传之莫习。故读仲景《金匮》，必融会仲景《伤寒》，澄心⑩年月，便领悟其旨趣。否则得此失彼，未许窥其要妙也。

仲景方法，如麻黄汤先煮麻黄者，大承气后内芒硝者，大小柴胡复煎者；有顿服、温服、小冷服、日三服、日三夜一服、日再服；其助药力，有啜粥，有饮暖水，有食糜⑪者，有重覆取汗，取微似有汗，取下，取利小便者，如此之类，未可一二详载。方法圆通，千古不能逾越，故谓之祖方焉。

---

① 合十六卷：原作“各十卷”，据《伤寒论自序》改。
② 经籍志：即《隋书·经籍志》。
③ 方十五卷：指《隋书·经籍志》所载《张仲景方》15 卷。
④ 评病要方一卷：指《隋书·经籍志》所载《张仲景评病要方》一卷。
⑤ 五藏论：指《隋书·经籍志》所载《藏论》5 卷。
⑥ 讹舛（chuǎn）：错误，误谬，多指文字方面。舛，错误，差错。
⑦ 阙文：脱漏的字句。
⑧ 期：相合，适合。
⑨ 僻语迂论：怪僻、不合时宜的语言或见解。
⑩ 澄心：使心情清静。
⑪ 食糜：指吃烂、碎、易消化的食物。

家藏伤寒书，自郭白云①、庞安常②、成无己后，约五十余家。行将剞劂③《伤寒集注》，公诸宇内。

宋林亿校正，附唐人诸方，如侯氏黑散之类，今皆删去。其柴胡引子，则宋人方也。

---

① 郭白云：指郭雍。宋代医家，字子和，自号白云先生，撰《伤寒补亡论》等书。

② 庞安常：指庞安时。宋代医家，字安常，撰《伤寒总病论》等书。

③ 剞劂（jī jué）：雕板；刻印。剞，曲刀；劂，曲凿。

卷 上

脏腑经络先后病脉证第一

问曰：上工治未病，何也？师曰：夫治未病者，见肝之病，知肝传脾，当先实脾。四季脾王不受邪，即勿补之。中工不晓相传，见肝之病，不解实脾，惟治肝也。夫肝之病，补用酸，助用焦苦，益用甘味之药调之。酸入肝，焦苦入心，甘入脾。脾能伤肾，肾气微弱，则水不行，水不行则心火气盛，心火气盛，则伤肺，肺被伤，则金气不行，金气不行，则肝气盛，肝气盛，则肝自愈。此治肝补脾之要妙也。肝虚则用此法，实则不在用之。《经》曰：虚虚实实，补不足，损有余，是其义也，余脏准此。

孙子曰：水之性，避高而就下；兵之机，避实而击虚。工之用药，亦犹将之用兵。医之与将，异事而同能，不可不察也。是以上工治未病者，以其易为力也。《灵枢经》曰："无迎逢逢之气，无击堂堂之阵。"不治已病者，非故舍之也，避其锐也。《阴阳应象论》曰："因其轻而扬之，因其重而减之，因其衰而彰之"，所谓因者，乘其机也。治未病者，谓治未病之脏腑，非治未病之人也。夫五味入胃，各归其所喜，酸先入肝，苦先入心，甘先入脾，辛先入肺，咸先入肾。是见肝之病，当先用甘实脾，使土旺则能胜水，水不行，则火盛而制金，金不能平木，肝病自愈矣，此治肝补脾，治未病之法也。愚谓见肝补脾则可，若谓补脾则伤肾，肾可伤乎？火盛则伤肺，肺可伤乎？然则肝病虽愈，又当准此法以治肺、治肾，五脏似无宁日也。"伤"字当作"制"字看，制之，则五脏和平，而诸病不作矣。

李濒湖①曰："酸苦甘辛咸，一定而不变者，五味也。其或补或泻，则因五脏四时而迭相施用也。寒热温凉，一定而不变者，四气也，其于五脏补泻，亦迭相施用也。"仲景以酸补肝，而《素问》又以酸泻肝。此以焦苦补心，而

---

① 李濒湖：即明代著名医家李时珍，著《本草纲目》。

吐衄又以三黄泻心。圆机①者可迭相施用，非濒湖不能语此也。

夫人禀五常，因风气而生长，风气虽能生万物，亦能害万物，如水能浮舟，亦能覆舟。若五脏元真通畅，人即安和，客气邪风，中人多死。千般疢②难，不越三条：一者，经络受邪，入脏腑，为内所因也；二者，四肢九窍，血脉相传，壅塞不通，为皮肤所中也；三者，房室、金刃、虫兽所伤。以此详之，病由都尽。若人能养慎，不令邪风干忤经络；适中经络，未流传腑脏，即医治之。四肢才觉重滞，即导引、吐纳、针灸、膏摩，勿令九窍闭塞；更能无犯王法、禽兽灾伤，房室勿令竭乏，服食节其冷、热，苦、辛、酸、甘，不遗形体有衰，病则无由入其腠理。腠者，是三焦通会元真之处，为血气所注；理者，是皮肤脏腑之文理也。

五常，谓仁、义、礼、智、信。以肝之德为仁，肺之德为义，心之德为礼，肾之德为智，脾之德为信。五脏备而五德并，亦必因风而生长。《灵枢经》曰："风从其所居之乡来为实风，主长养万物。"《律书》③ 云："条风居东北，主出万物，是因风而生也。"《灵枢经》曰：风从其冲后来者为虚风，主杀主害，是因风而害也，谨候虚风而避之，故圣人避风如避矢石焉。王子亨④曰：舟行于水，人处于风，水能泛舟而亦能覆舟，风能养体而亦能害体。盖谓船漏水入，体漏风伤，其理一也。千般疢难，不外三因，详之三因，病由都尽。故虚邪贼风，避之有时，不致干忤经络。若适中经络，不时即治，勿隐忍冀差，以成痼疾，即按跷导引，吐故纳新，针灸以通其穴腧，膏摩以泽其肌肤。王法不干，虫兽无忤，更饮食有节，起居有常，病则无由入矣。腠理，一作膲理，三焦出气以温肌肉。元真之所凑会，血气之所灌渗也。理者，有粗理，有小理，有密理，有分理，有肉理，此皮肤之理也。腑之环回周叠，脏之厚薄结直，此脏腑之理也。

"风气能生万物，亦能害万物"论

盈天地之间，气也。气之浊者下降而为水，气之清者动荡而为风。是风也，即气也。当其和煦之时，发育群品；及其震裂之际，摧殒万形。故春夏之风多生长，秋冬之风能肃杀，风主之也。天地间万物，无非禀五行。五行禀风以生，亦禀风以杀。以其生者言，木得风，则遂其条达之情；火得风，则遂其上炎之性，是木火不可无风也。五金之矿，生于地则质柔，见风则刚。

---

① 圆机：指见解超脱，圆通机变。

② 疢（chèn）：热病，亦泛指病。

③ 律书：印《史记》卷二十五《律书》。

④ 王子亨：古代医家，生平不详，宋代陈自明《妇人大全良方》收有《王子亨方论》。

五金之器，藏于地则质软，得风则硬。是金不得风，不能以成坚劲之体也。雨至风来，风生潮上，是水之必随风也。平野之土则动植滋蕃，湫隘[1]之地则草木枯悴，得风不得风故也。风生于东，则东方之土温；风生于南，则南方之土热；风生于西，则西方之土凉；风生于北，则北方之土寒。高者风寒，下者风热，是上下四方之风气殊，而土俗亦异。故《孔子家语》[2] 曰："迁风移俗"，是土必随风也。以其杀者言，金之坚也，鼓迅风则熔；水之荣也，值刚风则摧；火之炎也，得暴风则熄；水之溢也，当金风则落；土之湿也，悬高风则干。故人以春甲乙伤于风者为肝风；夏丙丁伤于风者为心风；季夏戊己伤于邪者为脾风；秋庚辛中于邪者为肺风；冬壬癸中于邪者为肾风。[3] 其六腑之风，未可详载。以风为百病之长，善行而数变，行于地，则发屋折木，扬砂石；中于人，则起毫毛而发腠理也。《灵枢》以八方虚风为杀，而《孔子家语》亦以八方之风为生，故曰八主风，风生虫，以风字从几从虫也。人在天地间，亦一虫也。夫虫有五，裸虫者三百六，人为之长。鳞虫者三百六，龙为之长。介虫者三百六，龟为之长。羽虫者三百六，凤为之长。毛虫者三百六，麟为之长。故《说文》曰："风动虫生。"如伤寒六经传变，独厥阴风木能令吐蛔者，足征风动虫生，此天人合一之义也。是以圣人明生杀消长之道，则能提挈天地，把握阴阳。故盈天地之间风也，盈天地之间气也。人能盗天地则聚成形而散成风，天地而盗人则囿于生长壮老死。故佛经以风轮主持大地。《内经》曰："神在天为风。"又曰："大气举之。"风之与气，明阴阳者自详辨焉。又论曰："风之微也，一纸之隔，则不能过。及其怒也，拔木折屋，掀海摇山，天地为之震动，日月为之蔽亏。所谓天下之至柔，驰骋天下之至刚者耶。且百物之生，非风不能长养，而及其肃杀收成之者，亦风也。人居大块[4]之中，乘气以行，鼻息呼吸，不能顷刻去风。而及其侵肌中骨，荣卫脏腑俱伤。虽卢扁[5]无如之何。至释氏又谓业风一吹，金石皆成乌有，岂非陶铸万物，与天地相终始者哉？盖天地之中，空洞无物，须得一气鼓舞动荡其间，方不至毁坏，即如人之有气息一般。《庄子》所谓‘野马也，尘埃也，

---

① 湫（jiǎo）隘：低洼狭小。湫，低洼。

② 孔子家语：是一部记录孔子及孔门弟子思想言行的古书，三国王肃撰。"迁风移俗"一句，见《孔子家语·六本》。

③ 以春甲乙……为肾风：语出《素问·风论》，指在春季或甲日、乙日感受风邪的，病成肝风；在夏季或丙日、丁日感受风邪的，病成心风；在长夏或戊日、己日感受风邪的，病成脾风；在秋季或庚日、辛日感受风邪的，病成肺风；在冬季或壬日、癸日感受风邪的，病成肾风。

④ 大块：大自然；世界。《庄子·齐物论》："夫大块噫气，其名为风。"

⑤ 卢扁：指扁鹊，因家住卢地故称"卢扁"。

生物之以息相吹也①。'此息字，亦有二义，有生息之息，有休息之息。当其生息，便是薰风②；及其休息，便是业风③。小则为春夏秋冬，大则为元会运世④，如斯而已。"⑤

问曰：病人有气色见于面部，愿闻其说。师曰：鼻头色青，腹中痛，苦冷者死；鼻头色微黑者，有水气；色黄者，胸上有寒；色白者，亡血也，设微赤非其时者死；其目正圆者，痉，不治。又色青为痛，色黑为劳，色赤为风，色黄者便难，色鲜明者有留饮。

《内经》曰："精明五色者，气之华也。"故五色微胗⑥，可以目察。鼻者，明堂也。明堂润泽以清，则无病。今见青，则肝木制其脾土，为腹痛。若冷甚则死。水色黑，饮停于中，则黑色见于外。黄见于外，知寒客于胸。《灵枢经》曰："黄色不可名者，病在胸中"；《难经》曰：脾"外症面黄"。岂《下经》⑦趺阳脉紧则伤脾，脾伤则面黄乎？或头中寒湿，但面黄而身不黄乎？不然，何以为胸上有寒也？《内经》曰："血脱者色白，夭然不泽"，故色白为亡血。赤色见于冬，谓非其时。痉病属太阳，太阳之脉起于目内眦，故目脉赤而背反张。目者，心之使，神之舍也。神去，则目瞠视，张而不合。故目正圆，则不治也。腹痛有寒则色青，房劳伤肾则色黑，风邪怫郁于上则色赤，小便不利于下则色黄。《下经》曰：水病"面目鲜泽"，有留饮者，则色鲜明也。

察色

《灵枢经》曰：十二经脉，三百六十五络，其血气皆上于面而走空窍，其气之津液皆熏于面。故面为五脏六腑之候。是以木行之人，似于苍帝⑧，其为人色苍而面长。火形之人，似于赤帝，其为人赤色而面锐。土形之人，似于上古黄帝，其为人黄色而面圆。金形之人，似于白帝，其为人色白而面方。木形之人，似于黑帝，其为人黑色而面不平。此五形之人也。山林之民毛而

---

① 野马也……以息相吹也：见《庄子·逍遥游》。

② 薰风：和暖的风，指初夏时的东南风。《吕氏春秋·有始》："东南曰薰风。"

③ 业风：指恶业所感之猛风。

④ 元会运世：古代为便于纪元，在无穷延伸的时间中，取天地循环终始称为元，作为计算时间的最大单位。其下又分有会、运、世、年、月、日、时、分、秒等单位。积三十年为一世；积十二世为一运；积三十运为一会；积十二会为一元。

⑤ 风之微也……如斯而已：此290字出自明代谢肇淛《五杂俎》卷一"天部"。

⑥ 胗（zhēn）：当作"诊"。

⑦ 下经：指《金匮要略》。

⑧ 苍帝：苍帝、赤帝、黄帝、白帝、黑帝为古代神话传说中分别主东方、南方、中央、西方、北方之神。

瘦，得木气多也。川泽之民黑而津，得水气多也。丘陵之民团而长，得火气多也。坟衍①之民皙而方，得金气多也。原隰②之民丰而黄，得土气多也。此五方之民也。虽五形五方之不同，而面之华则主于心。《内经》曰："心者生之本，神之变也，其华在面。"故五气入鼻藏于心肺，上使五色修明，斯为无病之人也。若风则面青，燥则面枯，火则面赤，湿则面黄，寒则面黑，虚则面白。故面黑者为阴寒；面赤者为阳热；青黑而兼见者，为风、为寒、为痛；黄白而兼见者，为湿、为虚、为气；青白而兼见者，为虚、为风、为痛也。以五脏五色言之，心王南方，属火而面赤，赤为热，此人所易知。有寒郁面赤者，如太阳司天，寒淫所胜，民病面赤，治以热剂。又有上热下寒，则面赤而光。下热上寒，则面赤而郁。里寒外热，则面赤而戴阳。虚劳不足，则颊赤如涂脂。故肝热则左颊先赤，肺热则右颊先赤，心热则颜先赤，脾热则鼻先赤，肾热则颐先赤。赤而黄，赤而青，为相生则吉。赤而黑，为相克则凶。经③云："赤如鸡冠者生""如衃血者死"。若准头、印堂有赤气，枯夭者死，明润者生也。如肺病见赤色则为难治。肝王东方，属木而色青。青为寒、为风、为痛。又有怒则色青，惊则色青。青而黑，青而红，为相生则吉。青而枯白者，为相克则凶也。故经曰："青如翠羽者生""青如草滋者死"。如脾病见青色为难治。脾王中央，属土而色黄。黄为湿、为热、为虚，而有明暗之分。挟热则色鲜明，挟湿则色昏滞，女劳、酒疸则色昏黑。黄而白，黄而红，相生则吉。若黄而青，相克则凶也。故经曰："黄如蟹腹者生""黄如枳实者死"。若准头、年寿、印堂有黄气，明润者病退，及目睑黄皆为欲愈，枯燥而夭者死。长夏见黄则吉，若黄青则凶也。肺主西方，属金而色白。白为虚、为寒。有悲愁不乐则色白，有脱血，夺气，脱津液，则色白。又太阳终者其色白，少阳终者其色青白。凡印堂、年寿白而光润者吉。故经曰："白如豚膏者生""白如鹅羽者生""白如枯骨者死""白如盐者死"。若白而黄，相生则吉。白而赤相克则凶也。肾主北方，属水而色黑。《内经》曰："肾病则面如漆柴"，故黑者为寒、为痛。有恐则色黑，忧则色黑，水证则色黑。又瘦而多火之人则色黑，未可泥于寒则色黑也。又有胃病则颜黑，少阴终者面黑，太阴终者皮毛面焦黑。若黑色出于庭，大如拇指，必不病而卒死。病人黑出于额上发际下，直鼻脊两颧上者亦死。病人黑气出天中，下至年上颧上

① 坟衍：指水边和低下平坦的土地。

② 隰（xí）：低下的地方。

③ 经：此指《内经》。

者死。病人及健人面忽如马肝色，望之如青，近之如焦黑者死。病人耳目鼻口有黑色起，入于口者必死。又视准头、年寿、印堂，黑气枯夭者死，黑中明润者生也。故经曰："黑如乌羽者生""黑如炲①者死"。若心病黑气见于面者死也。大抵黑色见于面多凶，凶则死。黄色见于面多吉，吉则不死。故五色之中，兼见黑者其病甚，兼见黄者其病减也。《内经》曰："五色微诊，可以目察。"察色观气，大略如此。夫望而知之，自古及今能有几人。学者故不能入神，直可弃而不讲，当于风鉴②中，求其精蕴可也。

师曰：病人语声寂然，喜惊呼者，骨节间病。语声喑喑③然不彻者，心膈间病。语声啾啾然细而长者，头中病。

《内经》曰："肝主筋""肝在声为呼"，又曰："诸筋皆属于节"。骨节间病，故令喜惊呼也。《灵枢经》曰："何道之塞，何气出行，使音不彰。"心膈间病，则阻塞其息道。故令喑喑然而不彻也。头在上于位为近，故语声啾唧。内无阻塞，则声音能发至下，故语声细而长也。

听音

万物有窍则鸣，中虚则鸣。肺叶中空而有二十四空，肺梗硬直而有十二重楼④，故《内经》以肺属金，而主声音。十二重楼之上为会厌喉间薄膜，会厌为声音之户，舌为声音之机，唇为声音之扇，三者相须，则能出五音，而宣远达近。音者，杂比也。声者，单出也。鼻能声而不能音者，以无唇之开阖。舌之启闭，其气则走颃颡之窍，达畜门⑤，出鼻孔而为声。声音之道，分之则二。故得天地之和，五脏安畅，则气藏于心肺，声音能彰。五脏者，中之守也，各有正声。中盛则气腾，中衰则气弱。脾应宫，其声漫以缓。肺应商，其声促以清。肝应角，其声呼以长。心应徵，其声雄以明。肾应羽，其声沉以细。此五脏之正音，得五脏之守者也，失守则心变动为笑，肝变动为呼，脾变动为歌，肺变动为哭，肾变动为呻。其声促者肺病，雄者心病，漫者脾病，呼者肝病，沉者肾病，声长者大肠病，声短者小肠病，声远者胃病，声清者胆病，声微者膀胱病。声呼漫者，肝胆二脏相克也。声速微细者，胃与膀胱相克也。声轻者，虚也。声细长者，痢也。声沉粗者，风也。声短细者，气也。声短迟者，泻脱也。声如从室中者，中气之湿也。言而微，终

---

① 炲（tái）：烟气凝积而成的黑灰。

② 风鉴：指相面术。

③ 喑（yīn）：嗓子哑。

④ 十二重楼：指咽喉，道教认为人之喉咙管共有十二节，故名。

⑤ 畜门：即鼻孔。《灵枢·营气》："从肝上注肺，上循喉咙，入颃颡之窍，究于畜门。"

日乃复言者，此夺气也。谵妄不避亲疏者，此神明之乱也。欲声言意不续者，阴阳失守也。此五脏六腑之病音，失五脏之守者也。以上出《太上天宝太素》①。脉之欠者，无病也。脉之呻者，病也。言迟者，风也。摇头言者，里痛也。三言三止者，诈病也。鼻鸣者，风中于卫也。肠鸣者，腹中有寒也。喉中如水鸡声者，咳逆上气也。故圣人视喘息听声音，而知所苦也。华佗曰："阳候多语，阴证无声②。"多语者易济，无声者难荣。不唯审音以知病，亦且识其死生。《内经》曰："弦绝者，其音嘶""病深者，其声哕"。声音之道，直不可辨而忽诸。

师曰：息摇肩者，心中坚；息引胸中上气者，咳；息张口短气者，肺痿吐沫。

心中坚，则气道不利，故喘息动形而肩摇也。肺气逆者必咳，肺气虚者必短，咳而短气，必为肺痿吐涎沫之证。

师曰：吸而微数，其病在中焦实也，当下之即愈。虚者不治。在上焦者其吸促，在下焦者其吸远，此皆难治。呼吸动摇振振者不治。

吸而微数，即喘也。《难经》曰："吸入肾与肝。"中焦实，则碍其息道，是以吸而微数也。经③曰："短气腹满而喘，可攻里也。"又曰："时有微热，喘冒不能卧者，有燥屎也。"皆以大承气下之。此中焦实，而下之即愈矣。《灵枢经》曰："营出于中焦。"若中焦不实而不可下，则营气衰微，故不治也。上焦开发，宣五谷味，则宗气积于胸中。下焦为气之海，出卫气以温分肉。故上焦气虚则吸促，下焦气虚则吸远，皆曰难治。若呼吸动摇振振，则营气、卫气、宗气不归其部。三焦无所仰，故曰不治也。

师曰：寸口脉动者，因其王时而动。假令肝王色青，四时各随其色。肝色青而反色白，非其时色脉，皆当病。

寸口者，脉之大会，故因其王时而动。假令肝色青、脉弦，今色白、脉浮，故非其时色脉，皆当病。四时准此。

问曰：有未至而至，有至而不至，有至而不去，有至而太过，何谓也？师曰：冬至之后，甲子夜半少阳起。少阳之时阳始生，天得温和。以未得甲子，天因温和，此为未至而至也。以得甲子，而天未温和，此为至而不至也。以得甲子，而天大寒不解，此为至而不去也。以得甲子，而天温如盛夏五六

① 太上天宝太素：即《锲太上天宝太素张神仙脉诀玄微纲领宗统》，书名。明代张太素撰。

② 阳候多语阴证无声：见《中藏经·卷上》。

③ 经：指《伤寒论》。

月时，此为至而太过也。

冬至者，岁终之节。甲子日者，阴阳更始之数也。少阳者，胆也。胆者，木也，生于水，故起夜半。其气常微少，故言少阳。云夜半，子者，水也。

《内经》曰："谨候其时，气可与期。"十一月斗指子为冬至。邵子[①]曰："冬至子之半，天心无改移。"正亥末子初，一阳初动，在贞元之间，是造化之真机。无中含有，阴极而阳生。阳气动于黄泉之下也。故仲景候少阳之气，以知太过不及，以见天地之心。少阳者，一阳也。得其候，则生化之气正；失其候，则胜复之变生。是以岐伯曰："应则顺，否则逆，逆则变生，变生则病。"帝曰："请言其应。"岐伯曰："物生其应也，气脉其应也。"人在气交中，亦与天地相应，当顺时而不可反候。故月令日，冬至之日，斋戒慎处，必检身心，去声色，禁嗜欲，安神性，以待阴阳之所定。此少阳方生，阴未退听故也。人身之气得之和，为来春发生之本。天地之气无偏胜，为来岁化育之根。岂特太过不及生病而已哉！纪氏[②]即以冬至之日，夜半少阳起，以候太过不及。详《难经集注》。

师曰：病人脉浮者在前，其病在表。浮者在后，其病在里。腰痛背强不能行，必短气而极也。

关前浮者病在表，关后浮者病在里。即尺脉浮则伤肾，肾伤则腰痛背强不能行。肾为生气之源，虚则短气而极也。

问曰：经云"厥阳独行"，何谓也？师曰：此为有阳无阴，故称厥阳。

厥阳即阳厥也，以其人秋冬夺于所用，有阳无阴。《内经》谓："肾气日衰，阳气独胜。"故手足为之热，此厥阳独行之义也。

问曰：寸脉沉大而滑，沉则为实，滑则为气。实气相搏，厥气入脏即死，入腑即愈。此为卒厥。何谓也？师曰：唇口青身冷，为入脏即死。如身和汗自出，为入腑即愈。

此即阴厥也。寸口得沉滑之脉，乃实气相搏，即为厥气。厥气，逆气也。逆气入脏则身冷、唇口青，故死。逆气入腑，得身和、汗自出，故愈。即下文病在外者可治，入里者即死之义。

问曰：脉脱入脏即死，入腑即愈，何谓也？师曰：非为一病，百病皆然。譬如浸淫疮，从口起流向四肢者可治，从四肢流来入口者不可治。病在外者可治，入里者即死。

---

① 邵子：指邵雍。北宋哲学家、易学家。

② 纪氏：指纪天锡。金代医家，字齐卿。集注《难经》5卷。

经曰："趺阳脉不出，脾不上下，身冷肤硬。"又曰："少阴脉不至，肾气微，少精血"，为尸厥，即脉脱之谓也。厥气入脏则脉脱而死，入腑则脉不脱而愈。故知病从内之外者可治，从外之内者难疗。举浸淫疮以喻之，则百病皆然也。

问曰：阳病十八，何谓也？师曰：头痛，项、腰、脊、臂、脚掣痛。阴病十八，何谓也？师曰：咳、上气喘、哕、咽、肠鸣胀满、心痛拘急。五脏病各有十八，合为九十病。人又有六微，微有十八病，合为一百八病，五劳、七伤、六极、妇人三十六病不在其中。清邪居上，浊邪居下，大邪中表，小邪中里。谷饪之邪，从口入者，宿食也。五邪中人，各有法度，风中于前，寒中于暮，湿伤于下，雾伤于上，风令脉浮，寒令脉急，雾伤皮腠，湿流关节，食伤脾胃，极寒伤经，极热伤络。

阳病属表而在经络，故一头痛，二项、三腰、四脊、五臂、六脚掣痛，此病在三阳，三六一十八病。阴病属里而在脏腑，故一咳，二上气喘，三哕，四咽，五肠鸣胀满，六心痛拘急，此病在三阴，三六一十八病。合为九十病也。六微、五劳、七伤。详《千金方》。三十六病，《千金》载十二瘕、九痛、七害、五伤、三痼不通，共三十六病。清邪居上，雾伤于上也。浊邪居下，湿伤于下也。风寒即大邪，故从表入。谷饪即小邪，故从口入，即后食伤脾胃也。五邪谓风、寒、湿、雾、热。风中于前，即风伤卫；寒中于暮，即寒伤营；雾为清邪，则易伤皮腠；湿为浊邪，则易流关节。循内者为经，浮外者为络。寒伤荣则伤经，热伤气则伤络也。

问曰：病有急当救里救表者，何谓也？师曰：病，医下之，续得下利清谷不止，身体疼痛者，急当救里；后身体疼痛，清便自调者，急当救表也。

病者身疼痛属表，医误下之，得下利清谷。故急当救里，得里和，然后救表。《内经》曰：先病为本，后病为标。病发而不足，标而本之，先治其标，后治其本也。

夫病痼疾加以卒病，当先治其卒病，后乃治其痼疾也。

夫病有标本，治有缓急，痼病为本为缓，卒病为标为急。急则治其标，缓则治其本。

师曰：五脏病各有得者愈，五脏病各有所恶，各随其所不喜者为病。病者素不应食，而反暴思之，必发热也。暴思之，娄全善①作暴食之，为是。

《内经》曰："肝色青，宜食甘；心色赤，宜食酸；肺色白，宜食苦；脾

① 娄全善：指楼英。明代著名医家，字全善，撰《医学纲目》等书。

色黄，宜食咸；肾色黑，宜食辛。”此五脏得饮食而愈者。肝病愈于丙丁，起于甲乙；心病愈于戊巳，起于丙丁；脾病愈于庚辛，起于戊巳；肺病愈于壬癸，起于庚辛；肾病愈于甲乙，起于壬癸。此五脏自得其位而愈者。五脏所恶，心恶热，肺恶寒，肝恶风，脾恶湿，肾恶燥，各随其所恶而不喜者为病也。若病人素不食而暴食之，则食入于阴，长气于阳，必发热也。

夫诸病在脏，欲攻之，当随其所得而攻之，如渴者，与猪苓汤。余皆仿此。

渴者与猪苓汤，若汗出多而渴者则不可与。拟欲攻之，随其得宜而用。举此为例，余可类推。

痓湿暍病脉证第二

太阳病，发热无汗，反恶寒者，名曰刚痓，一作痉。

郭白云曰：痓是病名，如中风伤寒之类也。痉是病证，如结胸痞气之类也。痓为轻，痉为重，痓而又痉者为尤重。痓之发柔软，痉之发刚硬，二字当有别也。痓病者以太阳病发汗太多，荣血已亡，风寒易中，故筋脉劲急，作刚柔二痓也。寒邪内入于荣，郁于肌肤，则发热；凝其血脉，则无汗，无汗为表实，不应恶寒。今反恶寒者，以寒邪严厉，从卫入荣，卫亦因之而不阖，故反恶寒也，其痓故名曰“刚”。

太阳病，发热汗出，而不恶寒，名曰柔痓。

风伤于卫，则发热，开其腠理，则汗出。汗出当恶寒。今不恶寒者，以风为阳邪，木性曲直和软，虽汗出亦不恶寒，其痓故名曰“柔”。

太阳病发热，脉沉而细者，名曰痓，为难治。

太阳病发热，指表而言也。若脉沉迟可用栝楼桂枝汤解肌。今脉沉而细，细为气少，未可以解表，故难治。

太阳病，发汗太多，因致痓。

《内经》曰：“夺汗者无血。”血虚则风寒易伤，筋脉得寒则引急，故令病痓。

夫风病，下之则痓，复发汗，必拘急。

风伤于卫，若下之虚其阴血，风乘其虚而陷于荣血之中，血不荣筋，因作痓。四肢为诸阳之本，复发汗以虚其阳，必令四肢拘急。

疮家虽身痛，不可发汗，汗出则痓。

疮家则过于亡血，虽有身疼表证，亦不可发汗。若汗之是重虚其阳，阳虚必作痓也。

病者身热，足寒，颈项强急，恶寒，时头热，面赤，目赤，独头动摇，卒口噤，背反张者，痓病也。

身热头热，邪在太阳也，面赤、目赤足阳明之正系目系，邪在阳明也。颈属阳明，项属太阳，邪在二经，则颈项强急恶寒也。阳明之脉挟口，故卒口噤。太阳之脉循背上头，故头独摇，背反张也。此其人必汗下亡血之后，正气已虚，而邪气但胜于上，其足则寒，此痓之证具见也。

若发其汗者，寒湿相搏，其表益虚，即恶寒甚。发其汗已，其脉如蛇。暴腹胀大者，为欲解。脉如故，反伏弦者，痓。

此承上文而言，如上诸证，若误发之，汗出则衣里冷湿，又成寒湿相搏之证，其阳益虚，则较前恶寒更甚矣。其脉如蛇，暴腹胀大为欲解，于理不顺。脉伏弦，即后条伏坚之意。

夫痓脉按之紧如弦，直上下行。

经曰：脉弦者痓。寒令脉紧，紧则如转索无常，有近于弦，故曰紧如弦。以其劲急，故直上下行。

痓病，有灸疮难治。

有灸疮，则焦骨伤筋，血脉未复，瓜蒌桂枝、葛根二汤皆近于解表，非灸疮所宜，故云难治。《脉经》曰："痓家其脉伏坚，直上下。"前条按之紧，今脉伏坚，亦近于紧也。寒则诸脉劲急，故有直上下之称。

太阳病，其证备，身体强，几几然，脉反沉迟，此为痓，瓜蒌桂枝汤主之。"几"音殊。

太阳病，其证备，言头痛、项强、发热、恶风寒具见也。太阳阳明合病，则身体强；几几，俯仰不自如之貌。太阳伤寒，则脉浮紧；中风则脉浮缓。今脉反沉迟，与风寒有异，故为痓病。

按《说文》，"几"字无钩挑，有钩挑者乃几案之"几"字也。几乃鸟之短羽，像小鸟毛羽未盛之形，飞几几也，故"凫"字从"几"，盖形容其颈项强急之意。

栝楼①桂枝汤方

栝楼根二两　桂枝三两　芍药三两　甘草二两　生姜三两　大枣十二枚

上六味，以水九升，煮取三升，分温三服，取微汗，汗不出，食顷，啜热粥发。

《内经》曰："肺移热于肾，传为柔痓。"庞安常曰："栝楼根不主项强几几，其意不令肺热移于肾也。加之于桂枝汤中则可以彻热荣筋，调和荣卫，

① 栝楼：即中药瓜蒌，下同。

不待疏而疏自至矣。”

太阳病无汗，而小便反少，气上冲胸，口噤不得语，欲作刚痉，葛根汤主之。

刚痉为寒邪，无汗小便少者，寒主收引也。气上冲胸者，寒邪上逆也。口噤不语者，寒令牙关紧也。此欲作刚痉之象。

葛根汤方

葛根四两　麻黄三两（去节）　桂二两（去皮）　芍药二两　甘草二两（炙）　生姜三两　大枣十二枚

上七味，㕮咀①，以水一斗，先煮麻黄、葛根，减二升，去沫，内诸药，煮取三升，去渣。温服一升，覆取微似汗，不须啜粥。余如桂枝汤法将息及禁忌。

麻黄、葛根以发其阳，则汗自出而口噤自开。桂枝通血脉，芍药和阴血，则小便自通而冲气自止。生姜之辛以散逆，甘草、大枣之甘以和胃，则经络疏通，内外柔和，而强急可愈。

痉为病，胸满，口噤，卧不着席，脚挛急，必啮齿，可与大承气汤。

胸满即气上冲胸之互文，卧不着席，亦反张之互词也。庞安常曰：“痉病卧不着席者，小儿腰背去席二指，大人手侧掌为难治。”邪在太阳，则挛急，邪在阳明，则口噤。《灵枢经》曰：“热而痉者，腰折，瘈疭，齿噤啮。”啮，切齿也，噤之甚者则切。《灵枢·热病篇》有啮齿，当是啮齿之类。痉病属表属虚，未可与承气下也，当详之。

太阳病关节疼痛而烦，脉沉而细者，此名湿痹。湿痹之候，小便不利，大便反快，但当利其小便。

太阳病，脉沉细，若背反张则痉病；关节疼痛，则湿病也。《内经》曰：“湿流关节。”关节者，溪谷之会，邪与正争，则疼痛而烦也，以其疼痛，故名湿痹。《内经》曰：“脾恶湿。”湿淫于内，则横流不遵故道，故小便不利，而大便反快，如湿胜则濡泄也。湿家不利小便，则非其治，利小便者，引其遵故道而行也。

湿家之为病，一身尽疼，发热，身色如熏黄也。

脾主身之肌肉，湿为寒邪，郁于肌中不得散，则一身尽疼，发热也。阳明瘀热，则黄色鲜明如橘子；太阴寒湿，则黄色黧暗如烟熏。

① 㕮咀：当作“咬咀”。咬咀（fǔ jǔ），原指用口将药物咬碎，以便煎服，后用其他工具切片、捣碎或锉末，但仍用此名。

湿家，其人但头汗出，背强，欲得被覆向火。若下之蚤[①]则哕，或胸满，小便不利，舌上如胎[②]者，以丹田有热，胸上有寒，渴欲得水而不能饮，则口燥烦也。

湿为阴邪，阴邪客于阴，则阳上越而不行于腠理肌肉，故但头汗出。背为阳，寒湿胜则阳虚，故背强欲得被覆向火也。若下之虚其胃，湿干于胃，则令哕。寒客于上，则胸满，亡其津液，则小便不利，以寒湿在上，故舌上如胎，而实非胎也。丹田有热者，以下后里虚，上焦阳气因虚而陷于下焦，为丹田有热。表中寒气，乘虚而客于胸上，为胸上有寒。唯其丹田有热，则渴欲饮水，胸上有寒不能散水，虽得水而不能饮，故口燥烦也。

湿家下之，额上汗出，微喘，小便利者死。若下利不止者，亦死。

湿不能越于肌肤，则头汗。今但额上汗出，此孤阳上脱也。面黄而喘，汗出短气，皆湿邪内胜。今但微喘，此正气衰微也。湿家小便利则湿去。今气衰不能禁制，则小便利也，故死。若下利不禁，则五脏气绝于内矣。兹条为治湿误下之明禁。

风湿相搏，一身尽疼痛，法当汗出而解，值天阴雨不止，医云：此可发汗。汗之病不愈者，何也？盖发其汗，汗大出者，但风气去，湿气在，是故不愈也。若治风湿者，发其汗，但微微似欲汗出者，风湿俱去也。

风，阳邪也。湿，阴邪也。风善行，相搏则一身尽疼。身疼属表，其在表者汗而发之。以后诸方，皆微取汗。若汗出如水流漓，则病不除，反伤正气而湿不去。但微微似欲汗，则风散湿除。此治风湿相搏之法也。兹条为治湿大汗之严律。

湿家病，身疼发热，面黄而喘，头痛鼻塞而烦，其脉大，自能饮食，腹中和无病，病在头中寒湿，故鼻塞，内药鼻中则愈。

经曰："清邪中上。"阳中雾露之气，必发热头痛身疼。面黄而喘，鼻塞而烦，脉大能食，皆上焦阳分受邪。不干中焦，则腹中和无病也。头中寒湿者，申上文之意，寒以湿之性言。鼻气通于天，内药鼻中，以宣泄其寒湿。

湿家身烦疼，可与麻黄加术汤发其汗，慎不可以火攻之。

身疼烦，湿淫于外也，故可汗而泄。若以火攻之，则湿热相搏，血气流溢，迫而为衄，郁而为黄，非其治法。

麻黄加术汤方

麻黄二两（去节）　桂枝二两（去皮）　甘草一两（炙）　杏仁七十个

---

① 蚤：通"早"。《史记·项羽本纪》："旦日不可不蚤自来谢项王。"

② 胎：同"苔"。

（去皮尖）　白术四两

上五味，以水九升。先煮麻黄，减二升，去上沫，内诸药，取二升半，去滓。温服八合，覆取微似汗。

白术逐皮间风水结肿，加于麻黄汤中，为风能胜湿之剂。

病者一身尽疼，发热，日晡所剧者，名风湿。此病伤于汗出当风，或久伤取冷所致也。可与麻黄杏仁薏苡甘草汤。

一身尽疼，发热，风湿在表也。日晡，申时也，阳明旺于申酉戌。土恶湿，今为风湿所干，当其旺时，邪正相搏，则反剧也。汗亦湿类，或汗出当风而成风湿者，或劳伤汗出，而入冷水者，皆成风湿病也。

麻黄杏仁薏苡甘草汤方

麻黄（去节，半两，汤泡）　甘草一两（炙）　薏苡仁半两　杏仁十个（去皮尖，炒）

上锉麻豆大，每服四钱，水一盏半，煮八分，去滓。温服，有微汗，避风。

麻黄、杏仁以去风，薏苡仁以去湿，甘草以和荣卫。

风湿，脉浮，身重，汗出恶风者，防己黄芪汤主之。

寒湿则脉沉细，风湿则脉浮。身重而不疼痛者，风湿微也。风伤于卫，则腠理开，开则汗出恶风。防己黄芪汤以去风湿。

防己黄芪汤方

防己一两　甘草半两（炒）　白术七钱半　黄芪一两一分（去芦）

上锉麻豆大，每抄五钱匕，生姜四片，大枣一枚，水盏半，煎八分，去渣。温服，良久再服。喘者加麻黄半两，胃中不和者加芍药三分，气上冲者加桂枝三分，下有陈寒者加细辛三分。服后当如虫行皮中，从腰下如冰。后坐被上，又以一被绕腰下，温令微汗，差。

防己疗风肿水肿，故以为君；白术治皮间风水结肿，故以为臣；生姜主逐风湿，故以为佐，三味去风行湿药也。风湿去则荣卫虚，黄芪、大枣、甘草为使，用以养正除邪，调和荣卫，为治风湿之缓剂。风湿胜于上则喘，加麻黄以定喘。风湿胜于中则胃不和，加芍药以缓中。风湿胜于下则气上冲，加桂枝以伐肾邪。下有陈寒，留而不散，再加细辛以温中利水。如虫行皮中者，风湿行也。腰已①下如冰，指下有陈寒而言。故令重被围绕于腰间，覆令微汗出也。

---

① 已：通“以”。《汉书·李广苏建传》：“单于召会武官属，前已降及物故，凡随武还者九人。”

伤寒八九日，风湿相搏，身体疼烦，不能自转侧，不呕不渴，脉浮虚而涩者，桂枝附子汤主之。若大便坚，小便自利者，去桂加白术汤主之。

风淫所胜，则身体烦疼。湿淫所胜，则身体难转侧。风湿相搏于荣卫之间，不干于里，故不呕不渴也。脉浮为风，涩为湿。以其脉有近于虚，故用桂枝附子汤温经以散风湿。

桂枝附子汤方

桂枝四两（去皮）　生姜三两（切）　附子三枚（炮去皮，破八片）　甘草二两（炙）　大枣十二枚（擘）

上五味，以水三升，煮取一升，去滓，分温三服。方中加白术去桂，即是白术附子汤。服白术附子汤后，觉身痹，半日许，再服，三服都尽，其人如冒状，勿怪，即是术附并走皮中，逐水气，未得除故耳。

桂枝、甘草，辛甘以发散风邪；附子、生姜，辛热以温经逐湿；大枣引辛温之药而通十二经脉。此风湿相搏之重者，故用此辛热之药以除风逐湿也。小便利者，大便必硬，桂枝近于解肌故去之，白术能生津液故加之也。凡方中有如虫行状、如醉状、如冒状者，皆药势将行使然也。

风湿相搏，骨节疼烦掣痛，不得屈伸，近之则痛剧，汗出短气，小便不利，恶风不欲去衣，或身微肿者，甘草附子汤主之。

此风湿之最重者。湿为阴邪则疼，风为阳邪则烦。风湿搏于关节之间，注经络，流骨髓，则烦疼掣痛不得屈伸，近之则痛剧也。汗多阳虚，则短气也；小便不利，里湿不行也；以其汗多阳虚，则恶风；以其小便不利，则湿气外薄①。外薄，则身有微肿也。或，未定之词。若不薄则不肿矣。

甘草附子汤方

甘草二两（炙）　附子二枚（炮去皮）　白术二两　桂枝四两（去皮）

上四味，以水六升，煮取三升，去滓。温服一升，日三服。初服得微汗则解，能食，汗出复烦者，服五合。恐一升多者，服六七合为妙。

附子能温经散湿，白术能胜湿燥脾，桂枝能通行荣卫，甘草能益气和中，斯成固表散湿之重剂。

太阳中暍，发热恶寒，身重而疼痛，其脉弦细芤迟。小便已，洒洒然毛耸，手足逆冷。小有劳，身即热，口开，前板齿燥。若发其汗，则恶寒甚；加温针，则发热甚；数下之，则淋甚。

《内经》曰："先夏至为病温，后夏至为病暑。"又曰："热病者，皆伤寒

① 薄：通："迫"。逼近，接近。《楚辞·屈原·涉江》："雷风相薄。"

之类也。”以其太阳受病，与伤寒相似，亦令发热恶寒，身重而头痛也。《内经》曰：“寒伤形，热伤气。”气伤，则气消而脉虚弱，所以弦细芤迟也。小便已毛耸者，阳气内陷，不能卫外，手足亦逆冷也。劳动则扰乎阳，故小劳即身热也。《内经》曰：“因于暑，汗，烦则喘喝。”故热胜则口开，口开则前板齿燥也。发汗虚其阳，则恶寒甚。温针动火邪，则发热甚。下之亡津液，则淋甚也。

太阳中热者，暍是也。汗出恶寒，身热而渴。白虎加人参汤主之。

风伤于卫，邪胜则汗出恶寒，此热伤气。正虚，亦汗出恶寒也。内热则津竭，外热则汗多，与白虎加人参，以除表里之邪热。

白虎加人参汤

知母六两　石膏一斤（碎）　甘草二两　粳米六合　人参三两

上五味，以水一斗煮，米熟汤成，去滓。温服一升，日三服。

白虎，西方神名也，其令为秋，其政清肃。凉风至，白露降，则溽暑[①]潜消。此汤有彻暑热之功，行清肃之政，故以白虎名之。表有热者，散以石膏之辛寒。里有热者，降以知母之甘苦。热则气伤，人参用以生津而益气。石膏过于寒凉，甘草、粳米之甘，用以和胃补中，共除中热而解表里。

太阳中暍，身热疼重，而脉微弱，此以夏月伤冷水，水行皮中所致也。一物瓜蒂汤主之。

脉虚身热，得之伤暑。此证先伤于热，再伤冷水。水气留于腠理皮肤之中，则身热疼重也。与瓜蒂汤以散水气。

一物瓜蒂汤

瓜蒂二七个

上锉，以水一升，煮取五合，去滓，顿服。

《本草》[②]云：“瓜蒂味苦寒，主大水身、面、四肢浮肿。”用之以散皮肤水气，苦寒又可胜热也。

百合狐惑阴阳毒病证治第三

论曰：百合病者，百脉一宗，悉致其病也。意欲食复不能食，常默默然，欲卧不能卧，欲行不能行，饮食或有美时，或有不用闻食臭时，如寒无寒，

---

① 溽（rù）暑：又湿又热，指盛夏的气候。溽，湿气熏蒸。

② 本草：指《神农本草经》，下同。原文为“瓜蒂，味苦寒。主治大水，身面四肢浮肿。”

如热无热，口苦，小便赤，诸药不能治，得药则剧吐利，如有神灵者，身形如和，其脉微数。每溺时头痛者，六十日乃愈；若溺时头不痛，淅然者，四十日愈；若溺快然但头眩者，二十日愈。其证或未病而预见，或病四五日而出，或病二十日或一月微见者，各随证治之。“微见”，《千金》作“后见”。

经脉十二，络脉三百六十五，此缘大病后，真阳已虚，余热未尽，周身百脉俱病，是为百脉一宗，悉致其病也。以其中外上下皆病，故饮食行卧不安，寒热无定，而诸药不能治，得之则吐利，如有神灵也。常默默则身形如和，余热不尽，故脉微数。热在上则口苦，热在下则便赤也。《伤寒续论》①曰：溺者，人之津液也，注于膀胱，得阳气施化则溺出。故《内经》曰：“膀胱者，州都之官，津液藏焉，气化则能出矣。”是溺与阳气相依而为用者也。头者，诸阳之首，溺则阳气下施，头必为之摇动，何不以老人、小儿观之？何者，小儿元气未足，血气未定，脑髓不满，溺将出，头为之摇而身为之动，此阳气不充故耳。老人气血衰，肌肉涩，脑髓清，故溺出时不能射远，将完必湿衣，而头亦为之动者，此阳气已衰，不能施射故耳。由此观之，溺出头之痛与不痛，可以观邪之浅与深矣。故百合病溺出头痛者，言邪舍深，而阳气衰也。内衰则入于脏腑，上则牵连脑髓，是以六十日愈。若溺出，头不痛，淅淅然者，淅淅如水，洒淅皮毛，外舍于皮肤肌肉，尚未入脏腑之内，但阳气微耳，是以四十日愈。若溺出快然，但头眩者，言邪犹浅，快则阴阳和畅，荣卫通利，脏腑不受邪，外不淅淅然，则阳气尚是完固。但头眩者，是邪在阳分，阳实则不为邪所牵，故头不疼而眩，是以二十日愈也。或未病而预见者，皆元气空虚之故。

百合病，发汗后者，百合知母汤主之。

百合知母汤方

百合七枚（擘）　知母三两（切）

上先以水洗百合，渍一宿，当白沫出，去其水，更以泉水二升，煎取一升，去滓；别以泉水二升，煎知母取一升，去滓；后合和，煎取一升五合。分温再服。

百合病，下之后者，滑石代赭汤主之。

滑石代赭汤方

百合七枚（擘）　滑石三两（碎绵裹）　代赭石（如弹丸大一枚，碎绵裹）

---

① 《伤寒续论》：即《伤寒明理续论》。书名。明代医家陶华撰。

上先以水洗百合，渍一宿，当白沫出，去其水；更以泉水二升，煎取一升，去滓；别以泉水二升，煎滑石、代赭，取一升，去滓；后合和，重煎，取一升五合。分温服。

百合病吐之后者，用后方主之。

百合鸡子汤方

百合七枚（擘）　鸡子黄一枚

上先以水洗百合，渍一宿，当白沫出，去其水；更以泉水二升，煎取一升，去滓，内鸡子黄，搅匀，煎五分。温服。

百合病不经吐、下、发汗，病形如初者，百合地黄汤主之。

百合地黄汤方

百合七枚（擘）　生地黄汁一升

上以水洗百合，渍一宿，当白沫出，去其水；更以泉水二升，煎取一升，去滓，内地黄汁，煎取一升五合。分温再服。中病，勿更服。大便常如漆如漆，地黄汁也。

百合病，一月不解，变成渴者，百合洗方主之。

百合洗方

上以百合一升，以水一斗，渍之一宿，以洗身。洗已，食煮饼，勿以盐豉也。

百合病，渴不差者，栝楼牡蛎散主之。

栝楼牡蛎散方

栝楼根　牡蛎（熬）等分

上为细末，饮服方寸匕，日三服。

百合病，变发热者，百合滑石散主之。

百合滑石散方

百合一两（炙）　滑石三两

上为散，饮服方寸匕，日三服。当微利者，止服，热则除。

百合花、叶、根皆四向，故能通达上下四旁，其根以众瓣合成，故名百合，用之以治百脉一宗病也。知母除邪而补虚，故汗后宜之。代赭之重以镇虚邪。滑石之甘以分水道，故下后宜之。鸡子黄入胃补虚，故吐后宜之。百合病缘以余热不除，若变发热者，加滑石以通利之，则热除矣。《神农经》曰：百合能通大小便①，内服则恐耗津液，故渴者渍水以洗之。渴若不差，苦

① 百合能通大小便：见《神农本草经·中经》，原文为“百合…利大小便，补中益气。”

咸能生津敛液，栝楼牡蛎散以治之。此皆病后而见者，各随证治。若不经汗、吐、下，病形如初，未病而见者，用地黄纯阴之品养血而除邪热，通血脉而补不足也。

郭白云曰：仲景以药之百合，治百合病，与《神农经》主治不相当，千古难晓其义。是以孙真人言：伤寒杂病，自古有之。前古名贤，多所防御。至于仲景，时有神功。寻思旨趣，莫测其致，所以医人不能钻仰①万一也。然百合之为物，岂因治百合之病，而后得名哉？或是病须百合可治，因名曰百合乎？少时见先生言，以百合汤治一仆病得愈。余是时未甚留意，不解仔细详看，虽见其似寒、似热、似饥、似饱，欲行欲卧，如百合之证，又自呼其姓名，有终夕不绝声，至醒问之，皆云不知，岂所谓如有神灵者耶？②

百合病，见于阴者，以阳法救之。见于阳者，以阴法救之。见阳攻阴，复发其汗，此为逆。见阴攻阳，乃复下之，此亦为逆。

百合病，得之于阴阳俱虚。此言不可下，不可汗也。见阳不足，则调其阴以养阳。见阴不足，则和其阳以养阴。《内经》曰："用阴和阳，用阳和阴。"是即以法救之之意，岂一汗下便尽治百合之法乎？以上诸证，有一可汗下者乎？观者无泥③。

狐惑之为病，状如伤寒，默默欲眠，目不得闭，卧起不安，蚀于喉为惑，蚀于阴为狐。不欲饮食，恶闻食臭，其面目乍赤、乍黑、乍白。蚀于上部则声嗄，甘草泻心汤主之。

此证因伤寒而变斯疾，故初得犹状伤寒。病后肠胃空虚而有热，则虫上下作。虫上作，则蚀咽喉为惑。虫下作，则蚀二阴为狐。《灵枢经》曰："虫动则令人悗④心"，是以起卧不安。虽默默欲眠，而目不得闭。虫闻食臭，则求食，故恶闻食臭而不欲饮食也。虫动胃虚，则面目之色无定，是以乍赤、乍黑、乍白也。

郭白云曰：狐惑䘌⑤病。多因医者汗吐下太过，又利小便，重亡津液，热毒内攻，脏腑焦枯，虫不得安，故上下求食。亦有不发汗，内热焦枯而成者。凡人之喉及阴肛比他肌肉津润，故虫缘津润而食之。䘌病又不止因伤寒而成，多自下感，或君湿地，或下利久而得，当于证中求之。然狐惑、䘌虽两疾，

---

① 钻仰：深入研求。出自《论语·子罕》："仰之弥高，钻之弥坚。"

② 郭白云曰……如有神灵者耶：见郭雍《仲景伤寒补亡论》卷十五"百合病十四条"。

③ 无泥：不要拘泥于此。无，通"毋"。不要。《论语·学而》："君子食无求饱，居无求安。"

④ 悗（mán）：烦闷。

⑤ 䘌（nì）：小虫。

其治法不相远矣。

甘草泻心汤方

甘草四两　黄芩　人参　干姜各三两　黄连一两　大枣十二枚　半夏半升

上七味，水一斗，煮取六升，去渣，再煎。温服一升，日三服。

咽伤则声变，故蚀上部则声嗄①。人参、甘草、大枣之甘以益气，黄芩、黄连之苦以杀虫，干姜、半夏之辛以安胃。

蚀于下部则咽干，苦参汤洗之。蚀于肛者，雄黄散熏之。

苦参汤方本方阙，今以庞安常苦参汤补之

苦参半斤　槐白皮　狼牙根各四两

上锉以水五升，煎三升半，洗之。

雄黄散方

雄黄

上一味，为末，筒瓦二枚合之，烧向肛熏之。

下部蚀，则津液竭于下，上则咽干也。药力难沉下极，故用熏洗之法。苦参、槐皮、狼牙之苦寒以杀虫，雄黄之辛温以熏。

病者脉数，无热，微烦，默默但欲卧，汗出。初得之三四日，目赤如鸠眼；七八日，目四眦黑。若能食者，脓已成也。赤小豆当归散主之。“眦”字庞安常作“周”字。

《经》曰：“数为虚。”虚则无热也。无热但微烦，默默然欲卧，卧则气不卫外而行于阴，故汗出也。《内经》曰：“五脏六腑之精华，皆上注于目。”邪气熏蒸，三四日邪气微则目赤，七八日邪气深，则目四周黑也。能食者，邪气散漫，不在脏腑，而在阴肛，烂肉腐肌而成脓矣。

赤豆当归散方

赤小豆三升（浸，令芽去，曝干）　当归

上二味，杵为散，浆水服寸匕。

当归主恶疮疡，赤小豆主排痈脓，浆水能调理脏腑，三味为治痈脓已成之剂。此方蚀于肛门者当用之。按后先血后便，此近血也，亦用此汤。以大肠、肛门本是一源，病虽不同，其解脏毒则一也。

浆，酢也。炊粟米热，投冷水中，浸五六日，生白花，色类浆者。

阳毒之为病，面赤斑斑如锦文，咽喉痛，唾脓血。五日可治，七日不可

---

① 嗄（shà）：嗓音嘶哑。

治，升麻鳖甲汤主之。

阳之亢盛者，郁而为阳毒，皆由伤寒之后，或汗吐下亡其津液，逼其热毒上壅致面赤，斑斑如锦文。热之所过，血为凝滞，致咽痛而唾脓血。

升麻鳖甲汤方

升麻二两　当归一两　蜀椒（炒去汗）一两　甘草二两　鳖甲（手指大一片，炙）　雄黄半两（研）

上六味，以水四升，煮取一升。顿服之，老少再服，取汗。

升麻、当归，辛温以散表邪；鳖甲、甘草，甘咸以和阴血；蜀椒、雄黄辛甘以解咽毒。

方内有蜀椒、雄黄难用，今以庞安常葛根龙胆汤附后。

葛根龙胆汤方

治热毒面赤，阳毒风温。

葛根四两　生姜　升麻　大青　龙胆　桂枝　甘草　麻黄　芍药各半两　葳蕤一两　石膏一两半

上㕮咀，水四升半，下麻黄煮数沸，去上沫，内诸药煎二升，去滓。温饮一升，日三夜二。

阴毒之为病，面目青，身痛如被杖，咽喉痛。五日可治，七日不可治，升麻鳖甲汤去雄黄、蜀椒主之。庞氏不去椒黄。

【临床解读】

柴某某，男，31岁。2019年11月1日初诊。

主诉：发现湿疹4年。

现病史：患者每于秋冬换季时，即10月份左右易起湿疹，多发于髋骨、大腿根部，瘙痒，夜间较重，未挠破，未流水，后期色素沉着，曾服中药症状易反复。现症见：髋部、大腿内侧根部起湿疹，瘙痒，后期色黑，无流水、流血，纳眠可，大便溏，日2次，小便可，冬季易感冒，有过敏性鼻炎，舌质淡，苔薄白，脉沉滞。

处方：制香附10克，大贝母10克，川芎10克，生黄芪30克，赤芍10克，防风6克，升麻10克，制鳖甲10克。10剂，每日1剂，水煎服。

二诊：2021年3月26日。服上方1个月余，湿疹明显好转，现欲备孕，检查发现左侧精索静脉曲张，睾丸两侧囊肿，精液质量较差，阴囊潮湿，左侧腹股沟时有坠胀，左少腹时有刺痛，阳痿早泄，勃起无力，纳差，眠可，大便稍溏，日1~2次，小便调，双脚湿疹，舌质淡红，苔白，脉沉滞。脂肪肝，易生气，生气时左侧胸刺痛，胸口闷。

处方：补肾兼疏肝。菟丝子12克，五味子10克，覆盆子10克，枸杞子10克，车前子10克（包煎），柴胡10克，制香附10克，党参10克。10剂，每日1剂，水煎服。（张磊医案）

阴之杀厉者，结而为阴毒，面色青，青为寒，寒毒凝于肌肤，血气不流，荣卫不通，故身痛如被杖。寒邪客于咽则咽痛，如少阴之咽痛，故不吐脓血，与阳毒为异耳。阴阳二毒，五日毒在表可治，七日毒传里不可治也。寒毒藏于肌肤，非汗不足以通行荣卫，故用升麻、甘草之辛甘以和阳，鳖甲、当归之辛咸以和阴，蜀椒、雄黄以除杀厉之阴毒，不去之为是也。

庞安常曰："阴毒之为病，因汗下药性冷所变，多在四五日也；或素来阳气虚冷，始得病便成阴毒；或因伤风寒、伤冷物，便成阴毒。其病六日内可治，过七日不可治。"宜用附子饮。方附后。

附子饮方

治阴毒脉沉微欲绝，四肢逆冷，大躁而渴不止。

附子一枚（炮去皮尖，四破）

上以水九升，煎至三升，去附子，盛瓶内沉井中。极冷，取饮之，仍灸丹田一二百壮。不效再服返阴丹、硫黄丸。

论曰：痉、湿、暍三证同条，以其同出于太阳之变；百合、狐惑、阴阳毒三证同条，以其病同涉于怪异；肺痿与肺痈同条，由其均出于肺；呕吐与下利同条，由其均起于胃；腹满与寒疝同条，由其均起于寒；非比疟证、疸证，无所因袭之自为一类也。先贤垂则，欲人知本而施治法，惟契玄妙者方可语此。

疟病脉证并治第四

师曰：疟脉自弦，弦数者多热，弦迟者多寒。弦小紧者下之差，弦迟者可温之，弦紧者可发汗、针灸也，浮大者可吐之，弦数者风发也，以饮食消息止之。

疟，残虐也。《内经》曰：痎疟皆生于风，其畜作有时①者，何也？岐伯曰：疟之始发也，先起于毫毛伸欠，乃作寒栗鼓颔，腰脊俱痛。寒去则内外皆热，渴欲饮水。② 方其寒，汤火不能温；及其热，冰水不能寒。此阴阳交

---

① 畜作有时：指邪蓄于经，有时而伏。病见于外，不期而发。

② 痎疟皆生干风……渴欲饮水：见《素问·疟论》。"寒去则内外皆热"后略去"头痛如破"4字。

争，虚实并作，邪舍于荣卫之间，风寒之气不常，故休作有时，而作往来寒热也。脉自弦者，以痎疟皆生于风，风气通于肝，故脉弦也。数为热，迟为寒，小紧则邪着于里，故可下之。迟为寒留于中，故可温之也。弦为风，紧为寒，风寒相搏，非发汗、针灸无以散其邪。浮为病在上，大为寒。在上焦者，非吐不足以夺其病。木郁则发热，热则脉数，此邪气微者，故以饮食消息止之。经曰："五脏病各有得者愈，五脏病各有所恶，各随其不喜者为病。"遂其喜恶而消息之，则疟自止。上说如此，后并无汗、吐、下、温针灸之法，去古既远，文多简略，不可考矣。至于汗、吐、下之外，又有移精变气①、祝由②之法，按跷导引、厌禳③避忌之宜，自古方经不能尽其要妙也。

病疟以月一日发，当以十五日愈，设不差，当月尽解。如其不差，当云何？师曰：此结为癥瘕，名曰疟母，急治之，宜鳖甲煎丸。

五日为一候，三候为一气。一气，十五日也。夫人受气于天，气节更移。荣卫亦因之以易，故交一节气当愈。不愈者，再易一气。故云：月尽解也。如月尽亦不差，则邪去荣卫而着脏腑，结为癥瘕、疟母。在脏腑，则日以益深，宜急治之，与鳖甲煎丸。

鳖甲煎丸方

鳖甲一十分（炙）　乌扇三分（烧）　黄芩三分　柴胡六分　鼠妇三分（熬）　干姜三分　大黄三分　芍药五分　桂枝三分　葶苈一分（熬）　石韦三分（去毛）　厚朴三分　牡丹五分（去心）　瞿麦二分　紫葳三分　半夏一分　人参一分　䗪虫五分（熬）　阿胶三分（炙）　蜂巢四分（炙）　赤硝十二分　蜣螂六分（熬）　桃仁二分

上二十三味，为末。取煅灶下灰④一斗，清酒一斛五斗，浸灰，候酒尽一半，着鳖甲于中，煮令泛烂如胶漆，绞取汁，内诸药，煎为丸，如梧子大。空心服七丸，日三服。

疟母者，邪气内搏于脏腑，血气羁留而不行，息而成积，故内结癥瘕，而外作往来寒热。《内经》曰：坚者削之，结者行之。以鳖甲主癥瘕寒热，故以为君。邪结于血分者，用大黄、芍药、䗪虫、桃仁、赤硝、牡丹、鼠妇、

---

① 移精变气：指运用各种方法转移和分散精神心理活动的指向，借以缓解或消除精神刺激而引起的气机紊乱等病理状态的一种情志自我调摄疗法。

② 祝由：古代用祝说病由的方法以治疗疾病。祝，指敬祝，有恭敬之意；由，指疾病产生的原由、来由。

③ 厌禳：谓以巫术祈祷鬼神除灾降福，或致灾祸于人，或降伏某物。

④ 煅灶下灰：指煅铁炉中的灰。

紫葳攻逐血结为臣。邪结于气分者，厚朴、半夏、石韦、葶苈、瞿麦、乌扇、蜂房、蜣螂下气、利小便以为佐。调寒热、和阴阳则有黄芩、干姜，通荣卫则有桂枝、柴胡，和气血则有阿胶、人参，六味又用之以为使也。结得温即行，灶灰之温，清酒之热，所以制鳖甲同诸药而逐癥瘕疟母。《内经》曰："治有缓急，方有大小。"此急治之方也。

师曰：阴气孤绝，阳气独发，则热而少气，烦冤，手足热而欲呕，名曰瘅疟。若但热不寒者，邪气内藏于心，外舍分肉之间，令人消铄肌肉。

瘅，热也。《内经》曰："瘅疟者，肺素有热。气盛于身，厥逆上冲，中气实而不外泄。因有所用力，腠理开，风寒客于皮肤之内，分肉之间而发。发则阳气盛，阳气盛而不衰，则病矣。其气不及于阴，故但热不寒。"此肺素有热而成瘅疟也。今所云阴气孤绝者，以热邪亢盛，热盛则气消，故烦冤少气，表里俱病，令手足热而欲呕。心阳脏也，心恶热，邪气内藏于心，外舍于分肉之间，内外燔灼，故令人消烁肌肉。此热藏于心，而为瘅疟也。然则瘅疟之所舍，属心肺两经者欤。

温疟者，其脉如平。身无寒但热，骨节疼烦，时呕，白虎加桂枝汤主之。

《内经》曰："温疟，得之冬，中于风，寒气藏于骨髓之中。至春则阳气大发，邪气不能自出。因遇大暑，脑髓烁，肌肉消，腠理发泄，或有所用力，邪气与汗皆出。此病藏于肾，其气先从内出之外也。如是者，阴虚而阳盛，阳盛则热矣，衰则气复反入，入则阳虚，阳虚则寒矣。故先热而后寒者，名曰温疟。"今但热不寒，则与瘅疟无异。意者《内经》以先热后寒为温疟，仲景以但热不寒为温疟也。脉如平，非平也。其气不及于阴，故但热无寒。邪气内藏于心，故时呕。外舍于肌肉，故骨节疼烦。今阳邪偏胜，但热无寒，加桂枝于白虎汤中，引白虎辛寒而出入荣卫，制其阳邪之亢害。汤义详暍证。

疟多寒者，名曰牝疟，蜀漆散主之。

蜀漆散方

蜀漆（洗去腥）　云母（烧二日夜）　龙骨等分

上三味，杵为散，未发时以浆水服半钱。温疟加蜀漆半分，临发时服一钱匕。

蜀漆，常山苗也，得浆水能吐疟之顽痰。云母、龙骨，取云、龙属阳之意，入足三阴经，可以驱残虐之阴；入手少阴心、太阴肺，可以越酷热之阳。三阴者，其道远，故于未发之先服，令药入阴分以祛其邪。属心肺者，其道近，故于临发之时服，令药力入心肺以祛其邪。此方乃吐顽痰、和阴阳之剂，故牝疟、温疟俱可服。温疟者，或肺素有热，或邪气内藏于心；牝疟者，邪气内藏于肝、脾、肾。

论曰：疟脉自弦，即《素问》“痎疟皆生于风”。以风者善行而数变，故脉有浮大、迟数、紧小之殊，而不离乎弦。治法亦有汗、吐、下、针灸之异，而必本于风也。虽立汗、吐、下、针灸之法，后并不见其方，盖古圣作书，但立规模，设大略，终不能耳提面谛，使得谆谆详告，尤恐以辞害意，不可尽凭。而未云“以饮食消息止之”，则活处又在汗、吐、下、针灸之外也，书可尽言耶？夫疟多发于夏秋，而《礼记》曰：“寒热不节，民多疟疾。①”此四时偏寒偏热之气，人感之则四时有胜复阴阳交争之疾也。四时疟者，《内经》曰：“以秋病者寒甚。”新凉收敛，寒不外泄，阴阳相激，故令寒甚。《周礼》云秋疟寒疾②。疏③云：秋阳渐消，阴方盛，惟火沴④金，兼寒兼热，故有疟寒之疾也。以冬病者寒不甚，阳气闭藏，虽寒热交争，而伏阳在内，足以胜之，故寒不甚也。以春病者恶风，春时阳气开发，腠理渐疏，余寒留连于荣卫之间，则起毫毛，而令洒淅恶风也。以夏病者多汗，暑热流行，肌肤蒸溽，值邪居之，则汗多泄也。然邪气残虐，卫气慓悍，故《内经》曰：与卫气应乃作，以残虐之邪而值慓悍之气，邪气正交争，故其寒汤火不能温，其热冰水不能寒也。其发之早宴⑤者，以邪气留于阳则发早，留于阴则发宴。其有今日子发，而明日丑发，渐次而转于戌亥，又复发于子丑者。盖荣卫之行不休，挈其邪气行于阳，则发于午前；挈其邪气行于阴，则发于午后。故《内经》以“风无常府”故也。夫邪气入风府，循胎⑥而下，下者，入阴分也，故其发也晏。其气上行，出于缺盆，上者，阳之分也，故其发也早。其间日作者，邪不居荣卫，不在脏腑，在脏腑荣卫之间，募原之处，邪气蓄积，则内薄脏腑，而外薄荣卫，故间日或二三日发也。《灵枢经》曰：疟者，内薄于五脏，横连募原，其道远，其气深，其行迟，不能日作，故次日乃蓄积而作也。⑦ 详“蓄积”二字，则非一日之义明矣，必候蓄积与卫气相当，则病作也。此日之远近，发之蚤晏者如此。若前辈以子午卯酉日发为少阴疟，寅申巳亥日发为厥阴疟，辰戌丑未日发为太阴疟，似无据之论。其温疟，则热

① 寒热不节民多疟疾：见《礼记·月令》。

② 秋疟寒疾：见《周礼·天官》，原文为“秋时有疟寒疾”。

③ 疏：此指唐代贾公彦所疏《周礼》。疏，注释，解释。

④ 沴（lì）：克，伤害。

⑤ 宴：同“晏”。迟，晚。

⑥ 胎：当作“膂”。

⑦ 疟者……故次日乃蓄积而作也：原文为“其间日发者，由邪气内薄于五脏，横连募原也。其道远，其气深，其行迟，不能与卫气俱行，不得皆出，故间日乃作也。”今通行本见《素问·疟论》。

伏藏于心肺之间，身无寒而但热，故《内经》曰：“火郁之发，民病温疟。”牝疟者，或发于秋深，《内经》以秋病者寒盛，或寒水胜火。《内经》以阳明司天，四之气，病疟寒之疾，此在泉君火客气，寒水胜之，水火交争而作寒疟，内必有顽痰痼冷，伏于至阴之分也。其先寒而后热，先热而后寒，热多而寒少，寒多而热少者。《内经》以先伤于寒而后伤于风，故先寒而后热；先伤于风而后伤于寒，故先热而后寒。夫风寒之入于身，不即病者，必郁而为热，故先热而后寒，或热多而寒少。其即病者不分风与寒，必先起毫毛而发寒栗，令寒多而热少。未可执泥经言。经则言其常，此则言其变也。此外复有痰疟、食疟、水饮、积血之属，亦不过疟之兼证。而痰饮、积血、积食，必不能起毫毛而发腠理，作寒栗而鼓颔，其必本于风寒也，则又奚[①]疑？治之之法，察六淫之浅深，辨五脏之邪贼，《内经》分十二经以刺之，亦分十二经以药之也。

中风历节病脉证并治第五

夫风之为病，当半身不遂，或但臂不遂者，此为痹。脉微而数，中风使然。

《内经》曰：“风者，善行而数变”，或着于半身，或着于一臂。风邪居之，则身臂不遂，而荣卫失其隧道之常度，故血凝于肤者为痹也。脉微则正气虚，数则邪气胜，以邪之所凑，其气必虚，故中风令脉如此。

寸口脉浮而紧，紧则为寒，浮则为虚。寒虚相搏，邪在皮肤。浮者血虚，络脉空虚。贼邪不泻，或左或右。邪气反缓，正气即急。正气引邪，㖞僻不遂。邪在于络，肌肤不仁。邪在于经，即重不胜。邪入于腑，即不识人。邪入于脏，舌即难言，口吐涎。

邪在皮肤则脉紧，脉络空虚则脉浮，脉络空虚，则邪易中。若不泻之，其邪或在于左，或在于右。邪盛而正虚，逼其正气，是以正气即急，而邪气反缓。正气行于经隧之间，引邪气于头面，则为㖞僻。引邪气于四肢，则为不遂也。邪之浅者在经络，邪之深者入脏腑，孙络之散见肤腠。邪气凝而不行，故其肉不仁。大经之行于经隧，邪气留而不去，故髓重不胜。不识人者，《经》所谓朦昧暴喑[②]，此邪入腑，则朦昧不识人，入脏则舌难言而为瘖矣。

---

① 奚：疑问词。犹“何”。

② 朦昧暴喑：见《素问·气交变大论》，原文为“郁冒朦昧，心痛暴喑。”喑，哑。

舌难言，则唇吻不收而涎下也。

寸口脉迟而缓，迟则为寒，缓则为虚。荣缓则为亡血，卫缓则为中风。邪气中经，则身痒而瘾疹。心气不足，邪气入中，则胸满而短气。

《难经》曰："血主濡之。"血亡则荣卫不濡，而邪易中，故令寸口之脉迟而缓。迟为寒入于经，缓为血不足也。寒气客于经络之中，令身痒而瘾疹者，以邪气搏于皮肤，其气外发，腠理开，毫毛摇，气往来行则为痒，痒为泄风，而瘾疹成也。若心气不足，则邪乘不足而客于心，客于心则隔碍其息道，故胸满而短气也。

寸口脉沉而弱，沉即主骨，弱即主筋，沉即为肾，弱即为肝。汗出入水中，如水伤心，历节黄汗出，故曰历节。

《圣济总录》曰："历节风者，由血气衰弱，为风寒所侵，血气凝涩，不得流通关节，诸筋无以滋养，真邪相搏，所历之节，悉皆疼痛。"或昼静夜发，痛彻骨髓，谓之历节风也。节之交三百六十五，十二筋皆结于骨节之间。筋骨为肝肾所主，今肝肾并虚，则脉沉弱，风邪乘虚淫于骨节之间，致腠理疏而汗易出。汗者，心之液，汗出而入水浴，则水气伤心，又从流于关节交会之处，风与湿相搏，故令历节黄汗而疼痛也。

趺阳脉浮而滑，滑则谷气实，浮则汗自出。

趺阳，胃脉也，诊在冲阳。滑则为实，浮则为风。风则令汗出，亦历节之脉。

少阴脉浮而弱，弱则血不足，浮则为风，风血相搏，即疼痛如掣。

少阴，肾脉也，诊在太溪。若脉浮而弱，弱则血虚，虚则邪从之，故令浮弱。风血相搏，则邪正交争于筋骨之间，则疼痛如掣。

盛人脉涩小，短气，自汗出，历节疼，不可屈伸，此皆饮酒汗出当风所致。

盛人不应脉涩小，涩为血虚，小为气弱。《内经》曰："脉小弱以涩，谓之久病。"短气者，正气内虚，汗出者，邪气外胜，故历节痛不可屈伸也。饮酒中风，则为漏风，今为历节，何也？以风邪常留于肌表，则为漏风。今盛人脉涩小，荣卫俱虚，风邪乘其汗出而入，搏于筋骨之间，则为历节，此风之所以善行而数变也。

诸肢节疼痛，身体尪羸①，脚肿如脱，头眩短气，温温欲吐，桂枝芍药知母汤主之。

---

① 尪羸（wāng léi）：身体瘦弱或虚弱，肢体痿废不用。尪，筋骨萎缩弯曲；羸，瘦弱。

诸肢节痛，谓骨节尽疼痛，痛久则邪盛正弱，身体即尫羸也。历节之病，由于汗出入水，酒后当风，风湿下注而为脚肿，搏于溪谷而筋络绝伤，故脚肿如脱也。头眩短气者，正气虚也，温温欲吐者，寒邪胜也，与桂枝芍药知母汤温经而散寒湿。

桂枝芍药知母汤方

桂枝四两　芍药三两　甘草二两　麻黄二两　生姜五两　白术五两　知母四两　防风四两　附子二两（炮）

上九味，以水七升煮取二升，温服七合，日三服。

《内经》曰："形气不足，病气有余，是邪胜也。"又曰："外淫于内，所胜治之。"桂枝、麻黄、防风、甘草，辛甘以散风邪也。湿淫所胜，平以苦热，佐以辛酸，以苦燥之附子、知母之苦热，芍药、生姜之辛酸，白术之苦燥脾，为治肢节疼痛之大剂。又曰：桂枝、麻黄、生姜、防风长于去风发表，故用芍药之酸寒以收之；附子大热，有毒，过于温经散湿，故用知母之苦寒以制之；甘先入脾，白术、甘草之甘，引诸风药以入脾胜湿。

味酸则伤筋，筋伤则缓，名曰泄。咸则伤骨，骨伤则痿，名曰枯。枯泄相搏，名曰断泄。荣气不通，卫不独行，荣卫俱微，三焦无所御，四属断绝，身体羸瘦，独足肿大，黄汗出，胫冷。假令发热，便为历节也。病历节不可屈伸，疼痛，乌头汤主之。

《内经》曰：酸伤筋，咸伤骨。故味过于酸，肝气以津，津则筋缓，缓则肝气泄。味过于咸，大骨气劳，劳则骨痿，痿则肾脏枯，枯而又泄。肝肾并伤，名曰"断泄"① 也。荣行脉中，卫行脉外。荣气不通，则卫气亦因之不行。不行则荣卫虚微，而真元之气不能通会于三焦，三焦则无所统御，四肢亦断绝也。既已荣卫虚微，肝肾并伤，则脾胃亦从而病。以脾主身之肌肉，故身体羸瘦。胃脉在足，故足独肿大也。脾胃虚，则风湿外袭。薄于皮肤，则为黄汗。注于下焦，则为胫冷。流于关节，则发热历节痛也。历节则使人屈伸不利而疼痛，与乌头汤，强筋骨而去风湿。

乌头汤方

麻黄　芍药　黄芪各三两　甘草三两（炙）　川乌五枚（㕮咀，以蜜二升，煎取一升，即出乌头）

上五味，㕮咀四味，以水三升，煮取一升，去滓，内蜜煎中，更煎之，服七合。不知，尽服之。

---

① 断泄：病名。指筋骨萎缩，肢体痿废不用之证。

历节疼痛者，散以麻黄、川乌之辛；屈伸不利者，缓以甘草之甘；芍药以通荣，黄芪以行卫，佐诸风药而通行荣卫，则历节风湿之邪，自不能容矣。仲景每用乌头而以蜜煎者，制其热毒也。

旧本有侯氏黑散、风引汤、防己地黄汤、头风摩膏、矾石汤，所主皆非中风历节证，是宋校正附入唐人方也。凡仲景方经，证在前而方在后，未有方在前而证在后者。况仲景为医方之祖，复取侯氏方者？知之，今概不录。

【临床解读】

张某某，男，7岁。2021年3月24日初诊。

代诉：发现癫痫7个月余。

现病史：患儿于去年8月份无明显诱因突然失神，吧唧嘴，几秒钟即恢复正常，于某医院做检查发现脑电图异常，西医诊断为癫痫，未服西药、曾服中药，效一般，5个月前开始出现失神，时口角流涎，口唇发紫，持续1分钟恢复如常，症状发作频繁，持续至今。现症见有时1天发作3~4次，有时2日不发作，发作时口吐涎沫，失神，唇紫，肠鸣，持续1分钟，发作后昏睡乏力，精神差，经常诉腹痛，大更日1~3次，不成形，平素活多、好动，眠差、易醒，夜间有时磨牙，小便正常，舌质暗红，苔中根部白腻，舌前苔少，脉细数。

处方：风引汤加减。大黄2克（后下），生龙牡各10克（先煎），桂枝3克，滑石6克，寒水石6克，赤石脂6克，白石脂6克，紫石脂6克，生石膏10克，干姜3克，生甘草3克。10剂，每日1剂，水煎服。（张磊医案）

血痹虚劳病脉证并治第六

问曰：血痹从何得之？师曰：夫尊荣人，骨肉肌肤盛，重因疲劳汗出，卧不时动摇，加被微风，遂得之。但以脉自微涩，在寸口、关上小紧，宜针引阳气，令脉和紧去即愈。

《内经》曰："血凝于肤者为痹。"尊荣人，谓膏梁①之人也，膏梁数食甘肥，故肌肤盛而骨弱。肌肤盛，则不任疲劳，是以疲劳则汗出，汗出则腠理时开，即加被微风亦得血痹也。血即为风寒所凝，则脉自涩，而寸关自紧。针能导经络取诸痹，故宜针引阳气以泻风邪。令脉不涩而和，紧去则邪从散而病愈。问曰：痹之为病，害人最广，今人罕知经有五脏五痹，复有风、寒、

① 梁：通"粱"。《淮南子·人间训》："养以刍豢黍粱。"

湿三痹，仲景俱略而不言，而独称血痹，其复加“血”之一字，何也？无所经见，意者别有血耶？曰：在经有也。经曰：“荣者水谷之精气，和调于五脏，洒陈于六腑，乃能入于脉也。故循脉上下，贯五脏络六腑也。”又曰：“卫气者……不与风寒湿气和，故不为痹。”经言：“荣者，血也；卫者，气也。”仲景复加“血”之一字，言血能为痹，而气不为痹。欲人专从血以理痹，其意在使人易识也。

又问曰：血痹与虚劳本非一证，而与同条共出，复将痹侠背行，马刀侠瘿者，皆痹症也，而置在虚劳证中，何也？曰：大率痹气，多从虚劳得之。而人至中年已后，虚劳者率多成痹。其不为甚辨者，由其病之相须，欲人知所本也。痹侠背行，马刀侠瘿者，痹也。置之虚劳者，言虚劳之能为痹也。以此而言，见其可以共条，非轻意为之者也。故总具以见病，错陈以见情，欲学者潜心玩索而自得之，原本之论也，独不察其方乎？黄芪五物即小建中之药也。

血痹阴阳俱微，寸口关上微，尺中小紧，外证身体不仁，如风痹状，黄芪桂枝五物汤主之。

阴阳俱微，寸关上微，则三部脉俱微也。尺中小紧者，承上章而言，以血痹之病，不惟寸关小紧，而尺中亦小紧也。不仁者，不知痛痒也。《内经》曰：卫气有所凝而不行，故为不仁。今风寒客于肌肤，凝其血脉，故外证身体不仁如风痹状，用黄芪桂枝五物汤，以通行荣卫而治血痹。

黄芪桂枝五物汤方

黄芪三两　芍药三两　桂枝三两　生姜六两　大枣十二枚（一方有人参）

上五味，以水六升，煮取二升。温服七合，日三服。

血痹不仁，则荣卫不利。黄芪走卫，芍药走荣，得桂枝宣导，则能出入阴阳，而调荣卫。辛以散风邪，甘以缓肌肉，姜、枣辛甘，佐诸药以逐风邪，而和肌肉。

论曰：仲景桂枝汤治伤寒中风，以为只治伤寒中风而已。及观夫阳明、太阴、少阴、厥阴诸证，率用桂枝，而《要略》又以诙治①虚劳诸证，则未尝少缺，不独只以治伤寒中风也。余尝因是而得仲景之心法矣，乃《本草》所谓温中利气，通血脉，宣导百药者也。② 惟其性热大辛，故能通利诸气，无

---

① 诙治：调治。诙，作“调”解，《广雅》：诙，调也。

② 乃本草所谓温中利气……宣导百药者也：《本草》，指《本草别录》，原文为“主温中，利肝肺气，心腹寒冷，冷疾，霍乱转筋，头痛，腰痛，出汗，止烦，止唾，咳嗽，鼻齆，能堕胎，坚骨节，通血脉，理疏不足，宣导百药。”

所畏避。血脉和顺，则邪无所藏，自然荣卫强盛，疾病不作矣，经曰“辛以散之”“辛以润之”是也。夫诸病之作，皆气逆而壅塞不通，今能散其逆气，而使血脉融合。虽有经络风邪，无由而藏蓄矣。故知仲景用之以通行血脉，而诸邪自去。又与诸攻击者不同，是何病之不可用也。由是而观，则知《素问》治鼓胀以鸡矢醴，治脾瘅以兰草，治怒狂者以生铁落，治目不瞑者以半夏，用之如响应桴，考之《本草》，并无是能，然则皆因其所利而导之，未尝任药性以攻击之也。夫意不尽言，言不尽意者，药性也。犹将军之操刃而不杀人者，以决胜在乎谋也。得药性而不敢遽用者，以传化由脏腑也。故兵家有言曰：“兵无常势，水无常形①。”制敌之妙，在乎人心，此意又在方法之外也。

夫男子平人，脉大为劳，极虚亦为劳。

大脉为虚阳有余，而真阴不足，并极虚人皆为劳也。

男子面色薄者，主渴及亡血。卒喘悸，脉浮者，里虚也。

《内经》曰：“心者，生之本，神之变也，其华在面，其充在血脉。”津枯血耗之人，色泽不能华其面，故面色薄也。喘为气虚，悸为血弱，其脉又浮，此荣卫俱伤，为里虚证也。

男子脉虚沉弦，无寒热，短气里急，小便不利，面色白，时目瞑，兼衄，少腹满，此为劳使之然。

沉弦为阴，病属里虚，故无寒热便溺者，气化乃能出。肺虚则气短，气短则不能通调水道，故里急小便不利，而少腹满也。白为肺色，鼻为肺窍。气既不能下化，则上逆于头，故目为之瞑；迫于血而鼻为之衄也。《内经》曰：“劳则气耗”，其是类欤？

劳之为病，其脉浮大，手足烦，春夏剧，秋冬瘥。阴寒精自出，酸削不能行。

浮大俱为虚脉，故劳之为病，脉浮大也。四肢者，诸阳之本。阴不胜其阳，则手足烦。春木旺，夏火旺，阴虚阳盛之人，当木火燔灼之日，故春夏剧。秋金旺，冬水旺，金水相生之月，正阴平阳秘之时，故秋冬差。寒字作虚字看，阴虚则真气不守，而精自出，精出则酸削不能行。

男子脉浮弱而涩，为无子，精气清冷。

男子精气溢泻，阴阳和，故能有子。今脉浮弱，则阳不和矣；脉涩，则

---

① 兵无常势水无常形：出自《孙子兵法·虚实》。

阴不和矣。涩者，参伍不调①，为血少伤精之脉，必精清气冷，而令无子。

夫失精家，少腹弦急，阴头寒，目眩，发落，脉极虚芤迟，为清谷亡血，失精。

肾主闭藏，肝主疏泄，失精则过于疏泄，故少腹弦急也。阴头为宗筋之所聚，真阳日亏，故阴头寒也。目眩则血衰，发落则精竭，是以脉极虚芤迟。而虚主失精，芤主亡血，迟主下利清谷也。

脉得诸芤动微紧，男子失精，女子梦交，桂枝龙骨牡蛎汤主之。

脉芤而厥厥动摇，转索无常，故曰芤动微紧，此皆虚脉。男子得之则失精，女子梦交，亦失精也。

桂枝加龙骨牡蛎汤方

桂枝　芍药　生姜各三两　甘草二两　大枣十二枚　龙骨　牡蛎各三两

上七味，以水七升，煮取三升。分温三服。

桂枝、生姜之辛以润之，龙骨、牡蛎之涩以固之，甘草、大枣之甘以补之，芍药之酸以收之，则梦交、失精可愈。

男子平人，脉虚弱细微者，善盗汗也。

细微虚弱，则阳气陷于阴中，而不能卫外，故善盗汗。

人年五六十，其脉浮大者，痹侠背行，若肠鸣，马刀侠瘿者，皆为劳得之。

人年五六十，则气血已虚，虚则脉大，大则风邪居之，故痹者循背而行。若脉大而肠鸣，则中气虚。虚则经络不行，肝木不能遂其条达之性，郁而为马刀侠瘿者，皆从劳而得。

脉沉小迟，名脱气。其人疾行则喘喝，手足逆寒，腹满。甚则溏泄，食不消化也。

脉沉小迟，则阳气已虚，故名脱气。气脱而疾行之，必令人喘喝也。气不能以通行四末，故手足逆寒；不能以消磨水谷，故腹中满。是以甚则有溏泄、食不消化之证。

脉弦而大，弦则为减，大则为芤，减则为寒，芤则为虚，虚寒相搏，其名为革。妇人则半产漏下。男子则亡血失精。

人之所以有身者，精与血也。内填骨髓，外溉肌肤，充溢于百骸，流行于脏腑，乃天一所生之水，四大藉此以形成。是先天之神气，必恃后天之精

---

① 参伍不调：指脉象节律不齐，三五不匀，参差不一，错杂不调。见《素问·三部九候论》："形气相得者生，参伍不调者病。"

血以为运用。有无相成，阴阳相生，毋令戕害。若其人房事过伤，劳倦过度，七情暗损，六淫互侵，后天之真阴已亏，先天之神气并竭。在妇人则半产胞胎，或漏下赤白。在男子则吐衄亡血，或梦交泄精。诊其脉必弦而大，弦为寒，而大为虚，既寒且虚，则脉成革矣。革者，如按鼓皮，中空之象，即芤大之脉。《内经》曰："浑浑革至如涌泉，病进而危弊。"故仲景一集中前后三致意焉。

虚劳里急，悸，衄，腹中痛，梦失精，四肢酸疼，手足烦热，咽干口燥，小建中汤主之。

里急，腹中痛，四肢酸疼，手足烦热，脾虚也；悸，心虚也；衄，肝虚也；失精，肾虚也；咽干口燥，肺虚也。此五脏皆虚，而土为万物之母，故先建其脾土。

问曰：仲景虚劳证中，已治悸、衄，而后复有悸、衄、瘀血一条，必非一病两出，岂前之所言者为虚劳，而后之言者为阴虚火动证耶？曰：虚劳者固能令人亡血，然偏热偏寒，瘀于内者，亦令人亡血。虚劳而亡血者，但当治其虚劳则自无吐衄之患。故用姜、枣、饴、桂、黄芪之属，大甘药以补其元阳。阳气充足，则血自止。若偏寒偏热，瘀于内者，亦令泛溢于上，渗泄于下，不由隧道，错经妄行，治有温之、寒之、下之之类。若一概施治，宁无差谬之弊乎？如虚劳而治以后方，则戕其正气；寒热而治以前药，则炽其贼邪。是以先后分开而治法迥别，故虚劳而附在血痹，瘀血而附以吐衄，各因其病本所同，欲使工因病而自求其故耳。不然，何不将虚劳另作一条，而以吐衄附之哉？至于咳嗽亦然，为肺气不和而嗽者，则属于肺痿，为其脏同也；为水饮而嗽者，则属之于饮，为其病同也。亦两出而治不同法，由其致病本殊故也。人求其病而不得，何不求其法而察之？所谓阴虚火动者，古无是说，乃后人之妄意。古人所患者，唯在阳虚而阴胜耳。虚则必寒，故治以温补，何尝有寒补以治虚火者，其见之何经乎？何知、柏之属，日用而不知戒也。

小建中汤方

桂枝三两（去皮）　甘草三两（炙）　大枣十二枚　芍药六两　生姜三两　胶饴一升

上六味，以水七升，煮取三升，去滓，内胶饴，更上微火消解。温服一升，日三服。呕家不可用建中汤，以甜故也。

《内经》曰："脾为中央土，以灌四旁"，故能"生万物而法天地"。失其职，则不能为胃行其津液，五脏失所养，亦从而病也。建中者必以甘，甘草、大枣、胶饴之甘，所以建中而缓诸急。通行卫气者必以辛，姜、桂之辛，用以走表而通卫。收敛荣血者必以酸，芍药之酸用以走里而收营。营卫流行，则五脏不失权衡，而中气斯建矣。

虚劳里急，诸不足，黄芪建中汤主之。

黄芪建中汤方

于小建中汤内，加黄芪一两半，余依上法。

气短胸满者，加生姜；腹满者，去枣，加茯苓一两半；及疗肺虚损不足，补气加半夏三两。

虚劳则中气不足而里急。甘能缓诸急，故加黄芪之甘，同胶、饴、甘辈以缓急而补不足。从所不胜来者为贼邪，故用芍药之酸以防肝。从所胜来者为微邪，故用桂枝之辛以泄肾。生姜泄逆气，故短气胸满者加生姜。甘令中满，故去大枣。淡能渗泄，故加茯苓，茯苓能止咳逆，故疗肺虚不足。补加半夏未详。

虚劳腰痛少腹拘急，小便不利者，八味肾气丸主之。

腰者，肾之外候，肾虚则腰痛。肾与膀胱为表里，不得三焦之阳气以决渎，则小便不利，而少腹拘急。州都之官，亦失其气化之职，此水中真阳已亏，肾间动气已损，与是方以益肾间之气。气强，则便溺行，而小腹拘急亦愈矣。方义详妇人杂病。

虚劳诸不足，风气百疾，薯蓣丸主之。

薯蓣丸方

二钱五分为一分。

薯蓣二十分　当归　桂枝　曲　干地黄　豆黄卷各十分　甘草二十八分　人参十分　芎䓖　芍药　白术　麦冬门　杏仁各六分　柴胡　桔梗　茯苓各五分　阿胶七分　干姜三分　白蔹二分　防风六分　大枣百枚（为膏）

上二十一味，末之，炼蜜和丸，如弹子大。空腹酒服一丸，一百丸为剂。

风气百疾，非辛甘不足以散之。薯蓣、桂枝、黄卷、柴胡、白蔹、干姜、桔梗、防风之辛甘以去风邪。风行于身，则津液枯槁，故用阿胶、杏仁、麦冬、大枣之湿药以润之。曰虚，曰劳，曰诸不足，则脏腑气血俱不足也。气厚者为阳，人参、白术、甘草所以养阳。味厚者为阴，地黄、当归、芍药、川芎所以养阴。茯苓渗诸邪，酒曲行药势，服百丸而成大剂也。

虚劳虚烦不得眠，酸枣汤主之。

烦则卫气不行于阴，常留于阳，故不眠。

酸枣汤方

酸枣仁二升　甘草一两　知母二两　茯苓二两　芎䓖二两

上五味，以水八升，煮酸枣仁，得六升，内诸药，煮取三升，分温三服。

枣仁引卫以入营，芎䓖引血以归肝，荣卫和偕①，则得眠也。胃中有热则烦，烦则胃不和而卧亦不安。知母之苦以泄之，茯苓之淡以渗之，甘草之甘以和之，则上证可愈。

五劳极虚羸瘦，腹满不能饮食，食伤、饮伤、房室伤、饥伤、劳伤、经络荣卫气伤，内有干血，肌肤甲错，两目黯黑。缓中补虚，大黄䗪虫丸主之。

此条单指内有干血而言。夫人或因七情，或因饮食，或因房劳，皆令正气内伤，血脉凝积，至有干血积于中，而尪羸见于外也。血积则不能以濡肌肤，故肌肤甲错；不能以营于目，则两目黯黑。与大黄䗪虫丸以下干血，干血去，则邪出正王②，是以谓缓中补虚，非大黄䗪虫丸能缓中补虚也。

大黄䗪虫丸方

大黄十分（蒸）　黄芩二两　甘草三两　桃仁一升　杏仁一升　芍药四两　干地黄十两　干漆一两　虻虫一升　水蛭百枚　蛴螬一升　䗪虫半升

上十二味，末之，炼蜜和丸，小豆大，酒饮服五丸，日三服。

《内经》曰："坚者削之。"是方纯削坚之剂，虽有甘草，安能解其克伐之性，而缓其药势者哉！妇人虚劳，大半内有干血，男子亦间有之，审其可攻而攻之，则厥疾可愈。《难经》曰："损其肝者，缓其中。"其此意欤？

① 偕：调和；和谐。

② 正王：指正气充盛。王，通"旺"。《灵枢·阴阳系日月》："五行以东方为甲乙木，王春。"

卷　中

肺痿肺痈咳嗽上气病脉证治第七

问曰：热在上焦者，因咳为肺痿。肺痿之病，从何得之？师曰：或从汗出；或从呕吐；或从消渴，小便利数；或从便难，又被快药①下利，重亡津液，故得之。

师曰：寸口脉数，其人咳，口中反有浊唾涎沫者何？师曰：为肺痿之病。

《难经》曰：肾主五液。今病人或从汗吐之后，或从消渴小便利数之后，皆令津液内亡。液亡则水不能制火，故寸口脉数，为火盛刑金，是以肺热叶焦，咳唾涎沫，为肺痿之病也。脾主涎，肾主唾。脾为肺母，肾为肺子，肺虚则子母不能宣摄其津液，故咳则逆于上，而为浊唾涎沫也。

若口中辟辟燥②，咳即胸中隐隐痛，脉反滑数，此为肺痈，咳唾脓血。

若口干燥，咳而胸中隐隐作痛者，以胸中为肺之部分，知肺痈已成。上症脉微数，今反滑数者，热在肺中，蓄结痈脓，故咳唾脓血也。

脉数虚者为肺痿，数实者为肺痈。

肺痿得之亡津液，故脉数虚；肺痈得之热蓄结，故脉数实。

问曰：病咳逆，脉之何以知此为肺痈？当有脓血，吐之则死，其脉何类？师曰：寸口脉微而数，微则为风，数则为热，微则汗出，数则恶寒。风中于卫，呼气不入；热过于荣，吸而不出。风伤皮毛，热伤血脉。风舍于肺，其人则咳，口干喘满，咽燥不渴，多唾浊沫，时时振寒。热之所过，血为之凝滞，蓄结痈脓，吐如米粥。始萌可救，脓成则死。

何以知其为肺痈？胗其脉，寸口微而数。微则为风，风中于卫，伤其皮毛，故微则汗出也。数则为热，热过于荣，伤其血脉，故数则恶寒也。一呼一吸，荣卫流行。今风中于卫，热过于荣，呼吸之间，致荣卫失其出入之常

---

① 快药：指峻下药。

② 辟辟燥：形容口中干燥状。

度，故有呼气不入，而吸气不出也。肺合皮毛，始而风伤皮毛，久则风舍于肺。肺伤则咳而喘满，虽口干咽燥而多吐浊沫，故不渴也。时时振寒者，表气不守，表中邪热过于肺经，则血凝脓结，故吐如米粥也。始萌则肺未伤，故可救；脓成则肺已坏，故死。

王好古①曰：经言“呼出心与肺，吸入肾与肝”；或云“呼出肾与肝，吸入心与肺”。何也？答曰：呼不再呼，肺气随阳已入；吸不再吸，肝气随阴已出。大抵呼出心与肺，从天而言也；吸入肾与肝，从地而言也。噫，呼中有吸，不为独阳；吸中有呼，不为独阴；呼吸之中，阴阳互宅。故仲景言“呼气不入，吸气不出”，词旨甚深，反言见意，学者究心。

上气②，面浮肿，肩息③，其脉浮大，不治，又加利尤甚。

上气则喘，喘甚则摇肩，故曰肩息。以肩息则肺气衰，面肿则胃气竭。浮大者，虚脉也。故为不治。加之以利，则脾土又衰，故云“尤甚”。

上气喘而躁者，属肺胀，欲作风水，发汗则愈。

形寒饮冷则伤肺，肺伤则上气喘息而烦躁也。由于金令不宣，风寒冷饮壅塞肺经，而欲作风水之证。发其汗则风去饮行，而肺胀悉愈。

肺痿，吐涎沫而不咳者，其人不渴，必遗尿④，小便数，所以然者，以上虚⑤不能制下故也。此为肺中冷⑥，必眩，多涎唾，甘草干姜汤以温之。若服汤已渴者，属消渴。

肺痿但吐涎沫而不咳者，上焦无热也，无热则不渴。唯其上焦无热，则肺中虚冷，不能禁制下焦，约束便溺，故遗尿而小便数也。肺既虚冷，又不能宣摄五液，但郁于肺经而为涎唾，逆于头而为眩也。

甘草干姜汤方

甘草四两（炙）　干姜二两（炮）

上㕮咀，以水三升，煮取一升五合，去滓。分温再服。

肺冷者，温以干姜。肺虚者，补以甘草。若服汤已而作渴者，此肺虚引水自救，又属消渴之证。

肺痿有寒热辨：

---

① 王好古：元代医家。字进之，号海藏，撰《此事难知》《汤液本草》等书。
② 上气：指气逆而上，即气喘。
③ 肩息：气喘而抬肩呼吸，又称摇肩、抬肩大喘。
④ 遗尿：一般指睡觉时小便自遗，这里应作小便失禁解。
⑤ 上虚：指肺虚。
⑥ 肺中冷：指肺虚有寒。

肺痿一症，上章言热在上焦，下章言此为肺中冷。似前后矛盾。夫脾为胃行津液，以输于肺。津液亡，则肺热叶干。干则咳，咳则胃中涎唾上引。故曰：“热在上焦者，因咳为肺痿。”此属于热，人所以易知。至于上焦之阳，随津液以亡者，则金寒胃冷，涎唾上溢，肺脏受伤。故曰：“肺痿唾涎沫而不咳。”此属于寒，人所未易识也。然咳者为热，不咳者为寒，是为易辨矣。其热在上焦，仲景不云何方以治。其肺中冷者，温以甘草、干姜，二物虽为温肺，其实甘草以和胃，干姜以温脾，胃和则涎唾能散，脾温则津液能行，子虚补母为不易之良方也。

咳而上气，喉中水鸡声[①]，射干麻黄汤主之。

射干麻黄汤方

射干三两　麻黄四两　生姜四两　细辛　紫菀　款冬花各三两　五味子半升　大枣七枚　半夏半升（洗）

上九味，以水一斗二升，先煮麻黄两沸，去上沫，内诸药，煮取三升。分温三服。

咳而上气，如水鸡声，连连不绝者，是汤主之。《内经》曰：“肺若气上逆，急食苦以泄之。”射干、紫菀之苦，所以泄逆气也。以辛泻之，麻黄、生姜、细辛、半夏、款冬之辛，所以泻风邪也。以酸收之，以酸补之，五味之酸以补不足。虚则补其母，大枣之甘所以补母。

咳逆上气，时时唾浊[②]，但坐不得眠，皂荚丸主之。

皂荚丸方

皂荚八两（刮去皮用酥[③]炙）

上一味，末之，蜜丸梧子大。以枣膏和汤服三丸，日三夜一服。

浊唾壅塞于肺，则不得卧，故时时唾浊也。皂荚味辛咸，辛能散，咸能软，宣壅导滞，利窍消风莫过于此。故咳逆上气，时时唾浊，坐不得卧者宜之。然药性慓悍，佐枣膏之甘以缓其药势。

咳而脉浮者，厚朴麻黄汤主之。脉沉者，泽漆汤主之。

浮则为风，厚朴麻黄汤以散风邪。沉者为寒，泽漆汤以温肺气。

厚朴麻黄汤方

厚朴五两　麻黄四两　石膏（如鸡子大）　杏仁半升　半夏半升　干姜

---

① 水鸡声：形容喉间痰鸣声声不绝，犹如水鸡之声。水鸡即田鸡，蛙也。

② 唾浊：指浊黏稠痰。

③ 酥：指牛羊奶所制成之油，皂荚用火烘时，涂酥于上。

二两　细辛二两　小麦一升　五味子半升

上九味，以水一斗二升，先煮小麦熟，去滓，内诸药，煮取三升。温服一升，日三服。

麻黄、石膏、细辛，开腠理而致津液；半夏、干姜、杏仁，止喘咳而下逆气；厚朴平胃；小麦补脾；五味补肺，九味治咳而脉浮者用之。

泽漆汤方

半夏半升　紫参五两（一作紫菀）　泽漆三升（以东流水五斗，煮取一斗五升）　生姜五两　白前五两　甘草　黄芩　人参　桂枝各三两

上九味，㕮咀，内泽漆汁中，煮取五升。温服五合，至夜尽。

脉沉者，非寒邪即有伏饮。以泽漆、半夏长于消痰水，生姜、桂枝长于泄风邪，甘草、人参长于补肺金，白前、紫菀、黄芩长于止喘咳。九味治咳而脉沉者用之。

大逆上气，咽喉不利，止逆下气者，麦门冬汤主之。

麦门冬汤方

麦门冬七升　半夏一升　人参二两　甘草二两　粳米三合　大枣十二枚

上六味，以水一斗六升，煮取六升。温服一升，日三夜一服。

大逆上气，则为喘为咳，咽喉为之不利，麦门冬、半夏以下气；粳米、大枣以补脾；甘草、人参以补肺。脾肺相生，则气得归原而大逆上气自止。

肺痈，喘不得卧，葶苈大枣泻肺汤主之。

痈生于肺，隔碍上焦故喘。喘则不得卧，与葶苈以泻肺定喘，则邪去；大枣以补脾益胃，则正复；而葶苈又过于泻肺，缓以大枣之甘也。

葶苈大枣泻肺汤方

葶苈（熬令黄色，捣丸如弹子大）　大枣十二枚

上先以水三升，煮枣取二升，去枣，内葶苈，煮取一升，顿服。

咳而胸满，振寒脉数，咽干不渴，时时浊唾，腥臭，久久吐脓如米粥者，为肺痈，桔梗汤主之。

胸满振寒脉数，痈已成也。咽干不渴，时出浊唾，脓已成也，甚则至于腥臭矣。故用桔梗汤以解毒。

桔梗汤方

桔梗一两　甘草一两

上二味，以水三升，煮取一升。分温再服，则吐脓血也。

桔梗之辛苦以解毒，甘草之甘温以排脓，已结痈脓必吐出而后愈，故再服则吐脓血。

咳而上气，此为肺胀，其人喘，目如脱状①，脉浮大者，越婢加半夏汤主之。

风寒客于肺中，则肺窍不利，故喘咳上气。喘咳甚者，则目张，故目如脱状也。前证肺衰则喘息动形，胃竭则面浮肿，故脉浮大不治。今脉浮为风，大为寒，风寒壅于上焦，故用此汤发汗。

越婢加半夏汤方

麻黄六两　石膏半斤　生姜三两　大枣十五枚　甘草二两　半夏半斤

上六味，以水六升，先煮麻黄，去上沫，内诸药，煮取三升，分温三服。

辛以散之，麻黄、石膏、生姜、半夏之辛以散逆气；甘以缓之，甘草、大枣之甘以缓逆气。辛甘相合，脾肺发越，则上焦之邪必汗出而泄也。

肺胀，咳而上气，烦躁而喘，脉浮者，心下有水，小青龙加石膏汤主之。

上证喘而躁者，属肺胀，欲作风水，发汗则愈。此证心下有水，亦与上证不殊，故用小青龙加石膏汤以发汗。

小青龙加石膏汤方

麻黄　芍药　桂枝　细辛各三两　石膏二两　甘草　干姜各三两　五味子　半夏各半升

上九味，以水一斗，先煮麻黄，去上沫，内诸药，煮取三升。强人服一升，羸者减之，日三服，小儿服四合。

麻黄、桂枝、干姜用以止咳逆；细辛、半夏用以去水饮；五味、芍药用以收逆气；石膏、甘草用以止躁喘。九味为治肺胀、去水饮、散风寒之重剂。

肺痈胸胀满，一身面目浮肿，鼻塞，清涕出，不闻香臭酸辛，咳逆上气，喘鸣迫塞，葶苈大枣泻肺汤主之。

【临床解读】

娄某，男，60岁。2020年11月30日初诊。

主诉：确诊纵隔肿瘤2年。

现病史：患者2年前因右肩疼痛，至医院确诊为纵隔肿瘤，未放化疗，以中药治疗为主。现症见：胸腔积液，每年抽胸水两次，胸闷，稍气短，遇冷易咳嗽，咯白痰，右上肢疼痛酸胀，双下肢疼痛，以服止痛药为主，平素乏力，怕冷，纳食可，大便偶干，夜尿多，舌质淡红，苔薄黄，脉沉滞。

处方：葶苈子15克（包煎），清半夏10克，茯苓20克，当归10克，丹参30克，制乳香10克，制没药10克，生姜3片，大枣3枚为引。15剂，每日1剂，水煎服。（张磊医案）

---

① 目如脱状：形容眼睛胀突，犹如脱出之状。

痈在肺，则胸胀满。肺调百脉而主皮毛，肺病，则一身面目浮肿也。肺开窍于鼻，肺气壅滞，则畜门不开，但清涕渗出，而浊脓犹塞于鼻肺之间，故不闻香臭酸辛也。以其气逆于上焦，则有喘鸣迫塞之证，与葶苈大枣汤以泻肺。

奔豚气病脉证治第八

师曰：病有奔豚，有吐脓，有惊怖①，有火邪②，此四部病，皆从惊发得之。

篇目止有奔豚一证，而吐脓、惊怕、火邪，皆简脱，必有缺文。经曰："太阳伤寒者，加温针必惊也。"若针处被寒，核起而赤者，必作奔豚；发汗后脐下悸者，欲作奔豚，故奔豚病，从惊发而得。

师曰：奔豚病，从少腹起，上冲咽喉，发作欲死，复还止，皆从惊恐得之。

"坎为豚，水畜，而性趋下。"③ 以惊伤心，恐伤肾，则肾气凌心而逆上，如贲突之状，故从少腹上冲胸咽也。气冲上则发时欲死，气下则还止，以时作时止，而其病亦有间有甚，皆从惊恐而得。

奔豚气上冲胸，腹痛，往来寒热，奔豚汤主之。

肾气上冲，则水火相搏，阴阳交争，而作往来寒热，奔豚汤所以泄其冲逆。

奔豚汤方

甘草　芎䓖　当归各二两　半夏四两　黄芩二两　生葛二两　生姜四两　甘李根白皮一升

上九味，以水二斗，煮取五升。温服一升，日三夜一服。

辛能散逆，当归、芎䓖、半夏、生姜以散逆。甘能缓急，甘草、生葛、李根白皮以缓急。酸以收之，芍药之酸以敛肾邪。苦以坚之，黄芩之苦以坚肾气。

---

① 惊怖：指惊悸或惊恐。

② 火邪：这里指误用烧针、艾灸、火熏等法所引起的病变。

③ 坎为豚……而性趋下：出自《本草纲目·豕部》。《易·说卦传》曰："乾为马，坤为牛，震为龙，巽为鸡，坎为豚，离为雉，艮为狗，兑为羊。"是以家畜分八卦，坎在八卦中代表水，水之性趋下，故云。

发汗后，烧针[①]令其汗，针处被寒，核起而赤者，必发奔豚，气从少腹上至心，灸其核上各一壮，与桂枝加桂汤主之。

烧针，即《素问》燔针、焠针，川蜀谓之煨针，用以行痹溃痈。而昧者以治伤寒热病，即非也。发汗后，复加烧针以发其汗，寒聚针处，则核起而赤，损阴血而惊心。心虚则肾气上逆，发为奔豚，先灸核上以散其寒，次与桂枝加桂汤，以泄奔豚之气也。

桂枝加桂汤方

桂枝五两（原三两）　芍药三两　甘草二两（炙）　生姜三两　大枣十二枚

上五味，以水七升，微火煮取三升，去滓，温服一升。

发汗后，脐下悸[②]者，欲作奔豚，茯苓桂枝甘草大枣汤主之。

《难经》曰：肾之积，名曰奔豚，发于少腹，上至心下，若江豚之或上或下，久不已，令人咳逆，骨痿少气，以丙丁日得之。今发汗后，脐下悸，欲作奔豚，虽非丙丁日得，然汗者心之液，汗多则心气虚，肾气因动也。丙丁亦属心也，故以茯苓为君，伐肾邪以利水。桂枝为臣，泄肾气以行阴。甘草为佐，大枣为使，二物用以入脾，令土能胜水。甘烂水[③]者，扬之则甘而轻，取其不助肾邪也。

茯苓桂枝甘草大枣汤方

茯苓半斤　甘草二两　大枣十五枚　桂枝四两

上四味，以甘烂水一斗，先煮茯苓，减二升，内诸药，煮取三升，去滓。温服一升，日三服。

甘烂水法：取水二斗，置大盆内，以勺扬之，水上有珠子五六千颗相逐，取用之。

胸痹心痛短气病脉证治第九

师曰：夫脉当取太过不及，阳微阴弦，即胸痹而痛，所以然者，责其极虚也。今阳虚知在上焦，所以胸痹、心痛者，以其阴弦故也。

阳微者，微则无气，不及脉也。阴弦者，弦则为痛，太过脉也。阳微则

---

① 烧针：针与灸相结合的一种治法，亦称作“温针”。

② 脐下悸：指脐以下有跳动的感觉。

③ 甘烂水：亦作“甘澜水”。即把水放在盆内，用瓢将水扬起来、倒下去，如此多次，看到水面上有无数水珠滚来滚去便是。多用以补助肾气。

上焦阳虚，阴邪乘其虚而客于上焦，故作胸痹心痛。

平人无寒热，短气不足以息者，实也。

经曰：“趺阳脉微而紧，紧则为寒，微则为虚，微紧相搏，则为短气。”此因于虚寒而短气也。经曰：“短气腹满而喘，有潮热者，此外欲解，可攻里也。”是因于实热而短气也。若平人无以上寒热二证，但短气不足以息，则胸中有邪阻隔，为上焦实也。

胸痹之病，喘息咳唾，胸背痛，短气，寸口脉沉而迟，关上小紧数，栝楼薤白白酒汤主之。

《内经》曰：肺痹者，烦满喘而呕；心痹者，脉不通，烦则心下鼓，暴上气而喘。胸中者，心肺之分，故作喘息咳唾也。诸阳受气于胸，而转行于背，气痹不行，则胸背为痛而气为短也。寸脉沉迟，关脉小紧，皆寒客上焦之脉。“数”字误。

栝楼薤白白酒汤方

栝楼实一枚（捣）　薤白半斤　白酒七升

上三味，同煮，取二升。分温再服。

薤白辛滑，能散结气为君；栝楼甘润，能利咽膈为臣，滑润之剂，所以去着也；白酒下气除痹以为佐。寇宗奭①曰：“薤叶光滑，露亦难伫。”方中用之，取其滑泄之义。

胸痹不得卧，心痛彻背者，栝楼薤白半夏汤主之。

胸痹心痛彻背者，亦用栝楼薤白白酒汤，以不得卧，故加半夏，亦千里流水汤之义，于前方中加半夏半升。

胸痹，心中痞②气，留气结在胸，胸满，胁下逆抢心③，枳实薤白桂枝汤主之，人参汤亦主之。

痞气结于胸，故胸满；胁下逆抢心者，肝木上逆也。枳实、厚朴能下气；栝楼、薤白能利膈；木得桂而枯，桂枝能去胁下逆气。

枳实薤白桂枝汤方

枳实四枚　厚朴四两　薤白半斤　桂枝一两　栝楼实一枚（捣）

上五味，以水五升，先煮枳实、厚朴，取二升，去滓，内诸药，煮数沸。分温三服。

---

① 寇宗奭（shì）：宋代药学家，撰《本草衍义》20卷。

② 心中痞：指胃脘部有痞满之感。《医宗金鉴》谓：“心中，即心下也。”

③ 胁下逆抢心：谓胁下气逆上冲心胸。

人参汤方

人参　甘草　干姜　白术各三两

上四味，以水八升，煮取三升。温服一升，日三服。

此即理中汤也。中气强，则痞气能散，胸满能消，胁气能下。人参、白术所以益脾，甘草、干姜所以温胃，脾胃得其和，则上焦之气开发，而胸痹亦愈。

【临床解读】

袁某，男，45岁。2021年1月12日初诊。

主诉：四肢不温2年余。

现病史：患者双下肢膝盖发凉，小腿及脚发凉，冬季出现症状，偶脚后跟麻木，口中涎多，脐下隐痛，腰部酸痛，口中和，口臭，纳少腹胀，眠一般，多梦，大便溏，日1~2次，小便可，舌质淡红，苔白厚腻，脉细。

处方：党参10克，炒白术15克，干姜10克，制附子10克，苍术10克，厚朴10克，陈皮10克，茯苓30克，甘草6克，草果6克。10剂，每日1剂，水煎服。

二诊：2022年1月24日。服上方效可，手足凉改善，大便改善。现症见：小腿凉，腰酸痛，口涎多，口中和，大便基本成形，但偶有便前小腹痛，或伴完谷化，眠多梦，舌淡红，苔白厚罩黄，脉细。

处方：上方草果改为10克，加藿香10克。10剂，每日1剂，水煎服。（孙玉信医案）

胸痹，胸中气塞，短气，茯苓杏仁甘草汤主之，橘枳姜汤亦主之。

膻中为气之海，痹在胸中，则气塞、短气也。《神农经》曰：茯苓主胸胁逆气，杏仁主下气，甘草主寒热邪气，为治胸痹之轻剂。

茯苓杏仁甘草汤方

茯苓三两　杏仁五十个　甘草一两

上三味，以水一斗，煮取五升。温服一升，日三服，不差更服。

橘皮枳实生姜汤方

橘皮一斤　枳实三两　生姜半斤

上三味，以水五升，煮取二升，分温再服。

气塞、气短，非辛温之药不足以行之。橘皮、枳实、生姜辛温，同为下气药也。《内经》曰："病有缓急，方有大小。"此胸痹之缓者，故用君一臣二之小方也。

胸痹缓急者，薏苡附子散主之。

寒邪客于上焦则痛急，痛急则神归之，神归之则气聚，气聚则寒邪散，寒邪散则痛缓，此胸痹之所以有缓急者，亦心痛去来之义也。薏苡仁以除痹下气，大附子以温中散寒。

薏苡附子散方

薏苡仁十五两　大附子十枚（炮）

上二味，杵为散。服方寸匕，日三服。

心中痞，诸逆①，心悬②痛，桂枝生姜枳实汤主之。

心中痞，即胸痹也。诸逆，如胁下逆抢心之类，邪气独留于上，则心悬痛，枳实以泄痞，桂枝以下逆，生姜以散气。

桂枝生姜枳实汤方

桂枝　生姜各三两　枳实五枚

上三味，以水六升，煮取三升。分温三服。

心痛彻背，背痛彻心，乌头赤石脂丸主之。

寒邪客上焦，近于前则心痛彻背，近于后则背痛彻心，故用辛热之剂，以散寒邪行结气。

赤石脂丸方

蜀椒一两（一法二分）　乌头一分（炮）　附子半两（炮，一法一分）　干姜一两（一法一分）　赤石脂一两（一法二分）

上五味，末之，蜜丸如梧子大。先食一丸，日三服。不知，稍加服。

按：上证必有沉寒在胃，而虫动于膈，故用乌、附、石脂以温胃，干姜、蜀椒以杀虫，与上八方不侔③也。

九痛丸

治九种心痛。非仲景方。

附子二两（炮）　生狼牙一两（炙香）　巴豆一两（去皮心，熬，研如脂）　人参　干姜　吴茱萸各一两

上六味，末之，炼蜜丸，如梧子大。酒下，强人初服三丸，日三服；弱者二丸。兼治卒中恶④，腹胀痛，口不能言；又治连年积冷，流注心胸痛，并冷冲上气，落马坠车血疾等，皆主之。忌口如常法。

九痛者，一虫心痛，二注心痛，三风心痛，四悸心痛，五食心痛，六饮

---

① 诸逆：谓停留于心下的水饮或寒邪向上冲逆。

② 悬：挂，系。

③ 侔（móu）：相等，齐。

④ 中恶：病名。因感受秽毒或不正之气，突然厥逆，不省人事。

心痛，七冷心痛，八热心痛，九去来心痛。虽分九种，不外积聚、痰饮、结血、虫注、寒冷而成。附子、巴豆散寒冷而破坚积；狼牙、茱萸杀虫注而除痰饮；干姜理中气而和胃脘，相将治九种之心痛。巴豆除邪杀鬼，故治中恶腹胀痛口不能言、连年积冷流注、心胸痛、冷气上冲，皆宜于辛热，辛热能行血破血，落马坠车、血凝血积者，故并宜之。

腹满寒疝宿食病脉证治第十

趺阳脉微弦，法当腹满，不满者必便难，两胠①疼痛，此虚寒从下上也，当以温药服之。

趺阳，胃脉也；弦，肝脉也。趺阳微弦，乃木郁土中，故腹满也；若不满，则肝木自郁于胁下，失其疏泄之性而为便难。胠，胁下，肝之部分，故两胠疼痛也。此虚寒从下上入于脾土，当以温药服之。若寒实，则用后条温药下之也。

病者腹满，按之不痛为虚，痛者为实，可下之。舌黄未下者，下之黄自去。

腹满之证，虚者可按，实者不可按，故实者当下之。若舌有黄胎，而未经下者，则实热结于中焦，下之则实热除，而黄胎自去。腹满时减，复如故，此为寒，当与温药。腹满不减，故用承气下之。此腹满时减，则寒气或聚或散，当以温药以散其寒。

病者痿黄②，躁而不渴，胸中寒实，而利不止者死。

痿者脾气衰，黄者脾色见。夫躁而渴者为热，今躁而不渴，则胸中之宗气不能以胜阴寒，而为阴躁，故不渴也。病人既痿黄，又兼之下利不禁，则脾气衰绝，故死。

寸口脉弦者，即胁下拘急而痛，其人啬啬恶寒③也。

弦，肝脉，阴也。肝脉循胁里，夫寒主收引，故胁下拘急而痛。以寒胜于内，而阳气不行于外，外亦啬啬而恶寒也。

夫中寒家④，喜欠，其人清涕出，发热色和者，善嚏。

肺主欠，欠者，张口呵吸，伸臂转腰之状。今寒客于皮毛，阴阳邪正相

---

① 胠（qū）：即胸胁两旁腋下之处。

② 痿黄：指面色枯黄而黯淡失泽。

③ 啬啬恶寒：指洒洒然怕冷的感觉。

④ 中寒家：指素来体质虚寒的人。

引，故作欠也。肺主涕，如天寒则涕出，肺寒则清涕亦出也。寒则面惨而不和，今发热色和，则寒郁于肺经而为热也。《灵枢经》曰："阳气和利，满于心，出于鼻，故为嚏。"此气和于中而现于外，故面色和者善嚏也。

中寒，其人下利，以里虚也，欲嚏不能，此人肚中寒。

里虚不胜寒，则下利。上证中寒发热，色和则善嚏。今肚中寒，阳气不得和利，是以欲嚏而不能。

夫瘦人绕脐痛，必有风冷，谷气不行，而反下之，其气必冲，不冲者，心下则痞。

瘦人，虚弱人也。若绕脐作痛，必有风冷，有谷气着而不行。瘦人未可剧下，而反下之，则风冷之气必上冲，如不上冲，必乘虚而结于心下为痞也。

病腹满，发热十日，脉浮而数，饮食如故，厚朴七物汤主之。

腹满者，内有实热也，脉浮而数，浮则为风，风为表邪，故发热十日，数则为热，热则消谷，故饮食如故，与下方荡腹满而除表热。夫表里俱实，当先解表，乃可攻里，今表邪微而里邪甚，故用承气桂枝二汤相合，以和表里，如伤寒之用大柴胡汤，此其义也。

【临床解读】

李某，男，4岁6个月。2021年2月3日初诊。

主诉：疝气术后2个月，出现积液1个月。

现病史：患者2年前因活动后出现右侧睾丸疝气，于某医院手术治疗，术后恢复良好，近1个月出现左侧睾丸积液，检查提示交通性鞘膜积液，嘱手术治疗。现症见：左侧睾丸积液，活动后加重，触之稍痛，平时易咳嗽，纳一般，纳食少，眠一般，夜卧不安，大便偏干，偶如羊屎，日一次，小便黄，舌质红，苔薄白，脉沉滞。

处方：柴胡6克，黄芩6克，生白芍6克，大黄3克（后下），炒枳实6克，火麻仁15克，川楝子3克，醋延胡索6克，生姜2片，大枣2枚（切开）为引。颗粒剂，10剂，每日1剂，分两次开水冲服。（张磊医案）

厚朴七物汤方

厚朴半斤　甘草　大黄各三两　大枣十枚　枳实五枚　桂枝二两　生姜五两

上七味，以水一斗，煮取四升。温服八合，日三服。呕者加半夏五合；下利去大黄；寒多者加生姜至半斤。

厚朴、枳实、大黄，大承气汤去芒硝也；桂枝、甘草、生姜、大枣，桂枝汤去芍药也。二方相合，为治腹满发热之剂；半夏止呕逆，大黄荡结实，生姜温脾胃，当如法加减。

腹中寒气，雷鸣切痛①，胸胁逆满，呕吐，附子粳米汤主之。

《灵枢经》曰："邪在脾胃，阳气不足，阴气有余，则寒中肠鸣腹痛。"又曰：脾足太阴之别，名曰公孙……实则腹中切痛。② 盖脾胃喜温而恶寒，寒气客于中，奔迫于肠胃之间，故作雷鸣切痛，胸胁逆满呕吐也。附子粳米汤以散寒止逆。

附子粳米汤方

附子一枚（炮）　半夏半斤　甘草一两　大枣十枚　粳米半升

上五味，以水八升，煮米熟，汤成，去滓。温服一升，日三服。

疗寒以热药。腹中寒气，非附子辛热不足以温之；雷鸣切痛，非甘草、大枣、粳米之甘不足以和之；逆满呕吐，非半夏之辛不足以散之；五物相需而为佐使。

痛而闭③者，厚朴三物汤主之。

厚朴三物汤方

厚朴八两　大黄四两　枳实五枚

上三味，以水一斗二升，先煮二味，取五升，内大黄，煮取三升。温服一升，以利为度。

此方即小承气汤也。《本草》云：通可以去滞，泄可以去闭。痛而闭者，以汤荡涤之，使塞者利而闭者通矣。

按之心下满痛者，此为实也，当下之，宜大柴胡汤。

大柴胡汤方

柴胡半斤　黄芩三两　芍药三两　半夏半斤（洗）　枳实四枚（炙）　大黄二两　大枣十二枚　生姜五两

上八味，以水一斗二升，煮取六升，去滓，再煎。温服一升，日三服。

按之不痛为虚，按之痛为实，当下之。柴胡性凉，能推陈致新，折热降火，用之为君；枳实、芍药合用能除坚破积，助大黄而攻心下满，为臣；黄芩除热凉心，用之为佐；生姜、半夏之辛以散之，大枣之甘以缓之，故以为使。

腹满不减，减不足言，当须下之，宜大承气汤。

---

① 雷鸣切痛：肠轰鸣腹剧痛。雷鸣，形容肠鸣的声音较响；切痛，形容腹痛得剧烈。

② 脾足太阴之别……实则腹中切痛：见《灵枢·经脉》。原文为"足太阴之别，名曰公孙。去本节之后一寸，别走阳明；其别者，入络肠胃，厥气上逆则霍乱，实则肠中切痛；虚则鼓胀。"

③ 闭：指大便秘结不通。

腹满不减，当须下之，若减则不可下也。

大承气汤方

大黄四两（酒洗）　厚朴半斤（炙，去皮）　枳实五枚（炙）　芒硝三合

上四味，以水一斗，先煮二物，取五升，去滓，内大黄，煮取二升，去滓，内芒硝，更上火微煮一二沸。分温再服，得下，止服。

苦泄满，咸软坚，大黄、芒硝之苦咸，以下坚满；辛散结，酸涌泄，厚朴、枳实之辛酸以破结实；凡人胃气为湿热所伤，必泄其土实，而元气乃得上下同流，此承气之所由名也。

心胸中大寒痛，呕不能饮食，腹中寒，上冲皮起，出见有头足①，上下痛不可触近，大建中汤主之。

寒气客于心胸之间，则拒格饮食，故呕不能食也。寒气搏于肠胃之外，冲突出见于皮肤膜原之分，如有头足，其痛则近于外，故不可以手触近也。与大建中汤以温中散寒。

大建中汤方

蜀椒二合（去汗）　干姜四两　人参二两

上三味，以水四升，煮取二升，去滓，内胶饴一升，微火煎取一升半。分温再服，如一炊顷②，可饮粥二升，后更服，当一日食糜③，温覆之。

《内经》曰：寒者热之，虚者益之。蜀椒、干姜之辛热，用以散寒邪；人参、胶饴之甘温，用以补中气。

胁下偏痛，发热，其脉紧弦，此寒也，以温药下之，宜大黄附子汤。

上证胁痛啬啬恶寒，今胁痛发热，则胁痛亦令人发热恶寒也。《灵枢经》曰："回肠当脐左环回。"则脐左与胁相近，此必有寒实结于肠间，故脉弦紧而胁下偏痛也，当以温药下其寒实。

大黄附子汤方

大黄三两　附子三枚（炮）　细辛二两

上三味，以水五升，煮取二升。分温三服。若强人煮取二升半，分温三服，服后如人行四五里，进一服。

大黄苦寒，走而不守，非寒者所宜，佐附子、细辛之大热，则寒性散而

① 上冲皮起出见有头足：形容腹中寒气攻冲，腹皮突起如有手足样的块状物。

② 一炊顷：约当烧一餐饭的时间。

③ 食糜：指吃稀粥等易消化的食物。

走泄之性存，亦反佐以取之之法也。

寒气厥逆，赤丸主之。

手足厥逆，寒淫所胜也，赤丸以温经散寒。

赤丸方

茯苓四两　半夏四两（洗，一方用桂）　乌头二两（炮）　细辛一两（《千金》作人参）

上六味，末之，内真朱为色，炼蜜丸如麻子大。先食饮酒下三丸，日再夜一服。不知，稍增之，以知为度。真朱是朱砂。

方中简脱二味，非六味也，温经散寒，无非辛热之剂，四逆汤辈可选用之，不必拘泥。

腹痛，脉弦而紧，弦则冲气不行，即恶寒，紧则不欲食，邪正相搏，即为寒疝。寒疝绕脐痛苦，发则白汗①出，手足厥冷，其脉沉紧者，大乌头煎主之。

弦为痛，痛则气行于内而不卫于外，故外则恶寒。紧为寒，寒则不能以消谷，故不欲食，此寒邪在于腹中如此。若寒邪与正气相搏，结于下焦，则为寒疝。寒疝绕脐痛苦，痛则白汗出。白汗者，冷汗也。以汗出则阳虚而阴胜，阳气不能充于四末，故手足厥冷。当其寒在腹中，则腹痛，脉弦紧；及寒邪结于下焦，则为疝痛而脉沉紧也。大乌头煎以散下焦之寒。

乌头煎方

乌头（大者五枚，熬去皮，不㕮咀）

上以水三升，煮取一升，去滓，内蜜二升，煎令水气尽，取二升。强人服七合，弱人服五合。不差，明日更服，不可一日再服。

乌头大热大毒，破积聚寒热，治脐间痛不可俯仰，故用之以治绕脐寒疝痛苦。治下焦之药味不宜多，多则气不专，此沉寒痼冷，故以一味单行，则其力大而厚。甘能解药毒，故内蜜煎，以制乌头之大热大毒。

寒疝腹中痛及胁痛里急者，当归生姜羊肉汤主之。

此寒疝之轻者，不绕脐痛苦，但腹痛、胁痛里急，是寒邪散漫于腹胁之间也，故用当归生姜羊肉汤缓剂以和之。

当归生姜羊肉汤方

当归三两　生姜五两　羊肉一斤

上三味，以水八升，煮取三升。温服七合，日三服。若寒多者加生姜成

---

① 白汗：指因剧痛而出的冷汗。

一斤；痛多而呕者加橘皮二两、白术一两。加生姜者，亦加水五升，煮取三升二合，服之。

寒疝腹痛者，温以生姜之热；胁痛者，散以当归之辛；里急者，缓以羊肉之甘，则上证可愈。

寒疝腹中痛，逆冷，手足不仁。若身疼痛，灸刺诸药不能治，抵当乌头桂枝汤主之。

寒淫于内，则腹中痛。寒胜于外，则手足逆冷，甚则至于不仁。而身体疼痛也，此内外有寒，即灸刺诸药亦不能治，故用辛甘大热之剂以疗之。

乌头桂枝汤方

乌头

上一味，以蜜二斤，煎减半，去滓，以桂枝五合解之。得一升后，初服二合；不知，即服三合；又不知，复加至五合。其知者，如醉状，得吐者，为中病。

乌头煎，热药也，能散腹中寒痛。桂枝汤，表药也，能解外证身疼。二方相合，则能达脏腑而利荣卫，和血气而播阴阳。其药势翕翕行于肌肉之间，恍若醉状，如此则外之凝寒已行。得吐，则内之冷结将去，故为中病。

其脉数而紧乃弦，状如弓弦，按之不移。脉数弦者，当下其寒，脉紧大而迟者，必心下坚；脉大而紧者，阳中有阴，可下之。

经曰："脉浮而紧者，名曰弦也。"今云脉数而紧乃弦，岂浮紧为弦缓，数紧为弦急者耶？脉数弦，脉紧大而迟，脉大而紧，三者皆阳中有阴，审其可下则下之也。

问曰：人病有宿食，何以别之？师曰：寸口脉浮而大，按之反涩，尺中亦微而涩，故知有宿食，大承气汤主之。方见前。

寸口脉浮大，非宿食也，以按之反涩则知上焦之气不行。《灵枢经》曰："上焦开发，宣五谷味。"今宿食积于中焦，则上焦不能宣发，故寸口脉涩也；宿食积而不行，则下焦不能济泌别汁，成糟粕而俱下于大肠，则尺中亦微而涩也。与大承气汤以推荡其宿食。

脉数而滑者，实也，此有宿食，下之愈，宜大承气汤。

下利不欲食者，有宿食也，当下之，宜大承气汤。

宿食不消，故下利而不欲食，用大承气汤以下其宿食。

宿食在上脘，当吐之，宜瓜蒂散。

瓜蒂散方

瓜蒂一分（熬）　赤小豆一分（煮）

上二味，杵为散。以香豉七合煮取汁，和散一钱匕，温服之，不吐者，少加之，以快吐为度而止。亡血及虚者不可与之。

《内经》曰：“其高者，因而越之。”宿食在上脘者，故用酸苦以涌泄。赤小豆味酸，瓜蒂、香豉味苦，三味相合而为吐剂。

脉紧如转索无常者，有宿食也。

弦为寒，寒不杀①谷，故有宿食。

脉紧，头痛风寒，腹中有宿食不化也。

头痛风寒，外有寒邪也，寒令脉紧以脾胃喜温而恶寒。外既有寒邪，即腹中有宿食，亦令不消化也。

五脏风寒积聚病脉证并治第十一

肺中风者，口燥而喘，身运而重，冒②而肿胀。

风为阳邪，中于燥金，则口燥，彭彭而喘咳，肺病也。《内经》曰：肺调百脉，又曰：脏真高于肺，以行荣卫阴阳。失其职而中于邪，则不能内溉脏腑，外输皮毛，血气不能归于权衡，则身运而重，运之甚者则冒，重之渐者则肿，故冒而肿胀。

肺中寒，吐浊涕③。

寒主收引，肺中寒，则拥遏津液，而涕唾稠黏，故吐浊涕。或曰：肺中寒，当吐清涕。而此曰浊涕，何也？曰：清涕出于清道，必从鼻出，此寒郁成热，则浓滞稠黏，不能上越，故从口出也。

肺死脏④，浮之虚，按之弱如葱叶，下无根者，死。

《内经》曰：“真脏脉见者死。”此五脏之死脉也，肺脏死浮而虚，肝脏死浮而弱，心脏死浮而实，脾脏死浮而大，肾脏死浮而坚。五脏俱兼浮者，以真气涣散不收，无根之谓也。《内经》曰：真肺脉至，如以羽毛中人肤，非浮之虚乎？葱叶，中空草也。若按之弱如葱叶之中空，下又无根，则浮毛虚弱无胃气。此真脏已见，故死。

---

① 杀：指消化。

② 冒：印头目昏眩。

③ 浊涕：指黏痰。

④ 死脏：指真脏脉，亦称五脏死脉。

肝中风者，头目瞤[①]，两胁痛，行常伛[②]，令人嗜甘。

肝主风，风胜则动，故头目瞤动也。肝脉布胁肋，故两胁痛也。风中于肝，则筋脉急引，故行常伛。伛者，不得伸也。《淮南子》曰："木气多伛[③]。"伛之义，正背曲肩垂之状，以筋脉急引于前故也。此肝正苦于急，急食甘以缓之，是以令人嗜甘也。

肝中寒者，两臂不举，舌本燥，喜太息，胸中痛，不得转侧，食则吐而汗出也。

此条全无肝经见证，以肝中于寒，寒邪先侮所不胜，而及于心，故心先病。两臂不举者，心脉循臂也。舌本燥者，心开窍于舌也。喜太息者，心气抑而不伸也。胸中者，心之部分，寒邪拒格于胸中，则胸中痛而不能转侧，食亦纳而吐出。吐则心之液随以上越，故汗出。

肝死脏，浮之弱，按之如索[④]不来，或曲如蛇行者，死。

肝死脏，浮之弱，失肝之职而兼肺之刑，按之不如弓弦而如索，如索则肝之本脉已失，不来则肝之真气已绝。或有如蛇行之状，蛇行者，曲折逶迤，此脉欲作弦而不能，故曲如蛇行，其死宜矣。按《内经》曰：胆脉如横格，亦死。[⑤] 其曲其横，本无二理，明者审之。

肝着[⑥]，其人常欲蹈[⑦]其胸上，先未苦时[⑧]，但欲饮热，旋覆花汤主之。方见妇人杂病。

肝着于邪，则传之于心，蹈其胸者，欲人重按其心之谓。重按之则寒气散而炅气[⑨]复，故未病时亦欲饮热汤以散其寒。

心中风者，翕翕发热，不能起，心中饥，食即呕吐。

心主热中于风，则风热相搏而翕翕发热不能起。心中虽饥，以风拥逆于上，即食亦呕吐也。

---

① 头目瞤（shùn）：指头目部肌肉掣动。

② 伛（yǔ）：即驮背，行走时常曲背垂肩。

③ 木气多伛：指木气过重，人就容易背驼。见《淮南子·地形训》。

④ 如索：谓脉象如绳索之状。

⑤ 胆脉如横格，亦死：见《素问·大奇论》。原文为"脉至如横格，是胆气予不足也，禾熟而死。"

⑥ 肝着：病名。即肝脏气血郁滞不行之证。

⑦ 蹈：指叩按。

⑧ 先未苦时：指疾病痛苦未发之前。

⑨ 炅（jiǒng）气：指热气。见《素问·举痛论》："寒气客于经脉中，与炅气相薄则脉满，满则痛而不可按也。"

心中寒者，其人苦病，心如啖①蒜状，剧者心痛彻背，背痛彻心，譬如蛊注②；其脉浮者，自吐乃愈。

《内经》曰：心恶寒。寒邪干心，心火被敛而不得越，则如啖蒜状而辛辣，愦愦然而无奈，故甚则心痛彻背，背痛心彻，如蛊注之状也。若其脉浮者，邪在上焦，得吐则寒邪越于上，其病乃愈。

心伤者，其人劳倦，即头面赤而下重，心中痛而自烦，发热，当脐跳，其脉弦，此为心脏伤所致也。

心脏已伤，若劳倦即扰其阳而面赤，面赤则阳气浮于上，而上盛下虚，下焦为之怠惰身重也。心伤则痛，心虚则烦，肾气乘其心虚欲上凌心，则水火争而身发热，筑筑然而脐跳动。其脉弦而不钩，则本脏之脉不现，知其为心脏伤也。

心死脏，浮之实如丸豆③，按之益躁疾者，死。

《内经》曰："真心脉至，坚而搏，如循薏苡子，累累然。"即浮之实如丸豆，按之益躁疾之脉。

邪哭④使魂魄不安者，血气少也；血气少者属于心，心气虚者，其人则畏，合目欲眠，梦远行而精神离散，魂魄妄行。阴气衰者为癫，阳气衰者为狂。

《内经》曰："血气者，人之神。"血虚则魂游，气虚则魄散。血气既虚，则精神不能统御魂魄，故使邪哭而魂魄不安也。心藏神，心虚，则魂魄不能随神往来，应精出入，合目则魂魄飞扬，故畏合目也。梦远行者，正精神离散，魂魄妄行之谓。《内经》言："重阳者狂，重阴者癫⑤。"此阴气衰者为癫，阳气衰者为狂，似与彼异，然经亦有上实下虚，为厥癫疾。阳重脱者易狂，则知阴阳俱虚，皆可为癫为狂也。

脾中风者，翕翕发热，形如醉人，腹中烦重，皮目瞤瞤而短气。

风为阳邪，故中风必翕翕发热，脾主肌肉四肢，风行于肌肉四肢之间，则身体懈惰，四肢不收，故形如醉人。腹为阴，阴中之至阴脾也，故腹中烦重。《内经》曰："肌肉蠕动，命曰微风。"以风入于中，摇动于外，故皮目

---

① 啖（dàn）：吃。

② 蛊注：病名。此喻如虫之蛀食样作痛。

③ 丸豆：指脉乱如豆之动摇。

④ 邪哭：病名。指心伤的人无故而哭，有如鬼神作祟。

⑤ 重阳者狂重阴者癫：见《难经·二十难》。《素问·调经论》："血并于阴，气并于阳，故为惊狂。"张介宾注："血并于阴，是重阴也；气并于阳，是重阳也。重阴者癫，重阳者狂，是为惊狂。"

为之瞤动。腹中烦重，隔其息道不能达于肾肝，故短气也。

脾死脏，浮之大坚，按之如覆杯，洁洁状如摇者，死。

《内经》言："死脾脉来，锐坚如鸟之喙，如鸟之距，如屋之漏，如水之流。"皆形容其将绝之状。今但浮之大坚，按之如覆杯，此外实中空之象也。洁洁摇者，真脏之气不守也，故死。

趺阳脉浮而涩，浮则胃气强，涩则小便数，浮涩相搏，大便则坚，其脾为约，麻子仁丸主之。

浮为阳盛，阳盛则胃能消谷。涩为阴虚，阴虚则为无津液，而小便偏渗，故大便即坚也。麻子仁丸用以下坚润燥。

麻子仁丸方

麻子仁二升　芍药半斤　枳实一斤　大黄一斤　厚朴一尺　杏仁一升

上六味，末之，炼蜜和丸如梧子大。饮服十丸，日三，以知为度。

《内经》曰："脾为孤脏，中央土以灌四旁"，为胃而行津液。胃热，则津液枯而小便又偏渗。大肠失传送之职矣。《内经》曰："燥者濡之。"润以麻子、芍药、杏仁；结者攻之，下以大黄、枳实、厚朴，共成润下之剂。

肾着①之病，其人身体重，腰中冷，如坐水中，形如水状，反不渴，小便自利，饮食如故，病属下焦，身劳汗出，衣里冷湿，久久得之，腰以下冷痛，腹重如带三千钱，甘姜苓术汤主之。

【临床解读】

齐某，男，42 岁。2019 年 6 月 19 日初诊。

主诉：腰痛 1 个月余。

现症见：腰痛，腰酸困沉坠，检查无腰椎问题，乏力，面部、下颌、口周围痤疮反复发作，左胸偶尔莫名不适，难受，坐立不安，影响全身不适，口臭，纳可，偶胃胀满，大便成形，日 2~3 次，小便偏黄，尿不净感，眠可，舌淡红，苔白，脉缓无力。

处方：黄芪 10 克，黄连 10 克，黄柏 10 克，干姜 10 克，制附子 10 克，砂仁 10 克（后下），僵蚕 10 克，蝉蜕 10 克，桔梗 10 克，生薏苡仁 30 克，苍术 10 克，甘草 6 克。10 剂，每日 1 剂，水煎服。

二诊：2019 年 7 月 5 日。服上方效平，诸症如前，舌淡红，苔白，脉缓，并诉服药后觉胃胀。

处方：干姜 10 克，炒白术 15 克，茯苓 30 克，黄连 10 克，党参 10 克，

① 肾着：病名。为寒湿附着于肾之外府腰部所致。

泽泻10克，桂枝6克，萆薢30克，木瓜30克，补骨脂10克，鸡血藤30克，甘草6克。10剂，每日1剂，水煎服。（孙玉信医案）

此肾着于寒湿也。《内经》曰：“伤于湿者，下先受之。”寒湿着于下焦，故身体重，甚则冷痛腹重，如带五千钱也。腰者，肾之府。肾寒则腰中冷，如坐水中，形如水状，而实非水也。肾虚当引水自救。今寒湿着于肾，是以不渴，不渴则无停饮而小便自利；小便利，则寒湿不淫于脾；脾土不伤，故饮食如故。此证因疲劳玄府开，汗出衣冷湿，久久则寒湿之气从而薄肾，故为肾着也。

甘草干姜茯苓白术汤方

甘草　白术各二两　干姜　茯苓各四两

上四味，以水五升，煮取三升。分温三服，腰中即温。

白术、茯苓，去湿而伐肾邪。甘草、干姜，温中而①腰肾。

肾死脏，浮之坚，按之乱如转丸，益下入尺中者，死。

肾脏死，浮之坚，与《内经》“辟辟如弹石，曰肾死”同，意皆坚之象也。按之则乱如转丸，下入尺中者，此阴阳离绝之状也，故死。以上真脏，与《内经》互有异同，然得非常之脉，必为非常之病。若未病者必病，进已病者必死。总之脉无胃气，现于三部中，脉象形容不一也。

问曰：三焦竭部，上焦竭善噫，何谓也？师曰：上焦受中焦气未和，不能消谷，故能噫耳。下焦竭，即遗溺失便，其气不和，不能自禁制，不须治，久则愈。

竭，虚也。经曰：“三焦不归其部。上焦不归者，噫而酢吞②；中焦不归者，不能消谷引食；下焦不归者，则遗溲。”上焦，胃上口也；中焦，脾也，脾善噫，脾不和则食息迫逆于胃口而为噫也。《内经》曰：“膀胱不约为遗溺。”《下经》曰：“虚则遗尿。”其气不和，则溲便不约，故遗失而不能自禁制，不须治之，久则正气复而自愈。

师曰：热在上焦者，因咳为肺痿；热在中焦者则为坚，热在下焦者则尿血，亦令淋秘不通，大肠有寒者，多鹜溏③；有热者，便肠垢④。小肠有寒者，其人下重⑤便血；有热者，必痔。

---

① 而：“而”后疑有脱字，待考。

② 酢吞，指吞酸。

③ 鹜溏：指大便完谷不化，如鸭的水粪杂下。鹜，即鸭。

④ 肠垢：指热痢便下脓血。

⑤ 下重：肠中有重滞下坠的感觉。

热在上焦者，经所谓肺痿吐涎沫；热在中焦者，经所谓大满大实，坚有燥屎；热在下焦者，经所谓小便淋沥，小腹甚硬，小便则尿血也。三焦结热为病者如此。鹜性寒，从无硬粪，鹜溏，即鸭溏也。大肠属燥金，金寒则水谷不分，故鹜溏也。若大肠为热郁滞，则下稠黏垢浊之物，即下利便脓血也。《内经》曰："结阴者，便血一升，再结二升，三结三升。"又有阴寒为病。下利脓血者，而用桃花汤以温涩，乃下焦虚寒。寒伤血分，肠胃不固，则下重便血亦有寒也。小肠属火，膏粱之人，数食甘肥，甘肥热毒积于小肠，注于肛门，结而为痔矣。

问曰：病有积、有聚、有谷气，何谓也？师曰：积者，脏病也，终不移；聚者，腑病也，发作有时，展转痛移，为可治，谷气者，胁下痛，按之则愈，复发为谷气。诸积大法，脉来细而附骨①者，乃积也。寸口，积在胸中；微出寸口，积在喉中；关上，积在脐旁；上关上，积在心下；微下关，积在少腹；尺中，积在气冲②。脉出左，积在左；脉出右，积在右，脉两出，积在中央。各以其部处之。

《难经》曰："病有积有聚，何以别之？然：积者，阴气也；聚者，阳气也。故阴沉而伏，阳浮而动。气之所积，名曰积；气之所聚，名曰聚。故积者五脏所生；聚者六腑所成也。积者，阴气也，其始发有常处，其病不离其部，上下有所终止，左右有所穷处；聚者，阳气也，其始发无根本，上下无所留止。其痛无常处，故谓之聚。以是别知积聚也。"谷气者，谷饪之邪也。谷饪之邪留于脾胃，其气则横连募原，以脾之大络布胁，而胁下章门穴为脾之募，故胁下痛，按之谷气散则愈，不按则复发也。细而附骨，沉脉也，邪气稽留不去，息而成积，故脉附骨也。《内经》曰："前以候前，后以候后。上竟上者，胸喉中事也；下竟下者，少腹、腰、股、膝、胫、足中事也。③"故仲景以寸、关、尺、上、下、左、右别积聚之所在。

痰饮咳嗽病脉证并治第十二

问曰：夫饮有四，何谓也？师曰：有痰饮，有悬饮，有溢饮，有支饮。

问曰：四饮何以为异？师曰：其人素盛今瘦，水走肠间，沥沥有声，谓

---

① 细而附骨：指重按到骨始得的细而沉浮之脉象。

② 气冲：即气街，穴名，在鼠溪穴上三寸。此用以代表部位。

③ 前以候前……足中事也：指积聚之病，上尽于上，在脉则尽于鱼际，在体则应胸、喉；下尽于下，在脉则尽于尺部，在体则应少腹、腰、足。见《素问·五脏别论》。竟，尽也。

之痰饮；饮后水流在胁下，咳唾引痛，谓之悬饮；饮水流行，归于四肢，当汗出而不汗出，身体疼重，谓之溢饮；咳逆倚息，气短不得卧，其形如肿，谓之支饮。

《圣济总录》曰："三焦者，水谷之道路，气之所终始也。三焦调适，气脉平匀，则能宣通水液，行入于经，化而为血，灌溉周身。若三焦气塞，脉道壅闭，则水饮停滞，不得宣行，聚成痰饮，为病多端。"又因脾土不能宣达，致水饮流溢于中，布散于外，甚则五脏受病也。故《内经》曰："土郁之发，饮发于中。"以其性流衍①不常，治法亦有汗、下、温、利之异。痰饮者何？以平人水谷之气入于胃，变化精微，以充肌肉，则形盛。今不能变化精微，但变化为痰饮，此其人所以素盛今瘦，故水走肠间，沥沥作声也。悬饮者，以饮水后，水偏流于胁下，悬于肝经部分，肝脉入肺中，故一咳一唾，必相引而痛也。溢饮者，以饮入于胃，当上输于脾，脾当散精，上归于肺，则能通调水道。今脾失宣化之令，水竟流溢于四肢，在四肢可汗而泄，以其当汗不汗，则水饮留于肌肤脉络之中，故身体疼重也。支饮者，支散于上焦心肺之间，寒饮之气薄于肺，则咳逆倚息，薄于心，则短气不得卧，其形若肿，则水饮又支散于外，故谓之支饮也。

痰饮，《脉经》《千金翼》俱作淡饮，当以淡饮为是。若痰饮则稠黏，不能走肠间，沥沥作声也。

水在心，心下坚筑②，短气，恶水不欲饮。

水停心下，甚者则悸，微者短气。坚筑，悸状也。火恶水，故恶水不欲饮。

水在肺，吐涎沫，欲饮水。

联绵不断者曰涎，轻浮而白者曰沫。涎者津液所化，沫者水饮所成，酿于肺经则吐，吐多则津液亦干，故欲饮水。

水在脾，少气身重。

脾恶湿，水饮，湿类也。湿胜则土不能生金，故少气。脾主身之肌肉，故身重也。

水在肝，胁下支满，嚏而痛。

肝脉布胁肋，故胁下支满。水在肝，则条达之性为水郁，其气上走颃颡，至畜门而出鼻孔，因作嚏也。嚏则痛引胁肋，故嚏而痛，运气有湿郁，其热

---

① 流衍：指水运太过，水流衍溢。见《素问·五常政大论》"水曰流衍"。

② 心下坚筑：指心下坚实而悸动。

作噫，此亦其义。

水在肾，心下悸。

水在肾，则肾气凌心，故筑筑然悸也。

夫心下有留饮，其人背寒冷如手大。

《内经》曰："背为阳，阳中之阳，心也。"诸阳受气于胸中，而转行于背。心下有留饮，则阳气抑遏而不行，故背寒冷，如手大者，言其不尽寒也。

留饮者，胁下痛引缺盆，咳嗽则转甚。

缺盆者，五脏六腑之道，故饮留于胁下，而痛上引缺盆，引缺盆则咳嗽，咳嗽则痛引胁下而转甚，此属悬饮。转甚，一本作辄已，未有咳嗽而胁下痛引缺盆，转愈也。

胸中有留饮，其人短气而渴，四肢历节痛。

胸中者，属上焦也，今为留饮隔碍，则气为之短。津液不能上潮，则口为之渴也。饮者，湿类也，流于关节，故四肢历节痛也。

脉沉者，有留饮。

经曰："脉得诸沉者，当责有水。"故脉沉者为水饮。

膈上病，痰，满，喘，咳，吐，发则寒热，背痛，腰疼，目泣自出，其人振振身瞤剧，必有伏饮。

痰饮留于膈，则令人喘、咳、吐；发于外，则令人寒热，背痛腰疼；咳甚，则肺叶举而目泣出；喘甚，则息摇肩而振振身瞤。如此剧者，必有伏饮。

夫病人饮水多，必暴喘满。凡食少饮多，水停心下。甚者则悸，微者短气。

饮水多，则水气泛溢于胸膈，必暴喘满也。凡人食少饮多，则胃土不能游溢精气，甚者必停于心下而为悸，微者则填于胸膈，而为短气也。

脉双弦者，寒也，皆大下后里虚。脉偏弦者，饮也。

大下后里虚，则脉偏弦，痰饮留于胁下，则脉偏弦。是弦为肝脉，而证则悬饮也。下文曰："咳家其脉弦，为有水，十枣汤主之。"又曰："脉沉而弦者，悬饮内痛。"又曰："肺饮不弦，则弦脉为悬饮无疑矣。"

肺饮不弦，但苦喘短气。

悬饮脉弦，肺饮脉不弦。肺饮，即支饮也。以水饮支散于上焦则喘，喘甚则气促，故有苦喘短气。

支饮亦喘而不能卧，加短气，其脉平也。

寒饮射肺，则喘息短促，故人喘甚则不能卧也。水饮支散于膈上，必无沉弦之脉，故其脉平，平之为言浮也，是肺之本脉也。

病痰饮者，当以温药和之。

素盛今瘦，则为痰饮，法当温之，则寒饮自散。

心下有痰饮，胸胁支满，目眩，苓桂术甘汤主之。

心下有痰饮，即支饮也，散于上焦，则胸胁支满。支满则隔碍清气，不得上通于头目，故目眩也。经曰："心下有支饮，其人苦眩冒"，用苓桂术甘汤利水饮。

茯苓桂枝白术甘草方

茯苓四两　桂枝　白术各三两　甘草二两

上四味，以水六升，煮取三升。分温三服，小便则利。

脾胃虚，则水谷化为痰饮。白术去湿健脾以为君，甘草和胃下气以为臣，茯苓淡渗以为佐，桂枝宣导以为使，使小便利而痰饮去。

夫短气有微饮，当从小便去之，苓桂术甘汤主之。肾气丸亦主之。肾气丸方见妇人杂病中。

苓桂术甘汤，利小便药也，故短气微饮者主之。肾气丸亦主之者，以脾胃喜温而恶寒。方中附子、桂枝之辛热可以温脾逐饮，茯苓、泽泻之甘咸可以通利水道，如虚劳小便不利，转胞不得溺者，皆用之也。

病者脉伏，其人欲自利，利反快，虽利，心下续坚满，此为留饮欲去故也，甘遂半夏汤主之。

寒饮留于中，则脉伏。自利者，水饮行也。虽自利而心下续坚满者，以旧饮渐去，而新饮续生，故与甘遂半夏汤以逐其水饮。

甘遂半夏汤方

甘遂（大者三枚）　半夏十二枚（以水一升，煮取半升，去渣）　芍药五枚　甘草（如指大一枚）

上四味，以水二升，煮取半升，去滓，以蜜半升，和药汁煎取八合。顿服之。

留者行之，用甘遂以决水饮；结者散之，用半夏以散痰饮；甘遂之性直达，恐其过于行水，缓以甘草、白蜜之甘，收以芍药之酸。虽甘遂、甘草相反，而实有以相使，此酸收、甘缓约之之法也。《灵枢经》曰：约方犹约囊，其斯之谓欤？

脉浮而细滑，伤饮。

脉浮为病在上焦，细滑为水饮停蓄。

脉弦数，有寒饮，冬夏难治。

脉弦为悬饮，脉数为虚，故曰寒饮。若以数为热，则方书未见有热饮也。

夫悬饮在胁下肝之部分，春则肝木自旺，是悬饮能行，秋则肺金制木，是悬饮可去。今但言冬夏难治，则春秋易治可知矣。夏者伏阴在内，悬饮只有十枣汤下之之法。若在夏月而下之，宁不损其脾阴，则土愈不制水而泛溢矣。冬者伏阳在内，万物闭塞，无扰乎阳。若冬月而下之，宁不伐其天和，则肾不主五液，而饮愈壅滞矣，此所谓冬夏难治也。

脉沉而弦者，悬饮内痛。

沉为水饮，弦为肝脉，此饮留于胁下而成悬饮。悬饮者，咳唾引痛，故曰"悬饮内痛"。

病悬饮者，十枣汤主之。

十枣汤方

芫花（熬）　甘遂　大戟各等分

上三味，捣筛，以水一升五合，先煮肥大枣十枚，取八合，去滓，内药末。强人服一钱匕，羸人服半钱，平旦温服之。不下者，明日更加半钱，得快之后，糜粥自养。

《本草》云："通可以去滞。"芫花、甘草、大戟之类是也。以三味过于利水，佐大枣之甘以缓之，则土有堤防而无崩溃暴决之祸。

病溢饮者，当发其汗，大青龙汤主之。小青龙汤亦主之。

《内经》曰："溢饮者，渴暴多饮，而易入肌肤肠胃之外也。"以其病属表，故可大小青龙汤以发汗。

大青龙汤方

麻黄六两（去节）　桂枝二两（去皮）　甘草二两（炙）　杏仁四十个（去皮尖）　生姜三两　大枣十二枚　石膏（如鸡子大，碎）

上七味，以水九升，先煮麻黄，减二升，去上沫，内诸药，煮取三升，去滓，温服一升，取微似汗。汗多者，温粉粉之。

上文曰："当汗出而不汗出，故为溢饮。"大青龙辛甘之剂用以发散水饮，取其微似有汗，汗多则正气虚，故以温粉粉之。小青龙汤去石膏见肺痿。

膈间支饮，其人喘满，心下痞坚，面色黧黑，其脉沉紧，得之数十日，医吐下之不愈，木防己汤主之。虚者即愈，实者三日复发，复与不愈者，宜木防己汤去石膏加茯苓芒硝汤主之。

饮浮于心下膈间，其气不通，则喘满痞坚。黧黑者，水饮之色见于面也。脉沉紧者，沉为饮，紧为寒也。得之数十日则支饮甚而正气虚，医吐之徒虚其阳，下之徒虚其阴，故不愈也。木防己汤者，补脾气而散饮，故虚者得之即愈，实者亦暂愈而复发，以旧饮未去，而新饮续停，故复发不愈，以其实也。宜木防己汤去石膏，加茯苓、芒硝以下水饮。

木防己汤方

木防己三两　石膏十二枚（鸡子大）　桂枝二两　人参四两

上四味，以水六升，煮取二升。分温再服。

防己利大小便，石膏主心下逆气，桂枝宣通水道，人参补气温中，正气王则水饮不待散而自散矣。加芒硝之咸寒，可以软痞坚；茯苓之甘淡，可以渗痰饮；石膏辛寒，近于解肌，不必杂于方内，故去之。于前方去石膏加芒硝三合、茯苓四两，取微利。

心下有支饮，其人苦冒眩，泽泻汤主之。

《内经》曰："清阳出上窍。"支饮留于心膈，则上焦之气浊而不清，清阳不能走于头目，故其人苦眩冒也。

泽泻汤方

泽泻五两　白术二两

上二味，以水二升，煮取一升。分温再服。

白术之甘苦以补脾，则痰不生；泽泻之甘咸以入肾，则饮不蓄，小剂以治支饮之轻者。

支饮胸满者，厚朴大黄汤主之。

支饮之重者则胸满，厚朴大黄汤以消胸满。

厚朴大黄汤方

厚朴一尺　大黄六两　枳实四枚

上三味，以水五升，煮取二升。分温再服。

大黄下痰逐饮为君，厚朴消痰除满为臣，枳实去胸胁痰痞为佐，此小承气汤也，但分两殊耳。

支饮不得息，葶苈大枣泻肺汤主之。方见肺痈。

不得息者，水饮迫肺也。用葶苈大枣汤以泻肺。

呕家本渴，渴者为欲解，今反不渴，心下有支饮故也，小半夏汤主之。

先呕却渴，此为欲解。若呕而不渴，则有寒饮在膈间作呕，故不渴也，与小半夏汤以散之。

小半夏汤方

半夏一升　生姜半斤

上二味，以水七升，煮取一升半。分温再服。

半夏消痰饮，生姜下逆气，气下饮消，其呕自止。并主诸呕吐，谷不得下。

腹满，口舌干燥，此肠间有水气，己椒苈黄丸主之。

痰饮留于中，则腹满，水谷入于胃，但为痰饮而不为津液，故口舌干燥也。上证曰："水走肠间，沥沥有声，故谓之痰饮。"此肠间有水气，亦与痰饮不殊，故用此汤以分消水饮。

防己椒目葶苈大黄丸方

防己　椒目　葶苈（熬）　大黄各一两

上四味，末之，蜜丸如梧子大。先食饮服一丸，日三服，稍增，口中有津液。渴者，加芒硝半两。

此水气在小肠也。防己、椒目导饮于前，清者得从小便而出；大黄、葶苈推饮于后，浊者得从大便而下也。此前后分消，则腹满减而水饮行，脾气转而津液生矣。若渴则甚于口舌干燥，加芒硝，佐诸药，以下腹满而救脾土。

卒呕吐，心下痞，膈间有水，眩悸者，半夏加茯苓汤主之。

于前小半夏汤方，加茯苓三两。半夏用以去水，生姜用以止呕，茯苓用以利水，三味相将，止呕而治水饮，则眩悸自止。

假令瘦人脐下有悸，吐涎沫而癫眩①，此水也，五苓散主之。

肾邪②凌心，则心下悸，自病则脐下悸。假令羸弱之人肾气素虚，肾主水，虚则水饮从而客之，则筑筑然作悸也。夫子病及母，水寒射肺，泛溢上焦，则清道不利，膈间为浊，是以吐涎沫而癫眩也，以五苓散以散水饮。

五苓散方

泽泻一两一分　猪苓三分（去皮）　茯苓三分　白术三分　桂二分（去皮）

上五味，为末。白饮服方寸匕，日三服，多饮暖水，汗出愈。

《下经》曰："诸有水者，腰以下肿宜利小便，腰以上肿当发汗乃愈。"脐下悸，下焦有水也。咸走肾，淡渗泄，泽泻之咸，二苓之淡，所以伐肾邪、泄伏水。吐涎沫而癫眩，上焦有水也。辛能散，甘能发，桂味辛能解肌，术味甘能发汗，是以多饮暖水取汗，亦桂枝汤啜粥以助药力之法也。

咳家，其脉弦，为有水，十枣汤主之。

脉弦为悬饮，故用十枣汤下之。

夫有支饮家，咳烦胸中痛者，不卒死，至一百日或一岁，宜十枣汤。

饮留于膈上，射肺则咳，乘心则烦。支饮只有胸中满、胸中痞，此胸中

---

① 癫眩：即头目晕眩。

② 肾邪：此指水邪。

痛，则支饮之甚者也。若不卒死，或延至百日或一年，其水饮内着，故以十枣汤下之。

久咳数岁，其脉弱者可治，实大数者死。其脉虚者必苦冒，其人本有支饮在胸中故也，治属饮家。

咳久者其气必虚，其脉必弱，脉病相应，故为可治。若实大数者，此邪盛正衰，脉病相逆，故死也。若咳而脉虚苦冒者，必有支饮在胸中而令咳，不必治其咳，宜于饮家求之。

咳逆倚息不得卧，小青龙汤主之。

青龙汤下已，多唾口燥，寸脉沉，尺脉微，手足厥逆，气从少腹上冲胸咽，手足痹，其面翕热如醉状，因腹下流阴股①，小便难，时复冒者，与茯苓桂枝五味甘草汤，治其气冲。

冲气即低，而反更咳、胸满者，用桂苓五味甘草汤去桂加干姜、细辛，以治其咳满。

咳满即止，而更复渴，冲气复发者，以细辛、干姜为热药故也。服之当遂渴，而渴反止者，为支饮也。支饮者，法当冒，冒者必呕，呕者复内半夏以去其水。茯苓桂枝五味甘草汤去甘草、去桂，加细辛干姜半夏汤主之。

水去呕止。其人形肿者，加杏仁主之，其证应内麻黄，以其人遂痹，故不内之。若逆而内之者，必厥，所以然者，以其人血虚，麻黄发其阳故也。

若面热如醉，此为胃热上冲熏其面，加大黄以利之。下已当作汗已。

此证用小青龙汤下已，而饮未尽除，故出入加减，亦不外小青龙汤方也。支饮未尽，则多唾口燥，以其人内虚，邪正错杂。小青龙汤有麻黄，或过发其阳，至令寸沉尺微，乎足厥冷，或痹不仁，故气上冲胸咽，其面则翕然热如醉状，下流阴股，则不宣化小便，故小便难。先与茯苓桂枝五味甘草汤以治其气冲，其冲气即低，不上冲咽喉，不下流阴股矣。小便难，则水饮续积，故时复冒，冒知水饮未散，而更发咳胸满者，用桂苓五味甘草汤，去桂加干姜、细辛，以治其咳满。肺得辛温，则咳满即止，然干姜、细辛热药，当发冲气而遂作渴，反不渴者，则知膈上有支饮也。饮则必冒，寒则必呕，故内半夏以去水，水去呕止。犹有余邪散漫于肌肤，其人形肿，加杏仁之轻剂以散之。形肿当内麻黄，以小青龙汤有麻黄，其人已虚，得之则手足冷痹。今其人又痹，故不内也。若妄内之而发其阳，其人血虚，则又如前之厥冷矣。前证从少腹上冲胸咽，面热如醉，为虚阳散于头面，此则因前后用热剂太过，

① 阴股：指两腿的内侧。

积热于胃，故面热如醉，非翕然之热也，加大黄以下胃热。

桂苓五味甘草汤方

茯苓四两　桂枝四两（去皮）　甘草三两（炙）　五味子半升

上四味，以水八升，煮取三升，去滓。分温三服。

桂苓五味甘草汤去桂加干姜细辛汤方

茯苓四两　甘草　干姜　细辛各三两　五味子半升

上五味，以水八升，煮取三升，去滓。温服半升，日三。

桂苓五味甘草汤去甘草去桂加干姜细辛半夏汤方

茯苓四两　细辛　干姜各二两　五味子　半夏各半升

上五味，以水八升，煮取三升，去滓。温服半升，日三。

苓甘五味加姜辛半夏杏仁汤方

于前汤加杏仁半升，去皮尖，余依前法煎服。

苓甘五味加姜辛半杏大黄汤方

于前方加大黄三两，余依前法煎服。

先渴后呕，为水停心下，此属饮家，小半夏茯苓汤主之。

先呕却渴，水饮散也。先渴却呕，水饮停也。与小半夏茯苓汤以散水饮。

消渴小便利淋病脉证并治第十三

厥阴之为病，消渴，气上冲心，心中疼热，饥而不欲食，食即吐蛔，下之利不止。

厥阴何以为消渴？以厥阴属木，少阴属水，木为水之子，子能令母虚。厥阴之邪热盛，则肾水为之消，肾消则引水自救，故消而且渴，渴不为水止也。气上撞心，心中疼热者，心属火，水火通气，肝气通于心也。饥不能食者，胃司食而属土，木邪甚，土受制也。吐蛔者，蛔在胃中，无食则静，闻食臭出也。下之利不止者，邪属厥阴，下则反虚阳明，阳明属土，土虚则木益贼其所胜也。

寸口脉浮而迟，浮即为虚，迟即为劳，虚则卫气不足，劳则荣气竭。

浮主表，浮则卫气虚；迟主里，迟则荣气竭。今寸口得浮而迟，则肺气不能宣化精微，治节百脉，致荣卫虚竭，此上消脉也。

趺阳脉浮而数，浮即为气，数即消谷而大坚①，气盛则溲数，溲数即坚，

① 大坚：即大便坚硬。

坚数相搏，即为消渴。

趺阳，胃脉也。《内经》曰：三阳结，谓之消。[①] 胃与大肠谓之三阳，以其热结于中，则脉浮而数。《内经》又曰："中热则胃中消谷。"是数即消谷也。气盛，热气盛也。谷消热盛，则水偏渗于膀胱，故小便数而大便硬，胃无津液，则成消渴矣，此中消脉也。

趺阳脉数，胃中有热，即消谷引食，大便必坚，小便即数。此条原在淋中，今次之。

《灵枢经》曰："胃中热，则消谷。"故热则消谷引食，大便必坚也。大便坚，则津液偏渗，故小便即数。

男子消渴，小便反多，以饮一斗，小便一斗，肾气丸主之。方见妇人杂病。

小便多，则消渴。《内经》曰："饮一溲二者不治。"今饮一溲一，故以肾气丸治之。肾中之气，犹水中之火，地中之阳，蒸其精微之气达于上焦，则云升而雨降，上焦得以如雾露之溉，肺金滋润，得以水精四布，五经并行，斯无消渴之患。今其人也，摄养失宜，肾水衰竭，龙雷之火[②]不安于下，但炎于上而刑肺金，肺热叶焦，则消渴引饮；其饮入于胃，下无火化，直入膀胱，则饮一斗溺亦一斗也。故用桂、附辛热，引真火以归原，地黄纯阴，壮真水以滋肾，则阳光行于地下，而雾露自降于中天，何消渴之有？此属下消。

脉浮，小便不利，微热消渴者，宜利小便发汗，五苓散主之。

脉浮为有表邪，故令有微热也，小便不利，则土干水涸，故消渴。消渴则饮水多，又恐其停饮，故与五苓散，利小便发汗。

渴欲饮水，水入则吐者，名曰水逆，五苓散主之。方见痰饮。

内有停饮而欲饮水，饮入则水与水相搏，必拒格[③]而吐，名曰水逆，五苓散以利水饮。

渴欲饮水不止者，文蛤散主之。

文蛤散方

文蛤五两

上一味，杵为散，以沸汤五合，和服方寸匕。

饮水不止者，则水饮必停。文蛤之咸以润下而止渴。一味独行者，取其

---

① 三阳结谓之消：见《素问·阴阳别论》。今通行本作"二阳结，谓之消"。

② 龙雷之火：指心肾之火。龙火指肾火，雷火指心火。

③ 拒格：抵抗。

气专精，入膀胱而利小便也。

淋之为病，小便如粟状①，小腹弦急②，痛引脐中。

《内经》曰："膀胱不利为癃。"不利则热郁于膀胱，煎熬便溺，小便如粟状，即今之石淋是也。夫肝主疏泄，癃闭则失其疏泄之性，故小腹弦急，而痛引脐中。

淋家不可发汗，发汗必便血③。

膀胱蓄热则为淋，发汗以迫其血，血不循经，结于下焦，又为便血。

小便不利者，有水气，其人苦渴，栝楼瞿麦丸主之。

小便不利，则水气客于下焦，客于下焦，则上焦苦渴，渴则益增其水，故与是汤止渴以利水。

栝楼瞿麦丸方

栝楼根二两　茯苓　薯蓣各三两　附子一枚（炮）　瞿麦一两

上五味，末之，炼蜜丸，如梧子大。饮服三丸，日三服。不知增至七八丸，以小便利，腹中温为知。

薯蓣、栝楼，润剂也，用以止渴生津。茯苓、瞿麦，利剂也，用以渗泄水气。膀胱者，州都之官，津液藏焉，气化则能出矣，佐附子之纯阳，则水气宣行，而小便自利，亦肾气丸之变制也。

小便不利，蒲灰散主之，滑石白鱼散、茯苓戎盐汤并主之。

蒲灰散方

蒲灰七分　滑石三分

上二味，杵为散。饮服方寸匕，日三服。

热封于血分者，亦令小便不利。滑石、蒲灰，利小便消滞血药也。

滑石白鱼散方

滑石二分　乱发二分（烧）　白鱼二分

上三味，杵为散。饮服半钱匕，日三服。

滑石利小便，乱发主五淋，白鱼利水道，同治小便不利。

茯苓戎盐汤方

茯苓半斤　白术二两　戎盐弹丸大一枚

上三味，以水五升，煮取三升。分温三服。

---

① 粟状：谓小便排出细小如米屑、粟米样状物。

② 弦急：即拘急。

③ 便血：此指小便出血。

茯苓淡渗以伐肾邪，白术燥湿以补脾土，戎盐润下以利水道。以上三方，临病之工，审其所属者用之。

渴欲饮水，口干舌燥者，白虎加人参汤主之。方见中暍。

胃热则津液干，故渴欲饮水。口干舌燥，用白虎汤加人参，除胃热而生津液。

脉浮发热，渴欲饮水，小便不利者，猪苓汤主之。

脉浮发热，热在表也；渴欲饮水，热在里也。里有热则能消水，反停留而小便不利，故用猪苓以利小便。

猪苓汤方

猪苓（去皮）　茯苓　阿胶　滑石　泽泻各一两

上五味，以水四升，先煮取四味，取二升，去滓，内胶洋消①。温服七合，日三服。

茯苓、猪苓之淡用以渗泄，滑石、阿胶之甘用以滑窍，泽泻之咸用以润下。

论曰：渴者，与猪苓汤。又曰：口舌干燥，已椒苈黄丸主之。夫猪苓汤利水道走津液，而反与渴者，是益其疾也？已椒、苈黄亦走津液之物也，似法之不协于理，而药之睽②于病者，何也？殊不知阴阳之道，阳先必阴后，阳上必阴下，此理之必然。而仲景之法，内有饮者外必渴。饮者，水也，所以必用五苓治之者，利其水也。夫水积于下，则火无所归避而炎上，其渴也固宜，水去则火就位，何渴之有也？

水气病脉证并治第十四

师曰：病有风水，有皮水，有正水，有石水，有黄汗。风水其脉自浮，外证骨节疼痛，恶风；皮水其脉亦浮，外证胕肿③，按之没指，不恶风，其腹如鼓，不渴，当发其汗；正水其脉沉迟，外证自喘；石水其脉自沉，外证腹满不喘；黄汗其脉沉迟，身发热，胸满，四肢头面肿，久不愈，必致痈脓。

风水与皮水相类属表，正水与石水相类属里。但风水恶风，皮水不恶风；正水自喘，石水不喘为异耳。自唐以来，复有五水、十水之说，皆由肾不主

① 洋消：当作“烊消”。指加热融化胶类药物。

② 睽：不顺，乖离。

③ 胕肿：即浮肿。

五液，脾不能行水，致津液充郭，上下溢于皮肤，则水病生矣。风水得之于风，故脉浮。骨节者，血气之所注。水搏于其间，则疼痛；风开其玄府，则恶风也。皮水者，水气客于皮肤之间，皮肤属表，故脉亦浮也。胃脉在足，水气乘土，则为胕肿也，按其肿上则水散，故按之陷下没指也，不因于风则不恶风也。帝曰：肤胀何以候之？岐伯曰：寒气客于皮肤之间，鼟鼟①然不坚，腹大。故腹如鼓也。外客于皮肤，内不干脾胃，故不渴也。其在皮者汗而发之，故当发其汗。正水者，《灵枢经》曰：胃足阳明之脉，所生病者，大腹水肿。胃为五脏六腑之海，中央土以灌四旁，而肾为胃关，关门不利，故令聚水，此正经受病，故曰正水。水在内则脉沉迟，水上溢则为喘呼，故《内经》曰："水病下为跗肿，大腹，上为喘呼。"是以外证自喘也。石水者，外不散于皮肤，上不凌于心肺，但结于腹中而为腹满，故不喘也，以其水坚如石，故曰石水。黄汗者，脉亦沉，虽与正水相似，但其汗沾衣，色正黄如柏汁为异耳。其病得之汗出入水中浴，水从汗孔入，客于表则身热，客于里则胸满也。四肢者，诸阳之本；头面者，诸阳之首。黄汗之病，乃阳气虚而水气胜，故四肢、头面肿。如此久久不愈，则荣血不行，逆于肉理，乃生痈肿也。

脉浮而洪，浮则为风，洪则为气，风气相搏，风强则为隐疹，身体为痒，痒为泄风②，久为痂癞③；气强则为水，难以俯仰。风气相击，身体洪肿④，汗出乃愈。恶风则虚，此为风水。不恶风者，小便通利，上焦有寒，其口多涎，此为黄汗。

风令脉浮，故浮为风；气为水母，故洪为气。气者，水气也。经曰："邪入于经，则身痒而隐疹。"《灵枢经》曰：风邪"搏于皮肤之间，其气外发腠理，开毫毛，摇气往来，行则为痒。"是以痒为泄风也。久久不愈，则风邪留于血脉之中，皮肤疡溃而为痂癞矣。形盛于外为气强，《内经》曰："津液充郭，其魄独居"，即气强之意也。故气强则为水，水溢于皮肤之中，必俛仰为之不利。若风水相搏，流于经络，溢于肌表，则身体又洪肿矣，在表者可汗而泄，故汗出乃愈。风伤于卫则卫虚，故曰"恶风则虚，此为风水"。然黄汗亦身肿，但不因于风，则不恶风；不因于水，则小便通利；因于水，从汗孔入，水寒之气但客于上焦，故令上焦有寒，寒不能以摄其津液，则口多涎。

---

① 鼟（kōng）鼟：象声词，鼓声或中空物体的叩击声。
② 泄风：谓身体痒多汗，是风邪外出的现象，属癞的初期症状。
③ 痂癞：病名。指结痂的癞病，眉发稀少，身有干疮而腥臭。
④ 洪肿：指周身浮肿。

此黄汗、风水之证有别如此。

寸口脉沉滑者，中有水气，面目肿大，有热，名曰风水。视人之目窠[①]上微拥[②]，如蚕新卧起状，其颈脉动，时时咳，按其手足上，陷而不起者风水。

沉者，就下之性。滑者，流衍之象。故沉滑者，中有水气也。面肿曰风，风郁于经则热，面目肿大有热，名曰风水。《内经》曰："诸有水者，微肿先见于目下也。"水者，阴也。目下亦阴也。腹者至阴之所居，故水在腹者，必使目下肿也。颈脉，人迎脉也，水邪干土，则颈脉动。水之本在肾，水之标在肺，时时咳也。《灵枢经》曰："水始起也，目窠上微肿，如新卧起之状。其颈脉动，时咳……以手按其腹，随手而起[③]。"此属水胀。如按水囊者，必随手而起，今风水抟于手足跗属肌肉之间，按而散之，猝不能聚，故陷下而不起也。

太阳病，脉浮而紧，法当骨节疼痛，反不疼，身体反重而酸，其人不渴，汗出即愈，此为风水。恶寒者，此为极虚，发汗得之。

渴而不恶寒者，此为皮水。

身肿而冷，状如周痹，胸中窒，不能食，反聚痛，暮躁不得眠，此为黄汗，痛在骨节。

咳而喘，不渴者，此为脾胀，其状如肿，发汗即愈。

然诸病此者，渴而下利，小便数者，皆不可发汗。

太阳伤寒，则脉浮紧，故发当骨节疼痛。今得伤寒脉，而身不疼痛，反重而酸者，此风水外胜也。不渴者，风水未干里也，以其外胜，故汗出即愈。风伤于卫，则表虚，恶寒者，表虚而又发汗也。皮水不因于风，则腠理致密，故不恶寒。上章言"皮水不渴"，今水气外留于皮，内薄于肺，亦令渴也。周痹者，风寒湿气客于分肉之间，真气不能周，故曰"周痹"。今身肿而冷，亦似真气不能周，但胸中窒，不能食而聚痛。暮躁不得眠，此异于周痹，故为黄汗证也。若水气外流于关节，则骨节痛，内薄于上焦，则为喘为咳也。不渴者，土不能制水，水邪泛溢也。以脾主身之肌肉，故为脾胀。脾胀者，其状亦肿，以其在肌肉之间，故发其汗即愈。以上四证，俱脉浮紧，皆当汗出而解。若渴而下利小便数者，则津液不足，故不可发汗也。

---

① 目窠：眼胞。

② 微拥：即微肿。

③ 水始起也……随手而起：见《灵枢·水胀》。原文为"水始起也，目窠上微肿，如新卧起之状，其颈脉动，时咳，阴股间寒，足胫肿，腹乃大，其水已成矣。以手按其腹，随手而起。"

里水者，一身面目黄肿[①]，其脉沉，小便不利，故令病水。假如小便自利，此亡津液，故令渴也，越婢加术汤主之。方见下。

里有水则脉沉，小便不利，溢于表则一身面目黄肿，故与越婢加术汤，以散其水。若小便自利，此亡津液而渴，非里水之证，不用越婢汤也。越婢加术汤当在“故令病水”之下。

趺阳脉当伏，今反紧，本自有寒，疝瘕[②]，腹中痛，医反下之，下之则胸满短气。

趺阳脉当伏，今反数，本自有热，消谷，小便数，今反不利，此欲作水。

水邪乘土，则土败，故水证者，趺阳脉当伏。今反紧者，紧为寒，脾喜温而恶寒，寒聚于中，则结疝瘕而腹中作痛。夫寒疝当温之，反下之则虚其胃，寒气乘虚上逆，则胸满而短气也。趺阳脉当伏，今反数，数为热，经曰：热则消谷，而大便必坚，小便即数。今小便反不利，则水无从出，故欲作水也。

寸口脉浮而迟，脉浮则热，迟脉则潜，热潜相搏，名曰沉。趺阳脉浮而数，浮脉即热，数脉即止[③]，热止相搏[④]，名曰伏[⑤]。沉伏相搏，名曰水。沉则络脉虚，伏则小便难，虚难相搏，水走皮肤，即为水矣。

寸口者，肺脉也。今脉得浮而迟，浮为热，迟为潜，热潜于表，名曰“沉”，故沉则络脉虚。趺阳，胃脉也，今脉得浮而数，浮为热，数为止，热止于里，名曰“伏”，故伏则小便难。小便难，则水不得外泄，乘其络脉之空虚，而溢于肌表，即为水矣。

寸口脉弦而紧，弦则卫气不行，即恶寒，水不沾流[⑥]，走于肠间。

少阴脉紧而沉，紧则为痛，沉则为水，小便即难。

寸口以候表，弦紧为寒，寒则表气不行，不能以卫肌肤，故恶寒。气既不行，则水饮亦不宣，但走入肠间而为水。少阴以候里，紧沉亦为寒，寒则水饮着于内而不流，故为痛为水，小便亦为难也。

脉得诸沉者，当责有水，身体肿重。

水溢，则脉沉于里而肿见于表。

---

① 黄肿：即浮肿甚的意思。

② 疝瘕：病名。因寒邪与脏气相搏，结聚少腹，冤热而痛，溲出血液。

③ 止：伏止。

④ 热止相搏：谓热有留滞之象，而无运行之道。

⑤ 伏：沉浮。

⑥ 水不沾流：即水液不能循常道流行。

水病脉出①者，死。

夫水留于中，伤脾胃而为大腹，散于外；伤经络而为洪肿。水病何以脉出？以脉、络、经、筋为水浸渍，则不能输精微以行荣卫，符刻漏②而维周身，但与水气浮溢于肌表而屈曲青紫可见，是中气衰微，荣卫断绝之象。故《灵枢经》曰：鼓胀“色苍黄，腹筋起”，其此类欤。

夫水病人，目下有卧蚕③，面目鲜泽，脉伏，其人消渴。

《内经》曰：“目窠微肿，如卧起状，曰水。”又曰：“诸有水者，微肿先见于目下也。”《上经》曰：“色鲜明者有留饮。”是鲜泽者为水之色，脉伏者为水之性。消渴者，制水之由。

病水腹大，小便不利，其脉沉绝者，有水，可下之。

腹大者为水在里，小便不利者为水不行，是以脉亦沉绝也，故宜下之，以去其水。

问曰：病下利后，渴饮水，小便不利，腹满阴肿者，何也？答曰：此法当病水，若小便自利及汗出者，自当愈。

病下利，则脾土衰而津液竭，故渴引饮。而土又不能制水，故小便不利也。脾恶湿，是以腹满。肾主水，是以阴肿，此为病水无疑。若小便利则水行，汗出则水散，虽不药而自亦愈矣。

心水者，其身重而少气，不得卧，烦而躁，其人阴肿。

《内经》曰：“心主身之血脉。”《上经》曰：“水在心，心下坚筑，短气。”是以身重少气也。《内经》曰：“诸水病者不得卧。”夫心属火，水在心，则蒸郁燔烁，是以不得卧而烦躁也。心水不应阴肿，以肾脉出肺络心，主五液而司闭藏，水之不行，皆本之于肾，是以其阴亦肿也。

肝水者，其腹大，不能自转侧，胁下腹痛，时时津液微生，小便续通。

肝属木，其经布胁肋。木乘土，则胁下腹中皆痛，及腹大不能自转侧也。夫肝主疏泄，是以小便续通，肾无壅滞，则津液得以上达。故《内经》曰：“地气上者属于肾，而生水液也。”若脾水，则小便不通，而津液亦不生矣。

肺水者，其身肿，小便难，时时鸭溏。

肺主身之皮毛则身肿，肺病则不能通调其水入膀胱，致小便难，但走大肠而水谷不别，故时时鸭溏。

---

① 脉出：指脉暴出而无根。

② 刻漏：为中国古代计时器具，漏是带孔的壶，刻是附有刻度的浮箭。

③ 卧蚕：形容眼胞肿，像有蚕卧在上面一样。

脾水者，其腹大，四肢苦重，津液不生，但苦少气，小便难。

腹为阴，阴中之至阴，脾也。以至阴之脏，而寒水乘之，则腹胀大。脾主四肢，则四肢苦重也，小便续通，则津液微生。今小便难，则五液壅滞，而脾又能制肾，隔碍中焦，津液不能上达，下焦之气不能上通，则津液不生，并苦少气也。

肾水者，其腹大，脐肿腰痛，不得溺，阴下湿如牛鼻上汗，其足逆冷，面反瘦。

肾者，胃之关也。关门不利，故令聚水而生病，是有腹大脐肿之证也。腰者，肾之外候，故令腰痛。膀胱者，肾之府，故令不得溺也。以其不得溺则水气不得泄，浸渍于睾囊而为阴汗，流注于下焦而为足冷。夫肾为水脏，又被水邪，则上焦之气血随水性而下趋，故其人面反瘦，非若风水、里水之面目洪肿也。

师曰：诸有水者，腰以下肿，当利小便；腰以上肿，当发汗乃愈。

《内经》曰："开鬼门，洁净府"，谓发汗利小便也。腰以上属阳，汗之以开其鬼门；腰以下属阴，利之以洁其净府。上下分消以去之，则水自不能容矣。

师曰：寸口脉沉而迟，沉则为水，迟则为寒，水寒相搏。趺阳脉伏，水谷不化，脾气衰则鹜溏，胃气衰则身肿。少阳脉卑①，少阴脉细，男子则小便不利，妇人则经水不通。经为血，血不利则为水，名曰血分。

沉为水，迟为寒，水寒相搏，则土败矣。是以胃之趺阳脉则伏，脾之水谷则不磨，脾衰则寒内着而为鹜溏，胃衰则水外溢而为身肿也。少阳者，三焦也。《内经》曰："三焦者，决渎之官，水道出焉。"今少阳脉卑，则不能决渎矣。在男子则小便不利。少阴者，肾也。《中藏经》曰："肾者……女子以包血"，以其与冲脉并行。今少阴脉细，则寒气客于胞门矣，在妇人则经水不通。经虽为血，其体则水，况水病而血不行，其血亦化为水，故名曰血分。

问曰：病者苦水，面目身体四肢皆肿，小便不利，脉之，不言水，反言胸中痛，气上冲咽，状如炙肉②，当微咳喘，审如师言，其脉何类？师曰：寸口脉沉而紧，沉则为水，紧则为寒，沉紧相搏，结在关元，始时当微，年盛不觉，阳衰之后，荣卫相干，阳损阴盛，结寒微动，肾气上冲，咽喉塞噎，胁下急痛。医以为留饮，而大下之，气击不去，其病不除。后重吐之，胃家

---

① 脉卑：指脉按之沉而弱，表示营血不足。

② 炙肉：形容咽喉部如有烤过的肉块梗塞一样的感觉。

虚烦，咽燥欲饮水，小便不利，水谷不化，面目手足浮肿。又与葶苈丸下水，当时如小差，食饮过度，肿复如前，胸胁苦痛，象若奔豚，其水扬溢，则浮咳[1]喘逆。当先攻击冲气，令止，乃治咳；咳止，其喘自差。先治新病，病当在后。

寸口脉沉而紧，沉为水，紧为寒。水寒之气结于关元，当其少壮之时，阳气正旺，虽有结寒，亦为不觉，乃至阳衰之后，荣卫亦虚，其阳则损，其阴则盛。关元结寒，乘其阳虚而动，肾中阳气不能以胜阴寒。寒气上冲，咽喉闭塞，胁下亦相引而急痛也。医者不求其本因寒水结在关元，见其标证面目身体四肢皆肿，小便不利，以为水饮而大下之，其冲气不为下止，后重吐之。非惟冲气不止，而大吐大下，复又损其胃而亡其津液，是以咽燥引饮也。吐下后其阳愈虚，则不能施行便溺；其寒愈胜，则不能消化水谷，是以小便不利，而水谷不化，面目手足犹然浮肿。复与葶苈丸下水，而浮肿小差，食饮过度，则脾胃复伤，肿复如前。其实水寒结于关元，而未散寒，上冲则胸胁苦痛，象若奔豚，水扬溢则为浮肿、喘咳也。当先攻其寒以疗其冲逆，后乃治其水以止其咳喘。

风水，脉浮身重，汗出，恶风者，防己黄芪汤主之。腹痛加芍药。方见湿病中。

风胜则脉浮，水胜则身肿，风水搏于皮肤之间，开其玄府，是以汗出而恶风也。《上经》曰："恶风则虚，此为风水。"与黄芪、甘草以固表，防己以疗风水肿，白术以逐皮间风水结肿，为治风水表虚之剂。芍药主邪气腹痛，故腹痛加芍药。

风水恶风，一身悉肿，脉浮不渴，续自汗出，无大热，越婢汤主之。

此证风水胜于表，故一身悉肿，不属于里，故不渴无热也。恶风汗出，风淫所胜也。越婢汤者，发散风水之剂。

越婢汤方

麻黄六两　石膏半斤　生姜三两　甘草二两　大枣十五枚

上五味，以水六升，先煮麻黄，去上沫，内诸药，煮取三升。分温三服。恶风加附子一枚炮。

辛能散风，甘能胜水，越婢汤者，辛甘之剂以发脾气，则在表之邪得一汗而泄，开鬼门之法也。虚者恶风，故加附子。

越婢，《外台》作越脾。道经曰：脾之神多妒嫉，妇人多妒，乃脾经受气

---

① 浮咳：指水气上浮，迫肺作咳。

也。脾土寄旺无定形，而妒亦无定准。脾为脏之卑，婢为女之卑，脾之言婢，殆有义欤。

皮水为病，四肢肿，水气在皮肤中，四肢聂聂①动者，防己茯苓汤主之。

水气在皮肤中，与正气相搏，故四肢肿而聂聂动也。防己茯苓汤以散皮中之水。

防己茯苓汤方

防己三两　黄芪三两　桂枝三两　茯苓六两　甘草二两

上五味，以水六升，煮取二升。分温二服。

《本草》云："通可以去滞。"防己之属是也。以防己能利九窍血脉关节，故以为君；桂枝能通血脉发汗，故以为臣。肺合皮毛，皮有水，则气耗于外，故用黄芪、甘草益气以为佐，茯苓淡渗以为使。

里水，越婢加术汤主之，甘草麻黄汤亦主之。

里水详见上章，于越婢汤中加术四两。

甘草麻黄汤方

甘草二两　麻黄四两

上二味，以水五升，先煮麻黄，去上沫，内甘草，煮取三升。温服一升，重覆汗出，不汗，再服。慎风寒。

里有水而越于表，故用辛甘之剂以发汗。

水之为病，其脉沉小，属少阴；浮者为风，无水虚胀者，为气。水，发其汗即已，脉沉者宜麻黄附子汤，浮者宜杏子汤。

肾主水，少阴能聚水而生病，故脉沉小属少阴。浮者属风，无水虚胀者属气也。水病在表者发之，腰以上者发之，故发其汗即已。肾本为水脏，而水之性本寒，非附子不足以逐其寒，非麻黄不足以散其水，佐甘草以益脾，令土能胜水也。杏子汤未见。

麻黄附子汤方

麻黄三两　甘草二两　附子一枚（炮）

上三味，以水七升，先煮麻黄，去上沫，内诸药，煮取二升半。温服八分，日三服。

厥而皮水②者，蒲灰散主之。方见消渴中。

皮水在皮肤中，厥则水气浸淫于里，故用蒲灰散以利小便。

---

① 聂聂动：指轻微跳动。

② 厥而皮水：指水邪外盛，隔其身中之阳不行于四肢，而见四肢厥冷及皮水之症状。

问曰：黄汗之为病，身体肿，发热汗出而渴，状如风水，汗沾衣，色正黄如柏汁，脉自沉，何从得之？师曰：以汗出入水中浴，水从汗孔入得之，宜黄芪芍药桂枝苦酒汤主之。

汗出则玄府开，入水浴，则凄沧之水寒，藏留于腠理皮肤之中，则身肿发热也。汗出沾衣如柏汁，则津液内竭，是以汗出而渴也。身肿虽状如风水，但风水之脉不沉，汗不黄，口不渴为异耳。上章言黄汗身肿而冷，今身肿发热；上章言黄汗口多涎，今口作渴。以汗者心之液。经曰：汗出入水浴，则水气伤心。今薄于皮肤，则身肿发热，而渴伤于心，则水寒之气胜于上焦，故有上焦多寒而口多涎，身肿而冷，胸中窒之证也，则黄汗亦有表里之分欤？

黄芪芍药桂枝苦酒汤方

黄芪五两　芍药三两　桂枝三两

上三味，以苦酒一升，水七升，相和，煮取三升。温服一升。当心烦，服至六七日乃解；若心烦不止者，以苦酒阻，故也。

邪之所凑，其气必虚。以其人汗出，则表气本虚，浴之则水气乘虚而入，故用黄芪以固其卫，芍药苦酒以收其荣，桂枝以散其水。如是，则发中有补，邪去正安矣。苦酒味酸，其气涩以收，故令人心烦。六七日乃解者，待其正气复也。

黄汗之病，两胫自冷；假令发热，此属历节。食已汗出，又身常暮盗汗出者，此劳气也。若汗出已反发热者，久久其身必甲错。发热不止者，必生恶疮。若身重，汗出已辄轻者，久久必身瞤，瞤即胸中痛，又从腰以上必汗出，下无汗，腰髋弛痛，如有物在皮中状，剧者不能食，身疼重，烦躁，小便不利，此为黄汗，桂枝加黄芪汤主之。

湿就下而流关节，故黄汗病两胫冷，若两胫热，则属历节之病。其食已汗出，为胃气外泄，暮而盗汗，为荣气内虚，又属虚劳之证。二者俱汗出，皆非黄汗也，欲作黄汗之证，汗出已而热不为汗衰，反发热而热不止，薄于外则销烁皮肤，故令身体枯槁①；薄于里则溃脉烂筋，故令生恶疮也。夫湿胜则身重，汗出虽湿去身轻，而正气未必不损，如此久久，必耗散诸阳，故身瞤而脑痛。是以上焦阳虚，则腰以上汗出；下焦湿胜，而为腰髋弛痛，如有物在皮中状也。剧则内伤于脾，而不能食；外伤肌肉，而身体疼重。若烦躁小便不利，则水气无从出，蕴蓄肌中，必为黄汗。

---

① 槁：通“槁”。干枯。《说苑·建本》：“弃其本者，荣其槁矣。”

桂枝加黄芪汤方

于桂枝汤方中，加黄芪二两，余如桂枝法取微汗。

风能胜湿，桂枝、生姜以散水邪。土能胜水，甘草、大枣以益脾土。酸以收之，甘以缓之，黄芪、芍药之甘酸，以收敛其荣卫，温覆取微汗而解也。

师曰：寸口脉迟而涩，迟则为寒，涩为血不足。趺阳脉微而迟，微则为气，迟则为寒。寒气不足，则手足逆冷；手足逆冷，则荣卫不利；荣卫不利，则腹满肠鸣相逐；气转膀胱，荣卫俱劳；阳气不通即身冷，阴气不通即骨疼；阳气前通则恶寒，阴气前通则痹不仁；阴阳相得，其气乃行，大气①一转，其气乃散；实则失气，虚则遗溺，名曰气分。

脉迟为寒，涩为无血，微为无气。寸口、趺阳得此脉者，荣卫气血俱虚，为水寒之气所客也。夫荣卫气血之在于身，与天同度，与地合纪。今正气虚而寒气胜，则大气失其常度，不能以温四肢，亦不能以行荣卫。则荣卫之气与水寒搏于肠间，而为腹满肠鸣相逐，气转膀胱，知荣卫俱劳也。身冷者，阳不能以卫外；骨疼者，阳不能以温内，唯其内外之阳已虚，纵卫气前通于表而犹恶寒，荣气前通于表而犹痹不仁者，此皆阴阳乖舛，致荣卫失其衡铨②，必待阴阳相得，则荣卫之气斯行，腹中之大气斯转，而腹满肠鸣相逐之气自散矣。气散必从前后而去，是邪气实则失气于后，正气虚则遗溺于前也。此章以明水在气分之大义，以气行则水寒之气亦行，非下章结于心下为盘、为杯也。

气分，心下坚，大如盘，边如旋杯③，水饮所作，桂枝去芍药加麻黄附子细辛汤主之。

心下者，上焦之阳分也，故为气分。如盆、如杯，皆水气凝坚不散，故用辛甘大热之剂，以散寒去水。

桂枝去芍药加麻黄附子细辛汤方

桂枝三两　生姜三两　甘草二两　大枣十二枚　麻黄　细辛各一两　附子一枚（炮）

上七味，以水七升，煮麻黄，去上沫，内诸药，煮取二升。分温三服。当汗出，如虫行皮中，即愈。

心下坚，大如盘，边如旋盘，水饮所作。枳实白术汤主之。

---

① 大气：指宗气。

② 衡铨：本指衡量轻重的器具，此谓平衡。衡，秤杆，秤；铨，衡量轻重的器具。

③ 旋杯：指心下坚大如盘子的形状，按之虽坚而内如无物。

枳实白术汤方

枳实七枚　白术二两

上二味，以水五升，煮取三升。分温三服。腹中软，即当散也。

上章如盘而复如杯，是水凝坚之状。此证如盘而不如杯，是水饮散漫之状也，以其散漫于心下如盘，不必辛热之剂以发之，但用枳、术以散之，得腹中软，而水自消矣。

黄疸病脉证并治第十五

寸口脉浮而缓，浮则为风，缓则为痹。痹非中风。四肢苦烦，脾色必黄，瘀热以行。

趺阳脉紧而数，数则为热，热则消谷，紧则为寒，食即为满。尺脉浮则伤肾，趺阳脉紧则伤脾。风寒相搏，食谷即眩，谷气不消，胃中苦浊，浊气下流，小便不通，阴被其寒，热流膀胱，身体尽黄，名曰谷疸。

额上黑，微汗出，手足中热，薄暮即发，膀胱急，小便自利，名曰女劳疸。腹如水状不治。

心中懊侬而热，不能食，时欲吐，名曰酒疸。

脉得浮缓者，必发黄，故伤寒脉浮而缓者系在太阴，太阴者，必发身黄。今浮为风，缓为痹，非外证之中风，乃风热蓄于脾土，脾主四肢，故四肢苦烦，瘀热行于外，则发黄也。趺阳，胃脉也。数为热，紧为寒，此胃中阴阳不分，清浊相干，寒热混杂，虽消谷不能传导，故食即满也。尺脉以候肾，浮为风则伤肾。趺阳以候胃，紧则寒，不伤胃而伤于脾。风寒相搏，邪不消谷，得谷气则熏蒸头目，故作眩也。谷不消则胃中之浊气下流，而小便又不通利。正以肾为胃关，脾寒被于少阴，则不能行宣泄之令。胃热流于膀胱，则热瘀蓄而不行，一身尽黄，因作谷疸也。肾色黑，与膀胱为表里。膀胱之脉上额，肾虚则黑色见于额也。微汗出，小便利，不应作疸，以薄暮属阴，手足中热为阴虚。太阳为诸阳主气，膀胱急为阳虚。肾中真阴真阳俱虚，必从劳伤而得，故曰“女劳疸”。腹如水状者，土败也，故不治。酒性湿热，留于膈间则懊侬而热，懊侬则使人吐，吐则不能食，如是则湿留于中，而黄色发于外，因作酒疸也。

阳明病，脉迟者，食难用饱，饱则发烦头眩，小便必难，此欲作谷疸。虽下之，腹满如故，所以然者，脉迟故也。

脉迟为寒，寒不杀谷，故食难用饱，饱则谷气不消，胃中苦浊，浊气蕴蓄则发烦，熏蒸则作眩也。小便难者，以脉迟则无阳以施化，浊气但留于胃而不宣，是以欲作谷疸，下之徒虚其胃，而腹满如故也，所以然者，以脉迟为寒之故。

夫病酒黄疸，必小便不利，其候心中热，足下热，是其证也。

夫小便利则湿热行，不利则热留于胃，胃脉贯膈下足跗，上熏胃脘则心中热，下注足跗则足下热也。

酒黄疸者，或无热，谵言，小腹满，欲吐，鼻燥，其脉浮者，先吐之，沉弦者先下之。

此承上文而言。酒疸由于湿热，今无心中热、足下热之证，但谵言、少腹满者，以酒性本热，故发谵言；其质则水，水不行而积于下焦，故小腹满也。欲吐，鼻燥脉浮者，此湿热干于上焦，当吐之以越其邪；若脉沉弦者，则饮客于下焦，当下之以去其小腹满也。

酒疸，心中热，欲吐者，吐之愈。

前证热深则懊侬欲吐，今热微则心中热亦欲吐，病属上焦，故一吐之可愈。

酒疸下之，久久为黑疸，目青面黑，心中如啖蒜虀状①，大便正黑，皮肤抓之不仁，其脉浮弱，虽黑微黄，故知之。

前证以小腹满，而脉沉弦者，当下；或懊恼而热痛者，当下。如心热欲吐者，懊恼欲吐者，皆属上焦，不可下也。而反下之，伤其阴而损其胃，则肾气乘土，久久则变黑疸矣。肝主血，开窍于目，下之阴血伤则目青。胃属土，面主阳明，下之胃气损则面黑，是以大便亦正黑也。表中之阳，乘下后之虚而客于心下，致胸中有如啖蒜虀之状。阳既内陷，则无阳以卫其表，致皮肤抓之有不仁，其脉亦浮弱也。虽成黑疸，而色有微黄，水土相乘，色暗不明也。按：畜血证亦便黑发黄。

师曰：病黄疸，发热烦喘，胸满口燥者，以病发时，火劫其汗②，两热相得③。然黄家所得，从湿得之。一身尽发热而黄，肚热，热在里，当下之。

湿淫于内，则烦喘胸满，热淫于内，则发热口燥。复以火迫劫其汗，反致两热相搏，殊不知黄家之病，必得之湿热瘀于脾土，故一身尽发热而黄，正以明火劫之误也。若肚有热，则热在腹，可下之以去其湿热。

---

① 啖蒜虀（jī）状：形容胃中灼热不舒。啖，吃。蒜虀，切碎的蒜。

② 火劫其汗：指用艾灸、温针或熏法等火攻之法，强迫出汗。

③ 两热所得：谓火与热相互搏结。

脉沉，渴欲饮水，小便不利者，皆发黄。

湿胜则脉沉，热胜则欲饮水，小便利则湿热去，不利则湿热无从出，皆令发黄也。

腹满，舌痿黄，躁不得睡，属黄家。

舌痿，当是身痿，以阳明胃土主身之肌肉，故有腹满痿黄之证。《内经》曰："胃不和则卧不安。"故令躁不得睡。

黄疸之病，当以十八日为期，治之十日以上瘥，反剧者为难治。

脾恶湿，黄疸之病，多从湿伤于脾。夫脾不主时，寄旺于四季各十八日。期之十八日者，尽向旺之日也。治之十日以上瘥者，不逾十八日之外也。然疸有女劳、酒、谷、湿、热之别，而黄色则总统于脾，故治法亦有汗、吐、下之异，尽十八日而按法治之，若反增剧者，是为难治。

疸而渴者，其疸难治，疸而不渴者，其疸可治。发于阴部①，其人必呕；发于阳部②，其人振寒而发热也。

黄家以湿热相搏，有口燥鼻燥，而未至于渴，渴则津液内消，邪气独胜，不渴则津液未竭，正气未衰，治之所以分难易也。阴主里，湿胜于里则呕，阳主表，湿干于表，则振寒而发热也，此条辨疸之轻重表里。

谷疸之为病，寒热不食，食即头眩，心胸不安，久久发黄为谷疸。茵陈蒿汤主之。

湿热与宿谷相搏，留于胃中，因作谷疸，使人发寒热而不食。夫食入于阴，长气于阳，虽食之则清阳先走上窍，故头眩也。心胸不安，以谷气不消，胃中苦浊也，与茵陈汤以推陈导热。

茵陈蒿汤方

茵陈蒿六两　栀子十四枚　大黄二两

上三味，以水一斗，先煮茵陈，减六升，内二味，煮取三升，去滓。分温三服。小便当利，尿如皂角汁状，色正赤，一宿腹减，黄从小便去也。

茵、栀以导之，则湿热行矣；大黄以下之，则宿谷去矣，苦以泄之之剂也。

黄疸日晡所发热，而反恶寒，此为女劳得之。膀胱急，少腹满，身尽黄，额上黑，足下热，因作黑疸，其腹胀如水状，大便必黑，时溏，此女劳之病，非水也。腹满者难治，硝石矾石散主之。

---

① 阴部：指脏腑之里。

② 阳部：指躯体外表。

黄家日晡发热，热在阳明胃经，不应恶寒，今发热而反恶寒者，以阳明之脉，与冲脉会于气街，阳明为水谷之海，荣卫由此而化生，冲为血之海，经络由此而灌渗。劳则冲脉伤而阳明脉损，故日晡所发热，而反恶寒，知为女劳疸也。二经既伤，则膀胱、肾经俱病，故有膀胱急，少腹满也。肾色黑，而脉起于足心，故有额上黑，足下热之证也，以其身黄而额黑，故名曰黑疸。其腹胀如水状者，皆从膀胱急，小腹满，而渐及于腹，是肾邪乘脾，大便亦为之黑，脾不治，则便黑而溏。以上诸证皆女劳之病，虽似水证，而实非水也。腹满者难治，正以申腹胀如水，肾反乘脾之义，与硝石矾石散以泄满除热。

硝石矾石散方

硝石　矾石（烧）等分

上二味，为散。以大麦粥汁，和服方寸匕，日三服。病随大小便去，小便正黄，大便正黑，是候也。

《内经》曰："中满者，泄之于内。"润下作咸，硝石之苦咸，矾石之酸咸，皆所以泄中满而润下，使其小便黄而大便黑也。然硝石主胃胀闭涤蓄结，矾石主热在骨髓，而经言："劳者温之"，是方得无太峻欤？然所服者方寸匕耳，和以大麦粥汁，正所以宽胃而益脾也。

酒黄疸，心中懊憹或热痛，栀子大黄汤主之。

栀子大黄汤方

栀子十四枚　大黄一两　枳实五枚　豉一升

上四味，以水六升，煮取三升。分温三服。

夫酒有质有气，其气则热，其质则饮，热蒸则为懊憹，饮留则为热痛。栀子豉汤者，涌泄剂也，无形之热，得栀子、豆豉可越之；有形之痛，得大黄、枳实可竭之，上下分消以去其邪也。

诸病黄家，但利其小便。假令脉浮者，当以汗解之，宜桂枝加黄芪汤主之。方见水气病中。

【临床解读】

刘某某，女，52岁。2019年9月7日初诊。

主诉：左半身疼痛10余年。

现病史：患者10年前产后出现左半身疼痛至今，治疗以中药为主，时轻时重。现症见：左半身疼痛，后背明显，左侧头痛，上下肢疼痛，遇凉、劳累加重，疼痛时走窜不定，平素乏力，怕冷，汗出多，胃脘胀满，纳眠可，常腹泻，饮食不慎或受凉加重，月经量大，行经7~9天，经前乳胀，周期22

~24 天，舌质瘀暗，苔白腻，脉沉弱。

处方：桂枝 10 克，生白芍 10 克，生黄芪 30 克，山楂炭 15 克，浮小麦 30 克，炒麦芽 15 克，炒谷芽 15 克，生姜 3 片，大枣 3 枚为引。15 剂，每日 1 剂，水煎服。

二诊：2020 年 9 月 28 日。服上方 15 剂，腹泻好转，胃脘胀满好转。现症见：左半身疼痛未见明显减轻，眼球憋胀，不疼，全身乏力，双下肢明显，脱发明显，头晕，右侧上肢麻木，舌质淡红，偏暗，苔黄腻，脉沉滞。

处方：熟地黄 10 克，当归 10 克，生白芍 15 克，川芎 6 克，党参 10 克，生黄芪 30 克，生龙牡各 30 克（先煎），天麻 10 克，炒麦芽 15 克，陈皮 10 克，姜黄 6 克。15 剂，每日 1 剂，水煎服。

三诊：2020 年 11 月 20 日。服上方 12 剂，全身乏力，腰部空痛减轻，但服药 5 剂后口腔溃疡，于医院检查确诊为扁平苔藓，服药期间咽痛，头皮痛，有耳鸣，发堵。现症见：右侧口腔白色扁平苔藓，咽痛，右侧咽部闷堵感，腰部空痛，发凉，纳可，眠差，入睡难，时有乏力、头晕，食后腹胀，矢气多，大便时干时稀，日一次，小便调，舌质暗，苔黄腻，舌下络瘀，脉沉滞。2020 年 10 月 24 日体检：十二指肠息肉、左肾小囊肿、乳腺结节、宫颈肥大。

处方：柴胡 10 克，通草 6 克，泽泻 10 克，车前子 10 克（包煎），生地炭 10 克，当归 6 克，焦栀子 10 克，黄芩 10 克，龙胆草 10 克，生甘草 6 克。15 剂，每日 1 剂，水煎服。

四诊：2020 年 12 月 1 日。服上方 15 剂，左半身疼痛减轻，乏力改善。现症见：右侧口腔扁平苔藓，局部黏膜麻木感，偶有疼痛，头晕，后背及双上肢麻木，蚁行感，胃脘部气上冲咽喉，纳可，大便先干后溏，便前稍腹痛，便后减轻，眠可，舌质瘀暗，苔黄厚腻，脉沉滞。

处方：疑为游部病变。柴胡 10 克，黄芩 10 克，清半夏 10 克，党参 10 克，生龙牡各 30 克（先煎），三七粉 3 克（冲服），炙甘草 6 克，生姜 3 片，大枣 3 枚为引。15 剂，每日 1 剂，水煎服。（张磊医案）

邪在里，则利小便；邪在表，则发汗。浮，表脉也。经曰：“风令脉浮。”必风湿搏于皮肤而作疸，故以桂枝、生姜以发表除风，甘草、大枣以益脾胜湿，芍药以收其荣，黄芪以敛其卫，则在表之邪自不能容，当从微汗而散也。

诸黄，猪膏发煎主之。

扁鹊有《疗黄经》①，《明堂》② 有“烙三十六黄法”，皆后人所未见，唯《圣济总录》载三十六黄，方论详明，治法始备。今猪膏发煎能治诸黄，当是黄之轻者，可从小便而去。至若阴黄、急黄、女劳之属，岂猪膏发煎所能治乎？医者审之。

猪膏发煎方

猪膏半斤　乱发（如鸡子大）三枚

上二味，和膏中煎之，发消药成，分再服，病从小便出。

乱发利水，猪膏滑窍，服之，黄从小便去也。

黄疸病，茵陈五苓散主之。

茵陈五苓散方

茵陈蒿（末）十分　五苓散五分（方见痰饮中）

上二味和，先食饮方寸匕，日三服。

苦咸者下泄，茵陈味苦，用以除黄去湿。泽泻味咸，用以导邪泄热。甘淡者渗泄。猪苓味淡，茯苓味甘，用以渗湿泄热。水以益脾，桂以宣导，六味相合以疗黄疸。

黄疸腹满，小便不利而赤，自汗出，此为表和里实，当下之，宜大黄硝石汤。

腹满小便不利为里实，自汗出，为表和。经曰：表和里实，下之则愈。

大黄硝石汤方

大黄　黄柏　硝石各四两　栀子十五枚

上四味，以水六升，煮取二升，去滓，内消，更煮取一升。顿服。

大黄、硝石，推陈以下腹满，栀子、黄柏，泄热以利小便，四味为下黄疸之重剂。

黄疸病，小便色不变，欲自利，腹满而喘，不可除热，除必哕。哕者，小半夏汤主之。方见痰饮中。

上证小便不利而赤，今小便色不变，欲自利，乃虚热作疸。明与上证，实热殊也。虽腹满而喘，不可下，若下之以除热，热除必损胃中之阳，其人必哕也。小半夏汤三味，所以温胃止哕。

诸黄，腹痛而呕者，宜柴胡汤。

经曰：“呕而腹满，视其前后，知何部不利，利之则愈。”今黄家腹痛而

---

① 《疗黄经》：古代医书名。相传为扁鹊所作，已佚失。

② 明堂：古代医书名。即唐代官修《明堂针灸图》，已佚失。

呕，应内有实邪，当是大柴胡以下之。若小柴胡则可止呕，未可疗腹痛也。明者详之。

男子黄，小便自利，当与虚劳小建中汤。

夫黄家得之，湿郁于内，小便不利而发黄，今小便自利，则非湿热也。以劳则气伤，气伤则仓禀失职。而黄色见于肌肉，小建中者，建其脾也。《内经》曰："劳者温之，损者益之。"故温以桂枝、生姜，益以胶、饴、大枣，使芍药以收阴血而益脾阴，佐甘草以和诸药而缓肌肉，此建中之大略也。方义详虚劳。

惊悸吐衄下血胸满瘀血病脉证治第十六

寸口脉动而弱，动即为惊，弱则为悸。

动乃数脉见于关上，上下无头尾，如豆大，厥厥动摇者，名曰动，乃阴阳相搏，当以见于关为是，不应见于寸口也。惊者，为物卒动，邪从外来，有动于心，故脉为之动摇。悸者，为心跳动，病从内生，有怯于心，故脉为之弱也。

师曰：夫脉浮，目睛晕黄①，衄未止。晕黄去，目睛慧了②，知衄今止。

脉浮为阳盛，阳盛则迫血妄行，而血不营于目，故目睛晕黄，知其衄未止也。晕黄去，目睛慧了，则目得血营而不衄，故曰知衄今止。

又曰：从春至夏衄者太阳，从秋至冬衄者阳明。

《灵枢经》曰："手太阳……上踬抵鼻"③"足太阳之别，名曰飞阳"。虚则鼻衄，正经生病亦鼻衄。手阳明之脉挟鼻孔，足阳明之脉起于鼻，而循鼻外，所生病皆鼻衄，故以太阳、阳明二经主之。《内经》曰："太阳为开，阳明为合。"春夏有开之义，而衄者属太阳；秋冬有合之义，而衄者属阳明。

衄家不可汗，汗出必额上陷，脉紧急，直视不能眴④，不得眠。

《灵枢经》曰："夺血者无汗。"衄家本为失血，若汗之则诸阳脉虚。荣血失守，则额上陷而脉紧急。夫目得血而能视，衄而发汗，损其阳而伤其阴，

---

① 晕黄：谓自觉视物昏黄。

② 慧了：谓自觉视物明晰清楚。

③ 手太阳……上踬（zhuō）抵鼻：见《灵枢·经脉》。原文为"小肠手太阳之脉……别颊上踬，抵鼻，至目内眦，斜络于颧。"踬，人体部位名，指眼眶下面的骨，相当于解剖学上的上颌骨与颧骨构成眼眶的下侧部分。

④ 眴（shùn）：指眼球转动。

则血气不营于目，故直视不得眴，唯其目不得眴，故亦不得眠。

病人面无血色，无寒热。脉沉弦者，衄；脉浮弱，手按之绝者，下血；烦咳者，必吐血。

《灵枢经》曰：“血脱者……夭然不泽。”《上经》曰：“男子面色薄者，主渴及亡血。”今病人面无血色，脱血之象也。《上经》曰：“男子脉虚沉弦无寒热，时目瞑，兼衄。”今无寒热而脉弦衄者，则与上证不殊，为劳证也。若脉浮弱，手按之绝者，有阳无阴也，故知下血。烦咳者，病属上焦也，故知吐血。

夫吐血，咳逆上气，其脉数而有热，不得卧者，死。

《内经》曰：“呕血胸满引背，脉小而疾者逆也。”夫吐血咳逆上气，则肺脏伤矣。脉数则虚热不去，火刑金矣。《内经》曰：“人卧则血归于肝。”今血不归肝，气留于阳而不入于阴，阴血消亡，故不得卧，死可必矣。

夫酒客咳者，必致吐血，此因极饮过度所致也。

《内经》曰：“因而大饮，则气逆。”气逆则咳，咳则伤肺，肺伤必致吐血。夫酒性大热，溃脉伤经，过之则有如上诸证。

寸口脉弦而大，弦则为减，大则为芤，减则为寒，芤则为虚，寒虚相执，此名曰革，妇人则半产漏下，男子则亡血。注见虚劳。

亡血不可发其表，汗出则寒栗而振。

亡血既已伤阴，汗之又伤其阳，阳不卫外，故作寒栗而振。

病人胸满，唇痿舌青，口燥，但欲漱水不欲咽，无寒热，脉微大来迟，腹不满，其人言我满，为有瘀血。

瘀血留于心肺间，则胸满，唇痿未详所以。心主血，开窍于舌，血瘀则舌亦为之改色也。口虽燥，以胸满故不欲咽，但欲漱口也。口燥非热，不欲咽，非寒，无上热下寒、偏热偏寒之余证，故曰无寒热也。脉大为虚，迟为有瘀血，瘀于内而不形于外，人见其腹似不满，其人则苦满，此为有瘀血无疑矣。

病者如热状，烦满，口干燥而渴，其脉反无热，此为阴伏①，是瘀血也，当下之。

烦满者，以有血瘀于胃中，胃有留滞，则不能游溢精气而作津液，故口燥而渴，是以如热状，而脉则无热也。阴为血，伏为瘀，即瘀血之义。

火邪者，桂枝去芍药加蜀漆牡蛎龙骨救逆汤主之。

---

① 阴伏：热伏于阴分称阴伏，此指瘀血而言。

此章当在第八篇中，简脱在此。

桂枝救逆汤方

桂枝三两（去皮）　甘草二两（炙）　生姜三两　牡蛎五两（熬）　龙骨四两　大枣十二枚　蜀漆三两（洗去腥）

上为末，以水一斗三升，先煮蜀漆，减二升，内诸药，煮取三升，去滓。温服一升。

心下悸者，半夏麻黄丸主之。

半夏麻黄丸方

半夏　麻黄等分

上二味，末之，炼蜜和丸，如小豆大。饮服三丸，日三服。

经曰："水停心下，甚者则悸。"半夏所以去水，麻黄所以胜湿。

吐血不止者，柏叶汤主之。

柏叶汤方

柏叶　干姜各三两　艾三把

上三味，以水五升，取马通汁一升，合煮取一升。分温再服。

中焦受气取汁，变化而赤是谓血。血者，内溉脏腑，外行肌肤，周流一身，如源泉之混混。得热则迫血妄行而作吐衄，即后泻心汤之证是也；得寒则不与气俱行，渗于胃中而作吐，故有随渗随出，而令不止。《内经》曰：太阳司天，寒淫所胜，血变于中，民病呕血。[①] 又曰：太阳在泉，寒淫所胜，民病见血，[②] 则寒亦令吐血也。柏叶汤者，皆辛温之剂，《神农经》曰：柏叶主吐血，干姜止唾血，艾叶止吐血。[③] 马通者，白马屎也。凡屎必达洞肠乃出，故曰通，亦微温止吐血。四味皆辛温行阳之品，使血归经，遵行隧道，而血自止。

下血，先便后血，此远血也，黄土汤主之。下血，先血后便，此近血也，赤豆当归散主之。方见狐惑。

先便后血，以当便之时，血亦随便而下行。《内经》曰："结阴者，便血一升，再结二升，三结三升。"以阴气内结，不得外行，血无所禀，渗入肠间，故《上经》曰："小肠有寒者，其人下重便血。"夫肠有夹层，其中脂膜

---

① 太阳司天……民病呕血：见《素问·至真要大论》。原文为"太阳司天，寒淫所胜，则寒气反至，水且冰，血变于中，发为痈疡。民病厥心痛，呕血，血泄，鼽衄，善悲，时眩仆。"

② 太阳在泉……民病见血：见《素问·至真要大论》。原文为"岁太阳在泉，寒淫所胜，则凝肃惨栗。民病少腹控睾引腰脊，上冲心痛，血见嗌痛，颔肿。"

③ 柏叶主吐血……艾叶止吐血：《神农本草经》今通行本无此句。

联络，当其和平，则行气血，及其节养失宜，则血从夹层渗入肠中，非从肠外而渗入肠中也。渗而即下则色鲜，渗而留结则色黯。《内经》曰：“阴脉不和，则血留之。”用黄土、附子之气厚者，血得温即循经而行也，结阴之属，宜于温补者如此。若先血后便，而用赤小豆当归散者，此《内经》所谓：“饮食不节，起居不时，则阴受之。”阴受之则入五脏，为肠澼下血之属，故用当归以和血脉，赤小豆以清脏毒，与黄土汤不殊也。《梅师方》① 云：“热毒下血，或食热物发动，以赤小豆为末，水调服。”则知此方治脏毒下血，黄土汤治结阴下血，有霄壤之分也。

黄土汤方

甘草　干地黄　白术　附子（炮）　阿胶　黄芩各三两　灶中黄土半斤

上七味，以水八升，煮取三升。分温三服。

灶中黄土，得火气则性温，用以止血为君。附子辛热，主血瘕为臣，下多者亡阴。地黄、阿胶益阴血以为佐，苦以坚之，甘以缓之。黄芪之苦以坚下焦，甘草、白术之甘以缓肠胃，为使，共为治结阴之良剂。

心气不足，吐血，衄血，泻心汤主之。

泻心汤方

大黄二两　黄连　黄芩各一两

上三味，以水三升，煮取一升。顿服之。

心主血，心气不足，而邪热乘之，则迫血妄行，故有吐衄之患。夫炎上作苦，故《内经》曰：“苦先入心。”三黄之苦，以泄心之邪热。

论曰：心气不足则当补，此童稚所知也，而反泻以芩、连、大黄，是益其虚也，何谓？盖古人之法，阴虚则泻其阳，阳虚则泻其阴。今心气不足，是荣卫之气有余也，故大泻其气以平之。《十四难》曰：“损其心者，调其荣卫。”《内经》曰：“调其气使其平也。”今心气不足乃泻其余者，则脏气和平，诸疾不作矣。故曰：“圣人治未病，不治已病。”若心气不足，而遂补心气，是治其已病也，何名为“未病”哉？

---

① 梅师方：书名。隋代僧医梅师撰。原书已佚失，其内容于《证类本草》《伤科汇纂》等可见。

卷　下

呕吐哕下利病脉证治第十七

夫呕家有痈脓，不可治呕，脓尽自愈。

《内经》曰："热聚于胃口而不行，故胃脘为痈也。"夫痈溃则为脓，脓出必令呕，故不必治其呕，脓尽则呕自止也。

先呕却渴者，此为欲解。先渴却呕者，为水停心下，此属饮家。

先呕却渴者，为呕后而胃无津液，得水和之即愈。先渴却呕者，本渴而饮水，水停胃中作呕也，故属水饮。

呕家本渴，今反不渴者，以心下有支饮故也，此属支饮。

呕家本亡津液，故渴，今呕而不渴，必水饮作呕也，故属支饮。

问曰：病人脉数，数为热，当消谷饮食，而反吐者，何也？师曰：以发其汗，令阳气微，膈气①虚，脉乃数，数为客热②，不能消谷，胃中虚冷故也。

经曰："邪热不杀谷。"实热则消谷善饥。今病人脉虽数，以发汗则表中之阳微，膈中之气损，是数为客热，不能消谷而反吐也。经曰：数为虚，数为寒。胃中阳微而成虚冷，是以不纳谷也。

脉弦者，虚也，胃气无余，朝食暮吐，变为胃反。寒在于上，医反下之，今脉反弦，故名曰虚。

弦为减，阴脉也，阳虚而阴胜，胃中真阳已亏，不能消磨水谷，是以朝食而暮吐，变为胃反。此证乃寒在于上，法当温之。反下之，复损胃中之阳，阴寒独胜，故脉弦也。

寸口脉微而数，微则无气，无气则荣虚，荣虚则血不足，血不足则胸中冷。

---

① 膈气：指胸中宗气。

② 客热：指虚热或假热。

经曰："寸口诸微亡阳。"微而数，虚脉也，此宗气衰微，荣卫并损，大气不能搏于胸膈，故令病者胸冷，欲作吐证。

趺阳脉浮而涩，浮则为虚，涩则伤脾，脾伤则不磨，朝食暮吐，暮食朝吐，宿谷不化，名曰胃反。脉紧而涩，其病难治。

经曰："趺阳脉浮而涩，知脾气不足，胃气虚也。"夫浮为虚，涩为血不足，趺阳得之，必知脾气不治。华佗曰："脾主消磨水谷，闻声则动，动则磨胃而主运化。"今胃能纳而脾不能磨，则胃中之谷必不能消，是以朝食而暮吐，暮食而朝吐，为胃反之证也。脉紧而涩，胃已无阳，脾为死阴，故云难治。

病人欲吐者，不可下之。

欲吐，病属上焦也，故不可下。按"欲"字，作吐而未吐之义，当是寒在上焦，使人温温欲吐也。

哕而腹满，视其前后，知何部不利，利之即愈。

哕而腹满，必有水谷停留于肠胃而不去，或小便不利，或大便不行，视其前后以利之，则病寻愈。

呕而胸满者，茱萸汤主之。

茱萸汤方

吴茱萸一升　人参三两　生姜六两　大枣十二枚

上四味，以水五升，煮取三升。温服七合，日三服。

寒在上则胸满，茱萸、生姜以散胸满；呕多者则伤胃，人参、大枣以补脾胃。

干呕，吐涎沫，头痛者，茱萸汤主之。

脾主涎，脾寒不能摄涎，故呕吐涎沫也。头痛者，气逆于上也，用茱萸汤以温脾止呕。

呕而肠鸣，心下痞者，半夏泻心汤主之。

半夏泻心汤方

半夏半升（洗）　黄芩　干姜　人参各三两　黄连一两　大枣十二枚　甘草三两

上七味，以水一斗，煮取六升，去滓再煮，取三升。温服一升，日三服。

呕而肠鸣，心下痞者，此邪热乘虚而客于心下，故用黄芩、黄连以泄心热除痞，半夏、干姜以散逆止呕。《内经》曰："脾胃虚则肠鸣①。"又曰：

① 脾胃虚则肠鸣：《内经》今通行本无此句。

“气不足，肠为之苦鸣。”人参、大枣、甘草，用以补中而和肠胃。

干呕而利者，黄芩加半夏生姜汤主之。

黄芩加半夏生姜汤方

黄芩三两　甘草二两（炙）　芍药二两　半夏半升　生姜三两　大枣二十枚

上六味，以水一斗，煮取三升，去滓。温服一升，日再，夜一服。

干呕者，无物呕出也。中焦不和，则气逆于上而作呕，迫于下而为利，故用半夏、生姜入上焦以止呕，甘草、大枣入中焦以和脾，黄芩、芍药入下焦以止利。如是则正气安而邪气去，三焦和而呕利止。

诸呕吐，谷不得下者，小半夏汤主之。方义见痰饮中。

呕吐而病在膈上，后思水者，解，急与之。思水者，猪苓散主之。

上章言先呕却渴，此为欲解。今呕吐而病在膈上，后思水者解，亦与上证不殊，故急与之以和胃。然思水之人，又有得水而贪饮，则胃中热少，不能消水，更与人作病，故思水者用猪苓以散水饮。

猪苓散方

猪苓　茯苓　白术等分

上三味，杵为散。饮服方寸匕，日三服。

二苓以利水饮，白术以止呕吐。

呕而脉弱，小便复利，身有微热，见厥者，难治，四逆汤主之。

寒在上则呕，寒在下不能制水，则小便通利。脉弱者，阳微也。阳微则不能卫外，其身但有微热而已，热既已微，而又手足厥冷，则诸阳之本已绝，故云难治。

四逆汤方

附子一枚（生用）　干姜一两半　甘草二两（炙）

上三味，以水三升，煮取一升二合，去滓。分温再服。强人可大附子一枚，干姜三两。

《神农经》曰：“疗寒者以热药。”《内经》曰：“寒淫于内，治以甘热。”四逆汤者，辛甘大热之剂也，故用附子以回阳散厥，干姜以去寒止呕，甘草以调和血脉。

呕而发热者，小柴胡汤主之。

经曰：“呕而发热者，柴胡汤证具。”夫呕家未有发热者，以发热属半表半里，故与小柴胡汤以和之。

小柴胡汤方

柴胡半斤　黄芩三两　人参三两　甘草三两　半夏半升　生姜三两　大枣十二枚

上七味，以水一斗二升，煮取六升，去滓，再煎取三升。温服一升，日三服。

此邪气逆于表而作呕，如桂枝汤鼻鸣干呕相类，故以小柴胡汤解表，邪热去而呕亦止。

胃反呕吐者，大半夏汤主之。

大半夏汤方

半夏二升（洗完用）　人参三两　白蜜一升

上三味，以水一斗二升，和蜜扬之二百四十遍，煮取二升半，温服一升，余分再服。

夫脾伤则不磨，朝食暮吐，暮食朝吐，变为胃反，故《灵枢经》曰：太阴为开，开折，则仓廪无所输，膈洞。① 《内经》曰："洞者食不化，下嗌还出。"大半夏汤者，补脾止呕药也，虚者补以人参之甘，呕者散以半夏之辛。水性本寒而体重，扬之则甘而轻，同白蜜之润剂，使其透膈而达脾，则仓廪之官，得输运之职，而无反胃之患矣。

食已即吐者，大黄甘草汤主之。

大黄甘草汤方

大黄四两　甘草一两

上二味，以水三升，煮取一升。分温再服。

《内经》曰："诸逆冲上，皆属于火。"食已即吐，必胃热上逆，而不能容食，与反胃寒呕水饮不同，故用是汤以平胃热。《内经》曰："阳蓄积病菀，而阳气当隔，隔者当泻。"大黄之苦以泻之，苦走下脘而不留；用甘草之甘以缓之，所谓高者抑之，病在上取之下也。

王宇泰②曰：病人欲吐者不可下之，又用大黄、甘草，治食已即吐，何也？曰：欲吐者其病在上，因而越之可也，而逆之使人下，则必抑塞愦乱而益以甚，故禁之。若既已吐矣，吐而不已，有升无降，则当逆而折之，引令下行，无速于大黄，故不禁也。

---

① 太阴为开……膈洞：见《灵枢·根结》。原文为"太阴为合，少阳为枢。故开折，则仓廪无所输，膈洞。"指足太阴经开的功能受损，导致脾失运化，不能传输水谷精气，在上会表现为痞塞不通的膈塞，在下就会出现直泻无度的洞泻。膈，膈塞不通；洞，下泻无度。

② 王宇泰：王肯堂之字。明代医家，号损庵，撰《证治准绳》等书。

胃反，吐而渴欲饮者，茯苓泽泻汤主之。

反胃，则胃中津液干，故渴欲引饮，以胃弱不能消水，则水饮易停，用茯苓泽泻汤以散水饮。

茯苓泽泻汤方

茯苓半斤　泽泻四两　甘草二两　桂枝二两　白术三两　生姜四两

上六味，以水一斗，煮取三升，内泽泻再煮取二升半。温服八合，日三服。

此方乃五苓散去猪苓，加甘草、生姜。以猪苓过于利水故去之；甘草、生姜长于和胃止吐，故加之；茯苓、白术、泽泻、桂枝相须宣导，补脾而利水饮。

吐后，渴欲得水而贪饮者，文蛤汤主之。兼主微风，脉紧，头痛。

此证贪饮，与上证欲饮水、猪苓散之思水不同。夫贪饮者，饮水必多，多则淫溢上焦，必有溢饮之患，故用此汤以散水饮。方中皆辛甘发散之药，故亦主微风、脉紧、头痛。

文蛤汤方

文蛤五两　麻黄　甘草　生姜各三两　石膏五两　杏仁五十个　大枣十二枚

上七味，以水六升，煮取二升。温服一升，汗出即愈。

此大青龙汤去桂枝加文蛤。水停于里，文蛤之咸寒可以利水而消饮；水溢于外，青龙之辛热可以胜湿而解表。此汤与茯苓泽泻汤、猪苓散皆预防水饮之剂。

干呕，吐逆，吐涎沫，半夏干姜散主之。

半夏干姜散方

半夏　干姜等分

上二味，杵为散。取方寸匕，浆水一升半，煎取七合，顿服之。

脾寒则涎不摄，胃寒则气上逆，故干呕、吐涎沫也。半夏之辛以散逆，干姜之热以温脾。煎以浆水者，籍①其酸温，以通关利膈也。此证与茱萸汤迥别，以不头痛也。

病人胸中似喘不喘，似呕不呕，似哕不哕，彻心中愦愦然无奈②者，生姜半夏汤主之。

---

① 籍：通“藉”。凭借。《韩非子·五蠹》：“其学者称先王之道以籍仁义。”

② 愦愦然无奈：形容烦闷懊恼，使人无可奈何之状，为饮邪与寒邪搏结所致。

生姜半夏汤方

半夏半斤　生姜汁一升

上二味，以水三升，煮半夏取二升，内生姜汁煮取一升半。小冷，分四服，日三夜一服。止，停后服。

胸中似喘不喘，似呕不呕，似哕不哕，必有寒邪上逆于胸膈，故使人烦愦不宁，无可奈何之状，用半夏之辛以散之，姜汁之辛以润之。《内经》曰：若调寒热之逆，冷热必行，则热物冷服，下嗌之后，冷体既消，热性便发。由是病气随愈，呕哕皆除，情且不违而致大益，故令小冷服，则愦愦然无奈之邪，得之而自散。或曰：上证半夏干姜汤，似与此方不殊，而证治顿异，何耶？盖干姜佐半夏以温脾胃，故令顿服留于胃中，今生姜佐半夏以除烦逆，故分四服，令散胸膈，方法宁有越制者哉？

干呕，哕，若手足厥者，橘皮汤主之。

橘皮汤方

橘皮四两　生姜半升

上二味，以水七升，煮取三升。温服一升，下咽即愈。

干呕、哕，则气逆于胸膈间，而不行于四末，故手足为之厥。橘皮能降逆气，生姜为呕家圣药，小剂以和之也。然干呕非反胃，厥非无阳，故下咽气行即愈。

哕逆者，橘皮竹茹汤主之。

橘皮竹茹汤方

橘皮三斤　竹茹二升　大枣三十枚　生姜半斤　甘草五两　人参一两

上六味，以水一斗，煮取三升。温服一升，日三服。

《内经》曰："胃为气逆为哕。"上证但干哕而未至于逆，今哕逆者，即《内经》所谓诸逆冲上，皆属于火。胃虚而热乘之，作哕逆者欤？夫除胃热而专主呕哕，必以竹茹为君，橘皮下逆气为臣，生姜止呕逆为佐，人参、甘草、大枣用以缓逆为使。

夫六腑气绝①于外者，手足寒，上气脚缩；五脏气绝于内者，利不禁，下甚者，手足不仁。

手足寒者，阳不行于四末也。上气者，宗气衰微也。平人宗气积于胸中，出于喉咙，以贯心脉而行呼吸。宗气衰，则奔促上气也。脚缩者，寒主收引，无阳以伸也，此六腑气绝于外者如此。下利不禁者，下焦不阖也，脾衰则四

① 气绝：即气衰的意思。

脏俱衰，故经曰：“脾气孤弱，五液注下，下焦不阖，清便下重”，即不禁之谓也。下甚而至于手足不仁者，四体绝也，此五脏气绝于内者如此。

论曰：平人六腑气旺，合卫气以流行于一身，护皮毛，温手足。奚病焉，惟夫病久损深，六腑之气渐绝。或暴病虚脱，真阳已亡，则卫气无所禀受，而与之俱绝，手足之寒宜矣。阳气一乱，则气逆上而不平。无阳养筋，则脚挛缩而不伸，此证之极危，阳气已绝故也。

或又言：常见人有手足寒，气逆上，脚拘挛，治之得愈。毋亦腑气绝，而犹有可救者欤？曰：此非腑气绝也，证虽相似，而实殊者也。按《内经》有言：“阳气衰于下者为寒厥，阴气衰于下者为热厥。”手足寒，乃厥证也。经言：“不得卧而息有音者，阳明之脉逆也。”起居如故而息有音者，肺之络脉逆也，是上气逆也。又言：“湿热不攘，大筋𦙶短，小筋弛长。𦙶短为拘，弛长为痿。”脚缩者，湿热病也。兹三者，皆非气绝也，乃暴病有余之证也，邪火阴寒之所为也。故观兹证者，当以脉辨之，阳绝之脉，必漫如滴水，浮如蛛丝，或散，或微，或绝，岂若三证有余之脉，神气犹存者乎？平人五脏气旺，荣气主维于其内，故血液充，阴精固，大便润，小便长。奚病焉，惟夫火邪燔炽，而五脏齐枯。五行相克，而亡传者死，此五脏之气绝也。五脏既绝，则荣卫无所管摄，而陷下不禁。在劳病则肠垢虚脱，在恶利则洞泄不收。血气虚陷，手足自尔不仁。此证之极危，阴气已绝故也。

或又言：曾见痢疾，每下百度，尽夜无休，完谷不化，下体麻木，治之可生，毋亦脏气绝而犹有可救者欤？曰：此非脏气绝也，证虽相似，而实殊者也。此人春夏受热，藏于脏腑，复出肠胃，火性暴烈，奔迫后重。河间所谓火性疾速，不容停留胃中者是也。其完谷不化，非胃气绝也，仲景所谓邪热不杀谷者是也。下体虽麻木，而犹未至于手足之不仁，不仁则并麻木而不知也。势虽急，而犹未至不禁，不禁则上无胀闷，中无痛楚，下无奔迫，但孔如竹筒，漫无约束，直流不休，诃子、粟谷，咸无功矣。虽有卢扁，将安施乎？

以上二病，证虽相似，而虚实死生，诚为不同，辨之不可不精。

下利①，脉沉弦者，下重②；脉大者，为未止；脉微弱数者，为欲自止，虽发热不死。

沉弦者阴脉，阴胜则寒，寒则令人下重。《内经》曰：“脉大则病进”，

---

① 下利：此指痢疾。
② 下重：指里急后重。

故为未止。微弱者，寒邪去数者，阳气复，是为欲止也。《内经》曰：肠澼便血，脉悬绝，身热者死。① 今脉微弱而不悬绝，虽发热亦不死也。

下利手足厥冷，无脉者，灸之不温。若脉不还，反微喘者，死。少阴负趺阳②者为顺也。

下利一证，俱从伤寒治法，故寒证十居其八，必得身微热，脉微数方愈。今下利而至于手足厥冷无脉，则独阴无阳，灸之以复其阳。而脉绝不来，反微喘者，则正气又脱于上，孤阳无根，故死。

少阴负趺阳者为顺也。

少阴胜趺阳，是水行乘土，名曰横。横者，横逆之义。若少阴负趺阳，则土能制水，邪不能乘所不胜，虽下利亦为顺也。

下利有微热而渴，脉弱者，今自愈。

下利大热而渴，则偏于阳；无热不渴，则偏于阴，皆不能愈。以微热而渴，知阴阳和，脉弱知邪气去，故即自愈。

下利脉数，有微热，汗出，今自愈；设脉紧，为未解。

寒则下利。脉数有微热，则里寒去。汗出则表气和，表里俱和，故今自愈。设复紧者，知寒邪尚在，是为未解也。

下利脉数而滑者，今自愈；设不差，必清③脓血，以有热故也。

脉数而渴，则寒邪去而利当止。经曰："若脉不解而下不止，必挟热而便脓血。"此有热陷于下焦，使血流腐而为脓也。

下利脉反弦，发热身汗者，自愈。

脉弦为寒，发热则阳气复。汗出则寒邪去，故知自愈。

下利气④者，当利其小便。

下利气者，谓气陷于大肠，郁滞窘迫，久利则有之。但利小便以导气前行，则肠自宽而利自止。

下利，寸脉反浮数，尺中涩涩者，必清脓血。

寸脉浮数，为热有余。尺脉自涩，为血不足。以热有余，则挟热而便脓血。

---

① 肠澼便血……身热者死：见《素问·通评虚实论》。原文为"帝曰：肠澼便血何如？岐伯曰：热则死，寒则生。"

② 少阴负趺阳：意谓少阴脉较趺阳脉弱小。少阴，指太溪脉，主候肾；趺阳，指冲阳脉，主候脾胃。

③ 清：同"圊"。原指厕所，此用作动词，指排便。

④ 下利气：指下利而又失气的证候，又称气利。

下利清谷，不可攻其表，汗出必胀满。

寒不杀谷，寒胜则下利清谷也。若发其表，汗出则胃中之阳益虚，其寒益胜，故作胀满。

下利脉沉而迟，其人面少赤，身有微热，下利清谷者，必郁冒①，汗出而解，病人必微厥。所以然者，其面戴阳②，下虚故也。

脉沉迟者，寒胜于里；面少赤，身微热者，格阳于表。唯其里寒，则阳气不能温里，逼热外出而为戴阳，内则下利清谷也。郁冒则阳入于阴，阴出于阳，阴阳和而汗出解也。《经》曰："诸乘寒者则为厥，郁冒不仁。"今病人微厥，以郁冒之余，阳气未行于四末，面赤为戴阳，下利为下虚，故令微厥也。

下利后脉绝，手足厥冷，晬③时脉还④，手足温者生，脉不还者死。

脉绝者，正气随利而脱，手足亦厥冷也。周时脉当复，而手足当温，若脉不还，则生机已绝，故死。

下利腹胀满，身体疼痛者，先温其里，乃攻其表。温里宜四逆汤，攻表宜桂枝汤。四逆汤方见上。

下利腹胀满，为寒胜于里；身疼痛，为寒胜于表。表里有邪，故宜先温里以止利，后攻表以散邪。

桂枝汤方

桂枝三两（去皮）　芍药三两　甘草三两（炙）　生姜三两　大枣十二枚

上五味㕮咀，以水七升，微火煮取三升，去滓。适寒温服一升，服已须臾，啜稀粥一升，以助药力。温覆令一时许，遍身漐漐微似有汗宜佳，不可令如水淋漓。若一服汗出病差，停后服。

下利三部脉皆平，按之心下坚者，急下之，宜大承气汤。

下利，三部皆平，则里无偏寒偏热之邪，但心下坚而实未去，故急与大承气汤下其实。

下利脉迟而滑者，实也。利未欲止，急下之，宜大承气汤。

脉迟尚未可攻，迟而滑，滑则为实矣。虽利未止，亦急以大承气汤荡其实，而成通因通用之剂。

---

① 郁冒：头目昏晕。

② 戴阳：指面红如脂，虚阳外浮。

③ 晬（zuì）：一昼夜。

④ 脉还：指脉绝复续。

下利脉反滑者，当有所去，下乃愈，宜大承气汤。

经曰：滑为有宿食，故当下去之，而利自愈。

下利已差，至其年月日时复发者，以病不尽故也，当下之，宜大承气汤。

六淫之邪，皆令人病利，利止而邪未尽，留于肠胃中。至其年月日，则淫气触动内邪，其病复作，以脾主信故也。下之以去其不尽之病。

下利谵语者，有燥屎也，小承气汤下之。

实则谵语，有燥屎者，自可除下之，故用小承气汤以荡涤肠胃。

小承气汤方

大黄四两　厚朴三两（炙）　枳实大者三枚（炙）

上三味，以水四升，煮取一升二合，去滓。分温二服，得利即止。

下利便脓血者，桃花汤主之。

桃花汤方

赤石脂一斤（一半锉，一半筛水）　干姜一两　粳米一升

上三味，以水七升，煮米令熟，去滓。温七合，内赤石脂末方寸匕，三服。若一服愈，余勿服。

夫挟热则纯便脓血，下利而便脓血，则非邪热可知，故用桃花汤以止之。重能走下焦，涩能止寒滑。赤石脂沉涩甘温药也。干姜用以散里寒，粳米用以和肠胃，涩以去脱之剂也。中病即止，故一服愈，余勿复服。

热利下重者，白头翁汤主之。

白头翁汤方

白头翁三两　黄连　黄柏　秦皮各三两

上四味，以水七升，煮取二升，去滓。温服一升，不愈更服。

热利下重，则热客于肠胃，非寒不足以除热，非苦不足以坚下焦，故加一“热”字别已上之寒利。

下利后更烦，按之心下濡者，为虚烦也，栀子豉汤主之。

更烦，言本有烦，不为利除，而转甚也。若按之心下硬为实，当下之。心下濡而烦者，因下利后胃中空虚，客气动膈，为虚烦也，与栀子豉汤以除虚烦。

栀子豉汤方

栀子十四枚　香豉四合（绵裹）

上二味，以水四升，先煮栀子，得二升半，内豉，煮取一升半，去滓。分二服，温进一服，得吐则止。

《内经》曰：“酸苦涌泄为阴。”涌吐虚烦，必以苦为主，是以栀子为君；

烦为热胜也，涌热者必以苦，胜热者必以寒，香豉苦寒，佐栀子以吐虚烦。

下利清谷，里寒外热，汗出而厥者，通脉四逆汤主之。

下利清谷，必寒胜于内而格阳于外，故为里寒外热。汗出则外热去而亡阳，亡阳则厥也。通脉四逆汤以复脉救厥，回阳止利。

通脉四逆汤方

附子大者一枚（生用）　干姜三两（强人可四两）　甘草一两（炙）

上三味，以水三升，煮取一升二合，去滓。分温再服。

厥甚者脉必绝，附子辛热，用以复脉回阳。下清谷者胃必寒，干姜辛温，用以温胃止利。甘草甘平，用以佐姜附之热，而回厥逆。

下利肺痛，紫参①汤主之。

紫参汤方

紫参半斤　甘草三两

上二味，以水五升，先煮紫参取二升，内甘草煮取一升半。分温三服。疑非仲景方。

肺痛未详，或云肺痛当是腹痛，以紫参能治心腹积聚故也。

气利，诃梨勒②散主之。

诃梨勒散方

诃梨勒十枚（煨）

上一味为散，粥引和顿服。

寇宗奭曰：诃梨勒能涩便而又宽肠，涩能治利。宽肠能治气，故气利宜之。调以粥饮者，藉谷气以助肠胃也。

论曰：仲景治气利，用诃梨勒散，详其主治，不知其义。及后读《杜壬方》③，言"气利里急后重"，始知诃梨勒用以调气。盖有形之伤，则便垢而后重；无形之伤，则气坠而后重。便肠垢得诸实，气下坠者得诸虚，故用诃梨勒温涩之剂也。唐贞观中，太宗苦气利，众医无效，金吾长张宝藏以牛乳煎荜拔进，服之立差。荜拔，温脾药也。刘禹锡《传信方》④ 治气利，用矾石。矾石亦涩气药也，大都气利得之，虚寒下陷者多，其用温涩之药可见矣。

---

① 紫参：药名。出自《神农本草经》。主心腹积聚，寒热邪气，通九窍，利大小便。又名王孙、牡蒙。

② 诃梨勒，也作诃黎勒，即中药诃子。

③《杜壬方》：古医书名。现佚失。

④《传信方》：古医书名。唐代刘禹锡撰。原书已亡佚，现存《传信方集释》，系后人从古方书中辑录而成，共45个方剂。

疮痈肠痈浸淫病脉证并治第十八

诸浮数脉，应当发热，而反洒淅恶寒，若有痛处，当发其痈。

浮为风，数为热，风热相搏，则发热也。而反洒淅恶寒，若有痛处，则风热稽留于肉理，败肉腐肌而为痈肿。

师曰：诸痈肿，欲知有脓无脓，以手掩肿上，热者为有脓，不热者为无脓。

《灵枢经》曰："荣卫稽留于经脉之中，则血涩而不行。不行则卫气从之而不通，壅遏而不得行，故热。大热不止，热胜则肉腐，腐则为脓。"故知热聚者则作脓，热未聚者，但肿而未作脓也，皆以手掩知之。

肠痈之为病，其身甲错，腹皮急，按之濡，如肿状，腹无积聚，身无热，脉数，此为肠内有痈脓，薏苡附子败酱散主之。

痈生于内，则气血内归而为脓，不能外出以养肌肉，故肌肉为之枯皱。内既有痈，则外不可以目察，故腹皮但急，内则①可以手按，故有濡如肿状也。脉数者，当内有积聚而外有热，令内无积聚而内外又无热，则数脉者必生恶疮，故知内有肠痈之患。

薏苡附子败酱散方

薏苡仁十分　附子二分　败酱五分

上三味，杵为末，取方寸匕。以水二升，煎减半。顿服，小便当下。

薏苡利肠胃，败酱除痈脓，附子破癥坚，三味为排脓散肿之剂。

肠痈者，少腹肿痞，按之即痛如淋，小便自调，时时发热，自汗出，复恶寒。其脉迟紧者，脓未成，可下之，当有血。脉洪数者，脓已成，不可下也，大黄牡丹汤主之。

【临床解读】

李某某，男，65 岁。2018 年 1 月 3 日初诊。

主诉：乙状结肠占位术后 2 个月余。

现病史：患者近 8 个月大便不顺畅，解不尽感，2 个月前于省肿瘤医院做肠镜发现乙状结肠占位，行瘤体及部分结肠切除术，术后病理示腺癌。化疗 2 次，欲行第 3 次化疗。现症见：大便仍不顺畅，偏干，解不尽感，日 2 次，眠差易醒，醒后难以入睡，纳可，化疗后食欲差，不知饥，小便正常，舌质

① 内则：据文义，其下疑脱"不"字。

淡，苔黄腻，脉沉滞。

处方：生薏苡仁30克，冬瓜仁30克，桃仁10克，大黄3克（后下），败酱草30克，黄芩10克，炒麦芽15克，炒谷芽15克，生甘草6克，牡丹皮10克，党参10克。15剂，每日1剂，水煎服。

二诊：2018年3月23日。服上方15剂，效可，大便顺畅。现症见：口苦口干，纳可，偶有恶心，眠可，现仍口服化疗药，舌质淡，苔黄腻，脉沉滞。

处方：滑石30克（包煎），竹叶10克，冬瓜仁30克，生薏苡仁30克，黄芩10克，陈皮10克，竹茹20克，大黄2克，败酱草30克，生甘草3克。15剂，每日1剂，水煎服。

三诊：2018年4月25日。服上方15剂，效可，恶心消失。现症见：口苦口干，第六次化疗已结束20余天，纳可，眠可，大便正常，日2次，小便正常，余无不适，舌质淡，苔黄厚偏燥，脉沉滞。

处方：生薏苡仁30克，败酱草30克，制附子10克（包煎），牡丹皮10克，桃仁10克，冬瓜仁30克，远志15克，黄芩10克，大黄1克。15剂，每日1剂，水煎服。

四诊：2018年7月9日。服上方15剂，效可，口干口苦减轻。现症见：晨起稍有口干口苦，纳眠可，大便偶有不成形，日2次，小便可，舌质红，苔黄腻，脉沉滞。

处方：生薏苡仁30克，冬瓜仁30克，败酱草30克，制附子10克（包煎），牡丹皮10克，远志15克，黄芩10克，柴胡10克，生甘草6克。15剂，每日1剂，水煎服。

五诊：2018年11月30日。服上方30剂，效可，晨起稍有口干，纳食可，小便正常，大便成形，日1~2次，自觉排便无力，舌质红，苔黄厚腻，脉沉滞。2018年11月19日复查胸腹CT、肝功正常。血压高，口服降压药，控制在120/80mmHg。

处方：杏仁10克，白蔻仁10克（后下），生薏苡仁30克，厚朴10克，清半夏10克，竹叶10克，滑石30克（后下），通草3克，猪苓10克，冬瓜仁30克，败酱草30克，生甘草6克。15剂，每日1剂，水煎服。

六诊：2019年3月20日。服上方30剂，效可。晨起稍有口干，纳食可，大便正常，便后黏腻不爽，小便可，眠差，入睡难，时有腰痛，舌质红，苔黄腻，脉沉滞略数。血压正常、各项检查均正常；既往有腰椎骨质增生。

处方：生薏苡仁30克，冬瓜仁30克，桃仁10克，败酱草30克，远志

15克，芒硝6克（后下融入），蒟蒻30克（先煎），生甘草6克。15剂，每日1剂，水煎服。

七诊：2019年8月12日。服上方30剂，效可，停药4个月余，现无明显不适，纳可，眠可，体重恢复到手术前水平，自觉右侧肩胛部发木，大便成形，日2次，小便正常，舌质红，苔黄腻，脉沉滞。

处方：生薏苡仁30克，冬瓜仁30克，败酱草30克，猪苓10克，天花粉10克，北沙参15克，生甘草6克，党参10克。15剂，每日1剂，水煎服。

八诊：2020年5月25日。服上方15剂，效可。现症见：眠差，入睡难，心烦，纳可，大便成形，日2次，肛周灼热感，小便调，口稍苦，舌质红，苔白稍腻，脉沉细。

处方：生薏苡仁30克，冬瓜仁30克，败酱草30克，制附子10克（包煎），牡丹皮10克，生甘草6克，黄芩10克。15剂，每日1剂，水煎服。

九诊：2020年11月9日。服上方45剂，效可，服药后大便好转，眠差好转。现症见：大便后出现肛门瘙痒，大便质可，日2次，小便可，舌质红，苔黄厚，脉沉滞。近期于当地医院检查发现混合痔、肛乳头瘤、直肠黏膜内脱垂。

处方：守上方加升麻6克，远志10克，独活10克。

十诊：2021年11月24日。服上方45剂，效可，肛门下坠不适改善。现症见：晨起口苦，大便偶不成形，日2次，大便不成形时肛门下坠，仍有烧灼感，纳可，眠可，舌质红，苔白厚，脉沉滞。

处方：冬瓜子30克，生薏苡仁30克，桃仁10克，三七粉3克（冲服），败酱草30克，制附子10克（先煎），黄芩10克，生甘草3克。15剂，每日1剂，水煎服。（张磊医案）

肿则形于外，痞则着于内。少腹既已痞重，则肠痈已成，故按之即痛也。如淋者，以小腹为厥阴经脉所过，厥阴经脉循阴器，故按少腹而痛引阴茎，有如淋状，而小便则自调也。《灵枢经》曰：“有所结，气归之。”内既有痈，则荣卫稽留于内而不卫外，故令有发热、汗出、恶寒也。脉迟紧者，则热未聚而肉未腐，故宜大黄牡丹汤下之，以消其肿疡。若脉洪数，则脓已成，将成溃疡，不可下也。大黄牡丹汤在“当有血”句下，以古人为文法所拘，故缀于条末，《伤寒论》中多有之。

按上证痈在小肠，以小肠在上，痈近于腹，则位深，但腹皮急而按之有如肿形，故用前汤导其毒从小便而出。此证痈在大肠，以大肠在下，痈隐少腹，其位浅。则有痞肿之形，其迹易见，其按即痛，故用大黄牡丹汤排其脓血，从大便而下也。

大黄牡丹汤方

大黄四两　牡丹一两　桃仁五十个　芒硝三合　瓜子半升（当是甜瓜子）

上五味，以水六升，煮取一升，去滓，内芒硝，再煎沸，顿服之。有脓当下；如无脓，当下血。

诸疮疡痛，皆属心火。大黄、芒硝，用以下实热；血败肉腐则为脓，牡丹、桃仁用以下脓血；瓜子味甘寒，《神农经》不载主治，考之《雷公》曰："血泛经过，饮调瓜子"，则瓜子亦肠胃中血分药也，故《别录》[①] 主溃脓血，为脾胃肠中内壅要药，想亦本诸此方。

问曰：寸口脉微而涩，法当亡血，若汗出。设不汗者云何？答曰：若身有疮，被刀斧所伤，亡血故也。

微涩之脉为血不足，得之者非亡血则汗出，以血汗异名同类故也。若不汗出，则被刀斧而成金疮，亡其营血，脉亦微涩。

病金疮，王不留行散主之。

王不留行散方

王不留行十分（八月八日采）　蒴藋[②]（细叶七分，七月七日采）　桑东南根白皮十分（三月三日采）　甘草十八分　川椒三分（除目及闭口[③]去汗）　黄芩二分　干姜二分　芍药二分　厚朴二分

上九味，桑根皮以上三味烧灰存性，勿令灰过；各别杵筛，合治之为散，服方寸匕。小疮即粉之[④]，大疮但服之，产后亦可服。如风寒，桑东根勿取之。前三物皆阴干百日。

王不留行主金疮、止血；桑根白皮可缝金疮；金疮亡血，则风寒易乘而入，故用蒴藋；川椒主风疹而去大风；金疮则肌肉伤，故用甘草长肌肉而主金疮肿；干姜能止血；厚朴疗死肌；芍药散恶血；黄芩疗恶疮。疮小则外敷，疮大则内服，其通主金疮之大剂欤？前三味烧灰者，以灰得火极则咸，咸能凝血，黑能止血也。产后可服者，以产后无非血证。方中皆止血药也。

浸淫疮[⑤]，从口[⑥]流向四肢者可治；从四肢流来入口者不可治。

经曰：病在外者可治，入里者即死，此之谓也。

---

① 《别录》：即《名医别录》。

② 蒴藋：有草本和木本两种，此处指草本，又名陆英，有行血通经、消瘀化凝之功。

③ 除目及闭口：去除椒仁及未成熟的川椒。目，指川椒仁；闭口，指未成熟、尚未张开口的川椒。

④ 粉之：即外敷。

⑤ 浸淫疮：指湿热浸淫，瘙痒多脂的一种皮肤病。

⑥ 口：指心窝等部位。

浸淫疮，黄连粉主之。方未见。

趺蹶手指臂肿转筋阴狐疝蛔虫病脉证治第十九

师曰：病趺蹷①，其人但能前，不能却，刺腨②入二寸，此太阳经伤也。

《说文》曰："蹷，僵也；趺，足背也。"趺蹷，即痹厥之属，但能前不能却，形容其脚面拘急，行步不随之状也。然足趺属足阳明，不应取太阳穴。而《灵枢经》有曰："下气不足，则为痿厥心悗，取足外踝下留之"，亦太阳申脉穴也。今刺腨入二寸有误，按《明堂图》，腨上承山刺七分，飞阳刺三分当是。腨下二寸为跗阳穴，明堂止刺五分以治微厥、风痹不仁，而跗阳又为阳跷之郄，刺之正所以治趺蹷，而使足跷捷也。

病人常以手指臂肿动，此人身体瞤瞤者，藜芦甘草汤主之。证未详，方亦缺。

转筋之为病，其人臂脚直，脉上下行③，微弦。转筋入腹者，鸡屎白散主之。

臂脚直者，转筋而手足有强直之象。脉上下行者，脉类长大，长大微弦，是筋病而见肝脉也。若转筋入腹，则用鸡屎白散以治之。

鸡屎白散方

鸡屎白

上一味，为散。取方寸匕，以水六合，和温服。

肝之合，筋也，其畜鸡也。以鸡屎而治转筋，犹以猪肤而治下利，所谓同气相求，衰之以属是也。白者，雄鸡所便也，能消积下气，故岐伯用之以治鼓胀、心腹满。夫转筋入腹，必腹满疼痛。虽与鼓胀、腹满不侔④，藉其臭腐，攻伐腹中邪气则一也。

阴狐疝气者，偏有小大，时时上下，蜘蛛散主之。

《灵枢经》曰："肝足厥阴之脉，所生病者狐疝。"以狐日伏夜出，而疝处厥阴肝经之分，阴篡隐奥之所，故以狐疝名之。偏有小大者，睾丸有偏小偏大也。足厥阴之别者上睾，以筋脉牵引睾丸则上，驰纵则下，故有时时上下也。《甲乙经》曰："阴跳遗溺，阴上下入腹中，取之大敦。"又曰："男子

---

① 趺蹷：趺指足背；蹷指痹蹷之类。蹷，同"蹶"。

② 腨（shuàn）：即小肚腿。《灵枢·寒热》："腓者，腨也。"

③ 脉上下行：形容脉象强直有力而无柔和之象。

④ 侔（móu）：相等，齐。

阴疝，两丸上下，取之五枢。”皆肝胆二经也。

蜘蛛散方

蜘蛛十四枚（熬煎）　桂枝半两

上二味，为散。取八分一匕，饮和服，日再服。蜜丸亦可。

《别录》云：蜘蛛治大人小儿㿉①。㿉，疝也。其性有毒，服之能使人利，有诛之义也。得桂枝引入厥阴肝经而治狐疝。夫肝臭臊，而狐气极臊烈，藉其气以诛之，用其毒以下之。后人治狐腋臭，亦用蜘蛛以下其毒，皆此意也。

问曰：病腹痛有虫，其脉何以别之？师曰：腹中痛，其脉当沉若弦，反洪大，故有蛔虫。

痛在于腹则脉沉弦。今虫动于膈，则脉洪大，以此别之。

蛔虫之为病，令人吐涎，心痛发作有时，毒药不止，甘草粉蜜汤主之。

巢元方曰：“蛔虫长五寸至一尺，发则心腹作痛，口喜唾涎及清水，贯伤心则死。”《灵枢经》曰：“虫动则胃缓，胃缓则廉泉开，故涎下。”是以令人吐涎也。心痛者，非蛔虫贯心，乃蛔虫上入胃脘即痛，下入胃中即止，是以发作有时也。若毒药不能止，用甘草粉蜜汤，从其性以治之。

甘草粉蜜汤方

甘草二两　粉②一两　蜜四两

上三味，以水三升，先煮甘草，取二升，去滓，内粉、蜜，搅令和，煎如薄粥。温服一升，差即止。

凡虫在腹中，旬头向上。中旬向中，下旬向下，服药当于初四、五日五更时则易效也。蛔得甘则头向上。若毒药不能止，则从其性而引之，伏其毒以杀之，故引以白蜜、甘草之甘，杀以铅粉之辛，亦始同而终异也。

蛔厥者，当吐蛔，令病者静而复时烦，此为脏寒。蛔上入膈，故烦，须臾复止，得食而呕，又烦者，蛔闻食臭出，其人当自吐蛔。

蛔厥者，乌梅丸主之。

经曰：病人有寒，胃中冷，必吐蛔，是蛔厥为脏寒也，与乌梅丸以温胃安蛔。

乌梅丸方

乌梅三百个　细辛六两　干姜十两　黄连一斤　当归四两　附子六两（炮）　川椒四两（去汗）　桂枝六两　人参　黄柏各六两

---

① 㿉（tuí）：疝。

② 粉：指铅粉。

上十味，异捣筛，合治之。以苦酒渍乌梅一宿，去核，蒸之五升米下，饭熟捣成泥，和药令相得，内臼中，与蜜杵二千下，丸如梧子大。先食饮服十丸，日三服，稍加至二十丸。禁生冷滑臭等食。

蛔得酸则止，得苦则安，得甘则动于上，得辛则伏于下。禀至酸之味者乌梅，故用之以止蛔；禀冲和之气者人参，故用之以安胃；凡药之辛者能杀虫，蜀椒、干姜、细辛是也；药之苦者能安蛔，黄连、黄柏是也；当归入荣，桂枝走卫，同附子出入荣卫而温脏寒。

妇人妊娠病脉证并治第二十

师曰：妇人得平脉，阴脉①小弱，其人渴，不能食，无寒热，名妊娠，桂枝汤主之。于法六十日当有此证。设有医治逆者，却一月加吐下者，则绝之。

娄全善曰：绝之者，谓绝止医治，候其自安也。尝治一二妇阻病吐，愈治愈逆，因思仲景绝之之旨，遂停药月余自安。然此证有缺文。

妇人宿有癥病，经断未及三月，而得漏下②不止，胎动在脐上者，为癥痼③害。妊娠六月动者，前三月经水利时，胎也。下血者，后断三月，衃④也。所以血不止者，其癥不去故也，当下其癥，桂枝茯苓丸主之。

此有癥病而怀胎者，虽有漏血不止，皆癥痼之为害，非胎动、胎漏之证。下其癥痼，妊娠自安。此《内经》所谓“有故无殒，亦无殒也”。其义如此，中有缺文。

桂枝茯苓丸方

桂枝　茯苓　牡丹　桃仁（去皮尖，熬）　芍药各等分

上五味，末之，炼蜜和丸，如兔屎大。每日食前服一丸，不知，加至三丸。

牡丹、桃仁以攻癥痼，桂枝以和卫，芍药以和荣，茯苓以和中。五物相需，为治妊娠有癥痼之小剂。

妇人怀娠六七月，脉弦，发热，其胎愈胀，腹痛恶寒者，少腹如扇⑤，所

---

① 阴脉：指尺部脉。

② 漏下：病名。指月经停后，又继见下血，淋漓不断。

③ 癥痼：指腹中积久未消的痞块。

④ 衃（pēi）：指色紫而晦暗的瘀血。

⑤ 少腹如扇：谓少腹作冷，如被风吹之状。

以然者，子脏①开故也，当以附子汤温其脏。方未见。

胎胀腹痛，亦令人发热恶寒，少腹如扇者，阴寒胜也。妊娠阴阳调和，则胎气安。今阳虚阴盛，不能以约固胞胎，故子脏为之开也，附子汤用之以温经。

师曰：妇人有漏下者，有半产后因续下血都不绝者，有妊娠下血者，假令妊娠腹中痛，为胞阻，胶艾汤主之。

漏下者，妊娠经来，《脉经》以阳不足，谓之“激经”也。半产者，以四五月而堕胎，胎堕必伤其血海，血因续下不绝也。若妊娠下血、腹中痛，为胞阻，则用胶艾汤以治之。

芎归胶艾汤方

芎䓖　阿胶　甘草各二两　艾叶　当归各三两　芍药四两　干地黄

上七味，以水五升，清酒三升，合煮取三升，去滓，内胶，令消尽。温服一升，日三服。不差，更作。

胶、艾主乎安胎，四物主乎养血，和以甘草，行以酒势，血能循经养胎，则无病下之患。

妇人怀娠，腹中痛，当归芍药散主之。

当归芍药散方

当归三两　芍药一斤　茯苓四两　白术四两　泽泻半斤　芎䓖半斤（一作三两）

上六味，杵为散。取方寸匕，酒和，日三服。

痛，急痛也。怀娠者以血为主，归芎、芍药养血而兼止腹痛也。腹中无因而作痛，或邪热所干，或胎气壅盛，用茯苓之淡以渗之，泽泻之咸以泄之，白术之甘以补之。和以酒服者，藉其势以行药力。日三服则药力相续，而腹痛自止也。

妊娠呕吐不止，干姜人参半夏丸主之。

干姜人参半夏丸方

干姜　人参各一两　半夏二两

上三味，末之，以生姜汁糊为丸，如梧子大。饮服十三丸，日三服。

寒在胃脘则令呕吐不止，故用干姜散寒，半夏、生姜止呕，人参和胃。半夏、干姜能下胎。娄全善曰：“余治妊阻病，累用半夏，未当动胎，亦有故无殒之义。”临病之工，何必拘泥。

---

① 子脏：指子宫。

妊娠小便难，饮食如故，当归贝母苦参丸主之。

当归贝母苦参丸方

当归　贝母　苦参各四两

上三味，末之，炼蜜丸如小豆大。饮服三丸，加至十丸。

妇人便难，必无气以化，当归辛润，能致津液通气，此妊娠者所宜；贝母主淋沥；苦参主逐水。三味相须，为君一臣二之奇剂。

妊娠有水气，身重，小便不利，洒淅恶寒，起即头眩，葵子茯苓散主之。

妊娠有水气者，由气虚不能以通调水道，下输膀胱，但停留而小便不利。土又不能胜湿，故令身重也。《内经》曰："太阳为诸阳主气""其脉行诸表而上头"。气虚则头眩，又不能以卫外，故令洒淅恶寒。利小便则诸证自愈。

葵子茯苓散方

葵子一斤　茯苓三两

上二味，杵为散。饮服方寸匕，日三服，小便利则愈。

葵子之滑可以利窍，茯苓之淡用以渗泄，二物为利水之轻剂。

妇人妊娠，宜常服当归散主之。

当归散方

当归　黄芩　芍药　芎䓖各一斤　白术半斤

上五味，杵为散，酒饮服方寸匕，日再服。妊娠常服即易产，胎无苦疾。产后百病悉主之。

任冲盛，则胞胎得以养。当归、芎䓖、芍药，益任冲药也。黄芩主淋露下血，白术益津液暖胃。凡胎孕宜清热凉血，血不妄行，乃能养胎。黄芩乃上、中二焦药，能降火下行，则胎自安矣；白术补脾燥湿，脾土健运，则能化精微取汁而为血，自无恶阻呕吐之患矣，故丹溪以芩、术为安胎圣药也。

妊娠养胎，白术散主之。

白术散方

白术　芎䓖　蜀椒各三分（去汗）　牡蛎

上四味，杵为散。酒服一钱匕，日三服，夜一服。但苦痛，加芍药；心下毒痛，倍加芎䓖；心烦吐痛，不能食饮；加细辛一两，半夏大者二十枚。服之后，更以醋浆水服之。若呕，以醋浆水服之。复不解者，小麦汁服之。已后渴者，大麦粥服之。病虽愈，服之勿置。

白术主安胎为君，芎䓖主养胎为臣，蜀椒主温胎为佐，牡蛎主固胎为使。按瘦而多火者，宜用当归散。肥而有寒者，宜用白术散，不可混施也。芍药能缓中，故苦痛者加之。芎䓖能温中，故毒痛者倍之。痰饮在心膈，故令心烦吐痛，不能食饮，加细辛破痰下水，半夏消痰去水，更服浆水以调中。若呕者，复用浆水服药以止呕。呕不止，再易小麦汁以和胃。呕止而胃无津液作渴者，食大麦粥以生津液。病愈服之勿置者，以大麦粥能调中补脾，故可常服，非指上药可常服也。

妇人伤胎，怀身腹满，不得小便，从腰已下重，如有水气状，怀身七月，太阴当养①不养，此心气实。当刺泻劳宫及关元，小便微利即愈。

七月手太阴肺经养胎。金为火乘，则肺金受伤，而胎失所养，又不能通调水道，故有腹满不得小便，从腰已下有如水气状也。劳宫穴在手心，厥阴心主穴也。泻之则火不乘金矣。关元穴在脐下，为小肠之募，泻之则小便通利矣。此穴不可妄用，刺之能落胎。

妇人产后病脉证治第二十一

问曰：新产妇人有三病，一者病痉，二者病郁冒②，三者大便难，何谓也？师曰：新产血虚，多汗出，喜中风，故令病痉；亡血复汗，寒多，故令郁冒；亡津液，胃燥，故大便难。

产后颈项拘急，口噤，背反张者为痉，以新产营虚，卫气独盛，卫气慓悍，但开其腠理，则汗易出，而风寒易入，故令病痉。产后血晕者为郁冒，又名血厥。经曰："诸乘寒者则为厥，郁冒不仁。"亡血复汗，则阳又虚。阳虚则寒，故令郁冒。大便难者，亡血则虚其阴，汗出则虚其阳。阴阳俱虚，则津液内竭，肠胃干燥，故大便难，此新产妇人有三病也。

产妇郁冒，其脉微弱，呕不能食，大便反坚，但头汗出。所以然者，血虚而厥，厥而必冒。冒家欲解，必大汗出。以血虚下厥，孤阳上出，故头汗出。所以产妇喜汗出者，亡阴血虚，阳气独盛，故当汗出，阴阳乃复。大便坚，呕不能食，小柴胡汤主之。病解能食，七八日更发热者，此为胃实，大承气汤主之。小柴胡汤方见呕吐，大承气汤方见腹满。

【临床解读】

张某，女，36岁。2021年8月30日初诊。

主诉：小便不利、腰痛3年。

现病史：患者3年前因坐长途汽车呕吐后出现尿闭、尿不利，反复发作，

① 太阴当养：《脉经》有"妊娠七月，手太阴脉养之"句。

② 郁冒：晕厥昏迷。

偶有血尿。西医诊断膀胱炎，常服中药效平。现症见：尿量时多时少，小便不顺畅，无尿痛，尿混浊，色时黄时红，腰肾区疼痛，尿量少时明显，平时怕冷手脚凉，易乏力，纳食差，偶有胃胀，大便可，食凉易便溏，偏头痛10年，月经错后5天，量少，色暗，有血块，舌质淡红，苔薄黄，脉沉滞。

病机要点：气阴不足。

处方：柴胡10克，黄芩10克，清半夏10克，党参10克，怀牛膝10克，干地龙10克，琥珀3克（冲服），生甘草6克，二花10克，连翘10克。10剂，每日1剂，水煎服。（张磊医案）

产妇阴阳俱虚，故令郁冒而脉微弱；上焦未和，故令呕不能食；肠胃干燥，故令大便坚；孤阳上越，故令头汗出。郁冒者，何也？新产血虚，虚则与阳气不相顺接，故厥，厥而必冒。经曰："冒家汗出自愈。"所以然者，汗出表和故也，是以冒家欲解，必大汗出也。但头汗出者，何也？以产后血虚，阴气竭于下则厥，孤阳越于上则头汗出也。所以产妇喜汗出者，以阴血消亡，阳气独盛，孤阳但开其表，故喜汗出。汗出则阳虚，阴阳俱虚，故令郁冒汗出，阴阳乃复也。大便坚者，胃中干燥，呕不能食者，上焦未和，与小柴胡和其阴阳，则呕止能食。但大便坚，而七八日更发热者，《经》曰：发热者属胃也①，此为胃实。故用大承气汤下之。

产后腹中㽲痛②，当归生姜羊肉汤主之；并治腹中寒疝，虚劳不足。方见寒疝。

产后血虚有寒，则腹中急痛。《内经》曰："味厚者为阴。"当归、羊肉，味厚者也，用以补产后之阴。佐生姜以散腹中之寒，则㽲痛自止。夫辛能散寒，补能去弱，三味辛温补剂也，故并主虚劳、寒疝。

产后腹痛，烦满不得卧，枳实芍药散主之。

枳实芍药散方

枳实（烧令黑，勿大过）　芍药等分

上二味，杵为散。服方寸匕，日五服，并主痈脓，以麦粥下之。

枳实除烦满，芍药止腹痛，痛止满除，自能卧也。又枳实长肌肉，芍药消痈肿，大麦壮血脉，故并主痈肿。

问曰：芍药酸寒，丹溪谓伐生气之原，产后禁用，而阳旦汤中不离芍药，

① 发热者属胃也：见《伤寒论·阳明病》。原文为"太阳病三日，发汗不解，蒸蒸发热者，属胃也。"

② 㽲（jiǎo）痛：指腹中急痛。

然则去之可乎？曰：仲景治产后腹痛不得卧，用枳实芍药散，何独阳旦汤然则，则仲景非耶？夫东风生木，木乃生酸，木居五行之先，酸为五味之长，乃天地生化之府，万物资始之元，反称酸伐生气，不知其言见何经据①，后世尊奉而不知非者何也。

师曰：产妇腹痛，法当以枳实芍药散。假令不愈者，此为腹中有干血着脐下，宜下瘀血汤主之；亦主经水不利。

产妇腹痛，用上药而不愈者，则痛非烦满，此有干血着于脐下，故令腹痛也，宜下瘀血汤。

下瘀血汤方

大黄三两　桃仁二十枚　䗪虫二十枚（熬，去足）

上三味，末之，炼蜜和为四丸。以酒一升，煎一丸，取八合顿服之，新血下如豚肝。

䗪虫主下血闭，咸能软坚也；大黄主下瘀血，苦能泄滞也；桃仁亦下瘀血，滑以去着也。三味相合，以攻脐下干血。

产后七八日，无太阳证，少腹坚痛，此恶露不尽；不大便，烦躁发热，切脉微实，再倍发热，日晡时烦躁者，不食，食则谵语，至夜即愈，宜大承气汤主之。热在里，结在膀胱②也。

太阳伤寒，热结膀胱，则蓄血小腹坚痛。今产后非太阳证，而小腹亦坚痛者，此恶血未尽，热在里，结在膀胱也，宜下瘀血汤辈。若不大便，烦躁发热，则热不在膀胱，而热在胃，切其脉亦微实也。日晡时，阳明向王时也。当向王时，是以再倍发热烦躁，则胃中实矣。胃实则不能食，故食则谵语，转增其实也，宜大承气汤下之。此条前后简错，“热在里……”八字当在“恶露不尽”之下，未有大承气汤而下膀胱血结也。“至夜即愈”四字衍文，《脉经》无。

产后风续之数十日不解，头微痛，恶寒，时时有热，心下闷，干呕，汗出，虽久，阳旦证续在耳，可与阳旦汤。即桂枝汤，方见下利。

产后中风虽有数十日，不解，其表证仍在者，亦当与阳旦汤也。

产后中风，发热，面正赤，喘而头痛，竹叶汤主之。

风邪留于肌肤则发热，怫郁③于上则面赤而头痛，故与竹叶汤以散之。

---

① 经据：载于经典的依据。

② 膀胱：这里泛指下焦部位。

③ 怫郁：郁结不舒。

竹叶汤方

竹叶一把　葛根三两　防风　桔梗　桂枝　人参　甘草各一两　附子一枚（炮）　大枣十五枚　生姜五两

上十味，以水一斗，煮取二升半。分温三服，温覆使汗出。颈项强，用大附子一枚，破之如豆大，前药扬去沫。呕者，加半夏半升洗。

产后血虚，多汗出，喜中风，故令病痉。今证中未至背反张，而发热面赤头痛，亦风痉之渐，故用竹叶主风痉，防风治内痉，葛根疗刚痉，桂枝治柔痉，生姜散风邪，桔梗除风痹，辛以散之之剂也。邪之所凑，其气必虚，佐人参以固卫，附子以温经，甘草以和诸药，大枣以助十二经，同诸风剂则发中有补，为产后中风之大剂也。颈项强急，痉病也，加附子以散寒。呕者，风拥气逆也，加半夏以散逆。

妇人乳中虚，烦乱呕逆，安中益气，竹皮大丸主之。

胃者，水谷气血之海，产后则血气虚而胃气逆，故烦乱呕逆。

竹皮大丸方

生竹茹二分　石膏二分　桂枝一分　甘草七分　白薇一分

上五味，末之，枣肉和丸弹子大。以饮服一丸，日三夜二服。有热者倍白薇，烦喘者加柏实一分。

竹茹甘寒以除呕；石膏辛寒以除烦逆；白薇咸寒以治狂惑邪气；夫寒则泥膈，佐桂枝以宣导；寒则伤胃，佐甘草以和中。有热倍白薇，白薇咸寒，能除热也。烦喘加柏实，柏实辛平，能治喘也。用枣肉为丸者，统和诸药，以安中益气也。

产后下利虚极，白头翁加甘草阿胶汤主之。

产后既已血虚，下利又复胃弱，未有不虚极者。白头翁汤，纯苦之剂，坚下焦也。加阿胶以补血，加甘草以和胃，二味佐白头翁汤，以治产后下利。

白头翁加甘草阿胶汤方

白头翁　甘草　阿胶各二两　秦皮　黄连　柏皮各三两

上六味，以水七升，煮取二升半，内胶令消尽。分温三服。

妇人杂病脉证并治第二十二

妇人中风，七八日续来寒热，发作有时，经水适断，此为热入血室，其血必结，故使如疟状，发作有时，小柴胡汤主之。方见呕吐。

【临床解读】

赵某某，女，42岁。2021年7月7日初诊。

主诉：耳鸣1个月余。

现病史：患者1个月前右耳鸣、发闷，于某医院按突发性耳聋输液3天，嗡鸣声已不明显，劳累及在密闭空间易出现双耳鸣，声音细小，近半年纳食不香，易胃胀，食后不消化，大便不成形，日一次，小便正常，眠可，月经周期提前1周，量色可，打喷嚏时漏尿（自20岁时开始出现）舌体淡胖，苔薄白腻，脉沉滞。

病机要点：少阳经气失展。

处方：柴胡10克，黄芩10克，法半夏10克，党参10克，生龙牡各30克（先煎），细辛3克，炒麦芽15克，炙甘草6克，生姜3片，大枣3个（切开）为引。颗粒散剂，10剂，每日1剂，水冲服。(张磊医案)

妇人伤寒中风，六经传变，治例与男子同法。唯经水适来适断，热入血室，与夫胎前产后，崩漏带下，则治有殊也。妇人经行之际，当血弱气尽之时，邪气因入血室，与正气相搏，则经为之断，血为之结也。血结则邪正分争，往来寒热，休作有时，与小柴胡解表里，而散血室之邪热。

妇人伤寒发热，经水适来，昼日明了，暮则谵语，如见鬼状者，此为热入血室，治之无犯胃气及上二焦，必自愈。

伤寒发热，又值经水适来之时，则寒邪乘虚而入，搏于血室。夫邪去阳入阴，则昼日明了；阴被其邪，故暮则谵语，如见鬼状也。无者，禁止之辞，犯胃气以禁下言也。上二焦，以禁汗、吐言也。今邪在血室中，则非汗、吐、下所宜矣。上章以往来寒热如疟，故用小柴胡以解其邪；下章以胸胁下满，如结胸状，故刺期门以泻其实。此章则无上下二证，似待其经行血去，邪热得以随血出而解也。

妇人中风，发热恶寒，经水适来，得之七八日，热除脉迟，身凉和，胸胁满如结胸状，谵语者，此为热入血室也，当刺期门，随其实而泻之。

发热恶寒则风邪在表，未入于里，值经水适来，至七八日，则邪热乘虚而内入，入则表证罢，故脉迟身凉和也。胸胁者，肝之部分。《灵枢经》曰："厥阴根于大敦，结于玉英，络于膻中。"其正经则布胁肋。以肝藏血，邪入血室，故令胸胁满，如结胸状也。肝藏魂，热搏于阴，故令谵语也。期门者，肝之募，刺之以泻其实。

或问曰：热入血室，何为而似结胸也？予曰：邪气传入经络，与正气相搏，上下流行，或遇经水适来适断，邪气乘虚而入血室。血为邪迫，上入肝经，肝受邪则谵语而见鬼。复入膻中，则血结于胸也。何以言之？妇人平居，水当养于木，血当养于肝。方未受孕则下行之以为月水；既孕则中蓄之以养胎；及已产则反经上而为乳，此皆血也。今邪气畜血，并归肝经，聚于膻中，结于乳下，故手触之则痛，非汤剂可及，故当刺期门也。《许叔微医案》。

阳明病，下血谵语者，此为热入血室，但头汗出，当刺期门，随其实而泻之，濈①然汗出则愈。

既下血，则邪热当随血去而愈。以谵语，则邪热尚在血室中，邪热内陷，不能外出，但熏蒸于头而令头汗。刺期门以越其热，则血室之邪，濈然从汗出而解。

妇人咽中如有炙脔②，半夏厚朴汤主之。

半夏厚朴汤方

半夏一升　厚朴三两　茯苓四两　生姜五两　干苏叶二两

上五味，以水七升，煮取四升。分温四服，日三夜一服。

咽中如炙脔，《千金》作："咽中帖帖，如有炙肉，吐之不出，吞之不下。"以意逆之，当是膏粱肥美所发，逆于咽中，故令如是。方中皆辛散之剂，用以下逆气而利咽膈。

妇人脏躁，喜悲伤欲哭，象如神灵所作，数欠伸，甘麦大枣汤主之。

【临床解读】

张某，女，47岁。2021年6月25日初诊。

主诉：失眠5年，加重1年。

现病史：患者近5年一直失眠，入睡难，早醒，每晚睡3~4小时，未服西药，心烦急躁，欲哭，流泪，平时乏力，精神差，双下肢酸胀，晨起眼皮肿，手郁胀，纳食可，大便溏，日一次，偶有便前腹痛，小便可，舌质淡红，苔薄黄，脉沉滞。2020年10月因子宫肌瘤行子宫全切术，术后服雌激素。

处方：炙甘草10克，小麦30克，磁石30克（先煎），生山药30克，茯苓10克，大枣（切开）6枚为引。15剂，每日1剂，水煎服。（张磊医案）

脏躁者，心脏虚也。《内经》曰："心虚则悲"，又曰："神不足则悲"。夫悲伤则心动，心动则宗脉感而液道③开，故令人欲哭。然悲哀太甚则中气消，气消则荣卫不利，故令阴阳相引，而作伸欠也。妇人外无亡忧之触，而

---

① 濈（jí）：汗出貌。

② 炙脔：烤肉块。肉切成块名脔。《千金要方》："咽中帖帖，如有炙脔，吐之不出，吞之不下。"

③ 液道：涕泪等液体流出的通道。《灵枢·口问》："宗脉盛则液道开，液道开，故泣涕出焉。"

内有悲伤之怀，未有不象神灵所凭者。然邪哭一证，亦属心虚，详之中卷。

甘草小麦大枣汤方

甘草三两　小麦一升　大枣十枚

上三味，以水六升，煮取三升，分温三服。亦补脾气。

《内经》曰："悲则心系急。"甘草、大枣者，甘以缓诸急也。小麦者，谷之苦者也。《灵枢经》曰："心病者，宜食麦。"是谷先入心矣。

妇人吐涎沫，医反下之，心下即痞，当先治其吐涎沫，小青龙汤主之。涎沫止，乃治痞，泻心汤主之。小青龙汤见肺痈，泻心汤见惊悸。

经曰："水在肺，吐涎沫。"此水饮在上，而医反下之，伤其阴血，心下即痞也。先宜小青龙汤以去水，水去则涎沫止，后乃用泻心汤以治痞。

妇人之病，因虚、积冷、结气，为诸经水断绝，至有历年，血寒积结，胞门寒伤，经络凝坚。在上呕吐涎唾，久成肺痈，形体损分。在中盘结，绕脐寒疝；或两胁疼痛，与脏相连；或结热中，痛在关元，脉数无疮，肌若鱼鳞，时着男子，非止女身。在下来多，经候不匀，令阴掣痛，少腹恶寒；或引腰脊，下根气街，气冲急痛，膝胫疼烦。奄忽[①]眩冒，状如厥癫；或有忧惨，悲伤多嗔，此皆带下，非有鬼神。久则羸瘦，脉虚多寒；三十六病，千变万端；审脉阴阳，虚实紧弦；行其针药，治危得安；其虽同病，脉各异源；子当辨记，勿谓不然。

此条当分作三截看。妇人之病，必因于虚劳、因于积冷、因于结气即结热，三者皆能为妇人诸经作病。夫血得寒则凝，况有历年血寒，积在胞门，或在经络，或凝坚于上，或盘结于中，或外连两胁，或内连脏腑，致荣气不从，凝坚而为肺痈，寒气不散盘结而成为疝痛，形为之损，体为之伤矣。积冷之为病者如此。或结热中，痛在关元者，以冲脉起于关元，为男子藏精、女子蓄血之处，热结于中，则精血消减，故痛在关元也。脉数则生恶疮。今脉数为虚，故不生疮，但肌肤甲错，状若鱼鳞，如此伤精损血，即男子亦有之，非止着于女身也。结热之为病如此。在下来多，谓崩带之属，下多则任冲空虚，致经候不匀也。血海亏损，则无以荣养下焦，致阴中掣痛，少腹恶寒也。任脉循脊里，故有痛引腰脊也。冲脉出于气街，斜入腘中，循胫骨内廉[②]，故有下根气街，气冲急痛，膝胫疼烦也。以其任冲并伤，则奄忽眩冒，如厥如癫，如此则气血无所依附，使人忧惨悲伤，此皆带下所为。复申在下

① 奄忽：即倏忽。

② 廉：当作"臁"。

来多之义，非有鬼神而令厥癫忧伤也，故久则脉虚多寒，形羸体瘦矣。虚劳之为病者如此。是以妇人三十六病，千变万端，不外虚劳、积冷、结气三者而成。医人只审其脉之属阴属阳，因虚因实，或紧或弦，而用针用药，则危者得安。其有病同脉异，又医人所当辨记，勿谓不然，而可一例以施治之也。

问曰：妇人年五十所，病下利数十日不止，暮即发热，少腹里急，腹满，手掌烦热，唇口干燥，何也？师曰：此病属带下。何以故？曾经半产，瘀血在少腹不去。何以知之？其证唇口干燥，故知之。当以温经汤主之。

【临床解读】

叶某，女，19岁。2022年2月25日初诊

主诉：以月经错后3年余。

现病史：月经2~3个月一至，痛经较甚，量多，色可，伴血块，带可，口中和，嗜睡，乏力，身怕冷，少量脱发，二便调，纳眠可，多梦，入睡困难，舌质红，苔少，脉细。

处方：当归15克，吴茱萸6克，白芍20克，牡丹皮10克，干姜10克，清半夏10克，麦冬10克，党参10克，鹿角霜30克，肉桂6克，甘草6克。颗粒散剂，12剂，每日1剂，水冲服。（孙玉信医案）

妇人年逾七七，则任脉虚，太冲脉衰少，天癸竭，地道不通。今下利当是下血，下多则亡阴，阴虚则暮发热也。任冲之脉皆起于少腹，任冲虚则少腹急，有干血则少腹满也。阴虚不能以济火，故手掌烦热。血虚不足以荣唇口，故唇口干燥也。妇人五十而有此病，则属带下。以其人曾经半产，犹有干血着于小腹不去，故《内经》曰："任脉为病，女子则带下瘕聚也。"既已经半产，则任冲伤；年逾七七，则任冲竭。任冲之脉不能以荣唇口，则唇口干燥，知有瘀血也，故以温经汤治之。

温经汤方

吴茱萸二两　当归　芎䓖　芍药各二两　人参　桂枝　阿胶　牡丹皮　生姜各二两　甘草二两　半夏半升　麦门冬一升（去心）

上十二味，以水一斗，煮取三升。分温三服。亦主妇人少腹寒，久不受胎；兼取崩中去血，或月水来过多及至期不来。

妇人有瘀血，当用前证下瘀血汤。今妇人年五十，当天癸竭之时，又非下药所宜，故以温药治之，以血得温即行也。经寒者温以茱萸、姜、桂，血虚者益以芍药、归、芎，气虚者补以人参、甘草，血枯者润以阿胶、麦冬，半夏用以止带下，牡丹用以逐坚癥。十二味为养血温经之剂，则瘀血自行，而新血自生矣，故亦主不孕崩中，而调月水。

带下，经水不利，少腹满痛，经一月再见①者，土瓜根散主之。

带下者，必胞中有寒，寒则血不行而经水不利，积于少腹则满痛也。妇人经水，上应太阴之盈亏，下应海潮之朝夕，故月月经行相符，而不失其常轨②。今经一月再见，则经停积一月不行矣，故用土瓜根散以下积血。

土瓜根散

阴㿗肿亦主之。

土瓜根　芍药　桂枝　䗪虫各三分

上四味，杵为散。酒服方寸匕，日三服。

土瓜根破瘀血而兼治带下，故以为君；䗪虫下血闭以为臣；芍药通顺血脉以为佐；桂枝通行瘀血以为使。疝亦凝血所成，故此方亦治肿。

寸口脉弦而大，弦则为减，大则为芤，减则为寒，芤则为虚，寒虚相搏，此名曰革。妇人则半产漏下。旋覆花汤主之。注详虚劳。

旋覆花汤

旋覆花三两　葱十四茎　新绛少许

上三味，以水三升，煮取一升。顿服之。

旋覆花能补中则无漏下之患；葱能安胎则无半产之患；绛者，红蓝花所染，用少许以引入血分也。

妇人陷经③，漏下黑不解，胶姜汤主之。方缺。

血与气俱行则活而红，血不行则死，死则黑也，此血凝于下焦，故下黑不解。胶姜汤者，其亦温经行血剂欤，宋校正是胶艾汤，似亦可用。

妇人少腹满如敦④状，小便微难而不渴，生后⑤者，此为水与血俱结在血室也，大黄甘遂汤主之。

敦，有形物也，是水与血俱结于少腹，满于内而不形于外也。小便微难则水饮不行，不行则津液不竭，故不渴也。未生者，但利其水，生后者，必恶露，得水寒而结于血室也。

大黄甘遂汤方

大黄四两　甘遂二两　阿胶二两

上三味，以水三升，煮取一升。顿服之，其血当下。

---

① 再见：两次出现。见，同“现”。

② 轨：原文讹作“轧”，据文义改。

③ 陷经：经气下陷，漏血不止。

④ 敦（duì）：古代盛食物的器俱，上下稍锐，中部略大。

⑤ 生后：即产后。

苦以下结，大黄之苦以下瘀血，甘遂之苦以逐留饮；滑以利窍，阿胶之滑以利小便，为行水下结血之剂。

妇人经水不利下，抵当汤主之。

抵当汤方

水蛭三十个（熬）　蛀虫三十枚（熬，去翅足）　桃仁二十个（去皮尖）　大黄三两（酒浸）

上四味，为末，以水五升，煮取三升，去滓。温服一升。

虻虫；水蛭之咸，用以软血结；桃仁、大黄之苦，用以下血结，四物为下血之驶剂①。

妇人经水闭不利，脏坚癖不止②，中有干血，下白物③，矾石丸主之。

《内经》曰：“任脉为病，男子内结七疝，女子带下瘕聚。”以女子不谓之疝，而谓之瘕也。又曰：“脾传之肾，病名曰疝瘕，少腹冤而痛出白，一名曰蛊。”今此证脏坚癖，岂非瘕聚与疝瘕手？下白物，岂非带下与出白乎？

矾石丸方

矾石三分（烧）　杏仁一分

上二味，末之，炼蜜和丸如枣核大。内藏中，剧者，再内之。

矾石酸涩，烧则质枯，枯涩之品，故《神农经》以能止白沃④，亦涩以固脱之意也。杏仁者，非以止带，以矾石石质枯，佐杏仁一分以润之，使其同蜜易以为丸，滑润易以内阴中也。此方专治下白物而设，未能攻坚癖、下干血也。

妇人六十二种风及腹中血气刺痛，红蓝花酒主之。

红蓝花酒方

红蓝花一两

上一味，以酒一大升，煎减半。顿服一半，未止再服。

风者，善行而数变，是以百病皆生于风，非止六十二种风也。夫风内至五脏六腑，外至腠理肌肤，周身无所不至，故风为百病之长。人感之，重则有卒中、卒倒，轻则内有肠风、飧泄，外有痿痹不仁，皆所以伤其荣卫也。红蓝花者，活血行荣；酒性慓悍，通经行卫，则周身内外上下无所不至，其能治六十二种风亦宜矣。红蓝花能治恶血，故及主腹中刺痛。

---

① 驶剂：指药力迅猛的方剂。

② 脏坚癖不止：指胞宫内干血坚结不散。

③ 白物：指白带。

④ 白沃：指白带。

妇人腹中诸疾痛，当归芍药散主之。方见妊娠。

腹中诸疾痛，必经候不调，当归芍药散能养血调经，故亦主之。

【临床解读】

张某某，男，34岁。2021年3月3日初诊。

主诉：脐周痛2年余。

现病史：患者述近2年来经常出现脐周按压疼痛，不按不疼，大便不成形，食生冷、油腻易腹泻，便前腹痛，便后痛减，曾按脾肾阳虚服汤药1个月余，大便较前成形，次数减少（过水样便，喝水即欲大便）。现症见：纳食规律，脐周按压痛，大便不成形，1~2天1次，解不净感，小便正常，舌质暗红，有到纹，苔白腻，脉沉弦。2019年下半年曾做胃镜示慢性胃炎（具体不详）

病机要点：脾胃功能失调，夹瘀。

处方：川芎10克，当归10克，生白芍30克，泽泻15克，茯苓12克，炒白术12克，醋延胡索15克，酒大黄6克（后下）。15剂，每日1剂，水煎服。（张磊医案）

妇人腹中痛，小建中汤主之。方见虚劳。

中气虚者，亦作腹痛，小建中汤以补中气。

问曰：妇人病，饮食如故，烦热不得卧，而反倚息者，何也？师曰：此名转胞①，不得溺也，以胞系了戾②，故致此病，但利小便则愈，宜肾气丸主之。

病不在上焦，则饮食如故，以胞系了戾，则小便不行而热亦不得泄，故烦热也。《灵枢经》曰："夫不得卧，卧而喘者，是水气之客也。"今妇人转胞不得溺，则水气无从出，故不得卧而倚息也，与肾气丸通肾气而利小便。

肾气丸方

熟地黄八两　薯蓣四两　山茱萸四两　泽泻三两　茯苓三两　牡丹皮三两　桂枝　附子（炮）各一两

上八味末之，炼蜜和丸如梧子大。酒下十五丸，加至二十五丸，日再服。

肾气丸者，补肾中真阳而利小便也，以肾与膀胱为表里，桂、附以益肾中之阳，则阳气自能开通沟渠，宣行便溺，脬系自不了戾矣。

妇人阴寒，温中坐药，蛇床子散主之。

---

① 转胞：指小便不通的病证，多见于妊娠妇女。胞，此指膀胱。

② 胞系了戾：指膀胱之系全然不顺。了，完全。

蛇床子散方

蛇床子仁

上一味，末之。以白粉少许，和合相得，如枣大，绵裹内之，自然温。白粉，即米粉，藉之以和合也。

蛇床子能令脏热，故内阴中以温脏寒。

少阴脉滑而数者，阴中即生疮，阴中蚀疮烂者，狼牙汤洗之。

狼牙汤方

狼牙三两

上一味，以水四升，煮取半升。以绵缠筋如茧，浸汤沥阴中，日四遍。

阴中生疮，肾中有蚀热也，故脉滑而数。狼牙味苦寒，寒能除肾热，苦能杀虫治疮疡。

胃气下泄，阴吹①而正喧②，此谷气之实也，膏发煎导之。方见黄疸。

《内经》曰："胃满则肠虚，肠满则胃虚，更虚更满，则气得上下。"今胃中谷气实，则肠中虚，虚则气不得上下，而肾又不能为胃关，其气但走胞门，而出于阴户。膏发煎者，导小便药也，使其气以化小便，则不为阴吹之证矣。

小儿疳虫蚀齿方

雄黄　葶苈

上二味，末之，取腊日猪脂熔。以槐枝绵裹头四五枚，点药烙之。

小儿胃中有疳热，则虫生而牙断蚀烂。雄黄味辛，葶苈味苦，辛苦能杀虫故也。

按：张仲景有《口齿论》一卷，今未之见，岂被处简脱于此耶？而妇人方后，不应有小儿方也。

杂疗方第二十三

以下杂疗禁忌，琐碎紊乱。今释以小字，则开卷燎③然。

长服诃梨勒丸方

诃梨勒　陈皮　厚朴各三两

上三味，末之，炼蜜丸如梧子大。酒饮服二十丸，加至三十丸。

---

① 阴吹：谓前阴出声，如后阴矢气之状。

② 正喧：谓其声连续不断。

③ 燎：当作"了"。

三味破气行气之剂，不可长服，宜审之。

三物备急方

大黄一两　干姜一两　巴豆一两（去皮、心，熬，外研如脂）

上药各须精新，先捣大黄、干姜为末，研巴豆内中，合治一千杵，用为散，蜜和丸亦佳，密器中贮之，莫令泄。主心腹诸卒暴百病。若中恶客忤，心腹胀满，卒痛如锥刺，气急口噤，停尸卒死者，以暖水若酒，服大豆许三四丸，或不下，捧头起，灌令下咽，须臾当差。如未差，更与三丸，当腹中鸣，即吐下便差。若口噤，亦须折齿灌之。

备急者，疗卒暴之病也。大黄荡涤肠胃，干姜温中散寒，巴豆除邪杀鬼，故主如上诸证。

治伤寒，令愈不复，紫石寒食散方

服乳石，人饮食宜寒，唯酒宜热。

紫石英　白石英　赤石脂　钟乳碓炼　栝楼根　防风　桔梗　文蛤　鬼臼各十分　太一余粮十分（烧）　干姜　附子（炮，去皮）　桂枝（去皮）各四分

上十三味，杵为散，酒服方寸匕。

乳石火热，药必不宜于伤寒，不可妄用。

救卒死方

薤捣汁，灌鼻中。

孟诜曰："薤白虽辛不荤，学道人常服可通神安魂魄，故能辟恶除邪而救卒死。"①

救卒死方

雄鸡冠割取血，管吹内鼻中。

猪脂如鸡子大，苦酒一升，煮沸，灌喉中。

鸡肝及血涂面上，以灰围四旁，立起。

大豆二七粒，以鸡子白并酒和，尽以吞之。

鸡，灵禽也，精华皆聚于冠。本乎天者，亲上也，血乃顶中之阳，肝亦脏中之阳，故能杀邪而治中恶卒死。猪脂能破冷结，苦酒能杀邪毒，故亦主之。大豆杀鬼毒，卵白破留血，二味藉酒之辛热，以通行阳气，亦救中恶卒死。

救卒死而壮热者方

矾石半斤，以水一斗半，煮消，以渍脚，令没踝。

---

① 薤白虽辛不荤……故能辟恶除邪而救卒死：见《食疗本草》。

厥阳独行，故卒死而壮热。岐伯曰：“血之与气，并走于上，则为大厥，厥则暴死。”矾石，收涩药也，以之浸足，而收敛其厥逆之气。

救卒死而目闭者方

骑牛临面，捣薤汁灌耳中，吹皂荚末鼻中，立效。

按：葛洪《肘后方》治卒魇不寤，以青牛蹄或马蹄，临人头上即活，则骑牛临面，系厌恶驱邪法也。目闭者，邪气内着也，灌薤汁以辟邪安魂，吹皂荚以取嚏开窍。

救卒死而张口反折者方

灸手足两爪后十四壮了，饮以五毒诸膏散。

灸手足两爪后，当是灸两手足爪后，其文则顺。以十指爪甲为十二经之终始，灸之以接引阳气，而回卒死。此恶气中于太阳，令卒死而开口反张也。五毒诸膏散方未见。

救卒死而四肢不收失便者方

马屎一升，水三斗，煮取二斗以洗之。又取牛洞稀粪也一升，温酒灌口中。灸心下一寸、脐上三寸、脐下四寸各一百壮，差。

卒死而四肢不收者，无阳以行四末也。失便者，正气衰微，不能约束便溺也，物之臭者皆能解毒杀邪。故以牛马粪及后条狗粪治之。心下一寸，当是上脘穴；脐上三寸，当是中脘穴；脐下四寸，当是关元穴。灸之以复三焦之阳，而回其垂绝之气。

救小儿卒死而吐利不知是何病方

狗屎一丸，绞取汁以灌之。无湿者，水煮干者，取汁。

小儿卒死吐利者，必为见邪，客忤所干，狗能辟邪，其粪亦能解毒也。

治尸厥方

尸厥脉动而无气，气闭不通，故静而死也。治方：菖蒲屑，内鼻两孔中吹之，令人以桂屑着舌下。

《甲乙经》曰：“尸厥者，死不知人，脉动如故。”《伤寒论》曰：“尸厥者，令人不仁，即气闭不通，静而死之谓也。”菖蒲内鼻中以通其肺气，桂内舌下以通其心窍，心肺开，则上焦之阳自能开发，尸厥之疾可愈也。

尸厥方

剔取左角发方寸，烧末，酒和，灌令入喉，立起。

《内经》曰：“邪客于手足少阴、太阴、足阳明之络，此五络皆会于耳中，上络左角，五络皆竭，令人身脉皆动，而形无知也，其状若尸厥。”刺法详《灵枢》。其治法以竹管吹其两耳，剔其左角之发方一寸，燔，治饮以药酒一杯，不能饮者，灌之立已。今仲景亦剔左角之发治者，以左角为阳气之所在，五络之所绕之。和以酒灌者，助药力而行气血也。

救卒死，客忤死，还魂汤主之方

麻黄三两（去节） 杏仁七十个（去皮尖） 甘草一两（炙）

上三味，以水八升，煮取三升，去滓。分令咽之。通治诸感忤。

卒死病，非中恶，则客忤。辛甘能通行阳气，发散诸邪，故可还魂也。

救卒死客忤死方

韭根一把 乌梅二七个 吴茱萸半升（炒）

上三味，以水一斗，煮之。以病人栉①内②中，三沸，栉浮者生，沉者死。煮取三升，去滓，分饮之。

方亦可解，面栉之浮沉则不可解也。

救自缢死方

自缢死，旦至暮，虽已冷，必可治；暮至旦，小难也。恐此当言忿气盛故也。然夏时夜短于昼，又热，犹应可治。又云：心下若微温者，一日已上，犹可治之。方。

徐徐抱解，不得截绳，上下安被卧之。一人以脚踏其两肩，手少挽其发，常弦急也。弦勿纵之。一人以手放揉胸上导引上焦之气。数动之。一人摩捋臂胫，屈伸之。导引四肢之气。若已僵，但渐渐强屈之，并按其腹导引下焦之气。如此一炊顷，气从口出，呼吸眼开而犹引按莫置，亦勿苦劳之，须臾，可少桂汤及粥清含之，令濡喉，渐渐能咽，及稍止。更令两人以两管吹其两耳朵。此法最善，无不活者。

疗中暍方

凡中暍死，不可使得冷，得冷便死，疗之方。

中暍不可得冷，犹被冻不可沃以热汤，寒热拒隔，反为大害。

屈草带绕暍人脐，使三两人溺其中，令温。亦可用热泥和屈草，亦可扣瓦碗底，按及车缸，以着暍人，取令溺，须得流去。此谓道路穷，卒无汤，当令溺其中，欲使多人溺，取令温若汤，便可与之，不可泥及车缸，恐此物冷。暍既在夏月，得热泥土。暖车缸，亦可用也。

救溺死方

取灶中灰二石余，以埋人，从头至足，水出七孔，即活。

---

① 栉（zhì）：梳子和篦子的总称。

② 内：通“纳”。放入。《记王忠肃公翱三事》：“内所著披袄中。”

上疗自缢、溺、暍之法，并出自张仲景为之，其意殊[1]绝，殆非寻常所及，本草所能，关系救人之大术也。伤寒家有暍病，非此遇热之暍，详之。

治马坠及一切筋骨损方

大黄一两（切浸，汤成下） 绯帛（如手大，烧灰） 乱发（如鸡子大，烧灰用） 久用炊单布一尺（烧灰） 败蒲一握三寸 桃仁四十九个（去皮、尖，熬） 甘草（如中指节，炙，锉）

上七味，以童子小便，量多少煎汤成，内酒一大盏，次下大黄，去滓。分温三服。先锉败蒲席半领，煎汤浴，衣被盖覆，斯须，通利数行，痛楚立差。利及浴水赤，勿怪，即瘀血也。

坠马必筋骨损伤，瘀血凝滞。方中皆逐血行血之药，故能下腹中瘀血。败蒲取浴，亦逐肌中瘀血也。

禽兽鱼虫禁忌并治第二十四

凡饮食滋味，以养于生，食之有妨，反能为害。自非服药炼液，焉能不饮食乎。切见时人，不闲调摄，疾疢竞起。若不因食而生，苟全其生，须知切忌者矣。所食之味，有与病相宜，有与身为害，若得宜则益体，害则成疾，以此致危，例皆难疗。凡煮药饮汁以解毒者，虽云救急，不可热饮。凡物之毒者必热，热饮则助其毒势也。诸毒病得热更甚，宜冷饮之。

肝病禁辛，心病禁咸，脾病禁酸，肺病禁苦，肾病禁甘。

春不食肝，夏不食心，秋不食肺，冬不食肾，四季不食脾。

辩曰：春不食肝者，为肝气王，脾气败。若食肝，则又补肝，脾气败尤甚，不可救。又肝王之时，不可以死气入肝，恐复魂也。若非王时，即虚以肝补之佳。余脏准此。

上段以生克言，下段以禁忌言，六畜六兽，圣人以之养生、事死，其食忌亦不可不察。

凡肝脏自不可轻啖，自死者弥甚。

凡畜兽临杀之时，忿气聚于肝，食之俱不利于目，故不可轻啖。自死者必疫疠而死，肝毒更甚也。

凡心为神识所舍，勿食之，使人来生复其对报矣。

畜兽虽异于人，其心亦神识所舍，勿食之，生杀果报，谅不诬也。

---

① 殊：很，非常。

凡肉及肝，落地不着尘土者，不可食之。猪肉落水浮者，不可食。

诸肉不干，火炙而动，见水自动者，不可食之。

六畜肉，热血不断者，不可食之。

诸五脏及鱼投地，尘土不污者，不可食之。

五者皆涉怪异，食之必有非常之害。

诸肉及鱼，若狗不食，鸟不啄者，不可食。

鱼肉有毒，禽兽不食，况于人乎。

肉中有如朱点者，不可食之。

朱点者，毒也，色恶不食也。

父母及身本命肉，食之令人神魂不安。

仁人孝子，当自识之。

食肥肉及热羹，不可饮冷水。

肥肉热羹，得冷水则停积不行。

秽饭、馁①肉、臭鱼，食之皆伤人。

物已败腐，必不宜于脏腑，食之则能伤人，臭恶不食也。

自死肉，口闭者，不可食之。

自死既已有毒，口闭则其毒不得泻，不可食之。

六畜自死，皆疫死，则有毒，不可食之。

疫气既能死畜，而死畜之肉必能伤人，不可食也。

兽自死，北首及伏地者，食之杀人。

首，头向也。凡兽向杀方以自死及死不僵直斜倒而伏地者，皆兽之有灵知，故食之杀人。《檀弓》曰："狐死正丘首"②，乐其生不忘本也。兽岂无灵知者耶？豹死首山。

食生肉，饱饮乳，变成白虫一作血蛊。

生肉非人所食，食生肉而饮乳汁，西北人则有之，脾胃弱者，未有不为虫为蛊也。

疫死牛肉，食之令病洞下，亦至坚积，宜利药下之。

疫死牛肉有毒，食之或发为洞泄，或留为坚积，宜下以去之。

脯藏米瓮中，有毒，及经夏食之，发肾病。

---

① 馁（něi）：食物腐烂变质。

② 狐死正丘首：传说狐将死时，必先摆正头的方向，使其朝着狐穴所在的土丘。以示不忘故土。见《礼记·檀弓》，此典出自《楚辞·九章·哀郢》："鸟飞反故乡兮，狐死必首丘。"

脯藏米瓮中，则与下条郁肉不殊，若在夏月，脯必败腐矣，腐气入肾，食之发肾病。

治自死六畜肉中毒方

黄柏屑，捣服方寸匕。

六畜自死，必因毒疫，苦能解毒，黄柏味之苦者。

治食郁肉①漏脯②中毒方

烧犬屎，酒服方寸匕，每服人乳汁亦良。

饮生韭汁三升，亦得。

郁肉，密器盖之，隔宿者是也。漏脯，茅屋漏下沾着者是也。

治黍米中藏干脯，食之中毒方

大豆浓煮汁，饮数升即解。亦治诸肉漏脯等毒。

《肘后方》云："此亦郁肉也，大豆能解诸毒，故用以治。"

治食生肉中毒方

掘地深三尺，取其下土三升，以水五升，煮数沸，澄清汁，饮一升，即愈。

三尺以上曰粪，三尺以下曰土。土能解一切毒，非止解肉毒也。

治六畜鸟兽肝中毒方

水浸豆豉，绞取汁，服数升愈。

豆豉为黑大豆所造，能解六畜胎子诸毒。

马脚无夜眼者，不可食之。

夜眼，在马前两足膝上，马有此能夜行，一名附蝉尸。

食骏马肉，不饮酒，则杀人。

马肉苦冷有毒，故饮酒以解之。孟诜曰："食马肉，毒发心闷者，饮清酒则解，饮浊酒则加。"《韩非子》曰："秦穆公亡骏马，见人食之。穆公曰：食骏马肉不饮酒者杀人。即饮之酒。居三年，食骏马肉者，出死力解穆公之围。"

马肉不可热食，伤人心。

马属火，在辰属午，故热食则伤心。

马鞍下肉，食之杀人。

马鞍下肉，多臭烂有毒，食之必杀人。

---

① 郁肉：腐烂变质的肉类。

② 漏脯：挂在檐下风干的肉，古人认为因屋漏沾水而有毒。

白马黑头者，不可食之。

食之令人癫。

白马青蹄者，不可食之。

《虎钤经》① 曰："白马青蹄，皆马毛之利害者，骑之不利人，若食之必能取害也。"

马肉、豚肉共食，饱醉卧，大忌。

马属火而豚属水，共食必不相宜，又醉饱而卧，是为大忌也。

驴马肉合猪肉食之，成霍乱。

诸肉杂食，伤损肠胃，撩乱脏腑，故成霍乱。

马肝及毛，不可妄食，中毒害人。

马肝及毛，皆有大毒，不可妄食。

治马肝毒中人未死方

马肝一名悬熢。

雄鼠屎二七粒，末之，水和服，日再服。

屎尖者，是雄马禀火气而生，火不能生木，故有肝无胆，而木脏不足，故食其肝者死。汉武帝②云：食肉无食马肝。又云：文成食马肝而死③。韦庄云："食马留肝"④，则其毒可和矣。马食鼠屎则腹胀，故川鼠屎而治马肝毒。以鼠子兽，而马午兽，物性相制也。

治马肝毒

人垢，取方寸匕，服之佳。

人垢，汗所结也，味咸有毒，亦以毒解毒之以。

治食马肉中毒欲死方

香豉二两　杏仁三两

上二味，蒸一食顷，熟，杵之服，日再服。

又方，煮芦根汁，饮之良。

香豉解毒，杏仁利气，则毒可除。芦根解诸肉毒。

疫死牛，或目赤，或黄，食之大忌。

---

① 虎钤经：古兵书名。共 20 卷，210 篇。北宋许洞撰。

② 汉武帝：应为汉景帝。《汉书·儒林传·辕固》："辕固，齐人也。以治《诗》，孝景时为博士，与黄生争论于上前……上曰：'食肉毋食马肝，未为不知味也；言学者毋言汤武受命，不为愚。'"

③ 文成食马肝而死：汉武帝时，齐地人少翁靠玩弄鬼神方术获赐封为文成将军，后被识破遭诛。后来有又一个方士奕大求见武帝，又害怕落得文成的下场，汉武帝找借口回答："文成食马肝死耳。"见《史记·封禅书》。

④ 食马留肝：见唐末文学家韦庄《又玄集》自序。

牛疫死而目赤目黄者，疫疠之毒不去也，食之大忌。

牛肉共猪肉食之，必作寸白虫。

牛肉性滞，猪肉动风，入胃不消，酿成湿热，则虫生也。亦有共食而不生虫者，视人之胃气何如耳。

青牛肠，不可合犬肉食之。

青牛，水牛也，其肠性温；犬肉性热，温热之物不可合食。

牛肺，从三月至五月，其中有虫如马尾，割去勿食，食则损人。

春夏之交，湿热蒸郁，牛感草之湿热，则虫生于胃而缘入肺窍，故勿食之。

牛、羊、猪肉，皆不得以楮木、桑木蒸炙食之，令人腹内生虫。

桑楮之木能去风，若以蒸炙肉食，反致风动虫生。

啖蛇牛肉杀人，何以识之？啖蛇者，毛发向后顺者是也。

治啖蛇牛肉，食之欲死方

饮人乳汁一升，立愈。

又方，以泔洗头，饮一升，愈。

牛肚细切，以水一斗，煮取一升，暖饮之，大汗出者愈。

藏器曰：北人牛瘦，多以蛇从鼻灌之，其肝则独，乳汁能解独肝牛肉毒，啖蛇牛当是独肝牛也。以泔洗头饮者，取头垢能吐其毒也。以牛肚煮服者，取其同类相亲，同气相求，大发其汗以出其毒也。

治食牛肉中毒方

甘草煮汁饮之，即解。

甘草能解百毒。

羊肉，其有宿热者，不可食之。

羊之五脏皆平温，唯肉属火而大热，人宿有热者，不可食之。

羊肉不可共鱼、酪食之，害人。

生鱼，鲊之属酪，乳之属，生鱼与酪食，尚成内瘕，加以羊肉食之，必不益人也。

羊蹄甲中有珠子白者，名羊悬筋，食之令人癫。未详。

白羊黑头，食其脑，作肠痈。

羊脑有毒，食之发风疾，损精气，不唯作肠痈也。方书祇用为外敷药。

羊肝共生椒食之，破人五脏。

椒味辛，属金而克水，故不可与羊肝共食。孙真人云：最损小儿。

猪肉共羊肝和食之，令人心闷。

猪肉能闭血脉，与羊肝合食则滞气，故令人心闷。

猪肉以生胡荽同食，烂人脐。

胡荽损精神，发痼疾；猪肉令人乏气少精，发痼疾。宜其不可共食，若烂脐则不可解。

猪脂不可合梅子食之。

猪脂反梅子，又梅实发膈上痰，猪脂亦生痰之物，是不可合食。

猪肉和葵食之，少气。

葵性冷利，生痰动风，猪肉令人乏气，合食之，非止于少气也。

鹿肉不可和蒲白作羹，食之发恶疮。

鹿肉九月已后至正月已前能食。他月食之，则发冷痛，蒲白想是蒲笋之类，当详之。

麋脂及梅李子，若妊妇食之，令子青盲，男子伤精。

麋脂忌梅李，故不可合食。按麋蹄下有二窍，为夜目。《淮南子》云：孕女见麋而子四目。今食麋脂而令子青盲，物类相感，了不可知，共于胎教不可不慎也。又麋脂能痿阳伤精，麋角能兴阳益髓，何一体中而性治顿异耶？

獐肉不可合虾及生菜、梅李果食之，皆病人。

獐肉，十二月至七月食之动气；虾能动风热；生菜、梅李动痰。合食之皆令人病。

痼疾人，不可食熊肉，令终身不愈。

张鼎[①]曰：腹中有积聚寒热者，食熊肉永不除。

白犬自死，不出舌者，食之害人。

犬死必吐舌，舌不吐出者，必有毒。

食狗鼠余，令人发瘘疮。

余，狗鼠之剩食也，其涎毒在食中，人食之则毒散于筋络，令发瘘疮。

治食犬肉不消，心下坚或腹胀，口干大渴，心急发热，妄语如狂，或洞下方

杏仁一升，合皮，熟，研用

以沸汤三升和，取汁分三服，利下肉片，大验。

犬肉畏杏仁，故能治犬肉不消。近人以之治狂犬咬皆此意。

妇人妊娠，不可食兔肉、山羊肉及鳖、鸡、鸭，令子无声音。

妊娠食兔肉，则令子缺唇；食羊肉，则令子多热；食鳖肉，则令子项短，

---

① 张鼎：唐代诗人。字台业，撰《唐才子传》等书。

不令无声音也；若食犬肉，则令子无声音。鸡鸭肉，胎产需以补益，二者不必忌之。

兔肉不可合白鸡肉食之，令人面发黄。

兔肉酸冷，白鸡肉酸寒，合食能停湿，故面发黄。

兔肉着干姜食之，成霍乱。

兔肉味酸，干姜味辛，辛能胜酸，故合食之成霍乱。陶弘景曰：并不可与橘芥同食。二味亦辛物也。

凡鸟自死，口不闭，翅不合者，不可食之。

鸟自死，必敛翅闭口。若张翅开口，其死也异，其肉也必毒，不可食之。

诸禽肉，肝青者，食之杀人。

青者必毒物所伤，故食之能杀人。

鸡有六翮四距者，不可食之。乌鸡白头者，不可食之。

二者为鸡中之怪异，不可食之。

鸡不可合葫蒜食之，滞气。

鸡能动风，蒜能动痰，风痰发动则气壅滞。

山鸡不可合鸟兽肉食之。

山鸡，鸡也。小于雉而尾长，人多畜之樊中，性食虫蚁而有毒，非唯不可共鸟兽肉同食，即单食亦在所忌也。

雉肉久食，令人瘦。

雉肉有小毒，发疮疥，生诸虫，以此则令人瘦。

鸭卵不可合鳖肉食之。

鸭卵性寒，发冷气，鳖肉性冷亦发冷气，不可合食。

妇人妊娠，食雀肉，令子淫乱无耻。

雀性最淫。《周书》① 云："季秋雀入大水为蛤，雀不入水，国多淫泆，物类相感，理所必然，妊娠者不可不识也。"

雀肉不可合李子食之。

雀肉壮阳益气，得李子酸涩，则热性不行，故不可共食。

燕肉勿食，入水为蛟龙所啖。

《淮南子》曰：燕入水为蜃蛤。故高诱②注：谓蛟龙嗜燕。人食燕者，不可入水。而祈祷家用燕召龙能兴波祈雨，故名游波。雷公曰："海竭江枯，投

---

① 周书：即《逸周书》。书名。隋唐以后亦称《汲冢周书》。

② 高诱：东汉文献注释学家，著有《淮南子》《吕氏春秋》等书。

游波而立泛，其召龙之说，似亦有之也。”

鸟兽有中毒箭死者，其肉有毒，解之方

大豆煮汁盐汁，服之，解。

箭药多是射罔毒，射罔乃乌头所熬，大豆汁能解乌头毒故也。咸能胜热，故盐亦解其毒。

鱼头正白如连珠，至脊上，食之杀人。

鱼头中无腮者，不可食之。能杀人，详《酉阳杂俎》①。

鱼无肠胆者，不可食之，三年阴不起，女子绝生。

鱼头似有角者，不可食之。

鱼目合者，不可食之。

《说文》曰："鱼，水虫也，怪异者不可食。"《吕氏春秋》曰："季冬之月，命渔师始渔，天子乃尝鱼，水族之关，古人亦不以为锢事而妄食也。"

六甲日，勿食鳞甲之物。

六甲日有六甲之神以直日，食鳞甲，则犯其忌也。

鱼不可合鸡肉食之。

令人常合食之，亦不见为害。或飞潜之物合食所当忌耶，或过之不消，则鱼能动火，鸡能动风，能令作病耶。

鱼不得合鸬鹚肉食之。

鸬鹚食鱼，物相制而相犯也，不可合食。

鲤鱼鲊不可合小豆藿食之，其子不可合猪肝食之，害人。

鲤鱼鲊、小豆藿味皆咸，咸能胜血，故陶弘景云：合食成消渴，其子合猪肝食伤人神。

鲤鱼不可合犬肉食之。

鲤鱼犬肉，俱令热中，不可合食。

鲫鱼不可合猴雉肉食之。一云不可合猪肝食。

鲫鱼同猴雉肉、猪肝食，生痈疽。

鳀②鱼合鹿肉生食，令人筋甲缩。

鳀鱼，鲇鱼也。鳀鱼、鹿肉皆能治风，生食反伤其筋脉，致令筋甲缩。

青鱼鲊不可合生胡荽及生葵并麦酱食之。

青鱼鲊不益人，胡荽、生葵能动风发痼疾，必与青鱼鲊不相宜。鲊味咸，

---

① 酉阳杂俎：书名。共20卷，续集10卷。唐代文学家段成式撰。

② 鳀（tí）：鲇鱼。

麦酱亦咸，合食必作消渴。

鳅、鳝不可合白犬血食之。

鳅、鳝为无鳞鱼，白犬血为地厌，非唯不可合食，抑卫生家所当忌也。又鳅、鳝善窜能动风，白犬血性热能动火，是不可合食。

龟肉不可合酒、果子食之。

仲景以龟肉忌酒果子，而苏恭以龟肉酿酒治大风。陶弘景曰：龟多神灵，人不可轻杀，更不可轻啖也，果子亦不知何果。

鳖目凹陷者及腹下有王字形者，不可食之。

《淮南子》曰："鳖无耳"，以目为听，目凹陷，则历年多而神内守，故名曰"神守"。若有王字，则物已灵异矣，食之有害。

其肉不得合鸡鸭子食之。

鳖肉令人患水，鸡子令人动风，鸭子令人气短，不可合食。

龟鳖肉不可合苋菜食之。

龟鳖肉皆反苋菜，食之成鳖瘕。

虾无须及腹下通黑，煮之反白者，不可食之。

无须，失虾之形；腹黑，必虾之毒；色白，反虾之色。物既反常，必不可食。

食脍，饮奶酪，令人腹中生虫，为瘕。

脍乃生鱼所作，非胃弱所宜，奶酪之性黏滞，合而食之，则停留于胃，为瘕、为虫也。

脍食之，在心胸间不化，吐复不出，速下除之，久成癥病，治之方

橘皮一两　大黄二两　朴硝二两

上三味，以水一大升，煮至小升，顿服即消。

橘皮能解鱼毒，硝黄能下癥瘕。

食脍多不消，结为癥病，治之方

马鞭草

上一味，捣汁饮之。或以姜叶汁，饮之一升，亦消。又可服吐药吐之。

马鞭草味苦寒，下癥瘕破血。姜叶亦能解鱼毒。

食鱼后食毒，两种烦乱，治之方

橘皮

浓煎汁，服之即解。

《神农经》曰：橘皮主胸中瘕热，逆气，通神明，鱼毒食毒俱可解。

食鯸鮧①鱼中毒方

芦根

煮汁，取之即解。

鯸鮧，河豚也。河豚畏芦根，故其汁可解其毒。

蟹目相向，足斑目赤者，不可食之。

蟹骨眼而相背，相向者，其蟹异。足斑目赤者，其蟹毒，故不可食。

食蟹中毒治之方

紫苏

煮汁，饮之三升。紫苏子捣汁食之，亦良。

又方，冬瓜汁，饮二升。食冬瓜亦可。

紫苏冬瓜，并解鱼蟹毒。

凡蟹未遇霜，多毒。其热者，乃可食之。

未遇霜者，霜降节前也。节前食水莨菪，故有毒。霜降节后食稻将蛰，则熟而味美，乃可食也。莨菪，在水滨有大毒。

蜘蛛落食中，有毒，勿食之。

蜘蛛有毒，落食中，或有尿有丝粘食上，故不可食。

凡蜂蝇虫蚁等，多集食上，食之致瘘。

蜂蝇虫蚁，禀湿热而有毒，集食上而人食之，湿热之毒传于肌肉，致生瘘疮。

果实菜谷禁忌第二十五

果子生食，生疮。

诸果之实，皆成于夏秋，禀湿热之性，食之故令生疮。

果子落地经宿，虫蚁食之者，人大忌食之。

落地经宿则果坏，虫蚁食之则果毒，在人大忌食之，令人患九漏。

生米停留日多，有损处，食之伤人。

有损处，为虫鼠所食，皆有毒，故伤人。

桃子多食，令人热，仍不得入水浴，令人病寒热淋漓病。

桃实酸甘辛，生于春则味酸，成于夏则酸甘，成于秋则酸辛。其性热，故多食令人热也。若多食而入水浴，则酸味不得内泄，多令人疮。水寒之气，

① 鯸鮧（hóuyí）：河豚。

因而外客，故令人寒热也。

杏酪不熟，伤人。

古人杏酪，以酒蜜酿成，亦有甘草、生姜汁熬成者。以杏仁有毒，半生半熟，皆能害人也。今人另有制法。

梅多食，坏人齿。

梅实能致津液，津液出则骨伤。以肾主五液，齿为肾之标，故也。

李不可多食，令人胪胀。

李实味酸涩，多食则中气不行，而令胪胀。

林禽不可多食，令人百脉弱。

林禽酸涩而闭百脉，故多食令人百脉弱。

橘柚多食，令人口爽，不知五味。

橘柚味酸，能恋膈生痰聚饮，饮聚膈上，则令口淡不知味。

梨不可多食，令人寒中。金疮产妇，亦不宜食。

梨性大寒，故令人寒中。寒能凝血脉，故金疮、产妇不宜食之。

樱桃、杏多食，伤筋骨。

樱杏性热，销铄筋骨。

安石榴不可多食，损人肺。

安石榴酸涩，多食则上焦之气涩以收而肺气损。

胡桃不可多食，令人动痰饮。

胡桃能润肺，消痰。今令人动痰饮，何也？以胡桃性热，多食则煎熬津液，而为痰饮矣。

生枣多食，令人热渴气胀。寒热羸弱者，弥不可食，伤人。

生枣味甘辛气热，以辛热令人渴，甘则令人气胀也。羸弱者，内热必盛，而脾胃必虚，故弥不可食。

食诸果中毒治之方

猪骨（烧过）

上一味，末之，水服方寸匕，亦治马肝漏脯等毒。

猪骨治诸果毒，亦治马肝漏脯毒，其义不可晓。

木耳赤色及仰生者，勿食。

菌仰卷及赤色者不可食。

木耳诸菌，皆覆卷，仰卷则变异，色赤则有毒，故不可食。巢元方曰：蕈菌[1]

[1] 蕈菌：指生长在树林里或草地上的各种真菌。

之属，并是郁蒸湿气变化所生，有毒。食之多致死。不死者，亦烦闷吐利，良久乃醒也。

食诸菌中毒，闷乱欲死，治方

人粪汁，饮一升；土浆，饮一二升；大豆浓煮汁，饮之；服诸吐利药，并解。

人粪、土浆、豆汁俱能解毒，或吐利以解其毒。

食枫橱菌而笑不止，治之以前方。

弘景曰："枫木上生者，令人笑不止，以地浆解之。"

误食野芋，烦毒欲死，治之以前方。

其野芋根，山东人名魁芋，人种芋三年不收，亦成野芋，并杀人。

野芋三年不收，又名梠芋，味辛冷有毒，只可敷摩疮肿。人若食之，中其毒。土浆、豆汁、粪汁俱可解也。

蜀椒闭口者，有毒。误食之，戟人咽喉，气病欲绝，或吐下白沫，身体痹冷，急治之方

肉桂煮汁饮之，多饮冷水一二升，或食蒜，或饮地浆，或浓煮豉汁饮之，并解。

蜀椒气大热，有毒，味辛麻。闭口者毒更甚。辛则戟人咽喉，麻则令人吐下白沫，身体痹冷也。冷水地浆豉汁寒凉，能解热毒。其桂蒜大热，而肘后诸方亦云能解椒毒，不知其意，岂因其气欲绝，身体冷痹而用耶。

正月勿食生葱，令人面生游风。

正月甲木始生，人气始发，葱能走头面而通阳气，反引风邪而病头面，故令生游风。

二月勿食蓼，伤人肾。

扁鹊云："食蓼损髓少气减精。"二月木正王，若食蓼以伤肾水，则木不生，故二月勿食。

三月勿食小蒜，伤人志性。

小蒜辛热有毒，三月为阳气长养之时，不可食此夺气伤神之物。

四月、八月勿食胡荽，伤人神。

胡荽，簟草也。辛芳之气，损人精神。四月心火正王，八月肺金将敛，以心藏神而肺藏魄，食此走散之物，必能伤神也。

五月勿食韭，令人乏气力。

韭菜春食则香，夏食则臭。脾恶臭而主四肢，是以令人乏气力。

五月五日勿食一切生菜，发百病。

五月五日为天中节，为纯阳日，人当养阳以顺令节。若食生菜则伐天和，故生百病。

六月、七月，勿食茱萸，伤神气。

六七月阳气尽发，吴茱萸辛热。辛能走气，故伤神气。

八月、九月勿食姜，伤人神。

八九月人气收敛，姜味辛发，食之则伤神也。《云笈七签》① 曰："九月食生姜，成痼疾。"孙真人曰："八九月食姜，至春多患眼，损筋力，减寿。"朱晦庵②有"秋姜夭人天年"之语，谓其辛走气泻肺也。

十月勿食椒，损人心，损心脉。

《内经》曰："九月、十月人气在心。"椒能走气伤心，故伤心脉。

十一月、十二月勿食薤，令人多涕唾。

薤白气味冷滑，能引涕唾，非独十一月、十二月然也。

四季勿食生葵，令人饮食不化，发百病。非但食中，药中皆不可用。深宜慎之。

脾王四季，生葵冷滑，非脾所宜。发病之物，药饵中皆不宜也。

时病差未健，食生菜，手足必肿。

时病，热病也。热病新差，而脾胃尚弱，食生菜则伤脾，故令手足浮肿。

夜食生菜，不利人。

夜食生菜，则易停留而难转化，不利于人也。

十月勿食被霜生菜，令人面无光，目涩，心痛，腰疼，或发心疟。疟发时，手足指爪皆青，困委。

《道藏》云："六阴之月，万物至此归根复命，以待来复，不可食寒冷以伐天和。"生菜性冷，经霜则寒。寒冷之物，能损阳气，食之能发上证。

葱、韭初生芽者，食之伤人心气。

萌芽含抑郁之气未伸，食之能伤心气。

饮白酒，食生韭，令人病增。

饮白酒而食生韭，则神昏目暗，故寇宗奭曰：酒后尤甚。

生葱不可共蜜食之，杀人。独颗蒜弥甚。

孙真人曰："葱同蜜食，令人利下。"独蒜气味辛臭，与蜜更不宜也。

枣和生葱食之，令人病。

---

① 《云笈七签》：书名。北宋张君房撰，是择要辑录《大宋天宫宝藏》内容的一部大型道教类书。

② 朱晦庵：指朱熹。北宋理学家，号晦庵。

枣与葱食，令五脏不和。

生葱和雄鸡、雉、白犬肉食之，令人七窍经年流血。

葱性热，鸡雉犬肉皆动风热，热伤血脉，故也。

食糖、蜜后四日内，食生葱、韭，令人心痛。

蜜与葱、韭、蒜皆相反，虽食蜜后四日内，尤忌之。相犯乃令人心痛。

夜食诸姜、蒜、葱等，伤人心。

人之气尽行于阳，而夜行于阴。夜食辛物以扰乎阳，则伤上焦心膈之阳气也。

芜菁根多食，令人气胀。

芜菁，即蔓菁也。多食动气。

薤不可共牛肉作美食之，成瘕病。韭亦然。

薤、韭、牛肉，皆难克化之物，积而不消，则为癥瘕。

莼①多食，动痔疾。

李延飞②曰："莼性滑，故发痔疾。"

野苣不可同蜜食之，作内痔。

野苣，苦荬也。性苦寒，能治痔，与蜜同食复生内痔，物性相忌，则易其性也。

白苣不可共酪同食，作𧕴虫③。

白苣苦寒，奶酪甘寒，合食停于胃中，则生蚀。

黄瓜食之发热病。

黄瓜动寒热虚热，天行热病后，皆不可食。

葵心不可食，伤人，叶尤冷，黄背赤茎者，勿食之。

葵心有毒，其叶黄背赤茎者，亦有毒，不可食。

胡荽久食之，令人多忘。

胡荽开心窍伤神，久食之故令人多忘。

病人不可食胡荽及黄花菜。

胡荽发痼疾，黄花菜苦寒，皆不利病人。

芋不可多食，动病。

芋难克化，滞气困脾。

---

① 莼（chún）：又名水葵、马蹄草等，多年生水草，浮在水面，叶子椭圆形，开暗红色花。

② 李延飞：古代医家，生平不详。

③ 𧕴（zhōng）虫：蚱蜢。

妊娠食姜，令子余指。

余指，六指也。姜形如列指，物性相感也。

蓼多食，发心病。

蓼和生鱼食之，令人夺气，阴核疼痛。孙真人曰：黄帝云：食蓼过多，有毒，发心痛，以气味辛温故也。生鱼鲊之属，合食则相犯，令人脱气，阴核痛。

芥菜不可共兔肉食之，成恶邪病。

芥菜昏人眼目，兔肉伤人神气，合食必为恶邪之病。

小蒜多食，伤人心力。

小蒜辛温，有小毒，发痼疾，多食气散，则伤心力。

食躁或躁方

豉

浓煮汁饮之。

豉汁虽能解毒，而躁字有误。

钩吻与芹菜相似。误食之，杀人，解之方

荠苨八两

上一味，水六升，煮取二升，分温二服。

钩吻生地傍，无他草，其茎有毛，以此别之。

菜中有水莨菪，叶圆而光，有毒。误食之，令人狂乱，状如中风。

甘草煮汁，服之即解。

荠苨、甘草，解百药毒。

春秋二时，龙带精入芹菜中，人偶食之为病，发时手青，腹满痛不可忍，名蛟龙病。治之方

硬糖二三升

上一味，日两度服之，吐出如蜥蜴三五枚，差。

芹菜生江湖陂泽之涯。蛟龙虽云变化莫测，其精那能入此，大抵是蜥蜴虺蛇之类，春夏之交遗精于此，故耳。且蛇嗜芹，尤为可证。按《外台秘要》云："蛟龙子生在芹菜上，食之入腹，变成龙子，须慎之，饴粳末、杏仁、乳饼煮粥食之，吐出蛟子，大验，仲景用硬糖治之。"余考之木草并无硬糖，当是粳米、饴糖无疑，二物味甘，甘能解毒故也。

食苦瓠①中毒治之方

黍穰

① 瓠（hù）：一年生草本植物，茎蔓生，夏天开白花，果实长圆形，嫩时可食。

煮汁，数服之解。

苦瓠，匏[①]也。《诗》云："匏有苦叶。"《国语》云："苦匏不材于人，共济而已。"此苦瓠也。黍穰能解苦瓠毒者，《风俗通》[②] 云："烧穰可以杀瓠"，或云："种瓠之家不烧穰，种瓜之家不烧漆"。物性相畏也。人食苦瓠过分，吐利不止者，以黍穰汁解之，本诸此。

扁豆，寒热者不可食之。

扁豆微补，患寒热者不可食。

久食小豆，令人枯燥。

小豆逐津液，利小便，津液消减，故令肌肤枯燥。

食大豆屑，忌啖猪肉。

大豆壅气，猪肉滞膈，故忌之，小儿十岁以下尤忌。

大麦久食，令人作癖。

大麦下气，久食令手足痿弱而懈惰。

白黍米不可同饴蜜食，亦不可合葵食之。

黍米令人烦热，饴蜜令人中满，故不可同食。黍米合葵食成痼疾，亦不可合食。

荍麦[③]面多食之，令人发落。荍字有误，当详之。

盐多食，伤人肺。

盐味咸，能伤肾，又伤肺，多食发哮喘，为终身痼疾也。

食冷物，冰人齿。

食冷物，勿饮冷水。

寒热相搏也。

饮酒食生苍耳，令人心痛。

苍耳有刺有毒，饮酒食之，必留于胃脘而作痛。

夏月大醉汗流，不得冷水洗着身及使扇，即成病。

夏月大醉汗流，浴冷水即成黄汗，扇取凉即成漏风。

饮酒，大醉灸腹背，令人肠结。

勿灸大醉人，此灸家所必避忌也。

醉后勿饱食，发寒热。

---

① 匏（páo）：一年生草本植物。果实比葫芦大，对半剖开可做水瓢。

② 风俗通：书名。原书23卷，现存10卷，附录一卷。东汉应劭撰。

③ 荍（qiáo）麦：即荞麦，荍为荞的异体字。程林当成错字。

大醉则肝浮胆横，大饱则筋脉横解，因有寒热之病。

饮酒食猪肉，卧秫稻穰中，则发黄。

饮酒而食肉，则腠理开，卧稻穰中，则湿热入，是以发黄也。

食饴，多饮酒，大忌。

酒家忌甘。

凡水及酒，照见人影动者，不可饮之。

此涉怪异，宜不可饮。

醋合酪食之，令人血瘕。

醋酸敛而酪黏滞，令作血瘕。

食白米粥，勿食生苍耳，成走注。

白米粥能利小便，苍耳子能搜风，小便利而食搜风之物，虚其经络，反致走注疼痛。

食甜粥已，食盐即吐。

甘者令人中满，食甜物必泥于膈上，随食以盐，得咸则涌泄也。

犀角筋搅饮食，沫出及浇地坟起者，食之杀人。

犀食百草之毒及众木之棘。而知饮食之毒，若搅饮食白沫出者，必有毒也，浇地坟起者，怪异也，不可食。

饮食中毒，烦满，治之方

苦参三两　苦酒一升半

上二味，煮三沸，三上三下，服之，吐食出，即差。

酸苦涌泄为阴，苦参之苦，苦酒之酸，所以涌泄烦满而除食毒。

又方，犀角汤亦佳。

犀角亦解食毒。

贪食，食多不消，心腹坚满痛，治之方

盐一升　水三升

上二味，煮令盐消，分三服。当吐出食，便差。

咸味涌泄，盐水以越心腹坚满。

矾石，生入腹，破人心肝，亦禁水。

矾石伤骨蚀肉，内用必伤心肝也。矾石得水则化，故亦禁水。

商陆，以水服，杀人。

商陆有大毒，能行水而忌水服，物性相恶而然也。故方家多以为外敷药，亦人所不轻用者。

葶苈子传头疮，药气入脑，杀人。

葶苈大寒，虽能传头疮杀虫，若寒气攻脑，亦能害人也。

水银入人耳及六畜等，皆死。以金银着耳边，水银则吐。

水银有大毒，入耳则沉经坠络，皆能死人。以金银着耳边引之，则水银吐出。此同类易施功，若非类则难为巧也。

苦楝无子者杀人。

苦楝有雌、雄两种，雄者无子，根亦有毒，服之使人吐不能止，时有至死者；雌者有子，根白微毒，可入药用。

凡诸毒，多是假毒以投，无知时，宜煮甘草荠苨汁饮之，通除诸毒药。

凡诸毒，多是借饮食以投毒，而服毒之人原自不知，时时煮甘草荠苨汤饮之，以二物能解草石百毒也。

金匮要略心典

原著　清·尤怡

主编　张跃红

目　录

序

今之称医宗者，则曰四大家，首仲景，次河间，次东垣，次丹溪。且曰仲景专于伤寒。自有明以来，莫有易其言者也。然窃尝考神农著《本草》以后，神圣辈出，立君臣佐使之制，分大小奇偶之宜，于是不称药而称方，如《内经》中所载半夏秫米等数方是已。迨商而有伊尹汤液之说，大抵汤剂之法，至商而盛，非自伊尹始也。若扁仓诸公皆长于禁方，而其书又不克传，惟仲景则独祖经方而集其大成，远接轩皇近无众氏。当时著书垂教必非一种，其存者有《金匮要略》及《伤寒论》两书，当宋以前本合为一，自林亿等校刊，遂分为两焉。夫伤寒乃诸病之一病耳，仲景独著一书者，因伤寒变证多端，误治者众，故尤加意，其自序可见矣。且《伤寒论》中一百十三方，皆自杂病方中捡入，而《伤寒》之方又无不可以治杂病，仲景书具在燎如也。若三家之书虽各有发明，其去仲景相悬，不可以道理计。四家并称已属不伦，况云仲景专于伤寒乎？呜呼！是尚得为读仲景之书者乎。《金匮要略》正仲景治杂病之方书也，其方亦不必尽出仲景，乃历圣相传之经方也，仲景则汇集成书而以己意出入焉耳。何以明之？如首卷栝楼桂枝汤乃桂枝加栝楼也，然不曰桂枝加栝楼汤，而曰栝楼桂枝汤，则知古方本有此名也。六卷桂枝加龙骨牡蛎汤即桂枝加龙骨牡蛎也，乃不别名何汤而曰桂枝加龙骨牡蛎汤，则知桂枝汤为古方，而龙骨、牡蛎则仲景所加者也。如此类者，不可胜举。因知古圣治病之法，其可考者惟此两书，真所谓经方之祖，可与《灵》《素》并垂者。苟有心于斯道，可舍此不讲乎？说者又曰：古方不可以治今病，执仲景之方以治今之病，鲜效而多害。此则尤足欢者。仲景之方犹百钧之弩也，如其中的，一举贯革，如不中的，弓劲矢疾，去的弥远，乃射者不恨己之不能审的，而恨弓强之不可以命中，不亦异乎？其有审病，虽是药稍加减，又不验者，则古今之本草殊也。详本草惟《神农本经》为得药之正性，古方用药悉本于是，晋唐以后诸人各以私意加入，至张洁古辈出，而影响依附，互相辩驳，反失本草之正传。后人遵用不易，所以每投辄拒，古方不可以治今病遂为信然。嗟乎！天地犹此天地，人物犹此人物，若人气薄则物性亦薄，岂有人今而药独古也？故欲用仲景之方者，必先学古穷经，辨症知药，而后可以从事。尤君在泾博雅之士也，自少即喜学此艺，凡有施治，悉本仲景，辄得奇中。居恒欢古学之益衰，知斯理之将坠，因取《金匮要略》，发挥正义，朝勤夕思，穷微极本，凡十易寒暑而后成，其间条理通达，指归明显，辞不必烦而意已尽，语不必深而旨已传。虽此书之奥妙不可穷际，而由此以进，虽入仲景之室无难也。尤君与余有同好，属为叙余读尤君之书而重有感也，故举平日所尝论说者识端，尤君所以注此书之意亦谓是乎。

雍正十年壬子阳月松陵徐大椿叙

自序

《金匮要略》者，汉张仲景所著，为医方之祖，而治杂病之宗也。其方约而多验，其文简而难通。唐宋以来，注释阙如，明兴之后，始有起而论之者，迄于今，乃不下数十家，莫不精求探讨，用以发蒙而解惑。然而性高明者，泛骛远引，以曲逞其说，而其失则为浮；守矩矱者，寻行数墨，而畏尽其辞，而其失则为隘。是隘与浮者，虽所趣不同，而其失则一也。余读仲景书者数矣，心有所得，辄笔诸简端，以为他日考验学问之地，非敢举以注是书也。日月既深，十已得其七八，而未克遂竟其绪。丙午秋日，抱病斋居，勉谢人事，因取《金匮》旧本，重加寻绎，其未经笔记者补之，其记而未尽善者复改之，覃精研思，务求当于古人之心而后已。而其间深文奥义，有通之而无可通者，则阙之；其系传写之误者，则拟正之；其或类后人续入者，则删汰之。断自脏腑经络以下，终于妇人杂病，凡二十有二篇，厘为上中下三卷，仍宋林亿之旧也。集既成，颜曰心典，谓以吾心求古人之心，而得其典要云尔。虽然，刘氏扰龙，宋人刻楮，力尽心劚，要归罔用，余之是注，安知其不仍失之浮，即失之隘也耶。世有哲人，箴予阙失而赐之教焉，则予之幸也。

雍正己酉春日饮鹤山人尤怡题于北郭之树下小轩

卷　上

脏腑经络先后病脉证第一

问曰：上工治未病，何也？师曰：夫治未病者，见肝之病，知肝传脾，当先实脾。四季脾王不受邪，即勿补之。中工不晓相传，见肝之病，不解实脾，惟治肝也。夫肝之病，补用酸，助用焦苦，益用甘味之药调之。酸入肝，焦苦入心，甘入脾。脾能伤肾。肾气微弱，则水不行；水不行，则心火气盛，则伤肺；肺被伤，则金气不行；金气不行，则肝气盛，则肝自愈。此治肝补脾之要妙也。肝虚则用此法，实则不在用之。经曰：虚虚实实，补不足，损有余，是其义也。余脏准此。

按：《素问》云邪气之客于身也，以胜相加。肝应木而胜脾土，以是知肝病当传脾也。实脾者，助令气王，使不受邪，所谓治未病也。设不知而徒治其肝，则肝病未已，脾病复起，岂上工之事哉？肝之病补用酸者，肝不足，则益之以其本味也。与《内经》以辛补之之说不同。然肝以阴脏而含生气，以辛补者所以助其用，补用酸者所以益其体，言虽异而理各当也。助用苦焦者，《千金》所谓心王则气感于肝也。益用甘味之药调之者，越人所谓损其肝者缓其中也。酸入肝以下十五句，疑非仲景原文，类后人谬添注脚，编书者误收之也。盖仲景治肝补脾之要，在脾实而不受肝邪，非补脾以伤肾，纵火以刑金之谓。果尔，则是所全者少，而所伤者反多也。且脾得补而肺将自旺，肾受伤必虚及其子，何制金强木之有哉！细按语意，见肝之病以下九句，是答上工治未病之辞；补用酸三句，乃别出肝虚正治之法。观下文云：肝虚则用此法，实则不在用之。可以见矣。盖脏病惟虚者受之，而实者不受；脏邪惟实则能传，而虚则不传。故治肝实者，先实脾土，以杜滋蔓之祸；治肝虚者，直补本官，以防外侮之端。此仲景虚实并举之要旨也。后人不察肝病缓中之理，谬执甘先入脾之语，遂略酸与焦苦，而独于甘味曲穷其说，以为是即治肝补脾之要妙。昔贤云：诐辞知其所蔽，此之谓耶。

夫人禀五常，因风气而生长，风气虽能生万物，亦能害万物。如水能浮舟，亦能覆舟，若五脏元真[①]通畅，人即安和；客气邪风，中人多死。千般疢难，不越三条：一者经络受邪，入脏腑，为内所因也；二者四肢九窍，血脉相传，壅塞不通，为外皮肤所中也；三者房室金刃、虫兽所伤。以此详之，病由都尽。若人能养慎，不令邪风干忤[②]经络，适中经络，未流传脏腑，即医治之；四肢才觉重滞，即导引、吐纳、针灸、膏摩，勿令九窍闭塞；更能无犯王法禽兽灾伤，房室勿令竭乏，服食节其冷热，苦酸辛甘，不遗形体有衰，病则无由入其腠理。腠者，是三焦通会元真之处；理者，是皮肤脏腑之文理也。

人禀阴阳五行之常，而其生其长，则实由风与气。盖非八风，则无以动荡而协和；非六气，则无以变易而长养。然有正气，即有客气；有和风，即有邪风。其生物害物，并出一机，如浮舟覆舟，统为一水。故得其正和则为正气，失其和即为客气，得其正则为和风，失其正即为邪风，其生物有力，则其害物亦有力，所以中人多死。然风有轻重，病有浅深，约而言之，不越三条：一者邪从经络入脏腑而深，为内所因；二者邪在四肢九窍、皮肤，沿流血脉而浅，为外所因；三者病从王法、房室、金刃、虫兽而生，为不内外因，所谓病之由也。入于此慎养，不令邪风异气干忤经络，则无病；适中经络，未入脏腑，可汗吐或和解而愈，所谓医治之也，此应前内因一段。若风气外侵四肢，将及九窍，即吐纳、导引以行其气，针灸、膏摩以逐其邪，则重滞通快，而闭塞无由，此应前外因一段。更能不犯王法、禽兽，则形体不伤，又虽有房室而不令竭乏，则精神不敝，此应前房室一段。腠理云者，谓凡病纠缠于身，不止经络血脉，势必充溢腠理，故必慎之使无由入。腠者，三焦与骨节相贯之处，此神气所往来，故曰元真通会；理者，合皮肤脏腑，内外皆有其理，细而不紊，故曰文理。仲景此论，以风气中人为主，故以经络入脏腑者，为深为内；自皮肤流血脉者，为浅为外；若房室、金刃、虫兽所伤，则非客气邪风中人之比，与经络脏腑无相干涉者，为不内外因也。（节徐氏）

按：陈无择《三因方》，以六淫邪气所触为外因，五脏情志所感为内因，饮食、房室、跌扑、金刃所伤，为不内外因。盖仲景之论，以客气邪风为主，故不从内伤外感为内外，而以经络脏腑为内外，如徐氏所云是也。无择合天人表里立论，故以病从外来者为外因，从内生者为内因，其不从邪气情志所

---

① 元真：指元气或真气，泛指气机。

② 干忤：此指侵犯。

生者，为不内外因，亦最明晰，虽与仲景并传可也。

问曰：病人有气色见于面部，愿闻其说。师曰：鼻头色青，腹中痛，苦冷者死；鼻头色微黑者，有水气；色黄者，胸上有寒；色白者，亡血也，设微赤非时者死。其目正圆者痉，不治。又色青为痛，色黑为劳，色赤为风，色黄者便难，色鲜明者有留饮。

此气色之辨，所谓望而知之者也。鼻头，脾之部；青，肝之色；腹中痛者，土受木贼也；冷则阳亡而寒水助邪，故死。肾者主水，黑，水之色，脾负而肾气胜之，故有水气。色黄者，面黄也，其病在脾，脾病则生饮，故胸上有寒。寒，寒饮也。色白亦面白也，亡血者不华于色，故白；血亡则阳不可更越，设微赤而非火令之时，其为虚阳上泛无疑，故死。目正圆者阴之绝也，痉为风强病，阴绝阳强，故不治。痛则血凝泣而不流，故色青。劳则伤肾，故色黑。经云：肾虚者面如漆柴也。风为阳邪，故色赤。脾病则不运，故便难。色鲜明者有留饮。经云：水病人目下有卧蚕，面如鲜泽也。

师曰：病人语声寂寂然喜惊呼者，骨节间病；语声喑喑然①不彻者，心膈间病；语声啾啾然细而长者，头中病。

语声寂寂然喜惊呼者，病在肾肝，为筋髓寒而痛时作也；喑喑然不彻者，病在心肺，则气道塞而音不彰也；啾啾然细而长者，痛在头中，则声不敢扬，而胸膈气道自如，故虽细而仍长也。此音声之辨，闻而知之者也。然殊未备，学者一隅三反可矣。

师曰：息摇肩者，心中坚；息引胸中上气者，咳；息张口短气者，肺痿吐沫。

心中坚者，气实而出入阻，故息则摇肩；咳者，气逆而肺失降，则息引胸中上气；肺痿吐沫者，气伤而布息难，则张口短气，此因病而害于气者也。

师曰：吸而微数，其病在中焦，实也，当下之则愈，虚者不治；在上焦者，其吸促；在下焦者，其吸远，此皆难治。呼吸动摇振振者，不治。

息兼呼吸而言，吸则专言入气也。中焦实，则气之入者不得下行，故吸微数，数犹促也，下之则实去气通而愈。若不系实而系虚，则为无根失守之气，顷将自散，故曰不治。或云中焦实而元气虚者，既不任受攻下，而又不能自和，故不治，亦通；其实在上焦者，气不得入而辄远，则吸促，促犹短也；实在下焦者，气欲归而不骤及，则吸远，远，犹长也。上下二病，并关脏气，而非中焦之实，可从下而去者，故曰难治。呼吸动摇振振者，气盛而

---

① 喑喑然：形容患者语声低微而不清澈。

形衰，不能居矣，故亦不治。

师曰：寸口脉动者，因其王时而动。假令肝王色青，四时各随其色，肝色青而反色白，非其时色脉，皆当病。

王时，时至而气王，脉乘之而动，而色亦应之。如肝王于春，脉弦而色青，此其常也。推之四时，无不皆然。若色当青而反白，为非其时而有其色，不特肝病，肺亦当病矣，犯其王气故也。故曰：色脉皆当病。

问曰：有未至而至，有至而不至，有至而不去，有至而太过，何谓也？师曰：冬至之后，甲子夜半少阳起，少阳之时，阳始生，天得温和。以未得甲子，天因温和，此为未至而至也；以得甲子，而天未温和，为至而不止也；以得甲子，而天大寒不解，此为至而不去也；以得甲子，而天温如盛夏五六月时，此为至而太过也。

上之至谓时至，下之至谓气至，盖时有常数而不移，气无定刻而或迁也。冬至之后甲子，谓冬至后六十日也。盖古造历者，以十一月甲子朔夜半冬至为历元。依此推之，则冬至后六十日，当复得甲子，而气盈朔虚，每岁递迁，于是至日不必皆值甲子。当以冬至后六十日花甲一周，正当雨水之候为正。雨水者，冰雪解散而为雨水，天气温和之始也。云少阳起者，阳方起而出地，阳始生者。阳始盛而生物，非冬至一阳初生之谓也，窃尝论之矣。夏至一阴生，而后有小暑、大暑；冬至一阳生，而后有小寒、大寒。非阴生而反热，阳生而反寒也。天地之道，否不极则不泰；阴阳之气，剥不极则不复。夏至六阴尽于地上，而后一阴生于地下，是阴生之时，正阳极之时也；冬至六阳尽于地上，而后一阳生于地下，是阳生之时，正阴极之时也。阳极而大热，阴极而大寒，自然之道也。则所谓阳始生天得温和者，其不得与冬至阳生同论也审矣。至未得甲子而天已温，或已得甲子而天反未温，及已得甲子而天大寒不解，或如盛夏五六月时，则气之有盈有缩，为候之或后或先，而人在气交之中者，往往因之而病。惟至人为能与时消息而无忤耳。

师曰：病人脉浮者在前，其病在表；浮者在后，其病在里，腰痛背强不能行，必短气而极也。

前，谓关前；后，谓关后。关前为阳，关后为阴。关前脉浮者，以阳居阳，故病在表；关后脉浮者，以阳居阴，故病在里。然虽在里而系阳脉，则为表之里，而非里之里，故其病不在肠肾，而在腰背膝胫，而及其至，则必短气而极。所以然者，形伤不去，穷必及气，表病不除，久必归里也。

问曰：经云厥阳独行，何谓也？师曰：此为有阳无阴，故称厥阳。

厥阳独行者，孤阳之气，厥而上行，阳失阴则越，犹夫无妻则荡也。《千金方》云："阴脉且解，血散不通，正阳遂厥，阴不往从。"此即厥阳独行之旨欤！

问曰：寸脉沉大而滑，沉则为实，滑则为气，实气相搏，血气入脏即死，入腑为愈，此为卒厥，何谓也？师曰：唇口青，身冷，为入脏，即死；如身和汗出，为入腑，即愈。

实谓血实，气谓气实，实气相搏者，血与气并而俱实也。五脏者，藏而不泻；血气入之，卒不得还，神去机息，则唇青身冷而死；六腑者，传而不藏，血气入之，乍满乍泻，气还血行，则身和汗出而愈。经云：血之与气，并走于上，则为大厥，厥则暴死。气复反则生，不返则死是也。

问曰：脉脱入脏即死，入腑即愈，何谓也？师曰：非为一病，百病皆然。譬如浸淫疮，从口起流向四肢者，可治；从四肢流来入口者，不可治；病在外者可治，入里者即死。

脉脱者，邪气乍加，正气被遏，经隧不通，脉绝似脱，非真脱也，盖即暴厥之属。经曰：趺阳脉不出，脾不上下，身冷肤硬。又曰：少阴脉不至，肾气微，少精血，为尸厥，即脉脱之谓也。厥病入脏者，深而难出，气竭不复，则死；入腑者，浅而易通，气行脉出即愈。浸淫疮，疮之浸淫不已，《外台》所谓转广有汁，流绕周身者也。从口流向四肢者，病自内而之外，故可治；从四肢流来入口者，病自外而之里，故不可治。李玮西云：病在外二句，概指诸病而言，即上文"百病皆然"之意。"入里者死"如痹气入腹，脚气冲心之类。

问曰：阳病十八，何谓也？师曰：头痛，项、腰、脊、臂、脚掣痛。阴病十八，何谓也？师曰：咳、上气、喘、哕、咽、肠鸣、胀满、心痛、拘急。五脏病各有十八，合为九十病。人又有六微，微有十八病，合为一百八病，五劳七伤六极，妇人三十六病，不在其中。清邪居上，浊邪居下，大邪中表，小邪中里，谷饪之邪，从口入者，宿食也。五邪中人各有法度，风中于前，寒中于暮，湿伤于下，雾伤于上；风令脉浮，寒令脉急，雾伤皮腠，湿流关节，食伤脾胃；极寒伤经，极热伤络。

头、项、腰、脊、臂、脚六者，病兼上下，而通谓之阳者，以其在躯壳之外也。咳、上气、喘、哕、咽、肠鸣、胀满、心痛、拘急九者，病兼脏腑，而通谓之阴者，以其在躯壳之里也。在外者有营病、卫病、营卫交病之殊，是一病而有三也，三而六之，合则为十八，故曰阳病十八也；在里者有或虚或实之异，是一病而有二也，九而二之，合则为十八，故曰阴病十八也。五脏病各有十八，六微病又各有十八，则皆六淫邪气所生者也。盖邪气之中人者，有风、寒、暑、湿、燥、火之六种，而脏腑之受邪者，又各有气分、血分、气血并受之三端，六而三之，则为十八病，以十八之数推之，则五脏合得九十病，六微合得一百八病。至于五劳、七伤、六极，则起居、饮食、情志之所生也。妇人三十六病，则经月、产乳、带下之疾也。均非六气外淫所致，故曰不在其中。清邪，风露之邪，故居于上；浊邪，水土之邪，故居于下；大邪漫风，虽大而力散，故中于表；小邪，户牖隙风，虽小而气锐，故中于里；谷饪，饮食之属，入于口而伤于胃者也。是故，邪气有清浊大小之殊，人身亦有上下、表里之别，莫不各随其类以相从，所谓各有法度也。故风为阳而中于前，寒为阴而中于暮，湿气浊而伤于下，雾气清而伤于上，经脉阴而伤于寒，络脉阳而伤于热，合而言之，无非阳邪亲上，阴邪亲下，热气归阳，寒气归阴之理。

问曰：病有急当救里救表者，何谓也？师曰：病，医下之，续得下利清谷不止，身体疼痛者，急当救里；后身疼痛，清便自调者，急当救表也。

治实证者，以逐邪为急；治虚证者，以养正为急。盖正气不固，则无以御邪而却疾，故虽身体疼痛，而急当救里。表邪不去，势必入里而增患，故既清便自调，则仍当救表也。

夫病痼疾加以卒病，当先治其卒病，后乃治其痼疾也。

卒病易除，故当先治，痼疾难拔，故宜缓图，且勿使新邪得助旧疾也。读二条，可以知治病缓急先后之序。

师曰：五脏病各有所得者愈，五脏病各有所恶，各随其所不喜者为病。病者素不应食，而反暴思之，必发热也。

所得、所恶、所不喜，该居处服食而言。如《脏气法时论》云："肝色青，宜食甘；心色赤，宜食酸；肺色白，宜食苦；肾气黑，宜食辛；脾色黄，宜食咸。"又，心病禁温食、热衣；脾病禁温食、饱食、湿地、濡衣；肺病禁寒饮食、寒衣；肾病禁焠烪热食、温炙衣。《宣明五气篇》所云心恶热，肺恶寒，肝恶风，脾恶湿，肾恶燥；《灵枢·五味》篇所云肝病禁辛，心病禁咸，脾病禁酸，肺病禁苦，肾病禁甘之属皆是也。五脏病有所得而愈者，谓得其所宜之气之味之处，足以安脏气而却病气也。各随其所不喜为病者，谓得其所禁所恶之气之味之处，足以忤脏气而助病邪也。病者素不应食，而反暴思之者，谓平素所不喜之物，而反暴思之，由病邪之气变其脏气使然，食之则适以助病气而增发热也。

夫诸病在脏，欲攻之，当随其所得而攻之，如渴者，与猪苓汤，余皆仿此。

无形之邪，入结于脏，必有所据，水、血、痰、食，皆邪薮也。如渴者，水与热得，而热结在水，故与猪苓汤利其水，而热亦除；若有食者，食与热得，而热结在食，则宜承气汤下其食，而热亦去；若无所得，则无形之邪，岂攻法所能去哉。

猪苓汤方（见后消渴证中）

痉湿暍病脉证治第二

太阳病，发热无汗，反恶寒者，名曰刚痉；太阳病发热汗出而不恶寒，名曰柔痉。

成氏曰：《千金》云太阳中风，重感寒湿则变痉。太阳病，发热无汗为表实，则不当恶寒，今反恶寒者，则太阳中风，重感于寒，为痉病也，以其表实有寒，故曰刚痉；太阳病，发热汗出为表虚，则当恶寒，今不恶寒者，风邪变热，外伤筋脉为痉病也，以其表虚无寒，故曰柔痉。然痉者强也，其病在筋，故必兼有头项强急，头热足寒，目赤头摇，口噤背反等证。仲景不言者，以痉字该之也。《活人书》亦云：痉证发热恶寒与伤寒相似，但其脉沉迟弦细，而项背反张为异耳。

太阳病，发热，脉沉而细者，名曰痉，为难治。

太阳脉本浮，今反沉者，风得湿而伏，故为痉。痉脉本紧弦，今反细者，阴气适不足，故难治。

太阳病，发汗太多，因致痉。夫风病下之则痉，复发汗，必拘急。疮家虽身疼痛，不可发汗，汗出则痉。

此原痉病之由，有此三者之异。其为脱液伤津则一也。盖病有太阳风寒不解，重感寒湿而成痉者；亦有亡血竭气，损伤阴阳，而病变成痉者。经云：气主煦之，血主濡之。又云：阳气者，精则养神，柔则养筋，阴阳既衰，筋脉失其濡养，而强直不柔矣。此痉病标本虚实之异，不可不辨也。

病者身热足寒，头项强急，恶寒，时头热，面赤，目赤，独头动摇，卒口噤，背反张者痉病也。若发其汗者，寒湿相得，其表益虚，即恶寒甚。发其汗已，其脉如蛇。

痉病不离乎表，故身热恶寒；痉为风强病，而筋脉受之，故口噤、头项强、背反张、脉强直。经云：诸暴强直，皆属于风也。头热足寒，面目赤，头动摇者，风为阳邪，其气上行而又主动也。寒湿相得者，汗液之湿，与外寒之气，相得不解，而表气以汗而益虚，寒气得湿而转增，则恶寒甚也。其脉如蛇者，脉伏而曲，如蛇行也。痉脉本直，汗之则风去而湿存，故脉不直而曲也。

暴腹胀大者，为欲解。脉如故，反伏弦者，痉。

此即上文风去湿存之变证。魏氏云：风去不与湿相丽，则湿邪无所依著，必顺其下坠之性，而入腹作胀矣。风寒外解，而湿下行，所以为欲解也。如是诊之，其脉必浮而不沉，缓而不弦矣。乃其脉如故，而反加伏弦，知其邪内连太阴，里病转增，而表病不除，乃痉病诸证中之一变也。

夫痉脉按之紧如弦，直上下行。

紧如弦，即坚直之象。李氏曰：上下行者，自寸至尺，皆见紧直之脉也。《脉经》亦云：痉病脉坚伏，直上下行。

痉病有灸疮，难治。

有灸疮者，脓血久溃，穴俞不闭。娄全善云：即破伤风之意。盖阴伤不胜风热，阳伤而不任攻伐也。故曰难治。

太阳病，其证备，身体强，几几然，脉反沉迟，此为痉，栝楼桂枝汤主之。

太阳证备者，赵氏谓：太阳之脉，自足上行，循背至头项，此其所过之部而为之状者，皆是其证也。几几，背强连颈之貌。沉本痉之脉，迟非内寒，乃津液少而营卫之行不利也。伤寒项背强几几，汗出恶风者，脉必浮数，为邪风盛于表。此证身体强几几然，脉反沉迟者，为风淫于外，而津伤于内，故用桂枝则同，而一加葛根以助其散，一加栝楼根兼滋其内，则不同也。

栝楼桂枝汤方

栝楼根二两　桂枝三两　芍药三两　甘草二两　生姜三两　大枣十二枚

上六味，以水九升，煮取三升，分温三服，微汗。汗不出，食顷，啜热粥发。

太阳病，无汗而小便反少，气上冲胸，口噤不得语，欲作刚痉，葛根汤主之。

无汗而小便反少者，风寒湿甚，与气相持，不得外达，亦并不下行也。不外达，不下行，势必逆而上冲，为胸满，为口噤不得语，驯至面赤头摇，项背强直，所不待言，故曰欲作刚痉。葛根汤，即桂枝汤加麻黄、葛根，乃刚痉无汗者之正法也。

按：痉病多在太阳、阳明之交，身体强、口噤不得语，皆其验也。故加麻黄以发太阳之邪，加葛根兼疏阳明之经，而阳明外主肌肉，内主津液，用葛根者，所以通隧谷而逐风湿，加栝楼者，所以生津液而濡经脉也。

葛根汤方

葛根四两　麻黄三两（去节）　桂枝　甘草（炙）　芍药各二两　生姜三两　大枣十二枚

上七味，以水一斗，先煮麻黄、葛根，减二升，去沫，内诸药，煮取三升，去滓，温服一升，覆取微似汗，不须啜粥。余如桂枝汤法将息及禁忌。

痉为病，胸满，口噤，卧不着席，脚挛急，必齘齿，可与大承气汤。

此痉病之属阳明瘀热者。阳明之筋起于足，结于跗；其直者，上结于髀。阳明之脉，入齿中，挟口环唇；其支者，循喉咙，入缺盆下膈，故为是诸证。然无燥实见证，自宜涤热而勿荡实，乃不用调胃而用大承气者，岂病深热极，非此不能治欤。然曰可与，则犹有斟酌之意，用者慎之。

大承气汤方

大黄四两（酒洗）　厚朴半斤（去皮）　枳实五枚（炙）　芒硝三合

上四味，以水一斗，先煮枳、朴，取五升，去滓，内大黄煮二升，去滓，内芒硝，更上微火一两沸，分温再服，得下，余勿服。

太阳病，关节疼痛而烦，脉沉而细者，此名中湿，亦名湿痹。湿痹之候，小便不利，大便反快，但当利其小便。

湿为六淫之一，故其感人，亦如风寒之先在太阳。但风寒伤于肌腠，而湿则流入关节；风脉浮，寒脉紧，而湿脉则沉而细；湿性濡滞，而气重着，故亦名痹。痹者闭也。然中风者，必先有内风而后召外风；中湿者，亦必先有内湿而后感外湿，故其人平日土德不及而湿动于中，由是气化不速，而湿侵于外，外内合邪，为关节疼烦，为小便不利，大便反快。治之者必先逐内湿，而后可以除外湿，故曰当利其小便。东垣亦云：治湿不利小便，非其治也。然此为脉沉而小便不利者设耳，若风寒在表，与湿相搏，脉浮恶风，身重疼痛者，则必以麻黄、白术、薏苡、杏仁、桂枝、附子等，发其汗为宜矣。详见后条。

湿家之为病，一身尽疼，发热，身色如熏黄也。

湿外盛者，其阳必内郁。湿外盛为身疼，阳内郁则发热。热与湿合，交蒸互郁，则身色如熏黄。熏黄者，如烟之熏，色黄而晦，湿气沉滞故也；若热黄则黄而明，所谓身黄如橘子色也。

湿家，其人但头汗出，背强，欲得被覆向火。若下之早则哕，或胸满，小便不利，舌上如胎者，以丹田有热，胸上有寒，渴欲得饮而不能饮，则口燥烦也。

寒湿居表，阳气不得外通而但上越，为头汗出，为背强，欲得被覆向火，是宜驱寒湿以通其阳。乃反下之，则阳更被抑，而哕乃作矣。或上焦之阳不布，而胸中满；或下焦之阳不化，而不便不利，随其所伤之处而为病也。舌上如胎者，本非胃热，而舌上津液燥聚，如胎之状，实非胎也。盖下后阳气反陷于下，而寒湿仍聚于上，于是丹田有热而渴欲得饮，胸上有寒而复不能饮，则口舌燥烦，而津液乃聚耳。

湿家下之，额上汗出，微喘，小便利者死；若下利不止者亦死。

湿病在表者宜汗，在里者宜利小便，苟非湿热蕴积成实，未可遽用下法。额汗出微喘，阳已离而上行；小便利，下利不止，阴复决而下走。阴阳离决，故死。一作小便不利者死，谓阳上游而阴不下济也，亦通。

风湿相搏，一身尽疼痛，法当汗出而解，值天阴雨不止，医云：此可发其汗。汗之病不愈者，何也？盖发其汗，汗大出者，但风气去，湿气在，是故不愈也。若治风湿者，但微微似欲汗出者，风湿俱去也。

风湿虽并为六淫之一，然风无形而湿有形，风气迅而湿气滞，值此雨淫湿胜之时，自有风易却而湿难除之势，而又发之速而驱之过，宜其风去而湿不与俱去也。故欲湿之去者，但使阳气内蒸而不骤泄，肌肉关节之间充满流行，而湿邪自无地可容矣。此发其汗，但微微似欲汗出之旨欤？

湿家病，身疼发热，面黄而喘，头痛鼻塞而烦，其脉大，自能饮食，腹中和无病，病在头中寒湿，故鼻塞，内药鼻中则愈。

寒湿在上，则清阳被郁。身疼、头痛、鼻塞者，湿上甚也；发热、面黄、烦、喘者，阳上郁也；而脉大，则非沉细之比；腹和无病，则非小便不利，大便反快之比。是其病不在腹中而在头，疗之者宜但治其头，而毋犯其腹。内药鼻中，如瓜蒂散之属，使黄水出则寒湿去而愈，不必服药以伤其和也。

湿家身烦疼，可与麻黄加术汤，发其汗为宜，慎不可以火攻之。

身烦疼者，湿兼寒而在表也。用麻黄汤以散寒，用白术以除湿。喻氏曰：麻黄得术，则虽发汗，不至多汗。而术得麻黄，并可以行表里之湿。不可以火攻者，恐湿与热合而反增发热也。

麻黄加术汤方

麻黄三两（去节）　桂枝二两　甘草一两（炙）　白术四两　杏仁七十个（去皮尖）

上五味，以水九升，先煮麻黄，减二升，去上沫，内诸药，煮取二升半，去滓，温服八合，覆取微汗。

病者一身尽疼，发热，日晡所剧者，此名风湿。此病伤于汗出当风，或久伤取冷所致也。可与麻黄杏仁薏苡甘草汤。

此亦散寒除湿之法。日晡所剧，不必泥定肺与阳明，但以湿无来去，而风有休作，故曰此名风湿。然虽言风而寒亦在其中，观下文云“汗出当风”，又曰“久伤取冷”，意可知矣。盖痉病非风不成，湿痹无寒不作，故以麻黄散寒，薏苡除湿，杏仁利气，助通泄之用，甘草补中，予胜湿之权也。

麻黄杏仁薏苡甘草汤方

麻黄半两　杏仁十个（去皮尖）　薏苡半两　甘草一两（炙）

上锉麻豆大，每服四钱匕，水一盏半，煎八分，去滓，温服，有微汗，避风。

风湿，脉浮、身重、汗出恶风者，防己黄芪汤主之。

风湿在表，法当从汗而解，乃汗不待发而自出，表尚未解而已虚，汗解之法不可守矣。故不用麻黄出之皮毛之表，而用防己驱之肌肤之里。服后如虫行皮中，及从腰下如冰，皆湿下行之征也。然非芪、术、甘草，焉能使卫阳复振，而驱湿下行哉？

防己黄芪汤方

防己一两　甘草半两（炙）　白术七钱半　黄芪一两一分

上锉麻豆大，每抄五钱匕，生姜四片，大枣一枚，水盏半，煎八分，去滓，温服。喘者，加麻黄半两；胃中不和者，加芍药三分；气上冲者，加桂枝三分；下有陈寒者，加细辛三分。服后当如虫行皮中，从腰下如冰，后坐被上，又以一被绕腰下，温令微汗，差。

伤寒八九日，风湿相搏，身体疼烦，不能自转侧，不呕不渴，脉浮虚而涩者，桂枝附子汤主之；若大便坚，小便自利者，去桂枝加白术汤主之。

身体疼烦，不能自转侧者，邪在表也；不呕不渴，里无热也；脉浮虚而涩，知其风湿外持，而卫阳不正，故以桂枝汤去芍药之酸收，加附子之辛温，以振阳气而敌阴邪。若大便坚，小便自利，知其在表之阳虽弱，而在里之气犹治，则皮中之湿，自可驱之于里，使从水道而出，不必更发其表，以危久弱之阳矣。故于前方去桂枝之辛散，加白术之苦燥，合附子之大力健行者，于以并走皮中而逐水气，亦因势利导之法也。

桂枝附子汤方

桂枝四两　附子三枚（炮去皮，破八片）　生姜三两（切）　甘草二两（炙）　大枣十二枚（擘）

上五味，以水六升，煮取二升，去滓，分温三服。

白术附子汤方

白术一两　附子一枚（炮去皮）　甘草二两（炙）　生姜一两半　大枣

六枚

上五味，以水三升，煮取一升，去滓，分温三服。一服觉身痹，半日许再服，三服都尽，其人如冒状，勿怪，即是术、附并走皮中，逐水气未得除故耳。

风湿相搏，骨节疼烦掣痛，不得屈伸，近之则痛剧，汗出短气，小便不利，恶风不欲去衣，或身微肿者，甘草附子汤主之。

此亦湿胜阳微之证。其治也不出助阳散湿之法。云得微汗则解者，非正发汗也。阳复而阴自解耳。夫风湿在表，本当从汗而解，麻黄加术汤、麻黄杏仁薏苡甘草汤，其正法也；而汗出表虚者，不宜重发其汗，则有防己黄芪实表行湿之法；而白术附子，则又补阳以为行者也；表虚无热者，不可遽发其阳，则有桂枝附子温经散湿之法；而甘草附子则兼补中以为散者也。即此数方，而仲景审病之微，用法之变，盖可见矣。

甘草附子汤方

甘草二两（炙）　附子二枚（炮去皮）　白术二两　桂枝四两

上四味，以水六升，煮取三升，去滓。温服一升，日三服，初服得微汗则解，能食，汗出复烦者，服五合。恐一升多者，宜服六七合为妙。

太阳中暍，发热恶寒，身重而疼痛，其脉弦细芤迟。小便已，洒洒然毛耸，手足逆冷，小有劳，身即热，口开，前板齿燥。若发其汗，则恶寒甚；加温针，则发热甚；数下之，则淋甚。

中暍即中暑，暑亦六淫之一，故先伤太阳而为寒热也。然暑，阳邪也，乃其证反身重疼痛，其脉反弦细而迟者，虽多中暍，而实兼湿邪也。小便已，洒洒毛耸者，太阳主表，内合膀胱，便已而气馁也。手足逆冷者，阳内聚而不外达，故小有劳，即气出而身热也。口开前板齿燥者，热盛于内，而气淫于外也。盖暑虽阳邪，而气恒与湿相合，阳求阴之义也。暑因湿入，而暑反居湿之中，阴包阳之象也。治之者一如分解风湿之法，辛以散湿，寒以清暑可矣。若发汗则徒伤其表，温针则更益其热，下之则热且内陷，变证随出，皆非正治暑湿之法也。

太阳中热者，暍是也。汗出恶寒，身热而渴，白虎加人参汤主之。

中热亦即中暑，暍即暑之气也。恶寒者，热气入则皮肤缓，腠理开，开则洒然寒，与伤寒恶寒者不同。发热汗出而渴，表里热炽，胃阴待涸，求救于水，故与白虎加人参以清热生阴，为中暑而无湿者之法也。

白虎加人参汤方

知母六两　石膏一斤（碎，棉裹）　甘草二两（炙）　粳米六合　人参三两上五味，以水一斗，煮米熟汤成，去滓，温服一升，日三服。

太阳中暍，身热疼重而脉微弱，此以夏月伤冷水，水行皮中所致也，一物瓜蒂汤主之。

暑之中人也，阴虚而多火者，暑即寓于火之中，为汗出而烦渴；阴虚而多湿者，暑即伏于湿之内，为身热而疼重，故暑病恒以湿为病，而治湿即所以治暑。瓜蒂苦寒，能吐能下，去身面四肢水气，水去而暑无所依，将不治而自解矣。此治中暑兼湿者之法也。

瓜蒂汤方

瓜蒂二十个

上锉，以水一斗，煮取五合，去滓，顿服。

百合狐惑[①]阴阳毒病证治第三

论曰：百合病者，百脉一宗，悉致其病也。意欲食复不能食，常默然，欲卧不能卧，欲行不能行，饮食或有美时，或有不用闻食臭时，如寒无寒，如热无热，口苦，小便赤，诸药不能治，得药则剧吐利，如有神灵者，身形如和，其脉微数。每溺时头痛者，六十日乃愈；若溺时头不痛，淅淅然者，四十日愈；若溺快然，但头眩者，二十日愈。其证或未病而预见，或病四五日而出，或二十日，或一月微见者，各随证治之。

百脉一宗者，分之则为百脉，合之则为一宗。悉致其病，则无之非病矣，然详其证，意欲食矣，而复不能食；常默然静矣，而又躁不得卧；饮食或有时美矣，而复有不用闻食臭时；如有寒如有热矣，而又不见为寒不见为热；诸药不能治，得药则剧吐利矣，而又身形如和。全是恍惚去来，不可为凭之象。惟口苦、小便赤、脉微数，则其常也。所以者何？热邪散漫，未统于经，其气游走无定，故其病亦去来无定。而病之所以为热者，则征于脉，见于口与便，有不可掩然者矣。夫膀胱者，太阳之府，其脉上至巅顶，而外行皮肤。溺时头痛者，太阴乍虚，而热气乘之也；淅然快然，则递减矣。夫乍虚之气，溺已即复，而热淫之气，得阴乃解。故其甚者，必六十日之久，诸阴尽集，而后邪退而愈，其次四十日，又其次二十日，热差减者，愈差速也。此病多于伤寒热病前后见之。其未病而预见者，热气先动也；其病后四五日或二十

① 狐惑：病证名。因感染虫毒，湿热不化而致的，以神情恍惚，口腔、眼、外阴溃烂为特征的疾病。亦作“狐𧏾”。

日，或一月见者，遗热不去也。各随其证以治，具如下文。

百合病发汗后者，百合知母汤主之。

人之有百脉，犹地之有众水也，众水朝宗于海，百脉朝宗于肺，故百脉不可治，而可治其肺。百合味甘平微苦，色白入肺，治邪气，补虚清热，故诸方悉以之为主，而随证加药治之，用知母者，以发汗伤津液故也。

百合知母汤方

百合七枚　知母三两

上先以水洗百合，渍一宿，当白沫出，去其水，别以泉水二升，煎取一升，去滓；别以泉水二升，煎知母取一升；后合煎取一升五合，分温再服。

百合病下之后者，百合滑石代赭汤主之。

百合病不可下而下之，必伤其里，乃复以滑石、代赭者，盖欲因下药之势，而抑之使下，导之使出，亦在下者引而竭之之意也。

百合滑石代赭汤方

百合七枚（擘）　滑石三两（碎绵裹）　代赭石如弹丸大一枚（碎绵裹）

上先煎百合如前法；别以泉水二升，煎滑石、代赭，取一升，去滓；后合和重煎，取一升五合，分温再服。

百合病，吐之后者，百合鸡子汤主之。

本草鸡子安五脏，治热疾，吐后脏气伤而病不去，用之不特安内，亦且攘外也。

百合鸡子汤方

百合七枚（擘）　鸡子黄一枚

上先煎百合如前法，了，内鸡子黄搅匀，煎五分，温服。

百合病，不经吐、下、发汗，病形如初者，百合地黄汤主之。

此则百合病正治之法也。盖肺主行身之阳，肾主行身之阴。百合色白入肺，而清气中之热；地黄色黑入肾，而除血中之热。气血既治，百脉俱清，虽有邪气，亦必自下。服后大便如漆，则热除之验也。《外台》云：大便当出黑沫。

百合地黄汤方

百合七枚（擘）　生地黄汁一升

上先煎百合如前法，了，内地黄汁，煎取一升五合，温分再服。中病勿更服。大便当如漆。

百合病，一月不解，变成渴者，百合洗方主之。

病久不解而变成渴，邪热留聚在肺也。单用百合渍水外洗者，以皮毛为肺之合，其气相通故也。洗已食煮饼。

按：《外台》云洗身讫，食白汤饼，今馎饦也。本草粳米、小麦并除热止渴，勿以咸豉者，恐咸味耗水而增渴也。

百合洗方

百合一升，以水一斗，渍之一宿，以洗身。洗已食煮饼，勿以咸豉也。

百合病，渴不差者，栝楼牡蛎散主之。

病变成渴，与百合洗方而不差者，热盛而津伤也。栝楼根苦寒，生津止渴，牡蛎咸寒，引热下行，不使上烁也。

栝楼牡蛎散方

栝楼根　牡蛎（熬）等分

上为细末，饮服方寸匕，日三服。

百合病，变发热者，百合滑石散主之。

病变发热者，邪聚于里而见于外也。滑石甘寒，能除六腑之热。得微利，则里热除而表热自退。

百合滑石散方

百合一两（炙）　滑石三两

上为散，饮服方寸匕，日三服。当微利者，止服，热则除。

百合病，见于阴者，以阳法救之；见于阳者，以阴法救之。见阳攻阴，复发其汗，此为逆；见阴攻阳，乃复下之，此亦为逆。

病见于阴，甚必及阳；病见于阳，穷必归阴。以法救之者，养其阳以救阴之偏，则阴以平而阳不伤；补其阴以救阳之过，则阳以和而阴不敝。《内经》用阴和阳，用阳和阴之道也。若见阳之病而攻其阴，则并伤其阴矣，乃复发汗，是重伤其阳也，故为逆；见阴之病而攻其阳则并伤其阳矣，乃复下之，是重竭其阴也，故亦为逆。以百合为邪少虚多之证，故不可直攻其病，亦不可误攻其无病，如此。

狐惑之为病，状如伤寒，默默欲眠，目不得闭，卧起不安。蚀于喉为惑，蚀于阴为狐。不欲饮食，恶闻食臭，其面目乍赤、乍黑、乍白。蚀于上部则声嗄，甘草泻心汤主之；蚀于下部则咽干，苦参汤洗之；蚀于肛者，雄黄熏之。

狐惑，虫病，即巢氏所谓䘌病也。默默欲眠，目不得闭，卧起不安，其躁扰之象，有似伤寒少阴热证，而实为䘌之乱其心也；不欲饮食，恶闻食臭，有似伤寒阳明实证，而实为虫之扰其胃也；其面目乍赤、乍黑、乍白者，虫之上下聚散无时，故其色变更不一，甚者脉亦大小无定也。盖虽虫病，而能使人惑乱而狐疑，故名曰狐惑。徐氏曰：蚀于喉为惑，谓热淫于上，如惑乱之气感而生䘌；蚀于阴为狐，谓热淫于下，柔害而幽隐，如狐性之阴也，亦通。蚀于上部，即蚀于喉之谓，故声嗄；蚀于下部，即蚀于阴之谓，阴内属于肝，而咽门为肝胆之候（出《千金》），病自下而冲上，则咽干也。至生虫之由，则赵氏所谓湿热停久，蒸腐气血而成瘀浊，于是风化所腐而成虫者当矣。甘草泻心，不特使中气运而湿热自化，抑亦苦辛杂用，足胜杀虫之任；其苦参、雄黄则皆清燥杀虫之品，洗之熏之，就其近而治之耳。

甘草泻心汤方

甘草四两（炙）　黄芩　干姜　人参各三两　半夏半升　黄连一两　大枣十二枚

上七味，以水一斗，煮取六升，去滓，再煎取三升，温服一升，日三服。

苦参汤方

苦参一升，以水一升，煎取七升，去滓，熏洗，日三。

雄黄熏法

雄黄一味为末，筒瓦二枚合之，烧，向肛熏之。

病者脉数无热，微烦，默默但欲卧，汗出，初得之三四日，目赤如鸠眼；七八日，目四眦黑。若能食者，脓已成也，赤豆当归散主之。

脉数微烦，默默但欲卧，热盛于里也；无热汗出，病不在表也；三四日目赤如鸠眼者，肝脏血中之热，随经上注于目也。经热如此，脏热可知，其为畜热不去，将成痈肿无疑。至七八日目四眦黑，赤色极而变黑，则痈尤甚矣。夫肝与胃，互为胜负者也，肝方有热，势必以其热侵及于胃，而肝既成痈，胃即以其热并之于肝，故曰：若能食者，知脓已成也。且脓成则毒化，毒化则不特胃和而肝亦和矣。赤豆、当归乃排脓血除湿热之良剂也。

再按此一条，注家有目为狐惑病者，有目为阴阳毒者，要之亦是湿热蕴毒之病，其不腐而为虫者，则积而为痈。不发于身面者，则发于肠脏，亦病机自然之势也。仲景意谓与狐惑阴阳毒，同源而异流者，故特论列于此欤。

赤豆当归散方

赤小豆三升（浸令芽出曝干）　当归十分

上二味，杵为散，浆水服方寸匕，日三服。

阳毒之为病，面赤斑斑如锦纹，咽喉痛，吐脓血。五日可治，七日不可治。升麻鳖甲汤主之。

阴毒之为病，面目青，身痛如被杖，咽喉痛。五日可治，七日不可治，升麻鳖甲汤去雄黄、蜀椒主之。

毒者，邪气蕴畜不解之谓。阳毒非必极热，阴毒非必极寒。邪在阳者为阳毒，邪在阴者为阴毒也。而此所谓阴阳者，亦非脏腑气血之谓，但以面赤斑斑如锦纹，咽喉痛，唾脓血，其邪著而在表者谓之阳；面目青，身痛如被杖，咽喉痛，不唾脓血，其邪隐而在表之里者谓之阴耳。故皆得用辛温升散之品，以发其蕴畜不解之邪，而亦并用甘润咸寒之味，以安其邪气经扰之阴。五日邪气尚浅，发之犹易，故可治；七日邪气已深，发之则难，故不可治。其蜀椒、雄黄二物，阳毒用之者，以阳从阳，欲其速散也；阴毒去之者，恐阴邪不可劫，而阴气反受损也。

升麻鳖甲汤方

升麻　当归　甘草各二两　蜀椒（炒去汗）一两　鳖甲手指大一片（炙）　雄黄半两（研）

上六味，以水四升，煮取一升，顿服之，老小再服取汗，《肘后》《千金方》阳毒用升麻汤，无鳖甲有桂；阴毒用甘草汤，无雄黄。

疟病脉证并治第四

师曰：疟脉自弦，弦数者多热，弦迟者多寒。弦小紧者下之差，弦迟者可温之，弦紧者可发汗、针灸也，浮大者可吐之，弦数者风发①也，以饮食消息止之。

疟者少阳之邪，弦者少阳之脉，有是邪，则有是脉也。然疟之舍，固在半表半里之间，而疟之气，则有偏多偏少之异。故其病有热多者，有寒多者，有里多而可下者，有表多而可汗、可吐者，有风从热出，而不可以药散者，当各随其脉而施治也。徐氏曰：脉大者为阳，小者为阴，紧虽寒脉，小紧则内入而为阴矣。阴不可从表散，故曰下之愈。迟既为寒，温之无疑。弦紧不沉，为寒脉而非阴脉，非阴故可发汗、针灸也。疟脉概弦，而忽浮大，知邪在高分，高者引而越之，故可吐。喻氏曰：仲景既云弦数者多热矣，而复申一义云，弦数者风发，见多热不已，必至于极热，热极则生风，风生则肝木侮土而传其热于胃，坐耗津液，此非可徒求之药，须以饮食消息，止其炽热，即梨汁、蔗浆，生津止渴之属，正《内经》风淫于内，治以甘寒之旨也。

病疟以月一日发，当十五日愈，设不差，当月尽解；如其不差，当云何？师曰：此结为癥瘕，名曰疟母，急治之，宜鳖甲煎丸。

---

① 风发：风，泛指邪气。风发，是指感受邪气而发热。

天气十五日一更，人之气亦十五日一更，气更则邪当解也。否则三十日天人之气再更，而邪自不能留矣。设更不愈，其邪必假血依痰，结为癥瘕，僻处胁下，将成负固不服之势，故宜急治。鳖甲煎丸，行气逐血之药颇多，而不嫌其峻；一日三服，不嫌其急，所谓乘其未集而击之也。

鳖甲煎丸方

鳖甲十二分（炙） 乌扇三分（烧，即射干） 黄芩三分 柴胡六分 鼠妇三分（熬） 干姜 大黄 桂枝 石韦（去毛） 厚朴 紫葳（即凌霄） 半夏 阿胶 芍药 牡丹 䗪虫各五分 葶苈 人参各一分 瞿麦二分 蜂窠四分（炙） 赤硝十二分 蜣螂六分（熬） 桃仁二分

上二十三味，为末，取煅灶下灰一斗，清酒一斛五升，浸灰，俟酒尽一半，着鳖甲于中，煮令泛烂如胶漆，绞取汁，内诸药，煎为丸，如梧子大，空心服七丸，日三服。《千金方》用鳖甲十二片，又有海藻三分，大戟一分，无鼠妇、赤硝二味。

师曰：阴气孤绝，阳气独发，则热而少气烦冤，手足热而欲吐，名曰瘅疟。若但热不寒者，邪气内藏于心，外舍分肉之间，令人消烁肌肉。

此与《内经》论瘅疟文大同。夫阴气虚者，阳气必发，发则足以伤气而耗神，故少气烦冤也。四肢者，诸阳之本，阳盛则手足热也。欲呕者，热干胃也。邪气内藏于心者，瘅为阳邪，心为阳脏，以阳从阳，故邪外舍分肉，而其气则内通于心脏也。消烁肌肉者，肌肉为阴，阳极则阴消也。

温疟者，其脉如平，身无寒但热，骨节烦疼，时呕，白虎加桂枝汤主之。

此与《内经》论湿疟文不同，《内经》言其因，此详其脉与证也。瘅疟、温疟，俱无寒但热，俱呕，而其因不同。瘅疟者，肺素有热，而加外感，为表寒里热之证，缘阴气内虚，不能与阳相争，故不作寒也；温疟者，邪气内藏肾中，至春夏而始发，为伏气外出之证，寒畜久而变热，故亦不作寒也。脉如平者，病非乍感，故脉如其平时也。骨节烦疼时呕者，热从肾出，外舍于其合，而上并于阳明也。白虎甘寒除热，桂枝则因其热而达之耳。

白虎加桂枝汤方

知母六两 石膏一斤 甘草二两（炙） 粳米二合 桂枝三两

上五味，以水一斗，煮米熟汤成，去滓，温服一升。日三。

疟多寒者，名曰牡疟，蜀漆散主之。

疟多寒者，非真寒也。阳气为痰饮所遏，不得外出肌表，而但内伏心间。心，牡藏也，故名牡疟。蜀漆能吐疟痰，痰去则阴伸而寒愈；取云母、龙骨者，以蜀漆上越之猛，恐并动心中之神与气也。

蜀漆散方

蜀漆（烧去腥）　云母（烧二日夜）　龙骨等分

上三味，杵为散，未发前以浆水服半钱匕。

附《外台秘要》三方

牡蛎汤：

牡蛎　麻黄各四两　甘草二两　蜀漆三两

上四味，以水八升，先煮蜀漆、麻黄，去上沫，得六升，内诸药，煮取二升，温服一升。若吐则勿更服。

按：此系宋·孙奇等所附，盖亦蜀漆散之意，而外攻之力较猛矣。赵氏云：牡蛎软坚消结，麻黄非独散寒，且可发越阳气，使通于外，结散阳通，其病自愈。

柴胡去半夏加栝楼根汤：治疟病发渴者，亦治劳疟。

柴胡八两　人参　黄芩　甘草各三两　栝楼根四两　生姜二两　大枣十二枚

上七味，以水一斗二升，煮取六升，去滓，再煎，取三升，温服一升。日二服。

柴胡桂姜汤：治疟。寒多微有热，或但寒不热，服一剂如神。

柴胡半斤　桂枝三两　干姜二两　栝楼根四两　黄芩三两　甘草二两（炙）　牡蛎二两（熬）

上七味，以水一斗，煮取六升，去滓，再煎，取三升，温服一升，日三。初服微烦，复服汗出便愈。

赵氏曰：此与牡疟相类而实非，牡疟邪客心下，此风寒湿痹于肌表。肌表既痹，阳气不得通于外，遂郁伏于荣血之中。阳气化热，血滞成瘀，着于其处，遇卫气行阳二十五度及之，则病作。其邪之入营者，既无外出之势，而营之素痹者，亦不出而与阳争，故少热或无热也。是用柴胡为君，发其郁伏之阳；黄芩为佐，清其半里之热；桂枝、干姜，所以通肌表之痹；栝楼根、牡蛎，除留热，消瘀血；甘草和诸药，调阴阳也。得汗则痹邪散，血热行，而病愈矣。

中风历节病脉证并治第五

夫风之为病，当半身不遂，或但臂不遂者，此为痹。脉微而数，中风使然。

风彻于上下，故半身不遂；痹闭于一处，故但臂不遂。以此见风重而痹轻，风动而痹着也。风从虚入，故脉微；风发而成热，故脉数。曰中风使然者，谓痹病亦是风病，但以在阳者为风，而在阴者则为痹耳。

寸口脉浮而紧，紧则为寒，浮则为虚；寒虚相搏，邪在皮肤；浮者血虚，络脉空虚；贼邪不泻，或左或右；邪气反缓，正气即急；正气引邪，㖞僻不遂。邪在于络，肌肤不仁；邪在于经，即重不胜；邪入于腑，即不识人；邪入于脏，舌即难言，口吐涎。

寒虚相搏者，正不足而邪乘之，为风寒初感之诊也。浮为血虚者，气行脉外而血行脉中，脉浮者沉不足，为血虚也。血虚则无以充灌皮肤，而络脉空虚，并无以捍御外气，而贼邪不泻，由是或左或右，随其空处而留着矣。邪气反缓，正气即急者，受邪之处，筋脉不用而缓，无邪之处，正气独治而急，缓者为急者所引，则口目为僻，而肢体不遂，是以左㖞者邪反在右，右㖞者邪反在左。然或左或右，则有邪正缓急之殊，而为表为里，亦有经络脏腑之别。经云："经脉为里，支而横者为络，络之小者为孙。"是则络浅而经深，络小而经大，故络邪病于肌肤，而经邪病连筋骨，甚而入腑，又甚而入脏，则邪递深矣。盖神藏于脏，而通于腑；腑病则神窒于内，故不识人；诸阴皆连舌本，脏气厥不至舌下，则机息于上，故舌难言而涎自出也。

侯氏黑散

治大风四肢烦重，心中恶寒不足者。

菊花四十分　白术　防风各十分　桔梗八分　黄芩五分　细辛　干姜　人参　茯苓　当归　川芎　牡蛎　矾石　桂枝各三分

上十四味，杵为散，酒服方寸匕，日一服，初服二十日，温酒调服，禁一切鱼肉大蒜，常宜冷食，六十日止，即药积腹中不下也，熟食即下矣，冷食自能助药力。

此方亦孙奇等所附，而去风除热补虚下痰之法具备。以为中风之病，莫不由是数者所致云尔，学者得其意，毋泥其迹可也。

寸口脉迟而缓，迟则为寒；缓则为虚；营缓则为亡血，卫缓则为中风。邪气中经，则身痒而瘾疹；心气不足，邪气入中，则胸满而短气。

迟者行之不及，缓者至而无力；不及为寒，而无力为虚也。沉而缓者为营不足，浮而缓者为卫中风，卫在表而营在里也。经不足而风入之，血为风动，则身痒而瘾疹；心不足而风中之，阳用不布，则胸满而短气，经行肌中，而心处胸间也。

风引汤

除热瘫痫。

大黄　干姜　龙骨各四两　桂枝三两　甘草　牡蛎各二两　寒水石　滑石　赤石脂　白石脂　紫石英　石膏各六两

上十二味，杵粗筛，以韦囊盛之，取三指撮，井花水三升，煮三沸，温服一升。治大人风引，少小惊痫瘛疭，日数发，医所不疗。除热方。巢氏云：脚气宜风引汤。

此下热清热之剂，孙奇以为中风多从热起，故特附于此欤。中有姜桂石脂龙蛎者，盖以涩驭泄，以热监寒也。然亦猛剂，用者审之。

防己地黄汤

治病如狂状，妄行，独语不休，无热，其脉浮。

防己　甘草各一分　桂枝　防风各三分

上四味，以酒一杯，渍之，绞取汁，生地黄二斤㕮咀，蒸之如斗米饭久，以铜器盛药汁，更绞地黄汁，和，分再服。

狂走谵语，身热脉大者，属阳明也。此无寒热，其脉浮者，乃血虚生热，邪并于阳而然。桂枝、防风、防己、甘草，酒浸取汁，用是轻清，归之于阳，以散其邪；用生地黄之甘寒，熟蒸使归于阴，以养血除热，盖药生则散表，熟则补衰，此煎煮法，亦表里法也。（赵氏）

头风摩散

大附子一枚　盐等分

上二味，为散，沐了，以方寸匕，摩疾上，令药力行。

寸口脉沉而弱，沉即主骨，弱即主筋，沉即为肾，弱即为肝。汗出入水中，如水伤心，历节痛，黄汗出，故曰历节。

此为肝肾先虚，而心阳复郁，为历节黄汗之本也。心气化液为汗，汗出入水中，水寒之气从汗孔入侵心脏，外水内火，郁为湿热，汗液则黄，浸淫筋骨，历节乃痛。历节者，遇节皆痛也。盖非肝肾先虚，则虽得水气，未必便入筋骨；非水湿内侵，则肝肾虽虚，未必便成历节。仲景欲举其标，而先究其本，以为历节多从虚得之也。

按：后《水气篇》中云："黄汗之病，以汗出入水中浴，水从汗孔入得之。"合观二条，知历节、黄汗，为同源异流之病。其瘀郁上焦者，则为黄汗，其并伤筋骨者，则为历节也。

趺阳脉浮而滑，滑则谷气实，浮则汗自出。少阴脉浮而弱，弱则血不足，浮则为风，风血相搏，即疼痛如掣。盛人脉涩小，短气，自汗出，历节疼，不可屈伸，此皆饮酒汗出当风所致。

趺阳脉浮者风也，脉滑者谷气盛也。汗生于谷，而风性善泄，故汗自出。

风血相搏者，少阴血虚而风复扰之，为疼痛如掣也。趺阳少阴二条合看，知阳明谷气盛者，风入必与汗偕出，少阴血不足者，风入遂着而成病也。盛人脉涩小短气者，形盛于外，而气歉于内也；自汗出，湿复胜也。缘酒客湿本内积，而汗出当风，则湿复外郁，内外相召，流入关节，故历节痛不可屈伸也。合三条观之，汗出入水者，热为湿郁也；风血相搏者，血为风动也；饮酒汗出当风者，风湿相合也。历节病因，有是三者不同，其为从虚所得则一也。

诸肢节疼痛，身体尪羸，脚肿如脱，头眩短气，温温欲吐，桂枝芍药知母汤主之。

诸肢节疼痛，即历节也；身体尪痛，脚肿如脱，形气不足，而湿热下甚也；头眩短气，温温欲吐，湿热且从下而上冲矣，与脚气冲心之候颇同。桂枝、麻黄、防风，散湿于表；芍药、知母、甘草，除热于中；白术、附子，驱湿热于下；而用生姜最多，以止呕降逆，为湿热外伤肢节，而复上冲心胃之治法也。

桂枝芍药知母汤方

桂枝四两　芍药三两　甘草　麻黄　附子各二两　白术　知母　防风各四两　生姜五两

上九味，以水七升，煮取二升，温服七合，日三服。

味酸则伤筋，筋伤则缓，名曰泄。咸则伤骨，骨伤则痿，名曰枯。枯泄相搏，名曰断泄。营气不通，卫不独行，营卫俱微，三焦无所御，四属断绝，身体羸瘦，独足肿大，黄汗出，胫冷。假令发热，便为历节也。

此亦内伤肝肾，而由于滋味不节者也。枯泄相搏，即筋骨并伤之谓；曰断泄者，言其生气不续，而精神时越也。营不通因而卫不行者，病在阴而及于阳也。不通不行非壅而实，盖即营卫涸流之意。四属，四肢也。营卫者，水谷之气，三焦受气于水谷，而四肢禀气于三焦，故营卫微，则三焦无气而四属失养也。由是精微不化于上，而身体羸瘦，阴浊独注于下，而足肿胫冷黄汗出，此病类似历节黄汗，而实非水湿为病，所谓肝肾虽虚，未必便成历节者是也。而虚病不能发热，历节则未有不热者，故曰假令发热，便为历节。后《水气篇》中又云："黄汗之病，两胫自冷，假令发热，此属历节。"盖即黄汗历节而又致其辨也。详见本文。

病历节不可屈伸，疼痛，乌头汤主之。

此治寒湿历节之正法也。寒湿之邪，非麻黄、乌头不能去，而病在筋节，又非如皮毛之邪，可一汗而散者。故以黄芪之补，白芍之收，甘草之缓，牵制二物，俾得深入而去留邪。如卫瓘监钟邓入蜀，使其成功而不及于乱，乃制方之要妙也。

乌头汤

亦治脚气疼痛，不可屈伸。

麻黄　芍药　黄芪　甘草各三两（炙）　乌头五枚（㕮咀，以蜜二升，煎取一升，即出乌头）

上四味，以水三升，煮取一升，去滓，内蜜煎中，更煎之，服七合。不知，尽服之。

矾石汤

治脚气冲心。

矾石二两

上一味，以浆水一斗五升，煎三五沸，浸脚良。

脚气之病，湿伤于下，而气冲于上。矾石味酸涩，性燥，能却水收湿解毒，毒解湿收，上冲自止。

附方

《古今录验》续命汤：治中风痱，身体不能自收持，口不能言，冒昧不知痛处，或拘急不得转侧。

麻黄　桂枝　甘草　干姜　石膏　当归　人参各三两　杏仁四十粒　川芎一两五钱

上九味，以水一斗，煮取四升，温服一升，当小汗，薄覆脊，凭几坐，汗出则愈；不汗更服。无所禁，勿当风。并治但伏不得卧，咳逆上气，面目浮肿。

痱者，废也，精神不持，筋骨不用，非特邪气之扰，亦真气之衰也。麻黄、桂枝所以散邪；人参、当归所以养正；石膏合杏仁助散邪之力；甘草合干姜，为复气之虚。乃攻补兼行之法也。

《千金》三黄汤：治中风手足拘急，百节疼痛，烦热心乱，恶寒，经日不欲饮食。

麻黄五分　独活四分　细辛　黄芪各二分　黄芩三分

上五味，以水六升，煮取二升，分温三服，一服小汗出，二服大汗出。心热加大黄二分，腹满加枳实一枚，气逆加人参三分，悸加牡蛎三分，渴加栝楼根三分，先有寒加附子一枚。

《近效》术附汤：治风虚头重眩，苦极，不知食味，暖肌补中，益精气。

白术一两　附子一枚半（炮去皮）　甘草一两（炙）

上三味锉，每五钱匕，姜五片，枣一枚，水盏半，煎七分，去滓温服。

崔氏八味丸：治脚气上入，少腹不仁。

熟地黄八两　山茱萸　山药各四两　泽泻　茯苓　牡丹皮各三两　桂　附子各一两（炮）

上八味，末之，炼蜜和丸梧子大，酒下十五丸，日再服。

肾之脉，起于足而入于腹，肾气不治，湿寒之气，随经上入，聚于少腹，为之不仁，是非驱湿散寒之剂所可治者，须以肾气丸补肾中之气，以为生阳化湿之用也。

《千金》越婢加术汤：治肉极热，则身体津脱，腠理开，汗大泄，厉风气，下焦脚弱。

麻黄六两　石膏半斤　生姜二两　甘草二两　白术四两　大枣十五枚

上六味，以水六升，先煮麻黄，去上沫，内诸药，煮取三升，分温三服。恶风加附子一枚（炮）。

血痹虚劳病脉证并治第六

问曰：血痹之病，以何得之？师曰：夫尊荣人，骨弱肌肤盛，重因疲劳汗出，卧不时动摇，加被微风，遂得之。但以脉自微涩，在寸口、关上小紧，宜针引阳气，令脉和紧去则愈。

阳气者，卫外而为固也。乃因疲劳汗出，而阳气一伤，卧不时动摇，而阳气再伤，于是风气虽微，得以直入血中而为痹。经云：邪入于阴则痹也。脉微为阳微，涩为血滞，紧则邪之征也。血中之邪，始以阳气伤而得入，终必得阳气通而后出。而痹之为病，血既以风入而痹于外，阳亦以血痹而止于中，故必针以引阳使出，阳出而邪去，邪去而脉紧乃和，血痹乃通，以是知血分受痹，不当独治其血矣。

血痹阴阳俱微，寸口关上微，尺中小紧，外证身体不仁，如风痹状，黄芪桂枝五物汤主之。

阴阳俱微，该人迎、趺阳、太溪为言。寸口关上微，尺中小紧，即阳不足而阴为痹之象。不仁者，肌体顽痹，痛痒不觉，如风痹状，而实非风也。黄芪桂枝五物和荣之滞，助卫之行，亦针引阳气之意。以脉阴阳俱微，故不可针而可药，经所谓阴阳形气俱不足者，勿刺以针而调以甘药也。

黄芪桂枝五物汤方

黄芪三两　芍药三两　桂枝三两　生姜六两　大枣十二枚

上五味，以水六升，煮取二升，温服七合，日三服。

夫男子平人脉大为劳，脉极虚亦为劳。

阳气者，烦劳则张，故脉大，劳则气耗，故脉极虚。李氏曰：脉大非气盛也，重按必空濡。大者，劳脉之外暴者也；极虚者，劳脉之内衰者也。

男子面色薄，主渴及亡血，卒喘悸，脉浮者，里虚也。

渴者，热伤阴气；亡血者，不华于色。故面色薄者，知其渴及亡血也。李氏曰：劳者气血俱耗，气虚则喘，血虚则悸。卒者，猝然见此病也。脉浮为里虚，以劳则真阴失守，孤阳无根，气散于外，而精夺于内也。

男子脉虚沉弦，无寒热，短气里急，小便不利，面色白，时目瞑兼衄，少腹满，此为劳使之然。劳之为病，其脉浮大，手足烦，春夏剧，秋冬差，阴寒精自出，痠削不能行。男子脉浮弱而涩，为无子，精气清冷。

脉虚沉弦者，劳而伤阳也，故为短气里急，为小便不利，少腹满，为面色白；而其极则并伤其阴，而目瞑兼衄，目瞑，目不明也。脉浮者，劳而伤阴也，故为手足烦，为痠削不能行，为春夏剧而秋冬差；而其极则并伤其阳，而阴寒精自出，此阴阳互根，自然之道也。若脉浮弱而涩，则精气交亏而清冷不温，此得之天禀薄弱，故当无子。

夫失精家少腹弦急，阴头寒，目眩，发落，脉极虚芤迟，为清谷、亡血、失精。脉得诸芤动微紧，男子失精，女子梦交，桂枝龙骨牡蛎汤主之。

脉极虚芤迟者，精失而虚及其气也，故少腹弦急，阴头寒而目眩；脉得诸芤动微紧者，阴阳并乖而伤及其神与精也，故男子失精，女子梦交。沈氏所谓劳伤心气，火浮不敛，则为心肾不交，阳泛于上，精孤于下，火不摄水，不交自泄，故病失精，或精虚心相内浮，扰精而出，则成梦交者是也。徐氏曰：桂枝汤外证得之，能解肌去邪气，内证得之，能补虚调阴阳，加龙骨、牡蛎者，以失精梦交为神精间病，非此不足以收敛其浮越也。

桂枝龙骨牡蛎汤方

桂枝　芍药　生姜各三两　甘草二两　大枣十二枚　龙骨　牡蛎各三两

上七味　以水七升，煮取三升，分温三服。

天雄散方

天雄三两（炮）　白术八两　桂枝六两　龙骨三两

上四味，杵为散，酒服半钱匕，日三服，不知，稍增之。

按：此疑亦后人所附，为补阳摄阴之用也。

男子平人脉虚弱细微者，喜盗汗也。人年五六十，其病脉大者，痹侠背行，若肠鸣、马刀侠瘿者，皆为劳得之。脉沉小迟，名脱气，其人疾行则喘喝，手足逆寒，腹满，甚则溏泄，食不消化也。脉弦而大，弦则为减，大则为芤，减则为寒，芤则为虚，虚寒相搏，此名为革。妇人则半产漏下，男子则亡血失精。

平人，不病之人也。脉虚弱细微，则阴阳俱不足矣。阳不足者不能固，阴不足者不能守，是其人必善盗汗。人年五六十，精气衰矣，而病脉反大者，是其人当有风气也；痹侠背行，痹之侠脊者，由阳气不足，而邪气从之也；若肠鸣、马刀、侠瘿者，阳气以劳而外张，火热以劳而上逆。阳外张，则寒动于中而为腹鸣；火上逆，则与痰相搏而为马刀、侠瘿。李氏曰：瘿生乳腋下曰马刀，又夹生颈之两旁者为侠瘿。侠者，挟也；马刀，蛎蛤之属，疮形似之，故曰马刀；瘿，一作缨，发于结缨之处。二疮一在头，一在腋下，常相联络，故俗名疬串。脉沉小迟，皆阴象也。三者并见，阴盛而阳乃亡矣，故名脱气。其人疾行则喘喝者，气脱而不固也。由是外无气而手足逆冷，胃无气而腹满，脾无气而溏泄食不化，皆阳微气脱之证也。脉弦者阳不足，故为减为寒，脉大者阴不足，故为芤为虚，阴阳并虚，外强中干，此名为革，又变革也。妇人半产、漏下，男子亡血、失精，是皆失其产乳生育之常矣，故名曰革。

虚劳里急，悸，衄，腹中痛，梦失精，四肢痠疼，手足烦热，咽干，口燥，小建中汤主之。

此和阴阳调营卫之法也。夫人生之道，曰阴曰阳，阴阳和平，百疾不生。若阳病不能与阴和，则阴以其寒独行，为里急，为腹中痛，而实非阴之盛也；阴病不能与阳和，则阳以其热独行，为手足烦热，为咽干、口燥，而实非阳之炽也。昧者以寒攻热，以热攻寒，寒热内贼，其病益甚，惟以甘酸辛药，和合成剂，调之使和，则阳就于阴，而寒以温，阴就于阳，而热以和，医之所以贵识其大要也。岂徒云寒可治热，热可治寒而已哉。或问和阴阳调营卫是矣，而必以建中者，何也？曰：中者，脾胃也，营卫生成于水谷，而水谷转输于脾胃，故中气立，则营卫流行而不失其和；又中者，四运之轴，而阴阳之机也，故中气立，则阴阳相循，如环无端，而不极于偏。是方甘与辛合而生阳，酸得甘助而生阴，阴阳相生，中气自立，是故求阴阳之和者，必于中气，求中气之立，必以建中也。

小建中汤方

桂枝三两　甘草二两　芍药六两　大枣十二枚　生姜三两　饴糖一升

上六味，以水七升，煮取三升，去滓，内胶饴，更上微火消解，温服一升，日三服。

虚劳里急，诸不足，黄芪建中汤主之。

里急者，里虚脉急，腹中当引痛也；诸不足者，阴阳诸脉，并俱不足，而眩、悸、喘、喝、失精、亡血等证，相因而至也。急者缓之必以甘，不足者补之必以温，而充虚塞空，则黄芪尤有专长也。

黄芪建中汤方

即小建中汤内加黄芪一两半，余依上法。

气短、胸满者，加生姜；腹满者，去枣，加茯苓一两半，及疗肺虚损不足；补气，加半夏三两。

虚劳腰痛，少腹拘急，小便不利者，八味肾气丸主之。

下焦之分，少阴主之，少阴虽为阴脏，而中有元阳，所以温经脏，行阴阳，司开阖者也。虚劳之人，损伤少阴肾气，是以腰痛，少腹拘急，小便不利，程氏所谓肾间动气已损者是矣。八味肾气丸补阴之虚，可以生气，助阳之弱可以化水，乃补下治下之良剂也。

八味肾气丸方（见妇人杂病）

虚劳诸不足，风气百疾，薯蓣丸主之。

虚劳证多有挟风气者，正不可独补其虚，亦不可着意去风气。仲景以参、地、芎䓖、归、苓、术补其气血，胶、麦、姜、枣、甘、芍益其营卫，而以桔梗、杏仁、桂枝、防风、柴胡、白蔹、黄卷、神曲去风行气，其用薯蓣最多者，以其不寒不热，不燥不滑，兼擅补虚去风之长，故以为君，谓必得正气理而后风气可去耳。

薯蓣丸方

薯蓣三十分　人参七分　白术六分　茯苓五分　甘草二十八分　当归十分　干地黄十分　芍药六分　芎䓖六分　麦冬六分　阿胶七分　干姜三分　大枣百枚为膏　桔梗五分　杏仁六分　桂枝十分　防风六分　神曲十分　豆黄卷十分　柴胡五分　白蔹二分

上二十一味，末之，炼蜜和丸如弹子大，空腹酒服一丸，一百丸为剂。

虚劳虚烦不得眠，酸枣仁汤主之。

人寤则魂寓于目，寐则魂藏于肝，虚劳之人，肝气不荣，则魂不得藏，魂不藏，故不得眠。酸枣仁补肝敛气，宜以为君。而魂既不归容，必有浊痰燥火乘间而袭其舍者，烦之所由作也，故以知母、甘草清热滋燥，茯苓、川芎行气除痰。皆所以求肝之治，而宅其魂也。

酸枣仁汤方

酸枣仁二升　甘草一两　知母　茯苓各二两　芎䓖一两

上五味，以水八升，煮酸枣仁得六升，内诸药，煮取三升，分温三服。

五劳虚极羸瘦，腹满不能饮食，食伤、忧伤、饮伤、房室伤、饥伤、劳伤、经络荣卫气伤，内有干血，肌肤甲错，两目暗黑。缓中补虚，大黄䗪虫丸主之。

虚劳症有挟外邪者，如上所谓风气百疾是也。有挟瘀郁者，则此所谓五劳诸伤，内有干血者是也。夫风气不去，则足以贼正气而生长不荣；干血不去，则足以留新血而渗灌不周，故去之不可不早也。此方润以濡其干，虫以动其瘀，通以去其闭，而仍以地黄、芍药、甘草和养其虚，攻血而不专主瘀血，一如薯蓣丸之去风而不着意于风也。喻氏曰：此世俗所称干血劳之良治也。血瘀于内，手足脉相失者宜之，兼入琼玉膏补润之剂尤妙。

大黄䗪虫丸方

大黄十分（蒸） 黄芩二两 甘草三两 桃仁一升 杏仁一升 芍药四两 干地黄十两 干漆一两 虻虫一升 水蛭百枚 蛴螬百枚 䗪虫半升

上十二味，末之，炼蜜和丸，小豆大，酒服五丸，日三服。

附方

《千金翼》炙甘草汤：治虚劳不足，汗出而闷，脉结，悸，行动如常，不出百日，危急者十一日死。

甘草四两（炙） 桂枝 生姜各三两 麦冬半升 麻仁半升 人参 阿胶各三两 大枣三十枚 生地黄一斤

上九味，以酒七升，水八升，先煮八味，取三升，去滓，内胶消尽，温服一升，日三服。

脉结是荣气不行，悸则血亏而心无所养，营滞血亏，而更出汗，岂不立槁乎？故虽行动如常，断云不出百日，知其阴亡而阳绝也。人参、桂枝、甘草、生姜行身之阳，胶、麦、麻、地行身之阴，盖欲使阳得复行阴中而脉自复也。后人只喜用胶、地等而畏姜、桂，岂知阴凝燥气，非阳不能化耶。（徐氏）

《肘后》獭肝散：治冷劳，又主鬼疰一门相染。

獭肝一具，炙干末之，水服方寸匕，日三服。

肺痿肺痈咳嗽上气病脉证治第七

问曰：热在上焦者，因咳为肺痿，肺痿之病，从何得之？师曰：或从汗出，或从呕吐，或从消渴，小便利数，或从便难，又被快药下利，重亡津液，故得之。曰：寸口脉数，其人咳，口中反有浊唾涎沫者，何？师曰：为肺痿之病。若口中辟辟燥，咳即胸中隐隐痛，脉反滑数，此为肺痈，咳唾脓血。脉数虚者为肺痿，数实者为肺痈。

此设为问答，以辨肺痿、肺痈之异。热在上焦二句，见《五脏风寒积聚篇》。盖师有是语，而因之以为问也。汗出、呕吐、消渴、二便下多，皆足以亡津液而生燥热，肺虚且热，则为痿矣。口中反有浊唾涎沫者，肺中津液，为热所迫而上行也，或云肺既痿而不用，则饮食游溢之精气，不能分布诸经，而但上溢于口，亦通。口中辟辟燥者，魏氏以为肺痈之痰涎脓血，俱蕴蓄结聚于肺脏之内，故口中反干燥，而但辟辟作空响燥咳而已。然按下肺痈条亦云，其人咳，咽燥不渴，多唾浊沫，则肺痿肺痈二证多同，惟胸中痛，脉滑数，唾脓血，则肺痈所独也。比而论之，痿者萎也，如草木之萎而不荣，为津烁而肺焦也；痈者壅也，如土之壅而不通，为热聚而肺㿉也。故其脉有虚实不同，而其数则一也。

问曰：病咳逆，脉之何以知此为肺痈？当有脓血，吐之则死，其脉何类？师曰：寸口脉微而数，微则为风，数则为热；微则汗出，数则恶寒。风中于卫，呼气不入；热过于营，吸而不出。风伤皮毛，热伤血脉。风舍于肺，其人则咳，口干喘满，咽燥不渴，多唾浊沫，时时振寒。热之所过，血为之凝滞，畜结痈脓，吐如米粥。始萌可救，脓成则死。

此原肺痈之由，为风热畜结不解也。凡言风脉多浮或缓，此云微者，风入营而增热，故脉不浮而反微，且与数俱见也。微则汗出者，气伤于热也；数则恶寒者，阴反在外也；呼气不入者，气得风而浮，利出而艰入也；吸而不出者，血得热而壅，气亦为之不伸也。肺热而壅，故口干而喘满；热在血中，故咽燥而不渴。且肺被热迫，而反以热化，为多唾浊沫；热盛于里，而外反无气，为时时振寒。由是热畜不解，血凝不通，而痈脓成矣，吐如米粥，未必便是死证，至浸淫不已，肺叶腐败，则不可治矣，故曰始萌可救，脓成则死。

上气面浮肿，肩息，其脉浮大，不治，又加利尤甚。上气喘而躁者，此为肺胀，欲作风水，发汗则愈。

上气面浮肿，肩息，气但升而不降矣。脉复浮大，则阳有上越之机，脉偏盛者，偏绝也。又加下利，是阴复从下脱矣，阴阳离决，故当不治。肩息，息摇肩也。上气喘而躁者，水性润下，风性上行，水为风激，气凑于肺，所谓激而行之，可使在山者也，故曰欲作风水。发汗令风去，则水复其润下之性矣，故愈。

肺痿吐涎沫而不咳者，其人不渴，必遗尿，小便数，所以然者，以上虚不能制下故也。此为肺中冷，必眩，多涎唾，甘草干姜汤以温之。若服汤已渴者，属消渴。

此举肺痿之属虚冷者，以见病变之不同。盖肺为娇脏，热则气烁，故不用而痿；冷则气沮，故亦不用而痿也。遗尿、小便数者，肺金不用而气化无权，斯膀胱无制而津液不藏也。头眩、多涎唾者，经云上虚则眩，又云上焦有寒，其口多涎也。甘草、干姜，甘辛合用，为温肺复气之剂。服后病不去而加渴者，则属消渴，盖小便数而渴者为消，不渴者，非下虚即肺冷也。

甘草干姜汤方

甘草四两（炙）　干姜二两（炮）

上㕮咀，以水三升，煮取一升五合，去滓，分温再服。

咳而上气，喉中水鸡声，射干麻黄汤主之。

咳而上气，肺有邪，则气不降而反逆也。肺中寒饮，上入喉间，为呼吸之气所激，则作声如水鸡。射干、紫菀、款冬花降逆气，麻黄、细辛、生姜发邪气，半夏消饮气，而以大枣安中，五味敛肺，恐劫散之药，并伤及其正气也。

射干麻黄汤方

射干三两　麻黄　生姜各四两　细辛　紫菀　款冬花各三两　大枣七枚　半夏半升　五味半升

上九味，以水一斗二升，先煮麻黄两沸，去上沫，内诸药，煮取三升，分温三服。

咳逆上气，时时吐浊，但坐不得眠，皂荚丸主之。

浊，浊痰也。时时吐浊者，肺中之痰，随上气而时出也。然痰虽出而满不减，则其本有固而不拔之势，不迅而扫之，不去也。皂荚味辛入肺，除痰之力最猛，饮以枣膏，安其正也。

皂荚丸方

皂荚八两（刮去皮，酥炙）

上一味，末之，蜜丸梧子大，以枣膏和汤，服三丸，日三夜一服。

咳而脉浮者，厚朴麻黄汤主之；咳而脉沉者，泽漆汤主之。

此不详见证，而但以脉之浮沉为辨而异其治。

按：厚朴麻黄汤与小青龙加石膏汤大同，则散邪蠲饮之力居多。而厚朴辛温，亦能助表，小麦甘平，则同五味敛安正气者也。泽漆汤以泽漆为主，而以白前、黄芩、半夏佐之，则下趋之力较猛，虽生姜、桂枝之辛，亦只为下气降逆之用而已，不能发表也。仲景之意，盖以咳皆肺邪，而脉浮者气多居表，故驱之使从外出为易；脉沉者气多居里，故驱之使从下出为易，亦因势利导之法也。

厚朴麻黄汤方

厚朴五两　麻黄四两　石膏如鸡子大　杏仁半升　半夏六升　干姜　细辛各二两　小麦一升　五味半升

上九味，以水一斗二升，先煮小麦熟，去滓，内诸药，煮取三升，温服一升，日三服。

泽漆汤方

半夏半升　泽漆三升（以东流水五斗煮取一斗五升）　紫参　生姜　白前各五两　甘草　黄芩　人参　桂枝各三两

上九味，㕮咀，内泽漆汤中，煮取五升，温服五合，至夜尽。

火逆上气，咽喉不利，止逆下气，麦门冬汤主之。

火热挟饮致逆，为上气，为咽喉不利，与表寒挟饮上逆者悬殊矣。故以麦冬之寒治火逆，半夏之辛治饮气，人参、甘草之甘以补益中气。盖从外来者，其气多实，故以攻发为急；从内生者，其气多虚，则以补养为主也。

麦门冬汤方

麦门冬七升　半夏一升　人参　甘草各三两　粳米三合　大枣十二枚

上六味，以水一斗二升，煮取六升，温服一升，日三夜一服。

肺痈喘不得卧，葶苈大枣泻肺汤主之。

肺痈喘不得卧，肺气被迫，亦已甚矣，故须峻药顿服，以逐其邪。葶苈苦寒，入肺泄气闭，加大枣甘温以和药力，亦犹皂荚丸之饮以枣膏也。

葶苈大枣泻肺汤方

葶苈（熬令黄色，捣丸如鸡子大）　大枣十二枚

上先以水三升，煮枣取二升，去枣，内葶苈，煮取一升，顿服。

咳而胸满振寒，脉数，咽干不渴，时出浊唾腥臭，久久吐脓如米粥者，为肺痈，桔梗汤主之。

此条见证，具如前第二条所云，乃肺痈之的证也。此病为风热所壅，故以苦梗开之；热聚则成毒，故以甘草解之。而甘倍于苦，其力似乎太缓，意者痈脓已成，正伤毒溃之时，有非峻剂所可排击者，故药不嫌轻耳。后附《外台》桔梗白散，治证与此正同。方中桔梗、贝母同用，而无甘草之甘缓，且有巴豆之毒热，似亦以毒攻毒之意。然非病盛气实，非峻药不能为功者，不可侥倖一试也，是在审其形之肥瘠与病之缓急而善其用焉。

桔梗汤方

桔梗一两　甘草二两

上以水三升，煮取一升，分温再服，则吐脓血也。

咳而上气，此为肺胀，其人喘，目如脱状，脉浮大者，越婢加半夏汤主之。

外邪内饮，填塞肺中，为胀，为喘，为咳而上气。越婢汤散邪之力多，而蠲饮之力少，故以半夏辅其未逮。不用小青龙者，以脉浮且大，病属阳热，故利辛寒，不利辛热也。目如脱状者，目睛胀突，如欲脱落之状，壅气使然也。

越婢加半夏汤方

麻黄六两　石膏半斤　生姜三两　大枣十五枚　甘草二两　半夏半升

上六味，以水六升，先煮麻黄，去上沫，内诸药，煮取三升，分温三服。

肺胀咳而上气，烦躁而喘，脉浮者，心下有水，小青龙汤加石膏汤主之。

此亦外邪内饮相搏之证，而兼烦躁，则挟有热邪。麻、桂药中必用石膏，如大青龙之例也。又此条见证与上条颇同，而心下寒饮则非温药不能开而去之，故不用越婢如半夏，而用小青龙如石膏，温寒并进，水热俱捐，于法尤为密矣。

小青龙加石膏汤方

麻黄　芍药　桂枝　细辛　干姜　甘草各三两　五味　半夏各半斤　石膏二两

上九味，以水一斗，先煮麻黄，去上沫，内诸药，煮取三升，强人服一升，羸者减之，日三服，小儿服四合。

附方

《外台》炙甘草汤：治肺痿涎唾多，心中温温液液者。（方见虚劳）

《千金》甘草汤

甘草一味，以水三升，煮减半，分温三服。

《千金》生姜甘草汤：治肺痿咳唾涎沫不止，咽燥而渴。

生姜五两　人参三两　甘草四两　大枣十五枚

上四味，以水七升，煮取三升，分温三服。

《千金》桂枝去芍药加皂荚汤：治肺痿吐涎沫。

桂枝　生姜各三两　甘草二两　大枣十枚　皂荚一枚（去皮、子，炙焦）

上五味，以水七升，微火煮取三升，分温三服。

按：以上诸方俱用辛甘温药，以肺既枯痿，非湿剂可滋者，必生气行气以致其津，盖津生于气，气至则津亦至也。又方下俱云：吐涎沫多不止，则非无津液也，乃有津液而不能收摄分布也。故非辛甘温药不可，加皂荚者，兼有浊痰也。

《外台》桔梗白散：治咳而胸满振寒，脉数，咽干不渴，时出浊唾腥臭，久久吐脓如米粥者，为肺痈。

桔梗　贝母各三两　巴豆一分（去皮，熬研如脂）

上三味为散，强人饮服半钱匕，羸者减之。病在膈上者吐脓，在膈下者泻出，若下多不止，饮冷水一杯则定。

《千金》苇茎汤：治咳有微热，烦满，胸中甲错，是为肺痈。

苇茎二升　薏苡仁半升　桃仁五十粒　瓜瓣半升

上四味，以水一斗，先煮苇茎得五升，去滓，内诸药，煮取二升，服一升，再服，当吐如脓。

按：此方具下热散结通瘀之力，而重不伤峻，缓不伤懈，可以补桔梗汤、桔梗白散二方之偏，亦良法也。

葶苈大枣泻肺汤：治肺痈胸满胀，一身面目浮肿，鼻塞清涕出，不闻香臭酸辛，咳逆上气，喘鸣迫塞。（方见上，三日一剂，可至三四剂先服小青龙汤一剂乃进）

按：此方原治肺痈喘不得卧，此兼面目浮，鼻塞清涕，则肺有表邪宜散，故先服小青龙一剂乃进。

又按：肺痈诸方，其于治效，各有专长，如葶苈大枣用治痈之始萌而未成者，所谓乘其未集而击之也。其苇茎汤，则因其乱而逐之者耳，桔梗汤剿抚兼行，而意在于抚。洵为王者之师。桔梗白散，则捣坚之锐师也。比而观之，审而行之，庶几各当而无误矣。

卷　中

奔豚气病脉证治第八

师曰：病有奔豚，有吐脓，有惊怖，有火邪，此四部病，皆从惊发得之。

奔豚具如下文。

吐脓有咳与呕之别，其从惊得旨之未详。惊怖即惊恐，盖病从惊得，而惊气即为病气也。火邪见后惊悸部及伤寒太阳篇。云太阳病，以火熏之，不得汗，其人必躁，到经不解，必圊血，名为火邪，然未尝云从惊发也。惊悸篇云，火邪者，桂枝去芍药加蜀漆牡蛎龙骨救逆汤主之，此亦是因火邪而发惊，非因惊而发火邪也。即后奔豚证治三条，亦不必定从惊恐而得，盖是证有杂病伤寒之异。从惊恐得者，杂病也；从发汗及烧针被寒者，伤寒也。其吐脓、火邪二病，仲景必别有谓，姑阙之以俟知者。或云东方肝木，其病发惊骇，四部病皆以肝为主。奔豚、惊怖皆肝自病，奔豚因惊而发病，惊怖即惊以为病也。吐脓者，肝移热于胃，胃受热而生痈脓也。火邪者，木中有火，因惊而发，发则不特自燔，且及他脏也，亦通。

师曰：奔豚病从少腹上冲咽喉，发作欲死，复还止，皆从惊恐得之。

前云惊发，此兼言恐者，肾伤于恐，而奔豚为肾病也。豚，水畜也；肾，水脏也。肾气内动，上冲胸喉，如豕之突，故名奔豚。亦有从肝病得者，以肾肝同处下焦，而其气并善上逆也。

奔豚，气上冲胸，腹痛，往来寒热，奔豚汤主之。

此奔豚气之发于肝邪者，往来寒热，肝脏有邪而气通于少阳也。肝欲散，以姜、夏、生葛散之；肝苦急，以甘草缓之；芎、归、芍药理其血；黄芩、李根下其气。桂、苓为奔豚主药，而不用者，病不由肾发也。

奔豚汤方

甘草　芎䓖　当归　黄芩　芍药各二两　半夏　生姜各四两　生葛五两　甘李根白皮一升

上九味，以水二斗，煮取五升，温服一升，日三夜一服。

发汗后，烧针令其汗，针处被寒，核起而赤者，必发奔豚，气从少腹上至心，灸其核上各一壮，与桂枝加桂汤主之。

此肾气乘外寒而动，发为奔豚者。发汗后，烧针复汗，阳气重伤，于是外寒从针孔而入通于肾，肾气乘外寒而上冲于心，故须灸其核上，以杜再入之邪，而以桂枝汤外解寒邪，加桂内泄肾气也。

桂枝加桂汤方

桂枝五两　芍药　生姜各三两　甘草二两（炙）　大枣十二枚

上五味，以水七升，微火煮取三升，去滓，服一升。

发汗后，脐下悸者，欲作奔豚，茯苓桂枝甘草大枣汤主之。

此发汗后心气不足，而后肾气乘之，发为奔豚者。脐下先悸，此其兆也。桂枝能伐肾邪，茯苓能泄水气。然欲治其水，必益其上，故又以甘草、大枣补其脾气。甘澜水者，扬之令轻，使不益肾邪也。

茯苓桂枝甘草大枣汤方

茯苓半斤　甘草二两　大枣十五枚　桂枝四两

上四味，以甘澜水一升，先煮茯苓，减二升，内诸药，煮取三升，去滓，温服一升，日三服。（甘澜水法：取水二斗，置大盆内，以勺扬之，上有珠子五六千颗相逐，取用之也）

胸痹心痛短气病脉证治第九

师曰：夫脉当取太过不及，阳微阴弦，即胸痹而痛，所以然者，责其极虚也。今阳虚知在上焦，所以胸痹、心痛者，以其阴弦故也。

阳微，阳不足也；阴弦，阴太过也。阳主开，阴主闭，阳虚而阴干之，即胸痹而痛。痹者，闭也。夫上焦为阳之位，而微脉为虚之甚，故曰责其极虚。以虚阳而受阴邪之击，故为心痛。

平人无寒热，短气不足以息者，实也。

平人，素无疾之人也。无寒热，无新邪也；而乃短气不足以息，当是里气暴实，或痰或食或饮碍其升降之气而然。盖短气有以素虚宿疾而来者，有从新邪暴遏而得者，二端并否，其为里实无疑。此审因察病之法也。

胸痹之病，喘息咳唾，胸痹痛，短气，寸口脉沉而迟，关上小紧数，栝楼薤白白酒汤主之。

胸中，阳也，而反痹，则阳不用矣；阳不用，则气之上下不相顺接，前后不能贯通，而喘息、咳唾、胸痹痛、短气等证见矣。更审其脉，寸口亦阳也，而沉迟，则等于微矣；关上小紧，亦阴弦之意，而反数者，阳气失位，阴反得而主之。易所谓阴疑于阳，书所谓牡鸡之晨也。是当以通胸中之阳为主。薤白、白酒，辛以开痹，温以行阳；栝楼实者，以阳痹之处，必有痰浊阻其间耳。

栝楼薤白白酒汤方

栝楼实一枚（捣）　薤白半升　白酒七升

上三味，同煮，取二升，分温再服。

胸痹不得卧，心痛彻背者，栝楼薤白半夏汤主之。

胸痹不得卧，是肺气上而不下也；心痛彻背，是心气塞而不和也。其痹为尤甚矣。所以然者，有痰饮以为之援也，故于胸痹药中，加半夏以逐痰饮。

栝楼薤白半夏汤方

栝楼实一枚（捣）　薤白三两　半夏半升　白酒一斗

上四味，同煮，取四升，温服一升，日三服。

胸痹，心中痞气，气结在胸，胸满，胁下逆抢心，枳实薤白桂枝汤主之；人参汤亦主之。

心中痞气，气痹而成痞也；胁下逆抢心，气逆不降，将为中之害也。是宜急通其痞结之气，否则速复其不振之阳。盖去邪之实，即以安正；养阳之虚，即以逐阴。是在审其病之久暂，与气之虚实而决之。

栝楼薤白桂枝汤方

枳实四枚　薤白半斤　桂枝一两　厚朴四两　栝楼实一枚（捣）

上五味，以水五升，先煮枳实、厚朴，取二升，去滓，内诸药，煮数沸，分温三服。

人参汤方

人参　甘草　干姜　白术各三两

上四味，以水八升，煮取三升，温服一升，日三服。

胸痹，胸中气塞，短气，茯苓杏仁甘草汤主之；橘枳生姜汤亦主之。

此亦气闭气逆之证，视前条为稍缓矣。二方皆下气散结之剂，而有甘淡苦辛之异，亦在酌其强弱而用之。

茯苓杏仁甘草汤方

茯苓二两　杏仁五十个　甘草一两

上三味，以水一斗，煮取五升，温服一升，日三服，不差更服。

橘枳生姜汤方

橘皮一斤　枳实三两　生姜半斤

上三味，以水五升，煮取三升，分温再服。

胸痹缓急者，薏苡附子散主之。

阳气者，精则养神，柔则养筋，阳痹不用，则筋失养而或缓或急，所谓大筋软短，小筋弛长者是也。故以薏苡仁舒筋脉，附子通阳痹。

薏苡附子散方

薏苡仁十五两　大附子十枚（炮）

上二味，杵为散，服方寸匕，日三服。

心中痞，诸逆，心悬痛，桂枝生姜枳实汤主之。

诸逆，该痰饮、客气而言；心悬痛，谓如悬物动摇而痛，逆气使然也。桂枝、枳实、生姜，辛以散逆，苦以泄痞，温以祛寒也。

桂枝生姜枳实汤方

桂枝　生姜各三两　枳实五两

上三味，以水六升，煮取三升，分温三服。

心痛彻背，背痛彻心，乌头赤石脂丸主之。

心背彻痛，阴寒之气，遍满阳位，故前后牵引作痛。沈氏云：邪感心包，气应外俞，则心痛彻背；邪袭背俞，气从内走，则背痛彻心。俞脏相通，内外之气相引，则心痛彻背，背痛彻心。即经所谓寒气客于背俞之脉。其俞注于心，故相引而痛是也。乌、附、椒、姜同力协济，以振阳气而逐阴邪，取赤石脂者，所以安心气也。

乌头赤石脂丸方

乌头一分（炮）　蜀椒　干姜各一两　附子半两　赤石脂一两

上五味，末之，蜜丸如桐子大，先食服一丸，日三服，不知稍加服。

附方

九痛丸：治九种心疼。

附子三两（炮）　生狼牙　巴豆（去皮熬研如膏）　干姜　吴茱萸　人参各一两

上六味，末之，炼蜜丸如梧子大，酒下，强人初服三丸，日三服，弱者二丸。兼治卒中恶，腹胀，口不能言；又治连年积冷流注，心胸痛，并冷冲上气，落马坠车血疾等皆主之。忌口如常法。

按：九痛者，一虫、二注、三风、四悸、五食、六饮、七冷、八热、九去来痛是也。而并以一药治之者，岂痛虽有九，其因于积冷结气所致者多耶。

腹满寒疝宿食病脉证治第十

趺阳脉微弦，法当腹满，不满者必便难，两胠疼痛，此虚寒从下上也，当以温药服之。

趺阳，胃脉也；微弦，阴象也。以阴加阳，脾胃受之，则为腹满，设不满，则阴邪必旁攻胠胁而下闭谷道，为便难，为两胠疼痛。然其寒不从外入而从下上，则病自内生，所谓肾虚则寒动于中也，故不当散而当温。

病者腹满，按之不痛为虚，痛者为实，可下之。舌黄未下者，下之黄自去。

腹满按之不痛者，无形之气，散而不收，其满为虚；按之而痛者，有形之邪结而不行，其满为实。实者可下，虚者不可下也。舌黄者热之征，下之实去，则黄亦去。

腹满时减，复如故，此为寒，当与温药。

腹满不减者，实也；时减复如故者，腹中寒气得阴而暂开，得阳而复合也。此亦寒以内生，故曰当与温药。

病者痿黄，燥而不渴，胸中寒实而利不止者，死。

痿黄，脾虚而色败也。气不至，故燥；中无阳，故不渴。气竭阳衰，中土已败，而复寒结于上，脏脱于下，何恃而可以通之止之乎？故死。

寸口脉弦者，即胁下拘急而痛，其人啬啬恶寒也。

寸口脉弦，亦阴邪加阳之象，故胁下拘急而痛；而寒从外得，与趺阳脉弦之两胠疼痛有别，故彼兼便难，而此有恶寒也。

夫中寒家，喜欠，其人清涕出，发热色和者，善嚏。

阳欲上而阴引之，则欠；阴欲入而阳拒之，则嚏。中寒者，阳气被抑，故喜欠；清涕出、发热色和，则邪不能留，故善嚏。

中寒，其人下利，以里虚也，欲嚏不能，此人肚中寒。

中寒而下利者，里气素虚，无为捍蔽，邪得直侵中脏也；欲嚏不能者，正为邪逼，既不能却又不甘受，于是阳欲动而复止，邪欲去而仍留也。

夫瘦人绕脐痛，必有风冷，谷气不行，而反下之，其气必冲，不冲者，心下则痞。

瘦人脏虚气弱，风冷易入，入则谷气留滞不行，绕脐疼痛，有似里实，而实为虚冷，是宜温药以助脾之行者也。乃反下之，谷出而风冷不与俱出，正乃益虚，邪乃无制，势必犯上无等，否亦窃据中原也。

病腹满，发热十日，脉浮而数，饮食如故，厚朴七物汤主之。

腹满，里有实也；发热脉浮数，表有邪也。而饮食如故，则当乘其胃气未病而攻之。枳、朴、大黄所以攻里，桂枝、生姜所以攻表，甘草、大枣则以其内外并攻，故以之安脏气，抑以和药气也。

厚朴七物汤方

厚朴半斤　甘草　大黄各三两　大枣十枚　枳实五枚　桂枝二两　生姜五两

上七味，以水一斗，煮取四升，温服八合，日三服。呕者加半夏五合，下利去大黄，寒多者加生姜至半斤。

腹中寒气，雷鸣切痛，胸胁逆满呕吐，附子粳米汤主之。

下焦浊阴之气，不特肆于阴部，而且逆于阳位，中土虚而提防撤矣。故以附子辅阳驱阴，半夏降逆止呕，而尤赖粳米、甘、枣培令土厚，而使敛阴气也。

附子粳米汤方

附子一枚（炮）　半夏　粳米各半升　甘草一两　大枣十枚

上五味，以水八升，煮米熟汤成，去滓，温服一升，日三服。

痛而闭者，厚朴三物汤主之。

痛而闭，六腑之气不行矣。厚朴三物汤，与小承气同。但承气意在荡实，故君大黄；三物意在行气，故君厚朴。

厚朴三物汤方

厚朴八两　大黄四两　枳实五枚

上三味，以水一斗二升，先煮二味，取五升，内大黄，煮取三升，温服一升，以利为度。

按之心下满痛者，此为实也，当下之，宜大柴胡汤。

按之而满痛者，为有形之实邪。实则可下，而心下满痛，则结处尚高，与腹中满痛不同。故不宜大承气而宜大柴胡。承气独主里实，柴胡兼通阳痹也。

大柴胡汤方

柴胡半斤　黄芩　芍药各三两　半夏半升　枳实四枚　大黄二两　大枣十二枚　生姜五两

上八味，以水一斗二升，煮取六升，去滓，再煎，温服一升，日三服。

腹满不减，减不足言，当下之，宜大承气汤。

减不足言，谓虽减而不足云减，所以形其满之至也，故宜大下。已上三方，虽缓急不同，而攻泄则一，所谓中满者泻之于内也。

大承气汤方（见痉）

心胸中大寒痛，呕不能饮食，腹中满，上冲皮起，出见有头足，上下痛而不可触近者，大建中汤主之。

心腹寒痛，呕不能食者，阴寒气盛，而中土无权也；上冲皮起，出见有头足，上下痛而不可触近者，阴凝成象，腹中虫物乘之而动也。是宜大建中脏之阳，以胜上逆之阴。故以蜀椒、干姜温胃下虫，人参、饴糖安中益气也。

大建中汤方

蜀椒二合（炒去汗）　干姜四两　人参一两

上三味，以水四升，煮取二升，去滓，内胶饴一升，微火煎取二升，分温再服，如一饮顷，可饮粥二升，后更服，当一日食糜粥，温覆之。

胁下偏痛，发热，其脉紧弦，此寒也，以温药下之，宜大黄附子汤。

胁下偏痛而脉紧弦，阴寒成聚，偏着一处，虽有发热，亦是阳气被郁所致。是以非温不能已其寒，非下不能去其结，故曰宜以温药下之。程氏曰：大黄苦寒，走而不守，得附子、细辛之大热，则寒性散而走泄之性存是也。

大黄附子汤方

大黄三两　附子三枚　细辛二两

上三味，以水五升，煮取二升，分温三服；若强人煮取二升半，分温三服。服后如人行四五里，进一服。

寒气厥逆，赤丸主之。

寒气厥逆，下焦阴寒之气厥而上逆也。茯苓、半夏降其逆，乌头、细辛散其寒，真朱体重色正，内之以破阴去逆也。

赤丸方

乌头二两（炮）　茯苓四两　细辛一两　半夏四两

上四味，末之，内真朱为色，炼蜜为丸如麻子大，先食饮，酒下三丸，日再夜一服；不知，稍增，以知为度。

腹满脉弦而紧，弦则卫气不行，即恶寒，紧则不欲食，邪正相搏，即为寒疝。寒疝绕脐痛，若发则白津出，手足厥冷，其脉沉紧者，大乌头煎主之。

弦紧脉皆阴也。而弦之阴从内生，紧之阴从外得。弦则卫气不行而恶寒者，阴出而痹其外之阳也；紧则不欲食者，阴入而痹其胃之阳也。卫阳与胃阳并衰，而外寒与内寒交盛，由是阴反无畏而上冲，阳反不治而下伏，所谓邪正相搏，即为寒疝者也。绕脐痛，发则白津出，手足厥冷，其脉沉紧，皆寒疝之的证。白津，汗之淡而不成者，为虚汗也，一作自汗，亦通。大乌头煎大辛大热，为复阳散阴之峻剂，故云不可一日更服。

大乌头煎

乌头（大者五枚，熬去皮，不必咀）

上以水三升，煮取一升，去滓，内蜜二升，煎令水气尽，取二升，强人服七合，弱人五合，不差，明日更服，不可一日更服。

寒疝腹中痛，及胁痛里急者，当归生姜羊肉汤主之。

此治寒多而血虚者之法。血虚则脉不荣，寒多则脉绌急，故腹胁痛而里急也；当归、生姜温血散寒，羊肉补虚益血也。

当归生姜羊肉汤方

当归三两　生姜五两　羊肉一斤

上三味，以水八升，煮取三升，温服七合，日三服。若寒多，加生姜成一斤；痛多而呕者，加橘皮二两，白术一两。加生姜者，亦加水五升，煮取三升二合，服之。

寒疝腹中痛，逆冷，手足不仁，若身疼痛，灸刺诸药不能治，抵当乌头桂枝汤主之。

腹中痛，逆冷，阳绝于里也；手足不仁或身疼痛，阳痹于外也。此为寒邪兼伤表里，故当表里并治。乌头温里，桂枝解外也。徐氏曰：灸刺诸药不能治者，是或攻其内，或攻其外，邪气牵制不服也。如醉状则荣卫得温而气胜，故曰知，得吐则阴邪不为阳所容而上出，故为中病。

乌头桂枝汤方

乌头

上一味，以水二升，煎减半，去滓，以桂枝汤五合解之，令得一升后，初服五合，不知，即服三合；又不知，复加至五合。其知者如醉状，得吐者为中病。

其脉数而紧乃弦，状如弓弦，按之不移。脉数弦者，当下其寒；脉紧大而迟者，必心下坚；脉大而紧者，阳中有阴，可下之。

脉数为阳，紧弦为阴，阴阳参见，是寒热交至也。然就寒疝言，则数反从弦，故其数为阴疑于阳之数，非阳气生热之数矣。如就风疟言，则弦反从数，故其弦为风从热发之弦，而非阴气生寒之弦者，与此适相发明也。故曰脉数弦者，当下其寒。紧而迟，大而紧亦然。大虽阳脉，不得为热，正以形其阴之实也。故曰阳中有阴，可下之。

附方

《外台》乌头汤：治寒疝，腹中绞痛，贼风入攻五脏，拘急不得转侧，发作有时，令人阴缩，手足厥逆。即大乌头煎。

《外台》柴胡桂枝汤：治心腹卒中痛者。

柴胡四两　黄芩　人参　芍药　桂枝　生姜各一两半　甘草一两　半夏二合半　大枣六枚

上九味，以水六升，煮取二升，温服一升，日三服。

《外台》走马汤：治中恶心痛，腹胀，大便不通。

巴豆二枚（去皮心熬）　杏仁二枚

上二味，以绵缠，搥令碎，热汤二合，捻取白汁饮之，当下。老小量之。通治飞尸鬼击病。

问曰：人病有宿食，何以别之？师曰：寸口脉浮而大，按之反涩，尺中亦微而涩，故知有宿食，大承气汤主之。脉数而滑者，实也，此有宿食，下之愈，宜大承气汤。下利不欲食者，此有宿食，当下之，宜大承气汤。

寸口脉浮大者，谷气多也。谷多不能益脾而反伤脾。按之脉反涩者，脾伤而滞，血气为之不利也。尺中亦微而涩者，中气阻滞，而水谷之精气不能逮下也，是因宿食为病，则宜大承气下其宿食。脉数而滑，与浮大同，盖皆有余之象，为谷气之实也。实则可下，故亦宜大承气。谷多则伤脾，而水谷不分，谷停则伤胃，而恶闻食臭，故下利不欲食者，知其有宿食当下也。夫脾胃者，所以化水谷而行津气，不可或止者也；谷止则化绝，气止则机息，化绝机息，人事不其顿乎？故必大承气速去其停谷，谷去则气行，气行则化续，而生以全矣。若徒事消克，将宿食未去，而生气已消，岂徒无益而已哉。

大承气汤方（见痉病）

宿食在上脘，当吐之，宜瓜蒂散。

食在下脘者，当下；食在上脘者，则不当下而当吐。经云：其高者，因而越之也。

瓜蒂散方

瓜蒂一分（熬黄）　赤小豆三分（熬）

上二味，杵为散，以香豉七合，煮取汁，和散一钱匕，温服之。不吐着少加之，以快吐为度而止。

脉紧如转索无常者，宿食也。脉紧头痛风寒，腹中有宿食不化也。

脉紧如转索无常者，紧中兼有滑象，不似风寒外感之紧，为紧而带弦也。故寒气所束者，紧而不移；食气所发者，乍紧乍滑，如以指转索之状，故曰无常。脉紧头痛风寒者，非既有宿食，而又感风寒也；谓宿食不化，郁滞之气，上为头痛，有如风寒之状，而实为食积类伤寒也。仲景恐人误以为外感而发其汗，故举以示人曰："腹中有宿食不化。"意亦远矣。

五脏风寒积聚病脉证并治第十一

肺中风者，口燥而喘，身运而重，冒而肿胀。肺中寒，吐浊涕。肺死脏，浮之虚，按之弱如葱叶，下无根者，死。

肺中风者，津结而气壅，津结则不上潮而口燥，气壅则不下行而喘也。身运而重者，肺居上焦，治节一身，肺受风邪，大气则伤，故身欲动而弥觉其重也。冒者，清肃失降，浊气反上，为蒙冒也。肿胀者，输化无权，水聚而气停也。肺中寒，吐浊涕者，五液在肺为涕，寒气闭肺窍而畜脏热，则浊涕从口出也。肺死脏者，肺将死而真脏之脉见也。浮之虚，按之弱如葱叶者，沈氏所谓有浮上之气，而无下翕之阴是也。《内经》云：真肺脉至，大而虚，如以毛羽中人肤。亦浮虚中空，而下复无根之象尔。

肝中风者，头目瞤，两胁痛，行常伛，令人嗜甘。肝中寒者，两譬不举，舌本燥，善太息，胸中痛，不得转侧，食则吐而汗出也。肝死脏，浮之弱，按之如索不来，或曲如蛇行者，死。

肝为木脏，而风复扰之，以风从风动而上行，为头目瞤也。肝脉布胁肋，风胜则脉急，为两胁痛而行常伛也。嗜甘者，肝苦急，甘能缓之，抑木胜而土负，乃求助于其味也。肝中寒两臂不举者，肝受寒而筋拘急也。徐氏曰：四肢虽属脾，然两臂如枝木之体也。中寒则木气困，故不举。亦通。肝脉循喉咙之后，中寒者逼热于上，故舌本燥。肝喜疏泄，中寒则气被郁，故喜太息。太息，长息也。肝脉上行者，挟胃贯膈，故胸痛不能转侧，食则吐而汗出也。浮之弱，不荣于上也，按之如索不来，有伏而不起，劲而不柔之象。曲如蛇行，谓虽左右奔引，而不能夭矫上行，亦伏而劲之意。

按：《内经》云真肝脉至，中外急，如循刀刃，责责然，如按琴瑟弦，与此稍异，而其劲直则一也。

肝着，其人常欲蹈其胸上，先未苦时，但欲饮热，旋覆花汤主之。

肝脏气血郁滞，着而不行，故名肝着。然肝虽着，而气反注于肺，所谓横之病也，故其人常欲蹈其胸上。胸者肺之位，蹈之欲使气内鼓而出肝邪，以肺犹橐籥①，抑之则气反出也。先未苦时，但欲饮热者，欲着之气，得热则行，迨既着则亦无益矣。旋覆花咸温下气散结，新绛和其血，葱叶通其阳，

① 橐籥：冶金鼓火之器，像现在鼓火用的风箱。

结散阳通，气血以和，而肝着愈，肝愈而肺亦和矣。

旋覆花汤方

旋覆花三两　葱十四茎　新绛少许

上三味，以水三升，煮取一升，顿服。

心中风者，翕翕发热，不能起，心中饥，食即呕吐。心中寒者，其人苦病心如啖蒜状，剧者心痛彻背，背痛彻心，譬如虫注。其脉浮者，自吐乃愈。心伤者，其人劳倦，即头面赤而下重，心中痛而自烦，发热，当脐跳，其脉弦，此为心脏伤所致也。心死脏，浮之实如麻豆，按之益躁疾者，死。

翕翕发热者，心为阳脏，风入而益其热也；不能起者，君主病而百骸皆废也；心中饥，食则呕者，火乱于中，而热格于上也。心中如啖蒜者，寒束于外，火郁于内，似痛非痛，似热非热，懊侬无奈，甚者心背彻痛也；如虫注者，言其自心而背，自背而心，如虫之往来交注也，若其脉浮，则寒有外出之机，设得吐则邪去而愈，然此亦气机自动而然，非可以药强吐之也，故曰其脉浮者，自吐乃愈。心伤者，其人劳倦，即头面赤而下重。盖血虚者，其阳易浮，上盛者下必无气也。心中痛而自烦发热者，心虚失养而热动于中也。当脐跳者，心虚于上而肾动于下也。心之平脉累累如贯珠，如循琅玕，又胃多微曲曰心平，今脉弦，是变温润圆利之常而为长直劲强之形矣，故曰此为心脏伤所致也。经云：真心脉至，坚而搏，如循薏苡子累累然。与此浮之实如麻豆，按之益躁疾者，均为上下坚紧，而往来无情也，故死。

邪哭使魂魄不安者，血气少也；血气少者属于心，心气虚者，其人则畏，合目欲眠，梦远行而精神离散，魂魄妄行。阴气衰者为颠，阳气衰者为狂。

邪哭者，悲伤哭泣，如邪所凭，此其标有稠痰浊火之殊，而其本则皆心虚而气血少也。于是寤寐恐怖，精神不守，魂魄不居，为颠为狂，势有必至者矣。经云：邪入于阳则狂，邪入于阴则颠。此云阴气衰者为颠，阳气衰者为狂。盖必正气虚而后邪气入。经言其为病之故，此言其致病之原也。

脾中风，翕翕发热，形如醉人，腹中烦重，皮目瞤瞤而短气。脾死脏，浮之大坚，按之如覆杯洁洁，状如摇者，死。

风气中脾，外淫肌肉，为翕翕发热；内乱心意，为形如醉人也；脾脉入腹而其合肉，腹中烦重，邪胜而正不用也；皮目瞤瞤而短气，风淫于外而气阻于中也。李氏曰：风属阳邪，而气疏泄。形如醉人，言其面赤而四肢软也。皮目，上下眼胞也。又曰：脉弱以滑，是有胃气。浮之大坚，则胃气绝，真脏见矣，按之如覆杯，言其外实而中空无有也。徐氏曰：洁洁状如摇，是不能成至而欲倾圮之象。故其动非活动，转非圆转，非脏气将绝而何？故死。

趺阳脉浮而涩，浮则胃气强，涩则小便数，浮涩相搏，大便则坚，其脾为约，麻仁丸主之。

浮者阳气多，涩者阴气少，而趺阳见之，是为胃强而脾弱。约，约束也，犹弱者受弱之约束而气馁也；又约，小也，胃不输精于脾，脾乃干涩而小也。大黄、枳实、厚朴所以下令胃弱，麻仁、杏仁、芍药所以滋令脾厚，用蜜丸者，恐速下而伤及脾也。

麻仁丸方

麻仁二升　芍药半斤　大黄（去皮）　枳实各一斤　厚朴一尺（去皮）　杏仁一升（去皮尖，熬，别作脂）

上六味，末之，炼蜜和丸桐子大，饮服十丸，日三服，渐加，以知为度。

肾着之病，其人身体重，腰中冷，如坐水中，形如水状，反不渴，小便自利，饮食如故，病属下焦，身劳汗出，衣里冷湿，久久得之，腰以下冷痛，腹重如带五千钱，甘姜苓术汤主之。

肾受冷湿，着而不去，则为肾着。身重，腰中冷，如坐水中，腰下冷痛，腹重如带五千钱，皆冷湿着肾，而阳气不化之征也。不渴，上无热也；小便自利，寒在下也；饮食如故，胃无病也；故曰病属下焦，身劳汗出，衣里冷湿，久久得之。盖所谓清湿袭虚，病起于下者也。然其病不在肾之中脏，而在肾之外腑。故其治法，不在温肾以散寒，而在燠土以胜水。甘、姜、苓、术，辛温甘淡，本非肾药，名肾着者，原其病也。

甘姜苓术汤方（一名肾着汤）

甘草　白术各二两　干姜　茯苓各四两

上四味，以水五升，煮取二升，分温三服，腰中即温。

肾死脏，浮之坚，按之乱如转丸，益下入尺中者，死。

肾脉本石，浮之坚，则不石而外鼓；按之乱如转丸，是变石之体而为躁动，真阳将搏跃而出矣；益下入尺，言按之至尺泽，而脉犹大动也。尺下脉宜伏，今反动，真气不固而将外越，反其封蛰之常，故死。

问曰：三焦竭部，上焦竭，善噫，何谓也？师曰：上焦受中焦气未和，不能消谷，故能噫耳。下焦竭，即遗溺失便，其气不和，不能自禁止，不须治，久则愈。

上焦在胃上口，其治在膻中，而受气于中焦，今胃未和，不能消谷，则上焦所受者，非精微之气，而为陈滞之气矣，故为噫。噫，嗳食气也。下焦在膀胱上口，其治在脐下，故其气乏竭，即遗溺失便；然上焦气未和，不能约束禁制，亦令遗溺失便，所谓上虚不能制下者也。云不须治者，谓不须治其下焦，俟上焦气和，久当自愈。夫上焦受气于中焦，而下焦复受气于上焦，推而言之，肾中之元阳不正，则脾胃之转运不速，是中焦又复受气于下焦也。盖虽各有分部，而实相助为理如此。自造化自然之妙也。

师曰：热在上焦者，因咳为肺痿；热在中焦者，则为坚；热在下焦者，则尿血，亦令淋闷不通。大肠有寒者，多鹜溏；有热者，便肠垢。小肠有寒者，其人下重便血；有热者，必痔。

热在上焦者，肺受之；肺喜清肃而恶烦热，肺热则咳，咳久则肺伤而痿也。热在中焦者，脾胃受之，脾胃者，所以化水谷而行阴阳者也，胃热则实而鞕，脾热则燥而闷，皆为坚也。下焦有热者，大小肠膀胱受之；小肠为心之腑，热则尿血，膀胱为肾之腑，热则癃闷不通也。鹜溏如鹜之后，水粪杂下。大肠有寒，故泌别不职；其有热者，则肠中之垢，被迫而下也。下重，谓腹中重而下坠。小肠有寒者，能腐而不能化，故下重；阳不化则阴下溜，故便血；其有热者，则下注广肠而为痔。痔，热疾也。

问曰：病有积，有聚，有谷气，何谓也？师曰：积者，脏病也，终不移；聚者，腑病也，发作有时，展转痛移，为可治；谷气者，胁下痛，按之则愈，复发，为谷气。

积者，跡也，病气之属阴者也，脏属阴，两阴相得，故不移；不移者，有专痛之处而无迁改也。聚则如市中之物，偶聚而已，病气之属阳者也，腑属阳，两阳相比，则非如阴之凝，故寒气感则发，否则已，所谓有时也；既无定着，则痛无常处，故展转痛移，其根不深，故比积为可治。谷气者，食气也，食积太阴，敦阜之气抑遏肝气，故病在胁下，按之则气行而愈。复发者，饮食不节，则其气仍聚也。（徐氏）

诸积大法，脉来细而附骨者，乃积也。寸口，积在胸中。微出寸口，积在喉中；关上，积在脐旁；上关上，积在心下；微下关，积在少腹；尺中，积在气卫。脉出左，积在左；脉出右，积在右；脉两出，积在中央。各以其部处之。

诸积，该气、血、痰、食而言；脉来细而附骨，谓细而沉之至，诸积皆阴故也。又积而不移之处，其气血荣卫不复上行而外达，则其脉为之沉细而不起，故历举其脉出之所，以决其受积之处，而复益之日，脉两出积在中央，以中央有积，其气不能分布左右，故脉之见于两手者，俱沉细而不起也。各以其部处之，谓各随其积所在之处而分治之耳。

痰饮咳嗽病脉证治第十二

问曰：夫饮有四，何谓也？师曰：有痰饮，有悬饮，有溢饮，有支饮。

问曰：四饮何以为异？师曰：其人素盛今瘦，水走肠间，沥沥有声，谓之痰饮；饮后水流在胁下，咳唾引痛，谓之悬饮；饮水流行，归于四肢，当汗出而不汗出，身体疼重，谓之溢饮；咳逆倚息不得卧，其形如肿，谓之支饮。

谷入而胃不能散其精，则化而为痰，水入而脾不能输其气，则凝而为饮。其平素饮食所化之精津，凝结而不布，则为痰饮。痰饮者，痰积于中，而饮附于外也。素盛今瘦，知其精津尽为痰饮，故不复外充形体而反下走肠间也。饮水流溢者，水多气逆，徐氏所谓水为气吸不下者是也。其流于胁下者，则为悬饮，其归于四肢者，则为溢饮。悬者，悬于一处，溢者，溢于四旁，其偏结而上附心肺者，则为支饮。支饮者，如水之有派，木之有枝，附近于脏而不正中也。咳逆倚息不得卧者，上追肺也。

水在心，心下坚筑，短气，恶水不欲饮。水在肺，吐涎沫，欲饮水。水在脾，少气身重。水在肝，胁下支满，嚏而痛。水在肾，心下悸。

水即饮也。坚筑，悸动有力，筑筑然也；短气者，心属火而畏水，水气上逼，则火气不伸也。吐涎沫者，气水相激而水从气泛也；欲饮水者，水独聚肺，而诸经失溉也。脾为水困，故少气，水淫肌肉，故身重，土本制水，而水盛反能制土也。肝脉布胁助，水在肝，故胁下支满，支满犹偏满也。嚏出于肺，而肝脉上注肺，故嚏则相引而痛也。心下悸者，肾水盛而上凌心火也。

夫心下有留饮，其人背寒冷如掌大。留饮者，胁下痛引缺盆，咳嗽则辄已。胸中有留饮，其人短气而渴，四肢历节痛。脉沉者，有留饮。

留饮，即痰饮之留而不去者也。背寒冷如掌大者，饮留之处阳气所不入也。魏氏曰：背为太阳，在易为艮止之象，一身皆动，背独常静，静处阴邪常客之，所以风寒自外入，多中于背，而阴寒自内生，亦多踞于背也。胁下痛引缺盆者，饮留于肝而气运于肺也，咳嗽则辄已者，饮被气击而欲移，故辄已。一作咳嗽则转甚，亦通。盖即水流胁下，咳唾引痛之谓。气为饮滞，故短；饮结者津液不周，故渴。四肢历节痛，为风寒湿在关节。若脉不浮而沉，而又短气而渴，则知是留饮为病，而非外入之邪矣。

膈上病痰，满喘咳唾，发则寒热，背痛腰疼，目泣自出，其人振振身瞤剧，必有伏饮。

伏饮亦即痰饮之伏而不觉者，发则始见也。身热、背痛、腰疼，有似外感，而兼见喘满、咳唾，则是《活人》所谓痰之为病，能令人憎寒发热，状类伤寒者也。目泣自出，振振身瞤动者，饮发而上逼液道，外攻经隧也。

夫病人饮水多，必暴喘满。凡食少饮多，水停心下，甚者则悸，微者短气。脉双弦者寒也，皆大下后喜虚。脉偏弦者饮也。

饮水过多，水溢入肺者，则为喘满。水停心下者，甚则水气凌心而悸，微则气被饮抑而短气。双弦者，两手皆弦，寒气周体也。偏弦者，一手独弦，饮气偏注也。

肺饮不弦，但苦喘、短气。支饮亦喘而不能卧，加短气，其脉平也。

肺饮，饮之在肺中者。五脏独有肺饮，以其虚而不能受也。肺主气而司呼吸，苦喘短气，肺病已著，脉虽不弦，可以知其有饮矣。支饮上附于肺，即同肺饮，故亦喘而短气，其脉亦平而不必弦也。

按：后第十四条云：咳家其脉弦，为有水。夫咳为肺病，而水即是饮。而其脉弦，此云肺饮不弦，支饮脉平，未详何谓。

病痰饮者，当以温药和之。心下有痰饮，胸胁支满，目眩，苓桂术甘汤主之。

痰饮，阴邪也，为有形，以形碍虚则满，以阴冒阳则眩。苓桂术甘温中去湿，治痰饮之良剂，是即所谓温药也。盖痰饮为结邪，温则易散，内属脾胃，温则能运耳。

苓桂术甘汤方

茯苓　桂枝　白术各三两　甘草二两

上四味，以水六升，煮取三升，分温三服，小便则利。

夫短气有微饮，当从小便去之，苓桂术甘汤主之，肾气丸亦主之。

气为饮抑则短，欲引其气，必蠲其饮。饮，水类也。治水必自小便去之，苓桂术甘益土气以行水，肾气丸养阳气以化阴，虽所主不同，而利小便则一也。

苓桂术甘汤方（见上）

肾气丸方（见妇人杂病）

病者脉伏，其人欲自利，利反快，虽利，心下续坚满，此为留饮欲去故也，甘遂半夏汤主之。

脉伏者，有留饮也；其人欲自利，利反快者，所留之饮从利而减也；虽利，心下续坚满者，未尽之饮，复注心下也。然虽未尽而有欲去之势，故以甘遂、半夏因其势而导之。甘草与甘遂相反，而同用之者，盖欲其一战而留饮尽去，因相激而相成也。芍药、白蜜不特安中，抑缓药毒耳。

甘遂半夏汤方

甘遂大者三枚　半夏十二枚（以水一升，煮取半升，去滓）　芍药五枚　甘草如指大一枚（炙）

上四味，以水二升，煮取半升，去滓，以蜜半升和药汁，煎取八合，顿服之。

脉浮而细滑，伤饮。脉弦数，有寒饮，冬夏难治。脉沉而弦者，悬饮内痛。病悬饮者，十枣汤主之。

伤饮，饮过多也。气资于饮，而饮多反伤气，故脉浮而细滑，则饮之征也。脉弦数而有寒饮，则病与脉相左，魏氏所谓饮自寒而挟自热是也。夫相左者必相持，冬则时寒助饮，欲以热攻，则脉数必甚；夏则时热助脉，欲以寒治，则寒饮为碍，故曰难治。脉沉而弦，饮气内聚也，饮内聚而气击之则痛，十枣汤蠲饮破澼，其力颇猛，《三因方》以三味为末，枣肉和丸名十枣丸，亦良。

十枣汤方

芫花（熬）　甘遂　大戟各等分

上三味，捣筛，以水一升五合，先煮肥大枣十枚，取八合，去滓，内药末，强人服一钱匕，羸人服半钱，平旦温服之；不下者，明日更加半钱，得快利后，糜粥自养。

病溢饮者，当发其汗，大青龙汤主之，小青龙汤亦主之。

水气流行，归于四肢，当汗出而不汗出，身体重痛，谓之溢饮。夫四肢阳也，水在阴者宜利，在阳者宜汗，故以大青龙发汗去水，小青龙则兼内饮而治之者耳。徐氏曰：大青龙合桂、麻而去芍药，加石膏，则水气不甚而挟热者宜之。倘饮多而寒伏，则必小青龙为当也。

大青龙汤方

麻黄六两　桂枝　甘草各二两　生姜三两　杏仁四十个　大枣十二枚　石膏如鸡子大一枚

上七味，以水九升，先煮麻黄，减二升，去上沫，内诸药，煮取三升，去滓，温服一升，取微似汗，汗多者温粉粉之。

小青龙汤方

麻黄三两（去节）　芍药三两　五味子半升　干姜　甘草（炙）　细辛　桂枝各三两　半夏半升

上八味，以水一斗，先煮麻黄，减二升，去上沫，内诸药，煮取三升，去滓，温服一升。

膈间支饮，其人喘满，心下痞坚，面色黧黑，其脉沉紧，得之数十日，医吐下之，不愈，木防己汤主之。虚者即愈，实者三日复发，复与不愈者，宜木防己汤去石膏加茯苓芒硝汤主之。

支饮上为喘满，而下为痞坚，则不特碍其肺，抑且滞其胃矣。面色黧黑者，胃中成聚，营卫不行也。脉浮紧者为外寒，沉紧者为里实。里实可下，而饮气之实，非常法可下；痰饮可吐，而饮之在心下者，非吐可去，宜其得之数十日，医吐下之而不愈也。木防己、桂枝，一苦一辛，并能行水气而散结气，而痞坚之处，必有伏阳，吐下之余，定无完气，书不尽言，而意可会也。故又以石膏治热，人参益虚，于法可谓密矣。其虚者外虽痞坚，而中无结聚，即水去气行而愈；其实者中实有物，气暂行而复聚，故三日复发也。魏氏曰：后方去石膏加芒硝者，以其既散复聚，则有坚定之物，留作包囊，故以坚投坚而不破者，即以软投坚而即破也。加茯苓者，亦引饮下行之用耳。

木防己汤方

木防己三两　石膏如鸡子大二枚　桂枝二两　人参四两

上四味，以水六升，煮取二升，分温再服。

木防己去石膏加茯苓芒硝汤方

木防己　桂枝各二两　茯苓　人参各四两　芒硝三合

上五味，以水六升，煮取二升，去滓，内芒硝，再微煎，分温再服，微利则愈。

心下有支饮，其人苦冒眩，泽泻汤主之。

水饮之邪，上乘清阳之位，则为冒眩。冒者，昏冒而神不清，如有物冒蔽之也；眩者，目眩转而乍见玄黑也。泽泻泻水气，白术补土气以胜水也。高鼓峰云：“心下有水饮，格其心火不能下行，而但上冲头目也。”亦通。

泽泻汤方

泽泻五两　白术二两

上二味，以水二升，煮取一升，分温再服。

支饮胸满者，厚朴大黄汤主之。

胸满疑作腹满，支饮多胸满，此何以独用下法？厚朴、大黄与小承气同，设非腹中痛而闭者，未可以此轻试也。

厚朴大黄汤方

厚朴一尺　大黄六两　枳实四枚

上三味，以水五升，煮取二升，分温再服。

支饮不得息，葶苈大枣泻肺汤主之。

不得息，肺满而气闭也。葶苈入肺，通闭泻满，用大枣者，不使伤正也。

葶苈大枣泻肺汤方（见肺痈）

呕家本渴，渴者为欲解，今反不渴，心下有支饮故也，小半夏汤方主之。

此为饮多而呕者言。渴者饮从呕去，故欲解；若不渴，则知其支饮仍在，而呕亦未止。半夏味辛性燥，辛可散结，燥能蠲饮，生姜制半夏之悍，且以散逆止呕也。

小半夏汤方

半夏一升　生姜半片

上二味，以水七升，煮取一升半，分温再服。

腹满，口舌干燥，此肠间有水气，己椒苈黄丸主之。

水即聚于下，则无复润于上，是以肠间有水气而口舌反干燥也。后虽有水饮之人，只足以益下趋之势，口燥不除而腹满益甚矣。防己疗水湿，利大小便，椒目治腹满，去十二种水气，葶苈、大黄泄以去其闭也。渴者知胃热甚，故加芒硝。经云：热淫于内，治以咸寒也。

己椒苈黄丸方

防己　椒目　葶苈　大黄各一两

上四味，末之，蜜丸如梧子大，先食饮服一丸，日三服，稍增，口中有津液。渴者加芒硝半两。

卒呕吐，心下痞，膈间有水，眩悸者，小半夏加茯苓汤主之。

饮气逆于胃则呕吐；滞于气则心下痞；凌于心则悸；蔽于阳则眩。半夏、生姜止呕降逆，加茯苓去其水也。

小半夏加茯苓汤方

半夏一升　生姜半斤　茯苓四两

上三味，以水七升，煮取一升五合，分温再服。

假令瘦人脐下有悸，吐涎沫而颠眩，此水也，五苓散主之。

瘦人不应有水，而脐下悸，则水动于下矣，吐涎沫则水逆于中矣，甚而颠眩，则水且犯于上矣。形体虽瘦，而病实为水，乃病机之变也。颠眩即头眩。苓、术、猪、泽甘淡渗泄，使肠间之水从便出；用桂者，下焦水气非阳不化也。曰多服暖水汗出者，盖欲使表里分消其水，非挟有表邪而欲两解之谓。

五苓散方

泽泻一两一分　猪苓　茯苓　白术各三分　桂枝二分

上五味为末，白饮服方寸匕，日三服，多服暖水，汗出愈。

附方

《外台》茯苓饮：治心胸中有停痰宿水，自吐出水后，心胸间虚，气满不能食，消痰气，令能食。

茯苓　人参　白术各三两　枳实二两　橘皮二两半　生姜四两

上六味，以水六升，煮取一升八合，分温三服，如人行八九里进之。

咳家其脉弦，为有水，十枣汤主之。

脉弦为水，咳而脉弦，知为水饮渍入肺也。十枣汤逐水气自大小便去，水去则肺宁而咳愈。

按：许仁则论饮气咳者，由所饮之物停滞在胸，水气上冲，肺得此气便成咳嗽。经久不已，渐成水病，其状不限四时昼夜，遇诸动嗽物即剧，乃至双眼突出，气如欲断。汗出，大小便不利，吐痰饮涎沫无限，上气喘息肩息，每旦眼肿，不得平眠，此即咳家有水之证也。著有干枣三味丸方亦佳。大枣六十枚，葶苈一斤，杏仁一升，合捣作丸，桑白皮饮下七八丸，日再，稍稍加之，以大便通利为度。

十枣汤方（见上）

夫有支饮家，咳烦，胸中痛者，不卒死，至一百日或一岁，宜十枣汤。

胸中支饮扰乱清道，赵氏所谓动肺则咳，动心则烦，搏击阳气则痛者是也。其甚者荣卫遏绝，神气乃亡，为卒死矣，否则延久不愈，至一百日或一岁，则犹有可治，为其邪差缓而正得持也。然以经久不去之病，而仍与十枣攻击之药者，岂非以支饮不去，则其咳烦胸痛，必无止期。与其事敌以苟安，不如悉力一决之，犹或可圆耶，然亦危矣。

久咳数岁，其脉弱者可治；实大数者死；其脉虚者必苦冒。其人本有支饮在胸中故也，治属饮家。

久咳数岁不已者，支饮渍肺而咳，饮久不已，则咳久不愈也。咳久者其气必虚，而脉反实大数，则其邪犹盛，以犹盛之邪，而临已虚之气，其能久持乎？故死。若脉虚者，正气固虚，而饮气亦衰，故可治。然饮虽衰而正不能御，亦足以上蔽清阳之气，故其人必苦冒也。此病为支饮所致，去其饮则病自愈，故曰治属饮家。

咳逆倚息不得卧，小青龙汤主之。

倚息，倚几而息，能俯而不能仰也。肺居上焦而司呼吸，外寒内饮，壅闭肺气，则咳逆上气，甚则但坐不得卧也。麻黄、桂枝散外入之寒，半夏消内积之饮，细辛、干姜治其咳满，芍药、五味监麻、桂之性，使入饮去邪也。

小青龙汤方（见上）

青龙汤下已，多唾口燥，寸脉沉，尺脉微，手足厥逆，气从小腹上冲胸咽，手足痹，其面翕热如醉状，因复下流阴股，小便难，时复冒者，与茯苓桂枝五味甘草汤治其气冲。

服青龙汤已，设其人下实不虚，则邪解而病除；若虚则麻黄、细辛辛甘温散之品，虽能发越外邪，亦易动人冲气。冲气，冲脉之气也。冲脉起于下焦，挟肾脉上行至喉咙。多唾口燥，气冲胸咽，面热如醉，皆冲气上入之候也。寸沉尺微，手足厥而痹者，厥气上行，而阳气不治也。下流阴股，小便难，时复冒者，冲气不归，而仍上逆也。茯苓、桂枝能抑冲气使之下行，然逆气非敛不降，故以五味之酸敛其气，土厚则阴火自伏，故以甘草之甘补其中也。

桂苓五味甘草汤方

桂枝　茯苓各四两　五味半升　甘草三两（炙）

上四味，以水八升，煮取三升，去滓，分温三服。

冲气即低，而反更咳胸满者，用桂苓五味甘草汤去桂加干姜、细辛以治其咳满。

服前汤已，冲气即低，而反更咳胸满者，下焦冲逆之气既伏，而肺中伏匿之寒饮续出也。故去桂枝之辛而导气，加干姜、细辛之辛而入肺者，合茯苓、五味、甘草消饮驱寒，以泄满止咳也。

苓甘五味姜辛汤方

茯苓四两　甘草　干姜　细辛各三两　五味子半升

上五味，以水八升，煮取三升，去滓，温服半升，日三。

咳满即止，而更复渴，冲气复发者，以细辛、干姜为热药也。服之当遂渴，而渴反止者，为支饮也。支饮者法当冒，冒者必呕，呕者复内半夏以去其水。

冲脉之火，得表药以发之则动；得热药以逼之亦动。而辛热气味，既能劫夺胃中之阴，亦能布散积饮之气。仲景以为渴而冲气动者，自当治其冲气，不渴而冒与呕者，则当治其水饮，故内半夏以去其水。而所以治渴而冲气动者，惜未之及也。约而言之，冲气为麻黄所发者，治之如桂、苓、五味、甘草，从其气而导之矣；其为姜、辛所发者，则宜甘淡咸寒，益其阴以引之，亦自然之道也。若更用桂枝，必捍格不下，即下亦必复冲，所以然者，伤其阴故也。

苓甘五味姜辛半夏汤方

茯苓四两　甘草　细辛　干姜各二两　半夏　五味各半升

上六味，以水八升，煮取三升，去滓，温服半升，日三服。

水去呕止，其人形肿者，加杏仁主之。其证应内麻黄，以其人遂痹，故不内之。若逆而内之者，必厥，所以然者，以其人血虚，麻黄发其阳故也。

水在胃者，为冒，为呕；水在肺者，为喘，为肿。呕止而形肿者，胃气和而肺壅未通也，是惟麻黄可以通之。而血虚之人，阳气无偶，发之最易厥脱，麻黄不可用矣。杏仁味辛能散，味苦能发，力虽不及，与证适宜也。

苓甘五味加姜辛半夏杏仁汤方

茯苓四两　甘草　干姜　细辛各三两　五味　半夏　杏仁各半升

上七味，以水一斗，煮取三升，去滓，温服半升，日三服。

若面热如醉，此为胃热上冲熏其面，加大黄以利之。

水饮有挟阴之寒者，亦有挟阳之热者，若面热如醉，则为胃热随经上冲之证，胃之脉上行于面故也。即于消饮药中加大黄以下其热。与冲气上逆，其面翕热如醉者不同。冲气上行者，病属下焦阴中之阳，故以酸温止之；此属中焦阳明之阳，故以苦寒下之。

苓甘五味加姜辛半杏大黄汤方

茯苓四两　甘草二两　干姜　细辛各三两　五味　半夏　杏仁各半升　大黄三两

上八味，以水一半，煮取三升，去滓，温服半升，日三服。

先渴后呕，为水停心下，此属饮家，小半夏加茯苓汤主之。

先渴后呕者，本无呕病，因渴饮水，水多不下而反上逆也，故曰此属饮家。小半夏止呕降逆，加茯苓去其停水。盖始虽渴而终为饮，但当治饮，而不必治其渴也。

小半夏加茯苓汤方（见上）

消渴小便不利淋病脉证治第十三

厥阴之为病，消渴，气上冲心，心中疼热，饥而不欲食，食则吐蛔，下之利不止。

此邪热入厥阴而成消渴，成氏所谓邪愈深者热愈甚也。气上冲心，心中疼热者，火生于木，肝气通心也；饮而不欲食者，木喜攻土，胃虚求食，而客热复不能消谷也；食即吐蛔者，蛔无食而动，闻食臭而出也；下之利不止者，胃气重伤，而邪热下注也。夫厥阴风木之气，能生阳火而烁阴津，津虚火实，脏燥无液，求救于水，则为消渴。消渴者，水入不足以制火，而反为火所消也。

寸口脉浮而迟，浮即为虚，迟即为劳；虚则卫气不足，劳则荣气竭。趺阳脉浮而数，浮即为气，数即消谷而大坚；气盛则溲数，溲数则坚，坚数相搏，即为消渴。

诊寸口而知荣卫之并虚，诊趺阳而知胃气之独盛。合而观之，知为虚劳内热而成消渴也。夫所谓气盛者，非胃气盛也，胃中之火盛也。火盛则水谷去而胃乃坚，如土被火烧而坚硬如石也，故曰数即消谷而大坚。胃既坚硬，水入不能浸润，但从旁下转，而又为火气所迫而不留，故曰气盛则溲数，溲数则坚。愈数俞坚，愈坚愈数，是以饮水多而渴不解也。

男子消渴，小便反多，以饮一斗，小便亦一斗，肾气丸主之。

男子以肾为事，肾中有气，所以主气化，行津液，而润心肺者也。此气即虚，则不能上至，气不至，则水亦不至，而心肺失其润矣。盖水液属阴，非气不至，气虽属阳，中实含水，水之与气，未尝相离也。肾气丸中有桂、附，所以斡旋肾中颓堕之气，而使上行心肺之分，故名曰肾气。不然，则滋阴润燥之品，同于饮水无济，但益下趋之势而已。驯至阳气全消，有降无升，饮一溲二而死不治。夫岂知饮入于胃，非得肾中真阳，焉能游溢精气，而上输脾肺耶。

按：消渴证有太阴、厥阴、阳明、少阴之异。系太阴者，心热移肺也；系厥阴者，风胜则干，抑火从木出也；系阳明者，火燔而土燥也；系少阴者，水虚不能制火也。然此不言水虚不能制火，而言火虚不能化水，则法之变而论之精也。惟火不化水，故饮一斗，水亦一斗，不然，未有不为火所消者矣。推而言之，厥阴内热之渴，水为热所消，其小便必不多；阳明内坚之渴，水入不能内润而从旁转，其小便虽数，而出亦必少也。

肾气丸方（见妇人杂病）

脉浮，小便不利，微热消渴者，宜利小便，发汗，五苓散主之。

热渴饮之，水入不能已其热，而热亦不能消其水，于是水与热结，而热浮水外，故小便不利，而微热消渴也。五苓散利其与热俱结之水，兼多饮暖水取汗，以去其水外浮溢之热，热除水去，渴当自止。

五苓散方（见痰饮）

渴欲饮水，水入则吐者，名曰水逆，五苓散主之。

热渴饮水，热已消而水不行，则逆而成呕，乃消渴之变证。曰水逆者，明非消渴而为水逆也，故亦宜五苓散去其停水。

渴欲饮水不止者，文蛤散主之。

热渴饮水，水入不能消其势，而反为热所消，故渴不止。文蛤味咸性寒，寒能除热，咸能润下，用以折炎上之势，而除热渴之疾也。

文蛤散方

文蛤五两

上一味，杵为散，以沸汤五合，和服方寸匕。

淋之为病，小便如粟状，小腹弦急，痛引脐中。

淋病有数证，云小便如粟状者，即后世所谓石淋是也。乃膀胱为火热燔灼，水液结为滓质，犹海水煎熬而咸碱也。小腹弦急，痛引脐中者，病在肾与膀胱也。

按：巢氏云："淋之为病，由肾虚而膀胱热也。肾气通于阴，阴，水液下流之道也。膀胱为津液之府，肾虚则小便数，膀胱热则水下涩，数而且涩，淋沥不宣，故谓之淋，其状小便出少起多，小腹弦急，痛引于脐。"又有石淋、劳淋、血淋、气淋、膏淋之异，详见本论，其言颇为明晰，可补仲景之未备。

趺阳脉数，胃中有热，即消谷引饮，大便必坚，小便则数。

胃中有热，消谷引饮，即后世所谓消谷善饥，为中消者是也。胃热则液干，故大便坚；便坚则水液独走前阴，故小便数。亦即前条消渴胃坚之证，而列于淋病之下，疑错简也。

淋家不可发汗，发汗则便血。

淋家热结在下，而反发其汗，热气乘心之虚而内扰其阴，则必便血。

小便不利者，有水气，其人若渴，栝楼瞿麦丸主之。

此下焦阳弱气冷，而水气不行之证，故以附子益阳气，茯苓、瞿麦行水气。观方后云"腹中温为知"可以推矣。其人若渴，则是水寒偏结于下，而燥火独聚于上，故更以薯蓣、栝楼根，除热生津液也。夫上浮之炎，非滋不熄；下积之阴，非暖不消；而寒润辛温，并行不悖，此方为良法矣。欲求变通者，须于此三复焉。

栝楼瞿麦丸方

薯蓣　茯苓各三两　栝楼根二两　附子一枚（炮）　瞿麦一两

上五味，末之，炼蜜丸如梧子大，饮服二丸，日三服；不知，增至七八丸，以小便利，腹中温为知。

小便不利，蒲灰散主之，滑石白鱼散、茯苓戎盐汤并主之。

蒲，香蒲也。宁原云："香蒲去湿热，利小便，合滑石为清利小便之正法也。”《别录》云：“白鱼开胃下气，去水气，血余疗转胞，小便不通，合滑石为滋阴益气，以利其小便者也。”《纲目》：“戎盐即青盐，咸寒入肾，以润下之性，而就渗利之职，为驱除阴分水湿之法也。”仲景不详见证，而并出三方，以听人之随证审用，殆所谓引而不发者欤。

蒲灰散方

蒲灰半分　滑石三分

上二味，杵为散，饮服方寸匕，日三服。

滑石白鱼散方

滑石　乱发（烧）　白鱼各二分

上三味，杵为散，饮服方寸匕，日三服。

茯苓戎盐汤方

茯苓半斤　白术二两　戎盐弹丸大一枚

上三味，先将茯苓、白术煎成，入戒盐再煎，分温三服。

渴欲饮水，口干燥者，白虎加人参汤主之。

此肺胃热盛伤津，故以白虎清热，人参生津止渴。盖即所谓上消膈消之证，疑亦错简于此也。

白虎加人参汤方（见暍）

脉浮发热，渴欲饮水，小便不利者，猪苓汤主之。

此与前五苓散病证同，而药则异。五苓散行阳之化，热初入者宜之；猪苓汤行阴之化，热入久而阴伤者宜之也。

按：渴欲饮水，本文共有五条。而脉浮发热，小便不利者，一用五苓，为其水与热结故也；一用猪苓，为其水与热结，而阴气复伤也；其水入则吐者，亦用五苓，为其热消而水停也；渴不止者，则用文蛤，为其水消而热在也；其口干燥者，则用白虎加人参，为其热甚而津伤也。此为同源而异流者。治法亦因之各异，如此，学者所当细审也。

猪苓汤方

猪苓（去皮）　茯苓　阿胶　滑石　泽泻各一两

上五味，以水四升，先煮四味，取二升，去滓，内胶烊消，温服七合，日三服。

水气病脉证并治第十四

师曰：病有风水，有皮水，有正水，有石水，有黄汗。风水其脉自浮，外证骨节疼痛，恶风；皮水其脉亦浮，外证胕肿，按之没指，不恶风，其腹如鼓，不渴，当发其汗；正水其脉沉迟，外证自喘；石水其脉自沉，外证腹满不喘；黄汗其脉沉迟，身发热，胸满，四肢头面肿，久不愈，必致痈脓。

风水，水为风激，因风而病水也。风伤皮毛，而湿流关节，故脉浮恶风而骨节疼痛也。皮水，水行皮中，内合肺气，故其脉亦浮，不兼风，故不恶风也。其腹如鼓，即《内经》鼟鼟然不坚之意，以其病在皮肤，而不及肠脏，故外有胀形，而内无满喘也。水在皮者，宜从汗解，故曰当发其汗。正水，肾脏之水自盛也。石水，水之聚而不行者也。正水乘阳之虚而侵及上焦，故脉沉迟而喘；石水因阴之盛而结于少腹，故脉沉腹满而不喘也。黄汗，汗出沾衣如柏汁，得之湿热交病，而湿居热外，其盛于上而阳不行，则身热胸满，四肢头面肿，久则侵及于里而荣不通，则逆于肉理而为痈脓也。

脉浮而洪，浮则为风，洪则为气，风气相搏，风强则为瘾疹，身体为痒，痒者为泄风，久为痂癞；气强则为水，难以俯仰。风气相击，身体洪肿，汗出乃愈。恶风则虚，此为风水；不恶风者，小便通利，上焦有寒，其口多涎，此为黄汗。

风，天之气；气，人之气，是皆失其和者也。风气相搏，风强则气从风而侵淫肌体，故为瘾疹；气强则风从气而鼓涌水液，故为水；风气并强，两相搏击，而水液从之，则为风水，汗之则风去而水行，故曰汗出乃愈。然风水之病，其状与黄汗相似，故仲景于此复辨其证，以恶风者为风水，不恶风者为黄汗，而风水之脉浮，黄汗之脉沉，更不必言矣。

寸口脉沉滑者，中有水气，面目肿大有热，名曰风水。视人之目窠上微肿，如蚕新卧起状，其颈脉动，时时咳，按其手足上，陷而不起者，风水。

风水其脉自浮，此云沉滑者，乃水脉，非风脉也，至面目肿大有热，则水得风而外浮，其脉亦必变而为浮矣，仲景不言者，以风水该之也。目窠上微肿，如蚕新卧起状者，《内经》所谓水为阴，而目下亦阴，聚水者必微肿先见于目下是也。颈脉动者，颈间人迎脉动甚，风水上凑故也。时时咳者，水渍入肺也。按其手足上陷而不起，与《内经》以手按其腹，随手而起，如裹水之状者不同。然腹中气大，而肢间气细，气大则按之随手而起，气细则按之窗而不起，而其浮肿则一也。

太阳病，脉浮而紧，法当骨节疼痛，反不疼，身体反重而痠，其人不渴，汗出即愈，此为风水。恶寒者，此为极虚发汗得之。渴而不恶寒者，此为皮水。身肿而冷，肿如周痹，胸中窒，不能食，反聚痛，暮躁不得眠，此为黄汗，痛在骨节。咳而喘，不渴者，此为肺胀，其状如肿，发汗则愈。然诸病此者，渴而下利，小便数者，皆不可发汗。

太阳有寒，则脉紧骨疼；有湿则脉濡身重；有风则脉浮体痠，此明辨也。今得伤寒脉而骨节不疼，身体反重而痠，即非伤寒，乃风水外胜也。风水在表而非里，故不渴。风固当汗，水在表者亦宜汗，故曰汗出即愈；然必气盛而实者，汗之乃愈。不然则其表益虚，风水虽解，而恶寒转增矣。故曰恶寒者，此为极虚发汗得之。若其渴而不恶寒者，则非病风，而独病水，不在皮外，而在皮中，视风水为较深矣。其证身肿而冷，状如周痹，周痹为寒湿痹其阳，皮水为水气淫于肤也。胸中窒，不能食者，寒袭于外，而气窒于中也。反聚痛，暮躁不得眠者，热为寒郁，而寒甚于暮也。寒湿外淫，必流关节，故曰此为黄汗，痛在骨节也。其咳而喘不渴者，水寒伤肺，气攻于表，有如肿病，而实同皮水，故曰发汗则愈。然此诸病，若其人渴而下利，小便数者，则不可以水气当汗而概发之也。仲景叮咛之意，岂非虑人之津气先亡耶。

或问前二条云，风水外证，骨节疼，此云骨节反不疼，身体反重而痠，前条云皮水不渴，此云渴，何也？曰：风与水合而成病，其流注关节者，则为骨节疼痛；其浸淫肌体者，则骨节不疼，而身体痠重，由所伤之处不同故也。前所云皮水不渴者，非言皮水本不渴也；谓腹如鼓而不渴者，病方外盛而未入里，犹可发其汗也。此所谓渴而不恶寒者，所以别于风水之不渴而恶风也。程氏曰："水气外留于皮，内薄于肺，故令人渴是也。"

里水者，一身面目黄肿，其脉沉，小便不利，故令病水。假令小便自利，此亡津液，故令渴，越婢加术汤主之。（方见中风）

里水，水从里积，与风水不同，故其脉不浮而沉。而盛于内者必溢于外，故一身面目悉黄肿也。水病小便当不利，今反自利，则津液消亡，水病已而渴病起矣。越婢加术是治其水，非治其渴也。以其身面悉肿，故取麻黄之发表；以其肿而且黄，知其湿中有热，故取石膏之清热，与白术之除湿。不然，则渴而小便利者，而顾犯不可发汗之戒耶。或云此治小便利，黄肿未去者之法，越婢散肌表之水，白术止渴生津也，亦通。

趺阳脉当伏，今反紧，本自有寒，疝瘕，腹中痛，医反下之，即胸满短气。趺阳脉当伏，今反数，本自有热，消谷，小便数，今反不利，此欲作水。

趺阳虽系胃脉，而出于阴部，故其脉当伏，今反紧者，以其腹中宿有寒疾故也。寒则宜温而反下之，阳气重伤，即胸满短气。其反数者，以其胃中有热故也。热则当消谷而小便数，今反不利，则水液日积，故欲作水。夫阴气伤者，水为热畜而不行；阳气竭者，水与寒积而不下。仲景并举二端，以见水病之原有如此也。

寸口脉浮而迟，浮脉则热，迟脉则潜，热潜相搏，名曰沉。趺阳脉浮而数，浮脉即热，数脉即止，热止相搏，名曰伏。沉伏相搏，名曰水。沉则络脉虚，伏则小便难，虚难相搏，水走皮肤，即为水矣。

热而潜，则热有内伏之热，而无外发之机矣，故曰沉。热而止，则热有留滞之象，而无运行之道矣，故曰伏。热留于内而不行，则水气因之而畜，故曰沉伏相搏，名曰水。热留于内，则气不外行，而络脉虚，热止于中，则阳不下化，而小便难，以不化之水，而当不行之气，则惟有浸淫躯壳而已，故曰虚难相搏，水走皮肤，即为水矣。此亦所谓阴气伤者，水为热畜不下者也。

寸口脉弦而紧，弦则卫气不行，即恶寒，水不沾流，走于肠间。少阴脉紧而沉，紧则为痛，沉则为水，小便即难。

此二条并阳衰阴胜之证。而寸口则主卫气，少阴则主肾阳；主卫气者，寒从外得，而阳气被抑，主肾阳者，寒自内生，而气化不速。亦即所谓阳气竭者，水与寒积而不行者也。

脉得诸沉，当责有水，身体肿重。水病脉出者，死。

水为阴，阴盛故令脉沉。又，水行皮肤，荣卫被遏，亦令脉沉。若水病而脉出，则真气反出邪水之上，根本脱离而病气独盛，故死。出与浮迥异，浮者盛于上而弱于下，出则上有而下绝无也。

夫水病人目下有卧蚕，面目鲜泽，脉伏，其人消渴。病水腹大，小便不利，其脉沉绝者，有水，可下之。

目下有卧蚕者，目下微肿，如蚕之卧，经所谓水在腹者，必使目下肿也。水气足以润皮肤壅荣卫，故面目鲜泽，且脉伏不起也。消渴者，阳气被郁而生热也。病水，因水而为病也。夫始因水病而生渴，继因消渴而益病水，于是腹大，小便不利，其脉沉绝，水气淤壅而不行，脉道被遏而不出，其势亦太甚矣，故必下其水，以通其脉。

问曰：病下利后，渴饮水，小便不利，腹满因肿者，何也？答曰：此法当病水，若小便自利，及汗出者，自当愈。

下利后阴亡无液，故渴欲饮水，而土虚无气，不能制水，则又小便不利，腹满因肿，知其将聚水为病矣。若小便利，则从下通，汗出则从外泄，水虽聚而旋行，故病当愈。然其所以汗与利者，气内复而机自行也，岂辛散淡渗所能强责之哉。

心水者，其身重而少气，不得卧，烦而躁，其人阴肿。肝水者，其腹大，不能自转侧，胁下腹痛，时时津液微生，小便续通。肺水者，其身肿，小便难，时时鸭溏。脾水者，其腹大，四肢苦重，津液不生，但苦少气，小便难。肾水者，其腹大，脐肿腰痛，不得溺，阴下湿如牛鼻上汗，其足逆冷，面反瘦。

心，阳脏也，而水困之，其阳则弱，故身重而少气也。阴肿者，水气随心气下交于肾也。肝病喜归脾，脾受肝之水而不行，则腹大不能转侧也。肝之腑在胁，而气连少腹，故胁下腹痛也。时时津液微生，小便续通者，肝喜冲逆而主疏泄，水液随之而上下也。肺主气化，治节一身，肺以其水行于身则重；无气以化其水，则小便难。鸭溏，如鸭之后，水粪杂下也。脾主腹而气行四肢，脾受水气，则腹大四肢重。津气生于谷，谷气运于脾，脾湿不运，则津液不生而少气。小便难者，湿不行也。身半以下，肾气主之，水在肾，则腰痛、脐肿、腹大也。不得溺，阴下湿如牛鼻上汗，其足逆冷者，肾为阴，水亦为阴，两阴相得，阳气不行，而湿寒独胜也。面反瘦者，面为阳，阴盛于下，则阳衰于上也。

师曰：诸有水者，腰以下肿，当利小便；腰以上肿，当发汗乃愈。

腰以下为阴，阴难得汗而易下泄，故当利小便；腰以上为阳，阳易外泄，故当发汗。各因其势而利导之也。

师曰：寸口脉沉而迟，沉则为水，迟则为寒，寒水相搏。趺阳脉伏，水谷不化，脾气衰则鹜溏，胃气衰则身肿。少阳脉卑，少阴脉细，男女则小便不利，妇人则经水不通；经为血，血不利则为水，名曰血分。

此合诊寸口、趺阳，而知为寒水胜而胃阳不行也。胃阳不行，则水谷不化，水谷不化，则脾胃俱衰。脾气主里，故衰则鹜溏；胃气主表，故衰则身肿也。少阳者生气也，少阴者地道也，而俱受气于脾胃，脾胃衰则少阳脉卑而生气不荣，少阴脉细而地道不通，男子则小便不利，妇人则经血不通，而其所以然者，则皆阳气不行，阴气乃结之故。曰血分者，谓虽病于水，而实出于血也。

师曰：寸口脉沉而数，数则为出，沉则为入；出则为阳实，入则为阴结。趺阳脉微而弦，微则无胃气，弦则不得息。少阴脉沉而滑，沉则为在里，滑则为实，沉滑相搏，血结胞门，其瘕不写，经络不通，名曰血分。

此合诊寸口、趺阳、少阴，而知其气壅于阳，胃虚于中，而血结于阴也。出则为阳实者，肺被热而治不行也；弦则不得息者，胃受制而气不利也。夫血结在阴，惟阳可以通之，而胃虚受制，肺窒不行，更何恃而开其结，行其血耶，惟有凝聚癃闭，转成水病而已。故曰血结胞门，其瘕不写，经络不通，名曰血分，亦如上条所云也。但上条之结，为血气虚少而行之不利也，此条之结，为阴阳壅郁而欲行不能也，仲景并列于此，以见血分之病，虚实不同如此。

问曰：病有血分水分，何也？师曰：经水前断，后病水，名曰血分，此病难治；先病水，后经水断，名曰水分，此病易治。何以故？去水，其经自下。

此复设问答，以明血分、水分之异。血分者，因血而病为水也；水分者，因水而病及血也。血病深而难通，故曰难治；水病浅而易行，故曰易治。

问曰：病者苦水，面目身体四肢皆肿，小便不利，脉之不言水，反言胸中痛，气上冲咽，状如炙肉，当微咳喘，审如师言，其脉何类？师曰：寸口脉沉而紧，沉为水，紧为寒，沉紧相搏，结在关元，始时尚微，年盛不觉，阳衰之后，荣卫相干，阳损阴盛，结寒微动，肾气上冲，咽喉塞噎，胁下急痛。医以为留饮而大下之，气系不去，其病不除。复重吐之，胃家虚烦，咽燥欲饮水，小便不利，水谷不化，面目手足浮肿。又与葶苈圆下水，当时如小差，食饮过度，肿复如前，胸胁苦痛，象若奔豚，其水扬溢，则咳喘逆。当先攻击卫气，令止，乃治咳；咳止，其喘自差。先治新病，病当在后。

此水气先得，而冲气后发之证。面目肢体俱肿，咽喉塞噎，胸胁满痛，有似留饮，而实挟冲气也。冲气宜温降，不宜攻下，下之亦未必去，故曰气系不去，其病不除。医乃不知而复吐之，胃气重伤，胃液因尽，故咽燥欲饮水，而小便不利，水谷不化，且聚水而成病也。是当养胃气以行水，不宜径下其水，水虽下，终必复聚，故暂差而寻复如前也。水聚于中，气冲于下，其水扬溢，上及肺位，则咳且喘逆，是不可攻其水，当先止其冲气，冲气既止，然后水气可去，水去则咳与喘逆俱去矣。先治新病，病当在后者，谓先治其冲气，而后治其水气也。

风水，脉浮身重，汗出恶风者，防己黄芪汤主之，腹痛者加芍药。

此条义详痉湿暍篇。虽有风水、风湿之异，然而水与湿非二也。

防己黄芪汤方（见湿病）

风水，恶风，一身悉肿，脉浮不渴，续自汗出，无大热，越婢汤主之。

此与上条证候颇同，而治特异。麻黄之发阳气十倍防己，乃反减黄芪之实表，增石膏之辛寒，何耶？脉浮不渴句或作脉浮而渴，渴者热之内炽，汗为热逼，与表虚出汗不同，故得以石膏清热，麻黄散肿，而无事兼固其表耶。

越婢汤方

麻黄六两　石膏半斤　生姜三两　甘草二两　大枣十二枚

上五味，以水六升，先煮麻黄，去上沫，内诸药，煮取三升，分温三服。恶风加附子一枚。风水加术四两。

皮水为病，四肢肿，水气在皮肤中，四肢聂聂动者，防己茯苓汤主之。

皮中水气，浸淫四末，而壅遏卫气，气水相逐，则四肢聂聂动也。防己、茯苓善驱水气，桂枝得茯苓，则不发表而反行水，且合黄芪、甘草，助表中之气，以行防己、茯苓之力也。

防己茯苓汤方

防己　黄芪　桂枝各三两　茯苓六两　甘草二两

上五味，以水六升，煮取二升，分温三服。

里水，越婢加术汤主之，甘草麻黄汤亦主之。

里水，即前一身面目黄肿，脉沉，小便不利之证。越婢汤义见前。甘草麻黄亦内助土气，外行水气之法也。

越婢加术汤方（见上）

甘草麻黄汤方

甘草二两　麻黄四两

上二味，以水五升，先煮麻黄，去上沫，内甘草，煮取三升，温服一升，重覆汗出，不汗，再服，慎风寒。

水之为病，其脉沉小，属少阴；浮者为风。无水虚胀者，为气。水，发其汗即已。脉沉者，宜麻黄附子汤；浮者，宜杏子汤。

水气脉沉小者属少阴，言肾水也。脉浮者为风，即风水也。其无水而虚胀者，则为气病而非水病矣。气病不可发汗，水病发其汗则已。然而发汗之法，亦自不同，少阴则当温其经，风水即当通其肺。故曰脉沉者，宜麻黄附子汤；脉浮者，宜杏子汤。沉谓少阴，浮谓风也。

麻黄附子汤方

麻黄三两　甘草二两　附子一枚

上三味，以水七升，先煮麻黄，去上沫，内诸药，煮取二升半，温服八合，日三服。

杏子汤方（缺，恐是麻黄杏仁甘草石膏汤）

厥而皮水者，蒲灰散主之。

厥而皮水者，水邪外盛，隔其身中之阳，不行于四肢也。此厥之成于水者，去其水则厥自愈，不必以附子、桂枝之属，助其内伏之阳也。蒲灰散义见前。

蒲灰散方（见消渴）

问曰：黄汗之为病，身体肿，发热汗出而渴，状如风水，汗沾衣，色正黄，如柏汁，脉自沉，何从得之？师曰：以汗出入水中浴，水从汗孔入得之，宜芪芍桂酒汤主之。

黄汗之病，与风水相似，但风水脉浮，而黄汗脉沉，风水恶风，而黄汗不恶风为异，其汗沾衣色正黄如柏汁，则黄汗之所独也。风水为风气外合水气，黄汗为水气内遏热气，热被水遏，水与热得，交蒸互郁，汗液则黄。黄芪、桂枝、芍药行阳益阴，得酒则气益和而行愈周，盖欲使荣卫大行，而邪气毕达耳。云苦酒阻者，欲行而未得遽行，久积药力，乃自行耳，故曰服至六七日乃解。

按：前第二条云，小便通利，上焦有寒，其口多涎，此为黄汗。第四条云，身肿而冷，状如周痹，此云黄汗之病，身体肿，发热汗出而渴，后又云剧者不能食，身疼重，小便不利，何前后之不侔也，岂新久微甚之辨欤？夫病邪初受，其未郁为热者，则身冷，小便利，口多涎；其郁久而热甚者，则身热而渴，小便不利，亦自然之道也。

芪芍桂酒汤方

黄芪五两　芍药　桂枝各三两

上三味，以苦酒一升，水七升相合，煮取三升，温服一升，当心烦，服至六七日乃解。若心烦不止者，以苦酒阻故也。

黄汗之病，两胫自冷；假令发热，此属历节。食已汗出，又身尝暮盗汗出者，此荣气也。若汗出已反发热者，久久其身必甲错；发热不止者，必生恶疮。若身重，汗出已辄轻者，久久必身瞤，明即胸中痛，又从腰以上汗出，下无汗，腰髋弛痛，如有物在皮中状，剧者不能食，身疼重，烦躁，小便不利，此为黄汗，桂枝加黄芪汤主之。

两胫自冷者，阳被郁而不下通也。黄汗本发热，此云假令发热，便为历节者，谓胫热，非谓身热也，盖历节黄汗，病形相似，，而历节一身尽热，黄汗则身热而胫冷也。食已汗出，又身尝暮卧盗汗出者，荣中之热，因气之动而外浮，或乘阳之间而潜出也。然黄汗郁证也，汗出则有外达之机，若汗出已反发热者，是热与汗俱出于外，久而肌肤甲错，或生恶疮，所谓自内之外而盛于外也。若汗出已身重辄轻者，是湿与汗俱出也，然湿虽出而阳亦伤，久必身瞤而胸中痛。若从腰以上汗出，下无汗者，是阳上通而不下通也，故腰髋弛痛，如有物在皮中状。其病之剧而未经得汗者，则窒于胸中而不能食；

壅于肉理而身体重；郁于心而烦躁；闭于下而小便不通利也。此其进退微甚之机，不同如此，而要皆水气伤心之所致，故曰此为黄汗。桂枝、黄芪亦行阳散邪之法，而尤赖饮热稀粥取汗，以发交郁之邪也。

桂枝加黄芪汤方

桂枝　芍药　甘草　黄芪各二两　生姜三两　大枣十二枚

上六味，以水八升，煮取三升，温服一升，须臾，啜热稀粥一升余，以助药力，温覆取微汗，若不汗，更服。

师曰：寸口脉迟而涩，迟则为寒，涩为血不足。趺阳脉微而迟，微则为气，迟则为寒。寒气不足，即手足逆冷；手足逆冷，则荣卫不利；荣卫不利，则腹满胁鸣相逐；气转膀胱，荣卫俱劳；阳气不通即身冷，阴气不通即骨疼；阳前通则恶寒，阴前通则痹不仁；阴阳相得，其气乃行，大气一转，其气乃散；实则失气，虚则遗溺，名曰气分。

微则为气者，为气不足也。寒气不足，该寸口、趺阳为言，寒而气血复不足也。寒气不足，则手足无气而逆冷，荣卫无源而不利，由是脏腑之中，真气不充，而客寒独胜，则腹满胁鸣相逐。气转膀胱，即后所谓失气、遗溺之端也。荣卫俱劳者，荣卫俱乏竭也。阳气温于表，故不通则身冷；阴气荣于里，故不通即骨疼。不通者，虚极而不能行，与有余而壅者不同。阳前通则恶寒，阴前通则痹不仁者，阳先行而阴不与俱行，则阴失阳而恶寒，阴先行而阳不与俱行，则阳独滞而痹不仁也。盖阴与阳常相须也，不可失，失则气机不续而邪乃着，不失则上下交通而邪不容，故曰阴阳相得，其气乃行，大气一转，其气乃散。失气、遗溺皆相失之征。曰气分者，谓寒气乘阳之虚，而病于气也。

气分，心下坚，大如盘，边如旋盘，桂甘姜枣麻辛附子汤主之。

气分即寒气乘阳之虚，而结于气者，心下坚大如盘，边如旋盘，其势亦已甚矣。然不直攻其气，而以辛甘温药，行阳以化气，视后人之袭用枳、朴、香、砂者，工拙悬殊矣。云当汗出如虫行皮中者，盖欲使既结之阳，复行周身而愈也。

桂甘姜枣麻辛附子汤方

桂枝　生姜各三两　细辛二两　甘草　麻黄各二两　附子一枚（炮）　大枣十二枚

上七味，以水七升，先煮麻黄，去沫，内诸药，煮取二升，分温三服，当汗出如虫行皮中，即愈。

心下坚，大如盘，边如旋盘，水饮所作，枳术汤主之。

证与上同。曰水饮所作者，所以别于气分也。气无形，以辛甘散之；水有形，以苦泄之也。

枳术汤方

枳实七枚　白术二两

上二味，以水五升，煮取三升，分温三服，腹中软，即当散也。

附方

《外台》防己黄芪汤：治风水，脉浮为在表，其人或头汗出，表无他病，病者但下重，从腰以上为和，腰以下当肿及阴，难以屈伸。（方见风湿）

卷　下

黄瘅病脉证并治第十五

寸口脉浮而缓，浮则为风，缓则为痹。痹非中风，四肢苦烦，脾色必黄，瘀热以行。

脉浮为风，脉缓为湿，云为痹者，风与湿合而痹也；然非风痹疼痛之谓，故又曰痹非中风。所以然者，风得湿而变热，湿应脾而内行，是以四肢不疼而苦烦，脾脏瘀热而色黄。脾者四运之轴也，脾以其所瘀之热，转输流布，而肢体面目尽黄矣，故曰瘀热以行。

趺阳脉紧而数，数则为热，热则消谷，紧则为寒，食即为满。尺脉浮为伤肾，趺阳脉紧为伤脾，风寒相搏，食谷即眩，谷气不消，胃中苦浊，浊气下流，小便不通，阴被其寒，热流膀胱，身体尽黄，名曰谷瘅。

趺阳脉数为热者，其热在胃，故消谷；脉紧为寒者，其寒在脾，故满，满者必生湿，胃热而脾湿，亦黄病之原也。尺脉浮为伤肾者，风伤肾也；趺阳脉紧为伤脾者，寒伤脾也，肾得风而生热，脾得寒而生湿，又黄病之原也。湿热相合，其气必归脾胃，脾胃者，食廪之官也，谷入而助其热则眩，谷不消而气以瘀，则胃中苦浊，浊气当出下窍。若小便通，则浊随溺去，今不通，则浊虽下流而不外出，于是阴受其湿，阳受其热，转相流被而身体尽黄矣。曰谷瘅者，病虽始于风寒，而实成于谷气耳。

额上黑，微汗出，手足中热，薄暮即发，膀胱急，小便自利，名曰女劳瘅；腹如水状，不治。

肾劳而热，黑色上出，犹脾病而黄外见也。额于部为庭。《灵枢》云：庭者，颜也。又云：肾病也，观与颜黑。微汗出者，肾热上行，而气通于心也。手足心热，薄暮即发者，病在里在阴也。膀胱急者，肾热所逼也。小便自利，病不在腑也。此得之房劳过度，热从肾出，故名曰女劳瘅。若腹如水状，则不特阴伤，阳亦伤矣。故曰不治。

心中懊侬而热，不能食，时欲吐，名曰酒瘅。

懊侬，郁闷不宁之意。热内畜则不能食，热上冲则时欲吐，酒气熏心而味归脾胃也，此得之饮酒过多所致，故名酒瘅。

阳明病，脉迟，食难用饱，饱则发烦头眩，小便必难，此欲作谷瘅。虽下之，腹满如故，所以然者，脉迟故也。

脉迟胃弱，则谷化不速，谷化不速，则谷气郁而生热，而非胃有实热，故虽下之而腹满不去。伤寒里实，脉迟者尚未可攻，况非里实者耶。

夫病酒黄瘅，必小便不利，其候心中热，足下热，是其证也。酒黄瘅者，或无热，静言了了，腹满欲吐，鼻燥；其脉浮者先吐之，沉弦者先下之。酒瘅，心中热，欲吐者，吐之愈。

酒之湿热，积于中而不下出，则为酒瘅。积于中则心中热，注于下则足下热也。酒黄瘅者，心中必热，或亦有不热，静言了了者，则其热不聚于心中，而或从下积为腹满，或从上冲为欲吐鼻燥也。腹满者，可下之，欲吐者，可因其势而越之；既腹满且欲吐，则可下亦可吐。然必审其脉浮者，则邪近上，宜先吐；脉沉弦者，则邪近下，宜先下也。

酒瘅下之，久久为黑瘅，目青面黑，心中如啖蒜状，大便正黑，皮肤爪之不仁，其脉浮弱，虽黑微黄，故知之。

酒瘅虽有可下之例，然必审其腹满脉沉弦者而后下之；不然，湿热乘虚陷入血中，则变为黑瘅。目青面黑，皮肤不仁，皆血变而瘀之征也。然虽曰黑痹，而其原则仍是酒家，故心中热气熏灼，如啖蒜状，一如懊侬之无奈也。且其脉当浮弱，其色虽黑当微黄，必不如女劳瘅之色纯黑而脉必沉也。

师曰：病黄瘅，发热烦渴，胸满口燥者，以病发时火劫其汗，两热所得，然黄家所得，从湿得之。一身尽发热而黄，肚热，热在里，当下之。

烦、满、燥、渴，病发于热，而复以火劫之，以热遇热，相得不解，则发黄瘅。然非内兼湿邪，则热与热相攻，而反相散矣，何瘅病之有哉。故曰黄家所得，从湿得之，明其病之不独因于热也。而治此病者，必先审其在表在里，而施或汗或下之法。若一身尽热而腹热尤甚，则其热为在里，里不可从表散，故曰当下。

脉沉，渴欲饮水，小便不利者，皆发黄。腹满，舌痿黄，躁不得睡，属黄家。

脉沉者，热难外泄；小便不利者，热不下出，而渴饮之水与热相得，适足以蒸郁成黄而已。脾之脉，连舌本，散舌下，腹满舌痿，脾不行矣。脾不行者有湿，躁不得睡者有热，热湿相搏，则黄瘅之候也。

黄瘅之病，当以十八日为期，治之十日以上瘥，反剧为难治。

土无定位，寄王于四季之末各十八日。黄者土气也，内伤于脾，故即以土王之数，为黄病之期。盖谓十八日脾气至而虚者当复，即实者亦当通也。治之十日以上差者，邪浅而正胜之，则易治；否则，邪反胜正而增剧，所谓病胜脏者也，故难治。

瘅而渴者，其瘅难治；瘅而不渴者，其瘅可治。发于阴部，其人必呕；阳部，其人振寒而发热也。

瘅而渴，则热方炽而湿且日增，故难治；不渴，则热已减而湿亦自消，故可治。阴部者，里之脏腑，关于气，故呕；阳部者，表之躯壳，属于形，故振寒而发热，此阴阳内外浅深微甚之辨也。

谷瘅之病，寒热不食，食即头眩，心胸不安，久久发黄为谷瘅，茵陈蒿汤主之。

谷瘅为阳明湿热瘀郁之证。阳明既郁，荣卫之源而不利，则作寒热；健运之机窒而不用，则为不食，食人则适以助湿热而增逆满，为头眩，心胸不安而已。茵陈、栀子、大黄，苦寒通泄，使湿热从小便出也。

茵陈蒿汤方

茵陈蒿六两　栀子十四枚　大黄二两

上三味，以水一斗，先煮茵陈，减六升，内二味，煮取三升，去滓，分温三服，小便当利，尿如皂角汁状，色正赤，一宿腹减，黄从小便去也。

黄家日晡所发热而反恶寒，此为女劳得之。膀胱急，少腹满，身尽黄，额上黑，足下热，因作黑瘅，其腹胀如水状，大便必黑，时溏，此女劳之病，非水病也。腹满者难治，硝石矾石散主之。

黄家日晡所本当发热，乃不发热而反恶寒者，此为女劳肾热所致，与酒瘅、谷瘅不同。酒瘅、谷瘅热在胃，女劳瘅热在肾，胃浅而肾深，热深则外反恶寒也。膀胱急，额上黑，足下热，大便黑，皆肾热之征。虽少腹满胀，有如水状，而实为肾热而气内畜，非脾湿而水不行也。惟是证兼腹满，则阳气并伤，而其治为难耳。硝石咸寒除热，矾石除痼热在骨髓，骨与肾合，用以清肾热也。大麦粥和服，恐伤胃也。

硝石矾石散方

硝石（熬黄）　矾石（烧）等分

上二味，为散，大麦粥汁和服方寸匕，日三服。病随大小便去，小便正黄，大便正黑，是其候也。

酒瘅，心中懊侬，或热痛，栀子大黄汤主之。

酒家热积而成实，为心中懊侬，或心中热痛，栀子、淡豉彻热于上，枳实、大黄除实于中，亦上下分消之法也。

栀子大黄汤方

栀子十四枚　大黄二两　枳实五枚　豉一升

上四味，以水六升，煮取二升，分温三服。

诸病黄家，但利其小便；假令脉浮，当以汗解之，宜桂枝加黄芪汤主之。

小便利，则湿热除而黄自已，故利小便为黄家通法。然脉浮则邪近在表，宜从汗解，亦脉浮者先吐之之意。但本无外风而欲出汗，则桂枝发散之中，必兼黄芪固卫，斯病去而表不伤，抑亦助正气以逐邪气也。

桂枝加黄芪汤方（见水气）

诸黄，猪膏发煎主之。

此治黄瘅不湿而燥者之法。

按：《伤寒类要》云：男子女人黄瘅，饮食不消，胃胀，热生黄衣，在胃中有燥屎使然，猪膏煎服则愈。盖湿热经久，变为坚燥，譬如盦曲，热久则湿去而干也。本草猪脂利血脉，解风热乱发消瘀，开关格，利水道，故曰病从小便出。

猪膏发煎方

猪膏半斤　乱发如鸡子大三枚

上二味，和膏中煎之，发消药成，分再服，病从小便出。《千金》云：太医校尉史脱家婢黄病，服此，胃中燥粪下，便差，神验。

黄瘅病，茵陈五苓散主之。

此正治湿热成瘅者之法。茵陈散结热，五苓利水去湿也。

茵陈五苓散方

茵陈十分（末）　五苓散五分

上二味和，先食饮服方寸匕，日三服。

黄瘅腹满，小便不利而赤，自汗出，此为表和里实，当下之，宜大黄硝石汤。

腹满小便不利而赤为里实，自汗出为表和。大黄硝石亦下热去实之法，视栀子大黄及茵陈蒿汤较猛也。

大黄硝石汤方

大黄　黄柏　硝石各四两　栀子十五枚

上四味，以水六升，煮取二升，去滓，内硝，更煮取一升，顿服。

黄瘅病，小便色不变，欲自利，腹满而喘，不可除热，热除必哕。哕者小半夏汤主之。

便清自利，内无热征，则腹满非里实，喘非气盛矣。虽有瘅热，亦不可以寒药攻之。热气虽除，阳气则伤，必发为哕。哕，呃逆也。魏氏谓胃阳为寒药所坠，欲升而不能者是也。小半夏温胃止哕，哕止然后温理中脏，使气盛而行健，则喘满除，黄病去，非小半夏能治瘅也。

小半夏汤方（见痰饮）

诸黄，腹痛而呕者，宜柴胡汤。

腹痛而呕，病在少阳，脾胃病者，木邪易张也。故以小柴胡散邪气，止痛呕，亦非小柴胡能治诸黄也。

柴胡汤方（即小柴胡汤，见呕吐）

男子黄，小便自利，当与虚劳小建中汤。

小便利者，不能发黄，以热从小便去也。今小便利而黄不去，知非热病，乃土虚而色外见，宜补中而不可除热者也。夫黄瘅之病，湿热所郁也，故在表者汗而发之，在里者攻而去之，此大法也。乃亦有不湿而燥者，则变清利为润导，如猪膏发煎之治也；不热而寒，不实而虚者，则变攻为补，变寒为温，如小建中之法也；其有兼证错出者，则先治兼证而后治本证，如小半夏及小柴胡之治也。仲景论黄瘅一证，而于正变虚实之法，详尽如此，其心可谓尽矣。

附方

瓜蒂散：治诸黄（方见暍）。

按：《删繁方》云：服讫，吐出黄汁，亦治脉浮欲吐者之法也。

《千金》麻黄醇酒汤：治黄瘅。

麻黄三两

上一味，以美酒五升，煮取二升半，顿服尽。冬月用酒，春月用水煮之。

惊悸吐衄下血胸满瘀血病脉证治第十六

寸口脉动而弱，动即为惊，弱则为悸。

惊则气乱，故脉动；悸属里虚，故脉弱。动即为惊者，因惊而脉动，病从外得；弱则为悸者，因弱而为悸，病自内生；其动而且弱者，则内已虚，而外复干之也。

师曰：尺脉浮，目睛晕黄，衄未止；晕黄去，目睛慧了，知衄今止。

尺脉浮，知肾有游火；目睛晕黄，知肝有畜热，衄病得此，则未欲止。盖血为阴类，为肾肝之火热所逼而不守也。若晕黄去，目睛且慧了，知不独肝热除，肾热亦除矣，故其衄今当止。

又曰：从春至夏衄者，太阳；从秋至冬衄者，阳明。

血从阴经并冲任而出者则为吐，从阳经并督脉而出者则为衄，故衄病皆在阳经。但春夏阳气浮，则属太阳；秋冬阳气伏，则属阳明为异耳。所以然者，就阴阳言，则阳主外，阴主内；就三阳言，则太阳为开，阳明为阖，少阳之脉不入鼻頞，故不主衄也。

或问衄皆在阳是已，然所谓尺脉浮，目睛晕黄者，非阴中事乎？曰：前所谓尺脉浮，目睛晕黄者，言火自阴中出，非言衄自阴中来也。此所谓太阳、阳明者，言衄所从出之路也，谁谓病之在阳者，不即为阴之所迫而然耶。

衄家不可汗，汗出必额上陷，脉紧急，直视不能眴，不得眠。

血与汗皆阴也，衄家复汗，则阴重伤矣。脉者血之府，额上陷者，额上两旁之动脉，因血脱于上而陷下不起也。脉紧急者，寸口之脉，血不荣而失其柔，如木无液而枝乃劲也。直视不眴不眠者，阴气亡则阳独胜也。经云：夺血者无汗。此之谓夫。

病人面无色，无寒热。脉沉弦者，衄；脉浮弱，手按之绝者，下血；烦渴者，必吐血。

面无色，血脱者色白不泽也；无寒热，病非外感也。衄因外感者，其脉必浮大，阳气重也；衄因内伤者，其脉当沉弦，阴气厉也，虽与前尺脉浮不同，其为阴之不靖则一也。若脉浮弱，按之绝者，血下过多，而阴脉不充也。烦渴者，血从上溢，而心肺焦燥也。此皆病成而后见之诊也。

夫吐血，咳逆上气，其脉数而有热，不得卧者，死。

脉数身热，阳独胜也；吐血咳逆上气不得卧，阴之烁也。以既烁之阴，而从独胜之阳，有不尽不已之势，故死。

夫酒客咳者，必致吐血，此因极饮过度所致也。

酒之热毒，积于胃而熏于肺则咳，久之肺络热伤，其血必随咳而吐出。云此因极饮过度所致者，言当治其酒热，不当治其血也。

寸口脉弦而大，弦则为减，大则为芤，减则为寒，芤则为虚，虚寒相搏，此名为革，妇人则半产漏下，男子则亡血。

此条已见虚劳病中。仲景复举之者，盖谓亡血之证，有从虚寒得之者耳。

亡血不可发其表，汗出即寒栗而振。

亡血者亡其阴也，更发其表，则阳亦伤矣。阳伤者外不固，故寒栗；阴亡者内不守，故振振动摇。前衄血复汗，为竭其阴，此则并亡其阳，皆所谓粗工嘻嘻者也。

病人胸满唇痿，舌青口燥，但欲漱水不欲咽，无寒热，脉微大来迟，腹不满，其人言我满，为有瘀血。病者如有热状，烦满，口干燥而渴，其脉反无热，此为阴伏，是瘀血也，当下之。

此二条辨瘀血之见证。胸满者，血瘀而气为之不利也；唇痿舌青，血不荣也；口燥欲漱水者，血结则气燥也；无寒热，病不由表也；脉微大来迟，血积经隧，则脉涩不利也；腹不满，其人言我满，外无形而内实有滞，知其血积在阴，而非气壅在阳也。故曰为有瘀血。

如有热伏，即下所谓烦满口干燥而渴也；脉无热，不数大也。有热证而无热脉，知为血瘀不流，不能充泽所致，故曰此为阴伏。阴伏者，阴邪结而伏于内也，故曰当下。

火邪者，桂枝去芍药加蜀漆牡蛎龙骨救逆汤主之。

此但举火邪二字，而不详其证。

按：《伤寒论》云：伤寒脉浮，医以火迫劫之；亡阳，必惊狂，起卧不安。又曰：太阳病，以火熏之，不得汗，其人必躁；到经不解，必圊血，名为火邪。仲景此条殆为惊悸下血备其证欤。桂枝汤去芍药之酸，加蜀漆之辛，盖欲使火气与风邪一时并散，而无少有留滞，所谓从外来者，驱而出之于外也。龙骨、牡蛎则收敛其浮越之神与气尔。

桂枝去芍药加蜀漆牡蛎龙骨救逆汤方

桂枝三两（去皮）　甘草二两（炙）　龙骨四两　牡蛎五两（熬）　生姜三两　大枣十二枚　蜀漆三两（烧去腥）

上为末，以水一斗二升，先煮蜀漆，减二升，内诸药，煮取三升，去滓，温服一升。

心下悸者，半夏麻黄丸主之。

此治饮气抑其阳气者之法。半夏蠲饮气，麻黄发阳气，妙在作丸与服，缓以图之，则麻黄之辛甘，不能发越津气，而但升引阳气。即半夏之苦辛，亦不特蠲除饮气，而并和养中气。非仲景神明善变者其孰能与于此哉。

半夏麻黄丸方

半夏　麻黄各等分

上二味，末之，炼蜜和丸小豆大，饮服三丸，日三服。

吐血不止者，柏叶汤主之。

按：《仁斋直指》云：血遇热则宜行，故止血多用凉药。然亦有气虚挟寒，阴阳不相为守，荣气虚散，血亦错行者，此干姜、艾叶之所以用也。而血既上溢，其浮盛之势，又非温药所能御者，故以柏叶抑之使降，马通引之使下，则妄行之血顺而能下，下而能守矣。

柏叶汤方

柏叶　干姜各三两　艾三把

上三味，以水五升，取马通汁一升，合，煮取一升，分温再服。《千金》加阿胶三两，亦佳。

下血，先便后血，此远血也，黄土汤主之。

下血先便后血者，由脾虚气寒失其统御之权，而血为之不守也。脾去肛门远，故曰远血。黄土温燥入脾，合白术、附子以复健行之气，阿胶、生地黄、甘草，以益脱竭之血，而又虑辛温之品，转为血病之厉，故又以黄芩之苦寒，防其太过，所谓有制之师也。

黄土汤方

甘草　干地黄　白术　附子（炮）　阿胶　黄芩各三两　灶中黄土半斤

上七味，以水八升，煮取三升，分温二服。

下血，先血后便，此近血也，赤豆当归散主之。（方见狐惑）

下血先血后便者，由大肠伤于湿热，而血渗于下也。大肠与肛门近，故曰近血。赤小豆能行水湿，解热毒. 当归引血归经，且举血中陷下之气也。

心气不足，吐血、衄血，泻心汤主之。

心气不足者，心中之阴气不足也。阴不足则阳独盛，血为热迫，而妄行不止矣。大黄、黄连、黄芩，泻其心之热，而血自宁。寇氏云：若心气独不足，则当不吐衄也，此乃邪热因不足而客之，故令吐衄。以苦泄其热，以苦补其心，盖一举而两得之。此说亦通。《济众方》用大黄、生地汁治衄血，其下热凉血，亦泻心汤类耳。

泻心汤方

大黄二两　黄连　黄芩各一两

上三味，以水三升，煮取一升，顿服之。

呕吐哕下利病脉证治第十七

夫呕家有痈脓，不可治呕，脓尽自愈。

痈脓，胃中有痈，脓从呕出也。是因痈脓而呕，脓尽痈已，则呕自愈，不可概以止吐之药治之也。

先呕却渴者，此为欲解。先渴却呕者，为水停心下，此属饮家。呕家本渴，今反不渴者，心下有支饮故也，此属支饮。

呕家必有停痰宿水，先呕却渴者，痰水已去，而胃阳将复也，故曰此为欲解。先渴却呕者，因热饮水过多，热虽解而饮旋积也，此呕因积饮所致，故曰此属饮家。呕家本渴，水从呕去故也；今反不渴者，以宿有支饮在心下，愈动而愈出也，故曰此属支饮。

问曰：病人脉数，数为热，当消谷引饮，而反吐者，何也？师曰：以发其汗，令阳微，膈气虚，脉乃数，数为客热，不能消谷，胃中虚冷故也。脉弦者，虚也，胃气无余，朝食暮吐，变为胃反。寒在于上，医反下之，令脉反弦，故名曰虚。

脉数为热，乃不能消谷引饮而反吐者，以发汗过多，阳微膈虚所致，则其数为客热上浮之数，而非胃实气热之数矣。客热如客之寄，不久即散，故不能消谷也。脉弦为寒，乃不曰寒而曰虚者，以寒在于上，而医反下之所致，故其弦非阴寒外加之弦，而为胃虚生寒之弦矣。胃虚且寒，阳气无余，则朝食暮吐而变为胃反也。读此知数脉弦脉，均有虚候，曰热曰寒，盖浅之乎言脉者耳。

寸口脉微而数，微则无气，无气则荣虚，荣虚则血不足，血不足则胸中冷。

此因数为客热，而推言脉微而数者，为无气而非有热也。气者荣之主，故无气则荣虚；荣者血之源，故荣虚则血不足；营卫俱虚，则胸中之积而为宗气者少矣，故胸中冷。

合上二条言之，客热固非真热，不可以寒治之，胸中冷亦非真冷，不可以热治之，是皆当以温养真气为主。真气，冲和纯粹之气，此气浮则生热，沉则生冷，温之则浮焰自收，养之则虚冷自化；若热以寒治，寒以热治，则真气愈虚，寒热内贼，而其病益甚矣。

趺阳脉浮而涩，浮则为虚，涩则伤脾，脾伤则不磨，朝食暮吐，暮食朝吐，宿谷不化，名曰胃反。脉紧而涩，其病难治。

此因胃气无余，变为胃反，而推言其病之并在于脾也。夫胃为阳，脾为阴。浮则为虚者，胃之阳虚也；涩则伤脾者，脾之阴伤也。谷入于胃而运于脾，脾伤则不能磨，脾不磨则谷不化。而朝食者暮当下，暮食者朝当下。若谷不化，则不得下，不得下，必反而上出也。夫脾胃，土也。土德本缓，而脉反紧，则肝有余；土气本和，而脉反涩，则血不足，脏真不足，而贼邪有余，故曰难治。

病人欲吐者，不可下之。

病人欲吐者，邪在上而气方逆，若遽下之，病气必与药气相争，而正乃蒙其祸矣。否则里虚邪入，病气转深，或痞或利，未可知也，故曰不可下之。

哕而腹满，视其前后，知何部不利，利之愈。

哕而腹满者，病在下而气溢于上也，与病人欲吐者不同，故当视其前后二阴，知何部不利而利之，则病从下出，而气不上逆，腹满与哕俱去矣。

呕而胸满者，吴茱萸汤主之。

胸中，阳也。呕而胸满，阳不治而阴乘之也。故以吴茱萸散阴降逆，人参、姜、枣补中益阳气。

吴茱萸汤方

吴茱萸一升　人参三两　生姜六两　大枣十二枚

上四味，以水五升，煮取三升，温服七合，日三服。

干呕吐涎沫，头痛者，吴茱萸汤主之。

干呕吐涎沫，上焦有寒也；头者诸阳之会，为阴寒之邪上逆而痛，故亦宜茱萸汤，以散阴气而益阳气。

呕而肠鸣，心下痞者，半夏泻心汤主之。

邪气乘虚，陷入心下，中气则痞；中气既痞，升降失常，于是阳独上逆而呕，阴独下走而肠鸣。是虽三焦俱病，而中气为上下之枢，故不必治其上下，而但治其中。黄连、黄芩苦以降阳，半夏、干姜辛以升阴，阴升阳降，痞将自解。人参、甘草则补养中气，以为交阴阳通上下之用也。

半夏泻心汤方

半夏半斤（洗）　黄芩　干姜　人参各三两　甘草三两（炙）　黄连一两　大枣十枚

上七味，以水一斗，煮取六升，去滓，再煮取三升，温服一升，日三服。

干呕而利者，黄芩加半夏生姜汤主之。

此伤寒热邪入里作利，而复上行为呕者之法；而杂病肝胃之火，上冲下注者，亦复有之。半夏、生姜散逆于上，黄芩、芍药除热于里；上下俱病，中气必困，甘草、大枣合芍药、生姜，以安中而正气也。

黄芩加半夏生姜汤方

黄芩　生姜各三两　甘草二两　芍药一两　半夏半升　大枣十二枚

上六味，以水一斗，煮取三升，去滓，温服一升，日再夜一服。

诸呕吐，谷不得下者，小半夏汤主之。

呕吐谷不得下者，胃中有饮，随气上逆，而阻其谷入之路也。故以半夏消饮，生姜降逆，逆止饮消，谷斯下矣。

小半夏汤方（见痰饮）

呕吐而病在膈上，后思水者，解，急与之。思水者，猪苓散主之。

病在膈上，病膈间有痰饮也。后思水者，知饮已去，故曰欲解。即先呕却渴者，此为欲解之义。夫饮邪已去，津液暴竭，而思得水；设不得，则津亡而气亦耗，故当急与。而呕吐之余，中气未复，不能胜水，设过与之，则旧饮方去，新饮复生，故宜猪苓散以崇土而逐水也。

猪苓散方

猪苓　茯苓　白术各等分

上三味，杵为散，饮服方寸匕，日三服。

呕而脉弱，小便复利，身有微热，见厥者，难治，四逆汤主之。

脉弱便利而厥，为内虚且寒之候，则呕非火邪，而是阴气之上逆；热非实邪，而是阳气之外越矣，故以四逆汤救阳驱阴为主。然阴方上冲，而阳且外走，其离决之势，有未可即为顺接者，故曰难治；或云呕与身热为邪实，厥利脉弱为正虚，虚实互见，故曰难治。四逆汤舍其标而治其本也，亦通。

四逆汤方

附子一枚（生用）　干姜一两半　甘草二两（炙）

上三味，以水三升，煮取一升二合，去滓，分温再服。强人可大附子一枚，干姜三两。

呕而发热者，小柴胡汤主之。

呕而发热，邪在少阳之经，欲止其呕，必解其邪，小柴胡则和解少阳之正法也。

小柴胡汤方

柴胡半斤　半夏一升　黄芩　人参　甘草　生姜各三两　大枣十二枚

上七味，以水一斗，煮取六升，去滓，再煎取三升，温服一升，日三服。

胃反呕吐者，大半夏汤主之。

胃反呕吐者，胃虚不能消谷，朝食而暮吐也。又胃脉本下行，虚则反逆也，故以半夏降逆，人参、白蜜益虚安中。东垣云："辛药生姜之类治呕吐，但治上焦气壅表实之病，若胃虚谷气不行，胸中闭塞而呕者，惟宜益胃推扬谷气而已。"此大半夏汤之旨也。

大半夏汤方

半夏二升　人参三两　白蜜一升

上三味，以水一斗二升，和蜜扬之二百四十遍，煮药取二升半，温服一升，余分再服。

食已即吐者，大黄甘草汤主之。

经云：清阳出上窍，浊阴出下窍，本乎天者亲上，本乎地者亲下也。若下既不通，必反上逆，所谓阴阳反作，气逆不从，食虽入胃，而气反出之矣。故以大黄通其大便，使浊气下行浊道，而呕吐自止。不然，止之降之无益也。东垣通幽汤治幽门不通，上冲吸门者，亦是此意，但有缓急之分耳。

再按：经云：阳气者闭塞，地气者冒明，云雾不精，则上应白露不下。夫阳气，天气也，天气闭，则地气干矣。云雾出于地，而雨露降于天，地不承，则天不降矣。可见天地阴阳，同此气机，和则俱和，乖则并乖。人与天地相参，故肺气象天，病则多及二阴脾胃；大小肠象地，病则多及上窍。丹溪治小便不通，用吐法以开提肺气，使上窍通而下窍亦通，与大黄甘草汤之呕吐，法虽异而理可通也。

大黄甘草汤方

大黄四两　甘草一两

上二味，以水三升，煮取一升，分温再服。

胃反，吐而渴欲饮水者，茯苓泽泻汤主之。

猪苓散治吐后饮水者，所以崇土气，胜水气也。茯苓泽泻汤治吐未已，而渴欲饮水者，以吐未已，知邪未去，则宜桂枝、甘、姜散邪气，苓、术、泽泻消水气也。

茯苓泽泻汤方

茯苓半斤　泽泻四两　甘草　桂枝各二两　白术三两　生姜四两

上六味，以水一斗，煮取三升，内泽泻，再煮取二升半，温服八合，日三服。

吐后，渴欲得水而贪饮者，文蛤汤主之。兼主微风、脉紧、头痛。

吐后水去热存，渴欲得水，与前猪苓散证同，虽复贪饮，亦止热甚而然耳，但与除热导水之剂足矣。乃复用麻黄、杏仁等发表之药者，必兼有客邪郁热于肺，不解故也。观方下云“汗出即愈”可以知矣。曰兼主微风、脉紧、头痛者，以麻杏甘石，本擅驱风发表之长耳。

文蛤汤方

文蛤五两　麻黄　甘草　生姜各三两　石膏五两　杏仁五十粒　大枣十二枚

上七味，以水六升，煮取二升，温服一升，汗出即愈。

干呕，吐逆，吐涎沫，半夏干姜散主之。

干呕、吐逆，胃中气逆也；吐涎沫者，上焦有寒，其口多涎也。与前干呕吐涎沫头痛不同，彼为厥阴阴气上逆，此是阳明寒涎逆气不下而已。故以半夏止逆消涎，干姜温中和胃，浆水甘酸，调中引气止呕哕也。

半夏干姜散方

半夏　干姜各等分

上二味，杵为散，取方寸匕，浆水一升半，煮取七合，顿服之。

病人胸中似喘不喘，似呕不呕，似哕不哕，彻心中愦愦然无奈者，生姜半夏汤主之。

寒邪搏饮，结于胸中而不得出，则气之呼吸往来，出入升降者阻矣。似喘不喘，似呕不呕，似哕不哕，皆寒饮与气，相搏互击之证也。且饮，水邪也；心，阳脏也。以水邪而逼处心脏，欲却不能，欲受不可，则彻心中愦愦然无奈也。生姜半夏汤，即小半夏汤。而生姜用汁，则降逆之力少，而散结之力多，乃正治饮气相搏，欲出不出者之良法也。

生姜半夏汤方

半夏半升　生姜（汁）一升

上二味，以水三升，煮半夏，取二升，内生姜汁，煮取一升半，小冷，分四服，日三夜一，呕止，停后服。

干呕、哕，若手足厥者，橘皮汤主之。

干呕、哕非反胃，手足厥非无阳，胃不和则气不至于四肢也。橘皮和胃气，生姜散逆气，气行胃和，呕哕与厥自已，未可便认阳虚而遽投温补也。

橘皮汤方

橘皮四两　生姜半斤

上二味，以水七升，煮取三升，温服一升，下咽即愈。

哕逆者，橘皮竹茹汤主之。

胃虚而热乘之，则作哕逆。橘皮、生姜和胃散逆，竹茹除热止呕哕，人参、甘草、大枣益虚安中也。

橘皮竹茹汤方

橘皮二斤　竹茹二升　大枣三十枚　生姜半斤　甘草五两　人参一两

上六味，以水一斗，煮取三升，温服一升，日三服。

夫六腑气绝于外者，手足寒，上气，脚缩；五脏气绝于内者，利不禁，下甚者，手足不仁。

六腑为阳，阳者主外，阳绝不通于外，为手足寒，阳不外通，则并而上行，为上气脚缩也。五脏为阴，阴者主内，阴绝不守内，则下利不禁，甚者不交于阳，而隧道痹闭，为手足不仁也。

下利脉沉弦者，下重；脉大者，为未止；脉微弱数者，为欲自止，虽发热不死。

沉为里为下，沉中见弦，为少阳之气滞于下而不得越，故下重。大为邪盛，又大则病进，故为未止。徐氏曰：“微弱者，正衰邪亦衰也。”数为阳脉，于微弱中见之，则为阳气将复，故知利欲自止，虽有身热，必自已，不得比于下利热不止者，死之例也。

下利手足厥冷，无脉者，灸之不温。若脉不还，反微喘者，死。少阴负趺阳者，为顺也。

下利厥冷无脉，阴亡而阳亦绝矣。灸之所以引既绝之阳，乃厥不回，脉不还，而反微喘，残阳上奔，大气下脱，故死。下利为土负水胜之病，“少阴负趺阳”者，水负而土胜也，故曰顺。

下利有微热而渴，脉弱者，令自愈。下利脉数，有微热，汗出，令自愈；设脉紧为未解。下利脉数而渴者，令自愈；设不差，必圊脓血，以有热故也。下利脉反弦，发热身汗者，愈。

微热而渴者，胃阳复也；脉弱者，邪气衰也。正复邪衰，故令自愈。脉数，亦阳复也；微热汗出者，气方振而势外达，亦为欲愈之候。设脉紧则邪尚盛，必能与正相争，故为未解。脉数而渴，阳气已复，亦下利有微热而渴之意。然脉不弱而数，则阳之复者已过，阴寒虽解，而热气转增，将更伤阴而圊脓血也。弦脉阴阳两属，若与发热身汗并见，则弦亦阳也，与脉数有微热汗出正同，故愈。

按：上数条皆是伤寒邪气入里之候，故或热或渴，或汗出，或脉数，阳气既复，邪气得达则愈；若杂病湿热下利之证，则发热口渴脉数，均非美证。《内经》云：“下利身热者死。”仲景云：“下利手足不逆冷，反发热者不死。”盖《内经》所言者，杂病湿热下利之证，仲景所言者，伤寒阴邪内人之证，二者不可不分也。

下利气者，当利其小便。

下利气者，气随利失，即所谓气利是也。小便得利，则气行于阳，不行于阴而愈，故曰当利其小便，喻氏所谓急开支河者是也。

下利寸脉反浮数，尺中自涩者，必圊脓血。

寸浮数者，阳邪强也；尺中涩者，阴气弱也；以强阳而加弱阴，必圊脓血。

下利清谷，不可攻其表，汗出必胀满。

清与圊同，即完谷也。是为里虚气寒，乃不温养中土，而反攻令汗出，则阳气重虚；阳虚者，气不化，故胀满。

下利脉沉而迟，其人面少赤，身有微热，下利清谷者，必郁冒；汗出而解，病人必微厥。所以然者，其面戴阳，下虚故也。

喻氏曰：下利脉沉迟，而面少赤，身微热者，阴盛而格阳在上在外也。若其人阳尚有根，其格出者终必复返，阳返而阴未肯降，必郁冒少顷，然后阳胜而阴出为汗；阴出为汗，阴邪乃解，自不下利矣。阳入阴出，俨有龙战于野，其血玄黄之象，病人能无微厥乎？

下利后脉绝，手足厥冷，晬时脉还，手足温者生，脉不还者死。

下利后脉绝，手足厥冷者，阴先竭而阳后脱也。是必俟其晬时经气一周，其脉当还，其手足当温；设脉不还，其手足亦必不温，则死之事也。

下利后腹胀满，身体疼痛者，先温其里，乃攻其表。温里宜四逆汤，攻表宜桂枝汤。

下利腹胀满，里有寒也；身体疼痛，表有邪也。然必先温其里，而后攻其表，所以然者，里气不充，则外攻无力，阳气外泄，则里寒转增，自然之势也。而四逆用生附，则寓发散于温补之中，桂枝有甘、芍，则兼固里于散邪之内，仲景用法之精如此。

四逆汤方（见上）

桂枝汤方

桂枝　白芍　生姜各三两　甘草二两　大枣十枚

上五味，㕮咀，以水七升，微火煮，取三升，去滓，适寒温，服一升，服已须臾，啜稀热粥一升，以助药力，温覆令一时许，遍身漐漐微似有汗者，益佳，不可令如水流漓，病必不除。若一服汗出病差，停后服。

下利三部脉皆平，按之心下坚者，急下之，宜大承气汤。下利脉迟而滑者，实也，利未欲止，急下之，宜大承气汤。下利脉反滑者，当有所去，下乃愈，宜大承气汤。下利已差，至其年月日时复发者，以病不尽故也，当下之，宜大承气汤。

下利有里虚脏脱者，亦有里实腑闭者，昔人所谓利者不利是也。按之心下坚，其证的矣。脉虽不实大，而亦未见微弱，自宜急下，使实去则利止，通因通用之法也。脉迟为寒，然与滑俱见，则不为寒而反为实，以中实有物，能阻其脉行之机也。夫利因实而致者，实不去则利不已，故宜急下。病已差而至其时复发者，陈积在脾也，脾主信，故按期复发，是当下之，令陈积去，则病本拔而愈。

大承气汤方（见痉）

下利谵语者，有燥屎也，小承气汤主之。

谵语者，胃实之征，为有燥屎也，与心下坚脉滑者大同。然前用大承气者，以因实而致利，去之惟恐不速也，此用小承气者，以病成而适实，攻之恐伤及其正也。

小承气汤方

大黄四两　枳实三枚　厚朴三两（炙）

上三味，以水四升，煮取一升二合，去滓，分温二服，得利则止。

下利便脓血者，桃花汤主之。

此治湿寒内淫，脏气不固，脓血不止者之法。赤石脂理血固脱，干姜温胃祛寒，粳米安中益气。崔氏去粳米加黄连、当归，用治热利，乃桃花汤之变法也。

桃花汤方

赤石脂一斤（一半全用一半筛末）　干姜一两　粳米一升

上三味，以水七升，煮米熟去滓，温服七合，内赤石脂末方寸匕，日三服，若一服愈，余勿服。

热利下重者，白头翁汤主之。

此治湿热下注，及伤寒热邪入里作利者之法。白头翁汤苦以除湿，寒以胜热也。

白头翁汤方

白头翁　黄连　黄柏　秦皮各三两

上四味，以水七升，煮取三升，去滓，温服一升，不愈更服。

下利后更烦，按之心下濡者，为虚烦也，栀子豉汤主之。

下利后更烦者，热邪不从下减，而复上动也；按之心下濡，则中无阻滞可知，故曰虚烦。香豉、栀子能撤热而除烦，得吐则热从上出而愈，因其高而越之之意也。

栀子豉汤方

栀子十四枚（擘）　香豉四合（棉裹）

上二味，以水四升，先煮栀子，得二升半，内豉，煮取一升半，去滓，分二服，温进一服，得吐则愈。

下利清谷，里寒外热，汗出而厥，通脉四逆汤主之。

挟热下利者，久则必伤脾阴；中寒清谷者，甚则并伤肾阳。里寒外热，汗出而厥，有阴内盛而阳外亡之象。通脉四逆，即四逆加干姜一倍，所谓进而求阳，以收散亡之气也。

通脉四逆汤方

附子一枚（生用）　干姜三两（强人可四两）　甘草二两（炙）

上三味，以水三升，煮取一升二合，去滓，分温再服。

下利肺痛，紫参汤主之。

赵氏曰："大肠与肺合，大抵肠中积聚，则肺气不行；肺有所积，大肠亦不固，二害互为病。大肠病而气塞于肺者痛，肺有积者亦痛，痛必通用。紫参通九窍，利大小肠，气通则痛愈，积去则利自止。"喻氏曰：后人有疑此非仲景之方者，夫讵知肠胃有病，其所关全在肺气耶。程氏疑是腹痛。本草云：紫参治心腹积聚，寒热邪气。

紫参汤方

紫参半斤　甘草三两

上二味，以水五升，先煮紫参，取二升，内甘草，煮取一升半，分温三服。

气利，诃黎勒散主之。

气利，气与屎俱失也。诃黎勒涩肠而利气，粥饮安中益肠胃，顿服者，补下治下制以急也。

诃黎勒散方

诃黎勒散十枚（煨）

上一味，为散，粥饮和顿服。

附方

《千金翼》小承气汤：治大便不通，哕数谵语。（方见上）

《外台》黄芩汤：治干呕下利。

此与前黄芩加半夏生姜汤治同，而无芍药、甘草、生姜，有人参、桂枝、干姜，则温里益气之意居多，凡中寒气少者，可于此取法焉。其小承气汤，即前下利谵语有燥屎之法，虽不赘可也。

黄芩　人参　干姜各三两　桂枝一两　大枣十二枚　半夏半升

上六味，以水七升，煮取三升，温分三服。

疮痈肠痈浸淫病脉证并治第十八

诸浮数脉，应当发热，而反洒淅恶寒，若有痛处，当发其痈。师曰：诸痈肿，欲知有脓无脓，以手掩肿上，热者为有脓，不热者为无脓。

浮、数脉皆阳也，阳当发热，而反洒淅恶寒者，卫气有所遏而不出也。夫卫主行荣气者也，而荣过实者，反能阻遏其卫。若有痛处，则荣之实者已兆，故曰当发其痈。痈肿之候，脓不成，则毒不化，而毒不聚，则脓必不成。故以手掩其肿上，热者毒已聚，则有脓；不热者毒不聚，则无脓也。

肠痈之为病，其身甲错，腹皮急，按之濡，如肿状，腹无积聚，身无热，脉数，此为肠内有痈脓，薏苡附子败酱散主之。

甲错，肌皮干起，如鳞甲之交错，由荣滞于中，故血燥于外也。腹皮急，按之濡，气虽外鼓，而病不在皮间也。积聚为肿胀之根，脉数为身热之候，今腹如肿状而中无积聚，身不发热而脉反见数，非肠内有痈，荣郁成热而何。薏苡破毒肿，利肠胃为君，败酱一名苦菜，治暴热火疮，排脓破血为臣，附子则假其辛热，以行郁滞之气尔。

薏苡附子败酱散方

薏苡仁十分　附子二分　败酱五分

上三味，杵为散，取方寸匕，以水二升，煎减半，顿服，小便当下。

肿痈者，少腹肿痞，按之即痛如淋，小便自调，时时发热，自汗出，复恶寒。其脉迟紧者，脓未成，可下之；脉洪数者，脓已成，不可下也。大黄牡丹汤主之。

肿痈，疑即肠痈之在下者，盖前之痈在小肠，而此之痈在大肠也。大肠居小肠之下，逼处膀胱，致小腹肿痞，按之即痛如淋，而实非膀胱为害，故仍小便自调也。小肠为心之合，而气通于血脉，大肠为肺之合，而气通于皮毛，故彼脉数身无热，而此时时发热，自汗出，复恶寒也。脉迟紧者，邪暴遏而荣未变。云可下者，谓可下之令其消散也。脉洪数者，毒已聚而荣气腐。云不可下者，谓虽下之而亦不能消之也。大黄牡丹汤，肠痈已成未成，皆得主之，故曰：有脓当下，无脓当下血。

大黄牡丹汤方

大黄四两　牡丹一两　桃仁五十个　冬瓜仁半升　芒硝三合

上五味，以水六升，煮取一升，去滓，内芒硝，再煎沸，顿服之，有脓当下，如无脓当下血。

问曰：寸口脉浮微而涩，法当亡血，若汗出。设不汗出者云何？曰：若身迹有疮，被刀斧所伤，亡血故也。

血与汗皆阴也，阴亡则血流不行，而气亦无辅，故脉浮微而涩也。经云：夺血者无汗，夺汗者无血。兹不汗出而身有疮，则知其被刀斧所伤而亡其血，与汗出不止者，虽异而理则同也。

病金疮，王不留行散主之。

金疮，金刃所伤而成疮者，经脉斩绝，营卫沮弛，治之者必使经脉复行，营卫相贯而后已。王不留行散，则行气血和阴阳之良剂也。

王不留行散方

王不留行十分（八月八日采）　蒴藋细叶十分（七月七日采）　甘草十八分　桑东南根白皮十分（三月三日采）　黄芩二分　川椒三分　厚朴二分　干姜二分　芍药二分

上九味，王不留行、蒴藋、桑皮三味，烧灰存性，各别杵筛，合治之为散，服方寸匕。小疮即粉之，大疮但服之，产后亦可服。

排脓散方

枳实十六枚　芍药六分　桔梗二分

上三味，杵为散，取鸡子黄一枚，以药散与鸡黄相等，揉和令相得，饮和服之，日一服。

枳实苦寒，除热破滞为君，得芍药则通血，得桔梗则利气，而尤赖鸡子黄之甘润，以为排脓化毒之本也。

排脓汤方

甘草二两　桔梗三两　生姜一两　大枣十枚

上四味，以水三升，煮取一升，温服五合，日再服。

此亦行气血和荣卫之剂。

浸淫疮，从口起流向四肢者可治，以四肢流来入口者不可治。浸淫疮，黄连粉主之。

浸淫疮，义如脏腑经络篇中。黄连粉方未见，大意以此为湿热浸淫之病，故取黄连一味为粉粉之，苦以燥湿，寒以除热也。

趺蹶手指臂肿转筋狐疝蛔虫病脉证治第十九

师曰：病趺蹶，其人但能前不能却，刺腨入二寸，此太阳经伤也。

人身经络，阳明行身之前，太阳行身之后；太阳伤，故不能却也。太阳之脉，下贯腨内，刺之所以和利其经脉也。腨，足肚也。

病人常以手指臂肿动，此人身体瞤瞤者，藜芦甘草汤主之。

湿痰凝滞关节则肿，风邪袭伤经络则动。手指臂肿动，身体瞤瞤者，风痰在膈，攻走肢体；陈无择所谓痰涎留在胸膈上下，变生诸病，手足项背，牵引钓痛，走易不定者是也。藜芦吐上膈风痰，甘草亦能取吐，方虽未见，然大略是涌剂耳（李氏）。

转筋之为病，其人臂脚直，脉上下行，微弦。转筋入腹者，鸡屎白散主之。

肝主筋，上应风气，肝病生风，则为转筋，其人臂脚直，脉上下行，微弦。经云：诸暴强直，皆属于风也。转筋入腹者，脾土虚而肝木乘之也。鸡为木畜，其屎反利脾气，故取治是病，且以类相求，则尤易入也。

鸡屎白散方

鸡屎白为散，取方寸匕，以水六合，和温服。

阴狐疝气者，偏有大小，时时上下，蜘蛛散主之。

阴狐疝气者，寒湿袭阴，而睾丸受病，或左或右，大小不同，或上或下，出没无时，故名狐疝。蜘蛛有毒，服之能令人利，合桂枝辛温入阴，而逐其寒湿之气也。

蜘蛛散方

蜘蛛十四枚（熬焦）　桂枝半两

上二味，为散，取八分一匕，饮和服，日再，蜜丸亦可。

问曰：病腹痛有虫，其脉何以别之？师曰：腹中痛，其脉当沉若弦，反洪大，故有蛔虫。

腹痛脉多伏，阳气内闭也；或弦者，邪气入中也。若反洪大，则非正气与外邪为病，乃蛔动而气厥也，然必兼有吐涎心痛等证。如下条所云，乃无疑耳。

蛔虫之为病，令人吐涎心痛，发作有时，毒药不止者，甘草粉蜜汤主之。

吐涎，吐出清水也。心痛，痛如咬啮，时时上下是也。发作有时者，蛔饱而静，则痛立止，蛔饥求食，则痛复发也。毒药，即锡粉、雷丸等杀虫之药。毒药者，折之以其所恶也。甘草粉蜜汤者，诱之以其所喜也。白粉即铅白粉，能杀三虫，而杂于甘草、白蜜之中，诱使虫食，甘味既尽，毒性旋发，而虫患乃除，此医药之变诈也。

甘草粉蜜汤方

甘草二两　白粉一两　白蜜四两

上三味，以水三升，先煮甘草，取二升，去滓，内粉、蜜，搅令和，煎如薄粥，温服一升，差即止。

蛔厥者，当吐蛔，令病者静而复时烦，此为脏寒，蛔上入其膈，故烦，须臾复止，得食而呕，又烦者，蛔闻食臭出，其人当自吐蛔。蛔厥者，乌梅丸主之。

蛔厥，蛔动而厥，心痛吐涎，手足冷也。蛔动而上逆，则当吐蛔，蛔暂安而复动，则病亦静而复时烦也。然蛔之所以时安而时上者，何也？虫性喜温，脏寒则虫不安而上膈，虫喜得食，脏虚则蛔复上而求食。故以人参、姜、附之属，益虚温胃为主，而以乌梅、椒、连之属，苦酸辛气味，以折其上入之势也。

乌梅丸方

乌梅三百个　细辛六两　干姜十两　黄连一斤　当归　川椒各四两　附子（炮）　桂枝　人参　黄柏各六两

上十味，异捣筛，合治之，以苦酒渍乌梅一宿，去核，蒸之五升米下，饭熟，捣成泥，和药令相得，内臼中，与蜜杵二千下，丸如梧子大，先食饮服十丸，日三服，稍增至二十丸，禁生冷滑臭等物。

妇人妊娠病脉证治第二十

师曰：妇人得平脉，阴脉小弱，其人渴，不能食，无寒热，名妊娠，桂枝汤主之。于法六十日当有此证，设有医治逆者，却一月加吐下者，则绝之。

平脉，脉无病也，即《内经》身有病而无邪脉之意。阴脉小弱者，初时胎气未盛，而阴方受蚀，故阴脉比阳脉小弱。至三四月经血久畜，阴脉始强，《内经》所谓手少阴脉动者，妊子，《千金》所谓三月尺脉数是也。其人渴，妊子者内多热也，一作呕亦通。今妊妇二三月，往往恶阻不能食是也。无寒热者，无邪气也。夫脉无故而身有病，而又非寒热邪气，则无可施治，惟宜桂枝汤和调阴阳而已。徐氏云：桂杜汤外证得之，为解肌和荣卫，内证得之，为化气调阴阳也。六十日当有此证者，谓妊娠两月，正当恶阻之时，设不知而妄治，则病气反增，正气反损，而呕泻有加矣。绝之谓禁绝其医药也。娄全善云：尝治一二妇恶阻病吐，前医愈治愈吐，因思仲景绝之之旨，以炒糯米汤代茶，止药月余渐安。

妇人宿有癥病，经断未及三月，而得漏下不止，胎动在脐上者，此为癥痼害。妊娠六月动者，前三月经水利时，胎也。下血者，后断三月衃也。所以血不止者，其癥不去故也，当下其癥，桂枝茯苓丸主之。

【临床解读】

刘某某，女，33岁。2021年9月6日初诊。

主诉：腹胀3个月余。

现病史：患者3个月前因小便时出现“月经”，后致腹胀，查彩超提示“子宫左侧囊肿”，口服桂枝茯苓丸后腹胀减轻。现症见：腹胀，左下腹隐痛不适，饭后及食辛辣食物后腹胀加重，反酸烧心，偶有胃隐痛，口干口苦，心烦，纳眠可，大便偏干，3~4天一次，小便频，夜2次，舌质红，苔薄白，脉沉滞。乏力，双下肢沉困。

处方：桂枝10克，茯苓10克，牡丹皮10克，赤芍10克，桃仁10克，大黄10克（后下），炒莱菔子15克，土鳖虫10克。10剂，每日1剂，水煎服。（张磊医案）

癥，旧血所积，为宿病也。癥痼害者，宿病之气，害其胎气也。于法妊娠六月，其胎当动，今未三月，胎不当动而急动者，特以癥痼害之之故。是六月动者胎之常，三月动者胎之变也。夫癥病之人，其经月当不利，经不利，则不能受胎。兹前三月经水适利，胞宫净而胎可结矣。胎结故经断不复下，乃未三月而衃血仍下，亦以癥痼害之之故。是血留养胎者其常，血下不止者其变也。要之，其癥不去，则血必不守，血不守，则胎终不安，故曰当下其癥。桂枝茯苓丸，下癥之力，颇轻且缓，盖恐峻厉之药，将并伤其胎气也。

桂枝茯苓丸方

桂枝　茯苓　丹皮　桃仁（去皮尖熬）　芍药各等分

上五味，末之，炼蜜丸如兔屎大，每日食前服一丸，不知，加至三丸。

妇人怀妊六七月，脉弦发热，其胎愈胀，腹痛恶寒，少腹如扇，所以然者，子脏开故也，当以附子汤温其脏。

脉弦发热，有似表邪，而乃身不痛而腹反痛，背不恶寒而腹反恶寒，甚至少腹阵阵作冷，若或扇之者然，所以然者，子脏开不能合，而风冷之气乘之也。夫脏开风入，其阴内胜，则其脉弦为阴气，而发热且为格阳矣。胎胀者，胎热则消，寒则胀也。附子汤方未见，然温里散寒之意，概可推矣。

师曰：妇人有漏下者，有半产后因续下血都不绝者，有妊娠下血者，假令妊娠腹中痛为胞阻，胶艾汤主之。

妇人经水淋沥，及胎产前后下血不止者，皆冲任脉虚，而阴气不能守也，是惟胶艾汤为能补而固之，中有芎、归能于血中行气，艾叶利阴气，止痛安胎，故亦治妊娠胞阻。胞阻者，胞脉阻滞，血少而气不行也。

胶艾汤方

干地黄六两　川芎　阿胶　甘草各二两　艾叶　当归各三两　芍药四两

上七味，以水五升，清酒三升，合煮取三升，去滓，内胶令消尽，温服一升，日三服，不差更作。

妇人怀妊，腹中㽲痛，当归芍药散主之。

按：《说文》“㽲”音绞，腹中急也，乃血不足，而水反侵之也。血不足而水侵，则胎失其所养，而反得其所害矣，腹中能无㽲痛乎？芎、归、芍药，益血之虚；苓、术、泽泻，除水之气。赵氏曰：“此因脾土为木邪所客，谷气不举，湿气下流，搏于阴血而痛，故用芍药多他药数倍，以泻肝木。”亦通。

当归芍药散方

当归　川芎各三两　芍药一斤　茯苓　白术各四两　泽泻半斤

上六味，杵为散，取方寸匕，酒和，日三服。

妊娠呕吐不止，干姜人参半夏丸主之。

此益虚温胃之法，为妊娠中虚而有寒饮者设也。夫阳明之脉，顺而下行者也，有寒则逆，有热亦逆，逆则饮必从之，而妊娠之体，精凝血聚，每多蕴而成热者矣。

按：《外台》方，青竹茹、橘皮、半夏各五两，生姜、茯苓各四两，麦冬、人参各三两，为治胃热气逆呕吐之法，可补仲景之未备也。

干姜人参半夏丸方

干姜　人参各一两　半夏二两

上三味，末之，以生姜汁糊为丸梧子大，饮服十丸，日三服。

妊娠小便难，饮食如故，当归贝母苦参丸主之。

小便难而饮食如故，则病不由中焦出，而又无腹满身重等证，则更非水气不行，知其血虚热郁，而津液涩少也。本草当归补女子诸不足，苦参入阴利窍除伏热，贝母能疗郁结，兼清水液之源也。

当归贝母苦参丸方

当归　贝母　苦参各四两

上三味，末之，炼蜜丸如小豆大，饮服三丸，加至十丸。

妊娠有水气，身重，小便不利，洒淅恶寒，起即头眩，葵子茯苓散主之。

妊娠小便不利，与上条同，而身重恶寒头眩，则全是水气为病，视虚热液少者，霄壤悬殊矣。葵子、茯苓滑窍行水，水气既行，不淫肌体，身不重矣；不侵卫阳，不恶寒矣；不犯清道，不头眩矣。经曰：有者求之，无者求之，盛虚之变，不可不审也。

葵子茯苓散方

葵子一升　茯苓三两

上二味，杵为散，饮服方寸匕，日二服，小便利则愈。

妇人妊娠，宜常服当归散主之。

妊娠之后，最虑湿热伤动胎气，故于芎、归、芍药养血之中，用白术除湿，黄芩除热，丹溪称黄芩、白术为安胎之圣药，夫芩、术非能安胎者，去其湿热而胎自安耳。

当归散方

当归　黄芩　芍药　川芎各一斤　白术半斤

上五味，杵为散，酒服方寸匕，日再服，妊娠常服即易产，胎无疾苦，产后百病悉主之。

妊娠养胎，白术散主之。

妊娠伤胎，有因湿热者，亦有因湿寒者，随人脏气之阴阳而各异也。当归散正治湿热之剂，白术散白术、牡蛎燥湿，川芎温血，蜀椒去寒，则正治湿寒之剂也。仲景并列于此，其所以诏示后人者深矣。

白术散方

白术　川芎　蜀椒（去汗）　牡蛎各三分

上四味，杵为散，酒服一钱匕，日三服，夜一服。但苦痛加芍药；心下毒痛，倍加芎䓖；心烦吐痛，不能食饮，加细辛一两，半夏大者二十枚服之，后更以醋浆水服之；若呕，以醋浆水服之；复不解者，小麦汁服之；已后渴者，大麦粥服之。病虽愈，服之勿置。

妇人伤胎怀身，腹满不得小便，从腰以下重，如有水状，怀身七月，太阴当养不养，此心气实，当刺写①劳官及关元，小便微利则愈。

伤胎，胎伤而病也。腹满不得小便，从腰以下重，如有水气，而实非水也。所以然者，心气实故也。心，君火也，为肺所畏，而妊娠七月，肺当养胎，心气实则肺不敢降，而胎失其养，所谓太阴当养不养也。夫肺主气化者也，肺不养胎，则胞中之气化阻，而水乃不行矣，腹满便难身重职是故也。是不可治其肺，当刺劳宫以写心气，刺关元以行水气，使小便微利，则心气降，心降而肺自行矣。劳宫，心之穴；关元，肾之穴。

妇人产后病脉证治第二十一

问曰：新产妇人有三病，一者病痉，二者病郁冒，三者大便难，何谓也？师曰：新产血虚多汗出，喜中风，故令病痉；亡血复汗，寒多，故令郁冒；亡津液胃燥，故大便难。

痉，筋病也；血虚汗出，筋脉失养，风入而益其劲也。郁冒，神病也；亡阴血虚，阳气遂厥，而寒复郁之，则头眩而目瞀也。大便难者，液病也；

① 写：此处通“泻”。下同。

胃藏津液而渗灌诸阳，亡津液胃燥，则大肠失其润而便难也。三者不同，其为亡血伤津则一，故皆为产后所有之病。

产妇郁冒，其脉微弱，呕不能食，大便反坚，但头汗出。所以然者，血虚而厥，厥而必冒。冒家欲解，必大汗出。以血虚下厥，孤阳上出，故头汗出。所以产妇喜汗出者，亡阴血虚，阳气独盛，故当汗出，阴阳乃复。大便坚，呕不能食，小柴胡汤主之。

【临床解读】

谭某某，女，46岁。2021年6月2日初诊。

主诉：确诊腹膜后肉瘤8个月余。

现病史：患者2020年10月份因纳食差入院检查确诊腹膜后肉瘤，放疗26次，化疗2次，因白细胞过低停止化疗，现服靶向药治疗，期间肉瘤压迫左下肢静脉导致下肢静脉血栓（保守治疗）。现症见：胃脘隐痛稍胀，反酸，嗳气，两胁稍胀不适，牙龈常出血（血小板正常），右侧耳鸣，右侧头胀痛，乏力怕冷，纳差无食欲，二便调，眠差，入睡难，多梦，心烦，月经2个月未至，舌质瘀暗，苔薄黄，脉沉滞。

处方：柴胡10克，黄芩10克，党参10克，清半夏10克，丹参30克，檀香3克（后下），砂仁3克（后下），生牡蛎30克（先煎），煅海螵蛸15克，煅瓦楞子15克，大贝母10克，茜草炭10克，金银花10克，连翘10克。10剂，每日1剂，水煎服。

二诊：2021年7月28日。服上方25剂，效可，胃痛胃胀好转。现症见：半月前口服免疫抑制剂后，胃脘胀满，饭后加重，恶心，涎沫多，食欲差，有胁偶有胀痛，牙龈常出血（服有抗凝药）。近2个月头两侧常胀痛，大便溏，日一次，小便正常，眠差，入睡难，多梦，易惊惕，心烦，舌质淡红，苔薄黄润，脉略数。2021年7月11日CT示腹膜后肉瘤较前变化不大；右侧肾上腺区、右肾周、腹腔内多发软组织影，考虑转移。较前腹膜转移增多增大。

处方：党参10克，吴茱萸3克，生龙牡各30克（先煎），郁金10克，清半夏10克，生姜3片，大枣（切开）3枚为引。10剂，每日1剂，水煎服。（张磊医案）

郁冒虽有客邪，而其本则为里虚，故其脉微弱也。呕不能食，大便反坚，但头汗出，津气上行而不下逮之象，所以然者，亡阴血虚，孤阳上厥，而津气从之也。厥者必冒，冒家欲解，必大汗出者，阴阳乍离，故厥而冒，及阴阳复通，汗乃大出而解也。产妇新虚，不宜多汗，而此反喜汗出者，血去阴虚，阳受邪气而独盛，汗出则邪去，阳弱而后与阴相和，所谓损阳而就阴是也。小柴胡主之者，以邪气不可不散，而正虚不可不顾，惟此法为能解散客邪，而和利阴阳耳。

小柴胡汤方（见呕吐）

病解能食，七八日更发热者，此为胃实，宜大承气汤主之。

病解能食，谓郁冒解而能受食也。至七八日更发热，此其病不在表而在里，不属虚而属实矣，是宜大承气以下里实。

【临床解读】

赵某，男，41岁。2021年6月16日初诊。

主诉：右胁下憋胀，伴右侧腰部疼痛4个月余。

现病史：患者近4个月来晨起时出现右胁下憋胀感，伴右侧腰部肾区疼痛，不能平躺，起床后腹中肠鸣，气后或大便后症状缓解，晨起口苦明显，平素应酬饮酒多，饮酒后腰痛及右胁下憋胀加重，纳可，食油腻或食肉易不消化，易吐酸水，眠差，打鼾，大便可，日一次，小便黄，有泡沫，舌质暗红，苔黄腻，脉沉滞。2021年5月21日于某医院查彩超示胆囊壁毛糙。

病机要点：木土壅郁。

处方：川芎10克，炒苍术10克，炒神曲10克，制香附10克，栀子6克，柴胡10克，清半夏10克，黄芩10克，川楝子6克，醋延胡索10克，木瓜30克，生白芍10克，威灵仙10克。10剂，每日1剂，水煎服。

二诊：2021年8月30日。服上方10剂，效可，右胁胀痛明显减轻，停药后饮酒一次。现症见：口苦口干明显，右胁胀满，右侧腰部偶有疼痛，胃脘偶有压痛，纳食可，时有肠鸣，矢气多，阴囊潮湿，舌质淡红，苔薄黄，脉沉滞。仍属木土壅郁。

处方：川芎10克，炒苍术10克，炒神曲10克，制香附10克，栀子6克，柴胡10克，黄芩10克，天花粉10克，泽泻10克，生甘草3克。15剂，每日1剂，水煎服。（张磊医案）

大承气汤方（见痉）

产后腹中㽲痛，当归生姜羊肉汤主之；兼主腹中寒疝，虚劳不足。

产后腹中㽲痛，与妊娠腹中㽲痛不同，彼为血虚而湿扰于内，此为血虚而寒动于中也。当归、生姜温血散寒。孙思邈云："羊肉止痛利产妇。"

当归生姜羊肉汤方（见寒疝）

产后腹痛，烦满不得卧，枳实芍药散主之。

产后腹痛，而至烦满不得卧，知血郁而成热，且下病而碍上也，与虚寒疞痛不同矣。枳实烧令黑，能入血行滞，同芍药为和血止痛之剂也。

枳实芍药散方

枳实（烧令黑勿太过）　芍药等分

上二味，杵为散，服方寸匕，日三服，并主痈脓，大麦粥下之。

师曰：产妇腹痛，法当以枳实芍药散，假令不愈者，此为腹中有瘀血着脐下，宜下瘀血汤主之，亦主经水不利。

腹痛服枳实芍药而不愈者，以有瘀在脐下，着而不去，是非攻坚破积之剂，不能除矣。大黄、桃仁、䗪虫，下血之力颇猛，用蜜丸者，缓其性不使骤发，恐伤上二焦也。酒煎顿服者，补下治下制以急，且去疾惟恐不尽也。

下瘀血汤方

大黄三两　桃仁二十个　䗪虫二十枚（去足熬）

上三味，末之，炼蜜和为四丸，以酒一升煮一丸，取八合，顿服之，新血下如豚肝。

产后七八日，无太阳证，少腹坚痛，此恶露不尽；不大便，烦躁发热，切脉微实，更倍发热，日晡时烦躁者，不食，食则谵语，至夜即愈，宜大承气汤主之，热在里，结在膀胱也。

无太阳证者，无头痛恶寒之表证也。产后七八日，少腹坚痛，恶露不尽，但宜行血去瘀而已。然不大便，烦躁，发热，脉实，则胃之实也。日晡为阳明旺时，而烦躁甚于他时，又胃热之验也。食气入胃，长气于阳，食入而助胃之热则谵语，至夜阳明气衰而谵语愈，又胃热之验也。故曰：热在里，结在膀胱。里即阳明，膀胱即少腹，盖谓不独血结于下，而亦热聚于中也。若但治其血而遗其胃，则血虽去而热不除，即血亦未必能去，而大承气汤中，大黄、枳实均为血药，仲景取之者，盖将一举而两得之欤。

产后风，续续数十日不解，头微痛，恶寒，时时有热，心下闷，干呕汗出，虽久，阳旦证续在者，可与阳旦汤。

产后中风，至数十日之久，而头痛寒热等证不解，是未可卜度其虚，而不与解之散之也。阳旦汤治伤寒太阳中风挟热者，此风久而热续在者，亦宜以此治之。夫审证用药，不拘日数，表里既分，汗下斯判。上条里热成实，虽产后七八日，与大承气而不伤于峻，此条表邪不解，虽数十日之久，与阳旦汤而不虑其散，非通于权变者，未足以语此也。

阳旦汤方（即桂枝汤加黄芩）

产后中风，发热面正赤，喘而头痛，竹叶汤主之。

此产后表有邪而里适虚之证，若攻其表，则气浮易脱；若补其里，则表多不服。竹叶汤用竹叶、葛根、桂枝、防风、桔梗解外之风热，人参、附子固里之脱，甘草、姜、枣以调阴阳之气，而使其平，乃表里兼济之法。凡风热外淫，而里气不固者，宜于此取则焉。

竹叶汤方

竹叶一把　葛根三两　防风　桔梗　桂枝　人参　甘草各一两　附子一枚（炮）　生姜五两　大枣十五枚

上十味，以水一斗，煮取二升半，分温三服，覆使汗出。头项强，用大附子一枚，破之如豆大，前药扬去沫。呕者加半夏半升洗。

妇人乳中虚，烦乱呕逆，安中益气，竹皮大丸主之。

妇人乳中虚，烦乱呕逆者，乳子之时，气虚火胜，内乱而上逆也。竹茹、石膏，甘寒清胃；桂枝、甘草，辛甘化气；白薇性寒入阳明，治狂惑邪气，故曰安中益气。

竹皮大丸方

生竹茹　石膏各二分　桂枝　白薇各一分　甘草七分

上五味，末之，枣肉和丸弹子大，饮服一丸，日三夜二服，有热倍白薇，烦喘者加柏实一分。

产后下利虚极，白头翁加甘草阿胶汤主之。

伤寒热利下重者，白头翁汤主之，寒以胜热，苦以燥湿也。此亦热利下重，而当产后虚极，则加阿胶救阴，甘草补中生阳，且以缓连、柏之苦也。

白头翁加甘草阿胶汤方

白头翁　甘草　阿胶各二两　秦皮　黄连　柏皮各三两

上六味，以水七升，煮取二升半，内胶令消尽，分温三服。

附方

《千金》三物黄芩汤：治妇人在草蓐，自发露得风，四肢苦烦热，头痛者，与小柴胡汤；头不痛，但烦者，此汤主之。

黄芩一两　苦参二两　干地黄四两

上三味，以水六升，煮取二升，温服一升，多吐下虫。

此产后血虚风入而成热之证。地黄生血，苦参、黄芩除热也；若头痛者，风未全变为热，故宜柴胡解之。

《千金》内补当归建中汤：治妇人产后虚羸不足，腹中刺痛不止，吸吸少气，或苦少腹急，痛引腰背，不能食饮；产后一月，日得服四五剂为善，令人强壮宜。

当归四两　桂枝　生姜各三两　芍药六两　甘草二两　大枣十二枚

上六味，以水一斗，煮取三升，分温三服，一日令尽。若大虚加饴糖六两，汤成内之，于火上暖令饴消；若去血过多，崩伤内衄不止，加地黄六两、阿胶二两，合八味汤成，内阿胶。若无当归，以芎䓖代之；若无生姜，以干姜代之。

妇人杂病脉证并治第二十二

妇人中风，七八日续来寒热，发作有时，经水适断者，此为热入血室，其血必结，故使如疟状，发作有时，小柴胡汤主之。

【临床解读】

刘某，女，35岁。2021年6月4日初诊。

主诉：乳腺增生3年。

现病史：患者2018年二胎生产后出现右侧乳腺痛，后检查确诊为乳腺增生，期间间断服中药。现症见：双侧乳痛、发热，向左侧上肢窜痛，胸闷，后背不适，偶有疼痛，头懵，后脑勺疼痛，前额发胀，眼胀，口苦口干，右胁痛，纳食可，大便正常，小便频数，色黄，眠差，入睡难，多梦，心烦急躁，月经正常，经前稍有腰痛，经前乳不胀，舌体胖，瘀暗，苔黄腻（染苔），脉沉滞。2021年4月彩超示双侧乳腺增生（3类）。

处方：柴胡10克，黄芩10克，党参10克，清半夏10克，川楝子6克，醋延胡索10克，木贼草10克，制香附10克，竹茹10克，桑叶10克，丝瓜络10克，大贝母10克，夏枯草30克，生甘草6克。15剂，每日1剂，水煎服。

二诊：2021年8月2日。服上方60剂，服药期间乳房疼痛减轻，停药后仍疼痛。现症见：双侧乳房疼痛，疼痛固定，乳房不胀，右侧腰部疼痛，纳食可，二便调，双目易胀痛，偶有头晕，易脱发，口干苦，眠差，入睡难，多梦，舌质略暗红，体胖大，苔厚腻，脉沉细数。

处方：柴胡10克，生白芍10克，当归10克，炒白术6克，茯苓10克，薄荷3克（后下），制香附10克，大贝母10克，桔梗10克，陈皮10克，全瓜蒌10克，夏枯草30克，生牡蛎30克（先煎），生甘草6克。10剂，每日1剂，水煎服。（张磊医案）

中风七八日，寒热已止而续来，经水才行而适断者，知非风寒重感，乃热邪与血俱结于血室也。热与血结，攻其血则热亦去；然虽结而寒热如疟，则邪既留连于血室，而亦侵淫于经络。设攻其血，血虽去，邪必不尽，且恐血去而邪得乘虚尽入也。仲景单用小柴胡汤，不杂血药一味，意谓热邪解而乍结之血自行耳。

妇人伤寒发热，经水适来，昼日明了，暮则谵语，如见鬼状者，此为热入血室，治之无犯胃气及上二焦，必自愈。

伤寒发汗过多者，邪气离表则入阳明；经水适来者，邪气离表则入血室，盖虚则易入，亦惟虚者能受也。昼日明了，暮则谵语者，血为阴，暮亦为阴，阴邪遇阴乃发也。然热虽入而血不结，其邪必将自解。治之者但无犯胃气及上二焦阳气而已。仲景盖恐人误以发热为表邪未解，或以谵语为阳明胃实，而或攻之，或汗之也。

妇人中风，发热恶寒，经水适来，得之七八日，热除脉迟身凉和，胸胁满如结胸状，谵语者，此为热入血室也，当刺期门，随其实而取之。

热除脉迟身凉和而谵语者，病去表而入里也。血室者，冲任之脉，肝实主之。肝之脉布胁肋，上贯膈，其支者复从肝别上膈，注于肺；血行室空，热邪独胜，则不特入于其宫，而亦得游其部，是以胸胁满如结胸状。许叔微云：邪气畜血，并归肝经，聚于膻中，结于乳下，以手触之则痛，非汤剂可及，故当刺期门。期门，肝之募。随其实而取之者，随其结之微甚，刺而取之也。

阳明病，下血谵语者，此为热入血室，但头汗出，当刺期门，随其实而泻之，濈然汗出者愈。

阳明之热，从气而之血，袭入胞宫，即下血而谵语。盖冲任之脉，并阳明之经，不必乘经水之来，而后热得入之，故彼为血去而热入，此为热入而血下也。但头汗出者，阳通而闭在阴也，此虽阳明之热，而传入血室，则仍属肝家，故亦当刺期门以泻其实；刺已，周身濈然汗出，则阴之闭者，亦通，故愈。

妇人咽中如有炙脔，半夏厚朴汤主之。

此凝痰结气，阻塞咽嗌之间，《千金》所谓咽中帖贴，如有炙肉，吞不下，吐不出者是也。半夏、厚朴、生姜辛以散结，苦以降逆，茯苓佐半夏利痰气，紫苏芳香，入肺以宣其气也。

半夏厚朴汤方

半夏一升　厚朴三两　茯苓四两　生姜五两　苏叶二两

上五味，以水一斗，煮取四升，分温四服，日三夜一服。

妇人脏躁，喜悲伤欲哭，象如神灵所作，数欠伸，甘麦大枣汤主之。

脏躁，沈氏所谓子宫血虚，受风化热者是也。血虚脏躁，则内火扰而神不宁，悲伤欲哭，如有神灵，而实为虚病；前《五脏风寒积聚篇》所谓邪哭使魂魄不安者，血气少而属于心也。数欠伸者，经云：肾为欠、为嚏；又肾病者，善伸数欠颜黑，盖五志生火，动必关心；脏阴既伤，究必及肾也。小麦为肝之谷，而善养心气；甘草、大枣甘润生阴，所以滋脏气而止其燥也。

甘麦大枣汤方

甘草三两　小麦一升　大枣十枚

上三味，以水六升，煮取三升，分温三服，亦补脾气。

妇人吐涎沫，医反下之，心下即痞，当先治其吐涎沫，小青龙汤主之；涎沫止，乃治痞，泻心汤主之。

吐涎沫，上焦有寒也，不与温散而反下之，则寒内入而成痞，如伤寒下早例也。然虽痞而犹吐涎沫，则上寒未已，不可治痞，当先治其上寒，而后治其中痞，亦如伤寒例，表解乃可攻痞也。

小青龙汤方（见肺痈）

泻心汤方（见惊悸）

妇人之病，因虚、积冷、结气，为诸经水断绝，至有历年，血寒积结胞门，寒伤经络凝坚。在上呕吐涎唾，久成肺痈，形体损分。在中盘结，绕脐寒疝；或两胁疼痛，与脏相连；或结热中，痛在关元，脉数无疮，肌若鱼鳞，时著男子，非止女身。在下来多，经候不匀，令阴掣痛，少腹恶寒；或引腰脊，下根气街，气冲急痛，膝胫疼烦，奄忽眩冒，状如厥癫；或有忧惨，悲伤多嗔，此皆带下，非有鬼神。久则羸瘦，脉虚多寒；三十六病，千变万端；审脉阴阳，虚实紧弦；行其针药，治危得安；其虽同病，脉各异源；子当辨记，勿谓不然。

此言妇人之病，其因约有三端：曰虚，曰冷，曰结气。盖血脉贵充悦，而地道喜温和，生气欲条达也。否则血寒经绝，胞门闭而经络阻矣。而其变证，则有在上在中在下之异。在上者，肺胃受之，为呕吐涎唾，为肺痈，为形体消损，病自下而至上，从炎上之化也。在中者，肝脾受之，或寒疝绕脐，或胁痛连脏，此病为阴；或结热中，痛在关元；或脉数肌干，甚则并着男子，此病为热中，为阴阳之交，故或从寒化，或从热化也。在下者，肾脏受之，为经候不匀，为阴中掣痛，少腹恶寒；或上引腰脊，下根气街，及膝胫疼痛。肾脏为阴之部，而冲脉与少阴之大络，并起于肾故也。甚则奄忽眩冒状，如厥癫，所谓阴病者，下行极而上也。或有忧惨悲嗔，状如鬼神者，病在阴，则多怒及悲愁不乐也，而统之曰此皆带下。带下者，带脉之下，古人列经脉为病，凡三十六种，皆谓之带下病，非今人所谓赤白带下也。至其阴阳虚实之机，针药安危之故，苟非医者辨之有素，乌能施之而无误耶。三十六病者，二十癥、九痛、七害、五伤、三痼也。

问曰：妇人年五十所，病下利数十日不止，暮即发热，少腹里急，腹满，手掌烦热，唇口干燥，何也？师曰：此病属带下。何以故？曾经半产，瘀血在少腹不去。何以知之？其证唇口干燥，故知之。当以温经汤主之。

妇人年五十所，天癸已断而病下利，似非因经所致矣，不知少腹旧有积血，欲行而未得遽行，欲止而不能竟止，于是下利窘急，至数十日不止。暮即发热者，血结在阴，阳气至暮不得入于阴，而反浮于外也。少腹里急腹满者，血积不行，亦阴寒在下也。手掌烦热，病在阴，掌亦阴也。唇口干燥，血内瘀者不外荣也，此为瘀血作利，不必治利，但去其瘀而利自止。吴茱萸、桂枝、丹皮入血散寒而行其瘀，芎、归、芍药、麦冬、阿胶以生新血，人参、甘草、姜、夏以正脾气，盖瘀久者荣必衰，下多者脾必伤也。

温经汤方

吴茱萸三两　当归　芎䓖　芍药　人参　桂枝　阿胶　丹皮　生姜　甘草各二两　半夏半升　麦冬一升

上十二味，以水一斗，煮取三升，分温三服。亦主妇人少腹寒，久不受胎；兼治崩中去血，或月水来过多，及至期不来。

带下，经水不利，少腹满痛，经一月再见者，土瓜根散主之。

妇人经脉流畅，应期而至，血满则下，血尽复生，如月盈则亏，月晦复朏也。惟其不利，则畜泄失常，似通非通，欲止不止，经一月而再见矣。少腹满痛，不利之验也。土瓜根主内痹瘀血月闭，䗪虫蠕动逐血，桂枝、芍药行荣气而正经脉也。

土瓜根散方

土瓜根　芍药　桂枝　䗪虫各三分

上四味，杵为散，酒服方寸匕，日三服。

寸口脉弦而大，弦则为减，大则为芤，减则为寒，芤则为虚，寒虚相搏，此名为革，妇人则半产漏下，旋覆花汤主之。

本文已见虚劳篇中。此去男子亡血亡精句，而益之曰旋覆花汤主之，盖专为妇人立法也。详本草旋覆花治结气，去五脏间寒热，通血脉，葱主寒热，除肝邪，绛帛入肝理血，殊与虚寒之旨不合。然而肝以阴脏而舍少阳之气，以生化为事，以流行为用，是以虚不可补；解其郁聚，即所以补；寒不可温，行其血气，即所以温；固不可专补其血，以伤其气；亦非必先散结聚，而后温补，如赵氏、魏氏之说也。

旋覆花汤方

旋覆花三两　葱十四茎　新绛少许

上三味，以水三升，煮取一升，顿服之。

妇人陷经，漏下黑不解，胶姜汤主之。

陷经，下而不止之谓。黑则因寒而色瘀也。胶姜汤方未见，然补虚温里止漏，阿胶、干姜二物已足。林亿云：恐是胶艾汤。

按：《千金》胶艾汤有干姜，似可取用。

妇人少腹满如敦状，小便微难而不渴，生后者，此为水与血俱结在血室也，大黄甘遂汤主之。

敦，音对。按：《周礼》注，槃以盛血，敦以盛食，盖古器也。少腹满如敦状者，言少腹有形高起，如敦之状，与《内经》胁下大如覆杯之文略同。小便难，病不独在血矣。不渴，知非上焦气热不化。生后即产后，产后得此，乃是水血并结，而病属下焦也。故以大黄下血，甘遂逐水，加阿胶者，所以去瘀浊而兼安养也。

大黄甘遂汤方

大黄四两　甘遂　阿胶各二两

上三味，以水三升，煮取一升，顿服，其血当下。

妇人经水不利下，抵当汤主之。

经水不利下者，经脉闭塞而不下，比前条下而不利者有别矣。故彼兼和利，而此专攻逐也。然必审其脉证并实而后用之。不然，妇人经闭，多有血枯脉绝者矣。虽养冲任，犹恐不至，而可强责之哉。

抵当汤方

水蛭（熬）　虻虫（熬）各三十　桃仁二十　大黄三两（酒浸）

上四味，为末，水五升，煮取三升，去滓，温服一升。

妇人经水闭不利，脏坚癖不止，中有干血，下白物，矾石丸主之。

脏坚癖不止者，子脏干血，坚凝成癖而不去也。干血不去，则新血不荣，而经闭不利矣。由是蓄泄不时，胞宫生湿，湿复生热，所积之血，转为湿热所腐，而成白物，时时自下，是宜先去其脏之湿热。矾石却水除热，合杏仁破结润干血也。

矾石丸方

矾石三分（烧）　杏仁一分

上二味，末之，炼蜜丸枣核大，内脏中，剧者再内之。

妇人六十二种风，腹中血气刺痛，红蓝花酒主之。

妇人经尽产后，风邪最易袭入腹中，与血气相搏而作刺痛。刺痛，痛如刺也。六十二种病未详。红蓝花苦辛温，活血止痛，得酒尤良，不更用风药者，血行而风自去耳。

红蓝花酒方

红蓝花一两

上一味，酒一大升，煎减半，顿服一半，未止再服。

妇人腹中诸疾痛，当归芍药散主之。

【临床解读】

殷某某，男，10岁。2021年1月29日初诊。

主诉：恶心、腹痛3年。

现病史：患者近3年常恶心，偶有呕吐，饭后明显，脐周痛，纳可，大便不成形，日2~3次，小便可，舌质偏暗红，苔薄黄，裂纹，脉沉滞。既往有肠系膜淋巴炎；鼻炎病史6年，常发作。

病机要点：肝脾失调。

处方：川芎6克，当归6克，生白芍10克，泽泻6克，炒白术10克，茯苓10克，柴胡10克，黄芩10克，清半夏10克，生姜3片，大枣3个（切开）为引。10剂，每日1剂，水煎服。(张磊医案)

妇人以血为主，而血以中气为主。中气者，土气也。土燥不生物，土湿亦不生物。芎、归、芍药滋其血，苓、术、泽泻治其湿，燥湿得宜，而土能生物，疾痛并蠲矣。

当归芍药散方（见妊娠）

妇人腹中痛，小建中汤主之。

营不足则脉急，卫不足则里寒，虚寒里急，腹中则痛，是必以甘药补中缓急为主，而合辛以生阳，合酸以生阴，阴阳和而营卫行，何腹痛之有哉。

小建中汤方（见虚劳）

问曰：妇人病饮食如故，烦热不得卧，而反倚息者，何也？师曰：此名转胞，不得溺也，以胞系戾，故致此病，肾气丸主之。

饮食如故，病不由中焦也。了戾与缭戾同，胞系缭戾而不顺，则胞为之转，胞转则不得溺也。由是下气上逆而倚息，上气不能下通而烦热不得卧。治以肾气者，下焦之气肾主之，肾气得理，庶缭者顺，戾者平，而闭乃通耳。

肾气丸方

干地黄八两　山药　山茱萸各四两　泽泻　丹皮　茯苓各三两　桂枝　附子（炮）各一两

上八味，末之，炼蜜和丸梧子大，酒下十五丸，加至二十丸，日再服。

妇人阴寒，温阴中坐药，蛇床子散主之。

阴寒，阴中寒也。寒则生湿，蛇床子温以去寒，合白粉燥以除湿也。此病在阴中而不关脏腑，故但内药阴中自愈。

蛇床子散方

蛇床子

上一味，末之，以白粉少许，和合相得，如枣大，绵裹内之，自然温。

少阴脉滑而数者，阴中即生疮，阴中蚀疮烂者，狼牙汤洗之。

脉滑者湿也，脉数者热也，湿热相合，而系在少阴，故阴中即生疮，甚则蚀烂不已。狼牙味酸苦，除邪热气，疮瘙恶疮，去白虫，故取治是病。

狼牙汤方

狼牙三两

上一味，以水四升，煮取半升，以绵缠筋如茧，浸汤沥阴中，日四遍。

胃气下泄，阴吹而正喧，此谷气之实也，膏发煎主之。

阴吹，阴中出声，如大便失气之状，连续不绝，故曰正喧。谷气实者，大便结而不通，是以阳明下行之气，不得从其故道，而乃别走旁窍也。猪膏发煎润导大便，便通，气自归矣。

膏发煎方（见黄瘅）

小儿疳虫蚀齿方

雄黄　葶苈

上二味，末之，取腊月猪脂镕，以槐枝绵裹头四五枚，点药烙之。

临证验录

麦门冬汤

【**病案 1**】贺某某，女，72 岁。2016 年 12 月 23 日初诊。

主诉：呃逆、嗳气半年余。

现病史：2016 年 6 月患者在某医院发现食管癌并行手术治疗，术后放疗 19 次，未行化疗。现症见：时觉腹中有气上冲咽部，嗳气后觉舒，饭后脐周隐痛不适，伴恶心、反酸，无胃灼热，食欲差，纳少，口黏干，不苦，平时怕冷，手足凉，夜间易烘热汗出，身困乏力，不欲言，下午加重，语声低微，大便1~2 日 1 次,先干后稀，小便正常。舌暗红，苔黄腻，脉细。既往史：原有高血压，但食管癌术后血压恢复正常。

处方：清半夏 10 克，麦冬 30 克，党参 10 克，代赭石 10 克，当归身 10 克，三棱 3 克，莪术 3 克，炙甘草 6 克，粳米 1 撮（包煎）。15 剂，每日 1 剂，水煎服，分早晚两次温服。

二诊：2017 年 1 月 30 日。服上方 30 剂，呃逆、嗳气明显减轻。现症见：纳少，时有反酸、胃灼热，身困乏力，眠可，大便日 1 次，先干后稀，小便正常。舌暗红，苔黄腻，脉细。

处方：生薏苡仁 30 克，冬瓜子 30 克，桃仁 10 克，清半夏 10 克，麦冬 30 克，党参 10 克，代赭石 10 克，当归身 10 克，炙甘草 6 克，粳米 1 撮（包煎）为引。15 剂，每日 1 剂，水煎服，分早晚两次温服。

三诊：2017 年 3 月 2 日。服上方 30 剂，呃逆、嗳气发作次数明显减少，胃灼热、反酸未再出现。现症见：纳食增，但食后易腹部不适，眠可，二便可。舌稍红，苔白腻，脉细。

处方：守上方加柴胡 10 克。15 剂，每日 1 剂，水煎服，分早晚两次温服。

按语：本案患者为老年女性，食管癌术后放疗 19 次，现呃逆、嗳气半年余。张磊教授认为患者呃逆的原因为放疗所致肺液欲枯，胃土干燥，火逆上气，挟热上冲所致，呃逆、嗳气为此证之标。故治疗原则应为补胃液、滋肺津为本，降逆平胃以调气机之逆，水升火降则标证自除。方选麦门冬汤，方以人参、粳米、甘草和大枣固护滋养胃气为主；胃津充足则肺气自然调和顺畅。对于虚火上逆症状，应先针对上扰肺气之虚火进行调治，以麦门冬为主养肺阴，合以半夏降逆止嗳气。正如《血证论》所言："参、米、甘、枣四味，大建中气，大生津液，胃津上输于肺，肺清而火自平，肺调而气自顺，然未逆未上之火气，此固足以安之，而已逆已上之火气，又不可任其迟留也，故君麦门冬以清火，佐半夏以利气，火气降则津液生，津液生而火气自降，又并行而不悖也。用治燥痰咳嗽，最为对症，以其润利肺胃，故亦治膈食；又有冲气上逆，挟痰血而干肺者，皆能治之。"

【病案2】谭某，女，33岁。2016年11月22日初诊。

主诉：咳嗽2年。

现病史：患者2年前因进食花生及方便面后出现剧烈咳嗽，经治疗后好转，但遗留慢性咳嗽。现症见：觉咽部堵塞时咳嗽，咳嗽白天明显，时有剧烈咽痒，晨起咳吐白色黏痰，咽干，喜温饮，胃胀痛，时有胃灼热、反酸，纳一般，食凉则胃痛、便溏，平素眠可，大便稍干，常无便意，小便可。月经延后4~5天，量少，挟有少许血块。舌稍红，苔薄黄，脉细。

处方：清半夏10克，麦冬30克，党参10克，炙甘草6克，粳米1撮（包煎），大枣4枚（切开）为引。10剂，每日1剂，水煎服，分早晚两次温服。

二诊：2016年12月13日。服上方20剂，咳嗽有所减轻。现症见：咽痒，咽痒时咳嗽剧烈，咳吐白黏痰，咽干，纳少，眠可，二便可。舌淡红，苔薄白，脉细。

处方：清半夏10克，麦冬30克，党参10克，浙贝母10克，干姜3克，黄芩10克，桔梗6克，炙甘草6克，粳米1撮（包煎），大枣4枚（切开）为引。10剂，每日1剂，水煎服，分早晚两次温服。

三诊：2017年1月25日。服上方40剂，咽痒、咳嗽大减，痰量减少，质稀。现症见：易咽干，纳眠可，二便正常。舌稍红，苔薄白，脉细。

处方：清半夏10克，麦冬30克，党参10克，干姜3克，黄芩10克，桔梗6克，玄参12克，炙甘草6克，粳米1撮（包煎），大枣4枚（切开）为引。10剂，每日1剂，水煎服，分早晚两次温服。

按语：治疗本案，张磊教授本培土生金、补中益气之旨。根据五行生克关系，胃土为肺金之母，肺之气津由胃气滋养而生。一则肺阴受损，虚则补其母，方中人参、大枣、粳米、甘草甘温润泽之品，大补中气，以生津液，诸药配合君药麦门冬益胃以养肺，有益于肺之气阴的恢复，意在培土生金；二则益气健脾以助麦门冬恢复胃中津液。同时以药测证，提示在肺胃阴虚的同时存在气虚之象，因此配用甘温益气之品，通过增强脾胃的运化功能，有助于转运和输布津液，使“脾气散精，上归于肺”，润肺止咳，清金制火，肃降逆气，则痰涎得化，浊唾自止。正如《医门法律》所言：“凡肺病，有胃气则生，无胃气则死，胃气者，肺之母气也。”

实际临床上，多数医家将粳米作为可有可无之药，或用其他药物替代。但张磊教授认为粳米得天地中和之气，可以和胃补中；色白，入肺，能除烦清热。配伍方中可起到“滋阴止渴”的重要作用，不是可有可无之品。

三黄泻心汤

【病案 1】王某，男，78 岁。2016 年 1 月 18 日初诊。

主诉：顽固性呃逆 20 余年，加重 5 个月余。

现病史：患者 20 余年前饮酒后出现呃逆，按胃病输液治疗后获愈，后又反复发作数次。5 个月前再次喝酒，次日出现呃逆，在当地住院治疗 5 个月，效不佳。胃镜示胃食管反流、食管裂孔疝。患者于 2015 年 12 月 24 日行“胃底折叠病食管裂孔疝修补术”，术后 16 天未大便，经针灸治疗，近 1 周大便 2 日 1 次。现症见：呃逆不止，易吐黏液，纳少，术前易反酸、胃灼热，术后不反酸，口不苦，不干，不渴，呃逆严重时闷气，需拍打后方能缓解。大便偏干，2 日 1 次，小便可，眠差，因呃逆入睡困难。舌质暗红，苔黄腻，脉弦。既往史：高血压、冠心病、脑梗死病史，有嗜酒史。

诊断：呃逆（脾胃郁热，胃气上逆证）。

处方：黄芩 10 克，黄连 6 克，大黄 10 克（后下），清半夏 10 克，柿蒂 30 克。6 剂，每日 1 剂，水煎服，分早晚两次温服。

二诊：2016 年 1 月 25 日。服上方呃逆止，两天后又发作。现症见：呃逆食后较重，伴手足心热，腹胀满，大便每日 2 次。舌质暗红，苔黄腻，脉弦。

处方：黄芩 10 克，黄连 6 克，大黄 10 克（后下），清半夏 10 克，柿蒂 30 克，党参 15 克，甘草 3 克，大枣 3 枚（切开）为引。6 剂，每日 1 剂，水煎服，分早晚两次温服。

三诊：2016 年 2 月 1 日。服上药后，呃逆明显减轻，腹胀消失，大便每日 3 次。舌质暗，苔薄黄，脉沉弦。

处方：上方加白芍 10 克，丹参 6 克。6 剂，每日 1 剂，水煎服，分早晚两次温服。

按语：呃逆多由饮食不节、情志失和或久病重病，导致寒气凝结或气郁痰阻或气血亏虚而成。膈肌居肺胃之间，肺胃失于宣降，胃气上冲动膈而为呃逆。患者年近八旬，精气亏虚，易误诊为阳虚寒凝之证，但四诊合参，系三焦实热证，乃酒后蕴湿化热，灼津成痰，壅遏气机，使胃气升降失调所致。是病每发于饮酒后，且大便干结，舌质暗红，苔黄腻，皆为脾胃郁热之象。以三黄泻心汤直折其火，切准病机，及时合理用药，故药到而症减。

【病案2】魏某，女，31岁。2016年4月5日初诊。

主诉：口中异味5年余。

现病史：患者5年前无明显原因自觉口中异味大，舌苔厚，脾气大，曾于一附院服中药治疗（具体不详）。现症见：口中异味大，时轻时重，口中黏，口干，自觉颈前部堵塞感，吐之不出，咽之不下，平时易发脾气，纳可，大便近半年偏干，小便可。月经后延4~5天，量可。舌淡，苔白厚，舌下络瘀，脉涩。既往史：甲状腺功能减退症1年余，现服优甲乐控制，效可。

处方：黄芩10克，黄连6克，大黄6克（后下），佩兰10克（后下）。10剂，每日1剂，水煎服，分早晚两次温服。

二诊：2016年4月16日。服上方10剂，觉口中黏腻感、口中异味减轻。现症见：咽喉部仍有堵塞不适感。舌质稍红，苔厚，脉涩。

处方：上方加清半夏6克，茯苓10克，厚朴10克。10剂，每日1剂，水煎服，分早晚两次温服。

三诊：2016年4月27日。服上方10剂，口中异味消失，咽喉堵塞感减轻。近日觉舌头有不适感，舌尖有疼痛感。舌稍红，苔白稍厚，脉涩。

处方：上方加枳实10克，白芍10克，清半夏6克。10剂，每日1剂，水煎服，分早晚两次温服。

按语：口内出气臭秽（自觉或为他人所闻及）是脏腑功能失调的结果，关键在于脾胃功能失调。张磊教授辨治这一类病证，首先辨虚实，根据虚实之异确定用药方向。李时珍《本草纲目·卷四上·口舌》有："口臭是胃火、食郁。"本案患者证属胃肠实热，主症可见口热臭、口干、大便秘等。方选三黄泻心汤，以大黄、黄连、黄芩之苦寒清胃泻火，以佩兰之芳香化湿、醒脾开胃，祛除秽浊之气。二诊后加用半夏、茯苓降气化痰，治疗咽部阻塞感；加用厚朴、枳实等，以祛除胃肠积滞，使胃火、食郁得以宣降。

【病案3】孙某，男，78岁。2016年3月9日初诊。

主诉：失眠40余年，加重半年。

现病史：患者诉40余年前因压力大开始出现眠差、易醒，经中西医治疗效果不佳，间断服安眠药片30余年。近半年无明显原因症状加重。现症见：入睡困难，眠浅，易醒，每晚服安眠药片2片可睡3~4小时，重时则彻夜难眠，心慌，头晕，右颞侧头痛，右上肢麻、酸痛，影响睡眠，纳差，大便干，日1次，小便可。既往史：糖尿病史15年，服药控制，效可；高血脂；心慌1年；头晕3年。舌质暗，苔白厚，脉弦数。

诊断：不寐；消渴。

治法：直折心火。

处方：黄芩10克，黄连6克，大黄10克（后下），栀子10克，生石膏30克，知母15克，佩兰10克（后下）。20剂，每日1剂，水煎服，分早晚两次温服。

二诊：服上方时，安眠药片减至1片，每晚可睡4~5小时，大便畅通。舌质暗，苔白厚，脉弦数。

处方：黄芩10克，黄连10克，大黄6克（后下），生石膏30克，知母10克，鬼箭羽30克，桑椹30克，炒酸枣仁30克，茯苓10克，生牡蛎30克（先煎），葛根30克。30剂，每日1剂，水煎服，分早晚两次温服。

按语：不寐即失眠，是以不易入睡，或睡而不实，时睡时醒，甚至整夜不能入睡为主症。《素问·逆调论》有“胃不和则卧不安”之说。此案为胃肠实热，腑气不通，郁而化火，上扰心神所致。故以三黄泻心汤直折心火，后再辅以镇静安神药物治疗。本案的辨证要点在于舌苔白厚，此脾胃实热之失眠，常伴有舌上苔白厚积，口腻而多涎，脉弦数，正如《张氏医通》言：“脉滑数有力不眠者，中有宿食痰火。”因患者有糖尿病史15年，故二诊黄连用量至10克。

【病案4】梦某，女，67岁。2016年1月4日初诊。

主诉：间断性头晕3年余，加重伴有恶心2个月。

现病史：患者诉近3年来无明显原因出现间断性头晕，伴有头痛、视物旋转，严重时可有恶心呕吐。近2个月来上述症状较前加重，后住院治疗，检查示脑血管狭窄、供血不足。经治疗有所好转。现症见：头懵，头痛，恶心，无呕吐，时有胸闷、心慌，偶有胸痛，纳差，无腹痛，眠差，入睡困难，白带正常，小便正常，大便干（需用药物才能排便，曾十多天大便1次）。近3年双眼干涩，视力下降，无疼痛，无分泌物。既往史：20岁行卵巢肿瘤切除术；45岁因子宫肿瘤行子宫全切术；发现高血压病4年，服西药控制，效可，血压124/80mmHg；2016年患抑郁症，现服药控制。舌质暗，苔白稍腻，脉涩。

处方：黄芩10克，黄连6克，大黄10克（后下），生地黄30克。10剂，每日1剂，水煎服，分早晚两次温服。

二诊：服上方后，大便畅通，头晕发作次数较前减少，未再出现恶心呕吐。现症见：头懵，头晕，眠差。舌质暗红，苔白，脉涩。

处方：谷精草30克，青葙子15克，决明子6克，蝉蜕6克，薄荷10克（后下），菊花10克（后下），酒黄芩10克，栀子6克，冬瓜子30克，生薏苡仁30克，生甘草6克。10剂，每日1剂，水煎服，分早晚两次温服。

按语：头为诸阳之会，清空之府。本案患者所患头晕非外来之邪，乃肝胆风阳上扰所致。患者素有高血压病，乃肝阴不足，肝阳上亢，阳从热化，肝火及心，心肝火盛所致，见头晕，头痛，恶心，伴有大便秘结，双目干涩，舌质暗红，苔白稍腻，脉涩之象。根据急则治其标，缓则治其本的原则，急拟三黄泻心汤加生地黄以清心泻火而治其标。药后病情稳定、症状缓解后改用平肝潜阳、养阴柔肝之品巩固疗效，达治本收尾、正本清源之效。

【病案5】宋某，男，65岁。2018年8月13日初诊。

主诉：双上肢麻木2个月。

现病史：患者2个月前突发急性脑梗死，发病时口歪、言语不利，左手麻木，住院治疗后言语正常，左手麻木消失。现症见：仍有轻度口角歪斜，右手麻木，手掌红，运动自如，下肢无异常，纳可，大便2~3日1次。既往有烟酒嗜好，素来身体偏瘦。舌暗红，苔白腻，脉弦。

处方：黄芩10克，黄连3克，大黄10克（后下），赤芍15克，丝瓜络30克，三七粉3克（另包冲服）。25剂，每日1剂，水煎服，分早晚两次温服。

二诊：2018年11月2日。服上方20剂，大便通畅，饮食增加。现症见：乏力，右侧肢体麻木，纳一般，眠差，入睡难，易醒，二便调。舌质淡暗，苔白腻，脉弦数。

处方：生白芍30克，生山药30克，怀牛膝30克，生地黄10克，代赭石30克（先煎），干地龙10克，生麦芽15克，生龙骨、生牡蛎各30克（先煎），柏子仁10克，牡丹皮10克，田三七粉3克（另包冲服）。25剂，每日1剂，水煎服，分早晚两次温服。

按语：患者嗜好烟酒，生湿生热，久而积热挟瘀，经络郁滞不畅，故见口角歪斜，右手麻木。患者大便2~3日1次，先以泻心汤通腑泻热，兼以赤芍清热凉血，丝瓜络通利经络，三七粉活血化瘀。二诊考虑患者有脑梗死发作史，右侧肢体麻木，辨为肝肾亏虚，水不涵木，故用建瓴汤加减，方用柔静酸甘之药滋养肝肾之阴，用介壳咸降之药潜镇上亢之阳，集滋阴固本、潜阳息风、清火降压为一体，继而肝阳得潜，气血下行，阴阳平调，诸症自消。加牡丹皮清热凉血，三七活血化瘀，干地龙清热息风通络，麦芽顾护脾胃以防金石之品碍胃。

【病案6】刘某，女，23岁。2013年7月12日初诊。

主诉：嗳气1年余。

现病史：患者在俄罗斯求学，嗳气近1年，饭前饭后皆有，声音响亮，时有胃灼热、反酸。曾有糜烂性胃炎史，易复发。曾有便秘、肛裂史，现偶有便秘。近半年口腔易发溃疡，面部起痘，激动时易面红，血压80/50mmHg。现症见：刚回国时胸闷气短，嗳气声响，频作，腹不怕凉，腰痛，手脚出汗，口渴喜饮，大便不干，小便黄。月经后错1~2周，时有血块，经期腹痛，乳房胀痛。舌红，苔白腻，脉细。

处方：黄芩10克，黄连6克，大黄6克，生石膏30克，知母15克，玄参30克，生甘草6克。10剂，每日1剂，水煎服，分早晚两次温服。

二诊：2013年8月16日。服上方10剂，效可。服药期间嗳气、胃灼热、反酸明显减轻。现症见：时有嗳气，反酸，胃灼热，舌尖起疱，面部起痘，乳房胀痛，手脚心出汗多，时乏力，易头晕，眼花。服上药期间大便次数多，停药后大便干结，3日1次。

处方：栀子10克，连翘10克，黄芩10克，薄荷6克（后下），淡竹叶10克，大黄10克，芒硝10克（冲服），生地黄10克，生薏苡仁30克，赤芍10克，生甘草3克。10剂，每日1剂，水煎服，分早晚两次温服。

按语：患者嗳气，声音响亮，结合时常大便干结，手心汗出，口渴引饮等症状，可知其阳明热盛。《素问·至真要大论》病机十九条："诸逆冲上，皆属于火。"火性炎上，故胃气不降反上逆为嗳气。治疗当以清泄胃家之热，用大黄黄连泻心汤合白虎汤，辅以玄参泻火解毒，治疗便秘、口疮、面部红痘。二诊，患者服药10剂后腑气得通，胃热得清，不专治嗳气而嗳气自平。然仍有余热未尽，又因饮食不慎病情略有反复，遂处凉膈散清上泻下，以泻代清，巩固疗效。

猪苓汤

【病案】武某，男，45岁。2017年12月23日初诊。

主诉：小便频2年余。

现病史：患者2年前无明显诱因出现小便频数，曾行前列腺检查，未发现异常，也曾中医药治疗，效果差。现症见：小便频数，颜色正常，平时口干口渴，喜饮热水，眼部干涩，纳眠可，大便每日2~3次，不成形。舌质红，苔白厚，脉涩。既往史：肛肠手术后10个月。

诊断：尿频（湿热阻滞，气化失常证）。

处方：猪苓6克，茯苓10克，泽泻10克，炒白术10克，桂枝3克，赤小豆30克。15剂，每日1剂，水煎服，分早晚两次温服。

二诊：2017年1月15日。服上方15剂，小便次数较前减少。现症见：喜饮水，纳眠可，大便每日1~2次。舌质红，苔厚，脉涩。

处方：上方加生薏苡仁30克。15剂，每日1剂，水煎服，分早晚两次温服。

三诊：2017年2月17日。服上方20剂，总体症状较前明显好转，舌质稍红，苔白，脉涩。

处方：守上方加桔梗20克。15剂，每日1剂，水煎服，分早晚两次温服。

按语：张磊教授临证将猪苓汤作为清利下焦之代表方。本方主治阳明病攻下后的变证，病机为阳明病下后出现水热互结，症见脉浮，发热，小便不利。《重订通俗伤寒论》云："伏热发于下焦，小便赤热，与猪苓汤。上焦清宣，中焦清降，下焦清利，此皆清里之法也。"认为下焦之热，应予清利之法。张磊教授认为猪苓汤证为阴虚水热互结证，其三大主症为小便不利、渴欲饮水和心烦不得眠，临床上只要有阴虚表现又具备这三大主症者，用之必效。至于"小便不利"，张磊教授认为尿量、频次、尿色、尿液成分等异常均可理解为"小便不利"。张磊教授常用猪苓汤治疗泌尿系感染、糖尿病肾病等表现为"小便不利"属阴虚水热互结证者。

干姜人参半夏丸

【病案1】包某，女，25岁。2017年6月15日初诊。

主诉：妊娠呕吐半个月。

现病史：患者妊娠3个月，初为不欲饮食，渐则恶心、呕吐不止，稍食即吐，时吐痰涎宿食，食道及胃脘烧灼感。舌淡，苔白兼浮黄，脉略数。

辨证：胃土虚弱，兼有化热。

处方：干姜10克，清半夏30克，太子参20克，陈皮10克，竹茹30克，生姜10克，大枣10克。5剂，每日1剂，水煎服，分早晚两次温服。

二诊：服上方后，恶心、呕吐减其六七，能进饮食。

处方：守上方继服5剂，后以健脾和胃之剂收功。

按语：此为火不生土，脾虚运化无权，不能为胃行其津液，胃之浊阴不降，寒饮留滞于胃，上逆而为呕为吐。方以干姜之辛热温中散寒；半夏、生姜之辛温，蠲饮化痰止呕。《金匮要略新典》云：“吐下之余，定无完气”。以太子参代人参，因其兼有化热之象，热久恐有耗伤气阴之弊；佐以陈皮、竹茹加强清热止呕降逆之功。后世方书多将干姜、半夏列为妊娠禁药，实则并非所谓的“半夏损胎”“产前远热”之说，娄全善曰：余治妊阻病，屡用半夏未尝动胎，亦有故无殒之义，临床之功，何必拘泥。

【病案2】李某，女，31岁。2017年7月10日初诊。

主诉：发作性呕吐，夜间频发20年。

现病史：发作性呕吐20年，每于夜间11点钟恶心呕吐频发，呕吐物为不消化食物及清水，持续呕吐3~4小时，直到胃内排空方能入眠，白日如常人。舌质淡红，苔白滑，脉细。

辨证：反胃（中焦阳气虚证）。

处方：半夏30克，干姜20克，党参20克，砂仁10克，炒白术10克，甘草6克。3剂，每日1剂，水煎服，分早晚两次温服。

二诊：2015年7月16日。服上方3剂，呕吐次数减少，时间减短，药已中病。继服10剂，呕吐基本止，后以越鞠丸、保和丸等方和胃降逆以治之。

按语：此案虽无朝食暮吐，暮食朝吐这一反胃的典型表现，但其呕吐发于特定时间，且呕吐物为不消化食物及清水，参以舌脉，确为中焦阳虚，寒饮留胃所致。尤在泾谓：“胃反呕吐者，胃虚不消谷，朝食而暮吐也。”半夏辛开蠲饮，干姜、砂仁温中暖土，白术、党参、甘草健运中焦。此案与上案服用方法均以频服，因其呕吐频发，一次饮一口，分多次服用，防其闻药即吐之弊。

【病案3】姜某，男，64岁。2017年3月16日初诊。

主诉：呃逆不止10年，再发加重1个月。

现病史：患者10年前感冒伤风后出现呃逆，发作时可连续1周不止，1个月前因食凉物后，呃逆加重，一直延续至来诊，未有缓解之时。严重时自觉有气自少腹冲至咽喉，影响言语，音哑。舌质淡红，苔白，脉弦细。

辨证：呃逆（客气动膈，胃失和降证）。

处方：清半夏30克，干姜10克，党参10克，黄连3克，黄芩10克，桔梗10克，生姜10克，大枣10克，甘草6克。7剂，每日1剂，水煎服，分早晚两次温服。

二诊：2017年3月28日。服上方10余剂，呃逆稍减，音哑愈，但仍影响言语。

处方：上方去桔梗，加吴茱萸6克，继服10剂。

按语：呃逆以胃气上逆动膈，气逆上冲，喉间呃呃连声，声短而频，难以自制为表现。此案主要由于感冒受风后，客气动膈，加之平素嗜食凉物，久则耗损胃阳，以致胃失和降，上逆而为呃。冲脉隶属阳明，阳明胃土失和，冲脉气机逆乱，故觉有气自少腹冲至咽喉。重用清半夏以降逆止呃，干姜辛温以温运中土，党参行补益之功，佐以黄芩、黄连反制半夏、干姜之温燥，桔梗宣肺利咽。本案虽为寒邪客胃所致呃逆，但其寒象不甚明显，故将干姜、党参之量减半，佐加少量黄连、黄芩，寓以半夏泻心之意，降逆和胃、寒热平调。

【病案4】张某，男，53岁。2012年1月16日初诊。

主诉：口中泛吐清水3个月余。

现病史：患者2011年6月发现胃癌，行胃全切术，术后未进行放化疗。3个月前因小腹痛住院，行腹腔热灌注化疗后出现口中泛吐清水。现症见：口中泛吐清水，遇冷明显，凌晨明显，伴咽喉部刺痛感，腹部稍有不适，乏力，无食欲，眠差，大便少，排便困难，小便可。舌质红，苔根厚腻，花剥苔，脉涩。

辨证：脾胃虚寒，胃气上逆证。

处方：党参15克，清半夏12克，干姜10克，益智仁15克。3剂，每日1剂，水煎服，分早晚两次温服。

二诊：2012年1月20日。服药后口吐清水减轻，睡眠好转，昨天停药后症状反复。现症见：口吐清水，带泡沫，吐后觉舒，怕冷，纳眠一般，大便质黏。舌体胖大，舌苔白腻，脉涩弱。

处方：党参10克，清半夏12克，干姜10克，益智仁10克，吴茱萸6克，酒大黄3克。10剂，每日1剂，水煎服，分早晚两次温服。

三诊：2012年2月1日。服上药10剂，自觉不如首诊方效果明显。现症见：口吐清水，进食油腻及肉食加重，纳眠可，二便调。舌红，苔白厚腻，脉沉弱。

处方：党参10克，清半夏15克，干姜15克，炒白术10克，益智仁15

克，肉桂6克。7剂，每日1剂，水煎服，分早晚两次温服。

四诊：2012年2月10日。服上药7剂，效佳，口吐清水症状减轻，但一旦受风寒则症状反复，纳食较前改善，但仍不能进食油腻，眠可，二便调。舌红，舌苔根部腻，花剥苔，脉沉弱。

处方：上方加砂仁4克（后下），草果6克，茯苓10克。10剂，每日1剂，水煎服，分早晚两次温服。

五诊：2012年2月27日。服上药10剂，效可，诸症减轻。前日饮食不慎，昨晚流口水多，吐白黏痰多，眠差，二便调。舌红，苔薄腻，脉沉弱。

处方：党参10克，清半夏15克，炮干姜10克，炒白术10克，益智仁15克，草豆蔻10克，炒神曲10克。10剂，每日1剂，水煎服，分早晚两次温服。

按语：呕吐清水，此乃胃寒之证，其理易明。盖下焦阳气不足，厥阴寒气上乘，则火不生土，而引致中土虚寒；干姜温胃散寒，人参养液生津，半夏降逆止呕；中土既虚，脾阳不振，则土不制水，使阴寒之气益盛，更易上乘阳位，故佐以白术、砂仁健脾补土之药，同时给予肉桂、益智仁温脾开胃，补火助阳，温补下焦阳气。诸药合用，吐清水自愈。

【病案5】张某，男，85岁。2018年6月27日初诊。

主诉：纳差、乏力、消瘦3个月余。

现病史：患者3个月前无明显诱因出现纳差，无食欲，食少，恶心干呕，食后易呕吐，体重下降，浑身乏力，面色黄白不均，口干不苦，多涎唾，天冷时易心慌、胸闷，心烦易怒，眠差，入睡难，多梦，大便不规律，不成形，时有腹痛，怕冷怕凉。舌质淡，苔白腻，脉沉弦。

处方：干姜10克，党参15克，清半夏10克。3剂，每日1剂，水煎服，分早晚两次温服。

二诊：2018年7月4日。服上方6剂，纳增，面色较前改善，涎唾较前减少。现症见：仍纳差，无食欲，不知饥，时有恶心干呕，口干苦，心烦易怒，腹胀，大便较前成形，2日1次，小便不利，量少色黄，双下肢稍肿。舌质淡暗，苔白腻，脉沉弱。

处方：柴胡10克，黄芩10克，党参10克，清半夏10克，炒神曲10克，炙甘草6克。生姜3片，大枣3枚（切开）为引。10剂，每日1剂，水煎服，分早晚两次温服。

按语：患者纳差，食后易呕吐，多涎唾，大便不成形，舌质淡，此为中焦虚寒之证，以干姜人参半夏丸单刀直入，止呕为要。二诊呕吐减轻，根据口干苦，心烦时呕，腹胀，正合小柴胡汤方证，故以之和解少阳，加神曲消食和胃。

真武汤

【病案1】张某，女，86岁。2019年6月5日初诊。

主诉：四肢水肿半年余。

现病史：患者半年前出现四肢水肿，未经治疗。现症见：四肢水肿明显，皮肤光亮，按之凹陷不起，四肢不温，左下肢活动受限，平素畏寒，时有头晕，无恶心呕吐，纳眠可，二便调。舌质淡，苔白，脉沉无力。既往史：高血压病40年，服西药控制可；2015年发现甲状腺癌，化疗后痊愈。

辨证：水肿（阳虚水盛证）。

处方：生白芍10克，制附子10克（先煎），茯苓30克，炒白术10克，生薏苡仁30克，木瓜30克，生姜3片为引。15剂，每日1剂，水煎服，分早晚两次温服。

二诊：2019年7月5日。服上方四肢水肿明显减轻，按之能起，左下肢活动仍受限，舌质淡，苔白，脉沉。水肿已减八九，继以济生肾气丸扶正以利水。

按语：此案辨证要点为四肢水肿，皮肤光亮，按之凹陷不起，参合舌脉，为阳虚水泛之证。故以大辛大热之附子温肾助阳、化气行水；白术、茯苓健脾祛湿，脾气得复，湿从小便去；腰以下肿者，当利其小便，故以芍药去水气，利膀胱。诸药合用，温脾肾助阳气，利小便祛水邪。伍用木瓜、薏苡仁既能舒筋缓急，亦可化湿利水。

【病案2】张某，男，80岁。2013年6月初诊。

主诉：胸闷气憋，伴胸腔积液2年余。

现病史：胸闷，呼吸困难，睡觉起来易喘气，伴胸腔积液，偶有心前区疼痛，纳差，无食欲，眠差，便秘。舌淡暗，苔黄厚腻，脉左弦，右脉大。既往有心衰病史：心脏、肝脏增大。

处方：制附子15克（先煎），茯苓30克，炒白术10克，生白芍10克，大黄10克（后下），党参10克，山茱萸15克，生姜3片为引。5剂，每日1剂，水煎服，分早晚两次温服。

二诊：服上方5剂，觉胸闷减轻，小便利。现症见：仍气短、乏力，活动后气喘，夜间咳嗽，易吐白痰，口不渴，眠差，入睡难，服地西泮后能睡，食欲差，服健胃消食片效可，大便干结，服麻子仁丸，效可，1 日 1 次。舌暗，苔薄白，舌下脉紫暗，脉弱。

处方：全瓜蒌 30 克，清半夏 10 克，茯苓 30 克，党参 20 克，丹参 30 克，大黄 10 克（后下），当归 15 克，炒火麻仁 30 克，鬼箭羽 30 克，炒酸枣仁 30 克，柏子仁 10 克。10 剂，每日 1 剂，水煎服，分早晚两次温服。

按语：患者 80 岁高龄，心衰重症，兼有胸腔积液，胸闷，呼吸困难，面色晦暗，精神差，舌暗，脉弦，乃真阳不足，水气凌心射肺之证，用真武汤化裁温阳化饮，以达留人之效。二诊时，小便通利，邪有出路，但大便干结，采用攻补兼施法，补气养血，化痰通腑，保障二便通畅，意义重大。

【病案 3】李某，女，24 岁。2018 年 6 月 29 日初诊。

主诉：气短、胸闷时作时止 3 年。

现病史：家人代诉患者 3 年前出现气喘，行走艰难，口唇发绀，于当地医院就诊，诊断为肺动脉高压、心衰，经治疗后出院。现症见：时气短、喘息，活动后加重，时有恶心，全身水肿，需卧床休息。10 余天前出现神志不清，胡言乱语，纳少，眠差，入睡难，大便稍不成形，日 4～5 次，小便频。已停经三个月，否认怀孕。舌淡红，苔稍黄，脉沉弱。

处方：制附子 12 克（先煎），茯苓 30 克，炒白术 10 克，生白芍 10 克，葶苈子 15 克（包煎），生姜 3 片，大枣 5 枚（切开）为引。10 剂，每日 1 剂，水煎服，分早晚两次温服。

按语：此为心肾亏虚，阳虚水泛之证，阳虚不能化气行水则见水肿，尿频；肾阳不能上济心阳，心无所主则神志不清，胡言乱语；肾不纳气则气短，喘息；冲任虚寒，气不生血，则月事不来；大便溏泄为肾虚水气偏盛之象，故投以真武汤以温肾利水。加葶苈子泻肺平喘，兼以利水消肿。俾阳气得充，水湿得化，则诸症得减。

【病案 4】宗某，男，34 岁。2012 年 8 月 13 日初诊。

主诉：腰酸沉 10 年余，饮水多 5 年余，胸闷 4 个月。

现病史：患者腰酸沉 10 余年，曾排除腰椎间盘突出、腰肌劳损等病，一直治疗，效差。5 年前出现饮水增多，4 个月前出现胸闷，曾服中医药清半夏 30 克，黄芩 10 克，黄连 3 克，干姜 12 克，黄芪 60 克，白术 15 克，防己 20 克，制附子 12 克，甘草 20 克，100 余剂，腰酸沉减轻，但胸闷不好转。现症见：腰酸沉又发作，下肢酸，脚心不可名状之不适，背发紧，肩胛内侧沉重感。头懵，饮水多，喜热水，大便不成形，每天 3～4 次，小便黄浊，阴囊潮湿，性欲减退。舌暗红，舌苔根黄厚腻，脉涩略数。

处方：茯苓 15 克，生白芍 10 克，炒白术 10 克，制附子 15 克（先煎），桂枝 6 克，鹿角霜 10 克，炙甘草 6 克，生姜 10 克为引。15 剂，每日 1 剂，水煎服，分早晚两次温服。

按语：《伤寒论》谓“少阴病，二三日不已，至四五日，腹痛，小便不利，四肢沉重疼痛，自下利者，此为有水气，其人或咳或小便不利……真武汤主之。”结合此案而言，患者腰腿酸沉，背部沉，大腿根部湿，此水湿内停之症，再结合其性欲减退，可知为少阴阳衰，水气内盛，故投以真武汤，加桂枝振奋胸阳而解胸闷，鹿角霜通督脉而补肾。这里需指出的是，患者在此之前亦于他医处服“半夏泻心汤合防己黄芪汤”百余剂而乏效，由是可见经方之运用识证尤为重要！

黄芪桂枝五物汤

【病案 1】王某，女，56 岁。2019 年 6 月 5 日初诊。

主诉：颈项、肩臂、双膝多处关节疼痛 3 个月余。

现病史：患者近 3 个月出现颈项、肩臂、双膝多处关节疼痛，天气变化或受凉后明显，活动后、得温缓解，时有双肩臂及手指麻木，动则汗出，口干，纳眠可，二便调。舌质淡嫩，苔白，脉沉弦。既往史：2018 年 6 月行左下肢静脉曲张手术；2014 年行甲状腺部分切除手术。

辨证：痹病（气血虚痹证）。

处方：桂枝 10 克，生白芍 10 克，生黄芪 30 克，当归 10 克，酒桑枝 30 克，生薏苡仁 30 克，葛根 30 克，姜黄 6 克，生姜 3 片，大枣 3 枚为引。10 剂，每日 1 剂，水煎服，分早晚两次温服。

二诊：2019 年 7 月 10 日。服上方后颈项、肩臂关节疼痛减轻，天气变化或受凉后无影响。现症见：双膝关节仍疼痛，舌质淡红，苔白，脉沉。

处方：上方去桑枝、葛根，加木瓜 30 克，继服 15 剂。

按语：患者多处关节疼痛，受凉后明显，肢体易麻，此为营卫气血不足，经络关节失荣，不荣则痛。黄芪桂枝五物汤通阳助卫，和营行痹，处方大法即《灵枢·邪气脏腑病形》所谓“阴阳形气俱不足，勿取以针，而调以甘药也。”加用酒桑枝、片姜黄、木瓜、生薏苡仁、葛根通利关节，舒经活络；当归温润，既能补血，又能活血，气血足而风痹自除。

【病案 2】王某，男，30 岁。2019 年 5 月 8 日初诊。

主诉：急性脊髓炎致截瘫 2 年。

现病史：患者2年前因饮酒、熬夜导致下肢无力，渐渐失去知觉，不能站立，西医诊断为急性脊髓炎。现症见：下肢无力，麻木不仁，不能站立，两胫肌肉萎缩消瘦，皮温低，大便量少，无便意，小便频数。舌质红，苔白，脉细涩。

辨证：虚劳（气虚血瘀证）。

处方：桂枝10克，生白芍10克，生黄芪15克，三七粉3克（冲服），黄柏10克，生姜3片，大枣3枚为引。10剂，每日1剂，水煎服，分早晚两次温服。

二诊：2019年5月20日。服上方二便改善，下肢麻木稍有减轻。现症见：仍下肢无力，肌肉萎缩，皮温低。舌质淡红，苔白，脉细。

处方：上方黄芪改为20克，去黄柏，加当归10克。10剂，每日1剂，水煎服，分早晚两次温服。

三诊：2019年6月20日。上方共服20剂，自觉效果佳。现症见：仍下肢无力，麻木，不能站立，肌肉萎缩。舌质淡红，苔白，脉细。

处方：上方黄芪改为30克，继续服用20剂，每日1剂，水煎服，分早晚两次温服。

按语：此案为气虚血滞所致肌肤麻木不仁，下肢无力，故以黄芪桂枝五物汤通阳助卫、和营行痹。加用三七化瘀而不伤正；黄柏坚肾阴，清下焦虚热；当归补血活血。三诊黄芪由15克渐加至30克，因其初诊患者虚中兼有郁热，且患者截瘫2年，正气虚馁，若量大则虚不受补，反达不到临床疗效，故黄芪用量宜小，可知临床用药宜随疾病的变化而调整，切不可拘泥。

【病案3】闻某，女，40岁。2013年5月20日初诊。

主诉：产后浑身痛11个月。

现病史：患者产后吹空调，引起浑身痛，曾服中药调理8个月，乏效。现症见：浑身关节肌肉痛，怕冷，雨后加重，口渴，饮水多，身微热，体温37℃。已断乳。月经已至，正常。大便可，日1次。既往史：乙肝小三阳；风湿因子指标正常；C反应蛋白高。舌淡胖，苔薄白偏黄，脉沉弱。

处方：桂枝15克，生白芍15克，生黄芪30克，当归10克，通草6克，知母15克，生姜3片，大枣6枚（切开）。20剂，每日1剂，水煎服，分早晚两次温服。

二诊：2013年6月21日。服上方20剂，效可，自觉身上较前轻松，背沉困痛好转，手指尖、脚跟痛较前好转。现症见：腰、髋、膝痛，见凉风加重，腰以下发沉，颈强痛，纳可，眠差，二便调。月经正常，色暗。CT示腰

3~4 椎间盘轻度膨出；椎体骨质增生；腰 4~5 椎间盘膨出样改变。舌质暗红，胖大，苔薄白，脉沉细。

处方：上方去通草，加制附子 15 克，生薏苡仁 30 克，葛根 30 克。20 剂，每日 1 剂，水煎服，分早晚两次温服。

三诊：2013 年 7 月 26 日。服上方 20 剂，中间因受凉，症状有所反复。现症见：周身肌肉酸痛，腰背为甚，恶风寒，左手关节硬，膝盖痛。月经量少，色黑。纳可，眠差，二便调。舌质暗红，舌尖红，舌体胖大，苔薄白，脉偏细。

处方：桂枝 10 克，生白芍 10 克，生黄芪 15 克，当归 10 克，细辛 3 克，通草 6 克，制川乌 10 克，木贼草 10 克，制香附 10 克，生姜 3 片，大枣 3 枚（切开）。20 剂，每日 1 剂，水煎服，分早晚两次温服。

四诊：2013 年 9 月 4 日。服上方 25 剂，服至第 20 剂时觉浑身轻松，现停药后又觉全身大关节疼痛，但较前减轻。月经正常。舌胖大，苔薄黄，脉偏细。

处方：独活 3 克，桑寄生 15 克，秦艽 3 克，防风 3 克，细辛 3 克，当归 10 克，川芎 10 克，生白芍 10 克，熟地黄 10 克，桂枝 10 克，茯苓 10 克，炒杜仲 10 克，怀牛膝 10 克，生黄芪 15 克，炙甘草 3 克。20 剂，每日 1 剂，水煎服，分早晚两次温服。

五诊：2013 年 10 月 16 日。服上方 20 剂，效不显。现症见：仍觉全身大关节疼痛，休息后加重，怕风，纳眠可，二便调，余无不适。舌红，苔薄黄，舌体胖大，脉乏力。

处方：党参 30 克，生黄芪 30 克，当归 15 克，防风 15 克，怀牛膝 15 克。6 剂，每日 1 剂，水煎服，分早晚两次温服。

按语：妇人产后，百脉空虚，风寒入侵，寒凝筋脉，不通则痛，方用黄芪桂枝五物汤合当归四逆汤加减以益气和营、温经散寒、通络止痛，加知母滋阴清热。复诊时曾用独活寄生汤，不效，仍采用养血疏风通络为主要治则。

【病案 4】刘某，女，26 岁。2018 年 7 月 27 日初诊。

主诉：左侧肢体发凉 4 年，加重伴右侧肢体发凉 2 年。

现病史：患者 4 年前冬季出差感寒后出现左侧髋部疼痛，发凉麻木，未经治疗，1 周后自愈，后间断发作。2 年前冬季，左侧髋部、大腿外侧、渐至胫部出现发凉，不痛，未治疗。次年夏季又出现右侧上下肢游走性发凉、麻木。现症见：左右肢体及前胸、后背处游走性发凉，畏凉，麻木，不痛，腰酸。纳一般，眠多梦，月经量少，色暗，有血块，无痛经。带下量多，色黄有异味。舌红，苔薄白，脉沉细。

辨证：血痹（气血虚痹证）。

处方：桂枝10克，生白芍10克，生黄芪30克，当归10克，生薏苡仁30克，黄芩10克，生姜3片，大枣3枚为引。10剂，每日1剂，水煎服，分早晚两次温服。

二诊：2018年8月10日。服上方后肢体凉感、麻木减轻。舌质淡红，苔白，脉沉细。上方继服15剂。

按语：此案为气血虚痹之肢体发凉、麻木，以黄芪桂枝五物汤补气活血、通阳行痹。加用当归增强补血活血之效；黄芩清下焦之热，热退带下自可减少；佐以生薏苡仁渗湿除痹、疏通筋脉。患者正值壮年，然疾病已久，气血亏虚，形成久痹，故用黄芪30克大补气血，气血充足则痹自消，阳气得充，则肢体发凉自然改善。

【病案5】王某，女，48岁。2015年4月17日初诊。

主诉：肩痛伴乏力3个月余。

现病史：患者3个月前因月经未至，出现乏力，肩部酸痛，腰部酸困，易疲劳，曾针灸治疗，乏效。现症见：全身乏力，肩部酸痛，腰部酸困，心烦，手心发热，痰多，色白清稀，口渴多饮，小便多，大便稀，日2~3次。纳可，眠一般。近3个月月经未至，平素月经易提前2~3天，量可，有血块，经前乳胀明显。舌质暗红，苔薄黄，脉涩。

辨证：肩凝症（气血虚痹证）。

处方：桂枝10克，生白芍10克，生黄芪30克，当归10克，秦艽6克，连翘10克，酒桑枝30克，陈皮10克，生姜3片，大枣3枚为引。10剂，每日1剂，水煎服，分早晚两次温服。

二诊：2017年2月24日。服上方效可，肩痛、乏力减轻。现症见：胸闷疼痛，气短，痰多，色白清稀，身困乏力，怕冷，手心热，腰痛，劳则加重，时有右上肢酸痛，纳眠可，平时多饮，小便频数，大便不成形，日1~2次。月经半年未至，时烘热汗出，面部暗斑，时两乳胀。舌质淡，苔薄白，脉涩。

处方：瓜蒌皮10克，紫苏梗10克，生龙骨、生牡蛎各30克（先煎），柴胡10克，生白芍10克，炒枳壳10克，木贼草10克，制香附10克，丝瓜络30克，连翘10克，生甘草6克。10剂，每日1剂，水煎服，分早晚两次温服。

按语：患者肩部疼痛，伴乏力，舌质暗红，苔薄黄，脉涩，辨证为气血虚痹，方用黄芪桂枝五物汤补气活血、通阳行痹。加当归补血活血，秦艽祛风通络止痛，桑枝尤善治肩臂、关节酸痛麻木，故用之。张锡纯在《医学衷中参西录》中载有用连翘治愈手臂肿痛医案，此取其意。陈皮温中和胃，诸药合用，共奏补气活血、疏经通络之效。二诊时患者主诉胸闷疼痛伴气短，辨证为气痰瘀胸之证，以四逆散加化痰理气之药宽胸理气，诸症改善。

【病案 6】雒某，女，37 岁。2018 年 8 月 24 日初诊。

主诉：双下肢酸沉困重 3 年。

现病史：患者 3 年前因劳累复感风寒出现下肢酸沉，自行热水泡脚后缓解，曾多方延医诊治，效不显。现症见：双下肢酸困，沉重不舒，右侧较重，夏季缓解，冬季加重，得温则舒，怕冷畏风，纳可，入睡难，大便偏稀，日 1 次。舌淡红，有瘀斑，苔薄白，脉沉弱。

辨证：阳虚寒凝证。

处方：桂枝 10 克，生白芍 10 克，生黄芪 10 克，制附子 10 克（先煎），浮小麦 30 克，生姜 10 片，大枣 10 枚为引。10 剂，每日 1 剂，水煎服，分早晚两次温服。

二诊：2018 年 9 月 7 日。服上方 10 剂，效可，双下肢酸沉稍减轻。现症见：双下肢酸沉，可见片状色素沉着，晨起僵硬不舒，怕冷，乏力，时有情绪焦虑，纳可，时有眠差，大便稍不成形，日 1 次。舌淡暗，苔薄白，脉涩乏力。

处方：上方黄芪改为 15 克，加当归 10 克，生龙骨、生牡蛎各 30 克（先煎），通草 3 克。10 剂，每日 1 剂，水煎服，分早晚两次温服。

三诊：2018 年 10 月 15 日。服上方 27 剂，效佳，双下肢酸沉、僵硬感明显减轻，仍晨起加重，双下肢皮肤点片状褐色色素沉着亦减少。现症见：仍怕冷，乏力，纳可，眠差，大便稍干，日 1~2 次。月经量多，色暗，有血块。带下量少，色稍黄。舌淡胖，苔白滑，脉沉弱。诉调理欲求二胎。曾多次体检发现轻度贫血。

处方：桂枝 10 克，生白芍 10 克，制附子 10 克（先煎），大黄 10 克（后下），当归 10 克，通草 6 克，炙甘草 6 克，生姜 3 片，大枣 3 枚为引。10 剂，每日 1 剂，水煎服，分早晚两次温服。

四诊：2018 年 11 月 23 日。服上方 15 剂，效佳，双下肢僵硬感减轻，色素沉着亦变淡。近期气温降低，自觉下肢僵硬感明显，下肢觉冷，畏寒，颈项僵硬，头晕时作，纳可，眠差，入睡难，易醒，大便干，2 日 1 次。月经量较大。舌淡胖，苔白，脉沉弱。

处方：桂枝 10 克，生白芍 10 克，生黄芪 30 克，女贞子 15 克，墨旱莲 30

克，炙甘草 6 克，生姜 3 片，大枣 3 枚为引。15 剂，每日 1 剂，水煎服，分早晚两次温服。

按语：患者双下肢酸沉困重 3 年，劳累、感风寒易发，夏季缓解，冬季加重，得温则舒，怕冷畏风，舌淡红，有瘀斑，苔薄白，脉沉弱，辨证为阳虚寒凝证。初诊以黄芪桂枝五物汤温经通痹、益气和营，因其阳虚较重，故加附子补火助阳、散寒止痛，浮小麦益气固表。二诊患者症状稍减轻，黄芪量改为 15 克以加大补气之效，加龙骨、牡蛎镇静安神以改善患者焦虑症状，加当归、通草取当归四逆汤之意以温经散寒、养血通脉。三诊时患者症状明显减轻，气盈而血不足，上方去黄芪，加大黄以活血通便。四诊时患者症状改善，继续用黄芪桂枝五物汤加减以益气和营、温经通痹，且黄芪量用至 30 克，合二至丸滋补肝肾。纵观此患者四次就诊，始终以益气温经为主，临床遇此情况，要紧扣病机，随症治之。

【**病案** 7】党某，女，36 岁。2019 年 8 月 21 日初诊。

主诉：浑身酸痛 1 个月余。

现病史：患者 1 个月前自然流产后受空调凉气出现浑身酸痛。现症见：易汗，汗出不均，身体一侧出汗，汗后周身冰凉，畏风，遇风遇冷后自觉身重，肌肉酸痛，见风则皮肤瘙痒，纳差，食多易腹胀，眠可，二便调。舌质暗红，苔白腻，脉涩无力。

处方：桂枝 10 克，生白芍 10 克，生黄芪 30 克，防风 10 克，炒白术 10 克，生姜 3 片，大枣 3 枚（切开）为引。10 剂，每日 1 剂，水煎服，分早晚两次温服。

二诊：2019 年 9 月 2 日。服上方 10 剂，周身酸痛改善，汗出不均已不明显。现症见：仍汗出时畏风，受风后身凉疼，皮肤瘙痒，双下肢沉重，纳眠可，二便调。服上方第一剂时月经来潮，行经 5 天，有较多血块，舌尖红，苔白腻，脉涩。

处方：上方加山茱萸 12 克，知母 15 克，山楂炭 15 克。10 剂，每日 1 剂，水煎服，分早晚两次温服。

三诊：2019 年 9 月 18 日。服上方 10 剂，效可。现症见：正值阴雨天气，出现肌肉酸痛明显，关节疼痛已不显，怕冷，受凉则周身痛，双下肢沉重，足背及足踝疼痛，纳眠可，二便调。舌质暗红，苔薄黄腻，脉沉细。

处方：熟地黄 15 克，当归 10 克，生白芍 15 克，川芎 10 克，党参 10 克，炒白术 10 克，茯苓 10 克，桂枝 10 克，生黄芪 30 克，炙甘草 6 克，独活 10 克，生薏苡仁 30 克，连翘 10 克。10 剂，每日 1 剂，水煎服，分早晚两次温服。

按语：患者流产后受空调凉气出现浑身酸痛，易汗，汗后周身冰凉，畏风，遇风遇冷后自觉身重，肌肉酸痛，见风则皮肤瘙痒，此为气血虚痹。流产后气血亏虚，风邪外袭，则生痹证；营卫气血不足，经络关节失荣，不荣则痛。以黄芪桂枝五物汤通阳助卫、和营行痹，合玉屏风散以益气助卫，以防外邪入侵。二诊效不更方，仍畏风，受风后皮肤瘙痒，月经血块多，故加山茱萸收敛固涩，知母滋阴润燥，山楂炭化瘀通经。

麻子仁丸

【病案 1】程某，女，7 岁。2019 年 6 月 5 日初诊。

主诉：尿频、尿急、尿痛 7 个月。

现病史：患者 7 个月前因在学校憋尿引起尿频、尿急、尿痛，小便时有热感，频繁发作，饮水后痛热感缓解，口微渴，咽部不适，大便干结如羊屎，3 日 1 次，腹胀，纳可，眠差，入睡困难，易急躁。舌质红，苔薄白，脉细涩。

处方：火麻仁 30 克，杏仁 6 克，枳实 6 克，厚朴 6 克，大黄 6 克（后下），瞿麦 20 克，生白芍 10 克，赤茯苓 10 克。10 剂，每日 1 剂，水煎服，分早晚两次温服。

二诊：2019 年 6 月 27 日。服上方后尿频、尿急、尿痛消失。现症见：仍口微渴，大便仍干结，2 日 1 次，腹胀。舌质红，苔白，脉涩。

处方：上方去瞿麦、赤茯苓，加生地黄 10 克，继续服用 10 剂。

按语：患儿小便频数，大便干结，口渴，参合舌脉，此为脾约证，故以麻子仁丸泄热润燥、通利二便。加用瞿麦、赤茯苓清利小便，生地黄滋阴润燥。

【病案 2】陈某，女，65 岁。2013 年 3 月 29 日初诊。

主诉：小腹下坠感 3 个月余。

现病史：患者 3 个月余前因久立出现小腹下坠感，继而不能久立，不能提重物，后背痛，双下肢酸困，纳眠可，服中药调理后大便可，1~2 日 1 次，不服药则干结如栗，小便频数，下午可达 7~8 次。舌质红，苔薄黄，脉细弦。既往有高血压病史，血糖偏高。

辨证：胃肠阴虚，腑气不通。

处方：火麻仁 30 克，杏仁 10 克，炒枳实 10 克，厚朴 12 克，生白芍 10 克，大黄 10 克（后下），知母 15 克。7 剂，每日 1 剂，水煎服，分早晚两次温服。

二诊：2013 年 4 月 17 日。服上方 19 剂，小腹胀、下坠感稍减轻，小便频数、大便干减轻。现症见：小腹胀、有下坠感，久站则甚，下午较重，休息减轻，头痛，鼻干，耳痒，眼干痒，口干口苦，乏力，大便不畅，有解不尽感。舌尖红，苔薄黄，脉涩。

处方：上方加炒莱菔子 15 克，芒硝 10 克（冲服）。7 剂，每日 1 剂，水煎服，分早晚两次温服。

按语：患者大便干结如栗，小便频数，下午可达 7~8 次，舌质红，苔薄黄，脉细弦，舌脉合参，此为脾约证。患者下焦气机不畅，而致小腹坠胀，初诊时以麻子仁丸运脾泻热、清气通便，加知母滋阴润燥、清热泻火。二诊时患者二便均有改善，大便仍不畅，故用芒硝泻下攻积、润燥清热，加炒莱菔子降气除胀，下焦气机顺畅，则小腹坠胀感自愈。

葛根黄芩黄连汤

【病案 1】李某，男，55 岁。2019 年 7 月 15 日初诊。

主诉：腹泻 2 年余。

现病史：患者大便次数多，日 3~4 次，易腹泻，便前腹痛，便后痛减，不能食凉，胃部喜暖，热敷后觉舒，纳一般，眠差多梦，面黄。舌质暗红，舌苔薄白腻，脉涩。

处方：陈皮 10 克，生白芍 10 克，防风 6 克，炒白术 10 克，葛根 15 克，黄芩 10 克，黄连 6 克，党参 10 克，炒灶心黄土 30 克（先煎）。10 剂，每日 1 剂，用灶心黄土澄水煎服，分早晚两次温服。

二诊：2019 年 9 月 20 日。服上方 30 剂，腹泻改善，胃部怕凉减轻。现症见：大便日 2 次，成形，左下腹胀痛，饭后加重，站立时腹部下坠胀痛，大便时有黄黏条，纳可，反酸，胃灼热，饭后加重，眠可，小便可。舌质暗，舌苔白腻，舌下络瘀，脉涩无力。

处方：党参 10 克，炒白术 10 克，茯苓 10 克，炒山药 15 克，炒白扁豆 10 克，炒薏苡仁 15 克，炒莲子肉 10 克，陈皮 6 克，砂仁 2 克（后下），桔梗 6 克，炙甘草 3 克，黄连 2 克，生姜 3 片，大枣 3 枚（切开）为引。15 剂，每日 1 剂，水煎服，分早晚两次温服。

按语：患者腹泻，大便次数多，又见舌质暗红，舌苔薄白腻，此为胃肠湿热为患，故用葛根芩连汤以去肠胃积热，加党参健脾止泻以邪正兼顾；便前腹痛，便后痛减，可知土虚木乘，故合痛泻要方以抑木扶土，加灶心黄土以温中。二诊腹泻改善，舌苔仍白腻，大便黏，腹部下坠，脉象无力，可知脾虚兼有湿困，以参苓白术散健脾祛湿继续治疗。

【病案 2】司某，女，66 岁。2019 年 6 月 3 日初诊。

主诉：大便不调 3 年。

现病史：患者大便不调，平素大便不成形，日 1~2 次，食肉食、饮啤酒后易腹泻，便前腹痛，便后痛减。时有大便量少，口干微渴，纳眠可。舌质淡红，苔白厚，脉涩。胃镜检查示慢性浅表性胃炎；胃窦胃溃疡；胃多发息肉，内镜下电切术后。

处方：葛根 15 克，黄芩 10 克，黄连 6 克，党参 10 克，生白芍 15 克，陈皮 10 克，防风 6 克，炒白术 10 克。10 剂，每日 1 剂，水煎服，分早晚饭后服。

按语：此案食肉食、饮啤酒后易腹泻，为饮食失宜，湿热内陷大肠所致，便前腹痛，此为脾虚木乘，故以葛根黄芩黄连汤清利清热，合痛泻要方疏肝扶脾以止腹痛。其妙用党参一味，以培土健脾，逆流挽舟。

【病案 3】李某，女，35 岁。2015 年 5 月 18 日初诊。

主诉：间断性大便脓血 3 年余，加重 3 个月余。

现病史：患者 3 年前怀孕期间无明显诱因出现大便带脓血，可自行缓解。近 3 个月大便又反复出现脓血，最长持续 20 余天，曾做检查示溃疡性结肠炎，住院治疗后症状改善。现症见：食辛辣之品后大便易带脓血，血色鲜红夹带黄脓，脓多于血。发作时大便日 3~4 次，不成形。平时大便尚可，腹部稍有隐疼，便后痛平。咽部多痰，色白质黏，小便可，纳眠可，月经尚可。舌质红，苔白腻，脉细。

辨证：脾湿肝热证。

处方：葛根 15 克，黄芩炭 10 克，黄连 6 克，生白芍 10 克，醋槐花 30 克，炒僵蚕 10 克，乌梅 10 克，赤小豆 30 克，生山药 30 克，白头翁 30 克。7 剂，每日 1 剂，水煎服，分早晚饭后服。

二诊：2015 年 6 月 1 日。服上方 14 剂，效可。诉服药期间饮食不慎，出现 1 次大便带血，先下脓血，淡黄色脓液夹带鲜血，后下大便，便前无腹痛，但矢气多，纳可，小便可。月经量少，余症同前。舌红，苔薄黄，舌下络瘀，脉细。

处方：葛根 15 克，黄芩 10 克，黄连 6 克，炒僵蚕 10 克，乌梅 10 克，炒金银花 10 克，醋槐花 30 克，生山药 20 克，白头翁 30 克，生地黄炭 10 克，桑叶 10 克，竹茹 10 克，丝瓜络炭 15 克，椿根皮炭 15 克，生甘草 3 克。10 剂，每日 1 剂，水煎服，分早晚饭后服。

按语：此案患者 3 年前孕期出现大便带脓血，此乃下焦胃肠有热，热迫血行；后因饮食不节，而致脾中有湿，肝经有热，湿热内陷大肠致便血，便前腹痛，方用葛根黄芩黄连汤清热止利，加乌梅涩肠止泻，槐花、生地黄炭凉血止血，僵蚕散结息风，白头翁凉血止利，椿根皮炭收敛止血。诸药合用，清热凉血，止血止利，则便血自愈。

炙甘草汤

【病案 1】周某，女，37 岁。2013 年 9 月 2 日初诊。

主诉：晨起手麻 2 年余，加重 2 个月。

现病史：患者自诉 2 年前无明显诱因出现晨起手麻，近 2 个月加重。现症见：晨起手麻，活动后消失，不凉、不热、不痛，麻甚则胀，颈部酸沉，口不苦，纳眠可，大便干，2~3 日 1 次，有痔疮，小便时黄，无灼热感。月经正常，量少，无痛经，经前腹部时胀时不胀。舌暗，苔薄白，脉细。

处方：炙甘草 12 克，桂枝 3 克，炒火麻仁 30 克，麦冬 30 克，生地黄 30 克，党参 10 克，阿胶 6 克（烊化），槐角 30 克，生姜 3 片，大枣 6 枚。8 剂，每日 1 剂，黄酒 100ml 加水煎药，分早晚饭后服。

二诊：2013 年 9 月 11 日。服上方 8 剂，觉手麻减轻。现症见：颈后酸沉，左耳鸣，服药期间大便不干，停药后大便干，3~4 日 1 次。舌暗红，苔薄黄，脉细。

处方：上方去黄酒加通草 6 克，当归 15 克。10 剂，每日 1 剂，水煎服，分早晚两次温服。

按语：此属气血不足之肢麻。《金匮要略》有专门论述："血痹阴阳俱微，寸口关上微，尺中小紧，外证身体不仁，如风痹状，黄芪桂枝五物汤主之。"认为气血虚，阳气不足，阴血涩滞不畅，机体失去气血的荣养，故出现以局部肌肉麻木不仁为特征的血痹病。张磊教授则投以炙甘草汤以补气养血、温阳通络。关于炙甘草汤，《血证论》认为："此方为补血之大剂。姜、枣、参、草中焦取汁，桂枝入心化气，变化而赤；然桂性辛烈能伤血，故重使生地黄、麦冬、脂麻以清润之，使桂枝雄烈之气变为柔和，生血而不伤血；又得阿胶潜伏血脉，使输于血海，下藏于肝。合观此方，生血之源，导血之流，真补血之第一方，未可轻议加减也。"患者服上药 8 剂，即觉手麻明显减轻。

【**病案**2】田某，女，75岁。2013年11月20日初诊。

主诉：全身颤抖2个月。

现病史：患者2个月前因冠心病发作入院治疗，出院后出现全身颤抖，静止不明显，活动明显。2004年垂体瘤术后出现厌食恶心，垂体激素水平低，服激素类药物治疗后改善，停药后仍纳差、恶心、腹泻。现症见：全身乏力，不能行动，头懵，易急躁，时胸闷，纳眠可，二便调。血压140/75mmHg。血脂、血糖正常。舌淡红，苔白腻，脉细数。既往史：冠心病史30余年；2004年行垂体腺伽马刀手术；双侧股骨头坏死。2013年11月15日查：促甲状腺激素（TSH）：0.027（0.09～4.67）mU/L，T_3：3.11（1.45～3.48），T4：3.19（0.71～1.85），促肾上腺皮质激素（ACTH）：<0.22（1.60～13.90）pmol/L。2013年9月7日心脏彩超示：①左前降支硬化斑块形成，中度狭窄；②左旋支硬化斑块，轻度狭窄；③左对角支、右冠状动脉混合斑块，中度狭窄。

处方：炙甘草15克，生地黄30克，桂枝6克，炒火麻仁30克，麦冬15克，党参6克，阿胶6克（烊化），生龙骨、生牡蛎各30克（先煎），生麦芽15克，大枣10个，生姜3片为引。6剂，每日1剂，水煎服，分早晚两次温服。

二诊：2014年1月6日。服上方36剂，效可，服药后全身颤抖已明显好转，期间出现视物模糊、头晕，停药后稍好转，但颤抖又反复，再服药又好转。现症见：仍有全身颤抖，甲状腺激素低，全身乏力，纳眠可，二便调。舌质暗红，苔黄厚腻，脉细。

处方：炙甘草10克，生地黄30克，生白芍30克，炒火麻仁30克，麦冬15克，党参6克，阿胶6克（烊化），生龙骨、生牡蛎各30克（先煎），珍珠母30克，钩藤20克，菊花10克，大枣6枚为引。10剂，每日1剂，水煎服，分早晚两次温服。

按语：全身颤动，乃肝风内动；脉细数，阴虚有热之象，用炙甘草汤加生龙牡、生麦芽。炙甘草汤通阳复脉、滋阴养血，阴血得养则妄动肝风自止。生龙牡、麦芽取张锡纯镇肝息风汤之意，甚妙。服后效佳。

瓜蒌薤白半夏汤

【**病案**1】张某，男，37岁。2019年4月15日初诊。

主诉：心前区间断闷痛4个月余。

现病史：每遇情绪激动或生气时即觉心胸闷痛，久行后乏力、气短，头晕欲仆，眠差多梦，焦虑，二便调。舌质淡红，苔黄，脉涩。既往史：2018年心脏造影提示颈动脉狭窄，心律过缓。

辨证：痰瘀互结证。

处方：全瓜蒌30克，薤白15克，清半夏10克，桂枝10克，厚朴10克，丹参30克，檀香3克（后下），砂仁3克（后下），川芎12克，白酒1盅冲入为引。10剂，每日1剂，水煎服，分早晚饭后服。

按语：此案患者心前区闷痛，生气后即出现，眠差，参合舌脉，为痰瘀痹阻心脉而致。故以瓜蒌、薤白宽胸理气；半夏辛温，取其蠲饮化痰之功；丹参饮为治血瘀心腹诸痛之良方，与瓜蒌薤白半夏汤同用相得益彰；用白酒为引，因其辛温通阳，行气以助药力。诸药配伍，使痹阻得通，胸阳宣畅，胸痹心痛诸症得解。

【病案2】孙某，男，74岁。2018年6月13日初诊。

主诉：阵发性胸闷、胸痛1年余，加重3个月余。

现病史：患者晨起5~6点或劳累、情志不畅时易出现胸闷、胸痛，疼痛发作时持续1分钟左右，可自行缓解，3月份于某院检查发现冠状动脉狭窄，植入心脏支架2枚，术后长期口服中药。现症见：胸闷、胸痛发作较前频繁，疼痛较前减轻，晨起5~6点易出现胸闷、胸痛，可放射至右侧上肢及指尖麻木，无心慌，纳可，口干渴，喜热饮，夜眠易醒，醒后难再寐，大便偏干，1~2日1次。舌质暗红，苔腻淡黄，舌下络瘀，脉涩。

处方：丹参30克，檀香3克（后下），砂仁3克（后下），全瓜蒌30克，薤白10克，黄连6克，清半夏10克。25剂，每日1剂，水煎服，分早晚两次温服。

二诊：服上方100剂，胸闷、胸痛缓解。现症见：晨起偶有胸闷，自咽喉至前胸隐痛，纳眠可，偶见失眠后晨起头痛，大便干，2~3天1行。舌淡红略暗，苔腻微黄，脉涩。

处方：柴胡10克，黄芩10克，清半夏10克，炒枳实12克，生白芍10克，大黄10克（后下），全瓜蒌30克，郁金15克，桃仁10克，茯苓10克，浮小麦30克。50剂，每日1剂，水煎服，分早晚两次温服。

按语：患者情志不畅时出现胸闷、胸痛，可放射至右侧上肢及指尖麻木，苔腻，辨为胸中痰阻之重症，施以瓜蒌薤白半夏汤；痰饮壅滞，久病致瘀，见胸痛，舌质暗红，舌下络瘀，脉涩，已成痰瘀胶结之势，在本方基础上合用丹参饮，加强化瘀蠲饮、宣痹通阳之功。诸药配伍，使痹阻得通，胸阳宣畅，胸痹得解。二诊咽喉至前胸隐痛，大便干，2~3 天 1 行，苔腻微黄，脉涩，此为少阳阳明合病，少阳气机不利，阳明肠腑不通，故以大柴胡汤和解少阳之邪，又可通泻阳明之实。

瓜蒌薤白白酒汤

【病案 1】 李某，女，53 岁。2015 年 1 月 7 日初诊。

主诉：胸闷心慌 1 年余。

现病史：患者诉近 1 年来劳累后易出现心慌胸闷，偶有心痛，休息后缓解，延他医，服中药之后心痛消失，气短减轻。现症见：胸闷心慌，四肢无力，时烘热汗出，烦躁，健忘。纳可，眠一般，入睡困难，二便调。舌质淡暗，苔白腻，脉细略数。曾查心电图示：窦性心律；T 波改变（前侧壁）。

辨证：胸痹（阳郁痰阻，气阴不足证）。

处方：柴胡 10 克，生白芍 10 克，炒枳实 10 克，全瓜蒌 30 克，薤白 10 克，丹参 30 克，檀香 3 克（后下），砂仁 3 克（后下），党参 15 克，麦冬 10 克，五味子 10 克，炒酸枣仁 15 克，茯苓 10 克，杏仁 10 克，炙甘草 6 克，浮小麦 30 克，大枣 4 枚（切开）为引。15 剂，每日 1 剂，水煎服，分早晚两次温服。

二诊：2015 年 1 月 28 日。服上方 15 剂，效可。胸闷心慌，烘热汗出已愈，四肢无力改善明显，服中药期间大便 1 日 4~5 次。现症见：偶有气短，无心慌胸闷，自觉咽中有痰，吐之不出，咽之不下。纳可，眠一般，大便 1 日 4~5 次。舌体胖，淡暗，苔根腻略黄，脉细略数。

处方：守上方去薤白、杏仁，全瓜蒌改为 10 克，加陈皮 10 克，川芎 6 克。25 剂，每日 1 剂，水煎服，分早晚两次温服。

按语：瓜蒌薤白白酒汤为治疗胸痹良方，具有宣通阳气、豁痰利窍的功效。四逆散为治疗阳郁气滞之良方，能调畅气机、透邪解郁。两方合用可通阳散结、开胸止痹。此案胸痹 1 年有余，胸阳不展则胸闷气短，心之阴血不足则汗出、烦躁。结合舌脉，辨证为气阴不足，阳郁痰阻证。以瓜蒌薤白白酒汤宣通心阳，四逆散行气开郁，丹参饮化瘀止痛，生脉饮益心之气阴，茯苓杏仁甘草汤宣肺化饮，甘麦大枣汤治疗脏燥。治疗此案为多个经方合用，张磊教授认为有是证用是方，切中病机，每获良效。

【病案 2】 王某，女，60 岁。2013 年 11 月 12 日初诊。

主诉：胸闷气短 2 个月余。

现病史：患者2个月余前劳累后出现胸闷、短气，活动后加重，无胸痛，伴耳鸣，头晕。64排CT示冠脉重度狭窄。现服药物治疗（具体不详）。纳眠可，大便日1次，偶尔干，近段干结，小便正常。舌淡红，苔白腻，有裂纹，脉涩。49岁断经。高血压病3个月，服药控制可。

处方：全瓜蒌30克，薤白10克，茯苓10克，杏仁10克，丹参30克，川芎10克，炒酸枣仁30克，浮小麦30克，当归10克，生甘草6克，党参10克，生地黄10克，淡竹叶10克。10剂，每日1剂，水煎服，分早晚饭后服。

二诊：2013年12月6日。服上方20余剂，效显，大便已不干，胸间气短，诸症均有明显改善。现症见：仍胸闷气短，左耳鸣如蝉，头懵，眼干，口干欲饮，纳一般，眠可，大便日1次，小便可。舌质暗，苔薄黄，脉弦。

处方：上方加怀牛膝30克，玄参10克，炒麦芽15克。20剂，每日1剂，水煎服，分早晚两次温服。

三诊：2014年3月31日。服上方20剂，后未服药，诸症较前有好转，体力增加。诉正月十三连续3天双手麻木，入院治疗，后右手麻木，自行做颈椎牵引，麻木消失。昨日清晨又出现左手麻木，遂来就诊。现症见：仍有胸闷，耳鸣，头懵，眼干，口干，不易消化硬食物，眠可，大便干。双脚趾指甲发紫。舌质暗，苔白厚，脉无力。

处方：炙甘草12克，桂枝3克，炒火麻仁30克，麦冬15克，生地黄30克，党参10克，阿胶6克（烊化），丹参30克，大黄10克（后下）。30剂，每日1剂，水煎服，分早晚饭后服。

按语：现代中医，不但要辨证，还要辨证与辨病相结合，才能取得好的疗效。本案中，张磊教授就做到了辨证与辨病有机结合，辨为胸痹之证，治以通阳散结化痰，加凉血活血之品。

【病案3】尚某，女，63岁。2018年6月4日初诊。

主诉：无便意5年余。

现病史：患者5年前无诱因出现大便无便意，前段干，需用开塞露方可排下。现症见：大便无便意，粪质偏稀，形态偏细，无腹痛，便后肛门有灼热感，左侧肩背部不适，如蚁行，后腰部发凉，口涩如食柿子，纳眠可。舌红，苔薄，脉涩。

处方：全瓜蒌30克，薤白12克，杏仁12克，炒紫苏子10克，炒莱菔子10克，槐花30克，栀子10克。10剂，每日1剂，水煎服，分早晚两次温服。

二诊：2018年10月12日。服上方60剂，大便好转，偶尔需用开塞露方可排便，诉因长期服药胃脘不舒，服药后反胃干呕，纳差。现症见：右胁胀闷，后背相引而痛，嗳气，纳一般，无食欲，大便偏稀，日 1 次。舌红，苔薄黄，脉涩。

处方：柴胡 10 克，生白芍 15 克，当归 15 克，炒白术 15 克，茯苓 10 克，薄荷 3 克（后下），制香附 10 克，牡丹皮 10 克，栀子 10 克。10 剂，每日 1 剂，水煎服，分早晚两次温服。

按语：患者大便无便意，前段干，需用开塞露方可排下，便后肛门有灼热感，左侧肩背部不适如蚁行，后腰部发凉，口涩如食柿子，辨为胸阳不振，痰阻气滞，腑气不通，方选瓜蒌薤白白酒汤治之，加紫苏子、杏仁、莱菔子以降气化痰通便，加栀子、槐花以清肠中之热。二诊症见右胁胀闷，后背相引而痛，嗳气，无食欲，大便偏稀，此为肝郁脾虚之证，又见舌红，苔薄黄，可知有郁而化热之象，故以丹栀逍遥散疏肝泻热。张磊教授常运用逍遥散常加香附加强疏肝理气之功。

麻黄杏仁甘草石膏汤

【病案 1】李某，女，65 岁。1990 年 9 月 7 日初诊。

主诉：患喘证冬轻夏重已 10 多年。

现病史：患者患喘证 10 余年，冬轻夏重，发作时喘闷气逆，只轻微咳嗽。舌质红，苔黄腻，脉沉弦。

辨证：肺有郁热，失于宣肃证。

处方：麻黄 10 克，杏仁 15 克，生石膏 30 克，炒紫苏子 10 克，当归 10 克，茯苓 10 克，旋覆花 12 克，黄芩 10 克，甘草 6 克。每日 1 剂，水煎服，分早晚两次温服。

上药连服 9 剂，喘闷已除。

按语：患者喘证 10 年，冬轻夏重，属于热喘，由邪热郁肺，失于宣肃所致，治以麻黄杏仁甘草石膏汤加味，清肺宣肺、降气平喘，收效甚佳。

【病案 2】牛某，男，32 岁。1975 年 4 月 25 日初诊。

主诉：头痛近 1 年。

现病史：患者于去年收麦后出大汗，当时以冷水洗头，以图凉快，而后不久发生头痛（头后部），呈热痛而微晕，曾服许多疏风清热药无效。

处方：麻黄 9 克，杏仁 9 克，生石膏 30 克，白蒺藜 12 克，牛膝 12 克，甘草 6 克。2 剂，水煎服。

二诊：上方服2剂，热痛减轻，并补诉头痛兼有项强。

处方：上方去杏仁，加葛根30克，生石膏改为60克。

三诊：上方服6剂，头痛基本痊愈。仍以上方继服2剂，并嘱不痛勿再来。

按语：《素问·风论》云："新沐中风，则为首风。"患者虽不是新沐而受风，但正值汗出肌疏之时，突用冷水洗头，则腠理骤闭，风热郁于内，以致头痛，项强乃经气不舒之故。疏风清热，于理不悖，可能药偏轻浮，难以奏效。麻黄杏仁甘草石膏汤虽不是治头痛之剂，但借其辛凉宣泄之力，则内郁风热之邪得以宣畅消泄，加白蒺藜以助麻黄之功，加牛膝以引上走之血下行，加葛根以除项强之苦。

【病案3】王某，女，32岁。2018年7月6日初诊。

主诉：咳嗽1周。

现病史：患者1周前外感出现发热、咳嗽，口服连花清瘟胶囊，并刮痧治疗，热退，仍咳嗽至今。曾口服甘草片、鲜竹沥、白石清热颗粒等效不佳。现症见：咳嗽，痰少难咯，咽痒，纳可，眠一般，多梦，大便2~3日1次，偏干，小便可。月经延后，量可，色暗，有血块，白带量多。舌质暗红，苔白，脉涩。既往有多囊卵巢综合征病史。

辨证：邪热壅肺，肺失宣降证。

处方：炙麻黄4克，杏仁10克，生石膏30克，黄芩10克，生甘草6克。7剂，每日1剂，水煎服，分早晚两次温服。

二诊：2018年8月6日。服上方7剂，效可，诸症愈。现症见：月经周期延后，需服药（具体不详）后月经方至。月经量可，色暗，有血块，经前小腹凉胀，有下坠感，纳可，眠一般，入睡慢，多梦，工作压力大，大便稍干，日1次，小便黄。平素易上火，现牙龈痛，口干口苦，足心小趾起小水疱。舌暗红，苔白，脉细。

处方：淡竹叶10克，生石膏30克，栀子10克，玄参30克，黄柏10克，山楂炭15克，生甘草3克。10剂，每日1剂，水煎服，分早晚两次温服。

按语：《伤寒论》云："发汗后，不可更行桂枝汤，汗出而喘，无大热者，可与麻黄杏仁甘草石膏汤。"临床运用此方多治疗邪热壅肺所致的发热、咳喘，治疗重在清宣肺热。麻黄宣肺止咳平喘，石膏清透肺脏邪热，麻黄之辛温与石膏之辛寒相配，相互佐制，宣肺平喘而不温燥，清泄肺热而不凉滞。杏仁宣降肺气，协调麻黄以平喘；甘草和中缓急，调和诸药。此案见咳嗽、便干、舌红，辨为邪热壅肺，故以麻黄杏仁甘草石膏汤清宣肺热，佐以黄芩清热泻肺。

国家古籍整理出版专项经费资助项目

中医经典伤寒名著辑注

第九卷

张　磊　褚玉霞
孙玉信　王祖龙　主编

山东科学技术出版社
·济南·

图书在版编目（CIP）数据

中医经典伤寒名著辑注：全十二卷 / 张磊等主编
.-- 济南：山东科学技术出版社，2024.10
ISBN 978-7-5723-1633-3

Ⅰ.①中… Ⅱ.①张… Ⅲ.①伤寒（中医）—古籍—汇编 Ⅳ.① R254.1

中国国家版本馆 CIP 数据核字（2023）第 083730 号

中医经典伤寒名著辑注

ZHONGYI JINGDIAN SHANGHAN MINGZHU JIZHU

责任编辑：孙雅臻　张丽炜
装帧设计：孙　佳

主管单位：山东出版传媒股份有限公司
出 版 者：山东科学技术出版社
地址：济南市市中区舜耕路 517 号
邮编：250003　电话：（0531）82098088
网址：www.lkj.com.cn
电子邮件：sdkj@sdcbcm.com
发 行 者：山东新华书店集团有限公司
地址：济南市市中区英雄山路 189 号
邮编：250002　电话：（0531）82797666
印 刷 者：山东临沂新华印刷物流集团有限责任公司
地址：山东临沂高新技术产业开发区龙湖路
邮编：276017　电话：（0539）2925659

规格：16 开（184mm × 260mm）
印张：237.5　**字数：**4138 千
版次：2024 年 10 月第 1 版　**印次：**2024 年 10 月第 1 次印刷
定价：1280.00 元（全十二卷）

张仲景金匮要略

原　著　清·沈明宗
主　编　吴亚鹏
副主编　安慎富

目　录

序

昔神农尝百草以疗民疾，轩辕复与岐伯往复辩难，著书垂后，诚欲举百千万世之沉疴而起之也。乃后世瞽瞀①于医者师承无自，于天地阴阳之奥茫，如扣槃扪烛②，而卤莽灭裂③、草菅人命，遥遥今古，其夷熸④于若辈之手者，岂直长平之坑⑤、黄河之投⑥而已哉？夫圣人尝百草以生人，庸人用百草以杀人，窃尝扼腕叹息，慨焉深思，以为必有以起医者之沉疴，庶几百千万世之沉疴于是乎可瘳，而残编虽在，轩岐已往，为之奈何？一日施子学圃以其师沈子目南《金匮要略》《伤寒》之论注似⑦余，余阅之，瞿然⑧起曰："此仲景之嫡派，《灵》《素》之功臣也，所以瀹⑨肺腑而起沉疴者，其在斯乎？盖不明乎天地阴阳之奥则不能调人身之天地阴阳而使之平。轩岐，心通天地者也，故能用理以调气；仲景，心证轩岐者也，故能治气以明理。医学渊源，无殊道统⑩，则即以仲景为医家孔孟，以仲景书为医家四子之书也，夫何阿然！而仲景去黄农二千五百余年，能阐轩岐之秘而补其未备；东汉至今又阅千七百余年，卒无人焉发仲景之覆而得其传者。天生目南于仲景之后，犹生程朱于孔孟之后，递⑪有所承，而后大有所发，为世道民生计，至深远也。是编出而仲景之微言奥旨如日月经天、如江河行地，俾望闻问切家皆知由流溯源，即表见里，则自今以至百千万世，瞽瞀于是道者，皆若起白骨而肉之，

---

① 瞽瞀（gǔ mào）：眼不明。

② 扣槃扪烛：通过敲盘子之圆、摸烛火之热而推知太阳的样子。比喻不经实践，认识片面，难以得到真知。扣，敲；扪，摸。出自宋·苏轼《日喻》。

③ 卤莽灭裂：草率、粗率。语出《庄子·则阳》："君为政焉勿卤莽，治民焉勿灭裂。"

④ 夷熸（jiān）：衰败、熄灭，此处指殒命。

⑤ 长平之坑：战国末年秦赵长平之战，赵国战败，秦军先后坑杀赵军四十万人。见《史记·白起王翦列传》。

⑥ 黄河之投：唐末朋党相争，朱温贬逐朝官，并全部杀死于白马驿，投尸于黄河。见《新唐书·裴枢传》。

⑦ 似：给予，送给。

⑧ 瞿然：吃惊的样子。

⑨ 瀹（yuè）：疏通。

⑩ 道统：宋明理学家所指儒家学术授受的系统。

⑪ 递：顺序，依次。

而颠倒与二竖、呻吟于六疾者庶有豸①乎！长沙之目南，诚孔孟之程朱也。即唐宋以来，孙思邈、葛稚川、朱奉议、王朝奉、成无己诸人亦以郑注贾疏②例之可耳，若学圃专心味道③，相与发明，功实不在李燔、黄干④下。余因斯而为之序。

时康熙三十一年岁次⑤壬申正月上元
后五日玉峰⑥年家眷弟⑦徐乾学⑧健庵父撰

---

① 豸（zhì）：解决。

② 郑注贾疏：郑玄的注、贾公彦的疏。郑玄，东汉末年的经学大师，字康成，遍注儒家经典，为汉代经学的集大成者；贾公彦，唐代经学家，撰有《周礼义疏》《仪礼义疏》等。

③ 味道：体察道理。

④ 李燔、黄干：李燔，南宋理学家，字敬子；黄干，南宋理学家，字直卿，号勉斋，被朱熹视为道统继承人。

⑤ 岁次：也叫年次，中国传统的表示年份的用语。次，值。

⑥ 玉峰：山名，位于江苏省昆山市境内。

⑦ 年家眷弟：一般用在交情不深的人之间的客套称呼。年家，本是科举时代同年登科者两家之间的互称，明末以后，不论有无年谊，概称年家；眷弟，宗弟。

⑧ 徐乾学：清代学者，字原一、幼慧，号健庵、玉峰先生，曾担任内阁学士、左都御史、刑部尚书等职。主持编修《明史》《大清一统志》《读礼通考》等书籍，著《憺园文集》三十六卷。

序

古人云：不为良相，愿为良医。余谓：医之良犹不仅与良相等，何也？相主生人、杀人，医则专主生人，不主杀人；相能佐天子理阴阳、平邦国；医直代天地调阴阳、消疵疠。能有功于天地，而让善于天子者，良相也；能有功于民物，而告功于天地者，良医也。故曰：医良于相。虽然，余又疑之，夫贤相治天下自皋、夔、伊、吕①以降，一代有一代之良相；上医医国，而岐伯、越人以降，不闻一代有一代之良医，是岂汤液之用倍难于阿衡②之任欤？又岂造物之生良医倍难于良相，故旷世而始一觏③欤？此其故，由于世无善读书之人，亦由于世无读之而可用、用之而必效之书焉耳。东汉张仲景，良医也，其书教人为良医者也；沈子目南，取教人之书抉摘④之、阐明之，以冀天下后世之共为仲景者也。考仲景、祖神农、法伊吕、体箕子⑤，作为《伤寒论》《金匮要略》，其初实一书也，至宋世分而为二，似治伤寒者一书，治杂病者又一书，不知能明《伤寒论》者乃可言医，能明《金匮要略》者乃可言《伤寒论》。唐宋以来，若孙、葛、朱、王以医名世者，无不用其法，而谓《金匮玉函》，非读之而可用，用之而必效之书乎哉？然文词互奥，非精于经络不能辄晓。今目南详为注释，又得其徒施子学圃更端诘难，不独仲景易会之词条分缕析，即仲景未发之秘亦巨昨细昈⑥，我得古人而快意，古人亦得我而快意，此之谓欤！学者束发受书，稍有所积即思握管立言，然言之而未必行，即行之而未必悉副⑦所言。若目南，以其躬亲体验者发明古人，天下后世即可以目南所发明者推之，为明效大验。良相为国家树人，而忠皇接踵；良

---

① 皋、夔、伊、吕：传说中舜时的良医皋陶、夔；商代的贤相伊尹、姜尚（也称吕尚）。

② 阿衡：国君辅佐之官。

③ 觏（gòu）：遇见。

④ 抉摘：抉择，择取。

⑤ 箕子：商代人，名胥余，纣王的叔父，以贤德著称。

⑥ 巨昨（wǔ）细昈（hù）：非常清楚明白。昨、昈，分明。

⑦ 副：相称，符合。

医为万世垂教，而人无夭札①。谓目南为仲景之肖子，而即两大之功臣也，岂有恧②焉？传③云：深夜有求于幽室之中，非烛何见？愿以是编为夜室之烛，俾人不盲于目，以不盲于心，天下后世知《金匮》之不可不读，即可以知《金匮》之注之不可不读矣。余故序其作述之梗概，以望天下后世之善读书者。

时康熙三十一年岁次壬申仲冬谷旦④

吴门⑤年家眷弟孟亮揆⑥端士氏识

---

① 夭札：遭疫病而早死。夭，短命，早死。札，遭瘟疫死亡。

② 恧（nù）：惭愧。

③ 传：此处指《礼记》。

④ 谷旦：美好的日子。旧时常用为吉日的代称。

⑤ 吴门：苏州的别称。

⑥ 孟亮揆：清代学者，字绎来，号端士，官至翰林侍讲学士。

《金匮》《伤寒》合刊凡例

王叔和编集伤寒杂证，原是一书，统名《金匮玉函经》，诚仲景之功臣，德莫大焉。惜以己见插入，致使先圣之意反晦。盖《金匮》首章原该伤寒、杂病通部之序例，而第一卷乃通部察病治法之纲领，故立望闻问切、表里、阴阳、寒热、虚实、标本、汗吐下和温之法，悉已阐明，不遗毫末，而叔和复添蛇足，更作序例，频举汗吐下诸条。余今一概删去，惟以仲景原论合梓，以俟后之君子便览。此刻虽该六气发明，惟温热二证并内伤、虚损而无全论汤法，余故撰述四卷附末问世。

《灵》《素》《难经》《伤寒》《金匮》乃医门梁栋，世为正学，而群贤充栋之书皆无能出其右者，人之读者但可取其所长，略其所短，不可拘以为法也。近以《陶氏六书》① 《明医指掌》② 各承家技，岂其深明仲景者耶?

是书乃补《灵》《素》不足，故余每于注证之后，引经文会合一论，以证轩岐仲景本一源而出，俾后之学者一览晓畅，幸勿以余为浮谬支离也。

《内经》以风暑火属阳同类，寒湿燥属阴同类，故是书惟以风寒二邪立说，欲人触类旁通，若能深明表里阴阳、寒热虚实、传变标本诸法，乃为善耳。不然，徒执是书而不究其理，拘成方以医病，其于刻舟求剑何异?《易》曰：化而裁之谓之变。是在善学者默会之而已矣。

---

① 《陶氏六书》：又名《伤寒六书》，共六卷，明代陶华撰。

② 《明医指掌》：书名，共十卷，明代皇甫中撰。

卷 一

重编大意

《金匮》一书，文辞简约，义理深玄，诚补轩岐之不足，为后学之津梁也。但从来著书立言，必先纲领，次及条目，而是编乃以治病问答，冠于篇首，叙例大意，反次后章，且诸方论，头绪参差不贯，使观者如入雾径，失其所之，弃而不读者有之矣。嗟乎！仲景去今千有余祀①，简多遗亡，而原文夹于《伤寒论》中，后人未窥其微，以致分出，编次失序，究非仲景之意，编仲景书者之误也。故余不揣鄙陋，僭②以次章③冠首而为序列，次以天时地理，脉证汤法，鱼尾相贯于后，俾条理不紊，而使读者易升堂奥④，同登彀⑤趣，未识鉴者以为何如。

叙 例

夫人秉五常，因风气而生长，风气虽能生万物，亦能害万物，如水能浮舟，亦能覆舟。若五脏元真通畅，人即安和。客气邪风，中人多死。千般疢难，不越三条：一者，经络受邪入脏腑，为内所因也；二者，四肢九窍血脉相传，壅塞不通，为外皮肤所中也；三者，房室金刃虫兽所伤。以此详之，病由多尽。若人能养慎，不令邪风干忤经络；适中经络，未流传脏腑，即医治之；四肢才觉重滞，即导引吐纳，针灸膏摩，勿令九窍闭塞；更能无王法禽兽灾伤，房室勿令竭乏，服食节其冷热苦酸辛甘，不遗形体有衰，病则无由入其腠理。腠者，是三焦通会元真之处，为血气所注；理者，是皮肤脏腑

---

① 祀：年。
② 僭（jiàn）：同“僭”。超越本分，在此为谦辞。
③ 次章：指原书第一篇第二条。
④ 堂奥：堂的深处。比喻含义深奥的意境或事理。
⑤ 彀（gòu）：箭能射及的范围，比喻事物的范围、程式。

之文理也。

此条是书中大旨，通部之纲领，前人误编次章，兹冠于首，以正头绪，不致纷纭也。盖《天元纪大论》云：五运阴阳者，天地之道也，万物之纲纪，变化之父母，生杀之本始。在天为玄，在人为道，在地为化。化生五味，道生智，玄生神。神在天为风寒暑湿燥火之五气，在地为木火土金水之五行，在人为心肝脾肺肾之五脏。又谓在天为气，在地为形，形气相感，化生身形万物。故仲景曰：夫人秉五常，即秉天地五运阴阳之常气，气即风也，然风乃东方甲乙生发之气，为四时六气之首，而天气化生长养万物，必随八风①动荡之机而发，发则寒暑燥湿火相随应时而化，人感此气而成，谓因风气而生长。然风有邪正，正风者，即温和之风，生育万物也。邪风者，乃飘飘②之风，肃杀万物也。故以风气虽能生万物，亦能害万物，如水能浮舟，亦能覆舟之譬。五脏元真通畅，人即安和者，谓人之内气不虚，则不受邪而为病也。若天气寒时而反热，热时而反寒，为客气邪风，中人多死，乃谓冲方来者，伤人之风也。凡人身之病，不出表里阴阳，内因、外因、不内外之三因，故曰：千般疢难，不越三条，一者，经络受邪入脏腑，为内所因，即大邪中表，感冒风寒，传经入里，乃经络受邪之病也。二者，邪从四肢九窍入于血脉肌肉筋骨，壅塞不通，即拘挛、瘫痪、风痹之类，为外皮肤所中，是躯壳井荣俞合募原受邪为病也。三者不从六淫，而因房室虫兽所伤，为不内外因，即自作劳伤之疾也。以此详之，病由多尽。若人能养慎，不令邪风干忤经络，谓无内损则身无病。或中经络，未流传脏腑，即医治之，可免七传之患，谓内因必须早治也。四肢才觉重滞，便行导引吐纳针灸膏摩诸法，勿令九窍闭塞，不致筋挛软短，痛痹瘫痪诸疾，谓外因必须早治也。更无王法、禽兽灾伤，房室勿令竭乏，服食节其冷热苦酸辛甘，谓不因风寒致病，而过节劳伤，须当自慎，故曰不令形体有衰。《灵枢》曰：虚邪不能独伤人，必因身形之虚而后客之。故得三焦之气统领气血津液，充溢脏腑腠理，则邪不能入，所谓病则无由入其腠理。然三焦之气充溢躯壳，脏腑肌肉皮肤相合，罅隙之路为腠，故为三焦通会元真之处，为血气所注。精津血液溉灌滋渗脏腑、筋骨、肌肉、皮肤出入之窍为理，故为皮肤脏腑之文③理。总皆赖三焦之气充溢脏腑津液实之，则腠理密而不受邪为病也。

---

① 八风：大自然不同方向的八种风。出自《素问·八正神明论》。

② 飘飘：疾风，大风。

③ 文：同“纹”。

时　令论二条

问曰：有未至而至，有至而不至，有至而不去，有至而太过，何谓也？师曰：冬至之后甲子，夜半少阳起，少阳之时，阳始生，天得温和。以未得甲子，天因温和，此为未至而至也；以得甲子，而天未温和，为至而不至也。以得甲子，而天大寒不解，此为至而不去也。以得甲子而天温如盛夏五六月时，此为至而太过也。

此以司天运气，辨太过不及，以合三阴三阳，为察证治病之权衡也。经云：夏至四十五日阴气微上，阳气微下；冬至四十五日，阳气微上，阴气微下。然阴阳升降进退皆从二至为始也，故仲景以冬至之后甲子夜半起少阳，其义正合《内经》冬至四十五日，三阳开泰之意，以正来岁一年时令太过不及，则二甲子起阳明，三甲子起太阳，四甲子起太阴，五甲子起少阴，六甲子起厥阴，而终一岁。盖冬至之后甲子，乃一阳齐于地面，将发来春温令，若未得甲子而天得温和，时令未至，其气先至，为未至而至，经谓来气有余。若已得甲子天未温和，而时令已至，其气未至，为至而不至，经谓来气不及。已得甲子而天大寒不解，乃新令已至，旧令不退，为至而不去，亦旧气有余，新气不及。若已得甲子，即当天温而反如盛夏五六月时，为至而太过，亦为来气有余也。然时正则人民安和，或遇不及则乘年之虚，遇月之空，太过则失时之和，客气邪风中人多死。故当占时令之蚤晏①则知六气之虚实，然后治病无失。后人妄议仲景三百九十七法，无一言道及运气，非略之也，盖有所不取也。嗟嗟②！既无一言及之，此上下二条，所谈何事？要知不读《金匮》之陋矣。

师曰：寸口脉动者，因其王③时而动，假令肝王色青。四时各随其色脉。肝色青而反色白，非其时色脉，皆当病。

前言天时过与不及，为察证治病之权衡，此以人之色脉合于天时而相反者为病也。夫寸口者，概言两手寸关尺部也，动者，因时令至而鼓动生气之机行，故谓王时而动，所以人气应之，而显于脉，乃四时生王之气，随时而发，故曰肝王色青。四时各随其色脉，如春弦夏洪、秋毛冬石是也。然春王

---

① 蚤晏：早晚。蚤，通“早”；晏，晚。

② 嗟嗟：叹词。

③ 王：用同“旺”，下同。

脉当微弦，是合春平，为无病。或色反见白，脉反见涩，乃贼克之征，非其时色脉，皆当病矣。观此二条察证治病，若不合天地人三才一贯之理，则为缪妄不经而谈医也。

问阴阳病十八

问曰：阳病十八，何谓也？师曰：头痛、项腰脊臂脚掣痛。阴病十八，何谓也？师曰：咳、上气、喘、哕、咽、肠鸣、胀满、心痛、拘急。五脏病各有十八，合为九十病，人又有六微，微有十八病，合为一百八病，五劳七伤六极，妇人三十六病，不在其中。清邪居上，浊邪居下，大邪中表，小邪中里，槃饪①之邪，从口入者，宿食也。五邪中人，各有法度，风中于前，寒中于暮，湿伤于下，雾伤于上，风令脉浮，寒令脉急，雾伤皮腠，湿流关节，食伤脾胃，极寒伤经，极热伤络。

此以头痛、项腰脊臂脚掣痛，手足三阴三阳经络躯壳受邪，总为阳病。咳、上气、喘、哕、咽、肠鸣、胀满、心痛、拘急，脏腑受邪，总为阴病，乃提察证表里之大纲也。盖阴阳二病俱有十八者，乃风寒暑湿燥火，大邪中表，躯壳经络受邪，皆致头痛等疾，故为阳病，然邪中一经卫分而为一病，荣分受邪以为一病，荣卫两受其邪，亦为一病，故一邪中于一经，变而为三，六邪合之则成十八。《灵枢》谓病在阳者命曰风，病在阴者命曰痹，阴阳俱病命曰风痹，以此观之，则阴阳十八之数明矣，然一脏病有十八，以五脏合之，则成九十也。六微者，小邪中里，邪袭六腑，亦以荣卫推之。一腑十八，六腑合之，则为一百八病，盖头痛，项、腰、脊、臂、脚掣痛，咳、上气、喘、哕、咽、肠鸣、胀满、心痛、拘急、脏腑、经络诸病，皆以荣分、卫分、荣卫两分推察，则病变无穷，总不越阴阳荣卫六淫所致也。如《千金》谓久视伤血，久卧伤气，久坐伤肉，久立伤骨，久行伤筋，而为五劳。大饱伤脾，大怒气逆伤肝，强力举重，坐卧湿地伤肾，形寒饮冷伤肺，忧愁思虑伤心，风雨寒暑伤形，大怒恐惧不节伤志而为七伤。气极、血极、筋极、骨极、肌极、精极而为六极，并妇人三十六病，皆属内伤，非六淫邪气为病，故不在其中。盖邪有大小清浊不同，第风暑火邪属阳，而人身上半为阳，以阳从阳，所以感之而居上。寒湿燥属阴，而人身下半为阴，以阴从阴，故居于下。然天之六气为阳，感人肌表经络，是为大邪中表，故显头痛、项腰脊臂脚掣痛。

---

① 槃饪：饮食。“槃”，同“穀”（谷）。

躯壳经络受病，即四时伤寒之类。若微邪感入井荥俞合募原之间，延入脏腑，是为小邪中里，内显咳、上气、喘、哕、咽、肠鸣、胀满、心痛、拘急，脏腑受病，即四时之杂病也。槃饪者，米面之食从口而入，乃为宿食，虽非风寒之比，因其过食停滞而伤脾胃，所以列入五邪之中。然五邪中人，各有法度，但风邪属阳，前者，朝也，卫也，为阳，以阳从阳，故风中于前。寒者属阴，暮者，晚也，荣也，为阴，以阴从阴，是故寒中于暮。湿邪重浊而下降，故伤于下。雾邪轻清而上腾，故伤于上。风伤于卫，其性轻扬，故令脉浮。寒入于荣，其性坚劲，故令脉急。肺主皮毛，其性轻凉，雾为清邪，故伤皮腠。湿为阴邪，擅走空窍，则流关节。食入于胃，健运在脾，过食气壅，则伤脾胃。寒气属阴，经脉亦阴，以阴从阴，极寒所以伤经。络脉属阳，热亦属阳，以阳从阳，极热故伤络也。

望 色

问曰：病人有气色见于面部，愿闻其说。师曰：鼻头色青，腹中痛，苦冷者死。鼻头色微黑者，有水气。色黄者，胸上有寒。色白者，亡血也。设微赤，非时者死。其目正圆者，痉不治。又色青为痛，色黑为劳，色赤为风，色黄者便难，色鲜明者有留饮。

此邪入于内，色华于外，望而知之者也。经云：东方青色，入通于肝。凡言色者，肝主之也，故肝邪乘脾，标显于鼻，所以鼻头色青而为腹中痛。肾寒随木侮土，阴盛阳虚，脾元欲绝，苦冷者死。若肾气受邪，热壅胃关，木道不利，反溢脾胃，上应鼻头，故色微黑，为有水气也。夫脾受木邪，健运之机迟滞，津液蓄蒸为饮，上溢胸鬲，气应于鼻，故色黄为胸上有寒，寒即饮也。盖血随气转，而气不上升，营血亦不荣于鼻，故色白为亡血。经谓色白为寒，乃指气虚不升，但言其本也。又谓血脱者色白，即《金匮》所谓亡血，乃以血随气转而言其标，经论互明，理诚不悖耳。然赤为心色，而气王于夏，若微赤见于非时，乃木火妄动，刑于肺金，水源先绝，故主死也。若微赤而病痉者，因其真阴衰惫，不能上灌于目，系络干枯，目瞋[1]不转，故谓正圆者不治，乃指少阴之痉而言也。此上邪气入内，乃有寒热虚实之分，以下五色，但言风热而无寒，即《难经》谓肝主色，入心为赤，入脾为黄之类。然风木本脏受邪，壅逆血气不通，故青为痛。而房劳以致水衰受风，以

① 瞋（chēn）：瞪大眼睛。

挟肾火上熏，故黑为劳。风邪挟肝入心，而火浮于外，故赤为风。肝风入脾，风湿相搏，肠胃津液干枯，故色黄者便难，然风热抑遏，脾精不输，化为痰饮，然饮乃木类，水主润泽，故黄色而鲜明者有留饮也。

论曰：《灵枢》云明堂骨高以起，平以直，五脏次于中央，六腑夹其两侧，首面上于阙庭，五宫在于下极，乃言气色见于鼻头上下左右之部位也。《素问》谓黄赤为热，白为寒，青黑为痛，是以阴阳分寒热而言也。又曰赤欲如白裹朱，不欲如赭。白欲如鹅羽，不欲如盐。青欲如苍璧之泽，不欲如蓝。黄欲如罗裹雄黄，不欲如黄土。黑欲如重漆色，不欲如地苍，乃取色之神气，光明润泽者生，枯涩晦滞者死。越人谓肝主色，入心为赤，入肺为白，入脾为黄，入肾为黑，自入为青，乃以肝邪传乘五脏而显五色。若见五色，吐下之。五色，喜五色、恶五色，皆属肝邪致病之常，若非肝气入于他脏，则他脏之色不现，故凡内伤外感，虚实寒热之病，而现五色者，必挟风木在其中矣。《金匮》以鼻头观五色，定五脏之征者，因鼻属脾土，而金木火水四脏，无土不生，但脏气皆根于土，故鼻头色青，乃木水入于土，故腹中痛，苦冷者死；微黑者，木邪入肾，水热上蒸，为有水气，木邪入脾，则色黄；胸上有寒，木邪入肺，则色白亡血；风邪入心，故微赤，非时死。又曰，色青为痛，色黑为劳，色赤为风，色黄便难，鲜明有留饮，即风热所致之五色，仲景亦不离木邪临土，标现鼻头，以取气色逆顺有无，而定吉凶虚实寒热，诚合《灵》《素》《难经》，当于此三家合参，则备而神矣。

再按：《难经》谓肝主色，乃肝邪入于心肝肺脾肾，则现青黄赤黑白之色，是风木邪气主病也。然见色而无病者，经谓经有常色，络无常变之本色也。即东方甲乙之气，入于东南西北中，而为生发之气，若失其常，则生机化灭矣。故四时无病，皆有之耳。若有病而现色征者，乃感邪风为病也，或纯一而无别色相兼，即风木太过，土元虚败乃为生气将竭之征。所以至危之证，必观气色生克而定吉凶。然《难经》有肺主声，心主臭，脾主味，肾主湿①，肝主色，乃彼此互相而生，互相而杀，谓之颠倒五行，即经五五二十五阳之义，若能明此《灵》《素》《难经》《金匮》望闻问切之情，方可称轩岐门下客也。

---

① 湿：《难经·四十四难》作“液”。

闻　声

师曰：语声寂寂然，喜惊呼者，骨节间病；语声喑喑然不彻者，心膈间病；语声啾啾然细而长者，头中病。

此以声辨上中下三焦受病，即闻而知之者也。语声寂寂然，乃虽有语而其声不扬，音属羽角。邪居下焦肝肾，故声不上彻而寂寂然，盖肝之在声为呼，其病主惊骇，故喜惊呼。肾主静而主骨，以肝肾互言，知骨节间病也。语声喑喑然不彻者，乃浑浊迟钝而声不速，其音属宫，经谓声如从室中言者是也。邪郁中焦，湿壅气滞，胸间大气不转，声浊不清，知心膈间病也。语声啾啾然细而长者，乃尖细长而明亮，音属商徵，邪居上焦躯壳而高，不碍脏腑心肺胸膈咽喉之气，故声彻而速，知头中病也。

夫病痼疾，加以卒病，当先治其卒病，后乃治其痼疾也。

此有旧疾复感新邪，当分先后治也。痼者，邪气坚固难拔；卒者，邪气骤来而易去也。若病者，宿有痼疾而忽加卒病，务当先治卒病，不使邪气相并转增旧疾，但久病乃非朝夕可除，须当缓图，所以后乃治其痼疾也。

问治未病

问曰：上工治未病，何也？师曰：夫治未病者，见肝之病，知肝传脾，当先实脾。四季脾王不受邪，即勿补之。中工不晓相传，见肝之病，不解实脾，惟治肝也。夫肝之病，补用酸，助用焦苦，益用甘味之药调之。酸入肝，焦苦入心，甘入脾。脾能伤肾，肾气微弱，则水不行，水不行，则心火气盛，则伤肺，肺被伤，则金气不行，金气不行，则肝气盛，则肝自愈，此治肝补脾之要妙也。肝虚则用此法，实则不在用之。经曰：虚虚实实，补不足，损有余，是其义也。余脏准此。

此问答五脏病，当合时令虚实之治也。盖望闻问切，四诊精明，则预知传变吉凶，故为上工。而治未病者，乃今病为已病，邪乘所胜，后起而为未病，即肝病传脾，脾病传肾，肾病传心，心病传肺，肺病传肝之义。本篇提肝病为已病，预防木盛乘脾之未病，故当先实脾，俾脾气实而金亦王，木得平而不乘脾土为要。中工不晓相传脾土之害，不解实脾，惟治其肝，以致木邪临土，脾病陡起。经谓粗工凶凶，以为可攻，故病未已，新病复起是也。在四季脾王之月，不受木乘，即勿补之，其或误补，是犯实实之戒矣。此言风木时令之实，则当培土之阴以防木乘之未病。此下乃明木令之虚，亦当培土之阳，资生营卫而济肝虚，俾肝气盛而火亦王，金气平而不乘于木，亦为治未病也。后人不明仲景立言是以肝木一脏虚实而明五脏之治，概以肝实混统注释，故复明之。夫肝之病，补用酸者，因肝脏藏血，而血虚受邪，故用酸味属阴，从肝阴之性，而补阴血为君。经谓补上下者，从之是也。又用焦苦入心养正，使心火不窃母气为助。益用甘味之药调者，甘能入脾，资生营卫，充济诸脏之虚，而肝得其济则金亦平而不伐于木，经谓佐君之为臣也，因肝虚故用酸入肝，焦苦入心，甘入脾而调之。甘入脾者，谓甘热之品也。又谓脾能伤肾，肾气微弱则水不行，水不行，则心火气盛，则伤肺，肺被伤则金气不行，金气不行，则肝气盛，则肝自愈，复明木虚而受金寒之暴病，是互时令贼邪淫克，吉凶在于瞬息之间，所以伐实救虚，乃胜复相制之理，实非从火刑金，而为治病之常。若常法以扶其不足，损其有余，为肝虚补脾，以防未病，若肝盛误补，是助木乘脾，而致未病矣。此明肝虚金邪暴伤，故使肝气盛，则肝自愈，重以前后互言，故曰治肝补脾之要妙，肝虚则用此法，实则不在用之。又嘱不可虚虚实实之误，当以补不足损有余，而为治五脏虚实之常，谓是其义也。然举一隅而使三隅反，故曰余脏准此。

论曰：《脏气法时论》曰：肝脏用辛补之，酸泻之。本论谓补用酸，以此观之，古圣先贤，补泻不同，孰为是耶？盖《内经》是言寒凉之邪，贼克肝木，阴凝气滞，郁而不伸，而肝为风木，其性温而欲散，故用辛温阳药散邪，俾邪去则正气自复，故为补，乃气分逆治之法也。《金匮》乃言肝脏藏血，以阴血为主，因阴血虚而气盛化火，气散不敛，相招外风为病，故以味酸属阴，滋养阴血，而收欲散之气，则邪自退，乃病发于阳，以阴法救之，故曰用酸补之。仲景是明血分从治，诚补《内经》之未发也。然以《内经》反复推之，则五脏气血，皆有逆从之治，兹复明之。夫肝藏血，为阴中之阳，其性温而气欲散。若血虚者，当以味酸从治而补之。血实者，当以味辛气凉，逆治而散邪。气虚者，当以气温从治而补气。气实者，当以气凉逆治而散邪。心主血，为阳中之阳，其性热而气欲软。血虚者，当以苦温从治而补之。血实者，当以辛甘逆治而散邪。阳虚者，当以甘热从治而补阳。阳实者，当以气寒逆治而散邪。脾主湿，为阴中之至阴，其性湿，而气欲缓。血虚者，当以味甘从治而补阴。血实者，当以味苦逆治而泻邪。阳虚者，当以甘热从治而补阳。阳实者，当以苦寒逆治而泻邪。肺主气，为阳中之阴，其性燥而主气，气欲收。血虚者，当以味酸从治而补阴。血实者，当以味辛逆治而散邪。气虚者，当以气凉从治而补气。气实者，当以气温逆治而泻邪。肾主水，为阴中之阴，其性寒，其气坚。阴虚者，当以味咸气寒，从治而补阴。阴实者，当以味甘气热逆治而泻邪。阳虚者，当以气热逆治而补阳气。阳实者，当以气寒从治而泻邪。此乃五脏寒热温凉湿，正气补泻大纲之法，若感六淫，又当参邪气寒热而补泻，不可拘定正法矣。今人但言《内经》气分寒热之从治，不究《金匮》血分而有从治之法，故复表出。

五脏病喜恶

师曰：五脏病，各有所得者愈。五脏病，各有所恶，各随其所不喜者为病。病者素不应食，而反暴思之，必发热也。

此以得恶气味，辨五脏虚实之病也。心肝脾肺肾五脏之体，乃属寒热温凉湿之五气，禀具缓散软收坚之五用，苦酸辛甘咸之五味，焦臊香腥腐之五臭，青黄赤白黑之五色。然万物亦具体用气味，但不似人身之备耳。盖脏气不足，则他脏之气乘扰，欲求外物之体用气味而为自救，所以五脏病各有所得者愈。如肝欲酸、肾欲咸之类，由脏气之虚也。若脏腑感受外邪，内郁化热，则恶外物之体用气味，故五脏病各有所恶，即心恶热、肺恶寒之类，当随其所恶之脏，则为受邪之处，所谓不喜者为病，乃由脏气受邪之实也。若脏气不足，邪气扰损元气，则欲求外物之体用气味相救，故素不应食之物，而反暴思之，邪正两气相郁，化而为火，故必发热，发热者，脏腑气郁而为内热也。盖《难经》谓饮食劳倦伤脾，当喜味，仲景虽不言及，但气味之病必因饮食劳倦之由而起，当与《难经》参看则备。

五脏攻法方一首

夫诸病在脏欲攻之，当随其所得而攻之，如渴者与猪苓汤，余皆仿此。

此即前条五脏蕴热之攻法也。杂病攻法与伤寒痞满燥实坚用陷胸承气迥别，然伤寒乃无形之邪与有形燥屎热结于胃，当从下夺，此言心肝脾肺肾五脏感受六淫无形之大小诸邪，中里为病，是非一概使邪肠胃而去，下则徒伤脾胃，病变不测，是当随其所得之脏，表里出入之处而驱，故曰随其所得而攻之。如邪在心当泻小肠，在肺泻大肠，在脾夺其胃，在肾泻膀胱，乃使表里相通，出入之门户而去也。惟有肝胆不通皮毛、前后二阴，前人谓胆无出入，惟有和解之法，或借胃腑之路而出，又当审胃气之虚实而行焉。如渴与猪苓汤者是以肾之一脏而发明五脏，因邪积于肾，故用阿胶以养肝肾之阴，使脏邪之机向表，泽泻、滑石引导肾间无形之邪，俾从膀胱而出，正所谓当随其所得而攻之。若心病当用导赤之意，所谓余皆仿此，盖经谓攻里不远寒者，是邪在胃腑，故以硝黄咸寒直攻肠胃，随其便处而出。此仲景自出手眼，另用甘淡渗泄小便，或从吐下诸法，乃使五脏无形之邪各从其便处而出，诚补《内经》未备，开发后学之良规耳。

猪苓汤方

猪苓（去皮）　泽泻　茯苓　阿胶　滑石各一两

上五味，以水四升，先煮四味，取二升去滓，内阿胶，烊消尽，温服七合，日三服。

误治救逆

问曰：病有急当救里救表者，何也？师曰：病医，下之，续得下利，清谷不止，身体疼痛者，急当救里，后身体疼痛，清[①]便自调者，急当救表也。

此病分表里，治有先后也。问急当救里救表者，乃病在表，而医反下之，诛伐无过，致伤脾胃之气，所以下利清谷不止。然虽身疼，表证未解，当救误下之逆为急，不可姑虑表邪，以致内阳下脱，必俟元阳恢复，清便自调之后，急当救表。然表当急救何也？盖恐内阳初复未充，外邪陷入，又变结胸痞满耳。

切　脉

师曰：病人脉浮者在前，其病在表。浮者在后，其病在里，腰痛背强不能行，必短气而极也。

此以关脉前后分表里而辨内伤外感也。前者，关前寸口脉也，寸口属阳主表，而浮者在前，邪在于表，即风中于前之外感也。后者，关后尺脉也，尺脉属阴，主里，而浮者在后，为病在里，即内伤精血之病也。两尺主肾，其脉贯脊，阴虚阳盛则见脉浮。精血虚而受邪，痹者不行，不能上贯于脊，腰痛背强不能行。精虚不能摄气归源，气反上逆，故短气而急也。

① 清：通"圊"，厕所。此指排便。

厥论三条

问曰：厥阳独行，何谓也？师曰：此为有阳无阴，故称厥阳。

此即《内经》阴气衰于下，则为热厥是也。阴衰于下，阳无所附，孤阳挟邪，独厥于上，为厥阳独行，盖有阳无阴者，乃非全无阴气，但阴虚不能维持阳气之谓耳。

问曰：寸脉沉大而滑，沉则为实，滑则为气，实气相搏，血气入脏即死，入腑即愈，此为卒厥，何谓也？师曰：唇口青，身冷，为入脏即死，如身和汗自出，为入腑即愈。

此卒厥脉与证也。寸脉主上为阳，沉为里实，大为阳盛，滑为阴中阳气有余而上逆，逆则阴阳之气相并于上，为实气相搏。血气入脏者，即邪气入脏也，邪既入脏，堵塞经隧，神明无主，卒倒无知，谓之卒厥。若唇口青身冷，即是邪气入脏，堵塞血气，神机不能出入，脏气垂绝，所以主死。经谓血气并走于上，则为大厥暴死是也。若身和汗出，乃邪气入腑，闭塞腑气，不得出入，一时卒倒，非脏绝之比，顷时阳极外达，邪气随之外泄，故知入腑即愈。

问曰：脉脱，入脏即死，入腑即愈，何谓也？师曰：非为一病，百病皆然，譬如浸淫疮，从口起流向四肢者可治，从四肢流来入口者不可治，病在外者可治，入里者即死。

前云寸脉沉大而滑，血气入脏入腑而为卒厥，此云卒厥，有脉脱入脏即死，入腑即愈之辨也。脉脱者，非虚脱之脱，乃邪气堵塞，正气不行经隧，脉道不鼓而似脱也。夫邪气入脏，闭塞经隧，脉气不行，营气不通，则口唇青，身冷，但邪进而不退，脏气败伤，故主死矣。入腑脉脱者，邪气壅于经络，脉气不行，脏气内守而不伤败，故身和暖，而阴阳进退，气机转动之时，腑气冲和，送邪外出，汗出即愈。譬如浸淫疮，从口起流向四肢者，邪从内发于外，泄而不进，故可治。若从四肢流来入口者，邪往内入，进而不泄，脏气伤败，故不可治。此示凡病在表为轻，而易治；入里者，深重则难治也。

论曰：经谓厥则阳气并于上，阴气并于下，阳并于阴①，则火独光，阴并于阳②，则足寒而胀。又谓血之与气，并走于上，则为大厥，厥则暴死，气反

① 阳并于阴：《素问·解精微论》作“阳并于上”。

② 阴并于阳：《素问·解精微论》作“阴并于下”。

则生，不反则死。又谓内夺而厥，则为瘖俳[①]，此肾虚也。又阳气者，大怒则形气绝，而血菀[②]于上，使人薄厥。又厥逆为病，足暴清[③]，胸若将裂，肠若刀切，烦而不能食，脉大小皆涩。然厥证虽多，要皆不出阴阳偏胜，气逆则一也。又谓阳气衰于下，则为寒厥，乃阳衰阴逆，手足厥冷也。阴气衰于下，则为热厥，乃阴虚火逆，手足大热也。二者因酒色内伤，偏虚脾肾阴阳之气发病。若见气逆面红，即便为厥，弗执必欲手足厥冷，身体强直，方谓之厥，此为阴阳两大法门耳。《金匮》谓厥阳独行，有阳无阴，正此之热厥也。经又谓令人腹满，或暴不知人，是卒倒无知，身形如尸，乃邪正之气闭逆不通而厥，即扁鹊治虢太子之尸厥，俗谓之类中风，《金匮》谓之卒厥。唇口青，身冷，为入脏即死；身和汗出，为入腑即愈。经有巨阳之厥，肿首头重，足不能行，发为眴[④]仆。阳明之厥，颠[⑤]疾欲走呼，腹满不得卧，面赤而热，妄见而妄言。少阳之厥，暴聋颊肿而热，胁痛，胻不可以运。太阴之厥，腹满䐜胀，后不利，不欲食，食则呕，不得卧。少阴之厥，口干溺赤，腹满心痛。厥阴之厥，少腹肿痛，腹胀，经溲不利，好卧，屈膝，阴缩肿，胻内热。此皆经络脏腑受邪，气逆而为之厥，非手足寒冷卒倒之比。仲景详于《伤寒·厥阴篇》一二日至四五日厥者必发热，前热者后必厥，厥深者热亦深，厥微者热亦微，乃肝气逆胃，胃气不伸之厥，即《内经》气逆之实厥。若四逆吐蛔，乃虚寒之厥也。故治厥证，当以《内经》、仲景诸书合参则备。后人不按经旨，临证模糊，但以痰食寒热气厥，混言妄治，不惟无益，蒙蔽后人，故续表出。

喘　息论二条

师曰：息摇肩者，心中坚。息引胸中上气者，咳。息张口短气者，肺痿吐沫。

此言喘息有痰气、肺胀、肺痿之别也。心中者，即胸中也，风寒挟痰抟结胸中，肺气逆而呼吸不利，故息摇肩者为心中坚。若无痰饮抟结，纯是风寒伤肺，气逆于上，则息引胸中为上气者咳，乃属肺胀也。若张口短气者，

---

① 瘖俳：病名。出自《素问·脉解》。瘖，说话无声；俳，步履不便。
② 菀（yù）：通“郁”，聚集，郁结。
③ 清：清冷。
④ 眴（xuàn）：同“眩”。
⑤ 颠：同“癫”。

是肺热叶焦，气弱不振，津液化而为涎，上溢于口，故吐涎沫，谓之肺痿矣。

师曰：息而微数，其病在中焦实也，当下之则愈，虚者不治。在上焦者，其吸促；在下焦者，其吸远当作迟字，此皆难治，呼吸动摇振振者不治。

此辨喘息分虚实，定可治与不可治也。息而微数，即气息微而喘促也，因外邪而挟痰食燥屎，郁结上中二焦之气，滞而不能上通下达，故息而微数。病在中焦为实，故当下之则愈。设无痰食燥屎阻滞而息微数，即营卫虚败，气不归源之虚喘，故为虚者不治。而又以呼吸之迟促分治心肺脾肝肾虚之据。然心肺居上为近，若心肺之气虚而不能纳气归源，其吸必细短而促。肝肾居下为远，若肝肾下焦阴虚，不能摄气归源，其吸必长而迟。故喘病属实者，可用下法为易愈。若上中下三焦元气虚惫所致者，泻之则愈损，补之则不及，故皆难治。见呼吸动摇振振者，是阴阳营卫俱败，惟存一线浮游之气，逼迫呼吸，顷刻垂绝，故不治也。

论曰：经谓不得卧而息有音者，是阳明内实，壅滞之逆也。起居如故而息有音者，乃肺之皮毛受邪而络脉逆也。不得卧，卧则喘者，是肺肾受邪，水气之客也。皆明邪实致喘，而未言虚，本论谓息摇肩者，心中坚，息引胸中上气者咳，是辨上焦之实。息张口短气之肺痿，是辨上焦之虚；息而微数，是辨中焦之实。更以上焦之虚而吸之促，下焦之虚而吸之迟，呼吸动摇振振者，为虚败之证。《金匮》有虚有实，当与《素问》《金匮》合参，临证则备。

卷　二

痉论八条　方三首

太阳病，发热无汗，反恶寒者，名曰刚痉；太阳病，发热汗出，而不恶寒，名曰柔痉。

此以风寒二证，辨定刚柔二痉也。痉病由于太阳受寒，重感湿邪，或伤风受湿而变为痉，故提太阳发热无汗反恶寒之寒伤营证为刚痉，发热汗出不恶寒之风伤卫证为柔痉。然未具低头视下，脊强反折，仲景遂为痉者，何也？盖欲明其无汗恶寒，营实为刚痉之始，有汗不恶寒，卫虚为柔痉之先，故揭此二条，著其要领也。

太阳病，发热，脉沉而细者，名曰痉，为难治。

此明痉病必挟湿也。太阳病发热，即寒伤营分。而脉沉细，不见下利，手足逆冷，是非里寒外热之比，乃太阴湿盛，淫于太阳，凝滞气血经筋，将来背反张硬，或低头视下，发如痫状，势必即至，所以未兆之先，直断为痉。此太阳而见太阴贼克之脉，故曰难治。

病者，身热足寒，颈项强急，恶寒，时头热，面赤目赤，独头动摇，卒口噤，背反张者，痉病也。若发其汗者，寒湿相得，其表益虚，即恶寒甚。发其汗已，其脉如蛇。暴腹胀大者，为欲解，其脉如故，反伏弦者，痉。夫痉脉按之紧而弦，直上下行。《脉经》云：痉家，其脉伏坚直上下。

此言治痉不可大汗也。寒湿淫于太阳经筋，格阳于上，身热而足寒。太阳经脉受邪，则颈项强急。寒湿居下，阳不下达，足寒而头热。太阳而兼阳明，故面目赤而卒口噤。太阳与督脉风为主病，独头动摇，背反张，而为痉病。盖痉乃经筋阳虚而受阴湿，治之不可大发其汗，汗则气伤而邪反不去，寒湿相得，反为留连，致表益虚而恶寒甚。阳伤湿盛则脉坚劲，动犹如蛇，乃譬挣扭奔迫之状也。暴腹胀大者，似乎邪传太阴，暴烦自利，欲解之征，若其脉仍如故而反伏弦，要知汗伤其阳，邪气内传，而为太阴痉矣。太阳经筋原挟督脉而行，筋受寒湿，脉紧弦而强直上下，经谓督脉为病，脊强反张，正指此痉而言也。

太阳病，发汗太多因致痉。夫风病下之则痉，复发汗必拘急。疮家虽身疼痛，不可发汗，汗出则痉。

此三条，乃明他病汗下不当则变痉也。太阳病，是当发汗散邪，然过汗则伤津液气血，经筋无养，筋枯挛缩，则为痉矣。风病下之则伤阴血，血不濡筋，以故作痉，复发其汗，又伤阳气，以致阴阳津液俱伤，不能荣养筋脉，势必拘急而为痉也。疮家营血素亏，若发其汗，更伤血液，筋脉无养，则成痉矣。以上或治他病，汗下之后而变痉者，务必参明此意，施治则善。

痉病有灸疮，难治。

此有灸疮致痉也。灸疮乃用艾火燃之，百脉灵通，经穴疏畅，血气因脓而亏，汗吐下三法，皆不能施，故曰难治。

太阳病，其证备，身体强，几几然，脉反沉迟，此为痉。瓜蒌桂枝汤主之。

此出柔痉之方也。太阳证备，身体强，故为痉病。几几然者，如短翼之鸟，欲飞而不能飞之状，是兼阳明矣。然风少湿多，侵于肌肉，以致脉沉，湿郁气滞，脉则迟矣。若以太阳较之，其脉当浮，此得太阴湿脉，故脉反沉迟，此之沉迟，必然有力，非虚寒软弱之比，故为病痉。然虽不言有汗之柔痉，此用桂枝汤和营卫，而解太阳卫分之邪，瓜蒌能清胸膈之热，不出有汗风伤卫之大法，可以意会。

瓜蒌桂枝汤方

瓜蒌根三两　桂枝三两（去皮）　甘草三两（炙）　芍药三两　生姜三两（切）　大枣十二枚（擘）

上六味㕮咀，以水七升，微火煮取三升，去滓，适寒温服一升。

太阳病，无汗而小便反少，气上冲胸，口噤不得语，欲作刚痉。葛根汤主之。

此出刚痉之方也。太阳病无汗，是同寒伤营证，但湿郁膀胱气化不行，故小便反少。邪入阳明则气上冲胸而口噤不得语，故曰欲作刚痉，此太阳而兼阳明经腑。大筋受邪，所以无汗。故用桂枝汤和营卫，加葛根、麻黄，汗解太阳阳明两经寒湿之邪也。

葛根汤

葛根四两　麻黄三两（去节）　桂枝二两（去皮）　甘草二两（炙）　芍药二两　生姜三两（切）　大枣十二枚（擘）

上七味，以水一斗，先煮麻黄葛根，减三升，去上沫。

内诸药，煮取三升，去滓，温服一升，覆取微似汗。

痉为病，胸满口噤，卧不着席，脚挛急，必齘齿，可与大承气汤。

此太阳阳明之痉也。太阳之邪内入为胸满，并侵阳明经筋则口噤。卧不着席，脚挛急者，太阳角弓反张之变辞。介①齿者，阳明口噤之变辞也。此太阳阳明两经合为痉病，故曰可与大承气，仅疏阳明之邪耳。尚论谓太阳之邪并兼阳明，其势非缓法能解，用大承气使太阳阳明之邪尽从中土而出，盖大承气由胸至胃肠，而阳明邪去，势如奔马，若太阳之邪，未必尽由中土而出，表反内入，不为害乎。详仲景是欲狭小其制，惟疏阳明之邪，故曰“可与”，亦商酌之意，读者详之。

大承气汤

大黄四两（酒洗）　厚朴半斤（炙，去皮）　枳实五枚（炙）　芒硝三合

上四味，以水一斗，先煮枳、朴二物，取五升，去滓，内大黄，煮取二升，去滓，内芒硝，更上微火一两沸，分温再服，得下，余勿服。

论曰：痉乃强直之貌，始因太阳感受风寒，更兼湿邪黏着经筋，故为痉病。经谓痉项强，皆属于湿也。然寒湿相合为刚痉，风湿相合为柔痉。但发于太阴湿令，膀胱受邪，而有六经传变，虚实寒热多少之分耳。如新产血虚，多汗出，喜中风，而病痉者，乃血虚受风成痉，后人更名产后惊风，失其旨矣。本论首条发明无汗为刚、有汗为柔，次以太阳发热而脉沉细，是兼太阴寒湿，土来克水，故为难治。三条出其痉证之备，又戒发汗而伤其阳，又谓太阳病，发汗过多者、风病下之者、疮家身疼者、痉病有灸疮者，乃他证之戒，是非遂为痉矣。以瓜蒌桂枝、葛根二汤，发明表证虚实之治，而传变诸证，使人仿此消息②活法治之。有竹叶汤加附子以治产后颈项强，乃阳虚湿盛之痉。大承气汤，或见内实，原有疏解，非为攻下而设。示此诸法明其大纲，而令人触类旁通，以虚实寒热，临证化裁为尚，勿以三方定治二痉之法为尽耳。盖方中行《伤寒条辨》谓小儿角弓反张，手足抽搐，后世儿科捻名③惊风误治，谓非惊风，亦为痉病，余详此乃少阴少阳客气所至，为惊为瘛，感冒热邪所致，实非惊风，并非痉病，故详及之。

再按：本论以太阳病有汗表虚为柔痉，无汗表实为刚痉，是以虚实而定

---

① 介：同“齘”，牙齿相磨切。

② 消息：消长，此处指随病情进退用药。

③ 捻名：假造名字。捻，同“捏”，捏造。

刚柔，其辨最切，后人妄以角弓反张为刚，低头视下为柔，谬之甚矣。经谓阳急则反折，阴急则俯不伸，乃指胸背而言也，殊不知太阳经筋行身之背，挟脊并督脉上行巅顶，寒湿侵入大筋，故显软短拘急，而为角弓反张，无汗故为刚痉，而有汗则为柔矣。阳明经筋，行身之前，故低头视下，肘膝相构①，若有汗为柔，而无汗则为刚矣。及至传进三阴经脉，皆行于里，但见拘急，肘膝相构，俯而不仰，并无角弓反张之势，岂不为痉乎？然刚柔诚因表之虚实、汗之有无为的，若以俯仰辨之，即如少阳经络行身之侧，一手一目斜视抽搐而无俯仰，以何辨别刚柔？读者详之。

湿论六条　方二首

湿家之为病，一身尽疼，发热，身色如熏黄也。

此概言伤湿之病也。经云：湿淫所胜，太阳受邪，流于关节肌表之间，血凝气滞，则一身尽疼发热。邪正郁遏，化为湿热，蒸腾发越于肌肉皮肤之间，故显为黄。然湿为阴邪，以阴从阴，感于血分，身色犹如熏黄，若风邪入于阳明卫分，黄如橘子色矣。

太阳病，关节疼痛而烦，脉沉而细者，此名中湿，亦曰湿痹，其候小便不利，大便反快，但当利其小便。

此中湿表里并言也。湿淫所胜，流于太阳关节，营气不和，则关节疼痛。阳郁不伸，故发烦也。盖湿伤阴土，脾阳气滞，脉当沉细，则为中湿。若胃家阳土受邪发热，脉缓浮大，乃为伤湿矣。然湿伤于营，黏着不移，故曰湿痹。膀胱气化不行，故小便不利。邪流大肠，则大便反快。但当利其小便，使周身之湿，自从小便而出，乃湿淫于内之正治也。

湿家病身疼发热，面黄而喘，头疼，鼻塞而烦，其脉大，自能饮食，腹中和无病，病在头中寒湿，故鼻塞，内药鼻中，则愈。

此湿淫于上，与湿从下受不同也。湿邪感于太阳，与肺气相合，气郁于表，故身疼发热，面黄而喘，头痛鼻塞而烦也。邪居于表，故脉大。自能饮食者，腹中和而无病，当责病在头中寒湿，寒湿者，以湿属阴故也。盖鼻为肺窍，肺气受湿则鼻塞，故当纳药鼻中，搐去黄水，俾肺气通调，大气一转，肌腠开而湿痹解矣。

湿家身烦疼，可与麻黄加术汤发其汗为宜，慎不可以火攻之。

---

① 构：交结，连接。

此伤湿之方也。寒湿居表，营实阳郁，故无汗而身烦疼，须得微汗则解。所以麻黄汤加白术，取微微似汗，则表湿俱去。术得麻黄，燥湿安土之功更倍。若以火攻，必致大汗淋漓，阳脱邪陷，为患不浅，故当戒之。

麻黄加术汤

麻黄三两（去节） 桂枝二两（去皮） 甘草一两（炙） 白术四两 杏仁七十个（去皮尖）

上五味，以水九升，先煮麻黄，减二升，去上沫，内诸药，煮取二升半，去滓，温服八合，覆取微似汗。

湿家，其人但头汗出，背强，欲得覆被向火，若下之蚤则哕，或胸满，小便不利，舌上如胎者，以丹田有热，胸上有寒，渴欲得饮，而不能饮，则口燥烦也。

此言表湿误下，邪陷之变也。湿淫所胜，痹着太阳，身背则强。郁遏阳气不得下达，气反上蒸，故头汗出。若太阳病不发热，背强欲得覆被向火，乃属卫虚湿盛，则当温经散邪为正，此不温经而反下之，湿邪乘虚陷入胸间，则哕而胸满，与结胸痞气颇同。胸邪拒格，肺不通调，故小便不利。热蒸津液，腻滞于舌，则舌上如胎，实非胎也。下则伤阴，阴伤则火盛于下，为丹田有热。邪陷于胸，为胸上有寒，寒即湿也。邪格阳气在上，燥烁津液，则渴欲得饮。而湿陷胸中制燥，故不能饮，但口燥烦也。

湿家下之，额上汗出，微喘，小便利者，死。若下利不止者，亦死。

此湿家误下致死也。中湿之人内阳必虚，湿邪在表，但欲微微似汗而散，经谓湿淫所胜，治以苦热，佐以酸淡，燥泄湿邪，《内经》之正法也。误以峻剂下之，徒伤脾肾之气，阳从上脱，则额上汗出而喘，阴从下脱，则二便滑利不止，故皆主死。

论曰：《金匮方论》六条，以湿淫所胜，膀胱受邪，显一身尽疼发热，身如熏黄，乃邪正郁蒸之证也。关节疼痛而烦者，太阳表邪而兼太阴里证。背强欲得覆被向火者，阳虚湿盛为寒湿，而兼误治之变。然邪从外入，须从外出，故用麻黄加术汤开腠通阳燥湿，而为治病之常。若身疼发热，面黄而喘，头痛鼻塞而烦，非伤太阳，乃湿伤于上，故纳药鼻中，取嚏散邪，因病变法亦变矣。盖湿邪传里，经有湿淫于内，治以苦热，佐以酸淡。若湿热为病，当易苦寒，是为正法，不似伤寒直施攻下，致伤中气，轻变则为胸上有寒，丹田有热，重则上焦阳脱，额上汗出微喘，下焦阳脱，则前后二便自利，故皆主死。此乃仲景欲人以表里寒热虚实脉证常变之法，临证化裁处方，为治病之权衡，非仅麻黄等汤遂为一定之法也。

风　湿论五条　方五首

病者，一身尽疼发热，日晡所剧者，此名风湿。此病伤于汗出当风，或久伤取冷所致也，可与麻黄杏仁薏苡甘草汤。

此风湿两伤表实之方也。风伤于卫，湿伤于营，邪在太阳、阳明两经营卫之间，湿则一身尽疼，风则发热，经云：地之湿气，感则害人皮肉筋骨。然湿多风少，侵于肌肉，内连胃腑，故日晡申酉阳明王时则剧。盖汗乃属湿，汗出未干，当风取冷，风汗乘虚侵入，风湿合而成之，故曰汗出当风，久伤取冷所致。但无汗为表实，用麻黄开腠通阳，以驱营中之邪，甘草和中，薏苡淡燥阳明风湿而健脾奠土，杏仁以通肺气，则二经风湿无不解矣。

麻黄杏仁薏苡甘草汤

麻黄五钱　杏仁十个（去皮尖）　薏苡五钱　甘草一两（炙）

上锉，每服四钱匕，水盏半，煎八分，去滓，温服，有微汗，避风。

风湿相搏，一身尽疼痛，法当汗出而解，值天阴雨不止，医云此可发汗，汗之病不愈者，何也？盖发其汗，汗大出者，但风气去，湿气在，是故不愈也。若治风湿者，发其汗，但微微似欲汗出者，风湿俱去也。

此治风湿表实不可大汗也。风湿伤于营卫之间，邪正相搏，一身尽疼发热，法当汗出而解，值天阴雨，湿阴过盛，阳虚不当发汗，而大发其汗，更伤其阳，风性轻扬易去，湿邪重浊留滞，故不愈也。欲治风湿者，但贵微微似汗，风湿俱去，若汗过多，反致病剧矣。

风湿脉浮身重，汗出恶风者，防己黄芪汤主之。

此风湿表虚之方也。脉浮为风邪在卫，身重为湿气在营，风多于湿，表虚不固，汗出恶风，然卫虚不可再汗，所以甘、术去湿安中，黄芪实表散邪，惟仗防己善驱风湿，固护卫气之中，略具驱邪之一面耳。

防己黄芪汤

防己一两　黄芪一两　甘草五钱（炙）　白术七钱五分

上锉，每抄五钱匕，生姜四片，大枣一枚，水盏半，煎八分，去滓温服。喘者加麻黄五钱，胃中不和者加芍药三分，气上冲者加桂枝三分，下有陈寒者加细辛三分。服后当如虫行皮肤中，从腰下如水，后坐被上，又以一被绕腰以下，温令有微汗，差。

风湿相搏，骨节疼烦掣痛，不得屈伸，近之则痛剧，汗出短气，小便不利，恶风不欲去衣，或身微肿者，甘草附子汤主之。

此阳虚邪盛之证也。风湿伤于营卫，流于关节经络之间，邪正相搏，骨节疼烦掣痛，阴血凝滞，阳虚不能轻跷，故不得屈伸，近之则痛剧也。卫阳虚而汗出，里气不足则短气而小便不利。表阳虚而恶风不欲去衣，阳伤气滞，故身微肿。然表里阴阳，正虚邪实，故用甘、术、附子助阳健脾除湿，固护而防汗脱。桂枝宣行营卫，兼去其风，乃补中有发，不驱邪而风湿自除。盖风湿证，须识无热自汗，便是阳气大虚，当先固阳为主。

甘草附子汤方

甘草二两（炙）　附子二枚（炮）　白术二两　桂枝四两（去皮）

上四味，以水六升，煮取三升，去滓，温服一升，日三。初服得微汗则解，能食汗止，复烦者，服五合，恐一升多者，服六七合为佳。

伤寒八九日，风湿相搏，骨节疼烦，不能自转侧，不呕不渴，脉浮虚而涩者，桂枝附子汤主之。如大便坚，小便自利者，去桂加白术汤主之。

此伤寒未解，重感风湿之邪也。伤寒八九日，肌表已虚，外邪易袭，重感风湿，营卫不和，故身体疼烦，阳虚不能轻跷，不能自转侧。不呕不渴者，里无病而证在表。脉见浮虚涩者，因先发汗而伤阳气，重袭风湿，痹着三阳，故以桂枝汤去芍药之酸收，和营卫而去表风，加附子行阳逐湿，以开风湿之痹。若中虚邪陷，逼迫津液，偏渗前阴，不润肠间，则大便坚，小便自利，所以去走表之桂枝，加白术安中而生营血津液，滋润肠间之燥耳。

桂枝附子汤

桂枝四两（去皮）　附子三枚（炮，去皮）　甘草二两（炙）　生姜三两（切）　大枣十二枚（擘）

上五味，以水六升，煮取二升，去滓，分温三服。

白术附子汤

白术一两　附子一枚（炮，去皮）　甘草二两（炙）　生姜一两半（切）　大枣六枚（擘）

上五味，以水三升，煮取一升，去滓，分温三服。一服觉身痹，半日许再服，三服都尽，其人如冒状，勿怪，即是术附并走皮中，逐水气，未得除故耳。

论曰：经谓风寒湿三气杂至，合而为痹，可谓邪之繁也，病之盛也。《金匮》更拈风湿二邪合病，诚补《内经》之未发。盖风伤于卫，湿伤于营，营卫两伤，在表则一身尽疼、发热，内连阳明肌肉，日晡则剧，若流关节，风湿相合而为历节矣。然风湿一证，须分湿多风少，无汗而为表实；风多湿少，脉浮身重，汗出而为表虚。以麻黄杏仁薏苡甘草汤通阳燥湿，而治表实。防己黄芪汤，固腠散邪而治表虚，此乃表证虚实之常也。若骨节疼烦掣痛，不得屈伸，近之痛剧，汗出短气，乃湿阴邪盛，内外阳虚，与前常法不同，以甘草附子汤固护真阳而防阳脱。更有伤寒表未全解，重感风湿，亦因阳微气弱，营卫不充，故以桂枝附子汤行阳胜湿，调中而祛表邪，此与内外阳虚，又不同矣。然风湿发汗，与伤寒发汗亦殊，风性轻扬，湿邪黏滞，但欲微汗则除，不然风去湿存，病变增剧。仲景欲人以营卫阴阳，表里虚实处方，但以四方为立方之法则可，不可以为治风湿之常技也。

暍论三条　方二首

太阳中热者，暍是也。汗出恶寒，身热而渴，白虎加人参汤主之。

此言正暑病也。邪之伤人，无有不从皮毛而入，故曰太阳中热。但汗出恶寒身热，似乎太阳感冒，而太阳风寒必无作渴之理，此无形暑热伤于皮毛，内应于心，心气热而汗出，肺气受伤则恶寒，邪居气分，故身热而渴，即动而得之为中暑。此暑乘肺金，以白虎汤清金养胃，生津止渴，暑自清矣。

白虎加人参汤

知母六两　石膏一斤（碎，绵裹）　甘草二两（炙）　粳米三合　人参三两

上五味，以水一斗，煮米熟汤成，去滓，温服一升，日三服。

太阳中暍，发热恶寒，身重而疼痛，其脉弦细芤迟，小便已，洒洒然毛耸，手足逆冷，小有劳，身即热，口开前板齿燥，若发其汗则恶寒甚，加温针则发热甚，数下之则淋甚。

此暑月阴湿郁遏肌表，外寒里暑合病也。经云：巨阳主气而先受邪。凡属外感，皆从太阳而入，故曰太阳中暍。此由避暑纳凉，阴湿外束，暑伏于内，表见发热恶寒，身重疼痛，而兼湿滞，故脉弦细，或芤迟而虚也。夫小便必得膀胱气化则出，故小便时而气化下行，皮毛失其护卫，故小便已，洒洒毛耸，手足逆冷。若小有劳，扰动内暑发越于外，而身即热。盖肾主骨，齿乃骨之余，暑伤肾水，不能上制心火，烁干口齿，故口开前板齿燥。夏月阳气疏泄，膀胱气虚受邪，设发其汗，更伤其阳，则恶寒甚。若温针，反助内暑，故发热甚。而下则伤阴，阴水耗而小便则淋。此即静而得之，内外合邪，表同外感，当以辛凉解表，甘寒清里，即后人所用香茹饮之类，不似伤寒而用甘热发表，故汗下温针在所必戒耳。

太阳中暍，身热疼重，而脉微弱，此以夏月伤冷水，水行皮中所致也，

一物瓜蒂汤主之。

此伤暑之时，非伤暑邪也。太阳气虚则受水邪，阳气抑郁，身热疼重，而脉微弱，以故汗法难施，惟宜瓜蒂汤涌吐其邪，俾胸中大气一转，膀胱与肺气开泄，通调水湿自从汗便两解，乃精义入神之妙法也。

一物瓜蒂汤方

瓜蒂二十个

上锉，以水一升，煮取五合，去滓，顿服。

论曰：经谓气虚身热，得之伤暑，暑伤于表也。因于暑汗，烦则喘喝，静则多言者，伤于里也。后夏至日为病暑者，时令暑病之常也。本论谓中暍，汗出恶寒，身热而渴者，暑伤元气之正病，以白虎汤益气清金。太阳中暍，发热恶寒，身重疼痛，其脉弦细芤迟者，内暑而兼阴湿之变也。身热疼重而脉微弱，夏月伤水者，乃伤暑之时，非伤暑之邪，以瓜蒂汤，乃病变法亦变矣。故治暑病须合《内经》《金匮》常变之法则备。

霍　乱[①]论五条　方一首

病有霍乱者何？答曰：呕吐而利，名曰霍乱。

此言吐而泻痢，谓之霍乱也。内积痰饮饮食，或挟外邪，内外合邪为病，前人列于《伤寒论》中，今移于此。然霍乱虽因外邪，却在夏末秋初，四时间或有之，实因内蓄积饮伤食而受风寒，肝脾不和，陡然上吐下泻，故为霍乱。下条头疼发热，乃兼表邪也。

问曰：病发热头痛，身疼恶寒，吐利者，此属何病？答曰：此名霍乱，自吐下，又利止，复更发热也。

此言霍乱而带表证也。发热头痛，身疼恶寒者，外感风寒表证，风寒乘胃而夹痰饮食积，郁遏正气不得宣行，陡然上吐下泻，谓之霍乱。若吐利已止，复更发热，乃里气和而表邪未解，当从伤寒解表之法。或无表证，但有腹痛吐利，此为小邪入里，当以和里为主。

霍乱，头痛，发热，身疼痛，热多欲饮水者，五苓散主之。寒多不用水者，理中丸主之。五苓散方见痰饮。

此言霍乱须分寒热而治也。头痛发热身疼痛者，风寒伤于表也，外风而挟内热食痰，以致吐利，必欲饮水，当以五苓两解表里，使邪从汗出，里邪

---

① 霍乱：此节出自《伤寒论》。

即从小便而去。不欲饮水者，寒多无热，胃阳气虚，当以理中丸，温中散寒为主，此以表里寒热，辨证治病，则霍乱一证毕矣。

理中丸

人参　甘草（炙）　白术　干姜已[①]上各三两

上四味，捣筛为末，蜜和丸，如鸡子黄大，以沸汤数合和一丸，研碎，温服之，日三夜二。腹中未热益至三四丸，然不及汤，汤法，以四物依两数切，用水八升，煮取三升，去滓，温服一升，日三服。

加减法：

若脐上筑[②]者，肾气动也，去术加桂四两。吐多者，去术加生姜三两。下多者，还用术。悸者，加茯苓二两。渴欲饮水者，加术足前成四两半。腹中痛者，加人参，足前成四两半。寒者，加干姜，足前成四两半。腹满者，去术加附子一枚。服汤后，如食顷，饮热粥一升许，微自汗，勿发揭衣被。

吐利止而身痛不休者，当消息和解其外，宜桂枝汤小和之。

吐利汗出，发热恶寒，四肢拘急，手足厥冷者，四逆汤主之。方见少阴。

---

① 已：通“以”。

② 筑：敲击，捣。

卷　三

百　合论九条　方七首

论曰：百合病者，百脉一宗，悉致其病也。意欲食复不能食，尝默默，欲卧不能卧，欲行不能行。饮食或有美时，或有不欲闻食臭时。如寒无寒，如热无热，口苦，小便赤，诸药不能治，得药则剧，吐利如有神灵者，身形如和，其脉微数。每溺时头痛者，六十日乃愈。若溺时头不痛，淅淅然者，四十日愈；若溺时快然，但头眩者，二十日愈。其证或未病而预见，或病四五日而出，或病二十日，或一月后见者，各随证治之。

盖详百脉一宗，悉致其病，乃人身五脏六腑，十二经络，皆致其病。然虽脏腑百脉皆病，终不离乎肺主气，心主血，心营肺卫受邪也。夫营行脉中，卫行脉外，昼日行阳二十五度，夜行阴二十五度，邪气随其营卫，流行经脉脏腑，朝会气口，以故见证不一，为百脉一宗，悉致其病也。若邪气淫于胸中，连及上脘，则意欲食复不能食。走于肝肾，故常默默。传入太阴脾胃，故欲卧不能卧，欲行不能行。邪去于胃，饮食或有美时，壅抑胃气不伸，则不欲闻食臭时。热流于肾，故如寒无寒。虚邪抑郁心包三焦，故如热无热。转于胆腑，则生口苦。流于膀胱，并入小肠，故小便赤。然药入此脏而邪往彼脏，药力不能追病，所以诸药不能治，反伤胃气，得药则剧。胃中营卫之气不和，吐利如有神灵。外无表热，身形如和。脉微数者，数为阴虚，微属气弱，要知邪正气血皆虚，缠绵为病矣。以上诸证，非一日尽现，是数十日移易而见证。若起于肺，遗与膀胱，则子母之气合病。然膀胱之气下达则溺，而溺时邪郁于巅，不能下达，故每溺时头痛。然膀胱太阳属寒水之经，当以地六成之之数定期，则当六日气更转过一脏，应当六十日，终于五脏六腑，故头痛者，六十日愈。若邪气积于肺之皮毛，而溺时通泄肺气，故淅淅然。因肺之经脉而不上头，故溺时头不痛，但洒洒然矣。以地四生金之数应之，四日气更转过一脏，当行四十日，终于五脏六腑，故头不痛而淅淅然者，四十日愈。若邪郁心包，而木火通气，邪并于肝，故作头眩。溺时则小肠之气下通，而心气亦通，故溺时快然。以地二生火之数应期，二日气更转过一经，是当二十日，终于五脏六腑，故快然者二十日愈。若心营肺卫是动，为未病而预见，或始起如寒无寒，后见如热无热，故曰四五日而出也。若治感冒六淫之病，以汗吐下虚其正气，余邪藏伏营卫之中，故二十日、一月后见病，是当随证治之。

百合病，见于阴者，以阳法救之，见于阳者，以阴法救之，见阳攻阴，复发其汗，此为逆，见阴攻阳，乃复下之，此亦为逆。

此治百合病之要法也。邪正两虚，微邪伏于营卫，邪正流行而病，当分阴阳，以施救治。阴阳者，即心营肺卫之气血也，病见于阴者，邪从阳分传入于阴，必当先清气分之邪，使气邪清而不传于阴，阳气和而旋运，阴邪不能黏滞，则邪解而病自愈，故曰"见于阴者，以阳法救之"。若邪在阳，则阳盛阴虚，当济其阴，以和其阳，使邪自去而热自退，故曰"见于阳者，以阴法救之"。设不以见阴和阳，见阳和阴，而见阳反攻其阴，复发其汗，见阴反攻其阳，而复下之，逆施倒行，诛伐无过，阴阳尽伤，故为逆也。

百合病，不经吐下发汗，病形如初者，百合地黄汤主之。

【临床解读】

王某某，女，57岁。2021年4月12日初诊。

主诉：失眠6年，加重3个月。

现病史：患者近6年一直失眠，未服西药，偶服中药，因配偶离世病情加重3个月，现在入睡难，多梦，心烦不急躁，易哭，口中和，偶苦，纳食可，二便调，49岁停经，舌质淡红，苔薄黄稍腻，脉沉细。血压、血糖正常，既往有胃黏膜肠化生。

处方：生地黄10克，生百合30克，麦冬15克，炒酸枣仁15克，竹叶10克，灯心草3克，小麦30克，生龙牡各30克（先煎），炙甘草10克，合欢皮30克，大枣4个（切开）为引。15剂，每日1剂，水煎服。（张磊医案）

此未病而预见之方也。不经吐下发汗而病形如初，乃始起病时，就显如寒无寒，如热无热，是因气血素虚受邪，以随经脉流行脏腑，而现诸证，若拘证治证，则药至此而邪往于彼，必无取效。矧不因吐下发汗而得，是无偏阴偏阳之可责，不必守其经证而治，但和心营肺卫之病源，俟源清则病自退。故用百合味苦气凉入肺，以清气热，生地黄入心，补血而凉血热，同泉水补阴而抑阳，使阴阳和而积热并瘀血自从大便而去，故曰当如漆也。

百合地黄汤

百合七枚　生地黄汁一升

上以水洗百合，浸一宿，当白沫出，取其水，更以泉水二升，煎取一升，去滓，内地黄汁。煎取一升五合，分温再服，中病勿更服，大便当如漆。

百合病，一月不解，变成渴者，百合洗方主之。

此病久不解，变渴之方也。一月不解，邪火偏炽而郁于胃，消耗津液，肺胃热燥，所以变渴。邪气不随营卫流行，痹着胃中，又非百合病之常治矣。病虽在胃，始终百脉一宗而为治法之纲，故用百合渍水灌洗皮毛，以清气血统领之帅，而助清肃之令，令遍行脏腑，俾木火渐平，诸证自瘳。食以煮饼①而调养其胃，勿以盐豉，恐其引入血分故也。

上以百合一升，以水一斗，渍之一宿，以洗身，洗已，食煮饼，勿以盐豉也。

百合病，渴不差者，瓜蒌牡蛎散主之。

此用洗方，渴不差而出方也。洗方乃独调肺胃受邪，此母病子亦病，邪连下焦，肾与膀胱气热水亏，因气郁不舒而上热不散，故洗之而渴不差。更用瓜蒌根清肺止渴而生肾水，牡蛎收阴补肾，又泻膀胱之热，俾子母相生，阴长阳消，渴自止矣。

瓜蒌牡蛎散

瓜蒌根　牡蛎熬等分

上为细末，饮服方寸匕，日三服。

百合病，变发热者，百合滑石散主之。

此邪郁肺气为病也。邪滞肺气，壅逆不流，故变发热。方用百合，独清肺气之热，滑石甘凉以利诸窍，使膀胱与肺子母气和，上通下达，便当微利，邪从膀胱而去，热自除矣。

百合滑石散

百合一两（炙）　滑石二两

上为散，饮服方寸匕，日三服。当微利者止服，热则除。

百合病，发汗后者，百合知母汤主之。

此下皆指二十日、一月后，见病之方也。先因感冒六淫之病，发汗而伤肺胃津液，余邪未彻，淫舍营卫之间，故成百合病也。然肺气热而肾水则虚，膀胱之气亦热，故用泉水同百合养阴而清肺热之源，同知母以养肾水而泻膀胱之热，清金生水，肺得通调，膀胱之气得化，病则愈矣。

---

① 煮饼：面条一类煮制的面食。

百合知母汤

百合七枚　知母三两

上先以水洗百合，渍一宿，当白沫出，去其水。更以泉水二升，煎取一升，去滓，别以泉水二升煎知母，取一升，后合煎，取一升五合，分温再服。

百合病，下之后者，滑石代赭汤主之。

此下后变病之方也。下伤肾与膀胱之阴，邪陷膀胱，邪正化而为热，流行脏腑，故致百合病也。此即见于阴者，当以阳法救之之证，故用泉水同百合先清肺气上源之热而生肾水，俾膀胱之热亦清，同百合、代赭镇逆养血而和营卫，以滑石通阳而利诸窍，邪从小便去矣。

滑石代赭汤

百合七枚　滑石三两（碎，绵裹）　代赭石（如弹丸大，碎，绵裹）

上先以水洗百合，浸一宿，当白沫出，去其水。更以泉水二升，煎取一升，别以泉水二升，煎滑石代赭，取一升，后合和重煎，分温服。

百合病，吐之后者，百合鸡子汤主之。

此吐后变病之方也。吐伤胸胃之阳，津液亦伤，微邪以随卫气流行，而成百合病也。故用泉水同百合专清肺气之热，鸡子黄同泉水，清热而补胸鬲阳中之阴，俾阴阳和而邪自散，病则解，正谓病发于阳，以阴法救之之证也。

百合鸡子汤

百合七枚　鸡子黄二枚

上先以水洗百合，渍一宿，当白沫出，去其水。更以泉水二升，煎取一升，去滓，内鸡子黄搅匀，煎五分，温服。

狐蜮病论二条　方三首

狐蜮之为病，状如伤寒，默默欲眠，目不得闭，卧起不安。蚀于喉为蜮，蚀于阴为狐，不欲饮食，恶闻食臭，其面目乍赤、乍黑、乍白。蚀于上部则声嗄，甘草泻心汤主之。蚀于下部则咽干，苦参汤洗之。蚀于肛者，雄黄熏之。

【临床解读】

鲁某，男，25岁。2021年1月6日初诊。

主诉：复发性口腔溃疡1年。

现病史：患者1年前因服中药后出现口腔溃疡，之后反复发作，未系统治疗。现症见：口腔溃疡，一个月复发1~2次，溃疡底红，附有白腐苔，时有头晕，心悸，纳可，眠一般，易醒，大便可，日一次，小便调，舌质红，苔薄白，脉弦数。焦虑症1年；乙肝，母婴传播。

处方：炙甘草10克，清半夏10克，干姜6克，党参10克，黄芩10克，黄连6克，五倍子6克，大枣3个（切开）为引。10剂，每日1剂，水煎服。（张磊医案）

此湿热致病也。狐蜮者，外感风邪，而挟木火相合脾胃之间，风湿相抟，郁蒸为毒，充斥流溢脏腑喉肛，随处郁结，腐化气血为虫，故曰蚀于喉阴上下等处。然风湿相蒸，身表发热，状如伤寒。邪入肝肾则默默欲眠，而肝窍开于目，肝热上壅，目不得闭。邪乘于胃，卧起不安。蚀于喉者，连及心肺，所以为蜮，谓热淫如惑乱之气，感而生蜮也。蚀于阴者，连于肝肾及肛，所以为狐，谓柔害幽隐，如狐性之阴也。邪气流溢，壅郁于胃不欲饮食，恶闻食臭。盖阳明经脉循面入目，而肝主色，肝风以挟心火，乘入胃间，循经上逆于面，气血不利，或疏或滞，则面目乍赤乍黑乍白。蚀于喉间，连及肺气闭而不通，则声嗄。故用泻心汤之芩、连、半夏，专泻风湿痰热。干姜苦温，散除脾阴之湿，而为向导。以参、术、甘、枣，健脾养胃，使元气不衰，升降之机得转，则邪气得泻。若蚀肾间，阴水不能上供而咽干者，用苦参煎水，外洗里服，以燥阴分之湿，即杀虫去风之义也。或蚀大肠肛门，而用雄黄熏之，亦取驱风燥湿，杀虫解毒之意耳。

甘草泻心汤

甘草四两（炙）　黄芩三两　干姜三两　半夏半升　黄连一两　大枣十二枚（擘）　人参三两

上七味，以水一斗，煮取六升，去滓，再煎取三升，温服一升，日三服。

苦参汤

苦参一升，以水一斗，煎取七升，去滓，熏洗，日三服。

雄黄一味，为末，筒瓦二枚，合之烧，向肛熏之。

病者脉数，无热微烦，默默但欲卧。初得之，汗出，三四日，目赤如鸠眼，七八日目四眦黑。若能食者，脓已成也。赤豆当归散主之。

【临床解读】

王某某，女，20岁。2021年7月14日初诊。

主诉：确诊过敏性紫癜2个月。

现病史：患者2个月前因双脚踝处出现谷粒大小暗红色斑点，西医确诊为过敏性紫癜，服西药20天效平。现症见：双下肢膝盖以下散在粟粒样小红点，无痒痛，胸闷4年，冬天怕冷，手脚凉甚，夏天怕热，偶有身痒，左侧髋关节疼痛，走路久时加重，纳食可，食后胃胀，二便调，月经正常，舌质淡，苔薄黄，脉较数，中取明显。2012年骨软骨瘤手术。

病机要点：血分郁热（热伤阴络）。

处方：赤小豆30克，当归10克，连翘12克，桑白皮30克，制香附6克，丝瓜络15克，生甘草3克。15剂，每日1剂，水煎服。（张磊医案）

此风湿内郁为病，将成狐蜜之机也。脉数无热微烦，是表无热而里有热矣，风郁肝肾之气不升，故默默但欲卧，溢心则汗出。然初得之时，邪气还在于上，三四日风热气壅于目，病在气分，则目赤如鸠眼。至七八日，邪气深入营血，壅滞不利，故目四眦黑。若能食者，风湿不乘于胃，乃流于肠，壅逆肠中血气不利，而成肠痈脏毒之类，故谓脓已成。用赤小豆去湿清热，而解毒排脓。当归活血养正，以驱血中之风。浆水属阴，引归、豆入阴，驱邪为使。斯治风湿流于肠胃而设，非狐蜜之方也。

赤豆当归散

赤小豆三升（浸令毛①出，曝干）　当归十两

上二味，杵为散，浆水服方寸匕，日三服。

阳　毒方一首阴　毒

阳毒之为病，面赤班班②如锦纹，咽喉痛，吐脓血，五日可治，七日不可治，升麻鳖甲汤主之。阴毒之为病，面目青，身痛如被杖，咽喉痛，五日可治，七日不可治，升麻鳖甲汤去雄黄、蜀椒主之。

阳者在天为气，风暑火也。感于人身阳经气分，犹似风伤卫证，未经发散，传至阳明多血多气之腑，羁留日久，壅滞营卫不通，血气大热，机将熟腐，则发阳毒在于肌肉皮肤之间，故面赤班班如锦纹。阳火内逆上冲而咽喉痛，邪热蚀喉侵血，则唾脓血矣。然定五日可治者，五乃土数，而为一候，土气冲和，营卫未至残败，故为可治，若经七日，阴机化灭，阳气独盛，致于自绝，故不可治。方用升麻鳖甲汤之升麻、甘草，皆入阳明气分，升散风热之邪；雄黄以搜肝木诸脏之风，而和中解毒。然阳热过盛，必伤阴血，而发于阳者，当以阴法救之，故用当归、鳖甲，擅走肝经，滋阴活血而宣风郁，即风气通肝，血足风灭之义也。木火通气，风郁于中，势必挟同相火上炎为

① 毛：《金匮要略方论》作“芽”。

② 班：同“斑”。

毒，故以蜀椒分导火热下行纳归其根，风邪则能上行而从汗出解也。阴者，天之杀气，即寒湿燥也。感于人之阴经血脉，犹似寒伤营证，未经发散，邪正相搏，羁留日久，一身营血受伤凝涩不通，旋运之机不转，营血大热，机将熟腐，则肌肉面目皆青，身痛如被杖，而为阴毒。热毒上升，无所发越，冲于咽喉故痛也。至于五日一候，土气冲和，营卫未至伤败，故为可治，若经七日，阳气郁极，阴血残败，不可治矣。然阴毒者，非阴寒之阴，即阴血受寒为阴，而血凝不散，故成阴毒，非关气分受风，故去雄黄之燥；不挟相火内炎，故除蜀椒之热；但用升麻甘草，升散阳明血中之毒，当归、鳖甲，养阴宣血和肝，俾微汗出而毒自解矣。后人不解其义，视为阴寒直中变为阴毒，拟用霹雳散、正阳丹，皆是未入仲景藩篱耳。惟元时王安道辨非阴寒直中，可谓言直理正，惜其又云天地恶毒异气，混淆未明，使后人无所措手。近代徐注①亦谓直中阴寒，久而不解为毒。然阴寒直中，顷刻真阳败散而死，岂待久而不解，结成阴毒者乎？若阴毒果属直中阴寒，仲景岂不知驱阴救阳为急，反于升麻鳖甲汤中去雄黄之燥、蜀椒辛热之理哉？试观方后云："服后，老小再服，取汗"，欲泄其毒，此意甚明，若属阳虚阴寒，岂有取汗而反伤其阳？注家不察立言之意，故释鄙语而辨之。

门生施学圃曰：少阴所至为疡疹身热，少阳所至为嚏呕疮疡，乃时令风热化为斑疹，非阳毒也。《金匮》谓面赤斑斑如锦纹者，是感风寒，未经发散，凝滞气血，外伤皮肤肌肉，内渍脏腑营卫气血，生死立判，谓之阳毒，与《内经》不侔②，故予表之。

升麻鳖甲汤

升麻二两　蜀椒一两（炒去汗）　雄黄五钱（研）　甘草二两　当归一两　鳖甲（手指大一片，炙）

上六味，以水四升，煮取一升，顿服之，老小再服，取汗。阴毒去蜀椒、雄黄。

---

① 徐注：徐指徐彬。徐彬，清代医学家，字忠可，秀水（今浙江嘉兴）人，著有《金匮要略论注》《伤寒图说》《注许氏伤寒百证歌》等。

② 侔（móu）：相等。

卷 四

疟论五条　方三首　附方三首

师曰：疟脉自弦，弦数者多热，弦迟者多寒。弦小紧者下之差，弦迟者可温之，弦紧者可发汗、针灸也，浮大者可吐之，弦数者风发也，以饮食消息止之。

此以脉之迟数弦紧而分表里寒热、阴阳虚实，为治疟之纲也。疟乃风寒各半，两伤营卫，邪正相搏，更盛更虚，故显往来寒热，而谓之疟。然风气通于肝，所以疟脉自弦。或见迟数不弦，乃偏暑湿燥火之邪，不因风邪主病。若弦而兼数，乃阴虚阳盛，则多热。弦而兼迟，乃阳虚阴盛，则多寒。弦小紧者，寒实之邪居于里，故下之差。弦迟者，风挟虚阳而寒实，故可温之。弦紧者，寒邪偏多而深居营分，寒凝血实，故可发汗或针灸。浮大者，风邪偏多，卫分主病而浅，风性轻扬上浮，故可吐之。弦数者，风多而助木火，谓之风发，邪乘于胃，消烁津液，热渴烦冤①，当以甘寒饮食，而救胃中津液，烦渴则止，即蔗浆梨汁之类，故曰消息止之。

阴气孤绝，阳气独发，则热而少气烦冤，手足热而欲呕，名曰瘅疟，若但热不寒者，邪气内藏于心，外舍分肉之间，令人消烁脱肉。

此即经谓肺素有热，气盛于身，厥逆上冲，中气实而不外泄，或有所用力，腠理开发，风寒舍于皮肤之内、分肉之间而发，谓之瘅疟。而肺素受热，重感寒邪，内藏于心，心阳益盛，乘克肺阴，为阴气孤绝。邪偏阳火炽盛，为阳气独发。肺受火刑，则少气烦冤，手足热而欲呕。然阳气独发，乃微有洒淅恶寒，则肺热挟并心火齐转，发热如灼，即热多寒少，一九、二八之分，故为瘅疟，即温疟，其脉如平不弦是也。邪气藏心，心阳发病，肺邪不能复心为寒，故但热不寒。邪气外舍分肉之间，所以消烁脱肉。盖疟病乃营卫两

---

① 冤：通“郁”，郁积。《楚辞·九章·悲回风》：“悲回风之摇蕙兮，心冤结而内伤。”姜亮夫《屈原赋校注》：“冤结，即‘宛结’‘郁结’一声之转。”

受其邪，故显往来寒热，此偏于心肺气分邪多，故但热不寒而脉亦不弦也。

温疟者，其脉如平，身无寒但热，骨节疼烦，时呕，白虎加桂枝汤主之。

此温疟，即前瘅疟而出方也。疟乃营卫受邪，风寒相半，故往来寒热，必见弦脉为常。此偏肺素受热，气盛于身，阴气先绝，阳气独发，邪热偏客于心，不涉风木主病，故脉不弦而平，即《内经》火淫所胜，肺气受克，胜复之疟也。然阳即独发于心，不入阴分，则身亦无寒而但热。阳邪在表，惟有骨节疼烦。心火乘胃，耗干津液，邪火上冲，所以时呕。故用白虎汤养胃生津救肺，加桂枝和营卫而驱偏表之邪，俾金清而生水，以水制火，则疟自愈。

白虎加桂枝汤

知母六两　石膏一斤　甘草二两（炙）　粳米二合　桂枝（去皮）三两

上五味，以水一斗，煮米熟汤成，去滓，温服一升，日三服。

一云：上锉，每五钱，水盏半，煎至八分，去滓温服，汗出愈。

疟多寒者，名曰牡疟，蜀漆散主之。

此寒多热少之方也。疟多寒者，如三七、二八之分也，疟发必因卫邪入于营分则寒，营邪出卫则热。此属卫邪多而营邪少，卫邪拒格营邪，不得外出，入卫为热，故寒多而热少。方用蜀漆散和浆水，吐其胸中拒格之邪，则营分之微邪亦随上出，一举两得而荡逐无余。盖蜀漆乃常山苗也，常山善吐，此不用常山而用蜀漆者，取其苗性轻扬，以入重阳之界，引拔其邪，合之龙骨，镇心宁神，蠲除伏气。本草谓云母甘平，属金，主肺，而肺金得补则阴水自生，卫阳之邪不得入阴，反从上出，牡疟愈矣。

蜀漆散

蜀漆（洗去腥）　云母（烧二日夜）　龙骨等分

上三味，杵为散，未发前以浆水服半钱匕。温疟加蜀漆半分，临发时服一钱匕。

病疟以月一日发，当以十五日愈，设不差，当月尽解，如其不瘥，当云何？此结为癥瘕，名曰疟母，急治之，宜鳖甲煎丸。

此明疟母而出方也。天之寒邪贼风感人虚经脏腑，营卫两受，更盛更虚，证见往来寒热，故为疟也。然疟邪相搏，必应天地之气，虚实进退转动病机，故月一日发者，发于黑昼月，月廓空时，气之虚也，当俟十五日，一气来复，白昼月月满之时，天气实而人气复，邪气退而病当愈。设不瘥，必候天气再转，故当月尽解。如其不瘥，又当云何？然月自亏而满，阴已进而阳已退。自满而亏，阳已长而阴已消。天地阴阳运动进退，消长已周，病尚不愈，是属营卫已虚，正气不能敌邪外出，故不应天地之气进退消长，邪反羁留，抟聚左右胁下隐僻空处，相依痰血成形，结为癥瘕，名曰疟母，日久根深，牢不可拔，故曰急治。方用鳖甲煎者，以灶灰浸酒，煮甲如胶，其味咸平，专入肝经血分，养阴而消癥瘕，为君。小柴胡、桂枝合大承气三汤，总去三阳表里未结之邪，为臣。但嫌甘草之缓，枳实破气直下，故去之。人参、白术、阿胶以养气血之正，为佐。然外邪必假痰血结为癥瘕，以四虫合桃仁、半夏消血化痰。凡成癥瘕正气必结，以乌扇、葶苈宣导肺气之结，石苇、瞿麦通利小便，而渗气分之湿，干姜以驱血中之寒，丹皮、紫葳能行血滞而清风化之热，为使。《千金方》去赤硝、鼠妇，加海藻、大戟，咸能软坚，破其坚垒，化水尤善。

鳖甲煎丸

鳖甲十二分（炙）　乌扇三分（烧，即射干）　黄芩三分　柴胡六分　鼠妇三分（熬）　干姜三分　大黄三分　芍药五分　桂枝三分　葶苈一分（熬）　石韦三分（去毛）　厚朴三分　牡丹五分（去心）　瞿麦二分　紫葳三分（即凌霄花）　半夏一分　人参一分　䗪虫五分（熬）　阿胶三分（炙）　蜂窠四分（炙）　赤硝十二分　蜣螂六分（熬）　桃仁二分

上二十三味，为末，取煅灶下灰一斗，清酒一斛五斗，浸灰，俟酒尽一半，着鳖甲于中，煮令泛烂如胶漆，绞取汁，内诸药，煎为丸，如梧桐子大。空心服七丸，日三服。

论曰：夏伤于暑，热气盛，藏于皮肤之内、肠胃之外，营气之所舍也，令人汗空疏，腠理开，因得秋气. 汗出遇风，及得之以浴，水气舍于皮肤之内，与卫气并居，乃明营分受暑，卫分受风，或挟水寒，而营卫两受其邪，更盛更虚，阴阳相争，故为疟也。然有卫分受风，营分受寒，或卫分受热，营分受湿，皆显往来寒热，但营卫两受其邪，疟病之常，而后人不察经旨，但言上半日属阳分，下半日属阴分，遗其营卫两受于邪之大阴阳，不用营卫二分之药，故治疟病不中式①者多矣。又有先伤于寒而后伤于风，先伤于风而后伤于寒，故先热而后寒、先寒而后热也。有五脏六经之疟，一日发、二日发之疟，《内经》悉备，所以《金匮》不复再陈，仅补脉之弦紧迟数，而辨风寒偏多偏少，证补阴气孤绝之瘅疟，寒多之牡疟，邪结之疟母，乃《内经》未发之旨，故出白虎加桂枝汤、蜀漆散、鳖甲煎丸，欲人观其立方之意，即偏多偏少、偏寒偏热与阴阳平半等疟，即能触处成方矣。

---

① 中式：符合规格。

附《外台秘要》三方

牡蛎汤，治牡疟。

牡疟，即仲景谓疟多寒者是也。因卫邪多而拒格营之微邪不出，所以寒多热少，故以牡蛎收阴养正而截疟，甘草和中，以麻黄取汗通阳，而驱营分之邪，蜀漆以吐上焦卫分之热，深得仲景之意，故附录参考。

牡蛎四两　麻黄四两（去节）　甘草二两　蜀漆三两

上四味，以水八升，先煮蜀漆、麻黄，去上沫，得六升。内诸药，煮取二升，温服一升。若吐，则勿更服。

柴胡去半夏加瓜蒌根汤，治疟病发渴者，亦治劳疟。

小柴胡汤，阴阳表里两解之方也。疟乃营卫风寒两受之证，故用之而为两解。余谓方中加芎、归，以驱营分之邪尤妙。若疟病发渴者，木火乘于胃中，消耗津液，故去半夏之燥，加瓜蒌根，清热生津止渴，则营卫和而疟自愈。劳疟必因扰动营卫不和所致，以此和之，故亦治也。

柴胡八两　人参　黄芩　甘草各三两　瓜蒌根四两　生姜二两　大枣十二枚

上七味，以水一斗二升，煮取六升，去滓，再煎取三升，温服一升，日二服。

柴胡桂姜汤，治疟寒多微有热，或但寒不热，服一剂如神。

寒多微有热，亦三七、二八之分也。卫邪入营则寒，营邪相随卫气行阳则热，此卫邪多而营邪少，卫实拒格，营中微邪不能外出与卫气相争为热，故寒多微有热。若卫邪过盛，营邪全不能出，但寒不热耳。方用柴胡、桂枝、甘草以驱卫分之邪，黄芩、半夏、瓜蒌根清热化痰而和里气，干姜温散营血之微寒，牡蛎以破坚垒而益真阴。俾汗出则卫邪自去，疟病顿除，故服一剂如神。

柴胡半斤　桂枝三两（去皮）　干姜二两　瓜蒌根四两　黄芩三两　甘草二两（炙）　牡蛎二两（熬）

上七味，以水一升，煮取六升，去滓，再煎取三升，温服一升，日三服，初服微烦，复服汗出便愈。

卷 五

中 风论三条 方三首 附方三首

夫风之为病，当半身不遂，或但臂不遂者，此为痹。脉微而数，中风使然。

此分中风与痹也。风之为病，非伤于气即侵于血，故当半身不遂。但臂不遂者，邪气入于肢节之间，故为痹。痹者，邪气闭塞经隧，气血不通，较之中风则又轻也。然脉微为阳气微而受风，数则风邪化而为热，此气血虚而风客，故脉微而数，为中风使然，盖微数之脉，是血虚风热之实，若见浮缓则为阳弱虚风矣。

寸口脉浮而紧，紧则为寒，浮则为虚，寒虚相搏，邪在皮肤，浮者血虚，络脉空虚，贼邪不泻，或左或右，邪气反缓，正气即急，正气引邪，㖞僻不遂。邪在于络，肌肤不仁。邪在于经，即重不胜，邪入于腑，即不识人。邪入于脏，舌即难言，口吐涎。

此营血素虚，寒风入中也。风中于表，则脉浮，冬时寒风中血，故寸口脉浮而紧。然寒风初入营血，故见脉紧为寒，久则风化为热，则缓而不紧矣。血虚受风，谓浮则为虚，内挟于寒，故曰虚寒相搏，邪在皮肤，言始中之浅也。血虚不能充满经络，为络脉空虚，正气不能送邪外出，所以贼邪不泻。贼邪者，即从所不胜来者之风也，或左血右气之中，贼邪缠绵不散，而反为缓，正气日衰，故为即急。正气虚处引邪而进，闭塞经络，营卫不利，则为㖞僻不遂，㖞僻者，邪犯阳明、少阳经络，口眼歪斜是也，不遂者，半身手足不用也。周身之络，皆在肌肉皮肤之间，风邪痹于络脉，气血不行，则为不仁。羁持经气不能周行通畅，则重不胜，邪入于腑，堵塞胸间，神机不能出入鉴照，则不识人。入于五脏，并凑于心，脏真不能溉灌于舌，舌即难言，风乘于胃，胃热则缓，脏气不摄，廉泉开而涎沫出矣。

寸口脉迟而缓，迟则为寒，缓则为虚。荣缓则为亡血，卫缓则为中风。邪气入经，则身痒而瘾疹。心气不足，邪气入中，则胸满而短气。

此卫阳气虚而招风中也。寸口脉迟者，真阳气虚，阴寒气盛，故曰迟则为寒。正气虚而受风，脉则缓而不紧，故曰缓则为虚。然缓有二辨，若见亡血，为缓在内，气虚不摄，则内病亡血。若见中风，为缓在外，乃阳虚卫弱而招风中。若营卫未致大虚，邪气不能内入，持于经络，风血相抟，风邪主病，则发身痒瘾疹，邪机外出之征，即风强而为瘾疹是矣。若心气不足，正不御邪，进而扰乱于胸，大气不转，津液化为痰涎，则胸满短气，是心肺中风为病也。盖贼风内入，最怕入心乘胃，而成死证，所以本论垂此二篇妙义，则思过半矣。

论曰：经谓四时风之为病，或为寒热，或为热中，或为寒中，或为疠风，偏枯脑风，目风内风，漏风首风，肠风泄风，五脏六腑之风者，盖因风性善行数变，无所不至也，或腠理开则洒然寒，闭则热而闷，寒衰食饮，热消肌肉，怢栗①寒热，目黄泣出，而为大纲，须以《灵》《素》《金匮》，互明脉证常变之法，使人触类旁通治病，则妙用无穷。夫脉微而数，为风脉之正。浮紧迟缓，为风脉之变，浮为血虚风入之正，紧为血虚风入之变，迟乃真阳不足之正，缓为卫气不充之变。然半身不遂，为中风之正，但臂不遂，为中风之变。曰皮肤络脉左右缓急，㖞僻不遂，皮肤不仁，即重不胜，即不识人，舌即难言，口吐涎沫，身痒瘾疹，胸满短气诸证者，是欲后人悟明表里阴阳，脏腑气血营卫，虚实寒热，标本常变诸法，而治中风则信手拈来，头头是道矣。

侯氏黑散方，治大风四肢烦重，心中恶寒不足者。《外台》治风癫。

直侵肌肉脏腑，故为大风。邪困于脾，则四肢烦重。阳气虚而风未化热，则心中恶寒不足。故用参、术、茯苓健脾安土，同干姜温中补气，以菊花、防风能驱表里之风，芎、归宣血养血为助，桂枝导引诸药而开痹着，以矾石化痰除湿，牡蛎收阴养正，桔梗开提邪气，而使大气得转，风邪得去，黄芩专清风化之热，细辛祛风，而通心肾之气相交，以导引群药至周身经络为使也。

侯氏黑散

菊花四十分　白术十分　防风十分　桔梗八分　黄芩五分　细辛三分　干姜三分　人参三分　茯苓三分　当归三分　川芎三分　牡蛎三分　矾石三分　桂枝三分

上十四味，杵为散，酒服方寸匕，日一服。初服二十日，温酒调服，禁

① 怢（tū）栗：病状名。指振寒战栗。《素问·风论》："故使人怢栗而不能食。"

一切鱼肉、大蒜，常宜冷食，六十日止。即药积在腹中不下也，热食即下矣，冷食自能助药力。

风引汤，除热瘫痫。治大人风引、少小惊痫瘛疭，日数十发，医所不疗。除热方《外台》。

【临床解读】

杨某某，男，18岁。2020年12月7日初诊。

代诉：自幼癫痫、智力障碍。

现病史：患者顺产，产后3天高热、黄疸，持续10余天，于省妇幼确诊“脑出血”，并保守治疗。其后患儿7~8个月时出现抽搐，1岁半能走，不会说话，智力障碍，生活能自理，一直口服抗癫痫药至今，效果不理想。现症见：经常烦躁，挤眉弄眼，每天晨起3~5分钟，出现双手抽搐，点头摇头，挤眼，偶有大发作，每年2~3次，发作时跌仆，不省人事，四肢反张，眼上翻，持续3~5分钟，平时生活有爷爷照顾，纳可，二便调，夜眠不安，易动，舌尖红，有裂纹，苔黄白相兼，脉沉滞而数。

病机要点：痰火迷神。

处方：大黄10克（后下），生龙牡各30克（先煎），牡丹皮10克，干姜10克，桂枝10克，滑石30克（包煎），寒水石18克，赤石英15克，白石英18克，生石膏15克，生甘草6克，赤石脂18克。25剂，每日1剂，水煎服。

二诊：2021年1月18日。服上方25剂，效可，双手抽搐减轻，夜间睡眠较前安稳，纳食可，大便偏干，日一次，就诊时不配合。

处方：大黄10克（后下），生龙牡各30克（先煎），干姜6克，桂枝6克，滑石30克（包煎），生地黄10克，生百合30克，寒水石30克，赤石脂30克，白石英30克，生石膏30克，紫石英30克，生甘草6克。25剂，每日1剂，水煎服。

三诊：2021年5月10日。服上方50剂，效可，服药后发作次数减少，发作时病情程度减轻。现症见：纳差，无食欲，饭量减少，手心汗出，夜眠差，睡不安稳，仍有癫痫症状，大便稍干，日一次，小便黄，脉沉滞。

处方：照上方赤石脂改为15克，生地黄改为30克，加牡丹皮10克，栀子10克，郁金10克。25剂，每日1剂，水煎服。

四诊：2021年7月2日。服上方25剂，效平，挤眼摇头较前减少，近1个月发作时跌倒4次，手足抽动，失去意识，易烦躁不安，手足心汗多，纳食差，不欲食，二便调，脉沉滞。

处方：心肝火偏旺，致阴阳失调（痰火迷神）。柴胡10克，党参10克，黄芩10克，生龙牡各30克（先煎），桂枝10克，磁石30克（先煎），大黄6

克（后下），茯苓10克，清半夏10克，郁金10克，石菖蒲10克，远志10克，竹叶10克，灯心草3克，车前草30克，生甘草3克，生姜3片，大枣（切开）3枚为引。25剂，每日1剂，水煎服。（张磊医案）

热风而乘血虚中入，邪正相抟，木火互征，风化为热，则心热炽盛，血脉痹着，故成热瘫痫也。是以大黄下彻心脾之热，龙牡收摄心肾相交，牡蛎同寒水石济水之主而镇阳光，赤白二脂、紫石英，以养心脾之正，石膏专清风化之热，滑石以利窍通阳，桂枝、甘草和营卫而驱风外出。然以大黄、石膏、牡蛎、寒水石诸寒药为君者，因时令热风之制，恐寒凉太过，致伤胃气，故用干姜温中为佐。巢氏治脚气，因其药性下达，龙牡收镇心肾故也。

风引汤

大黄四两　干姜四两　龙骨四两　牡蛎二两　桂枝三两　甘草二两　寒水石　滑石　赤石脂　白石脂　紫石英　石膏各六两

上十二味，杵，粗筛，以苇囊盛之。取三指，撮井花水三升，煮三沸，温服一升。巢氏云脚气宜风引汤。

防己地黄汤，治病如狂状妄行，独语不休，无寒热，其脉浮。头风摩散。

头风应宜别论，原文不便分出，故连注也。盖热风邪入于心，风火相抟，神识躁乱不宁，故如狂状妄行。而心主语，风火炽盛于心，独语不休，经谓心风焦绝，善怒嚇是也。风邪入内，表无寒热，但脉浮耳。此少阴时令，感冒风火入心，是为温热病之制，非治中风之方，乃编书者误入。然中风证，非四肢不收，即㖞僻半身不遂，何能得其狂状妄行，读者详之。因心经血虚火盛受风，故用生地凉血养血为君，乃取血足风灭之义，甘草以和营卫，防风、防己驱风而使外出也。头风用摩散者，乃寒风入于经络，故用附子味辛大热，摩其患处而散寒，盐能引入血分祛邪故也。

防己地黄汤

防己一分　甘草一分　桂枝三分　防风三分

上四味，以酒一杯，浸之一宿，绞取汁。生地黄二斤，㕮咀，蒸之如斗米饭久，以铜器盛其汁，更绞地黄汁，和分再服。

头风摩散

大附子一枚（炮）　盐等分

上二味为散，沐了，以方寸匕，以摩疾上，令药力行。

附方

古今录验续命汤，治中风痱，身体不能自收持，口不能言，冒昧不知痛处，或拘急不得转侧。

《灵枢》云：痱之为病，身无痛者，四肢不收，智乱不甚，其言微，甚则不能言，不可治。故后人仿此而出方也。风邪入于脏腑，营卫经络皆痹，则身体不能自收持，口不能言。痹着营卫，所以冒昧不知痛处。然风气通肝，肝之经络受邪，在外则拘急不能转侧，故用麻黄汤通阳，使邪从表而出。然痱因气血大亏所致，故以干姜、芎、归、人参温补气血为本，加石膏辛甘，能散风化之热。但邪机内向而无汗者，故用麻黄开腠散邪。若自汗者，当易桂枝汤，加诸药则善。

麻黄三两　桂枝三两　杏仁四十粒　甘草三两　干姜三两　石膏三两　川芎一两五钱　当归三两　人参三两

上九味，以水一斗，煮取四升，温服一升，当小汗，薄覆脊，凭几坐，汗出则愈，不汗更服，无所禁，勿当风。并治但伏不得卧，咳逆上气，面目浮肿。

千金三黄汤，治中风手足拘急，百节疼痛，烦热心乱，恶寒，经日不欲饮食。

肝主筋节，邪在肌表，筋节应之，手足拘急，百节疼痛。肝风乘心则烦热心乱，然心虚则热收于内，外反恶寒矣。木邪横格，胃气不伸，经日不欲饮食。此邪尚在三阳经络，故用麻黄开腠通阳，恐其虚风不任麻黄发散，以黄芪制之。独活、细辛以疏心肾之气相交，邪即外出。黄芩专清风化之热也。

麻黄五分　独活四分　细辛二分　黄芪二分　黄芩三分

上五味，以水六升，煮取二升，分温三服。一服小汗，二服大汗。心热加大黄二分，腹满加枳实一枚，气逆加人参三分，悸加牡蛎三分，渴加瓜蒌根三分，先有寒加附子一枚。

近效方术附汤，治风虚头重眩苦极，不知食味，暖肌补中，益精气。

脾肾气虚，招风中入，风气通肝，乘于脾胃，中气虚而不能主持，风为掉眩，故头重眩苦极。胃气不伸，则不知食味。然阳虚则肌肉不温，所以附子补阳而生脾土，甘、术健脾温胃，所谓暖肌补中，即是益精气也。

白术一两　附子一枚半（炮，去皮）　甘草一两（炙）

上三味，锉，每五钱匕，姜五片，枣一枚，水盏半，煎七分，去滓温服。

千金方越婢加术汤，治肉极热，则身体津脱，腠理开，汗大泄，厉风气，下焦脚弱。

风入于胃，风湿相蒸，则肉极热，故腠理开，津液外越，则汗大泄，为身体津脱。而阳明胃腑，营卫之源，多血多气之经，贼邪壅遏于胃，热蒸营卫，则肌肉腐烂而为厉风。下焦脚弱者，亦属阳明气虚风湿所致，故用甘、术、姜、枣，补胃而行营卫，麻黄轻浮，以御风气从表而出，虽汗大泄而为表虚，得白术、石膏，清散阳明风热，俾邪去，汗不泄矣。

麻黄六两　石膏半斤　甘草二两　生姜二两　白术四两　大枣十五枚

上六味，以水六升，先煎麻黄，去上沫，内诸药，煎取三升，分温三服。恶风加附子一枚。

历　节论七条　方二首

寸口脉沉而弱，沉即主骨，弱即主筋，沉则为肾，弱即为肝，汗出入水中，如水伤心，历节痛，黄汗出，故日历节。

此肝肾虚而伤水，病历节黄汗之因也。经以两手寸关尺皆为寸口，此寸口者即两手脉沉而弱也，沉为肾气不足而主骨，弱为肝血虚而主筋，然肝肾气血不足，则寸口脉沉而弱。肝肾虚而汗出入水，水湿伤而流于关节筋骨之间，为邪在表，则病历节而不病黄汗，或内入伤营，为入水伤心，则病黄汗矣。然伤邪虽一，病分表里不同，此总结为历节黄汗出，故又曰历节也。盖观下文，是非尽属外邪所致，或饮酒内湿，或汗出当风，风寒湿内外相合成痹，妙义无穷，读者详之。

味酸则伤筋，筋伤则缓，名曰泄。咸则伤骨，骨伤则痿，名曰枯。枯泄相抟，名曰断泄。营气不通，卫不独行，营卫俱微，三焦无所御，四属断绝，身体羸瘦，独足肿大，黄汗出，胫冷，假令发热，便为历节也。

此互前条饮食内伤肝肾，即同虚劳，若受外邪，则为历节、黄汗之证也。经云：谨和五味，骨正筋柔，血气以流，腠理以密。此因五味不调，味过于酸则伤肝，肝主筋，而肝伤则筋亦伤，筋伤则纵缓不收，血亦不敛，故名曰泄。味过于咸则伤肾，肾主骨，而肾伤则骨亦伤，骨伤则髓不满，痿弱内干，故名曰枯。若受外邪袭于营血，则精血不流，所以为断。湿热伤肝，消耗精血，而为泄。筋缓精枯，故谓枯泄相抟，名为断泄。但营卫本相依附而行，邪侵营血，血涩凝滞，卫不独行，营卫不长，以致俱微，三焦而无所御，御者，统也，乃阴阳营卫皆不统溢于四肢，故曰四属断绝。而邪热内蒸，消耗气血肌肉，外显身体羸瘦，风湿下流，气血壅滞，独足肿大矣。若黄汗出，胫冷者，乃外水伤于营血，则为黄汗，若发热者，邪居关节之表，乃病历节而不病黄汗也。

趺阳脉浮而滑，滑则谷气实，浮则汗自出。

此诊趺阳则知胃家内湿招风为病也。趺阳脉浮，浮为风邪入胃，滑属水谷为病，此显脉浮而滑者，乃素积酒谷，湿热招风，为谷气实。然内湿外风相蒸，风热外越，津液随之，故汗自出也。

少阴脉浮而弱，弱则血不足，浮则为风，风血相搏，即疼痛如掣。

此少阴乃指左寸心脉也。心主血，而脉弱则为血不足，浮则为风，血虚风客，痹着经隧，风血相搏，故疼痛如掣，即经风气胜者，为行痹是也。

盛人脉涩小，短气自汗出，历节疼不可屈伸，此皆饮酒汗出当风所致。

此内湿外风，表里合病也。体盛之人，脉应盛而反涩小，即知正虚湿盛之故。因素积酒谷湿热，热蒸腠理开而招风内袭，挟痰痹着胸间，则为短气。风邪入胃，内湿合蒸，则自汗出。然表风连胃，内湿应经，风湿交合于关节之间，故历节疼，不可屈伸。此饮酒汗出当风，内外合邪所致病也。

诸肢节疼痛，身体尪羸，脚肿如脱，头眩短气，温温欲吐，桂枝芍药知母汤主之。

此久痹而出方也。肢节疼痛，邪气痹于骨节表里之间，而脾主肌肉，胃为表里，胃受痹邪，脾气亦不充于肌肉，故身体尪羸。风湿下流，脚肿如脱，上行则头眩短气，扰胃则温温欲吐，乃脾胃肝肾俱虚，足三阴表里皆痹，难拘一经主治。故用桂枝、芍药、甘、术调和营卫，充益五脏之元，麻黄、防风、生姜，开腠行痹，而驱风外出，知母保肺清金以使治节，经谓风寒湿三气合而为痹，以附子行阳，燥湿除寒为佐也。

桂枝芍药知母汤

桂枝四两　芍药三两　甘草二两　麻黄二两　生姜五两　白术四两　知母四两　防风四两　附子二两（炮）

上九味，以水七升，煮取二升，温服七合，日三服。

病历节，不可屈伸疼痛，乌头汤主之。

此寒湿历节之方也。经谓风寒湿三气合而为痹，此风少寒湿居多，痹于筋脉关节肌肉之间，以故不可屈伸疼痛，即寒气胜者，为痛痹是也。所以麻黄通阳，出汗散邪而开痹着，乌头驱寒而燥风湿，芍药收阴之正，以蜜润燥兼制乌头之毒，黄芪、甘草固表培中，使痹着开而病自愈。谓治脚气疼痛者，亦风寒湿邪所致也。

乌头汤

亦治脚气疼痛，不可屈伸。

麻黄三两　芍药三两　黄芪三两　甘草三两（炙）　乌头五枚（㕮咀，以蜜二升煎取一升，即出乌头）

上五味㕮咀，四味以水三升，煮取一升，去滓，内蜜煎中更煎之，服七合。不知，更服之。

论曰：经云风寒湿三气杂至合而为痹，谓痹之本也；又风胜为行痹，寒胜为痛痹，湿胜为着痹者，乃痹证之三大纲也。经有五脏六腑之痹，有脉痹、皮痹、筋痹、肌痹、骨痹。《灵枢》有上下移徙，随脉左右相应，各在其处，更发更止，更居更起，以右应左，以左应右，为众痹；有在血脉之中，随脉以上，随脉以下，不能左右，各当其所，真气不能周，而为周痹。此皆外邪致病之常也。《金匮》补示饮食内伤脾胃心肺肝肾致病，名曰历节，然出脉证，皆因饮酒湿壅内热，而招外邪合病，谓饮酒汗出当风所致，即邪之所凑，其气必虚是矣。然或外风而合内湿，内风而招外湿，外寒而合内湿，内热而招外湿，此等关头，不可不晓。又当分别风寒湿气，偏多偏少，而处发表温中、行阳补虚散邪之法，故治此当与《灵》《素》《金匮》合看则备，若泛用成方，则非良工所为之事也。

矾石汤，治脚气冲心。

夫脚气一证，仲景不出专论，但附一方。观其汤下云：治脚气冲心。然脚气因风湿、寒湿、湿热所致，经云：伤于湿者下先受之。阴病者，下行极而上，因上中二焦之气先虚，脾湿下流，相招外邪，互蒸成热，上冲于心，即地气加天之谓也。故用矾石味酸性温，煎汤淋洗，善能收湿澄浊，清热解毒，然湿从下受，当使下渗而去，则不冲心矣。

矾石二两

上一味，以浆水一斗五升，煎三五沸，浸脚良。

附方

崔氏八味丸，治脚气上入，少腹不仁。

少腹乃属肝肾之地，肾中元阳气虚，胃关不利，阴湿上逆，以挟肾中寒湿，痹着少腹，故致不仁，而与湿热冲心者大殊。用六味丸固摄真阴，使不上逆，桂附行阳以利机关，逐湿开痹，俾真气渐充，少腹松软，而病自退矣。

干熟地八两　山茱萸四两　薯蓣四两　泽泻三两　茯苓三两　牡丹皮三两　桂枝一两　附子一两

上八味，末之，炼蜜和丸，梧子大，酒下十五丸，日再服。

卷　六

血　痹论二条　方一首

问曰：血痹病，从何得之？师曰：夫尊荣人，骨弱肌肤盛，重因疲劳汗出，卧不时动摇，加被微风，遂得之，但以脉自微涩在寸口，关上微，尺中小紧，宜针引阳气，令脉和紧去则愈。

此辨血痹之由而示针法也。《灵枢》曰：病在阴者命曰痹。此风邪痹着于营，故为血痹。盖大[①]尊荣人，膏粱之体，素习安闲，不劳筋骨，膂力不出，为骨弱肌肤盛而气弱阴强，重因疲劳伤力，或房劳汗出，卫气疏怯，或卧露体躯，卫虚行阴失护，风邪乘入，谓卧不时动摇。加被微风得之，如漏肩风之类，乃邪入于血也。但气虚则脉微，血痹则脉涩，气虚血痹，故微涩之脉见于寸口。关上微者，乃阳气微而不入于阴，阴邪居下，所以脉见尺中小紧，乃邪痹营而不痹于卫也。故宜针引阳气入阴，阴得阳和，俾痹着通而脉和紧去则愈。

血痹，阴阳俱微，寸口关上微，尺中小紧，外证身体不仁，如风痹状，黄芪桂枝五物汤主之。

此血痹脉证而兼出方也。血痹，乃阴阳营卫俱微，邪入血分而成血痹。中上二焦阳微，所以寸口关上脉亦见微。微邪下连营血主病，故尺中小紧，是因气虚受邪而成血痹。然因血痹则气不独行于周身，故外证则身体不仁，如风痹状，经谓卧出而风吹之，血凝于肤者为痹是也。用桂、芍、姜、枣调和营卫而宣阳气，虽然邪痹于血，实因表阳失护而受邪致痹，故以黄芪补其卫外之阳，阴阳平补，俾微邪去而痹自开矣。

黄芪桂枝五物汤

黄芪三两　芍药三两　桂枝三两　生姜六两　大枣十二枚

上五味，以水六升，煮取二升，温服七合，日三服。

---

① 大：疑为“夫”之误。

虚　劳论十六首　方七首　附方二首

夫男子平人，脉大为劳，极虚亦为劳。

此概言男子虚劳之脉也。谓男子无外感六淫之病而为平人，劳者，由劳伤气血，内损所致之病。然劳有气血之辨，若偏劳于气，则元气不摄，气乱化火而脉大。或劳营血，故脉空虚而极虚矣。然脉大与极虚乃言阴阳气血虚之两大法门，后出芤迟动微紧脉，是互五脏气血虚实寒热之谓也。

男子面色薄者，主渴及亡血，卒喘悸，脉浮者，里虚也。

此观气色而互脉证也。色乃神之旗，营卫之标，若面色薄者，是白而娇嫩无神，乃气虚不统营血于面也。然阴血虚而阳气则盛，虚火上偺①，津液不充则渴，气伤而不摄血则亡血，虚阳上逆冲肺卒喘，心营虚而真气不敛则悸，血虚则脉浮矣，由脏腑精血不足所致，故为里虚。

男子脉虚沉弦，无寒热，短气里急，小便不利，面色白，时目瞑，兼衄，少腹满，此为劳使之然。

此虚劳偏于阴也。虚劳之脉，毋论浮沉迟数，必现虚而无力，故冠虚字为首，下出芤迟动微紧，乃以心肺肝脾肾，阴阳寒热之分耳。然血虚则脉虚，气郁化火，热收于内，则脉沉弦，是属阴虚，而概以阴血虚而言之，谓脉虚沉弦也。阴火内郁，外无寒热，但逆上冲而刑肺金则短气，冲脉受伤则里急，然冲脉逆，则膀胱气化亦逆，故小便不利。营气不充，面色白而无神矣。肝肾虚火陷于内，故目瞑，目瞑者，乃内火炽旺而羞外明。上冲清道，血热妄行则衄。肝肾虚而元阳亦损，肾枢不得开合，故小腹满。此皆劳精气所致，为劳使之然。

劳之为病，其脉浮大，手足烦，春夏剧，秋冬瘥，阴寒精自出，痠削不能行。

第一条，脉大为劳，概言虚也，此加浮字，□括阴虚阳焰之脉也。盖手心劳宫穴，属心包络经相火所司，足心涌泉穴属足少阴肾经，而肾为精血之主，若劳之为病，精血必虚，阴精虚而心相炽盛，故脉浮大。火热临脾，浮越四肢，则手足烦。在于春夏木火炽旺，金水衰而不能制火，值天盛阳助吾身阳，阳气愈盛，故病剧。秋冬金水相生，阴长阳消，值天盛阴助吾身阴，阴盛制阳，病故瘥也。阴虚者，龙雷之火浮越于上，而无摄阴之能，反为摄

---

① 偺（jiàn）：同“僭”。

阴之害，上热下虚，阴精不交自泄，所谓阴寒精自出，实非真寒为病。骨髓虚惫，则瘦削不能行矣。

男子脉浮弱而涩，为无子，精气清冷。

此以脉断无子也。男精女血，盛而成胎，然精盛脉亦当盛，若浮弱而涩者，浮乃阴虚，弱为真阳不足，涩为精衰，阴阳精气皆为不足，故为精气清冷，则知不能成胎，谓无子也。盖有生而不育者，亦是精气清冷所致，乏嗣者，可不知之而守养精气者乎。

夫失精家，少腹弦急，阴头寒，目眩发落，脉极虚芤迟，为清谷亡血失精。脉得诸芤动微紧，男子失精，女于梦交，桂枝龙骨牡蛎汤主之。

此营卫阴阳不足，虚劳脉证，以从中气而治也。劳伤心气，火浮不敛则为心肾不交，上热下寒，火不摄水，精孤于下，不交自泄，故病失精或精虚。心相内浮，摄精而出，亦成梦交。然阳泛于上，阴气下凝，少腹弦急而阴头寒。相火内动于肝则目眩，水虚火盛则头发落，营虚不充于脉，故脉极虚而芤，此劳于精血所致也，若劳阳虚脉则迟矣。然亡血失精，是有心相二火之别，若伤心阳不振而失精者，其脉必迟，或真阳不充，脾胃气弱，则脉迟而便清谷矣。芤动微紧者，乃以阴阳气血虚实之偏而总言也。但芤动偏损于阴虚，阴虚则阳盛，微紧偏损于阳虚，阳虚则阴盛。故阴虚者，心相炽盛，神明不安而失精梦交；阳虚者，心相气衰，神不收持，亦为失精梦交。此概言男子失精，女子梦交者，而有伤心伤肾之分也。设非调营卫而生精血，何以填补虚劳之体？故用桂枝汤调营卫而生精血，加龙骨镇心安神而摄肾水，以牡蛎养肾涩精而制心火，俾心肾相交，则阴虚者得补，阳虚者得敛，失精梦交，庶可得瘳。若中焦阳虚不摄而失精者，或以天雄散主之可也。

桂枝加龙骨牡蛎汤《小品》云虚弱浮热汗出者，除桂加白微①附子各三分，故曰二加龙骨汤。

桂枝三两　芍药三两　生姜三两　甘草二两　大枣十二枚　龙骨三两　牡蛎三两

上七味，以水七升，煮取三升，分温三服。

天雄散

天雄三两（炮）　白术八两　桂枝六两　龙骨三两

上四味，杵为散，酒服半钱匕，日三服。不知，稍增之。

男子平人，脉虚弱细微者，喜盗汗也。

---

① 白微：现作“白薇”。下同。

此明阴阳虚而皆致盗汗也。男子平人，脉见虚弱细微者，外虽无病，内之营卫气血必虚，而脉虚者，营虚也，营虚，夜卧则卫入于阴，扰乱阴血，反越于外，故盗汗出也。弱主阳衰，虚阳陷入阴中，阴阳相搏，皮毛失护，阴不内守，则盗汗也。细为气血皆虚，血虚阳陷，气虚不敛，阴窜不守，故盗汗也。微为阳弱，阳虚不摄，虚阳扰动于阴，阴不内守，故盗汗也。此概言四脉，推及阴虚而阳亦虚，故盗汗出，非止阴虚之一端耳。

人年五六十，其病脉大者，痹侠①背行，若肠鸣，马刀侠瘿者，皆为劳得之。

此因阴虚而阳气痹也。经云：年五十体重，耳目不聪明；年六十阴痿，气大衰。此谓人年五六十脉大者，乃营卫皆衰，更益过节劳顿，则精血不足而痹，卫不独行，虚阳上浮，则脉大。营卫不充于躯壳，相循背之经隧，曰痹侠背行。然背外属太阳经脉所注，背里属少阴精血所流，而阳气不升于背，阴精亦不注于脊，以致气血两痹，必成背寒、背痛、背疮之类也。若劳足太阴阳明，肠胃真气不充则为肠鸣。或劳少阳厥阴，气郁化火，阴血痹滞，则为马刀侠瘿，即瘰疬之类。此皆劳伤营卫所致，为劳得之。

脉沉小迟，名脱气，其人疾行则喘喝当作急字，手足逆寒，腹满，甚则溏泄，食不消化也。

此劳脾肾之阳为病也。真阳衰惫，所以脉沉小迟，阳虚则气亦虚，故名脱气。盖阳根于肾，而阴盛阳虚不能归纳肾间，所以疾行则扰动虚阳上浮而喘急。阳虚则脾胃四肢不温，故手足逆寒。脾失健运，腹满溏泄，而食不消化也。

脉弦而大，弦则为减，大则为芤，减则为寒，芤则为虚，虚寒相抟，此名为革。妇人则半产漏下，男子则亡血失精。

此以革脉发明木盛胃虚失血也。寸口主肺，肺金气虚则木盛，木盛则脉弦，血虚则火旺，火旺则脉大。但弦属阴木气盛，木胜则胃阳气减，谓弦则为减；大属阳火盛而阴血虚，谓大则为芤。然胃气虚而为减，气减所以为寒，斯非真寒，即狂阳不治之谓也。失血脉芤，谓芤则为虚。然以芤虚弦减合而言之，为虚寒相抟，名之曰革，革者如按鼓皮，乃取改革不常之义。是主木火盛，而胃气虚，然木盛胃虚，不能统血于诸经，故在妇人得之，为中虚不能摄血荫胎，则主半产漏下；男子得之，为土虚不能摄血摄精，则主亡血失精也。

---

① 侠：通“夹”。《正字通·人部》：“侠，旁也，立也。与夹通。”

虚劳里急，悸，衄，腹中痛，梦失精，四肢痠疼，手足烦热，咽干口燥，小建中汤主之。

此营卫两济之方也。虚劳病非伤先天阴阳，即伤后天营卫，若伤后天中气，则营卫不充于五脏，脏腑无赖，精血渐衰，则脏腑各自为病，显证百出也。因营血不灌于冲脉，则逆气里急。肾阴不能既济，心包火气内动，则悸衄。肝脾不和则腹中痛。相火妄动，扰于阴中，则梦失精。营气不充于四肢，则四肢痠疼，手足烦热。胃津不输于上，则咽干口燥。此因中气不充，故显以上诸证，所以建中汤之桂枝行阳，芍药收阴，一阴一阳，和调营卫。以甘草、胶饴，一阴一阳，补和营卫，姜、枣一阴一阳，宣通营卫，俾营卫冲和，溉灌脏腑，而脏腑受济，则诸虚恢复也。盖营卫阴阳两建之方，欲补其血，则加归、芍之类。欲补其气，则加参、芪、甘、术之类。欲补其阴，则加地黄、知柏之类。欲补其阳，则加桂、附之类。以此类推，变化无穷矣。

小建中汤

桂枝三两（去皮）　甘草三两（炙）　大枣十二枚　芍药六两　生姜三两　胶饴一升

上六味，以水七升，煮取三升，去滓，内胶饴，更上微火消解，温服一升，日三服。

附录《千金》用小建中汤方注证，以见此方之妙。

《千金》疗男女积冷气滞，或大病后不复常，苦四肢沉重，骨肉痠疼，吸吸少气，行动喘乏，胸满气急，腹背强痛，心中虚悸，咽干唇燥，面体少色，或饮食无味，胁肋腹胀，头重不举，多卧少起，甚者积年，轻者百日，渐致瘦弱，五脏气竭，则难可复常，六脉俱不足，虚寒乏气，少腹拘急，羸瘠百病，名曰黄芪建中汤，又有人参二两。

虚劳里急，诸不足，黄芪建中汤主之。

此胃中营卫不济于五脏现证也。虽云诸不足，观其立方之意，诚偏脾肺肾气虚损所致。脾胃气弱，不生于肺，气反上逆而为里急，故以建中汤加黄芪甘味之药调之，俾脾元健运，营卫溉灌于肺，里气不急，诸虚自富也。若痰气阻遏，短气胸满，加生姜宣润胸中之气。腹满者，加茯苓导湿下行。肺虚痰气壅逆者，加半夏涤痰镇逆。而五脏见证，以此加减出入，则神妙在我，或火气内郁，暂除桂枝可也。

黄芪建中汤

于小建中汤内加黄芪一两半，气短胸满者加生姜，腹满者去枣加茯苓一两半，及疗肺虚损不足，补气，加半夏三两。

虚劳腰痛，少腹拘急，小便不利者，八味肾气丸主之。方见妇人杂病中。

此劳肾中真阳之方也。肾气受伤，精气痹着不宣，腰痛而少腹拘急，阴痹阳郁，开阖之机不转，则小便不利。故用六味丸滋起真阴，桂附壮火通阳，阴阳相合，开阖有权，肾经诸病悉愈。

虚劳诸不足，风气百疾，薯蓣丸主之。

此治肝虚致病之方也。诸不足者，因肝脏血虚，木盛生风，乘吸胃中津液，以致营卫不生，五脏皆虚，故为诸不足、风气百疾。所以四君、四物平补肝脾气血。麦冬、阿胶以养肺肾之阴，兼驱伏风，姜枣宣行营卫，桔梗、杏仁开提肺郁，使治节有权，则风木得平，桂枝、防风行阳化郁，使肝气上升而不凌土，以神曲去湿，健脾开郁。白蔹引肺药补肺，而生肾水。豆黄卷引脾药补脾而生营血。柴胡升发少阳之气，而为转运之枢。薯蓣独多者，肝虚用甘味之药，培土济肝之义也。

薯蓣丸

薯蓣三十分　人参七分　白术六分　茯苓五分　甘草二十八分　当归十分　干地黄十分　芍药六分　芎䓖六分　麦冬六分　阿胶七分　干姜三分　大枣百枚（为膏）　桔梗五分　杏仁六分　桂枝十分　防风六分　神曲十分　豆黄卷十分　柴胡五分　白蔹二分

上二十一味，末之，炼蜜和丸，如弹子大，空腹酒服一丸，百丸为剂。

虚劳虚烦，不得眠，酸枣仁汤主之。

【临床解读】

李某某，男，51岁。2021年10月11日初诊。

主诉：失眠2年余。

现病史：患者2年前因工作压力大出现失眠至今。现症见：眠差，入睡困难，早醒，近3个月服用安定半片方可入睡，耳鸣10年，纳食可，大便可，小便频，舌质红，苔薄白，脉沉细。平时手脚凉。

中医诊断：不寐。

处方：炒酸枣仁30克，茯苓10克，知母6克，川芎3克，连翘10克，莲子心3克，麦冬30克，竹叶10克，玄参15克，清半夏10克，生甘草3克。颗粒散剂，15剂，每日1剂，水冲服。（张磊医案）

此劳心受病之方也。劳伤心血，虚气不敛，木火气壅，所以虚烦，然心虚则胃土无赖，阳明之气上逆，故不得眠。所以芎䓖疏肝而通心气，茯苓宣导心胃虚气下行，以枣仁和肝安神，甘草以泻心家虚火，知母保肺生水而制火烦也。

酸枣汤

酸枣仁二升　甘草一两　知母二两　茯苓二两　芎䓖一两

上五味，以水八升，煮枣仁，得六升，内诸药，煮取三升，分温三服。

五劳，虚极羸瘦，腹满，不能饮食，食伤、忧伤、饮伤、房室伤、饥伤、劳伤、经络营卫气伤，内有干血，肌肤甲错，两目黯黑，缓中补虚，大黄䗪虫丸主之。

此诸伤积血为病也。诸伤脏腑，则真气不能统血于周身，营血痹着而不行于经络，瘀积不散，内有干血，以致形体虚极羸瘦，腹满不能饮食，外显肌肤甲错，两目黯黑，故用四虫、大黄、桃仁、干漆破血行瘀，峻攻其血。芩、杏、甘草凉顺肺气，以使通调而活痹着。芍药、地黄收养阴血，俾正气实而瘀血得去，饮食自进，则气血自复，故为缓中补虚。此因干血而设，非虚劳常用之方也。

大黄䗪虫丸

大黄十分（蒸）　黄芩二两　甘草三两　桃仁一升　杏仁一升　芍药四两　干地黄十两　干漆一两　虻虫一升　水蛭百枚　蛴螬一升　䗪虫半升

上十二味，末之，炼蜜和丸，小豆大，酒饮服五丸，日三服。

论曰：世知房欲所伤为虚劳，补肾为专门，殊不知《灵》《素》《金匮》有七情劳伤五脏六腑，而无外邪乃为虚劳也。经曰：心，怵惕思虑则伤神，神伤则恐惧自失，破䐃脱肉。脾，忧愁不解则伤意，意伤则悗乱，四肢不举。肺，喜乐无极则伤魄，魄伤则狂，皮革焦。肾，盛怒而不止则伤志，志伤则喜忘其前言，腰膝不可以俯仰屈伸。恐惧而不解则伤精，精伤则骨痠痿厥，精时自下。是情志内伤神思气血为病也。又谓是以夜行，喘出于肾；淫气病肺，有所坠恐，喘出于肝；淫气害脾，有所惊恐，喘出于肺；淫气伤心，度[①]水跌仆，喘出于肾于骨。然五脏所伤之气则一，故喘病属气，此先伤其气，而后致阴血渐亏也。又谓饮食饱甚，汗出于胃；惊而夺精，汗出于心；持重远行，汗出于肾；疾走恐惧，汗出于肝；摇体劳苦，汗出于脾。其因虽异，致伤津液则一。而汗属阴精，先伤精津血液，而后伤于气。二者当分阴阳而治也。《难经》谓一损损于皮毛，皮聚而毛落；二损损于血脉，血脉虚少，不能荣于五脏六腑；三损损于肌肉，肌肉消瘦，饮食不能为肌肤；四损损于筋，筋缓不能自收持；五损损于骨，骨痿不能起于床。从上下者，骨痿不能起于床者死；从下上者，皮聚毛落者死。谓损其肺者益其气，损其心者调其营卫，

① 度：同“渡”。

损其脾者调其饮食、适其寒温，损其肝者缓其中，损其肾者益其精，此立五脏致伤现证并治法之大纲。仲景补其脉而述其证，谓男子平人脉大极虚者，沉弦浮弱而涩者，芤迟动微紧者，沉小迟者，弦而大者，皆为虚劳之脉，但有营卫阴阳寒热之分。证有面色薄，主渴亡血，喘悸者。无寒热，短气里急，小便不利，面白，目瞑，兼衄，少腹满者。手足烦，春夏剧，秋冬瘥，阴寒精自出，痠削不能行者。精气清冷，而无子者。失精少腹弦急，阴头寒，目眩发落，清谷亡血盗汗者。痹侠背行，肠鸣马刀侠瘿者。脱气疾行喘急，手足厥寒，腹满溏泄，食不消化者。此皆劳伤脏腑，营卫气血阴阳偏胜之证也。然虚劳病乃无邪可除，无病可疗，惟有调和营卫阴阳为主。仲景每于后天中气而为营卫气血之源，调养营卫以生精气血液，充溢脏腑，为复虚劳诸证之良法。故里急悸衄，腹痛失精，四肢痠疼，手足烦热，咽干口燥，以小建中汤为治虚劳之总持①。治失精梦交，以桂枝汤入龙骨牡蛎，是开后学之加减法也。有不因中气，而自伤本脏致病者，则以心肝脾肺肾，各立一方：见肺虚不生肾水而逆气里急，即以土金相生之制，名曰黄芪建中，是偏补于气也；肝气盛而化为风气百疾，用甘药相和木土之制，故立薯蓣丸；若肾中阳虚腰痛，少腹拘急，小便不利，以阴阳升降，开阖机关，而制八味丸；若心劳虚烦不得眠，则以酸枣汤疏滞而育神。以上为治虚劳曲尽②之法也。有五劳虚极羸瘦，腹满不能饮食，内有干血，瘀积不行，而极虚之中，反见大实之证，庸流于此，目眩心迷，喜补畏攻，使病愈笃，不至于死则不休也。仲景开大法门，故立大黄䗪虫丸，峻药缓图，死里求生之方而治死里求生之病，每日三服，陆续渐除，俾瘀积去而虚劳庶几可复，但后人惟知补虚，未窥其至圣至妙之理也。盖论中失血脉证虽多，不言失血而致咳嗽，此乃阴虚极证，当治其本，不必言标，故不论及，设以前之方论，参治虚劳一证，思过半矣。

附方

千金翼炙甘草汤，治虚劳不足，汗出而闷，脉结悸，行动如常，不出百日，危急者十一日死。

此心劳以心肾为关键。故心阴之虚，则心火炽盛，热收于内，火热内蒸，心液外越则汗出，心液少而气不舒则汗出而闷。心血不足则脉道涩滞，结而悸也。盖心为君主而属阳，狂阳未息，以故行动如常，欲知死期，必至火气

① 总持：总体掌握。

② 曲尽：委婉而详尽。

休囚[①]水旺之乡，故断百日，而危急者即不应期，当在水旺火绝之日，曰十一日死。方用炙甘草汤救其始萌之初，希图万一。是以桂、甘通理中气而行营卫，姜、枣宣通上焦之阳，人参补心之正，麦冬、地黄清心生血，以阿胶善保肺肾之阴，麻仁入脾，养血而润燥，以炙甘草为君者，乃甘平补脾，中和之品，万物以上为稼穑，乃生长之司故耳。

甘草四两（炙） 桂枝三两 生姜三两 麦冬半升 麻仁半升 人参二两 阿胶二两 大枣三十枚 生地黄一斤

上九味，以酒七升，水八升，先煮八味，取三升，去滓，内胶消尽，温服一升，日三服。

肘后獭肝散，治冷劳，又主鬼疰，一门相染。

盖劳无不热，此冷者，即无阳之谓也。要知非伤营卫精血，乃伤肝中阳气，而肝为火之母，肝胆相为表里，为一阳生发之源，夫一阳生则诸脏之阳皆生，若肝胆之阳灭，则诸脏之阳亦灭，此伤肝脏温和生发之气，则心脾肺肾诸脏不温，经云：逆春气则少阳不生。肝气内变之义也。病必心神恍惚，夜卧多惊，不思饮食，食不消化，谓之冷劳，但治病必求其本，而獭为阴兽，其肝应月而增减，乃得天地阴阳进退之正，獭肉皆寒，惟肝性温，故以兽肝之温而补人肝温气之本，是非桂附大热而补心相之标，是欲肝得其温，则火源渐长，诸阳齐起，冷劳可愈矣。治鬼疰一门相染者，盖鬼即人之魂，而离体则为鬼，是属阴邪，而肝主藏魂，鬼邪侵袭于肝，使人魂不得归室，故为鬼疰，冤业情思不散，尸气相传，同气受邪，连绵不绝，谓一门相染。所以獭肝性温，阴中阳物，独补人肝之阳，阳能胜阴，而肝得其补，舍气充盈，阳长阴消，故亦治也。

獭肝一具，炙干，末之，水服方寸匕，日三服。

---

① 休囚：指事物发展处于萎靡状态。事物发展的状态按兴衰程度分为五种：旺、相、休、囚、死。

卷　七

肺　痿论二条　方一首　附方三首

问曰：热在上焦者，因咳为肺痿，肺痿之病，从何得之？师曰：或从汗出，或从呕吐，或从消渴，小便利数，或从便难，又被快药下利，重亡津液，故得之。曰：寸口脉数，其人咳，口中反有浊唾涎沫者何？师曰：为肺痿之病。若口中辟辟燥，咳即胸中隐隐痛，脉反滑数者，此为肺痈，咳唾脓血。脉数虚者为肺痿，数实者为肺痈。

此肺痿肺痈之辨也。心肺居上，肾水不足，心火刑金，为热在上焦，肺阴日消，气逆则咳，故致肺痿。然本经明其始病之因，或从病后阴虚，过汗伤液，呕吐伤津，消渴血虚津竭，或利小便数而伤阴，或便难反被快药下利，而重亡津液，以致肺津枯燥。虚热薰①蒸，故寸口脉数，其人咳嗽，气弱不振，津液不布，化为浊唾涎沫，而成肺痿。若口中辟辟燥，咳即胸中隐隐痛者，乃风寒侵入肺中，凝滞营血为痈，故脉滑数而咳唾脓血。然无形虚热致痿，故脉数虚，有形气血凝滞成痈，而脉数实，此明肺痈属实，肺痿属虚也。

肺痿，吐涎沫而不咳者，其人不渴，必遗尿，小便数，所以然者，以上虚不能制下故也。此为肺中冷，必眩，多涎唾，甘草干姜汤以温之。若服汤已，渴者，属消渴。

此肺寒致痿也。前伤津液，虚热成痿，乃肺痿之常，此肺气虚寒，痿之变也。经云上焦开发，宣五谷味，充身泽毛，若雾露之溉。是胃中营卫之气，相蒸于上焦，而成宗气温养于肺，散布津液，而为常度。此胃虚则营卫衰弱，宗气虚微，上焦不温，津液不布，聚化为沫，则吐涎沫。内无火气动肺，不烁津液，故不咳而不渴也。遗尿小便数者，因肺之上源虚而不能制下，肺冷痿弱之故也。肺冷则肾阴上逆，必眩而多涎唾。方用甘草、干姜温补肺胃之气，肺气得温，则津液布而涎沫不聚，痿自愈矣。若服甘草干姜汤已，渴者

---

① 薰：同“熏”。

属热痿，又非肺寒之比，因涎多聚溢胸中而制燥热，故不渴。实热内伏，而服干姜汤助起肺胃之热，遂作渴，故属消渴也。

甘草干姜汤

甘草四两（炙）　干姜二两（炮）

上㕮咀，以水三升，煮取一升五合，去滓，分温再服。

论曰：经谓有所失亡，所求不得，则发肺鸣，鸣则肺热叶焦，皮毛虚弱急薄著则生痿躄①者，是因七情思虑伤肺，火盛水亏，所以《局方发挥》有泻南方补北方之治。本经寸口脉数，其人咳，口中反有浊唾涎沫者，乃从汗出，呕吐，消渴，小便利数，大便难，而重亡津液，过伤肺与大肠气血所致，与《内经》不同。又吐涎沫而不渴，其人不咳，必遗尿小便故，上虚不能制下，为肺中冷，必眩，多涎唾，以甘草干姜汤温肺起痿，经所不载，仲景创补之矣。但治热痿之方，遗失无传，余以《内经》治痿，独取阳明，调和营卫，滋阴清热润燥，或温中益虚，显然有据，谅不罪予僭妄。宋人选入《外台》《千金》等方亦调阳明之意，临证参酌用之。

附方

外台炙甘草汤，治肺痿涎唾多，心中温温液液者。方见虚劳。

肺热则痿弱不振，通调失职，聚液成涎，故涎唾多而温温液液，即泛泛恶心之意也。然肺之痿热，必从胃虚，或湿热伤肺而致，故经谓治痿独取阳明，但或泻或补，随其所宜。所以炙甘草汤补调脾胃，生津益肺，俾土金相生，涎沫止而痿自愈矣。

千金生姜甘草汤，治肺痿咳唾涎沫不止，咽燥不渴。

生姜甘草汤即炙甘草汤之变方也。甘草、人参、大枣扶脾胃而生津液，以生姜辛润宣行滞气，俾胃中津液灌溉于肺，则泽槁②回枯，不致肺热叶焦，为治肺痿之良法也。

生姜五两　人参三两　甘草四两　大枣十五枚

上四味，以水七升，煮取三升，分温三服。

千金桂枝去芍药加皂荚汤，治肺痿吐涎沫。

用桂枝汤，嫌芍药酸收故去之，加皂荚利涎通窍，不令涎沫壅遏肺气而致喘痿，桂枝和调营卫，俾营卫宣行则肺气振而涎沫止矣。

桂枝三两　生姜三两　甘草二两　大枣十枚　皂荚一枚（去皮子，炙焦）

---

① 躄：足不得伸以行。

② 槁：通“槁”。《说苑·建本》：“弃其本者，荣其槁矣。”

上五味，以水七升，微微火煮取三升，分温三服。

肺 痈论三条 方二首 附方三首

问曰：病咳逆，脉之，何以知此为肺痈？当有脓血，吐之则死。其脉何类？曰：寸口脉微而数，微则为风，数则为热。微则汗出，数则恶寒。风中于卫，呼气不入。热过于营，吸而不出。风伤皮毛，热伤血脉。风舍于肺，其人则咳，口干喘满，咽燥不渴，多唾浊沫，时时振寒。热之所过，血为之凝滞，畜结痈脓，吐如米粥。始萌可救，脓成则死。

此风入肺之营分成痈，辨已成未成之脉也。前言滑数，为痈成之脉，此寸口脉微而数，是风邪伤肺未成痈脓之脉也。脉微乃肺虚受风，曰微则为风。邪化为火，曰数则为热。盖风性轻扬，能开腠理，表虚受风而自汗，为微则汗出。风热在肺，外应皮毛而恶寒，即恶风之互辞也。但呼出心肺，卫气主之，肺受外邪，阻遏卫气，则呼气不入。吸入肾肝，营血所司，邪传血分，为热过于营，营气壅塞，吸而不出。风伤皮毛，浸淫营血，为热伤血脉，即伤肺之血脉也。风舍于肺，邪正搏击，气乱于胸，其人即咳。热郁胸中，所以口干喘满。涎沫制燥，以故咽燥不渴。肺津化而为涎，则多唾浊沫。肺气应于皮毛，时时振寒。热之所过于营，凝滞为痈成脓，吐如米粥。若始萌急泻其肺，则可图救，迁延至于肺叶腐败，脓成则死。

肺痈喘不得卧，葶苈大枣泻肺汤主之。

此治标之方也。风中于卫，血气壅逆，呼气不入，则喘不得卧，因循日久，必致肺叶腐败，吐脓而死，故用葶苈急泻肺实之壅，俾气血得利，不致腐溃吐脓，且以大枣先固脾胃之元，其方虽峻，不妨用之耳。

葶苈大枣泻肺汤

葶苈（熬令黄色，捣丸如弹子大）　大枣十二枚

先以水三升，煮枣取二升，去枣，内葶苈，煮取一升，顿服。

咳而胸满，振寒，脉数，咽干不渴，时出浊唾腥臭，久久吐脓如米粥者，为肺痈，桔梗汤主之。

此痈成而出方也。风舍于肺，咳而胸满振寒，内气挟风化热而脉数，然肺气壅逆，津液化为浊唾，而制胸鬲之燥，咽干不渴，时出浊唾腥臭者，明是肺为腥臭，是热过于营，吸而不出，气血凝结，已成痈脓之兆，若缓时日，肺叶腐败，吐脓则死。故用桔梗开提壅逆，而破血结，甘草清热解毒以和中气，使胸肺之邪从吐而出，肺叶不致腐败，故方后云“再服则吐脓血也”。

桔梗汤亦主血痹

桔梗一两　甘草二两

上二味，以水三升，煮取一升，分温再服，则吐脓血也。

论曰：汗出恶寒，呼气不入，吸气不出，口干喘满，咽燥不渴，多唾浊沫，时时振寒，吐如米粥，若此者，痈脓已成，治之迟矣。仲景欲人见微知著，始见口中辟辟燥咳，胸中隐隐而痛之时，即以肺痈治之，则免吐脓而死，故示葶苈、大枣之峻，桔梗汤之缓，一峻一缓为训，意在开提肺气，不使成痈而为切务，若以泛常咳嗽而施顺气消痰，迁缓日深，必致吐脓而死。

附方

肺痈胸满胀，一身面目浮肿，鼻塞清涕出，不闻香臭酸辛，咳逆上气，喘鸣迫塞，葶苈大枣泻肺汤主之。三日一剂，可至三四剂，此先服小青龙汤一剂乃进。

前条肺痈喘不得卧，仲景用此汤泻实补虚。此肺痈胸满胀，一身面目浮肿，鼻塞清涕出，不闻香臭酸辛，咳逆上气，喘鸣迫塞，邪居卫分多而营分少，壅逆不宣，故先服小青龙汤，以散表里气分之邪，继以葶苈专泻肺中气血之结，俾卫邪已散，而营邪亦从卫出，则痈脓消散，诸证自平矣。

千金苇茎汤，治咳有微热，烦满，胸中甲错，是为肺痈。

【临床解读】

杨某某，男，67岁。2018年12月24日初诊。

主诉：气短2年。

现病史：胸闷，不痛，气短，汗出，活动后加重，心不慌，眠可，时有盗汗，大便成形，日2次，小便调，纳可，口中和，遇凉易咳嗽，有痰，量少，舌质紫暗，苔白厚，脉沉滞。吸烟40年，戒烟2年，饮酒多。查CT：①双肺胸膜下慢性炎症，双肺局限性肺气肿；②肝弥漫性回声改变（脂肪肝）；胆结石。动态心电图：①阵发性房颤；②频发室性早搏；不完全右束支阻滞。

处方：苇根30克，冬瓜仁30克，生薏苡仁30克，桃仁10克，五灵脂10克，生甘草6克，生姜3片，大枣3枚（切开）为引。15剂，每日1剂，水煎服。

二诊：2021年6月18日。服上方2年，效好，气短、胸闷明显好转，以前不能走路，现在能走十公里。现症见：平时气短，胸闷不明显，上楼时觉胸闷气喘，夜间易咳嗽，易汗出，稍动即汗出，双手脚脱屑裂口，不痒，二便调，舌质瘀暗，苔黄腻有裂纹，脉沉有力。

处方：苇根30克，冬瓜仁30克，生薏苡仁30克，桃仁10克，五灵脂10克，茯苓10克，杏仁10克，桑白皮10克，地骨皮10克，生甘草6克，葶苈子10克，大米一撮，生姜3片，大枣3枚（切开），核桃仁一个为引。25

剂，每日1剂，水煎服。(张磊医案)

咳有微热烦满，邪在气分而带表证，胸中甲错，则热过于营矣。故用苇茎，体质轻浮，其味甘寒，能解在表之热。桃仁以破血壅，薏苡补肺而渗利痰湿。瓜瓣其形象肺，入肺而清肺热，能吐败浊之瘀，故方后云："再服当吐如脓"，即去旧生新之意也。

苇茎二升　薏苡仁半升　桃仁五十粒　瓜瓣半升

上四味，以水一斗，先煮苇茎，得五升，去滓，内诸药，煮取二升，服一升，再服当吐如脓。

《外台》桔梗白散，治咳而胸满，振寒，脉数，咽干不渴，时出浊唾腥臭，久久吐脓如米粥者，为肺痈。

咳而胸满振寒，时出浊唾腥臭，内脓已成，若以缓图，势必吐脓，故以桔梗开提肺气，贝母清热而化痰涎，巴霜峻猛热剂，急破其痈，驱脓下出，病在膈上则一吐尽除，而胸中肺气，旷若太虚，脓虽已成，尚或图救，乃逆流挽舟之治也。盖观方后云"病在膈下泻出"者，岂有肺痈在于膈下之理，是对肠痈脏毒亦可用此方而言也。

桔梗三分　贝母三分　巴豆一分（去皮，熬研如脂）

上三味为散，强人饮服半钱匕，羸者减之。病在膈上者，吐脓；在膈下者，泻出，若下多不止，饮冷水一杯则定。

咳嗽上气为肺胀论八条　方七首

上气喘而躁者，属肺胀，欲作风水，发汗则愈。

此见肺痈，当有肺胀之辨也。邪伤于卫，后入于营，而为肺痈。此风伤于卫，内挟痰涎，壅逆肺气，上逆奔迫，故喘而躁，是为肺胀。然有肺气壅逆，不得通调水道，即泛滥皮肤，故曰欲作风水。治宜发汗驱风，从表而出，水即下渗，即下条小青龙之证也。

肺胀，咳而上气，烦躁而喘，脉浮者，心下有水，小青龙加石膏汤主之。

此互上条肺胀治法也。风寒之邪，入于营卫，挟痰上逆，则咳而上气，烦躁而喘，肺气壅逆，谓之肺胀，即肺痈未成之初也。此气分邪多，故脉见浮，然气逆则津液化为痰饮，而痰饮乃属阴邪，内积胸膈，为心下有水，当用小青龙涤饮散表，此风多寒少，表里相半，故加石膏以清风化之热。

小青龙加石膏汤《千金》证治同，外更加胁下痛引缺盆。

麻黄　芍药　桂枝　细辛　干姜　甘草各三两　五味半升　半夏半升

石膏二两

上九味，以水一斗，先煮麻黄，去上沫，内诸药，煮取三升，强人服一升，羸者减之，日三服，小儿服四合。

咳而上气，此为肺胀，其人喘，目如脱状，脉浮大者，越婢加半夏汤主之。

此风寒多而痰饮少之方也。邪气壅逆于肺，咳而上气，其人喘也。胸中贲郁之极，故目如脱状。脉浮大者，风多痰少，表盛所致，故用越婢汤驱散表邪，加半夏一味，消痰下逆足矣。

越婢加半夏汤

麻黄六两　石膏半斤　生姜三两　大枣十五枚　甘草二两　半夏半升

上六味，以水六升，先煮麻黄，去上沫，内诸药，煮取三升，分温三服。

咳而上气，喉中水鸡声，射干麻黄汤主之。

此风寒束肺之方也。寒风壅闭肺气而不下达，则咳而上气；津液不布，化为痰涎，滞凝呼吸之气，不利痰随外邪上吸，往来有声，喉如水鸡声也。然肺气既壅，恐其热过于营，将成肺痈，故用射干专通咽闭，麻黄开发肺实之邪，细辛、紫菀、款冬温散为助，半夏化痰而下逆气，五味以收肺气之正，姜、枣宣通营卫，俾邪散则肺不成痈矣。

射干麻黄汤

射干十三枚　麻黄四两　生姜四两　细辛三两　紫菀三两　款冬花三两　五味半升　大枣七枚　半夏半升（洗）

上九味，以水一斗二升，先煮麻黄两沸，去上沫，内诸药，煮取三升，分温三服。

咳逆上气，时时唾浊，但坐不得眠，皂荚丸主之。

此风邪致痰之病也。风邪壅逆肺气，上而不下则咳逆上气，津液不布，化为痰涎，而时时唾浊，痰壅气滞，但坐不得眠矣。设迁延时日，热过于营，脓成则死，此风邪骤至之病，而无积饮相挟，故以皂荚一味，能开诸窍，而驱风痰最疾，服三丸者，是取峻药缓散之意也。

皂荚丸

皂荚八两（刮去皮，用酥炙）

上一味，末之，蜜丸梧子大，以枣膏和汤，服三丸，日三夜一服。

咳而脉浮者，厚朴麻黄汤主之。咳而脉沉者，泽漆汤主之。脉沉之条当入肺痈，因原文不便分割，共列于此也。

此以脉之浮沉而分肺之营卫受病也。咳而脉浮，风邪在卫，即肺胀之类，其病尚浅，当使邪从表出，故以厚朴、杏仁下泄胸中气实，麻黄开腠驱邪，石膏以清风化之热，辛、半、干姜兼驱客寒而涤痰饮，五味收肺之逆，小麦以调脾胃也。脉沉者，邪入血分而深，即热过于营，势必成痈吐脓，故用桂枝、姜、草宣通营卫，人参以养正气，黄芩能降风热之标，半夏涤痰以降逆气，泽漆破血结开壅而下水，紫菀同白前辛润开结而下气止咳也。

厚朴麻黄汤

厚朴五两　麻黄四两　石膏（如鸡子大）　杏仁半升　半夏半升　干姜二两　细辛二两　小麦一升　五味半升

上九味，以水一斗二升，先煮小麦熟，去滓，内诸药，煮取三升，温服一升，日三服。

泽漆汤

半夏半升　紫参五两（一作紫菀）　泽漆三斤（以东流水五斗，煮取一斗五升）　生姜五两　白前五两　甘草　黄芩　人参　桂枝各三两

上九味㕮咀，内泽漆汁中，煮取五升，温服五合，至夜尽。

上气面浮肿肩息，其脉浮大不治，又加利尤甚。

此言肺死脉证也。上气面浮肿、肩息乃风寒壅逆于肺，邪实正虚，气上不下，肺气绝而正欲上脱，故脉浮大，气已散而离根，故不治矣。然利则阴从下脱，所以尤甚。

火逆上气，咽喉不利，止逆下气者，麦门冬汤主之。

此阴火上逆也。真阴之虚，阴火上逆刑金为火逆上气，咽喉不利，惟当壮水之主，以镇阳光，曰止逆下气。故用麦冬、人参、甘、米、大枣滋培后天胃气，以生肺金，即生阴水而降火邪，惟以半夏涤痰下逆，余窃拟为肺痿之主方也。

麦门冬汤

麦门冬七升　半夏一升　人参二两　甘草二两　粳米三合　大枣十二枚

上六味，以水一斗二升，煮取六升，温服一升，日三夜一服。

论曰：详《金匮·咳嗽》，病本于肺则一，大纲有三。一者虚热刑金，气弱不振，咳而唾沫为肺痿。二者是风伤卫分，则病咳上气，喘为肺胀。三者邪传营血，凝而不行，为肺痈。然肺胀之中，又分风寒表里、痰多风少、风多痰少之治。故气喘而躁，脉浮者，为心下有水，欲做风水，当以小青龙两解表里，加石膏以清风热之多。目如脱状，乃风寒多而痰少，以越婢驱风加半夏而下痰逆。风寒外束，火热内郁，喉中水鸡声者，射干麻黄汤宣通表里之邪。风热壅逆，津液不布，化而为涎，时时唾浊，但坐不得眠者，皂荚丸

以驱风郁之涎。若咳而脉浮，邪居肺气，以厚朴麻黄汤俾从表解。咳而脉沉，邪入于营，将成肺痈，以泽漆而破壅结。火逆上气，咽喉不利，是无外邪，治当麦门冬汤清润滋降。若见浮肿、肩息、脉浮大而下利，真气上浮下脱，则为不治。以上皆外邪挟内饮合病，微细之辨，临证又当合《内经》五脏六腑互相传乘之咳，则能尽善。

卷 八

奔　豚论五条　方三首

师曰：病有奔豚，有吐脓，有惊悸，有火邪，此四部病，皆从惊发得之。

此惊气入心，病有四变也。但心虚受惊，惊则气乱神浮，肾家旧积内动，欲上陵①心，故为奔豚。然惊则气散，散则血不归经，滞留肺胃，凝结成痈，蒸腐为脓，则病吐脓。盖惊邪入心，神明失守，狂妄不精，而为惊怖。若烧针以治风热伤卫之病，火气入心，逼迫心神，狂乱烦躁，故为火邪。然此四病皆从心虚惊触气乱所致，谓惊发得之。

师曰：奔豚病从少腹起，上冲咽喉，发作欲死，复还止，皆从惊恐得之。

此出奔豚之证也。状如江豚，故为奔豚。心气虚而惊入，神明不治，上中二焦气虚，不复拦阻肾积之邪，直闯阳位，故从少腹起，上冲咽喉。气逆神昏，所谓发作欲死。然阴邪上而不能久居阳分，即返于阴，为复还止。此从惊气伤心气乱，恐气伤肾致积，谓惊恐得之。

奔豚气上冲胸，腹痛，往来寒热，奔豚汤主之。

【临床解读】

余某某，女，22岁。2022年1月5日初诊。

主诉：头懵、头胀7个月。

现病史：患者7个月前因胃胀口服泮托拉唑后出现，从小腹至头顶有一股气上冲，伴头懵头胀、心慌气短等，于省人民医院查胸部CT，肺功能、喉镜、消化道造影等，未发现异常，曾服中药治疗效一般。现症见：自觉气上冲，从小腹上至头顶发紧，心慌，心烦，头懵不清，耳鸣，烧心反酸，口干，手脚发凉，眠差，入睡困难，大便干结，3~4天一次，排便困难，小便短，月经周期正常，量少，色淡，痛经，带下色黄量多，有异味，舌质红，苔花剥有裂纹，色黄，脉沉细。

---

① 陵：古同“凌”，浸犯，欺侮。下同。

病机要点：奔豚气。

处方：清半夏10克，葛根15克，当归10克，生白芍10克，川芎10克，黄芩10克，桑白皮30克，生甘草6克，生姜3片为引。10剂，每日1剂，水煎服。（张磊医案）

此风邪引动肾积也。前乃肾中积寒，直冲阳道，而至咽喉，此因肝胆风邪，相引肾中积风乘脾，故气上冲胸而腹痛。厥阴受风，相应少阳，则往来寒热。是以芎归姜芍，疏养厥阴少阳气血之正而驱邪外出。以生葛李根，专解表里风热，而清奔豚逆上之邪。黄芩能清风化之热。半夏以和脾胃，而化客痰。俾两经邪散，木不临脾，而肾失其势，即奔豚自退。

按：奔豚虽属肾病，此仗风邪引动积风而发，仲景引明非仅寒邪一端致病，诚补《素问》之不足也。

奔豚汤

甘草二两　芎䓖二两　当归二两　半夏四两　黄芩二两　生葛五两　芍药二两　生姜四两　甘李根白皮一升

上九味，以水二斗，煮取五升，温服一升，日三夜一服。

发汗后，烧针令其汗，针处被寒，核起而赤者，必发奔脉，气从少腹上至心，灸其核上各一壮，与桂枝加桂汤主之。

此因风伤卫症，烧针取汗而致奔豚也。风寒在表，烧针令汗散邪，而汗则伤泄阳气，针处重受于寒，则发核起而赤。内气虚而应接表邪入里，引动肾积，故气从少腹上冲至心。治当灸其核上，以除新邪。仍以桂枝汤解表，加桂专伐肾积之邪耳。

桂枝加桂汤

桂枝五两　芍药三两　甘草二两（炙）　生姜三两　大枣十二枚

上五味，以水七升，微火煮取三升，去滓，温服一升。

发汗后，脐下悸者，欲作奔豚，茯苓桂枝甘草大枣汤主之。

此汗虚阳气而致奔豚出方也。发汗而伤心气，肾邪遂欲上陵，则脐下悸，欲作奔豚。方用甘、枣坐镇中州，以制贼邪不得上陵心位。桂、苓专伐肾阴。以水扬之千遍为甘澜者，取其力软和平，不为肾邪之助。盖后人奔豚皆忌甘草，是不识仲景补脾制肾之妙义耳。

茯苓桂枝甘草大枣汤

茯苓半斤　甘草二两　大枣十五枚　桂枝四两

上四味，以甘澜水一斗，先煮茯苓，减二升，内诸药，煮取三升，去滓，温服一升，日三服。甘澜水，取水二斗，置大盆内，以勺扬之，水上有珠子五六千颗相逐，遂取用之。

论曰：《难经》谓肾积发于少腹，上至心下，如豚状，名为贲[①]豚，上下无时，久不已，令人咳逆，骨痿少气。以夏丙丁，脾病传肾，肾当传心，心旺不受，肾欲还脾，脾不肯受，所以留积肾间，衰者受邪而为之本。盖脾病传肾，乃寒湿为病，若从肝病传脾而来，即风湿为病明矣。《金匮》标本互举，谓惊恐得之，诚补《灵》《素》之不足也。然少腹起，上冲咽喉，发作欲死，复还止，乃明寒湿之邪为本。腹痛往来寒热者，谓风木受邪，引动旧积之风而发也。烧针令汗，针处受寒引动旧寒所致，脐下悸，欲作贲豚者，过汗伤阳，肾邪欲上陵心，邪之浅也，然标本风寒，邪之新旧不同，故复论之。

① 贲：通“奔”。《宋书·百官志下》：“旅，众也。贲与奔同，言为奔走之任也。”

卷 九

胸 痹论五条　方五首

师曰：夫脉当取太过不及，阳微阴弦，即胸痹而痛，所以然者，责其极虚也。今阳虚知在上焦，所以胸痹心痛，以其阴弦故也。

此胸痹阳虚阴盛，而挟外邪也。正气微，则阳脉微，为不及；阴邪盛，则阴脉弦，为太过；阳气微而客寒内侵，以挟肝肾之阴上逆于胸，痹着气血不利而痛，曰阳微阴弦，即胸痹而痛。痹者，闭也，是经脉气血，郁闭而不通也，求其所以然者，责其上焦阳气极虚，下阴上逆，谓胸痹心痛者，以其阴弦故也。

胸痹之病，喘息咳唾，胸背痛，短气，寸口脉沉而迟此当有一若字，关上小紧数，瓜蒌薤白白酒汤主之。

此寒邪痹胸而偏于肺，以脉迟紧分虚实也。盖胸中阳气，犹如杲[①]日当空，万里无云，阳和通利，倏忽地气上为云，则太虚昏昧，日月晦明，而胸痹犹是者矣。但阴盛挟邪上逆胸中，痹偏于肺，则喘息咳唾，胸背痛而短气。然阳虚则肺气亦虚，痹郁胸中，故寸口脉沉而迟，乃言正气虚寒之痹脉也。若中上二焦，阳气未至虚极，寒邪挟阴上逆，邪正相搏而为有余，则关上脉现小紧而数，即是寒实之证，法当行阳散邪，则胸痹得开，非似沉迟虚寒而用附子回阳，故用瓜蒌苦寒，润肺消痰，而下逆气，薤白辛温，行阳散邪，以白酒宣通营卫，使肺通调，则痹自开矣。盖此论当以寸口脉沉而迟，为虚寒之证，关上小紧数，瓜蒌薤白白酒汤，为寒实之证，另作一节解。否则，岂有迟数二脉同见之理哉？

瓜蒌薤白白酒汤

瓜蒌实一枚（捣）　薤白半斤　白酒七升

上三味同煮，取二升，分温再服。

---

① 杲（gǎo）：明亮，光明。

胸痹不得卧，心痛彻背者，瓜蒌薤白半夏汤主之。

此痹偏于心包与俞穴也。痹邪偏侵心包，气逆不利，则不得卧。然心俞在背，心包与俞相应，故心痛彻背。而上焦阳虚，火不生土，脾虚则津液化痰，以前汤开痹，加半夏而消痰饮也。

瓜蒌薤白半夏汤

瓜蒌实一枚（捣）　薤白三两　半夏半斤　白酒一斗

上四味同煮，取四升，温服一升，日三服。

胸痹心中痞，留气结在胸，胸满，胁下逆抢心，枳实薤白桂枝汤主之，人参汤亦主之。

此肝气临土挟湿，痹于胸也。经云，风寒湿三气合而为痹。原非一邪所致，此上焦阳虚，而中气亦虚，风乘于胃，反挟浊湿，上逆胸中，以致心中痞满，为留气结在胸，肝气挟风逆上，故胸满而胁下逆抢心。所以桂枝、薤白通阳而行营卫兼驱风邪外出，瓜蒌化痰而利气，枳实、厚朴以下浊湿而开心下之痞，但中州气弱，木必乘脾，故用参、术、姜甘温补中上二焦之气，辅正驱邪，胃阳升而厥阴退，痹着自开，所以人参汤亦主之。

枳实薤白桂枝汤

枳实四枚　薤白半斤　桂枝一两　厚朴四两　瓜蒌一枚（捣）

上五味，以水五升，先煮枳、朴，取二升，去滓，内诸药，煮数沸，分温三服。

人参汤

人参　甘草　干姜　白术各三两

上四味，以水八升，煮取三升，温服一升，日三服。

胸痹缓急者，薏苡附子散主之。

此寒湿痹于经络，即寸口脉沉而迟，虚寒之方也。胸中阳虚，风寒湿阴之邪混合上逆，痹着胸背经络，筋脉不和，或缓或急而痛，曰胸痹缓急。所以附子补阳驱寒，同薏苡舒筋燥湿，俾邪去则不缓急矣。

薏苡附子散

薏苡十五两　大附子十枚（炮）

上二味，杵为散，服方寸匕，日三服。

心　痛论二条　方二首　附方一首

心中痞，诸逆心悬痛，桂枝生姜枳实汤主之。

此湿阴上痹，又互《内经》厥心痛之旨，因风而出方也。上焦阳气不治，风寒湿邪上逆，抟结于胸，清浊混乱，则心中痞，当以行阳驱邪开痞之治也。盖诸逆心悬，痛乃发，《内经》诸脏之邪上逆于心，内无痰饮相挟故不满而觉空痛，为诸逆心悬痛，与痰饮抟结痞满之痛迥殊。然厥心痛必因风寒挟引脏腑之气上逆而发，此但以风邪立方，所以桂枝、生姜直和营卫而驱邪外出，枳实下逆化痰而开痞结，盖与心中痞、五脏厥逆诸痛，共出一方，令人仿之内外同治，真为圣法。

桂枝生姜枳实汤

桂枝三两　生姜三两　枳实五两

上三味，以水六升，煮取三升，分温三服。

心痛彻背，背痛彻心，乌头赤石脂丸主之。

此上焦阳虚受寒也。邪感心包络，经气应外俞，则心痛彻背。邪袭背俞，气从内走，则背痛彻心。俞脏相通，内外之气相引，则心痛彻背，背痛彻心。故用乌头、姜、椒味辛气热，通阳散寒。赤石脂入心养血，镇坠辑浮之气而安中驱邪，俾正气复而邪散痛止。然有风客背俞，痛亦如是，非尽属寒，临证以脉辨之则的。

乌头赤石脂丸

乌头一分炮　蜀椒一两（一法二分）　附子半两（一法一分）　干姜一两（一法一分）　赤石脂一两（一法二分）

上五味，末之，蜜丸，如梧子大，先食服一丸，日三服，不知稍加增。

附方

九痛丸，治九种心痛。

《内经》有五脏胃腑心痛，并痰、虫、食、积，即为九痛也。心痛之因，非风即寒，故以干姜、附子驱寒壮阳，吴茱萸能降肝脏浊阴下行，生狼牙善驱浮风，以巴豆驱逐痰虫、陈滞之积，人参养正驱邪。盖治中恶腹胀痛，口不能言，连年积冷，流注心胸痛，并冷气上冲，落马坠车，血疾等证者，因其药品气血皆入，补泻攻伐皆备故也。

附子三两（炮）　生狼牙一两　巴豆一两（去皮心，熬研如膏）　干姜一两　吴茱萸一两　人参一两

上六味，末之，炼蜜丸，如梧子大，酒下，强人初服三丸，日三服，弱者二丸。兼治卒中恶，腹胀痛，口不能言。又治连年积冷，流注心胸痛，并冷冲上气，落马坠车血疾等皆主之。忌口如常法。

短　气论二条　方二首

胸痹，胸中气塞短气，茯苓杏仁甘草汤主之，橘枳生姜汤亦主之。

【临床解读】

王某某，女，77岁。2021年12月10日初诊。

主诉：胸闷、口干10年。

现病史：患者10年前无明显诱因出现口干、胸闷，于当地医院检查提示心肌供血不足。现症见：口干口苦，多饮，越喝水越口干，胸闷，心慌，胃脘不舒，烧心，消化慢，纳可，眠差，入睡难，眠浅，大便偶稍干，日1~2次，小便可，舌质红，苔薄黄，脉沉滞。

病机要点：胸痹；木土壅郁。

处方：全瓜蒌30克，薤白10克，川芎10克，炒苍术10克，炒神曲10克，制香附10克，栀子10克，柴胡10克，黄芩10克，清半夏10克，麦冬10克，石斛10克。颗粒散剂，25剂，每日1剂，分早晚两次冲服。（张磊医案）

此痹胸中之气也。邪气阻塞胸膈，肺气不得往来流利，则胸中气塞短气。方用杏仁通调肺气，以茯苓渗导饮湿下行，甘草和中，俾邪去则痹开而气不短矣。然胸痹乃胸中气虚，土湿寒浊阴气，以挟外邪上逆所致，故橘、枳、生姜善于散邪下浊，所以亦主之。

茯苓杏仁甘草汤

茯苓三两　杏仁五十个　甘草一两

上三味，以水一斗，煮取五升，温服一升，日三服，不差更服。

橘枳生姜汤《肘后》《千金》治胸痹胸中愊愊①如满，噎塞习习②如痒，喉中燥涩唾沫。

橘皮一斤　枳实三两　生姜半斤

上三味，以水五升，煮取二升，分温再服。

平人无寒热，短气不足以息者，实也。

此短气当分虚实也。但见胸痹心痛腹疼诸疾，而无外热表证，谓之平人，即小邪中里，相挟痰食气壅，故短气不足以息，而为实证。若非胸痹外邪痰食壅滞之因，即是七情内损短气，气不归源之虚劳，难治证也。

论曰：脉取阴弦为太过，阳微为不及，乃阳微阴盛之邪为本，所以寸口

① 愊愊（bì）：烦闷，郁结。

② 习习：（游走性）小痛或痛痒貌。

脉沉而迟，是阳虚受寒，而为虚证。或阳气不至虚甚，邪正相搏，则关上脉见小紧而数，乃为寒实之脉矣。若寒痹于肺，则喘息咳唾，胸背痛而短气，用瓜蒌薤白白酒润肺行阳，而治其实。若偏客于心则不得卧，而心痛彻背，或心气滞而不行，脾湿生痰，以前汤加半夏，消痰下逆。或风客脾胃，相挟浊湿上逆而痹，则心下痞，留气结在胸，以枳实薤白桂枝汤下逆开痞而驱风。挟肝气上逆于胸则胸满，胁下逆抢心，以人参理中汤温胃养正。若挟肾寒痹于心之脉络，缓急而痛，用附子薏苡驱寒燥湿而舒筋脉。或心下痞，诸逆心悬痛，而挟五脏厥心痛者，以桂枝、生姜、枳实，下逆而和营卫，驱风为总法。若痹胸间肺气不得下达，用茯苓、杏仁、甘草，橘枳生姜汤宣顺肺气下行。或寒客直犯心包，而心痛彻背，背痛彻心，即以乌头赤石脂丸，大热补阳而散寒。然邪痹于胸则一，但有虚实风寒，五脏厥逆不同，当随证而治，故分胸痹、心痛、短气诸门为要领也。

卷 十

腹 满论九条 方一首

趺阳脉微弦，法当腹满，不满者，必便难，两胠①疼痛，此虚寒从下上也，当以温药服之。

此诊趺阳而明腹满之寒热也。腹满之病，其邪木乘脾胃者多，若挟心相风火，则成湿热，而为实满，或挟肾寒反侮，则为虚满矣。然脾与胃为表里，诊趺阳胃脉则能定其脾之虚实寒热。但脉微者，是脾胃之阳微，弦乃肝邪乘于脾胃，肾寒相随肝气上逆，即脏寒生满病之义，故当温药服之。或不满者，脉必弦数，乃挟心相未乘脾胃，与肾寒上逆不同。本经气滞，故作便难，两胠疼痛又当凉利之治矣。

寸口脉弦者，即胁下拘急而痛，其人涩涩恶寒也。

此邪入厥阴，阳证似阴也。寸口脉弦，肝家邪盛郁于本经，故胁下拘急而痛。然厥阴气不外达，卫气亦郁于内，皮毛自失护卫之气，所以啬啬恶寒，即内真热而外假寒，此厥阴经本病也。

夫中寒家，喜欠，其人清涕出，发热色和者，善嚏。

此肺经受寒现证也。经谓：阴气积于下，阳气未尽，阳引而上，阴引而下，阴阳相引，故数欠也。此肺胃虚而受寒，阴盛相引，喜欠而清涕出，邪气在表，以故发热。因不涉肝风主病而无色可征，故色和善嚏。

中寒，其人下利，以里虚也，欲嚏不能，此人肚中寒一云痛。

此脾经受寒现证也。寒中太阴，阴寒湿盛，阳虚不固，其人下利，但通多不足，故为里虚。盖阳和则嚏，而欲嚏不能，乃阴寒凝滞于里，所以肚中痛也。

腹满时减，复如故，此为寒，当与温药。

此虚寒腹满之辨也。阳气或运如常，满则时减，而阳虚终无恒期胜阴，

---

① 胠（qū）：胁肋部。

阴复胜阳，则满复如故，不似实热常满，减不足言之比，是属虚寒，当以温药补阳散寒乃为定法。

病者痿黄，燥而不渴，胸中寒实，而利不止者死。

此脾阳气虚，犹如阴黄是也。脾胃阳气不足，肾寒反侮于脾，壅滞脾气，脏真散越于外，故病痿黄，即黯淡而黄也。寒湿留中，燥而不渴，为胸中寒实，若中下二焦阳气下脱，则利不止，故主死也。

病者腹满，按之不痛为虚，痛者为实，可下之，舌黄未下者，下之黄自去。

此以手按辨腹满虚实也。按之不痛，内无痰食燥屎壅滞，即知虚寒而满，当以温药。若按之痛，乃以外手而就内结食痰燥屎，则知内实，是可下之。而又以舌黄验定虚实，若舌有黄胎，即是湿热内蒸为实，未经下过必须下之，则黄自去而胀满自除。舌无黄胎，是近虚寒，又非下法矣。

腹满不减，减不足言，当须下之，宜大承气汤。方见痉病中。

此实满之方也。腹满，昼夜不减为实，时或虽减，亦不足为减，曰减不足言，非似虚满时减复如故也。然邪正气实，犹如两国相持，终有一败，惟恐正气垂绝，故宜大承气汤峻涤其邪耳。

病腹满，发热十日，脉浮而数，饮食如故，厚朴七物汤主之。

此有表证腹满也。发热十日之久，脉尚浮数，当责风邪在表，然风气内通于肝，肝盛乘胃，故表见发热而内作腹满。风能消谷，即能食而为中风，所以饮食如故，用小承气荡涤肠胃之热，桂、甘、姜、枣调和营卫，而解在表之风耳。

厚朴七物汤

厚朴半斤　甘草三两　大黄三两　大枣十枚　桂枝二两　枳实五枚　生姜五两

上七味，以水一斗，煮取四升，温服八合，日三服。呕者，加半夏五合，下利去大黄，寒多者加生姜至半斤。

论曰：腹满之病，乃脾胃为总司，风木为转运之枢，而木挟肾中阴寒临土，则寒湿而为寒满。若挟心相而乘脾，则湿热所司，是为热满矣，或木不乘土而脾湿自病，病轻易治。故本经以趺阳脉微弦为寒满。发热十日脉浮数，饮食如故而为热满。又以按之不痛为虚，痛者为实，时减复如故为虚，减不足言为实，诚为察病之两大法门也。

腹　痛论四条　方四首

痛而闭者，厚朴三物汤主之。

此以暴病闭者为实而出方，非久病之疾。若痛属虚寒，阳虚不固，则当下利，然通多不足，闭多有余，此痛而闭者，不必审其邪之寒热，但责邪壅气滞为实，故用厚朴、大黄、枳实三物，专攻壅实之邪，是取通则不痛之义。

厚朴三物汤

厚朴八两　大黄四两　枳实五枚

上三味，以水一斗二升，先煮二味，取五升，内大黄，煮取三升，温服一升，以利为度。

按之心下满痛者，此为实也，当下之，宜大柴胡汤。

此验上实治法也。心下即胃之上脘，若按之心下满痛，乃胃中邪热食壅，则当下之。但邪居上脘，稍连于表，表里两持，攻发难施，故用大柴胡汤使上邪还从表出，内邪从下而出，轻圆活泼之妙耳。

大柴胡汤

柴胡半斤　黄芩三两　芍药三两　半夏半升（洗）　枳实四枚（炙）　大黄二两　大枣十二枚　生姜五两

上八味，以水一斗二升，煮取六升，去滓再煎，温服一升，日三服。

心胸中大寒痛，呕不能饮食，腹中寒，上冲皮起，出见有头足，上下痛而不可触近，大建中汤主之。

此心胃受寒，引动下焦阴气上逆而痛也。中上二焦气虚受寒，故心胸中大寒痛。寒邪引动下焦阴气而挟冲脉上逆，则痛呕不能饮食，故上冲皮起，出见似有头足之状，即《内经》按之喘动应手之类也。邪气充斥三焦而为寒实，故上下痛而不可触近。方用人参、胶饴、干姜，建其中气而温散胸满之寒，蜀椒能达浊阴下行，俾胃阳充而寒散痛止，此非肾经虚寒直冲，故不用桂、附回阳耳。

大建中汤

蜀椒二合（炒去汗）　干姜四两　人参一两

上三味，以水四升，煮取二升，去滓，内胶饴一升，微火煎取一升半，分温再服。如一炊顷，可饮粥二升，后更服，当一日食糜粥，温覆之。

腹中寒气，雷鸣切痛，胸胁逆满，呕吐，附子粳米汤主之。

此外寒挟木乘于脾胃而痛也。外邪以挟内寒，侵于肠胃，邪正相搏，气郁不通，痰饮阻塞，则雷鸣切痛，胸胁逆满呕吐。然阴邪上僭，中上阳气必虚，惟恐胃阳随其呕吐而脱，故用甘、枣、粳米补胃崇土，拦阻阴邪不复上干，专藉附子补阳散寒，逐阴下行，半夏消痰下逆而止呕吐。

附子粳米汤

附子一枚（炮）　半夏半升　甘草一两　大枣十枚　粳米半升

上五味，以水八升，煮米熟汤成，去滓，温服一升，日三服。

论曰：《内经》痛有寒气客于肠胃之间、膜原之下者，客于冲脉者，客于厥阴之脉者，客于阴股者，客于小肠膜原之间者，客于五脏者，厥逆上出、痛而呕者，痛而后泄者，皆由寒邪所致。惟热气留于小肠，肠中痛，瘅热焦渴，坚干不得出，痛闭而不通者，是属风热矣。然腹痛虽一，所感不同，《金匮》以补寒热二方之妙，谓痛而闭者、按之心下满痛者为实热，用厚朴三物、大柴胡等汤逐邪下出。谓心胸中大寒痛，呕不能饮食，腹中寒，上冲皮起，出见有头足，上下痛而不可触近，腹中寒气，雷鸣切痛，胸胁逆满呕吐为寒，用大建中、附子粳米汤温补散邪。观此二义，真为后学入室之阶梯，但本经凡病仅言风寒，不言暑湿燥火，何也？盖以寒湿燥属阴同类，以湿燥统于寒下，风暑火属阳同类，以火暑统于风下，所以仅举风寒二大法门，不言湿燥火暑之繁也。

寒　疝论七条　方五首　附方三首

夫瘦人绕脐痛，必有风冷，谷气不行，而反下之，其气必冲，不冲者，心下则痞。

此互风寒为痛，即寒疝之类也。瘦人是无湿痰壅滞，乃肝肾之气偏胜，相招外邪乘于脾胃大肠之间，相依肠中，正气盘绕，故绕脐痛，为有风冷。然邪逆脾胃不和则谷气不行，要知胃气已自先馁而反下之，诛伐无过，胃中元气又伤，风邪扰挟肝肾之气上逆，所以其气必冲。设不冲者，是非风邪，乃寒湿相挟抟聚心下，则为心下痞，即《内经》环脐而痛，风根之变证也。

胁下偏痛，发热，其脉紧弦，此寒也，以温药下之，宜大黄附子汤。

【临床解读】

张某某，女，78岁。2021年7月5日初诊。

主诉：心功能不全1年余。

现病史：患者高血压20年，近1年来出现心功能不全。现症见：咳嗽，气喘，胸闷，痰少，咳嗽呈阵发性，无明显规律性，伴心慌，眼睑易水肿（现服利尿剂），眠可，纳可，二便调，口中和，舌质淡红，苔白腻，脉数大弦。

处方：大黄6克（后下），制附子10克（后下），葶苈子15克（包煎），党参10克，麦冬10克，五味子10克，茯苓15克，生龙牡各30克（先煎）。10剂，每日1剂，水煎服。(张磊医案)

此邪入肝经，为偏胁痛也。胁下乃肝胆经络所过之地，寒客厥阴经之一边，营血不利，则胁下偏痛。然肝气逆而胆气亦逆，则痛而发热。脉紧为寒，弦属厥阴寒实，故用附子、细辛正阳而散风寒，盖肝胆乃无出入，此用大黄，乃使厥阴之邪借从胃腑而出，则偏痛立止，虽以寒热并行，是不相悖也。

大黄附子汤

大黄三两　附子三枚（炮）　细辛二两

上三味，以水五升，煮取二升，分温三服，若强人煮取二升半，分温三服，服后如人行四五里，进一服。

寒气厥逆，赤丸主之。

此治心胃寒郁之方也。寒气内客，郁遏胃阳不行于四肢，故致厥逆。用乌头、细辛，善驱在里寒风。茯苓渗湿，助半夏消痰而和脾胃。以真朱为色者，即朱砂为衣，取其护心而镇逆也。

赤丸

茯苓四两　半夏四两　乌头二两　细辛一两

上四味，末之，内真朱为色，炼蜜丸如麻子大，先食酒下三丸，日再夜一服。不知，稍增之，以知为度。

腹满满当作痛，脉弦而紧，弦则卫气不行，即恶寒，紧则不欲食，邪正相搏，即为寒疝。寒疝绕脐痛，若发则白津一云自汗出，手足厥冷，其脉沉紧者，大乌头煎主之。

此寒疝脉证也。肝肾素虚而受风寒，木盛传脾，故腹痛而脉弦紧，然弦紧属阴，阴凝阳郁，卫气不行，则恶寒。紧乃寒入血分为实，乘胃则不欲食。反侮大肠，邪正相搏，则绕脐痛。内无形状，邪属肝经，故为寒疝。卫阳气虚，发则自汗出而手足逆冷。然寒风内郁，脉必沉紧。故以乌头能行脏腑十二经络，燥湿行阳而驱寒风外出，入蜜以调脾胃而制乌头之毒也。

乌头煎

乌头（大者五枚，熬去皮，不必咀）

上以水三升，煮取一升，去滓，内蜜二升，煎令水气尽，取二升，强人服七合，弱人服五合。不差，明日更服，不可一日再服。

寒疝，腹中痛，及胁痛里急者，当归生姜羊肉汤主之。

此连冲脉为疝，治当温补也。肝木受邪，乘脾则腹中痛，本经之气不疏，故胁亦痛，连及冲脉，则里急矣。所以当归补养冲任而散风寒，羊肉温补营卫之气，俾邪散而痛自止。方后云“痛多而呕”，乃肝气上逆临胃，故加橘、术补之。

当归生姜羊肉汤

当归三两　生姜五两　羊肉一斤

上三味，以水八升，煮取三升，温服七合，日三服。若寒多者，加生姜成一斤；痛多而呕者，加橘皮二两，白术一两。加生姜者，亦加水五升，煮取三升二合，服之。

寒疝腹中痛，逆冷，手足不仁，若身疼痛，灸刺诸药不能治，抵当乌头桂枝汤主之。

【临床解读】

李某某，女，38岁。2021年12月31日初诊。

主诉：双膝关节疼痛6年，加重2个月。

现病史：患者6年前产后出现双膝关节疼痛，检查发现膝关节腔积液，行微创治疗，未服药。现症见：双膝关节酸痛，天冷时加重；胸闷、食管处重痛，夜间胃酸；晚饭后胃中不消化，嗳气；纳可，眠差、多梦；眠浅，醒后不解乏；二便调；月经调。口干口苦，两侧颈部痛，乳腺胀痛，舌质淡红，苔白腻，脉沉滞。甲状腺、乳腺结节3年。

病机要点：痹病（偏于寒）。

处方：桂枝10克，生白芍10克，制川乌10克（先煎），淫羊藿10克，炒白芥子10克，炙甘草6克，生姜3片，大枣3个切开为引，蜂蜜一汤（冲入）。颗粒散剂，10剂，每日1剂，分两次开水冲服。（张磊医案）

此寒疝而兼表也。肝受寒风，乘克脾胃，故腹中痛。郁遏营卫不行于四肢，则逆冷而手足不仁；但身疼痛，是兼三阳表邪，所以灸刺诸药不能治。惟用乌头温散脏腑之寒风，桂枝汤和营卫而散表邪，方后云“如醉状，得吐者”，风欲上出，寒从汗出，即中病矣。

乌头桂枝汤

乌头

上一味，以水二升①，煎减半，去滓，以桂枝汤五合解之疑是煎之②，令得一升后，初服二合，不知即服三合，又不知，复加至五合。其知者如醉状，得吐者为中病。

桂枝汤

桂枝三两（去皮）　芍药三两　甘草二两　生姜三两　大枣十二枚

上五味，锉，以水七升，微火煮取三升，去滓。

其脉数而紧乃弦，状如弓弦，按之不移。脉数弦者，当下其寒。脉紧大而迟者，必心下坚。脉大而紧者，阳中有阴，可下之。

此补上条疝病脉证不一，当辨风寒虚实而施治法也。脉数而紧，乃弦者，是紧脉而带弦，乃寒邪而兼风也。状如弓弦，按之不移，即弦脉而带紧，乃风邪而兼寒也。皆由肝风肾寒，乙癸同源，风寒两伤，互相致疝，邪正两实之证矣。脉数而弦，乃阴阳邪正有余，当下其寒，寒即外邪也。若紧大而迟，乃阳气虚，而阴寒邪实上逆，挟痰凝结于中，故心下坚，即当温补之法治之。但大为阳，紧为阴，是阴阳俱盛，为阳中有阴，所以紧弦数弦，皆可下之矣。

论曰：经谓任脉为病，男子内结七疝，乃血分为病也。督脉为病，少腹上冲心痛，不得前后，为中疝者，风之为病也。邪客足厥阴之络，令人卒疝暴痛者，燥淫所胜也。肝所生病，为狐疝，丈夫㿗疝者，风湿流于筋也。三阳为病，发寒热，传为㿗疝，乃子母相乘之病也。足阳明筋病，㿗疝，腹筋急者，湿热流筋之合病也。心脉急而病名心疝，少腹当有形，乃心移寒于小肠也。心脉微滑为心疝，引脐小腹鸣者，心移风于小肠也。肝脉滑甚，为疗㿗疝，风之为病也。脾脉微大，为疝气，风热为病也。滑甚为㿗癃者，风入于血也。涩甚为肠㿗者，脾移湿于肠也。微涩为内㿗者，湿邪盛也。多下脓血者，肠澼之类也。肾脉滑甚，为癃㿗者，风湿传于肾也。阳明司天，丈夫㿗疝，妇人少腹痛者，燥淫所胜于肝也。而妇人无睾丸可征，故少腹肿痛，则为疝矣。太阴在泉者，湿流于下也。太阳在泉皆为疝，少腹控睾，引腰脊上冲心者，寒淫所胜也。少腹控睾引腰脊，上冲心，邪在小肠，连睾系，属于脊者，寒胜移于腑也。以上诸条，总不出风寒六邪，侵入少腹气血，有形而为总司，《灵》《素》尽之，本经故不再陈，而独补其脉，与风寒入于肝肾无形而痛者为寒疝，但有表里传乘之变。如瘦人绕脐痛，乃风乘大肠之病也。

---

① 以水二升：《金匮要略方论》作“以蜜二斤”。

② 疑是煎之：此四字原在“之”前，据文义改。

腹痛脉弦而紧者，寒风乘脾也。腹中痛及胁痛者，肝脾俱病也。腹中痛，逆冷，手足不仁者，表里皆病也。用乌头煎、当归生姜羊肉、乌头桂枝诸汤，总属温经散邪而为大法。又分脉数弦者为风寒，肝肾内实而当下，脉紧大而迟者，为阳虚阴盛而当温。脉大而紧者，为阴阳邪正俱盛，阳中有阴而寒实，疝证繁多，是非一言可尽，欲求其备，当与《内经》《金匮》合参则备。

附方

外台乌头汤，治寒疝腹中绞痛，贼风入攻五脏，拘急不得转侧，发作有时，使人阴缩，手足厥逆。方见上。

风寒内入肝肾，乘侮于脾，腹中绞痛，而贼风伤于五脏，皆可致病，故谓入攻五脏。邪入于经，则拘急不得转侧，由肝脉循阴器，使人阴缩，乘郁胃气不伸，手足厥冷，故用乌头驱散脏腑风寒，恐其过燥急烈，以蜜和中而润之。

外台走马汤，治中恶心痛，腹胀大便不通。

中恶之证，俗谓绞肠乌痧，即臭秽恶毒之气，直从口鼻入于心胸肠胃脏腑，壅塞正气不行，故心痛、腹胀、大便不通，是为实证，非似六淫浸入，而有表里虚实清浊之分，故用巴豆极热大毒，峻猛之剂，急攻其邪，佐杏仁以利肺与大肠之气，使邪从后阴一扫尽除，则病得愈。若缓须臾，正气不通，营卫阴阳，机息则死，是取通则不痛之义也。

巴豆二枚（去皮心，熬）　杏仁二枚

上二味，以绵缠，槌①令碎，热汤二合，捻取白汁饮之，当下，老小量之。通治飞尸鬼击病。

外台柴胡桂枝汤，治心腹卒中痛者。

心腹卒中痛者，由风邪乘侮脾胃者多，而风气通于肝，故用柴胡、桂枝提肝木之气，驱邪外出，白芍以疏土中之木，甘草、人参调养脾胃之气，以半夏消痰，黄芩能清风化之热，姜、枣宣通营卫，俾微汗出而病即愈。予以此方每于四时加减，治胃脘心腹疼痛，功效如神。

柴胡四两　黄芩一两　人参一两半　半夏六枚　大枣六枚　生姜一两半　甘草一两　桂枝一两半　芍药一两

上九味，以水六升，煮取三升，温服一升，日三服。

① 槌：同“捶”。

宿　食论五条　方一首

问曰：人病有宿食，何以别之？师曰：寸口脉浮而大，按之反涩，尺中亦微而涩，故知有宿食，大承气汤主之。脉数而滑者，实也，此有宿食，下之愈，宜大承气汤。方见痉。

此以脉辨宿食，有虚实也。经云：五脏六腑之气味，皆出于胃，变见于气口。此寸口脉浮而大，乃胃气充溢之象。按之反涩，尺中亦微而涩，即知胃中阳气过盛，营虚所致。恐津精血液，转盻①涸竭，愈难开解，故当大承气汤下之矣。数为阳盛，滑为阴气有余，乃血实气壅，水谷为病，然数滑为实，当以味厚荡涤，则宿食能去，谓下之愈。

下利不欲食者，此有宿食也，当下之，宜大承气汤。

此伤食而致下利也。骤伤宿食，停滞胃中，壅遏升降之机不转，肠中水谷不分而下奔则利。宿食在胃，故不欲食，必当攻去宿食，利得止而即欲食，故宜大承气汤。若脉见浮洪无力，或胃家虚热，禁口不欲食者，又不可拘用此法矣。

宿食在上脘，当吐之，宜瓜蒂散。

此骤食停滞胃之上脘也。食壅上脘胸膈之间，脾气不得转输，当遵《内经》高而越之之法，用瓜蒂、香豉、赤小豆煎汤，涌吐，其邪立解矣。

瓜蒂散

瓜蒂一分（熬）　赤小豆一分（熬）

上二味，杵为散，以香豉七合，煮取汁，和散一钱匕，温服之。不吐者少加之，以快吐为度而止。

脉紧如转索无常者，宿食也。

此寒食伤胃之脉也。经云：气口紧盛伤于食。此转索无常，即紧脉见于右手之寸关也。然胃虚气弱，寒食伤之，壅逆营卫阴阳，邪正相搏，脉如转索无常为紧，知伤宿食，若非寒食，则是胃受寒邪而致宿食也。

脉紧头痛风寒，腹中有宿食不化也。

此外感风寒以致宿食也。寒邪伤表，表里营卫气郁不行，以致未病先食之物停搁而不传化。曰脉紧头痛风寒，腹中有宿食不化，不必消食，但行解表散邪，食自化矣。尝见时流，一遇感冒，不别证之表里，胃之虚实，发表

---

① 转盻（xì）：转眼，喻时间短促。

剂中杂投消导，先虚胃气，邪陷致剧，病死不救，曷胜悲夫。

论曰：饮食于胃，全赖胃气充和，脾营纯粹，则无停搁之患。若伤脾胃气血津液，而食不传化，则病宿食矣。所以《金匮》以寸口脉浮而大，按之反涩，尺微而涩，乃辨气盛血虚之诊，脉数而滑，血实气壅之征，一实一虚，而示气血虚实，致病之因也。脉紧转索无常，乃寒食伤于胃，下利不欲食者，因食而致利，宿食在上脘者，邪实于上也，然宿食在胃则一，当分气血、虚实、寒热、表里、上下，而为治病之常。但脉紧头痛，是因风寒郁遏表气，以致内食不行，不可与宿食同论。本经虽有承气、瓜蒂吐下诸法，若稍涉虚者，必以补卫养营而兼化滞，则圆机在我，慎勿胶柱鼓瑟而治病也。

卷十一

五脏风寒论十九条　方二首

肺中风者，口燥而喘，身运而重，冒而肿胀。

此言风寒中脏之证，补《灵》《素》之不足也。肺与大肠为表里，风中于肺，相连大肠之气亦逆，而大肠主津，逆则津液不能上供于口，故口燥。肺气壅逆则喘。风主上行，又主掉眩，上盛下虚，故身运而重。气郁不行，冒而肿胀也。

肺中寒，吐浊涕。

此寒凝津液之病也。肺脏属凉，寒中于肺，以寒从凉，肺气敛而壅逆，通调失职，津液不布，化为浊涕而吐也。

肺死脏，浮之虚，按之弱如葱叶，下无根者，死。

经云：厌厌聂聂，如落榆荚，上下轻浮而软，为肺平。此浮之虚，按之弱如葱叶，下无根者，是有浮上之气，而无下翕之阴，阳无阴摄而离散，即经谓：如风吹毛，曰肺死。

肝中风者，头目瞤，两胁痛，行常伛，令人嗜甘。

肝脉循督脉会于巅，开窍于目，风入于肝，其性上摇，故头目瞤。邪正相搏，则两胁痛。伛者，伛偻①之状也，肝主筋，而膝为筋之府，肝脏受邪，精不输于筋膝，筋枯不伸，故行常伛。木盛乘吸胃中津液，胃虚求救，令人嗜甘也。

肝中寒者，两臂不举，舌本燥，喜太息，胸中痛，不得转侧，食则吐而汗出也。

此肝受微寒，与秋燥同治也。肝受寒邪乘脾，脾郁则肺气亦郁不升，所以两臂不举。肝脉循喉咙之后，上入颃颡②，挟舌本，邪郁经隧，津不至喉则

① 伛偻（yǔ lǚ）：驼背。

② 颃颡（háng sǎng）：为咽上上腭与鼻相通的部位，亦即软口盖的后部，相当于鼻咽部。

舌本燥。然肝郁则胆气不伸，故喜太息。母邪上逆于心，则胸中痛。肝之经络自病，所以不得转侧。木郁无暇疏通稼土，则胃不受食，食则吐。母邪临子，故汗出也。

肝死脏，浮之弱，按之如索不来，或曲如蛇行者死。

肝属木而主温，其脏藏血，经谓微弦，轻虚而滑，为肝平。此见浮之弱，是阳气不足，阴邪有余也。微阳不能鼓动于脉，故按之如索不来，乃阳虚不能前导，努力奔挣。为曲如蛇行，即经谓：新张弓弦，曰肝死。

肝着，其人常欲蹈恐是掐字。其胸上，先未苦时，但欲饮热，旋覆花汤主之。臣亿等校诸本，旋覆花汤方皆同。

此肝邪痹于血分也。气分受邪，而传于血，血涩不利而痹，谓之肝着，如胸痹之类。第胸痹，是上焦阳虚受寒，此肝虚受风，较之胸痹痛而不甚也。肝脉属肝络胆，上贯膈，布胁肋，循喉咙，邪气随经注逆胸膈，营卫不利，郁闷胀疼，常欲掏其胸上，以舒痹着。然其邪乃举止有时，或阳明燥胜而发，或厥阴风胜则息，故曰先未苦时，即将发未发之时，邪欲凌胃，所以但欲饮热，助其胸胃之阳，冲开肝着之气，则痛胀少疏，经谓厥阴之胜，胃鬲如寒之义也。故用旋覆花，咸温软坚散结，以葱助其驱风而下饮逆，新绛引入血分宣血，俾血行则风灭，着自开矣。

心中风者，翕翕发热，不能起，心中饥，食即呕吐。

此心之经络受风也。心为君火，风中经络，风火相煽，邪向于表，则翕翕发热，翕翕者，若短羽之鸟，几几而热也。心为一身之主，病则主不明十二官危，故不能起。风火合扰于胃，则心中饥。子母气逆，食即呕吐矣。

心中寒者，其人苦病，心如啖蒜状，剧者心痛彻背，背痛彻心，譬如虫注，其脉浮者，自吐乃愈。

此经络受寒也。心为君主之官，神明出焉，若邪中心，则为真心痛，顷刻而死矣。此微寒客于经络，内郁心火，胸中嘈搅麻辣为苦，故喻心如啖蒜状。剧者，邪气盛而郁搏为痛，经俞相引，所以心痛彻背，背痛彻心，即经谓寒气客于背俞之脉，其俞注于心，相引而痛也。若缓者，邪正缠绵而不甚痛，譬如虫注，绵绵不绝矣。脉浮者，乃受风邪所致，风欲上出，而非寒郁，所以自吐即邪去乃愈。

心伤者，其人劳倦，即头面赤而下重，心中痛而自烦，发热，当脐跳，其脉弦，此为心脏伤所致也。

此辨心气内伤多而风寒少也。心伤则主不明，十二官危，故人劳倦，心既受伤，神气不摄，火反上升，故头面赤而下重。内郁则心中痛而自烦。然心虚则火越于外，所以发热。心虚不治，水欲上陵，故当脐跳。子盗母气，其脉见弦，乃心脏受伤所致也。

心死脏，浮之实如麻豆，按之益燥疾者死。

心主脉，而气为阳，血为阴，气血流利，脉亦润泽，则心无病，经谓如循琅玕，曰心平。此浮之实如麻豆，乃失润泽之气，纯是狂阳躁急，按之益躁疾者，阴亦急烈无抵，阴阳俱盛，正气败绝，所以主死。

邪哭恐是入字使魂魄不安者，血气少也。血气少者，属于心，心气虚者，其人则畏，合目欲眠，梦远行而精神离散，魂魄妄行。阴气衰者为颠①，阳气衰者为狂。

此明颠狂同属于心，但有气血之分也。心为君主之官，神明出焉，但气为阳，血为阴，气血虚而六淫感入，则为癫狂。或无外邪侵入，即是他脏之气厥逆乘心，亦能为病，所以总谓邪入使魂魄不安。盖心主血，而血气少者，皆属心虚，若心气虚，则神识不敛，其人则畏，合目欲眠，梦远行，精神离散，魂魄妄行，因心之血虚，而阳神不守散越故耳。经云：邪之所凑，其气必虚。而虚者受邪，若心阴之虚，他脏之阴乘于血分，阴凝气滞，厥逆气喘，眴仆痰涎，神识昏冒，所谓阴气衰者为颠，即重阴而为癫痫是也。若心阳之虚，则他脏之阳乘于气分，阳邪炽盛，暴烈躁急，踰垣上屋，妄言骂詈，所谓阳气衰者为狂，即重阳者，为狂是矣。

脾中风者，翕翕发热，形如醉人，腹中烦重，皮目瞤瞤而气。

此子虚就母为病也。火土而为子母，贼邪伤脾，子邪乘母，故翕翕发热。夫脾主四肢，而又主困，风入于脾，气郁不行，四肢怠惰，故形如醉人。然外风内湿相合，气滞于内，则腹中烦重。气虚不达于肌肉，皮目则瞤瞤。母病子虚，肺金无赖，故短气也。

脾死脏，浮之大坚，按之如覆杯，洁洁状如摇者死。

论曰：此五脏中风中寒之“中”字，须要看得活变，即小邪中里，四时感冒，脏受风寒，本经自病现证而言，毋做风痱中风之谓也。但脾中寒，肾中风、中寒乃因脱简，无文可补，予拟《伤寒论》中，太阴自利不渴而补为寒，少阴黄连阿胶汤证补为中风，通脉四逆汤证补为中寒，不识以为何如。

经谓和柔相离，如鸡践地，应不浮不沉，不疾不迟，为脾之平脉。若浮之大坚，是阳邪过强，按如覆杯，阴邪亦盛，经谓重强是矣。洁洁状如摇者，乃邪盛正虚，阴阳奔迫欲脱之象，即经谓锐坚曰脾死。

① 颠：同“癫”。下同。

趺阳脉浮而涩，浮则胃气强，涩则小便数，浮涩相抟，大便则坚，其脾为约，麻仁丸主之。

此诊趺阳则知胃腑与脏病也。浮属胃阳邪盛，为胃气强。涩属脾阴血虚而津液不足，脾胃受邪下逼膀胱，故小便数。然脾血既衰，阳气过盛，约束胃中津液不濡肠间，为浮涩相抟，大便则坚。因脾约束，胃津不濡，故曰其脾为约。所以麻仁、芍药生养脾血而润肠胃之燥，大黄、枳、朴、杏仁下气宣行阴分之结，因阴虚津涸，不宜峻涤，故以丸药缓攻耳。

麻仁丸

麻仁二升　芍药半斤　大黄一斤　枳实一斤（炙）　厚朴一尺（去皮）　杏仁一升（去皮尖，熬别作脂）

上六味，末之，炼蜜和丸桐子大，饮服十丸，日三服，渐加以知为度。

肾着之病，其人身体重，腰中冷，如坐水中，形如水状，反不渴，小便自利，饮食如故，病属下焦，身劳汗出，衣里冷湿，久久得之，腰以下冷痛，腹重如带五千钱，甘姜苓术汤主之。

此寒湿浸淫肾之经络病也。腰为肾府，寒湿浸淫于腰，痹着肾之经络，气血不得转运，故身体重，下连带脉，则腰中冷，如坐水中，形如水状，名曰肾着。而脏腑胸腹之里无病，所以反不渴，小便自利，饮食如故，病属下焦肾部，躯壳受邪也。此因身劳汗出，得之衣里冷湿，而湿为阴邪，痹于下焦，阳郁不得轻跷，邪应于外，则腰以下冷痛，内应则腹重如带五千钱，以甘、术、姜、苓温经健脾，导湿而清其源，则不治肾而着自愈矣。

甘姜苓术汤

甘草二两　白术二两　干姜四两　茯苓四两

上四味，以水五升，煮取三升，分温三服，腰中即温。

肾死脏，浮之坚，按之乱如转丸，益下入尺者，死。

肾以精血为体，脉宜沉实而滑，反见浮坚，乃阴水全亏，阳泛于上也。按之乱如转丸，则阴阳邪正奔迫，将欲散脱矣。益下入尺者，阴绝阳陷不至，以故主死。

问曰：三焦竭部，上焦竭，善噫，何谓也？师曰：上焦受中焦气未和，不能消谷，故能噫耳。下焦竭，则遗溺失便，其气不和，不能自禁制，不须治，久则愈。

此上下二焦病，从中焦后天而致也。经云上焦如雾，下焦如渎，中焦如沤。沤者，就如水之与泡相连为一，诚有阴阳之分，而泡为阳，水为阴，泡之下水之上，即是中焦分出上下二焦，阴阳平半矣。经谓食入于胃，长气于阳。故上焦之气，全赖中焦胃气冲和，则能生长上下二焦之气。曰上焦受中焦气，若中焦胃病，阴阳未和，不能消谷，而长气于上焦，浊邪反冲于心，心不受邪，故能噫耳。若胃中浊湿下流肾间，胃关不阖，不能自禁制，遗溺失便矣，所以不须治其上下二焦，须调中焦，以待气和，则二焦之病自愈，若果属上下二焦自病，何云不须治耶。

师曰：热在上焦者，因咳为肺痿。热在中焦者，则为坚。热在下焦者，则尿血，亦令淋闭不通。大肠有寒者，多鹜溏。有热者，便肠垢。小肠有寒者，其人下重便血，有热者必痔。

此分上、中、下三部治病也。心肺居上为上焦，邪热在上，势必刑金，肺热叶焦，因咳而为肺痿。夫中焦乃脾胃所主，邪热在中，与燥屎痰饮相结，而成痞满、消瘅、鼓胀之类，谓之坚也。盖下焦，肝肾膀胱大小肠所主之处，或肾水虚衰，热陷下焦，则尿血淋闭不通。或大肠受寒传道失职，水谷混杂不分，而为鹜溏，鹜乃鸭也，盖鸭乃一生无干粪，水屑相杂，故为鹜溏。若热邪陷于大肠，蒸腐津液，化而为脓，故便肠垢，或小肠受寒，寒凝血滞，而血不上升，故下重便血。有热者，湿热流于大肠，而注于肛，湿火刑金，故必痔也。

积　聚论二条

问曰：病有积、有聚、有槃气，何谓也？师曰：积者，脏病也，终不移，聚者，腑病也，发作有时，展转痛移，为可治，槃气者，胁下痛，按之则愈，复发为谷气。

此腹中痛疾，大概有三：曰积，曰聚，曰槃气也。仲景自下注曰：积者脏病。积因风寒暑湿感于脏阴，并挟痰饮气血，凝结成块，黏着一处，故终不移，而为积，难治也；聚者，腑受六淫，邪正抟聚，隐伏不定，随气流动，发作有时，展转痛移，无形相依为聚，故为可治；槃气者，由于胃气不充，食入于胃，清浊不分，凝积胁下成块，邪正相搏而痛，以手按之气散则愈，手起邪气复聚而复痛，是为谷气之验也。

诸积大法：脉来细而附骨者，乃积也。寸口，积在胸中。微出寸口，积在喉中。关上，积在脐旁。上关上，积在心下。微下关，积在少腹。尺中，积在气冲，脉出左，积在左；脉出右，积在右；脉两出，积在中央。各以其部处之。

此积脉分部位而定治也。外感风寒，与痰饮凝结脏气成积，而脏真之气，不充于经，脉则来细。积气沉郁于内，故附骨也。然积之一证，非尽有形，或六淫之气侵入于内，不挟痰食，附于空处，亦可为积，尝见积聚之脉，有沉迟紧缓滑涩弦数，又当以寒热虚实之别，不尽细而附骨也。盖寸口主上，经谓上竟上者，胸喉中事也。脉见于寸，积在胸中。微出寸口，即寸上微出分许，积在喉中。关上乃阴阳交界，所以积在脐旁。关前主阳，而上关上，故在心下，微下关，乃交于阴，积在少腹。而尺居纯阴之位，积在气冲，然脉出左手，气应于左，积居在左；脉出右手，气应于右，积居在右；脉出两手，乃营卫气血交会于中，虚而受邪，故积在中央。若见左右、中央、上下之积，即当以其部位而处治也。盖《灵》《素》有玄癖、肠覃、伏梁、息奔、肥气、奔豚、痞块，名状悉具，仲景不复重出，但补其脉耳。

卷十二

痰　饮论二十一条　方十一首　附方一首

问曰：夫饮有四，何谓也？师曰：有痰饮，有悬饮，有溢饮，有支饮。

此以四饮为饮病之大纲也。痰饮起于胃中，溢出胃外，上下左右脏腑表里，随其虚处受病，非仅痰饮、悬饮、溢饮、支饮，可尽其名，所以下出诸条而互明也。

问曰：四饮何以为异？师曰：其人素盛今瘦，水走肠间，沥沥有声，谓之痰饮。饮后水流在胁下，咳唾引痛，谓之悬饮。饮水流行，归于四肢，当汗出而不汗出，身体疼重，谓之溢饮。咳逆倚息，短气不得卧，其形如肿，渭之支饮。

此四饮之由而兼证也。四饮虽殊，其源同出于胃。《内经》总谓溢饮者，渴暴多饮，而溢入肌皮肠胃之外也。又谓饮入于胃，游溢精气，上输于脾，脾气散精，上归于肺，通调水道，下输膀胱，水精四布，五经并行。如是则津液布于周身，气血充于肌肉，而无痰病矣。脾虚失其常度，而脾不散精，肺不通调，水精不布，津液水饮化为痰饮，则五脏失受胃济，真气不充于肌肉，所以其人素盛今瘦。若痰饮从胃下流于肠，如水走肠间，沥沥有声，经谓溢入于肠也。饮后水流在胁下者，乃次积于胃，腠理不密，如汗漐漐，横溢胃外，流于胁下，而为悬饮，悬饮者，犹物悬挂其处之义也。胁乃阴阳之道路，悬饮阻抑往来之气，咳则气吸吊动于胁，咳唾则引痛矣。盖脾肺之气不能转运，饮水流行，泛于四肢皮肤肌肉之间，即当汗出而散，设不汗出，疑逆经隧，身体疼重而为溢饮，经谓溢入肌皮是也。若溢出于胃，从下注上，贮于胸膈之间，壅遏肺气上逆，而内则咳逆倚息，短气不得卧。外应皮毛，肺气壅而不行，则如肿，故为支饮也。

水在心，心下坚筑，短气，恶水，不欲饮。水在肺，吐涎沫，欲饮水。水在脾，少气身重。水在肝，胁下支满，嚏而痛。水在肾，心下悸。

此邪气壅逆致饮也。饮之为病，《内经》但言溢入肌皮肠胃之外，仲景推广其义，曰肠间，曰胁下，曰四肢，曰胸膈，及于五脏，要知各随虚处现证，无所不至矣。或谓脾气不运，津液化为痰饮，但言其常，有五脏气虚，邪袭成痰，言其变也。若包络膻中，宗气虚而痰饮随虚上溢，贮于胸中，或邪实不宣，抑郁心火，火不能降，水欲上陵，而不能升，水火相持，故心下坚筑如痞气之类。阻抑呼吸不利则短气，第水为心贼，故恶而不欲饮也。

肺主呼吸，行营卫而布津液，虚则通调失职，水饮反溢于肺，实则气壅不宣，津化为痰，随气上溢，故吐涎沫，涎沫去而肺热虚燥，故欲饮水而润之。

脾具乾健之阳，为生化之源，与胃行其津液，虚则水饮不行，反积在脾；实则痰壅，而脾气不运，五脏无赖则少气，阴湿滞而阳气郁，故身重也。

肝经布于两胁，与胆为表里，肝虚则胆亦虚，东方生气不升，津化为饮，反流胁下；实则生气不升，痰阻经隧，胁下支满，然嚏则气促于胸，故痛也。

肾为胃关，相火寄之而为决渎，肾气虚实，关门皆致不利，饮反流肾，肾阴盛而欲上陵心，君主不宁，心下悸也。

夫心下有留饮，其人背寒，冷如掌大。留饮者，胁下痛引缺盆，咳嗽则辄已。胸中有留饮，其人短气而渴，四肢历节痛，脉沉者，有留饮。

此三条互明饮随虚处而入也。心下即胸膈之间也，背为胸之腑，全赖宗气宣布，令胸中旷若太虚，其或气虚，则心下之留饮溢于胸中，偏着于背，阻抑肾督二脉不升，则胸背不温，故背寒冷如掌大。

饮流胁下，郁遏厥阴经气不宣，故痛引缺盆，然咳嗽则气往上提，提通缺盆胁下之气，则辄已，此复补悬饮之未备耳。

饮留胸中，偏阻肺之呼吸不利，其人则短气。心火不能下降，而反上灼喉舌则渴。壅逆肺之治节，周身气不宣行，痰饮横流于四肢关节，为历节痛，此明支饮，甚则变为溢饮矣。盖留饮乃气郁水积，故谓脉沉者有留饮也。

膈上病痰，满喘咳吐，发则寒热，背痛腰疼，目泣自出，其人振振身瞤剧，必有伏饮。

此伏饮招邪发病也。肺与膀胱为子母，其气呼吸相通，然太阳之气上贯于胸膈，太阴之气下达于膀胱，二气不利，则次留胸膈，以致阳腠不密，内饮而招外邪袭入，内外合邪，壅逆肺气，则膈上病痰满喘咳。但膀胱外受其邪，发则吐而寒热，背痛腰疼，目泣自出。而招邪发病，乃因痰湿阴胜而致卫阳气泻，所以其人振振身瞤剧，故曰必有伏饮。

夫病人饮水多，必暴喘满，凡食少饮多，水停心下，甚者则悸，微者短气。脉双弦者寒也，皆大下后虚，脉偏弦者饮也。

此外感停水成饮也。邪热乘脾，脾肺困极，故饮水多。转输失职，则水停心下。入脾射肺，必暴喘满。脾虚胃热，则食少饮多。甚者，气弱不化，反挟肾阴凌心，则悸。微者，但阻肺气不利，而为短气。盖水停由于大下伤脾，阳不运化，以致水泛木浮，故脉双弦，弦者，减也，乃胃阳气减，故为寒也。如双弦之脉，非不属饮，乃伤脾阳，水泛于脾，当救阳气为急，故不言饮而言寒。偏弦乃属木火炽旺，火炎土燥而生热痰，即当平肝逐饮，故谓饮也。

肺饮不弦，但苦喘短气。支饮亦喘而不能卧，加短气，其脉平也。

此明肺饮、支饮，脉不弦也。痰饮之源，由于木盛制脾，不与胃行津液，化而为饮，故脉见弦。此因肺气自伤，通调失职，不能布散津液，化为痰饮，存贮胸膈，阻抑呼吸，肺气不得升降，苦喘短气，不因木旺乘脾致饮，故脉不弦，乃指水在肺之脉也。支饮因上焦宗气虚而脾上不温，津液化为痰饮，随虚上溢胸中，壅逆宗肺胃气不得升降，喘不能卧，而加短气，亦不由木邪乘土，故脉平而不弦，即水在心是也。

病痰饮者，当以温药和之。

此言痰饮属阴，当用温药也。脾失健运，水湿酿成痰饮，其性属湿而为阴邪，仲景阐发岁土太过，湿淫于内，治以苦热之旨，故当温药和之，即助阳而胜脾湿，俾阳运化湿自除矣。

心下有痰饮，胸胁支满，目眩，苓桂术甘汤主之。

此出支饮之方也。心下痰饮由于清阳不运，肝肾之阴，反溢于上，津液化痰，贮于胸膈，则胸胁支满目眩。方用桂枝辛温和营卫而通阳气，甘草、白术健脾燥湿而治风眩，水湿同类，所以茯苓泻肾而伐痰饮之源，故方后云服之“小便则利”。

苓桂术甘汤

茯苓四两　桂枝三两　白术三两　甘草二两

上四味，以水六升，煮取三升，分温三服，小便则利。

夫短气有微饮，当从小便去之，苓桂术甘汤主之，肾气丸方亦主之。方见妇人杂病中。

此治微饮出方也。呼出心与肺，吸入肾与肝，若心肺阳虚不运，微饮畜于心下，呼气不得归源而短气者，用苓、桂通阳渗湿，术、甘培脾转运输渗，微饮自从小便而去。盖少阴为枢，肝肾阳虚，开阖失职，水饮下流于肾，阻抑吸气，不归于肾而短气者，当以肾气丸益火之源，俾阳机健运，开阖有权，清浊分而微饮自从小便而去，故肾气丸亦主之，即水在肾之正方也。要知苓桂术甘治脾虚水泛为的，肾气丸阴阳开阖有权，乃治肾虚湿淫。此为二大法门也。

病者脉伏，其人欲自利，利反快，虽利，心下续坚满，此为留饮欲去故也，甘遂半夏汤主之。

此伏饮之方也。留饮壅积心下，阴霾阳郁，以致营卫不利，经隧不通，脉则伏矣。然阳气虽被阴邪所困，或时努力伸舒，伏饮无所容聚，故欲自利。而利去痰饮，心胸即觉反快，第阳气偶得伸舒而自利，然终不能恒敌其阴，所以留饮虽去，而不能尽除，仍复心下续坚满。故当乘其阳气转动之机，以半夏涤饮，芍药收阴，但甘草与甘遂相反，用之何也？盖痰饮结伏，心下坚满，所以借其反乱之势，而居掇正之功，努力分争，俾伏饮无地可容，划尽坚磊之根，胸中即得太虚之旷，可为鹬蚌相争，渔翁得利。恐急烈太骤，致伤真气，以蜜和之，而制其毒。

甘遂半夏汤

甘遂大者三枚　半夏十二枚（以水一升煮取半升，去滓）　芍药五枚　甘草（如指大一枚，炙。一本无）

上四味，以水二升，煮取半升，去滓，以蜜半升和药汁，煎取八合，顿服之。

脉浮而细滑，伤饮。脉弦数，有寒饮，冬夏难治。脉沉而弦者，悬饮内痛，病悬饮者，十枣汤主之。

此饮脉有寒热表里之分也。津液化饮而不化血，经脉无济，故脉浮细滑，盖滑属阴气有余而为水象，见浮细之中而带滑，为伤饮也。脉弦数者，木火过盛，土郁不伸，水湿不流，化而为饮，饮乃属阴，故为寒饮。若冬月脉应沉静而反弦数，夏月阳气旺而反得水湿之饮，脉证与时相违，曰冬夏难治。沉为水郁于里，弦主卫气不行，津液凝滞，化而为饮，流注胁下，故为悬饮，饮阻阴阳道路之气不宣，则内痛也。是以十枣调固脾胃而运水湿，大戟、芫花、甘遂，共逐脏腑经络之痰饮，俾饮去则元气自复，所以不畏其峻，即水在肝之主方也。

十枣汤

芫花（熬）　甘遂　大戟各等分

上三味捣筛，以水一升五合，先煮肥大枣十枚，取八合，去枣，内药末，强人服一钱匕，羸人服半钱，平旦温服之。不下者，明日更加半钱，得快之后，糜粥自养。

病溢饮者，当发其汗，大青龙汤主之，小青龙汤亦主之。

此出溢饮之方也。溢饮者，风寒伤于胸膈，表里气郁不宣，则饮水流行，归于四肢，皮肤肿满，当汗出而不汗出，身体疼重，此表里风寒两伤，偏于表寒多者，故以麻桂二汤去芍药加石膏为大青龙，并驱表里之邪，石膏以清风化之热，使阳气通，而邪从汗解，饮从下渗。或因寒邪而偏伤于内，脾胃气逆，痰饮溢出躯壳肌肉之间，浮肿疼重者，当以小青龙汤逐痰解表，使内外之饮，无地可容，故小青龙亦主之。

大青龙汤

麻黄六两（去节）　桂枝二两（去皮）　甘草二两（炙）　生姜三两　杏仁四十个（去皮尖）　大枣十二枚　石膏（如鸡子大，碎）

上七味，以水九升，先煮麻黄，减二升，去上沫，内诸药，煮取三升，去滓，温服一升，取微似汗，汗出多者，温粉粉之。

小青龙汤

麻黄三两（去节）　甘草三两（炙）　桂枝三两（去皮）　芍药三两　五味半升　干姜三两　半夏半升　细辛三两

上八味，以水一斗，先煮麻黄，减二升，去上沫，内诸药，煮取三升，去滓，温服一升。

膈间支饮，其人喘满，心下痞坚，面色黧黑，其脉沉紧，得之数十日，医吐下之不愈，木防己汤主之。虚者即愈，实者三日复发，复与不愈者，宜木防己汤去石膏加茯苓芒硝汤主之。

此风寒并举而出治法也。风寒入内，阻遏脾肺之气，津液不行，化为痰饮，凝塞胸膈，射肺则喘满，寒凝心下而为痞坚。肾邪上应，其色黑，即鼻头色微黑，有水气之义也，所以甚者面色黧黑。其脉沉紧者乃寒入于营之脉，邪机内向，所以吐下之而不愈。而医者不识风寒两邪，单用木防己汤，然而防己味辛气温，能散留饮结气，又主肺气喘满。石膏辛甘微寒，主心下逆气喘急，而清风化之热，人参消膈饮而补心肺不足，以桂枝辛热通血脉开结气而驱风。此但治其风，若风邪壅逆气分者，服之风去即愈，谓虚者即愈。若挟寒邪入于血分，深连下焦，第风去而寒实未除，虽愈，故三日复发，所以复与木防己汤而病不愈，故就以此汤去石膏气分之药，加芒硝，入阴以开痰结，驱逐病根，茯苓以伐肾邪，兼泻心下之痞耳。

木防己汤

木防己三两　石膏（鸡子大）十二枚　桂枝二两　人参四两

上四味，以水六升，煮取二升，分温再服。

木防己去石膏加茯苓芒硝汤

木防己二两　桂枝二两　茯苓四两　人参四两　芒硝三合

上五味，以水六升，煮取二升，去滓内芒硝，再微煎，分温再服，微利则愈。

心下有支饮，其人苦冒眩，泽泻汤主之。

此即水在心之主方也。心脾阳气不振，津液水湿，混化为饮，上溢胸膈，膈火上焰，故苦冒，水流入肝，则眩也。所以白术健脾燥湿，使水不聚化痰而上逆，泽泻味咸入肾，以泻水饮之源，俾支饮去而眩冒自止。

泽泻汤

泽泻五两　白术二两

上二味，以水二升，煮取一升，分温再服。

支饮胸满者，厚朴大黄汤主之。

此胸满上焦病也。厚朴大黄，即小承气汤，原为疏涤伤寒气分无形热结而设，此支饮胸满，性属浊阴而溢上焦，当以温药和之，设误以小承气中焦寒润之药而治上焦之满，则诛伐无过，增害不浅。或因外感热邪，传于胃腑，燥烁津液，饮水过多而成支饮胸满，用之通其热结，俾支饮自化。若脉双弦，又不可用。予窃思非仲景本意，编书者误也。

厚朴大黄汤

厚朴一尺　大黄六两　枳实四枚

上三味，以水五升，煮取二升，分温再服。

支饮不得息，葶苈大枣泻肺汤主之。方见肺痈中。

此支饮偏溢于肺也。支饮贮灌胸膈，上注于肺，气逆则呼吸难以通彻，故不得息。然急则治标，所以大枣养胃和中，葶苈以泻肺实，脾肺气通调，脾得转输，则支饮下渗，即水在肺之方也。

呕家本渴，渴者为欲解，今反不渴，心下有支饮故也。小半夏汤主之。

此支饮上溢而呕之方也。凡外邪上逆作呕，必伤津液，应当作渴，故谓呕家本渴，渴则病从呕去，谓之欲解。若心下有支饮，停蓄胸膈制燥，故呕而不渴，则当治饮。所以生姜散邪，半夏涤饮，呕自止矣。

小半夏汤

半夏一升　生姜半斤

上二味，以水七升，煮取一升半，分温再服。

腹满，口舌干燥，此肠间有水气，已椒苈黄丸主之。

此水走肠间沥沥有声之方也。大肠气虚，传道失职，则饮走肠间而作腹满，盖大肠主津，津因饮滞，亦化为饮，而不上供于口，故口舌干燥，谓肠间有水气也。然大肠受饮，肺气亦壅，不能通调水道，下达膀胱，故用葶苈先泻肺壅，使气下通，则传道得职，合大黄、椒目，以逐肠间之水从下而出，防己风湿并驱，共成涤饮之功耳。

己椒苈黄丸

防己　椒目　葶苈熬　大黄各一两

上四味，末之，蜜丸如梧子大，先食饮服一九，日三服，稍增，口中有津液，渴者，加芒硝半两。

卒呕吐，心下痞，膈间有水，眩悸者，小半夏加茯苓汤主之。

此病中卒然呕吐之辨也。若因他病致虚中上二焦之气，水蓄膈间，而挟外邪上逆，水亦随之欲出，故卒呕吐。邪挟痰饮持于心下，则心下痞，溢心则悸，流肝则眩。所以生姜散邪而止呕，半夏以消上逆膈间之饮，助以茯苓渗导饮湿下行，则痞结开而呕自止。此凡呕吐之主方也。

小半夏加茯苓汤

半夏一升　生姜半斤　茯苓三两（一云四两）

上三味，以水七升，煮取一升半，分温再服。

假令瘦人脐下有悸，吐涎沫而颠眩，此水也，五苓散主之。

此瘦人积饮，与肥人不同也。瘦人之体，肾水不充，木火素旺，脾阴必虚，火炎土燥，燥热气壅，胃关热闭，不得转输，胃湿下流，以合肾邪反来陵心，故脐下悸。胃中津液水饮，化为痰饮，逆上抵于口舌，故吐涎沫。饮郁火气不得下达，而反上冲，则作颠眩。然水蓄下焦，必使下出为顺，故以五苓宣导水湿，使从小便而去，肾水得以自宁。此水在肾，心下悸之方也。

五苓散

泽泻一两一分　猪苓三分（去皮）　茯苓三分　白术三分　桂枝二分

上五味，为末，白饮服方寸匕，日三服，多饮暖水，汗出愈。

论曰：痰乃邪郁气逆，津液所化，饮因邪郁外水内蓄而成，二者之质虽别，其治则一也。经谓溢饮者，渴暴多饮，溢入肌皮肠胃之外。一言包括妙义无穷，而《金匮》推广其义，曰四饮，曰五脏，曰背寒冷如掌大，胁下痛引缺盆，四肢历节痛，吐，发寒热，背痛腰疼，甚者则悸，微者短气，胸胁支满目眩，种种诸证，皆从胃中一源流出，但标现不同。故立苓桂术甘汤、肾气丸温药，以治寒邪致饮之本。甘遂半夏汤反剂，以治伏饮之标。十枣汤峻剂，以治悬饮内僻。大小青龙汤以治风邪而致饮溢于表。木防己汤凉剂，宣治风寒两感之热饮。泽泻汤渗剂，以治冒眩气虚之饮。厚朴大黄汤下剂，以治热结之停饮。葶苈大枣汤泻剂，以治痰实于肺。小半夏汤润剂，以治饮停上逆而呕。己椒苈黄丸通剂，以治肠间之饮。小半夏加茯苓平剂，以治呕痞眩悸。五苓散渗剂，专治下焦肾气郁闭之饮。而仲景以慧光普照，周遍表里脏腑，上下气血，虚实寒热诸法，示人临证，虽证变无穷，自能方变无穷，若以成方疗病，诚百病未有一二相恰其彀，当参方论之意，不可执用方论之方，凡病皆然，则为良工。

附方

外台茯苓饮，治心胸中有停痰宿水，自吐出水后，心胸间虚，气满不能食，消痰气，令能食。

脾虚不与胃行津液，水蓄为饮，贮于胸膈之间，满而上溢，故自吐出水后，邪去正虚，虚气上逆，满而不能食也，所以参、术大健脾气，使新饮不聚，姜、橘、枳实，以驱胃家未尽之饮，曰消痰气，令能食耳。

茯苓三两　人参三两　白术三两　枳实二两　橘皮二两半　生姜四两

上六味，以水六升，煮取一升八合，分温三服，如人行八九里，进之。

咳　嗽论十一条　方五首

此与肺胀痈痿之咳嗽不同，而肺胀痈痿，乃陡起之证，此因饮蓄相抟而咳，所以另立一门也。

久咳数岁，其脉弱者可治，实大数者死，脉虚者必苦冒，其人本有支饮，在胸中故也，治属饮家。

此当与前膈上病痰满喘咳之条参看，则合《金匮》之意，然列咳嗽于痰饮之后，乃因痰饮致咳而立言也。盖久咳数岁，是非虚劳咳嗽，乃脾肺素本不足，肺气滞而不利，津化为饮，上溢胸中肺叶空窍之处，即支饮伏饮之类。内之伏饮相招风寒袭人，内外合邪而发，世谓痰火，屡屡举发者是矣。然久咳必是邪正两衰，其脉故弱，脉证相应故为可治。实大数者，邪热炽盛，阴气大亏，甚者必造于亡，故主死也。脉虚者，乃上焦膻中宗气不布，痰饮浊阴上溢胸中，气逆上冲，所以苦冒，冒者，瞑眩黑花昏晕之类，因其人本有支饮，存蓄胸中，则当治其支饮，而咳自宁，故治属饮家。

咳家其脉弦，为有水，十枣汤主之。方见痰饮门。

此悬饮脉弦致咳，当治水也。木盛则脉弦，乘脾则致饮不消，为有水，水饮射肺则咳，因水致咳，故以十枣安和脾胃，大戟、芫花峻逐停蓄之水，俾水去则土强，而咳自止。

夫有支饮家，咳烦，胸中痛者，不卒死，至一百日或一岁，宜十枣汤。

此支饮而咳，当救阳也。上焦乃清阳主之，阳虚则支饮上溢胸鬲膻中，抑郁心火不得下通，反淫于肺，则咳烦胸中痛。饮拒胸间，清阳气乱，阳伤阴盛，故当卒死。其或阳气未至败绝，而不卒死，或至百日，或一岁，势必阴邪击剥阳气散脱则死，故用十枣汤急逐其邪，俾阳得攸宁，则咳烦自止，未必尽至于死也。

咳逆倚息不得卧，小青龙汤主之。方见痰饮中。

此表里合邪之治也。肺主声，变动为咳，胸中素积支饮，招邪内入，壅逆肺气，则咳逆倚息不得卧，是形容喘逆不能撑持体躯，难舒呼吸之状也。故用小青龙之麻桂甘草，开发腠理，以驱外邪从表而出。半夏细辛温散内伏之风寒，而逐痰饮下行。干姜温肺行阳，而散里寒。五味白芍以收肺气之逆，使表风内饮一齐而解。此乃寒风挟饮咳嗽之主方也。

青龙汤下已，多唾口燥，寸脉沉，尺脉微，手足厥逆，气从少腹上冲胸咽，手足痹，其面翕热如醉状，因复下流阴股，小便难，时复冒者，与茯苓桂枝五味甘草汤，治其冲气。

此下皆服小青龙汤，外邪解而里饮未除，扰动内阳之变也。表邪虽退，内饮未消，拒格胸间，心火不得下达，反刑肺金，则多唾口燥，犹如肺痿之类也。但饮为阴邪，而内僻则阳气衰微，故寸脉沉，下焦阳微，故尺脉微，而手足厥逆。因服青龙散剂扰乱下焦虚阳，即随冲任之脉，厥而上行，故气从少腹，上冲胸咽。至于手足痹而不用，真阳以挟胃热上冲，其面翕热如醉状，冲气复反下流阴股，不归肾间，而行决渎，故小便难。冲气往返，扰动胸中留饮，则时复冒，故易桂、苓以逐冲气归源，五味收敛肺气之逆，甘草安和脾胃，不使虚阳上浮，此乃救逆之变方也。

桂苓五味甘草汤

桂枝四两（去皮）　茯苓四两　五味子半升　甘草三两

上四味，以水八升，煮取三升，去滓，分温三服。

冲气即低，而反更咳，胸满者，用桂苓五味甘草汤去桂，加干姜、细辛，以治其咳满。

此冲气低而更咳之方也。肺中伏匿之寒为饮所滞而未散，故服茯苓桂甘五味，冲气虽低而更咳胸满，所以去走表之桂枝，加干姜、细辛，气雄纯阳，入肺散寒而治咳满。

去桂加姜辛汤

茯苓四两　五味子半升　甘草三两　干姜三两　细辛三两

上五味，以水八升，煮取三升，去滓，温服半升，日三服。

咳满即止，而更复渴，冲气复发者，以细辛干姜为热药也，服之当遂渴，而渴反止者，为支饮也，支饮者法当冒，冒者必呕，呕者复内半夏，以去其水。

此支饮内蓄而复发也。咳满即止，肺之风寒已去而更发渴，冲气复发者，饮滞外邪，流于胸膈未除也，即以细辛、干姜热药推之，若无痰饮内蓄，而服细辛、干姜热药助其燥热，应当遂渴，而渴反止者，是内饮上溢喉间，浸润燥热，故不作渴。但阻胸中阳气，反逆上行而冒，然冒家阳气上逆，饮亦随之而上，故冒者必呕。呕者，于前去桂茯苓五味甘草汤，复内半夏，消去其水，呕即止矣。

苓甘五味加姜辛半夏汤

茯苓四两　甘草二两　细辛二两　干姜二两　半夏半升　五味子半升

上六味，以水八升，煮取三升，去滓，温服半升，日三服。

水去呕止，其人形肿者，加杏十二主之，其证应内麻黄，以其人遂痹，故不内之，若逆而内之者必厥，所以然者，以其人血虚，麻黄发其阳故也。

此肺虚皮肤致肿也。服前药，水去呕止，屡因冲气奔逆伤肺，通调失职，肌表气滞不行，其人形肿，遂于茯苓去桂五味甘草汤加杏仁，利肺气而退其肿。然此肿与无水虚肿为气水同义，当用青龙汤汗散，故曰“其证应内麻黄”。但冲气数扰伤阴，病因屡变，表气虚弱，厥逆痹而不仁，所以叮咛不可内之，若逆而内之，则阳气解散，必为厥矣。此痹而不仁，因血虚气滞，阳无所附，汗则无阴可伤，反伤阳气，谓其人血虚，麻黄发其阳故也。

苓甘五味加姜辛半夏杏仁汤

茯苓四两　甘草三两　五味子半升　干姜三两　细辛三两　半夏半升　杏仁半升（去皮尖）

上七味，以水一斗，煮取三升，去滓，温服半升，日三服。

若面热如醉，此为胃热上冲熏其面，加大黄以利之。

此扰真阳动挟胃热之治也。足阳明经络，循面入鼻頞①交，胃素积热，冲气扰动，上冲于面，故面热如醉。即于茯苓五味甘草汤少加大黄，微微润下，以泄胃火之逆，然虽寒热并行，各自为功，而不相悖也。

苓甘五味加姜辛半杏大黄汤

茯苓四两　甘草三两　五味半升　干姜三两　细辛三两　半夏半升　杏仁半升　大黄三两

① 鼻頞（è）：鼻梁。

上八味，以水一斗，煮取三升，去滓，温服半升，日三服。

先渴后呕，为水停心下，此属饮家，小半夏加茯苓汤主之。

此渴呕分先后而辨证也。水停心下，拒格心火，灼干喉舌，为先渴。然渴必欲饮，饮入于内，新旧之水并聚于膈，势必上逆而出，故为后呕，则为水停心下，因饮致呕，为属饮家，当治其饮，不必治呕。故以半夏、茯苓涤痰，生姜止呕而下逆也。

论曰：经谓邪气在肺，则令人咳，又有五脏之邪，各传于肺而咳，若脏邪不已，则移于六腑之咳，虽有外内合邪，总皆属于肺也。《金匮》推广其义，补示邪因痰入，咳为痰兴，而分表里虚实，立法施治，故悬饮久咳脉弦，用十枣攻痰，小青龙两解外风内饮之咳。然服小青龙汤发散之剂，扰动下焦，虚阳上冲诸变，则用茯苓桂枝五味甘草以收冲气之逆；去桂枝加干姜，温治伏寒；加半夏，治挟支饮之咳呕；加杏仁，以退肺气之肿；加大黄，治胃火上逆薰面之热。此皆六淫而挟内蓄痰饮，阴阳气血虚实进退之治。然治咳最难，务须委曲搜求，当辨外感内伤，庶无悖谬。此因痰饮致咳立言，当于肺痈、肺痿、肺胀参合则备。然有内伤阴虚阳盛，吐血咳嗽，是属虚劳标证，当以甘药调之，所以仲景不与风寒并论也。

卷十三

消　渴论八条　方一首

厥阴之为病，消渴气上冲心，心中疼热，饥而不欲食，食即吐，下之不肯止。

此《伤寒论》中，邪传厥阴，纵横为病也。邪居厥阴，木邪挟火，纵横无忌，乘吸胃中津液，兼耗肾水，上渴下消，故饮水多而小便少，谓之消渴。而木火通气，邪逆于心，则心中疼热，拒格胃气不伸，则饥不欲食，邪机上向而气逆，食即吐矣。木邪盛而上气必衰，若施下法，乃诛伐无过，徒伤胃气，木邪肆逼胃中水谷下奔，则利不止。盖引厥阴经文，而彰著杂症消渴者，何也？乃因木挟火邪，消耗胃中津液是同，然常见消渴，舌上黑苔，眼瞎而死者，要知水绝木枯，自焚而灭也。

寸口脉浮而迟，浮即为虚，迟即为劳，虚则卫气不足，劳则营气竭。趺阳脉浮而数，浮即为气，数即为消谷而大坚，气盛则溲数，溲数即坚，坚数相抟即为消渴。

此明营卫两虚而成消渴也。寸口主气，先因营气竭，而后致卫虚不敛，故寸口脉浮，是不因风而浮也。营气竭而卫不独行，则脉迟，不因虚寒而迟也，此乃火炽营虚，曰浮即为虚。劳伤营气，卫气行滞，曰迟即为劳，互相言之。虚则卫气不足，劳则营气竭，正明营卫皆虚致病。此虽营卫两竭，五脏皆虚，而惟肾精更为不足，木火无制，乘吸胃中津液枯燥，故趺阳脉浮而数。然浮脉属阳主气，曰浮即为气，数脉为热，热即烁胃而能消谷，消烁不已，热结于中，则为大坚。而气盛逼迫，邪陷前阴则溲数，若溲数则肠胃热结愈坚，津液愈竭，故曰坚数相抟，即为消渴。此叮咛营竭卫虚，治当调和营卫，养阴配阳，毋以过伐卫气也。

男子消渴，小便反多，以饮一斗，小便一斗，肾气丸主之。方见妇人杂病中。

此肾精不足，为下消也。“男子”两字是指房劳伤肾，火旺水亏而成消渴，清澈底蕴，精妙极矣。盖肾中真水虚衰，相火无制，胃关大开，但有消阴之势，而无摄木之能，挟木乘胃，逼迫水饮直从膀胱溺出而无抵止，故渴而小便反多，以饮一斗，小便一斗，并及胃肾津精血液，尽皆消耗。然肾虚则相火散烂不收，故用六味丸滋起肾水，俾阳气根于阴水，桂附收摄元阳入肾，蒸腾肾水，而制中上二焦之火，真乃取坎填离，以启黄庭①之秘，俾心相不致燎原，则消渴止矣。

渴欲饮水，口干燥者，白虎加人参汤主之。方见中暍门。

此气分之渴而出方也。渴欲饮水，口干燥者，乃上焦肺胃之气热盛，津液枯涸。故以人参、粳米补养肺胃之元，石膏、知母专清风临肺胃之热而生津液，甘草以和中气。盖此伤寒阳明证的药，而消渴用之者，病同肺胃气热津枯则一也。

渴欲饮水不止者，文蛤散主之。

此伤寒外邪传里，坚固不散，则渴欲饮水不止，是以文蛤味咸软坚而润燥除热，取用一味，专力而已。

文蛤散

上一味，杵为散，以沸汤五合，和服方寸匕。

脉浮，小便不利，微热消渴者，宜利小便发汗，五苓散主之。方见痰饮中。

此非真消渴也。脉浮小便不利，微热消渴者，是伤寒经邪传入膀胱腑热，连及肺之上源亦热，故外有微热，而内为消渴。是以五苓散洁净府而发汗，两解经腑之邪，则不治渴而渴自止，若内伤消渴，岂有发汗之理哉？

脉浮发热，渴欲饮水，小便不利者，猪苓汤主之。方见首卷中。

此亦非真消渴也。伤寒太阳阳明热邪未清，故脉浮发热，渴欲饮水，胃热下流，则小便不利，故以猪苓汤导热滋干，而驱胃邪下出也。

渴欲饮水，水入则吐者，名曰水逆，五苓散主之。

此亦非真消渴也。伤寒太阳腑热入胃，渴欲饮水，里邪拒格所入之水则吐，名曰水逆，然太阳阳明，经腑之邪未解，所以桂枝解表，合四苓而泻腑邪也。以上四条，编书者误入。

论曰：经谓二阳结，谓之消者，胃为受病之总司，第有内伤外感，消谷消水之分也。又云二阳之病发心脾，传为风消，心移热于肺，为膈消。心移寒于肺，为肺消者，乃受外邪而致消也，使外邪去，而不治渴，则渴自愈。谓心肝脾肺肾之脉，微小为消瘅，五脏柔脆，善病消瘅。大肠移热于胃，善

① 黄庭：古代气功中用以代表人体部位的术语，具体部位有多种解释，包括脑中空处、五脏之中、脐之后、上中下丹田，有名无实。

食而瘦。胃移热于胆，曰食㑊[①]。消瘅，肥贵人、膏粱之疾者，皆由内伤营卫，质弱所致，须养营调卫之治也。《金匮》补拈厥阴消渴、气上冲心者，乃木盛土衰，虽因外邪所致，而内损则一也。又谓寸口脉浮而迟，浮即为虚，迟则为劳。虚则卫气不足，劳则营气竭。趺阳脉浮而数，数为消谷，乃内伤营卫而血虚，气盛化火，故消水谷。又男子消渴，小便反多，以饮一斗，小便一斗，乃伤肾阴，相火炽盛，而为下消矣。然观《内经》《金匮》，皆由木火旺而金水衰，胃中营虚受热而为总司，当须济水之主以镇阳光，更以先后二天阴阳参治为善。

小便不利淋论五条　方四首

淋之为病，小便如粟状，小腹弦急，痛引脐中。

此言砂石淋也。小便滴沥艰出，痛苦难忍，谓之淋，但淋者乃胃中湿热流于膀胱，气滞而津液不行所致。然阴虚火炽，湿热与津精凝结，互蒸如石，曰小便如粟状。若热在下焦血分，则为尿血。气分则淋闭不通，然火郁气闭，反从膀胱上逆于小肠，故小腹弦急，痛引脐中也。

趺阳脉数，胃中有热，即消谷引饮，大便即坚，小便即数。

此明胃中湿热，非为消谷，即为便数也。趺阳脉数，则为胃热，胃热必伤津液，则当上为消谷引饮，下为大便必坚。然不消谷便坚，乃胃邪下流，偏渗膀胱，气化急速，故小便数也。

小便不利者，有水气，其人若渴，用瓜蒌瞿麦丸主之。

此言胃中寒湿下流为病也。寒湿下流，抑郁膀胱之气不化，则小便不利，为有水气。然寒湿壅于下，真气反逆肺胃，化而为热则渴。故用瓜蒌根专清浮上之热，薯蓣健脾而燥胃湿，瞿麦、茯苓通利膀胱宿水，以附子驱寒，行阳化气而为向导，俾小便利而水即除矣。盖本经肿论腰已下肿者，当利其小便，而不见其方。观此方后云“小便利，腹中温为知”，似乎在于水肿，腹冷小便不利之方，想编书者误入，俟高明细详用之。

瓜蒌瞿麦丸

薯蓣三两　瓜蒌根二两　瞿麦一两　附子一枚（炮）　茯苓三两

上五味，末之，炼蜜为丸梧子大，饮服二丸，日三服。不知增至七八丸，以小便利，腹中温为知。

---

① 食㑊：古病名，又叫食亦，其症多食而形体消瘦，由于肠胃和胆有燥热所致。

小便不利，蒲灰散主之，滑石白鱼散、茯苓戎盐汤并主之。

此风热下郁之方也。风热壅于下焦气分，郁化为火，非凉滑之药，则邪不除，故用蒲席烧灰，因其质轻气薄，而生水泽，同滑石能通诸窍、利小便而除湿热也。若湿热在于血分，当以白鱼鲞①开胃下气，善利水湿。盖发乃血之余，以此引滑石白鱼，入阴而利小便，除其湿热也。夫湿热壅于膀胱则为淋，然伤腑未有不伤于脏者，故用白术健脾，茯苓渗湿，不使下流入肾为病。以戎盐养水软坚，而除阴火，故二汤并主之。

蒲灰散

蒲灰半斤　滑石一斤

上二味，杵为散，饮服方寸匕，日三服。

滑石白鱼散

滑石一斤　乱发一斤（烧）　白鱼一斤

上三味，杵为散，饮服方寸匕，日三服。

茯苓戎盐汤

茯苓半斤　白术二两　戎盐弹丸大（一枚）

上三味，先将茯苓、白术煎成，入盐再煎，分温三服。

淋家不可发汗，发汗必便血。

此《伤寒论》中之戒语也。热在下焦为淋，而下焦，肾与膀胱所主，若发其汗，重伤津液，膀胱气化则乱，邪热壅闭，必便血矣。

论曰：经谓手太阴虚，小便遗数者，乃肺金虚而受热也。中气不足，溲便为之变者，胃阴虚也。有癃一日而数十溲者，心火盛而乘阴，阴不足也。肝所生病，遗溺闭癃者，风热之盛也。思想无穷，入房太甚，宗筋弛纵，发为筋痿及为白淫者，肝火盛而内伤阴血所致也。脾传之肾，曰少腹冤热而痛，出白者，阴水亏而湿淫所胜，肾与膀胱受邪也。足少阴实则癃闭，脉微急，不得前后者，肾经本寒而标热也。胞移热于膀胱，则癃溺血者，精虚而火盛也。督脉为病癃者，阳邪壅逆也。凡淋之一证，五脏六腑，寒热虚实皆致其病，而《金匮》独补趺阳脉数者，专明胃中湿热下流，内蒸津液如粟状，兼之寒湿风湿，致伤气血，而胃为邪之本，膀胱为受病之总司，故出瓜蒌瞿麦丸以治寒，蒲灰散以治热，白鱼散以治血分之湿，戎盐汤补阴利水而软坚。然气血寒热虚实皆备，当以《灵》《素》为经，《金匮》为纬，互相参治，则尽善矣。

---

① 鲞（xiǎn）：剖开晾干的鱼。

卷十四

水　气论二十六条　方七首　附方一首

师曰：病有风水，有皮水，有正水，有石水，有黄汗。

此明浮肿则一，但有表里阴阳虚实，风寒湿热之殊，故立五名为之大纲，而脉证标本变化之微，详悉诸篇。

风水，其脉自浮，外证骨节疼痛，恶风。皮水，其脉亦浮，外证胕肿，按之没指，不恶风，其腹如鼓，不渴，当发其汗。正水，其脉沉迟，外证自喘。石水，其脉自沉，外证腹满不喘。黄汗，其脉沉迟，身发热，胸满，四肢头面肿，久不愈，必致痈脓。

此分辨四水黄汗脉证也。风伤于卫，卫盛风微，气强致肿，故为风水。邪居气分，其脉自浮，卫受风邪，不与营和，身肿而骨节疼痛，邪在肌表，则恶风也。夫肺之皮毛受邪，抑郁肺卫之气不利，身肿而为皮水。邪伤皮毛，其脉亦浮。外证跗肿，按之没指者，乃气凝皮肤为肿，但松软不坚耳。躯壳受病，故不渴。邪郁气强，非风主病而不恶风。其腹如鼓，乃言满之甚矣。然风皮二水，邪皆在表，俱当发汗，开鬼门之法也。正水者，因房劳汗出，或风或寒，感入肾间，郁遏真阳不宣，则胃关不利，外水聚胃，气逆泛溢皮肤为肿。里气上逆则喘，寒盛阳虚，故脉沉迟，乃肾虚为本，受邪为标也。盖《内经》阐明房劳受风致肿而为风水，乃邪感于气分而属阳为热。《金匮》补发寒邪伤于精血，而属阴为寒，或有风寒两伤精气所致，而寒热虚实，又当以脉证辨之。有不因外邪，而内伤肾中真阳，不能镇摄阴水，泛滥皮肤而肿者，是为虚寒，元气伤败之证，不在此列。然不惟风寒二邪致肿，即暑湿燥火，皆能入肾为肿，良工须在临证参详寒热而治之。凡脾胃湿盛，内伤真阳，土湿流于小腹之间，与肝肾阴气凝结，坚硬如石，谓之石水。阴邪下结，而不上干，其脉亦沉，故外证腹但满，而不喘也。黄汗者，乃入水致伤心营，营卫两痹，故脉沉迟。阳气壅逆，则身发热，邪郁上焦而为胸满，阳气不运，则四肢头面肿。营血受邪，湿热相蒸，营气外越，故黄汗出。久而不愈，营卫壅极，必致恶疮，而腐溃痈脓也。

脉浮而洪，浮则为风，洪则为气，风气相抟。风强则为瘾疹，身体为痒，痒者为泄风，久为痂癞。气强则为水，难以俯仰，风气相系，身体洪肿，汗出乃愈，恶风则虚，此为风水。不恶风者，小便通利，上焦有寒，其口多涎，此为黄汗。

此风水痂癞黄汗，同见浮洪之脉而以证辨也。浮为风邪在表，洪为里气有余，然气有余便是火，而外风伤卫，风火相郁于肌肉之间，故脉浮而洪。但浮洪之脉当辨风气之强弱，乃强者而为主病，故风强侵于肌肉，则发瘾疹，而不病水。因风性轻扬而主动，与内火相系，故身体为痒。痒者，肤腠不密，阳气疏泄，汗出津伤，故为泄风。久而不愈，气血两痹，营卫热腐，蒸腐为虫，乃成痂癞，而变疠风矣。若内气强于风而化火，是气为主病，然气虽强，则邪正合而不去，以致风火相抟，壅塞决渎之道不行，水即横行于皮肤之间，肺气郁化而为水，故曰气强则为水。若壅逆之极，则难以俯仰，风气相系，身体洪肿，言水成而肿之甚矣。邪尚在表，即当汗出乃愈，但伤风则恶风而为表虚，曰恶风则虚，当从虚而不从风治，以此括上文，故谓风水也。若脉浮而洪，身体但肿而不恶风，是非风强主病，乃水湿壅逆所致。小便通利者，卫气不为邪阻，是水伤上焦营气主病，谓上焦有寒，胸既有寒，津液不利，则化而为涎，所以其口多涎，蒸腐营血外越，而为黄汗矣。

寸口脉沉滑者，中有水气，面目肿大，有热，名曰风水，视人之目窠上微拥，如蚕新卧起状，其颈脉动，时时咳，按其手足上，陷而不起者，风水。

首云其脉自浮，乃言风水始起之脉也。次云脉浮而洪，乃言风挟内气化火也。此云寸口沉滑，中有水气者，乃示风邪合水，原有传于肌肉胃脘之里，但滑为风入于血，是非里水之谓，仲景恐人误认为正水，故以面目肿大、有热而别之。要知正水是不发热，此发热者，经谓面肿曰风之风水耳。目窠者，即目眶之下，脾胃所属，鼻頞精明穴之处。盖湿气通于脾胃，风气通于肝，风性上行，土湿从之，上逆于面，则目窠上微拥，如蚕新卧起状。颈乃足阳明人迎之脉，风入于胃，上逆气鼓，其颈脉动，邪冲于肺，时时咳也。然风水逆于肌肉，则浮虚松软不坚，故按其手足上，陷而不起，则为风水。若腹大，按之而不陷者，乃邪在脏腑，不在躯壳。若皮急腹硬，是属鼓胀矣。

太阳病，脉浮而紧，法当骨节疼痛，反不疼，身体反重而痠，其人不渴，汗出即愈，此为风水。恶寒者，此为极虚，发汗得之。渴而不恶寒者，此为皮水。身肿而冷，状如周痹，胸中窒，不能食，反聚痛，暮躁不得眠，此为黄汗。痛在骨节，咳而喘，不渴者，此为脾脾当作肺胀，其状如肿，发汗则愈。

然诸病此者，渴而下利，小便数者，皆不可发汗。

此见太阳脉证，而有风水、皮水、黄汗、肺胀之别也。凡病在表，皆该太阳皮毛二气所司，此见太阳脉证，当别风邪伤卫为风水，寒邪浸皮为皮水，入水伤于心属之营为黄汗，风寒伤郁肺气为肺胀也。盖太阳寒伤营，经络受邪，见脉浮而紧，则当头疼身热，骨节疼痛，此不疼，身体反重而痠，是非极寒伤经之正伤寒也，此浮为风，紧挟寒因，风寒抑郁肺与膀胱腠理之气，气强挟风，营卫不利，合水则体重，合风则重而痠，故为风水。风邪在表，其人不渴，所当发汗即愈。若恶寒者，乃治他病发汗伤阳，水泛为肿，曰极虚发汗得之，当从虚治，不可以风水之常法也。若见前脉证，渴而不恶寒者，乃寒郁皮毛之气，即《灵枢》谓肤胀。寒气客于皮肤之间，鼞鼞然不坚，邪气在于皮毛。营卫之气凝涩，故身肿而冷。内无寒水泛溢，但显皮肤肿胀，浮软不坚，即前按之没指，其腹如鼓，为皮水。然皮受寒郁，故身肿而冷，真气不用，通身皆肿，状如周痹也。若见前脉证，或因入水而伤于心之营血，邪正凝结，胸中则窒。痹着胃气，则不能食。正气不行而反聚痛，营血受伤，故暮躁不得眠。邪居营卫，郁蒸汗出色黄，而为黄汗耳。若见前脉证，痛在骨节，咳而喘者，即是形寒饮冷，风寒伤于肺之表里，而邪在表则骨节痛，在里则咳喘不渴，气郁不宣，其状如肿，谓之肺胀。皮毛受邪，故当发汗则愈。盖诸脉证，皆当发汗，然有渴者，小便数者，下利者，邪已深入，里气告虚，津液已伤，皆不可发汗矣。

里水者，一身而目黄肿，其脉沉，小便不利，故令病水。假令小便自利，此亡津液，故令渴，越婢加术汤主之。方见中风。

此风邪入里合湿之证也。风邪伤表，入里合湿，风湿郁蒸，则一身面目黄肿，似乎欲发黄汗，而无汗出，则不为黄汗矣。夫风湿郁蒸，卫阳羁滞，不能决渎，故脉沉而小便不利，水即泛于皮肤，则病水矣。假令身肿而小便自利者，当责邪气入胃，偏走前阴，津液内亡，而胃燥令渴。故以麻黄通阳，石膏善清胃中风化之热，甘草和中，以桂枝、姜、枣宣通营卫而驱风外出，加白术，健脾而燥湿也。

趺阳脉当伏，今反紧，本自有寒疝瘕，腹中痛，医反下之，即胸满短气。趺阳脉当伏，今反数，本自有热消谷，小便数，今反不利，此欲作水。

此兼宿疾致肿也。病水，趺阳脉当沉伏，今反见紧，本自寒疝瘕，腹中痛病，又因他病，医反下之，触动疝瘕之气上奔，则胸满短气。盖有他病下伤内阳，决渎无权，水泛皮肤，即为水肿。然有疝瘕日久，正气衰惫，因他病下伤阳气，精血凝滞，化而为水，亦致水肿。故仲景以此预明，使人治肿，须审治别病而后腹满痛者，因治他病而伤动疝瘕所致，或有先腹痛而后肿者，乃疝瘕自变为肿也。

肿病，趺阳脉当伏，今反数者，胃中本自有热，若不病消谷，则当小便数也。今反不利，乃胃中湿热下流，壅闭胃关，以致膀胱气化不利，水泛皮肤，故欲作水。盖肿有误施汗下，伤动疝瘕而变者，或胃热消渴，伤肾而变者，须察其本而治其标，慎勿一概见肿而遂治其肿也。

寸口脉浮而迟，浮脉则热，迟脉则潜，热潜相抟，名曰沉。趺阳脉浮而数，浮脉即热，数脉即止，热止相抟，名曰伏。沉伏相抟，名曰水。沉则络脉虚，伏则小便难，虚难相抟，水走皮肤，即为水矣。

此以寸口脉浮迟，趺阳浮数，互发阴阳营卫受邪，而致水肿，即关格之义也。《脉经》云：浮而迟大为虚脉，然虚为血虚，今之寸口脉浮而迟，即知血虚气热而受邪也。寸口主肺而法天，肺气热而受风，其脉则浮，卫邪拒格营气不和，卫不独行而脉迟矣。风气化热，为浮脉则热，阴气浮而不与阳和，为迟脉则潜，言风为外热，阴自内潜，即关格之义也。营卫不和，合而言之，热潜相抟，名曰沉，沉乃卫邪拒格，营气不和而为沉，非脉之沉也。趺阳主胃而法地，胃气受邪，其脉则浮，卫盛营弱，而脉则数，营虚卫盛，则脉浮而数。然邪气化热，为浮脉即热，营沉不与卫和，为数脉即止，是卫气热浮于上，营血沉止于下，卫浮营止，两不相和，合而言之，为热止相抟，名曰伏，乃阳孤自化为热，阴孤伏化为水，此亦关格之义也。盖卫阳拒格营气下潜为沉，营气内止化水为伏，营卫不和，合而言之，为沉伏相抟，名之曰水。总言卫气邪强而不运转营血，伏化为水，此亦见关格之义也。夫络脉属阳，阳气受邪而强，真不充络，曰沉则络脉虚，营不附卫而行，伏化为水，泛溢皮肤，不行于小便，曰伏则小便难。然阳不充络，则络脉虚，营止化水，溢于络脉，则水道不行而小便难，但络空便难，合而言之，虚难相抟，水走皮肤，即为水矣。

寸口脉弦而紧，弦则卫气不行，即恶寒，水不沾流，走于肠间。

此互风挟积寒，正水之脉也。脉弦偏于紧者，乃肝脏受风，肾脏受寒，郁伏于内，卫气不行于外，则恶寒。三焦不能决渎，水饮不随卫气走于小肠，而传渗膀胱，则不得不泛溢于皮肤，故为水不沾流，走于肠间也。

少阴脉紧而沉，紧则为痛，沉则为水，小便即难。

此肾脏独受寒邪内郁，而为正水也。少阴肾脉紧，则寒邪凝滞正气于内，曰紧则为痛，沉则卫气郁而不宣，三焦壅闭，水即泛滥，曰沉则为水，决渎无权，小便即难，即络空便难之谓也。

脉得诸沉，当责有水，身体肿重，水病脉出者死。

此脉沉为水，浮则为反也。脉得诸沉，沉为气郁不行于表，则络脉虚，虚即水泛皮肤肌肉，故身体肿重，当责有水。但沉为正水，而正水乃阴盛阳郁，脉必沉极，若陡见浮起，是真气离根外脱之象，故曰水病脉出者死。若风皮二水，脉浮而洪，不在此例也。

夫水病人，目下有卧蚕，面目鲜泽，脉伏，其人消渴，病水腹大，小便不利，其脉沉绝者，有水，可下之。

此水病脉伏沉绝者，当治标救阳也。若水外走，则泛溢于皮肤肌肉，内逆则浸淫于脏腑肠胃，相随胃脉上注于面，目下如卧蚕之状，水主明润而光亮，故面目鲜泽，为水病之验也。然水病因阳微阴盛，经隧不利，所以脉伏。而胃中津液水饮，外溢皮肤肌肉，不溉喉舌，故作消渴，诚非真消渴也。若病水，腹大而小便不利，脉沉或绝，乃阴盛阳郁，而不决渎，则阳机将欲尽灭，故曰可下，俾水去阳回，而元自复矣。

问曰：病下利后，渴饮水，小便不利，腹满因肿者，何也？答曰：法当病水，若小便自利及汗出者，当自愈。

伤寒差后有水气一证，此因下利后，渴欲饮水而致肿也。但下利必伤津液及肾中阴水，故渴欲饮水，而饮入于胃，脾气散精，乃为常度，此因下利致伤脾胃，土虚不运，日饮之水，不循膀胱，横行皮肤，故小便不利，当病水矣。若元气复而健运如常，卫气通行，小便利而水不复聚，或表间汗出，故当自愈。此利后致肿，元气易复，非似阳虚阴结难治之比也。

心水者，其身重而少气，不得卧，烦而躁，其人阴肿。肝水者，其腹大，不能自转侧，胁下腹痛，时时津液微生，小便续通。肺水者，其身肿，小便难，时时鸭溏。脾水者，其腹大，四肢苦重，津液不生，但苦少气，小便难。肾水者，其腹大，脐肿，腰痛，不得溺，阴下湿，如牛鼻上汗，其足逆冷，面反瘦。

此明水肿有属五脏也。七情内伤五脏，风寒侵入，闭塞经隧，水气泛溢为肿，故仲景示人先察何脏受伤，而为治病之本，则险证可活，若概以脾肺肾，通套成方，则死危莫计矣。盖心因暴喜或忧思伤而受邪，脾失母气之荫，阴盛阳微，水寡于畏，挟木乘脾，泛溢肌肉，则身重少气。脾虚胃气亦逆，故不得卧。阴邪上逆，逼迫神明，则烦而躁。阳郁不行，水凝于下，故阴肿也。肝因暴怒郁遏而伤，外邪侵袭，气阖不开，木郁不达，脾气壅而化机不转，水寡于畏，外入之水，并挟肾水泛滥中州，其腹则大。水逆肝经，两胁不能转侧，而气连少腹，故胁下腹痛。盖肝主疏泄，虽被水淫，而生机尚未全息，故上疏则津液微生，下泄则小便续通，第不似平人之疏泄耳。肺因忧思气结伤之而受邪，水寡于畏，肆逆土中，寒水以乘水势，横流皮肉，故身肿。肺不通调，则小便难。水谷混走肠间，时时鸭溏。鸭溏者，如鸭粪清稀而不实也。脾因思虑所伤，或饮食不节，气虚受邪，水反横渰①于肌肉四肢，腹大而四肢苦重。盖脾为生化之源，水泛于脾，生机不转，故津液不生，而苦少气。然母病子亦病，肺气不能下输膀胱，小便难也。肾因惊恐房劳，或坐卧湿地，致伤肾水，或伤真阳而受风寒，皆可致水。盖少阴为枢，肾伤则开合失职，胃关不利，胃中津液水饮不行，泛溢皮肤肌肉，其腹故大。盖脐内丹田真气所居，但真阳伤而气不收摄，则脐肿而腰痛不得溺。阳郁于下，湿热郁蒸，津水渗于阴囊之外，所以湿如牛鼻上汗，昼夜漐漐不干，阳不达于足而逆冷，不充于面，营血亦不上升，则面反瘦耳。

论曰：经谓脾肺肾三脏，为致水之源，后人不离通调水道，健脾补阳制水，而为治法，此仲景重拈五脏之水，真补轩岐未备，使人达本寻源，察其致病之脏虚实治之，弗拘脾肺肾通套成方，则治肿为善。

师曰：诸有水者，腰以下肿，当利小便；腰以上肿，当发汗乃愈。

此以腰之上下分阴阳，即风皮正水之两大法门也。腰以下主阴，水亦属阴，以阴从阴，故正水势必起于下部先肿，即腰已下肿，然阳衰气郁，决渎无权，水逆横流，当开门户以利小便则愈，经谓洁净府是也。腰以上主阳，而风寒袭于皮毛，阳气被郁，风皮二水，势必起于上部先肿，即腰以上肿，当开腠理，取汗通阳则愈，经谓开鬼门是也。窃谓利水发汗，乃言其常，而未及其变，当审实者施其常，虚者施其变。但治变之法，欲汗者，当兼补阳，即麻黄附子汤之类；欲利小便者，兼养其阴，即五苓散加地黄桂附，或瓜蒌瞿麦丸之类。然开腠通阳而利小便，必兼变法，乃为第一义耳。

师曰：寸口脉沉而迟，沉则为水，迟则为寒，寒水相搏，趺阳脉伏，水谷不化，脾气衰则鹜溏，胃气衰则身肿，少阳脉卑，少阴脉细，男子则小便不利，妇人则经水不通，经为血，血不利则为水，名曰血分。

此以先后二天辨风寒侵袭血室，精血化而为水也。寸口主气，沉为阳气内郁，郁则络脉空虚，阴水泛溢皮肤，故沉则为水。元阳气虚，虚则脉迟为寒，寒则阳虚水泛，曰寒水相抟，即寒水侵于脾胃。后天阳气不伸，故趺阳脉伏，是因阴盛阳虚，所以水谷不化。第不化有二，若脾阳虚而健运失常所致者，则内为鹜溏；若胃阳衰而不化，即胃气不充于肌肉，肤腠空虚，水邪

① 渰：通“淹”。《梁书·曹景宗传》：“值景风卒起，颇有渰溺。”

泛溢，则为身肿；可见水肿无有不兼胃阳虚而所致也。又以先天肾气辨之，若右尺少阳脉卑，卑者，即沉而弱，相火衰而为病也；或左尺少阴脉细，细则微而损，水之虚而为病也。二脉同属下焦，第分阴虚阳郁，而受风寒水湿，侵淫气血为病，故以少阴主阴，少阳主阳，而别阴阳风寒虚实之两途。若病在男子，则精血不流，凝化为水而小便不利；在妇人，则胞门血寒，经水凝化为水，而经为血，血不利则为水。虽有男女之分，总皆属于阴凝阳郁不宣，故曰血分。

问曰：病者苦水，面目身体四肢皆肿，小便不利，脉之不言水，反言胸中痛，气上冲咽，状如炙肉，当微咳喘，审如师言，其脉何类？师曰：寸口脉沉而紧，沉为水，紧为寒，沉紧相抟，结在关元，始时尚微，年盛不觉，阳衰之后，营卫相干，阳衰阴盛，结寒微动，肾气上冲，咽喉塞噎，胁下急痛，医以为留饮而大下之，气系不去，其病不除，复重吐之，胃家虚烦，咽燥欲饮水，小便不利，水谷不化，面目手足浮肿，又与葶苈丸下水，当时如小差，食饮过度，肿复如前，胸胁苦痛，象若奔豚，其水扬溢，则咳喘逆，当先攻击卫气令止，乃治咳，咳止，其喘自差，先治新病，病当在后。

此水病积寒为根，兼示误治之变也。病者面目身体四肢皆肿，小便不利，乃水肿本有之证，但病者竟不言此，反言胸中痛，气上冲咽，状如炙肉，当微咳喘，然水病不当有此而见之，故问其脉何类。盖寸口主气，气虚则脉沉，沉则水聚，曰沉为水；寒邪入营，邪正相搏则脉紧，曰紧为寒。此因阳虚，以挟肾间积寒而为病根，以致诸标之证也。然水寒内结，为沉紧相抟，而邪结关元，阳气未衰，正胜于邪，始时尚微，年盛不觉，日久阳衰始露，阳损阴盛，结寒微动，相干营卫矣。然积寒不能独自上升，必挟肾阴冲于心包，则胸中痛。逆于冲脉，则气上冲咽。侵于任脉，上至咽喉，状如炙肉。入肺则咳喘而咽喉塞噎，冲胁则胁下急痛，是随虚处纵横传变为病。而医不识内挟旧邪，误认留饮而大下，反伤中气，所以冲气不去，水病不除，复重吐之，诛伐无过，伤竭津液，则胃家虚烦，咽燥欲得饮水。此水肿阴病，而反添阳燥，庸工目眩心迷，正未易识，所以吐下之后，水愈泛而小便不利，水谷不化，面目手足浮肿。又与葶苈丸下水，然葶苈丸但下水肿之标，不能除水之本，故但小差，而不尽彻，稍有食饮过度，肿复如前，胸胁苦痛，象若奔豚，其水扬溢，冲气咳喘，种种复发，而新添冲气，原因积寒所致，当以温经下逆之药攻击冲气令止，故曰先治新病，俟冲气止而咳喘之标自差，谓病当在后也。

风水脉浮身重，汗出恶风者，防已黄芪汤主之，腹痛者加芍药。

此风水挟湿，风多为表虚而出方也。前云脉浮而洪，沉而滑，浮而紧，是兼风寒火湿而言，此风邪挟湿在表故脉浮，水湿伤肉则身重，表虚自汗则恶风也。但有汗不可更汗，所以防己通腠理而祛周身风湿，黄芪固卫实表即是散邪，以术、草健脾除湿而助防己之力更倍，姜、枣和营卫而送表里之邪外出，腹痛者，风气乘脾，加芍药以疏土中之木。

防己黄芪汤

防己一两　黄芪一两一分　白术三两三分　甘草五钱（炙）

上锉，每服五钱，生姜四片，大枣三枚，水盏半，煎八分，温服，良久再服。

风水恶风，一身悉肿，脉浮不渴，续自汗出，无大热，越婢汤主之。

此风多水少之证也。风多伤表，外应肌肉，内连及胃，故恶风，一身悉肿。胃气热蒸，其机外向，不渴而续自汗出，无大热者，则知表有微热而为实也。故以麻黄通阳气而散表，石膏入胃，能治气强壅逆风化之热，甘草、姜、枣以和营卫，若恶风者，阳弱而为卫虚，故加附子，《录验》加术，并驱湿矣。

越婢汤

麻黄六两　石膏半斤　生姜三两　大枣十五枚　甘草二两

上五味，以水六升，先煮麻黄，去上沫，内诸药，煮取三升，分温三服，恶风者加附子。风水，加术四两。《古今录验》

里水，越婢加术汤主之，甘草麻黄汤亦主之。

此风水深入肌肉，则一身面目黄肿，非脏腑之里也。里水乃表里相连，胃热内向，腠实无汗，故以越婢加术汤清热开腠、培土散邪。而麻黄甘草汤亦通阳达表，培中而和营卫，使阳通，则风从外散，水从下渗。此方但与无汗面目黄肿宜之，若自汗亡津液者不可轻试，当识有汗无汗分治耳。

甘草麻黄汤

甘草二两　麻黄四两

上二味，以水五升，先煮麻黄，去上沫，内甘草，煮取三升，温服一升，重覆汗出，不汗再服，慎风寒。

水之为病，其脉沉小，属少阴，浮者为风，无水虚肿者为气水，发其汗即已。脉沉者宜麻黄附子汤，浮者宜杏子汤。

此以正水并肾风、气水而出方也。沉为气郁水聚，小为阳虚阴盛，邪郁肾中，精血不流，故脉沉小，为属少阴，此即寒结正水之脉也。若小而浮者，乃肾间阳分受风，经谓肾风之风水，乃与寒结对待而言也。或无水虚肿者，即肺气壅逆而肿，故为气水，经谓之皮水也。盖气水邪在肌肤，当发汗通阳，开鬼门即已，然沉小乃少阴阳虚阴盛致水，而水源在肾，故发汗通阳之中，是又不侔，所以麻黄附子汤中，以附子固护表里之阳，且助麻黄、甘草通阳散邪，俾邪出而真阳不出，即开鬼门之变法也。盖麻黄附子汤，今人置之不讲，余特举而明之，第水病始得之源，未有不从肾虚而受风寒，郁住卫气，胃关不利，水邪泛溢，以致通身肿满，故当补阳之中兼用轻浮通阳、开郁利窍之剂，则真阳宣而邪自去，正谓不治水而水自愈。所以麻黄、附子，一散一补，固本通阳，则病去而不伤阳气之妙。今人不知通阳开窍，惟用肾气汤丸阴重阳轻之剂，壅补其内，阳气愈益不宣，转补转壅，邪无出路，水肿日增，因药误事，不知凡几矣。盖脉浮者，邪居气分而属肺，详杏子汤，必以杏子为君，而杏乃专泻肺气，使肺气通调，邪去而肿自退，方虽遗失，意想可知也。

麻黄附子汤

麻黄三两　甘草一两　附子一枚（炮）

上三味，以水七升，先煮麻黄去上沫，内诸药，煮取二升半，温服八合，日三服。

杏子汤林亿曰未见，恐是麻黄杏仁甘草石膏汤。

皮水为病，四肢肿，水气在皮肤中，四肢聂聂动者，防己茯苓汤主之。

此邪在皮肤而肿也。风入于卫，阳气虚滞则四肢肿，经谓结阳者肿四肢，即皮水也。皮毛气虚受风而肿，所谓水气在皮肤中。邪正相搏，风虚内鼓，故四肢聂聂动，是因表虚也。盖肺与三焦之气，同入膀胱而行决渎，此肺虚抑郁，不入膀胱而水亦不行，则当使小便利而病得除。故用防己、茯苓除风湿而宣水道，以黄芪补卫而实表气，表实则邪不能容，甘草安土而制水邪，桂枝以和营卫又行阳化气而实四末，俾风从外出，水从内泄矣。

防己茯苓汤

防己　黄芪　桂枝各三两　茯苓六两　甘草二两

上五味，以水六升，煮取二升，分温三服。

厥而皮水者，蒲灰散主之。方见小便不利中。

经谓寒气客于皮肤之间鼟鼟然不坚，为皮水。此出二条，即前之肺水因风热壅于皮肤，而有虚实之分，与《内经》不符。盖风热壅抑皮毛之气，邪正内郁，机不外向，故手足厥而身肿，乃皮水之实证也。然气壅不当补阳而再壅其气，所以不用前汤，而以蒲席烧灰，合滑石凉滑，以利周身之窍，俾窍通则皮水厥而自退矣。

师曰：寸口脉迟而涩，迟则为寒，涩为血不足。趺阳脉微而迟，微则为气，迟则为寒，寒气不足，则手足逆冷，手足逆冷则营卫不利，营卫不利则腹满胁①鸣相逐，气转膀胱，营卫俱劳，阳气不通即身冷，阴气不通则骨疼，阳前通则恶寒，阴前通则痹不仁，阴阳相得，其气乃行，大气一转，其气乃散，寒恐是实字则失气，虚则遗溺，名曰气分。

此心肾阴阳，胃中营卫合病之大法也。寸主心火，火虚则阳气不足，故脉迟为寒，而火虚则营血不流，卫不独行，故脉涩为血不足，气血皆虚，则脉迟而涩也。又以趺阳脉辨营卫之虚实，微为卫气不足，曰微则为气。迟为阴盛阳虚，曰迟则为寒。而卫虚阴盛，营血不流，故手足逆冷。阴盛上逆，则腹满胁②鸣。邪随经脉，相逐气转，则膀胱营卫俱劳，经云巨阳主气，为诸阳所属，要知膀胱乃主周身阳气，内行津液营卫，外护皮毛肌肉，若营卫俱劳，滞而不行，阳气不通则身冷，阴气不通则骨痛。然虽不通，或饮食之气充开膀胱之阳气前通，而营气仍自内郁则恶寒。或阴前通，阳气仍自不温于分肉则痹不仁。必阴阳俱通，营卫相和，膻中宗气一转，大气乃行，痹着之邪相随而去，谓“大气一转，其气乃散”。而实者失气，邪从大便喧吹而泄，虚者遗溺，邪从小便而去，此阳虚气滞化水，而精血为痹，故曰气分。

气分，心下坚大如盘，边如旋杯，桂甘姜枣麻辛附子汤主之。

此气分外肿内胀而出方也。心胃膀胱阳虚为气分，前言已悉，兹述其方。心下者，即胃脘之上也，虽上焦宗气虚而不布，诚因中虚气馁，卫气虚而不运，以挟外饮之水，津液痰涎，胶结于中，则心下坚大如盘，边如旋杯，势必外肿而内胀之笃。故以桂枝汤调和营卫，而去酸收之芍药，加附子、细辛，温补上中下三焦之阳，兼逐水湿下行，以麻黄开腠而通表里之阳，俾汗出如虫行皮中，则饮湿之邪去，而胸中坚大如盘，旷若太虚矣。下出水饮所作枳术汤一方，乃内证似同，但身不肿为异耳。

桂甘姜枣麻辛附子汤

桂枝三两　生姜三两　甘草二两　大枣十二枚　麻黄二两　细辛三两　附子一枚（炮）

上七味，以水七升，先煮麻黄，去上沫，内诸药，煮取二升，分温三服，当汗出如虫行皮中，即愈。

心下坚大如盘，边如旋杯一作盘字，水饮所作，枳术汤主之。

---

① 胁：《金匮要略方论》作“肠”。
② 胁：《金匮要略方论》作“肠”。

此湿热致痞，与上条证同而因异也。脾胃气虚，风邪乘土，风湿相抟，气虚不统，津液水饮化为痰饮，而成痞满，经谓太阴所至，饮积中满是也。仲景远虑后人误用桂、甘、姜、枣、麻、辛、附子之热剂，所以重出枳术汤而示别之。方以枳实驱逐痰饮而泻其实热之满，白术健脾而燥湿补正也。盖见心下坚大如盘，当审虚实寒热，脉之浮沉迟数大小为异，毋得执方而误用也。

枳术汤

枳实七枚　白术二两

上二味，水五升，煮取三升，分温三服，腹中软即当。

论曰：《灵枢》云，水始起，目窠上微肿，如蚕新卧起状，其颈脉动，时咳，阴股间寒，足胫肿，腹乃大，其水已成，以手按其腹，随手而起，如里水之状，此明正水之最备也。《素问》谓：肾者胃之关也，关门不利，聚水而从其类，上下溢于皮肤，则为胕肿。胕肿者，聚水而生病，乃明肾受风寒而为水病之根，然下为胕肿，大腹上为喘呼不得卧者，明其本在肾，末在肺，皆积水也。又曰勇而劳甚，则肾汗出，逢于风，内不得入于脏腑，外不得越于皮肤，客于玄府，行于皮里，传于胕肿，本之于肾，名曰风水。此言肾阳气虚受风而为本，肿满为风水之标耳。有肾肝并浮为风水，并沉为石水，乃明风寒皆可致肿，当以脉之浮沉分别也。帝问：面胕庞然壅，害于言，不当刺而刺，后五日，其气必至，至必少气时热，从胸背上至头，汗出手热，口干苦渴，小便黄，目下肿，腹中鸣，身重难以行，月事不来，烦而不能食，不能正偃①，正偃则咳，名曰风水。乃肾风误刺伤阴，热逆之变耳。盖《灵》《素》发明邪入肾间之风水，而《金匮》以补风邪伤表之风水，谓其脉自浮；骨节疼痛恶风者，脉浮而洪；气强为水者，沉滑；中有水气者，脉浮而紧；寒风伤表者，浮而迟；真阳虚者，趺阳脉浮而数；风邪化热者，种种之异耳。《灵》《素》谓正水不从毫毛生，而五脏阳已竭，津液充郭，其魄独居，精孤于内，气耗于外，形不可与衣相保，四极急而动中，是气拒于内，形施于外。但言阳虚，津精血液化水之情状，《金匮》以面目身体四肢皆肿，小便不利，脉之不言水，反言胸中痛，气上冲咽，状如炙肉，当微咳喘，寸口脉沉而紧，沉为水，紧为寒，沉紧相抟，结在关元，阳损阴盛，结寒微动，乃言积寒正水，而兼治逆之变也。盖不言风水之治逆，因《内经》言之已悉，故不复赘。又谓寸口脉弦而紧，沉而迟，趺阳脉伏，少阳脉卑，少阴脉细，为血分，寸

---

① 偃（yǎn）：仰面躺下。

口脉迟而涩，趺阳脉微而迟，肺胃皆寒而为气分，乃言肿满当分气血而治之矣。《灵枢》曰：寒气客于皮肤之间，鼟鼟然不坚，腹大身尽肿，皮厚，按其腹，窅[①]而不起，色不变，是为肤胀。《金匮》谓脉浮胕肿，按之没指，不恶风，其腹如鼓不渴，为风热抑郁之皮水也。盖《内经》治肿之法，谓平治权衡，去菀陈莝，是以微动四极，温衣，缪刺其处，以复其形，开鬼门、洁净府，精以时复，五阳已布，疏涤五脏，故精自生，形自盛，骨肉相保，巨气乃平。为治水肿表里阴阳，虚实寒热之大法也。然《金匮》推广其义而明诸治，故用越婢汤治脉浮不渴之风水，加术汤治风入之里水，防己黄芪汤治汗出表虚之风水，甘草麻黄汤治风入无汗之里水，防已茯苓汤治热郁之皮水，蒲灰散治风热郁抑，手足厥而之皮水，麻黄附子汤治少阴脉沉、阳虚受寒之正水。又补风寒暑湿六淫内侵五脏皆致肿疾，而仲景补《素问》未发之旨，欲后人窥其立方之意，临证化裁自能处方，方为入彀[②]耳。

附方

《外台》防己黄芪汤，治风水脉浮为在表，其人或头汗出，表无他病，病者当下重，从腰已上为和，已下当肿及阴，难以屈伸。方见前。

此乃湿从下受，湿多风少，故用黄芪实表，使水不得上溢，以防己祛除风湿，术草健脾，姜枣以宣营卫，俾营卫和而湿自除矣。

黄　汗论二条　方二首

问曰：黄汗之为病，身体肿一云重。发热汗出而渴，状如风水，汗沾衣，色正黄如柏汁，脉自沉，何从得之？师曰：以汗出入水中浴，水从汗孔入得之，宜黄芪芍药桂酒汤主之。

此伤水湿，为黄汗之根也。卫虚营弱，汗出入水，水伤心主之营，壅滞三焦所主之气，营卫两伤，邪正相合，气滞于表，故身肿发热。湿热内蒸，营气外越，则汗出也。汗乃营血津液所化，泄伤津液则渴。然身肿发热汗出，谓状如风水，第汗出沾衣，黄如柏汁，脉沉与风水为异耳。因汗出毫窍尽开，入水则从汗孔而伤营血，风湿蒸腾，而成黄汗，故以黄芪实表驱邪，桂、酒、芍药宣血而和营卫，俾正气实而邪自去，不治汗而汗自止矣。

黄芪芍药桂酒汤

黄芪五两　芍药三两　桂枝三两

---

① 窅（yǎo）：凹陷。

② 入彀：比喻合乎一定的程式和标准。入彀为入彀中的简称；彀中，指弓箭射程之内。

上三味，以苦酒一升，水七升，相合煮取三升，温服一升，当心烦，服至六七日乃解，若心烦不止者，以苦酒阻故也。一方以美酒醯代苦酒。

黄汗之病，两胫自冷，假令发热，此属历节。食已汗出，又身常暮盗汗出者，此营气也。若汗出已，反发热者，久久其身必甲错。发热不止者，必生恶疮。若身重汗出已辄轻者，久久必身瞤瞤，即胸中痛。又从腰以上汗出，下无汗，腰髋驰痛，如有物在皮中状，剧者不能食，身疼重，烦躁，小便不利，此为黄汗，桂枝加黄芪汤主之。

此辨黄汗传变营卫诸证也。汗出入水，水伤心属所主之营，然水气通于肾，肾水应接，亦受其邪，水挟肾阴上逆心脾，使营卫之气则不下达，故两胫自冷，即《难经》肾主湿，入心为汗，足胫寒而逆是也。肾湿上逆心脾，湿热郁蒸，营气外越，则为黄汗。汗伤营血，表里有邪，所以发热。若胫不冷，便为历节矣。盖饮食入胃，谷与邪气郁蒸，营气外越，则食已汗出。邪入于营，故暮常盗汗。此汗乃营气所化也，因汗出营虚，故反发热。正虚邪实，久则营血枯竭，身必甲错，甲错者，如鱼鳞干枯之状也。营虚则发热不止，邪气逆于肉理，营卫不利，必生恶疮。身重汗出已辄轻者，邪从汗泄，暂觉轻舒。但真气不充肌肉，久久必身瞤瞤，瞤瞤者，气虚肌肉蠕动是也。邪气上逆，营卫不利，即胸中痛。卫虚则汗从腰已上有，营闭下焦，故无汗，而腰髋驰痛，如有物在皮中坚硬不仁矣。若剧者，胃气亦伤，则不能食，而身体疼重，因黄汗出而泄伤阴血，邪气上逆于心，故烦躁而小便不利。方用桂枝汤加黄芪和营卫而固表气，俾正气足而邪自散矣。

桂枝加黄芪汤

桂枝三两　芍药三两　甘草二两　生姜三两　大枣十二枚　黄芪二两

上六味，以水八升，煮取三升，温服一升，须臾饮稀热粥以助药力，温覆取微汗，若不汗更服。

卷十五

黄　疸论二十四条　方六首　附方二首

寸口脉浮而缓，浮则为风，缓则为痹。痹非中风，四肢苦烦，脾色必黄，瘀热以行。

此辨风湿成疸也。寸口主气，气分受邪，其脉则浮，曰浮则为风，而缓脉为湿，此风多于湿，故脉浮而缓。风湿郁结，邪正为痹，痹者，闭也，因风拒闭营卫为痹，非《内经》风寒湿三气之痹，谓痹非中风，但风入脾胃，风湿郁蒸，邪化为热而越于外，四肢苦烦，即风淫末疾之义。然脾郁困疾，真色走于肌肤，脾色必黄，故为瘀热以行。

趺阳脉紧而数，数则为热，热则消谷，紧则为寒，食即为满。尺脉浮为伤肾，趺阳脉紧为伤脾。风寒相搏，食谷即眩，谷气不消，胃中苦浊，浊气下流，小便不通，阴被其寒，热流膀胱，身体尽黄，名曰谷疸。

此以趺阳脉辨疸病在于脾胃也。疸病始于脾胃，故以趺阳脉辨，见脉紧而数者，紧为寒邪伤营而入脾，数为风邪伤卫，入胃而化热，然胃风化热，为热则消谷，脾寒不磨，食则为满。寒热壅逆，正气不能宣行，脾湿下流，致伤肾水，曰尺脉浮而伤肾。然外寒传入脾胃，而寒属阴，以阴从阴，则趺阳脉紧为伤脾，乃脾受寒而胃受风，表里通气，故为风寒相抟。若脾单受寒，而胃单受风，与内湿相合，皆致成疸，非尽受风寒也。但食谷入胃，风热互蒸，上冲于目，故食谷即眩。寒邪伤脾，谷气不消，津液停滞于胃，化为苦浊，浊气下流膀胱，湿热壅闭，则小便不通也。若脾之寒湿下流于肾，为阴被其寒。或胃中风湿流于膀胱，则为热流膀胱。气郁热蒸，黄色走于肌表，则一身尽黄矣。此因酒食谷面，内伤脾胃，招邪致病，故曰谷疸。然非尽属风寒两受所致乃明，或风或寒，侵入脾胃，而合内湿，以致成疸，此仲景立言章法之妙，诸篇类皆如此。

师曰：病黄疸，发热烦喘，胸满口燥者，以病发时，火劫其汗，两热所得，然黄家所得，从湿得之，一身尽发热而黄，肚热，热在里，当下之。

此以火劫他病致瘅也。火热以挟外邪入里，与内湿相合，表未解而里热炽盛，故发热烦喘，胸满口燥。火湿相蒸，为从湿得之，故身发热而黄也。盖大阴主腹，外邪传里，太阴受之，则肚热，为热在里，故当下之，即栀子大黄汤之意也。

脉沉，渴欲饮水，小便不利者，皆发黄。

此言他病将变发黄也。邪热传里，故脉沉而渴欲饮水，湿热郁于中宫，气不下达，则小便不利，热蒸外越，势将发黄也。

腹满舌疑是身字痿，黄躁不得睡，属黄家。

此热郁于内也。邪传太阴，湿热郁蒸，则腹满身痿。而阳明热逆，则津血枯燥，土色外越，故黄燥不得睡，为属黄家。

黄瘅之病，当以十八日为期，治之十日以上瘥，及剧为难治。

此取阳病阴和、阴病阳和为大纲也。十八乃三六阴数之期也，十日者二五阳土之数也，黄瘅乃湿热郁蒸，阳邪亢极，脾阴大衰，故治之须候一六、二六、三六，阴气来复制火之期，而为定期，若至十日已上，土阴气复，则当瘥。而反剧者，乃脾阳亢极，阴机化灭，故为难治。

瘅而渴者，其瘅难治；瘅而不渴者，其瘅可治。发于阴部，其人必呕；阳部，其人振寒而发热也。

此言表病易治，里病难治也。胃中湿热，蒸越皮肤，则一身尽黄，虽发于外，当以表里阴阳辨证，则知可治与难治。若瘅而渴者，邪虽外越，胃中湿热半居于内，耗竭津液则渴，津枯血燥，阳火亢极，表里皆邪，故曰难治。不渴者，热邪一发，尽越于表，里无余蕴，一解表而即散，故曰可治。然邪在胸膈胃腑之里，为发阴部，内逆上冲，其人必呕。其邪尽发皮壳之表，为阳部，乃太阳所主，故振寒而发热也。

阳明病，脉迟者，食难用饱，饱则发烦，头眩，小便必难，此欲作谷瘅，虽下之，腹满如故，所以然者，脉迟故也。

此乃《伤寒论》中正虚邪实致瘅也。阳明病而见脉迟者，是因脾湿气虚而不健运，故食难用饱，饱则风热壅遏于胃，上冲则发烦头眩，流于膀胱则小便难，风湿郁蒸不散，欲作谷瘅。然正虚邪实，不当下而下之，则正愈虚而邪愈盛，腹满如故，察其所以然者，因气虚脉迟所致故也。

谷瘅之病，寒热不食，食即头眩，心胸不安，久久发黄为谷瘅，茵陈蒿汤主之。

此谷瘅证而出方也。邪在太阳之表，当发寒热而能食，此湿热在胃，流于所胜之膀胱，故寒热不食，食则胃邪上冲而为头眩。浊气内壅，所以心胸不安，不安者即懊侬热痛之类也。湿热已自郁蒸，相延日久，必致发黄，而为谷瘅。故用茵陈苦寒善解表里之湿热，栀子性凉能泻屈曲之火下行，以大黄微利而助栀子，开郁解热，击其半渡①而已。

茵陈蒿汤

茵陈蒿六两　栀子十四枚　大黄二两

上三味，以水一斗，先煮茵陈，减六升，内二味，煮取三升，去滓分温三服，小便当利，尿如皂角汁状，色正赤，一宿腹减，黄从小便去也。

心中懊侬而热，不能食，时欲吐，名曰酒瘅。

前云：谷食伤于脾胃招邪而为谷瘅，此伤酒湿招邪，故为酒瘅。酒味湿热，郁蒸中宫，上冲于心，阳火不宁，则心烦懊侬而热。湿热壅胃，故不能食，邪机上逆，则时欲吐，欲吐者乃欲吐而不能吐也。若肌皮未黄而见此证，即是欲发酒瘅之征矣。

夫病酒黄瘅，必小便不利，其候心中热，足下热，是其证也。

此补上条酒瘅之未备也。酒为熟谷之液，其毒入胃，先伤其阴，湿热互蒸而为黄瘅。然母病移子，肺亦受热，不得通调水道，下渗膀胱，故必小便不利，或胃热流于膀胱，亦不利也。邪热冲心则心中热，下耗肾水则足下热，若酒客在他病而见小便不利，心热足热，即知将成瘅证矣。

酒黄瘅者，或无热，靖恐是清字言了了，腹满欲吐，鼻燥。其脉浮者，先吐之，沉弦者，先下之。

此酒瘅当分湿热多少而治也。外无恶寒发热，里无懊侬谵妄，神思不昏，为无热。清言了了而热少湿多，邪郁于脾，故腹满欲吐，风消津液，上蒸肺窍，则鼻燥也。当审脉之浮沉而施吐下，则无误治之患。然浮者乃风多主病，其性轻扬，邪机上逆，当先吐之。沉弦者，属阴在里，乃湿多主病，湿性浊而下流，故当下之，即栀豉茵陈蒿汤之类也。然详“先”字，要知吐下之后，再以清解余热，不待言矣。

酒瘅，心中热欲吐者，吐之愈。

此邪机上向之治也。邪热弥满于胃，上冲胸膈之间，则心中热。偏于风多湿少，其机上行，故欲吐也。则当乘其上行之势，以从高而越之则邪去，所以吐之愈。

酒瘅心中懊侬，或热痛，栀子大黄汤主之。

此酒瘅而出方也。酒热之毒伤积于胃，熏蒸心膈之间，则懊侬。或热痛，

---

① 半渡：这里指最好的时机。兵法上认为，在敌军一半渡河之时发起攻击是最好的时机。

其势非轻，若缓时日，必伤心血。故用栀、豉宣发在上之邪而清其标，大黄、枳实荡涤胃热而下夺其本。

栀子大黄汤

栀子十四枚　大黄一两　枳实五枚　豉一升

上四味，以水六升，煮取二升，分温三服。

酒瘅下之，久久为黑瘅，目青面黑，心中如啖蒜虀状，大便正黑，皮肤爪之不仁，其脉浮弱，虽黑微黄，故知之。

此酒瘅大下而变证也。酒瘅妄投大下，伤动胃肾津精血气，湿热随虚下趋肾间，耗竭真阴，膀胱气郁，肾火上逆，变为黑瘅也。然肾伤则肝气亦伤，肝主色，发露于外，所以肝伤则血不上荣而目青，肾伤则阴火上炎而面黑。阴水既亏，阳光独焰于心胃之间，湿热熏蒸，嘈杂酸辣，譬如啖蒜虀之状。但肾伤则阴火煎熬，故外证面黑，内则大便正黑，是无杂色相兼。肺伤则津液不输于皮毛而皮肤黄燥，肝伤则血不濡筋，爪之不仁矣。盖瘅病邪气在胃，是当下夺，何致变证耶？然酒瘅乃熟谷之液、陈腐之毒，胃气先伤，脏腑资生，久已无赖，所以一下则诸脏尽伤，故当严戒。夫湿热成瘅，脉得沉洪数大乃为正气不亏，此伤阴血反浮弱矣。若酒瘅变黑，其色必有微黄相兼，较女劳伤肾纯黑不同，故谓虽黑微黄，故知之耳。

诸病黄家，但利其小便。假令脉浮，当以汗解之，宜桂枝加黄芪汤主之。方见水气。

此风多湿少，邪机向表，通治之方也。诸病黄家，乃胃中湿热酿成，而湿性下流当从下驱为顺，故但利小便而为常法。假令脉浮，则湿少风多，而风性轻扬，邪机在表，当以汗解，不可拘利小便为常矣。故用桂枝汤和营卫而解肌表之邪，风为表虚，加黄芪而实腠理，歠①热稀粥为助，使周身微微小汗则肌表之邪去，而虽有里湿亦从下渗矣。

黄瘅腹满，小便不利而赤，自汗出，此为表和里实，当下之，宜大黄消石②汤主之。

此邪居里实，通治之方也。黄瘅腹满，小便不利而赤，湿热壅逆中州极矣。但自汗，乃表气开通一面，为表和里实，然里实必当下夺，故用大黄、消石善攻湿热瘀凝气血之结，黄柏苦寒，以清下焦湿热，栀子轻浮，能使上焦屈曲之火下行为助也。

---

① 歠（chuò）：饮，喝。

② 消石：同硝石。

大黄消石汤

大黄　黄柏　消石各四两　栀子十五枚

上四味，以水六升，煮取二升，去滓内消，更煮取一升，顿服。

诸黄，腹痛而呕者，宜柴胡汤。方见呕。

此风木乘土，痛呕出方也。小柴胡汤原为伤寒传入少阳，邪高痛下而设，此风热挟木，乘于脾胃，郁蒸发黄而为腹痛，邪逆上冲则呕，故以小柴胡汤单提少阳厥阴风热上行，不令陷入土中为患，则痛呕自已，再以清渗风湿之药而和之可也。

黄瘅病，茵陈五苓散主之。

此黄瘅小便闭塞、气分实证通治之方也。胃中湿热相蒸则一，但有气血风寒之分，故后人有阴黄阳黄之别。盖胃为水谷之海，营卫之源，风入胃家气分，风湿相蒸，是为阳黄。湿热流于膀胱，气郁不化，则小便不利，当用五苓散宣通表里之邪，茵陈开郁而清湿热，则黄自退矣。

茵陈五苓散五苓散见痰饮中。

茵陈蒿（末）十分　五苓散五分

上二味和，先食饮服方寸匕，日三服。

诸黄，猪膏发煎主之。

此黄瘅血分通治之方也。寒湿入于血分，郁蒸气血不利，证显津枯血燥，皮肤黄而暗晦，即为阴黄。当以猪膏润燥，发灰入血和阴，俾脾胃之阴得其和，则气血不滞，而湿热自从小便去矣。盖瘅病皆因湿热郁蒸，相延日久，阴血必耗，不论气血二分，皆宜兼滋其阴，故云诸黄主之。

猪膏发煎

猪膏半斤　乱发（如鸡子大三枚）

上二味，和膏中煎之，发消药成，分再服，病从小便出。

黄瘅病，小便色不变，欲自利，腹满而喘，不可除热，热除必哕，哕者，小半夏汤主之。方见痰饮。

此湿多热少气虚之证也。小便黄赤如金则为黄瘅，此小便色不变，欲自利者，肌表必是淡黄而不枯燥，乃湿郁热微，气虚之证也。湿滞于脾，则为腹满，脾湿壅肺则为喘逆。然有湿无热，不可再除其热，但除热之剂，必以苦寒而伤胃阳，则阴湿不行，化为痰饮，上逆作哕，故以半夏、生姜涤痰除饮而止哕逆，俟哕止，再治其瘅。要知小半夏汤，非黄瘅之专方，窃拟小半夏加茯苓汤可以善后耳。

男子黄，小便自利，当与虚劳小建中汤。方见虚劳。

此虚黄通治之方也。凡病黄瘅，小便极黄不利而为实，此男子黄而自利，知无外邪壅滞所致也。其人必因饮食先伤胃中营卫，入房而伤肾中之阴，数扰其阳，相火冲于脾胃，湿热合蒸，脾阴亏极，黄越于外，则显肌肤黄燥，斯乃脾肾内伤所致，是无发表攻下之理，当以虚劳同治。故用小建中汤补和胃中营卫，资生肾水而镇阳光，俾相火不乘于土，则不治黄而黄自退矣。

额上黑，微汗出，手足中热，薄暮即发，膀胱急，小便自利，名曰女劳瘅，腹如水状不治。

此因女劳而成瘅也。黄瘅由酒谷伤于脾胃，相招外邪酿成，已悉于前，此由房劳伤肾，阴水亏而阳火盛，外邪袭入，壅遏胃关，脾胃湿热，聚而不化，相火挟邪上逆于胃，胃肾互蒸，则额上黑而微汗出。脾肾互蒸，则手足中热，而肌肤黄黑。盖申酉阳明自旺，湿热下流膀胱与肾，为薄暮即发。证显发热恶寒，此显经病也，若腑病则膀胱胀急矣。阴精受邪，气分不为邪阻，故小便自利。日久必致脾肾气血两痹，则腹胀满，曰腹如水状，即不治矣。

黄家日晡所发热，而反恶寒，此谓女劳得之，膀胱急，少腹满，身尽黄，额上黑，足下热，因作黑瘅，其腹胀如水状，大便必黑时溏，此女劳之病，非水也，腹满者难治，消矾散主之。

此女劳证治之方也。女劳瘅亦因湿热而成，所以概谓黄家必因房劳，先伤肾水，并及膀胱亦虚，火起下焦，而为女劳。然肾关郁而胃气不转，日晡阳明旺时，湿热下流肾与膀胱，证显发热而反恶寒，膀胱胀急，故少腹满。然膀胱主周身阳气，而受湿热郁蒸，达于皮肤，则身尽黄。肾水虚而阴火上腾，则额上黑，下流则足下热。夫黄为土色，黑为肾色，脾肾湿火，互相蒸发，则脸额与身之皮肉，黄中带黑，而为黑瘅。但房劳伤肾，则胃关不利，湿热下趋膀胱，相火则上逆于胃，湿火互蒸，故腹胀如水状。而肾火上入胃中，逼迫渣滓下奔，所以大便必黑而时溏，此女劳致伤精血两痹，卒难解散，是非水肿腹满，故曰难治。方用消石咸寒，取其剽悍，疾趋病所，而清湿热，又逐热瘀之血；本草谓矾石能除痼热，深于骨髓，以清肾与膀胱湿热而消瘀结；大麦粥汁和服，引药入胃，先清湿热之源，俾瘀热不得流肾为患。日以三服，欲使药力继续，当使小便微黄，大便微黑，则病随大小便而去，曰小便正黄，大便正黑，是其候也。

消矾散

消石　矾石（烧）等分

上二味为散，大麦粥汁和服方寸匕，日三服，病随大小便去，小便正黄，大便正黑，是其候也。

论曰：饮食酒味，内伤脾胃，风寒袭入，湿热郁蒸而成，黄瘅本之于胃，经谓已食如饥者为胃瘅。然邪伤于胃，上逆则为目黄，下流则溺黄赤，困郁于脾，故安卧而为黄瘅，若外越则皮肤尽黄矣。《金匮》从胃而推广其义，食伤为谷瘅，酒伤为酒瘅，房劳伤肾，胃肾互蒸，为女劳瘅，补其脉证，而兼治逆之变也。谓脉浮而缓者，乃胃湿挟风而言也。趺阳脉紧而数者，乃互风寒两伤而言也。尺脉浮而伤肾者，土邪流克于肾水也。趺阳脉紧为伤脾者，以寒邪而从阴也。然湿邪上溢，食谷即眩，而谷气不消，胃中苦浊，浊气下流，则小便不通，为阴被其寒，热流膀胱，身体尽黄，邪之阴阳，各从其类也。心中热而懊恼，足下热，目青面黑，如啖蒜齑状，此乃热多湿少。不能食，时欲吐，无热，清言了了，腹满，而为湿多热少。额上黑，微汗出，手足中热，薄暮即发，膀胱急，小便自利，为女劳瘅。以消矾散去热行瘀，大黄消石汤治肚热内实之证，桂枝加黄芪以治病邪在表。湿热内蒸，寒热不食，以茵陈蒿汤而泻之。酒湿盛而热痛在心，栀子大黄以从下彻。湿从下受，邪在气分者，以茵陈五苓而宣导之。邪伤血分，而以猪膏发煎之润。虚黄小便自利，而色不变，用小建中汤专补营卫。或治逆而痰多，小半夏以为救逆。贼邪陷郁于土而腹痛，柴胡汤可以升提。以上数条是明表里阴阳寒热虚实标本，乃治瘅至精至妙之法，今之俗辈不读《金匮》，记读歌括方书，犹弃诸大海，认一浮沤①而为全潮矣。

附方

瓜蒂汤，治诸黄。方见暍。

瓜蒂汤，吐药也，若邪冲于胸膈，或心烦懊侬欲吐，而无他病者，当用此汤。吐去黄水，因其高而越之也。

千金麻黄醇酒汤，治黄瘅。

外感风寒，湿热在表，郁禽成黄，或脉自浮，当以汗解者，用此一味煮酒，使其彻上彻下，行阳开腠而驱营分之邪，则黄从表解矣。

麻黄三两

上一味，以美酒五升，煮取二升半，顿服尽，冬月用酒，春月用水煮之。

---

① 浮沤（ōu）：水面上的泡沫。

卷十六

惊　悸论二条　方一首

寸口脉动而弱，动即为惊，弱则为悸。

此以动弱之脉而定惊与悸也。惊从外入，悸是内发，而动脉属阳，外邪入于心包，心气躁盛，血脉不宁，邪正相搏，则脉动而为惊也。弱脉属阴，心气不足，而血亦不能荣养，气血两亏，包络之火以挟外邪，搏动则悸，或心气虚，而无外邪，肾水上陵亦悸，故曰弱则为悸，悸者，心神恍惚跳动，不能自主之貌也。然惊与悸皆属于心，所以诊脉同于寸口，但辨动则气病，为惊为实。弱则血病，为悸为虚也。

心下悸者，半夏麻黄丸主之。

此外感心悸之方也。悸病虽属心虚，然致病之因，有水停心下者，有心包血虚火旺者，有肾水陵心者，有痰饮上逆者，各各补泻不同。此因外之微邪袭于心包，以挟内饮所致，故用半夏涤饮，麻黄通阳散邪，然老痰非此不能开豁，所以用之。

半夏麻黄丸

半夏　麻黄等分

上二味，末之，炼蜜和丸小豆大，饮服三丸，日三服。

吐　血论九条　方二首

夫酒客咳者，必致吐血，此因极饮过度所致也。

酒为熟谷之液，其性大热，经谓因而大饮则气逆。逆则湿热蓄聚于胃，下流伤肾，而挟相火上薰伤肺，肺伤则咳，咳则气乱不能摄血则吐血，所谓极饮过度所致。当先清酒毒，勿治其血也。

寸口脉弦而大，弦则为减，大则为芤，减则为寒，芤则为虚，寒虚相搏，此名曰革，妇人则半产漏下，男子则亡血。注见虚劳论中。

夫吐血，咳逆上气，其脉数而有热，不得卧者，死。

此阴气素亏，外邪传里之吐血也。心包血分受邪，则气逆不能主血，血热妄行而吐血也。心气既逆并挟阴火上刑肺金，则咳逆上气。然阴亏则火焰而挟表，故脉数有热，乃真阴已竭，阳无所附，气逆上升，故不得卧者死。

心气不足，吐血、衄血，泻心汤主之。

此心气受邪而为不足也。心为君火而主血，风火感袭，扰乱营血，即心热而络脉溢也。然心火亢极，血热妄行，肺气不能摄血，故吐血或衄血，所以大黄、黄连、黄芩统泻三焦实火，俾邪去而血自宁，因火制方，名曰泻心汤也。

泻心汤

大黄二两　黄连一两　黄芩一两

上三味，以水三升，煮取一升，顿服之。

吐血不止者，柏叶汤主之。

此寒邪传内吐血而出方也。外寒传入心包，经络之血不得归经则吐血不止，故用干姜、艾叶辛热散寒而行瘀血，使邪去则血自归经矣。然血既不止，则血亡火炎，故以柏叶养阴之正，马通沉降以泻浮逆之火而为助也。

柏叶汤

柏叶三两　干姜三两　艾三把

上三味，以水五升，取马通汁一升，合煮取一升，分温再服。

师曰：尺脉浮，目睛晕黄，衄未止。晕黄去，目睛慧了，知衄今止。

此外感风热致衄也。肝窍开于目，肾水华于睛，肝肾阴虚，而膀胱之气亦虚，故致尺脉浮。目睛晕黄者，乃风热挟火，扰害手足阳明经络，迫血妄行而致衄也。然风气通肝，肝风炽盛，故目睛晕黄，知衄未止。若晕黄去，乃邪气解散，不迫于上，则目睛慧了，知衄止矣。

又曰：从春至夏衄者太阳，从秋至冬衄者阳明。

此火旺水亏致衄也。春夏诸阳气浮于外，而手足太阳经络亦在于外。手太阳小肠属火，足太阳膀胱属水，然水衰火旺，邪逼肺气致衄，应补足太阳而泻手太阳，故当从太阳而治。秋冬阳伏于内，手足阳明经络居内，手阳明大肠属金，足阳明胃属土，土金气虚而不生水，邪热内淫于金则衄，应补阳明而泻太阳，故从秋至冬属阳明也。

病人面无色，无寒热。脉沉弦者，衄。浮弱，手按之绝者，下血。烦咳者，必吐血。

此辨衄下吐血之脉也。面无色即面白而无神气也，盖血随气转，气行血行，气虚不能统血上华于面，故面无色。邪入于内，而外无寒热，故脉沉弦，沉为气虚兼郁，弦属中虚卫结。然卫陷于血，血随阴火上行经络虚处而出，故衄也。若面无色而脉浮弱者，浮为阴虚，弱为阳弱，按之绝者，气不摄血，血垂降聚于肠胃，则下血矣。若面无色，脉浮弱，按之绝者，乃阴阳皆虚而气不摄血，则下血矣。然龙雷无制，上冲阳道，扰淫于心则烦，淫肺则咳，咳则气逆于上，血亦随之而上，故吐血也。

衄家不可发汗，汗出必额上陷，脉紧急，直视不能眴，不得眠。注见伤寒太阳篇。

论曰：经云怒则气逆，甚则呕血，因伤肝气而不藏血也。少阴所谓咳则呕血者，水虚不能制火，阳脉之逆也。肺脉搏坚而长，当病唾血者，木火盛而刑克肺气之衰也。悲哀太甚则包络绝，阳气内动，发则心下崩，数溲血者，心胞自伤也。阳络伤则血外溢，血外溢则衄血，阴络伤则血内溢，血内溢则后血者，概言衄吐下血，各有所伤之关键也。以上皆是内伤脏腑而致吐衄血也。仲景拈出寸口脉弦而大，弦则为减，大则为芤，减则为寒，芤则为虚，寒虚相抟，此名曰革。妇人则半产漏下，男子则亡血者，乃以革脉发明后天中气虚而木胜克土之失血也。又曰吐血咳逆上气，其脉数而有热，不得卧者死，乃伤先天阴气，吐血之剧证也。酒客咳者，必致吐血，乃酒毒伤胃所致。此皆世所不言，诚补《内经》之未备耳。而以泻心汤治风热之吐血，柏叶汤治寒伤营血之吐血，此明外感吐血之两大法门，俾人热者寒之，寒者热之，虚者补之，实者泻之，不可一概混以滋阴而为定法，但内伤仅言脉证而不出方，欲人反复推明其义，则当补泻而补泻之也。

下　血论二条　方一首

下血，先便后血，此远血也，黄土汤主之。

夫人五脏六腑之血，全赖脾气统摄，健运流行，则肺气通调，血随气转，会于鬲俞，而统分脏腑，周身经络，是无瘀逆之患。其或统运失常，胃气不和，逆而上行，血随气转则吐血，若胃气下陷，则血亦随之下降而为便血矣。此先便后血者，乃因饥饱先伤脾胃，气虚下陷，因虚而受寒湿流于小肠，血瘀气滞，相随化物之气传入大肠，渣滓前行而下，血继后行而出，所以先便而后血，故为远血，即小肠有寒，其人下重便血是也。故用甘、术健脾养胃，灶中黄土同附子以燥寒湿而温脾气，使脾温则健运如常，而肠胃之邪得去，则便血自止，地黄、阿胶以养阴血，但虑附子辛热，过伤庚金，以黄芩保护除其肠热耳。

黄土汤

甘草　地黄　白术　附子（炮）　阿胶　黄芩各三两　灶中黄土半斤

上七味，以水八升，煮取三升，分温二服。

下血，先血后便，此近血也，赤小豆当归散主之。方见狐𧏾中。

此大肠湿热之蓄血也。大肠乃主清肃传道之职，而湿热之邪蓄聚大肠，血瘀不行，小肠传化渣滓入于大肠，则大肠所瘀之血前行至于直肠，故先血后便者，为近血也。故以赤小豆味酸气寒，专清血分湿热，当归养血，则血得归经，兼驱其风，以浆水酸寒，清热收敛而止血也。

胸满瘀血论二条

病人胸满，唇痿舌青，口燥，但欲漱水不欲咽，无寒热，脉微大来迟，腹不满，其人言我满，为有瘀血。

病者如有热状，烦满，口干燥而渴，其脉反无热，此为阴伏，是瘀血也，当下之。

此辨瘀血脉证也。设气分受邪，壅逆痰饮，传结而致胸满者，则当烦躁气逆喘满，不应唇痿，此胸满唇痿，乃血瘀于胸，故满。不荣于唇则唇痿，唇痿者即淡白而不燥也。血凝上焦则舌青。气滞化热则口燥漱水不欲咽。然邪居于血，故无寒热。气虚不能统血，内瘀不充于经，经脉失血，故脉微大，血滞而气不独行，故脉来迟，即芤虚之状也。假令气分热盛，则腹胀满，今腹不满而言我满者，乃外虽不满，内脏血壅气滞而胀，故言我满，知是瘀血矣。如有热状者，非真有热，即烦满口干燥而渴，如有热状耳，然脉无洪大数疾，为反无热，但脉与证寒热不合，是非气分受邪，乃血滞不行，而阴伏于内，是瘀血也。既有瘀血，则当下之，即犀角地黄、抵当汤丸之类也。

卷十七

呕论十一条　方四首

夫呕家有痈脓，不可治呕，脓尽自愈。注见厥阴篇。

先呕却渴者，此为欲解。先渴却呕者，为水停心下，此属饮家。呕家本渴，今反不渴者，以心下有支饮故也，此属支饮。

此以呕渴之先后，审欲解与痰饮也。若因他病传来之呕，呕则津液去而邪亦随呕而去，但胃膈干燥则渴，故先呕却渴为欲解。若邪气入内，与痰饮贮积于中，阻抑阳气，熏喉而渴，则渴而欲饮，饮则外水内饮满而上逆故呕。谓先渴却呕，为水停心下，是属饮家矣。夫呕则必伤津液，谓呕家本渴，今呕反不渴者，是饮停胸膈，制其内燥，故反不渴，为属支饮，又以呕后渴为邪解，不渴为停饮之辨也。

呕而胸满者，茱萸汤主之。方注见厥阴篇。

干呕，吐涎沫，头痛者，茱萸汤主之。方注见厥阴篇。

干呕，吐逆，吐涎沫，半夏干姜散主之。

此胃寒之方也。肺胃气虚则寒，肾阴反乘于胃，故干呕吐逆而吐涎沫即《难经》肾邪入脾为涎，邪从所胜来者是也。但无木邪上逆高巅，故不头痛胸满，其病尚浅，仅宜半夏涤饮止呕，干姜温胃，浆水引入阴中散寒足矣。

半夏干姜散

半夏　干姜各等分

上二味，杵为散，取方寸匕，浆水一升半，取七合，顿服之。

呕而脉弱，小便复利，身有微热，见厥者，难治，四逆汤主之。方注见厥阴篇。

呕而发热者，小柴胡汤主之。方注见厥阴篇。

诸呕谷不得下者，小半夏汤主之。方见痰饮中。

此痰饮多而致呕之方也。外邪内入而呕，必自饮食稍进，此痰饮多而外邪少，拒格胸胃之间，气逆而谷不得入，故用生姜散邪，半夏以消痰饮，而止呕逆。

呕而肠鸣，心下痞者，半夏泻心汤主之。

此寒邪入里致痞之呕也。寒邪传里，于痰抟结成痞，居于心下，然痞属阴邪，壅逆风木清阳之气不和，反逆于胃则呕，胃逆下注于肠，则作肠鸣，故用泻心汤，参、甘、姜、枣补胃和中，半夏以涤痰饮，干姜温中散寒，芩、连以清气逆标化之热耳。

半夏泻心汤

半夏半斤（洗）　黄芩　干姜　人参各三两　黄连一两　大枣十枚　甘草三两（炙）

上七味，以水一斗，煮取六升，去滓，再煮取三升，温服一升，日三服。

干呕而利者，黄芩加半夏生姜汤主之。

此木邪乘胃也。木邪乘胃，上逆则呕，下行则利，今干呕而下利者，外之风寒相合，胃中痰饮抟结，上逆下注，故以小柴胡汤去走表之柴胡，倍半夏、生姜，和中而涤饮止呕，然呕则气逆，故去人参加芍药，是平土中之木也。

黄芩加半夏生姜汤

黄芩三两　甘草二两　芍药一两　大枣十二枚　半夏半斤　生姜三两

上六味，以水一斗，煮取三升，去滓，温服一升，日再夜一。

呕吐而病在膈上，后思水者解，急与之。思水者，猪苓散主之。

此呕吐饮去以防内燥之方也。痰饮阻抑胸膈，挟邪上逆呕吐，故为病在膈上。吐后思水，乃外邪与胸膈痰饮已去，故思水者即病解矣，犹恐余邪内伏，而成胃热膈燥，则当急与，以救胃中津液，是杜膈消之患。所以白术安胃和中，二苓通渗胃家内伏之邪，使从膀胱而去，即首卷渴与猪苓汤之义。

猪苓散

猪苓　茯苓　白术各等分

上三味，杵为散，饮服方寸匕，日三服。

论曰：中上二焦气虚，脾胃受邪而上逆，则为呕、为吐、为哕，经谓食则呕。物盛满而上溢，则知胃为呕之总司，乃脾失健运之常为本也。又有他脏传邪致呕，经谓阴气在下，阳气在上，诸阳气浮，无所依从而呕者，乃阴邪盛而入胃格阳上逆之呕也。足太阴病，舌本强，食则呕，胃脘痛者，脾湿化痰而失转运之呕也。肝所生病，胸满呕逆者，木邪乘胃上逆而呕也。肾脉微缓为洞，洞者食不化，下嗌还出，乃肾气虚而胃关不利之呕也。胆液泄则口苦，胃气逆呕，苦为呕胆，胆邪乘胃而呕也，以诸详之，则脏腑传乘明矣。

《金匮》谓痈脓而呕，先呕却渴为欲解，先渴却呕为水停心下。呕家本渴，今反不渴，为心下有支饮者，呕而胸满者，干呕吐涎沫，头痛者，呕而脉弱，小便复利，身有微热，见厥者，呕而发热者，诸呕谷不得下者，呕而肠鸣者，干呕而利者，呕吐而病在膈上，后思水者，乃以表里阴阳，寒热虚实，痰饮标本，而补《内经》之未发，故当《内经》《金匮》合参则备矣。

吐胃反论九条 方四首

趺阳脉浮而涩，浮则为虚，虚则伤脾，脾伤则不磨，朝食暮吐，暮食朝吐，宿谷不化，名曰胃反。脉紧而涩，其病难治。

此诊趺阳则知脾胃气之虚实也。浮为血虚，涩为气滞，血虚气滞，故脉浮而涩。而浮则为虚，虚乃脾营虚，为虚则伤脾。然营虚而致卫气亦虚，气不独行，为脾伤则不磨。而脾既伤则胃气亦伤，脾胃两伤，故宿谷不化，则津液聚结化而为痰，留滞中宫，则朝食暮吐矣。盖朝属胃气稍旺而能食，脾虚不运则暮吐，暮属脾气稍旺而能食，胃虚不纳则朝吐，所以朝食暮吐，暮食朝吐者，当分脾胃阴阳之虚实而治也。但脾胃脉当和缓为平，此见紧涩贼克之脉，故为难治。

寸口脉微而数，微则无气，无气则营虚，营虚则血不足，血不足则胸中冷。

此上焦营卫俱虚而胃反也。寸口主气，微脉见于寸口，是上焦气虚，谓微则无气，第气虚则邪火妄行，脉即数矣。盖血随气转，气行则血行，此卫虚不布于胸，营亦不随济于上，谓无气则营虚。但营虚则血不调，气虚则胸不暖，谓胸中冷，胸冷则不化谷，以故胃反也。

问曰：病人脉数，数为热，当消谷引饮，而反吐者，何也？师曰：以发其汗，令阳微，鬲气虚，脉乃数，数为客热，不能消谷，胃中虚冷故也。脉弦者，虚也，胃气无余，朝食暮吐，变为胃反。寒在于上，医反下之，令脉反弦，故名曰虚。

此治外感发汗伤阳，误下伤胃，皆变胃反也。脉数为热，胃热则当消谷引饮，而反吐者，乃因他病发汗，致伤胸膈之阳，谓阳微膈气虚。而膈气既虚，邪反不去，客热狂走，故脉数，数属客热也。然中焦元气亦伤，胃中正虚不能消谷，所谓胃中虚冷。脉弦者胃虚也，因木火邪旺，则土气衰弱，胃气无余，脾不健运，胸膈气虚不能拦，阻食气上逆，故朝食暮吐，变为胃反。若寒邪居上，医反下之，徒伤胸胃之气，木陷土中，亦致脉弦胃反，令脉反弦，故名曰虚，谓胃膈之气虚也。盖有不因汗下而得胃反，亦因木盛土虚，中上二焦气弱者同，故仲景引之而互明也。

病人欲吐者，不可下之。

此上虚欲吐，毋更虚下也。膻中气虚，兼之脾胃受邪，其机上逆，所以欲吐，若下之而违逆其机，更伤血分，则病变无穷，故不可下。

胃反呕吐者，大半夏汤主之。《千金》治胃反不受食，食入即吐。《外台》治呕，心下痞硬者。

此偏痰多之方也。胃反本于营卫两虚，木气乘脾而不健运，津液化为痰饮，卫气逆而化火，痰火上溢，则胃反呕吐。故用人参甘温滋润补养脾胃，合蜜润燥而生营卫，半夏涤饮下逆而退其标，水蜜合扬二百四十遍，取其性柔，以养胃阴而不燥也。

大半夏汤

半夏二升（洗）　人参三两　白蜜一升

上三味，以水一斗二升，合蜜扬之二百四十遍，煮药取二升半，温服一升，余分再服。

食已即吐者，大黄甘草汤主之。《外台》又治吐水。

此偏火盛之方也。木火之邪结于肠胃血分，气反逆与胸膈，以故食已即吐。经谓胃主血所生病，故用大黄以破血分之热，甘草以调胃气，俾肠胃通而食下，则不吐矣。此方脾胃干结者宜之，当与上“不可下”之条反覆互看，始得仲景前后之意。

大黄甘草汤

大黄四两　甘草一两

上二味，以水三升，煮取一升，分温再服。

胃反，吐而渴欲饮水者，茯苓泽泻汤主之。

此外风乘胃，脾虚成饮之方也。风气通肝，木盛制土，脾胃气郁而反上逆，则为胃反。然吐则痰饮去而风火炽盛，胃津枯燥，以故吐而渴欲饮水。但木旺土衰，则水寡于畏，肾水反溢为饮。治当健脾，以除伏邪宿饮，故以姜、桂、术、草，健脾和营卫而驱邪外出，苓、泽渗导胃肾之余饮也。

茯苓泽泻汤《外台》治消渴脉绝，胃反者，有小麦一升。

茯苓半斤　泽泻四两　甘草二两　桂枝二两　白术三两　生姜四两

上六味，以水一斗，煮取三升，内泽泻，再煮，去滓取二升半，温服八合，日三服。

吐后，渴欲得水而贪饮者，文蛤汤主之。兼主微风，脉紧，头痛。

此亦风邪入胃之方也。木火内燔，乘入于胃而无痰饮相挟，风火上升则吐，伤其津液，余风未散，故吐后渴欲得水而贪饮，乃外水不能制其胃燥也。故用文蛤咸寒清热，软坚散结，以麻、杏、甘、石，清散在里余邪，而通热郁，姜、枣以和营卫，盖脉紧为寒壅头痛，麻黄散寒，所以兼主之。

文蛤汤

文蛤五两　麻黄　甘草　生姜各三两　石膏五两　杏仁十个　大枣十二枚

上七味，以水六升，煮取三升，温服一升，汗出即愈。

哕论四条　方三首

哕而腹满，视其前后，知何部不利，利之即愈。

此明实哕之治也。哕者，俗谓呃也，邪传于胃，正邪壅遏，气逆上冲于肺，肺不受触，转还入胃，两气相抟，则为哕矣。《灵枢》谓：故寒气与新谷气，俱还入胃，新故相乱，真邪相攻，气并相逆，复出于胃，为哕，明是胃邪壅逆冲肺耳。然肺气不达下焦，则二便不利，以故哕而腹满。即当视其何部不利，而利之即愈。盖利前部者，利小便也，使膀胱气化，而肺气则得下达。利后部者，即通大便也，使大肠气通，则肺气得下。俾二气通调，胃气得转，故利之则愈。

病人胸中似喘不喘，似呕不呕，似哕不哕，彻心中愦愦然无奈者，生姜半夏汤主之。

此形寒饮冷伤肺而挟痰也。似喘不喘，似呕不呕，似哕不哕，诚不是喘，不是呕，不是哕也。彻者，通也，仅是通心中愦愦然无奈，即泛泛恶心之义也。因形寒饮冷，肺家受寒，内挟痰饮抟聚胸膈之间，所以生姜温肺散寒，半夏涤饮，俾寒散而痰饮下降，愦愦然无奈即止矣。盖生姜半夏汤与小半夏汤何异？但小半夏汤主涤痰饮，所以半夏为君，此因形寒饮冷伤肺，以生姜汁再煎，温肺散寒为君，故名生姜半夏汤也。

生姜半夏汤

生姜一斤　半夏半升

上二味，以水三升，煮半夏，取二升，内生姜汁，煮取一升半，小冷，分四服，日三夜一。呕止，停后服。

干呕，哕，若手足厥者，橘皮汤主之。

此木邪临胃致哕，即呃而干呕也。内无痰饮相挟，木邪乘胃，而胃气不伸，故作干呕，胃邪冲肺则哕。胃气郁逆不布四肢则手足厥，然脉必沉实有力，是非沉迟虚寒之比。故用橘皮、生姜，味辛气温，宣散胃家壅逆之气为主，俾胃气布行四肢，则呕哕止而厥自退，经谓木郁达之是也。

橘皮汤

橘皮四两　生姜半斤

上二味，以水七升，煮取三升，温服一升，下咽即愈。

哕逆者，橘皮竹茹汤主之。

此胃虚受邪致哕也。胃虚受邪，挟痰冲肺则哕。然胃气虽虚，是非虚败哕逆，但是胃中邪气不散，故以人参、甘草养胃和中，姜、枣补胃而宣通中上二焦营卫，俾中气和而肺气自能散布，竹茹善清风邪胃热能消热痰，橘皮以散胃逆之气。

橘皮竹茹汤

橘皮二斤　竹茹二升　大枣三十枚　生姜半斤　甘草五两　人参一两

上六味，以水一斗，煮取三升，温服一升，日三服。

论曰：哕逆病，有胃虚、痰火、瘀血、虚寒、实热、胃绝诸证，此上仅言外感风寒乘胃，气壅所致，余皆未尽，慎勿一途论治。

下　利论二十四条　方二首　附方二首

夫六腑气绝于外者，手足寒，上气，脚缩。五脏气绝于内者，利不禁，下甚者，手足不仁。

此下利将绝之征，但重于胃肾也。六腑为阳，气行于外，盖胃为众腑之源，而源气衰，阳不充于四肢，则众腑之阳亦弱，故手足寒，上气脚缩，即阳虚而现诸寒收引之象也。诸脏属阴，藏而不泻，然五脏之中，肾为众阴之主，真阳所寄之地，但真阳衰微，则五脏气皆不足，胃关不合，泻而不藏，则利不禁而下甚，甚者，阳气脱而阴血痹着不行，故手足不仁。此仲景本意，欲人治下利必以脾肾为要也。

下利清谷，不可攻其表，汗出必胀满。

下利脉沉而迟，其人面少赤，身有微热，下利清谷者，必郁冒，汗出而解，病人必微厥，所以然者，其面戴阳，下虚故也。

下利手足厥冷，无脉者，灸之不温。若脉不还，反微喘者，死。少阴负趺阳者，为顺也。

下利腹胀满，身体疼痛者，先温其里，乃攻其表。温里宜四逆汤，攻表宜桂枝汤。

下利后脉绝，手足厥冷，晬时脉还，手足温者生，脉不还者死。

下利清谷，里寒外热，汗出而厥者，通脉四逆汤主之。

下利脉沉弦者，下重。脉大者，为未止。脉微弱数者，为欲自止，虽发热不死。

下利有微热而渴，脉弱者，令自愈。

下利脉数，有微热，汗出，令自愈。设脉紧为未解。

下利脉数而渴者，令自愈。设不差，必圊脓血，以有热故也。

下利脉反弦，发热身汗者，愈。

下利，寸脉反浮数，尺中自涩者，必圊脓血。

下利谵语者，有燥屎也，小承气汤主之。

热利下重者，白头翁汤主之。

下利后更烦，按之心下濡者，为虚烦也，栀子豉汤主之。以上方注皆见厥阴篇。

下利气者，当利其小便。

此即利而失气也。木邪乘胃，邪正两实之气陷滞肠间，下逼失气，谓下利气。《内经》风淫于内，得后与气，则快然如衰之义。然肠间之气郁而不得上行，故利小便，乃使肺气下通于膀胱，而大肠之气则得上行于肺胃，气不下迫，利气自止，故当利其小便也。

气利，诃梨勒散主之。

此下利气之方也。前云当利小便，此以诃梨勒味涩性温，反固肺与大肠之气，何耶？盖欲大肠之气不从后泻，则肺旺木平，气走膀胱，使小便自利，正为此通则彼塞，不用淡渗药，而小便自利之妙法也。

诃梨勒①散

诃梨勒十枚（煨）

上一味，为散，粥饮和，顿服。

下利三部脉皆平，按之心下坚者，急下之，宜大承气汤。方见痉病。

此伤食下利也。脉来不数不迟，不浮不沉，和缓如常，乃为土气冲和，则为无病。此三部脉皆平，下利而按之心下坚者，脉证不符，是非风寒所属，当责食填胃中，未伤血气而不形于脉也，故用大承气汤峻攻有形之滞，则下利自止，经谓土郁夺之，通因通用之法也。

---

① 诃梨勒：即诃黎勒。

下利脉迟而滑者，实也，利未欲止，急下之，宜大承气汤。

此亦食滞之利也。食壅于胃，气道不利，故脉来迟，然脉虽迟，而非虚寒之比，但迟为气壅，滑为血实，血实气壅，水谷为病，故为实也。内滞中气不和，利未欲止，但恐土实而伤肾水，水浅渐成停搁之患，故宜大承气汤，急夺其邪也。

下利脉反滑者，当有所去，下乃愈，宜大承气汤。

此亦食壅致利也。若因风寒下利，脉必数疾。若属虚者，脉必迟涩微弱。此反见滑，水谷为病，乃属有余，曰当有所去，宜用大承气汤夺之。

下利已瘥，至其年月日时复发者，以病不尽故也，当下之，宜大承气汤。

此旧积之邪复病也。下利瘥后，至期年月日时复发者，是前次下利之邪，隐僻肠间，今随脏腑司令之期，触动旧邪而复发，然隐僻之根未除，终不能愈，故当大承气迅除之耳。

下利肺痛，紫参汤主之。

此木邪挟火刑金之方也。风木挟火刑金，肺气壅而不利，即胸中痛，气不利而水走后阴，脏邪移腑，故肺痛而下利，犹如肺痈，咳即胸中隐痛之类也。故用紫参苦寒，能通血气，而治肺痛，本草谓主心腹积聚，寒热之邪，好古谓治血痢以此散瘀止痛，甘草以调中气而清热，则痛利自止。

紫参汤

紫参半斤　甘草三两

上二味，以水五升，先煮紫参，取二升，内甘草，煮取一升半，分温三服。

下利便脓血者，桃花汤主之方。注见少阴篇。

附方

千金翼小承气汤，治大便不通，哕数谵语。

《伤寒》厥阴篇中下利谵语，利而有燥屎，以通因通用，用小承气汤轻利和中。此燥屎内结，大便不通，壅逆胃邪上行而哕数谵语，所以亦宜轻利和中，而涤热开结也。

外台黄芩汤，治干呕下利。

木火炽盛，横格中焦，邪气上逆，则为干呕。逼迫水谷下奔，则为下利。然木火上逆下逼，故用人参、大枣和养脾胃之气，半夏、干姜涤痰温中而止呕逆，以黄芩专清风化之热，桂枝宣和营卫而驱风也。

黄芩　人参　干姜各三两　桂枝一两　大枣十二枚　半夏半升

上六味，以水七升，煮取三升，分温三服。

卷十八

疮痈肠痈论三条　方四首

诸浮数脉，应当发热，而反洒淅恶寒，若有痛处，当发其痈。师曰：诸痈肿，欲知有脓无脓，以手掩肿上，热者为有脓，不热者为无脓。

此辨痈疽阴阳脉证也。诸浮数脉，似乎外感风热在表，然风邪应当发热，而反洒淅恶寒，且有痛处，乃营气不从，邪气逆于肉理，凝滞气血而发痈也。见痈肿既成，欲知阴阳，则能定治，故以手按肿上，热者，乃邪热壅气所成而属阳，火热腐化血肉，故知有脓；不热者，乃阳气衰微，阴寒凝滞气血，肌肉坚硬不仁，而属阴，不能腐溃血肉，则知无脓矣。盖热与不热是验阴阳之大法，兼互成脓未成脓之辨也。

肠痈之为病，其身甲错，腹皮急，按之濡，如肿状，腹无积聚，身无热，脉数，此为肠内有痈，薏苡附子败酱散主之。

此出肠痈证与方也。风寒感人躯壳之里，大小肠间，壅逆气血，营卫不利，则成肠痈，若妇人经产，瘀血不尽，亦可成之。然瘀血成痈，不充皮肤肌肉，故身甲错，甲错者，肌肤犹如风干鱼鳞之状也。痈成于肠，内气壅逆，则腹胀满，而腹皮急，肠痈不在躯壳，故按之濡，犹如肿状。腹无积聚者，言腹中素无血瘕癥痞。不由内疾之变，又无表症，谓身无热，但得脉数，则内痈毒盛，当识其肠内有痈矣。若见诸证，腹中必然痛楚不堪，即是肠痈之征，故用薏苡清燥肠中湿热而破壅肿，败酱善排瘀血为脓而利结热之标，因感外寒成痈，所以附子行阳散寒，破其壅滞之本耳。

薏苡附子败酱散

薏苡仁十分　附子二分　败酱五分（即苦菜）

上三味，杵为末，取方寸匕，以水二升，煎减半，顿服，小便当下。

肿当作肠字痈者，少腹肿痞，按之即痛，如淋，小便自调，时时发热，自汗出，复恶寒。其脉迟紧者，脓未成，可下之，当有血。脉洪数者，脓已成，不可下也。大黄牡丹皮汤主之。

前言肠痈始起之辨，此成脓未成脓之脉与方也。肠痈始起必因风寒入内，壅逆气血而成其形。然肠居小腹，故少腹肿痞。而小肠乃多血少气，通于前阴，按之内着于痈，所以即痛。气攻小便，则如淋也。但内痈成于血结，不犯膀胱气分，故小便自调。然心与小肠为表里，小肠有痈，心火逆郁不散，则时时发热而自汗出，热收于内，故复恶寒矣。若寒邪未随血肉变脓，脉尚迟紧，可下瘀血。洪大者，邪已随血变化为脓，不可下而再伤肠胃之气，仅宜攻脓破血消痈。故以丹皮、桃仁，辛凉破血行瘀，合大黄、芒硝，破其血分之结，冬瓜子散热下气，设有脓，使从大便而去，无脓则下血矣。

大黄牡丹汤

大黄四两　牡丹一两　桃仁五十个　瓜子半升（即冬瓜子）　芒硝三合

上五味，以水六升，煮取一升，去滓，内芒硝，再煎沸，顿服之，有脓当下，如无脓，当下血。

排脓散

肠痈必起于邪壅气血而成。壅气为热，蒸腐血肉成脓，故以鸡子黄、芍药专补阴血之正，桔梗开提肺气而下行，枳实以宣肠胃气结，俾气利则脓成毒化，故为排脓散也。

枳实十六枚　芍药六分　桔梗一分

上三味，杵为散，取鸡子黄一枚，以药散与鸡黄相等揉和，令相得，饮和服之，日三服。

排脓汤

肠痈乃属大小肠受病，故用甘桔善走手足阳明，开提诸气而宣行解毒，以姜、枣通调营卫，而排血为脓。盖此两方，专治躯壳之内、肠胃之痈而设，徐注谓概治疮痈之方，则混言矣。

甘草　桔梗各二两　生姜一两　大枣十枚

上四味，以水三升，煮取一升，温服五合，日再服。

金　疮论二条　方一首

问曰：寸口脉浮微而涩，法当亡血，若汗出。设不汗出者云何？若身有疮，被刀斧所伤，亡血故也。

此亡血汗家金疮，皆有涩脉，当以证别也。寸口即两手之脉，皆属手大阴也，浮为血虚，微为气弱，血虚气弱，脉则浮微，谓当亡血。然亡血阴亏，气不独行，所以脉涩也。盖汗家液伤气滞，脉亦见涩，若不汗出而脉涩，是金疮去血之脉涩，谓被刀斧所伤，亡血故也。

病金疮，王不留行散主之。

此金刃所伤皮肉筋骨，故为金疮，乃属不内外因。因伤而血去，气滞不能统血，灌于皮肉脉络，所以脉涩。然气血得行，则疮口易合，故用王不留行苦平通利血脉，能止金疮之血而逐痛。蒴藋主折伤续筋骨、通血脉。但金疮当取生气为本，故利肺气，即诸气长而血自生，俾血生，则灌续于脉络，疮口易能收敛。故用桑东南根，乃得生气而生气血，烧灭存性取黑色，而能止血。甘草补脾胃而和营卫，椒、姜温养气血得暖，则行诸经筋脉。以厚朴疏导内郁之气，芩、芍以清气滞之热，而温补宣行，所以产后亦用。若风寒乃经络为病，当以发散为主，桑根下降，故勿取之。

王不留行散

王不留行（八月八日采）　蒴藋细叶（七月七日采）　桑东根　白皮各十分（三月三日采）　黄芩二分　川椒三分（除目及闭口出汗）　甘草十八分　厚朴二分　干姜　芍药各二分

上九味，桑皮以上三味，烧灰存性，勿令灰过，各别杵筛，合治之为散，服方寸匕。小疮即粉之，大疮但服之，产后亦可服。如风寒，桑根勿取之。前三物皆阴干百日。

浸淫疮方一首

浸淫疮，从口流向四肢者，可治；从四肢流来入口者，不可治。浸淫疮，黄连粉主之。方未见。

此即脱疽游丹之类也。邪热蕴积脏腑营卫之间，从内而发，浸淫于皮肤肌肉，为浸淫疮也。从口流向四肢者，热毒自从六腑外泄于肌肉皮肤，渐走四肢，治从外解，故为可治。若从四肢流来入口，热毒先走经络行于四肢，复散肌皮，归于脏腑，内外充斥，伤残真气，故不可治。然黄连一味为粉，外敷内饮，专解流向四肢之毒，非流来入口之方也。

卷十九

趺蹶手指臂肿转筋狐疝蛔虫论共七条　方三首

师曰：病趺蹶，其人但能前，不能却，刺腨入二寸，此太阳经伤也。

此趺蹶当辨经络而治也。人身足阳明脉络于腿外侧之前，太阳脉络于腿外侧之后，少阳脉络于腿外侧之中也。夫趺而致蹶者，足不能行也，然不能行，又当辨其前后治之，但能前者，阳明无伤也，不能却者，乃不能后抵，太阳经脉受伤也。当刺腨入二寸，腨者，即小腿肚，本属阳明，乃太阳经络所过之处，与阳明经气会合于阳承筋间，故刺之，使大阳阳明气血和而无滞，则前后如常矣。

病人常以手指臂肿动，此人身体瞤瞤者，藜芦甘草汤方主之。方未见。

此治手臂病而出方也。手之五指，乃属肺、大肠、心包、三焦、心与小肠。臂者，统属手之六经，但臂外属三阳，臂内属三阴，阳经从指走头，阴经从胸走手，若手指肿动，则当依经而治。臂肿而动者，当责手足太阴阳明之经，乃被风痰搏击所致，盖足太阴脾主湿，而为生痰之源，风邪内袭，风湿煽化为痰，气虚不充肌肉，故身体瞤瞤，瞤者，肌肉蠕动也。而肺为储痰之器，因脾之风痰上溢于肺，随经走臂，痰气壅逆经隧，故手指臂肿，邪正搏击，气摇则动也。方虽未见，详甘草和中，藜芦善吐风痰，俾痰去则经气疏通，而肿动自愈。此补痰饮走经隧之未备也。

转筋之为病，其人臂脚直，脉上下行，微弦。转筋入腹者，鸡屎白散主之。

此木土不和，风邪而转筋也。风邪乘于脾胃，风湿相搏，以故表里皆病，若风湿盛于经表，则臂脚直。脉上下行而微弦，经谓诸暴强直，皆属于风，亦风淫末疾之义也。或中气虚而木邪内逆，直攻于脏，则转筋入腹，当以鸡屎白下气消积，去风安脾之治，非治臂脚直之方也。

鸡屎白散

鸡屎白为散，取方寸匕，以水六合，和，温服。

阴狐疝气者，偏有小大，时时上下，蜘蛛散主之。

此外肾睾丸之病也。阴狐疝气，乃阴阳之气偏虚受邪，故偏有小大，时时上下，即缩入两跨①，如狐行状，阴出阳没之不定，由肝肾血虚气弱，感受风湿所注之处为病也。故用蜘蛛少腹抽丝者，能引入肝，通经攻毒，而胜风湿。桂枝行阳化气，以伐肝肾之邪，俾阳气盛而阴狐自退矣。

蜘蛛散

蜘蛛十四枚（熬焦）　桂枝半两

上二味，为散，取八分一匕，饮和服，日再服。蜜丸亦可。

问曰：病腹痛有虫，其脉何以别之？师曰：腹中痛，其脉当沉若弦，反洪大，故有蛔虫。

此蛔虫腹痛之脉也。腹痛病因感风寒者多，若寒邪入里，脉当沉紧，风邪在腹，卫气内结，脉当沉弦，今反洪大，即当肌表发热，而反腹痛，是与脉证不合，知非风寒，当责之蛔虫所致。若四时腹痛病，而不见风寒之脉，当责蛔虫治也。

蛔虫之为病，令人吐涎心痛，发作有时，毒药不止，甘草粉蜜汤主之。

此蛔虫心痛证与方也。上条谓脉反洪大，乃胃中热湿蒸化为虫，若风寒致痛，即当连绵不绝。而不吐涎，此因蛔虫行于上脘，壅塞气道不通，令人吐涎心痛，虫下行则不痛，故发作有时，或壅下脘，即作腹痛可知矣。然攻击风寒猛烈峻剂而为毒药，非杀虫之品，故痛不止。此用白粉杀虫，甘草合蜜和中安胃，草、蜜味甜，诱开蛔口，俾其得药，虫头下向，则痛自止矣。

甘草粉蜜汤

甘草二两　粉一两　蜜四两

上三味，以水三升，先煮甘草取二升，去滓，内粉蜜，搅令和，煎如薄粥，温服一升，差即止。

蛔厥者，当吐蛔，今病者静而复时烦，此为脏寒，蛔上入膈故烦，故须臾复止，得食而呕，又烦者，蛔闻食臭出，其人当自吐蛔，蛔厥者，乌梅丸主之。方注见厥阴篇。

① 跨：同“胯”。

卷二十

妇人杂病论二十三条　方十二首　附小儿疳　虫蚀齿方一首

妇人之病，因虚积冷结气，为诸经水断绝，至有历年，血寒积结胞门，寒伤经络，凝坚在上，呕吐涎唾，久成肺痈，形体损分。在中盘结，绕脐寒疝。或两胁疼痛，与脏相连。或结热中，痛在关元。脉数无疮，肌若鱼鳞。时着男子，非止女身。在下未多，经候不匀。令阴掣痛，少腹恶寒。或引腰脊，下根气街。气冲急痛，膝胫疼烦。奄忽眩冒，状如厥颠。或有忧惨，悲伤多嗔。此皆带下，非有鬼神。久则羸瘦，脉虚多寒。三十六病，千变万端。审脉阴阳，虚实紧弦。行其针药，治危得安。其虽同病，脉各异源。子当辨记，勿谓不然。

此血室受邪，传于脏腑经络现证，而与男子不同治，所以《金匮》另立女科一门也。盖女子二七而天癸至，一月一行，乃为常度，其或参差前后，或经后新产，胞宫气血虚弱，而外邪以从阴门侵袭，则病变无穷。但禀气有强弱，阴阳有偏胜，气血有虚实，风寒有多少，五脏六腑十二经络传乘，以故见证不一也。然妇人之病，因气血虚而风寒袭于子宫，气血不行，谓因虚积冷结气，为诸经水断绝，且非一日发病，至有历年。而血寒积结胞门，乃虚为受病之本，风寒为致病之标，至于日久传于诸经脏腑，气血阴阳，表里上下，神志诸病，变化不测矣。但邪客胞中，相随上焦气虚之处厥而上行，为寒伤经络，凝坚在上，或侵脾胃，则呕吐涎唾，逆于肺脏，营卫不宣，久成肺痈，然骨蒸咳嗽，皆括在其中矣。营卫既伤，则形体损分，若在中盘结，淫于冲脉，则为绕脐寒疝，淫溢胜胁，则两胁疼痛。然经脏相为表里，但经络之痛，其源在于胞宫之脏，为与脏相连，若风邪淫于本宫，郁化为热，故曰或结热中，邪正相搏，气郁不通，则痛在关元。夫风者，善行数变，郁化为热，热耗胞门阴血，血虚火盛，而脉数非疮家之脉数，谓脉数无疮。阴血耗而不充于躯壳，则皮肤干燥，为肌若鱼鳞，或逢交合，其邪传于男子，亦病鱼鳞，谓时着男子，非止女身。若感受日浅，未传他经，谓在下未多，只病经候不匀。若寒客凝结，气血邪正相搏，为令阴掣痛，即抽掣相引阴户而痛，阳微阴盛，则少腹恶寒。邪随督脉上逆则引腰脊，若依冲脉则气冲急痛，盖冲脉出于气街，斜入腘中，循胫骨内廉，邪凑虚处而行，则下根气街。下注厥阴经脉气滞不行，为膝胫疼烦。上逆冲击心神，则为奄忽，奄忽者，骤暴昏昧也，相随肝脉上逆巅顶，则为眩冒，逆而不返，其状犹如厥颠。淫于心肺肝脾肾，五脏神魂情志受伤，故作忧惨悲伤多嗔。以上诸证，乃带脉之下，血海受邪为病，总谓此皆带下，非今人所谓之白带也。虽见眩冒厥颠，忧惨悲伤多嗔，奇怪之证，皆胞门受邪，传于气血心神魂魄所致，非有鬼神所使之耳。邪传脾胃，消削肌肉，久则羸瘦，耗伤心血，故脉虚伤阳则寒，谓脉虚多寒。又十二癥、九痛、七害、五伤、三痼，为三十六病，然证现千变万端，总属胞门受邪则一，治此必审脉之阴阳虚实紧弦，则知邪之风寒，气血虚实，才能行其针药，治危得安。以上病虽同起于胞门，而有风寒气血虚实，经脏上下之分，随其虚处现症现脉，不能尽述，谓脉各异源，此乃妇科切要之纲领，故嘱子当辨记，勿谓不然。此上数段，皆胞宫一源起病，乃邪随五脏六腑气血虚处现证，故现无穷之变，务须细心体究其意，方能入彀耳。

妇人中风，发热恶寒，经水适来，得之七八日，热除脉迟，身凉和，胸胁满，如结胸状，谵语者，此为热入血室也，当刺期门，随其实而取之。

此谓中风，即大邪中表，风伤卫，传里之病也。发热恶寒，少阳证也，少阳与厥阴相为表里，而厥阴藏血，乃通冲脉血室，经水适来，血室空虚，少阳风热，陷于血室，邪气深入，故七八日来，外则热除而身凉。血阴凝滞，故脉迟而胸胁满，如结胸状。血室之邪冲心，则发谵语，即非有鬼神之义也。然肝与血室相通，故当刺肝之期门穴，随其实处取之，即泻血室之邪也。

妇人中风，七八日续得寒热，发作有时，经水适断，此为热入血室。其血必结，故使如疟状，发作有时，小柴胡汤主之。方见呕中。

此风邪陷入血室而出方也。风伤卫证，七八日来，续得寒热，发作有时者，因经水适来，血室空虚，外邪乘虚内陷，邪血搏击，正邪分争，阴阳更胜，势如疟状，故谓有时。然邪陷血室而得寒热，当责邪在半表半里，故用小柴胡汤和阴阳而提风木之邪上行，使从表出，则病自愈，不必求其血室之补泻也。

妇人伤寒发热，经水适来，昼日明了，暮则谵语，如见鬼状者，此为热入血室。治之无犯胃气及上二焦，必自愈。

热入血室，虽有风寒之别，而邪入则一，所以上下四条，相为一贯也。

寒邪伤营而陷于血室，故昼日明了，暮则血海阴邪盛而上冲于心，则发谵语。然肝脏开窍于目，热血抟结，魂不归舍，而反影于目，故如见鬼状，此皆带下，非有鬼神之义也。治此不可犯其胃气，及上二焦之阳，是谓汗吐下之戒，俾中上之阳不伤，阳能正阴，使邪外出，则阴邪下退，经水适来未净，必使经血再行则自愈矣。

血弱气尽，腠理开，邪气因入，与正气相搏，结于胁下，正邪分争，往来寒热，休作有时，默默不欲饮食，脏腑相连，其痛必下，邪高痛下，故使呕也，小柴胡汤主之。

【临床解读】

杨某某，男，69岁。2021年12月8日初诊。

主诉：反酸烧心4年余。

现病史：患者4年前因糜烂性胃炎（良性）于某医院行“胃全切术”，术后烧心反酸减轻。现症见：反酸烧心，胃脘抽搐感，进食后胃胀满，夜间不能平卧，有食物上涌感，坐立位缓解，纳差，眠可，大便偶干，1~2天一次，小便正常，舌质红，苔薄白，脉沉滞。吸烟史40年，每天10支。无高血压、糖尿病。

病机要点：木土壅郁证。

处方：川芎10克，炒苍术10克，炒神曲10克，制香附10克，栀子10克，柴胡10克，黄芩10克，清半夏10克，煅瓦楞子30克。10剂，每日1剂，水煎服。（张磊医案）

此互风寒陷入血室，舍针法，惟小柴胡为主治也。血室空虚，为血弱气尽，邪气陷入，结于胁下，与正气相搏，故正邪分争，往来寒热，休作有时，邪郁胃间，故默默不欲饮食。然肝胆相连，脏邪凝于下，腑邪冲于上，血室为病，故痛在下，邪高痛下，中州胃气不和，则使呕也。然小柴胡汤表里两解之方，而上下亦可两解，所以用此和之。

阳明病，下血谵语者，此为热入血室，但头汗出，当刺期门，随其实而泻之，濈然汗出者愈。

此伤寒土邪反乘于血室也。大邪传入阳明，湿热炽盛，反淫冲脉血室，血热妄行，故阳明病而见下血，为热入血室。胃热上冲于心，则发谵语而头汗出。故当刺肝之期门，随其邪实之处而泻之，使木能制土，阳明经腑余热，自从周身濈然汗出而愈。盖血室证非惟少阳与阳明之邪而入，要知十二经络脏腑之邪，皆可入之为病，又有血室受邪，传于脏腑十二经络为病。余脏仿此，则神机在我，何惧证见无穷。

妇人咽中如有炙脔，半夏厚朴汤主之。

此血室之邪淫于任脉为病也。前谓凝坚在上，久成肺痈，与此如有炙脔，源同而证异。要知仲景立一言竖一义，是有变化不尽之妙，仿此类推，则得《金匮》之意。盖行经或产后，气血虚而阴门感受风寒，积结胞宫，相随任脉上冲，抵于咽嗌，气逆噎塞，吞之不下，吐之不出，如有炙脔，贴于咽中，故用厚朴、半夏辛温消痰散结而下逆气，苏叶善能归气入阴和血，同生姜以宣营卫而散外入之邪，茯苓渗湿并导逆气下行也。

半夏厚朴汤

半夏一升　厚朴三两　茯苓四两　生姜五两　干苏叶二两

上五味，以水一斗，煮取四升，分温四服，日三夜一服。

妇人脏躁，悲伤欲哭，象如神灵所作，数欠伸，甘麦大枣汤主之。

此子宫受邪，上淫肺气之病也。子宫血虚，故为脏躁。受风化热，相随任脉冲上，而挟心包之火，逼迫肺脏，然肺声为哭，魄气不宁，则悲伤欲哭，象如神灵所作。而金虚肝盛，邪犯胃肾，故数欠伸，即忧惨悲伤多嗔，魂魄之病也。故以甘草缓泻心包之火，小麦益心和肝，兼养胞血，大枣培土生金而和营卫，以济子宫之燥，俾冲任得养，肺气是无陵犯，则悲哭自止。

甘麦大枣汤

甘草三两　小麦一升　大枣十枚

上三味，以水六升，煮取三升，分温三服。亦补脾气。

妇人吐涎沫，医反下之，心下即痞，当先治其吐涎沫，小青龙汤主之。涎沫止，乃治痞，泻心汤主之。小青龙汤见痰饮。

此凝坚在上，呕吐涎唾，而挟新邪之方也。血寒积结胞门，复挟新感外风，相随任脉而上，会合胸膈肺胃之间，凝聚津液，化而为痰，故吐涎沫。然外邪当从表散，而医反下之，诛伐无过，致伤中气，则阴邪上逆与涎相并成痞，若不治涎，余涎尽并于痞，卒难分解，故当先治。用小青龙汤散邪涤饮，风寒两擅其长，使新旧之邪尽去，则涎沫自止，其或痞结未消，又当泻心汤治其痞也。

问曰：妇人年五十所，病下利数十日不止，暮即发热，少腹里急，腹满，手掌烦热，唇口干燥，何也？师曰：此病属带下。何以故？曾经半产，瘀血在少腹不去。何以知之？其证唇口干燥，故知之。当以温经汤主之。

此血寒积结胞门之病也。妇人年五十所，天癸应绝，而反病下利者，因昔半产，寒凝瘀血，积于胞宫，所以新血不能聚于血海，反从下出，而为下利不止，即血山崩倒之疾，非大便下利也。然新血不得留聚血海之内，则阴虚火盛，故暮即发热。血瘀少腹，则里急矣。盖心经脉络，下通胞门，上走手心劳宫，血虚火盛，故手掌烦热。心病则脾亦病，故腹满。而脾营不化，故唇口干燥。病在血室，所以为属带下。然何以知其血瘀少腹？盖唇口干燥，此乃血瘀而不上灌，故知之也。但瘀为病根而不去，利何由止，故用温经汤，芎、归、参、芍、姜、桂、茱、甘调和营卫而益气血，为温散寒结，半夏下逆消痰，丹皮散血，麦冬、阿胶保肺通调，但温经散邪，俾瘀血行而病根去，血得归宫，则下利止矣。

温经汤

吴茱萸三两　当归　芎䓖　芍药　人参　桂枝　牡丹皮　生姜　甘草各二两　半夏　麦冬各一升（去心）

上十二味，以水一斗，煮取三升，分温三服。亦主妇人少腹寒，久不受胎。兼治崩中去血，或月水来过多，及至期不来。

带下，经水不利，少腹满痛，经一月再见者，土瓜根散主之。

此在下未多，经候不匀之病也。胞门受风，未经多日，所以只见经水不利，未致不通。第不利者，乃似通非通，非通似通，来而不畅，止而复来，即行者自行，结者自结，所以少腹满痛，而一月再见矣。故以土瓜根，即王瓜根也，味苦气寒，能清风化之热，䗪虫活血行瘀，桂枝、芍药以调营卫，而宣阳气，俾风外出，酒引血分散瘀，经自利矣。

土瓜根散阴癞肿亦主之。

土瓜根　芍药　桂枝　䗪虫各三分

上四味，杵为散，酒服方寸匕，日三服。

寸口脉旋而大，弦则为减，大则为芤，减则为寒，芤则为虚，寒虚相抟，此名曰革，妇人则半产漏下，旋覆花汤主之。

此胞门受邪，挟木乘胃之脉与证也。血海邪通肝木，则木气过盛而脉弦，然弦必伤胃则胃虚，谓弦则为减。胃虚不能生血，灌溉诸脉而空大，为大则为芤。然胃气虚弱，为减则为寒，血不循经贯脉，为芤则为虚。胃寒脉虚，为寒虚相抟，脉名为革。而木邪炽盛，胃气不能生血而摄血摄胎，故有妊则当半产，无孕则当漏下。然推其源，乃胞受风寒所致，脉弦而大。故用旋覆花驱风而散寒结，以葱助其行散之力，新染绛绢引入血海而散邪，俾邪散则正气自复，非此即养正之方也，盖前虚劳论中革脉乃木火制胃，此因胞宫受邪传木不同，当参看则备。

旋覆花汤

旋覆花三两　葱十四茎　新绛少许

上三味，以水三升，煮取一升，顿服之。

妇人陷经，漏下黑不解，胶姜汤主之。方未见。

此胞门受邪，以致陷经漏下也。盖诸经血盈则灌于海，海满复溢于经，经海相连，盈亏进退，升降出入，皆从于海，若血海受邪，拒格新血不归于海，则新血降而漏下矣。然经血陷而不升，故为陷经。若血寒则黑，漏下黑不解者，即血海受寒所致漏下也，故以干姜散寒，俾寒邪去而瘀黑自解，阿胶养血而驱伏风，则漏下得止。原方未见，但以胶、姜详之，其义可知，后人拟补胶艾汤，似乎未确。

妇人少腹满，如敦状①，小便微难而不渴，生当作经字后者，此为水与血俱结在血室也，大黄甘遂汤主之。

此经后受邪，水血两瘀也。经后血室虚而受邪，水血内瘀，则少腹满，如敦状，如人敦而不能起，言其下重之情也。血分受邪，故小便微难而不渴，非似气分闭而不通矣。此有形水血结于血室，若不峻攻，何以破其坚垒之结，所以大黄攻血，甘遂以逐蓄水而无留滞，又借阿胶养血，善驱血中伏风，俾风去则水血俱利矣，窃拟血分受风而致水肿者，用之无不妙耳。

大黄甘遂汤

大黄四两　甘遂　阿胶各二两

上三味，以水三升，煮取一升，顿服之，其血当下。

妇人经水不利下，抵当汤主之。

此血寒积结胞门，未变他病之方也。胞门偶被风寒袭入，血凝不散，经水则不利下，非久闭也，或痛而不利，或少腹坚而有形可征。故以食血之虻虫、水蛭以破血结，桃仁、大黄以攻其瘀，则无留滞矣。

抵当汤亦治男子膀胱满急有瘀血者。

水蛭（熬）　虻虫三十枚（熬）　桃仁二十枚　大黄三两

上四味为末，水五升，煮取三升，去滓，温服一升。

妇人经水闭不利，脏坚癖不止当作散字，中有干血，下白物，矾石丸主之。

此肺气不利，白带而致干血也。脏即子宫也，坚癖不散，子宫有干血也。白物者，世谓之白带也。盖子宫之气，通连冲任督带诸脏之气，而冲任之气上至咽喉，会通于肺，然肺主通调诸脏之气，连及子宫，故肺与大肠受邪，通调传道之职皆失，以致脾胃湿热，凝滞津液，而成白物，淫入胞宫，阻滞

---

① 敦状：此处沈明宗对“敦”的解释有误。敦，是古代盛放食物的器皿，盖和器身都作半圆球形，各有三足或圈足，上下合成球形。敦状指少腹有形高起，如敦之状。

内血不流而成干血，是因白带阻闭胞宫，而结干血也。经云治病必求其本，故以矾石先去湿热为君，杏仁独利肺与大肠之气为助，盖肺与大肠为表里，纳药大肠之脏，俾药气以从大肠之气上行于肺，肺气既得下行，通调于子宫，使湿热津液不得凝为白物，则白物止而干血自散。此由他脏淫于子宫受病，不与胞门同治，正谓其虽同病，脉各异源也。

矾石丸

矾石三分（烧）　杏仁一分

上二味，末之，炼蜜丸枣核大，内脏中，剧者再内之。

妇人六十二种风，腹中血气刺痛，红蓝花酒主之。

此概以妇人血分挟风而病也。仲景每论妇人之病，皆从血海受邪起见，而推广六十二种风疾，并腹中血气刺痛。咸因血海气血虚而招风，以致冲任督带，五脏六腑皆病。故以红蓝花一味，煎酒取其色红，与血相类，味苦辛温，能入心肝冲任血海，养血和血行血，专理血海，去旧生新，得酒入血，宣行之力更佳，正谓血足风自灭也。

红蓝花酒方

红蓝一两

上一味，以酒一大升，煎减半，顿服一半，未止再服。

妇人腹中诸疾痛，当归芍药散主之。方见妊娠。

此脾虚而致腹痛也。腹中即血海也，妇人虽以血海为主，实赖脾胃资生之，化而统血于海，则无诸病，此因脾不健运，湿气下流胞中，血涩气滞，故腹中诸疾痛，当责脾虚而治。故以芎归养血而行血中之气滞，芍药收阴之正，白术、茯苓、泽泻健脾渗湿，俾脾健则血生，湿不下流，冲任气行血利，则诸痛自止。此又重于脾，不当责于胞，此亦其虽同病脉各异源也。

妇人腹中痛，小建中汤主之。方见虚劳中。

此胃虚而致腹痛也。胃为五脏六腑之海，虚则纳谷少而营卫亦虚，血海无济，胞门血虚气滞，故腹中痛。是非风寒所致者也，所以小建中汤建中气而生营卫，充灌血海，使阴阳和而气血流利，则不治痛而痛自已。设因风寒致痛，而汤中桂枝可以驱邪足矣。此上下二条，以后天脾胃生化之源不足，累及血海受病，故以健脾胃为主，毋恃四物汤而养阴血，诸脏皆然。若胞门受邪，累及脏腑诸病，当治胞门为主。是仲景暗度金针，人皆不识耳。

问曰：妇人病饮食如故，烦热不得卧，而反倚息者，何也？师曰：此名转胞，不得溺也。以胞系了戾，故致此病，但利小便则愈，肾气丸主之。

此胞门阳虚致病也。表里上中二焦无病，则饮食如故。下焦阳虚不能统气于尿脬，故胞系了戾，即扭转而不得溺也。然胞系既转，上气不得下通，逆冲心肺，故烦热不得卧而倚息，名曰转胞不得溺。是因真阳虚而不得统气于胞，故用六味丸以滋左肾之元阴，桂、附专补右肾之真阳，行阳化气，直达胞中，胞系满直，开阖有权，则小便利而烦热倚息顿愈。若以五苓、八正，一概淡渗，元阳顿削，反不得溺也。

肾气丸

干地黄八两　薯蓣　山茱各四两　泽泻三两　牡丹皮三两　茯苓三两　桂枝一两　附子一两（炮）

上八味，末之，炼蜜和丸，梧子大，酒下十五丸，加至二十五丸，日再服。

蛇床子散，温阴中坐药。

此令阴掣痛，少腹恶寒之方也。胞门阳虚受寒，现证不一，非惟少腹恶寒之一证也。但寒从阴户所受，不从表出，当温其受邪之处，则病得愈。故以蛇床一味，大热能补真阳，纳入阴中，俾子宫得暖，邪去而病自愈矣。

蛇床子散

蛇床一味，末之，以白粉少许，和合相得，如枣大，绵裹内之，自然温。

少阴脉滑而数者，阴中即生疮，阴中蚀疮烂者，狼牙汤洗之。

此风湿合乘胞门，流于阴户，而成虫蚀也。少阴脉居左尺而应胞门精血之地，外通阴户，但脉滑为阴气有余，数为热盛，此因风湿感入胞中，湿热炽盛，流注阴中，营气不从，逆于肉理，邪热郁蒸，阴中即生疮矣。湿热蒸化为虫，遍蚀阴户，谓蚀疮烂也。方以狼牙煎汤熏洗，本草谓其苦寒有毒，善治浮风瘙痒，杀腹脏一切虫，但苦能燥湿，寒以除热，俾湿燥热除，不化为虫，则蚀疮自愈。盖后人论阴疮数种，不若此论最详，当以触类旁通，治证为妙。

狼牙汤

狼牙三两

上一味，水四升，煮取半升，以绵缠筋如茧，浸汤沥阴中，日四遍。

胃气下泄，阴吹而正喧，此谷气实也，膏发煎导之。方见黄瘅。

此胃气走于胞门而出前阴，谓之阴吹也。大肠与胃中津液枯燥，谷热壅滞不下，胞门气虚，胃气不往后阴而反陷胞中，以从前阴而出，故谓胃气下泄，乃移实就虚之义，即肠胃累及胞门之病也。气泄声响如吹，为阴吹而正喧，肠胃之气，乘于胞门，谓谷气之实也，故以猪膏滋润肠间之燥，发煎以养胞门之血，俾肠间得润，谷食下而气转后阴，此通则彼塞矣。盖有大便不结，中虚下陷而阴吹者，当用补中升提，不可概为胃实也。

小儿疳虫蚀齿方

小儿疳病，乃从内发，先因金虚，木寡于畏，风乘于土，湿热壅积胃间，随脉上溢于齿，风湿蒸腐化而为虫，浸淫于齿，故为疳虫蚀齿。方用雄黄善驱脏腑之风，又能杀虫，葶苈以泻肺气实，使肺气通调，金风一动，湿热全消，则不化虫，蚀齿之患除矣。盖附此方于妇人证后，想昔有幼科而遗失无传，去古既远，不敢妄赘。

雄黄　葶苈

上二味，末之，取腊日猪脂溶，以槐枝绵裹头，四五枝，点药烧之。

论曰：经云女子七岁，肾气盛，齿更发长。二七而天癸至，任脉通太冲脉盛，月事以时下，故有子。至于七七，任脉虚，太冲脉衰少，天癸竭，地道不通，形坏而无子矣。丈夫八岁，肾气实，发长齿更。二八肾气盛，天癸至，精气溢泻，故能有子。肾者，主水，受五脏六腑之精而藏之，故五脏盛，乃能泻。至于八八，则齿发去，五脏皆衰，筋骨懈惰，天癸尽而鬓发白，身体重而行步不正，故无子耳。盖天癸者，即父母媾精而为先天，合同天地阴阳生长之气，乃为精血之主，非精血而为天癸也。然所得之气，女藏于心，阳为之主，男藏于肾，阴为之根，各待阴阳至盛，精血满足之期则泄，所以谓之天癸至。但男体外为阳，而盛于八者，乃俟真阴数足，以水而配阳。女体外为阴，而盛于七者，乃俟真阳数足以火而偶阴，故女子二七阳气充盛，是与真阴气合，则阳机蠢动①，阴即随之，任脉通而太冲脉盛，月事下而阴阳和平，故有子耳。男子二八阴水充盛，与真阳偶合，阳机蠢动，精气溢泻，阴阳和而有子矣。若在后天论之，女子二七，胃中气血充盛于心，血盛则与先天气和，先后之气，附合而经行，故有子。男子二八，胃中气血充盛于肾，精盛则与先天气和，先后之气附合而精泻，故有子。所以男女皆为天癸至者，乃先天阴阳与后天气血会合充盛，斯时而至，故子。谓气血为阴阳之橐籥②，阴阳为血气之风帆也。夫男子外阳而内阴，以肾为体，以心为用，女子外阴而内阳，以心为体，以肾为用。盖心属火为阳，主血，阳数奇，故二七真阳气盛，阴得阳和则行，统领诸脏之血，盈溢血海，则月事下而有子。肾属水为阴，主精，阴数偶，故二八真阴水盛，阳得阴则化，而统诸脏之精，满溢精海，精气溢泻，而有子，可见男女配偶交合，必须阴阳和平，即成胎而生

---

① 蠢动：蠕蠕而动。《说文解字》："蠢，虫动也。"

② 橐籥（tuóyuè）：古代冶炼时用以鼓风吹火的装置，犹今之风箱。这里喻指本源。

子，是故男女阳中有阴，阴中有阳，所以调经治病，当以阴阳先天分，治非仅调养后天精血而已。盖一七少阳气盛，二七阳明气盛，三七太阳气盛，而二七十四，正在阳明尽而却交太阳之初，三阳开泰之时，故太阳始盛，萌机一动，合于少阴，则阴阳相和，冲任血海盛而月事下，则有子矣。然有未至二七，天癸至而生子者，乃属天禀太过，或有已过二七，天癸未通，而不生子者，乃天禀不及，是禀先后二天之气，厚薄不同也。夫女子阴血已盈，必俟真阳至而行化，行化之后，务须阴阳和平，则为无病。设偏阳盛，则未及期而脉数。若偏阴盛，则过期而脉迟，此为阴阳太过不及，皆当病也。或因后天营卫之气太过不及而致病者，经云：营者，水谷之精气，和调于五脏，洒陈于六腑，乃能入于脉也；卫者，水谷之悍气，其气剽疾滑利，不能入于脉，故循皮肤之中分肉之间，熏于肓膜，散于胸腹。若卫虚则脉微而经迟，营虚则脉数而经早，至于闭绝不通，各有阴阳气血，寒热虚实，辨于胃肾也。然经水有先期后期而至者，或多少，紫黑淡白青黄黑色不一者，或二三月一行，一月二三行者，至于闭而不通者，或崩漏不止，赤白带下，血瘕癥块者，皆属胞门之病，谓之带下。治之须审经期，始有本据，或先经水不调，至于闭而不通，后致别病者，乃胞门受邪，当辨寒热虚实调经为主治，俟经通，则诸病自愈。若先有别病，而后致经水不调，或闭而不通者，乃脏腑受病，累及胞门，则当治脏腑为主，调经次之，俟病退，则不调经，而经自调矣。故《金匮》发明经期胎产，血室空虚，邪从阴户侵入胞门之病，述为女科，其余六淫中表，内伤七情，男女皆同，所以不赘一辞也。

卷二十一

妇人妊娠论十一条　方八首

师曰：妇人得平脉，阴脉小弱，其人渴，不能食，无寒热，名妊娠，桂枝汤主之。于法六十日，当有此证，设有医治逆者，却一月加吐下者，则绝之。方见下利。

此辨初孕之脉证也。六脉皆和，为得平脉，则内外无病矣。然平脉之中，略见阴脉有异，而阴脉者，即关尺肝肾之脉也，是脉当微弦濡滑，而反小弱，且无病症，则知厥阴少阳，荫胎气血不足之故。经云土得木而达，此木荫胎尚且不及，何暇疏通稼土？乃胃气自壅，气化为火，则渴而不能食，无寒热者，是无表证也。在于六十日，无病而见经闭脉弱，决是足厥阴少阳荫胎所致，故断其妊娠。然既已妊娠，补泻之法用之无益，唯宜桂枝汤调和营卫，以济肝胆之源，但此汤用之于表，则和营卫而去表邪，用之于里，则和营卫而生气血，充溢脏腑血海，然济胎则自安胎矣。若见渴不能食，而医不识此妊娠，反以病治，伤动胃气，故加吐下，却有一月，则当止吐下为急，所谓绝之。

妇人宿有癥病，经断未及三月，而得漏下不止，胎动在脐上者，此为癥痼害。妊娠六月动者，前三月经水利时，胎也。下血者，后断三月，衃也。所以血不止者，其癥不去故也，当下其癥，桂枝茯苓丸主之。

此妊娠宿有癥病而出方也。妇人经产之后，血室空虚，余血未净，而受风寒，或因饮食生冷，凝血成块，则为癥瘕。若结于偏旁，而不正居子宫，仍能行经受孕，曰宿有癥病。此经断未及三月将已三月，而得漏下不止者，见似经非经，胎衃疑似之间，以故详辨。然怀妊娠应居当脐，而脐腹之地却被癥块占居，故动反在脐上。而癥居偏旁，故能受胎，但害经血不荫胞胎，半途而出，以漏下不止，谓之癥痼害。盖妊娠动时，当在六月之间，今只三月就动，亦因癥痼害去其血，胎干不安，如鱼无水，则跳跃不定矣。然胎衃未能定其确实，所以推其经水未断前之三月为验。若经水未断前之三期，期期准节，而无参差前后者，乃气血和平，应当受孕，斯断是胎非衃，所谓前三月，经水利时胎也。若前之三月，期期经水迟蚤不准，淋漓闭塞者，乃气血乖离，何能受孕，知今经断，非胎是衃，故下血者，后断三月衃也。然前三月经利，既是为胎，何因而漏血不止也？盖因其癥不去，阻害荫胎之血，不入于胞而漏下，所以当下其癥，胎始得安，则血自止。故以桂枝行阳，芍药收阴，调和营卫。然癥病始成，必因风寒痰湿，气血凝结为块，以茯苓渗湿，丹皮、桃仁破血行瘀而助消癥，但丹皮、桃仁为胎气所忌，此不避者，经谓有故无陨，自无陨也。因胎在腹，欲去其癥，则服一丸而渐磨，不致动胎，立法最善。

桂枝茯苓丸

桂枝　茯苓　牡丹皮　桃仁（去皮尖，熬）　芍药各等分

上五味，末之，炼蜜丸如兔屎大，每日食前服一丸。不知，加至三丸。

妇人怀娠六七月，脉弦发热，其胎愈胀，腹痛恶寒者，少腹如扇，所以然者，子脏开故也，当以附子汤温其脏。方未见。

此土金气虚，不能助荫胞胎而受邪也。妊娠六七月，应当肺胃荫胎之际，而肺胃气虚，荫胎不暇，令其胞门之气亦虚，寒风袭入，相连肺胃，故见脉弦。邪郁表阳则发热，乘于脾胃则胎愈胀。深入胞宫则腹痛恶寒，冷气阵阵侵逼，为少腹如扇。因子脏阳虚不敛，玉门不闭，寒风袭入胞宫，所谓子脏开也，故用附子温起胞宫之阳，得暖则闭，而风冷自散，然方虽未见，但详附子为汤，必是驱寒补阳为主，顾名思义可也。

师曰：妇人有漏下者，有半产后，因续下血都不绝者，有妊娠下血者，假令妊娠腹中痛，为胞阻，胶艾汤主之。

此下血则一，其因各异也。漏下即崩疾也。崩有木火乘脾而致，有胞宫受风寒而致，或半产下血都不绝而致，或脾胃气虚而致，或因胞宫气血，寒热偏胜而致，此妊娠下血，腹中痛者，因胞胎阻塞，气滞不能运血于经脉，故下血腹痛。然其因虽异，而治法同于行气止血和阴，故概用胶、艾养血调血止血，俾气血归于经脉，则漏下止而痛自愈，纵有风寒内袭，胶、艾温经则驱散风寒，俱在其中矣。

胶艾汤

芎䓖　阿胶　甘草各二两　艾叶　当归各三两　芍药四两　干地黄六两

上七味，以水五升，清酒三升，合煮，取三升，去滓，内胶令消尽，温服一升，日三服，不差更作。

妇人怀妊，腹中疞痛，当归芍药散主之。

此木取土气为病也。凡属胎前之病，皆因胎处其中，而荫胎之脏受邪为病也。盖镇摄胞胎，统运气血，咸赖于脾，因其脾胃荫胎不暇，气血不能分济诸脏，故木气自强，反来讨气于上，土弱气滞，以致胞宫气血不舒，所以腹中㽲痛，㽲痛者，乃绵绵痛而不止也。故以芍药、芎、归宣和胞宫气血，兼疏土中之木。白术健脾，生化营卫，以济诸脏之虚。苓、泽导渗土虚不输之湿，俾木土相和，胞宫气血流利，则痛止而胎自安矣。

当归芍药散

当归三两　芍药一斤　茯苓　白术各四两　泽泻半斤　芎䓖三两或作半斤

上六味，杵为散，取方寸匕，酒和，日三服。

妊娠，呕吐不止，干姜人参半夏丸主之。

此木挟寒水之气上逆而呕吐也。盖脾胃为生化之源，五脏六腑皆受其济，而胞胎系于脾，赖之以为总荫，此脾但有荫胎之能，而无制水之暇，虽无水泛，乃寒浊之气，以乘木势反冲于土，脾胃气逆，津液化为痰饮上溢，所以呕吐不止，故以人参补养脾胃之元，干姜以暖胃中之气，俾脾胃温而健运如常，则水阴不敢上逆。以半夏涤痰下逆，而止呕吐，盖半夏、干姜乃胎气所忌，是有病则病当之，况用丸者，取其缓而不致动胎也。

干姜人参半夏丸

干姜　人参各一两　半夏二两

上三味，末之，以生姜汁糊为丸，如梧子大，饮服十丸，日三服。

妊娠，小便难，饮食如故，当归贝母苦参丸主之。

【临床解读】

郭某某，男，42岁。2021年5月24日初诊。

主诉：前列腺炎伴增生1年。

现病史：患者近1年来小腹坠胀，白天尿频。西医检查：前列腺炎伴轻度增生。间断服西药乏效。现症见：小腹坠胀，不痛，尿频，稍尿急，大便正常，平时手脚凉，易疲劳，纳食可，眠一般，舌边略红，苔根黄厚，脉沉弱。

病机要点：虚实错杂。

处方：当归10克，浙贝母10克，血余炭10克，生黄芪30克，炒杜仲10克，川续断10克，桑寄生15克。10剂，每日1剂，水煎服。（张磊医案）

此下焦受邪，而致小便难也。饮食如故，知邪非从上焦传来，乃从阴户而入，袭于胞宫，气连膀胱，郁而不化，故小便难。所以苦参味苦气寒，燥湿驱风，本草谓其入阴，能驱大风，开结气，除伏热。以当归养血而利血中之气，善治冲带之病。盖肺与膀胱为子母，故以贝母利肺气，即是利膀胱之气，膀胱气利，胞宫之气亦利，气利则邪除，小便不难矣。

当归贝母苦参丸

当归　贝母　苦参各四两

上三味，末之，炼蜜丸如小豆大，饮服三丸，加至十丸。

妊娠有水气，身重，小便不利，洒淅恶寒，起即头眩，葵子茯苓散主之。

此胎压卫气不利致水也。五六月，胎壅脾胃之气不运；七八月，手太阴气逆；九十月，膀胱三焦气郁，皆可致水。此因三焦气郁，决渎无权，聚水泛溢，故为水气身重，小便不利。然三焦气郁于内，而不达于外，皮毛失护，则洒淅恶寒。胎居于下，火逆于上，木火通气，而起动身躯，则扰动火气上摇，则头眩。然不畏其水，但畏小便不利，虽非阳虚致水，亦当开郁泻水为主。故以葵子滑利诸窍，使通三焦之气，茯苓渗水下行，而宣膀胱之郁，俾下焦通则上焦气转，小便利而肿自退，但葵子滑胎而不忌者，乃有病则病当之，功在利水宣壅，而不滑胎矣。

葵子茯苓散

葵子一斤　茯苓三两

上二味，杵为散，饮服方寸匕，日三服，小便利则愈。

妇人妊娠，宜常服当归散主之。

此上中气热，妊娠常服之方也。脾胃乃为营卫之源，胎必赖之以为总荫。肝为藏血之室，冲任通赖以滋。故妊娠全欲肝脾气和，则子宫受荫，而无胎动之虞。所以芎、归专养肝血，能疏肝气而不壅。白术补脾燥湿，芍药收阴，而平贼土之木。以黄芩能清木火，而凉胎气，不致气壅血滞，则胎无疾苦而易产。然气血平调之方，故以常服，所以产后百病悉主之。

当归散

当归　黄芩　芍药　芎䓖各一斤　白术半斤

上五味，杵为散，酒服方寸匕，日再服。妊娠常服，即易产胎无疾苦，产后百病悉主之。

妊娠养胎，白术散主之。

此偏下焦阴火上逆之方也。脾胃乃生营卫而养荫胎元，为镇摄之主。故用白术培脾养胃，芎䓖疏利肝气，俾肝气利，则脾气和，而血长胎安。然又赖肾水壮而收摄阴火不致上逆，则胎无患，故取椒性纯阳，能达逆上之火而归其根，但椒能导火下行，不能养阴摄火，故以牡蛎咸寒，纯阴之品，补水而摄之，则胎长无虞。若脾气不和，腹痛者加芍药，以疏土中之木。心气毒痛，乃肝气淫郁于心，当倍芎䓖以疏肝气。心烦吐痛，不能食饮者，不独肝气抑郁，且有客寒上逆，心火不宁，故加细辛驱寒，半夏止逆，以醋汤和血而安其下。复不解者，知非客寒，乃心液不足而烦，用小麦汁养心液，而安其上。已后渴者，用大麦汁以和其胃。此药性平和，所以养胎常服，此不用血药滋阴制火，是非病偏阴阳，乃胎居其下，而阴火上逆，故但调其气，则血自和也。

白术散

白术　芎䓖　牡蛎　蜀椒三分（去汗）

上四味，杵为散，酒服一钱匕，日三夜一。但苦腹痛加芍药；心下毒痛倍加芎䓖。心烦吐痛不能食饮加细辛一两，半夏大者二十枚。服之后，更以醋浆水服之，若呕，以醋浆水服之。复不解者，小麦汁服之。已后渴者，大麦粥服之。病虽愈，服之勿置。

妇人伤胎，怀身腹满，不得小便，从腰已下重，如有水气状，怀身七月，太阴当养不养，此心气实，当刺泻劳宫及关元，小便微利则愈。

此肺经荫胎致虚，所不胜来克也。妊娠七月，太阴肺气养胎，但有荫胎之气，而无生水之暇，水亏包络火旺，刑于肺金，太阴受伤，故为伤胎，即伤荫胎之谓也。怀身腹满，因肺金受伤，气郁不得下输膀胱，故不得小便。而腰已下重，乃肺气壅逆，非水泛皮肤，故谓如有水气状。盖七月太阴受制，不能荫胎，为当养不养，当责心气之实，刺泻手心劳宫穴而泻心火，及刺关元穴，宣通肾与膀胱之气，使膀胱气通，则三焦气利，心肾相交，水火既济，不刑于金而通调，小便微利则愈。

论曰：胎孕一门，贵在自慎起居，调七情，节饮食，不妄作劳，则气血阴阳和而无疾。设纵违诸禁，以致气血乖离，阴阳偏胜，诸病集至，乃为自伤脏腑气血所致，非关胎气为病。或因胎处胞中，气血不足，阴阳偏胜，以致下部感受六淫为病，或胎肥壅塞脏腑，气血不宣。又有每月荫胎之气不暇，或恶阻、胎动、胎漏、子烦、子淋、子痫、子肿、子悬、子瘖、半产等证，乃为胎气所致之病，当察荫胎本经之虚实寒热，而用升降补泻保之，庶不悖《金匮》阐发之理。因晋唐历代诸书，男女同病，一统混收，而为胎前之病，不合《金匮》之义，故复表出。

卷二十二

妇人产后论十一条　方五首　附方二首

问曰：新产妇人有三病，一者病痉，二者病郁冒，三者大便难，何谓也？师曰：新产血虚，多汗出，喜中风，故令病痉。亡血复汗，寒多，故令郁冒。亡津液胃燥，故大便难。

此产后气血虚而受邪致病也。新产有血虚、气虚，有气血两虚，虚而招邪，则有三病，盖三病为纲，非只此三病也。因血虚气热，热开腠理，则多汗出，而汗多则筋燥，故喜中风，风中则变痉矣。若亡血则丙火上逆，复外感寒，寒邪郁住内火，谓寒多故令郁冒。盖此二条，因虚受邪而病，末节乃指产后气血虚，不因受邪便难也，凡大肠主津，小肠主液，然津液乃属于阳，因气虚则津液虚，津液虚而血亦虚，则胃间不润肠亦燥，故大便难。此提产后虚而感受风寒，与大便难无邪三法，为诸病之大纲也。

产妇郁冒，其脉微弱，呕不能食，大便反坚，但头汗出。所以然者，血虚而厥，厥而必冒，冒家欲解，必大汗出，以血虚下厥，孤阳上出，故头汗出。所以产妇喜汗出者亡阴血虚，阳气独盛，故当汗出，阴阳乃复，大便坚，呕不能食，小柴胡汤主之。方见呕。

此亡血，外寒郁住内火上逆而致冒也。中气不足，故脉微弱。木火盛而郁遏脾胃之气不运，所以呕不能食。然气血虚，则津液亦亡，故胃燥而大便坚。血虚则阳火上厥，故头汗出。以血虚而阳气上逆，故厥。外挟寒邪，蒙昧于上，则为郁冒。但冒家欲解，必然大汗出，则内外之邪得散。又谓血虚下厥，孤阳上出，而头汗出，因头汗出而损其阳，以阳损则阴长，曰阴阳乃复。第血气津液内燥，则大便坚。木火乘胃，故呕不能食。治当小柴胡汤，和解表里，使表里气和，脾胃之气得转，则郁冒自愈。

病解能食，七八日更发热者，此为胃实，大承气汤主之。

此即大便坚，呕不能食，用小柴胡汤，而病解能食也。病解者，谓郁冒已解，能食者，乃余邪隐伏胃中，风热炽盛而消谷。但食入于胃，助起余邪复盛，所以七八日而更发热，故为胃实，是当荡涤胃邪为主。故用大承气峻攻胃中坚垒，俾无形之邪相随有形之滞，一扫尽出，则病如失。仲景本意发明产后气血虽虚，然有实证，即当治实，不可顾虑其虚，反致病剧也。

产后腹中㽲痛，当归生姜羊肉汤主之。并治腹中寒疝，虚劳不足。方见寒疝中。

此气血两虚而腹痛也。㽲痛者，绵绵而痛，是属虚也，产后气血两虚，或有微寒阻滞气血，所以腹中㽲痛，非如血瘀刺痛之比，故以当归养血而行血滞，生姜温散客寒而行气滞，以羊肉味厚气温补气而生血，正谓形不足者，温之以气，精不足者，补之以味，俾气血得温，则邪自散而痛自止矣。此但温补宣行，所以并治寒疝虚劳不足。

产妇腹痛，烦满不得卧，枳实芍药散主之。

此气滞腹痛也。产后中气必虚，虚则气滞而食亦滞，故腹痛，烦满不得卧，勿疑产后定属瘀血而痛也，故以枳实破气行滞，芍药收阴而和脾养血，因产后血虚，所以用之。此剂行气和血，故主痈脓，以麦粥下之，乃和肝气而养心脾也。

枳实芍药散

枳实（烧令黑，勿太过）　芍药等分

上二味，杵为散，服方寸匕，日三服，并主痈脓，以麦粥下之。

师曰：产妇腹痛，法当以枳实芍药散，假令不愈者，此为腹中有瘀血着脐下，宜下瘀血汤主之。亦主经水不利。

此与上条互相发明也。前因气食阻滞腹痛，以枳实、芍药散行食下气，收阴敛正，乃至当不易之治矣。然施之而不愈，要知非因气分阻食之痛，当责瘀血着在脐下而痛也。故用大黄、桃仁、䗪虫，入血攻瘀，俾瘀去则痛自止。盖仲景意欲明产后腹痛亦有气分食滞，不可概攻瘀血之训耳。

下瘀血汤

大黄三两　桃仁二十枚　䗪虫二十枚（去足）

上三味，末之，炼蜜和为丸，以酒一升，煮取八合，顿服之，新血下如豚肝。

产后七八日，无太阳证，少腹坚痛，此恶露不尽。不大便，烦躁发热，切脉微实，再倍发热，日晡时烦躁者，不食，食则谵语，至夜即愈，宜大承气汤主之。热在里，结在膀胱也。

此互亡津液胃燥，邪壅而致血瘀也。七八日无太阳证，是无太阳，是无太阳阳明表证，少腹坚痛，乃因阳明邪郁而致恶露不尽也。但亡津液胃燥，邪热传于胃腑，以挟宿食不行，故不大便，胃热上冲，则烦躁发热矣。然产后气血两虚，脉当微弱，此切微实而再倍发热，明是外邪传入阳明，气壅食滞内实之证，所以日晡时烦躁不食，食则助其邪热，而发谵语。设因恶露不尽之瘀血为病，即当夜间发热，此夜反愈，知非瘀血血虚之故，不必拘疑产后瘀血而施常法，当除胃中燥热食滞为务。然虽有瘀血，使热食去而瘀血自行，故宜大承气而不用破瘀血药也。盖膀胱为津液之腑，但胃热则津液枯燥，气郁化热，谓热在里，热郁不行则血瘀，故为结在膀胱。此示产后亦有邪热气壅而致胞宫血瘀，则当治其胃中邪热，不可专攻瘀血为训也。

产后中风，续续数十日不解，头微疼，恶寒，时时有热，心下闷，干呕汗出，虽久，阳旦证续在耳，可与阳旦汤即桂枝汤加黄芩。

上下三条乃产后感冒证也。世谓产后气血两虚，不论外感内伤，皆以补虚为主，而仲景拈伤寒中之风伤卫发热，仍以表里阴阳去邪为训，故云产后中风，续续数十日不解，头微疼恶寒，时时有热，汗出，乃太阳风伤卫，表证未解，但心下闷，干呕，是外邪入于胸膈之里，太阳表里有邪，谓之阳旦证，故以桂枝汤加黄芩而为阳旦汤。然风邪在表，所以桂枝汤解肌，邪入胸膈之间，当以清凉解其内热，故加黄芩，正谓不犯其虚，是益其余，不补正而正自补，不驱邪而邪自散，斯为产后感冒入神之妙方也。奈后人不察其理，反谓芍药酸寒，能伐生生之气，桂心辛热，恐伤其血，弃之不用，以致病剧不解，只因未窥仲景门墙耳。故《千金方》以此汤加饴糖、当归，为当归建中汤，治产后诸虚或外感病，深得仲景之意。余尝以此汤加减出入而治产后诸病，屡获神效，故表出之。

产后中风，发热，面正赤，喘而头痛，竹叶汤主之。

前谓太阳表邪未解，此兼阳明证也。发热头痛，乃风伤太阳表证，兼传阳明，热邪上逆，所以面正赤而喘。然治之不离桂枝汤调和营卫，芍药酸收则当去之，但产后气血两虚，若不用参、附固摄阴阳之正，何敢以葛根、防、桔升发太阳阳明风热之邪，从表而出？以竹叶专清风邪，通于肝胆乘胃之热。盖产后最易变为柔痉，故发热头痛虽属太阳经证，恐隐痉病之机，所以方后云“颈项强加大附子一枚”，以正阳燥湿祛风耳。徐注言其真阳上浮，大谬，然真阳即浮，何得反以温覆取汗，复散其阳之理哉？呕乃胃虚生痰，故加半夏。

竹叶汤

竹叶一把　葛根三两　防风　桔梗　桂枝　人参　甘草各一两　附子一枚（炮）　大枣十五枚　生姜五两

上十味，以水一斗，煮取二升半，分温三服，温覆使汗出。颈项强，用大附子一枚，破之如豆，入前药，扬去沫。呕者加半夏半升洗。

妇人乳当有闭字中虚，烦乱呕逆，安中益气，竹皮大丸主之。

此即前条阳明证变而方亦变也。妇人乳者，谓妇人乳闭而不通也。产后受邪，中气虚而风邪传入于胃，邪正抑郁，故乳闭而不通。风必挟木上冲于心，所以烦乱，乘胃则呕逆也。故以竹茹、甘草、石膏，甘凉和解风邪乘胃之热，桂枝和营卫而驱风，白微甘寒，能驱血海之风，使从外出，俾邪去则烦乱呕逆止而胃气宣行，乳闭亦通，正不补而自补，故为安中益气。有热者，乃阴分热盛浮于肌表，当倍白微，昔贤谓其能去浮热，喘加柏实，清心宁肺，而制风木之盛也。

竹皮大丸

生竹茹　石膏各二分　桂枝　白薇各一分　甘草七分

上五味，末之，枣肉和丸弹子大，以饮服一丸，日三夜二服，有热倍白薇，喘加柏实一分。

产后下利虚极，白头翁加甘草阿胶汤主之。

此血虚风袭下利，即痢疾也。产后血虚火盛，风乘肠胃，湿热相蒸，津液化而为脓，故下利虚极。然虽虚极，是非兜涩能止，当清风热则利自止。故以白头翁、黄连、秦皮、柏皮，味皆苦寒，能清风邪而除肠胃湿热。甘草和中，阿胶养阴血而驱血海之风，俾邪去即是补虚，而利自止。盖仲景示产后虽有气血虚而感受风寒内病，则当驱邪之中，兼用补虚而退病也。

白头翁加甘草阿胶汤

白头翁　甘草　阿胶各二两　秦皮　黄连　柏皮各三两

上六味，以水七升，煮取二升半，内胶令消尽，分温日三服。

附方

千金三物黄芩汤，治妇人在草蓐，自发露得风，四肢苦烦热，头痛者，与小柴胡汤，头不痛但烦者，此汤主之。

黄芩一两　苦参二两　干地黄四两

上三味，以水六升，煮取二升，温服一升，多吐，下虫。

此分上下受邪而治也。草蓐即生产坐草也，产后血气未复，或盖覆不周，为自发露得风。盖四肢属土，风邪属木，风乘脾胃，淫于四末，故四肢苦烦热，但当辨其上下受邪分，治则如鼓应桴。然邪从上受，必入阳经，势必头痛，当与小柴胡汤和解表里风木之邪，由风气通于肝故也。若胞门气血虚，而风从阴户侵入血海，风化为热，上冲心脾，故四肢苦烦热而头不痛，所以地黄补其阴血。风与湿蒸，气血化而为虫，以苦参燥湿而杀虫，又去伏风。以黄芩能清风化之热，服之多吐者，乃逆上之标，风从上出。下虫者，胞门湿盛，即从下出矣。

千金内补当归建中汤，治妇人产后，虚羸不足，腹中刺痛不止，吸吸少气，或苦少腹中急，摩痛引腰背，不能饮食。产后一月日得服四五剂为善，令人强壮宜。

产后体虽无病，血海必虚，若中气充盛，气血虽虚，易能恢复，或后天不能生血充于血海，则见虚羸不足。但血海虚而经络之虚，是不待言，因气血不利而瘀，则腹中刺痛不止。冲任督带内虚，则少腹中急，摩痛引腰背。脾胃气虚，则吸吸少气，不能食饮。故用桂枝汤调和营卫，加当归欲补血之功居多。若大虚加胶饴峻补脾胃而生气血。若去血过多，崩伤内衄，乃血海真阴大亏，故加地黄、阿胶以培之。方后云无生姜，以干姜代之，乃温补之中，兼引血药入血分生血，其义更妙。

当归四两　芍药六两　生姜　桂枝各三两　甘草二两　大枣十二枚

上六味，以水一斗，煮取三升，分温三服，一日令尽。若大虚加饴糖六两，汤成内之，于火上暖令饴消。若去血过多，崩伤内衄不止，加地黄六两，阿胶二两，合八味，汤成内阿胶，若无当归，以芎䓖代之，若无生姜以干姜代之。

论曰：新产之妇，十人九虚，皆由怀胎十月，气血半荫其儿，加之产下，去其恶露，子宫空虚，或身表经络受邪，或从阴户入于胞宫，则病状千变。然虚中常带实证，而实中常有藏虚，所以仲景拈《伤寒论》风伤卫，表里内外合邪之证，而示攻补兼施之治，不以纯虚而为常法。因胞宫受病，治具妇人杂证，故不多赘。盖产后虽有气血两虚，然不畏其虚，但畏其实，畏受风而不畏受寒，寒则温补而去之则易，风则虚中挟邪，驱之而最难，所以仲景不以寒邪立论，深有意焉。

卷二十三

杂　疗方二十二首

以下二卷有方无论不敢妄释，留候博学君子。

退五脏虚热，四时加减柴胡饮子方

柴胡　白术各八分　大腹槟榔四枚（并皮不用）　陈皮　生姜各五分　桔梗七分

以上冬三月，柴胡稍多。

柴胡　陈皮　大腹槟榔　生姜　桔梗　枳实

以上春三月，比冬减白术，加枳实。

柴胡　白术　陈皮　大腹槟榔　生姜　桔梗　枳实　甘草

以上夏三月，比春多甘草，仍用白术。

柴胡　白术　大腹槟榔　陈皮　生姜　桔梗

以上秋三月，与冬同，唯陈皮稍多。

上各㕮咀，分为三贴，一贴以水三升，煮取二升，分温三服，如人行四五里进一服。如四体壅，添甘草少许，每贴分作三小贴，以水一升，煮取七合，温服，再合滓为一服，重煮，都成四服。

长服诃黎勒丸方

诃黎勒　陈皮　厚朴各三两

上三味，末之，炼蜜丸，如梧子大，酒饮服二十丸，加至三十丸。

三物备急丸方

大黄　巴豆（去皮心熬，外研如泥）　干姜各一两

上药各须精新，先捣大黄、干姜为末，研巴豆，内中合治一千杵用为散，蜜和丸亦佳，密器中贮之，莫令歇①气。主心腹诸卒暴百病。若中恶客忤，心腹胀满，卒痛如锥刺，气急口噤，停尸卒死者，以暖水、苦酒服大豆许三四

---

① 歇：气味散发，消散。

丸，或不可下，捧头起灌令下咽，须臾当差。如未差，更与三丸，当腹中鸣，即吐下，便差，若口噤，亦须折齿灌之。

治伤寒愈不复，紫石寒食散方

紫石英　白石英　赤石脂　钟乳（煅）　瓜蒌根　防风　桔梗　文蛤　鬼臼　太乙余粮各十分（烧）　干姜　附子（炮）　桂枝各四分

上杵为散，酒服方寸匕。

救卒死方

薤捣汁，灌鼻中。雄鸡冠割取血，管吹内鼻中。猪脂如鸡子大，苦酒一升煮沸，灌喉中。鸡肝及血涂面上，以灰围四旁立起，大豆二七粒，以鸡子白并酒和，尽以吞之。

救卒死而壮热者方

矾石半斤，以水一斗半煮消，以渍脚，令没踝。

救卒死而目闭者方

骑牛临面，捣薤汁灌耳中，吹皂角末鼻中，立效。

救卒死而张口反折者方

灸手足两爪后十四壮，饮以五毒诸膏散。有巴豆者。

救卒死而四肢不收失便者方

马屎一斗，水三斗，煮取二斗以洗之，又取牛洞稀粪也一升，温酒灌口中，灸心下一寸，脐上三寸，脐下四寸，各一百壮，差。

救小儿卒死而吐利，不知是何病方

狗屎一九，绞取汁，以灌之。无湿者水煮干，取汁。

尸蹶脉动而无气，气闭不通，故静而死也，治方

草蒲屑，内鼻孔中吹之，令人以桂屑着舌下。

又方，剔取左角发方寸烧末，酒和，灌令人喉，立起。

救卒死，客忤死，还魂汤主之方

麻黄三两　杏仁十七粒（去皮尖）　甘草一两（炙）

上三味，以水八升，煮取三升，去滓，分令咽之，通治诸感忤。

又方，韭根一把　乌梅二七个　吴茱萸半升（炒）

上三味，以水一斗煮之，以病人栉①内中，三沸，栉浮者生，沉者死，取三升，去滓分饮之。

救自缢死，旦至暮，虽已冷，必可治；暮至旦，小难也。恐此当言忿气

---

① 栉：梳子、篦子的总称。

盛故也。然夏时夜短于昼，又热犹应可治。又云心下若微温者，一日以上，犹可治之方。

徐徐抱解，不得截绳，上下安被卧之。一人以脚踏其两肩，手少挽其发，当弦弦勿纵之，一人以手按据胸上数动之。一人摩捋臂胫屈伸之，若已僵，但渐渐强屈之，并按其腹。如此一炊顷，气从口出，呼吸眼开，而犹引按莫置，亦勿苦劳之，须臾可少与桂枝汤及粥清含与之，令濡喉，渐渐能咽及稍止。若向令两人，以管吹其两耳荣好，此法最善，无不活者。

凡中暍死，不可使得冷，得冷便死疗之方

屈草带，绕暍人脐，使三两人溺其中，令温。亦可用热泥和屈草亦可，扣瓦碗底按及车缸，以著暍人脐，令溺，须得流去，此谓道路。穷卒无汤，当令溺其中，欲使多人溺，取令温，若汤便可与之，不可泥及车缸，恐此物冷。暍既在夏月，得热泥土暖车缸，亦可用也。

救溺死方

取灶中灰两石余以埋人，从头至足，水出七孔，即活。

治马坠及一切筋骨损方

大黄一两（候汤成下）　败蒲一握三寸（即蒲席也）　桃仁四十九个（去皮尖，熬）　绯帛（如手大，烧灰）　乱发（如鸡子大，烧灰）　甘草（如中指节，炙，锉）　用久炊单布一尺（烧灰）

上七味，以童子小便，量多少煎汤成，内酒一大盏，次下大黄，去滓，分温三服。先锉败蒲席半领，煎汤浴，衣被盖覆，斯须通利数行，痛楚立差。利及浴水赤勿怪，即瘀血也。

卷二十四

禽兽鱼虫果食菜谷禁忌方论一

凡饮食滋味以养于生，食之有妨，反能为害，自非服药炼液，焉能不饮食乎？切见时人，不闲调摄，疾疢竞起，若恐是莫字不因食而生，苟全其生，须知切忌者矣。所食之味，有与病相宜，有与身为害，若得宜则益体，害则成疾，以此致危，例皆难疗。凡煮药饮汁，以解毒者，虽云救急，不可热饮，诸毒病得热更甚，宜冷饮之。肝病禁辛，心病禁咸，脾病禁酸，肺病禁苦，肾病禁甘。春不食肝，夏不食心，秋不食肺，冬不食肾，四季不食脾。辩曰：春不食肝者，为肝气王脾气败，若食肝则又补肝，脾气败尤甚，不可救。又肝王之时不可以死气入肝，恐复魂也。若非王时即虚，以肝补之佳。余脏准此。

凡肝脏自不可轻啖，自死者弥甚。凡心皆为神识所舍，勿食之，使人来生复其对报矣。凡肉及肝，落地不着尘土者，不可食之。猪肉落水浮者，不可食。猪肉及鱼，若狗不食鸟不啄者，不可食。猪肉不干，火炙不动见水自动者，不可食之。肉中有如朱点者，不可食之。六畜肉热血不断者，不可食之。父母及身本命肉，食之令人神魂不安。食肥肉及热羹不得饮冷水。诸五脏及鱼，投地尘土不污者，不可食之。秽饭、馁肉、臭鱼，食之皆伤人。自死肉口闭者，不可食之。六畜自死，及疫死，则有毒不可食之。兽自死，北首及伏地者，食之杀人。食生肉，饱饮乳，变成白虫一作血虫。疫死牛肉，食之令病洞下，亦致坚积，宜利药下之。脯藏米瓮中，有毒，及经夏食之，发肾病。

治自死六畜肉中毒方

黄柏屑，捣服方寸匕。

治食郁肉、食漏脯中毒方郁肉，密器盖之，隔宿者是也。漏脯，茅屋漏下沾着者是也。

烧犬屎，酒服方寸匕，每服人乳汁亦良，饮生韭汁三升亦得。

治黍米中藏干脯食之中毒方

大豆浓煮汁，饮数升即解，亦治狸肉、漏脯等毒。

治食生肉中毒方

掘地深三尺，取其下土三升，以水五升，煮数沸，澄清汁，饮一升即愈。

治食六畜鸟兽肝中毒方

水浸豆豉，绞取汁服数升愈。

马脚无夜眼者，不可食之。食酸马肉，不饮食，则杀人。酸当作骏，出《秦穆公岐下野人传》，盖马肉无不酸者。马肉不可热食，伤人心。马鞍下肉，食之杀人。白马黑头者，不可食之。白马青蹄者，不可食之。马肉、豚肉共食饱，醉卧，大忌。驴马肉合猪肉食之，成霍乱。马肝及毛，不可妄食，中毒害人。

食马肝中毒未死方

雄鼠粪二七粒，末之，水和服，日再服。

又方，人垢取方寸匕，服之佳。

治食马肉中毒欲死方

香豉二两　杏仁三两

上二味，蒸一食顷，熟杵之服，日再服。

又方，煮芦根饮之良。

疫死牛，或目赤，或黄，食之大忌。牛肉共猪肉食之，必作寸白虫。青牛肠不可合犬肉食之。牛肺从三月至五月，其中有虫如马尾，割去勿食，食则损人。牛羊猪肉，皆不得以楮木、桑木蒸炙，食之令人腹内生虫。啖蛇、牛肉杀人，何以知之啖蛇者毛发向后顺者是也。

治啖蛇牛肉食之欲死方

饮乳汁一升，立愈。

又方，以泔洗头，饮一升愈。

牛肚细切，以水一斗，煮取一升，暖饮之，大汗出者愈。

治食牛肉中毒方

甘草煮汁，饮之即解。

羊肉其有宿热者，不可食。羊肉不可共生鱼酪，食之害人。羊蹄甲中有珠子白者，名悬筋，食之令人癫。白羊黑头，食其脑，作肠痈。羊肝共生椒食之，破人五脏。猪肉共羊肝和食之，令人心闷。猪肉以生胡荽同食，烂人脐。猪脂不可合梅子食之。猪肉和葵食之，少气。鹿肉不可和蒲白作羹，食之发恶疮。麋脂及梅李子，若妊妇食之，令子青盲，男子伤精。麞肉不可合虾及生菜梅李果食之，皆病人。痼疾人不可食熊肉，令终身不愈。白犬自死不出舌者，食之害人。食狗鼠余，令人发瘘疮。

治食犬肉不消，心下坚，或腹胀口干，大渴心急，发热妄语如狂或洞下方

杏仁一升（合皮热研用）

以沸汤三升，和取汁，分三服，利下肉片，大验。

妇人妊娠，不可食兔肉、山羊肉及鳖、鸡、鸭，令子无声音。兔肉不可合白鸡肉食之，令人面发黄。兔肉着干姜食之，成霍乱。凡鸟自死，口不闭、翅不合者，不可食之。诸禽肉，肝青者，食之杀人。鸡有六翮四距者，不可食之。乌鸡白首者，不可食之。鸡不可共胡蒜食之，滞气。一云鸡子。山鸡不可合鸟兽肉食之。雉肉久食之，令人瘦。鸡卵不可合鳖肉食之。妇人妊娠，食雀肉令子淫乱无耻。雀肉不可合李子食之。燕肉勿食，入水为蛟龙所吞。

鸟兽有中毒箭死者其肉有毒解之方

大豆煮汁及盐汁服之解。

鱼头正白，如连珠至脊上，食之杀人。鱼头中无鳃者，不可食之，杀人。鱼无肠胆者，不可食之，三年阴不起，女子绝生。鱼头似有角者，不可食之。鱼目合者，不可食之。六甲日勿食鳞甲之物。鱼不可合鸡肉食之。鱼不得和鸬鹚肉食之。鲤鱼鲊①不可合小豆藿食之，其子不可合猪肝食之，害人。鲤鱼不可合犬肉食之。鲫鱼不可合猴雉肉食之，一云不可合猪肝食。鳗鱼不可合鹿肉食之，令人筋甲缩。青鱼鲊不可合生胡荽及生葵并麦中食之。鳅鳝不可合白犬血食之。龟肉不可合酒果子食之。鳖目凹陷者及压下有王字形者，不可食之，其肉不得合鸡鸭子食之。

龟鳖肉不可合苋菜食之。虾无须及腹下通黑，煮之反白者不可食之。食脍饮乳酪令人腹中生虫，为瘕。

脍食之，在心胸中不化，吐复不出，速下除之，久成瘕病治之方

橘皮一两　大黄二两　朴硝二两

上三味以水一大升，煮至小升，顿服即消。

食鲙多不消，结为癥病治之方

马鞭草

上一味，捣汁饮之，或以姜叶汁饮之一升即消。又可服吐药吐之。

食鱼后，食毒两种烦乱，治之方

橘皮

浓煎汁服之即解。

---

① 鲊（zhǎ）：盐腌的鱼。

食鯸鱼中毒方

芦根

煮汁服之即解。

蟹目相向，足斑目赤者不可食之。

食蟹中毒治之方

紫苏

煮汁饮之三升，紫苏捣汁饮之，亦良。

又方，冬瓜汁饮二升，食冬瓜亦可。

凡蟹未遇霜，多毒，其热者乃可食之。蜘蛛落食中有毒，勿食之。凡蜂蝇虫蚁等集食上，食之致瘘。果子生食生疮。果子落地经宿，虫蚁食之者，人大忌食之。生米停留多日，有损处，食之伤人。桃子多食，令人热，仍不得入水浴，令人病淋沥，热病。杏酪不熟伤人。梅多食坏人齿。李不可多食，令人胪胀。林檎不可多食，令人百脉弱。橘柚多食令人口爽不知五味。梨不可多食，令人寒中。金疮、产妇亦不宜食樱桃、杏，多食伤筋骨。安石榴不可多食，损人腹。胡桃不可多食，令人动痰饮。生枣多食，令人热渴气胀，寒热羸瘦者，弥不可食，伤人。

食诸果中毒治之方

猪骨（烧过）

上一味，末之，水服方寸匕，亦治马肝、漏脯等毒。

木耳赤色及仰生者勿食，菌仰卷及赤色者不可食。

食诸菌中毒闷乱欲死治之方

人粪汁饮一升，土浆饮二升，大豆煮汁饮之，服诸吐利药并解。

食枫柱菌而哭不止，治之以前方。

误食野芋，烦毒欲死，治之以前方。其野芋根，山东人名魁芋，人种芋，三年不收亦成野芋，并杀人。

蜀椒闭口者，有毒，误食之，戟人咽喉，气病欲绝，或吐下白沫，身体痹冷，急治之方

肉桂煎汁饮之，饮冷水一二升，或食蒜，饮地浆，或浓煮豉汁饮之，并解。

正月勿食生葱，令人面生游风。二月勿食蓼，伤人肾。三月勿食小蒜，伤人志性。四月、八月，勿食胡荽，伤人神。五月勿食韭，令人乏气力。五月五日，勿食一切生菜，发百病。六月、七月，勿食茱萸，伤神气。八月、九月，勿食姜，伤人神。十月，勿食椒，损人心，伤心脉。十一月、十二月，勿食薤，令人多涕唾。四季勿食生葵，令人饮食不化，发百病，非但食中、药中皆不可用，深宜慎之。时病差，未健，食生菜，手足必肿。夜食生菜，不利人。十月勿食被霜生菜，令人面无光，目涩心痛，腰疼，或发心疟。疟发时，手足十指爪皆青，困委。葱韭初生芽者，食之伤人心气。饮白酒，食生韭，令人病增。生葱不可共蜜，食之杀人，独颗蒜弥忌。枣和生葱食之，令人病。生葱和雄鸡、雉、白犬肉食之，令人七窍经年流血。食糖蜜后，四日内，食生葱韭，令人心痛。夜食诸姜蒜葱等，伤人心。芜菁根，多食，令人气胀。薤不可共牛肉作羹，食之成瘕病，韭亦然。莼多病恐是食字动痔疾。野苣不可同蜜食之，作内痔。白苣不可共酪同食，作䘌虫。黄瓜食之，发热病。葵心不可食，伤人，叶尤冷，黄背紫茎者，勿食之。胡荽久食之，令人多忘。病人不可食胡荽及黄花菜。芋不可多食，动病。妊妇食姜，令子余指。蓼多食，发心痛。蓼和生鱼食之，令人夺气，阴咳疼痛。芥菜不可共兔肉食之，成恶邪病。小蒜多食伤人心力。

食躁或躁方

豉浓煮汁，饮之。

钩吻与芹菜相似，误食之杀人，解之方

荠苨八两

上一味，水六升，煮取二升，分温二服。钩吻生地傍无他草，其茎有毛，以此别之。

菜中有水莨菪，叶圆而光，有毒，误食之，令人狂乱如中风，或吐血，治之方

甘草煮汁

服之即解。

春秋二时，龙带精入芹菜中，人偶食之为病，发时手青腹满痛，不可忍，名蛟龙病，治之方

硬糖二三升

上一味，日两度服，吐出如蜥蜴三五枚差。

食苦瓠中毒，治之方

梨穰煮汁

数服之解。

扁豆寒热者，不可食之。久食小豆，令人枯燥。食大豆屑，忌啖猪肉。大麦久食，令人作癣。白黍米不可同饴蜜食，亦不可合葵食之。荞麦面多食之，令人发落。盐多食，伤人肺。食冷物，冰人齿。食热物，勿饮冷水。饮酒食生苍耳，令人心痛。夏月大醉，汗流，不得冷水洗着身，及使扇，即成病。饮酒大忌炙腹背，令人肠结。醉后勿饱食，发寒热。饮酒食猪肉，卧秫稻穰中，则发黄。食饴糖，饮酒大忌。凡水及酒，照见人影动者，不可饮之。醋合酪食之，令人血瘕。食白米粥，勿食生苍耳，成走疰。食甜粥已，食盐即吐。犀角筋搅饮食沫出，及浇地坟起者，食之杀人。

饮食中毒，烦满，治之方

苦参三两　苦酒一升半

上二味，煮三沸，三上三下，服之吐食出即差，或以水煮亦得。又犀角汤亦佳。

贪食，食多不消，心腹坚满痛治之方

盐一升　水二升

上二味，煮令盐消，分三服，当吐食出便差。

矾石生入腹，破人心肝，亦禁水。商陆以水服杀人。葶苈子，傅头疮，药成恐是气字入脑杀人。水银入人耳及六畜等，皆死，以金银着耳边，水银则吐。苦楝无子者杀人。

凡诸毒多是假毒以损元，知时，宜煮甘草荠苨汁饮之，通除诸毒药。

伤寒论类方

原　著　清·徐大椿
主　编　赵　璐
副主编　司徒沛

目　录

序

王叔和《伤寒例》云：今搜采仲景旧论，录其证候诊脉声色，对病真方，拟防世急。则知《伤寒论》当时已无成书，乃叔和之所搜集者，虽分定六经，而语无诠次①，阳经中多阴经治法，阴经中多阳经治法，参错不一。后人各生议论，每成一书，必前后更易数条，互相訾议②，各是其说，愈更愈乱，终无定论！不知此书非仲景依经立方之书，乃救误之书也。其自序云：伤夭横③之莫救，所以寻求古训，博采众方。盖因误治之后，变症错杂，必无循经现症之理。当时著书，亦不过随症立方，本无一定之次序也。余始亦疑其有错乱，乃探求三十年，而后悟其所以然之故，于是不类经而类方。盖方之治病有定，而病之变迁无定，知其一定之治，随其病之千变万化，而应用不爽。此从流溯源之法，病无遁形④矣。至于用药，则各有条理，解肌发汗，攻邪散痞，逐水驱寒，温中除热，皆有主方。其加减轻重，又各有法度，不可分毫假借。细分之，不外十二类，每类先定主方，即以同类诸方附焉。其方之精思妙用，又复一一注明，条分而缕悉之。随以论中用此方之症，列于方后，而更发明其所以然之故。使读者于病情药性，一目显然，不论从何经来，从何经去，而见症施治，与仲景之意，无不吻合，岂非至便之法乎！

余纂集成帙⑤之后，又复钻穷者七年，而五易其稿，乃无遗憾。前宋⑥朱肱《活人书》，亦曾汇治法于方后，但方不分类，而又无所发明，故阅之终不得其要领。此书之成，后之读《伤寒论》者，庶可以此为津梁⑦乎！

乾隆二十四年岁在屠维单阏⑧阳月⑨上浣⑩洄溪徐大椿序

---

① 诠次：选择和编次。
② 訾（zǐ）议：诽谤非议。
③ 夭横：夭折早死。
④ 遁形：隐匿。
⑤ 帙（zhì）：册。
⑥ 前宋：即北宋。
⑦ 津梁：渡口和桥梁。比喻起引导、过渡作用的事物或方法。
⑧ 屠维单阏（chán è）：即己卯年（1759）。屠维，天干“己”的别称；单阏，地支“卯”的别称。
⑨ 阳月：阴历十月。
⑩ 上浣：上旬。

桂枝汤类

桂枝汤

桂枝三两（去皮）　芍药三两　甘草二两（炙）　生姜三两　大枣十二枚（擘）①

上五味，㕮咀，以水七升，微火煮取三升，去滓，适寒温，服一升。服已，须臾啜②热稀粥一升余，以助药力。桂枝本不能发汗，故须助以热粥。《内经》云：谷入于胃，以传于肺。肺主皮毛，汗所从出，啜粥充胃气以达于肺也。观此可知伤寒不禁食矣。温覆令一时许，遍身漐漐，微似有汗者益佳，不可令如水流漓，病必不除，此解肌之法也。若如水流漓，则动营气，卫邪仍在。若一服汗出病瘥③，停后服，不必尽剂。若不汗，更服依前法。又不汗，后服小促其间，半日许，令三服尽。若病重者，一日一夜服，周时观之。服一剂尽，病证犹在者，更作服。若汗不出，乃服至二三剂。桂枝汤全料，谓之一剂；三分之一，谓之一服。古一两，今二钱零，则一剂之药，除姜枣，仅一两六钱零，一服不过五钱零矣。治伤寒大症，分两不过如此。一服即汗，不再服；无汗，服至二三剂，总以中病为主。后世见服药得效者，反令多服，无效者即疑药误，又复易方，无往不误矣！禁生冷、黏滑、肉面、五辛、酒酪及臭恶等物。

太阳中风，阳浮而阴弱。风在外，故阳脉浮；卫气有邪，则不能护营，故阴脉弱。阳浮者，热自发。风为阳邪，故发热，桂枝之辛以散之。阴弱者，汗自出。芍药之酸以收之，甘草之甘以缓之。啬啬恶寒，淅淅恶风。恶风未有不恶寒者，但恶寒甚轻，非若中寒及阴经之甚也。翕翕发热，其热亦不如阳明之甚。鼻鸣干呕者，鼻鸣似属阳明，干呕似属少阳，盖三阳相近，故略

① 擘（bāi）：用手分开，剖裂。
② 啜（chuò）：饮，喝。
③ 瘥（chài）：痊愈。

有兼病，但不甚耳。桂枝汤主之。

太阳病，头痛发热，汗出恶风者，桂枝汤主之。此桂枝汤总症。

太阳病下之后，其气上冲者，可与桂枝汤。方用前法。误治。若不上冲者不可与之。此误下之症。误下而仍上冲，则邪气犹在阳分，故仍用桂枝发表。若不上冲，则其邪已下陷，变病不一，当随宜施治。论中误治诸法，详观自明。

太阳病，初服桂枝汤，反烦不解者，先刺风池、风府，却与桂枝汤则愈。此非误治，因风邪凝结于太阳之要路，则药力不能流通，故刺以解其结。盖邪风太甚，不仅在卫，而在经，刺之以泄经气。风府一穴，在项上入发际一寸，大筋内宛宛①中，督脉阳维之会，刺入四分，留三呼。风池二穴，在颞颥②后，发际陷者中，足少阳阳维之会，针入三分，留三呼。

太阳病，外症未解，脉浮弱者，当以汗解，宜桂枝汤。病虽过期，脉症属太阳，仍不离桂枝法。

太阳病，外症未解者，不可下也，此禁下总诀。下之为逆。欲解外者，宜服。言虽有当下之症，而外症未除，亦不可下，仍宜解外，而后下也。

太阳病，先发汗不解，而复下之，脉浮者不愈。浮为在外，而反下之，故令不愈。今脉浮，故知在外，当须解外则愈，宜服。脉浮而下，此为误下。下后仍浮，则邪不因误下而陷入，仍在太阳。不得因已汗下而不复用桂枝也。

病常自汗出者，此为荣气和，荣③气和者，外不谐，以卫气不共荣气和谐故尔。荣气和者，言荣气不病，非调和之和，故又申言之。以营行脉中，卫行脉外，复发其汗，营卫和则愈。宜桂枝汤。自汗与发汗迥别。自汗乃营卫相离，发汗使营卫相合。自汗伤正，发汗驱邪。复发者，因其自汗而更发之，则荣卫和而自汗反止矣。

病人脏无他病，时发热，自汗出，而不愈者，此卫气不和也。先其时，未热之时。发汗则愈。宜桂枝汤主之。无他病，太阳诸症不必备，而惟发热自汗，故亦用桂枝汤。

伤寒不大便六七日，宜下之候。头痛有热者，未可与承气汤。太阳症仍在，不得以日久不便而下也。

按："未可"二字，从《金匮》增入，《伤寒论》失此二字。其小便清

---

① 宛宛：屈曲凹陷处。

② 颞颥（niè rú）：头骨两侧靠近耳朵上方的部位。

③ 荣：通"营"，指血的循行。《素问·热论》："五脏已伤，六腑不通，荣卫不行，如是之后，三日乃死。"下同。

者，知不在里，仍在表也，便赤为里有热。当须发汗，若头痛者，必衄。汗出而头痛未解，则蕴热在经而血动矣。宜桂枝汤。

伤寒发汗解，半日许复烦，脉浮数者，可更发汗。发汗未透，故烦，乃服药不及之故。宜桂枝汤。

伤寒，医下之，续得下利，清谷不止，里症。身疼痛者，表症。急当救里。此误下之症，邪在外而引之入阴，故便清谷，阳气下脱可危，虽表症未除，而救里为急。《伤寒论》不可下篇云：误下寒多者便清谷，热多者便脓血。后身疼痛，清便自调者，急当救表。清谷已止，疼痛未除，仍从表治。盖凡病皆当先表后里，惟下利清谷，则以扶阳为急，而表症为缓也。表里分治而序不乱，后人欲以一方治数症，必至两误。救里宜四逆汤，救表宜桂枝汤。

太阳病，发热汗出者，此为荣弱卫强，故使汗出。欲救邪风者，宜桂枝汤。提出“邪风”二字，见桂枝为驱风圣药。

阳明病，脉迟，汗出多，微恶寒者，表未解也，可发汗，宜此方。阳明本自多汗，但不恶寒而恶热。今多汗而犹恶寒，则仍在太阳矣，虽阳明病，而治从太阳。

太阴病，脉浮者，可发汗，宜桂枝汤。太阴本无汗法，因其脉独浮，则邪仍在表，故亦用桂枝，从脉不从症也。

病人烦热，汗出则解，又加疟状。有时复热。日晡所发热者，属阳明也。日晡发热，则为阳明之潮热，而非疟矣。脉实者，宜下之；脉虚浮者，宜发汗。一症而治法迥别，全以脉为凭。此亦从脉而不从症之法。下之与大承气汤，发汗宜桂枝汤。

下利腹胀满，里症。身疼痛者，表症。先温其里，乃攻其表。温里宜四逆汤，攻表宜桂枝汤。此节属厥阴症，未必由误治而得。然既见表症，亦宜兼治。

吐利止，而身痛不休者，当消息①和解其外，宜桂枝汤，小和之。里症除而表症犹在，仍宜用桂枝法，轻其剂而加减之可也。

伤寒大下后，复发汗，再误。心下痞，邪入中焦。恶寒者，表未解也，不可攻痞，当先解表，表解乃可攻痞。解表宜桂枝汤，攻痞宜大黄黄连泻心汤。苦寒开降之法，详见后。

---

① 消息：斟酌，酌情。

桂枝加附子汤

桂枝汤原方加附子一枚，炮去皮，破八片

上六味，以水七升，煮取三升，去查①，温服一升。

太阳病，发汗，遂漏不止。此发汗太过，如水流漓，或药不对症之故，其人恶风，中风本恶风，汗后当愈。今仍恶风，则表邪未尽也。小便难，津液少。四肢微急，难以屈伸。四肢为诸阳之本，急难屈伸乃津脱阳虚之象，但不至亡阳耳。若更甚而厥冷恶寒，则有阳脱之虑，当用四逆汤矣。桂枝加附子汤主之。桂枝同附子服，则能止汗回阳。

桂枝加桂汤

桂枝原方加桂二两，即另立汤名，治症迥别，古圣立方之严如此。

桂枝汤原方加桂二两

上五味，以水七升，煮取三升，去滓，温服一升。

烧针令其汗，针处被寒，复感新寒。核起而赤者，必发奔豚。气从小腹上冲心者，灸其核上各一壮，不止一针，故云各一壮。与桂枝加桂汤。重加桂枝，不特御寒，且制肾气。又药味重，则能达下。凡奔豚症，此方可增减用之。

桂枝去芍药汤

桂枝汤原方去芍药

上四味，以水七升，煮取三升，温服一升。

桂枝去芍药加附子汤

即前方加附子一枚，炮去皮，破八片

余依前法。

太阳病，下之后，脉促胸满者，中虚而表邪仍在。桂枝去芍药汤主之。

---

① 查：同“渣”。渣滓。《农政全书·水利·泰西水法下》：“查，滓也。查元用簁笔，择其大过者去之。”

太阳之邪未尽，故用桂枝。下后伤阴，不宜更用凉药。若微恶寒者，去芍药方中加附子汤主之。微恶寒则阳亦虚矣，故加附子。

桂枝加厚朴杏仁汤

桂枝汤原方加厚朴二两，炙，去皮，杏仁五十枚

上七味，以水七升，微火煮取三升，温服一升，覆取微似汗。

喘家，作桂枝汤加厚朴杏仁，佳。《别录》①：厚朴主消痰下气。《本经》②：杏仁主咳逆上气。

太阳病，下之微喘者，表未解故也，此汤主之。前条乃本然之喘，此乃误下之喘，因殊而法一。

小建中汤

桂枝汤原方加胶饴一升。

上六味，以水七升，煮取三升，去滓，纳饴，更上微火消解。温服一升，日三服。呕家不可用建中汤，以甜故也。

伤寒，阳脉涩，阴脉弦，中宫③之阳气虚，则木来乘土，故阳涩而阴弦也，法当腹中急痛，先与小建中汤。胶饴大甘，以助中宫。不差④者，与小柴胡汤主之。治太阴不愈，变而治少阳，所以疏土中之木也，以脉弦故用此法。

伤寒二三日，心中悸而烦者，小建中汤主之。悸而烦，其为虚烦可知，故用建中汤以补心脾之气。盖栀子汤治有热之虚烦，此治无热之虚烦也。

桂枝加芍药生姜人参新加汤

桂枝汤原方芍药、生姜各增一两，加人参三两

上六味，以水一斗二升，煮取三升，去滓，温服一升。此以多煎为妙，

---

① 别录：本草著作，《名医别录》的简称。魏晋间诸名医撰，一般认为南北朝时期梁陶弘景辑录。

② 本经：本草著作，《神农本草经》的简称。原书佚，现传有多种辑佚本。

③ 中宫：中焦。

④ 差：同“瘥”，痊愈。《方言》卷三：“差，愈也。”《广韵·卦韵》：“差，病除也。”《玉篇·疒部》：“瘥，疾愈也。”

取其味厚入阴也。

发汗后，身疼痛，表未尽。脉沉迟，气虚已甚。此汤主之。邪未尽，宜表，而气虚不能胜散药，故用人参。凡素体虚而过汗者，方可用。

桂枝甘草汤

桂枝四两（去皮）　甘草二两（炙）

上二味，以水三升，煮取一升，顿服。此以一剂为一服者。

发汗过多，其人叉手自冒心，心下悸，欲得按者，此汤主之。发汗不误，误在过多。汗为心之液，多则心气虚，二味扶阳补中。此乃阳虚之轻者，甚而振振欲擗①地，则用真武汤矣。一症而轻重不同，用方迥异，其义精矣。

茯苓桂枝甘草大枣汤

茯苓半斤　桂枝四两（去皮）　甘草二两（炙）　大枣十二枚（擘）

上四味，以甘烂水一斗，以水二斗，扬之万遍取用。

按：甘烂水，大约取其动极思静之意。先煮茯苓，凡方中专重之药，法必先煮。减二升，内②诸药，煮取三升，去渣，温服一升，日三服。

发汗后，其人脐下悸者，欲作奔豚，此汤主之。心下悸，是扰胸中之阳。脐下悸，则因发汗太过，上焦干涸，肾水上救，故重用茯苓以制肾水，桂枝以治奔豚。

桂枝麻黄各半汤

桂枝一两十六铢（去皮）　芍药　生姜　甘草（炙）　麻黄（去节）各一两　大枣四枚　杏仁二十四枚（去皮及双仁者）

上七味，以水五升，先煮麻黄一二沸，去上沫。欲去沫，故先煮。内诸药，煮取一升八合，减去三之一。去滓，温服六合。一云：桂枝汤三合，麻黄汤三合，顿服，将息如上法。

太阳病，得之八九日，过经。如疟状，发热恶寒，热多寒少，邪已渐轻。

---

① 擗（pǐ）：跌倒。

② 内：同“纳”。《史记·秦始皇本纪》：“百姓内粟千石，拜爵一级。”下同。

其人不呕，非少阳。清便欲自可，无里热。一日二三度发，非疟象。脉微缓者，不浮不弦不大。为欲愈也。余邪欲退之象。脉微而恶寒者，此阴阳俱虚，不可更发汗、更下、更吐也。此三句，申明上文欲愈之故。盖由病气虽除，而正气亦衰，当静以养之，使胃气渐充，则荣卫自和，若更用汗、吐、下之法，益虚其气，则病从药增。医者不审，误人多矣。面色反有热色者，未欲解也。面有热色，则余邪尚郁①。以其不得小汗出，身必痒，宜服。微邪已在皮肤中，欲自出不得，故身痒，以此汤取其小汗足矣。阳明篇云：身痒如虫行皮中状者，此以久虚故也。

按：此方分两甚轻，计共约六两，合今之秤仅一两三四钱，分三服，只服四钱零，乃治邪退后至轻之剂，犹勿药也。

桂枝二麻黄一汤

桂枝一两十七铢（去皮）　芍药一两六铢　甘草一两二铢　杏仁十六枚（去皮尖）　麻黄十六铢（去节）　生姜一两六铢　大枣五枚

上七味，以水五升，先煮麻黄一二沸，去上沫，内诸药，煮取二升，去滓，温服一升，日再服。一本云：桂枝汤二升，麻黄汤一升，合为三升，分再服。

服桂枝汤，大汗出，脉洪大者，汗虽出而邪未尽。与桂枝汤，如前法。此所谓邪不尽，行复如法者也。若形如疟，日再发者，汗出必解，桂枝二麻黄一汤主之。此与桂枝麻黄各半汤意略同，但此因大汗出之后，故桂枝略重而麻黄略轻。

桂枝二越婢一汤

桂枝汤加麻黄、石膏二味。

桂枝（去皮）　芍药　甘草　麻黄（去节）各十八铢　大枣四枚　生姜一两二铢　石膏二十四铢（碎，绵裹）

上七味，以水五升，煮麻黄一二沸，去上沫，内诸药，煮取二升，去渣，温服一升。

附越婢方：麻黄六两，甘草二两，石膏半斤，生姜三两，大枣十五枚。

---

① 郁：郁结。

太阳病，发热恶寒，热多寒少，脉微弱者，此无阳也，不可更汗。此无阳与亡阳不同，并与他处之阳虚亦别。盖其人本非壮盛，而邪气亦轻，故身有寒热而脉微弱，若发其汗，必至有叉手冒心、脐下悸等症，故以此汤清疏营卫，令得似汗而解。况热多寒少，热在气分，尤与石膏为宜。古圣用药之审如此。

按：以上三方，所谓一、二、各半之说，照方计算，并不对准，未知何说。或云：将本方各煎或一分，或二分，相和服，此亦一法。但方中又各药注明分两，则何也？存考。

桂枝去桂加茯苓白术汤

芍药三两　甘草二两（炙）　生姜　茯苓　白术各三两　大枣十二枚

上六味，以水八升，煮取三升，去滓，温服一升，小便利则愈。此方专于利小便。

服桂枝汤，或下之，仍头项强痛，翕翕发热，无汗，心下满，微痛，小便不利者，此汤主之。头痛发热，桂枝症仍在也，以其无汗，则不宜更用桂枝。心下满，则用白术。小便不利，则用茯苓。此症乃亡津液而有停饮者也。

凡方中有加减法，皆佐使之药，若去其君药，则另立方名。今去桂枝而仍以桂枝为名，所不可解！殆以此方虽去桂枝，而意仍不离乎桂枝也。

桂枝去芍药加蜀漆龙骨牡蛎救逆汤

桂枝汤原方去芍药，加蜀漆三两（洗去腥）　牡蛎五两（熬）　龙骨四两

上七味，以水一斗二升，先煮蜀漆，减二升，内诸药，煮取三升，去滓，温服一升。

伤寒脉浮，医以火迫劫之，亡阳，必惊狂，以火劫其胸中之阳。起卧不安者，此汤主之。此与少阴汗出之亡阳迥别。盖少阴之亡阳，乃亡阴中之阳，故用四逆辈，回其阳于肾中。今乃以火逼汗，亡其阳中之阳，故用安神之品，镇其阳于心中。各有至理，不可易也。去芍药，因阳虚不复助阴也。蜀漆去心腹邪积，龙骨、牡蛎治惊痫热气。

桂枝甘草龙骨牡蛎汤

桂枝一两（去皮）　甘草二两（炙）　牡蛎二两（熬）　龙骨二两

上四味，以水五升，煮取二升半，去渣，温服八合，日三服。

脉浮，宜以汗解。此治脉浮之总诀。用火灸之，误治。邪无从出，因火而盛，火反入内。病从腰以下，必重而痹，名火逆也。火气在上，则阴气独治于下，故重而痹。

火逆下之，又误治。因烧针烦躁者，更误治，下之虚其阴，烧针又益其阳，则胸中益烦躁不宁矣。桂枝甘草龙骨牡蛎汤主之。镇其阴气，散其火邪，上下同治。前方惊狂，治重在心，故用蜀漆；此无惊狂象，故蜀漆不用，其症药大段相同。

桂枝加葛根汤

此汤成无己本有麻黄，非！有麻黄则为葛根汤矣。

桂枝汤原方加葛根四两，桂枝芍药各减一两，余同。

上六味，以水一斗，先煮葛根，减二升，去上沫，内诸药，煮取三升，去渣，温服一升，覆取微似汗，不须啜粥。

太阳病，项背强几几①，反汗出恶风者。几几，伸颈之象。邪气渐深，故加葛根。桂枝加葛根汤主之。

桂枝加芍药汤

桂枝汤原方芍药加一倍。

上五味，以水七升，煮取三升，温服一升，日三服。

桂枝加大黄汤

此二方俱治太阴症，而法不离乎桂枝。

桂枝汤原方，加大黄一两，芍药一倍。

---

① 几（jǐn）几：拘紧不柔和的样子。一读 shū。

上六味，以水七升，煮取三升，去滓，温服一升，日三服。

本太阳病，医反下之，误治。因而腹满时痛，属太阴也。引邪入于太阴，故所现皆太阴之症。桂枝加芍药汤主之。虽见太阴症，而太阳之症尚未罢，故仍用桂枝汤，只加芍药一倍，以敛太阴之症。

大实痛者，此句承上文“腹满时痛”言。腹满时痛，不过伤太阴之气，大实痛，则邪气结于太阴矣。桂枝加大黄汤主之。此因误下而见太阴之症。大实痛，则反成太阴之实邪，仍用大黄引之，即从太阴出，不因误下而禁下，见症施治，无不尽然。

按：《活人书》① 云：桂枝汤，自西北人四时行之，无不应验。江淮间惟冬及春可行之。春末及夏至以前，桂枝症可加黄芩一分，谓之阳旦汤；夏至后可加知母半两，石膏一两，或加升麻一分。若病人素虚寒者，不必加减。

---

① 活人书：《类证活人书》的简称，宋代朱肱撰。所引内容见该书“桂枝汤”。

麻黄汤类

麻黄汤

麻黄三两（去节）　桂枝二两（去皮）　甘草一两（炙）　杏仁七十个（去皮尖）

上四味，以水九升，先煮麻黄，减二升，此须多煮，取其力专，不仅为去上沫止煮一二沸矣。去上沫，内诸药，煮取二升半，去滓，温服八合，覆取微似汗，不须啜粥，以其易发汗也。余如桂枝将息法。《活人书》云：夏至后用麻黄汤，量加知母、石膏、黄芩。盖麻黄性热，恐有发黄斑出之虑。

太阳病，头痛发热，身疼腰痛，骨节疼痛，此痛处，比桂枝症尤多而重，因荣卫俱伤故也。恶风无汗而喘者，此二症乃肺气不舒之故。麻黄治无汗，杏仁治喘，桂枝甘草治太阳诸症，无一味不紧切，所以谓之经方。

太①阳与阳明合病，阳明之病象甚多，如身热不恶寒，口苦鼻干之类，但见一二症即是，不必全具也。太阳病即上文所指者。喘而胸满者，不可下，病俱在上焦。宜麻黄汤主之。喘而胸满，此麻黄症之太阳合阳明也。

太阳病，十日以去，过经。脉浮细，邪已退。而嗜卧者，正渐复。外已解也。设胸满胁痛者，与小柴胡汤；胸满胁痛，病延日久，邪留少阳，故与此汤。脉但浮者，与麻黄汤。若果邪在少阳，脉必带弦，今但浮，则尚在太阳矣，故仍用麻黄汤，此亦从脉不从症之法。

太阳病，脉浮紧，无汗，发热，身疼痛，此乃太阳伤寒的②症。经云：诸紧为寒。八九日不解，表证仍在，表证即上文数端。此当发其汗。宜麻黄汤。服药已，微除，其人发烦目瞑，阳郁而不能外达。剧者必衄，衄乃解。热甚动血，血由肺之清道而出，与汗从皮毛而泄同，故热邪亦解，俗语所云“红

---

① 太：原作“具”，据同治本、锌园医书本、宋本《伤寒论》改。按“具”，当为“巨”之音误。“巨阳”即“太阳”。

② 的（dí）：确实；实在。

汗”也。经云：阳明病，口燥，但欲漱水，不欲咽者，此必衄。所以然者，阳气重故也。风郁固为热，寒郁亦为热。《内经》云：热病者，皆伤寒之类也。麻黄汤主之。此言未衄之前，可用麻黄，非衄后更用麻黄也。

脉浮者，病在表，可发汗，宜麻黄汤。此脉浮必带紧。

脉浮而数者，可发汗，宜麻黄汤。数为阳气欲出。

伤寒脉浮紧，不发汗，失治。因致衄者，麻黄汤主之。前段衄后而解，则不必复用麻黄，衄后尚未解，则仍用此汤。

阳明病，脉浮，无汗而喘者，阳明本脉大，自汗，今乃脉浮，无汗而喘，则为麻黄汤症矣。发汗则愈，宜麻黄汤。

麻黄杏仁甘草石膏汤

此即越婢汤加杏仁也。

麻黄四两（去节）　杏仁五十个（去皮尖）　甘草二两（炙）　石膏半斤（碎，绵裹）

上四味，以水七升，先煮麻黄，减二升，去上沫，内诸药，煮取二升，去滓，温服一升。

发汗后，不可更行桂枝汤，既汗不可再汗，津液不得重伤。汗出而喘，尚有留邪在肺，故汗出而喘。无大热者，邪已轻也。可与此汤。汗出故用石膏，喘故用麻杏。发汗后，饮水多者，必喘，以水灌之亦喘。此二句明致喘之所由，盖喘未必皆由于水，而饮水则无有不喘者。戒之！

下后，不可更行桂枝汤，既下不可复汗，津液不得两伤。若汗出而喘，无大热者，可与此汤。

大青龙汤

此合麻黄、桂枝、越婢三方为一方，而无芍药。

麻黄六两（去节）　桂枝二两（去皮）　甘草二两（炙）　杏仁四十枚（去皮尖）　生姜三两（切）　大枣十二枚　石膏（碎）如鸡子大一块

上七味，以水九升，先煮麻黄，减二升，去上沫，内诸药，煮取三升，去滓，温服一升，取微似汗。汗出多者，温粉扑之。此外治之法，论中无温粉方。《明理论》载：白术、藁本、川芎、白芷各等分，入米粉，和匀扑之。无藁本亦得。后人用牡蛎、麻黄根、铅粉、龙骨亦可。一服汗者，停后服，汗多亡阳，遂虚，恶风烦躁，不得眠也。

太阳中风，脉浮紧，紧为阴脉，故汗不易出。发热恶寒，非恶风。身疼痛，不汗出而烦躁者，邪深热郁。大青龙汤主之。若脉微弱，汗出恶风者，不可服。服之则厥逆，筋惕肉瞤，此为逆也。恶风乃桂枝症，误服此则汗不止而有亡阳之象矣。立此方即垂①此戒，圣人之意深矣。按此方合麻桂而用石膏，何以发汗如是之烈？盖麻黄汤，麻黄用二两，而此用六两。越婢汤石膏用半斤，而此用鸡子大一块。一剂之药，除大枣，约共十六两，以今秤计之，亦重三两有余，则发汗之重剂矣。虽少加石膏，终不足以相制也。少阴篇云：脉阴阳俱紧，反汗出者，亡阳也。

伤寒脉浮缓，身不疼，但重，乍有轻时，无少阴症者，大青龙汤主之。脉不沉紧，身有轻时，为无少阴外症；不厥利吐逆，为无少阴里症，此邪气俱在外也，故以大青龙发其汗。

按：此条必有误。脉浮缓，邪轻易散；身不疼，外邪已退；乍有轻时，病未入阴，又别无少阴等症，此病之最轻者，何必投以青龙险峻之剂？此必另有主方，而误以大青龙当之者也。

小青龙汤

麻黄（去节）　芍药　细辛干姜　甘草　桂枝（去皮）各三两　五味子半斤　半夏半斤（汤洗）

上八味，以水一斗，先煮麻黄，减二升，去上沫，内诸药，煮取三升，去滓，温服一升。

若微利者，去麻黄，加荛花，如鸡子大，熬令赤色。利属下焦阴分，不可更发其阳。荛花，《明理论》作芫花，恐误。《本草》：荛花、芫花，花叶相近。而荛花不常用，当时已不可得，故改用芫花，以其皆有去水之功也。若渴者，去半夏，加栝楼根三两。《本草》：栝楼根主消渴。若噎者，“噎”，古作“饲”。论云：寒气相搏，则为肠鸣②。医乃不知，而反饮冷水，令汗大出，水得寒气，冷必相搏，其人即饲。按《内经》无“噎”字，疑即呃逆之轻者。去麻黄，加附子一枚，炮。《本草》：附子温中。若小便不利，少腹满，去麻黄，加茯苓四两。小便不利而少腹满，则水不在上而在下矣，故用茯苓。

---

① 垂：留下。

② 寒气……肠鸣：语见《伤寒论·辨脉法第一》。

若喘者，去麻黄，加杏仁半升，去皮尖。杏仁见前。

按：此方专治水气。盖汗为水类，肺为水源，邪汗未尽，必停于肺胃之间，病属有形，非一味发散所能除，此方无微不到，真神剂也。

伤寒表不解，发汗未透。心下有水气，即未出之汗。干呕发热而咳，或渴，或痢，或噎，或小便不利，少腹满，或喘者，小青龙汤主之。以上皆水停心下现症，其每症治法，皆在加减中。

伤寒，心下有水气，咳而微喘，发热不渴。凡水停心下者，喘而不渴。服汤已，即小青龙汤也，渴者，此寒气欲解也。寒饮欲去。小青龙汤主之。此倒笔法，即指“服汤已”三字，非谓欲解之后，更服小青龙汤也。

麻黄附子细辛汤

麻黄（去节）二两　细辛二两　附子一枚（炮）

上三味，先煮麻黄，减二升，去上沫，内诸药，煮取三升，去滓，温服一升，日三服。

少阴病，始得之，反发热脉沉者，此汤主之。少阴病三字，所该[①]者广，必从少阴诸现症细细详审，然后反发热，知为少阴之发热。否则，何以知其非太阳、阳明之发热耶？又必候其脉象之沉，然后益知其为少阴无疑也，凡审症皆当如此。附子、细辛，为少阴温经之药，夫人[②]知之。用麻黄者，以其发热，则邪犹连太阳，未尽入阴，犹可引之外达。不用桂枝而用麻黄者，盖桂枝表里通用，亦能温里，故阴经诸药皆用之，麻黄则专于发表。今欲散少阴始入之邪，非麻黄不可，况已有附子，足以温少阴之经矣。

麻黄附子甘草汤

麻黄（去节）二两　甘草二两（炙）　附子一枚（炮）

上三味，以水七升，先煮麻黄一两沸，此当少煮。去上沫，内诸药，煮取三升，去渣，温服一升，日三服。

少阴病，得之二三日，麻黄附子甘草汤，微发汗，以二三日无里症，故微发汗也。三阴经，惟少阴与太阳为表里，而位最近，故犹有汗解之理。况二三日而无里症，则其邪未深入，此方较麻黄附子细辛少轻，以其无里症也。

---

① 该：通“赅”，包括。《楚辞·天问》：“该秉季德。”

② 夫人：众人。

葛根汤类

葛根汤

此即桂枝汤加麻黄三两，葛根四两。

葛根四两　麻黄三两（去节）　芍药二两　生姜三两（切）　甘草二两（炙）　桂枝二两（去皮）　大枣十二枚

上七味，以水一斗，先煮麻黄葛根。二味主药先煮。减二升，去上沫，内诸药，煮取三升，去渣，温服一升，覆取微似汗，不须啜粥，已能发汗矣。余如桂枝法将息及禁忌。

太阳病，项背强几几，无汗恶风，葛根汤主之。前桂枝加葛根汤一条，其现症亦同，但彼云“反汗出”，故无麻黄。此云“无汗”，故加麻黄也。阳明症，汗出而恶热，今无汗而恶风，则未全入阳明，故曰太阳病。

按：葛根，《本草》：治身大热。大热乃阳明之症也，以太阳将入阳明之经，故加此药。

太阳与阳明合病者，必自下利，葛根汤主之。合病全在下利一症上审出，盖风邪入胃则下利矣。

葛根黄芩黄连汤

葛根半斤　甘草二两（炙）　黄芩三两　黄连三两

上四味，以水八升，先煮葛根，减二升，内诸药，煮取二升，去渣，分温再服。

太阳病，桂枝症。桂枝症，即太阳伤风之正病也。医反下之，大误。利遂不止，邪下陷，则利无止时。脉促者，表未解也。促有数意，邪犹在外，尚未陷入三阴，而见沉微等象，故不用理中等法。喘而汗出者，此汤主之。因表未解，故用葛根；因喘汗而利，故用芩连之苦以泄之、坚之。芩、连、甘草，为治痢之主药。

葛根加半夏汤

葛根汤原方加半夏半升洗，煎服法同。

太阳与阳明合病，不下利，前条因下利而知太阳、阳明合病，今既不下利，则合病何从而知？必须从两经本症一一对勘，即不下利，而亦可定为合病矣。但呕者，葛根加半夏汤主之。前条太阳误下而成利，则用芩连治利，因其本属桂枝症而脉促，故止加葛根一味，以解阳明初入之邪。此条乃太阳、阳明合病，故用葛根汤全方，因其但①呕，加半夏一味以止呕。随病立方，各有法度。

① 但：只，仅。

柴胡汤类

小柴胡汤

柴胡半斤　黄芩　人参　甘草炙　生姜各三两　半夏半斤　大枣十二枚

上七味，以水一斗二升，煮取六升，去渣，再煎，此又一法。取三升，温服一升，日三服。此汤除大枣，共二十八两，较今秤亦五两六钱零，虽分三服，已为重剂。盖少阳介于两阳之间，须兼顾三经，故药不宜轻。去渣再煎者，此方乃和解之剂，再煎则药性和合，能使经气相融，不复往来出入。古圣不但用药之妙，其煎法俱有精义。

若胸中烦而不呕者，去半夏、人参，不呕，不必用半夏；烦，不可用人参。加栝楼实一枚；栝楼实除胸痹，此小陷胸之法也。若渴者，去半夏，半夏能涤痰湿，即能耗津液。加人参，生津液。合前成四两半，栝楼根四两；治消渴。若腹中痛者，去黄芩，苦寒。加芍药三两；除腹痛。若胁下痞硬，去大枣，以其能补脾胃。加牡蛎四两；《别录》云：治胁下痞热。若心下悸，小便不利者，去黄芩，加茯苓四两；利小便。若不渴，外有微热者，去人参，不渴，则津液自足。加桂枝三两，微热则邪留太阳。温覆取微似汗，愈；若咳者，去人参、大枣，二味与嗽非宜。生姜，加干姜故去生姜。加五味子半升，干姜二两。

古方治嗽，五味、干姜必同用，一以散寒邪，一以敛正气，从无单用五味治嗽之法。后人不知，用必有害，况伤热、劳怯、火呛，与此处寒饮犯肺之症又大不同，乃独用五味，收敛风火痰涎，深入肺脏，永难救疗矣！又按：小柴胡与桂枝二方，用处极多，能深求其义，则变化心生矣。论中凡可通用之方，必有加减法。

伤寒五六日，正当传少阳之期。中风往来寒热，太阳之寒热，寒时亦热，热时亦寒。往来者，寒已而热，热已而寒也。胸胁苦满，胸胁为少阳之位。

默默不欲饮食，木邪干[1]土。心烦喜呕，木气上逆。或胸中烦而不呕，或渴，少阳火邪。或腹中痛，木克土。或胁下痞硬，木气填郁[2]。或心下悸，有痰饮。小便不利，或不渴，有蓄饮。身有微热，太阳未尽。或咳者，肺有留饮。此汤主之。少阳所现之症甚多，柴胡汤所治之症亦不一，加减法具载方末。

血弱气尽，腠理开，邪气因入，与正气相搏，结于胁下，正邪分争，往来寒热，休作有时，默默不欲饮食。脏腑相连，其痛必下。邪高痛下，故使呕也。此条申明所以往来寒热，及不欲食、下痛上呕之故，皆因正衰邪入，脏腑相牵所致，则立方之意，可推而知矣。小柴胡汤主之。

服柴胡汤已，渴者，属阳明也，以法治之。此必先见少阳之症，故用柴胡汤，服后而渴，则转属阳明矣。

伤寒四五日，身热恶风，颈项强，此是太阳所同。胁下满，此则少阳所独。手足温而渴者，前条之渴者属阳明，此因胁下满，则虽似阳明，不作阳明治矣。小柴胡汤主之。

伤寒阳脉涩，阴脉弦，法当腹中急痛，先与小建中汤，不差者，与小柴胡汤主之。详见桂枝类中。

伤寒中风，有柴胡症，但见一证便是，不必悉具。少阳与大阳、阳明，相为出入，一证可据，虽有他证，可兼治矣。

凡柴胡汤病证而下之，误治。若柴胡证不罢者，复与柴胡汤。凡误治而本证未罢，仍用本证之方，他经尽同，不独柴胡证也。必蒸蒸而振，却发热汗出而解。邪已陷下，故必振动，而后能达于外。辨脉法篇云：战而汗出者，其人本虚。是以发战发热汗出，邪仍从少阳而出。

伤寒十三日不解，过经二候。胸胁满而呕，此少阳的症。日晡所发潮热，此似阳明。已而微利，又现里症，药乱则症亦乱。此本柴胡症，下之而不得利，今反利者，知医以丸药下之，非其治也。以汤剂利之，不应，复以丸药利之，是谓重伤。潮热者，实也，先宜小柴胡汤以解外，虽潮热，本属少阳之邪，故仍以柴胡解外。后以柴胡加芒硝主之。解在后加芒硝汤下。

伤寒五六日，头汗出，微恶寒，手足冷，心下满，口不欲食，大便硬，脉细者，此为阳微结。阳气不能随经而散，故郁结不舒，非药误，即迁延所致，亦坏症之轻者。必有表，复有里也，以上诸症，有表有里，柴胡汤兼治表里。脉沉亦在里也。脉细者必沉。汗出为阳微，以汗为征。假令纯阴结，

① 干：犯。

② 填郁：郁结。

不得复有外证，阴则无汗。此为半在里半在表也。脉沉为里，汗出为表。脉虽沉紧，细即有紧象。不得为少阴病。所以然者，阴不得有汗，此为要诀。今头汗出，故知非少阴也，可与小柴胡汤。设不了了①者，得屎而解。得汤而不了了者，以有里症，故大便硬，必通其大便，而后其病可愈。其通便之法，即加芒硝及大柴胡等方是也。

阳明病，发潮热，大便溏，小便自可，胸胁满而不去者，小柴胡汤主之。阳明潮热，乃当下之症，因大便、小便自可，则里症未具，又胸胁尝满，则邪留少阳无疑，用此汤和解之。

阳明病，胁下硬满，少阳症。不大便，可下。而呕，亦少阳症。舌上白胎者，邪未结于阳明，故舌胎白，虽不大便，不可下。此要诀也。可与小柴胡汤。上焦得通，津液得下，胃气因和，身濈然汗出而解也。此四句，申明小柴胡之功效如此，所以诸症得之皆愈也。

按：少阳之外为太阳，里为阳明，而少阳居其间。故少阳之症，有兼太阳者，有兼阳明者，内中见少阳一症，即可用小柴胡汤，必能两顾得效。仲景所以独重此方也。

阳明中风，脉弦浮大，弦属少阳，浮大属阳明。而短气，腹都满，胁下及心痛，此少阳症。久按之气不通，鼻干，不得汗，嗜卧，此症又似少阴。一身面目悉黄，小便难，此二症又似太阴。有潮热，此似阳明。耳前后肿，刺之小差，外不解，病过十日，脉续浮者，与小柴胡汤。脉浮虽有里症，邪仍欲外出。脉但浮，无余症者，与麻黄汤。但浮无余症，则里症全无，必从汗解，故用麻黄汤。此二条，明阳明中风之症，有里邪用小柴胡，无里邪则用麻黄，总以脉症为凭，无一定法也。若不尿，膀胱气绝。腹满加哕者，不治。《论》中阳明篇云：阳明病，不能食，攻其热必哕。所以然者，胃中虚冷故也。“虚冷”二字尤明，盖阳微欲尽也。又云：大吐大下，汗出怫郁，复与之水，以发其汗，因得哕。《灵枢》云：真邪相攻，气并相逆，故为哕，即呃逆也。《素问》云：病深者，其声哕。乃肺胃之气隔绝所致，兼以腹满，故不治。

本太阳病不解，转入少阳者，此为传经之邪也。胁下硬满，干呕不能食，往来寒热，以上皆少阳本症。尚未吐下，脉沉紧者，未吐下，不经误治也，少阳已渐入里，故不浮而沉紧，则弦之甚者，亦少阳本脉。与小柴胡汤。

呕而发热者，小柴胡汤主之。但发热而非往来寒热，则与太阳、阳明同，惟呕则少阳所独，故亦用此汤。

---

① 不了了：病虽解而未尽愈，身体尚觉不爽。

太阳病，十日以去，脉浮细，而嗜卧者，外已解也。设胸满胁痛者，与小柴胡汤；脉但浮者，与麻黄汤。解见麻黄汤。

伤寒差以后，更发热者，小柴胡汤主之。此复症也，非劳复，非女劳复，乃正气不充，余邪未尽，留在半表半里之间，故亦用小柴胡。复病治法，明著于此，后世议论不一，皆非正治。脉浮者，以汗解之，脉沉实者，以下解之。复症之中，更当考此二脉。如果脉见浮象，则邪留太阳，当用汗法；如脉见沉实，则里邪未尽，当用下法。但汗下不著方名者，因汗下之法不一，医者于麻黄、桂枝，及承气、大柴胡等方，对症之轻重，择而用之，则无不中病矣。

妇人中风，七八日续得寒热，发作有时，此即下文所谓如疟也。经水适断者，此为热入血室，其血必结，血因热结，而成瘀矣。故使如疟状，发作有时，小柴胡汤主之。即以治疟之法治之。

又云：妇人中风，发热恶寒，经水适来，彼云断，此云来。得之七八日，热除而脉迟身凉，外邪内伏。胸胁下满，如结胸状，谵语者，此为热入血室也。血室为中焦营气之所聚。肝脏血，心主血，营血结滞，则肝气与心经之气亦凝，故胁满而神昏谵语。当刺期门，随其实而泻之。期门在乳下第二肋端，去乳头约四寸，肝募也。厥阴、阴维之会，刺入四分。血结则为有形之症，汤剂一时难效。刺期门以泻厥阴有余之热，则尤亲切①而易散。

又云：妇人伤寒、发热，经水适来，昼日明了，暮则谵语，如见鬼状者，此为热入血室。昼清而夜昏者。血室属阴，病在阴经也。无犯胃气，及上二焦，必自愈。此为中焦营气之疾，汗下二法，皆非所宜，小柴胡汤、刺期门，则其治也。

按：热入血室之状，此二条为最详，妇人伤寒，此症最多，前条症稍轻，后二条症尤重。男子亦有之。

大柴胡汤

小柴胡去人参、甘草，加枳实、芍药、大黄，乃少阳、阳明合治之方也。

柴胡半斤　半夏半斤　黄芩三两　芍药三两　生姜五两　枳实四枚　大枣十二枚

上七味，以水一斗二升，煮取六升，再煎取三升，温服一升，日三服。

---

① 亲切：贴切，准确。

此方本有大黄二两。王叔和云：若不加大黄，恐不为大柴胡也。

太阳病，过经十余日，反二三下之，一误再误。后二三日，柴胡症仍在者，如寒热呕逆之类。先与小柴胡汤。呕不止，心下急，郁郁微烦者，犹有里症。为未解也，与大柴胡汤，下之则愈。前虽已下，非下法也，以大柴胡两解之。

伤寒十余日，热结在里，此大黄之对症。复往来寒热，此柴胡之对症。与大柴胡汤。

伤寒发热，汗出不解，当用柴胡。心中痞硬，呕吐而下利者，邪内陷，故用枳实、半夏、大黄。此汤主之。

伤寒后，后者，过经之后，诸症渐轻，而未全愈也。脉沉，沉者内实也，沉为在里。下解之，宜大柴胡汤。

柴胡桂枝汤

此小柴胡与桂枝汤并为一方，乃少阳、太阳合病之方。

柴胡四两　黄芩　人参　桂枝　芍药　生姜各一两半　半夏二合半　甘草一两（炙）　大枣六枚

上九味，水七升，煮取三升，去渣，温服一升。

伤寒六七日，发热，微恶寒，支节疼烦①，以上太阳症。微呕，心下支结②，以上少阳症。外症未去者，太阳症为外症。柴胡桂枝汤主之。

发汗多，亡阳，谵语者，此亡阳之轻者也。不可下，勿误以为有燥屎之谵语，故以为戒。与柴胡桂枝汤，和其营卫，以通津液，后自愈。桂枝汤，和营卫；柴胡汤，通津液，深著二汤合用之功效，而阳亡可复矣。

柴胡加龙骨牡蛎汤

柴胡　龙骨　生姜　人参　茯苓　铅丹　黄芩　牡蛎　桂枝各一两半　半夏二合　大枣六枚　大黄二两

上十二味，以水八升，煮取四升，内大黄，更煮一二沸，大黄只煮一二沸，取其生而流利也，去滓，温服一升。

---

① 支节烦疼：即四肢关节烦痛。

② 心下支结：心下感觉支撑闷结。

伤寒八九日，下之，即陷入里。胸满，柴胡、黄芩。烦惊，龙骨、铅丹、牡蛎。小便不利，茯苓。谵语，大黄。一身尽重，不能转侧者，茯苓。此汤主之。此乃正气虚耗，邪已入里，而复外扰三阳，故现症错杂，药亦随症施治，真神化无方者也。

按：此方能下肝胆之惊痰，以之治癫痫必效。

柴胡桂枝干姜汤

柴胡半斤　桂枝三两　黄芩三两　干姜　牡蛎（熬）　甘草各二两　栝楼根四两

上七味，以水一斗二升，煮取六升，去渣，再煎取三升，温服一升，日三服，初服微烦，复服汗出便愈。邪气已深，一时不能即出，如蒸蒸而振，发热汗出而解之类。

伤寒五六日，已发汗而复下之，一误再误。胸胁满，用牡蛎。微结，小便不利，渴，以上皆少阳症。渴，故用栝楼。而不呕，故去半夏生姜。但头汗出，阳气上越，用牡蛎。往来寒热，用柴、芩。心下烦者，黄芩、牡蛎。此为未解也，柴胡桂枝干姜汤主之。

柴胡加芒硝汤

柴胡汤原方，加芒硝，分两各不同。

柴胡二两十六铢　黄芩　甘草（炙）　人参　生姜各一两　半夏二十铢　大枣四枚　芒硝二两

上八味，以水四升，煮取二升，去渣，内芒硝，更煮微沸，分温再服，不解更作。不解，不大便也。此药剂之最轻者，以今秤计之，约二两，分二服，则一服止一两耳。

按：大柴胡汤，加大黄、枳实，乃合用小承气也；此加芒硝，乃合用调胃承气也。皆少阳、阳明同治之方。

伤寒十三日不解，胸胁满而呕，日晡所发潮热，已而微利，此本柴胡证，下之而不得利，今反利者，知医以丸药下之，非其治也。潮热者，实也，先宜小柴胡汤以解外，后以柴胡加芒硝汤主之。《本草》：芒硝治六腑积聚。因其利而复下之，所谓通因通用之法也，潮热而利，则邪不停结，故较之大柴胡症，用药稍轻。

栀子汤类

栀子豉汤

栀子十四枚　香豉四合（绵裹）

上二味，以水四升，先煮栀子，得二升半，内豉，煮取升半，去滓，分为二服，温进一服，得吐，止后服。此剂分两最小，凡治上焦之药皆然。

发汗吐下后，诸法俱用，未必皆误，而正气已伤矣。虚烦不得眠，虚为正气虚，烦为邪气扰。发汗吐下，实邪虽去，而其余邪，因正气不充，留于上焦，故阳气扰动而不得眠也。若剧者，必反覆颠倒，心中懊侬，反覆颠倒，身不得宁也；心中懊侬，心不得安也。栀子豉汤吐之。此非汗下之所能除者，吐之而痰涎结气无不出矣。按：汗吐下之后，而邪未尽，则不在经而在肺胃之间，为有形之物，故必吐而出之。反覆颠倒，心中懊侬，摩写病状，何等详切！凡医者之于病人，必事事体贴，如若身受之，而后用药无误。

发汗若下之，而烦热，胸中窒者，烦热且窒，较前虚烦等象为稍实。栀子豉汤主之。

伤寒五六日，大下之后，误治。身热不去，心中结痛者，未欲解也，外内之邪，俱未解，结痛更甚于窒矣。栀子豉汤主之。

按：胸中窒，结痛，何以不用小陷胸？盖小陷胸症，乃心下痛，胸中在心之上，故不得用陷胸。何以不用泻心诸法？盖泻心症乃心下痞，痞为无形，痛为有象，故不得用泻心。古人治病，非但内外不失厘毫，即上下亦不逾分寸也。

阳明病，脉浮而紧，咽燥口苦，胸满而喘，发热汗出，不恶寒反恶热，身重。以上皆阳明本症，非因误治而得者。若发汗则躁，心愦愦①，反谵语，汗多阳虚。若加烧针，必怵惕，烦躁，不得眠，即前以火逼汗，亡阳惊狂之意。若下之，则胃中空虚，客气动膈，心中懊侬，以前因用三法，未必合度，

---

① 愦愦（kuì）：烦乱貌。

故病不解，各有现症如此。舌上胎者，此句乃要诀，舌上有白胎，则胸中有物，而可用吐法。否则，邪尚未结，恐无物可吐也。栀子豉汤主之。

阳明病，下之，其外有热，表邪未尽。手足温，不结胸，无实邪。心中懊侬，饥不能食，痰涎停结。但头汗出，阳邪在上，欲泄不泄。栀子豉汤主之。

下利后更烦，按之心下濡者，濡者，湿滞之象，非窒非痛也。为虚烦也，宜栀子豉汤。

栀子甘草豉汤

栀子汤原方加甘草二两，炙

上三味，以水四升，先煮栀子、甘草，取二升半，内豉，煮取升半，分二服，温进一服，得吐便止。

栀子生姜豉汤

栀子汤原方加生姜五两

先煮栀子、生姜，余俱如前法，得吐止后服。

凡用栀子汤，病人旧微溏者，不可与服之。此服栀子汤之戒。

按：栀子清越上焦之火，与肠胃亦无大害，微溏者，即不可服，未知何义。想因大肠之气滑脱者，肺气不宜更泄也。若少气者，栀子甘草豉汤主之。甘草能补中气。若呕者，栀子生姜豉汤主之。此二条言凡遇当用栀子汤之病，见此二症，则加此二味也。

按：无物为呕，有物为吐，欲止其呕，反令其吐，吐之而呕反止，真匪夷所思也。

栀子干姜汤

栀子十四枚　干姜二两

上二味，以水三升半，煮取一升半，去滓，分二服，温进一服，得吐止后服。

伤寒，医以丸药大下之，下未必误，以丸药大下则误矣。身热不去，外有微邪。微烦，下后而烦，即虚烦也。此汤主之。下后故用干姜。

栀子厚朴枳实汤

栀子十四枚　厚朴四两（姜炙）　枳实四枚（水浸，去穰炒）煮服法同前。

伤寒下后，心烦，即微烦。腹满，卧起不安者，烦而加之腹满，则卧起俱不宁矣。厚朴枳实，以治腹满也。栀子厚朴汤主之。

栀子柏皮汤

栀子十五枚　甘草一两　黄柏二两

上三味，以水四升，煮取升半，去滓，分温再服。

伤寒身黄发热者，栀子柏皮汤主之。本草：柏皮散脏腑结热，黄疸。

枳实栀子豉汤

枳实三枚　栀子十四枚　豉一升

上三味，以清浆水七升，空煮。又一煮法，浆水即淘米之泔水，久贮味酸为佳。取四升，内枳实栀子，煮取二升，下豉，更煮五六沸，去渣，分温再服，覆令微似汗。此不取吐而取汗。

大病差后劳复者，劳复乃病后之余症，不在吐法，故取微汗。枳实栀子汤主之。劳复因病后气虚，邪气又结于上焦，其症不一，故不著其病形，惟散其上焦之邪足矣。后人以峻补之剂治劳复，则病变百出矣。若有宿食者，加大黄如博棋子①大五六枚。此指劳复之有宿食者，治食复之法，亦在其中矣。可吐篇云：宿食在上脘，当吐之。

按：栀子汤加减七方，既不注定何经，亦不专治何误，总由汗吐下之后，正气已虚，尚有痰涎滞气，凝结上焦，非汗下之所能除。经所云“在上者因而越之”②，则不动经气，而正不重伤，此为最便，乃不易之法也。古方栀于皆生用，故入口即吐。后人作汤，以栀子炒黑，不复作吐，全失用栀子之意。然服之于虚烦症，亦有验，想其清肺除烦之性故在也。终当从古法生用为妙。

---

① 博棋子：即围棋子。

② 在上者因而越之：语见《素问·阴阳应象大论》。

承气汤类

大承气汤

大黄四两（酒洗） 厚朴半斤（炙，去皮） 枳实五枚（炙） 芒硝三合

上四味，以水一斗，先煮厚朴、枳实，取五升，去滓，内大黄，煮取二升，去滓，内硝，更上微火一两沸，分温再服，得下，余勿服。

伤寒若吐若下后，不解，坏症。不大便五六日，上至十余日，日晡时发潮热，不恶寒，独语如见鬼状。若剧者，发则不识人，循衣摸床，惕①而不安，微喘直视，以上皆阳明危症，因吐下之后，竭其中气，津液已耗，孤阳独存，胃中干燥，或有燥屎，故现此等恶症。脉弦者生，涩者死。弦则阴气尚存，且能克制胃实，涩则气血已枯矣。然弦者尚有可生之理，未必尽生，涩则断无不死者也。微者，但发热潮热。谵语者，恶症皆无。大承气汤主之。若一服利，止后服。中病即止。

阳明病，谵语，有潮热，反不能食者，客热不能消谷。胃中必有燥屎五六枚。若能食者，但硬尔。能食非真欲食，不过粥饮犹可入口耳。不能食，则谷气全不可近，肠胃实极故也。宜大承气汤下之。硬即可下。

按：燥屎当在肠中，今云胃中，何也？盖邪气结成糟粕，未下则在胃中，欲下则在肠中。巴结者，即谓之燥屎，言胃则肠已该矣。

汗出谵语者，以有燥屎在胃中，此为风也，阳明本自汗出，然亦有不汗出者，此指明汗出之为风，则知汗出乃表邪尚在，不汗出者，为火邪内结也。须下之，过经乃可下之。此下之之时。下之若早，语言必乱，轻于谵语。以表虚里实故也。下早则引表邪入里，故表虚而里实。下之则愈，宜大承气汤。虽已误下，然见谵语等症，则更下之，亦不因误下而遂不复下也。

二阳并病，同起者为合病，一经未罢，一经又病者，为并病。太阳症罢，

---

① 惕：惊惧。

但发潮热，手足漐漐汗出，大便难而谵语者，以上皆阳明现症。下之则愈，宜大承气汤。

阳明病，下之，心中懊侬而烦，此乃下之未尽，故有此实烦。胃中有燥屎者，可攻。胃中燥屎，必别有现症。腹微满，初头硬，后必溏，不可下也。仅微满则无燥屎，故不可攻。若有燥屎者，宜大承气汤。

病人烦热，汗出则解，又如疟状，日晡所发热者，属阳明也。脉实者，宜下之；脉虚浮者，宜发汗。下之与大承气汤，发汗宜桂枝汤。详解前桂枝汤下。

大下后，六七日不大便，烦不解，腹满痛者，此有燥屎也。所以然者，本有宿食故也。惟有宿食，故虽大下，而燥屎终未尽。宜大承气汤。

病人不大便五六日，绕脐痛，正在燥屎之位。烦躁，发作有时者，此有燥屎，故令不大便也。

病人小便不利，大便乍难乍易，时有微热，喘冒①不能卧者，有燥屎也。喘冒不卧，燥屎现症，宜大便有难无易。所以乍易者，以小便不利之故，燥屎不以易便而去也。宜大承气汤。以上三条，皆证明有燥屎之法。

得病二三日，脉弱，无太阳柴胡症，烦躁，心下硬，邪热入里。至四五日，又隔二日。虽能食，以小承气汤，少少与，微和之，不必用全方，只通其胃气而已，又用药之一法。令小安，至六日，又隔一日，而病未除。与大承气汤一升。亦不必用全方。古人用药，虽现症凿凿，而轻方小试，敬慎②小心如此。若不大便六七日，小便少者，虽不能食，但初头硬，后必溏，未定成硬，小便不利，则水谷未尽分，大便犹湿也。攻之必溏；须小便利，屎定硬，乃可攻之，以小便之利否，定宜下不宜下。又一法。宜大承气汤。

伤寒六七日，目中不了了，睛不和，皆阳盛之象。无表里症，邪已结在里。大便难，身微热者，此为实也。邪结为实。急下之，宜大承气汤。

阳明病，此三字，包阳明诸症。发热汗多者，急下之。此重在汗多，恐内热甚而逼阳于外，以致亡阳也。宜大承气汤。

发汗不解，腹满痛者，“不解”二字，必兼有阳明症，加以腹满且痛，则实邪有征矣。急下之，宜大承气汤。

腹满不减，减不足言。虽略减而仍腹满也。当下之，宜大承气汤。以上诸条，举当下之一二症，即用下法。然亦必须参观他症，而后定为妥。

---

① 喘冒：气喘而头昏目眩。

② 敬慎：严肃；慎重。《玉篇·苟部》：“敬，慎也。”

阳明少阳合病，必下利，其脉不负者，顺也。负者，失也，少阳属木，脉当弦紧，阳明属土，脉当洪缓。若少阳脉胜为负，阳明脉胜为不负也。厥阴篇云：少阴负趺阳者，为顺也。少阴属水，趺阳属土，土能胜水，则胃气尚强，故为顺，即此意。但彼处乃手足厥冷之利，故属少阴，此则属少阳为异耳，互相克贼①，名为负也。脉滑而数者，有宿食也，滑数，则阳明之脉，独见而过盛，此为实邪，故知有宿食。当下之，宜此汤。

寸口脉浮而大，按之反涩，尺中亦微而涩，有食而反微涩，此气结不通之故。故知有宿食，当下之，宜大承气汤。

少阴病，得之二三日，阳邪初转入阴。口燥舌干者，急下之，阳邪传阴，肾水欲涸，故当急去其邪，以保津液。宜大承气汤。

少阴病，自利清水，色纯青，纯青则非寒邪，乃肝邪入肾也。《难经》云：从前来者，为实邪②。心下必痛，口干燥者，二症尤见非寒邪。急下之，宜大承气汤。二条俱重口干，知为热邪无疑。

少阴病，六七日腹胀，不大便者，急下之，不便而胀，为日又久，是以当下。宜大承气汤。

下利，三部脉皆平，无外邪症。按之心下硬者，实邪有形。急下之，宜大承气汤。

下利，脉迟而滑者，内实也。利未欲止，当下之，宜大承气汤。

下利，不欲食者，以有宿食故也。伤食、恶食，凡禁口利亦必因宿食之故。当须下之，宜大承气汤。

下利差后，至其年月日复发者，以病不尽故也。当下之，宜大承气汤。

下利，脉反滑，当有所去。脉滑则实邪不留。下之乃愈，宜大承气汤。

病腹中满痛者，此为实也。当下之，宜大承气汤。

脉双弦而迟者，必心下硬。木邪乘土。脉大而紧者，阳中有阴也。大为阳，紧为阴。可以下之，宜大承气汤。

按：以上七条，见《伤寒论》“可下”条内。似指杂症可下法，不入六经治法中。

小承气汤

大承气去芒硝，厚朴、枳实亦减。

---

① 贼：害。

② 从前……实邪：语见《难经·五十难》。

大黄四两　厚朴二两　枳实三枚

上三味，以水四升，煮取一升二合，去渣，分温二服。初服汤，当更衣，不尔者，尽饮之。若更衣，勿服。

阳明病，脉迟，虽汗出不恶寒者，凡汗出者皆恶寒。其身必重，短气，腹满而喘，有潮热者，以上皆内实之症。此外欲解，不恶寒。可攻里也。手足濈然汗出者，此大便已硬也，四支为诸阳之本，濈然汗出，阳气已盛于土中矣。以此验大便之硬，又一法。大承气汤主之。若汗多，微发热恶寒者，外未解也，其热未潮，未可与承气汤。若腹大满不通者，可与小承气汤，微和胃气，勿令大泄下。腹满不通，虽外未解，亦可用小承气，此方乃和胃之品，非大下之峻剂故也。

阳明病，潮热，大便微硬者，可与大承气汤；不硬者，不可与之。潮热而便不硬，亦禁下。若不大便六七日，恐有燥屎，欲知之法，少与小承气汤，入腹中转失气者，此有燥屎也，此以药探之，又一法。乃可攻之。若不转失气者，此但初头硬，后必溏，不可攻之，攻之必胀满不能食也；邪气因正虚而陷入。欲饮水者，与水则哕。寒热相争则哕。其后发热者，必大便复硬而少也，重伤津液。以小承气汤和之。仍用小承气，以大便硬故也。不转失气者，慎不可攻也。又再申前戒，圣人之慎下如此。

阳明病，其人多汗，以津液外出，胃中燥，大便必硬，硬则谵语，谵语由便硬；便硬由胃燥；胃燥由汗出、津液少，层层相因，病情显著。小承气汤主之。若一服谵语止，更莫复服。

阳明病，谵语，发潮热，脉滑而疾者，小承气主之。因滑疾则易下，故止用小承气。因与小承气汤一升，腹中转失气者，更服一升，若不转失气，勿更与之。明日不大便，脉反微涩者，里虚也，为难治，攻之不应，是为难治。不可更与承气也。

太阳病，若吐、若下、若发汗后，过治。微烦，小便数，大便因硬者，“因”字当着眼大便之硬，由小便数之所致。盖吐下汗已伤津液，而又小便太多，故尔微硬，非实邪也。小承气汤和之，愈。

下利谵语者，有燥屎也。利而仍谵语，邪火不因利而息，则必有燥屎，盖燥屎不因下利而去也。后医见利则不复下，岂知燥屎之不能自出乎！

调胃承气汤

大黄四两（去皮、清酒洗）　甘草二两（炙）　芒硝半升上三味，以水三升，先煮大黄、甘草，取一升，去滓，内芒硝，更上火，微煮令沸，少少温服之。

按：芒硝善解结热之邪。大承气用之，解已结之热邪；此方用之，以解将结之热邪。其能调胃，则全赖甘草也。

伤寒脉浮，自汗出，小便数，心烦，微恶寒，脚挛急，反与桂枝汤攻其表，此误也，得之便厥。咽中干，烦躁，吐逆者，作甘草干姜汤与之，以复其阳。若厥愈足温者，更作芍药甘草汤与之，其脚即伸。若胃气不和、谵语者，少与调胃承气汤。阴阳错杂之症，多方以救之，必有余邪在胃，故少与以和之。余详杂方条。

发汗后，恶寒者，虚故也。不恶寒，但热者，实也。当和胃气，与调胃承气汤。此必发汗后无他症，但现微寒微热，故止作虚实观。否则，安知非更有余邪，将复变他症耶？

太阳病未解，脉阴阳俱停，脉法无“停”字，疑似沉滞不起，即下“微”字之义。寸为阳，尺为阴。先振栗，汗出乃解。阴阳争而复和。但阳脉微者，先汗出而解。当发其阳。但阴脉微者，下之而解。当和其阴。若欲下之，宜调胃承气汤。

按：此“微”字，即上“停”字之意，与微弱不同，微弱则不当复汗下也。

伤寒十三日，不解，二候。过经谵语者，以有热也，当以汤下之。如大小承气之类。若小便利者，大便当硬，而反下利，脉调和者，此言下后之症。知医以丸药下之，非其治也。下非误，下之法误。若自下利者，脉当微厥，今反和者，知为内实也，调胃承气汤主之。当下而下非其法，余邪未尽，仍宜更下。

太阳病，过经十余日，心下温温欲吐，而胸中痛，大便反溏，腹微满，郁郁微烦，以上皆类少阳症。先其时自极吐下者，邪气乘虚陷入。与调胃承气汤。以涤胃邪。若不尔者，不可与。未经吐下，则邪在半表半里，不得用下法。但欲呕，胸中痛，微溏者，此非柴胡症，以呕，故知极吐下也。此段疑有误字。

阳明病，不吐不下，心烦者，未经吐下而心烦，中气实也。可与调胃承气汤。

太阳病，三日发汗不解，蒸蒸发热者，属胃也，外邪已解，内热未清。此汤主之。

伤寒吐后，腹胀满者，已吐而胃中仍满，则非上越所能愈，复当下行矣。与调胃承气汤。

桃核承气汤

桃仁五十个（去皮尖）　大黄四两　甘草二两　桂枝二两　芒硝二两

上五味，以水七升，煮取二升半，去滓，内芒硝，更上火，微沸下火。先令温服五合，日三服，当微利。微利则仅通大便，不必定下血也。

太阳病不解，热结膀胱，太阳之邪由经入腑。其人如狂，血自下，下者愈。膀胱多气多血，热甚则血凝，而上干心包，故神昏而如狂，血得热而行，故能自下，则邪从血出，与阳明之下燥屎同。其外不解者，尚未可攻，外不解而攻之，则邪反陷入矣。当先解外，宜桂枝汤；外解已，但小腹急结者，乃可攻之，宜桃核承气汤。小腹急结，是蓄血现症。

按："宜桂枝汤"四字，从《金匮》增入。

抵当汤

水蛭（熬）　虻虫（去翅足，熬）各三十六个　大黄三两（酒浸）　桃仁（去皮尖）二十个

上四味，以水五升，煮取三升，去渣，温服一升。不下，再服。

太阳病六七日，过经。表症仍在，脉微而沉，向里。反不结胸，向下。其人发狂者，以热在下焦，少腹当硬满，外症。小便自利者，内症。下血乃愈。所以然者，以太阳随经，瘀血在里故也。抵当汤主之。此亦热结膀胱之症，前桃核承气，乃治瘀血将结之时，抵当乃治瘀血已结之后也。

太阳病，身黄，脉沉结，少腹硬，小便不利者，为无血也。以上皆似血症谛[1]，因小便不利，安知非湿热不行之故？不可断为有血也。小便自利，其人如狂者，血症谛也，并无湿热而如狂，非蓄血而何？如此审证，无遁形矣。抵当汤主之。

阳明症，其人喜忘者，必有蓄血。心主血，血凝则心气结，而失其官矣。蓄不甚，故不狂。所以然者，本有久瘀血，故令喜忘。此乃旧病，非伤寒时所得者。屎虽硬，大便反易，血性滑利。其色必黑，浮血亦有随便而下者。宜抵当汤下之。

病人无表里症，发热七八日，过经。虽脉浮数者，可下之。脉虽浮数，

---

① 谛：确凿。

而无表里症，则其发热竟[①]属里实矣，七八日，故可下。假令已下，脉数不解，合热则消谷善饥。脉数不解，邪本不在大便也，消谷善饥，蓄血本不在水谷之路，故能食。至六七日，蓄血更久。不大便者，有瘀血也，宜抵当汤。其脉数不解，而下不止，必协热而便脓血也。此指服汤后之变症，热邪不因下而去。又动其血，则血与便合为一，而为便脓血之症，又当别有治法。

按：瘀血，又有但欲漱水不欲咽之症。盖唇口干燥，而腹中不能容水也。

抵当丸

水蛭（熬）　虻虫（去翅足，熬）各二十个　大黄三两（酒洗）　桃仁三十五个（去皮尖）

上四味，捣分为四丸，以水一升，煮一丸，取七合服，晬时[②]当下血，不下更服。晬：一周时也。

伤寒有热，少腹满，应小便不利，今反利者，为有血也，当下之，不可余药，宜抵当丸。热而少腹满，又小便不利，必兼三者，乃为血证谛。不可余药，谓此症须缓下其血，用丸使之徐下。

十枣汤

芫花（熬）　甘遂　大戟等分　大枣十枚

上三味，各别捣为散，以水一升半，先煮大枣肥者，取八合，去滓，内药末，强人服一钱匕，羸人[③]服半钱[④]，得快下利后，糜粥自养。平旦温服，若下少，病不除者，明日更服。

太阳中风，下利呕逆，表解者，乃可攻之。其人漐漐汗出，发作有时，头痛，心下痞硬满，引胁下痛，水停也。干呕短气，汗出不恶寒者，此表解里未和也，不恶寒为表解。以上诸症，皆里不和，凡蓄水之症皆如此，不特伤寒为然也。十枣汤主之。服此汤以下蓄饮。

① 竟：终究。

② 晬时：一周时。指一天的某一时辰至次日的同一时辰。

③ 羸人：瘦弱之人。

④ 半钱：半钱匕。

大陷胸汤

大黄六两（去皮）　芒硝一升　甘遂一钱匕

上三味，以水六升，先煮大黄，取二升，去滓，内芒硝，煮一两沸，内甘遂末，温服一升，得快利止后服。

太阳病，脉浮而动数，浮则为风，数则为热，动则为痛，数则为虚。头痛发热，微盗汗出，而反恶寒者，表未解也，医反下之。经云：病发于阳而反下之，热入因作结胸是也。动数变迟，正气益虚。膈内拒痛，胃中空虚，客气动膈，短气烦躁，心中懊侬，阳气内陷，心下因硬，则为结胸，此段明所以致结胸之由，及结胸之状，最详。乃因邪在上焦，误下以虚其上焦之气，而邪随陷入也。此症与承气法迥殊。若不结胸，但头汗出，余处无汗，剂颈而还，小便不利，身必发黄也。此乃误下，而邪气不陷入上焦，反郁于皮肤肌肉之间，故现此等症。伤寒六七日，结胸热实，脉沉而紧，心下痛，按之石硬者，此段申结胸之象尤明。大陷胸汤主之。

伤寒十余日，过经。热结在里，复往来寒热者，与大柴胡汤。但结胸，无大热者，此为水结在胸胁也。结胸本无他物，气与水所停也。但头汗出者，热结在上。大陷胸汤主之。

太阳病，重发汗，而复下之，不大便五六日，舌上燥而渴，胸有蓄饮。日晡所小有潮热，从心上至少腹硬满而痛，不可近者，已汗下而大痛如此，知非有物之实邪矣。前云：膈内拒痛。又云：心下石硬。专指上焦说。此云：从心上至少腹硬满痛，则上下皆痛，其根总由心上而起，与承气症自殊。大陷胸汤主之。

伤寒五六日，呕而发热者，柴胡汤证具，而以他药下之，误治。柴胡证仍在者，复与柴胡汤。此虽已下之，不为逆，必蒸蒸而振①，却发热汗出而解。邪向里而更虚，故汗出为难。若心下满而硬痛者，此汤主之。

大陷胸丸

大黄半斤　葶苈子（熬）　芒硝　杏仁各半升（去皮尖，熬黑）

① 蒸蒸而振：指发热的同时出现身体振栗发抖的现象，随见或伴见阵汗，世所称“战汗”。“蒸蒸”指如蒸笼中炊气般透发出热气。“振”是身体振战。

上四味，捣筛二味，内杏仁、芒硝，合研如脂，和散，取如弹丸一枚，别捣甘遂末一钱匕，白蜜二合，水二升，煮取一升，温顿服之，一宿乃下，如不下，更服，取下为效。

病发于阳，而反下之，热入因作结胸；病发于阴，而反下之，热入因作痞。此明所以致结胸与痞之故。发热恶寒之症，则热入于阳位而作结胸；无热恶寒之症，则热入于阴位而作痞。故治结胸用寒剂，治痞用温剂也。所以成结胸者，以下之太早故也。二病未尝不可下，但各有其时，不可过早耳。

结胸者，项亦强，如柔痉状，此陷胸之外症。下之则和，宜大陷胸丸。

小陷胸汤

黄连一两　半夏半升（汤洗）　栝楼实（大者）一枚

上三味，以水六升，先煮栝楼，取三升，去渣，内诸药，煮二升，去渣，分温三服。一服未和，再服，微解下黄涎，便安也。按：大承气所下者，燥屎；大陷胸所下者，蓄水；此所下者，为黄涎。涎者，轻于蓄水，而未成水者也。审病之精、用药之切如此。

小结胸病，正在心下，按之则痛，上不至心，下不及少腹，必按之方痛，非不可近手，与大陷胸症迥别。脉浮滑者，不若大陷胸症之沉紧，其邪未入深也。小陷胸汤主之。

白　散

桔梗　贝母各三分（古法二钱五分为一分）　巴豆一分（去皮心，熬黑，研如脂）

上三味为散，内巴豆，更于臼中杵之，以白饮和服，强人服半钱匕，今秤约重三分，羸者减之。病在膈上必吐，在膈下必利。不利，进热粥一杯；利过不止，进冷粥一杯。巴豆得热则行，得冷则止。身热皮粟不解，畏冷起寒粟。欲引衣自覆者，若以水潠之、洗之，益令热却不得出，当汗而不汗则烦。假令汗出已，腹中痛，与芍药三两如上法。

寒实结胸，结胸皆系热陷之症，此云“寒实”，乃水气寒冷所结之痰饮也。无热症者，与三物小陷胸汤，白散亦可用。

按：《活人书》云与三物白散。无“小陷胸汤亦可用”七字，盖小陷胸寒剂，非无热之所宜也。

麻仁丸

即小承气加芍药、二仁也。

麻子仁二升　芍药　枳实各半升　大黄　厚朴　杏仁各一升（去皮尖，熬，别研作脂）

上六味，为末，炼蜜和丸如梧桐子大，饮服十丸，渐加，以知为度。

趺阳脉浮而涩，浮则胃气强，阳盛。涩则小便数，阴不足。浮涩相搏，大便则难，其脾为约，此即论中所云：太阳阳明者，脾约是也。麻仁丸主之。太阳正传阳明，不复再传，故可以缓法治之。

泻心汤类

生姜泻心汤

生姜四两　甘草（炙）　人参　黄芩各三两　半夏半升　黄连　干姜各一两　大枣十二枚

上八味，以水一斗，煮取六升，去渣，煎取三升，温服一升，日三服。

伤寒，汗出解之后，胃中不和，心下痞硬，干噫食臭，胁下有水气，腹中雷鸣下利者，生姜泻心汤主之。汗后而邪未尽，必有留饮在心下。其症甚杂，而方中诸药一一对症，内中又有一药治两症者，亦有两药合治一症者，错综变化，攻补兼施，寒热互用，皆本《内经》立方诸法，其药性又有与《神农本草》所载无处不合。学者能于此等方讲求其理而推广之，则操纵在我矣。凡泻心诸法，皆已汗已下已吐之余疾。

甘草泻心汤

即生姜泻心汤去人参、生姜，加甘草一两。

甘草四两（炙）　黄芩　干姜各三两　半夏半升　黄连一两　大枣十二枚

上六味，以水一斗，煮取六升，去渣，再煎取三升，温服一升，日三服。

伤寒中风，医反下之，其人下利，日数十行，谷不化，腹中雷鸣，心下痞硬而满，干呕，心烦不得安，医见心下痞，谓病不尽，复下之，其痞益甚，此非热结，但以胃中虚。两次误下，故用甘草以补胃，而痞自除，俗医以甘草满中，为痞呕禁用之药，盖不知虚实之义者也。客气上逆，故使硬也，甘草泻心汤主之。

半夏泻心汤

半夏半升　黄芩　干姜　甘草（炙）　人参各三两　黄连一两　大枣十二枚

上七味，以水一斗，煮取六升，去渣，再煎取三升，温服一升，日三服。

伤寒五六日，呕而发热者，柴胡汤症具，而以他药下之，柴胡证仍在者，复与柴胡汤。此虽已下之，不为逆，必蒸蒸而振，却发热汗出而解。本症仍在，则即用本方治之。若心满而不痛者，此为痞。又指“不痛”二字，痞症尤的。柴胡不中与之，宜半夏泻心汤。以上三泻心之药，大半皆本于柴胡汤，故其所治之症，多与柴胡症相同，而加治虚、治痞之药耳。

大黄黄连泻心汤

大黄二两　黄连一两

上二味，以麻沸汤二升渍之，须臾，绞去渣，分温再服。此又法之最奇者，不取煎而取泡，欲其轻扬清淡，以涤上焦之邪。

脉浮而紧，而复下之，紧反入里，则作痞。紧脉为阴，此所谓病发于阴，下之作痞是也。按之自濡，但气痞耳。并无胁下之水。心下痞，按之濡，其关上浮者，邪气甚高。大黄黄连泻心汤主之。

伤寒大下后，复发汗，再误。心下痞，恶寒者，表未解也。不可攻痞，当先解表，表解乃可攻痞。解表宜桂枝汤，攻痞宜此汤。详见前桂枝类中。

附子泻心汤

大黄二两（酒浸）　黄连（炒）　黄芩（炒）各一两　附子一枚（去皮，别煮取汁）

上四味，切三味，以麻沸汤二升渍之，须臾绞去渣，内附子汁，分温再服。此法更精，附子用煎，三味用泡，扶阳欲其热而性重，开痞欲其生而性轻也。

心下痞，而复恶寒汗出者，附子泻心汤主之。此条不过二语，而妙理无穷。前条发汗之后恶寒，则用桂枝；此条汗出恶寒，则用附子。盖发汗之后，汗已止而犹恶寒，乃表邪未尽，故先用桂枝，以去表邪；此恶寒而仍汗出，则亡阳在即，故加入附子以回阳气。又彼先后分二方，此并一方者，何也？盖彼有表，复有里；此则只有里病，故有分有合也。

黄连汤

即半夏泻心汤去黄芩加桂枝。

黄连　甘草（炙）　干姜　桂枝（去皮）各三两　人参二两　半夏半升　大枣十二枚

上七味，以水一斗，煮取六升，去渣，温服一升，日三夜二服。治上焦之病，故服药宜少而数。

伤寒胸中有热，胃中有邪气，腹中痛，欲呕吐者，黄连汤主之。诸泻心之法，皆治心胃之间寒热不调，全属里症。此方以黄芩易桂枝，去泻心之名，而曰黄连汤，乃表邪尚有一分未尽，胃中邪气尚当外达，故加桂枝一味，以和表里，则意无不到矣。

黄芩汤

黄芩三两　甘草（炙）　芍药各二两　大枣十二枚

上四味，以水一斗，煮取三升，去渣，温服一升，日再夜一服。

黄芩加半夏生姜汤

黄芩三两　甘草（炙）　芍药各二两　半夏半升　生姜三两　大枣十二枚

上六味，以水一斗，煮取三升，去渣，温服一升，日再，夜一服。

太阳与少阳合病，自下利者，与黄芩汤。若呕者，黄芩加半夏生姜汤主之。下利即专于治利，不杂以风寒表药，此亦急当救里之义，若呕，亦即兼以止呕之药。总之，见症施治，服药后而本症愈，复见他症，则仍见症施治，可推而知也。

干姜黄连黄芩人参汤

干姜　黄连　黄芩　人参各三两

上四味，以水六升，煮取二升，去渣，分温再服。

伤寒本自寒下，本症。医复吐下之，误治。寒格更逆吐下，若食入口即吐，干姜黄连黄芩人参汤主之。此属厥阴条，寒格自用干姜，吐下自用芩连。因误治而虚其正气，则用人参，分途而治，无所不包，又各不相碍，古方之所以入化也。

旋覆代赭汤

旋覆花三两　人参二两　生姜五两　甘草三两（炙）　半夏半升　代赭石一两　大枣十二枚

上七味，以水一斗，煮取六升，去渣，再煎取三升，温服一升，日三服。

伤寒发汗，若吐若下，解后，病久，治多，未必皆属误治。心下痞硬，噫气不除。《灵枢·口问》篇云：寒气客于胃，厥逆从下上散，复出于胃，故为噫，俗名嗳气，皆阴阳不和于中之故。旋覆代赭汤主之。此乃病已向愈，中有留邪，在于心胃之间，与前诸泻心法，大约相近。《本草》云：旋覆治结气、胁下满。代赭治腹中邪毒气。加此二物以治噫，余则散痞，补虚之法也。

厚朴生姜甘草半夏人参汤

厚朴半斤（炙，去皮）　生姜　半夏各半斤　甘草二两　人参一两

上五味，以水一斗，煮取三升，去滓，温服一升，日三服。

发汗后腹胀满者，此汤主之。发汗后，则邪气已去，而犹腹胀满，乃虚邪入腹，故以厚朴除胀满，余则补虚助胃也。

白虎汤类

白虎汤

知母六两　石膏一斤　甘草二两（炙）　粳米六合

上四味，以水一斗煮，米熟汤成，火候。去滓，温服一升，日三服。

伤寒脉浮滑，此表有热，里有寒。此寒热二字必倒误。乃表有寒，里有热也。观下条“脉滑而厥者，里有热也”，凿凿可证。《活人书》作“表里有热”，亦未稳。白虎汤主之。

伤寒脉滑而厥者，热厥。里有热也，白虎汤主之。

三阳合病，腹满身重，难以转侧，口不仁，而面垢，谵语遗尿，以上皆阳明热症之在经者，以三阳统于阳明也。但身重腹满，则似风湿，宜用术附；面垢谵语，则似胃实，宜用承气。此处一惑，生死立判。如何辨别，全在参观脉症，使有显据，方不误投。发汗则谵语，阳从此越。下之则额上生汗，手足逆冷。阴从此脱。若自汗者，白虎汤主之。自汗则热气盛于经，非石膏不治。

按：亡阳之症有二：下焦之阳虚，飞越于外，而欲上脱，则用参附等药以回之；上焦之阳盛，逼阴于外，而欲上泄，则用石膏以收之。同一亡阳，而治法迥殊，细审之自明，否则死生立判。

白虎加人参汤

白虎汤原方加人参三两

煮服同前法。

服桂枝汤，大汗出后，大烦渴不解，脉洪大者，此汤主之。烦渴不解，因汗多而胃液干枯，邪虽去而阳明之火独炽，故用此以生津止汗，息火解烦。汗后诸变不同，总宜随症用药。

伤寒若吐若下后，前汗后，此吐下后。七八日不解，热结在里，表里俱热，此四字为白虎对症。时时恶风，表邪未尽，大渴，舌上干燥而烦，欲饮水数升者，胃液已尽，不在经，不在腑，亦非若承气症之有实邪。因胃口津液枯竭，内火如焚，欲引水自救，故其象如此，与热邪在腑者迥别。此汤主之。

伤寒无大热，热在内。口燥渴，心烦，背微恶寒者，此亦虚燥之症。微恶寒，谓虽恶寒而甚微。又周身不寒，寒独在背，知外邪已解。若大恶寒，则不得用此汤矣。此汤主之。

伤寒脉浮，发热无汗，“无汗”二字，最为白虎所忌。其表不解者，恶寒。不可与白虎汤。渴欲饮水，无表症者，不恶寒。白虎加人参汤主之。白虎加参汤，大段治汗吐下之后邪已去，而有留热在于阳明。又因胃液干枯，故用之以生津解热。若更虚羸，则为竹叶石膏汤症矣。壮火食气，此方泻火，即所以生气也。

竹叶石膏汤

竹叶二把　石膏一斤　半夏半斤　人参三两　麦门冬一升　甘草二两　粳米半升

上七味，以水一斗，煮取六升，去滓，内粳米煮，米熟汤成，又一煮法。去米，温服一升，日三服。

伤寒解后，虚羸少气，人参、麦冬。气逆欲吐者，半夏、竹叶。竹叶石膏汤主之。此仲景先生治伤寒愈后调养之方也，其法专于滋养肺胃之阴气，以复津液。盖伤寒虽六经传遍，而汗吐下三者，皆肺胃当之。又《内经》云：人之伤于寒也，则为病热。故滋养肺胃，岐黄以至仲景，不易之法也。后之庸医，则用温热之药，峻补脾肾，而千圣相传之精义，消亡尽矣。

五苓散类

五苓散

猪苓十八铢（去皮）　泽泻一两六铢　白术十八铢　茯苓十八铢　桂枝半两（去皮）

上五味，为末，以白饮和服方寸匕，日三服，多饮暖水，汗出愈。服散取其停留胸中，多饮暖水，取其气散营卫。

太阳病，发汗后，大汗出，胃中干，烦躁不得眠，欲得饮水者，少少与饮之，令胃气和则愈。若脉浮，小便不利，微热消渴者，与五苓散主之。胃中干而欲饮，此无水也，与水则愈；小便不利而欲饮，此蓄水也，利水则愈。同一渴，而治法不同，盖由同一渴，而渴之象及渴之余症，亦各不同也。

发汗已，脉浮数，烦渴者，五苓散主之。汗不尽，则有留饮。

中风发热，六七日不解而烦，有表里症，渴欲饮水，水入则吐者，名曰水逆，胸中有水，则不能容水矣。五苓散主之。桂枝治表，余四味治里。多饮暖水，汗出愈。表里俱到。

本以下之，故心下痞，与泻心汤。痞不解，其人渴而口燥烦，小便不利者，五苓散主之。治痞而痞不解，反渴，则为水停心下之故，非痞也。

太阳病，寸缓关浮尺弱，皆为虚象。其人发热汗出，复恶寒，不呕，但心下痞者，此以医下之也。误治。如其不下者，病人不恶寒而渴者，此转属阳明也。此属实邪。小便数者，大便必硬，不更衣十日，无所苦也。渴欲饮水者，少少与之，但以法救之。随症施治，不执一端。渴者，与五苓散。如其渴不止，五苓散亦一法也。

霍乱，头痛发热，身疼痛，热多欲饮水者，五苓散主之。此亦表里同治之法。

猪苓汤

猪苓（去皮）　茯苓　泽泻　滑石（碎）　阿胶各一两

上五味，以水四升，先煮四味，取二升，去滓，内阿胶烊消，温服七合，日三。

阳明病，若脉浮发热，渴欲饮水，小便不利者，猪苓汤主之。此阳明之渴，故与五苓相近，而独去桂枝，恐助阳也。论中又云：阳明汗多而渴，不可与猪苓汤，以胃中燥，不可更利其小便也。

少阴病，下利六七日，咳而呕渴，心烦不得眠者，此汤主之。此亦热邪传少阴之症。盖少阴口燥口干，有大承气急下之法。今止呕渴，则热邪尚轻，故用此方，使热邪从小便出，其路尤近也。

文蛤散

文蛤五两

上一味，为散，以沸汤和一方寸匕服，汤用五合。

病在阳，应以汗解之，反以冷水溪之，若灌之，其热被劫不得去，弥更益烦，肉上粟起，寒在肉中。意欲饮水，反不渴者，服文蛤散；此热结在皮肤肌肉之中，不在胃口，故欲饮而不渴，文蛤取其软坚逐水。若不差者，与五苓散。不应，则表里同治。

茯苓甘草汤

茯苓二两　桂枝二两（去皮）　甘草一两（炙）　生姜三两

上四味，以水四升，煮取二升，分温三服。

伤寒，汗出而渴者，五苓散主之；桂枝止汗，余四味止渴。不渴者，茯苓甘草汤主之。此方之义，从未有能诠释者。盖汗出之后而渴不止，与五苓，人所易知也。乃汗出之后，并无渴症，又未指明别有何症，忽无端而与茯苓甘草汤，此意何居？要知此处“汗出”二字，乃发汗后，汗出不止也。汗出不止，则亡阳在即，当与以真武汤；其稍轻者，当与以茯苓桂枝白术甘草汤；更轻者，则与以此汤。何以知之？以三方同用茯苓知之。盖汗大泄，必引肾水上泛，非茯苓不能镇之，故真武则佐以附子回阳。此二方，则以桂枝甘草敛汗，而茯苓则皆以为主药。此方之义，不了然乎！观下条心悸，治法益明。

伤寒厥而心下悸者，宜先治水，水犯心则悸。当服茯苓甘草汤，《本草》：茯苓治心下结痛、恐、悸。却治其厥。不尔，水渍入胃，必作利也。

四逆汤类

四逆汤

甘草二两（炙）　干姜一两半　附子一枚（生用，去皮，破八片）

上三味，以水三升，煮取一升二合，去滓，分温再服。强人可大附子一枚，常人则取中者，小者可知。干姜三两。

按：方名四逆，必以之治厥逆。《论》云：厥者，阴阳气不顺接，手足逆冷是也。凡《论》中言脉沉、微、迟、弱者，则厥冷不待言而可知。此方温中散寒，故附子用生者。四逆、理中，皆温热之剂。而四逆一类，总不离干姜，以通阳也，治宜下焦。理中一类，总不离白术，以守中也，治宜中焦。余药皆相同，而功用迥别。

伤寒脉浮，自汗出，小便数，心烦，微恶寒，脚挛急，反与桂枝汤攻其表，此误也，得之便厥。咽中干，烦躁，吐逆者，作甘草干姜汤与之，以复其阳。若厥愈足温者，更作芍药甘草汤与之，其脚即伸。若胃气不和、谵语者，少与调胃承气汤。以上义详杂方条内。若重发汗，复加烧针者，四逆汤主之。阴阳两虚之后，又复竭其阳，非此汤不能挽回阳气。

伤寒，医下之，续得下利，清谷不止，身疼痛者，急当救里；后身疼痛，清便自调者，急当救表。救里宜四逆汤，救表宜桂枝汤。说详前桂枝条内。

病发热头疼，此乃表邪。脉反沉，见里脉。若不差，身体疼痛，当救其里，宜四逆汤。身体疼痛，阴阳二症皆有之。今脉沉而疼痛，虽发热，亦是里寒外热之症，故用四逆。

脉浮而迟，表热浮。里寒，迟。下利清谷者，四逆汤主之。

自利不渴者，属太阴，以其脏有寒故也，明所以不渴之故，当温之，宜四逆辈。有寒则不渴，则知渴者皆当作热治。不曰四逆汤，而曰四逆辈，凡温热之剂皆可选用。

少阴病，脉沉者，急温之，病与脉相合，则温不可迟。宜四逆汤。

少阴病，饮食入口则吐，心中温温欲吐，复不能吐。此二句指不食之时言，此与少阳之呕，当有分别，宜以他症验之。始得之，手足寒，脉弦迟者，此胸中实，“始得”言病方起，“脉弦’则有力，故知为实。不可下也，欲吐则病在上焦，下之为逆。当吐之。在上者，因而越之。此少阴宜吐之法。若膈上有寒饮，干呕者，干呕无物，则知其为饮矣。不可吐也，当温之，寒饮无实物，温之则寒散，而饮亦去矣。凡治饮皆用温法。宜四逆汤。

大汗出，热不去，内拘急，四肢疼，以上皆外症，其疼亦属阴疼。又下利清谷，厥逆而恶寒者，三者皆虚寒内症。四逆汤主之。

按：此条诸症，皆属阴寒，固为易辨，惟“热不去”三字，则安知非表邪未尽？即恶寒，亦安知非太阳未罢之恶寒？惟下利厥逆，则所谓急当救里，不论其有表无表，而扶阳不可缓矣。

大汗，若大下利，而厥冷者，四逆汤主之。汗下后而厥冷，则虚寒极矣。呕而脉弱，小便复利，身有微热，见厥者难治，亦外热内虚寒之故。四逆汤主之。

吐利汗出，发热恶寒，四肢拘急，手足厥冷者，四逆汤主之。

既吐且利，小便复利，而大汗出，下利清谷，内寒外热，脉微欲绝者，四逆汤主之。

以上五条，皆系汗下之后阳气大虚，故虽外有微热，而总以扶阳为急。大小便俱利，则内阳亦尽矣，不仅手足逆冷为阳微之验也。

四逆加人参汤

四逆汤原方加人参一两

煎服法同。

恶寒，脉微而复利，利止亡血也。

按：亡阴即为亡血，不必真脱血也。成无已注引《金匮玉函》曰“水竭则无血”，谓利止则津液内竭。四逆加人参汤主之。加参以生津液。

通脉四逆汤

甘草二两（炙）　干姜三两（强人四两）　附子一枚（生用）

上三味，以水三升，煮取一升二合，去滓，分温再服。其脉即出者愈。面色赤者，加葱九茎。腹中痛者，去葱，加芍药二两。呕者，加生姜二两。咽痛者，去芍药，加桔梗一两。利止脉不出者，去桔梗，加人参二两。补益津液。

少阴病，下利清谷，里寒外热，寒逼阳于外。手足厥逆，外症。脉微欲绝，内症。身反不恶寒，寒邪已入里。其人面色赤，阳越。或腹痛，或干呕，或咽痛，阳升。或利止脉不出者，通脉四逆汤主之。其脉即出者愈。诸症或阳或阴，乃闭塞不通之故，用辛温通阳之品以治之。其兼症不同，详加减法。

下利清谷，里寒外热，汗出而厥者，汗出而厥，阳有立亡之象。通脉四逆汤主之。

通脉四逆加猪胆汁汤

通脉四逆原方加猪胆汁半合。煎如前法，煎成，内猪胆汁，温服，其脉即出。猪胆汁苦滑之极，引药直达下焦。

吐已下断，利止也。汗出而厥，四肢拘急不解，脉微欲绝者，通脉四逆加猪胆汁汤主之。

干姜附子汤

干姜一两　附子一枚（生用，去皮，切八片）

上二味，以水三升，煮取一升，去渣，顿服。

下之后，复发汗，先竭其阴，后竭其阳。昼日烦躁不得眠，夜而安静，阳虚有二症，有喜阳者，有畏阳者。大抵阴亦虚者畏阳，阴不虚者喜阳。此因下后阴亦虚，故反畏阳也。不呕不渴，无表证，脉沉微，身无大热者，此邪已退，而阳气衰弱，故止用姜附回阳。干姜附子汤主之。

白通汤

干姜附子汤原方加葱白四茎

煎服法照前。

少阴病，下利，白通汤主之。此专治少阴之利，用葱白所以通少阴之阳气。

白通加猪胆汁汤

白通汤原方加人尿五合　猪胆汁一合

上三味，以水三升，煮取一升，去渣，内胆汁、人尿，和令相得，分温再服。无胆汁亦可。

少阴，下利脉微者，与白通汤。利不止，厥逆无脉，干呕烦者，无脉厥逆，呕而且烦，则上下俱不通，阴阳相格，故加猪胆、人尿，引阳药达于至阴而通之。《内经》所云“反佐以取之”是也。白通加猪胆汁汤主之。服汤脉暴出者死，微续者生。暴出乃药力所迫，药力尽则气仍绝。微续乃正气自复，故可生也。少阴篇云：少阴病，下利不止，恶寒而蜷卧，手足温者可治。则又当以手足之温，验其阳之有无也。前云“其脉即出者愈”，此云“暴出者死”，盖“暴出”与“即出”不同。暴出，一时出尽；即出，言服药后少倾即徐徐微续也。须善会之。

茯苓四逆汤

茯苓四两（一本作六两）　人参一两　附子一枚（生用）　甘草二两（炙）　干姜一两半

上五味，以水五升，煮取三升，去滓，温服七合，日三服。

发汗，若下之，病仍不解，烦躁者，此阳气不摄而烦，所谓阴烦也。然亦必参以他症，方不误认为栀子汤症。茯苓四逆汤主之。《本草》：茯苓治逆气烦满。

四逆散

甘草（炙）　枳实　柴胡　芍药

上四味，各十分，捣筛，白饮和服方寸匕，日三服。咳者，加五味子、干姜各五分，并主下利。悸者，加桂枝五分。小便不利者，加茯苓五分。腹中痛者，加附子一枚，炮令坼。泄利下重者，先以水五升，煮薤白，取三升，去渣，以散方寸匕内汤中，煮取一升半，分温再服。《别录》：薤白，主温中散结。

少阴病，四逆，其人或咳，或悸，或小便不利，或腹中痛，或泄利下重者。此乃少阴传经之热邪，并无脉微恶寒等阴症；即下利一端，并非清谷，而反下重，故不得用温热。四逆散主之。疏邪通气。同名四逆，与前诸法迥殊。诸兼症皆在加减中。

当归四逆汤

当归　桂枝　芍药　细辛各三两　甘草　通草各二两　大枣二十五枚

上七味，以水八升，煮取三升，温服一升，日三服。

当归四逆加吴茱萸生姜汤

当归　甘草　通草各二两　芍药　桂枝　细辛各三两　大枣二十五枚　吴茱萸二升　生姜半斤

上九味，以水六升，清酒六升，和煮取五升，去渣，分温五服。

手足厥寒，脉细欲绝者，当归四逆汤主之。此四逆乃太阳传经之邪，而表症犹未罢，因阳气已虚，故用桂枝汤，加当归和血，细辛温散，以和表里之阳也。若其人内有久寒者，宜当归四逆加吴茱萸生姜汤主之。内有久寒，指平素言，必从问而得之，或另有现症，乃为可据。吴茱萸温中散寒，其性更烈。

按：前四逆诸法，皆主于温，此二方则温中兼通阳和阴之法。

下利脉大者，虚也，凡症虚而脉反大者，皆元气不固也。以其强下之故也。推求所以致虚之故。设脉浮革，《辨脉法》篇云：脉弦而大，弦则为减，大则为芤，减则为寒，芤则为虚，虚寒相搏，此名为革。因而肠鸣者，肠鸣亦气不通和之故。属当归四逆汤主之。

理中汤类

理中丸

人参　甘草　白术　干姜各三两

上四味，捣筛为末，蜜和为丸，如鸡子黄大，以沸汤数合，和一丸，研碎，温服之。日三四服，夜二服。腹中未热，益至三四丸。然不及汤。理中丸与汤本属一方。方法以四物，依两数切，用水八升，煮取三升，去渣，温服一升，日三服。急则用汤。若脐上筑者，肾气动也，去术，加桂四两。即欲作奔豚，桂枝加桂之法。吐多者，去术，加生姜二两。有干姜而复加生姜，知干姜不治呕也。下多者，还用术。术能止利。悸者，加茯苓二两。悸为心下有水，故用茯苓。渴欲饮水者，加术，足前成四两半。消饮生津。腹中痛者，加人参，足前成四两半。此痛因气不足之故。《别录》云：人参治心腹鼓痛。寒者，加干姜，足前成四两半。腹满者，去术，加附子一枚。此腹满乃阳气不充之故。服汤后如食顷，饮热粥一升许，微自温，勿揭衣被。桂枝汤之饮热粥，欲其助药力以外散。此饮热粥，欲其助药力以内温。

霍乱，头痛发热，身疼痛，《论》中又云：呕吐而利，名曰霍乱。又云：头痛则身疼，恶寒吐利，名曰霍乱。合观之，则霍乱之症始备，盖亦伤寒之类。后人以暑月之吐利当之，而亦用理中，更造为大顺散者，皆无稽之论也。热多欲饮水者，五苓散主之；此热胜寒之霍乱。寒多不用水者，理中汤主之。此寒胜热之霍乱。

【临床解读】

闫某，女，38 岁。2022 年 2 月 9 日初诊。

主诉：肠鸣音重，大便不成形 2 年余。

现症见：肠鸣音重，矢气频，大便不成形，日 1~2 次，小便可，纳眠可，口中和，善太息，舌质淡红，苔薄白腻，脉细。

处方：党参 10 克，炒白术 15 克，干姜 10 克，黄连 6 克，陈皮 10 克，白芍 12 克，防风 6 克，焦山楂 10 克，马齿苋 30 克，甘草 6 克。10 剂，每日 1

剂，水煎服。（孙玉信医案）

按：霍乱之症，皆由寒热之气不和，阴阳拒格，上下不通，水火不济之所致。五苓所以分其清浊，理中所以壮其阳气，皆中焦之治法也。

大病差后，喜唾，胃液不藏，兼有寒饮，久不了了，胃上有寒，当以丸药理之，当缓治之。宜理中丸。

真武汤

茯苓　芍药　生姜各三两　白术二两　附子一枚（炮）

上五味，以水八升，煮取三升，去渣，温服七合，日三服。若嗽者，加五味子半升，细辛、干姜各一两。若小便利者，去茯苓。若下利者，去芍药，加干姜二两。此即下利清谷之类，故去芍药加干姜；若热利，则芍药又为要药也，须审之。若呕者，去附子，加生姜，足前成半斤。

太阳病发汗，汗出不解，太阳病，乃桂枝症也。其发汗当取微似汗，则卫气泄而不伤营。若发汗太过，动其营血，大汗虽出而卫邪反内伏，所以病仍不解。观前桂枝汤条下服法，可推而知也。其人仍发热，表邪仍在。心下悸，下焦肾水因心液不足，随阳而上犯。头眩，身瞤动，振振欲擗地者，阳气泄，则虚浮无依着。真武汤主之。此方镇伏肾水，挽回阳气。

少阴病，二三日不已，至四五日，腹痛，小便不利，四肢沉重疼痛，自下利者，以上湿邪之症。此为有水气，水亦湿也。其人或咳，或小便利，或下利，或呕者，此四症或有或无，方中加减法俱详。真武汤主之。此方因发汗不合法，上焦之津液干枯，肾水上救，以此镇肾气，治逆水，不专为汗多亡阳而设。治亡阳之方，诸四逆汤乃正法也。

附子汤

附子二枚（炮）　茯苓三两　人参二两　白术四两　芍药三两

上五味，以水八升，煮取三升，去滓，温服一升，日三服。

少阴病，得之一二日，口中和，寒邪已微。其背恶寒者，当灸之。但背恶寒，则寒邪聚于一处，故用灸法。

按：白虎加人参汤亦有背微恶寒之症，乃彼用寒凉，此用温热，何也？盖恶寒既有微甚之不同，而其相反处，全在口中和与口燥渴之迥别。故欲知里症之寒热，全在渴不渴辨之，此伤寒之要诀也。附子汤主之。此乃病已向愈，正气虚，而余寒尚存之证也。

少阴病，身体疼，手足寒，骨节痛，脉沉者，附子汤主之。此亦虚寒余症。

甘草附子汤

甘草二两（炙）　白术二两　桂枝四两　附子二枚（炮）

上四味，以水六升，煮取三升，去渣，温服一升，日三服。初服得微汗则解。即服桂枝汤。《论》中所云：风湿发汗，汗大出者，但风气去，湿气在，是故不愈也。治风湿者发其汗，但微微似欲出汗者，风湿俱去也。能食，汗出复烦者，尚有余邪郁而未尽。服五合。恐一升多者，服六七合为始。此言初服之始。

风湿相搏，骨节疼烦，掣痛不得屈伸，近之则痛剧，汗出短气，小便不利，恶风不欲去衣，或身微肿者，此汤主之。此段形容风湿之状，病情略备。

桂枝附子汤

桂枝四两　附子三枚（炮，去皮，切八片）　甘草二两　生姜三两　大枣十二枚

上五味，以水六升，煮取二升，去滓，分温三服。

按：此即桂枝去芍药加附子汤，但彼桂枝用三两，附子用一枚，以治下后脉促胸满之症。此桂枝加一两，附子加二枚，以治风湿身疼脉浮涩之症。一方而治病迥殊，方名亦异，彼编入桂枝汤类，此编入理中汤类，细思之，各当其理，分两之不可忽如此，义亦精矣。后人何得以古方轻于加减也。

桂枝附子去桂加白术汤

白术四两　甘草二两　附子三枚（炮）　生姜三两　大枣十二枚

上五味，以水六升，煮取二升，去滓，分温三服。初服，其人身如痹，半日许复服之，三服尽，其人如冒状，勿怪，此以附、术并走皮内，逐水气，附术并力，则逐水之功愈矣。未得除，故使之耳，法当加桂四两。此即前桂枝附子汤。此本一方二法，以大便硬，小便自利，去桂也；以大便不硬，小便不利，当加桂。观此条知桂枝能通小便，故五苓散用之。附子三枚恐多也，

虚弱家及产妇，宜减服之。附子能劫阴气。

伤寒八九日，风湿相搏，身体疼烦，不能自转侧，湿则身重。不呕不渴，湿而兼寒。脉虚浮而涩者，内外之阳俱虚。桂枝附子汤主之。若其人大便硬，小便自利者，去桂加白术汤主之。白术生肠胃之津液。

茯苓桂枝白术甘草汤

茯苓四两　桂枝三两（去皮）　白术　甘草各二两（炙）

上四味，以水六升，煮取三升，去渣，分温三服。

伤寒若吐若下后，心下逆满，气上冲胸，起则头眩，脉沉紧，发汗则动经，身为振振摇者，此汤主之。此亦阳虚而动肾水之症。即真武症之轻者，故其法亦仿真武之意。

芍药甘草附子汤

芍药　甘草各三两　附子一枚（炮，去皮，破八片）

上三味，以水五升，煮取一升五合，去渣，分温三服。

发汗，病不解，反恶寒者，虚故也，此汤主之。甘草附子加芍药，即有和阴之意，亦邪之甚轻者。

桂枝人参汤

桂枝四两　甘草四两（炙）　白术　人参　干姜各三两

上五味，以水九升，先煮四味，取五升，内桂，更煮取三升，桂独后煮，欲其于治里症药中越出于表，以散其邪也。去渣，温服一升，日再，夜一服。

太阳病，外症未除，而数下之，下之太早又多。遂协热而利，利下不止，邪陷入里。心下痞硬，邪在上焦，犹属半表。表宜桂枝。里宜余四味。不解，桂枝人参汤主之。此必数下之后，而现虚症，故虽协热而仍用温补。

杂法方类

赤石脂禹余粮汤

《论》中有：汗家重发汗，必恍惚心乱，小便已，阴疼，与禹余粮丸。疑即此为丸。

赤石脂　禹余粮各一斤

上二味，以水六升，煮取二升，去滓，分温三服。二石同煎，方中绝少。

伤寒服汤药，下利不止，心下痞硬，服泻心汤已，复以他药下之，利不止，一误再误。医以理中与之，利益甚。理中者，理中焦也，此利在下焦，下药太过，则大肠受伤。赤石脂禹余粮汤主之。以涩治脱。复利不止，当利其小便。分其清浊，则便自坚。

炙甘草汤

又名复脉汤。

甘草四两（炙）　生姜三两　人参二两　生地黄一斤　桂枝三两　麦门冬半斤　阿胶二两　麻仁半斤　大枣三十枚

上九味，以清酒七升，水八升，先煮八味，取三升，去渣，内胶，烊消尽，温服一升，日三服。

伤寒脉结代，脉来缓而时一止，复来，曰结；脉来动而中止，不能自还，因而复动，曰代。几动一息亦曰代。皆气血两虚而经隧不通、阴阳不交之故。心动悸，心主脉，脉之止息，皆心气不宁之故。炙甘草汤主之。此治伤寒邪尽之后，气血两虚之主方也。《活人书》云：阴盛则结，阳盛则促。

甘草干姜汤

甘草四两（炙）　干姜二两（炮）

上二味，以水三升，煮取一升五合，去滓，分温再服。

芍药甘草汤

芍药四两　甘草四两

上二味，以水三升，煮取一升五合，去滓，分温再服。

伤寒脉浮，自汗出，小便数，心烦，微恶寒，以上俱似桂枝症。脚挛急，里虚之象，只此一症，决非桂枝症矣。凡辨症，必于独异处着眼。反与桂枝汤，欲攻其表，此误也，得之便厥。咽中干，烦躁，吐逆者，有阳越之象。作甘草干姜汤与之，以复其阳。若厥愈足温者，更作芍药甘草汤与之，其脚即伸。此汤乃纯阴之剂，以复其阴也，阴阳两和而脚伸矣。若胃气不和，谵语者，留邪在中焦。少与调胃承气汤。若重发汗，复加烧针者，四逆汤主之。详见四逆汤条下。

问曰：证象阳旦。《活人书》云：桂枝汤加黄芩，曰阳旦。成无己云：即桂枝汤别名。按法治之而增剧，厥逆，咽中干，两胫拘急而谵语，以上言按法用方，而病不应手，其故安在？师言：夜半手足当温，两脚当伸。后如师言。何以知之？答曰：寸口脉浮而大，浮则为风，大则为虚。风则生微热，虚则两胫挛。病证象桂枝，因加附子参其间，桂枝加附子汤。增桂令汗出，附子温经，亡阳故也。厥逆两胫拘急，即阳亡之兆。厥逆，咽中干，烦躁，阳明内结。阳越在上。谵语烦乱，更饮甘草干姜汤。通纳阳气。夜半阳气还，两足当热，胫尚微拘急，重与芍药甘草汤。阳复而阴又虚，以此养阴气。尔乃脚①伸，以承气汤微溏，则止其谵语，以涤阳明所结之余邪。故知病可愈。“病证象桂枝”句以下，历叙治效，以明用药之次第当如此。盖病证既多，断无一方能治之理，必先分证而施方，而其先后之序又不可乱，其方有前后截然相反者，亦不得以错杂为嫌。随机应变，神妙无方，而又规矩不乱，故天下无不可愈之疾。后人欲以一方治诸症，又无一味中病之药，呜呼！难哉。

茵陈蒿汤

茵陈蒿六两　栀子十四枚　大黄二两

上三味，以水一斗，先煮茵陈，减六升，茵陈为主药。内二味，煮取三

---

① 脚：小腿。

升，去滓，分温三服。小便当利，尿如皂角汁状，色正赤，一宿腹减，病从小便去也。先煮茵陈，则大黄从小便出，此秘法也。

阳明病，发热汗出者，此为热越，不能发黄也；但头汗出者，身无汗，剂颈而还，小便不利，渴欲饮水者，此为瘀热在里，身必发黄，茵陈汤主之。《本草》：茵陈主热结黄疸。

伤寒七八日，身黄如橘子色，小便不利，腹微满者，阳明瘀热。茵陈汤主之。

麻黄连轺赤小豆汤

麻黄二两（去节）　连轺二两　赤小豆一升　生梓白皮一升　杏仁四十枚　甘草二两　生姜二两　大枣十二枚

上八味，以潦一斗，无根之水。先煮麻黄再沸，去上沫，内诸药，煮取三升，去滓，分温三服，半日服尽。连轺即连翘根，气味相近，今人不采，即以连翘代可也。

伤寒瘀热在里，身必发黄，此汤主之，前方欲黄从下解，此方欲黄从汗解，乃有表无表之分也。

麻黄升麻汤

麻黄二两半　升麻一两一分　当归一两一分　知母　黄芩　葳蕤各十八铢　白术　石膏　干姜　芍药　天冬　桂枝　茯苓　甘草各六铢

上十四味，以水一斗，先煮麻黄一两沸，去上沫，内诸药，煮取三升，去滓，分温三服，相去如炊三斗米顷，令尽汗出愈。

伤寒六七日，大下后，寸脉沉而迟，手足厥逆，下部脉不至，咽喉不利，唾脓血，泄利不止者，皆上热下寒之症。为难治。此汤主之。此乃伤寒坏症，寒热互见，上下两伤，故药亦照症施治。病症之杂，药味之多，古方所仅见，观此可悟古人用药之法。

瓜蒂散

瓜蒂熬黄　赤小豆各一分

上二味，各别捣筛，为散已，合治之，取一钱匕，以香豉一合，用热汤七合，煮作稀糜，去渣，和散，温顿服之。不吐者，少少加，得快吐乃止。诸亡血虚家，不可与之。此即《论》中所云吐法也。栀子豉汤治虚烦，非专引吐，此方则专于引吐而已。

病如桂枝症，头不痛，项不强，寸脉微浮，胸中痞硬，气上冲咽喉，不得息者，此为胸中有寒也，寒必兼饮。当吐之，在上者越之。宜瓜蒂散。《本草》“瓜蒂”：病在胸腹中，皆吐下之。

病人手足厥冷，脉乍紧者，邪结在胸中，所以阳气不能四达。心中满而烦，饥不能食者，病在胸中，当须吐之，宜瓜蒂散。

吴茱萸汤

吴茱萸一升（洗）　人参三两　生姜六两　大枣十二枚

上四味，以水七升，煮取二升，去渣，温服七合，日三服。

食谷欲呕者，必食谷而呕，受病在纳谷之处，与干呕迥别。属阳明也，吴茱萸汤主之。得汤反剧者，属上焦也。上焦指胸中，阳明乃中焦也。

少阴病，吐利，手足逆冷，烦躁欲死者，吴茱萸汤主之。此胃气虚寒症。

干呕，吐涎沫，吐涎沫，非少阳之干呕。然亦云干呕者，谓不必食谷而亦呕也。头痛者，阳明之脉上于头。吴茱萸汤主之。此胃中有寒饮之症。

黄连阿胶汤

黄连四两　黄芩一两　芍药二两　阿胶三两　鸡子黄二枚

上五味，以水六升，煮三物，取二升，去渣，内胶烊尽，小①冷，内鸡子黄，小冷而内鸡子黄，则不至凝结而相和。搅令相得，温服七合，日三服。

少阴病，得之二三日以上，心中烦，不得卧，此汤主之。此少阴传经之热邪，扰动少阴之气，故以降火养阴为治，而以鸡子黄引药下达。

桃花汤

赤石脂一斤（一半全用，一半筛末）　干姜一两　粳米一升

上三味，以水七升，煮米令熟，去渣，内赤石脂末方寸匕，温服七合，

① 小：稍微。

日三服。若一服愈，余勿服。兼末服，取其留滞收涩。

少阴病，下利便脓血，寒热不调，则大肠为腐，故成脓血，与下利清谷绝不同。桃花汤主之。《本草》：赤石脂，疗下利赤白。

少阴病，二三日至四五日，腹痛，小便不利，下痢不止，便脓血者，桃花汤主之。

半夏散及汤

半夏（洗）　桂枝（去皮）　甘草（炙）

上三味，等分，各别捣筛已，合治之，白饮和服方寸匕，日三服。若不能散服者，以水一升，煎七沸，内散两方寸匕，更煎三沸，下火，令小冷，少少咽之。治上之药，当小其剂。

少阴病，咽中痛，足少阴之脉，循喉咙，挟舌本。半夏散及汤主之。《本草》：半夏治喉咽肿痛，桂枝治喉痹。此乃咽喉之主药，后人以二味为禁药，何也？

猪肤汤

猪肤一斤

上一味，以水一斗，煮取五升，去渣，加白蜜一升，白粉五合，当是米粉。熬香，和令相得，温分六服。

少阴病，下利、咽痛、胸满、心烦者，此亦中焦气虚，阴火上炎之症。猪肤汤主之。以甘咸纳之。

甘草汤

甘草二两

上一味，以水三升，煮取一升五合，去滓，温服七合，日二服。

桔梗汤

桔梗一两　甘草二两

上二味，以水三升，煮取一升，去渣，分温再服。

少阴病二三日，咽痛者，可与甘草汤。大甘为土之正味，能制肾水越上之火。不差，与桔梗汤。佐以辛苦开散之品，《别录》云：疗咽喉痛。

苦酒汤

半夏十四枚　鸡子一枚（去黄）

上二味，内半夏，着苦酒中，以鸡子壳置刀环中，安火上，令三沸，此等煮法，必有深意，疑即古所云禁方也。去渣，少少含咽之，不差，更作三剂。

少阴病，咽中伤，生疮，疑即阴火喉癣之类。不能言语，声不出者，苦酒汤主之。咽中生疮，此必迁延病久，咽喉为火所蒸腐，此非汤剂之所能疗，用此药敛火降气，内治而兼外治法也。

乌梅丸

乌梅三百枚　细辛六两　干姜十两　当归四两　黄连一斤　附子六两（炮，去皮）　蜀椒四两（去汗）　桂枝六两（去皮）　人参六两　黄柏六两

上十味，异捣筛，合治之，以苦酒浸乌梅一宿，去核，蒸之五升米下，饭熟捣成泥，和药令相得，内臼中，与密杵二千下，圆如梧桐子大，先食饮服十丸，日三服，稍加至二十丸，禁生冷滑物臭食等。

伤寒脉微而厥，至七八日肤冷，阳气不卫。其人躁，无暂安时者，此为脏厥，此症不治。非蛔厥也。蛔厥者，其人当吐蛔。今病者静，而复时烦，此为脏寒。蛔上入其膈，故烦，须臾复止，得食而呕，又烦者，蛔闻食臭出，其人当自吐蛔。蛔厥者，乌梅丸主之。又主久痢。此治久痢之圣方也。其能治蛔，诸药之性，当于《神农本草》中细细审辨，诸方尽然，不复一一具载。

白头翁汤

白头翁二两　黄连　黄柏　秦皮各三两

上四味，以水七升，煮取二升，去滓，温服一升，不愈，更服一升。

热利下重者，白头翁汤主之。凡下重皆属于热。

下利欲饮水者，以有热故也，白头翁汤主之。

牡蛎泽泻散

牡蛎　泽泻　蜀漆（洗去腥）　栝楼根　葶苈子　商陆根（熬）　海藻（洗去盐）以上各等分

上七味，异捣，下筛为散，更入臼中杵之，白饮和服方寸匕。小便利，止后服。

大病差后，从腰以下有水气者，水流向下。牡蛎泽泻散主之。此治水病之主方。

蜜煎导方

蜜七合

上一味，于铜器内微火煎，凝如饴状，搅之勿令焦灼，俟可丸，并手捻作锭，令头锐，大如指，长二寸许。当热时急作，冷则硬，以内谷道中，以手急抱，欲大便时乃去之。

猪胆汁方

大猪胆一枚，泻汁，和醋少许，以灌谷道中，如一食顷，当大便出宿食恶物，甚效

阳明病，自汗出，若发汗，小便自利者，此乃津液内竭，虽硬，不可攻之。当须自欲大便，须，待也，言必待其自欲大便，而后用此法。宜蜜煎导而通之，若土瓜根，及大猪胆汁，皆可为导。

烧裈散

上取妇人中裈近阴①处，剪烧灰，以水和服方寸匕，日三服，小便即利，阴头微肿则愈。妇人病，取男子裈当烧灰。引其邪火从阴处出也。

伤寒阴阳易之为病，病方愈而交接②，则感其余热而生疾。其人身体重，

① 阴：指前阴（外生殖器）。

② 交接：性生活的委婉语。

少气，少腹里急，或引阴中拘挛，热上冲胸，头重不欲举，眼中生花，膝胫拘急者，烧裈散主之。

六经脉证

欲读《伤寒论》，必先识六经之本证，然后《论》中所称太阳、阳明等病，其源流变态、形色脉象，当一一备记，了然于心，然后其症之分、并、疑似及用药加减异同之故，可以晓然，不致眩惑贻误，故备录于左。①

太阳病，脉浮，头项强痛而恶寒。

尺寸俱浮者，太阳受病也，其脉上连风府，故头项痛，腰脊强。

发热，汗出，恶风，脉缓者，名曰中风。

恶寒，体痛，呕逆，脉阴阳俱紧者，名曰伤寒。

发热恶寒者，发于阳也；无热恶寒者，发于阴也。发于阳者，七日愈；发于阴者，六日愈。以阳数七，阴数六也。

阳明中风，口苦咽干，腹满微喘，发热恶寒，脉浮而紧。恶寒未离太阳也。

阳明病，若能食，名中风；不能食，名中寒。

尺寸俱长者，阳明受病也。其脉侠鼻络于目，故身热目疼鼻干，不得卧。

阳明外证，身热，汗自出，不恶寒，反恶热也。

阳明脉大。以上皆阳明之经病。

有太阳阳明，有正阳阳明，有少阳阳明。

太阳阳明者，脾约是也。

少阳阳明者，发汗利小便已，胃中燥烦实，大便难是也。

阳明之为病，胃家实也。此乃正阳阳明。

阳明居中，土也，万物所归，无所复传，始虽恶寒，二日自止。此为阳明病也。

少阳之为病，口苦、舌干、目眩也。

尺寸俱弦者，少阳受病也。其脉循胁络于耳，故胸胁痛而耳聋。

少阳中风，两耳无所闻，目赤，胸中满而烦者，不可吐下，吐下则悸而惊。

伤寒，脉弦细，头痛发热者，属少阳。

---

① 欲读……录于左：原文为大字，当为徐氏解释性文字。

三阳合病，脉浮大，上关上，但欲眠睡，目合则汗。内热已极。

伤寒六七日，无大热，外热轻则内热重。其人烦躁者，此为阳去入阴也。

伤寒三日，三阳为尽，三阴当受邪，其人反能食而不呕，此为三阴不受邪也。

太阴之为病，腹满而吐，食不下，自利益甚，时腹自痛。

尺寸俱沉细者，太阴受病也。其脉布胃中，络于嗌，故腹满而嗌干。

伤寒脉浮而缓，手足自温者，系在太阴。

自利不渴者，属太阴，以脏有寒故也，当温之，宜服四逆辈。少阴自利而渴，寒在下焦也。此自利不渴，寒在中焦也。

少阴之为病，脉微细，但欲寐也。卫气行于阳则寤，行于阴则寐。

少阴病，欲吐不吐，心烦，但欲寐，五六日自利而渴者，属少阴也。

尺寸俱沉者，少阴受病也。以其脉贯肾络于肺，系舌本，故口燥舌干而渴。

厥阴之为病，消渴，气上撞心，心中疼热，饥而不欲食，食则吐蛔，下之利不止。

尺寸俱微缓者，厥阴受病也。以其脉循阴器络于肝，故烦满而囊缩。

厥阴中风，脉微浮为欲愈，不浮为未愈。

别症变症（附刺法）

伤寒本症之外，有别症，有变症。别症者，其病与伤寒相类，而实非伤寒是也。变症者，伤寒本不当有此症，或因迁延时日，或因杂药误投，其病变态百出是也。其症不备，则必惊疑淆惑，而无所措手，故备录之，庶不致临症彷徨。

脏结、冷结、除中、伏气、晚发、痓、湿、风湿、湿温、温毒、暍、阴毒、阳毒、温病、热病、两感、风温、温疫、脚气、多眠、狐惑、百合、脏厥见乌梅丸条、尸厥见刺法。

脏　结

脏结如结胸状，饮食如故，时时下利，寸脉浮，关脉小细沉紧，名曰脏结。舌上白胎滑者，难治。

脏结无阳症，其人反静，舌上胎滑者，不可攻也。

病胁下素有痞，连在脐旁，痛引少腹，入阴经者，此名脏结，死。

脏结与结胸，皆下后邪气乘虚入里所致，热多与阳明相结，为结胸；寒多与阴相结，为脏结。故所现脉症，皆为阴象。舌上胎滑，则上焦亦寒，全无阳象，故曰“难治”，曰“不可攻”，然犹有治法。至素有痞疾，则中气已伤，连及脐旁少腹，并入阴经，则上下俱病，阴极阳竭，不死何待？

冷　结

病者手足厥冷，言我不结胸，小腹满，按之痛者，此冷结在膀胱关元也。

除　中

伤寒脉迟，六七日，而反与黄芩汤彻其热。脉迟为寒，今与黄芩汤，复除其热，腹中应冷，当不能食。今反能食，此名除中，必死。

微则为咳，咳则吐逆。下之则咳止，而利因不休。利不休，则胸中如虫啮，粥入则出，小便不利，两胁拘急，喘急为难，颈背相引，臂则不仁。极寒反汗出，身冷若冰，眼睛不慧，语言不休，而谷气多入，此为除中，口虽欲言，舌不得前。

伤寒始发热六日，厥反九日而利。凡厥利者，当不能食，今反能食，恐为除中。此病无治法。

伏　气

伏气之病，以意候之。今月之内，欲有伏气，假令旧有伏气，当须脉之。若脉微弱，当喉中痛似伤寒，非喉痹也。病人云：实咽中痛。虽尔，今复欲下痢。《活人书》云：伏气之病，谓非时有暴寒中人，伏于少阴经，始不竟病，旬月乃发，脉便微弱，法先咽痛，似伤寒，非咽痹之病，次必下利。始用半夏桂枝甘草汤主之，次四逆散主之。此病只二日便差，古方谓之“肾伤寒”也。甘草、半夏、桂心等分，每服四钱匕，入生姜四片煎，放冷，少少含咽之。

晚　发

脉阴阳俱紧，至于吐利，其脉独不解；紧去人安，此为欲解。若脉迟，至六七日不欲食，此为晚发，水停故也，为未解；食自可者，为欲解。《活人书》：伤寒病，三月至夏为晚发。

痓

太阳病，发热无汗，反恶寒者，名曰刚痓。《金匮》治刚痓，用葛根汤、大承气汤。汤俱见前。

太阳病，发热汗出，不恶寒者，名曰柔痓。柔痓用栝楼桂枝汤，即桂枝汤加栝楼根二两。太阳病，发汗太多，因致痓。

太阳，发热，脉沉而细者，名曰痓。此言痓脉。

病身热足寒，颈项强急，恶寒，时头热面赤，目脉赤，独头摇，卒口噤，背反张者，痓病也。此言痓象。

湿

太阳病，关节疼痛而烦，脉沉而细者，此名湿痹，湿痹之候，其人小便不利，大便反快，但当利其小便。

湿家之为病，一身尽疼，发热，身色如似薰黄。

湿家下之，额上汗出，微喘，小便利者死；若下利不止者，亦死。

湿家下之，其人但头汗出，背强，欲得被覆向火，若下之早则哕。胸满，小便不利，舌上如胎者，以丹田有热，胸中有寒，渴欲得水，而不能饮，则口燥烦也。

湿家病，身上疼痛，发热，面黄而喘，头痛鼻塞而烦，其脉大，自能饮食，腹中和无病，病在头中寒湿，故鼻塞，内药鼻中则愈。

风 湿

问曰：风湿相搏，一身尽疼痛，法当汗出而解。值天阴雨不止，医云“此可发汗”，汗之不愈者，何也？答曰：发其汗，汗大出者，但风气去，湿气在，是故不愈也。若治风湿者，发其汗，但微微似欲汗出者，风湿俱去也。此言治法。

病者一身尽疼，发热，日晡所剧者，此名风湿。此病伤于汗出当风，或久伤取冷所致也。

风湿脉浮，肢体痛重，不可转侧，额上微汗，不欲去被，或身微肿。

湿 温

两胫逆冷，胸腹满，多汗，头目痛苦，妄言，其脉阳濡而弱，阴小而急，不可发汗，治在太阴。见《活人书》。

温　毒

冬时触冒疹毒，至春始发，肌肉发斑，瘾疹如锦纹，或咳嗽心闷，但呕清汁。见《活人书》。

暍

太阳中热者，暍是也。其人汗出恶寒，身热而渴也。

太阳中暍者，身热疼重，而脉微弱，此亦夏月伤冷水，水行皮中所致也。

太阳中暍者，发热，恶寒，身重而疼痛，其脉弦细芤迟，小便已，洒洒然毛耸，手足逆冷，小有劳，身即热，口开，前板齿燥。若发汗，则恶寒甚；加温针，则发热甚；数下之，则淋甚。

阴　毒

手足厥冷，背强，脐腹筑痛，咽痛，短气，呕吐，下利，身如被杖。或冷汗烦渴，或甲指面色青黑，烦躁而渴，脉沉细欲绝，而一息七至。宜灸气海、丹田三二百壮，或葱熨脐中。气海在脐下一寸五分，丹田在脐下二寸。

阳　毒

发躁狂走，妄言，面赤，咽痛，身斑斑若锦纹；或下利赤黄，脉洪实滑促；或舌卷焦黑，鼻中如烟煤。宜用布渍冷水，搭于胸上，蒸热数换。《活人书》法。

温　病

冬时受寒，脏于肌肤，至春而发。

热　病

寒气至夏而发，俱与伤寒相似。

两　感

太阳与少阴，阳明与太阴，少阳与厥阴。

风 温

其人素伤于风，因复伤热，其脉尺寸俱浮，头疼身热，常自汗出，体重而喘，四肢不收，嘿嘿但欲眠，发汗则谵语烦躁，状若惊痫。

温 疫

一岁之中，男女老少之疾相似，其状不一。

脚 气

头疼身热，肢体痛，大便秘，呕逆，脚屈弱。

多 眠

有风温症，有少阴症，有小柴胡证，有狐蜮症。

狐 惑

此症治法详《金匮》。

状如伤寒，或伤寒后变症，默默欲眠，目不能闭，不欲饮食，面目乍白乍赤乍黑。虫食其喉为蜮，其声嗄[1]；蚀其肛为狐，其咽干。烂见五脏则死，当视其唇：上唇有疮，虫食其脏；下唇有疮。虫食其肛。多因下利而得，湿䘌之病亦相似。

百 合

此症详《金匮》，治法亦备。

此亦伤寒变症，百脉一宗，悉致其病。百脉一宗，乃肺病也，故《金匮》用百合治之。其状欲食，复不能食；默默欲卧，复不能卧；欲行，复不能行；饮食或有美时，或有恶闻食臭时；如寒无寒，如热无热，小便赤，药入口即吐，如有神灵者。

---

① 嗄（shà）：声音嘶哑。

刺　法

古圣人治病之法①，针灸为先，《灵》《素》所论，皆为针灸而设。即治伤寒，亦皆用针刺，热病篇所载是也。至仲景，专以汤剂治伤寒，尤为变化神妙，然亦有汤剂所必不能愈，而必用刺者，仲景亦不能舍此而为治。后人岂可不知！故另考明诸穴，以附于后。

尸　厥

少阴脉不至，肾气微，少精血，奔气促迫，上入胸膈，宗气反聚，血结心下，阳气退下，热归阴股，与阴相动，令身不仁，此为尸厥，当刺期门、巨阙。见平脉法。

期门二穴，在第二肋端，不容穴傍，各一寸五分，上直两乳，足太阴、厥阴、阴维之会。举臂取之，刺入四分，灸五壮，肝募也。

巨阙一穴，在鸠尾下一寸，任脉气所发。刺入六分，留七呼，灸五壮。心募也。

伤寒，腹满谵语，寸口脉浮而紧，此肝乘脾也，名曰纵，刺期门。纵者，克其所胜，放纵不收也。

伤寒发热，啬啬恶寒，大渴，欲饮水，其腹必满，自汗出，小便利，其病欲解，此肝乘肺也，名曰横，刺期门。横者，犯其所不胜，横逆犯上也。刺期门，皆所以泄肝之盛气。期门穴见前。

太阳与少阳并病，头颈强痛，或眩冒，时如结胸，心下痞硬者，当刺大椎第一间，肺俞、肝俞，慎不可发汗；发汗则谵语，脉弦，五六日谵语不止，刺期门。

大椎一穴，在第一椎陷者中，三阳督脉之会。刺入五分，灸九壮。

肺俞二穴，在第三椎下两旁，各一寸五分。刺入三分，留七呼，灸三壮。

肝俞二穴，在第九椎下两傍，各一寸五分。刺三分，留六呼，灸三壮。

太阳少阴并病，心下硬，颈项强而眩者，当刺大椎、肺俞、肝俞，慎勿下之。

阳明病，下血谵语者，此为热入血室，但头汗出者，刺期门，随其热而泻之，濈然汗出者愈。此男子热入血室之症，妇人亦有之，见小柴胡条下。

---

① 古圣人治病之法：该段当为徐氏解释性文字。

凡治温病，可刺五十九穴。

《内经》热俞五十九，头上五行，行五者，以越诸阳之热逆也。大杼、膺俞、缺盆、背俞，此八者，以泻胸中之热也。气冲、三里、巨虚、上下廉，此八者，以泻胃中之热也。云门、髃[①]骨、委中、髓空，此八者，以泻四支之热也。五脏俞旁五，此十者，以泻五脏之热也。凡此五十九穴者，皆热之左右也。

① 髃：原作“髃”。据《素问·水热穴论》改。《说文·骨部》：“髃，肩前也。”

临证验录

淡竹叶石膏汤

【病案1】程某，女，60岁。2013年9月30日初诊。

主诉：双下肢乏力半个月。

现病史：患者糖尿病史4年余，一直服药控制。半个月前因劳累后引发低血糖，出现双下肢乏力。现症见：双下肢乏力，头懵沉，急躁时易出汗，心慌，胸闷，时有口干渴，饮水近2暖瓶，小便多，饮食可，眠可，大便时干，日1次。舌淡，苔薄白，脉细。

处方：党参15克，生石膏30克，知母15克，淡竹叶10克，生黄芪30克，牡丹皮10克，赤芍10克，玄参30克，生甘草10克，粳米1撮（包煎）为引。10剂，每日1剂，水煎服，分早晚饭后服。

二诊：2013年10月21日。服上方10剂，效显，双下肢乏力、头晕、口干渴明显好转，但走路较长时仍会有下肢乏力，头晕沉。现症见：仍有心慌，胸闷，肩背酸困，腰酸困，急躁时额头痛。眼睛发红、干涩、疼。纳少，大便干，日1次。晨起有口臭、口苦，怕冷，冬天易感冒，最近2天咽干咽疼。舌质淡红，苔白，脉涩。

处方：上方加决明子30克，麦冬15克，桑叶15克，乌梅6克。15剂，每日1剂，水煎服，分早晚两次温服。

按语：此属消渴（糖尿病），为阳明气分热盛，耗伤气阴，瘀阻脉络所致。张磊教授投以淡竹叶石膏汤益气养阴清热，再加入牡丹皮、赤芍等化瘀之品，患者服上药10剂，自诉双下肢乏力明显好转。

【病案2】连某，男，53岁。2013年1月初诊。

主诉：胃胀半年，恶心、反胃1周。

现病史：恶心、反胃，但吐不出来，无食欲，近1周未解大便，昨天用开塞露，解大便1次，质干。偶有咳嗽，咳时有痰，质易咯，有胸腔积液（一直抽着积液），持续性胃胀，口干，饮水一般，两侧肩臂疼痛，眠差（因胃内难受），小便可。面色晦暗，恶病质明显。舌质鲜红，舌两边溃疡，苔薄少，脉数而疾。患者肺腺癌晚期并考虑肋骨转移，化疗第1疗程刚结束。

诊断：肺积（气阴两虚证）。

治法：补气养阴为主。

处方：淡竹叶石膏汤加减。北沙参30克，生石膏30克，清半夏12克，竹茹30克，麦冬30克，石斛15克，茯苓30克，生甘草6克，党参15克，粳米1撮（包煎）为引。20剂，每日1剂，水煎服，分早晚饭后服。

二诊：服上方30剂，效可，自觉乏力，食饮均有好转。现症见：面色晦暗，乏力，纳差，无食欲，恶心，欲吐不能吐，心烦急躁，胸腔积液，引流管未拔出，近期抽水约2000毫升，仍右肩疼痛，以致夜间不能眠，大便干结，3~4日1次，需用开塞露，方能解出，小便黄。舌质红绛，苔少白，脉数。

处方：党参30克，清半夏12克，陈皮10克，竹茹30克，茯苓30克，郁金10克，冬瓜子30克，生薏苡仁30克，大黄10克（后下），全瓜蒌30克，粳米1撮（包煎）为引。15剂，每日1剂，水煎服，分早晚饭后服。

三诊：服上方30剂，热未退，效可，精神状态稍好转。现症见：右侧胸胁部及右肩部持续疼痛，服酚氨加敏颗粒、尼美舒利颗粒镇痛，右肩疼痛服止痛药方可安眠，大便干。舌质红，苔薄白，脉沉细。

处方：清半夏10克，茯苓30克，炒白芥子10克，冬瓜子30克，生薏苡仁30克，浙贝母10克，红花15克，大黄10克（后下），制没药10克，制乳香10克，党参30克，蜈蚣10克，生甘草6克，炒枳实10克。15剂，每日1剂，水煎服，分早晚饭后服。

按语：患者肺癌晚期，无法进行手术治疗，血合并骨转移，兼有大量胸腔积液，见恶心、反胃、无食欲，大便不通，此乃中焦欲败之危候，患者已放弃西医治疗，特来寻中医以缓解痛苦，治疗当以急救胃阴，顾护中焦为主，方用淡竹叶石膏汤加减，清虚热、益气津。二诊效佳，诸症好转，其积聚日久，痰瘀浊邪较重，又有胃气上逆之象，故治以化痰散瘀，降胃止呕。三诊患者正气得复，精神好转，治疗以祛邪为主，兼以扶正。如何把握扶正与祛邪，此例是范例，患者初诊之时，以扶正养阴为主，急救中焦，并无抗肿瘤治疗，若此时仅以肿瘤为念，考虑肿瘤晚期兼之转移，有大量胸腔积液，应用大量抗肿瘤药物，如白花蛇舌草、半边莲之属，只会加快中焦衰败，最终使得药石无救；二诊正气得复，邪实较著，治疗以祛邪为主，扶正为辅；三诊患者正气得复，涤浊解毒为主，祛邪亦以扶正，邪去则正安。

【**病案**3】杜某，女，51岁。2019年6月26日初诊。

主诉：咳嗽1个月。

现病史：患者1个月前因感冒后咳嗽未愈。现症见：咳嗽偶伴咽痛，咽干痒，咽喉异物感，咯痰，色黄，难咳，鼻塞，口干不苦，心烦急躁，烘热汗出，身乏力，上楼梯浑身酸痛，晨起头晕头痛。纳少，纳呆不知饥，眠差，入睡难，易醒，复睡难，大便偏干，1～2日1次，小便调。舌质红，少苔，脉细。

辨证：气阴两虚，肺失宣肃。

处方：淡竹叶10克，生石膏30克，太子参10克，麦冬10克，清半夏10克，桔梗10克，知母10克，浙贝母10克，前胡10克，蝉蜕10克，甘草6克。6剂，每日1剂，水煎服，分早晚两次温服。

二诊：2019年7月3日。服上方6剂效佳，咳嗽减轻，黄痰已消，喑哑、鼻塞愈。现症见：干咳，咽中不适，口干不苦，纳呆，无食欲，眠差，入睡难，易醒，稍心烦，烘热汗出。舌质稍红，苔薄白，脉细。

处方：柏子仁15克，炒酸枣仁15克，当归15克，生地黄20克，天冬10克，麦冬10克，太子参10克，丹参30克，玄参20克，桔梗10克，五味子6克，远志10克，茯苓10克，百部10克，甘草6克。10剂，每日1剂，水煎服，分早晚两次温服。

按语：咳嗽，是指外感或内伤等因素导致肺失宣肃，肺气上逆，冲击气道，发出咳声或伴咯痰为临床特征的一种病证。历代将有声无痰称为咳，有痰无声称为嗽，有痰有声谓之咳嗽。咳嗽的病因，多见外感六淫之邪或内伤饮食、情志等因素，其病机为邪犯于肺，肺失宣肃，肺气上逆。淡竹叶石膏汤中以淡竹叶配石膏清透气分余热，人参配麦冬补气养阴生津，半夏降逆和胃以止呕逆，甘草、粳米和脾养胃。张磊教授认为淡竹叶石膏汤是调整阴阳，清肺热，养气阴的方剂，以之为主方进行加减，常用于气阴两虚，肺失宣肃的咳嗽，取其养阴益气之意。

五苓散

【**病案**1】邢某，女，46岁。2014年1月20日初诊。

主诉：面肿5天。

现病史：患者面目浮肿，晨起加重，面部发热发胀，双下肢水肿，手脚、后背及臀部发凉，颈部疼痛不适，健忘，乏力，活动后胸闷，气短，心慌，口干，口渴，欲饮水。纳可，嗜睡，大便溏，日 1 次，小便正常。舌质淡暗，苔白稍厚，脉涩无力。既往史：患者述 4 年前因车祸右踝关节骨折，后出现双腿水肿。

辨证：水肿（肾阳虚衰，水湿内停证）。

处方：桂枝 6 克，茯苓 30 克，猪苓 15 克，泽泻 10 克，白术 15 克，制附子 10 克，白芍 15 克，益母草 30 克，木瓜 30 克，槟榔 10 克，防己 15 克，生姜 5 片。7 剂，每日 1 剂，水煎服，分早晚两次温服。

二诊：2014 年 1 月 28 日。服上方 7 剂，眼肿消退，面部稍肿，有发热感，纳眠可。舌质暗红，苔腻，脉涩。

处方：桂枝 6 克，茯苓 30 克，猪苓 15 克，泽泻 10 克，白术 15 克，制附子 10 克，白芍 15 克，益母草 30 克，木瓜 30 克，槟榔 10 克，防己 15 克，通草 6 克，细辛 3 克，生姜 5 片。10 剂，每日 1 剂，水煎服，分早晚两次温服。

按语：面肿，即水肿，亦称“风水”“皮水”“石水”“正水”等。水肿多因肺脾肾功能失调，乃肺失通调，脾失转输，肾失开阖，三焦气化失调而致。张磊教授在多年临床工作中发现水肿以阳虚证为多，具有肺脾肾阳气不足，膀胱气化功能失常的病机特点。五苓散是温阳利水的方剂，其中泽泻性寒泄热、甘淡渗湿，茯苓、猪苓渗湿利水，白术健脾利水，桂枝通阳利水。张磊教授以之为主方，常用于阳虚气化不行，水湿内停之水肿，即取其温阳利水之意。

【病案 2】杨某，男，26 岁。2016 年 5 月 30 日初诊。

主诉：肠鸣 6 年。

现病史：患者深呼吸时肚脐左侧雷鸣作响，嗳气，矢气，腹不胀，胃中嘈杂感，饮水后减轻，纳差，咽痛，口干不苦，眠可，大便不成形，日 1 次，小便调。舌质淡红，苔白腻，脉细无力。既往史：2012 年肠镜检查示直肠炎；胃镜示浅表性胃炎。2013 年 11 月 21 日彩超示左肾小结石、左肾轻度积水、前列腺小囊肿。

辨证：脾胃虚寒，水湿内停证。

处方：桂枝 10 克，茯苓 30 克，猪苓 10 克，泽泻 10 克，白术 15 克，槟榔 10 克，半夏 30 克，甘草 6 克，生姜 5 片。7 剂，每日 1 剂，水煎服，分早晚两次温服。

二诊：2016 年 6 月 3 日。服上方 7 剂，效可，肠鸣、嗳气减轻。现症见：少腹稍微隐痛，胃中嘈杂，饮水后减轻，纳可，咽稍痛，口稍干不苦，眠安，矢气频，大便不成形，日 1 次，小便调。舌质淡红，苔白厚腻，脉细。

处方：桂枝10克，茯苓30克，猪苓10克，泽泻10克，白术15克，槟榔10克，半夏30克，甘草6克，干姜10克，生姜5片。10剂，每日1剂，水煎服，分早晚两次温服。

按语：肠鸣，指肠中鸣响之证，出自《素问·脏气法时论》，又称腹鸣。《内经》肠鸣有五：一曰脾虚，腹满肠鸣，飧泄，食不化；二曰中气不足，肠为之苦鸣；三曰邪在大肠，肠中雷鸣，气上冲胸；四曰土郁，即《内经》“土郁之发，肠鸣而为数后”；五曰热胜，腹中肠鸣，气上冲胸。张磊教授在多年临床工作中发现肠鸣以阳虚证为多，具有脾阳不足，肠胃虚寒，痰饮内停的病机特点。五苓散方中猪苓、茯苓、泽泻淡渗利湿，白术健脾燥湿，桂枝解表化气。五药相配，使水行气化，表解脾健，则痰饮除，阳气生，脾胃健。张磊教授以之为主方进行加减，常用于脾胃阳虚，气化不行，水湿内停之肠鸣。

苓甘五味姜辛汤

【病案】王某，男，75岁。2016年4月1日初诊。

主诉：痰多8个月余。

现病史：痰多色白，时有咳嗽，胸闷，心慌，气短，纳眠可，大便干，2~3日1次，小便调。舌质淡，苔薄白，脉细无力。

处方：茯苓30克，干姜10克，五味子10克，细辛3克，杏仁10克，浙贝母10克，清半夏10克，冬瓜仁30克，生薏苡仁30克，桃仁10克，桔梗10克，甘草6克，党参20克。7剂，每日1剂，水煎服，分早晚两次温服。

二诊：2016年12月12日。服上方效可，痰多减轻。现症见：食后胃胀，无胃灼热、反酸、嗳气，胃怕凉，口中和，纳眠可，大便成形，1~2日1次，小便调。舌质淡，苔薄白，脉细。辅助检查：2016年4月行左上肺切除术（左上肺鳞癌），未进行化疗。电子胃镜示胃潴留、慢性食管炎。

处方：党参15克，炒白术15克，茯苓30克，陈皮10克，清半夏10克，醋香附10克，砂仁10克（后下），炒莱菔子10克，焦山楂10克，杏仁10克，神曲10克，甘草6克。10剂，每日1剂，水煎服，分早晚两次温服。

按语：痰多色白，多为寒饮停肺。饮邪犯肺则咳嗽；饮阻气机则胸闷，心慌，气短；肺与大肠相表里，饮停于肺，大肠津亏则大便干，结合舌脉，辨证为寒饮证。方选苓甘五味姜辛汤以温肺化饮止咳，杏仁既可止咳，又可润肠通便；浙贝母化痰止咳，清半夏燥湿化痰、解毒止痛；冬瓜仁、生薏苡仁、桃仁燥湿利水，使饮邪从小便而出，且桃仁兼可润肠通便；桔梗宣肺止咳化痰，党参补气扶正。二诊患者肺癌术后数月，主要表现为脾胃亏虚的症状，故以香砂六君子汤为主以健脾益气，加焦山楂、炒莱菔子、神曲以消食和胃，理气除胀，杏仁化痰止咳、润肠通便。

己椒苈黄丸

【**病案 1**】任某，女，55 岁。2017 年 11 月 27 日初诊。

主诉：肝硬化腹水 20 余日。

现病史：腹胀，右侧偏上部明显，现插胃管，20 余日未进食、饮水，口干口苦，双下肢肿胀，面黄，身黄，小便黄，大便少，不干。舌质红，苔白，脉细有力。既往史：2017 年 11 月 4 日术前诊断：①急性肠梗阻：肠绞窄；②丙型病毒性肝炎。2017 年 11 月 25 日查 CT：①肠梗阻，肠道结构紊乱；②肝硬化，脾大，腹水；③肝胃间腹膜后及肠系膜多发增大淋巴结；④双侧胸腔少量积液，较前增多。

处方：柴胡 10 克，黄芩 10 克，太子参 30 克，清半夏 10 克，枳实 15 克，白芍 20 克，防己 10 克，葶苈子 30 克（包煎），大黄 10 克（后下），椒目 30 克，厚朴 30 克，甘草 6 克。3 剂，每日 1 剂，水煎服，分早晚两次温服。

二诊：2017 年 12 月 6 日。服上方效佳，胃管已拔，腹胀减轻，小便量可，大便较前改善。现症见：仍腹胀，双下肢肿胀，面黄，小便黄，口干不苦，纳尚可。舌质红，苔白，脉细。

处方：大黄 10 克（后下），柴胡 10 克，枳实 15 克，黄芩 10 克，清半夏 10 克，防己 15 克，椒目 30 克，葶苈子 30 克（包煎），太子参 30 克，黄芪 30 克，甘草 6 克，厚朴 15 克，炒白芍 30 克，丹参 30 克。10 剂，每日 1 剂，水煎服，分早晚两次温服。

按语：肝硬化腹水，水停肠间，腹满不舒，口干口苦，方选己椒苈黄丸以消痰化饮，大柴胡汤通腑泄热。二诊效不更方，加黄芪益气健脾、利水消肿，丹参凉血化瘀。

【**病案 2**】安某，男，66 岁。2018 年 11 月 10 日初诊。

主诉：胃良性肿瘤全切除术后 5 年。

现病史：患者 5 年前行胃良性肿瘤切除术，术后恢复良好，半月前发现肝占位性病变。现症见：右胁下憋胀、痞硬，胃脘部偶有疼痛，双下肢水肿，按之凹陷不易起，口干口苦，纳少，彻夜难眠（因憋胀所致），大便 2~3 日

1次，干结，排便费力。舌质红，苔少，脉细。既往史：2018年11月9日检查显示：①肝占位性病变；②肝大；③腹水；④胃切除术后。

处方：柴胡10克，黄芩10克，清半夏10克，枳实15克，白芍30克，厚朴10克，大黄10克（后下），甘草6克，生地黄30克，玄参30克，麦冬10克，椒目30克，防己10克，葶苈子30克（包煎），鳖甲20克，太子参15克。15剂，每日1剂，水煎服，分早晚两次温服。

按语：口干苦，胁下痞硬乃邪犯少阳，大便干结乃热结阳明，辨证为少阳阳明合病，方选大柴胡汤和解少阳、内解阳明，通腑泄热，合己椒苈黄丸以利水消肿，合增液汤滋阴增液，鳖甲潜阳补阴、软坚散结，太子参益气扶正。

麻黄附子细辛汤

【病案1】王某，男，9岁。2016年5月18日初诊。

主诉：鼻塞3个月余（左侧为主）。

现病史：平素鼻塞，流清涕，量少，无恶寒发热，口中和，纳可，眠可，小便调。舌质淡红，苔白稍厚，脉细。

诊断：鼻塞（肺阳虚弱，饮犯于鼻证）。

处方：麻黄5克，制附子5克，细辛2克，苍耳子6克，辛夷6克，桑叶10克，桔梗10克，甘草6克，桑白皮15克。5剂，每日1剂，水煎服，分早晚两次温服。

二诊：2016年5月23日。服上方5剂，鼻塞减轻。现症见：夜间咳嗽，咯白痰，量不多，无恶寒发热，口中和，口腔溃疡发作，纳眠可，二便调。舌质红，苔薄白，脉细。

处方：麻黄6克，制附子3克，细辛3克，僵蚕10克，辛夷6克，桑叶10克，杏仁10克，甘草3克，生薏苡仁10克。颗粒剂，5剂，每日1剂，水冲服，分早晚两次温服。

按语：鼻塞，即鼻窍不通之证。《素问·五脏别论》曰："故五气入鼻，藏于心肺，心肺有病，而鼻为之不利也。"鼻塞的病因，多由外感六淫或内伤七情。张磊教授在多年临床工作中，发现鼻塞以肺阳虚弱，感受外寒为多，具有阳虚不能化饮，饮邪上逆于鼻的病机特点。麻黄附子细辛汤以附子解里寒，麻黄解外寒，佐以辛温香窜之细辛，既能助附子以解里寒，更能助麻黄以解外寒，俾其自太阳透入之寒，仍由太阳作汗而解。本方通过温肺阳，散外寒而使肺脏宣发肃降功能得复，则鼻窍通。张磊教授以之为主方，常用于肺阳虚衰兼有外寒的鼻塞，取其温阳解表之意。

【病案 2】杨某，男，36 岁。2016 年 2 月 15 日初诊。

主诉：反复感冒半年余。

现病史：患者半年来反复感冒，四肢逆冷，身恶寒，无汗，头懵，项强疼，胃胀，胃痛，无嗳气，纳可，无反酸，鼻干，口干不苦，眠一般，大便溏，日 1 次，小便调。舌质淡红，苔白腻，脉细。

诊断：感冒（素体阳虚，外感风寒证）。

处方：麻黄 10 克，制附子 10 克，细辛 3 克，生薏苡仁 30 克，杏仁 15 克，白术 15 克，茯苓 30 克，甘草 6 克，川厚朴 10 克。7 剂，每日 1 剂，水煎服，分早晚两次温服。

二诊：2016 年 2 月 22 日。服上方 7 剂，效可，身不恶寒，诸症减轻。现症见：筛窦炎发作时头晕，胃胀不痛，纳可，眠差易醒，多梦，心烦，鼻干肿痛，三日未大便，小便调。舌质红，边有齿痕，苔白腻，脉细。

处方：谷精草 30 克，青葙子 15 克，桑叶 15 克，菊花 15 克，薄荷 10 克，夏枯草 15 克，蔓荆子 10 克，黄芩 10 克，决明子 30 克，蝉蜕 10 克，桔梗 10 克，甘草 6 克。7 剂，每日 1 剂，水煎服，分早晚两次温服。

按语：感冒，即感受触冒风邪或时行之邪，引起肺卫功能失调的外感疾病，古代文献亦称“伤风”“冒风”“冒寒”等。如《素问·骨空论》曰：“风从外入，令人振寒，汗出，头痛，身重，恶寒。”张磊教授认为麻黄附子细辛汤是温阳散寒的方剂，其中附子温少阴之里寒，麻黄散太阳之表寒，细辛通彻表里，乃温阳解表散寒的大法。张磊教授以之为主方，常用于阳气虚弱，复感外寒导致的久治不愈之感冒，取其温阳解表之意。

旋覆代赭汤

【病案 1】张某，男，43 岁。2013 年 9 月 23 日初诊。

主诉：胃痛，噫气 10 余年，加重 2 个月。

现病史：患者 10 余年前无明显诱因出现胃痛、噫气，曾服中药治疗，效不明显，加重 2 个月余。8 月 2 日检查幽门螺杆菌阳性，服用抗生素近 25 天，服抗生素后病情加重。9 月 16 日胃镜检查示霉菌性食管炎、慢性红斑性胃炎。现症见：胃部胀痛，食后胃灼热明显，欲吐，嗳气，嗳气后胃胀稍微减轻，乏力，怕冷，冬季双下肢冰凉，心烦易怒，两胸胁部隐痛，口不苦，不干，不黏，食欲差，眠差（因胃部疼痛），大便干，1 日 2 次，小便可。舌质红，舌尖红，舌苔薄白，脉涩。

处方：清半夏 12 克，旋覆花 10 克（包煎），党参 10 克，代赭石 15 克，丹参 30 克，檀香 3 克（后下），砂仁 3 克（后下），炒枳实 10 克，生姜 10 克，大枣 5 枚为引。15 剂，每日 1 剂，水煎服，分早晚饭后服。

二诊：2013 年 11 月 15 日。服上药 50 剂，效佳，嗳气、胃痛明显减轻，近段时间由于进凉食、辣椒后，嗳气、胃隐痛再发。现症见：停药 1 周，纳可，眠可，大便不成形，日 2～3 次，小便可。舌红，苔白稍厚。（近日受风着凉感冒）。

处方：清半夏 10 克，麦冬 30 克，旋覆花 10 克（包煎），北沙参 15 克，枇杷叶 10 克，刀豆 30 克，生甘草 6 克，粳米 1 撮（包煎）。15 剂，每日 1 剂，水煎服，分早晚饭后服。

按语：此为胃失和降之嗳气。《伤寒论》中记载："伤寒发汗，若吐，若下，解后，心下痞硬，噫气不除者，旋覆代赭汤主之。"张磊教授宗其义，以旋覆代赭汤降逆化痰、益气和胃除其嗳气，再以丹参饮活血理气止其胃痛。患者服上药 50 剂，自诉嗳气、胃痛近乎消失。

【病案 2】单某，女，41 岁。1991 年 3 月 22 日初诊。

主诉：腹胀满 3 年。

现病史：患者诉噫气难出，腹胀满 3 年多。现症见：噫气难出，甚则呕吐清水，腹胀满，受凉即腹痛，夜间两腿常欲伸出被外，否则，心里发急，大便常干，月经正常。苔薄白，脉数无力。

处方：党参 15 克，代赭石 10 克，旋覆花 12 克（包煎），清半夏 15 克，吴茱萸 3 克，炒火麻仁 30 克，炒枳壳 9 克，砂仁 6 克（后下），炙甘草 6 克。4 剂，水煎服，每日 1 剂，水煎服，分早晚两次温服。

二诊：1991 年 3 月 28 日。服上方 2 剂，病情大轻，服完 4 剂腹胀、噫气均除，但大便仍干（亦较前轻），巩固疗效。乃将上方吴茱萸改为 6 克，火麻仁增至 40 克，继服 4 剂，并嘱（因其返里）在上方服完后，再服六君子丸以巩固之，若诸症不起，唯大便秘结，可常服润通之剂。

处方：当归 15 克，炒火麻仁 30 克，郁李仁 20 克，肉苁蓉 15 克，草决明 15 克，炒枳实 10 克。7 剂，每日 1 剂，水煎服，分早晚饭后服。

按语：脾胃为气机升降之枢纽，若胃气虚弱，气机逆乱，脾不升清，谷气下流则足热，胃不降浊则腹胀，胃气上逆则噫气，旋覆代赭汤合吴茱萸汤温胃降逆，斡旋气机，4 剂收功。莫把足热、便干当实热，此辨证之关键也。

麻黄杏仁薏苡甘草汤

【病案1】 赵某，男，19岁。2006年5月19日初诊。

主诉：咳嗽2个月。

现病史：患者2个月前因天气变化出现咳嗽、发热，体温达38℃，伴咽痒，咽干痛，经西医静脉输液治疗1周，发热、咽痛愈。现症见：仍咳嗽，咽痒，咯吐少量白色黏痰，纳食如常，大小便正常。舌质红，苔薄白腻，脉细缓。

辨证：风湿郁肺。

处方：麻黄6克，杏仁10克，薏苡仁30克，桔梗15克，前胡10克，荆芥10克，蝉蜕6克，僵蚕10克，冬瓜仁30克，甘草6克。7剂，每日1剂水煎服，分早晚两次温服。

按语：患者咳嗽，咽痒，咯吐少量白色黏痰，舌质红，苔薄白腻，此为风湿犯肺之咳嗽，主方选用麻黄杏仁薏苡甘草汤以解表祛湿、宣肺止咳，方中麻黄解表发汗，宣肺止咳，以宣散肌表的风邪；杏仁宣利肺气，为麻黄之佐；薏苡仁甘淡微寒，既可渗利除湿，又制约麻黄之温性，以免其助热化燥之势；甘草既能润肺止咳，又能调和诸药。四药相配，共奏疏风祛湿，宣肺止咳之功。在此基础上加桔梗、僵蚕以祛痰利咽；加荆芥、蝉蜕疏风解表；桔梗、前胡等宣降肺气，以化痰浊；冬瓜仁利湿祛浊。临床所见风湿咳嗽，若单用疏风宣肺之法，风去湿留，久咳难愈，只有疏风祛湿并用，风湿俱去，咳嗽乃平。张磊教授运用麻黄杏仁薏苡甘草汤治疗难治性外感风湿咳嗽，收效良好。

【病案2】 王某，男，37岁。2008年5月28日初诊。

主诉：手指关节肿痛时作2年。

现病史：患者2年前患者不明原因出现手指关节肿痛，发无定时，手掌小鱼际时见皮色红，遇冷或阴雨天加重，活动后减轻，纳眠可，口中和，大便溏，小便正常。舌质淡红，苔薄黄腻，脉涩。

处方：麻黄10克，杏仁10克，生薏苡仁30克，木防己15克，通草6克，金银花藤30克，鸡血藤30克，骨碎补15克，桑枝15克，甘草6克，生姜3片，大枣3枚为引。5剂，每日1剂，水煎服，分早晚两次温服。

二诊：2008年6月3日。服上药，效可，手指关节肿痛明显减轻。现症见：仍手指关节肿痛，发无定时，纳差，大便溏，小便黄。舌质暗红，舌苔薄白，脉细无力。

处方：上方加焦山楂 10 克，冬瓜仁 30 克，白术 10 克。7 剂，每日 1 剂，水煎服，分早晚两次温服。

三诊：2008 年 6 月 11 日。时有手指关节肿痛，纳食增，二便调，舌质淡红，苔薄白，脉微细。

处方：上方继服 7 剂，每日 1 剂，水煎服，分早晚两次温服。

按语：《素问・痹论》云："风寒湿三气杂至，合而为痹也。"痹病的发生，主要由风、寒、湿之邪乘虚侵袭人体，致气血运行不畅，经络郁滞，不通则痛而成。风、寒、湿邪郁滞经络，气机不畅为痹病的基本病机。本案患者病机即为风寒湿邪郁滞，但湿邪郁滞较为明显。湿为阴邪，其性黏滞，最易阻遏气机；症见肢体关节重着，肿胀，痛有定处，苔腻，脉涩。治宜化湿、利湿为主，辅以疏风散寒。方用麻黄杏仁薏苡甘草汤，重在祛风除湿。麻黄发表散寒，杏仁健脾利湿，薏苡仁舒筋除痹，甘草甘温助脾。四药相配，共奏疏风散寒止痛、健脾利湿之效。患者关节疼痛、活动后减轻，脉涩等为经络郁滞之证候，故合用疏利之法，加木防己、金银花藤，通草、鸡血藤、骨碎补、桑枝等以疏通经络，使风湿俱去，经络得通，痹证自消。

【病案 3】李某，女，47 岁。2007 年 11 月 8 日初诊。

主诉：便秘 1 个月余。

现病史：患者每于秋季出现便秘，过季则缓解。今年入秋以来，便秘再发，已持续 1 个月余，大便日 1 次，坚如羊屎，排便顺畅，伴口干，凌晨发作胸闷，多次查心电图无异常。舌质红，苔白，脉弦细。

辨证：肺失宣肃，大肠失濡证。

处方：麻黄 6 克，杏仁 10 克，薏苡仁 30 克，枳壳 10 克，桔梗 10 克，陈皮 10 克，厚朴 10 克，全瓜蒌 15 克，黄芩 10 克，甘草 6 克。6 剂，每日 1 剂，水煎服，分早晚两次温服。

按语：患者便秘具有明显的时令性，于每年秋季则发，究其因，乃肺气偏虚，肺气易被郁闭。秋主收敛，肺金当令，肺失宣肃，通调失职，水液不能濡润大肠，出现大便干结，常伴见胸闷，口干咽干，甚而咳嗽等症。麻黄杏仁薏苡甘草汤不仅解表除湿，且能开宣肺气，提壶揭盖，复其通调水道之职。方中麻黄宣畅肺气；杏仁归肺与大肠经，助麻黄宣肺，又能濡润大肠；薏苡仁甘淡渗湿，使湿郁得除，水液归于正常道路，下润大肠；甘草性甘润，不仅调和诸药，且收益气润肺之功。配伍枳壳、桔梗调节肺部气机升降，厚朴、瓜蒌以下气润肠，黄芩以清肺中郁热。诸药相配，肺气得宣，水道通调，大肠得濡，则便秘可愈。

四逆散

【**病案1**】张某，女，46岁。2013年5月18日初诊。

主诉：胃胀2年余。

现病史：患者2年前因生气引起胃胀，治疗未愈。现症见：胃胀，不痛，无明显规律，饭后重，觉有气顶，咽喉异物感，纳可，不敢多食，眠一般。晨起口苦，平素易心烦急躁，时有烘热汗出。今年断经，大便溏结不调，小便可。舌淡红，舌体胖大，有齿痕，苔薄黄，脉涩。

辨证：肝胃郁滞，兼心阴亏虚证。

处方：柴胡10克，炒枳壳10克，生白芍10克，清半夏10克，厚朴10克，苏梗6克，炙甘草15克，浮小麦30克，黄连6克，蒲公英15克，大枣6枚为引。10剂，每日1剂，水煎服，分早晚饭后服。

二诊：2013年6月28日。胃仍胀，大便正常。

处方：清半夏12克，干姜10克，党参10克，黄芩10克，黄连6克，香橼10克，蒲公英30克，生甘草6克。10剂，每日1剂，水煎服，分早晚饭后服。

三诊：2013年9月2日。服上方30剂，效显。现症见：胃胀明显好转，纳可，胃脘偶尔痛，生气时明显。气顶已不明显，咽部有异物感，偶尔晨起口苦，仍烘热汗出，易急躁心烦，自觉舌尖有麻辣感，怕冷，手脚发凉，大便调。舌质红，苔腻，脉涩。左眼角有脓腔，流脓，不想手术。

处方：川芎6克，炒苍术10克，炒神曲10克，制香附10克，栀子6克，灯心草3克，连翘10克，蒲公英15克，浮小麦30克。10剂，每日1剂，水煎服，分早晚饭后服。

另：黄连6克，黄柏6克。1剂，煎水外涂左眼角患处。

按语：患者因生气而出现胃胀，伴随咽喉异物感，易心烦急躁，烘热汗出，大便溏结不调，考虑为气滞痰凝、郁火伤阴之脏躁证，拟疏肝解郁、柔肝缓急之法治之，以四逆散合甘麦大枣汤、半夏厚朴汤加减，结合现代药理学研究，加蒲公英抑制幽门螺杆菌。二诊时胃仍胀，大便正常，转换思路，从痞证论治，拟辛开苦降之半夏泻心汤加疏肝解郁、理气和中之香橼治之。患者服之30剂，胃胀明显减轻，仍心烦急躁，烘热汗出，三诊仍从郁证论治，拟行气解郁之越鞠丸合补益心脾之甘麦大枣汤善后。

【**病案2**】王某，女，48岁。2019年8月30日初诊。

主诉：双手指关节疼痛 2 个月余。

现病史：患者 2 个月前无明显诱因出现双手指关节疼痛。现症见：手指关节疼痛，夜间加重，活动可，乏力，活动后头晕、气喘，纳少，眠浅易醒，大便时溏，日 1~2 次，月经周期 21 天，量色可，经前乳胀。舌暗，苔白腻，脉涩。

处方：柴胡 10 克，生白芍 10 克，炒枳实 10 克，通草 6 克，独活 10 克，竹茹 10 克，丝瓜络 10 克，桑叶 10 克，追地风 10 克，千年健 10 克，生甘草 6 克。10 剂，每日 1 剂，水煎服，分早晚两次温服。

二诊：2019 年 9 月 30 日。服上方 25 剂，双手指关节疼痛减轻，月经周期正常。现症见：晨起手指稍僵，眠差，入睡难，眠浅易醒，醒后难再寐，头懵，乏力，活动后心慌、汗出，性情急躁，心烦郁闷，纳可，二便调。面色黄，舌质暗，苔薄白，脉细。

处方：上方加首乌藤 30 克，浮小麦 30 克，甘草改为 10 克，大枣 4 枚（切开）为引。15 剂，每日 1 剂，水煎服，分早晚两次温服。

按语：患者手指关节疼痛，活动后头晕、气喘，经前乳胀，脉涩，此乃气郁络阻挟风之证，方选四逆散调畅气机、透邪解郁，加独活、追地风、千年健祛风除湿、强筋健骨，三青汤（桑叶、竹茹、丝瓜络）清热通络，化瘀理脉，加通草取气机通达，阳气通畅之义。诸药合用，共奏理气解郁、祛风除湿、通络止痛之功。二诊效不更方，加浮小麦、首乌藤以养血安神，通利经络。

葛根汤

【病案 1】石某，女，35 岁。2011 年 3 月 16 日初诊。

主诉：后背沉困 2 年余。

现病史：患者项背沉困强硬，连及腰部，偶有疼痛，痛无定处，心情不佳及劳累后明显，时有四肢酸胀，与天气无关，耳鸣，纳可，眠中多梦，大便易干，月经有少量血块。舌淡，苔白厚浮黄，脉细。

辨证：项痹（太阳受邪，湿滞血瘀证）。

处方：葛根 20 克，白芍 20 克，桂枝 30 克，麻黄 10 克，川芎 10 克，木瓜 30 克，羌活 10 克，鸡血藤 30 克，苍术 10 克，陈皮 15 克，川厚朴 10 克，甘草 6 克。4 剂，每日 1 剂，水煎服，分早晚两次温服。

二诊：2001 年 3 月 20 日。服上方 4 剂，后背沉困减轻。现症见：腰两侧及四肢酸困，双下肢尤甚，口干口苦，紧张时易头晕、心慌，恶心干呕，生气时胃胀，纳可，多噩梦，时早醒。舌淡暗，苔白厚，脉弦。

处方：柴胡 10 克，黄芩 10 克，清半夏 10 克，党参 15 克，桂枝 10 克，白芍 20 克，茯苓 30 克，葛根 10 克，陈皮 15 克，川芎 10 克，枳实 10 克，甘草 6 克，生姜 3 片，大枣 3 枚为引。4 剂，每日 1 剂，水煎服，分早晚两次温服。

按语：本案患者由于颈部劳损，复感风寒，邪袭太阳，导致太阳经输不利，气血痹阻，治当辛温散邪、舒筋通络，用葛根汤散寒解肌。方中重用葛根可以增强其辛甘凉润、舒筋解痉之功。因患者舌苔白厚，加入平胃散以祛湿浊，羌活亦可胜湿止痛，另加木瓜化湿舒筋，鸡血藤活血，使湿邪祛，气血畅，经输利，身困除。

【病案 2】秦某，女，28 岁。2014 年 11 月 10 日初诊。

主诉：面瘫 2 个月余。

现病史：患者面瘫口歪，右眼闭合不全，恶寒，四肢逆冷，易腹泻，现大便成形，日 2 次，入睡困难，心烦急躁，纳可，口干不苦，月经调。舌淡红，苔白，脉弦。

辨证：中风（营卫不和，风中经络证）。

处方：葛根 20 克，白芍 12 克，桂枝 12 克，麻黄 10 克，白术 15 克，黄芪 30 克，防风 6 克，僵蚕 10 克，川芎 10 克，甘草 6 克，生姜 3 片，大枣 3 枚为引。7 剂，每日 1 剂，水煎服，分早晚两次温服。

二诊：2014 年 11 月 17 日。服上方 7 剂，面瘫口歪稍减轻。现症见：仍眠差，心烦，纳可，口中和，二便调。舌淡红，苔薄白，脉细有力。

处方：上方去麻黄、防风，加炒酸枣仁 20 克，当归 15 克，知母 10 克。7 剂，每日 1 剂，水煎服，分早晚两次温服。

按语：患者素体正气亏虚，又感风寒之邪，正不足而邪乘之，寒虚相搏，为邪中经络之证。用葛根汤疏散太阳之邪以治标，合用玉屏风散以益卫固表，扶正治本。加入僵蚕以搜风通络，川芎活血行气，诸症自除。二诊时眠差如前，故取酸枣仁汤之意以养血安神，当归养血又能活血，标本兼治，故收良效。

【病案 3】翟某，男，53 岁。2015 年 8 月 21 日初诊。

主诉：左侧面瘫 7 天。

现病史：患者 7 天前因吹空调出现左侧面瘫，舌体活动不利，纳眠可，口干不苦，二便调。舌质红，苔白厚，脉弦细。近日发现脑梗死（具体不详）。

辨证：营卫不和，寒邪入络证。

处方：葛根20克，白芍12克，桂枝12克，麻黄10克，白术15克，防风10克，僵蚕10克，当归10克，丹参30克，蜈蚣2克，制白附子10克，甘草6克。5剂，每日1剂，水煎服，分早晚两次温服。

二诊：2015年8月26日。服上方5剂，面瘫减轻。现症见：大便难，解不干净感，日1~2次，纳眠可，口苦。舌红，苔白腻，脉细。

处方：上方去当归、丹参，加黄连6克，茯苓30克。7剂，每日1剂，水煎服，分早晚两次温服。

三诊：2015年9月3日。服上方7剂，效可。现症见：时有口角流涎，口干不苦，纳眠可，二便调。舌红，苔薄黄，脉细。

处方：葛根20克，白芍10克，桂枝10克，麻黄10克，僵蚕10克，陈皮10克，清半夏10克，茯苓30克，黄连10克，郁金10克，石菖蒲10克，苍耳子10克，甘草6克。7剂，每日1剂，水煎服，分早晚两次温服。

按语：患者因吹空调，突发面瘫，考虑为寒邪入络，气血痹阻，用葛根汤以疏散经邪。苔白厚，脉弦细，既往有脑梗死病史，考虑有风痰内伏，故合用牵正散，用白附子、僵蚕、蜈蚣以祛风通络，防风祛风胜湿。舌体活动不利，舌质红，故加大丹参用量以活血通脉，当归养血活血，共奏祛风胜湿、活血通络之功。

黄连汤

【病案1】赵某，女，61岁。2012年11月28日初诊。

主诉：胃胀4年余。

现病史：患者间断性胃胀，伴反酸，无胃灼热，右胁隐痛时作，眠可，劳累后易心慌、气短，乏力，恶寒，口干口苦，晨起4~5时如厕，肠鸣，大便偏稀。舌质暗红，苔白，脉弦细略数。既往史：有浅表性胃炎病史、冠心病史。

辨证：痞满（心脾肾阳虚证）。

处方：黄连10克，太子参10克，清半夏10克，干姜10克，桂枝6克，补骨脂10克，炒白术15克，五味子10克，浙贝母10克，煅海螵蛸30克，甘草6克。7剂，每日1剂，水煎服，分早晚两次温服。

二诊：2012年12月12日。服上方14剂，胃胀愈。现症见：心慌，胸闷，气短，活动后加重，时有右胁下痛，口干苦，纳可，眠安，二便调。舌质暗，苔薄白，脉细无力。

处方：黄芪20克，党参15克，炒白术15克，茯神30克，龙眼肉10克，木香10克，炒酸枣仁20克，远志10克，黄连10克，五味子10克，当归15克，炙甘草6克，生姜3片，大枣3枚为引。7剂，每日1剂，水煎服，分早晚两次温服。

按语：患者口干口苦，伴反酸，且大便偏稀，肠鸣，为上热下寒之象，故用黄连汤以清上温下，乌贝散可清热止酸。患者又有晨泄，心慌，气短，乏力，考虑心肾阳虚，故加入补骨脂、五味子以补肾宁心。二诊主症为心慌，胸闷，气短，苔薄白，脉细无力，考虑为气血两虚，故用归脾汤以补益气血；因口干口苦，加入黄连以清上焦之热。

【病案2】范某，男，27岁。2014年1月8日初诊。

主诉：胃胀5年余。

现病史：患者胃胀、胃痛，伴胃灼热，肠鸣，纳可，大便溏，日1次，眠差，因腹中不适而入睡难。舌质淡红，苔白厚，脉弦大无力。曾查胃镜示慢性浅表性胃炎（充血）、肠易激综合征病史。

辨证：上热下寒，脾虚湿滞证。

处方：黄连10克，党参10克，清半夏10克，干姜10克，桂枝6克，厚朴10克，枳实10克，炒白术15克，陈皮10克，甘草6克。7剂，每日1剂，水煎服，分早晚两次温服。

二诊：2014年1月15日。服上方7剂，胃胀减轻。现症见：肠鸣，进食后稍有胃痞，纳可，易饥，大便溏，日1次，眠差易醒，口中和。舌质暗，苔白稍厚，脉缓。

处方：上方加草果3克。15剂，每日1剂，水煎服，分早晚两次温服。

按语：患者胃灼热，肠鸣，大便溏，舌质淡红，为上热下寒之象，故用黄连汤以清上温下。脉象乏力，加用白术即有黄连理中汤之意，以温中健脾；加用枳实、厚朴可消胀除满，陈皮以理气健脾燥湿。二诊患者仍有便溏，舌苔白厚，故加入草果以温中化湿。全方邪正兼顾，使中焦湿邪去，脾气健，运化如常。

【病案3】刘某，女，74岁。2015年12月9日初诊。

主诉：胃痛1年余。

现病史：患者平素易胃痛、胃胀，伴嗳气，反酸，胃灼热，腹稍胀，大便稍干，3日1次，夜眠入睡难，多梦易醒。舌质淡红，苔薄白，脉缓无力。

辨证：胃气郁滞，郁而化火证。

处方：苍术10克，川芎10克，栀子10克，醋香附10克，神曲6克，清半夏10克，连翘10克，炒莱菔子10克，蒲公英30克，延胡索10克，炒川楝子10克，浙贝母10克，煅海螵蛸30克，甘草6克。7剂，每日1剂，水煎服，分早晚两次温服。

二诊：2015年12月16日。服上方效平。现症见：胃胀痛，嗳气，反酸，胃灼热，纳呆，食后胃痛加重，自觉腹中肠鸣，口干不苦，大便量少质稀，日1次，夜眠差，入睡难，多梦易醒。舌质淡，苔白腻，脉细。

处方：黄连10克，党参10克，清半夏10克，干姜10克，桂枝6克，浙贝母10克，煅海螵蛸30克，延胡索10克，炒川楝子10克，吴茱萸5克，前胡10克，甘草6克。7剂，每日1剂，水煎服，分早晚两次温服。

按语：初诊患者易胃痛、胃胀，伴嗳气，反酸，胃灼热，腹稍胀，大便稍干，3日1次，考虑为中焦郁滞，然未考虑到脉缓无力，有中焦虚弱，故服用后效果不太明显，仅有大便的改善。二诊大便变稀，舌质淡，出现上热下寒兼有脾虚的症状，故用黄连汤以清上温下，合用乌贝散以清热止酸，金铃子散以理气止痛，加用吴茱萸有左金丸之意以辛开苦降，前胡开肺以升发胃气。

【病案4】朱某，女，55岁。2016年4月27日初诊。

主诉：胃脘痞满1周。

现病史：患者因饮菊花茶、三七茶、玫瑰花茶后出现腹泻4次。现症见：胃脘痞满，胃胀，伴嗳气、矢气，无胃灼热及反酸，口干不苦，纳眠可，乏力，大便日1次，量少不干，小便频。舌质暗红，苔白，脉左细右大。

辨证：上热下寒，脾虚食滞证。

处方：黄连10克，党参10克，清半夏10克，干姜10克，桂枝6克，鸡内金10克，炒山楂10克，陈皮10克，马齿苋30克，炒莱菔子10克，甘草6克。5剂，每日1剂，水煎服，分早晚两次温服。

二诊：2016年5月3日。服上方效可。现症见：胃痞，嗳气，偶有胃胀，无胃灼热及反酸，纳可，口中和，双下肢乏力，眠差早醒，二便调。舌红，苔白，脉细有力。

处方：苍术10克，川芎10克，栀子10克，醋香附10克，神曲10克，清半夏10克，陈皮10克，茯苓30克，连翘10克，炒麦芽10克，炒莱菔子10克，甘草6克。5剂，每日1剂，水煎服，分早晚两次温服。

按语：患者饮茶后，伤及脾气，出现腹泻，此为茶伤。胃脘痞满，胃胀，伴嗳气，口干，右脉大，为上有热，胃虚气逆；矢气，大便量少，为肠腑气滞不通。上下气机阻隔，不相交通，故用黄连汤以清上温下，加用消积理气之山楂、陈皮、炒莱菔子以降气除胀，马齿苋清肠中之湿滞。二诊患者肠腑得通，仅有中焦郁滞之象，故改用越鞠丸合保和丸以理气消食，恢复胃肠之通畅，以合“六腑以通为用”之旨。

百合地黄汤

【病案】陈某，女，48 岁。2013 年 5 月 24 日初诊。

主诉：乏力半年。

现病史：患者 2012 年 10 月份断经。现症见：乏力，烘热汗出，易发脾气，眼睛昏花，牙龈出血，眠可，纳差，二便调。血压、血糖正常。舌紫暗，舌下络脉紫，苔薄白偏黄，脉细。

处方：生地黄 10 克，生百合 30 克，浮小麦 30 克，麦冬 20 克，炒酸枣仁 20 克，茯神 10 克，栀子 10 克，淡竹叶 10 克，灯心草 3 克，桑叶 10 克，生甘草 10 克，大枣 6 枚为引。10 剂，每日 1 剂，水煎服，分早晚饭后服。

二诊：2013 年 6 月 10 日。服上方 15 剂，烘热汗出愈，睡眠好，牙龈出血减少。现症见：乏力，口淡乏味，二便调。舌淡胖，苔薄黄，脉细。

处方：上方去栀子，加黄连 6 克，生山药 15 克，菊花 10 克。10 剂，每日 1 剂，水煎服，分早晚两次温服。

按语：本病为肝肾阴虚、心火偏亢之脏躁证，用百合地黄汤合甘麦大枣汤滋养肝肾阴液，栀子、淡竹叶、灯心草清心火，少量桑叶清肝火。

桔梗汤

【病案 1】姜某，女，46 岁。2013 年 5 月 22 日初诊。

主诉：喑哑半年余。

现病史：患者半年前无诱因出现喑哑，经治疗（具体不详）未痊愈。现症见：喑哑，咽干，有异物感。时有头晕，纳眠可，月经正常，二便调。舌暗红，苔黄厚腻，脉细。查：①右侧声带肿物待查；②慢性增生性咽喉炎；③下咽部异物。

辨证：肺阴亏虚，喉失濡养（金破不鸣）。

处方：乌梅 6 克，生甘草 10 克，桔梗 10 克，麦冬 20 克，诃子 10 克，蝉蜕 3 克，木蝴蝶 4 克，石斛 10 克，桑白皮 10 克，地骨皮 10 克，青果 6 克，金银花 10 克，薄荷 3 克（后下）。15 剂，每日 1 剂，水煎服，分早晚两次温服。

二诊：2013 年 7 月 12 日。服上方 15 剂，喑哑愈，已唱歌。现症见：咽部异物感，夜间偶尔痛，咽干，无痰，易出汗，偶尔头昏沉，连续 2 周眠差，月经正常，大便不干。舌红，苔黄干，脉细。

处方：乌梅 6 克，生甘草 10 克，桔梗 10 克，麦冬 20 克，诃子 10 克，石斛 10 克，木蝴蝶 6 克，浙贝母 10 克，清半夏 10 克，金果榄 15 克，赤芍 12 克，牡丹皮 10 克，牛蒡子 10 克，薄荷 3 克（后下），玄参 15 克。15 剂，每日 1 剂，水煎服，分早晚两次温服。

三诊：2013 年 8 月 7 日。服上方 15 剂。现症见：仍咽部异物感，偶尔痛，咽干，无痰，易出汗，纳可，眠可，二便可。肿块无明显改变。舌淡，苔黄干，脉细。

处方：北沙参 15 克，石斛 15 克，麦冬 30 克，诃子 10 克，青果 6 克，木蝴蝶 6 克，蝉蜕 6 克，牡丹皮 10 克，赤芍 10 克，菊花 10 克，生甘草 6 克，乌梅 6 克。15 剂，每日 1 剂，水煎服，分早晚两次温服。

四诊：2014 年 8 月 1 日。去年因咽部不适服上述药，已愈。

按语：肺热日久化火伤阴，阴液亏虚，咽喉失于濡润，则音哑、咽干。桔梗汤清热解毒利咽，诃子、乌梅收敛肺气，泻白散清泻肺热，蝉蜕、木蝴蝶利咽开音，麦冬、石斛滋养肺阴。

【病案 2】李某，女，33 岁。2013 年 6 月 17 日初诊。

主诉：咽痛，有痰 2 个月余。

现病史：咽痛，咽痒，咽干，有痰，量不多，痰稠易咳，口干不渴，流黄稠涕，眼昏，出汗，不怕冷，纳可，眠可，大便干结，日 1 次，小便可。月经正常，经前、经期无特殊不适，现正值经期。舌质暗红，苔薄黄，脉细。诉曾在呼吸科工作较累，感染后出现上症，之后每次感冒即出现上症。既往有鼻炎史。

处方：桔梗 10 克，生甘草 10 克，乌梅 6 克，玄参 30 克，麦冬 30 克，大黄 10 克（后下）。15 剂，每日 1 剂，水煎服，分早晚分服。

二诊：2013 年 7 月 8 日。服上方效佳，10 剂后觉诸症近愈，停药后又觉症状有反复。现症见：咽痛，咳稠黄痰，量不多，纳眠可，二便可。舌质红，苔薄白，脉细。

处方：金银花 10 克，玄参 30 克，浙贝母 10 克，当归 10 克，桔梗 10 克，麦冬 30 克，大黄 10 克（后下），鱼腥草 30 克，桑叶 10 克，生甘草 6 克。15 剂，每日 1 剂，水煎服，分早晚两次温服。

按语：患者病变范围比较局限，症状单纯，为咽痛，咽干痒，黄涕，大便干结，处以桔梗汤清热解毒利咽。现代药理研究发现，乌梅有舒缓平滑肌、脱敏作用，对于咽痒等有过敏症状者，张磊教授常用此药，玄参清热滋阴，《本草纲目》记载其可“利咽喉”，一举两得，肺上通咽喉，以麦冬滋养肺阴，肺与大肠相表里，加大黄通腑泻肺热，降肺气，也可兼顾大便干结。全方用药精巧准确，照顾全面。二诊患者服上方10剂，诸症几近消失。

【病案3】邹某，女，40岁。2013年7月31日初诊。

主诉：咳嗽8周。

现病史：患者2010年10月份查出甲状腺癌，术后出现乏力，服西洋参、胸腺素后好转。2013年正月初四发现舌肿，确诊为血舌管瘤，经针灸、中药治疗后，舌肿瘀紫减轻，5月份注射尿素针后出现咳嗽，干咳无痰，逐渐加重，咳嗽4周后出现窒息，服西药喷雾剂后缓解，后住院按哮喘治疗，窒息愈，但咳嗽一直未好转。现症见：偶尔咳嗽，喉咙痒即咳，夜间好转，乏力，心慌，急躁，怕热，眠浅，梦不多，饮食可，二便可。舌淡红，苔花剥，脉细。

处方：生甘草10克，桔梗10克，乌梅6克，北沙参15克，炒火麻仁15克，枇杷叶10克，橘红6克，木蝴蝶6克，麦冬15克，桑叶10克，白僵蚕6克，杏仁6克，石斛10克。15剂，每日1剂，水煎服，分早晚分服。

二诊：2013年8月9日。服上方10剂，效可，心慌乏力减轻。现症见：咳嗽，咽干痒，觉喉中有异物，无痰，时有急躁，心烦，纳少，眠浅，易醒，每晚睡5~6小时，二便调。舌淡红，舌体胖大，苔白，脉细滞。诉经前2天痛经甚，每发时出现恶心，呕吐，出冷汗，四肢逆冷。

处方1：桑叶30克，地骨皮15克，炙麻黄3克，杏仁10克，白前10克，车前子15克，生甘草6克，淡竹叶10克，灯心草3克。15剂，每日1剂，水煎服，分早晚分服。

处方2：生白芍30克，醋延胡索15克，五灵脂10克，蒲黄10克，生甘草15克，当归10克，山楂炭15克。5剂，每日1剂，水煎服，分早晚分服，痛经时服。

三诊：2013年9月16日。痛经方服5剂，效可。服药后月经提前7~8天，经色、经量可，经期小腹有胀感，不痛。服处方1共20剂，效可，心烦急躁好转，乏力减轻。现症见：时有咳嗽，咽干痒，无痰，头晕近10天，不痛，不恶心，纳眠可，二便可。右侧舌体内血管瘤无明显变化。舌淡红，舌体胖大，苔薄白，脉细滞。

处方1：玄参30克，浙贝母10克，生牡蛎30克（先煎），清半夏10克，牡丹皮10克，赤芍10克，丝瓜络30克，连翘10克，生黄芪15克，橘络6克，生甘草6克。15剂，每日1剂，水煎服，分早晚分服。

处方2：痛经方加制香附10克，5剂，每日1剂，痛经时服。

四诊：2013年12月9日。服上处方1共40余剂，效可。近2个月因公公生病去世（肺癌）劳累，出现全身乏力，心烦急躁，入睡困难，虽疲惫但难以入睡，每晚睡3~4小时。前天感冒，至今未愈，流清涕，鼻塞，咽干痛，口干舌黏，食欲不佳。大便溏，小便可。服痛经方后已无疼痛，但月经提前7~8天。舌淡红，苔白稍黄，脉细。

处方：玄参15克，浙贝母10克，生牡蛎30克（先煎），清半夏10克，郁金10克，生麦芽15克，淡竹叶10克，灯心草3克，浮小麦30克，麦冬10克，合欢皮15克，生甘草6克。15剂，每日1剂，水煎服，分早晚分服。

按语：患者甲状腺癌，经治疗后出现舌血管瘤，表现为干咳无痰，咽喉干痒等症状，首诊以治疗咳嗽为主。以《伤寒论》中桔梗汤、木蝴蝶宣肺利咽；加北沙参、石斛、麦冬、枇杷叶、桑叶养阴清肺；用橘红、僵蚕化痰；杏仁降肺止咳；肺与大肠相表里，以火麻仁润燥通腑，恢复肺的宣降；乌梅有缓解过敏症状的作用，久咳咽痒者可适量加入。二诊时患者服药10剂，症状减轻，而心烦急躁等心经火热症状突出，遂以上方加灯心草、淡竹叶等，兼顾清心经之火，巩固疗效。

柴胡桂枝干姜汤

【病案】胡某，男，60岁。2015年10月14日初诊。

主诉：发现肝内胆管癌半个月。

现病史：患者2015年10月1日因右胁疼痛不适查CT示肝门部胆管癌，累及胆囊管可能，累及门静脉右支并肝内胆管扩张；胆管壁增厚，占位不排除；肝门部多发轻度肿大淋巴结。MRI示肝门部异常信号。考虑占位性病变，肝内胆管扩张可能。现症见：右胁隐痛不适，无腹痛、腹胀，无呕吐，口干渴，大便微溏，日1~2次，纳眠尚可。舌质淡，苔白厚，脉缓无力。既往消渴病史10余年。

辨证：胁痛（胆热脾寒证）。

处方：党参15克，柴胡10克，桂枝10克，干姜10克，黄芩10克，生牡蛎15克（先煎），清半夏10克，浙贝母10克，制川乌10克，壁虎10克，蜈蚣2克，郁金10克，甘草6克。15剂，每日1剂，水煎服，分早晚分服。

二诊：2015年10月30日。服上方效可，胁痛减轻。现症见：时右胁隐痛，纳眠可，二便调。舌质淡，苔薄白，脉弦细。

处方：守上方继服30剂。

三诊：2015年11月27日。服上方效可。现症见：夜尿频，纳眠可，口中和，余无明显不适。舌质淡红，苔薄白，脉缓有力。

处方：上方加桃仁10克，继续服用30剂。

四诊：2015年12月30日。服上方效可。现症见：纳眠可，二便调，口中和。舌质淡红，苔白，脉细。复查彩超示：肝内胆管扩张；胆囊结石40mm×21mm；脾厚43mm，长119mm。

处方：党参15克，柴胡10克，桂枝10克，干姜10克，黄芩10克，清半夏10克，浙贝母10克，制川乌10克，壁虎10克，蜈蚣2克，郁金10克，鸡内金15克，冬瓜仁30克，桃仁10克，甘草6克。30剂，每日1剂，水煎服，分早晚分服。

五诊：2016年2月3日。服上方效平和。现症见：身黄，目黄，小便黄，腹不胀，肠鸣，畏寒，纳眠可，乏力，大便每日3~4次。舌质淡，苔白腻，脉缓。

处方：茵陈40克，茯苓30克，猪苓20克，泽泻15克，桂枝10克，白术15克，清半夏10克，浙贝母10克，壁虎10克，蜈蚣2克，制附子10克，甘草6克，桃仁10克。15剂，每日1剂，水煎服，分早晚分服。

六诊：2016年3月9日。服上方效可。现症见：目黄，小便黄，身黄均有所减退，乏力，入睡困难，易醒，心烦，大便每日3~4次，肠鸣，腹不胀，纳可。舌质淡，苔白厚，脉弦。

处方：茵陈30克，白术15克，制附子10克，干姜10克，茯苓30克，猪苓15克，泽泻15克，清半夏10克，壁虎10克，蜈蚣2克，浙贝母10克，桂枝6克，甘草6克。20剂，每日1剂，水煎服，分早晚分服。

七诊：2016年3月30日。服上方效可，黄疸基本消退。现症见：皮肤瘙痒，乏力，入睡困难，易醒，心不烦，纳可，口中和，大便每日3~4次。舌质淡，苔白厚，脉弦。

处方：守上方加地肤子30克。继服10剂，每日1剂，水煎服，分早晚分服。

按语：《伤寒论》对柴胡桂枝干姜汤的注解为少阳病兼水饮内结，认为本方寒温并用，攻补兼施，为和解枢机、宣化水饮之剂。张磊教授认为柴胡桂枝干姜汤的主治病机为少阳有余兼太阴不足，临床使用时当恪守病机，抓其主症，并结合患者不同症情，师其法而不泥其方，加减化裁，可用于多种病症的治疗。只要辨证准确，方证相应，无不收立竿见影之效，这也进一步体现了中医辨证论治的精髓。本案而言，少阳枢机不利，郁而化热，故胁痛；便溏，舌质淡，为脾阳不足之征象，患者虽然症状不明显，但结合现代临床辅助检查及病史，辨为少阳太阴合病。以本方寒温并用，攻补兼施。患者五诊出现黄疸，证变方亦变，以茵陈五苓散及茵陈术附汤加减调治黄疸，黄疸消退后，继以归脾汤加减调治气血，扶助正气。体现了中医的辨证思维和整体观念。

小建中汤

【病案】李某，男，53 岁。2019 年 3 月 22 日初诊。

主诉：食管癌术后乏力 2 年。

现病史：患者 2 年前因呕吐、腹痛于当地医院检查，诊为食管癌，遂进行手术治疗，术后出现周身乏力、倦怠。现症见：乏力明显，倦怠，行走需要搀扶，双目干涩，纳少，食欲差，大便溏薄，日 1~2 次，口中和，眠尚可。舌质淡红，苔薄白，脉迟无力。

辨证：虚劳（中焦虚弱证）。

处方：黄芪 30 克，桂枝 12 克，炒白芍 24 克，饴糖 30 克（烊化），清半夏 10 克，制川乌 10 克，浙贝母 10 克，壁虎 10 克，蜈蚣 2 克，炙甘草 6 克，生姜 3 片，大枣 3 枚为引。10 剂，每日 1 剂，水煎服，分早晚两次温服。

二诊：2019 年 4 月 3 日。服上方乏力稍有改善。现症见：纳少，食欲差，双目干涩，大便溏薄，每日 1~2 次。舌质淡红，苔薄白，脉迟无力。

处方：上方继续服用 20 剂。

三诊：2019 年 4 月 25 日。服上方乏力改善明显。现症见：仍纳少，双目干涩，大便溏薄，每日 1~2 次。舌质淡红，苔薄白，脉沉细。

处方：上方加当归 15 克，继续服用 20 剂。

四诊：2019 年 5 月 20 日。服上方乏力进一步减轻。现症见：已能独自行走，不需搀扶，纳食较前改善，大便溏薄，每日 1~2 次。舌质淡红，苔薄白，脉沉细。

处方：香附 10 克，砂仁 10 克（后下），党参 15 克，炒白术 15 克，茯苓 30 克，陈皮 10 克，清半夏 10 克，制川乌 10 克，浙贝母 10 克，壁虎 10 克，蜈蚣 2 克，炙甘草 6 克。20 剂，每日 1 剂，水煎服，分早晚两次温服。

按语：此案患者为食管癌术后出现乏力，究其原因为正气虚馁，邪气内干，加之手术耗其正气，致脾胃运化失常，气血生化无源，出现乏力倦怠。脾胃不能健运，故纳少，大便溏薄。其脉沉无力为正气虚馁之明征。患者体虚日久，若不经辨证，妄用峻补之药，则虚不受补，变症从生。王道无近功，以建中汤建运中焦，缓缓图之。案中以小建中汤为基础方加黄芪，即黄芪建中汤，加强其补元气作用，合平消散解毒抗癌。患者四诊乏力改善明显，正气渐复，后以香砂六君子汤善后。

下瘀血汤

【病案】李某，女，36岁。2013年5月17日初诊。

主诉：腹痛1年余。

现病史：患者1年多前无明显诱因出现脐部痛甚，每日皆痛，无有轻时，甚则汗出，受凉、食凉则疼痛加重，多方延医，经中西药治疗，仍反复疼痛。月经色黑，有血块，痛经甚。白带可。大便干，3~4日1次，小便黄。舌质红，苔黄厚，脉涩。曾行妇科检查发现子宫肌瘤。

辨证：瘀血阻滞证。

处方：桃仁12克，大黄10克（后下），土鳖虫6克，五灵脂10克，蒲黄10克（包煎），红花15克，白酒1盅（冲入）为引。10剂，每日1剂，水煎服，分早晚两次温服。

二诊：2013年5月29日。服上方10剂，效可，腹痛减轻，每次持续时间缩短。现症见：每隔2~5小时出现一次腹痛，可持续半小时，服药期间出现腹泻，大便每天2~3次，现停药3天未行大便，小便黄。舌质红，苔白略黄，脉涩。

处方：桃仁10克，酒大黄6克（后下），土鳖虫10克，生白芍30克，醋延胡索15克，制川乌6克（先煎），桂枝10克。10剂，每日1剂，水煎服，分早晚两次温服。

按语：下瘀血汤多治疗因恶露不尽、气血瘀滞所致的产后腹痛。方中大黄泻热逐瘀；桃仁活血化瘀润燥；土鳖虫破血逐瘀，善攻干血。临床中运用此方不必拘泥于产后，凡为瘀血日久，瘀而发热所致的腹痛均可运用本方。此案腹痛日久、且发作时间长、痛甚，兼痛经、大便干、小便黄，结合舌脉，为瘀血阻滞所致。故以下瘀血汤破血逐瘀，合失笑散活血化瘀。二诊加用白芍、延胡索行气缓急止痛，桂枝、川乌温通血脉以散结聚。

桂枝加龙骨牡蛎汤

【**病案** 1】张某，女，46岁。2014年3月3日初诊。

主诉：上半身发热1个月余。

现病史：患者情志受刺激后出现间断性上半身发热，心烦急躁，后背部及肩部酸困不适，两手心热，口干，发热后口苦，时有盗汗，眠可，纳可，二便调。舌质红，苔白厚，脉浮。

处方：桂枝10克，白芍10克，生龙骨、生牡蛎各20克，太子参10克，柴胡10克，黄芩10克，清半夏10克，茯苓30克，桑叶15克，连翘10克，知母10克，甘草6克，生姜3片，大枣3枚（切开）为引。7剂，每日1剂，水煎服，分两次温服。

二诊：2014年3月10日。服上方效可。现症见：间断性上半身发热，头颈部燥热不适，心烦急躁，稍有汗出，仍有双手心热，上肢酸，纳可，进食后稍有胃胀，嗳气，胃灼热，反酸，口稍苦，眠可，二便调。舌质红，苔白稍厚，脉弦。

处方：苍术10克，川芎10克，栀子10克，神曲10克，香附10克，浙贝母10克，煅海螵蛸30克，桑叶20克，菊花15克，连翘10克，炒莱菔子10克，淡豆豉30克。7剂，每日1剂，水煎服，分早晚两次温服。

三诊：2014年7月30日。服上药效可。现症见：发怒后出现胃胀，嘈杂隐痛，多嗳气，反酸，胃灼热，口苦，眼流泪多，眠一般，纳可，二便调。舌淡暗，苔白厚腻，脉细。

处方：苍术10克，川芎10克，栀子10克，神曲10克，香附10克，浙贝母10克，煅海螵蛸30克，淡豆豉30克，炒莱菔子10克，连翘10克，清半夏10克，桔梗10克，甘草6克。7剂，每日1剂，水煎服，分早晚两次温服。

按语：此为邪入少阳，少阳枢机不利，表里三焦之气不和。患者情志不畅，心烦急躁，间断性上半身发热，口干，发热后口苦，此为少阳见症；后背部及肩部酸困不适，脉浮，为太阳经气不利；两手心热，自汗盗汗，为邪犯阳明。少阳为半表半里，邪犯少阳，波及太阳阳明，故见三阳俱病，以桂枝加龙骨牡蛎汤合小柴胡汤以和解少阳，通达三焦，加知母以清热泻火，桑叶清热止汗，连翘清热解毒。二诊主要解决消化问题，处以越鞠丸和乌贝散理中焦气滞，炒莱菔子除胀，淡豆豉清解郁热，另加桑叶、菊花以疏散头面风热。

【**病案**2】王某，女，30岁。2015年8月3日初诊。

主诉：盗汗半月余。

现病史：盗汗，见于头颈部，下半身无汗，纳呆，眠一般，口干口苦，咽痛，大便不干，2~3日1次（三伏贴引起），小便调。舌红，苔白，脉细。

处方：桂枝10克，白芍20克，生龙骨、生牡蛎各20克，茯苓30克，党参15克，柴胡10克，黄芩10克，清半夏10克，陈皮10克，桔梗10克，葛根30克，甘草6克，生姜3片，大枣3枚（切开）为引。7剂，每日1剂，水煎服，分早晚两次温服。

二诊：2015年8月31日。服上方效可。现症见：但头汗出，余处无汗，齐颈而还，口干口苦，胃怕凉，大便溏，日1次，小便调，纳眠可。舌红，苔薄白，脉细。

处方：上方去陈皮、桔梗，加桑叶30克。7剂，每日1剂，水煎分两次温服。

三诊：2015年10月12日。服上方效可。现症见：口苦口干，眠差易醒，心烦易怒，纳可，胃怕凉，大便稍溏，日1次，小便调。舌质淡，苔薄白，脉细。

处方：清半夏10克，干姜10克，党参10克，黄芩10克，黄连10克，陈皮10克，茯苓30克，枳实10克，胆南星6克，甘草6克。7剂，每日1剂，水煎服，分早晚两次温服。

按语：患者口干口苦，盗汗，见于头颈部，纳呆，咽痛，为少阳经热，三焦不利。以桂枝加龙骨牡蛎汤调和营卫，合小柴胡汤和解少阳，加葛根疏解太阳经气，陈皮以理气健脾，桔梗、甘草以祛痰利咽。二诊仍有汗出，加大量桑叶以止汗，如《重庆堂随笔》所云："桑叶，虽治盗汗，而风温暑热服之，肺气清肃，即能汗解。"三诊见口干口苦，大便溏，考虑为上热下寒，中焦脾虚，以半夏泻心汤平调寒热，合用黄连温胆汤清热祛湿。

【**病案**3】李某，男，29岁。2015年7月27日初诊。

主诉：阳痿、早泄10余年。

现病史：患者诉阳痿、早泄10余年，多方求医，不效。现症见：阳痿，早泄，有性欲。情绪急躁易怒，视力差，畏光，乏力少气，精神差，纳可，大便不成形。舌质淡红，苔白，脉较数。既往有手淫史，自觉乳房发育。查彩超示轻度脂肪肝。

辨证：早泄（肝疏太过，阴阳两虚证）。

处方：生白芍15克，麦冬15克，生地黄15克，当归6克，乌梅10克，川芎6克。15剂，每日1剂，水煎服，分早晚两次温服。

二诊：2015年8月12日。服上方15剂，精神可，乏力好转。阳痿、早泄无明显改善。纳眠可，大便不成形，日1次，小便可。舌质红，裂纹舌，苔薄黄腻，脉涩。

处方：桂枝10克，生白芍10克，生龙骨、生牡蛎各30克（先煎），乌梅10克，炙甘草6克。20剂，每日1剂，水煎服，分早晚两次温服。

三诊：2015年8月31日。服上方20剂，阳痿好转，但举而不坚。大便改善，日1次，情绪改善。舌质鲜红，苔薄黄，脉细。

处方：上方加麦冬30克。20剂，每日1剂，水煎服，分早晚两次温服。

四诊：2015年9月21日。服上方20剂，自觉阳痿好转，大便改善。舌质鲜红，苔薄黄，脉细。

处方：上方麦冬改为15克，加党参10克，桑叶10克，竹茹10克，丝瓜络10克。20剂，每日1剂，水煎服，分早晚两次温服。

按语：素有遗精之人，多由精血耗损，阴阳两虚，心肾不交所致，正如尤怡所说“阴阳并乖而伤及其神与精也。”桂枝加龙骨牡蛎为调补阴阳、潜镇固摄之剂，凡因阴阳两虚而失调，导致阴不内守、阳不外固出现遗精、遗尿、自汗、盗汗等症，皆可运用本方化裁治之。此案为肝疏泄太过，日久损其阴阳，导致阴阳两虚，心肾不交，故以桂枝加龙骨牡蛎汤调补阴阳。

【病案4】邵某，女，56岁。2018年10月15日初诊。

主诉：失眠2年。

现病史：入睡难，心不烦，烘热汗出，耳鸣，乏力，口干不苦，舌头发涩，纳可，大便不成形，日2次，小便可。8年前已断经。舌质淡红，苔薄白，脉细。既往有高血压病史1年，血压控制可；血脂偏高。

辨证：不寐（阴阳失调，心血不足证）。

处方：桂枝10克，生白芍10克，生龙骨、生牡蛎各30克（先煎），炒酸枣仁15克，茯苓10克，浮小麦30克，炙甘草6克，生姜3片，大枣3枚为引。10剂，每日1剂，水煎服，分早晚两次温服。

二诊：2018年11月19日。服上方10剂，效佳。现症见：入睡稍难，偶有心烦，仍烘热汗出，舌头发涩，乏力，夜间睡前耳鸣，双目干涩，晨起视物模糊，口干不苦，纳可，大便成形，日1~2次，小便调。舌质淡红，苔薄白，脉细。

处方：上方加知母10克，川芎3克，粉葛根30克，牡丹皮10克，大枣5枚为引。10剂，每日1剂，水煎服，分早晚两次温服。

按语：此案患者失眠日久，暗耗心血，心血不足不能濡养心神，故加重失眠。心肾不交，水火不能相济则耳鸣、乏力、舌头发涩。此为阴阳失调，阴不内守，阳不外固所致，故以桂枝加龙骨牡蛎汤调和阴阳、镇静安神。

国家古籍整理出版专项经费资助项目

中医经典伤寒名著辑注

张　磊　褚玉霞
孙玉信　王祖龙　主编

第十卷

山东科学技术出版社
·济南·

图书在版编目（CIP）数据

中医经典伤寒名著辑注：全十二卷 / 张磊等主编
. -- 济南：山东科学技术出版社，2024.10
ISBN 978-7-5723-1633-3

Ⅰ. ①中… Ⅱ. ①张… Ⅲ. ①伤寒（中医）—古籍—汇编 Ⅳ. ① R254.1

中国国家版本馆 CIP 数据核字（2023）第 083730 号

中医经典伤寒名著辑注

ZHONGYI JINGDIAN SHANGHAN MINGZHU JIZHU

责任编辑：孙雅臻　于　尧
装帧设计：孙　佳

主管单位：山东出版传媒股份有限公司
出 版 者：山东科学技术出版社
地址：济南市市中区舜耕路 517 号
邮编：250003　电话：（0531）82098088
网址：www.lkj.com.cn
电子邮件：sdkj@sdcbcm.com
发 行 者：山东新华书店集团有限公司
地址：济南市市中区英雄山路 189 号
邮编：250002　电话：（0531）82797666
印 刷 者：山东临沂新华印刷物流集团有限责任公司
地址：山东临沂高新技术产业开发区龙湖路
邮编：276017　电话：（0539）2925659

规格： 16 开（184mm × 260mm）
印张： 237.5　**字数：** 4138 千
版次： 2024 年 10 月第 1 版　**印次：** 2024 年 10 月第 1 次印刷
定价： 1280.00 元（全十二卷）

伤寒六经辨证治法

原　著　清·沈明宗
主　编　罗文昭
副主编　昌小培

目录

伤寒论序[①]

国朝以来，刻医书者甚多，吾亦尽得而睹，其意在艺籍[②]书鸣，书行而艺因之以售，故其大半纂集前人，附会成编，足以眩目浅学，识者见之，为梨枣[③]攒眉[④]，如吾目南沈先生是刻，则不然也。先生少攻举子业，旋弃去，潜心禅宗，得大圆镜智[⑤]，旁通及医典。少失偶，不复娶，客游燕都[⑥]，回次邗江[⑦]，因缘缔合，遂止焉。邗之抱疴求拯者，户外日盈踵，暇则与诸及门考论医宗，凡二十余年。岁丁卯[⑧]，余游邗江，一见遂订为性命交。后吾还新安，八年而先生书梓成，问序于吾。曰：先生殆如来释迦，欲吾为阿难迦叶[⑨]，从旁宣导者乎？夫医之为道，不明由来，儒者沉潜章句，博而罔约，能入乎其中，不能出乎其外，居常谈论，则路路旁通，临病决诊，则此是彼是。故其处方投剂，每多方枘圆凿[⑩]，售者初知药味，奈彼福缘深厚，加之世法圆通，遇合皆恃情投，设剂间亦取验，病者在在[⑪]归功，伊亦自谓得道，轩岐之旨泯焉昧焉。呜呼！医灯之焰，不续久矣！百年之间，数千里之内，亦有闻人，闻者，非吾所欲闻，彼不闻而吾切欲得闻者，又何从而得过焉？噫！岂世俗之当然，而阴阳之贵混欤？此先生《医征》之梓，不容已也。吾昔有志乎此，今为搁笔矣，惟愿世之学者，由斯悟入，得仲景之正眼，至不知有目南，并且不知有仲景，不以一病之不治而致疑，不以众病之能治而快意，明

---

① 伤寒论序：大东本作“吴序”，据内容当为《医征》序文。
② 籍：大东本作“藉”；籍，通“藉”，凭借。《韩非子·五蠹》：“其学者则称先王之道以籍仁义”。
③ 梨枣：指书版。
④ 攒眉：皱眉，表示不愉快。
⑤ 大圆镜智：指洞照一切的智慧，是佛的“四智”之一。
⑥ 燕都：古地名，或称燕京，因燕国都城而得名，即今北京。
⑦ 邗（hán）江：古地名，现指邗江区，隶属江苏省扬州市。
⑧ 丁卯：指清康熙二十六年，即公元 1687 年。
⑨ 阿难迦叶：释迦牟尼的弟子。
⑩ 方枘（ruì）圆凿：指方形榫头与圆形卯眼，两不相合。比喻格格不入。
⑪ 在在：处处，各方面。

乎天下之正理，即天下之定法，天下之定法，即千百世之定法，则庶乎其可矣。

古歙①同学弟吴人驹②灵樨氏拜撰

① 歙（shè）：古地名，今安徽省歙县。
② 吴人驹：清代医家，字灵雅，撰《医经承启》。

自 序[①]

夫医之为道，轩岐已[②]前，无文可考。惟仰观天之六气，俯察地之五运，正则为发生，邪则为病生。故以五运六气，为民生疾病之本；问答脏腑经络诸病，以成《灵》《素》之书。张仲景继阐风伤卫、寒伤营为《伤寒论》，而括燥湿于寒伤营，春夏温热该[③]于风伤卫，乃以寒热阴阳生成之理，难容少间[④]。讵[⑤]识后人心光无慧，不能鉴察圣贤底蕴，惟见彰著于方册者？即唱论效方，从而和之，隐而未发者，则置之不论矣。余尝以《灵》《素》《伤寒》《金匮》参读，而稽[⑥]之六气只有伤寒、伤湿、伤暑，而温热、燥病永隐无传。呜呼！世之临证者，以春夏温热病，皆作伤寒治之也，间有论及温热者，皆言冬伤于寒、春必病温之一端，非关于六气时令感冒之温热病，未尝不掩卷而叹，三复兴思，是皆未识长沙风伤卫，而括温热之旨矣。故余谨遵少阴、少阳之经旨，而撰方论二卷，即仲景所谓大邪中表之证，其小邪中里诸病，已经载于《金匮》。惟七情内伤，未经悉具，所以亦述二卷，统附于末。深冀后之读者，以外感、内伤合参其理，即得全体大用，故皆证为医学之纲，统其书名曰医征云尔。

时康熙癸酉[⑦]中秋后五日槜李[⑧]沈明宗秋湄氏重题于广陵[⑨]客舍

---

① 自序：原缺，据大东本补，据内容当为《医征》序文。
② 已：通“以”。《汉书·文帝纪》：“年八十已上，赐米人月一石，肉二十斤，酒五斗。”
③ 该：通“赅”，包括。《楚辞·招魂》：“招具该备。”
④ 少间：微小的空隙。
⑤ 讵：岂，表示反诘。
⑥ 稽：考核，比较。
⑦ 康熙癸酉：指清康熙三十二年，即公元 1693 年。
⑧ 槜（zuì）李：古地名，今浙江嘉兴。
⑨ 广陵：古地名，今扬州。

卷 一

重编伤寒论大意

仲景之书，乃医方之祖，今人置之不读，反宗后世方书，讹谈医事，罔识伤寒之真，所以重编注释，征为医者之鉴也。夫寒乃六淫之一，气旺于冬，人感之者，必入太阳司命之经，即发头疼，身热，恶寒，脊强，腰痛，随其经络而显本寒标热，或直中阴经，皆名伤寒。《经》谓“人之伤于寒也，则为病热”是矣。然春病为风温，夏为暑热，秋为凉燥，惟冬月严寒谓之伤寒，而篇中犹有风伤卫，寒伤营，风寒两伤营卫之辨，因风为百病之长，善行而数变，在四时则随四时，在八方即随八方，所以仲景辨别营卫风寒，表里阴阳，虚实标本，而立汗吐下和温之法，精备之极。若以六经风伤卫篇，推治三时感冒，表里虚实之病，靡不神效。但文辞古奥，义理深微，读者不能顿升堂奥，视为银山铁壁，望涯而退。只因晋时王叔和编次不明，先以痉暍杂病诸篇冠之于首，湮没主病，更杂己见而为叙例，俾读者如入晦途，莫知其所之。嗟乎！千有余年，而读仲景伤寒书者，尽失伤寒之旨矣！即宋成无己顺文注释，欠表明白，惟明代方有执《条辨》，喻嘉言《尚论篇》，勘破叔和之谬，后学始有所赖。奈程郊倩①效颦，复作《后条辨》，故骂叔和，究其条释，亦无后学之益。然喻嘉言《尚论》可谓超越众人之见，但注中间有矫辟②前人，自遗本文注释，而篇中精义颇多，忽略处亦未鲜矣，如六经篇目，合并过经不解，劳复，阴阳易病，另列篇名，诚为妥当。然有正治之法，编入误治条下，而风寒两伤误治诸条，或结胸痞硬同见，或失用大青龙独用桂枝，或单用麻黄诸误，竟不提明分析，此亦失于检点③。今余六经篇目并合过经诸名，仍步嘉言之旧，惟以正治汗吐下，次之于前，误治变端，次之于后，

---

① 程郊倩：即程应旄。清代医家，字郊倩，著有《伤寒论后条辨》。
② 矫辟：矫正、驳斥。
③ 检点：谓慎重地查验。

风寒两伤误治诸变，逐段拈出，然虽编次，而仲景以风寒、阴阳、表里、虚实，前后互举繁多，余今不过提其篇中大纲而已，须以三阴三阳参照，始得仲景之意，公诸同志，聊佐高深之助，未识首肯否。

太阳上篇证治大意

太阳一经，仲景明其奥义，而一经之中分出风伤卫，寒伤营，风寒两伤营卫诸证，故先列风伤卫于上篇，取其脉证正治之法，冠于篇首，误汗吐下温针，悉隶于后。然虽曰伤寒，诚乃风伤卫证，俾观者趋①登径路，不致混读。

太阳之为病，脉浮，头项强痛而恶寒。

此互②太阳风寒脉证之总纲也。《经》云：伤寒一日，巨阳受之。巨阳者，诸阳之所属也，其脉连于风府，下行循背腰而至足，故头项痛，腰脊强。仲景以太阳皮毛相合，补其脉浮而风寒之未备，以后凡言太阳一经风伤卫，寒伤营，风寒两伤营卫，必具此脉证也。

按：脉浮，头项强痛而恶寒，是属太阳脉证。若浮缓，汗出恶风，乃风伤卫气而为中风。浮紧而无汗恶寒，乃寒伤营血而为伤寒。若浮紧无汗而见烦躁，乃风寒两伤，寒多风少之证。或伤寒脉浮缓，即风多寒少之证也。或见本证而无本脉，不可直施麻、桂、青龙等汤，当察气血阴阳虚实之偏，或挟旧疾致病，当固元气为主。然大阳一经，非惟冬月，而四时皆有，但分风寒火热燥湿之异。若在春月，头项强痛，恶风，脉缓或弦为风；夏月，脉浮而洪为火；季夏，脉沉而细为湿；秋月，脉浮细紧为燥。若以篇中六经风伤卫证，推治春夏感风温热诸病，易如反③掌。但邪入腠理，太阳为先，而当令之经，应接显病，不可不识。奈今庸流不别风寒暑湿燥火，脉之浮沉紧缓，时之春夏秋冬，一见头疼身热，遂作太阳伤寒发汗，混同施治，诛伐无过，元气顿削，病剧至死，故复表出。

病有发热恶寒者，发于阳也，无热恶寒者，发于阴也，发于阳者七日愈，发于阴者六日愈，以阳数七、阴数六也。

此别阴阳治病之机，则知愈病之期也。《易》谓：水流湿，火就燥，云从

---

① 趋：尽快。

② 互：关照、对应。

③ 反：原为“民”，据大东本改。

龙，风从虎①。而风为阳邪，卫气属阳，以阳从阳，风伤太阳卫分，故发热恶寒，为发于阳，阳以数七，乃七日经气来复，而病当愈。寒乃阴邪，营气属阴，以阴从阴，寒邪初伤太阳，营分未郁卫气为热，故无热恶寒，为发于阴，少顷郁住卫气，必发身热，阴以数六，则六日经气来复，而病当愈。此互中篇或已发热，或未发热之义，非阴寒直中无热之谓也。

太阳病，头痛至七日已上自愈者，以行其经尽故也。若欲再作经者，针足阳明，使经不传则愈。

太阳头痛，至七日已上自愈者，是该风伤卫，阳数七而言，若寒伤营，则当阴数六而言矣。盖太阳一经头痛，绵缠至于七日而愈者，乃邪伤太阳，本经已尽，阴阳气复，将欲自愈。或邪盛而不愈，势必再传他经，非阳明即少阳。或三阴受之，故当针足阳明，以通胃气，充溢脏腑，杜绝风寒，无有可传之路，势必外出，谓使经不传则愈。然太阳羁留七日，则三阳三阴皆可类推，有谓六日传至厥阴经尽，七日再传太阳，当针足阳明，使邪归阳明不犯他界，岂有初病太阳而不针阳明，反让邪传至于六经俱尽，气血尽伤，然后针足阳明者乎？前人注释俱差。

欲自解者，必当先烦，乃有汗而解，何以知之？脉浮，故知汗出解也。

此互风寒欲解也。邪正郁于营卫，犹兵寇之围困，天地之郁蒸，然营卫经气欲复，气机一动，邪不能容，正邪相争，必当先烦，送邪汗出而解。但邪机向外，脉必应浮，设不应浮，要知此烦即是传里之机，不可不识。非但三阳欲解，即三阴亦可类推。盖自解证，有从衄解，有下血而解，有从下利而解，有从小便暗除解者，此即太阳战汗之一端，或从脉辨，或从证参，仲景妙义散于诸篇，务必合参则备。

太阳病，欲解时，从巳至未上②。

此病愈必有时候也。凡病解时，必从经气自旺，而巳午未太阳阳旺，故病得解，此乃阴病而取阳和之义。

以上五条，风伤卫，寒伤营总法。

太阳病，发热，汗出，恶风，脉缓者，名为中风。

此太阳风伤卫脉证也。第一条言脉浮，头项强痛而恶寒，此加发热，汗出，恶风，脉缓，乃补太阳风伤卫，表证全具，而为中风，但后言中风二字，

---

① 水流……从虎：语见《易·乾》。

② 从巳至未上：相当于9—15时。上，表示在规定的时间范围内，巳至未，指巳、午、未三个时辰。

即括发热，汗出，恶风，脉缓在内，余皆仿此。

太阳中风，阳浮而阴弱，阳浮者，热自发，阴弱者，汗自出，啬啬①恶寒，淅淅恶风，翕翕发热，鼻鸣干呕者，桂枝汤主之。

此风伤卫正治法也。风邪属阳而伤卫气，故阳脉浮，阴无邪助而脉弱矣。然风寒伤于太阳，脉必皆浮，但阳缓，阴紧有别耳。若卫分受风，其性属温，阳强不固，腠理开发，阴气扰乱，不能自守，则汗自出，内气馁而啬啬恶寒，腠理疏而淅淅恶风。此虽风寒互举，义实重于恶风。然伤风，恶风，未有不恶寒者，伤寒恶寒，未有不恶风者。后人传谓伤风恶风，伤寒恶寒，苟简②辨证，岂免贻祸后人？而翕翕发热，即气蒸湿润之热，较伤寒干热不同。风邪上壅则鼻鸣，犯肺则干呕，以桂枝汤解肌而为主治。但桂枝行阳化气，芍药收阴敛汗，姜枣得桂，则宣和营卫，得甘草补中而散邪，然药味俱是一阴一阳，相合成方，调和营卫，俾欲汗出而肌表自解，与麻黄汤开鬼门驱寒迥殊。

桂枝汤

桂枝（去皮，辛热）　芍药（苦酸，微寒）　生姜（辛温）各三两　大枣（甘温，十二枚，擘）　甘草（甘，平，二两，炙）

上五味，㕮咀，以水七升，微火煮取三升，去滓，适寒温服一升。服已，须臾啜热稀粥一升余，以助药力。温覆令一时许，通身漐漐微似有汗者益佳，不可令如水流漓，病必不除。若一服汗出病瘥，停后服，不必尽剂。若不汗，更服，依前法。又不汗，后服小促其间，半日许，令三服尽。若病重者，一日一夜服，周时观之。服一剂尽，病犹在者，更作服。若不汗出者，乃服至二三剂。禁生冷、黏滑、肉面、五辛、酒酪、臭恶等物。

凡服桂枝汤，啜③热稀粥一升，以助药力，温覆取微似汗，千有余年，从来不讲，今特明之，业医者不可弃之而不用。盖桂枝汤原为风伤卫气，邪在肌肤，仅取微微似汗而设，但桂枝气味俱薄，服过片时，其力即尽，尝有不及之弊，故病不除。所以仲景巧思营卫同源，出于中焦，非和胃气，则药力不行，非药力，则风邪不去，故以桂枝汤专和营卫，助以热稀粥，补胃气而益气血之源，使胃气长而营卫充，营卫充则药力行，邪气才能得解，此神妙至精之法。非惟冬月，即春夏秋三时感冒，用败毒、香苏、羌防等汤，亦可仿此，则一剂全瘳④矣。盖三时感冒，皆是风邪为病，正欲胃气充盛，则风邪

① 啬啬：畏怯貌，形容畏缩怕冷之状。

② 苟简：草率而简略。

③ 啜：原为“歠”，据大东本、赵开美本《伤寒论》改。

④ 瘳（chōu）：病愈。

散而不传于内。俗医不明，一见头疼发热，不惟不用此法，反禁饮食，肆投苍、朴、楂、曲消克胃气，何异开门延盗？岂能治伤寒者哉？

太阳病，发热汗出者，此为营弱卫强，故使汗出。欲救邪风者，宜桂枝汤主之。

卫分受邪，扰乱营气，故发热而自汗出，欲治汗出风伤卫证，唯有桂枝汤，而无别法也。

病当自汗出者，此为营气和，营气和者外不谐，以卫气不共营气和谐故耳。以营行脉中，卫行脉外，复发其汗，营卫和则愈，宜桂枝汤。

风邪入卫而不入营，为营气和。然不与卫气和谐者，诚是卫气受邪，不与营和耳，故以桂枝汤解去卫邪，营卫自和则愈。

病人脏无他病，时发热，自汗出，而不愈者，此为卫气不和也。先其时发汗则愈，宜桂枝汤主之。

此嘱宿无他病，即用发表解肌也。病人脏无宿疾，而有头痛，发热，自汗表证，乃因风邪伤卫，卫气不和，当用桂枝汤，和营卫解肌则愈。若有旧疾他病，不可乱施麻桂二汤，须明虚实补泻，则无误矣。

太阳病，初服桂枝汤，反烦不解者，先刺风池、风府，却与桂枝汤则愈。

此服桂枝汤不解，刺后仍用桂枝汤为法也。服桂枝汤反烦不解，斯非桂枝汤不当用，乃服之不如法耳。然太阳中风为表虚，必当桂枝和营卫解肌为是，但气味俱薄，务啜稀热粥以助药力，则周身漐漐微汗，其病立愈。此必微汗，亦未曾得，肌窍未开，徒引风邪扰乱阴气，邪无出路，内郁生烦，故刺风池、风府太阳经穴，开泄风热壅甚之烦，再与前汤，其邪立解。

风家①，表解而不了了者，十二日愈。

此阳病解后阴和之也。用解肌而表邪虽解，卫气扰乱，未得遂宁，故不了了。斯伤风乃阳病解后，须得六日阴气来复，和其卫气，则能了了。此表解已过六日，故俟②十二日，阴气重复而愈。可③知伤寒未和，当取七日阳气来复，和其营气，不待言矣。盖前云发于阳者七日愈，发于阴者六日愈，与此不符者，何也？前乃但言本经正气复而病自愈，此言阳病阴和，阴病阳和而愈，两者反复参看，则变化无穷矣。

太阳病，外证未解，脉浮弱者，当以汗解，宜桂枝汤。

---

① 风家：指常受风患者。

② 俟（sì）：等待。

③ 可：原为“要”，据大东本改。

伤风外证未解，脉虽浮弱无力，必欲桂枝汤解肌，此为定法。

以上十三条，太阳风伤卫，正治之法。

酒客病，不可与桂枝，得汤则呕，以酒客不喜甘故也。

平素多饮，湿热内壅，若以桂枝辛甘，投与酒客，甘能滞气，壅其湿热，得汤则呕也。

凡服桂枝汤吐者，其后必吐脓血也。

前云脏无他病，可用桂枝解肌，此二条平素湿热内壅，卒投桂枝辛甘，壅助其热，故令人吐，而吐后风邪内结，湿热相蒸，必成喉痹痈脓，故吐脓血，然辛甘既不可用，必当辛凉，解其内蓄湿热，兼之解肌可也。

斯二条，即脏有他病。余皆仿此。

桂枝本为解肌，若其人脉浮紧，发热，汗不出者，不可与也，当须识此，勿令误也。

桂枝汤原因风伤卫解肌而用，脉浮紧，发热，汗不出者，乃寒伤营证，与之则封闭腠理，邪无出路，遗患无穷，当须识此之戒，勿令误也。

中风发热，六七日不解而烦，有表里证，渴欲饮水，水入则吐者，名曰水逆，五苓散主之。多服暖水，汗出愈。

此太阳表里两解也。发热六七日，经病未解而传于腑，腑热冲心则烦，兼犯于胃，津液消耗，则渴欲饮水，腑气不宣，水入即吐，但经腑并见，为有表里证，故以桂枝解表，合四苓以泻腑邪，则经腑两解矣。盖多服暖水，犹服桂枝汤啜稀热粥之法，但啜粥以助胃中营卫之气，而暖水乃助膀胱水腑之津，俾膀胱气盛，则溺汗俱出，经腑同解，至妙之法，可不用乎？

五苓散

猪苓十八铢　泽泻一两六铢半　茯苓十八铢　桂枝半两　白术十八铢

上五味为末，以白饮①和服方寸匕，日三服。

太阳病，小便利者，以饮水多，必心下悸，小便少者，必苦里急也。

此以小便验里证虚实也。饮水多而小便利，病人心下悸者，属阳虚不能制水而利也，心下不悸而小便利者，无里证也。若饮水而小便少者，膀胱气热消水，里热可知矣。

太阳病，发汗后，大汗出，胃中干，烦躁不得眠，欲得饮水者，少少与饮之，令胃气和则愈。若脉浮，小便不利，微热消渴者，五苓散主之。

此误汗救逆，兼辨腑证也。当行解肌而反发汗，幸无他变，但伤胃中津

---

① 白饮：即米汤。

液，余邪入内，故烦躁不眠，欲得饮水，当须少少与之滋接，胃中津液和而病自愈。若脉浮，小便不利，即经邪并入于腑，膀胱气热，则肺气亦热，故表有微热，而里则消渴，所以五苓洁净腑，两解经腑之邪也。

太阳病二三日，不能卧，但欲起，心下必结，脉微弱者，此本有寒分也。反下之，若利止，必作结胸。未止者，四日复下之，此作协热利也。

此表邪而内挟痰也。平素气虚，痰积于胸，外风内入，合膩胸中，痰气壅满，故二三日不能卧，但欲起。若甚者，心下必结，俗云挟痰伤寒是也。凡病痰饮，阳气必虚，故脉微弱，饮积膈间，谓本有寒，即痰也，此当小青龙主治。而反下之，邪气内陷，必作结胸。或下利，若利未止，而以通因通用，重复下之，邪陷肠中，则作协热利也。

太阳中风，下利呕逆，表解者，乃可攻之。其人漐漐汗出，发作有时，头痛，心下痞，硬满，引胁下痛，干呕短气，汗出不恶寒者，此表解里未知也。十枣汤主之。

此表风而挟内饮也。太阳表证而见下利呕逆，即当解表，不可攻下。但心下痞，硬满，引胁下痛，干呕短气，乃邪气内入，与素积痰饮搏结，而侵阳明少阳，故漐漐汗出，发作有时。然不恶风寒，即表解而内热蒸腾，里证已急，所以姑置太阳头痛为表解里未和，当以十枣汤下痰为急。此不用陷胸汤丸者，非因误下耳。

十枣汤

芫花（熬）　甘遂　大戟　大枣十枚（擘）

上三味等分，各别捣为散，以水一升半，先煮大枣肥者十枚，取八合，去滓，内药末，强人服一钱匕，羸人服半钱，温服之，平旦服。若下少，病不除者，明日更服，加半钱，得快下利后，糜粥自养。

太阳病未解，脉阴阳俱停，必先振栗汗出而解，但阳脉微者，先汗出而解，但阴脉微者，下之而解。若欲下之，宜调胃承气汤。

此无躁急之脉，知邪不传也。太阳表证未解，而脉无迟疾躁急，为阴阳俱停，乃邪正之气缠绵，不传他经为病矣。邪既不传，机当外向，必先振栗汗出而解。设不振栗，乃邪正俱虚，交结缠绵，不能传出于外，当责最虚之处，便是容邪之处，须察其脉，则知邪之在阳在阴，而以汗下之法。故诊阳脉微者，微邪尚在三阳，必先从汗而解。见阴脉微者，微邪在里，当从下解。然太阳相持日久，必侵胃腑，谓欲下之，宜用调胃承气，或小便不利，属膀胱腑病，当以五苓，亦为下也。

调胃承气汤

大黄四两（清酒浸）　甘草二两（炙）　芒硝半斤

上三味，㕮咀，以水三升，煮取一升，去滓，内芒硝，更上火微沸，少少温服。

太阳病不解，热结膀胱，其人如狂，血自下，下者愈。其外不解者，尚未可攻，当先解外。外解已，但少腹急结者，乃可攻之，宜桃核承气汤。

此邪血搏结于腑也。经邪传入于腑，为热结膀胱，邪热冲心，故病如狂，入血，则血热沸腾，而下血乃正气有权，送邪随血而去，故下者愈。或血不下，而见头疼，身热，恶寒表证，当先解外。俟表解已，但少腹急结，用桃仁加入承气，破血攻瘀，犹恐经邪未尽，故加桂枝，兼动其血耳。

桃仁承气汤

桃仁五十个（去皮尖）　大黄四两　桂枝　芒硝　甘草（炙）各二两

上五味，以水七升，煮取二升半，去滓，入芒硝，更上火微沸，下火。先食温服五合，日三服。当微利。

太阳病，六七日，表证仍在，脉微而沉，反不结胸，其人发狂者，以热在下焦，少腹当硬满，小便自利者，下血乃愈。所以然者，以太阳随经，瘀热在里故也。抵当汤主之。

此太阳证而无正脉之辨也。风入于腑，腑热冲心，其人发狂，六七日头痛发热，表证仍在，反见脉微而沉，是非表脉，当察其变。然脉微者，邪不在阳，沉为在里，里当结胸，而反不结胸，其人发狂者，乃热在下焦结血，故少腹硬满，须验其小便，不利则是热邪壅结膀胱气分，当以五苓导水滋干。见小便自利，乃邪血壅结，当下其血，所谓太阳随经，瘀热在里，即膀胱之里也。盖前谓其外不解，尚未可攻，但如狂血下，瘀结未甚，而重于表，此发狂便利，少腹硬满，乃瘀结至甚，其表必轻，当重于血，故用抵当，峻攻坚垒无疑。

抵当汤

水蛭三十个（熬）　虻虫三十个（熬，去翅足）　桃仁二十个（去皮尖）　大黄三两（酒浸）

上四味，为末，以水五升，煮取三升，去滓，温服一升。不下再服。

太阳病，身黄，脉沉结，少腹硬，小便不利者，为无血也。小便自利，其人如狂者，血证谛也。抵当汤主之。

此血结与发黄相邻之辨也。身黄而脉沉结，必有瘀滞所致，当验其少腹满，小便不利，乃膀胱气结，发黄之征也，若小腹硬而身黄如狂，小便自利，即气通而血结，故用抵当无疑。

以上十二条，解肌而病不解，正谓传变伤寒，非误治之证也。

发汗后，水药不得入口为逆。若更发汗，必吐下不止。

腑邪壅逆，而服发散升提，内动其湿，故水药不得入口。若更发汗，再动其湿，上涌下泻，则吐下不止。前人谓桂枝之禁，麻黄岂独不禁乎？此服发散风寒之药，皆有此逆，是当五苓导湿散邪为主，与前水逆同治。

太阳病，发汗，汗出不解，其人仍发热，心下悸，头眩，身瞤动，振振欲擗地者，真武汤主之。

此误汗而伤内阳之变也。伤风原为表虚，当以解肌为主，而反发汗，致伤上焦表里之阳，汗出而邪不出，故仍发热。阴气上逆，虚阳无主，则发头眩。肾水凌心，则心下悸。身瞤动，振振欲擗地者，乃汗伤肤廓胸中之阳，心神恍惚，似乎全无外廓，欲擗地中，避虚就实之义。然阳虚阴水横逆，故以苓、术坐镇中州，宣导玄武之水下行，芍药酸收上逆之阴，姜附补阳而逐水归源，则不驱邪而邪自去，故名真武汤也。

真武汤

茯苓　芍药　生姜　白术各三两　附子一枚（炮）

上五味，以水八升，煮取三升，服七合，日三服。

若咳者，加五味半升，细辛、干姜各一两，若小便利者，去茯苓；若下利者，去芍药，加干姜二两；若呕者，去附子，加生姜五两。

太阳病，发汗，遂漏下不止，其人恶风，小便难，四肢微急，难以屈伸者，桂枝加附子汤主之。

此误汗而亡表阳津液救逆也。风伤卫，不当汗而汗伤卫气，表阳不固，则遂漏不止，汗出亡阳，而风邪不去，故恶风。膀胱气虚不化，故小便难。经谓阳气者，柔则养筋。今阳虚失温，筋脉不能轻跷①，液脱不舒于筋，故四肢微急，难以屈伸，仍用桂枝汤，和营卫而解表邪，加附子，固护元阳而救漏脱。

太阳病，吐之，但太阳病当恶寒，今反不恶寒，不欲近衣，此为吐之内烦也。

此吐伤津液之变也。太阳脉浮而见表证，非桂枝即麻黄，发表解肌，乃为定法。设误吐，而吐中是有发散之义，故表证退而不恶寒。但胸中无邪可

---

① 跷：屈伸。

吐，徒伤胸鬲[①]之阳与胃中津液，微邪反陷于里，内热生烦，则不欲近衣，故为吐之内烦。后人不识用吐的对之证，妄除吐法，假若无形之邪，去表入里，扰乱胸鬲之间，而无痰饮相挟，似结非结，此非汗下能除，若不用栀、豉涌吐，更有何法能去其邪？如此则又不可妄除圣贤之法矣。

太阳病，当恶寒发热，今自汗出，不恶寒发热，关上脉细数者，以医吐之过也。一二日吐之者，腹中饥，口不能食。三四日吐之者，不喜糜粥，欲食冷食，朝食暮吐，以医吐之所致，此为小逆。

此吐后病变脉变也。吐散表邪，故不恶寒发热而自汗出，但关部属胃，见脉细数，要知其病不在胸中，乃吐伤胸胃津液阳气之故也。一二日，病在太阳之表而吐，则伤胸鬲之阳，故腹中饥，口不能食。三四日，病在阳明上脘而吐，则伤胃中津液，而胃伤虚热，故不喜糜粥，欲食冷食。若伤脾中之阳，乾健失职，则朝食暮吐矣。然表里之邪，虽从涌吐而解，但伤脾阳，胃津未复，故为小逆，须当静以待时，阴阳和而自愈。

此下皆言误下之变。

太阳病，外证未解者，不可下也，下之为逆，欲解外者，宜桂枝汤主之。

外证未解，下之为逆，即括结胸，痞满，协热下利等变之嘱。

太阳病，先发汗不解，而复下之，脉浮者不愈。浮为在外，而反下之，故令不愈，今脉浮，故知在外，当须解外则愈，宜桂枝汤主之。

虽误下脉证尚未变更，仍照脉证解表，乃为定法，此与少阳十七条，互发其义，当合参看。

太阳病，下之，其脉促者，不结胸，此为欲解也。脉浮者，必结胸也；脉紧者，必咽痛；脉弦者，必两胁拘急；脉细数者，头痛为止；脉沉紧者，必欲呕；脉沉滑者，协热利；脉浮滑者，必下血。

此互太阳风寒误下，邪气相随经络脏腑虚处变证也。误下脉促，而不结胸，因伤津液，阳邪炽盛，而脉踞跜[②]，邪机外向，故为欲解。脉浮者，邪虽在表，机即向里，痰邪相搏，必结胸也。紧乃寒邪陷入于胸，逼火上逆，故咽痛。脉弦者，邪气不陷太阳胸膈，而传少阳之里，所以两胁拘急。然下则津液虚，而邪正气乱，故脉细数。但邪不陷胸，仍在经络之表，所以头痛未止，若脉沉紧，寒邪入里，而挟阴气上逆，故欲呕。沉滑者，沉为在里，滑脉为阳，乃风邪陷于肠胃，逼迫水谷下奔，故协热利。浮滑者，浮属太阳，

---

① 鬲：通“膈”。《素问·风论》：“食饮不下，鬲塞不通。”

② 踞跜：大东本作“倨促”。急促。

滑为血实，邪入于腑，膀胱血热，故下血也。

太阳病，下之，微喘者，表未解故也，桂枝加厚朴杏仁汤主之。喘家作，桂枝汤加厚朴、杏子佳。

此误下从本证加减两解也。下则徒伤胸胃之气，微邪陷入胸间，壅逆肺气，则微喘，然邪在胸膈，为表未解，仍用桂枝汤驱表，加厚朴以下胸胃之逆，杏仁顺肺气而定喘逆，故为佳也。

太阳病，下之，脉促胸满者，桂枝去芍药汤主之。若微恶寒①者，去芍药方中加附子汤主之。

此误下脉促，辨阳气虚实也。下则扰乱阴阳之气，则脉促，邪入胸膈，几成结胸，但未结而满也，故以桂枝汤单提胸膈之邪，使从表解，去芍药者，恶其酸收，引邪内入故耳。若脉促胸满而微恶寒，乃虚而踞跜，阳气欲脱，又非阳实之比，所以去芍药方中加附子，固护真阳，可为见微知著之权。然伤风下后之恶寒，与未下之恶寒迥然有别，而汗后之恶寒，与未汗之恶寒亦殊。

太阳病，下之，其气上冲者，可与桂枝汤，方用前法。若不上冲者，不可与之。

此误下邪入阳明之变也。下之邪陷胸胃，内无痰饮、燥屎相结，故无结胸、下利等变。但邪无定向，即其气上冲，然风邪半入于里，法当上下分消，邪始得除而病得愈，故用桂枝汤，和解太阳胸膈之邪，从上表出。加前所误之药，以驱胃中之邪，而从下出，谓方用前法，其气不上冲者，此法漫无取义，故不可与。

太阳病，外证未除而数下之，遂协热而利，利下不止，心下痞硬，表里不解者，桂枝人参汤主之。

此互风寒误下，增变痞利，皆以此汤救逆也。表证未除而数下，徒伤其胃，风邪陷入肠胃，逼迫水谷下奔，则变协热下利不止。寒邪内陷太阳胸膈，则成心下痞硬，乃结者自结，肠胃中利者自利，外证未解，为表里不解也。然肠胃空虚，若不救逆，则痞利愈笃，但以风伤卫立法，故用理中汤，加人参辅助脾胃之气，桂枝以散表风，若寒伤营致变，当加麻黄，乃不治痞而痞自开，不治利而利自止矣。

【临床解读】

张某，女，42岁。2020年7月3日初诊。

① 微恶寒：此处应为脉微恶寒。

主诉：生气后胃中发凉3年。

现病史：患者生气后胃中凉，伴胃中不适，不知饥，纳尚可，口中和，大便溏，每日1次，眠可，经带可，舌边尖红，苔白，脉细。

处方：党参15克，炒白术15克，青皮10克，陈皮10克，干姜10克，郁金10克，枳实10克，甘草6克。10剂，每日1剂，水煎服。（孙玉信医案）

桂枝加人参汤

桂枝　甘草（炙）各四两　白术　人参　干姜各三两

上五味，以水九升，先煮四味，取五升，入桂，更煮，取三升，温服一升，日再夜一。

太阳病，桂枝证，医反下之，利遂不止。脉促者，表未解也。喘而汗出者，葛根黄连黄芩汤主之。

此误下而辨太阳与阳明也。不解肌而反下，邪气陷入肠胃，气虚下奔，遂利不止。见脉促，则邪机上逆带表，当以救逆之中兼解其表，即互桂枝人参汤之意也。但邪不陷太阳之里，径入胃腑，邪实气壅，上逆则喘，热蒸则汗出，故用葛根甘草黄连黄芩汤，清解阳明表里之热也。

葛根黄连黄芩汤

葛根半斤　甘草（炙）　黄芩各二两　黄连三两

上以水八升，先煮葛根，减至六升，入诸药，煮取二升，去滓，分二服。

病发于阳，而反下之，热入因作结胸。病发于阴，而反下之，因作痞。所以成结胸者，以下之太蚤①故也。

此互风寒下蚤，而变结胸痞硬也。病发于阳，即风伤卫，表证未尽而下蚤，邪陷于里，与痰搏结胸间，位高而痛，谓之结胸，属阳而为实证。病发于阴，即寒伤营，表邪未尽而下蚤，寒邪内陷，与痰搏结心下，位低不痛而痞硬，属阴，是属虚也。此示未发表，或已发表，表邪未罢，不可遽②下之训也。

太阳病，脉浮而动数，浮则为风，数则为热，动则为痛，数则为虚，头痛发热，微盗汗出，而反恶寒者，表未解也。医反下之，动数变迟，膈内拒痛，胃中空虚，客气动膈，短气躁烦，心中懊侬，阳气内陷，心下因硬，则为结胸。大陷胸汤主之。若不结胸，但头汗出，余无汗，剂③颈而还，小便不

① 蚤：通“早”。《史记·项羽本纪》：“旦日不可不蚤自来谢项王。”

② 遽（jù）：急。

③ 剂（qí）：齐平。《说文》：“剂，齐也。”

利，身必发黄也。

此见结胸之辨也。浮为太阳之风，动为太阳之痛，数为太阳之热与虚，头痛，发热，微盗汗出，即风伤卫，表虚自汗本证，反恶寒，即恶风之互辞①。但太阳表证，则当解肌，而反下之，诛伐无过，胃中空虚，阳邪内陷，正气壅滞，故动数之脉反变为迟。邪陷胸膈则拒痛，膈间气逆不通，则短气躁烦，心中懊侬。阳气内陷，与痰搏结，心下因硬，故为结胸。而胸既已结，解肌发汗，漫无取义，惟当大陷胸汤丸，开其结满。或邪虽陷而不作结胸，但内外郁遏，肌表不通，湿热上蒸，则头汗出，余无汗，剂颈而还，膀胱表里气郁，所以小便不利，身必发黄也。

大陷胸汤

大黄六两　芒硝一升　甘遂一钱

上以水六升，先煮大黄，取二升，去滓，入芒硝，煮一二沸，内甘遂末，温服一升，得快利，止后服。

结胸者，项亦强，如柔痉②状。下之则和，宜大陷胸丸。

此结胸最重证也。邪饮搏结，逼凑胸膈，胸背不得昂然舒畅，故如柔痉状。但陷胸汤入口，溜下胸膈，不能开破胸中坚垒，颈项何由得伸？故取陷胸丸，连滓煮服，加白蜜，留恋胸膈之间，而破上焦之结。因肺气壅逆，故加葶苈、杏仁，下其逆耳。

大陷胸丸

大黄半斤　葶苈　芒硝　杏仁（熬黑）各半升

上四味，捣筛二味，内杏仁、芒硝，合研如脂，和散，取弹丸一枚，别捣甘遂末一钱匕，白蜜二合，水二升，煮取一升，顿温服之，一宿乃下。如不下更服，取下为效。禁如药法。

结胸证具，其脉浮大者，不可下，下之则死。

此结胸之变脉也。结胸而脉见浮大，乃表邪未清，而兼阳邪内炽，津液阴血尽伤。若以大陷胸攻其坚垒，而结胸必不能去，反伤胸胃津液阳气，阴阳俱散，外邪尽并于内，结而又结，卒难解开，所以下之则死。

结胸证具，烦躁者亦死。

此结胸死证也。结胸证具，乃指膈内拒痛，客气动膈，短气躁烦，心中

---

① 互辞：互文。

② 柔痉：证候名。痉病的主要表现为颈项强直，甚至角弓反张，其中有汗出者为柔痉，无汗出者为刚痉。

懊侬，心下因硬，状如柔痉诸证而言，若见烦躁，乃因邪气在表而误下，诛伐无过，胃气空虚，津精血液，瓮干杯罄①，孤阳独露而无所附，故死。

小结胸病，正在心下，按之则痛，脉浮滑者，小陷胸汤主之。

此结胸之轻证也。痰邪结于心下位低，而按之则痛，不按则不痛，陷内之邪原少，故为小结胸。但脉浮滑，乃属风热有余，故宜黄连、半夏、瓜蒌实，清热化痰，开结顺气，缓解热邪则愈。

小陷胸汤

黄连一两　半夏半升　瓜蒌实（大者）一枚

上三味，以水六升，先煮瓜蒌取三升，去滓，内诸药，煮取二升，去滓，分温三服。

伤寒六七日，结胸热实，脉沉紧，心下痛，按之石硬者，大陷胸汤主之。

此风寒两伤误下，而变结胸痞硬两证也。风陷胸中，即成结胸，风化为热，故为热实。寒邪陷于心下，故脉沉紧而按之石硬。但心下痛，即为结胸，而石硬则为痞矣。虽然，邪有风寒之别，而治则独用大陷胸，荡涤结胸，使心下痞硬亦不能存矣。《尚论》谓伤寒误下，虽成痞，时亦有结胸之候；又谓紧脉有浮沉之别，浮紧主伤寒无汗，沉紧主伤寒结胸。杜撰非理，不可误听。

太阳病，医发汗，遂发热恶寒。因复下之，心下痞，表里俱虚，阴阳气并竭。无阳则阴独，复加烧针，因胸烦，面色青黄，肤瞤者，难治。今色微黄，手足温者，易愈。

此两伤营卫，寒多风少，汗下之变也。太阳风寒两伤，即当大青龙汤，发表散邪，医单发汗而伤其阳，故病不解，而遂发热恶寒，乃风伤卫，误汗伤阳之征也。见病不解，而复下之，则心下痞，乃寒伤营，邪陷之征也。因汗伤表，误下伤里，故为表里俱虚，阴阳并竭。因痞居心下，为无阳阴独，复加烧针，火邪助其风热，则发胸烦，但面色青黄肤瞤，是木气旺而土气衰，故为难治。今色微黄，胃气来复，故手足温，乃胃阳不败，为易愈也。

太阳病，重发汗，而复下之，不大便五六日，舌上燥而渴，日晡所②小有潮热，从心上至少腹硬满，而痛不可近者，大陷胸汤主之。

此结胸而兼阳明也。发汗复下，一误而再误，上下表里皆虚，邪陷入里，风热燥结，故不大便，津虚不得溉灌，则舌上燥而渴。然不大便，而日晡小有潮热，不惟太阳邪结，且兼阳明内实，故从心上至少腹硬满而痛不可近，

---

① 瓮干杯罄（qìng）：喻津精血液干涸、枯竭。罄，尽、空。

② 日晡（bū）所：申时，相当于下午3—5时。

病已危笃，二经之药，难以杂投，惟宜陷胸汤，从胸荡涤以及胃肠破其坚垒，乃攻太阳则阳明亦去矣。然此结胸与阳明胃实互明，而读者须识其意。但脏腑上下诸病，皆有兼证，推效此法，则为良工。

太阳病，下之而不愈，因复发汗，以此表里俱虚，其人因致冒，冒家汗出自愈。所以然者，汗出表和故也。得里未和，然后下之。

此先下后汗，虚而变冒也。不解肌而反下，虽然徒虚其里，幸邪不陷，而无他变，见头疼发热，表病未除，而复发其汗，逆施倒行，以致表里俱虚，邪正两衰，郁遏于上，犹物蒙蔽，神识昏迷，谓之郁冒。然冒家必于汗出，则郁遏之邪得解，表里两和而愈，或涉阳明内实未除，为里未和，然后下之。此汗不过桂枝，下不过大柴胡、五苓之类。

大下之后，复发汗，小便不利者，亡津液故也，勿治之。得小便利，必自愈。

凡病若发汗，若吐，若下，若亡血，亡津液，阴阳自和者，必自愈。

未经汗下，小便不利者，邪盛也。若汗吐下后，小便不利者，过伤津液，须侠津回燥润。故二条必须阴阳和而小便自利，慎勿妄用利药，更伤津液，反致小便愈难，而大便艰涩也。

以上诸条，皆汗吐下，颠倒逆施之证治也。

微数之脉，慎不可灸。因火为邪，则为烦逆，追虚逐实，血散脉中，火气虽微，内攻有力，焦骨伤筋，血难复也。

此嘱非太阳本脉当禁火灸也。脉微数者，非伤寒正脉，必因平素阴虚火盛，而感外邪为病，误以火灸助邪，则为烦逆，见火邪虽微，内攻有力，必致焦骨伤筋，阴血难复，为祸不浅，宜深戒之。然非惟戒灸，即汗下亦须顾虑津液耳。

太阳病，以火熏之，不得汗，其人必躁，到经不解，必清血，名为火邪。

此风邪戒火熏取汗也。火熏取汗而不得汗，非惟病邪不解，火气反入于内，风火相逼，其人必躁。若到经七日，阴气不复，而病不解，邪火转入肝脏，必致清血，清同圊①也，因火致逆，故为火邪，当清火邪，勿治其血。

太阳中风，以火劫发汗，邪风被火热，血气流溢，失其常度，两阳相熏灼，其身发黄。阳盛则欲衄，阴虚则小便难，阴阳俱虚竭，身体则枯燥。但头汗出，剂颈而还，腹满而喘，口干咽烂，或不大便，久则谵语，甚者至哕，手足躁扰，捻衣摸床，小便利者，其人可治。

---

① 圊（qīng）血：大便下血。圊，如厕。

此为火劫汗致变剧证也。风为阳邪，火亦属阳，以阳从阳，风火相搏，邪热炽盛，则血气流溢，失其常度。两阳熏灼，阴血尽消，气郁不疏，身必发黄。阳邪上盛则衄，耗竭阴精，则小便难。上下内外津血皆伤，为阴阳俱虚竭，故身体枯燥，而无膏泽。邪痹肺胃，阳气不通于外，郁热上冲，故头汗出，剂颈而还，腹满而喘，口干咽烂。耗竭津液，故不大便而谵语。胃气将欲败亡则哕。消灼阴水，神识昏昧，故手足躁扰，捻衣摸床。凶危蜂起，则当验其小便利者，还有残阴一线未绝之征，知其人可治。

太阳病，二日反躁，反熨其背，而大汗出，大热入胃，口中水竭，烦躁必发谵语，十余日，振栗，自下利者，此实欲解也。故其汗从腰已下不得汗，欲小便不得，反呕①，欲失溲，足下恶风，大便硬，小便当数，而反不数及多，大便已，头卓然而痛，其人足心必热，谷气下流故也。

此误火变病，胃和自解也。太阳病二日反躁，是因风邪盛极。反以火熨其背，逼其大汗，胃中津竭，心火亢甚，故烦躁而谵语。至于十余日，忽然振栗下利，似乎邪从汗利两解，但汗从腰已下不得，而小便又不得，要知此利，即是胃邪逼迫肠中水谷之利，邪仍在胃，上冲则呕，下逼则失溲，而足下恶风，风邪扰胃，故大便难。然大便既难，则当小便数，而反不数及多者，乃邪从小便下渗暗除，津液已回，肠间润泽，大肠之邪，分从便出，则下气通而上行，故大便已，头卓然而痛，上气即得下行，足心必热，即胃气调和，水谷真气下流故也。

烧针令其汗，针处被寒，核起而赤者，必发奔豚。气从少腹上冲心者，灸其核上各一壮，与桂枝加桂汤，更加桂。注见《金匮》。

火针误治，昔人混次篇中，乃继温针汗吐下法，然针法久湮，观者甚倦，但法中辨别，误伤阴阳表里营卫最精，故六经温针，概列于末。

---

① 呕：原为“又”，据大东本改。

卷　二

太阳中篇证治大意

盖凡经络，气血两分。风伤于卫，卫病而营不病，立桂枝汤，和营卫而解肌，尝有无汗不及之弊，粗工不解，误以麻黄发表，其祸立至，其变最巨，种种救逆之法，悉入上篇。此寒伤营证，营病而卫不病。然寒主阴凝，闭塞毛窍，非大开腠理，营分之邪，何由得出？故立麻黄汤，开腠发表。尝有汗之多少，太过不及，病之解否诸变，种种救逆，列于此篇。俾风寒不致混乱，业伤寒者，始得无失。

太阳病，或已发热，或未发热，必恶寒，体重，呕逆，脉阴阳俱紧者，名曰伤寒。

此太阳寒伤营之本脉证也。营气属阴，寒亦属阴，以阴从阴，所以寒邪伤营，壅遏阳气，标化为热，谓已发热。若邪始入，未郁阳气为热，为未发热，少顷阳郁，即发热矣。盖邪伤太阳寒水之经，阴凝血滞，营卫不利，故已发热未发热之间，必有恶寒，体重，寒应胃关，而为呕逆，寒主刚坚，故脉阴阳俱紧，谓之伤寒，无此脉证，不可作伤寒治也。

太阳病，头疼，发热，身疼，腰痛，骨节疼痛，恶风，无汗而喘者，麻黄汤主之。

此互上条证治也。寒主阴凝，感入太阳营分，凝滞经络，营卫不利，故发身热，头疼腰痛，骨节疼痛，恶风畏寒，无汗而为伤寒。然太阳之气，与肺之母气相合，邪从皮毛而入，郁逆肺气，以故作喘。寒主收敛，伤营则腠理闭密，故用麻黄甘热之品，大开腠理，桂枝辛热，入营驱寒，炙甘草以补中气为助，杏仁以利肺气之逆，即邪从汗而解也。

麻黄汤

麻黄三两（去节）　桂枝二两　杏仁七十粒（去皮尖）　甘草一两（炙）

上四味，以水九升，先煮麻黄，减二升，去上沫，内诸药，煮取二升半，去滓，温服八合，覆取微似汗，不须啜粥。余如桂枝汤将息。

病发热头痛，脉反沉，若不差①，身体疼痛，当救其里，宜四逆汤。方见少阴篇。

此太阳证而见少阴脉也。邪在太阳，则发热头痛，乘虚传入肾间，故脉反沉，此乃阳证而见阴脉，表里双传之虚证也。然虽身疼，太阳表证不差，则当舍证从脉，急救肾中真阳为急，故宜四逆汤回阳，则表里自解矣。盖此与少阴病，始得之，反发热，脉沉者何异？但彼无头痛，乃邪在少阴，标现为热，病似太阳，故以麻黄、附子、细辛，温经散邪固阳，但与救阳，乃为异耳。

伤寒一日，太阳受之，脉若静者，为不传。颇欲吐，若躁烦，脉数急者，为传也。伤寒二三日，阳明少阴证不见者，为不传也。

此凭脉辨证，知邪传与不传也。脉浮而紧，为太阳正脉，乃静而不传他经矣。若颇欲吐，或躁烦，而脉数急，则邪机向里已著，势必传入他经为病，二三日，阳明少阳脉证不见，仍在太阳，知不传矣。

伤寒二三日，心中悸而烦者，小建中汤主之。呕家不可用建中汤，以甜故也。

此下十条，太阳脉证，虚而又兼旧疾，皆宜建中，不可妄施汗下也。伤寒二三日之间，心中悸者，乃上中二焦阳虚阴逆之微，更加之烦，津液亦为不足，而邪渐内侵，故以小建中汤，建中气而和营卫，使心脾健旺，阴不上干，则烦悸止而邪不内传矣。呕家，乃因湿热素盛，建中之药，甘能助满，故不可用。

小建中汤

芍药六两　桂枝　甘草（炙）　生姜各三两　大枣十二枚　胶饴一升

上六味，以水七升，煮取三升，去滓，内胶饴，更上微火消解，温服一升，日三服。

脉浮紧者，法当身疼痛，宜以汗解之。假令尺中迟者，不可发汗。何以知之？然以营气不足，血少故也。

此尺脉迟者，戒发汗也。脉浮紧，身疼痛，寒伤太阳营分，必当发汗散邪。见尺中脉迟，则知元阳素薄，营血衰微，根蒂不固，敢以发汗而为尝试？必当先建中气，俟根本充盛，然后驱邪，始为良治。

脉浮数者，法当汗出而愈。若下之，身重心悸者，不可发汗，当自汗出

---

① 差：同“瘥”。病愈。

乃愈。所以然者，尺中脉微，此里虚，须表里实，津液自和，便自汗出愈。

此内虚误治而戒汗也。阴气素虚，则脉浮数，乃邪气欲传未传之际，宜从汗散。因误下而伤气血，故身重心悸，然尺中脉微，乃肾中阳气亦微，故为里虚，不可再发其汗而伤阳，必俟表里阴阳气实，津液自和，则自汗出而愈。盖伤寒之邪，来如风雨，若不药而待津液元气自和，则邪入于里，顷成败证矣。此仲景意欲先用建中，和营卫而补正，不驱邪而邪自去，谓须表里实，津液自和，非不服药也。

咽喉干燥者，不可发汗。

咽喉干燥者，真阴津液素亏。若发其汗，更劫胃中津液，致变百出也。

淋家，不可发汗，发汗则便血。

盖热在下焦为淋，因肝肾膀胱气热，阴精素亏。若发其汗，重伤血液，气滞热壅，则便血也。

疮家，虽身疼痛，不可发汗，汗出则痓。

疮家，一身营血尽伤，寒邪伤营，则身疼痛。若发其汗，重伤血液，膀胱筋脉无养，外风袭虚，大筋软短则变为痓。

衄家，不可发汗，汗出必额上陷，脉紧急，目直视不能瞬，不得眠。

衄家，经络清阳之气素虚，阴血更为不足，若发其汗，气血尽伤，额上则陷，经脉枯燥，寒邪不解，故脉紧急。血不濡于诸经脉络，则目直视而不能转瞬，眼不能合，则不得眠。后人传谓伤寒见衄不可发汗，谬之甚矣。下篇伤寒衄血不解，以麻黄汤发汗，则邪散衄止，此戒素有衄血之人耳。

亡血家，不可发汗，发汗则寒栗而振。

亡血家，素成阳盛阴亏之体，然阴虚则阳基亦不固密，若发其汗，乃无阴可伤，反致真阳败越，故作寒栗而振，危险之道，可不慎哉！

汗家，重发汗，必恍惚心乱，小便已阴疼，与禹余粮丸。方缺。

汗乃心液，平素阴虚盗汗之辈，心血必虚，重发其汗，而伤心液，神明不宁，则恍惚心乱，然心伤则小肠之血亦伤，阳火内郁，故小便已阴疼也。

脉浮者，病在表，可发汗，宜麻黄汤。脉浮而数者，可发汗，宜麻黄汤。

此脉浮可发汗也。脉浮，乃指无汗脉紧，邪在太阳之表，故用麻黄汤发汗。浮数者，太阳将解未解，欲传未传之际，所以乘其转动之机，击其半渡①而已，故亦以麻黄汤发汗。若风伤卫，表证脉浮，则宜桂枝汤，不待言矣。

---

① 击其半渡：指敌方部队渡河登岸，一半尚未集结时即发动攻击，多能取胜。此借指运用麻黄汤的时机。《吴起兵法·料敌第二》：“涉水半渡，可击。”

伤寒发汗，解半日许，复烦，脉浮数者，可更发汗。宜桂枝汤。

此寒解重感风邪也。伤寒发汗，已解半日许，则知邪从汗去矣。然复烦而脉浮数，势必重感风邪伤卫，故易其法，为更发汗，所以不用麻黄，而用桂枝也。

发汗已，脉浮数，烦渴者，五苓散主之。

此互风寒入腑，脉变浮数也。发汗后，经邪已退，但有腑热未清，故浮紧之脉而变为浮数，虽未见小便不利，然烦渴则膀胱里热已具，但恐经中余邪未尽，故用桂枝一味而解表邪，四苓以泻腑热也。

伤寒，汗出而渴者，五苓散主之。不渴者，茯苓甘草汤主之。

此腑证而辨多少也。伤寒汗出而渴，乃表邪已解。若无阳明、少阳里证而渴者，是属膀胱气热腑证，故用五苓两解，是无移易。或汗出而不渴，乃表多而腑证最微，但有经中余邪未尽，故用一桂之表、一苓之里，生姜、甘草和其营卫足矣。

以上四条，皆太阳正治也。

茯苓甘草汤

茯苓　桂枝各二两　生姜三两　甘草一两（炙）

上四味，以水四升，煮取二升，去滓，分温三服。

伤寒，脉结代，心动悸者，炙甘草汤主之。一名复脉汤。

脉按之来缓，而时一止复来者，名曰结。又脉来动而中止，更来小数，中有还者反动，名曰结阴也。脉来动而中止，不能自还，因而复动，名曰代，阴也，得此脉者必难治。

此邪正两虚，而辨脉之促结代也。汗吐下后，营卫津液皆伤，邪正两衰，正气不能接续，故脉结代。而心动悸，当养正气，恢复营卫津液，则邪自退，而脉自复，故为复脉汤。仲景恐人不识促结代脉，自下注曰按之来缓，而时一止，复来者，即一息四至，缓脉而有歇至，乃卫气不充，故为结。若脉来动而中止，更来小数，中有还者，乃一息六至，数脉而有歇至，是阴血大虚，津液告竭，谓之促，故曰结阴。若脉来动而中止，不能自还，因而复动，乃一息五至，平脉而有歇至，则脏真之气亏极，不能相续，乃俟他脏之气，代行精隧，而为代，故曰代阴。然伤寒而见结、促、代脉，元气大虚，谓得此脉者，为难治。但当培补元气，则脉自复，而邪自退，故以桂枝汤和营卫，去芍药者，恶其酸收敛邪故也，炙甘草（同麻仁），能补胃气以养脾血，而充济五脏，人参、麦冬以益元气，而生津液，以生地、阿胶并补真阴，使元阴有济，则阳气不散。盖结促代脉，虽有阴阳寒热之分，而复脉汤乃和营卫，而气血津液并补，则脏腑各受其济，阴阳自和，故能复也。

炙甘草汤

甘草四两（炙）　生姜　桂枝各三两　人参　阿胶各二两　生地黄一斤　麦冬　麻子仁各半升　大枣十二枚

上九味，以清酒七升，水八升，先煮八味，取三升，去滓，内胶烊尽，温服一升，三日服。

发汗后，身疼痛，脉沉迟者，桂枝加芍药生姜各一两人参三两新加汤主之。

此汗伤表气救逆也。发汗而伤卫气，余邪未尽，故身疼痛，而脉沉迟，所以桂枝汤倍芍药、生姜宣和营卫，人参养正补虚，则不驱邪而邪自散。此汗后暴虚表卫之气，非真阳气虚，所以不藉姜、附回阳也。

未持脉时，病人叉手自冒心，师因教试令咳，而不咳者，此必两耳聋无闻也。所以然者，以重发汗，虚故如此。

此伤上焦阳气，望而知之也。汗伤心气，胸廓空虚，故叉手冒心，乃以实就虚故也。若以声试，教其咳而不咳，因阳虚不能上升，即两耳聋而无闻，以重发其汗如此。

发汗过多，其人叉手自冒心，心下悸，欲得按者，桂枝甘草汤主之。

此汗伤心气，水欲上陵①也。发汗致伤心阳，肾水将欲上陵，故心悸。而叉手自冒，欲得按者，乃以实而拒虚也，故用桂枝行阳，以伐肾邪，甘草和中，而复心脾之气，俾土气镇逆，肾邪则不上陵矣。

桂枝甘草汤

桂枝四两　甘草二两（炙）

上二味，以水三升，煮取一升，去滓，温服。

发汗后，其人脐下悸者，欲作奔豚，茯苓桂枝甘草大枣汤主之。方注见《金匮》。

发汗后，腹胀满者，厚朴生姜甘草半夏人参汤主之。

此汗伤脾气，微邪内侵也。吐下后腹胀，为正虚邪实，此汗伤脾胃之气，微邪内陷，引动浊阴，痰气上逆，故腹胀满。正汗后不传阳明，随虚传于太阴气虚之证，故用厚朴、生姜、半夏涤饮下逆而消胀满，人参、甘草补正和中，俾正气实而邪自退。世谓甘草益胀，却不知能除虚胀耳。

① 陵：侵犯。

厚朴生姜甘草半夏人参汤

厚朴　生姜各半斤　半夏半升　人参一两　甘草二两（炙）

上五味，以水一斗，煮取三升，去滓，温服一升，日三服。

伤寒汗出，解之后，胃中不和，心下痞硬，干噫食臭①，胁下有水气，腹中雷鸣，下利者，生姜泻心汤主之。

此汗伤胃气变痞也。汗伤胃气，微邪入里，与痰搏结心下，故成痞硬。脾胃气伤，则浊阴上逆冲心，所以干噫食臭。然水饮不得转输膀胱，横流胁下，为有水气，胃气虚而水谷不化，邪正搏击，则雷鸣下利。此汗后而成下利痞硬，乃太阳阳明元气大亏。故用干姜辛热散寒，姜、枣、参、半、甘草和中养正，而降浊逆，芩、连能解壅逆之热，名曰泻心者，乃泻心下之痞也。

生姜泻心汤

生姜四两　甘草（炙）　人参　黄芩各三两　干姜　黄连各一两　半夏半升（洗）　大枣十二枚

上八味，以水一斗，煮取六升，去滓，再煎取三升，温服一升，日三服。

发汗病不解，反恶寒者，虚故也。芍药甘草附子汤主之。发汗后恶寒者，虚故也，不恶寒但恶热者，实也。当和胃气，与调胃承气汤。

此汗有伤阴、伤阳分治也。发汗病不解，反恶寒者，此伤表阳气虚，故为虚也。以芍药、甘草和营卫而收阴气之逆，熟附补阳散邪而退恶寒。若不恶寒而恶热，则是汗伤胃中津液，邪气已入阳明之腑，实热内蒸，所以恶热而为实证，当与调胃承气，专泻胃中内热之实也。

以上八条，发汗致伤阴阳也。

芍药甘草附子汤

芍药　甘草各三两（炙）　附子一枚（炮）

上三味，以水五升，煮取一升五合，去滓，分温服。

发汗后，不可更行桂枝汤。若汗出而喘，无大热者，可与麻黄杏仁甘草石膏汤主之。发汗后，饮水多者，必喘，以水灌之亦喘。

此风寒两伤，独用麻黄致变也。风寒两伤，单用麻黄汤发汗，风寒抟聚不散，故风应则汗出，寒逆则喘，但已误而不可再误，所以不可更行桂枝汤。此邪未入阳明之经，已入阳明之腑，故太阳表少，阳明里多，邪热相蒸，故汗出喘而身无大热矣，所以变大青龙，但取麻、杏、甘、石，和解太阳阳明之邪。盖发汗后饮水过多，水气上逆，射肺则喘，若强以水灌其身，欲令汗

---

① 干噫食臭（xiù）：嗳气时有食物的馊腐气味。噫，嗳气。

出解表，水气侵肤，肺气不利，故亦喘也。

麻黄杏仁甘草石膏汤

麻黄四两　杏仁五十个　甘草二两（炙）　石膏半斤

上四味，以水七升，先煮麻黄，减二升，去上沫，内诸药，煮取二升，去滓，温服一升。

伤寒六七日，发热，微恶寒，肢节烦疼，微呕，心下支结，外证未去者，柴胡桂枝汤主之。

此风寒两伤，太阳而兼少阳之治也。伤寒六七日，正当邪传入里，但发热恶寒，肢节烦疼微呕，风寒尚在太阳，而带少阳之界，与合病相似，但太阳证多，少阳证少，所以不与合病同治。此因其人素有痰饮内蓄，相招外邪，结于心下偏旁之处，故为支结，不因误下而成，兼有表邪，故用桂枝、芍药以解太阳之表，合柴胡汤，乃解少阳偏里之邪，俾外邪散而支结自开。此谓支结，即少阳胁下硬满之意也。

柴胡桂枝汤

桂枝　黄芩　人参各一两半　甘草一两（炙）　半夏二合半　芍药一两半　大枣六枚（擘）　生姜一两　柴胡四两

上九味，以水七升，煮取三升，去滓，温服。

伤寒有热，少腹满，应小便不利。今反利者，为有血也。当下之，不可余药，宜抵当丸。

伤寒蓄血，较中风蓄血，犹为凝滞，故变上篇之抵当汤为丸，煮而连滓服之，与结胸项强似柔痉，用大陷胸丸同意。盖汤者，荡也，阳邪入阴，一荡涤而即散，丸者，缓也，阴邪入阴，恐荡涤不尽，故缓而攻之，所以求功于必胜也，其曰不可余药者，即汤不变而为丸，不可得矣。

抵当丸

水蛭四十个　虻虫二十五个　桃仁二十个（去尖皮）　大黄三两

上四味，杵分为四丸，以水一升煮一丸，取七合服之，晬时①当下血。若不下者，更服。

伤寒发热，汗出不解，心下痞硬，呕吐而下利者，大柴胡汤主之。

此三阳俱见也。发热汗出不解，风邪已入阳明，寒邪已传太阳胸膈，故心下痞硬，兼有少阳，则呕吐而下利，但痞结之邪原少，故用大柴胡，仅和少阳阳明，则表里上下无不解矣。

---

① 晬（zuì）时：一昼夜。

大柴胡汤

柴胡半斤　黄芩　芍药各三两　半夏半升　生姜五两　枳实四两　大枣十二枚（擘）

上七味，以水一斗二升，煮取六升，去滓，再煎，温服一升，日三服。一方用大黄二两，若不加大黄，恐不为大柴胡汤也。

伤寒，医下之，续得下利清谷不止，身疼痛者，急当救里。后身疼痛，清便自调者，急当救表。救里宜四逆汤，救表宜桂枝汤。

此互风寒下伤胃阳救逆也。下伤脾胃，里寒弥盛，则变下利清谷不止，故用四逆汤急救脾肾之阳，俟清谷止，而身疼未解，然后用桂枝汤，和营卫而解肌表之邪。

伤寒十余日，热结在里，复往来寒热者，与大柴胡汤。但结胸，无大热者，此为水结在胸胁也。但头微汗出者，大陷胸汤主之。

此水结与结胸之辨也。热结在里，即邪入于里，内无痰饮相并，故不结胸。复往来寒热者，乃邪在半表半里，偏于里多，为热结在里，当以大柴胡两解表里，是无疑矣。若是表邪陷内之结胸，应无大热，此见往来寒热，乃是木盛土衰，水饮不行，而为水结在胸胁。设真是结胸，隔其阳气，不能下达，则当头汗出，宜用大陷胸开其结也。

下后，不可更行桂枝汤。若汗出而喘，无大热者，可与麻黄杏仁甘草石膏汤。

此风寒两伤而误下也。仅以桂枝解表，而表不解，误下而不结胸，邪尚在表，但半入阳明之里，故汗出喘而无大热，所以不可再用桂枝汤也。仍取青龙之麻、杏以解太阳之寒，甘、石以清阳明风化之热，与前二十六条反复参看，则明矣。

伤寒中风，医反下之，其人下利，日数十行，水谷不化，腹中雷鸣，心下痞硬而满，干呕，心烦不得安。医见心下痞，谓病不尽，复下之，其痞益甚，此非结热，但以胃中虚，客气上逆，故使硬也。甘草泻心汤主之。

此以风寒互痞利言也。下伤胃气，风邪陷胃，逼迫水谷，下奔为利，故水谷不化，腹中雷鸣，日数十行。若寒邪内陷，则痞硬而满，干呕，心烦不得安也。然不救逆，而复下之，则胃气伤而重伤，客邪陷而又陷，挟并浊阴上干，其痞益甚，此非结热，是胃中虚，客气上逆所致。然痞为虚中之实，利为邪实正虚，所以不用黄连泻心等法，而用甘草泻心汤之干姜，辛热胜寒，以散痞结之本，半夏涤饮而散痞硬之形，甘、枣以和脾胃，芩、连以清标化之热耳。

甘草泻心汤

甘草四两　黄连一两　干姜　黄芩各三两　半夏半升　大枣十二枚

上六味，以水一斗，煮取六升，去滓，再煎，取三升，温服一升，日三服。

伤寒大下后，复发汗，心下痞，恶寒者，表未解也。不可攻痞，当先解表，表解乃可攻痞，解表宜桂枝汤，攻痞宜大黄黄连泻心汤。

此互结胸痞气，当先解表，而后攻痞也。下后邪气虽不内陷，里气已虚，若不固中气，复发其汗，寒邪陷内，而成痞硬。若有恶寒，表邪未解，当先解表，然后攻痞。经谓从外至内而盛于内者，先治其外而后调其内也。此虽伤寒下后，又互风而言，故出桂枝汤和营卫而解表邪也。然大黄黄连泻心汤攻痞，是无下利，而为里实，故以苦寒泻之，如前条下利雷鸣等变，是属里虚，故用甘草、半夏等汤，温补散结，而痞虽是一，又当分别虚实治之。

大黄黄连泻心汤

大黄二两　黄连一两

上二味，以麻沸汤①二升渍之，须臾，绞去滓，分温再服。

脉浮而紧，而复下之，紧反入里则作痞，按之自濡，但气痞耳。心下痞，按之濡，其脉关上浮者，大黄黄连泻心汤主之。心下痞，而复恶寒汗出者，附子泻心汤主之。

此辨气痞与阳虚痞也。脉浮而紧，太阳表邪未解，则当发表，而反下之，邪气内陷，内无痰饮相挟，惟与膈下胃气凝聚，故按之自濡而为气痞，所以关上脉浮，不似痰饮结痞脉沉之比，故用大黄、芩、连而泻心下虚软之痞也。若气痞，而外复恶寒汗出，乃无形邪结于里，护卫之阳亦虚，故煎附子汁，和入三黄汤内，邪陷内实者攻之，外阳虚者补之，各任其事，共成倾痞之功耳。盖上下痞证，于中分别寒热虚实，法法无遗，令读者顿开茅塞，岂不快哉。

附子泻心汤

大黄二两　黄连　黄芩各一两　附子一枚（炮，煮取汁）

上四味，切三味，以麻沸汤二升渍之，须臾，绞去滓，内附子汁，分温再服。

本以下之，故心下痞，与泻心汤。痞不解，其人渴，而口燥烦，小便不利者，五苓散主之。

---

① 麻沸汤：指刚开始出现沸腾的小气泡的开水，也称百沸汤、太和汤。

此当先解腑邪也。本下而邪陷，则心下痞，但其人渴而口燥烦，小便不利，是因腑邪内盛，故用泻心汤，而痞不解，其义甚明，但虑腑邪上冲助痞，邪耗津液，所以用五苓散先泻腑邪，然后攻痞，或腑邪散，而痞亦不存有之。《尚论》谓五苓散亦为消痞之良治，然既为良治，何必又立黄连、半夏、甘草等汤之繁？此乃漏谈欺世，甚非理也。

伤寒，服汤药，下利不止，心下痞硬，服泻心汤已。复以他药下之，利不止，医以理中与之，利益甚。理中者，理中焦，此利在下焦，赤石脂禹余粮汤主之。复利不止者，当利其小便。

此伤中下二焦之气也。汤药者，即承气荡涤之剂，伤动胃气，邪陷奔迫，而下利不止，与痰搏结，则心下痞硬。此结者自结，利者自利，医不救利，反以泻心汤攻痞之标，故痞未除。又以他药下之，误而又误，故利不止。盖理中汤但理中焦脾胃之气，此连下焦肾与大肠之气不固，水谷直越肠间，所以其利益甚，当以石脂、余粮酸涩，固摄下焦之脱，倘服之而再不止，乃水谷顺趋大肠熟路，当利小便，旁通支河，分渗水谷，则下利得止。

赤石脂禹余粮汤

赤石脂一斤（碎）　禹余粮一斤（碎）

上二味，以水六升，煮取三升，去滓，三服。

伤寒五六日，呕而发热者，柴胡汤证具，而以他药下之，柴胡证仍在者，复与柴胡汤。此虽已下之，不为逆，必蒸蒸而振，却发热汗出而解。若心下满而硬痛者，此为结胸也，大陷胸汤主之。但满而不痛者，此为痞，柴胡汤不中与之，宜半夏泻心汤。

此少阳风寒误下，亦成结胸痞硬也。伤寒五六日，而无身疼，腰痛，恶寒之太阳，自汗，恶热，鼻干之阳明，见呕而发热，然发热属少阳之表，呕属少阳之里，为柴胡汤证具，而不与柴胡汤，反以他药下之，并无结胸下利之变。谓柴胡证仍在，虽然误下而不为逆，仍当复与柴胡汤，必蒸蒸而振，发热汗出而解矣。若见心下满而硬痛，乃表风内陷，则为结胸，但满而不痛者，表寒内陷而为痞也，但结胸则当大陷胸汤，痞硬则当半夏泻心汤而为主治，谓柴胡汤不中与也。盖少阳误下，而以小柴胡汤去柴胡、生姜，君半夏，以和少阳之气，故名半夏泻心汤也。

半夏泻心汤

半夏半升　黄芩　干姜　人参　甘草（炙）各三两　大枣十二枚（擘）　黄连一两

上七味，以水一斗，煮取六升，去滓，再煎，取三升，温服一升，日三服。

伤寒发汗，若吐，若下，解后，心下痞硬，噫气不除者，旋覆代赭石汤主之。

经谓误下成痞①，观此发汗解后亦可成痞。盖发汗、吐下皆伤内气，然最虚之处便是容邪之处，所以微邪从虚内陷，浊阴上逆冲心，则心下痞而噫气不除。故以旋覆、半夏涤饮降浊，独治其痞，参、甘、姜、枣以和脾胃之气，而使机关健运，赭石补心而镇噫逆也。

旋覆代赭石汤

旋覆花三两　人参二两　生姜五两　半夏半升　代赭石一两　大枣十二枚　甘草三两（炙）

上七味，以水一斗，煮取六升，去滓，再煎，取三升，温服一升，日三服。

问曰：病有结胸，有脏结，其状何如？答曰：按之痛，寸脉浮，关脉沉，名曰结胸也。何谓脏结？答曰：如结胸状，饮食如故，时时下利，寸脉浮，关脉小细沉紧，名曰脏结。舌上白苔滑者，难治。

此结胸、脏结之辨也。素有积饮，若遇感冒风寒，而下之蚤，内饮外邪相合，则成结胸痞气。或素有寒积血瘕，而遇感冒内积，相引外邪，即成脏结，非似结胸下蚤而成也。虽仲景有论无方，但业伤寒者，不可不讲，倘临证认脏结为结胸、痞气，则愈治愈难矣。盖结胸与脏结，寸脉同而关脉异，结胸高而脏结低，以此有别也。然结胸，乃风邪凝结阳位，最高而痛，故寸脉浮，中焦气郁，故关脉沉。脏结乃属阴邪凝结，阴位极低，弗拒胸膈胃间之气，所以饮食如故，肠胃虚寒，则时时下利，寸脉浮者，上焦阳位无病，寒邪在下，则关脉小细沉紧。但寒邪深重，搏结于阴，阴邪上溢于舌，则生白苔，滑而不燥，因阴凝气血，非似阳邪结胸，峻攻易去，故曰难治。

病胁下素有痞，连在脐旁，痛引少腹，入阴筋者，此名脏结，死。脏结无阳证，不往来寒热，其人反静，舌上苔滑者，不可攻也。

此由宿疾而成脏结也。盖脏结结于脐旁，痛则气引少腹入阴筋，乃外邪合旧积结于阴位，卒难开解，所以曰死。此无三阳表证，故不往来寒热，在下而不在上，其人反静，阴气上溢，则舌上苔滑。然阴邪必当温散，不似阳邪结胸，而以陷胸峻攻，故不可攻也。

伤寒下后，心烦腹满，卧起不安者，栀子厚朴汤主之。

---

① 误下成痞：语本《伤寒论·辨太阳病脉证并治下第七》。

此风寒两传双解之法也。下后微邪内陷，而无痰饮搏结，故无结胸下利，但风陷胸膈，扰乱于上，则心烦，寒入腹中，在下则腹满，两邪逼凑胸腹，所以心烦腹满，卧起不安，故取栀子，涌吐胸邪上出，厚朴、枳实以泻腹满也。

栀子厚朴汤

栀子十四枚　厚朴（姜炙）　枳实（炒）各四两

上三味，以水三升半，煮取一升半，去滓，分三服，温进一服。得吐，止后服。

伤寒，医以丸药大下之，身热不去，微烦者，栀子干姜汤主之。

此下五条，皆邪入胸膈，当从上涌也。丸药下伤胸膈胃气，以致微邪内陷于胸，内无痰饮并结，所以不变结胸，但有微烦而已。表未罢而身热不去，邪热在胸，乃属太阳部位，非汗下能除，故以栀子苦寒，涌吐胸膈标化之热，干姜辛热，而散本寒，则身热微烦得解，后人不能观透圆机①，妄除吐法，良可叹也。

栀子干姜汤

栀子十四枚（擘）　干姜二两

上二味，以水三升半，煮取一升半，去滓，分二服，温服一服，得吐者，止后服。

伤寒五六日，大下之后，身热不去，心中结痛者，未欲解也。栀子豉汤主之。

大下而身热不去，邪尚在表，但陷胸中有半，故心中结痛，亦将结未结之意，所以未欲解也。盖邪从上入，须从上出，故用栀豉汤，涌吐表与胸膈之邪，后人反以枳、朴下降之品顺气宽胸，孰知愈降气而邪愈陷，以致病笃不救，悲夫。

发汗，若下之，而烦热，胸中窒者，栀子豉汤主之。

汗下之后，表未清而内陷于胸，逼凑心间，外显烦热而内窒，窒者，俗谓之气闷，较之结痛又轻，然邪在胸膈，必当栀豉涌吐为善。

发汗，吐下后，虚烦不得眠。若剧者，必反覆颠倒，心中懊憹者，栀子豉汤主之。

若少气者，栀子甘草豉汤主之；若呕者，栀子生姜豉汤主之。凡用栀子汤，病人旧微溏，不可与服之。

---

① 圆机：玄机，指病机关键。

此该汗吐下后，用栀豉加减法也。汗吐下，而伤胸胃之气，无形之邪内陷，扰乱于胸，而无痰饮搏结，故为虚烦不得眠，反覆颠倒，心中懊憹者，即卧起不安之互辞。然虚邪扰乱于胸，汗下漫无取义，胸居上焦，因其高而越之，故用栀、豉涌吐其邪，则去病犹如破竹。若少气者，乃胃气不充，加生甘草，清热补虚。呕者，邪聚胸膈胃脘，加生姜宣散余邪，止呕下逆。若病人旧微溏者，是大腑易动，恐邪不能上涌，而反下泻。血虚家乃恐重虚，故亦戒之。

栀子豉汤

栀子十四枚　香豉四合（绵裹）

上二味，以水四升，先煮栀子，得二升半，内豉，煮取一升半，去滓，分二服，温进一服。得吐者，止后服。

下之后，复发汗，必振寒，脉微细。所以然者，以内外俱虚故也。

此下后复汗致伤气血也。误下伤胃，而表邪未尽，复汗伤阳，病虽去而表里气血皆虚，故振寒而脉微细，窃拟桂枝加芍药生姜人参新加汤，救逆为是。

下之后，复发汗，昼日烦躁，不得眠，夜而安静，不呕不渴，无表证，脉沉微，身无大热者，干姜附子汤主之。

此下后复汗伤阳也。误下而伤胃气，复汗又虚卫外之阳，邪未尽而正阳已亏，故昼日烦躁不得眠，夜而安静，乃阳病而阴不病也，邪未入里，所以不呕不渴，此无太阳表证，故脉沉微，而阳亏已露一班①。身无大热，略有微热可知，虚阳扰越表间，故取生附、干姜补中有发，阳得补而有所归，则邪自散而躁自安矣。

干姜附子汤

干姜一两　附子一枚（生用）

上二味，以水三升，煮取一升，去滓，顿服。

伤寒，若吐若下后，心下逆满，气上冲胸，起则头眩，脉沉紧，发汗则动经，身为振振摇者，茯苓桂枝白术甘草汤主之。

此吐下致伤胸胃之阳，阴邪上逆也。吐下不适其宜，以致中上二焦气虚，邪陷于内，此无痰饮相结，邪无定向，而挟阴气上逆，故心下逆满，气上冲胸，起则头眩。寒邪入里，故脉沉紧，此非汗下能除。所以戒云若发其汗，扰动经络，则有阳虚振摇之变，当以茯苓、甘、术健脾安土，以导阴湿下行，

---

① 班：通“斑”。《离骚》：“纷总总其离合兮，班陆离其上下。”

桂枝行阳化气，而去饮中之邪也。

苓桂术甘汤

茯苓四两　桂枝三两　白术　甘草（炙）各二两

上四味，以水六升，煮取二升，去滓，分温三服。

伤寒，吐下后，发汗，虚烦，脉甚微，八九日，心下痞硬，胁下痛，气上冲咽喉，眩冒，经脉动惕者，久而成痿。

此吐下后复汗，气虚邪实也。吐下伤阴，复汗伤阳，表里皆虚，邪陷则发虚烦，亏损津液气血，故脉甚微。至七八日，正虚邪实，邪饮相结，故心下痞。非惟太阳，且关少阳，故胁下痛。但结者自结，散者自散，乃因上焦宗气不足，随虚上逆，则气上冲咽喉，而眩冒，汗伤表阳，故经脉动惕，久而不复，则成痿矣。

以上辨汗下两伤之变。

伤寒，发汗已，身目为黄。所以然者，以寒湿在里不解故也。以为不可下，于寒湿中求之。

此表合内湿发黄也。伤寒发汗已，表邪未清，合入阳明湿土之气，郁蒸为热，下流膀胱，上行头目，所以身目为黄。求其所以然者，寒湿在里，不解故也，寒湿在肌，故不可下，当求其寒湿之法而治也。

伤寒，瘀热在里，身必发黄，麻黄连轺赤小豆汤主之。

此互上条出方也。盖治发黄，有从表从里不一，此以麻黄汤去桂枝，加生姜、大枣，和中开腠，使膀胱之邪从表而出，连轺、生梓白皮苦寒，以去心胃之热，赤小豆甘平，除黄而渗湿也。

麻黄连轺赤小豆汤

麻黄　连轺（连翘根也）各二两　赤小豆一升　杏仁四十个　大枣十二枚　生姜二两　甘草一两（炙）　生梓白皮一升

上八味，以水一斗，先煮麻黄，再沸，去上沫，内诸药，煮取三升，分温三服，半日则尽。

伤寒，身黄，发热者，栀子柏皮汤主之。

此风热发黄，用清解湿热也。身黄而见发热，风邪之机欲向表出，故用栀子、柏皮、甘草苦寒，清解湿热，则腠理自开，黄从表而散矣。

栀子柏皮汤

栀子二十五枚　甘草一两　黄柏二两

上三味，以水四升，煮取一升半，分温再服。

伤寒八九日，身黄如橘子色，小便不利，腹微满者，茵陈蒿汤主之。

此发黄邪偏于里也。黄如橘色，三阳风湿郁结所致。盖湿邪外应肌肉，内和阳明，膀胱气不疏通，胃浊流于肾腑，故小便不利，脾肾互应，故腹微满，所以茵陈、栀子而清表里湿热，但邪偏于里，非疏导则瘀热不得清彻，故用大黄为助，非下法也。

茵陈蒿汤

茵陈蒿六两　栀子十四枚　大黄二两

上三味，以水一斗，先煮茵陈，减六升，内二味，煮取三升，去滓，分温三服。小便当利，尿如皂角汁，色正赤，一宿腹减，黄从小便去也。

太阳伤寒者，加温针必惊也。

此伤寒当禁温针也。针用火温，以此取汗，殊不知邪机外向，则汗出而解，若内走入营，而得火热，反炽淫心，逼迫神明飞越，故必惊也。

脉浮宜以汗解，用火灸之，邪无从出，因火而盛，病从腰已下，必重而痹，名为火逆也。

此阴虚脉浮，宜戒灸也。平素阴虚，而受外邪，用火灸之，火气助邪，机无外出之势，阴气不通，故从腰以下，必重而痹，名为火逆也。

卷　三

太阳下篇证治大意

盖伤寒一证，有风伤卫，寒伤营，风寒两伤营卫，诚出一经统之。而风伤卫，寒伤营，上中二篇已列。今将风寒两伤营卫大青龙汤之证，列为下篇。但篇中有风多寒少，寒多风少，或治风遗寒，治寒遗风者，诚非金刚法眼①，乌能观透神机？所以逐段清出，以便后学悟入。

太阳中风，脉浮紧，发热恶寒，身疼痛，不汗出而烦躁者，大青龙汤主之。若脉微弱，汗出恶风者，不可服，服之则厥逆，筋惕肉瞤，此为逆也。以真武汤救之。

此风寒两伤脉证也。脉浮紧，发热无汗，身疼痛不汗出者，寒伤营也。烦躁者，乃兼风矣。盖风为阳邪，寒气郁遏不伸，故为烦。而寒为阴邪，风热扰动，寒邪急洌，故为躁。风寒相搏，气郁则为烦躁。故用麻、桂二汤除芍药，加石膏而为大青龙，风寒并驱，石膏辛甘气寒，以散风化之热。若脉微弱而汗出恶风，设非少阴亡阳自汗，即风伤卫证，故不可服。服之则大汗淋漓，亡阳不固，则厥逆筋惕肉瞤，而为逆也。《尚论》拟真武汤救逆，斯为近理。

大青龙汤

麻黄六两　桂枝　甘草（炙）各二两　杏仁四十个　生姜三两　大枣十二枚　石膏（碎）如鸡子大

上七味，以水九升，先煮麻黄，减二升，去上沫，内诸药，煮取三升，去滓，温服一升，取微似汗。汗出多者，温粉②扑之。一服汗者，停后服，汗多亡阳，遂虚恶风，烦躁不得眠也。

---

① 金刚法眼：佛教用语。金刚，指持金刚杵的力士；法眼，谓菩萨为度脱众生而照见一切法门之眼。此喻参透大阳病证治的智慧。

② 温粉：即扑粉，是一种扑在皮肤上用于止汗的药粉。其组成有三种说法：①炒温的米粉；②米粉与他药掺和而成；③指牡蛎粉。

伤寒，脉浮缓，身不疼但重，乍有轻时，无少阴证者，大青龙发之。

此亦两伤风多也。脉见浮缓，乃伤寒而见风脉也，但寒邪感于肌表，必以无汗，头痛，身疼为的，此风寒两伤，寒气有权，羁滞风邪不行，故不疼但重。若风气有权，运动寒邪，则乍有轻时，如此现证，最难消息。仲景恐隐阴盛阳虚在内，重复叮咛无少阴证者，则当大青龙汤发之。

太阳病，脉浮紧无汗，发热身疼痛，八九日不解，表证仍在，此当发其汗。服药已微除，其人发烦热，目瞑，剧者必衄，衄乃解。所以然者，阳气重故也。麻黄汤主之。

此寒多风少，风隐后发也。浮紧无汗，发热身疼痛，至八九日不解，乃寒多风少，表证仍在，自当发汗。此服药已，病仅微除，是不用大青龙，反致风寒羁滞而不全解。但汗则寒邪少减，风遂猖扬，扰乱表里之间，其人烦热目瞑，若剧者，必衄。然衄则风从上出，乃为邪解。要知烦热目瞑之所以然者，因发汗而少减其寒，反转风多寒少，阳气深重之证，但衄则风邪自解，而又遗余寒，所以复用麻黄汤，独治遗寒也。设不衄而烦热目瞑，俱为未解，当从大青龙，是在言外矣。

太阳病，脉浮紧，发热，身无汗，自衄者愈。

此风多寒少也。脉浮紧，发热，身无汗，乃寒伤营证，但风性上行，风邪多而带领微寒从衄而去，谓自衄者愈。

伤寒，脉浮紧，不发汗因致衄者，麻黄汤主之。

此寒多风少也。上条自衄，与此脉证相同，此用麻黄汤，何也？盖上条乃风多寒少，风性轻扬，邪从衄去，则寒亦随之而散。此寒多风少而不发汗，风寒相持，风少则从衄去，而寒多凝滞经络，不能上出，故以麻黄汤，独去其寒也。

再按：以上三条，皆风寒两伤，仅有寒伤营脉，而无风伤卫脉，以何辨其风寒两伤之治？然风性轻扬，而上行则衄，寒性沉滞，下行而不衄，故六经中，但见衄血，则作风治，不言脉也。

太阳病，得之八九日，如疟状，发热恶寒，热多寒少，其人不呕，清便欲自可，一日二三度发。脉微缓者，为欲愈也。脉微而恶寒者，此阴阳俱虚，不可更发汗、更吐、更下也。面色反有热者，未欲解也，以其不能得小汗出，身必痒，宜桂枝麻黄各半汤。

此风多寒少如疟证也。风寒两伤，羁留太阳八九日，风寒更盛更虚，则恶寒发热，故如疟状。然风多寒少，则热多寒少，此无膀胱腑热，阳明胃实，少阳寒热往来，故不呕不渴，清便欲自可。若是真疟，则当一日一发，无一日二三度发之理也。脉微缓者，邪正两衰，机不内入，势必外出，故为欲解。若脉微而恶寒，此阴阳俱虚，不可更行汗吐下法，重伤营卫，即后桂枝二越婢一汤互意①。若面反有热色，邪气上郁，故未欲解，因前不得小汗出，而身必痒，须得微汗解之，故用桂枝麻黄各半汤，合和营卫，使邪外出耳。

桂枝麻黄各半汤

桂枝一两十六铢　麻黄　芍药　生姜　甘草（炙）各一两　大枣四枚（擘）　杏仁二十四个

上七味，以水五升，先煮麻黄一二沸，去上沫，内诸药，煮取一升八合，去滓，温服六合。

太阳病，发热恶寒，热多寒少，脉微弱者，此无阳也，不可更汗，宜桂枝二越婢一汤。

此风多寒少之治也。脉微弱，即阴阳俱虚，邪正两衰，故为无阳，所以不可更汗，再伤阳气津液，然非汗则邪不能除，故用桂枝二越婢一汤，和营卫而取微汗散邪，与前脉微而恶寒互意也。

桂枝二越婢一汤

桂枝　芍药　甘草各十八铢　生姜一两三钱　大枣（擘）四两　麻黄十八铢　石膏二十四铢

上七味，以水五升，煮麻黄一二沸，去上沫，内诸药，煮取二升，去滓，温服一升。本方当裁为越婢汤、桂枝汤，合饮一升，今合为一方，桂枝二越婢一汤。

服桂枝汤，大汗出，脉洪大者，与桂枝汤，如前法。若形如疟，日再发者，汗出必解，宜桂枝二麻黄一汤。

此治风遗寒也。服桂枝汤，汗虽大出，病尚未解，邪已半入阳明，故脉洪大，乘此阳明欲进未实之际，复与前汤，以解太阳阳明则愈。若形如疟，日再发者，乃太阳风寒两伤，而独用桂枝汤治风遗寒，寒气牵连，并及风邪，亦未尽散，须得汗出则解，故用桂枝二麻黄一汤，两解风多寒少之邪。若寒多风少，当以麻黄二桂枝一汤，乃为活法②也。

桂枝二麻黄一汤

桂枝一两十七铢　芍药一两六铢　麻黄十六铢　生姜一两六铢　杏仁十六个　甘草（炙）一两二铢　大枣（擘）五枚

---

① 互意：同义。

② 活法：灵活的原则、方法。

上七味，以水五升，先煮麻黄一二沸，去上沫，内诸药，煮取二升，去滓，温服一升，日再。

伤寒，不大便六七日，头痛有热者，与承气汤。其小便清者，知不在里，仍在表也，当须发汗。若头痛者，必衄，宜桂枝汤。

此表证似里而互风寒也。六七日不大便而有热，似乎胃实热蒸，承气汤证。若小便清者，乃太阳邪合于肺，及大肠之气不宣，故致不大便，知病不在里而在表，当须发汗，又非承气下矣。若头痛，乃属风热上行，所以必衄，宜桂枝汤解表耳。

服桂枝汤，或下之，仍头项强痛，翕翕发热，无汗，心下满微痛，小便不利者，桂枝汤去桂加茯苓白术汤主之。

此治风遗寒也。服桂枝汤，或下后，而头项强痛，翕翕发热，无汗，乃独治其风，所以表邪不散，故寒伤营之表证尚在，而心下满微痛，邪入于里，将有痞结之变矣。膀胱腑实，故小便不利，但因误治而经气已虚，故桂枝汤去已误之桂，加白术、茯苓和营卫以利腑邪，俾正气和而经病自解，乃为救逆也。

伤寒，脉浮，自汗出，小便数，心烦，微恶寒，脚挛急，反与桂枝汤，欲攻其表，此误也。得之便厥，咽中干，烦躁吐逆者，作甘草干姜汤与之，以复其阳。若厥愈足温者，更作芍药甘草汤与之，其脚即伸。若胃气不和，谵语者，少与调胃承气汤。若重发汗，复加烧针者，四逆汤主之。

此治风遗寒，寒郁胃气致厥，次第救逆也。风寒在表而脉浮，但小便数心烦，邪兼入里矣，微恶寒，脚挛急，是表寒未解，即当大青龙之治，独以桂枝攻表，治风遗寒，故为误耳。但误在桂枝汤之芍药酸收，邪气内郁，胃气不能调达四肢，所以得之便厥，但邪郁于里，气反上逆，则咽中干，烦躁吐逆，故用干姜辛热以散里寒，甘草和中，且止烦躁渴热。若厥愈足温，是复阳矣。然作甘草汤治，伤阳明胃厥阴，故以芍药甘草汤，调和营卫，俾伸其脚。或邪为犯胃，而发谵语，则少与调胃承气以和胃。若重发其汗，或复烧针，以致汗多亡阳，必须四逆而救逆也。

问曰：证象阳明①，按法治之而增剧，厥逆，咽中干，两胫拘急而谵语。师言夜半手足当温，两脚当伸，后如师言，何以知此？答曰：寸口脉浮而大，浮则为风，大则为虚，风则生微热，虚则两胫挛，病证象桂枝，因加附子参其间，增桂令汗出，附子温经，亡阳故也。厥逆，咽中干，烦躁，阳明内结，

① 阳明：大东本、赵开美本作“阳旦”。

谵语烦乱，更饮甘草干姜汤。夜半阳气还，两足当热，胫尚微拘急，重与芍药甘草汤，尔乃胫伸。以承气汤微溏，则止其谵语，故知病可愈。

此风多寒少，误投阳明致厥也。《金匮》云：中风数十日不解，头微疼，恶寒，时时有热，心下闷，干呕汗出者，乃太阳中风，胸表有邪，谓之阳旦证。但治表则宜辛温，胸邪宜凉，故桂枝汤内加黄芩，清解表里，谓之阳旦汤。此象阳明而实非阳明，乃风寒两伤，邪居表里之间，正欲大青龙辛温发散，而反投阳旦，治风遗寒，寒郁内气，故病反剧。明明误在黄芩之寒，邪正气郁不达，则厥逆咽中干而谵语，表得之寒，则两胫拘急，惟宜救逆，则病可愈，故断夜半手足当温，两脚当伸也。然寸口脉浮而大，浮则为风，大则为虚，因虚受风而发热，谓风则生微热，虚则两胫挛，此象桂枝风证，但阳虚而受风多寒少，且兼误治，所以仍用桂枝汤，加入附子，散寒回阳，增桂令其汗出散邪，谓亡阳故也。然服桂附热剂，厥逆咽干未退，更加烦躁，阳明内结，谵语烦乱，不以为虑，更以甘草干姜汤辛温和中散寒，使阳外达，夜半阳气即还，厥逆已退，两足已热，但胫尚微有拘急，此由阴气未和，故与芍药甘草汤调营卫而和阴气，以舒其胫。或邪入阳明，无所复传之地，则用承气汤微溏泻其内实，而止谵语烦躁。层次有法，所以知病可愈。

甘草干姜汤

甘草（炙）四两　干姜（炮）二两

上㕮咀，以水三升，煮取一升半，去滓，分温再服。

芍药甘草汤

白芍药　甘草（炙）各四两

上㕮咀，以水三升，煮取一升半，去滓，分温再服。

发汗，若下之，病仍不解，烦躁者，茯苓四逆汤主之。

此风寒两伤，汗下后，阳虚发躁也。风寒两伤，则当用大青龙解表，而误施汗下，扰乱真阳，阴邪上逆，转增烦躁，阳有顷脱之机，风寒在所不计。惟取茯苓、人参、甘草、干姜、附子，以逐阴邪下行，安和欲越之阳，俾邪热自退，而烦躁得安。若以散剂，立断其根矣。《尚论》谓不汗出之烦躁，与发汗后之烦躁，毫厘千里，下后之烦躁，与未下之烦躁，亦殊。

茯苓四逆汤

茯苓六两　人参一两　甘草（炙）二两　干姜一两半　附子一枚（生用）

上五味，以水五升，煮取三升，去滓，温服七合，三日服。

伤寒，胸中有热，胃中有邪气，腹中痛，欲呕吐者，黄连汤主之。

此风寒两伤太阳阳明也。胸中有热，即风伤卫，传入太阳之胸。胃中有邪气，乃寒伤营，传入于胃，而寒气下行，复侵于脾，故腹中痛。风邪犯胃，气逆上行，欲呕吐也。故以桂枝汤去酸收之芍药，调营卫而去风，干姜散寒，以止腹痛，半夏涤饮下逆，木盛土虚，故用人参养胃，以充正气，而送邪外出，黄连苦寒，以清内郁风化之热。

黄连汤

黄连　甘草（炙）　干姜　桂枝各三两　人参二两　半夏半升　大枣十二枚

上七味，以水一斗，煮取六升，去滓，温服一升，日三服，夜二。

伤寒，腹满，谵语，寸口脉浮而紧，此肝乘脾也，名曰纵。刺期门。

此太阳厥阴合病也。伤寒腹满谵语，似乎邪传阳明内实，但寸口脉见浮紧，然浮乃太阳之风，紧属太阳之寒，风寒两伤，表邪未解，但太阳表风，通于肝木而侵脾胃，故腹满谵语，不可以阳明内实治之，当刺期门，乃泻肝邪之实也。

伤寒，发热，啬啬恶寒，大渴欲饮水，其腹必满，自汗出，小便利，其病欲解，此肝乘肺也，名曰横，刺期门。

此风寒挟木乘肺也。盖肝邪克脾为纵，乘肺为横，发热，啬啬恶寒，皮毛与太阳相合为病，但表病，不当大渴饮水腹满，此因风气通肝，肝木应接外邪，则发热恶寒，内侵脾肺，则大渴饮水。然风水横行，脾胃必弱，不能消水，故腹胀满，或脾肺有权，转输通调，邪气外泻，则自汗出，内达则小便利，所以其病欲解。但木反侮金，故刺期门，直泻肝邪之实。盖此风多寒少之证，因风气通肝，木乘外邪，传脾侮肺，纵横变病，可谓太阳相传厥阴，手足太阴，或传手足少阴，义可类明。前人妄谓传足不传手，要知不究仲景之书耳。

以上二条，风寒两伤，互相传乘之辨，诸脏仿此。

伤寒，表不解，心下有水气，干呕，发热而咳，或渴，或利，或噎①，或小便不利，少腹满，或喘者，小青龙汤主之。

此风寒在表内合痰水为病也。伤寒表邪不解，而合内水，停聚胸膈胃脘，则干呕，在表则发热，射肺则咳，下行膈燥则渴，注于大肠则利，阳气与水搏击则噎，膀胱气化不行，故小便不利而少腹满，上逆胸中犯肺则喘也。盖人身积饮在胃，或表里上下中间，寒热诸证，皆赖肺气通调，而为总司，若

① 噎：指咽部有异物梗阻感。

见一二证，便作水逆肺气不利治之，故用小青龙之麻、桂发散在表之风寒，干姜温肺，细辛逐饮下行，能驱内闭之邪，甘草以和中气，半夏涤饮下行，芍药以收阴气，不使上逆，五味子以收肺气之逆也。

小青龙汤

麻黄　芍药　干姜　甘草（炙）　桂枝　细辛各三两　半夏　五味子各半升

上八味，以水一斗，先煮麻黄，取五升，去上沫，内诸药，煮取三升，去滓，温服一升。

若微利者，去麻黄，加芫花如鸡子大，熬令赤色；若渴者，去半夏，加瓜蒌根三两；若噎者，去麻黄，加附子一枚炮；若小便不利少腹满，去麻黄，加茯苓四两；若喘者，去麻黄，加杏仁半升。

伤寒，心下有水气，咳而微喘，发热不渴，服汤已，渴者，此寒去欲解也，小青龙汤主之。

此里解表未和也。膀胱子母受邪，气逆于肺，则咳而微喘，外邪以挟内饮射肺之一征也。邪气在表则发热，饮贮于胸故不渴，然服汤已渴者，乃内水已去，外邪未解，故仍用小青龙汤两解，犹恐余饮未清，而羁住表邪故也。

以上二条，风寒在表，内应痰饮，余脏仿此。

服桂枝汤，大汗出后，大烦渴不解，脉洪大者，白虎加人参汤主之。

此服桂枝汤后，脉证俱变之辨也。风多寒少，独以桂枝汤治风，微寒持住风邪，故大汗出后，大烦渴不解。然脉反洪大，乃邪气未传阳明之经已入阳明之腑，入内风邪，猖獗之极，吸耗胃津，将有瓮干杯罄之虞，汗下两法，在所不对，惟宜白虎加人参汤，用石膏甘寒，善解在里风热，同知母、人参、粳米，助胃生津而止烦渴，俾胃津不竭，则邪去，而病得解矣。

伤寒，脉浮滑，此表有热，里有寒，白虎汤主之。

此风邪传胃化热也。若见单浮，为风邪在表，此伤寒而脉浮滑，乃里热达于阳明表热，谓里有寒，是互风言也，以白虎汤，养胃清热散邪耳。

白虎汤

知母六两　石膏（碎）一斤　甘草二两　粳米六两

上四味，以水一斗，煮米熟汤成，去滓，温服一升，日三服。

伤寒，无大热，口燥渴，心烦，背微恶寒者，白虎加人参汤主之。

此阳明表微里盛之治也。即无大热，表证已微，但口燥渴心烦，阳明热炽甚矣，不必拘泥太阳背微恶寒之表证，径用白虎加人参汤，急救胃中津液，不致告竭，则太阳阳明邪自解也。

伤寒，脉浮，发热，无汗，其表不解者，不可与白虎汤。渴欲饮水，无表证者，白虎加人参汤主之。

此有表，戒白虎也。脉浮，发热，无汗，为寒邪在表，白虎则不可与。因白虎汤但能解热，而不能解表，务必恶寒，头疼，身痛，表证尽除，阳明邪炽，惟有热渴求救于水者，方可与之。

伤寒病，若吐，若下后，七八日不解，热结在里，表里俱热，时时恶风，大渴，舌上干燥而烦，欲饮水数升者，白虎加人参汤主之。

此风入阳明里盛也。吐下后，津液已伤，七八日不解，邪传胃腑，为热结在里，腾达于外，故表里俱热，时时恶风者，余风在表，即背微恶寒之互辞也。但大渴，舌上干燥而烦，欲饮水数升，乃里热炽盛，而在表微风，不足计议，况表风不禁白虎，故加人参，解热生津，而止烦渴。此上五条，风寒入胃，胃热内炽，但耗津液，而无痞满燥实坚证，大便通利，所以不用承气峻攻，仅宜白虎，解热生津止渴，而退胃热，读者详之。

伤寒，脉浮，医以火迫劫之，亡阳，必惊狂，起卧不安者，桂枝去芍药，加蜀漆龙骨牡蛎救逆汤主之。

此风多寒少，火迫攻变也。伤寒脉浮，风寒在表，当用大青龙，两解表里，反以火迫，劫汗亡阳，火邪逼迫，阳神飞越，以故惊狂，起卧不安，少缓须臾，神丹莫挽，所以桂枝去芍药，加蜀漆、龙骨、牡蛎，以为救逆之法。然阳神散越，正欲酸收，而反去芍药者，何也？盖芍药入阴而不入阳，独宜于龙骨、牡蛎之涩，以敛阳神飞越，乃阳病当求之于阳也。故去芍药之阴，加入蜀漆为之主统，赖之以攸①宁，缘蜀漆之性最急，前贤谓其飞补，更加龙骨、牡蛎，有形骨属为舟楫②，载神而返其宅，是重以镇怯，涩以固脱之妙用也。

桂枝去芍药加蜀漆龙骨牡蛎救逆汤

桂枝　蜀漆　生姜各三两　牡蛎（熬）五两　龙骨四两　大枣十二枚　甘草（炙）二两

上为末，以水一斗二升，先煮蜀漆，减二升，内诸药，煮取三升，去滓，温服一升。

火逆③下之，因烧针烦躁者，桂枝甘草龙骨牡蛎汤主之。

---

① 攸（yōu）：安闲。

② 舟楫：船和桨，泛指船只。喻载体。

③ 火逆：指误用烧针、艾灸、熏熨等火法治疗而产生的变证。

此火逆复下致误也。烧针已是火热内攻，误下则重引热邪内陷，此见烦躁，乃表邪未尽，故以桂枝汤去其表，龙骨、牡蛎以收阳复阴。此无蜀漆者，不似阳神飞越之用也。

桂枝甘草龙骨牡蛎汤

桂枝一两　甘草（炙）　牡蛎（熬）　龙骨各二两

上为末，以水五升，煮取二升半，去滓，温服八合，日三服。

卷　四

阳明上篇证治大意

太阳与阳明胃经各半，谓之合病，两经连串，谓之并病，另立篇名于三阳经后。此太阳将尽未尽，而渐入阳明，当从太阳而不从阳明主治，故列上篇。

问曰：何缘得阳明病？答曰：太阳病，若发汗，若下，若利小便，此亡津液，胃中干燥，因转属阳明，不更衣①，内实，大便难者，此名阳明也。

此邪径转阳明腑，不转经也。始治太阳，从汗吐利小便诸法太过，致伤津液，胃中干燥，所以邪径入腑，而成不更衣，内实大便难之证，故治太阳，先须顾虑津液，乃为良工。

本太阳病，初得时，发其汗，汗先出不彻，因转入阳明也。

此太阳发汗不及，邪转阳明也。太阳受邪，解肌发汗，未得如法，而汗出不彻，余邪未尽，则转入阳明，或经或腑，是未可定，所以必欲汗彻，使无余邪转入阳明为善。

脉阳微，汗出少者，为自和也。汗出多者，为太过，阳脉实，因发其汗，出多者，亦为太过。太过为阳绝于里，亡津液，大便因硬也。

此互风寒，皆不可过汗，胃燥，则邪转入阳明也。脉阳微者，中风也，中风而汗出少者，胃中津液不伤，为自和。若汗出多，而为太过，胃津已耗，乘虚邪入阳明矣。阳脉实者，伤寒脉也，必当微汗，而汗出过多，伤竭胃津，亦为太过，所以邪气亦转于胃矣。然伤胃津，则为阳绝于里，邪乘热结而胃燥，为亡津液，大便硬也。仲景欲人治太阳解肌发汗，顾虑阳明津液，使邪不传为善。

问曰：病有太阳阳明，有正阳阳明，有少阳阳明，何谓也？答曰：太阳

① 不更衣：即不大便。

阳明者，脾约①是也；正阳阳明者，胃家实是也；少阳阳明者，发汗，利小便已，胃中燥烦实，大便难是也。

此辨三阳阳明也。是因证见在于太阳，而见脾约，为太阳阳明；邪传胃实，为正阳阳明；病在少阳，发汗，利小便，诛伐无过，使胃中燥实，大便难，为少阳阳明。乃邪在他经，而标在阳明为病也。如三阴邪转于胃，遂为三阴阳明可矣。仲景示人，辨识病在三阳三阴，而误治，则邪转乘阳明为病，正所谓太阳阳明，少阳阳明，皆有下证是也。夫以上四条问答，拈示②致得阳明病之所以然，当入太阳篇首，而为治未病之训。但文辞涉于阳明之间，所以不贯与太阳，切莫草草读过。盖治伤寒，司人之命，而关系全在治太阳之始。若不顾太阳之失，邪气旋转阳明，太少厥阴，增诸利害，故予辨服桂枝汤下，谆谆嘱用啜热稀粥，以助药力者，乃是杜绝邪传阳明三阴之关键耳。

问曰：阳明病，外证云何？答曰：身热，汗自出，不恶寒，反恶热也。

此邪入阳明外证也。经云伤寒二日，阳明受之。阳明主肌肉，其脉挟鼻，络于目，故身热，目疼鼻干，不得卧，乃谓阳明经之正病也。盖阳明为多气多血之经，邪入于内，热蒸腾达，故自汗出，而不恶寒，反恶热，是风伤卫，传入腑证，诚补《素问》之未备也。

问曰：病有一日得之，不发热而恶寒者，何也？答曰：虽得之一日，恶寒将自罢，即自汗出，而恶热也。

此邪在太阳而不羁留，即传阳明也。一日得之，不发热而恶寒者，乃太阳初受寒邪之表证，然有不发热遂传阳明，故恶寒罢而即显自汗出，恶热之证矣。此示临证者，不可拘定，太阳必有发热，然后传入阳明、少阳、三阴诸经，便是神机活法。

问曰：恶寒何故自罢？答曰：阳明居中，土也，万物所归，无所复传，始虽恶寒，二日自止，此为阳明病也。

此互风寒传入胃腑，不再传入他经之义，又承上章而言也。风寒感于太阳，必显恶寒，传入阳明中土，万物所归，无所复传之地，始终只在胃腑，再不传过他经。邪传阳明，则太阳恶寒自罢，而反恶热，惟从下夺一法也。此下皆太阳、阳明兼病之治，务宜前后绾照③，始得仲景之意。

阳明病，脉迟，汗出多，微恶寒者，表未解也。可发汗，宜桂枝汤。

---

① 脾约：脾之转输功能为胃热所约束，不能为胃行其津液，以致肠燥便结者。

② 拈（niān）示：展示。

③ 绾（wǎn）照：联系对照。绾，联络，贯通。

此阳明桂枝汤证也。太阳风伤卫，脉必浮缓，欲传阳明，则缓转为迟，证必目疼鼻干，不得卧也。此汗出多，乃风邪入，而已兼阳明经腑热蒸之故。微恶寒，即恶风之互辞，此乃兼太阳未罢，仍当桂枝汤，和营卫而解两经之邪，故谓可发汗也。

阳明病，脉浮，无汗而喘者，发汗则愈，宜麻黄汤。

此阳明麻黄汤证也。太阳寒伤营证，故脉见浮，必显目疼，鼻干不得卧，故为阳明病，然无汗而喘，乃兼太阳未罢，故宜麻黄汤发汗也。

此二条治从太阳，而不从阳明，即阳明可汗之证也。

伤寒，呕多，虽有阳明证，不可攻之。

恶寒发热之呕，属太阳，寒热往来之呕，属少阳，但恶热不恶寒之呕，属阳明。然呕多则气已上逆，邪气偏侵上脘，或带少阳，故虽有阳明，是不可攻，攻则正伤邪陷，为患不浅。

阳明病，心下硬满者，不可攻之。攻之，利遂不止者，死，利止者，愈。

心下硬满，即结胸痞气之互辞。邪聚膈间，尚连太阳部位，虽有阳明证现，当先治其太阳，故不可攻。攻则诛伐无过，胃气下脱，利遂不止，故死。利止者，胃还未致于伤，故愈。

食谷欲呕者，属阳明也，吴茱萸汤主之。得汤反剧者，属上焦也。

食谷欲呕，虽属阳明，恐挟厥阴寒邪逆胃所致，先以吴茱萸汤，温肝下逆而探之。若得汤反剧，则非厥阴之呕，乃少阳或太阳之邪，传入阳明腑病之呕，为属上焦也。

吴茱萸汤

吴茱萸一升　人参三两　生姜六两　大枣十二枚

上四味，以水七升，煮取二升，去滓，温服七合，日三服。

阳明中风，口苦，咽干，腹满，微喘，发热，恶寒，脉浮而紧。若下之，则腹满，小便难也。

此太阳阳明风寒互言也。口苦咽干，乃阳明中风里证。腹满者，邪入里也。但发热恶寒微喘，脉浮而紧，太阳表邪未解，是当发汗解肌。若下则邪内陷，腹满愈甚，徒伤阴津，热闭下焦，故小便难也。

阳明病，脉浮而紧，咽燥口苦，腹满而喘，发热汗出，不恶寒，反恶热，身重。若发汗则躁，心愦愦①，反谵语。若加烧针，必怵惕②，烦躁不得眠。

---

① 愦愦（kuì）：心中烦乱不安。

② 怵惕（chù tì）：恐惧。

若下之，则胃中空虚，客气动膈，心中懊憹，舌上苔者，栀子豉汤主之；若渴欲饮水，口干舌燥者，白虎加人参汤主之；若脉浮发热，渴欲饮水，小便不利者，猪苓汤主之。

此互太阳阳明，风寒总治也。咽燥口苦，腹满而喘，发热汗出，不恶寒反恶热，身重，虽见阳明风寒里证之多，但内热未实，又见脉浮而紧，太阳表邪尚还未解，而见有阳明，则不可发汗，太阳又不可攻，故明示之。若发其汗，即伤胃中津液，邪热炽盛则躁，心愦愦而谵语。若加烧针，火邪内炽，阳盛阴消，则怵惕，烦躁不眠。若下，伤胃气，客气内陷动膈，则心中懊憹。而三法皆不可施，邪从何解？故立逆流挽舟之法，以解阳明已结未结之邪也。若心中懊憹，舌上苔者，乃邪连太阳胸膈，当以栀、豉，从其高而越之。若渴欲饮水，口干舌燥，邪已入胃，阳热炽盛，以防津液耗竭，故用人参、白虎生津解热而止渴。若脉浮发热，渴欲饮水，小便不利者，乃阳明邪热下流，膀胱腑病，故以猪苓汤导热滋干而从下解。盖立此三法，但解太阳阳明，热邪炽盛，而未成燥实坚满之证。惟救胃中津液危急之良图。凡用栀豉、白虎、猪苓汤法，仿此类推，则知胃邪上逆下流为病也。

猪苓汤

猪苓　茯苓　甘草　滑石　泽泻各一两

上五味，以水四升，先煮四味，取二升，去滓，内下阿胶烊消尽，温服七合，日三服。

阳明病，汗出多而渴者，不可与猪苓汤，以汗多胃中燥，猪苓汤复利其小便故也。

此明渴与汗，皆禁渗利也。汗多而渴，胃中热蒸，津液外泄，内必枯燥。若以猪苓汤渗利小便，重伤津液，恐有瓮干杯罄之虞，故不可与。

太阳病，寸缓，关浮，尺弱，其人发热汗出，复恶寒，不呕，但心下痞者，此以医下之也，如其不下者，病人不恶寒而渴者，此转属阳明也。小便数者，大便必硬，不更衣十日，无所苦也，渴欲饮水，少少与之，但以法救之。渴者，宜五苓散。

寸缓，关浮，尺弱，发热，汗出，恶寒，纯是太阳风寒未罢脉症。不呕者，谓无少阳半表半里之证也。但心下痞，必为医误，如不误而成心下痞，则其机欲转阳明，太阳必自罢，遂显不恶寒而渴之阳明矣。若小便数，乃邪热逼迫胃中津液，偏渗前阴，故大便硬。不更衣而十日无所苦，是非阳明内实之比。若渴欲饮水，须少少与之，滋救胃中津液，然胃热即偏膀胱，当以五苓散，通因通用，随其所得，攻邪下出，则阳明太阳二腑之邪并解，为以法救之。

阳明病，脉浮而紧者，必潮热，发作有时，但浮者，必盗汗出。

此阳明证而见太阳脉也。脉浮而紧，太阳表寒未罢之脉。潮热，发作有时，阳明里证已具。但浮者，太阳风伤卫脉，故必盗汗出，即自汗之互辞，乃非胃腑热蒸自汗之比。然阳明里证虽具，尚兼太阳未罢之脉，故不可攻下为训耳。

阳明中风，脉弦浮大而短气，腹都满，胁下及心痛，久按之，气不通，鼻干不得汗，嗜卧，一身及面目悉黄，小便难，有潮热，时时哕，耳前后肿，刺之小差。外不解，病过十日，脉续浮者，与小柴胡汤。脉但浮，无余证者，与麻黄汤。若不尿，腹满加哕者，不治。余证之证字当作脉字解。

此互三阳表里风寒，察脉以候邪机外向之治也。夫脉弦属少阳，浮属太阳，大属阳明，而短气，腹都满，阳明里证已急，胁下及心痛，少阳亦困矣。按之气不通，鼻干不得汗，嗜卧，一身面目悉黄，乃阳明经腑两邪壅郁不通之极。若小便难，非惟膀胱腑邪炽盛，更兼胃中湿热下流，消耗肾水，更为急中之急。但热邪充斥三阳表里上下，而见潮热，腑邪已实，又时时哕，乃邪实正虚，中州元气，将欲败亡。然耳前后肿，乃经中邪盛，壅闭气血，势将发颐①，虽然刺之小差，但三阳内外之邪，正未易解，此病将过十日，凶危悉起。若欲下之，恐引太少表邪，尽陷于里，其患愈增。若欲汗之，则重伤津液，阴气顿亡。虽然，邪入无所复传之地，内津告竭，务必察其邪机向于何脏，敢拟死里求生之法，须候之脉。然热郁于内，其脉必沉。若续见浮起，即是阳明邪机向于少阳，乘此向外之机，可与小柴胡汤，接引阳明之邪，俾从少阳而出。若但浮，而无弦细涩弱余脉相兼者，邪机是向太阳，故当麻黄汤，引邪使从太阳而出。设引邪外出而不出，更兼不尿，腹满加哕者，乃中州壅逆，胃气败亡，故不治也。

以上六条，太阳阳明脉证之辨。

阳明病，但头眩，不恶寒，故能食而咳，其人必咽痛。若不咳者，咽不痛。

此风热上攻也。胃腑风热上冲，故头眩。不恶寒而能食，或犯于肺，则咳而咽痛。若不咳，不痛，不眩，邪不上冲矣。

阳明病，法多汗，反无汗，其身如虫行皮中状者，此以久虚故也。

---

① 发颐：病名。由患伤寒或温病发汗未尽，以致余毒壅积而成，以颐颔肿胀疼痛、张口受限、伴有高热为主要表现。

此阳明津虚无汗也。证见身热，目疼，鼻干，不得卧，应当有汗，而反无汗，则邪机内向，胃热津干，不得透于肌表，皮肤干燥而痒，其身故如虫行皮中状，平素津卫两亏，为久虚故也。

阳明病，反无汗，而小便利，二三日呕而咳，手足厥者，必苦头痛。若不咳不呕，手足不厥者，头不痛。

此热邪在胃，上行下渗之辨也。病当有汗，而反无汗，此乃邪机内向，逼迫胃中津液，偏渗前阴，故小便利。但胃中津竭，欲求汗而达表，更不可得，或其人素禀阳盛阴虚，以挟风邪上冲则呕，冲肺则咳，郁遏中宫，不能四达，而手足厥，上冲则苦头痛，或邪机向下，故小便利，则不咳呕厥，头不痛矣。

阳明病，口燥，但欲漱水，不欲咽，此必衄。

此风热上行也。口燥漱水，而不欲咽，乃邪郁于经，未入于胃也。阳明经脉起于鼻頞①，风性上行，逼迫经血从鼻而出，故必衄。

脉浮，发热，口干，鼻燥，能食者，则衄。

此风热经腑证也。脉浮发热，经中风热已盛，口干鼻燥能食，则腑邪亦炽，风性上行，故断至衄。

阳明病，面合赤色，不可攻之，必发热色黄，小便不利也。

此阳明风热上郁也。阳明之脉，起于鼻頞交，邪郁于胃，风热上蒸，故面合赤色，即满面通红也。邪既上逆，势必汗解，而误攻则正伤，邪陷于中，风湿郁蒸，身热发黄，在所不免，气郁不下，故小便不利也。

阳明病，无汗，小便不利，心中懊侬者，身必发黄。

此湿热内郁发黄也。无汗则表气不通，邪郁于中，气不下达，故小便不利，上冲则心中懊侬，湿热郁蒸，邪无出路，必发黄也。

阳明病，被火，额上微汗出，小便不利，必发黄。

此火邪入胃也。火助风热，周身津液枯涸，气郁内蒸，上冲于额，故微汗出，内郁则小便不利，必发黄也。

以上八条，辨晰阳明经腑，随其所得而攻也。

阳明病，发热汗出者，此为热越②，不能发黄也。但头汗出，身无汗，剂颈而还，小便不利，渴饮水浆者，此为瘀热在里，身必发黄。茵陈蒿汤主之。

此辨津越与发黄也。湿热相蒸，腾达于外，故发热汗出，而汗属胃中津

---

① 頞（è）：鼻梁。

② 热越：热邪向外发越。

液，出则表里气通，是无郁蒸，故不发黄，而为热越。但胃燥，须当急下，以救津液。若但头汗出，身无汗，剂颈而还，乃肌表之气，郁而不通，里滞不行，故小便不利，胃热津枯，渴饮水浆，为瘀热在里，势必发黄。故用茵陈合大黄、栀子，清热开郁，微利内瘀之热也。

阳明病，下之，其外有热，手足温，不结胸，心中懊侬，饥不能食，但头汗出者，栀子豉汤主之。

此邪偏高上也。下后有热，手足温，不结胸，虽下而证不变，阳明经邪仍在，此不为逆，但见心中懊侬，饥不能食，头汗出，则太阳阳明二经风邪，会郁胸膈之间，故宜栀豉汤，从其高而越之。

病人烦热，汗出则解，又如疟状，日晡所发热者，属阳明也。脉实者，宜下之；脉浮虚者，宜发汗。下之与大承气汤，发汗宜桂枝汤。

此阳明表里之辨也。烦热汗出则解，乃太阳之邪已解，又如疟状，即日晡所发潮热，故属阳明。当辨之于脉，若实者，乃阳明内实之应，故当大承气下之。脉浮虚者，乃兼太阳未尽，故宜桂枝汤发汗，兼提阳明之邪，使从太阳而出，此互风而举方也。

大承气汤

大黄四两　厚朴半斤　枳实五枚　芒硝三两

上四味，以水一斗，先煮二物取五升，去滓，内大黄，煮取二升，去滓，内芒硝，更上火微两沸，分温再服，得下，余勿服。

若汗多，微发热，恶寒者，外未解也。其热不潮，未可与承气汤。若腹大满不通者，可与小承气汤，微和胃气，勿令大泄下。全文见阳明中篇。

此邪入于里，治分缓急也。汗多，微发热，恶寒者，太阳表邪尚未全解，虽有汗多发热之阳明，其热不潮，则知胃中未实，未可与承气汤下夺。若表未解，而腹胀大满不通，则里证又急，可与小承气汤，微和胃气，稍杀里急之势，勿令大泄，引邪陷内耳。

小承气汤

大黄四两　厚朴二两　枳实三枚

上三味，以水四升，煮取一升二合，去滓，分温二服。初服汤，当更衣，不尔者，尽饮之。若更衣者，勿服之。

阳明病，脉迟，食难用饱，饱则微烦，头眩，必小便难，此欲作谷疸。虽下之，腹满如故，所以然者，脉迟故也。

此脉迟胃虚挟邪，欲成谷疸也。阳明病而见脉迟，乃属脾胃虚寒，不能运化，所以食难用饱，饱则食壅，邪气上逆，故微烦头眩。气化不行，必小便难。食郁湿蒸，身必发黄，欲作谷疸矣。下之，则愈伤胃气，邪未除而阴气上逆，则腹满如故，所以然者，见脉迟，即知胃气虚寒故也。

阳明病，若中寒不能食，小便不利，手足濈然①汗出，此欲作固瘕。必大便初硬后溏，所以然者，以胃中冷，水谷②不别故也。

此亦胃气虚寒也。中气虚寒，则不能食，邪正羁留，而不下达，故小便不利。然湿不下渗，反走四肢，则手足濈然汗出。虽然汗出，而中宫湿热，仍是未消，流于肠间，欲作固瘕。固瘕者，即大便初硬后溏也，所以然者，胃中虚冷，水谷不能消化分别故耳。

阳明病，不能食，攻其热必哕，所以然者，胃中虚冷故也。以其人本虚，故攻其热必哕。

此嘱胃虚不食，不可攻热也。阳明病至大实大满，即当能食，今不能食者，当责脾胃气虚不运，所以寒药攻热，愈伤胃阳，必作哕矣。究其所以然者，其人本来胃气虚冷故也。今之俗医，不察虚实寒热，一概禁食，妄投攻下，而成败征，司人之命，岂可不察能食不能食之理乎？

脉浮而迟，表热里寒，下利清谷者，四逆汤主之。若胃中虚，不能食者，饮水则哕。

此胃虚表热里寒，较上尤甚也。脉浮而迟，胃虚挟寒也，纵有阳明外热，不当先③治其表，急以四逆汤回阳，俟阳回复。见下利清谷止，然后治表，或未显下利清谷，但见脉迟，当知肾中真阳衰微，不能蒸腐水谷，故为胃中虚冷。若以冷水饮而试之，则哕是矣。

以上四条，皆胃阳不足，而挟肾阴为病，毋作阳明正治，当宜建中、四逆之类也。

阳明中篇证治大意

邪传阳明，自有经腑之分，但传于经，而未入于腑，并属太阳未尽，当从表解，而不从下夺，已列上篇。或传少阳，不从汗下，而从和解者，列于下篇。兹乃已离太阳，未接少阳，却入阳明所辖之地，而不传经，已具痞满燥实坚证。经谓中满者，泻之于内。当用下夺，确无疑议者，列于此篇。但

---

① 濈（jí）然：汗出不断的样子。
② 水谷：原为“虚热”，据大东本改。
③ 先：原为“纤”，据文义改。

当下之证，而脉见迟疾滑涩虚弱，即是邪实正虚，又当随其气血虚实而治，不可直施攻下，所以篇中多少迟徊顾虑，可不深究者哉？

阳明之为病，胃家实是也。

此言正阳明病也。有脾约，为太阳阳明。发汗，利小便，胃中燥烦实，为少阳阳明。此邪入胃腑，证具痞满燥实坚，潮热，自汗，谵语，乃为正阳阳明。惟有下夺，而无他法，故谓阳明之为病，胃家实是也。

伤寒三日，阳明脉大。

此正阳明之正脉也。经谓一日太阳，二日阳明，三日少阳，乃传经次第之常，诚非拘于日数而治病也。故仲景另出手眼①，谓三日阳明脉大，因阳明乃多气多血之府，风寒传入，邪盛于中，故脉显大，而为阳明邪实之正脉。但病阳明，务具此脉，方可下夺，或兼太阳之浮紧，少阳之弦细，或迟疾滑涩虚弱，乃属气血阴阳之虚，虽见大实大满，亦当迟徊顾虑，或以小承气试之，或蜜煎导法，或补泻兼行，不得直施攻下，以致变患百出，必欲消息篇中之意，而治阳明腑证，则为把柄在我。

阳明病，欲解时，从申至戌上。

申酉戌阳明自旺，故欲解也。

阳明病，初欲食，小便反不利，大便自调，其人骨节疼，翕然如有热状，奄然发狂，濈然汗出而解者，此水不胜谷气，与汗共并，脉紧则愈。

此胃气王②而送邪还表，自解证也。胃中风热炽盛，故初欲食。湿热下流膀胱，气化不行，故小便不利。湿反就于大肠，故大便自调。其人骨节疼，翕然如有热状，奄然发狂者，乃胃气王而邪正相争，正气送邪还表，所以濈然汗出则愈，乃邪不能胜其谷气。谓汗共并脉紧则愈，脉紧，是互寒邪而言也。

阳明病，能食者，为中风；不能食者，为中寒。

此以能食不能食，分别风寒也。阳明病乃胃为总司，营卫交集于中，邪入于腑，必分风伤卫，寒伤营，治则不误。盖风为阳邪，而能消谷，所以能食为中风。寒为阴邪，阴凝气滞，不能消谷，故不能食为中寒。若邪传三阳三阴，亦可以此类推。

伤寒，发热无汗，呕不能食，而反汗出濈濈然者，是转属阳明也。

此太阴罢而邪转阳明也。发热无汗，呕不能食，即太阳寒伤营证。若传

---

① 手眼：本领。

② 王：通“旺”。《庄子·内篇·养生主》：“神虽王，不善也。”

阳明多血多气之腑，邪正郁结相蒸，肌腠开豁，即显汗出濈濈然者，为转属阳明也。

伤寒转系阳明者，其人濈濈然微汗出也。

此言阳明必有汗出也。邪气转入阳明，热蒸腾达，肌腠疏而濈濈然微汗自出。濈濈者，微微自汗不干之貌也。然阳明多汗为太过，无汗为不及，此濈濈然微汗出者，乃邪入胃腑，邪正两停，而无太过不及，却合阳明下夺之式①，故为正阳明也。

以上四条，须当前后参照，即识正阳明病。

阳明病，本自汗出，医更重发汗，病已差，尚微烦不了了者，此大便必硬故也。以亡津液，胃中干燥，故令大便硬。当问其小便日几行，若本小便日三四行，今日再行，故知大便不久出。今为小便数少，以津液当还入胃中，故知不久必大便也。

此重汗伤津，须俟自解也。阳明自汗，而胃津已泄，重发其汗，病虽已差，乃伤胃津，所以微烦而不了了，大便硬也。然胃燥邪微，是不可攻，须待自解，则无变患。故当问其平日小便，三四行者，今仍三四行，则知里气已和，大便即当不久自出。今见数少，乃微邪是从小便暗除，则津液自生，而还入胃肠，故知不久必大便矣。

阳明病，自汗出，若发汗，小便自利者，此为津液内竭，虽硬不可攻之。当须自欲大便，宜蜜煎导而通之。若土瓜根及与大猪胆汁，皆可为导。

自汗而再发其汗，重伤津液，胃中热邪，逼迫津液，偏渗前阴，则小便自利，以致津液内竭，故大便虽硬，是不可攻，当俟津回，自欲大便而解。若燥实而不便者，则宜蜜煎润燥，导而通之，或土瓜根、猪胆汁，皆可为导。

蜜煎导方

蜜七合，一味内铜器中，微火煎之稍凝，似饴状，搅之勿令焦，煮欲可丸，并手捻作挺，令头锐，大如指，长二寸许，当热时急作，冷则硬，以内谷道②中，以手急抱，欲大便时，乃去之。

猪胆导方

大猪胆一枚泻汁，和醋少许，以灌谷道中，如一食顷，当大便出。

趺阳脉浮而涩，浮则胃气强，涩则小便数，浮涩相搏，大便则难，其脾为约，麻仁丸主之。

---

① 式：规矩。

② 谷道：指肛门。

此太阳邪犯阳明，而为脾约也。脾胃阴血素虚，而发太阳之汗，致伤胃中津液。太阳未解，而邪侵阳明，津枯血燥，则大便艰涩，所以趺阳脉浮而涩，是非阳明内实之比。然浮为胃邪气强，涩为津血枯燥，胃强邪气偏于小便下行，故小便数。所谓浮涩相搏，大便则难，其脾为约，乃乾健之阳过盛，约束胃枯肠燥，大便坚干，讵敢攻下，再伤津液。故用小承气，加杏、麻、芍药为丸，养血润肠，缓攻里热也。

麻仁丸

麻子仁二升　芍药　枳实各半斤　大黄　厚朴各一斤　杏仁一升

上六味，末之，炼蜜为丸，桐子大，饮服十丸，日三服，渐加，以知为度。

脉浮而芤，浮为阳，芤为阴，浮芤相搏，胃气生热，其阳则绝。

此辨阳明津竭之脉也。浮为邪气强，芤为阴血虚，阳邪盛而阴血虚，为浮芤相搏，胃气生热，故为其阳则绝，即亡津液之互辞也。若见此脉，当养津液，不可喜攻生事之嘱耳。

太阳病，若吐，若下，若发汗，微烦，小便数，大便因硬者，与小承气汤和之愈。

此胃燥不可下也。太阳发汗，解肌吐下，皆伤胃中津液，邪转阳明，故微烦。而小便数，则大便硬，胃津枯燥，故用小承气汤和之愈。

伤寒吐后，腹胀满者，与调胃承气汤。

吐后胃中空虚，邪气径入于腑，故腹胀满，而无痞满燥实坚证，故当调胃承气，和之足矣。

太阳病三日，发汗不解，蒸蒸发热者，属胃也，调胃承气汤主之。

此蒸热乃属正阳明也。太阳三日，发汗不解，邪传胃中，热蒸腾达于外，故蒸蒸发热而属胃也，然无痞满燥实坚证，即当调胃承气微下，除其蒸热也。

阳明病，脉迟，虽汗出，不恶寒者，其身必重。短气，腹满而喘，有潮热，此外欲解，可攻里也。手足濈然而汗出者，此大便已硬也，大承气汤主之。若汗多，微发热恶寒者，外未解也，其热不潮，未可与承气汤。若腹大满不通者，可与小承气汤，微和胃气，勿令大泄下。

此阳明攻下之正法也。湿土之气，缓慢迟滞，所以脉迟，见汗出不恶寒，乃太阳表罢而传阳明，湿盛故身必重。又短气腹满而喘，潮热，皆阳明内实之证，当攻里矣。而手足濈然汗出，乃胃中热蒸，津液已随外泄，大便必硬，证属大下无疑。《经》谓攻里不远寒，故用大承气汤，咸寒润下，而除胃中实热，以救胃津。然汗虽多，或微热恶寒之太阳未罢，况无潮热，乃胃热散漫，不收而未实，则不可遽用承气泄其胃也。或表证未解，而腹胀大满不通，里证又急，即当小承气，微和胃气，稍杀里急之势，勿令大泄其胃，引邪内陷也。

阳明病，潮热，大便微硬者，可与大承气汤。不硬者，不可与之。若不大便六七日，恐有燥屎。欲知之法，可与小承气汤，汤入腹中，转矢气者，此有燥屎，乃可攻之。若不转矢气，此但初头硬，后必溏，不可攻之。攻之必胀满，不能食也。欲饮水者，与水则哕。其后发热者，必大便硬而少也，以小承气汤和之。不转矢气者，慎不可攻也。

此以潮热，大便合验内实也。潮热与大便微硬，皆内实之征，与大承气攻之，是无疑议，见潮热而大便不硬，内热未实，则不可峻攻伤胃。然不大便六七日，胃实燥屎，疑似之间，所以少与小承气试之。转矢气者，则确有燥屎，可与大承气峻攻；不转矢气，胃热未实，恐隐虚证在内，故虽不便六七日之久，是必初硬后溏，不可攻矣。攻则虚气上逆，而变胀满不能食也。若果内虚，非惟大承气致变，即与水饮亦作哕矣。若其后发热者，即潮热之谓，才见阳明内实之征，皆因正虚邪衰而不作实，故大便硬而且少，则当小承气和之。若不转矢气，仍非内实，慎不可攻也。

病人不大便五六日，绕脐痛，烦躁，发作有时者，此有燥屎，故使不大便也。

此燥屎闭结腹痛也。五六日不大便，内热已结，加之绕脐痛，烦躁，发作有时者，肠胃热结，燥屎壅塞不通，是当攻下也。

得病二三日，脉弱，无太阳柴胡证，烦躁，心下硬，至四五日虽能食，以小承气汤，少少与微和之，令小安。至六日，与承气汤一升。若不大便六七日，小便少者，虽不能食，但初头硬，后必溏，未定成硬，攻之必溏。须小便利，屎定硬，乃可攻之，宜大承气汤。

此正阳明虽脉弱，必用小承气，无别法也。阳明当据脉大为正，此病二三日，而脉反弱，知是阳明气虚，不可攻矣。但无太阳柴胡诸证，见烦躁心下硬，则阳明内实已显，故四五日虽能食，不可为胃空能食，乃属阳明可下无疑。因见脉弱，而不敢峻攻，商①以小承气，少少微和胃气，令其小安。次日再与一升，逐渐除之。若不大便六七日，而小便少者，因脉弱气虚，水谷不能分别下渗，然虽不能食，亦未可据为胃实不食，此必大便初硬后溏，屎未成硬，故不可攻，攻则其便必溏，须得小便自利，屎转成硬，方以大承气

① 商：大东本作“试”，义胜。

攻之。盖此辨证，多少徘徊顾虑，今之方书，概言阳明当下，皆属离经悖彀①者矣。

阳明病，不吐，不下，心烦者，可与调胃承气汤。

不从吐下，而见阳明病，心烦者，乃胃热上冲使然，故可与调胃承气，微和胃也。

阳明病，谵语，发潮热，脉滑而疾者，小承气汤主之。因与承气汤一升，腹中转矢气者，更服一升。若不转矢气者，勿更与之。明日不大便，脉反微涩者，里虚也，为难治，不可更与承气汤也。

此无正脉，不可峻攻也。谵语潮热，是属里实，但脉见滑疾，非合阳明本脉。然胃家风热炽盛，而津液必衰，非似脉大，邪正两实之比，即当小承气微和胃气。若腹中转矢气，即是结热，更与一升，则病除而津液自长。不转矢气，乃内热未实，勿更与之，攻则津液胃气皆伤。而滑疾之脉，变为微涩，是属正虚邪实，故为里虚难治，不可更与承气汤也。

夫实则谵语，虚则郑声②者，重语也。

此谵语、郑声分虚实也。胃中实热，上冲于心，神识不宁，故发谵语而为实也。心胃阳微，邪实正虚，而挟阴气冲心，故为郑声而属虚。郑声者，声浊不清而重叠，故谓重语也。

直视谵语，喘满者死，下利者亦死。

此以谵语辨死证也。胃邪上冲于心则谵语，下流伤肾，阴水耗绝则目直视，乃上中下三焦邪盛正败，故主死也。谵语而喘满，胃邪实而心肺受淫，肺金不能生水而水绝，则死。胃邪上冲则谵语，下流则下利，而中焦邪盛，上淫下脱，故亦死也。

阳明病，其人多汗，以津液外出，胃中燥，大便必硬，硬则谵语，小承气汤主之。若一服谵语止，更莫复服。

此汗多胃燥，非同实治也。热蒸津液外越，故汗多，然汗多，则胃已干燥，大便必硬，胃热上冲，故发谵语。若非攻下，则邪不除，故用小承气，微和胃气。若一服谵语止，则不可更服，伤其津液也。

伤寒四五日，脉沉而喘满，沉为在里，而反发其汗，津液越出，大便为难，表虚里实，久则谵语。

---

① 彀（gòu）：箭靶，引申为范围、程式。《管子·小称》："羿有以感弓矢，故彀可得而中也。"

② 郑声：指神志昏沉，甚或不清，语言重复、声音低弱、时断时续的一种症状，见于疾病晚期的危重症，多属虚证。

此误治胃干谵语也。脉沉喘满，里实脉证全具，应下而反发其汗，津液越出，胃中干燥，大便为难，误汗伤表，故为表虚，而表虚里实，. 胃热上冲于心，久则谵语，即调胃承气、蜜导诸法，可以意识。

汗出谵语者，以有燥屎在胃中，此为风也，须下之。过经乃可下之，下之若早，语言必乱，以表虚里实故也。下之则愈，宜大承气汤。

此风邪入胃，不可下早也。胃中燥屎，风热相蒸，则津液外越，故汗出，冲心则谵语，必当下夺则愈。但风性上行外越，不能遽为内实，须俟过经邪实，则可攻下。设下之早，扰动风热上冲，神明不安，语言必乱，经表无邪，而自汗出，故为表虚。邪结于胃，故为里实，当观外无表而内果实，即以大承气下之则愈。

阳明病，谵语，有潮热，反不能食者，胃中必有燥屎五六枚也。若能食者，但硬耳，宜大承气汤。

此能食不能食，皆为实证也。谵语潮热，阳明里实，是无疑矣。然胃热必当能食，今反不能食，此因燥屎热结壅满之故，所谓必有燥屎五六枚。但谵语潮热，是属胃热，此邪未结，以故能食。然虽未结，而胃热已炽，屎必成硬，所以俱宜大承气汤下之。

阳明病，发热，汗多者，急下之，宜大承气汤。

此热蒸津液外泄也。阳明里实，以潮热微汗为正，兹见发热汗多，乃里热炽盛之极，蒸腾胃中，津液尽越于外，务必亟夺其邪，而救津液，稍涉迟徊，则瓮干杯罄，故宜大承气急下也。

伤寒六七日，目中不了了，睛不和，无表里证，大便难，身微热者，此为实也。急下之，宜大承气汤。

此湿热下流伤肾之急证也。六七日，邪热入胃，下流于肾，则寒清之水，变为浑热，以致精枯不能上供，故目中不了了，睛不和矣。但无头疼恶寒之三阳，内无腹满、谵语、潮热、喘逆诸证，为无表里证。惟大便难，身微热，乃邪炽下流，津枯而为实证，故用大承气急下，以救肾家将绝之阴也。《尚论》谓络中之邪且盛，在经之邪更盛，非也。若是经热上壅，何以能害神光照耀？俾目中不了了，睛不和耶。因湿热下流，而挟相火，消耗肾水，阴精枯竭，故用土郁夺之，使肾水得以自宁。目中清慧有日，或元阳素虚之躯，寒湿下流，水湿同类，即变阴寒下利厥逆，反此推治则善。

论曰：邪入胃腑为本，淫于他脏为标也。若邪郁胃中，则为发黄，腹满燥屎，大便不通等证；热达于表，则自汗潮热；上溢于肺，则为喘咳；淫溢于心，即发谵语烦躁；反乘于肝，则为热入血室，或为眩运①；气冲于胆，则为口苦；流入于脾，则腹胀满；下趋于肾，则为消渴，或目睛不和；流于膀胱，则小便不利；溢于大肠，则坚干不通，或泻不止。要知胃邪上溢，则不下流，下流则不上溢，外达则不发黄，若上下内外充满，则为危候。然不惟阳明之邪，而乘他脏，凡属脏腑之病，以此类推，标本洞然矣。

发汗不解，腹满痛者，急下之，宜大承气汤。

此邪向于脾也。发汗不解，而腹满痛，邪已入脾，气结不宣，以致津精血液枯竭，四旁无济，变证百出，故宜大承气急下也。

腹满不减，减不足言，当下之，宜大承气汤。

热邪壅结胃气，所以腹满不减，减不足言，乃阳明腹满而兼于脾，表里热壅，久则津液涸绝，故当大承气汤，急下也。

大下后，六七日不大便，烦不解，腹满痛者，此有燥屎也。所以然者，本有宿食故也，宜大承气汤。

此下后燥屎未尽，可再下也。大下之后，乃邪去正复之时，此烦不解而腹满痛，本有宿食燥屎，下之未尽，余热未清，其邪重结，所以下后，六七日不大便，故当大承气汤下之。

阳明病，下之，心中懊侬而烦，胃中有燥屎者，可攻。腹微满，初头硬，后必溏，不可攻之。若有燥屎者，宜大承气汤。

此下后胃热重结，气逆于胸也。下后余邪不尽，燥屎重结，气逆于胸，故心中懊侬而烦。若绕脐痛，腹满，潮热，喘冒，或现一证，则可再攻。若腹微满，乃胃热未实，必初硬后溏，不可攻也。若果属燥屎大满，是宜大承气下之。

伤寒，若吐若下后不解，不大便六七日，上至十余日，日晡所发潮热，不恶寒，独语如见鬼状。若剧者，发则不识人，循衣摸床，惕而不安，微喘直视，脉弦者生，涩者死。微者，但发热谵语者，大承气汤主之。若一服利，止后服。

此邪转阳明，热极重证也。吐下后，病仍不解，胃津大伤，余邪未尽，邪实正虚，延过一候，邪复猖獗，内热复蒸，故不大便六七日。至于十余日，日晡潮热，但表解，故不恶寒，热邪冒心，神识昏迷，所以独语如见鬼状。若剧者不识人，欲发狂也。循衣摸床，惕而不安，微喘直视，而阳热炽甚，阴津将绝之征，欲求脉大为正，不可得矣，故当察其脉弦则生。盖弦属少阳

---

① 运：通“晕”。《灵枢·经脉》：“五阴气俱绝，则目系转，转则目运。”

发生之气，见之乃生气未离，还可疏通困土，所以得生。涩乃金热，水绝木枯，土失疏通，四旁无溉，残阴告竭，故主死也。盖木胜克土，世咸知之，但木能疏土，反为生气，人皆不识耳。若邪热壅土之微者，但发热谵语，即当大承气一服，俾病去而止后服，不可过剂。见剧者，不识人，循衣摸床，惕而不安，微喘直视，乃土气告竭，津液无存，而不急下以救津液，何也？然津液既枯，若以承气攻之，顷刻竭绝残阴而死。仲景故不出方，听人临证消息。若脉弦者，乃生机尚存，或以扶元滋阴，而救津液，兼通大便，无不可耳。

以上二十条，皆阳明内实，但下法有轻重缓急，当熟玩之。

阳明病，下血，谵语者，此为热入血室。但头汗出，当刺期门，随其实而泻之，濈然汗出者愈。少阳热入血室四条并注，俱附《金匮》女科。

阳明病，其人喜忘者，必有畜①血。所以然者，本有久瘀血，故令喜忘，屎虽硬，大便反易，其色必黑，宜抵当汤下之。

此血畜上焦也。喜忘，即昏默也，阳明之邪，与血相结于胸胃之间，矇昧心神，故令喜忘。但屎虽硬而便则反易，其色见黑，知邪不在气，而结在血也。然阳明气血俱多，故用抵当汤下之。

病人无表里证，发热七八日，虽脉浮数者，可下之。假令已下，脉数不解，合热则消谷善饥，至六七日不大便者，有瘀血也，宜抵当汤。若脉数不解，而下利不止，必协热而便脓血也。

此辨气血两分受邪也。病人无表里证，而发热七八日，恐胃热蒸达于外，故脉虽浮数，亦当下矣。若邪在阳明气分下之，则浮数之脉，必欲自解。若不解，合热则当消谷善饥，而不消谷善饥，反致六七日不大便，知非气结，乃瘀血搏结矣，故宜抵当汤下之。假令已下，脉数不解，而反下利不止，此乃邪在气分，而为协热下利。然虽下利，后必邪陷血分，协热而便脓血也。

发汗多，若重发汗者，亡其阳，谵语，脉短者死。脉自和者，不死。

此亡津液而辨生死也。初病太阳，而发汗过多，传至阳明，重发其汗，故亡其阳，即亡津液之互辞也。邪热盛而冲心，则发谵语。脉短者，津液亡而正气亦脱，阴阳不相附贯，以故主死。脉自和者，津液不竭，阴阳未离，所以不死。

① 畜：同“蓄”。《易·序卦》：“比必有所畜。”

阳明下篇证治大意

经云二日阳明受之。阳明主肌肉，其脉挟鼻络于目，故身热，目疼鼻干，不得卧也。仲景推广其义，复申阳明胃实，可下之证，悉入中篇。或从太阳传至阳明少阳之经，或入于腑，或传三阴，病机无定，活法在人，是不可拘。盖此乃阳明经病未罢，而传少阳，但宜小柴胡汤，不从阳明，而从少阳之治，杜绝传入三阴去路，故列下篇，使治阳明，则无误矣。

阳明病，发潮热，大便溏，小便自利，胸胁满不去者，小柴胡汤主之。

【临床解读】

张某某，男，49岁。2021年12月6日初诊。

主诉：腹胀10年。

现病史：患者胃胀、腹胀，敲之如鼓，喜揉按，纳可，眠差，易早醒，饮酒后明显，大便可，日一次，小便调，舌质暗红，苔薄黄，脉沉滞。曾于郑州某医院查胃镜示慢性萎缩性胃炎；幽门螺杆菌（-）。平素饮酒多，每次半斤左右。

处方：川芎10克，炒苍术10克，炒神曲10克，制香附10克，栀子10克，柴胡10克，黄芩10克，清半夏10克，厚朴10克。10剂，每日1剂，水煎服。（张磊医案）

此阳明机传少阳也。潮热，乃邪已传入阳明，但大便溏，而小便自利，胃腑未实，又见胸胁满而不去，少阳亦受邪矣，汗吐下三法，在所当禁，惟宜小柴胡汤，升提阳明之邪，以从少阳而出，绝其传入三阴之路，故不从阳明而从少阳也。

阳明病，胁下硬满，不大便而呕，舌上白苔者，可与小柴胡汤。上焦得通，津液得下，胃气因和，身濈然而汗出解也。

此少阳多而阳明少也。不大便者，阳明里热之征，胁下硬满而呕，舌上白苔，皆是少阳本证。然木火之邪，结于胸胁，气不得舒，当以小柴胡和解少阳之邪，不使木邪乘土，胃气自和，则宣五谷味，津液得下，俾二经之邪，是从濈然汗出而解。

服柴胡汤已，渴者，属阳明也，以法治之。注见少阳。

少阳阳明者，发汗利小便已，胃中燥烦实，大便难是也。

此少阳病，误施发汗，利小便，致伤津液，胃中燥烦实，大便难者，邪反转入阳明，故为少阳阳明也。盖邪传原无定限，非惟太阳少阳，传入胃腑，即三阴亦传阳明，故治伤寒，须要顾虑阳明津液，否则传变多端，所以谆谆告戒也。

卷　五

少阳全篇证治大意

寒伤太阳一经，原有风伤卫，寒伤营，风寒两伤营卫，以桂枝汤解肌，麻黄汤发表，大青龙汤两解风寒，故列三篇。而阳明有太阳阳明、正阳阳明、少阳阳明，所以亦汇三篇。然少阳主胆，而无出入，气多血少，病在半表半里之间，汗吐下三法皆禁，惟宜小柴胡和解表里，别无他法可施。虽有风寒两伤，表里偏多偏少，亦不越小柴胡汤增减出入，所以汇合一篇，俾读者易会其意耳。

少阳之为病，口苦，咽干，目眩也。

此虽少阳总证，诚偏里也。经云伤寒三日，少阳受之。少阳主胆，其脉循胁，络于耳，故胸胁痛而耳聋。仲景另出手眼，以补口苦，咽干，目眩之里证，乃括少阳风伤卫，寒伤营，风寒两伤而言也。经云胆者，咽为之使。邪传于胆，热郁上溢于咽，故口苦咽干。经谓厥阴与少阳为表里。诸风掉眩皆属于肝，邪传于胆内应于肝，故目眩也。

少阳中风，两耳无所闻，目赤，胸中满而烦者，不可吐下。吐下，则惊而悸。

此少阳风伤卫证也。少阳经络入耳，风邪上壅，两耳无闻而目赤，此邪在经络之表。若邪向里，挟痰传聚胸中，则满而烦矣。然胸中烦满，似乎可吐，但在少阳吐之，致伤胸胃之气，使邪内并，逼迫神明，则惊而悸也。

伤寒，脉弦细，头痛发热者，属少阳。少阳不可发汗，发汗则谵语。此属胃，胃和则愈，胃不和，则烦而悸。

此少阳寒伤营证也。脉弦而细，头痛发热，乃少阳脉证，而偏于表也。上条中风，而禁吐下，此伤寒而禁汗下也。盖少阳不可发汗，汗伤胸膈阳气及胃中津液，邪气陷入阳明，即发谵语，故为属胃。或胃津不伤，邪亦不转阳明，则胃和而愈，若胃津大耗，木火燔灼，安得不烦而悸？

伤寒三日，三阳为尽，三阴当受邪，其人反能食而不呕，此为三阴不受邪也。

此以能食不能食，辨邪之传阴不传阴也。若以次第言之，伤寒三日，邪传少阳，为阳经已尽，三阴当受邪也。盖太阴为阳明之里，少阴为胃之关，厥阴为胃之贼，而邪入三阴，则胃气不伸，当不能食而呕，此能食不呕，即知脏气安和，三阴不受邪矣。

伤寒六七日，无大热，其人烦躁者，此为阳去入阴故也。

此三阴受邪之征也。能食不呕，脏气安和，为阴不受邪。而六七日无大热，三阳表证已罢未罢之间，阳邪入阴，故加烦躁，则知三阴受病，谓阳去入阴故也。

伤寒三日，少阳脉小者，欲已也。

此辨脉之大小，即知病之进退也。三为木之生数，三日少阳脉小，而不弦大，乃经气复而邪解，为病欲已。若弦大数疾，邪盛病进，是在言外矣。

少阳病，欲解时，从寅至辰上。

寅卯辰，少阳旺时，经气复而欲解也。

伤寒五六日，中风，往来寒热，胸胁苦满，默默不欲饮食，心烦喜呕，或胸中烦而不呕，或渴，或腹中痛，或胁下痞硬，或心下悸，小便不利，或不渴，身有微热，或咳者，小柴胡汤主之。伤寒中风，有柴胡证，但见一证便是，不必悉具。若胸中烦而不呕，去半夏、人参，加瓜蒌实；若渴者，去半夏加人参、瓜蒌根；若腹中痛，去黄芩加芍药；若胁下痞硬，去大枣，加牡蛎；若心下悸，小便不利者，去黄芩，加茯苓；若不渴，外有微热，去人参，加桂枝，温覆取微似汗愈；若咳者，去人参、大枣，加五味子、干姜。

此互风寒皆用小柴胡汤加减而治也。伤寒五六日，中风，往来寒热，总括少阳风伤卫，寒伤营，风寒两伤也。盖少阳主持营卫，阴阳往来，区分之界。若邪向躯壳之外，经络为表，邪向躯壳之里，入腑为里，故邪入阴，则外寒，出阳则外热，而往来寒热者，乃为少阳半表半里之证也。邪气在里，则气逆上冲，故胸胁苦满。抑郁胃气不伸，即默默不欲饮食。然胆邪无处不乘，故入心为烦，入胃为呕，但入心而不入胃，则烦而不呕，故用小柴胡汤，和解表里而为总司。然胃家无病，当去人参、半夏，加瓜蒌实，专消胸膈之痰，以治其烦。若渴者，邪吸胃津，故去半夏之燥，加人参养胃，瓜蒌根清热生津而止渴。腹中痛者，邪乘于脾，去黄芩苦寒滞气，加芍药酸寒以泻土中之木。若胁下痞硬，乃痰邪搏结少阳本经，故去甘能滞气之大枣，加牡蛎咸寒，以软其坚垒。心下悸，小便不利者，邪郁于中，水饮不输，反挟肾水凌心，去黄芩之寒，加茯苓导水，以泻肾邪。若不渴，外有微热，乃邪偏于表，胃津未耗，所以不必补胃，故去人参加桂枝，温覆取微汗，而解表邪。若咳者，风寒反悔于肺，去人参、大枣，恐壅肺气之逆，以干姜易生姜，温散肺寒，五味子收敛肺气之逆耳。

小柴胡汤

柴胡半斤　黄芩　人参　甘草　生姜各三两　大枣（擘）十二枚　半夏半斤

上七味，以水一斗二升，煮取六升，去滓，再煎，取三升，温服一升，日三服。

伤寒，阳脉涩，阴脉弦，法当腹中急痛者，先用小建中汤。不差者，小柴胡汤主之。

此木挟阴邪乘脾也。阳脉涩，阴脉弦者，乃中气不足，阴邪有余，而阴邪挟木乘脾，故致腹中急痛，所以先用建中汤，建中气而制肾阴，且缓木急之邪，俾邪去则腹痛止，而脉不弦涩矣。若中气充而腹痛不差，乃阴邪散而少阳风寒未解，邪乘脾土，故与小柴胡汤，提邪外出也。

伤寒四五日，身热，恶风，头项强，胁下满，手足温而渴者，小柴胡汤主之。

此三阳皆病，惟治少阳也。太阳未罢而兼阳明，故见身热，恶风，然头项强，胁下满，则少阳已具，当从三阳合病施治。但手足温而渴者，邪机逼凑少阳已多，若用辛甘发散，大耗津液，邪传三阴，将何抵止？故用小柴胡汤，和解少阳之邪，俾少阳邪出，则太阳阳明之邪，无不外出，而阴津不伤，一举两得也。若用小柴胡汤，当从加减，此不呕而渴，去半夏加瓜蒌根为是。

伤寒五六日，已发汗而复下之，胸胁满微结，小便不利，渴而不呕，但头汗出，往来寒热，心烦者，此为未解也，柴胡桂枝干姜汤主之。

此太少二阳风寒偏于表也。伤寒五六日，发汗而复下之，邪陷少阳，故胸胁满微结。然小便不利，乃太阳腑病，渴而不呕，往来寒热，头汗出心烦，乃少阳而偏于表多，故为未解。当以小柴胡，除半夏、人参以去少阳偏表之邪，加桂枝以祛太阳之风，干姜温散在里之寒，瓜蒌根清热滋干，牡蛎软坚而消微结，即后条先发汗之法也。

柴胡桂枝干姜汤

柴胡半斤　桂枝　干姜　黄芩　牡蛎（熬）各三两　甘草（炙）二两　瓜蒌根四两

上七味，以水一斗二升，煮取六升，去滓，再煎，取三升，温服一升，日三服，初服微烦，复服，汗出便愈。

伤寒五六日，头汗出，微恶寒，手足冷，心下满，口不欲食，大便硬，脉细者，此为阳微结，必有表复有里也，脉沉亦在里也。汗出为阳微，假令纯阴结，不得复有外证，悉入在里，此为半在里半在外也。脉虽沉紧，不得为少阴病。所以然者，阴不得有汗，今头汗出，故知非少阴也，可与小柴胡汤。设不了了者，得屎而解。

此风寒微结三阳，专治少阳为枢也。头汗出，少阳也。微恶寒，手足冷，心下满，太阳也。口不欲食，大便硬，少阳而兼阳明之里。脉细者，邪正两衰，乃微邪搏结于三阳经络，故为阳微结①。但恶寒，手足冷为表，心下满，口不欲食，大便硬，脉沉紧为里，所谓有表复有里也。仲景自为注释，以脉沉为寒邪在里，汗出为风邪微结在表，故谓假令纯阴结，不得复有外证，应当悉入在里，此为半在里半在外也。又辨脉虽沉紧，不得疑为少阴脏病，此乃外寒入里之征。若果是少阴，则不得有汗，今头汗出，与少阴不符，知非少阴矣。但三阳风寒两伤，见证不一，当从少阳而为总枢，故与小柴胡汤，总提少阳，俾少阳枢机得转，则三阳之邪，随此枢机而解。设阳明里实未和，精神不得了了，必须得屎而解。然小柴胡但解其表，不能解阳明之里，是当大柴胡之法也。

服柴胡汤已，渴者，属阳明也。以法治之。

少阳经病，服柴胡汤，即当病解，而反渴者，乃少阳之邪，不传三阴，而转入阳明矣，即当随阳明现证而治，故谓以法治之，即随其所得而攻之是也。

本发汗而复下之，此为逆也。若先发汗，治不为逆。本先下之，而反汗之，此为逆也。若先下之，治不为逆。

此少阳有偏表偏里之治也。少阳虽有汗下之禁，亦有当汗当下，迥然不同。盖禁汗下者，是禁麻黄、承气之法。此云汗下者，乃偏于表多，则当微汗，而解偏于里多，是当微利而解。然论中全是偏于表里，差多差少之证，所以治病，不可拘定半表半里之说也。若少阳而兼太阳，须从表解，或兼阳明里实，须从微利而解，即如少阳本经偏于表多，即柴胡多而群药少，亦为汗解。偏里之多，即柴胡少而余药多，亦为下解。如论中云不渴，外有微热，去人参加桂枝，温覆取微似汗，即是表解，加大黄、枳实，即为下解矣。谓本发汗而复下之，此为逆也，若当先汗解表，而反先下，或当先下解，而反先汗，耗竭津液，此则为逆。若先汗后下，先下后汗，不为逆矣。此示表里

① 阳微结：因热结于里而大便秘结，叫阳结。热结程度轻，叫阳微结。

差多差少，治有先后进退，乃璇玑天轮①、至圆至妙之理，为治少阳吃紧之枢，非优入圣域者②，乌能道只字哉？

再按：《内经》阳明厥阴，不从标本，从乎中治，乃阳明燥气为上，太阴在下为标，标本不同，故取太阴凉为中气。少阳从乎本治者，乃少阳之上，火气治之，火为阳为本，而少阳为标，标本皆同，故以火治为本，此乃以司天运气而言也。后人方书，谬谓少阳从乎中治，不识以何为中而著书，嗟乎！背乱圣贤绳法，不经之谈，而误后贤，读者当知。

凡柴胡汤病证，而下之，若柴胡证不罢者，复与柴胡汤，必蒸蒸而振，却发热汗出而解。注同下条。

伤寒五六日，呕而发热者，柴胡汤证具，而以他药下之，柴胡证仍在者，复与柴胡汤，此虽下之不为逆，必蒸蒸而振，却发热汗出而解。若心下满而硬痛者，此为结胸也，大陷胸汤主之。但满而不痛者，此为痞，柴胡汤不中与之，宜半夏泻心汤。全注见太阳中篇痞气。

此呕而发热，至汗出而解，即少阳从汗之表法也。若变结胸痞气，非柴胡汤可疗。当从陷胸、半夏泻心，即少阳之下法矣。

伤寒八九日，下之胸满烦惊，小便不利，谵语，一身尽重，不可转侧者，柴胡加龙骨牡蛎汤主之。此条《尚论》编入太阳，今移于此。

此少阳误下之变证也。伤寒八九日，邪气尚在三阳表里之间，但少阳居多，当从小柴胡和之而为正法。反以承气攻，伤胸胃之气，表邪尽陷于胸，痰邪搏结胸中，心君不宁则。伤动少阳之气，而气逆则胸满。邪冲于心，心神飞越，故烦惊谵语，一身尽重，此非阳明内实谵语之比也。盖心神不宁，而小肠之气亦不下达，故小便不利。伤犯少阳之气，故身体不可转侧。所以随经取用小柴胡汤，去甘草者，不敢再泻心气，且缓众药之功，黄芩同桂枝以去太少表里之邪，半夏、茯苓涤饮而通水道，龙骨、牡蛎收摄神明返舍，铅丹、大黄以逐内陷之邪，从下而出，人参养元气，而育神明，姜、枣调营卫，而救误下之逆，此即少阳犯吐下，则惊而悸之见证也。

柴胡加龙骨牡蛎汤

柴胡四两　生姜　人参　龙骨　铅丹　牡蛎煅　桂枝　茯苓各一两半　大黄　半夏各二两　大枣六枚

---

① 璇玑天轮：像研究宇宙星辰一样高深的学问。璇玑，指北斗前四星；天轮，指宇宙。

② 圣域：圣人的境界。唐代韩愈《进学解》："是二儒者，吐辞为经，举足为法，绝类离伦，优入圣域，其遇于世，何如也？"

上十一味，以水八升，煮取四升，内大黄，更煮一二沸，去滓，温服一升。

合　病[①]

《尚论》谓两经之证，各见一半，如日月之合朔，如王者之合圭璧，界限中分，不偏多偏少，而为合病。但以表证而言也。盖观论中有两经之邪，会合胸中腹里，而不传变，真为合病。若无胸腹表里相合之征，即是传经未罢，不为合病矣。

太阳病，项背强几几[②]，反汗出恶风者，桂枝加葛根汤主之。

项背强，汗出，恶风者，太阳风伤卫证，但几几，乃兼阳明矣，用桂枝汤，解太阳之邪，加葛根以解阳明之表。盖上下二条，虽然两经各见一半，实非合病，但合病始起，必具两经表证，然后会合胸腹之间，故假此太阳而兼阳明，以桂枝加葛根，而彰合病之治，若太阳少阳、少阳阳明合病，仿此加减，乃为天然不易之法，所以冠之合病篇首。

桂枝加葛根汤　麻黄疑误。

葛根四两　芍药　甘草各二两　生姜　桂枝　麻黄三两　大枣十二枚

上七味，以水一斗，先煮麻黄、葛根，减二升，去上沫，内诸药，煮取三升，去滓，温服一升，覆取微似汗，不须啜粥，余如桂枝法。

太阳病，项背强几几，无汗恶风者，葛根汤主之。

此无汗即寒伤营证也。故以桂枝汤调和营卫，加麻黄以驱太阳之寒，加葛根而解阳明之表。然桂枝汤、麻黄汤分主太阳之表，葛根汤主阳明之表，小柴胡汤主少阳之表，皆天然不易之法，若三阳合并诸病，各随兼证多少加减出入，即是神妙圆机矣。

葛根汤有麻黄者。

葛根四两　麻黄　桂枝　芍药　生姜各三两　大枣（擘）十二枚　甘草（炙）二两

上七味，㕮咀，以水一斗，先煮麻黄、葛根，减二升，去沫，内诸药，煮取三升，去滓，温服一升，覆取微似汗，须臾啜粥，余如桂枝法将息及

---

① 合病：两经或三经同时受邪，起病即同时出现各经一证，称为合病。如太阳阳明合病、三阳合病。

② 几几（shū）：短羽之鸟，伸颈欲飞不能。喻不自如的样子。

禁忌。

太阳与阳明合病者，必自下利，葛根汤主之。

此两经之寒偏合于胃也。太阳之表，必显头痛恶寒，阳明之表，必显目疼几几，两经外合之证，概可类推，此乃寒伤营之合病也。盖寒者，阴也，阴主下降，所以两经之寒，会合于胃，逼迫水谷，必自下利，即此可见内合之情，而为合病，故用葛根汤，升发两经之邪，从表而出，则不治利而利自止矣。

太阳与阳明合病，不下利，但呕者，葛根加半夏汤主之。

此两经之风，相合于胃也。风为阳邪，其性轻扬，所以两经之风，会和于胃，故不下利，而但呕，乃挟痰饮气逆所致也。仍以葛根汤，升散两经之风，加半夏一味，涤饮而止呕逆，此用葛根汤，应去麻黄为是。

葛根加半夏汤

葛根四两　大枣十二枚　半夏半升　甘草（炙）　桂枝　芍药各二两　麻黄　生姜各三两

上八味，以水一斗，先煮葛根、麻黄，减二升，去上沫，内诸药，煮取三升，去滓，温服一升，覆取微似汗。

太阳与阳明合病，喘而胸满者，不可下，麻黄汤主之。

上二条下利呕逆，乃邪气偏合阳明胃间，此合太阳胸膈也。太阳之邪，内逆于胸，阳明之邪，上逆于膈，两经邪气，会合胸中，壅逆肺气，故喘而胸满。然邪既合于太阳部分，即当麻黄汤发汗，升提二经之邪，以从太阳而出，乃为捷径。

太阳与少阳合病，自下利者，与黄芩汤。若呕者，黄芩加半夏生姜汤。

此太少之邪合胃，上逆下利也。太少合病，里证当见胸满胁痛，但木盛则土虚，邪逼胃中水谷，故自下利。此当舍太阳，而从少阳之治，以救胃气为主。况邪机内向，故以桂枝汤，去走表之桂枝，而以甘枣，专补脾胃，黄芩能清木火之热，芍药和脾而疏土中之木，若呕者，乃风邪以挟胃中痰饮上逆，故加姜、半，涤饮散邪而止呕逆也。

黄芩汤

黄芩三两　甘草炙　芍药各二两　大枣十二枚

上四味，以水一斗，煮去三升，去滓，温服一升，日再服，夜一服。

阳明少阳合病，必下利，其脉不负者，顺也，负者，失也，互相克贼，名为负也。脉滑而数者，宿食也，当下之，宜大承气汤。

此阳明少阳合病，当辨胜负顺逆也。二经之气，本是相制，少阳贼邪，会合阳明地界，逼迫水谷下奔，故必下利，或见阳明脉大，少阳脉弦，两无胜负，是为顺也。或阳明气衰而脉小，少阳气盛而脉弦大，斯为负矣。负者，正气不胜，故为失也。然非但少阳气盛，乘克阳明为负，即阳明气盛，反壅少阳之气不宣，亦可为负。试观互相克贼一语，义可见矣。所以脉滑而数者，乃外邪与宿食抟聚于胃，即阳明湿热气盛，反壅少阳之气不伸，当下阳明之实，而解少阳之围。若无内结，则阳明气弱，当用小柴胡和解少阳，加葛根而解阳明为是，敢以大承气轻试者乎？

三阳合病，脉浮大，上关上，但欲眠睡，合目则汗。

三阳合病，腹满身重，难以转侧，口不仁①而面垢，谵语遗尿。发汗则谵语，下之则额上生汗，手足逆冷。若自汗者，白虎汤主之。

上言三阳合病之脉，次言三阳合病之证也。脉浮为太阳，大属阳明，浮大在于关上，即少阳也。但欲眠睡，合目则汗，乃三阳里邪合于阳明，故腹满身重，谵语，而口不仁。少阳则难以转侧而面垢，太阳则遗尿矣。然三阳内外合邪，汗下皆无取义。若发其汗，则伤胃中津液，邪气尽并阳明，而发谵语。下则徒虚胃阳，元气上脱，则额上生汗，手足逆冷，惟宜白虎一汤，解热生津，不碍表里，所谓自汗者宜之。不汗出，乃太阳表寒深重，不可用矣。

并　病

并病者，始病两经连串为一，如贯索②然，渐露兼并之义也。并则不论多寡，一经见三五证，或见二三证，即为并病。如阳明少阳证少，太阳证多，羁留时日，太阳必将并入阳明之腑，结而不散，故为并病。若太阳证少，阳明少阳证多，不羁时日，顷即传过他经，乃传经之常，不为并耳。

二阳并病，太阳初得病时，发其汗，汗先出不彻，因转属阳明，续自微汗出，不恶寒。若太阳病证不罢者，不可下，下之为逆，如此可小发汗。设面色缘缘正赤③者，阳气怫郁④在表，当解之、熏之。若发汗不彻，不足言，阳气怫郁不得越，当汗不汗，其人躁烦，不知痛处，乍在腹中，乍在四肢，按之不可得，其人短气，但坐，以汗出不彻故也，更发汗则愈。何以知汗出

① 口不仁：语言不利，食不知味。

② 贯索：钱串。

③ 面色缘缘正赤：形容满脸通红。为太阳病未解，并传阳明时出现的病色。

④ 怫郁：郁结不舒。

不彻？以脉涩故知也。

初病太阳，发汗不彻，转入阳明，接续自微汗出，而不恶寒，乃太阳之邪，并于阳明之腑矣。或见阳明证，而太阳尚未全解，为太阳未罢，当治太阳，使邪不传阳明为尚。若反下阳明，则变结胸，痞气，协热下利，而为逆也，故谓可小发汗，以解太阳之邪也。设面色缘缘正赤，乃寒邪深重，阳气怫郁，在于太阳阳明，经表之间，又非汗出不彻之比，乃当汗不汗之故，另当解之熏之，此非小发其汗之治。所以叮咛不可以汗出不彻，泥为阳气怫郁不得越，当汗不汗也。然何以知汗出不彻之证？其人必显燥烦，不知痛处，乍在腹中，乍在四肢，按之不可得，其人短气但坐，乃是汗出不彻，为二阳并病，更发其汗即愈。然何以知汗出不彻？因脉涩，故知也。盖先时发汗，邪未散而津液已伤，气滞不流，则紧脉转变为涩，故知之也。

二阳并病，太阳证罢，但发潮热，手足漐漐汗出，大便硬而谵语者，下之则愈。宜大承气汤。

太阳之邪并入阳明之腑，始病两经，终归一腑结局，故为并病，是无疑议矣，故太阳证罢，惟见潮热，手足漐漐汗出，大便硬而谵语者，已显阳明内实，故宜大承气汤，下之则愈。

太阳与少阳并病，头项强痛，或眩冒，时如结胸，心下痞硬者，当刺大椎第一间、肺俞、肝俞。慎不可发汗，发汗则谵语，脉弦。五六日谵语不止，当刺期门。

此互太少风寒并病当刺也。头项强痛，乃属太阳，眩冒少阳也，太少经邪，虽然连串相贯，未为并病之实，但如结胸，心下痞硬，才见二邪归并一处，不解之征，则为并病矣。但治两经，表里难施，所以针法能解，而欲解太阳之邪，当刺肺俞，使肺气下通膀胱，气化得行，则太阳之邪得解。欲解少阳，必刺肝俞，以泻厥阴之气，使少阳之气亦得下通，气化运行，二经之邪，不能留恋。若发其汗，致伤胃津，木邪乘土，则发谵语，而脉见弦，是阳明虚而少阳实也。若五六日，谵语不止，当刺期门，乃从肝胆实处而泻之。

太阳少阳并病，心下硬，颈项强而眩者，当刺大椎、肺俞、肝俞，慎勿下之。

太少并病，上言可刺，而不可汗。此戒不可下也。

太阳少阳并病，而反下之，成结胸，心下硬，下利不止，水浆不下，其人心烦。

此下逆而成结胸痞硬也。前并病未下，尚见结胸，心下痞硬，此并病，必并于胸胃之间。若反误下之，则变结胸，心下痞硬，下利不止，水浆不入，心烦等证，全是阳明邪实正虚，将败之候，无法挽回，所以于未下之前，谆谆告戒也。

过经不解

过经不解者，是以阳数七、阴数六之义也。恐人拘疑六日传经已尽再传太阳之说，故示病过或一六一七，或十二或十四日，经气旺而当复之期。然邪尚羁三阳，病犹未痊，故为过经不解，但太阳为多，少阳次之，阳明又次之，及至三阴，外无表证，而日数虽多，仅宜见证治证，不为过经矣。

太阳病，过经十余日，反二三下之，后四五日，柴胡证仍在者，先与小柴胡汤。呕不止，心下急，郁郁微烦者，为未解也，与大柴胡汤，下之则愈。

过经十余日，风邪尚在，太阳未解，反二三下之，幸无结胸、下利诸变，而后四五日，邪从太阳，以渐传于少阳，谓柴胡证仍在，故先以小柴胡解其外，但呕不止，心下急，郁郁微烦者，乃少阳表少里多，里邪乘胃，故与大柴胡汤，两解少阳、阳明之邪则愈，即少阳篇先发汗而复下之互意也。

太阳病，过经十余日，心下温温欲吐，而胸中痛，大便反溏，腹微满，郁郁微烦，先此时自极吐下者，与调胃承气汤。若不尔者，不可与之。但欲呕，胸中痛，微溏者，此非柴胡证，以呕，故知极吐下也。

过经十余日，心下温温欲吐，而胸中痛，大便反溏，腹微满，郁郁微烦者，乃属太阳而兼阳明，当审何经而为定治，故有二辨。若已经极吐下者，是吐下致伤胃中津液，邪气已陷阳明，而为主治，故当调胃承气，而下夺之。若不经吐下，未损津液，而温温欲吐，胸中痛，微溏，腹微满而烦者，邪气仍在太阳，当治其太阳，故曰不尔者，不可与之。见但欲呕，胸中痛，微溏，此乃太阳而兼阳明，莫作柴胡证治，谓非柴胡证。然何以识吐之变？盖因呕，乃吐下伤胃所致，故知邪气不在太阳，陷在阳明矣。

伤寒十三日，胸胁满而呕，日晡所发热潮，已而微利，此本柴胡证。下之而不得利，今反利者，知医以圆①药下之，非其治也。潮热者，实也，先宜小柴胡以解外，后以柴胡加芒硝汤主之。

此互少阳而兼阳明，治分先后也。胸胁满而呕，邪在少阳之里，潮热，乃兼阳明内实之征。然潮热已而微利，则知阳明内热未结，法当先治少阳之胸胁满而呕。谓本柴胡证，而误下时不得利，过后反利者，知医以圆药缓下

---

① 圆：即丸。

不速之故，非其治也，且以潮热姑置，仍用小柴胡汤，先解少阳，杜绝传入三阴之路，后以柴胡汤加芒硝，分涤阳明之热也。

伤寒十三日不解，过经谵语者，以有热也，当以汤下之。若小便利者，大便当硬而反下利，脉调和者，知医以圆药下之，非其治也。若自下利者，脉当微厥。今反和者，此为内实也，调胃承气汤主之。

过经谵语，知是胃中实热，当以调胃承气下之。若小便利而大便当硬，今反利者，必有所误，故当辨脉，即能定治。若邪气自入肠胃，气虚而致自下利者，脉必沉缓迟弱，今脉调和，非邪之为利，乃医以圆药缓攻，不动肠胃之邪而利，此非其治，故谓自下利者，脉必微厥。今反和者，则知医误矣。然虽下利，而胃中邪热未除，故以调胃承气，下其胃热也。

坏 病

坏病者，乃误施汗吐下、温针，而病仍不解，反变病剧，故为坏病。变之大纲，即结胸、下利、汗多亡阳、眩冒、振惕①、惊悸、谵妄、呕哕诸证，其脉或弦数细迟沉紧微涩弱结促代不同，而变证不能尽述，故谓观其脉证，知犯何逆，然后以法治之。

太阳病，三日已发汗，若吐，若下，若温针，仍不解者，此为坏病，桂枝不中与也。观其脉证，知犯何逆，以法治之。

此以风伤卫致变坏证而言也。太阳三日，但宜解肌，而误施汗吐下，温针，病仍不解，又非原证，所变更剧，故为坏病。然证已变迁，桂枝汤是不当与，当观其所变何脉何证，以取一二，随其脉证而治，故曰：知犯何逆，以法治之。

本太阳病不解，转入少阳者，胁下硬满，干呕不能食，往来寒热，尚未吐下，脉沉紧者，与小柴胡汤。若已吐下，发汗，温针，谵语，柴胡证罢，此为坏病，知犯何逆，以法治之。

此以寒伤营而传少阳，致变坏病也。太阳不解而传少阳，当与小柴胡和解，乃为定法。反以吐下，发汗，温针，以犯少阳之戒，而邪热陷入阳明，故发谵语，是非少阳本证，所谓柴胡证罢，而为坏病。要知谵语，乃伤阳明之气而受病，即当知犯阳明之逆，而治之矣。

---

① 振惕：惊恐。振，通“震”；惕，恐惧。《后汉书·张衡传》：“如有地动，尊则振龙。”

痰　病

病如桂枝证，头不痛，项不强，寸脉微浮，胸中痞硬，气上冲咽喉不得息者，此为胸上有寒也。当吐之，宜瓜蒂散。诸亡血虚家，不可与。

寒即痰也，素有痰饮内积，稍涉风寒，引动其痰，即恶寒发热，自汗喘逆，如桂枝汤证，但无头痛项强，知非大邪中表之伤寒矣。斯因肺气虚而受邪，以挟胸间痰饮，内外合结，故寸脉微浮，而胸中痞硬，气上冲咽喉不得息，为胸上有寒也。当以瓜蒂散，涌吐其邪，此以高而越之之治。

病人有寒，复发汗，胃中冷，必吐蛔。

痰属阴邪，阴寒湿重，上中二焦阳气必虚，若发其汗，更伤其阳，以致胃冷，蛔则不安，必吐蛔也。

附：门人问答

门人程夔庵问曰：《五常政大论》谓根于中者，命曰神机，神去则机息；根于外者，命曰气立，气止则化绝。是一切动物，皆赖神机而生，一切植物，皆赖气立而长，然在植物为气立，在人则为气血，已知之矣，但未识何为神？何为机耳？请师开示，以导愚蒙。

曰：此理最微，吾只举其要者，以答尔辈。夫神者，即吾身之灵与，参天地之化育，阐物理之阴阳，故谓之神，而附于营卫，昼行于阳，夜行于阴，周流不息，循环无端，故为神机。而神去则营卫不流，其机则息，若营卫受病，不能生长，而极则化绝，子若知此，则能体察病之机矣。

曰：何谓病机？请悉言之。

曰：仲景书中悉具，但汝辈未曾看破此关，仅知六淫感入经络、脏腑、营卫、阴阳，则显经络、脏腑、营卫、阴阳之证，不知证虽显，而机则不停，且有进退，流伏不一。试观浸淫疮，从四肢流来入口者，为机之进；从口流向四肢，为机之退矣。百合病，欲卧不能卧，欲行不能行，如寒无寒，如热无热，乃机随营卫流行，旋轮脏腑，而气复则愈，故期六十、四十、二十日也。如面赤斑斑如锦纹，咽喉痛，唾脓血，为阳毒；面目青，身痛如被杖，咽喉痛，为阴毒。机留不转，气血几将闭绝，故五日可治，七日机息神去化绝，则不治矣。如太阳阳明之脾约，乃病在太阳，其机先向太阴，而正阳阳明、少阳阳明，机亦如是也。伤寒脉浮而缓，手足自温，病系太阴，然不能发黄，而七八日大便硬者，为阳明病，少阴之一身手足尽热，而为太阳病，厥阴呕而发热，为少阳病，此皆脏机向于腑，但从腑而不从脏治也。如太阳发热，头痛，脉反沉，身体疼痛，机向少阴，故当救其里。本太阳病，医反下之，因而腹痛者，乃太阳误下，而机陷太阴。妇人中风，发热恶寒，经水适来，七八日，热除身凉，胸胁下满，如结胸状，谵语者，此皆腑机向脏，不治其腑，应治其脏也。如伤寒六七日，发热微恶寒，肢节烦疼微呕，心下支结，乃太阳之机，而向少阳，应治少阳也。然邪之所凑，其气必虚，故机乘他经脏腑，虚处流行，若他经不虚，何能传乘？惟在本经，或迟或留，或伏或逆，或开或闭，为病不一。若本经气复，则邪往外出，故太阳欲解，必当先烦，脉浮有汗。阳明欲解，则奄然发狂，濈然汗出。所以伤寒之脉浮而缓，至七八日，暴烦下利，利必自止。少阴之脉紧，至七八日下利，脉紧反去，热结之膀胱，而血自下。此数者，乃为自解也。若在本经，留滞不行，则如太阳之热结膀胱，而少腹硬满者；结胸痞气者；太阳中风，下利呕逆，头痛，心下痞硬满，引胁下痛，妄语短气者；太阳之发汗后，脉浮小便不利，微热消渴者；太阳之发汗后，蒸蒸发热者；阳明之脉迟，汗出不恶寒，潮热，手足濈然者。皆机留伏不行，机几乎息，故当随其机之流伏施治，正诸病在脏欲攻之，当随其所得而攻之①也。惟邪入胃腑，无所复传之地，但治其本也。如此随机察证，则治病易已探囊矣。即阴阳二毒，表滞而不流，故用升麻鳖甲汤以升散，百合之邪流无定，清和营卫而为总持。温疟邪滞于表，须以白虎加桂枝而去表。牡疟在心，故以蜀漆散吐之。疟母之机，留伏难拔，鳖甲煎丸，渐磨其积。但中风有经络脏腑，随机而发，故不出方。历节诸痹，惟以通散。虚劳机之不定，则用小建中培土，而资生五脏。内有干血者，其机伏匿，大黄䗪虫丸，缓攻其伏。胸痹心痛，有肝脾肺肾之缓急，故随机各处一方。痰饮遍流脏腑，上下内外，所以随机设方而治。水气之繁，但随风寒、虚实而治。疸证有三，随机虚实处方。杂证繁多，不能枚举。即如伤寒在表者，观其机之开闭、顺逆、留动，故立麻黄之开、桂枝之阖；机流于腑，故用五苓；伏结血分，定以抵当；结胸痞气，饮留胁下，故用陷胸、泻心、十枣。然攻阳明胃实，机已围困，用三承气以破之。如阳明脉浮而紧，咽燥口苦，腹满而喘，发热汗出，不恶寒反恶热，身重。若发汗则躁，心愦愦，反谵语。若加烧针，必怵惕，烦躁不得眠。若下之，则胃中空虚，客气动膈，乃太阳而兼阳明，不能同治，所以随其机显之处而施，故见心中懊憹者。其

① 诸病……而攻之：语出《金匮要略·脏腑经络先后病脉证第一》。

机上行，则用栀豉涌吐。口干舌燥者，邪入胃腑，机停而消耗津液，以白虎、人参而和之。脉浮发热，渴欲饮水，小便不利者，机流膀胱，以猪苓汤清导。如太阳邪未尽，而机转胸膈，虚烦不眠，胸中窒而结痛者，阳明下之而不结胸，心中懊憹，头汗出者，厥阴下利后更烦，按之心下濡者，概用栀豉，随机上逆而吐也。阳明病，发热汗多，机停于胃而不出者，伤寒六七日，目中不了了，睛不和，乃病在胃，而机流于肾也。少阴病，口燥咽干，下利清水，色纯青，乃少阴而挟厥阴入胃。少阴病，腹胀不大便者，皆机向阳明，故用大承气，而从阳明之标，不治少阴之本。盖亦随其所得而攻之也，所以太阴、少阴、厥阴、太阳、少阳，转入阳明，若实者随机而攻之，其机向于他脏他腑，而无出入之门户，即当随机之和解。如太阳病未解，脉阴阳俱停，必先振栗汗出而解。见其阳脉微者，使先汗出而解。阴脉微者，使下之而解。如少阴病，心中烦不得卧，机冲于心，用黄连阿胶汤养水清心。下利咽痛，胸满心烦，阴精烦热，用猪肤汤之润。二三日咽痛，机往上逆，用甘桔以开提。少阴四逆，其人或咳或悸，小便不利，腹中痛，泄利下重，乃肾邪以挟风木而逆于胃，故用四逆散，而随其标散。厥阴之为病，消渴气上撞心，心中疼热，饥而不欲食，食则吐蛔[①]，即知邪入本经，撞心入胃，无所不至，邪机贼胃，用黄芩汤以和之。遏郁胃气不伸则厥，而气陷则利，贼木临土，所以四逆散分解其邪。手足厥寒，脉细欲绝者，本经气血不足，以当归、四逆而补，皆和之之法也。若虚者，但治其本，即桂枝、人参、建中、四逆诸汤而温补。如伤寒医下之，续得下利清谷不止，身疼痛者，急当救里，故以四逆。自利不渴，属太阴，而脏有寒，则用四逆温之。少阴始得之，反发热，脉沉，乃脏邪而流于腑，故以麻黄附子细辛汤，标本同治。少阴得之二三日，机无他向，仅在本经，则用麻黄附子甘草汤，微发其汗。少阴下利清谷，里寒外热，手足厥逆，脉微细欲绝，身反不恶寒，其人面赤色，或腹痛，干呕，咽痛，利止脉不出，虚寒之机，流而不定，故以通脉四逆，但温其本，则标自定。若随机而攻，则正气必脱，纵有神丹，莫能挽之。但实者之机，有上下左右，前后进退，顺逆迟留伏匿，诸变不一，故仲景立汗吐下和温诸法，方计二百六十有二，合式其机，当用则用。然机虽转，而方则随其脏腑而定也，有一方能疗数病，或一经之病而设数方，乃阐机之一动，则成一方，若三五数动，则三五数方，使人见机而立方疗病。故以麻黄汤加石膏，名大青龙；桂枝加芩名阳旦；去姜、桂，又为黄芩汤；而以铅丹、大黄、龙、牡加入柴胡汤，

---

① 蛔：原脱，据《伤寒论·辨厥阴病脉证并治第十二》补。

且为救逆；葱白加入姜附汤，名为白通。然病变则方亦变也，后贤徒读其书，顺文注释，不能阐发微妙心髓，令业是道者，执法执方，全无变通，不识进退流动，故治疗不灵。后人刻舟求剑，每经每证各立一方，所以治之多误。故予再引诸法而比类，如太阳、少阳、太阴、少阴、厥阴转入阳明为病，然虽无方，而治则是应承气可用。少阴一身手足尽热，热在膀胱之腑，则方应五苓。然经则麻桂宜之。阳明临于少阴，则应猪苓；少阴临于厥阴，黄芩汤则当所用。若少阴而挟厥阴临胃，应之于四逆散也。是因邪感太阳，或入少阴、厥阴、太阴、阳明、少阳，或太阴流于少阴，或少阴流于阳明，或阳明流于少阳、厥阴，互相传乘，原无定理，乃经经如是。故热病，谓太阳之脉色，荣颧骨，热病也，与厥阴脉争见。又热病内连肾，少阳之脉色，热病也，荣未交，今且得汗，待时而已，与少阴脉争见者，乃言邪气传乘之无定也。故《难经》温病之脉，行在诸经，不知何经之动，各随其经所在而取之，乃明不定之义，而伤寒亦如是矣。故业斯道，须以《金匮》《伤寒》，参悟圆融，得其进退流动之机，则治病如拾芥，方为深入仲景之堂。

门人曰：唯。

故记之，以为读仲景书法。

【临床解读】

汪某某，女，55 岁。2021 年 3 月 5 日初诊。

主诉：胸腹部及腰部红斑 11 个月余。

现病史：患者 11 个月前生气后出现胸腹部及腰部红斑，多方检查考虑“硬斑病”，一直口服中成药，效不显。现症见：前胸、腹部及后腰部，红斑，两胁肋处遇风遇凉刺痒疼痛，眼下胀，手脚郁胀发紧，手指麻，咳嗽，吐白痰，口中异味，嗅觉减退，睡觉左侧卧胸闷，叹气后觉舒，左少腹窜痛（子宫肌瘤手术后），肚脐外翻，时常发炎，有异味，纳可，眠可，大便成形，日 2~3 次，小便泡沫多，乳腺有肿块，副乳，外阴瘙痒，舌质暗红，苔黄，脉沉滞。

病机要点：阳毒。

处方：升麻 10 克，制鳖甲 10 克，川椒 3 克，当归 10 克，生石膏 30 克，生甘草 6 克，干姜 6 克。10 剂，每日 1 剂，水煎服。

二诊：2021 年 3 月 29 日。服上方 20 剂，前 10 剂效可，后 10 剂乏效。现症见：胸闷如裹，病灶位置紫黑，筋发硬，双手发紧，病灶皮肤发亮、疼痛，肛门、外阴骚痒，口干，纳可，眠一般，入睡困难，大便偏稀，不成形，日 3 次，小便有泡沫，舌质红，苔黄略厚，脉沉滞。（小腿至脚面刺痛）

今从气化入手治之。

处方：桂枝10克，生白芍10克，生黄芪15克，柴胡10克，黄芩10克，清半夏10克，生龙牡各30克（先煎），炙甘草6克，生姜3片、大枣3枚为引。20剂，每日1剂，水煎服。

三诊：2021年5月14日。服上方30剂，效可。现症见：胸腹部红斑发硬较前减轻，左腰部病灶不减轻，腰筋发硬，时有头晕，目干痒，外阴、肛门瘙痒，睡眠较前改善，时有胸闷气短，口中异味，右下肢无力，不能下蹲，大便成形，日2~3次，小便泡沫多，易感冒，鼻塞流清水，舌质暗红，苔黄腻，脉沉滞。

处方：木瓜30克，威灵仙10克，生白芍10克，生甘草6克，桑叶10克，竹茹15克，丝瓜络15克，辣椒棵一撮、茄子棵一撮为引。20剂，每日1剂，水煎服。（张磊医案）

卷　六

太阴全篇证治大意

传经之邪，若依次第而传，则三阳经尽，三阴受之，或是太阴为先。若从虚入，不依次第而传者，不定传于太阴矣。然三阴为病，邪居于内，是无头疼身热，但有经脏之分，故腹满而吐，自利腹痛，或渴不渴，为三阴受邪。治则不离三阳，桂枝、麻黄加减，领邪外出。设见虚寒当温之证，乃因阴湿之邪，下流肾间，而成阴盛阳微之证，故用四逆回阳。如热实当下之证，即用桂枝，加大黄、芍药之类，而无峻攻，反伤胃气，或邪转阳明，即从阳明证治，但有轻重缓急之分，仲景不另出方，听人临证消息也。夫六经中，惟太阴经文简约，辨证九条，方止二道，因其太阴经络在内，传变不繁，故说桂枝，而麻黄证亦互在其中，读者细详，则太阴一经毕矣。

再按：太阴诸条，皆言桂枝汤风伤卫证，而无寒伤营主论主方，其意何也？盖大阴湿性属阴，而水湿同类，湿寒下流助水，水阴愈甚，故自利不渴为脏有寒，此即太阴寒伤营证。当遵《内经》寒淫于内，甘热胜之。故用四逆汤温脾燥湿散寒，而为正治。若邪在经，当用麻黄汤发散，义可知矣。

太阴之为病，腹满而吐，食不下，自利益甚，时腹自痛。若下之，必胸下结硬。

经云伤寒四日，太阴受之。太阴脉布胃中，络于嗌①，故腹满而嗌干。《素问》经脏并举，此谓太阴之为病，乃风寒互明也。但寒邪传于太阴湿土，寒湿壅滞，经气不通，故腹满。风热上行，则吐。脾气不宣，则食不下。寒邪下行，故自利益甚，时腹自痛。然太阴本脏，乃属阴湿，治宜温散。若以误下，徒伤胃阳之气，上邪下陷，与痰搏结，而成胸下痞硬，是同结胸痞气矣。或邪还阳明，以致大便结硬，必俟小便自利，则当下之。

门人刘象九谓：夏秋太阴时令，湿邪直入太阴，或从三阳，传乘太阴，

① 嗌（yì）：咽喉。

即显腹满而吐，食饮不下，自利腹满而胀，脉沉细缓，乃太阴风湿化而病热，时流不识，遂作阳虚阴盛，妄投姜、附，耗竭真阴而死，不胜屈指，临证毋忽。此生甚明经义，故附之以警来学。

太阴中风，四肢烦疼，阳微阴涩而长者，为欲愈。

此太阴风伤卫欲愈脉证也。风气属木，四肢属脾，风入太阴，内郁则腹满，邪逼水谷下奔，则自利，走于四肢，故烦疼，即风淫末疾之义也。阳脉微者，邪不在阳，阴脉涩者，邪正两虚之兆。若微涩脉中而略带长，乃正气来复，故为欲愈。但见阳微阴涩，乃邪盛正虚，生气不宣，又是土败欲绝之候矣。

太阴病，脉浮者，可发汗，宜桂枝汤。

此风伤太阴之治也。风伤卫，传于太阴经络，风性轻扬，机或外向，故脉见浮。当用桂枝汤，和营卫而驱邪外出，其病即愈。若寒伤营，传于太阴经络而脉浮者，当用麻黄汤，不待言矣。

伤寒，脉浮而缓，手足自温者，系在太阴，太阴当发身黄。若小便自利者，不能发黄，至七八日，虽暴烦下利，日十余行，必自止，以脾家实，秽腐当去故也。

此太阴自解证也。太阳中风，脉浮而缓，手足微冷，头疼身热。与此脉浮而缓，手足自温，而无头疼身热为异，此属风乘脾土，为系太阴。但太阴主湿，其性迟缓，风邪主温，其性轻扬，传于湿土，湿滞化热，风湿互应，故脉浮而缓。若寒邪传入，脉必紧细而沉也。然浮缓之脉，乃外风内湿，相合熏蒸，故发身黄。或小便自利，湿从小便渗去，不发黄矣。至七八日，土气来复，脾旺有权，送邪外出，故虽暴烦下利，日十余行，乃自解之征，非虚寒之比。但风从上出则烦，而利则湿从下去，风湿既从上下而出，乃脾胃气强，谓脾家实，秽腐当去故也。

伤寒，脉浮而缓，手足自温者，是为系在太阴。太阴当发身黄，若小便自利者，不能发黄，至七八日，大便硬者，为阳明病也。

此互太阴风寒，邪机转向阳明，为阳明病也。前谓七八日，暴烦下利，乃脾气有权，湿热自去，而为自解。此虽不发黄，乃被湿热壅盛，不能自解，邪从太阴还转阳明，故大便硬，而为阳明病，即太阴攻下之证也。若邪机不转阳明，敢轻下之乎？

自利不渴者，属太阴，以其脏有寒故也。当温之，宜服四逆辈。

此太阴寒伤营证也。太阴属湿，其性阴寒，寒邪传于太阴，湿寒过盛，阳气衰微，则自利不渴，乃脾脏受寒，故谓脏有寒也。经谓：寒淫于内，治以甘热。故宜四逆汤，以附子温起肾脏之阳，而生土燥湿，干姜温脾而驱客寒，炙甘草温中补脾为助，此乃治太阴寒伤营之正法。若自利烦渴，或便结硬，小便黄赤，又属湿热为病，治当转环①矣。

再按：寒邪传入太阴，必因脾肾阳虚，以挟寒水上逆于脾，故显自利不渴诸证。当以四逆汤，补阳燥湿为主，若脾肾阴虚火盛，而风邪入内为病，自当反此推治，则太阴一经无失矣。

太阴病欲解时，从亥至丑上。

亥水和阳，子丑生土，故欲解也。

本太阳病，医反下之，因而腹满时痛者，属太阴也。桂枝加芍药汤主之。

此太阳风伤卫，误下而传太阴也。太阳表邪未罢，而误下伤脾，其邪不传阳明少阳，乃从虚处而直入太阴，故腹满时痛，俗谓误下传也。然既误下，陷入之邪，以何得解？而风性轻扬，邪从外入，故以桂枝汤和营卫，升举风邪，从外而出，倍芍药，以收太阴之逆，不增一药，而救误下之证，非入圣贤神彀，乌能若是哉？

大实痛者，桂枝加大黄汤主之。

误下则邪陷太阴，阳邪炽盛，兼转阳明，故不大便，而大实痛。然痛则邪已深入，不能尽使表出，所以桂枝汤，升举之中，又加大黄，上下分消，即通则不痛之义。设不因误下，而大实满痛，效用此意，甚验也。

桂枝加大黄汤

桂枝三两　大黄一两　芍药六两　生姜三两　甘草（炙）二两　大枣十二枚

上六味，以水七升，煮取三升，去滓，温服一升，日三服。

太阴为病，脉弱，其人续自便利，设当行大黄、芍药者，宜减之，以其人胃气弱，易动故也。

此脾病不可伤胃也。脉弱自利，乃胃气虚弱，脾阳不健也。误以大黄，先伤胃气，必致下利不止，故为易动。此嘱桂枝大黄汤，不可轻用之意。然不惟脉弱当禁，纵见脉实，亦不可用。盖太阴、阳明，虽然脏腑表里相通，必欲审其邪机转动，向里向表之分。若向阳明，而成胃实，则攻之无虑，在太阴而攻药入胃，诛伐无过，胃气全伤，变患无穷也。

---

① 转环：转换，变化。

少阴前篇证治大意

盖少阴一经，须明阴阳两途，治始有据，否则祸如反掌。且如阴亏者，风邪传里，以挟肾中相火而发，阳邪炽盛，治当养阴抑阳。不然，则邪未除，而阴精先竭，遂成死候。若阳亏者，寒邪传入，必挟肾中阴寒水性而发，阴寒搏击，其阳外越，证显里寒外热，手足逆冷，恶寒蜷卧，下利清谷，阳机欲绝等证，急当救阳抑阴，而从治者，汇列下篇。兹汇风伤卫，阳邪炽盛，存阴正治之法，列于此篇，俾业医者，一目了然矣。

少阴之为病，脉微细，但欲寐也。

此少阴总脉证也。经云伤寒五日，少阴受之。少阴脉贯肾，络于肺，系舌本，故口燥舌干而渴。此乃邪传少阴，风寒总证，故仲景补出脉之微细，证之欲寐也。若邪在三阳，脉必浮紧数大，入于少阴之脏，经络在里，故脉微细。然卫气行阳则寤①，行阴则寐②，气入于阴，邪郁于阴，所以不论阴阳两途，必具但欲寐证。若偏于阳者，则显口燥舌干，偏于阴者，则显吐利呕逆。当分脉之浮数沉迟，即随阴阳、气血、寒热、虚实治之，庶无差误。

少阴病，脉细沉数，病为在里，不可发汗。

此治少阴风热，戒发汗也。证显欲寐，而脉细沉数，乃风热传于少阴，故为在里。当以清解热邪，存阴为务，病既在里，与表甚远，故戒发汗也。

少阴中风，阳微阴浮者，为欲愈。

阳微者，阳分无邪，而病在阴，阴浮者，邪机向表，故为欲愈也。

少阴病，脉紧，至七八日，自下利，脉暴微，手足反温，脉紧反去者，为欲解也。虽烦下利，必自愈。

此少阴正证正脉，自解证也。寒邪传入少阴，阴阳两不相亏，以故脉紧。所以七八日自下利，乃正气有权，送邪自从下利暗除，故紧脉暴微，手足反温，脉紧反去而为欲愈，是同太阴脾家实，秽腐当去之意也。然虽见烦躁下利，乃病解之征，而非虚寒之比，谓必自愈。此当麻黄附子甘草汤固阳微汗温散，但寒出而真阳不出，其邪立解。若脉见沉迟微弱，乃偏于虚寒，当从四逆、白通救阳为主。或脉细沉数，偏于里热，当从黄连、阿胶、猪肤等法，清热救阴也。盖少阴正治，前人皆不辨明，俾读者茫无头绪，故予拟此而为

① 寤（wù）：睡醒。

② 寐（mèi）：睡着。

少阴治寒正法，其余皆属偏阴偏阳。业医者，以前后二篇合参，须分阴阳两途，而脉紧为正，则无失矣。

少阴病，得之二三日，麻黄附子甘草汤微发汗，以二三日无里证，故微发汗也。

此互上条治法也。得之二三日，但欲寐，不见吐利、腹痛、烦躁、汗出、厥逆亡阳虚寒之证，又无心烦、咽痛、口燥、腹胀阴虚等证，为无里证也。而寒邪初传少阴，正气未虚，不偏阴阳，惟显欲寐之证，故当以麻黄附子甘草汤，发汗散邪则愈。然治少阴寒水之经，乃真阳寄于肾中，故当炙甘草、附子温经固阳，以麻黄通阳开腠，取其微微小汗，则寒邪散而真阳不出，其病立解。后人方书，但知偏阴偏阳，而用急温急下，不明固阳温散，乃失少阴主治，惜哉。

麻黄附子甘草汤

麻黄　甘草（炙）各二两　附子（炮）一枚

上三味，以水七升，先煮麻黄一二沸，去上沫，内诸药，煮取三升，去滓，温服一升，日三服。

少阴病，欲解时，从子至寅上。

各经解于正气旺时，少阴解于阳生之际，正谓阳进则阴退，阴阳和而邪自解矣。

少阴病，八九日，一身手足尽热者，以热在膀胱，必便血也。

此少阴风热，机向膀胱也。身凉欲寐，而为本证，至八九日，一身手足尽热，乃肾邪外向，移于膀胱，里病通于表也。此同太阴邪转，大便硬为阳明之义。然诸脏皆有移腑，诸腑皆侵于脏，不可不识。盖膀胱为多血少气之腑，邪入血分，邪血相搏妄行，故必便血。但世不明脏移腑病，谓六日传经已尽，再传太阳，遗误千古，良可叹也。

少阴病，得之二三日以上，心中烦，不得卧，黄连阿胶汤主之。

此风热灼耗肾阴而心烦也。身凉欲寐为本证，得之二三日以上，而显心烦不得卧，乃风热入肾，耗竭阴水，心相无制，神志不宁，自焚欲死之征，而与阴寒上逆之烦躁迥殊。必当滋阴清火，急救肾水，而制火为主，故用黄连、黄芩，而清上焦心相之火，芍药养阴，鸡子黄养阴济水，又清阴分之热，阿胶以滋肺肝肾阴，而祛内伏之风也。

黄连阿胶汤

黄连四两　黄芩一两　芍药二两　阿胶三两　鸡子黄二枚

上五味，以水五升，先煮三物，取二升，去滓，内胶烊尽，小冷，内鸡子黄，搅令相得，温服七合，日三服。

少阴病二三日至四五日，腹痛，小便不利，下利不止，便脓血者，桃花汤主之。

此互风寒两伤，传入少阴，转还阳明，挟湿为利也。肾为胃关，风寒传入少阴，则关门不利，反还脾胃，湿热相蒸，不能分渗下达，故腹痛而小便不利。然小便既已不利，肾邪上逆，无所渗泄，逼迫胃中水谷，趋向大肠，则下利不止。寒挟内湿，凝滞血分，则便脓血。故用桃花汤之干姜辛热，以散本寒，赤石脂味涩固脱，糯米甘凉调中，养阴和阳为助也。

桃花汤

干姜一两　糯米一升　赤石脂一斤（一半全用，一半筛末）

上三味，以水七升，煮米令熟，去滓，温服七合，内赤石脂末方寸七，日三服，愈，余勿服。

少阴病，下利，便脓血，桃花汤主之。少阴病，便脓血者，可刺。

此寒淫血分便脓血，当刺也。前条风寒两伤，侵扰气血下利，而兼便脓血，故用桃花汤主之。此不下利，但便脓血乃纯寒凝于血分，化为脓血，但桃花汤不能开其壅结，故当刺其经穴，疏通气血而泻血分之寒，俾邪去，则脓血止矣。

少阴病，下利，咽痛，胸满，心烦者，猪肤汤主之。

此肾阴虚而邪入于胃也。少阴风热，循经而上咽喉，则痛，肾阴虚而心火无制，气逆不降，则胸满心烦，逼迫胃中水谷下奔，则利。然正虚邪实，热冲斥三焦，肾水将欲告竭，若以苦寒清热，恐燥肾阴，故不用，而以猪肉，去里之肥白，取皮水煮，和蜜粉熬香服之。盖猪乃北方亥兽，专入壬癸，滋润肾经之燥，此取皮者，兼滋肺金水贯之源，俾生肾水，以白蜜粉和，养胃中之阴，而上中下得润，则阴阳和而邪自退，利自止矣。盖前条乃寒邪凝滞，下利便脓血，用桃花汤温中散寒，养血固脱。此风热上壅，逼迫下利咽痛，以猪肤汤甘寒润燥，养阴退阳，然固脱止利虽同，而寒热有异也。

猪肤汤

猪肤一斤（味甘寒）

上一味，以水一斗，煮取五升，去滓，加白蜜一升，白粉①五合，熬香，和相得，分温六服。

少阴病二三日，咽痛者，可与甘草汤，不差者，与桔梗汤。

---

① 白粉：即米粉，亦作小麦粉。

少阴风热，循经上逆，咽中搏结，故为咽痛，所以甘草一味煎汤，解毒清热，和缓阴阳。而服之不差，乃热结难开，更加桔梗，开提散结，此即随其所得而攻之也。初病未具他证则效，若兼下利呕逆，心烦不卧，肾水告竭，用之无益矣。

甘草汤

甘草二两

上一味，以水三升，煮取一升半，去滓，温服七合，日一服。

桔梗汤

桔梗一两　甘草二两

上二味，以水三升，煮取一升，去滓，分温再服。

少阴病，咽中痛，半夏散及汤主之。少阴病，咽中伤，生疮不能语言，声不出者，苦酒①汤主之。

此邪循本经气血两分也。上条风热搏结气分，而致咽痛，用甘桔开提，此风热与痰饮搏结气分，故以半夏涤饮，甘草清热，仍用桂枝以驱在上之风。设咽喉肿窄，散不能服，以故易汤，乃服法之权变也。若伤咽中营血，生疮不能语言，而声不出，仍用半夏涤饮，鸡子壳清润喉中热燥，而滋阳中之阴，藉苦酒消肿敛疮，兼退血分热也。

半夏散及汤

半夏　桂枝　甘草（炙）等分

以上三味，各别捣筛已，合治之，白饮和服方寸匕，日三服。若不能散服者，以水一升，煎七分，内散一两方寸匕，更煎三沸，下火令小冷，少少咽之。

苦酒汤

半夏十四枚　鸡子一枚（去黄，内上苦酒，着鸡子壳中）

上二味，内半夏着苦酒中，以鸡子壳置刀环中，安火上令三沸，去滓，少少含咽之。不差，更作三剂服之。

少阴病，四逆，其人或咳，或悸，或小便不利，或腹中痛，或泄利下重者，四逆散主之。

此少阴邪气挟木乘胃也。四逆证乃有阴阳之别，此等吃紧关头，最当详析。证见寒过肘膝，呕吐腹痛，下利清谷，脉沉迟细，是为虚寒四逆。若口燥舌苔，小便黄赤，脉沉而数，热邪内郁，是为阳证四逆。盖肾为胃关，邪

---

① 苦酒：即米醋。

壅于肾，关门不利，所以胃气不舒。又兼木为肾子，风气通肝，肾肝邪壅于胃，则胃气不行四肢，故为四逆。然肝肾之邪，冲肺则咳，冲心则悸，胃关不开，则小便不利，乘脾则腹痛，逼迫胃中水谷下奔，则泄利。胃肠气滞于下，则下重，乃少厥二阴。热邪为本，四逆诸证为标，故谓或咳或悸也，盖少阴机标已向厥阴，故从机而治厥阴，则少阴亦解。用炙甘草温中散邪，芍药养阴而疏土中之木，柴胡以引厥少之邪，从外而出，枳实以疏胃中已陷之邪，俾得四通八达，则四逆自退。然虽少阴而见四逆，诚因厥阴之标逆胃所致，乃风气通肝，故以母实泻子之义也。此方原系治厥阴热厥主方，后人不识其旨，湮没已久，今表出之。

四逆散

甘草炙　枳实　柴胡　芍药

上四味，各十分，捣筛，白饮和服方寸匕，日三服。咳者，加五味子、干姜各五分，并主下利；悸者，加桂枝五分；小便不利者，加茯苓五分；腹中痛者，加附子一枚，炮令坼①；泄利下重者，先以水五升，薤白三升，煮取三升，去滓，以散三方寸匕，内汤中，煮取一升半，分温再服。

少阴病，下利六七日，咳而呕渴，心烦不得眠者，猪苓汤主之。

此少阴风热还胃也。少阴风热，转入阳明，风湿相搏，逼迫水谷下奔则利，胃气上逆则呕，泻伤津液则渴，火无水制，淫肺则咳，而心烦不眠。故以猪苓、茯、泽、滑石宣导湿热，俾从膀胱而出，阿胶滋阴而驱伏风，且助导邪滋干之力，则不治咳呕而咳呕自止。盖前条心烦不眠，较此似同，而治异何也？然前心烦不得眠，而无下利，乃肾水将绝，故用黄连阿胶汤滋阴清火，急救肾阴为主。此乃少阴风热转入阳明，逼迫水谷下奔，故以猪苓汤驱导水邪还从膀胱而去，当救胃中津液为主，乃本在少阴而标入阳明，肾脏邪机乘他腑之治也。

少阴病，得之二三日，口燥咽干者，急下之，宜大承气汤。

此风热耗竭肾阴与胃津之急也。少阴风热炽盛，肾水欲绝，而不上灌于咽，胃中津液亦竭，故二三日，就见口燥咽干，即阴气先绝，阳气后绝而死之征。故当大承气急下，荡涤热邪，使从肠胃而去，则不济阴，而水自生矣。此必便闭坚结者宜之，否则又当养阴退热为主。

少阴病，自利清水，色纯青，心下必痛，口干燥者，急下之，宜大承气汤。

① 坼（chè）：原为“柝”，据《伤寒论·辨厥阴病脉证并治第十二》改。裂开。

此少阴邪挟木火乘胃也。经谓：风气通于肝。母邪通子，少阴风热，而挟木火乘胃，煽逼胃中水饮津液，故自利清水，而色纯青，并无渣滓相杂，邪气横格胃间，则心下痛，肾水不能上供，故口干燥。但邪机已入阳明，当随其所得而攻，故用通因通用，以大承气急下，以导热邪，俾从肠胃而去，乃救胃肾将绝之阴也。

门人同姪问曰：吾师尝谓三阴之邪，转入阳明，必须大便坚干，方可攻下。此但口燥咽干，而见下利清水，反用急下，岂不徒伤其胃，真气下脱而死乎？答曰：前云邪转阳明，必俟大便坚硬而攻下者，乃未伤胃中津液之谓，此利清水，因肝肾邪热炽盛，乘逼胃中津液顷绝，势已滨①危，不得不以通因通用急夺，而救胃肾将绝之阴，否则以何抵止？此乃珠盘无碍之法②，子可不细心体究仲景之意乎?”

少阴病，六七日，腹胀，不大便者，急下之，宜大承气汤。

此少阴风热转入阳明燥实也。肾为胃关，关门热闭，肾邪还转阳明，而脾胃肾三脏，壅塞无通，故腹胀而不大便。但胃津肾水，将已告绝，故宜大承气急下，而救胃肾将绝之阴也。盖少阴病腹胀不大便，乃邪转于胃，谓之少阴阳明，而阳明湿热下流肾中，有目中不了了，睛不和者，谓之阳明少阴。但五脏六腑，皆有互相传乘生克之义，仿此察病，则机变无穷矣。

少阴病，但厥无汗，而强发之，必动其血。未知从何道出，或从口鼻，或从目出，是为下厥上竭，为难治。

少阴之邪，以挟木火，壅遏阳明之气，不达四肢则厥，所以但厥无汗，其病在里，当以四逆散，和阴散邪，则病自退，而厥自愈。若强发其汗，扰动阴火，升提真阴之血，乃从下极之枢直奔清道，窜出耳目，或从口鼻，并伤清阳津液之气，则变下厥上竭，故为难治。

少阴病，咳而下利，谵语者，被火气劫故也，小便必难，以强责少阴汗也。

以火劫少阴致变也。少阴邪热在里，当以清热养阴，若以火劫其汗，火邪内攻，津液耗竭。若攻冲于肺则咳，入胃则发谵语，奔迫大肠则下利，注于膀胱，阴水涸竭，故小便必难，因火强责少阴之汗故也。

---

① 滨：靠近。

② 珠盘无碍之法：喻阳明急下证与少阴急下证迥异。

卷　七

少阴后篇证治大意

夫真阳一气，乃人身立命之根，寄于右肾，故肾有两枚。然左肾通于阴血，右肾通于阳气，易为太极，即先天阴阳之气也。盖人之阴阳有偏胜，故治病必当先分阴阳，后以中风伤寒别之。然风邪属阳，传于少阴，以阳从阳，势必从乎火发，显呈口燥，咽干，热邪炽盛等证。当以清热润燥，救阴而为先务者，已列前篇。兹述寒邪伤营，传入肾中，以阴从阴，而从水发，则显手足逆冷，腹疼下利，呕逆，恶寒蜷卧，汗出亡阳，虚寒等证，则当回阳为主，悉归此篇。然粗工不解，必于曾犯房劳，始敢用温，及遇一切当温之证，反不能用。讵知病时先亏肾水者，不可因是认为当温之证，其人必真阳素亏，而受外寒，从阴而发，或汗吐下，扰阳外出，不能内返，势必藉温药，以回其阳，方可得生，于斯参酌，而少阴之治，则冰炭判然矣。

少阴病，欲吐不吐，心烦，但欲寐，五六日，自利而渴者，属少阴也。虚故引水自救。若小便色白者，少阴病形悉具，小便白者，以下焦虚有寒，不能制水，故令色白也。

此少阴虚寒似乎热证之辨也。若见欲寐，而欲吐不吐，心烦者，乃因阳虚，阴邪上逆，但阳气不能主敌阴寒，故五六日自利，而利损津液，不能上供，则渴，所以虚而引水自救，是非阳热津干之渴也。阳虚而不消水，故小便色白，乃少阴阳虚病形悉具矣。然心烦，而上虽似热，实因下焦虚寒，不能制水，故令色白。当从温散无疑，盖世但知四肢厥逆，遂为虚寒，讵知小便色白，乃为的验也。

病人脉阴阳俱紧，反汗出者，亡阳也，此属少阴，法当咽痛，而复吐利。

此阴盛亡阳之脉也。阴阳俱紧，乃寒伤营脉。寒入少阴，逼阳上越，不能固护于外，以故汗出，而为亡阳，是属少阴。阴邪上逆，阳不归根，则咽痛而吐，下焦阳虚，故复利也。急当回阳散寒，迟则阳脱不救。

少阴负趺阳者，为顺也。

少阴水也，趺阳土也。伤寒惟恐土虚不能制水，水得寒邪，泛滥无抵，则呕吐下利，真阳外越，里寒外热，阳脱而死。若土气有权，水邪不得泛滥，邪气易解，故欲脉见少阴负趺阳者，为顺也。

少阴病，脉微不可发汗，亡阳故也。阳已虚，尺脉弱涩者，复不可下之。

此少阴阳虚，而禁汗下也。邪传少阴，原无发汗之理，篇中仅有始得之，反发热，脉沉者，乃寒伤少阴，而得太阳表证，故用麻黄附子细辛汤固阳发汗散邪。又少阴二三日，无里证者，麻黄附子甘草汤微发其汗，乃是少阴寒伤营，正治之法也。此见脉微，为阴盛亡阳，故不可发汗，则当救阳为主，而尺脉弱涩，精亦不足，复不可下矣。

少阴病，恶寒而倦①，时自烦，欲去衣被者，可治。

此阴盛阳气未脱，定可治也。恶寒乃阳微阴盛，而阴主静，故倦。阴邪上逆，阳不归宁，故时自烦，而欲去衣被。虽然阳气扰乱不宁，尚在欲脱未脱之际，还可收阳内返，故定可治。

少阴病，下利，若利自止，恶寒而倦卧，手足温者，可治。

此下利止后，验可治不可治也。下利自止，阴邪少减，邪不上干，脾土稍得苏矣。但阳气衰微，而恶寒倦卧，当验其手足。温者乃真阳未离，急用白通、四逆之类，温经散寒，则邪退而真阳复，故定可治；若手足不温，而利虽止，胃肾之阳已绝，则不治矣。

病发热头痛，脉反沉，若不差，身体疼痛，当救其里，宜四逆汤。注见太阳中篇。

少阴病，始得之，反发热，脉沉者，麻黄附子细辛汤主之。

此少阴表证也。欲寐脉沉，寒伤少阴脉证。但少阴不当发热，反发热，是带少阴之表，以不头疼，与太阳有别，故用麻黄、细辛专驱少阴之表，附子固护元阳，俾邪散而阳不外越，此少阴正治之法，读者毋忽。

麻黄附子细辛汤

麻黄　细辛各二两　附子（炮）一枚

上三味，以水一斗，先煮麻黄，减二升，去上沫，内药，煮取三升，去滓，温服一升，日三服。

少阴病，得之一二日，口中和，其背恶寒者，当灸之，附子汤主之。

此少阴阳虚，而无里证也。得之一二日，但欲寐，故作少阴证治。而口中和，则知阳气不盛，其背恶寒，乃阳微阴盛，已露一班，故当灸气海、关

① 倦：赵开美本《伤寒论》作“蜷”。

元，助阳退阴，继服附子汤，温补真阳之气，茯苓以导阴湿下行，芍药收阴不使上僭①，参、术固中而镇阴逆也。

少阴病，脉沉者，急温之，宜四逆汤。

此脉沉为里寒也。少阴脉见沉细数而有力，四逆汤则非所宜。若沉迟细弱不鼓，证显手足厥冷，身疼欲寐，乃真阳虚而寒盛于里，则宜四逆汤温之。

少阴病，饮食入口即吐，心下温温欲吐，复不能吐，始得之，手足寒，脉弦迟者，此胸中实，不可下也，当吐之。若膈上有寒饮，干呕者，不可吐也，急温之，宜四逆汤。

此似热辨虚也。少阴之邪上冲，则饮食入口即吐，心下温温欲吐，复不能吐，邪逆于中也。若始得时，手足寒而脉弦迟，是非热邪，乃阴邪上逆所致。若热邪与素积痰饮，搏结于胸，为胸中实，不可下，而当吐之。此干呕，乃阳虚膈有寒饮，以挟阴邪上逆，则吐亦不可，恐扰虚阳随吐而脱。急当温补，复阳驱阴，故宜四逆汤也。

少阴病，身体痛，手足寒，骨节痛，脉沉者，附子汤主之。

此阳虚而挟湿也。身体骨节痛，手足寒，脉沉者，纯是少阴阳虚挟湿之证，虽无下利，呕逆，内虚诸证，然亦必当附子汤，温经散寒回阳为主。

附子汤

附子二枚　人参二两　白术四两　芍药　茯苓各三两

上五味，以水八升，煮取三升，去滓，温服一升，日三服。

少阴病，二三日不已，至四五日，腹痛，小便不利，四肢沉重疼痛，自下利者，此为有水气。其人或渴，或小便利，或下利，或呕者，真武汤主之。方见太阳上篇。

此少阴邪转阳明挟湿也。邪郁少阴，关门不利，二三日不已，而水寒四布，横流逆射，反侮于脾，则腹痛；逆胃而阳气不升，则四肢沉重疼痛；关门不开，则小便不利；转入肠中，故自下利；射肺则咳；溢胃则呕。治宜温中散寒，而泻水湿下行，为第一义。所以白术坐镇中州，驱逐北方寒水下行，不使泛滥于脾，故名真武，茯苓导渗寒湿，附子行阳燥湿补虚，合同生姜，宣寒逐湿，以芍药收阴，俾寒散，则诸证除矣。

少阴病，吐利，手足厥冷，烦躁欲死者，吴茱萸汤主之。

此少阴并挟厥阴而乘胃也。少阴邪盛，淫溢于肝，肝肾之邪，协②逆胃

---

① 僭（jiàn）：超越本分。

② 协：共同。

中，逼迫水谷下奔，阳微不能固摄，故上吐下利，而手足厥冷。然肝为将军之官，是被肾阴逼迫，则阳神飞越，躁急不宁。此乃阳欲上脱，阴欲下脱，故烦躁欲死。但无自汗，正在欲脱未脱之际，还可追阳返宅。故用吴茱萸专驱肝肾之寒，而下逆气，人参、姜、枣温胃补中，俾正气得补而寒自散，吐利烦躁即止矣。

少阴病，下利，白通汤主之。

此虚寒转入阳明下利也。少阴虚寒下利，必显脉微迟细，身凉欲寐，下利清谷，呕逆厥冷诸证。此但下利，阴虽未逆，而下逼则甚，当虑胃肾阳陷下脱，故以附子温起中下之阳，葱白同干姜，散寒而能通阳入阴，俾阴散阳和，则利自止矣。

少阴病，下利，脉微者，与白通汤。利不止，厥逆无脉，干呕烦者，白通加猪胆汁汤主之。服汤脉暴出者死，微续者生。

此互上条之脉，与白通加减法也。脉微乃阳虚，肾寒逼迫胃中水谷，下奔则利，当与通阳入阴为治。而服白通汤，非惟下利不止，反致厥逆无脉，干呕烦者，此乃阴盛格阳，不能入阴，故增病剧，犹如兵寇拒敌，不使先锋，以何能取破竹之势？故加人尿、猪胆汁阴药而为向导，同气相投，接引群阳之药，直趋阴界，俾见阳光，阴即消散，胃关得固，则下利止，而脉道渐行，故谓微续者生。若脉陡出，即是阴寒逼迫虚阳外浮，顷脱之象，故主死也。

白通汤　加猪胆汁汤方依后加入

葱白四茎　干姜一两　附子（生用）一枚

上三味，以水三升，煮取一升，去滓，分温再服。

白通加猪胆汁汤，即此入人尿五合、猪胆汁一合，和令相得，分温再服，若无猪胆，羊胆亦可用。

少阴病，下利清谷，里寒外热，手足厥逆，脉微细欲绝，身反不恶寒，其人面赤色，或腹痛，或干呕，或咽痛，或利止，脉不出者，通脉四逆汤主之。

此阴盛格阳外越也。脉见微细欲绝，手足逆冷，下利清谷，乃阴邪充斥上下，逼迫真阳上行外越，故身反不恶寒，其人面赤色。然寒邪入脾则腹痛，入胃则干呕，上逆则咽痛，阴邪闭塞，阳微不通经隧，故利止而脉不出，但未现自汗阳脱诸证，故以通脉四逆汤，通阳返宅，俾阳气通而脉出愈矣。

四逆汤　此汤加葱九茎名通脉四逆汤。

甘草炙，三两　干姜三两，强人可四两　附子大者，一枚，生用

上三味，以水三升，煮取一升二合，去滓，分温再服，其脉即出者，愈。

面色赤者，加葱九茎；腹中痛者，去葱，加芍药二两；呕者，加生姜二两；咽痛者，去芍药，加桔梗一两；利止，脉不出者，去桔梗，加人参二两。

少阴病，吐利，手足不逆冷，反发热者，不死。脉不至者，灸少阴七壮。

此胃阳未败而用灸也。欲寐而见吐利，乃少阴阴寒，冲斥上下，阳微危极，但胃阳未败，所以手足不致逆冷，惟肾中真阳外越，故反发热，阴闭经隧，故脉不至，犹为吃紧，故以艾灸少阴经穴，使经通而阳得返宅，脉复即愈也。

少阴病，下利，脉微涩，呕而汗出，必数更衣，反少者，当温其上，灸之。

此阴阳两虚证也。微为阳微，涩为阴弱，而下利脉见微涩，乃阴阳不足，而受寒邪。邪逆于胃则呕，阳虚不能外固，阴弱不能内守，所以汗出。然虽阳虚阴盛，而无水湿相并，但有气虚下坠，故数更衣而反少，阴弱则勤努责也，是人平素阴虚阳弱，陡伤寒邪所致。然阳弱本当用温，而阴虚又不宜温，一药之中，既欲求阳，又欲护阴，漫难区别。故于顶之上，百会穴中灸之，以温其上，而升其阳，俾阳升而不致下陷，则阴邪亦得自散，而下利自止，故不用温药，而用灸法，有如此之回护也。

以上诸条，皆少阴阳虚阴盛之治。

少阴病，脉微沉细，但欲卧，汗出不烦，自欲吐。至五六日，自利，复烦躁，不得卧寐者死。

脉微沉细，但欲卧，少阴阳虚脉证，护卫之阳将欲离散，故汗出而不烦，阴寒上逆，则自欲吐，急当驱阴救阳，庶可图生。延至五六日，自利，烦躁，不得卧寐，乃阴邪复盛，阳从上脱，故死。

少阴病，恶寒，身倦而利，手足厥冷者，不治。

恶寒，身倦而利，手足厥冷，若见烦躁，乃阳气欲脱未脱之际，还可回其阳，希图万一。此不烦躁，是属纯阴之征，纵欲回阳，其阳决不能回，故曰不治。

少阴病，吐利，烦躁，四逆者，死。

阴盛，上逆则吐，下迫则利，烦则阳欲上脱，躁则阴欲下脱，而见四逆，乃脾肾之阳，俱已败亡，故死。

少阴病，四逆，恶寒而身倦，脉不至，不烦而躁者，死。

四逆，恶寒身倦，脉不至而不烦，阳神已去，证属纯阴，而躁则阴魄将离，故死。

少阴病，下利止而头眩，时时自冒者，死。

下利既止，似乎可愈之兆，然利时阴基已坏，阳无所附，脱出肾间，独聚巅顶之上，纷纭摇动，顷刻飘颻[1]荡散，故头眩自冒者死。

少阴病，六七日，息高者，死。

邪传少阴六七日，阳气不复，阴寒愈盛，拒格微阳上逆，不得归根，惟聚胸中喘逆，渐致息高气脱而死。盖有六七日，阴绝不复，阳无所附，亦致息高气喘而死。正谓阴气先绝，阳气后绝而死之义，非独阴寒之一证也。

① 飘颻（yáo）：同“飘摇”，飘荡，飞扬。

卷 八

厥阴全篇证治大意

经云：六日厥阴受之。厥阴脉循阴器，络于肝，故烦满而囊缩。是以次序而言也。或三五六日，即传厥阴，甚有二三候，尚未传于厥阴，所以不可拘定日数而论也。仲景推广其义，补出消渴，气上冲心，心中疼热，饥而不欲食，食则吐蛔，下之利不止，乃为木乘土病。若邪抑胃阳下降，不能升达四肢，则厥而下利。胃气复而上升，木邪归上则厥。后发热而利自止，乃为病退。热后发厥，胃受木制，乃为病进。木胜则厥多热少，胃胜则厥少热多。所谓厥深者，热亦深，厥微者，热亦微，厥者必发热，前热者后必厥，第每多兼证。若本经自病，则为喉痹，乘胃气逆则呕，水谷下奔则利，郁甚则厥，胃阳升则身发热，而利自止，胃阳发露①，能食则为除中，若乘挟少阴，肾寒愈盛，则为阳虚寒厥。所以温之灸之，乃回肾中之阳电。但厥证每多属阳，所以仲景辄用三阳治法，乃因邪从外入，欲引从外而出，即谵语当下之证。只用小承气，和其胃气，而他证皆不用下，因病在厥阴，而下则徒伤胃气，反致厥逆不止而死。然篇中风寒互发，阴阳虚实不一，故列全篇。第厥阴一证，历代诸贤阐理欠明，当以鄙见，反覆详玩。

厥阴之为病，消渴，气上撞心，心中疼热②，饥而不欲食，食则吐蛔，下之利不止。

此厥阴经邪纵横为病也。经云：六日厥阴受之，烦满而囊缩。但言表里上下，本经之证，赖仲景推广病情，而补乘侮之变也。夫风传厥阴，木火炽盛，纵横无忌，乘吸胃中津液，兼耗肾水，上渴下消，饮水多而小便少，谓之消渴。但肝气通心，母邪淫子，故气上撞心，心中疼热，抑郁胃气不伸，则饥不欲食，而食则吐蛔。然风木盛而胃气必衰，误下伤胃，邪入胃中，肆

---

① 发露：显示，流露。

② 心中疼热：自觉胃脘疼痛伴有烧灼感。

逼水谷下奔，则利不止。窃拟黄芩汤，原治厥阴本病主方，湮没至今，故予表出，而后贤方书，但以承气下法，岂非一盲引众盲，相牵入火坑之谓欤？

凡厥者，阴阳气不相顺接，便为厥。厥者，手足逆冷者，是也。

此明致厥之因也。阴阳者，非厥阴一经阴阳也，阴乃厥阴肝也，阳乃阳明胃也，二经相胜克贼，合为阴阳之谓也，即经谓阴者真脏也，阳者胃脘之阳也。故凡邪气传入于肝，上逆凌胃，但有伤土之能，而无疏土之益。木胜土虚而不相和，木郁胃阳，不达四肢，则手足逆冷为厥，谓之阴阳之气不相顺接，奈诸家罔识此义，而使后人治厥阴经病，百无一中，相延至今，故予拟四逆散主之，则理顺畅矣。

诸四逆厥者，不可下之，虚家亦然。

此见厥，禁下也。厥乃木乘郁胃，阳明气降不伸，则四逆为厥。攻则徒虚其胃，胃气随即下脱而死矣。虚家，乃胃肾阳虚，阴寒四布，法当救阳为务，而攻则非，即胃肠下脱，便是除中，立死，故俱严戒。

厥阴中风，脉微浮者，为欲愈。不浮为未愈。

此辨欲愈、未愈之脉也。厥阴经络在里，虽是中风，脉亦不浮，若见微浮，邪还于表而欲愈，脉不见浮，邪仍在里，故为未愈。

厥阴病，欲解时，从丑至卯上。

丑寅卯时，厥阴经气自旺，故病欲解。

厥阴病，欲饮水者，少少与之愈。

木挟火炽，乘吸胃中津液则渴，故欲饮水，但少与之，应接胃中津液和，而病自愈。若纵饮无度，胃弱不消，停蓄心下，反变下利，呕逆也。

伤寒病厥五日，热亦五日，设六日当复厥，不厥者，自愈。厥终不过五日，以热五日，故知自愈。

此土旺，则厥热平半，而病自愈也。厥阴气旺，抑遏胃肠，郁逆不伸，则厥五日，此以土数推之。胃气必然复而上升，邪气上升即热，故热亦五日。若肝气盛，六日则当复厥，此不厥者，乃木土气和，肝不复乘，胃不重受，邪气外出，所以自愈。然木邪乘土，则厥五日，土旺而无不复之理，故谓厥终不过五日，以热五日，故知自愈。

伤寒，发热四日，厥反三日，复热四日，厥少热多，其病当愈。四日至七日，热不除者，必便脓血。

伤寒厥四日，热反三日，复厥五日，其病为进，寒多热少，阳气退，故为进也。

此偏热多，而便脓血也。伤寒始病发热四日，邪传厥阴，气遏于胃而厥三日，胃阳升而复热四日，三日较四日而热多一日，为厥少热多，乃胃盛木退，而不再来乘土，故病当愈。但热多则余邪伏于厥阴本脏，为热不除，久陷藏血之地，故便脓血也。盖厥阴胜而厥四日，土弱不胜，热反三日，木再乘土，复厥五日，乃胃阳气衰，故为病进。然厥阴邪盛为多，胃阳气衰为少，是以木土互言，为寒多热少，即胃气退而肝邪进，所谓阳气退而为进，非虚寒之谓也。

伤寒，热少厥微，指头寒，默默不欲食，烦躁数日，小便利，色白者，此热除也，欲得食，其病为愈。若厥而呕，胸胁烦满者，其后必便血。

此厥微热微，自解之征也。热少厥微，指头寒，邪正两微之候，胃受木制，则默默不欲食，胃气复而邪正相争，故烦躁数日，而热从小便暗除，故利而色白，乃胃气和而则欲饮食，所以其病为愈。若见厥而呕，胸胁烦满，仍是木邪凌胃，热郁本脏，深连血分，后必便血，盖由藏血故也。

伤寒一二日，至四五日厥者，必发热。前热者，后必厥，厥深者，热亦深，厥微者，热亦微。厥应下之，而反发汗者，必口伤烂赤。

此观外证，即知邪之微甚也。一二日，或四五日，邪传厥阴，凌胃故厥。胃气复而邪归胸膈，则热。所谓厥者，必发热，然始入厥阴，谓前热乘胃，为必厥，乃阴阳胜复，而无亏欠，所谓厥深热亦深，厥微热亦微。而木受邪微，则厥亦微，厥微则热亦微矣。然阳邪抑郁胃气则厥，当以苦寒降热下行，谓厥应下之，非承气攻下之谓也。若以温热发汗，致伤津液，则热邪上升，口伤烂赤，是互喉痹而言也。

伤寒先厥，后发热而利者，必自止。见厥复利，伤寒先厥后发热，下利必自止。而反汗出咽中痛者，其喉为痹，发热无汗而利，必自止。若不止，必便脓血，便脓血者，其喉不痹。

此邪逼胃气不行，为厥利便脓血，上行为咽痛喉痹也。邪逼胃阳下陷，则厥，水谷随气下奔，故厥而兼利，胃气复则上升发热，而利自止。若再厥，必复利矣。然胃气升，则先厥后发热，而下利必自止。但汗出咽中痛，乃风热有余，上攻而为喉痹，此发热则当利自止。因无汗，乃邪虽上升而不外散，故利不止。然不止，则邪仍在下，蒸腐血分便脓血，不上攻而为喉痹矣。盖观此论，不惟伤寒传变，要知四时喉痹，下利便脓血，皆属木邪所致，又互黄芩、白头翁、栀豉、甘桔等汤诸义也。

伤寒，厥而心下悸者，宜先治水，当用茯苓甘草汤，却治其厥。不尔，水渍入胃，必作利也。

此厥而停水，宜先治也。土受木制，不能转输，而水停心下，上逆陵心，故厥而心下又悸，当以茯苓甘草汤，补脾泻水，然后治其厥，否则水渍入胃，必作利而增诸剧矣。

伤寒，四五日腹中痛，若转气下趋少腹者，此欲自利也。

此承上条而言也。厥阴寒邪乘脾，则腹痛，胃虚水湿不分，水火相击而肠鸣，下趋少腹，欲自利也。

病人手足厥冷，脉乍紧者，邪结在胸中，心下满而烦，饥不能食者，病在胸中。当须吐之，宜瓜蒂散。

此风寒两伤脉证也。木邪制胃，故手足厥冷，然紧脉为寒，而乍紧者，即风寒互应之脉，则知寒邪而挟风也。风痰上结于胸，寒邪郁结心下，故心下满而烦。痰凝胸膈，胃气受制，故饥不能食。邪机上向，因其高而越之，故以瓜蒂散涌吐其邪也。

瓜蒂散

瓜蒂（熬黄）　赤小豆各一分

上二味，各别捣筛为散，已合治之，取一钱匕，以香豉一合，用热汤七合，煮作稀糜，去滓，取汁和散，温顿服之。不吐者，少少加，得快吐乃止。诸亡血虚家不可与瓜蒂散。

伤寒，脉滑而厥者，里有热也，白虎汤主之。

此热厥主脉主方也。木邪乘胃则厥，而脉滑为阳，风化为热，为里有热，斯非寒厥之比，故以白虎汤清金平木，而凉风热，乃救胃家之津液也。

伤寒，六七日，大下后，寸脉沉而迟，手足厥冷，下部脉不至，咽喉不利，唾脓血，泄利不止者，为难治。麻黄升麻汤主之。

误下邪陷厥阴也。六七日而大下后，寒邪陷入厥阴，胃虚气滞，故寸脉沉而迟。邪郁胃气不升，则手足厥冷。然厥则下焦气闭不行，故脉不至，斯非虚寒脉绝之比，即东垣谓下部无脉，木郁是也。邪冲于上，则咽喉不利，痹着喉间营血，故唾脓血，乃发喉痹之谓也。邪逼胃中水谷下奔，则泄利不止，此乃风寒两挟，上下俱病，故为难治。所以汤中白术、茯苓导湿安中止利，葳蕤、天冬、黄芩、石膏、知母养胃润肺清金，而制风化之热，当归养血和肝，兼疏风邪外出，干姜辛热，以散入里之寒，升麻乃提胃气上行，又助麻桂各半汤，升散在里风寒，令其汗出而愈。注家谓咽喉不利，唾脓血，乃成肺痿。盖《金匮》谓肺痿，其人咳，口中反有浊唾涎沫者是。此但咽喉不利，吐脓血，岂成肺痿之理耶？有不明风寒两伤，而谓错杂之邪，尤属不经。或疑肺痈、喉痹，庶乎近理。

麻黄升麻汤

麻黄二两半　升麻　当归各一两一分　知母　黄芩　葳蕤各十八铢　石膏（碎，绵裹）　白术　干姜　茯苓　甘草各六铢

上十一味，以水一斗，先煮麻黄一二沸，去上沫，内诸药，煮取三升，去滓，分温三服，相去如炊三斗米顷，令尽汗出愈。

伤寒，本自寒下，医复吐下之，寒格①更逆吐下。若食入口即吐，干姜黄连黄芩人参汤主之。

此胃素虚寒，治逆之变也。本自寒下，谓人平素有胃寒下利之病，适值外寒传里，医不知此，反以苦寒，复行吐下，寒气拒格，吐下转增，故饮食入口即吐。然风寒两伤，所以干姜温胃，而散里寒，人参以救吐下之逆，黄芩、黄连乃清风化之热也。

干姜黄连黄芩人参汤

干姜　黄连　黄芩　人参各三两

上四味，以水六升，煮取二升，去滓，分温再服。

伤寒脉迟，六七日而反与黄芩汤，彻其热，脉迟为寒。今与黄芩汤，复除其热，腹中应冷，当不能食，今反能食，此名除中，必死。

此胃肾阳虚，误治而变除中也。迟脉为寒，乃因元阳虚极，而厥阴寒逆，脾胃肾气皆寒，急当温中散寒，尚犹不及，而反与黄芩汤，复彻其热，不惟无热可除，而反劫元阳败脱，胃中虚冷转增。但胃冷不当能食，而反能食者，乃胃阳发露，反显有余能食，即灯尽复明之兆，胃阳必然除败不存，故为除中必死。夫黄芩汤，原治厥阴消渴，气上撞心，心中疼热主方，俗医不明，脉迟胃寒而误投，故变除中。今竟一概不用，束手待毙，悲哉！

伤寒，始发热六日，厥反九日而利，凡厥利者，当不能食，今反能食者，恐为除中，食以索饼②，不发热者，知胃气尚在，必愈。恐暴热来出，而复去也，后三日脉之，其热续在者，期至旦日夜半愈。所以然者，本发热六日，厥反九日，复发热三日，并前六日，亦为九日，与厥相应，故期至旦日夜半愈。后三日脉之而脉数，其热不罢者，此为热气有余，必发痈脓也。

此能食为有胃气，非除中之辨也。邪在三阳，而及传厥阴，谓始发热六日，及至临上则厥，有九日而利者，因土虚，五日生数不能复，须俟成数，十日而复，故厥九日也。但厥利者，胃虚受克，不当能食，今反能食，恐胃

① 寒格：指下寒与上热相格拒。
② 索饼：以面粉做成的条状食物。

阳发露，而为除中死证。故辨食以索饼，而不发热，即知胃阳尚能消谷，不为胃阳发露，暴热来出复去，除中之候，谓病必愈。后三日脉之必数，则是胃热续在，故期旦日夜半愈，所谓厥愈也。所以然者，见始本发热六日，而厥九日，复热三日，共热九日，厥热相应，阴阳平半，故期之愈。若后三日脉之而数，其厥虽愈，乃热不罢，本经风热有余，势必循经上冲于喉，而发喉痹，谓发痈脓也。

下利，寸脉反浮数，尺中自涩者，必圊脓血。

此下皆互厥而下利也。寸脉浮数，似乎风邪还出阳分，但尺脉自涩，余热尚留下焦，蒸腐营血，必圊脓血，此与发热而利必自止，若不止，必便脓血互明也。

下利，脉沉弦者，下重也，脉大者，为未止，脉微弱数者，为欲自止，虽发热不死。

此辨欲愈未愈之脉也。脉沉弦者，厥阴邪盛，逼迫胃阳之气，有降无升，所以下重，但沉弦之中，当辨大为邪盛而利未止，微弱数者，邪正两虚，其证属阳，欲自止矣。然下利，乃胃气内陷，不当发热，恐其阴阳上下两脱之候。此见微弱数脉而发热，知是微邪还表，欲解之征，故虽发热而不死也。

下利，有微热而渴，脉弱者，令自愈。

下利，脉数而渴者，令自愈。设不差，必圊脓血，以有热故也。

下利，脉数有微热，汗出令自愈。设脉紧，为未解。

此亦辨欲愈脉也。下利微热而渴，其证属阳，邪微将欲还表，所以脉弱，乃邪已衰微，正气将复，则不药而令自愈矣。下利，脉数而渴，亦属阳证，然非不药而令自愈，此因脉数而渴，乃风热有余，则当清热解散，不可治利，为令自愈。设不差，热邪下陷血分，必圊脓血，谓有热故也。下利，脉数微热，更见汗出，乃邪已出表，利欲自愈。若脉紧，则寒邪仍在，未解可知。

以上六条，乃指厥而下利，便脓血，或见实大浮数，微弱沉涩，弦紧洪长诸脉，当分虚实寒热，即知欲愈，真为察病之微旨①也。

下利，脉反弦，发热，身汗者，愈。

此厥阴风邪乘胃而利也。弦为厥阴风脉，木盛乘胃，逼迫水谷下奔则利，而见发热身汗，乃邪从表出，故愈。

热利下重者，白头翁汤主之。

此下四条，乃出热厥下利，便脓血诸方也。热厥之利，乃风邪传于厥阴，

---

① 微旨：精深微妙的意旨。

以挟心相之火，逼迫胃中水谷津液下奔，则厥而下利，气郁大肠，不能上升，故下重也。所以白头翁清散热邪，秦皮驱逐肝风，而清客热，黄连以退肠胃木挟之火，黄柏滋坚肾水，而制龙雷，合而成方，清彻木火之源，则热利止，而后重自除矣。

白头翁汤

白头翁　黄连　黄柏　秦皮各三两

上四味，以水七升，煮取三升，去滓，温服一升，不愈，更服一升。

下利，欲饮水者，以有热故也，白头翁汤主之。

下利而兼欲饮水，乃木火炽盛，消烁胃中津液，故为有热。当用白头翁汤清解厥阴邪热，以救胃中津液也。

下利谵语者，以有燥屎也，宜小承气汤。

厥阴热乘入胃，逼迫水谷下奔则利，燥屎搏结，邪逆冲心，故发谵语。然利而谵语，乃利者自利，结者自结也。第下利者，肠胃必虚，所以不敢峻攻，仅宜小承气，微和肠胃之实，轻圆活泼，如此之妙，斯即厥阴邪转阳明，可为厥阴阳明，故当随其阳明实处而攻。若无谵语，讵敢下乎？即此谓之厥阴下证，盖非另有下证矣。业医者，必当究明厥阴下证之旨，方能治厥阴证也。

下利后更烦，按之心下濡者，为虚烦也，宜栀子豉汤。

胃气复而利止之后，木邪上冲心肺，所以更烦。按之心下濡者，乃无痰饮相挟，故为虚烦。邪逆于胸，即当随其所得而攻之，故用栀豉汤，涌吐散邪也。

伤寒，脉微而厥，至七八日，肤冷，其人躁无暂安时者，此为脏厥，非蛔厥也。蛔厥者，其人当自吐蛔，今病者，静而复时烦者，此为脏寒，蛔上入其膈，故烦，须臾复止，得食而呕，又烦者，蛔闻食臭出，其人当自吐蛔。蛔厥者，乌梅圆主之。

此辨脏厥与蛔厥也。脏厥者，乃指肾脏虚寒受邪之厥，故谓脉微而厥，乃心肾阳虚，阴邪传里，真阳欲灭，故肤冷，躁无暂安之时，而为脏厥，当用四逆汤，及灸关元等法，厥不回者，阳绝而死矣。若蛔厥者，乃厥阴寒邪，乘郁于胃，胃气虚微，邪气扰动，蛔虫不安，则静而复时烦，为厥阴之脏，受寒扰胃，蛔上入膈，故当吐蛔。但胃阳虚而无关肾阳，基址未坏，不为死候，故用乌梅圆，酸苦辛温，寒热补泻皆备而主之，所以又主久利，即互便脓血之方也。

乌梅圆

乌梅三百个　干姜十两　黄连一两　桂枝　细辛　人参　黄柏　附子（炮）各六两　蜀椒（去子）　当归各四两

上十味，异捣筛，合治之，以苦酒渍乌梅一宿，去核蒸之，五升米下，饭热捣成泥，和药，令相得，内臼中，与蜜，杵二千下，圆如梧桐子大，先食，欲服十丸，日三服，稍加至二十圆，禁生冷、滑物、臭食①等。

伤寒五六日，不结胸，腹濡脉虚，复厥者，不可下。此为亡血，下之死。

此血虚之厥也。腹濡脉虚，而不结胸，上下表里，是无实证，但脉虚，乃因平素胃气不充，肝脏血虚受邪，复乘胃间而厥，矧②血虚，则肠胃津液，素为不足，而纵有邪转阳明，大便结硬，是不可下。下则肝胃气血两脱，故下之死。

手足厥寒，脉细欲绝者，当归四逆汤主之。若其人内有久寒者，宜当归四逆加吴茱萸生姜汤主之。

此肝血虚而受邪之治也。手足厥寒，脉细欲绝，乃厥阴阳明气血皆不足也。但厥阴属肝而藏血，邪入当以血为主治，故用桂枝汤，去生姜散气，以和营卫，充济肝虚，而驱风寒外出，加入当归，养血和肝，使血足风灭，细辛、通草，疏通心肾之气，即为泻肝乘胃之邪，而厥自退。若内有久寒，即寒疝癥瘕之类，仅宜加生姜散寒，吴茱萸温肝，安伏旧邪，不挟新邪上逆为善。此当与上条，互参究明耳。

当归四逆汤

当归　桂枝　芍药各三两　细辛　甘草（炙）　通草各二两　大枣二十五枚

上七味，以水八升，煮取三升，去滓，温服一升，日三服。

当归四逆加吴茱萸生姜汤

当归　芍药　桂枝　甘草（炙）各三两　通草　细辛各二两　生姜半斤　大枣二十五枚　吴茱萸二升

上九味，以水六升，清酒六升和，煮取五升，去滓，温分五服。一方，水酒各四升。

病者手足厥冷，言我不结胸，小腹满，按之痛者，此冷结在膀胱关

---

① 臭（xiù）食：腐烂，发出恶臭味的食物。

② 矧（shěn）：况且。

元①也。

此阳虚而厥也。肝肾阳气衰微，外寒侵人，气滞不行，故手足厥冷，第无吐利，所以病在厥阴。上焦无病，故言我不结胸，而寒入厥阴，乙癸同源，所以冷邪侵结，膀胱之血，在于关元之所，故小腹满，而按之痛。窃拟急用灸法，使膀胱气温，而阳回邪退，血自散矣。

大汗出，热不去，内拘急，四肢疼，又下利厥逆而恶寒者，四逆汤主之。

此阳脱发厥也。木邪入胃，卫阳不固，则大汗出，而热不去。厥阴寒邪，反挟肾阴，上逆下迫，故内拘急四肢疼，而下利厥逆。然热厥乃不恶寒，而恶寒之厥，因肾中真阳气虚欲脱，急当回阳，故宜四逆汤主之。

大汗，若大下利，而厥冷者，四逆汤主之。

此亦肝肾阳虚也。厥阴受寒，乘挟肾阴，逼胃则厥冷下利，然大汗，则卫护之阳亦将欲脱，故当四逆汤，急回阳于无何有之乡②，希图万一也。

伤寒，脉促，手足厥逆者，可灸之。

促脉为热，而见手足厥逆，乃厥阴寒邪，乘溢肾间，助其阴寒愈甚，拒格肾阳上逆外越，而脉踞跮，狂走将脱之征，故宜火灸，通阳入阴散寒，则欲脱之阳，庶得攸宁矣。

下利，脉沉而迟，其人面少赤，身有微热，下利清谷者，必郁郁汗出而解，病人必微厥。所以然者，其面戴阳，下虚故也。

此厥阴戴阳证也。少阴病，下利清谷，脉微而厥，是属肝寒乘胃。此厥阴证，亦见脉沉而迟，下利清谷，乃肝受寒邪，乘溢肾间，肾寒有助，逼迫胃肾之阳，上越欲脱，故面少赤而身热。外挟表邪，则致郁冒，然冒家须得汗出，则表邪得解，又当辨其人必有微厥，则为戴阳，因肾间阳虚所致，则为下虚故也。

下利清谷，里寒外热，汗出而厥者，通脉四逆汤主之。

此互上条出方也。里寒外热，乃肾阴盛极，逼迫胃肾之阳，顷欲上出下脱，所以下利清谷，汗出而厥，故用附子固护肾阳，葱、姜散寒通脉，而使阳返其宅，庶有得生，故为通脉四逆汤。然上条无汗而有面赤，亦宜此方主治。

下利清谷，不可攻表，汗出必胀满。

---

① 关元：人体的穴位，位于脐下三寸处。

② 无何有之乡：原指什么都没有的地方，此指虚幻的境界。《庄子·逍遥游》：“今子有大树，患其无用，何不树之于无何有之乡，广莫之野？”

下利清谷，乃真阳气虚，纵有表证，不可发汗，汗则愈伤其阳，则阴邪上逆，而作痞塞胀满，倘阳从汗散，何法救耶?

下利，腹胀满，身体疼痛者，先温其里，乃攻其表。温里宜四逆汤，攻表宜桂枝汤。

肝受寒邪溢肾，上乘于脾胃，故下利，而腹胀满。若表有邪，身体疼痛，置之弗论。务宜四逆汤，先温其里，以救根蒂之阳，俟阳回利止，而身疼表证不解，则用桂枝汤而退邪，乃互风而言也。

发热而厥，七日下利者，为难治。

此风寒两伤，邪入厥阴也。热收于内则厥，邪散于外则热，此发热而厥，乃热自为热，厥自为厥，风寒血气，两不相和矣。七日又加下利，此恐阳将上脱，阴将下脱，故为难治。

门人李蕙问曰：少阴篇中，虚寒亡阳之证最多，然少阴乃属真阴寒水，而真阳寄于肾中，寒邪传于阳虚之体，以阴从阴，助阴愈盛，逼迫真阳上逆外越欲脱，故寒厥吐利，无所不至。此厥阴风木，其气属温，盛而化火，本无真阴在内，亦见虚寒之证，其义何也?求师开蕙茅塞。答曰：厥阴而见虚寒证者，乃因肾阳素亏，又值厥阴受寒，子溢于母，助母阴盛，逼迫胃肾之阳欲脱，故厥阴亦显阳虚阴盛，种种危候，不可径作厥阴亡阳之治，而遗少阴之本，所以用四逆汤者，乃救肾中真阳，非因厥阴虚寒而设，此乃至玄至妙之旨，应汇少阴篇中，但兼厥利呕逆，厥阴之本证，故编于此，当与厥少二篇参看，而大义则彰。

呕家有痈脓，不可治呕，脓尽则愈。

此邪上冲为喉痹而呕也。呕家而有痈脓者，乃厥阴风邪上逆，结为喉痹喉痈，溃化脓血，以致呕吐，是非木邪凌胃，挟痰上逆之呕，故谓不可治呕，当以辛凉开提脓血，俾脓尽则呕自止矣。

干呕，吐涎沫者，吴茱萸汤主之。

此厥阴寒乘肺胃也。邪乘肺胃，胃气不伸，所以干呕而吐涎沫，是非阳虚肾寒上逆之呕，故用人参、大枣、生姜，养胃温中散寒，而止呕逆，吴茱萸能降厥阴之气，并散寒邪。今之时流，概以吴茱萸治呕，不知治寒耶、热耶?

呕而胸满者，吴茱萸汤主之。

此厥阴寒乘肺胃致呕也。肺胃胸膈气虚，肝木受邪，上逆乘肺则呕，气逆上而不下，则胸满，故以人参专养肺胃，而充胸膈之气，姜、枣宜通营卫，茱萸苦热，善降厥阴寒浊之邪也。

干呕，吐涎沫，头痛者，吴茱萸汤主之。

此同上条，而头痛则异也。干呕者，无物而呕也，肝邪以挟少阴肾水，入肺为呕，故干呕而吐涎沫，此肝受风寒，相随督脉，上逆高巅，以故头痛，但较前邪逆胸满稍异，此亦用茱萸汤治之，乃木邪上乘则一，而制肝降浊是同。盖仲景因厥阴风寒，以挟浊阴上逆，所以用之，今人不察肺胃之分，非涉木邪所致，一概妄投，反增病剧，是何义欤？

茱萸汤

吴茱萸一升　人参三两　生姜六两　大枣十二枚

上四味，以水五升，煮取三升，温服七合，日三服。

呕而发热者，小柴胡汤主之。

此当表里一一辨也。厥阴证后，呕而发热者，乃脏邪移胆，当用小柴胡，以提表里之邪，俾从少阳而散。若未见厥利诸证，但见发热而呕，乃邪传少阳本证，又非脏邪移腑之比，虽然如此辨证，亦不出小柴胡主治也。

呕而脉弱，小便复利，身有微热，见厥者难治。四逆汤主之。

此脾胃肾阳，阳虚之呕也。厥阴寒邪，入胃则呕。但脉弱，乃阳虚已露一班，若邪热呕逆，则当小便不利，今反利而脉弱，乃是胃肾阳虚，阴寒上逆，以致呕厥也。少阳表风未解，故身有微热，但属阳虚，而用四逆补母驱寒，则不治呕而呕自止。此乃风寒并见阳虚里寒，厥则胃阳欲脱阳虚里寒。

关　格①

脉浮而大，浮为虚，大为实，在尺为关，在寸为格，关则不得小便，格则吐逆。

浮主营虚，大则气实。营衰气盛，故脉浮而大也。然营虚卫实之脉，在于尺，则阴虚火盛于下，虚阴不与阳和，故为关，关则不得小便也。若在寸，则为营虚不与卫和，即气盛于上，然气有余便是火，火炎上升，以致食不得入，故曰格则吐逆矣。

趺阳脉伏而涩，伏则吐逆，水谷不化，涩则食不得入，名曰关格。

前以寸尺，辨卫盛营虚，此以趺阳，而辨营衰卫弱，亦致关格也。然关格一症，全在胃气有无。若夫营卫之气运行，则不关不格。营卫虚而不行上

① 关格：中医病名。指以脾肾虚衰，气化不利，浊邪壅塞三焦而致小便不通与呕吐并见为临床特征的危重病症。

下，阴阳揆隔，不得其常，而上不能食，下不能出，则成关格。所以诊趺阳脉伏，乃卫气衰伏不行，胸中大气不转，水谷入而不化，以致吐逆为格，涩则营虚卫滞，营闭于下，卫不转运，食不得入，所以为关。此因营卫俱衰所致关格，前云营卫两邪皆盛而致关格也。然《素问》但言其盛，仲景反覆推明，脉衰亦病关格，补《灵》《素》之不足，真为万世之师矣。

论曰：人迎一盛，病在少阳；二盛，病在太阳；三盛，病在阳明；四盛以上，为格阳。寸口一盛，病在厥阴；二盛，病在少阴；三盛，病在太阴；四盛以上，为关阴。人迎与寸口，俱盛四倍以上，为关格。关格之脉，羸不能极于天地之精气，则死矣。又谓阴气太盛，则阳气不能荣也，故曰关。阳气太盛，则阴气不能荣也，故曰格。阴阳俱盛，不得相荣，故曰关格。夫阴阳者，天地生化之气也。经云地气不足，天气随之，天气不足，地气从之。要知天地阴阳之气，互相为用也。故在人为阴阳气血，在天地间，即六淫之气也，故地气上为云，天气降为雨，一升一降，无不周流。人气亦然，阴阳和平，身体安和，关格何由而致？若天之气盛，地之气虚，而不能升，地之气盛，天之气虚，而不能降，人在气交之中，则随天地之气而病矣。故人之七情，自伤其内，遂使阴阳气血偏胜，津液皆耗，关格由此而始。故曰阴气太盛，则阳气虚，而不能相荣于阴，即天气不降于地，阴中无阳以偶，即为死阴。阴气不转，孤立于下，阴主静而潜，所以为关也。若阳气太盛，则阴气虚，而不能相荣于阳，即地气不升于天，阳中无阴以配，孤阳独盛于上，阳主动而浮，升腾于上，故为格也。若阴阳俱盛，则阳自为盛，阴自为盛，阴阳揆隔，升降不循，阴阳不得相荣，故不得入，而不得出，谓之关格。经谓：人迎与寸口俱盛四倍已上为关格。此言诸病阴阳偏极之脉，则见病之偏极矣。

再按：关格起于《灵》《素》，但言其脉，未明其症，而仲景《伤寒论》，脉证并出，后贤无不尊从。但张景岳《类经》，独言其非也。予窃思之，仲景、景岳各有所见，而仲景言症者，因关格之脉，推广出之，欲使后人触类旁通之意也，《灵》《素》示之于脉，虽然言其阴阳营卫，偏盛偏虚，令人见病之偏剧，即阴阳否泰，关格之病而彰著，所以当与合参，则得关格之脉与病矣。

伤寒六七日，不利，便发热而利，其人汗出不止者死，有阴无阳故也。

此下七条，皆厥阴死证也。阳气外越则发热，阴气下脱则下利，阴阳相离，故发热而利，加之汗出不止，肤廓内外之阳尽散，岂可得生之理？但有厥阴伐胃之气，胃无生长之阳，为有阴无阳故也。

伤寒六七日，脉微手足厥冷，烦躁，灸厥阴。厥不还者，死。

脉微厥冷，乃内①阳衰微，肝受寒邪，乘入肾间，阴寒得助而愈盛，上逼真阳，欲脱不宁，故作烦躁。当灸厥阴之穴，助阳驱阴，若厥不还，阳气已尽，故死。

伤寒发热，下利厥逆，躁不得卧者，死。

阳气外越则发热，阳不摄阴，阴脱则下利而厥，躁则阴阳顷脱，而不得②卧，故死。

伤寒发热，下利③至甚，厥④不止者，死。

此风寒两伤⑤也。风则发热，寒则下利，寒邪深重，内陷于胃，不还于表，故厥不止，而下利至甚，乃元阳下脱，故死。

下利，手足厥冷，无脉者，灸之不温，若脉不还，反微喘者，死。

下利厥冷无脉，寒盛闭塞经隧，阳将欲尽，而以火灸，希图接续几微之阳，以使脉复，若手足不温，而脉不还，反加微喘，乃微阳已从上脱，故死。

下利后脉绝，手足厥冷，晬时脉还，手足温者生，脉不还者，死。

利止后，脉绝厥冷，已成纯阴无阳之证，但无烦躁，汗出，倘或根蒂之阳未尽，故俟晬时，即周时一阳来复，或几微之阳自续，即脉还，手足转温，则生，若脉不还，手足不温，阳绝，则死。

伤寒，下利，日十余行，脉反实者，死。

下利，日十余行，里气虚而下陷，脉当微细，反见脉实，乃邪盛正脱，故死。

差后劳复

大病差后，劳复者，枳实栀子豉汤主之，若有宿食者，加大黄，如博棋子大五六枚。

此邪隐太阳胸膈也。劳复，即病愈之后，起居作劳，扰动三阳经络，余邪内伏而发，亦如伤寒初感头痛发热，然非外来之邪，乃蓄积余邪，隐伏经络，因劳而发，故用清浆水空煮，后投栀、豉，乃取纯熟，不欲涌吐，即欲

---

① 内：原脱，据大东本补。
② 不得：原作“五不行”，据大东本改。
③ 利：原脱，据大东本补。
④ 厥：原作“殷”，据大东本改。
⑤ 伤：原脱，据大东本朴。

微汗散邪，枳实以下胃中浊气，如有宿食，当加大黄微利，上下两解之法也。

枳实栀子豉汤

枳实（炙）三枚　栀子十四枚　豉一升

上三味，以清浆水七升，空煮，取四升，内枳实、栀子，煮取二升，下豉，更煮五六沸，去滓，分温再服，覆令微似汗。

伤寒差已后，更发热者，小柴胡汤主之。脉浮者，以汗解之，脉沉实者，以下解之。

此辨少阳阳明劳复也。上条余邪隐伏太阳胸膈之间，故用栀、豉发汗。此发热者，邪伏少阳，又当脉别。若浮者，邪机外向，故以小柴胡汤，微汗而解。脉沉者，乃少阳而兼阳明，余邪在里，故用下解，即大柴胡之类也。盖差后劳复，有三阳三阴，隐伏而发，此二条不过提太阳少阳脉证而发者，欲人比类而验证也。

大病差后，从腰已下有水气者，牡蛎泽泻散主之。

此余邪壅肾致水也。但真阳虚而不能摄水，脾肾虚寒，风寒袭肾，而成水肿者，乃为阴水，当以补阳温散，如《金匮》麻黄附子汤之类。此因大病差后，余邪未清，肾虚气滞，胃邪挟湿，下流于肾，壅闭胃关，水气泛滥，则腰以下肿，是为阳水，故以泽泻散之，牡蛎咸寒收阴，壮水之正，以泽泻、商陆峻逐浮水下行，海藻、葶苈宣通气血二分之壅，瓜蒌根、蜀漆，以清湿壅气分痰热之标，是非真阳衰惫，所以用此峻逐耳。

牡蛎泽泻散

牡蛎（熬）　泽泻　蜀漆（洗去腥）　商陆根（熬）　葶苈　瓜蒌根　海藻（洗去咸）各等分

上七味，异捣，下筛为散，更入臼中治之，白饮和服方寸匕，小便利，止后服。

大病差后，喜唾，久不了了者，胃上有寒，当以圆药温之，宜理中圆。

此寒伤营，余邪在胃也。差后喜唾，因汗下而伤胃中之阳，微寒留滞上脘，甚者，即为胃反，微者，津液凝成，则为喜唾，故不了了。所以参、术、甘草，益胃和中，干姜以温胸膈胃脘之气，驱散余邪，斯因中州阳气不理，故名理中耳。

理中圆

人参　甘草炙　白术　干姜各三两

上四味，捣筛为末，蜜和丸，如鸡子黄大，以沸汤数合，和一丸，研碎，温服之，日三夜二服，腹中未热，益至三四丸，然不及汤，汤法以四物依两数切，用水八升，煮取三升，去滓，温服一升，日三服。若脐上筑者，肾气动也，去术，加桂四两；吐多者，去术，加生姜三两；下多者，还用术；悸者，加茯苓二两；渴欲饮水者，加术一两半；腹中痛者，加人参一两半；寒者，加干姜一两半；腹满者，去术加附子一枚；服汤后如食顷，饮热粥一升许，微自汗，勿发揭衣被。

伤寒解后，虚羸少气，气逆欲吐者，竹叶石膏汤主之。

此风伤卫，余邪积胃也。风热留积胸胃之间，故病虽解，而身体则虚羸少气，胃热上逆，则气逆欲吐，故用竹叶、石膏能清胆胃之热，半夏涤饮下逆，而和中气，人参、麦冬、甘草、粳米养胃生津，而清肺金之气，即白虎汤之变方也。

竹叶石膏汤

竹叶二把　石膏　半夏各一斤　人参三两　甘草（炙）二两　粳米半升　麦冬一升

上七味，以水一斗，煮取六升，去滓，内粳米，煮米熟汤成，去米，温服一升，日三服。

病人脉已解，而日暮微烦，以病新差，人强与谷，脾胃气尚弱，不能消谷，故令微烦，损谷则愈。

此病后邪去，正气未复也。病脉俱解，津液气血，较之平人，不过衰弱而已。但病新差，脾胃气弱，因卫气日行于阳，夜行于阴，日暮阳衰不运，而强与谷食，脾不能消，气郁不舒，故令微烦，则当减损谷食，令其易消，不与气阻，谓损谷则愈。

阴阳易病

伤寒阴阳易之为病，其人身体重，少气，少腹里急，或引阴中拘挛，热上冲胸，头重不能举，眼中生花，膝胫拘急者，烧裈①散主之。

伤寒解后，余邪未清，隐伏精髓之中，内郁为热。差后与不病之体交媾，男病传不病之女，女病传不病之男，为阴阳易，如交易之义也。然交媾遗泄，热邪必从阴户受之，邪气阻抑足之三阴，气血不行，故身重少气。邪犯肝，肾，则少腹里急，而引阴中拘挛。若挟相火上攻阳分，则头重不能举，眼中生花。下流足之三阴经络，则膝胫拘急。此因阴窍受邪，非似伤寒之邪，而

① 裈：裤子的古称，此指裤裆。

从上受，故非汗吐下能除，又非姜、桂、附子辛热所能驱病。然邪从阴窍而入于阴分，气血为病，故用烧裈散，原系阴浊之物，同气相求，引邪使从阴窍而出为顺，所谓小便得利，阴头微肿，即邪从阴窍出矣。

烧裈散

上取妇人中裈，近阴处，剪烧灰，以水和服方寸匕，日三服，小便即利，阴头微肿则愈。妇人病，取男子裈裆烧灰。

伤寒论读

原著 清·沈又彭

主编 华众 陈如兵

目 录

凡　例

一病与伤寒相类，人不能辨，通称伤寒，今古皆然。扁鹊、仲景明知不尽伤寒，然不称伤寒，人不知所论何病，故《难经》曰伤寒有五。是论名《伤寒卒病》，盖就人人所共称之伤寒而分析之也。后条辨谓诸邪尽从太阳寒水入，故统称伤寒，未免太凿矣。

一叙称是论，撰用《素》《难》，考《难经》伤寒有五，有中风，有伤寒，有湿温，有热病，有温病，即《素问》寒暑燥湿风之五气也。五气病人，大略相似，本论辨证，正辨此等相似证耳。故首以头痛胃实等项分六经，即以渴字认燥热，小便不利认湿气，汗字判风寒，纵横辨察，任其一气端至，数气并至，总无遁情矣。自叔和颠乱，后知此者甚少。近来讲伤寒者，称方有执、喻嘉言、程郊倩、程扶生、柯韵伯五家，然各有得失。方有执首察叔和之胶，削去叙例，共识卓然，惜于五气并论，尚未明晰。柯韵伯止论六经为病，未辨何邪来病六经，喻嘉言将痉湿暍温一并摘出，如何比类辨别，似皆失立论本意。惟程郊倩始寻出《难经》伤寒有五一条，并悟《伤寒论》之伤寒是五证之通称，寒伤营之伤寒是五证中之一证，惜其撇不去伤寒二字，魔讲作侧势曰是伤寒。非伤寒，以痉湿暍三证为非伤寒，且言人不必从此处认真，则大失伤寒有五之旨矣。程扶正以痉湿暍俱属外感，自应合辨立论，大旨已得，惜其未达数气并至之病，且杂以《金匮》之语，遂令文气寸断，不便诵读。彭窃取两程子意，重编次之。

一是论专为临诊时识病，故有相似而相混处，即辨之不嫌其病因之杂也。如太阳论中发热汗出桂枝证也，却与阳明潮热汗出相似，故有藏无他病之辨，又与胸有寒证相似，故有病如桂枝证之辨。如恶寒发热麻黄证也，却与蓄积有脓似，故有诸脉浮数之辨，又与阴阳不足相似，故有洒析恶寒之辨。夫胸中有寒，蓄积有脓，与伤寒中风合辨，似乎杂出不伦，然现证相同，而另置一处，则临诊时不能比类分晰方药，必至误投，故病证务须类叙，而病因不妨杂见也。爰趁文势逐条带辨。

一病从独异处认出，然不叙其同，无以见异，故论中多类叙法顾。类叙亦不一论方，当类其方辨证，当类其证编伤寒者，概以方类是端论方也，恐非察脉辨证本意，彭不敢从。

一是论大假，先分后合，合中有分，有对而辨，有隔章辨，有提有应，有应复，作提蝉联而下有暗（原缺），有先虚论后朴实，有计日辨证，体若编年诸法，彭审脉审证审方审药，随文势为编次，不敢勉强凑合。

一是编彭早年所钞读，觉其紊乱辄更（原缺），至今凡数十易稿五证也。却与清而节目尚多未安处，今老矣，料无进境刊存，卒病旧名（原缺）之乾隆乙酉花朝嘉善沈又彭尧封识。

己丑岁复移正数条彭时年七十有一

辨太阳病脉证

病有发热恶寒者，发于阳也；无热恶寒者，发于阴也。发于阳者七日愈，发于阴者六日愈，以阳数七，阴数六故也。

天以阴阳五行，化生万物，阴阳五气和则能生物，阴阳五气乖即能杀物，是论乃统论阴阳五气之病人。然五行一阴阳也，故未论五气，先论阴阳，首节辨阴病阳，病之大纲。

病人身大热反欲得近衣者，热在皮肤寒在骨髓也。身大寒反不欲近衣者，寒在皮肤热在骨髓也。

此辨内阴外阳，内阳外阴，病之变态。以上二节辨病之阴阳。

问曰：脉有阴阳，何谓也？答曰：凡脉大浮数动滑，此名阳也。沉涩弱弦微，此名阴也。凡阴病见阳脉者生，阳病见阴脉者死。

寸口脉浮为在表，沉为在里，数为在腑，迟为在脏，假令脉迟，此为在脏也。

此二节辨脉之阴阳。

太阳之为病，脉浮，头项强痛而恶寒。

此是太阳病提纲。一切邪气犯太阳地面皆有脉浮头项强痛恶寒证，故曰提纲。后称太阳病三字，皆有脉浮、头项强痛、恶寒在内，倘太阳病有脉不浮者条，内必明书脉反沉，或脉沉细。倘太阳病有不恶寒者条，内必明书不恶寒。

太阳病，发热，汗出，恶风，脉缓者，名曰中风。

此辨太阳中风之病脉证。称太阳病则头项强痛、恶寒在所必有，更见发热、汗出、恶风，是中风病也。称太阳病则其脉必浮，更见浮而缓者，是中风脉也。本论原叙云：撰用《素》《难》，当即以《素》《难》释之。《难经》伤寒有五，有中风，有伤寒，有湿温，有热病，有温病，此即《素问》寒暑燥湿风之五气为病也。本论悉遵《难经》于太阳论中，五证并列，挨次剖析，并辨其所貌似而补其所未备。《素问》在天为风，在地为木，风者木之气也，故风乃五气之一，而中风即伤寒有五之一。编伤寒者，以痉湿泾暍为非伤寒也，置之别论，此固中风也，亦非伤寒，何幸独存论首？

太阳中风，阳浮而阴弱。阳浮者热自发；阴弱者汗自出。啬啬恶寒，淅淅恶风，翕翕发热，鼻鸣干呕者，桂枝汤主之。

《难经》脉关前为阳，关后为阴。又云：中风之脉，阳浮而滑，阴濡而弱，此释上中风脉病出方治之。

太阳病，发热汗出者，此为营弱卫强，故使汗出。欲救邪风者，宜桂枝汤主之。

此明发热汗出由于营弱卫强。盖卫为阳，营为阴，风伤卫则邪在卫。《素问》云：邪气盛则实，故卫强。营无邪气，本自无病，与卫相较，自觉弱耳。营弱卫强，能令汗出者，《素问》所谓阳加于阴谓之汗也。

病人脏无他病时发热自汗出而不愈者，此为卫气不和也。先其时发汗则愈，宜桂枝汤主之。

脏字与有热属脏者，攻之不令发汗同义，皆指胃言脏无他病者，言以手按胃不实硬也。时发热者，言今日某时热，明日亦到此时发热也。此承上文，言发热汗出，固由于卫强，但与阳明潮热自汗相似，故必脏无他病，止见时热汗出，方为卫气不和，先其未发热之时，用桂枝汤发汗则愈。时字指有定言，从先时句看出。

病常自汗出者，此为营气和，营气和者外不谐，以卫气不共营气和谐故耳。以营行脉中，卫行脉外，复发其汗，营卫和则愈。宜桂枝汤。

此承上文，言营弱非营病。若营病则不能出汗，今自汗出，知营气自和，惟邪在卫，则卫独强，不与营气和谐耳。非发汗则邪何从去？卫何由和？但营行脉中，卫行脉外，非桂枝汤发汗必至诛伐无辜，故曰宜桂枝汤。论中一言发汗则愈，一言复发其汗，皆用桂枝汤，不知前辈何以称桂枝止汗？若桂枝止汗，岂芍药反能发汗耶？盖桂枝辛甘发散，去在卫之风邪，恐动其无病之营，故用芍药保营，此桂枝汤之大略也。

易水师弟用黄芪、白术、防风等药治有汗伤寒，是误认风伤卫，为卫虚，故用实卫药。不知风伤卫者，犹言风入卫耳。经云：邪气盛则实。况本条内现有卫强二字，而竟犯实实之戒，亦千虑之一失耳。

太阳病，头痛，发热，汗出，恶风者，桂枝汤主之。

此于提纲中独举头痛而不言项强者，以明中风有项不强之证。

病如桂枝证，头不痛，项不强，寸脉微浮，胸中痞塞，气上冲咽喉，不得息者，此胸有寒也。当吐之，宜瓜蒂散。

此辨桂枝证之似中风有头痛而项不强者，仍是桂枝汤主治。今有头项俱不强痛，更觉气上冲咽喉，虽发热汗出，桂枝证具，终非桂枝主治，又属胸中有寒，当用瓜蒂散吐法。论中无痰字，此寒字即作痰字解。

上七节论中风

太阳病，或已发热，或未发热，必恶寒，体痛，呕逆，脉阴阳俱紧者，名曰伤寒。

此是伤寒证据，亦《难经》伤寒有五之一，《素问》在天为寒，在地为水，寒者水之气也。首节言无热恶寒者发于阴，寒为阴邪，故有未发热而先见恶寒体痛呕逆者，脉阴阳俱紧，无不言浮，以太阳病一句已有浮字在内，故不赘。《难经》云：伤寒之脉，阴阳俱甚而紧涩是也。

寸口脉浮而紧，浮则为风，紧则为寒，风则伤卫，寒则伤营，营卫俱病，骨节烦疼，当发其汗也。

此释上文脉浮紧以致体痛之故，遂言治当发汗。

脉浮而紧者，名曰弦也。弦者，状如弓弦，按之不移也。脉紧者，如转索之无常也。此言紧脉与弦脉不同。

太阳病，头痛，发热，身疼，腰痛，骨节疼痛，恶风无汗而喘者，麻黄汤主之。

此详言伤寒病证出方治之。

脉浮者，病在表，可发汗，宜麻黄汤。脉浮而数者，可发汗，宜麻黄汤。

此详言伤寒之脉。如伤寒病证具，即令脉不浮紧，或但浮或浮数，皆可用麻黄汤发汗。

脉浮而数，浮为风，数为虚，风为热，虚为寒，风虚相搏，则洒淅恶寒也。

此释上文脉浮数，可发汗之故。

诸脉浮数当发热而洒淅恶寒，苦有痛处，饮食如常者，蓄积有脓也。

此辨麻黄证之似脉。浮数发热恶寒与伤寒同，惟言有痛处则痛止一处与伤寒体痛异，言饮食如常与伤寒不能食异，故断其为非伤寒，是蓄积有脓也。

或曰：伤寒不能食，惟阳明证中有此语，太阳证中未见。曰即本条内一若字，言外已见伤寒，不能食矣，何必还引阳明。

病有洒淅恶寒而复发热者，阴脉不足，阳往从之，阳脉不足，阴往乘之。假令寸口脉微，名曰阳不足，阴气上入阳中，则洒淅恶寒也。尺脉弱，名曰阴不足，阳气下陷入阴中，则发热也。

此亦辨麻黄证之似恶寒发热与麻黄证同。脉之寸微尺弱，与麻黄证异，此乃阴阳两虚，自相乘侮，非外感证也。若不辨明，一误发汗，祸不旋踵。

太阳中风，脉浮紧，发热恶寒，身疼痛，不汗出而烦躁者，大青龙汤主之。若脉微弱，汗出恶风者，不可服。服之厥逆，筋惕肉瞤，此为逆也。

论中发于阳者通名中风，发于阴者通名伤寒。按三纲鼎立之说，桂枝汤治风伤卫，麻黄汤治寒伤营，大青龙汤治风寒两伤营卫。其说创自许叔微，相延至今，不知其说似是实非也。本论云：寸口脉浮而紧，浮则为风，紧则为寒，风则伤卫，寒则伤营，营卫俱病，骨节烦疼，当发其汗，此即指麻黄证而言。彼见麻黄证条内但云：脉阴阳俱紧而不见浮字，故认作有寒无风，不知寒属阴邪，若不兼风，不入太阳。况太阳病一句，已有脉浮在内，不必再说。至若大青龙条内，云脉浮紧则风寒固所必有矣。然使止有风寒，何至烦而且躁？况方内石膏，其性大寒，治暍热之主药也。若云止有风寒而无热邪，则中风证有风无寒，风为阳邪，尚不用寒药，专用桂枝以解肌，而大青龙证，风外加一寒邪，岂反加石膏以助寒乎？窃谓麻黄证已属风寒两伤营卫，而大青龙证则外伤风寒而内伏暍热也。故脉浮紧，发热恶寒，身痛，无汗，麻黄证全具，自用麻黄汤方，惟病增烦躁，因加石膏以治内伏之暍热，如是则病脉方药俱合，若不审病证方药，徒泥于一脉，妄作三纲鼎立，则一误无所不误矣。

自此至卒章皆论伤寒兼证。

伤寒瘀热在里，身必发黄，麻黄连翘赤小豆汤主之。

【临床解读】

张某，女，43岁。2021年11月12日初诊。

主诉：咽中有痰伴皮肤瘙痒半年余。

现症见：患者诉感冒后咽中白痰伴咳嗽，后背皮肤瘙痒，夜间加重，口中和，纳可，眠差，易醒，大便量少，质黏，无便意，舌质稍红，苔少，脉细。

处方：麻黄10克，连翘10克，赤小豆30克，生薏苡仁30克，前胡10克，白前10克，桔梗10克，蝉蜕10克，杏仁10克，桑白皮30克，浙贝母10克，甘草6克。10剂，每日1剂，水煎服。(孙玉信医案)

此论外伤寒而内湿热证也。湿热主方本是栀子柏皮汤，因外伤寒邪，故用是汤主之。

太阳病，发热头痛，脉反沉，若不差，身体疼痛，当救其里，宜四逆汤。

此阳虚聚饮而外复感风寒证也。因外感风寒，故发热头痛，仍见太阳病证，因阳虚聚饮，故脉反沉。如见此证，幸得阳气来复，寒饮解散，弗药可愈。若其不差，虽身体疼痛，不当治表，宜通阳救里为急。

问曰：柯韵伯以此条为太阳阳虚则少阴之底板即露，故用四逆回阳，论殊直捷，今添聚饮两字，反觉支离矣。曰四逆汤中干姜非补药，乃温通寒水药也，故通脉四逆汤用干姜三两，又云强人可四两，则非补药可知。如第谓太阳阳虚，少阴之底板即露，并无邪气，则温补少阴，自有附子汤在，何须四逆？四逆乃治寒饮之主方，熟读全论自知。

上十一节论伤寒

太阳病，发热，脉沉而细者，名曰痉。

病身热足寒，颈项强急，恶寒，时头热，面赤，目赤，独头面摇，卒口噤，背反张者，痉病也。

痉病诸家所主不同。有主湿者，谓其脉沉而细，有烦，湿痹也。然观主治方中，全无燥药，可疑。有主燥者，谓《金匮》方中用瓜蒌根主治也。然方中尚用麻桂温散，可疑。有主血少者，谓血虚则筋急也。然方中不以补血药为君，可疑。有主兼病阳明者，谓葛根汤本治两阳合病，且面赤口噤，亦是阳明现证，然条内不称合病，而独称太阳，可疑。窃为此即风伤卫之变局也。经云：肉之大会为谷，肉之小会为溪，溪谷之间，以行营卫。夫卫行脉外，即在肌肉腠理间，风邪中卫，由太阳而入壅肌腠之间，脉道挤小，所以沉而细也。脉道时通时塞，所以卒口噤，背反张也。肌肉不能展舒，所以项背强几几也。阴阳不能升降，所以头热足寒，面赤目赤也。方用葛根，君桂枝汤以治柔痉者，前辈云：葛根象肌肉，取其入肌肉以祛风耳。即无汗之刚痉，亦风多寒少，病甚于脉外，故不用麻黄汤中加葛根，仍用桂枝汤中加麻葛，存芍药以保不病之营耳。

太阳病发热无汗，反恶寒者，名曰刚痉。

太阳病，发热汗出，不恶寒者，名曰柔痉。

此言痉有刚柔两种，全在有汗无汗上辨。言痉则上项脉证俱在，内如无上项脉证，不得名痉。

太阳病，项背强几几，无汗恶风者，葛根汤主之。

此言治刚痉之方。

太阳病，项背强几几，反汗出恶风者，桂枝加葛根汤主之。

此言柔痉之治

太阳病发汗太多，因致痉。

此言发汗太多亡其血液，血虚则筋急，亦能致痉，又非前二方所主矣。犹之伤寒证中阴阳不足之恶寒发热非用麻黄汤主治也。前辈泥于病机属湿之条，而云汗出多汗，即是湿是痉病，尽由于发汗多，葛根方统可治也，不思葛根二汤皆发汗之方也。既因发汗太多而致病，岂可复用发汗之药以增病乎？

上七节论痉病，补《难经》所未备者也。然即风寒之变证，非五气外添，出太阳病关节疼痛而烦脉沉而细者，此名湿痹之候，其人小便不利，大便反快，但当利其小便。

此论湿痹即《难经》之湿温证也。《素问》在天为湿，在地为土，湿乃土之气也。故湿为五气之一，湿温乃伤寒有五之一。《难经》云：湿温之脉阳濡而弱，阴小而急。与此少异。

湿家之为病，一身尽疼，发热身色如熏黄。

丹溪云：如造曲然。湿热郁久则发黄也。

伤寒身黄发热者，栀子柏皮汤主之。

栀柏汤清热利小便治湿热之主方也。只有湿热而无风寒者宜之。若外兼风寒，又属麻黄连轺赤小豆汤。程扶生以麻连小豆汤为湿热主方，不思麻连小豆汤发汗之方也，栀柏汤利小便之方也。若以麻连汤为主方，不惟栀柏汤无著落，即条内但当利其小便句亦无著落。

湿家病身上疼痛，发热面黄而喘，头痛鼻塞而烦，其脉大，自能饮食，腹中和，无病。病在头，中寒湿，故鼻塞。纳药鼻中则愈。

本论既以六经分表里，复以小便不利认水湿渴字，认燥热汗字，判风寒自太阳拈出，直贯六经，纵横辨别，使邪无遁形，读论者当于此等着实处留心。上四节论湿痹。

太阳中热者，暍是也。其人汗出恶寒身热而渴也。

此是热病，证据《素问》在天为热，在地为火。热者火之气也，故热乃五气之一，而热病即伤寒有五之一本论，以《难经》热字恐与下文温字相混，故特指出曰暍是也。感列日之气而病，即《素问》寒暑燥湿风之暑病，或曰暍是阳邪暑是阴邪土润溽暑热兼湿言也。似与暍有异曰寒往则暑来与寒对待，非专言热而何？古人称暑暍热一也。若湿热并至之病，《难经》名湿温，不名暑，迨至隋唐后，皆指湿热为暑，于是真暑之名失，而暍之名更不知为何病矣。

伤寒脉浮滑，此表有热，里有暍，白虎汤主之。

暍，刻本作寒。如果里有寒，何以反用石膏、知母？表有热，即身热也。首节止言病名，不言脉证，此节详言脉证，出方主治，两节本是相承叔和较订时，此节幸有寒字之误，不被摘出，若见暍字早已摘置别论中矣。程郊倩《后条辨》云：暍病脉不浮。不思本论之暍，即《难经》之热病也。《难经》云：热病之脉，阴阳俱浮，浮之而滑，沉之散涩，此是紧要处，岂可模糊读过？本条脉浮滑，与《难经》热病脉合，则白虎的是热病主方，而寒字的是暍字之误。

伤寒无大热，口燥渴，心烦，背微恶寒者，白虎加人参汤主之。

背为阳，背微恶寒者，阳虚证也。但阳有不同真水真火，是肾中之阴阳也，气血是营卫之阴阳也。此条口燥渴心烦，则暍热内炽，仍是白虎证，惟暍热伤其卫气致痛，微恶寒与肾阳全无关涉，故止用人参补卫气，不用附子补肾阳。至若少阴病口中和，其背恶寒者，则卫阳与肾阳并伤，则人参与附子并用。问同一背恶寒，如何分别伤卫伤肾？曰：条内本自明白。伤肾阳者，口中和，伤卫阳者，口燥渴。

伤寒脉浮，发热无汗，其表不解者，不可与白虎汤。渴欲饮水，无表证者，白虎加人参汤主之。

此承上文言烦渴背恶寒，固当用白虎加参汤，但亦有内中暍，而外复伤风寒，亦参令恶寒发热脉浮，更当于有汗无汗上，辨表证解不解以定此方之可用不可用耳。

伤寒脉浮缓，身不疼但重，乍有轻时，无少阴证者，大青龙汤主之。

此承上文论有表证之治当与前条大青龙证合看。前条云：太阳中风，脉浮紧，发热，恶寒身疼痛，不汗出而烦躁，此称伤寒则发热，恶寒无汗，已在其内，如见此证，即脉不紧而缓，身不疼而重，亦可用大青龙汤。但少阴真武证亦四肢沉重疼痛，恐人误认，故曰：无少阴证者；少阴证脉微细，但欲寐也。

太阳中暍者，身热疼重而脉微弱，此亦夏月伤冷水，水行皮中所致也。

太阳中暍者，汗出恶寒，身热而渴也，身觉疼重而无汗，为有表证，法宜大青龙汤主治。但大青龙证脉不浮紧，即见浮缓从无微弱者，今见微弱非外感风寒证也，乃因中暍暴渴达伤冷水，水行皮肤所以身重也。

太阳病，发热恶寒，热多寒少，脉微弱者，此无阳也。不可更汗，宜桂枝二越婢一汤。

不可更汗，对大青龙言，此即治水行皮中证也。盖在天为寒，在地为水，本是一气寒在皮肤，与水在皮肤，均当解散。但脉微弱，为无阳证，故用此方较大青龙为制之小也。问此与上节惟脉微弱三字相同，并不明言中暍，何必勉强凑合？曰：若非中暍，亦不用石膏矣。况此论经叔和颠乱，安知原本不如此相接耶？又何须重提中暍二字，方作一例看也。

太阳中暍者，发热恶寒，身重而疼痛，其脉弦细芤迟，小便已，洒洒然毛耸，手足逆冷，小有劳，身即热，口开前板齿燥。若发汗则恶寒甚，加温针则发热甚，数下之则淋甚。

此言精气素亏，而中暍者。

伤寒脉结代，心动悸者，炙甘草汤主之。一名复脉汤。脉按之来缓，而时一止复来者，名曰结。又脉来动而中止，更来小数，中有还者反动，名曰结，阴也。脉来动而中止，不能自还，因而复动，名曰代，阴也。得此脉者，必难治。

此论精气素亏而感微邪之治。前节有脉证而无方治，此未必即是前节主方，然观方中药又宁必不可以治前证。

上九节论热病

太阳病发热而渴，不恶寒者为温病。

此是温病，证据《难经》伤寒有五之一，亦火之气也。夫火特五气之一，乃分而为二者，以阴阳之各异耳。暍热之火，阳火也，得之烈日，故三时不病，惟夏日太亢乃病。温病之火，阴火也。得之郁热，四时皆有，不独夏也。《素问》分先夏至日为病温，后夏至日为病暑。此第言其大略，不若本论从脉证上分别尤确，本条不言脉，《难经》亦云：温病之脉，行在诸经，不知何经之病，是凭证不凭脉之说也。必欲拟脉，当即于下文风温脉推测之，风温之脉，阴阳俱浮，夫风脉本阳浮而阴弱，是阳浮而阴不浮也，今因风温二气并至，所以阴阳俱浮，若有温无风，则当阴浮而阳不浮矣。阳即寸，阴即尺，《素问》云：一呼脉三动，一吸脉三动而躁，尺热曰病温，尺不热曰病风，亦以尺部辨温矣。盖冬不藏精，春必病温，藏精者，肾，尺外以候肾，所以温病应在尺部也。是条有证而无治法，条内不恶寒句已暗递于阳明矣。阳明论云：病有得之一日，不发热而恶寒者，即遥接此条，顾不称阳明而称太阳者，以未见胃家实，而尚有头项痛也。故太阳病三日，发汗不解，蒸蒸发热者，属胃也，调胃承气汤主治。

若发汗已，身灼热者，名曰风温。风温为病，脉阴阳俱浮，自汗出，身重，多眠睡，息必鼾，语言难出。若被下者，小便不利，直视失溲。若被火者，微发黄色，剧则如惊痫，时瘈疭若火薰之。一逆尚引日，再逆促命期。

温热二病，古人往往互称，医者只须认定脉证，拟何方治，不必拘于名式。《难经》云：热病之脉，阴阳俱浮。本条云：风温为病，脉阴阳俱浮。两证脉相同也。三阳合病，但欲眠睡，身重，难以转侧，本条身重多眠两证，病相似也。热病与合病俱主以白虎汤，故此条无主治，亦拟白虎汤主治。

邪气中人，所入之道不同，风寒由皮毛而入，故自外渐及于里；温热由口鼻而入，伏于脾胃之膜原，与胃至近，故邪气向外，则由太阳少阳转出，邪气向里则径入阳明，此吴又可《温疫论》中语也。彼自以为独出心裁，故于《伤寒论》反多辨驳，不知《伤寒论》中于热病则曰表有热，里有暍，于温病则曰发热而渴，不恶寒；其曰不恶寒则邪不在表可知，温热径入于里论中早已及之矣。吴不能熟读深思，自诩创论，其识亦浅矣哉！

或问在天为燥，在地为金，燥亦五气之一，阳明非燥不病，少阴急下三条皆燥气为患，太阳论中四气俱已详辨，而独不及燥，岂燥独不病太阳欤？曰燥万物者，莫熯乎火，故火未有不燥，而燥未有不从火来。温热二证论火，即所以论燥也。若非论燥条内两渴字，从何处得来？且热病条云：口燥渴，明将燥字点出。喻嘉言云：古人以燥热为暑，故用白虎汤主治。此悟彻之言也。至若温病条不恶寒三字，早已露径入阳明端倪，其为燥病，尤觉显然。论中专感一气者，惟风伤卫一证，其余皆数气杂至之病。麻黄证虽云寒伤营，其实兼风，栀柏证虽云湿痹，其实兼热则温热二证。火气兼燥，夫复何疑可曰太阳中无燥论，而竟疑燥不病太阳哉！

上二节论温病。

辨太阳病传解

伤寒一日，太阳受之。脉若静者，为不传；颇欲吐，若躁烦，脉数急者，为传也。

伤寒五气所伤之通称，如头痛身热不凉，即谓之伤寒，至今犹然。脉静者，阴邪也，不传他经。躁烦，脉数急者，阳邪也，势必传里。寒温属阴，风热燥属阳。

传，传经也。一日之传，始太阳，终厥阴。论称伤寒一日，太阳受之者，谓始于太阳也。伤寒二三日，阳明少阳证不见，为不传者，谓二日阳明，三日少阳也。伤寒三日，三阳为尽，三阴当受邪者，谓四日太阴，五日少阴，六日厥阴也。此传经之日期也。传者，如此递彼之，谓非经经传到方谓之传。注伤寒家皆谓不传阳明、少阳，即不传三阴，必传阳明、少阳、方传太阴、少阴、厥阴，故有传则俱传之谬说。若然与阳明无所复传句大相背谬矣。因又创阳明有在经在府之不同，以调停其说，谓在经则传，在府则不传也。在府者，以胃家实作主；在经者，以身热汗自出不恶寒反恶热作主。不思身热汗出不恶寒证，除却胃实成何？阳明胃实证，除却身热汗出不恶寒，岂反以身不热，汗不出恶寒者，为阳明乎？细思自得。

行经与传经不同，病初起六日行太阳经，纵有实邪，未可大下。次六日行阳明经如有实邪此时正当下之次六日行少阳经，亦不可妄下。论称太阳病，头痛至七八日已上，自愈为行其经尽者，谓行尽太阳之经也。七八日已上者，六日也，故曰初起六日，行太阳经论。又称若欲作再经者，针足阳明，谓其已行尽太阳一经，再欲行阳明一经也。故曰次六日行阳明经，至此已十二日矣。自第十三日至十八日当行少阳经，据论称伤寒十三日不解，此本柴胡证，又云太阳病过经十日，反二三下之。后四五日，柴胡证仍在者，先与小柴胡汤，以小柴胡汤本少阳主方，过太阳之经十日，则十六日也，正值行少阳之期，故曰次六日行少阳经，此行经日期也。至若论称过经，所指不同。阳明论中称过经，乃可下之者，谓过太阳之经至阳期经中乃可下也。伤寒十三日不解，过经谵语者，以谵语属阳明病，今行过阳明之经，而反谵语也。太阳病，过经十余日，反二三下之者，过太阳之经也。过经与行经日期同，与传经大不同也。

伤寒二三日，阳明少阳证不见者，为不传也。

二日传阳明之期，三日传少阳之期。阳明篇中云：始虽恶寒，二日自止，传阳明之证据也。心中悸而烦者，传少阳之证据也。若不见不恶寒，不见心中烦悸，为不传阳明少阳也。

伤寒二三日，心中悸而烦者，小建中汤主之。

心中烦悸是将传少阳之征。少阳主方，本是小柴胡汤，因未见口苦、咽干、目眩，尚在将入未入之际，故用小建中汤。少阳论中，伤寒阳脉涩，阴脉弦，法当腹中急痛，先与小建中汤；不瘥，与小柴胡汤，即此意也。

太阳病三日，发汗不解，蒸蒸发热者，属胃也，调胃承气汤主之。

发汗后，病不从汗解，蒸蒸发热者，自内蒸出，此传入阳明之征，胃虽未实，而邪已入胃，故用调胃承气汤。

太阳病二三日，不能卧，但欲起，心下必结，脉弱者，此本有寒分也，反下之，若利，利止必作结胸。未止者，四日复下之，此作协热利也。

此言太阳病二三日而烦躁者，不必尽传阳明。有水结胸一证，不可不察，当于脉之微弱上辨之。寒分即水之凝结者，本论无痰字，此即痰也，膈以上象天，清阳所聚，膈以下象地，浊阴所聚，故心下结硬，其病尚在膈上，皆由痰饮阻滞清阳之气使然，非食物停滞也。

太阳中风，下利呕逆，表解者，乃可攻之。其人漐漐汗出，发作有时，头痛，心下痞硬满，引胁下痛，干呕短气，汗出不恶寒者，此表解里未和也，十枣汤主之。

上文论外中风而内有寒痰之证，未有方治，此复详言病状出方治之。

问十枣汤未必即是治上节之病，曰心下结，见于误汗吐下后者居多。若未经汗吐下之心下结止此一证，而治未经汗吐下之心下硬亦止此一方，况药又对证，非此而何？

太阳病，外证未解，脉浮弱者，复以汗解，宜桂枝汤。

上节言表解者乃可攻之。倘表未解，尚恶寒者，未有方治，此特补之。

伤寒三日，阳明脉大。

伤寒三日，少阳脉小者，欲已也。

二节当作一句读。阳明脉本大，少阳脉本小，伤寒三日，应传阳明少阳日期，而脉之大小如经，知其不久自已也。

伤寒三日，三阳为尽，三阴当受邪，其人反能食而不呕，此为三阴不受邪也。

问曰：伤寒三日，脉浮数而微，病人身凉和者何也？答曰：此为欲解也。解以夜半，脉浮而解者，濈然汗出也。脉数而解者，必能食也。脉微而解者，必大汗出也。

问曰：凡病欲知何时得何时愈？答曰：假令夜半得病，明日日中愈。日中得病，夜半愈，何以言之？日中得病，夜半愈者，以阳得阴则解也。夜半得病，明日日中愈者，以阴得阳则解也。

立夏得洪大脉，是其本位，其人病身体苦疼重者，须发其汗。若明日不疼不重者，不须发汗。若汗濈濈自出者，明日便解矣。何以言之？立夏得洪大脉，是其时脉，故使然也。四时仿此。

太阳病欲解时，从巳至未上。

太阳病未解，脉阴阳俱停，必先振栗汗出而解。但阳脉微者，先汗出而解，阴脉微者，下之而解。若欲下之，宜调胃承气汤。

问曰：病有战而汗出因得解者，何也？答曰：脉浮而紧，按之反芤，此为本虚，故当战而汗出也。其人本虚，是以发战，以脉浮，故当汗出而解也。若脉浮而数，按之不芤，此人本不虚，若欲自解，但汗出耳，不发战也。

脉弦而大，弦则为减，大则为芤，减则为寒，芤则为虚，寒虚相搏，此名为革。妇人则半产漏下，男子则亡血失精。

前伤寒条内云：脉浮而紧者，名曰弦。此曰大则为芤，则弦大，即上文浮而紧，按之芤之脉也。以是知半产漏下，亡血失精，即上文本虚二字注脚。

问曰：病有不战而汗出解者，何也？答曰：脉大而浮数，故知不战汗出而解也。

问曰：病有不战不汗出而解者，何也？答曰：其脉自微，此以曾经发汗，若吐若下若亡血，以内无津液，此阴阳自和，必自愈，故不战不汗出而解也。

以上十一节论病解之不同。

伤寒四五日，腹中痛，若转气下趋少腹者，此欲自利也。

此言传阴之候。

伤寒四五日，身热恶风，颈项强，胁下满，手足温而渴者，小柴胡汤主之。

此言传半表半里之候，不必见口苦，止据胁下满，即当用小柴胡汤。所谓柴胡证，但见一证便是，不必悉具也。

伤寒五六日，头汗出，微恶寒，手足冷，心下满，口不欲食，大便硬，脉细者，此谓阳微结，必有表复有里也。脉沉亦在里也。汗出为阳微，假令纯阴结，不得复有，外证悉入在里，此为半在里半在外也。脉虽沉紧，不得为少阴病，所以然者，阴不得有汗，今头汗出，故知非少阴也，可与小柴胡汤。设不了了者，得屎而解。

此与少阴病极相似，惟头汗出为异耳。少阴病有汗者四，俱兼下利，二证可治，二证不可治，独头汗出者绝无。

伤寒六七日，发热微恶寒，支节烦疼，微呕，心下支结，外证未去者，柴胡加桂枝汤主之。

此言邪传半表半里而外证尚多之治。

太阳病，头痛至七八日已上，自愈者，以行其经尽故也。若欲作再经者，针足阳明，使经不传则愈。

伤寒三日，一大关键，谓三阳已尽，三阴当受邪也。阴不受邪，可自解矣。伤寒六日，又是一大关键，谓其六日行太阳一经已尽，若不自解，则或传阳明，或传三阴之候也。七八日已上者，六七日也。欲作再经者，言已行尽太阳一经，恐欲再行阳明一经也。

伤寒六七日，无大热，其人躁烦者，此阳去入阴故也。

若脉和，其人大烦，目重，脸内际黄者，此为欲解也。

病六七日，手足三部脉皆至大，烦而口噤，不能言，其人躁扰者，必欲解也。

欲自解者，必当先烦，乃有汗而解，何以知之？脉浮故知，汗出解也。

以上四节辨入阴与欲解病脉证。脸内际近鼻处是也。

太阳病六七日，表证仍在，脉微而沉，反不结胸，其人如狂者，以热在下焦，少腹当硬满，小便自利者，下血乃愈。所以然者，以太阳随经，瘀热在里故也，抵当汤主之。

此辨蓄血证也。与水结胸辨，不与阳明胃实辨，阳明胃实其脉亦实，与脉微而沉大不相似，惟水结胸与蓄血证其脉皆微，其证不能卧，但欲起，与如狂相类，故辨之。然水蓄于下，小便必不利；水蓄于上，其胸必结。今既不结胸，小便复利，而脉微如狂，非蓄血而何？

太阳病，身黄脉沉结，少腹硬，小便不利者，为无血也。小便自利，其人如狂者，血证谛也，抵当汤主之。

为无血言无瘀血，非血少也。此与湿热发黄证辨，太阳病脉沉，身黄，与湿热栀子柏皮证同，惟小便利不利为异耳。如小便不利，则病在气分，不在血分，为无瘀血也。若小便自利，则病不在气分，必在血分，更有如狂现证，其为瘀血明矣。

伤寒有热，少腹满，应小便不利，今反利者，为有血也，当下之。不可余，药宜抵当丸。

此与一切五苓猪苓等证辨也。蓄血证亦不定现发黄，惟少腹满而小便利者，斯为确据。满比硬稍轻，故用丸。

太阳病不解，热结膀胱，其人如狂，血自下，下者愈。其外不解者，尚未可攻，当先解外。外解已，少腹急结者，乃可攻之，宜桃核承气汤。

前条瘀血全无行动之意，故用飞潜吮血之物，活动其血，以逐之。此条血已自下，不过乘其势而导之使出，故不假动血药。

太阳病，外证未解，不可下也。下之为逆，欲解外者，宜桂枝汤主之。

外证未解者，尚恶寒也。此补上文，外证未解之治，此条与十枣后治外证未解一条，编伤寒者，往往编在一处，以为类叙法，遂令类叙处有重复之嫌，抽出处有缺文之恨，故移正之。

本发汗而复下之，此为逆也。若先发汗，治不为逆。本先下之，而反汗之，为逆。若先下之，治不为逆。

此申明上文下之为逆句。

脉阴阳俱紧，至于吐利，其脉独不解，紧去人安，此为欲解。若脉迟至六七日，不欲食，此为晚发，水停故也，为未解。食自可者，为欲解。

此总提停水证起下四节。

伤寒表不解，心下有水气，干呕发热而咳，或渴，或利，或噎，或小便不利，少腹满，或喘者，小青龙汤主之。

伤寒心下有水气，咳而微喘，发热不渴，服汤已渴者，此寒去欲解也，小青龙汤主之。

服汤已，即是小青龙汤，非寒去欲解之后再用小青龙也。以上论伤寒未解而停水者。

中风发热，六七日不解而烦，有表里证，渴欲饮水水，入则吐者，名曰水逆，五苓散主之。

表证即是发热汗出，恶寒里证即是停水。

伤寒汗出而渴者，五苓散主之。不渴者，茯苓甘草汤主之。

渴者丹田有热，故五苓散中用泽泻、猪苓。不渴者，丹田无热，故茯苓甘草汤中不用泽泻、猪苓。以上论中风未解而停水者。

伤寒六七日，不利，便发热而利，其人汗出不止者，死。有阴无阳故也。

阳气大亏之证，望其七日来复之期，阳气渐苏，阴邪渐退可自解也。乃反增下利汗出，是微阳已散，阴邪独留，不死何待?

发热而厥，七日下利者，为难治。

此较上条少一汗出证，在可治不可治之间，故曰难治。治法不外通脉四逆。伤寒脉浮而缓，手足自温者，系在太阴，太阴当发身黄，若小便自利者，不能发黄，至七八日，虽暴烦下利日十余行，必自止，以脾家实，腐秽当去故也。

脾属太阴湿土，凡伤于湿者，内应太阴，兼寒者，吐利腹痛，即太阴之正症。兼热者，即湿痹发黄证。若内湿热而外复感风寒者，即麻黄连翘赤小豆证。丹溪以造曲比之谓，湿热郁久则发黄，故自汗出者，谓之热越，不能发黄，即不汗出而小便自利者，亦不能发黄，以湿热分泄故也。此条脉浮为有表证，脉缓为属脾，不见吐利腹痛，是湿热，非寒湿也，即是麻黄连翘赤小豆证，因小便自利，故不发黄耳。问曰：既属太阴，如何不编入太阴内?曰：太阴病认证处全在腹满而吐，食不下，自利益甚，时腹自痛，此条内一证不见，若编入太阴内，教人何处认证?况脉浮的属太阳证据，如何混入太阴内?七八日暴烦下利，天是邪去欲解之候，恐人误作传入阴经治，故曰必自止，当不治自解耳。

伤寒八九日，身黄如橘子色，小便不利，腹微满者，茵陈蒿汤主之。

上言湿热证，小便自利者，不发黄，此论小便不利而发黄之治。

脉浮而迟，面热赤而战惕者，六七日当汗出而解。反发热者，差。迟为无阳，不能作汗，其身必痒也。

脉迟不同沉迟，而尺中迟，皆属营气不足，新加汤主治。沉迟面赤属下虚，自汗乃解。此条脉浮而迟，属卫阳虚。经云：上焦开发，若雾露之溉是为气。因少此如雾露者，则不能作汗，至于面赤亦有数条，痉病与二阳并病，皆由阳气怫郁在表，治宜发汗。本条属卫阳虚而表未解，又宜小剂发汗。厥阴中戴阳一条，听其自汗乃解，即少阴病中通脉四逆一证，肾阳大虚，仍用葱以通阳气。参观全论，面赤一证，未有不从汗解者。

太阳病，得之八九日，如疟状，发热恶寒，热多寒少，其人不呕，清便欲自可，一日二三度发，脉微缓者，为欲愈也。脉微而恶寒者，此阴阳俱虚，不可更发汗，更下更吐也。面色反有热色者，未欲解也，以其不能得小汗出，身必痒，宜桂枝麻黄各半汤。

上半节是欲解之候，自面色反有热色以下与上条同，上条无方，此条出方。

主治不呕与少阳辨。太阳转入少阳必呕，今不呕，非少阳之往来寒热，便调与阳明。辨太阳转入阳明，必胃实，不大便，今便调，非阳明之潮热。

伤寒八九日，风湿相搏，身体疼烦，不能自转侧，不呕不渴，脉浮虚而涩者，桂枝附子汤主之。若其人大便硬，小便自利者，去桂枝加白术汤主之。

不呕与少阳病辨。误下少阳，胸满烦惊，一身尽重，不可转侧，与此证相似。但少阳证喜呕而此证不呕为异耳。

不渴与三阳合病辨。三阳合病，身重难以转侧，与此证相似，但三阳合病，治用白虎，其证必渴，而此证不渴为异耳。恐人误认，故特提要处辨之。

病者一身尽疼，发热，日晡所剧者，此名风湿。此病伤于汗出当风，或久伤取冷所致也。

风湿相搏，骨节烦疼，掣痛不得屈伸，近之则痛剧，汗出短气，小便不利，恶风不欲去衣，或身微肿者，甘草附子汤主之。

本论云：湿家之为病，一身尽痛，而有兼寒兼热之异。兼热者，脉来沉细无汗而发黄，兼风寒者，脉浮虚而涩多汗恶风寒而不发黄，此皆有发热证也。故本论详辨。至若但痛而不发热者，俗名白虎历节，本论不具此证，虽不发黄，其中有热者不少，不可泥于经文寒胜为痛之句。

太阳病，脉浮紧，无汗发热，身疼痛，八九日不解，表证仍在，此当发其汗。服药已微除，其人发烦热目瞑，剧者必衄，衄乃解，所以然者，阳气重故也，麻黄汤主之。

服药已即是服麻黄汤，此亦倒装文法，非已解后更用麻黄汤也。

太阳病，脉紧，发热，身无汗，自衄者，愈。

伤寒脉浮紧，不发汗因致衄者，麻黄汤主之。

此条疑有误处。经云：夺血者无汗。本论云：衄家不可发汗，况上条明云自衄者愈，似无再用麻黄汤之理。

太阳病，十日以去，脉浮细而嗜卧者，外已解也。胸满胁痛者，与小柴胡汤。脉但浮者，与麻黄汤。

太阳病，过经十日，反二三下之，后四五日，柴胡证仍在者，先与小柴胡汤。呕不止，心下急，郁郁微烦者，为未解也，与大柴胡汤下之则愈。

伤寒六日内太阳主气，第七日至十二日阳明主气，第十三日以后少阳主气。此言过太阳之经十余日则病十七八日也。值少阳主气之期，当用小柴胡主治。若经误下，当先看小柴胡证仍在否，再议治法。

太阳病，过经十余日，心中温温欲吐，而胸中痛，大便反溏，腹微满，郁郁微烦，先此时自极吐上者，与调胃承气汤。若不尔者，不可与但欲呕，胸中痛微溏者，此非柴胡证，以呕故知极吐下也。

呕乃柴胡证据，言以呕故知极吐，柴胡证也。

伤寒发热，汗出不解，心中痞硬，呕吐而下利者，大柴胡汤主之。

伤寒十三日不解，胸胁满而呕，日晡所发潮热，已而微利。此本柴胡证，下之而不得利，今反利者，知医以丸药下之，非其治也。潮热者，实也，先宜小柴胡汤以解外，后以柴胡加芒硝汤主之。

伤寒十三日，不解，过经谵语者，以有热也，当以汤下之。若小便利者，大便当硬，而反下利，脉调和者，知医以丸药下之，非其治也。若自下利者，脉当微厥，今反和者，此为内实也，调胃承气汤主之。

伤寒十余日，热结在里，复往来寒热者，与大柴胡汤。但结胸，无大热者，此为水结在胸胁也。但头微汗出者，大陷胸汤主之。

辨误汗病脉证

太阳病三日，已发汗，若吐若下，若温针，仍不解者，此为坏病，桂枝不中与也。观其脉证，知犯何逆，随证治之。

前太阳证中二十余方，皆疗未经误治之正病，此以下皆论误治之变证也。

凡病，若发汗，若吐，若下，若亡津液，阴阳自和者，必自愈。此言虽被误而亦有不治自愈者。

太阳病，初服桂枝汤，反烦不解者，先刺风池、风府，却与桂枝汤则愈。

风池，足少阳经穴，在耳后颞颥后脑空下发际陷中，按之引于耳中，手足少阳阳维之会。风府，足太阳经穴，一名风门，一名热府，在二椎下两旁，去脊各一寸五分，正坐取之。

喘家作，桂枝汤，加厚朴杏子仁佳。

服桂枝汤大汗出，脉洪大者，与桂枝汤，如前法。若形似疟，日再发者，汗出必解，宜桂枝二麻黄一汤。

服桂枝汤，大汗出后，大烦渴不解，脉洪大者，白虎加人参汤主之。

此本白虎证而误用桂枝汤也。两证相似，当于渴不渴辨之。

伤寒脉浮，自汗出，小便数，心烦，微恶寒，脚挛急，反与桂枝汤，欲攻其表此误也。得之便厥，咽中干，烦躁吐逆者，作甘草干姜汤与之，以复其阳。若厥愈足温者，更作芍药甘草汤与之，其脚即伸。若胃气不和，谵语者，少与调胃承气汤。若重发汗，更加烧针者，四逆汤主之。

问曰：证象阳旦，按法治之而增剧，厥逆，咽中干，两胫拘急而谵语，师言夜半手足当温，两脚当伸，后如师言。何以知之？答曰：寸口脉浮而大，浮则为风，大则为虚，风则生微热，虚则两胫挛，病证象桂枝，因加附子参其间，增桂令汗出，附子温经，亡阳故也。厥逆咽中干，烦躁，阳明内结，谵语烦乱，更饮甘草干姜汤，夜半阳气还，两足当热，胫尚微拘急，重与芍药甘草汤，尔乃胫伸。以承气汤微溏，则止其谵语，故知其病可愈。

论中止有阳明并无阳旦，阳旦乃阳明传写之误耳。身热自汗出，小便利，心烦，如不恶寒，反恶热脉实者，是阳明当下证。若身热自汗出，小便利，心烦而微恶寒，脉尚浮者，为表未尽解，仍宜桂枝汤解外，故曰按法治之。而其所以增剧者，现证较阳明多一脚挛急，脉浮中多一大字，实非阳明病，乃系阳虚中风证也。此条亦不甚难解，何至有云非仲景书者，有补阳旦汤者，纷纷不一，皆因平日曾看过《伤寒论》，尚未熟读《伤寒论》故也。

桂枝本为解肌，若其人脉浮紧，发热汗不出者，不可与也。当须识此勿令误也。

此论无汗之伤寒不可与桂枝汤，以方中有芍药故也。至于桂枝则麻黄汤中亦自用之，何尝禁乎？肌在脉外，解肌者，解脉外肌腠之邪也。

凡服桂枝汤吐者，其后必吐脓血也。

酒客病，不可与桂枝汤，得汤则呕，以酒客不喜甘故也。

以上三节论桂枝汤之禁。

风家表解而不了了者，十二日愈。

以上皆论服桂枝汤后现证。

伤寒发汗已解，半日许复烦，脉浮数者，可更发汗，宜桂枝汤主之。

此本麻黄证，而用麻黄发汗，药已对证乃解，而复烦，脉浮数者，药未胜病也，可更发汗，只须桂枝足矣，不宜再用麻黄汤。

发汗已，脉浮数，烦渴者，五苓散主之。

汗已脉浮数，更加烦渴，则外邪未解，内复停水，宜五苓散，两解表里，又非桂枝汤主治矣。

发汗后，不可更行桂枝汤，汗出而喘，无大热者，可与麻黄杏仁甘草石膏汤主之。

此本大青龙证而误用麻黄汤之见证。

发汗后，饮水多，必喘，以水灌之亦喘。

发汗后致喘不一，不可既用上方。

脉浮数者，法当汗出而愈。若下之，身重心悸者，不可发汗，当自汗出乃解，所以然者，尺中脉微，此里虚。须表里实，津液自和，自汗出愈。

此言下后不可发汗。

下之后，复发汗，必振寒脉微细。所以然者，以内外俱虚故也。

下之后，复发汗，昼日烦躁不得眠，夜而安静，不呕不渴，无表证，脉沉微，身无大热者，干姜附子汤主之。

经有虚则相并之说。昼日烦躁者，我身之微阳感天之阳欲外出而与之并也。夜乃天之阴，我身微阳不敢外出，故反安静耳。烦而兼呕，是少阳证，烦而兼渴是白虎证，故辨之无表证，即在脉沉微无大热上见。

太阳病，先下之而不愈，因复发汗，以此表里俱虚，其人因致冒，冒家汗出自愈。所以然者，汗出表和故也，里未和，然后复下之。

此言虚而有表证者，令其自汗。

伤寒大下后，复发汗，心下痞，恶寒者，表未解也。不可攻痞，当先解表，表解，乃可攻痞。解表宜桂枝汤，攻痞宜大黄黄连泻心汤。

心下痞，即上文里未和证也。

心下痞复恶汗出者，附子泻心汤主之。

病人脉数，数为热，当消谷引食而反吐者，此以发汗，令阳气微，膈气虚脉乃数也。数为客热，不能消谷，以胃中虚冷，故吐也。

前言脉浮数者，当发汗。此言亦有因汗而致数者，脉数属热，而热有真假之分，当于能食吐食上辨。

脉浮紧者，法当身疼痛，宜以汗解之。假令尺中迟者，不可发汗，何以知之？然以营气不足，血少故也。

发汗后，身疼痛，脉沉迟者，桂枝加芍药生姜各一两人参三两新加汤主之。

此承上文言，不可发汗而发之，则脉之尺中迟者，变为六脉尽沉迟矣，用此汤救之。

病人脉阴阳俱紧，反汗出者，亡阳也，此属少阴，法当咽痛而复吐利。

脉阴阳俱紧，无汗者，麻黄证。汗出者，亡阳证。故见此脉，当于汗上辨之。亡阳脉证不一，脉有微细者，有阴阳俱紧者，有沉迟者，有数者，证有烦躁类少阳者，有谵语类阳明者。此条当于某证上辨，彼条又当于某证上辨如脉数似热而于反吐上见亡阳，烦躁类少阳而不呕上见亡阳。逐条细辨，方得病情，岂可一例论哉！

发汗后，水药不得入口，为逆。若更发汗，必吐下不止。

病人有寒，复发汗，胃中冷，必吐蛔。

此里寒也。表寒可发汗，里寒不可发汗。

咽喉干燥者，不可发汗。

淋家不可发汗，发汗必便血。

疮家虽身疼痛，不可发汗，发汗则痉。

此证既不可汗，又有不得不汗之势。一友用葛根汤取效，以葛根汤即痉病发汗方也。

衄家不可发汗，汗出必额上陷脉紧急，目直视不得眴，不得眠。

亡血家不可发汗，发汗则寒栗而振。

咳而小便利，若失小便者，不可发汗，汗出四肢厥逆冷，大汗出，若大下利而厥。冷者四逆汤主之。

汗家重发汗，必恍惚心乱，小便已阴痛，与禹余粮丸。

发汗多，若重发汗者，亡其阳。谵语脉短者，死。脉自和者，不死。

此证与阳明脉弦者生一条外证相似，而病如水火，此当温补，彼宜攻下，皆死生在于顷刻，倘有疑惑，当以手按病人，腹实硬者是阳明虚，软者是亡阳。

未持脉时，病人叉手自冒心，师因教试令咳而不咳者，此必两耳聋无闻也。所以然者，以重发汗，虚故如此。

发汗病不解，反恶寒者，虚故也，芍药甘草附子汤主之。

此本桂枝证而误用麻黄汤也。

大汗出，热不去，内拘急，四肢疼，又下利厥逆而恶寒者，四逆汤主之。

此误汗甘草附子汤证也。证本自汗出，误汗则大汗出。证本发热，误汗则热不为汗减。证本骨节烦疼不得屈伸，误汗则内拘急，四肢疼。证本大便反快，误汗则下利。证本恶风不欲去衣，误汗则厥逆而恶寒。

太阳病，发汗，遂漏不止，其人恶风，小便难，四肢微急，难以屈伸者，桂枝加附子汤主之。

此误汗桂枝附子证也。

太阳病，发汗，汗出不解，其人仍发热，心下悸，头眩，身瞤动，振振欲擗地者，真武汤主之。

发汗后，恶寒者，虚故也。不恶寒，但热者，实也，当和胃气，与调胃承气汤。

此辨汗后，之虚实。

发汗后其人脐下悸者，欲作奔豚，茯苓桂枝甘草大枣汤主之。

此误汗茯苓甘草汤证也。即用原方以枣易姜枣，乃守中之圣药。中风干呕，用枣守中，使上焦之邪不得陷下。奔豚用枣守中，使下焦之邪不得上攻。惟邪在中焦者禁用。

发汗过多，其人叉手自冒心，心下悸，欲得按者，桂枝甘草汤主之。

此亦误汗茯苓甘草汤证也。叉手冒心而耳不聋，虚而未甚也。心下悸者，水气仍在中上之间，故仍用原方去茯苓，以汗后不宜过渗也，去生姜以邪及中州也。

太阳病，小便利者，以饮水多，必心下悸；小便少者，必苦里急也。

饮水多小便利者，水不聚于下而聚于上。小便少者，水不聚于上而聚于下。此释上文心下悸也。

大下后，复发汗，小便不利者，亡津液故也。勿治之，得小便利，必自愈。

承上文言小便不利证有不同。有水停而不利者，亦有亡津液而不利者，不可混治。

太阳病，发汗后，大汗出，胃中干，烦燥不得眠，欲得饮水者，少少与饮之，令胃气和则愈。若脉浮，小便不利，微热消渴者，与五苓散主之。

上截论亡津液用法救之，下截论停水出方治之。

欲得饮水者，非不渴，又非大渴也。大汗烦燥，最似白虎证，但白虎证大渴，此则不大渴也。烦燥不得眠，又似干姜附子证，但姜附证不渴，此则欲饮水。发汗后腹胀满者，厚朴生姜半夏甘草人参汤主之。

此误汗小青龙汤也。

伤寒发汗已，身目为黄，所以然者，以寒湿在里不解故也。以为不可下也，于寒湿中求之。

此误汗栀柏证及茵陈蒿证也。

伤寒吐下后，发汗，虚烦，脉甚微，八九日心下痞硬，胁下痛，气上冲咽喉，眩冒，经脉动惕者，久而成痿。

辨误下病脉证。

太阳病，下之，其脉促，不结胸者，此为欲解也。脉浮者，必结胸也。脉紧者，必咽痛。脉弦者，必两胁拘急。脉细数者，头痛未止。脉沉紧者，必欲呕。脉沉滑者，协热利。脉浮滑者，必下血。

首节总提

太阳病，先发汗不解，而复下之，脉浮者，不愈。浮为在外，而反下之，故令不愈，今脉浮故知在外，当须解外则愈，宜桂枝汤主之。

脉浮而不结胸者，邪不内陷，仍宜桂枝汤。

太阳病下之后，其气上冲者，可与桂枝汤，方用前法。若不上冲者，不可与之。

凡经汗经下后，外邪未解，仍宜表散者，虽本自麻黄证而来，亦止用桂枝汤，不用麻黄汤，以汗下后虚故也。其气上冲，邪有向外之机。

太阳病，下之微喘者，表未解也，桂枝加厚朴杏仁汤主之。

此误下桂枝加朴杏证。下后微喘仍用原方。

下后不可更行桂枝汤，若汗出而喘，无大热者，可与麻黄杏仁甘草石膏汤。

此误下大青龙证也。

湿家下之，额上汗出，微喘，小便利者，死。若下利不止者，亦死。

误下，湿证额上必有汗出。其下利不止者，死。误下，桂枝附子证也。其小便利者，死。误下，去桂加术证也。

湿家，其人但头汗出，背强欲得被覆向火。若下之早则哕，或胸满，小便不利，舌上如胎者，以丹田有热，胸中有寒。渴欲得水而不能饮，则口燥烦也。

此早下茵陈蒿汤证也。

太阳病，下之后，脉促胸满者，桂枝去芍药汤主之。若微恶寒者，去芍药方中加附子汤主之。

上文言脉促不结胸者为欲解，此言脉促虽不结胸而胸尚满者，邪未解也。

本论凡胸满者去芍药。

服桂枝汤或下之，仍头项强痛，翕翕发热，无汗，心下满微痛，小便不利者，桂枝汤去桂加茯苓白术汤主之。

病发于阳而反下之，热入，因作结胸，病发于阴而反下之，因作痞。所以成痞者，以下之太早故也。

首论云：病有发热恶寒者，发于阳也，无热恶寒者，发于阴也。第论中邪伤太阳无热之证绝少，惟初起时则有之，麻黄证是也。要之，发于阳者，即阳邪所发也；发于阴者，即阴邪所发也。

脉浮而紧，而复下之，紧反入里，则作痞，按之自濡，但气痞耳。

此谓误下阴邪而成痞。

心下痞，按之濡，其脉关上浮者，大黄黄连泻心汤主之。本以下之，故心下痞，与泻心汤，痞不解，其人渴而口燥烦，小便不利者，五苓散主之。

此言误下五苓证亦致心下痞者，常细察之。

太阳病，寸缓关浮尺弱，其人发热，汗出复恶寒，不呕，但心下痞者，此以下之过也。如其不下，病人不恶寒而渴者，此转属阳明也。小便数者，大便必硬，不更衣十日无所苦也。渴欲饮水者，少少与之，但依治救之。渴者，宜五苓散。

此言心下痞而有寸缓关浮尺弱者亦从误下得来。如其不下，则脉象缓弱，病从太阴渐转阳明也。但转属阳明，小便数者，湿气渐消，大便必硬，不更衣必有所苦。不更衣十日一无所苦，非转属阳明也。脉象缓弱，究非可下证，如微渴欲饮者，是亡津液所致，少少与之，令胃和则愈。若微热，消渴，小便不利者，停水证也，宜用五苓散。

太阳病，医发汗，遂发热恶寒，因复下之，心下痞，表里俱虚，阴阳气并竭，无阳则阴独；复加烧针，因胸烦面色青黄肤瞤者，难治。今色微黄，手足温者，易愈。

太阳病者，脉浮，头项强痛，恶寒也。发热原不在内，故诸证具而尚未发热，麻黄汤主治。今医用发汗最为合法，但解而复烦，邪犹未尽，当用桂枝汤重发汗则愈。医乃误认发汗不解，蒸蒸发热，病已属胃一证，即用下法，则谬以千里矣。

发汗，若下之，病仍不解，烦躁者，茯苓四逆汤主之。

此即愈之之法也。是方阴阳并补兼化寒饮。

发汗，若下之，而烦热，胸中窒者，栀子豉汤主之。

此亦愈之之法也。是方湿热在膈上者宜之。

太阳病，脉浮而动数，浮则为风，数则为热，动则为痛，数则为虚，头痛发热，微盗汗出，而反恶寒者，表未解也。医反下之，动数变迟，膈内拒痛，胃中空虚，客气动膈，短气躁烦，心中懊侬，阳气内陷，心下因硬，则为结胸，大陷胸汤主之。若不结胸，但头汗出，余无汗，剂颈而还，小便不利，身心发黄也。

风热未解而误下之，则成结胸。湿热未解，而误下之，则发身黄。皆有懊侬而烦之证，其误下湿热证，必头汗出，余无汗可据。

发汗吐下后，虚烦不得眠，若剧者，必反覆颠倒，心中懊侬者，栀子豉汤主之。若少气者，栀子甘草豉汤主之。若呕者，栀子生姜豉汤主之。凡服栀子汤，病人旧微溏者，不可与服之也。

此治误下湿热之方也。湿热主方本是栀子柏皮汤，外兼风寒是即麻黄连翘赤小豆汤，内入阳明即茵陈蒿汤。若误汗误下后，即此栀子豉汤。

下利后，更烦，按之心下濡者，为虚烦也，宜栀子豉汤。

此释上文虚烦二字。下利后者用下药而大便通利后也，虽烦亦当止。若更烦者，此误下也，按之心下濡者，为虚烦也，按之石硬者结胸也。

伤寒六七日，结胸热实，脉沉而紧，心下痛，按之石硬者，大陷胸汤主之。

此释上文结胸二字，二节当合看。

伤寒，若吐若下后，心下逆满，气上冲胸，起则头眩，脉沉紧，发汗则动经，身为振振摇者，茯苓桂枝白术甘草汤主之。

此误下茯苓甘草汤证也。原方用苓桂姜甘四味，前论误汗欲作奔豚者，中州虚，无以坐镇也，故即于原方去姜加枣，借以守中也。今论误下不但客气动膈，而脉亦沉紧，则水气已陷入中州矣，故用原方去姜加术，借以除中州之水湿也。

伤寒五六日，大下之后，身热不去，心中结痛者，未欲解也，栀子豉汤主之。

伤寒，医以丸药大下之，身热不去，微烦者，栀子干姜汤主之。

伤寒，下后心烦，腹满，卧起不安者，栀子厚朴汤主之。

太阳病，重发汗而复下之，不大便五六日，舌上燥而渴，日晡所小有潮热，从心下至少腹硬满而痛不可近者，大陷胸汤主之。

恐人误认陷胸汤止治心下石硬，故指出心下至少腹俱硬者并治之。

伤寒病，若吐若下后，七八日不解，热结在里，表里俱热，时时恶风，大渴，舌上干燥而烦，欲饮水数升者，白虎加人参汤主之。

此误下白虎证也。

结胸证，其脉浮大者，不可下。下之，则死。

结胸证悉具，烦躁者，亦死。

寸口脉浮大，而医反下之，此为大逆。浮则无血，大则为寒，寒气相搏，则为肠鸣。医乃不知，而反饮冷水，令汗大出，水得寒气，冷必相搏，其人即饲。问曰：病有结胸，有脏结，其状何如？答曰：按之痛，寸脉浮，关脉沉，名曰结胸也。何谓脏结？答曰：如结胸状，饮食如故，时时下利，寸脉浮，关脉小细沉紧，名曰脏结。舌上白胎滑者，难治。

脏结无阳证，不往来寒热，其人反静，舌上胎滑者，不可攻也。

病胁下素有痞，连在脐旁，痛引少腹，入阴筋者，此名脏结，死。

小结胸病，正在心下，按之则痛，脉浮滑者，小陷胸汤主之。

寒实结胸，无热证者，与三物小陷胸汤。白散亦可服。

伤寒发汗，若吐若下解后，心下痞硬，噫气不除者，旋覆代赭汤主之。

【临床解读】

陈某，女，62 岁。2019 年 7 月 5 日初诊。

主诉：食管癌术后半年（患者不知有无放化疗）。

现病史：患者术后纳差，食硬食易胃痛，大便时干时稀，日 1 次，刀口处麻木，舌质暗淡红，苔白厚，脉细无力，体瘦。

处方：旋覆花 10 克（包煎），代赭石 30 克（包煎），郁金 10 克，太子参 10 克，清半夏 30 克，甘草 6 克，枇杷叶 15 克，生姜 3 片，大枣 3 枚为引。10 剂，每日 1 剂，水煎服。(孙玉信医案)

此误下小青龙证也。

伤寒五六日，呕而发热者，柴胡汤证具，而以他药下之，柴胡证仍在者，复与柴胡汤。此虽已下之，不为逆，必蒸蒸而振，却发热汗出而解。若心下满而硬痛者，此为结胸也，大陷胸汤主之。但满而不痛者，此为痞，柴胡不中与也，宜半夏泻心汤。

此以下四节皆由误下柴胡证得来。误下柴胡证，分见三处者，有不得不分之势。少阳论中云：若已吐下发汗温针，柴胡证罢，此为坏病，依法治之。若柴胡证不罢者，复与柴胡汤，故存少阳论内者，柴胡桂姜汤、柴胡龙牡汤存。过轻不解内者，大柴胡汤柴胡加芒硝汤。此数条皆柴胡证未尽罢者也。至心下痞数条，柴胡汤证已罢，若不归入误下痞满内，如何比类辨别？况读文气本分三处，少阳条内云：凡柴胡汤证而下之，若柴胡证不罢者，复与柴胡汤，必蒸蒸而振，却发热汗出而解，与此条同。过经条内云：柴胡汤证仍在者，先与小柴胡汤，亦与本节同。惟其分在数处见，故为遥应文法，若并见一处，则为重出矣。

伤寒中风，医反下之，其人下利，日数十行，谷不化，腹中雷鸣，心下痞硬而满，干呕心烦，不得安，医见心下痞，谓病不尽，复下之，其痞益甚，此非结热，但以胃中虚，客气上逆，故使硬也，甘草泻心汤主之。

伤寒服汤药，下利不止，心下痞硬，服泻心汤已，复以他药下之，利不止。医以理中与之，利益甚。理中者，理中焦，此利在下焦赤石脂禹余粮汤主之。复利不止者，当利其小便。

伤寒汗出解之后，胃中不和，心下痞硬，干噫食臭，胁下有水气，腹中雷鸣下利者，生姜泻心汤主之。

心下痞，未有不从误下得来者，故即汗出解后而就证论治，不妨类叙于此。太阳病，桂枝证，医反下之，利遂不止，脉促者，表未解也。喘而汗出者，葛根黄芩黄连汤主之。

太阳病，外证未除，而数下之，遂协热而利，利下不止，心下痞硬，表里不解者，桂枝人参汤主之。

此误下十枣外未解之证也。协热利者，发热而利也。故曰表里不解。

伤寒，医下之，续得下利清谷不止，身疼痛者，急当救里；后身疼痛，清便自调者，急当救表。救里宜四逆汤，救表宜桂枝汤。

被误下利，证见身疼痛，即为表未解，不必发热。凡汗下后，即表未解，止用桂枝汤，不用麻黄汤。论中如此清作圊字解。圊谷者，完谷不化也。圊便自调者，大便如常也。

下利清谷，不可攻表，汗出必胀满。

伤寒，本自寒下，医复吐下之，寒格，更逆吐下。若食入口即吐，干姜黄连黄芩人参汤主之。

伤寒，胸中有热，胃中有邪气，腹中痛，欲呕吐者，黄连汤主之。

伤寒六七日，大下后，寸脉沉而迟，手足厥逆下部脉不至，咽喉不利，唾脓血，泄利不止者，为难治，麻黄升麻汤主之。

辨误吐病脉证

太阳病，吐之，但太阳病当恶寒，今反不恶寒，不欲近衣，此为吐之内烦也。

太阳病，当恶寒发热，今自汗出，不恶寒发热，关上脉细数者，以医吐之过也。一二日吐之者，腹中饥，口不能食，三四日吐之者，不喜糜粥，欲食冷食，朝食暮吐，以医吐之所致也，此为小（疑作吐）逆。

伤寒吐后，腹胀者，与调胃承气汤。

辨水逆病脉证

病在阳，应以汗解之，反以冷水潠之。若灌之，其热被却不得去，弥更益烦，肉上粟起，意欲饮水，反不渴者，服文蛤散。若不差者，与五苓散。

伤寒大吐大下之，极虚，复极汗出者，以其人外气怫郁，复与之水，以发其汗，因得哕。所以然者，胃中寒冷故也。

辨火逆病脉证

脉浮宜以汗解，用火灸之，邪无从出，因火而盛，病从腰以下，必重而痹，名为火逆也。

形作伤寒，其脉不弦紧而弱，弱者必渴，被火者，必胆语弱者，发热脉浮，解之当汗出愈。

微数之脉，慎不可灸，因火为邪，则为烦逆。追虚逐实，血散脉中，火气虽微，内攻有力，焦骨伤筋，血难复也。

脉浮热甚，反灸之，此为实。实以虚治，因火而动，必咽燥唾血。

太阳病，以火熏之，不得汗，其人必躁，到经不解，必清血，名为火逆。

太阳病二日，反躁反熨其背，而大汗出，大热入胃，胃中水竭，躁烦，必发谵语，得十余日，振栗自下利者，此为欲解也。故其汗从腰以下不得汗，欲小便不得，反呕，欲失溲，足下恶风，大便硬，小便当数，而反不数及不多，大便已，头卓然而痛，其人足心必热，谷气下溜故也。

太阳中风，以火劫发汗，邪风被火热，血气流溢，失其常度，两阳相熏灼，其身发黄。阳盛则欲衄，阴虚则小便难，阴阳俱虚竭，身体则枯燥。但头汗出，剂颈而还，腹满微喘，口干咽烂，或不大便，久则谵语，甚者至哕，手足躁扰，捻衣摸床，小便利者，其人可治。

伤寒脉浮，医以火迫劫之，亡阳，必惊狂，起卧不安者，桂枝去芍药加蜀添牡蛎龙骨救逆汤主之。

太阳伤寒者，加温针必惊也。

火逆下之，因烧针，烦躁者，桂枝甘草龙骨牡蛎汤主之。烧针令其汗，针处被寒，核起而赤者，必发奔豚气，从少腹上冲心者，灸其核上各一壮，与桂枝加桂汤更加桂三两。

辨阳明病脉证

阳明之为病，胃家实也。

此是阳明病提纲。后称阳明病三字，俱有胃家实在内。胃家实，言以手按胃中实硬也。如大陷胸证，按之石硬，即名实热。栀子豉证，按之心下濡，即名虚烦。夫心下俱以濡硬分虚实何独于胃中不以濡硬分虚实乎？注伤寒家皆曰胃家本实，所以病人阳明但此作推原入阳明之故则可。若即作胃家实，正面则本是实而可据之语反成空论，教人无处认证，此大不可也。

问曰：阳明病，外证云何？答曰：身热汗自出，不恶寒反恶热也。

阳明病，或发热，或潮热，总无身不热之阳明。身不热而胃似实，是太阴而非阳明矣。或汗多，或微汗，总无不汗出之阳明，不汗出而胃似实，非兼外证，即属久虚与寒湿，非真阳明病也。夫恶寒，太阳证也。微恶寒不恶热者，犹未离乎太阳也。惟不恶寒反恶热，乃是阳明的证，注伤寒家皆以胃家实为在内之府病，承气汤主治，以身热汗出恶热为在外之经病，桂枝汤主治，不思桂枝汤为恶寒而设，若不恶寒反恶热，如何可用桂枝汤？是经病之说谬也。况以身热汗出不恶寒分作经病，则其所谓府病者，必身不热，汗不出，不恶热反恶寒明矣，而可用承气汤以下之耶。要之，胃家实是在内之证据，本节是在外之证据，须内外俱备，方是真阳明可下证。若一证不具，即非真阳明证，虽非真阳明，而胃实已皆不得不称阳明，称阳明而类叙一处，以便同中审异耳。

问曰：何缘得阳明病？答曰：太阳病，发汗，若下，若利小便，此亡津液，胃中干燥，因明得阳明病之故。由于误治，太阳病亡其津液，即下文太阳阳明也。

问曰：病有得之一日，不发热而恶寒者，何也？答曰：虽得之一日，恶寒将自罢，即自汗出而恶热也。问曰：恶寒何故自罢？答曰：阳明居中，土也，万物所归，无所复传，始虽恶寒，二日自止，此为阳明病也。

此言阳明病不尽由误治，太阳亦有自入者。邪热炽甚，逼汗大出，此证从太阳病发热而渴，不恶寒之温病进来，即下文之正阳阳明也。

问曰：病有太阳阳明，有正阳阳明，有少阳阳明，何谓也？答曰：太阳阳明者，脾约是也。正阳阳明者，胃家实是也。少阳阳明者，发汗利小便已，胃中燥烦实，大便难是也。

此言阳明病不尽由太阳正阳而来，更有误治少阳所致。凡太阳亡津液之阳明，皆称脾约，不独麻仁丸一证已也。盖脾主行津液，胃既燥则脾无津液之可行，故曰约。正阳阳明之胃家实，不因误治而自实也。少阳阳明者，由少阳而入阳明也。止言发汗利小便，而不言吐下者，以吐下少阳或柴胡证未罢，但增悸而惊者，加龙牡主治。或柴胡证已罢，但心下痞者，三泻心主治，皆不入阳明。惟发汗则谵语烦悸，而属胃矣。论中无利小便之禁，岂误利小便？汗与误之，亡津液等，与烦是心烦，乃少阳本来面目，汗利后见此，知自少阳而来，一见不恶寒，即是调胃承气证。少阳亦是阳明来路，喻嘉言认作阳明去路，误矣。

脉阳微而汗出少者为自和也。汗出多者，为太过。阳脉实，因发其汗出多者，亦为太过。太过为阳绝于里，亡津液，大便因硬也。

关前为阳，阳脉微，法当自汗出，但微汗则邪从汗解而津液不伤，此为自和也。若汗多则津液耗矣。阳脉实，法当无汗，但邪在表，自应发汗，然发之太过，则津液亦耗。卫气为阳，人之所知也，津液为阳，人之所未知也。经云：上焦出气，宣五谷味，熏肤，充身，泽毛，若雾露之溉，是谓气。卫气，即津液也，故在外之津液少，则曰无阳，不能作汗。在内亡津液则曰阳绝于里，要之言阳也，即言卫气也，即言津液也。谷食在胃，全赖津液充足，方能滑润下达，若津液一枯，谷食即燥结难下，故阳明非燥不病。然燥者，五气之一，而五气中，风与热亦能致燥。《易》曰：燥万物者，莫熯乎火。又曰：风自火出。此三气，皆因乎天者。若人之致燥有二，汗与小便是也。苟过多，则亦未有不燥者矣。

脉浮而芤，浮为阳，芤为阴，浮芤相搏，胃气生热，其阳则绝。阳明病，发热汗多者，急下之，宜大承气汤。

言阳明证具，不发汗而汗自多者，此温热内入正阳阳明也。燥热炽盛，津液有立竭之虞，故下之宜急。言急者，以见缓，即无无及也。因思下不嫌迟之说，贻误良多矣。

阳明病，脉迟汗出多，微恶寒者，表未解也，可发汗，宜桂枝汤。

言阳明病汗出多者，非尽当急下也。如果急下之，证必不恶寒反恶热矣。今脉迟微恶寒者，此风伤卫之多汗，实由外邪未解，非燥热内炽之多汗也。阳明病，脉浮无汗而喘者，发汗则愈，宜麻黄汤。

言胃家虽实，偏脉浮无汗而喘，仍是风寒两伤营卫，假胃实证也。盖由上焦不通故喘。不通则津液不下，胃因不和而似乎实矣。发汗则表寒一散，胃亦得和，故曰发汗则愈。

发汗不解，腹满痛者，急下之，宜大承气汤。

腹满不减，减不足言，当下之，宜大承气汤。

发汗顶上桂枝麻黄两证来，发汗不解腹满痛当作一句读。腹满痛，若因表邪未解得来，一经发散，则上焦得通，津液得降，腹满痛立解矣。倘汗后不能解，腹满痛，或虽减而不大减，是燥热内盛，不急下之，津液有立竭之虞，故宜大承气。未发汗时，先有腹满痛证，所以编入阳明论中，若是汗后增出，又属厚朴生姜半夏人参证，非阳明承气证矣。

阳明病，本自汗出，医更重发汗，病已差，尚微烦，不了了者，此大便必硬故也。以亡津液，胃中干燥，故令大便硬。当问其小便日几行，若本小便日三四行，今日再行，故知大便不久出。今为小便数少，以津液当还入胃中，故知不久必大便也。

阳明病，自汗出，若发汗，小便自利者，此为津液内竭，虽硬不可攻之，当须自欲大便，宜蜜煎导而通之。若土瓜根及大猪胆汁皆可为导。

趺阳脉，浮而涩，浮则胃气强，涩则小便数，浮涩相搏，大便则难，其脾为约，麻仁丸主之。

趺阳脉在足面上诊。此以上三节论误汗亡津液后，不可轻下。

阳明病，下之，心中懊侬而烦，肠中有燥屎者，可攻。腹微满，初头硬，后必溏，不可攻之。若有燥屎者宜大承气汤。

此总提下后懊侬，有可攻不可攻之别。

大下后，六七日不大便，烦不解，腹满痛者，此有燥屎也。所以然者，本有宿食故也，宜大承气汤。

病人不大便，五六日，绕脐痛，烦燥发作有时者，此有燥屎，故使不大便也。

病人小便不利，大便乍难乍易，时有微热，喘冒不能卧者，有燥屎也，宜大承气汤。

以上三节论有燥屎之据，应上可攻句。小便不利，大便乍难乍易而可攻者，此是变局，宜识之。

阳明病，下之，其外有热，手足温，不结胸，心中懊侬，饥不能食，但头汗出者，栀子豉汤主之。

此应上文下后懊侬之不可攻者。前太阳入阳明，因误汗下利小便三条，今汗下俱已详论，而独不及利小便者，岂以误利小便之亡津液与误汗同，与阳明病不吐不下心烦者，可与调胃承气汤。

此与下节论少阳阳明，不吐不下心烦者，言不因吐而内烦，不因下而虚烦也。此即误汗，少阳属胃证。

伤寒六七日，目中不了了，睛不和，无表里证，大便难，身微热者，此为实也，急下之，宜大承气汤。

此为二字，是遥应少阳阳明纲中语，前云烦实大便难是也。上节专应烦字，此应实与大便难字。称伤寒而不称阳明者，以按胃中不觉实也，故曰无表里证。少阳病，本目眩，误汗后，变为目中不了了，睛不和。少阳病本在半表半里，故误汗后亦无表里证。

病人无表里证，发热七八日，虽脉浮数者，可下之。假令已下，脉数不解，合热则消谷善饥，至六七日不大便者，有瘀血也，宜抵当汤。若脉数不解而下不止，必协热而便脓血也。

无表证，不恶寒也。无里证，以手按胃不实也。承上文言无表里证，更有不同。阳明病，其人喜忘者，必有蓄血，所以然者，本有久瘀血，故令喜忘。屎虽硬，大便反易，其色必黑，宜抵当汤下之。

此瘀血之证据

伤寒，发热，无汗，呕不能食，而反汗出濈然者，是转属阳明也。

此以上三阳明之证治，业已论尽。此以下论不经误治，而转属阳明者，即名并病。此节是并病之提笔，其未并之前，本是风寒两伤营卫之麻黄证，而里有宿食者也。其后发热变为潮热，无汗变为自汗，呕变为不呕，不能食变为能食，是寒邪解散，风气独存，内合宿食，则转属阳明，是并病也。较之正阳阳明而转属差迟，较之太阳阳明又不经误治，然当其方转属之际，未必证证尽变，但认汗出濈濈，即转属之机也。

前三阳明证，或竟自入者，或因误治而入者，其来也速，故治宜急。而此之并病以渐，故病有一分未离太阳者，即不可攻下，故辨证宜细，攻下宜缓。本太阳初得病时，发其汗，汗先出不彻，因转属阳明也。

推原所以转属之故。

二阳并病，太阳初得病时，发其汗，汗先出不彻，因转属阳明。续自微汗出，不恶寒，若太阳病证不罢者，不可下，下之为逆，如此不可发汗。若面色缘缘正赤者，阳气怫郁在表，当解之、熏之。若发汗不彻，不足言，阳气怫郁不得越，当汗不汗，其人躁烦，不知痛处，乍在腹中，乍在四肢，按之不可得，其人短气，但坐，以汗出不彻故也。更发汗则愈，何以知汗出不彻？以脉涩故知也。

承上论发汗不彻与阳气怫郁似同实异，并提，太阳病证不罢者不可下，以起下文。

阳明病面合赤色，不可攻之。发热，色黄，小便不利也。

承上言面赤不可攻，并指出病证，令人知来路去路。此是寒邪外束之湿温证也。麻黄连翘赤小豆汤是其主方，除却恶寒，即是栀子柏皮证，再加腹微满，即是茵陈蒿证。

阳明病，脉迟，虽汗出不恶寒者，其身必重，短气腹满而喘，有潮热者，此外欲解，可攻里也。手足濈然而汗出者，此大便已硬也，大承气汤主之。若汗多微发热恶寒者，外未解也，其热不潮，未可与承气汤。若腹大满不通者，可与小承气汤，微和胃气，勿令大泄下。

此承上文太阳证不罢来言汗出不恶寒，未必就是外解，必须兼有潮热，方是外解，以起下六节。

病人烦热汗出则解。又如疟状，日晡所发热者，属阳明也。脉实者，宜下之。脉浮虚者，宜发汗。下之与大承气汤，发汗宜桂枝汤。

此言潮热之状，又言汗出潮热证具，犹未尽是可攻证，更当参之于脉。阳明病，潮热，大便微硬者，可与大承气汤。不硬者，不与之。若不大便，六七日，恐有燥屎。欲之法，少与小承气汤，汤入腹中，转矢气者，此有燥屎，乃可攻之。若不转矢气者，此但初头硬，后必溏，不可攻之。攻之必胀满，不能食也。欲饮水者，饮水则哕。其后发热者，必大便复硬而少也，以小承气汤和之。不转矢气者，慎不可攻也。

潮热亦有大便未硬者，当先与小承气汤试之。

伤寒哕而腹满，视其前后，知何部不利，利之则愈。

此补上治哕法。前部不利，误下湿温证也，宜栀豉汤。后部不利，早下转属证也，俟大便复硬，后用小承气汤。哕，冷呃也，属冷居多。此曰通利前后，乃变局也。全在腹满上看出。

伤寒，不大便六七日，头痛有热者，与承气汤。其小便清者，知不在里，乃在表也，当须发汗。若头痛者，必衄，宜桂枝汤。

上文言六七日不大便，与小承气汤，观矢气之有无，以验矢之硬否。此言与汤后，观小便之清浊，以验邪之在表在里。

阳明病，发潮热，大便溏，小便自可，胸胁满不去者，小柴胡汤主之。

【临床解读】

马某，男，62岁。2021年12月17日初诊。

主诉：腹胀加重1个月余。

现病史：患者诉确诊肝硬化6年余，于2020年6月确诊肝衰竭。近1个月余，患者诉腹胀加重，烧心，纳一般，排便不规律，大便量少，成形；眠差，易醒，尿频，口苦口干，舌红苔白厚腻，脉细无力，口渴，近三日早饭后低热，畏寒，夜晚退热。2021年12月9日，MRI：①肝右前叶上段异常信号，肝占位治疗后改变可能；②肝硬化脾大，门静脉高压并侧枝循环开放，腹水；③肝脏右肾囊肿可能；④胆囊炎胆囊结石；⑤腹膜后小淋巴结。

处方：柴胡10克，清半夏10克，黄芩10克，太子参10克，茵陈30克，槟榔10克，大腹皮30克，桂枝6克，茯苓30克，炒白术15克，猪苓30克，泽泻15克，川厚朴10克，知母10克，甘草6克。3剂，每日1剂，水煎服。（孙玉信医案）

此言阳明病潮热已见，而大便反不试而自溏，此不可攻明矣。然小便自可，又非小便不利，大便反快之湿温证，且其人胃中既实，而胸胁亦满，此由上焦不通，因致胃气不和，当用小柴胡汤，以通上焦。顾称阳明，而不称少阳者，以按胃甚实而无口苦咽干目眩证也。太阳病中之小柴胡证仿此。

二阳并病，太阳证罢，但发潮热，手足濈濈汗出，大便难而谵语者，下之则愈，宜大承气汤。

此以潮热汗出为太阳证罢，总结上文。提谵语二字，以起下文。

夫实则谵语，虚则郑声。郑声，重语也。

谵语、郑声，本自不同，而易于相混，然与其就一证上分辨难清，不若合他证辨之尤为易见，故论中诸条无郑声字。不论虚实皆称谵语，于亡阳谵语条可见。

汗出谵语者，以有燥屎在胃中，此为风也。须下之，过经乃可下之，下之若早，语言必乱，表虚里实故也。下之则愈，宜大承气汤。

专伤于风则有汗，若兼寒则无汗矣。胃有宿食，则阳明已有病根，外伤风寒，则太阳与阳明俱病矣。其后恶寒渐退，自汗渐出，则寒邪散去，风邪独并阳明，是谓并病。并者，必以渐而并也。故必待六七日方见此证。若胃有宿食，而外感之邪有风无寒，则病起即有汗出，汗出则胃中燥，即发谵语，不待六七日也。然谵语虽见而下之，仍当六日后过太阳之经乃可，否则表虚里实，语不但谵而且乱矣。

阳明病，谵语发潮热，脉滑而疾者，小承气汤主之。因与承气汤一升，腹中转矢气者，更服一升。若不转矢气，勿更与之。明日不大便，脉反微涩者，里虚也，为难治，不可更与承气汤也。

谵语潮热并见，尚有不可攻之证，更当参之于脉。

脉浮而滑，浮为阳，滑为实，阳实相搏，其脉数疾，卫气失度。浮滑之脉数疾，发热汗出者，此为不治。

释上文脉滑而疾之义。

伤寒四五日，脉沉而喘满，沉为在里，而反发其汗，津液越出，大便为难，表虚里实，久则谵语。

伤寒四五日，尚在太阳经中，喘满而脉沉者，当用小承气，微和胃气。

阳明病，其人多汗，以津液外出，胃中燥，大便必硬，硬则谵语，小承气汤主之。若一服谵语止，更莫复服。

以上二节言多汗后谵语，属津液内竭，不可大攻。

前误汗，中有发汗多，若重发汗者，亡其阳，谵语脉短者，死。脉自和者，不死。其不死之法，当从少阴治，用四逆辈，又非承气辈治矣。二证相似，而实相反，故不可不辩，其辩证处全在按胃家实与不实耳。

伤寒若吐若下后，不解，不大便五六日至十余日，日晡发潮热，不恶寒，独语如见鬼状，若剧者，发则不识人，循衣摸床，惕而不安，微喘直视，脉弦者生，涩者死，微者但发热，谵语者，大承气汤主之。若一服利，止后服。

微者较前证稍轻耳，故亦治以大承气汤。

直视谵语喘满者，死。下利者，亦死。

此言谵语之死证。上文直视谵语微喘者，尚生死参半，此则喘而且满，法在必死。

阳明病，下血谵语者，此为热入血室。但头汗出者，刺期门，随其实而泻之。濈然汗出则愈。

期门，足厥阴穴名，在乳下三肋，乳房三指。此承上言谵语下利者，死。下血者，可治。

妇人伤寒，发热，经水适来，昼日明了，暮则谵语，如见鬼状者，此为热入血室。无犯胃气及上二焦，必自愈。

妇人中风，发热恶寒，经水适来，得之七八日，热除而脉迟身凉，胸胁下满，如结胸状，谵语者，此为热入血室也，当刺期门，随其实而泻之。

妇人中风，七八日，续得寒热，发作有时，经水适断者，此为热入血室。其血必结，故使如疟状，发作有时，小柴胡汤主之。

以上四节言热入血室亦有谵语者。

阳明病，若能食，名中风，不能食，名中寒。

言阳明病中风可下，中寒不可下。何以别之？盖能食者风，不能食者寒。应并病提笔中不能食句。

阳明病，不能食，攻其热必哕。所以然者，胃中虚冷故也。以其人本虚，故攻其热必哕。

阳明病，谵语有潮热，反不能食者，胃中必有燥屎五六枚也。若能者，但硬耳，宜大承气汤下之。

能食为中风，可下；不能食为中寒，不可下。此特论不谵语之胃实证耳。若谵语有潮热，明明是胃中燥热，非中寒也，故有燥屎者，反不能食，非大承气攻之不下。若能食者，但硬耳，无燥屎也。

得病二三日，脉弱，无太阳柴胡证，烦躁，心下硬，至四五日，虽能食，以小承气汤，少少与微和之，令少安。至六日，与承气汤一升，若不大便，六七日小便少者，虽不能食，但初头硬，后必溏，未定成硬，攻之必溏，须小便利，屎定硬，乃可攻之，宜大承气汤。

前论过经乃可下，此特申明之。上截言四五日未过太阳经不可下，下截言即过太阳经而小便少者，湿气未除，亦不可攻。拖起下文论小便诸节，盖五气入阳明，惟风燥热三阳邪为可下，略杂寒湿阴邪，即不可下，故不恶寒反恶热，验其寒邪退也。自汗出，小便利，验其湿邪退也，然后可大承气下法，阳明病心下硬满者，不可攻之，攻之利遂不止者，死。利止者，愈。

心下尚在膈上，乃太阳地面，非阳明胃也，是水饮所聚，非停食之所。若误下，寒饮必至，利不止而死。

阳明病，若中寒不能食，小便不利，手足濈然汗出，此欲作痼。必大便初硬后溏，所以然者，以胃中冷，水谷不别故也。

初硬后溏，以病之先后言，非于一便之中分先后也。此无方即下文四逆主治。称阳明，自然诸证悉具，惟汗止在手足而不遍出为异耳。且不能食，而又无谵语潮热，则中寒明矣。小便不利，则湿无出路明矣。所以大便虽硬，其后必溏，必曰痼瘕，假阳明也。

脉浮而迟，表热里寒，下利清谷者，四逆汤主之。若胃中虚寒，不能食者，饮水则哕。

表热里寒者，言外虽发热，而里则有寒也。

阳明病，法多汗，反无汗，其身如虫行皮中状者，此以久虚故也。

阳明病，反无汗，而小便利，二三日呕而咳，手足厥者，必苦头痛。若不咳不呕，手足不厥者，头不痛。

论中咳证，除小青龙、真武、猪苓汤、四逆散、小柴胡汤之外绝少。今言呕而咳，手足厥，头痛诸证，并见似非小柴胡不能主治。以上二节，论阳明病之无汗者，即带出呕字。以下数节论呕，应并病提笔中呕字。

伤寒呕多，虽有阳明证，不可攻之。

此证非由胃中虚寒，即属少阳。

食谷欲呕者，属阳明也，吴茱萸汤主之。得汤反剧者，属上焦也。

吴茱萸汤治胃中虚寒方也。上文久虚条无方，疑即此方主治。得汤反剧，但云属上焦而亦无方治，即是下文小柴胡汤，盖小柴胡通上焦方也。

阳明病，胁下硬满，不大便而呕，舌上白胎者，可与小柴胡汤。上焦得通，津液得下，胃气因和，身濈然而汗出解也。

以上论呕亦是不能食之证。

阳明病，欲食，小便反不利，大便自调，其人骨节疼，翕翕如有热状，奄然发狂，濈然汗出而解者，此水不胜谷气，与汗其并脉紧则愈。

翕翕如有热状，则身不大热也。濈然汗出而解，则前此之明无汗也。外证全不似阳明，而得称阳明病者，以胃家按之实也。然无汗小便不利，水无出路，胃中全是水湿，并非燥实，但胃中既有水湿，自应作利，而大便自调者，以无寒邪故耳。无寒故欲食，欲食则谷气胜，可濈然解矣。

阳明病，欲解时，从申至戌上。

阳明病，无汗，小便不利，心中懊侬者，身必发黄。

无汗，小便不利，湿郁也。心中懊侬，热瘀也。此以下论湿热二气，并入中州。阳明病，发热，汗出，此为热越，不能发黄也。但头汗出，身无汗，剂颈而还，小便不利，渴引水浆者，此为瘀热在里，身必发黄，茵陈蒿汤主之。

申明上文，出方主治。

阳明病，被火，额上微汗出，小便不利者，必发黄。

阳明病，脉迟，食难用饱，饱则微烦，头眩，必小便难，此欲作谷疸。虽下之，腹满如故。所以然者，脉迟故也。

伤寒脉浮而缓，手足自温者，是为系在太阴。太阴当发身黄。若小便自利者，不能发黄，至七八日大便硬者，为阳明病也。

伤寒转系阳明者，其人濈然微汗出也。

阳明太阴俱属土，同主中州，而阴阳不同。阳道实，阴道虚之各异耳。故阴阳五气之偏，犯著中州地面，阳邪病阳，阴邪病阴，各从其类。盖风燥热三气，天之阳也，入中州必犯阳明。寒湿二气，天之阴也，入中州必犯太阴。然人之专感一气者少，而数气并感者多。如湿热二气并感，热为阳邪，入中州则犯阳明。湿为阴邪，入中州则犯太阴，条内称阳明病系在太阴者，即湿热并感证也。其人但头汗出，身无汗，小便不利，湿热内郁，所以发黄，茵陈汤主治。若发热汗出，谓之热越，不能发黄。或汗虽不出，而小便自利者，亦不能发黄。总之，湿热有出路也。其小便自利证，至七八日，或暴烦下利，谓之脾家实，腐秽当去，必自愈。倘腐秽不去，小便日利，则大便渐硬，即为阳明病矣。但系在太阴者，转系阳明，非仅小便利，汗亦当濈然出也。

阳明病，脉浮而紧者，必潮热，发作有时。但浮者，盗汗出也。

此言阳明病，潮热汗出，虽似可下，而脉浮究非可下证也。盖脉浮紧者，必潮热。脉但浮者，必盗汗。此类颇多，不可执定一端，遽认作可下证，以起下文诸节。

伤寒，腹满，谵语，寸口脉浮而紧，此肝乘脾也，名曰纵，刺期门。

伤寒发热，啬啬恶寒，渴欲饮水，其腹必满，自汗出，小便利，其病欲解，此肝乘肺也，名曰横，刺期门。

阳明中风，口苦咽干，腹满微喘，发热恶寒，脉浮而紧。若下之，则腹满，小便难也。

口苦咽干，少阳证也。发热恶寒脉浮而紧，太阳证也。虽称阳明，实未离乎太少，故列之合病之前。此阳邪内伏，风寒外袭，大青龙之类也。

阳明病，脉浮而紧，咽燥口苦，腹满而喘，发热汗出，不恶寒反恶热，身重，若发汗则燥，心愦愦，反谵语。若加烧针，必怵惕，烦躁不得眠。若下之，则胃中空虚，客气动膈，心中懊憹，舌上胎者，栀子豉汤主之。若渴欲饮水，口干舌燥者，白虎加人参汤主之。若脉浮发热，渴欲饮水，小便不利者，猪苓汤主之。

此条当与风温证及三阳合病参看。皆无形之燥热为病，而胃无宿食也，故未经误治之时本是白虎汤主治。不恶寒者，猪苓证；恶寒者，五苓散。

阳明病，汗出多而渴者，不可与猪苓汤，以汗多，胃中燥，猪苓汤复利其小便故也。

阳明病，但头眩，不恶寒，故能食而咳，其人必咽痛。若不咳者，咽不痛。

条内无方，须拟方治。论中咳病凡五，惟真武头眩，柴胡目眩，但云能食则所中阳邪也。真武阳药非宜，而柴胡证又不能食，因思头眩亦聚水之据，拟猪苓主治，爰次猪苓之后。

阳明病，口燥，但欲漱水不欲咽者，此必衄。

脉浮发热，口干鼻燥，能食者，衄。

阳明中风，脉强浮大而短气，腹都满，胁下及心痛，久按之气不通，鼻干不得汗，嗜卧，一身及面目悉黄，小便难，有潮热，时时哕，耳前后肿，刺之小差。外不解，病过十余日，脉续“宜作弦”浮者，与小柴胡汤。脉但浮，无余证者，与麻黄汤。若不尿，腹满加哕者，不治。

太阳“脉浮头项强痛恶寒”与阳明“胃家实”合病者，必自下利，葛根汤主之。太阳与阳明合病，不下利但呕者，葛根加半夏汤主之。太阳与阳明合病，喘而胸满者，不可下，宜麻黄主之。阳明“胃实”少阳“口苦咽干目眩”合病，必下利，其脉不负者，顺也。负者，失也。互相克贼，名为负也。脉滑而数者，有宿食也，当下之，宜大承气汤。

论中论脉止以关前后分阴阳，从不以左右分脏腑。今云互相克贼名曰负，则不得不以左右分配也。盖少阳脉本强细而反见于右关阳明部位，阳明脉本缓大而反见于左关少阳部位，所谓互相克贼也。部位本出《素》《难》，仲景自叙云：撰论用《素》《难》，自揣此说，不大背谬也。

三阳合病，脉浮大，上关上，但欲眠睡，目合则汗。

上关上，寸脉也。

三阳合病，腹满身重，难以转侧，口不仁而面垢，谵语遗尿，发汗则谵语，下之则额上汗出，手足厥冷。若自汗出者，白虎汤主之。

辨少阳病脉证

少阳之为病，口苦，咽干，目眩也。

此是少阳提纲。

伤寒五六日，中风，往来寒热，胸胁苦满，默默不欲饮食，心烦喜呕，或胸中烦而不呕，或渴，或腹中痛，或胁下痞硬，或心下悸，小便不利，或不渴，身有微热，或咳者，小柴胡汤主之。

少阳属火，纯寒纯湿，阴邪不能侵犯，惟兼阳邪，乃能犯之，故伤寒必待五六日后，寒邪微解，方见此证。若中风，则不杂阴邪，故可直中，不待五六日也。是证内挟水气与小青龙同，惟邪在太少之各异耳。伤寒中风，有柴胡证，但见一证便是，不必悉具。但见一证便是，指或字以上诸证言。

血弱气尽，腠理开，邪气因入，与正气相搏，结于胁下，正邪分争，往来寒热，休作有时，默默不欲饮食，脏腑相连，其痛必下，邪高痛下，故使呕也，小柴胡汤主之。此言病因脏腑相连，其痛必下，明指肝胆言。

伤寒阳脉涩，阴脉弦，法当腹中急痛，先与小建中汤。不差，与小柴胡汤主之。提纲中不言脉，此曰阳脉涩，阴脉弦，后曰脉弦细，又曰脉沉细，脉沉紧。合数条体认，少阳之脉自得，先与小建中汤者，恐邪未尽传少阳也。

本太阳病不解，传入少阳者，胁下硬满，干呕不能食，往来寒热，尚未吐下，脉沉紧者，与小柴胡汤。服柴胡汤已，渴者属阳明也，依法治之。

脉沉紧不细，从太阳转入少阳，未经吐下，故得此脉。既见柴胡证，自然用柴胡汤和解。然脉沉紧不细，非少阳本脉，既可转入少阳，即可转入阳明。若服柴胡汤已，渴者又属阳明，不可泥于柴胡之治。二节本是一条，不可拆开。若止云服柴胡汤而渴者，未必即是阳明，不见柴胡汤，去半夏加瓜蒌根倍人参一方亦治渴也。

伤寒脉弦细，头痛有热者，属少阳。少阳不可发汗，发汗则谵语，此属胃。胃和则愈，胃不和则烦而悸。

脉弦细极似少阴然，考《内经》少阴之脉，不上头，故以头痛认少阳也。

少阳中风，两耳无所闻，目赤，胸中满而烦者，不可吐下，吐下则悸而惊。

此二节论少阳之禁。

若已吐下、发汗、温针，谵语者，柴胡证罢，此为坏病，知犯何逆，依法治之。

此为坏病句，已递入治误条。

凡柴胡汤病证而下之，若柴胡证未罢者，复与柴胡汤，必蒸蒸而振，却发热汗出而解。

复与柴胡汤，下文柴胡桂姜汤、柴胡龙牡汤皆是，不必小柴胡也。

少阳病，欲解时。从寅至辰上。

伤寒五六日，已发汗而复下之，胸胁满微结，小便不利，渴而不呕，但头汗出，往来寒热，心烦者，此为未解也，柴胡桂枝干姜汤主之。

胸满微结，大似结胸。小便不利，渴而不呕，大似五苓。全不见柴胡证，惟头汗，心烦，往来寒热，为柴胡证之未罢者也。

伤寒八九日，下之胸满烦惊，小便不利，谵语，一身尽重，不可转侧者，柴胡加龙骨牡蛎汤主之。

【临床解读】

王某，男，31岁。2021年11月1日初诊。

主诉：遗精10年余。

现病史：患者一个月遗精2~3次，纳呆食少，无食欲，口中和，手脚发凉，平素畏寒怕冷，恶食寒凉，咽中有痰，小便调，大便成形，日一次，体重97斤，眠多梦，舌质淡红，苔白腻，脉弦细。

处方：柴胡10克，桂枝10克，太子参10克，黄芩10克，清半夏10克，茯苓30克，炒白芍10克，生龙骨20克，生牡蛎20克，百合20克，地黄15克，知母10克，甘草6克，生姜3片，大枣3枚为引。10剂，每日1剂，水煎服。（孙玉信医案）

此误下少阳，伤其枢机者。惟胸满烦三字见，少阳证未罢。

得病六七日，脉迟浮弱，恶风寒，手足温，医二三下之，不能食而胁下满痛，面目及身黄，颈项强，小便难者，与柴胡汤，后必下重。本渴而饮水呕者，柴胡汤不中与也，食谷者哕。

此湿热证系在太阴，而貌似少阳者。其系在太阴证据，未下时于脉迟上见，既下后于身黄上见，其貌似少阳，处在胁下满痛一证，恐人误认少阳，故辨之。

太阳少阳并病，心下硬，颈项强而眩者，当刺大椎、肺俞、肝俞，慎勿下之。

肺俞在大椎下第三节，肝俞第五节去中行一寸半足太阳经穴。

太阳少阳并病，而反下之成结胸，心下硬，下利不止，水浆不入，其人烦心，结胸者，项亦强，如柔痉状，下之则和，宜大陷胸丸。

太阳与少阳并病，头项强痛，或眩冒，时如结胸，心下痞硬者，当刺大椎第一间肺俞、肝俞，慎不可发汗。发汗则谵语，脉弦五六日，谵语不止，刺期门。

太阳与少阳合病，自下利者，与黄芩汤。若呕者，黄芩加半夏汤主之。

辨太阴病脉证

太阴之为病，腹满而吐，食不下，自利益甚，时腹自痛。若下之，必胸下结硬。

太阴阳明，俱属土，同主中州，病则先形诸腹。阳明为阳土，阳道实，故病则胃家实而非满也。太阴为阴土，阴道虚，故病则腹满而不能实也。凡风燥热三阳邪犯阳明，寒与湿二阴邪犯太阴。阳邪犯阳，则能食而不呕；阴邪犯阴，则不能食而吐。阳邪犯阳，则不大便；阴邪犯阴，则自利证俱。相反可认。若误下则胃中空虚，客气动膈，在阳邪则懊侬而烦，在阴邪则胸下结硬，倘再误攻，必至利不止而死。此太阴病之提纲也。后称太阴病，俱指腹满言。

自利不渴者，属太阴，以其脏有寒故也。当温之，宜服四逆辈。

自利者，不因下而利也。凡利，津液下注，外证多渴，其不渴者，属太阴之寒病也。上节无方，此出方治，以不渴两字认太阴。此是辨寒热利之金针，常须识此，勿令误也。

太阴中风，四肢烦疼，脉阳微阴涩而长者，为欲愈。

凡阴邪病阴，或四肢烦疼，或身体疼痛，俱为有表证，即风邪也。既称太阴病，无有不伤寒湿者，略兼风邪，即名太阴中风。若止感风而无寒湿，未有不发热者，并不入太阴也。其欲愈之征，全在脉长上见，以长则气治也。至若阳微阴涩，仍是太阴病脉耳。

太阴病欲解时，从亥至丑上。

太阴病，脉浮者，可发汗，宜桂枝汤。

脉浮表邪不少也。虽见腹满，仍宜汗解。

下利腹胀满身体疼痛者，先温其里，乃攻其表。温里，宜四逆汤；攻表，宜桂枝汤。表里不解，有先里后表法。

本太阳病，医反下之，因而腹满时痛者，属太阴也，桂枝加芍药汤主之。大实痛者，桂枝加大黄汤主之。

此但腹满时痛，而无吐利证，且本非太阴病，从误下太阳得来，故可加芍药加大黄，否则温之犹恐未效，而可寒之乎？

太阴为病，脉弱，其人续自便利，设当行大黄芍药者，宜减之，以其人胃气弱易动故也。

此言人平素本有太阴病，虽感热邪，当行大黄芍药者，宜减，用恐动脾气也。太阴为病若何？其脉则弱，其病则续自便利也。即此可以见太阴病之本脉。

辨少阴病脉证

少阴之为病，脉微细，但欲寐也。

微，薄也，属阳。虚，细小也，属阴。虚但欲寐者，卫气行于阴而不能行于阳也。此是少阴病之提纲。凡称少阴病，必见但欲寐之证。据而其脉或微或细，见一即是，不必并见。少阴肾脉也，真阴真阳寓焉。阳虚则易受寒，阴虚则易中热，第阳即虚矣。而复受寒则微阳有立亡之势，阴既虚矣，而复伤热则微阴有立竭之虞，故辨证即明治不宜缓。微字作薄字解。熟读全论自明，不必泥于儒家训诂。

少阴病，始得之，反发热，脉沉者，麻黄附子细辛汤主之。少阴病者，但欲寐也。此条虽属阳虚受寒而始得之，时脉尚沉，而未微也，故可发汗。若脉即微，则不可发汗矣。少阴病，不发热者居多，故曰反发热，肾中真阳先亏，失于捍御，故邪得以犯之。然寒邪虽能犯少阴，终属天气，必由外而入，故少阴病始得之，未入于里者，尚可护其阳而散之。

少阴病，得之二三日，麻黄附子甘草汤微发汗，以二三日无里证，故微发汗也。里证见于病者，吐利烦躁是也。见于脉者，沉细数是也。二三日较始得之时日期已深，故虽发热无里证者，亦当去细辛之辛烈，加甘草以保中。

少阴病，脉细沉数，病为在里，不可发汗。

脉细属阴虚，沉为在里，数则为热，此阴虚而热邪入里也。

少阴病，得之二三日以上，心中烦，不得卧，黄连阿胶汤主之。

上节有脉而无证治，此详言证治。

少阴病，但厥，无汗而强发之，必动其血。未知从何道出，或从口鼻，或从目出，是名下厥上竭，为难治。

此言误汗而成难治之证。

少阴病，脉微，不可发汗，亡阳故也。阳已虚，尺脉弱涩者，复不可下之。

读此见前条之可发汗者，脉但沉而不微也。

少阴中风，脉阳微阴浮，为欲愈。

凡阳邪所病，俱称中风，三阴经病，惟感阳邪者，可自愈。

少阴负趺阳者，为顺也。

少阴，太溪脉也，在足内踝之下。趺阳，阳明脉也，在足而上。少阴病，则太溪脉自当小于趺阳，为顺也。

少阴病欲解时，从子至寅上。

少阴病，身体痛，手足寒，骨节疼，脉沉者，附子汤主之。

手足寒者，手指寒至腕，足指寒至踝，不遍四体也。阴阳之气不相顺接使然。盖手三阴脉终于手指，手三阳脉起于手指，足三阳脉终于足指，足三阴脉起于足指。可见，手足乃阴阳交接之所，苟阴阳之气不相顺接，则手足便为寒冷，然有阳结阴结之异。少阳论云：伤寒五六日，头汗出，微恶寒，手足冷，脉细者，此为阳微结，是阳不与阴顺接也。病在阳，头有汗出，可据本条。阴不与阳顺接，病在阴，头无汗出可据。其病由阳气虚而微感寒湿，其感寒之证据在身体痛，感湿之证据在骨节疼，所以主治方中用参附芍，以补阳退寒，用苓术以除湿。

少阴病，得之一二日，口中和，其背恶寒者，当灸之，附子汤主之。

承上文言附子汤不可妄用。如背为阳，阳部恶寒，阳虚明矣。然人参白虎亦有背恶寒证，惟口中燥渴为异耳。故必口中和者，乃可用附子汤。

少阴病，得之二三日，口燥咽干者，急下之，宜大承气汤。此非真少阴也，以其证见但欲寐，故不得不称少阴，亦不得不合辨。言但欲寐证有极寒极热之邪在里为患，倘未形诸外者，当于口中和与燥辨之，尤为易见，此条热邪内炽，津液有立竭之势，下之宜急，与上节针锋相对。

少阴病，二三日，咽痛者，可与甘草汤；不差者，与桔梗汤。

少阴病，咽痛，半夏散及汤主之。

少阴病，咽中伤，生疮不能语言，声不出者，苦酒汤主之。误汗条云：亡阳属少阴，法当咽痛而复吐利，可知咽痛不独阴虚证方有，而阳虚证更多。盖阳气既虚，则津液凝聚不化，随经壅塞于上，故咽为之痛也。

少阴病，下利，咽痛，胸满，心烦者，猪肤汤主之。

胸在膈上，乃清阳地面，此处满闷皆属痰饮闭塞清道，亦瓜蒂证之类。清道一闭，必有咽痛心烦等病，其不用瓜蒂吐法，而用猪肤滑润法者，以下焦更有病故耳。肤，注疏作革外，薄皮。但此非滑润之物，细察肤字形，象在皮里肉外，用者审之。

少阴病，饮食入口则吐，心中温温欲吐，复不能吐，始得之，手足寒，脉弦迟者，此胸中实，不可下也，当吐之。若膈上有寒饮，干呕者，不可吐也，急温之，宜四逆汤。论干呕所因不同，有津液凝聚而成痰者，所谓胸中实，此可吐不可下也。有阳虚不能蒸化水饮，聚于膈上，所谓膈上寒饮者，此可温不可吐也。然胸实之脉弦迟，而寒饮之脉非弦迟也。然则脉象何如，可用急温耶？

少阴病，脉沉者，急温之，宜四逆汤。

此补上寒饮之脉也。两节若分置两处，则上节有缺文，而本条不承干呕来，则脉沉亦未必即是急温证。

病人手足厥冷，脉乍紧者，邪结在胸中，心中满而烦，饥不能食者，病在胸中，当须吐之，宜瓜蒂散。

详言胸实脉证，出方主治。

少阴病二三日，至四五日，腹满，小便不利，下利不止，便脓血者，桃花汤主之。数条相似，认证处在便脓血。

少阴病二三日不已，至四五日，腹痛，小便不利，四肢沉重疼痛，自下利者，此为有水气，其人或咳，或小便利，或下利，或呕者，真武汤主之。

数条相似，异处在四肢沉重疼痛。

少阴病，四逆，其人或咳，或悸，或小便不利，或腹中痛，或泄利下重者，四逆散主之。

数条相似，异处在四逆，泄利下重。

少阴病，咳而下利，谵语者，被火气劫故也。小便必难，以强责少阴汗也。数条相似，此惟谵语为异。然厥阴中亦有下利谵语，须认定但欲寐三字，方是此证。

少阴病，下利六七日，咳而呕渴，心烦不得眠者，猪苓汤主之。

数条相似，此惟口渴为异。是先伤水，暑热后伤饮，故较黄连阿胶汤证多一下利。

少阴病，欲吐，不吐心烦，但欲寐，五六日自利而渴者，属少阴也。虚故引水自救。若小便色白者，少阴病形悉具。小便白者，以下焦虚有寒，不能制水，故令色白也。

此与上猪苓证极相似，一热一寒，反掌生杀，当于小便之白不白上辨。

少阴病下利，白通汤主之。

此即上条之方也。

少阴病下利脉微者，与白通汤。利不止，厥逆无脉，干呕烦者，白通加猪胆汁汤主之。服汤脉暴出者，死。微续者，生。

读此方知饮水自救，是死生参半之证。

少阴病六七日，息高者死。

少阴病，下利止而头眩，时时自冒者，死。

脏腑不运，故利止。微阳上脱，故头眩。

少阴病，下利，若利自止恶寒而蜷卧，手足温者，可治。

脾主四肢，手足温者，中州之阳有来复之机，所以利自止。然真阳未能遽复，必借温药以复之，故曰可治。治之之法，不外四逆辈。

少阴病，恶寒身蜷而利，手足逆冷者，不治。

少阴病，四逆，恶寒而身蜷，脉不至，不烦而燥者，死。

烦，乃心烦。躁，是身躁。烦者阴邪内盛，孤阳有不得自安之意。不烦而躁者，孤阳已拒于外，在内绝无阳气也，即不下利亦死。

少阴病，恶寒而蜷，时自烦，欲去衣被者，可治。

微阳尚存，故可治。

少阴病，下利清谷，里寒外热，手足厥逆，脉微欲绝，身反不恶寒，其人面赤色，或腹痛，或干呕，或咽痛，或利止脉不出者，通脉四逆汤主之。其脉即出者愈。

下利完谷不化，则里寒明矣。而外反发热，谓之里寒外热，手足虽冷，身反不恶寒，是阴盛格阳于外也。然阳气虽格于外，尚在躯壳之间，未曾散失，逐退阴邪，阳气立返，脉亦当即出，故曰其脉即出者，愈。至若白通证，身不发热，则阳气内外俱微，服药后，令阴渐退，阳渐复，则脉亦当渐出。若暴出则微阳外散矣。故曰暴出者死，微续者生。两论不同，各有意义。

下利清谷，里寒外热，汗出而厥者，通脉四逆汤主之。

上条不言汗出，此多一汗出证，大抵见少阴病下利清谷，里寒外热，手足厥逆者，无论有汗无汗，均宜通脉四逆主治。外有甘草泻心一证，亦完谷不化，与此相似，然有心下痞硬，干呕心烦可据。

少阴病，自利清水，色纯青，心下必痛，口干燥，急下之，宜大承气汤。

火性急速，迫水下行，利中之独异者。

少阴病，六七日，腹胀不大便者，急下之，宜大承气汤。

论急下证类叙及之。

少阴病，下利脉微涩，呕而汗出，必数更衣，反少者，当温其上灸之。

此阳气下陷证也。温上，灸百会也。扁鹊灸虢太子之五会穴，即此在头顶陷中，取《内经》下者兴之之义。

少阴病，脉微细沉，但欲卧，汗出不烦，自欲吐，至五六日，自利复烦燥，不得卧寐者，死。

少阴病，脉紧至七八日，自下利，脉暴微，手足反温，脉紧反去者，为欲解也。虽烦下利，必自愈。

其自愈处未下利时，全在脉紧上看出，既下利后，全在手足反温上看出。其下利之故，与脾家实腐秽当去条同。

少阴病，吐利躁烦，四逆者，死。

少阴病，吐利，手足厥冷，烦躁欲死者，吴茱萸汤主之。

两条证同而一死一可治者，全在四逆与手足冷上分出。盖手指至肩，足指至髀枢名四肢。四逆者，四肢尽冷也。手指至腕，足至踝，名手足。手足冷者，冷止在手足也。轻重固自有分，然何至死生各异？不敢强解。

少阴病，吐利，手足不逆冷，反发热者，不死。脉不知者，灸少阴七壮。

手足不逆冷，较手足逆冷尤轻。即吐利，脉不至者，亦不须通脉汤，但灸少阴可愈。

少阴病，八九日，一身手足尽热者，以热在膀胱，必便血也。

上言手足不逆冷者可治，因论及一身手足尽热者。少阴论中无便血方，非缺文也，其曰热在膀胱，已指出病根，不必另议，方治不见。太阳论中云：

热结膀胱，血自下，下者愈，早有桃核承气汤主治，不必再说，论中尽有此遥递法。

少阴病下利，便脓血者桃花汤主之。

桃花汤凡两见，前条有腹满小便不利证，故与腹痛小便不利并录此，不言腹满，止言下利，便脓血，故次于便血后。

少阴病下利便脓血者，可刺。

辨厥阴病脉证

厥阴之为病消渴，气上撞心，心中疼热，饥而不欲食，食则吐蛔。下之，利不止。

此厥阴病之提纲也。然消渴，气上撞心，心中疼热，饥不欲食，食则吐蛔之外，更有厥热往来，或呕，或利等证，犹之阳明病胃家实之外，更有身热汗出不恶寒反恶热等证。故阳明病必须内外证合见，乃是真阳明。厥阴病亦必内外证合，见乃是真厥阴。其余或厥或利或呕，而内无气上撞心，心中疼热等证，皆似厥阴而实非厥阴也。

伤寒一二日，至四五日而厥者，必发热。前热者后必厥，厥深者热亦深，厥微者热亦微。厥应下之，而发汗者，必口伤烂赤。

此正邪分争，一大往来寒热病也。厥深热亦深，厥微热亦微，犹言寒重则发热亦重，寒轻则发热亦轻论，其常理也。其有不然者，可以决病之进退矣。故下文即论厥少热多，厥多热少，不知注伤寒者，皆以热字作伏热解，遂令厥阴病有热无寒矣。不思乌梅丸是厥阴主方，如果有热无寒，何以方中任用姜附桂辛椒大辛热耶？盖厥阴为三阴之尽病及此者，必阴阳错杂，况厥阴肝木于卦为震，一阳居二阴之下，是其本象，病则阳泛于上，阴伏于下，而下寒上热之证作矣。其病脏寒，蛔上入膈，是下寒之证据也。消渴，心中疼热，是上热之证据也。况厥者，逆也，下气逆上，即是孤阳上泛，其病多升少降。凡吐蛔，气上撞心，皆是过升之病，治宜下降，其逆上之阳，取《内经》高者抑之之义，其下之之法，非必硝黄攻克实热，方为下剂，即乌梅丸一方，下法已具，方中毋黄连乌梅黄柏苦酸咸，纯阴为下降，即附子直达命门，亦莫非下降药也，下之而阳伏于下，则阴阳之气顺而厥可愈矣。倘误认厥为外寒所束，而反发其汗，则心中疼热之阳尽升于上而口伤烂赤矣。以表药多升，而厥阴之脉环唇内也。

伤寒病，厥五日，热亦五日，设六日当复厥不厥者，自愈。厥终不过五日，以热五日故知自愈。

伤寒，发热四日，厥反三日，复热四日，厥少热多，其病当愈。四日至七日热不除者，其后必便脓血。

伤寒厥四日，热反三日，复厥五日，其病为进，寒多热少，阳气退，故为进也。

伤寒始发热六日，厥反九日而利，凡厥利者，当不能食，今反能食者，恐为除中。食已索饼，不发热者，知胃气尚在，必愈。恐暴热来，出而复去也。后三日，脉之，其热续在者，期之旦日，夜半愈。所以然者，本发热六日，厥反九日，复发热三日，并前六日，亦为九日，与厥相应，故期之旦日夜半愈。后三日脉之，而脉数其热不罢者，此为热气有余，必发痈脓也。

除中者，中气除也。喻嘉言谓之胃阳发露。凡厥利当不能食，忽然能食，暴热一来，其阳即散，立毙之候也。

伤寒脉迟，至六七日而反与黄芩汤彻其热，脉迟为寒，今与黄芩汤复除其热，腹中应冷，当不能食，今反能食此名除中，必死。

此原除中病因。

伤寒先厥后发热而利者，必自止，见厥复利。

此论其常理。

伤寒，先厥后发热，下利必自止，而反汗出，咽中痛者，其喉为痹。发热无汗而利，必自止。若不止，必便脓血。便脓血者，其喉不痹。

此论其变态阳气过亢上升下降之证。

伤寒脉微而厥，至七八日肤冷，其人躁无暂安时者，此为脏厥，非蛔厥也。蛔厥者，其人当吐蛔。令病者静而复时烦，此为脏寒，蛔上入膈，故烦。须臾复止，得食而呕又烦者，蛔闻食臭出，其人当自吐蛔。蛔厥者，乌梅丸主之。又主久利。

蛔厥证中下二焦俱寒，膈上独热，治当下其逆上之阳，此厥阴之正病也。节首脉微脏厥，与少阴有阴无阳之死证同。

厥阴中风，脉微浮为欲愈，不浮为未愈。

提纲中不言脉，读此可知厥阴脉本沉也。又读上条脉微为脏厥，可知厥阴不甚微也。

厥阴病，欲解时，从丑至卯上。

厥有病渴，欲饮水者，少少与之愈。

凡厥者，阴阳气不相顺接便为厥。厥者，手足逆冷是也。

此推开说凡阴阳气不相顺接便为手足逆冷，故手足冷他证尚未必即是厥阴病，以起下诸条。

伤寒脉促，手足厥逆者，可灸之。

伤寒六七日，脉微，手足厥冷，烦躁，灸厥阴不还者，死。

灸厥阴脉起处，足大指丛毛之际。

伤寒脉滑而厥者，里有热也，白虎汤主之。

白虎证兼有消渴却与厥阴病相似，惟脉滑并无气上撞心，心中疼为异耳。此已下数，俱非厥阴正病，因论手足厥冷，故类叙及之，以便同中审异耳。后呕论与下利仿此。阳明论中非阳明而仍称阳明者，以皆有胃实证也，使人就胃实中分别。厥阴论中非厥阴，即不称厥阴而止称伤寒者，以无气上撞心，心中疼热等证故也。

伤寒厥而心下悸者，宜先治水，当服茯苓甘草汤，却治其厥。不尔，水渍入胃，必作利也。

诸四逆厥者，不可下之，虚家亦然。

下，攻下也。虚家亦然者，言虚家亦令四逆厥也。起下三节。

伤寒五六日，不结胸，腹濡脉虚复厥者，不可下，此为亡血，下之死。

病者手足厥冷，言我不结胸，小腹满，按之痛者，此冷结在膀胱关元也。

论厥而两言不结胸者，以少阴论中有。病人手足厥冷，脉乍紧者，邪结在胸中一条，少阴论中手足冷者颇多，皆不论独取。未经论者论之，其白虎证虽经论过，但前止云背恶寒而未及手足冷，故复论之。

手足厥寒，脉细欲绝者，当归四逆汤主之。若其人内有久寒者，当归四逆加吴茱萸生姜汤主之。

上方治腹濡脉虚证，下方治冷结在膀胱关元证。叔和释脉云：细极谓之微，则此之脉细欲绝，即与微脉混矣。不知微者，薄也，属阳气虚。细者，小也，属阴血虚。薄者，未必小；小者，未必薄也。盖营行脉中，阴血虚则实，其中者少，脉故小。卫行脉外，阳气虚则约乎外者怯，脉故薄。况前人用微字多取薄字意，试问微云淡河汉薄乎？细乎？故少阴论中脉微欲绝，用通脉四逆主治，回阳之剂也。两脉阴阳各异，岂堪混释！

伤寒热少厥微，指头寒，默默不欲食，烦躁数日，小便利，色白者，此热除也。欲得食，其病为愈。若厥而便呕，胸胁烦满者，其后必便血。

呕而发热者，小柴胡汤主之。

此即治上热未除之证。

呕而脉弱，小便复利，身有微热，见厥者，难治，四逆汤主之。

缓弱之脉，多属太阴，非湿即寒。今小便利，非湿也，呕而厥寒也，故用四逆。干呕，吐涎沫，头痛者，吴茱萸汤主之。

阳明论二三日呕而咳，手足厥者，必苦头痛。若不咳不呕手足不厥者，头不痛，亦用吴茱萸汤。今云头痛则呕，与咳在所必有。

呕家有痈脓者，不可治呕，脓尽自愈。

伤寒发热，下利厥逆躁，不得卧者，死。

伤寒发热，下利至甚，咳不止者，死。

二节论下利发热之死证。

下利脉沉弦者，下重也。脉大者，为未止。脉微弱数者，为欲自止，虽发热，不死。

此总论下利之脉。喻嘉言执此发热不死句，以为与《内经》下利身热则死相反，因谓此之下利，非《内经》之下利，创制逆流挽舟伪法，夭枉后人。不思仲景何尝不言下利发热者死？上文已两言之矣。独是见此微弱数之脉，虽发热不死耳。跟定上文，发热者死来，虽字故有著落。若照喻嘉言讲，虽字全无着落。

下利有微热而渴，脉弱者，令自愈。

下利脉数，有微热，汗出，令自愈。设复紧，为未解。

下利脉数而渴者，令自愈。设不差，必清脓血，以有热故也。

指出便脓血之病根，以便施治。其治热利之方，即白头翁汤也。便脓血不同少阴病，便脓血桃花汤主治。此之便脓血，白头翁汤主治。认证处全在欲寐不欲寐上辨。

下利，寸脉反浮数，尺中自涩者，必清脓血。

下利欲饮水者，以有热故也，白头翁汤主之。

水，冷水也。欲饮水，较渴更甚。

热利下重者，白头翁汤主之。

热利者，或便脓血，或未便脓血而已。见脉数，渴欲饮水等证也。下重，少阴四逆散证，亦泄利下重。然既称阴，必有但欲寐可认。

下利谵语者，有燥屎也，宜小承气汤。

下利脉沉而迟，其人面少赤，身有微热，下利清谷者，必郁冒，汗出而解。病人必微厥，所以然者，其面戴阳，下虚故也。

下利后脉绝，手足厥冷，晬时脉还，手足温者，生。脉不还者，死。

下利手足厥冷，无脉者，灸之。不过若脉不还反微喘者，死。

伤寒下利，日十余行，脉反实者，死。

平 脉 法

脉法一篇，方喻二家以为非，仲景旧制，而程郊倩独尊信不疑，抑何识见之迥异耶？良以是篇原非出自一手故也。尝读仲景原叙，知是论引用有平脉辨证一书，想撰论时所引用者，采布六经，其所不引用者，不忍弃置，附于论末，仍名平脉法。后被俗医附会，所以间杂鄙俚，而叔和较订时，又将太阳中无六经字面及无方治数条并入，所以愈增错乱。今将太阳中所不可缺者补入太阳，其二脉法仍全录不遗，以备查考。至若并入处，附会处，非敢臆断，谨于各条下注明证据，与同志商之。

问曰：脉有三部，阴阳相乘，营卫血气，在人体躬。呼吸出入，上下于中，因息游布，津液流通。随时动作，效象形容，春弦秋浮，冬沉夏洪。察色观脉，大小不同，一时之间，变无经常。尺寸参差，或短或长，上下乖错，或存或亡。病辄改易，进退低昂，心迷意惑，动失纪纲。愿为具陈，令得分明。师曰：子之所问，道之根源。脉有三部，尺寸及关，营卫流行，不失衡铨。肾沉心洪，肺浮肝弦，此是经常，不失铢分。出入升降，漏刻周旋，水下百刻，一周循环。当复寸口，虚实见焉，变化相乘，阴阳相干。风则浮虚，寒则牢坚，沉潜水蓄，支饮急弦，动则为痛，数则热烦。设有不应，知变所缘。三部不同，病各异端。太过可怪，不及亦然。邪不空见，中必有奸，审察表里，三焦别焉。知其所舍，消息诊看，料度腑脏，独见若神。为子条记，传与后人。师曰：呼吸者，脉之头也。

初持脉，来疾去迟，此出疾入迟，名曰内虚外实也。初持脉，来迟去疾，此出迟入疾，名曰内实外虚也。

问曰：上工望而知之，中工问而知之，下工脉而知之，愿闻其说。师曰：病家人请云，病人苦发热，身体疼，病人自卧，师到诊其脉，沉而迟者，知其差也。何以知之？表有病者，脉当浮大，今脉反沉迟，故知其愈也。假令病人云腹内卒痛，病人自坐，师到脉之，浮而大者，知其差也。何以知之？里有病者，脉当沉而细，今脉浮大，故知愈也。

按太阳病，发热头痛，脉反沉，此用四逆汤之重证，岂可妄言愈乎？此以下阳节定属粗工附会。

师曰：病家人来请云，病人发热烦极。明日师到，病人向壁卧，此热已去也。设令脉不和，处言已愈。

设令向壁卧，闻师到不惊起而盼视，若三言三止，脉之咽唾者，此诈病也。设令脉自和，处言汝病太重，当须服吐下药，针灸数百处。

师持脉，病人欠者，无病也。脉之呻者，病也。言迟者，风也。摇头言者，里痛也。行迟者，表强也。坐而伏者，短气也。坐而下一脚者，腰痛也。里实护腹，如怀卵物者，心痛也。

上工望而知之者，望其明堂、关庭、蕃蔽等部位，现何色则知何邪何脏之病，以便施治。如本论之脸内际黄者，知为欲解是也。若第云知病而究不知所以病，将何以施治，岂得谓之上工也哉？

师曰：伏气之病，以意候之，今月之内，欲有伏气。假令旧有伏气，当须脉之，若脉微弱者，当喉中痛，似伤，非喉痹也。病人云：实喉中痛。虽尔，今复欲下利。问曰：人病恐怖者，其脉何状？师曰：脉行如循丝累累然，其面白脱色也。

人不饮，其脉何状？师曰：脉自涩，唇干燥也。

人愧者，其脉何类，脉浮而面色乍白乍赤。

问曰：病有灾怪，何谓也？师曰：假令人病，脉得太阳与形证相应，因为作汤，比还送汤，如食顷，病人乃大吐下利腹中痛。师曰：我前来不见此证，今乃变异，是名灾怪。问曰：何缘作此吐利？答曰：或有旧时服药，今乃发作，故为灾怪耳。

以上九节俱是江河诀断，非仲景语。

问曰：经说脉有三菽六菽重者，何谓也？师曰：脉人以指按之，如以三菽之重者，肺气也；如六菽之重者，心气也；如九菽之重者，脾气也；如十二菽之重者，肝气也；按之至骨者，肾气也。假令下利，寸口、关上、尺中，悉不见脉，然尺中时一小见，脉再举头者，肾气也；若见损脉来至，为难治。

问曰：东方肝脉，其形何似？师曰：肝者，木也，名厥阴，其脉微弦濡弱而长，是肝脉也。肝病自得濡弱者，愈也。假令得纯弦脉者，死。何以知之？以其脉如弦直，此是肝脏伤，故知死也。

南方心脉，其形何似？师曰：心者，火也，名少阴，其脉洪大而长，是心脉也。心病自得洪大者，愈也。假令脉来微去大，故名反，病在里也。脉来头小本大，故名覆，病在表也。上微头小者，则汗出。下微本大者，则为关格不通，不得尿；头无汗者，可治，有汗者死。

西方肺脉，其形何似？师曰：肺者，金也，名太阴，其脉毛浮也。肺病自得此脉，若得缓迟者，皆愈。若得数者则剧。何以知之？数者，南方火，火克西方金，法当痈肿，为难治也。问曰：二月得毛浮脉，何以处言至秋当死？师曰：二月之时，脉当濡弱，反得毛浮者，故知至秋死。二月肝用事，肝属木，脉应濡弱，反得毛浮者，是肺脉也。肺属金，金来克，木故知至秋死。他皆仿此。

师曰：脉肥人责浮，瘦人责沉。肥人当沉，今反浮，瘦人当浮，今反沉，故责之。

师曰：寸脉下不至关，为阳绝；尺脉上不至关，为阴绝，此皆不治，决死也。若计其余命生死之期，期以月节克之也。

师曰：脉病人不病，名曰行尸，以无王气，卒眩仆不识人者，短命则死。人病脉不病，名曰内虚，以无谷神，虽困无苦。

以上七节，议论虽不出《素》《难》，但笔气与仲景迥异。

问曰：脉有相乘，有纵有横，有逆有顺，何谓也？师曰：木行乘火，金行乘木，名曰纵；火行乘水，木行乘金，名曰横；水行乘金，火行乘木，名曰逆；金行乘水，木行乘火，名曰顺也。

肝乘脾名曰纵，肝乘肺名曰横，论中所引用。

寸口脉诸微亡阳，诸濡亡血，诸弱发热，诸紧为寒，诸乘寒者则为厥。郁冒不仁，以胃无谷气，脾塞不通，口急不能言，战而栗也。

首四句是要言。

问曰：濡弱何以反，适十一头？师曰：五脏六腑相乘，故令十一。

问曰：何以知乘腑？何以知乘脏？师曰：诸阳浮数为乘腑，诸阴沉涩为乘脏也。

问曰：脉有残贼，何谓也？师曰：脉有强紧浮滑沉涩，此六脉名曰残贼，能为诸脉作病也。

两节亦是紧要语。

问曰：翕奄沉，名曰滑，何谓也？师曰：沉为纯阴，翕为正阳，阴阳和合，故令脉滑，关尺自平。阳明脉微沉，食饮自可。少阴脉微滑，滑者，紧之浮名也，此为阴实，其人必股内汗出，阴下湿也。

论中脉浮滑用白虎汤主治，是滑为热也。此云滑者，紧之浮名，且云阴实，又以滑为寒也，殊不可解。

问曰：曾为人所难，紧脉何从而来？师曰：假令亡汗，若吐，以肺里寒，故令脉紧也。

偏失却脉阴阳俱紧者，名曰伤寒。

寸口卫气盛，名曰高，营气盛，名曰章。高章相搏，名曰纲。卫气弱，名曰惵，营气弱，名曰卑，惵卑相搏，名曰损。卫气和，名曰缓，营气和，名曰迟，迟缓相搏名曰沉。

论中论迟脉不一。迟为无阳，不能作汗，尺中迟者，不可发汗，以营气不足，血少故也。脉浮而迟，表热里寒，四逆汤主治。脉迟为寒，反与黄芩汤彻其热，则为除中。历观数条，止主虚寒，从未有主营气和者，此条脉名俱已换过，今即其不换过之脉辨之，已如此谬解，则换过名式之脉，不必讲矣。

寸口脉缓而迟，缓则阳气长，其色鲜，其颜光，其声商，毛发长。迟则阴气盛，骨髓生，血充满，肌肉紧薄鲜硬。阴阳相抱，营卫俱行，刚柔相搏，名曰强也。

趺阳脉滑而紧，滑者胃气实，紧者脾气强，持实击强，痛还自伤，以手把刃，坐作疮也。

以上三节出自一手，无容再辨。

寸口脉浮而大，浮为虚，大为实，在尺为关，在寸为格，关则不得小便，格则吐逆。趺阳脉伏而涩，伏则吐逆，水谷不化，涩则食不得入，名曰关格。

脉浮而大，浮为风虚，大为气强，风气相抟，必成瘾疹，身体为痒。痒者，名泄风，久久为疥癞。

此节议论醇正，的是平脉之旧。

寸口脉弱而迟，弱者卫气微，迟者营中寒。营为血，血寒则发热。卫为气，气微者心内饥，饥而虚满，不能食也。

趺阳脉大而紧者，当即下利，为难治。

寸口脉弱而缓，弱者阳气不足，缓者胃气有余，噫而吞酸，食卒不下，气填于膈上也。

趺阳脉紧而浮，浮为气，紧为寒，浮为腹满，紧为绞痛，浮紧相搏，肠鸣而转，转即气动，膈气乃下，少阴脉不出，其阴肿大而虚也。

寸口脉微而涩，微者卫气不行，涩者营气不足，营卫不能相将，三焦无所仰，身体痹不仁。营气不足，则烦疼口难言。卫气虚者，则恶寒数欠，三焦不归其部。上焦不归者，噫而吞酸；中焦不归者，不能消谷引食；下焦不归者，则遗溲。

趺阳脉沉而数，沉为实，数消谷，紧者病难治。

寸口脉微而涩，微者卫气衰，涩者营气不足。卫气衰，面色黄；营气不足，面色青。营为根，卫为叶，营卫俱微，则根叶枯槁而寒栗、咳逆、唾腥、吐涎沫也。

趺阳脉浮而芤，浮者卫气虚，芤者营气伤，其身体酸瘦肌肉甲错，浮芤相搏，宗气衰微，四属断绝。

寸口脉微而缓，微者卫气疏，疏则其肤空；缓则胃气实，实则谷消而水化也。谷入于胃，脉道乃行，水入于经，其血乃成。营盛则其肤必疏，三焦绝经，名曰血崩。

趺阳脉微而紧，紧则为寒，微则为虚，微紧相搏则为短气。少阴脉弱而涩，弱者微烦，涩者厥逆。

趺阳脉不出脾，不上下，身冷肤硬。

少阴脉不至，肾气微，少精血，奔气促，迫上入胸膈，宗气反聚，血结心下。阳气退下，热归阴，股，与阴相动，令身不仁，此为尸厥，当刺期门、巨关。

寸口脉微，尺脉紧，其人虚损多汗，知阴常在，绝不见阳也。

辨　脉　法

问曰：脉有阴阳，何论也？答曰：凡脉大、浮、数、动、滑，此名阳也；沉、涩、弱、弦、微，此名阴也。凡阴病见阳脉者生，阳病见阴脉者死（编入太阳）。

问曰：脉有阳结、阴结者，何以别之？答曰：其脉浮而数，能食不大便者，此为实，名曰阳结也，期十七日当剧。其脉沉而迟，不能食，身体重，大便反硬，名曰阴结也，期十四日当剧。

此论不大便也。阳结即风热入阳明之证，阴结即寒湿似阳明之证。想是平脉辨证中语，仲景以其语焉不详，故不采入阳明论。

问曰：病有洒淅恶寒，而复发热者何？答曰：阴脉不足，阳往从之，阳脉不足，阴往乘之。曰：何谓阳不足？答曰：假令寸口脉微，名曰阳不足，阴气上入阳中，则洒淅恶寒也。曰：何谓阴不足？答曰：假令尺脉弱，名曰阴不足，阳气下陷入阴中则发热也（入太阳）。阳脉浮，阴脉弱者，则血虚，血虚则筋急也。其脉沉者，营气微也。其脉浮而汗出如流珠者，卫气衰也。营气微者，加烧针则血流不行，更发热而烦躁也。脉蔼蔼如车盖者名曰阳结也。脉累累加循长竿者，名曰阴结也。脉瞥瞥如羹上肥者，阳气微也。脉萦萦如蜘蛛丝者，阴气衰也。脉绵绵如泻漆之绝者，亡其血也。脉来缓，时一止复来者，名曰结。脉来数，时一止复来者，名曰促。脉阳盛则促，阴盛则结，此皆病脉。阴阳相搏，名曰动。阳动则汗出，阴动则发热。形冷恶寒，此三焦伤也。若数脉见于关上，上下无头尾如豆大，厥厥动摇者，名曰动也。

阳脉浮大而濡，阴脉浮大而濡，阴脉与阳脉同等者，名曰缓也（编入传解）。脉浮而紧者，名曰弦也。弦者，状如弓弦，按之不移也。脉紧者，如转索无常也（编入太阳）。

脉弦而大，弦则为减，大则为芤，减则为寒，芤则为虚。寒虚相搏，此名为革。妇人则半产漏下，男子则亡血失精。

此是病脉辨证要语。即下文浮而紧，按之反芤之脉也。大抵战汗之里虚，未必不从此数证得来。

问曰：病有战而汗出，因得解者，何也？答曰：脉浮而紧，按之反芤，此为本虚，故当战而汗出也。其人本虚，是以发战，以脉浮故当汗出而解也。若脉浮而数，按之不芤，此人本不虚。若欲自解，但汗出耳，不发战也（编入传解）。

问曰：病有不战而汗出解者，何也？答曰：脉大而浮数，故知不战汗出而解也（入传解）。

问曰：病有不战不汗出而解者，何也？答曰：其脉自微，此以曾经发汗、若吐、若下、若亡血，以内无津液，此阴阳自和，必自愈，故不战不汗出而解也（入传解）。

问曰：伤寒三日，脉浮数而微，病人身凉和者，何也？答曰：此为欲解也，解以夜半。脉浮而解者，濈然汗出；脉数而解者，必能食也；脉微而解者，必大汗出也（入传解）。

问曰：脉病欲知愈未愈者，何以别之？答曰：寸口、关上、尺中三处，大小浮沉迟数同等，虽有寒热不解者，此脉阴阳为平，虽剧当愈（入传解）。

师曰：立夏得洪大脉，是其本位，其人病身体苦疼重者，须发其汗。若明日身不疼不重者，不须发汗。若汗濈濈自出者，明日便解矣。何以言之？立夏得洪大脉，是其时脉，故使然也。四时仿此（入传解）。

问曰：凡病欲知何时得，何时愈。答曰：假令夜半得病者，明日日中愈；日中得病者，夜半愈。何以言之？日中得病夜半愈者，以阳得阴则解也；夜半得病，明日日中愈者，以阴得阳则解也（入传解）。

以上七条论欲解之候应在太阳论中，想叔和校订时见此数条，既无六经字面，又无方治，所以摘置此处。但摘还未尽，与此相类者尚存数条在太阳。寸口脉浮为在表，沉为在里，数为在腑，迟为在脏。假令脉迟，此为在脏也（入太阳）。

趺阳脉，浮而涩，少阴脉如经也，其病在脾，法当下利。何以言之？若脉浮大者，气实血虚也。今趺阳脉浮而涩，故知脾气不足，胃气虚也。以少阴脉弦而浮才见，此为调脉，故称如经也。若反滑而数者，故知当屎脓也。

寸口脉浮而紧，浮则为风，紧则为寒。风则伤卫，寒则伤营，营卫俱病，骨节烦疼，当发其汗也（编入太阳）。

趺阳脉迟而缓，胃气如经也。趺阳脉浮而数，浮则伤胃，数则动脾，此非本病，医特下之所为也。营卫内陷，其数先微，脉反但浮，其人必大便硬，气噫而除。何以言之？本以数脉动脾，其数先微，故知脾气不治，大便硬，气噫而除。今脉反浮，其数改微，邪气独留，心中则饥，邪热不杀谷，潮热发渴，数脉当迟缓，脉因前后度数如法，病者则饥，数脉不时，则生恶疮也。

师曰：病人脉微而涩者，此为医所病也。大发其汗，又数大下之，其人亡血，病当恶寒，后乃发热，无休止时，夏月盛热，欲著复衣；冬月盛寒，欲裸其身。所以然者，阳微则恶寒，阴弱则发热，此医发其汗，使阳气微，又大下之，令阴气弱。五月之时，阳气在表，胃中虚冷，以阳气内微，不能胜冷，故欲著复衣。十一月之时，阳气在里，胃中烦热，以阴气内弱，不能胜热，故欲裸其身。又阴脉迟涩，故知亡血也。脉浮而大，心下反硬，有热，属脏，攻之，不令发汗；属脏者，不令溲数，数溲则大便硬。汗多则热愈，汗少则便难，脉迟尚未可攻。

脉浮而洪，身汗如油，喘而不休，水浆不下，形体不仁，乍静乍乱，此为命绝也。又未知何脏先受其灾，若汗出发润，喘而不休者，此为肺先绝也。阳反独留，形体如又烟熏，直视摇头者，此为心先绝也。唇口反青，四肢漐习者，此为肝绝也。环口黧黑，柔汗发黄者，此为脾绝也。溲便遗失，狂言，目反直视者，为此肾绝也。又未知何脏阴阳先绝，若阳气前绝，阴气后竭者，其人死，身色必青；阴气前绝，阳气后竭者，其人死，身色必赤，腋温，心下热也。

身色或青或赤，未死之前，必以渐而来，非死后突见也。医有望色一法，真防微杜渐之不可废也。因思蓝斑一证，即色青之渐，实为阳绝之征，世反谓热极胃烂，重投寒药，是乃速绝其阳，宜乎旦发夕死，百无一生矣。曾见一老医，大用参附、奏效，读此始悟，治法之有本，益深钦服。

寸口脉浮大，而医反下之，此为大逆。浮则无血，大则为寒，寒气相搏，则为肠鸣。医乃不知，而反饮食冷水，令汗大出，水得寒气，冷必相搏，其人即饲（入误下）。

趺阳脉浮，浮则为虚，虚浮相搏，故令气饲，言胃气虚竭也。脉滑则为哕，此为医咎，责虚取实，守空逼血脉浮，鼻中燥者，必衄也。

诸脉浮数，当发热而洒淅恶寒。若有痛处，饮食如常者，蓄积有脓也（入太阳）。脉浮而迟，面热赤而战惕者，六七日当汗出而解。反发热者，差迟。迟为无阳，不能作汗，其身必痒也（入传解）。

寸口脉阴阳俱紧者，法当清邪中于上焦，浊邪中于下焦。清邪中上，名曰洁也；浊邪中下，名曰浑也。阴中于邪，必内栗也。表气微虚，里气不守，故使中于阴也。阳中于邪，必发热头痛，项强颈挛，腰痛胫酸，所谓阳中雾露之气。故曰清邪中上，浊邪中下。阴气为栗，足膝逆冷，便溺妄出。表气微虚，里气微急，三焦相溷，内外不通。上焦怫郁，脏气相熏，口烂蚀断也。中焦不治，胃气上冲，脾气不转，胃中为浊，营卫不通，血凝不流。若卫气前通者，小便赤黄，与热相搏，因热作使，游于经络，出入脏腑，热气所过，则为痈脓。若阴气前通者，阳气厥微，阴无所使，客气内入，嚏而出之，声嗢咽塞。寒厥相逐，为热所壅，血凝自下，状如豚肝。阴阳俱厥，脾气孤弱，五液注下。下焦不合，清便下重，令便数难，脐恐湫痛，命将难全。脉阴阳俱紧者，口中气出，唇口干燥，蜷卧足冷，鼻中涕出，舌上胎滑，勿妄治也。到七日以来，其人微发热，手足温者，此为欲解；或到八日以上，反大发热者，此为难治。设使恶寒者，必欲呕也；腹内痛者，必欲利也。

脉阴阳俱紧，至于吐利，其脉独不解，紧去人安，此为欲解。若脉迟，至六七日不欲食，此为晚发，水停故也，为未解；食自可者，为欲解（入传解）。病六七日，手足三部脉皆至，大烦而口噤不能言，其人躁扰者，必欲解也。若脉和，其人大烦，目重睑内际黄者，此为欲解也（入传解）。

脉浮而数，浮为风，数为虚，风为热，虚为寒，风虚相搏，则洒淅恶寒也（入太阳）。脉浮而滑，浮为阳，滑为实，阳实相搏，其脉数疾，卫气失度。浮滑之脉数疾，发热汗出者，不治（入阳明）。

伤寒咳逆上气，其脉散者，死。谓其形损故也。

程郊倩称二脉法为法祖百千法，皆从此辨定，余独以为不尽然。是论六经篇首，必题辨某经病脉证，是教人病脉参看，方得真据，不然，则一面之词矣。况论中脉同而病异者，不一而足，即如同一阴阳俱紧无汗者，当发汗，汗出者为亡阳。同一脉数能食者实热，吐食者胃冷。夫当汗与亡阳，实热与胃冷，证如冰炭，而脉则毫无异处，是知辨脉而不合参病证，贻害尚可问哉。

方

桂枝汤

桂枝三两（去皮）　芍药三两　甘草二两（炙）　大枣十二枚（擘）　生姜三两（切）

上五味㕮咀，水七升，微火煮取三升，去滓，温服一升，须臾，啜稀粥一升，助药力。温覆一时许，取微汗，勿令如水流漓。一服差，停后服。若不汗，更服依前法。又不汗，后服小促其期，半日许令三服尽。若病重者，一日一夜服。未愈，更作。禁生冷、黏滑、肉面、五辛、酒酪、臭恶等物。

桂枝加桂汤

即于桂枝汤中加桂二两成五两。

桂枝加厚朴杏仁汤

桂枝汤加厚朴二两、杏仁五十个（去皮尖）。

桂枝加葛根汤

桂枝汤加葛根三两。

桂枝加芍药汤

桂枝汤倍芍药共六两。

桂枝加大黄汤

于加芍药方中加大黄一两。

小建中汤

加芍药方中加胶饴一升。

桂枝新加汤

桂枝汤加芍药一两、人参三两。

桂枝加附子汤

桂枝汤加附子三枚。

桂枝去芍药汤

桂枝汤去芍药一味。

桂枝去芍药加附子汤

去芍药方中加附子一枚。

桂子附子汤

去芍药方增桂一两，加附子三枚（炮）。

桂枝附子去桂加术汤

前方去桂加术三两。

桂枝去桂加苓术汤

桂枝汤去桂，加苓、术各三两。

桂枝去芍药加蜀漆龙骨牡蛎救逆汤

桂枝汤去芍药，加牡蛎五两、熬龙骨四两、蜀漆三两（洗）。

桂枝甘草龙骨牡蛎汤

桂枝一两（去皮）　甘草二两　炙龙骨二两　牡蛎二两（熬）

水五升，煮取二升半，去滓，分三服。

桂枝加桂汤更加桂三两方

加桂汤更加牡桂三两。

桂枝人参汤

桂枝四两（去皮）　甘草四两　炙术三两　人参三两　干姜三两

水九升，先煮四味，取五升，内桂，更煮，取三升，去滓分三服。

桂枝甘草汤

桂枝四两（去皮）　甘草二两（炙）　水煮一升服。

甘草附子汤

甘草二两（炙）　附子二枚（炮，去皮，脐破）　白术二两　桂枝四两

水六升，煮取三升去滓，分三服。

麻黄汤

麻黄三两（去节）　桂枝二两（去皮）　甘草一两（炙）　杏仁七十个（去皮尖）

水九升，先煮麻黄减二升，去上沫，内诸药，煮取二升半，去滓，服八合，覆取微汗，不须啜粥，余如桂枝法。

葛根汤

葛根四两　麻黄三两（去节）　桂枝二两（去皮）　芍药二两　甘草二两（炙）　生姜三两（切）　大枣十二枚（擘）

水一斗，先煮麻黄、葛根，减二升，去沫，内诸药，煮取三升去滓，温服一升。

葛根加半夏汤

葛根汤加半夏半升（洗）。

大青龙汤

麻黄六两（去节）　桂枝二两（去皮）　甘草二两（炙）　生姜三两（切）　杏仁四十枚（去皮，尖）　大枣十二枚（擘）　石膏（如鸡子大，碎，绵裹）

水九升，先煮麻黄减二升，去沫，内诸药，煮取三升，去滓，温服一升，取微似汗。汗多者，温粉扑之。

桂枝麻黄各半汤

桂枝一两十六铢（去皮）　芍药一两　生姜一两　甘草一两（炙）　麻

黄一两（去节）　杏仁二十四个（去皮，尖）　大枣四枚

水五升，先煮麻黄一二沸，去沫，内诸药，煮取一升八合，分三服。

桂枝二麻黄一汤

桂枝一两十七铢（去皮）　白芍一两六铢　生姜一两六铢　甘草（炙）二两二铢　麻黄十六铢（去节）　杏仁十六个（去衣，尖）　大枣五个（擘）

煎如前法，分二服。

桂枝二越婢一汤

桂枝十八铢（去皮）　芍药十八铢　甘草（炙）十八铢　麻黄十八铢（去节）　石膏二十四铢（碎，绵裹）　生姜一两三钱　大枣四枚（擘）

煎如前法，分二服。

麻黄杏仁甘草石膏汤

麻黄四两（去节）　杏仁五十个（去皮，尖）　甘草（炙）二两　石膏半斤（碎，绵裹）

煎如前法，分二服。

麻黄连轺赤小豆汤

麻黄二两（去节）　连轺二两　大枣十二枚（擘）　赤小豆一升　杏仁四十个（去皮，尖）　甘草（炙）一两　生梓白皮一升　生姜一两（切）

水一斗，先煎麻黄，再沸，去沫，内诸药，煮取三升，分三服，半日服尽。

麻黄附子细辛汤

麻黄二两（去节）　附子一枚（炮）　细辛二两

水一斗，先煎麻黄减二升，去沫，内诸药，煮取三升，去滓，温服一升，日三服。

麻黄附子甘草汤

麻黄二两（去节）　附子一枚（炮）　甘草二两（炙）

煎如前法，分三服。

麻黄升麻汤

麻黄二两半（去节）　升麻一两一分　当归一两一分　甘草六铢（炙）　知母十八铢　黄芩十八铢　葳蕤十八铢　石膏六铢（碎，绵裹）　白术六铢　天门冬六铢　干姜六铢　白芍六铢　桂枝六铢　茯苓六铢

上十四味，水一斗，先煮麻黄一两，沸，去沫，内诸药，煮取三升，去滓，分三服。相去如炊三斗米顷，令尽汗出愈。

小青龙汤

麻黄三两（去节）　芍药三两　五味子半升　干姜二两　甘草三两（炙）　桂枝三两（去皮）　半夏半升（洗）　细辛三两

上八味，水一斗，先煮麻黄减二升，去沫，内诸药，煮取三升，去滓，温服一升。微利者，去麻黄加荛花如鸡子大，熬令赤色。渴者，去半夏加瓜蒌根三两。噎者，去麻黄加附子一枚，炮。小便不利，少腹满，去麻黄加茯苓四两。喘者，去麻黄加杏仁半升，去皮，尖。

小柴胡汤

柴胡半斤　半夏半升（洗）　黄芩三两　人参三两　甘草三两（炙）　生姜二两（切）　大枣十二枚（擘）

上七味，水一斗二升，煎取六升，去滓，再煎，取三升，温服一升，日三服。胸中烦而不呕，去半夏人参加瓜蒌实一枚。渴者，去半夏加人参合前成四两半，瓜蒌根四两。腹痛，去黄芩加白芍三两。胁下痞硬，去大枣加牡蛎四两。心下悸，小便不利，去黄芩加茯苓四两。不渴，外有微热，去人参加桂枝三两，温覆取微似汗愈。咳，去人参、大枣、生姜、加五味子半升，干姜二两。

四逆散

柴胡　白芍　甘草炙　枳实（破水渍，炙）各十分，等分

捣筛，白饮和服方寸匕，日三服。咳，加五味子干姜各五分，并主下利。悸加桂枝五分。小便不利加茯苓五分。腹中痛，加附子一枚，炮令折。泄利下重，先以水五升，煮薤白三升，煮取三升，去滓，以散三方寸匕，内汤中，煮取一升半，分温再服。

大柴胡汤

柴胡半斤　半夏半升（洗）　芍药三两　枳实四枚　黄芩三两　大黄二两　生姜五两　大枣十二枚（擘）

上八味，水一斗二升，煮取六升，去滓，再煎，至三升分三服。

柴胡加芒硝汤

小柴胡汤中加芒硝六两。

柴胡胡加龙骨牡蛎汤

柴胡四两　半夏二合（洗）　人参一两半　生姜一两半（切）　大枣六枚（擘）　茯苓一两半　桂枝一两半　龙骨一两半　牡蛎一两半（煅）　大黄一两　铅丹一两半

上十一味，水八升，煮取四升，内大黄，切，如棋子，更煮一二沸，去

渣，服一升。

柴胡加桂枝汤

柴胡四两　半夏二合半（洗）　黄芩一两半　甘草一两（炙）　人参一两半　桂枝一两半　白芍一两半　生姜一两半　大枣六枚（擘）

上九味，水七升，煮取三升，去滓，分三服。

柴胡桂枝干姜汤

柴胡半斤　桂枝三两　干姜三两　瓜蒌根四两　黄芩三两　牡蛎三两　熬甘草二两（炙）

上七味，水一斗二升，煮取六升，去滓，再煎，取三升，温服一服日三服。初服微烦，复服汗出便愈。

茯苓甘草汤

茯苓二两　桂枝二两　生姜三两　甘草一两（炙）

水四升，煮取二升，取滓，分三服。

苓桂甘枣汤

茯苓半斤　桂枝四两　大枣十五个　甘草二两（炙）

甘澜水一斗，先煮茯苓减二升，内诸药，煮三升，去滓，日三服。作甘澜水法，以水置盆扬之数百遍，水上有珠子数千颗即成。

苓桂术甘汤

茯苓四两　桂枝三两　白术二两　甘草二两（炙）

水六升，煮取三升，去滓，分三服。

五苓散

泽泻一两六铢　猪苓十八铢（去皮）　茯苓十八铢　白术十八铢　桂半两（去皮）

为散，白饮和服，初方寸匕，日三多服暖水，汗出愈。

猪苓汤

猪苓一两　茯苓一两　滑石一两（碎）　泽泻一两　阿胶一两

先煮四味，取二升，去滓，内胶烊消，分三服。

栀子柏皮汤

栀子十五枚（擘）　甘草一两（炙）　黄柏一两

水四升，煮取一升半，去滓，分二服。

栀子豉汤

栀子十四枚（擘）　香豉四合（绵裹）

水四升，先煮栀子得二升半，煮取一升半，去滓，分二服，得吐止后服。

栀子甘草豉汤

栀豉汤内加炙甘草二两。

栀子生姜豉汤

栀豉汤内加生姜五两。

栀子干姜汤

栀豉十四枚（擘）　干姜二两

上二味，水三升半，煮取一升半，去滓，分二服，得吐止后服。

栀子厚朴汤

栀子十四枚（擘）　厚朴四两　姜炙　枳实四两（汤浸去穗，炒）

水三升半，煮取一升半，去滓，分三服，得吐止后服。

大黄黄连泻心汤

大黄二两　黄连一两　麻沸汤二升

渍之，须臾，绞去滓，分温再服。

附子泻心汤

大黄二两　黄连一两　黄芩一两　附子一枚（炮，去皮）

别煮汁，麻沸二升，渍三味，须臾绞去滓，内附子汁，分两服。

甘草泻心汤

甘草四两（炙）　黄芩三两　黄连一两　干姜三两　半夏半升（洗）　大枣十二枚（擘）

上六味，水一斗，煮取六升，去滓，再煎取三升，温服一升，日三服。

半夏泻心汤

半夏半升（洗）　黄芩三两　黄连一两　干姜三两　甘草三两（炙）　大枣十二枚（擘）　人参三两

上七味，水一斗，煮取六升，去滓，煎煮三升温服一升，日三服。

生姜泻心汤

生姜四两　黄芩三两　黄连一两　干姜一两　甘草三两（炙）　大枣十二枚（上）　人参三两　半夏半升（洗）

上八味，水一斗，煮法同前。

旋覆代赭石汤

旋覆花三两　人参二两　生姜五两（切）　代赭石一两　半夏半升（洗）　甘草三两（炙）　大枣十二枚（劈）

上七味，水一斗，煮取六升，去滓，再煎，取三升，温服一升，日三服。

朴姜甘半参汤

厚朴半斤（去皮，炙）　生姜半斤（切）　半夏半升（洗）　人参一两　甘草二两（炙）

上五味，水一斗，煮取三升，去滓，温服一升，日三服。

瓜蒂散

瓜蒂一分（熬）　赤小豆一分

各别捣筛，已合治之取一钱匕，以香豉一合，热汤七合，煮作稀糜，去滓取汁和散，温服。不吐少加，得快吐乃。止亡血虚家禁用。

十枣汤

芫花熬　甘遂　大戟等分

别捣为散，水一升半，大枣肥者十枚，煮取八合，去滓，内药末。强人钱匕，羸人半钱。平旦温服。若下少病不除者，明日更服，加半钱，得快利后，糜粥自养。

白散

桔梗三分　贝母三分　巴豆一分（去皮，熬黑，研如泥）

二味先为末，内巴豆，更杵之，白饮和服，强人一钱，羸者减之。病在膈上，必吐；在膈下必利。若不利，进热粥一杯，倘利过不止，进冷粥一杯。

小陷胸汤

黄连一两　半夏半斤（洗）　瓜蒌实（大者一枚）

水六升，先煮蒌取三升，去滓，内诸药，再煮取二升，去滓，分三服。

大陷胸汤

大黄六两（去皮）　芒硝一升　甘遂一钱（令研）

水六升，先煮大黄，取二升，去滓，内芒硝，煮一二沸，内甘遂末。温服一升，得快利，止后服。

大陷胸丸

大黄半斤　葶苈半升（熬）　芒硝半升　杏仁半升（去皮尖，熬黑，先捣筛）

二味内杏仁、芒硝合研如脂和散，取如弹丸一枚，别捣甘遂末一钱匕，白蜜二合，水二升，煮取一升，温，顿服，一宿乃下。不下，更服。

大承气汤

大黄四两（酒洗）　厚朴半斤（去皮，炙）　枳实五枚（炙）　芒硝三合

水一斗，先煮二物，取五升，去滓，内大黄，煮取二升，去滓，内芒硝，

更上火一二沸。分二服，得下，止后服。

小承气汤

大黄四两（酒洗） 厚朴二两（炙） 枳实大者三枚（炙）

上三味，水四升，煮取一升二合，去滓，分二服。

调胃承气汤

大黄四两（酒浸） 芒硝半斤 甘草二两（炙）

水三升，煮取一升，去滓，内芒硝，更上微火令沸，少少温服。

桃核承气汤

桃仁五十个（去皮，尖） 桂枝三两（去皮） 大黄四两（酒洗） 芒硝二两 甘草二两（炙）

上五味，水七升，煮取二升半，去滓，内芒硝，上火微沸，先食。温服五合，日三服，当微利。

抵当汤

水蛭三十个（熬） 虻虫三十个（熬，去翅，足） 大黄三两（酒洗） 桃仁二十个（去皮，尖）

上四味，为散，水五升，煮取三升，去滓，温服一升。不下再服。

抵当丸

水蛭二十个（熬） 虻虫二十五个（熬，去，翅，足） 桃仁二十个（去皮，尖） 大黄三两（酒洗）

上四味，杵，分为四丸。水一升，煮一丸，取七合服。时当下，血不下更服。

茵陈蒿汤

茵陈蒿六两 栀子十四枚（擘） 大黄二两

上三味，水一斗，先煮茵陈减六升，内二味，煮取三升，去滓，分三服，小便当利，尿如皂角汁状，色正赤。一宿腹减，黄从小便去也。

麻仁丸

麻子二升 芍药半斤 枳实半斤 大黄一斤（去皮） 厚朴一斤（炙，去皮） 杏仁一斤（去皮，尖，研如脂）

上六味，为末，炼蜜丸，桐子大。饮服十丸，日三服，渐加以和为度。

蜜煎导方

蜜七合，微火煎之，稍凝似饴，俟可丸，冷水润手稔作梃子，令头锐。

大如脂，长二寸许，内谷道中，以乒急抱，欲大便，任去之。

土瓜根导方

生土瓜根，削如梃，内谷道中，如蜜煎法。

猪胆汁方

大猪胆一枚，泻汁和醋少许，以灌谷道中，如一食顷，当大便出。

干姜附子汤

干姜一两　附子一枚（去皮，生用破八片）

上二味，以水三升，煮取一升，去滓，顿三服。

白通汤

一葱白四茎　干姜一两　附子一枚（生用，去皮，破）

上三味，水三升，煮取一升，去滓，分三服。

白通加猪胆汁汤

葱白四茎　干姜二两　附子一枚（生用，去皮，破）　人尿五合　猪胆汁一合

水三升、先煮三味取一升，去滓，内胆汁，人尿和匀，温分二服。无胆汁亦可。

四逆汤

甘草二两（炙）　干姜一两半　附子一枚（炮）

上三味，水二升，煮取一升二合分二服。

通脉四逆汤

甘草二两（炙）　干姜三两（强人可四两）　附子大者一枚（生去皮，破八片）

上三味，水三升，煮取一升二合，去滓，分二服。

面色赤者，加葱九茎；腹中痛者，去葱加芍药二两；呕者，加生姜二两；咽痛者，去芍药加桔梗一两；利止脉不出者，去桔梗加人参二两。

茯苓四逆汤

茯苓六两　人参一两　甘草二两（炙）　干姜一两　附子一枚（生用，去皮、脐，切八片）

上五味，水五升，煮去三升，去滓，温服七合，日三服。

真武汤

茯苓三两　芍药三两　生姜三两（切）　白术二两　附子一枚（炮，去皮，破）

上五味五升，煮取三升，去滓，分四服。

咳加五味子半升，细辛、干姜各一两。小便利，去茯苓。下利，去芍药

加干姜三两。呕，去附子加生姜足成半斤。

附子汤

附子二枚（去皮，破）　茯苓三两　人参二两　白术四两　芍药三两

上五味，水八升，煮取三升，去滓，分三服。

芍药甘草附子汤

芍药三两　甘草三两（炙）　附子一枚（炮，去皮，破）

上三味，水五升，煮取一升五合，去滓，分二服。

芍药甘草汤

芍药四两　甘草四两（炙）

上二味，水三升，煮取一升五合，去滓，分二服。

甘草干姜汤

甘草四两（炙）　干姜二两（炮）

上二味，水三升，煮取一升半，去渣，分二服。

甘草汤

甘草二两

一味，水三升，煮取一升半，去渣，分二服。

桔梗汤

桔梗一两　甘草二两

二味水三升，煮取一升半，去渣，分二服。

半夏散及汤

半夏（洗）　桂枝（去皮）　甘草（炙）

三味等分，别捣筛，已合治之，白饮和服方寸匕，日三服。不能服散者，煮水一升，内散两方匕，更煎三沸，少少咽之。

苦酒汤

半夏如枣核大十四枚，洗，破，鸡子一枚，去黄，内苦酒，著鸡子壳中，内半夏著苦酒中。以鸡于壳置刀环中，安火上，令三沸，去滓，少少咽下。不差，更作三剂服之。

猪肤汤

猪肤一斤水，一斗，煮取五升，去滓，加白蜜一升，白粉五合，熬香，和相得温，分六服。

黄芩汤

黄芩三两　甘草二两（炙）　芍药二两　大枣十二枚（擘）

上四味，水一斗，煮取三升，去滓，温服一升，日再夜一。

黄芩加半夏生姜汤

上方加半夏半升，洗，生姜三两，切。

白头翁汤

白头翁三两　黄连三两（去须）　黄柏三两（去皮）　秦皮三两

上四味，水七升，煮二升，去滓温，服一升。未愈更服。

桃花汤

赤石脂一斤（一半全用，一半筛末）　干姜一两　粳米一升

上三味，水七升，米熟去滓，温服七合，内石脂末，方寸匕，日三服。若一服止，余勿服。

赤石脂禹余粮汤

赤石脂一斤（碎）　禹余粮一斤（碎）

上二味，水六升，煮取三升，去滓，分三服。

葛根黄连黄芩汤

葛根半斤　黄连三两　黄芩二两　甘草二两（炙）

上四味，水八升，先煮葛根减二升，内诸药，煮取二升，去滓，分两服。

干姜黄连黄芩人参汤

干姜三两　黄连三两　黄芩三两　人参三两

四味水六升，煮取二升，去滓，分二服。

黄连汤

黄连三两　甘草三两（炙）　干姜三两　人参二两　桂枝三两（去皮）　半夏半升（洗）　大枣十二个（擘）

上七味，水一斗，煮取六升，去渣，温服一升，日三夜一。

黄连阿胶汤

黄连四两　黄芩一两　芍药二两　鸡子黄二枚　阿胶三两

水五升，先煮三物，取二升，去渣，内胶。烊尽。少冷，内鸡子黄，搅匀。温服七合，日三月艮。

乌梅丸

乌梅三百个　黄连一斤　干姜十两　桂枝六两（去木）　细辛六两　附子六两（炮）　人参六两　黄柏六两　蜀椒四两（出汗）　当归四两

上十味，异捣筛研匀，以苦酒渍乌梅一宿，去核，蒸之，五升米下饭，蒸，捣成泥，入药，拌匀。加蜜杵二千下，圆如桐子。先食下十丸，日三，稍加至二十丸。禁生冷，滑臭食物。

当归四逆汤

当归三两　白芍三两　桂枝三两（去皮）　细辛二两　通草二两　甘草二两（炙）　大枣二十五枚（擘）

共七味，水八升，煮取三升，去滓，服一升，日三服。

当归四逆加吴茱萸生姜汤

前方加吴萸半升生姜三两。

吴茱萸汤

吴茱萸一升（洗）　人参三两　生姜六两　大枣十二枚（擘）

共四味，水七升，煮取二升，去渣，分三服。

炙甘草汤

甘草四两（炙）　生姜三两（切）　桂枝三两（去皮）　麦门冬半升　麻子仁半升　大枣十二枚（擘）　人参二两　地黄一斤　阿胶二两

共九味，以清酒七升，水八升，先煮八味，取三升，去渣。内胶烊尽，温服一升，日三服。

白虎汤

知母六两　石膏一斤（碎，绵裹）　甘草二两（炙）　粳米六合

共四味，水一斗，煮米熟汤成，去渣，温服一升，日三服。

白虎加人参汤

前方加人参三两。

文蛤散

文蛤五两

为散，沸汤五合，和散一钱匕。

搐鼻散

瓜蒂一味，为散，令病人口先含水，用散一字吹入鼻中，须臾鼻中流出黄水愈。

理中汤

人参　甘草炙　白术　干姜各三两

共四味，水八升，煮取三升，去渣，温服一升，日三服。此方本论中虽未曾用，然于心下痞条论过，故录之。

伤寒医诀串解

原著　清·陈念祖
主编　李志鹏

目 录

序

《伤寒医诀串解》者，长乐陈修园先生晚年所编集也。惜六篇之中尚缺其一，以其未成书，故不及付梓。其门徒、犹子陈道著有卢扁风，闽之名医也。既能学先生之学，又能承先生之志，日尝手披而秘藏之，复体会其遗意而敬续一篇以补其缺，合成六篇，而篇帙遂成。兹修园古矣，其犹子道著亦古矣。闽中林子寿萱专心卫世，于旧书肆中，检出修园先生《注解葛可久十药神书》一卷，购而珍存之。并恐此二种没而不彰，因细加雠校，韵而录之，欲与两先生传名，兼以传世。值余奉命巡抚全闽，因旧疾复起，探知林子精于疗治，常劳诊视。论及闽中名医，林子以陈修园、陈道著两先生对，敬以陈修园先生所著《南雅堂十一种医书》见示。且余本善病人也，又耳熟是书久矣，适林子复以《伤寒医诀串解》手录一通，乞序于余。余不敏，每兢兢官守，尚恐才不足以经世，何暇论及卫世？然《串解》实补《伤寒论浅注》所未备，不可以无传，若再附以《十药神书注解》，合而刻之，庶可以作岐黄家秘本矣。今之术岐黄者，果能默会精审，互相参校，其裨益良不浅也。姑就林子所述其缘起，为之弁数语于简端而云尔。

咸丰丙辰秋九月望后三日福建巡抚吕佺孙书

自序

曩集《伤寒论浅注》，凡三百九十七法。依法条晰，期于明白易晓，而又虑学者未能融会贯通而得其要旨也。不揣固陋，复为综贯衍释，名曰《伤寒医诀串解》。其于疑心、细微之处，抉剔详辨，颇费苦心。修园老矣，敢谓于此道三折肱？然有志之士诚能即此紬绎其端绪，推寻其纲领，而不眩于似是而非，未必非活国活人之一助也。

闽长乐陈念祖修园识

卷　一

太阳篇

太阳为寒水之经，主一身之表。

何谓太阳经证？曰：头痛项强，发热恶寒是也。有虚邪、实邪之辨。

脉缓，自汗，恶风为虚邪，宜桂枝汤。如八九日过经不解，如疟状，面热，身痒，以其不得小汗故也，宜桂枝麻黄各半汤。因前此未汗，不得不发其汗，因日数颇久，故小发其汗。如服桂枝汤，大汗出后，形如疟，日再发者，以余邪未尽故也，宜桂枝二麻黄一汤。大汗之后，不得再行大汗之法，而余邪未尽，不得不从汗而竭之，但药品宜轻耳。

脉浮紧，无汗恶寒，为实邪，宜麻黄汤。如无汗烦躁者，加石膏、姜、枣，名大青龙汤；如干呕而咳，去杏仁，加五味、干姜、半夏、细辛、芍药，名为小青龙汤。此二汤，即麻黄汤之加减，总不出麻黄汤之范围。

此二法，治表中之表也。

何谓太阳腑证？曰：表邪不去，必入于里，膀胱为表中之里也。有蓄水、蓄血之辨。

太阳证，其人口渴，烦躁不得眠，脉浮，小便不利，水入即吐，为膀胱蓄水证，宜五苓散。

太阳证，其人如狂，小腹硬满，小便自利，脉沉，为膀胱蓄血证，宜桃仁承气汤。

此二法，治表中之里也。

何谓太阳变证？曰：汗下失宜，从阴从阳之不一也。

不应下而下之，续得下利清谷，身疼痛，宜四逆汤，以救清谷之里；又以桂枝汤，以救身疼痛之表。

病发热头痛，脉反沉，若不瘥，身体疼痛，当救其里，宜四逆汤。

大汗大下利而厥冷者，四逆汤主之。

太阳病，发汗太过，遂漏不止，其人恶风，小便难，四肢微急难以屈伸，桂枝加附子汤主之。

太阳病，发汗太过，动其荣血，而卫邪反内伏，其人仍发热，心下悸，头眩，身瞤动，振振欲擗地者，真武汤主之。

以上言汗下太过，伤正而虚其阳，阳虚则从少阴阴化之证多，以太阳、少阴为表里也。

阳盛于内，误服桂枝汤，大汗出后，大烦大渴不解，脉洪大者，白虎加人参汤主之。

伤寒若吐若下后，七八日不解，热结在里，表里俱热，时时恶风，大渴，舌上干燥而烦，欲饮水数升者，白虎加人参汤主之。

伤寒不大便六七日，为里证；头痛发热，为表证。外不解，由于内不通也。下之，里和而表自解矣，与承气汤。

病人烦热，汗出则解，又如疟状，日晡所发热，属阳明也。脉实者，宜下之，与大承气汤；脉虚者，宜发汗，与桂枝汤。

发汗后恶寒者，虚故也；不恶寒但热者，实也，当和胃气，与调胃承气汤。

太阳病未解，脉阴阳俱停。停者，沉滞不起也；阴阳者，尺、寸也。先振栗，汗出乃解。但阳脉微者，先汗而解；但阴脉微者，下之而解。若欲下之，宜调胃承气汤。按此脉微，即上文脉停也。

以上言汗、下失宜，热炽而伤其阴。阴伤则从阳明阳化之证多，以太阳、阳明递相传也。

何谓发汗、利水为治太阳两大门？曰：邪伤太阳，病在寒水之经。驱其水气以外出，则为汗；逐其水气以下出，后为黄涎蓄水，前为小便长。

太阳为寒水之经，邪之初伤，必须发汗。麻黄汤发皮肤之汗，桂枝汤发经络之汗，葛根汤发肌肉之汗，小青龙汤发心下之汗，大青龙汤发其内扰胸中之阳气而为汗。此发汗之五法也。

若汗之而不能尽者，则为水。水在心下，干呕而咳，宜小青龙汤。发热而烦，渴欲饮水，水入即吐，名曰水逆，宜五苓散。汗后心下痞硬，干噫食臭，胁下有水气，腹中雷鸣下利者，病势虽在腹中，而病根犹在心下，宜生姜泻心汤。此水气在上焦，在上者，汗而散之也。若妄下之后，自心上至小腹硬满而痛不可近，水与气所结。脉迟，名大结胸，宜大陷胸汤。若项亦强，如柔痉之状，宜大陷胸丸。盖病势连于下者主以汤，病势连于上者主以丸是也。若其结止在心下，按之始痛，脉浮滑，名小结胸，邪气尚在脉络，宜小陷胸汤。若无热证，名寒实结胸，宜三物白散。若心下痞硬满，引胁下痛，干呕，短气，汗出不恶寒，三焦升降之气阻格难通，宜十枣汤。此水气在中焦，中满泻之于内也。若头痛项强，翕翕发热无汗，心下满微痛，小便不利者，因膀胱之水不行，荣卫不调，不能作汗，宜以桂枝去桂加茯苓白术汤治之。是水气在下焦，在下者引而竭之是也。

《内经》云：太阳之上，寒气治之……所谓本也。本之下，中之见也。见之下，气之标也。又曰：太阳从本从标。又曰：太阳为开。又《热病论》曰：伤寒一日，巨阳受之，故头项痛，腰脊强。

《伤寒论》云：太阳之为病，脉浮，头项强痛而恶寒。

又云：太阳病，发热，汗出，恶风，脉缓者，名为中风。

又云：太阳中风，阳浮而阴弱，阳浮者热自发，阴弱者汗出。啬啬恶寒，淅淅恶风，翕翕发热，鼻鸣干呕者，桂枝汤主之。

又云：太阳病，头痛发热，身疼腰痛，骨节疼痛，恶风，无汗而喘者，麻黄汤主之。

太阳主一身之表，六经中最外一层，故表病俱属太阳。但有表中之表。病在肌腠则有汗，宜桂枝汤；病在肤表则无汗，宜麻黄汤。两法用之得当，一剂可愈。又有脉微，恶寒，面色反有热色而身痒，是邪欲出而未得遽出，必得小汗而解，宜桂枝麻黄各半汤。又有服桂枝汤，大汗出后，形如疟，日再发，是肌病兼见表病，宜桂枝二麻黄一汤。是二方即上两法之佐也。然二方能治肌腠、肤表之病，不能治经输之病。太阳之经输在背。《内经》云：邪入于输，腰背乃强。论中以项背强几几，无汗恶风，用葛根汤；项背强几几，反汗出恶风，用桂枝加葛根汤。二方亦上两法之佐也。但两法俱是太阳本寒之证，故方中取用辛热之品。若太阳标热之证自汗证，不得径用桂枝汤，宜用芍药甘草汤。以各证与桂枝证无异，惟脚挛急独异，是太阳之标热合少阴之本热之病也。无汗证，不得用麻黄汤，宜用麻杏甘膏汤。以各证与麻黄证相似，惟初起口渴发热而无恶寒，或发汗已身灼热不似。论虽另别为温病、风温之证，然节首冠以“太阳病”三字，盖指太阳之标热而言。明明为一隅之举，不读《内经》不能解也。其云桂枝二越婢一汤，为标阳内陷于里阴而化热，故热多寒少而脉微弱。论曰无阳，言无在表之阳也。论曰不可发汗，言不可发太阳之表汗也，故用此汤直从里阴而外越之也。此又可借用为上两法之佐也。

然太阳为表，而亦有里。膀胱即太阳之里也。如太阳证发热无汗，而心下满微痛，小便不利，不宜取汗，宜桂枝去桂加茯苓白术汤，令小便利则愈。又有发汗后，脉浮，小便不利，微热，消渴之证。又有中风发热六七日不解而烦为表证，渴欲饮水为里证，论名曰表里证；水入则吐，论名曰水逆证，两证俱宜五苓散，多饮暖水以出汗。此表中里证之治法也。至若大青龙汤，因脉浮紧，身疼痛，不汗出而烦躁，为麻黄证之重者而设。小青龙汤，因表不解，水停心下而咳噎。变大青龙汤之大寒大散而为发汗利水之剂，即是麻黄汤之加减，总不出麻黄汤之范围。即若桂枝去芍药汤，因桂枝证误下，脉促胸满而设。桂枝去芍药加附子汤，又因前证脉不见促而见微，身复恶寒而设。桂枝加附子汤，因发汗太过遂漏不止，恶风，小便难，四肢微急难以屈伸而设。此因大汗以亡阳，因亡阳以脱液，取附子以固少阴之阳，固阳即所以止汗救液也。推之汗后病已解复烦，及桂枝证初服桂枝汤，反烦不解，刺风池、风府，却再与桂枝汤则愈。其用甚广，总不出于桂枝证“头痛，发热，汗出，恶风”八个字之外。须知太阳治法，不外桂枝、麻黄二汤。服麻黄汤之后，复有再服桂枝汤之法；服桂枝汤之后，并无再服麻黄汤之法。更须知太阳为寒水之经，病本寒者较多，病标热者较少。若标本兼病，亦以热多寒少为欲愈，治伤寒者当知所重矣。此论太阳病，以桂枝、麻黄二汤为主。一线到底，千古注家，无此明晰。外此亦即二汤之更进一步，非离乎二汤之外而立法也。

太阳主一身最外一层，邪从外来，须要驱之使出。服上二汤，尚不能出，或留本经，或侵他经，必藉少阳之枢转以达太阳之气而外出也。故小柴胡汤为太阳篇之要剂，今人不知，擅改为少阳主方，失之远矣。故无论桂枝证、麻黄证，若值三日、九日、十五日少阳主气之期，必藉其枢转而出。或又见往来寒热，枢不转，现出开阖不利之象：胸胁苦满胸乃太阳出入之部，胁为少阳所主之枢，默默不欲食，心烦默默必神机内郁，而心烦、喜呕、不欲食，必胃气不和而喜呕呕则逆气少疏，故喜也。或涉于心而不涉于胃，则胸中烦而不呕；或涉于阳明之燥气，则渴；或涉于太阴之脾气，则腹中痛；或涉于厥阴之肝气，则胁下痞硬；或涉于少阴之肾气，则心下悸而小便不利；或太阳藉少阳之枢转已有向外之势，则不渴，身有微热；或涉于太阴之肺气，则咳者，皆以小柴胡为主，而随其或然之证，加减而治之。若太阳病过经不解，先与小柴胡汤；呕不止，心下急，郁郁微烦，与大柴胡汤下之，以平其胃则愈。凡太阳篇有柴胡之方，或因其病象有从枢欲达之意，而以柴胡达之；抑因其久郁未解之邪，得柴胡可以从枢达之。无非乘机和导之法，亦即麻黄、桂枝二汤进一步之佐也。

【临床解读】

杜某某，男，54岁。2021年2月1日初诊。

主诉：腹痛、背痛 1 个月余。(胰腺癌晚期，患者未知)

现病史：患者平素嗜酒肉，近 1 个月出现右侧腹痛，背痛，曾于省某医院住院治疗。曾服中药，效可。现症见：右腹痛，稍胀（住院前腹痛难忍，无法入睡），背酸痛，纳可，眠差，易醒，大便 1~2 天 1 次，偏干，小便可，舌质淡暗苔白厚，脉沉滞。

处方：柴胡 10 克，黄芩 10 克，炒枳实 10 克，大黄 10 克（后下），生白芍 10 克，冬瓜仁 30 克，生薏苡仁 30 克，蒟蒻 30 克（先煎 1 小时），醋延胡索 15 克。15 剂，每日 1 剂，水煎服。(张磊医案)

推而言之，太阳之气外行于胸膈，不能外而病于内，实则为大、小陷胸汤证，虚则为诸泻心汤证。且太阳之气上行而至于头，下行而归于腹。不能上而病于下，从背而下，结于胞室，则为桃仁承气汤证；从胸而下，瘀于胞室，则为抵当汤证。何莫非桂枝、麻黄二汤应用不用或用之失法所致哉？盖太阳经正治法不过二十余条而已，其他则皆权变法、斡旋法也。假使治伤寒者，审其脉之或缓或紧，辨其证之有汗无汗，则从而汗之解之，如桂枝、麻黄等法，则邪却而病除矣。其或合阳明，或合少阳，或合三阳者，则从而解之清之，如葛根汤治太阳阳明合病下利，葛根加半夏汤治合病不下利而但呕者，黄芩汤治太阳少阳合病而自利，黄芩加半夏生姜汤治合病而呕者。如白虎汤治三阳合病，其云腹满者，为阳明经热合于前也；其云身重者，为太阳经热合于后也；其云难以转侧者，为少阳经热合于侧也；其云口不仁而面垢者，热合少阳之腑也；其云谵语者，热合阳明之腑也；其云遗尿者，热合太阳之腑也。既审其为三阳之合，又必得自汗出之的症，而后用白虎汤之的方，斯邪分而病解，此为正治之法。

顾人气体有虚实之殊，脏腑有阴阳之异，或素有痰饮、痞气，以及咽燥、淋、疮、汗、衄之疾，或适当房室、金刃、产后、亡血之余，是虽同为伤寒之候，不得竟用麻、桂之法矣。于是有旋覆代赭石汤治伤寒汗、吐、下解后心下痞硬，噫气不除，是胃气弱而未和，痰气动而上逆之证。有茯苓桂枝白术甘草汤治吐下后邪解而为饮发之证。《金匮》云：膈间支饮，其人喘满，心下痞坚。又云：心下有痰饮，胸胁支满，目眩。又云：其人振振身瞤剧者，必有伏饮。其云发汗则动经者，言无邪可发而反动其经气也。有承气汤治伤寒六七日不大便，头痛有热，必衄，以阳热太重，以此汤承在上之热气而使之下也。有小建中汤以治伤寒二三日，心悸而烦，补中气以生心血。有炙甘草汤治脉结代，心动悸，启肾阴以行于脉道。有四逆汤治发热头痛，脉反沉，身体疼痛，扶肾阳以救其虚陷。是为权变之法。而用桂枝、麻黄等法，又不能必其无过与不及之弊。或汗出不彻而邪不外散，则有传变他经及发黄、蓄血之病。如中风以火劫汗，则两阳熏灼，其身发黄。阳盛则欲衄，阴虚则小便难，甚则见发哕，谵语，捻衣摸床诸危证。服药得小便利者，方可治之。如桂枝证外不解而热结膀胱，其人如狂，血得自下乃愈。若小腹急结，有桃仁承气汤之轻攻法。如麻黄证表不解，脉微而沉，其人狂，其邪反不结于胸，而直下于少腹而硬满，为瘀热在里。又身黄，脉沉结，小便自利，不为水而为血，其血不能自下，必攻而始下，又有抵当汤之峻攻法也。或汗出过多而并伤其阳气，则有振振擗地，肉瞤筋惕，为真武汤之证。有发汗后血液内亡，身疼痛，脉沉迟者，为桂枝加芍药生姜人参新加汤证。有发汗过多虚其心气，其人叉手冒心喜按者，为桂枝甘草汤证。有发汗后虚其肾气，脐下悸，欲作奔豚，为茯苓桂枝甘草大枣汤证。有发汗后伤其中气，不能运行升降而腹胀满，为厚朴生姜半夏甘草人参汤证。有发汗后反恶寒，阴阳两虚，为芍药甘草附子汤证。且有更发汗、小发汗，论中有论而无方，亦可以意会之。是为斡旋之法，学者宜究心焉。

卷　二

阳明篇

阳明主里。外候肌肉，内候胃中。

何谓阳明经证？曰：身热，目痛，鼻干，不得眠，反恶热是也。有未罢太阳、已罢太阳之辨。

若兼见头痛恶寒，是太阳证未罢。自汗脉缓，宜桂枝汤；项背强几几，桂枝加葛根汤主之。无汗脉浮，宜麻黄汤；项背强几几，葛根汤主之。

若无头痛恶寒，但见壮热口渴，是已罢太阳，为阳明经之本证，宜白虎汤主之。

何谓阳明腑证？曰：潮热，谵语，手足、腋下濈然汗出，腹满，大便硬是也。有太阳阳明、少阳阳明、正阳阳明之辨。

本太阳证，治之失法，亡其津液，致太阳之热乘胃燥而转属阳明。其证小便数，大便硬，《伤寒论》谓之脾约，宜麻仁丸。以上言太阳阳明之证也。

本少阳病，治之失法，亡其津液，致少阳之邪乘胃燥而转属阳明，为大便结燥。《伤寒论》谓为大便难，以蜜煎胆汁导之。以上言少阳阳明之证也。

病人阳气素盛，或有宿食，外邪传入，遂归于胃腑。《伤寒论》谓为胃家实，宜以三承气汤下之。以下言正阳阳明之证也。

阳明在经未离太阳，宜汗之；既离太阳，宜清之；在腑，审其轻重，宜下之。若在经络之界，汗之不可，清之不可，下之不可，宜用吐法。柯韵伯云：除胃实证，其余如虚热咽干，口干口苦，舌苔，腹满，烦躁不得卧，消渴而小便不利，凡在胃之外者，悉是阳明表证。仲景制汗剂，是开太阳表邪之出路；制吐剂，是引阳明表邪之出路，使心腹之浊邪上出于口，一吐则心腹得舒，表里之烦热悉除矣。烦热既除，则胃外清，自不致胃中之实，所以为阳明解表之圣剂。

《内经》云：阳明之上，燥气治之，所谓本也。本之下，中之见也。见之下，气之标也。又曰：阳明不从标本，从乎中见。从中见者，以中气为化也。

又曰：阳明为阖。又《热病论》曰：二日阳明受之。阳明主肉，其脉侠鼻络于目，故身热，目痛而鼻干，不得卧也。伤寒多发热，而此独身热者，盖阳明主肌肉，身热尤甚也。邪热在胃则烦，故不得舒卧也。

《伤寒论》云：问曰，病有太阳阳明，有正阳阳明，有少阳阳明，何谓也？答曰：太阳阳明者，脾约是也。本太阳病不解，太阳之标热合阳明之燥热，以致脾之津液为其所灼而穷约。正阳阳明者，胃家实是也。燥为阳明之本气，燥气太过，无中见湿土之化而实。少阳阳明者，发汗利小便，胃中燥烦而实，大便难是也。少阳之上，相火治之。少阳病误发汗，误利小便，则津液竭而相火炽盛，胃中燥实而大便难矣。

阳明之为病，胃家实也。言阳明病虽有三者之分，而其为胃家实则一也。此节为阳明病之提纲。沈尧封云：胃家实，言以手按胃中实硬也。柯韵伯云：不大便利，便是胃家实。尤在泾云：伤寒腹满，便闭，潮热，转矢气，手足濈濈汗出等证，皆是胃家实。三说不同，均存之以互参。

问曰：阳明外证云何？答曰：身热，肌肉蒸蒸然。热达于外，与太阳表热不同；汗自出，热气内盛，濈濈然汗溢于外，与太阳之自汗不同。不恶寒，外寒已解；反恶热，里热已盛也。沈尧封云：此节合上一节，为阳明证一内一外之提纲，只因有胃家实之病根，即现热盛汗出之病证，不恶寒反恶热之病情，必内外俱备，方是阳明之的证。

阳明本燥而标阳，若不得中见太阴之湿化，其燥气阳热太盛，则为胃家实之病。故仲景以胃家实为此证提纲，虽有太阳阳明、正阳阳明、少阳阳明之分，而其为胃家实则一也。且更合之外证自热，汗自出，不恶寒反恶热，便知胃家实证。有诸中而见诸外，愈可定其为真阳明也。其证虽有在表宜从汗解者，须知汗出多，脉微，宜桂枝汤；无汗而喘，脉浮，宜麻黄汤。二者俱太阳证而属之阳明者，以其不头痛项强故也。若恶寒已罢，二方必不可用。且阳明提纲重在里证，所以论中以此条别作一章也。

至于阳明本证，有自受证，有转属证，有邪盛证，有正虚证，有能食不能食证，有寒冷燥热证，有从枢从开证，有名同而实异、源一而流分证，治之者不得其绪，如治丝而棼之也。

何谓自受？病起于阳明本经自为之病。其外证身热，汗自出，不恶寒反恶热，为阳明病自内达外之表证；其有得之一日不待解散，而二日恶寒自罢，即自汗出而发热，为风寒入于阳明本经之表证。此阳明自受之大略也。

何谓转属？凡太阳病过汗亡其津液，致胃中干燥而转属者固多，亦有本太阳病，初得时发汗不彻，太阳标热之气不能随汗而泄，即与阳明燥气混为一家而转属者；亦有发热无汗，呕不能食，其时即伏胃不和之病机，不因发汗而自濈濈然汗出为转属者，更有误下而转属者。此阳明病转属之大略也。

何以谓正虚？本篇第十六节云：阳明病不能食，胃中虚冷，攻其热必哕，言胃腑之虚也。第十七节云：脉迟，食难用饱，饱则微烦，头眩，必小便难，此欲作谷瘅，虽下之，腹满如故。此言经脉之虚也。第十八节云：无汗，身如虫行皮中状者，虚故也。此言皮腠之虚也。论虽无方，大抵不外温补之法。第二十六节云：伤寒呕多，虽有阳明证不可攻之。以呕则胃气虚，虽有阳明实热之证，不可误攻而致死。此言胃气虚不可下也。第二十七节云：心下硬满者，不可攻之，攻之利遂不止者死。论止言心下而不及腹，止言硬满而不兼痛，且心下为阳明之膈，膈实者腹必虚。腹中之虚气闭于阳明之部，若误攻之，则谷气尽而下利死矣。此言真虚假实者不可下也。第二十八节云：面合赤色，不可攻之，攻之必发热色黄，小便不利。以阳明之脉上循于面，不知熏解之法而误攻之，则变为发热色黄，小便不利等证。此言外实内虚不可下也。须知阳明证虽以胃家实为提纲，惟不得中见太阴之湿化，阳明愈实而中见愈虚。前此注家不知从此发挥，以致患阳明证者，以白虎、承气枉死几千万人也。

何谓邪实？论中阳明腑证皆热邪为病。然热邪散漫于内外，大渴大汗，宜用白虎逐热而生液；热邪结聚于肠胃，潮热谵语，宜用承气逐热而荡实。二方均为阳明腑病而设，误用之便致杀人。第四十一节三阳合病末一句云：若自汗出者，主用白虎汤，可以得其大要。而三承气汤各有所主：阳明证不吐不下，虽胃气不虚，而胃络上通于心，可因其心烦一证而知其胃气不和，可与调胃承气汤，二十九节已有明文也。至于大承气证，于其脉迟，则知其阳邪尽入于里阴。又于其汗出不恶寒，身重，短气，腹满而喘，五者之中更取出里证最确者曰：不恶寒而潮热。言热邪尽入于胃，必变身热为潮热也。且于里证中而知其大便硬之最确者曰：手足濈然而汗出。言胃主四肢，若大便已硬者，必通身热蒸之汗自敛而变为手足濈然之汗，方为大承气之的证。否则，不过燥屎不行，只为小承气证耳。然而小承气亦不可以轻用也。不大便六七日，欲知其有燥屎与否，少与小承气汤试之。汤入腹中而转矢气者，可再用之。若不转矢气者，此为胃气之虚，初硬后溏，必致不能食而胀满，不能饮而作哕矣。论中二十九节、三十节；三十一节当潜心体玩。至于谵语，诸家皆谓邪实，然论中三十二节有实则谵语、虚则郑声之分。本节直视为精气已夺，喘满为脾肺不交，下利为脾肾不固，此皆谵语、虚脱之死候。其余自三十三节至四十三节，实邪固多，而亦不可概认为实邪之为病也。张隐庵云：凡谵语，乃心主神气内虚。言主于心，非关于胃。胃燥谵语而用承气，乃胃络不能上通于心，胃气清而脉络能通之义。仲景示以法，不可泥于法也。

何谓能食不能食？若中风则能食，以风能鼓动阳明之气也；若中寒则不能食，以寒能拒闭阳明之气也。中寒之旨，详于第十九节；中风之旨，详于第二十节。意以寒为阴邪而下行，故无汗而小便利；风为阳邪而上行，故不恶寒而头眩。寒则呕不能食，风则能食；寒则头痛，风则咽痛。此阳明有风、寒之别也。

何谓寒冷燥热之分？本篇第四十四节云：脉浮而迟，虚寒之脉也。其云表热者，阳明戊土不能下合少阴癸水而独主乎外也；其云里寒者，少阴癸水不能上合阳明戊土而独主乎内也；其云下利清谷者，戊癸不合而下焦生阳不升也，以四逆汤为主治。第四十五节云：胃中虚冷者，言中焦土气虚冷也。其云不能食者，中焦虚冷，失其消谷之用也；其云饮水则哕者，两寒相得而为哕也。论中未出方，而理中汤堪为主治。推之第六十节云：食谷欲呕者属阳明也，吴茱萸汤主之，与此节亦互相发明也。第四十六节云：脉浮发热者，阳明燥热在于经脉也。其云口干鼻燥者，热循经脉而乘于上焦也；其云能食则衄者，热在经脉，不伤中焦之胃气。此证正于能食，而得热在经脉之确证。经脉热甚得衄，则热有出路而解矣。推之第六十节食谷则呕后半节云，得汤反剧者，属上焦也。上焦主火热而言，与此节亦互相发明也。

【临床解读】

付某某，女，23岁。2021年3月1日初诊。

主诉：嗜睡10年。

现病史：患者自上初中开始出现嗜睡，睡眠深沉，呼之难醒，多梦，曾多方服中药治疗，效一般，19岁时开始发胖，现在体重90公斤，易饥饿，尤其晚间明显，喜食甜食凉食，大便稀，日2~3次，解不尽感，小便频数后，四肢关节处湿疹瘙痒，脱发明显，现在月经正常，既往有痛经。舌质淡红，齿痕，苔薄白，脉沉滞。

病机要点：生活不规律，湿困中土。

处方：党参10克，炒白术10克，干姜10克，清半夏10克，砂仁3克（后下），白豆蔻3克（后下），炙甘草6克，冬瓜仁30克，生薏苡仁30克。10剂，每日1剂，水煎服。

二诊：2021年4月28日。服上方20剂，效可，早晨能早醒，易叫醒。现症见：乏力，没精神，易困乏，夜间梦多，偶有心慌心悸，手脚心易汗出，手心热，脚心凉，大便溏，日2~3次（较前好转），小便频数量多，舌质淡红，苔薄白，脉沉滞。

处方：仍为湿困脾土之候，以祛湿醒脾为治。清半夏 10 克，陈皮 10 克，茯苓 10 克，苍术 10 克，厚朴 10 克，石菖蒲 10 克，郁金 10 克，车前子 10 克（先煎），生甘草 3 克。25 剂，每日 1 剂，水煎服。（张磊医案）

何谓从枢从开？《内经》云：太阳为开，阳明为阖，少阳为枢。三经者不得相失也，使阳明而终于阖则死矣。然则何法以致其开？一则从少阳之枢以转之。四十七节云：下之后，外热，手足温，不结胸，心中懊侬，饥不能食，但头汗出者，是阳明阖，其气不交于上下也，以栀子豉汤主之。四十八节云：发潮热，大便溏，小便自可，胸胁满不去者，是阳明阖，其气不涉于大小二便，止逆于胸胁之间，以小柴胡汤主之。且小柴胡汤，时医止知为少阳之方，而不知为阳明之要方也。四十九节云：阳明病胁下硬满，言不得少阳之枢，则下焦不通而为不大便；中焦不治，胃气不和而为呕；上焦不和，火郁于上，其舌上现有白苔，可与小柴胡汤。上焦得通，津液得下，胃气因和，身濈然汗出而解，所以从枢以转之者此也。一则从太阳之开以出之。五十节阳明中风，脉弦浮大而短气，共九十三字，解详《浅注》。病过十日，又当三阴受邪，若脉续浮者，知其不涉于阴，仍欲从少阳之枢而出。若脉但浮而别无余证者，是病机欲从太阳之开，可与麻黄汤以助之。若不尿，腹满加哕者，是不从少阳之枢、太阳之开，逆于三阴，为不治之证。所谓从开以出者此也。

何谓名同而实异？《内经》云：人之伤于寒也，则为热病。二日阳明受之，其脉挟鼻，络于目。所云身热，目痛，鼻干，不得眠，是止就阳明经病之一端而言。仲景以胃家实提纲，是该内外证治之全法而立论也。后人妄用升麻葛根汤，反发阳明之汗，上而鼻衄，下而便难，是引贼破家矣。此所谓名同而实则异也。

何谓源一而流分？阳明原主气，而蓄血证则主血；阳明原主燥，而发黄证则合湿。五十五节云；阳明证，其人喜忘，必有蓄血。屎虽硬，大便反易，其色必黑，抵当汤主之。七十五节云：病人无表里证，发热七八日，虽脉浮数者，可下之。言病在阳明之络，络则无涉于表里也。发热而不恶寒，下之所以泄其热也。假令已下，脉浮已解而数不解，知其热不在气而在血，不在阳明之经而在阳明之络。论名合热，其合有二：一合于中，则为消谷善饥，至六七日不大便，其血必瘀于中，宜抵当汤以攻之；一合于下，则为下利不止，必协热而便脓血，虽未出方，大抵温剂不外桃花汤，寒剂不外白头翁汤之类。同一阳明证，而又有发黄者。第二十一节云：阳明病无汗，小便不利，心中懊侬者，身必发黄。二十二节云：阳明病被火，额上微汗出，小便不利者，必发黄。此言湿热郁于中土也。七十六节云：伤寒发汗已，身目为黄，为寒湿在里。意者湿热之黄可下，而寒湿之黄不可下。虽未出方，大抵五苓散加茵陈蒿为近是。七十七节云：伤寒七八日，身黄如橘子色，小便不利，腹微满者，茵陈蒿汤主之。此言湿热郁于里而为黄，以大黄合茵陈蒿导之从小便出也。七十八节云：伤寒身黄发热者，栀子柏皮汤主之。言湿热已发于外，全无里证，取柏皮以走皮，以三味色黄以治黄也。七十九节云：伤寒瘀热在里，身必发黄，麻黄连翘赤小豆汤主之。此言伤寒表证未解，而湿热瘀于里而形于外，藉麻黄以取发汗也。此所谓源一而流则分也。

【临床解读】

朱某某，女，35岁。2021年2月22日初诊。

主诉：发现牛皮癣2个月余。

现病史：患者2个月前因外感出现下肢皮癣，于省某医院查并确诊“银屑病”，曾外用药膏后效可，后因食辣复发而加重，全身泛发，主要于双侧髋部瘙痒，皮屑，底红，稍凸起，纳眠可，大便黏，日1~2次，排便不爽，小便可，舌质红，苔薄白，脉沉滞。月经基本正常，带下黄黏量多（下腹凉）。

病机要点：风热怫郁肌肤。

处方：麻黄6克，连翘30克，赤小豆30克，桑白皮30克，升麻10克，制鳖甲10克，生姜3片为引。10剂，每日1剂，水煎服。

二诊：2021年3月12日。服上方10剂，皮损外发，较前增多，皮损变大，后上方去麻黄、连翘，加黄芪赤风汤服4剂。现症见：近半月身体疲乏，皮损偶痒，与无明显不适，口干口黏，不苦，纳食可，服药期间大便偏溏，日2次，舌质淡红，偏大，脉沉滞。

处方：炙麻黄3克，连翘12克，赤小豆30克，桑白皮30克，升麻10克，葛根30克，制鳖甲10克，大贝母10克，川椒3克，雄黄2克（吞服），生黄芪30克，赤芍15克，当归10克，生甘草3克。10剂，每日1剂，水煎服。

三诊：2021年4月16日。服上方20剂，效可，皮损减轻，皮色变淡，偶有瘙痒，自觉服药时舌头稍硬，腹中肠鸣，矢气多，但大便不稀，日一次，纳眠可，咽干明显，咽不痛，偶流清涕，月经周期转正常，量少，带下浑浊，乏力懒动，舌质淡红，苔白腻，脉沉滞。

处方：照上方，升麻改为6克，葛根改为15克，川椒改为2克，加苍术6克，炒白术6克。15剂，每日1剂，水煎服。（张磊医案）

至于治法，阖者恐其终阖，实者虑其大实，故以三承气汤之重剂为主，麻仁丸为润下之轻剂也，蜜煎导为外取之尤轻者也。其调胃承气汤，方中芒硝上承火气，大黄下通地道，不用枳、朴之破泄，而用甘草之和中，所以名为调胃也。其小承气汤，专取通其燥屎，故不用芒硝之上承火气，配不炙之枳、朴而疏达壅滞。多与为攻，少与为和，故名之曰小也。若夫大承气汤，乃大无不该，主承通体之火热而下行。凡血气瘀滞、聚邪宿食，无不一扫而净，为下剂之最重者。用之得法，可以起死回生；倘若一误，则邪去而正亦亡矣。所以三十一节言，欲与大承气汤，先少与小承气汤，若转矢气为有燥屎，方以大承气汤攻之。与三十六节言欲与大承气汤，即以小承气汤为试，其义相通。详于《浅注》。若大便硬，忽见小便数少，以津液当还入胃中，不久自下，不必攻之。详于二十五节，当细味之。三十九节言：汗出谵语，以燥屎在胃中，此为风也。过经乃可下之，下之若早，语言必乱。无非谆谆然不可轻下、不可早下之意。陶节庵云：痞、满、燥、实、坚五者全具，方可用之。此语虽曰未粹，亦堪为卤莽者脑后下一金针也。然论中急下三条却不在痞、满、燥、实、坚五证。第七十节云：伤寒六七日，目中不了了，睛不和，无表里证，大便难。无里证，故大便不硬，但觉其难；身微热者，无表证，故身无大热而止微热。此为实也，急下之，宜大承气汤。此言悍热之气上走空窍也。七十一节云：阳明病，发热汗多者，急下之。止发热汗出，无燥渴硬实之证，而亦急下之者，病在悍气无疑矣，宜大承气汤。此言悍热之气内出而迫其津液外亡也。七十二节云：发汗不解，腹满痛者，急下之，宜大承气汤。此言悍热不上走于空窍而下循于脐腹也。三者之外，虽无急下之明文，亦有不可姑缓者。七十三节云：腹满不减，减不足言，当下之，宜大承气汤。言在阳明无形之悍气①，从肓膜而聚有形之胸腹，又与阳明之本气不同也。盖此证初患皆为病不甚重，病家、医家往往不甚留意。若过读薛立斋、张景岳及老村学先生多阅八家书者，为之主方，其死定矣。阳明篇此证最为难治。其余各证皆可于本篇按法而施方治，自无难事。善读者当自领之，不能以笔楮罄也。

门人问曰：时贤柯韵伯谓阳明表证身热自汗，不恶寒反恶热，此因内热外发，以栀子豉汤因势吐之。后人认不出阳明表证，既不敢用麻、桂，又不知用栀、豉，必待热深热极，始以白虎、承气投之，是不知仲景治阳明之初法，遂废仲景之吐法。立说甚超，夫子以为何如?

曰：栀子豉汤治心烦，胸中懊侬，不眠等症，堪为阳明证初患未实者之

① 悍气：谓浮盛之气。

要药。善用之，自有左宜右有之妙。但云因势吐之，是因前人之误，反失栀子豉汤立方之本旨。且以瓜蒂散之涌吐，亦移入阳明篇中，更失之远矣。其自撰出上越、中清、下夺为治阳明三大法，试问阳明篇何尝有涌吐之条乎？

门人又问曰：发汗、利小便为阳明之大禁，然乎？否乎？

曰：此为正论，但不可泥矣。五十二节、五十三节麻黄、桂枝二汤已有明文。且五十八节桂枝汤与大承气汤为一表一里之对峙，以脉实宜下，脉浮虚宜汗。六十二节：病人不恶寒而渴者，此转属阳明也。小便数者，大便必硬，不更衣十日无所苦也。渴欲饮水，少少与之，但以法救之。渴者宜五苓散。意者十日无所苦，承气汤既不可用，饮水亦不至数升，白虎加人参汤又非所宜，惟以五苓散助脾气以转输，多饮暖水以出汗，则内外俱松矣。读此可知禁汗为正治之法，而发汗原为除热，以存津液起见，亦为权宜之法也。四十三节云：若脉浮发热，渴欲饮水，小便不利者，猪苓汤主之。意者利水之中寓以育阴，不失阳明之治法。而后半节又云：阳明病，汗出多而渴者，不可与猪苓汤，以汗多胃中燥，猪苓汤复利其小便故也。读此可知利水原为清火以存津液起见，是为权宜之妙用。若汗出不多者可与，汗出多者不可与。以汗之与溺同出而异归，权宜中又以正治之法为重也。

卷 三

少阳篇

少阳主半表半里。

何谓少阳经证？曰：口苦，咽干，目眩是也。有虚火、实火二证之辨。

寒热往来于外，胸胁苦满，默默不欲食，心烦喜呕，为虚火证。宜小柴胡汤。

【临床解读】

于某某，女，50岁。2021年11月1日初诊。

主诉：胃痛7年。

现病史：患者7年前因生气出现胃痛，曾查胃镜提示“慢性浅表性胃炎”，曾服中西药治疗效可，易反复。现症见：胃隐痛，生气后加重，喜凉，纳眠可，大便可，日一次，小便正常，舌质淡红，苔薄白，脉沉细。

病机要点：气郁夹瘀。

处方：柴胡10克，黄芩10克，清半夏10克，丹参30克，檀香3克（后下），砂仁3克（后下），生姜3片，大枣3枚（切开）为引。10剂，每日1剂，水煎服。（张磊医案）

寒热往来于外，心中痞硬，郁郁微烦，呕不止，为实火证。宜大柴胡汤。

【临床解读】

冯某某，女，40岁。2021年4月16日初诊。

主诉：双侧耳鸣3年，左耳闷3个月余。

现病史：患者2021年年初工作压力较大，出现双耳耳鸣如蝉，左耳突发性听力下降，伴耳闷耳胀，于某医院激素、针灸治疗，效平。现症见：左耳闷胀，听力下降，纳可，眠差易醒，醒后难以入睡，月经先期1周，量可，时有经前乳胀，脾气急躁，大便头干，3~4天一次，小便可，自觉乏力，平时肩背、腰膝易疼痛，劳累后加重，舌质淡，苔薄白，有裂纹，脉沉滞。

处方：柴胡10克，黄芩10克，生白芍10克，炒枳实12克，大黄10克

（后下），蝉蜕6克，清半夏10克，生姜3片，大枣3个（切开）为引。15剂，每日1剂，水煎服。（张磊医案）

何谓少阳腑证？曰：少阳主寒热。属于半表则为经，属于半里则为腑。其证虽无寒热往来于外，而有寒热相搏于中，有痞、痛、利、呕四证之辨。

因呕而痞不痛者，半夏泻心汤。

【临床解读】

尚某，女，70岁。2019年7月1日初诊。

主诉：纳后不消化4个月余。

现症见：患者纳食后不消化，胃胀，无反酸、烧心、嗳气，口干、口苦，口腔内几乎无唾液，五官干燥，大便日2次，便后下坠感、解不尽感，纳可，眠差，头胀，舌质瘀红，苔白厚腻，脉缓有力。

处方：清半夏10克，黄连10克，黄芩10克，干姜10克，太子参10克，麦冬10克，杏仁10克，麻黄6克，生薏苡仁30克，藿香10克，佩兰10克，甘草6克。7剂，每日1剂，水煎服。（孙玉信医案）

胸中有热而欲呕，胃中有邪气而腹中痛，宜黄连汤。

邪已入里，则胆火下攻于脾而自利，宜黄芩汤。

胆火上逆于胃而为呕，宜黄芩加半夏生姜汤。

以上四方，寒热攻补并用，仍不离少阳和解法。

经云：少阳之上，相火治之，所谓本也。本之下，中之见也。见之下，气之标也。又曰：少阳从本。又曰：少阳为枢。又《热病论》曰：三日少阳受之。少阳主胆，其脉循胁络于耳，故胸胁痛而耳聋。其经脉出耳前后，下循胸胁，故为胁痛、耳聋等证。

《伤寒论》云：少阳之为病，口苦，苦从火化；咽干，火胜则干；目眩，风火相煽则眩也。此节为少阳证之提纲，主少阳之气化而言也。柯韵伯云：口、咽、目三者，不可谓之表，亦不可谓之里，是表之入里、里之出表处，所谓半表半里是也。三者能开能合，恰合枢机之象。苦、干、眩三者，皆相火上走空窍而为病也。此病自内之外，人所不知，惟病人自知。诊家所以不可无问法。三证为少阳病机兼风火杂病而言。

少阳标阳本火。标本不异，故从本。经云：少阳为甲木，主风火之为病。论中止十节。第一节言：口苦，咽干，目眩，为少阳之总纲，皆就气化而言也。以下补言经脉。第二节云：少阳中风两耳无所闻者，以少阳之脉从耳后入耳中，出走耳前也；目赤者，以少阳之脉起于目锐眦也；胸中满而烦者，以枢不运则满，相火合于君火则烦也；不可吐下者，恐伤上下二焦之气也；吐下则悸而惊者，以手少阳三焦合于手厥阴心包，足少阳胆合于足厥阴肝，吐则伤心包而为悸，下则伤肝而为惊也。此少阳自受之风邪，戒其不可吐下，从总纲中分出一纲也。第三节云：伤寒脉弦细者，以弦为少阳之本脉，而细则为寒邪伤经之脉也。头痛发热属少阳者，以少阳之脉上头角而为痛，少阳之火发于外而为热。此属少阳自受之寒邪也。不可发汗，发汗则谵语者，以少阳主枢而不主表。若发表汗，则耗伤其津液，以致胃不和而谵语，故特申之曰此属胃，言所以运此枢者胃也。胃和则愈，胃不和则烦而悸者，言胃和则能转枢而病愈，胃不和则手少阳三焦之火气上逆而为烦，足少阳胆气失职而为悸也。此少阳自受之寒邪，戒其不可发汗，从总纲中又分出一纲也。但二者为少阳自受之风寒，而更有少阳转属之风寒，又从总纲中续分出一纲。第四节云：本太阳病不解，转入少阳者，转入即转属，言少阳病自受外而又有转属之证也。胁下硬满者，以少阳之脉其直者从缺盆下腋，循胸，过季胁也；干呕不能食者，以木火相通而胆喜犯胃也；往来寒热者，以少阳居表里之间，进而就阴则寒，退而从阳则热也。此三句为少阳病大略。尚未吐下者，以未经吐下，犹幸中气之未伤也。脉沉紧者，以邪气向内则沉；太阳伤寒，其本寒，与少阳火相搏则脉紧。言外可悟太阳中风其标阳，与少阳相合则脉缓。既入少阳，无论伤寒、中风，皆为枢逆于内不得外达，均宜小柴胡汤达之。故曰与小柴胡汤。见汗、吐、下皆非所宜，惟此汤为对证之的剂也。然而，汗、吐、下三禁外，又有温针为尤忌。第五节云：若已吐、下、发汗、温针，谵语，柴胡汤证罢，此为坏病者，承上节尚未吐、下句而言。庸医误行吐、下，且更发汗、温针，大伤中气，竭其胃液而谵语，其胁下鞕满，干呕不能食，往来寒热之柴胡汤证反罢，胃坏全无枢象，正与第三节所言属胃，胃和则愈之旨相反。故特儆之曰：此为坏病也。知犯何逆，以法治之者，言病无枢象，断不可用小柴胡之枢药，当知所犯何逆而救治之也。且也自受、转属、误治证，各节既详其义，而合病之脉证不可不明，传经之同异不可不讲，欲已、欲解之日时不可不知。曷言合病？第六节云：三阳受病，脉浮大上关上，但欲眠寐者，以太阳之浮，阳明之大，二脉俱上于少阳之关上，则二阳之气不得少阳枢转，而俱行于阴，故但欲眠寐也。目合则汗者，以开目为阳，合目为阴，阳气乘目合之顷内行于阴，则外失所卫而汗出也。曷言传经？第七节云：伤寒六七日，无大热，其人烦躁者，此为阳去入阴故也。盖以七日来复于太阳，太阳与少阴，一腑一脏，雌雄相应之道也。若少阳病当太阳主气之期，枢有权则外转而出，枢失职则内入而深。去太阳则身无大热，入少阴则其人烦躁。此表里相传之义也。第八节云：伤寒三日，三阳为尽，三阴当受邪，其人反能食而不呕者，此为三阴不受邪也。盖以三日为三阳之终，太阴为三阴之首。能食不呕，太阴不受邪，便知三阴俱不受邪。此以次第相传之义也。曷言欲已之日？第九节云：伤寒三日，少阳脉小者，为欲愈也。言少阳本弦之脉转而为小，小则病退，其病欲已，不但三阴不受邪也。曷言欲解之时？第十节云：少阳病欲解时，从寅至辰上。盖以少阳之气旺于寅卯，至辰时则其气已化，阳气大旺，正可胜邪故也。

少阳全篇止此十节，而病之源流分合无有弗备，治之经权常变无有弗该，熟读而玩味之，方知其妙。

门人问曰：少阳篇止十节，夫子逐节引其原文，析其疑义，与各家之妄逞臆见及画蛇添足者不同。第有论无方，学者无从摸索。本篇中止于第四节云，本太阳病不解，转入少阳者，与小柴胡汤一方。其实此方详于太阳篇中，与阳明篇及各篇亦有之，未可谓为少阳之专方。然则治少阳病将何从下手乎？曰：太阳篇伤寒五六日中风，往来寒热，胸胁苦满，默默不欲食，心烦喜呕，以此数证为小柴胡之的证。其余兼证尚在或然或不然无定之间，统以小柴胡汤主之。论中谓有柴胡证，但见一证便是，不必悉具，即此意也。以下凡十五节，皆论柴胡汤之证治，不可谓为少阳之正方。然少阳主风火之气，而所重在枢。柴胡为转枢之药，故后人取之以为和解之方，汗下俱在所药也。然和解中亦兼及汗下，时贤谓为权变法。大抵证兼太阳之表，则宜兼汗；证兼阳明之里，则宜兼下。如柴胡加桂枝汤、柴胡加芒硝汤、大柴胡汤、柴胡桂枝汤等方是也。然寒热游行于外，则有柴胡等法；而寒热互搏于中，则为痞、呕，又有诸泻心汤、黄连汤、黄芩汤等法。柯韵伯《论翼》已详言之。至于少阳为枢，而所以运此枢者胃也。小柴胡汤中之参、枣，是补胃中之正气以转枢；柴胡龙骨牡蛎汤，是驱胃中之邪气以转枢。补正即所以驱邪，驱邪即所以补正。一而二之，二而一之，不可姑待其枢折而救治无及也。且也黄芪一味得初阳之气，初阳者，少阳也。手少阳三焦之气上逆，则为烦；足少阳胆气失职，则为悸。凡少阳枢折之坏证，必重用此药以救之也。

【临床解读】

孙某某，女，52岁。2021年3月12日初诊。

主诉：左胁肋隐痛不适3个月。

现病史：患者3个月前因劳累后出现左侧胁肋不隐痛，确诊为胰腺炎，并住院抗炎为主治疗，好转出院。现症见：左侧胁肋部隐痛，有异物感，不胀，口稍苦不干，偶有气短，有肺结节，纳食可，大便不干，3~4日一行，无便意，小便可，50岁停经，偶有烘热汗出，舌质偏暗，苔黄厚腻，脉沉滞。

既往有肺气肿（2020 年 12 月体检发现）。其兄因胰腺癌去世。

病机要点：肝胆郁热。

处方：柴胡 10 克，黄芩 10 克，清半夏 10 克，炒枳实 10 克，生白芍 10 克，大黄 10 克（后下），川楝子 6 克，醋延胡索 10 克，蒟蒻 30 克（先煎），生姜 3 片，大枣 3 枚（切开）为引。25 剂，每日 1 剂，水煎服。

二诊：2021 年 6 月 30 日。服上方 50 剂，效可，左侧胁肋隐痛未再发作。现症见：左侧胁肋不适，胀闷不适，全身乏力，怕冷，口苦不渴，纳食可，大便成形，3~5 日一行，无便意，排便无力，小便正常，舌质偏暗，苔厚腻，脉细。

处方：火麻仁 30 克，杏仁 10 克，生白芍 30 克，厚朴 10 克，炒枳实 10 克，大黄 10 克（后下）。25 剂，每日 1 剂，水煎服。

三诊：2021 年 8 月 23 日。服上方 20 剂，效平。现症见：大便排便无力，不畅，需 2 天使用开塞露一次促排便，下腹部堵塞感，左侧胁肋隐痛如针刺样，牵引至腰骶部酸胀，活动后缓解，纳眠可，小便量少，色黄，舌质红，苔厚，脉沉滞。

处方：柴胡 10 克，黄芩 10 克，清半夏 10 克，炒枳实 10 克，生白芍 10 克，大黄 10 克（后下），丹参 30 克，檀香 3 克（后下），砂仁 3 克（后下），蒟蒻 30 克（先煎 1 小时）。20 剂，每日 1 剂，水煎服。（张磊医案）

少阳寒热往来，病形见于外；苦、喜、不欲，病情得于内。有“苦、喜、欲”三字，非真呕、真满、真不能饮食也。看“往来”二字，即见有不寒热时。往来寒热，胸胁苦满，是无形之表；心烦喜呕，默默不欲食，是无形之里。其或胸中烦而不呕，或渴，或腹中痛，或胁下痞硬，或心下悸，小便不利，或咳者，此七证皆偏于里。惟微热为在表，皆属于无形；惟胁痛、痞硬为有形，皆风寒通证；惟胁下痞硬属少阳。总是气分为病，非有热实可据，故从半表半里之治法。

少阳为游部。其气游行三焦，循两胁，输腠理，是先天真元之正气。正气虚，不足以固腠理，邪因其开，得入其部。少阳主胆，为中正之官，不容邪气内犯，必与之相搏，搏而不胜，所以邪结胁下也。邪正相争，即往来寒热；更实更虚，所以休作有时；邪实正虚，所以默默不欲饮食。仲景于表证不用人参，此因邪正分争，正不胜邪，故用之扶元气，强主以逐寇也。若外有微热而不往来寒热，是风寒之表未解，不可谓之半表，当小发汗，故去参加桂。心烦与咳，虽逆气有余而正气未虚，故去人参。如太阳汗后身痛而脉沉迟，与下后协热利而心下硬，是太阳之半表里证也。表虽不解，里气已虚，故参、桂并用。是知仲景用参，皆是预保元气。更有脉证不合柴胡者，仍是柴胡证。本论云：伤寒五六日，头汗出，微恶寒，手足冷，心下满，口不欲食，大便硬，脉细者，此为阳微结，半在里半在表也。脉虽沉紧，不得为少阴病者，阴不得有汗。今头汗出，故知非少阴也，可与小柴胡汤。此阳微结之治法也。夫阴不得有汗，亦须活看。然亡阳与阴结，其别在大便：亡阳则咽痛、吐利；阴结则不能食而大便反硬也。亡阳与阳结，其别在汗：亡阳者卫气不固，汗出必遍身；阳结者邪热闭结郁，汗止在头也。且阳微结者，谓少阳阳微，故不能食而大便硬为的证，非若纯阳结为阳明阳盛，以能食而大便硬为的证，则阳结、阳微结之辨又在食也。故少阳之阳微结证，欲与小柴胡汤，必究其病在半表。然微恶寒亦可属少阴；但头汗出，始可属少阳，故反复讲明头汗之证，可与小柴胡而无疑也。所以然者，少阳为枢，少阴亦为枢，故见证多相似。必于阻阳、表里辨之真而审之确，始可以一剂而瘳。此少阳、少阴之疑似证，又柴胡证之变局也。

【临床解读】

叶某某，男，58岁。2021年10月27日初诊。

主诉：重症肌无力9年。

现病史：患者9年前劳累后出现双眼睑下垂，眼球上翻，眼睁不开，四肢无力，于某医院诊断为重症肌无力，激素治疗3年，症状缓解，停用激素后2016年症状又加重，视物模糊，左眼睑下垂，又继续服激素4年，现在停用激素半年，无明显症状，纳食可，眠可，二便调，舌质暗红，苔白腻，脉细数。高血压40年，30岁口服降压药至今。糖尿病9年，口服降糖药控制。2014年因心中不适发现冠状动脉狭窄植入支架1枚，口服抗凝药至今。

病机要点：开阖失利，气血瘀滞。

处方：柴胡10克，黄芩10克，清半夏10克，丹参30克，三七粉3克（冲服），炙甘草6克。10剂，每日1剂，水煎服。（张磊医案）

胁居一身之半，故胁为少阳之枢。岐伯曰：中于胁则下少阳，此指少阳自病。然太阳之邪欲转属少阳，少阳之邪欲归并阳明，皆从胁转。如伤寒四五日，身热恶风，头项强，胁下满者，是太阳少阳并病，将转属少阳之机也，以小柴胡汤与之，所以断太阳之来路。如阳明病，发潮热，大便溏，小便自可，胸胁满而不去者，是少阳阳明并病，此转属阳明之始也，以小柴胡汤与之，所以开阳明之出路。若据此次第传经之说，必阳明而始传少阳，则当大便硬而不当大便溏；当曰胸胁始满，不当曰满而不去矣。又阳明病胁下硬满，大便硬而呕，舌上白苔者，此虽已属阳明，而少阳之证未罢也。盖少阳之气游行三焦，因胁下之阻隔，合上节之治节不行，水精不能四布，故舌上有白苔而呕。与小柴胡汤转少阳之枢，则上焦气化始通，津液得下，胃不实而大便自输矣。身濈然而汗出解者，是上焦津液所化，故能开发腠理，熏肤，充身，泽毛，若雾露之溉，与胃中邪热证不同，故以小柴胡汤主之。所谓枢机之象，宜熟玩者也。

卷　四

太阴篇

太阴为湿土，纯阴之脏也。病入太阴，从阴化者多，从阳化者少。

病人太阴之邪从阴化，《伤寒论》云：腹满，吐食，自利，不渴，手足自温，时腹自痛是也。宜理中丸、汤主之。不愈，宜四逆辈。

何谓太阴之邪从阳化？《伤寒论》云：发汗后不解，腹痛，急下之，宜大承气汤是也。又曰：腹满时痛，属太阴也。时痛者，谓腹时痛时止，桂枝加芍药汤主之。大实痛者，大便坚实而痛，桂枝加大黄汤主之。

《内经》云：太阴之上，湿气治之，所谓本也。本之下，中之见也。见之下，气之标也。又曰：太阴从本。又曰：太阴为开。又《热病论》曰：四日太阴受之。太阴脉布胃中，络于嗌，故腹满而嗌干。

《伤寒沦》云：太阴之为病，腹满而吐，食不下，自利益甚，时腹自痛。若下之，必胸下结硬。

【按】《伤寒论》太阴病脉证只有八条，后人谓为散失不全及王叔和之变乱，而不知八条中有体、有用、有法、有方。真能读者则取之无尽、用之不竭矣。所可疑者，自第一节提纲外，其第二节：云太阴中风证四肢烦疼等句，言其欲愈之脉，而不言未愈时何如施治。第三节云：太阴病欲解时，从亥至丑止。以太阴主开，地辟于丑，故愈于其时也。第四节云：太阴病脉浮者，可发汗，宜桂枝汤。而不言脉若不浮如何施治。惟于第五节云：自利不渴者，属太阴，以其脏有寒故也，当温之，宜服四逆辈。曰辈者，凡理中汤、通脉四逆汤、吴茱萸汤之类，皆在其中。第六节云：伤寒脉浮而缓，手足自温者，系在太阴。太阴当发黄，若小便自利者，不能发黄。至七八日，虽暴烦，下利日十余行，必自止。以脾家实，腐秽当去故也。第七节云：太阴病，医反下之，因而腹满时痛者，桂枝加芍药汤主之；大实痛者，桂枝加大黄汤主之。第八节云：太阴为病，脉弱，其人续自便利，设当行大黄芍药者宜减之。以其人胃气弱易动故也。此外并无方治。以为少则诚少矣，而不知两节两出其方，大具经权之道，宜分两截看。

【临床解读】

陈某，女，47岁。2021年3月29日初诊。

主诉：吐涎1年余。

现病史：患者吐凉口水，不能食凉，口中和，右胁肋不适，眠浅易醒，夜间1—3点醒，纳可，大便成形，1~2日一行，小便调，左腰隐痛，月经量少，色黯，舌淡红，苔薄白（晨起苔白厚），脉细。查彩超示：胆囊壁毛糙；胆囊结石（13mm×8mm）。

处方：党参10克，炒白术15克，干姜10克，砂仁10克（后下），清半夏10克，茯苓30克，猪苓10克，桂枝6克，泽泻10克，甘草6克，吴茱萸3克。7剂，每日1剂，水煎服。（孙玉信医案）

仲景所谓太阴证，与《内经》人伤于寒为热病腹满嗌干证不同。提纲皆言寒湿为病，以四逆汤为治内正法，桂枝汤为治外正法。自第一节至第五节，一意浅深相承，不离此旨，所谓经也，此为上半截。

第六节言：伤寒脉浮而缓，手足自温十二句，意者太阴以中见为主。以上五节，言不得中见之寒证。若中见太过，太阴湿土不与寒合而与热合，若小便利，则不发黄；若暴烦下利，则腐秽当去，是常证之外，略有变局。另作一小段，承上即以起下。第七节言：太阳病误下，转属太阴，腹满时痛，大实痛者，以桂枝加芍药加大黄为主治。一以和太阴之经络，变四逆辈之温而为和法，变桂枝汤之解外而为通调内外法，是于有力处通其权也；一以脾胃相连，不为太阴之开，便为阳明之合，既合而为大实痛，不得不借阳明之捷径以去脾家之腐秽，要知提纲戒下原因腹时痛而言。此从正面审到对面以立法。又于暴烦下利十余行自止节，言其愈尚未言方。此从腐秽既下后，而想到不自下时之治法，是于无方处互明方意以通权。此为下半截。

总而言之，四逆辈、桂枝汤及桂枝加芍药、桂枝加大黄汤，皆太阴病之要剂。若不渴，则四逆辈必须；若脉弱，则芍、黄等慎用。脉浮有向外之势，桂枝汤之利导最宜。烦疼当未愈之时，桂枝加芍药汤亦可通用。原文虽止八条，而诸法无有不具。柯韵伯等增入厚朴生姜半夏甘草人参汤、白散、麻仁丸等方，欲广其用，反废其活法。大抵未读圣经之前，先闻砭剥叔和之语，谓非经文，无不可以任意增减移易，致有是举耳。

按：沈尧封云：太阴、阳明俱属土，同主中州，病则先形诸腹。阳明为阳土，阳道实，故病则胃家实而非满也；太阴为阴土，阴道虚，故病则腹满而不能实也。凡风、燥、热三阳邪犯阳明，寒与湿二阴邪犯太阴。阳邪犯阳则能食而不呕，阴邪犯阴则不能食而吐。阳邪犯阳则不大便，阴邪犯阴则自利。证俱相反可认。若误下则胃中空虚，客气动膈，在阳邪则懊痛而烦，在阴邪则胸下结硬。倘再误攻，必致利不止而死。此太阴病之提纲。凡称太阴，俱指腹满言。

按：柯韵伯云：《内经》云太阴脉布胃中络于嗌，故腹满嗌干。此热伤太阴，自阳部注经之证，非论中所云太阴自病也。仲景以太阴自病为提纲，因主阴主内，故提纲中不及中风四肢烦疼之表；又为阴中之至阴，故提纲中不及热病嗌干之证。太阴为开，又阴道虚，太阴主脾所主病。脾主湿，又主输，故提纲中主腹满时痛而吐利，皆是里虚不固，湿胜外溢之证也。脾虚则胃亦虚。食不下者，胃不主纳也。要知胃家不实，便是太阴病。

卷　五

少阴篇

少阴肾中水火同具，邪伤其经，或从水化而为寒，或从火化而为热。二症俱以脉沉细，但欲寐为提纲。

何谓少阴之邪从水化而为寒？曰：脉沉细而微，但欲寐，背恶寒，口中和，腹痛，下利清谷，小便白是也。宜用回阳法。而回阳中首重在温剂，又有交阴阳、微发汗，共成三法。

少阴病，寒邪始伤，是当无热，而反发热，为太阳之标阳外呈；脉沉，为少阴之生气不升。恐阴阳内外不相接，故以熟附助太阳之表阳而内合于少阴；麻、辛启少阴之水阴而外合于太阳。仲景麻黄附子细辛汤非发汗法，乃交阴阳法。以上言交阴阳法也。

少阴病自始得以至于二三日俱无里症，可知太阳之表热非汗不解，而又恐过汗以伤肾液，另出加减法，取中焦水谷之津而为汗，则内不伤阴，邪从表解矣。仲景麻黄附子甘草汤变交阴阳法而为微发汗法。以上言微发汗法也。

手足厥冷，吐利，小便复利，下利清谷，内寒外热，脉微欲绝者，宜四逆汤。

里寒外热，面赤，或腹痛，或干呕，或咽痛，或利止脉不出，汗出而厥，宜通脉四逆汤。

少阴下利，宜白通汤。利不止，厥逆无脉，干呕，烦，白通加猪胆汁汤主之。服药后，脉暴出者死，微续者生。汗下后不解，烦躁者，茯苓四逆汤主之。

少阴病二三日不已，至四五日，腹痛，小便不利，四肢沉重疼痛，自下利，此为水气，宜真武汤。咳，呕，小便利，下利四症，或有或无，因症下药，当于《浅注》细玩之。

少阴病得之二三日，口中和，其背恶寒者，太阳之阳虚，不与少阴之君火相合，当灸之。又身体痛，君火之气不能周遍于一身；手足寒，君火之气不能充达于四肢；骨节痛，君火之神机不能游行以出入；脉沉者，君火之神机不能自下而上。一为阳虚，责在太阳之阳气虚，不能内合；一为阴虚，责在少阴之君火内虚，神机不转，皆以附子汤主之。

少阴病吐、利，神机不能交会于中土；手足逆冷，中土气虚不能达于四肢；烦躁欲死者，少阴神机挟寒而逆于经脉，心脉不能下交于肾则烦，肾脉不能上通于心则躁，吴茱萸汤主之。以上用温剂法也。

何谓少阴之邪从火化而为热？曰：脉沉细而数，但欲寐而内烦外躁；或不卧，口中热，下利清水，小便赤是也。宜用救阴法，而救阴中又有补正、攻邪之异。

少阴病二三日，咽痛者，可与甘草汤；不差，与桔梗汤。

少阴病，咽中伤，生疮，不能语言，声不出者，苦酒汤主之。

少阴病，咽中痛，半夏散及汤主之。

少阴病，下利，咽痛，胸满，心烦者，猪肤汤主之。

少阴病得之二三日以上，心中烦不得卧，黄连阿胶汤主之。

少阴病，下利六七日，咳而呕渴，心烦不得眠者，猪苓汤主之。

少阴病二三日至四五日，腹痛，小便不利，下利便脓血，桃花汤主之。

以上皆以补正为救阴法也。

少阴病得之二三日，口燥舌干者，急下之，宜大承气汤。热淫于内，因而转属阳明，胃火上炎，故口燥舌干。急下之，谷气下流，津液得升矣。

少阴病六七日，腹胀不大便者，急下之，宜大承气汤。得病六七日，当解不解，津液枯涸，因转属阳明，故腹胀不大便。宜于急下者，六七日来阴虚已极，恐土实于中，心肾不交而死也。

少阴病自利清水，色纯青，心下必痛，口干燥者，急下之，宜大承气汤。是土燥火炎，脾气不濡，胃气反厚，水去而谷不去，故宜急下。

以上皆以攻邪为救阴法也。

《内经》云：少阴之上，火气治之，所谓本也。本之下，中之见也。见之下，气之标也。又曰：少阴从标从本。又曰：少阴为枢。又《热病论》曰：五日少阴受之。少阴脉贯肾，络于肺，系舌本，故口燥舌干而渴。

《伤寒论》曰：少阴之为病，脉微细，但欲寐也。微者，体薄而不厚也，为手少阴经病；细者，形窄而不宽也，为足少阴经病。病在阴则欲寐，在阳则不得寐，故曰但欲寐。此为枢象，少阴症之总纲也。柯韵伯云：少阳为阳枢，少阴为阴枢。枢机不利，故欲寐，与少阳喜呕。呕者欲出，阳主外也；寐者主入，阴主内也。喜呕是不得呕，欲寐是不得寐，皆在病人意而得枢机之象如此。又云：但欲寐即是不得眠。然但欲寐是病情，乃问而知之；不得眠是病形，可望而知之。欲寐是阴虚，不得眠是烦躁，故治法不同。

按：少阴本热而标寒，其病或从本而为热化，或从标而为寒化，与太阳一例。第一节言微细之病脉，但欲寐之病情，兼水火、阴阳、标本、寒热而提其总纲也。以下共四十四节，皆本此而立论。然他经提纲皆是邪气盛则实，少阴提纲俱指正气夺则虚，以少阴为人身之根本也。所以第二节即言上火下水虚而未济，第三节即言外阳内阴虚而不交，第四节、第五节又言不可发汗，第六节又就脉而言不可下。无非著眼于“虚”之一字，而以根本为重也。

今再详第二节。原文云“少阴病欲吐不吐，心中烦，但欲寐”三句，指初病时水火不济，已具枢病之象。又云“五六日，自利而渴，属少阴也，虚故引水自救”四句，方指出五六日为少阴主气之期。火不下交则自利，水不上交而作渴，属少阴之虚，为寒热俱有之症。又云“若小便色白者，少阴病形悉具。小便白者，以下焦虚有寒，不能制水，故令色白也”六句，分出小便色白，始为少阴阴寒之病形悉具。言外见少阴热化之病，邪热足以消水，其小便必赤。此寒热之几微当辨也。其第三节原文云“病人脉阴阳俱紧，反汗出者，亡阳也，此属少阴”四句，以诸紧为寒，阴不得有汗，今反汗出，此属少阴阴盛于内，阳亡于外，阴阳不交之故也。又云“法当咽痛而复吐利”二句，以阴阳不交，则阳自阳而格绝于外，其咽痛为假热之象；阴自阴而独行于内，其吐利为真寒之症。此寒热之真假当分也。其第四节原文云“少阴病，咳而下利，谵语者，被火气劫故也。小便必难，以强责少阴汗也”六句，言少阴上咳下利之症。被火则精竭神越而谵语，小便必难，戒其勿发少阴汗，虑其虚也。其第五节原文云“少阴病，脉沉细数，病为在里，不可发汗”三句，言少阴自有表里：脉沉而发热，为少阴表，有麻黄附子细辛汤法；脉细而沉数而不发热，为少阴里，不可发汗。其第六节云“少阴病脉微，不可发汗，亡阳故也。阳已虚，尺脉涩弱者，复不可下之”六句，言脉微为亡阳，不可发汗以伤阳。若兼见尺脉弱涩为亡阴，更不可复下以伤阴。自第二节至此，皆著眼于“虚”之一字以立论也。

请再言欲愈之症。第七节大旨以脉紧为寒，至七八日紧去，而发烦，自下利，脉微，手足温，此少阴之寒得阳明之热，为戊癸之合化而愈也。第八节大旨，下利自止，得手中温之吉候，虽恶寒蜷卧而可治，以其得中土之气而愈也。第九节提出自烦欲去衣被，虽恶寒而蜷可治，以得君火之气而可治也。第十节少阴中风，风为阳邪，阳寸应浮，阴尺应沉。大旨以阳得微而外邪不复入，阴得浮则内邪从外出而欲愈。言外见中风而可推及伤寒矣。第十一节言少阴病欲解时，从子至寅时上二句指出，阳生于半子而病解，并结上数节少阴得阳则解之义也。

虽贵得阳，阳者，太阳之标阳也。既知得标阳之热化则生，亦当知热化太过而亦成病。第十二节云：少阴病吐，利，手足不逆冷反发热者不死。言少阴而得太阳之标阳也。又云：脉不至，灸少阴七壮。言不得太阳标热之化而下陷，灸之以启在下之阳也。第十三节云：少阴病八九日，一身手足尽热者，以热在膀胱，必动便血也。言少阴热化太过，移于膀胱。膀胱主外，为一身发热；膀胱为胞之室，胞为血海，热邪内干而为便血也。第十四节云：少阴病但厥无汗，热化太过而行于里而为厥。若强发之，必动其血，未知从何道来，或从口、鼻，或从目出，是名下厥上竭，为难治。言少阴热化太过而厥，误汗反增其热。盖主《内经·厥论》“起于足下”，以阳气起于足五趾之里。今误发少阴汗，激动少阴热化之邪自下逆上，名曰厥。少阴原为少血之脏，动其阴血而脱出，名曰上竭，为难治之症。

若夫不得太阳标阳，则为阴寒之症，不止难治，而为不治之死证。自第十五节以及第二十节各有妙义。第十五节云：少阴病，恶寒身蜷而利，手足逆冷者不治。盖以少阴之脉起足心，至俞府，行身之前，外呈而为寒，内陷而为利。真阳绝，不行于手足而为逆冷。此言少阴之寒，不得太阳标阳之死症也。第十六节云：少阴病，吐，利，躁烦，四肢逆者死。盖以少阴上下、水火、阴阳之气，全赖中土以交合。今吐利以躁烦，阴阳、水火之气顷刻离决；四肢逆冷，土气已绝，此言少阴不得中土之交之死症也。第十七节云：少阴病，下利止而头眩，时时自冒者死。盖以阴竭于下而利止、阳亡于上而眩冒为死症，利不止而眩冒更为死症。言阴阳不得倚附也。第十八节云：少阴病，四逆恶寒而身蜷，脉不至，不烦而躁者死。此言少阴有阴无阳之死症也。第十九节云：少阴病六七日，息高者死。此言少阴生气上脱之死症也。第二十节云：少阴病，脉微细沉，但欲卧，汗出不烦，自欲吐。此十七字为一截，言少阴阴寒恒有之脉症也。其云：至五六日自利，复烦躁不得卧寐者死。此十五字又为一截。少阴病以五六日为生死之关，若至五六日云云，是真寒反为假热，阳被阴迫而飞越。此言少阴阳气外脱之死症也。

自章首至此凡二十节，论少阴症之全体已备，但未详其标本、寒热、阴阳、水火、神机枢转、上下出入之理。自二十一节至四十三节，发明其旨而并出其方，读者不可一字放过。此又少阴之大用也。

曷言标本？少阴标寒而本热，与太阳本寒而标热，为雌雄表里之相应。二十一节云：少阴病始得之，反发热脉沉者，麻黄附子细辛汤主之。言少阴脉沉不当发热，今反发热，是太阳标阳陷于少阴而为热，宜以此汤交和其内外也。二十二节云：少阴病得之二三日，麻黄附子甘草汤微发汗。以二三日无里症，故微发汗也。言二三日值少阳主气之期，阴枢藉阳枢之力，可用此汤微发其汗。又申之曰：以二三日无少阴之里症，止见太阳之表症故也。要知太阳阳虚不能主外，内伤少阴之气，便露出少阴底板；少阴阴虚不能主内，外伤太阳之气，便假借太阳之面目。所以太阳病而脉反沉，用四逆以急救其里；少阴病而表反热，用麻、辛以微解其表。此表里轻重两解法也。故始得之不发汗，得之二三日微发汗。用细辛非发汗，用甘草乃发汗。此旨不可与浅人语也。然二十一节、二十二节合脏腑雌雄而浅深言之，二十三节、二十四节、二十五节就少阴本经分标本而对待言之。其云少阴病得之二三日以上，心中烦不得卧，黄连阿胶汤主之。言少阴本热之病，二三日随三阳主气之期而化热，此少阴本热之症也。其云少阴病得之二三日，口中和，其人背恶寒者，当灸之，附子汤主之。言少阴君火之用弗宣，病在上焦阳中之阳，为阳虚。其云少阴病，身体痛，手足寒，骨节痛，脉沉者，附子汤主之。言少阴生阳之气不用，病在下焦水中之阳，为阴虚，主以附子汤，面面俱到。此少阴标寒之症也，然亦本热之症。不病无形之气化，而病有形之经脉者。二十六节云：少阴下利，便脓血者，桃花汤主之。二十七节云：少阴病二三日至四日者，腹痛，小便不利，便脓血者，桃花汤主之。二十八节云：少阴病，下利便脓血者，可刺。此言本热病在经脉者，宜用石药，而济以期门刺法。便脓血亦热入血室之义也。又有标寒之症，病发于手足之少阴，而实本于阳明之中土者。二十九节云：少阴病，吐利，手足厥冷，烦躁欲死者，吴茱萸汤主之。此从少阴而归重到阳明。以百病皆以胃气为本，伤寒症重之，少阴症尤重之。总结上文数节之义，少阴症虽有标本寒热之不同，而著眼不离乎此。首节至此作一大段读。

然而少阴上火下水而主枢也。主枢则旋转无有止息。第三十节云：少阴病，下利，火不下交而下寒。咽痛，水不上交而上热。胸满，心烦者，上下神机枢转不出，内郁而为烦满。猪肤汤主之。此上下而合言也。第三十一节云：少阴病二三日，咽痛者，少阴之脉从心系而挟咽。可与甘草汤；不差者，与桔梗汤。此言水不上交而为痛也。第三十二节云：少阴病，咽中伤，生疮，不能语言，声不出者，苦酒汤主之。此言水不上交，甚则兼及于肺而宜敛也。第三十三节云：少阴病，咽中痛，半夏散及汤主之。此言水不上交，正治不愈者，宜用从治之法也。此数节承第三十节咽痛立论，为少阴上火作一榻也。

下利为少阴症下水之一榻。自三十四节至三十七节，皆言水火不交，则水中无火，火失闭藏之职。至三十八节变回阳之法为和解，三十九节变辛温之法为清利，而推言中焦不输之下利，言其常亦不遗其变，俱补出少阴主枢之义。今试再详之。第三十四节谓：少阴病下利，白通汤主之。示少阴下利以此为专方。第三十五节谓：少阴病下利脉微者，与白通汤；利不止，厥逆无脉，干呕，烦者，白通加猪胆汁汤主之。服汤脉暴出者死，微续者生。此言寒盛骤投热药而拒格，必取热因寒用之法也。第三十六节谓：少，阴病二三日不已，至四五日，腹痛，小便不利，四肢沉重疼痛，自下利者，此为有水气，其人或咳，或小便利，或下利，或呕者，真武汤主之。此言水中无火，则土虚不能制水。“此为有水气”五字最重，为少阴之侧面文章，非白通、四逆之为正面文章也。第三十七节谓：少阴病下利清谷，里寒外热，手足厥逆，脉微欲绝，身反不恶寒，其人面赤色，或腹痛，或干呕，或咽痛，或利止脉不出者，通脉四逆汤主之。此言内真寒而外假热，为少阴之正面文章，又为四逆症之进一步文章也。自三十一节至此，承上第三十节下利立论，为少阴症下水作一榀也。

第三十八节谓：少阴四逆，其人或咳，或悸，或小便不利，或腹中痛，或泄利下重者，四逆散主之。此承四逆不专主于虚寒，复设和解一法，以示变动不居之意。所以暗补出主枢之义也。第三十九节谓：少阴下利六七日，咳而呕渴，心烦不得眠者，猪苓汤主之。此承下利虽属于下焦，至六七日寒变为热，而气复上行，病见咳、呕、渴、烦、不眠等症，所谓下行极而上也。复设一清利法，遵经旨邪气自下而上者仍须从下引而出之，亦所以暗补出主枢之义也。跟上第三十节全节大意主枢作一榀也。所以然者，少阴为性命之根，病有水火之分，治若焚溺之救，稍迟则不可挽矣。

第四十节云：少阴病，得之二三日，口燥舌干者，急下之，宜大承气汤。此言少阴君火亢于上，不戢将自焚也。第四十一节云：少阴病，自利清水，色纯青，心下必痛，口干燥者，急下之，宜大承气汤。此言少阴君火亢于上，加以木火煽之，一水不能胜二火而立竭矣。第四十二节云：少阴病六七日，腹胀不大便者，急下之，宜大承气汤。此言少阴君火不能从枢而出，逆于地中而为胀，即《内经》所谓一息不运则针机穷，必急下以运少阴之枢而使转之。少阴三急下症，宜于《浅注》而熟玩之。又有二急温症。第四十三节云：少阴病，脉沉迟者，急温之，宜四逆汤。言少阴为性命之根，起首脉沉，预知已伏四逆、吐利、烦躁之机，即《易》履霜坚冰至之义。盖于人所易忽者，独知所重而急治之也。第四十四节云：少阴病，饮食入口则吐，心中温温欲吐复不能吐。阴寒拒格不纳，露出枢象。始得之，手足寒，脉弦迟者，此胸中实，不可下也，当吐之。借胸中实可吐症，跌出急温症。若膈上有寒饮，干呕者，不可吐也，急温之，宜四逆汤。此于少阴阴气上弥寒饮，不同于胸实。盖人所摇移者，得所独断而急治之也。究而言之，少阴重在救阳，而真阴亦不可伤。第四十五节云：少阴病，下利，脉微阳虚。涩，阴虚。呕而汗出，阳虚则阴寒上逆而为呕，阴虚则阴不内守而汗出。必数更衣，反少者，七字是一节之眼目，阳虚则气下坠，阴虚则动努矣。当温其上，灸之。言当灸百会一穴，以温其上，不可偏温其下，以灼真阴。言外见对待之阴阳，分而为两；互根之阴阳，合而为一也。少阴篇文字空灵幻变，不可方物，老子其犹龙矣乎？

卷　六

厥阴篇

厥阴为风木之脏，从热化者多，从寒化者少，以木中有火故也。

何谓厥阴证?《伤寒论》云：厥阴之为病，消渴火盛，气上冲心，气逆即火逆也。心中疼热，火邪入心，饥火能消物也。而不欲食，木克土也。食则吐蛔，虫为风化，一闻食臭，则上入于膈而吐出。下之，利不止，误下伤胃气是也。厥阴为两阴交尽，宜无热证。然厥阴主肝，而胆藏于内，则厥阴热证，皆少阳之火内发也。要知少阳、厥阴同一相火。相火郁于内，是厥阴病；相火出于表，为少阳病。少阳咽干，即厥阴消渴之机；胸胁苦满，即气上冲心之兆；心烦，即疼痛之初；不欲食，是饥不欲食之根；喜呕，即吐蛔之渐。故少阳不解，转属厥阴为病危；厥阴病衰，转属少阳为欲愈。

乌梅丸为厥阴证之总方，吐蛔，久利者尤宜。

病初起手足厥冷，脉微欲绝，宜当归四逆汤；有久寒，加生姜、吴萸、酒、水各半煎。以相火寄于肝，经虽寒而脏不寒，故先厥者后必发热。手足愈冷，肝胆愈热，故云厥深热亦深也。姜、附不可妄投。

脉结者，脉缓时一止曰结。《活人》云：阴盛则结。代者，一脏气败，其脉动而中止，不能自还，而他脏代之。心动悸，心气不宁，炙甘草汤主之。

按：他经亦有此证，是阳气大虚，虚极生寒，非姜、附、肉桂不为功。若用此药，是速其死也。惟厥阴证，肝中之相火本少阳之生气，而少阳实出坎中之真阴，即经所谓阳为之正、阴为之主是也。

按：前言表证而手足厥逆，此言里证而脉结代，虽为厥阴寒化，终不用姜、附大热之品，以厥阴之脏相火游行于其间故也。

脉微欲绝不可下。若脉滑而厥，是内热郁闭，所谓厥应下是也。下之是下其热，非下其实。泄利下重者，四逆散；欲饮水数升者，白虎汤，皆所以下无形之邪也。若以承气下之，利不止矣。

热利下重者，白头翁汤主之。下利欲饮水者，热也，白头翁汤主之。

以上治热化之法也。

厥者必发热，热与厥相应，热深厥亦深，热微厥亦微，此四证是厥阴伤寒之定局；先热后厥，厥热往来，厥多热少，热多厥少，此四证是厥阴伤寒之变局，皆因其人阳气多少而然。

乘脾、乘肺二证宜辨。

曰伤寒腹满，经云：诸腹胀大，皆属于热。此由肝火也。谵语，经云肝气盛则多言。寸口脉浮而紧，紧则弦脉，此肝乘脾也，名曰纵，刺期门。

曰伤寒发热，啬啬恶寒。肺主皮毛，因无头痛项强，非属太阳病，为肺虚。渴欲饮水，无白虎证之欲饮，亦为肺虚。腹满，无承气证，因肺虚不能通调水道，此肝乘肺也。肺金虚不能制木，肝寡于畏，侮所不胜也，名曰横，刺期门。肝有亢火，随其实而泻之。

伤寒阳脉涩，阴脉弦，法当腹中急痛。此亦肝乘脾也，先与小建中汤平肝以补脾；不差者，中气虚而不振，邪尚流连，与小柴胡汤主之。令木邪直走少阳，使有出路，所谓阴出之阳则愈也。

【临床解读】

张某某，女，53 岁。2021 年 8 月 25 日初诊。

主诉：左耳闷堵 3 年余，手麻 2 个月。

现病史：患者 3 年前生气后出现左耳闷堵明显，针灸、口服汤药症状减轻，但易反复，平素易上火，咽痛，上火时即出现耳闷堵。近 2 个月双手指尖发麻发木，双手心紧，纳可，眠差，入睡难，大便可，日一次，小便黄，咽部异物感，口吐黏沫，头懵，头脑不清晰。近 2 日咽痒咳嗽，舌质暗红，苔白腻，脉弦细。断经 4 年。

处方：柴胡 10 克，黄芩 10 克，党参 10 克，清半夏 10 克，金银花 10 克，连翘 10 克，生龙牡各 30 克（先煎），牛蒡子 10 克，蝉蜕 6 克，生甘草 6 克，天麻 6 克，菊花 10 克（后下）。10 剂，每日 1 剂，水煎服。（张磊医案）

伤寒厥而心下悸者，宜先治水，当服茯苓甘草汤，却治其厥；不尔，水渍入胃，必作利也，此亦肝乘肺也。虽不发热恶寒，亦木实金虚，水气不利所致。上节腹满，是水在中焦，故刺期门以泄其实；此水在上焦，故用茯苓甘草汤以发其汗。此方是化水为汗、发散内邪之剂，即厥阴治厥之剂也。

《内经》云：厥阻之上，风气治之，所谓本也。本之下，中之见也。见之下，气之标也。又曰：厥阴不从标本，而从中见也。又曰：厥阴为阖。又《热病论》曰：伤寒六日，厥阴受之。厥阴脉循阴器而络于肝，故烦满而囊缩。厥阴木气逆，火气盛，故烦满；循阴器，故囊缩。

盖厥阴以风木为本，以阴寒为标，中见少阳。厥阴为阴极，故不从标本，而从中见也。本论以厥阴自得之病为提纲，故先曰消渴，气上冲心，心中疼热，饥而不欲食，食则吐蛔，下之利不止等证。然必合之外证有厥热往来之气化，或呕或利，方为真厥阴。其余或厥，或利，或呕，内无气上冲心、心中疼热等证，皆似厥阴而非厥阴也。其云消渴者，消为风消，渴为木火上熏也。其云气上冲心者，木气上凌心包也。其云心中疼热者，是其气甚即为火，火甚即生热。阴血受灼，不足荣养筋脉，故筋脉不舒而疼；胃液受灼，故饥。其云不欲食者，是木气横逆也；其云食则吐蛔者，蛔感风木之气而生，闻食臭则出。湿热腐成，居于胃底，无食则动，胃寒则出，胃热亦出。下之利不止者，阴寒在下也。

二章一节云：厥阴中风，脉微浮为欲愈，不浮为未愈。阴经受邪，脉当沉细。今反浮者，以风为阳邪，元气复而邪将散，故脉见微浮。不浮则邪深入不外散，故为未愈。二节言欲愈之时。盖少阳旺于寅卯，解于此时者，中见少阳之化。三节厥阴阴之极，渴欲饮水。水为天一所生之水，以水济火，阴阳气和而病自愈。提纲后止此三节提出厥阴病，其余则曰伤寒，曰厥，曰下利，而不明言厥阴病。以厥阴从中见，而不从标本也。

三章一节曰：诸四逆厥者，不可下之，虚家亦然。总起下文诸节厥逆之意，亦以承上文下之利不止。夫四逆厥者，咸藉生阳之来复，故不可下，非特阳气太虚寒邪直入，即热深者亦间有之。热盛于内，内守之真阴被烁几亡，不堪再下以竭之。故申其戒曰，气血两虚之家即不厥逆，亦不可下也。二节言阴阳、寒热互换之理。厥阴伤寒，先厥后发热，而利必自止。厥不再作，利亦不再下。若见厥，则复利。三节言寒热胜复之理，而归重于胃气也。凡厥、利，当不能食，今反能食者，恐中气除去，求救于食，当以索饼试之。若胃气能胜谷气而相安，则不暴然发热，恐暴热来骤而去速也。本发热六日，厥反九日，复发热三日，热与厥无太过不及，故期旦日夜半愈，若再发热三日，兼之脉数，此中见太过，热气有余，必发痈脓也。总之，厥、利转为发热，乃属愈期。仲师不是要其有热，要其发热而厥、利止。厥、利止而热亦随罢，方为顺候。若热气有余，则伤血分，而化为如痈之脓，非发痈也。数脉为热气有余，迟脉为寒气不足。伤寒六七日，阴尽出阳，可望其阳复。与黄芩汤复除其热，热除内外皆寒，腹中应冷，当不能食，今反能食，此中气已除，必死。此节因脉数而推及脉迟，反复以明其义。五节言热化太过，火热下行，则便脓血；火热上升，则咽痛而为喉痹。随其经气之上下而为病也。伤寒先厥后发热，下利必自止，而反汗出，阴液泄于外而火热炎于上，必咽中痛，其喉为痹。发热无汗而利必自止。发热无汗而利不止，则阳热陷下必便脓血。火热下行，故其喉不痹。第六节遥承诸四逆厥者不可下，恐泥其说也。伤寒一二日至四五日而厥者，必发热也，是先厥后发热也。前热者后必厥，是先热后厥。厥之日期深者，则发热亦深；厥之日期微者，则发热亦微。厥应下之，前不可下，指承气等方；此应下，热证轻有四逆散，重有白虎汤，寒证有乌梅丸是也。沈尧封云：厥阴乃正邪分争，一大往来寒热，厥深热深，厥微热微。言寒热轻重，论其常理。其有不然，亦以决病之进退矣。厥阴为三阴之尽，病及此，必阴阳错杂。厥阴肝木，于卦为震，一阳居二阴之下，是其本象。病则阳泛于上，阴伏于下，而下寒上热之证作矣。其病脏寒，蛔上入膈，是下寒之证据也；消渴，心中疼热，是上热之证据也。况厥者逆也，下气逆即是孤阳上泛，其病多升少降，凡吐蛔，气上冲心，皆是过升之病，治宜下降其逆上之阳，取《内经》“高者抑之”之义。其下之法，非必硝、黄攻克实热方为下剂，即乌梅丸一方已具。方中无论黄连、乌梅、黄柏，苦酸咸为下降药，即附子直达命门，亦莫非下降药也。下之而阳伏于下，则阴阳之气顺而厥可愈。倘误认为外寒所束，而反发其汗，则心中疼热之阳尽升于上，而口伤烂赤矣，以厥阴之脉循颊裹环唇内故也。七节言：厥热相应，阴阳平，当自愈。八节云：凡厥者，阴阳气不相顺接，便为厥。厥者，手足逆冷是也。观以“凡”字冠首，不独言三阴之厥，并该寒热二厥在内矣。盖阳受气于四肢，阴受气于五脏，阴阳之气相贯，如环无端。若寒厥，则阳不与阴相顺接；热厥，则阴不与阳相顺接也。或曰，阴不与阳相顺接，当四肢烦热，何反逆冷也？不知阳邪热邪深入，阳气壅遏于里，不能外达于四肢，亦为厥。岂非阴与阳不相顺接之谓乎？九节以惟阴无阳之脏厥，托出阴阳不和之脏寒为蛔厥。伤寒脉微而厥，至七八日，肤冷，其人躁无暂安时者，此为脏厥。夫少阴水火不交，则为烦躁；若真阴欲脱，则但躁不烦，此厥阴之但烦不躁者不同。蛔厥者，其人当吐蛔。今病者静而复时烦，此为脏寒。蛔上入膈故烦，须臾复止。得食而呕又烦者，蛔闻食臭出，其人当自吐蛔。蛔厥者，乌梅丸主之，又主久利方。吐蛔言其常，不吐蛔而呕烦，风木之动，亦可以吐蛔例也。《金匮》云：腹中痛，其脉当沉而弦，今反洪大，故有蛔虫。蛔虫之病，令人吐涎，心痛，发作有时，毒药不止者，甘草粉蜜汤主之。盖腹痛脉多伏，阳气内闭或弦，则邪气入中也。今反洪大，是蛔动而气厥也。吐涎，吐出清水；心痛，痛如咬啮，时时上下也。蛔饱而静，其痛立止；蛔饥求食，其痛复发也。十节、十一节言厥阴必藉少阳、少阴之枢转。枢转不出，逆于阴络而为便血；枢转不出，逆于膀胱、关元而为冷结。厥阴伤寒，热少厥微，指头寒，默默不欲食，烦躁数日，小便利，下利色白，此热除，欲得食，其病为愈。若少阴枢转不出，故厥而呕。少阳枢转不出，胸胁烦满者，阴阳并逆，不得外出。内伤阴络，其后必便血。热邪内陷为便血，寒邪内陷则手足厥冷。言我不结胸，胸在上而主阳，腹在下而主阴，各从其类。故少腹满，以厥阴之脉过阴器，抵少腹，按之则痛，此冷结在膀胱、关元也。十二、十三节言阴阳胜负，可以日数之多寡验之。厥少热多，阳气太过，阴血受伤，其后必便血，以厥阴主包络而主血。寒多热少，阴气盛而阳气退，其病为进。人之伤于寒，则为热病，热虽甚不死，是伤寒以热为贵。然热不及者病，太过者亦病。故此二节，论寒热之多少，以明不可太过与不及也。仲师以热多为病愈，厥多为病进者，是论病机之进退。以厥为热邪向内，热为热邪向外，非外来客热向外为退向内为进也。故热多为病邪向愈之机，不是病邪便愈之候。所以纵有便脓血之患，而热迫营阴与热深厥逆者，仍有轻重也。

厥阴有不治之死证，不可不知。伤寒六七日，脉微，手足厥冷。虚阳在上，不得下交于阴，故烦；真阴在下，不能上交于阳，故躁。此阴阳水火不交，宜灸厥阴以启阴中之生阳，而交会其水火。若厥不还，则阳气不复，阴气乖离，故死。厥不还者死，则知发热为厥阴之生机。然发热亦有三者为死证：伤寒发热当利止，而反下利；身虽热而手足反见厥逆，孤阳外出，独阴不能为之守，更加躁不得卧，阴盛格阳，主死。伤寒发热下利至甚，厥不止者，即无躁不得卧，亦主死。《金匮》云：六腑气绝于外者，手足寒；五脏气绝于内者，利下不禁。脏腑气绝者亦死。伤寒六七日不利，若发热而渴，汗濈濈而微利，是阳复之证。倘热、汗、下三者一时并见，乃真阳之气虚脱于内为利，浮散于外为热，发越于上而为汗，主死。亡阳有死证，亡阴亦有死证。伤寒五六日，不伤于气而伤于血，故不结胸，不结胸则腹亦不硬而濡软。伤于血则脉虚，血虚于内，不能与阳相接于外，故手足复厥。厥不为热深，而为亡血。下之愈亡其阴，故死。发热而厥，至七日，六气已周，来复于太阳则应止。今不惟不止，而反下利，阴盛虽未至于死，亦为难治。

五章凡八节，皆论厥证有寒有热，有虚有实也。阳盛则促，虽手足厥逆，亦是热厥，忌用火攻。然有阴盛之极，反假现数中一止之促。但阳盛者，重按之指下有力；阴盛者，重按之指下无力。伤寒脉促，知其阳盛之假；手足厥冷，知其阴盛之真。可于厥阴井、荥、经、俞等穴灸之，以启其陷下之阳。此厥阴证之寒也。伤寒脉滑而厥者，阳气内郁，不能外达，外虽厥而里有热，白虎汤主之。脉微而厥为寒厥，脉滑而厥为热厥。阳极似阴，全凭脉以辨之，然必烦渴引饮，不大便，乃为里有热也。经脉流行，荣周不息，经血虚少，不能流通畅达，手足厥寒，脉细欲绝者，当归四逆汤主之。若其人内有久寒，加吴萸、生姜。厥阴肝脏，藏营血以应肝木，胆腑内寄，风火同原。苟非寒邪内犯，一阳生气欲寂者，不得用大辛大热之品以扰动风火。不比少阴为寒水之脏，其在经之邪，可与麻、辛、附子合用。是以虽有久寒，不现阴寒内犯之候者，加生姜以宣泄，不取干姜之温中；加吴萸以苦降，不取附子之助火。分经投治，法律精严，学者所当则效也。经脉内虚而厥，有当归四逆汤之治。而阳虚之厥，反作假热，又当何如？大汗出，谓如水淋漓；热不去，谓热不为汗衰。盖言阳气外泄，寒邪独盛，表虚邪盛，势必失和。有内拘急，四肢疼之证，再见下利，厥逆，阴寒内盛；恶寒，阳气大虚，故用四逆汤温经复阳，以消阴翳。大汗，身热，四肢疼，皆是热邪为患，而仲师便用四逆汤者，以外有厥热、恶寒之证，内有拘急、下利之候。阴寒毕露，则知汗出为阳气外亡，身热由虚阳外泄，肢冷由阳气内脱。其辨证又只在恶寒、下利。总之，仲师辨阳证，以恶热、不便为里实。上节阳虚有假热，此节阳虚无假热。大汗若大下利而厥冷者，四逆汤主之。汗而云大，阳气亡于表；下利云大，阳气亡于里。加以厥冷。何不列于死证？玩本文不言五六日、六七日，可知乃阴寒骤中。邪气虽盛，正气初伤，急温正气犹能自复，故用四逆汤胜寒毒于方危，回阳气于将绝。汗利止，厥回，可望生全。不因汗下而厥冷，用当归四逆汤；因汗下而厥冷，用四逆汤，此缓变之机权也。此证无外热相错，为阴寒之证易明。然大汗、大下，则津液亦亡，此际救阳为急，阳回，亦当徐救其阴也。亦有因痰水而致厥者，病人无他证，手足厥冷。四肢受气于胸中，因痰饮结聚，斯气不能通贯于四肢。脉乍紧者，痰脉怪变无常。不紧而忽紧，忽紧而又不紧，邪结在胸中。胸者，心主之宫城。心为邪碍，心下满而烦，饥不欲食。病在胸中，当须吐之，宜瓜蒂散，即《内经》所谓“高者引而越之”之意。再言水厥，伤寒厥而心下悸，宜先治水，当服茯苓甘草汤，却治其厥；不尔，水渍入胃，必作利也。此厥阴病预防下利之法。病至厥阴，以阳升为欲愈，邪陷为危机。厥而下利，则中气不守，邪愈内陷。此条厥而心下悸，水邪乘心，心阳失御，见此则治厥为缓，而治水为急。何也？厥犹可从发热之多少以审进退之机，水必趋于下而力能牵阳下坠故也。伤寒六七日，大下后，寸脉沉而迟，手足厥冷，下部脉不至，咽喉不利，唾脓血，泄利不止，为难治，麻黄升麻汤主之。寸脉，气口也，气口独为五脏主，胃阳衰而寸脉沉迟也。四肢为诸阳之本，阳虚故手足厥冷。下后阳虚，故下部脉不至。下寒则热迫于上，故咽喉不利而吐脓血也。即前所谓厥后热不除者，必便脓血。热气有余，必口伤烂赤泄利不止。寒邪在下，正虚邪实，阴盛阳衰，寒多热胜，表里舛错。治寒则遗其热，治热则遗其寒，补虚必助其实，泻实必助其虚，诚为难治。

六章十八节皆统论厥阴下利，有寒热、虚实、阴阳、生死之不同。伤寒四五日，腹中痛，若转气下趋少腹者，厥阴阴寒内合太阴，由太阴而仍归厥阴。下而不上，此欲自利也。伤寒本自寒下，医复吐下，寒格更逆吐下，若食入口即吐，干姜黄连黄芩人参汤主之。其人本从于寒而下利，复吐下之，下因下而愈寒，上因吐而愈热，寒热相阻而成格证，非寒热相结而成痞证。不食则不吐，是心下无水，故不用姜、夏，以干姜辛温除寒下，而辛烈又能开格纳食也。下利有微热而渴，脉弱者，今自愈，此言得中见之化也。下利脉数，有微热汗出，今自愈。设复紧，得厥阴之气矣，故为未解。下利，手足厥冷，无脉者，阳陷下，不得横行于手足，又不能充达于经脉也。灸之不温，若脉不还，反微喘，是根气绝于下，阳气脱于上，故死。少阴负趺阳者为顺也。负，承也。趺阳乃阳明胃脉。言少阴之气得上承阳明，则阴气生而脉还，阳气复而得温，故为顺也。下利，阳气下陷，其脉当沉；阴气内盛，其脉当迟；今不沉迟，而寸脉反浮数，是热伤心包。尺中自涩者，下利阴血虚也。阳盛血虚，迫血下行，必清脓血。上节言阴盛伤阳，此节言阳盛伤阴。下利清谷，脏气虚寒，不可攻表。汗出则表阳外虚，里阴内结，故必胀满。经云：脏寒生满病。下利，脉沉弦，则少阳初之气下陷，下重是火邪下逼。若阳热甚而脉大，而非初阳之脉象，为未止。脉微弱为阴，数为阳，乃阴中有阳，为欲自止。《内经》有身热则死之语，而此得少阳中见之化，为阴出阳，虽发热不死。厥阴阴寒下利，脉沉而迟，其人面少赤。三阳之气上循头面，阳格于上，喜得少阳之热化，身有微热，然而下利清谷者，厥阴之标阴全陷于下。阳热在上，阴寒在下，两不相接，惟取少阴篇大方救之，从阴出阳，必郁冒，汗出而解。病人必微厥，所以然者，其面戴阳，下虚故也。下利，脉数而渴者，今自愈；设不差，必清脓血，以有热故也。言当愈不愈，必热伤心包络而便脓血。申明所以便脓血者，以脉数而渴，内有热故也。下利后脉绝，下焦生气不升；手足厥冷，中焦土气不和；晬时环转一周，脉还手足温者，中土之气将复。复能从中焦而注于手太阴，故生。脉不还者，中土已败，生气已绝，虽手足不逆冷亦主死。此言生死之机，全凭脉息，而脉之根又借于中土也。诸节皆言下利，此节独言下利后，则与少阴下利而头时时自冒者同意。利后似乎邪去，殊不知正气与邪气俱脱之故。晬时脉还，手足温，阳气尚存一线，犹可用四逆、白通等法，以救将绝之阳也。伤寒下利，日十余行，病在厥阴。而三阳、三阴之气皆虚，脉反实者，无胃气柔和之脉，乃真元下脱，故死。谷入于胃，借中土之气，变糟粕，上奉心化赤。厥阴标阴气盛，入胃不能变化精微，蒸津液而泌糟粕，清浊不分，下利清谷，里寒外热，汗出而厥者，通脉四逆汤主之。此言里不通于外而阴寒内拒，外不通于里而孤阳外越，非急用大温之剂，必不能通阴阳之气于顷刻。厥阴标阴病，则为下利清谷。厥阴中见得病，则为热利下重者，白头翁汤主之。《内经》所谓暴注下迫，皆属于热也。下重者，厥阴经邪热入下于大肠之间。肝性急速，邪热甚则气滞壅塞，其恶浊之物急欲出而不得，故下重也。下利腹满，身体疼痛，先温其里，乃攻其表。温里宜四逆汤，攻表宜桂枝汤。脏寒生满病，水谷之气下行，阴寒之气上逆，故先温其里寒，后去其表寒也。下利欲饮水者，以有热故也，白头翁汤主之。此申明白头翁汤能清火热以下降，而引阴液以上升也。下利谵语者，中见火化，与阳明燥气相合，胃气不和有燥屎也。厥阴忌下，有燥屎不得不下，宜小承气汤微和胃气。下利后更烦，水液下竭，火热上盛，按之心下濡者，非上焦君火充盛之烦，乃下焦水阴不得上济之烦，此为虚烦，宜栀子豉汤。

呕家有痈脓者，热伤包络，血化为脓也。腐秽欲去而呕，不可以辛散之品治呕，反逆其机，热邪内壅，无所泄矣。俟脓尽则热随脓去而自愈。此章四节俱厥阴之呕，有血气、寒热、虚实之不同也。呕而脉弱，里气大虚，小便复利，气机下泄，身有微热，见厥者，阴阳之气不相顺接，上者自上，下者自下，有出无入，故为难治，四逆汤主之；干呕吐涎沫，头痛者，吴茱萸汤主之。此言厥阴阴寒极盛，津液为寒气绊迎而上。所呕皆涎沫，而无饮食痰饮，而且逆行巅顶而作头痛，非大剂不能治此暴剧之证。方中无治头痛之药，以头因气逆上冲，止呕即所以治头痛也。呕而发热者，小柴胡汤主之。厥阴与少阳为表里，邪在厥阴，惟恐厥逆、下利。若见呕而发热，是脏邪还腑，自阴出阳，无阴邪变逆之患矣，故当从少阳之枢而治之。伤寒以胃气为本，不独厥阴然也。厥阴不治，取之阳明，尤为要法。伤寒大吐大下之，极虚复极汗出，则外亦极虚。虚则气少，不得交通于内，其人外气怫郁，恰似外来之邪怫郁于表。误认为邪热，复与之水以发其汗，因得哕，所以然者，胃中寒冷故也。伤寒哕而腹满，视其前后，知何部不利，利之则愈。哕既有虚寒之证，亦有实热之证。厥阴之经，抵少腹，侠胃，上入颃颡。凡哕呃之气，必从少腹而起，由胃而上升于咽嗌故也。夫伤寒至哕，非中土败绝即胃中寒冷，然亦有里实不通，气不得下泄反上逆而为哕者。《玉机真脏论》云：脉盛，皮热，腹胀，前后不通，闷瞀，此谓五实。身汗得后利，则实者活。

今哕而腹满，前后不利，五实之二实也。实者泻之视其前后二部，利之则气得通，下泄而不上逆，哕即愈矣。夫以至虚至寒之哕证，亦有实者存焉；凡实热之证，亦有虚者在矣。视其寒热、虚实，而施温凉、补泻，则人无夭死之患矣。

【临床解读】

姚某，女，55岁。2021年8月30日初诊。

主诉：乏力，头晕、身痛多年。

现病史：患者自幼体弱多病，身体瘦，常感乏力，头晕，身体走窜样疼痛，纳食可，胃脘常胀满，偶有疼痛，时口干口苦，欲饮水，眠差，入睡难，早醒，多梦，易心烦急躁，思虑重，停经5年，二便调，舌质瘀暗，苔黄厚，脉细数。既往甲状腺功能低下病史13年，服优甲乐至今。瘦弱体形毋自怜，阳明失协胃乏慾。

处方：柴胡10克，黄芩10克，清半夏10克，党参10克，炒麦芽15克，佛手3克，生甘草3克，桑叶10克，竹茹10克，丝瓜络10克，生姜3片，大枣3个（切开）为引。10剂，每日1剂，水煎服。(张磊医案)

伤寒真方歌括

原著 清·陈念祖

主编 任建坤

目　录

序

医至仲景圣矣，六经之理至《伤寒论》尽矣。自宋景濂学士创为非全书之说，而后之注是书者，任意删移，各抒臆说，刀圭家苦无适从。吾闽陈修园前辈，精于医理，尝取仲景《伤寒论》，揭其旨要，分经辨证，各立方例，间有未尽明者，复详注其所以然之妙，末录魏念庭先生跋语以殿之，颜曰《真方歌括》。读者果得其解，是亦卫生之一助也。若夫引伸触类，不泥于法，而亦不背于法，神而明之，则存乎其人矣。

咸丰已未重阳前二日后学林寿萱谨序

卷 一

太阳上篇方法

太阳为寒水之经，主一身肤表。邪之初伤，必自太阳经始。论云：太阳为病，脉浮，头项强痛，恶寒。统伤寒、中风而言也。伤寒，详见中篇。

兹请先别中风之病。论云：太阳病，发热，汗出，恶风，脉浮缓，或见鼻鸣干呕者，为中风病，主以桂枝汤。服汤啜粥，得漐漐微似汗则愈。若服桂枝汤，大汗出不解，所以然者，以风邪得微汗则除，得大汗反不除。病不去，则变浮缓之脉而为洪大，仍用桂枝汤取微似汗则愈。倘若不愈，则病如疟状，日再发，邪浅欲散。宜桂枝二麻黄一汤，撤其余邪，则全愈矣。

前症是汗后余邪未尽，以小剂为缓汗法。此症是过经不解，不可不汗，故制此汤以急汗之；不可大汗，故制小剂以小汗之。人知大剂急汗之法，而不知小剂亦有急汗之法也。

若太阳病，得之八九日，头痛、项强，虽日久而未去，热多寒少，往来如疟而频发，本论云：一日二三度发。是邪浅而欲衰；面上反有热色，身痒，必得稍汗而全愈，宜桂枝麻黄各半汤主之。

桂枝症而兼喘者，宜桂枝加厚朴杏仁汤主之。

若烧针针处核起，因惊而发奔豚者，宜灸其核，以桂枝加桂汤主之。

若奔豚症欲作未作，其悸只在脐下者，宜茯苓桂枝甘草大枣汤主之。

若悸在心下，叉手冒心者，因发汗过多所致，宜桂枝甘草汤主之。

若误汗遂漏不止，恶风，小便难，四肢拘急者，宜桂枝加附子汤主之。

若桂枝症，误下之后胸满者，是阴邪盛于阳位，恐芍药附和阴气，宜桂枝去芍药汤急散之。若兼恶寒者，恐姜、桂力微，宜桂枝去芍药加附子汤以温散之。

若汗后阳虚，阴气凝聚身痛者，以桂枝新加汤行其阳气。

又有太阳传入本腑症，发热六七日不解，烦渴饮水，水入即吐，小便不利者，宜五苓散表里两解之。

又有太阳里症，而表邪俱在，下后，心下满，小便不利者，宜桂枝去桂加茯苓白术汤，利水则表邪自化。

此皆太阳症虚邪之方法也。

桂枝汤

发热自汗是伤风，桂草生姜芍枣逢；头痛项强浮缓脉，必须稀粥合成功。

芍药　桂枝　生姜各三钱　炙草三钱　大枣四枚

水煎温服，须臾啜稀粥，温覆取微似汗。

此方最切于时用，中风汗自出者用之，服麻黄汤复烦者用之，下后脉仍浮者用之，气冲利不止者用之，阴症脉浮为欲愈亦用之。

桂、草辛甘化阳，助太阳融会肌气；芍、草苦甘养阴，启少阴奠安营血；姜佐桂枝行阳，枣佐芍药行阴。此方本不发汗，藉热粥之力，充胃气以达于肺，令风邪从皮毛而解，不伤气血，为诸方之冠。

时医以桂枝汤、麻黄汤，地非北方，时非冬月，戒不敢用；以羌、独、苍、芎、荆、防代之。而不知此等药更燥烈害人也。桂枝汤以桂枝为君，色赤入心生血，得芍药之苦以和之，为阴阳调和之剂。麻黄汤以麻黄为君，此物轻清走表，绝无辛烈之味，悍浊之气；又佐以桂枝入心化液，杏仁入肺降气，甘草安内攘外，不加姜之上行，枣之留中，径走肌表，不伤津液。观苍、芎、羌、独之类。孰和平，孰峻烈耶?

桂枝二麻黄一汤

汗出不彻邪还袭，如疟频来时翕翕；桂枝汤二一麻黄，表后脉洪藉此辑。

桂枝一钱三分　芍药　生姜各一钱　炙草七分　麻黄七分　杏仁十六个　大枣一枚

先煮麻黄去沫，后入诸药，温服。

此是麻黄症，只用桂枝汤，汗不彻之故；故又作此汤再解其肌，微解其表。此又桂枝后，更用麻黄法也。

按：柯韵伯云麻黄汤、桂枝汤两方，各煎听用。如各半汤，则各取其半而合服之。此汤则桂枝汤二分、麻黄汤一分合而服之。犹水陆之师，各有节制，两军相为表里，异道夹攻之义也。后人等其分两，合为一方，与葛根、青龙辈何异?

桂枝麻黄各半汤

面热身痒感虽轻，小汗轻施顾卫营；麻杏桂姜芍枣草，减之各半定方名。

桂枝一钱二分　芍药　生姜　炙草　麻黄各八分　杏仁七枚　大枣二枚半

先煎麻黄去沫，入诸药煎，温服。

此方原小剂，治欲退之余邪，《活人》借用之以代解肌诸方。

桂枝加厚朴杏仁汤

桂枝厚朴杏仁汤，诸喘皆须疏利方；误下喘成还用此，去邪下气本相当。

即桂枝汤加厚朴炙，一钱五分杏仁十四枚

论云：喘家作，桂枝汤加厚朴、杏仁主之，言本然之喘也。又云：太阳症下之微喘者，表未解也，此汤主之，言误下之喘也。

桂枝加附子汤

照桂枝汤加附子一钱。

桂枝加桂汤

照桂枝汤加桂三钱。

太阳误下遂拘急，汤本桂枝加附入；更有核起作奔豚，桂枝加桂汤宜察。名遂漏症，乃汗多脱液，阳虚之候。此方固阳即所以止汗，止汗即所以救液。

此桂枝加附子汤歌也。

又加桂枝者，取味重则能达下，此桂枝加桂汤歌也。

茯苓桂枝甘草大枣汤

欲作奔豚脐下悸，八钱茯苓桂枝四；二甘四枣水甘澜，直伐肾邪安内志。

茯苓八钱　桂枝四钱　甘草二钱　大枣四枚

取水扬三五百遍，名甘澜水。用甘澜水三杯，先煎茯苓至二杯，入诸药煎七分，温服。

此方安肾以镇水，使水不凌心；补脾以制水，使水不泛滥。

桂枝甘草汤

叉手冒心因过汗，心下悸动欲得按；桂枝炙草合辛甘，敛液安心固汗漫。

桂枝四钱　炙草二钱

水煎服。

辛从甘化，阳中有阴，故能补阳以止汗，生心液而定悸。

桂枝去芍药汤

即桂枝汤去芍药。

误下后胸满，是阴邪盛于阳位，用此汤急散之。不用芍药者，恐其寒性下行，领阴邪入于腹中，而为腹满等症也。

桂枝去芍药加附子汤

即前方加附子一钱。

恶寒为阴气凝聚，恐姜、桂力薄，故加附子。

按：此即下篇桂枝附子汤方也，但分两不同，主治遂别，而方名亦因以异耳。

桂枝去芍因胸满，脉促令平舒上脘；若稍恶寒阳内弱，速加附子不容缓。

按：喻嘉言谓阳邪盛于阳位，故胸满脉促。不知阳邪胸满，多兼喘、汗等症已有葛根黄芩黄连汤法。今但云胸满，是阴气凝聚，减去芍药，意在急散；若微恶寒者，又加附子，以助姜、桂之力，其汲汲于扶阳可见。若果阳盛，则桂枝不堪入咽，况更加助阳之附子乎？即云脉促为阳，不知阳盛于上则促，阴盛于内逼阳于外亦促也。或问：桂枝人参汤症，与此曷别？曰风为阳邪，邪伤于外，不晓解散而数下之，则病之热邪尽陷于下焦，药之寒性反留于心下。热陷下焦，斯为协热之利不止；寒留心下，期为阴盛之心下痞。故以理中汤理其中气，以升阳降阴。如兵法击其中而首尾应也。若此症中、下二焦无病，只宣上焦之阳，则拨云见日，不必多所审顾也。

桂枝加芍药生姜人参新加汤

汗余身痛脉沉迟，痛本阴凝气不支；姜芍人参三味入，桂枝汤旧化新奇。

桂枝　人参各三钱　芍药　生姜各四钱　炙草二钱　大枣三枚

水二杯半，煎八分，温服。余同桂枝汤法。

沉、迟，阴脉也。阴凝则痛，藉人参以助姜、桂、芍之力，俾通而不痛也。喻嘉言谓为余邪未尽。盖未尝于“脉沉迟”三字谛审耳。

五苓散

不解而烦热且渴，泽苓桂术猪苓末；积水留垢藉此行，方曰五苓表里夺。

泽泻一两六铢　猪苓　茯苓　白术各十八铢　桂枝半两　共为末。

本方重在内烦外热，用桂枝小发汗以解表，不是助四苓以利水；其用四苓，是行其积水留垢，不是疏通水道。以白饮和服方寸匕，今用三钱，日三服，多饮暖水，汗出愈。多饮暖水，使水精四布，上滋心肺，外达皮毛，溱溱汗出，表里之烦热两除矣。白饮和服，即啜粥之微义也。

按：此汤与桂枝去桂加茯苓白术汤及猪苓汤，细细分别，方知仲景用药之妙。桂枝色赤入丙，四苓色白归辛，丙辛合为水运，用之为散，散于胸中，必先上焦如雾，然后下焦如渎，何有烦渴、癃闭之患哉？

桂枝去桂加茯苓白术汤

桂枝服后或又下，心满发热强痛怕；甘苓白术枣芍姜，表里邪除小便化。

茯苓　白芍　生姜　白术各三钱　大枣三枚　炙草二钱

水煎温服，小便利则愈。

此治太阳里症，俾膀胱水利而表里之邪悉除。五苓散末云：多服暖水，出汗愈，意重在发汗，故用桂枝。此方末云：小便利则愈，意重在利水，故去桂枝。但既去桂枝，仍以桂枝名汤者，以头痛、发热，桂枝症仍在。但不在太阳之经，而在太阳之腑。因变其解肌之法而为利水；水利则满减热除，而头项强痛亦愈矣。仲景因心下满加白术，今人谓白术壅满，大悖圣训矣。

太阳中篇方法

证同上篇，唯身重骨节疼痛，恶寒，无汗而喘，脉阴阳俱紧，名曰伤寒，宜麻黄汤以汗之。

若无汗而烦躁，脉浮紧，宜大青龙汤以凉散之；若有汗，必不可用；若脉沉，是少阴症，更忌此汤。

若烦躁而咳嗽，咳逆而小便不利，是挟水气，宜小青龙汤以发汗利水。

若证同伤寒，初起便不恶寒，但恶热大渴，是温热病，宜麻杏石甘汤以凉散之。

【临床解读】

刘某，男，61岁。2022年3月7日初诊。

主诉：确诊肺纤维化半年。

现病史：患者半年前体检发现肺纤维化。现症见：咳嗽3个月，吐白色痰，胸闷气短，胸部隐痛，口干不苦，怕冷、乏力，纳食可，眠可，多梦，二便调，舌质淡红，苔黄腻，脉弦数。吸烟20年，每日2包，现已戒烟19年；血糖高8年，血压高9年。

处方：炙麻黄10克，杏仁10克，生石膏30克，炒莱菔子10克，炒紫苏子10克，炒白芥子10克，炙甘草6克。6剂，每日1剂，水煎服。(张磊医案)

若麻黄汤症悉具，而尺脉弱者，不可遽汗，宜先补而后汗之。

若脉沉弱，不可发汗，热多寒少，宜桂枝二越婢一汤以小汗之。

若无汗而瘀热发黄，宜麻黄连翘赤小豆汤发越以疏利之。

若太阳病不解，热结膀胱，其人如狂，名曰入本腑症。既经外解，而小腹急结者，宜桃仁承气汤攻之。其人发狂，小便自利，小腹便满，大便黑，宜抵当汤或丸峻攻之。

此太阳实邪之方法。

麻黄汤

太阳脉紧喘无汗，身痛腰疼必恶寒；麻桂为君甘杏佐，邪从汗散一时安。

麻黄三钱　桂枝二钱　炙草一钱　杏仁二十三枚

水二杯半，先煎麻黄至杯半，去沫，入诸药同煎至八分，温服，覆取微似汗，不须啜粥。

《内经》云：寒淫于内，治以甘热，佐以辛苦。此方得之。

大青龙汤

浮紧恶寒兼发热，身疼烦躁汗难彻；麻黄桂杏甘枣姜，石膏助势青龙飏。

麻黄六钱　桂枝　炙草各二钱　杏仁十三枚　生姜三钱　大枣四枚　石膏四钱

先煎麻黄去沫，后入诸药煎，温服，取微似汗。汗多者，以温粉扑之。

柯韵伯云：治症同麻黄汤，但有喘与烦躁之别。喘是寒郁其气，升降不得自如，故多用杏仁之苦以降气；烦躁是热伤其气，无津不能作汗，故特加石膏之甘以生液；然又恐沉寒太甚，内烦既除，外寒不解，变为寒中，协热下利，故倍麻黄以散表，又倍甘草以和中，更用姜、枣以调和营卫，一汗而表里双解，风热是除。此方不可轻用，误用大汗亡阳，以真武汤救之。温粉即白术、藁本、川芎、白芷为末，米粉和扑之。

小青龙汤

素常有饮外邪凑，麻桂细辛姜夏佑，五味收金甘芍和，青龙小用翻江走。

麻黄　芍药　干姜　炙草　桂枝各二钱　半夏一钱五分　五味　细辛各一钱

先煮麻黄去沫，后入诸药煎服。

此方不大汗而长于利水，如山泽小龙，不能奋髯登天，只乘雷雨而直奔沧海也。

加减法：若微利者，去麻黄，加荛花（今以茯苓代之，更稳）；若渴者，去半夏，加瓜蒌根二钱；若噎者，去麻黄；加炮附子一钱（噎，即呃也）；若小便不利，小腹满，加茯苓三钱；喘者，去麻黄，加杏仁十三枚。

麻黄杏仁甘草石膏汤

麻黄杏仁石膏草，外散内凉喘汗好；从来温病有良方，宜向风寒外搜讨。

麻黄四钱　杏仁十六枚　炙草二钱　石膏八钱

先煮麻黄，去沫，后入诸药煎，温服。

此方治温病。

小建中汤

二三日内烦而悸，尺迟营虚又须记；桂枝倍芍加饴糖，汤名建中温补治。

即桂枝汤倍芍药，入饴糖烊服。呕者不可用，以甜故也。

此阴阳平补之神方。

桂枝二越婢一汤

热多寒少脉微弱，多治热兮寒治略；芍桂麻膏甘枣姜，桂枝越婢善裁度。

桂枝　白芍　麻黄　生姜　炙草各一钱七分　石膏二钱　大枣二枚

水先煮麻黄，去沫，内诸药同煎，温服。

按：既用麻黄，又云不可发汗。示不可大发其汗，比上小发汗之方更轻。

麻黄连翘赤小豆汤

瘀热在里黄遂发，渗泄之中兼疏越；麻翘甘豆杏梓皮，更加姜枣莫恍惚。

麻黄　连翘　生姜　炙草各二钱　赤小豆三钱　大枣三枚　生梓白皮二钱（如无，以茵陈代之）

以潦水二杯半，先煮麻黄至二杯，去渣，入诸药，煎八分，温服。潦水，无根水也。

桃仁承气汤

寒本伤营多蓄血，桃仁承气涤邪热；硝黄甘草桂枝宜，谵语如狂斯切切。

桃仁十六粒（去皮尖）　大黄四钱　甘草　桂枝各二钱

水煎去渣，入芒硝二钱，煎微沸，温服。

桃仁直达血所，桂枝分解外邪，即抵当症之轻者。

抵当丸

水蛭熬　虻虫（去翅足）各七个　大黄三钱（酒洗）　桃仁十二枚（去皮尖）

研末为丸，水一杯煎取七分服。

晬时当下血，不下血再服。《活人》云：水蛭必用石灰炒过再熬，方不害人。

抵当汤

水蛭　虻虫各十二个　大黄三钱　桃仁七个

熬制照上方。水一杯半煮七分，温服，不下再服。

脉见沉微证发狂，热瘀小腹硬而膨；抵当两剂分平峻，虻蛭桃仁共大黄。

抵者，抵其巢穴也；当者，当其重任也。蛭者，水虫之善饮血也；虻者，陆虫之善饮血也。水陆并攻，同气相求，更佐桃仁之推陈致新，大黄之涤荡热邪，故名抵当也。

太阳下篇方法

此篇专论兼证，辨同中之异。

论云：伤寒八九日，风湿相搏，身体痛，不能转侧，宜桂枝附子汤。若其人大便硬，小便自利者，去桂加术主之。

若烦疼深入骨节之间，四肢掣痛，近之则痛剧，汗出气短，小便不利，恶风不欲去衣，身或微肿者，宜甘草附子汤温通散湿。

若桂枝症悉具，惟小便数，脚挛急迥殊，反与桂枝汤攻表，得之便厥，咽中干，烦躁，吐逆，作甘草干姜汤与之，以复其阳。

若厥愈足温者，更作芍药甘草汤主之，其脚即伸。

谵语者，与调胃承气汤，微和其胃气。

若重发汗复加烧针者，四逆汤主之，以四逆中姜、附回阳，重用甘草以生血故也。

桂枝附子汤

此风胜于湿之主方。

桂枝四钱　附子　生姜各三钱　炙草二钱　大枣三枚

水煎服。虚弱家及产妇，附子只用一钱五分至二钱。

桂枝附子去桂加白术汤

此湿胜风之主方。即前方去桂枝，加白术四钱。初服，其人身如痹，半日许服之三服尽，其人如冒状，勿怪。此以术、附并走皮肉中，逐水气，未得除故使之耳。法当加桂枝四钱。《活人》续云：其大便硬，小便自利，故不加桂也。

桂枝附子姜甘枣，身体疼痛风湿扫；小便自利大便坚，去桂加术润枯槁。

论云：伤寒八九日，风湿相搏，身体疼痛，不能自转侧，不呕不渴，脉浮虚而涩者，与桂枝附子汤主之。

若其人大便硬，小便自利者，去桂加白术汤主之。

风者，天之阳邪也，故以桂枝化风为主；湿者，地之阴邪也，故以白术燥湿为主。

此即桂枝去芍药加附子汤也。但彼方只用桂枝三钱，附子一钱，以治下后脉促胸满之症；此方桂枝又加一钱，附子又加二钱，以治风湿身疼脉浮而涩之症。一方而治病迥殊。方名亦异，只以分两多少为分别，后人何得以古方而轻为加减也。

甘草附子汤

桂枝甘草化表风，附子白术驱里湿；甘草冠此三味前，义取缓行勿迫急。

甘草（炙）　附子（炮）　白术各二钱　桂枝四钱

水二杯煎一杯温服，得微汗则解。若大汗出，风去而湿仍在，病反不除，可知病深关节，义在缓行而徐解之。仲景不独审病有法，处方有法，即方名中药品之先后亦寓以法。所以读书，当于无字处着神也。

甘草干姜汤

炙甘草四钱　炮姜二钱

水煎服。

芍药甘草汤

芍药　炙草各四钱

水煎服。

吐逆烦躁又咽干，甘草干姜服即安；厥愈足温挛仍旧，更行芍草一方餐。

上二句甘草干姜汤，辛、甘以复其阳，则厥愈足温；下二句芍药甘草汤，苦、甘以复其阳，则挛急愈而脚伸矣。

调胃承气汤

见阳明。

四逆汤

见少阴。

太阳救误变症方法

太阳症，脉弱有汗，及少阴症误服大青龙汤，筋惕肉瞤，汗出亡阳者，用真武汤以救之。

吐、下后，气冲而眩，或大汗后，身振振者，宜茯苓桂枝白术甘草汤。

服发汗药，汗出而渴者，五苓散主之；汗出而不渴者，茯苓甘草汤主之。

发汗后，反恶寒，因汗多而亡阳也，恶寒而厥，宜四逆汤；恶寒而不厥，宜芍药甘草附子汤。

若阳盛于内，误服桂枝汤，汗出而烦甚者，宜白虎加人参汤。

伤寒脉浮，以火迫劫，亡阳惊狂，宜桂枝去芍药加蜀漆龙骨牡蛎汤。

火逆下之，因烧针烦躁，宜桂枝甘草龙骨牡蛎汤。

太阳外证未除而数下之，遂协热而利，利不止，心下痞硬，表里不解，宜桂枝人参汤。

又有阳气太重，虽服表药，不能作汗，宜少与调胃承气下之，则汗出而解矣。本论云：伤寒不大便六七日，头痛有热者，宜调胃承气汤是也。

太阳误下，而伤其上焦之阳。阳气既伤，则风寒之邪乘虚而入，上结于胸而硬痛。不按而自痛者，宜大陷胸汤；按之始痛者，宜小陷胸汤。

【临床解读】

张某，女，52 岁。2021 年 1 月 20 日初诊。

主诉：剑突下堵塞感 1 个月余。

现病史：患者近 1 个月经常感觉心下堵塞感，按之疼痛，半月前于某医院做胃镜提示慢性红斑性胃窦炎伴隆起糜烂、胃多发息肉，行镜下息肉钳除术，病理提示黏膜慢性炎伴息肉样增生，口服泮托拉唑、康复新液稍有改善。现症见：纳少，食多易胃胀，紧张时右侧偏头痛，严重时呕吐食物，眠可，大便偏干，3~5 天一次，小便黄，月经正常，舌质暗淡红，苔薄白腻，脉沉滞。

病机要点：胸腑积热。

处方：全瓜蒌 30 克，清半夏 10 克，黄连 6 克，黄芩 10 克，大黄 10 克（后下）。6 剂，每日 1 剂，水煎服。（张磊医案）

有表邪未解而未尽之邪则为水饮，心下痞硬满，引胁下痛，干呕气短，汗出不恶寒者，以十枣汤主之。

又有误用冷水潠灌，以致肉上粟起，意欲饮水，反不渴者，宜文蛤散。

寒实结胸，宜三物白散。

结胸者，结于胸前也。痞者，心下满塞不舒也。阳症心下痞，余处无汗，惟心下有汗，按之沾濡于手，脉关上浮者，以大黄黄连泻心汤主之。

若恶寒已罢，因痞而复恶寒，初无汗出，因痞而反汗出，是寒热相搏而成痞，以附子泻心汤主之。如汗虽出，而水气未散，以致心下痞硬，干噫食臭，胁下有水气，腹中雷鸣下利者，以生姜泻心汤主之。

又有脏结症，本论云：如结胸状，饮食如故，时时下利，寸脉浮，关小细沉紧，名曰“脏结”。舌上白胎滑者，难治。此以小细沉紧，知阴寒之甚也。见之关部者，以关部居上、下二焦之界，下为“脏结”，上似“结胸”，其脉独困于中也。舌上白胎滑者，非丹田有热，是寒水之气浸浸乎透入心阳矣。魏念庭云：人知仲师辨结胸非脏结为论。不知仲师言外之意，正谓脏结与痞相类，而与结胸实不同。盖结胸者，阳邪也；痞与脏结，阴邪也；痞则尚有阳浮于上，脏结则上下俱无阳矣。是皆误吐、误下、误汗之流毒也。仲师无方法，大抵以四逆汤治之。如客邪不散，可用桂枝汤，然客邪岂能自散？则亦内阳生，而逐之使散矣。

又有发汗之后，虚邪入腹作胀者，以厚朴生姜半夏人参汤主之。

又有下利后，心下痞，服泻心汤已，复以他药下之，利不止，医以理中与之，利益甚，赤石脂禹余粮汤主之。复利不止者，当利小便。

伤寒汗、吐、下后，心下痞硬，噫气不除者，旋覆代赭石汤主之。

此太阳救误及变症方法也。调胃承气汤以前是救误，调胃承气汤以下是变症。

真武汤

见少阴。

茯苓桂枝白术甘草汤

吐下气冲眩阵阵，沉紧脉候也发汗身振振摇动也；症类真武更轻些，苓桂术甘汤急进。

茯苓四钱　桂枝　白术　炙草各二钱

水煎服。

术、草和胃脾以运津液，苓、桂利膀胱以布气化。

五苓散

见太阳上篇。

茯苓甘草汤

甘草茯苓姜桂枝，悸而汗出两般施。

五苓症渴　五苓散症口必渴，兹无渴者　辨症分明用勿疑。

茯苓　桂枝　炙草各二钱　生姜三钱

水煎服。

徐灵胎云：此方治发汗后汗出不止，则亡阳在即，当与真武汤；其稍轻者，当与茯苓桂枝白术甘草汤；更轻者，则与此汤。何以知之？以三方同用茯苓知之。盖汗大泄，必引肾水上泛，非茯苓不能镇之，故真武则佐以回阳附子，此方则佐以桂枝、甘草敛汗，而茯苓皆以为主药，此方之义不了然乎？

四逆汤

见少阴。

芍药甘草附子汤

阳气素虚宜建中，遽行发汗恶寒冲；回阳附子补阴芍，甘草和谐营卫通。

芍药　炙草各三钱　附子二钱

水煎服。

未发汗而发热恶寒，宜汗之。既汗而表症仍在者，宜再汗之。今发汗后反恶寒，此因汗而亡阳恶寒也。然亡气中之阳，用四逆汤；亡血中之阳，用此汤。恶寒而厥，宜四逆汤；恶寒而不厥，宜此汤。

白虎汤

石膏八钱　知母三钱　炙草一钱　粳米四钱

水二杯，煮米熟汤成，大约一杯，温服。

白虎加人参汤

即前方加人参一钱五分。

白虎知甘米石膏，阳明大热汗滔滔（自汗则热甚于经，非石膏不治。）加参补气生津液，热逼亡阳此最高。

误服桂枝汤，汗亡不止，大烦渴，脉洪者，以此救之。

徐灵胎云亡阳之症有二：下焦之阳虚，飞越于外而欲上泄，则用参、附等药以回之；中焦之阳盛，涌奔于外而欲汗泄，则用石膏以降之。同一亡阳，而治法迥殊，宜细审之，否则死生立判。

桂枝去芍药加蜀漆牡蛎龙骨救逆汤

火劫惊狂卧不安，亡阳散乱浮脉看；牡龙蜀漆生姜入，桂草相和救逆丹。

即桂枝汤去芍药，加蜀漆一钱，牡蛎四钱，龙骨三钱。先煮蜀漆，后入诸药煮，温服。

此与少阴汗出之亡阳迥别。盖少阴之亡阳，亡其肾中之阳，故以真武、四逆辈以回之。今乃以火逼汗，亡其心中之阳，故以安神之品以镇之。又与阳盛误服桂枝汤之亡阳大异。阳明火盛，一乘桂枝之热，迅奔于外，大汗不止，是亡其胃中之阳，故以石膏以滋之。

桂枝甘草龙骨牡蛎汤

桂枝主外龙牡内（桂枝散内入之火，使出于外；龙牡返浮越之神，使其守中。）炙草调和内外配；火逆下之本不堪，烧针烦躁更堪耐。

桂枝一钱　炙草二钱　牡蛎　龙骨各三钱

水煎服。

龙、牡重滞之质，得桂枝而始神其用。

桂枝人参汤

外证未除数下之，理中汤内桂枝施；误攻致利兼心痞，补散合用内托奇。

桂枝　炙草各二钱　白术　人参　干姜各一钱五分

水二杯半，先煮四味，取一杯半，去渣，入桂枝，煮八分服。

桂枝独后煮，欲其于治里药中越出于表，以散其邪也。

调胃承气汤

见阳明。

大陷胸汤

短气躁烦邪上结，大黄甘遂芒硝泄；阳明下早陷胸中，荡涤苦寒内除热。

大黄二钱　芒硝一钱　甘遂末三分

水一杯，先煮大黄至六分，去渣，入芒硝煮一二沸，内甘遂末，服。得快利，勿再服。

与承气汤有上下之殊。

大陷胸丸

陷邪迫处于心胸，俯则难宽势欲昂；葶苈大黄硝杏合，别寻蜜遂煮丸攻。

大黄四钱　葶苈子（熬）　芒硝　杏仁各一钱五分

捣为丸，如弹子大，每用一丸。入甘遂末三分，白蜜半匙，水一杯，煮半杯，温服，一宿乃下；如不下，更服，以下为度。

小陷胸汤

不按自痛大结胸，小结脉浮按始痛；黄连半夏瓜蒌仁，痰沸驱除膈内空。

黄连一钱　半夏二钱　瓜蒌实三钱

水二杯，先煮瓜蒌实至一杯余，入二味再煮，至七分服，微下黄涎，止后服。

大承气所下者燥屎，大陷胸所下者蓄水，此方所下者黄涎。涎者，轻于蓄水，而未成水也。审病之精，用药之切如此。

十枣汤

胸胁满痛徒干呕，水饮结搏成巨薮；甘遂芫花大戟末，十枣汤调涎痰否。

芫花（熬）　甘遂　大戟各等分

异筛秤末，合和之。水二杯，先煮大枣十枚，至七分，去渣滓，内药末。强人服八九分，羸人服五六分，平旦温服；若下少，病不除，明日更服，加三分，利后，糜粥自养。峻药不可轻用。

文蛤散

即文蛤一味为散，以沸汤和服二钱。

此方取其生于海中，壳能软坚，利皮肤之水；肉能滋阴，止胸中之烦。不过指示其意，非治病之方也。《金匮》有文蛤汤，方用文蛤、麻黄、石膏、杏仁、甘草、生姜、大枣七味。柯韵伯采补，确有意义。

文蛤散原只一味，变散为汤七物汇；麻杏甘石姜枣加，《金匮》采来诚足贵。

三物白散

方名白散用三奇，桔梗相兼贝母宜；巴豆熬成白饮下，胸前寒实一时离。

桔梗　贝母各四钱二分　巴豆一钱二分（去心，熬黑）

余各为末，以白饮和服八分，羸者减之。病在膈上必吐，病在膈下必利。不利，进热粥一杯；利不止，进冷粥一杯。

大黄黄连泻心汤

汗下倒施邪遂痞，黄连加入大黄里；取汁只用麻沸汤，气味轻清存妙理。

大黄二钱　黄连一钱

以麻沸汤渍之，须臾，绞汁去渣，温服。

此方治虚痞，每令人疑。曰仲景使人疑处，正是妙处。以麻沸汤渍取汁去滓，仅得其无形之气，不重其有形之味，是取其气味相薄，不大泻下。虽曰攻痞，而攻之之妙义无穷也。

附子泻心汤

气痞恶寒兼汗出，三黄加入附子吉；回阳泻痞不相妨，始识长沙法度密。

大黄二钱（酒浸）　黄连　黄芩（俱炒）各一钱　附子一钱（另煮取汁）

以麻沸汤渍三黄，须臾，去滓取汁，内附子汁，合和温服。

此法更精。附子用煎，三味用泡，扶阳欲其熟而性重，开痞欲其生而性轻也。

生姜泻心汤

腹内雷鸣心下痞，生姜芩半干姜美；黄连甘草枣同煎，辅正人参功莫比。

生姜二钱　炙草　人参　黄芩各一钱五分　半夏一钱　大枣二枚　干姜黄连各五分

水煎服。

按：柯韵伯云治痞不外泻心汤。正气夺则为虚痞，在太阳以生姜为君者，以汗虽出而水气犹未散，故微寓解肌之意也；在阳明以甘草为君者，以妄下胃虚致痞，故倍甘草以建中，而缓客邪之上逆也；在少阳以半夏为君者，以半夏最能升清降浊，变柴胡半表之治，推少阳半里之意。邪气盛则为实痞，阳明心下痞，余处无汗，惟心下有汗，按之沾濡于手，脉关上浮者，以大黄黄连泻心汤主之；若恶寒已罢，因痞而复恶寒，初无汗出，因痞而反汗出，是寒热相搏而成痞，以附子泻心汤主之。

厚朴生姜半夏甘草人参汤

发汗之后实邪戢，腹犹胀满虚邪入；厚朴生姜草夏参，除胀补虚各安辑。

厚朴　生姜各四钱　炙草二钱　半夏一钱五分　人参五分

水煎服。

汗后邪气已去，而犹胀满者，乃虚邪入腹，故以厚朴除满，余药补虚助胃。

赤石脂禹余粮汤

利在下焦防滑脱，余粮石脂两相遏；理中未效此方奇，未止还从小便达。

赤石脂　禹余粮各二两六钱

水三杯半，煎一杯服，日二服。

此利在下焦，非理中汤所能治。二石皆土之精所结，治下焦之标，实以培中宫之本也。要知此症，土虚而火不虚，故不宜温补。若温甚而虚不甚者，宜从小便利之。凡草药皆禀乙木之气，土虚之甚者畏之。此方以土补土，得同气相求之义，又有炉底补塞之功。

旋覆代赭石汤

旋覆代赭汤甘草，半夏人参姜与枣；心胸痞满噫不除，借有膈噎亦能好。

旋覆花一钱五分　人参一钱　生姜二钱五分　半夏一钱　炙草一钱五分　代赭石五钱　大枣二枚

水煎服，日三服。

此治大邪解后而心下痞硬之方，其不用泻心者，以心下无寒热之互结，故不用芩、连、干姜之辛苦，只用咸降之旋覆，佐诸药以补虚，散痞下逆，期于中病而止也。

卷　二

阳明上篇方法

邪初传阳明，兼见头痛恶寒，是太阳表症未罢，自汗脉缓，宜桂枝汤；项背几几者，几，音姝。几几者，鸟飞羽短伸头之貌。项背与颈几几不舒之甚。以阳明主宗筋，筋强硬短缩之象也。桂枝加葛根汤主之；无汗脉浮，宜麻黄汤；项背几几者，葛根汤主之，或兼见下利；若不下利而呕，宜葛根加半夏汤主之；若误下，脉促，利不止，喘而汗出，宜葛根芩连汤主之。

【临床解读】

郭某，女，36岁。2022年2月11日初诊。

主诉：排便困难1年余。

现病史：患者排便困难，大便时成形时不成形，2~3日1次，色墨绿，矢气频，胃脘部温热感，口中和，纳可，眠一般，舌淡红，苔薄黄，脉缓无力。

处方：葛根20克，黄芩10克，黄连10克，炒山楂10克，白头翁30克，桔梗10克，甘草6克。10剂，每日1剂，水煎服。

二诊：2022年2月23日。服上方效可，大便困难改善。现在大便日1~2次，成形，味重，矢气频，小便一般，口中和，纳眠可，舌淡红，苔薄黄腻，脉缓无力。

处方：守上方去白头翁、桔梗，增加制鳖甲10克，蒲公英30克，炒莱菔子10克。10剂，每日1剂，水煎服。（孙玉信医案）

有阳明中风，兼见寒热往来，脉弦大，胸满，及面目悉黄，小便难，潮热，时哕，与小柴胡汤；如脉双弦，心下硬，与大柴胡汤。

如太阳之邪已罢，悉传阳明，虚烦虚热，咽干口燥，舌上白胎，腹满烦躁，懊侬不得安卧，以栀子豉等汤吐之，急除胃外之热，不使胃家之实，此以吐法为阳明解表之法也。

如邪传阳明如前，而大渴，大热，大汗，脉洪而长，为阳明经之本症，以白虎汤、白虎加人参汤主之。阳明症烦热不卧，小便不利，宜猪苓汤主之。若出汗过多，小便不利者，不可用。此阳明病在经之方法也。

桂枝加葛根汤

太阳合病项几几，汗出伤风桂葛茹；姜枣芍章不啜粥，阳明才见即攻驱。

葛根四钱　桂枝　芍药　生姜各二钱　炙草一钱五分　大枣三枚

先煎葛根去沫后，入诸药同煎服，覆微似汗，不须啜粥。

按：此即桂枝症渐深，将及阳明，故加葛根以断其前路，仍用桂枝以截其后路。《尚书》云：去疾莫如尽。此方得之。

葛根汤

太阳项背病几几，桂葛麻黄因汗无；炙草枣姜监制用，阳明合病亦何虞？

葛根四钱　麻黄三钱　芍药二钱　生姜二钱　炙草　桂枝各二钱　大枣四枚

先煮麻黄、葛根，去沫，入诸药煎服，不须啜粥。

此太阳将入阳明，若下利则为太阳与阳明合病。盖以风邪入胃，主下利也。桂枝葛根汤治将入阳明之有汗，此治将入阳明之无汗。

葛根加半夏汤

合病应利不下利，验之于呕还分类；葛根汤内半夏加，开阖失机升降治。

即前方加半夏二钱。

葛根汤，升剂也。半夏、芍药，降剂也。太阳、阳明两经皆病，开阖失机，故以升降法治之。

葛根黄芩黄连汤

误下脉促利不止，外邪内陷热传里；葛根甘草并芩连，提出太阳喘汗已。

葛根四钱　炙草　黄芩各一钱　黄连一钱五分

先煮葛根去沫，后入诸药同煎服。

小柴胡汤

【临床解读】

邵某，女，42岁。2021年12月13日初诊。

主诉：胃胀5年，加重1年。

现病史：患者5年前因饮食不洁出现胃脘不适，后逐渐出现胃胀，隐痛等症。1年前、因生气后胃胀加重，曾服中成药、西药效平。现症见：胃胀，不知饥，胃怕凉，偶有隐痛，纳可，不敢多进食，食后胃胀，眠可，二便调。近1个月口周起痘疹，月经周期正常，量少，少量血块，小腹下坠，带下色黄。舌质红，苔薄白燥，脉沉滞。6个月前查胃镜示慢性浅表性胃炎。

处方：川芎10克，炒苍术10克，炒神曲10克，制香附10克，栀子10克，柴胡10克，黄芩10克，清半夏10克，蒲公英30克，郁金10克。15剂，每日1剂，水煎服。（张磊医案）

大柴胡汤

俱见少阳。

【临床解读】

乔某，男，84岁。2021年4月19日初诊。

主诉：胃胀纳差半年。

现病史：患者2003年确诊胃癌（病人不知），行胃全切术，2021年4月复查发现胃中肿瘤复发，未化疗。现症见：胃脘胀满，食后堵塞感，打呃明显，不反酸，纳食差，口苦口干，夜间甚，乏力，怕冷，大便干结，5~6日一次（服芦荟胶囊），小便夜频，有泡沫、浑浊，舌质红，苔花剥，脉较空豁。近半年体重下降10余斤。血压正常，血糖偏低。右下肢高纤维化脂肪肉瘤，行3次手术。

处方：柴胡10克，黄芩10克，法半夏10克，炒枳实12克，生白芍10克，大黄10克（后下），炒麦芽15克，火麻仁30克。10剂，每日1剂，水煎服。

二诊：2021年4月30日。代述：服上方胃胀略减，仍胃胀满，纳差，食后不消化，大便秘结，6日未排，有便意，但排不出，夜尿频，夜8~9次，舌质红，苔花剥，舌根苔稍厚腻。血糖低。

处方：上方加当归15克，肉苁蓉30克，白萝卜3斤，煮水煎药。10剂，每日1剂，水煎服。（张磊医案）

栀子豉汤

治后汗、吐、下之后。虚烦不得眠，虚为正气虚，烦为邪气扰，异于建中症无热之虚烦。懊侬心不得安。反覆身不得宁。实堪怜；山栀香豉煎温服，胸腹余邪一切蠲。

栀子五七枚　香豉四钱

先煮栀子，后入香豉，煮服，得吐，止后服。

栀子苦能涌泄，寒能胜热。栀象心而入心，豆象肾而入肾。烦躁不宁，是心肾之病，故以苦寒之栀子，得豆豉之腐气作吐。凡一切烦躁懊侬之结于心腹者，一吐而俱解矣。

栀子甘草豉汤

即栀豉汤加炙草二钱。煎服法同上。

栀子生姜豉汤

即栀豉汤加生姜五钱。煎服法同上。

无物为呕，有物为吐。欲止其呕，反令其吐，吐之而呕反止，真匪夷所思也。

外邪内陷热伤风，栀豉汤加甘草二；呕逆去草用生姜，姜能散逆精神粹。

栀子厚朴枳实汤

腹满心烦卧不安，正虚邪炽上中抟；苦寒栀子快胸膈，枳实能消厚朴宽。

厚朴（姜汁炙）四钱　枳实二钱　栀子五六枚

水煎服。

栀子干姜汤

误下阴阳两受伤，干姜栀子合成汤；苦能泄热解烦满，辛以驱寒并复阳。

栀子五枚　干姜二钱五分

水煎服。得吐，止后服。

栀子柏皮汤

身黄栀子柏皮汤，苦藉甘和甘草良；热达肤间势外出，散邪渗湿两无妨。

栀子六七枚　柏皮二钱　甘草一钱

水煎服。

附：栀子汤解

按：柯韵伯云阳明表症，不特发热恶寒，目痛鼻干等症，一切虚烦，咽干口燥，舌胎腹满，烦躁懊侬不得卧，凡在胃之外者，悉是阳明表症。仲景制汗剂，是开太阳表症之出路；制栀豉汤吐剂，是引阳明表邪之出路，但使心腹之浊邪上出于口，一吐而心腹得舒，表里之烦热悉除矣。热伤气者，少加甘草以益气；虚热相搏者多呕，加生姜以散邪。若下后而心腹满，起卧不安，是热已入胃，便不当吐，故去香豉，加枳、朴以泄满，合栀子两解心腹之妙，又小承气之轻剂也。若以丸药下之，身热不去，知表未解也；心下结痛，知寒留于中也。故任栀子之苦以除热，倍干姜之辛以逐寒，然非吐不能达表，故用此以探吐之。此又寒热并用，为和中解表之剂矣。内外热炽，肌肉发黄，必须苦甘之剂以调之。柏皮、甘草，色黄而润，助栀子以除内烦外热。形色之病，仍假形色以通之。此皆用栀豉加减以御阳明表症之变幻也。韵伯此论，诚千古之特见，学者宜熟读之。

白虎汤

白虎加人参汤

俱见上太阳救误篇。

猪苓汤

少阴不眠烦呕逆，阳明热渴欲饮水。小便赤；利水药中寓育阴，阿胶猪茯泽滑石。

猪苓（去皮）　茯苓　泽泻　滑石　阿胶各一钱

水二杯，煎一杯，去滓，入胶烊化，温服。

此与五苓散有天渊之别。彼治太阳入本。太阳同寒水，故以桂温之；此治阳明、少阴结热，二经两关津液，故以甘凉之药滋之。二症若汗多胃燥，即此方亦不可与，恐利水伤其津液也。

阳明中篇方法

有太阳阳明，因汗、吐、下、利小便，亡津液，胃中干燥，太阳之邪，乘胃燥而转属阳明，致小便数，大便硬，论谓为“脾约”，以麻仁丸主之。

有少阳阳明，病已到少阳，法当和解，而反发汗、利小便，亡其津液，胃中燥热，转属阳明，以致大便燥结，论谓“大便难”，以蜜煎、猪胆汁导之。

有太阳阳明，阳气素盛，或有宿食，太阳之邪，一传阳明，遂入胃腑，致大便不通，论谓“实”，以三承气汤随轻、重下之。此阳明病在腑之方法也。

麻仁丸

素常脾约感风寒，须用麻仁润下丸；杏芍大黄兼枳朴，脾阴得润胃肠宽。

麻仁二两　芍药　枳实各五钱　大黄　厚朴　杏仁各一两

炼蜜丸如梧桐子大，饮服十丸，渐加，以知为度。

脾燥宜用缓法以遂脾欲，非比胃实当急下也。

蜜煎导方

蜜一杯于铜器内，微火煎，凝如饴状，取纸作梃子，以线扎之，外以蜜厚包之，如指许长二寸，微热，内谷道中，以手急抱，欲大便时乃去。时法，蘸些皂角末。

猪胆汁方

猪胆一枚，和醋少许，以竹管灌入谷道中，如一食顷，当大便，出宿食恶物，甚效。

津液内涸不宜攻，须得欲便以法通；蜜主润肠胆泄热，两方引导有神功。

大承气汤

大黄（酒洗）二钱　厚朴四钱　枳实二钱五分　芒硝二钱

水三杯，先煮枳实、厚朴，至一杯半，去滓，内大黄，煮取一杯，去滓，内硝，更上微火一两沸，温服。得下，勿再服。

生者气锐而先行，熟者气钝和缓。仲景欲芒硝先化燥屎，大黄继通地道，而后枳、朴去其痞满。此本方之煎法也。若小承气汤，则三味同煎，即寓微和之意。

小承气汤

大黄四钱　厚朴二钱　枳实二钱

水二杯煎八分，温服。初服当更衣，不尔者，再服；若更衣，勿服。

大承气，厚朴倍大黄，是气药为君；分煎，取其后来居上，欲急下燥屎也。小承气，大黄倍厚朴，是气药为臣；同煎，取其气味浑匀，欲微和胃气也。

燥坚痞满大承气，枳朴硝黄共四味；未硬去硝先探试，邪轻小实小承气。

调胃承气汤

温温欲吐心下痛，郁郁微烦胃气伤；甘草硝黄调胃剂，心烦腹胀热蒸良。

大黄四钱（去皮，清酒洗）　炙草三钱　芒硝三钱

水二杯，先煮大黄、甘草，取一杯，去滓，内芒硝，更上微火煮令沸，少少温服之。

热淫于内，治以咸寒，芒硝也；火淫于内，治以苦寒，大黄也；更佐以甘草，缓硝、黄留中泄热，非恶硝、黄伤胃而用之。少少服之，不使其速下而利也。芒硝解结热之邪，大承气用之以解已结之热；此用之以解将结之热。

【附解】

按：张宪公云：承者，以卑承尊而无专成之义。天尊地卑，一形气也，形统于气，故地统于天；形以承气，故地以承天。胃，土也，坤之类也；气，阳也，乾之属也。胃为十二经之长，化糟粕运精微转味出入而成传化之府，岂专以块然之形，亦惟承此乾行不息之气耳。汤名承气，确有取义，非取顺气之义也。宪公此解超出前人。惜其所著《伤寒疏》，未刊行世。宪公讳孝培，古吴人也。

阳明下篇方法

腑症虽有三：而阳明之辨，所尤重在能食为胃强，不能食为胃衰。大都

能食者，皆可攻下，但有缓急之殊。惟是不能食者，乃有挟虚寒、挟结热之不同。虚寒则食谷欲呕，及干呕吐涎沫之症，宜吴茱萸汤温之。结热则腹满不大便，谵语而脉涩者，当用蜜煎胆导，不得拘于腑病为阳，概用寒下而禁用温剂也。又有下利后，心下痞，肠鸣干呕者，用甘草泻心汤，以药甘为泄满法。瘀热发黄，用茵陈蒿汤，从小便以逐秽法，不可不知也。

【临床解读】

孙某，男，50岁。2020年12月21日初诊。

主诉：复发性口腔溃疡4年。

现病史：患者近4年口腔溃疡反复发作，每月复发一次，以面颊黏膜为主，偶有舌体溃疡，无明显规律性，平时怕冷怕热，易疲劳，时有偏头痛（两侧交替痛）纳可，二便调，眠可。舌质淡红，苔薄黄稍腻，脉沉弱。

处方：清半夏10克，干姜10克，党参10克，黄芩10克，黄连6克，炙甘草10克，大枣（切开）3个为引。15剂，每日1剂，水煎服。(张磊医案)

吴茱萸汤

阳明吐谷喜茱萸，姜枣人参却并驱；吐利躁烦手足冷，吐涎头痛立殊功。

吴萸（炮）　人参各二钱　生姜四钱　大枣三枚

水煎服。

此方降浊阴，扶生气，俾震坤合德；土木不害。

甘草泻心汤

下利腹鸣干呕痞，大枣芩连姜夏使；甘草泻心汤合宜，泄满降浊斯为美。

炙草二钱　黄芩　干姜各一钱五分　半夏一钱　黄连五分　大枣二枚

水煎服。

茵陈蒿汤

黄如橘色腹微满，头汗，剂颈而还。余处无汗小便短；三倍茵陈栀大黄，内外瘀热如洗盥。

茵陈六钱　栀子五枚　大黄二钱

水三杯，先煮茵陈，至杯半，后入诸药，煮至八分，温服，日三服，小便当利。尿如皂荚汁，色正赤，一宿腹减，黄从小便去也。

麻黄连豆汤，散太阳无汗之黄；若在太阳阳明之间，用栀子柏皮汤以清火；若在阳明之里，当用此汤以逐秽。

卷 三

少阳上篇方法

提纲有口苦，咽干，目眩之症，三者能开能合，相火为害故病，法当清火。

少阳主半表半里，寒热相杂。若邪在半表，其寒热往来于外，宜以小柴胡汤解半表之虚邪，以大柴胡汤解半表之实热；若邪在半里，其寒热相搏于中，则为呕吐腹痛，以黄连汤主之；其寒热互结于心下，则为痞满呕逆，以半夏泻心汤主之；其寒热相阻于心下，则为拒格，食入即出。以干姜黄芩黄连人参汤主之；若邪全入于里，则为胆腑受病，胆火下攻于脾而为自利，有黄芩汤法；胆火上逆于胃，利又兼呕，有黄芩加半夏生姜汤法。此皆少阳正治方法也。

盖少阳为枢，职司开阖。而转运其枢，全赖胃气充满，则开阖有权，其邪不能内犯；胃气不振，则关钥废弛，邪得出入矣。

小柴胡汤

脉弦胁痛小柴胡，夏草姜芩参枣扶；和解少阳为正法，阳明兼症岂殊途？

柴胡四钱　人参　黄芩　炙草　　生姜各一钱五分　半夏二钱　大枣二枚

水二杯，煎一杯半，去滓，再煎八分，温服。

此方以二剂合作一剂，方称原方三服之一。今易作小剂，徇时好也。深于医者，必照古法，不待余赘。少阳介于两阳之间，须兼顾三经，故药不宜轻。去党滓再煎者，此方乃和解之剂，再煎则药性和合，能使经气相融，不复往来出入。古圣不但用药之妙，其煎法俱有精义。

加减法：若胸中烦而不呕者，去半夏、人参，加瓜蒌二钱；若渴者，去半夏，加人参五分，瓜蒌根二钱；若腹中痛者，去黄芩，加白芍药一钱五分；若胁下痞硬，去大枣，加牡蛎二钱；若心下悸而小便不利者，去黄芩，加茯苓二钱；若不渴，外有微热者，去人参，加桂枝一钱五分，温覆取微似汗；

若咳者，去人参、大枣、生姜，加五味子七分，干姜一钱。

大柴胡汤

脉弦而沉沉有力，相为结热下宜亟；芩芍枣夏枳柴姜，大柴汤是小柴翼。

柴胡四钱　半夏　黄芩　芍药　枳实各一钱五分　生姜二钱五分

煎法同小柴胡汤。

此方本无大黄，所云结热，非实热也；下解其热，非导其便也。小柴胡汤治半表之虚，此治半表之实，即小柴胡汤之翼也。今《活人书》每以此方代承气汤，取大便微利，重在大黄，略变仲景之法，不可不知。

黄连汤

胸中有热胃邪丽，黄连甘草干姜桂；人参夏草理阴阳，呕吐腹疼为妙剂。

黄连　炙草　干姜　桂枝各一钱五分　人参五分　半夏一钱　大枣二枚

水煎，分二服，日三夜二。

即柴胡汤以桂枝易柴胡，以黄连易黄芩，以干姜易生姜。此症虽无寒热往来于外，而有寒热相搏于中，所以寒热攻补并用，仍不离少阳和解法也。

半夏泻心汤

满而不痛则为痞，心膈难开何所以；夏草参连芩枣姜，宣通胶滞同欢喜。

半夏三钱　黄芩　干姜　炙草　人参各一钱五分　大枣二枚　黄连五分

水煎温服。

干姜黄芩黄连人参汤

厥阴寒格用干姜，吐下芩连是所长；误治致虚参可补，分途施治不相妨。

人参　黄连　黄芩　干姜各一钱五分

水煎服。

入口即吐，是火炎之象，故苦寒倍于辛热。但吐、下误后，中外之气索然，故以人参补其中气，并以助干姜之辛，冲开格逆，而吐止食入矣。凡呕家夹热不利于橘半者，服此方而晏如。

黄芩汤

黄芩汤用甘芍枣，太阳少阳合病讨；下利只须用本方，兼呕姜夏加之好。

黄芩二钱　炙草　芍药各二钱　大枣三枚

水煎服，日二夜一。

黄芩加半夏生姜汤

即前汤加半夏二钱，生姜三钱，煎服法同二阳合病。

邪入少阳之里，胆火下攻于脾，故自下利；上逆于胃，故兼呕也。此汤苦甘相济，调中以存阴也。兼呕者，加半夏以降逆，生姜以散邪也。

少阳中篇方法

少阳虽有汗、吐、下三禁，而法中又有口不渴、身有微热，以微热验其表邪尚在。去人参，加桂枝以取汗。伤寒六七日，发热微恶寒，支节烦疼，微呕，心下支结，支，撑也，若有物支撑在胸胁间。外症未去者，以柴胡桂枝汤汗之。下后胸结胁满微结，小便不利，渴而不呕，头汗出，邪郁于经，不得外越，但升于头而汗出也。往来寒热，用柴胡桂枝干姜汤以汗之。又有柴胡症具而反下之，心下满而硬痛，此为结胸，大陷胸汤主之。本柴胡症，医以丸药下之，微利，胸胁满而呕，日晡热者，小柴胡加芒硝汤下之。是汗、下之法，不可不审用也。

柴胡桂枝干姜汤

寒热往来头汗出，心烦胸胁满而窒；柴芩姜蛎瓜蒌甘，花粉桂枝加减七。

柴胡四钱　桂枝　黄芩各一钱三分　瓜蒌根二钱　干姜　牡蛎　炙草各一钱

水煎服，初服微炊，再服汗出而愈。

按：本方用干姜，一以散胁之微结，一以济芩、蒌之苦寒，使阴阳和而寒热已也。

大陷胸汤

见太阳救误篇。

柴胡加芒硝汤

少阳邪入阳明腑，日晡热潮胁满吐；甘夏参芩柴枣姜，芒硝加上病方愈。

柴胡一钱二分　黄芩　炙草　生姜　人参各一钱　半夏七分　枣一枚　芒硝一钱

水煎，后入芒硝一二沸，服。

按：胸胁满而呕，少阳之邪正盛也。日晡所发潮热，阳明之热已结也；本宜大柴胡汤两解之，因以丸药误下，强逼①溏粪，胃气大伤。大柴胡汤有大黄、枳实之峻，必不堪受，不如小柴胡汤有人参、甘草以扶之也。加芒硝者，胜热攻坚，速下不停，无伤胃气，是以峻攻之药，为补养法也。

柴胡桂枝汤

太阳未罢少阳多，肢节烦疼寒热过；津液一通营卫治，小柴方内桂枝加。

---

① 逼：逼迫。

柴胡二钱　黄芩　桂枝　芍药　生姜各八分　人参一钱五分　炙草二分　大枣二枚

煎服。

按：此太阳邪轻、少阳邪甚之方，故汤名以柴胡为冠也。《活人》往往取代桂枝汤，看似变通，实乱仲景之法。余推《活人》所以取代之故，以论中有“和其营卫，以通津液，后自愈”十一字也。

少阳下篇方法

少阳失治，坏症最多，非有补天浴日手段，不足以语此。论云：伤寒八九日，下之，胸满烦惊，小便不利，谵语，一身尽重，不可转侧也，柴胡加龙骨牡蛎汤主之。

柴胡加龙骨牡蛎汤

太阳误下心烦惊，谵语身沉水不行；芩夏参枝柴姜枣，茯丹龙牡定神明。

柴胡　龙骨　牡蛎　生姜　人参　茯苓　铅丹　黄芩　桂枝　半夏各一钱五分　大枣二枚

水煎，入大黄二钱，更煮二三沸，温服。

此乃正气虚耗，邪已入里，而复外扰三阳，故现症错杂，药亦随证施治，真神化之方也。今借治癫痫症神效。

传经发明

按：宋、元以后医书，皆谓邪从三阳传入，俱是热症，惟有下之一法。论中四逆、白通、理中等方，俱为直中立法。何以谓之直中？谓不从三阳传入，径入三阴之脏，惟有温之一法。凡传经俱为热症，寒邪有直中而无传经，数百年来相沿之说也。

余向亦深信其然，及临症之久，则以为不然。“直中”二字，《伤寒论》虽无明文，而直中之病则有之。有初病即见三阴寒症者，即宜大温之；有初病即见三阴热症者，即宜大凉之，大下之，是寒热俱有直中也。世谓直中皆为寒症者，非也。有谓递次传入三阴，尽无寒症者，亦非也。

盖寒热二气，盛则从化。余揆其故则有二：一从病体而分，一从误药而变。何则？人之形有厚薄，气有盛衰，脏有寒热。所受之邪，每从其人之脏气而为热化、寒化。今试譬之于酒，酒取诸水泉，寒物也；酒酿以曲药，又热物也。阳脏之人，过饮之不觉其寒，第觉其热，热性迅发，则为吐血、面疮诸热症作矣。阴脏之人，过饮之不觉其热，但觉其寒，寒性凝滞，则停饮、腹胀、泄泻诸寒症作矣。知此愈知寒热之化，由病人之体而分也。

何谓误药而变？凡汗、下失宜，过之则伤正而虚其阳；不及则热炽而伤其阴。虚其阳，则从少阴阴化之症多，以太阳、少阴相表里也；伤其阴，则从阳明阳化之症多，以太阳、阳明递相传也。所谓寒化、热化，由误治而变者此也。

至云寒邪不相传，更为不经之说。仲景云：下利腹胀满，身体疼痛者，先温其里，乃攻其表。温里宜四逆汤，攻表宜桂枝汤主之。此三阳阳邪传入三阴，邪从阴化之寒症也。如少阴症下利，白通汤主之。此太阳寒邪传入少阴之寒症也。如下利清谷，里寒外热，汗出而厥者，通脉四逆汤主之。此少阴寒邪传入厥阴之寒症也。谁谓阴不相传，无阳从阴化之理乎？

卷 四

太阴全篇方法

太阴为湿土，纯阴之脏也。故病一入太阴，邪从阴化者多，从阳化者少。从阴化者，如论中腹满吐食，自利不渴，手足自温，时腹自痛，宜四逆汤、理中汤之类主之。从阳化者，如论中发汗不解，腹满痛者，急下之，宜大承气汤。腹时痛者，桂枝加芍药汤。大实痛者，桂枝加大黄汤是也。

理中丸及汤

理中白术草姜参，益气驱寒走太阴；只取中焦交上下，辛甘相辅意殊深。

人参　白术　干姜　炙草各等分为末

蜜丸如鸡子黄大，以沸汤和一丸，碎，温服之，日三四服。腹中未热，益至三四丸。服后如食顷，啜粥。然丸不及汤，又以四味切片，作汤服之。

参草甘以和阴，姜术辛以和阳，辛甘相辅以处中，上交于阳，下交于阴，阴阳和顺则百病愈矣。

若脐上筑者，肾气也，去术加官桂；吐多者，去术加生姜；下多者，还用术；悸者，加茯苓；渴欲饮水者，加术；腹中痛者，加人参；寒者，加干姜；腹满者，加附子。

桂枝加芍药汤

桂枝汤加芍药一倍。倍芍药者，能监桂枝深入阴分，升举误下之邪出于阳分，而腹痛自愈。

桂枝加大黄汤

桂枝汤加芍药一倍，大黄七分。倍芍药者，苦以泄其坚；加大黄者，通以导其滞也。

腹痛桂枝倍芍药，大黄枳实更加酌；病从太阳误下来，仍用太阳方斟酌。

四逆汤

大承气汤

盖脾与胃同处腹中，腹痛、腹满，两皆有之。然腹满为太阴病，心下满为阳明病。其阳明亦有腹满者，但阳明腹满与热同化，兼有潮热、自汗、不大便之症，不似太阳与湿同化，兼有发黄、暴烦、下利秽腐之症也。

卷　五

少阴全篇方法

论云：少阴之为病，脉微细，但欲寐也。只此二句为提纲，此篇则分析而言之。

少阴肾经，水火之脏。邪伤其经，随人实虚，或从水化而为寒，或从火化而为热。水化为阴寒之邪，是其本也；火化为阳热之邪，是其标也。阴邪其脉沉细而微，阳邪其脉沉细而数。至其见证，亦各有别：阴邪但欲寐，身无热；阳邪虽欲寐，则多心烦；阴邪背恶寒，口中和；阳邪背恶寒，口中燥；阴邪咽痛不肿，阳邪咽痛则肿；阴邪腹痛，下利清谷；阳邪腹痛，下利清水，或纯青色，或便脓血也；阴邪外热面色赤，里寒大便利，小便白；阳邪外寒手足厥，里热大便秘，小便赤。此少阴标本寒热之脉症也。凡从本之治，切宜温寒回阳；从标之治，切宜攻热救阴。其机甚微，总在临症详究，辨别标本寒热，以急施其治，庶克有济，稍缓则不及矣。

从太医院使编订。

少阴症有化寒化热两途，施治不外回阳、救阴二法，人固知之矣。而抑知回阳之中，而有兼汗兼温之异乎？论云：少阴病始得之，反发热，麻黄附子细辛汤主之。又云：少阴病，得之二三日，麻黄附子甘草汤微发汗，以二三日无里证，故微发汗也。盖二症俱以少阴而得太阳之热，故用麻黄以发汗。因二症之脉俱沉，用附子以固肾，肾固则津液内守，汗不伤阴。一合细辛，犹麻黄汤急汗峻剂；一合甘草，犹桂枝缓汗之和剂也。至于呕逆腹痛，小便不利，用真武汤；背恶寒，用附子汤；昼日烦躁，夜而安静，用姜附汤；四肢逆冷，用四逆汤；四肢逆冷而脉细欲绝，用通脉四逆汤；吐利虽止，汗出而厥，四肢拘急，脉微欲绝者，用通脉四逆加猪胆汁汤；下利脉微，用白通汤；利不止，厥逆无脉，干呕烦者，用白通加人尿猪胆汁汤；吐利，手足逆冷，烦躁欲死者，用吴茱萸汤；恶寒脉微而利，利止者，亡血也，用四逆加人参汤；汗下之后，病仍不解，烦躁者，用茯苓四逆汤。以上诸方，温而兼补，皆所以回阳也。

抑又知救阴之中，更有补正攻邪之别乎？如咽痛，用甘草汤、桔梗汤、半夏散及汤、苦酒汤、猪肤汤；心烦不卧，用黄连阿胶汤；不眠烦渴，小便短赤，用猪苓汤；阳邪伤阴，阴伤不能接阳，为四肢逆冷，用四逆散；下利脓血，用桃花汤，皆救阴中之补正剂也。如口燥咽干，宜急下之；自利清水，色纯清，心下必痛，口干燥者，可下之；六七日腹胀不大便者，急下之。凡曰急者，不可缓之须臾，致邪火烁干津液而死，以大承气汤主之，此皆救阴中之攻邪剂也。

麻黄附子细辛汤

麻黄　细辛各二钱　附子一钱

水煎麻黄去沫，入诸药同煎，温服。时师细辛只用一钱。

麻黄附子甘草汤

即前方去细辛，加炙草二钱。

发热脉迟属少阴，麻黄附子细辛寻；细辛不用加甘草，温肾驱寒用意深。

二症俱发热，故俱用麻黄以发汗；脉俱沉，故俱用附子以固肾，肾固则津液内守，汗不伤阴。一合细辛，犹麻黄汤急汗之法；一合甘草，犹桂枝汤缓汗之法也。

真武汤

腹痛肢疼咳呕凑，此方真武推神守；茯苓芍术附子姜，燠土镇水各入扣。

茯苓　芍药　生姜各三钱　白术二钱　附子一钱

水煎服。

附子壮元阳，则水有所主；白术建土气，则水有所制；合芍药之苦以降之，茯苓之淡以泄之，生姜之辛以行之，总使水归其壑。今人以行水之剂目为温补之剂，误矣。

若嗽者，加五味子一钱，干姜、细辛各五分，时法去生姜；若小便利者，去茯苓；若下利，去芍药，加干姜二钱；若呕者，去附子，倍加生姜。

附子汤

口和脉细背憎寒，火灸关元即刻安；芍药人参苓术附，身疼肢冷是神仙。

附子　人参各二钱　茯苓　芍药各三钱　白术四钱

水二杯，煎八分，温服。

此汤药品与真武相当。惟生熟、分两各异。其补阳镇阴，只在一味转旋，学者所当深心体会。

干姜附子汤

昼而烦躁属阳虚，阳虚有二：有喜阳者，有畏阳者。大抵阴亦虚者畏阳，阴不虚者喜阳，此因下后阴亦虚，故反畏阳也。脉见沉微误汗余；下后岂容更发汗？干姜附子补偏欤。

干姜　附子各三钱

水煎服。

余于《活人百问·烦躁症》中注此方下。阴盛偏安于阴分，故夜而安静，何相反至是？而不知此言阴虚者，言吾身真阴之虚也；彼言阴盛者，言阴寒之气盛也。阴阳二字，各有所指。

四逆汤

四逆姜附君甘草，除阴回阳为至宝；彻上彻下行诸经，三阴一阳随搜讨。

炙草二钱　干姜一钱五分　附子（生用）一钱

水一杯半，煎八分服。

生附子、干姜，彻上彻下，开辟群阴，迎阳归舍，交接十二经，为斩旗夺关之良将；而以甘草主之者，从容筹画，自有将将之能也。

此方少阴用以扶元海之阳，太阴用以温脏中之寒，厥阴薄厥，阴欲立亡，非此不救。至于太阳误汗亡阳，亦用之。

通脉四逆汤

即四逆汤倍用干姜。

通脉四逆加猪胆汁方

即前方煎成，入猪胆汁九茶匙。时法以黄连二分，研末代之。

四逆倍姜名通脉，疾呼外阳归其宅；更加猪胆汁些微，藉其苦寒通拒格。

名通脉者，以此时生气已离，亡在顷刻，若以柔缓甘草为君，岂能疾呼外阳而使返耶？故易以干姜。而仍不减甘草者，恐散涣之余，不能当干姜之猛，还藉甘草以收全功也。后方加猪胆汁者，速阳药下行。

加减法：面赤者，加连须葱三茎；腹痛者，去葱加芍药二钱；呕者，加生姜二钱；咽痛，去芍，加桔梗一钱；利止脉不出者，去桔梗，加人参二钱。

白通汤

干姜　附子各三钱　葱白二茎（每茎约二寸半）

水二杯，煎八分，温服。

姜、附燥肾之所苦，须藉葱白之辛以通之。葱白通上焦之阳，下交于肾；附子启下焦之阳，上承于心；干姜温中土之阳，以通上下。上下交，水火济，利自止矣。

白通加猪胆汁汤

即白通汤入人尿十五茶匙，猪胆汁七茶匙，令相得，温服。

寒盛格热，当用监制之法。人尿之咸，胜猪胆汁之苦；猪胆汁之苦，胜姜、附之辛；辛受制于咸苦，则咸苦为之向导，便能下入于少阴，俾冷性消而热性发，其功乃成。又为外护法也。

少阴下利白通汤，无脉呕烦胆汁将；葱白入阴通否隔，回阳附子与干姜。

吴茱萸汤

见阳明。

四逆加人参汤

脉微而利更憎寒，利止血亡气亦残；四逆汤中参速配，重生津液渐恬安。

即四逆汤加人参一钱。

茯苓四逆汤

烦躁转增汗下后，真阳扰越势难救；四逆加参重茯苓，症类栀豉须细究。

即四逆汤加人参一钱，茯苓六钱。

此为汗下之后，厥悸不愈，忽增烦躁，为水气凌心之症。然必参以他症，方不误认为栀子豉汤症。

甘草汤

甘草六钱　水三杯，煎一杯，分两次服。

桔梗汤

即前方加桔梗三钱。

缓以甘草开桔梗，少阴客热不须猛；咽痛分合先后宜，淡而不厌须静领。

半夏散及汤

阴火攻咽必挟痰，风邪内薄势相参；桂枝半夏及甘草，经训当遵勿妄谈。

半夏　桂枝　炙草

各等分为末，白饮和服三钱，日三服。不能服散者，水煮七沸，入散三钱，更煎三沸，少冷，少少咽之。

《本经》：半夏治咽喉肿痛，桂枝治喉痹。此乃咽喉之主药，后人以二味为禁药，何也?

苦酒汤

少阴咽痛且生疮，半夏鸡清苦酒汤；涤饮消疮除伏热，发声润燥有专长。

半夏洗七枚，切作十四片，鸡子一只，去黄，纳半夏，著苦酒中，以鸡子壳置刀环中，安火上，令二沸，去滓，少少含咽之。不差，再服。

猪肤汤

利余咽痛用猪肤，蜜粉和中助转输；彘主肾经肤主肺，谁将妙谛反三隅？

猪肤四两，水七杯，煮三杯，入白蜜七钱，米粉四钱，熬香，分二三服。

少阴之脉，循喉咙，挟舌本，少阴二三日咽痛，是阴火上冲，可与甘草汤，甘凉泻火，以缓其热。不差者，配以桔梗，兼辛以散之之义也。至下利咽痛，是肾液下泄，不能上濡于肺，络燥而为咽痛者，又非甘、桔所能治，当以猪肤润肺肾，白粉、白蜜缓之于中，而上、中、下之燥邪解矣。此三方为正治之轻剂也。若阴症似阳，恶寒而欲吐者，又非甘、桔所能疗，当用半夏之辛温，散其上逆之寒；桂枝之甘温，散其阴寒之气。或散或汤，随病人之意也。如喉痛且伤，生疮不能言语者，不得即认为热症，仍取半夏之辛以豁痰，苦酒之酸以敛疮，鸡子白之清以发声，少少含咽，内外兼治之法也。若夫里寒外热，手足厥逆，咽痛，用四逆汤。详于本方之下，宜合参之。

黄连阿胶汤

心烦不卧主阿胶，鸡子芩连芍药交；邪入少阴从热化，坎离交媾在中爻。

黄连二钱　黄芩五分　芍药一钱　阿胶一钱五分　鸡子黄一枚

水一杯半，煎八分，去滓，入阿胶烊尽，少冷，入鸡子黄搅匀，温服，日三服。

猪苓汤

见阳明。

四逆散

阳邪伤阴亦四逆，枳实芍草攻和策；四逆，四肢逆冷也。热邪结阴，以枳实泄之。热邪伤阴，以芍、草和之。阴为阳伤不接阳，和其枢纽柴专责。

枳实　芍药　柴胡　甘草各一两

为末，白饮和服，日二三服。

咳者，加五味、干姜各两半，并主下利；悸者，加桂枝五钱；小便不利者，加茯苓五钱；腹中痛者，加附子炮半枚；泄利下重者，先浓煎薤白汤，内药三钱，再煎一二沸，温服。

桃花汤

少阴下利便脓血，粳米干姜赤脂啜；阳明截住石脂入手阳明，姜、米入足阳明。肾亦变，腹痛尿短痛如撤。

赤石脂一两六钱，留少许筛末，干姜一钱，粳米四钱。水四杯，煎二杯，入赤脂末方寸匕，分两服，若一服愈，余勿服。

此是手、足阳明感少阴君火，热化太过，闭藏失职，开合尽撤，缓则亡阴，故只涩阳明之道路，利止而肾亦安。

大承气汤

见阳明。

卷　六

厥阴全篇方法

厥阴之为病，消渴，气上撞心，心中疼热，饥而不欲食，食则吐蛔，下之利不止。论云总纲。

厥阴，阴尽阳生之脏，与少阳为表里者也。故其为病，阴阳错杂，寒热混淆，邪至其经，从化各异。若其人素偏于热，则邪从阳化，故消渴，气上撞心，心中疼，口烂，咽痛，喉痹，喉痈，便血等阳症见矣。大法用乌梅丸，苦寒之中，杂以温补之品，以治其本。而厥深热亦深，必用大、小承气汤；厥微热亦微，只用四逆散；下利后重者，必白头翁汤，非一于苦寒者，不能胜之也。若其人素偏于寒，是邪从阴化，故手足厥冷，脉微欲绝，肤冷，脏厥，下利，除中等阴症见矣。大法以四逆汤、通脉四逆汤为主，不可杂以苦寒之品，以掣其肘也。如初起手足厥寒，脉细欲绝，以厥阴之脏，相火行其间，不遽用姜、附之热，只用当归四逆汤和之。内有久寒，再加生姜、吴萸以温之。如干呕，吐涎沫，吴茱萸汤主之。若夫乌梅丸，温补之中，加以苦寒，乃治寒以热，凉而行之之意，最得厥阴之和法。盖厥阴所重，在护其生气，不专参、术之补，姜、附之热，与太阴、少阳不同也。

少阳不解，传变厥阴而病危，厥阴病衰，转属少阳为欲愈。阴阳消长，大伏危机。

厥阴为乙木，性宜沉，木中有火，沉则火下守而肾水温，升则火上撞冲而肾水寒。论云：消渴，心中疼热。皆火升之病也。论云：饥不能食，食则吐蛔。皆肾水寒，胃气因而不暖，致木气肆逆于胃口，则不食；木盛生风，则生虫也。论云：下之，利不止，亦肾中寒而不能闭纳也。此经为病，阴阳错杂，惟乌梅丸可以统治之。

合　参

厥阴，木中有火，此火为阴火，故有时而下，有时而上。厥为阴，阴下行极而上，则发热矣。热为阳，阳气上行极而下，则又厥矣。调和于二者之间，功在安胃。故乌梅丸蒸于饭上，佐以人参，下以白饮，皆安胃之意。程云：他症发热时不复厥，发厥时不复热，盖阴阳互为胜复也。惟此症孤阳操其胜势，厥自厥，热自热。厥深则热亦深，厥微则热亦微，而发热中兼夹烦渴下利之里症，总由阳陷于内，菀其阴于外而不相接也。

乌梅丸中，细辛一味最妙。乌梅丸破阴以行阳，于酸辛入肝药中，微加苦寒，纳逆上之阳邪，顺之使下，为厥阴症之总方。

胜复之机，操自胃气。胃气热者，阴当复而不复，则为厥深热深之症；胃气寒者，阳当复而不能复，则为肤冷脏厥之症。

乌梅丸

乌梅丸内柏连姜，参桂椒辛归附当；寒热散收相互用，厥阴得此定安康。

乌梅九十三枚　干姜一两　当归四钱　黄连一两六钱　蜀椒四钱（炒）　桂枝　人参　黄柏　附子　细辛各六钱

各研末，以苦酒浸乌梅一宿，去核，饭上蒸之，捣成泥，和药令相得，入炼蜜，共捣千下，丸如桐子大。先饮食，白饮和服十九，日三服，渐加至二十丸。

《内经》云：伏其所主，先其所因。或收或散，或逆或从，随所利而行之。调其中气，使之和平。此方深得经旨，为厥阴病之总法。

白头翁汤

白头翁主厥阴利，下重喜水津耗类；连柏秦皮四味煎，坚下兼平中热炽。

白头翁一钱　黄柏　黄连　秦皮各一钱五分

水煎服，不愈更作二服。

大寒以清冲热，故治欲饮水；大苦以坚下焦，故止下利。

承气汤

见阳明。

四逆散

四逆汤

通脉四逆汤

俱见少阴。

当归四逆汤

当归　芍药　桂枝　细辛各一钱五分　炙草　木通各一钱　大枣四枚

水煎温服。

此方之多用大枣，即建中汤之得胶饴意也。时法用此方，倍加当归，细辛只用一钱。

当归四逆加吴萸生姜汤

即前方加吴萸泡二钱，生姜四钱，酒水各半杯煎，温服。

当归四逆木通草，桂芍细辛并大枣；通脉养血此为神，素寒加入姜萸好。

吴茱萸汤

见太阳。

干姜黄芩黄连人参汤

见少阳。

白虎汤

见阳明。

厥阴续篇

厥阴有用吐法者。论云：手足厥冷，脉乍紧者，邪在胸中；心下满而烦，饥不能食者，病在胸中，须当吐之。宜瓜蒂散。有用利水法者。论云：厥而心下悸者，宜先治水，当服茯苓甘草汤，却治其厥；不尔，水渍其胃，必作利也。有热厥下后之危症者，论云：伤寒六七日，大下后，寸脉沉而迟，脾肺阳气下陷也。手足厥冷，下部脉不至，肝家之阴亦复衰竭，阴阳不相顺接，以故手足为之厥冷也。咽喉不利，唾脓血，厥阴之脉贯膈，上络肺，循喉咙之后，下后亡津液，遂成肺痿。泄利不止者，为难治，阳气下陷于阴分，阴分衰竭，故难治。麻黄升麻汤主之。升阳和阴，润肺补脾调肝，冀成万一之功。

瓜蒂散

胸中痞硬寸微浮，气上冲兮热汗流；小豆匀平瓜蒂散，稀糜承载出咽喉。

瓜蒂、赤小豆各等分为末，取二钱，以香豉一撮，用热汤煮作稀糜，和药散服之。不吐者，少少加，得快吐乃止。诸亡血家，不可与之。

茯苓甘草汤

见太阳篇。

麻黄升麻汤

邪深阳陷脉沉迟，姜术麻黄升桂枝；归芍天冬苓石草，葳蕤润肺佐芩知。

麻黄二钱五分　升麻　当归各一钱　知母　黄芩　葳蕤各五分　白术　石膏　干姜　芍药　天冬　桂枝　茯苓　甘草各三钱

先煮麻黄，去沫，复入诸药煎服。

阴阳易差后劳复病方法

论云：伤寒阴阳易之为病，其人身体重，少气，少腹里急，或引阴中拘挛，热上冲胸，头重不欲举，眼中生花，膝胫拘急者，烧裈散主之。

论云：大病差后劳复者，枳实栀子汤主之。时医必用补中益气汤，误人矣。若有宿食者，加大黄如博棋子大五六枚。

论云：伤寒差已后，更发热者，小柴胡汤主之。不因劳食而更发热者，此半表半里之间有留邪也，故用小柴胡汤，汤中有人参以扶正气，去余邪，乃和解法也。脉浮者，是热发在表。以汗解之；脉沉实者，是热发在里。以下解之。脉浮是有重感，脉沉实是饮食失节。

论云：大病差后，从腰以下有水气者，牡蛎泽泻散主之。后人用五苓去桂，加牡蛎、海藻，甚稳。

论云：大病差后喜唾，久不了了者，胃中有寒，当以丸药温之。不可用汤药骤补。宜理中丸。

论云：伤寒解后，虚羸少气，气逆欲吐者，竹叶石膏汤主之。

新补论云：伤寒脉结代，心动悸，炙甘草汤主之。

愚按：人身天真之气，全在胃口，津液不足即是虚，生津液即是补虚。仲师以竹叶石膏汤治伤寒解后虚羸少气，以甘寒为主，以滋津为佐，是善后第一治法。余以炙甘草汤，与六经症亦不甚合，想亦是既愈善后之计。论云：伤寒脉结代，气血两虚，经隧不通，阴阳不交，故缓时一止为结，止而不能自还为代。心动悸，发汗过多，血虚气馁，故心动悸。炙甘草汤主之。

此以滋津为主，甘寒为佐，后人不知，以参、芪、术、苓、桂、附、归、熟之类温补之，宁不并余邪余热留之为害乎？张子和谓大病后，养以五谷五菜，即是补法，不用参、术、鸡、羊等助其余热致病，诚见道之言也。

烧裈散

伤寒何谓阴阳易？病瘥交接余热客；方用阴前裈烧灰，求其所属治其剧。

取妇人裈，近前阴剪烧灰为末，水和服一二钱；小便利，阴头肿即愈。妇人病，用男子裈。

牡蛎泽泻散

病后土衰下部肿，瓜蒌蛎泽蜀葶勇；商根海藻泄虚邪，热撤水消方不恐。

牡蛎、瓜蒌根、蜀漆、葶苈子、商陆、海藻各等分为末，白汤和一钱五分，小便利，止后服，日三服。商陆，水煎服杀人，故用散。

竹叶石膏汤

解后虚羸尚欲吐，人参粳米炙甘护；麦冬半夏竹叶膏，清热解烦胃气布。

石膏八钱　半夏二钱　人参一钱五分　炙草一钱　麦冬三钱　粳米四钱　竹叶二十一片

水三杯，煎一杯半，去滓，内米，煮米熟，汤成，去米温服，日三服。

滋养肺胃之阴气以复津液，此仲景治伤寒愈后调养方也。后之庸医，温补脾肾，大违圣训。

枳实栀子汤

劳复劳热多停滞，枳实山栀同豆豉；水取清浆先后煎，按之若痛大黄煮。

枳实二钱　栀子五枚　豆豉一撮

先以清浆水三杯，空煮至二杯，内枳实、栀子，煎至一杯，内豉煮五六沸服，覆取微汗。若有宿食，内大黄一钱五分同煎。浆水即淘米之泔水，久贮味酸为佳。

小柴胡汤

见少阳。

理中汤

见太阴。

【临床解读】

鲁某，男，34 岁。2021 年 11 月 1 日初诊。

主诉：腹泻 10 余年。

现病史：患者腹泻，黏液便，每日 4~5 次，偶腹痛，余无明显不适，口中和，纳眠可，小便可，花剥苔，舌淡，苔白，脉细无力。

处方：党参 10 克，炒白术 15 克，干姜 15 克，赤石脂 15 克，吴茱萸 6 克，补骨脂 15 克，肉豆蔻 10 克，五味子 10 克，甘草 6 克，僵蚕 10 克，乌梅 10 克。10 剂，每日 1 剂，水煎服。（孙玉信医案）

炙甘草汤

益虚参麦炙甘草，和调桂枝姜枣好；生地阿胶麻子仁，结成心悸此方宝。

炙草二钱　桂枝　生姜各一钱五分　人参一钱　麦冬　大麻仁各二钱五分　阿胶二钱　地黄八钱　大枣二枚

水二杯，清酒一杯，煎八分，入胶烊，温服。

此仲景另开一补阴之门，疑为邪尽正虚病后补养之法，与竹叶石膏汤，为一寒一温之对子。

魏念庭先生《伤寒论》跋语

六经既叙，仍得而汇言之。先言表里之义。三阳固为表，而太阳非表之表乎？阳明非表之里乎？少阳非表中之半表里乎？三阴固为里，而太阴非里之表乎？少阴非里之半表里乎？厥阴非里中之里乎？再言经与脏腑之表里。太阳经与膀胱也，阳明经与胃腑也，少阳经与胆腑也，非表中之表里乎？太阴经与脾脏也，少阴经与肾脏也，厥阴经与肝脏也，非里中之表里乎？表里之义得，而汗、下之法可明矣。在表俱可汗，是阴经可汗也。在里俱可下，是阳经可下也。

请再言其升降之义。人之一身，胸膈居上，心居中之上，腹居中之下，少腹更在下。邪在上，则越之可也；邪在上之中，则泻之可也；邪在中之下，下之可也；邪在下，泄之可也。越者，升而散之也；泻者，徐而涤之也；下者，攻而除之也；泄者，就势而推致之也。故除发汗解肌治表之外，又有泻心诸方以泻中上之邪；有承气诸方以下中下之邪；有抵当等汤以泄少腹在下之邪；外有和解一方，以治半表里之邪，皆审邪之所在，顺邪之性而治之也，俱不外升降之义也。

请再言寒热虚实之辨。正实则邪必虚，正虚则邪必实，其常也。正虚而邪亦虚，正实而邪亦实，其变也。治其邪实，而必不妨于正；治其正虚，而必无助乎邪，方为善治也。热则脉证俱热，寒则脉证俱寒，其真也；热而脉证似寒，寒而脉证似热，其假也。治其热必兼顾其阳，治其寒而必兼顾其阴，方为妙法也。其间有寒热错杂之邪为患者，则又有寒热错杂之治，而救阴救阳之理，愈可明矣。阴盛而阳衰，必驯至有阴而无阳，此扶阳抑阴，应图之于早也。阳盛而阴衰，必渐成亢阳而亡阴，此济阴和阳，应识之于预也。阳无而阴不独存，阴亡而阳不孤立，相维则生，相离则死，此又阴阳不可偏胜之大纲也。明乎此，则《伤寒论》六经之理已尽，而凡病俱可引伸触类，其理无尽矣。此余之所以再为伸言也乎。

先生著《伤寒》本意，字栉句比，极见苦心。每卷中俱有独得之言，以补前人所未及，余最击赏。惜其刻意求新，不无偏处；远稽博采，不无泛处。守方氏伤寒、伤风、风寒两感之说，不能正其讹；徇时俗传经为热、直中为寒之说，不能辨其非，更为执一不通。至于驳杂处、矛盾处、附会处，不一而足，总属好高之过也。独此篇跋语，寥寥数语，仲师之全论包括无遗。且能于全论中引而不发之意，一一阐出，与柯韵伯先生《论翼》不谋而合，而爽朗过之，真不厌百回读也。余于《伤寒论三注》中，取旧歌若干首，十改其七，分配六经，各立方例，每方详注其所以然之妙。事竣，最先生此跋语以殿之。盖以先生学问素高，此篇更另出手眼，疑有神助，即余自作，亦不是过也。未知海内诸君子，原余之掠美否？

修园陈念祖自记于南雅堂

临证验录

桂枝加厚朴杏子汤

【病案1】张某，女，44岁。2013年4月19日初诊。

主诉：过敏性哮喘11年，加重半年余。

现病史：患者半年前高热后哮喘加重，间断性咳嗽，稀薄痰，咽痒，间断用喷雾剂，伴流清水涕，怕冷，眠差易醒，纳差，大便偏溏，日1次。月经提前6天，量少，经前乳房胀痛，有乳腺增生史。舌暗红，苔黄厚，脉细。过敏性哮喘病史11年。

处方：桂枝10克，生白芍10克，厚朴12克，杏仁10克，干姜10克，细辛3克，五味子10克，茯苓12克，清半夏10克，大枣5枚为引。15剂，每日1剂，水煎服，分早晚饭后服。

二诊：2013年5月10日。服上方15剂，效不显。现症见：仍咳嗽，觉有痰咳不出，时伴喘，咽痒痛，口不苦，饮水较多。心急烦躁，眠较差，二便可，服药期间大便溏，日1次。舌质红，苔白厚腻，脉细滞。

处方：桂枝10克，生白芍10克，厚朴12克，杏仁10克，炙麻黄3克，海浮石30克，白前12克，桑白皮10克，地骨皮10克，知母15克，生甘草6克，生姜3片，大枣4枚为引。15剂，每日1剂，水煎服，分早晚饭后服。

三诊：2013年7月12日。服上方15剂，效不显。又于当地医院针灸、服药治疗。现症见：咳轻，夜晚加重，有痰，黏黄，咽痒，咳甚则痰中带血丝，伴喘闷，口干不欲饮，大便溏。月经提前，量少，经前乳房胀痛。舌红，苔黄腻，脉偏细。

处方：芦根30克，冬瓜子30克，生薏苡仁30克，黄芩10克，桑白皮10克，地骨皮10克，桑叶10克，鱼腥草30克，白前10克，炒麦芽15克，生甘草6克。15剂，每日1剂，水煎服，分早晚饭后服。

四诊：2013年8月26日。服上方30剂，效可，咳嗽、喘等症减轻。现症见：咳嗽，咳黄稠痰，量较前明显减少，夜间3—4点时出现打喷嚏、流涕，时有出冷汗，纳可，眠差易醒，平均每晚睡4~5小时，二便调。舌质红，苔黄厚腻，脉细。

处方：芦根30克，冬瓜子30克，生薏苡仁30克，桑叶30克，生石膏30克，杏仁10克，橘红6克，白前12克，车前子10克（包煎），生甘草6克，粳米1撮为引。25剂，每日1剂，水煎服，分早晚饭后服。

五诊：2014年2月17日。服上方25剂，效佳，咳嗽、喘已基本消失，后停药。现症见：面部反复过敏2个月余，每发作时面部片状红肿、痒，不觉发热，可自行消失，眠差时易发作。自觉欲发哮喘，咽痒，伴乏力，腰困，纳可，眠差，每晚睡4~5小时，每当眠差时大便不成形，平时二便可。舌质红，苔白厚腻，脉细。

处方：炙麻黄3克，连翘10克，赤小豆30克，桑白皮20克，生石膏30克，生山药30克，炙甘草6克，蝉蜕6克，生姜3片，大枣3枚为引。20剂，每日1剂，水煎服，分早晚饭后服。

按语：患者首诊时见咳嗽，咽痒，痰稀薄，流清涕，恶寒，纳差，便溏等症，辨为寒痰水饮内伏兼风寒表证，治以解表散寒、温肺化饮、止咳平喘，处方桂枝加厚朴杏子汤合小青龙汤加减。二诊服上药效不显，仍咳嗽，咯痰不出，眠差，心烦，以桂枝加厚朴杏子汤合泻白散加减治之。三诊服上方15剂，效不显。以咳轻，痰黏，色黄，咽痒，夜晚加重，咳甚则痰中带血丝，以痰热互结辨治，处方千金苇茎汤合泻白散加减治之。四诊服上方效可，咳嗽减轻，痰量减少，仍咳黄痰，舌红，苔黄腻，仍属痰热互结之证，宗上法继续治疗。五诊服上药25剂后，咳喘基本痊愈，以他病求治。

本病先因其寒象突出而以桂枝汤类温阳化饮治之，乏效，后又突出表现为痰热互结之证，浊邪阻肺，肺失宣肃，浊阻日久，经脉瘀滞，肺气壅郁，当以涤浊法治之，清除肺中浊邪。

【病案2】刑某，男，58岁。2005年11月25日初诊。

主诉：胸闷，气喘，心慌5年。

现病史：患者近5年胸闷、气喘、心慌，动则甚，左前胸及后背痛，喉中痰鸣，咳嗽吐白痰，耳鸣，口干不苦，食欲可，大便溏，日2次，小便有解不尽感。舌质淡红，苔薄白，脉沉滑。有乙肝小三阳，肝功能正常。嗜烟酒。有慢性咳嗽病史10余年。

诊断：哮、喘证（痰浊阻肺，肺失宣肃证）。

治法：涤浊降气平喘。

处方：桂枝10克，白芍10克，厚朴12克，杏仁10克，冬瓜仁30克，生薏苡仁30克，茯苓12克，黄芩10克，海浮石30克（先煎），白前10克，橘红10克，炒枳壳10克，生甘草6克，生姜3片，大枣4枚（切开）为引。12剂，每日1剂，水煎服，分早晚饭后服。

二诊：2005年12月9日。服上药胸闷、气喘、心慌明显减轻。现症见：咳嗽，晨起吐白痰，量多，颈部、左前胸及后背痛，口苦不干，喝羊肉汤则耳鸣。大便溏，日2次，小便有解不尽感，夜尿多，每晚4~5次。舌质略暗，舌苔较厚，脉弦滑。

处方：桂枝10克，白芍10克，厚朴12克，杏仁10克，冬瓜仁30克，生薏苡仁30克，清半夏10克，橘红10克，炒紫苏子3克，炙麻黄3克，炒白术10克，茯苓10克，炒枳壳10克，炙甘草6克，黄芩10克，生姜3片，大枣6枚（切开）为引。15剂，每日1剂，水煎服，分早晚饭后服。

三诊：2005年12月28日。服上药胸闷、气喘、气短、咳嗽明显减轻，可耐受轻微体力活动。现症见：仍咳嗽，晨起重，吐白沫黏痰，咳甚背部稍痛，大便稍成形，日1~2次，小便频。舌质略暗，舌体大，有齿痕，苔白滑而腻，脉略数。

处方：上方加海浮石30克（包煎），白前10克，白果10克。18剂，每日1剂，水煎服，分早晚两次温服。

按语：患者咳喘10余年，痰浊阻肺，肺失宣肃，气机郁滞。肺病日久，由气及血，心气受损，故气喘、心慌。治宜桂枝汤调和营卫，益其心气；厚朴、杏仁降逆而破窒；冬瓜仁、生薏苡仁、海浮石涤浊化痰治其标；白术、茯苓、陈皮健脾祛湿，培土生金，杜其生痰之源。全方标本兼顾，补泻相依，效果显著。本案处方主要由桂枝加厚朴杏子汤、茯苓杏仁甘草汤和橘枳姜汤加减化裁，后又融入二陈汤，达到肺脾心同治，并注意其标热，使较重的肺心病得到缓解。

【病案3】张某，女，83岁。2015年1月28日初诊。

主诉：受凉后呼吸困难1个月余。

现病史：患者1个月余前因受寒出现呼吸困难，胸部憋闷，咽喉不适，有紧束感，吐痰色白清稀，健忘，纳差，眠可，二便调。舌质淡暗，苔薄白，脉涩。既往有冠心病史40余年，血压、血脂偏高。

辨证：喘证（风寒袭表，肺卫失宣证）。

处方：桂枝10克，生白芍10克，厚朴12克，杏仁10克，炙麻黄3克，炒紫苏子10克，炒白芥子10克，炒莱菔子10克，黄芩10克，党参10克，当归10克，生甘草3克，生姜3片，大枣3枚（切开）为引。15剂，每日1

剂，水煎服，分早晚两次温服。

二诊：2015 年 7 月 29 日。服上方 15 剂，诸症愈。现症见：发现颈部肿块 1 周，肿块如手掌心大小，按之硬，不痛，推之不移，吞咽时觉不适。常有头晕头痛，健忘，记忆力差，纳眠可，二便调。舌质暗红，苔薄白，脉涩。既往有冠心病史、房颤病史、脑萎缩病史。血压 110/70mmHg。2015 年 7 月 24 日查彩超示甲状腺实性包块。

处方：玄参 15 克，浙贝母 10 克，生牡蛎 30 克（先煎），清半夏 10 克，陈皮 10 克，青皮 10 克，制香附 10 克，夏枯草 30 克，川芎 10 克，蔓荆子 10 克，生甘草 6 克。15 剂，每日 1 剂，水煎服，分早晚两次温服。

按语：《伤寒论》云：喘家作，桂枝加厚朴杏子佳。”素有喘疾之人，最易受风寒之邪所诱发，因肺合皮毛，肺气不利，则外邪从其合而内舍于肺，致发喘疾。本方即桂枝汤加厚朴、杏仁而成，桂枝汤解肌祛风、调和营卫；厚朴、杏仁苦温下气、降逆平喘。全方表里同治，标本兼顾，为表虚作喘之良方。此案因受凉后出现呼吸困难、吐痰色清稀，为风寒袭表，肺卫失宣而致，故以桂枝加厚朴杏子汤解肌祛风、降逆平喘。

肾着汤

【病案】王某，女，48 岁。2013 年 4 月 17 日初诊。

主诉：腰痛 1 个月。

现病史：患者 1 个月前晨起时突然出现腰部不能转动，伴酸沉。4 月 4 日 MRI 示：①颈、腰椎退变；②L_2 椎体血管瘤可能；③$C_{3/4、4/5、5/6}$椎间盘轻度突出；④L_4/L_5、L_5/S_1 椎间盘变性伴轻度突出。现症见：不能坐，腰困沉，腰不定时针扎样疼痛，双腿发软，右膝关节酸沉。月经周期可，量少，色黑，大便可，小便黄。舌质红，苔根部薄黄，脉涩。有受凉史。

处方：茯苓 30 克，炒白术 12 克，木瓜 30 克，威灵仙 12 克，酒白芍 30 克，制川乌 10 克，生甘草 10 克，生姜 10 克为引。7 剂，每日 1 剂，水煎服，分早晚饭后服。

二诊：2013 年 4 月 26 日。服上方 7 剂，效可，现已能坐。服药期间烤电辅助治疗过程中睡着又凉醒，腰部复受凉，余无不适。舌质红，苔根部薄黄，脉涩乏力。

处方：上方加桂枝 10 克，细辛 3 克，当归 10 克，制附子 10 克。10 剂，每日 1 剂，水煎服，分早晚两次温服。

三诊：2013 年 5 月 31 日。服上方 17 剂，效可。现症见：近 2 个月消瘦，体重下降 3.5 公斤。纳可，胃脘部按之痛，饥饿或饱餐时出现胃痛，眠浅易醒，噩梦多，走路如踩棉花，二便可。舌暗红，苔根部黄厚，脉沉弱。

处方：狗脊 30 克，炒杜仲 10 克，川续断 10 克，制川乌 6 克，炒白术 10 克，当归 10 克，酒白芍 15 克，茯苓 10 克，通草 6 克，淫羊藿 10 克，巴戟天 10 克，生甘草 6 克，炒山药 15 克。15 剂，每日 1 剂，水煎服，分早晚饭后服。

四诊：2013 年 9 月 11 日。上方服 15 剂，未继服。服药后腰部症状稍好，但仍在天气阴冷时腰酸不适。现症见：晨起口干苦，不欲饮，口内时有反酸，吞咽不顺，咽干、紧，四肢乏力，入睡难，多梦，时有烦躁，偶有手抖。大便不干，日 1 次。舌暗红，苔薄黄，脉细。曾在今年 5 月份颅脑多普勒示脑血管痉挛。9 月 10 日检查有慢性浅表性胃炎伴点状出血，Hp（-）；今年 3 月份月经已断。

处方：北沙参 15 克，麦冬 15 克，玄参 15 克，淡竹叶 10 克，灯心草 3 克，葛根 15 克，炒麦芽 15 克，炒谷芽 15 克，桑叶 10 克，黄芩 10 克，生甘草 6 克。10 剂，每日 1 剂，水煎服，分早晚饭后服。

按语：此为肾着之病，本案患者受凉之后出现腰痛，腰困沉，加之月经量少，色黑，知其为寒湿困阻，脉络阻滞，治当散寒利湿、通络止痛。方中白术、茯苓、生姜健脾利湿，酒白芍养血敛阴、柔肝止痛，制川乌祛风湿、温经止痛，木瓜、威灵仙祛湿通络。二诊服药 7 剂，效果好。但再次受凉，遂宗上方加桂枝、细辛、当归、制附子，增强温经散寒止痛之功。三诊服药 17 剂，效可，此时寒湿之邪已去，遂以补肾强腰之品补益其虚。四诊服药 15 剂，腰痛好转，仅在变天时腰酸，此次因他病求治。

本案患者初看因腰酸疼，腿酸软，易从肾虚论治，然患者有明显受凉史，因而从肾着论治，临床诊病要详细精当方可奏效。

甘麦大枣汤

【病案 1】郭某，女，51 岁。2019 年 8 月 5 日初诊。

主诉：双侧大腿发凉 3 个月。

现病史：患者 3 个月前因运动后使用空调受凉而出现双肩、后腰及双侧大腿发凉，伴灼热感，自觉皮肤紧，以双侧大腿为甚，受风受凉后加重，时有烘热汗出，平素纳可，眠差，二便调。已闭经。舌淡红，苔薄白腻而滑，脉涩。

处方：桂枝10克，生白芍10克，生黄芪15克，浮小麦30克，桑叶10克，炙甘草10克，大枣6枚（切开）为引。10剂，每日1剂，水煎服，分早晚两次温服。

二诊：2019年9月6日。服上方20剂，双侧大腿发凉稍减轻。现症见：双腿发凉，尤以脐水平以下至双侧大腿内侧为重，腰臀部热胀麻木，左侧膝关节偶有疼痛，眠差，入睡难，多梦，醒后难再寐，偶烘热汗出，纳可，二便调。舌淡红，苔较黄厚，脉细。

处方：淫羊藿15克，巴戟天10克，仙茅12克，黄柏10克，桑叶15克，浮小麦30克，知母10克，煅牡蛎30克（先煎），炙甘草6克。10剂，每日1剂，水煎服，分早晚两次温服。

按语：患者劳后当风，感受风邪而致血行不畅，出现肩部、腰部及下肢发凉，皮肤紧，此乃内因外因，两凑于身。取黄芪桂枝五物汤以温阳行血，重用黄芪峻补其气，气得补，阳得温，血得行，气血臻于和平，虽不祛风而风自去；合用甘麦大枣汤以养血安神助眠；加桑叶以清热止汗。二诊下肢发凉，又见腰臀部热胀麻木，眠差，入睡难，多梦，醒后难再寐，偶烘热汗出，苔较黄厚，张磊教授以阴阳失调为治，加淫羊藿、巴戟天、仙茅辛温以助肾阳、散寒湿，治痹痛；加知母、黄柏以滋阴清热；桑叶清热止汗；浮小麦、牡蛎以安神。

【病案2】张某，女，49岁。2014年4月23日初诊。

主诉：烦躁2年，加重2个月，伴左上腹胀痛半个月。

现病史：患者2年前停经后明显感觉心情烦躁，1年前曾于某医院服中药治疗半年，效不显。自服坤泰胶囊，效不显，后经自己调节有所缓解。近2个月烦躁加重，不能缓解。现症见：心情烦躁，欲哭，左上腹疼痛，伴喜太息，胸闷，乳房痛，诉停经前每次月经前均有乳房胀痛，纳可，眠差，夜晚偶有汗出，大便先干硬后质稀，日1次，大便急迫，便前腹痛，小便频数，白天重，有尿路刺激感。舌质暗红，苔薄白，脉细。既往有乳腺增生史、慢性盆腔炎史。

处方：生地黄15克，生百合30克，清半夏10克，浮小麦40克，炙甘草10克，大枣5枚为引。10剂，每日1剂，水煎服，分早晚饭后服。

按语：《金匮要略》云："妇人脏躁，喜悲伤欲哭，象如神灵所作，数欠伸，甘麦大枣汤主之。"观此案患者主诉与此相同，方证对应，故以甘麦大枣汤为主，合百合地黄汤以养心肺之阴，如此心阴得补，而脏躁得润。

肾气丸

【病案 1】 邵某，男，68 岁，农民。1977 年 3 月初诊。

主诉：气短，闷喘 2 年。

现病史：患者气短，闷喘 2 年，近来加重，稍活动即喘促难支，曾服许多宽胸理气之品，非但不轻而且加重，每天靠气管喷雾以维持现状，就诊于予。舌质正红，苔薄白，脉象空豁。

辨证：肾不纳气证。

处方：熟地黄 30 克，山茱萸 12 克，生山药 21 克，茯苓 12 克，牡丹皮 9 克，泽泻 9 克，肉桂 6 克，制附子 9 克，五味子 12 克，党参 30 克，神曲 9 克，陈皮 9 克。2 剂，水煎服。因山茱萸缺货，以枸杞代之。

二诊：上方服后，喘闷大轻，服第 1 剂即不需用气管喷雾了，饮食亦增，遵上方继服 3 剂。

三诊：熟地黄 30 克，山茱萸 12 克（因缺货仍以枸杞代之），生山药 21 克，茯苓 9 克，牡丹皮 9 克，泽泻 9 克，肉桂 6 克，制附子 6 克，五味子 12 克，党参 30 克，神曲 9 克，麦冬 9 克，炙甘草 9 克。嘱服 3 剂以巩固之。

按语：肺为气之主，肾为气之根，今肺肾气虚，以致肺失其主，肾失其纳，故以补肾纳气为治。宽胸理气之品，非本病所宜，亦正是“喘生休耗气”之理。

【病案 2】 武某，女，86 岁。2013 年 1 月 14 日初诊。

主诉：反复尿路感染 1 年。

现病史：患者反复尿路感染 1 年，2013 年 1 月 1 日服方药如下：栀子 10 克，当归 10 克，赤芍 15 克，赤茯苓 15 克，生地黄 30 克，淡竹叶 10 克，萹蓄 30 克，怀牛膝 30 克，干地龙 10 克，琥珀 2 克（另包），生甘草 6 克。服 10 剂，效可。现症见：尿频，尿急，小便黄热，白天咽痒，干咳，无食欲，不知饥，腹胀。舌红，苔黄腻厚，脉沉细。

处方：生地黄 15 克，山茱萸 10 克，生山药 15 克，泽泻 10 克，牡丹皮 10 克，茯苓 10 克，肉桂 3 克，制附子 3 克，萹蓄 30 克，瞿麦 30 克，淡竹叶 10 克，炒麦芽 10 克，炒谷芽 10 克。10 剂，每日 1 剂，水煎服，分早晚两次温服。

二诊：2013 年 3 月 29 日。服上药效可，小便频急、黄热均有好转，期间因骨折住院未再服药。现症见：小便黄、热、频急，有异味，大便日 1 次，稀泄，食欲差，不知饥，眠差，多梦，眠浅易醒，心烦急躁，恶心干呕，饮水多，咽痒（吃薄荷糖止痒），咳嗽，咳清痰，下肢疲乏无力，喜长出气。舌质暗红，苔黄白厚，脉涩。

处方：生山药 30 克，炒白扁豆 10 克，炒神曲 10 克，茯苓 10 克，瞿麦 15 克，萹蓄 15 克，海金沙 10 克（包煎），生甘草 3 克。10 剂，每日 1 剂，水煎服，分早晚两次温服。

按语：尿频，尿急，小便黄热，纳差，腹胀，舌红，苔黄厚，此湿热下注膀胱之明征，而前医处五淋散合导赤散加味，虽有效而未能痊愈，可知其病因非仅湿热下注膀胱一端，结合患者年龄，已八十六岁高龄，《内经》谓“男子八八，天癸竭精少……”可知患者存在着肾虚的一面，故尔前医用清利之法，不能尽收其功。张磊教授以肾气丸为主，少佐清利之品为法，此即因人制宜之具体运用。三诊时大便稀，食欲差，不知饥，饮水多，干呕恶心等脾虚不运之征，此时尽管小便频急，但已处于次要矛盾。张磊教授以健脾为主，清利为辅，脾健运如常，诸症即减。

半夏厚朴汤

【病案 1】王某，女，64 岁。2014 年 4 月 25 日初诊。

主诉：喉中异物感 1 周。

现病史：患者 1 周前轻微外感，后出现咽中异物感，未服药治疗。现症见：喉中异物感，似有树叶贴于喉中。手指关节晨起僵硬麻木，木重于麻，双侧大腿凉痛，怕冷，腹部凉甚，凉时吐酸水，纳可，眠可，大便时有不成形，便后肛门下坠感。舌淡略暗，苔黄厚如积粉，脉涩。既往史：胃下垂史 20 年；胆结石；血压偏低。

处方：清半夏 10 克，厚朴 10 克，茯苓 12 克，紫苏叶 6 克（后下），威灵仙 10 克，郁金 10 克，生姜 3 片为引。7 剂，每日 1 剂，水煎服，分早晚饭后服。

按语：此证系痰气阻于咽喉之症，观此案患者，咽有异物，肛门下坠，腹凉，苔黄厚腻，此是痰凝气机阻滞之象，故投以半夏厚朴汤加味。

【病案 2】张某，男，40 岁。1973 年 9 月 26 日初诊。

主诉：喉咙憋闷近 2 个月。

现病史：患者自述于 1973 年 7 月生气，不久即觉喉咙憋闷，渐发口渴，每天能喝两暖瓶开水，胃中不舒，项强不柔，西医诊为慢性咽炎，曾服黄连上清丸、沉香、木香之类理气药物，均不见好转。诊见舌质正红，舌苔薄白，脉象较沉。

处方：清半夏 9 克，茯苓 12 克，厚朴 9 克，紫苏梗 9 克，威灵仙 12 克，佛手 9 克，乌梅 12 克，桔梗 9 克，甘草 9 克。6 剂，每日 1 剂，水煎服，分早晚两次温服。

二诊：上方服 6 剂，诸症皆除，照上方继服 3 剂以巩固之。

按语：《素问·阴阳别论》曰："一阴一阳结为之喉痹。"一阴指厥阴，一阳指少阳，肝胆属木，易于热化。本案患者怒气伤肝，肝气郁结，郁而化火，火灼津液，故咽喉闭塞不通，口渴多饮。足少阳支脉过颌，下行至颈部，津伤不能柔其经，故颈项强硬。半夏厚朴汤乃行气散结之剂，为治痰气结滞"咽中如有炙脔"之名方，紫苏梗长于理气，故以紫苏梗易紫苏叶；因气滞较重，故加佛手、威灵仙以助之。威灵仙可宣通胸膈之气，用治噎塞膈气，《本草纲目》已有记载，张磊教授常于半夏厚朴汤为用，以清其热，复用乌梅以清凉生津，此三味并用亦称甘桔乌梅汤。气滞气郁，是此证之本，化热伤津，是此证之标，故本方重在行气解郁，不悖治病求本之则。

【病案 3】陈某，男，51 岁。2018 年 6 月 4 日初诊。

主诉：胃胀 15 年余。

现病史：患者胃胀，伴反酸，时嗳气、肠鸣，时胃痛，咽痛，时腰痛，颈椎不适，口干，眠可，纳可，大便时干时稀，小便频数。舌淡，苔白厚稍腻，脉浮弦。喉镜示咽中有水疱。

处方：清半夏 10 克，厚朴 10 克，茯苓 10 克，紫苏叶 10 克（后下），白花蛇舌草 10 克，炒枳壳 10 克。生姜 3 片为引，15 剂，每日 1 剂，水煎服，分早晚两次温服。

二诊：2018 年 7 月 4 日。服上方 15 剂，胃胀及咽痛减轻，大便较前成形，日 1~2 次，现症见：晨起恶心干呕，口干不苦，纳眠可，大便时干，日 2 次，小便黄。舌质暗红，苔白腻，脉涩。

处方：清半夏 6 克，厚朴 6 克，茯苓 10 克，紫苏叶 3 克（后下），白花蛇舌草 15 克，黄芩 10 克，威灵仙 10 克，生姜 3 片为引。10 剂，每日 1 剂，水煎服，分早晚两次温服。

按语：患者胃胀，伴反酸，时嗳气、肠鸣，时胃痛，咽痛，苔白厚稍腻，脉浮弦，辨为肝气失疏、痰气郁结之证，故投以半夏厚朴汤以理气化痰，加用枳壳以宽中下气；痰气郁结化热故咽痛，加白花蛇舌草以清热解毒。二诊效不更方，加黄芩清上焦郁热，配合威灵仙消其滞痰。《本草正义》云："威灵仙以走窜消渴为能事，积湿停痰，血凝气滞，诸实宜之。”

白虎汤

【**病案 1**】王某，女，56 岁。2019 年 4 月 26 日初诊。

主诉：血糖升高 8 年余。

现病史：患者 8 年前因咳嗽反复不愈，伴咯血乏力，困倦低热，于某医院发现肺结核，时测血糖 8.9mmol/L，于当地医院抗结核治疗，口服降糖药，结核愈，血糖控制不佳，欲汤药调理。现症见：口服降糖药，空腹血糖 13.4mmol/L，餐后 2 小时未测，夜间口干苦明显，口渴，喜饮，阴天时视物模糊，头皮发紧，眠差梦多，入睡难，夜里心中饥饿感，伴出汗，心慌乏力，烦躁，纳可，大便 3~4 日 1 次，质干，黏滞不爽。面色不华失润。舌质淡暗，苔薄白腻，舌下络脉迂曲，脉涩略数。10 多天前于当地查尿常规：尿蛋白(+)。

辨证：胃热炽盛，津伤亏损证。

处方：党参 15 克，生石膏 30 克，知母 15 克，淡竹叶 10 克，牡丹皮 10 克，生甘草 6 克。15 剂，每日 1 剂，水煎服，分早晚两次温服。

按语：患者血糖高，口干苦，口渴，喜饮，眠差梦多，入睡难，属于胃热炽盛，津伤亏损。《伤寒论》第 26 条云：“大烦渴不解，脉洪大者，白虎加人参汤主之。”胃火炽盛，则耗灼津液，此时泻火即是生津，方用白虎加人参汤加减，石膏清泻胃火，知母滋阴降火，党参益气生津，加淡竹叶有淡竹叶石膏汤之意，牡丹皮泻肝火以治失眠，甘草调和诸药，使热除津生，诸症自愈。

【**病案 2**】梁某，男，82 岁。2014 年 3 月 3 日初诊。

主诉：胃脘胀痛 2 个月余，加重 20 余天。

现病史：胃脘胀，白天轻，晚饭后加重，伴嗳气胃灼热，纳少，口干，饮水多，每天 1 茶瓶水，抽烟多，日 2 包，年轻时饮酒多，1 斤左右，现已戒，眠可，大便干，日 1 次。舌淡紫，苔黄厚干，脉弦。既往有冠心病、糖尿病、高血压病史。

处方：生石膏 30 克，知母 15 克，藿香 10 克（后下），佩兰 10 克（后下），豆蔻 10 克（后下），玫瑰花 6 克，鸡内金 10 克，党参 10 克，天花粉 10 克，生甘草 3 克。10 剂，每日 1 剂，水煎服，分早晚饭后服。

二诊：2014 年 4 月 18 日。服上药 30 剂，腹胀、腹痛减轻，时有发作。

现症见：胃胀时作，矢气少，饮水多，眠可，听力下降，活动后喘闷，大便干结难解，1 日 1 次，量少，小便黄。

处方：全瓜蒌 30 克，丹参 30 克，鬼箭羽 30 克，党参 15 克，茯苓 10 克，决明子 30 克，天花粉 10 克，冬瓜子 30 克，生薏苡仁 30 克，山茱萸 10 克，瞿麦 30 克，佩兰 10 克（后下）。10 剂，每日 1 剂，水煎服，分早晚饭后服。

按语：此为胃胀痛。患者有长期饮酒、抽烟史，酿湿生热。《灵枢·论勇》："少俞曰：酒者，水谷之精，熟谷之液也，其气慓悍，其入于胃中，则胃胀。"基于患者脾湿胃热之病机，张磊教授化太阴之湿，清阳明之热，患者服方 30 余，胃胀痛大减。张磊教授临证必问其应酬、烟酒、职业、居所，求病治本，"谨守病机，各司其属，有者求之，无者求之"。

桂枝加葛根汤

【病案】赵某，女，24 岁。2013 年 3 月 18 日初诊。

主诉：强直性脊柱炎 1 年。

现病史：患者 1 年前出现左侧骶髂关节痛，经检查诊断为"强直性脊柱炎"，后一直服中药治疗。现症见：左侧踝关节紧痛，颈部疼痛强硬，阴雨天症状加重，纳眠可，二便调，月经可。舌质红，苔薄白，脉涩。

辨证：风寒袭表，营卫不和证。

处方：桂枝 10 克，生白芍 10 克，葛根 30 克，木瓜 30 克，威灵仙 10 克，通草 6 克，当归 10 克，全蝎 3 克，炙甘草 6 克，生姜 3 片，大枣 3 枚（切开）为引。10 剂，每日 1 剂，水煎服，分早晚两次温服。

二诊：2013 年 4 月 29 日。服上方 1 个月，效可，关节紧痛较前好转。现症见：自觉气短胸闷，纳眠可，二便调。舌质红，苔白厚乏津，脉涩。

处方：上方加全瓜蒌 30 克，红花 6 克。10 剂，每日 1 剂，水煎服，分早晚两次温服。

三诊：2013 年 6 月 7 日。服上方 1 个月，效可。现症见：晨起脊柱僵硬不舒，口干多饮，仍觉气短胸闷，纳眠可，二便调。舌质红，苔薄黄，脉涩。

处方：按 3 月 18 日方加生薏苡仁 30 克，酒生地黄 30 克。10 剂，每日 1 剂，水煎服，分早晚两次温服。

按语：脚踝、颈项、骶髂皆为太阳经循行部位，此为风寒袭表，营卫不和，经气不畅，经脉失养所致。治当解肌祛风、调和营卫、生津疏经，方用桂枝加葛根汤。桂枝汤解肌祛风、调和营卫；葛根升发阳气，既能辛散祛风，又可生津舒经而缓项背之拘急；加木瓜、威灵仙舒经活络、祛风除湿；当归、通草、全蝎活血通脉化瘀。

桂枝麻黄各半汤

【病案1】陈某，女，20岁。2018年11月14日初诊。

主诉：皮肤过敏10年余，加重6个月。

现病史：患者自幼秋冬季节皮肤出现大片淡红色痒疹，6个月前因情志不遂，体重下降，乏力，心烦，皮肤过敏加重，经西医抗生素治疗，仍未痊愈。纳可，眠差，易梦魇，大便不成形。舌质红，苔白腻，舌下络脉瘀，脉细。既往史：甲状腺结节、慢性糜烂性胃炎并幽门螺旋杆菌阳性、慢性荨麻疹病史。

辨证：营卫失和，风热郁表证。

处方：桂枝10克，生白芍10克，炙麻黄3克，杏仁6克，紫苏叶10克（后下），蝉蜕6克，炙甘草6克，生龙骨、生牡蛎各30克（先煎），生姜3片，大枣3枚（切开）为引。10剂，每日1剂，水煎服，分早晚两次温服。

二诊：2019年1月4日。服上方35剂，效可，服后身上出疹减少，痒感减轻。现症见：手上划痕后出现红肿，面部洗脸后发红，诉服药后眠差，易兴奋，多梦，大便溏，日1次，月经正常。舌质红，苔薄黄，脉沉略数。

处方：桂枝10克，生白芍10克，柴胡10克，黄芩10克，连翘12克，生龙骨、生牡蛎各30克（先煎），葛根30克，炙甘草6克，生姜3片，大枣3枚（切开）为引。10剂，每日1剂，水煎服，分早晚两次温服。

按语：《伤寒论》谓："太阳病，得之八九日，如疟状，发热恶寒，热多寒少……以其不能得小汗出，身必痒，宜桂枝麻黄各半汤。"表证日久不解，正气欲抗邪于外而不得汗解，阳气郁于肌表而身痒。此案皮肤过敏证为营卫失和，风寒袭于肌表，正气抗邪欲外出而不能出，郁于肌表所致。故先以桂枝麻黄各半汤小发其汗，调和营卫；再以柴胡加桂枝龙骨牡蛎汤调一身之阴阳气血。

【病案2】付某，女，35岁。2016年12月21日初诊。

主诉：全身散发风团伴瘙痒5年。

现病史：患者5年前妊娠期间出现全身大片红色风团，发无定处，瘙痒明显，可自行消失，自服抗过敏药物可缓解，停药则复发。现症见：进食辛辣、沐浴后及夜间易发风团，瘙痒剧烈，夜间右耳鸣，眠一般，纳可，二便调。月经或延后 5~10 天，经量少。舌尖红，苔薄黄腻，脉沉弱。

处方：桂枝 10 克，生白芍 10 克，炙麻黄 3 克，杏仁 10 克，地肤子 30 克，生黄芪 30 克，防风 10 克，赤芍 10 克，栀子 10 克，炙甘草 6 克，生姜 3 片，大枣 3 枚（切开）为引。10 剂，每日 1 剂，水煎服，分早晚两次温服。

按语：患者妊娠期间出现全身大片红色风团，5 年来缠绵不愈，此为伏风。风属阳，其性多动而变，故发无定处。因营卫失和，风邪袭于肌表，正气抗邪欲外出而不能出，郁于肌表而致身痒。综合辨为营卫不和，风热郁表之证，以桂枝麻黄各半汤调和营卫。因患者经期延后，经量少，脉沉弱，可知正气亦虚，故合用黄芪赤风汤以益气固表，活血化瘀。另加用地肤子、栀子以清热利湿。诸药合用，使营卫和，湿热祛，正气足，诸症自愈。

【**病案** 3】王某，男，47 岁。2019 年 8 月 16 日初诊。

主诉：过敏反复发作 7 年余。

现病史：患者平素易过敏，自诉 7 年前因阑尾炎住院治疗，出院后过敏加重。现症见：发作时面部水肿，周身遍布荨麻疹，下午发作，至夜间加重，晨起时自行消退。冬季过敏加重，天热时稍缓解。乏力，不知饥，大便少，2 日 1 次。舌质淡红，有齿痕，苔黄厚腻，脉涩。

处方：桂枝 10 克，生白芍 10 克，炙麻黄 6 克，杏仁 10 克，葛根 30 克，升麻 10 克，蝉蜕 6 克，炒白僵蚕 10 克，姜黄 6 克，酒大黄 6 克（后下），炙甘草 6 克，生黄芪 15 克，生姜 3 片，大枣 3 枚（切开）为引。15 剂，每日 1 剂，水煎服，分早晚两次温服。

二诊：2019 年 9 月 2 日。服上方 15 剂，效可，荨麻疹症状改善。现症见：鼻内痒，咽痒，咽部有异物感，但头汗出，双上肢泛发粟粒样丘疹，疹处瘙痒，挠破流血，西医诊断为日光性皮炎。纳眠可，口干口苦，大便溏，日 4~5 次，便前腹痛，小便可。舌质淡，有裂纹，苔黄腻，脉细。

处方：木贼草 10 克，白蒺藜 10 克，地肤子 15 克，连翘 10 克，桑白皮 10 克，地骨皮 10 克，槐花 30 克，生黄芪 15 克，生甘草 6 克。15 剂，每日 1 剂，水煎服，分早晚两次温服。

按语：患者过敏体质，冬季加重，舌淡红，辨为风寒束表，营卫不和之证，以辛温轻剂桂枝麻黄各半汤以疏表达邪，小发其汗，取其微汗解表而不伤正。升麻与葛根有升麻葛根汤之意，二药相配，轻扬升散，通行肌表内外，因势利导，可解肌透疹；蝉蜕、炒白僵蚕、姜黄、酒大黄共用为升降散，此方清解郁热，可治疗热郁三焦表里，配合升麻有“火郁发之”之意；加用黄芪以扶助正气，益卫固表，使邪不可干。二诊时出现鼻咽痒及皮肤丘疹，此为肺卫所主，故从肺论治。方用木贼草疏散肺经风热，白蒺藜、地肤子祛风止痒，连翘清热解毒，泻白散以清泻肺经郁热，槐花凉血止血，仍加黄芪以益卫固表，使驱邪与扶正并举。

黄连阿胶汤

【病案1】李某，女，41岁。2015年2月16日初诊。

主诉：失眠2年。

现病史：患者眠差，入睡难，多梦，现依赖多种西药助眠，停药后则整夜难入眠。经前乳房胀，月经提前7天，量大，色红，夹有血块，量多，经期腹痛较重。诉稍热易多汗，稍凉易感冒，服补药易上火，服凉药易腹泻，乏力，双目发涩，二便可。舌质淡红，苔白厚腻，脉略数不宁。

辨证：不寐（心肾不交）。

处方：黄连10克，黄芩6克，生白芍6克，阿胶6克（烊化），清半夏10克，生龙骨、生牡蛎各30克（先煎），浮小麦30克，小米1撮（包煎）为引。15剂，每日1剂，水煎服，分早晚两次温服。

二诊：2015年3月27日。服上方35剂，睡眠有所改善。现症见：每夜能睡6~7小时，自觉乏力，精神不佳，右臀部僵硬发紧，走路不适。月经提前7天，量大，色可，有血块，腹痛较前减轻，带下色黄，量可。平时多汗，畏风，心神不定，易惊，纳可，二便调。舌质暗红，苔白厚，脉细略数。

处方：上方加桑叶10克，竹茹15克，丝瓜络15克，上肉桂2克（吞服）。25剂，每日1剂，水煎服，分早晚两次温服。

按语：黄连阿胶汤主治心肾不交、水火不济之证。心血虚不能濡养心神则失眠，以黄连阿胶汤育阴清热；加半夏、小米，寓半夏秫米汤之意，能调和阴阳；生龙骨、生牡蛎安神且能调一身之阴阳；浮小麦安心神，止汗。

【病案2】封某，女，59岁。2019年2月13日初诊。

主诉：失眠10年，加重7年。

现病史：患者严重失眠，每晚需服30片艾司唑仑，甚至最多时一次服用80片才可入睡，彻夜难眠，心烦，焦躁不安，无自汗，口干苦，大便干，2~3日1次。舌质瘀红，苔黄稍腻，脉细。体检未见明显异常。既往有抑郁病史10年，服用抗抑郁药。

处方：黄连10克，黄芩10克，白芍30克，阿胶10克（烊化），丹参30克，清半夏30克，郁金15克，甘草10克，鸡子黄2枚为引。7剂，每日1

剂，水煎服，分早晚两次温服。

二诊：2019 年 2 月 21 日。服上方 7 剂后，心烦焦躁减轻，稍能入眠，每晚仍需 30 片安眠药维持睡眠。舌质瘀红，苔黄，脉细。

处方：上方加浮小麦 60 克，大枣 5 枚为引，继续服用 10 剂。

三诊：2019 年 3 月 4 日。服上方后心已不烦，睡眠时间增加，安眠药由 30 片减至 25 片。舌质暗红，苔黄，脉细。

处方：上方继续服用 10 剂。

四诊：2019 年 3 月 20 日。服上方睡眠质量改善明显，安眠药由 25 片减至 20 片。舌质暗红，苔黄，脉细。

处方：柴胡 10 克，黄芩 10 克，清半夏 10 克，太子参 10 克，桂枝 10 克，白芍 10 克，茯苓 10 克，生龙骨、生牡蛎各 20 克（先煎），生地黄 30 克，百合 30 克，丹参 30 克，浮小麦 60 克，生姜 3 片，大枣 5 枚为引。15 剂，每日 1 剂，水煎服，分早晚两次温服。

五诊：2019 年 5 月 8 日。服上方睡眠好转，服用安眠药量继续减少，诉其抑郁、焦虑症状明显改善。舌质暗红，苔黄，脉细。

处方：上方加郁金 10 克，继续服用 15 剂。

按语：此案为失眠较为典型的病例。患者首诊之时，坐立难安，心情异常焦虑不安，结合其抑郁病史及所诉症状，为心肾不交、阴虚火旺所致，故以黄连阿胶汤滋阴降火、交通心肾。黄连、黄芩清热泻火，白芍、阿胶滋阴润燥，加入鸡子黄能清热育阴，加丹参、郁金活血化瘀，重用半夏寓半夏秫米汤之意，能使阳入于阴而眠安，合用甘麦大枣汤主治其脏躁。后以柴胡加龙骨牡蛎汤合百合地黄汤加减调和阴阳、滋阴降火、潜阳安神。

桂枝茯苓丸

【病案 1】栗某，男，24 岁。2015 年 2 月 9 日初诊。

主诉：腰部肾区隐痛 2 个月余。

现病史：患者 2 个月余前因体检发现腺性膀胱炎伴双侧输尿管全程扩张，行双侧输尿管再植术，术后腺性膀胱炎复发，出现腰部肾区隐痛，劳累后或小便时隐痛明显。现症见：腰部肾区隐痛，排尿涩痛，大便尚可，纳眠可。舌质红，有裂纹，苔薄腻略黄，脉涩。曾有大量吸烟、饮酒史，食肉多。2 月 4 日查彩超示：①双肾积水；②双侧输尿管扩张，末段管壁增厚；③膀胱壁厚毛糙，以三角区明显；④前列腺体积大。

辨证：寒痰瘀血，阻滞经络证。

处方：桂枝10克，茯苓10克，牡丹皮10克，赤芍10克，桃仁10克，桑寄生15克，怀牛膝15克，炒杜仲10克，川续断10克，土鳖虫6克，浙贝母10克。15剂，每日1剂，水煎服，分早晚两次温服。

二诊：2015年3月23日。服上方25剂，腰痛减轻。现症见：小便时腰痛，尿频尿急，晨起口酸不苦，纳可，眠浅，大便可，坐位时有欲大便感。舌质红，有裂纹，苔根部黄腻，脉涩。

处方：桂枝10克，茯苓10克，牡丹皮10克，赤芍10克，桃仁10克，山茱萸10克，瞿麦30克，制附子6克。15剂，每日1剂，水煎服，分早晚两次温服。

按语：桂枝茯苓丸出自《金匮要略》，主治妇人积聚。临床上运用此方不必拘泥于妇人，获效关键为紧扣瘀血阻滞、寒痰凝滞的病机。此案腰痛、排尿涩痛，结合彩超提示以及舌脉，辨证为瘀血阻滞之证，故以桂枝茯苓丸化瘀，加补肾之药固肾止痛。

【病案2】季某，女，48岁。2015年3月30日初诊。

主诉：肠鸣1个月余。

现病史：2015年1月4日因子宫腺肌症于某院行子宫全切术，术后1个月做彩超发现双侧附件区条索样管状结构（考虑输卵管积水）。1个月前经某中医诊治，服汤药后出现腹中辘辘有声。现症见：小腹隐隐胀痛，腹中辘辘有声，纳差，不知饥，平素喜食辛辣，口干多饮，眠可，大便偏溏，日1次，小便可。阴道分泌物偏多。舌质淡，苔腻偏黄，脉涩。

辨证：水气交结，瘀血阻滞证。

处方：桂枝10克，茯苓30克，牡丹皮10克，赤芍10克，桃仁10克，木香10克，乌药10克，大腹皮10克，炒白术10克，炙甘草6克。10剂，每日1剂，水煎服，分早晚两次温服。

二诊：2015年4月10日。服上方10剂，腹胀、肠鸣减轻，阴道分泌物减少。现症见：小腹隐痛，大便仍溏，日1次，便前肠鸣明显，纳差，不知饥，口渴多饮，小便可。舌质淡暗，苔白，舌下络瘀，脉涩。

处方：上方木香改为6克，加羌胡3克，独活3克，车前子15克（包煎），制附子3克。10剂，每日1剂，水煎服，分早晚两次温服。

三诊：2015年4月20日。服上方10剂，肠鸣减轻，小腹已不痛。现症见：肠鸣，大便仍溏，日1次，便前急迫，矢气多，无腹痛，口干多饮，手凉，纳眠可，小便可。舌质淡暗，苔黄略腻（服中药染苔），脉沉弱。

处方：上方去木香、乌药，制附子改为10克（先煎），加冬瓜子30克，生薏苡仁30克。15剂，每日1剂，水煎服，分早晚两次温服。

按语：此案水气交结于肠间则腹中辘辘有声；水饮阻滞中焦，脾胃运化失司，则纳呆、不知饥；水湿偏泄大肠则便溏。以桂枝茯苓丸化瘀，加木香、乌药、大腹皮行气消胀止痛；白术、车前子健脾化湿止泻；附子温阳；羌活、独活升发阳气。

【病案3】张某，男，83岁。2015年5月25日初诊。

主诉：疝气伴腰痛10余天。

现病史：患者10余天前突发疝气，伴明显腰痛。超声检查示：①胆囊多发结石；②双肾囊肿，右肾结石并轻度积水；③前列腺体积大并结石。现症见：腹股沟胀痛，伴右侧持续性腰痛，尿频，纳眠可，大便尚可。舌质暗红，苔白厚，舌下络瘀，脉涩。既往曾行2次疝气手术。5月查彩超示：①左侧阴囊内囊性包块；②右侧腹股沟区异常回声（考虑斜疝）。

辨证：腰痛（寒湿瘀血，阻滞肝经证）。

处方：桂枝10克，茯苓10克，牡丹皮10克，赤芍10克，桃仁10克，荔枝核10克，木香10克，当归10克，浙贝母10克，炒川楝子10克，醋延胡索10克，炒小茴香10克，党参10克，冬瓜子30克，生薏苡仁30克，蒲公英30克。10剂，每日1剂，水煎服，分早晚两次温服。

二诊：2015年6月19日。服上方20剂，效可。现症见：腹股沟已不胀，偶尔痛，行走不利，小便量多。舌质暗红，苔薄黄，脉涩。

处方：上方去党参、冬瓜子、生薏苡仁、蒲公英，加升麻6克，生黄芪30克，红花6克。10剂，每日1剂，水煎服，分早晚两次温服。

按语：疝气是一种急性腹痛病证，由寒邪侵袭厥阴所致，多见少腹及阴囊胀痛，痛引睾丸，四肢不温，畏寒喜暖。此案少腹胀痛，腰痛，尿频，辨为寒瘀阻滞厥阴证，故以桂枝茯苓丸化瘀，加木香、荔枝核、小茴香行气散结；延胡索、川楝子行气止痛；当归、党参补益气血、温通血脉；浙贝母、冬瓜子、薏苡仁、蒲公英清郁热、化痰结。

桂枝芍药知母汤

【病案1】费某，女，56岁。2015年3月13日初诊。

主诉：类风湿关节炎3年。

现病史：患者3年前绝经后因夏季淋雨，感受寒湿出现膝关节肿痛，未予治疗，后逐渐加重。现症见：双膝关节及双手关节肿痛发热，畏风寒，遇风寒加重，且双手晨僵，足底肿痛，纳眠可，二便可。阴道分泌物偏多。舌质淡暗，苔薄略黄，脉涩。

辨证：痹病（寒湿凝结，气滞血瘀证）。

处方：桂枝 10 克，生白芍 10 克，知母 12 克，防风 10 克，炒白术 10 克，制附子 10 克（先煎），炙麻黄 3 克，生薏苡仁 30 克，忍冬藤 30 克，淫羊藿 10 克，黄柏 10 克，乌梢蛇 15 克，生甘草 6 克，生姜 15 克为引。10 剂，每日 1 剂，水煎服，分早晚两次温服。

二诊：2015 年 4 月 6 日。服上方 20 剂，双手关节肿减轻。现症见：双手关节天阴时疼痛明显，活动后双膝关节以下肿痛明显，前足底疼痛明显，纳眠可，二便可。舌质淡，苔薄白，脉涩。

处方：上方去忍冬藤，制附子改为 15 克，加生黄芪 30 克，防己 10 克，络石藤 30 克，酒桑枝 30 克。10 剂，每日 1 剂，水煎服，分早晚两次温服。

按语：桂枝芍药知母汤主治风寒湿邪外侵，痹阻筋脉关节，化热伤阴所致的风湿痹证。此案绝经后感受风寒湿出现膝关节肿痛，此为肝肾不足，风寒湿邪侵袭所致，故以桂枝芍药知母汤祛风散寒除湿，兼以清热养阴。加生薏苡仁、忍冬藤祛湿通经活络；淫羊藿、乌梢蛇祛风通络；黄柏坚阴清热。

【病案 2】范某，男，36 岁。2018 年 8 月 24 日初诊。

主诉：全身关节游走性疼痛 2 年。

现病史：患者 2 年前因饮酒熬夜多出现关节疼痛，检查尿酸偏高，西医输液治疗乏效。现症见：全身关节游走性疼痛，遇风、冷、潮、湿则加重，畏寒怕冷，唇周、后颈部易生痤疮，觉痛且痒，反酸，口臭，纳可，眠差，入睡难，大便干，量少，日 2~3 次，排便困难，小便可。舌质暗红，苔薄黄，脉沉略数。

辨证：风邪偏胜。

处方：桂枝 15 克，生石膏 30 克，知母 10 克，防风 10 克，生白芍 10 克，生薏苡仁 30 克，木瓜 30 克，威灵仙 10 克，生甘草 6 克。10 剂，每日 1 剂，水煎服，分早晚两次温服。

二诊：2018 年 9 月 7 日。服上方 10 剂，关节疼痛未再发作。现症见：头部及下颌部长痘，红肿疼痛，有脓头，溃后结痂，反复出现，偶口干苦，纳可，眠差，入睡难，眠浅易醒，大便黏，量少，排便费力，日 3~4 次，小便可。平素嗜烟酒。舌质暗红，苔黄且少，脉沉略数。

处方：炙麻黄 3 克，连翘 30 克，赤小豆 30 克，桑白皮 30 克，生薏苡仁

30 克，生姜 3 片为引。10 剂，每日 1 剂，水煎服，分早晚两次温服。

按语：风寒湿三气杂至，合而为痹。痹病主要是风、寒、湿邪侵袭所致。历节病多以关节疼痛为主，其病机为肝肾不足，外邪侵袭，伤及血脉而留滞关节，形成历节病。本案患者饮酒、熬夜多，日久损及肝肾，遇风寒湿侵袭则发为痹证、历节，其关节疼痛游走，属于行痹范畴，以桂枝芍药知母汤祛风散寒除湿，兼清热养阴，加生薏苡仁、木瓜、威灵仙祛风除湿止痹痛。

【**病案** 3】王某，女，48 岁。2014 年 10 月 22 日初诊。

主诉：双上肢僵硬、疼痛近 7 年。

现病史：患者近几个月未服药，加之天气转凉，又觉病情加重。现症见：上肢关节紧、僵，晨起加重，双手指关节肿大，手握不灵活，下午关节轻松，关节怕凉、怕风、发热。双手心、脚心发热，舌中间发热。病情反复，近几个月月经不规律，大便不成形，日 1 次。近 2 个月脱发严重。子宫脱垂已半年。舌质红，苔薄黄，脉涩。既往类风湿病史 7 年，不间断服中西药治疗，效可。

辨证：寒湿阻络证。

处方：桂枝 12 克，生白芍 10 克，知母 12 克，防风 12 克，炒白术 12 克，制附子 6 克（先煎），麻黄 3 克，酒生地黄 30 克，酒桑枝 30 克，生甘草 6 克。10 剂，每日 1 剂，水煎服，分早晚两次温服。

二诊：2014 年 12 月 22 日。服上药近 2 个月，前 10 剂服后手、脚心已不热，关节痛减，后再服效果不明显。现症见：上肢关节痛甚，上午加重，痛处发热。腿后中线处、脚踝处痛、胀。两胁处觉有气窜至后背，胀痛。觉浑身憋胀、痛，乏力，懒动。大便不成形，日 2 次。服药后近 2 个月月经来潮 3 次，较正常。舌质暗红，舌体胖大，苔黄干，脉沉乏力。

处方：酒生地黄 30 克，生黄芪 30 克，赤芍 30 克，防风 10 克，生甘草 10 克，鬼箭羽 30 克，生薏苡仁 30 克，乌梢蛇肉 15 克。10 剂，每日 1 剂，水煎服，分早晚两次温服。

按语：《金匮要略·中风历节病》谓："诸肢节疼痛，身体尪羸，脚肿如脱，头眩短气，温温欲吐，桂枝芍药知母汤主之。"描述虽与患者症状不尽相同，但病机均为风寒湿邪侵袭关节，且有化热之象，故以桂枝芍药知母汤为主方加味治之。酒桑枝、酒生地黄均有祛风湿、通经络之效，且酒制后温通之效更佳。复诊时症状稍有改善，但观其症状，热象偏重，气虚兼有风、痰、热、瘀，以黄芪赤风汤化裁以益气凉血祛风，加入酒生地黄、鬼箭羽加强活血化瘀之力，生薏苡仁淡渗利湿，药虽简而功效专。

木防己汤

【**病案**】朱某，女，60岁。2015年4月13日初诊。

主诉：双肺间质性炎症20余天。

现病史：患者20余天前因低热于某院住院，诊断为双肺间质性炎症。现症见：胸痛，气喘，呼气困难，常在上楼或者劳累后发作，吐少量白稀痰，恶闻油烟。现已不发热，颈部、胸背部及四肢发痒，未见斑疹，挠抓后觉痛，皮肤脱屑，有杵状指。纳眠可，二便可。舌质淡，苔白多津，脉涩。3月查CT示双肺间质性炎症、心包积液。4月查CT：双肺间质性纤维化合并感染。

辨证：支饮（水停心下，上迫于肺证）。

处方：防己10克，桂枝6克，党参12克，生石膏30克，冬瓜子30克，生薏苡仁30克，炒葶苈子15克（包煎），茯苓15克，地肤子15克，大枣4枚为引。15剂，每日1剂，水煎服，分早晚两次温服。

二诊：2015年7月13日。服上方45剂，效可。1个月前发现带状疱疹，目前于医院住院治疗。现症见：左手拘挛麻木，触之有针刺感，四肢及胸前觉痒，皮肤脱屑，腹胀便秘，气喘，口苦。舌质嫩红，少苔，脉沉。

处方：黄柏10克，炒苍术10克，生薏苡仁30克，木瓜30克，大黄6克（后下），忍冬藤30克，通草6克，生白芍30克，生地黄10克，伸筋草30克，防风10克，生甘草6克。10剂，每日1剂，水煎服，分早晚两次温服。

按语：《金匮要略·痰饮咳嗽病脉证并治第十二》云："咳逆倚息，气短不得卧，其形如肿，谓之支饮。"患者胸痛，气喘，呼气困难，吐少量白稀痰，CT提示双肺间质性炎症、心包积液，考虑属于支饮范畴，病机为水停心下，上迫于肺。方用木防己汤，防己、桂枝一苦一辛，行水饮而散结气；石膏辛凉以清肺卫郁热，其性沉降，可镇饮邪之上逆；党参扶正补虚，邪正兼顾；加冬瓜仁、生薏苡仁乃张磊教授涤浊法之意，荡涤水饮浊邪；加茯苓、葶苈子导水下行；地肤子亦利湿清热止痒，水湿去，则上焦和，诸症缓解。二诊湿热趋于中下焦，故用二妙散加清热利湿、祛风通络之品。

理中汤

【**病案1**】任某，女，32岁。2015年4月10日初诊。

主诉：咽干，咽痛，头昏3个月余。

现病史：患者3个月前产后出现头昏，咽部干痛，腰痛，服补益气血、补肾、清热泻火之药不效。现症见：咽部干痛，无痰，头昏，头两侧痛，胃痛，时嗳气，食顷即如厕腹泻，便前胃痛，便后痛减，腰两侧痛，乏力，纳可，二便调。月经正常。舌质偏暗，苔薄黄而干，脉细。曾查CT示上颌窦炎。

辨证：脾胃虚弱，虚火上炎证。

处方：党参15克，炒白术10克，干姜10克，制附子10克（先煎），黄连3克，炙甘草10克，肉桂3克（另包吞服）。6剂，每日1剂，水煎服，分早晚两次温服。

二诊：2015年4月24日。服上方6剂，效可，咽部干痛减轻，头昏症状已不明显。现症见：双耳发闷，有堵塞感，偶有刺痛、耳鸣，饭后易胃痛，大便稀，日1~2次，便前腹痛，便后痛减，天热时自觉胸闷，劳累时易腰痛，纳眠可，月经量少。舌质暗，苔黄腻，脉涩。

处方：上方加陈皮3克，青皮3克。8剂，每日1剂，水煎服，分早晚两次温服。

按语：此案辨证要点为胃痛、食顷即如厕腹泻，便前胃痛，便后痛减。虽然其主诉为咽痛，但此咽痛非实火所致，而为脾胃虚弱，中焦运化失司，脾不升清，胃不降浊，气机郁滞，虚火上炎所致，故以理中丸健运中焦，中焦得运，虚火得清，咽痛自除。佐以少量黄连、肉桂，一升一降，升降相因，切合此意。

【病案2】武某，女，37岁。1998年6月26日初诊。

主诉：胃胀，食生冷后腹泻2年余。

现病史：患者2年前由于进食油腻食物而又生气、受凉，出现胃脘胀，食生冷、胃部受凉或多语时易出现腹泻，日3~4次，质稀，无腹痛，食欲尚可。舌质红，苔白厚兼黄，脉沉无力。

辨证：中焦积寒，并中气虚。

处方：党参12克，炒白术10克，干姜10克，砂仁6克（后下），半夏10克，陈皮10克，升麻6克，柴胡6克，补骨脂10克，炙甘草6克，大枣4枚为引。6剂，每日1剂，水煎服，分早晚两次温服。

二诊：1998年7月3日。服上药胃胀略减。现症见：大便日1次，胃部仍怕凉。舌质红，苔薄黄，脉沉无力。

处方：上方去升麻、柴胡、补骨脂，减干姜为3克，加木香6克。6剂，每日1剂，水煎服，分早晚两次温服。

三诊：1998 年 7 月 10 日。胃胀基本消失，唯饭后胃稍胀。舌质红，苔薄黄，脉沉无力。

处方：上方干姜改为 6 克。6 剂，每日 1 剂，水煎服，分早晚两次温服。

按语：患者食生冷易腹泻，大便每日 3~4 次，质稀，胃脘胀满，此为脾胃虚寒、胃气郁滞之证。方用理中汤加味，因舌苔白厚，故加用砂仁、半夏以燥湿化湿；少量升麻、柴胡，有补中益气汤之义，以升提中气；更加补骨脂以温脾止泻。此方温中健脾、和胃止痛，常用于胃脘䐜胀，喜暖喜按，胃部怕凉，口淡乏味，大便溏薄等，对于脾胃虚寒之泄泻收效良好。张磊教授临证若见胃痛隐隐，绵绵不休，喜暖喜按，泛吐清水者，合良附丸；兼气滞者，加青皮、陈皮，为治中汤；伴呕吐者，加砂仁、半夏，为砂半理中汤。

【病案 3】 皇某，男，24 岁。2010 年 8 月 13 日初诊。

主诉：手脚汗出 10 余年。

现病史：患者手脚汗出，夏季重，冬季轻，纳眠可，口中干，小便黄，大便溏。舌质淡，苔白厚腻浮黄，脉弦大有力。

辨证：脾胃阳虚，湿热内蕴证。

处方：党参 15 克，白术 15 克，干姜 10 克，黄连 6 克，杏仁 10 克，生薏苡仁 30 克，豆蔻 10 克（后下），厚朴 10 克，甘草 6 克。6 剂，每日 1 剂，水煎服，分早晚两次温服。

二诊：2010 年 8 月 18 日。服上方汗出大减，大便转常。现症见：口苦，小便可。舌质红嫩，苔厚浮黄，脉细。

处方：上方加苍术 10 克，陈皮 10 克，10 剂，每日 1 剂，水煎服，分早晚两次温服。

三诊：2010 年 9 月 27 日。来诊告知上药服完手足出汗愈，来调治他病。

按语：本案初看是以湿热内蕴为患，但细究之乃脾胃阳虚之证。脾阳虚馁，运化无力，水湿内生，郁久化热，里热迫津外出，因脾主四肢，且《素问·阴阳别论》云："阳加于阴为之汗。"故患者手足汗出。夏之季阳气外达，体内阳气不足，冬之季阳气内守，中阳偏旺，故患者手足汗出夏季重而冬季轻。舌质淡、大便溏为脾阳虚弱之象，舌苔白厚腻浮黄而非黄厚而干，乃湿郁化热之征。脉弦大有力，为湿热之外候，非脾阳虚之真相，舍脉从症，治用理中汤为主，温运中焦，以治其本；合三仁汤加减，宣上、畅中、渗下，以治其标；稍加黄连既能燥湿又可清热，因其用量小，无碍于脾阳。药后病症减轻，然湿热为病，缠绵难愈，故复诊之时加苍术、陈皮，取平胃散之意，以增燥湿和胃健脾之效。

当归四逆汤

【**病案**】薛某，女，31岁。2015年12月15日初诊。

主诉：手足冰凉2年余。

现病史：患者诉2年前产后出现手足冰凉，乏力，精力不足，纳可，入睡难，时心烦，口干口苦，二便调。舌质淡，边有齿痕，苔薄白，脉细。

处方：当归15克，桂枝10克，白芍10克，通草6克，细辛6克，川芎10克，炒酸枣仁30克，熟地黄20克，黄芩10克，甘草6克，生姜3片，大枣3枚（切开）为引。7剂，每日1剂，水煎服，分早晚两次温服。

二诊：2016年1月4日。服上方效可。现症见：手足凉，腰困痛，活动后缓解，纳眠可，口中和，二便调。舌质淡，边有齿痕，苔薄白，脉细。

处方：上方去熟地黄、黄芩，加生地黄30克，川续断15克，茜草15克。7剂，每日1剂，水煎分两次温服。

三诊：2016年1月18日。服上方效可。现症见：腰困痛、手足凉减轻，畏寒，纳可，入睡难，多梦，心不烦，口中和，二便调。舌质淡，边有齿痕，苔薄白，脉细。

处方：当归15克，桂枝10克，白芍10克，通草6克，细辛6克，川芎10克，炒酸枣仁30克，生地黄20克，川续断15克，茯神30克，山茱萸10克，炙甘草6克，生姜3片，大枣3枚（切开）为引。10剂，每日1剂，水煎服，分早晚两次温服。

按语：妇人产后血虚，无以温养筋脉、肝肾精血不足，故见手足冰凉，乏力倦怠；血不养神，故见入睡难、心烦。施以当归四逆汤养血温经、散寒止痛，合用川芎、炒酸枣仁养肝血，熟地黄温补精血，加黄芩以清虚热。复诊时出现腰部困痛，仍属肾虚，加生地黄、川续断以补肝肾、强筋骨，茜草以化瘀止痛。

射干麻黄汤

【**病案1**】史某，女，55岁。2018年10月26日初诊。

主诉：哮喘20年余。

现病史：患者气短、咳喘，伴有白黏痰量多，无胸闷及心慌，发作时喉中有水鸡声。咽干，咳甚时咽痛，冬重夏轻，口干时苦，颈肩酸困，畏凉，下肢凉，大便日 2 次，成形，纳眠可。舌淡红，苔白，脉涩。

处方：桂枝 10 克，生白芍 10 克，炙麻黄 10 克，干姜 10 克，细辛 3 克，五味子 10 克，炙款冬花 10 克，炙紫菀 10 克，清半夏 10 克，黄芩 10 克，射干 10 克，橘红 10 克，茯苓 10 克，炙甘草 6 克。25 剂，每日 1 剂，水煎服，分早晚两次温服。

按语：射干麻黄汤出自《金匮要略·肺痿肺痈咳嗽上气病脉证并治》："咳而上气，喉中水鸡声，射干麻黄汤主之。"患者气短咳喘，痰白量多，喉中有水鸡声，此是痰阻气道、痰气相击造成的。故投射干麻黄汤止咳化痰、宣肺散寒；兼以桂枝汤调和营卫；橘红、茯苓与半夏合用有二陈汤之义，以绝生痰之源。射干麻黄汤在临床上主要用于外寒内饮之"寒咳"，见咳嗽，咳痰，色白清稀量多，背部寒冷等，特别适用于痰气互结，肺气上逆所致咳嗽喘急，排痰困难，喉中痰鸣较为明显的病证。

【病案 2】张某，男，56 岁。2015 年 3 月 23 日初诊。

主诉：胸闷 3 个月余。

现病史：患者胸闷，气短，咳嗽，痰多不易咯出，时有哮鸣声，乏力，后背困痛，心烦急躁，因背痛眠差，纳可，口中和，二便调。舌红，苔白腻，脉细无力。发现肺腺癌半月余，局部灌注 1 次。

处方：桂枝 10 克，生白芍 10 克，射干 10 克，麻黄 10 克，干姜 15 克，细辛 3 克，清半夏 10 克，五味子 10 克，葶苈子 30 克，杏仁 10 克，壁虎 10 克，蜈蚣 2 克，制川乌 10 克，浙贝母 10 克，甘草 6 克。10 剂，每日 1 剂，水煎服，分早晚两次温服。

按语：《金匮要略·肺痿肺痈咳嗽上气病脉证并治》载："咳而上气，喉中水鸡声，射干麻黄汤主之。"张磊教授抓住喉中哮鸣这个关键证候，并结合胸闷，咳嗽痰多，舌苔白腻等，综合辨为痰湿阻肺之证。喉中哮鸣乃痰阻气道，痰气相击所致，故投射干麻黄汤宣肺止咳化痰；加用杏仁、葶苈子止咳平喘，利湿祛浊；合用桂枝汤以调和营卫、温通阳气；平消散解毒散结以治癌毒。

【病案 3】贺某，女，38 岁。2015 年 3 月 2 日初诊。

主诉：气喘 6 个月余。

现病史：每遇花粉、粉尘，或进食海鲜则胸闷气喘发作，劳累、活动后易发作，伴后背瘙痒，咽中异物感，无痰，无胸痛，口中和，纳眠可，二便调。舌质红，苔薄黄，脉细。

处方：麻黄 10 克，射干 10 克，紫菀 10 克，款冬花 10 克，桂枝 10 克，白芍 12 克，干姜 10 克，细辛 3 克，清半夏 10 克，五味子 10 克，生石膏 30 克，甘草 6 克。10 剂，每日 1 剂，水煎服，分早晚两次温服。

二诊：2015 年 3 月 11 日。服上方胸闷减轻。现症见：活动后胸闷，咽中异物感，纳可，眠安，口中和，二便调。舌质淡，苔薄白，脉细。

处方：上方加太子参 10 克。10 剂，每日 1 剂，水煎服，分早晚两次温服。

三诊：2015 年 3 月 23 日。服上方效可。现症见：活动后胸闷、气短，咽中异物感，无痰，喉中鸡鸣声，后背疼痛，下午低热，体温 37.3℃，口干不苦，心不烦，纳可，眠安，大便稀，1 日 2～3 次，小便调。舌质红，苔薄稍黄，脉细。

处方：上方去生石膏，加桑白皮 30 克。15 剂，每日 1 剂，水煎服，分早晚两次温服。

四诊：2015 年 4 月 8 日。服上方胸闷减轻。现症见：喉中哮鸣音，咽中异物感，口干不苦，纳可，眠安，二便调。舌质淡，苔薄白，脉细。

处方：麻黄 10 克，射干 10 克，桂枝 10 克，白芍 10 克，干姜 6 克，细辛 3 克，紫菀 10 克，款冬花 10 克，清半夏 10 克，五味子 10 克，补骨脂 10 克，甘草 6 克。10 剂，每日 1 剂，水煎服，分早晚两次温服。

按语：患者每遇花粉、粉尘，或进食海鲜则胸闷气喘发作，咽中异物感，辨为风痰阻肺，肺失治节，宣散不利，以射干麻黄汤清宣肺气、祛痰利咽，加用桂枝汤以调和营卫。患者舌红，苔薄黄，已有郁热之象，故加生石膏，合越婢汤之义，达到宣肺亦可清肺的效果。二诊邪气稍去，舌淡示正气亏虚，故加太子参以益气养阴而扶助正气。三诊低热，舌红，苔薄黄，加用桑白皮以泻肺清热。肺为娇脏，易寒易热，临证需注意病情变化，及时调整用药。

术附汤

【病案】张某，女，63 岁。2014 年 3 月 26 日初诊。

主诉：外感后自汗、盗汗。

现病史：患者去年 10 月份外感后，每见冷即怕冷，鼻塞，自汗、盗汗。服中药、注射免疫球蛋白均乏效。现症见：易于外感，易恶心，烦躁，心悸，乏力，纳差，眠可，易腹泻，小便可。舌紫暗，苔白厚腻，脉沉弱。因长期服药，查 ALT 68.0（0～60），AST59.0（0～45）。既往史：浅表性胃炎史 15 年；慢性气管炎史 20 年；慢性结肠炎史 30 年；子宫下垂；白癜风（自涂白芝麻花已愈）。

处方：炒白术10克，制附子15克，生黄芪30克，党参15克。10剂，每日1剂，水煎服，分早晚两次温服。

二诊：2014年3月31日。服上方5剂，出汗、怕冷、腹泻明显减轻。现症见：口干苦，口臭，纳差，嗳气，反酸，眠可，二便可。舌质暗，苔黄厚腻，脉涩。

处方：上方加生龙骨、生牡蛎各30克，黄芩10克，知母15克。10剂，每日1剂，水煎服，分早晚两次温服。

三诊：2014年4月18日。服上方18剂，出汗较前大减。现症见：仍腹泻，日3次，解不净感，口臭，口干涩，不欲饮，打嗝多，饮食稍有不慎即反酸。发现双下肢轻度浮肿1周，睡前泡脚后出汗加重，烘热，烦躁，眠可，小便可。舌质红，苔黄厚腻，脉沉乏力。

处方：党参10克，炒白术10克，茯苓10克，生山药30克，炒薏苡仁30克，黄连6克，桑叶10克，炙甘草6克，浮小麦30克，煅牡蛎30克。10剂，每日1剂，水煎服，分早晚两次温服。

四诊：2014年4月28日。服上方10剂，已不腹泻，腿肿、反酸减轻。现症见：出汗略有增加，1日3~5次，烘热烦躁。饮食不慎，仍反酸。今日外感，乏力，精神差，纳一般，口涩乏味，不知饥，眠可，大便前段干，小便可。舌暗红，苔黄厚腻，脉沉弱。

处方：生黄芪30克，炒白术10克，防风6克，淫羊藿10克，菟丝子10克，补骨脂10克，山茱萸10克，煅瓦楞子15克，煅海螵蛸15克，炙甘草6克。15剂，每日1剂，水煎服，分早晚两次温服。

五诊：2014年5月16日。服上方15剂，效可。现症见：时觉全身烘热，心烦，随即汗出较多，活动后汗出亦多，鼻塞，得热缓解，口淡无味。夜间盗汗，畏寒，口微渴，纳差，腹胀，易吞酸，眠可，大便成形，日2~3次，服药期间感冒3次。舌暗红，苔黄厚腻，脉细。

处方：黄柏10克，党参10克，桂皮10克，制附子10克，黄连6克，当归10克，乌梅10克，干姜10克，生山药10克。15剂，每日1剂，水煎服，分早晚两次温服。

按语：患者平素汗出多，遇冷易外感，怕冷，易腹泻，辨证当为脾肾阳虚。卫出下焦，脾肾阳虚后卫气亦不能发挥司开阖、温分肉之功，故见自汗、盗汗，恶寒等卫表不固之证。《金匮要略》谓白术附子汤治疗“风虚头重，目眩，不知食味，风湿相搏，骨节疼痛，不得屈伸，近之则痛剧，汗出短气，小便不利，恶风不欲去衣，身体微肿者”。故处以白术附子汤加味，以温脾肾之阳、益卫固表，与桂枝加附子汤有异曲同工之妙。二诊时患者服用 5 剂，出汗已大为缓解。然又有口干口臭，嗳气反酸等热证表现，在上方基础上加清热养阴之品以善后。

甘草干姜汤

【病案】王某，女，63 岁。2013 年 12 月初诊。

主诉：小便不固 3 个月余。

现病史：患者稍咳则小便自出，喑哑，痰量少，纳可，眠安，大便不干。舌淡，苔薄白，花剥，脉沉弱，咽部紫暗。

诊断：遗尿（肺肾气虚证）。

治法：补气固肾。

处方：炮干姜 10 克，炙甘草 10 克，乌药 10 克，益智仁 10 克，生山药 30 克，菟丝子 30 克，山茱萸 10 克，生黄芪 30 克，党参 10 克，制附子 6 克。10 剂，每日 1 剂，水煎服，分早晚两次温服。

二诊：2013 年 12 月 25 日。服上药 20 剂，效不显。现症见：咳则小便失禁，喜温热饮食，食凉则喑哑，大便不成形，日 1 次。舌质红，苔花剥，脉细。

处方：炮干姜 6 克，炙甘草 12 克，乌药 10 克，益智仁 10 克，生山药 30 克，菟丝子 10 克，山茱萸 10 克，生黄芪 20 克，党参 10 克，桂皮 3 克，制附子 3 克，熟地黄 10 克。15 剂，每日 1 剂，水煎服，分早晚两次温服。

三诊：2014 年 1 月 27 日。服上药 30 剂，效可。咳则遗尿较前稍减，大便已成形，晨起咯痰消失，每日早晨 4—5 时汗出，无恶寒发热，纳可，眠佳，大便日 1 次。舌淡暗，苔剥落，脉细弱。

处方：炮干姜 6 克，炙甘草 12 克，白果 10 克，菟丝子 30 克，党参 10 克，五味子 10 克，生黄芪 30 克，生山药 30 克，枸杞子 10 克。10 剂，共为细面水丸，每次服 6 克，早晚各 1 次。

四诊：2014 年 2 月 10 日。服上方至今，效可，咳嗽时遗尿量明显减少。现症见：遗尿，量少，睡觉时易手麻，仍晨起 6 时左右汗出，纳可，眠可，大便日 1 次，成形，偏黏，小便正常。舌质暗红，苔花剥、黄腻，脉细。

处方：炮干姜 6 克，炙甘草 12 克，党参 30 克，山茱萸 15 克，菟丝子 30 克，煅牡蛎 30 克，木瓜 30 克，益智仁 10 克，生山药 30 克，乌药 6 克。10

剂，共为细面水丸，每次服 6 克，早晚各 1 次。

按语：患者小便失禁缘于 3 个月前咳嗽所致，咳嗽由外感风寒引起，寒邪束肺，寒主收引，肺气郁闭，肺为水之上源，肾为水之下源，肺失宣降，影响小便正常排泄。来诊时仍有咳嗽有痰、暗哑等寒邪未尽之表现，故用甘草干姜汤温上焦。患者为老年人，平素体质欠佳，下元不固，故用缩泉丸（益智仁、乌药、山药）温肾止尿，但效果不好。究其原因，温肾力量不足，故二诊时加桂皮、附子、熟地黄，增强温暖肾阳之力，药后大便成形，咳痰消失，此为寒气去的表现。三诊时基本思路不变，仍从脾肾入手，药物略加以调整，改汤为丸，服药后遗尿明显减少，守原方思路，长期服用。甘草干姜汤在《金匮要略》中用于虚寒性肺痿，明确提出小便数的原因为“上虚不能治下”，与此患者相同。方中黄芪、山药同用健脾益气，为张锡纯善用的对药。

本案整体病机为上焦阳虚，脾肾不足，治以温上与补脾肾并重，治法始终一贯，可知临证之中，应谨守病机，处方用药把握“不效不一定更方，效也不一定不更方”之理。

国家古籍整理出版专项经费资助项目

中医经典伤寒名著辑注

第十一卷

张磊 褚玉霞 孙玉信 王祖龙 主编

山东科学技术出版社
·济南·

图书在版编目（CIP）数据

中医经典伤寒名著辑注：全十二卷 / 张磊等主编
. -- 济南：山东科学技术出版社，2024.10
ISBN 978-7-5723-1633-3

Ⅰ. ①中… Ⅱ. ①张… Ⅲ. ①伤寒（中医）—古籍—汇编 Ⅳ. ① R254.1

中国国家版本馆 CIP 数据核字（2023）第 083730 号

中医经典伤寒名著辑注

ZHONGYI JINGDIAN SHANGHAN MINGZHU JIZHU

责任编辑：孙雅臻　姜　伟
装帧设计：孙　佳

主管单位：山东出版传媒股份有限公司
出 版 者：山东科学技术出版社
地址：济南市市中区舜耕路 517 号
邮编：250003　电话：（0531）82098088
网址：www.lkj.com.cn
电子邮件：sdkj@sdcbcm.com
发 行 者：山东新华书店集团有限公司
地址：济南市市中区英雄山路 189 号
邮编：250002　电话：（0531）82797666
印 刷 者：山东临沂新华印刷物流集团有限责任公司
地址：山东临沂高新技术产业开发区龙湖路
邮编：276017　电话：（0539）2925659

规格：16 开（184mm × 260mm）
印张：237.5　**字数**：4138 千
版次：2024 年 10 月第 1 版　**印次**：2024 年 10 月第 1 次印刷
定价：1280.00 元（全十二卷）

长沙方歌括

原著 清·陈念祖
主编 王慧森

目　录

小 引

汉《艺文志》云：《汤液经》出于商伊尹。皇甫谧谓：仲景论伊尹《汤液》为十数卷。可知《伤寒论》《金匮要略》诸方，除崔氏八味肾气丸、侯氏黑散外，皆伊尹之遗方也。伊尹因《内经》止有十二方，详于针灸而略于药，遂宗神农经旨，专以汤液治病，补《内经》所未及。长沙得其真传，可谓大而化，化而不可知矣。然余读《鲁论》“能近取譬”二句，想见长沙当日必非泛泛而求，大抵入手功夫，即以伊圣之方为据。有此病必用此方，用此方必用此药，其义精，其法严，毫厘千里之判，无一不了然于心，而后从心变化而不穷。论中桂枝证、麻黄证、柴胡证、承气证等，以方名证，明明提出大眼目，读者弗悟也。然而可以谓之方者，非圣人不能作，非明者不能述。其药品，察五运六气而取其专长；其分两，因生克制化而神其妙用。宜汤、宜散、宜丸，一剂分为三服、两服、顿服、停后服、温服、少冷服，少少咽之，服后啜粥、不啜粥、多饮水、暖水之类，而且久煮、微煮、分合煮、去滓再煮、渍取清汁，或用水、或用酒、及浆水、潦水、甘澜水、麻沸水之不同，宋元后诸书多略之，而不知古圣人之心法在此。余同周镜园饮中畅明其义，归而乘兴韵之。其诗为药证、分两、煮法、服法等所限，弗能工也。戊辰岁，余服阕，复到保阳供职，公余取《伤寒论》原文重加注疏。书成，附此六卷于后，命男蔚按方而细注之，俾读《伤寒论》者，于人略我详处，得一捷便之法云。

修园陈念祖并题

卷首

医病顺其自然说

病人之吉凶祸福，寄之于医，医者之任重。然权不操诸医，而操诸用医之人，何也？人有大病，庸医束手无策，始求救于名医。名医入门诊毕，告以病从何来，当从何去；得那一类药而增剧者何故，得那一类药除去那一病，而此外未能尽除者何故；病势虽觉稍愈，逾一二日仍作，或逾一二日而更甚于前者又何故。一一为病家说明，定其如此救误，如此温清攻补，如此按法立方，服药后必见出何证，又见出何证则向愈，预断其愈于何日何时，病家能一一信其言而不疑。且架中不藏《本草备要》《医方集解》《万病回春》《本草纲目》《东医宝鉴》《冯氏锦囊》《赤水玄珠》《薛氏医案》《景岳全书》《石室秘录》《辨证奇闻》《临证指南》之类，又无强不知以为知之亲友与依阿两可素称果子药之先生，朱紫不乱，则名医得以尽其所长。伤寒卒病，二三日可愈，最迟亦不出十八日之外；风痨臌膈，一月可愈，最迟亦不出三月之外。否则病家疑信参半，时医犹可勉强从事，俟其病气衰而自愈。若以名医自命者，断不可肩此重任，反致取怨败名。余因热肠而备尝其苦，凡我同志，可以鉴此前车。今之方技家，恃在口给，见有同我者引之，互相标榜，逊我者亦不却之，临深为高。至于穷《本草经》，读《灵》《素》，法仲景，其立论为耳所未闻，其治效又目所仅见，遂谦让曰：我不能如此之神，亦不能如此之偏以取胜也。若辈造此"偏"之一字，任令法高一丈，其奈魔高十丈。且谓古书不可以今用，即于多读书处谓其偏，起死证而生之，即以出入冒险目其偏，以致病家先人为主，广集不偏之医，历试罔效，不得已始延为破釜沉舟之计，究竟终疑其偏。麻、桂、硝、黄，则曰汗下之太过也；姜、附、芩、连，则曰寒热之太峻也；建中、理中、陷胸、十枣，则曰补泻之不留余地也；滋水之地黄，补元之人参，用应多而反少；曰食之枣子，至贱之甘草，用应少而反多。此等似是而非之言，更甚于恣肆不伦于理之言。知几者正可以拂衣而去，乃犹曰病尚可为，不忍恝然而舍之。此虽活人无已之心，而疑事无功，未能活人，且以误人。盖药之所以流行于经络脏腑，内外无有不到者，气为之也。气不自到，心气主之，胆气壮之也。彼既疑我为偏，一见我之用药，又出于意想之外，则心气乱。《内经》云：心者，君主之官也，神明出焉。又云：主不明，则十二官危是也。不独心气乱，而且胆气亦因之而怯。《内经》云：胆者中正之官，决断出焉。又云：十二经皆取决于胆是也。药乃草根树皮及一切金石之钝物，原藉人之真气以流行，今心气乱而妄行，胆气怯而不行。如芩、连入口，其寒性随其所想而行，旋而皮毛鼓栗，而寒状作矣；姜、附入口，其热性随其所想而行，旋而心烦面赤，而热状作矣。凡此之类，不过言其大略，不必淋漓痛切而再言之。其中之所以然者，命也，我亦顺其自然而已矣，又何必多事为。凡我同志者，能以余为前车之鉴，则道愈彰，而活人愈众。

征引三条

一

《伤寒论·平脉法》第十三节，问曰：脉有灾怪，何谓也？师曰：假令人病，脉得太阳，与形证相应，因为作汤，比还送汤如食顷，病人乃大吐，下利，腹中痛。师曰：我前来不见此证，今乃变异，是名灾怪。问曰：何缘得此吐利？答曰：或有旧时服药，今乃发作，故为灾怪耳。程郊倩注曰：望问固医家之事，亦须病家毫无隐讳，方能尽医家之长。因复出此条，为病家服药瞒医之戒，灾因自作，而反怪及医，故曰灾怪。然更有怪灾病，不可不知。得仲景法，处仲景方，病家大怪，以示诸医，益摇脑吐舌而大怪。乃从其不怪者治之，轻者剧，重者死，而灾及其身，终不解其病谓何病。此病近日竟成疫，沿门渐染，仲景却未言及。想仲景时祗有灾怪病，尚无怪灾病耳。一噱！

按程郊倩谓怪灾病，孽不在庸医之好造谣言，而在病家之贵耳贱目。执俗本之本草，查对名医之处方，执俗本之套语，贬驳名医之治法，以致名医叹息而不与辩，决然而去，岂非灾由自取耶？忆戊辰春，李太守名符清，患气短病，余主以桂苓术甘汤与肾气丸间服，许以半月必效。旋有所闻，惊怪而阻。另延津门陶老医，服葶苈、杏仁、枇杷叶、木通之类，二十余剂，胀肿癃闭而逝。候补知县叶名钧，偶患咳嗽，微发热，小便不利，余曰小青龙汤一服可效。渠怪而不服，另延姑苏叶天士之族侄诊之。说水不制火，火气刑金，日以地黄两许，麦冬、阿胶、枇杷叶、贝母之类为佐。二十余日后，与余相遇于北关官廨，自言咳嗽已愈，惟早起气觉短促，余无他病。余察其面部皮里膜外伏青黯之色，环口尤甚，按其脉数而弦芤，重按之散而无神。遂直告之曰：此群阴用事，阳光欲熄之候，宜抛去前药，以白术、附子浓煎，调生姜自然汁半杯，六七服，尚可急救。叶公以余言太激而不答。是晚，自觉倦怠异常，前医仍用熟地一两，党参五钱，枸杞、麦冬、阿胶各三钱，杜仲、酒芍、当归各二钱，炙甘草一钱，服之，次早神昏不语，痰涎如涌。渠胞弟惊告，余曰：前言一线残阳，扶之尚恐不及，况以熟地等助其阴霾之气乎？今阴霾之气，上弥天际，痰涎涌盛，状如中风。盖以肝为风木之脏，人当东方生气将脱之顷，往往外呈此象，其实与中风无异也。诊其脉，弦数散乱，三五不调，余直辞不治，次日未刻果殁。庚午秋七月，前任天津尹丁名攀龙，过余旅寓，见其面上皮里黧黑，环唇更甚，卧蚕微肿，鼻上带些青色。余直告之曰：君有水饮之病根，挟肝气而横行无忌。此时急疗可愈，若迟至二十日，病一发作，恐医日多，方日杂，总不外气血痰郁四字，定出搔不着痒之套方，即有谈及水饮，缓治以六君、二陈加减，峻治以滚痰、黑锡专方，此敷衍题面，而题理、题神则尽错矣。以药试病，试穷则变计，虽卢扁莫何！丁君心怪言之过激，弗听。至七月下旬病作，中秋后渐重。九月下旬邀诊，余告之曰：向者所陈之弊，今一一蹈之。前说明病发后毋庸用药，非自今推诿。然无中生有之治法，惟《金匮·咳嗽篇》用十枣汤。云：咳家其脉弦者，有水，此主之。又云：支饮家咳烦胸中痛者，不卒死，至一百日或一岁，亦宜用此汤。推病根成于旧岁冬初，未及一岁，且病发止六十余日，尚在百日之内，喻嘉言《医门法律·咳嗽续论篇》言之甚详，俟有识有胆者用之。而余则不能。坐中有一老医力争不可，余姑拟龙、牡、甘、苓行水化气等药而去，遂不复延。嗣余奉委到高阳办理赈务，闻渠延医满座，日以熟地、枇杷叶、炮姜、附子、肉桂、人参，服之不断，渐至大喘，肿胀吐血，大衄，耳目俱出血，小水全无而殁。此皆怪灾病之新案。

二

张隐庵曰：顺治辛卯岁，予年四十有二。八月中，生一胃脘痈，在鸠尾斜下右寸许，微肿不红，按之不痛，隐隐然如一鸡卵在内。姚继元先生视之曰：此胃脘痈也，一名捧心痈，速宜解散，否则有性命之忧。与一大张膏药，上加末药二三钱。午间烘贴，至暮手足苏软，渐至身不能转侧，仰卧于书斋，心烦意乱，屏去家人。至初更时，痈上起一毒气，从左乳下至肋下胁，入于左肾，入时如烧针刺入，眼中一阵火光，大如车轮；神气昏晕，痛楚难言。火光渐摇漾而散，神昏始苏。过半时许，其气复起，其行如旧，痛楚如前。如此者三四次。予思之，此戊与癸合也。然腑邪入脏，自分必死，妄想此毒气不从胁下入肾，得从中而入于肠胃，则生矣。如此静而行之，初次不从，二次即随想而仍从于左乳下入于肠中，腹中大鸣，无从前之痛楚矣。随起随想，因悟修养之道，气随想而运用者也。运气法大能起鼓膈之证，劳怯咳嗽亦妙。至天明大泄数次，胸膈宽疏。继元先生复视之曰：毒已散解，无妨事矣。至次年中秋复发，仍用膏药、末药，毫无前番之状，而肿亦不消。予因想运气之妙，经行坐卧，以手按摩，意想此毒气仍归肠胃而出，如此十余日而散。

按：读此案，知病家不能深信，断断不可勉强相从。且不必言及治当何法，应用何方，恐后到之医，矫吾言而走入错路，又恐其从吾言而还致生疑，不如三缄其口之为得。

三

喻嘉言《寓意草》云：王岵翁深知医理，投剂咸中肯綮，所以长年久世。然苦耳鸣，不乐对客。其左右侍从，谁能究心医药之事。前病获安，意以为人参之力，而卸祸者反得居功，谓其意中原欲用参，但不敢专主，姑进余商榷，以示详慎耳。于是善后之宜，一以诿之，曾不顾夫一误再误也。前所患虚风症，余用甘寒药二剂稍效，俄焉更医而致危，不得已又召余视之。虽用旋覆代赭二剂回天，然前此虚风本症，尚无暇于驱除。而主家及医，其时方竞夸人参之力，谓调理更宜倍用，无俟参酌。独不思虚风酝酿日深，他日再求良治，不能及矣。余向为岵翁视病，言无不听，独患此大病，竟不乐与交谈，且日来喜食羊肉、河豚以召风，然亦不自由也。盖风煽胃中，如转丸之捷，食入易消，不得不借资于厚味，而不知胃中元气久从暗耗，设虚风止熄，即清薄之味尚不易化，况于肥甘乎？今之医家，全不究病前病后消息，明语以虚风之证，竟不知虚风为何物，奈何言医耶！奈何言调摄耶！彼时余适有浙游，旋日复得重恙，召诊时语余云：一病几危，今幸稍可，但彻夜撰改本章不辍，神乱奈何？余对曰：胃风久炽，津液干槁，真火内燔。宜用知母一两，人参、甘草各一钱，日进二剂自安。众议方中用参太少，且无补药佐之，全无取义，竟置不用。连进参、术大剂不效，越三日，剂中人参竟加一两，服后顷刻，气高不返而逝。

按：读此案，以自知医理与平时心服之人，忽为时医蛊惑，侍从尼阻，竟至不能用而死。可知命之所定，非人力所能主也。嘉言既尽其道，可告无罪于王岵翁，而人言不足恤也。余因之有感焉。天下事，事后易为智，大病一愈，邀功者议补议温，纷纷不一，以致既愈之后，仍留遗患者有之，垂成忽败者有之。夫大病自我愈之，而善后之计不复一商者，其故有二：一以胜任有人也，一以酬谢可免也。偷薄之风，适以殒命。堪发一叹！

考二章

钱天来云：汉之一两，即今之二钱七分也；一升，即今之二合半也。汪苓友云：古云铢者，六铢为一分，即二钱半，二十四铢为一两也。云一升者，即今之大白盏也。古方全料谓之一剂，三分之一谓之一服。凡用古方，先照原剂，按今之码子折实若干重。古方载三服者，只取三分之一，遵法煎服；载两服者，宜分两次服之；顿服者，取一剂而尽服之。只要按今之码子折之。至大枣、乌梅之类，仍照古方枚数，以码子有古今之不同，而果枚古今无异也。

程扶生云：古以二十四铢为一两，一两分为四分去声，六铢为一分，计二钱五分。则所谓十八铢者，盖三分之重，古之七钱半也。然以古今量度及秬黍考之，以一千二百黍之重，实于黄钟之龠①，得古之半两，今之三钱也。合两龠为合，得古之一两，今之六钱也。十铢为一千黍之重，今之二钱半也。一铢为百黍之重，今之二分半也。或又谓古今量度，惟汉最小，汉之一两，惟有今之三钱半强。故《千金》《本草》以古三两为今一两，古三升为今一升。然世有古今，时有冬春，地有南北，人有强弱，大约古用一两，今用一钱足矣。宜活法通变，不必胶柱而鼓瑟，则为善法仲景者矣。

愚按：诸说颇有异同。大抵古之一两，今折为三钱。不泥于古，而亦不离于古也。

---

① 龠（yuè）：古代计量名，升的百分之一。

劝读十则

一、凡积重难返之势，骤夺其所好，世必惊疑。今且浅而商之，明药性始于《神农本经》，论病情始于《灵枢》《素问》，以药治病始于伊尹《汤液》。迨汉仲师出，集伊圣及上古相传之经方，著《伤寒论》及《金匮玉函经》二书。《外台》谓：又有《小品》一书，今失传方。诸举业家与四子书无异，而犹有疑之者，岂四子之书亦不可读乎？则以读仲师书，为第一劝。

二、仲师书文义古奥难读，即刘、张、朱、李四家。明时以张长沙与刘河间、李东垣、朱丹溪为四家。此李士材之误也。张石顽云：张是张子和。当知相沿之误。虽尊仲圣之名，鲜有发挥。更有庸妄者，颠倒是非，谓仲师专工于伤寒。其桂枝、麻黄只行于西北，宜于冬月，以芎、苏、羌、独、荆、防等剂为感冒切用之品，以补中、归脾、八珍、六味等方杂病平稳之方。百病不究根由，只以多热为阴虚，多寒为阳虚，自夸为挈领提纲之道。究竟伪术相师，能愈一大病否？夜气犹存，举生平所治之证平心自问，当亦知所变计也。则以知过必改，为第二劝。

三、经方效如桴鼓，非若后世以地黄补阴，以人参补阳，以香砂调气，以归、芎调血，笼统浮泛，待病气衰而自愈也。《内经》云：一剂知，二剂已。又云：覆杯而卧。《伤寒论》云：一服愈，不必尽剂。可知古人用药，除宿病痼病外，其效只在半剂、一二剂之间。后世如《薛立斋医案》云：服三十余剂及百剂效。李士材云：备参五斤，期于三月奏效。此岂果服药之效哉？乃病气衰而自愈，若辈贪天之功而为己力也。余阅其案，深悯病人之困于药甚于桎梏也。则以经方之疗效神速，为第三劝。

四、《伤寒论》一百一十三方，以存津液三字为主。试看桂枝汤和平解肌，无一非养液之品。即麻黄汤轻清走表，不加姜之辛热、枣之甘壅，从外治外，不伤营气，亦是养液之意。故统制一剂，分为三服，不必尽剂可愈，愈后亦无他病。近医芎、苏、羌、独、荆、防、苍、芷苦燥辛烈，大伤阴气。最陋是吾闽习气，谓二陈汤为发汗平稳之剂。方中如陈皮之耗气，半夏之耗液，性涩。如血出不止，以此药生捣敷之即止。止血即止汗之验。茯苓渗利太早，致邪陷入少阴。皆所以涸其汗源。此二字，余切究十年方悟。留邪生热，以致变成烦躁大渴、谵语神昏等证，所谓庸医误人者此也。至于《金匮》一百四十三方，大旨是调以甘药四字。后世之四君子汤、补中益气汤及四物、八珍、十全、归脾、逍遥等剂，颇得甘调之义，而偏驳不驯，板实不灵，又不可不知。则明经方之有利无害，为第四劝。

五、仲师为医中之圣人，非至愚孰敢侮圣？所疑者其方也。方中无见证治证之品，且铢、两、升、斗，畏其大剂，不敢轻试。不知本草乱于宋元诸家，而极于明之李时珍。能读《本经》洞达药性者，自知其三四味中，备极神妙。况古人升斗权衡，三代至汉，较之今日，仅十之三。每剂分三服，一服亦不过七八钱与两零而已，较之时方重者乃更轻。今以古今之码子折算，又为之浅浅解释。俾知经方道本中庸，人与知能，为第五劝。

六、先人为主，人之通患也。桂枝汤、小柴胡汤，无论伤寒杂病，阳经阴经，凡营卫不和者，得桂枝而如神；邪气不能从枢而外转者，得柴胡而如神。今人惑于《活人》春夏忌桂之说，又惑于前医邪在太阳，误用柴胡反致引入少阳之说，及李时珍虚人不可多用，张景岳制五柴饮列于《散阵》，遂致应用不用，误人无算。而不知二药，神农列之上品，久服可以却病延年。今之信各家而不信神农，诚可怪也。闽医习见余用桂枝汤，万无一失。此数年来，自三钱亦用至八九钱而效者，咸知颂予创始之德。至于柴胡，不过四钱而止，而浙省、江苏每用必以鳖血拌蒸，最多不过二钱，皆先人之说误之也。不知长沙方柴胡用至八两，取其性醇，不妨多服，功缓必须重用也。《本经崇原》云：柴胡出于银州者佳。今肆中另有一种银柴胡，不知何草之根，害人不浅！推之细辛、五味，用不过一钱，大枣不过二枚，生姜不过二片，种种陋习，皆违经旨。吾愿同事者，先迸去市中狥人恶习，而以愈达愈上，为第六劝。

七、起死回生，医之道也。如医家束手，病家待毙，察其为杂法所误，先与病家说明，璧其方资，愈不受谢。照仲师法，四逆、白通以回阳，承气、白虎以存阴。助其枢转，运其针机；脏腑调和，统归胃气；危急拯救，不靠人参。此一句，为病家之脑后下一针也。经方无用参为救急法，惟霍乱有理中丸、汤方。然汗、厥、脉微欲绝，以通脉四逆加猪胆汤为主，又无取乎人参。第不可与读《薛氏》《景岳》等书人说也。有其任，亦可救十中二三。余自临证三十余年，知经方之权夺造化，为第七劝。

八、经方愈读愈有味，愈用愈神奇。凡日间临证立方，至晚间一一于经方查对，必别有神悟。则以温故知新，为第八劝。

九、医门之仲师，即儒宗之宣圣。凡有阐扬圣训者则遵之，其悖者则贬之。障川东流，功在吾辈。如四家中，刘河间书虽偏苦寒，尚有见道之言；朱丹溪虽未究源头，却无支离之处；张子和瑕瑜参半；最下是李东垣，树论以脾胃为主，立方以补中为先，徇其名而亡其实，燥烈劫阴，毫无法度。尝考医论中载其人富而好名，巧行其术，邪说流传，至今不熄，正与仲师“养津液”及“调以甘药”之法相反，不可不知。至于李时珍、王宇泰之杂，李士材之浅，薛立斋之庸，赵养葵之妄，张景岳、陈远公、冯楚瞻之浮夸影响，不使一字寓目，方可入于精微之奥。坊刻汪讱庵等本，虽云耳食，却有二三道得著处，但于仲师方末，杂引陶节庵诸辈臆说，不无朱紫之乱。入门时姑参其说，终为乡愿矣。则以专一不杂，为第九劝。

十、亚圣有云：予岂好辩哉！不得已也。今医学各成门户，所藉乎明先圣之功，溯委穷源，不绝于口，则陷溺未久及颖慧过人者，自必悔而就学，道不孤矣。若言之过激，则怨而生谤；位置过高，则畏而思避。踽踽独行，济人有几？凡我同人，务宜推诚相与。诚能动物，俾此道日益昌明。则以有言无隐，和气可亲，为第十劝。

卷　一

太阳方

桂枝汤

治自汗恶风，头疼体痛，发热，脉浮缓，名曰中风。方下所言证治，照仲景《内台》方原文。建安许宏《集议》与《伤寒论》详略不同，后仿此。

桂枝三两，去皮，桂枝止取梢尖嫩枝，内外如一。若有皮骨者去之，非去枝上之皮也。后仿此芍药三两，甘草（炙）二两，生姜（切）三两，大枣（擘）十二枚。

上五味，㕮咀，以水七升，微火煮取三升，去滓。适寒温，服一升。服已须臾，啜热稀粥一升余，以助药力。温覆令一时许，遍身漐漐微似有汗者佳，不可令如水流漓，病必不除。若一服汗出病瘥，停后服，不必尽剂。若不汗，更服，依前法。又不汗，后服小促其间，半日许令三服尽。若病重者，一日一夜服，周时观之。服一剂尽，病症犹在者，更作服。若汗不出，乃服至二三剂。禁生冷、粘滑、肉、面、五辛、酒酪、臭恶等物。

歌曰：项强头痛汗憎风，桂芍生姜三两同，枣十二枚甘二两，解肌还藉粥之功。

蔚按：桂枝辛温阳也，芍药苦平阴也。桂枝又得生姜之辛，同气相求，可恃之以调周身之阳气；芍药而得大枣、甘草之甘，苦甘合化，可恃之以滋周身之阴液。师取大补阴阳之品，养其汗源，为胜邪之本。又啜粥以助之，取水谷之津以为汗，汗后毫不受伤。所谓立身于不败之地，以图万全也。

桂枝加葛根汤

治太阳病项背强几几，反汗出恶风者。

桂枝三两（去皮）　芍药三两　甘草二两（炙）　生姜三两（切）　大枣十二枚（擘）　葛根四两

上六味，㕮咀。以水一斗煮葛根，减二升，去上沫，纳诸药，煮取三升。温服一升，覆取微似汗。不须啜粥。余如桂枝将息及禁忌法。

歌曰：葛根四两走经输，太阳之经输在背。项背几几反汗濡，邪之中人，始于皮肤，次及肌络，次及经输。邪在经输，则经输实而皮毛虚。故反汗出而恶风。只取桂枝汤一料，加来此味妙相须。一本芍药减去一两。

张令韶曰：桂枝汤解肌，加葛根以宣通经络之气。盖葛根入土最深，其藤延蔓似络，故能同桂枝直入肌络之内，而外达于肤表也。

桂枝加附子汤

治太阳发汗，遂漏不止，其人恶风，小便难，四肢微急，难以屈伸者。

桂枝汤原方加附子一枚（炮去皮，破八片）。

上六味，㕮咀。以水七升，煮取三升，去渣。温服一升。

歌曰：汗因过发漏漫漫，肢急常愁伸屈难，尚有尿难风又恶，桂枝加附一枚安。

男元犀按：太阳之脏即是少阴。太阳病本宜发汗，发之太过而为漏不止，必用附子以固之。重至肢厥，必用四逆辈以救之。若恶风，小便难，四肢微急，难以屈伸者，皆汗出过多脱液。尚喜肾中之真阳未亡，只用附子大补少阴之气，得桂枝汤为太阳之专药，令阴交于阳则漏止，漏止则液不外脱，而诸证俱除矣。

桂枝去芍药汤

治太阳病下之后，脉促胸满者。

桂枝汤原方去芍药。

上四味，以水七升，煮取三升。温服一升。

桂枝去芍药加附子汤

治同前。更加微寒者。

即前方加附子一枚（炮去皮，破八片）。

上五味，㕮咀。以水七升，煮取三升，去滓。温服一升。恶寒止，停后服。

歌曰：桂枝去芍义何居？胸满阴弥要急除，若见恶寒阳不振，更加附子一枚具。

蔚按：《伤寒论》大旨，以得阳则生。上节言汗之遂漏，虑其亡阳，此节言下后脉促胸满，亦恐亡阳。盖太阳之气，由至阴而上于胸膈，今因下后而伤胸膈之阳，斯下焦浊阴之气僭居阳位而为满，脉亦数中一止而为促。治宜急散阴霾。于桂枝汤去芍药者，恐其留恋阴邪也。若见恶寒，为阳虚已极，徒抑其阴无益，必加熟附以壮其阳，方能有济。喻嘉言、程扶生之解俱误。

桂枝麻黄各半汤

治太阳病得之八九日，过经如疟状，与往来寒热不同，故曰如疟。发热恶寒，现出太阳经真面目。热多寒少，太阳以阳为主，热多是主胜客负，为将解之兆。其人不呕，邪不转属少阴。清便自可，邪不转属阳明。一日二三度发。疟之寒热有定候，此则或二或三，无定候也。太阳之阳气有权，则邪气有不能自容之象。脉微缓者，微则邪衰，缓则正复。为欲愈也；自起句至此为一节，言邪轻欲自解不药可愈也。脉微上节以微与缓对举，此节但云微而不云缓者，以邪衰而正亦衰也。而恶寒者，上节以发热恶寒对举，此节但云恶寒不云发热，便是大眼目处。且热多寒少为主胜客负之兆，若寒多热少即为客胜主负之兆，况但寒无热之证乎？此阴阳俱虚，阴阳认作气血则误甚。要知太阳以阳为主，今脉微即露出少阴之沉细象，恶寒即露出少阴之厥冷及背恶寒象，不独太阳虚，即少阴亦虚也。阴阳指太少言最切。不可更发汗、更吐、更下也；自脉微至此句为一节。提出“虚”字，便可悟芍药甘草附子汤之法，又可悟四逆汤及附子汤之法矣。师不出方，即引而不发之道。面色反有热色者，“反”字是大眼目。言脉微恶寒，面色不宜有热色，今反见热色者，以其人阴阳虽曰俱虚，而阳气尚能鼓郁热之气而见于面色。未欲解也，“欲”字可味。太阳以阳为主，犹幸阳气未败，尚能鼓过经之邪见于面色，独恨阳气已虚，不能遂其所欲，合作小汗而解。以其不得小汗出，身必痒。申上未欲解意。辨面色之热，兼征之周身作痒。宜桂枝麻黄各半汤。邪欲出而不能自出，故藉此方以助之。自面有热色至此，又是一节。通章以“太阳病得之八九日”一句为主，言过经之病也。下分三节，节节相承，一层剥起一层。自有注《伤寒论》以来，千百余年无有一人道及，今特详注之。

桂枝一两十六铢　芍药一两　生姜一两　甘草一两（炙）　麻黄一两（去节）　大枣四枚　杏仁二十四枚（汤浸，宜去皮尖及两仁者，后仿此）

上七味，以水五升，先煮麻黄一二沸，去上沫。纳诸药，煮取一升八合，去渣，温服六合。

歌曰：桂枝一两十六铢，甘芍姜麻一两符，杏廿四枚枣四粒，面呈热色痒均驱。

蔚按：《内台》载此方即桂枝汤原方分两，加麻黄二两、杏仁七十个，白水煎服，取微汗。许宏《方议》云：桂枝汤治表虚，麻黄汤治表实，二者均曰解表，霄壤之异也。今此二方合而用之，乃解其表不虚不实者也。

桂枝二麻黄一汤

治太阳形如疟，日再发，汗出必解。

桂枝一两十七铢　芍药一两六铢　麻黄十六铢　生姜一两六铢　杏仁十六个　甘草一两二铢　大枣五枚

上七味，以水五升，先煮麻黄一二沸，去上沫。纳诸药，煮取二升，去滓。温服一升，日再。

歌曰：一两六铢芍与姜，麻铢十六杏同行，桂枝一两铢十七，草两二铢五枣匡。

蔚按：服桂枝汤，宜令微似汗。若大汗出、脉洪大，为汗之太骤，表解而肌未解也。仍宜与桂枝汤，以啜粥法助之。若形似疟，日再发者，是肌邪、表邪俱未净，宜桂枝二以解肌邪，麻黄一以解表邪。

卷　二

太阳方

白虎加人参汤

治发汗后热不退，大烦渴饮水者。

知母六两　石膏一斤（碎，绵裹）　甘草二两（炙）　粳米六合　人参三两

上五味，以水一斗，煮米熟汤成，去滓。温服一升，日三服。

歌曰：服桂渴烦大汗倾，液亡肌腠涸阳明，膏斤知六参三两，二草六粳米熟成。

蔚按：上节言服桂枝大汗出而邪反不能净，宜仍服桂枝以发汗之，或桂枝二麻黄一汤合肌表而并汗，皆所以竭其余邪也。此节言大汗出外邪已解，而汗多亡阳明之津液。胃络上通于心，故大烦，阳明为燥土，故大渴，阳气盛，故脉洪大。主以石膏之寒以清肺，知母之苦以滋水，甘草、粳米之甘、人参之补，取气寒补水以制火，味甘补土而生金，金者水之源也。

桂枝二越婢一汤

治太阳病发热恶寒，热多寒少，脉微弱者，此无阳也，不可发汗，此汤主之。

桂枝十八铢　芍药十八铢　麻黄十八铢　甘草十八铢　大枣四枚　生姜一两二铢　石膏二十四铢

上七味，㕮咀。以水五升，煮麻黄一二沸，去上沫。纳诸药，煎取二升，去滓。温服一升。本方当裁为越婢汤、桂枝汤合饮一升。今合为一方，桂枝二越婢一。

歌曰：桂芍麻甘十八铢，生姜一两二铢俱，膏铢廿四四枚枣，要识无阳旨各殊。

论中“无阳”二字，言阳气陷于阴中，既无表阳之证，不可发其表汗，故用越婢汤。方中石膏质重而沉滞，同麻黄之勇，直入于里阴之中，还同桂

枝汤复出于肌表而愈。

蔚按：本方分量甚轻，大抵为邪气轻浅者设也。太阳以阳为主，所云热多寒少，是阳气欲胜阴邪之兆；所云脉微弱，是指脉不紧盛；所云无阳不可发汗，是指此证此脉。无阳邪之太盛，不可用麻黄汤发其汗，只用此汤清疏营卫，令得似汗而解也。书中“阴阳”二字，有指气血而言，有指元阴、元阳而言，有指脏腑而言，有指表里而言，有指寒热而言，有指邪正而言。非细心如发者，每致误解，即高明如程扶生辈，亦以“无阳”二字认为阳气虚少。甚矣！读书之难也。

桂枝去桂加茯苓白术汤

治服桂枝汤，或下之，仍头项强痛，翕翕发热无汗，心下满微痛，小便不利者。

芍药三两　甘草二两（炙）　生姜三两　茯苓三两　白术三两　大枣十二枚

上六味，以水八升，煮取三升，去滓。温服一升。小便利则愈。

歌曰：术芍苓姜三两均，枣须十二效堪珍，炙甘二两中输化，水利邪除立法新。

蔚按：上节言太阳之气内陷于脾而不能外达，此节言太阳之气内陷于脾而不能转输也。用桂枝汤后，而头痛、项强、翕翕发热、无汗之证仍在，其病机在于“无汗”二字。知桂枝汤之不能丝丝入扣也，或者悔桂枝汤之误而下之，无如表证悉俱，转因误下而陷于脾，以致心下满微痛，小便不利，其病机在于“小便不利”四字。桂枝之长于解肌，不长于利水。服五苓散多饮暖水以出汗，师有明训。知桂枝之不可不去也。太阳之气陷于中土，心下为脾之部位，故满而微痛；脾不能转输其津液，故小便不利。今用桂枝汤去桂而加白术、茯苓，则转输灵而小便自利，小便利而太阳之气达于内外，而内外之邪俱净矣。

又按：经方分两轻重，变化难言。有方中以分两最重为君者，如小柴胡汤，柴胡八两，余药各三两之类是也。有方中数味平用者，如桂枝汤，芍、桂、生姜各三两，而以桂枝为君是也。有一方各味等分者，如猪苓汤，各味俱一两，而以猪苓为君是也。有方中分两甚少而得力者，如甘草附子汤中，为使之桂枝四两，而所君甘草只二两是也。又如炙甘草汤中，为使之地黄一斤，而所君之炙甘草只四两是也。然此虽轻重莫测，而方中有是药而后主是名，未有去其药而仍主其名，主其名即所以主其功。如此证头项强痛、翕翕发热，为太阳桂枝证仍在，因其误治，遂变其解肌之法而为利水，水利则满减热除，而头项强痛亦愈。主方在无药之处，神乎其神矣。

甘草干姜汤

治误汗，吐逆、烦躁而厥者主之。

甘草四两　干姜二两（炮）

上㕮咀。以水三升，煮取一升五合，去渣。分温再服。

歌曰：心烦火盛脚急热盛灼筋理须明，攻表误行厥便成，二两炮姜甘草四，热因寒用奏功宏。

蔚按：误服桂枝汤而厥，其为热厥无疑。何以又用甘草、干姜乎？而不知此方以甘草为主，取大甘以化姜、桂之辛热，干姜为佐，妙在炮黑，变辛为苦，合甘草又能守中，以复阳也。论中干姜俱生用，而惟此一方用炮，须当切记。或问亡阳由于辛热，今干姜虽经炮带些苦味，毕竟热性尚存，其义何居？答曰：此所谓感以同气，则易入也。子能知以大辛回阳主姜、附而佐以胆、尿之妙，便知以大甘复阳主甘草而佐以干姜之神也。推之僵蚕因风而死，取之以治中风；驴为火畜，大动风火，以伏流之阿水造胶，遂能降火而熄风，皆古圣人探造化之微也。仲景又以此汤治肺痿，更为神妙。后贤取治吐血，盖学古而大有所得也。

芍药甘草汤

治误汗伤血，厥逆脚挛急主之。

芍药四两　甘草四两（炙）

上二味，㕮咀。以水三升，煮取一升半，去滓。分温再服之。

歌曰：芍甘四两各相均，两脚拘挛病在筋，阳旦误投热气烁，苦甘相济即时伸。

蔚按：芍药味苦，甘草味甘，苦甘合用，有人参之气味，所以大补阴血。血得补则筋有所养而舒，安有拘挛之患哉？时医不知此理，谓为戊己汤，以治腹痛，有时生熟并用，且云中和之剂，可治百病。凡病人素溏与中虚者，服之无不增剧，诚可痛恨。

调胃承气汤

治汗后恶热谵语，心烦中满，脉浮者主之。

大黄四两（去皮，酒洗）　甘草二两（炙）　芒硝半升

上三味，㕮咀。以水三升，煮取一升，去滓，纳芒硝，更上火微煮令沸，少少温服之。

歌曰：调和胃气炙甘功，硝用半升地道通，草二大黄四两足，法中之法妙无穷。

蔚按：此治病在太阳而得阳明之阳盛证也。经曰：热淫于内，治以咸寒；火淫于内，治以苦寒。君大黄之苦寒，臣芒硝之咸寒，而更佐以甘草之甘缓，硝、黄留中以泄热也。少少温服，亦取缓调之意。

次男元犀按：调胃承气汤此证用之，可救服桂枝遗热入胃之误；太阳之阳盛证用之，能泄肌热而作汗；阳明证用之，能调胃气以解微结。《内台》方自注云："脉浮者"三字，大有意义。

四逆汤

治下利清谷，三阴厥逆，恶寒，脉沉而微者，此方主之。此乃温经救阳之峻剂也。

甘草二两（炙）　干姜一两半　附子一枚（生用，去皮，切八片）

上三味，㕮咀，以水三升，煮取一升二合，去滓，分温再服。强人可大附子一枚，干姜三两。

歌曰：生附一枚两半姜，草须二两少阴方，建功姜附如良将，将将从容藉草匡。

蔚按：四逆汤为少阴正药。此证用之以招纳欲散之阳，太阳用之以温经，与桂枝汤同用以救里，太阴用之以治寒湿，少阴用之以救元阳，厥阴用之以回薄厥。

次男元犀按：生附子、干姜，彻上彻下，开辟群阴，迎阳归舍，交接十二经，为斩旗夺关之良将。而以甘草主之者，从容筹划，自有将将之能也。

葛根汤

治太阳病项背几几，无汗恶风者。又治太阳与阳明合病，必自下利，此方主之。

葛根四两　麻黄三两（去节）　甘草二两（炙）　芍药二两　桂枝二两　生姜三两　大枣十二枚

上七味，㕮咀，以水一斗，先煮葛根、麻黄，减二升，去上沫，纳诸药，煮取三升，去滓。温服一升，覆取微似汗，不须啜粥。余如桂枝法将息及禁忌。

歌曰：四两葛根三两麻，枣枚十二效堪嘉，桂甘芍二姜三两，无汗憎风项背几几太阳病下利太阳阳明合病夸。

蔚按：第二方桂枝加葛根汤与此汤，俱治太阳经输之病。太阳之经输在背。经云：邪入于输，腰脊乃强。师于二方皆云治项背几几，几几者，小鸟羽短，欲飞不能飞，而伸颈之象也。但前方治汗出，是邪从肌腠而入输，故主桂枝；此方治无汗，是邪从肤表而入输，故主麻黄。然邪既入输，肌腠亦病，方中取桂枝汤全方加葛根、麻黄，亦肌表两解之治，与桂枝二麻黄一汤同意，而用却不同，微乎其微乎！葛根性用解见第二方。

张令韶曰：太阳与阳明合病，必自下利者，太阳主开，阳明主合。今太阳合于阳明，不从太阳之开，而从阳明之合，病合反开，故必自下利。下利者，气下而不上也。葛根之性，延蔓上腾，气腾于上，利自止矣。

葛根加半夏汤

治太阳与阳明合病，不下利，但呕者，此方主之。

葛根汤原方，加半夏半升，洗，煎服同前。

歌曰：二阳太阳与阳明合病下利葛根夸，不利旋看呕逆嗟，须取原方照分两，半夏半升洗来加。

张令韶曰：不下利但呕者，太阳之气仍欲上达而从开也。因其势而开之，故加半夏以宣通逆气。

葛根黄芩黄连汤

治太阳病桂枝证，医反下之，利遂不止。脉促者，表未解也。喘而汗出者，此汤主之。

葛根半斤　甘草二两　黄芩二两　黄连二两

上四味，以水八升，先煮葛根，减二升。纳诸药，煮取二升，去滓，分温再服。

歌曰：二两黄芩二两甘，葛根八两论中谈，喘而汗出脉兼促，误下风邪利不堪。一本黄连三两。

蔚按：太阳桂枝证而反下之，邪由肌腠而内陷于中土，故下利不止。脉促与喘汗者，内陷之邪欲从肌腠外出而不能出。涌于脉道，如疾行而蹶为脉促；涌于华盖，肺主气而上喘，肺主皮毛而汗出。方主葛根，从里以达于表，从下以腾于上。辅以芩、连之苦，苦以坚之，坚毛窍而止汗，坚肠胃以止泻。又辅以甘草之甘，妙得甘苦相合，与人参同味而同功，所以辅中土而调脉道。真神方也。许宏《方议》云：此方亦能治阳明大热下利者，又能治嗜酒之人热喘者，取用不穷也。

蔚按：金桂峰之女患痢，身热如焚，法在不治。余断其身热为表邪，用人参败毒散，继服此方，全愈。益信长沙方之取用不穷也。

麻黄汤

治太阳病头疼发热，身疼腰痛，骨节疼痛，恶寒无汗而喘者，此方主之。

麻黄三两（去节）　桂枝二两（去皮）　杏仁七十个（去皮尖）　甘草一两（炙）

上四味，以水九升，先煮麻黄减二升，去上沫，纳诸药，煮取二升半，去滓。温服八合，覆取微似汗，不须啜粥。余如桂枝法将息。

按：今医不读《神农本草经》，耳食庸医唾余，谓麻黄难用，而不知气味轻清，视羌、独、荆、防、姜、葱，较见纯粹。学者不可信俗方而疑经方也。

歌曰：七十杏仁三两麻，一甘二桂效堪夸，喘而无汗头身痛，温覆休教粥到牙。

蔚按：以上俱言桂枝证，至此方言麻黄证也。方下所列各证，皆兼经气而言。何谓“经”？《内经》云：太阳之脉，上连风府，上头项，挟脊，抵腰，至足，循身之背是也。何谓“气”？《内经》云：太阳之上，寒气主之。又云：三焦膀胱者，腠理毫毛其应。是太阳之气主周身之表而主外也。桂枝证病在肌腠，肌腠实则肤表虚，故以自汗为提纲；此证病在肤表，邪在肤表则肤表实，故以无汗为提纲。无汗则表气不通，故喘；痛而曰疼，痛之甚也。此经与气并伤，视桂枝证较重，故以麻黄大开皮毛为君，以杏仁利气，甘草和中，桂枝从肌以达表为辅佐。覆取似汗而不啜粥，恐其逗留麻黄之性，发汗太过也。

大青龙汤

治太阳中风，脉浮紧，发热恶寒，身疼痛，不汗出而烦躁者，此方主之。

麻黄六两（去节）　桂枝二两（去皮）　甘草二两（炙）　杏仁五十枚（一本，四十枚）　石膏（如鸡子大，碎）　生姜一两　大枣十二枚

上七味，以水九升，先煮麻黄减二升，去上沫。纳诸药，煮取三升，去滓。温服一升，取微似汗。汗出多者，温粉扑之。一服汗者，停后服。从张氏，节去三句。

歌曰：二两桂甘三两姜，膏如鸡子六麻黄，枣枚十二五十杏，无汗烦而且躁方。一本杏仁四十枚，甘草三两。许宏《方议》云：温粉者，只用白术、藁本、川芎、白芷各一两，米粉三两，为细末，扑其身则汗止。

蔚按：太阳底面便是少阴。少阴证本无汗，而烦躁证少阴与太阳俱有之。若太阳中风脉浮，为肌病有欲汗之势，紧为表实，仍不得有汗，是肌与表兼病也。发热为太阳之标病，恶寒为太阳之本病，是标与本俱病也。太阳之气主周身之毫毛，太阳之经挟脊抵腰，身疼痛是经与气并病也。风为阳邪，病甚而汗不出，阳邪内扰，不可认为少阴之烦躁，以致议温有四逆汤，议寒有黄连阿胶汤之误。只用麻黄汤以发表，桂枝汤以解肌，而标本经气之治法俱在其中。去芍药者，恶其苦降，恐引邪陷入少阴也。加石膏者，取其质重性寒，纹理似肌，辛甘发散，能使汗为热隔之症，透达而解，如龙能行云而致

雨也。更妙在倍用麻黄，挟石膏之寒尽行于外面发汗，不留于内而寒中。方之所以入神也。下节言脉即不紧而缓，身即不疼而但重且有轻时，虽不若上节之甚，而无汗与烦躁，审非少阴证，亦可以此汤发之。论云：无少阴证者，此“者”字，承上节不汗出而烦躁言也。

小青龙汤

治伤寒表不解，心下有水气，干呕发热而渴，或咳，或利，或噎，或小便不利、少腹满，或喘，此方主之。

麻黄三两　芍药三两　细辛三两　干姜三两　甘草三两　桂枝三两　半夏半升　五味子半升

上八味，以水一斗，先煮麻黄减二升，去上沫。纳诸药，煮取三升，去渣，温服一升。若微利者，去麻黄，加荛花如鸡子大，熬令赤色。若渴者，去半夏，加瓜蒌根三两。若噎者，去麻黄，加附子一枚炮。若小便不利、小腹满，去麻黄，加茯苓四两。若喘者，去麻黄，加杏仁半升。

歌曰：桂麻姜芍草辛三，夏味半升记要谙，表不解兮心下水，咳而发热句中探。柯韵伯云：心下为火位，水火相射，则水气之变幻不可拘。如上而不下，则或噎或喘；下而不上，则或渴或利，留于肠胃，则小便不利而小腹因满矣。惟发热而咳是为水证。

加减歌曰：若渴去夏取蒌根，三两加来功亦壮，微利去麻加荛花，吴云：此味不常用，以茯苓代之。熬赤取如鸡子样。若噎去麻炮附加，只用一枚功莫上；麻去再加四两苓，能除尿短小腹胀；若喘除麻加杏仁，须去皮尖半升量。

蔚按：此寒伤太阳之表不解，而动其里水也。麻、桂从太阳以祛表邪，细辛入少阴而行里水，干姜散胸前之满，半夏降上逆之气，合五味之酸、芍药之苦，取酸苦涌泄而下行。既欲下行，而仍用甘草以缓之者，令药性不暴，则药力周到，能入邪气水饮互结之处而攻之。凡无形之邪气从肌表出，有形之水饮从水道出，而邪气、水饮一并廓清矣。喻嘉言云：方名小青龙者，取其翻波逐浪以归江海，不欲其兴云升天而为淫雨之意。若泥麻黄过散，减去不用，则不成其为龙，将何恃以翻波逐浪乎？

桂枝加厚朴杏仁汤

治太阳病下之微喘者，表未解也。

桂枝三两　甘草二两　芍药三两　大枣十二枚　杏仁五十枚　厚朴二两（炙，去皮）　生姜三两（切）

上七味，以水七升，微火煮取三升，去滓，温服一升，覆取微似汗。

歌曰：下后喘生桂枝证下之微喘及喘家，素有喘，名喘家。桂枝汤外更须加，朴加二两五十杏，此法微茫未有涯。

参太阳病，有在表在外之不同，以皮肤为表，肌腠为外也。太阳表病未解而下之，气不因下而内陷仍在于表，不能宣发而微喘。用桂枝汤从肌而托之于表，加厚朴以宽之，杏仁以降之，表解而喘平矣。与太阳病下之后，其气上冲者，可与桂枝汤参看。

干姜附子汤

治下之后复发汗，昼日烦躁不得眠，夜安静，不渴不呕，无表证，脉沉微，身无大热者，此方主之。

干姜一两　附子一枚（生用，去皮，切八片）

上二味，以水五升，煮取一升，去滓。顿服。

歌曰：生附一枚一两姜，昼间烦躁夜安常，脉微无表身无热，幸藉残阳未尽亡。

蔚按：太阳底面便是少阴。太阳证误下之，则少阴之阳既虚，又发其汗，则一线之阳难以自主。阳主于昼，阳虚欲援同气之救助而不可得，故烦躁不得眠；阴主于夜，阳虚必俯首不敢争，故夜则安静。又申之曰：不呕不渴，脉沉微，无表证，身无大热，辨其烦躁绝非外邪，而为少阴阳虚之的证也。证既的，则以回阳之姜、附顿服。何疑？

桂枝加芍药生姜人参新加汤

治发汗后，身疼痛，脉沉迟者。

桂枝三两　芍药四两　甘草二两（炙）　人参三两　大枣十二枚　生姜四两

上六味，治水一斗二升，微火煮取三升，去滓。分温服一升。余如桂枝汤法。

按：《内台》云：白水煎，通口服，不必取汗。此说可存。

歌曰：汗后身疼脉反沉，新加方法轶医林，方中姜芍还增一，三两人能义蕴深。

蔚按：此言太阳证发汗后，邪已净而营虚也。身疼痛证虽似外邪，而血虚不能养营者必痛也。师恐人之误认为邪，故复申之日脉沉迟，以脉沉者病不在表，迟者血虚无以营脉也。方用桂枝汤取其专行营分，加人参以滋补血液生始之源，加生姜以通血脉循行之滞，加芍药之苦平，欲领姜、桂之辛，不走于肌腠而作汗，潜行于经脉而定痛也。曰新加者，言邪盛忌用人参，今因邪净而新加之。注家谓有余邪者，误也。

麻黄杏仁甘草石膏汤

治发汗后，不可更行桂枝汤，若汗出而喘，无大热者，此汤主之。下后同。

麻黄四两（去节）　杏仁五十枚　甘草二两（炙）　石膏半斤

上四味，以水七升，先煮麻黄，去上沫。纳诸药，煮取二升，去滓，温服一升。

歌曰：四两麻黄八两膏，二甘五十杏同熬，须知禁桂为阳盛，喘汗全凭热势操。

男元犀按：此借治风温之病。论曰：太阳病发热而渴、不恶寒者为温病，若发汗已，身灼热者名风温一节，未出其方，此处补之。其文略异，其实互相发明。不然汗后病不解，正宜桂枝汤，曰不可更行者，知阳盛于内也。汗出而喘者，阳盛于内，火气外越而汗出，火气上越而喘也。其云无大热，奈何？前论温病曰发热而渴不恶寒者，邪从内出，得太阳之标热，无太阳之本寒也。今日无大热，邪已蕴酿成热，热盛于内，以外热较之而转轻也。读书要得间，不可死于句下，至于方解，柯韵伯最妙，宜熟读之。

柯韵伯曰：此方为温病之主剂。凡冬不藏精之人，热邪伏于脏腑，至春风解冻，伏邪自内而出。法当乘其势而汗之，热随汗解矣。此证头项强痛与伤寒尽同，惟不恶寒而渴以别之。证系有热无寒，故于麻黄汤去桂易石膏，以解表里俱热之证。岐伯所云，未满三日可汗而已者，此法是也。此病得于寒时，而发于风令，故又名曰风温。其脉阴阳俱浮，其证自汗身重。盖阳浮则强于卫外而闭气，故身重，当用麻黄开表以逐邪；阴浮不能藏精而汗出，当用石膏镇阴以清火；表里俱热，则中气不运，升降不得自如，故多眠鼻鼾，语言难出，当用杏仁、甘草以调气。此方备升降轻重之性，足以当之，若攻下、火熏等法，此粗工促病之术也。盖内蕴之火邪与外感之余热，治不同法。是方温病初起，可用以解表清里，汗后可复用以平内热之猖狂，下后可复用以御伏邪之留恋，与风寒不解用桂枝汤同法。例云：桂枝下咽，阳盛则毙。特开此凉解一法，为大青龙汤之变局、白虎汤之先著也。然此证但热无寒，用青龙则不宜姜、桂，恐脉流薄疾，斑黄狂乱作矣；此证但热不虚，用白虎则不宜参、米，恐食入于阴则长气于阳，谵语腹胀矣。此为解表之剂，若无喘、鼾、语言难出等证，则又白虎之证治矣。凡治温病表里之实，用此汤；治温病表里之虚，用白虎加参、米，相须相济者也。若葛根黄芩黄连汤，则治痢而不治喘，要知温病下后，无利不止证，葛根黄连之燥，非治温药。且麻黄专于外达，与葛根之和中发表不同；石膏甘润，与黄连之苦燥悬殊。同是凉解表里，同是汗出而喘，而用药有毫厘之辨矣。

桂枝甘草汤

治发汗过多，其人叉手自冒心，心下悸，欲得按者，此方主之。

桂枝四两　甘草二两（炙）

上二味，以水三升，煮取一升，去滓，顿服。

歌曰：桂枝炙草取甘温，四桂二甘药不烦，叉手冒心虚已极，汗多亡液究根源。

张令韶曰：此发汗多而伤其心气也。汗为心液，汗出过多，则心液空而喜按，故用桂枝以保心气，甘草助中土以防水逆，不令肾气乘心。

茯苓桂枝甘草大枣汤

治发汗后，其人脐下悸者，欲作奔豚，此方主之。

茯苓半斤　桂枝四两　甘草四两（炙）　大枣十五枚

上四味，以甘澜水一斗，先煮茯苓减二升。纳诸药，煮取三升，去滓。温服一升，日三服。

作甘澜水法：取水一斗，置在盆内，以杓扬之，水上有珠子五六千颗相逐，取用之。

歌曰：八两茯苓四桂枝，炙甘四两悸堪治，枣推十五扶中土，煮取甘澜两度施。程知本，甘草二两。

蔚按：此治发汗而伤其肾气也。桂枝保心气于上，茯苓安肾气于下，二物皆能化太阳之水气。甘草、大枣补中土而制水邪之溢，甘澜水速诸药下行。此心悸欲作奔豚，图于未事之神方也。

厚朴生姜甘草半夏人参汤

治发汗后，腹胀满，此方主之。

厚朴半斤（炙，去皮）　生姜半斤　半夏半升（洗）　甘草二两　人参一两

上五味，以水一斗，煮取三升，去滓。温服一升。日三服。

歌曰：厚朴半斤姜半斤，一参二草亦须分，半升夏最除虚满，汗后调和法出群。

张令韶曰：此治发汗而伤脾气。汗乃中焦水谷之津，汗后亡津液而脾气虚，脾虚则不能转输而胀满矣。夫天气不降，地气不升，则为胀满。厚朴色赤，性温而味苦泄，助天气之下降也；半夏感一阴而生，能启达阴气，助地气之上升也；生姜宣通滞气，甘草、人参所以补中而滋生津液者也。津液足而上下交，则胀满自消矣。

茯苓桂枝白术甘草汤

治伤寒若吐若下后，心下逆满，气上冲胸，起则头眩，脉沉紧，发汗则动经①，身为振摇者，此方主之。

茯苓四两　桂枝三两　白术二两　甘草二两（炙）

上四味，以水六升，煮取三升，去滓。分温三服。

歌曰：病因吐下气冲胸，起则头眩身振从，茯四桂三术草二，温中降逆效从容。

张令韶曰：此治吐下后而伤肝气也。心下逆满者，心下为脾之部位。脾主中焦水谷之津，吐下以伤其津，遂致脾虚而为满，脾虚而肝气乘之，故逆满也。气上冲胸等句，皆言肝病之本脉本证。方中只用桂枝一味以治肝，其余白术、茯苓、甘草皆补脾之药，最为得法。即《金匮》所谓“知肝之病，当先实脾”是也。

芍药甘草附子汤

治发汗病不解，反恶寒者，虚故也，此汤主之。

芍药三两　甘草三两（炙）　附子一枚（炮，去皮，切八片）

以上三味，以水五升，煮取一升五合，去滓，温服。

歌曰：一枚附子胜灵丹，甘芍平行三两看，汗后恶寒虚故也，经方秘旨孰能攒。

男元犀按：各家以此证为发汗虚其表阳之气，似是而非。于“病不解”三字说不去，且“虚故也”三字亦无来历。盖太阳之邪，法从汗解，汗而不解，余邪未净，或复烦发热，或如疟状。亦有大汗亡阳明之阳，用白虎加人参法，亡少阴之阳，用真武四逆法，论有明训也。今但云不解，可知病未退而亦未加也。恶寒而曰“反”者，奈何？谓前此无恶寒证，因发汗而反增此一证也。恶寒若系阳虚，四逆辈犹恐不及，竟以三两之芍药为主，并无姜、桂以佐之，岂不虑恋阴以扑灭残阳乎？师恐人因其病不解而再行发汗，又恐因其恶寒而径用姜、附，故特切示曰“虚故也”。言其所以不解，所以恶寒，皆阴阳素虚之故，补虚自足以胜邪，不必他顾也。方中芍药、甘草苦甘以补阴；附子、甘草，辛甘以补阳；附子性猛，得甘草而缓；芍药性寒，得附子而和；且芍、草多而附子少，皆调剂之妙。此阴阳双补之良方也。论中言虚者，间于节中偶露一二语，单言虚而出补虚之方者只一节。学者当从此隅反之。

---

① 动经：损伤经脉之气。

茯苓四逆汤

治发汗，若下之，病仍不解，烦躁者，此方主之。

茯苓四两（一本，六两）　人参一两　附子一枚（生用）　甘草二两（炙）　干姜一两半

上五味，以水五升，煮取三升，去滓。温服七合，日三服。

歌曰：生附一枚两半姜，二甘六茯一参尝，汗伤心液下伤肾，肾躁心烦得媾水火交媾则烦躁定矣。昌。

张令韶曰：此汗、下而虚其少阴水火之气也。汗下之后，心肾之精液两虚，以致病仍不解，阴阳水火离隔而烦躁也。烦者，阳不得通阴也；躁者，阴不得遇阳也。茯苓、人参，助心主以止阳烦，四逆补肾脏以定阴躁。

五苓散

治发汗后，烦渴欲饮水者主之。

猪苓十八铢　泽泻一两六铢　白术十八铢　茯苓十八铢　桂枝半两（去皮）

上五味，捣为末。以白饮和服方寸匕①。日三服。多饮暖水。汗出愈。《内台》：茯苓、猪苓、白术各一两，泽泻二两，桂枝半两，为末。

歌曰：猪术茯苓十八铢，泽宜一两六铢符，桂枝半两磨调服，暖水频吞汗出苏。魏念庭云：设非用散而用煎，则内外迎拒，药且不下，又何能多服暖水不吐乎？

次男元犀按：苓者，令也。化气而通行津液，号令之主也。猪苓、茯苓、泽泻，皆化气之品，有白术从脾以转输之，则气化而水行矣。然表里之邪，不能因水利而两解，故必加桂枝以解之，作散以散之，多服暖水以助之，使水精四布，上滋心肺，外达皮毛，微汗一出，而表里之烦热两蠲矣。白饮和服，亦即桂枝汤啜粥之义也。

茯苓甘草汤

治伤寒，汗出而渴者，五苓散主之；不渴者，此方主之。

茯苓一两　桂枝一两　甘草一两　生姜三两

上四味，以水四升，煮取三升，去滓。分温三服。

歌曰：汗多不渴此方求，又治伤寒厥悸优。二桂一甘三姜茯，须知水汗共源流。

---

① 方寸匕：古代量取药末的器具，大小为一寸正方，故名。秦汉一寸约2.3厘米。今取边长2.3厘米的正方形药匙，取五苓散以不落为度，秤重为5~6克。

蔚按：此承上，服五苓散，多饮暖水以出汗。人知五苓之用在汗，而不知五苓之证在渴也。五苓证之渴，为脾不转输，非关胃燥。推而言之，不输于上为渴，不输于中为水逆，不输于下为小便不利。虽有烦热之病，责在水津不能四布，故白术、桂枝之辛温不避也。论曰：汗出而渴，可知中焦水谷之津发泄而伤脾，脾伤则不能输津而作渴，故取五苓散布散其水津。若不渴者，中焦之液未伤，只用茯苓甘草汤，取茯苓之利水，俾肾水不沸腾而为汗。

卷 三

太阳方

栀子豉汤

治发汗吐下后，虚烦不得眠，反复颠倒，心中懊侬者。

栀子十四枚（生用，擘）　香豉四合（绵裹）

上二味，以水四升，先煮栀子，得二升半。纳豉，绵裹分为二服，温进一服。得吐者，止后服。从张本，删此二句。

歌曰：山栀香豉治何为，烦恼难眠胸窒宜。十四枚栀四合豉，先栀后豉法煎奇。

男元犀按：此汤旧本有得吐止后服等字，故相传为涌吐之方。高明如柯韵伯，亦因其说。惟张隐庵、张令韶极辨其讹曰：瓜蒂散二条，本经必曰吐之；栀子汤六节，并不言一“吐”字。且吐下后虚烦，岂有复吐之理乎？此因瓜蒂散内用香豉二合，而误传之也。愚每用此方，服之不吐者多，亦或有时而吐。要之，吐与不吐，皆药力胜病之效也。其不吐者，所过者化，即雨露之用也；一服即吐者，战则必胜，即雷霆之用也。方非吐剂，而病间有因吐而愈者，所以为方之神妙。栀子色赤象心，味苦属火，性寒导火热之下行；豆形象肾，色黑入肾，制造为豉，轻浮引水液之上升。阴阳和，水火济，而烦热、懊侬、结痛等证俱解矣。原本列于“太阳”，主解烦，非吐剂，而有时亦能涌吐也。韵伯移入“阳明”，只知为吐剂，泄阳明之烦热。即此为仁者见仁，知者见知也。

栀子甘草豉汤

治栀子汤证中，若少气者主之。

栀子十四枚　甘草二两（《内台》只用半两）　香豉四合

上三味，以水四升，先煮栀子、甘草，取二升半。纳豉，煮取升半，去滓。分温二服。从张氏重订，下同。

栀子生姜豉汤

治栀子豉汤证中，若加呕者，此方主之。

栀子十四枚　生姜五两（《内台》只用一两）　香豉四合

上三味，以水四升，先煮栀子、生姜，取二升半。纳豉，煮取升半，去滓。分温二服。

歌曰：栀豉原方效可夸，气羸二两炙甘加，若加五两生姜入，专取生姜治呕家。

蔚按：栀豉解见上。汗、吐、下后，中气虚不能交通上下，故加甘草以补中；呕者，汗、吐、下后，胃阳已伤，中气不和而上逆，故加生姜暖胃、解秽而止逆也。

栀子厚朴汤

治伤寒下后，心烦腹满，卧起不安者，此方主之。

栀子十四枚　厚朴四两　枳实四枚（水浸，去瓤，炒）

以上三味，以水三升，煮取一升半，去滓。分温二服。本张氏重订。

歌曰：朴须四两枳四枚，十四山栀亦妙哉，下后心烦还腹满，止烦泄满效兼该。

柯韵伯曰：心烦则难卧，腹满则难起。起卧不安是心移热于胃，与反复颠倒之虚烦不同。栀子治烦，枳、朴泄满，此两解心腹之妙剂也。

栀子干姜汤

治伤寒，医以丸药①大下之，身热不去，微烦者主之。

栀子十四枚　干姜二两

上二味，以水三升半，煮取一升半，去滓。分二服，温进一服。从张氏，删去二句。

歌曰：十四山栀二两姜，以丸误下救偏方，微烦身热君须记，辛苦相须尽所长。

张令韶曰：栀子导阳热以下行，干姜温中土以上达，上下交而烦热止矣。

附录家严新案

嘉庆戊辰，吏部谢芝田先生令亲，患头项强痛，身疼，心下满，小便不利。服表药，无汗反烦，六脉洪数。初诊疑为太阳、阳明合病，谛思良久曰：前病在无形之太阳，今病在有形之太阳也。但使有形之太阳小便一利，则所

---

① 丸药：古代较常用的丸剂成药，具有强烈的致泻作用。大体有巴豆制剂和甘遂制剂两类。巴豆制剂用于寒实凝滞证，甘遂制剂用于水饮停滞证。

有病气，俱随无形之经气而汗解矣。用桂枝去桂加茯苓白术汤，一服遂瘥，惟夜间不寐。特告日，此名虚烦，因辛热遗害。若用枣仁、远志、茯神等药，反招集其所遗而为孽，病必复作矣。用栀子豉汤，即愈。

嘉庆己巳季春，曹扶谷明府，患头痛项强、恶寒等证，自差次回垣后，更增出寒热往来，欲呕胸满等证。家严诊其脉数中见小，按之虚不应指。骇谓之曰：阳证见阴脉，法在不治，所幸者大小便如常，神识颇清，正虽虚而尚未溃。察其胸满欲呕、寒热往来之证，俱是病气欲从枢转之象，当乘机而利导之。遂令一日服小柴胡两剂，柴胡每剂八钱。次日再诊，以上诸证虽退，而心胸懊侬不安，语言错乱无次，实觉可忧。又诊其脉略缓，遂为之喜曰：邪从枢转而出，故寒热等证俱平；正为邪热所伤，故烦昏等证并见。此时须当救正，但“救正”二字，不读《伤寒》《金匮》，便以人参误事。立主用栀子豉汤，从离坎交媾处拨动神机。服后停药，静候三日。值阳明主气之期，申酉为阳明正旺之时，戊癸相合自愈。果如言应期而效。

真武汤

治太阳病发汗，汗出不解，其人仍发热，心下悸，头眩，身瞤动，振振欲擗地者，此方主之。又治少阴病三四日不已，至四五日，腹痛，小便不利，四肢疼痛沉重，自下利者，此为有水气，其人或咳，或小便自利，或呕者，此方主之。

茯苓三两　芍药三两　生姜三两　白术二两　附子一枚（炮）

上五味，以水八升，煮取三升，去滓。温服七合。日三服。

歌曰：生姜芍茯数皆三，二两白术一附探，便短咳频兼腹痛，驱寒镇水与君谈。

真武汤加减法：

加减歌曰：咳加五味要半升，干姜细辛一两具，一本，去生姜。小便若利恐耗津，须去茯苓肾始固。下利去芍加干姜，二两温中能守住；若呕去附加生姜，足前须到半斤数。

张令韶曰：虚者不可汗，汗后病不解而变证也。真武者，镇水之神也。水性动，今动极不安，故亦以此镇之。茯苓松之余气，潜伏于根，故归伏心神而止悸；附子启下焦之生阳，上循于头而止眩；芍药滋养营血；生姜宣通经脉，而瞤动自止。白术所以资中土而灌溉四旁者也。

罗东逸曰：小青龙汤治表不解有水气，中外皆寒实之病也。真武汤治表已解有水气，中外皆虚寒之病也。真武者，北方司水之神也。以之名汤者，藉以镇水之义也。夫人一身制水者脾也。主水者肾也。肾为胃关，聚水而从其类，倘肾中无阳，则脾之枢机虽运，而肾之关门不开，水即欲行，以无主制，故泛溢妄行而有是证也。用附子之辛热，壮肾之元阳，则水有所主矣；白术之温燥，建立中土，则水有所制矣；生姜之辛散，佐附子以补阳，于补水中寓散水之意；茯苓之淡渗，佐白术以健土，于制水中寓利水之道焉；而尤重在芍药之苦降，其旨甚微，盖人身阳根于阴，若徒以辛热补阳，不少佐以苦降之品，恐真阳飞越矣。芍药为春花之殿，交夏而枯，用之以亟收散漫之阳气而归根。下利减芍药者，以其苦降涌泄也；加干姜者，以其温中胜寒也。水寒伤肺则咳，加细辛、干姜者，胜水寒也；加五味子者，收肺气也。小便利者去茯苓，恐其过利伤。肾也。呕者去附子倍生姜，以其病非下焦，水停于胃，所以不须温肾以行水，只当温胃以散水，且生姜功能止呕也。

小柴胡汤

治少阳经发热，口苦耳聋，其脉弦者。又治太阳、阳明二经发热不退，寒热往来。

柴胡半斤　黄芩三两　人参三两　甘草三两　生姜三两　半夏半升（洗）　大枣十二枚（劈）

上七味，以水一斗二升，煮取六升，去滓，再煎，取三升。温服一升，日三服。

若胸中烦而不呕，去半夏、人参，加瓜蒌实一枚。若渴者，去半夏，加人参合前成四两半、瓜蒌根四两。若腹中痛者，去黄芩，加芍药三两。若胁下痞硬，去大枣，加牡蛎四两。若心下悸、小便不利者，去黄芩，加茯苓四两。若不渴，外有微热者，去人参，加桂枝三两，温覆，取微汗愈。若咳者，去人参、大枣、生姜，加五味子半升、干姜二两。

歌曰：柴胡八两少阳凭，枣十二枚夏半升，三两姜参芩与草，去滓重煮有奇能。

张令韶曰：太阳之气，不能从胸出入，逆于胸胁之间，内干动于脏气，当识少阳之枢转而外出也。柴胡二月生苗，感一阳初生之气，香气直达云霄，又禀太阳之气，故能从少阳之枢以达太阳之气；半夏生当夏半，感一阴之气而生，启阴气之上升者也；黄芩气味苦寒，外实而内空腐，能解形身之外热；甘草、人参、大枣，助中焦之脾土，由中而达外；生姜所以发散宣通者也。此从内达外之方也。

愚按：原本列于“太阳”，以无论伤寒、中风，至五六日之间，经气一周，又当来复于太阳。往来寒热，为少阳之枢象。此能达太阳之气从枢以外出，非解少阳也。各家俱移入“少阳篇”，到底是后人识见浅处。

小柴胡加减法：

加减歌曰：胸烦不呕除夏参，蒌实一枚应加煮。若渴除夏加人参，合前四两五钱与。蒌根清热且生津，再加四两功更钜。腹中痛者除黄芩，芍加三两对君语。胁下痞硬大枣除，牡蛎四两应生杵。心下若悸尿不长，除芩加茯四两侣。外有微热除人参，加桂三两汗休阻。咳除参枣并生姜，加入干姜二两许。五味半升法宜加，温肺散寒力莫御。

张令韶曰：太阳之气，不能从胸出入，逆于胸胁之间，虽不干动在内有形之脏真，而亦干动在外无形之脏气。然见一脏之证，不复更及他脏，故有七或证也。胸中烦者，邪气内侵君主，故去半夏之燥；不呕者，中胃和而不虚，故去人参之补，加瓜蒌实之苦寒，导火热以下降也。渴者，阳明燥金气盛，故去半夏之辛，倍人参以生津，加瓜蒌根引阴液以上升也。腹中痛者，邪干中土，故去黄芩之苦寒，加芍药以通脾络也。胁下痞硬者，厥阴肝气不舒，故加牡蛎之纯牡，能破肝之牝脏，其味咸能软坚，兼除胁下之痞；去大枣之甘缓，欲其行之捷也。心下悸、小便不利者，肾气上乘而积水在下，故去黄芩，恐苦寒以伤君火；加茯苓保心气以制水邪也。不渴、外有微热者，其病仍在太阳，故不必生液之人参，宜加解外之桂枝，覆取微汗也。咳者，形寒伤肺，肺气上逆，故加干姜之热以温肺，五味之敛以降逆；凡咳，皆去人参；长沙之秘旨，既有干姜之温，不用生姜之散，既用五味之敛，不用大枣之缓也。

小建中汤

治伤寒阳脉涩，阴脉弦；法当腹中急痛者，以此方主之。又伤寒二三日，心中悸而烦者，此方主之。

芍药六两　桂枝三两　甘草二两　生姜三两　胶饴一升　大枣十二枚

上六味，以水七升，煮取三升，去滓。纳胶饴，更上微火消解，温服一升。日三服，呕家不可用建中，以甜故也。

歌曰：建中即是桂枝汤，倍芍加饴绝妙方，饴取一升六两芍，悸烦腹痛有奇长。

程扶生曰：伤寒二三日，邪尚在表，未及传里之时。悸则阳虚，烦则阴虚，故以芍药之苦以益阴，姜桂之辛以扶阳，而复用甘草、大枣之甘温缓其中。中既建，则邪不致入里矣。而姜、桂等，又能托邪外出，此为阴阳两虚之人而立一养正驱邪法也。

张令韶曰：经隧之血脉，流行不息，今寒气入而稽迟之。入阳络则阳脉涩，入阴络则阴脉弦。法当腹中急痛，先与建中汤。以经隧之血脉，皆中胃之所生，更得小柴胡汤以转枢机，枢机利，则经隧之血脉通矣，通则不痛也。

蔚考：《金匮》黄芪建中汤有加减法，小建中汤无加减法，今查《内台方议》，亦有加减。未知为年久脱简，抑或许氏新附与否，姑录之，以备参考。《方议》载：建中汤治虚痛者，加黄芪；治心痛者，加元胡索；治血虚者，加当归、川芎；治盗汗多者，加小麦、茯神；治虚中生热，加柴胡、地骨皮。

大柴胡汤

治太阳病未解便传入阳明，大便不通，热实心烦，或寒热往来，其脉沉实者，以此方下之。

柴胡半斤　半夏半升　芍药三两　黄芩三两　生姜五两　枳实四枚（炙）　大枣十二枚

上七味，以水一斗二升，煮取六升，去滓，再煎。温服一升。日三服。一方用大黄二两，若不加大黄，恐不为大柴胡汤也。

按：此方原有两法，长沙并存其说而用之。

歌曰：八柴四枳五生姜，芩芍三分二大黄，半夏半升十二枣，少阳实证下之良。

蔚按：凡太阳之气逆而内干，必藉少阳之枢转而外出者，仲景名为柴胡证。但小柴胡证心烦，或胸中烦，或心下悸，重在于胁下苦满。而大柴胡证不在胁下而在心下，曰心下急，郁郁微烦，曰心下痞硬，以此为别。小柴胡证曰喜呕，曰或胸中烦而不呕。而大柴胡证不独不呕，而且呕吐，不独喜呕，而且呕不止，又以此为别。所以然者，太阳之气不从枢外出，反从枢内入于君主之分，视小柴胡证颇深也。方用芍药、黄芩、枳实、大黄者，以病势内入，必取苦泄之品，以解在内之烦急也。又用柴胡、半夏，以启一阴一阳之气。生姜、大枣，以宣发中焦之气。盖病势虽已内入，而病情仍欲外达，故制此汤，还藉少阳之枢而外出，非若承气之上承热气也。汪讱庵谓加减小柴胡、小承气而为一方，未免以庸俗见测之也。

柴胡加芒硝汤

治伤寒十三日不解，胸胁满而呕，日晡所发潮热，已而微利。此本柴胡证，下之而不得利，今反利者，知医以丸药下之，非其治也。潮热者，实也。先宜小柴胡以解外，后以此汤主之。

柴胡二两六铢　半夏二十铢　黄芩一两　甘草一两　生姜一两　人参一两　大枣四枚　芒硝二两

上七味，以水四升，煮取二升，去滓。纳芒硝，更煮微沸。分温再服。此药剂之最轻者。以今秤计之，约二两。分二服，则一服只一两耳。

歌曰：小柴分两照原方，二两芒硝后入良，误下热来日晡所，补兼荡涤有奇长。此歌照《内台》方。宋本《玉函经》。然当照成氏为妥。

蔚按：小柴胡汤使太阳之气从枢外出，解见原方。兹云十三日，经尽一周，既来复于太阳，当解而不能解，又交阳明主气之期，病气亦随经气而涉之。阳明主胸，少阳主胁。胸胁满而呕者，阳明之阖不得少阳之枢以外出也。日晡所者，申酉戌之际也。阳病旺于申酉戌，故应其时而发潮热；热已微利者，阳明之气虽实，其奈为丸药所攻而下陷。陷者举之，用小柴胡汤以解外。解，寓升发之义，即所以举其陷而止其利也。又加芒硝者，取芒硝之咸寒以直通地道，不用大黄之苦寒以犯中宫。盖阳明之气既伤，不宜再伤。师之不用大柴而用小柴，其义深矣。

桃仁承气汤

治太阳病不解，热结膀胱，其人如狂，血自下者愈。其外不解者，尚未可攻，当先解外。外已解，但小腹急结者，乃可攻之，宜此方主之。

桃仁五十个　大黄四两　甘草二两　桂枝二两　芒硝二两

上五味，以水七升，煮取二升半，去滓。纳芒硝，更上火微沸，下火。先食，温服五合，日三服，当微利。

歌曰：五十桃仁四两黄，桂硝二两草同行，膀胱热结如狂证，外解方攻用此汤。

蔚按：张令韶谓太阳有气有经，其气从胸而出入，其经挟脊人循膂而内络膀胱。如病邪从胸胁而入，涉于阳明、少阳之分，则为小柴胡汤证；循背膂而入，自入于太阳之腑，则为桃仁承气汤证。太阳之腑曰膀胱，在小腹之间，为血海之所。膀胱有津液而无血，而与胞中之血海相连。热干之，阴不胜阳，则动胞中之血而自下，故其人如狂。然病起外邪，当先解外，必审其小腹急结，乃可攻之。急结者，其血有急欲通之象也。桃得阳春之生气，其仁微苦而涌泄，为行血之缓药；得大黄以推陈致新；得芒硝以清热消瘀；得甘草以主持于中，俾诸药遂其左宜右有之势；桂枝用至二两者，注家以为兼解外邪，而不知辛能行气，气行而血乃行也。

男蔚按：《内经》曰：血在上喜忘，血在下如狂。

柴胡加龙骨牡蛎汤

治伤寒八九日，下之，胸胁满，烦惊，小便不利，谵语，一身尽重不可转侧者，此方主之。

柴胡一两半　龙骨一两半　黄芩一两半　生姜一两半　人参一两半　茯苓一两半　铅丹一两半　牡蛎一两半　桂枝一两半　大枣六枚　大黄二两

半夏一两半

上十二味，以水八升，煮取四升。纳大黄，更煮一二沸，去滓。温服一升。此分两照宋本《玉函经》及《内台》方。若《伤寒论》，柴胡则用四两，半夏二合。

歌曰：参芩龙牡桂丹铅，苓夏柴黄姜枣全，枣六余皆一两半，大黄二两后同煎。

《内台方议》云：伤寒八九日，邪气错杂，表里未分，而误下之，则虚其里而伤其表。胸满而烦者，邪热客于胸中；惊者，心恶热而神不守也；小便不利者，里虚津液不行也；谵语者，胃热也；一身尽重，不可转侧者，阳气内荣于里不行于表也。故用柴胡为君，以通表里之邪而除胸胁满；以人参、半夏为臣辅之；加生姜、大枣而通其津液，加龙骨、牡蛎、铅丹收敛神气而镇惊为佐；加茯苓以利小便而行津液，加大黄以逐胃热止谵语，加桂枝以行阳气而解身重错杂之邪，共为使。以此十一味之剂，共救伤寒坏逆之法也。

《伤寒论》共十二味，一本无黄芩，只十一味也。

桂枝去芍药加蜀漆牡蛎龙骨救逆汤

治伤寒脉浮，医以火迫劫之，亡阳，必惊狂，起卧不安者，此方主之。

桂枝三两　甘草二两　大枣十二枚　生姜三两　牡蛎（煅）五两　龙骨四两　蜀漆三两（洗去腥）

上为末，以水一斗二升，先煮蜀漆减二升，纳诸药，煮取三升，去滓，温服一升。一本，蜀漆四两。

歌曰：桂枝去芍已名汤，蜀漆还加龙牡藏，五牡四龙三两漆，能疗火劫病惊狂。

张令韶曰：伤寒脉浮，病在阳也。太阳与君火相合而主神，心为阳中之太阳，医以火迫劫，亡阳，亡其君主之阳，非下焦生阳之阳。心为火迫，则神气外浮，故为惊狂而不安。桂枝色赤入心，取之以保心气；佐以龙牡者，取水族之物以制火邪，取重镇之品以治浮越也。芍药苦平，非亡阳所宜，故去之。蜀漆取通泄阳热，故先煮之。神气生于中焦水谷之精，故用甘草、大枣、生姜，以资助中焦之气也。病在阳，复以火劫①，此为逆也，故曰救逆。

桂枝加桂汤

治烧针令其汗，针处被寒，核起而赤者，必发奔豚，气从小腹上冲心，灸其核上各一壮，与此方主之。

---

① 火劫：用火疗，如火针、火熏、火熨、火灸等，强迫发汗。

桂枝五两　芍药三两　生姜三两　甘草二两　大枣十二枚

上五味，以水七升，煮取三升，去滓，温服一升。

按：本论云：与桂枝加桂汤，更加桂二两。而不知原用三两，更加二两，即名此汤。非于五两之外更加也。

歌曰：气从脐逆号奔豚，汗为烧针启病源，只取桂枝汤本味，再加二两桂枝论。

蔚按：少阴上火而下水，太阳病以烧针令其汗，汗多伤心，火衰而水乘之，故发奔豚。用桂枝加桂，使桂枝得尽其量，上能保少阴之火脏，下能温少阴之水脏，一物而两扼其要也。核起而赤者，针处被寒，灸以除其外寒，并以助其心火也。

桂枝甘草龙骨牡蛎汤

治火逆下之，因烧针①烦躁者，此汤主之。

桂枝一两　甘草二两　龙骨二两　牡蛎二两

上为末，以水五升，煮取一升半，去滓，温服八合，日三服。

歌曰：二甘一桂不雷同，龙牡均行二两通，火逆下之烦躁起，交通上下取诸中。

蔚按：太阳病因烧针而为火逆者多。今人不用烧针而每有火逆之证者，炮姜、桂、附、荆、防、羌、独之类，逼其逆也。火逆则阳亢于上，若剧下之，则阴陷于下。阳亢于上，不能遇阴而烦；阴陷于下，不得遇阳而躁。故取龙、牡水族之物，抑亢阳以下交于阴；取桂枝辛温之品，启阴气以上交于阳。最妙在甘草之多，资助中焦，使上下阴阳之气交通于中，而烦躁自平也。

抵当汤

治太阳病热在下焦，小腹硬满，下血乃愈。所以然者，以太阳随经，瘀热在里故也。此汤主之。

虻虫三十个（去足翅，熬）　水蛭三十个（熬）　大黄三两（酒洗）　桃仁三十个

上四味，锉如麻豆，以水五升，煮取三升，去滓。温服一升，不下，再服。

歌曰：大黄三两抵当汤，里指任冲不指胱，虻蛭桃仁各三十，攻其血下定其狂。

---

① 烧针：针刺方法的一种，即火针，又称“温针”，是将棉絮裹于金属针体，蘸植物油后点燃，将针烧至通红，迅速刺入所选定的穴位。

张令韶曰：太阳有经与气之分，亦有外与表之别。桃仁承气证热结膀胱，乃太阳肌腠之邪从背膂而下结于膀胱。故曰“外不解者，尚不可攻”，肌腠为外也。抵当证瘀热在里，乃太阳肤表之邪，从胸中而下结于小腹，表气通于胸，故曰“表证仍在，反不结胸”，皮毛为表也。盖太阳之气，从胸而出，入太阳之经，循背膂而下络膀胱。经病，外邪从背而入结于膀胱者，详于桃仁承气汤方注。而气病，表邪从胸而入不涉于膀胱，故不曰“热结膀胱”，而曰“反不结胸，热在下焦”。盖下焦即胞中，冲、任二脉之所起也。冲脉起于气冲，任脉起于中极之下，以上毛际，亦居小腹。故前章曰“小腹急结”，此章曰“小腹硬满”。急结者，急欲下通之象，不必攻之，故曰“下者愈”，只用桃仁承气汤足矣。此曰“硬满”，全无下通之势，故不曰“血自下”，而曰“下血乃愈”，言必攻而始下也，非抵当不可。二证之分别如此。

又曰：太阳病六七日，正当太阳主气之期，表证仍在，脉当浮。今微而沉者，气随经络沉而内薄也。内薄于胸当结胸，今反不结胸者，知表邪从胸而下入于阴分。阴不胜阳，故发狂；热在下焦，故小腹硬满；硬满而小便自利，便知其不在无形之气分，而在有形之血分也。方用虻虫、水蛭，一飞一潜，吮血之物也。在上之热随经而入，飞者抵之；在下之血为热所瘀，潜者当之。配桃核之仁、将军之威，一鼓而下，抵拒大敌。四物当之，故曰抵当。

抵当丸

治伤寒有热，小腹满，应小便不利；今反利者，为有血也，当下之。

虻虫二十个（去翅足，熬）　水蛭二十个（熬）　桃仁三十五个　大黄三两

上四味，捣，分为四丸。以水一升煮一丸，取七合服，不可余药。晬时当下血。若不下者，更服。

歌曰：卅五桃仁三两黄，虻虫水蛭廿枚详，捣丸四个煎宜一，有热尿长腹满尝。

陈修园曰：抵当之脉，浮取微而沉取结。按曰微而沉，非沉微也，故又以沉结申之。抵当之证，发狂，小腹硬满，小便自利。其中又有发黄病，审其小便不利，为膀胱之气不化；小便自利，非膀胱之气不化，为下焦之瘀不行。以此方之难用，又不可不用，不得不重申其义也。然此为抵当汤、丸二证公共之辨法也。师又立抵当丸方法者着眼在“有热”二字，以热瘀于里而仍蒸于外，小腹又满，小便应不利而反自利，其证较重，而治之不可急剧，故变汤为丸，以和洽其气味，令其缓达病所。曰不可余药者，谓连滓服下，

不可留余。庶少许胜多许，俟晬时①下血，病去而正亦无伤也。

大陷胸丸

治结胸证，项亦强，如柔痉状，下之则和，此方主之。

大黄半斤　葶苈子半斤（熬）　杏仁半升（去皮尖，炒黑）　芒硝半升

上四味，捣筛二味，次纳杏仁、芒硝，合研如脂，和散，取如弹丸一枚。别捣甘遂末一钱匕；白蜜二合，水二升，煮取一升。温，顿服之。一宿乃下；如不下，更服，取下为效。禁如药法。

歌曰：大陷胸丸法最超，半升葶苈杏硝调，项强如痉君须记，八两大黄取急消。

蔚按：太阳之脉，上循头项；太阳之气，内出于胸膈，外达于皮毛。其治法宜从汗解，今应汗而反下之，则邪气因误下而结于胸膈之间，其正气亦随邪气而内结。不能外行于经脉，以致经输不利，而头项强急如柔痉反张之状。取大黄、芒硝，苦咸以泄火热，甘遂苦辛以攻水结。其用杏仁、葶苈奈何？以肺主皮毛，太阳亦主皮毛，肺气利而太阳之结气亦解也。其捣丸而又纳蜜奈何？欲峻药不急于下行，亦欲毒药不伤其肠胃也。

大陷胸汤

治大结胸证，脉沉而紧，心下痛，按之石硬者。

大黄六两　芒硝一升　甘遂一钱匕

上三味，以水六升，先煮大黄，取二升，去滓。纳芒硝，煮一两沸，纳甘遂末。温服一升，得快利，止后服。

歌曰：一钱甘遂一升硝，六两大黄力颇饶，日晡潮热腹痛满，胸前结聚此方消。

蔚按：大黄、芒硝苦咸之品，借甘遂之毒，直达胸间之饮邪，不专荡胃中之邪秽也。汤与丸分者，丸恐下之太急，故连滓和蜜服之，使留中之邪从缓而下；汤恐下之不急，取三味之过而不留者，荡涤必尽也。

陈亮师曰：结胸者，结于胸中而连于心下也。身之有膈，所以遮上下也。膈能拒邪，则邪但留于胸中；膈不能拒邪，则邪留胸而及于胃。胸胃俱病，乃成结胸。如胸有邪而胃未受邪，则为胸胁满之半表毕里证；如胃受邪而胸不留，则为胃家实之阳明病。皆非结胸也。故必详辨分明，庶无差误。

小陷胸汤

治小结胸病，正在心下，按之则痛，脉浮滑者，主之。又治心下结痛，

---

① 晬（zuì）时：晬时，即周时，指一日一夜对头24小时。

气喘闷者。

黄连一两　半夏半升（洗）　瓜蒌实大者一枚

上三味，以水六升，先煮瓜蒌，取三升，去滓。纳诸药，煎取二升，去滓。分温三服。

歌曰：按而始痛病犹轻，与手不可近大结胸症迥别脉结凝邪心下成，曰正在心下，上不至心，下不及小腹，与大结胸证又别。夏取半升连一两，瓜蒌整个要先烹。

张令韶曰：气分无形之邪结于胸膈之间，以无形而化有形，故痛不可按而为大结胸证。结于胸中脉络之间，入于有形之经络，而仍归于无形，故正在心下，按之则痛，而为小结胸证。方用黄连以解心下之热，半夏以疏脉络之结，瓜蒌延蔓似络，性寒凉而实下行，所以导心下脉络之结热从下而降也。若大结胸证亦用此汤，药不及病，多死。又曰：气无形者也；经有形者也。以无形之邪结于胸膈之内，故用大黄、甘遂辈，从有形之肠胃而解；结于脉络之间，又用黄连、半夏辈，从无形之气分而散。此经、气互相贯通之理。

徐灵胎曰：大承气所下者燥屎，大陷胸所下者蓄水，此所下者为黄涎。涎者轻于蓄水，而未成水者也。审证之精，用药之切如此。

文蛤散

治病在太阳，应以汗解之，反以冷水潠之者。若灌之，热被劫不得出，弥更益烦，肉上粟起，意欲饮水反不渴者，服文蛤散。若不瘥者，与五苓散。寒实结胸无热证者，与三物小陷胸汤，白散亦可服。

文蛤五两

上一味，为散，以沸汤和一方寸匕服。汤用五合。

歌曰：水潠原逾汗法门，太阳宜汗，而以水潠之。肉中粟起水在皮肤。更增烦热郁而不得去。意中思水里有热还无渴水寒侵于肺。文蛤磨调药不繁。

男元犀按：太阳病不发汗，而以水潠之，致在表之阳反退却于内而不得去。师取文蛤为散，味咸质燥，以渗散其水气。若不瘥者，用五苓助其脾以转输之，俾仍从皮肤而散也。柯韵伯谓此等轻剂，恐难散湿热之重邪。《金匮要略》云：渴欲饮水不止者，文蛤散主之。又云：吐后，渴欲得水而贪饮者，文蛤汤主之；兼主微风脉紧头痛。审证用方，则彼用散而此则用汤为宜。附文蛤汤：文蛤五两，麻黄、甘草、生姜各三两，石膏五两，杏仁五十枚，大枣十二枚。水六升，煮取二升，温服一升，汗出即愈。

张令韶曰：前论内因之水结于胸胁，而为大陷胸汤证；此论外因之水入于皮肤，而肉中粟起，或为小结胸证。如水寒实于外，阳热却于内，而为虚寒结胸，无肌表之热证者，与小陷胸以解其内之热结，白散辛温，可以散水寒之气。总之，寒实于外，热却于内，或用苦寒以解内热，或用辛热以散外寒。随时制宜，无不可也。

白散

桔梗三分　贝母三分　巴豆一分（去皮心，熬黑，研如脂）

上二味，为散。纳巴豆，更于臼中杵之。以白饮和服，强人半钱匕，羸者减之。病在膈上必吐，在膈下必利。不利，进热粥一杯；利不止，进冷粥一杯。原文此下尚有十三句，余于《浅注》全录之。此照《内台》方及张氏本节之。

歌曰：巴豆熬来研似脂，只须一分去声守成规，更加桔贝均三分去声，寒实结胸细辨医。

蔚按：巴豆辛热，能散寒实而破水饮，贝母开胸结，桔梗开肺气；不作汤，而作散，取散以散之之义也。进热粥者，助巴豆之热势以行之也；进冷粥者，制巴豆之热势以止之也；不用水而用粥者，藉谷气以保胃气之无伤也。

卷　四

太阳方

柴胡桂枝汤

治伤寒六七日，发热微恶寒，肢节烦疼，微呕，心下支结，外证未去者，此汤主之。又发汗多，亡阳谵语，不可下，与柴胡桂枝汤，和其营卫以通津液，后自愈。

柴胡四两　黄芩一两半　人参一两半　半夏二合半　甘草一两　桂枝一两半　芍药一两半　生姜一两半　大枣六枚

上九味，以水七升，煮取三升，去滓，温服。

歌曰：小柴原方取半煎，桂枝汤入复方全。生姜、大枣、甘草，二方俱有。只取桂枝汤之半，须记之。七方：大、小、轻、重、奇、偶、复。阳中太小相因病，偏重柴胡作仔肩。

蔚按：小柴胡汤解见本方。此言伤寒六七日，一经已周，又当太阳主气之期，其气不能从胸而出，入结于经脉以及支络。故取桂枝汤以除发热恶寒，藉小柴胡汤以达太阳之气从枢以转出。

柴胡桂枝干姜汤

治伤寒五六日，已发汗而复下之，胸胁满，微结，小便不利，渴而不呕，但头汗出，往来寒热者。此为未解也，此汤主之。

柴胡半斤　桂枝三两　干姜二两　黄芩三两　牡蛎二两　甘草二两（炙）　瓜蒌根四两

上七味，以水一斗二升，煮取六升，去滓再煎，取三升。温服一升，日三服。初服微烦，复服汗出便愈。

歌曰：八柴二草蛎干姜，芩桂宜三瓜四尝，不呕渴烦头汗出，少阳枢病要精详。

张令韶曰：伤寒五六日，厥阴主气之期也。厥阴之上，中见少阳，已发汗而复下之，则逆其少阳之枢。不得外出，故胸胁满微结；不得下行，故小便不利。少阳之上，火气治之，故渴；无枢转外出之机，故不呕。但头汗出者，太阳之津液不能旁达，惟上蒸于头也。少阳欲枢转而不能，故有往来寒热之象也。厥阴内属心包而主脉络，故心烦。此病在太阳而涉厥阴之气，不得少阳之枢以外出，故曰此为未解也。用柴胡、桂枝、黄芩，转少阳之枢而达太阳之气，牡蛎启厥阴之气以解胸胁之结；蒌根引水液以上升而止烦渴；汗下后中气虚矣，故用干姜、甘草以理中。

半夏泻心汤

治伤寒五六日，呕而发热者，柴胡证俱在，而以他药下之，柴胡证仍在者，复与柴胡汤。此虽已下之，不为逆，必蒸蒸而振，却发汗热出而解。若心下满而硬痛者，此为结胸也，大陷胸汤主之；但满而不痛者，此为痞，柴胡不中与之，宜此汤。

半夏半升（洗）　黄芩三两　干姜三两　甘草三两　人参三两　黄连一两　大枣十二枚

上七味，以水一斗，煮取六升，去滓。再煎，取三升。温服一升，日三服。

歌曰：三两姜参炙草芩，一连痞证呕多寻，半升半夏枣十二，去滓重煎守古箴。

蔚按：师于此证，开口即云伤寒五六日，呕而发热，柴胡证俱在者，五六日乃厥阴主气之期。厥阴之上，中见少阳。太阳之气欲从少阳之枢以外出，医者以他药下之，心下满而硬痛者，为结胸；但满而不痛者，为痞。痞者，否也，天气不降，地气不升之义也。芩、连大苦，以降天气；姜、枣、人参，辛甘以升地气；所以转否而为泰也。君以半夏者，因此证起于呕，取半夏之降逆止呕如神，亦即小柴胡汤去柴胡加黄连，以生姜易干姜是也。古人治病，不离其宗如此。

附：结胸脏结痞证辨

结胸为阳邪，脏结与痞为阴邪。但脏结结于下，痞结结于上也。结于下者，感下焦阴寒之气化；结于上者，感上焦君火之气化也。

十枣汤

治太阳中风，下利呕逆，表解者乃可攻之。其人漐漐汗出，发作有时，头痛，心下痞硬满，胁下痛，干呕短气，汗出不恶寒者，此表解里未和，此方主之。

芫花熬　甘遂　大戟

上三味等分，各别捣为散。以水一升半，先煮大枣肥者十枚，取八合，去滓。纳药末。强人服一钱匕，羸者服半钱匕；温服之，平旦服。若下少病不除者，明日更服加半钱匕。得快下利后，糜粥自养。

歌曰：大戟芫花甘遂平，妙将十枣煮汤行。中风表证全除尽，里气未和此法程。

蔚按：太阳为天，天连于水。太阳中风，风动水气，水气淫于上则呕逆，水气淫于下则下利，水气聚于心下则为痞，且硬满引胁而痛也。其人漐漐汗出，头痛，干呕，短气，汗出等证宜辨。若恶寒为表未解，不可攻之；若不恶寒为表解，而里未和，宜用此汤。第三味皆辛苦寒毒之品，直决水邪，大伤元气。柯韵伯谓：参、术所不能君，甘草又与之相反，故选十枣以君之。一以顾其脾胃，一以缓其峻毒。得快利后糜粥自养，一以使谷气内充，一以使邪不复作。此仲景用毒攻病之法，尽美又尽善也。

大黄黄连泻心汤

治伤寒大下后，复发汗，心下痞，按之濡，其脉关上浮紧者，此方主之；若有恶寒者，表未解也，宜先解表，然后攻痞。

大黄二两　黄连一两

上二味，以麻沸汤二升渍之，须臾，绞去滓，分温再服。

歌曰：痞证分歧辨向趋，关浮心痞按之濡，大黄二两黄连一，麻沸汤调病缓驱。

蔚按：心下痞，按之濡而不硬，是内陷之邪与无形之气搏聚而不散也。脉浮在关以上，其势甚高，是君火亢于上不能下交于阴也。此感上焦君火之化而为热痞也。方用大黄、黄连，大苦大寒以降之，火降而水自升，亦所以转否为泰法也。最妙在不用煮而用渍，仅得其无形之气，不重其有形之味，使气味俱薄，能降而即能升，所谓圣而不可知之谓神也。

附子泻心汤

治心下痞，而复恶寒汗出者，此汤主之。

大黄二两　黄芩一两　黄连一两　附子一枚（炮去皮，破，别煮取汁）

上四味，切三味，以麻沸汤二升渍之。须臾，绞去滓，纳附子汁，分温再服。

愚按：麻沸汤渍者，微取气，不取其味也。

歌曰：一枚附子泻心汤，一两连芩二大黄，汗出恶寒心下痞，专煎轻渍要参详。

蔚按：心下痞，是感少阴君火之本热也；复恶寒者，复呈太阳寒水之本寒也；汗出者，太阳本寒甚而标阳大虚而欲外撤也。治伤寒以阳气为主，此际岂敢轻用苦寒？然其痞不解，不得不取大黄、黄连、黄芩之大苦大寒，以解少阴之本热；又恐亡阳在即，急取附子之大温，以温太阳之标阳。并行不悖，分建奇功如此。最妙在附子专煮扶阳，欲其熟而性重，三黄荡积开痞，欲其生而性轻也。

生姜泻心汤

治伤寒汗出解之后，胃中不和，心下痞硬，干噫食臭，胁下有水气，腹中雷鸣，下利者，此汤主之。

生姜四两　甘草三两　人参三两　干姜一两　黄芩三两　半夏半升　大枣十二枚　黄连一两

上八味，以水一斗，煮取六升。去滓再煎，取三升，温服一升，日三服。

歌曰：汗余痞证四生姜，太阳寒水之邪，伤于肌肤之表者，从汗而解；入于躯壳之里者，不从汗而解。芩草人参三两行，一两干姜枣十二，一连半夏半升量。

次男元犀按：太阳为寒水之经。寒水之气伤于外者，可从汗而解之；寒水之气入于里者，不能从汗解之。汗出解后，而所现之证俱属水气用事，为本条之的证，惟心下痞硬，为诸泻心法统共之证。陈平伯云：君生姜之辛温善散者，宣泄水气；复以干姜、参、草之甘温守中者，培养中州；然后以芩、连之苦寒者，涤热泄痞。名曰生姜泻心，赖以泻心下之痞，而兼擅补中散水之长也。倘无水气，必不用半夏、生姜之辛散；不涉中虚，亦无取干姜、参、草之补中。要知仲景泻心汤有五，然除大黄黄连泻心汤正治之外，皆随证加减之方也。

甘草泻心汤

治伤寒中风，医反下之，其人下利，日数十行，谷不化，腹中雷鸣，心下痞硬而满，干呕心烦不得安。医见心下痞，谓病不尽，复下之，其痞益甚。此非结热，但以胃中虚，客气上逆，故也。此方主之。

甘草四两　黄芩三两　干姜三两　半夏半升　黄连一两　大枣十二枚

上六味，以水一斗，煮取六升，去滓再煎。取三升，温服一升，日三服。

歌曰：下余痞作腹雷鸣，甘四姜芩三两平，一两黄连半升夏，枣枚十二效同神。

陈平伯曰：心下痞，本非可下之实热，但以妄下胃虚，客热内陷，上逆心下耳，是以胃气愈虚，痞结愈甚。夫虚者宜补，故用甘温以补虚；客者宜除，必藉苦寒以泄热。方中倍用甘草者，下利不止，完谷不化，此非禀九土之精者不能和胃而缓中。方名甘草泻心，见泄热之品得补中之力，而其用始神也。此《伊尹汤液》所制，治狐惑蚀于上部则声嗄者。方中有人参三两。

赤石脂禹余粮汤

治伤寒服汤药，下利不止，心下痞硬。服泻心汤已，复以他药下之，利不止。医以理中与之，利益甚。理中者，理中焦，此利在下焦，此方主之。复利不止者，当利其小便。

赤石脂一斤　太一禹余粮一斤

以上二味，以水六升，煮取二升，去滓。分三服。

歌曰：赤石余粮各一斤，下焦下利此汤欣，理中不应宜斯法，炉底填来得所闻。

张令韶曰：石性坠下，故以治下焦之利，非仅固涩也。下焦济泌别汁而渗入膀胱，故利不止者，又当利其小便，以分别其水谷焉。夫心下痞，属上、中二焦，此复言不特上中二焦不和而成，即下焦不和，而亦能成痞也。

柯韵伯曰：甘、姜、参、术，可以补中宫元气之虚，而不足以固下焦脂膏之脱。此利在下焦，故不得以理中之剂收功矣。然大肠之不固，仍责在胃；关门之不闭，仍责在脾。二石皆土之精气所结，实胃而涩肠，急以治下焦之标者，实以培中宫之本也。要知此证土虚而火不虚，故不宜于姜、附；若湿甚而虚不甚，复利不止者，故又当利小便也。

又曰：凡草木之药，皆禀甲乙之气，总不若禀戊己之化者，得同气相求之义，又有炉底补塞之功。

旋覆代赭汤

治汗、吐、下解后，心下痞硬，噫气不除者，此方主之。

旋覆花三两　代赭石一两　人参二两　甘草三两（炙）　半夏半升　生姜五两　大枣十二枚

上七味，以水一斗，煮取六升，去滓，再煎取三升，温服一升，日三服。按《内台》方，代赭石五两，半夏只用二两。

歌曰：五两生姜夏半升，草旋三两噫堪凭，人参二两赭石一，枣十二枚力始胜。

俞麟州曰：此即生姜泻心汤之变法也。夫二条皆有心下痞硬句，而生姜泻心汤重在水气下趋而作利，旋覆代赭汤重在胃虚挟饮水气上逆而作噫。取治水气下趋而利者，必用生姜以散水；胃虚挟饮而噫者，必用赭石以镇逆。二条对勘，益见仲景制方之妙。

罗东逸云：此方治正气虚不归元，而承领上下之圣方也。盖发汗、吐、下后，邪虽去而胃气之亏损益多，胃气既亏，三焦亦因之而失职，阳无所归而不升，阴无所纳而不降。是以浊邪留滞，伏饮为逆，故心下痞硬，噫气不除。方中以人参、甘草养正补虚，姜、枣和脾养胃，所以定安中州者至矣。更以赭石得土气之甘而沉者，使之敛浮镇逆，领人参以归气于下；旋覆之辛而润者，用之开肺涤饮，佐半夏以蠲痰饮于上。苟非二物承领上下，则何能除噫气而消心下之痞硬乎？观仲景治下焦水气上凌振振欲擗地者，用真武汤镇之，利在下焦大肠滑脱者，用赤石脂禹余粮汤固之。此胃虚于中，气不及下，复用此法领之，而胸中转否为泰，其为归元固下之法，各极其妙如此。

桂枝人参汤

治太阳病外证未除，而数下之，遂协热而利，利下不止，心下痞硬，表里不解者，此方主之。

桂枝四两　人参三两　白术三两　干姜三两　甘草四两

上五味，以水九升，先煮四味，取五升。纳桂枝，更煮取三升，去滓。温服一升，日再，夜一服。

歌曰：人参汤即理中汤，加桂后煎痞利尝，桂草方中皆四两，同行三两术参姜。

【临床解读】

王某，男，46 岁。2021 年 11 月 3 日初诊。

主诉：胃脘冷痛 2 年余。

现症见：胃脘部冷痛，腹中按包块，纳食后条索隆起，脐肘及左侧冷痛，自觉腹中有水汽，口中泛清水，口中和，纳可，大便日 1~2 次，里急后重，肠鸣，双手背、脚背、膝、肩部外侧凉，小便夜频，眠可，舌淡红，苔白，脉细。

处方：党参 10 克，炒白术 15 克，干姜 20 克，桂枝 10 克，制附子 10 克，清半夏 10 克，吴茱萸 6 克，枳实 10 克，槟榔 10 克，黄芪 30 克，甘草 6 克。15 剂，每日 1 剂，水煎服。

二诊：服上方，诸症减轻。胃脘部冷痛减轻，腹中按包块，纳食后条索隆起，脐肘及左侧冷痛减轻，自觉腹中有水汽减轻，口中泛清水减轻，口中和，纳差，大便日 1~2 次，稍成形，排便无力，里急后重减轻，双手背、脚背、膝、肩部外侧凉减轻，小便可，眠可，自觉鼻中冒热气，舌淡，苔白，脉缓无力。守上方该干姜为 10 克，加炒白芍 12 克。15 剂，每日 1 剂，水煎服。（张磊医案）

蔚按：太阳外证未除而数下之，未有不致虚者，里虚则外热内陷，故为协热利不止。协，合也，同也。言但热不虚，但虚不热，皆不足以致此也。

太阳之气出入于心胸，今太阳主阳之气因误下而陷于下，则寒水之阴气反居于阳位，故为心下痞硬，可与甘草泻心汤条，此非热结，但以胃中虚客气上逆，故使“硬句”互参。方用人参汤以治里虚，桂枝以解表邪，而煮法桂枝后纳者，欲其于治里药中，越出于表，以解邪也。

【临床解读】

李某，女，50岁。2021年3月19日初诊。

主诉：失眠3年，加重2个月。

现病史：患者3年前开始出现失眠，未治疗，近2个月失眠加重，甚则彻夜难眠，心烦急躁，未服安眠药，目干涩，偶有小腹痛，大便可，日1~3次，小便调，纳可，口中异味，晨起口苦，易上火，经常口腔溃疡，月经紊乱，月经量时多时少，甚则全无，少量血块，带下可，舌质红，苔薄白，脉沉滞。外阴白斑，时有热涩。乳腺结节3年余，多发子宫肌瘤。

病机要点：肺胃火旺。

处方：炙甘草10克，干姜10克，党参10克，黄连6克，黄芩10克，黄柏10克，砂仁3克（后下），小麦30克，大枣4个（切开）为引。15剂，每日1剂，水煎服。（张磊医案）

沈丹彩曰：此与葛根黄连汤同一误下，而利不止之证也。而寒热各别，虚实对待，可于此互参之。彼因实热而用清邪，此因虚邪而从补正；彼得芩、连而喘汗安，此得理中而痞硬解；彼得葛根以升下陷而利止，此藉桂枝以解表邪而利亦止矣。

瓜蒂散

治病如桂枝证，头不痛，项不强，寸脉微浮，胸中痞硬，气上冲咽喉，不得息者。此胸中有寒也，当吐之。

瓜蒂一分（熬黄）　赤小豆一分

上二味，各别捣，筛为散，已合治之。取一钱匕，以香豉一合，用热汤七合，煮作稀粥，去滓。取汁和散，温，顿服之。不吐者，少少加，得快吐乃止。诸亡血、虚家，不可用瓜蒂散。

按：《内台》方有昏愦者亦不可用句。

歌曰：病在胸中气分乖，咽喉息碍痞难排，平行瓜豆还调豉，寸脉微浮涌吐佳。

蔚按：太阳之脉连风府，上头项。今云不痛不强者，不在经脉也。太阳之气，出入于心胸，今云胸中痞硬，气上冲咽喉不得息者，是邪气欲从太阳之气上越也。寸脉微浮者，气欲上越之象也。然欲越而不能剧越，其寒水之气不在经，亦不在表，而惟在胸中，故曰胸中寒。方取瓜蒂之苦涌，佐以赤小豆之色赤而性降，香豉之黑色而气升，能使心肾相交，即大吐之顷神志不愦，此所以为吐法之神也。又论云：病人手足厥冷，脉乍紧者，邪在胸中；心下满而烦，饥不能食者，病在胸中。当须吐也，宜瓜蒂散。诸家解互异，惟徐灵胎以邪在胸中阳气不能四达解之，甚为简妙。

黄芩汤

治太阳与少阳合病，自下利者，此方主之。

黄芩三两　甘草二两（炙）　芍药二两　大枣十二枚

上四味，以水一斗，煮取三升，去滓。温服一升，日再，夜一服。

黄芩加半夏生姜汤

治太阳与少阳合病，不下利而呕。

黄芩三两　甘草二两（炙）　芍药二两　半夏半升　生姜三两　大枣十二枚

上六味，以水一斗，煮取三升，去滓。温服一升，日再，夜一服。

歌曰：枣枚十二守成箴，二两芍甘三两芩。利用本方呕加味，姜三夏取半升斟。

蔚按：仲景凡下利证，俱不用芍药。惟此方权用之，以泄陷里之热，非定法也。

张令韶曰：此治太阳与少阳合病而下利与呕也。合者，彼此合同，非如并者之归并于此也。太阳主开，少阳主枢；太阳不能从枢以外出，而反从枢以内陷，故下利。与黄芩汤清陷里之热，而达太阳之气于外。若呕者，少阳之枢欲从太阳之开以上达也，故加半夏、生姜，宣达其逆气，以助太阳之开。

黄连汤

治伤寒胸中有热，胃中有邪气，腹中痛，欲呕吐者，此方主之。

黄连三两　甘草二两（炙）　干姜三两　人参二两　桂枝三两　半夏半升　大枣十二枚

上七味，以水一斗，煮取五升，去滓。温服一升。日三，夜二服。

歌曰：腹疼呕吐藉枢能，少阳为枢。二两参甘夏半升，连桂干姜各三两，枣枚十二妙层层。一本，甘草三两。

王晋三曰：此即小柴胡汤变法。以桂枝易柴胡，以黄连易黄芩，以干姜易生姜。胸中热，呕吐，腹中痛者，全因胃中有邪气，阻遏阴阳升降之机。故用人参、大枣、干姜、半夏、甘草专和胃气，使入胃之后，听胃气之上下敷布，交通阴阳，再用桂枝宣发太阳之气，载黄连从上焦阳分泻热，不使其深入太阴，有碍虚寒腹痛。

桂枝附子汤

治伤寒八九日，风湿相搏，身体疼痛，不能自转侧，不呕不渴，脉浮虚而涩者，此方主之。若其人大便硬，小便自利者，去桂加白术主之。

桂枝四两　附子三枚（炮）　大枣十二枚　生姜三两　甘草二两

上五味，以水六升，煮取二升，去滓。分温三服。

歌曰：三姜二草附枚三，四桂同投是指南，大枣方中十二粒，痛难转侧此方探。此方药品与桂枝去芍药加附子汤同，但分两之轻重不同，其主治亦别。仲景方法之严如此也。

桂枝附子去桂加白术汤

即按上方加减，故论中云：一方二法。

白术四两　甘草二两　附子三枚（炮）　大枣十二枚　生姜三两

上五味，以水七升，煮取三升，去滓，分温三服。初服，其人身如痹；半日许，复服之；三服尽，其人如冒状，勿怪。此以附子、术并走皮内逐水气，未得除，故使之尔。法当加桂四两。此本一方二法也。

歌曰：大便如硬小便通，脉涩虚浮湿胜风，即用前方须去桂，术加四两有神功。身重痛不能转侧，风湿病也。前方治风胜于湿，此方治湿胜于风也。

蔚按：师云：伤寒八九日，风湿相搏，身体疼烦，不能自转侧者，风湿之邪盛也。湿淫于中，无上达之势，故不呕。湿为阴邪，无阳热之化，故不渴，邪胜则正虚，故脉浮虚而涩。但前方主桂枝，为风胜于湿；风为天之阳邪，主桂枝之辛以化之。后方去桂加术，为湿胜于风；湿为地之阴邪，主白术之苦以燥之。或问，苦燥之品不更令大便硬，小便自利乎？曰：太阴湿土喜燥而恶湿，湿伤脾土，而不能输其津液以入胃，师所以去解表之桂，而加补中之术也，且湿既去，而风亦无所恋而自除。经方无不面面周到也。

甘草附子汤

治风湿相搏，骨节烦疼，掣痛不得屈伸，近之则痛剧；汗出短气，小便不利；恶风不欲去衣，或身微肿者，此方主之。

甘草二两　白术二两　桂枝四两　附子二枚（炮）

上四味，以水六升，煮取三升，去滓。温服一升，日三服。初服得微汗则解。能食汗止复烦者，服五合。恐一升多者，宜服六七合为始。言初服始。

歌曰：术附甘兮二两平，桂枝四两亦须明，方中主药推甘草，风湿同驱要缓行。宋本《金匮玉函经》：甘草、白术各三两。

王晋三曰：甘草附子汤，两表两里之偶药。风淫于表，湿流关节，治宜两顾。白术、附子，顾里胜湿；桂枝、甘草，顾表胜风。独以甘草冠其名者，病深关节，义在缓而行之，若驱之太急，风去而湿仍留，反遗后患矣。

白虎汤

治发汗后，大热不解，多汗出，不恶寒，大渴能饮水者，此方主之。

按：此条从《内台方》原文，与《伤寒论》稍异。

知母六两　石膏一斤（碎，绵裹）　甘草二两（炙）　粳米六合

上四味，以水一斗，煮米熟汤成，去滓。温服一升，日三服。

歌曰：阳明白虎证辨非难大热，多汗，大渴饮水等为阳明证，易辨。难在阳邪背恶寒，论中“背恶寒”三字两见：一见于少阴证附子汤，一见于此汤。一寒一热，须辨于毫厘之间，为死生大关头。知六膏斤甘二两，米加六合服之安。

蔚按：白虎汤，《伤寒论》凡三见：太阳条治脉浮滑；厥阴条治脉滑而厥；又治三阳合病，腹满，身重难以转侧，口不仁而面垢，谵语遗尿等证。而原本此方列于太阳条“甘草附子汤”之下者，言外见风、寒、湿、燥、火之气，俱括于太阳之内，且下一条“炙甘草汤”，亦即润燥之剂，可知《伤寒论》非止治风寒二气也。

柯韵伯曰：阳明邪从热化，故不恶寒而恶热；热蒸外越，故热汗自出；热灼胃中，故渴欲饮水；邪盛而实，故脉滑，然犹在经，故兼浮也。盖阳明属胃，外主肌肉，虽有大热而未成实，终非苦寒之味所能治也。石膏辛寒，辛能解肌热，寒能胜胃火，寒性沉降，辛能走外，两擅内外之能，故以为君；知母苦润，苦以泄火，润以滋燥，故以为臣；用甘草、粳米，调和于中宫，且能土中泻火，作甘稼穑，寒剂得之缓其寒，苦药得之化其苦，使沉降之性皆得留连于中也，得二味为佐，庶大寒之品无伤脾胃之虑也。煮汤入胃，输脾归肺，大烦大渴可除矣。白虎为西方金神，所以名汤，秋金得令而炎暑自解矣。

炙甘草汤

治伤寒脉结代，心动悸者主之。

甘草四两（炙）　桂枝三两　生姜三两　人参二两　阿胶二两　大枣三十枚　麻仁半升　麦冬半升　生地一斤

上九味，以清酒七升，水八升，先煮八味，取三升，去滓。纳胶烊消尽。温服一升，日三服，又名复脉汤。

歌曰：结代脉须四两甘，枣枚三十桂姜三，半升麻麦一斤地，二两参胶酒水涵。

蔚按：周禹载云：本条不言外证，寒热已罢可知；不言内证，二便自调可知。第以病人，正气大亏，无阳以宣其气，更无阴以养其心，此脉结代、心动悸听由来也。方中人参、地黄、阿胶、麦冬、大枣、麻仁，皆柔润之品以养阴，必得桂枝、生姜之辛以行阳气，而结代之脉乃复。尤重在炙甘草一味，主持胃气以资脉之本原，佐以清酒，使其捷行于脉道也。其煮法用酒七升、水八升，只取三升者，以煎良久，方得炉底变化之功，步步是法。要之，师第言结代者用此方以复之，非谓脉脱者以此方救之也。学者切不可泥其方名，致误危证。推之孙真人制生脉散，亦因其命名太夸，庸医相沿，贻害岂浅鲜哉！

男元犀按：此证必缘发汗过多所致。汗为心液，心液伤则血虚不能养心，故心动悸；心液伤则血不能荣脉，故脉结代。取地黄、阿胶等，为有形之品，补有形之血，另立法门。

卷　五

阳明方

大承气汤

治阳明病大实大满，大便不通，腹痛大热，其脉沉实者，此方主之。此《内台方》原文与《伤寒论》大同小异。

芒硝三合（《内台方》）三两　大黄四两（酒洗）　枳实五枚（炙）　厚朴半斤（去皮，炙）

上四味，以水一斗，先煮枳、朴，取五升，去滓。纳大黄，煮取二升，去滓。纳芒硝，更上微火一两沸，分温再服。得下，余勿服。

歌曰：大黄四两朴半斤，枳五硝三急下云，朴枳先熬黄后入，去滓硝入火微熏。

蔚按：承气汤有起死回生之功，惟善读仲景书者方知其妙。俗医以滋润之脂麻油、当归、火麻仁、郁李仁、肉苁蓉代之，徒下其粪而不能荡涤其邪，则正气不复；不能大泻其火，则真阴不复，往往死于粪出之后。于是咸相戒曰，润肠之品，且能杀人，而大承气汤，更无论矣。甚矣哉！大承气汤之功用，尽为那庸耳俗目所掩也。

张隐庵曰：伤寒六经，止阳明、少阴有急下证。盖阳明秉悍热之气，少阴为君火之化。在阳明而燥热太甚，缓则阴绝矣；在少阴而火气猛烈，勿戢将自焚矣。非肠胃之实满也。若实在肠胃者，虽十日不更衣，无所苦也。仲师所云急下六证，若究省不到不敢急下，致病此者鲜有能生之。且予尝闻之曰，痞、满、燥、实、坚五证皆备，然后可下。噫，当下者全不在此五证。

小承气汤

治阳明病潮热，大便难，脉沉而滑，及内实腹痛者，此方主之。《内台方》原文。

大黄四两　厚朴二两（炙，去皮）　枳实三枚（炙）

上三味，以水四升，煮取一升二合，去滓。分温二服，初服汤，当更衣；

不尔者，尽饮之；若更衣者，勿服之。

歌曰：朴二枳三四两黄，小承微结好商量，长沙下法分轻重，妙在同煎切勿忘。

男元犀按：三承气俱阳明之正方。调胃承气，其方已载于“太阳篇”，故不复列。《伤寒论》云：阳明病不吐不下心烦者，可与调胃承气汤。言阳明病者，胃不和也；言不吐不下者，胃不虚也。胃络上通于心，阳明之燥火与少阴之君火相合，故心烦。可与此汤，解见太阳本方下。至于大承气，取急下之义。阳明谵语潮热，胃中有燥屎五六枚；及二阳并病潮热，及阳明下后心中懊憹而烦，胃有燥屎；及大下后六七日不大便，烦不解，腹满痛，本有宿食；及少阴证口燥舌干，或自利清水色纯青等证。俾奏功于顷刻。小承气取微和胃气，勿令大泄下之义。阳明病热未潮，大便不硬，恐有燥屎，少与此汤，转矢气者，可与大承气攻之，若不转矢气者不与；及太阳病汗吐下后，微烦，小便数，大便因硬者，令邪去而正不伤。论中逐条具有深义。

张令韶云：胃与大肠、小肠交相贯通者也。胃接小肠，小肠接大肠。胃主消磨水谷，化其精微，内灌溉于脏腑，外充益于皮毛，其糟粕下入于小肠，小肠受其糟粕，复加运化，传入于大肠，大肠方变化传导于直肠而出。故曰：小肠者，受盛之官，化物出焉；大肠者，传道之官，变化出焉。是大承气者，所以通泄大肠，而上承热气者也；故用朴、实以去留滞，大黄以涤腐秽，芒硝上承热气。小承气者，所以通泄小肠，而上承胃气者也；故曰微和胃气，是承制胃腑太过之气者也。不用芒硝而亦名承气者以此。若调胃承气，乃调和胃气而上承君火之热者也，以未成糟粕，故无用枳、朴之消留滞。此三承气之义也。承者，制也，谓制其太过之气也。故曰：亢则害，承乃制。

柯韵伯曰：诸病皆因于气。秽物之不去，由于气之不顺也。故攻积之剂，必用气分之药，因以承气名汤。方分大小，有二义焉：厚朴倍大黄，是气药为君，名大承气；大黄倍厚朴，是气药为臣，名小承气。味多性猛，制大其服，欲令大泄下也；味寡性缓，制小其服，欲微和胃气也。大小之分以此。且煎法更有妙义：大承气用水一斗煮枳朴，取五升，纳大黄，再煮，取二升，去滓，纳芒硝。何哉？盖生者气锐而先行，熟者气钝而和缓。仲景欲使芒硝先化燥屎，大黄继通地道，而后枳朴除其痞满。若小承气，以三味同煎，不分次第。同一大黄而煎法不同，此可见微和之义也。

按：张宪公云：承者，以卑承尊而无专成之义。天尊地卑，一形气也；形统于气，故地统于天；形以承气，故地以承天。胃，土也，坤之类也；气，阳也，乾之属也。胃为十二经之长，化糟粕，运精微，而成传化之府，岂专以块然之形，亦惟承此乾行不息之气耳。汤名承气，确有取义，非取顺气之义也。宪公此解，超出前人。惜其所著《伤寒类疏》未刊行世。宪公讳孝培，古吴人也。

猪苓汤

治渴欲饮水，小便不利，脉浮；发热者主之。

猪苓一两　茯苓一两　泽泻一两　滑石一两　阿胶一两

上五味，以水四升，先煮四味取二升，去滓。纳阿胶，烊消。温服七合，日三服。

歌曰：泽胶猪茯滑相连，咳呕心烦渴不眠，煮好去滓胶后入，育阴利水法兼全。

述：此汤与五苓之用，有天渊之别。五苓散治太阳之本，太阳司寒水，故加桂以温之，是暖肾以行水也。此汤治阳明、少阴结热，二经两关津液，惟取滋阴以行水。盖伤寒表证最忌亡阳，而里热又患亡阴。亡阴者，亡肾中之阴与胃之津液也。若过于渗利，则津液反致耗竭。方中阿胶即从利水中育阴，是滋养无形以行有形也。故仲景云，汗多胃燥，虽渴而里无热者，不可与也。

蜜煎导方

治阳明病自汗出，若发汗，小便自利者，此为津液内竭，而大便虽硬，不可攻之，当须自欲大便，宜蜜煎导而通之。若土瓜根及与大猪胆汁；皆可为导也。《内台方》原文。

蜜七合

一味，于铜器内微火煎之。稍凝如饴状，搅之，勿令焦著，欲可丸。并手捻作挺，令头锐大如指，长二寸许。当热时急作，冷则硬。以纳谷道中，以手急抱，欲大便时乃去之。“著”字，《正韵》直略切，粘也。

猪胆汁方

大猪胆一枚，泻汁，和醋少许，以灌谷道中。如一食顷，当大便。出宿食恶物，甚效。原本无宿食一句。近本增之，必有所据。

歌曰：蜜煎熟后样如饴，温纳肛门法本奇，更有醋调胆汁灌，外通二法审谁宜。

蔚按：津液内竭，便虽硬而不宜攻。取蜜之甘润，导大肠之气下行。若热结于下，取猪为水畜以制火，胆为甲木以制土，引以苦酒之酸收，先收而后放，其力始大。其宿食等有形之物一下，而无形之热亦荡涤无余矣。

按：《内台方》云：将蜜于铜器内微火煎之，稍凝似饴状，搅之勿令焦，滴水中坚凝，可用。蘸皂角末捻作挺，以猪胆汁或油润谷道，纳之，少顷欲大便，乃去之。又猪胆汁方：以猪胆汁二枚，以小竹管插入胆口，留一截用油润，纳入谷道中，以手将胆捻之，其汁自内出。一食顷，当大便下。又用土瓜根，削如指状，蘸猪胆汁，纳入谷适中，亦可用。

茵陈蒿汤

治阳明病发热汗出，此为热越，不能发黄也。但头汗出，身无汗，剂颈而还，小便不利，渴欲引水浆者，此为瘀热在里，身必发黄，此方主之。又伤寒七八日，身黄如橘子色，小便不利，腹微满者，此方主之。

茵陈蒿六两　栀子十四枚　大黄二两（去皮）

上三味，以水一斗，先煮茵陈，减六升。纳二味，煎取三升，去滓。分温三服。小便当利，尿如皂角汁状，色正赤。一宿腹减，黄从小便去也。

歌曰：二两大黄十四栀，茵陈六两早煎宜，身黄尿短腹微满，解自前阴法最奇。

柯韵伯曰：太阳阳明俱有发黄证。但头汗出而身无汗，则热不得外越；小便不利，则热不得下利，故瘀热在里而发黄。

按：太阳之发黄，乃太阳之标阳下合太阴之湿气；阳明之发黄。亦阳明之燥热内合太阴之湿化。若止病本气，不合太阴，则不发黄。故曰：太阴者身当发黄，若小便自利者，则不能发黄也。张令韶之说最妙。

然里有不同，肌肉是太阳之里，当汗而发之，故用麻黄连翘赤小豆汤。

按：柯韵伯移此方于“太阳篇”，亦有见解。然原本系是阳明，圣经必不可擅改。

心胸是太阳之里、阳明之表，当寒以胜之，故用栀子柏皮汤，乃清火法。肠胃是阳明之里，当泻之于内，故立本方，是逐秽法。茵陈禀北方之色，经冬不凋，傲霜凌雪，偏受大寒之气，故能除热邪留结。率栀子以通水源，大黄以调胃实，令一身内外瘀热，悉从小便而出。腹满自减，肠胃无伤，乃合引而竭之之法。此阳明利水之圣剂也。

又按：仲景治阳明渴饮有三法：“太阳篇”之五苓散，微发汗以散水气者，不与焉。若大渴烦躁，小便自利者，白虎汤加参，清火而生津；脉浮发热，小便不利者，猪苓汤滋阴以利水。若小便不利而发黄、腹满者，茵陈汤以泄热，令黄从小便出。病情治法，胸有成竹矣。

窃思仲景利小便必用气化之品，通大便必用承气之品，以小便由于气化也。兹小便不利，不用二苓者何？本论云，阳明病汗出多而渴者，不可与猪苓汤，以汗多胃中燥，猪苓汤复利小便故也。须知阳明汗出多而渴者，不可用；则汗不出而渴者，津液先虚，更不可用明矣。此主以推陈致新之茵陈，佐以屈曲下行之栀子，不用枳朴以承气与芒硝之峻利，则大黄但能润汤泄热，缓缓而行，故必一宿而腹始减，黄从小便去而不由大肠去。仲景立法之奇，匪夷所思耳！

吴茱萸汤见下少阴方

麻仁丸

治趺阳脉浮而涩，浮则胃气强，涩则小便数，浮涩相搏，大便则难，其脾为约，此方主之。

麻仁二升　芍药半斤　枳实半斤（炙）　大黄一斤（去皮）　厚朴一尺（去皮，炙）　杏仁一升（去皮尖，熬，研作脂）

上六味，为末，炼蜜为丸，如梧桐子大。每服十丸，渐加，以知为度。

歌曰：一升杏子二升麻，枳芍半斤效可夸，黄朴一斤丸饮下，缓通脾约是专家。一本，厚朴亦是一斤。

男元犀按：脾为胃行其津液也。今胃热而津液枯，脾无所行而为穷约，故取麻仁、杏仁多脂之物以润燥，大黄、芍药苦泄之药以破结，枳实、厚朴顺气之药以行滞。以蜜为丸者，治在脾而取缓，欲脾不下泄其津液，而小便数已还津液于胃中，而大便难已也。

蔚按：古今权量尺寸不同。考之《内台方》，麻仁四两，杏仁六两，芍药、枳实各三两，厚朴三两，大黄八两，炼蜜丸如梧桐子大，熟水下五十丸。

栀子柏皮汤

治伤寒身发黄发热。

栀子十五枚　甘草一两　黄柏二两

上三味，以水四升，煮取一升半，去滓，分温再服。

歌曰：里郁业经向外驱，身黄发热四言规，身黄发热之外无他证。草须一两二黄柏，十五枚栀不去皮。

麻黄连翘赤小豆汤

治伤寒瘀热在里，身必发黄，此汤主之。

麻黄二两（去节）　连翘二两　赤小豆一升　甘草二两　生梓白皮一升（一本一斤，《内台》三两）　杏仁四十枚（去皮尖）　大枣十二枚　生姜二两

上八味，以潦水一斗，先煎麻黄数沸，去上沫。纳诸药，煮取三升，去滓。分温三服，半日服尽。

歌曰：黄病姜翘二两麻，一升赤豆梓皮夸，枣须十二能通窍，四十杏仁

二草嘉。

蔚按：栀子柏皮汤，治湿热已发于外，只有身黄发热，而无内瘀之证。此治瘀热在里，迫其湿气外蒸而为黄也。麻黄能通泄阳气于至阴之下以发之；加连翘、梓皮之苦寒以清火；赤小豆利水以导湿；杏仁利肺气而达诸药之气于皮毛；姜、枣调营卫以行诸药之气于肌腠；甘草奠安太阴，俾病气合于太阴而为黄者，仍助太阴之气，使其外出，下出而悉出也。潦水者，雨后水行洿地，取其同气相求，地气升而为雨，亦取其从下而上之义也。

少阳方

小柴胡汤

本论无方。此方列于《太阳篇》中，今补其方名。

论以口苦，咽干，目眩为提纲。言少阳之上，相火主之。少阳为甲木，诸风掉眩，皆属于木。主风主火，言少阳之气化也。

论云：少阳中风，两耳无所闻，目赤，胸中满而烦。不可吐下，吐下则悸而恐。此言少阳自受之风邪也。

论云：脉弦细，头痛发热者，属少阳。少阳不可发汗，发汗则谵语。此属胃，胃和则愈，胃不和则烦而悸。此言少阳自受之寒邪也。

论云：本太阳病不解，转属少阳，胁下硬满，干呕不能食，寒热往来，尚未吐下，脉沉紧者，与小柴胡汤。此邪从太阳转属，仍达太阳之气从枢以外出也。

论云：若已吐下发汗，温针谵语，柴胡证罢，此为坏病。知犯何逆，以法治之。此言当审汗、吐、下、温针四者之逆而救之也。

少阳未列专方，当于《太阳》《阳明篇》求之。

太阴方

论云：太阴之为病，腹满而吐，食不下，自利益甚，时腹自痛。若下之，必心下结硬。此总论太阴气之为病也。

论又云：太阴病，脉浮，可发汗，宜桂枝汤。

论云：自利不渴者，属太阴也。其脏有寒故也。当温之，宜四逆辈。此二节，言太阴病在外者宜桂枝以解肌；在内者不渴，无中见之燥化，属本脏有寒，宜四逆辈。曰“辈”者，理中汤、丸等温剂俱在其中也。

【临床解读】

乔某，男，43岁。2022年2月9日初诊。

主诉：腹泻4个月余。

现症见：腹泻，纳食辛辣、饮酒后腹泻，有肠鸣音，脐周疼痛，便后痛减，日2~3次，小便调，纳眠可，易醒，偶口干，不苦，小便味重，舌质淡红，苔薄黄，脉沉无力。

处方：党参15克，炒白术15克，干姜10克，黄连6克，陈皮10克，防风6克，炒白芍12克，炒山药30克，甘草6克。10剂，每日1剂，水煎服。（孙玉信医案）

论云：伤寒脉浮而缓，手足自温者，系在太阴。太阴当发身黄，若小便自利者不能发黄。至七八日，虽暴烦下利，日十余行，必自止，以脾家实腐秽当去故也。此言太阴寒证外亦有热证也。经云：太阴之上，湿气主之，中见阳明。若不得中见之化，则为脏寒之病；若中见太过，湿热相并，又为发黄之证。小便自利者不发黄。至七八日，骤得阳热之化故暴烦，阴湿在内故下利，然下利虽甚亦当自止。所以然者，以太阴中见热化，脾家实，仓廪之腐秽，当自去也。

论云：本太阳病，医反下之，因以腹满时痛者，属太阴也，桂枝加芍药汤主之；大实痛，桂枝加大黄主之。此言误下转属之证也。又云，太阴为病，脉弱，其人续自便利，设当行大黄、芍药者，宜减之，以其人胃弱易动故也。此承上节脾家实宜芍药、大黄以行腐秽，而脉弱者，大便陆续而利出，宜减芍药、大黄以存胃气。甚矣！伤寒之治，首重在胃气也。

桂枝加芍药汤

治太阳病反下之，因而腹满时痛者。

桂枝三两　芍药六两　甘草二两　生姜三两　大枣十二枚

上五味，以水七升，煮取三升，去滓。分温三服。

桂枝加大黄汤

治太阳病反下之，因而大实痛者。

即前方加大黄二两

歌曰：桂枝倍芍转输脾，泄满升邪止痛宜，大实痛因反下误，黄加二两下无疑。

述：桂枝加芍药汤，倍用芍药之苦降，能令桂枝深入于至阴之分，举误陷之邪，而腹痛自止。桂枝加大黄者，以桂、姜升邪，倍芍药引入太阴，鼓其陷邪，加大黄运其中枢，通地道，去实满，枣、草助转输，使其邪悉从外解下行，各不相背。

少阴方

论云：少阴之为病，脉微细，但欲寐包。此以少阴标本水火阴阳之气，见于脉正者为提纲也。《内经》云：少阴之上，君火主之。又云：阴中之阴肾也。少阴本热而标寒，上火而下水，神之变，精之处也。论中言少阴自得之病，或得太阳之标，或得君火之化，或得水阴之气；或在于表，或在于里；或在于经，或归于中土。俱明神机枢转，上下出入之至理。故其方，亦寒热攻补表里之不同。

大承气汤见阳明篇

麻黄附子细辛汤

治少阴病始得之，反发热，脉沉者，此方主之。

麻黄二两　细辛二两　附子一枚（炮）

上三味，以水一斗，先煮麻黄减二升，去上沫。纳诸药，煮取三升，去滓。温服一升，日三服。

歌曰：麻黄二两细辛同，附子一枚力最雄，始得少阴反发热，脉沉的证奏奇功。

蔚按：少阴病始得之，是当无热，而反发热，为太阳标阳外呈，脉沉为少阴之生气不升。恐阴阳内外不相接，故以熟附子助太阳之表阳而内合于少阴，麻黄、细辛启少阴之水阴而外合于太阳。须知此汤非发汗法，乃交阴阳法。

麻黄附子甘草汤

治少阴病得之二三日，微发汗，以二三日无里证，故微发汗也。此方主之。

麻黄二两　附子一枚（炮）　甘草二两（炙）

上三味，以水七升，先煮麻黄一两沸，去上沫。纳诸药，煮取三升，去滓。温服一升，日三服。

歌曰：甘草麻黄二两佳，一枚附子固根荄，少阴得病二三日，里证全无汗岂乖。

蔚按：少阴病自始得以至二三日，无下利厥逆大寒之里证，又无心中烦、不得卧热化之里证，又无口燥咽干，自利清水，腹胀、不大便、当急下之里证，可知病少阴而得太阳之表热。非汗不解，而又恐过汗以伤心肾之真液，故于前方去细辛，加甘草之补中，取中焦水谷之津而为汗，则内不伤阴，邪从汗解矣。须知此汤变交阴阳法为微发汗法。

黄连阿胶汤

治少阴病得之二三日以上，心中烦，不得卧者，主之。

黄连四两　黄芩一两　芍药二两　阿胶三两　鸡子黄二枚

上五味，以水六升，先煮三物，取二升，去滓。纳胶烊尽，小冷。纳鸡子黄，搅令相得。温服七合，日三服。

歌曰：四两黄连三两胶，二枚鸡子取黄敲，一芩二芍心烦治，更治难眠睫不交。

男元犀按：少阴病但欲寐为提纲。此节云心中烦不得卧，是但欲寐之病情而变为心中烦，可知水阴之气不能上交于君火也。心烦之极而为不得卧，可知君火之气不能下入于水阴也。此为少阴热化之证。方中用黄连、黄芩之苦寒以折之，芍药之苦平以降之，又以鸡子黄补离中之气，阿胶补坎中之精，俾气血有情之物，交媾其水火，斯心烦止而得卧矣。此回天手段。

附子汤

治少阴病一二日，口中和，其背恶寒者，当灸之，宜此方主之。又少阴病身体疼，手足寒，骨节痛，脉沉者，此方主之。

附子二枚（生用）　茯苓三两　人参二两　白术四两　芍药三两

上五味，以水八升，煮取三升，去滓。温服一升，日三服。

歌曰：生附二枚附子汤，术宜四两主斯方，芍苓三两人参二，背冷脉沉身痛详。

蔚按：论云：少阴病得之一二日，口中和，其背恶寒者，当灸之，宜此汤。此治太阳之阳虚，不能与少阴之君火相合也。又云，少阴病身体痛，手足寒，骨节疼，脉沉者，宜此汤。此治少阴君火内虚，神机不转也。方中君以生附子二枚，益下焦水中之生阳，以达于上焦之君火也；臣以白术者，以心肾藉中土之气而交合也；佐以人参者，取其甘润以济生附之大辛；又佐以芍药者，取其苦降以泄生附之大毒也。然参、芍皆阴分之药，虽能化生附之暴，又恐其掣生附之肘，当此阳气欲脱之顷，杂一点阴柔之品便足害事，故又使以茯苓之淡渗，使参、芍成功之后，从小便而退于无用之地，不遗余阴之气以妨阳药也。师用此方，一以治阳虚，一以治阴虚。时医开口辄言此四字，其亦知阳指太阳，阴指少阴，一方统治之理乎？

桃花汤

治少阴病下利便脓血者，此方主之。又少阴病二三日，腹痛，小便不利，下利不止，便脓血者主之。

赤石脂一斤（一半全用，一半筛末）　干姜一两　粳米一升

上三味，以水七升，煮米令熟，去滓。纳石脂末方寸匕。日三服。若一服愈，余勿服。

歌曰：一升粳米一斤脂，脂半磨研法亦奇，一两干姜同煮服，少阴脓血是良规。

张令韶曰：少阴病下利脓血，桃花汤主之。此感少阴君火之热，不病无形之气化，而病有形之经脉也。经谓心之合脉也；又谓阴络伤则便血。赤石脂色赤而性涩，故能止下利脓血；干姜、粳米温补中焦，以资养血脉之源，所以治之。论又云：少阴二三日到四五日，腹痛，小便不利，下利不止，便脓血者，桃花汤主之。此言二三日至四五日，值太阴主气之期，而脾络不通则为腹痛；脾络不通不能转输，则为小便不利；小便不利则水谷不分，则为利不止；阴络伤则为脓血。石脂为山之血脉凝结而成，故治经脉之病。下节言便脓血可刺者，所以申明病在经脉之义也。

吴茱萸汤

治厥阴病，干呕吐涎沫，头痛者主之。又少阴病吐利，手足厥冷，烦躁欲死者主之。又食谷欲呕者，属阳明也，吴茱萸汤主之。得汤反剧者，属上焦也。

吴茱萸一升（洗）　人参三两　生姜六两　大枣十二枚

上四味，以水七升，煮取二升，去滓。温服七合，日三服。

歌曰：升许吴萸三两参，生姜六两救寒侵，枣投十二中宫主，吐利头疼烦躁寻。

蔚按：少阴之脏，皆本阳明之水谷以资生，而复交会于中土。若上吐下利，则中土大虚，中土虚则气不行于四末，故手足逆冷；中土虚，不能导手少阴之气而下交，则为烦；不能引足少阴之气而上交，则为躁，甚则烦躁欲死。方用吴茱萸之大辛大温，以救欲绝之阳。佐人参之冲和以安中气，姜、枣和胃以行四末。师于不治之证不忍坐视，专求阳明，是得绝处逢生之妙。所以与通脉四逆汤、白通加猪胆汁汤三方鼎峙也。论云：食谷欲呕者，属阳明也，吴茱萸汤主之。又云：干呕吐涎沫，头痛者，吴茱萸汤主之。此阳明之正方也。或谓吴茱萸降浊阴之气，为厥阴专药，然温中散寒，又为三阴并用之药。而佐以人参、姜、枣，义为胃阳衰败之神方。昔贤所以有“论方不论药”之训也。

猪肤汤

治少阴病下利，咽痛，胸满心烦者主之。

猪肤一斤

上一味，以水一斗，煮取五升，去滓；加白蜜一升、白粉五合，熬香①，和令相得。温分六服。

歌曰：斤许猪肤斗水煎，水煎减半滓须捐，再投粉白粉五合蜜白蜜一升熬香服，烦利咽痛胸满痊。

张令韶曰：此方合下四方，皆以少阴主枢，旋转内外，无有止息，逆则病也。夫少阴上火下水而主枢机，下利者，水在下而火不得下济也；咽痛者，火在上而水不得上交也；上下水火不交，则神机枢转不出，故胸满；神机内郁，故心烦。猪为水畜，肤取其遍达周身，从内而外，亦从外而内之义也。蜜乃稼穑之味，粉为五谷之精。熬香者，取香气助中土以交合水火，转运枢机者也。

甘草汤

治少阴咽痛者。

甘草二两（生用）

上一味，以水一升，煮取升半，去滓，分温再服。

歌曰：甘草名汤咽痛求，方教二两不多收，后人只认中焦药，谁识少阴主治优。后贤童便隔汤炖服，甚见超妙。

桔梗汤

治少阴咽痛，与甘草不差者，与桔梗汤。

桔梗一两　甘草二两

上二味，以水三升，煮取一升，去滓，分温再服。

歌曰：甘草汤投痛未瘥，桔加一两莫轻过，奇而不效须知偶，好把经文仔细哦。

述：少阴之脉，从心系上挟咽。二三日，乃三阳主气之期，少阴君火外合三阳上循经脉，故咽痛。甘草生用，能清上焦之火而调经脉者。不差，与桔梗汤以开提肺气，不使火气壅遏于会厌狭隘之地也。

苦酒汤

治少阴咽中伤，生疮，不能言语，声不出者主之。

半夏（洗，破）十四枚　鸡子一枚（去黄）

---

① 熬香：指将白米粉炒出香味。

上二味，纳半夏著苦酒中。以鸡子壳置刀环中，安火上，令三沸，去滓。少少含咽之。不差，更作三剂。

歌曰：生夏一枚十四开，洗、破，十四枚鸡清苦酒搅几回，刀环捧壳煎三沸，咽痛频吞绝妙哉。

蔚按：一鸡子壳之小，安能纳半夏十四枚之多？近刻以讹传讹，即张令韶、张隐庵、柯韵伯之明，亦仍之。甚矣！耳食之为害也。余考原本，半夏洗、破十四枚，谓取半夏一枚，洗去其涎，而破为十四枚也。原本“破”字模糊，翻刻落此一字，以致贻误至今，特正之。

张令韶曰：此治少阴水阴之气，不能上济君火也。君火在上，热伤经络，故咽中伤、生疮。经曰：诸痛疮痒，皆属心火是也。在心主言，在肺主声，皆由肾间之生气所出。少阴枢机不能环转而上达，故不能语言声不出也。张隐庵有云，人之声音，藉阴中之生气而出。半夏生于夏半，感一阴之气而生，故能开发声音；破十四枚者，七为奇数，偶七而成十四，是偶中之奇，取阴中之生阳也。鸡卵属金而白象天，肺主金主天，助肺以滋水之上源也。刀为金器，环声还也，取金声环转之义也。苦酒醋也，书曰：“曲直作酸。”经曰：少阳属肾。一以达少阳初生之气，一以金遇木击而鸣矣。火上三沸者，金遇火而三伏，三伏已过，金气复矣。枢转利，水气升，金气清，则咽痛愈而声音出矣。

半夏散及汤

治少阴咽中痛者主之。

半夏（洗）　桂枝　甘草

上三味，等分，各别捣，筛已，合治之。白饮和服方寸匕，日三服。不能散服者，以水一升，煎七沸。纳散两方寸匕，更煎三沸。下火，令少冷，少少咽之。

歌曰：半夏桂甘等分施，散须寸匕饮调宜，若煎少与当微冷，咽痛求枢少阴主枢，其气逆于经脉，不能环转四散，故痛咽。法亦奇。

蔚按：少阴主枢，热气不能从枢而出，逆于经脉而咽痛，为甘草汤证。寒气不能从枢而出，逆于经脉而咽中痛，为半夏散及汤证。半夏运枢，桂枝解肌，甘草缓痛，和以白饮者，即桂枝汤啜粥之义。从中以达外，俾内外之经脉通，而少阴之枢机出入矣。如咽痛不能服散，以汤少少咽之，取其轻捷，即汤亦同于散也。

白通汤

治少阴病下利者，此方主之。

葱白四茎　干姜一两　附子一枚（生用）

上三味，以水三升，煮取一升，去滓，分温再服。

白通加猪胆汁汤

治少阴病下利，脉微者，与白通汤；利不止，厥逆无脉，干呕而烦者，此方主之。服汤已，脉暴出者，死；脉微续者，生。

白通汤中，加猪胆汁一合　人尿五合　无胆汁亦可。

上如法汤成。纳猪胆汁、人尿，和令相得，温服。

歌曰：葱白四茎一两姜，全枚生附白通汤，脉微下利肢兼厥，干呕心烦尿胆襄。人尿五合，猪胆汁一合。

男元犀按：白通汤主少阴水火不交，中虚不运者也。用生附启水脏之阳，以上承于心；葱白引君主之火，以下交于肾；干姜温中焦之土，以通上下。上下交，水火济，中土和，利自止矣。

蔚按：白通加猪胆汁汤，张令韶之注甚妙。令韶谓，脉始于足少阴肾，主于手少阴心，生于足阳明胃，诚见道之言。少阴下利脉微者，肾脏之生阳不升也，与白通汤以启下陷之阳。若利不止，厥逆无脉，干呕烦者，心无所主，胃无所生，肾无所始也。白通汤三面俱到，加胆汁、人尿调和后入，生气俱在，为效倍速，苦咸合为一家。入咽之顷，苦先入心，即随咸味而直交于肾，肾得心君之助，则生阳之气升，又有附子在下以启之，干姜从中而接之，葱白自上以通之，利止厥回，不烦不呕，脉可微续，危证必仗此大方也。若服此汤后，脉不微续而暴出，灯光之回焰，吾亦无如之何矣！

真武汤见上第三卷太阳方

通脉四逆汤

治少阴病下利清谷①，里寒外热，手足厥冷，脉微欲绝，身反不恶寒，其人面色赤，或腹痛，或干呕，或咽痛，或利止脉不出者，此方主之。

甘草三两　干姜三两（强人四两）　附子一枚（生用）

上三味，以水三升，煮取一升二合，去滓，分温再服。其脉即出者愈。面色赤者，加葱九茎；腹中痛者，去葱，加芍药二两；呕者，加生姜二两；咽疼者，去芍，加桔梗一两；利止脉不出者，去桔梗，加人参二两。

歌曰：一枚生附草姜三，招纳亡阳此指南，外热里寒面赤厥，脉微通脉法中探。一本，甘草止用二两。

通脉四逆汤加减法：

① 清谷：即所排大便中含有的未消化食物。

加减歌曰：面赤加葱茎用九，腹痛去葱真好手；葱去换芍二两加，呕者生姜二两偶；咽痛去芍桔须加，桔梗一两循经走；脉若不出二两参，桔梗丢开莫掣肘。

参各家说：

阳气不能运行，宜四逆汤；元阳虚甚，宜附子汤；阴盛于下，格阳于上，宜白通汤；阴盛于内，格阳于外，宜通脉四逆汤。盖以生气既离，亡在顷刻，若以柔缓之甘草为君，岂能疾呼散阳而使返耶？故倍用干姜，而仍不减甘草者，恐散涣之余，不能当姜、附之猛，还藉甘草以收全功也。若面赤者，虚阳上泛也，加葱白引阳气以下行；腹中痛者，脾络不和也，去葱加芍药以通脾络；呕者，胃气逆也，加生姜以宣逆气；咽痛者，少阴循经上逆也，去芍药之苦泄，加桔梗之开提；利止脉不出者，谷气内虚，脉无所禀而生，去桔梗加人参以生脉。

四逆散

治少阴四逆，其人或咳，或悸，或小便不利，或腹中痛，或泄利下重者主之。

甘草　枳实　柴胡　芍药

上四味，各十分，捣筛。白饮和服方寸匕，日三服。咳者，加五味子、干姜各五分，并主下利；悸者，加桂枝五分；小便不利者，加茯苓五分；腹中痛者，加附子一枚，炮令坼①；泄利下重者，先以水五升，（煮）薤白三升，煮取三升，去滓，以散二方寸匕纳汤中，煮取一升半，分温再服。上一“煮”字，衍文。

歌曰：枳甘柴芍数相均，热厥能回察所因，白饮和匀方寸匕，阴阳顺接用斯神。

四逆散加减法：

加减歌曰：咳加五味与干姜，五分去声平行为正路，下利之病照此加，辛温酸收两相顾。悸者桂枝五分去声加，补养心虚为独步；小便不利加茯苓，五分去声此方为法度；腹中痛者里气寒，炮附一枚加勿误；泄利下重阳郁求，薤白三升水煮具，水用五升取三升，去薤纳散寸匕数，再煮一升有半成，分温两服法可悟。

张令韶曰：凡少阴病四逆，俱为阳气虚寒，然亦有阳气内郁，不得外达

---

① 坼（yín）：同“垠”，边际的意思。名词，指畿，京畿。指天子直辖之地，亦指京城所领的地区。量词，指方圆千里之地。

而四逆者，又宜四逆散主之。枳实形圆臭香，胃家之宣品也，所以宣通胃络。芍药疏泄经络之血脉，甘草调中，柴胡启达阳气而外行，阳气通而四肢温矣。若咳者，肺寒气逆也，用五味、干姜温敛肺气；并主下利者，温以散之，酸以收之也。悸者，心气虚也，加桂枝以保心气。小便不利者，水道不行也，加茯苓以行水。腹中痛者，里寒也，加附子以温寒。泄利下重者，阳气郁于下也，用薤白以通阳气也。

卷　六

厥阴方

乌梅丸

治伤寒脉微而厥，至七八日肤冷，其人躁无暂安时者，此为脏厥，非蛔厥也。蛔厥者，其人当吐蛔。今病者静，而复时烦，此为脏寒。蛔上入膈故烦，须臾复止，得食而呕又烦者，蛔闻食臭①出，其人当吐蛔。蛔厥者，乌梅丸主之。又主久利方。

乌梅三百枚　细辛六两　干姜十两　黄连一斤　蜀椒四两（去汗）　当归四两　桂枝六两　附子六两（炮）　人参六两　黄柏六两

上十味，异捣筛，合治之。以苦酒浸乌梅一宿，去核，蒸之五升米下，饭熟捣成泥，和药令相得。纳臼中，与蜜，杵二千下，丸如梧桐子大。先食服十丸，日三服。稍加至二十丸。禁生冷、滑物、臭食②等。

歌曰：六两柏参桂附辛，黄连十六厥阴遵，归椒四两梅三百，十两干姜记要真。

论云：厥阴之为病，消渴，气上撞心，心中疼热，饥而不饮食，食则吐蛔，下之利不止。此厥阴病之提纲也。经云：厥阴之上，风气主之，中见少阳。是厥阴以风为本，以阴寒为标，而火热在中也。至厥阴而阴已极，故不从标本而从于中治。

沈尧封云：此嘶阴证之提纲也。消渴等证外，更有厥热往来，或呕或利等证，犹之阳明病胃家实之外，更有身热汗出，不恶寒反恶热等证。故阳明病必须内外证合见，乃是真阳明；厥阴病亦必内外证合见，乃是真厥阴。其余或厥，或利，或呕，而内无气上撞心、心中疼热等证，皆似厥阴而非厥阴也。

---

① 食臭：饮食的气味。

② 臭食：煎炸烹烤的香味浓烈的食物。

男元犀按：论云：伤寒脉微而厥，至七八日肤冷，其人躁无暂安时者，是以少阴证之脏厥，唤起厥阴之蛔厥也。然少阴证水火不交，则为烦躁，若真阳欲脱危证，则但躁不烦，与厥阴之但烦不躁者不同。故曰肤冷而躁，名曰脏厥，非蛔厥也。蛔厥为厥阴病的证。厥阴，阴极阳生，中为少阴相火，名曰蛔厥，此“蛔”字所包者广。厥阴主见风木，若名为风厥，则遗去“木”字；若名为木厥，又遗去“风”字，且用字亦不雅训。若名为风木厥，更见执著，第以“蛔厥”二字该之，盖以蛔者风木之虫也，而吐蛔为厥阴之真面目。拈此二字，而病源、病证具在其中。其人当吐蛔者，以风木之病当有是证，亦必不泥于蛔之有无，如本节“静而复烦”，与上节“气上冲心、心中疼热”皆是也。曰蛔闻食臭出，其人当自吐蛔，又用一“当”字者，言吐蛔者其常，即不吐蛔而呕而又烦，风木之动亦可以吐蛔例之也。曰静而复烦，曰须臾复止，曰又烦者，风有作、止也。然通篇之眼目，在“此为脏寒”四字。言见证虽曰风木为病，相火上攻，而其脏则为寒。何也？厥阴为三阴之尽也。《周易·震卦》一阳居二阴之下，为厥阴本象，病则阳逆于上，阴陷于下。饥不欲食，下之利不止，是下寒之确证也；消渴，气上撞心，心中疼热，吐蛔，是上热之确证也。方用乌梅渍以苦酒，顺曲直作酸之本性，逆者顺之，还其所固有，去其所本无，治之所以臻于上理也。桂、椒、辛、附，辛温之品，导逆上之火，以还震卦下一划之奇；黄连、黄柏，苦寒之品，泻心胸之热，以还震卦上四划之偶。又佐以人参之甘寒，当归之苦温，干姜之辛温，三物合用，能令中焦受气而取汁；而乌梅蒸于米下，服丸送以米饮，无非补养中焦之法，所谓厥阴不治取之阳明者此也。此为厥阴证之总方。注家第谓蛔得酸则静，得辛则伏，得苦则下，犹浅之乎测乌梅丸也。

当归四逆汤

治手足厥寒，脉细欲绝者，此方主之。

当归三两　桂枝三两　芍药三两　细辛三两　大枣二十五枚　甘草二两　通草二两。

按：即今之木通，非肆中白松之通草。

上七味，以水八升，煮取三升，去滓。温服一升。日三服。

当归四逆加吴茱萸生姜汤

治手足厥寒，脉细欲绝，其人内有久寒者。

即前方加生姜半斤　吴茱萸二升

上，以水六升，清酒六升，煮取五升，温分五服。

歌曰：三两辛归桂芍行，枣须廿五脉重生，甘通二两能回厥，寒入吴萸二升姜半斤酒六升烹。

罗东逸曰：厥阴为三阴之尽，阴尽阳生。若受寒邪，则阴阳之气不相顺接，故脉微而厥。然厥阴之脏，相火游行其间，经虽受寒，而脏不即寒，故先厥者后必发热。所以伤寒初起，见其手足厥冷、脉细欲绝者，不得遽认为寒而用姜、附也。此方用桂枝汤君以当归者，厥阴主肝，肝为血室也。佐细辛，其味极辛，能达三阴外温经而内温脏。通草其性极通，善开关节，内通窍而外通荣。去生姜者，恐其过表也。倍大枣者，即建中加饴之义；用二十枚者，取五五之数也。肝之志苦急，肝之神欲散，辛甘并举，则志遂而神悦；未有厥阴神志遂悦，而脉微不出、手足不温者也。不须参、苓之补，不用姜、附之峻，此厥阴厥逆与太少不同治也。若其人内有久寒，非辛温之品不能兼治，则加吴萸、生姜之辛热，更用酒煎，佐细辛，直通厥阴之脏，迅散内外之寒，是又救厥阴内外两伤于寒之法也。

麻黄升麻汤

治伤寒六七日，大下后，寸脉沉而迟，手足厥逆，下部脉不至，咽喉不利，吐脓血，泄利不止者，为难治，此方主之。

麻黄一两半　升麻一两半　当归一两　知母十八铢　黄芩十八铢　葳蕤十八铢　石膏六铢　白术六铢　干姜六铢　芍药六铢　桂枝六铢　茯苓六铢　甘草六铢　天冬六铢

上十四味，以水一斗，先煮麻黄一两沸，去上沫。纳诸药，煮取三升，去滓。分温三服，相去如炊三斗米顷，令尽，汗出愈。

歌曰：两半麻升一两归，六铢苓术芍冬依，膏姜桂草同分两，十八铢兮芩母萎。一本：麻黄二两半，升麻、当归各一两一分。宋本：麻黄二两半，升麻、当归各二两六铢，有麦门冬，无天门冬，余俱同。

张令韶曰：伤寒六七日，乃由阴出阳之期也。粗工以为大热不解而大下之，虚其阳气，故寸脉沉迟，手足厥逆也。下为阴，下部脉不至，阴虚不能上通于阳也。咽喉不利，吐脓血，阳热在上也。泄利不止，阴寒在下也。阴阳两不相接，故为难治。与升麻、麻黄、桂枝以升阳，而复以茯苓、白术、干姜调其下利，与当归、白芍、天冬、葳蕤以止脓血，与知母、黄芩、甘草以利咽喉。石膏性重，引麻黄、升麻、桂枝直从里阴而透达于肌表，则阳气下行，阴气上升，阴阳和而汗出矣。

此方药虽驳杂，意义深长，学者宜潜心细玩可也。

干姜黄芩黄连人参汤

治伤寒本自寒下，医复吐下之，寒格，更逆吐下，若食入口即吐者主之。

干姜三两　黄连三两　黄芩三两　人参三两

上四味，以水六升，煮取二升，去滓，分温再服。

歌曰：芩连苦降藉姜开，济以人参绝妙哉，四物平行各三两，诸凡拒格此方该。

蔚按：伤寒本自寒下者，以厥阴之标阴在下也。医复吐下之，在下益寒而反格热于上，以致食入即吐。方用干姜，辛温以救其寒；芩、连苦寒，降之且以坚之。然吐下之后，阴阳两伤，胃家索然，必藉人参以主之，俾胃气如分金之炉，寒热各不相碍也。方名以干姜冠首者，取干姜之温能除寒下，而辛烈之气又能开格而纳食也。家君每与及门论此方及甘草附子汤，谓古人不独审病有法，用方有法，即方名中药品之前后亦寓以法。善读书者，当读于无字处也。

白头翁汤

治热利下重，及下利欲饮水者主之。

白头翁二两　黄连三两　黄柏三两　秦皮三两

上四味，以水七升，煮取二升，去滓。温服一升。不愈，更服一升。

歌曰：三两黄连柏与秦，白头二两妙通神，病缘热利时思水，下重难通此药真。

蔚按：厥阴标阴病，则为寒下；厥阴中见病则为热利下重者，即经所谓暴注是也。白头翁临风偏静，特立不挠，用以为君者，欲平走窍之火，必先定摇动之风也。秦皮浸水青蓝色，得厥阴风木之化，故用以为臣。以黄连、黄柏为佐使者，其性寒，能除热，其味苦，苦又能坚也。总使风木遂其上行之性，则热利下重自除；风火不相煽而燎原，则热渴饮水自止。

霍乱方

四逆加人参汤

治霍乱恶寒，脉微而复利，利止亡血也，此方主之。

四逆汤原方，加人参一两

歌曰：四逆原方主救阳，加参一两救阴方，利虽已止知亡血，须取中焦变化乡。《内经》谓：中焦取汁变化而赤是谓血。方用人参滋中焦之汁，非取其回阳也。

蔚按：论云：恶寒脉微而复利，利止无血也。言霍乱既利而复利，其证恶寒，其脉又微，可知阳气之虚也。然脉证如是，利虽止而非真止，知其血已亡，此亡血非脱血之谓，即下则亡阴之义也。《金匮》曰：水竭则无血，即为津液内竭。故以四逆汤救其阳气，又加人参生其津液。柯韵伯疑四逆汤原有人参，不知仲景于回阳方中进绝此味，即偶用之，亦是制热药之太过，惟救阴方中乃加之。韵伯此言，可知未尝梦见《本草经》也。

理中丸

治霍乱病呕吐泄利，寒多，不饮水者。

人参三两　甘草三两　白术三两　干姜三两

上四味，捣筛为末。蜜和为丸，如鸡子黄大。以白汤数合和一丸，研碎，温服之。日三四，夜一服。腹中未热，益至三四丸，然不及汤。汤法以四物依两数切，用水八升，煮取三升，去滓，温服一升，日三服。若脐上筑[①]者，肾气动也，去术加桂四两；吐多者，去术加生姜二两；下多者，还用术；悸者，加茯苓二两；渴欲得水者，加术足前成四两半；腹中痛者，加人参足前成四两半；寒者，加干姜足前成四两半；腹满者，去术加附子一枚。服汤后如食顷，饮热粥一升许。微自温，勿揭衣被。

按：与服桂枝汤同法。可知伤寒不忌食也。

歌曰：吐利腹疼用理中，丸汤分两各三同，术姜参草刚柔济，服后还余啜粥功。

理中汤、丸加减法：

加减歌曰：脐上筑者白术忌，去术加桂四两治；吐多白术亦须除，再加生姜二两试；若还下多术仍留，转输之功君须记；悸者心下水气凌，茯苓二两堪为使；渴欲饮水术多加，共投四两五钱饵；腹中痛者加人参，四两半兮足前备；寒者方内加干姜，其数亦与加参类；足前成四两半，腹满应将白芍删，加附一枚无剩义，服如食顷热粥尝，戒勿贪凉衣被置。徐灵胎云：桂枝汤之饮热粥，欲其助药力外散。此饮热粥，欲其助药力以内温。

蔚按：论云：霍乱头痛，发热，身疼痛，热多饮水者，五苓散主之；寒多不用饮水者，理中丸主之。曰霍乱者，呕吐而利也。头痛发热，身疼痛者，内霍乱而外伤寒也。热渴者，以五苓散助脾土，以滋水津之四布；寒而不渴者，用理中丸理中焦，而交上下之阴阳。盖以上吐下利，不论寒热，治以专顾其中也。王晋三云：天参、甘草，甘以和阴，白术、干姜，辛以和阳。辛甘相辅以处中，则阴阳自然和顺矣。此为温补第一方。论中言四逆辈，则此汤俱在其中。又治大病瘥后喜唾，善读书者，于“喜唾”二字推广之，凡脾

---

① 筑：原本是一种打击乐的古乐器，在此引申为脐上悸动。

虚胃虚皆是，便可悟调理之善方矣。

程郊倩曰：参、术、炙草，所以固中州，干姜守中，必假之焰釜薪而腾阳气，是以谷入于阴，长气于阳，上输华盖，下摄州都，五脏六腑皆以受气矣。此理中之旨也。

通脉四逆加猪胆汁汤

治吐已下断，汗出而厥，四肢拘急，脉微欲绝者。

通脉四逆原方，加猪胆汁四合

煎如前法。煎成，纳猪胆汁，分温再服。其脉即出。

歌曰：生附一枚三两姜，炙甘二两《玉函》方，此遵宋本《金匮玉函经》坊刻《伤寒论》：甘草三两，炙。脉微内竭吐已下断，津液竭于内也；四肢拘急，津液竭于内而不荣于外也。资真汁，经云：中焦受气取汁。又胆为真汁。猪胆还加四合襄。亦遵《玉函经》法，《伤寒论》猪胆汁止半合。

蔚按：论云：吐已下断者，言阴阳气血俱虚，水谷俱竭，无有可吐而自已，无有可下而自断也。曰汗出而厥，脉微欲绝者，无阳气以主之也。曰四肢拘急者，无津液以养之也。此际若用四逆汤，姜、附之温，未尝不可以回阳，倍用甘草之甘，未尝不可以滋阴，然犹恐其缓而无济也。若用通脉四逆汤，倍干姜之勇，似可追返元阳，然犹恐大吐大利之余，骤投大辛之味，内而津液愈涸，外而筋脉愈挛，顷刻死矣。师于万死中觅一生路，取通脉四逆汤以回其厥，以止其汗，更佐以猪胆生调，取生气俱在，苦先入心而脉复，以汁补中焦之汁，灌溉于筋则拘挛解。辛甘与苦甘相济，斯阴阳二气顷刻调和，即四逆加人参汤之意。但人参亦无情之草根，不如猪胆汁之异类有情，生调得其生气，为效倍神也。诸家囿于白通加法，谓格阳不入，借苦寒以从治之，堪发一笑。

按：古本只加胆汁，无人尿，张隐庵注有人尿，必有所本。读其注文，极有见解。

张隐庵云：此节重言，以结上文两节之意。上两节皆主四逆汤，此言气血皆虚，更宜通脉四逆加猪胆、人尿以治之。不曰吐利止，而曰吐已下断者，谓津液内竭，吐无所吐，下无所下也。若吐已下断，如所谓汗出而厥四肢拘急之证，仍然不解；所谓脉微欲绝之脉，依然如故；此谓阴阳血气俱虚，更宜通脉四逆加猪胆汁汤主之。通脉四逆汤解见“少阴篇”。加水畜之甲胆，乃起肾脏之精汁，上资心主之血，更加人尿，乃引膀胱之津液，还入胃中，取精汁内滋而血气调和之意，盖风雨寒暑之邪，直入中焦，皆为霍乱。若吐利太过而生气内伤，手足厥冷脉微欲绝者，宜四逆汤主之，无分寒与暑也。何也？正气受伤，止救正而不论邪。后人补立藿香正气散以治吐利，此治微邪在胃，正气不伤，如此之证，弗药亦愈，即阴阳汤、黄土汤，皆能疗之。若霍乱里虚，古圣止立四逆、理中二方，为急救正气之法。有谓藿香正气散治暑霍乱者，亦非也。愚每见暑月病霍乱，四肢逆冷无脉而死，藿香正气，不过宽胸解表之剂，焉能治之？况夏月元气发泄在外，中气大虚，外邪卒至，救正犹迟，况疏散之剂乎！夫邪正相搏，有风雨寒暑之分。正受邪伤，止论正气之虚实，入脏即为不治之死证，非风暑为阳而寒雨为阴也。此为霍乱之大纲，学者宜服膺而弗失。高子曰：霍乱之证，至汗出而厥，四肢拘急，脉微欲绝，乃纯阴无阳，用四逆汤不必言矣，又加猪胆汁、人尿者，津液竭而阴血并虚，不当但助其阳，更当滋益其阴之意。每见夏月霍乱之证，四肢厥逆，脉微欲绝，投以理中、四逆不能取效，反以明矾少许和凉水服之而即愈，亦即胆汁、人尿之意。先贤立法，可谓周遍详明矣。

阴阳易差后劳复方

烧裈散

治阴阳易。

上取妇人中裈近隐处，剪烧灰，以水和服方寸匕，日三服，小便即利，阴头微肿，则愈。妇人病，取男子中裈烧服。

歌曰：近阴裆袴剪来烧，研末还须用水调。同气相求疗二易，长沙无法不翘翘。

张隐庵曰：裈裆，乃阴吹注精之的。盖取彼之余气，劫彼之余邪。邪毒原从阴入，复使之从阴以出。故曰：小便利，阴头微肿即愈。

枳实栀子豉汤

治大病瘥后，劳复者主之。若有宿食，加大黄。

枳实三枚（炙）　栀子十四枚　香豉一升

上三味，以清浆水[①]七升空煮，取四升，纳栀子、枳实，煮取二升。下豉，更煮五六沸。去滓，温分再服。覆令微似汗。

歌曰：一升香豉枳三枚，十四山栀复病该，《伤寒论》只以“大病后劳复者”六字该之，不著其病形。浆水法煎微取汗，食停还藉大黄开。若有宿食，

① 清浆水：即酸菜浆水。中国北方农村通过乳酸杆菌发酵而成的酸浆，用于浸泡酸菜，有生津止渴、解暑化滞的作用。

加大黄，如博棋子大五六枚。

张隐庵曰：大病瘥后，则阴阳水火始相交会。劳其形体，则气血内虚，其病复作，其证不一，故不著其病形，只以此方统治之。方中栀子清上焦之烦热，香豉散下焦之水津，枳实炙香宣中焦之土气。三焦和而津液生，津液生而气血复矣。若有宿食，则三焦未和，加大黄以行之，令燥屎行而三焦气血自相和矣。今之医辈，凡遇此证，无不以补中益气汤，误也！

牡蛎泽泻散

治大病瘥后，腰以下有水气者主之。

牡蛎　泽泻　蜀漆（洗去腥）　海藻（洗去盐）　瓜蒌根　商陆根（熬）　葶苈子以上各等分

上七味，异捣，筛下为散，更入臼中治之。白饮和，服方寸匕，小便利，止后服，日三。

歌曰：病瘥腰下水偏停，泽泻蒌根蜀漆葶，牡蛎商陆同海藻，捣称等分去声饮调灵。

蔚按：太阳之气，因大病不能周行于一身，气不行而水聚之。今在腰以下，宜从小便利之。牡蛎、海藻生于水，故能行水，亦咸以软坚之义也。葶苈利肺气而导水之源，商陆攻水积而疏水之流。泽泻一茎直上，瓜蒌生而蔓延，二物皆引水液而上升，可升而后可降也。蜀漆乃常山之苗，自内而出外，自阴而出阳，所以引诸药而达于病所。又散以散之，欲其散布而行速也。但其性甚烈，不可多服，故曰小便利止后服。此方用散，不可作汤，以商陆水煮服，杀人。

竹叶石膏汤

治伤寒解后，虚羸少气，气逆欲呕，及虚烦客热不退者，主之。

竹叶二把　石膏一斤　半夏半升　人参三两　甘草二两　粳米半升　麦门冬一升

上七味，以水一斗，煮取六升，去滓。纳粳米，煮米熟，汤成，去米。温服一升，日三服。

歌曰：三参二草一斤膏，病后虚羸呕逆叨，粳夏半升叶二把，麦冬还配一升熬。

张隐庵曰：竹叶凌冬青翠，得冬令寒水之气，半夏生当夏半，得一阴之气；参、草、粳米，资养胃气以生津液；麦冬通胃气之络；石膏纹肌色白，能通胃中之逆气达于肌腠。总令津液生而中气足，虚热解而吐自平矣。

男元犀按：徐灵胎云，此仲景先生治伤寒愈后调养之方也。其法专于滋养肺胃之阴气以复津液。盖伤寒虽六经传遍，而汗、吐、下三者，皆肺胃当之。又《内经》云：人之伤于寒也，则为病热。故滋养肺胃，岐黄以至仲景之不易之法也。后之庸医，则用温热之药峻补脾肾，而千圣相传之精义，消亡尽矣。

附识一道

蔚按：医道之不明也，皆由于讲方而不穷经之故。《神农本草经》明药性也，未尝有配合之方。《灵枢》《素问》穷造化阴阳之理，原其得病之由，除鸡矢醴、半夏秫米汤等节外，无方。《难经》八十一章，阐明《内经》之旨，以补《内经》所未言，亦无方。至汉张仲景，得商伊圣《汤液经》，著《伤寒论》《金匮要略》二书，专取伊圣之方，而立三百九十七法，法以方而行，方以法而定，开千百年之法眼，不可专谓为方。仲景后，此道渐晦。至唐，赖有孙思邈起而明之，著《千金方》，其方俱从《伤寒论》套出，又将《伤寒论》一一备载不遗。惜其字句不无增减，章节不无移易，又不能阐发其奥蕴，徒汲汲于论中各方，临摹脱换，以求新异，且续刻《千金翼》，以“养性”“补益”各立一门，遂致后医以补脾、补肾、脾肾双补、补气、补血、气血两补、温补、凉补、不温不凉之平补等方，迎合于富贵之门，鄙陋之习，由此渐开。究非《千金方》之过，不善读《千金方》之过也。后学若取其所长，弃其所短，则《千金》书何尝非仲景书之翼也？即《千金》私淑仲景，时有羹墙之见。其方托言龙宫秘方，盖以仲景居卧龙冈，其《伤寒》《金匮》方即为龙宫方。老生恒谈，神明瘁鬼神来告，岂其真为神授哉！家严少孤，家徒四壁，半治举子业，半事刀圭家，日见各医竞尚唐宋各方，金元刘、张、朱、李四大家，以及王宇泰、薛立斋、张景岳、李士材辈，滥取各方而为书，是有方之书行，而无方之书遂废。心其悯之。每欲以家藏各方书付之祖龙，而于无方之《本经》《内经》《难经》，及祖述伊圣经方之仲景书，寝食数十年弗倦，自《千金》及下无讥焉。壬子登贤书后，寓都门，适伊云林先生患中风证，不省人事，手足偏废，汤米不入者十余日。都门名医咸云不治。家严以二剂起之，名噪一时，就诊者门外无虚辙。后因某当事强令馆于其家，辞弗就，拂其意，癸丑秋托病而归。后出宰畿辅，恐以医名蹈癸丑岁之前辙，遂绝口不谈，而犹私自著书。尝语蔚曰，三不朽事，立言居其一，诗文词赋不与焉。有人于此，若能明仲景之道，不为异端末学所乱，民不夭札，其功德且及于天下后世也。前刻公余医录等书，皆在保阳官舍而成。而《伤寒论》

《金匮要略》浅注二书，稿凡三易，自喜其深入显出，自王叔和编次、成无己注释后，若存若没，千有余年，至今日方得其真谛，与时俗流传之医书，大有分别。所苦者，方中分两轻重，煮渍先后，分服、顿服、温服、少冷服等法，毫厘间大有千里之判，不得不从俗本，编为歌括，以便记诵。命蔚于歌括后，各首拟注，亲笔改易，其于蔚之千虑一得处，则圈之又圈，点之又点，意欲大声疾呼，唤醒千百医于靡靡欲寤中，忽然惊觉而后快。至于《金匮》方，又命弟元犀韵之，蔚则仿建安许氏《内台方议》体，为之逐条立议焉。盖以高年之心，不堪多用，蔚与弟元犀不过效有事服劳之道，非敢轻动笔墨也云尔。时嘉庆二十四年岁次己卯冬至后五日也。男蔚谨识。

蔚再按：以上拟注及附识一条，皆家严亲笔圈点。蔚谨遵而不敢违。付刻后，每欲于注中说未了者，续出数条，庶无剩义。因阅时医贤徐灵胎医书六种，其首卷有论六条，颇见晓畅，蔚可以不必再续也。今附录于后，以公同好。

附录六首

方药离合论论共六首，俱徐灵胎著。灵胎，名大椿。江苏吴江人也。

方之与药，似合而实离也。得天地之气，成一物之性，各有功能。可以变易血气，以除疾病，此药之力也。然草木之性，与人殊体，入人肠胃，何以能如人之所欲以致其效，圣人为之制方以调剂之。或用以专攻，或用以兼治，或相辅者，或相反者，或相制者，故方之既成，能使药各全其性，亦能使药各失其性，操纵之法，大有权焉。此方之妙也。若夫按病用药，药虽切中，而立方无法，谓之有药无方；或守一方以治病，方虽良善，而其药有一二味与病不相关者，谓之有方无药。比之作书之法，用笔已工而配合颠倒，与夫字形具备点划不成者，皆不得谓之能书。故善医者，分观之而无药弗切于病情，合观之而无方不本于古法，然后用而弗效，则病之故也，非医之罪也。而不然者，即偶或取效，隐害必多，则亦同于杀人而已矣。至于方之大小奇偶之法，则《内经》详言之，兹不复赘云。

古方加减论

古人制方之义，微妙精详，不可思议。盖其审察病情，辨别经络，参考药性，斟酌轻重，其于所治之病不爽毫发，故不必有奇品异术，而沉痼艰险之疾，投之辄有神效，此汉以前之方也。但生民之疾病不可胜穷，若必每病制一方，是曷有尽期乎？故古人即有加减之法。其病大端相同，而所现之症或不同，则不必更立一方，即于是方之内，因其现证之异，而为之加减。如《伤寒论》中，治太阳病用桂枝汤。若见项背强者，则用桂枝加葛根汤；喘者，则用桂枝加厚朴杏子汤；下后脉促胸满者，桂枝去白芍汤；更恶寒者，去白芍加附子汤；此犹以药为加减者也。若桂枝麻黄各半汤，则以两方为加减矣。若发奔豚者，用桂枝为加桂枝汤，则又以药之轻重为加减之矣，然一二味加减，虽不易本方之名，而必明著其加减之药。若桂枝汤倍用芍药而加饴糖，则又不名桂枝加饴糖汤，而为建中汤，其药虽同而义已别，则立名亦异，古法之严如此。后之医者不识此义，而又欲托名用古，取古方中一二味，则即以某方目之。如用柴胡，则即曰小柴胡汤，不知小柴胡之力全在人参也。用猪苓、泽泻，即曰五苓散，不知五苓之妙专在桂枝也。去要药杂以他药，而仍以某方目之，用而不效，不知自咎，或则归咎于病，或则归咎于药，以为古方不可治今病。嗟乎！即使果识其病，而用占方支离零乱，岂有效乎？遂相戒以古方为难用，不知全失古方之精义，故与病毫无益而反有害也。然则当何如？曰：能识病情与古方合者，则全用之。有别症，则据古法加减之。如不尽合，则依古方之法，将古方所用之药而去取损益之。必使无一药不对症，自然不背于古人之法，而所投必有神效矣。

【临床解读】

郑某某，女，49岁。2022年2月9日初诊。

主诉：支气管哮喘4年。

现病史：患者2018年1月受凉感冒后出现咳嗽、胸闷、喘息，间断发作3次。现症见：每天喷布地奈德2次，稍胸闷，活动上楼梯加重；不咳嗽，咽部不适、不痒，口和，怕冷明显，易乏力，纳可，二便调，眠差，入睡难、易醒、梦多，月经近1年紊乱（前后不定期），无痛经。舌淡红，苔薄黄，脉沉滞。

处方：桂枝10克，生白芍10克，厚朴12克，杏仁10克，炙甘草6克，干地龙10克，生姜3片，大枣3枚（切开）为引。15剂，每日1剂，水煎服。（张磊医案）

方剂古今论

后世之方，已不知几亿万矣，此皆不足以名方者也。昔者圣人之制方也，推药理之本原，识药性之专能，察气味之从逆，审脏腑之好恶，合君臣之配偶，而又探索病情，推求经络，其思远，其义精，味不过三四，而其用变化不穷。圣人之智，真与天地一体，非人之心思所能及也。上古至今，千圣相传，无敢失坠。至张仲景先生，复申明用法，设为问难，注明主治之症，其《伤寒论》《金匮要略》，集千圣之大成，以承先而启后，万世不能出其范围，此之谓古方，与《内经》并垂不朽者。其前后名家，如仓公、扁鹊、华佗、孙思邈诸人，各有师承，而渊源又与仲景微别，然犹自成一家，但不能与《灵》《素》《本草》一线相传，为宗支正脉耳。既而积习相仍，每著一书，必自撰方千百。唐时诸公，用药虽博，已乏化机；至于宋人，并不知药，其方亦板实肤浅；元时号称极盛，各立门庭，徒骋私见；迨乎前明，蹈袭元人绪余而已。今之医者，动云古方，不知古方之称，其指不一。若谓上古之方，则自仲景先生流传以外，无几也。如谓宋元所制之方，则其可法可传者绝少，不合法而荒谬者甚多，岂可奉为典章？若谓自明人以前皆称古方，则其方不下数百万！夫常用之药不过数百品，而为方数百万，随拈几味，皆已成方，何必定云某方也？嗟！嗟！古之方何其严，今之方何其易。其间亦有奇巧之法，用药之妙，未必不能补古今之所未及，可备参考者，然其大经大法，则万不能及。其中更有违经背法之方，反足贻害，安得有学之士为之择而存之，集其大成，删其无当，实千古之盛举，余盖有志而未逮！

古今方剂大小论

今之论古方者，皆以古方分两太重为疑，以为古人气体厚，故用药宜重，不知此乃不考古而为此无稽之谈也。古时升斗权衡，历代各有异同。而三代至汉，较之今日，仅十之二。余亲见汉时有六升铜量，容今之一升二合。如桂枝汤乃伤寒大剂也。桂枝三两，芍药三两，甘草二两，共八两，二八不过一两六钱为一剂，分作三服，则一服药不过今之五钱三分零。他方间有药品多而加重者，亦不过倍之而已。今人用药，必数品各一二钱，或三四钱，则反用三两外矣。更有无知妄人，用四五两作一剂，近人更有用熟地八两为一剂者，尤属不伦。用丸、散亦然。如古方乌梅丸，每服如梧子大二十丸，今不过四五分，若今人之服丸药，则用三四钱至七八钱不等矣。末药只用方寸匕，不过今之六七分，今亦服三四钱矣。古人之用药分两，未尝重于今日，《周礼》遗人，凡万民之食食者，人四鬴。注：六斗四升曰鬴，四鬴共二石五斗六升。为人一月之食，则每日食八升有余矣。而谬说相传，方剂日重。即此一端，而荒唐若此，况其深微者乎！盖既不能深思考古，又无名师传授，无怪乎每举必成笑谈也。

煎药法论

煎药之法，最宜深讲，药之效不效，全在乎此。夫烹饪禽鱼羊豕，失其调度，尚能损人，况药专以之治病，而可不讲乎？其法载于古方之末者，种种各殊。如麻黄汤先煮麻黄，去沫，然后加余药同煎，此主药当先煎之法也。而桂枝汤，又不必先煎桂枝，服药后，须啜热粥以助药力，又一法也。如茯苓桂枝甘草大枣汤，则以甘澜水先煮茯苓；如五苓散，则以白饮和服，服后又当多饮暖水；小建中汤，则先煎五味，去滓，而后纳饴糖；大柴胡汤，则煎减半，去滓再煎；柴胡加龙骨牡蛎汤，则煎药成而后纳大黄；其煎之多寡，或煎水减半，或十分煎去二三分，或止煎一二十沸，煎药之法，不可胜数，皆各有意义。大都发散之药及芳香之药，不宜多煎，取其生而疏荡；补益滋腻之药，宜多煎，取其熟而停蓄；此其总诀也。故方药虽中病，而煎法失度，其药必无效。盖病家之常服药者，或尚能依法为之。其粗鲁贫苦之家，安能如法制度，所以病难愈也。若今之医者，亦不能知之矣，况病家乎？

【临床解读】

杨某某，女，58岁。2022年2月11日初诊。

主诉：反酸3年余。

现症见：食用纳凉以及刺激性食物后反酸，食管疼痛，偶胆囊处痛牵至后背，反酸烧心，夜卧恶心，口干口苦，纳可，眠一般，大便成形、1~2日一行，小便可，舌质淡红，苔薄白，脉细。

处方：柴胡10克，桂枝10克，党参10克，黄芩10克，清半夏10克，茯苓30克，炒白芍10克，生龙骨20克，生牡蛎20克，郁金10克，浙贝母10克，煅海螵蛸30克，甘草6克，生姜3片，大枣3枚为引。10剂，每日1剂，水煎服。（孙玉信医案）

服药法论

病之愈不愈，不但方必中病，方虽中病，而服之不得其法，则非特无功，而反有害，此不可不知也。如发散之剂，欲驱风寒出之于外，必热服而暖覆其体，令药气行于营卫，热气周遍，挟风寒而从汗解；若半温而饮之，仍当风坐立，或仅寂然安卧，则药留肠胃，不能得汗，风寒无暗消之理，而营卫反为风药所伤矣。通利之药，欲其化积滞而达之于下也，必空腹顿服，使药性鼓动，推其垢浊从大便解；若与饮食杂投，则新旧混杂，而药气与食物相乱，则气性不专而食积愈顽矣。故《伤寒论》等书，服药之法宜热、宜温、宜凉、宜缓、宜急、宜多、宜少、宜早、宜晚、宜饱、宜饥，更有宜汤不宜散，宜散不宜丸，宜膏不宜丸，其轻重大小，上下表里，治法各有所当。此皆一定之至理，深思其义，必有得于心也。

金匮方歌括

原　著　清·陈念祖
主　编　蔡红荣
副主编　朱乐乐

目 录

小 引

辛未①秋孟②，元犀趋保阳，承膝下欢。窃见家君公事稍暇，取《伤寒》《金匮》等书业已三四注者，而又更易其稿。《伤寒论浅注》已竣，《金匮浅注》亦成其半，晦明间乐此不倦。元犀欲以高年节劳为请，然而不敢遽请也。一日，命元犀取《金匮方》，按分两并煮服等法韵注之，仿《伤寒一百一十三方歌括》体裁。元犀退而遵训，拟作六卷。家君见而乐之，遂即改正，命缮，附于《金匮浅注》之后。

嘉庆十六年重九前一日次男元犀识于保阳旅寓

① 辛未：指清嘉庆十六年，即1811年。

② 秋孟：秋季的第一个月，即阴历七月。

序

窃闻医之有仲景，犹儒之有孔子也。仲景治黄岐之学而综其要，犹孔子祖尧舜之道而集其成也。《金匮》《伤寒论》等书，注之者以王叔和、张隐庵、张令韶为最，余子皆不及之，及以至今，窥其微者益少矣。

吾乡陈修园先生宰畿辅，退公之余，操是术以救世，岁活人甚多，而又恐其可以救一时而不可以济千古也，著《伤寒论》①《金匮浅注》及《伤寒救症》《经读》《时方》《三字经》等四种，明白简约，斟酌尽当，厥功伟矣！冢嗣②古愚得其传，著《长沙歌括》六卷，所以便《伤寒论浅注》之读也。而《金匮浅注》未及梓行，故歌括未作。仲嗣③灵石先生世其业，益有声，真所谓能读父书者。余自京师旋乡里，盖已闻而慕之，继得微疾，医无一当者，迹其名往访之，一剂而愈，益以叹先生之神也。先生继父志，既为梓《金匮浅注》十卷，复踵成其未备者，成《金匮歌括》六卷，而《金匮浅注》亦自是以行，且自是易读矣。夫孝莫大于继志，而德莫大于救人。先生以继志之能，存救人之隐，是又与古愚先生同为可敬者，诚不可无以表其能而彰其隐也。于其成，谨作序以与之。

道光十六年岁次丙申春正月愚弟江鸿升拜撰

---

① 《伤寒论》：指《伤寒论浅注》。

② 冢嗣：嫡长子。冢：长。嗣：后嗣，子孙。

③ 仲嗣：次子。仲：次。

凡　例

方中分两、煮法、服法，俱遵原本。但古今之权量不同，汉之一两，今止二钱零。予遵程氏活法，每方取古方三分之一，以作一剂；又从二剂中取三分之一为一服，每剂分为三服。如桂枝汤，原方生姜、桂枝、芍药各三两，今一剂此数味用各九钱，分而三之，是每服此数味各三钱是也；甘草二两，今一剂用六钱，分而三之，是此味每服二钱是也；大枣全料用十二枚，今照数不减者，以秤则随时不同，而枣之分枚则一也，分而三之，是此味每服四枚是也；啜粥、温覆、禁忌，俱依古法。余仿此。

每方歌括之后，必加方解，间有治法方法；意义既详于歌中者，不复于方后再解。

前贤名言精论，千古不磨者，本集或于歌中，或于注中，采集不遗。间有未惬于心者，取原文细绎其旨，求其合于《内经》，又与《难经》之言相为表里，参之《千金》《外台》之说相发明者，而后补注之。尝阅《吴医汇讲》，以独开生面、不袭老生常谈为高，而予正与之相反。览斯集者，必以剿说病之，然而甘受而不辞也。

《伤寒》《金匮》诸方，皆出伊圣《汤液经》，说见《艺文志》，其方通造化之微，不可以寻常寒温补泻之说以窥测之，且其用法，俱本《神农本草经》。若执宋元后之本草，及李时珍《纲目》，汪讱庵《备要》等，查对药性，失之远矣。家君刻有《神农本草经读》行世，凡读《伤寒》《金匮》者，不可一日离之。

《金匮》附方，虽系后人赘入，而方引药味，却亦不凡，今低一字以别之。

卷　一

痉湿暍病方

瓜蒌桂枝汤

治太阳病，其症备，身体强几几，然脉反沉迟，此为痉病，此汤主之。

瓜蒌根　桂枝　生姜切　芍药各三两　甘草二两（炙）　大枣十二枚（擘）

上六味㕮咀，以水九升，微火煮取三升，温分三服，微汗。汗不出，食顷，啜热粥发。

歌曰：太阳症备脉反沉迟，身体几几欲痉时；三两蒌根姜桂芍，二甘十二枣枚宜。

元犀按：痉是血虚筋燥为病，言湿者，是推其未成痉之前，湿气挟风而郁成内热也。本条云：太阳证备脉反沉迟者，此沉迟乃血虚所致，非脏寒证也。故以桂枝汤和营卫以祛风；加瓜蒌根则清气分之热，而大润太阳既耗之液，则经气流通，风邪自解，湿气自行，筋不燥而痉愈矣。

又按：方中姜、桂合甘、枣，为辛甘化阳；芍药合甘、枣，为苦甘化阴，阴阳和则得微汗而邪解矣。啜粥则又资阳明之谷气以胜邪，更深一层立法。但项背几几、脉浮数者，为风淫于外而内之津液未伤，故加葛根以宣外；脉沉迟者，为风淫于外而内之津液已伤，故加瓜蒌根以滋内，以瓜蒌根苦寒润燥之功大也。《内经》云：肺移热于肾，传为柔痉。庞安常谓：此方瓜蒌根不主项强几几，其意以肺热不令移于肾也。此解亦超。

葛根汤歌见《伤寒》

治太阳病，无汗而小便反少，气上冲胸，口噤不得语，欲作刚痉，此汤主之。

元犀按：无汗例用麻黄汤，然恶其太峻，故于桂枝汤加麻黄以发汗，君葛根以清经络之热，是发表中寓养阴之意也。又此方与前方皆是太阳中兼阳明之药，以阳明主宗筋也。

大承气汤

治痉病，胸满，口噤，卧不着席，脚挛急，必齘齿，可与此汤。

元犀按：胸满、口噤、脚挛急、齘齿等证，皆热甚灼筋，筋急而甚之象，以此汤急下而救阴。

齘牙药不能进，以此汤从鼻中灌之。三承气汤歌解见于《伤寒长沙方歌括》。

麻黄加术汤

治湿家身烦疼，发其汗为宜，慎不可以火攻之，宜此汤主之。

麻黄三两（去节）　桂枝二两　甘草一两（炙）　白术四两　杏仁七十个（去皮尖）

上五味，以水九升，先煮麻黄，减二升，去上沫，内诸药，煮取二升半，去滓，温服八合，覆取微汗。

歌曰：烦疼湿气裹寒中，发汗为宜忌火攻；莫讶麻黄汤走表，术加四两里相融。

元犀按：身烦疼者，寒湿之邪着于肤表也。肤表实，故无汗；无汗，则邪无从出矣。方用麻黄汤发肤表之汗，以散表寒，又恐大汗伤阴，寒去而湿反不去，加白术补土生液，而助除湿气，此发汗中寓缓汗之法也。又白术补脾驱湿之功甚大，且能助脾之转输而利水。观仲祖用术各方可知。今人炒燥、炒黑、上蒸、水漂等制，皆失经旨。

麻黄杏仁薏苡甘草汤

治病者一身尽疼，发热日晡所剧者，此名风湿。此病伤于汗出当风，或久伤取冷所致也。

麻黄半两　杏仁十个（去皮尖）　薏苡半两　甘草一两（炙）

上锉麻豆大，每服四钱匕，水一盏半，煎八分，去滓，温服。有微汗，避风。

歌曰：风湿身疼日晡时湿无去来，风有休息，与上节湿家分别在此，当风汗出当风取冷久伤取冷病之基；薏麻半两十枚杏，炙草扶中予其胜湿之权一两宜。

参：以上二方，为湿家立法也。又有风湿之证，其痛轻掣不可屈伸，非如湿家之痛，重着不能转侧，且湿家发热旦暮不殊，风湿发热日晡增甚（晡，申时也。阳明旺于申酉戌，土恶湿，今为风湿所干，当其旺时，邪正相搏，则反剧也）。湿无去来，风有休作，故名风湿。然言风，寒亦在其中。观原文云：汗出当风，或久伤取冷，意可知矣。盖痉病非风不成，湿痹无寒不作，方中麻黄散寒；薏苡除湿；杏仁利气，助麻黄驱寒之力；甘草补中，予薏苡胜湿之权。制方之精密如此。

防己黄芪汤

治风湿，脉浮，身重，汗出恶风者主之。

防己一两　甘草半两（炙）　白术七钱半　黄芪一两一分（一本用一两）

上锉麻豆大，每服五钱匕，生姜四片，大枣一枚，水盏半，煎八分，去滓温服。喘者加麻黄半两；胃中不和者加芍药三分；气上冲加桂枝三分；下有陈寒者加细辛三分。服后当如虫行皮中，从腰下如冰，后坐被上，又以一被绕腰下，温令微汗，差。

歌曰：身重脉浮汗上节无汗，故用麻黄发之；此节汗出，止用防己驱之恶风，七钱半术五钱甘草通，己芪一两磨分服每服五钱匕，四片生姜一枣充。

附加减歌：喘者再入五钱麻，胃不和兮芍药加，三分分字去声读，七钱五分今不差，寒取细辛气冲桂，俱照三分效可夸，服后如虫行皮里，腰下如冰取被遮，遮绕腰温得微汗，伊岐秘法阐长沙。

合参：上方治实邪无汗，即桂枝、麻黄二汤例也。虚汗自出，故不用麻黄以散之，只用防己以驱之。服后如虫行，及腰下如冰云云，皆湿气下行之征也。然非芪、术、甘草，焉能使卫阳复振而驱湿下行哉？

元犀按：张隐庵《本草经注》云：防己生于汉中者，破之纹如车辐，茎藤空通，主通气行水，以防己土之药，故有防己之名。《金匮》治水、治痰诸方，盖取气运于上而水能就下也。李东垣谓防己乃下焦血分之药，上焦气分者禁用等论，张隐庵历历指驳，使东垣闻之，当亦俯首无词。噫！不读《神农本经》而妄为臆说，甘为伊岐之罪人，复何责焉？防己功用，余先君注有《神农本草经》，议论甚详，毋庸再赘。

桂枝附子汤　白术附子汤　甘草附子汤

以上三方歌解、证治俱见《伤寒》。

白虎人参汤歌见《伤寒》

太阳中热者，暍①是也。汗出恶寒、身热而渴者主之。

元犀按：白虎，西方神名也。其令为秋，其政清肃。凉风至，白露降，则溽暑②潜消，以此汤有彻暑热之功，行清肃之政，故以白虎名之。

瓜蒂散③

治太阳中暍，身热疼重而脉微弱。此以夏月伤冷水，水行皮中所致也。

---

① 暍（yè）：《说文》：伤暑也；《玉篇》：中热也。

② 溽（rù）暑：盛夏湿热的气候。溽：湿，闷热。

③ 瓜蒂散：《金匮要略》作“一物瓜蒂散”。

此汤主之。

瓜蒂二七个①

上锉，以水一升，煮取五合，去滓，温服。

歌曰：暍病阴阳认要真，热疼身重得其因；暑为湿恋名阴暑，二七甜瓜蒂可珍。

元犀按：此物能去水气，水去则暑无所依而自愈矣。

尤在泾云：暑虽阳邪，而气恒与湿相合，阳求阴之义也；暑因湿入，而暑反居湿之中，阴包阳之象也。

又云：暑之中人也，阴虚而多火者，暑即寓于火之中，为汗出而烦渴；阳虚而多湿者，暑即伏于湿之内，为身热而疼重。故暑病恒以湿为病，而治湿即所以治暑。瓜蒂苦寒，能吐能下，去身、面、四肢水气，水去而暑解。此治中暑兼湿者之法也。

百合狐惑阴阳毒方

总歌：百合尤云：百脉朝于肺，以肺为主病从百脉成，起居冒昧各难名；药投吐利如神附，头痛参观溺更明。以溺时头痛为辨。盖百脉之所重，在少阴、太阳，以太阳统六经之气，其经上循巅顶，下通水道，气化不行，乃下溺而上头痛；少阴为生水之源，开合涩乃溺而淅然。

百合知母汤

百合病发汗后者，此方主之。

百合十枚　知母三两

上先以水洗百合，渍一宿，当白沫出，去其水，别以泉水二升，煎取一升，去滓；别以泉水二升煎知母，取一升，后合，煎取一升五合，分温再服。

歌曰：病非应汗汗伤阴，知母当遵三两箴；渍去沫涎七枚百合，别煎泉水是金针诸方煎法俱同。

元犀按：百脉俱朝于肺，百脉俱病，病形错杂，不能悉治，只于肺治之。肺主气，气之为病，非实而不顺，即虚而不足。百合能治邪气之实，而补正气之虚；知母入肺金，益其水源，下通膀胱，使天水之气合，而所伤之阴，转则其邪从小便出矣。若误汗伤阴者，汗为阴液，阴液伤，故以此汤维其阳，维阳即所以救阴也。

---

① 二七个：《金匮要略》作“二十个”。

王晋三云：本文云百脉一宗，明言病归于肺，君以百合甘凉清肺，即此可疗此疾，再佐以各经清解络热之药，治其病所从来。当用先后煮法，使不悖于手足经各行之理。若误汗伤太阳者，溺时头痛，以知母救肺之阴，使膀胱水府知有母气，救肺即所以救膀胱，是阳病救阴之法也。

百合滑石代赭石汤

百合病下之后者，此汤主之。

百合七枚（擘）　滑石三两（碎，绵裹）　代赭石如弹丸大一枚（碎，绵裹）

上先煎百合如前法，别以泉水二升煎滑石、代赭石，取一升，去滓，后合和重煎，取一升五合，分温服五合。

歌曰：不应议下下之差，既下还当竭旧邪；百合七枚赭弹大，滑须三两效堪夸。

元犀按：误下者，其热必陷，热陷必伤下焦之阴，故以百合清补肺金，引动水源；以代赭石镇离火①而不使其上腾；以滑石导热气而能通水府，则所陷之邪从小便而出，自无灼阴之患矣，此即见阳救阴法也。

王晋三云：误下伤少阴者，溺时淅然，以滑石上通肺，下通太阳之阳，恐滑石通府利窍，仍蹈出汗之弊，乃复代赭石重镇心经之气，使无汗泄之虞，是阴病救阳之法也。

百合鸡子黄汤

百合病吐之后者，此方主之。

百合七枚　鸡子黄一枚

上先煎百合如前法，取一斗，去滓，内鸡子黄搅匀，煎五分，温服。

歌曰：不应议吐吐伤中中者，阴之守也，必伏②阴精上奉功《内经》云：阴精上奉，其人寿；百合七枚洗去沫，鸡黄后入搅浑融。

元犀按：吐后伤中者，病在阴也。阴伤，故用鸡子黄养心胃之阴，百合滋肺气，下润其燥。胃为肺母，胃安则肺气和而令行，此亦用阴和阳，无犯攻阳之戒。

王晋三云：误吐伤阳明者，以鸡子黄救厥阴之阴，以安胃气，救厥阴，即所以奠阳明，救肺之母气，是亦阳病救阴之法也。

百合地黄汤

百合病，不经吐、下、发汗，病形如初者，此汤主之。

---

① 离火：心火。离：八卦之一，象征火，心属火。

② 伏：通“服”，佩服。

百合七枚　生地黄汁一升

上洗，煎百合如前法，取一升，去滓，内地黄汁，煎取一升五合，温分再服。中病勿更服，大便当如漆。

歌曰：不经汗下吐诸伤，形但如初守太阳迁延日久，始终在太阳经不变者；地汁一升百合七，阴柔最是化阳刚。

元犀按：病久不经吐、下、发汗，病形如初者，是郁久生热，耗伤气血矣。主之百合地黄汤者，以百合苦寒清气分之热，地黄汁甘润泄血分之热，皆取阴柔之品以化阳刚，为泄热救阴法也。中病者，热邪下泄，由大便而出矣，故曰如漆色。

百合洗方

百合病一月不解，变成渴者，此方主之。

上以百合一升，以水一斗，渍之一宿，以洗身。洗已，食煮饼，勿以盐豉也。

歌曰：月周不解渴因成，邪热流连肺不清；百合一升水一斗，洗身食饼不和羹勿以盐豉。

合参：皮毛为肺之合，洗其外，亦所以通其内也。又食煮饼者，假麦气、谷气以输津。勿以盐豉者，恐盐味耗水以增渴也。

瓜蒌牡蛎散

百合病渴不差者，此散主之。

瓜蒌根　牡蛎（熬）等分

上为细末，饮服方寸匕，日三服。

歌曰：洗而仍渴属浮阳，牡蛎蒌根并等量；研末饮调方寸匕，寒兼咸苦苦寒、咸寒效逾常。

元犀按：洗后而渴不差，是内之阴气未复。阴气未复，由于阳气之亢，故用牡蛎以潜其阳，瓜蒌根以生其津，津生阳降，而渴愈矣。

百合滑石散

百合病，变发热者，此散主之。

百合一两（炙）　滑石三两

上为散，饮服方寸匕，日三服。当微利者止服，热则除。

歌曰：前此寒无热亦无首章言如寒无寒，如热无热，变成发热热堪虞；清疏滑石宜三两，百合烘筛一两需。

元犀按：百合病原无偏热之证，变发热者，内热充满，淫于肌肤，非如热之比。主以百合滑石散者，百合清金泻火降逆气，从高源以导之；滑石退表里之热，利小便，二味合为散者，取散以散之之义，散调络脉于周身，引内外之热气，悉从小便出矣。

甘草泻心汤

治狐惑病，状如伤寒，默默欲眠，目不得闭，卧起不安，蚀于喉为惑，蚀于阴为狐，不欲饮食，恶闻食臭，其面目乍赤、乍黑、乍白。蚀于上部则声嗄，宜此汤；蚀于下部则咽干，宜苦参汤洗之；蚀于肛者，雄黄熏之。

甘草四两（炙）　黄芩　干姜　人参各三两　半夏半升　黄连一两　大枣十二枚

上七味，以水一斗，煮取六升，去滓，再煎取三升，温服一升，日三服。

歌曰：伤寒论中甘草泻心汤，却妙增参三两匡；彼治痞成下利甚，此医狐惑探源方。

元犀按：虫有情识，故能乱有情识之心脏而生疑惑矣。虫为血化之物，故仍归于主血之心。方且类聚群分，若有妖妄，凭借而然，其实不外本身之血气以为崇耳。此方补虚而化湿热，杂以辛苦之味，名曰泻心，意深哉！

苦参汤

庞安时《伤寒总病论》① 用苦参半斤，槐白皮、狼牙根各四两，煎，熏洗之。　苦参一升，以水一斗，煎取七升，去滓，熏洗，日三。

雄黄熏法

雄黄一味为末，简瓦二枚合之，烧，向肛熏之。

歌曰：苦参汤是洗前阴，下蚀从下而冲于上咽干热最深；更有雄黄熏法在，肛门虫蚀亦良箴蚀在肛者发痒，俗呼脏头风。

元犀按：蚀于喉为惑，蚀于阴为狐。狐惑病乃感风木湿热之气而生，寒极而化也。苦参苦寒，气清属阳，洗之以通阳道；雄黄苦寒，气浊属阴，熏之以通浊道，但雄黄禀纯阳之色，取其阳能胜阴之义也。熏洗二法，按阴阳分配前后二阴，此又别其阴中之阴阳也。二味俱苦寒而燥者，苦以泻火，寒以退热，燥以除湿，湿热退而虫不生矣。

赤小豆当归散

治脉数，无热，微烦，默默但欲卧，汗出，初得之三四日，目赤如鸠眼；七八日，目四眦黑。若能食者，脓已成也，此方主之；并治先便后血。

赤小豆三升，浸令芽出，曝干　当归十分

上二味，杵为散，浆水服方寸匕，日三服。

歌曰：眼眦赤黑变多般，小豆生芽曝令干；豆取三升归十分，杵调浆水

---

① 《伤寒总病论》：原作《伤寒总论》，据文义改。

日三餐。

元犀按：此治湿热侵阴之病，大抵湿变为热，则偏重于热。少阴主君火，厥阴主风木，中见少阳相火。病入少阴，故见微烦，默默但欲卧等证；病入厥阴，故目赤现出火色，目眦黑，现出火极似水之色。主以赤豆去湿，清热解毒，治少阴之病；当归导热养血，治厥阴之病；下以浆水，以和胃气。胃气与少阴和，则为火土合德；胃气与厥阴和，则为土木无忤。微乎！微乎！

又按：或谓是狐惑病，或谓是阴阳毒病，然二者皆湿热蕴毒之病，《金匮》列于二证交界处，即是承上起下法。

升麻鳖甲汤

治阳毒病，面赤斑斑如锦纹，咽喉痛，吐脓血，五日可治，七日不可治，此汤主之。

升麻二两　当归　甘草各一两　蜀椒（炒去汗）一两　鳖甲手指大一片，（炙）　雄黄半两（研）

上六味，以水四升，煮取一升，顿服之。老小再服，取汗。阴毒去蜀椒、雄黄。

歌曰：面赤斑纹咽痛毒为阳，鳖甲周围一指量，半两雄黄升二两，椒归一两草同行。

元犀按：非常灾疠之气，从口鼻而入咽喉，故阴阳二毒皆咽痛也。阴阳二证，不以寒热脏腑分之，但以面赤斑纹，吐脓血，其邪着于表者，谓之阳；面目青，身痛如被杖，其邪隐于表中之里者，为阴。

升麻鳖甲汤去雄黄蜀椒

治阴毒病，面目青，身痛如被杖，咽喉痛，五日可治，七日不可治，此汤主之。

歌曰：身疼咽痛面皮青，阴毒苛邪隶在经阴毒以面不赤而青，身不斑纹而痛如被杖别之，二证俱咽痛，俱五日可治、七日不可治；即用前方如法服四味照前法服，椒黄务去特叮咛蜀椒、雄黄二物，阳毒用之者，以阳从阳，欲其速散也，阴毒去之者，恐阴邪不可劫，而阴气反受损也。

王晋三云：升麻入阳明、太阳二经，升清逐秽，辟百邪，解百毒，统治温疠阴阳二病。如阳毒为病，面赤斑如锦纹；阴毒为病，面青，身如被杖，咽喉痛，毋论阴阳二毒，皆已入营矣。但升麻仅走二经气分，故必佐当归通络中之血，甘草解络中之毒，微加鳖甲守护营神，俾椒、黄猛劣之品攻毒透表，不能乱其神明；阴毒去椒、黄者，太阳主内，不能透表，恐反动疠毒也。《肘后》《千金方》阳毒无鳖甲者，不欲其守，亦恐留恋疠毒也。

卷　二

疟病方

鳖甲煎丸

治疟病以月一日发，当十五日愈；设不差，当月尽解；如其不差，结为癥瘕，名曰疟母，急治之，宜此丸主之。

鳖甲十二分（炙）　乌扇三分（烧。即射干）　黄芩三分　柴胡六分　鼠妇三分（熬）　干姜　大黄　桂枝　石韦（去毛）　厚朴　紫葳（即凌霄）　半夏　阿胶　芍药　牡丹皮　䗪虫各五分　葶苈　人参各一分　瞿麦二分　蜂窠四分（炙）　赤硝十二分　蜣螂六分（熬）　桃仁二分

上二十三味，为末，取煅灶下灰一斗，清酒一斛五升，浸灰，俟酒尽一半，着鳖甲于中，煮令泛爛如胶漆，绞取汁，内诸药，煎为丸，如梧子大，空心服七丸，日三服。附：《千金方》用鳖甲十二片，又有海藻三分，大戟一分，无鼠妇、赤硝二味。

歌曰：寒热虚实相来往，全凭阴阳为消长，天气半月而一更，人身之气亦相仿。否则天人气再更，邪行月尽差可想，疟病一月不能瘥，疟母结成癥瘕象。《金匮》急治特垂训，鳖甲赤硝十二分，方中三分请详言，姜芩扇妇朴韦问，葳胶桂黄亦相均，相均端令各相奋。君不见十二减半六分数，柴胡蜣螂表里部，一分参苈二瞿麦桃仁，牡夏芍䗪虫分各五，方中四分独蜂窠，体本经清质水土，另取灶下一斗灰，一斛半酒浸另服，纳鳖甲酒内煮如胶，绞汁煎药末丸遵古。空心七丸日服三每服七丸，一日三服也；卢子繇痎疟疏方云，渐加一十一丸。老疟得此效桴鼓。

尤在泾云：天气十五日一更，人之气亦十五日一更，气更则邪当解也。否则，三十日天人之气再更，而邪自不能留矣。设更不愈，其邪必假血依痰，结为癥瘕，僻处胁下，将成负固不服之势，故宜急治。鳖甲煎丸行气逐血之药颇多，而不嫌其峻；一日三服，不嫌其急，所谓乘其未集而击之也。

王晋三云：鳖甲煎丸，都用异类灵动之物，若水陆，若飞潜，升者降者，

走者伏者，咸备焉。但恐诸虫扰乱神明，取鳖甲为君守之，其泄厥阴破癥瘕之功，有非草木所能比者。阿胶达表熄风，鳖甲入里守神，蜣螂动而性升，蜂房毒可引下，䗪虫破血，鼠妇走气，葶苈泄气闭，大黄泄血闭，赤硝软坚，桃仁破结，乌扇降厥阴相火，紫葳破厥阴血结，干姜和阳退寒，黄芩和阴退热，和表里则有柴胡、桂枝，调营卫则有人参、白芍，厚朴达原，劫去其邪，丹皮入阴，提出其热，石韦开上焦之水，瞿麦涤下焦之水，半夏和胃而通阴阳，灶灰性温走气，清酒性暖走血。统而言之，不越厥阴、阳明二经之药，故久疟邪去营卫而着脏腑者，即非疟母，亦可借以截之。按《金匮》惟此丸及薯蓣丸药品最多，皆治正虚邪着久而不去之病，非集血气之药，攻补兼施，未易奏功。

白虎加桂枝汤

治温疟者，其脉如平，身无寒但热，骨节烦疼，时呕，此汤主之。

知母六两　石膏一斤　甘草二两（炙）　粳米六合　桂枝三两

上五味，以水一斗，煮米熟，汤成，去滓，温服一升，日三服。

歌曰：白虎原汤论已详，桂加三两另名方；无寒但热为温疟，骨节烦疼呕又妨。自虎汤歌见《伤寒歌括》。

王晋三云：《内经》论疟，以先热后寒、邪藏于骨髓者，为温、瘅二疟；仲景以但热不寒、邪藏于心者，为温、瘅二疟。《内经》所言，是邪之深者；仲景所言，是邪之浅者也，其殆补《内经》之未逮欤？治以白虎加桂枝汤，方义原在心营肺卫，白虎汤清营分热邪，加桂枝引领石膏、知母上行至肺，从卫分泄热，使邪之郁于表者，顷刻致和而疟已。至于《内经》温、瘅疟，虽未有方，然同是少阴之伏邪。在手经者为实邪，在足经者为虚邪。实邪尚不发表而用清降，何况虚邪有不顾虑其亡阴者耶？临证之生心化裁，是所望于用之者矣。

蜀漆散

治疟多寒者，名曰牝疟①，此散主之。

蜀漆（烧去腥）　云母（烧二日夜）　龙骨等分

上三味杵为散，未发前，以浆水服半钱匕。

歌曰：阳为痰阻伏心间，牝疟阴邪自往还；蜀漆云龙平等杵，先时浆服

---

① 牝疟：原文作牡疟。“牡”字误，据《外台秘要》引《伤寒论》原文，作“牝疟”，改正。《医方考》云：“牝，阴也，无阳之名，故多寒，名牝疟。”

不逾闲①。

王晋三云：邪气结伏于心下，心阳郁遏不舒，疟发寒多热少，不可谓其阴寒也。主之以蜀漆散，通心经之阳，开发伏气而使营卫调和。蜀漆，常山苗也，苗性轻扬，生用能吐；云母在土中，蒸地气上升而为云，故能入阴分，逐邪外出于表；然邪气久留心主之宫城，恐逐邪涌吐，内乱神明，故佐以龙骨镇心宁神，则吐法转为和法矣。

附《外台秘要》三方

牡蛎汤

治牝疟。

牡蛎　麻黄各四两　甘草二两　蜀漆三两

上四味，以水八升，先煮蜀漆、麻黄，去上沫，得六升，内诸药，煮取二升，温服一升。若吐，则勿更服。

歌曰：先煎三两蜀漆四两麻黄，四两牡蛎二甘后煮良；邪郁胸中须吐越②，驱寒散结并通阳。

犀按：疟多寒者名牝疟，是痰饮填塞胸中，阻心阳之气不得外通故也。赵氏云：牡蛎软坚消结，麻黄非独散寒，且能发越阳气，使通于外，结散阳通，其病自愈。

柴胡去半夏加瓜蒌根汤

治疟病发渴者，亦治劳疟。

柴胡八两　人参　黄芩　甘草各三两　瓜蒌根四两　生姜三两　大枣十二枚

上七味，以水一斗二升，煮取六升，去滓，再煎，取三升，温服一升，日三服。

歌曰：柴胡去夏为伤阴，加入蒌根四两珍；疟病渴因邪灼液，蒌根润燥可生津。

王晋三云：正疟，寒热相间，邪发于少阳，与伤寒邪发于少阳者稍异。《内经》言：夏伤于大暑，秋伤于风，病以时作，名曰寒疟。《金匮》云：疟脉多弦，弦数者风发，正于凄怆之水寒，久伏于腠理皮肤之间，营气先伤，而后风伤卫，故仲景用柴胡去半夏，而加瓜蒌根，其义深且切矣。盖少阳疟

① 逾闲：逾，越过。闲，范围。

② 吐越：用吐法祛邪外出。

病发渴者，由风火内淫，劫夺津液而然，奚堪半夏性滑利窍，重伤阴液，故去之。而加天花粉生津润燥，岂非与正伤寒半表半里之邪当用半夏和胃而通阴阳者有别乎？

柴胡桂姜汤歌见《伤寒》

治疟寒多微有热，或但寒不热，服一剂如神。

柴胡半斤　桂枝三两　干姜二两　瓜蒌根四两　黄芩三两　甘草二两　牡蛎二两

上七味，以水一斗，煮取六升，去滓，再煎，取三升，温服一升，日三。初服微烦，复服汗出便愈。

王晋三云：夏月暑邪，先伤在内之伏阴，至秋复感凉风，更伤卫阳。其疟寒多微有热，显然阴阳无争，故疟邪从卫气行阴二十五度；内无捍格之状，是营卫俱病矣，故和其阳即当和其阴。用柴胡和少阳之阳，即用黄芩和里；用桂枝和太阳之阳，即用牡蛎和里；用干姜和阳明之阳，即用天花粉和里；使以甘草调和阴阳。其分两阳分独重柴胡者，以正疟不离乎少阳也；阴药独重于花粉者，阴亏之疟以救液为急务也。和之得其当，故一剂如神。

元犀按：先贤云：疟病不离少阳。少阳居半表半里之间，邪入与阴争则寒，出与阳争则热。争则病作，息则病止。止后其邪仍居于少阳之经。愚意：外为阳，内为阴。先寒者，邪欲出，其气干于太阳，冲动寒水之气而作也。后热者，以胃为燥土，脾为湿土，湿从燥化则木亦从其化，故为热为汗也。汗后木邪仍伏于阳明之中，应期而发者，土主信也，盖久疟胃虚，得补可愈，故先君用白术生姜汤多效。

中风历节方

侯氏黑散

治大风四肢烦重，心中恶寒不足者。

菊花四十分　白术　防风各十分　桔梗八分　黄芩五分　细辛　干姜　人参　茯苓　当归　川芎　牡蛎　矾石　桂枝各三分

上十四味，杵为散，酒服方寸匕，日一服，初服二十日，温酒调服，禁一切鱼肉大蒜等，常宜冷食，六十日止，即药积在腹中不下也。热食即下矣，冷食自能助药力。

歌曰：黑散辛苓归桂芎，参姜矾蛎各三同；菊宜四十术防十，桔八芩须五分通。

犀按：王晋三云：程云来谓金匮侯氏黑散，系宋人校正附入唐人之方，因逸之，其辨论颇详。而喻嘉言独赞其立方之妙，驱风补虚，行堵截之法，良非思议可到。方中取用矾石以固涩诸药，冷服四十日，使之留积不散，以渐填其空窍，则风自熄而不生矣。此段议论，独开千古之秘，诚为治中风之要旨。读方下云，初服二十日，用温酒调，是不欲其遽填也；后服六十日，并禁热食，则一任填空窍矣。夫填窍本之《内经》“久塞其空”，是谓良工之语，煞有来历。

风引汤

除热瘫痫，主大人风引，少小惊痫瘈疭①，日数发，医所不疗，除热方。巢氏云：脚气宜此汤。

大黄　干姜　龙骨各四两　桂枝三两　甘草　牡蛎各二两　寒水石　滑石　赤石脂　白石脂　紫石英　石膏各六两

上十二味，杵，粗筛，以苇囊盛之，取三指撮，井花水三升，煮三沸，温服一升。按：方中干姜、桂枝宜减半用之。

歌曰：四两大黄二牡甘，龙姜四两桂枝三；滑寒赤白紫膏六，瘫痫诸风个里探。

元犀按：大人中风牵引，小儿惊痫瘈疭，正火热生风，五脏亢盛，及其归迸入心，其治同也。此方用大黄为君，以荡涤风火热湿之邪，随用干姜之止，而不行者以补之；用桂枝、甘草以缓其势，又用石药之涩以堵其路；而石药之中又取滑石、石膏清金以平其木；赤白石脂厚土以除其湿；龙骨、牡蛎以敛其精神魂魄之纷驰；用寒水石以助肾之真阴不为阳光所劫；更用紫石英以补心神之虚，恐心不明而十二经危也。明此以治入脏之风，游刃有余矣。后人以石药过多而弃之，昧孰甚焉！

防己地黄汤

治中风，病如狂状，妄行，独语不休，无热，其脉浮者。

防己　甘草各一分　桂枝　防风各三分

上四味，以酒一杯渍之，绞取汁，生地黄二斤，㕮咀，蒸之如斗米饭久，以铜器盛药汁，更绞地黄汁和，分再服。

歌曰：妄行独语病如狂，一分己甘三桂防；杯酒淋来取清汁，二斤蒸地绞和尝。

徐灵胎云：生渍取清汁归之于阳，以散邪热，蒸取浓汁归之于阴，以养

---

① 惊痫瘈疭：惊痫，即惊风或癫痫之疾。瘈，为筋脉拘急；疭，为筋脉松弛瘈疭，为惊风抽搐。

血。此皆治风邪归并于心，而为癫痫惊狂之病，与中风、风痹自当另看。

头风摩散

治头风。

大附子一枚　盐等分

上二味为散，沐了，以方寸匕摩头上，令药力行。

歌曰：头风偏痛治如何？附子和盐等分摩；躯壳病生须外治，马膏桑引亦同科。

《灵枢》：马膏，白酒和桂，桑钩钩之。醇酒入椒、姜，绵絮熨之，三十遍而止。皆外法也。特于此推论之。

桂枝芍药知母汤

治诸肢节疼痛，身体尪羸①，脚肿如脱，头眩短气，温温欲吐者。

桂枝四两　芍药三两　甘草　麻黄　附子各二两　白术　知母　防风各四两　生姜五两

上九味，以水七升，先煮麻黄减二升，去上沫，内诸药同煎取二升，温服七合，日三服。

歌曰：脚肿身羸欲吐形，芍三姜五是前型；知防术桂均须四，附子麻甘二两停。

元犀按：用桂枝汤去枣加麻黄，以助其通阳；加白术、防风，以伸其脾气；加附子、知母，以调其阴阳；多用生姜，以平其呕逆。

乌头汤

治历节病不可屈伸疼痛者，又主脚气疼痛不可屈伸。

麻黄　芍药　黄芪　甘草各三两（炙）　乌头五枚

上将乌头㕮咀，以蜜二升，煎取一升，即出乌头；另四味，以水三升，煮取一升，去滓，内蜜煎中，更煎之，服七合，不知，尽服之。

歌曰：历节疼来不屈伸，或加脚气痛维均；芍芪麻草皆三两，五粒乌头煮蜜匀。

尤在泾云：此治寒湿历节之正法也。寒湿之邪，非麻黄、乌头不能去；而病在筋节，又非皮毛之邪可一汗而散者。故以黄芪之补、白芍之平、甘草之缓，牵制二物，俾得深入而去留邪，如卫瓘②监钟、邓入蜀，使其成功而不及于乱，乃制方之要妙也。

---

① 尪（wāng）羸：瘦弱。

② 卫瓘（guàn）：三国曹魏后期至西晋初年重臣、书法家，曾参与灭蜀，平钟会之乱。

矾石汤

治脚气冲心。

矾石二两

上一味，以浆水一斗五升，煎三五沸，浸脚良。

歌曰：脚气冲心矾石汤，煮须浆水浸之良；湿收毒解兼除热，补却《灵枢》外法彰。

尤在泾云：脚气之病，湿伤于下而气冲于上。矾石味酸涩性燥，能却水收湿解毒，毒解湿收，上冲自止。

附 方

《古今录验》续命汤

治中风痱，身体不能自收持，口不能言，冒昧不知痛处，或拘急不得转侧。

麻黄　桂枝　人参　甘草　干姜　石膏　当归各三两　川芎一两五钱　杏仁四十枚

上九味，以水一斗，煮取四升，温服一升，当小汗，薄覆脊，凭几坐，汗出则愈；不汗，更服；无所禁，勿当风。并治但伏不得卧，咳逆上气，面目浮肿。

歌曰：姜归参桂草膏麻，三两均匀切莫差；四十杏仁芎两半，《古今录验》主风邪。

元犀按：风，阳邪也，气通于肝。痱，闭也。风入闭塞其毛窍，阻滞荣卫不行也。盖风多挟寒，初中时由皮肤而入，以渐而深入于内，郁久则化热，热则伤阴，阴伤内无以养其脏腑，外不能充于形骸，此即身体不能自收持、口不能言、冒昧不知痛处所由来也。主以《古今录验》续命汤者，取其祛风走表，安内攘外，旋转上下也。方中麻黄、桂枝、干姜、杏仁、石膏、甘草，以发其肌表之风邪，兼理其内蕴之热；又以人参、当归、川芎补血调气，领麻黄、石膏等药，穿筋骨，通经络，调荣卫，出肌表之邪。是则此方从内达外，圜转周身，驱邪开痱，无有不到。称曰《古今录验》续命汤，其命名岂浅哉？

《千金》三黄汤

治中风，手足拘急，百节疼痛，烦热心乱，恶寒，经日不欲饮食。

麻黄五分　独活四分　细辛二分　黄芪二分　黄芩三分

上五味，以水六升，煮取二升，分温三服，一服小汗，二服大汗。心热加大黄二分，腹满加枳实一枚，气逆加人参三分，悸加牡蛎三分，渴加瓜蒌根三分，先有寒加附子一枚。

歌曰：风乘火势乱心中，节痛肢拘络不通；二分芪辛四分独，黄芩三分五麻攻。

加减歌曰：二分黄加心热端，消除腹满枳枚单；虚而气逆宜参补，牡蛎潜阳悸可安；增入蒌根能止渴，各加三分效堪观；病前先有寒邪在，附子一枚仔细看。

元犀按：此附子治风中太、少，通护阴阳，驱邪之方也。足少阴属脾，主四肢，手足拘急，恶寒。经曰不欲饮食者，脾不运也。手少阴属心，主神，心病则神昏，故心乱而发烦热也。足少阴属肾，主筋骨，病则百节疼痛也。方用麻黄、黄芪入太阴，宣阳发表，净脾中之邪，以黄芩清其心热以止烦，又用细辛、独活入肾，穿筋骨，以散肾邪，此主治之大意也。方下气逆加人参等六法，其意未会，不敢强解，留俟后之学者。

《近效》术附汤

治风虚头重眩，苦极，不知食味。暖肌补中，益精气。

白术二两　附子一枚半（炮去皮）　甘草一两（炙）

上三味，锉，每五钱匕，生姜五片，大枣一枚，水盏半，煎七分，去滓，温服。

歌曰：一剂分服五钱匕，五片生姜一枣饵；枚半附子镇风虚，二术一草君须记。

喻嘉言云：此方全不用风药，但以附子暖其水脏，术、草暖其土脏。水土一暖，则浊阴之气尽趋于下，而头重苦眩及食不知味之证除矣。

崔氏八味丸

治脚气上入少腹不仁。即肾气丸，见妇人科。

《千金》越婢加术汤歌见水气病

治肉极热，则身体津脱，腠理开，汗大泄，厉风气，下焦脚弱。

麻黄六两　石膏半斤　甘草二两　生姜三两　白术四两　大枣十二枚

上六味，以水六升，先煮麻黄，去上沫，内诸药，煮取三升，分温三服。恶风加附子一枚。

元犀按：方中术、甘、姜、枣，所以维正气之根，不使阳随汗出，阴随热化也。恶风加附子者，所以预防其亡阳也。

血痹虚劳方

黄芪桂枝五物汤

治血痹，阴阳俱微，寸口关上微，尺中小紧，外证身体不仁，如风痹状。

黄芪　芍药　桂枝各三两　生姜六两　大枣十二枚

上五味，以水六升，煮取二升，温服七合，日三服。

歌曰：血痹如风体不仁，桂枝三两芍芪均，枣枚十二生姜六，须令阳通效自神。

元犀按：《内经》云：邪入于阴则为痹。然血中之邪，以阳气伤而得入，亦必以阳气通而后出。上节云：宜针引阳气，此节而出此方，此以药代针引之意也。

又按：此即桂枝汤去甘草之缓，加黄芪之强有力者，于气分中调其血，更妙倍用生姜以宣发其气，气行则血不滞而痹除，此夫倡妇随之理也。

桂枝龙骨牡蛎汤①

治失精家②，少腹弦急，阴头寒，目眩，发落，脉极虚、芤、迟，为清谷、亡血、失精。脉得诸芤动微紧，男子失精，女子梦交，此汤主之。

桂枝　芍药　生姜各三两　甘草二两　大枣十二枚　龙骨　牡蛎各三两

上七味，以水七升，煮取三升，分温三服。

歌曰：男子失精女梦交，坎离救治在中爻③；桂枝汤内加龙牡，三两相匀要细敲。

《小品》云：虚弱浮热汗出者，除桂加白薇一两五钱、附子一两，名曰二加龙骨汤。

徐氏云：桂枝汤，外证得之能解肌去邪气，内证得之能补虚调阴阳，加龙骨、牡蛎者，以失精、梦交为神精间病，非此不足以敛其浮越矣。

元犀按：徐忠可以龙骨、牡蛎“敛其浮越”四字括之，未免以二味为涩药，犹有人之见存也。吾于龙之飞潜，见阳之变化莫测；于海之潮汐，见阴之运动不穷。龙骨乃龙之脱换所遗，牡蛎乃海之精英所结，分之为对待之阴阳，合之为各具之阴阳，亦为互根之阴阳，难以一言尽也。其治效无所不包，

---

① 《金匮要略》作“桂枝加龙骨牡蛎汤”。

② 失精家：经常梦遗或滑精之人。

③ 坎离救治在中爻：救治阴阳偏亢，在于调整阴阳相对平衡。

余亦恐举一而漏万，惟能读《本经》、《内经》、仲景书者，自知其妙。

天雄散

天雄三两（炮）　白术八两　桂枝六两　龙骨三两

上四味，杵为散，酒服半钱匕，日三服，不知，稍增之。尤在泾云：此疑后人所附，为补阳摄阴之用也。

歌曰：阴精不固本之阳，龙骨天雄三两匡；六两桂枝八两术，酒调钱匕日三尝。

元犀按：此方虽系后人采取，然却认出春之脚，阳之家，而施以大温大补大镇纳之剂，可谓有胆有识。方中白术入脾以纳谷，以精生于谷也；桂枝入膀胱以化气，以精生于气也；龙骨具龙之性，龙能致水，以海为家，盖以精归于肾，犹水归于海而龙得其安宅也。深得《难经》所谓损其肾者益其精之旨。然天雄不可得，可以附子代之，断不可泥于小家天雄主上、附子主下之分。

小建中汤见《伤寒长沙方歌括》

治虚劳里急，悸，衄，腹中痛，梦失精，四肢酸疼，手足烦热，咽干口燥者主之。

张心在云：肺损之病，多由五志生火，销铄金脏，咳嗽发热，渐至气喘，侧眠，消瘦羸瘠，虚证交集，咽痛失音而不起矣。壮水之主，以制阳光。王冰成法，于理则通，而多不效，其故何欤？窃尝观于炉中之火而得之，炊饭者始用武火，将熟则掩之以灰。饭徐透而不焦黑，则知以灰养火，得火之用而无火之害，断断如也。五志之火内燃，温脾之土以养之，而焰自息，方用小建中汤。虚甚加黄芪，火得所养而不燃，金自清肃；又况饴糖为君，治嗽妙品，且能补土以生金，肺损虽难着手，不患其不可治也。然不独治肺损，凡五劳七伤，皆可以通治。

黄芪建中汤

治虚劳里急，诸不足者主之。

即小建中汤加黄芪一两五钱。气短胸满者，加生姜；腹中满者，去枣加茯苓一两半；及疗肺虚损不足，补气，加半夏三两。

歌曰：小建汤加两半芪，诸虚里急治无遗；急当甘缓虚当补，愈信长沙百世师。

加减歌曰：气短胸满生姜好，三两相加六两讨；如逢腹满胀难消，加茯两半除去枣。及疗肺虚损不足，补气还须开窍早；三两半夏法宜加，蠲除痰饮为至宝。

元犀按：虚劳里急者，里虚脉急也；诸不足者，五脏阴精阳气俱不足也。经云：阴阳俱不足，补阴则阳脱，泻阳则阴竭，如是者，当调以甘药。又云：针药所莫及，调以甘药，故用小建中汤。君以饴糖、甘草，本稼穑作甘之味，以建立中气，即《内经》所谓“精不足者，补之以味”是也；又有桂枝、姜、枣之辛甘，以宣上焦阳气，即《内经》所谓“辛甘发散为阳”是也。夫血气生于中焦，中土虚则木邪肆，故用芍药之苦泄，于土中泻木，使土木无忤，而精气以渐而复，虚劳诸不足者，可以应手而得耳。加黄芪者，以其补虚塞空，贯腠通络，尤有专长也。

八味肾气丸方见妇人科

治虚劳腰痛，少腹拘急，小便不利者，此丸主之。

薯蓣丸

治虚劳诸不足，风气百疾。

薯蓣三十分　人参七分　白术六分　茯苓五分　甘草二十分　当归十分　芍药六分　芎䓖六分　干地黄十分　麦冬六分　阿胶七分　干姜三分　大枣百枚（为膏）　桔梗五分　杏仁六分　桂枝十分　防风六分　神曲十分　柴胡五分　白蔹二分　豆黄卷十分

上二十一味，末之，炼蜜和丸如弹子大，空腹酒服一丸，一百丸为剂。

歌曰：三十薯蓣二十草，三姜二蔹百枚枣；桔茯柴胡五分匀，人参阿胶七分讨；更有六分不参差，芎芍杏防麦术好；豆卷地归曲桂枝，均宜十分和药捣；蜜丸弹大酒服之，尽一百丸功可造；风气百疾并诸虚，调剂阴阳为至宝。

魏念庭曰：人之元气在肺，人之元阳在肾，既剥削则难于遽复矣，全赖后天之谷气资益其生。是营卫非脾胃不能宣通，而气血非饮食无由平复也。仲景故为虚劳诸不足而兼风气百疾立此薯蓣丸之法。方中以薯蓣为主，专理脾胃，上损下损，至此可以撑持；以人参、白术、茯苓、干姜、豆黄卷、大枣、神曲、甘草助之，除湿益气，而中土之令得行矣；以当归、芎䓖、芍药、地黄、麦冬、阿胶养血滋阴；以柴胡、桂枝、防风去邪散热；以杏仁、桔梗、白蔹下气开郁。惟恐虚而有热之人，滋补之药上拒不受，故为散其邪热，开其逆郁，而气血平顺，补益得纳，为至当不易之道也。

酸枣仁汤

治虚劳虚烦不得眠。

酸枣仁二升　甘草一两　知母二两　茯苓二两　芎䓖一两

上五味，以水八升，煮酸枣仁得六升，内诸药煮取三升，分温三服。

歌曰：酸枣仁二升先煮汤，茯知二两佐之良；芎甘各一相调剂，服后恬然足睡乡。

尤在泾云：人寤则魂寓于目，寐则魂藏于肝。虚劳之人，肝气不荣，故以枣仁补敛之。然不眠由于虚烦，必有燥火痰气之扰，故以知母、甘草清热滋燥，茯苓、川芎行气除痰。皆所以求肝之治而宅其魂也。

大黄䗪虫丸

治五劳虚极羸瘦，腹满不能饮食，食伤、忧伤、饮伤、房室伤、饥伤、劳伤、经络营卫气伤，内有干血，肌肤甲错，两目黯黑，缓中补虚者，此丸主之。

大黄十分（蒸）　黄芩二两　甘草三两　桃仁一升　杏仁一升　芍药四两　干漆一两　虻虫一升　干地黄十两　水蛭百枚　蛴螬百枚　䗪虫半升

上十二味末之，炼蜜和丸小豆大，酒服五丸，日三服。

歌曰：干血致劳穷源委，缓中补虚治大旨；螬蛭百个䗪半升，桃杏虻虫一升止；一两干漆十地黄，更用大黄十分已；三甘四芍二黄芩，五劳要证须用此。此方世医勿惊疑，起死回生大可恃。

尤在泾曰：风气不去，则足以贼正气而生长不荣，故薯蓣丸为要方。干血不去，则足以留新血而渗灌不周，此丸为上剂。

愚按：此丸从《内经》四乌鲗一藘茹丸悟出，但不如四乌鲗一藘茹丸之平易近人也。

王晋三云：《金匮》血痹虚劳脉证九条，首条是汗出而风吹之，血凝于肤而为痹，然痹未至于干血，后六条是诸虚不足而成劳，然劳亦不至于虚极，故治法皆以补虚、和营卫、去风气为主方。若五劳虚极，痹而内成干血者，悉皆由伤而血瘀，由血瘀而为干血也。假如阴之五宫①，伤在五味，饮食自倍，则食伤于脾。西方生燥，在脏为肺，在志为忧，忧患不止，则营涩卫除，故忧伤于肺。以酒为浆，以妄为常，女子脱血，醉入房中，则饮伤于肝。嗜欲无穷，精气弛坏，则房劳伤于肾。谷气不盈，上焦不行，下脘不通，胃热阴亏，则饥伤于胃。尊荣人②有所劳倦，喘息汗出，其伤在荣，若负重努力人③，亦伤于荣，荣气属心，故劳伤于心。诸伤而胃亦居其一者，以五脏皆禀气于胃，为四时之病变，死生之要会。胃热液涸，则五脏绝阴气之源，而络

---

① 五宫：指心、肝、脾、肺、肾。

② 尊荣人：指养尊处优的人。

③ 努力人：指体力劳动者。

痹血干愈速，故饥伤亦列于脏伤之间。其第七句是总结诸伤皆伤其经络营卫之气也。细绎本文云：腹满不能食，肌肤甲错，面目黯黑。明是不能内谷以通流营卫，则营卫凝泣，瘀积之血牢不可破，即有新生之血，亦不得畅茂条达，惟有日渐羸瘦而成内伤干血劳，其有不死者几希矣。仲景乃出佛心仙手，治以大黄䗪虫丸。君以大黄，从胃络中宣瘀润燥，佐以黄芩清肺卫，杏仁润心营，桃仁补肝虚，生地滋肾燥，干漆性急飞窜，破脾胃关节之瘀血，虻虫性升，入阳分破血，水蛭性下，入阴分逐瘀，蛴螬去两肋下之坚血，䗪虫破坚通络行阳，却有神功，故方名标而出之，芍药、甘草扶脾胃，解药毒。缓中补虚者，缓舒也，绰也，指方中宽舒润血之品而言也。故喻嘉言曰：可用琼玉膏补之，勿以芪、术补中，失却宽舒胃气之义。

附　方

《千金翼》炙甘草汤歌见《伤寒》

治虚劳不足，汗出而闷，脉结悸，行动如常，不出百日，危急者十一日死。

徐云：此虚劳中润燥复脉之神方，今人喜用胶、麦等而畏用姜、桂，岂知阴凝燥气，非阳不能化耶？

魏云：仲景用阴阳两补之法，较后人所制十全、八珍等汤，纯美多矣。

《肘后》獭肝散

治冷劳，又主鬼疰①一门相染。

獭肝一具，炙干末之，水服方寸匕，日三服。

歌曰：獭肝变化少人知，一月能生一叶奇；鬼疰冷劳宜此物，传尸虫蛊是专司。

王晋三云：獭肝散，奇方也。葛稚川治尸疰、鬼疰，仲景治冷痨，皆取用之。

按：獭肝性温，能驱阴邪而镇肝魂，不使魂游于上，而生变动之证。盖疰者，邪注于脏也。若注于肝，则肝为善变之脏，邪与魂相合，证变便有二十二种，其虫三日一食，五日一退，变见之证，无非阴象，而獭肝一月生一叶，又有一退叶，是其性亦能消长出入，以杀隐见变幻之虫。真神品也。

① 鬼疰："疰"同"注"，一人死，一人复得，交相移易，交相灌注，因其病邪隐僻难见，似鬼邪作祟，故名鬼疰。

卷　三

肺痿肺痈咳嗽上气方

甘草干姜汤

治肺痿吐涎沫而不咳者，其人不渴，必遗尿，小便数。所以然者，以上虚不能制下故也。此为肺中冷，必眩，多涎唾，以此方温之。若服汤已渴者，属消渴。

甘草四两（炙）　干姜二两（炮）

上㕮咀，以水三升，煮取一升五合，去滓，分温再服。

歌曰：二两干姜四炙甘，姜须炮透旨须探《伤寒》《金匮》各方中，止此一方用炮；肺中津涸方成痿，气到津随得指南。

蔚按：肺痿皆为热证，然热有虚实之不同。实热宜用寒剂，而此则亡津液而致虚，以虚而生热。若投以苦寒之剂，非苦从火化而增热，则寒为热拒而不纳矣。此方妙在以甘草之大甘为主，佐以炮透之干姜，变其辛温之性而为苦温之用，于甘温除大热成法中，又参以活法。面面周到，神乎！神乎！

射干麻黄汤

治咳而上气，喉中水鸡声者，主之。

射干三两　麻黄　生姜各四两　细辛　紫菀　款冬花各三两　大枣七枚　半夏半升　五味半升

上九味，以水一斗二升，先煮麻黄两沸，去上沫，内诸药，煮取三升，分温三服。

歌曰：喉中咳逆水鸡声，三两干辛款菀行；夏味半升枣七粒，姜麻四两破坚城。

上方主温，此方主散。

尤在泾云：咳而上气，肺有邪则气不降而反逆也。肺中寒饮，上入喉间，为呼吸之气所激，则作声如水鸡。射干、紫菀、款冬利肺气，麻黄、细辛、生姜发邪气，半夏降逆气，而以大枣安中，五味敛肺，恐劫散之药并伤及其正气也。

皂荚丸

治咳逆上气，时时吐浊，但坐不得眠者，此丸主之。

皂荚八两（刮去皮，酥炙）

上一味末之，蜜丸梧子大，以枣膏和汤服三丸，日三夜一服。

歌曰：浊痰上气坐难眠，痈势将成壅又坚；皂荚蜜丸调枣下，绸缪须在雨之前。

蔚按：痰有固而不拔之势，故用皂荚开其壅闭、涤其污垢，又以枣膏安其胃气，祛邪中不离养正之法。

厚朴麻黄汤

治咳而脉浮者主之。

厚朴五两　麻黄四两　石膏如鸡子大　杏仁半升　半夏半升　干姜　细辛各二两　小麦一升　五味半升

上九味，以水一斗二升，先煮小麦熟，去滓，内诸药，煮取三升，温服一升，日三服。

歌曰：杏仁夏味半升量，升小麦四麻五朴良；二两姜辛膏鸡蛋大，脉浮咳喘此方当。一本半夏用至六升，此遵徐注，半夏止用半升。

元犀按：咳而脉浮者，内有饮而表有邪也。表邪激动内饮，饮气上凌，则心肺之阳为之蒙蔽，故用厚朴麻黄汤宣上焦之阳，降逆上之饮。方中厚朴宽胸开蔽，杏仁通泄肺气，助麻黄解表出邪，干姜、五味、半夏、细辛化痰涤饮，小麦保护心君，然表邪得辛温而可散，内饮非质重而难平，故用石膏之质重者，降天气而行治节，使水饮得就下之性，而无上逆之患也，尤妙先煮小麦，补心养液，领诸药上行下出，为攘外安内之良图。可知仲师之方无微不到，学者当细心体认，方得其旨焉。

泽漆汤

治咳而脉沉者，此汤主之。

半夏半升　泽漆三升（以东流水五斗，煮取一斗五升）　紫参（一本作紫菀）生姜　白前各五两　甘草　黄芩　人参　桂枝各三两

上九味，㕮咀，内泽漆汤中煮取五升，温服五合，至夜尽。

歌曰：五两紫参姜白前，三升泽漆法分煎；桂芩参草同三两，半夏半升涤饮专。

元犀按：咳而脉浮者，表有邪也。表邪不解，则干动内饮而为咳，用厚朴麻黄汤宽胸解表，一鼓而下，则外邪、内饮一并廓清矣。至于咳而脉沉者，

里不和也。里气不和，由于天气不降，治节不行，而水道不通，致内饮上逆为咳矣。用泽漆汤者，君泽漆，壮肾阴，镇水逆；佐以紫菀、白前，开肺气，散结气，以达阳气；又以半夏、黄芩，分阴阳，安胃气，以降逆气，并和里气；生姜、桂枝，调营卫，运阳气，并行饮气；人参、甘草，奠中土，交阴阳以和之。犹治水者，先修堤岸，以杜其泛滥之患也。先煮泽漆者，取其气味浓厚，领诸药入肾，充肾气，使其吸引有权，则能通府以神其妙用焉。

受业林礼丰按：本方主太阳之里，太阳底面便是少阴，咳而脉沉者，病在太阳之里、少阴之表也。盖太阳主皮毛，邪伤皮毛，必干于肺，肺伤则不能生水，而少阴之枢逆于下，故立此方。君以泽漆者，以其气味苦寒，壮肾阴，利水而止咳也，复用白前宣肺气，黄芩泄肺热，人参补肺虚，甘草安脾气，紫菀开结气，桂枝化膀胱，半夏降逆，生姜涤饮，则肺邪可驱，肺虚可补，肾阴可壮，州都可达矣。煎法先煮泽漆，汤成而后入诸药者，取其领诸药以神其妙用也。

麦门冬汤

治火逆上气，咽喉不利，止逆下气者，此汤主之。

麦门冬七升　半夏一升　人参　甘草各二两　粳米三合　大枣十二枚

上六味，以水一斗二升，煮取六升，温服一升，日三夜一服。

歌曰：火逆原来气上冲，一升半夏七升冬，参甘二两粳三合，枣十二枚是正宗。

喻嘉言云：于大建中气、大生津液队中，增入半夏之辛温一味，其利咽下气，非半夏之功，善用半夏之功，擅古今未有之奇矣！

葶苈大枣泻肺汤

治肺痈，喘不得卧者，主之。

葶苈（熬令黄色，捣丸如鸡子大）　大枣十二枚

上先以水三升煮枣，取二升，去枣，内葶苈，煮取一升，顿服。

歌曰：喘而不卧肺痈成，口燥口中辟辟干燥胸疼胸中隐隐痛数实呈肺痿脉数而虚，肺痈脉数而实；葶苈一丸十二枣，雄军直入夺初萌。

尤在泾云：葶苈苦寒，入肺泄气闭，加大枣甘温以和药力，与皂荚丸之饮以枣膏同法。

桔梗汤

治肺痈咳而胸满，振寒脉数，咽干不渴，时出浊唾腥臭，久久吐脓如米粥者，此汤主之。

桔梗一两　甘草二两

上以水三升，煮取一升，分温再服，则吐脓血也。

歌曰：脓如米粥肺须清，毒溃难支药要轻；甘草二兮桔一两，土金合化得生生。

元犀按：肺痈尚未成脓，用葶苈泻之，今已溃后，用此汤排脓解毒，宜缓治，不可峻攻也。余解见《伤寒长沙方歌括》。

越婢加半夏汤

治咳而上气，此为肺胀，其人喘，目如脱状①，脉浮大者，此汤主之。

麻黄六两　石膏半斤　生姜三两　大枣十二枚　甘草二两　半夏半升

上六味，以水六升，先煮麻黄，去上沫，内诸药，煮取三升，分温三服。

歌曰：风水多兮气亦多，水风相搏浪滔滔；全凭越婢平风水，加夏半升奠巨波。

元犀按：此肺胀，原风水相搏，热气奔腾，上蒸华盖，走入空窍，故咳而上气喘，目如脱状证。脉浮大者，风为阳邪，鼓荡于其间故也。方用麻黄、生姜直攻外邪，石膏以清内热，甘草、大枣可补中气，加半夏以开其闭塞之路，俾肺窍中之痰涎净尽，终无肺痈之患也。

小青龙加石膏汤

治肺胀，咳而上气，烦躁而喘，脉浮者，心下有水，此汤主之。

小青龙方见《伤寒论》，再加石膏二两，即此方也。

歌曰：小龙分两照原方，二两膏加仔细详；水饮得温方可散，欲除烦躁藉辛凉。

尤在泾云：此亦内邪外饮相搏之证，但兼烦躁，则挟有热邪。特加石膏，即大青龙例也。然心下有水，非温药不得开而去之，故不用越婢加半夏，而用小青龙加石膏。寒温并进，水热俱捐，于法为尤密矣。

魏念庭云：师为肺冷而干燥将痿者，立甘草干姜汤一方；为肺热而枯焦将致痿者，立麦门冬汤一方，皆预治肺痿之法也，师为有表邪而肺郁，恐成痿与痈者，立射干汤一法；为无外邪而气上逆者，恐其成痈，立皂荚丸一法；为有外邪而预理其肺者，立厚朴麻黄汤一法；有外邪而复有内热者，立泽漆汤一法，皆预治肺气，不令成痿痈之意也。又为有外邪而肺胀急，立越婢加半夏汤一法；有外邪而复有内热，肺胀烦躁者，立小青龙加石膏一法，亦皆预治肺气，不令成痈痿之意也。主治者果能明此，选择比属而用之，又何大患之可成乎？及肺痈已成，用大枣葶苈泻肺汤；久久吐脓如米粥，用桔梗汤。

---

① 目如脱状：形容两目胀突，有如脱出之状。

不以病之不可为而弃之，益见济人无已之苦心也。

附方

《外台》炙甘草汤方歌见《伤寒》

治肺痿涎唾多，心中温温液液者。

元犀按：肺痿涎唾多，心中温温液液者，心阴不足也。心阴不足则心阳上炽，势必克金而成肺痿。方用炙甘草汤生津润燥，养阴维阳，使阴复而阳不浮，则清肃之令自行于肺矣。余义见《伤寒论》，不再赘。

《千金》甘草汤歌解见《伤寒长沙方歌括》

甘草一味，以水三斗，煮减半，温分三服。

《千金》生姜甘草汤

治肺痿咳唾涎沫不止，咽燥而渴。

生姜五两　人参三两　甘草四两　大枣十五枚

上四味，以水七升，煮三升，分温三服。

歌曰：肺痿唾涎咽燥殃，甘须四两五生姜；枣枚十五参三两，补土生津润肺肠。

元犀按：中者，土也。土能生金，金之母，即资生之源也。夫肺痿咳唾涎沫不止，咽燥而渴者，是中土虚，水气逆，阻其津液不能上滋也。方用生姜甘草汤者，君生姜破阴行阳，蒸津液上滋；佐以人参，入太阴，振脾中之阳，育肺中之阴；又以枣、草助之，为资生之始，令土旺则生金制水矣。

《千金》桂枝去芍药加皂荚汤

治肺痿吐涎沫。

桂枝　生姜各三两　甘草二两　大枣十二枚　皂荚一枚，去皮子，炙焦

上五味，以水七升，微火煮取三升，分温三服。

歌曰：桂枝去芍本消阴，痰饮挟邪迫肺金；一个皂驱粘腻浊，桂枝运气是良箴。

元犀按：非辛温之晶，不能行阳运气；非甘润之品，不能补土生津。君以姜、桂之辛温，行阳消阴；佐以大枣、甘草之甘润，补阴生液；若夫开壅塞，涤污垢，以净其涎沫者，则皂荚尤有专长耳。

《外台》桔梗白散歌解见《伤寒歌括》

治咳而胸满，振寒脉数，咽干不渴，时出浊唾腥臭，久久吐脓如米粥者，为肺痈。

桔梗　贝母各三分　巴豆一分（去皮，熬，研如霜）

上三味为散，强人饮服半钱匕，羸者减之。病在膈上者吐脓，在膈下者泻出，若下多不止，饮冷水一杯则定。

《千金》苇茎汤

治咳有微热，烦满，胸中甲错，是为肺痈。

苇茎二升　薏苡仁半升　桃仁五十粒　瓜瓣半升

上四味，以水一斗，先煮苇茎得五升，去滓，内诸药煮取二升，服一升，再服，当吐如脓。

歌曰：胸中甲错肺痈成，烦满咳痰数实呈；苡瓣半升桃五十，方中先煮二升茎。

元犀按：此方以湿热为主。咳有微热、烦满、胸中甲错者，是湿热之邪结在肺也。肺既结，则阻其气血不行而为痈矣。方用苇茎解气分之热结；桃仁泄血分之热结；薏苡利湿，清结热之源；瓜瓣排瘀，开结热之路。方下注云：再服当吐如脓者，指药力行、肺痈溃矣。

葶苈大枣泻肺汤

治肺痈胸满胀，一身面目浮肿，鼻塞清涕出，不闻香臭酸辛，咳逆上气，喘鸣迫塞，此汤主之。方见上。三日一剂，可至三四剂，此先服小青龙汤一剂乃进。

奔豚方

奔豚汤

治奔豚气上冲胸，腹痛，往来寒热者，主之。

甘草　当归　芎䓖　黄芩　芍药各二两　半夏　生姜各四两　生葛五两　甘李根白皮一升

上九味，以水二斗，煮取五升，温服一升，日三夜一服。

歌曰：气冲腹痛号奔豚，四两夏姜五两葛根；归芍芎芩甘二两，李皮须到一升论。

按：《伤寒论》云：厥阴之为病，气上冲心。今奔豚而见往来寒热，腹痛，是肝脏有邪，而气通于少阳也。

魏念庭云：上下升降，无论邪正之气，未有不由少阳，少阳为阴阳之道路也。阴阳相搏则腹痛，气升则热，气降则寒，随奔豚之气作患也。

徐忠可云：此方合桂枝、小柴胡二汤，去柴胡，去桂枝，去大枣，以太阳、少阳合病治法，解内外相合之客邪。肝气不调而加辛温之芎、归，热气上冲而加苦泄之生葛、李根，不治奔豚，正所以深于治也。

尤在泾云：苓、桂为奔豚主药，而不用者，病不由肾发也。

按：服此汤而未愈者，用乌梅丸神效。

桂枝加桂汤歌见《伤寒》

治发汗后烧针令其汗，针处被寒，核起而赤者，必发奔豚，气从少腹上至心，灸其核上各一壮，与此汤主之。

元犀按：汗后又迫其汗，重伤心气，心气伤不能下贯元阳，则肾气寒而水滞也。加以针处被寒，为两寒相搏，必夹肾邪而凌心，故气从少腹上至心，发为奔豚也。灸之者，杜其再入之患；用桂枝汤补心气以解外邪；加桂者，通肾气，暖水脏，而水邪化矣。

茯苓桂枝甘草大枣汤歌见《伤寒》

治发汗后，脐下悸者，欲作奔豚，此汤主之。

此发汗后心气不足，而后肾气乘之，脐下悸，即奔豚之兆也。

孙男心典禀按：因惊而得，似只宜以心为治也。然自下而上，动于肾气，激乱于厥阴，而撤守在心，实三经同病也。仲景三方，亦微示其意，学者当隅反之。余读《金匮》茯苓桂枝甘草大枣汤治汗后肾气凌心，即悟桂枝甘草汤叉手冒心之治也，更悟桂枝去芍药加蜀漆牡蛎龙骨救逆汤火逆惊狂之治也。因奔豚汤治气上冲胸，即悟乌梅丸气上冲心之治，并四逆散加茯苓，心下悸之治也。因桂枝加桂汤治气从小腹上冲心，即悟理中汤去术加桂，脐下动气之治也。先祖云：仲景书一言一字，俱是活法，难与不读书者道，亦难与读书死于句下者道也。

【临床解读】

刘某，女，32岁。2022年1月12日初诊。

主诉：牙龈、上颚肿半月。

现症见：牙龈上颚肿，偶有淤血点渗血，口黏，口苦不干，嗳气频，矢气多，有肠鸣音，稍有烧心，右胁痛，间断发作，纳眠可，大便不成形，软便，完谷不化，日1次，小便调；排卵期乳房胀稍痛，舌质淡红，苔白，舌面瘀点，脉细。

处方：柴胡10克，枳壳10克，白芍20克，醋香附10克，苍术10克，川芎10克，栀子10克，神曲10克，川厚朴10克，槟榔10克，草果6克，羌活3克，甘草6克。10剂，每日1剂，水煎服。（孙玉信医案）

胸痹心痛短气方

瓜蒌薤白白酒汤

治胸痹病，喘息咳唾，胸背痛，短气，寸口脉沉而迟，关上小紧数者，此汤主之。

瓜蒌实一枚（捣）　薤白半升　白酒七升

上三味同煮，取二升，分温再服。

歌曰：胸为阳位似天空，阴气弥沦痹不通；薤白半升瓜蒌一个，七升白酒奏奇功。

孙男心典禀按：胸为气息之路，若阴邪占居其间，则阻其阳气不通，故生喘息、咳唾、胸背痛诸证。寸口者，脉之大会，阳之位也。《内经·诊脉篇》[①]云：上竟上者，胸喉中事也。上附上，右外以候肺，内以候胸中，左外以候心，内以候膻中。此云：寸口脉沉而迟，关上小紧数。寸口，即《内经》所谓上竟上也。沉为在里，迟为虚寒。关上者，即《内经》所谓上附上也。紧为阴邪，数为阳气，显系胸中阳气被阴寒痹塞，阻其前后之气，不相贯通，故见以上种种诸证。方中用瓜蒌开胸结，薤白宣心阳，尤妙在白酒散痹通阳，引气血环转周身，使前后之气贯通无碍，则胸中旷若太空，有何胸痹之患哉？

瓜蒌薤白半夏汤

治胸痹不得卧，心痛彻背者主之。

瓜蒌实一枚（捣）　薤白三两　半夏半升　白酒一斗

上四味同煮，取三升，温服一升，日三服。

歌曰：胸背牵疼不卧时上言胸背痛，兹又加以不得卧，其痛甚矣。所以然者，有痰饮以为之援也。半升半夏一蒌施；薤因性湿惟三两即前汤减薤白，只用三两，恶其湿也。增入半夏半升，取其燥也。斗酒同煎涤饮奇。

犀按：加半夏一味，不止涤饮，且能和胃而通阴阳。

枳实瓜蒌薤白桂枝汤

治胸痹，心中痞气留结在胸，胸满，胁下逆抢心者，此汤主之；人参汤亦主之。

枳实四枚　薤白半升　桂枝一两　厚朴四两　瓜蒌实一枚（捣）

---

① 《内经·诊脉篇》：当为《素问·脉要精要论》。

上五味，以水五升，先煮枳、朴，取二升，去滓，入诸药再煮数沸，分温再服。

歌曰：痞连胸胁逆攻心尤云：心下痞气，是气痹而成痞也。按：胁下逆抢心者，气不由中上而从胁逆，是中痹而阻诸气之往来也，薤白半升四朴寻；一个瓜蒌一两桂，四枚枳实撤浮阴尤云：宜急通其痞结之气。

元犀按：枳实、厚朴泄其痞满，行其留结，降其抢逆，得桂枝化太阳之气，而胸中之滞塞自开，以此三药与薤白、瓜蒌之专疗胸痹者而同用之，亦去疾莫如尽之旨也。

人参汤即桂枝人参汤。方见《伤寒论》

歌曰：理中加桂人参汤尤云：速复其不振之阳，阳复阴邪不散藏；休讶补攻分两道，道消小人道消道长君子道长细推详。

元犀按：此别胸痹证虚实之治。实者，邪气搏结，闭塞心胸，故不用补虚之品，而专以开泄之剂，使痹气开则抢逆平矣。虚者，心阳不足，阴气上弥，故不以开泄之剂，而以温补为急，使心气旺则阴邪自散矣。

尤在泾云：去邪之实，即所以安正；补阳之虚，即所以逐阴。是在审其病之久暂，与气之虚实而决之。

茯苓杏仁甘草汤

治胸痹，胸中气塞，短气者，此汤主之；橘皮枳实生姜汤亦主之。

茯苓三两　杏仁五十个　甘草一两

上三味，以水一斗，煮取五升，温服一升，日三服。不差，更服。

歌曰：痹而短气孰堪医，甘一苓三淡泄之；更有杏仁五十粒，水行则气自顺不求奇。

橘皮枳实生姜汤

橘皮一斤　枳实三两　生姜半斤

上三味，以水五升，煮取二升，分温再服。

歌曰：痹而气塞又何施？枳实辛香三两宜；橘用一斤姜减半，气开则结自散勿迟疑。

受业林礼丰按：胸痹胸中气塞者，由外邪搏动内饮，充塞于至高之分，闭其气路，非辛温不能涤饮散邪，非苦泄不能破塞调气。故重用橘皮、生姜之大辛大温者，散胸中之饮邪；枳实之圆转苦辛者，泄胸中之闭塞，譬之寇邪充斥，非雄师不能迅扫也。至若胸痹短气，乃水邪射肺阻其出气，只用甘草奠安脾气，杏仁开泄肺气，重用茯苓清治节，使水顺趋于下，水行而气自治，譬之导流归海而横逆自平也。二方并列，一用辛开，一用淡渗，学者当临机而酌宜焉。

薏苡附子散

治胸痹缓急者，此散主之。

薏苡仁十五两　大附子十枚（炮）

上二味，杵为散，服方寸匕，日三服。

歌曰：痹来缓急属阳微经云：阳气者，精则养神，柔则养筋，附子十枚切莫违，更有薏仁十五两，筋资阴养得阳归。

元犀按：薏苡禀阳明金气，金能制风，肝为风脏而主筋，取治筋之缓急，人之所知也。合附子以大补阳气，其旨甚奥。经云：阳气者，精则养神，柔则养筋是也。《伤寒论》桂枝加附子汤与此相表里。

桂枝生姜枳实汤

治心中痞，诸逆心悬痛者，此汤主之。

桂枝　生姜各三两　枳实五两

上三味，以水六升，煮取三升，分温三服。

歌曰：心悬而痛痞相连，痰饮上弥客气填；三两桂姜五两枳，祛寒散逆并攻坚。

元犀按：心下痞者，心阳虚而不布，阴邪潜居心下而作痞也。尤云：诸逆，该痰饮、客气而言。心悬痛者，如空中悬物摇动而痛也。此注亦超。主以桂枝生姜枳实汤者，桂枝色赤，补心壮阳；生姜味辛，散寒降逆；佐以枳实之味苦气香，苦主泄，香主散，为泄痞散逆之妙品，领姜、桂之辛温旋转上下，使阳气普照，阴邪迅扫而无余耳。

乌头赤石脂丸

治心痛彻背，背痛彻心者，此丸主之。

乌头一分（炮）　蜀椒　干姜各一两　附子半两　赤石脂一两

上五味末之，蜜丸如桐子大，先食服一丸，日三服。不知，稍加服。

歌曰：彻背彻胸痛不休前言心痛彻背，尚有止息之时，今则阴寒极而痛极矣，阳光欲熄实堪忧非薤白之类所能治也；乌头一分五钱附，赤石椒姜一两求。

喻嘉言曰：前后牵连痛楚，气血疆界俱乱，若用气分诸药，转益其痛，势必危殆。仲景用蜀椒、乌头一派辛辣，以温散其阴邪，然恐胸背既乱之气难安，而即于温药队中，取用干姜之守，赤石脂之涩，以填塞厥气所横冲之新队，俾胸之气自行于胸，背之气自行于背，各不相犯，其患乃除，此炼石补天之精义也。今人知有温气、补气、行气、散气诸法，亦知有填塞邪气攻冲之诀，令胸背阴阳二气并行不悖也哉。

附　方

九痛丸

治九种心痛一虫、二注、三风、四悸、五食、六饮、七冷、八热、九去来痛是也。而并以一方治之者，岂痛虽有九，其因于各冷结气者多耶？

附子三两（炮）　生狼牙　巴豆（去皮，熬，研如膏）　干姜　吴茱萸　人参各一两

上六味末之，炼蜜丸如梧桐子大，酒下。强人初服三丸，日三服。弱者二丸。

兼治卒中恶，腹胀，口不能言。又治连年积冷，流注心胸痛，并冷冲上气，落马，坠车，血疾等证，皆主之。忌口如常法。

歌曰：九种心疼治不难，狼牙吴萸姜巴豆附参安；附须三两余皆一，攻补同行仔细看。

魏云：凡结聚太甚，有形之物参杂其间，暂用此丸，政刑所以济德礼之穷也。

腹满寒疝宿食方

附子粳米汤

治腹中寒气，雷鸣切痛，胸胁逆满，呕吐者，此汤主之。

附子一枚（炮）　半夏　粳米各半升　甘草一两　大枣十枚

上五味，以水八升，煮米熟，汤成，去滓，温服一升，日三服。

歌曰：腹中切痛作雷鸣，胸胁皆膨呕吐成；附子一枚枣十个，半升粳夏一甘烹。

元犀按：腹中雷鸣，胸胁逆满呕吐，气也，半夏功能降气；腹中切痛，寒也，附子功能驱寒；又佐以甘草、粳米、大枣者，取其调和中土，以气逆为病进于上，寒生为病起于下，而交乎上下之间者，土也。如兵法击其中坚，而首尾自应也。

厚朴七物汤

治腹满发热十日，脉浮而数，饮食如故者，此汤主之。

厚朴半斤　甘草　大黄各三两　大枣十枚　枳实五枚　桂枝二两　生姜五两

上七味，以水一斗，煮取四升，温服八合，日三服。呕者加半夏五合，

下利去大黄，寒多者加生姜至半斤。

歌曰：满而便闭脉兼浮，三两甘黄八朴投；二桂五姜十个枣，五枚枳实效优优。

元犀按：病过十日，腹满发热，脉浮而数。夫脉浮而发热，邪盛于表也。腹满而脉数，邪实于里也。表里俱病，故以两解之法治之。取桂枝汤去芍药之苦寒，以解表邪而和营卫；小承气汤荡胃肠以泄里实。故虽饮食如故，以病已十日之久，表里交病，邪不去则正不复，权宜之法，在所必用也。呕者，气逆于上也，故加半夏以降逆；下利去大黄者，以表邪未解，恐重伤胃气以陷邪也；寒多加生姜者，以太阳本寒之所盛，重用生姜以散寒也。

大柴胡汤歌见《伤寒》

按之心下满痛者，此为实也，当下之，宜此汤。

犀按：实者当下症，大承气汤尤恐不及，况大柴胡汤乎？按之心下满痛者，太阳之邪逆而内干少阳，枢机阻而不利也。用大柴胡汤宣外达内，使少阳之气从太阳之开而解矣。

【临床解读】

郭某某，女，66岁。2021年6月18日初诊。

主诉：胰腺癌半月。（病人未知）

现病史：患者半年前开始出现胃痛，服药效差，半月前做磁共振并穿刺确诊为胰腺癌，不建议手术，准备化疗。现症见：胃脘疼痛，持续疼痛，能忍受，胃胀满，恶心，纳差，反酸，嗳气，左胁胀满，头蒙，眼干涩，不欲睁，口苦口干，乏力嗜睡，怕冷，二便调，50岁停经，舌质瘀暗，苔黄厚少津，脉沉滞。2021年5月磁共振检查显示肝内多发异常密度强化影，考虑转移。

处方：柴胡10克，黄芩10克，清半夏10克，生白芍10克，大黄3克（后下），炒枳实10克，蒟蒻30克（先煎），生黄芪30克，生姜3片，大枣（切开）3枚为引。15剂，每日1剂，水煎服。（张磊医案）

厚朴三物汤

治痛而便闭者，此汤主之。

厚朴八两　大黄四两　枳实五枚

上三味，以水一斗二升，先煮二味，取五升，内大黄煮取三升，温服一升，以利为度。

歌曰：痛而便闭下无疑，四两大黄朴倍之；枳用五枚先后煮，小承变法更神奇。

尤在泾云：承气意在荡实，故君大黄；三物意在行气，故君厚朴。

元犀按：此方不减大黄者，以行气必先通便，便通则肠胃畅而脏腑气通，通则不痛也。

大承气汤歌见《伤寒》

治腹满不减，减不足言，当下之。

以上三方，虽缓急不同，而攻泄则二，所谓中满泻之于内也。《伤寒论浅注》已解，毋庸再赘。

大建中汤

治心胸中大寒痛，呕不能饮食，腹中满，上冲皮起，出见有头足，上下痛而不可触近者，此汤主之。

蜀椒二合（炒去汗）　干姜四两　人参二两

上三味，以水四升，煮取二升，去滓，内胶饴一升，微火煎取二升，分温再服。如一炊顷，可饮粥一升，后更服，当一日食糜粥，温覆之。

歌曰：痛呕食艰属大寒，腹冲头足触之难腑脏经络皆寒所痹，痛甚手不可近也；干姜四两椒二合，参二饴升食粥安。

受业林礼丰按：胸为阳气出入之位。师云：心胸中大寒者，胸中之阳不宣，阴寒之气从下而上也。痛者，阴寒结聚也。呕者，阴寒犯胃也。不能食腹中满者，阴寒犯脾也。上冲皮起，出见有头足者，阴寒横逆于中也。上下痛而不可触近者，是寒从下上，彻上彻下，充满于胸腹之间，无分界限，阳气几乎绝灭矣。扼要以图，其权在于奠安中土。中焦之阳四布，上下可以交泰无虞，故主以大建中汤。方中重用干姜温中土之寒，人参、饴糖建中焦之气，佐以椒性纯阳下达，镇阴邪之逆，助干姜以振中胃之阳。服后一饮顷饮粥者，亦温养中焦之气以行药力也。

大黄附子汤

治胁下偏痛，脉紧弦，此寒也，以温药下之，宜此汤。

大黄三两　附子三枚　细辛二两

上三味，以水五升，煮取二升，分温三服。若强人，煮取二升半，分温三服，服后如人行四五里，进一服。

歌曰：胁下偏疼脉紧弦，若非温下恐迁延；大黄三两三枚附，二两细辛可补天。

尤在泾云：阴寒成聚，非温不能已其寒，非下不能去其结。故曰阴寒聚结，宜急以温药下之。

赤丸方

治寒气厥逆者。

乌头二两（炮）　茯苓四两　细辛一两　半夏四两

上四味末之，内真朱为色，炼蜜为丸，如麻子大，先食饮酒下三丸，日再服。一服不知，稍增，以知为度。

歌曰：寒而厥逆孰为珍？四两夏苓一两辛；中有乌头二两炮，蜜丸朱色妙通神。

元犀按：寒气而至厥逆，阴邪盛也，方中乌头、细辛以温散独盛之寒，茯苓、半夏以降泄其逆上之气，人所共知也。而以朱砂为色，其玄妙不可明言，盖以此品具天地纯阳之正色，阳能胜阴，正能胜邪，且以镇寒气之浮，而保护心主，心主之令行，则逆者亦感化而效顺矣。

大乌头煎

治腹满脉弦而紧，弦则卫气不行，即恶寒；紧则不欲食，邪正相搏，即为寒疝；寒疝绕脐痛，若发则白津出，手足厥冷；其脉沉紧者，此主之。

犀按：白津者，汗淡不成，或未睡时泄精漏精，大便下如白痰，若猪脂状，俱名白津。

乌头大者五枚（熬，去皮，不必咀）

上以水三升，煮取一升，去滓，内蜜二升，煎令水气尽，取二升，强人服七合，弱人服五合。不差，明日更服，不可一日更服。

歌曰：沉紧而弦痛绕脐，白津汗出淡而不咸之名厥逆四肢冷冷凄凄一身恶寒之甚，乌头五个煮添蜜，顷刻颠危快挈提。

元犀按：上条与本条，俱阴寒内结之症。寒为厥，气为逆，是积久阴邪聚满于中也。阴邪动则气逆，当为喘呕不能食矣；阴邪结则阻其阳气不行，故肢厥肤冷，腹中痛，自汗出矣。曰寒气厥逆者，乃纯阴用事，阳气将亡，法宜温中壮阳，大破阴邪，非甘温辛热之品，焉能救其万一哉？

当归生姜羊肉汤

治寒疝腹中痛，及胁痛里急者主之。

当归三两　生姜五两　羊肉一斤

上三味，以水八升，煮取三升，温服七合，日三服。若寒多，加生姜成一斤；痛多而呕者，加橘皮二两，白术一两；加生姜者，亦加水五升，煮取三升二合服之。

歌曰：腰痛胁疼腹胁皆寒气作主，无复界限，里急不堪是内之营血不足，致阴气不能相营而急，羊斤姜五并归三；于今豆蔻香砂法，可笑依盲授指南。

附加减歌曰：寒多增到一斤姜，痛呕宜加橘术商；术用一兮橘二两，祛痰止呕补中方。

元犀按：方中当归行血分之滞而定痛，生姜宣气分之滞而定痛，亦人所共晓也。妙在羊肉之多，羊肉为气血有情之物，气味腥膻浓厚，入咽之后即与浊阴混为一家，旋而得当归之活血而血中之滞通，生姜之利气而气中之滞通，通则不痛，而寒气无有潜藏之地，所谓先诱之而后攻之者也。苟病家以羊肉太补而疑之，是为流俗之说所囿，其中盖有命焉，知几者即当婉辞而去。

乌头桂枝汤桂枝汤见《伤寒》

治寒疝腹中痛，逆冷，手足不仁。若身疼痛，灸刺诸药不能治者，抵当乌头桂枝汤主之。

乌头五枚

上一味，以蜜二斤煎减半，去滓，以桂枝汤五合解之，令得一升后，初服五合，不知，即服三合；又不知，复加至五合。其知者如醉状，得吐者为中病。

歌曰：腹痛内寒身疼外寒肢不仁脾主四肢，不仁者，寒盛于中，无阳气以温之也，药攻刺灸治非真或攻其内，或攻其外，邪气牵制不服，而可以抵当其病者，惟有本方；桂枝汤照原方煮，蜜煮乌头合用神。

按：解之者，溶化也。知，效也。如醉状，外寒方解。得吐者，内寒已伸，故为中病也。

道光庚辰岁，予大小儿年二十六岁，初病时少腹满，两旁相去有六寸远结二痈，长三寸，阔二寸，不红不痛，其气似相通状，大便不通，发作寒热，食少。医者纷纭不一，或以托里发散，或用下法，药多不效。至二三日之后，少腹满，渐高胀及腹上，及胸胁，逆气冲及咽喉，药物饮食不能下咽，气喘，冷汗出，四肢厥，有一时许竟目直口开。予不得已，用大温回阳之剂灌之，其初不能下咽，后约进有四分之一，其气略平些，苏回。予查其病症，云夜夜泄精，或有梦，或无梦，泄时知觉，以手捏之，有二三刻久方止，夜夜如是，后惊不敢睡，至鸡鸣时亦泄，诊其脉弦细芤迟。余思良久，方觉阴寒精自出句，生二痈者，乃阴寒聚结也。治之非大温大毒之品，不能散阴寒之结；非大补元气，不能胜阴邪之毒也。后用四逆、白通、理中、建中等汤数服，病症渐渐而差。此足见长沙之法，运用无穷。愿后之学者，深思而自得焉可。

附 方

《外台》乌头汤

治寒疝，腹中绞痛，贼风入攻，五脏拘急，不得转侧，发作有时，令人阴缩，手足厥逆。即大乌头煎。方见上。

《外台》柴胡桂枝汤歌见《伤寒》

治心腹卒中痛者。

柴胡四两　黄芩一两半　人参一两半　半夏二合半　大枣十二枚　生姜三两　甘草一两　桂枝一两半　芍药一两半

上九味，以水六升，煮取三升，温服一升，日三服。

《外台》走马汤

治中恶心痛腹胀，大便不通。

巴豆二枚（去皮心，熬）　杏仁二枚

上二味，以绵缠搥令碎，热汤二合，捻取白汁饮之，当下。老少量之，通治飞尸、鬼击病。

歌曰：外来异气伤人多，腹胀心疼走马搓；巴杏二枚同捣细，冲汤捻汁好驱邪。

受业门人林士率雍按：中恶心痛，大便不通，此实邪也。然邪气虽实，亦以体虚而受也，是故有虚实寒热之异，不得执一说而定之。仲师附走马汤者，以巴豆辛温大毒，除鬼注蛊毒，利水谷道；杏仁甘、苦、温，有小毒，入肺经，肺为天，主皮毛，中恶腹胀满者，以恶毒不离皮毛口鼻而入，故亦从皮毛高原之处而攻之，以毒攻毒，一鼓而下也。此附治寒实大毒之邪，气虚者则不可用矣。近世有痧疾病，疑即此也。昔闻之先业师曰：今所谓痧疾者，乃六淫邪毒猛恶厉气所伤，凡所过之处，血气为之凝滞不行，其症或见身痛，心腹胀满绞痛；或通身青紫，四肢厥冷，指甲色如靛青，口噤，牙关紧闭，不能言语；或心中忙乱，死在旦夕，是邪毒内入矣。宜泻其毒，或刺尺泽、委中、足十趾，必使络脉贯通，气血流行，毒邪自解矣。愚意：轻者用刮痧之法，随即服紫金锭，或吐或下或汗出，务使经气流通，毒邪亦解；或吐泻不止，腹痛肢厥，大汗出，脉微欲绝者，宜用白通汤、通脉四逆汤、四逆汤等，以回阳气，以化阴邪，庶毒厉之邪渐消。若口不能开者，当从鼻孔中灌之。

《集验良方》有云：行路之人，路中犯此痧疾者，不得不用刮痧之法。刮后或其人不省者，宜用人尿拌土，将此土环绕脐中，复使同行之人向脐中溺之，使中宫温，则气机转运，血脉流行矣。

大承气汤歌见《伤寒浅注》

寸口脉浮而大，按之反涩，尺中亦微而涩者，有宿食也。此汤主之。

数而滑者，实也，此有宿食，下之愈，宜此汤。

下利不欲食者，此有宿食，当下之，宜此汤。

瓜蒂散歌见《伤寒长沙方》

治宿食在上脘，当吐之，宜此散主之。

卷　四

五脏风寒积聚方

旋覆花汤

治肝着，其人常欲蹈其胸上，先未苦时，但欲饮热者主之。

旋覆花三两　葱十四茎　新绛少许

上三味，以水三升，煮取一升，顿服。

歌曰：肝着之人欲蹈胸肝气着滞反行其气于肺，所谓横之病也。胸者肺之位，欲按摩之以通其气也，热汤一饮便轻松欲饮热者，欲着之气得热则散；覆花三两葱十四，新绛通行少许从。旋覆花咸温下气，新绛和血，葱叶通阳。新绛，查本草无此名。按《说文》：绛，大赤也。《左都赋》注：绛，草也，可以染色。陶宏景曰：绛，茜草也。

麻仁丸歌见《伤寒》

治趺阳脉浮而涩，浮则胃气强，涩则小便数，浮涩相搏，大便则坚，其脾为约，此丸主之。

按：脉浮者阳盛，脉涩者阴伤，脾为胃行其津液，阴伤则脾无所运矣。又约者弱也。脾弱不运，胃中谷食不化，则为积聚症也。余义见《伤寒论》，不再赘。

甘姜苓术汤一名肾着汤

治肾着之病，其人身体重，腰中冷，如坐水中，形如水状，反不渴，小便自利，饮食如故，病属下焦，身劳汗出，衣里冷湿，久久得之，腰以下冷痛，腹重如带五千钱者，此主之。

甘草　白术各二两　干姜　茯苓各四两

上四味，以水五升，煮取三升，分温三服，腰即温。

歌曰：腰冷溶溶坐水泉带脉束于腰间，肾着则腰带病，故溶溶如坐水中状，腹中如带五千钱；术甘二两姜苓四，寒湿同驱岂偶然？

尤在泾云：寒湿之邪，不在肾之中脏，而在肾之外府，故其治不在温肾以散寒，而在燠①土以胜水。若用桂、附，则反伤肾之阴矣。

痰饮咳嗽方

苓桂术甘汤歌见《伤寒》

治心下有痰饮，胸胁支满，目眩者。

次孙男心兰禀按：心下者，脾之部位也。饮凌于脾，致脾弱不输，不能制水，则生痰矣，故曰心下有痰饮也。胸乃人身之太空，为阳气往来之道路，饮邪弥漫于胸，盈满于胁，蔽其君阳，溢于支络，故曰胸胁支满也。动则水气荡漾，其变态无常，或头旋转，目冒眩，心动悸诸症，皆随其所作也。主以苓桂术甘汤者，以茯苓为君，盖以苓者令也，使治节之令行，而水可从令而下耳；桂枝振心阳以退其群阴，如离照当空则阴霾全消，而天日复明也；白术补中土以修其堤岸，使水无泛滥之虞；更以甘草助脾气转输以交上下，庶治节行，心阳振，土气旺，转输速，而水有下行之势，无上凌之患矣。

肾气丸歌见妇人杂病

治短气有微饮，当从小便去之，苓桂术甘汤主之，此丸亦主之。

次孙男心兰禀按：微者，不显之谓也。饮，水也。微饮者，犹阴霾四布，细雨轻飞之状，阻于胸中，蔽其往来之气，故曰短气。有微饮者，谓微饮阻其气路也。经云：呼出心与肺，吸入肝与肾。若心肺之阳虚，则不能行水化气，用苓桂术甘汤振心阳崇土以防御之，使天日明而阴霾散，则气化行矣。若肾虚而水泛，则吸引无权，当用肾气丸补肾行水，使肾气足，则能通腑而化气，化气则水道通矣。余解见妇人杂病，不再赘。

甘遂半夏汤

治脉伏，其人欲自利，利反快，虽利，心下续坚满，此为留饮欲去故也，此主之。

甘遂大者三枚　半夏十二枚（以水一升，煮取半升，去滓）　芍药五枚　甘草如指大一枚（炙）

上四味，以水二升，煮取半升，去滓，以蜜半升和药汁，煎取八合，顿服之。

歌曰：满从利减续还来去者自去，续者自续，甘遂三枚芍五枚；十二夏枚指大草，水煎加蜜法双该。

---

① 燠（yù）：暖，热。

尤在泾云：虽利，心下续坚满者，未尽之饮复注心下也。然虽未尽而有欲去之势，故以甘遂、半夏因其势而导之；甘遂与甘草相反而同用之者，盖欲其一战而留饮尽去，因相激而相成也；芍药、白蜜，不特安中，抑缓药毒耳。

十枣汤歌方见《伤寒》

脉沉而弦者，悬饮内痛，病悬饮者，此汤主之。

男元犀按：脉沉主里，弦主饮，饮水凝结，悬于胸膈之间，致咳引内痛也。悬饮既成，缓必滋蔓，急用十枣直达病所，不嫌其峻。意谓始成而即攻之，使水饮下趋而无结痛之患，所谓毒药去病者是也；若畏其猛而不敢用，必迁延而成痼疾矣。

大青龙汤歌见《伤寒》。

小青龙汤歌见《伤寒》

治病溢饮者，当发其汗，大青龙汤主之；小青龙汤亦主之。

男元犀按：师云：饮水流行归于四肢，当汗而不汗出，身体疼重，谓之溢饮，故病溢饮者，以得汗为出路。然饮既流溢，亦随人之脏气寒热而化。饮从热化，故立大青龙汤辛凉发汗以行水；饮从寒化，故立小青龙汤辛温发汗以利水。二方并列，用者当酌其宜焉。

木防己汤

治膈间支饮，其人喘满，心下痞坚，面色黧黑，其脉沉紧，得之数十日，医吐下之不愈，此汤主之。虚者即愈，实者三日复发。复与不愈者，宜此汤去石膏加茯苓芒硝汤主之。

木防己三两　石膏如鸡子大二枚　桂枝二两　人参四两

上四味，以水六升，煮取二升，分温再服。

歌曰：喘满痞坚面色黧，己三桂二四参施；膏枚二个如鸡子，辛苦寒温各适宜。

男元犀按：防己入手太阴肺，肺主气，气化而水自行矣；桂枝入足太阳膀胱，膀胱主水，水行而气自化矣。二药并用，辛苦相需，所以行其水气而散其结气也，水行结散，则心下痞坚可除矣。然病得数十日之久，又经吐下，可知胃阴伤而虚气逆。故用人参以生既伤之阴，石膏以镇虚逆之气，阴复逆平，则喘满面黧自愈矣。此方治其本来，救其失误，面面俱到。

木防己去石膏加茯苓芒硝汤

木防己三两　桂枝二两　茯苓　人参各四两　芒硝三合

上五味，以水六升，煮取二升，去滓，内芒硝，再微煎，分温再服，微利则愈。

歌曰：四两苓加不用膏，芒硝三合展奇韬；气行复聚知为实，以软磨坚自不劳。

魏念庭云：前方去石膏加芒硝者，以其邪既散而复聚，则有坚定之物留作包囊，故以坚投坚而不破者，即以软投坚而必破也。加茯苓者，亦引饮下行之用耳。

泽泻汤

治心下有支饮，其人苦冒眩者，主之。

泽泻五两　白术二两

上二味，以水二升，煮取一升，分温再服。

歌曰：清阳之位饮邪乘，眩冒频频苦不胜；泽五为君术二两，补脾制水有奇能。

受业林礼丰按：心者，阳中之阳。头者，诸阳之会。人之有阳气，犹天之有日也。天以日而光明，犹人之阳气会于头而目能明视也。夫心下有支饮，则饮邪上蒙于心，心阳被遏不能上会于巅，故有头冒目眩之病。仲师特下一“苦”字，是水阴之气荡漾于内，而冒眩之苦有莫可言传者，故主以泽泻汤。盖泽泻气味甘寒，生于水中，得水阴之气而能利水，一茎直上，能从下而上，同气相求，领水阴之气以下走，然犹恐水气下而复上，故用白术之甘温，崇土制水者以堵之，犹治水者之必筑堤防也。古圣用方之妙，有如此者；今人反以泽泻利水伐肾，多服伤目之说疑之。其说创于宋元诸医，而李时珍、张景岳、李士材、汪讱庵辈和之，贻害至今弗熄。然天下人信李时珍之《本草》者，殆未读《神农本草经》耶？余先业师《神农本经小注》最详，愿业斯道者，三复之而后可。

厚朴大黄汤

治支饮胸满者，此汤主之。

厚朴一尺　大黄六两　枳实四枚

上三味，以水五升，煮取二升，分温再服。

歌曰：胸为阳位似天空，支饮填胸满不通；尺朴为君调气分，四枚枳实六黄攻。

元犀按：支饮者，有支派之别也。胸乃阳气之道路，饮为阴邪，言胸满者，乃阴占阳位，填塞胸中而作满也。君以厚朴者，味苦性温，为气分之药，苦降温开，使阳气通，则胸中之饮化矣；枳实形圆臭香，香以醒脾，圆主旋转，故用以为佐；继以大黄直决地道，地道通，则饮邪有不顺流而下出哉？

又按：小承气汤是气药为臣，此汤是气药为君，其意以气行而水亦行，意深矣。三物汤、小承气汤与此汤药品俱同，其分两、主治不同，学者宜细心研究。

葶苈大枣泻肺汤歌见肺痈

支饮不得息，此主之。

元犀按：肺主气，为出入之路。师云：支饮不得息者，乃饮邪壅肺，填塞气路矣。方用葶苈泄肺气以开之，大枣补脾土以纳之，则气息得矣。

小半夏汤

治呕家本渴，渴者为欲解，今反不渴，心下有支饮故也，此汤主之。

半夏一升　生姜半斤

上二味，以水七升，煮取一升半，分温再服。

歌曰：呕家见渴饮当除饮以呕去，故渴，不渴应知支饮居饮能制燥，今以不渴，知心下有支饮；半夏一升姜八两，源头探得病根锄。

男元犀按：《神农本草经》载半夏之功治甚大，仲师各方，无不遵法用之。凡呕者，必加此味。元明后，误认为治痰专药，遂有用朴硝水浸者；有用皂角水及姜水浸者；有用白芥子和醋浸者；市中用乌梅、甘草、青盐等制造者，更不堪入药；近日通用水煮，乘热以白矾拌晒切片者，皆失其本性，不能安胃止呕。宜从古法，以汤泡七次，去涎用之，或畏其麻口，以姜汁、甘草水浸透心，洗净晒干，再以清水浸三日，每日换水，蒸熟晒干用之。支饮之症，呕而不渴者，旁支之饮未尽也。用小半夏汤者，重在生姜散旁支之饮，半夏降逆安胃，合之为涤饮下行之用。神哉！

己椒苈黄丸

治腹满，口舌干燥，此肠间有水气，此方主之。

防己　椒目　葶苈　大黄各一两

上四味末之，蜜丸如梧子大，先食饮服一丸，日三服，稍增，口中有津液。渴者，加芒硝半两。

歌曰：肠中有水口带干水既聚于下，则无复润于上，后即水饮之入，皆趋于下，不能滋其燥，且以益其满矣，腹里为肠按部观腹里为大小二肠部位，大肠主津液，今作满，为水气所伤，则津液不能上达于口舌，故干燥；椒己苈黄皆一两，蜜丸饮服日三餐。

程氏曰：防己、椒目导饮于前，大黄、葶苈推饮于后，前后分消则腹满减而水饮行，脾气转而津液生矣。与上方互异处，当求其理。

小半夏加茯苓汤

治卒呕吐，心下痞，膈间有水，眩悸者，主之。

半夏一升　生姜半斤　茯苓四两

上三味，以水七升，煮取一升五合，分温再服。

歌曰：呕吐悸眩痞又呈，四苓升夏八姜烹；膈间有水金针度，淡渗而辛得病情。

男元犀按：水滞于心下则为痞，水凌于心则眩悸，水阻胸膈，则阴阳升降之机不利，为呕吐。方用半夏降逆，生姜利气，茯苓导水，合之为涤痰定呕之良方。

五苓散歌见《伤寒》

治瘦人脐下有悸，吐涎沫而颠眩，此水也，此方主之。

喻嘉言云：水饮下郁于阴中，挟其阴邪，鼓动于脐则为悸，上入于胃则吐涎沫，及其郁极乃发，直上头目，为颠为眩。五苓散利水以发汗，为分利表里阴阳之法。

男元犀按：脐下动气，去术加桂，仲师理中丸法也。兹何以脐下悸而用白术乎？不知吐涎沫是水气盛，必得苦燥之白术方能制水；颠眩是土中湿气化为阴霾上弥清窍，必得温燥之白术方能胜湿。证有兼见，法须变通。

【临床解读】

邝某某，女，28 岁。2006 年 1 月 27 日初诊。

主诉：口干 4 年。

现病史：患者 4 年前无明显原因开始口干无唾液，不渴小则呕，纳差，喝小多，眠差，多梦，心烦，月经量少，经数 2~5 天，经前不眠，白带正常，大便调。舌质稍暗红，苔白干稍黄，脉细沉，每昼夜能饮水 5 千克，小便多，面色黄浮，曾有暴饮暴食现象，不喜辛辣。

处方：猪苓 10 克，茯苓 10 克，泽泻 10 克，炒白术 10 克，桂枝 3 克，陈皮 10 克，竹茹 30 克，制半夏 15 克，黄连 6 克。10 剂，每日 1 剂，水煎服。（张磊医案）

附　方

《外台》茯苓饮

治心胸中有停痰宿水，自吐出水后，心胸间虚，气满不能食，消痰气，令能食。

茯苓　人参　白术各三两　枳实二两　橘皮二两半　生姜四两

上六味，以水六升，煮取一升八合，分温三服，如人行八九里，通作一服进之。

歌曰：中虚不运聚成痰，枳二两参苓术各三，姜四橘皮二两半，补虚消满此中探。

男元犀按：人参乃水饮症之大忌，此方反用之，盖因自吐出水后虚气作满，脾弱不运而设也。方中人参补脾气，白术健胃气，生姜温中散寒气，茯苓降水气，橘皮、枳实化痰运参术，徐徐斡旋于中，以成其补虚消食散满之妙用。此方施于病后调养则可，若痰饮未散者，切不可用。

十枣汤歌见《伤寒》

咳家其脉弦，为有水，此主之。

支饮家，咳烦，胸中痛者，不卒死，至一百日或一岁，宜此汤主之。

男蔚按：凡人将咳之顷，喉间似哽非哽，似痒非痒，若有若无者，皆饮气干之也。饮气一干，则咳嗽作矣。除痨伤、积损，脉极虚、极细者，别有治法。若咳而脉弦，皆为水饮，皆宜十枣汤攻之。若诊得弦脉，畏不敢用，其饮动肺则咳，动心则烦，搏击阳气则胸痛，即到一百日一岁之久，亦以此方为背城之借，然亦危矣。此言治法当如是也，非谓必用其方，以致败名取怨。

喻云：咳嗽必因于痰饮，而五饮之中，独膈上支饮最为咳嗽根底。外邪入而合之固嗽，即无外邪，而支饮渍入肺中，自令人咳嗽不已，况支饮久蓄膈上，其下焦之气逆冲而上者，尤易上下合邪也。夫以支饮之故，而令外邪可内，下邪可上，不去支饮，其咳终无愈期矣。去支饮，用十枣汤，不嫌其峻。岂但受病之初，即蓄病已久，亦不能舍此而别求良法。

小青龙汤歌见《伤寒》

咳逆倚息不得卧，此方主之。

元犀按：十枣汤专主内饮而不及外邪，此方散外邪，涤内饮，为内外合邪之的方也。以下五方，皆本此方为加减。

桂苓五味甘草汤

治青龙汤下已，多唾口燥，寸脉沉，尺脉微，手足厥逆，气从少腹上冲胸咽，手足痹，其面翕热如醉状，因复下流阴股①，小便难，时复冒者，与此汤，治其气冲。按：脉沉微，支厥痹，面如醉，气冲时复冒，似少阴阴阳不交之症，学者可于临症时参辨之则可。

① 阴股：指大腿内侧。

桂枝　茯苓各四两　五味半升　甘草三两（炙）

上四味，以水八升，煮取三升，去滓，分温三服。

歌曰：青龙却碍肾元亏肾元亏而误服之，则动冲任之火，致变为已下诸证，上逆下流又冒时气从少腹上冲胸咽，或面热如醉，或热气流于两股，或小便难而昏冒，忽上忽下，在阳无主，如电光之闪烁无定；味用半升苓桂四，甘三扶土镇冲宜。

男元犀按：仲师五味子必与干姜同用，独此方不用者，以误服青龙之后冲气大动，取其静以制动，故暂停不用也。尤云：苓、桂能抑冲气使之下行，然逆气非敛不降，故以五味之酸敛其气，土厚则阴火自伏，故以甘草之甘补其中也。

桂苓五味甘草去桂加姜辛汤

治服前药冲气即低，而反更咳、胸满者，此汤主之。

茯苓四两　甘草　干姜　细辛各三两　五味子半升

上五味，以水八升，煮取三升，去滓，温服半升，日三服。

歌曰：冲气低时得桂苓之力而低咳寒饮渍肺则咳满寒饮贮胸则满频，前方去桂益姜辛两次用桂而邪不服，以桂能去阳分凝滞之寒，不能驱脏腑沉匿之寒，必得干姜、细辛大辛太热，方能泄胸中之满而止咳也；姜辛三两依原法，原法通微便出新。

苓甘五味姜辛半夏汤

治服药前咳满即止，而更复渴，冲气复发者，以细辛、干姜为热药也。服之当遂渴，而渴反止者，为支饮也。支饮者，法当冒，冒者必呕，呕者复内半夏，以去其水。

茯苓四两　甘草　细辛　干姜各三两　半夏　五味各半升

上六味，以水八升，煮取三升，去滓，温服半升，日三服。

歌曰：咳满平时咳满之病，得姜辛而除渴又加，旋而不渴饮余邪；渴者，以辛姜之热动之也；渴反止者，有余饮以制燥也。饮去则渴，饮来则不渴而冒呕。冒而必呕半升夏，增入前方效可夸。

男元犀按：前言气冲，是真阳上奔，必用桂、苓招纳之；此言气冲，是热药鼓之，只用半夏以降逆则愈。且冒而呕，半夏为止呕之神药也。一本去甘草，恐甘而助呕也。

苓甘五味姜辛半夏杏仁汤

治服药前水去呕止，其人形肿者肺气不行也。加杏仁主之。其症应内麻黄，以其人遂痹，故不内之。若逆而内之者，必厥，所以然者，以其人血虚，麻黄发其阳故也。

茯苓四两　甘草　干姜　细辛各三两　五味　半夏　杏仁各半升

上七味，以水一斗，煮取三升，去滓，温服半升，日三服。

歌曰：咳轻呕止肿新增，面肿须知肺气凝；前剂杏加半升煮，可知一味亦规绳。

男元犀按：形气，肺也。肺主皮毛，为治节之官。形肿者，肺气不行，凝聚不通故也。加杏仁者，取其苦泄辛开，内通肺气，外散水气。麻黄亦肺家之药，何以不用？虑其发越阳气而重伤津液也。

苓甘五味姜辛夏杏大黄汤

治面热如醉，此为胃热上冲熏其面，以前方加大黄以利之。

茯苓四两　甘草　干姜　细辛各三两　五味　半夏　杏仁各半升　大黄三两

上八味，以水一斗，煮取三升，去滓，温服半升，日三服。

歌曰：面热如醉火邪殃胃热上冲熏其面，前剂仍增三两黄，驱饮辛温药一派，别能攻热制阳光。

男元犀按：与冲气上逆、发热如醉者不同，彼因下焦阴中之阳虚，此不过肺气不利，滞于外而形肿，滞于内而胃热，但以杏仁利其胸中之气，大黄泄其胃中之热，则病愈矣。从咳逆倚息起至此，六方五变为结局，学者当留心细认。

徐忠可云：已上数方，俱不去姜、辛，即面热如醉亦不去，何也？盖以二味最能泄满止咳，凡饮邪未去，须以二味刻刻预防也。按：孙真人最得此秘，观麦门冬汤、五味子汤、补肺汤可见，余于此汤，凡桑白皮、阿胶、天冬、麦冬、茯苓、龙骨、牡蛎之类，随证加入，其效无比。

小半夏加茯苓汤见上

先渴后呕，为水停心下，此属饮家，此汤主之。

犀在直趋庭闻训曰：此一节与上文似不相属，而不知先生治咳，着眼在“水饮”二字，故于完篇之后，随口逗出，此言外之提撕也。今试畅发其义。盖饮水邪也，其本起于足太阳、足少阴二经，以二经为水之专司也。然太阳之水为表水，肤腠不宜水气，以致壅塞而为饮，则以小青龙发之。发之不能尽者，当从太阳之里而疏瀹①之，十枣汤是也。少阴之水为里水，下焦有寒，不能制伏本水，以致逆行而为饮，则以真武汤镇之。镇之而不尽服者，当从少阴之表而化导之，苓桂术甘汤是也。更进一步，从中土以提防之，从高原

① 瀹（yuè）：疏导。

而利导之。熟则生巧，不能以楮墨①传也。近时喜用滑套之方，以六安煎、金沸草汤居于青龙之上，济生肾气丸、七味地黄丸驾乎真武之前，大体不碍者，吾亦姑如其说，究竟不如先生之原方效如桴鼓也。

消渴小便不利淋病方

肾气丸歌见妇人杂病

治男子消渴，小便反多，以饮一斗，小便亦一斗，此丸主之。

尤在泾云：水液属阴，非气不至。气虽属阳，中实含水，水与气非一亦非二也。方中若无桂、附，何以振作肾中颓落之阳，游溢精气，上输脾肺邪？

五苓散歌见上

治脉浮，小便不利，微热消渴者，宜利小便发汗。

又治渴欲饮水，水入则吐者，名曰水逆。

尤在泾云：热渴饮水，水入不能已其热，热亦不能消其水，水与热结，热浮水外，故小便不利，微热消渴。此利其与热俱结之水，去其水外浮溢之热，热除水去，渴当自止。又热已消而水不行，则逆而成呕，乃消渴之变证，曰水逆亦主之。

文蛤散歌见《伤寒》

治渴欲饮水不止者，此散主之。

男元犀按：与《伤寒论》文蛤散症不同。《伤寒论》云：肉上粟起，反不渴者，水寒浸肺，涌于外，遏于上，其热被却不得出也。文蛤入肺降肺气，除湿热，利小便，取其以壳治壳之义也。本节云渴欲饮水不止者，上无水湿遏郁，中有燥热上焚，脾干胃燥，不能生津滋渴，饮水不止者，燥甚也。水性轻和，不能生津润燥，文蛤则味咸寒，能育阴润燥，洒除热气，下出小便，燥热除，阴液长，而渴饮平矣。

瓜蒌瞿麦丸

治小便不利者，有水气，其人若渴者，宜之。

薯蓣　茯苓各三两　瓜蒌根二两　附子一枚（炮）　瞿麦一两

上五味末之，炼蜜丸如梧子大，饮服二丸，日三服；不知，增至七八丸，以小便利，腹中温为和。

歌曰：小便不利渴斯成，水气留中液不生下焦火衰，中焦土弱，水气存于中，

---

① 楮（chǔ）墨：纸和墨。也指文字或书画。

阻其上下之津液不行；三两薯蓣瞿一两，一枚附子二蒌行。

男元犀按：《内经》云：膀胱者，州都之官，津液存焉，气化则能出矣。余于气化能出之义，而借观之烧酒法，益恍然悟矣，酒由气化，端赖锅下之火力，方中附子补下焦之火，即其义也；酒酿成之水谷，收于锅内而蒸之，其器具亦须完固，方中茯苓、薯蓣补中焦之土，即其义也；锅下虽要加薪，而其上亦要频换凉水，取凉水之气，助其清肃以下行，则源源不竭，方中瓜蒌根清上焦之力，即其义也；至于出酒之窍道，虽云末所当后，亦须去其积垢而通达，方中瞿麦一味专通水道，清其源而并治其流也。方后自注“腹中温”三字，大有深义。

蒲灰散

小便不利者，此散主之；滑石白鱼散、茯苓戎盐汤并主之。

蒲灰半分　滑石三分

上三味杵为散，饮服方寸匕，日三服。

歌曰：小便不利用蒲灰，平淡无奇理备该；半分蒲灰三分滑，能除湿热莫疑猜。

滑石白鱼散

滑石　乱发（烧）　白鱼各二分

上三味杵为散，饮服方寸匕，日三服。

歌曰：滑石余灰乱发用火烧，名血余炭，与白鱼，专司血分莫踌躇；药皆平等擂调饮，水自长流不用疏。

茯苓戎盐汤

茯苓半斤　白术二两　戎盐弹子大一枚

上三味，先将茯苓、白术煎成，入戎盐再煎，分温三服。

歌曰：一枚弹大取戎盐，茯苓半斤火自潜；更有白术二两佐，源流不滞自濡沾。

尤在泾云：蒲，香蒲也。宁原云：香蒲去湿热，利小便，合滑石为清利小便之正法也。《别录》云：白鱼开胃下气，去水气，血余疗转胞，小便不通，合滑石为滋阴益气，以利其小便者也。《纲目》：戎盐即青盐，咸寒入肾，以润下之性而就渗利之职，为驱除阴分水湿之法也。仲师不详见证，而并出三方，以听人之随证审用，殆所谓引而不发者欤。

按：蒲灰散主湿热气分，滑石白鱼散主血分，茯苓戎盐汤入肾除阴火。二散可疗外疮，多效。

白虎加人参汤歌见《伤寒》

治渴欲饮水，口干燥者，主之。

男元犀按：小便不利者，水病也。天水一气，金为水母，金气不行，则水道不通。曰渴欲饮水，口干燥者，火甚烁金，水源将竭也。治求其本，故用白虎加人参汤润燥金，补水源，使天气降而水气行，则渴燥自止矣。

猪苓汤歌见《伤寒》

治脉浮，发热，渴欲饮水，小便不利者，宜之。

男元犀按：此与五苓散症迥别。五苓散主脾不转输而水停，故发汗利水，为两解表里法；此则胃热甚而津液干，故以清热而滋燥，用育阴利水法，二者只差一粟，学者自当细察焉。

水气病方

越婢加术汤即越婢汤加白术四两。方见下

治里水，一身面目黄肿，其脉沉，小便不利，故令病水。假令小便自利，此亡津液，故令渴，此汤主之。

歌曰：里水脉沉面目黄，水风相搏湿为殃；专需越婢平风水，四两术司去湿良。

男元犀按：水被热蓄，气为湿滞，致外不得通阳而作汗，内不能运气而利水，故令病水。云：假令小便自利三句，疑非里水病也。越婢汤发肌表之邪，以清内蓄之热，加白术运中土，除湿气，利其小便，此分消表里法也。或云：越婢散肌表之水，加白术止渴生津也。按：岂有小便自利亡津液而作渴者，仍用此汤，不顾虑其重伤津液乎？

防己黄芪汤歌见湿病中

治风水，脉浮身重，汗出恶风者，此汤主之。

男元犀按：恶风者，风伤肌腠也。身重者，湿伤经络也。脉浮者，病在表也。何以不用桂枝、麻黄以发表祛风，而用防己、黄芪以补虚行水乎？盖以汗出为腠理之虚，身重为土虚湿胜，故用黄芪以走表塞空；枣、草、白术以补土胜湿；生姜辛以去风，温以行水；重用防己之走而不守者，领诸药环转于周身，使上行下出，外通内达，迅扫而无余矣。

越婢汤

治风水恶风，一身悉肿，脉浮不渴，续自汗出，无大热，此汤主之。

麻黄六两　石膏半斤　生姜三两　甘草二两　大枣十二枚

上五味，以水六升，先煮麻黄，去上沫，内诸药，煮取三升，分温三服。恶风加附子一枚；风水加术四两。

歌曰：一身悉肿属风多，水为风翻涌巨波；二草三姜十二枣，石膏八两六麻和。

男元犀按：恶风者，风也。一身悉肿者，水也。脉浮者，风发也。风为阳邪，风动则水火战而浪涌矣，涌于上则不渴，涌于外则续自汗出。云无大热者，热被水蔽，不得外越，内已酝酿而成大热矣。前章云身重，为湿多；此章云一身悉肿，为风多。风多气多热亦多，系属猛风，故君以石膏重镇之品，能平息风浪以退热，引麻黄直越其至阴之邪，协生姜散肌表之水，一物而两握其要也。又以枣、草安中养正，不虑其过散伤液，所以图万全也。

防己茯苓汤

治皮水四肢肿，水气在皮肤中，四肢聂聂动①者，此汤主之。

防己　黄芪　桂枝各三两　茯苓六两　甘草二两

上五味，以水六升，煮取二升，分温三服。

歌曰：四肢聂聂动无休，皮水情形以此求；己桂芪三草二两，茯苓六两砥中流。

徐忠可云：药亦同防己黄芪汤，但去术加桂、苓者，风水之湿在经络近内，皮水之湿在皮肤近外，故但以苓协桂，渗周身之湿，而不以术燥其中气也。不用姜、枣者，湿不在上焦之营卫，无取乎宣之也。

越婢加术汤歌见上

里水病，此汤主之；甘草麻黄汤亦主之。

男元犀按：风水，皮水之外，有正水而兼色黄，名里水。里水虽无发汗之法，而邪盛正不衰者，亦必藉麻黄之力深入其中，透出于外，以收捷效。今色黄是湿热相杂于内，宜此汤；如寒气凝结于内，宜甘草麻黄汤。

甘草麻黄汤

甘草二两　麻黄四两

上二味，水五升，先煮麻黄，去上沫，内甘草，煮取三升，温服一升，重覆汗出，不汗，再服。慎风寒。

歌曰：里水原来自内生，一身面目肿黄呈；甘须二两麻黄四，气到二药上宣肺气，中助土气，外行水气因知水自行。

蔚按：麻黄发汗最捷。徐灵胎谓其无气无味，不专一经，而实无经不到。

---

① 四肢聂聂动：此处形容肌肤轻微颤动。

盖以出入于空虚之地，凡有形之气血，不得而御之也。

麻黄附子汤歌见《伤寒》

杏子汤阙　徐、尤云：疑是麻杏甘石汤

水之为病，其脉沉小，属少阴，浮者为风，无水虚胀者为气。水，发其汗即已。脉沉者，宜麻黄附子汤；浮者，宜杏子汤。

客问曰：《金匮》水气篇杏子汤方阙，诸家注说疑为麻杏甘石汤，不知是否？犀答曰：非也。麻杏甘石汤，《伤寒论》治发汗后汗出而喘，主阳盛于内也。本节云：水之为病，发其汗即已。未云热之为病自汗出也。盖麻杏甘石汤治内蕴化热自汗出之症，此水之为病，发其汗为宜，则麻杏甘石汤不可用矣。客又曰：何以知杏子汤，方用麻黄而不用石膏乎？余答曰：师云：水病发其汗即已。故知其必用麻黄，而不用石膏矣。夫以石膏质重，寒凉之性能除里热，清肺胃，同麻黄、杏仁降逆镇喘，外则旋转于皮毛，用之退热止汗则可，用之发表驱寒则不可耳。然则此篇师言脉沉小属少阴，用附子温经散寒，主石水之病，即可知脉浮属太阳，用杏子启太阴之气，主正水之病，为变其脉症言之也。恐石膏之凝寒，大有关于脾肾，故不可用焉。高明如徐忠可及二张二程，俱疑为麻杏甘石汤。甚矣！读书之难也。而余以为其即麻黄、杏仁、甘草三味，不知是否？以俟后之学者，客悦而去。

蒲灰散歌见消渴

治厥而为皮水者，此主之。

按：皮水久而致溃，为逆而不顺之证，以此散外敷之。此厥字言证之逆，非四肢厥逆之谓也。诸家多误解。

黄芪芍药桂枝苦酒汤

治黄汗病，身体肿，发热，汗出而渴，状如风水，汗沾衣，色正黄如柏汁，脉自沉，从何得之？以汗出入水中浴，水从汗孔入得之，此汤主之。

黄芪五两　芍药　桂枝各三两

上三味，以苦酒一升、水七升相合，煮取三升，温服一升，当心烦，服至六、七日乃解。若心烦不止者，以苦酒故也。

歌曰：黄汗脉沉出汗黄，水伤心火郁成殃；师云：汗出入水中浴，水气从汗孔入而伤其心，故水火相浸而色黄，水气搏结而脉沉也；黄芪五两推方主，桂芍均三苦酒勷。止汗太急，故心烦也，至六、七日乃解者，正复而邪自退也。

男元犀按：桂枝行阳，芍药益阴，黄芪气味轻清，外皮最厚，故其达于皮肤最捷，今煮以苦酒，则直协苦酒之酸以止汗，但汗出于心，止之太急，反见心烦，至六七日，正复邪退，烦必自止。而不止者，以苦酒阻其余邪未

尽故也。

又按：凡看书宜活看，此证亦有从酒后汗出当风所致者，虽无外水，而所出之汗，是亦水也。凡脾胃受湿，湿久生热，湿热交蒸而成黄，皆可以汗出入水浴之意悟之也。

桂枝加黄芪汤

黄汗之病，两胫自冷；假令发热，此属历节。食已汗出，又身常暮盗汗出者，此荣气也。若汗出已，反发热者，久久其身必甲错；发热不止者，必生恶疮。若身重，汗出已辄轻者，久久必身瞤，瞤即胸中痛，又从腰以上汗出，下无汗，腰髋弛痛，如有物在皮中状，剧者不能食，身疼痛，烦躁，小便不利，此为黄汗，桂枝加黄芪汤主之。

桂枝　芍药　生姜各三两　甘草　黄芪各二两　大枣十二枚

上六味，以水八升，煮取三升，温服一升，须臾啜热稀粥一升余以助药力，温覆，取微汗；若不汗，更服。

歌曰：黄汗都由郁热来，历详变态费心裁；桂枝原剂芪加二，啜粥重温令郁久郁变证，从汗而达开。

男元犀按：黄本于郁热，得汗不能透彻，则郁热不能外达。桂枝汤虽调和营卫，啜粥可令作汗，然恐其力量不及，故又加黄芪以助之。黄芪善走皮肤，故前方得苦酒之酸而能收，此方得姜、桂之辛而能发也。

前方止汗，是治黄汗之正病法；此方令微汗，是治黄汗之变证法。

桂甘姜枣麻辛附子汤

治气分，心下坚，大如盘，边如旋盘，此汤主之。

桂枝　生姜各三两　细辛　甘草　麻黄各二两　附子一枚（炮）　大枣十二枚

上七味，以水七升，先煮麻黄，去上沫，内诸药，煮取二升，分温三服，当汗出，如虫行皮中，即愈。

歌曰：心下如盘边若杯如旋杯，辛甘麻二附全枚；姜桂三两枣十二，气分须从气转回大气一转，结气乃散。

参：此证是心肾交病，上不能降，下不能升，日积月累，如铁石难破。方中用麻黄、桂枝、生姜以攻其上，附子、细辛以攻其下，甘草、大枣补中焦以运其气。庶上下之气交通，而病可愈，所谓大气一转，其结乃散也。

枳术汤

治心下坚，大如盘，边如旋盘，水饮所作，此汤主之。

枳实七枚　白术二两

上二味，以水五升，煮取三升，分温三服，腹中软即当散也。

歌曰：心下如盘大又坚，邪之结聚散验其边；术宜二两枳枚七，苦泄转疗水饮愆。

蔚按：言水饮，所以别于气分也。气无形，以辛甘散之；水有形，以苦泄之。方中取白术之温以健运，枳实之寒以消导，意深哉。

此方与上方互服，亦是巧法。

附　方

《外台》防己黄芪汤方见风湿

治风水，脉浮为在表，其人或头汗出，表无他病，病者但下重，从腰以上为和，以下当肿及阴，难以屈伸。

卷　五

黄疸病方

茵陈蒿汤歌见《伤寒》

治谷疸，寒热不食，食即头眩，心胸不安，久久发黄，此汤主之。

男元犀按：太阴，湿土也；阳明，燥土也。经云：谷入于胃，游溢精气，其上输下转，藉脾气之能也。谷疸者，食谷入胃，脾气不输，湿与热并，久则熏蒸成黄，黄成则荣卫流行之机为之阻而不利，故有寒热不食之病。经云：食入于阴，长气于阳。食则头眩，心胸不安者，谷入于胃，挟浊气以上干也。主以茵陈蒿汤者，茵陈禀冬令寒水之气，寒能胜热；佐以栀子味苦泻火，色黄入胃；挟大黄以涤胃肠之郁热，使之屈曲下行，则谷疸之邪悉从二便而解矣。

【临床解读】

程某，女，62岁。2019年7月5日初诊。

主诉：胃胀1个月余。

现病史：患者于河南省某医院住院时被诊断为：①肝占位，肝脓肿可能性大；②脓毒血症；③感染性休克；④肝内外胆管积气扩张；⑤肝方外叶胆管结石；⑥多浆膜腔积液；⑦低钠血症；⑧胆囊切除术后；⑨高血压；⑩低蛋白蛋症；⑪肝硬化；⑫脾大。就诊时现症见：胃胀稍痛，偶嗳气，胃灼热，无反酸，口干不苦，纳差，睡眠可，大便干结，两到三天一次，小便黄，舌质淡，舌白，似豆腐渣样，脉洪大。精神较差，面色发黄，脚肿，身黄目黄，小便黄。

处方：茵陈60克，大黄10克（后下），炒白术15克，制附子10克，干姜10克，茯苓30克，猪苓30克，泽泻15克，冬瓜皮30克，生薏苡仁30克，桃仁10克，郁金20克。10剂，每日1剂，水煎服。（孙玉信医案）

硝石矾石散

治黄家日晡所发热，而反恶寒，此为女劳得之；膀胱急，少腹满，身尽黄，额上黑，足下热，因作黑疸，其腹胀如水状，大便必黑，时溏，此女劳之病，非水病也。腹满者难治，此散主之。

硝石熬黄　矾石烧，等分

上二味为散，大麦粥汁和，服方寸匕，日三服。病随大小便去，小便正黄，大便正黑，是其候也。

歌曰：身黄额黑渐及一身之黄俱黑足如烘，腹胀如水状，便溏便溏而色黑晡热从日晡热，以申属膀胱，酉属肾也；等分矾硝和麦汁，女劳疸病夺天工。

徐忠可云：硝能散虚郁之热，为体轻脱，而寒不伤脾；矾能却水，而所到之处邪不复侵，如纸既矾，即不受水渗也。以大麦粥调服，益土以胜水，合而用之，则散郁热，解肾毒。其与气血阴阳、汗下补泻等法，毫不相涉，所以为佳。

栀子大黄汤

治酒疸，心中懊侬，或热痛者，此汤主之。

栀子十四枚　大黄二两　枳实五枚　豉一升

上四味，以水六升，煮取二升，分温三服。

歌曰：酒疸懊侬郁热蒸，大黄二两豉盈升；栀子十四枳枚五，上下分消要顺承。

元犀按：栀子、豆豉彻热于上，枳实、大黄除实去满于下，此所谓上下分消，顺承热气也。

徐忠可云：因酒徒阴分大伤，故不用燥药以耗其津，亦不用渗药以竭其液，谓热散则湿不能留也。凡治湿热而兼燥者，于此可悟。

桂枝加黄芪汤歌见水气病中

治黄疸病，但当利其小便。假令脉浮者，当以汗解之，宜此汤。

男元犀按：黄疸症多由湿热内郁而成，为病在内也。郁在内者，宜内解，故曰当利其小便，小便通则所郁皆去矣。假令脉浮者，病在肌表也，当外解，故曰当以汗解之。桂枝汤解肌发表，加黄芪助之，以黄芪有发汗退黄之专长也。

猪膏发煎

治诸黄疸病。

猪膏半斤　乱发如鸡子大三枚

上二味，和膏中煎之，发消药成，分再服，病从小便出。《千金》云：太医校尉史脱家婢黄病服此，胃中燥粪下便差，神验。

歌曰：诸黄腹鼓大便坚，古有猪膏八两传；乱发三枚鸡子大，发消药熟始停煎。

男元犀按：猪膏主润燥，发灰主通小便。故《神农本草经》有自还神化句最妙，谓发为血余，乃水精奉心化血所生。今取以炼服，仍能入至阴之脏，助水精以上奉心脏之神，以化其血也。沈自南谓寒湿入于血分，久而生热，郁蒸气血不利，证显津枯血燥，皮肤黄而暗晦，即为阴黄，当以此治之。且热郁既久，阴血无有不伤，治者皆宜兼滋其阴，故曰诸黄主之。又按：时医惑于以人补人之说，每遇虚证，辄以紫河车配药。余幼时随侍，闻家君与客常谈及紫河车一物。曰：某也服此，今反肌肉羸瘦，某也服此，病反增剧。吾行道数十年，见有用紫河车者，未尝一效。余默识之。今省中行道辈，遇病人家有余赀或病证虚弱火炽等证，即曰：非紫河车不能成功也。呜呼！是医也而能活人乎？是药也而能活人乎？

茵陈五苓散

治黄疸病。

茵陈十分　五苓散五分

上二味和，先食饮服方寸匕，日三服。

歌曰：疸病传来两解方表里两解，茵陈末入五苓尝；五苓五分专行水，茵陈十分却退黄。

男元犀按：五苓散功专发汗利水，助脾转输；茵陈蒿功专治湿退黄，合五苓散为解郁利湿之用也。盖黄疸病由湿热瘀郁，熏蒸成黄，非茵陈蒿推陈致新，不足以除热退黄；非五苓散转输利湿，不足以发汗行水。二者之用，取其表里两解，为治黄之良剂也。

大黄硝石散

治黄疸腹满，小便不利而赤，自汗出，此为表和里实，当下之，宜此汤。

大黄　黄柏　硝石各四两　栀子十五枚

上四味，以水六升，煮取二升，去滓，内硝更煮取一升，顿服。

歌曰：自汗表无邪也屎难大便难腹满时，表和里实贵随宜；硝黄四两柏同数，十五枚栀任指麾。

男元犀按：黄疸病湿热交郁，不得外通，今自汗出者，外已通也。腹满、小便不利而赤者，湿热仍实于里也。实者当下，故用大黄除满去实，硝石领热气下趋二便，又以黄柏除湿退黄，栀子散热解郁。湿热散，二便调，则里气亦和矣。

小半夏汤歌见痰饮

治黄疸病，小便色不变，欲自利，腹满而喘，不可除热，热除必哕。哕者，此汤主之。

元犀按：《伤寒论》云：瘀热在里，身必发黄。此云小便色不变，欲自利者，可知内无瘀热矣。盖喘满属中气虚弱，故曰不可除热。师恐后人误投寒剂伤中，故立小半夏汤以救误治也。用半夏和胃以镇逆，生姜温理中脏，中温则升降自如，而喘满呕逆自愈。

又按：若中虚发黄者，余每用理中汤、真武汤等加茵陈蒿，多效。

【临床解读】

陈某，女，48岁。2022年2月18日初诊。

主诉：胃脘痞满、食谷不化3日。

现病史：患者2022年2月8日于郑州某医院因胆囊结石掉入胆总管导致梗阻黄疸，行微创术将结石取出，而后出现胃脘痞满，食谷不化，吐白色泡沫涎，气短，心悸，自觉肝区部有下坠感，月经经期，量少，色鲜红，两胁肋不舒，口中和，纳差，眠差易醒，二便调，舌质淡红，苔黄厚，边涎，脉细无力。查彩超：胆囊壁水肿，毛糙，胆囊颈部结石，胆总管增宽；肝右叶钙化灶。

处方：党参10克，炒白术15克，干姜10克，黄连6克，砂仁10克（后下），清半夏10克，枳实10克，陈皮10克，茯苓30克，川厚朴10克，甘草6克，郁金10克。10剂，每日1剂，水煎服。（孙玉信医案）

小柴胡汤歌见《伤寒》

治诸黄腹痛而呕者，宜此汤主之。

男元犀按：呕者，胃气不和也。腹痛者，木邪犯胃也。小柴胡汤达木郁，和胃气，使中枢运则呕痛止而黄退矣。非小柴胡汤可概治诸黄也。

小建中汤歌见《伤寒》

治男子黄，小便自利，当与虚劳小建中汤。

男蔚按：此言土虚而现出黄色也。虚极者，宜补土之母，四逆辈可与间服。然单言男子，谓妇人血瘀发黄，尚有桃仁承气汤法也。苟属虚黄，亦宜以此汤加当归、益母叶之类也。

附 方

瓜蒂散歌见《伤寒》

治诸黄。

男元犀按：瓜蒂散《伤寒论》三见，俱主胸中之病。《金匮》取之附治诸黄，何也？盖黄乃湿热相并，郁蒸不得外越，用瓜蒂散吐而越之，使上膈开而下窍达，湿热之邪自有出路矣，故曰治诸黄。

《千金》麻黄醇酒汤

治黄疸。

麻黄三两

上一味，以美酒五升，煮取二升半，顿服尽。冬月用酒，春日用水煮之。

歌曰：黄疸病由郁热成，驱邪解表仗雄兵；五升酒煮麻三两，春换水兮去酒烹。

男元犀按：麻黄轻清走表，乃气分之药，主无汗表实症。黄疸病不离湿热之邪，用麻黄醇酒汤者，以黄在肌表荣卫之间，非麻黄不能走肌表，非美酒不能通荣卫，故用酒煮以助麻黄发汗，汗出则荣卫通，而内蕴之邪悉从外解耳。

惊悸吐衄下血胸满瘀血方

桂枝去芍药加蜀漆牡蛎龙骨救逆汤歌见《伤寒》

治火邪者，此汤主之。

孙男心典禀按：举火邪冠于方首，示人治血先治火也，又恐治火专主寒滞之品，故拈出此方不寒不滞以立榜样，意深哉！《伤寒论》注解甚详，不必再释。

半夏麻黄丸

治心下悸者，此丸主之。

半夏　麻黄各等分

上二味末之，炼蜜为丸小豆大，饮服三丸，日三服。

歌曰：心下悸都缘饮气维，夏麻等分蜜丸医；一升一降存其意，神化原来不可知。

尤在泾云：半夏蠲饮气，麻黄发阳气，妙在作丸与服，缓以图之。则麻黄之辛甘，不能发越津气，而但能升引阳气；即半夏之苦辛，亦不特蠲除饮气，而并和养中气。非仲景神明善变者，其孰能与于此哉？

柏叶汤

治吐血不止者，此汤主之。

柏叶　干姜各三两　艾三把

上三味，以水五升，取马通汁一升合煮，取一升，分温再服。

《千金》加阿胶三两，亦佳。

歌曰：吐血频频不肯休久吐不止，凡一切寒温补泻之药，服之殆尽矣，马通升许溯源流；热气伏藏于阴分，逼血妄行不止。马属火，取其通之同气以导之，干姜三两艾三把二味温散，宣发其热使行阳分，则阴分之血无所逼而守其经矣，柏叶行阴三两求柏叶抑之使降，合马通导之使下，则余烬之瘀一概蠲矣。

前方歌括之小注颇详，毋庸再释。但愚每用前方，病家皆惊疑不能听。今拟加减法，用生侧柏五钱，干姜（炮透）一钱五分，生艾叶三钱，水一杯半，马通一杯，煎八分服。如无马通，以童便代之。

马粪用水化开，以布滤汁澄清，为马通水。

黄土汤

治下血，先便后血，此远血也；亦主吐衄。

甘草　干地黄　白术　附子（炮）　阿胶　黄芩各三两　灶中黄土半斤

上七味，水八升，煮取三升，分温二服

歌曰：远血先便血续来，半斤黄土莫徘徊；术胶附地芩甘草，三两同行血证该。不仅治下血，而吐血、衄血与妇人血崩等证俱该在内。

王晋三云：《金匮》以下血，先血后便为近血，明指脾络受伤，日渗肠间，瘀积于下，故大便未行而血先下，主之以赤小豆利水散瘀，当归和脾止血。若先便后血为远血，明指肝经别络之血，因脾虚阳陷生湿，血亦就湿而下行，主之以灶心黄土，温燥而去寒湿，佐以生地、阿胶、黄芩入肝以治血热，白术、甘草、附子扶阳补脾以治本虚。近血内瘀，专力清利；远血因虚，故兼温补。治出天渊，须明辨。

按：此方以灶心黄土易赤石脂一斤，附子易炮干姜二两，炮紫更妙；或加侧柏叶四两；络热，加鲜竹茹半斤。

赤小豆散歌见狐惑

治下血先血后便，此近血也，此主之。

男元犀按：肝为血海，气通胞中，主宣布之权，虚则失其权矣。曰先血后便者，肝失其统，不能下宣，致胞中之血渗入肛门也。近血者，胃接二肠，胞与肠前后，此之最近也。若胃肠受湿热，取伤其气，必通于胞中而迫血者也。赤小豆入心，清热解脏毒；当归入肝，补虚散郁，能宣其血入于经隧也。

泻心汤

治心气不足，吐血衄血者，此汤主之。

大黄二两　黄连　黄芩各一两

上三味，以水三升。煮取一升，顿服之。

歌曰：火热上攻心气伤即云心气不足，清浊二道血洋洋火逼血从浊道出财为吐，血从清道出则为衄血，大黄二两芩连一，釜下抽薪请细详。

蔚按：火邪盛而迫血，则错经妄行。血为心液，血伤无以养心，致心阴之气不足也。故曰心气不足，非心阳之气不足也。用芩、连苦寒之品，入心清火以培心气；大黄去瘀生新，此一补一泻之法也。

呕吐哕下利方

吴茱萸汤歌见《伤寒》

治呕而胸满者。

又主干呕、吐涎沫、头痛者。

受业林礼丰按：胸为阳位，旷若太空。呕而胸满者，阴邪占据阳位也，故重用生姜、吴萸之大辛大温，以通胸中之阳，以破阴霾之气；佐以人参、大枣之一阴一阳，以建脾胃之气，以镇逆上之阴，使阳光普照，而阴翳自消，有何干呕、胸满、涎沫之患哉？

半夏泻心汤歌见《伤寒》

治呕而肠鸣，心下痞者，此汤主之。

长男蔚按：呕而肠鸣并无下利，以下痞不因误下，何以上下之阻隔若是？盖因饮停心下，上逆为呕，下干为肠鸣，饮不除则痞不消，欲蠲饮必资中气。方中参、枣、草以培中气，藉半夏之降逆，佐芩、连以消痞，复得干姜之温散，使痞者通，逆者降矣。妙在去滓再煎，取其轻清上浮，以成化痞降逆之用耳。

【临床解读】

毕某，男，37岁。2022年1月10日初诊。

主诉：口臭、口苦2年。

现病史：患者平素饮酒多，近2年饮酒后出现口臭、口苦、口干，饮酒后便溏，日2~3次，伴腹部不适感，1周前出现胃脘疼痛，约5分钟后自行缓解，平素胃脘无明显不适，纳食可，二便正常，舌质淡暗苔薄白，脉细。

处方：清半夏10克，黄连10克，黄芩10克，干姜10克，太子参10克，枳实10克，川厚朴10克，陈皮10克，茯苓30克，佩兰15克，升麻10克，甘草6克。10剂，每日1剂，水煎服。（孙玉信医案）

黄芩加半夏生姜汤歌见《伤寒》

治干呕而利者，此汤主之。

男元犀按：太阳主开，少阳主枢。干呕者，少阳之邪欲从太阳之开而外出也。下利者，太阳之邪不能从枢外出而反从枢内陷也。用黄芩加半夏生姜汤者，转少阳之枢，达太阳之气，交上下，清里热，而姜、夏又能止呕降逆也。此即小柴胡汤去柴胡、人参加芍药，去之者，恐其助饮而增呕；加之者，取其和胃而降逆。伊圣之方，鬼神莫测也！

小半夏汤

治诸呕吐，谷不得下者，此汤主之。

犀按：胃主纳谷，谷不得下者，胃气虚寒也。呕吐者，饮随寒气上逆也。胃虚饮逆，非温不能散其寒，非新不能降其逆。用半夏涤饮降逆，生姜温中散寒，使胃气温和，而呕吐自平。

猪苓散

治呕吐而病在膈上，后思水者，解，急与之；思水者，此散主之。

猪苓　茯苓　白术各等分

上三味，杵为散，饮服方寸匕，日三服。

歌曰：呕余思水与之佳少与之饮，以救其液，过与须防饮气乖恐旧饮方去，新饮复来；猪术茯苓等分捣崇土以逐水，不像支饮阻其正津，则不渴，饮调寸匕自和谐。

四逆汤歌见《伤寒》

治呕而脉弱，小便复利，身有微热，见厥者难治，此汤主之。

男元犀按：呕与热为阴邪所迫，小便利与见厥，证属无阳。脉弱者，真脏虚寒也。用四逆汤彻上下之阴邪，招欲散之残阳，引气血接回其厥，外温经，内温脏，面面俱到。

小柴胡汤歌见《伤寒》

治呕而发热者，此汤主之。

男蔚按：呕而发热者，少阳表症也。表未解则内不和，故作呕也。阳明主肌肉，木邪忤土，故作肌热而呕。用小柴胡汤转枢以出其邪，邪解则热退而呕止也。

大半夏汤

治胃反呕吐者，此汤主之。

半夏二升　人参三两　白蜜一升

上三味，水一斗二升，和蜜扬之二百四十遍，煮药，取二升半，温服一升，余分再服。

歌曰：从来胃反责之冲脉上乘，半夏二升蜜一升；三两人参劳水煮水扬二百四十遍名劳水，又名甘澜水，纳冲养液有奇能。

元犀按：此方用水之多，取其多煮白蜜，去其寒而用其润，俾粘腻之性流连于胃，不速下行；而半夏，人参之力，可以徐徐斡旋于中。非参透造化之理者，不能悟及。余遇医辈偶谈及于此，不能再三问难，便知其庸陋欺人，则不复与谈矣。

膈咽之间，交通之气不得降者，皆冲脉上行，逆气所作也。师以半夏降冲脉之逆，即以白蜜润阳明之燥，加人参以生既亡之津液，用甘澜水以降逆上之水液。古圣之经方，惟师能用之。

大黄甘草汤

治食已即吐者，此汤主之。

大黄四两　甘草二两

上二味，以水三升，煮取一升，分温再服。

歌曰：食方未久吐相随食已即吐，两热冲来自不支胃素有热，食复入之，两热相冲，不停片刻而吐出；四两大黄二两草，上从下取法神奇。

蔚按：师云：欲吐者，不可下之。又云：食已即吐者，大黄甘草汤下之。二说相反，何也？曰：病在上而欲吐，宜因而越之；若逆之使下，则愦乱矣；若既吐矣，吐而不已，是有升无降，当逆折之。

尤在泾云：云雾出于地，而雨露降于天，地不承则天不降矣。可见天地阴阳同此气机，和则俱和，乖则并乖。人与天地相参，故肺气象天，病则多及二阴；脾、胃、大小肠象地，病则多及上窍。丹溪治小便不通，用吐法而升提肺气，使上窍通而下窍亦通，与大黄甘草汤之治呕吐，法虽异而理可通也。

茯苓泽泻汤

治胃反，吐而渴欲水者，此汤主之。

茯苓半斤　泽泻四两　甘草　桂枝各二两　白术三两　生姜四两

上六味，以水一斗，煮取三升，内泽泻，再煮取二升半，温服八合，日三服。

《外台》治消渴脉绝胃反者，有小麦一升。

歌曰：吐方未已渴频加与吐后渴为欲愈者不同，亦与猪苓散症未吐而先渴者不同，苓八两生姜四两夸；二两桂甘三两术，泽须四两后煎嘉后煮泽泻，取其性补阴而利水，不宜煮之太过也。

徐忠可云：此方于五苓散中去猪苓者，以胃反证，水从吐出，中无水气而渴也；加生姜、甘草者，合苓、术等药以解表里之虚邪，更能和中而止呕也。

文蛤汤

治吐后渴欲得水而贪饮者，此汤主之；兼主微风、脉紧、头痛。

文蛤　石膏各五两　麻黄　甘草　生姜各三两　杏仁五十粒　大枣十二枚

上七味，以水六升，煮取二升，温服一升，汗出即愈。

歌曰：吐而贪饮证宜详，文蛤石膏五两量；十二枣枚杏五十，麻甘三两等生姜。

元犀按：水虽随吐而去，而热不与水俱去，故贪饮不休，与思水者不同。方中麻黄与石膏并用，能深入伏热之中，顷刻透出于外，从汗而解，热解则渴亦解，故不用止渴之品。并主微风、脉紧、头痛者，以风为阳邪，得此凉散之剂而恰对也。

半夏干姜汤

治干呕吐逆，吐涎沫者，此散主之。

半夏　干姜各等分

上二味，杵为散，取方寸匕，浆水一升半，煮取七合，顿服之。

歌曰：吐而干呕沫涎多惟不胸满，不头痛，与吴茱萸汤证不同，以虚有微甚，邪有高下之别也，胃腑不责于厥阴，专责于阳明虚寒气不和；姜夏等分磨浆水煮，数方小半夏汤、生姜半夏汤相类颇分科浆水甘酸，能调中引气，止呕哕。

生姜半夏汤

治病人胸中似喘不喘，似呕不呕，似哕不哕，彻心中愦愦无奈者，此汤主之。

半夏半升　生姜汁，一升

上二味，以水三升，煮半夏，取二升，内生姜汁，煮取一升半，小冷，分四服，日三夜一，呕止，停后服。

歌曰：呕哕都非喘又非似呕之状，不似呕之有物；似哕之有声，不似哕之连声；似喘之气逆，不似喘之气急，彻心愦愦莫从违懊侬之甚，无可奈何，皆饮邪与寒邪搏结于胸；一升姜汁半升夏，分煮同煎妙入微。

参：与吴茱萸之降浊、干姜之温中不同。盖彼乃虚寒上逆，此乃客邪搏饮也。方即小半夏汤，不用姜而用汁者，以降逆之力少，散结之力多也。

橘皮汤

治干呕哕，若手足厥者，此汤主之。

橘皮四两　生姜半斤

上二味，以水七升，煮取三升，温服一升，下咽即愈。

歌曰：哕而干呕厥相随，气逆于胸阻四肢；干呕非胃反，厥非无阳，乃气逆于胸，不行于四末故也。初病未虚一服验，生姜八两四陈皮。

元犀按：《金匮》论哕，与方书不同，专指呃逆而言也。

橘皮竹茹汤

治哕逆者，此汤主之。

橘皮二斤　竹茹二斤　大枣三十枚　生姜半斤　甘草五两　人参一两

上六味，以水一斗，煮取三升，温服一升，日三服。

歌曰：哕逆因虚热气乘，一参五草八姜胜；枣枚三十二斤橘，生竹青皮即竹茹也刮二升。

犀按：《浅注》已详方义，不再释。《金匮》以呃为哕，凡呃逆证，皆是寒热错乱，二气相搏使然。故方中用生姜、竹茹，一寒一热以祛之；人参、橘皮，一开一合以分之；甘草、大枣奠安中土，使中土有权，而哕逆自平矣。此伊圣经方，扁鹊丁香柿蒂散即从此方套出也。

四逆汤歌解见《伤寒》

治下利后，腹胀满，身体疼痛者，先温其里，乃攻其表。温里宜四逆汤，攻表宜桂枝汤。

桂枝汤歌解见《伤寒》

大承气汤歌解见《伤寒》

治下利，三部脉皆平，按之心下坚者，宜之。

治下利脉迟而滑者，实也；利未欲止，急下之，宜此汤。

治下利脉反滑者，当有所去，下乃愈，宜此汤。

治下利已差，至其年月日时复发者，以病不尽故也，宜此汤。

小承气汤歌解见《伤寒》

治下利谵语者，有燥屎也，宜此汤。

桃花汤歌解见《伤寒》

治下利便脓血者，宜此汤。

白头翁汤歌解见《伤寒》

治热利下重者，宜之。

栀子豉汤歌解见《伤寒》

治下利后更烦，按之心下濡者，为虚烦也，此主之。

通脉四逆汤歌解见《伤寒》

治下利清谷，里寒外热，汗出而厥，此主之。

紫参汤

治下利肺痛者，此汤主之。

紫参半斤　甘草三两

上二味，以水五升，先煮紫参，取二升，内甘草，煮取一升半，分温三服。

歌曰：利而肺痛是何伤？浊气上干责胃肠肺与大肠相表里；八两紫参三两草，通因通用细推详肠中积聚，是肺气不行于大肠。

男蔚按：肺为华盖，诸脏之气皆上熏之，惟胃肠之气下降而不上干于肺，故肺为清肃之脏而不受浊气者也。夫肺与肠相表里，肠胃相连，下利肺痛者，肠胃之浊气上干于肺也，故主以紫参汤。《本经》云：紫参主治心腹寒热积聚邪气；甘草解百毒，奠中土，使中土有权而肺金受益，肠胃通畅而肺气自安，肺气安则清肃之令行矣，何有肺痛下利之病哉？

诃梨勒散

治气利者，此散主之。

诃梨勒十枚

上一味为散，粥饮和，顿服。

歌曰：诃梨勒散涩肠便，气利还须固后天；十个诃梨煨研末，调和米饮不须煎。

男元犀按：气利者，肺气下脱，胃肠俱虚，气陷屎下。急用诃梨勒涩肠胃以固脱，又用粥饮扶中以转气，气转而泻自止耳。

附　方

《千金翼》小承气汤歌解见《伤寒》

治大便不通，哕数谵语。

《外台》黄芩汤

治干呕下利者。

黄芩　人参　干姜各三两　桂枝一两　大枣十二枚　半夏半升

上六味，以水七升，煮取三升，温分三服。

歌曰：干呕利兮责二阳太阳阳明递相传也，参芩三两等干姜；桂枝一两半升夏，枣十二枚转运良。

男元犀按：此即小柴胡汤变法。方中以桂枝易柴胡，以干姜易生姜，去甘草是也。太阳病不解，并入阳明，阴阳舛错，而为呕吐下利也，方用黄芩、干姜，寒温并进，使之入胃以分阴阳，又以参、枣安胃，桂枝祛邪，半夏降逆，且半夏生当夏半，正阴阳交界之间，取之以和阴阳。阴阳和则中枢转，上下交而呕利止矣。

疮痈肠痈浸淫病方

薏苡附子败酱散

治肠痈之为病，其身甲错，腹皮急，按之濡，如肿状，腹无积聚，身无热，脉数，此为肠内有痈脓，此散主之。

薏苡仁十分　附子二分　败酱五分

上三味，杵为散，取方寸匕，以水二升，煎减半，顿服，小便当下。

歌曰：气血凝内痈阻外肤气血为内痈所夺，不荣于外，其身甲错，言如鳞甲之交错也，腹皮虽急按之濡；附宜二分苡仁十，败酱还须五分驱。

王晋三云：心气抑郁不舒，则气结于小肠之头，阻传道之去路而为痈肿。即《内经》所谓脏不容邪，则还之于腑也。故仲景重用薏苡，开通心气，荣养心境；佐以败酱，化脓为水；使以附子，一开手太阳小肠之结，一化足太阳膀胱之气，务令所化之毒，仍从水道而出。精微之奥，岂庸浅者所能推测耶?

大黄牡丹汤

治肠痈者，少腹肿痞，按之即痛如淋，小便自调，时时发热，自汗出，复恶寒；其脉迟紧者，脓未成，可下之；脉洪数者，脓已成，不可下之也，此汤主之。

大黄四两　牡丹一两　桃仁五十个　冬瓜仁半升　芒硝三合

上五味，以水六升，煮取一升，去滓，内芒硝，再煎数沸，顿服之。有脓当下，如无脓当下血。

歌曰：肿居少腹按之即痛如淋，小便自调，时时发热，自汗出，复恶寒大肠痈，黄四牡丹一两从；冬瓜子仁半升桃五十，芒硝三合泄肠脓。

王晋三云：肺与大肠相表里，大肠痈者，肺气下结于大肠之头，其道远于上，其位近于下，治在下者因而夺之也。故重用大黄、芒硝开大肠之结，桃仁、丹皮下将败之血，至于清肺润肠，不过瓜子一味而已。服之当下血，下未化脓之血也。若脓已成形，肉已坏，又当先用排脓散及汤。故原文云脓已成，不可下也。

王不留行散

治金疮病。

王不留行十分（八月八日采）　蒴藋细叶十分（七月七日采）　甘草十八分　桑东南根白皮十分（三月三日采）　黄芩二分　蜀椒三分　厚朴二分　干姜二分　芍药二分

上九味，王不留行、蒴藋、桑皮三味烧灰存性，各别杵筛，合治之为散，服方寸匕。小疮即粉之，大疮但服之。产后亦可服。

歌曰：金疮诹吉日按春秋而采不留行，桑蒴同王不留行按时而取三物各十分明；芩朴芍姜均二分，三分之蜀椒十八分之甘草相成。

尤在泾云：金疮经脉斩绝，营卫阻弛。治之者，必使经脉复行，营卫相贯而后已。

除烧灰外，余药不可日曝，火炙方效。

元犀按：金刃伤处，封固不密，中于风则仓卒无汁，中于水则出青黄汁，风则发痉，水则湿烂成疮。王不留行疾行脉络之血灌溉周身，不使其湍激于伤处；桑根皮泄肌肉之风水；蒴藋叶释名接骨草，渗筋骨之风水，三者皆烧灰，欲其入血去邪止血也。川椒祛疮口之风，厚朴燥刀痕之湿，黄连退肌热，芍药散恶血，干姜和阳，甘草和阴。用以为君者，欲其入血退肿生肌也。风湿去，阴阳和，疮口收，肌肉生，此治金疮之大要。

排脓散

枳实十六枚　芍药六分　桔梗二分

上三味，杵为散，取鸡子黄一枚，以药散与鸡黄相等，揉和令相得，饮和服之，日一服。

歌曰：排脓散药本灵台《内经》谓先师歃血而盟者是，枳实为君十六枚；六分芍兮桔二分，鸡黄一个简而该。

元犀按：枳、桔行气滞，芍药通血滞，从气血以排之，人所易知也。妙在揉入鸡子黄一枚，取有情之物以养心脾之阴，则排之之法，独得其本也。

排脓汤

甘草二两　桔梗三两　生姜一两　大枣十枚

上四味，以水三升，煮取一升，温服五合，日再服。

歌曰：排脓汤与散悬殊，一两生姜二草俱；大枣十枚桔三两，通行营卫是良图。

元犀按：方中取桔梗、生姜之辛，又取大枣、甘草之甘，辛甘发散为阳，令毒从阳化而出，排之之妙也。

黄连粉方未见

治浸淫疮，从口起流向四肢者可治，从四肢流来入口者不可治。浸淫疮，此粉主之。

歌曰：浸淫疮药末黄连，从口流肢顺自然；若起四肢流入口，半生常苦毒牵缠。

元犀按：浸淫疮系传染之疾也。从口起流向四肢者，毒气外出也，故曰可治。从四肢起流来入口者，毒气由外入内，固结于脏腑之间，故曰不可治。黄连粉方未见，疑即黄连一味为末，或敷或服，随宜择用。

卷　六

趺蹶[①]手指臂肿转筋狐疝蛔虫方

藜芦甘草汤方未见

治病人常以手指、臂肿动，此人身体瞤瞤，此汤主之。

歌曰：体瞤臂肿主藜芦，痫痹风痰俱可驱；芦性升提草甘缓，症详方厥遍寻无。

男元犀按：痰涎为湿气所生，留滞胸膈之间，久则变生无定。云病人常以手指、臂肿动，身体瞤瞤者，是气被痰阻，湿无去路，或加邪风，风行气亦行，引动积痰毒气，此所以群动并发，扰乱心君不宁也。手足项背牵引钩痛，走易不定者，心君之令不行，肺无以传其治节也。藜芦性毒，以毒攻毒，吐久积风痰，杀虫，通支节，除痫痹也；助用甘草者，取甘润之意，以其能解百毒也。方虽未见，其意不过是耳。

鸡屎白散

治转筋病，其人臂脚直，脉上下行，微弦，转筋入腹者，此散主之。

鸡屎白为散，取方寸匕，以水六合，和，温服。

歌曰：转筋入腹脉微弦，肝气凌脾岂偶然？木畜为鸡其屎土，研来同类妙周旋。

尤在泾曰：《内经》曰：诸暴强直，皆属于风。转筋入腹者，脾土虚而肝木乘之也。鸡为木畜，其屎反利脾气，故治是病，且以类相求，则尤易入也。

① 趺蹶：因太阳经受伤而致的足背弦通，足跟不能着地，前行尚可，不能后退的病证。“趺”同“跗”，即足背。

蜘蛛散

治阴狐疝气，偏有小大，时时上下者，主之。

蜘蛛十四枚（熬焦）　桂枝半两

上二味为散，取八分一匕，饮和服，日再。蜜丸亦可。

歌曰：阴狐疝气久难医肾囊为阴，病则气之腥臭如狐之臊也，大小攸偏或偏于左，或偏于右，一大一小也上下时时时上下，人多误解，谓病发则坠而下，病息则收而上也；熬杵蜘蛛十四个，桂枝半两恰相宜。

按：此病用桂枝，不如用肉桂力更大。

王晋三云：蜘蛛性阴而历，隐见莫测，可定幽暗之风，其功在壳，能泄下焦结气；肉桂芳香入肝，专散沉阴结疝。《四时刺逆从论》曰：厥阴滑为狐疝风。推仲景之意，亦谓阴狐疝气，是阴邪挟肝风而上下无时也。治以蜘蛛，如披郤导窾。

甘草粉蜜汤

治蛔虫病，令人吐涎，心痛发作有时，毒药不止者，主之。

甘草二两　白粉一两　白蜜四两

上三味，以水三升，先煮甘草，取二升，去滓，内粉蜜搅令和，煎如薄饼，温服一升，差即止。

歌曰：蛔虫心痛吐涎多，毒药频攻痛不瘥；一两白粉二两甘草四两蜜，煮分先后取融和。

按：铅粉性善杀虫，今杂于甘草、白蜜之中，以大甘掩其本性，所谓先诱之而后攻之也。

乌梅丸歌解见《伤寒》

治蛔厥者，其人当吐蛔，今病者静而复时烦，此为脏寒，蛔上入膈，故烦，须臾复止；得食而呕，又烦者，蛔闻食臭出，其人当自吐蛔；蛔厥者，此丸主之。

徐忠可云：黄连之苦，可以安蛔，则前甘草与蜜，何以亦能安蛔也？不知上条之蛔，因燥而上逆，致使心痛，故以白粉杀蛔为主，而加甘、蜜以润其燥。若蛔厥，未尝攻心，且蛔因脏寒而上，故以乌梅酸收，黄连苦降，以收伏降蛔为主，而加辛热追脏寒。所以一心痛而不吐蛔，一吐蛔而不心痛，此是二条大分别也。

妇人妊娠病方

桂枝汤歌见《伤寒》

治妇人得平脉，阴脉小弱，其人渴，不能食，无寒热，名妊娠，此主之。于法六十日，当有此证，设有医治逆者，却一月，加吐下，则绝之。

徐忠可云：桂枝汤表证得之，为解肌和营卫；内证得之，为化气调阴阳。时医以姜、桂碍胎戒用，汲汲以养血滋阴为事，皆不知仲景之法也。

愚按：本章末三句未明，愿后之学者补续之。

桂枝茯苓丸

治妇人宿有癥病，经断未及三月，而得漏下不止，胎动在脐上者，此为癥痼害。妊娠六月动者，前三月经水利时，胎也。下血者，后断三月癥也。所以血不止者，其癥不去故也，当下其癥，宜此方主之。

桂枝　茯苓　丹皮　桃仁去尖皮，熬　芍药各等分

上五味末之，炼蜜丸如兔屎大，每日食前服一丸。不知，加至三丸。

歌曰：癥痼未除恐害胎胎动于脐下为欲落，动于脐上是每月凑集之血因癥痼之气妨害之而下漏也，胎安癥去悟新裁；桂苓丹芍桃同等，气血阴阳本末该。

受业林礼丰按：师云：妇人宿有癥病者，谓未受胎之前，本停瘀而有癥病也。经断者，谓经水净尽之后，交媾而得胎也。未及三月而得漏下不止者，谓每月凑集之血因宿昔之癥痼妨害之而下漏也。盖六月胎动者，胎之常，而三月胎动者，胎之变。然胎当居脐下，今动在脐上者，是本有癥痼在脐下逼动其胎，故胎不安而动于脐上也。因复申言之曰：前三月经水利时，胎也。下血者，后断三月衃也。衃者，谓每月凑集之血始凝而未痼也。所以血不止者，其癥不去，必害其胎。去其癥，即所以安其胎，故曰当下其癥。主以桂苓丸者，取桂枝通肝阳，芍药滋肝阴，茯苓补心气，丹皮运心血，妙在桃仁监督其间，领诸药抵于癥痼而攻之，使瘀结去而新血无伤。瘀既去，则新血自能养胎，虽不专事于安胎，而正所以安胎也。

附子汤方见《伤寒》

治妇人怀娠六七月，脉弦发热，其胎愈胀，腹痛恶寒，少腹如扇，所以然者，子脏开故也，以此汤温其脏。

男元犀按：太阳主表，少阴主里。脉弦发热者，寒伤太阳之表也。腹痛恶寒者，寒侵少阴之里也。夫胎居脐下，与太少相连，寒侵太少，气并胞宫，迫动其胎，故胎愈胀也。腹痛恶寒，少腹如扇者，阴邪盛于内，寒气彻于外，故现出阵阵如扇之状也。然胎得暖则安，寒则动。寒气内胜，必致坠胎，故曰所以然者，子脏开故也。附子汤温其脏，使子脏温而胎固，自无陨坠之虞矣。附子汤方未见，疑是《伤寒》附子汤。

胶艾汤

治妇人有漏下者，有半产后因续下血都不绝者，有妊娠下血者，假令妊娠腹中痛，为胞阻①，以此汤主之。

干地黄六两　川芎　阿胶　甘草各二两　艾叶　当归各三两　芍药四两

上七味，以水五升、清酒三升，合煮取三升，去滓，内胶令消尽，温服一升，日三服，不差更作。

歌曰：妊娠腹满阻胎胞名曰胞阻，以胞中气血虚寒，而阻其化育也，二两芎䓖草与胶；归艾各三芍四两，地黄六两去枝梢。

男元犀按：芎䓖、芍、地，补血之药也；然血不自生，生于阳明水谷，故以甘草补之；阿胶滋血海，为胎产百病之要药；艾叶暖子宫，为调经安胎之专品，合之为厥阴、少阴、阳明及冲任兼治之神剂也。后人去甘草、阿胶、艾叶，名为四物汤，则板实而不灵矣。

当归芍药散

治妇人怀妊，腹中㽲痛，此散主之。

当归　川芎各三两　芍药一斤　茯苓　白术各四两　泽泻半斤

上六味，杵为散，取方寸匕，酒和，日三服。

歌曰：妊娠㽲痛势绵绵不若寒疝之绞痛、血气之刺痛也。三两归芎润且宣；芍药一斤泽减半，术苓四两妙盘旋。

男元犀按：怀妊腹痛，多属血虚，而血生于中气。中者，土也。土过燥不生物，故以归、芎、芍药滋之；土过湿亦不生物，故以苓、术、泽泻渗之。燥湿得宜，则中气治而血自生，其痛自止。

干姜人参半夏丸

治妊娠呕吐不止，此丸主之。

干姜　人参各一两　半夏二两

上三味末之，以生姜汁糊为丸，桐子大，饮服十丸，日三服。

① 胞阻：指妊娠下血伴腹痛的病证。

歌曰：呕吐迁延恶阻名妊娠呕吐，名为恶阻，胃中寒饮苦相萦；参姜一两夏双两，生姜汁糊丸古法精。

尤在泾云：阳明之脉，顺而下行者也，有寒则逆，有热亦逆，逆则饮必从之。寒逆用此方，热逆用《外台》方：青竹茹、橘皮、半夏各五两，生姜、茯苓各四两，麦冬、人参各三两，为治胃热气逆呕吐之法，可补仲师之未备。

楼全善云：余治妊阻病，累用半夏，未尝动胎，亦有故无陨之义也。

当归贝母苦参丸

治妊娠小便难，饮食如故者，此丸主之。

当归　贝母　苦参各四两

上三味末之，炼蜜丸如小豆大，饮服三丸，加至十丸。

歌曰：饮食如常小便难，妊娠郁热液因干；苦参四两同归贝，饮服三丸至十丸男子加滑石半两。

男元犀按：苦参、当归补心血清心火，贝母开肺郁而泻肺火。然心火不降，则小便短涩；肺气不行于膀胱，则水道不通。此方为下病上取之法也。况贝母主淋沥邪气，《神农本经》有明文哉。

葵子茯苓散

治妊娠有水气，身重，小便不利，洒淅恶寒，起即头眩，此散主之。

葵子一升　茯苓三两

上二味，杵为散，饮服方寸匕，日三服，小便利则愈。

歌曰：头眩恶寒水气干，胎前身重小便难；均是小便不利，前责之津干，此责之水气，水利则湿去身轻矣。不侵卫阳，则不恶寒矣；不犯清道，则亦不头眩矣。一升葵子苓三两，米饮调和病即安。

男元犀按：葵子俗人畏其滑胎，不必用之。《中藏经》五皮饮加紫苏，水煎服，甚效。

当归散

主治妇人妊娠，宜常服之。

当归　黄芩　芍药　川芎各一斤　白术半斤

上五味，杵为散，酒服方寸匕，日再服；妊娠常服即易产，胎无疾苦；产后百病悉主之。

歌曰：妊娠常服之剂，当以补脾阴为主。万物原来自土生，土中涵湿遂生生不穷；一斤芎芍归滋血血为湿化，胎尤赖之，八两术一斤芩术本脾药，今协血药而入脾土，土得湿气则生物；又有黄芩之苦寒清肺以主之，肺气利则血不滞，所以生物不息大化成。

方义歌中颇详，不再释。

白术散

主妊娠养胎方。

白术　川芎　蜀椒各三分，去汗　牡蛎

上四味，杵为散，酒服一钱匕，日三服，夜一服。但苦痛，加芍药；心下毒痛，倍加芎䓖；心烦吐痛不能食饮，加细辛一两，半夏大者二十枚，服之后，更以醋浆水服之；若呕，以醋浆水服之复不解者，小麦汁服之；已后渴者，大麦粥服之；病虽愈，服之勿置。

歌曰：胎由土载术之功，养血相资妙有䓖土以载之，血以养之；阴气上凌椒摄下胎忌阴气上逆，蜀椒具纯阳之性，阳以阴为家，故能摄上焦之热而下降，蛎潜龙性得真诠牡蛎水气所结，味咸性寒，寒以制热燎原，咸以导龙入海。

此方旧本三物各三分，牡蛎阙之。徐灵胎云：原本无分两。按方下云日三服、夜一服者，牡蛎用一分可也。

加减歌曰：苦痛芍药加最美，心下毒痛倚芎是；吐痛不食心又烦，加夏廿枚一细使；醋浆水须服后吞，若还不呕药可止；不解者以小麦煮汁尝，已后渴者大麦粥喜；既愈常服勿轻抛，壶中阴阳大燮理。按：程云来云：以大麦粥调中补脾，故服之勿置，非指上药常服也。此解亦超。

方义已详歌中，不再释。

妇人产后方

小柴胡汤歌见《伤寒》

产妇郁冒，其脉微弱，呕不能食，大便反坚，但头汗出。所以然者，血虚而厥，厥而必冒。冒家欲解，必大汗出，以血虚下厥，孤阳上出，故头汗出。所以产妇喜汗出者，亡阴血虚，阳气独盛，故当汗出，阴阳乃复。大便坚，呕不能食，小柴胡汤主之。

孙男心兰按：产妇脉微弱者，血虚也。血虚而阴不维阳，则为孤阳；阳独行于上，则头汗出而冒；阳不及于下，则下厥；阳郁阴伤，无以养肠胃，故大便坚；阴阳不和，扰动于中，故作呕而不能食。盖血虚无以作汗，故郁冒不得从汗而解也。治之者，当审其病情，以冒家欲解，既不得从头汗而泄，必得大汗而解者，以小柴胡汤发之，使阳从汗泄，则郁开则阴阳和矣。此损阳就阴法也。

【临床解读】

刘某某，女，57岁。2021年4月9日初诊。

主诉：胃痛伴反酸、胃灼热15年余。

现病史：患者胃痛伴反酸、胃灼热，食后胃痛加重。矢气，嗳气频，口干口苦，大便时干时稀，三天一行，小便可，入睡难，易醒，醒后难寐，胃痛，入夜尤甚。舌质红，苔薄白，脉细。易急躁，怕冷。

既往史：24年前行胆囊摘除术。2019年行胆肾结石手术。2020年因急性胰腺炎住院治疗。

辅助检查：2021年4月7日胃镜显示慢性浅表性胃炎，2021年3月20日彩超显示肝囊肿，肝右叶胸管结石，肝内胆管轻度扩张，胆管扩张。

处方：柴胡10克，黄芩10克，清半夏10克，太子参10克，延胡索10克，炒川楝子6克，浙贝母10克，煅海螵蛸30克，神曲10克，茯苓30克，陈皮10克，连翘10克，炒莱菔子10克，甘草6克。15剂，每日1剂，水煎服。（孙玉信医案）

大承气汤见《伤寒论》

治病解能食，七八日更发热者，此为胃实，宜此汤主之。

当归生姜羊肉汤歌见寒疝

治产后腹中㽲痛者。

枳实芍药散

主产后腹痛，烦满，不得卧者。

枳实（烧令黑，勿太过）　芍药等分

上二味，杵为散，服方寸匕，日三服；并主痈脓，大麦粥下之。

歌曰：满烦不卧腹疼频，枳实微烧芍等平；羊肉汤方应反看彼治虚痛，此治实痛。散调大麦粥稳而新。

男蔚按：枳实通气滞，芍药通血滞，通则不痛，人所共知也。妙在枳实烧黑，得火化而善攻停积；下以大麦粥，和肝气而兼养心脾，是行滞中而寓补养之意，故痈脓亦主之。

下瘀血汤

治产妇腹痛，法当以枳实芍药散，假令不愈者，此为腹中有瘀血着脐下，宜此汤；亦主经水不利。

大黄三两　桃仁二十个　䗪虫二十枚，（去足，熬）

上三味末之，炼蜜和为四丸，以酒一升煮一丸，取八合，顿服之。新血下如豚肝。各本略异。

歌曰：脐中着痛瘀为殃，廿粒桃仁三两黄；更有䗪虫二十个，酒煎大下亦何伤？

男元犀按：服枳实、芍药而不愈者，非积停不通，是瘀结不散，用此方攻之。方中大黄、桃仁能推陈下瘀；䗪虫之善攻干血，人尽知之；妙在桃仁一味，平平中大有功力。郁血已败而成瘀，非得生气不能流通。桃得三月春和之气；而花最鲜明似血，而其生气皆在于仁，而味苦又能开泄，故直入血中而和之散之，逐其旧而不伤其新也。

大承气汤

治产后七八日，无太阳症，少腹坚痛，此恶露不尽；不大便，烦躁发热，切脉微实，再倍发热，日晡时烦躁者，不食，食则谵语，至夜即愈，宜此汤主之。热在里，结在膀胱也。

孙男心典按：无太阳症者，外无病也。脉微实、烦躁发热、食则谵语者，胃热也。恶露不尽者，主太阳之气随经也。盖膀胱接胃，连于少腹，血结其所，热聚其中，宜此汤以下瘀除热。

阳旦汤

治产后中风续续数十日不解，头微疼，恶寒，时时有热，心下闷，干呕汗出，虽久阳旦症续在者，可与之。即桂枝汤增桂加附。坊本谓加黄芩者，未知《伤寒论》太阳篇中已明其方，孙真人及各家俱误。桂枝汤见《伤寒论》。

男元犀按：头痛发热、恶寒汗出，太阳表症也。心下闷者，太阳水邪弥漫心下而作闷也。阳旦汤即桂枝汤倍桂枝加附子。虽产后数十日不解，其邪仍在于太阳之经，故仍用桂枝汤解太阳之表邪，加桂以化膀胱之水气，加附子以温固水脏，使经脏气化，则内外之邪出矣。《伤寒论》桂枝加附子，治漏汗；加桂，治气从少腹上冲心；去芍，治胸满，俱有明文可据。孙真人以桂枝汤加黄芩为阳旦汤，其意以心下闷为热气，误矣。夫有热气，则当心烦，今曰心下闷，则非热可知矣。况微恶寒时时有热，干呕汗出，为太阳桂枝汤之的症。盖太阳底面便是少阴，续续至数十日不解，显系少阴之君火微，而水寒之气盛，寒气上凌阳位，是以为心下闷之苦。故取桂枝汤增桂以扶君主之阳，加附子以镇水阴之逆，使心阳振，水脏温，则上逆之阴邪，不攻而自散矣。

竹叶汤

治产后中风，发热，面正赤，喘而头痛者，此汤主之。

竹叶一把　葛根三两　防风　桔梗　桂枝　人参　甘草各一两　附子一枚（炮）　生姜五两　大枣十五枚

上十味，以水一斗，煮取二升半，分温三服，温覆使汗出。

颈项强，用大附子一枚，破之如豆大，前药扬去沫。呕者，加半夏半升洗。

歌曰：喘热头疼面正红势欲成痉，一两防桔桂草参同同用一两；葛根三两生姜五两附枚一，枣十五枚竹叶一把充。

加减歌曰：颈项强用大附抵，以大易小不同体；呕为气逆更议加，半夏半升七次洗。

程云来云：证中未至背反张，而发热面赤头痛，亦风痉之渐。故用竹叶主风痉，防风治内痉，葛根疗刚痉，桂枝治柔痉，生姜散风邪，桔梗除风痹，辛以散之之剂也；又佐人参生液以养筋，附子补火以致水，合之甘草，以和诸药，大枣以助十二经。同诸风剂，则发中有补，为产后中风之大剂也。

竹皮大丸

治妇人乳中虚，烦乱呕逆，安中益气。

生竹茹　石膏各二分　桂枝　白薇各一分　甘草七分

上五味末之，枣肉和丸弹子大，饮服一丸，日三夜二服。有热，倍白薇；烦喘者，加柏实一分。

歌曰：呕而烦乱乳中虚谓乳子之时，气虚火胜，内乱而上逆也，二分石膏与竹茹，薇桂一分兮草七分，枣丸饮服效徐徐。

加减歌曰：白薇退热绝神异，有热倍加君须记；柏得金气厚且深，叶叶西向归本位；实中之仁又宁心，烦喘可加一分饵。

男元犀按：血者，中之所生也；乳者，血之所变也。血虽生于中焦，尤藉厥少之气传变而为乳。乳中虚者，谓乳子去汁过多而致虚也。中虚无血奉心则烦，心神不安则乱，阳气上升则呕。逆者，呕之甚也。用竹皮大丸者，以竹茹降逆止呕，白薇除热退烦，石膏通乳定乱，重用甘草、大枣定安中焦以生津液，血无阳气不运，妙以桂枝一味，运气血奉心通乳，则呕逆止而中即自安，烦乱退而气即自益矣。复申明其立方之本意曰安中益气。竹皮大丸，神哉！

白头翁加甘草阿胶汤

治产后下利虚极者，此汤主之。

白头翁　阿胶　甘草各二两　黄连　黄柏　秦皮各三两

上五味，以水七升，煮取三升，去滓，入阿胶，更上微火煎胶烊消，取二升，温服一升，不愈，更服一升。

歌曰：白头方见《伤寒》歌，二两阿胶甘草和，产后利成虚已极；滋阿胶救其阴而且缓甘草缓其急莫轻过。

男元犀按：产后去血过多，又兼下利亡其津液，其为阴虚无疑，兹云虚极，理宜大补，然归、芎、芍、地则益其滑而下脱，参、术、桂、芪则动其阳而上逆，皆为禁剂。须知此“虚”字，指阴虚而言，与少阴证阴气欲绝同义。少阴证与大承气汤急下以救阴，与此证与白头翁大苦以救阴同义。此法非薛立斋、张景岳、李士材辈，以甘温为主、苦寒为戒者所可窥测。尤妙在加甘草之甘，合四味之苦，为苦甘化阴法；且久利膏脂尽脱，脉络空虚，得阿胶之滋润，合四味之苦以坚之，则源流俱清，而利自止。

附　方

《千金》三物三黄汤

治妇人在草蓐，自发露得风，四肢苦烦热，头痛者，与小柴胡汤；头不痛但烦者，此汤主之。

黄芩一两　苦参二两　干地黄四两

上三味，以水六升，煮取二升，温服一升，多吐下虫。

歌曰：妇人发露得风伤，头不痛兮证可详；肢苦但烦芩一两，地黄四两二苦参良。

受业林礼丰按：《千金》云：妇人在草蓐，是新产时也。新产血虚，厥阴主血，血虚则厥阴之相火动，火动则毛窍开。因自发去衣被，露其身体，风邪遂乘虚而袭焉。夫风为阳邪，四肢为诸阳之本，两阳相搏，故四肢苦烦热也。头痛者，风邪从脏而干于腑，有欲外出之象，故与小柴胡汤达之，使其从枢以外出也。头不痛但烦者，风邪内郁，扰动心包之热，心包火炽，血液必伤，故主以三黄汤。取地黄之甘寒多液者，补阴血之虚；黄芩、苦参之苦寒者，泻心包之热，使火平而风熄，阴复则肝宁，何有四肢苦烦热之病哉？且心包有热，必挟风木而生虫，故方下云：服后多吐下虫。

《千金》内补当归建中汤

治产后虚羸不足，腹中刺痛不止，吸吸少气，或苦少腹急摩痛引腰背，不能饮食；产后一月，日得服四五剂为善，令人强壮宜。

当归四两　桂枝三两　芍药六两　生姜三两　甘草二两　大枣十二枚

上六味，以水一斗，煮取三升，分温三服，一日令尽。若大虚，加饴糖六两，汤成纳之，于火上暖令饴消。若去血过多，崩伤内衄不止，加地黄六两，阿胶二两，合八味，汤成纳阿胶。若无当归，以芎䓖代之。若无生姜，以干姜代之。

歌曰：补中方用建中汤，四两当归去瘀良；产后虚羸诸不足，调荣止痛补劳伤。

加减歌曰：服汤行瘀变崩伤，二两阿胶六地黄；若厥生姜宜变换，温中止血宜干姜；当归未有川芎代，此法微茫请细详。

受业林礼丰按：产后吸吸少气，不能饮食者，病在太阳也。腹中刺痛不止，或苦少腹急摩痛引腹背者，病在厥阴也。病属虚羸不足，故用桂枝汤倍芍，以助脾气之输；而刺痛牵引，乃血瘀滞着，故用当归以通凝聚之瘀，使脾气有权而得上输下转之力。故产后一月，日得服四五剂为善也。令人强壮宜者，得补益之功也。加饴糖者，以中土大虚，故用稼穑之味，以补中焦之气血。若去血过多，崩伤内衄不止，则血海空虚，阴气失守，故加地黄、阿胶之重浊味厚者以养阴。名之曰内补者，以产后虚羸，病偏于内也。古圣之方，无微不到，神乎！神乎！

妇人杂病方

小柴胡汤歌解见《伤寒》

治妇人中风，七八日续来寒热，发作有时，经水适断者，此为热入血室，其血必结，故使如疟状，发作有时，此汤主之。

半夏厚朴汤

治妇人咽中如有炙脔者，此汤主之。

半夏一升　厚朴三两　茯苓四两　生姜五两　苏叶二两

上五味，以水一斗，煮取四升，分温四服，日三夜一服。

歌曰：状如炙脔贴咽中，却是痰凝气不通；半夏一升茯四两，五两生姜三两厚朴二两苏叶攻。

男元犀按：咽喉者，高之极；小腹者，下之极。炙脔贴于咽中者，病在上；奔豚起于小腹者，病在下，俱属于气，但其病有上下之分。盖妇人气郁居多，或偶感客邪，依痰凝结，窒塞咽中，如有炙脔状，即《千金》所谓咽中帖帖状。吞之不下，吐之不出者，今人名曰梅核气是也。主以半夏厚朴汤者，方中以半夏降逆气，厚朴解结气，茯苓消痰，尤妙以生姜通神明，助正祛邪，以紫苏之辛香，散其郁气，郁散气调，而凝结焉有不化者哉？后人以此汤变其分两，治胸腹满闷呕逆等证，名七气汤，以治七情之病。

甘麦大枣汤

治妇人脏躁，悲伤欲哭，象如神灵所作，数欠伸，此汤主之。

甘草三两　小麦一升　大枣十枚

上三味，以水六升，煮取三升，分温三服，亦补脾气。

歌曰：妇人脏躁欲悲伤，如有神灵太息长数欠伸；小麦一升三两草，十枚大枣力相当。

魏念庭云：世医竟言滋阴养血，抑知阴盛而津愈枯，阳衰而阴愈躁。此方治脏躁大法也。

小青龙汤

泻心汤

治妇人吐涎沫，医反之下，心下即痞。当先治其吐涎沫，小青龙汤主之；涎沫止，乃治痞，泻心汤主之。

按：二方解见《伤寒论浅注》，不再释。

温经汤

治妇人年五十所，病下利数十日不止，暮即发热，少腹里急，腹满，手掌烦热，唇口干燥，此属带下。何以故？曾经半产，瘀血在少腹不去。何以知之？其证唇口干燥，故知之，当以此汤主之。

吴茱萸三两　当归　芎䓖　芍药　人参　桂枝　阿胶　丹皮　甘草各二两　生姜三两（一本二两）　半夏半升（一本一升）　麦冬一升

上十二味，以水一斗，煮取三升，分温三服。亦主妇人少腹寒，久不受胎；兼治崩中去血，或月水来多，及至期不来。

歌曰：温经芎芍草归人，胶桂丹皮二两均八物各二两；半夏半升麦冬倍用，生姜吴茱萸三两对君陈。

男元犀按：方中当归、芎䓖、芍药、阿胶，肝药也；丹皮、桂枝，心药也；吴茱萸，肝药亦胃药也；半夏，胃药亦冲药也；麦门冬、甘草，胃药也；人参补五脏，生姜利诸气也。病在经血，以血生于心，藏于肝也，冲为血海也。胃属阳明，厥阴冲脉丽①之也。然细绎方意：以阳明为主，用吴茱萸驱阳明中土之寒，即以麦门冬滋阳明中土之燥，一寒一热，不使偶偏，所以谓之温也；用半夏、生姜者，以姜能去秽而胃气安，夏能降逆而胃气顺也；其余皆相辅而成温之之用，绝无逐瘀之品。故过期不来者能通之，月来过多者能止之，少腹寒而不受胎者并能治之，统治带下三十六病，其神妙不可言矣。

土瓜根散

治带下经水不利，少腹满痛，经一月再见者，此散主之。

土瓜根　芍药　桂枝　䗪虫各三分

上四味，杵为散，酒服方寸匕，日三服。

---

① 丽：系，此为相联系。

歌曰：带下端由瘀血停不能如期而至，以致少腹满痛，月间再见既瘀而不行，则前经末畅所行，不及待后月正期而至，故一见再见不循经经，常也，言不循常期也；䗪瓜桂芍均相等，调协阴阳病自宁。

男元犀按：此条单指经水不利之带下病也。经者，常也。妇人行经，必有常期。尤云：血满则行，血尽复生，如月之盈亏，海之潮汐，必定应期而至，谓之信。此云经水不利，一月再见者，乃蓄泄失常，则有停瘀之患也。然瘀既停，必着少腹之间作满而痛也。立土瓜根散者，为调协阴阳，主驱热通瘀之法。方中桂枝通阳，芍药行阴，使阴阳和，则经之本正矣；土瓜根驱热行瘀，䗪虫蠕动逐血，去其旧而生新，使经脉流畅，常行不乱也。

旋覆花汤歌见积聚

治妇人得革脉，则半产漏下。

犀按：旋覆花汤，《金匮》中两见：一治积聚症，以通肝着之气；一治妇人杂病症，以化弦芤为革之脉。若革脉不化，则必半产漏下，但此方非谓漏下时始用耳。

胶姜汤方阙。

或云：即是干姜、阿胶二味煎服。林云：即是胶艾汤。《千金》胶艾汤亦可取用。治妇人陷经、漏下黑不解者，主之。

歌曰：胶姜方阙症犹藏，漏下陷经黑色详；姜性温提胶养血，刚柔运化配阴阳。

道光四年，闽都阃①府宋公，其三媳妇产后三月余，夜半腹痛发热，经血暴下鲜红，次下黑块，继有血水，崩下不止，均有三四盆许，不省人事，牙关紧闭，挽余诊之。时将五鼓矣，其脉似有似无，身冷面青，气微肢厥。予曰：血脱当益阳气。用四逆汤加赤石脂一两，煎汤灌之，不差；又用阿胶、艾叶各四钱，干姜、附子各三钱，亦不差。沉思良久，方悟前方用干姜守而不走，不能导血归经也，乃用生姜一两，阿胶五钱，大枣四枚。服半时许，腹中微响，四肢头面有微汗，身渐温，须臾苏醒，自道身中疼痛。余令先与米汤一杯，又进前方，血崩立止，脉复厥回。大约胶姜汤，即生姜、阿胶二味也。盖阿胶养血平肝，去瘀生新，生姜散寒升气，亦陷者举之，郁者散之，伤者补之，育之之义也。

大黄甘遂汤

治妇人少腹满如敦状，小便微难而不渴，此为水与血俱结在血室也，此

---

① 阃（kǔn）：城门。

汤主之。

大黄四两　甘遂　阿胶各二两

上三味，以水三升，煮取一升，顿服，其血当下。

歌曰：小腹敦形敦音对，古器也。《周礼》槃以乘血，敦以乘食，小腹高起之状相似也。小腹，胞之室也。胞为血海，其满大为蓄血也小水难小水难而不渴，亦蓄水也，水同瘀血两弥漫结在血室；大黄四两遂胶二，顿服瘀行病自安。

男元犀按：方中大黄攻血蓄，甘遂攻水蓄，妙得阿胶本清济之水，伏行地中，历千里而发于古东阿县之井，此方取其以水行水之义也。《内经》谓：济水内合于心。用黑骡皮煎造成胶，以黑属于肾，水能济火，火熄而血自生，此方取其以补为通之义也。然甘遂似当减半用之。

抵当汤歌解见《伤寒》

治妇人经水不利下者，主之。

男元犀按：妇人经水不利下，脉证俱实者，宜此方，否则当养其冲任之源。不可攻下。

矾石丸

治妇人经水闭不利，脏坚癖不止，中有干血，下白物者，主之。

矾石三分（烧）　杏仁一分

上二味末之，炼蜜为丸枣核大，内脏中，剧者再内之。

歌曰：经凝成癖闭而坚，白物时流岂偶然？蓄泄不时，胞宫生湿，湿复生热，所积之血，转为湿热所腐，而白物时时自下。矾石用三分杏一分，服时病去不迁延。

尤在泾云：脏坚癖不止者，子脏干血，坚凝成癖而不去也。干血不去，则新血不荣，而经闭不利矣。由是蓄泄不时，胞宫生湿，湿复生热；所积之血转为湿热所腐，而成白物，时时自下，是宜先去其脏之湿热。矾石却水除热，合杏仁破结润干血也。

红蓝花酒

治妇人六十二种风，腹中血气刺痛者，主之。

红蓝花一两

上一味，酒一大升，煎减半，顿服一半，未止，再服。

歌曰：六十二风义未详，腹中刺痛势徬徨；治风先要行其血，一两蓝花酒煮尝。

《浅注》引张隐庵《侣山堂类辩》甚妙，不再释。

当归芍药散方歌见妊娠

治妇人腹中诸疾痛者，此方主之。

犀按：妇人腹中诸疾痛者，不外气郁、血凝、带下等症。用当归芍药散者，以肝为血海，遂其性而畅达之也。方中归、蒡入肝，解郁以伸木；芍、泽散瘀而行水；白术培土养木；妙在作散以散之，酒服以调之，协诸药能通气血，调荣卫，以顺其曲直之性，使气血和，郁滞散，何患乎腹中诸疾痛不除？

小建中汤歌解见《伤寒》

治妇人腹中痛，此主之。

元犀按：妇人腹中痛主以建中汤者，其意在于补中生血，非养血定痛也。盖血无气不生，无气不行，得建中之力，则中气健运，为之生生不息，即有瘀痛者，亦可平之。

肾气丸

治妇人病，饮食如故，烦热不得卧，而反倚息，名曰转胞，不得溺也。以胞系了戾，故致此病，此方主之。

干地黄八两　山药　山茱萸各四两　茯苓　丹皮　泽泻各三两　附子一枚（炮）　桂枝一两

上八味末之，炼蜜和丸梧子大，酒下十五丸，加至二十丸，日再服。

歌曰：温经暖肾整胞宫，丹泽苓三地八融；四两萸薯桂附一，端教系正肾元充。

男元犀按：胞为血海，与膀胱并列于脐下，俱悬空之腑，其气相通，全赖肾气充溢于其间，其胞系乃正。若肾气不充，则胞系了戾，胞系了戾，必不得溺矣。是病虽在胞，其权则专在肾也，故以肾气丸主之。方中地黄、山药固肾脏之阴，山茱萸、附子补肾脏之阳，桂枝化腑气，茯苓行水道，妙在泽泻形圆善转，俾肾气旺，则能充于胞而系自正，系正则小便不利者而可利矣。又主虚劳腰痛、少腹拘急、小便不利者。以腰为肾之外腑，肾司开合，主骨髓，为作强之官，与膀胱相表里。若少阴精气虚，不能主骨，则腰痛；少阴阳气虚，不能通腑，则少腹拘急，小便不利。本方补益真阴，蒸动水气，使阴平阳秘，开合之枢自如，故能治虚劳之病，然小便自利者，不宜服之，以其渗泄而更劫阴也。

蛇床子散

治妇人阴寒，温阴中坐药，此散主之。

蛇床子

上一味末之，以白粉少许和合，相得如枣大，绵裹内之，自然温。

狼牙汤

治少阴脉滑而数者，阴中即生疮，阴中蚀疮烂者，此汤主之。

狼牙三两

上一味，以水四升，煮取半升，以绵缠箸如茧，浸汤沥阴中，日四遍。

歌曰：胞寒外候见阴寒，纳入蛇床佐粉安，此温胞益阳外治之善法，为肾气丸之佐也。更有阴中疮𧏾烂者乃湿热不洁而生𧏾也，狼牙三两洗何难？除湿热杀虫，如无狼牙草，以狼毒代之。

膏发煎歌见黄疸

治胃气下泄，阴吹而正喧，此谷气之实也，此主之。阴吹，阴中出声，如大便矢气之状。

小儿疳虫蚀齿方

雄黄　葶苈

上二味末之，取腊月猪脂，熔以槐枝，绵裹头四五枚，点药烙之。

歌曰：忽然出此小儿方，本治疳虫蚀齿良；葶苈雄黄猪脂点烙，阙疑留与后推详。

犀按：虫有大小之别，随生处而异其形，总不离于风火湿，挟厥阴之气化所生也。小儿疳虫病者，多由母氏乳少，多饲以火燥干粮助火之品，致小儿烦啼不已，动其心包之火，火动必熏灼于肝，蒸郁从风木化而为虫，夫虫乃有情之物，食有情之血，乱有情之心脏，起伏无定，妖妄作祟。故其证烦热多汗，面青腹胀，喜食辛燥之味。又有蚀虫（蚀者，食虫也），其形不一，小者名寸白虫，主风木之气郁于中土所生也；大者为蚀虫，乃宿食所化也。有下蚀者，本心包之火协三焦蕴热而成，着于前后二阴，名曰阴蚀，小如线，色白，抑或湿热下注，兼以房事相侵，致阴中蚀烂，名曰蚀疮。三者皆能使人咽干而阴中痛痒。有蚀齿者，生于齿缝齿龈，小如丝发，疼痛难忍，或名齿蛇，或名牙疳，能穿肉入骨。此症本于外感未解，邪火协心火薰灼而成。有小鱼虫者，如盆鱼子初生之小，有两目，有生足者，有无足者，吐出时如鱼子动游状，此乃胸气不布，痰饮协木气所生，故肝着症久而不愈，多生红蚀。亦有眼目多坏，有鼠妇虫者，形如小鼠妇，背有鳞甲，色微赤，有头足眼目，吐出能跳跃，此受恶浊异气、酒性郁怒合化而生。然虫症虽多，而仲师之方未有不备也。今举小儿疳病治法，意以补土清金，使天气降而热气消，则土润叶茂矣。近医知为疳病，不辨寒热实虚，多用毒药杀虫，而不知其愈杀愈生也，本方用雄黄、葶苈、猪脂、槐枝，主通气行血之品，点药烙之，如打摩之法，去积聚，调气血，点之亦即熏之之法也。后人有神照法，从《内经》马膏桑钩方及此方套出。

金匮要略正义

原著 清·朱光被
主编 孙红娜
副主编 李金良

目　录

卷 上

脏腑经络先后病脉证第一

问曰：上工治未病，何也？师曰：夫治未病者，见肝之病，知肝传脾，当先实脾，四季脾王不受邪，即勿补之；中工不晓相传，见肝之病，不解实脾，惟治肝也。夫肝之病，补用酸，助用焦苦，益用甘味之药调之。酸入肝，焦苦入心，甘入脾。脾能伤肾，肾气微弱则水不行；水不行则心火气盛，则伤肺，肺被伤则金气不行；金气不行则肝气盛，则肝自愈。此治肝补脾之要妙也。肝虚则用此法，实则不在用之。经曰：虚虚实实，补不足，损有余，是其义也。余脏准此。

此章示人知病邪有传变，补泻有定法，为治百病之权衡也。盖五行之气，子母相生而亦乘胜相加，故经言：七传者死，间脏者生。七传者，《难经》所云传其所胜也。则肝病实脾之旨，实开千古治病之法门。但一脏有一脏之体用，相乘有相乘之虚实，故即肝脏以例其余。

如肝病而虚者，其病气复欲传脾，则本气愈虚而脾脏复伤。当此之时，何以调治？故仲景于病气未传之先，而立委曲绸缪①之法。酸为肝之体，酸入肝，补其正以泻邪也；苦为木之用，苦入心，养其子以助正也；甘味入脾，兼能缓肝，和调两脏，令弗相戕②也。且土为水之防堤，防堤坚固，则水不泛滥而君火有权，肝益有气。金为木之仇，肺金有制，则肃杀不行，而材木畅遂，损有余补不足之义如此。然专为肝家气分虚者而设，若肝气实，当直用疏泄木气方法矣。反是实实虚虚，祸可胜言哉。仲景举一以例其余，极为剀切③详明。

---

① 委曲绸缪：提前做全面的调理。

② 戕（qiāng）：残杀、杀害，此处指乘侮。

③ 剀（kǎi）切：切中事理。

夫人秉五常[①]，因风气[②]而生长，风气虽能生万物，亦能害万物，如水能浮舟，亦能覆舟。若五脏元真通畅，人即安和，客气邪风，中人多死。千般疢难，不越三条：一者经络受邪入脏腑，为内所因也；二者四肢九窍，血脉相传，壅塞不通，为外皮肤所中也；三者房室、金刃、虫兽所伤。以此详之，病由都尽。若人能慎养，不令邪风干忤经络，适中经络，未流传脏腑，即医治之。四肢才觉郑重，即导引、吐纳、针灸、膏摩，勿令九窍闭塞。更能无犯王法，禽兽灾伤，房室勿令竭乏，服食节其冷热苦辛酸甘，不遗形体有衰，病则无由入其腠理。腠者，是三焦通会元真之处，为血气所注；理者，是皮肤脏腑之文理也。

风为百病之长，故以客气邪风总揭致病之源，以经络脏腑、皮毛血脉总揭营卫表里之辨。内因、外因，即邪之在内在外为言，非内伤外感也。例内虽若为中风家立论，然邪之中人，先皮毛后经络，入脏腑，由浅而深，百病皆然，故曰千般疢难，不越三条，欲人于三条中悟致治之大法也。

问曰：病人有气色见于面部，愿闻其说。师曰：鼻头色青，腹中痛，苦冷者死；鼻头色微黑者，有水气；色黄者，胸上有寒；色白者，亡血也；设微赤非时者死；其目正圆者痉，不治。又色青为痛，色黑为劳，色赤为风，色黄者便难，色鲜明者有留饮。

此望而知之之法也。夫人先天之本在肾，后天之本在脾。脾属土，土病发见于鼻，肾属水，水病发见于目，故即目与鼻以赅先后天之为病焉。青为寒主痛，然青又为肝色，是木乘土之象。腹痛苦冷，则阳和尽失而阴寒独炽，必主卒厥而死也。黑为水色，土病失其堤防，肾邪泛滥，故主有水气也。黄本土色，土郁则色蒸于外，以寒饮在胸上，滞其清气，故土色亦上阻也。《经》言：血脱者色白[③]。故白责之亡血。若赤为火色，鼻准虽属土，而亦肺窍所开；非时微赤，则火炎上燥，金气烁绝[④]，故主死也。此五色之征于鼻者也。

至于目为五脏精气之所注，正而圆，则精气已绝，不能合辟[⑤]流动，必主发痉不治也。“色青”数句，即征之目上四眶，当与《内经》五色篇参看。然在《内经》合明堂上下而概言之，此似专言目耳。五色属五脏，《千金》

---

① 五常：即五行。

② 风气：指自然界正常的气候。

③ 血脱者色白：语出《灵枢·决气》。

④ 烁绝：因烤灼而穷尽。

⑤ 合辟：开阖。辟，打开。

候目法最明晰。

师曰：语声寂寂然，喜惊呼者，骨节间病；语声喑喑然不彻者，心膈间病；语声啾啾然细而长者，头中病。

此闻而知之之法也。寂寂然喜惊呼，以阴主寂静，厥阴又在志为惊，在声为呼，今声寂寂而但惊呼，则知病属下焦骨节间也。声振响于肺，气分壅滞，音必不宣，今喑喑然不彻，知病在中焦胸隔间也。声高则气扬，必上达于头，今语声啾啾然细而长，则中下两焦无恙，特恐音气上攻作痛耳，知病在上焦头中也。

师曰：息摇肩者，心中坚；息引胸中上气者，咳；息张口短气者，肺痿唾沫。

此下两章，就病人之呼吸定息，以辨其为实为虚，此望闻之最细者。凡呼出心与肺，吸入肾与肝，一呼一吸之中，脾胃主之。呼与吸中少停之际，谓之息。因先就呼出之息，以辨其病之所在，如息而至于摇肩，是心中邪实，气不得下行而但上窜也。如息引胸中上气，是肺全失降令，上逆而咳也。息而至于张口短气，是出气之多，几不能定息，清肃不行，而为肺痿唾沫也。三者俱于出气中证之，故息就呼边说。

师曰：吸而微数①，其病在中焦，实也，当下之则愈，虚者不治。在上焦者，其吸促，在下焦者，其吸远，此皆难治。呼吸动摇振振者，不治。

此从吸入之息，以征其病之所在也。吸主肾肝，其位远，今吸而微数，是气不能下达，中途即返，明属中焦邪实所致，宜用下法以通壅塞，此邪实而吸数也。若不因邪实而吸自微数者为虚，法在不治，何也？虚在上焦，则清阳不能下际②，吸因近而迫促，故令数。虚在下焦，则真气不能上交，吸因远而难到，亦令数。此二句即“虚者不治”之注脚。要之非真不治，特难治也。可见一呼一吸，脏气攸关。若至于动摇振振，则脏气不归，出入往返之机将息，又何以治之耶？合呼吸言之，以总结上两节。

师曰：寸口脉动者，因其王时而动，假令肝王色青，四时各随其色。肝色青而反色白，非其时色脉，皆当病。

上言察色望闻以知疾苦，此更参之脉，以决病机也。盖人脏真之气征于外者为色，流行于营卫者为脉，合色与脉，复准诸天时，而后可以诊治诸病，法当于寸口诊之。寸口为脉之大会，寸口脉动，鼓而有力，亦必与时相应，

① 吸而微数：数犹促也，指吸气急促不利。

② 下际：下达。际，达到。

与色相合，方许无病。故即寸口以该诸脉，即春令以律四时，即肝脏以例五脏焉。

问曰：有未至而至，有至而不至，有至而不去，有至而太过，何谓也？师曰：冬至之后，甲子夜半少阳起，少阳之时，阳始生，天得温和。以未得甲子，天因温和，此为未至而至也；以得甲子而天未温和，为至而不至也；以得甲子而天大寒不解，此为至而不去也；以得甲子而天温如盛夏五六月时，此为至而太过也。

人身一小天地，凡岁气之有过不及，人身应之，即为病气，故以“至”字立之准。先至、未至、不去、太过，是四序有常而盈虚无定。如冬至甲子起少阳，谓冬至后六十日内得甲子为少阳起，是谓一阳初生，天得温和，道其常也。其间或寒或热，或先或后，人在气交之中，不能与时消息，往往因之而病。故仲景特揭历元①以绳②六气焉。

按冬至后甲子起少阳，雨水以后起太阳，谷雨以后起阳明，夏至以后起少阴，处暑以后起太阴，霜降以后起厥阴，六气各旺六十日。将来者进，成功者退，皆以甲子筭③起，乃合四时之序。

师曰：病人脉浮者在前，其病在表；浮者在后，其病在里。腰痛背强不能行，必短气而极也。

关前为阳，关后为阴。阳脉在阳位，故病在表。阳脉在阴位，即病在里。然病虽在里，而非三阴之里。腰痛背强，甚至短气，究属阳邪壅阻所致，故皆从浮脉上断之。

问曰：经云“厥阳独行”，何谓也？师曰：此为有阳无阴，故称厥阳。

无阴则阳无附，故孤阳厥逆于上，乃称厥阳，如夫无妇，而失所归也。

问曰：寸脉沉大而滑，沉则为实，滑则为气，实气相搏，血气入脏即死，入腑即愈，此为卒厥。何谓也？师曰：唇口青、身冷，为入脏，即死；如身和、汗自出，为入腑，即愈。

两寸分主气血，位上焦，脉宜浮。今沉大而滑，是气血与邪相搏，沉为血实，滑为气实也。上焦实壅，发为卒厥无疑。但入脏入腑，卒难分晓。不知左右为阴阳之道路，气血两病，如从血分内陷则入脏，脏者深藏难出，必致唇青身冷而死。气分外传则入腑，腑者流行不守，必汗出身和而愈也。

---

① 历元：我国古代历法推算的起算点。古人一般以朔旦（一月之始）、冬至同在夜半的一天为历元。

② 绳：以准则约束。

③ 筭（suàn）：通“算”。枚乘《七发》：“孟子执筹而算之，万不失一。”

问曰：脉脱入脏即死，入腑即愈，何谓也？师曰：非为一病，百病皆然。譬如浸淫疮，从口起流向四肢者，可治；从四肢流来入口者，不可治。病在外者可治，入里者即死。

脏为阴，腑为阳，阴主里，阳主外。凡病以出阳为浅，入阴为深，故即死即愈之机所由别也。浸淫疮显而易见，可知非独卒中为然，内外百病，皆作如是论治耳。“脉脱入”三字连读，如脱卸之脱，非衰脱之谓也。

问曰：阳病十八，何谓也？师曰：头痛、项、腰、脊、臂、脚掣痛。阴病十八，何谓也？师曰：咳、上气、喘、哕、咽、肠鸣、胀满、心痛、拘急，五脏病各有十八，合为九十病。人又有六微，微有十八病，合为一百八病。五劳、七伤、六极、妇人三十六病，不在其中。

清邪居上，浊邪居下，大邪中表，小邪中里，槃饪①之邪，从口入者，宿食也。五邪中人，各有法度：风中于前，寒中于暮，湿伤于下，雾伤于上，风令脉浮，寒令脉急，雾伤皮腠，湿流关节，食伤脾胃，极寒伤经，极热伤络。

人身阳脉属身之后，故头、项、腰、脊、手、脚六者，俱统于督脉，而为表分所主，故曰阳病。阳有三阳，三六合得十八病。阴脉属身之前，故咳而上气也，喘哕与咽痛也，肠鸣胀满也，心痛拘急也，六者俱统于三焦，而为里气所主，故曰阴病。阴亦有三阴，三六亦合十八病。此皆阴阳经络之为病，而非脏腑之主病也。夫五脏藏五志，每脏各十八病，合得九十病。其外复有六淫之微邪，六微亦分属三焦，三六亦十八病，合九十，共一百八病。至于五劳七伤六极及妇人三十六病，俱非五邪六气伤感，故皆不在其中。

盖在天有六气，在人得之为五邪，邪有清浊大小之不同，伤亦有上下表里之各异。风与雾为清邪，犯上焦，以阳从阳也；寒与湿为浊邪，犯下焦，以阴从阴也。冲突烈风为大邪，仅伤表分，以其气散而不拘也；隙漏贼风为小邪，直伤里分，以其气专而锐利也。至于谷食所伤，邪在脾胃，不及经络腠理也。合而言之，则为五邪，分而列之，则有外感内伤。本乎天者，邪有早暮之殊；本乎地者，邪有浅深之别；本乎人者，邪有槃饪之异。寒伤经，冬月阳气收引，无以卫外，故寒邪袭入而伤经。热伤络，暑月阳气沸腾，无以营守，故热邪相薄而伤络也。“槃饪”字，字典所无，愚意乃古文“谷”字之讹耳。榖，即谷食；饪，即面食也。

---

① 槃饪（gǔ tuō）：饮食。槃，一说同“谷”，如赵开美刻《金匮要略方论》：“槃，音榖，即榖也”；一说同“馨”。饪，指古代的一种面食。

问曰：病有急当救里、救表者，何谓也？师曰：病，医下之，续得下利清谷不止，身体疼痛者，急当救里；后身体疼痛，清便自调者，急当救表也。批注《伤寒论》云：救里，四逆汤；救表，桂枝汤。

此言治病当知急者为先务也。凡先表后里，一定常法，而救误如救灾，正当随机以应变。如身痛原属太阳表邪，因医误下，以致阳邪入里，渎扰①脏阴，而为下利清谷。若弗早图，必致脏气尽烁，邪终不解，所当急救里也。如救里之后，里气已和，而久经未解之表邪，仍然不去，即当急救表也。先后之间，不容毫发，所谓急也。

夫病痼疾，加以卒病，当先治其卒病，后乃治其痼疾也。

此言治病当知先标后本之法也。

师曰：五脏病各有所得者愈，五脏病各有所恶，各随其所不喜者为病。病者素不应食，而反暴思之，必发热也。

此即病人之性情，以知病之所在也。五味应五脏，脏气安和，则好恶适其常。病气偏胜，则好恶戾②其正也，然即此可悟治法矣。

夫诸病在脏，欲攻之，当随其所得而攻之，如渴者，与猪苓汤。余皆仿此。

此言脏病不同腑邪，脏以阴液为主，一有邪客，动致阴伤，故以攻邪为第一义。然欲攻脏邪，须顾阴液，必先验其渴不渴为第一义。盖渴为阴伤，不可漫用攻法也。故特表太阳转入少阴治法，而用猪苓汤一方，以见邪从阳经而来，仍宜从阳经而出。然已转入阴经，急宜护惜阴气，方是随其所得而攻之旨也。仲景引申，以待学者因端竟委③，则一百八病，可以类推矣。

猪苓汤方

猪苓　泽泻　茯苓　阿胶　滑石各一两

上五味，以水四升，先煮四味，取二升，去滓，纳胶烊消尽，温服七合，日三服。

痉湿暍病脉证第二

太阳病，发热无汗，反恶寒者，名曰刚痉。太阳病，发热汗出而不恶寒，

---

① 渎扰：扰乱。

② 戾（lì）：违背。

③ 因端竟委：探求事情的根源和经过。

名曰柔痉。

此揭痉病有刚柔之别，以有汗无汗为伤营伤卫之大关键。寒性劲急，故曰刚；风性温和，故曰柔。

太阳病，发热，脉沉而细者，名曰痉，为难治。

痉脉本紧，今沉而细，则阳虚而寒湿用事，有胶柱不开之象。设以发热而行解表之法，则元虚而不胜其任。设以脉沉细而行温经方法，则热已烁阴，恐致重亡津液，故曰难治。

太阳病，发汗太多，因致痉。夫风病，下之则痉，复发汗，必拘急。疮家，虽身疼痛，不可发汗，汗出则痉。

此明致痉之由也。痉属筋病，筋赖荣血以养，误汗则血夺，误下则阴亡，筋失所养而痉，故历叙病因，以见殊途而同归也。

病者身热足寒，颈项强急，恶寒，时头热，面赤目赤，独头动摇，卒口噤，背反张者，痉病也。

若发其汗者，寒湿相得，其表益虚，即恶寒甚；发其汗已，其脉如蛇，暴腹胀大者，为欲解；其脉如故，反伏弦者痉。

夫痉脉，按之紧如弦，直上下行。批注：三条文理相贯，只作一条读。

此详言痉病之证象与脉象也。夫痉病之邪，每多夹杂。如发热恶寒项强，邪本太阳来也，而病不止于太阳一经，且不止于风寒二邪。头热面赤而动摇，风淫于上也。口噤背反张，寒淫于经也。两足厥寒，湿淫于下也。三气交迫，痉病成矣。乃医者不知邪之错杂而漫用汗法，徒使卫阳骤虚，而寒湿阴邪益相搏不解，阳虚则恶寒滋甚，阴盛则络脉拘急。若见汗出已后，其脉象之弦直细促，宛若蛇行之象，其邪之弥漫经络营卫如此，何从出路。若腹骤然肿大，邪将从二便而出，是为欲解之征。若使其脉仍然不解，反伏而弦，伏为湿，弦为寒，寒湿相得，痉何能已也。痉家之脉，按之紧如弦直上下行，正是如蛇行之注脚。

痉病有灸疮，难治。

痉本经病，灸则伤及络矣，营卫交邪，故曰难治。

太阳病，其证备，身体强，几几然，脉反沉迟，此为痉，瓜蒌桂枝汤主之。

此由太阳风伤卫之致变也。其证备，则发热项强，头痛汗出无论矣。独至于身体强，几几然，是太阳一经之风热未解，复挟湿邪，三气交蒸，劫液耗气，故主桂枝解肌，而率以瓜蒌根涤热生阴，使周身之筋血得润，而三气自解矣。脉沉迟，痉病之脉象也。几几，如雏鸟求食，翕翕动翮之状，此痉病筋络拘挛之证象也。

瓜蒌桂枝汤方

瓜蒌根三两　桂枝三两（去皮）　甘草二两（炙）　芍药三两　生姜三两　大枣十二枚（擘）

上㕮咀，以水七升，微火煮取三升，去滓，适寒温，服一升。

太阳病，无汗而小便反少，气上冲胸，口噤不得语，欲作刚痉，葛根汤主之。

此太阳寒伤营证之致变也。寒邪固宜汗解，今既无汗，则小便必利，乃反少者，是必寒邪挟湿蒙闭于上，侵犯中下，三焦不通，表里不达，故浊气上冲而为胸满口噤。是太阳一经，前后左右，俱为邪痹，其欲作刚痉无疑。曰欲作者，以未全备强急恶寒、独头动摇诸证也。则欲开太阳，必合麻、甘、姜、桂以宣发之。欲降湿浊，必先升举阳明之清气，以运行之，此葛根之所由倍加，使之领载阳明之浊邪，一并从表而散，有汗便调，刚痉不作矣，岂不快乎！

葛根汤方

葛根四两　麻黄三两（去节）　桂枝二两（去皮）　甘草二两（炙）　芍药二两　生姜三两（切）　大枣十二枚（擘）

上七味，以水一斗，先煮麻黄、葛根，减二升，去上沫，内诸药，煮取三升，去滓，温服一升，覆取微似汗。

痉为病，胸满口噤，卧不着席，脚挛急，必介齿，可与大承气汤。

此太阳痉病久而不解，而入阳明腑证也。前条葛根汤，正恐邪恋阳明之经，今邪气缠绵，已传阳明之腑而为胃实。口噤挛急介齿，以足阳明之脉起于脚，络于齿，挟口环唇故也。独至卧不着席，其为实壅异常，盖阳明虚，振振欲擗地而处，实则至于席不能着，对待而观，寒热虚实判然。惟急与大承气以下其热实，则枳、朴、硝、黄未始非涤热生津、舒筋除眩之神品也。

大承气汤方

大黄四两（酒洗）　厚朴半斤（炙，去皮）　枳实五枚（炙）　芒硝三合

上四味，以水一斗，先煮枳、朴，取五升，去滓，内大黄，煮取二升，去滓，内芒硝，更上微火一二沸，分温再服，得下，余勿服。

太阳病，关节疼痛而烦，脉沉而细者，此名中湿，亦曰湿痹。其候小便不利，大便反快，但当利其小便。

此总揭湿病之脉证与治法也。病属太阳，则必兼见发热项强等候，但骨

节疼，胸满脉沉细，中风初无此证此脉也，故曰此名中湿。以湿性沉着，痹其清阳，气不宣化使然。清肃不行，故小便不利；湿走浊道，故大便反快。惟利其小便，使膀胱之气化行，湿自祛而诸证自已矣。利小便即是开太阳法，此太阳中湿之正治。

湿家①之为病，一身尽疼，发热，身色如熏黄也。

前条关节疼痛而烦，尚兼表邪，故开太阳可解。若湿邪浸淫不解，郁蒸为热，中州坐困，势必湿遍周身，不止仅流关节矣。湿甚则热深，身色如熏黄矣。湿家之为病若此，不可不细分表里寒热而施治也。（批注：在表者，宜栀子柏皮汤；在里者，茵陈蒿汤；寒湿在里，术附汤；湿热在表，麻黄加术汤可也。）

湿家，其人但头汗出，背强，欲得覆被向火，若下之早则哕，或胸满，小便不利。舌上如胎者，以丹田有热，胸上有寒，渴欲得饮而不能饮，则口燥烦也。

湿为浊阴，阻格上焦，清阳不能四布，故其人但头汗出。背强恶寒者，以背皆阳经所主，为湿所痹故也。斯时舍温通上焦方法，更有何治？乃医者误以为热，而用寒药下之，攻其热必哕矣，寒湿相搏必胸满矣，清气失运而小便不利矣。所以舌上如胎非胎，以本非胃实，只是湿邪搏结，津液不生，舌上粘腻之象也。盖阴凝于上，则阳必结于下，故丹田则有热而胸上则有寒。观其口燥烦渴而不能饮，其清浊混淆，阴阳倒置之病情若此，孰谓湿家可有下法乎？

湿家，下之，额上汗出，微喘，小便利者死，若下利不止者亦死。

湿家本头汗、胸满，则额汗、微喘尚非死候，惟当视其下焦之根底以定安危。盖肾开窍于二阴，脏真秘固，虽因误下而本根未拔，犹可施治。惟下之而小便自利，或下之而自利不止，则关键堤防尽行决撤②，三焦元气俱从下奔亡，下脱上越，不死何候耶！

风湿相搏，一身尽疼痛，法当汗出而解，值天阴雨不止，医云：此可发汗，汗之病不愈者，何也？盖发其汗，汗大出者，但风气去，湿气在，是故不愈也。若治风湿者，发其汗，但微微似欲汗出者，风湿俱去也。

湿家非特不可妄下，即汗之亦有法。盖风性迅速，湿性濡滞，两邪绾

---

① 湿家：患湿病较久的人。

② 决撤：决裂。

合①，更值时令助湿，自非骤汗可解，法当运阳以散邪，令有形之湿，暗从无形之风而解，即是微微汗出，风湿俱去之道也。以见此证宜桂枝加术汤，而非麻黄汤之任。“值天阴雨”句，更示人因时变通意。

湿家病，身痛发热，面黄而喘，头痛鼻塞而烦，其脉大，自能饮食，腹中和无病，病在头中寒湿，故鼻塞，纳药鼻中则愈。

此上受雾露之湿，故病在头中，瓜蒂散之所以神也。

湿家身烦疼，可与麻黄加术汤，发其汗为宜。慎不可以火攻之。

风胜则烦，湿胜则疼，风湿两胜，自宜两解，麻黄汤以驱风，加白术以胜湿，治极明当。但身痛每用火劫发汗，而不知湿既挟风，风为阳邪，两阳熏灼，与湿相搏，邪何由解乎，故仲景又谆谆戒之。

麻黄加术汤方

麻黄三两（去节）　桂枝二两（去皮）　甘草一两（炙）　杏仁七十个（去皮尖）　白术四两

上五味，以水九升，先煮麻黄，减二升，去上沫，内诸药，煮取二升半，去滓，温服八合，覆取微汗。

病者一身尽疼，发热，日晡所②剧者，此名风湿。其病伤于汗出当风，或久伤取冷所致也，可与麻黄杏仁薏苡甘草汤。

夏月暑湿用事，肺金最易受伤，形寒饮冷，肺气塞遏，故一身尽疼也。发热甚于日晡时者，以申酉为金之气主事也，故以麻、杏利肺气，薏苡利湿，甘草清热，足矣。

麻黄杏仁薏苡甘草汤方

麻黄五钱　杏仁十个（去皮尖）　薏苡五钱　甘草一两（炙）

上锉，每服四钱匕，水盏半，煎八分，去滓，温服，有微汗，避风。

风湿，脉浮身重，汗出恶风者，防己黄芪汤主之。

脉浮汗出恶风，风盛于表也。身重，湿盛于里也。风行于皮毛，尚易表散，而湿滞于肌肉，系恋风邪，相得不解，汗之徒伤其正耳。是必先壮卫气以助乾健③之势，而沉着之湿邪从里托出，此防己黄芪汤之所为设也。芪、甘

---

① 绾（wǎn）合：原义指牵线撮合。此处引申为联结。

② 日晡所：日晡，申时（下午三时至五时），日晡所指下午三时至五时左右，也有人认为是指伴晚左右的。

③ 乾健：谓天德刚健。《易·乾》：“天行健，君子以自强不息。”

补气以达表，白术培土以胜湿，而以风湿并主之防己，统领芪、术，分陕①以成保厘②之功，风湿去而气随复矣。曰服后当如虫行皮肤中，盖正气鼓动，邪从里出，其气机有如此也。

防己黄芪汤方

防己一两　黄芪一两　甘草五钱（炙）　白术七钱五分

上锉，每抄五钱匕，生姜四片，大枣一枚，水盏半，煎八分，温服。喘者加麻黄五钱，胃中不和者加芍药三分，气上冲者加桂枝三分，下有陈寒者加细辛三分。服后当如虫行皮肤中，从腰下如冰，后坐被上，又以一被绕腰以下，温令有微汗，差③。

伤寒八九日，风湿相搏，身体疼烦，不能自转侧，不呕不渴，脉浮虚而涩者，桂枝附子汤主之。如大便坚，小便自利者，去桂加白术汤主之。

伤寒八九日，邪当解矣。而不解者，以表阳自虚，而为风湿相持故也。身体疼烦，不能转侧，正是风为湿搏之征。但湿邪犯胃必呕，湿阻大肠必渴，今不呕不渴，则邪不在肠胃而在肌肉腠理之间，故脉浮虚而涩。浮为风，虚涩为湿滞，是惟辛温达表之品，以行阳散邪，而后痹着得解。故用桂枝、附子温行表里之风湿，佐以生姜、甘、枣以助和中达外之势，通体之风湿俱解矣。若大便坚，小便自利，而见身重烦疼之证，是病又不系风邪，而只是皮中之水寒湿气为痹，故即去桂加白术，专温通三焦，令水湿即在皮中而散。如冒状者，正气鼓动，水气亦随而动，正邪相搏，未得遽④胜之象，所谓与术附并走也。

桂枝附子汤方

桂枝四两　附子三枚（炮）　甘草二两（炙）　生姜三两　大枣十二枚

上五味，以水六升，煮取二升，去滓，分温三服。

白术附子汤方

白术一两　附子一枚（炮）　甘草二两（炙）　生姜一两半　大枣六枚

上五味，以水三升，煮取一升，去滓，分温三服。一服觉身痹，半日许再服，三服都尽，其人如冒状，勿怪，即是术、附并走皮中，水气未得除故耳。

---

① 分陕：分界。陕，即今陕西省陕县。相传周初周公旦、召公奭分陕而治，周公治陕以东，召公治陕以西。《左传·隐公五年》：“自陕而东者，周公主之；自陕而西者，召公主之。”

② 保厘：保护、扶持，使之安定。

③ 差（chài）：同“瘥”，治愈。

④ 遽（jù）：仓猝。

风湿相搏，骨节疼烦，掣痛不得屈伸，近之[1]则痛剧，汗出短气，小便不利，恶风不欲去衣，或身微肿者，甘草附子汤主之。

犹是阳虚也，此条较前条为更剧。前条表阳虚，故加生姜，以行在表之痹着。此条里气更虚，故去姜枣加白术，以行在里之痹着。盖汗出为表虚，短气为里虚。恶风为表虚，不欲去衣为里虚，而且湿阻太阳，小便不利，风郁皮毛，身体微肿，故以术、附、甘大健中阳，以去湿为主，而以桂枝和解在表之风痹，使中外邪解而真[2]气辑宁[3]矣。

甘草附子汤方

甘草二两（炙）　附子二枚（炮）　白术二两　桂枝四两

上四味，以水六升，煮取三升，去滓，温服一升，日三。初服得微汗则解，能食。汗止复烦者，服五合，恐一升多者，服六七合为佳。

太阳中暍，发热恶寒，身重而疼痛，其脉弦细芤迟，小便已，洒洒然毛耸，手足逆冷，小有劳，身即热，口开，前板齿燥。若发其汗，则恶寒甚；加温针，则发热甚；数下之，则淋甚。

此内伤中暑而为阴证也。元气素虚之人，暑气内侵，表里俱病，三焦皆伤。发热恶寒，暑邪侵表也。身重疼痛，暑挟湿邪而侵里也。小便已洒洒然毛耸，太阳卫气不振也。手足逆冷，阳气失运四肢也。遇劳则热，暑邪内蕴，劳则气浮而发动也。口开，前板齿燥，肾与膀胱为表里，太阳困惫，少阴亦致亏损也。其脉弦细芤迟，纯是里气虚寒之象。总之，暑伤元气，病属无形，仲景恐人泥于有形法治之，或以发热恶寒也，而用表法，或以其手足逆冷也，而用灸法，或以其小便毛耸也，而用利小便法，故出汗、下、温针三禁而不言治法，治法从可推矣。甘温以救元气，庶得其旨乎！

太阳中热者，暍是也。汗出恶寒，身热而渴，白虎加人参汤主之。

此外感暑热而为阳证也。热淫之气，从口鼻入，鼻气通于肺，口气通于胃。肺受暑邪，不胜燔灼，则气分大虚，故恶寒汗出也。胃受暑邪，两阳合炽，则胃汁将涸，故身热而渴也。发热恶寒，原属太阳本证，以肺主卫气故耳。但太阳中热，而非中风治法，专以清热为主，而不可复用表药，故藉西方白虎之神，清肺救胃，涤热生津，为治中暍之主方。

白虎加人参汤方

知母六两　石膏半斤　甘草二两（炙）　粳米三合　人参三两

---

① 近之：近，作动词，意为触、接。

② 真：原作“直”，据日抄本改。

③ 辑宁：安抚而使之安定。《尚书·汤诰》：“俾予一人，辑宁尔邦家。”

上五味，以水一斗，煮米熟汤成，去滓，温服一升，日三服。

太阳中暍，身热疼重而脉微弱，此以夏月伤冷水，水行皮中所致也，一物瓜蒂汤主之。

此由中暍而致水，为暑湿相兼证也。但骤致之水，利于速去，肺主皮毛位上焦，肺气壅滞，故身热疼重。惟用瓜蒂汤以上越之，是暍既得水而解，水即由吐而出，功成反掌，不必复为暑湿纠缠矣。

一物瓜蒂汤方

瓜蒂二十枚

上锉，以水一升，煮取五合，去滓，顿服。

百合狐惑阴阳毒病脉证并治第三

论曰：百合病者，百脉一宗，悉致其病也。意欲食复不能食，尝默默，欲卧不能卧，欲行不能行，饮食或有美时，或有不欲闻食臭时，如寒无寒，如热无热，口苦小便赤，诸药不能治，得药则剧吐利，如有神灵者，身形如和，其脉微数。每溺时头痛者，六十日乃愈；若溺时头不痛，淅淅然者，四十日愈；若溺时快然，但头眩者，二十日愈。其证或未病而预见，或病四五日而出，或病二十日，或一月后见者，各随证治之。

按此证乃心营肺卫交邪。心主百脉，肺主周身之气化，心为君主，元首蒙尘，百职为之丛脞①，故百脉一宗，悉致其病，而饮食起居，俱失其常也。肺为心之华盖而为外藩，以御百邪。肺病则如寒无寒，如热无热而吐利兼臻②也。口苦便赤者，心阳搏结，则胆亦迫热而流液。且心与小肠为表里，小肠禀受肺气，水源被伤故也。故但于其溺时征之，以验其邪之浅深，病之轻重。溺之源发于上焦心与肺，位最高，主头，邪重则痛，轻则但眩也。其愈期定于六十、四十、二十日者，二脏属阴，病发于阴，阴之数偶也。治法取乎百合者，盖欲使明君复辟，必先廓清③其建都之地。百合气最清，入肺，味微苦入心，最能肃清上焦，用以为君。且以泉水之至清而澄静者，为下行之向导，用以为使也。病亦以百合名者，所谓名以义起也。然此证多由误治所致，故下文各随其所犯何逆，以定治法。

① 丛脞（cuǒ）：纷乱。丛，众多。脞，微小而繁多。

② 臻（zhēn）：达到，到来。

③ 廓清：清除。

百合病，发汗后者，百合知母汤主之。

百合病，下之后者，滑石代赭汤主之。

百合病，吐之后者，百合鸡子汤主之。

可见此病多由误治所致也。误汗则伤上焦，误下则伤下焦，误吐则伤中焦。汗乃心液，汗出营虚，君火必致燔灼，则肺焦液枯，不可不虑，故以知母之苦寒清降者，以辑心宁肺①，燥焰自熄也。下后脏阴亏损，下焦厥气，必致上逆，肺胃之气益伤，故以代赭镇逆气，滑石宣清窍，佐百合以廓清余邪也。吐伤中焦之精气，胃汁耗，则脏阴俱燥，故用鸡子黄和润中州，以除燥气，而后百合得展其清养之功也。俱用泉水煎者，法取澄清流而弗滞之义。

百合知母汤方

百合七枚　知母三两

上先以水洗百合，渍一宿，当白沫出，去其水，更以泉水二升，煎取一升，去滓；别以泉水二升煎知母，取一升后合煎，取一升五合，分温再服。

滑石代赭汤方

百合七枚　滑石三两（碎，绵裹）　代赭石（如弹子大，碎，绵裹）

上如前方法，煎取百合与药成，分温服。

百合鸡子汤方

百合七枚　鸡子黄一枚

上如前方法，煎取百合，汤成去滓，内鸡子黄搅匀，煎五分，温服。

百合病，不经吐下发汗，病形如初者，百合地黄汤主之。

既未经误治，何以成百合？是必在经之邪久而不解，延蔓伤络，阳邪烁阴而惫甚也。故以生地专入营分，以除络热，而以百合、泉水清在经之余邪也。病形如初者，即论中百脉悉病之象也。

百合地黄汤方

百合七枚　生地黄汁一升

上如前法煎取百合，汤成去滓，内地黄汁，煎取一升五合，分温再服，中病勿更服，大便当如漆。

百合病，一月不解，变成渴者，百合洗方主之。

前条病形如初，尚未增变。而此则缠绵一月，变成消渴，是经邪虽未传络，而久留阳位，劫液烁阴可知。方用百合洗者，以肺主皮毛，毛脉合精，行气于腑之理也。

---

① 辑心宁肺：安定心肺。

百合洗方

以百合一升，以水一斗，渍之一宿，以洗身。洗后食煮饼，勿以盐豉也。

百合病，渴不差者，瓜蒌牡蛎散主之。

用百合洗法，而渴不差，是非独肺家燥热，而且下焦之阴火上炎，故取用苦咸法，以直清阴分，花粉涤上焦之热，牡蛎降阴火之逆。其不用百合者，谓已用过洗法也。

瓜蒌牡蛎散方

瓜蒌根　牡蛎等分

上为细末，饮服方寸匕，日三服。

百合病，变发热者，百合滑石散主之。

上一条变成渴，阳邪内扰而劫阴。此则变发热，是邪已向外，止郁蒸于皮肤腠理。故以滑石助百合，清泄上焦之表热，俾①邪即从清窍而出，故曰微利止服也。其不用泉水者，以热已向外，不必更清里也。

百合滑石散方

百合一两（炙）　滑石三两

上为散，饮服方寸匕，日三服。当微利者，止服，热则除。

百合病，见于阴者，以阳法救之；见于阳者，以阴法救之。见阳攻阴，复发其汗，此为逆；见阴攻阳，乃复下之，此亦为逆。

此仲景契紧②为人慎重汗下之处。按百合一证，荣卫交病，则阴阳致两伤，是“阴阳”二字当参活解，非病发于阴，发于阳之谓也。但由误汗、误吐、误下，以及因循致变。其病机发见之端，必有偏见之处。阳法救阴，阴法救阳，即《内经》用阳和阴，用阴和阳之谓，不越篇中治法。若知母、滑石及百合洗，俱清上焦表法，即所谓阳法也。若生地、牡蛎、鸡子黄，俱治中下里分，即所谓阴法也。可见百合病救之不暇，尚可误攻耶。一逆尚引日，再逆促命期矣。

狐惑之为病，状如伤寒，默默欲眠，目不得闭，卧起不安。蚀于喉为惑，蚀于阴为狐，不欲饮食，恶闻食臭，其面目乍赤、乍黑、乍白。蚀于上部则声嗄，甘草泻心汤主之。蚀于下部则咽干，苦参汤洗之。蚀于肛者，雄黄熏之。

按上章百合乃太阳之致变，此章狐惑乃阳明之致变也。盖阳明居中，无

---

① 俾（bǐ）：使。

② 契（qì）紧：强调。

所复传，湿热蕴酿不解，必致变而生虫，故欲眠、目不得闭，卧起不安，不欲饮食，恶闻食臭，俱是阳明之见症，然而正非阳明伤寒也。以其热淫于上，侵蚀于喉为惑，湿淫于下，侵蚀于阴为狐。上下为虫所苦，阳明受侮特甚，于是胃不安谷，饮食俱废。且虫之往来无定，即面目生色不一。以其蚀于上也，气分伤而声嗄。蚀于下也，血分伤而咽干。方用甘草泻心，苦辛开泄，足以杀虫而泻上焦之热。苦参、雄黄，亦一苦一辛，功专燥湿杀虫，而用熏洗者，以虫在肛门，即就近制之也。

甘草泻心汤方

甘草四两（炙）　黄芩三两　干姜三两　半夏半升　黄连一两　大枣十二枚（擘）　人参三两

上七味，以水一斗，煮取六升，去滓再煎，取三升，温服一升，日三服。

苦参汤方

苦参一升

以水一斗，煎取七升，去滓熏洗，日三服。

雄黄熏方

雄黄

一味，为末，筒瓦二枚合之烧，向肛熏之。

病者脉数，无热微烦，默默但欲卧，汗出。初得之三四日，目赤如鸠眼，七八日，目四眦黑。若能食者，脓已成也。赤豆当归散主之。

湿热不解，非止生虫，必致壅而成痈。如病者脉数，阳邪灼阴，可见阴热内炽，故外无热而微烦，且欲卧汗出，有类少阴，以湿亦阴邪故也。毒气壅甚，不能久待，初见此脉证，三四日而火毒攻冲厥阴，即目赤如鸠眼。至七八日挟湿毒熏蒸阳明，遂目四眦黑。当此之时，肝胃之受伤若是，尚能安谷乎，而竟能食者，知其毒已从脓化，不复蕴结也。故但用赤豆清湿解毒，当归以排脓和血足矣。按此证若未成脓，必不能食，亦必另用清热托毒方法，凡治疮疡之理皆然。无热，“无”字疑误，当是发热也。

赤豆当归散方

赤小豆三升（浸令毛出，晒干）　当归十两

上二味，杵为散，浆水服方寸匕，日三服。

阳毒之为病，面赤斑斑如锦文，咽喉痛，吐脓血。五日可治，七日不可治，升麻鳖甲汤主之。

【临床解读】

介某，女，42岁。2020年10月9日初诊。

主诉：银屑病20年，加重1个月余。

现病史：患者自20岁发现牛皮癣至今，期间未治疗，时轻时重，近1个月加重。现症见：上半身皮损明显，前发际、后发际明显，有脱屑，不痒，平时鼻干，偶有烘热无汗出，背部怕凉，凉感，纳可，大便溏，日1~2次，月经正常，舌质红，苔薄黄，脉沉数。乳腺癌术后已半年，化疗后加重。

处方：升麻10克，制鳖甲10克，炙麻黄3克，连翘12克，赤小豆30克，桑白皮30克，白花蛇舌草30克，大贝母10克，生姜3片为引。颗粒散剂，25剂，每日1剂，分两次开水冲服。（张磊医案）

阴毒之为病，面目青，身痛如被杖，咽喉痛。五日可治，七日不可治，升麻鳖甲汤去蜀椒、雄黄主之。

二条亦属伤寒之变。阳毒阴毒，非有阴阳二邪也。以阳邪盛于阳经，则谓之阳毒，阳邪下乘阴经，则谓之阴毒也。一则面赤发斑，一则面青身痛，同是热淫之气搏结阳明，并于上焦心火则为发斑吐脓，并于下焦厥阴则为身痛如被杖。其皆咽痛者，以毒从阳分而来，咽居阳位，毒火焚之必痛也。故皆以升麻、甘草以升散阳邪为主，蜀椒、雄黄攻毒为臣。然辛温恐伤阴气，故用当归、鳖甲入肝以和阴为佐。其阳毒用川椒、雄黄者，以阳从阳，同气相求也。阴毒去之者，阴燥已甚，不堪再犯也。曰五日、曰七日者，以邪发于阳，阳之数奇也。

升麻鳖甲汤方

升麻二两　蜀椒一两（炒出汗）　雄黄五钱（研）　甘草二两　当归十两　鳖甲（手指大一片，炙）

上六味，以水四升，煮取一升，顿服之，老小再服，取汗。阴毒去蜀椒、雄黄。

疟病脉证并治第四

师曰：疟脉自弦，弦数者多热，弦迟者多寒。弦小紧者下之差，弦迟者可温之，弦紧者可发汗、针灸也，浮大者可吐之，弦数者风发也，以饮食消息止之。

此总揭疟病之脉证并治法也。弦为肝脉，疟邪结于少阳，少阳甲胆寄附于肝，故脉亦主弦也。但在伤寒，少阳居表里之间，无出入路，治法只宜和解，故有汗、吐、下三禁。今于疟独出汗、吐、下、温、针五法，则何也？

盖在伤寒为传经之邪，邪入少阳地分，已有仰关而攻①之势，不得不寻盟修好②，雍容③以却之，此小柴胡之和解，正恐邪之入里也。若疟乃杂合交感之邪，不必传经而经自合，或并太阳，或并阳明，且或并厥阴，卒然而集，倏焉而散，正如流寇梗化④，骚扰中外。苟非加之以威，绳之以法，安能慑服。此五法之所由设，初不同于治少阳之常例也，但少阳处阴阳界分，出乎阳则近表，入乎阴则近里，故疟脉虽有一定之弦而兼数、兼迟、兼浮、兼紧、兼大、兼小，其病气有浅深，元气有强弱，脉象有阴阳如此。要之，从乎阳者，宜汗宜吐；从乎阴者，宜温宜下。但疟病之汗吐下，与伤寒之立法自不同耳。如脉之浮大为热，数亦为热，但数有虚实之分：实热宜清，虚热宜调、宜补。“饮食消息”，即所以和养之也。迟脉为寒，紧脉亦为寒，但迟为本脏之虚寒，故宜温。紧为外袭之阴寒，故宜发汗、针灸。且紧而见小象，是阴寒内入，全然不在阳位，若结为癥瘕者然，故宜下，即鳖甲煎丸之下法是也。总之，表盛者行汗吐方法，里盛者行温下方法，表里俱有者行和解方法。治疟之道于斯尽矣。

病疟，以月一日发，当以十五日愈；设不差，当月尽解；如其不瘥，当云何？师曰：此结为癥瘕，名曰疟母，急治之，宜鳖甲煎丸。

疟本戾气时邪，气有阴阳消长，邪之盛衰因之。天气以十五日一更，此进则彼退，人因气交所感，亦此剥则彼复⑤，故当以十五日愈。否则再更一气，邪无不解矣。乃若正气已虚，邪气深沉，附气依血而结为癥瘕，则根牢蒂固，漫无愈期，名曰疟母，自无形而有形者也。方用鳖甲煎丸者，疟母假血成象，栖附⑥于肝，故即用鳖之朽甲入肝，同类以相制为君，藉群药为臣为佐为使，共成匡正⑦锄邪之法也。按方制鳖甲合煅灶灰⑧所浸酒，专入肝以去瘕。然恐其不足，故合四虫之锐以助之，柴胡、桂枝、承气专散三阳之结邪，然恐其太峻，故藉参、术之养正以监之。血凝则气必滞，乌扇、葶苈以利肺气也。血凝则热必郁，石苇、丹皮、紫葳、瞿麦，专清血中之结热也。病本

---

① 仰关而攻：正面攻打防守严密的关隘，此处比喻难以治疗。

② 寻盟修好：重温旧盟以修好关系。此处喻和解少阳之意。

③ 雍容：从容不迫。

④ 梗化：顽固不服从教化。

⑤ 此剥则彼复：此消彼长之意。剥、复，为周易中两个卦名。剥，阴气之初来；复，阳气之初来。剥、复代表阴阳二气的消长。

⑥ 栖附：停留附着。

⑦ 匡正：改正。

⑧ 煅灶灰：又作“锻灶灰”。《本草经集注》：“锻灶灰，此即今锻铁灶中灰尔，兼得铁力。”

血分，血主濡之，祛瘕则血自耗，阿胶、桃仁所以濡之而养之也。

鳖甲煎丸方

鳖甲十二分（炙） 乌扇三分（烧） 黄芩三分 柴胡六分 鼠妇三分（熬） 干姜三分 大黄三分 芍药五分 桂枝三分 葶苈一分（熬） 石韦三分（去毛） 厚朴三分 丹皮五分（去心） 瞿麦二分 紫葳三分 半夏一分 人参一分 䗪虫三分（熬） 阿胶三分 蜂窠四分（炙） 赤硝十二分 蜣螂六分（熬） 桃仁二分

上二十三味，为末，取煅灶下灰一斗，清酒一斛五斗，浸灰，俟酒尽一半，着鳖甲于中，煮令泛烂如胶漆，绞取汁，内诸药，煎，为丸如梧桐子大，空心服七丸，日三服。

师曰：阴气孤绝，阳气独发，则热而少气烦冤，手足热而欲呕，名曰瘅疟。若但热不寒者，邪气内藏于心，外舍分肉之间，令人消烁脱肉。

此即《灵枢》所云但热不寒之瘅疟①也。狂阳独炽，故使手少阴之阴气孤绝，所谓邪气内藏于心也。心为君火，无阴则阳气独发，金畏火逼，故热而少气烦冤也。阳主四肢，故手足热，热发于心而舍于胃，胃火上逆，故欲呕也。阳明主肌肉，故消烁脱肉也。然则瘅疟者发于心，舍于阳明，子母交病者也。

温疟者，其脉如平，身无寒但热，骨节疼烦，时呕，白虎加桂枝汤主之。

阳气为寒所折，遏抑日久，感春温之气而发，所谓冬伤于寒，春必病温是也。无寒但热与瘅疟相同，但多骨节疼，则先为寒气侵伤可知。寒邪束缚，五内之阳气无从宣发，藉春令感触与郁邪相迸，上焦为燔灼之地，诸阳主上焦，故但热无寒也。身但热，则宜白虎汤以清之，骨节疼兼见太阳表证，故加桂枝以解之也。

白虎加桂枝汤方

知母六两 石膏一斤 甘草二两（炙） 粳米二合 桂枝三两

上五味，以水一斗，煮米熟汤成，去滓，温服一升，日三服。

疟多寒者，名曰牡疟，蜀漆散主之。

此痰邪壅阻上焦，阳气不得宣通，故寒多而热少，非单寒之谓也。以邪闭心气，心为牡脏，故名牡疟。蜀漆功专开豁上焦之痰邪，云母通达心脾而除余邪，龙骨镇摄心气以御外邪，合三物之长以建奇功，立法微妙，不可思议。

---

① 但热不寒之瘅疟：出自《素问·疟论》。

蜀漆散方

蜀漆（洗去腥）　云母（烧二日夜）　龙骨等分

上三味，杵为散，未发前以浆水服半钱匕。温疟加蜀漆半分，临发时服一钱匕。

附《外台秘要》三方

牡蛎汤方

治牡疟。

牡蛎四两　麻黄四两　甘草二两　蜀漆三两

上四味，以水八升，先煮蜀漆、麻黄，去上沫，得六升，内诸药，煮取二升，温服一升。若吐，则勿更服，

阴阳邪交则疟作，牡蛎降阴，麻黄升阳，蜀漆祛邪，甘草养正，亦截疟之神方。

柴胡去半夏加瓜蒌根汤方

治发渴者，亦治劳疟。

柴胡八两　人参　黄芩　甘草各三两　瓜蒌根四两　生姜二两　大枣十二枚

上七味，以水一斗二升，煮取六升，去滓再煎，取三升，温服一升，日三服。

此治少阳证之成法也，散邪养正，故劳疟亦主。

柴胡桂姜汤方

治疟寒多热少，或但寒不热，一剂如神。

柴胡半斤　桂枝三两（去皮）　干姜二两　瓜蒌根四两　黄芩三两　甘草二两（炙）　牡蛎二两（熬）

柴、芩清表里之热，姜、桂散表里之寒，瓜蒌、牡蛎苦咸泄降，俾上下清宁，故一剂如神也。

徐忠可曰①："疟之发也，邪气与卫气相并，相并则病作，相离则病已，并于阴则寒，并于阳则热，故王宇泰②谓寒多者宜升其阳，不并于阴则寒自已；热多者宜降其阴，使不并于阳则热自已；寒热交作者，一升一降，而以渗利之药从中分之，使不交并则愈。因制一主方，升、柴、羌、防、干葛各

---

① 徐忠可曰：徐忠可，即清代医家徐彬，字忠可，撰有《金匮要略论注》。按此段引徐忠可文，出自徐彬《金匮要略论注·疟病脉证并治第四》。

② 王宇泰：指明代医家王肯堂，字宇泰，撰《证治准绳》等。

五分，使升阳气，不交于阴；石膏三钱、知母一钱、黄芩五分，引阴气下降，不交于阳；猪苓一钱五分，分利阴阳，使不交并；穿山甲一钱，穿走经络，引诸药入阴出阳；厚朴一钱以利气，三和曲一钱五分以行痰。主此加减，所投辄效。又有病疟二年，子和①谓阴阳之相移，必四末始。于是坚束其处，决去其血，使邪散而不得交，立愈。予见小儿胎疟不能药，因思《内经》有塞其空窍之法。空窍谓胸中也，乃今候未来之前，用冰糖一两顿服贮中，堵截相并之路，无不立效。此何也？阴阳交并而疟发，固为治疟玄机，而不知相并之地起于四末，会于中脘，此玄中之玄也，附志以详病机。

中风历节病脉证并治第五

夫风之为病，当半身不遂，或但臂不遂者，此为痹。脉微而数，中风使然。

风之中人，乘虚而入，不必动关全体，或止半身，或仅一臂，皆谓之痹。痹者，闭也，《内经》所云风痹是也。以元气有强弱，邪气有轻重，故为病不同，唯凭之于脉。如脉微而数，微为正虚，数为风发，养正祛风，一定之理矣。然此犹为外风乘虚袭入而设，尚属暴病，若积弱之躯，或高年气血衰惫，以致半身不遂，当属《偏枯论》② 所云：男子发左、女子发右者是也。若以风邪治之，是为促命期矣。盖男子以气为主，气不足则无以鼓动血分，左偏属血，故血泣而枯也。女子以血为主，血不足以荣养气分，右偏属气，故气馁而枯也。偏枯之处，气血不行，而变化内风，譬若偏枯之树，节窍空槁而虫蚁萌发也。治法惟有栽培未枯一偏，从阳以引阴，从阴以引阳，朝滋夕壅，容有回春之理。余见俗医，每遇偏枯一证，只知治受害一偏：男子发左，纯以养血为事；女子发右，纯以消痰去湿为事；甚有不顾气血强弱而专以疏风急急者。嗟乎！枯者枯矣，培之不及，而再伐之，又何忍乎！先民有作，当为之痛心疾首者也。何不参观物理以司人命耶？

寸口脉浮而紧，紧则为寒，浮则为虚，寒虚相搏，邪在皮肤。浮者血虚，络脉空虚，贼邪不泻，或左或右，邪气反缓，正气即急，正气引邪，㖞僻不遂③。邪在于络，肌肤不仁；邪在于经，即重不胜；邪入于腑，即不识人；邪

---

① 子和：金代医家张从正，字子和，撰《儒门事亲》等。
② 偏枯论：出自《素问·大奇论》。
③ 㖞僻不遂：指口眼㖞斜，不能随意运动。

入于脏，舌即难言，口吐涎。

浮紧本为风伤卫、寒伤营之脉，今以中风而见此脉，则外无太阳表证可知，是紧为本气寒，浮为里气虚也。凡邪之中人，必先皮毛，次络，次经，次府，次脏，由渐而深。其始入也，乘本气虚寒而搏结，则先盛于皮肤，而围环于皮肤以内者。直者为经，横者为络，旁之小者为孙络，络在经之外、肤之内，经主气，络主血。今脉浮为虚，因络空而血虚，有不堪重按之象，邪乘络虚而深入，无论左右。凡邪所感之处，其气因不用而反缓，其未受邪之正气，不能率其故常而反急，于是牵引病气，㖞僻不遂。于未病之一偏，络在肌肉之中，络病故肌肤不仁。经连筋骨之间，经病则必痿重而痹着。渐次而入于腑，胃为六腑之总司，腑邪必归于胃，风痰上塞堵塞心窍，故不识人也。又深而入于脏，心为五脏之主宰，脏邪必归于心，心连舌本，气厥不至，故舌难言、廉泉开而吐涎也。至于难言吐涎，五脏之气机将息，中风极深之候。

寸口脉迟而缓，迟则为寒，缓则为虚。荣缓则为亡血，卫缓则为中风。邪气中经，则身痒而隐疹。心气不足，邪气入中，则胸满而短气。

犹是虚寒也，而脉见迟缓，是正虽不足，而风邪尚浅。脉之所以迟者，因里寒而迟；所以缓者，以风入而缓。盖缓本风脉也，缓在营分，心主营，心为风搏，不能生血矣。缓在卫分，肺主卫，肺为风搏，无以卫外矣。营卫本属太阳一经，风邪伤卫，久而不解，为身痒，为隐疹，即久成泄风①之义也。寒邪挟风而入营，则心气不足，为胸满，为短气，如饮家心下逆满是也。前条言浮紧，病机在紧上见之，本气虚寒，招风取中，纯从本论。此条言迟缓，病机在缓上见之，风邪亦微，即挟虚寒，不离太阳一经，尚可从标治也。

侯氏黑散方

治大风四肢烦重，心中恶寒不足者。《外台》治风癫方。

菊花四十分　白术十分　防风十分　桔梗八分　黄芩五分　细辛三分　干姜三分　茯苓三分　人参三分　当归三分　川芎三分　牡蛎三分　矾石三分　桂枝三分

上十四味，杵为散，酒服方寸匕，日一服。初服二十日，温酒调服，禁一切鱼肉、大蒜，常宜冷食，六十日止，即药积在腹中不下也，热食即下矣，冷食自然助药力。

此由中气虚寒而为风邪所痹也。风本清邪，主之于肝，发于上焦，故用

① 泄风：风在腠理而致汗泄的病症。《素问·风论》："外在腠理，则为泄风。"

菊花清肝散风为君，黄芩以助其清邪之力，防风以助其宣散之勋①也。病本于中虚，参、苓、白术壮补其中气；治风先治血，川芎、当归活血以祛风，则心中之不足瘳②矣。干姜守中，以治中寒，细辛入阴，以祛伏寒，桂枝行阳，以散表寒，则心中之恶寒亦除矣。然阳邪恐致扰阴，矾石酸寒，足以澄清手少阴之邪，牡蛎咸寒，足以降泄足少阴之邪。夫风淫于上也，药性易致下行。桔梗舟楫之剂，载药上浮以为功，且开提气化，以行周身之风痹。而又助之以酒，使之浸淫于中，运行于表。常使冷食积中不下者，以里气已虚，先藉药力防护，而祛邪不可迅速也。

风引汤方

除热瘫痫。《外台》治大人风引，小儿惊痫瘛疭时发。巢氏用治脚气。

大黄四两　干姜四两　龙骨四两　牡蛎二两　桂枝二两　甘草二两　寒水石　滑石　石膏　赤石脂　白石脂　紫石英各六两

上十二味，杵，粗筛，以韦囊盛之。取三指撮，井华水三升，煮三沸，温服一升。

热甚则生风，除热即所以熄风也。风阳扰攘则生痰，为瘫为痫，莫非风痰所发，清热所以治其源也。名曰风引，谓风邪自此引去，正不必用风药矣。按荣缓为亡血，卫缓为中风。盖血枯，则燥火生而内风自动；表虚，则腠理疏而外风易入。黑散属卫缓中风例治法，风引属荣缓亡血例治法也。但既曰亡血，何以轻用大黄？以其营缓，缓则有濡滞之象，非真无血，特滞而不行，如女子血枯初候，而用大黄䗪虫法也。故在卫缓，必主行阳，在荣缓，必主濡血，有固然者。然至于风动痰生，风引惊痫，里气紊乱已极，治法不得不曲为顾恋。桂、甘、龙、牡和荣卫、辑③心肾，扶正以端④其本；滑石、石膏、寒水石，清三焦之燥热；赤白石脂、紫石英镇脏家之逆气；姜以通神明，而用干姜之辛温，兼入血分，佐大黄以能行能止，共襄⑤底定⑥之功也。

防己地黄汤方

治病如狂状，妄行，独语不休，无寒热，其脉浮。

防己一分　甘草一分　桂枝三分　防风三分

---

① 勋：功劳。
② 瘳（chōu）：痊愈。
③ 辑：安定。
④ 端：正。
⑤ 襄：完成。
⑥ 底定：安定。

上四味，以酒一杯，渍之一宿，绞取汁，生地黄二斤㕮咀，蒸之如斗米饭久，以铜器盛其汁，更绞地黄汁，和分再服。

风邪挟湿，壅于阳明，胃之支脉络于心，故神明昏乱如狂，妄行、独语不休也。二防散风祛湿，桂、甘入荣和卫，而重用生地汁，以濡血息风，养营滋胃，制方绝妙。风本无形，二防、桂、甘蒸为露，独取清气，以入上焦气分。生地黄只取汁，流而不滞，直达下焦，与湿同行，风从此息，神明自安矣。

头风摩散方

大附子一枚（炮）　食盐

二味，等分为散，沐了，以方寸匕，摩疾上，令药力行。

偏头风乃下焦阴火攻冲，故以二味摩而降之。

寸口脉沉而弱，沉即主骨，弱即主筋；沉即为肾，弱即为肝。汗出入水中，如水伤心，历节痛，黄汗出，故曰历节。

寸口候脏阴，水寒重着，故脉沉。风性轻扬，故脉弱。寸口沉弱，知其病在筋骨也。盖水邪归肾，肾主骨；风邪归肝，肝主筋也。然病虽在肾肝，而邪终由表入，以汗出毛孔开，而入水中，水淫伤心，诸痛属心，因遍历骨节筋络而痛，故名历节。汗出必黄，以湿郁为热所致。盖水邪自皮毛而进，溢于外为黄汗，流于关节为历节，是黄汗、历节，虽有表里之殊，而溯源则一耳。

趺阳脉浮而滑，滑则谷气实，浮则汗自出。少阴脉浮而弱，弱则血不足，浮则为风，风血相搏，即疼痛如掣。盛人脉涩小，短气自汗出，历节疼不可屈伸，此皆饮酒汗出当风所致。

“饮酒汗出当风”六字，该内伤外感言，是历节、黄汗病之源头，故以之总括上文。盖饮酒多，即为谷气实，必取之趺阳，以趺阳为脾胃脉也。浮为风热，滑为湿实，岂非湿壅热郁而生风乎？汗出当风，即属外感，必取之少阴，以少阴与太阳相表里也。弱为阴气弱，浮为风气强，风搏血而掣痛，岂非风邪塞闭而致湿热乎？然浮滑浮弱，俱为常人言之，若肥盛之人，不在此例。夫盛人脉自不浮而涩小，但见短气自汗，历节疼，至于不可屈伸，亦必以饮酒汗出当风断之，正不得拘定①脉之浮象矣。

诸肢节疼痛，身体尪羸，脚肿如脱，头眩短气，温温欲吐，桂枝芍药知母汤主之。

---

① 拘定：限定。

阳主四肢，诸肢节疼痛，是本阳虚而更为风湿所痹也。阳痹则气血不能充周，故身体尪羸①；阳痹则湿邪下滞，故脚肿如脱；风胜则头眩，湿壅则气短；温温欲吐者，湿浊渎扰胃肠故也。方用麻、桂、姜、防，以辛散上焦之风邪；白术、附子以温运中下两焦之湿邪；芍药、甘草和调气血以止痛，此三焦表里合治之法也。然风湿久痹，阴气必伤，温药止可救阳，又虑炼阴，特加一味知母，以保肺清胃滋肾，亦三焦并赖，配合绝佳。总之阳气为风湿所痹，类于历节者也。

桂枝芍药知母汤方

桂枝四两　芍药三两　甘草二两　麻黄二两　生姜五两　白术四两　防风四两　知母四两　附子二两（炮）

上九味，以水七升，煮取二升，温服七合，日三服。

味酸则伤筋，筋伤则缓，名曰泄。咸则伤骨，骨伤则痿，名曰枯。枯泄相搏，名曰断泄。荣气不通，卫不独行，荣卫俱微，三焦无所御，四属断绝，身体羸瘦，独足肿大，黄汗出，胫冷，假令发热，便为历节也。

前言饮酒汗出当风，虽合内伤外感，尚属有余实证。而此条独就饮食边说，因循②偏害，为不足虚证也。盖肝为风脏，肾为水脏，非必六淫之风为风也，而厥阴内蕴之风正厉，非必六淫之水为水也，而少阴浩荡之波甚张。惟此内风与水，得其养则和畅安澜③，失其养则怒号崩溃。究其致病之因，伤于味者居多。如酸喜归肝，过酸则肝气走泄而筋缓；咸喜归肾，过咸则肾气枯寂而骨痿。枯与泄相搏，犹之水无源而木无根，下焦断泄矣。下焦断泄，则中焦之荣气格而不通；荣不通，则卫亦不能独运。于是荣卫式微④，三焦无所禀受以统御周身四属，里气全无，为断绝，为羸瘦，痹斯极矣。足肿胫冷者，寒湿浸淫，微阳不及下行故也。尔时病气深沉，图治实难，幸而终为滋味所伤。味之走泄筋骨者，亦可外达肌表，发而为黄汗，蒸而为发热，致变历节。虽尚可调治，而亦重大难堪矣。人可纵情恣意于食物乎？若论治法，要不越乌头汤及崔氏八味丸条例中参酌也。

病历节不可屈伸，疼痛，乌头汤主之。

不可屈伸，疼痛，风寒湿三气俱有。麻黄、乌头辛温解散而痹痛可开，芍药、甘草泄肝和脾而屈伸自和，黄芪大补气分，助麻黄、乌头以攘外，协

---

① 尪羸（wāng léi）：瘦弱。尪，骨骼弯曲不正。羸，瘦。

② 因循：迟延拖拉。

③ 安澜：水波平静，此处喻平静。

④ 式微：原指天将黄昏，此指事物由兴盛而衰落。

芍药、甘草以安内，法律井然，以整以暇①。

乌头汤方

麻黄三两　芍药三两　黄芪三两　甘草三两（炙）　乌头五枚

上将乌头㕮咀，以蜜二升，煎取一升，即出乌头，再将四味㕮咀，以水三升，煮取一升，去滓，内蜜煎中更煎之，服七合。不知，尽服之。

矾石汤方

治脚气冲心。

脚气冲心，温热上干也，矾石利湿清热，故主之。以浆水煎浸，从下引之也。

矾石二两

以浆水一斗五升，煎三五沸，浸脚良。

附　方

《古今录验》续命汤方

治中风痱，身体不能自收持，口不能言，冒不知痛处，或拘急不得转侧。

麻黄三两　桂枝三两　杏仁四十粒　甘草三两　石膏三两　干姜三两　人参三两　川芎一两五钱　当归三两

上九味，以水一斗，煮取四升，温服一升，当小汗，薄覆脊，凭几坐，汗出则愈；不汗更服，无所禁，勿当风。并治但伏不得卧，咳逆上气，面目浮肿。

风之伤人也，必先犯肺，故主以越婢，清肺以疏壅。然邪之客处，其气必虚，人参壮补其元气，干姜温守其中气。加桂枝，入营而和卫；加芎、归者，治风先治血也。

《千金》三黄汤方

治中风手足拘急，百节疼痛，烦热心乱，恶寒，经日不欲饮食。

麻黄五分　独活四分　细辛二分　黄芪二分　黄芩三分

上五味，以水六升，煮取二升，分温三服，一服小汗，二服大汗。心热加大黄二分，腹满加枳实一枚，气逆加人参三分，悸加牡蛎三分，渴加瓜蒌根三分，先有寒加附子一枚。

此本虚，下焦素有伏风，复感外风，内外并治之法也。手足拘急，百节疼痛，伏邪所发也。烦热恶寒，外风所致也。客邪扰于上，伏邪发于下，上

① 以整以暇：从容不迫。

下交邪，阳明困极，故不欲食饮也。心为胃之子，故神明亦乱也。方用麻黄以通清阳，开上痹为君，而协黄芪走肌肉而达表，合黄芩清上焦以除烦，独活、细辛宣通肾肝，以搜剔伏邪。上下表里咸①理，极为允当②矣。而更立加法者，以本虚邪盛，不得不曲为绸缪也。

《近效》术附汤方

治风虚头重眩苦极，不知食味，暖肌补中，益精气。

白术一两　附子一枚半（炮，去皮）　甘草一两（炙）

三味，锉，每五钱匕，姜五片，枣二枚，水盏半，煎七分，去滓温服。

此由中阳虚衰，复被邪客所致。故以附子温起真阳，而以白术、甘草填补中州，庶浊阴散而精气充，虚风自熄矣。

崔氏八味丸

治脚气上入，少腹不仁。

干熟地八两　山萸肉四两　薯蓣四两　泽泻三两　茯苓　牡丹皮各三两　桂枝一两　附子一两

八味，末之，炼蜜和丸梧子大，酒下十五丸，日再服。

寒湿二气，冲激肾垣③，必须用专经之药，以行阳去湿为治。其不用肉桂而用桂枝者，以桂枝行阳，能伐肾邪，不必专于补也。

《千金》越婢加术汤方

治肉极，热则身体津脱，腠理开，汗大泄，厉风气，下焦脚弱。

麻黄六两　石膏半斤　甘草二两　生姜二两　白术四两　大枣十二枚

上六味，以水六升，先煮麻黄，去上沫，内诸药，再煎取三升，分温三服。恶风，加附子一枚。

阳明主肌肉，阳明热极则不能司合，而汗泄致风，风动火炎，故津脱。风阳上浮，故下部脚弱。其必致脚弱者，以脾与胃为表里，脾主四肢也。故药用越婢以清热熄风，加白术以补中而实腠理也。

血痹虚劳病脉证治第六

问曰：血痹病从何得之？师曰：夫尊荣人④骨弱肌肤盛，重因疲劳汗出，

---

① 咸：全。

② 允当：平允适当。

③ 肾垣（yuán）：肾脏所主之处。垣，指城。

④ 尊荣人：不事劳动，养尊处优的人。

卧不时动摇，加被微风，遂得之。但以脉自微涩在寸口，关上尺中小紧，宜针引阳气，令脉和紧去则愈。

元气内虚之人，最易外感成疾。膏粱[①]之徒，骨肉柔脆，更因疲劳伤其形神，汗卧伤其卫气，且不时动摇，以致伤及元精。动摇者，所谓“有动于中，必摇其精”[②] 也。尔时虽无六淫之气乘之，内虚已着，乃加被微风，袭虚而入。风本伤卫，卧中卫气伏于营中，与血相搏，而血遂痹矣。夫营行于脉中者也，元虚之人，其脉本微，今因血痹而且涩矣。寸口关上为心主肝脾之位，荣气之所出，痹则不能下交于卫，卫气亦致孤馁[③]，故尺中小紧：小为阳虚，紧为阴寒也。虚寒如此，唯宜针引阳气，以鼓动三焦，庶春回阳转而生气萌动也。后人治虚损，用补中益气，从阳引阴；八味、都气，从阴以引阳，即针引之意。

血痹，阴阳俱微，寸口关上微，尺中小紧，外证身体不仁，如风痹状，黄芪桂枝五物汤主之。

承上言阴阳俱微，营卫交痹矣。寸口关上、尺中俱见虚寒，三焦绝无正气鼓动，其里气已甚惫，而外且见身体不仁证象，是气因血而亦痹，不能融贯百骸肌体，有似风痹，而实不必由风也。但其治法，亦正从同[④]。如桂枝汤本为太阳中风和荣卫之要药，兹特去甘草之和缓，而君以黄芪之峻补者，统率桂、芍、姜、枣，由中达外。俾无形之卫气，迅疾来复，有形之营血，渐次鼓荡，则痹可开，而风亦无容留之处矣。

黄芪桂枝五物汤方

黄芪三两　芍药三两　桂枝三两　生姜六两　大枣十二枚

上五味，以水六升，煮取二升，温服七合，日三服。

夫男子平人，脉大为劳，极虚亦为劳。

男子面色薄者，主渴及亡血，卒喘悸，脉浮者，里虚也。

男子脉虚沉弦，无寒热，短气里急，小便不利，面色白，时目瞑兼衄，少腹满，此为劳使之然。

劳之为病，其脉浮大，手足烦，春夏剧，秋冬瘥，阴寒，精自出，酸削不能行。

男子脉浮弱而涩，为无子，精气清冷。

---

① 梁：通“粱”，是稻谷一类植物。《素问·生气通天论》：“膏粱之变，足生大丁。”

② 有动于中，必摇其精：语出欧阳修《秋声赋》。

③ 孤馁：孤单，不足。

④ 从同：相同。

夫失精家①，少腹弦急，阴头寒，目眩发落，脉极虚芤迟，为清谷、亡血、失精；脉得诸芤动微紧，男子失精，女子梦交，桂枝龙骨牡蛎汤主之。

此总叙虚劳之脉证与色以相参也。大与极虚，是虚劳之主脉。盖大为元阴亏，虚为元阳弱也，下文脉证俱从此参互。人之气血，会于面部，故明堂五色，脏腑之寒热虚实应之。今面色衰薄，则知其为阳精所降也，阳精降，则阴不上奉，燥渴亡血在所必致。上焦虚损，故主喘与悸也。荣气发于上焦，行于脉中，里虚即营虚，脉无里则浮，即浮大为劳之义也。脉虚为劳矣，若兼见沉弦，沉为卫气伏，弦为卫气结，即无寒热表邪，而短气里急，纯属下虚阴逆，中阳不布之象，因而小便不利。少腹满，卫阳不运也。面色白，血不上荣也。目瞑兼衄，阴火上逆也。此为下焦劳伤，即极虚为劳之义也。劳之为病以下三条，俱属下焦虚损证，如脉大为劳矣，而并见浮象，是真阴有亏，而虚阳上泛，故脉浮而大。手足烦热者，阳主四肢也。春夏剧、秋冬差者，元虚不任宣发，止合收藏也。少阴虚寒，则精藏不固，肾主骨，骨衰则酸削不能行矣。脉浮大，为下焦阴虚。若脉浮弱而涩，则下部之真火益衰。男子之精，赖真火以为运行，故能生生不息。今火衰则生气已亡，精清气冷，安望有子耶？可见失精家由于阳虚不能统摄者居多。阳虚不运，则阴寒凝聚，故少腹弦急与阴头寒也。肾肝同源，窍于目，华于发，精气不充，则目眩而发落矣。脾受气于下焦，火虚则脾无阳运而清谷，脾不统血而亡血，脾气下陷而失精矣。按其脉，非特极虚，而且芤迟，是合大与极虚之脉象，久久失治之增变也。故使诊平人之脉，一见芤动微紧脉象，便以脏气虚寒论，男子知其失精，女子知其梦交，通阳固阴，斯为要务，此桂枝加龙牡汤所为神也。若果阴寒之至，另立天雄散法，要非此方所能为功也。然使真阴亏损，亡血失精，二方皆非其任矣，须知之。批注：须用八味肾气丸法。

桂枝加龙骨牡蛎汤方

桂枝　芍药　生姜　龙骨　牡蛎各三两　甘草二两　大枣十二枚

七味，以水七升，煮取三升，分温三服。

天雄散方

天雄三两（炮）　白术八两　桂枝六两　龙骨三两

四味，杵为散，酒服半钱匕，日三服。不知，稍增之。

男子平人，脉虚弱细微者，喜盗汗也。

人年五六十，其病脉大者，痹侠背行，若肠鸣，马刀侠瘿者，皆为劳

---

① 失精家：指经常梦遗，滑精的人。

得之。

脉沉小迟，名脱气。其人疾行则喘喝，手足逆寒，腹满，甚则溏泄，食不消化也。

脉弦而大，弦则为减，大则为芤，减则为寒，芤则为虚，虚寒相搏，此名为革。妇人则半产漏下，男子则亡血失精。

上五条，历叙男子平人下焦虚损之脉证。此四条历叙男子平人劳伤中气之脉证也。然下损无以生，扶中焦亦必致清谷便溏，中虚无以培植下焦，亦必致失精亡血。故并列脉证于前，以互相发明。谓人以中气为主，劳必伤中，虚弱细微，中阳衰替①甚矣。虚阳无以卫外，而反入里扰荣，故卧必盗汗出也。人生五十始衰，六十则阳气益减，脉不当大而反大，是其大为虚阳外鼓之大，而非真气内实之大也。三阳皆虚，痹而不用，反汲引下焦之厥气攻冲为病。如太阳行身之背，痹则督脉空乏，不能行气于脊内，而于脊之两傍，只任虚阳委顿②而行，或致佝偻，或致痛苦，所谓侠背行也。阳明行身之前，痹则中气下陷，阴气上攻，肠腑为之不宁，故鸣也。少阳行身之侧，痹则左升之生气不宣，而肝家厥火逆攻而燔灼上焦，或发马刀，或结为瘿，孰非过劳伤中所致耶。若在沉、小、迟三脉并见，则三焦阳气全无，故名脱气。疾行喘喝者，中虚不任劳动也。手足为阳气所主，阳虚故逆寒也，腹满溏泄，食不消化者，脾无阳运，不能为肠腑转输也，此虚寒之甚者。若脉弦而大，全失阳和气象，是弦因阳气减而为寒，大因中气空而为虚，外虚内寒，搏结于气分，名之曰革，若鼓皮之外张，为中空如此，何以融贯奇经乎？半产漏下，亡血失精，所固然也。

虚劳里急，悸，衄，腹中痛，梦失精，四肢酸疼，手足烦热，咽干口燥，小建中汤主之。

此该上章中虚成劳，所列诸证而出治法也。本以劳伤中气而致虚劳，劳则病不从表而从里，则在里之病气自急，急者如悸衄以下等候，层见迭出之象也。虚则补之，急则缓之，缓急益虚，舍小建中别无良法，故以为治虚劳里急之主方。

小建中汤方

桂枝三两（去皮）　甘草三两（炙）　芍药六两　生姜三两　大枣十二枚　胶饴一升

---

① 衰替：衰败。

② 委顿：疲乏，憔悴。此处形容阳气运行无力。

上六味，以水七升，煮取三升，去滓，内胶饴，更上微火消解，温服一升，日三服。

虚劳里急，诸不足，黄芪建中汤主之。

前列虚劳里急证象而用建中矣，而此云诸不足，有营卫兼病，不可枚举之象，故独加黄芪一味，助甘、姜、糖、枣，从阳以大补其卫气，助芍药、桂枝入里以大补其营气，营卫两调，中气自建。而又立加减法，以应病机，由是诸虚不足，庶有所维持矣。

黄芪建中汤方

于小建中汤内加黄芪一两半。气短胸满者，加生姜；腹满者，去枣，加茯苓一两半；及疗肺虚损不足、补气，加半夏三两。

虚劳腰痛，少腹弦急，小便不利者，八味肾气丸主之方见妇人杂病。

此下焦无阳之见证，故以八味丸，温补其元阳。

虚劳诸不足，风气百疾，薯蓣丸主之。

前条里急诸不足，初无外见表证，而此则有风气百疾，则当着意在表分可知。然外证实由里虚而发，则补正祛邪，法贵万全。故以四君、四物大补其气血，麦冬、阿胶佐以养阴熄风，桂、姜、大枣助以养阳固表，诸气不足，恃此以无恐也。然既有风气，又不可不从风气主治，因以防风散周身之风，桔梗、杏仁泄上焦气分之风，白敛清中焦入营之风，柴胡升少阳之生气，神曲疏脾胃之滞气，豆卷利下焦之浊气。如是则风调而气和，百疾有不咸理乎？但病气纷纭，且攻且补，难以相协。惟君之以纯粹生精之山药，培养脾肾，俾其率补剂以治诸虚，和风药以除百疾，调燮①气味，归于冲和②，制方之所以为圣也。

薯蓣丸方

薯蓣二十分　人参七分　白术六分　茯苓五分　甘草八分　当归十分　地黄十分　芍药六分　芎䓖六分　麦冬六分　阿胶七分　干姜三分　大枣百枚（为膏）　桔梗五分　杏仁六分　桂枝十分　防风六分　神曲十分　豆黄卷十分　柴胡五分　白敛二分

上二十一味，末之，炼蜜为丸，如弹子大，空腹酒服一丸，一百丸为剂。

虚劳虚烦，不得眠，酸枣仁汤主之。

虚矣而烦，是虚为阴气虚，而烦为阳气烦也，烦而至于不得眠，则烦在

---

① 调燮（xiè）：调理。

② 冲和：平和。

暮夜深更，为厥阴王①时也。盖厥阴主合，阳明亦主合，肝阴有亏，相火躁动，冲激上焦，阳明为受侮之地，由是一脏一腑，交相失职，但烦而不得眠矣。故用功专厥阴之酸枣，敛阴以和阳；功专阳明之甘草，和中而缓肝。然人身之气，左升右降不失其度，则气血条达，而脏腑之合辟以时。今中虚劳伤，升降之道路几废，爰用川芎之辛，佐酸枣入肝，以复其左升之常；知母之苦，和甘草入胃，以还其右降之素；肝胃不和，则心主不宁，茯苓宁心而补虚，则烦自治也。

酸枣仁汤方

酸枣仁二升　甘草一两　知母二两　茯苓二两　芎䓖二两

五味，以水八升，煮酸枣仁，得六升，内诸药，煮取三升，分温三服。

五劳虚极，羸瘦，腹满，不能饮食，食伤、忧伤、饮伤、房室伤、饥伤、劳伤、经络营卫气伤，内有干血，肌肤甲错，两目黯黑，缓中补虚，大黄䗪虫丸主之。

凡劳必因虚，五劳虚极之候，势必至形肉脱而羸瘦，脾胃伤而不能饮食。然究其受病之初，必因饮食饥饱伤其中，忧思郁虑伤其上，劳力房室伤其下。三焦皆经络营卫之所主，其气一伤，血即涩而不流，止于内而为干血。肌肤赖血以润泽者也，血干则甲错矣。两目藉血以洞视者也，血干则黯黑矣。由是血愈干，则中益枯燥而急，中燥急则虚必益至于极，是欲缓中补虚，莫若先攻干血矣。故用四虫合大黄、桃仁、生地、干漆，群队攻瘀之药，而止用芍药、甘草以和之。反得云补者，谓瘀去则血行，血行则中气不至燥急而缓，诸虚渐次可复也，故曰补也。

大黄䗪虫丸方

大黄十分（蒸）　黄芩二两　甘草三两　桃仁一升　杏仁一升　芍药四两　干地黄十两　干漆一两　虻虫一升　水蛭百枚　蛴螬一升　䗪虫半升

上十二味，末之，炼蜜和丸小豆大，酒服五丸，日三服。

附　方

《千金翼》炙甘草汤方

治虚劳不足，汗出胸闷，脉结悸，行动如常，不出百日危急者，十一日死。

甘草四两（炙）　桂枝三两　生姜三两　麦冬半升　麻仁半升　人参二

① 王：同“旺”。

两　阿胶二两　大枣三十枚　生地黄一斤

上九味，以水八升，酒七升，先煮八味，取三升，去滓，内胶消尽，温服一升，日三服。

虚劳而致汗出，阳虚无以卫外矣。胸闷不舒，阴燥无以内荣矣。阳虚故脉结，阴燥故心悸也。此心营肺卫两伤，病在无形，故能行动如常。然主不出百日危者，以九十日为一时，百日则岁序已更，元气不堪变更故也。若病深而急，死期迫矣。子①以十一日者，阴阳衰脱，脏数五，腑数六故也。药用桂、甘、姜、枣以复其阳，地、冬、胶、麻以复其阴，而人参叁两②于其间，以成位育之功③，名之曰复脉，岂虚语哉。

《肘后》獭肝散方

治冷劳。又主鬼疰一门相染。

獭肝一具（炙干）

上一味，末之，服方寸匕，日三服。

獭为阴邪之兽，而肝独应月增减，是得太阴之正气，其性独温，故宜于冷劳。又主鬼疰一门相染者，以阴入阴，以邪遂④邪，同气相求之义也。

肺痿肺痈咳嗽上气病脉证治第七

问曰：热在上焦者，因咳为肺痿，肺痿之病，从何得之？师曰：或从汗出，或从呕吐，或从消渴⑤，小便利数，或从便难，又被快药下利，重亡津液，故得之。曰：寸口脉数，其人咳，口中反有浊唾涎沫者何？师曰：为肺痿之病。若口中辟辟燥，咳即胸中隐隐痛，脉反滑数，此为肺痈，咳唾脓血。脉数虚者为肺痿，数实者为肺痈。

此原肺痿之所由成，由于上焦燥热，故以重亡津液为大戒。盖肺为娇脏，最畏火燔，津液一伤，便致咳嗽，非必遂成痿也。惟因误治而更伤之，则阴液愈耗，燥热益聚，所谓肺热叶焦而成痿也。如误汗则夺荣血，君火燔灼矣。误吐则伤胃汁，津液不上输矣。既消渴而复利小便，阴火愈炽矣。因肠枯而

---

① 子：据文义疑为“予”。

② 叁两：即“叁天两地”，指为人之德可与天地相比，此处喻人参作用于阴阳之间。《周易·说卦》：“参天两地而倚数。”

③ 位育之功：即“中和位育”，指处中和之位而有功。《礼记·中庸》：“致中和，天地位焉，万物育焉。”

④ 遂：《说文·辵部》：“遂，亡也。”据文义疑为“逐”。

⑤ 消渴：病名，指口渴不已，饮水即消。

强利求快，脾阴从下脱矣。凡此皆重亡津液，为误治之所致也。按其脉寸口必数，以肺位最高也。火上炎则必咳，咳而必有浊吐涎沫者，以热迫津液上涌，清肃之令不行故也。此肺疾之病，成之以渐，为无形之气病，与肺痈之热伤血脉，邪结有形者自殊。故口中辟辟燥，不必先因吐浊也，咳即胸中隐痛，而痿则无痛也，久而唾脓血，而非涎沫也。按其脉必滑而数，滑为邪实，数为阳盛，实热壅滞，故为痈也。若肺痿虽同出于热，而属气虚一边，故脉数而虚也。然下条论肺痈，亦有微数之脉，要其始萌时，脉亦微数，迨欲成脓，则滑数矣。

问曰：病咳逆，脉之，何以知此为肺痈？当有脓血，吐之则死，其脉何类？师曰：寸口脉微而数，微则为风，数则为热；微则汗出，数则恶寒。风中于卫，呼气不入；热过于营，吸而不出；风伤皮毛，热伤血脉；风舍于肺，其人则咳，口干喘满，咽燥不渴，多唾浊沫，时时振寒。热之所过，血为之凝滞，畜结痈脓，吐如米粥。始萌可救，脓成则死。

上条言脉滑数，胸痛吐脓，谓之肺痈。然在初病之时，要未尝即见此脉证也，其始不过为风热所壅而已。风热上壅，致碍呼吸之道路，气滞血凝，结于高脏。当其始萌之时，尚可用开泄方法，迨至脓成，溃败决裂，势不可为矣。可见肺痿由于内伤，因循积渐，治法妙在缓图，缓图则无伤正之虞。肺痈因于外邪疾风暴雨，治法利于速攻，速攻斯无噬脐①之患也。

上气，面浮肿，肩息，其脉浮大，不治，又加利尤甚。上气，喘而躁者，属肺胀，欲作风水，发汗则愈。

此二条是就上气中以别虚实，非指定肺痈也。谓元虚气脱，与邪实气壅，皆必上气喘逆，正当细参其脉证以辨之。如上气而面浮肿肩息，气升不降矣。脉见浮大，是其浮则为虚，大则为芤，元气毫无藏聚，已难图治。若又加下利，则阳从上脱，阴从下脱，不死何俟乎。若上气但喘而躁，而无浮大脉象，则喘为风闭而喘，躁因水逆而烦，饮邪挟风而为风水，但使风从表散，而水自安澜，喘躁自已矣。

肺痿吐涎沫而不咳者，其人不渴，必遗尿，小便数。所以然者，以上虚不能制下故也。此为肺中冷，必眩、多涎唾，甘草干姜汤以温之。若服汤已渴者，属消渴。

犹是肺痿也，而又有寒热之分。前云上焦有热，因咳为肺疾，是燥热烁

① 噬脐：用嘴咬肚脐，用来比喻不能触及、力所不及之意。《左传·庄公六年》："若不早图，后君噬脐，其及图之乎？"

金，肺液干涸而痿，故用润燥滋干方法，以俟津回液转，而肺气渐次充实。此条是中气虚寒，清阳不振而痿，犹之天寒地冻，草木为之枯槁，不得不用甘温扶土以生金一法。是甘草、干姜二品，即治痿之神圣也。若温之而渴，则上焦之寒虽去，而遗尿小便数，下焦之结热依然，竟属消渴证矣，又安得不于下焦是图乎。

甘草干姜汤方

甘草四两（炙）　干姜二两（炮）

上㕮咀，以水三升，煮取一升五合，去滓，分温再服。

咳而上气，喉中水鸡声，射干麻黄汤主之。

风邪挟痰上阻肺窍，会厌不得宣通，故喉中介介作水鸡声。散邪开结，无逾此方矣。按麻黄、生姜横开肺邪于表，射干、紫菀、半夏直开肺邪于下，咳而上气可立解矣。但肺脏最娇，久受邪困，用药毋容或苟①，款花以保之，五味以敛之，大枣以补之，祛邪养正，美善兼至。

射干麻黄汤方

射干十三枚（一法三两）　麻黄四两　生姜四两　细辛三两　紫菀三两　款冬花三两　五味半升　大枣七枚　半夏半升（洗）

九味，以水一斗二升，先煮麻黄两沸，去上沫，内诸药，煮取三升，分温三服。

咳逆上气，时时吐浊，但坐不得眠，皂荚丸主之。

吐浊属阳明胃病，何以亦主咳逆上气？以肺被浊阻，清肃之令不行故也。至于但坐不得眠，其为咳逆特甚矣。浊邪不去，清气必不能行，上气亦何由止？惟以皂荚之最滑利者，直走肠胃，泄闭开浊，使逆上之邪，一旦豁然，不亦快乎！然气味太峻，恐伤胃汁，爰用丸以缓之，且合枣膏以保之，方为有制之师也。

皂荚丸方

皂荚八两（刮去皮，用酥炙）

一味，末之，蜜丸梧子大，以枣膏和汤，服三丸，日三、夜一服。

咳而脉浮者，厚朴麻黄汤主之。咳而脉沉者，泽漆汤主之。

咳均属肺病，而亦有表里之别。表主于风，里主于饮，而脉之浮沉应之。浮用厚朴、麻黄，沉用泽漆、紫菀，治法较然②矣。

---

① 毋容或苟：不容一点马虎。
② 较然：明显貌。

厚朴麻黄汤方

厚朴五两　麻黄四两　石膏如鸡子大　杏仁半升　半夏半升　干姜二两　细辛二两　小麦一升　五味半升

九味，以水一斗二升，先煮小麦熟，去滓，内诸药，煮取三升，温服一升，日三服。

泽漆汤方

半夏半升　紫参五两（一作紫菀）　泽漆三斤

以东流水五斗，煮取一斗五升

生姜五两　白前五两　甘草三两　黄芩三两　人参三两　桂枝三两

九味，㕮咀，内泽漆汁中，煮取五升，温服五合，至夜尽。

火逆上气，咽喉不利，止逆下气者，麦门冬汤主之。

火逆，非上焦有热也。因正虚液涸，燥火挟痰上逆，以致咽喉不利，则逆甚矣。补虚润燥，下气生津，无出此方右矣。

麦门冬汤方

麦门冬七升　半夏一升　人参二两　甘草二两　粳米三合　大枣十二枚

六味，以水一斗二升，煮取六升，温服一升，日三、夜一服。

肺痈喘不得卧，葶苈大枣泻肺汤主之。

前条因吐浊而不得眠，故知其邪壅中焦。此条因喘而不得卧，则邪全结在肺矣。实则宜泻，葶苈专入肺而泻结痰，故主之。重用枣汤者，亦犹皂荚丸之法也。

葶苈大枣泻肺汤方

葶苈（熬令黄色，捣丸如弹子大）　大枣十二枚

先以水三升，煮取二升，去滓，内葶苈，煮取一升，顿服。

咳而胸满，振寒，脉数，咽干不渴，时出浊唾腥臭，久久吐脓如米粥者，为肺痈，桔梗汤主之。

邪结上焦，故胸满。火伏于里，故外振寒也。脉数咽干，邪火燔灼何等。但干而不渴者，以有浊唾时出故也。此痈脓已成，吐如米粥，若不急为排散，则肺叶溃尽，将成不救矣。惟以桔梗开结排脓，甘草清热解毒，极轻极清，为开上焦血痹之要药。

桔梗汤方

桔梗一两　甘草二两

二味，以水三升，煮取一升，分温再服，则吐脓血也。

咳而上气，此为肺胀，其人喘，目如脱状，脉浮大者，越婢加半夏汤

主之。

风热相搏，壅于肺家血分，则为痈。阻于肺家气分，则为胀。胀而至于咳喘，目如脱状，则其气能上而不能下，可出而不可入，势孔迫[①]矣。故用越婢加半夏，外内疏泄，即轻可去实之法也。脉浮而大，正合邪壅气分之象。

越婢加半夏汤方

麻黄六两　石膏半斤　生姜三两　大枣十五枚　甘草二两　半夏半升

六味，以水六升，先煮麻黄，去上沫，内诸药，煮取三升，分温三服。

肺胀，咳而上气，烦躁而喘，脉浮者，心下有水，小青龙加石膏汤主之。

犹是肺胀，咳而上气也。前条目如脱状，明是风热上壅，肺气作胀。今咳喘而至烦躁，烦为阳烦，躁为阴躁，风从阳，水从阴，风与水搏之病象也。脉但浮者，可知风邪上淫于肺，而水邪则在心下，心下已属里分，不可但从表解，故用小青龙以两解之，令风从表散，水从里行。加石膏者，烦喘必挟火邪，先藉清寒以降之也。

小青龙加石膏汤方

麻黄三两　芍药三两　桂枝三两　细辛三两　干姜三两　甘草三两　五味半升　半夏半升　石膏二两

九味，以水一斗，先煮麻黄，去上沫，内诸药，煮取三升。强人服一升，羸者减之，日三服，小儿服四合。

附　方

《外台》炙甘草汤方

治肺痿涎唾多，心中温温液液者方见虚劳中。

中虚液涸，燥火挟饮，冲激上行，故心中有一种嘈杂不安景象。补虚润燥，无逾此方。

《千金》生姜甘草汤方

治肺痿咳唾涎沫不止，咽燥而渴。

生姜五两　人参三两　甘草四两　大枣十五枚

四味，以水七升，煮取三升，分温三服。

《千金》桂枝去芍药加皂荚汤方

治肺痿吐涎沫。

桂枝三两　生姜三两　甘草二两　大枣十枚　皂荚一枚（去皮子，炙焦）

---

① 孔迫：很是急迫。清·陆世仪《复社纪略》："时贼势孔迫"。

五味，以水七升，微火煮取三升，分温三服。

此必见壅闭喘咳之象，故加皂荚于温中药内，以助开导之势。

《外台》桔梗白散方

治咳而胸满，振寒脉数，咽干不渴，时出浊唾腥臭，久久吐脓如米粥者，为肺痈。

桔梗三分　贝母三分　巴豆一分（去皮，熬研如脂）

三味，为散，强人饮服半钱匕，羸者减之。病在膈上者，吐脓；在膈下者，泻出。若下多不止，饮冷水一杯则定。

此即前桔梗汤证也，病势危急，恐甘、梗二物不胜其任，因去甘草之甘缓，而用巴豆之极峻利者，以扶危定倾于旦夕。贝母可以助桔梗之开，亦可以驯巴豆之烈，命曰三物，以别甘梗汤之二物耳。

《千金》苇茎汤方

治咳有微热，烦满，胸中甲错，是为肺痈。

苇茎二升　薏苡仁半升　桃仁五十粒　瓜瓣半升

以水一斗，先煮苇茎，得五升，去滓，内诸药，煮取二升，服一升，再服，当吐如脓。

苇茎清上焦之蕴热，薏苡利上焦之湿热，桃仁行血滞而排脓，瓜瓣开结气以祛浊。肺痈本营卫胶结之邪，故至胸中甲错。甲错者，热迫营血为脓，胸中有如迸裂之象也。因主清热濡血之品以解之。但邪有清浊高下，合四味之清，正可以破浊；二仁之润，以引而竭之；瓜瓣之苦，以因而越之也。则瓜瓣当即瓜蒂，或谓是王瓜子，或谓为东瓜子。诸子皆降，何以再服当吐耶？今人用此方通治热客上焦，咳嗽身热等证，则但加用东瓜子亦得。

奔豚气病脉证治第八

问曰：病有奔豚，有吐脓，有惊悸，有火邪①，此四部病，皆从惊发得之。

经曰：东方青色，入通于肝，其病发惊骇②。又曰：阳明病，恶人与火，闻木音则惕然而惊③。可见四部病，现证虽殊，皆从肝胃所发，故曰从惊发也，如奔豚一证，无非厥阴肝气煽动肾邪，冲冒犯上，故立奔豚专方，以舒

① 火邪：谓误用温针、艾灸、火熏等法所引起的病变。

② “东方”句：出自《素问·金匮真言论》。

③ “阳明病”句：出自《素问·阳明脉解》。

肝和胃为治。若吐脓、惊悸、火邪，仲景各有治法，正可参悟。于吐脓，则曰呕吐脓血，不可治呕，脓尽自愈。以阳明多气多血，而厥阴为藏血之海故也。于心悸，用半夏麻黄丸，以发越阳明之郁邪也。于火邪，用桂枝去芍加龙牡汤，益中虚，镇肝逆也。可知别其病，则分四部，而究其致病之根，则同是惊发得之。但此章单论奔豚，故后只言奔豚证治耳。后人不晓体会，于“惊发”二字便无着落，或指为心，或指为肾，或指为肝，纷纷附会，先圣之微言，不啻①长晦矣。

师曰：奔豚病从少腹起，上冲咽喉，发作欲死，复还止，皆从惊恐得之。

豚为水畜，逆冲而上，有若奔然，故曰奔豚。其起少腹，以邪本厥阴也。上冲咽喉，汲引肾邪也。发作欲死，复还止，以厥阴为病，必发厥，正气少复，厥气还止也。总之病发于肝而鼓动少阴阴邪，攻冲为患，连肾亦不复有宁止矣，故曰从惊恐得之也。

奔豚气上冲胸，腹痛，往来寒热，奔豚汤主之。

前条言气冲咽喉，以激发肾邪使然。此条言冲胸，并腹痛及往来寒热，见奔豚气正不必借资肾邪，而自能攻冲脾胃，且邪迫少阳而为往来寒热，其惊发为祸烈矣。故特用专经之药，以舒肝和中为治，使肝气畅，则奔豚不治而自止也。

奔豚汤方

甘草二两　芍药二两　当归二两　半夏四两　黄芩二两　生葛五两　川芎五两　生姜四两　甘李根白皮一升

九味，以水二斗，煮取五升，温服一升，日三、夜一服。

发汗后，烧针令其汗，针处被寒，核起而赤者，必发奔豚，气从少腹上至心，灸其核上各一壮，与桂枝加桂汤主之。

此言奔豚因火邪惊悸而发，以见病气之原相合也。如太阳病本当解肌，而误发汗，又复烧针令汗，重重伤表，卫阳不固，营液消亡，于是寒邪突入，直逼营分，以盛其奔豚之气，所谓太阳伤寒，加温针必惊也。故以桂枝汤加桂，而大护其卫气，而兼和其营阴，令两相绾合之邪从此解散，则下焦之阴邪不致上侮矣。赤核另用灸法，以从外治，谓寒邪骤乘，本当温散，但由误汗所致，不得更动其表，第令桂枝从里扶正，灸法从外散邪。邪因火攻或入，即借火攻导出，妙法不可思议。

---

① 不啻（chì）：不异于。

桂枝加桂汤方

桂枝五两　芍药三两　甘草二两（炙）　生姜三两　大枣十二枚

上五味，以水七升，微火煮取三升，去滓，温服一升。

发汗后，脐下悸者，欲作奔豚，茯苓桂枝甘草大枣汤主之。

此从“惊发”二字推广言之，谓误汗则上焦之阳气先虚，而下焦之阴气必致欺凌，脐下为阴邪所居之地，发动则先悸。若不早图，便有冲胸及咽之势，故知欲作奔豚也。药用茯苓桂枝行上焦之清阳，以击散阴邪于欲成未成之先，而以甘草大枣固守中土，以堵截其上侵之路，如是则阴化，而奔豚之气绝迹矣。用甘澜水者，取其轻扬上浮，不使急于就下，而助阴也。

茯苓桂枝甘草大枣汤方

茯苓半斤　甘草二两　大枣十五枚　桂枝四两

以甘澜水一斗，先煮茯苓，减二升，内诸药，煮取三升，去滓，温服一升，日三服。作甘澜水法，取水三斗，置大盆内，以杓扬之，水上有珠子五六千颗相逐，取用之。

胸痹心痛短气病脉证治第九

师曰：夫脉当取太过不及，阳微阴弦①，即胸痹而痛，所以然者，责其极虚也。今阳虚知在上焦，所以胸痹心痛，以其阴弦故也。平人无寒热，短气不足以息者，实也。

阳微，阳气不及也；阴弦，阴气太过也。惟阳微故致阴弦。关前为阳，主胸部，阳脉宜大，而微则阳虚甚矣。阳虚，则阴益无所忌，必上干清道，蒙蔽微阳，妨碍呼吸，心为之痛，气为之短，胸中遂成晦蒙否塞之区矣。可见胸之所以痹，纯在阳脉微上，切不可以其阴脉之弦，误认为实，而执通则不痛之说也。若平人初无阳微阴弦之脉，又非有寒热表邪，而短气至于不足以息，此非痰实气壅而何？又不可以其短气误认胸痹，而执阳虚法治之也。合出二条，以示人辨虚实之法。

胸痹之病，喘息咳唾，胸背痛，短气，寸口脉沉而迟，关上小紧数，瓜蒌薤白白酒汤主之。

寸口沉迟，正阳脉微之互词也。关上小紧数，正阴脉弦之互词也。沉迟

---

① 阳微阴弦：关前为阳，关后为阴，阳微，指寸脉微，阴弦，指尺脉弦。

小紧，俱是阴脉，而数脉为阳，尚见于关部，可见上焦之微阳，已为阴邪锢蔽①，不能四布于下焦，而止稽留于胸隔之间，前冲后突，不得展舒，于是胸背两面相引作痛。斯时攻之不可，补之无益，惟有开痹着之气，以助微阳升降之权为当耳。瓜蒌苦润下降，薤白辛温上升，白酒气升质降，开痹行阳，庶几清阳得令，而浊阴不敢犯境矣。

瓜蒌薤白白酒汤方

瓜蒌实一枚（捣）　薤白半斤　白酒七升

三味，同煮，取二升，分温再服。

胸痹不得卧，心痛彻背者，瓜蒌薤白半夏汤主之。

既胸痹痛矣，而至不得卧，是必兼见痰喘气逆之象。故于开痹法中，特加半夏之辛，以降逆疏痰。

瓜蒌薤白半夏汤方

瓜蒌实一枚（捣）　薤白三两　半夏半斤　白酒一斗

四味，同煎，煮取四升，温服一升，日三服。

胸痹心中痞，留气结在胸，胸满，胁下逆抢心，枳实薤白桂枝汤主之，人参汤亦主之。

痞满兼见，而仍主以胸痹，以胸中虚阳留结，隐隐作痛。证虽痞满，不与痞、与结胸同例，正是上焦阳微之征也。上焦阳微，则客气动膈。今下焦阴邪从胁下逆抢于心，中焦绝无拦阻，由是痞结愈滋，满痛弥已，不先泻邪，何由扶正？此枳实薤白桂枝汤苦辛泄降之法为先务也。然正气不立，邪何由服，此人参汤甘温养正之法，亦至要一也。但病机有缓急，致治有先后，故二方并立。按厥阴经气，挟胃贯膈，布胁肋，中气一虚，则肝木遂从胁间道上逆，冲胃犯膈，故为痞为满为痛。枳实薤白方泄肝以和中也，人参汤方补中土以御邪也。

枳实薤白桂枝汤方

枳实四枚　薤白半斤　桂枝一两　厚朴四两　瓜蒌一枚（捣）

五味，以水五升，先煮枳实、厚朴，取二升，去滓，内诸药，煮数沸，分温三服。

人参汤方

人参　甘草　干姜　白术各三两

四味，以水八升，煮取三升，温服一升，日三服。

---

① 锢蔽：禁锢蔽塞。

胸痹，胸中气塞，短气，茯苓杏仁甘草汤主之，橘枳生姜汤亦主之。

同是胸痹气塞短气，何又分主两法处治？盖上焦阳痹，清气不行，浊饮上逆，必至气塞短气。然上焦受气于中焦者也，设胃脘痰邪胶结，蒙闭上焦，则胸中亦必至气塞短气，是病机微有虚实上下之分，治法不可无轻重缓急之异。果其上焦不开也，则宜用茯苓、杏仁轻清之品，以宣泄之；果其中焦痰滞也，则宜用橘、枳、生姜苦辛之味，以降泄之。此不可无分疆①致治也，但一病之中，治亦有先后，先轻而后重，先上焦而后及中下，二方命意，其亦有秩然之次第欤。

茯苓杏仁甘草汤方

茯苓三两　杏仁五十粒　甘草一两

三味，以水一斗，煮取五升，温服一升，日三服，不差更服。

橘枳生姜汤方

橘皮一斤　枳实三两　生姜半斤

三味，以水五升，煮取二升，分温再服。

胸痹缓急者，薏苡附子散主之。

按缓急是病气之为缓为急。盖湿性濡滞，其气缓；寒性劲切，其气急也。时缓时急，循环无端，缓则百体懈弛，急则四肢拘急，其胸中痹痛之象有如此者，此元阳亏而为寒湿所痹故也。药用薏苡去湿，附子散寒，阴邪退听②，阳运不失其常度矣。

薏苡附子散方

薏苡十五两　大附子十枚（炮）

二味，杵为散，方寸匕，日三服。

心中痞，诸逆心悬痛，桂枝生姜枳实汤主之。

心中痞是胸痹中之类证也，而至诸逆，则不必在胁下，总之上焦之阳气，全体皆痹，而下焦之阴邪触处可逆也，至使心痛如悬。是心因痞结而致痛，心畏诸逆而先自悬悬矣。悬痛者阳痹，则心君无所依赖，常自孤悬，隐隐作痛也。药用桂枝入营，以运胸阳；生姜走卫，以开邪结。然厥逆之气，非苦不降，枳实之苦，所以降诸逆也。

桂枝生姜枳实汤方

桂枝三两　生姜二两　枳实五两

---

① 分疆：区分疆界。此处引喻区分治疗。

② 退听：退让顺从。

三味，以水六升，煮取三升，分温三服。

心痛彻背，背痛彻心，乌头赤石脂丸主之。

心痛即彻于背，背痛即彻于心，中间绝无正气存贮，止任阴邪往来冲激，虚寒何等。爰用赤石脂，性涩味甘，禀坚凝之土德，镇守中央，以堵截阴邪往来之道路。而以乌、附、姜、椒，群队辛热之品，以扶阳祛阴，允①为阴寒痹痛之主方。

附　方

九痛丸

治九种心疼。

附子三两（炮）　生狼牙一两　巴豆一两（去皮，熬研如膏）　吴茱萸一两　干姜一两　人参一两

上六味，末之，炼蜜丸如梧子大，酒下，强人初服三丸，日三服，弱者二丸。兼治卒中恶，腹胀痛，口不能言；又治连年积冷，流注心胸痛，并冷冲上气，落马坠车血疾等皆主之。忌口如常法。

腹满寒疝宿食病脉证治第十

趺阳脉微弦，法当腹满，不满者必便难，两胠疼痛，此虚寒从下上也。当以温药服之。

病者腹满，按之不痛为虚，痛者为实，可下之；舌黄未下者，下之黄自去。

腹满时减，复如故，此为寒，当与温药。

病者痿黄，燥而不渴，胸中寒实而利不止者，死。

寸口脉弦者，即胁下拘急而痛，其人啬啬恶寒也。

夫中寒家，喜欠，其人清涕出，发热色和者，善嚏。

中寒，其人下利，以里虚也，欲嚏不能，此人肚中寒。一云痛。

夫瘦人绕脐痛，必有风冷，谷气不行，而反下之，其气必冲，不冲者，心下则痞。

此八条总揭腹满寒疝之脉，以趺阳寸口分主之也。盖腹满为脾胃病，故诊于趺阳。寒疝为营卫病，故诊于寸口。以其病皆本于阴寒，故脉俱弦，以弦为阴脉也。但腹满间有实热证，仲景教人用按法，用看舌法，且验其津液

---

① 允：确实。

有无法。总之虚寒当温，实热当下，至温下两难施者，主死。毫厘千里之辨，不外趺阳脉弦中领会者也。至于寒疝，则但有寒邪，而无实热证，故寸口脉必弦。寸口为脏腑阴阳之会，营卫之所主，寒邪中人，必先犯卫，卫为阳，阳伤故拘急恶寒也。夫肺主卫，肺受邪，故发热清涕、喜欠而善嚏也，此皆寒邪之走表分者也。若因里虚而中阴寒，则必有下利腹痛，欲嚏不能之象。如腹痛而绕脐，此风冷客于太阴，脾伤不磨，故谷气不行。乃医者冒昧而反下之，于是邪传少阴，则动下焦之气冲，邪结高位而成心下痞，变患蜂起矣。孰谓太阴有可下之例耶？仲景总揭阴寒之脉象，概之曰脉弦，以弦则为减，正气减则邪气胜也。阴寒之证象，概之曰里虚，脏阴在里，肾为先天之本，脾为后天之本，二脏一虚，则阴寒得以乘之也。总揭治法，则曰温药。虽有实痛可下一条，要亦不离温下方法。后人一遇满痛等证，不论脉证，漫云痛无补法，妄肆攻下，其不致夭枉①者几希矣。

病腹满，发热十日，脉浮而数，饮食如故，厚朴七物汤主之。

此邪实腹满也，故脉不弦而浮数，但脉浮发热，邪尚在表，而病腹满，且至十日不解，则表邪已缓，而里证为急。但视其饮食如故，知其胃气尚强，可任攻伐，正不得拘于温法也。爰以小承气攻其里，桂、甘、姜、枣和其表，斯为外内两解之主方。

厚朴七物汤方

厚朴半斤　甘草三两　大黄三两　大枣十枚　生姜五两　枳实五枚　桂枝二两

七味，以水一斗，煮取四升，温服八合，日三服。呕者加半夏五合，下利去大黄，寒多加生姜至半斤。

腹中寒气，雷鸣切痛，胸胁逆满，呕吐，附子粳米汤主之。

此正里虚，风冷内乘而为寒疝也。阳气闭塞，阴寒横逆，渎扰肠腑而为鸣痛，逆冲胸胁而为满、为呕吐。虚寒从下而上，满在胸胁，痛在腹中，正是邪高痛下之征。爰用附子温通三焦，以散阴寒，半夏降逆以止呕吐，粳米、甘、枣以扶持胃气，犹大建中之意也。然寒气充塞，治贵温通，无取人参、胶饴之守，且脾为稼穑之区，胃为仓禀之府，腹痛呕逆，脾胃伤极，用粳米所以承土德，培元气也。

附子粳米汤方

附子一枚（炮）　半夏半升　甘草一两　大枣十枚　粳米半升

---

① 夭枉：短命早死。

五味，以水八升，煮米熟汤成，去滓，温服一升，日三服。

痛而闭者，厚朴三物汤主之。

痛而至于闭，三焦俱阻寒矣。上下不通，肠腑不司传导，痛何由治。因以三物开泄三焦，俾邪从下夺，闭自开也。

厚朴三物汤方

厚朴八两　大黄四两　枳实五枚

三味，以水一斗二升，先煮二味，取五升，内大黄，煮取三升，温服一升，以利为度。

按之心下满痛者，此为实也，当下之，宜大柴胡汤。

心下满痛，是邪结阳位也，当属结胸证例。但按之则痛，则知不按则不痛，虽系实邪，终非陷胸可治。惟用大柴胡以升清而降浊，则满痛自解，然此方为表里两解之法，要必兼挟半表里之证象者。

大柴胡汤方

柴胡半斤　黄芩三两　芍药三两　半夏半升　枳实四枚（炒）　大黄二两　大枣十二枚　生姜五两

八味，以水一斗二升，煮取六升，去滓再煎，温服一升，日三服。

腹满不减，减不足言，当须下之，宜大承气汤方见痉病中。

“减不足言”四字，极见痞满燥实坚兼至之象，极见即用小承气减之，不足言减也，不得不用芒硝之咸润，助将军以成功耳。

心胸中大寒痛，呕不能饮食，腹中寒，上冲皮起，出见有头足，上下痛而不可触近，大建中汤主之。

心胸居上，腹居下，上下寒痹，中阳困极矣，以致痛呕不能饮食，胃家精气俱耗。法当先扶植胃气为主，佐以祛寒，此大建中之所由设也。人参、干姜甘温补正，助饴糖以固守中气，川椒辛热直走三焦，破阴而回阳，令心胸腹内之寒邪顷刻消散，共成建中之奇勋。按建中小大二方，小建中主荣卫立法，安内攘外之绩也；大建中以三焦主法，成天平地之功也。其所以不用附子粳米汤者，以前条腹鸣切痛，以致呕逆，是寒邪本于脏阴，而犯及阳明。故取附子温起元阳，而以粳米安和脾胃。若此条自心胸至胁腹，自痛呕以至手不可近，明由中虚挟寒，波及上下两焦。苟胃阳来复，而上下之气自通调也。

大建中汤方

蜀椒二合（炒去汗）　干姜四两　人参一两

三味，以水四升，煮取二升，去滓，内胶饴一升，微火煎取一升半，分温再服。如一炊顷，可饮粥二升，后更服，当一日食糜粥，温覆之。

胁下偏痛，发热，其脉紧弦，此寒也，以温药下之，宜大黄附子汤。

偏痛在胁下，则邪有定所矣。有定所者为实邪，寒实于中，则格阳于外，故外见发热。而脉自紧弦，此由寒邪内搏之征也。寒固宜温，而实又当下，惟以温药下之，则邪服而病自除矣。

大黄附子汤方

大黄三两　附子三枚（炮）　细辛二两

三味，以水五升，煮取二升，分温三服，服后如人行四五里，进一服。

寒气厥逆，赤丸主之。

此正阴寒从下而上，故至厥逆也。茯苓、半夏从上以降其逆；乌头散寒以治其厥；细辛通足少阴之真阳，引寒邪外散；朱砂护手足少阴之荣气，镇厥逆下趋。为剂小而服法谨严，以辛热走散之品，下虚之人，不可过任也。

赤丸方

茯苓四两　半夏四两　乌头二两　细辛一两

四味，末之，内真朱为色，炼蜜丸如麻子大，先食酒下三丸，日再、夜一服。不知，稍增之、以知为度。

腹满，脉弦而紧，弦则卫气不行，即恶寒，紧则不欲食，邪正相搏，即为寒疝。寒疝绕脐痛，若发则白津出，手足厥冷，其脉沉紧者，大乌头煎主之。

此由腹满失治而致成寒疝也。盖病气深固，如山之坚牢不拔，故名曰疝。以里虚，故脉弦。复困于寒，故脉紧。弦而且紧是寒疝的脉。然脉之所以弦，所以紧，与弦紧之所以主何也？盖卫气出于下焦，行于脉外，寒邪困之，则脉外无气以动，而但显中藏之弦，是外恶寒，而实表里皆寒也。胃气出乎中焦，行气于上下，胃阳不振，则不欲食，是中气虚寒，而二焦亦无阳运也。于是表里上下之阴邪，久而不解，与正气搏结于大少二阴部分，绕脐作痛，寒疝成矣。发则白津出者，所谓上焦有寒，其口多涎也。手足厥冷者，痛则气结，且无阳主四肢也。按其脉沉而紧，邪已直入少阴，有欲弦不能之象。苟非极锐利之品，捣其巢穴，则邪何由散。此一味乌头煎，后人比之于霹雳也。

乌头煎方

乌头大者五枚（熬去皮，不必咀）

以水三升，煮取一升，去滓，内蜜二升，煎令水气尽，取二升，强人服七合，弱者五合。不差，明日更服，不可一日再服。

寒疝，腹中痛及胁痛里急者，当归生姜羊肉汤主之。

腹痛本寒疝主证，而至痛连及胁，是寒邪并侵及肝络矣。里急者，肝喜疏散，而寒气敛束，必有拘急不舒之象也。夫寒主温之，血主濡之，用药必须兼顾，惟以当归之温润，直入厥阴者为君，合生姜以辛散血分之寒，合羊肉以温起中阳之虚。不用乌附者，以肝为刚脏，治贵柔克①也。

当归生姜羊肉汤方

当归三两　生姜五两　羊肉一斤

三味，以水八升，煮取三升，温服七合，日三服。若寒多者，加生姜成一斤；痛多而呕者，加橘皮二两，白术一两。加生姜者，亦加水五升，煮取三升二合，服之。

寒疝，腹中痛，逆冷，手足不仁，若身疼痛，灸刺诸药不能治，抵当乌头桂枝汤主之。

腹痛至于逆冷，俱寒疝所有之证。独至手足不仁，一身疼痛，是不独里气虚寒，而寒邪兼挟风邪，荣卫交痹，初无一定病所，故灸刺诸药皆不能治也。且证本寒疝，由腹痛而兼见身痛，是寒为本而风为标，本多而标少，则治法亦分轻重。惟用乌头为主，以攻里寒，桂枝汤为佐以和荣卫，斯为中病也。

乌头桂枝汤方

乌头一味，以水二升煎，减半去滓，以桂枝汤五合，和更煎之，令得一升后，初服二合，不知，即服三合，又不知，加至五合。其知者，如醉状，得吐者，为中病。

桂枝汤方

桂枝三两　芍药三两　甘草二两　生姜三两　大枣十二枚

五味，锉，以水七升，微火煮取三升，去滓。

其脉数而紧，乃弦，状如弓弦，按之不移。脉数弦者，当下其寒；脉紧大而迟者，必心下坚；脉大而迟者，阳中有阴，可下之。

此历叙寒疝之脉之变，欲人扼其要而施治法也。盖弦紧为寒痛之脉，然有脏邪阴寒而腑邪实热，两相胶结，于是其脉有数而弦者，或大而紧者，俱属阳中有阴，当在下例。但数脉为热，数而弦，明是寒邪郁变为热，故当下其寒，以拔去病根。大脉属虚，大而紧，当是阴盛于内，格阳于外，故曰阳

① 柔克：谓和柔而能成事。《尚书·洪范》："三德：一曰正直，二曰刚克，三曰柔克。"孔传："和柔能治。"

中有阴，可用温法，以下其寒。若脉紧大而迟，是里气虚寒极矣。心下必坚，是阴邪上据也。如是将温之不暇矣，又安可妄议下法耶？

附　方

《外台》走马汤方

治中恶心痛腹胀，大便不通。

巴豆二枚（去皮心，熬）　杏仁二枚

二味，以绵缠，捶令碎，热汤二合，捻取白汁，饮之当下，老少量之。通治飞尸鬼击痛。

问曰：病人有宿食，何以别之？师曰：寸口脉浮而大，按之反涩，尺中亦微而涩，故知有宿食，大承气汤主之。脉数而滑者实也，此有宿食，下之愈，宜大承气汤。下利不欲食者，此有宿食也，当下之，宜大承气汤。

寸口主阳，浮候亦阳，寸口浮大，阳邪盛于阳位也。尺中主阴，沉候亦阴，今微而涩，明是中焦有物停滞，正气不运，下焦无所禀受，故见此脉耳。惟下之，使有形之宿食化，而无形之气机得运，则阴阳和，而脉自调矣。滑为实脉，滑而数则实壅异常，故急下以去其壅，若下利则肠胃适空，理宜得食。今不欲食，是米烂陈仓①者正多也，故亦主下之。然此为暴利，脉见滑数者言。若久利，脉见微迟，又在急温之例矣。

宿食在上脘，当吐之，宜瓜蒂散。

食已宿矣，何以犹在上脘，是必痰与气搏，载食不得下耳，唯用此涌吐方法，使痰与食俱出，所谓高者，因而越之也。

瓜蒂散方

瓜蒂一分（熬）　赤小豆一分（熬）

二味，杵为散，以香豉七合煮取汁，和散一钱七，温服之。不吐者，少加之，以快吐为度。

脉紧如转索无常者，宿食也。其脉紧，头痛风寒，腹中有宿食不化也。

脉紧为寒，但如转索无常，则紧而滑矣。滑则为实，非有宿食不化而何？若头痛风寒，则表邪上盛，脉必见浮。今不浮而紧，且亦必兼转索无常之滑象，是虽挟外感，而亦必责之宿食也。仲景并列于此，概不云可下，且并不出方，总之着重在“其脉紧”三字上。盖紧属里寒，一见紧脉，虽有内伤实邪，不可妄下，以动里气。一见紧脉，虽有外感实邪，亦不可轻汗，以伤表

---

① 米烂陈仓：喻宿食停滞胃肠。

气。故一则曰脉紧，再则曰其脉紧，兢兢[1]戒谨，欲人深思而自得之也。

五脏风寒积聚病脉证治第十一

肺中风者，口燥而喘，身运而重，冒而肿胀；肺中寒，吐浊涕。

肺死脏，浮之虚，按之弱如葱叶，下无根者死。

此言肺中风寒之本象也。肺为主气之脏，开窍于皮毛，风寒客感，每先犯之。其中于风也，风为阳邪，其扰攘[2]在肺家表分，风邪上阻，则肺气不能下行，而所合之大肠，亦不能上奉津液，上下失交，呼吸不利，故口燥而喘也。身运而重者，周身之气化，肺管所司也，气不下行，则必上冒，气失宣通，则必郁冒而肿胀，皆风壅气分之所致也。若肺中寒，寒为阴邪，其痼蔽在肺家里分，里气不清，则津液不主四布，变为浊痰吐出。鼻流涕者，以肺开窍于鼻，气壅则水逆行也。肺脉本毛，轻取即得，如浮之而虚，气不外达也。按之弱如葱叶，中无阳运也，重取之而无根，元气衰脱也，此但毛无胃之绝脉也。

肝中风者，头目瞤，两胁痛，行常伛，令人嗜甘。肝中寒者，两臂不举，舌本燥，喜太息，胸中痛，不得转侧，食则吐而汗出也。

肝死脏，浮之弱，按之如索不来，或曲如蛇行者死。

此言肝中风寒之本象也。肝之脉挟胃贯膈、布胁肋、循喉之后，上入于颃颡，连目系，上出于督脉，会于巅。风寒邪客，俱与本经气脉相感之处，着而为病。故头目瞤者，风淫于上也。胁痛，行常伛者，气为风搏，木受曲屈也。经曰：肝苦急，急食甘以缓之[3]。急则求缓，故嗜甘也。夫肝主筋，寒邪伤筋，四肢属阳，阳为寒所折，故两臂不举也。肾之脉连舌本，肝为肾之子，子病则母衰，肾阴不能上交，故舌本燥也。喜太息者，胆主太息，为肝之腑，妻病则夫亦郁也。胸痛不得转侧，与胁痛行伛互词，总是木为邪郁所致。夫肝木喜上扬，气主疏泄，食则吐逆而汗出者，以其脉挟胃循喉故也。肝之脉宜弦，如轻取之而弱，浮候不弦矣；按之如索不来，中候不弦矣；曲如蛇行，沉候不弦矣。经云：肝不弦，是无胃气[4]。故为死脏脉也。

肝着，其人常欲蹈其胸上，先未苦时，但欲饮热，旋覆花汤方见妇人杂病

① 兢兢：小心、恐惧的样子。

② 扰攘（rǎng）：扰乱、骚乱。

③ “肝苦急”句：出自《素问·脏气法时论》。

④ 肝不弦，是无胃气：出自《素问·平人气象论》。

中主之。

此不因风寒外邪，而本气自淹流[①]作病也，故曰着。然于肝肾则称着，于太阴脾则称约，可见足三阴经气，贵乎流动鼓荡，而黏着约涩，俱属脏气自病。仲景特另揭证象以立治法，如肝本藏血，血附气以行，气滞则血涩，胸上为肝络之所经，常欲蹈者，胶结之气得蹈少舒也。先未苦时，欲热饮者，气得热则暂开，血得热则暂行也。旋覆花汤温通肝络，使痹着之气自开，故主之。

心中风者，翕翕发热，不能起，心中饥，食即呕吐。心中寒者，其人苦病心如啖蒜状，剧者心痛彻背，背痛彻心，譬如虫注。其脉浮者，自吐乃愈。心伤者，其人劳倦，即头面赤而下重，心中痛而自烦，发热，当脐跳，其脉弦，此为心脏伤所致也。心死脏，浮之实，如麻豆，按之益躁疾者死。

心本五脏之主，居于内营，风寒客感，不易犯之。其所中之邪，要为诸脏移祸而犯及包络者也。如心为肝之子，肝主风，风动则火炎，即心中于风焉。翕翕发热者，风火相搏也。不能起者，壮火食气也。风本消谷，故心中常饥。然邪热纵姿[②]，终不容谷，故食即吐出也。心为肾之配，心阳一虚，而肾家之阴邪，必上凌之，即心中于寒焉。阳为阴搏，其病苦难以名状如啖蒜者，心中热辣不堪之象也。甚则至于心背引痛，如虫蛀之绵绵不已，心阳之蒙闭何等。按其脉当必沉伏，若使脉浮，则痹气有欲开之机，故可用吐，以发越其寒邪也。心伤一段，与肝着、肾着同例，皆本气自病，不关风寒者也。心何以伤？由劳倦致伤也。盖劳必动火，君火上炎，则三焦之相火，俱从而附焰，故头面发赤，而下体反无阳运，故身滞重也。心痛烦热，营亏气结也。当脐属足少阴肾气之所主，心气劳伤，肾邪窃欲上凌，故跃跃跳动也。按其脉必弦，所谓弦则为减，正劳伤元气之脉象也。夫心之脉本如琅玕[③]，若浮取之而实如麻豆，按之益躁疾，则但有燎原之焦火，全无和畅之生阳，所谓心死脏脉也。

邪哭使魂魄不安者，血气少也。血气少者，属于心，心气虚者，其人则畏，合目欲眠，梦远行而精神离散，魂魄妄行。阴气衰者为颠，阳气衰者为狂。

肝藏魂，肺藏魄，魂魄本主肺肝两经，然心阳一虚，主宰失职，则肺气

---

① 淹流：羁留。元·曹之谦《送李郭二子还乡》诗：“丧乱身为客，淹流泪满衣。”

② 纵姿：放纵、恣意。

③ 琅玕（láng gān）：似珠玉的美石。

孤寒而魄不能守。心营有亏，夺母之气，则肝阴亦损，而魂不相附。是魂魄不安，责之气，气少邪乘虚入所致。心统气血，主藏神志，合目梦遗，魂魄妄行，精神欲离散矣。心为君主，统摄阴阳，阴邪乘阴则颠，阳邪乘阳则狂。颠与狂虽分阴阳，而其原不外乎心气虚所致，则安神补心，不可不图之于早矣。“邪哭”，“哭”字疑误。“阳气衰”“阴气衰”，“衰”字当作“病”字解。

脾中风，翕翕发热，形如醉人，腹中烦重，皮目瞤瞤而短气。

脾死脏，浮之大坚，按之如覆杯，洁洁状如摇者死。

臣亿等校：五脏各有中风、中寒，今脾只载中风，肾中风、中寒俱不载，古文简乱极多，去古既远，无文可以补缀也。

太阴处三阳之里，层层护卫，寒邪不易中之，故独于脾无中寒证。其独中于风者，以脾主肌肉，与阳明相表里，饮食入胃，腠理常疏，风邪得以袭入，遂为脾中风也。风为阳邪，并从三阳道路而来，搏结于太阴地分，阴从阳合，故亦主翕翕发热也。但肌肉热蒸，精气不能上输，清阳不运，故颓然如醉也。腹中为脾之所主，风郁为烦，气滞则重也。皮目瞤动短气，风性上塞，而气上鼓也。脾之脉宜迟缓，今浮之大坚，全失冲和之象矣。按之如覆杯。里气索然①矣。至状如摇，坚急靡定②，土崩瓦解之势已成，不死何俟乎。

趺阳脉浮而涩，浮则胃气强，涩则小便数，浮涩相搏，大便则坚，其脾为约，麻仁丸主之。

趺阳主脾胃，脉贵迟缓，今何以浮而涩？浮为阳盛有余，涩为阴耗不足，然阳气愈盛，则阴气益耗，故小便数。因胃气强而来也，大便坚，因小便数而致也，肠胃之津液，俱为燥火燔灼，中土不顿成槁壤③乎？其脾为病，以阳盛逼迫而穷约也。方用麻仁丸主之者，小承气专攻胃强，今足阳明之实邪，从手阳明而解。麻仁、杏仁能润肺燥，浚④手太阴之水源，以济足太阴之涸，然脾为胃强而约，两不相谐，加芍药以和调之也。

麻仁丸方

麻仁二升　杏仁一升（去皮尖，捣）　大黄一斤　枳实一斤（炙）　厚朴一尺（去皮）　芍药半斤

---

① 索然：空乏貌。

② 靡定：不定。

③ 槁壤：干土。

④ 浚（jùn）：疏浚，深挖。

六味，末之，炼蜜和丸桐子大，饮服十丸，日三服，渐加以知为度。

肾着之病，其人身体重，腰中冷，如坐水中，形如水状，反不渴，小便自利，饮食如故，病属下焦，身劳汗出，衣里冷湿，久久得之，腰以下冷痛，腹重如带五千钱，甘姜苓术汤主之。

肾本水脏，复感湿邪，水湿相得，浸淫不解，故病肾着。卫气出于下焦，湿邪痹之，卫阳不运，故身体重。腰为肾府，湿本水类，故腰冷如坐水中，形如水肿状也。口不渴，小便自利，是上焦之气化无伤，并饮食如故，则中焦之胃气有权，则病独在下焦明矣。然病虽属下，而揆①其致病之由，只因身劳汗出，伤其中气，衣里冷湿，困其卫气。因循②蕴伏，久久而着于肾，以湿性就下，肾位卑下而为壑③也。观其腰已下冷痛，腹重如带五千钱，其寒湿下坠之情形若此，然正非下虚水泛之象也。渗湿必先培土，祛寒莫若温中，甘、姜、苓、术以健运中阳，绝不干涉肾经，所谓治病必求其本也。

甘姜苓术汤方

甘草二两　白术二两　干姜四两　茯苓四两

四味，以水五升，煮取三升，分温三服，腰中即温。

肾死脏，浮之坚，按之乱如转丸，益下入尺者死。

肾脉本石，重按乃得，今浮取之而坚，不沉而外鼓矣。按之乱转丸，是躁动无常，全与沉静之体相反。至于益下入尺，脏气全无根底，而尽发露无余，故主死也。

问曰：三焦竭部，上焦竭善噫，何谓也？师曰：上焦受中焦，气未和，不能消谷，故能噫耳。下焦竭，则遗溺失便，其气不和，不能自禁制，不须治，久则愈。

此条乃百病之枢机，致治之权衡也。人身一小天地，上部法天，心肺之位；中部法人，脾胃之位；下部法地，肾肝之位。分主则归五脏，统列则属三焦。经曰："上焦如雾"，天之象也；"中焦如沤"，人之象也；"下焦如渎"，地之象也。然人事得失，天时地利，交相类应，故三焦必以中气为主也。竭者，所受之气竭，有不能为力之意。如噫气本发于中焦，何以列于上焦竭部？不知上焦受气于中焦，脾胃不和，不能消谷散精，上输之精气已竭。唯有胃家之浊气，壅而为噫耳，此噫气之所以入于上焦竭部也。下焦亦禀气

① 揆（kuí）：思量，考虑。
② 因循：留恋，徘徊不去。
③ 壑：深沟。

于中焦，中气不和，不能自禁制，亦能使下焦气竭，为遗失便。是便溺虽属下焦，而实中焦气紊所致也，故曰“不须治，久则愈”，谓不须治下焦，但调理脾胃，久当自愈耳。明示后人以补中之旨矣。

徐忠可云：中焦既能致病于上下焦矣，而上下之病不齐发，或为噫，或为遗溺、失便，何也？岂非上焦果宗气强，则中焦不和之气，即不能侵上，而单及于下。下焦实，则中焦不和之气不能侵下，而单及于上乎。故曰上焦竭，上本先虚也下焦竭，下本先虚也，但非上下焦本病。故以中气不知，两申明之，以别于上下焦之自为病者①。

愚谓“不和”二字甚活，脾不消谷，则胃气塞滞，清气何由上奉？此上焦之所以竭也。脾胃虚寒，则中（批注：中，原“宗”字，朱灭，改作中，今从之）气下陷，肾肝何以资生，此下焦之所以竭也。中焦实甚不和，虚甚亦不和，其为病于上下，理自如此。

师曰：热在上焦者，因咳为肺痿；热在中焦者，则为坚；热在下焦者，则尿血，亦令淋闭不通。大肠有寒者，多鹜溏；有热者，便肠垢；小肠有寒者，其人下重便血，有热者必痔。

上条言中焦致病于上下两焦，则以脾胃为主治，此条言三焦各自主病也。盖“焦”字从火，病热居多，热则烁阴，故在上为肺痿，金被火燔也。在中为坚，脾胃热结，为消渴，为便硬也。下焦为气血所注，热迫膀胱血分，则尿血；热迫膀胱气分，则淋闭也。至于大小二肠，虽属下焦部分，以大肠为肺之府，小肠为心之府，二肠之气化，实禀受上焦者也。盖大肠主传导，无论手足太阴之为寒为热，藉以输送。即小肠之所受盛者，其气一病，亦不能化物而出，遂移祸于大肠，故寒则鹜溏，无阳变化也，热则肠垢，挟热便脓也。至于小肠为火府，火为寒郁，不能上承心营，而营气偏坠于大肠，以致下重便血。是大肠之热利，责之小肠有寒也。痔本大肠之湿热，然大肠湿热，正由小肠为邪火所扰，气化不清所致，故肛门之痔，必责之小肠有热也。肠府之为病，其气之交感如此，治病者，可不求其本耶？

问曰：病有积，有聚，有穀气，何谓也？师曰：积者，脏病也，终不移；聚者，腑病也，发作有时，展转痛移，为可治；穀气者，胁下痛，按之则愈，复发为穀气。

上既分别五脏三焦所主诸病，而此专就中焦脾胃之病，另抽出言之，以见脏腑中脾胃为最重也。如积累而成谓之积，暂聚之气谓之聚，虽有脏腑阴

① “徐忠可云”段：出自《金匮要略论注·五脏风寒积聚病脉证并治》。

阳之分，皆可治之证也。“为可治”三字，总指积聚言。若谷气，非积非聚，脏腑俱病。胁下痛者，敦阜①之气阻遏肝家之清气也。按之则愈者，中气虚衰，虚则喜于按摩也。然愈即复发，其病气深沉不能遽已也，此中虚多郁者，常有此证。不曰可治，而治法亦可想见矣。

诸积大法，脉来细而附骨者，乃积也。寸口，积在胸中；微出寸口，积在喉中。关中，积在脐傍；上关上，积在心下；微下关，积在少腹。尺中，积在气冲。脉出左，积在左；脉出右，积在右；脉两出，积在中央。各以其部处之。

凡阴寒凝结，由渐而成者，俱谓之积，故曰诸积。非有一例之证象也，但有一定沉细之脉象矣，故知其为积也。病气深沉，不可不分上中下三焦以处之，脉亦必从寸关尺三部以候之。如寸口主上焦，脉细而附骨，知其积在胸中，如胸痹之类是也。出寸口，上竟上也，主积在喉中，如痰气相搏，咽中如有炙脔等是也。关部主中焦，关有三候：关中主积在脐旁，如绕脐腹痛之类是也；关上积在心下，如胃寒脘痛之类是也；下关积在少腹，如少腹寒痛之类是也。尺候下焦，尺脉细沉，积在气冲，如阴寒疝证之类是也。但两肾分主两尺，脉之沉细见于左，则积在左；见于右，则积在右；两尺俱见，定主真火衰微，沉寒痼冷，积于肾之中央，如老人阳虚湿肿之类是也。积之所在不同，则处治当随证消息矣。按仲景五脏分列，而六腑于三焦部内发明之。但三焦实统阴阳，贯脏腑，上下受气于中焦，见后天以脾胃为主也，然三焦各自有主病，亦有不必俱因于脾胃者。若以脾胃论之，莫如积聚与谷气，显而可征，以见病属阳者易治，属阴者难疗，故后条特出诸积大法也。

① 敦阜：土之代称。《素问·五常政大论》：“土曰敦阜。”

卷　下

痰饮咳嗽病脉证治第十二

问曰：夫饮有四，何谓也？师曰：有痰饮，有悬饮，有溢饮，有支饮。

人身不过阴阳二气，阳少替①，阴即盛矣。饮即有形之阴邪也，人之中气常不足，故病饮者居多。但饮有浅深表里之不同，故分四项以纲维之。

问曰：四饮何以为异？师曰：其人素盛今瘦，水走肠间，沥沥有声，谓之痰饮；饮后水流在胁下，咳唾引痛，谓之悬饮；饮水流行，归于四肢，当汗出而不汗出，身体疼重，谓之溢饮；咳逆倚息，气短不得卧，其形如肿，谓之支饮。

此分释四饮之证象也。肥人素多聚湿，因湿生痰，因痰致饮，积渐而成，其病气最为深远。素盛今瘦者，肥人元气素虚，而更为饮邪困之，形气大伤，饮食不复为肌肉也。以致浊饮横逆，清气不运，水邪错综，走于肠间，沥沥作声。知其小便必少，大便必溏，脾气伤极矣。悬饮为困于酒所致，故曰饮后，而不曰伤水饮也。盖酒之气入肝，酒之味入脾，胁下正属肝脾之位，水湿浸淫，悬悬莫解，阻塞升降之气机，故咳唾引痛也。溢饮由于饮水过多，多则溢，溢则不能循其利顺之性，而但泛滥于四肢。于是卫阳坐困，不能行令于皮毛肌体，当汗无汗，身体疼重，表阳痹而不用，一至于此。夫饮之邪，结于心肺之下，膈膜之交，以其屈曲盘处于上焦之支络，故曰支饮，言不同于痰饮之正中盛大也。咳逆倚息者，肺为饮阻，气不下行而但上逆，逆之甚，则呼吸促而无定息，若必欲倚着于物而稍获安者然。由是胸中之宗气不布而为之短，肺魄不纳而不得卧。形如肿者，气逆上浮，而非真肿也。按悬饮悬于内，溢饮溢于外，为骤致之病，故于悬饮用下法，而于溢饮用汗法也。痰饮由于元虚而邪盛，故多用温法。支饮则属气郁而邪结，故每用攻法也。然痰饮、支饮，病气深重，法难划一，故各随现证以施治。

---

① 替：衰废，如兴替、衰替。

水在心，心下坚筑，短气，恶水，不欲饮。水在肺，吐涎沫，欲饮水。水在脾，少气身重。水在肝，胁下支满，嚏而痛。水在肾，心下悸。

前既分列四饮主证之不同，此更明饮邪所感脏气致病之各异。曰水在，则知水非发源于诸脏，而特致患于诸脏也。心为君火，最畏水侵，饮邪逼之，则心下筑筑而动，胸中宗气亦不舒而短。恶水，不欲饮者，畏之则恶之，更不欲增其怵惕也。肺与大肠，气化相通，而水邪阻之，肺之清肃不行，气上郁而吐涎。而大肠所主之津液，不能上奉口，仍燥渴而欲饮水也。脾土恶湿，得水则重。土无火化，故倦怠少气也。肝以胆为府，而其经脉俱贯膈循胁，水气乘之，故胁下支满。水气喜上扬，郁而不宣，故攻冲作嚏而胁引痛也。肾本水脏，饮邪干之，则水势益横，必上凌干心，心畏水乘，故悸也。

按此与水气篇论列五脏之水不同。彼处因脏真亏损，水邪乘之，挟脏气而为患，治当培植脏气，以治水肿。此条因饮邪所感，伤及脏气，则但当治饮，而脏自调耳。仲景所以详释之者，以见饮邪之为患，于诸脏若此，欲人循经施治，有条不紊也。

夫心下有留饮，其人背寒冷如掌大。

留饮者，胁下痛引缺盆，咳嗽则辄已。

胸中有留饮，其人短气而渴，四肢历节痛。

脉沉者，有留饮。

上既剖列四饮，分条五脏，而此更云留饮，要之饮邪所发，必先因停留蓄聚而起。谓之留饮，初非四饮外另有专名也，与下条伏饮义同。故曰心下，曰胁下，曰胸中，以四饮所发之病气各殊，而所留之地界先分也。以下正与背相对，背属阳经所主，阳为阴搏，故饮留心下。而背为寒冷如掌大者，心下之部位仅如此也，此痰饮始基之证象也。胁下为肝胆之府，饮邪留之，故胁痛引缺盆，以缺盆为少阳经之所历也。痛因气郁，咳嗽少舒，此欲成悬饮之证象也。胸中为肺气之所主，饮邪留之，则清气不开而短，浊邪壅阻津液而口渴。四肢历节痛者，以诸阳主四肢，上焦气化不行，经脉因痹也。邪近于表，其脉宜浮，今脉沉，故责其有留饮，此欲发溢饮之证象也。

膈上病痰，满喘咳吐，发则寒热，背痛腰疼，目泣自出，其人振振身瞤剧，必有伏饮。

痰满喘咳，支饮之证象也。但其伏藏深久，发作有时，故曰伏饮也。寒热，背痛腰疼，太阳受邪也。目泣，振振身瞤，阳明受邪也。然因吐痰，诸证乃发，不吐痰，即伏而不见，其病气之深而且僻如此。

夫病人饮水多，必暴喘满，凡食少饮多，水停心下，甚者则悸，微者短气。脉双弦者寒也，皆大下后虚。脉偏弦者饮也。

此明饮邪有实有虚，而所致异途，脉亦迥殊也。“饮水多”二句，是言饮之骤致者，若溢饮之类是也。“食少饮多”四句，是言饮之积渐者。为悸，为短气，据证则痰饮有之，而悬饮亦有之。溯其病根，由于食少饮多，食少则中必虚，饮多则邪必实，中虚宜温，邪实宜攻。此痰饮、悬饮主治霄壤也，是惟凭之于脉。如两手皆见弦脉，夫弦则为减，当以正气虚寒论治。设一手独弦，明是病气有偏着。偏着者为实邪，则又当以攻邪论治矣。“皆大下后虚”五字，疑属衍文。

肺饮不弦，但苦喘短气。支饮亦喘而不能卧，加短气，其脉平也。

上言肺饮皆弦，一而此举饮脉亦有不弦者以别之。如饮在肺，肺主卫，卫行脉外，脉自不弦也。喘与短气，以肺为主气之脏，得饮则气自壅滞也。但喘与短气，又不独肺饮为然。支饮邪结膈间，妨碍气分，亦必为喘，为不能卧，为短气，且脉亦不弦而平。平者，如后条所云沉紧或沉微之象，非果六脉调和也。仲景特两举之，欲人认证辨脉参互而施治也。

病痰饮者，当以温药和之。心下有痰饮，胸胁支满，目眩，苓桂术甘汤主之。

上文辨证辨脉，此下乃因证以立治法也。四饮中推痰饮为正气虚寒所致，故当以温药和之，谓温补其正，则邪自无容留之地也。心下属上焦地分，清阳一虚，浊阴得以盘踞。胸胁支满，目眩者，饮邪横逆，攻冲清道所致也。茯苓宁辑上焦清气，渗泄饮邪为君，桂枝通太阳导饮下行为臣，白术健脾，甘草和胃，使中土有权，饮邪不复泛滥，用以为佐为使也。即温药和之之谓也。

苓桂术甘汤方

茯苓四两　桂枝三两　白术三两　甘草一两

四味，以水六升，煮取三升，分温三服，小便则利。

夫短气有微饮，当从小便去之，苓桂术甘汤主之，肾气丸（方见妇人杂病）亦主之。

苓桂术甘为治虚饮之圣方，非必痰饮证宜也。凡水停心下，短气有微饮者，皆当主此方法，何也？苓桂术甘，温化上中两焦之气，真（批注：“真”恐是“直”）从膀胱而出，凡清阳虚者，均为合治。若下焦无阳，水泛为饮，又非此方所能胜任。盖肾开窍于二阴，膀胱之气化实藉真火以流行，此肾气丸尤为祛饮补元之神圣也。并主二方者，以痰饮本乎阳虚，果其中阳虚也，则用苓桂术甘法。如属下焦之真阳虚也，则宜肾气丸法。是又当以病气为权衡矣。

病者脉伏，其人欲自利，利反快，虽利，心下续坚满，此为留饮欲去故也。甘遂半夏汤主之。

夫脉得诸沉，当责有水。伏即沉之至也，病者至于脉伏，饮邪壅闭何等，于是小便不利，傍溢大肠而反自利。饮虽从利少减，而随减随续，称快未几，而坚满依然。饮邪虽有欲去之机，而究未得去之之道路也。于是以甘遂之极峻利者直达水所，斩关夺隘而出之；半夏开结降逆以助之；甘草及甘遂，取其相制而相使；芍药和甘草，取其安脾以养正；加蜜煎者，锐利之品恐伤津液，蜜能润三焦、和药性，故重赖之也。

甘遂半夏汤方

甘遂大者三枚　半夏十二枚（以水一升煮取半升，去渣）　芍药五枚　甘草如指大一枚（炙）

四味，以水二升，煮取一升，去滓，以蜜半斤和药汁，煎取八合，顿服之。

脉浮而细滑，伤饮。脉弦数，有寒饮，冬夏难治。脉沉而弦者，悬饮内痛。

病悬饮者，十枣汤主之。

浮脉何以主饮？以浮而兼见细滑，滑为痰盛，细为饮象，是必暴入之饮，挟痰水涌而浮，如酒客饮后脉自浮滑而细也。故不曰有饮，而曰伤饮，谓特伤于多饮焉耳！弦为寒脉，数为热脉，寒热相搏，即所谓阳中有阴也，故主有寒饮。然饮虽为寒，而致饮之由，实因寒热搏结而起。火伏于内而寒裹于外，当其相乘则病发，相间则病已。冬夏极寒极热与病气相乘，故曰难治，若痰火病是也。治疗之法，当于春秋病伏时，曲为分解矣。沉本为水脉，沉而弦则气分为饮邪胶结，故主内痛。痛则有欲闭之象，攻之不嫌峻而疾，因以十枣汤极锐利之品，以迅扫疾趋，不容少宽以贻后患，正所以护持元气于未坏也。按甘遂性苦寒，能泻诸经隧之水湿；大戟性苦辛寒，能泻诸脏腑之水湿；芫花性苦温，能破水饮之窠囊①。合三物之长以攻逐结邪，藉大枣以护元气也。

十枣汤方

芫花（熬）　甘遂　大戟各等分

---

① 窠囊：指因痰饮、瘀血停聚而形成的窠囊形、顽固性病灶。《医学正传》："丹溪曰：自郁成积，自积成痰，痰挟瘀血，遂成窠囊，此为痞、为痛、为噎膈翻胃之次第也。"

三味，捣筛，以水一升五合，先煮肥大枣十枚，取八合，去枣，内药末，强人服一钱匕，羸人服半钱，平旦温服之。不下者，明旦更加半钱，得快之后，糜粥自养。

病溢饮者，当发其汗，大青龙汤主之，小青龙汤亦主之。

饮邪溢于表分，毛窍为之闭寒，有似风水相合之义，故当发汗以散邪，为合治耳。但表法全以里气为主，如邪在表而里有郁热者，则发表行阳药内，当兼清里方法，故合桂麻去芍，加石膏以荡涤之，此大青龙之所以为神也。如邪在表而里有伏寒者，则解表行阳药内，全当以里气为重，故合麻桂去杏仁，加五味、干姜、半夏，合内外而两解之，此小青龙之所以为神也。合出二方，以示人消息病机之法。

大青龙汤方

麻黄六两（去节）　桂枝二两　甘草二两（炙）　生姜三两　杏仁四十粒（去皮尖）　大枣十二枚　石膏如鸡子大（碎）

七味，以水九升，先煮麻黄，减二升，去上沫，内诸药，煮取三升，去滓，温服一升，取微似汗。汗多者，以温粉扑之。

小青龙汤方

麻黄三两　甘草三两（炙）　桂枝三两　芍药三两　五味半升　干姜三两　半夏半升　细辛三两

八味，以水一斗，先煮麻黄，减二升，去上沫，内诸药，煮取三升，去滓，温服一升。

膈间支饮，其人喘满，心下痞坚，面色黧黑，其脉沉紧，得之数十日，医吐下之不愈，木防己汤主之。虚者即愈，实者三日复发，复与不愈者，宜木防己汤去石膏加茯苓芒硝汤主之。

膈间属太阳部分，清虚之境，无物可容，乃饮邪上干为喘为满，如蒙蔽天空之象。心下将及阳明，地分冲要之所，何由至于痞坚，是必误吐误下，伤及脾胃，以致胃中虚，客气动膈而心下益增其痞塞也。由是胃之精华不能上充于面，而徒存湿火郁蒸，色见黧黑。黧黑者，焦褐之黑色也。其脉沉紧，的是水寒相搏之脉象，且至数十日之久，邪愈缠绵，则正益耗伤，是必宣壅与养正兼施，庶合病机。故君之以木防己，宣心下之壑也；佐之以桂枝，布膈间之阳也；壅久恐生郁热，加石膏以清之；正虚恐邪不运，用人参以补之，使邪不实而虚，但清热祛湿则愈矣。设胃有实邪，石膏只能除热，安能除实耶？将见旋通旋结，不久复发矣，再为缓图，何能为功。是必去石膏之缓，加茯苓、芒硝，以直导之下行，俾复聚之邪前后分驱而出，即禹之导水播九河①之意也。

木防己汤方

木防己三两　石膏（鸡子大）十二枚　桂枝二两　人参四两

四味，以水六升，煮取二升，分温再服。

木防已去石膏加茯苓芒硝汤方

木防己二两　桂枝二两　茯苓四两　芒硝三合　人参四两

五味，以水六升，煮取二升，去滓，内芒硝，再微煎，分温再服，微利则愈。

心下有支饮，其人苦冒眩，泽泻汤主之。

前云心下有痰饮，胸胁支满，目眩，但支满而不冒也。而此条支饮独至冒眩，明是少阴阴气沸腾，蒙蔽天空，心主为之皆昧之象。不必胸胁支满，而其人已苦甚矣。爰用专入肾经之泽泻，以之泻水为君，白术补土燥湿为臣，使堤防不坏，下焦安澜，而上焦自复其太清之体也。

泽泻汤方

泽泻五两　白术二两

二味，以水二升，煮取一升，分温再服。

支饮胸满者，厚朴大黄汤主之。

上条冒眩，病见上焦无形气分，纯属虚边。此言胸满，是有形之实邪，结于阳明地分，邪实宜攻，故直用厚朴、大黄以攻有形之结邪。

厚朴大黄汤方

厚朴一尺　大黄六两　枳实四枚

三味，以水五升，煮取二升，分温再服。

支饮不得息，葶苈大枣泻肺汤主之。方见肺痈中

邪实上焦气分，妨碍呼吸，比胸满为更急，但气分之邪，非重药所可施，故厚朴、大黄在所禁。用葶苈味苦气清，入肺以开结，大枣甘温补肺以养正，相助成功，使饮邪去而正气无伤，以无形气病治贵万全耳。

呕家本渴，渴者为欲解，今反不渴，心下有支饮故也。小半夏汤主之。

此从阳明呕吐病中而验心下之有支饮也，病机在不渴上见。盖呕伤胃汁，其口必渴，故以渴为邪解之征。今反不渴者，明是心下本有支饮，结于胃之偏旁。虽不能与呕俱出，而因邪作使，反得浸淫于胃脘，是支饮不开，将呕

---

① 禹之导水播九河：大禹治水，将黄河在山东境内分为九条河流入海。此处喻通利二便。

无解期，呕逆不止，则饮亦无降期。爰用半夏、生姜，止呕去逆，俾辛温气味扶胃阳驱浊阴也。

小半夏汤方

半夏一升　生姜半斤

二味，以水七升，煮取一升半，分温再服。

腹满口舌干燥，此肠间有水气，己椒苈黄丸主之。

此从太阴腹满病中而验肠间之有水气也，病机在口舌干燥上见。盖脾脏受邪，何以致于上焦干燥，是必大肠所主之津液不能上奉，因水壅肠间，阻其气化故耳。则腹满原属大肠病，而非定主于太阴病也。爰以防己、椒目，善治水湿者，使之分利水气，直达膀胱而出。然肺主气化之源，肺气不开，无以泄上流之怒，葶苈所以开上焦之闭也。大肠为传导之腑，肠胃壅滞，无以泄下流之溢，大黄所以开下焦之闭也。渴加芒硝者，湿郁必生热，胃汁坐耗，佐以咸苦荡涤，所以救阳明也。药颇峻利，而服法极缓，以病已腹满，恐伤太阴脏气也。

己椒苈黄丸方

防己　椒目　葶苈（熬）　大黄各一两

四味，末之，蜜丸如梧子大，先食饮服一丸，日三服，稍增，口中有津液。渴者，加芒硝半两。

卒呕吐，心下痞，膈间有水，眩悸者，小半夏加茯苓汤主之。

此条病机在眩悸上见。卒然呕吐，则初无别病可知，乃心下痞硬，不因呕吐而解，知是水聚隔间。故上攻则眩，凌心则悸，清浊混淆而为呕吐，正邪相搏而为痞结，水邪之扰攘胸膈如此。则惟祛饮开痞，则诸证自已，小半夏加茯苓乃一定之治法也。

小半夏加茯苓汤方

半夏一升　生姜半斤　茯苓三两

三味，以水七升，煮取一升五合，分温再服。

假令瘦人，脐下有悸，吐涎沫而颠眩，此水也，五苓散主之。

此明水饮从下焦来者，不可因形证在上而误治上焦也，其病机在脐下悸上见。如瘦人身中本无湿之可责，乃何以脐下有悸而上见吐涎沫、头目颠眩？此非水饮在肺而口吐涎沫也，亦非心下支饮而头目眩冒也。观其悸在脐下，脐属少阴，肾气之所主，膀胱为肾之府，气化失宣（批注：“宣”恐是“宜”），水邪得以据之，藉肾气以上凌，故脐下动惕，土恶水激也。吐涎颠眩者，下焦水逆，则上焦肺胃之精气亦不能四达，而惟壅阻于膈间，为吐涎，为颠眩也。是不开膀胱，则所客之水邪，何由得出狡①焉？思逞之肾邪，何由得服？而上焦之清气，何由得布？因以专经太阳之桂枝，领茯苓以伐上泛之水，领泽泻以泻肾脏之水，领猪苓以泄膀胱之水，白术培脾胜湿，以固中土之堤防，如是则在里之水无虞其不尽矣。然太阳主表，桂枝虽为解肌神品，然领诸里药下趋，则外达之力，恐其不逮，多饮暖水取汗，使太阳之气表里洞达，而阴邪等于见晛②矣。饮暖水，即服桂枝汤啜稀热粥之法也。

五苓散方

泽泻一分　猪苓三分　茯苓三分　白术三分　桂枝二分

五味，为末，白饮服方寸匕，日三服，饮暖水，汗出愈。

咳家其脉弦，为有水，十枣汤主之。

饮脉多弦，咳家而脉弦，其为饮而咳可知。遂主十枣汤者，所以拔去具（批注：“具”恐是“其”）致咳之病根也。要其脉必偏弦者，若双弦当属虚寒论治矣。

夫有支饮家，咳烦，胸中痛者，不卒死，至一百日或一岁，宜十枣汤。

夫曰有支饮家，则支饮之由来旧矣。乃因循失治，病气变迁，有加无已。始也咳逆，今且壅闭而烦矣。始也倚息不得卧，今则胸中宗气为饮邪搏结，有似兼悬饮之内痛矣。夫病久邪盛，似可卒死，乃仍迁延至百日或一岁者，只以支饮之邪本实邪也，邪实宜攻，不嫌过峻，主以十枣汤，所谓有病则病当之也。

久咳数岁，其脉弱者可治，实大数者死，其脉虚者必苦冒，其人本有支饮在胸中故也，治属饮家。

咳而至于数岁之久，其正气必虚，所望者，邪亦向衰耳。设正已虚而邪尚炽之，何治法乎？故脉以弱为可治，实大数者死也，然此泛言久咳家之脉象也。若脉既虚矣，而又咳逆不止，且时苦冒眩，必其人本有支饮在胸中，特以支饮之脉不弦，医家失治所致耳。故曰治属饮家，以见虽数岁之久，仍不出支饮条例治法也。

咳逆倚息，不得卧，小青龙汤主之。

此支饮之邪上入侵肺脏，有似肺饮，故不用十枣而主小青龙，以散表涤饮为治也。

---

① 出狡、思逞：均出自成语“狡焉思启”，又作“狡焉思逞”。指怀贪诈之心图谋侵入之国。《左传·成公八年》：“夫狡焉思启封疆以利社稷者，何国蔑有。”

② 见晛（xiàn）：天晴日暖。晛，日光。

青龙汤下已，多唾口燥，寸脉沉，尺脉微，手足厥逆，气从小腹上冲胸咽，手足痹，其面翕热如醉状，因复下流阴股，小便难，时复冒者，与茯苓桂枝五味甘草汤，治其气冲。

饮邪侵肺而用小青龙，当饮去病已矣。乃其人本虚，不任宣发，上饮未除而下先动其气机。多唾口燥者，水寒搏结，津液不上奉也。按其脉寸沉尺微，正是上焦之清旧、下焦之真阳，俱为水寒郁闭之象。诸阳主四肢，闭则手足厥逆矣。阳困则阴邪必致纵恣①，少阴厥气从小腹冲胸及咽矣。因而厥逆不已，而至于痹气冲之甚而面翕热如醉。夫曰翕热，则有时不热，即是郁冒之象，非若脱证之真阳上浮，面若妆朱之比。故时复下流，气阻膀胱，为小便难，时复上干头目而为郁冒。上下表里俱受邪困，势颇危迫，然要非青龙汤致治之误也。只以支饮结邪，逼处肺之表分，其壅塞锢闭之势牢不可破，不得不籍青龙锐利之师，以杀其势而破其坚。奈邪实则正必虚，下焦之阴邪乘虚上逆，两邪相合，其溃冒冲突之势几致难以究诘②，是犹晁错建削七国之谋，而速吴楚之反也。仲景早见及此，曲为绸缪，设靖难③诸法，以底治安。以为所最急者，下焦肾气逆奔而上，与伏邪相合，卒难图治。因以桂、苓之气温下达者，以伐水饮之合邪；五味摄上升之浮阳而返其故宅；甘草缓中补虚，以维上下之防闲④。如是则肾得归垣，冲气其治矣乎。

桂苓五味甘草汤方

桂枝四两（去皮）　茯苓四两　五味子半斤　甘草三两（炙）

四味，以水八升，煮取三升，去滓，分温三服。

冲气即低，而反更咳，胸满者，用桂苓五味甘草汤，去桂加干姜、细辛，以治其咳满。

果尔桂苓一下，冲气即低矣。反更咳满者，明是里分之寒饮未除。桂枝但能解下，而不能温中散寒故也。况桂性下行，下焦新服，不宜再伐以滋事，故特去桂，加细辛、干姜之辛热，以泄满止咳也。

桂苓五味甘草去桂加姜辛汤方

茯苓四两　五味子半斤　甘草三两　干姜三两　细辛三两

五味，以水八升，煮取三升，去滓，温服半升，日三服。

咳满即止，而更复渴，冲气复发者，以细辛，干姜为热药也。服之当遂

---

① 纵恣：肆意放纵。

② 究诘：深究追问。

③ 靖难：平定变乱。

④ 防闲：防备和禁阻。防，堤也，用于制水；闲，圈栏也，用于制兽。

渴，而渴反止者，为支饮也。支饮者，法当冒，冒者必呕，呕者复纳半夏，以去其水。

寒邪得热则开，故咳满即止，乃不谓渴与冲气复发，非因姜辛之热，骤伤其阴气而何？然阴气虽曰骤伤，而止（批注：止盖正误）气则已渐复，渴与冲气可不治而自止耳。然上焦燥渴，当不能遽止，而今反即止者，必其动心下之支饮，润其燥故也。盖有支饮必冒，冒则必呕，则但内半夏于前方中，以驱饮止呕，则冒自已矣。

桂苓五味甘草去桂加干姜细辛半夏汤方

茯苓四两　甘草二两　细辛二两　干姜二两　半夏半升　五味子半升

六味，以水八升，煮取三升，去滓，温服半升，日三服。

水去呕止，其人形肿者，加杏仁主之，其证应内麻黄，以其人遂痹，故不内之。若遂而内之者，必厥。所以然者，以其人血虚，麻黄发其阳故也。水去呕止，里气已调矣。乃其人形肿，明是表阳郁滞，肺气不能宣布所致。开肺莫若麻黄，然以其病气转辗，荣分大亏，卫气不能独治，形体遂因而痹耳。设更用麻黄汗之，得不阳亡血夺而厥乎？惟于前方中加杏仁，以微利气分，则肿自消矣。仲景恐人概以形肿必当用表，表之断无他患者，故申戒之曰其人因血虚致痹，非同泛然形气之病，麻黄发其阳，则益亡其血矣，故断不可内也。

苓甘五味加姜辛半夏杏仁汤方

茯苓四两　甘草三两　五味子半升　干姜三两　细辛三两　半夏半升　杏仁半升

七味，以水一斗，煮取三升，去滓，温服半升，日三服。

若面热如醉，此为胃热，上冲熏其面，加大黄以利之。

此紧接形肿说下，谓形肿则加杏仁以开上焦矣。若面属阳明，面热如醉，为阳明蕴热，并致下焦不开，故加大黄于前方中。合杏仁，以次降泄也。

徐氏[①]论曰：此与前条翕热如醉不同。前因冲气，病发在下。此不过肺气不利，滞外而形肿，滞内而胃热。故但以杏仁利其胸中之气，大黄利其胃阴之热也[②]。

苓甘五味加姜辛半杏大黄汤方

茯苓四两　甘草三两　五味半升　干姜三两　细辛三两　半夏半升　杏

---

① 徐氏：指清代医家徐彬。

② “徐氏论曰”段：出自徐彬《金匮要略论注·痰饮咳嗽病脉证治》。

仁半升　大黄三两

八味，以水一斗，煮取三升，去滓，温服半升，日三服。

先渴后呕，为水停心下，此属饮家，小半夏加茯苓汤主之。

因渴而致呕，则前此并无呕症可知，只以渴必多饮，水停心下所致，故曰此属饮家，以见①但当治饮，不必更治其渴矣。小半夏加茯苓，呕与水并治，故主之。此暂致乏饮，不在支饮例也。

消渴小便不利淋病脉证治第十三

厥阴之为病，消渴，气上冲心，心中疼热，饥而不欲食，食即吐，下之不肯止。

此总揭消渴病之由来，本于厥阴也。盖厥阴为风木之脏，相火所寄，阴亏不能荣养，则风郁火燔，其气必上冲心而疼热。风阳相煽，最易消谷而善饥，乃饥而仍不欲食。食入即吐者，以厥气上逆，阳明为受侮之地，且肝主呕逆故也。人不知厥阴之为病而误下之，徒伤脏阴，将见渴不止而中气益削矣。按《内经》谓：二阳结谓之消②。仲景主乎厥阴，似属两途，殊不知二阳之气结，实由厥阴风郁火燔所致。是消渴病之发源在厥阴，而其流祸亦必归于阳明也，然治法亦正自有别。徐忠可云：凡能食而渴者，重在二阳论治；饮一溲二，重在肾虚论治；不能食而气上冲者，重在厥阴论治。以此分辨，亦自有条不紊③。

寸口脉浮而迟，浮即为虚，迟即为劳，虚则卫气不足，劳则营气竭。趺阳脉浮而数，浮即为气，数即为消谷而大坚，气盛则溲数，溲数即坚，坚数相搏，即为消渴。

此言消渴之脉当从寸口、趺阳合诊之也。盖寸口主脏阴，诊消渴之所由来。趺阳主脾胃，诊消渴之所由著。脏，藏气血者也。荣卫充足，脉必沉实而有力。今寸口浮而迟，是浮为虚阳上浮，而主卫气不足，迟为劳伤元神，而主荣气耗竭，荣卫俱伤，脏失所藏，此病消渴之源也。胃为水谷之海，津液之所变化，其气充调，脉必和缓而有神。今趺阳脉浮而数，浮为胃气过盛，热移膀胱，而小溲必数。数为脾强而约，燥热消谷而大便必坚，溲数则便坚，

① 以见：由此可见。

② 二阳结谓之消：出自《素问·阴阳别论》。

③ “徐忠可云”句：出自徐彬《金匮要略论注·消渴小便不利脉证治》。

理固如此。坚数相搏，津液燥亡，不病消渴得乎！此消渴病之著见于二阳者也。要之下焦之脏气有亏，则中焦之亢阳无制，故于寸口曰迟，专责之虚也。于趺阳曰数，专责之热也。惟虚故热，则寸口、趺阳虽属分途，源流一而已矣。大坚当是大便坚。

男子消渴，小便反多，以饮一斗，小便一斗，肾气丸方见妇人杂病中主之。

此所谓下消也。肾失闭蛰[①]之权，故饮一溲一。肾气丸助火以利枢机，补真阴以熄浮焰，如是则阴平阳秘而消渴自已矣。然在男于得此，则主肾虚。若妇人仍当主厥阴论治也，故特以男子别之。

脉浮，小便不利，微热消渴者，宜利小便，发汗，五苓散主之。

此热客膀胱，劫去津液，以致渴而小便不利，非正消渴证也，故治法迥殊。脉浮微热，邪为在表，用桂枝以解之。消渴小便不利，用四苓以解之也。

渴欲饮水，水入吐者，名曰水逆，五苓散方见痰饮中主之。

此因渴致变之病也。渴必饮水，水多则逆，是渴为本而水为标也。急则治标，用五苓以利导之，水去则津自回，渴亦并治也。

渴欲饮水不止者，文蛤散主之。

渴不为水解，是热不在上中两焦可知。文蛤性寒味咸，直走下焦，除结热，润阴燥，亦治消渴之源也。

文蛤散方

文蛤

一味，杵为散，以沸汤五合，和服方寸匕。

淋之为病，小便如粟状，小腹弦急，痛引脐中。

趺阳脉数，胃中有热，即消谷引饮，大便必坚，小便即数。

淋家不可发汗，发汗则必便血。

此明淋家亦属厥阴之为病，或成于阳明热郁者，与消渴异流而同源，故即叙于消渴之后。首二句是总揭淋之病状。小便如粟，言其色白而滴沥，如粟米之象也。小腹肝经所主，郁极则弦急。木邪乘土，故痛引脐中，是淋属厥阴为病可知矣。趺阳一段，言淋证亦有与消渴相兼者，所当责之二阳者也。故趺阳脉数，胃中必有蕴热可知。胃热则消谷而引饮，于是大便坚，津液耗也。小肠为火府，有热相遗，火性急速，妄为传送，直抵州都，于是膀胱之气化为邪热所扰，小便频数，滴沥而为淋矣。可见淋证本乎厥阴，发见于阳明。肝为藏血之海，胃主气血之府，若发其阳，则动其血矣。便血，谓小便

---

① 闭蛰：虫类藏伏冬眠。此处引喻肾主收藏。

尿血也。总之，消渴忌下，恐致劫阴。淋家忌汗，恐致动阴。二证俱以维持阴气为主。

小便不利者，有水气，其人苦渴，瓜蒌瞿麦丸主之。

此上焦有热，下焦有寒，因渴而小便不利也。盖肾开窍于二阴，阴气有亏，不能司合辟[1]之权，小便因以不利。有水气者，不利则水停腹中，若有肿满之象也。使其人不渴，则上焦无病，只是下焦阴气不化，肾气丸利而导之可也。今见燥渴，则热反郁于上，下焦之药难以遽投，故先以瓜蒌根肃清肺胃之郁热，瞿麦、茯苓行水去瘀。然肾为阴脏，不得真阳鼓舞，则水道不能运行，加附子助少火，以温通水脏也。且少阴本主封蛰，瞿麦走泄真阴，用山药立之监，以回护脏真也。缓以为丸，并严谨其服法，以上焦津液已伤，不敢过剂，恐蹈重亡津液之戒也。

瓜蒌瞿麦丸方

薯蓣三两　瓜蒌根二两　瞿麦一两　茯苓三两　附子一枚（炮）

五味，末之，炼蜜为丸梧子大，饮服二丸，日三服；不知，增至七八丸，以小便利、腹中温为知。

小便不利，蒲灰散主之，滑石白鱼散、茯苓戎盐汤并治之。

此只因湿热滞于腑分而小便不利者立法，故但以清热利湿为主。若茯苓戎盐汤，便顾养阴气矣。按蒲灰即旧蒲席烧灰，最善去湿利便；滑石涤六腑之邪热，从小便而出。合二物之长，以除皮毛表分之湿热也。白鱼入胃，下气去水。发乃血之余，通冲任二经，合滑石、白鱼以泻阳明营分之湿热也。茯苓去水渗湿，白术健脾养正。戎盐出山坡阴土石间，不经煎炼，入肾阴，阴火化结热。清热利湿，三焦咸理，此为虚家脾脏有湿而下焦有热之圣方也。

蒲灰散方

蒲灰半斤　滑石一斤

二味，杵为散，饮服方寸匕，日三服。

滑石白鱼散方

滑石一斤　乱发一斤（烧）　白鱼一斤

三味，杵为散，饮服方寸匕，日三服。

茯苓戎盐汤方

茯苓半斤　白术二两　戎盐弹丸大一枚

三味，先将茯苓、白术煎成，入戎盐再煎，分温三服。

---

① 辟：开也。

渴欲饮水，口干燥者，白虎加人参汤主之方见暑门。

此肺胃热炽，劫液而渴，非正消渴证也。饮水而口仍干燥，明是上焦为热所困，肺不能生水以自救，津益耗，则正益虚而燥热益甚。爰用西方白虎之神，专走上焦，以涤热生津，加人参以养正，为治上焦燥热以致消渴之主方。

脉浮发热，渴欲饮水，小便不利，猪苓汤主之方见首卷。

脉浮发热，本太阳表病，而渴则阴气衰矣。乃饮水，小便不利，是阴气方衰，而水急复兴，病变宁有穷乎。猪苓汤以去水为主，而外可以解表热，内可以滋阴燥，一举而三得矣。

水气病脉证治第十四

师曰：病有风水，有皮水，有正水，有石水，有黄汗。

前言四饮，而此列五水，要之饮即酝酿之水，为病正在上焦，不必表见于外。若水则为泛滥之波，或散而为川，或止而为渊，或起而名涛，或伏而为潜，病分表里、别阴阳。仲景特分五者之名，以纲维之，欲人顾名思义，而知治法也。如风水属表，皮水属表之里分，皆阳证也，如水之为涛为川者也。如正水邪犯太阴，石水邪本少阴，皆阴证也，若水之为渊为潜者也。惟黄汗表里俱有，邪甚夹杂而病气较异，故列于五水之末。

风水其脉自浮，外证骨节疼痛，恶风；皮水其脉亦浮，外证胕肿，按之没指，不恶风，其腹如鼓，不渴，当发其汗；正水其脉沉迟，外证自喘；石水其脉自沉，外证腹满不喘；黄汗其脉沉迟，身发热，胸满，四肢头面肿，久不愈，必发痈脓。

此合五水之脉证而参详之也。风主皮毛，故脉浮，但太阳中风，其外证头项强痛，惟风与水搏，则必痹及骨节，伤风故恶风也。是脉浮恶风，骨节疼，是风水之主象也。皮水邪在肌腠，去表不远，故脉亦浮。其外证则腹鼓胕肿，按之至于没指，其为湿胜可知。病不因风，故不恶风；邪不在里，故口不渴。治当发汗者，以脉浮表实故也。是脉浮胕肿，乃皮水之主象也。若正水，则邪在太阴，脉自沉迟。脾本恶湿，水胜则脾气壅滞，逆于上焦，故作喘也。是脉沉迟而喘，乃正水之主象也。其目窠如蚕，胫肿腹大，不问可知矣。若石水邪在少阴，故脉亦沉，但不迟。其外证少腹肿满，以其病专在下，故不喘也。是脉沉，少腹满，乃石水之主象也。若黄汗，乃由汗出入水，水即郁于皮毛腠理之间，湿蒸则必发热，热郁则必为黄，是身热为黄汗之证，而黄汗即外见之水也。以其水湿相搏，故脉亦沉迟；湿阻气分，故胸满而四肢头面肿也；湿阻卫气，热伤荣血，久而不愈，必有痈脓之变矣。按湿热蒸于肌表，则为痈脓；若流于关节，则病历节矣。

脉浮而洪，浮则为风，洪则为气。风气相搏，风强则瘾疹，身体为痒，痒为泄风，久为痂癞；气强则为水，难以俯仰。风气相击，身体洪肿，汗出乃愈，恶风则虚，此为风水；不恶风者，小便通利，上焦有寒，其口多涎，此为黄汗。

此明风郁成水之所以然，与水郁而成黄汗之相异处。如风脉本浮而缓，今何以不缓而洪，明是水湿之邪壅于气分，所以风汗于气上而独浮，气鼓于风中而自洪也。风与气相搏，设风盛于气，则气为风使，将湿邪从风外达，或发为瘾疹，或化为泄风，遂久为痂癞。如是则气有所泄，而不成水矣。如水湿盛而气强，则风邪反为气所系，不能外泄，两邪相得，致成风水。气得风则愈壅，因而难以俯仰。风得气则益骄，遂致身体洪肿，相维相系，漫无出路。计惟汗出，则风从表解，气从风泄而愈也，然汗出初非大汗之谓。盖风水则必恶风，恶风原属表虚，设不知而大汗之，水邪不去而重虚其表，将不止恶风而并恶寒，遂蹈极虚之候矣。若不恶风者，便不可以风水论，且验其小便通利。而风水则风扬上阻，小便必难也，且口多涎沫。风为阳邪，淫于表多，虽不至于渴而何以多涎也？明是水寒之邪满于胸中，不因于风，故不恶风；不病乎下，故小便自利；水寒上溢，故口多涎沫也。因辨之曰“此为黄汗”。可见黄汗之初证，大似风水，只有此三条别异处，欲人认证之的也。

寸口脉沉滑者，中有水气，面目肿大，有热，名曰风水。视人之目窠上微拥，如蚕新卧起状，其颈脉动，时时咳，按其手足上陷而不起者，风水。

此从风水中之类于正水者而别异之也。风脉皆浮，脉沉有水，似为正水矣。然沉而滑，滑为阳脉，是表邪深入，风水相搏之征，正水中无此脉也。况肿大独在面目，风浮于上也，而且有热，风为阳邪也。是虽脉沉，名曰风水。若目窠微肿如蚕、颈脉动、咳，皆正水的证。而风挟水气上壅亦有其候，且正水肿满，必遍及腰腹，今犹按手足上陷而不起，明是阳主四肢，风邪从阳，水上从风而盛也，故虽具正水证象，主为风水无疑矣。

太阳病，脉浮而紧，法当骨节疼痛，反不疼，身体反重而酸，其人不渴，汗出即愈，此为风水。恶寒者，此为极虚，发汗得之。渴而不恶寒者，此为皮水。身肿而冷，状如周痹，胸中窒，不能食，反聚痛，暮躁不得眠，此为黄汗，痛在骨节。咳而喘，不渴者，此为肺胀，其状如肿，发汗则愈。然诸病此者，渴而不利，小便数者，皆不可发汗。

此言风水、皮水、黄汗及肺胀四证，邪俱从表入，故以太阳总揭其病发之所从，而以浮紧总括其初形之脉象，非独指风水言也。但太阳风寒两伤证，必骨节疼痛，若风水则不疼，但体重而酸，以水虽寒类，而寒邪伤荣，风水之邪，止伤卫分故也。口不渴，以病不在里也，表邪仍宜表解，故以汗出为即愈。然汗出初非大汗之谓也。设不知而大汗之，必至亡阳而恶寒，要不同于寒伤荣之恶寒矣。责其极虚，以见风水原不可以轻汗也。若皮水，则有风水之脉象，而口有渴，且无恶寒症，以其邪自太阳而来，已近阳明之界。虽未内犯，而在里之热已蒸，故渴而不恶寒，便是皮水的证。但水在皮肤，终属表分寒邪，故身肿而按之自冷，如周痹状也。若有前症而加以胸中窒塞，至不能食，且邪聚胸中作痛，是惟黄汗之水全在上焦，闭塞气分使然。独是暮躁不眠，有似少阴阴躁，而不知湿本阴类，暮则浊阴上逆益甚，其烦满之势与阴热发躁似是而实非，别之曰“此为黄汗”，不越太阳一经所致之病耳。如有风水之脉证，而骨节痛，且咳而喘，口不渴，初无风水之身重，而若类及皮水之胕肿，此非水也，乃风客肺脏，闭塞肺气作胀，外状如肿，而实非水肿也。疏泄毛窍，使风气外达则愈矣，故亦主汗也。以上诸病俱属阳经，似皆可以发汗，然使胃液亏而渴者，下利而亡阴者，膀胱蓄热而小便数者，若再汗之，是为重亡津液，故皆不可发汗。治诸病此者，可不知禁耶。

里水者，一身面目黄肿，其脉沉，小便不利，故令病水。假令小便自利，此亡津液，故令渴，越婢加术汤方方见中风门主之。

水邪自表入里，欲成正水，犹伤寒之有传经也，以其已离乎表也，故别之曰里水。以无正水之的证，故概之以里水也。一身面目黄肿，湿热尚征乎阳分，而脉沉，小便不利，是在发之湿热已深，郁乎太阴地分。盖在三阴，太阴司开，而在三阳，则太阳司开，两不主开（批注：下“开”恐是“闭”误），封住湿邪，不令病正水而何？然使正水既成，则小便必难，口必不渴。今若小便自利而上见口渴，明是表邪入里，渎扰阳明，将耗竭胃家津液，表邪仍当表散，越婢加术汤行阳去郁，涤热生津，尽擅所长矣。此条当分两段看，前段脉沉，小便不利，邪入太阴，将成正水；后段口渴，小便自利，邪入阳明而劫胃汁，以脾与胃俱在里分，故概称曰里水。

趺阳脉当伏，今反紧，本自有寒，疝瘕腹中痛，医反下之，即胸满短气。

趺阳脉当伏，今反数，本自有热，消谷，小便数，今反不利，此欲作水。

承上里水说下，言水郁脾胃，则趺阳脉当伏，伏即沉之至也。今不伏而反紧，紧为寒，则知其宿有寒疝腹痛之证。医者不知而反用寒药下之，遂至水寒搏结，逆于清道，为胸满，为短气，即误下成痞之变也。如当伏而反数，数则为热，是必素有蕴热，当消谷、小便数无疑。燥热必致烁阴，阴热必求助于水，水入无度，膀胱之气化阻滞，蓄而不流，水自成于三阴地分矣。

按此二条双项，上条两层意说：首条言脾家素有积寒，因误下而阴邪反得逆干阳位，而为患上焦；次条言胃家素有积热，因失治而阳邪亦得酿祸阴分，而为患下焦。此阳邪从阴，阴邪从阳，其微妙之理，不外趺阳脉中领会也。

寸口脉浮而迟，浮脉则热，迟脉则潜，热潜相搏，名曰沉。

趺阳脉浮而数，浮脉即热，数脉即止，热止相搏，名曰伏。沉伏相搏，名曰水。沉则络脉虚，伏则小便难，虚难相搏，水走皮肤，即为水矣。

此论正水之所由成也。以寸口诊元气之盛衰，以趺阳验中气之强弱，故合寸口、趺阳而推究之。前言寸口脉沉而滑，主有水气，而此云浮而迟，似甚相反，而不知沉滑为实邪，浮迟为虚邪也。寸口浮而迟，其病在迟，有无气以动之象。而合浮脉见之，是浮为虚阳上泛而属热，迟为元虚下陷而主潜，虚热浮动而元气潜踪①，两相不逮②，中无维系，则脉之初见为浮而迟者，细按之而即沉沦不返矣。前言趺阳脉当伏而反数，则以胃热消渴而致水，尚属有余之邪。今合见浮而数，浮为虚热，数为虚阳躁动，而脉中之真气自止而不运也。热与止相搏，将见中气止而不运，而下焦之卫气亦伏而不发矣。元气沉沦，卫气闭伏，三焦无气旋运，不致成水得乎？然二脉之为沉为伏，何以主之为水？盖沉则周身之元气俱汩没③于下，而无以充实百骸，则络脉必虚。伏则下焦之卫气结而不宣，而无以主周身之气化，则小便必难。虚与难相并，运行之气机已息，一任水之横流，而正水成矣。

寸口脉弦而紧，弦则卫气不行，即恶寒，水不沾流，走于肠间。

不必脉见沉伏为水也。即寸口脉弦而紧，而阴寒之象具见。水本阴邪，无卫气以运行，则水非昼夜不舍之水④，而为停源绝流之水，欲不成正水得乎？可见寸口一见弦脉，便知卫气结而不行，外即恶寒，而里有真寒矣。肠间为水道，不复沾流，其泛滥将何底⑤耶？

少阴脉紧而沉，紧则为痛，沉则为水，小便即难。

---

① 潜踪：潜藏踪迹，使不为人知。

② 不逮：不及。逮，跟上，达到。

③ 汩（gǔ）没：淹没。

④ 昼夜不舍之水：此处指水的不停流动。《论语·子罕》：“子在川上曰，逝者如斯夫，不舍昼夜。”

⑤ 底：尽。本义为最下面、底端。引申为尽头。

此条专主石水言也，故独责少阴。紧而沉，阴寒极矣。紧为寒痹，故主痛。沉为阴结，故主水也。小便即难，谓肾开窍于二阴，水邪客之，开阖之枢机不利也。

脉得诸沉，当责有水，身体肿重，水病脉出者死。

水脉本诸沉，无论沉迟、沉紧、沉滑、沉伏，俱责有水。然亦必合身体肿重而断之耳。脉既宜沉，设反浮出，则里气亡于外矣。不死而何！此为正水、石水言也。

夫水病人，目下有卧蚕，面目鲜泽，脉伏，其人消渴，病水腹大，小便不利，其脉沉绝者，有水，可下之。

目下有卧蚕，面目鲜泽，水气淫于上矣。在上焦者，本无可下之理，且其人脉伏，且至沉绝，阴邪痼闭何等！阴邪痼闭，法当温散，而曰可下何哉？盖以其人消渴，肠胃之精气为水壅滞，因而腹大，气阻膀胱而小便不利，是水邪横逆，漫无出路。设弗用洁净府方法，将邪日盛而正日削，下之正所以云救也。但云可下，并不出方，要不外葶苈、十枣等法，病机在消渴、小便不利上见。

问曰：病下利后，渴饮水，小便不利，腹满因肿者，何也？答曰：此法当病水，若小便自利及汗出者，自当愈。

此由渴饮而致水也。暂致之水，易聚易散，故以汗出便利为自愈。

心水者，其身重而少气，不得卧，烦而躁，其人阴肿。肝水者，其腹大不能自转侧，胁下腹痛，时时津液微生，小便续通。肺水者，其身肿，小便难，时时鸭溏。脾水者，其腹大，四肢苦重，津液不生，但苦少气，小便难。肾水者，其腹大，脐肿腰痛，不得溺，阴下湿如牛鼻上汗，其足逆冷，面反瘦。

此言水气既成之后，浸淫日久，脏气必伤。苟一脏先伤，水气即乘虚归着，病情随以呈露，仲景细为分别，欲人认证之的也。如水气乘心，即为心水。心本主营，营受邪，不能协卫气周遍百骸，故身重而少气。烦躁不得卧者，火畏水逼，怵惕不安也。心与肾本相交，心气怫郁，则肾气姿横①，其人阴肿，亦相应之机也。水气乘肝，即为肝水。水泛则木浮，横逆土中，脾益受伤，故腹肿大，至不能自转侧也。胁与下腹，皆肝气所主。邪侵则痛相引，木喜疏散，通达三焦，挟大肠之气而上行，故时时津液微生。挟小肠之气而下注，故小便续通也。曰微生，曰续也，可见二肠已不能自主，惟听肝气之

---

① 姿横：恣意横行。

冲激，水邪之肆横，为何如耶？水乘肺则为肺水，肺主周身之气化，气痹则身浮肿，气不及于州都，故小便难。鸭溏者，水无所泄，旁走大肠故也。水气乘脾则为脾水，脾主腹，又主四肢，水入故腹大而肢重。津液不生者，脾病不能为胃行其津液也。土在中央，沉沦于水，上蔽天空而苦少气，下塞地窍而为小便难矣。水乘肾则为肾水，肾本水脏，有水合则势益弥漫，以致反侮脾土而腹大，壅过本脏之气而为脐肿，为腰痛，为不得溺也。阴下湿者，水性就下，低洼之处积污常溢也。两足至下，阳气常不及，故独逆冷也。于是卫阳困惫，荣血不能独运，面无华色而反消瘦矣。

师曰：诸有水者，腰以下肿，当利小便，腰以上肿，当发汗乃愈。

此总结上文而出其治也。阴阳表里，前已辨之详矣，而此复分上下以示人，更为明切了当。盖人身上部属阳，阳水宜表，开鬼门以散阳邪也。下部属阴，阴水宜下，洁净府以祛阴邪也。从腰分主之，何等简括①。

师曰：寸口脉沉而迟，沉则为水，迟则为寒，寒水相搏。趺阳脉伏，水谷不化，脾气衰则鹜溏，胃气衰则身肿。少阳脉卑，少阴脉细，男子则小便不利，妇人则经水不通。经为血，血不利则为水，名曰血分。

前从寸口、趺阳，或分诊或合参，以证出水乘。此独从寸口之沉迟，以信趺阳之必伏。盖后天脾胃之气未有不从先天之真气为盛衰者也。若寸口沉而迟，脏气衰微极矣。沉为水，迟为寒，水寒相搏，阳气痹极，而趺阳脉有不伏者耶，因而不能化谷。脾气衰则鹜溏，胃衰则身肿，中气从此大坏，且其左升之生气式微②，而少阳脉卑，龙雷之真火衰熄，而少阴脉细，阴阳脏腑交病，不外寸口脉之沉迟见之。寸口主肾肝，男子肾气痹则小便不利，妇人肝气痹则经水不通。血即水也，胞门蓄血，水不流行；膀胱蓄水，血亦阻滞。是水气之在下焦者，俱属脏阴，为血分也。

按病起血分，此皆属于下焦，即所谓石水也，连太、少、阳明三阳经，阳气痹而不用，血分之邪为何如耶。不能化谷，合脾胃言，脾属阴土主里，故病鹜溏，胃属阳土主外，故病浮肿也。然身肿肺痹皆有之，不可执泥。

问曰：病者苦水，面目身体四肢皆肿，小便不利，脉之不言水，反言胸中痛，气上冲咽，状如炙肉，当微咳喘。审如师言，其脉何类？师曰：寸口脉沉而紧，沉为水，紧为寒，沉紧相搏，结在关元，始时尚微，年盛不觉。阳衰之后，荣卫相干，阳损阴盛，结寒微动，肾气上冲，咽喉塞噎，胁下急

---

① 简括：简约概括。
② 式微：原指天将黄昏，此处指事物由兴盛而衰落。

痛。医以为留饮而大下之，气击不去，其病不除，复重吐之，胃家虚烦，咽燥欲饮水，小便不利，水谷不化，面目手足浮肿。又与葶苈丸下水，当时如小差，食饮过度，肿复如前，胸胁苦痛，象若奔豚，其水扬溢，则咳喘逆。当先攻击卫气令止，乃治咳，咳止其喘自差。先别新病，病当在后。

关元结寒，积渐深入，以致病水，要即所谓石水也。治法最为吃紧，故仲景设为问答以发明之。先审其脉象，决究其病源，而出误治之大戒，救误之大法。如面目身体四肢皆肿，小便不利，石水之病状如此。而胸痛，气上冲咽，状如炙肉，微咳喘，病内之增变又如此，不知石水之病源俱由下焦阳气虚衰。阴寒搏结，寸口脉必沉而紧。沉为水，紧为寒，当寒结关元之时，即宜温经散寒，不致酿为祸阶①。乃因循失治，阳日损，阴日盛，水寒冲激，胁痛咽塞，有似留饮，势所必致。但留饮为有余之邪，或可用劫饮方法。今阴寒上干，而妄行吐下，复因虚水泛而漫肆行水，以致中焦之正气骤虚，而下焦之冲气突发，斯诚病中之加病，邪外之增邪也，势孔急②矣。无论本病，水气在所缓图，即咳喘犹焉为后者矣。先攻击冲气，以治咳喘，俟新病治而后治本病，斯诚救误之大法也。攻击冲气与治咳喘，大约不出痰饮门苓桂味甘等法也。

风水脉浮，身重汗出恶风者，防已黄芪汤主之，腹痛者加芍药。

脉浮汗出恶风，是风伤卫的证，而合之身重，其为风水明切，前言骨节疼，此言身重，互文以尽病情也。防己祛风逐水为君，黄芪达表为臣，白术、甘草补土胜湿，姜枣以和荣卫，腹痛加白芍，合黄芪以和脾也。宣中有补，深合风水治法，后人玉屏风散从此化出。

防己黄芪汤方

防己一两　黄芪一两　白术三两　甘草五钱（炙）

上锉，每服五钱，生姜四片，大枣三枚，水盏半，煎八分，温服，良久再服。

风水恶风，一身悉肿，脉浮不渴，续自汗出，无大热，越婢汤主之。

犹是风水也，前证身重则水胜于风，此一身悉肿，则风胜于水。风主皮毛，故脉浮，水在上焦，故不渴也，续自汗出，邪郁于表，不能畅达，陆续郁蒸而出也。是外无大热而内有郁热矣，故以越婢汤主之。麻黄开腠理，俾水从风散；石膏清里热，使湿从火泄；甘草、姜枣以通调中外。要寒加附子，

---

① 祸阶：谓祸之所从来。阶，阶梯，喻凭借或途径。

② 孔急：非常急迫。

则又以里气为重矣。

越婢汤方（批注：愚意“婢”当是“脾”字传写之误耳，以脾最恶湿，散风却水，脾气发越。笑后人以讹传讹，巧为疏解，殊为多事。右数十字原本所有而不载，兹今奉录）以脾最恶湿，散风却水，脾气发越矣。后人以讹传讹，巧为疏解，殊属多事。

麻黄六两　石膏半斤　生姜三两　大枣十五枚　甘草二两

五味，以水六升，先煮麻黄，去上沫，内诸药，煮取三升，分温三服。恶寒者，加附子。风水，加术四两。《古今录验》

皮水为病，四肢肿，水气在皮肤中，四肢聂聂动者，防己茯苓汤主之。

前证皮水之脉证已明晰矣。而此独揭四肢肿、聂聂动，以申明水气在皮肤中之状。可见皮水一证，虽近乎里而不离乎表，虽不因风而四肢肿动，亦有风涌之征。故药用防己，合桂枝以解外，则表之微风可熄，合茯苓以解内，则近里之水邪亦散；黄芪助外达之势；甘草立内守之功。不用白术者，恐助表气之壅也。

防己茯苓汤方

防己　黄芪　桂枝各三两　茯苓六两　甘草二两

以水六升，煮取三升，分温三服。

里水，越婢加术汤主之，甘草麻黄汤亦主之。

水邪由表入里，故用两解方法。但病气有浅深，元气有强弱，因主二方以俟人临证消息。

水之为病，其脉沉小，属少阴。浮者为风，无水，虚肿者为气。水，发其汗即已。脉沉者宜麻黄附子汤，浮者宜杏子汤。

言水之为病，则合诸水言之。前云脉得诸沉，当责有水。故正水、黄汗脉俱沉迟，石水但沉，而惟风水主浮。今脉沉而小，曰属少阴，其为石水无疑。若脉浮为风，然不必皆风水相合也。有先但气分不开而无水虚肿，迨郁之又久而亦致水焉，则但谓之气水而非风水也。然治法不甚相远，惟汗之以快其气，则水自散矣。总之脉沉者，邪在少阴，用麻黄、附子温经，以速散之，恐水邪相合，泛滥难图也。脉浮者，邪在气分，用杏子汤轻清以开泄之，恐气强为水，肿胀滋甚也。

甘草麻黄汤方（补上条治方）

甘草二两　麻黄四两

以水五升，先煮麻黄，去上沫，内甘草，煮取三升。重复取汗，不汗再取，慎风寒。

麻黄附子汤方

麻黄三两　甘草一两　附子一枚（炮）

以水七升，先煮麻黄，去上沫，内诸药，煮取二升半，温服八合，日三服，

杏子汤方（方失载）

厥而皮水者，蒲灰散（方见消渴中）主之。

前条有风水之脉而无风水之的证，特立杏子汤以利气分，以别于风水之正治也。此条有攻水之见证，而兼见少阴之厥逆，即用蒲灰散以清利肾邪，以别于皮水之正治也。病气靡常①，治法活泼如此。

问曰：黄汗之为病，身体肿，发热汗出而渴，状如风水，汗沾衣，色正黄如柏汁，脉自沉，何从得之？师曰：以汗出入水中浴，水从汗孔入得之，宜黄芪芍药桂酒汤主之。

证象风水，脉象正水，而汗色黄如柏汁，其源头本难理会，故仲景设为问答以申明之，曰以汗出入水中浴，水从汗空②入得之。盖汗本心液，汗出则腠理疏而荣血自虚，水即乘外之疏而袭里之虚，酝酿于肌腠之间。荣行于脉中者也，荣伤不能鼓脉外出，故自沉也。心，君火也。水入与火搏结，蒸而为黄汗也。药用桂枝、芍药，先固护其荣气，不使邪之深入，黄芪得苦酒，领邪外达而兼实其腠理，荣卫调和，邪自无所容也。服后生心烦者，以苦酒即醋，气味涌泄，与心气暂阻，俟邪解则烦自除矣。

黄芪芍药桂酒汤方

黄芪五两　芍药三两　桂枝三两

以苦酒一升，水七升，相合煮取三升，温服一升，当心烦，服至六七日乃解。若心烦不止者，以苦酒阻故也。

黄汗之病，两胫自冷；假令发热，此为历节。食已汗出，又身常暮盗汗出者，此荣气也。若汗出已反发热者，久久其身必甲错。发热不止者，必生恶疮。若身重汗出已辄轻者，久久必身瞤，瞤即胸中痛。又从腰以上汗出，下无汗，腰髋弛痛，如有物在皮中状，剧者不能食，身疼重，烦躁，小便不利，此为黄汗。桂枝加黄芪汤主之。

【临床解读】

蔡某，女，36岁。2019年6月26日初诊。

---

① 靡常：无常，没有一定的规律。《尚书·咸有一德》："天难谌，命靡常。"孔传："以其无常，故难信。"

② 空：通孔。《汉书·张骞传》："然骞凿空。"

主诉：嗅觉不灵敏半年。

现病史：患者半年前多次出现上火，喑哑，鼻流脓涕，唇干脱皮，之后出现嗅觉不灵敏，分不清气味。曾服清血热中药，效差。现症见：鼻通气不畅，嗅觉不灵敏，口干渴，喜温水，纳食一般，饥饿时胃痛，大便日一次，解不尽感，小便正常，脾气急，月经提前2天，经前乳胀不明显，月经量少，舌质淡暗，有瘀斑，苔白腻，脉沉滞。

病机要点：从肺胃治，药侧重于芳香。

处方：炙麻黄3克，杏仁10克，藿香10克（后下），石菖蒲10克，川芎6克，生甘草3克。10剂，每日1剂，水煎服。

二诊：2019年11月20日。服上方第2剂时，全身泛发红色皮疹，瘙痒，停药后皮疹逐渐消退，自述曾多次服用中药过敏，具体不详。现症见：嗅觉不灵敏，鼻通气不畅，生气后双手憋胀不舒，胸口痛，纳可，饥饿时胃痛，眠可，大便日1~3次，解不尽感，小便正常，月经提前5天，舌质暗，淡胖，苔薄黄腻，脉沉滞。

处方：桂枝10克，生白芍10克，生黄芪15克，防风6克，知母6克，炙甘草5克，生姜3片，大枣3枚（切开）为引。3剂，每日1剂，水煎服。

三诊：2021年12月15日。服上方30剂，效可，服药后自觉身感舒适，嗅觉改善不明显，今年上半年服补血药10余剂后，自觉全身瘀堵不通畅，沉重感，劳累后偶有头晕，气短，说话多时明显，纳可，大便头干，排便不畅，眠差眠浅，心烦急躁，口中异味，口渴，月经提前一周，经前乳胀，量少，经色可，有血块，舌质淡暗，苔黄腻，脉沉滞。

处方：柴胡10克，生白芍15克，当归10克，茯苓10克，炒白术6克，薄荷3克（后下），牡丹皮10克，栀子10克，三棱10克，莪术10克，玄参30克，生甘草6克。15剂，每日1剂，水煎服。（张磊医案）

此历叙黄汗病中所变现之证，究其原而出其治也。盖黄汗本乎湿热上聚，直伤荣分，上焦失降，故两胫自冷，非下焦另受湿邪也。湿热郁蒸，必致发热。病历节者，血虚湿注，经络因痹也。食已汗出者，食入则火动，气蒸而外越也。常暮盗汗者，阴邪扰攘阴分，荣液乘间出奔也。此皆荣气为病，正由汗多，阳浮血夺所致，于是即汗出发热，身重或轻，相因之际而细绎①其迁变之病情。如汗已复热，营气益耗，肌肤无血荣养，必为之甲错矣。更发热不止，营气与热相搏，必主生恶疮也。湿本身重，汗出则湿减而身辄轻，然

① 绎：陈述。

身虽暂轻，而里气益伤，肌肉必瞤瞤动也。以其邪聚上焦，故胸中常痛。且邪聚上焦而肆其纵横，故上体有汗而下自无汗，一身分为两截。腰髋弛痛者，腰以下无气以维系之，若欲脱而痛也。至于如有物在皮中状，湿邪壅阻之情形，初不仅瞤瞤肉动矣，甚至胃气亦禀之湿浊而不能食矣。周身之气机窒滞，疼而且重矣。邪扰心荣，故烦躁。邪阻肺卫，故溺涩也。荣卫交痹，三焦壅闭，然究其原，总由水从汗孔入，劫营夺血所致，正其名曰“此为黄汗”。以见证虽夹杂，不离调和荣卫方法。药用桂枝加芪，以病机全在汗多，不得不以固表为汲汲①耳。

桂枝加黄芪汤方

桂枝三两　芍药三两　甘草二两　生姜三两　大枣十二枚　黄芪二两

六味，以水八升，煮取三升，温服一升，须臾，饮稀热粥以助药力，温覆取微汗，若不汗更服。

师曰：寸口脉迟而涩，迟则为寒，涩为血不足。趺阳脉微而迟，微则为气，迟则为寒。寒气不足，则手足逆冷；手足逆冷，则荣卫不利；荣卫不利，则腹满胁鸣相逐；气转膀胱，荣卫俱劳；阳气不通即身冷，阴气不通则骨疼；阳前通则恶寒，阴前通则痹不仁；阴阳相得，其气乃行，大气一转，其气乃散；寒则失气，虚则遗溺。

此从黄汗病之究竟而极言之，谓黄汗本乎湿热，久而不治，元气自削，终必底于虚寒也。如黄汗之脉本沉迟，今寸口脉迟而涩，趺阳脉迟而微，迟为寒，是寒为病之本来，涩为荣血不足，微为胃气不充，是病深日久之致变也。本寒而兼以气血不足，则周身之大气俱为病气锢蔽，由是而手足逆冷，阳痹不布四肢也。荣卫不利，外内为邪所痹也，为腹满，为胁鸣。阴寒之气转展相逐，而无所施泄，则庶惟日出有曜②，阴邪见晛而消③而无何。膀胱无气以化，荣卫无气以行，疲极困惫，所谓膀胱荣卫俱劳也。卫行于身之表，表阳不通则身冷，荣行于身之里，里阴不通则骨疼。如卫气欲先通，而寒邪尚阻于荣分，则必恶寒，如太阳寒伤荣之恶寒也。如荣气欲先通，而寒邪尚搏于卫分，则必痹而不仁，如太阳表实欲作刚痉之象是也。总由阴阳相阻，闭塞成痞，必使天气清而后地气宁，周身之大气一转，而后久痹之邪气始散，此自然之理也。失气遗溺，虚寒若见于下焦。仲景明示之曰此属上焦气分，

① 汲汲：急切。

② 曜（yào）：光明照耀。

③ 见晛而消：指天晴日暖。典出《诗·小雅·角弓》：“雨雪瀌瀌，见晛曰消。”

只是气分不开而已。开气分，即转大气之谓也。下条桂、甘、姜、枣、麻、辛、附子，即转大气之方也。

气分，心下坚，大如盘，边如旋杯，桂枝去芍加麻辛附子汤主之。

病既在气分，则主治惟在上焦。心下属上焦，坚大如盘，上焦邪结也。然边如旋杯，是中间邪结，而四旁尚有正气得以流行，治法正可藉此一线以为转机。桂甘姜枣以运动荣卫之正气，麻辛附子以宣道少阴之真气，所谓大气一转，而心下坚大之邪自散也。

桂枝去芍加麻辛附子汤方

桂枝三两　生姜三两　大枣十二枚　甘草一两　麻黄二两　细辛三两　附子一枚（炮）

以水七升，先煮麻黄，去上沫，内诸药，煮取二升，分温三服，当汗出，如虫行皮中即愈。

心下坚，大如盘，边如旋杯，水饮所作，枳术汤主之。

犹是心下邪结也，而虚实有别，则治法迥殊。如前证有为水饮所作者，饮为有形之邪，即可于有形中治之。枳术汤甘补苦泄，以开痞结，与前证之治法大相径庭矣。按前证之坚大如盘，纯是一团阴寒之气凝结，治贵温运正气以散邪结，是从盘之四旁击散中坚法也。此条水饮结聚成痞，治惟开散痞结为主，故不嫌直攻其坚垒，以安辑①其四旁也。仲景特出二条，证同而治异处，以见治病必求其本也。

枳术汤方

枳实七枚　白术三两

以水五升，煮取三升，分温三服，腹中软，即当散也。

附　方

《外台》防己黄芪汤方

治风水，脉浮为在表，其人或头汗出，表无他病，病者当下重，从腰以上为和，以下当肿及阴，难以屈伸方见前。

黄疸病脉证并治第十五

寸口脉浮而缓，浮则为风，缓则为痹，痹非中风，四肢苦烦，脾色必黄，

① 安辑：安抚。

瘀热以行。

此明黄疸之邪有挟外感而起者，故脉必先取之寸口也。如浮缓为伤风脉象，而在疸证见之，浮为风，而缓则为湿滞，故曰痹，痹非风痹之谓。只以太阴本有湿热，得外感之风，相为酝酿，遂游行于四肢肌肉，由是手足烦热，色蒸为黄，而久瘀之湿热，遂流行于外矣。

趺阳脉紧而数，数则为热，热则消谷，紧则为寒，食即为满。尺脉浮为伤肾，趺阳脉紧为伤脾。风寒相搏，食谷即眩，谷气不消，胃中苦浊，浊气下流，小便不通，阴被其寒，热流膀胱，身体尽黄，名曰谷疸。

疸本脾胃主病，故以趺阳为主脉。趺阳脉紧而数，数为胃府热，热故消谷；紧为脾藏寒，寒则为满。满者，谷之精气不化，停而为湿故也。此疸病之因于脾家寒湿者以此。脾家寒湿，全赖下焦之真气运行。今尺脉不沉而浮，浮为风脉，风阳扰攘，肾气先伤，合之趺阳之脉紧，为寒伤脾，寒与风搏，酿成湿热，壅阻中焦。食谷即眩者，胃虽消谷，而谷之精气不消，积为湿浊，上干则目眩，下流则小便不利，是太阴虽被寒郁，而郁久化成之温（批注："温"恐是"湿"）热，流祸膀胱，膀胱行气于肌表，自一身尽黄矣。名曰谷疸，以脾病不能为胃行气消谷所致也。

额上黑，微汗出，手足中热，薄暮即发，膀胱急，小便自利，名曰女劳疸，腹如水状，不治。

此脾家本有湿热，而复因房劳竭精，以致湿热袭虚而入少阴，为脾肾两病之候也。黄为土色，黑为水色，肾热气浮。上凌君位，故额上独黑。微汗出者，汗乃心液，阴火上炎，则营液亦沸腾而外越也。手劳宫属心，足涌泉属肾，阴伤则水不济火，故手足中热。发于薄暮者，少阴旺时也，膀胱为肾之腑，脏热迫腑，膀胱之气化亦急，而小便自利。然小便利，则病不在膀胱可知，名曰女劳疸。设太阴之精气未败，则专除肾热可矣。今腹满复如水状，则脾肾二气两相决撒①，又何法以治之耶？

心中懊侬而热，不能食，时欲吐，名曰酒疸。

酒性热，而形质所留则为湿。酒性上行，先伤上焦，故心中懊侬而热。酒味归胃，浸淫中焦，故不能食而时欲吐也。名曰酒疸，则清热利湿，先发越上焦为汲汲矣。

阳明病脉迟者，食难用饱，饱则发烦，头眩，小便必难，此欲作谷疸。虽下之，腹满如故，所以然者，脉迟故也。

---

① 决撒：决裂。

谷疸本属阳明病，而阳明病不应见迟脉，今脉迟明是中气虚寒，腑阳失乾健①之常，食难用饱，理所必然。饱则发烦头眩者，以谷之精气化为湿浊，填满胃中，饱则愈增其壅也。小便难者，清气不行也，湿浊与谷气日相酝酿，而谷疸成矣。设不知而误下之，将腹满如故，而脏气益伤何也？迟为阴脉，太阴总无可下之理也。按此证仲景只以“脉迟”二字以严戒谨之意，而不言治法，然治法亦可想见矣。先开太阳以泄脾湿，五苓法可也。继温脏气以醒胃阳，理中法可也，是在学者变而通之耳。

夫病酒黄疸，必小便不利，其候心中热，足下热，是其证也。

酒黄疸者，或无热，清言了了，腹满欲吐，鼻燥，其脉浮者先吐之，沉弦者先下之。

酒疸，心中热欲吐者，吐之愈。酒疸下之，久久为黑疸，目青面黑，心中如啖蒜薤状，大便正黑，皮肤爪之不仁，其脉浮弱，虽黑微黄，故知之。

此四条详叙酒疸之病情并治例也。前言心中懊憹而热，不能食欲吐，为酒疸之的证。然其候尚不止此也。当其湿热壅结中焦，天气不降，则小便不利，有似谷疸；地道不通，则足下热蒸，有似女劳。惟心中热为酒疸所独耳，然亦有不必心中热而自清言了了者，亦不必足下热而但见腹满欲吐、鼻燥等候者。夫腹满欲吐、鼻燥，兼见三焦俱受邪阻，病机最难执一，是必凭之于脉，视其邪之高下而施治法。脉浮为邪盛于上，宜先吐以发越之。脉沉弦为邪实于下，宜先下以疏泄之。先者，以尚有不尽之病情，渐次调治也。盖酒疸本属上焦病，凡一见心中热欲吐，便是上焦邪郁，有上越之机，惟乘机以利导之，一吐而愈矣。若至下法，最不可不详慎。设脏气虚寒而泛投攻夺，阴邪上逆，较诸女劳肾伤滋甚，故久久亦为黑疸，并至目青面黑，大便正黑，皮肤搔之不仁，荣伤邪陷，一至于此，女劳中无是症也。乃其心中仍如啖蒜茸状，是正气虽伤而郁热仍在也。按其脉浮弱，浮为热壅而浮，弱为正虚而弱。又其色黑中微黄，正是邪郁不解之征，与女劳之但额上黑者自异。然证虽异，而治要不外清郁热和脏阴方法。仲景不另出方，欲学者以三隅反也。

师曰：病黄疸，发热烦喘，胸满口燥者，以病发时，火劫其汗，两热所得，然黄家所得，从湿得之，一身尽发热而黄，肚热，热在里，当下之。

前证酒疸，因误下伤阴，变证滋甚。此条黄疸因误汗动阳，火热益炽，对待而观，正未可轻言汗下也。盖凡疸证本乎胃家湿热，原非表分之邪，今何以发热烦喘，胸满口燥兼见，似乎表里反成燥热。盖由病起之时，失于清

① 乾健：谓天德刚健。

利而反火劫其汗，火劫之热与蕴伏之热，两相熏灼，有不一身尽热而黄得乎。然究其原，本乎湿，故虽发热在表，而肚热仍为在里，里热宜下，不可以发热而更议解表也。

脉沉，渴欲饮水，小便不利者，皆发黄。

腹满，舌痿黄，躁不得睡，属黄家。

此二条据脉与证而见黄疸将成之验也。湿滞于里，脉必自沉，乃何以脉沉而反渴欲饮水？明是湿与热搏，津液不奉所致。兼之小便不利，膀胱无气以化，水与湿热相蒸，焉得不发黄。若见腹满，太阴湿胜也。舌色痿黄，阳明热盛也。脏腑湿热交蒸，以致躁必不得卧，又焉得不发黄。要之上条渴饮便闭，宜先清上焦。下条舌黄不卧，宜开泄中焦，如是黄俱不成矣。痿黄舌上黏腻，褐色之苔也。

黄疸之病，当以十八日为期，治之十日以上瘥，反剧为难治。

黄属土色，疸为土病，土以十八日寄旺于四季，故合土旺之数，而以十八日为病退之常期。治之十日以上瘥者，乘其旺而夺之也。反剧为难治者，谓土位已过，则本气自虚而邪尚缠绵不解，攻之恐不胜任，补之适以养恶，故曰难治。然非不治也，当临证消息矣。

疸而渴者，其疸难治；疸而不渴者，其疸可治。发于阴部，其人必呕；阳部，其人振寒而发热也。

此条以渴不渴验邪之浅深，以呕与寒热分病之表里。盖疸本郁热，郁久热深，津液必耗，故以渴为病深而难治，不渴为病浅而易图也。阳部、阴部，主上下半身言。发于阳部、发于阴部者，谓黄或从上起，或从下起也。邪阻里分，故主呕逆。邪阻表分，故主寒热也。

谷疸之病，寒热不食，食即头眩，心胸不安，久久发黄，为谷疸，茵陈蒿汤主之。

谷疸本属胃病，首章推原脉紧为伤脾。而食谷即眩，次又推原脉迟为脏寒。饱则发烦头眩，是不食。食即头眩，是谷疸之确候也。阳明病，始先恶寒，后即发热，今寒与热俱，正属肌肉间之郁邪交争之象，非有表邪也。心胸不安，即烦满之互词也。久久发黄，见病由渐而成，非若正黄疸之时日可稽[1]矣。药用茵陈清散湿热为君，栀子解结热，大黄导郁滞，内外清彻，上下分消，为治阳明湿热之主方。

---

① 稽：考核，考察。

茵陈蒿汤方

茵陈蒿六两　栀子十四枚　大黄二两

三味，以水一斗，先煮茵陈，减六升，内二味，煮取三升，去滓，分温三服。小便当利，尿如皂角汁，色正赤，一宿腹减，黄从小便去也。

黄家，日哺所发热，而反恶寒，此为女劳得之。膀胱急，少腹满，身尽黄，额上黑，足下热，因作黑疸。其腹胀如水状，大便必黑，时溏，此女劳之病，非水也。腹满者难治。消矾散主之。

女劳证象，前已举其大略矣。而此复从诸黄中细别其病象，而出治法也。前云薄暮，而此云日晡，统申酉时言之。以膀胱为肾之府，脏邪致祸于脐，申时气血注膀胱，故发热恶寒。然寒在皮肤，热在骨髓，至薄暮而但手足中热可知矣。日晡寒热有似乎疟，而不知非疟也。此阴气伤极，女劳成疸，始基之证象也。其膀胱急，少腹满，足下热，必兼见病气，全盛于少阴所旺之时。病情俱着于少阴所主之地，虽一身尽黄，而额上自黑也，渐次而黑反周身，不止于额上矣。且大便黑、时溏，肾邪横逆，殃及肠胃，并不止于皮毛肌肉间矣。腹胀如水，而实非水，止以女劳伤肾，肾邪充斥，而中土俱为壅滞。腹满难治者，太阴为少阴之堤防，其气亦伤，水土平治，不易为力也。治以消矾散，以消能破滞，足以泄土中之瘀塞；矾可降浊，足以澄肾家之积秽，且气味酸咸直走少阴，清热去瘀；助以大麦粥汁，和中渗湿，使肾邪消散而正气无伤，功用最神。病从大小便去，盖消石利大便，矾石利小便，分道奏绩①也。

消矾散方

消石矾石（烧）等分

为散，大麦粥汁和服方寸匕，日三服。病从大小便去，小便正黄，大便正黑，是其候也。

酒疸，心中懊侬或热痛，栀子大黄汤主之。

心中懊侬，本酒疸的证，今至热痛，则中焦之实热壅结异常，邪实利于速攻。栀子、淡豉以发越上焦，则无形之懊侬可解。枳实、大黄以疏涤中焦，则有形之实痛自除，治极明畅。

栀子大黄汤方

栀子十四枚　大黄一两　枳实五枚　豉一升

以水六升，煮取二升，分温三服。

---

① 奏绩：取得成绩，建立功绩。

诸病黄家，但利其小便，假令脉浮，当以汗解之，宜桂枝加黄芪汤方见水气主之。

黄本乎湿，则利小便，其正治也。但湿脉主沉，今不沉而浮，明是风淫于表，与皮毛间之湿邪搏结不解，蒸发为黄，是邪已有外达之机。若利小便，徒伤津液耳。故用桂枝汤和营卫以解表，加黄芪助正托邪，俾风邪与湿俱从微汗而解。此黄疸中表虚挟邪者之治法。

诸黄，猪膏发煎主之。

此燥热结于下焦血分，肠胃干枯，壅积为黄也。猪脂利肠胃，直走少阴，以滋燥结之源。乱发通血络，直走厥阴，以泄水道之阻。迨小便利而燥气开，胃气自和矣。按仲景于妇人阴吹，亦主此方，注曰此谷气实也。盖大肠主津液，津液既亏，大肠之气痹而不用，而胃家所受之谷气，壅塞而无所输泄，妇人以冲任为用，只得斜趋小肠，结于前阴而为阴吹。因以猪膏之滑润，下通督脉者，开大肠之痹为君。而用乱发之下通冲任者，直抵前阴引结气而还归于故道，俟大肠气通而阴吹自愈矣，是以猪脂为主，而以发为使也。此则阴液素虚而燥邪结于膀胱血分，小溲不通，手足阳明之气愈为壅滞。若用大黄下之，则阴液益耗，燥气益坚，变患滋甚矣。惟以专入血分之乱发，消瘀利水为主，而以最滑利之猪脂，流动胃家积气，从乱发前趋于水道而出，是以发为主，而猪膏为使也。一方两用，所治异途，而所主之理如此。

猪膏发煎方

猪膏半斤　乱发如鸡子大三枚

二味，和膏中煎之，发消药成，分再服，病从小便出。

黄疸病，茵陈五苓散主之。

利湿清热，此治正黄疸之法也。

茵陈五苓散方

五苓散见痰饮。

茵陈蒿末十分　五苓散五分

二味，和，先食饮服方寸匕，日三服。

黄疸，腹满，小便不利而赤，自汗出，此为表和里实，当下之，宜大黄消石汤。

此治黄疸之三焦实热者，腹满，小便不利而赤，里实明矣。自汗出，表气和矣。实热宜于急下，因用大黄、消石合解中焦之实热，栀子清彻上焦之实热，黄柏苦泄下焦之实热，三焦分清，里气和而黄退矣。

大黄消石汤方

大黄四两　黄柏四两　消石四两　栀子十五枚

以水六升，煮取二升，去渣，内消更煮，取一升，顿服。

黄疸病，小便色不变，欲自利，腹满而喘，不可除热，热除必哕。哕者，小半夏汤方见痰饮中主之。

此黄疸中之中气虚寒者。小便色不变，非时下无蕴热，并见虚寒之象，乃自利，腹满而喘，是浊邪横逆，清气不运使然。医者误认腹满而喘为实热，反以寒药除之，益致胃败而为哕。且以小半夏汤温通上焦，以止逆除哕，而后渐次调理脾胃可也。

诸黄，腹痛而呕者，宜柴胡汤。必小柴胡汤。方见呕吐中。

【临床解读】

陈某，女，57 岁。2021 年 7 月 12 日初诊。

主诉：小脑萎缩，共济失调半年余。

现病史：患者半年前因足外翻，言语不清，在北京某医院确诊为小脑萎缩，手术治疗后，化疗 6 次至今。2 个月前行“回肠回纳术”后出现大便次数增多，调，住院治疗，未服中药。现症见：言语不利，反应尚可，双下肢无力，走路不稳，易跌倒，双上肢无力，不能写字，头晕，偏头痛，颈以上汗出明显，胃脘常胀满，时恶心，纳食差，味觉、嗅觉减退，大便偏干，日一次，小便咳嗽时漏尿，眠差，夜间常惊叫、手舞足蹈，自己不知，49 岁停经，舌质淡红，苔薄黄，脉沉弦数（中取、沉取明显）。2008 年发现有干燥综合征；血压血糖正常。

处方：柴胡 10 克，黄芩 10 克，清半夏 10 克，党参 10 克，生龙牡各 30 克（先煎），大黄 3 克（后下）。15 剂，每日 1 剂，水煎服。（张磊医案）

呕为少阳的症，而兼之腹痛，是风木郁极，脾胃均受戕贼①，发见为黄，是必用本经之药，以和解之，则小柴胡即治黄之方也。

男子黄，小便自利，当与虚劳小建中汤方见虚劳中。

小便自利，则内无湿热可知，明是荣卫虚里（批注：恐里是衰误）。中气不能和畅而为痿黄耳。舍小建中又何法乎？然在妇人或由血分郁气，正未可知，故另揭男子黄别之也。以上二条并非正黄疸，只是病情相似而治实相悬如此。

---

① 戕（qiāng）贼：伤害；残害。

附　方

瓜蒂汤方方见暍病中

治诸黄，脉浮欲吐者宜之。

《千金》麻黄醇酒汤方

治黄疸，发于阳部，无汗恶寒，脉浮紧者。

麻黄三两

以美酒五升，煮取二升半，顿服尽。冬月用酒，春月用水煮之。

惊悸吐衄下血胸满瘀血病脉证治第十六

寸口脉动而弱，动即为惊，弱即为悸。

因物所感则为惊，神虚怵惕则为悸。分言之，似有动静虚实之别，而惊则未有不悸，悸则未有不易惊者，其源流自属一致。仲景独取寸口，以“动而弱”三字，绘出惊悸之脉象，而仍分疏之。曰何以知其为惊？以其脉之厥厥动摇也。何以知其为悸？以脉动之中而自软弱也。则脉之动而弱必兼见，则症之惊与悸，亦相因而主，此自然之理也。后条只言心下悸，而惊在其中矣。

师曰：尺脉浮，目睛晕黄，衄未止，晕黄去，目睛慧了，知衄今止。

衄为清道之血，从督脉由风府，贯顶下鼻中，此由肾阴独损，肝挟相火妄行，冲激经血所致，故尺脉独浮。浮者，火不归藏之微（批注：“微”恐是“徵”）也。目睛属肝，肝阳纵甚，直通阳明，故见晕黄。尺浮晕黄，阴火正炽，知衄未肯止也。迨晕黄已去，目睛清白，则阴火潜藏而衄自止矣。可见病在上者，治在下焦也。

又曰：从春至夏衄者太阳，从秋至冬衄者阳明。

上言肝肾之火迫阳经之血，上溢而为衄。此言阳经亦自有所主之候，可因时以立治法也。春夏之阳在外，太阳司开而主外，故春夏之衄属太阳。秋冬之阳在里，阳明司阖而主里，故秋冬之衄属阳明。不言及三阴者，以衄乃清道之血，非阴经之所主也。不言及少阳者，以少阳行身之侧，不能贯顶下鼻中也。故以太阳、阳明分主四时。

衄家不可汗，汗出必额上陷，脉紧急，直视不能眴，不得眠。

汗乃心液，既衄复汗，则荣血愈竭，额上属心部，无血充盈，必枯焦而下陷矣。脉紧急者，血不荣经，如鱼失水而强急也。目睛得血而转动，直视不眴不眠，阴气已脱，虚阳上扰之象，已成危候矣。仲景恐人以衄为阳经之病而误用汗法，故深戒之。

病人面五色，无寒热，脉沉弦者，衄；浮弱，手按之绝者，下血；烦咳者，必吐血。

此条病机在面无色、无寒热上见。盖人身之气血，上呈于面。若平人并无寒热表邪，而面忽夭然无色，则知其荣气亏损而为亡血之征矣。然亡血不一其途，而脉象亦自殊致①。如面无色而得沉弦之脉，沉为卫气伏，弦为卫气结，寸口沉弦，其尺脉反浮可知，正是上焦清气虚而且痹，而下焦阴火上干之象，血走清道而为衄，所必然也。若面无色，又无寒热，而脉得浮弱，甚至于按即绝，虚阳无附，里气告亡（批注："亡"当"匮"字讹）。如此，则脏家之阴何所统摄乎！必主下血无疑也。若得浮弱之脉而上见烦咳，烦属心，咳属肺，是虚阳浮动，血随咳逆而吐出矣。三条俱从无寒热上断之，若有寒热，自当以客邪论之矣。

夫吐血，咳逆上气，其脉数而有热，不得卧者死。

凡吐血，必由中虚阳运失常所致，故咳逆上气在所不免。假令脉不数，则血尚足荣养经络，或可用甘温之品以止逆下气，使血归经。今脉数躁热，夜不得卧，阴脱阳离，下焦之逆气奔迫不返矣，尚安望其生乎。

夫酒客咳者，必致吐血，此因极饮过度所致也。

极饮过度，阳明热极，肺被湿热熏蒸，因咳而吐血，则但绝饮以杜其源，除胃热、清肺气而咳自止矣。

寸口脉弦而大，弦则为减，大则为芤，减则为寒，芤则为虚，寒虚相搏，此名为革，妇人则半产漏下，男子则亡血。

解见虚劳篇中。总之虚家全以里气为主，妇人半产，男亡血，无不由于里气之虚寒，故脉见弦大。外若有余，而减芤即在其中，里实不足也。名之曰革，有外强中干之象。

亡血不可发其表，汗出即寒栗而振。

汗本心液，亡血复汗，心营失守，有不寒栗而振乎。

病人胸满，唇痿，舌青口燥，但欲漱水，不欲咽，无寒热，脉微大来迟，腹不满，其人言我满，为有瘀血。病者如有热状，烦满，口干燥而渴，其脉反无热，此为阴伏，是瘀血也，当下之。

---

① 殊致：异样，不一致。

二条辨瘀血之见证，微有浅深不同，而为治则一。盖荣血主于上焦，瘀阻则气道不利，故胸满为有瘀血者所同。荣气不能贯充，故唇痿舌青口燥也。漱水不欲咽者，以血瘀胸满，自不容水也。血阻营络，无干卫阳，故无寒热。诊其脉微大来迟，大为芤象，迟属涩象，营气内痹可知。乃腹不满而自觉为满，以血壅在里，非若气壅在外故也，主有瘀血无疑。烦满口干燥渴，热状见矣，而脉仍微大来迟之象，并无热脉，是证象似热而脉象虚寒，其为血分瘀滞，伏而不流显然。治法惟有急下以鼓荡其营液，使决利壅塞而川流自若矣。

火邪者，桂枝去芍药加蜀漆龙骨牡蛎救逆汤主之。

此言火邪之治法也，证具伤寒门。一伤寒脉浮，医以火迫劫之，亡阳，必惊狂起卧不安。一太阳病，以火熏之，不得汗，其人必躁，到经不解，必便血，名为火邪。是亡阳致惊与劫阴涸血，均因火而反致邪结，故曰火邪也。仲景证列于伤寒中，见邪之所由来也。一载于奔豚例中，见亡阳所以致惊也，而方又列于血证例中，见惊亦发于荣气伤也。而治总归于救逆，以桂、甘、姜、枣调和荣卫为主。盖甘温之品，可以匡扶正气于无形，即可以温养荣阴于有象。因火邪结，佐以蜀漆开之。因火致逆，臣以龙、牡分道以辑宁之。如是则阳和阴畅，而神明安堵①矣。

桂枝救逆汤方

桂枝三两　生姜三两　甘草二两（炙）　牡蛎五两（熬）　龙骨四两　大枣十枚　蜀漆三两（洗去腥为末）

以水一斗二升，先煮蜀漆，减二升，内诸药，煮取三升，去滓，温服一升。

心下悸者，半夏麻黄丸主之。

此为平人，并无诸虚不足证象，而但心下悸者，当责其有痰饮也。半夏、麻黄专发越上焦蕴伏之痰邪，故主之。然为剂甚小而服法最缓，以久伏之邪难以骤除耳。

半夏麻黄丸方

半夏　麻黄等分为末，炼蜜和丸小豆大，饮服三丸，日三服。

吐血不止者，柏叶汤主之。

血随气溢，妄行无度，上崩欲脱矣。故以柏叶之性味苦涩，气体轻清，为功高脏者，入阴降逆为君；艾叶芳香气温，通行十二经络，以引血归经为

① 安堵：安定；安居。汉·陈琳《檄吴将校部曲文》："百姓安堵，四民反业。"

臣；然血中妄行，正由中气虚寒不能统摄所致，干姜温起中阳以奠定也；然气味辛温，易致上僭，使以马通①之咸润，导之下行，诚至当至神之方也。《千金方》有阿胶三两亦佳。但近日无真阿胶，徒增粘腻耳。

柏叶汤方

柏叶三两　干姜三两　艾三把

以水五升，取马通汁一升合煮，取一升，分温再服。

下血，先便后血，此远血也，黄土汤主之。

脾土虚寒，不能统血，以致下血，病不在大肠，故先便而后血也。脾居中土，去肛门远，故为远血。灶心黄土，火土合德，气味甘温而性收涩，足以温脾脏固阴气，用以为君。且佐以术、附，亦火土合德，以生扶脾土，虚寒有不顿解乎！然血主濡之，药过温燥，又恐伤阴，故用阿胶、地黄、黄芩、甘草，以清养诸脏腑之阴，使无所伤，合成既济之功，故又主吐衄。

黄土汤方

亦主吐衄。

甘草三两　地黄三两　白术三两　附子三两（炮）　阿胶三两　黄芩三两　灶心黄土半斤

以水八升，煮取三升，分温三服。

下血，先血后便，此近血也，亦小豆当归散主之方见狐惑中。

湿热盛于大肠，与血相搏，即聚于肛门之间，故先血后便，病在下焦，乃为近血。赤小豆清血中之湿热，当归引血归经，亦乘机利导之法也。

心气不足，吐血、衄血，泻心汤主之。

心为邪热所客，耗伤荣气，以致吐衄。邪有余，即属正不足也。舍三黄之苦寒，以涤热宁心，损有余即以补不足，一举两得矣。

泻心汤方

亦治霍乱。

大黄二两　黄连一两　黄芩一两

以水三升，煮取一升，顿服之。

按前奔豚吐脓，惊悸火邪，仲景四部病合论，而下只有奔豚证治，而下三证俱缺。此篇详吐衄下血，反叙惊悸脉象一条，治法一条，并火邪治法一条。吐脓于呕吐篇首例治例一条，意者其有错简耶？殆尚有缺文，未及考耶？沿习已久，未便遽为改定，学者融会贯通可也。

---

① 马通：马屎。《本草纲目·兽一·马》："马屎曰通，牛屎曰洞，猪屎曰零，皆讳其名。"

呕吐哕下利病脉证治第十七

夫呕家有痈脓，不可治呕，脓尽自愈。

因痈生脓，因脓作呕，胃有痈脓，则但当治痈，不可治呕明矣。仲景恐人因呕治呕，愈伤阳明络分，故以不可治呕警之。脓尽则毒散，不治呕而呕止矣。

先呕却渴者，此为欲解；先渴却呕者，为水停心下，此属饮家。呕家本渴，今反不渴者，以心下有支饮故也，此属支饮。

邪在上焦则致呕，邪去液伤则致渴，故先呕而后渴，为邪解之征。如先见病渴，渴必多饮，以致水停心下而作呕，非呕本症也，故曰此属饮家。言当除暂聚之饮，不可治呕也。若心下本有支饮，亦能致呕，但深固之邪不能与呕俱出，故本当渴而反不渴。此属支饮，言但当治支饮而不必治呕矣。合出二条，以见治病当求其本也。

问曰：病人脉数，数为热，当消谷引饮，而反吐者，何也？师曰：以发其汗，令阳微，膈气[①]虚，脉乃数，数为客热，不能消谷，胃中虚冷故也。脉弦者虚也，胃气无余，朝食暮吐，变为胃反。寒在于上，医反下之，令脉反弦，故名曰虚。

吐属阳明，阳明以阳为主，一有所伤，变现杂出。仲景细原其脉证，以明中气虚家，不可妄行吐下之戒也。如数脉本热，热宜消谷引饮，而何以反吐，吐则属于胃寒矣。不知彼本因胃中虚冷致吐，乃医者不行温中方法而反汗之，益令上焦荣卫之气交微，而阳气自虚，下焦之客气反致动膈，而脉乃数矣。是数因客热，客热乌能消谷耶？吾见胃中之虚冷，滋甚而脉数不解也，此时而急温之，挽回尚易。乃医者更用下法，以伤其脏真。阴寒上逆，胃阳削尽无余，以致不能消谷者，变为胃反，而朝食暮吐，脉之数者，反变为弦。弦则为减，中气减去，而阴邪扰攘，难以究诘[②]，虚虚之祸，可胜言哉！

寸口脉微而数，微则无气，无气则荣虚，荣虚则血不足，血不足则胸中冷。

此系追原[③]胃中虚冷之所由然。盖中部虚冷，未有上焦营卫之气不先虚

① 膈气：指胸中宗气。
② 究诘（jié）：追问原委。
③ 追原：追根问底。

者，故必先取之寸口。今微而数，微为阳弱而微，数为阴伤而数，营卫交虚，其何以温胸中而实元阳乎。

趺阳脉浮而涩，浮则为虚，虚则伤脾，脾伤则不磨，朝食暮吐，暮食朝吐，宿谷不化，名曰胃反。脉紧而涩，其病难治。

此条追原胃反之所由成，故脉独责之趺阳。胃气虚则脉浮，脾气虚则脉涩，既浮且涩，中气虚极，何以消磨水谷耶。此叙胃反将成之脉象也，迨宿谷不化，而胃反成矣。脉之浮者变而为紧，紧为阴寒，犹前条之数变为弦也，阳尽去而阴寒独存，将见脾既不能化谷，而阴寒弥漫于上，三焦绝无火化，在上为格，在下必为关矣。晦蒙否塞尚可轻言治哉！虚则伤脾，“虚”字疑是“涩”字。

病人欲吐者，不可下之。

此总为吐家而设大戒，非特指胃反言也。

哕而腹满，视其前后，知何部不利，利之即愈。

哕近于呕而稍轻，即俗所谓恶心也，邪在胸膈之象。邪既在上，何以病见腹满，是必里有实邪不去，以致逆攻上膈而为哕。惟视其前后，如小便不利，用导水法；大便不利，用通幽法①。如是则满随利减，而哕亦随止矣。以上条吐象禁下，故举此以别异之也。

呕而胸满者，茱萸汤主之。

呕多本乎中虚，然至胸满，是必下焦厥逆之气上冲胸膈所致，以肝主呕逆故也。故以茱萸之辛专走厥阴者，以泄其逆满，而以人参、姜、枣温中养正，共建止呕散逆之殊勋。

吴茱萸汤方

吴茱萸一升　人参三两　生姜六两　大枣十二枚

以水五升，煮取三升，温服七合，日三服。

干呕，吐涎沫，头痛者，茱萸汤主之。

前条胸满，阴邪已犯膈矣，而此更至于头痛，阴邪循经直攻巅顶，上中两焦毫无拦阻，其虚寒何等！由是而干呕，以肝主呕逆，胸中并无物也。且吐涎沫，正上焦有寒，其口多涎也，故亦主茱萸汤，以扶阳降逆。

呕而肠鸣，心下痞者，半夏泻心汤主之。

痞塞心下，肺与大肠之气不相贯通，得呕则肺气少开，故大肠应之而鸣也，不呕则随闭矣。盖因中气虚里（批注：“里”恐是“衰”误），浊邪搏结

① 通幽法：即通利大便治法，如《兰室秘藏》有通幽汤。

所致。故以人参、甘、枣以补其中气，姜、半之辛以开痞结，芩、连之苦以降逆满，祛邪养正，功效甚神。名曰泻心，谓泻心下之客邪，而非实泻心家之荣气也。

半夏泻心汤方

半夏半斤（洗）　黄芩三两　干姜三两　人参三两　黄连一两　大枣十枚　甘草三两（炙）

以水一斗，煮取六升，去滓，再煮取三升，温服一升，日三服。

干呕而利者，黄芩加半夏生姜汤主之。

此太少二阳合病之治法也。少阳居表里之半，阳邪传入，郁而不宣，出乎阳则呕，入乎阴则利，干呕而利，表里俱有。故用黄芩汤以清彻扰里之阳邪，加姜、半以开散上出之阳邪也。

黄芩加半夏生姜汤方

黄芩三两　甘草二两（炙）　大枣十二枚　芍药一两　半夏半升　生姜三两

以水一斗，煮取三升，去滓，温服一升，日再夜一服。

诸呕，谷不得下者，小半夏汤主之（方见痰饮中）。

呕而主于谷不得下，胃为痰邪壅逆，不复能容谷矣。小半夏功专开痰降逆，故主之。

呕吐而病在膈上，后思水者解①，急与之。思水者，猪苓散主之。

病在膈上宜吐，吐后思水，为邪解之征，急与水，以涤其余邪，诚为良法。然使思水不已，正恐宿饮去而新水复停，再致呕吐缠绵无已也。故以猪苓之利水为君，茯苓渗上焦之水，白术燥中焦之水，兼能生津止渴，活泼泼地臻于太和②矣。

猪苓散方

猪苓　茯苓　白术各等分

杵为散，饮服方寸匕，日三服。

呕而脉弱，小便复利，身有微热，见厥者，难治。四逆汤主之。

脉弱小便利，甚至见厥，里气虚寒极矣。虽微热而呕，尚有表邪，然不可治表，亦不可仅止呕也，故曰难治。惟以四逆汤温起下焦之元阳，使阴寒消散，表自解而呕自止矣。

---

① 解：指病情暂时缓解。

② 太和：天地之间的冲和之气。此处指人体的平和状态。

四逆汤方

附子一枚（生用）　干姜一两半　甘草二两（炙）

以水三升，煮取一升二合，去滓，分温三服。

呕而发热者，小柴胡汤主之。

呕而发热，全是少阳半表里证，故主小柴胡为的治也。

小柴胡汤方

柴胡半斤　黄芩三两　人参三两　甘草三两　半夏一升　生姜三两　大枣十二枚

以水一斗，煮取六升，去滓，再煎取三升，温服一升，日三服。

胃反呕吐者，大半夏汤主之。

胃反呕吐，则朝暮吐逆矣，非特胃气败坏，并致胃汁枯竭。计惟有降逆、扶正、滋燥三法并施，庶克有济①。爰用半夏止呕逆，人参扶正气，而以极甘润之白蜜与水扬之二百四十遍，去其黏腻之质，而独取其甘润之性，使枯槁之胃得润则苏，逆上之气得甘自缓也，立法最神。

大半夏汤方

半夏二升（洗）　人参三两　白蜜一升

以水一斗二升，和蜜扬之二百四十遍，煮药取二升半，温服一升，余分再服。

食已即吐者，大黄甘草汤主之。

食已即吐，非胃反证也。胃反病在下脘，因无阳气化谷，故食久反出。今即吐，明有实邪壅阻中脘，不能容谷。若邪阻上脘，并不能食矣。阳明邪实，理宜攻夺。大黄、甘草苦能泄闭，甘能养正，故主之。

大黄甘草汤方

大黄四两　甘草一两

水三升，煮取一升，分温再服。

胃反，吐而渴，欲饮水者，茯苓泽泻汤主之。

此与前条吐后思水义同，而病实异也。前条思水，病邪已解。只恐水气浸淫，反增滋蔓，故但用猪苓散利水而已，了无余义。若此因胃反吐后而渴，则非特胃汁伤极，而胃气之颠复滋甚。设更加水逆，中阳无振起之日矣。故特用桂枝、生姜宣通上焦之清阳，兼止吐逆；白术、甘草甘补生津，以安中

---

① 庶克有济：差不多能够有疗效。庶，几乎、差不多。克，能够。济，原意指渡河，引申为成就、功绩。《尚书·君陈》："必以忍，其乃有济。"

土；茯苓渗上焦之水，泽泻泻下焦之水，且导病气下行，亦至当不易之方法也。

茯苓泽泻汤方

《外台》治消渴脉绝，胃反者，有小麦一升。

茯苓半斤　泽泻四两　甘草二两　桂枝二两　白术三两　生姜四两

以水一斗，煮取三升，内泽泻，再煮取二升半，温服八合，日三服。

吐后，渴欲得水而贪饮者，文蛤汤主之。兼主微风脉紧、头痛。

渴不为水减，并至贪饮，是上焦之客热为水邪所郁。饮愈多，则郁愈甚，故渴不已也。文蛤咸寒，以之清结热、利水道为主，佐以越婢汤发越上焦郁蒸之气，俾水邪蕴热表里分解，功用极神。兼治微风脉紧头痛者，盖太阳风寒两伤，亦须表里清散也。

文蛤汤方

文蛤三两　麻黄三两　甘草三两　生姜三两　石膏五两　杏仁十五粒　大枣十二枚

以水六升，煮取二升，温服一升，汗出即愈。

干呕吐逆，吐涎沫，半夏干姜散主之。

干呕、吐涎沫，属于上焦有寒矣。但前条有头痛，则主茱萸汤，以中虚厥气上逆，非直泄厥阴以和阳明，呕逆不除也。此则惟增吐逆，吐属阳明，胃家之阴寒时（批注：时当是特）甚，则但温中降逆，而吐逆自止矣，半夏干姜为的治也。

半夏干姜散方

半夏　干姜等分

杵为散，取方寸匕，浆水一升半，煎取七合，顿服之。

病人胸中似喘不喘，似呕不呕，似哕不哕，彻心中愦愦然无奈者，生姜半夏汤主之。

痰邪上阻气分，清明蒙蔽，故见种种无奈景象。姜可通神明，祛秽浊，故以为主。但取汁者，流动益神也。佐以半夏降逆，即变小半夏之节制矣。

生姜半夏汤方

生姜一斤　半夏半斤

以水三升，煮取半夏二升，内生姜汁，煮取一升半，小冷，分四服，日三夜一，呕止停后服。

干呕，哕，若手足厥者，橘皮汤主之。

上中两焦为浊邪闭塞，欲吐不能，故但干呕而时哕也。若，似也。清气不布，手足似厥而非真厥也。橘皮、生姜辛温开散，结邪自解矣。

橘皮汤方

橘皮四两　生姜半斤

水七升，煮取三升，温服一升，下咽即愈。

哕逆者，橘皮竹茹汤主之。

不能呕而但哕逆，则病独在中焦，以胃气虚弱，而下焦之浊邪上逆所致，清可去浊，橘皮、竹茹、生姜是也。补可去弱，人参、甘草、大枣是也。不偏不倚，为虚家止呕之神方。

橘皮竹茹汤方

橘皮一斤　竹茹二升　大枣十二枚　生姜半斤　甘草五两（炙）　人参一两

以水一斗，煮取三升，温服一升，日三服。

夫六腑气绝于外者，手足寒，上气脚缩，五脏气绝于内者，利不禁，下甚者，手足不仁。

此泛言脏腑内外之别，以见利为脏病，而所关尤重也。夫人身六腑为阳，阳主卫外，而运行手足，荣贯三焦。如六腑受邪，则卫外之气机不利，而乾健之理歇绝①，由是手足恶寒，阳不运也。上气脚缩，郁阳不伸也。夫腑阳为病气阻绝，其外状如此。若五脏属阴，阴至（批注："至"恐是"主"讹）内守，脏真受邪，则内守之真元不固，若决堤防而纲维之理衰绝，由是下利不禁，肾关弛也。且下甚而手足不仁，营亏不充四肢也。脏阴为病气阻绝，其内象如此，可见利为脏病，治法尤宜详慎。仲景揭明于前，以严戒谨之意。按"气绝"两字，当作病气隔绝论。若真阴阳气绝，岂止手足寒与不仁哉。

下利脉沉弦者，下重；脉大者，为未止；脉微弱数者，为欲自止，虽发热不死。

上言下利为脏病，故里急后重，脉主沉弦，沉与弦皆阴脉也。邪有盛衰，故脉有大小。大即沉弦中之大，微弱即沉弦中之微弱，大为邪盛，微弱为邪衰，数为阳脉，凡阴病得阳脉者生，故虽发热不死也。

下利，手足厥冷，无脉者，灸之不温，若脉不还，反微喘者死。少阴负趺阳者，为顺也。

下利而至厥冷无脉，真阳欲绝矣。所以追元阳而通脉者，莫捷于灸，如灸关元、厥阴等穴。而手足不温，脉不还，反加微喘，则阴气已从下脱，而

① 歇绝：停止，断绝。

无根之阳反从火气奔腾于上，下竭上脱，生气绝矣。盖肾为水脏，主闭藏，邪扰之，则关键①不固，水邪横逆，反胜脾土而为下利。是少阴脉胜，趺阳脉负，为邪盛为逆；少阴脉负，趺阳脉胜，为邪衰为顺也。下利以脾胃为主，脾胃强，虽有贼邪，亦不驱而自去也。

下利，有微热而渴，脉弱者，令自愈。

下利脉数，有微热汗出，令自愈；设脉紧，为未解。

下利，脉数而渴者，令自愈；设不差，必圊脓血，以有热故也。

下利，脉反弦，发热身汗者，愈。

下利气者，当利其小便。

下利，寸脉反浮数，尺中自涩者，必圊脓血。

脏病以传腑为轻，故以脉见弱数，身有微热为向愈之征。但邪有浅深，热有微甚，故合出六条以辨之。谓下利本属阴邪在里，得阳胜，则邪达于表分而利自止，故身有微热为里邪达表也。渴为上焦阳气胜也，兼之脉弱，已得阳和之象，利可弗治而自愈矣。若有微热而更汗出，则表气已和，脉数亦为阳胜之征，故亦主自愈。然使脉数之中兼见紧象，则里寒尚未解也，不可云令自愈也。脉数而渴，阳胜之象，利自当愈。然使当愈不愈，阳气过盛，必致热伤脏阴而圊脓血矣。下利本脉沉弦，今有发热身汗之表，脉不当弦而反弦，则在里之阴邪有欲从表散之象，脉必不沉可知，故亦主愈也。二肠为传送之官，膀胱不司气化，小肠水道混入大肠而为利。其利时先多失气者，正以气化紊乱所致也，但利小便而清浊自分矣。寸脉主阳，尺脉主阴，浮而数，阳气有余可知。涩为血亏，阴分耗伤可知，故亦主圊脓血也。总之阴邪得阳，则化而阳甚，又有扰之虑，不可不审也。

下利清谷，不可攻其表，汗出必胀满。

前六条乃阳经传入之邪，故以发热汗出为自愈。此条乃直中阴经下利，故以攻表汗出为大戒。盖下利清谷，脏中全无火化，再攻其表，益致汗出阳亡，阴邪之散漫，将何所究竟乎。

下利，脉沉而迟，其人面少赤，身有微热，下利清谷者，必郁冒汗出而解，病人必微厥，所以然者，其面戴阳，下虚故也。

三阴下利，总以达表为邪解。脉沉迟，手足微厥，少阴虚寒甚矣。而其汗解之机，全在面少赤、身微热上见，何也？少阴与太阳为表里，身热正见邪转太阳之机，故知其必汗解也。其所以必郁冒者，由其微阳独戴于面也。

---

① 关键：原指门闩或关闭门户的横木，常比喻事物最紧要的部分。此处喻肾主水的功能。

所以必微厥者，由于下虚不能温养四肢故也。

下利后脉绝，手足厥冷，晬时脉还，手足温者生，脉不还者死。

下利脉绝肢厥，阳气欲绝矣。所望尽日之时，一阳来复，脉还、手足温则生。如晬时而脉不还，则元气竟绝矣，又安冀其生耶！

下利，腹胀满，身体疼痛者，先温其里，乃攻其表。温里宜四逆汤，攻表宜桂枝汤。四逆汤见前。

腹胀满为邪在里，身疼痛为邪在表，表里合邪而见下利，则以里气为急，表里俱用温法，以下利本脏寒故也。

桂枝汤方

桂枝三两（去皮）　芍药三两　甘草三两，炙　生姜三两　大枣十枚

以水七升，煮取三升，适寒温服一升。须臾啜稀热粥以助药力，温覆取微汗，不可令如水淋漓。若一服汗出，停后服。

下利三部脉皆平，按之心下坚者，急下之，宜大承气汤。

下利脉迟而滑者，实也，利未欲止，急下之，宜大承气汤。

下利脉反滑者，当有所去，下乃愈，宜大承气汤。

下利已瘥至其年月日时复发者，以病不尽故也，当下之，宜大承气汤方见痉病中。

凡邪之实者，利于速攻。如三部脉皆平，邪未伤及脏阴可知。乃心下坚硬，明是邪实阳明，阻塞三焦之气而下利。惟急下以去其结邪，胃和而利止也。若下利脉迟而滑，滑为邪实，则迟亦因气实而濡滞，邪实气滞，利安能止乎。下其实，则气和而利止矣。可见滑为有余之实脉，下利而反有余，知其所利者，只去其旁流而燥矢尚未解也。去其所当去，惟下之而已矣。若下利已愈，至年月日时复者，世利①亦谓之休息利，只因初病利时，漫用利药止住，而病根不拔，旧于此时受邪者，脏气即应时相感而复利焉，下之以铲去其病根也。

下利谵语者，有燥矢也，小承气汤主之。

谵语燥矢，胃家实矣，而仅主小承气何哉？盖业已下利，燥实有之，恐不至于坚也。芒硝荡涤，虑伤脏真，惟以小承气苦辛降泄，使燥矢得下，胃气因和矣。

小承气汤方

大黄四两　枳实三枚（炙）　厚朴三两（炙）

---

① 利：据文义疑作“俗”。

水四升，煮取一升二合，去滓，分温二服。

下利便脓血者，桃花汤主之。

此仲景治少阴下利不止，便脓血之方也。按血主乎心，心称手少阴，下利不止，营血从下奔迫，故云少阴病，非定主足少阴也。因以专走心经之赤石①脂固涩营气，使不下坠，且秉土坚凝之性，入脾以统血，则不但血不下趋，而利亦可止矣。然利本乎中寒，干姜辛温，守而不走，以领载中阳。且胃为心之子，营气已亏，必须胃气以助之，子能令母实之义，因合粳米以实仓廪，俾脾与胃冲调，利、血自已矣。方名桃花者，血和气畅，有万象回春之意也。

桃花汤方

亦石脂一斤（半全，半为末）　干姜一两　粳米一升

水七升，煮米熟，去滓，温服七合，内赤石脂末方寸匕，日三服。若一服愈，余勿服。

热利下重者，白头翁汤主之。

阳明之热邪直通下焦阴分，阴液恐败亡，故以群队苦寒之品，以清热坚阴也。按白头翁即柴胡之头，最解阳明血分之热，兼可升少阳之清气，使不下坠；秦皮得细辛之余气，专入厥阴，苦能泄热，辛能散结，二味清中有升。黄连泻上焦而坚肠腑之阴，黄柏清下焦而坚肾脏之阴，三焦并理，交相为助，为热利下重之主方。

白头翁汤方

白头翁三两　黄连三两　黄柏三两　秦皮三两

水七升，煮取三升，去滓，温服一升，不愈更服。

下利后，更烦，按之心下濡者，为虚烦也，栀子豉汤主之。

此紧承上条热利说来，谓热利下重，已用苦寒法利止矣，乃胸中更烦，按之心下濡而不满，明是阳明未尽之余热，扰攘上焦，不必用补，亦不必更清也，但以栀、豉宣越上焦，虚烦自除矣。

栀子豉汤方

栀子十四枚（擘）　香豉四合（绵裹）

水四升，煮取二升，分二服，吐则止。

下利清谷，里寒外热，汗出而厥者，通脉四逆汤主之。

下利清谷而至厥逆，里寒特甚矣。乃外热汗出，似有阳胜之机，不知阴寒内盛，格越虚阳于外，将至一往不返。急以姜、附温散阴寒，使外越之虚

---

① 石：原脱，据方中药名补。

阳得返故宅，阳回阴化，荣卫通调，故曰通脉。

通脉四逆汤方

附子大者一枚（生用）　干姜三两　甘草二两（炙）

水三升，煮取一升二合，去滓，分温再服。

下利肺痛，紫参汤主之。

肺主上焦气分，与大肠之气相通，膈下有邪瘀阻，妨碍气通，故当下利时牵引作痛也。紫参性苦寒，能治心腹积聚，散瘀止痛，故主之。按肺痛“肺”字疑有误，否则紫参疑即紫菀。

紫参汤方

紫参半斤　甘草三两

水五升，先煮紫参取二升，内甘草，煮取一升半，分温三服。

气利，诃黎勒散主之。

气利，非前所云下利气也。上条肺气邪结而痛，此条肺气下脱而但利也。诃黎勒性涩，最能固气，故主之。

诃黎勒①散方

诃黎勒十枚（煨）

一味，为散，粥饮和，顿服。

附　方

《千金翼》小承气汤

治大便不通，哕，数谵语（方见上）。

《外台》黄芩汤

治干呕下利。

黄芩三两　人参二两　干姜三两　桂枝一两　大枣十二枚　半夏半升

以水七升，煮取三升，温分三服。

疮痈肠痈浸淫病脉证并治第十八

诸浮数脉，应当发热，而反洒淅恶寒，若有痛处，当发其痈。

师曰：诸痈肿欲知有脓、无脓，以手掩肿上，热者，为有脓，不热者为无脓。

① 诃黎勒：也作诃棃勒，指中药诃子。

此总论痈肿初候之脉证，与将欲成脓之征验也。脉浮数，恶寒发热，表邪甚炽，而有一定痛处，明是风热搏结营卫，气血壅阻而成痈。痈本乎热，热聚营分，则成脓矣，故即以手掩验之也。

肠痈之为病，其身甲错，腹皮急，按之濡，如肿状，腹无积聚，身无热，脉数，此为肠内有痈，薏苡附子败酱散主之。

此从诸痈肿中，而就肠痈一证言之。肠，大肠也。大肠与胃俱称阳明，阳明主肌肉，肌肉赖血营养，热伤营血，故身为甲错也。腹皮急，火毒攻冲也。火本无形，初非积聚，故外状如肿而按之自濡也。以热在血分，故脉自数，而外不必发热也，肠痈之证象如此。薏苡甘寒，专利肠胃，除热胜湿为君。败酱排脓破痰，解毒散热为臣。然痈者壅也，壅滞之气，非得辛热不开，佐以附子开散结邪，俾清热解毒之品得以奏绩也。

薏苡附子败酱散方

薏苡仁十分　附子二分　败酱五分（即苦菜）

杵为末，取方寸匕，以水二升，煎减半，顿服，小便当下。

肿痈者，少腹肿痞，按之即痛如淋，小便自调，时时发热，自汗出，复恶寒。其脉迟紧者，脓未成，可下之，当有血。脉洪数者，脓已成，不可下也。大黄牡丹汤主之。

【临床解读】

刘某，男，78岁。2020年11月27日初诊。

主诉：胃肠间质瘤8年。(病人未知)

现病史：患者2012年因胃出血至医院确诊为“胃肠间质瘤”，未手术，以服靶向药“伊马替尼”为主至今。现症见：间断胃脘、脐周疼痛，可以忍受，不胀满，无反酸烧心，纳差，不知饥，大便干结，黑便，3~4天一次，小便黄，眠可，舌质偏暗，苔黄厚垢腻，有剥苔，脉沉滞。

处方1：桃仁10克，大黄10克（后下），土鳖虫15克。3剂，每日1剂，水煎服。

处方2：败酱草30克，冬瓜仁30克，生薏苡仁30克，桃仁10克，牡丹皮10克，大黄10克（后下），远志30克，制附子10克（先煎）。10剂，每日1剂，水煎服。

二诊：2020年12月14日。服上方13剂，腹痛好转，大便黑，干结好转，已经出院。现症见：便前右下腹疼痛，便后减轻，大便色稍黑，稍干2~3天一次，小便正常，纳食较前好转，舌质瘀暗，苔黄厚腻，脉沉滞。

处方：胃肠积热积湿。生薏苡仁30克，败酱草30克，黄芩10克，黄连

6克，大黄15克（后下），牡丹皮10克，冬瓜仁30克，远志30克，象贝母10克，桃仁10克，芒硝10克（冲服）。15剂，每日1剂，水煎服。（每服后可啜热稀粥若干）（张磊医案）

以其肿在少腹，故谓之肿痈，疑是小肠痈也。小肠气通于膀胱，俱称太阳，小肠痈结，故按之即痛如淋。而膀胱之气化犯无伤，故小便自调也。发热恶寒汗出，是太阳经之病象，以无表邪，故脉不浮。而反见迟紧者，以毒滞于血中，未化成脓，当下之，使毒与血俱出，则脓亦不必成而痈自消矣。若脉洪大，则火毒迸发，血已化而为脓。惟有清托毒出，和调荣气而已，不必更用下法也。大黄牡丹汤正是脓未成时内消方，然曰服之有脓当下，则知脓已成亦未始不可服此，以尽其余邪也。

大黄牡丹汤方

大黄四两　牡丹皮一两　桃仁五十个　瓜子半升　芒硝三合

以水六升，煮取一升，去滓，内芒硝，再煎沸，顿服之，有脓当下，无脓当下血。

问曰：寸口脉浮微而涩，法当亡血，若汗出，设不汗者云何？曰：若身有疮，被刀斧所伤，亡血故也。

此明金疮亡血之脉象也。并无表邪，而脉之浮微而涩，一似荣卫两伤之象，故法当亡血或汗出使然。乃竟未当发汗者，以身有刀伤成疮，夺血自无汗也。

病金疮，王不留行散主之。

金疮为病，不由外感。只是其始也，气血向痛处奔趋；其继也，其血从痛处凝聚，因而成疮。治法止宜通利气血为主，故用药可通于妇人产后者，以产后亦易致气血凝聚也。王不留、蒴藋①通血脉，桑皮利肺气，椒、姜、厚朴辛开气血之凝结，芍药、甘草和荣气以止痛，黄芩清热养阴。风寒去桑皮者，以络分客邪，无取犯肺也。

王不留行散方

王不留行（八月八日采）　蒴藋细叶（七月七日采）　桑东根白皮（三月三日采）各十分　甘草十八分　黄芩二分　川椒（去目及闭口，炒出汗）三分　厚朴二分　干姜　芍药各二分

桑皮以上三味，烧灰存性，各别杵筛，合治之为散，服方寸匕，小疮即粉之，大疮但服之，产后亦可服。如风寒，桑东根勿取之，前三物皆阴干百日。

---

① 蒴藋（shuò zhuó）：《名医别录》："味，酸，温，有毒。主风瘙瘾疹身痒，湿痹。"

排脓散方（一）

枳实十六枚　芍药六分　桔梗二分

杵为散，取鸡子黄一枚，以药散与鸡黄相等，揉和令相得，饮和服之，日一服。

排脓散方（二）

甘草二两　桔梗三两　生姜一两　大枣十枚

水三升，煮取一升，温服五合，日再服。

浸淫疮，从口流向四肢者，可治；从四肢流来入口者，不可治。

浸淫疮，黄连粉主之。方未见

浸淫疮湿热之久而弥漫者，病解已见于脏腑中。

趺蹶手指臂肿转筋阴狐疝蛔虫病脉证治第十九

师曰：病趺蹶其人但能前，不能却，刺腨①入二寸，此太阳经伤也。

此由风寒感入经络，致病趺蹶。趺蹶者，强直不仁，若跕脚之谓也。以人身阳明脉络在前，太阳脉络在后。能前不能却者，以太阳经脉受伤，足跟不能履地，但任阳明之气而能前行也。腨肠，即小腿肚，本属阳明而为太阳脉之所过，故必刺之以泻其邪，使太阳、阳明之气相通，而前后自适矣。

病人常以手指臂肿动，此人身体瞤瞤者，藜芦甘草汤方主之。方未见。

手指臂属上焦阳分，肿为气滞，动为风胜，明是阳明风痰上壅，故肌肉瞤动，且遍及周身也。壅在上焦，故用吐法。藜芦专吐风痰，甘草之甘，助其上壅之势。全方未载，亦可窥见一斑矣。

转筋之为病，其人臂脚直，脉上下行，微弦，转筋入腹者，鸡屎白散主之。

转筋之病，由于脾脏适虚，肝邪内犯所致。肝主筋，内风闪烁，则筋为之转戾也。臂脚脾主之，筋转则强直而不舒也。脉上下行，肝邪横逆，毫无顾忌，既上下，惟其所犯，则内脏亦任长驱。至于转筋入腹，脾家之里气危迫欲绝尔。时无暇缓治，故以鸡之真②走厥阴者，以散肝泄风。然但取其屎白，以邪已入腹，即用鸡腹中泄出之物，以泻入腹之邪，亦同气相求之义也。

鸡屎白散方

鸡屎白为散

---

① 腨（chuān）：《说文》："腨，腓肠也"，即指小腿肚。

② 真：据文义疑为"直"。

取方寸匕，以水六合，和温服。

阴狐疝气者，偏有小大，时时上下，蜘蛛散主之。

外肾偏有小大，且上下不时，病情隐现靡常如此，有似阴狐，故名狐疝。治用蜘蛛散者，蜘蛛为物，暮现昼伏，与阴为类，且取其网物之巧，可想见攻毒之神。然阴得阳则化，桂枝入阴出阳，能泄肝邪，用以为向导也。

蜘蛛散方

蜘蛛十四枚（熬焦）　桂枝半两

二味，为散，取八分一匕，饮和再服，蜜丸。

问曰：病腹痛有虫，其脉何以别之？师曰：腹中痛，其脉当沉，若弦反洪大，故有蛔虫。

此辨有虫之脉象也。凡腹痛本于寒邪，故脉主沉弦。今见洪大，是必阳明病热，肝气冲激，蚘不自安，而跳梁①作痛也，故脉象如此。则欲治蛔，必以安胃为主矣。

蛔虫之为病，令人吐涎，心痛，发作有时，毒药不止，甘草粉蜜汤主之。

吐涎心痛，作止有时，虽蛔虫为病，而原本乎厥阴也。肝急宜乎甘缓，反用毒药攻之，则肝愈急而虫愈不安矣。甘草与蜜，缓肝益中，且以诱蛔，白粉杀虫，且藉以降逆也。

甘草粉蜜汤方

甘草二两　白粉一两　蜜四两

以水三升，先煮甘草，取二升，去滓，内粉、蜜，搅令和，煎如薄粥，温服一升，差即止。

蛔厥者，当吐蛔，今病者静而复时烦，此为脏寒，蛔上入膈，故烦，须臾复止，得食而呕，又烦者，蛔闻食臭出，其人当自吐蛔。蛔厥者，乌梅丸主之。

前条蛔虫为病，止以阳明燥热，蛔不能安，扰肠胃而腹痛，逼上焦而心痛。初不至于厥也，厥则阴邪上逆，必上越而吐出矣。名曰脏寒，而实中气虚寒也。中气虚寒，而下焦之阴邪必逆乘之，蛔畏阴寒，望上膈奔趋。时静时烦者，以厥气有缓急，而蛔之动静因之也。得食而呕，胃寒之故，呕则胃气逆，蛔闻食气，随与之俱逆，因厥而吐蛔矣。治用乌梅丸者，胃为仓廪之府，五味之所容纳，其气溃败，亦必需五味以调复之。蛔之性与胃相应，安蛔即所安胃也。蚘最畏酸，君之以乌梅，以所畏者服之；蛔恶苦，臣以连、

① 跳梁：窜跳。

柏，以所恶者降之；然病本乎脏寒也，姜、辛、椒、附，宣通脏腑之阳，以温养之；人参补中，当归、桂枝入肝止厥。如是则胃气充调而蛔自安矣。方中不用咸味者，恐助下焦之阴也。

乌梅丸方

乌梅三百枚　细辛六两　干姜十两　黄连一斤　当归四两　附子六两（炮）　川椒四两（去汗）　桂枝六两　人参　黄柏各六两

十味，共捣筛，合治之，以苦酒渍乌梅一宿，去核，蒸之五升米下，饭熟捣成泥，和药令相得，内臼中，与蜜杵二千下，丸如梧子大，先食饮服十丸，日三服，稍加至三十九。禁生、冷，滑、臭等物。

妇人妊娠病脉证治第二十

师曰：妇人得平脉，阴脉小弱，其人渴，不能食，无寒热，名妊娠，桂枝汤主之。于法六十日当见此证，有医治逆者，却一月，如吐下者，则绝之。

此论初妊娠之脉证也。平脉谓无病之脉。关后为阴，小弱者，以胎元蚀①气，下部微见不足也。迨至胎气充盛，当自如《内经》所云阴搏阳别之脉象矣。乃其人渴，不能食，初无寒热表邪，而病若在肠胃之间，只以经断之后，荣血瘀阻，清气不行所致，名曰妊娠。但用桂枝汤以和调荣卫，令清气得行，浊气自开矣。证见于六十日者，胎元尚微，所需血养无多，而积两月之瘀，自当壅阻也。设医者不知为恶阻，而反疏泄阳明，徒伤中气，治之为逆。治既逆矣，则不仅六十日，即再迁延一月，恶阻之病情仍在。如更加吐下，一逆再逆，胎元之生气已绝，尚安冀其安乎。然末三句，疑终有误，不敢强解。

妇人宿有癥病，经断未及三月，而得漏下不止，胎动在脐上者，此为癥痼害。妊娠六月动者，前三月经水利时，胎动下血者，后断三月衃也。所以血不止者，其癥不去故也，当下其癥，桂枝茯苓丸主之。

【临床解读】

田某，男，30岁。2019年8月5日初诊。

主诉：便秘1年。

现症见：大便干，2~3天1次，量少，偶腹胀，入睡难，心烦，乏力，口干喜热饮，口不苦，小便黄，舌但暗紫，苔白，脉细。

处方：桂枝10克，茯苓30克，白芍30克，牡丹皮10克，桃仁10克，

① 蚀：义同“食”。

川芎10克，炒酸枣仁30克，炒莱菔子10克，甘草6克。10剂，每日1剂，水煎服。（孙玉信医案）

癥病本属气分搏血而成，妇人壮盛之年，血室未亏，亦能行经受孕。今经断几及三月，既成胎矣，而反经行漏下不止，血伤则胎动，令动乃在脐上，明是上焦荣分所生之新血，为癥邪攻击而妄行，非胎元不固，而为漏下也。若使胎病，必动在脐下矣。

至六月复胎动不安，复经行不止。是前三月之漏下，血虽去而癥安然不去，则以后断经三月，而所积之新血，复被癥痼害之也。是癥一日不去，胎一日不安，故当下其癥。主以桂枝茯苓丸者，盖血主于心，桂枝为温运心荣之要药，用以为君，协茯苓入心，先宁辑心家气分，协牡丹皮入心，以鼓荡心家荣分。然癥之成必由肝家气血搏结而成，桂枝、桃仁入肝，以开结逐瘀而癥自此可去。胎之养必赖脾家，领载荣血以养，桂枝、芍药条达心脾，使能统血而胎亦自此得安。祛邪养正，法最万全，然不施于三月漏下时者，以三月手厥阴主事，相火易动，祛癥之品，恐致伤正也。至六月足阳明养胎，多气多血，可任攻伐耳。服法甚缓，以深固之邪，止堪渐以磨之也。

桂枝茯苓丸方

桂枝　茯苓　牡丹皮　桃仁（去皮熬）　芍药各等分

末之，炼蜜丸如兔屎大，每日食前服一丸。不知，加至三丸。

妇人怀娠六七月，脉弦发热，其胎愈胀，腹痛恶寒者，少腹如扇，所以然者，子脏开故也，当以附子汤温其脏。

凡腹痛胀，多属脏寒，今怀孕六七月，正胃与肺养胎之时，而脉弦发热，恶寒腹痛，有似表里合邪。而胎气胀满益甚者，知子宫阴寒，隔截荣卫之气而为寒为热，堵塞脾脏之气而为痛为胀也，所以少腹阵阵作冷若或扇之之象。盖寒则气下，阴寒弥漫，子脏无阳以为扃钥①，有若开而不阖者，然惟以附子汤温起元阳，以阖于脏，则胎自安矣。

师曰：妇人有漏下者，有半产后因续下血都不绝者，有妊娠下血者，假令妊娠腹中痛，为胞阻，胶艾汤主之。

妇人下血，大概由于冲任二经为病。或无端漏下，或半产后下血，或妊娠下血，下血虽异而源头则一。惟妊娠之下血，以胎气阻滞，腹中必痛为异耳。治法统归于胶艾汤者，胶味甘平，足以养肝阴而补冲脉；艾性阳和，足以温诸经而补任脉；臣以芎、归、芍、地舒肝补血，以别血归经；佐以甘草

---

① 扃钥（jiōng yuè）：门户锁钥，引申为关闭、锁闭。

缓中益虚，而和调脏腑，不偏不倚，为胎产治血之圣药。

芎归胶艾汤方

川芎　阿胶　甘草各二两　艾叶　当归各三两　芍药四两　干地黄六两

以水五升，清酒三升，合煮取三升，去滓，内胶令消尽，温服一升，日三服，不差更作。

妇人怀妊腹中㽲痛，当归芍药散主之。

胎阻气分，则土郁而生湿；湿滞血分，则木郁而生风。风湿相搏，肝脾不和，故腹中绵绵作痛。芎、归、芍药足以和血舒肝，苓、术、泽泻足以运脾胜湿，此即后人逍遥散之蓝本也。

当归芍药散方

当归三两　芍药一斤　茯苓四两　白术四两　泽泻半斤　芎䓖三两

杵为散，取方寸匕，酒和，日三服。

妊娠呕吐不止，干姜人参半夏丸主之。

胎元蚀气，中气自虚，中虚则湿浊易阻，故呕吐为妊娠之常。但至不止，则中气颠覆，胎何得安。爰用人参以扶植中气，姜、半以除呕逆，且用姜汁糊丸以缓图之。盖辛温荡涤，恐动胎脏，病气孔急，止合承之以缓也。

干姜人参半夏丸方

干姜一两　人参一两　半夏二两

末之，以生姜汁糊为丸如梧子大，每服十丸，日三服。

妊娠小便难，饮食如故，当归贝母苦参丸主之。

妊娠小便难，则责在胎宫矣，故饮食如常，别无他病可知。只以胎脏虚寒，气机不运，湿热下阻膀胱之气化故耳。故以当归温起胎脏为君，贝母清上以肃气化之原，苦参入阴除热开结，温热化而气机利，小便自调矣。

当归贝母苦参丸方

当归　贝母　苦参等分

末之，炼蜜丸如小豆大，饮服三丸，加至十丸。

妊娠有水气，身重，小便不利，洒淅恶寒，起即头眩，葵子茯苓散主之。

因水邪而小便不利，则治全主在水矣。然妊娠水气与泛病水气不同，故身重，小便不利，恶寒头眩，有似越婢加术汤证，然究非表里合邪，只因胎气壅阻而为水也。若不专于胎脏中泄水，不为功。葵子通利诸窍，称能滑胎，其疏泄血分可知；而得茯苓之淡渗，功专气分者为之佐，使水从气分而去，则胎自无虞。立方之妙，几不可思议。

葵子茯苓散方

葵子一斤　茯苓三两

杵为散，饮服方寸匕，日三服，小便利则愈。

妇人妊娠，宜常服，当归散主之。

当归、川芎温调厥阴经络，使气血和畅，易以长胎。然土为万物之母，脾为统血之脏，土畏木，芍药和脾以泄木；土恶湿，白术健脾以燥湿。然主气化之原者肺也，黄芩苦寒，肃肺气以清其化源，温燥药赖此，得既济之常矣，故妊娠宜常服。

当归散方

当归　黄芩　白芍　芎䓖各一斤　白术半斤

杵为散，酒服方寸匕，日再服。胎前产后悉主之。

妊振养胎，白术散主之。

前当归散方，调养肝脾，清热利湿，原为无病易产之方，故宜常服。此条白术散，盖曰气血不调，清浊舛错①，胎元不能长养，故曰养胎。白术甘温入脾，以固中焦正气；牡蛎咸寒入肾，以固下焦阴气；正虚则浊阴易泛，椒性纯阳，通达三焦，能化胸中之滞而返于太和，白术赖此可无壅滞之患矣；正虚则胎易下坠，芎性上行，和调肝气，能开胸中之郁而为功于冲任，牡蛎得此可无寒凝之患矣。药止四味，而一阴一阳，一升一降，而要于大中，故虽病愈，亦宜服之勿置也。腹痛加芍药，泄木以安土也；心痛倍川芎，开郁以化结也；心烦吐痛，不能饮食，加细辛、半夏，辛可通阳，半可止逆也；呕出于阳明而本乎厥阴，藉用醋者，醋之味入肝，醋之性归胃，安和二脏，使弗相矛也；呕不解用小麦汁，盖呕则心气紊逆，愈逆则愈呕，小麦甘平之品，最能宁辑心气，且滋牡脏②之燥也；呕已而渴，用大麦粥，大麦咸温，咸可利余邪，温可益中气也，不偏不倚，故养胎独神。

白术散方

白术　芎䓖　蜀椒（去汗）　牡蛎

四味，杵为散，酒服一钱匕，日三服，夜一服。腹痛加芍药；心下毒痛加芎䓖；心烦吐痛，不能食饮，加细辛一两、半夏大者二十枚。服之后，更以醋浆水服之；若呕，以醋浆水服之；复不解者，小麦粥服之；已后渴者，大麦粥服之。病虽愈，服之弗置。

---

① 舛错：错乱。《后汉书·鲁恭传》："一物有不得其所者，则天气为之舛错。"

② 牡脏：五脏中之属于阳者为牡脏。此处指心。

妇人伤胎怀身，腹满，不得小便，从腰以下重，如有水气状，怀身七月，太阴当养不养，此心气实，当刺泻劳宫及关元，小便微利则愈。

凡妊娠必得阴阳相济，而后胎始得养，反是则胎便致伤矣。今伤胎而至腹满，小便不利，并从腰以下重，全如水气病状。所以别其非水者，以怀孕七月，正当手太阴养胎之时，而忽病此，是必上焦气分壅滞使然也。夫肺为心之华盖，心气邪实，则相傅之令不能下行，于是胎失所养，而为腹满，为小便不利，腰以下重。种种现证，的属心气膹郁所致。设用利水方法治之，与病何济乎？惟刺劳宫穴，以泻心气之实，使之下交于肾；并刺关元穴，以通利其相交之气，而使肾来接引。迨至小便微利，则心火降而金气行，胎自得所养矣。其病机全在七月上见，若非七个月而因循致病如此，定当从水气论治也。

妇人产后病脉证治第二十一

问曰：新产妇人有三病，一者病痓，二者病郁冒，三者大便难，何谓也？师曰：新产血虚，多汗出，喜中风，故令病痓；亡血复汗，寒多，故令郁冒；亡津液胃燥，故大便难。

此总揭新产亡血所致之病也，为痓，为郁冒，为大便难。现证虽殊，而源头则一。以其血虚也，虚阳必内扰之。扰于内，必汗越于外，夺汗益亡血，无以营养诸筋，内风鼓动而为痓。喜中风者，不必外中风邪也，然外风亦最易相袭，不可不知。一亡血而复汗，虚阳上浮，里气益寒，虚寒相搏而郁冒。郁冒者，阳气上郁而昏冒也。血与汗皆津液所化，血虚汗出则津液干枯，燥热自生，大便所以难也。三证异流同源，要必有相因而至之理，故下只言郁冒便坚，而痓特其甚者。

产妇郁冒，其脉微弱，呕不能食，大便反坚，但头汗出。所以然者，血虚而厥，厥而必冒，冒家欲解，必大汗出，以血虚下厥，孤阳上出，故头汗出。所以产妇喜汗出者，亡阴血虚，阳气独盛，故当汗出，阴阳乃复。大便坚，呕不能食，小柴胡汤方见呕吐主之。

【临床解读】

赵某，女，62岁。2021年7月14日初诊。

主诉：胃癌伴腹膜转移2个月（病人未知）。

现病史：患者2个月前因胃中不适、腹泻，西医检查确诊为胃癌并腹膜转移，未手术，化疗2次。现症见：化疗后纳食差，无食欲，胃中无不适，左腋下自感紧束感，平时乏力，汗出多，怕凉，睡眠欠佳，二便调，舌质瘀暗，苔薄白，脉沉弦。高血压 5 年，服降压药控制可。血糖正常。48 岁停经。

处方：柴胡 10 克，黄芩 10 克，清半夏 10 克，党参 10 克，生龙牡各 30 克（先煎），桑叶 10 克，浮小麦 30 克，炙甘草 6 克，夏枯草 10 克。10 剂，每日 1 剂，水煎服。（张磊医案）

此明产后之脉象与其为病之所由然，而立治法也。盖产后非特血亏，而元气亦大伤，故微而弱，为产后必致之脉象。而郁冒头汗，大便坚，呕不能食，亦为必致之病象。“所以然者”以下五句，乃申明致病之故，本乎血虚也。“血虚下厥”以下数句，乃历推阴虚阳盛并见之病情也。盖惟阳盛，故必汗泄，损有余以就不足之义，故曰乃复，非真病气和调也。大便坚，呕不能食，病在便坚，肠胃壅滞，无所施泄之故。一俟便调，则胃自安矣。治用小柴胡和解者，以柴胡升散上出之孤阳，黄芩清调不足之弱阴，病本乎虚，参、甘、大枣甘温以补营卫之虚，呕逆便坚，半夏、生姜辛开以利肠胃之气。如是则阴阳气和而病自愈矣。

病解能食，七八日更发热者，此为胃实，大承气汤方见痓病主之。

得小柴胡既病解矣，而阴液尚未复也。胃气虽开，大便必犹燥坚，故至七八日更见发热。其因能食而为食复可知，胃实宜下，大承气即锄强扶弱之方也。

产后腹中疞痛，当归生姜羊肉汤方见寒疝中主之。并治腹中寒疝，虚劳不足。

产后气寒血涩，故腹中疞痛，与胎前迥殊，主以当归、生姜、羊肉，温通气血，宣补兼施，故亦治寒疝、虚劳也。

产后腹痛，烦满不得卧，枳实芍药散主之。

腹痛而至烦满不卧，肝脾两气伤极，势将烦满不已，渐至厥逆，未可知也。因以枳实之苦泄，芍药之酸泄，泄肝和脾。盖肝阳有余，不可不泻，脾阴不足，不可不扶，损有余补不足，两脏调而痛已矣。并主痈脓，亦以能和肝脾也。

枳实芍药散方

枳实（烧令黑，勿太过）　芍药等分

为散，服方寸匕，日三服，并主痈脓，以麦粥下之。

师曰：产妇腹痛，法当以枳实芍药散，假令不愈者，此为腹中有瘀血着脐下，宜下瘀血汤主之。亦主经水不利。

枳实芍药散原为肝脾气分不和而设，如因瘀阻作痛，瘀为有形之实病，非直用血药以峻攻之不可。下瘀血汤专于去瘀，谓瘀血行则新血和调，而痛自止也。

下瘀血汤方

大黄三两　桃仁二十枚　䗪虫二十枚（去足）

末之，炼蜜和为丸，以酒一升，煮取八合，顿服之，新血下如豚肝批注：“新”当作“瘀”。

产后七八日，无太阳证，少腹坚痛，此恶露不尽，不大便，烦躁发热，切脉微实，再倍发热，日晡时烦躁者，不食，食则谵语，至夜即愈，宜大承气汤主之。热在里，结在膀胱也。

产后七八日，初无太阳表证，而少腹坚痛，非恶露不尽而何？乃病之发，有不因乎瘀血，而血反为病，气致瘀者，其治不可不审也。如不大便，不欲食，烦躁发热谵语，产后亡血阴躁，为病如此，亦间有之。但脉不虚而实，且日晡时烦躁，夜反安静，明是阳明旺于日晡，胃家实热搏结，致见种种燥实证象，非因瘀血也。若系血分，夜当谵语躁烦矣。惟用大承气以下胃家之实热，俾肠胃之气行，而少腹之坚痛亦除矣。热在里，里指胃实言，以肠胃之蓄热不行，故膀胱之气化坚结，恶露亦不行也。

产后中风，续之数十日不解，头微疼，恶寒，时时有热，心下闷，干呕汗出，虽久，阳旦证续在者，可与阳旦汤即桂枝汤加黄芩。

头疼恶寒，发热汗出，太阳风伤卫证备矣。乃心下闷、干呕，是太阳之表邪久而不解，渐次入里，急宜表里双解。仲景恐人误认产后阴虚发热，漫投滋补，故明示之曰：此中风阳旦证也。为日虽久见是证，则用是药可也。按阳旦汤，荣卫兼调之剂，产后时病最为要药。

产后中风，发热面正赤，喘而头痛，竹叶汤主之。

发热头痛，挟表无疑，而面正赤，气喘，阳邪怫郁于上焦阳位，火从风发，诚有日炽之势。不行开散，风阳于何从泄？然得之产后，元气大虚，轻扬疏散之品，最虑走泄真元，不可不慎。爰以竹叶之清寒，轻开上焦之郁热为主，葛根清肌肉间之蕴热，防风散风，桔梗开气，桂、甘、姜、枣调和荣卫，而重藉参、附以大补其元阳，使邪自解而正气自复，庶恃此以无恐矣。

竹叶汤方

竹叶一把　葛根三两　防风一两　桔梗一两　桂枝一两　人参一两　甘草一两　附子一枚（炮）　大枣十五枚　生姜五两

以水一斗，煮取二升半，分温三服，温覆使汗出。颈项强，用大附子一枚；呕者，加半夏半升洗。

妇人乳中虚，烦乱，呕逆，安中益气，竹皮大丸主之。

乳即产也，产内病，虽因中虚而致烦乱呕逆，然因烦乱呕逆而中气益虚也，则欲安中益气，莫若先治烦呕为主。烦为阳盛，呕为气逆，则清热养气方是安中之法也。盖烦呕必因乎火，因以竹茹之气清微寒而主降者，除烦止呕为君；石膏清里分之郁热，白薇解表间之浮热为臣；然胸中阳气主事，桂枝扶益清阳而化下焦之逆气为佐；重用甘草者，甘可缓中，甘能益气，藉以为使也。喘加柏实，诸子皆降，柏实滋肝阴而润心气，肺无燥气侵犯，则喘自平也。

竹皮大丸方

生竹茹二分　石膏二分　桂枝一分　甘草七分　白薇一分

末之，枣肉和丸弹子大，饮服一丸，日三夜二服。有热倍白薇，烦喘者加柏实一分。

产后下利虚极，白头翁加甘草阿胶汤主之。

产后亡血，加以下利，阴气自是虚极，故必藉苦味坚阴以固其脱，此白头翁汤为要药也。然气过于寒，恐故伤中，加甘草以和中气也。味过于苦，又虑燥阴，加阿胶以濡阴血也。盖产后虚极，不得不如此调剂耳。

白头翁加甘草阿胶汤方

白头翁二两　甘草二两　阿胶二两　秦皮三两　黄连三两　柏皮三两

以水七升，煮取二升半，内胶令消尽，日三服。

附　方

《千金》三物黄芩汤

治妇人在草蓐自发露得风。四肢苦烦热，头痛者，与小柴胡汤，头不痛但烦者，此汤主之。

黄芩一两　苦参三两　干地黄四两

以水六升，煮取二升，温服一升，多吐下虫。

《千金》内补当归建中汤

治妇人产后虚羸不足，腹中刺痛不止，吸吸少气，或苦少腹急，摩痛引腰背，不能饮食。产后一月，日得服四五剂为善，令人强壮宜。

当归四两　桂枝三两　芍药六两　生姜三两　甘草二两　大枣十二枚

以水一斗，煮取三升，分温三服，一日令尽。若大虚，加饴糖六两，汤成内之，于火上暖令饴消。若去血过多，崩伤内衄不止，加地黄六两，阿胶二两，合八味，汤成内阿胶。若无当归，以芎䓖代之，无生姜，以干姜代之。

妇人杂病脉证并治第二十二

妇人中风七八日，续来寒热，发作有时，经水适断，此为热入血室。其血必结，故使如疟状，发作有时，小柴胡汤方见呕吐主之。

【临床解读】

谢某，男，48岁。2021年6月2日初诊。

主诉：右胁隐痛2年余。

现病史：患者2年前无明显诱因出现右胁隐痛，多方检查未见异常，曾6次住院，未明确病因。现症见：间断右胁隐痛，时有后背窜痛，忙碌时没有感觉，静坐时自觉症状明显，大便干，日一次，排便不畅，喝桃花泡水便秘可改善，时有口干口苦，小便调，纳眠可，舌质淡红，苔白腻，脉沉滞略弦。2020年5月查彩超：脂肪肝（中度）、胆囊壁毛糙；吸烟多，饮酒不多。

病机要点：少阳经气失疏，夹瘀。

处方：柴胡10克，黄芩10克，党参10克，清半夏10克，丹参30克，檀香3克，砂仁3克，川楝子6克，醋延胡索10克，芒硝6克，炙甘草6克，生姜10克，大枣10克。颗粒散剂，6剂，每日1剂，水冲服。（张磊医案）

此由太阳风伤卫证，而成热入血室也。七八日，是太阳已罢，而邪搏少阳，故寒热续来，发作有时如疟。其所以转入少阳者，以经水来而适断，热邪乘虚搏结于血室。肝为血之海，胆为肝之府，表邪入里而尚未离乎表，故用小柴胡，提出里分之邪，从半表和解也。

妇人伤寒发热，经水适来，昼日明了，暮则谵语，如见鬼状者，此为热入血室。治之无犯胃气及上二焦，必自愈。

此由太阳寒伤营证而成热入血室也。荣分既已受邪，则血已与邪搏结，今经水适来，明是血与邪有并行之机。昼属阳，气分无伤，故明了；暮属阴，血分受邪，故谵语，如见鬼状也。此亦为热入血室，但比经水适断，热邪乘虚袭入者，病情自异耳。前条血室已空，只以散邪为主，此条邪与血并，泻必俱泻，治专在里分也，故以无犯胃气及上二焦为大戒。仲景恐人误用汗吐下法，故谆谆诫之曰，与其误治生变，不若勿治，亦必自愈也。何也？经水行，邪必与之俱行；经水尽，邪将与之俱尽耳。若论治法，合刺期门，又何法乎。

妇人中风，发热恶寒，经水适来，得之七八日，热除脉迟，身凉和，胸胁满，如结胸状，谵语者，此为热入血室也，当刺期门，随其实而取之。

发热恶寒，病在太阳之时，而经水适来，是邪与血并行矣。乃至七八日，经水已止，外热亦解，而有余之热邪反乘血之虚，陷入冲脉，外则热除脉迟，有似病解，而所陷之邪冲胸犯胁，状如结胸，是血室空虚，而陷入之邪正实，实不可不泻，惟刺期门以泄其冲逆之气，血分自和矣。

阳明病，下血谵语者，此为热入血室，但头汗出，当刺期门，随其实而泻之。濈然汗出者愈。

此由阳明热入血室也。阳明两阳合明，阳热最盛，发热谵语，多责之胃实。今独下血谵语，则实不在胃，而在血室明矣。阳明多汗，而血为热搏，下出不能外达，故但清阳主用之，头有汗而遍体自无汗也。按阳明之脉，其直者，从缺盆下乳内廉，入气冲，上行至胸中而散，正与期门穴逼近，气相感应，况血室之气，厥阴至之，故亦刺期门。从肝之分以泻其实，至便至捷，濈然汗出，气和则愈也。

妇人咽中如有炙脔，半夏厚朴汤主之。

此所谓寒伤经络，凝坚在上也。咽中属至清之分，积冷结气，若或有形，非辛不能开，非温不能散。然非气之极轻清者，不足以为功，故主此汤。半夏降逆气，厚朴开结气，生姜温散气分之寒，紫苏温散血分之寒，茯苓分清别浊而令上焦之阳气还归于太清①，洵②圣方也。

半夏厚朴汤方

半夏一升　厚朴三两　茯苓四两　生姜五两　干紫苏二两

以水一斗，煮取四升，分温四服，日三、夜一服。

妇人藏燥，悲伤欲哭，象如神灵所作，数欠伸，甘麦大枣汤主之。

此即所谓成有忧惨、悲伤、多嗔也。脏，谓心脏也。积冷结气，郁久不开，变为火化，故脏气为之燥也。按《难经》肺病主悲伤欲哭③，按《灵枢》胃病善伸数欠④。盖心为君主，肺为相傅，君主枯寂，喜气不能发扬，相傅何由行乐。胃为心之子，子传母之燥，气亦踽蹐⑤不舒，自失其冲和之常度。是肺胃之欲哭欠伸，本于心脏之燥明甚。心藏神者也，燥则神不能守，恍兮惚

---

① 太清：原义为天空，《鹖冠子·度万》："唯圣人能正其音，调其声，故其德上及太清，下及太宁，中及万灵。"陆佃注："太清，天也。"此处指上焦胸中之肺。

② 洵（xún）：诚实，实在。

③ 肺病主悲伤欲哭：出自《难经·十六难》。

④ 胃病善伸数欠：出自《灵枢·经脉》。

⑤ 踽蹐（jǔ jí）：小心而惶恐的样子。

兮，而移祸肺胃之病，皆象如神灵所作也。尔时若议滋燥宁神，则清寒之品与本来之虚冷相悖，若议温药补营，恐动阳之剂又与现在之燥热有违。仲景以为心为火脏，炎上作苦，惟甘味可以调之，因以甘草之甘，以衰夺其燥气，小麦之甘，以辑宁其正气，大枣之甘，以调补其营气，如是则神明安而肺胃各得所养矣。亦补脾气者，稼穑作甘，脾气亦赖之也。

甘麦大枣汤方

甘草三两　小麦一升　大枣十枚

水六升，煮取三升，分温三服，亦补脾气。

妇人吐涎沫，医反下之，心下即痞，当先治其吐涎沫，小青龙汤方见肺痈主之，涎沫止，乃治痞，泻心汤方见惊悸主之。

此即所谓凝坚在上，呕吐涎唾也。水寒在上，故吐涎沫。医者不知，辛散上焦之结邪而反用下法，徒使胃中虚，客气上逆而为痞。究之结邪，依然不解，先散其结邪，后治其痞，亦先表后里之法也。

妇人之病，因虚积冷结气，为诸经水断绝，至有历年，血寒积结，胞门寒伤，经络凝坚。在上呕吐涎唾，久成肺痈，形体损分。在中盘结，绕脐寒疝；或两胁疼痛，与脏相连；或结热中，痛在关元，脉数无疮，肌若鱼鳞，时着男子，非止女身。在下未（批注：疑是"寒"字）多，经候不匀，令阴掣痛，少腹恶寒；或引腰脊，下根气街，气冲急痛，膝胫疼烦。奄忽眩冒，状如厥癫；或有忧惨，悲伤多嗔，此皆带下，非有鬼神。久则羸瘦，脉虚多寒；三十六病，千变万端；审脉阴阳，虚实紧弦；行其针药，治危得安；其虽同病，脉各异源；子当辨记，勿谓不然。

此总叙妇人之杂病，大抵皆由于带下，至经水断绝，病态错杂，不胜枚举。仲景爰制为歌诀，欲令人易于辨记也。故以"此皆带下"四字立病之总名，"因虚积冷结气"六字，是推病之源头，"审脉阴阳""虚实紧弦"八字，是扼脉之体要而立治法也。阴阳虚实，尚属脉之大概，而侧重在紧弦二脉。盖积寒结气，脉未有不紧弦者，但紧弦之中，当细审其在阴在阳、为实为虚耳。如积寒结于阳部，阳主上焦，若寒邪初伤在经络，但呕吐涎唾，延久而成肺痈，荣卫俱伤，损及形体，此病之从阳为实者也。如盘结在中，中指三阴里气言。脏气结而不舒，故绕脐作痛，或肝气痛引两胁，此病虽在阴而尚属实者也。"或结热中"六句，是阴寒郁久成热，中损（批注："损"恐是"指"误）荣分，言心荣热结不能下交于肾，肾气独寒，故痛在关元也。脉数为荣热，使荣分实热，则必发疮。今但肌若鱼鳞，只是血枯虚燥使然，此证男子亦时有之，而女身尤多，此病之结于阴分而偏于阴虚者也。"在下寒多"

至“悲伤多嗔”数句，言虚冷积气，直结于肾肝地分。奇经八脉之所至，其始也，先从经候不匀起，渐次而成，为阴内掣痛，少腹恶寒，任脉为病也。腰脊气冲（批注：气冲，恐是气街）、膝胫，肾肝主位，冲、督、跷脉之所经，积冷气结，故痛也。至于奄忽眩冒，如厥如癫，亦孰非冲脉上干，神明为之蒙昧，即忧惨悲嗔，因子脏燥而病之本原在于冲任气衰所致。仲景总结之曰：此皆带下为病，非有鬼神为祟，谓不可行移情祝由①之法也。但当审脉辨证，行其针药而已。三十六病，从此推求可也。

问曰：妇人年五十所，病下利数十日不止，暮即发热，少腹里急，腹满，手掌烦热，唇口干燥，何也？师曰：此病属带下。何以故？曾经半产，瘀血在少腹不去。何以知之？其证唇口干燥，故知之。当以温经汤主之。

此条举历年血寒积结胞门之最深远者立之准②。以见妇人即当衰年，发见别病，亦必细审病机，推究其本来，以为治疗之地也。故仲景设为问答，以申明之。如妇人年已五十，则为经尽之时，下利发热，又非带下之病，但与本原之虚冷结气，了不相涉，乃仲景细为演绎其病情。下利也，何以至于数十日不止，则非偶感阴寒矣。发热也，而必至暮，则病在荣分矣。少腹里急而至腹满，胞门结寒之象。手掌烦热，手掌属心，血室瘀阻，荣气郁而为热之征，即此已可断其为带下之病矣。然尚未为的对之证也，惟合之唇口干燥。唇口，脾主之，血枯脾无所统，故干燥也。阴寒下利中，断无是症，以之即合所现诸症，可以直断其病属带下，且决其曾经半产，瘀血在少腹不去。有是的证，即可用温经的药以治之。按血室主乎厥阴，历年积结，肝郁特甚。吴萸合芎、归，温通厥阴，以开结气为主；木郁则火郁，麦冬、牡丹足以清心；火郁则土郁，芍药、甘草足以和脾；土郁则金郁，阿胶合麦冬，足以润肺；姜、半温行气分之寒郁，桂枝温行荣分之寒郁；病本乎虚，加人参以扶正。结寒散则经自温，故曰温经。凡血分虚寒，经水不调者，皆主之。

温经汤方

吴茱萸三两　当归　芎䓖　芍药　人参　桂枝　牡丹皮　阿胶　甘草各二两　生姜三两　半夏一升　麦冬一升（去心）

以水一斗，煮取三升，分温三服。亦主妇人少腹寒，久不受胎，兼治崩中去血，或月水来过多，及至期不来。

带下经水不利，少腹满痛，经一月再见者，土瓜根散主之。

---

① 祝由：古代用祝说病由的迷信方法治疗疾病。

② 准：准则，法则。

天有十二月，地有十二水，人身十二经脉与之相应。一月一见者，天地之常经，人身之信水也。一有所阻，便濡滞不利，今少腹至于满痛，其为瘀阻特甚。行经一月再见者，夫天时五日为一候，三候成一气，一候之中，经水淋漓不尽，候气机一动，即复行焉，不复有盈虚消息之定期矣。夫水之积即生湿，瘀之甚即生热。故药以土瓜根之苦寒，驱湿热而泄结气者为君；䗪虫专攻血络而逐瘀滞者为臣；芍药和脾以保阴气为佐；桂枝入营以调经络为使也。此比下瘀血汤缓而有制，以病本于积冷结气，初不同于产后之瘀阻也。

土瓜根散方阴㿗肿亦主之。土瓜即王瓜。

土瓜根三分　芍药三分　桂枝三分　䗪虫三分。

杵为散，酒服方寸匕，日三服。

寸口脉弦而大，弦则为减，大则为芤，减则为寒，芤则为虚，寒虚相搏，此名曰革。妇人则半产漏下，旋覆花汤主之。

无阳则阴强，故脉弦，无阴阳浮，故脉大。既弦且大，气血夹病而合见于寸口，明是心荣肺卫两相睽隔①。弦则为减为寒，大则为芤为虚，虚寒相搏，阴阳气阻，如皮革之障蔽而不能流通，何以鼓动气血而灌溉下焦乎，半产漏下势所必致。爰以旋覆之温通主降者，开上焦之结气，以通调经络为君；佐以青葱之辛通，条达上焦之清阳，且色青气膻，兼可入肝以畅厥阴之气分；新绛绢色赤入心，宣通上焦营血，而质本于丝，气味微酸，兼可调补肝家之络分。宣中有补，通中有摄，为妇科通调经络、开气理血之神方。

旋覆花汤方

旋覆花三两　葱十四茎　新绛少许

以水三升，煮取一升，顿服之。

妇人陷经漏下，黑不解，胶姜汤主之全方失载。

妇人经水左旋右转，升降有期。今曰漏下，但有降而无升，故曰陷经，如遭陷溺②者然。漏下色黑，阴寒胶结之征，故主以胶、姜入肝，濡血熄风。姜能守中，炒黑亦入血分，能温起血中之气，令不下坠，寓升于守，佐阿胶以成温经止崩漏之殊功。原方失传，然亦可以意会也。

妇人少腹满，如敦状，小便微难而不渴，生后者，此为水与血俱结在血室也，大黄甘遂汤主之。

---

① 睽隔：别离；分隔。

② 陷溺：深深陷入泥淖而无法自拔。此处比喻经水下陷不升。

满如敦①状，邪实而欲坠矣。乃小便仍有特觉微难，是病不在溺道可知。口不渴，则非上焦热壅可知，明是水邪客于血室，与血搏结，蓄而不流，少碍膀胱之气化，致小便微难，则设误开膀胱，强利小便，与病何济乎？法当于血中行水，于水中逐瘀，此大黄、甘遂交相赖以建功也。加阿胶以保护血室，邪去血正，自得养矣。“生后者”三字疑衍文。

大黄甘遂汤方

大黄四两　甘遂二两　阿胶二两

以水三升，煮取一升，顿服之，其血当下。

妇人经水不利下，抵当汤主之。

此血分自病瘀阻也，故用群队攻血药以利之，庶免干血之患，方名抵当，厥功伟哉。

抵当汤方

水蛭三十个（熬）　虻虫三十（熬）　桃仁二十个　大黄三两

四味，为末，水五升，煮取三升，去滓，温服一升。

妇人经水闭不利，脏坚癖不止，中有干血，下白物，矾石丸主之。

经闭不利，何以便至于子脏坚癖，如结癥瘕不散，且时下白物，是必血为湿热所搏，在中之血已干，而日生之血又为湿热所追，不能归经变色，即从气分为白物而下，即所云白带也。是湿热不去，坚癖不解，新血亦不归经也。湿热在气，故不须血药，清热利气，二物绰然矣。其病机在下白物上见。“内藏中”之义，未详候考。

矾石丸方

矾石三分（烧）　杏仁一分

炼蜜丸枣核大，内藏中，剧者再内之。

妇人六十二种风，腹中血气刺痛，红蓝花酒主之。

红花和血，酒能快气，气血畅遂，而风寒刺痛自已矣。

红蓝花酒方

红蓝花一两　酒一大升，煎减半，顿服。

妇人腹中诸疾痛，当归芍药散方见妊娠主之。

【临床解读】

付某，女，32岁。2018年8月3日初诊。

主诉：胃脘隐痛1个月余。

---

① 敦（duì）：古代盛黍稷的器具。

现病史：患者诉于2017年5个月于某医院行“胃癌切除术”，胃切除1/3，现（切除幽门）早期，未放化疗及服其他药。近2个月出现晨起胃隐痛，休息好则疼痛较轻，肝区隐痛，躺下有食物向上翻涌感，少有呕吐，纳可，眠一般，夜晚有双腿憋胀、无处安放感，口苦，下午严重，大便稀溏，日3次，小便正常、月经正常，经前左侧乳房轻微胀痛。舌质淡暗，苔薄白，脉沉滞。强直性脊柱炎12年。

病机要点：胃失和降，夹瘀并脾虚。

处方：佛手6克，玫瑰花6克，清半夏10克，党参10克，生山药30克，三七粉3克（冲服），黄连3克，生甘草3克，粳米一撮，大枣3个（切开）为引。10剂，每日1剂，水煎服。

二诊：2019年1月4日。服上方5剂，效佳，胃痛缓解，后因月经量大，遂停药。现症见：胃脘隐痛偶作，烧心，反酸明显，饭后胃痛加重，偶有胸骨后疼痛，纳可，二便正常，月经周期延长5~6天。经量可，舌质淡红，有齿痕，苔白略腻，脉沉弱。右侧乳腺结节1cm×1cm。

处方：炒白术10克，党参10克，茯苓10克，三七粉3克（冲服），炒麦芽15克，炒谷芽15克，醋延胡索10克，煅瓦楞子15克，炙甘草3克，生姜3片，大枣3枚（切开）为引。10剂，每日1剂，水煎服。

三诊：2019年3月18日。服之方25剂，效佳，胃痛、烧心反酸等症状痊愈。现症见：小腹两侧隐痛，月经来前较重。右胁下疼痛，钝痛，按之较重，腰酸沉，纳可，眠差，夜间1~3时易醒，醒后难以入睡，大便溏，日2次，便前腹痛，小便正常。月经可，周期35天。自述夜间睡觉双腿发凉，舌质淡，体大，苔白滑，脉沉滞，舌下络瘀。2019年3月7日彩超示：右侧乳房两处结节11. 2mm×5. 4mm，8. 8mm×4. 0mm。

处方：川芎10克，当归10克，生白芍20克，炒白术10克，茯苓12克，泽泻15克，制香附10克，大贝母10克，生牡蛎30克（先煎）。10剂，每日1剂，水煎服。（张磊医案）

调养肝脾以止痛也，血虚多郁者宜之。

妇人腹中痛，小建中汤方见虚劳主之。

温补荣卫，以止痛也，中虚有寒者宜之。

问曰：妇人病，饮食如故，烦热不得卧，而反倚息者，何也？师曰：此名转胞，不得溺也。以胞系了戾，故致此病，但利小便则愈，肾气丸主之。

饮食如故，上中两焦无病矣。乃何以烦热不卧，至于倚息？倚息者，喘促而不得定息之象。若在男子，或于痰饮中求之，今在妇人，则属带下为病矣，故曰此名转胞。以不得溺，故气逆而烦热喘急也。盖尿道开于膀胱，而阖辟之枢机司之于肾，肾虚气不归垣，膀胱之气化失职，以致溃乱，充塞于任脉地面。胞之系任脉主之，其气紊乱，则胞系不能正而缭戾倾转，迨至胞转，而膀胱愈病可知矣。则欲正胞系，必先利膀胱，欲利膀胱，必先振肾气，一定之法也。肾气九补元阳而益真阴，使枢脏有权，膀胱之气自化，任脉自安而胞系自正也。"了"宜作"缭"。

肾气丸方

干地黄八两　薯蓣四两　山茱四两　泽泻三两　牡丹皮三两　茯苓三两　桂枝一两　附子一两（炮）

蜜丸梧子大，酒下十五丸，加至二十五丸，日再服。

妇人阴寒，温阴中坐药，蛇床子散主之。

取其温可胜寒，燥能除湿也。

蛇床子散方

蛇床

一味，末之，以白粉少许，和合相得，如枣大，内阴中，自温。

少阴脉滑而数者，阴中即生疮，阴中蚀疮烂者，狼牙汤洗之。

取其苦能清热，辛能散邪，且毒能杀虫也。

狼牙汤方

狼牙三两　水四升，煮取半升，以绵缠着如茧，浸汤沥阴中，日四遍。

胃气下泄，阴吹而正喧，此谷气实也，膏发煎方见黄疸导之。"喧"疑作"结"。

胃本纳谷，谷气壅甚，则不及传送大肠而但从下泄。女子以冲任为用，冲任气虚，则胃气乘虚，直走前阴而为阴吹。然谷气之所以实，正由津液燥亡，如水干舟泊之义。故用膏发血肉之品，直抵阴分，以润其输化之源，俾肠胃气调而阴吹自已矣。方解在黄疸中①。

① 黄疸中：此后有"元治纪元甲子荔月初五橘诸德校订"语。

书装方成，传布在于近，馆主①令余与以礼②校订之，因而赐焉。纸端有余地，录二先生原、幅二本之跋，证所此书之由来云。

元治甲子秋九月赏月后一日橘诸德宗圭志

① 馆主：指跻寿馆主人，具体何人不详。跻寿馆为日本丹波家族负责管理的中医教育及古籍整理出版机构。

② 以礼：疑为人名或字、号。据上卷末尾所附"元治元甲子六月二日校竟森约之养真"一段文字，结合此处文义，"以礼"疑为上卷校勘者竟森约之养真。

正义幅[①]本柳沜[②]先生跋

上朱峻明所著钞本二卷。往岁吴舶[③]赍[④]来，龟山[⑤]医员冈田义叔从镇台[⑥]牧和州成傑至崎畧[⑦]，不吝重价购得而归，余借阅之[⑧]。其编第与目次不合，行墨间涂乙点圈，加以朱笔，无序及跋文，其[⑨]潦草牵率，似未全脱稿者。唯峻明里贯不详，是书莫知修于何代矣。注解间有所浚明[⑩]，实为罕觏[⑪]之珍。乃使及门之徒[⑫]依原样以影模，永藏之于家。义叔名顺益，风骨萧洒，亦好古之士也。

文化乙丑[⑬]仲秋识于苍雪山房南轩默山书樵[⑭]元胤

---

① 幅：疑作“副”。

② 柳沜（pàn）：丹波元胤之号。日本医家，字绍翁，著《中国医籍考》等书。

③ 吴舶：自中国吴地（今江苏一带）航行至日本长崎的商船。日·中川忠英《清俗纪闻》林衡序云：“即一物之巧，寄赏吴舶；一事之奇，拟模清人，而自诧以为雅尚韵事，莫此过焉。”

④ 赍（jī）：携带。

⑤ 龟山：日本地名，今何地不详。

⑥ 镇台：日本古行政机构，明治四年（1871）七月废藩置县，同年八月设置四镇台。

⑦ 牧和州成杰至崎畧：《中国医籍考》作“枚野和州成杰至碚阳”。抄本“成杰”作“久成”。

⑧ 余借阅之：原日刻本无，据抄本补。

⑨ 其：原脱，据日抄本补。

⑩ 浚（jùn）明：治理清明。《尚书·皋陶谟》：“日宣三德，夙夜浚明有家。”蔡沉《书集传》：“浚，治也。”

⑪ 觏（gòu）：撞见，遇见。

⑫ 及门之徒：正式登门拜师受业的学生。

⑬ 文化乙丑：公元 1805 年。文化为日本光格天皇、仁孝天皇年号。

⑭ 默山书樵：抄本作“柳沜散人”，或为丹波元胤之号。

原本茝庭[①]先生跋

先君子[②]在世日，有人自崎嶴告云，吴舶新赍有钞本《金匮正义》者一部，时方稿辑义[③]之著，遽托渠[④]物色[⑤]，然不能得，深以为憾。后龟山医员冈田义叔随行镇台，购之而归，即此本是也。先兄[⑥]尝借录厥幅[⑦]，犹以未得原本为憾。亡几，义叔下世，此本亦归于市人之手，余因买而得之。夫先父兄之欲得而未能得者，一旦为插架[⑧]之物，殊为欣幸，而感慨亦系[⑨]焉，因题数言于其后。

天保辛卯[⑩]除夕丹波元坚

---

① 茝庭：丹波元坚之号。日本医家，字亦柔，撰《伤寒光要》《伤寒论述义》等书。

② 先君子：指丹波元坚之父丹波元简。日本医家，字廉夫，号桂山，著有《素问识》《灵枢识》《伤寒论辑义》等书。

③ 辑义：指丹波元简、丹波元坚所著《伤寒论辑义》《金匮玉函要略辑义》。

④ 渠：他。

⑤ 物色：按一定标准去访求。

⑥ 先兄：指丹波元坚之兄丹波元胤。

⑦ 幅：纸张。

⑧ 插架：置书于书架上。唐·韩愈《送诸葛觉往随州读书》诗："邺侯家多书，插架三万轴。"

⑨ 系（jì）：连缀。此处指同时产生。

⑩ 天保辛卯：公元 1831 年。天保为日本仁孝天皇年号。

临证验录

桂枝加葛根汤应用

【**病案**1】牛某，女，52岁。2011年2月初诊。

主诉：遇冷头项沉重，紧硬不适20余年。

现病史：患者20余年前因产后月子期间受凉，自此一遇凉就出现头项强痛，腰部、四肢手指疼痛，天气转暖或活动后转舒，冬季经常感冒，怕风，纳眠可，二便调。舌质淡红，苔白厚，脉涩。38岁绝经。既往史：腰椎间盘突出症7年，肩周炎3年。

辨证：痹病（太少合病证）。

治法：和解太少，散寒止痛。

处方：桂枝10克，生白芍10克，葛根30克，细辛3克，通草3克，全蝎3克，当归10克，炙甘草6克，生姜3片，大枣3枚（切开）为引。15剂，每日1剂，水煎服，分早晚两次温服。

二诊：服上药15剂效佳，头项沉重、强痛消失，偶受凉后头痛。近5年每年春天出现腰部及腘窝部痒，无红疹，睡前明显，鼻衄，纳眠可，二便可。舌质淡，苔白厚腻，脉细。

处方：生地黄15克，牡丹皮10克，赤芍15克，水牛角30克（包煎），栀子10克，白茅根30克，防风10克，白僵蚕10克，蝉蜕6克，生甘草6克。15剂，每日1剂，水煎服，分早晚两次温服。

按语：头痛一证，六经皆可有之，须根据患者之体质，四诊合参，方可明确判断。患者因月子受凉所得，头痛遇冷加重，怕冷，易外感，并伴有颈肩腰痛，手指疼痛，病史已20载，确为沉寒痼冷之证。《伤寒论》有云：“太阳病，项背强几几，反汗出恶风者，桂枝加葛根汤主之。”“手足厥寒，脉细欲绝者，当归四逆汤主之。”本案患者产后血虚，受寒引起经脉受阻，则周身疼痛；寒邪久客不去，则疼痛时发时止，缠绵难愈。以桂枝加葛根汤合当归四逆汤温经散寒、通络止痛，加全蝎搜风止痛，药服15剂，头痛消失，项强消失，20 年之沉疴随即愈。

【病案 2】禹某，男，18 岁。2006 年 4 月 10 日初诊。

主诉：头向右后歪 4 个月余。

现病史：患者诉 4 个月余前不明原因出现头向右后歪，逐渐加重，颈右侧痛，受惊激动或心情不畅时症状加重，曾服药治疗，乏效。现症见：颈右侧肌肉疼痛，头右侧扭转 90°，须用手扶持头部才能上课听讲，或趴在书桌上听课，全身疲乏，食欲可，二便正常。舌质淡胖，苔薄白腻，脉细。

辨证：痉病（风邪侵袭，经脉津液证）。

治法：调和营卫，舒缓筋脉。

处方：炙麻黄 10 克，桂枝 10 克，葛根 30 克，生白芍 30 克，伸筋草 30 克，生薏苡仁 30 克，全蝎 6 克，蜈蚣 1 条，生甘草 30 克，生姜 3 片，大枣 6 枚为引。6 剂，每日 1 剂，水煎服，分早晚两次温服。

二诊：2006 年 4 月 17 日。服上药后病情无明显变化。现症见：右半身牵扯不舒，右侧胸锁乳突肌起点处压痛，风池穴处压痛。舌质淡红，苔薄白，脉细。

处方：桂枝 10 克，生白芍 30 克，葛根 30 克，生薏苡仁 30 克，木瓜 30 克，伸筋草 30 克，麦冬 30 克，生甘草 10 克，生姜 3 片，大枣 6 枚。12 剂，每日 1 剂，水煎服，分早晚两次温服。

三诊：2006 年 5 月 12 日。服药后头已不歪，紧张或劳累后稍头歪，心已不烦，向右转头时颈部稍痛。舌质淡，苔薄白，脉细。

处方：桂枝 10 克，蜈蚣 1 条，生白芍 30 克，葛根 30 克，木瓜 30 克，生薏苡仁 30 克，伸筋草 30 克，麦冬 30 克，生甘草 10 克，天花粉 10 克。12 剂，每日 1 剂，水煎服，分早晚两次温服。

按语：痉病有刚柔之分，多由筋脉失养、拘急挛缩所致。本案乃风寒侵袭太阳经，壅滞经络，经脉拘急失养、失舒导致头向右侧扭转（90°）、项强较重，患者病 4 个月，无恶寒发热，病不在表，重在舒利筋脉。先后以葛根汤加味，桂枝加葛根汤加味以及瓜蒌桂枝汤加味，并重用白芍、甘草，又含有芍药甘草汤之用。由于方对其证，切合病机，故获良效。

芍药甘草附子汤应用

【病案】刘某，男，27 岁。2015 年 1 月 26 日初诊。

主诉：面颈部抽动 4 年余，眼睛干涩 1 年余。

现病史：患者平素熬夜多，4 年前不明原因出现面颈部不自主抽动，曾服汤药半年余，症状好转。近 1 年来自觉眼睛干涩，眼泪较少，西医曾诊断为重度干眼症，且面颈部抽动复发，汤药治疗效不显。现症见：面颈部肌肉抽动，劳累、紧张、熬夜易出现，眼睛干涩，怕冷明显，早泄，口不干渴，纳眠可，大便日 1 次，成形，小便稍频。舌质淡暗，苔白腻，脉细。

处方：生白芍 30 克，生甘草 10 克，制附子 10 克（先煎）。10 剂，每日 1 剂，水煎服，分早晚两次温服。

按语：患者面颈部不自主抽动，如自然界之风象，肝属厥阴风木，肝主筋，故治疗当责之于肝，且肝开窍于目，患者眼睛干涩当系肝阴不足，结合其平素熬夜较多，既伤阴又伤阳，眼睛干涩乃伤阴之象；小便频、怕冷、早泄乃肾阳不固之象，故用芍药甘草汤以养肝滋阴，柯韵伯云：“水体本静，而川流不息，气之动，火之用也。命门有火，则肾有生气。”配附子补命门之火以鼓荡肾气，滋水涵木，木得其养，则抽动可止，目干涩可愈，静观其效。

张磊教授辨证对远因、近因的认识及临证运用举隅

【病案 1】患者，男，40 岁。

主诉：右侧肢体外侧发凉 2 年。

现病史：患者于 2 年前在山西打工受凉后，出现右侧肢体外侧及膝关节发凉，活动后可有好转，左腿易汗出，饮食、二便可。舌质略红，苔白，脉沉。另述平素易上火。

诊断：寒痹。

治法：散外寒，清内热。

处方：桂枝汤加减。桂枝 15 克，生白芍 15 克，生黄芪 15 克，当归 10 克，独活 6 克，制附子 10 克，淡竹叶 10 克，玄参 10 克，炙甘草 6 克，生姜 3 片，大枣 4 枚（切开，为引）。

按语：患者有明确感受寒邪病因，而见上述症状，一者，寒为阴邪易伤阳气，阳气受损，失于温煦而见寒象；二者，寒性凝滞可致气血经脉运行不畅，阳气不得布达，活动后气血经络运行得畅，阳气布散，故觉好转；三者，表受寒邪，营卫不和，而见汗出。虽感邪数年，但邪气稽留不去，仍应针对病因治疗，予散外寒。患者素易上火，舌见红象，可兼清里热。方取桂枝汤加减。桂枝辛温，辛能散邪，温可从阳化气，通行血脉；生白芍酸寒，酸能

敛汗，寒走阴而益营，桂枝配生白芍为辛散中不失微敛，固敛中不失温通辛散。“邪之所凑，其气必虚”，故以生黄芪益卫固表，兼可止汗，有黄芪桂枝五物汤之义。制附子大辛大热，借其辛散温通之力以散寒通阳，有桂枝加附子汤之义。寒邪久着经脉，气血不畅，故以当归活血通脉，兼可散寒，独活取其散寒通痹之功，诸药所用直指病因，兼顾正气，扶正祛邪相得而不相忤。淡竹叶、玄参既清里热，又可兼制前药之燥热；炙甘草益气调和，生姜助辛散寒，大枣调和营里。

远因、近因作为一对相对概念提出，运用于慢性疾病之中。在疾病病程中，先是一种病因作用于机体，使其功能失调，继则或病后体虚未复，再感同样病邪；或疾病基本痊愈，而余邪残留未尽，在某种诱因作用下重新活跃；或病已愈，病邪宿根仍久留体内，在某种条件下正消邪长而复起。所谓“新感引起伏邪”“新邪引动宿疾”者，如此看，原始病即称远因，再感或继生者为近因。

如上，近因与远因相互作用，甚则互为因果。不仅使病机变得错综复杂，相应使治疗亦变得复杂，但可将其用标本加以区分，使得避繁就简。相对而言，远因所致旧病为本，近因所致新病为标，原发病为本，继发病为标，如此治疗即可遵从“急则治其标，缓则治其本，标本兼治”的原则。

【病案 2】患者，男，8 岁。

主诉：咳嗽、咽干 5 天。

现病史：诉近期因感冒用抗生素 6 天后，尿蛋白++。现咳嗽、咽干，纳眠可，大便正常，2 日 1 次，小便发黄。5 年前有肾病综合征史，激素一直未停用（现隔日 15 毫克），病情控制良好，已 2 年尿中未见蛋白。舌质红，舌前半无苔，后薄白，脉细。尿常规：尿蛋白（++）。

诊断：风热感冒。

治法：辛凉透表，清利膀胱。

处方：银翘散加减。金银花 10 克，连翘 6 克，淡竹叶 6 克，牛蒡子 6 克，地肤子 15 克，紫苏叶 6 克，蝉蜕 10 克，桑叶 10 克，车前草 15 克，赤小豆 20 克，生甘草 3 克。

二诊：上方服 6 剂后，症状消失，尿常规：尿蛋白-。舌质红，苔黄厚，脉细滞。属浊在下焦，膀胱不利，以涤浊法治之。

处方：白茅根 30 克，冬瓜仁 20 克，生薏苡仁 20 克，泽泻 6 克，猪苓 10 克，连翘 10 克，赤小豆 30 克，小蓟 20 克，藕节 30 克，牡丹皮 10 克，生甘草 3 克。

按语：患者远因致病，虽长期用药，基本痊愈，但余邪未尽，功能未完全恢复，复在此次外感作用下引动而发。处方取银翘散立法，以金银花、连翘、淡竹叶、牛蒡子、桑叶、紫苏叶等辛凉透表，车前草、赤小豆、生甘草、地肤子协淡竹叶以清利净府。前组药对近因，后组药治原病，标本兼治，应手而效。二诊外感既去，湿浊仍存，遂以自立涤浊方治之。

张磊教授论治胃胀

【病案 1】杨某，女，28 岁。1999 年 12 月 3 日初诊。

主诉：夜间胃胀 3 天。

症见：近 3 天来，无明显原因每夜 2~3 时胃胀甚，胃灼热，恶心，无反酸及嗳气，口干不苦，乳房胀痛，食欲减退，大便干结，2~3 日 1 次。舌质红，苔薄白，脉涩。

辨证：肝胆胃气失疏。

处方：大柴胡汤加减。柴胡 15 克，黄芩 10 克，半夏 15 克，炒枳实 10 克，白芍 10 克，大黄 6 克（后下），川楝子 10 克，制香附 15 克，浙贝母 10 克，全瓜蒌 15 克，郁金 10 克，生姜 3 片，大枣 4 枚为引。6 剂，每日 1 剂，水煎服，分早晚两次温服。

二诊：1999 年 12 月 10 日。药后胃胀消失，轻微胃灼热。口干，大便恢复正常。舌质红，苔薄白，脉沉有力。

处方：守上方去全瓜蒌、浙贝母，加金钱草 30 克，继服 6 剂而愈。

【病案 2】王某，女，24 岁。1997 年 11 月 11 日初诊。

主诉：胃脘胀满，吐酸 3 个多月。

现病史：3 个月前曾患感冒，体温 38.5℃，同时出现胃脘胀满，反酸。静脉滴注头孢菌素 V 等药物治疗，1 个月热退，但仍胃胀满，吐酸。全身皮肤发紧，头昏不清，眼涩，纳眠可，二便调。舌质红，苔薄白，脉右弦左大。

辨证：胃气不和，气机不畅。

处方：半夏泻心汤加减。半夏 10 克，党参 10 克，黄芩 10 克，黄连 6 克，干姜 10 克，吴茱萸 3 克，炒神曲 10 克，炒枳壳 10 克，香橼 10 克，炙甘草 6 克，大枣 4 枚为引。4 剂，每日 1 剂，水煎服，分早晚两次温服。

二诊：1997 年 11 月 21 日。服上方白天胃胀、头昏基本消失，黎明前稍感胃胀满，仍吐酸，全身皮肤发紧，颜面郁胀较明显，大便偏干。舌质红，苔薄黄，脉中取有弦象。

处方：守上方加煅海螵蛸 15 克，继服 5 剂而愈。

【病案 3】武某，女，37 岁。1998 年 6 月 26 日初诊。

主诉：胃胀，食生冷后腹泻 2 年余。

现病史：患者 2 年前由于食油腻食物后生气受凉，出现胃脘发胀，食生冷或胃部受凉，或说话时间较长时均易出现腹泻，每日 3~4 次，质稀溏，无腹痛，食欲尚可。舌质红，苔白厚兼黄，脉沉无力。

辨证：中焦积寒，并中气虚。

处方：砂半理中汤加味。党参 12 克，炒白术 10 克，干姜 10 克，砂仁 6 克（后下），半夏 10 克，陈皮 10 克，升麻 6 克，柴胡 6 克，补骨脂 10 克，炙甘草 6 克，大枣 4 枚为引。6 剂，每日 1 剂，水煎服，分早晚两次温服。

二诊：1998 年 7 月 3 日。服上药胃胀略减，大便日 1 次，胃部仍怕凉。舌质红，苔薄黄，脉沉无力。

处方：守上方去升麻、柴胡、补骨脂，减干姜为 3 克，加木香 6 克，继服 6 剂。

三诊：1998 年 7 月 10 日。胃胀基本消失，唯饭后胃稍胀。舌质红，苔薄黄，脉沉无力。

处方：上方干姜改为 6 克，继服 6 剂以善其后。

张磊教授治疗冠心病的临床经验

【病案 1】患者，女，60 岁。2006 年 9 月 29 日初诊。

主诉：活动后气短 8 年余。

现病史：善叹息，伴眩晕，唇紫，口淡乏味，自汗出，心烦多梦，入睡困难。舌略暗，苔厚腻微黄，脉沉涩而结。既往有高血压病 10 年，自述控制良好。心电图示窦性心律不齐，前壁 ST-T 改变。冠状动脉造影示前降支远端狭窄 75%。

诊断：胸痹。

辨证：痰瘀互结。

处方：苓枳汤加减。茯苓 10 克，杏仁 10 克，陈皮 10 克，炒枳实 10 克，丹参 30 克，檀香 3 克，砂仁 3 克（后下），党参 10 克，麦冬 10 克，五味子 10 克，山茱萸 10 克，石菖蒲 3 克，远志 6 克，炒酸枣仁 15 克，生甘草 3 克。25 剂，每日 1 剂，水煎服，分早晚两次温服。

二诊：2006 年 10 月 27 日。气短发作减少，可进行一般日常活动，入睡良好，醒后难再寐，时有心慌胸闷，久视眩晕。舌暗，苔薄白，脉沉细结。以安心汤加减。

处方：党参10克，麦冬20克，五味子10克，山茱萸10克，炒酸枣仁15克，柏子仁6克，丹参30克，生地黄30克，淮浮小麦30克，石菖蒲6克，桂枝3克，炙甘草6克，大枣6枚为引。20剂，每日1剂，水煎服，分早晚两次温服。

三诊：2006年11月22日。心慌、眩晕减轻，寐可，但每天早晨五时许身热汗出。舌淡暗，苔白厚，脉沉细涩。仍以上方增损。

处方：党参10克，麦冬20克，五味子10克，山茱萸10克，丹参30克，降香6克，细辛3克，桂枝6克，石菖蒲3克，炒酸枣仁20克，淮浮小麦30克，炙甘草6克，大枣4枚为引。每日1剂，水煎服，分早晚两次温服。

按语：此乃饮邪上犯，胸阳不振，兼心气不足，心血瘀阻，阴阳失调之证，以苓枳汤去桂姜以宣利水湿，生脉散加山茱萸益心气，丹参饮养血活血散瘀，石菖蒲、远志祛湿化浊，通脉透窍，酸枣仁养心安神。再诊，饮邪渐化，心气不足，心脉瘀阻，心神欠安，以安心汤益气养心安神，丹参活血通心脉，重用生地黄以逐血痹，石菖蒲、桂枝少许，辛温通阳，水饮无由再生。三诊，心气渐充，胸阳来复，心神渐安，心脉顺畅，继以上方去生地黄，加降香、细辛辛温通窍活血而收功。

【病案2】患者，男，71岁。2007年4月23日初诊。

主诉：胸骨后闷痛，动则发作，休息后可缓解两年余。

现病史：伴心悸，口干不多饮，倦怠乏力。舌质暗，苔白厚湿滑，脉涩。既往史：高血压病1年。心电图示：ST-T改变。

处方：宽胸汤加减。瓜蒌30克，薤白15克，桂枝10克，炒枳实10克，厚朴12克，半夏12克，茯苓30克，陈皮10克，丹参30克，檀香3克，砂仁3克（后下），生姜3片。24剂，每日1剂，水煎服，分早晚两次温服。

二诊：2007年5月18日。胸闷减，胸痛消失，唯活动后气短乏力，多寐，双足青紫水肿，触之凉。舌红，苔水滑，脉弦涩。予生脉散加附子汤加减。

处方：党参10克，麦冬10克，五味子10克，制附子10克（先煎），生薏苡仁30克，桂枝10克，炒枳实10克，陈皮10克，丹参30克，檀香3克，砂仁3克（后下），淮浮小麦30克，炒麦芽15克，炙甘草6克，生姜3片。30剂，每日1剂，水煎服，分早晚两次温服。

三诊：2007年6月20日。胸闷胸痛消失，双足温暖，水肿消失，唯皮色略紫，以二诊方加红花10克，薤白10克，制水丸，如绿豆大小，每次60粒，日3次，以善后调理。

按语：此乃痰湿闭阻，胸阳不振，气结血瘀之证，故以宽胸汤治之。方中重用瓜蒌宽胸理气、宣痹化痰涤浊，加枳实、厚朴降气散结，丹参饮活血辛温通脉。复诊，痰湿渐化，心脉失畅，心气不足，心阳为寒湿所困，故用生脉散益气养心，薏苡附子散加桂枝、生姜以温化寒湿，通心阳，丹参饮活心血，通心脉，淮浮小麦养心神，陈皮、枳实、麦芽理气运脾，以绝生痰之源。再诊，痰浊寒湿消散，阳气未复，犹冬去春回，唯心脉失畅，故以上方加红花活血，薤白通阳。用丸药缓图，以期长治久安。

张磊教授关于郁证的辨证论治

【**病案**】冯某，女，62岁。2007年10月31日初诊。

主诉：精神恍惚、悲伤欲哭10天。

现病史：患者10天前因精神刺激出现精神恍惚，悲伤欲哭，时时欠伸，每日发作6~7次，每次发作持续数分钟至1小时不等，发作时心神不宁，犹如神灵所作，不欲饮食，睡眠不安。舌质红，苔薄白乏津，脉细。

诊断：脏躁。

治法：养阴清心，补心安神。

处方：甘麦大枣汤合百合地黄汤加味。生地黄15克，百合30克，浮小麦30克，茯神15克，怀牛膝15克，生麦芽15克，生甘草10克，大枣6枚（切开）。10剂，每日1剂，水煎服，分早晚两次温服。

服上方10余剂而愈。

张磊教授治疗痛经的经验

【**病案**】患者，女，32岁，已婚。2009年5月18日初诊。

主诉：痛经19年，加重1年。

现病史：患者自13岁初潮以来一直痛经，至今已19年，每次经期第1天腹痛甚，经期3~5天，量可，色暗，有血块，伴腰酸。白带稍多，色白。纳可，眠一般，大便干，7~10日1次，小便正常，时有面部痤疮。舌质红，苔薄白，根部白腻，脉涩。

处方1：炒火麻仁30克，杏仁10克，生白芍15克，炒枳实10克，郁李仁 30 克，大黄 10 克（后下）。10 剂，每日 1 剂，水煎服，分早晚两次温服（平时服用）。

处方 2：生白芍 30 克，延胡索 15 克，五灵脂 10 克，蒲黄 10 克，制香附 10 克，酒大黄 10 克（后下），生甘草 15 克。5 剂，每日 1 剂，水煎服，分早晚两次温服（月经前一天及月经期间服用）。

二诊：时告知本次月经提前一天，开始服痛经方（即处方 1），当月痛经减轻大半，张磊教授嘱其按上次处方 1 原方连服 3~5 个月经周期。患者诉服处方 2 后大便好转，面部痤疮亦有改善。

按语：此患者平时大便干，7~10 日 1 次，面部易发痤疮，为实热证。张磊教授以麻子仁丸加味以清胃火、泄肠热，使其大便通畅，面部痤疮自消。该患者属于原发性痛经，张磊教授以自拟方玄胡汤合失笑散为加味治其痛经，因患者体内火热盛，故加酒大黄，既通腑泄热，又活血化瘀，一举两得。此患者为实热证，故用生甘草代替炙甘草。

张磊教授治疗失眠

【病案 1】患者，女，50 岁。2013 年 8 月 2 日初诊。

主诉：失眠 20 余年。

现病史：患者入睡困难，易醒，再睡困难，心烦急躁，心悸乏力，易上火，月经量大，经前乳房胀痛，喜冷饮，大便干；舌暗红，苔薄白，脉细数。

西医诊断：睡眠障碍。

中医诊断：不寐。

辨证：阴虚内热，痰热上扰。

治法：滋阴清热，化痰安神。

处方：生地黄 10 克，生百合 30 克，麦冬 30 克，炒酸枣仁 30 克，茯苓 10 克，茯神 10 克，淡竹叶 10 克，灯心草 3 克，浮小麦 30 克，生甘草 6 克，大枣 4 枚，女贞子 15 克，旱莲草 30 克，夏枯草 10 克。10 剂，每日 1 剂，水煎服，分早晚两次温服。

二诊：入睡较前容易，不易醒，心烦急躁诸症悉减。继以本方化裁治疗 2 个月余，睡眠基本正常，余症明显缓解。

按语：眠安汤系张磊教授多年临床经验所组，方由百合地黄汤、酸枣仁汤、甘麦大枣汤加麦冬、灯心草、淡竹叶、胆南星、生龙骨、生牡蛎等组成。该方养阴清热、化痰安神兼顾，配伍严谨、照顾全面，临床效果显著。本例阴虚内热症象明显，加之患者月经量大，故去胆南星、生龙骨、生牡蛎，加女贞子、旱莲草以滋阴清热，凉血安神。

【病案 2】患者，女，34 岁。2017 年 8 月 31 日初诊。患者从事文字工作，劳累。

主诉：失眠 6 年余。

现病史：入睡困难，多梦，睡眠表浅，伴气短、乏力、左胁下胀痛、胃脘胀满。曾用中药治疗 1 年，症状有所减轻，但失眠始终未愈。现症见：入睡困难，多梦，睡眠表浅，记忆力下降，食后胃脘胀，时感左胁下胀硬，腰、背、膝、足跟酸沉，手足凉，大便难解，2 日 1 次，经常乳胀，月经有血块，白带多，色略黄，质稠，阴痒。舌质淡红略黯，有齿痕，苔薄，脉细。

辨证：肝血不足，血不藏魂，兼有虚热。

治法：敛肝安魂。

处方：酸枣仁汤加味。炒酸枣仁 30 克，茯苓 10 克，茯神 10 克，川芎 3 克，知母 10 克，首乌藤 30 克，生甘草 10 克，浮小麦 30 克，大枣 6 枚为引。7 剂，每日 1 剂，水煎服，分早晚两次温服。

二诊：2017 年 9 月 7 日。诉服上方 7 剂后，失眠愈，能入睡，做梦减少，但睡起后不解乏。嘱续服 7 剂，病愈。

张磊教授自拟丹百汤治疗胃痛

【病案】刘某，男，32 岁。2014 年 9 月 15 日初诊。

主诉：间断胸痛 2 年余。

现病史：间断胸骨下段后疼痛，可忍受，稍有胸闷，发作无明显规律，纳眠可，二便调，无咳嗽及进食困难，口中和。舌质暗红，苔黄腻，脉细。

处方：柴胡 10 克，白芍 20 克，枳壳 10 克，全瓜蒌 30 克，薤白 10 克，清半夏 10 克，丹参 30 克，白檀香 6 克（后下），砂仁 6 克（后下），郁金 10 克，茯苓 30 克，甘草 6 克。7 剂，每日 1 剂，水煎服，分早晚两次温服。

二诊：2014 年 11 月 5 日。服上方效可。现症见：咽痛，不咳嗽，无痰，口干渴不苦，胸闷减轻，纳可，二便调，眠差多梦。舌淡暗，苔薄黄，脉细。

处方：杏仁 10 克，豆蔻 10 克（后下），生薏苡仁 30 克，清半夏 10 克，厚朴 10 克，淡竹叶 10 克，桔梗 10 克，通草 6 克，茯苓 30 克，郁金 10 克，甘草 6 克，炒莱菔子 10 克。5 剂，每日 1 剂，水煎服，分早晚两次温服。

按语：患者间断胸骨下段后疼痛，稍有胸闷，口中和，舌质暗红，苔黄腻，此乃气机郁滞之证。气机不通则痛，久病致瘀出现舌质暗红，气滞水湿不行，郁而化火出现则见舌苔黄腻，方用四逆散畅达气机，合瓜蒌薤白半夏汤以除湿浊之邪，合丹百汤以祛瘀止痛，加茯苓健脾利湿。诸药合用，使气机得行，血瘀得通，水湿得除。二诊以三仁汤宣上畅中渗下，使余下湿热之邪荡然无存。

张磊教授辨治长期发热

【病案】张某，男，53岁。2002年5月29日初诊。

主诉：1个月来夜间发热。

现病史：发热，体温多在37.5℃左右，有时最高可达38℃，半小时至1小时可退，曾查肺CT、支气管镜检查等相关项目未见异常，按肺部感染治疗不效。发热时伴汗出气短，吐少量白痰，全身乏力。舌暗稍红，苔白腻微黄，脉沉。

诊断：邪郁少阳。

处方：柴胡12克，黄芩、清半夏、党参各10克，生龙骨、生牡蛎各30克，炙甘草6克，生姜3片，大枣3枚（切开为引）。7剂，每日1剂，水煎服，分早晚两次温服。

二诊：2002年6月5日。诉低热、汗出明显减少。舌脉同前。

处方：守上方加桑叶10克，车前草15克。6剂，每日1剂，水煎服，分早晚两次温服。药尽病愈。

按语：小柴胡汤治疗邪郁少阳之长期发热在临床上屡屡取效，柯韵伯喻之为“少阳枢机之剂，和解表里之总方”。该方以和解少阳为主，具有清解胆热、补气和胃降逆之功，祛邪兼以扶正，使邪气得解，枢机得利，经气调和则发热自退。由于长期发热耗气伤阴，故可在原方中加入知母、白薇以养阴清热，或加生龙骨、生牡蛎以益阴潜阳；热较盛者则加金银花、连翘、白茅根以清泄之。

张磊教授治疗头痛

【病案】患者，女，2011年8月7日初诊。

主诉：头痛1个月余。

现病史：前额、两颞胀痛，压之痛甚，伴见心烦易怒、胸胁苦闷、睡眠不宁、恶心欲呕、口苦。舌红，苔黄，脉弦。

西医诊断：神经性头痛。

中医诊断：头痛。

辨证：肝郁头痛。

治法：疏肝解郁，缓急止痛。

处方：柴胡10克，黄芩15克，清半夏10克，太子参15克，甘草15克，生白芍30克，醋延胡索15克，川芎20克，白芷20克，葛根20克，薄荷3克（后下）。3剂，每日1剂，水煎服，分早晚两次温服。而愈。

按语：肝郁头痛在更年期女性多发，头痛部位可发生在前额、两颞、耳后，以胀痛为主，按之痛甚，伴见心烦易怒、胸胁苦闷、睡眠不宁、恶心欲呕、口苦，舌红，脉弦。病机为少阳之气不得疏泄，郁而内扰，气郁化火，上扰头目而引起头痛。因前额、两颞、耳后、胸胁乃为阳明、少阳经循行部位，《黄帝内经》指出："木郁达之、火郁发之。"方选小柴胡汤合芍药甘草汤加减，以小柴胡汤疏运枢机，透达郁热；芍药甘草汤取其酸甘化阴之用，缓急止痛之功；伍以引经佐使之品川芎、白芷、葛根，薄荷后下而透达郁热。

张磊教授治疗白血病化疗后高热

【病案】赵某，男，8岁。2015年4月20日初诊。

主诉：白血病9个月余，化疗后出现高热。

现病史：患者确诊白血病9个月来，一直化疗，病情尚稳定。近3天发热，体温39.0~40.0℃，服西药效差。现症见：高热，口渴引饮，晨起干咳，稍有喘促，纳差，大便稀有泡沫，小便色黄。查体：体温39.6℃，嗜睡貌。血常规：白细胞2.33×10^9/L，红细胞3.36×10^{12}/L，血红蛋白106.2g/L。舌质红，根部黄厚腻，前半部少苔，脉大无力。

辨证：阳明经证伴气津两伤。

处方：白虎加人参汤加味。党参、知母各10克，生石膏、生黄芪各30克，生山药15克，生甘草3克。6剂，每日1剂，水煎服，分早晚两次温服。

二诊：服药2剂后体温正常。

按语：张磊教授认为久病、化疗元气大伤，外邪入里化热出现阳明经证，热盛伤气灼津，致气津两伤。故用白虎加人参汤，用山药代替粳米，并加党参、黄芪大补元气。诸药共奏清热、益气、生津之功，获效良好。

张磊教授临证遣方治腹泻

【病案】 主诉：水样便4个月。

现病史：因感冒用抗生素后，出现腹泻如水，每天20~30次，脱肛，多方治疗无效。现症见：精神极差，畏寒，无发热，腹胀，消瘦，脱水貌。脉细，指纹淡。

辨证：阳亡液脱。

处方：四逆加人参汤。制附子10克（先煎1小时），干姜6克，党参20克，炙甘草6克。6剂，每日1剂，水煎服，分早晚两次温服。

二诊：药后，大便转为日1次，排便困难。家人自行让患儿服香油5毫升，病情复发，大便带黏液，腹胀。

处方：制附子6克（先煎1小时），干姜6克，党参6克，炙甘草6克，制半夏6克，黄芩3克，黄连1克，砂仁2克（后下），大枣1枚。6剂，告愈。

按语：此为四逆加人参汤合半夏泻心汤，以辛开苦降，寒温并用，阴阳并调。张磊强调经方有它的独特疗效，加减药味，不能太多太杂，要主证主方，座次井然，主题分明，不要喧宾夺主。

时方是指汉代张仲景以后医家所制的方剂，以唐宋时期创制使用的方剂为主，是临床治疗的进一步发展，其数量大，内容广，更适宜于临床选用。

张磊教授经方加减治汗出

【病案】 韩某，女，57岁。2014年9月29日初诊。

主诉：烘热汗出5年。

现病史：烘热汗出，每日4~5次，急躁，失眠，胃胀，胃灼热，反酸，晨起口苦。便干，2~3日1次。血压偏高。绝经5年。甲状腺结节4年余，子宫肌瘤5年。

处方：生地黄10克，生百合30克，麦冬30克，淡竹叶10克，灯心草3克，炒酸枣仁30克，茯苓10克，茯神10克，清半夏10克，夜交藤30克，浮小麦30克，生龙骨、生牡蛎各30克（先煎），炙甘草10克，决明子30克，大枣3枚（切开）为引。10剂，每日1剂，水煎服，分早晚两次温服。

连续服用 10 剂后，烘热汗出、失眠等症状明显好转。继续巩固治疗 2 月。临床症状缓解。

张磊教授辨治产后便秘

【病案】杨某某，女，34 岁。2014 年 12 月 5 日初诊。

主诉：便秘 4 年。

现病史：患者 4 年前因怀孕时腹泻，产后便秘，继而发展成肛裂，在本诊室服用中药后好转痊愈。近一年患者再次怀孕后腹泻，现产后 1 个月，又出现便秘、便血（鲜血）伴有痔疮。现咽干痒，偶有咳嗽，纳眠可，小便多。舌质红，苔白腻，根部厚，脉细。

辨证：阴血不足，肠失濡润。

处方：炒火麻仁 30 克，生白芍 30 克，当归 15 克，槐角 30 克，大黄 6 克（后下），生地黄 30 克，制何首乌 30 克，厚朴 10 克，通草 6 克，杏仁 10 克。10 剂，每日 1 剂，水煎服，分早晚两次温服。

连续服用上方 10 剂后症状缓解，遂以麻仁软胶囊巩固疗效。

张磊教授应用眠安汤治疗不寐

【病案】于某，女，41 岁，干部。2014 年 8 月 8 日初诊。

主诉：近 10 年来睡眠质量差，易醒，多梦。

现病史：间断服用安眠药，效果不佳，未经正规治疗。现症见：眠差、多梦、易醒、焦虑，平时压力大，精神状态差，月经提前 5~6 天，量多，少量血块，经前乳房微胀，白带量多，色黄，纳可，乏力。舌质红，边有点刺，苔薄白。

辨证：阴亏血虚，痰热扰心。

处方：生地黄 10 克，生百合 30 克，炒酸枣仁 15 克，茯苓 10 克，茯神 10 克，麦冬 15 克，淡竹叶 10 克，灯心草 3 克，夏枯草 10 克，怀牛膝 10 克，地骨皮 10 克，车前子 15 克（包煎），浮小麦 30 克，生甘草 6 克，生龙骨、生牡蛎各 30 克（先煎），紫苏叶 3 克（后下），大枣 4 枚（切开为引）。7 剂，每日 1 剂，水煎服，分早晚两次温服。后经随访，药尽病愈，未再发作。

按语：《素问·阴阳应象大论》曰："年四十而阴气自半，起居衰矣。"患者已年过四十，阴血本已不足，加之工作压力大，又有月经量大，更加重了阴血的流失，阴不敛阳，虚阳浮越，扰乱心神，神失所养，则发为失眠；阴虚则阳亢，炼液为痰，痰湿热阻滞下焦则白带量多色黄；肝体阴而用阳，肝火亢盛，热迫血行，则月经提前。故治当以养阴为主，兼清热除湿安神，采用自拟方眠安汤加味治疗。加入茯苓以加强安神之效；加夏枯草清肝胆火；怀牛膝既能活血，又能引火下行；地骨皮清胞宫之热；车前子除下焦之湿。陈修园《医学实在易》言："百合其花，朝开暮合，紫苏之叶，朝挺暮垂，俱能引阳气而归阴分。"在此用百合、紫苏叶，均取其引阳入阴之效。药机合宜，收效甚捷。

运用活血祛瘀法的体会

【病案1】曹某，女，24岁。

主诉：右上腹内有一圆形肿块，大如小碗，已2个月余。

现病史：当地医院疑为肝癌，让其速检查。经某医院超声波和肝扫描检查：肿块与肝不连，肝无占位性病变，肿块性质不明，动员做手术。后又经某医院检查，亦未查清肿物性质，仍动员做手术。患者意坚不做，故转诊中医。患者自述于2个月前，因家事生气，不久在右上腹里面生一疙瘩如鸡蛋大，发展很快，2个月来已大如小碗，走路伸不开腰。按其肿块，形圆而质较硬，边缘整齐光滑不移动，压痛不明显。体质尚好，饮食尚可，无寒热，但精神压力较大。观其舌苔无明显异常。诊其脉沉实而较有力。宽慰之后，乃投以逐瘀祛痰软坚之剂。

处方：桂枝15克，茯苓12克，赤芍9克，牡丹皮9克，水蛭12克，土鳖虫9克，昆布15克，海藻15克，远志15克，炮穿山甲15克（代），制马前子0.3克。6剂，每日1剂，水煎服，分早晚两次温服。

二诊：上方服6剂，肿物大为消减，质变软。患者喜出望外，更坚定服中药的信心。

处方：而后在此方基础上去远志，或去穿山甲（因缺货），加生薏苡仁、冬瓜仁、大黄、附子，后又加黄芪以扶正。按此方增减，调治2个月而愈。愈后不久，又获生子之喜。至今2年，健康如常。

按语：此方由桂枝茯苓丸加味而成，增入薏苡仁、冬瓜仁、大黄、附子等味，乃取薏苡附子败酱散和大黄牡丹皮汤之意。况大黄与附子同用，一凉一热，一攻一补，对于蕴郁结聚之邪，自能推陈出新，曲尽其用。综观此方，具有活血祛瘀，软坚散结，祛痰行水之功，故获满意疗效。

【病案2】赵某，女。1974年7月初诊。

主诉：痛经10年。

现病史：患者自述于1963年冬天正值经期，两次趟冰水，而后发生痛经并逐渐加重。每当月经来潮前，痛不可忍，只得服止痛片以取暂效。月经周期正常，血块较多。遂于我诊。患者体质较弱，面色较淡，有怯寒之感，又有明显受寒之因。据此，乃投以温经散寒，祛瘀止痛之剂。

处方：桂枝15克，白芍15克，当归9克，吴茱萸12克，巴戟天12克，炒小茴香9克，延胡索9克，五灵脂9克，没药9克，乳香9克，木香9克，干姜炭9克。3剂，每日1剂，水煎服，分早晚两次温服。

于经前服1剂，月经即来，但无一点疼痛，乃喜出望外，又接服2剂。下次经前和经期，又续服6剂，仅有轻微疼痛。而后又服药2个经期，乃告痊愈。

按语：此例痛经，有明显的血瘀之象，若不注意其受寒之因和形寒之征，而单纯按血瘀痛经去治，效果是不会好的。据患者说，过去也曾服过中药无效，也可能忽略了这一方面。

【病案3】李某，女。

主诉：小腹痛月余。

现病史：1963年夏季患崩证，崩止而小腹疼痛，乍痛乍止，痛如针刺，正在行走时若疼痛发作，就得停步坐下，病延月余未愈。适我暑假返里，乃来就诊。根据其疼痛性质，脉象沉涩和崩后所得，断为留瘀之证。

处方：瘀血汤、抵当汤合失笑散三方合用。桃仁12克，土鳖虫9克，虻虫6克，大黄9克，炒五灵脂12克，蒲黄9克。3剂，每日1剂，水煎服，分早晚两次温服。

服后从大便下污秽之物甚多，病若失。正如《金匮要略》“下如豚肝”之谓。

按语：活血祛瘀法与他法配合运用，是多方面的，根据病因、症状、部位、病程和患者体质状况等不同，灵活运用，不拘一格。事实上，临床单纯使用活血祛瘀药物是不多的。

活血祛瘀法，是中医学治疗疾病的一个很重要的方面，它能解决很多问题，我们应当进一步研究它、实践它、发展它。

小柴胡汤、桂枝汤方证运用

【病案 1】孙某，女，47 岁，市民。1970 年初诊。

主诉：咳嗽 40 余年。

现病史：从小咳嗽，历 40 年，每年秋末发作，冬季较甚，夏季自愈。在发作期间，昼轻夜重，甚则难以入眠，痰多而稀，喉咙发痒。从其神色形态来看，无明显的病容表现。就诊于余。

窃思此病已数十年，患者服药较多，不见效果，一般治咳之剂，已经用过，若不另想方药，恐难取效。忆起陈修园《医学实在易》治咳论中有云："胸中支饮咳源头，方外奇方勿漫求，更有小柴加减法，通调津液治优优。"考虑用此方较为合适，遂欣然疏方，以观其效。

处方：柴胡 9 克，制半夏 9 克，黄芩 9 克，党参 9 克，五味子 9 克，甘草 6 克，生姜 9 克，大枣 4 枚为引。每日 1 剂，水煎服，分早晚两次温服。

患者服 1 剂后即能安然入眠，服 4 剂后咳嗽已去大半，继服数剂而咳止。

按语：本证并没有小柴胡汤证的典型症状，但遵"若咳者去人参、大枣、生姜，加五味子半升，干姜二两"的垂训，根据患者的具体情况，只增五味子一味，竟能起数十年之咳于数日，乃因"上焦得通，津液得下，胃气因和"故也。此证为风寒之邪挟津液而上聚于膈中，以致咳嗽不愈。用此方以通其上，即和其中，和其中则愈通其上，如此则三焦通畅，津液得行，其咳自愈。

【病案 2】黄某，男，25 岁，大学生。1974 年 11 月 5 日初诊。

主诉：患荨麻疹已数年。

现病史：自 1973 年后荨麻疹逐渐加重，每遇风寒则发作，瘙痒异常。以前每天服 1 次苯海拉明片即可控制，以后渐渐无效。就诊于余。

根据患者发疹情况，为风寒客表，营卫不和所致。遂投以桂枝汤加味治之。

处方：桂枝 15 克，白芍 15 克，葛根 30 克，紫苏叶 12 克，蝉蜕 9 克，羌活 9 克，川芎 9 克，甘草 9 克，生姜 9 克，大枣 4 枚为引。3 剂，每日 1 剂，水煎服，分早晚两次温服。

二诊：上方服 3 剂，瘙痒稍减，但不明显。

处方：宗上方去蝉蜕、羌活，加丹参 30 克，徐长卿 30 克，荆芥 9 克。2 剂，每日 1 剂，水煎服，分早晚两次温服。

三诊：上方服 2 剂，效果显著，就诊时正刮大风，气温较低，亦未发作。但咽喉有些不利。

处方：宗上方加桔梗9克，牛蒡子9克。3剂，每日1剂，水煎服，分早晚两次温服。

四诊：上方服3剂，基本痊愈。食欲、睡眠均转好。嘱照上方再服数剂以巩固之。1年后，患者来述，至今未发。

按语：本证亦不是桂枝汤证的典型症状，但患者为风寒侵袭太阳之表，留而不去，而致营卫失调，其症不同，其理则然，故宜用桂枝汤加味治之。本方能和营卫，解肌表，祛风寒，寓扶正祛邪之意，较单治风寒为佳。

【病案3】邢某，女，32岁，干部。

主诉：水肿1年余。

现病史：患者水肿1年多，每天多次发作，肿时则肌肤虚浮，面部潮红，手足心微痛，消后则一如常人。经多次检查，无任何异常发现，西医诊为血管神经性水肿，西药治疗无效，中药亦曾服过健脾利水和益气之剂，毫无效果。患者体质尚好，舌苔正常，饮食、二便均可，但脉象乏力。

据证分析，既非水肿，又非虚肿，此乃营卫不和，三焦气化失调之证，遂投以小柴胡汤合桂枝汤加龙骨牡蛎治之。

处方：柴胡9克，黄芩9克，制半夏9克，党参9克，桂枝9克，白芍9克，甘草6克，生龙骨30克，生牡蛎30克，生姜9克，大枣3枚为引。3剂，每日1剂，水煎服，分早晚两次温服。

二诊：上方服3剂，发作次数减少，复以原方继服6剂，症状基本消失。又按原方继服而愈。

按语：用此方治此证，对我来说还是第一次。证候比较奇特而典型。证既属于营卫不和，三焦气化失调，而治疗应以何方为妥呢？经过思考认为，桂枝汤外证得之能解肌去邪气，内证得之能补虚调阴阳，用之比较适宜；小柴胡汤达表和里，升清降浊，能使三焦气化调畅，用之亦比较适宜。因此将二方合并使用，又加生龙骨、生牡蛎以潜阳敛浮，方适其证，证宜其方，故收如此之效。

【病案4】张某，男，31岁，农民。

主诉：全身触碰即肿3年余。

现病史：患者3年来全身不能触碰，触之即肿，约数分钟即消失。平时担水则肩肿，走路用力过重则脚肿，拍巴掌则手肿（不受外界气候变化影响），因此不能参加体力劳动。生产队把他安排在打谷场上看鸡子，看鸡子也不能跑快了，跑快了脚即肿。经多处医院治疗，用过各种抗过敏药物，均无效果。1975年，我们带学生在其处实习，患者乃前来就诊。当时在他的皮肤上轻轻地划一下，该处立即肿起来，又与他握一下手，他的手也立即肿起来。饮食、睡眠、二便均正常。西医诊为血管神经性水肿。

我认为此亦属营卫不和，三焦气化功能失调所致。遂投以桂枝汤合小柴胡汤加味治之。

处方：桂枝9克，白芍9克，柴胡9克，黄芩9克，党参9克，制半夏9克，丹参5克，葛根12克，徐长卿30克，生龙骨30克，生牡蛎30克，甘草6克，生姜9克，大枣4枚为引。20剂，每日1剂，水煎服，分早晚两次温服。

连服20剂，乃告痊愈。3个月后，患者来述，现在担挑子、干活身体都不再肿了。

按语：本证无寒热，无痛痒，唯搔之则肿起，旋又消失，证候比较典型。小柴胡汤、桂枝汤，虽然没有这样的主治证，但从病的性质来说，是营卫不和，三焦气化失调所引起，故取二方合之，以冀阴阳协调，上下通和，表里畅达。药后果收预期之效。

【病案5】张某，男，成人，干部。1969年5月初诊。

主诉：左侧胸背连胁疼痛3个月。

现病史：患左侧胸背连胁疼痛3个月，治疗无效，就诊于余。

此乃太阳、少阳经气不利之疾，遂投以桂枝汤合小柴胡汤加白芥子、青皮治之。

处方：桂枝9克，白芍9克，柴胡9克，黄芩9克，制半夏9克，党参9克，白芥子9克，青皮9克，甘草6克，生姜9克，大枣4枚为引。3剂，每日1剂，水煎服，分早晚两次温服。而愈。

按语：本证主要是少阳枢机不利，连及胸背而致疼痛。今直取太阳、少阳，使太阳之气开，少阳之枢转，而阴阳表里之气得以畅通，故药只服3剂而病愈。

以上数案，前两例为小柴胡汤和桂枝汤分别使用之例，后三例为小柴胡汤和桂枝汤合并使用之例，皆非小柴胡汤和桂枝汤的典型证候，而是从两方的作用及其所主治的少阳经和太阳经的生理功能与病理变化而斟酌施方的。这说明经方的疗效是卓著的，治疗范围是比较广泛的，应进一步发掘它的潜在力量。然而人的个体有差异，病情多兼杂，又需要加减化裁，才能曲尽其妙，但又不可喧宾夺主，失去经方之旨。

退热述治

【病案1】 贾某，男，5岁。

主诉：寒热1周余。

现病史：寒热如疟，每日下午先冷后发热，热后汗出，但热不能尽退。曾服西药六七天无效。诊见脉洪数，口渴，舌苔薄黄，舌红，体温39.9℃。

据证析之，寒热如疟，为邪在少阳，脉洪数，口渴，为邪在阳明，遂以小柴胡汤合白虎汤加减治之。

处方：柴胡15克，黄芩9克，党参12克，制半夏9克，知母12克，生石膏30克，葛根30克，甘草6克。1剂，每日1剂，水煎服，分早晚两次温服。汗出热退而愈。

按语：此为少阳、阳明两经证候同时出现而又表里俱重之候，故用小柴胡以和解少阳之邪，用白虎以清阳明之热，葛根为阳明胃经之药，用之以解阳明经热，使其退热更速。张锡纯盛赞石膏之功用，谓之“凉而能散，有透表解肌之力，外感有实热者，放胆用之，直胜金丹。”证之临床，阳明经证发热，石膏配葛根，清中有透，透中有散，可谓相得益彰。

【病案2】 连某，男，16岁。

主诉：间断性发热1个月余。

现病史：患者1个月前感冒，而后呈间断性发热，有时一日数次发作，有时数日发作1次，而且多在下午，项强，身困乏力。脉浮数，苔薄黄。

发热时作，为邪在少阳之象，脉浮，项强，为邪在太阳之证，此乃太少合病之证，遂以葛根汤合小柴胡汤治之。

处方：桂枝10克，白芍10克，葛根30克，柴胡12克，制半夏10克，黄芩10克，党参15克，炙甘草6克，生姜6克，大枣4枚为引。3剂，每日1剂，水煎服，分早晚两次温服。

二诊：患者述，上药服3剂，发热已止，只头微痛，消化欠佳，乃以扶正健胃为治。1个月后，其母患热痹，亦来就治，并说其子健康如常。

按语：患者发热虽一个月之久，但邪仍留恋于太阳和少阳两经，据经治之，果瘥。于此可见，发热时间虽久，只要表证在，仍要从表证治之。

【病案3】 袁某，女，22岁。2018年11月2日初诊。

主诉：反复高热2个月。

现病史：患者2个月前无诱因出现发热，37℃，无外感症状，以外感治疗后，体温持续升高至39～40℃，于当地医院检查：疑为白血病，于某医院血液科检查：疑似诊断为“成人斯蒂尔病”，经激素治疗后出院，三天后高热复发，于某医院风湿免疫科检查示“嗜血综合征”，仍以激素治疗好热退，现口服激素药物及免疫抑制剂药物，不敢停药。现症见：全身乏力，头偶有胀，体温正常，欲中药配合渐减激素，纳眠可，大便1～2日1次，偏干，偶肛裂少量出血，小便可，月经周期可量少，偶有少量血块，色暗，轻微痛经。舌质红，苔薄白，脉细数，舌下络脉瘀。

处方：柴胡10克，黄芩10克，清半夏10克，炒枳实12克，生白芍30克，大黄后下6克，滑石先煎30克，车前草30克。6剂，每日1剂，水煎服，分早晚两次温服。

二诊：2019年3月15日。患者服上方10剂，效佳，近3个月已不发热，其间在当地某中医就诊，具体处方不详，1个月前停用免疫制剂，半个月前停用激素（泼尼松片，最多时口服10片），现西药已全部停用，西医诊断“成人斯蒂尔病”“嗜血综合征”仍未能确诊，2个月前复查血常规已恢复正常，现症见：近1个月每夜均有红色丘疹出疹，发前无诱因，发时瘙痒，搔之后遍及全身，自诉发透后自行消退，平素乏力，咽痛恶寒，活动后易汗多气喘，饮食少，小便黄，大便日1次，稀糊样便，便前稍腹痛，便后缓解，眠可梦多，月经周期正常，经量正常，稍痛经，末次月经2月24日，欲中药整体调理身体。舌鲜红，边尖赤，苔薄黄，脉细。

处方：生地黄30克，山茱萸10克，生山药10克，泽泻10克，牡丹皮10克，茯苓10克，升麻10克，葛根30克，大黄后下3克，白茅根30克。10剂，每日1剂，水煎服，分早晚两次温服。

按语：此为少阳、阳明两经合并之证，故用大柴胡汤加减以和解少阳，内泻热结。患者反复发热，“往来寒热”，为少阳之证，大便偏干为里有实热，《医宗金鉴·删补名医方论》“柴胡证在，又复有里，故立少阳两解法也”，“治热结在内……柴胡证仍在者，与大柴胡汤下之。”大柴胡汤原方去生姜、大枣，因邪已不明显，加滑石、车前草既可清热，又可使邪从小便而出。药已中的，热即消退，患者3个月未发热，二诊又来调理他证。

【病案4】张某，男，25岁。

主诉：高热数日。

现病史：患者从山西出差来郑州突发高热，体温39.5℃，白细胞11×10^9/L，用西药解热药及青霉素注射，热仍不退。刻诊：恶寒较重，头身疼痛，口渴，恶心，有时汗出，苔微黄，脉数。

此乃感冒风集，寒邪束表，故恶寒较甚。由于邪入阳明，故身热甚而又口渴。恶心实乃干呕，是邪犯少阳之象。综观此证，为表邪未解，里热已盛，三阳经俱病之候，以柴葛解肌汤加减治之。

处方：柴胡 12 克，葛根 12 克，羌活 12 克，白芷 9 克，黄芩 9 克，藿香 12 克，生石膏 30 克，陈皮 9 克，生甘草 6 克，生姜 9 克。1 剂，水煎服，分早晚两次温服。

1 剂汗出热退，第三天活动如常，逛罢公园，特来问余，是否再药。

按语：柴葛解肌汤是解肌清里退热的一个好方子，余遇寒包火之发热，也多以此方为主，加重羌活用量，每获良效。通过本例治疗，可以体会到中医用药，贵在辨证，不能以体温高，血象高就盲目清热解毒，其疗效不但不好，甚至还有冰伏表邪之弊。

【病案 5】刘某，女，40 岁。

主诉：右胁痛，发热近 2 个月。

现病史：患者因发热在当地医院住院，经中西医治疗无效，遂来郑州就医。经某医院诊为肝脓疡，但两次穿刺无脓，住院 1 个月，发热仍不下，又转至某中医院住院，治疗亦无效。后邀余诊治，询其病情，为先冷后热，热后出小汗，一日数次发作，右胁疼痛。

余思其病程虽长，但小柴胡汤证仍在，遂以小柴胡汤加味治之。

处方：柴胡 15 克，党参 15 克，黄芩 12 克，制半夏 9 克，生薏苡仁 30 克，冬瓜仁 30 克，金银花 30 克，丹参 15 克，赤芍 9 克，败酱草 30 克，远志 30 克，桃仁 9 克，甘草 9 克，生姜 9 克，大枣 5 枚为引。2 剂，每日 1 剂，水煎服，分早晚两次温服。

上方服 2 剂，热退，胁亦不痛，药后全身出黏汗，经观察十天，未再发热，即出院继服中药，又数日欣然返乡。

按语：患者从县城到郑州市，经数家医院历时近两个月，中西医治疗无效。我考虑他医可能限于肝脓疡，忽略了邪在少阳的关键所在。我在立方时，既以治少阳为主，又参照西医的诊断，二者可以并行不悖，况且肝与胆互为表里关系，故以小柴胡加味治之。方中除小柴胡汤主方外，尚有薏苡附子败酱散和大黄牡丹皮汤方义，远志能治痰湿壅滞的痈疾，故重用之，此番用药若有肝脓疡可治之，若无肝脓疡亦可解少阳和厥阴之结热，可谓一举两得。

【病案 6】刘某，男，40 岁。1975 年初诊。

主诉：间断性下午高热 3 个月。

现病史：患者 3 个月前以急性黄疸型肝炎入住某医院治疗，黄疸逐渐消退。但在黄疸消退期间出现冷热，每隔3~5天发作一次，而且均在下午发作，先冷后热，体温39~40℃，2小时左右，汗出热退。该院始认为是输液反应，后又疑为疟疾，多次化验未查到疟原虫，亦曾按疟疾治疗无效，如此时近3个月，甚感疲惫。后经他人介绍，就诊于予。舌苔薄白，脉弦略数。

处方：小柴胡汤合桂枝汤。桂枝9克，白芍9克，柴胡9克，黄芩9克，制半夏9克，党参9克，甘草6克，生姜3片，大枣3枚为引。3剂，每日1剂，水煎服，分早晚两次温服。而愈。

此为邪在太、少二经，经气不和之候。故用小柴胡汤以和解少阳，桂枝汤以调和营卫，3个月之疾，竟起于3日，岂不速乎。

小柴胡汤辨治全身郁胀

【病案】刘某，女，50岁，干部。

主诉：全身郁胀数年。

现病史：患者全身郁胀数年，经多次检查，未见异常，中西药治疗无效，特来郑州求治，后就诊于余。

余见其全身郁浮，询其郁肿重时小便偏少，即以气化功能失调为治，方用六味地黄丸和五苓散加味。

处方：熟地黄30克，山茱萸12克，生山药24克，茯苓9克，泽泻9克，牡丹皮9克，猪苓9克，炒白术9克，桂枝3克，大腹皮9克。水煎服。

二诊：患者持方回家服用，8个月后又来郑州就诊于余。

处方：上方服70剂，基本痊愈，故未及时来诊。

三诊；予仍以调理气化功能为治，方用小柴胡汤加味。

处方：柴胡9克，黄芩9克，党参30克，制半夏9克，云茯苓15克，薏苡仁30克，炙甘草6克，生姜9克，大枣4枚为引。水煎服。

四诊：次年八月，其同事来郑州告余曰：上方服10剂，病遂痊愈，至今如常。

按语：本病为脾肾偏虚，以致气化功能失常，长期缠绵不愈。六味地黄合五苓，实乃脾肾之剂，白术配山药，健理脾胃有相得益彰之功，白术健脾阳，山药滋胃阴，张锡纯在资生汤中已有论述。加入大腹皮既利水消肿，又行气导滞。本方治在脾肾，重在化气行水。古云："王道无近功。"故服药时间较长。最后用小柴胡汤加苓、薏，意在调整三焦气化功能，以善其后。

痛症辨治举隅

【病案1】高某，男，12岁。

主诉：腹胀痛数日。

现病史：腹胀痛阵阵发作，哭叫难忍，腹部叩之，胀气明显，按之痛甚，大便不畅，舌苔厚而微黄。

处方：先投以厚朴三物汤，胀痛俱减，次日晚又复如前。再服此方，效果不著，遂改用半夏泻心汤加炒麦芽、炒神曲、炒山楂，2剂而愈。

按语：半夏泻心汤应用范围较为广泛，不仅治疗伤寒误下成痞，即不由误下，而寒热中阻致痞，以及湿热留恋，脾胃虚弱，升降失调致痞者，皆可以此方加减。本例患者系寒热夹杂，饮食停滞而致气机失调之证。厚朴三物汤虽能去其气滞而不能去其食滞，故后方胜于前方也，于此可见，细微之处，不可忽也。

【病案2】王某，男，40岁。

主诉：右侧胸背疼痛3个月。

现病史：右侧胸背疼痛3个月，曾用中西药治疗乏效。

以桂枝汤合小柴胡汤加炒白芥子、青皮，3剂而愈。

处方：桂枝9克，白芍9克，黄芩9克，制半夏9克，党参9克，炒白芥子9克，青皮9克，甘草6克，生姜9克，大枣3枚为引。3剂，每日1剂，水煎服，分早晚两次温服。

按语：这是从经络辨证用方的。足太阳经夹脊抵腰，足少阳经沿胸侧过季肋，故胸背疼痛往往与此二经有关。此用桂枝汤，调太阳之经气，用小柴胡汤，调少阳之经气。加入白芥子、青皮，以助两方通调经气之力。

【病案3】叶某，女，23岁，未婚。

主诉：每次月经时小腹胀痛。

现病史：患者自16岁至今，每次月经，小腹胀痛较甚，三天方止，属气滞血瘀之候。

处方：白芍30克，桂枝9克，醋延胡索9克，炒五灵脂12克，蒲黄9克，桃仁9克，红花9克，制没药9克，广木香9克，制香附12克，甘草9克。4剂，每日1剂，水煎服，分早晚两次温服。嘱其于月经来前两天开始服药。

当月经来，未有疼痛。并嘱其下次月经前仍按法服药。痛经痊愈。

按语：此方重在行气活瘀。使其气血通畅，冲任调和而痛止。后来，我拟芎胡汤随症加味，治疗痛经效果较好。即根据《素问·举痛论》之理和本方基础上而成的。有执简驭繁，便于应用之能。

【病案4】王某，女，28岁。

主诉：周身疼痛2个月余。

现病史：患者有时两胁下痛，左肩胛酸痛，双手畏冷水，困胀，苔薄白，舌质淡，脉细。

根据脉证所见，当属肝虚、血不荣筋之候。

处方：当归10克，丹参30克，知母10克，山茱萸10克，白芍10克，桂枝10克，淡竹叶10克，甘草6克，生姜3片，大枣（切开3枚为引）。6剂，每日1剂，水煎服，分早晚两次温服。

同年10月因他病又就诊于余，问及前病，言药后即愈。

按语：此方由曲直汤和桂枝汤加减而成。曲直汤是《医学衷中参西录》方，组成为山茱萸、知母、生明乳香、制明没药、当归、丹参，治肝虚腿痉。其云："肝虚可令人腿疼，方书罕言，即深于医学者，亦恒不知。"此例虽非腿痉，但肝虚之机，故用曲直汤去乳、没（因瘀不甚）。桂枝汤既能调和营卫又能益其肝，加淡竹叶伍知母以清其相火。由于药证相投，故获良效。

张磊教授运用经方治伤寒诸证

【病案1】冯某，女，44岁。

主诉：感冒半个月多，发热不退半个月。

现病史：自述感冒半个月多，发热不退，体温38~38.5℃，曾用不少治感冒药，又输了7天液，热仍不退。症见恶寒无汗，项强，口渴，舌苔薄黄，舌质欠津，脉浮数。

此为邪在太阳经腧之候，遂投以葛根汤加黄芩、天花粉。

处方：葛根30克，麻黄9克，桂枝10克，生白芍10克，黄芩9克，天花粉10克，炙甘草6克，生姜5片，大枣4枚（切开为引）。3剂，每日1剂，水煎服，分早晚两次温服。

6天后来诊，上方服1剂，即汗出热退，未再发热，后两剂未服。今日来诊，主要是热退后，胃纳不佳。

按语：本病发热虽然半月以上，但仍恶寒无汗，并有项背强几几之象，为邪在太阳经腧之证，故投葛根汤加味治之。苔薄黄、口渴，为化热伤津之初兆，故加黄芩、天花粉以清热生津。

【病案2】连某，男，16岁。

主诉：感冒，而后呈间断性发热1个月。

现病史：1个月前患感冒，而后呈间断性发热，有时一日数次发作，有时数日一次发作，而且多在下午，伴项强，身困乏力，脉浮数，苔薄黄。

综析其症：发热时作，为邪在少阳之象，脉浮项强，为邪在太阳之征，此太阳、少阳合病之证，遂以桂枝加葛根汤合小柴胡汤治之。

处方：桂枝10克，生白芍10克，葛根30克，清半夏10克，黄芩10克，党参15克，炙甘草6克，生姜6克，大枣4枚（切开为引）。3剂，每日1剂，水煎服，分早晚两次温服。

上药服3剂发热止，只头微痛，消化欠佳，乃以扶正健胃为治。1个月后，其母因病来诊，说其子健康如常。

按语：患者发热虽1个月之久，但邪仍留恋于太阳和少阳两经。按经治之果效。于此可见，发热的时间虽久，只要表证在，仍须从表治之。

【病案3】王某，男，3岁。

主诉：遇水受凉后，咳喘半个月。

现病史：患儿因玩耍不慎掉入井中，当即捞出。此时虽是初夏，但水仍寒凉，又加受惊，次日即发生喘证。先在大队卫生所治疗无效，遂转至乡卫生院治疗，经用肾上腺素、麻黄素、氨茶碱等药亦无效。我当时正带学生在该院实习，乃邀余诊治。症见患儿张口抬肩，胸部高耸，面色发绀，喘声而响，促而迫，体温37.5℃。遂疏麻杏石甘汤加葶苈子予服。

处方：麻黄4.5克，杏仁6克，生石膏15克，生甘草3克，葶苈子4.5克。

患儿午后开始服药，至夜间喘平，次日玩耍如常，病若失。

按语：肺主皮毛，突被水寒之气所遏，毛窍闭塞，热气内郁，加之惊则气乱，以致肺失宣降而作喘，用麻杏石甘汤，辛凉宣泄，清热平喘，加葶苈子以下气定喘。药后肺气得宣、得降、得清，故一药而愈。

【病案4】刘某，男，40岁。

主诉：夜间着凉后，时有背恶寒。

现病史：患者原在黄河水利委员会工作，1958年野外作业，夜间着凉，时有背恶寒，后调至某学院，症状仍然如上，因病不重，亦未多作治疗。1个月前，又因着凉，前额疼痛较剧，常睡中痛醒，身发冷热，而后热退，唯觉背部发凉更甚，全身亦有怯寒之感，更有奇者，患者额前、耳后和鼠蹊处，均起有小疙瘩，额前疙瘩如黄豆大，鼠蹊部疙瘩如小指头大，曾在该院医疗室治疗1个月未效。亦曾用细辛、石膏、桃仁、红花、当归、川芎之类药物，非但无效，而且身上发肿，胃纳不好，给西药健胃剂亦无效，后就诊于余，舌苔薄白，脉有浮紧之象，此乃素体阳虚有寒，又感外湿之证，遂投以麻杏薏甘汤、麻黄附子细辛汤加味予服。

处方：麻黄9克，杏仁9克，生薏苡仁30克，炙甘草9克，制附子9克，细辛6克，羌活9克，白芷9克，陈皮9克。2剂，每日1剂，水煎服，分早晚两次温服。

二诊：上药服后遍身漐漐汗出，头痛大轻，疙瘩大消，身觉轻快。

处方：照上方，附子加至12克。2剂，每日1剂，水煎服，分早晚两次温服。

三诊：上药服后仍有漐漐汗出，哪里痛哪里汗出，不痛处则不出汗，头已不痛，疙瘩基本消失，此风湿已去，阳气得复，乃以调和营卫，补益阳气兼散寒湿之剂，以巩固疗效。

处方：桂枝9克，生白芍10克，制附子12克，细辛4.5克，生黄芪21克，当归9克，炙甘草6克，生姜9克，大枣4枚（切开）为引。3剂，每日1剂，水煎服，分早晚两次温服。

四诊：上方服后，全身发痒，在此以前已数月未痒，诸证消失，此乃营卫和调之象，病告愈。

按语：患者既往有虚寒之见症，又有受寒之远因，阳虚寒盛，气血凝阻，故起疙瘩，风湿在表，宜从汗解，故用麻杏薏甘汤以解表祛湿。湿易伤阳，况患者素体阳虚，易从寒化，故用麻黄附子细辛汤以温经扶阳散寒，加羌活、白芷，以增强温散风寒之力。服药7剂，顽疾竟愈，可见经方之卓效也。

【病案5】白某，男，27岁。

主诉：饮后呕吐1年余。

现病史：每次饮后要呕吐出一些饮食，并有较多清水，口常苦，中西药治疗无效，乃来郑州就医。经河南省某大西医院检查：幽门水肿，胃窦浅表性炎症，十二指肠霜斑样溃疡。诊见舌苔略厚，舌质正红，脉象沉缓。

处方：干姜9克，党参15克，清半夏15克，黄芩3克，黄连3克，陈皮9克，竹茹9克，丁香9克。8剂，每日1剂，水煎服，分早晚两次温服。服完病愈。

按语：根据本证主要症状表现和较长的病程，系寒热虚实夹杂，以虚寒为主的证候。方中姜、参、夏为干姜人参半夏丸，是本方的核心药物；伍用芩、连，有半夏泻心汤之义；伍用陈皮、竹茹，有橘皮竹茹汤之义；姜、芩、连、参同用，有干姜黄芩黄连人参汤之义；但芩、连、茹用量均小，意不在清（此证热较微）而在开降。丁香温中降逆之力较强，更助其功。

【病案6】翟某，女，47岁。

主诉：食后呕吐4个月。

现病史：患者因胆结石，在某医院行微创胆囊摘除术，很成功。术后即出现不欲饮食，食后呕吐，口苦，身体日瘦，用西药治疗无效。该科手术医生说这样特殊情况，术后罕见，在家休养。就诊于余，诊见形体消瘦，苔薄微黄，舌质偏淡，脉乏力。

处方：柴胡10克，黄芩10克，半夏12克，党参10克，大黄3克，炒麦芽15克，炙甘草6克，生姜3片，大枣6枚（切开为引）。6剂，每日1剂，水煎服，分早晚两次温服。

二诊：上方共服30剂，效果很好。当服第1剂后，进食即不呕吐，口已不苦，直至现在未发生过食后呕吐。纳食增加，体重亦增加1.5kg，大便日1次。唯觉口干，上火，内热大。

处方：照上方加陈皮10克，竹茹30克，麦冬15克，生石膏30克。10剂，每日1剂，水煎服，分早晚两次温服。

后经两次电话访问，一切正常。

按语：此症是胆石术后，从中医理论讲，胆虽摘除，而经仍在。从生理上说，肝主升，胆主降，因手术致胆气失降，反而上升，带动胃气亦上升，食气入胃更加重其上升之势，故食后呕吐。由于呕多留少，气血生化之源不够，故形体日渐消瘦。病理已明，遂疏以小柴胡汤加味与服。用小柴胡汤，除和解少阳外，还取其“上焦得通，津液得下，胃气因和”之用，加入少量大黄，意在降而不在泻，加入炒麦芽，取其消食和中，以助小柴胡汤之力。后因口干、内热、上火，加陈皮、竹茹、麦冬、生石膏，既含有橘皮竹茹汤方义，也含有竹皮大丸的主药，又含有麦门冬汤的内容。如此更为全面，疗效更好，而且巩固，追访三年，正常。

最后奉七绝诗一首，以作志念：

经方高妙至今传，仲景先师得秘诠。
千古奇文千古颂，真知方敢去争先。

张磊教授治疗淋证之热淋

【**病案**】刘某，女，34岁，郑州市桐柏路，自由职业者。2017年8月2日初诊。

主诉：反复尿频、尿急8个月余。

现病史：患者2016年底因尿频尿急尿痛，就诊于附近诊所，口服抗生素4天，症状无缓解。因意外怀孕，行人工流产术，术后症状加重，尿浑浊，未系统治疗。2个月前于郑州某医院行膀胱镜检查提示膀胱炎。予以口服抗生素1个月余，症状稍缓解。近期反复发作，月经前后尿频尿急症状明显，偶有尿痛，小便有灼热感，色稍黄，伴外阴瘙痒。经前乳房胀痛，心烦，口苦，喜饮，纳可，眠差，多梦易醒，大便干，2日1次。舌尖红，苔黄腻，脉数。

处方：炒火麻仁30克，生白芍15克，苦杏仁10克，炒枳实10克，厚朴10克，大黄10克（后下），瞿麦30克。10剂，每日1剂，水煎服，分早晚两次温服。

二诊：2017年8月28日。服上方10剂，诸症缓解。月经结束后，仍觉尿频尿急（较前改善），右下腹隐痛。舌质红，苔黄，脉数。

处方：上方去大黄、厚朴、苦杏仁，加泽泻10克，茯苓10克，琥珀3克（另包，冲服），车前草15克。15剂，每日1剂，水煎服，分早晚两次温服。

按语：患者湿热结于下焦，加之流产术后感染，症状加重，湿热蕴积，尿液受其煎熬，故见尿液浑浊，属湿热下注之热淋。张磊教授选用麻子仁丸清下焦热，润肠通便兼以疏肝。二诊时症状改善，去润肠通便之大黄、厚朴、杏仁，加琥珀、车前草清热利湿通淋，泽泻、茯苓健脾利湿。

张磊教授涤浊法治疗胸痹

【**病案**】王某，男，67岁。2019年5月22日初诊。

主诉：胸痛、胸闷间断发作10年余。

现病史：胸痛、胸闷间断发作10年余，每次发作持续时间均不超过20分钟，多因劳累诱发，近2周发作较前频繁，伴气短、乏力，纳呆，时有泛酸，不能安卧，大小便正常，在家不能劳作。在河南省某医院查冠脉造影提示冠心病，患者因拒绝支架植入治疗转来求治中医。现症见：胸痛时发、胸闷、气短乏力，动则加剧，纳呆，时有反酸，眠稍差，大便小便可，舌体胖大、舌淡红苔腻稍黄，脉细滑。

既往史：既往抽烟史 30 余年，少量饮酒，有慢性胃溃疡病史 15 年，间断服药治疗，否认高血压、糖尿病。

理化检查：冠脉造影：冠脉造影提示右冠脉近段 60%狭窄，左前降支中段 80%~90%狭窄，回旋支开口斑块形成，狭窄约 80%。

中医诊断：胸痹心痛病—气虚痰瘀互结型。西医诊断：①冠心病不稳定性心绞痛；②胃溃疡。

治法：益气健脾，祛痰活血。

处方：瓜蒌薤白半夏汤合补阳还五汤加减。全瓜蒌 30 克，酒薤白 20 克，法半夏 15 克，当归 15 克，川芎 20 克，红花 15 克，地龙 20 克，三七粉 3 克（冲服），黄芪 30 克，赤芍 30 克，木香 10 克，砂仁 10 克（后下），海螵蛸 30 克，生薏苡仁 30 克，冬瓜仁 30。10 剂，每日 1 剂，水煎服。

二诊：服上方 10 剂后胸痛、胸闷、等症状发作明显减少。乏力、胃灼热，口干、纳差，眠差明显改善，二便正常，舌质淡红、苔薄黄稍腻，脉稍滑。

处方：全瓜蒌 30 克，酒薤白 20 克，法半夏 15 克，当归 15 克，川芎 20 克，红花 15 克，地龙 20 克，三七粉 3 克（冲服），黄芪 60 克，赤芍 30 克，海螵蛸 15 克，生薏苡仁 30 克，冬瓜仁 30 克。20 剂，每日 1 剂，水煎服，分早晚两次温服。患者 3 诊活动正常，后反复将息，病情稳定。

按语：患者症状典型，结合舌脉，诊断明确，中医辨证为胸痹，气虚痰瘀互结型，临床选用瓜蒌薤白半夏汤合补阳还五汤加减。瓜蒌薤白半夏汤方出《金匮要略》，具有通阳散结、祛痰宽胸功效，治胸痹，痰浊较甚，心痛彻背，不能安卧者。半夏燥湿化痰，降逆散结，配以瓜蒌、薤白豁痰通阳，理气宽胸，用于胸痹痰浊壅盛，病情较重者。补阳还五汤出自《医林改错》，具有补气活血通络之效，适用于中风及中风后遗症气虚血瘀者，方中重用黄芪意在大补脾胃之元气，使气旺血行，瘀去络通，当归活血，兼能养血，有化瘀而不伤血之妙，赤芍，川芎，红花助当归活血祛瘀，地龙通经活络。加冬瓜子、薏苡仁则健脾祛湿、化痰涤浊。大量补气药与少量活血药相配，气旺则血行，活血而又不伤正，共奏补气活血通络之功。再加木香行气止痛，三七粉活血止血，砂仁温中和胃，海螵蛸制酸护胃。诸药合用则脾气得健，心血得通，痰祛瘀消，诸症悉除。

分析：一诊处方以瓜蒌薤白半夏汤合补阳还五汤祛痰宽胸、活血化瘀的同时，给予冬瓜子、生薏苡仁等健脾燥湿之品，以助脾祛湿、涤浊安正。二诊考虑诸症减轻、痰浊渐去，故稍做调整，以巩固疗效。后又在此基础上反复将息数月，围绕着益气健脾、祛痰降浊原则，加活血通络药物，患者病情稳定。

临床体会1：重视痰浊在冠心病病机中的地位。痰浊的产生与肺脾关系最为密切，反过来又会影响肺脾功能，其是病理产物、又是病因，临床上一定要重视该病因病机。

临床体会2：重视肺脾肝肾与心的关系及其在痰浊形成中的地位。肺为水之上源、脾为水之中源、肾为水之下源，肝之疏泄对水液代谢至关重要。临床上一定要明辨。

临床体会3：重视痰浊与瘀血的关系。二者关系密切，有着共同来源，在形成过程中常互为因果，在致病时又相互为用，特点相似，故有“怪病多痰”“怪病从瘀”之法，所谓怪病，即疑难病症。冠心病反复发作，痰饮与瘀血关系密切。

张磊教授治疗胃癌前病变

【病案1】倪某，女，43岁。2019年1月23日初诊。

主诉：发现慢性萎缩性胃炎2个月余。

现病史：患者2个月前因食酸辣之物较多，出现吐血、吐酸；胃镜示慢性萎缩性胃炎伴糜烂。病理：（胃窦）轻度慢性萎缩性胃炎伴活动性炎，局部腺体小肠型肠上皮化生，Hp（+）。口服保护胃黏膜西药，配合汤药至今，现症见：时有恶心，干呕，胃脘部偶有不适，偶有反酸、胃灼热，口不干苦，纳眠可，大便不成形，日1~2次，偶有黑便，小便正常，舌体淡胖，苔白腻，脉沉伏。

中医诊断：呕吐（木土壅郁）。

治法：疏肝燥土，旋转气机。

处方：小柴胡汤合越鞠丸加减。川芎10克，炒苍术10克，炒神曲10克，制香附10克，栀子10克，柴胡10克，黄芩10克，清半夏10克，蒲公英30克，煅瓦楞30克，浙贝母10克。10剂，每日1剂，水煎服，分早晚两次温服。

二诊：2019年2月1日。服上方效佳，诸症减轻。现症见：偶有胃灼热，不反酸，纳眠可，口中和，大便成形，日1~2次，小便正常，舌质淡红，苔黄腻，脉沉滞。

处方：上方去半夏、浙贝母，加重楼6克。15剂，每日1剂，水煎服，分早晚两次温服。

【**病案 2**】党某，男，52 岁。2018 年 9 月 17 日初诊。

主诉：胃胀 4 个月。

现病史：患者胃胀，空腹加重，食后症减。左下腹痞硬，揉按觉舒。无疼痛、反酸、胃灼热等，二便正常，纳眠可，口中和，舌质淡红，苔薄白，脉沉滞。2018 年 1 月 16 日胃镜示：反流性食管炎、慢性萎缩性胃炎。

中医诊断：痞证（中焦寒热交阻）。

治法：交通上下，调和中枢。

处方：半夏泻心汤加减。清半夏 10 克，干姜 10 克，党参 10 克，黄芩 10 克，黄连 3 克，厚朴 12 克，炒枳实 10 克，炙甘草 6 克，大枣 3 枚（切开为引）。10 剂。每日 1 剂，水煎服，分早晚两次温服。

体会：脾胃病的治疗在于运而不在于补，临床多用保和丸；肝气郁结易犯脾，食欲差但尚能食者，常用逍遥散；胆气易犯胃腑，有食欲但不能食者，常用黄连温胆汤合半夏泻心汤；胃有癌变倾向者，加用白及、重楼化瘀解毒。

国家古籍整理出版专项经费资助项目

中医经典伤寒名著辑注

第十二卷

张磊 褚玉霞
孙玉信 王祖龙
主编

山东科学技术出版社
·济南·

图书在版编目（CIP）数据

中医经典伤寒名著辑注：全十二卷 / 张磊等主编 . -- 济南：山东科学技术出版社，2024.10
ISBN 978-7-5723-1633-3

Ⅰ . ①中… Ⅱ . ①张… Ⅲ . ①伤寒（中医）— 古籍—汇编 Ⅳ . ① R254.1

中国国家版本馆 CIP 数据核字（2023）第 083730 号

中医经典伤寒名著辑注

ZHONGYI JINGDIAN SHANGHAN MINGZHU JIZHU

责任编辑：孙雅臻　孙　博
装帧设计：孙　佳

主管单位：山东出版传媒股份有限公司
出 版 者：山东科学技术出版社
地址：济南市市中区舜耕路 517 号
邮编：250003　电话：（0531）82098088
网址：www.lkj.com.cn
电子邮件：sdkj@sdcbcm.com
发 行 者：山东新华书店集团有限公司
地址：济南市市中区英雄山路 189 号
邮编：250002　电话：（0531）82797666
印 刷 者：山东临沂新华印刷物流集团有限责任公司
地址：山东临沂高新技术产业开发区龙湖路
邮编：276017　电话：（0539）2925659

规格： 16 开（184mm × 260mm）
印张： 237.5　**字数：** 4138 千
版次： 2024 年 10 月第 1 版　**印次：** 2024 年 10 月第 1 次印刷
定价： 1280.00 元（全十二卷）

伤寒法祖

原著　清·任越庵

主编　马笑凡　郭志平

目录

序

尝思著书立说，必胸罗万卷，笔无点尘，方能成一家言。后之人读古人书，亦必与古人心心相印，乃能言之不谬。慈溪柯韵伯先生注张仲景伤寒论六卷，复自著伤寒论翼二卷，阐未发之藏，探独得之秘。其明辨详晰，使仲景千古不明之案一旦豁然。而后世观柯氏之注论，知仲景之精微，其功德为何如也。但流传已广，翻刻既多，其文义字句，类多鱼豕。观者未得洞明，咸置高阁。吾师任鸿波先生，出其先祖越菴公手钞伤寒法祖一编，视之即柯氏之论翼。惟于错讹之处，细加校正，去繁从简，悉已正定无瑕，予因抄而读之。见其分经立论。并遵柯氏，凡业此者当细心领会，得其精义，庶泾渭区分，自有定见，可无担头箧里之弊矣。呜呼！柯氏为仲景功臣，任氏于柯氏之功亦岂少哉。爰书以志之。

道光二十二年岁在壬寅仲春上瀚识于锄经山房后学清四陶观永谨识

伤寒法祖卷上

绍兴任越庵遗著　后学裘吉生校

全论大法第一

按仲景自序，言作《伤寒杂病论》，合十六卷，则伤寒杂病未尝分为两书也。凡条中不贯伤寒者，即与杂病同义。如太阳之头项强痛，阳明之胃实，少阳之口苦咽干目眩，太阴之腹满吐利，少阴之欲寐，厥阴之气上撞心等症，是六经之为病，不是六经之伤寒，乃是六经分司诸病之提纲，非专为伤寒一症立法焉。观五经提纲，皆指内症，唯太阳提纲，为寒邪伤表立。五经提纲皆指热症，惟太阴提纲，为寒邪伤里立。然太阳中暑发热而亦恶寒，太阴伤热而亦腹痛而吐利，但不离太阳主外，而太阴主内之定法，而六经分症，皆兼伤寒杂病也，明矣。因太阳主表，其提纲为外感立法，故叔和将仲景之合论，全属伤寒。不知仲景已自明其书，不独为伤寒设，所以太阳篇中，先将诸病线索逐件提清，比他经更详也。其曰：太阳病，或已发热，或未发热，必恶寒体痛呕逆，脉阴阳俱紧者，名曰伤寒。是伤寒另有提纲矣。不特为太阳伤寒之提纲，即六经伤寒总纲，亦不外是。观仲景独于太阳篇，别其名曰伤寒，曰中风，曰中暑，曰湿痹，曰温病，而他经不复分者，则一隅之举，可以寻其一贯之理也。其他结胸，脏结，阳结，阴结，瘀热，发黄，热入血室，谵语，如狂等症，或因伤寒，或非伤寒，纷纭杂沓之中，正可以思伤寒杂病合论之旨矣。盖伤寒之外，皆杂病之名多端，不可以数计，故立六经而分司之。伤寒之中，最多杂病，内外夹杂，虚实互呈，故将伤寒杂病而合参之，正以合中见泾渭之清浊，此扼要法也。叔和不知此旨，谓痓湿暍三种，宜应别论，则中风温病，何得与之合论耶。以三症为伤寒所致，与伤寒相似，故此见之，则中风非伤寒所致，温病与伤寒不相似者，何不为之另立耶。霍乱是肝经为患。阴阳易，瘥后劳复，皆伤筋动骨所致，咸当属于厥阴，何得另立篇目。叔和分太阳三症于前，分厥阴诸症于后，开后人分门类症之端。岂知仲景约法，能合百病兼该于六经，而不能逃六经之外。只在六经上求根本，不在诸病名目上寻枝叶也。叔和以私意紊乱仲景之原集，于劳复后，重集可发汗不可发汗诸篇，如弱反在关，濡反在巅，微反在上，涩反在下，不知如何名反，岂濡弱微涩等脉有定位乎？此类姑不悉辨，其云大法，春夏宜发汗，冬宜吐，秋宜下。设未值其时，当汗不汗，当吐不吐，当下不下，必待其时耶？而且利水清火温补和解等法，概不言及。所以今人称仲景，只有汗吐下三法，实是于此。夫四时者，众人所同。受病者，因人而异。汗吐下者，因病而施也。立法所以治病，非以治时。自有此大法之谬，后人因有随时用药之迂。论麻黄桂枝汤者，谓宜于冬月严寒，而三时禁用。论白虎汤者，谓宜于夏，而大禁秋分后，与立夏之前。夫必先岁气，毋伐天和，寒热温凉之逆用，为众人饮食之常耳。仲景因症立方，岂随时定剂哉？当知仲景治法，悉本《内经》。按：岐伯曰：调治之方，必别阴阳。阳病治阴，阴病治阳。定其中外，各守其乡。外者外治，内者内治。从外之内者，治其外。从内之外者，调其内。从内之外而盛于外者，先调其内，后治其外。从外之内而盛于内者，先治其外，后调其内。中外不相及，则治主病。又为微者调之，其次平之，盛者夺之，寒热温凉，衰之以属，随其攸利，此大法也。仲景祖述靡遗，寓章昭著。本论所称，发热恶寒发于阳，无热恶寒发于阴者，是阴阳之别也。阳病制白虎承气以存阴，阴病制附子茱萸以扶阳，外者用麻黄桂枝以治表，内者用芒硝大黄以治里。其于表虚里实，表热里寒，发表和表，救里攻里，病有浅深，治有次第，方有轻重，是定其中外，各守其乡也。太阳阳明并病，小发汗，太阳阳明合病，用麻黄汤，是外之内者，治其外也。阳明病，发热汗出，不恶寒，反恶热，用栀子豉汤，是从内之外者，调其内也。发汗不解，蒸蒸发热者，从内之外而盛于外，用调胃承气先调其内也。表未解，而心下痞者，从外之内而盛于内，当先解表，乃可攻痞，是先治其外，后调其内也。中外不相及，是病在半里半表，大小柴胡治主病也。此即所谓微者调之。其次平之，用白虎、栀豉、小承气之类。盛者夺之，则用大承气陷胸抵当之类矣。所云观其脉症，知其何逆，以法治之，则寒热温凉，衰之以属，随其攸利之谓也。若拘四时以拘法，限三法以治病，遇病之变迁，则束手待毙矣。且汗吐下三法，亦出于岐伯，而利水清火调补等法悉具焉。其曰有邪者，渍形以为汗。在皮者，汗而发之。实者散而泻之，此汗家之法。中满者，泻之于内，血热者宜决之，是下之之法。高者因而越之谓吐，下者引而竭之谓利小便，慓悍者按而收之，是清火法。气虚宜掣引之，是调补法也。夫邪在皮毛，犹未伤形，故仲景制麻黄汤，急汗以发表。邪入肌肉，是已伤其形，故用桂枝汤，吃稀热粥以解肌，是渍形以为汗。若邪正交争，内外皆实，寒热互呈，故制大青龙，于麻桂中加石膏以泻火，是散而泻之也。吐剂，有栀豉、瓜蒂，分胸中虚实之相殊。下剂，有大小承气，调胃抵当，分气血浅深之不同。利水有猪苓、真武，寒热之悬绝。清火有石膏芩连辈，轻重之差分。阳气虚，加人参于附子吴茱萸中以引阳，阴气虚，加人参于白虎泻心中以引阴。诸法井然，质之岐伯，纤毫不爽，前圣后圣，其揆一也。愚更有疑焉，仲景言平脉辨症，为《伤寒杂病论》，是脉与症未尝两分也。夫因病而平脉，则平脉即在辨症中。病有阴阳，脉合阴阳，发热恶寒发于阳，无热恶寒发于阴，是病之阴阳也。当列全论之首。脉有大浮动滑数，名阳，沉涩弱弦微，名阴，是脉之阴阳也。此条当为之继，叔和既云搜采仲景旧论，录其症候诊脉，是知叔和另立脉法，从此搜采耳。试观太阳篇云：脉浮者病在表。脉浮紧者，法当身疼痛。脉浮数者，法当汗出愈，诸条脉法，不入辨脉平脉篇，是叔和搜采未尽，犹遗仲景旧格也。由此推之，知寸口脉浮为在表，及寸口脉浮而紧，脉浮而数诸条，皆从此等处采出。脉有阴结阳结条，未始不在阳明中风中寒之间。洒淅恶寒而复发热者，未始不在少阳寒热往来之部。脉阴阳俱紧者，未必非少阴之文。阴阳相搏条，未必不在伤寒脉结代伏之际。设仲景另集脉法，或有上下之分，谅无平辨之别矣。名平名辨，皆叔和搜采诸说，仲景所云。各承家伎者是也。世徒知序例为叔和之文，而不知仲景之书，皆系叔和改换，独为伤寒立论。十六卷中，不知遗弃几何，而六经之文，夹杂者亦不少，岂犹然仲景旧集哉。此虽余见之谬，请看序例所引内经，莫不增句易字，彼尚敢改岐伯之经，况乎仲景之论耶。欲识真仲景者，逐条察其笔法，知《考功记》自不合于周官，褚先生大不侔于太史乎。世皆以《金匮要略》为仲景杂病论，则有若之似圣人，惟曾子为不可强乎。

六经正义第二

按：仲景自序云：虽未能尽愈诸病，其留心诸病可知，故于诸病之表里阴阳，分为六经，令各得所司，清理脉症之异同，寒热之虚实，使治病者，只在六经中下手，行汗吐下和解温补等法，而无失也。夫一身之病，俱受六经范围者，犹周礼分六官而百职举，司天分六气而万物成耳。伤寒不过六经中一症。叔和不知仲景之六经，是经界之经，而非经络之经，妄引《内经》热病论，作序例以冠仲景之书，而混其六经之政治。六经之理不明，而仲景平脉辨症，固难尽合诸病之权衡矣。夫热病之六经，专主经脉为病，但有表里之实热，并无表里之虚寒，虽因于伤寒，而已变成热病，故竟称热病，而不称伤寒。要知《内经》热病，即温病之互名，故无恶寒症，但有可汗可泄之法，并无可温可补之例也。观温病名篇，亦称评热病论，其义可知矣。夫叔和不于病根上讲求，但于病名上分解，故序例所引《内经》，既背仲景之旨，亦舛岐伯之意也，夫仲景之六经，是分六区地面，所该者广。虽以脉为经纪，而不专在经络上立说。凡风寒温热，内伤外感，自表及里，有寒有热，有实有虚，无乎不包，故以伤寒杂病合为一症，而总名为《伤寒杂病论》。所以六经提纲，各立一局，不为经络所拘，勿为风寒画定也。然仲景既云：撰用《素问》，当于《素问》之六经广法之。按：皮部论云：皮有分部，脉有经纪，其生病各异，别有部分，左右上下，阴阳所在，诸经始终。此仲景创六经部位之源。又曰：阳主外，阴主内。故仲景以三阳主外，三阴主内。又曰：在阳者主内，在阴者主出，以渗于内。故仲景又以阳明主内，少阴亦有反发热者，故仲景于表剂中用附子，是因其渗也。又曰：少阴之阴，名曰枢儒。其入于经也，从阳部注于经。其出者，从阴部注于骨。故仲景制麻黄附子汤，治发热脉沉无里症者，是从阳部注经之义也。制附子汤，治身体骨节痛，手足寒，背恶寒，脉沉者，具从阴内注于骨之义也。又阴阳离合论，太阳为开，故仲景以之主表，而以脉浮恶寒头项强痛为提纲。立言与热论颇同，而立意自别。阳明为合，故以之主里，而以胃实为提纲，虽目痛鼻干等症，而所主不在是。少阳为枢，少阴亦为枢，故皆在半表半里症。少阳为阳枢，归重在半表，故以口苦咽干目眩为提纲，而不及于胸胁痛硬。少阴为阴枢，其欲寐不寐，欲吐不吐，亦半表半里症，虽有舌干口燥等症，而不入提纲，归重在半里也。岂惟阳明主里，三阴皆主里，而阴阳异位，故所主各不同。阳明主里症之阳，阳道实，故以胃实属阳明。太阴主里症之阴，阴道虚，故以自利属太阴。太阴为开，又为阴中至阴，故主里寒而自利。厥阴为合，又为阴中之阳，故主里热而气逆。少阴为阴中之枢，故所主或寒或热之不同，或表或里之无定，与少阳相似也。请以地理论，六经犹列国也。腰以上为三阳地面，三阳主外而本乎表。心者三阳夹界之地，内由心胸，外自巅顶，前至头颅，后主肩背，下及于足，内合膀胱，是太阳地面。此经统领荣卫，主一身之表症，犹近边御敌之国也。内自心胸，至胃及肠，外自额颅，犹面至腹，下及于足，是阳明地面。由心至咽，出口颊，上耳目，斜至巅，外自胁，内属胆，是少阳地面。比太阳差近，阳明犹京畿矣。腰以下，为三阴地面，三阴主里，而不及外腹者，三阴夹界之地也。自腹由脾，及二肠魄门，为太阴地面。自腹至两肾，及膀胱溺道，为少阴地面。自腹由肝，上膈至心，从胁肋，下及小腹宗筋，为厥阴地面。此经通行三焦，主一身之里症，犹近京夹辅之国矣。太阴阳明，同居异治，犹周召分政之义。四经部位，有内外出入，上下牵引之不同，犹先王分土域民，犬牙相制之理也。若经络之经，是六经道路，非六经地面也。六经之有正邪，客邪，合病，并病，属脾，属胃者，犹寇贼充斥，或在本境，或及邻国，或入京师也。太阳地面最大，内临少阴，外邻阳明，故病有相关。如小便不利，本膀胱经病。少阴病，亦小便而不利者，是邪及少阴之界也。六七日不大便，头痛身热者，是阳明热邪，侵入太阳之界也。头项强痛，兼鼻鸣干呕者，是太阳风邪侵入阳明之界也。心胸是阳明地面，而为太阳之通衢，因太阳主荣卫，心胸是荣卫之本，荣卫环周不休，犹边邑之吏民士卒，会于京畿往来不绝也。如喘而胸满者，是太阳外邪入阳明地面而骚扰，故称为太阳阳明合病。若头不痛，项不强，胸中痞硬，气上冲，咽候不得息者，此邪不自太阳来，乃阳明热邪实结于胸中，犹乱民聚于本境而为患也。心为六经之主，故六经皆有心烦症，如不头项强痛，则烦不属太阳，不往来寒热，则烦不属少阳。不见三阳症，则烦不属三阳矣。故心愦愦，心怵惕，心懊侬，一切虚烦，皆属阳明，以心居阳明地面也。阳明犹京师，故心腹皆居其地。邪在心而为虚烦，在腹为实热，以心为阳而属无形，腹为阴而属有形也。夫人身之病，动关心腹，阳邪聚于心，阴邪聚于腹。肝为阴中之阳，故能使阴邪之气撞于心。阳明主在里之阳，故能使阳邪入聚于腹耳。更请以兵法喻。兵法之要，在明地形，知贼寇所从来，知某方是某府来路，某方是某府去路。来路是边关，三阳是也。去路是内境，三阴是也。六经来路各不同，太阳是大路，少阴是僻路，阳明是直路。太阴近路也。少阴后路也。厥阴斜路也。客邪多从三阳来，正邪多因三阴起。由外寇自边关至，乱民自内地生也。明六经地形，始得握百病之枢机。详六经来路，乃得操治病之规则。如以症论，伤寒，大寇也，病从外来。中风，流寇也，病因旁及。杂病，乱民也，病由中起。既认为何等之贼，又知为何地所起，于其发境，便御之本境。移祸邻郡，即两郡夹攻。如邪入太阳地面，即汗而散之。犹陈兵器于要害，乘其未定而击之也。邪之轻者在卫，重者在荣，尤重者在胸膈，犹贼之浅者在关外，深者在关上，尤深者在关内也。是麻黄为关外之师，桂枝葛根为关上之师，大小青龙为关内之师矣。凡外寇不靖，内地盗贼必起而应之。因立两解法，故有大小青龙，及桂枝麻黄加减诸方。如前军无纪，致内乱蜂起，当重内轻外，因有五苓、十枣、陷胸、泻心、抵当等汤也。邪入少阳地面，宜杂用表里寒热攻补之品，为防御解利之法。如偏僻小路，利于短兵，不利于矛戟，利于守备，不利于战争也。邪之轻者入腠理，重者入募原，尤重者入脾胃。小柴胡腠理之剂也。大柴胡募原之剂也。

小建中、半夏泻心、黄芩、黄连四方，少阳之脾剂也。柴胡加芒硝，加牡蛎二方，少阳之胃剂也。如太阳少阳，有合病并病，是一军犯少阳矣。用柴胡桂枝汤是两路分击之师也。甚至三阳合并病，是三面受敌矣。法在独处阳明，阳明之地面肃清，则太少两路之阳邪，不攻自解。但得内寇宁，而外寇自息，此白虎所由奏捷耳。若阳邪不战于内地，用大承气以急下之，是攻贼以护主。若阴邪直入于中宫，用四逆汤以急救其里，是强主以逐寇也。阳明为内地，阳明界上，即太阳少阳地面，邪入阳明之界，近太阳地面，虽不犯太阳，太阳之师不得坐视而不救，故阳明之荣卫病，即假麻黄等汤以汗之。近少阳地面，虽不入少阳，少阳之师不得高垒而无战，故阳明之腠理病，即借柴胡以解之。是知阳明之失守，非太阳不固，即少阳无备也，所以每每两阳相合而为病也。若邪已在阳明地面，必出师奋击，以大逐其邪，不使少留，故用栀豉、瓜蒂之吐法以迅扫之。若深入内地，不可复驱，则当清野千里，使无所摽掠，是又白虎得力处也。若邪在内廷，又当清宫中阴盗，此承气所由取胜。如茵陈、猪苓辈，又为失纪之师立法矣。太阴亦内地，少阴厥阴地面，是太阴之夹界也。太阴居中州，虽外通三阳，而阴阳既已殊途，心腹更有膈膜之藩蔽，故寒水之邪，从太阳外属者轻，由少阴内授者重。风木之邪，自少阳来侵者微，因厥阴上袭者甚。如本经正邪，转属阳明而为实，犹师老势穷，可下之而愈。如阳明实邪，转属本经而成虚，则邪盛正衰，温补挽回者甚难。盖太阴阳明，地面虽分，并无阻隔。阳明犹受敌之通衢，甲兵所聚，四战之地也。太阴犹仓廪重地，三军所依，亦盗贼之巢穴也。故元气有余，则邪入阳明。元气不足，则邪入太阴。在阳明地面，则陈师鞠旅，可背城一战，取胜须臾。在太阴地面，则焚劫积蓄，仓廪空虚，枵腹之士，无能御敌耳。厥阴之地，相火游行之区也。其本气则为少火，若风寒燥湿之邪，一入其境，悉化为热，即是壮火。其少火为一身之生机，而壮火为一身之大患。且其地面通达三焦，邪犯上焦，则气上撞心，心中疼热，消渴口烂，咽痛喉痹。逼入中焦，即手足厥冷，脉微欲绝，饥不欲食，食即吐蛔。移祸下焦，则热利下重，或便脓血，为害非浅，犹跋扈之师矣。仲景制乌梅丸方，寒热并用，攻补兼施，通理气血，调和三焦，为平治厥阴之主方，犹总督内地之大帅也。其与之水以治消渴，茯苓甘草汤以治水，炙甘草汤以复脉，当归四逆以治厥，是间出锐师，分头以救上焦之心主，而安神明也。用白虎承气辈，清胃而平中焦之热实。白头翁四逆散，清脾而止下焦之热利。是分头以救腹中之阴，而扶胃脘之元气耳。肾为一府，而分阴阳二经。少阴一经，而兼阴阳两脏者，皆为根本之地故也。邪有阴阳两途，藏分阴阳二气。如阳邪犯少阴之阳，反发热，心烦，咳渴，咽痛。阳邪犯少阴之阴，则腹痛自利，或便脓血。阴邪犯少阴之阳，则身体骨节痛，手足逆冷，背恶寒，而身倦卧。阴邪犯少阴之阴，则恶寒，呕吐，下利清谷，烦躁欲死。仲景制麻黄附子细辛、黄连阿胶、甘草、桔梗、猪肤、半夏、苦酒等汤，御阳邪犯少阴之阳也。其制桃花、猪苓等汤，御阳邪入少阴之阴也。附子、吴萸、四逆等汤，御阴邪犯少阴之阳也。通脉四逆、茯苓四逆、干姜附子等汤，御阴邪入少阴之阴也。少阴为六经之根本，而外通太阳，内接阳明，故初得之而反发热，与八九日而一身手足尽热者，是少阴阳邪侵及太阳地面也。自利纯青水，心下痛，口燥舌干者，少阴阳邪侵阳明地面也。出太阳，则用麻黄为锐师，而督以附子。入阳明，则全任大承气，而不设监制。是犹兵家用向导，与本部不同法也。其阴邪侵入太阴，则理中、四逆加人尿猪胆等法，亦犹是矣。嗟乎！不思仲景之所集，安能见病知原也。

合并启微第三

病有定体，故立六经而分司之。病有变迁，更求合病并病而互参之。此仲景立法之尽善也。夫阴阳互根，气虽分而神自合。三阳之底，便是三阴。三阴之表，即是三阳矣。如太阳病，而脉反沉，便合少阴。少阴病而反发热，便合太阳。阳明脉迟即合太阴。太阴脉缓即合阳明。少阳脉细小，是合厥阴。厥阴微浮，是合少阳。虽无合并之名，而有合并之实。或阳得阴而解，阴得阳而解。或阳入阴而危，阴亡阳而逆。种种脉症，不可枚举。学者当于阴阳两症中，察病势合不合，更于三阳三阴中，审其症之并与不并。于此阴病治阳，阳病治阴，扶阳抑阴，泻阳补阴等法，用之恰当矣。三阳皆有发热症，三阴皆有下利症，如发热而下利，是阴阳合病也。阴阳合病，阳盛者属阳经，则下利为实热。如太阳阳明合病，少阳阳明合病，太阳少阳合病，必自下利。用葛根、黄芩等汤者是也。阴盛者属阴经，则下利属虚寒。如少阴病吐利，反发热者不死。少阴病，下利清谷，里寒外热，不恶寒，而面色赤，用通脉四逆者是也。若阳与阳合，不合于阴，即是三阳合病，则不下利，而自汗出，为白虎症也。阴与阴合，不合于阳，即是三阴合病，则不发热，而吐利厥逆，为四逆症也。并病与合病稍异者，合则一时并见，并则以次相乘。如太阳之头项强痛未罢，递见脉弦眩冒，心下痞硬等症，是与少阳并病。更见谵语，即是三阳并病矣。太阳与阳明并病，太阳症未罢者，从太阳而小发汗。太阳症已罢者，从阳明而下之。其机在恶寒恶热而分也。然阳明之病在胃家实，太阳阳明合病，喘而胸满者不可下，恐胃家未实耳。如阳明与太少合病，必自下利，何以得称阳明。要知夹热下利，即胃实之始。《内经》所云：暴注下迫，皆属乎热。其脉必浮大弦大，故得属之阳明，而不经于太阴也。若下利清谷，里寒外热，脉浮而迟者，则浮不得属之于表，而迟则为在脏。若见脉微欲绝，即身不恶寒，而面色赤者，又当属之少阴。盖太阳阳明下利之辨，在清谷不清谷，而太阴少阴之清谷，又在脉之迟与微为辨也。夫阳明主胃实，而有夹热利。太阴主下利清谷，又因脉微细，而属少阴。少阴脉微下利，反见阳明之不恶寒，而面色赤。若不于合并病参之，安知病情之变迁如此，而为之施治哉。然此为六经言耳。若六经之合并，与内伤外感之合并，神而明之，不可胜极。以阴阳互根之体，见阴阳离合之用，是知六经之准绳，更属定不定法矣。何漫云三阴无合病并病也哉。

风寒辨惑第四

风寒二气，有阴阳之分，又相因为患。盖风中无寒，即是和风。一夹寒邪，中人而病，故得与伤寒相类，亦得以伤寒名之。所以四时皆有风寒，而冬月为重也。伤寒中风，各有重轻，不在命名，而在见症。太阳篇，言中风脉症者二。一曰太阳中风，阳浮而阴弱，阳浮者热自发，阴弱者汗自出，啬啬恶寒，淅淅恶风，翕翕发热，鼻鸣干呕者，桂枝汤主之。一曰太阳中风，脉浮紧，发热恶寒，身疼痛，不汗出而烦躁者，大青龙汤主之。以二症相较，阳浮见寒之轻，浮紧见寒之重。汗出见寒之轻，不汗出见寒之重。啬啬淅淅，见风寒之轻，翕翕见发热之轻，发热恶寒，见寒热之俱重。鼻鸣见风之轻，身疼见风之重。自汗干呕，见烦之轻，不汗烦躁，见烦之重也。言伤寒脉症者二。一曰太阳病，或未发热，或已发热，必恶寒体痛呕逆，脉阴阳俱紧者，名曰伤寒。脉浮自汗出，小便数，心烦，微恶寒，脚挛急。以二症相较，微恶寒，见必恶寒之重。体痛，觉脚挛急之轻。自汗出，小便数，心烦，见伤寒之轻。或未发热，见发热之难。必先呕逆，见伤寒之重。脉浮，见寒之轻。阴阳俱紧，见寒之重。中风伤寒，各有轻重如此。今人必以伤风为轻，中风为重，但知分风寒之中伤，而不辨风寒之轻重，于是有伤寒见风，中风见寒之遁辞也。夫风为阳邪，寒为阴邪，虽皆因于时气之寒，而各不失其阴阳之性。故伤寒轻者，全似中风，独脚挛急不是。盖腰以上为阳，而风伤于上也，中风重，全似伤寒，而烦躁不是。盖寒邪呕而不烦，逆而不燥也。然阴阳互根，烦为阳邪，烦极至躁，躁为阴邪，躁极致烦，故中风轻者烦轻，中风重者烦躁。伤寒重者躁烦，伤风重者微烦。微烦则恶寒亦微，是微阳足以胜微寒，故脉浮不紧矣。如本论所云：凡欲自解者，必当先烦，乃有汗而解，以脉浮不紧，故知汗出解也。若不待自解，而妄攻其表，所以亡阳，因阳微故耳。凡伤寒见烦，则寒气欲解。躁烦是阳为寒郁，而邪转盛，故伤寒一日，若躁烦者为欲传。六七日躁烦者，为阳去入阴也。因病入所禀之阳气有不同，而受邪之部位阴阳更不类，故阳有多少，热有微甚。如太阳为先天之巨阳，其热发于荣卫，故一身手足壮热。阳明乃太少两阳相合之阳，其热发于肌肉，故蒸蒸发热。少阳为半表之阳，其热发于腠理，时开时合，故往来寒热。此三阳发热之差别也。太阴为至阴，无热可发，因为胃行津液，以灌四旁，故得主四肢而发热于手足，所以太阴伤寒手足自温，太阴中风四肢烦疼耳。少阴为封蛰之本，若少阴不藏，则坎阳无蔽，故有始受风寒，而脉沉发热者，或始无表热，八九日来，热入膀胱，致一身手足尽热者。厥阴当两阴交尽，一阳之初生，其伤寒者，有从阴而先厥后热者，有从阳而先热后厥者，或阳进而热多厥少，或阳退而热少厥多，或阴阳和而厥与热相应者。是三阴发热之差别也。太阳为父，多阳盛之病。如初服桂枝而反烦解，半日许而后烦，下之而脉仍浮，气上撞，与不汗出而烦躁，服药微除而烦瞑发衄者，皆阳气重故也。少阴为雌，多亡阳之病。如下利清谷，手足厥逆，脉微欲绝，恶寒蜷卧，吐利汗出，里寒外热，不烦而躁，皆亡阳故也。又《内经》病形篇云：邪中于项，则下太阳。中于面，则下阳明。中于颊，则下少阳。其中膺背两胁，亦中其经。故本篇太阳受邪，有中项，中背之别，中项则头项强痛。中背则背强几几也。阳明有中面中膺之别。中面则目痛鼻干，中膺则胸中胁下痞硬也。此岐伯中阳溜经之义。又云：邪中于阴，从臂胻①始，自经及脏，藏气实而不能容，则邪还于府。故本篇论三阴，皆有自利症，是寒邪还府也。三阴皆有可下症，是热邪还府也。此岐伯中阴溜府之义。六经之部位有高下，故受邪之日有远近。太阳为三阳居表，位最高，最易伤寒，故一日受。阳明为二阳而居前，故二日受。少阳为一阳而居侧，故三日受。太阴为三阴，居阴位最高，故四日受。少阴为二阴，居阴位之中，故五日受。厥阴为一阴，居三阴之尽，故六日受。此皆言见症之期，非六经以次相传之日也。《内经》曰：气有高下，病有远近，适其至所，即此义也。按：本论传字之义，各各不同，必牵强为传经之谬。伤寒一日，太阳受之，脉若静者为不传，是指热传本经，不是传阳明之经络。阳明无所复传，始虽恶寒，二日自止，是止寒

① 臂胻（héng）：指手臂和足胫部。

传本经，不是传少阳之经络。伤寒二三日，阳明少阳症不见者，为不传，皆指热传本经，不是二日传阳明，三日传少阳之谓。太阳病至七日以上自愈者，以行其经尽故也。言七日当来复之辰，太阳一经之病当尽，非日传一经也。七日复传太阳之谓，若复传则不当日尽。若日传一经，则不当日行其经矣。若欲再作经，是太阳不罢，而并病阳明，使经不传，是使阳明之经，不传太阳之热，非再传少阳之谓也。太阳与阳明少阳地面相近，故太阳之盛而不罢，使转属阳明。阳已衰而不罢，使转系少阳。若阳陷则转系太阴，阳虚则转入少阴，阳逆则转入厥阴矣。阳明万物所归，故六经皆得转属，而阳明无所复传，是知阳明无转属少阳之病。阳明太阴，俱属于胃。胃实则太阴转属阳明，胃虚则阳明转属太阴矣。少阴与二阴地面相近，受太阴之寒，则吐利清谷，受厥阴之热，则咽痛便血也。厥阴为阴之尽，亦如阳明之无复传。然阴出之阳，则热多厥少，阴极亡阳，则热少厥多，此即少阳往来寒热之变局。按本论云：太阳病发热汗出恶风，脉缓者，为中风。又云：太阳中风，脉浮紧，不汗出而烦躁。又云：阳明中风，脉弦浮大不得汗。合观之，不得以无汗谓非中风矣。本论云：太阳病，或未发热，或已发热，必恶寒，体痛，呕逆，脉阴阳俱紧者，名曰伤寒，而未尝言无汗。又云：太阳病，头痛发热，身疼腰痛，骨节疼痛，恶风无汗而喘者，麻黄汤主之。此不冠伤寒，又不言恶寒。又云：伤寒脉浮，自汗出，微恶寒。合观之，又不得以有汗非伤寒矣。今人但据桂枝条之中风自汗，而不究伤寒亦有自汗出者，强以麻黄症为无汗之伤寒，而不究中风最多无汗者，谓伤寒脉浮紧，中风脉浮缓，而不知伤寒亦有浮缓，中风亦有浮紧者。知三阳脉浮，三阴脉沉。而不知三阴皆有浮脉，三阳亦有沉脉者。总是据一条之说，不理会全书耳。当知麻黄汤、大青龙汤，治中风之重剂。桂枝汤、葛根汤，治中风之轻剂。伤寒可通用之，非主治伤寒之剂也。世皆推桂枝汤，为中风主剂，而不敢以大青龙为中风之剂者，是惑于中风见寒，伤寒见风之谬。不敢以麻黄汤，为中风之剂者，是泥于有汗为中风，无汗为伤寒之谬也。风为阳邪，因四时之气而变迁，且一日亦具四时之气，而运更有郁复淫胜之不同，故有麻黄、桂枝、葛根、青龙等法，当知四时俱有中风伤寒，不得拘春伤于风，冬伤于寒之一说也。太阳经多中风方，麻黄附子细辛、真武、附子、茱萸、白通、四逆、通脉等汤是也。中风诸方可移治伤寒，伤寒诸方不可治中风者，寒可温而风不可以热治也。风为阳邪，故中风者，在少阴每多阳症。寒为阴邪，故伤寒者，虽在太阳，每多阴症。太阳经多中风症，阳从阳也。少阴经多伤寒症，阴从阴也。夫风者善行而数变，故脉症皆不可拘。自变者观之，其症或自汗鼻鸣，或无汗而喘，或不汗出而烦躁，或下利呕逆，或渴欲饮水，或往来寒热，或口舌咽干，或短气腹满，鼻干嗜卧，或目赤耳聋，胸满而烦，或四肢烦疼，种种不同。其脉或浮缓，或浮紧，或弦而浮大，或阳微阴涩，或阳微阴浮，亦种种不同。自不变也观之，惟浮是中风之主脉，恶风是中风之定症。盖风脉变态不常，而浮为真体，风症变幻多端，而恶风其真情也。仲景广设诸方，以曲尽常变耳。夫寒之伤人也有三：早晚雾露，四时风雨，冬春霜雪，此天之寒气也。幽居旷室，砖地土阶，大江深泽，邃谷名山，地之寒气也。好饮寒泉，喜食生冷，酷嗜瓜果，误服冷药，人之寒气也。此义最浅，伤寒诸书莫之或及，而以冬寒春温，时疫之症掩之。何不求致病之因，而归时令之变耶。夫寒固为冬气，三时岂必无寒，第寒有轻重，伤亦有轻重，不拘定于冬，温固为春气，而三时亦病温，且温随时而发者多，因冬月伤寒所致者少，不可谓必然之道也。即冬时病温，亦因其人阴虚而发，岂冬时之暖气，即有毒以伤人乎。若时行疫气，正天地温热之毒，如凉风一起，疫即自散，岂遇寒而反重耶。疫与寒，为风马牛不相及，何得以寒冠时行之疫。若为暴寒所折而病，即是三时之伤寒，勿得忘以疫名之矣。谓三四月阳气尚弱，为寒折而病热轻。五六月阳气已盛，为寒折而病热重。七八月阳气已衰，为寒折而病热微。此叔和之莫须有也。夫病寒病热，当审其人阴阳之盛衰，不得拘天时之寒热。天气之寒热以伤人，必因其人阴阳之多少，元气之虚实为轻重，不全凭时令之阴阳为转移也。所以仲景立方，全以平脉辨症为急务，不拘于受病之因，不拘于发病之时为施治。如夏月盛暑，而伤寒吐利，多有用姜附吴萸而始效。隆冬严寒而病温，多有用石膏硝黄而热乃解者。谓麻黄桂枝二汤，只宜于冬月之正伤寒，三时不可轻用，其失岂不多乎。夫开口言伤寒，动手反用寒凉克伐之剂，曷不于伤寒二字顾名思义耶。寒伤于表，法当温散。寒伤于里，法当温补。仲景治伤寒，只有温散温补二法，其清火凉解吐下等法，正为温暑时疫而设。所以治热，非以治寒，治热淫于内，非治寒伤于表也。今伤寒家皆曰：仲景治温治暑，必另方治法，今遗失而无征，伤寒只有汗吐下三法，将温补正法，置之不用，反曰治伤寒无补法。于是人伤于天地之寒者轻，复伤于医师之法者重。死于寒食之内伤者少，死于寒药之内伤者多耳。

温暑指归第五

《内经》论伤寒而反发热者有三义。有当时即发者，曰人伤于寒，则为病热也。有过时发热者，曰冬伤于寒，春必病温也。有随时易名者，曰凡病伤寒而成湿者，先夏至日为病温，后夏至日为病暑也。夫病温病暑，当时即病者不必论。凡病伤寒而成者，其病虽由于冬时之伤寒，而根实种于其人之郁火。《内经》曰：藏于精者，春不病温。此明冬伤于寒，春必病温之源。先夏至日为温病，后夏至日为暑病，申明冬不藏精，春必病温之故。夫人伤于寒，则为病热其恒耳。此至春夏而病者，以其人肾阳有余，好行淫欲，不避寒冷，虽外伤于寒，而阳气足以御之。但知身着寒，而不为寒所病。然表寒虽不内侵，而虚阳亦不得外散，仍下陷入阴中，故身不知热，而亦不发热。所云阳病者，上行极而下也。冬时行收藏之令，阳不遽发，寒愈久，则阳愈匿，阳日盛，则阴日虚。若寒日多，而蓄热浅，则阴火应春气而病温。若寒日多而郁热深，则阴火应夏气而病暑，此阴消阳长，从内而达于外也。叔和不知此义，谓寒毒藏于肌肤，至春变为温病，至夏变为暑病。夫寒伤于表，得热则散，何以能藏。设无热以御之，必深入腑脏，何以只藏于肌肤，且能藏者不能变，何以时换其所藏乎。不知原其人之自伤，而但咎其时之外伤。只知伤寒之因，不究热伤其本。妄拟寒毒之能变热，不知内陷之阳邪，发见其本来面目也。又谓辛苦之人，春夏多温热病者，皆因冬时触寒所致，而非时行之气。不知辛苦之人，动摇筋骨，凡动则为阳，往往触寒即散，或因饥寒而病者有之。或因劳倦而发热者有之。故春夏之时，辛苦之人，因虚而感时行之气者不少矣。若夫春夏之湿热，由冬时触寒所致者，偏在饱暖淫欲之人，不知持满，醉以入房，以竭其精，以耗其真，阳强不能密，精失守而阴虚，故移祸至于春夏也。《内经》论温之脉症治法甚详，学者多不得要领。仲景独挈发热而渴，不恶寒者为提纲，悉温病之底蕴，合《内经》冬不藏精之旨矣。热论以口燥舌干而渴属少阴，少阴者封蛰之本，精之处也。少阴之表，名曰太阳，太阳根起于至阴，名曰阴中之阳，故太阳病，当恶寒。此发热而恶寒者，是阳中无阴矣。而即见少阴之渴，太阳之根本悉露矣。于此见逆冬气，则少阴不藏，肾气独沉，孤阳无时而发为温病也。温病症治，散见六经，请类推之。如伤寒发热不渴，服汤已渴者，是伤寒温病之关也。寒去而热罢，即伤寒欲解症，寒去而热不解，是温病发见矣。如服桂枝汤，大汗出后，大烦渴不解，脉洪大者，即是温势猖狂，用白虎加人参预保元气于清火之时，是凡病伤寒而成温者之正治法也。因所伤之寒邪随大汗而解，所成之温邪随大汗而发，焉得无虑。设不加参，则热邪从白虎而解，安保寒邪不从白虎而来乎。是伤者当补，治病必求其本耳。如服柴胡渴已，渴者属阳明者也。以法治之。夫柴胡汤有参甘姜枣，皆生津之品，服已反渴，是服寒之剂，不足以解温邪，少阳相火直走阳明也。是当白虎加人参法。若柴胡加人参之法，非其治矣。夫相火寄甲乙之间，故肝胆为发温之源。腹胃为市，故阳明为成温之薮①。阳明始虽恶寒，二日自止，即不恶寒。而反恶热，此亦病伤寒而成温之一征也。若夫温热不因伤寒而致者，只须扶阴折阳，不必补中益气矣。且温邪有浅深，治法有轻重。如阳明病，脉浮发热，渴欲饮水，小便不利者，猪苓汤主之。瘀热在里不得越，身体发黄，渴欲饮水，小便不利者，茵陈汤主之。少阴病，得之二三日，口燥咽干者，大承气汤急下之。厥阴病，下利欲饮水者，白头翁汤主之。此仲景治温之大略也。夫温与暑，偶感天气而病者轻。因不藏精者，为自伤其病重。若再感方土之异气，此三气相合而成温疫也。温热利害，只在一人，温疫移害，祸延邻里。今人不分温热温疫，浑名温病。令人恶闻而讳言之，因于辞之害义矣。吴又可《温疫论》，程效倩《热病注》，俱有至理可传，愚不复赘，余义详见方论。

痉湿异同第六（风寒湿暑燥热）

六气为病，皆能发热，然寒与热相因，暑与热相继，独燥与湿相反，风寒温暑皆因天气，而湿病多得之地气，燥病多得之内因，此病因之殊同也。《内经》病机十九条，其分属六气者，火居其八，风寒湿者居其一，燥症独无。若诸痉项强，皆属于湿。愚尝疑其属燥。今本论有痉湿之分，又曰太阳病，发汗太多因致痉，则痉之属燥可知也。夫痉以状名，因血虚而筋急耳。六气为患，皆足以致痉，然不热则不燥，不燥则不成矣。六经皆有痉病，须审部位以别之。身以后属太阳，则凡头项强急，项背几几，脊强反张，腰似折，髀不可以曲，腘如结，皆其症也。身之前者属阳明，头项摇动，口禁齿龄，缺盆②纽痛，脚挛急，皆其症也。身之侧属少阳，口眼㖞斜，手足牵引，两胁拘急，半身不遂，皆其症也。若腹内拘急，因吐利而四肢拘急，是太阴痉。恶寒蜷卧，尻以代踵，脊以代头，俯而不能仰者，是少阴痉。睾丸上升，宗筋③下注，小腹里急，阴中拘牵，膝胫拘急者，厥阴痉也。若痉之挟风寒者，其症发热无汗而恶寒，气上撞胸，而小便少，其脉必坚紧，其状必强直而口噤，此得天之气。《内经》所云：诸暴强直，皆属于风者是也。其势勇猛，故曰刚痉，病自外来，当逐邪而解外。痉有夹本邪而为外患者，其邪从

① 薮（sǒu）：人或物聚集的地方。
② 缺盆：穴位名。位于前胸壁上方锁骨下缘的凹陷处，属足阳明胃经。
③ 宗筋：三阴三阳的经筋，会合于前阴部，称宗筋，也指男子生殖器。

内出，故发热汗出而不恶寒，其脉沉迟，其状则项背强几几。此得之地气，《内经》所云：诸痉项强，皆属于湿者是也。其势软弱，故名柔痉。病因于内，当滋阴以和内。治湿君瓜蒌根者，非以治风，实以生津，非以治湿，实以润燥耳。夫痉之始也，本非正病，必夹杂于他病之中。人之病此者，世医悉指为风，所以不明其理。善医者，必于他症中审察而预防之。如头项强痛，即痉之一端。是太阳之血虚，故筋急也。今人但知风寒，不恤津液，所以发汗太多，因致痉者多矣。夫痉本有由来，一经妄治，即奇形必见，项背强几几，是痉之征兆，故用葛根。身体强，是痉状已著，故用瓜蒌根。卧不着席，脚挛急，口禁齿龂，是痉之极甚，故用大黄、芒硝。无非用多津多液之品，以滋养阴血，不得与当汗当下者同例也。观伤寒脉浮自汗，心烦恶寒，而见脚挛急，是痉势已成，须当滋阴存液，不得仍作伤寒主治，故与桂枝汤则厥，与芍药甘草汤，其脚即伸，此明验矣。第以表症未除，不得用承气，若谵语者，少与调胃承气，是又与不着席者与大承气，同一机彀也。凡痉之为病，因外邪伤筋者少，因血虚筋急者多。如误作风治，用辛散以助阳，则真阴愈虚，因燥剂以驱风，则血液愈涸，故痉得之暴起者少，妄治而致者多。虚而不补，不死何待。非参苓归地，调和荣卫，未易奏捷也。《内经》曰：诸湿肿满，皆属于脾。又曰湿胜则濡泄。此指湿伤于内者言也。又曰地之湿气，感则害人皮肉筋骨。又曰因于湿，首如裹。此指湿伤于外者言也。若湿而兼热，则大筋软短而为拘，小筋弛长而为痿，即柔痉之变见矣。阳明篇有湿热发黄之症，叔和不为别论，独取太阳之风湿相传者，尚遗数条，亦搜采之疏失也。《内经》曰：身半以上者，风中之也。身半以下者，湿中之也。中阳则溜于经，中阴则溜于腑。又曰阳受风气，阴受湿气，故伤于风者，上先受之。伤于湿者，下先受之。皆风湿对言，本论则风湿合言也。风湿相合，则阴阳相传，上下内外反病矣。所以身体烦疼，不能转侧，骨节掣痛，不能屈伸，小便不利，大便反快也。《内经》曰：风湿之伤人也，血气与邪并，客与分腠之间，其势坚大，故曰实。寒湿之中人也，皮肤不收，肌肉坚紧，营血涩，卫气去。故曰虚。此又以血家虚实，因风寒而分也。本论伤寒发汗，寒湿在里不解，身目为黄。与阳明之热不得越，瘀热在里，身体发黄者，当下不当下，亦以寒湿湿热分虚实矣。《内经》以风寒湿三气合而为痹，本论又合风寒湿热四气，而名湿痹，当知痹与痉，皆由湿变矣。夫同一湿也，湿去燥极则为痉，久留而着则为痹。痹为实，痉为虚。痉痹异形，虚实亦殊，固不得妄以痉属风，亦不得因于湿，而竟视痉为湿矣。痉湿余义，详《内经》注及本论注中。

平脉准绳第七（浮大动滑数沉涩弱弦迟）

上古以三部九候中决死生，是遍求法。以人迎寸口趺阳辨吉凶，是扼要法。自《难经》独取寸口之说行，而人迎趺阳不参矣。气口成寸，为脉之大会，死生吉凶系焉，今所传者只此耳。自有《脉经》以来，诸家继起，各以脉名取胜，泛而不切，漫无指归。夫在诊法取其约，于脉名上着其繁，此仲景所云：驰竞浮华，不因根本者是也。仲景立法，只在脉之体用上推求，不在脉之名目上分疏，故以阴阳为体，则以浮大动滑数为阳之用，沉涩弱弦迟为阴之用。以表里为体，则以浮为表用，沉为里用。以脏腑为体，则以数为腑用，迟为脏用。如以浮沉为体，则以浮沉中各有迟数为用。以浮为体，则以大动滑数为用之常，涩弱弦迟为用之变。以沉为体，则以涩弱弦迟为用之常，大数滑动为用之变。体用之间，见脉之变化，而致病之因，与病情之虚实，病机之转移，亦随之而见，全在诊者指法之功，与看法之细耳。脉理浩繁，大纲不外名阴名阳之十种。阴阳两分，自成对峙，阴阳配偶，惟见五端。浮沉是脉体，大弱是脉势，滑涩是脉气，动弦是脉形，迟数是脉息，不得概以脉象视之也。脉有对看法，有正看法，有反看法，有平看法，有仄看法，有彻底看法。如有浮即有沉，有大即有弱，有滑即有涩，有数即有迟。合之于病，则浮为在表，沉为在里，大为有余，弱为不足，滑为血多，涩为气少，动为搏阳，弦为搏阴，数为在腑，迟为在脏，此对看法也。如浮大动滑数，脉气之有余者为阳，当知其中有阳胜阴病之机。沉弦弱涩弦迟，脉气之不足者名阴，当知其中有阴胜阳病之机。此正看法也。夫阴阳之转旋也，有余而往，不足随之。不足而往，有余从之。故其始也，为浮，为大，为滑，为动，为数。其继也，反沉，反弱，反涩，反弦，反迟者，为阳消阴长之机，其病为进。其始也，为沉，为弱，为涩，为弦，为迟。其继也，微浮，微大，微滑，微动，微数者，是阳进阴退之机，其病为欲愈，此反看法也。浮为阳，如更兼大动滑数之阳脉，是为纯阳，必阳盛阴虚之病矣。沉为阴，而更兼弱涩弦迟之阴脉，是为重阴，必阴盛阳虚之病矣。此为平看法。如浮而数，浮而涩，浮而弦，浮而迟者，此阳中有阴，其人阳虚，而阴脉伏于阳脉中也。将亡阳之变，当以扶阳为急务矣。如沉而大，沉而滑，沉而动，沉而数，此阴中有阳，其人阴虚，而阳邪下陷于阴脉也。将有阴竭之患，当以存阴为深虑也，此为仄看法。如浮大动滑数之脉，虽不变，然始为有力之强阳，终为无力之微阳，知阳将绝矣。沉涩弱弦微迟之脉，虽无变而为阳，如忽见浮大动滑数之状，是阴极似阳，知反照之不长，余烬之易灭也。是为彻底看法，更有真阴真阳之看法，如凡阴病见阳脉者生，阳病见阴脉者死也。成注只据伤寒立言，观凡字则知脉法不专为伤寒说，亦不是按承上文扩充之见。仲景治法，以脉以胃气为本，观名阴名阳，见此等脉状，尚是阴阳之名，而非阴阳之实。因胃气稍虚，则阴阳偏重，较之平脉，有余名阳，不足名阴耳。此阳病兼外伤六气言，阴病兼内伤精气言，若专指伤寒之阴症阳症则浅矣。阳脉指胃脘之真阳，《内经》所谓二十五阳者是也。阴病见阳脉，是胃气来复，五脏冲和之气发见，故主生。《内经》所云：别于阳者，知病起时也。阴脉指五脏之真阴，因胃脘之阳不至于手太阴，五脏之真阴来见也。阳病见阴脉，是脉无胃气，故主死。《内经》所谓别于阴者，知死生之期也。要知沉涩弦弱迟，是病脉，不是死脉，其见于阳病最多。阳病浮大动数滑不休，即为死脉，阴病见浮大动数滑之脉多。阴极似阳，未必即可生之机也。若真脏脉至，如肝脉之中外急，心脉坚而搏，肺脉大而浮，肾脉如弹石，脾脉如距啄，皆反见有余之象，岂可以阳脉名之。经曰：邪气来也紧而疾，谷气来也徐而和，则又不得以迟数论阴阳矣。仲景表里脏腑之法，则又以浮沉迟数为大纲。浮沉是审起伏，迟数是察至数。浮沉之间，迟数寓焉。脉之不浮不沉而在中，不迟不数而五至者，谓之平脉。是有胃气，可以神求，不可以象求也。若一见浮沉迟数之象，斯为病矣。浮沉迟数，本不可以表里脏腑分，今既有阴阳之可名，即以阳表阴里，腑阳脏阴，定其为阴阳所在耳。试观脉之浮为在表，应病亦为在表。然浮脉亦有里症，或表邪初陷，或里邪初欲出，究竟不离于表，故主表其大纲也。沉象在里，应病亦为在里。沉脉亦有表症，或阳病见阴而危，或阴出之阳而愈，究竟病根于里，故主里其大纲也。数为阳，阳主热，而数有沉浮，浮数应表热，沉数应里热，虽数脉多有病在脏者，然其由必自腑。盖六腑为阳，阳脉萦其腑，故主腑其大纲也。迟为阴，阴主寒，而迟有浮沉，浮迟应表寒，沉迟应里寒，虽迟脉多有病在腑者，然其根必自脏，盖五脏为阴，阴脉萦其脏，故主脏其大纲也。脉状总总该括于浮沉迟数，然四者之中，又以独浮，独沉，独迟，独数为准则，而独见何部，即以其部定表里脏府之所在，病无遁情矣。然阴阳之十脉，表里脏腑之四诊，皆指脉之体用言，而诊法之体用，则又以病为体，而脉为用矣。请以浮脉言之，其他可类推。如浮脉者病在表，则必有发热恶寒之表症。然浮有不同，有但浮者，有三部皆同息数无迟数，其气象亦无滑涩动弦大小，此太阳之脉体然也。因风寒在表，而巨阳之阳御之，内无太过不及之病，故见此象。此病脉中之平脉，故可用麻黄汤，发汗而顿解。然此脉不可多得，所以发热即有发热之脉象，恶寒即见恶寒之脉象。如寸口脉浮而紧，是浮为风象，紧为寒象也。此为阳中有阴，乃阳脉之变见矣。然寒不协风，则玄府不开，寒在皮毛，卫气足以卫外而为固，虽受寒而不伤，寒去而身自和矣。若风不夹寒，但能鼓动卫气，使玄府不闭，皮肤受邪，脉气不清而已，不能深入于营，而发热恶寒，头项骨节俱痛，惟风夹寒邪，其势始猛，此风则伤卫，寒则伤营，初非有二义也。卫气不能卫外，反内扰营气而为烦。营气不得交通，内迫于骨节而作痛。营卫俱病，发热所由来耳。如脉浮而数，为阳中见阳，是阳脉之正局。然不得即认为阳脉有余，实因阳气不足，反见有余之象也。夫脉为血府，实由气行，长则气治，短则气病，弦脉象长，数脉象短，脉数因于气之不足，则数为虚可知。风为阳邪，风则为热，虚因寒邪，虚则为寒，虚寒相搏于营卫，卫气不足以御之，此恶寒所由来也。上条阳中有阴，而反征其发热。此条阴中见阳，而反征其恶寒。是互文以见意。此二脉皆当发汗而已，但脉者不同，故又云：脉紧者，法当身疼痛，宜以汗解之，假令尺中迟，不可发汗，以营气不足，血少故也。可知用麻黄汤专治伤寒营者，皆仲景法矣。又云：脉浮数者，法当汗出而愈，若尺中脉微，此里虚不可发汗。则又见脉浮数者，不得概用麻黄。又云：伤寒解，半日许复烦，脉浮数者，可更发汗，宜桂枝汤。则所云须表里实，津液自和，便自汗出愈者，为啜稀粥示法耳。夫人之尺脉，如树之有根，不拘浮数浮紧，皆据尺以审虚实，此又仲景自作浮为在表之注疏矣。十脉中无紧脉，即弦之转旋，当知按之不移，是静为阴之体。转索无常，是动为阳之用，故浮中见紧者，紧在中风与伤寒之阴阳俱紧者殊矣。紧又与数相似，紧见于法象，数见于至数，然紧以气来之长，反得为阴中有阳之实脉。数以气来之短，反得两阳合明之象。然脉浮不俱大，必至三日乃大，是阳明内热外见之脉。此浮不得仍为在表，当知大为病进，故见心下反硬，而攻之不令发汗耳。若脉浮而迟，面热赤而战栗者，是阳中见阴，故面见假热，而身真寒。此因迟为在脏，故无阳不能作汗，而浮为在表，则又当渍形为汗之法矣。迟因浮而从表，浮因大而从里，浮兼数而反虚，紧入浮而或实，则表里脏腑阴阳虚实之间悉属定不定法也。余义见六经病解。

伤寒法祖卷下

绍兴任越庵遗著　后学裘吉生校

太阳病解第一

仲景六经，各有提纲一条，犹大将立旗鼓，使人知所向，故必择本经至当之脉症而标之。读者须用紧记提纲，以审病之所在。然提纲可见者只是正面，读者又要看出底板，再细玩其四旁，参透其隐曲，则良法美意，始得了然。如太阳总纲，提出脉浮头项强痛恶寒八字，是太阳受病之正面。读者要知三阳之脉俱浮，三阳俱有头痛症，六经受寒俱各恶寒，惟头项强痛，是太阳所独也。故见头连项而强痛，知是太阳受病。盖太阳为诸阳主气，头为诸阳之会，项为太阳之会故也。如脉浮恶寒发热，而头不痛，项不强，便知非太阳病，如但头痛，不及于项，亦非太阳定局矣。如头项强痛，反不恶寒，脉反沉，不可为非太阳病，故温邪内发，或吐后内烦，或湿流关节，或病关少阴，法当救里者也。因当浮不浮，当恶不恶，故为之反。所谓看出底板法者以此。

前辈以一日太阳，二日阳明，七日复传之说拘之，故至今不识仲景所称之太阳病。

太阳病，有身痛，身重，腰痛，骨节疼痛，鼻鸣，干呕，呕逆，烦躁，胸满，背强，咳渴，汗出，恶风，无汗而喘等症。仲景以其或然或否，不可拘定，故散见诸节，而不入提纲。又太阳为巨阳，阳病必发热，提纲亦不言及者，以初受病者，或未发故也。其精细如此，故诊者于头项强痛之时，必须理会此等兼症，更细审其恶寒恶风之病情，有汗无汗之病机，已发热未发热之病势，以探其表症之虚实，是从旁细看法也。即于此处辨其有汗是桂枝症，无汗是麻黄症，无汗烦燥，是大青龙症，干呕发热而咳，是小青龙症，项背强几几，是葛根症，用之恰当，效如桴鼓。前辈以桂枝主风伤卫，麻黄主寒伤营，大青龙主伤寒见风，中风见寒，分三纲鼎立之势拘之。所以埋没仲景心法，又败坏仲景之正法。脉浮，只讲得脉体之正面。诊者当浮中审其脉势之强弱，脉息之迟数，脉象之紧缓滑涩弦芤。故太阳一经，有但浮，浮弱，浮缓，浮紧，浮迟，浮数等症，散见于诸条。或阳浮而阴弱，或阴阳俱紧，或阴阳俱浮，或尺中迟，或尺中微，或寸缓，关浮，尺弱，必细细体认，以消息其里之虚实，此是从中索隐法。若谓脉紧是伤寒，脉缓是中风，脉紧有汗是中风见寒，脉缓无汗是伤寒见风，夫既有伤寒中风之别，更有伤寒中风之浑，使人无下手处矣。岂可为法乎。凡见脉浮迟浮弱者，用桂枝。浮紧浮数者，用麻黄。不必于风寒之分，但从脉之虚实而施治，是仲景活法，是亦仲景之定法。今伤寒书，皆以膀胱为太阳，故有传足不传手之谬。不知仲景书，只宗阴阳之大法，不拘阴阳之经络也。夫阴阳者，散之可千，推之可万，以心为阳中之太阳，故更称巨阳以尊之。又中身而上，名曰广明。太阴之前，名曰阳明。广明亦君主之尊称。广明居阳明之上，故六经分位，首太阳，次阳明。又腰以上为阳，膀胱位列下焦之极底，其经名为足太阳。以手足阴阳论，实阴中之少阳耳。以六腑为阳论，与小肠之太阳，同为受盛之器耳。不得浑膈膜之上，为父之太阳也。仲景以心为太阳，故得外统一身之气血，内行五脏六腑之经隧。若膀胱为州都之官，所藏精液，必待上焦之气化，而后能出，何能外司营卫，而为诸阳主气哉。岐伯圣人，南面而立，前曰广明，后曰太冲，太冲之地，名曰少阴，是心肾为一身之大表里也。膀胱与肾为表里，第足经相络之一义耳。是表里亦何常之有。如太阳与少阳并病，刺肺俞，肝俞，岂非肝居胆外，为少阳之表，肺居心外，为太阳之表耶。少阴病，一身手足尽热，以热在膀胱，必便血。夫热在膀胱，而仍称少阴病，是知膀胱属腰以下之阴，得为少阴之府，不得为六经之太阳，故不称太阳病。又太阳不解，热结膀胱，其人如狂，以太阳随经，瘀热在里，热在下焦，下血乃愈。盖太阳位最高，故太阳病，以头项强痛为提纲。此云热结在下焦，是太阳阳邪，下陷之变也。其云随经，云在里，是知膀胱属在下焦，为太阳之根底，而非主表之太阳，为太阳之经隧，而非太阳之都会，为太阳主血之里，非为诸阳主气之太阳也。明矣。

伤寒最多心痛，以心当太阳之位也。心为君主，寒为贼邪。君火不足，寒气得以为之，所以名为大病。今伤寒家，乃以太阳为寒水之经，是拘于膀胱为水府，因有以寒召寒之说，而不审寒邪犯心，水来克火之义矣。夫人伤于寒，热虽甚不死者，以寒所在，是邪之所留，热之所在，是心之所主也。如初服桂枝而反烦解，半日而复烦，大青龙之烦躁，小青龙之水气，十枣泻心之心下痞硬，白虎五苓之燥渴心烦，皆心病也。若妄治后，叉手冒心①，恍

① 叉手冒心：双手交叉按于胸部心前区。

惚心乱，以下逆满，往往关心，是心病为太阳本病也。然心为一身之主，六经皆能病及，故阳明有愦愦、怵惕、懊侬等症，少阳有烦悸，支结等症，太阴之暴烦，少阴之心中温温欲吐，厥阴之气上撞心，心中疼热，皆心病也。何前辈反有伤足不伤手之说。夫心主营，肺主卫，风寒来伤营卫，即是手经矣。且大肠接胃，俱称阳明，小肠通膀胱，俱称太阳，伤则俱伤，何分手足。如大便硬，是大肠病，岂专指胃言。小便不利，亦是小肠病，岂独指膀胱。且汗为心液，如汗多亡阳，岂独亡坎中之阳，而不涉胆中之阳耶。因不明仲景之六经，故有传经之妄耳。

人皆指太阳经络行于背，而不知背为太阳之所主，竞言太阳主营卫而不究营卫之所自。只知太阳主表，而不知太阳实根于里。知膀胱是太阳之里，而不知心肺是为太阳之里。因不明《内经》之阴阳，所以不知太阳之地耳。《内经》以背为阳，腹为阴，五脏以心肺为阳，而属于背，故仲景以胸下，心下，属三阳。肝脾肾为阴而属于腹，故仲景以腹中之症属三阴，以阴阳内外相输之义也。营卫行于表，而发源于心肺，故太阳病，则营卫病，营卫病，则心肺病矣。心病则恶寒，肺病则发热，心病则烦，肺病则喘。桂枝疗寒，芍药止烦，麻黄散热，杏仁除喘，所以和营者，正所以宁心也。所以调卫者，正所以保肺也。麻桂二方便是调和内外，表里两解之剂矣。如大青龙，用石膏以治烦躁，小青龙，用五味、干姜以除咳嗽，皆于表剂中，即兼治里。后人妄为仲景方治表而不及里，曷不于药性一思之。太阳主表，为心君之藩篱，犹京师之有边关也。风寒初感，先入太阳之界，惟以得汗为急务。自汗而解，犹边关之有备也。必发汗而解，是君主之令行也。若发汗而汗不出，与发汗而汗仍不解，是君主之令不行也。夫汗为心液，本水之气。在伤寒，为天时寒水之气。在人身，为皮肤寒湿之气。在发汗，为君主阳和之气也。君火之阳内发，寒水之邪外散矣。故治太阳伤寒，以发汗为第一义。若君火不足，则肾液输于心下者，不能入心为汗，又不能下输膀胱，所以心下有水气也。故利水是治伤寒之二义。若君火太盛，有烦躁消渴等症，恐不戢而自焚，故清火是太阳之反治法。若君火衰微，不足以自守，风寒内侵于脏腑，必扶阳以御之。故温补是太阳伤寒之从治法。其他救敝诸法，种种不同，而大法不外乎此。

发汗利水，是治太阳两大法门。发汗分形层之次第，利水定三焦之高下，皆所以化太阳之气也。发汗有五法：麻黄汤，汗在皮肤，是发散外感之寒气。桂枝汤，汗在经络，是疏通血脉之精气。葛根汤，汗在肌肉，是升提精液之清气。大青龙，汗在胸中，是解散内扰之阳气。小青龙，汗在心下，是驱逐内蓄之水气。其治水有三法：干呕而咳，水入即吐，是水气在上焦，在上者汗而发之，小青龙、五苓散是也。心下痞硬，硬满而痛，是水气在中焦，中满者泻之于内，用十枣汤、大陷胸汤是也。热入膀胱，小便不利，是水气在下焦，在下者引而竭之，桂枝去桂加茯苓白术汤是也。

太阳之根即是少阴。紧则为寒，本少阴脉，太阳病而脉紧者必无汗，此虽太阳能卫外而为固，令汗不出，亦赖少阴能藏精而为守，故不得有汗也。人但知其表实，而不知其里亦实，故可用麻黄汤而无患。若脉阴阳俱紧，而反汗出者，是阳不固而阴不守，虽称亡阳，而阴不独存，此属少阴者，是指太阳转属少阴，而非少阴本病。

太阳之虚，不能主外，内伤真阴之气，便露出少阴之底板。少阴阴虚，不能主内，外伤太阳之气，便假借太阳之面目。所以太阳病而脉反沉，用四逆以急救其里。少阴病而反热，用麻辛以微解其表，此表里雌雄相应之机也。

伤寒一日，太阳受之，即见烦躁，是阳气外发之机。六七日乃阴阳自和之际，反见烦躁，是阴阳内陷之兆。所云阳去入阴者，指阳邪下膈言，非专指阴经也。或入太阳之府而热结膀胱，或入阳明之府而胃中干燥，或入少阳之府而胁下硬满，或入太阴而暴烦下利，或入少阴而口苦燥干，或入厥阴而心中疼热，皆入阴之谓。后人惑于传经之谬，因不知有阴转属阳等义也。

阳明病解第二

按阳明提纲，以里症为主。虽有表症，仲景意不在表，为有诸中而形诸外之谓也。或兼经病，仲景意不在经，为表在经而根于胃也。太阴阳明同处中州，而太阴为开，阳明为合，故阳明必以合病为主。不大便固合也，不小便亦合也。不能食，食难用饱，初欲食，反不能食，皆合也。自汗盗汗，表开而里合也。反无汗，内外皆合也。种种合病，或然或否，故提纲独以胃实为正。胃实不是竟指燥粪坚硬，只对下利言，下利是胃家不实矣。故汗出解后，胃中不和，而下利者，不称阳明病。如胃中虚而不下利者，便属阳明。即初硬后溏，水谷不别，虽死而不下利者，总为阳明病也。盖阳明太阴同为仓廪之官，而所司各别。胃司纳，故以阳明主实。脾司输，故太阴主利。同一胃腑，而分治如此，是二经所由分也。按阳明为传化之府，当更实更虚。食入胃实而肠虚，食下肠实而胃虚。若但实不虚，则为阳明之病根矣。胃实不是阳明病，而阳明之为病，悉从胃实上得来，故以胃家实为阳明一经总纲也。然致实之由，是宜详审，有实于未病之先者，有实于得病之后者，有风寒外来，热不得越而实者，有妄汗吐下，重亡津液而实者，有从本经热盛而实者，有从他经转属而实者。此只举其病根在实，而勿得以胃实即为可下之症。

身热汗自出，不恶寒，反恶热，是阳明表症之提纲。故胃中虚冷，亦得称阳明病者，因其表症如此也。然此为内热达外之表，非中风伤寒之表。此时表寒已散，故不恶寒。里热闭结，故反恶热。只因有胃家实之病根，即见此身热自汗出之外症，不恶寒反恶热之病情。然此但言病机发现，非即可下之症也。必谵语潮热，烦躁胀痛，诸症兼见，才可下耳。

太阳总纲，示人以正面。阳明总纲，反示人以底板。其正面与太阳之表同，又当看出阳明之表，与太阳不同矣。如阳明病，脉迟汗出多，微恶寒者，是阳明之桂枝症。阳明病脉浮无汗而喘者，是阳明之麻黄症。本论云：病得之一日，不发热而恶寒者，即此是已。后人见太阳已得此脉症，便道阳明不应有此脉症，故有尚在太阳，将入阳明之说。不知仲景书，多有本条不见，而他条中发见者。若始虽恶寒，与反无汗等句是也。以阳明表症，本是汗出不恶寒，故加反无字耳。有本经未宣，而他经发现者。若太阳之头项强痛，少阳之脉弦细者是也。然头痛而项不强，脉大而不弦细，便是阳明之表矣。夫太阳行身之后，阳明行身之前，所受风寒，俱在营卫之表，太阳营卫有虚实。阳明营卫亦有虚实，虚则桂枝，实则麻黄，是仲景治表邪之定局也。仲景之方，因症而设，非因经而设，见此症，便与此方，是仲景之活法。后人妄以方分经络，非惟阳明不敢用二方，即太阳亦弃之久矣。

阳明之表有二：有外邪初伤之表，有内热达外之表。外邪之表，只在一二日间，其症微恶寒，汗出多，或无汗而喘者是也。内热之表在一二日后，其症身热汗自出，不恶寒，反恶热是也。表因风寒外来，故仲景亦用麻黄桂枝二汤汗之。表因内热外发，故仲景更制栀子豉汤，因其热而吐之。后人认不出阳明表症，一二日既不敢用麻黄，二三日来又不知用栀子豉汤，不识仲景治阳明之初法，所以废弃阳明之吐法，必待热深实极，以白虎承气投之，是养虎遗患也。

六经伤寒，惟阳明最轻者。以阳明为水谷之海，谷气足以胜邪气。阳明为十二经脉之长，气血足以御寒气。阳明居两阳合明之地，阳气足以御阴气也。阳明受邪，一日恶寒，与太阳同，二日便不恶寒，反恶热，故《内经》曰：二日阳明受之。以阳明之症，在二日见，非谓阳明之病，在太阳交也。仲景曰：伤寒三日，阳明脉大。要知阳明伤寒，只在一日二日即寒去而热生，三日见阳明之脉大，则全无寒气，便是阳明之病热，而非复前日之伤寒。始虽由于伤寒，今不再称伤寒，以伤寒之剂治之矣。

阳明之恶寒，二日自止，固与他经不同，其恶寒微，又不若太阳之甚。阳明在肌肉中蒸蒸发热，但热无寒，与太阳翕翕发热，寒束于皮毛之上者不同。阳明自汗，亦异于太阳中风之自汗。太阳虽自汗，而出之不利，有执持之意，故其状曰漐漐。阳明自汗，多有波澜摇动之状，故名之曰濈濈。太阳之脉浮而紧者，必潮热。太阳之脉但浮者，必无汗。阳明脉但浮者，必盗汗出。二经表症、表脉，不同如此。

今伤寒书，以头痛分三阳，阳明之痛在额，理固然也。然阳明主里，头痛非其本症。《内经》曰：伤寒一日，巨阳受之。以其脉连风府，故头项痛也。七日太阳病衰，头痛少愈也。二日阳明受之，其脉夹鼻络于目，故身热目疼，鼻干不得卧。是《内经》以头痛属太阳，不属阳明矣。仲景有阳明头痛症二条：一日阳明病，反无汗，而小便利，二三日呕而咳，手足厥者，必苦头痛。若不咳不呕，手足不厥者，头不痛。此头痛在二三日，而不在得病之一日，且因于呕咳，而不因于外邪也。一日伤寒不大便，六七日头痛不热者，与承气汤。此头痛反在太阳衰时，而因于不大便，即《内经》所云：䐜胀而头痛，非因于风寒也。其中风伤寒诸条，俱不及头痛症，则阳明头痛，又与太阳迥别矣。

本论云：阳明病脉浮而紧，咽燥口苦，腹满而喘，发热汗出，不恶寒反恶热，身重。此处当直接栀子豉汤主之句。若发汗三段，因不用此方，而妄治所致，仍当栀子豉汤主之。仲景但于结句一见，是省文法也。后人竟认栀豉汤，为汗下后救逆之剂。请问未汗下前，仲景何法以治之乎。要知咽燥，口苦，腹满而喘，是阳明里热。发热汗出，不恶寒，反恶热，是阳明表热。因阳明之热，自内达表，则里症为重，故此条叙症，以里症列表症之前。任栀子以清里热，而表热亦解，用香豉以泻腹满，而身重亦除。后人不能于仲景书中，寻出阳明之表，而还引《内经》热府论之目痛鼻干，不得卧以当之。不得仲景阳明治表之法，妄引痘科中葛根升麻以主之。不知内经因论热病，而只发阳明经病之一端。仲景立阳明一经，是该内外症治之全法。又不知目痛鼻干，是阳盛阴虚，法当滋阴清火，而反发阳明之汗，若上而鼻衄，下而便难，是引贼破家矣。要知是风寒之表，则用麻黄而治，如是内热之表，即荆防薄荷皆足以亡津液，而成胃实。在用者如何耳。治阳明内热之表有三法：如热在上焦者，用栀子豉汤吐之。上焦得通，津液得下，胃家不实矣。热在中焦者，用白虎汤清之。胃火得清，胃家不实矣。热陷下焦者，用猪苓汤利之。火从下泄，胃家不实矣。要知阳明之治表热，即是预治其里。三方皆是润剂，所以存津液，而不令胃家实也。后人因循升麻葛根之谬，竟不察仲景治阳明表症之法。

太阳以心胸为里，故用辛甘发散之剂，助心胸之阳，而开玄府之表，不得用苦寒之剂，以伤上焦之阳也。所以宜汗而不宜吐。阳明以心胸为表，当用酸苦涌泄之剂，引胃脘之阳，而开胸中之表，不得用温散之剂，以伤中宫之津液也。故法当吐而不当汗。阳明当吐，而反行汗下温针等法，以致心中愦愦，怵惕，懊侬，烦躁，谵语，舌苔等症，然仍不离阳明之表。太阳当汗而反吐，便见自汗出而不恶寒，饥不能食，朝食暮吐，不欲近衣，欲食冷食等症，此为太阳转属阳明之表，皆是栀子豉汤症。盖阳明以胃实为里，不特发热恶寒，汗出身重，目疼鼻干谓之表，一切虚烦，虚热，如口苦，咽干，舌苔，喘满，不得卧，消渴而小便不利，凡在胃之外者，悉属阳明之表。但除胃口之热，便解胃家之实。此栀子豉汤，为阳明解表和里之圣剂也。

按伤寒脉浮，自汗出，淅淅恶寒，是阳明表症。心烦小便数，脚挛急，是阳明里之表症。斯时用栀子豉汤吐之，则胃阳得升，恶寒自罢，心烦得止，汗不自出矣。上焦得通，津液得下，小便自利，其脚自伸矣。反用桂枝发汗，所以亡阳。其咽中干，烦躁，吐逆，是栀子生姜豉汤症。只以亡阳而厥，急当回阳，故改用甘草干姜汤。服之后，仍作芍药甘草以和阴，少与调胃承气以和里，皆因先时失用栀豉，如此挽回费力耳。

按仲景云：病如桂枝症，则便不得鉴定为太阳中风。凡恶风，恶寒，发热而汗自出者，无论太阳阳明中风伤寒皆是桂枝症矣。太阳病，头项强痛，而此云头不痛，项不强，便非太阳症。《内经》曰：邪中于肤，则入阳明。此云：胸中疼硬，气上冲，咽喉不得息，是阳明受病无疑也。虽外症象桂枝，而病在胸中，不在营卫，便不是桂枝症，故立瓜蒂散。所谓在上者，因而越之也。此与前条本阳明病，仲景不冠以阳明者，以不关于胃实，而未见不恶寒之病情耳。

上越、中清、下夺，是治阳明三大法。发汗、利小便，是阳明经两大禁。然风寒初入阳明之表，即用麻黄桂枝发汗者，是急于除热而存津液，与急下之法同。若脉浮，烦渴，小便不利，用猪苓汤利小便者，亦以清火而存津液。而又曰汗多者，不可与猪苓汤，要知发汗利小便，是治阳明权巧法门，非正治法。

阳明之病在热实，宜无温补法矣。而食谷欲呕者，是胃口虚寒，故不主内热也。然胃口虽虚，胃中犹实，仍不失为阳明病。与吴茱萸汤，散胃口之寒，上焦得通，津液得下，胃气因和，则温补又阳明之从治法。若胃口虚热者，用白虎加人参，是阳明又有凉补法也。此二义，又是治阳明权巧法门。

本论云：伤寒三日，三阳为尽，三阴当受邪。其人反能食，不呕，此为三阴不受矣。盖阳明为三阴之表，故三阴皆看阳明之转施。三阴之不受邪，藉胃为之蔽其外也。胃气和，则能食不呕，故邪自解，而三阴不病。胃阳虚，邪始得入三阴。故太阴受邪，腹满而吐，食不下。少阴受邪，欲吐不吐。厥阴受邪，饥不欲食，食即吐蛔。若胃阳亡，则水浆不入而死。要知三阴受邪，关系不在少阳、太阳，而全关系阳明。

阳明以太阴为里，是指牝脏言。太阴亦以阳明为里，是指转属言也。肾者胃之关，木者土之贼，故三阴亦得以阳明为里。三阴为三阳之里，而三阴反得转属阳明为里，故三阴皆得从阳明而下，则阳明又是三阴实邪之出路也。既为三阴之表以御邪，又为三阴之里以逐邪，阳明之关系三阴重矣。

少阳病解第三

少阳处半表半里，司三焦相火之游行。仲景特揭口苦咽干目眩为提纲，是取病机立法矣。夫口、咽、目三者，脏腑精气之总窍，与天地之气相通者也。不可谓之表，又不可谓之里，是表之入里，里之出表处，正所谓半表半里也。三者能开能合，开之可见，合之不见，恰合为枢之象。苦、干、眩者，皆相火上走空窍而为病，风寒杂症咸有之。所以为少阳一经总纲也。如目赤，两耳无闻，胸满而烦，只举中风一症之半表里。《内经》之胸胁痛而耳聋，只举得热病一症之半表里，故提纲不与也。

少阳之表有二。脉弦细，头痛，发热，或呕而发热者，少阳伤寒也。耳聋，目赤胸满而烦者，少阳中风也。此少阳风寒之表，而非少阳之半表。阳明风寒之表，亦有麻黄桂枝症。少阳风寒之表，既不得用麻黄桂枝之汗，亦不得用瓜蒂栀豉之吐法，发汗则谵语，吐下则悸而惊，是少阳之和解，不特在半表而始宜也。少阳初感风寒，恶寒发热与太阳同，不得为半表，惟寒热不齐，各相回避，一往一来，势各两分，始得谓之半表耳。往来寒热，有三义。少阳自受寒邪，阳气尚少，不能发热，至五六日，郁热内发，始得与寒气相争，而往来寒热一也。或太阳伤寒，过五六日，阳气已衰，余邪未尽，转属少阳，而往来寒热二也。若风为阳邪，少阳为风藏，一中于风，但往来寒热，不必五六日而始见三也。太阳之身寒，在未发热时，如已发热，虽恶寒而身不再寒。阳明之身寒，恶寒只在初得之一日，至二日则恶寒自罢，便发热而反恶热。惟少阳之寒热，有往而复来之异，寒来时便身寒，恶寒而不恶热，热来时便身热，恶热而不恶寒。与太阳之如疟，发热恶寒，而不恶热，阳明之如疟，潮热恶热，而不恶寒者不侔也。盖太阳为嫩阳，如日初出，寒留于半表者不遽散，热出于半里者未即舒，故见此象耳。然寒为欲去之寒，而热为新炽之热，寒固为虚寒，而热亦非实热，故小柴胡汤治热，而不治寒，预补其虚而不攻其实也。小柴胡为半表设，而其症皆属于里，盖表症既去其半，则病机偏于向里矣。惟往来寒热一症，尚为表邪未去，故独以柴胡一味主之。其他悉属用里药。凡里症属阳者，多实热，属阴者多虚寒，而少阳为半里，偏于阳，偏于热。虽有虚有热，不尽属于虚也。仲景又深以里虚为虑，故于半表未解时，便用人参以固里。寒热往来，病情见于外。苦喜不欲，病情得于内。看苦喜不欲等字，非真呕真满，不能饮食也。

看往来二字，即见有不寒热时。寒热往来，胸胁苦满，是无形之表。心烦喜呕，默默不欲饮食，是无形之里。其或胸中烦而不呕，或渴，或胸中痛，或胁下痞硬，或心下悸，小便不利，或咳者，此七症皆偏于里，惟微热微寒为在表。皆属无形，惟胁下痞硬为有形，皆风寒通症，惟胁下痞硬，为少阳。总是气分为病，非有实热可据，故皆从半表半里之治法。

少阳为游部，其气游行三焦，循两胁，输腠理，是先天真元之气，所以谓之正气。正气虚，不足以固腠理。邪因腠理之开，得入少阳之部。少阳主胆，为中正之官。正气虽虚，不容邪气内犯，必与之相搏，搏而不胜，所以邪结胁下也。往来寒热，即正邪相争之象，更实更虚，所以休作有时。邪实正虚，所以默默不欲饮食。仲景于表症不用人参，此因正邪分争，正不胜邪，故用之扶元气，强主以逐寇也。若外有微热，而不往来寒热，是风寒之表未解，不可谓之半表，当小发汗，故去人参加桂。心烦与咳，虽逆气有余，而正气未虚，不可益气，故去人参。如太阳汗后，身痛而脉沉迟，与下后协热利，而心下硬，是太阳之半表里症也。表虽不解，里气已虚，故参桂兼用，是知仲景用参，皆是预保元气耳。更有脉症不合柴胡者，仍是柴胡症。本论云：伤寒五六日头汗出，微恶寒，手足冷，心下满，口不欲食，大便硬，脉细者，此为阳微结。半在里，半在表也。脉虽沉紧，不得为少阴者，阴不得有汗。今头汗出，故可与小柴胡汤。此条是少阳阳明并病，而脉症俱是少阴，五六日又少阴发病之期。若谓阴不得有汗，则少阴亡阳，亦有反汗出者。然亡阳与阴结，其别在大便。亡阳则咽痛吐利，除阴结则不能食，而大便反硬也。亡阳与阴阳结，其别在汗。亡阳者，卫气不固，汗出必遍身。阳结者，热邪闭郁，汗只在头也。阳结、阳微结之别，在食。阳明阳盛，故能食，而大便硬，此为纯阳结。少阳阳微，故不能食，而大便硬，此为阳微结。故欲与柴胡汤，必究其病在半表，然微恶寒，亦可属少阴，但头汗出，始可属少阳，故反覆讲明头汗之义，可与小柴胡而勿疑也。所以然者，少阳为枢，少阴亦为枢，故见症多相似。必于阴阳表里辨之真，而审之确，始可一剂而瘳。此少阴少阳之疑似症，又柴胡症之变局也。

【临床解读】

汪某某，女，29岁。2021年12月6日初诊。

主诉：恶心反酸、纳差10余年，加重半月。

现病史：患者近10年反复恶心、反酸，近半月加重，未系统检查及治疗。现症见：恶心，反酸，无食欲，胃不痛不胀，饭后易嗳气，大便不干，2~3日一行，小便频，口中和，平时怕冷，手脚凉，手脚心易汗出，易烦躁易怒，双膝关节疼痛10余年，月经周期正常，量色可，痛经甚10余年（需服止痛药），舌质淡红，苔中黄厚少津，脉沉滞。

处方1：柴胡10克，黄芩10克，清半夏10克，党参10克，藿香6克（后下），炙甘草6克，生姜3片，大枣3个（切开）为引。10剂，每日1剂，水煎服。

处方2：生白芍30克，醋延胡索15克，山楂炭15克，乌药10克，炙甘草10克。3剂，每日1剂，水煎服。（张磊医案）

少阳居人身之半，胁居一身之半，故胁为少阳之枢，而小柴胡为枢机之剂也。岐伯曰：中于胁，则入少阳。此指少阳自病，然太阳之邪，欲转属少阳，少阳之邪，欲归并阳明，皆从胁转。如伤寒四五日，身热恶风，头项强，胁下满者，是太阳并病，将转属少阳之机也。以小柴胡与之，所以断太阳之来路。如阳明病发潮热，大便溏，小便自可，胸胁满不去者，是少阳阳明并病，此转属阳明之路也。以小柴胡与之，所以开阳明之出路，若据次第传经之说，必阳明始传少阳，则当大便硬而不当溏，当曰胸胁始满，不当曰满不去矣。又阳明病，胁下硬满，不大便而呕，舌上白苔者，此虽已属阳明，而少阳之症未罢也。盖少阳之气，游行三焦，因胁下之阻隔，令上焦之治节不行，水精不能四布，故舌上有白苔而呕。与小柴胡，转少阳之枢，则上焦气化始通，津液得下，胃家不实，而大便自输矣。身濈然而自汗解者，是上焦津液所化，故能开发腠理，蒸肤泽毛，若雾露之溉，与胃中邪热熏蒸，而自汗不解者，不同。

东垣云：少阳有不可汗、吐、下、利小便四禁，然柴胡症中口不渴，身有微汗者，仍加桂枝以取汗。下后胸胁满，微结，小便不利，渴而不呕，头汗出，往来寒热者，用柴胡桂枝甘姜汤汗之。下后胸满，烦惊，小便不利，谵语，身重者，柴胡龙骨牡蛎汤中，同大黄茯苓以利小便。柴胡症具，反下之，心下满而硬痛者，大陷胸汤下之。医以丸药下之，而不得利，已而微利，胸胁满而呕，日晡潮热者，小柴胡加芒硝下之。是仲景于少阳经中，以备汗下利小便法也。若吐法，本为阳明初病，胸中实，不得食，不得吐而设。少阴病，饮食入口即吐，心下兀兀欲吐，复不能吐，亦是胸中实，当吐之。若水饮蓄于胸中，虽是有形而不可为实，故不可吐。何则？少阳之喜呕，呕而发热，便见中气之虚。但热而不实，故用人参以调中气，上焦得通，津液得下，胃气因和，故少阳之呕，与谵语不并见。所以呕者是少阳本症，谵语是少阳坏症。然本渴而饮水呕，与但欲呕，胸中痛，微溏者，又非柴胡症，是呕中又当深辨也。按呕渴虽六经俱有之症，而少阳阳明之病机，在呕渴中分。渴则转属阳明，呕则仍在少阳。如伤寒呕多，虽有阳明症，不可攻之。因三焦之不通，病未离少阳也。服柴胡汤已，渴者，属阳明也。此两火之并合，病已过少阳也。夫少阳始病，便见口苦，咽干，目眩，先已津液告竭矣。故太阳之病，最易转属于阳明，所以发汗即胃实而谵语，故小柴胡中，已具或渴之症，方中用参苓甘枣皆生津之品，以预防其渴。服之反渴，是相火炽盛，津液不足以和胃，即转属阳明之机也。

少阳妄下后，有二变。实则心下满而硬痛，为结胸，用大陷胸汤下之。虚则但满而不痛为痞，用半夏泻心汤和之。此二症皆从呕变，因不用柴胡，令上下不通，津液不下耳。

【临床解读】

宋某，男，43岁。2021年3月2日初诊。

主诉：胃痞1年余。

现症见：胃脘部痞塞、胀满不适，偶有嗳气，无反酸、胃灼热，口干、口苦，自觉咽喉发热，纳呆，不知饥，眠差，入睡难，易醒，大便头干，日1次，小便调，舌质红，苔黄腻，脉弦略大。2021年10月26日查胃镜：反流性食管炎、糜烂性胃炎伴胆汁反流、十二指肠炎。

处方：清半夏10克，黄连10克，黄芩10克，干姜10克，太子参10克，陈皮10克，茯苓30克，竹茹15克，枳实10克，胆南星6克，桔梗10克，甘草6克。7剂，每日1剂，水煎服。（孙玉信医案）

本论云：伤寒中风，有柴胡症，但见一症即是，不必悉具者，言往来寒热，是柴胡主症。此外兼见胸胁满硬，心烦喜呕，及或为诸症中凡有一者，即是半表半里，故曰呕而发热者，小柴胡主之。因柴胡为枢机之剂，风寒不全在表，未全入里者，皆可用。故症不必悉具，而方有加减法也。然柴胡有疑似症，不可不审。如胁下满痛，不渴而饮水呕者，柴胡不中与也。又但欲呕，腹中痛，微溏者，此非柴胡症。如此详明，所云但见一症便是者，又当为细辨矣。

【临床解读】

李某，女，70岁。2021年11月12日初诊。

主诉：胃脘痞满2个月余。

现症见：胃脘痞塞，纳呆不欲食，偶有嗳气，无反酸及胃灼热，喜太息，眠差，入睡困难，眠浅易醒，无心烦，二便调，舌质淡红，舌尖红，苔白腻舌根黄腻，脉细。

处方：清半夏10克，黄连10克，黄芩10克，干姜10克，太子参10克，枳实10克，川厚朴10克，陈皮10克，茯苓30克，丹参30克，神曲10克，甘草6克。10剂，每日1剂，水煎服。

二诊：2021年11月24日。服上方效可，食欲好转，嗳气减轻。现症见：仍胃脘痞塞，食后腹胀，嗳气，不消化，纳食改善，眠差，入睡难，易醒，醒后难以入睡，无心烦，二便调，口中和，舌质淡红，苔白腻，脉缓。

处方：上方去丹参，加远志10克，炒莱菔子10克。10剂，每日1剂，水煎服。（孙玉信医案）

太阴病解第四

按热病论云：太阴脉，布胃中，络于嗌，故腹满嗌干。此热伤太阴之标，自阳部注经之症，非太阴本病也。仲景立本病为提纲，因太阴主内，故不及中风四肢烦疼之表。又为阴中至阴，故不及热病嗌干之症。太阴为开，又阴道虚，太阴主脾所生病，脾主湿，又主输，故提纲主腹满时痛而吐利，皆是里虚不固，湿胜外溢之症也。脾虚则外亦虚，食不下者，胃不主纳也。要知胃家不实，即转太阴耳。世举阳明传少阳之谬，反昧传太阴之义。热病腹满，是热郁太阴之经，有嗌干可证，症在表也。寒温腹满，是寒生至阴之藏，有自利可证，病在本也。脾经有热，则阴精不上输于肺，故嗌干。脏有寒，则脾不能为胃行其精液，故下利。夫阳明之当下因本病，而太阴之下症，反在标病。可见阴阳异位之故，又以见阴从阳转之义也。

参中阴溜府之义，知热邪不遽入至阴，虽热在太阴之经，而实仍在阳明之胃，可知下症只在阳明，太阴本无下法。

腹满亦两经之症。不大便而腹满，或绕脐痛者，为实热，属阳明。下利而腹满时痛，为虚寒，属太阴。寒湿是太阴本症，湿热又伤寒所致之变症也。其机关在小便不利，则湿热外见而身黄。小便自利，非暴烦下利而自愈。即大便硬而不使，所以然者，脾胃相连，此脾家实，则腐秽自去，而成太阴之开。若胃家实，则地道不通，而转阳明之合矣。叔和但知有阳明，不知有太阴阳明症。

序例谓太阴受病，脉当沉细。不知沉细，是太阴本病之脉，不是热症溢干之脉。盖脉从病见，如太阴中风则脉浮，不从脏之阴，而从风之阳也。然浮为麻黄汤脉，而用桂枝者，以太阴是里之表症。桂枝汤是里之表药，因脾主肌肉，是宜解肌耳。太阴伤寒脉浮而缓者，亦非太阴本病，盖浮为阳脉，缓为胃脉，太阴伤寒，脉不沉细，而反浮缓，是阴中有阳脉，有胃气，所以手足自温。而显脾家之实，或发黄便硬，而转属阳明。此脉症在太阴阳明之间，故曰系在。若太阴自受寒邪，不应如是矣。

太阴脉浮为在表，当见四肢烦疼等症。沉为在里，当兼腹痛吐利等症。表有风热可发汗，宜桂枝汤。里有寒邪当温之，宜四逆辈。太阳而脉沉者，因于寒，寒为阴邪，沉为阴脉也。太阴而脉浮者，因于风，风为阳邪，浮为阳脉也。当知脉从病变，不拘于经，故阳经有阴脉，阴经有阳脉。世为脉在三阴则俱沉，阴经不当发汗者，未审此耳。

太阴中风，阳微阴涩，不长者为欲愈。要知涩与长，不是并见，涩本病脉，涩而转长，病始愈耳。风脉本浮，今浮已微，知风邪当去。涩则少气少血，故中风。今长则气结，故愈。

太阴中风，四肢烦疼。太阴伤寒，手足自温。此指表热言也。热在四肢，则身体不热可知。盖太阴主内，表当无热，惟四肢为诸阳之本，脾为胃行津液以灌四旁，故得主四肢，则四肢之温热，仍是阳明之阳也。且曰自温，便见有时不温，有时四肢厥逆矣。

《内经》云：人有四肢热，逢风而如炙如火者，是阴气虚而阳气盛。风者阳也，四肢亦阳也。两阳相搏，是人当肉烁，此即太阴中风症。要知太阴中风，与三阳不同。太阴之病，名曰关蛰①，故阳邪不得深入。惟病在四关，久而不愈，脾液不足以充肌肉，故肉烁。世人最多此症。其有手足心热者，亦中风之轻者耳。然太阴中风，因阴虚而阳凑之。外风为内热所致，但当滋阴以和阳，不得驱风而增热也。

---

① 关蛰：六经皮部之一，太阴皮部名。《素问·皮部论》曰："太阴之阴，名曰关蛰。"阴经以太阴为关，故称关蛰。

手足自温句，暗对身不发热言，非言太阴伤寒，必当手足温也。夫病在三阳，尚有手足冷者，何况太阴。陶氏分太阴手足温，少阴手足寒，厥阴手足冷，是大背太阴手足烦疼，少阴一身尽热之义矣。凡伤于寒则为病热，寒为阴，太阴为至阴，两阴相合，无热可发，惟四末为阴阳之会，故尚温耳。惟手足自温，中宫不遽受邪，故或发身黄，或暴烦下利自止，即手足自温处，因以见脾家之实也。

发黄，自阳明病。太阴身当发黄，非言太阴本有发黄症也。以手足温处，是阳明之阳盛，寒邪不得伤太阴之脏，脏无寒而身有湿，故当发黄。若湿从溺泄，暴烦下利，仍是脾主转输，故不失为太阴病。若烦而不利，即胃家之热实，非太阴之湿热矣。此太阴伤寒，全藉阳明之阳为之根，故有转属之症也。人知伤寒以阳为主，不知太阴伤寒以阳明为主。

东垣以有声无声分呕吐，非也。呕吐皆有声有物，惟干呕是有声无物。呕以水胜，属上焦也。吐以物胜，属中焦也。六经皆有呕，属少阳以喜呕。故吐属太阴，而不属阳明，亦主输主内之分。

太阳以阴为根，而太阴以阳为本。太阳不敢妄汗，尤恐亡少阴之津也。太阴不敢轻下，恐伤阳明之气也。太阴本无下症，因太阳妄下，而阳邪下陷于太阴，因而有桂枝汤加芍药等法。太阴脉弱，知胃气已动，便当少加矣。此因里急后重者，不可不用，又不可多用，故如此叮咛耳。

少阴病解第五

少阴一经，兼水火二气，寒热杂居，故为病不可捉摹。其寒也症类太阴，其热也症似太阳，故仲景以微细之病脉，欲寐之病情为提纲，立法于象外，使人求法于病中。凡症之寒热之真假，仿此义以推之，其阴阳虚实见矣。五经提纲，皆是邪气盛则实。惟少阴提纲，是指正气夺则虚者，以少阴为人身之本也。然邪气之盛，亦因正气之虚，故五经皆有可温可补症。正气之夺，亦因邪气之盛，故少阴亦有汗吐下症。要知邪气盛，而正气已虚者，固本即以逐邪。正不甚虚，而邪气实者，逐邪正所以护正，此大法也。

少阳为阳枢，少阴为阴枢。弦为木象，弦而细者，是阳之少也。微为水象，微而细者，是阴之少也。此脉气之相似。卫气行阳则寤，行阴则寐。其行阳二十五度，常从足少阴之分间行脏腑。少阴病，则枢机不利，故欲寐也。与少阳喜呕者同。呕者主出，阳主外也。寐者主入，阴主内也。喜呕是不得呕，欲寐是不得寐，皆在病人意中，得枢机之象如此。

少阴脉微，不可发汗，亡阳故也。脉细沉数，病为在里，不可发汗。然可汗之机，亦见于此。夫微为无阳，数则有复阳矣。须审其病为在里而禁汗，不得拘沉为在里而不发汗也。发热脉沉者，是病为在表，以无里症，故可发汗。若脉浮而迟，表热里寒，下利清谷，是迟而无阳，病为在里。又不得以浮为在表，而发汗矣。要知阴中有阳，沉亦可汗。阳中有阴，浮亦当温。若八九日，一身手足本热，是自里达表，阳盛阴虚，法当滋阴，又与二三日无里症者不侔。

太阴是阳明之里，阳明不恶寒，故太阴虽吐利腹痛，而无恶寒症。少阴是太阳之里，太阳恶寒，故少阴吐利必恶寒，阴从阳也。太阴手足温者，必暴烦下利而自愈，是太阴借胃脘之阳。少阴吐利，亦必手足温者可治，手足厥者不治，是下焦之虚寒，既侵迫于中宫，而胃脘之阳，仍得敷于四末。始知先天之元阳，仍赖后天之胃气培植也。

太阳是少阴之标，太阴是少阴之本。少阴阴虚，则移热于膀胱，故一身手足尽热而便血，从标也。少阴阳虚，则移寒于脾而吐利，从本也。

少阴传阳，症有二。六七日腹胀不大便者，是传阳明，脏气实则还之腑也。八九日一身手足尽热者，是传太阳，阴出之阳，下利极而上也。

热在膀胱而便血，亦脏病传腑，此阴乘阳也。然气病而伤血，又阳乘阴也。亦见少阴中枢之象。此是自阴转阳，与太阳热结膀胱，血自下者，见症同而病因异。少阴病脉紧，至七八日，自下利，脉暴微，手足反温，脉紧反去者，虽烦利必自愈。此亦是脾家实，露出太阳底板，故得与太阴，七八日暴烦下利自止同。盖少阴来复之阳微，则转属太阴而秽腐自去，盛则转属阳明而糟粕不传，郁则内实而入阳明大府广肠之区，横则外达而遍太阳内外盛血之部。要知紧脉转微，是复少阴本脉，故转太阴而自解。脉沉细数，是兼阳脉，故入阳经而为患。然热虽甚不死，亦阴自阳则解之变局也。六经皆有烦躁，而少阴更甚者，以其阴之虚也。盖阳盛则烦，阴极则躁。烦属气，躁属形。烦发于内，躁见于外，是形从气动也。先躁而后烦，是气为形役也。不躁而时自烦，是阳和渐回，故可治。不烦而躁，是五脏之阳已竭，惟魄独居，故死。故少阴以烦为生机，躁为死兆。

伤寒以阳为主，不特阴症见阳脉者生，亦阴病见阳症者可治也。凡蜷卧四逆，吐利交作，纯阴无阳之症，全赖一阳来复，故反烦者可治。手足反温者，反发热者不死。

太阳少阴，皆有身痛骨节痛之表，水气为患之里。太阳则脉浮紧而身发热，用麻黄汤发汗，是振营卫之阳以和阴也。少阴之脉沉而手足寒，用附子汤温补，是扶坎中之阳以配阴也。太阳之水属上焦，小青龙汗而发之，阳水当从外散也。少阴之水属下焦，真武汤温而利之，阴水当从下泄也。阴阳俱紧，与太阳伤寒相似。夫紧脉为寒，当属少阴。然病发于阴不当有汗，反汗出者，阴极似阳，阳虚不能藏精所致也。亡阳之前，已先亡阴矣。阳无所依，故咽痛呕吐，见阳虚之不归，阴不能藏，故下利不止，见真阴之欲脱也。则附子汤，用三白以滋阴，参附以回阳，为少阴反本还元之剂。

肾主五液，入以为汗。少阴受病，液不上升，所以阴不得有汗。仲景治少阴之表，于麻黄细辛中加附子，是升阳液而为汗也。若真阴为邪热所逼，则水随火越，故反汗出。仲景治少阴之里，附子汤中任人参，是补肾液而止汗也。脉阴阳俱紧，口中气出条，是少阴经文，王氏集之脉法中，故诸家议论不一。夫少阴脉络肺主鼻，故鼻中涕出。少阴脉络舌本，故舌上苔滑。少阴大络注诸络以温足胫，故足冷。此症不名亡阳者，因不汗出，内不吐利也。口中气出，唇口燥干，鼻中涕出，此为内热。阴阳脉紧，舌上苔滑，蜷卧足冷，又是内寒。此少阴为枢，故见寒热相持之症，而口舌唇鼻之半表半里，恰与少阳之口苦，咽干，目眩相应也。勿妄治者，恐阴阳相持，苟清火温补等法，用之不当，宁静以待之。至七日来复，微发热，手足温，是阴得阳之解也。故八日以上，反大发热，再加吐利，即是亡阳。若其人反加微寒，寒甚于表，上焦应之必欲呕矣。若加腹痛，是寒甚于里，中焦受之，必欲利矣。当此阴盛，急当扶阳，庶不为假热所惑而妄治。

但欲寐，即是不得眠。然但欲寐是病情，乃问而知之。不得眠是病形，可望而知之。欲寐是阴虚，不眠是烦躁，故治法不同。

三阳惟少阳无承气症，三阴惟少阴有承气症。少阳为阳枢，阳稍虚，便入于阴，故不得妄下以虚其元阳。少阴为阴枢，阳有余，便伤其阴，故当急下以存其真阴。且少阳属木，惟畏其克土，故无下症。少阴主水，更畏有土制，故当急下。盖真阴不可虚，强阳不可从也。

少阴病，用大承气急下者，有三病症。得病三二日，热淫于内，肾水不支，因转属阳明，胃火上炎，故口燥咽干也。急下之，谷气下流，津液得生矣。得病六七日，当解不解，津液枯涸，因转属阳明，故腹胀不大便，所谓已入于腑者。下之则胀已。宜于急下者，六七日来阴虚已极，恐土实于中，心肾不交耳。若自利纯清水，心下痛，口燥舌干者，是土燥火炎，脾气不濡，胃气反厚，水去而谷不去，故宜于急下。

少阴为性命之枢。少阴病是死生关，故六经中，独于少阴历言死症。然少阴中风始得时，尚有发热脉沉可证。若初受伤寒，其机甚微，脉细微，但欲寐，口中和，背恶寒，人已皆不觉其为病也。若身体疼，手足寒，骨节痛，脉浮者，此表中阳虚症。心中烦，不得卧，此里之阴虚症也。若下利咽痛，胸满心烦，与口中气出，唇口燥干，鼻中涕出，蜷卧足冷，舌上苔滑者，此少阴半表半里，阴阳驳杂之症也。

脉阴阳俱紧，反汗出，而咽痛吐利者，此阴极似阳，肾阳不归，为亡阳症也。若至八九日，一身尽热者，是寒极生热，肾阳郁极，而胜复太过也。其腹痛下利，小便不利者，有水火之分，若四肢沉重疼痛，为有水气，是阳虚而不胜阴也。若便脓血，与泄利下重者，此为火，此阳邪陷入阴中也。下利清谷，里寒外热，手足厥逆，脉微欲绝，身反不恶寒，其人面赤者，是下虚而极阳也。吐利兼作，手足逆冷，烦躁欲死者，是阴极而发躁也。岐伯曰：阴病治阳，阳病治阴，定其中外，各守其乡。此即仲景治少阴之大法也。

同是恶寒蜷卧，利止手足温者可治；利不止，手足逆冷者不治。时自烦欲去衣被者可治；不烦而躁，四逆而脉不至者死。同是吐利，手足不逆冷，反发热者不死；烦躁四逆者死。同是呕吐，汗出大便数少者可治；自利烦躁不得卧者死。盖阴阳互为其根，阴中无阳则死，独阴不生故也。

厥阴病解第六

太阴、厥阴，皆以里症为提纲。太阴为阴中之至阴而主寒，故不渴。厥阴为阴中之阳而主热，故消渴也。太阴主湿土，土病则气陷下，湿邪入胃，故腹痛自利。厥阴主相火，火病则气上逆，火邪入心，故心中疼热也。太阴腹满而吐，食不下。厥阴饥不欲食，食即吐蛔。同是食不下，太阴则满，厥阴则饥。同是一吐，太阴则吐食，厥阴则吐蛔。此又属土属木之别也。太阴为开，本自利，而下之则开拆胸下结硬者，开拆反合也。厥阴为合，气上逆，而下之则合拆，利不止者，合拆反开也。两阴交尽，名曰厥阴，又名阴之绝阳，是厥阴宜无热矣。然厥阴主肝，而胆藏内，则厥阴热症，皆少阳相火内发也。要知少阳厥阴，同一相火，相火郁于内，是厥阴病。相火出于表，为少阳病。少阳咽干，即厥阴消渴之机。胸胁苦满，即气上撞心之兆。心烦即疼热之初。不欲食是饥不欲食之根。喜呕即吐蛔之渐。故少阳不解，转属厥阴而病危。厥阴病衰，转属少阳而欲愈。如伤寒热少厥微，指头寒，不欲食，至热除欲食，其病愈者是也。

太阴提纲，是内伤寒，不是外感。厥阴提纲，是温病而非伤寒。要知六经各有主症，是仲景伤寒杂病合论旨也。

诸经伤寒无渴症。太阳不恶寒而渴，是温病矣，杂症矣。惟厥阴伤寒，肝木郁而不得出，热甚于内，欲窃母气以克火，故渴欲饮水。若不恶寒，当作温病治之。要知温乃风木之邪，是厥阴本病，消渴是温病之本，厥利是温病之变。《内经》所谓热病，皆伤寒之类，此正其类矣。

厥阴消渴，即以水饮之，所以顺其欲。然少与之，可以平亢火。多与之，反以益阴邪。当量其消与不消，恐水渍入胃耳。

渴欲饮水，与饥不欲食对看，始尽厥阴病情。

手足厥冷，脉微欲绝，是厥阴伤寒之外症。当归四逆，是厥阴伤寒之表药。夫阴寒如此，而不同姜附者，以相火寄于肝位。虽寒而脏不寒，故先厥者，后必发热，手足愈冷，肝胆愈热，故厥深热亦深。所以伤寒初起脉症如此者，不得遽认为虚寒，妄投姜附以遗患也。厥者必发热，热与厥相应，热深厥亦深，热微厥亦微。此四症，是厥阴伤寒之定局。先热后厥，厥热往来，厥多热少，热多厥少，此四症，是厥阴伤寒之变局，皆因其人阳气多寡而然。如太阳伤寒，亦有已发热未发热之互辞也。

《内经》之寒热二厥，因于内伤，与本论因外邪者不同。《内经》热厥，只在足心，是肾水起涌泉之下也。本论热厥，因热在肝脏，而手足反寒，故曰厥深热亦深。《内经》之寒厥，有寒无热，本论之寒厥，先厥者，后必发热，热胜则生，寒胜则死。此内伤外感之别。

厥阴有晦朔合具之理。阴极阳生，故厥阴伤寒反以阳为主。厥少热多，是为生阳，故病当愈。厥多热少，是为死阴，故病为进。如热气有余者，或便脓血，或发痈脓，亦与《内经》热厥不同。

阴气起于五指之里，阳气起于五指之表，气血和调，营卫以行，则阴阳相贯，如环之无端也。厥阴无阳，厥阴病则阴阳不顺接，故手足逆冷，若热少厥微而指头寒，知病可愈。手足反温者，虽下利必自愈。此阴阳自和而顺接也。盖脉微烦躁灸厥阴，厥不还者死。是阴阳之气绝矣。

本论云：诸四逆厥者，不可下。又曰：厥应下之，而反发汗者，必口伤烂赤。二义不同，当理会上下文。盖诸四逆是指虚寒症言，故曰虚家亦然。应下之，是单指热厥言，故曰厥深热亦深。盖发汗，只能引火上升，不能逐热外散，故令口伤。若手足厥冷，脉微欲绝，此时外寒切迫，内热未起，又当发汗。

厥而脉微欲绝，是伤寒所起之脉，所谓不可下者是矣。脉滑而厥，是内热闭郁之脉，所谓厥应下之是已。下之是下其热，非下其实。泄利下重者，四逆散。欲饮水数升者，白虎汤。此厥阴之下药，所以下无形之邪也。若以承气下之，利不止矣。诊厥阴病以阳为主，而治厥阴病以阴为主。故当归四逆不去芍药，白头翁汤重用连柏，乌梅丸用黄连至一斤，又佐黄柏六两，复脉汤用地黄至一斤，又佐麦冬八两。要知脉微欲绝，手足厥冷者，虽是阴盛，亦不阳虚，故即可表散外邪，而不可固里。脉代结，心动悸者，似乎阳虚，实为阴弱，只可大剂滋阴，而不可温补。所以然者，肝之相火本少阳之生气，而少阳实出于坎宫之真阴。经曰：阳予之正，阴为之主。又曰：阴虚则无气。又曰：少火生气，壮火实气。审此，则知治厥阴之理矣。

中州、四肢，皆脾所主。厥阴伤寒，手足逆冷，而又下利，是木克土也。复发热者，下利必自止，火生土也。若肝火上行逼心，故反汗出，气上撞心，心不受邪，因而越之，故咽中痛，而喉为痹耳。若发热而利，汗出不止者死，是阳虚外亡，为有阴无阳，与少阴亡阳同义。若肝火内行而入脾，土火合德，必无汗而利自止。若发热而利不止，此肝火内陷，血室不宁，故便脓血。若发热下利至甚，厥不止者死，是土败木贼，诸阳之本绝也。厥阴伤寒，有乘脾乘肺二症，疑似难明，最当详辨。一曰伤寒腹满谵语，寸口脉浮而紧，此肝乘脾也，名曰纵。刺期门。夫腹满谵语，似胃家实，然脉浮紧而不潮热，非阳明脉也。脉法曰：脉浮而紧者，名曰弦。此弦为肝脉矣。《内经》曰：诸腹胀大，皆属于热。又曰：肝气盛则多言。是腹满由肝火，而谵语乃肝气所发也。木旺则侮其所胜，直犯脾土，故名纵。一曰伤寒发热，啬啬恶寒，大渴欲饮水，其腹必满，此肝乘肺也，名曰横。刺期门。夫发热恶寒，似太阳之表，未经大汗而大渴，非转属阳明。未经妄下而腹满，非转属太阴。且头不痛，胃不实，不下利，断非三阴症矣。要知发热恶寒，是肺病，肺虚而肝火乘之。脾畏木邪，水精不上归于肺，故大渴，肺不能通调水道，故腹满。是侮所不胜，寡于畏也。故名横。一纵而乘脾，一横而乘肺，总是肝有亢火，当泻无补，必刺期门，随其实而泻之。募原清，则三气皆顺，表里尽解矣。此非汗吐下清利诸法所可治，故宜针。

伤寒阳脉涩，阴脉弦，腹中急痛者，此亦肝乘脾也。故先与小建中安脾，继与小柴胡疏木。要知小建中，是桂枝汤加芍药以平肝，加饴糖以缓急，为厥阴伤寒驱邪发表和中止痛之神剂也。不瘥者，中气虚而不振，邪尚留连，继以小柴胡补中发表，令木邪直走少阳，使有出路，所谓阴出之阳则愈也。仲景有一症而用两方者，在太阳先麻黄，继桂枝，是先外后内法。在厥阴先建中，继柴胡，是先内后外法。亦是令厥阴转属少阳之机。

伤寒厥而心下悸者，此亦肝乘肺也。虽不发热恶寒，亦木实金虚，水气不利所致。彼腹满者，是水气在中焦，故刺期门以泻其实。此水在上焦，故用茯苓甘草汤以发其汗。此方是代水为汗，发邪内散之剂，即厥阴治厥之剂也。

厥阴中风之脉，与他经不同。凡脉浮为风，此云不浮为未愈，是厥阴中风，脉反沉矣。此木犹阴处，风入地中，木郁不舒，故未愈。微浮是风行地上，草木发陈，复厥阴风木之常，故愈也。

凡脉浮为在表，沉为在里。厥阴中风，其脉既沉，其症亦为在里，此热利下重，是厥阴中风也。太阳中风，下利呕逆，是有水气。厥阴中风，热利下重，是有火气。故以白头翁为主以治风，芩连为辅以清火，佐秦皮以升九地之风，则肝木欣欣向荣矣。下利而渴欲饮水，是厥阴之消渴，亦中风之烦所致也。下利脉沉弦，是沉为在里，弦为风脉，弦而大，是风因火动，故利未止。微弱数者，是风少火微，故为自止。虽发热不死者，阴出之阳也。下利有微热汗出，是中风本症。里症出表，则风从外散，故令自愈。欲愈之脉当微浮，若寸脉反浮数，风去而热不去。尺中自涩者，热属阴络，肝血不藏，必便脓血也。

厥阴中风之热利，是里有热。伤寒亦有热利，是里有寒。又与厥利不同，厥利见发热则利止。此六七日不利，便发热而利，汗出不止，是外热内寒，故谓之有阴无阳。要知内经之舌卷囊缩，是有阳无阴，故热虽甚而可治。

阴阳易之为病，本于厥阴之欲火。始也因肝火之动，致伤少阴之精继也。少阴之精不藏，厥阴之火不羁。所以少阴里虚，阴中拘挛，热上冲胸，眼中生花，头重不欲举，皆厥阴相火为眚。顿令无病之人，筋脉形气为之一变，此即温疫传染，遗祸他人之一症也。

制方大法第七

凡病有名有症，有机有情。如中风，伤寒，温暑，湿痓等类，此为名也。外有头痛，身热，腰痛，内有喘咳，烦渴，吐利，胀满，所谓症也。其间在表在里，有汗无汗，脉沉脉浮，有力无力，是其机也。此时恶寒，恶热，苦满，喜呕，能食，不能食，欲寐不得卧，或饮水数升，或嗽水不欲咽，皆病情也。因名立方者，粗工也。据症定方者，中工也。于症中审病机，察病情者，良工也。仲景制方不拘病之命名，惟求症之切当。知其机，得其情。凡中风伤寒杂病，宜主某方，随手拈来，无不合法，此谓医不执方也。今谈仲景方者，皆曰桂枝汤，治中风不治伤寒。麻黄汤，治伤寒不治中风。不知仲景此方主何等症，又不察仲景何症用何等药，只在中风伤寒二症中相较，青龙白虎命名上敷衍，将仲景活方活法，为死方死法矣。

仲景立方，精而不杂，其中以六方为主，诸方从而加减也。凡汗剂，皆本桂枝。吐剂皆本栀豉。攻剂皆本承气。和剂皆本柴胡。寒剂皆本泻心。温剂皆本四逆。浑而数之，为一百十三方者，未之审也。

六经各有主治之方，而他经有互相通用之妙。如桂枝麻黄二汤，为太阳营卫设，而阳明之病在营卫者亦用之。真武汤，为少阴水气设，而太阳之汗后亡阳者亦用之。四逆汤，为太阴下利清谷设，太阳之脉反沉者亦宜之。五苓散，为太阳消渴水逆设，阳明之饮水多者亦宜之。猪苓汤，为少阴下利设，阳明病小便不利者亦宜之。抵当汤，为太阳瘀血在里设，阳明之蓄血亦用之。瓜蒂散，为阳明胸中痞硬设，少阴之温温欲吐者亦用之。合是症，便用是方，方各有经，而用可不拘，是仲景法也。仲景立方，只有表里寒热虚实之不同，并无伤寒杂病中风之分别。且风寒有两汤迭用之妙，表里有两方更换之奇，或以全方取胜，或以加减奏功。前人论方不论症，故反以仲景方为难用耳。

桂枝汗剂中第一品也。麻黄之性，直达皮毛，生姜之性，横散肌肉，故桂枝佐麻黄，则开玄府而逐卫分之邪，令无汗者有汗而解，故曰发汗。桂枝率生姜，则开腠理而驱营分之邪，令有汗者复汗而解，故曰解肌。解肌，解肌肉之邪也。正在营分。何立三纲者，反云麻黄主营，桂枝主卫耶。麻黄汤不言解肌，而肌未尝不解。桂枝汤之解肌，正所以发汗。要知桂枝麻黄是发汗分浅深之法，不得以发汗独归麻黄，不得以解肌与发汗对讲。前人论方不论药，只以二方为谈柄，而置之不用也。

凡风寒中人，不在营卫，即在腠理。仲景制桂枝汤，调和营卫。制柴胡汤，调和腠理，观六经症，知仲景独出桂枝症，柴胡症之称，见二方任重，不可拘于经也。惟太阳统诸阳之气，六经表症咸属于太阳，故柴胡汤得与桂枝汤对待于太阳之部。桂枝本为太阳风寒设，凡六经初感之邪，未离营卫者悉宜之。柴胡本为少阳半表，凡三阳在表之邪，还在腠理者悉宜之。仲景一书，最重二方，所以自为桂枝注释。又为小柴胡注释，桂枝有疑似症，柴胡亦有疑似症。桂枝有坏症，柴胡亦有坏症。桂枝症罢，桂枝不中与矣。而随症治法，仍不离桂枝方加减。柴胡症罢，柴胡不中与矣。而设法救逆，仍不出柴胡汤加减。

麻黄汤症，热全在表。桂枝之自汗，大青龙之烦躁，皆兼里热。仲景于表剂中，便用寒凉以清里。自汗是烦之兆，烦是躁之征。汗出则烦得外泄，故不躁，宜用微寒酸苦之味以和之。汗不出，则烦不得泄，故躁，宜用大寒坚重之品以清之。夫芍药、石膏是里药，今人见入表剂中，不审表中有里，因生疑畏，当用不用，至热并阳明，而班黄狂乱，是不任大青龙之故也。仲景于太阳经中，用石膏以清胃火，是预保阳明之先着。加姜枣以培中气，又虑夫转属太阴矣。

青龙、柴胡，皆是两解表里之剂。小青龙重在里症，小柴胡重在表症。故小青龙加减，麻黄可去，小柴胡加减，柴胡独存。盖小青龙重在半里之水，小柴胡重在半表之热也。

小青龙，治伤寒未解之水气，故用温剂汗而发之。十枣汤，治中风已解之水气，故用寒剂引而竭之。此寒水风水之异治也。小青龙之水，动而不居。五苓散之水，留而不行。十枣汤之水，纵横不羁。大陷胸之水，痞硬坚满。真武汤之水，四肢沉重。水气为患不同，所以治法各异。

林亿云：泻心本名理中黄连人参汤，盖泻心疗痞，正是理中处，当知仲景用理中有寒热两法，一以扶阳，一以益阴也。

邪在营卫之间，惟汗是其出路，故立麻黄桂枝二方。邪在胸腹之间，惟吐是其出路，故立瓜蒂、栀豉二方。瓜蒂散主胸中痞硬，治在上焦。栀豉汤主腹满而喘，治兼中焦。犹麻黄汤之主皮肤，桂枝汤之主肌肉也。瓜蒂散峻剂也，犹如麻黄汤之不可轻用。栀豉汤轻剂也，犹如桂枝汤可更用而无妨。故太阳表剂，多从桂枝汤加减。阳明表剂，多从栀子汤加减。阳明用栀子，犹太阳用桂枝，既可用之以驱邪，即可用之以救逆。今人但知汗为解表，而不知吐亦为解表。知吐中便能发散之说，不知所以当吐之义。故于仲景大法中，取其汗下遗其吐法耳。

少阳为枢，不全在里，不全在表。仲景本意重里，而柴胡所主又在半表，故必见半表病情，乃得从柴胡加减。如悉入在里，则柴胡非其任矣。故柴胡称解表之方。

小柴胡虽治在半表，实以理三焦之气，所以称枢机之剂。如胸满，胸中烦，心烦，心下悸，喜呕，喝咳，是上焦无开发之机也。腹痛，胁下痞硬，不欲饮食，是中焦废转运之职也。小便不利，是下焦失决渎之任也。皆因邪气与正气相搏而然，用人参扶三焦之正气，壮其枢耳。

四逆为太阴主方，而诸经可以互用。在太阴本经，固本以逐邪也。用于少阴，温土以制水也。用于厥阴，和土以生木也。用于太阳，益火以扶元阳也。惟阳明胃实，少阳相火，非所宜耳。

少阴病四五日，腹痛，小便不利，下利不止。若四肢沉重疼痛者，为下焦水郁，用真武汤，是引火归元法。若便脓血者，为下焦火郁，用桃花汤，是升阳散火法。此因坎中阳虚，不得以小便不利作热治。

少阴病，二三日，心中烦，不得卧者，病本在心。法当滋离中之真水，随其势之润下，故君黄连之苦寒以泄之。四五日小便不利，下脓血者，病本在肾。法当升坎中之少火，顺其性之炎上，故佐干姜之苦温以发之。此伏明之火与升明之火不同治。

少阴心烦欲寐，五六日欲吐不吐，自利而渴，小便色白者，是下焦虚寒，不能制火，宜真武汤，以温下焦之肾水。下利六七日，咳而呕渴，心烦不眠，是上焦虚热，水精不布，宜猪苓以通上焦之津液。

厥阴下利，用白头翁汤，升阳散火，是火郁达之也。制乌梅丸以救火，是曲直作酸之义，佐苦寒以和阴，主温补以存阳，是肝家调气之法也。乌梅丸，治伤寒之厥利与久利，故半兼温补。白头翁汤，主中风之热利与下重，故专于凉散。

小柴胡为少阳主方，乌梅丸为厥阴主方。二方虽不同，而寒温互用，攻补兼施之法相合者，以脏腑相连，经络相贯，风木合气，同司相火故也。其中皆用人参，补中气以固本逐邪，而他味俱不相袭者，因阴阳异位。阳宜升散，故主以柴胡。阴宜收降，故主以乌梅。阳主热，故重在寒凉。阴主寒，故重用辛热。阳以动为用，故汤以荡之。其症变幻不常，故柴胡有加法。阴以静为体，故丸以缓之。其症有定局，故乌梅无加减法也。手足厥逆之症，有寒有热，有表有里。四逆散，解少阴之里热。当归四逆散，散厥阴之表寒。通脉四逆，挽少阴真阳之将亡。茯苓四逆，留太阳真阴之欲脱。四方更有轻重浅深之别也。

按发表攻里，乃御邪之长技。盖表症皆因风寒，如表药用寒凉，则表热未退，而中寒又起，所以表药必用桂枝，发表不远热也。

然此为太阳表热言耳。如阳明少阳之发热，则当用柴芩栀豉之类主之。里热皆因郁热，下药不用苦寒，则瘀热不除，而邪无出路，所以攻剂必用大黄，攻里不远寒也。然此为阳明胃热言耳。如恶寒痞硬，阳虚阴结者，又当以姜附巴豆之类兼之矣。

麻黄桂枝，太阳阳明表之表药。瓜蒂栀豉，阳明里之表药。小柴胡，少阳半表之全药。太阴表药，桂枝汤。少阴表药，麻黄附子细辛汤。厥阴表药，当归四逆汤。六经之用表药，为六经风寒之出路也。

膀胱主水，为太阳之里。十枣、五苓，为太阳水道之下药。胃腑主谷，为阳明之里。三承气，为阳明谷道之下药。胆腑主气，为少阳之里。大柴胡，为少阳气分之下药。此三阳之下药三阳实邪之出路也。

大肠小肠，俱属于胃。胃家实，则二肠俱实矣。若三分之，则调胃承气，胃家之下药。小承气，小肠之下药。大承气，大肠之下药。戊为燥土，庚为燥金，故加芒硝以润之也。

桂枝加大黄，太阳转属阳明之下药。桂枝加芍药，太阳转属太阴之下药。凡下剂兼表药者，以未离于表也。柴胡加芒硝汤，少阳转属阳明之下药。大柴胡，下少阳无形之邪。柴胡加芒硝，下少阳有形之邪。桂枝加芍药，下太阴无形之邪。三物白散，下太阴有形之邪。四逆散，下少阴厥阴无形之邪。承气，下诸经有形之邪也。下剂之轻者，只用气分药。下剂之重者，兼用血分药。酸苦涌泄，下剂之轻者，故芍药枳实为轻剂。咸苦涌泄，下剂之重者，故大黄芒硝为重剂。

仲景用攻下二字，不专指大便。凡与桂枝汤，欲攻其表，此指发汗言。表解者乃可攻之，指利水言。有热属脏者攻之，指清火言。寒湿在里不可下，指利水言。以有热故也，当以法下之，指清火言也。

仲景下剂，只重在汤，故曰医以丸药下之，非其治也。观陷胸、抵当二丸，仍用水煮是丸，复为汤化，而连滓服，则势力更猛于汤散矣。当知仲景方以铢两分数者，非外感方。丸药如梧桐子大，每服数十丸者，不是治外感法。仲景制方疗病，随立方禁于后，使人受其功，不蹈其弊也。如用发表药，一服汗者，停后服。若脉浮紧，发热汗出者，不可与桂枝。若脉微弱，汗出恶风者，不可服大青龙。脉浮发热无汗，表不解者，不可与白虎。诸亡血虚者，不可用瓜蒂。病人旧微溏者，不可与栀子豉汤。阳明病汗多者，不可与猪苓汤。外未解，其热不潮者，未可与承气。呕家不可与建中。观种种方禁，当知仲景立方，慎重之心也。

仲景加减中有深意，如腹中痛者，少阳加芍药，少阴加附子，太阴加人参。如心下悸者，少阴加桂枝，少阳加茯苓。若渴者，太阳加瓜蒌根、人参，太阴加白术。仲景于加减中，分阴阳表里如此，故细审仲景方，知随症立方之妙。理会仲景加减法，知其用药取药之精。小青龙设或然五症，加减法内，即备五方。小柴胡设或然七症，即加减七方。要知仲景有主治之方，如桂枝麻黄等方是也。有方外之方，如桂枝汤加附子，加大黄是也。有方内之方，如青龙、真武辈之有加减是也。仲景书，法外有法，方外有方，何得以三百九十七法，一百一十三方拘之也耶。昔岐伯创七方以制病，仲景更穷其病之变幻，而尽其精微。如发表攻里乃逐邪大法，而发表攻里之方，各有大小。如小青龙、柴胡、陷胸、承气是也。夫发表既有麻黄、桂枝方矣。然有里邪夹表而见者，治表不及里，非法也。而里邪又有夹寒夹热之不同，故制小青龙，以治表热里寒，制大青龙以治表寒里热，是表中更兼解里，必如坏病之先里后表，先表后里之再计也。然大小青龙，即麻桂二汤之变，只足以解营卫之表，不足以驱腠理之邪。且邪留腠理之间，半表之往来寒热虽同，而半表又有夹虚夹实之悬殊，因制小柴胡以防半里之虚，大柴胡以除半里之实，是表中便见和里，岂若后人先攻后补，先补后攻之斟酌也。攻里既有调胃承气矣。然里邪在上焦者，有夹水夹痰之异。在中焦者，有初硬后溏，燥屎定硬之分，非调胃一剂所能平也。因制小陷胸以清胸膈之痰，大陷胸以下胸膈之水，小承气以试胃家之矢气，大承气以攻肠胃之燥屎。方有分寸，邪去而元气无伤，不致有顾此遗彼，太过不及之患也。按发表攻里之方，各有缓急之法。如麻黄汤、大承气，汗下之急剂也。桂枝，即发表之缓剂，其用桂枝诸法，是缓汗中更有轻重矣。小承气，下药之缓剂也。曰少与之，令小安。曰微和胃气。曰不转失气者，令更与之。其调胃承气，则下剂之尤缓者也。曰少少温服之。且不用气分药，更加甘草，是缓下中亦有差别矣。若夫奇偶之法，诸方既已备见。

桂枝二方各半之偶，桂枝二麻黄一之奇，是奇偶中各有浅深也。服桂枝汤已，须更吃稀粥，为复方矣。而更有取小柴胡服一升，加芒硝之复，是复方中又分汗下二法矣。若白散之用复方更异。不利，进热粥一杯，利不止，进冷粥一杯。是一粥又寓热泻冷补之二法也。

病有虚实相关，寒热夹杂。有时药力所不能到者，仲景或针或灸以治。自后世针药分为两途，岂知古人刺药相须之理。按岐伯风厥表里，刺之饮之以汤，故仲景治太阳中风，服桂枝汤，反烦不解者，刺风池、风府，复与桂枝汤而愈。阳明中风，刺之瘥，如外不解，脉弦浮者，与小柴胡。脉但浮无余症者，与麻黄汤。吾故曰仲景治法，悉本《内经》，先圣后圣，其揆一也。

仲景方备十剂之法。轻可散实，麻黄、葛根诸汤是已。宣可决壅，栀豉、瓜蒂二方是已。通可引滞，五苓、十枣之属是已。涩可固脱，赤石脂、桃花汤是已。补可扶弱，附子理中丸是已。重可镇怯，禹余粮代赭石是已。湿可润燥，黄连阿胶汤是已。燥可去湿，麻黄连翘赤小豆汤是已。寒能胜热，白虎、黄连汤是已。热能制寒，白通、四逆诸汤是已。

【临床解读】

李某，女，65岁。2019年6月19日初诊。

主诉：口糜烂、舌尖痛1个月余。

现症见：口糜烂，舌尖痛，刷牙牙龈出血，晨起咳唾带血，鼻干痛，鼻涕带血，眼痒，胸中郁热，呼气热，畏风，体温37℃，小便黄，大便不成形，日3~4次，肠鸣辘辘，身乏力，眠差，入睡难，舌红，苔薄白，脉细无力。

处方：黄连10克，清半夏10克，桂枝10克，干姜10克，太子参20克，僵蚕10克，仙鹤草30克，炙甘草30克。10剂，每日1剂，水煎服。（孙玉信医案）

伤寒恒论

原　著　清·郑钦安
主　编　张荣欣
副主编　胡艳峰

目 录

自 序

《伤寒》一书，相传千余年，俱云仲景原文，名贤迭出，注家亦多，不胜枚举。余阅原文，颇有领悟。兹将原文逐条一一剖析，不敢与前贤并驾，但就鄙见所及，逐条发明，虽不敢云高出手眼①，此亦救世之本心，聊以补名贤之不逮，亦大快事也，高明谅之。是为序。

一、此书即遵舒驰远先生分列上、中、下篇，挨次发明，而他书则前后原文不一。总之论其原文，发明圣意，即前后错乱，而原文终在也。学者亦不必论短论长，则得矣。

二、太阳篇条内有称“中风”字句，当是太阳受风，而“中”字不当，何也？中者如矢之中靶，人何能当？况书有称中经、中风、中脏之别，而条内所称“中风”，全不似中风面目，学者察之。

大清光绪二十年孟冬月上浣临邛郑寿全钦安序

① 手眼：比喻本领才识，亦指眼界、眼光。

张仲景原序

论曰：余每览越人入虢之诊，望齐侯之色，未尝不慨然叹其才秀也。怪当今居世之士，曾不留神医药，精究方术，上以疗君亲之疾，下以救贫贱之厄，中以保身长全，以养其生。但竞逐荣势，企踵权豪，孜孜汲汲，惟名利是务。崇饰其末，忽弃其本，华其外而悴其内，皮之不存，毛将安附焉！卒然遭邪风之气，婴非常之疾，患及祸至，而方震栗，降志屈节，钦望巫祝，告穷归天，束手受败。赍百年之寿命，持至贵之重器，委付凡医，恣其所措。咄嗟呜呼！厥身已毙，神明消灭，变为异物；幽潜重泉，徒为啼泣。痛夫！举世昏迷，莫能觉悟；不惜其命，若是轻生，彼何荣势之云哉！而进不能爱人知人，退不能爱身知己，遇灾值祸，身居厄地；蒙蒙昧昧，蠢若游魂。哀乎！趋世之士，驰竞浮华，不固根本，忘躯徇物，危若冰谷，至于是也。

余宗族素多，向余二百。建安纪年以来，犹未十稔，其死亡者，三分有二，伤寒十居其七。感往昔之沦丧，伤横夭之莫救，乃勤求古训，博采众方，撰用《素问》《九卷》《八十一难》《阴阳大论》《胎胪药录》，并平脉辨证，为《伤寒杂病论》合十六卷。虽未能尽愈诸病，庶可以见病知源。若能寻余所集，思过半矣。

夫天布五行，以运万类；人禀五常，以有五脏。经络府俞，阴阳会通；玄冥幽微，变化难极。自非才高识妙，岂能探其理致哉！上古有神农、黄帝、岐伯、伯高、雷公、少俞、少师、仲文，中世有长桑、扁鹊，汉有公乘阳庆及仓公，下此以往，未之闻也。观今之医，不念思求经旨，以演其所知；各承家技，始终顺旧。省疾问病，务在口给；相对斯须，便处汤药。按寸不及尺，握手不及足；人迎趺阳，三部不参；动数发息，不满五十，短期未知决诊，九候曾无仿佛；明堂阙庭，尽不见察。所谓窥管而已。夫欲视死别生，实为难矣。

孔子云：生而知之者上，学则亚之。多闻博识，知之次也。余宿尚方术，请事斯语。

卷 一

太阳上篇

凡风伤卫之证，列于此篇，计五十三法。

一、太阳为之病，脉浮，头项强痛而恶寒。原文 1（序号为宋版《伤寒论》398 条原次序，全书同。）

按：太阳本气主寒水，太阳统周身皮肤、毛窍、营卫、百脉、经络，为一身纲领。毛窍乃太阳寒水气化出路［眉批］气化二字有两说：从毛窍而出者，轻清之露也；从下而出者，重浊之汁也。故太阳有传经、传腑，皆在这气化上探求，一切外邪之来，必由毛窍而始入内。出入两字，乃邪正机关，万病绳墨。脉浮者，指邪初入也；头项强痛者，指邪犯太阳地面经络也；恶寒者，指太阳本气受病也。恶寒二字，乃太阳提纲，认证眼目，知得“恶寒”二字，无论一年四季为病，只要见得病人现有头项、腰背强痛，恶寒发热，即按太阳法治之，毋得拘于时令，而有失经旨也。

二、病有发热恶寒者，发于阳也；无热恶寒者，发于阴也。发于阳者七日愈，发于阴者六日愈，以阳数七，阴数六故也。原文 7

按：太阳风伤卫证，发热、恶风、自汗。寒伤①营证，发热、恶寒、无汗。此言病发于阳，指太阳也；太阳底面，即是少阴，病发于阴，指少阴也。若专指太阳营卫之阴阳，则与太阳风、寒两伤病情不符。余每临症，常见独恶寒身痛而不发热者，每以桂枝汤重加附子，屡屡获效，以此推之，则病发于阴，确有实据。至所言六日、七日者，是论阴阳之度数说法也。

三、太阳病，头痛至七日以上自愈者，以行其经尽②故也。若欲作再经③者，针足阳明，使经不传则愈。原文 8

---

① 寒伤：原文作“伤寒”，据文义改。

② 行其经尽：经，指阶段，过程，即六日为一经，古人以此作为观察外感病发展变化的依据。行其经尽，指六日已终了。

③ 再经：病情进入第二个过程。

按：此条言邪传七日自愈，各经皆能分消其势也。设若未尽，又复递传，针足阳明，预泄其气机，邪自无复传也。

四、太阳病欲解时，从巳至未上。原文 9

此言风寒之轻者也，逢太阳旺时，亦可自解也。

五、欲自解者，必当先烦，〔烦〕乃有汗而解，何以知之？脉浮，故知汗出必解也。原文 116（后段）

凡病欲解，胸中自有一段气机鼓动，先烦二字，即是鼓动机关，此间有自汗而解，战汗而解，狂汗而解，鼻血而解，从何得知？得知于脉浮耳。设脉不以浮应，又不得汗，其烦即为内伏之候，又不得以“欲自解”言也。

六、太阳病，发热、汗出、恶风、脉缓者，名为中风。原文 2

按：太阳既为风邪所伤，风为阳邪，卫为阳道，两阳相搏，怫郁而热生，故见发热；风邪扰动，血液不藏，随气机而发泄于外，故见自汗。“脉缓”二字，指此刻正未大伤，尚得有此和缓之状，是亦病之轻浅说法也。

七、太阳中风，阳浮而阴弱。阳浮者，热自发；阴弱者，汗自出。啬啬恶寒，淅淅恶风，翕翕发热，鼻鸣干呕者，桂枝汤主之。原文 12

按：“阳浮阴弱”四字，诸家俱以“寸浮尺弱”为定论。余细绎斯言，浮脉主风，阳也、表也，表邪实而里必虚，则阴自弱。风邪已据阳分，蹂躏于中，阴不敢与之抗，俯首听令，血液随气机而外泄，故曰“阳浮者热自发，阴弱者汗自出”。啬啬、淅淅、翕翕，是形容病有难开、难阖、难解之状，至“鼻鸣干呕”四字，系属阳明，当于桂枝汤内加干①葛、半夏，方为合法。

八、桂枝本为解肌，若其人脉浮紧，发热汗不出者，不可与〔之〕也，须当〔常须〕识此，勿令误〔也〕。原文 16 后段

此条明言桂枝汤，乃解太阳风伤卫之证，非治脉紧寒伤营者所宜。故曰：“须当〔常须〕识此，勿令误〔也〕”。是教人辨明营卫风寒用药界限也。原文不知何故，称“桂枝本为解肌”，肌肉属阳明，非桂枝所宜，必是后人之误，应当削去“解肌”二字，而曰“桂枝汤非脉浮紧者所宜”，何等直切也。

九、凡服桂枝汤吐者，其后必吐脓血也。原文 19

按：桂枝汤本调和阴阳之祖方，何得云“服桂枝汤吐者，其后必吐脓血也”？当其时，胸中或有火逆，或有痰逆，或有郁热，得桂枝辛温助之，上涌而吐，理或有之。然亦有吐仍属佳兆者，理应细辨。设无火、痰、郁热诸逆

---

① 干葛：原文作“甘”，今据文义改。

以后，服之未定吐脓血，学者切勿执此，当以认证为要。

十、〔若〕酒客病，不可以〔与〕桂枝汤，得之则吐〔呕〕，以酒客不喜甜〔甘〕故也。原文 17

按：酒客有喜甜食者，有不喜甜食者，不得执一而论。若酒客病桂枝汤证，而此方遂不可用乎？此是专为得汤则呕者说法也。

十一、发汗后，水药不得入口为逆，若更发汗，必吐下不止。原文 76 前段

病至水药不得入口，必有寒逆、火逆、水逆之别。此则因发汗后，明系发汗过多，以致亡阳，不能镇纳浊阴，以致阴邪僭居高位，隔拒胸中，宣布失职，气机不得下降，故有此候。若更汗之，则中气愈虚，而吐下更甚也。法宜扶阳、宣中、降逆为主。

十二、太阳病，头痛、发热、汗出、恶风，桂枝汤主之。原文 13

此即太阳风伤卫证之候，桂枝〔汤〕的方〔证〕①，兹不赘。

十三、太阳病，外证未解，脉浮弱者，当以汗解，宜桂枝汤。原文 42

此条既外证未解，可以再汗，但脉浮弱，其正必虚，故不能助药力以祛邪外出，余意当于桂枝汤内，或加饴糖，或加附子，方为妥当。

十四、太阳病，发热汗出者，此为营弱卫强，故使汗出，欲救邪风者，宜桂枝汤主之。原文 95

此条明是太阳为风邪所伤，卫分邪实，营分正虚耳。

十五、病人脏无他病，时发热自汗出，而不愈者，此为卫气不和也。先其时发汗则愈，宜桂枝汤。原文 54

此条定是失于解表，不然，何得云“先其时发汗则愈，宜桂枝汤”耶？

十六、病常自汗出者，此为荣气和，荣气和者，外不谐，以卫气不共荣气谐和故所〔尔〕；以荣行脉中，卫行脉外，复发其汗，荣卫和则愈，宜桂枝汤则愈。原文 53

按：病常自汗，似不专主太阳荣卫不和，如果属太阳荣卫不和，亦必有恶风、畏寒足征。兹云“自汗出”，其中有素禀阳虚，或多言，或过用心，或稍劳动，而即自汗出者，皆在不足之例，尚敢轻用桂枝汤乎？此条大抵专主荣卫不和说法也，学者宜细求之。

十七、太阳病，初服桂枝汤，反烦不解者，先刺风池、风府，却与桂枝汤〔则〕愈。原文 24

---

① 证：原文脱落，今据文义补。

此条明言解表未透，邪未遽出，故见烦，刺风池、风府穴者，泄其邪热，仍以桂枝汤，俾邪尽出无遗，故自愈也。

十八、风家表解，而不了了者，十二日愈。原文 10

既称表解，邪已去矣，应当清爽如常。此则不了了者，是邪去而正未复也。延至十二日者，候正气渐渐复还也。

十九、中风发热，六七日不解而烦，有表里证，渴欲饮水，水入则吐者，名曰水逆，五苓散主之多服暖水，汗出愈。原文 74

此条既称“六七日不解而烦，有表里证”，应有表里证形足征，方为确论。况病形所见，全是太阳腑证，观于用五苓散方，是独重在太阳腑分一面，并未道及表证一面，原文何得称有表里证也？里证即太阳腑证也，即言外邪入腑，何等直切。况此刻病现饮水入口即吐，是因太阳之气化不宣，中宫之转输失职，气机升多降少，以致上逆而吐，用五苓散多服［眉批］“多服”二字，定教人不可见其吐而遂不与之服也。俾太阳之气化行，水道通，气机下降，自然逆者不逆，而吐者不吐也。学者宜细绎之。

二十、太阳病，发汗后，大汗出，胃中干，烦躁不得眠，欲得饮水者，少与之〔少少与饮之〕，〔令〕胃气和则愈。若脉浮，小便不利，微热消渴者，五苓散主之。原文 71

按：太阳既发汗后，复见大汗出，汗为血液，血液过伤，胃中失养，故胃干，津液不能上下交通，故烦躁不得眠。“欲得饮水者，少与之，令胃〔气〕① 和则愈”，盖水亦阴也，土燥得水以润之，自然燥者不燥，而病自见其愈也。若见小便不利，微热消渴②者，是血液亡于外，而气化失于内也。主以五苓化太阳之气，气化一宣，则水道通，里气畅，升降不乖，病焉有不愈者乎？

二十一、太阳病发汗，汗出不解，〔其〕人仍发热，心下悸，头眩身瞤〔动〕，振振欲擗地者，真武汤主之。原文 82

按：发汗原是解表，表解自然热退，乃不易之理。今汗出而热仍然，所现种种病形，非表邪未透之征，却是亡阳之候，必是因发汗过度，伤及肾阳。太阳底面，即是少阴，此际发热者，阳越于外也；心下悸，头眩身瞤者，阳气外亡而群阴僭上也；振振欲擗地者，阳欲藏而不得也。夫先天之真阳，喜藏而不喜露，藏则命根永固，露则危亡立生，主以真武汤，是重藏阳之意也。

---

① 气：原本脱落，今据文义补。

② 微热消渴：原本作“微渴”，据赵开美复刻宋版《伤寒论》改。

二十二、太阳病，〔发汗〕，遂漏不止，其人恶风，小便难，四肢微急，难以屈伸者，桂枝加附子汤〔主〕之。原文 20

按：发汗而至漏不止，其伤及肾阳也明甚。太阳底面，即是少阴，其人恶风者，外体疏也；小便难者，汗为水液，气化行于外，而不行于内也；四肢微急，难以屈伸者，血液外亡，而筋脉失养也。此际理应以扶阳为是，原文取桂枝加附子汤，意在用附子，取内以固其根蒂；得桂枝，外以祛其未尽之邪。内外兼备，其无大害，庶不失立方之妙也。

二十三、太阳〔病〕中风，以火劫发汗，邪风被火热，血液〔气〕〔流溢〕，失其常度，两阳相熏灼，其身发黄。阳盛则欲衄，阴虚小便难，阴阳俱虚竭，身体则枯燥，但头汗〔出〕，剂颈而还，腹满而〔微〕喘，口干咽烂，或不大便，人〔久〕则谵语，甚者至哕，手足燥〔躁〕扰，捻衣摸床，小便利者，其人可至〔治〕。原文 111

据此条所见种种病形，都缘误用火劫发汗，遂至亢阳为灾，邪火燎原，竟有不可扑灭之势，但视其人小便尚利，一线之元阴犹存，故曰可治。若小便全无，则元阴已尽，危亡即在转瞬之间。

二十四、太阳病二日，反烦〔躁〕，反〔凡〕熨其背，而大汗出，火〔大〕热入胃，胃中水竭，烦燥〔躁烦〕，必发谵语，十余日振栗自下利者，此为欲解也。故其汗，从腰以下不得汗，欲小便不得，反呕，欲失溲，足下恶风，大便硬，小便当数，而反不数及〔不〕多，大便已，头卓然而痛，其人足心必热，谷气下流故也。原文 110

按：太阳二日，系阳明主气之候，邪已入胃，应当察其邪从阳化为病，从阴化为病，随其所化而治之，方为合法。粗工不知，反熨其背而大汗出，火热入胃，势必夺其胃中津液，津液被夺，则邪热炽，热乘于心，神无所主而谵语生；邪延十余日，忽振栗、自下利者，是里热下行，病有从下解之意；其汗从腰以下不得，欲小便不得者，太阳气化不宣，津液被热夺也；反呕者，气机上逆也；欲失溲，而足下恶风，下元之气不足也。迨至大便已①，则里气畅，头卓然而痛，是邪仍欲从三阳表分而出；足下必发热者，阳气复回之征，皆佳兆也。

二十五、太阳病，以火熏之，不得汗，其人必燥〔躁〕，过〔到〕经不解，为圊〔必清〕血②，名为火邪。原文 114

---

① 已：原本作“多”，据文义改。
② 清血：同圊血，即便血之意。

按：太阳为病，本应外解，今以火熏不汗而反躁①，是邪不从外出，而从内趋也。火动于中，逼血下行，而成圊血之候，亦时势之使然也。

二十六、微数之脉，慎不可炙〔灸〕，因火为邪，则为烦逆，追虚逐实，血散脉中，火气虽微，内攻有力，焦骨伤筋，血难复也。原文116上段

据脉微数，数主有热，故不可炙〔灸〕，若妄炙〔灸〕之，则为害不浅，故见种种病形。此是为有余之候言之，而非为不足者言之。病人苟现面白唇青，舌润不渴，小便清利，脉现洪大、洪数、弦劲，此系元阳外越之候，回阳又虑不及，尚得以“不可炙〔灸〕”言之乎？余思原文加一“慎”字，此中隐已包括虚实两法在于中也。

二十七、烧针令其汗，针处被寒，核起而赤者，必发奔豚。气从少腹上冲〔心〕者，灸其核上各一壮，与桂枝加桂汤，更加桂〔二两〕也。原文117

烧针者，温经御寒法也。针处被寒，核起而赤者，寒邪聚于皮肤，有欲从外出之势也，何得云“必发奔豚”？奔豚乃少阴之证，此刻邪在太阳，未犯少阴，即以桂枝加桂汤，更加桂二两②，其邪在太阳也明甚。果属奔豚上冲，又非桂枝加桂、倍桂所长也，学者宜细绎之。

二十八、太阳病，当恶寒发热，今自汗出，〔反〕不恶寒发热，关上脉细数者，以医吐之过也。一〔二〕日吐之者，腹中饥，口不能食；三四日吐之者，不喜糜粥，欲食冷〔食〕，朝食暮吐，〔以医吐之〕所致〔也〕，此为小逆。原文120

此条既无发热恶寒，则无外邪可知，咎在医家误吐之过。屡吐不止，渐至朝食暮吐，其胃阳之衰败已极，原文称为“小逆”，学者不得遽谓之“小逆”也。

二十九、太阳病吐之，但太阳病当恶寒，今反不恶寒，不欲近衣，此为吐〔之〕内烦也。原文121

按：吐治法，亦寓发散之意，但无恶寒，则不得为太阳证。不欲近衣，内定有热；而曰“吐〔之〕内烦”，是此病形全是吐之过，何也？吐则气机发外，有不可禁止之势，故现此内烦，俟气定神安，而能近衣，则病自愈。若气定而仍不欲近衣，则又不得以“吐〔之〕内烦”称之也，学者宜细辨之。

---

① 躁：原本作“燥”，据文义改。下同

② 二两：原本脱落，今据文义补。

三十、太阳病，外证未解者，不可下也，下之为逆。欲解外者，宜桂枝汤。原文 44

按：病当外解者，原不可下，下之则引邪深入，为害不小。病机果有向表之势，随机而导之，则得矣。

三十一、太阳病，先发汗不解，而复下之，脉浮〔者〕不愈。浮为在表〔外〕，而反下之，故令不愈。今脉浮，故知在外，当须发汗〔解外〕则愈，宜桂枝汤。原文 45

按：随机调理，乃医之道，如当外解而反下之，当下而反表之、固之，皆医之咎。此条既下而脉尚浮，是邪不从下趋，而仍欲从外出，故仍用桂枝汤以导之，此真用药法窍，学者宜留心记之。

三十二、太阳病，下之〔后〕，其气上冲者，可与桂枝汤，方用前法。若不上冲者，不可〔得〕与也〔之〕。原文 15

按：应外解之病，而误下之，脉浮，邪仍在表者，俱可以桂枝汤。若因下而病现上冲，此间须宜详察。盖以为上冲者，病邪欲外，故仍以桂枝汤；不冲者，邪不外出，故不可与。谓上冲而脉浮，可与桂枝汤；上冲而脉不浮，不可与。然上冲之候，多因误下伤及胸中之阳，不能镇纳下焦浊阴之气，以致上冲者极多，法宜收纳温固，又非桂枝所能也。学者务于病情、脉息、声音、动静、有神、无神处求之，则得其要矣。

三十三、太阳病，外证未除，而数下之，遂协〔热〕而利，利下不止，心下痞硬，表里不解者，桂枝人参汤主之。原文 163

按：下利本非正病，因数下而致之也；痞硬亦非本有之病，因过下伤中，阴邪得以僭居高位也。原文以桂枝人参汤治之，方中药品，乃理中汤全方加桂枝一味耳。不名理中，而名桂枝加①人参汤者，重太阳之意，全是温中化气，补中祛邪之法也。

三十四、太阳病，桂枝证，医反下之，利遂不止。脉促者，表未解也；喘而汗出者，葛根黄芩黄连汤主之。原文 34

按：本应表解可了之病，而反下之，引邪深入，利遂不止。此刻邪陷于下，若恶风、自汗、身疼仍在者，可与桂枝加葛根汤救之，俾邪复还于表，不治利而利自止。此以葛根黄连黄芩汤，是为脉促、喘、汗，有邪热上攻者言之，故用芩、连之苦寒以降之、止之，用葛根以升之、解之，俾表解热退而利自愈，是亦正治法也。余谓只据脉促、喘、汗，未见有热形实据，而以

① 加：原本多一“加”字，据文义删。

芩、连之品，冀其止泻，恐未必尽善。夫下利太过，中土业已大伤，此际之脉促者，正气伤也；喘者，气不归元也；汗出者，亡阳之渐也。况喘促一证，有因火而喘者，必有火邪可征；有因外寒促者，亦有寒邪可验；有因肾气、痰水上逆而致者，亦有阴象痰湿可证。虚实之间，大有分别，切切不可死守陈法，为方囿也。

三十五、太阳病，下之〔后〕，脉促、胸满者，桂枝去芍药汤主之；若微恶寒者〔桂枝〕去芍药加附子汤主之。原文21、22

按：太阳果属可下，下之，俾邪从下解之法也，何致脉促胸满？必是下伤胸中之阳，以致阴气上逆而为胸满脉促，亦气机之常，理应扶中降逆。原文以桂枝去芍药者，是取姜、桂之辛散，草、枣之补中，而虑芍药阴邪之品以助邪，故去之，立法颇佳。若微恶寒，于汤中去芍加附子，亦是步步留神之意，煞费苦心。

三十六、太阳病，下之微喘者，表未解〔故〕也。桂枝加厚朴杏子汤主〔之〕。喘家作，桂子〔枝〕汤加〔厚朴〕杏仁〔子〕佳。原文43、18

按：外邪蔽束肺气，法宜解表，表解已，则气顺而喘自不作。此云下之微喘，是喘因下而始见，非不下而即见，明明下伤中土，阳不胜阴，以致痰饮水湿随气而上，干犯肺气而喘证生，又非桂枝、厚朴、杏子所宜也，学者当详辨之。余思太阳表邪，发热、恶寒、微喘，未经下者，此方实为妥切；若经下后，无发热、恶寒与脉未浮者，此方决不可施，当以扶阳降逆为要。

三十七、太阳病，下之，其脉促，不结胸者，此为欲解也。脉浮者，必结胸也；脉紧者，必咽痛；脉弦者，必两胁拘急；脉细数者，头痛未止；脉沉紧者，必欲呕；脉沉滑者，必协热利；脉浮滑者，必下血。原文140

按：既经下后，邪从下趋，里气既通，则表气宜畅，病亦立解。原文以“脉促，不结胸”为欲解，意者不结胸为内无邪滞，脉促为邪欲外出，亦近理之论。通条又何必举某脉必现某病邪①？夫脉之变化无穷，现证亦多不测，学者亦不必执脉以求病，总在临时随机应变为是。

三十八、太阳病不解，热结膀胱，其人如狂，血自下，下者愈。其外不解者，尚未可攻，当先解〔其〕外，外解已，但少腹结急〔急结〕者，乃可攻之，宜桃核承气汤。原文106

按：按太阳蓄血，其人如狂，理应化气从小便以逐瘀，此既已趋大肠，血自下，故断其必自愈。但外邪未解者不可攻，恐攻而邪下陷也。外邪既已

① 邪：通“耶”。

解，而独见少腹急结者，是瘀尚未尽也，故可以逐瘀攻下之法施之，方不致误。鄙意以桃仁承气汤，乃阳明下血之方，而用之于太阳，似非正法，理当分别处究，血从大便则宜，血从小便则谬，学者宜细心求之，庶不误人。

三十九、太阳病六七日，表证仍在，脉微而沉，反不结胸，其人发狂者，以热在下焦，少腹当硬满，小便自利者，下血乃愈。所以然者，以太阳随经，瘀热在表〔里〕故也，抵当汤主之。原文 124

按：按此条所现，实属瘀热在腑，理应以行血之品，从腑分以逐之，方于经旨不错，此以抵当汤治之，较前颇重一格，取一派食血之品以治之，俾瘀血去而腑分清，其病自愈。此方可为女科干血痨对症之方也。但此方施于果系腑分有瘀血则宜，蓄血则谬；干血则宜，血枯则谬。总在医家细心求之，否则方不可轻试也。

四十、太阳病，身黄，脉沉结，少腹硬；小便不利者，为无血也；小便自利，其人如狂者，血证谛也，抵当汤主之。原文 125

按：此条只以小便之利与不利，判血之有无也。其人少腹满而小便不利者，是蓄尿而非蓄血也；若少腹满而小便利，其人如狂者，蓄血之验也。苟其人不狂，小便利而腹满，别无所苦，则又当以寒结、热结下焦处之，分别施治，庶可言活人也。

四十一、太阳病，小便利者，以饮水多，必心下悸；小便少者，必苦里急也。原文 127

按：饮水多而小便亦多，此理之常。但既称小便多，水以下行，又何致上逆凌心而为悸乎？必是小便少而水道不畅，上逆以凌心而为悸，与理方恰。小便不畅，里必苦急，势所必然。原文以饮水多，致心下悸，理亦不差，仍不若小便之多少处求之，更为恰切。或曰：太阳行身之背，水气何得凌心？余以为凌心者，诚以太阳之气，由下而至胸腹也。

四十二、大下之后，复发汗，小便不利〔者〕，亡津液故也，勿治之；〔得〕小便利，必自愈。凡病若发汗、若吐、若下、若亡血、亡津液，阴阳自和者，必自愈。原文 59、58

按：据所言汗、吐、下，以致亡血、亡津液，只要其人无甚大苦，可以勿药，俟正气来复，必自愈。明明教人不可妄用药，误用药，恐生他变也。

四十三、太阳病，〔先〕下之而不愈，因复发汗，〔以此〕表里俱虚，其〔人〕因致冒，冒家汗出自愈，所以然者，汗出表和故也，待里未和，然后〔复〕下之。原文 93

按：据下后复发汗，以致表里俱虚，其伤正也太甚，虚则易于感冒，此理之常，此刻应于补正药中加解表之品，必自愈。推其故，“汗出表和，待里未和”，然后下之，“待”字不可忽略，实有斟酌可否之意，学者宜细求之。

四十四、太阳病未解，脉阴阳俱停，必先振栗汗出而解。但阳脉微者，先汗出而解；但阴脉微者，下之而解。而解若欲下之，宜调胃承气汤。原文 94

按：太阳病，当未解之先，而有此阴阳俱停之脉，便见振栗汗出者，是邪由战汗而解也。条中提出阳脉微者，汗之而解，阴脉微者，下之而解。余谓阳脉微者，表分之阳不足也，法宜辅正以祛之；阴脉微者，里分之阴不足也，只当温里以祛之。何得云汗之而解？下之而解？如果宜汗宜下，务要有汗下实据方可，若只凭一脉而定为可汗可下，况脉已云微，亦非可汗可下之例，学者亦不必执原文为不可易之法也。

四十五、太阳中风，下利呕逆，表解者，乃可攻之。其人漐漐汗出，发作有时，头痛，心下痞硬满，引胁下痛，干呕短气，汗出不恶寒者，此表〔解〕里未和也，十枣汤主之。原文 152

按：中风而见下利呕逆，夫下利、呕逆，其病似不在太阳，而在太阴也。太阴受伤，转输失职，不能分运水湿之气，以致水气泛溢，上行于皮肤，故见漐漐汗出，水停心下，故见痞硬，水流于胁，故见胁痛，至于头痛、干呕、短气，种种病形，皆是一水气之所致也，主以十枣汤，取大枣以培土去湿，湿去而诸症自释。原文直指太阳，盖太阳为一身之纲领，主皮肤，统营卫、脏腑，百脉、经络，主寒水，司冬令，行水气，外从皮肤毛窍而出，内自小便而出，气化不乖，水行无滞，往来灌溉，何病之有？今为风邪所中，阻滞气机，气化不宣，水逆于上而为呕，水逆于下而为利，水流于左而胁痛生，水逆于心而硬痞作，水发于上而现头痛，水阻于中，上下往来之气不畅，而短气立至，此刻水气弥漫，表里焉得自和，主以十枣汤，直决其水，恐水去而正不支，故取枣之甘以补正，庶不致害。前所论主在太阴者，以吐利乃太阴之提纲说法也；后所论为太阳者，本篇之大旨也。所论虽未尽当，亦可开后学之心思也，高明正之。

四十六、太阳病二三日，不能卧，但欲起，心下必结，脉微弱者，此本有寒分也，反下之，若利止，必作结胸，未止者，四日复下之，此作协势〔热〕利也。原文 139

按：二三日，系阳明少阳主气之候，或经或腑，总有一定病情，此并未有二阳经腑证形足征，但云“不能卧，但欲起”者，是阴阳不交，而神不安也。心下必结者，胸中之阳不宣也。所称脉微弱，而曰本有寒分，明是正气之不足，无热邪之内扰，亦可概见。医反下之，大失其旨。“若利止，必结胸”，是由下伤中宫之阳，不能镇下焦浊阴之气，以致上僭而为逆。未止者复下之，是果何所见而必当下耶？又未见有里热足征，而断为协热利耶？总之，原文所论，可见医家之咎。

四十七、病发于阳，而反下之，热入必〔因〕作结胸；病发于阴，而反下之，因作痞〔也〕。所以然者〔成结胸者〕，〔以〕下之太早故也。原文131前段

按：病发于阳，指太阳表分受病也。病发于阴，指少阴里分受病也。二者皆非可下之证，结胸与痞，皆由误下之过，亦非下早之过。总之，医之过也。

四十八、太阳病，脉浮而动数，浮则为风，数则为热，动则为痛，散〔数〕则为虚，头痛发热，微盗汗出，而反恶寒者，表未解也。医反下之，动数变迟，胸〔膈〕内拒痛，胃中空虚，客气动膈，气短燥〔短气躁〕烦，心中懊侬，阳气内陷，心下因硬，则为结胸，大陷胸汤主之。若不结胸，但头汗出，余〔处〕无汗，齐颈而还，小便不利，身必发黄。原文134

按：太阳既称“脉浮，数动”，以及“恶寒，表未解”句，明言风热之邪尚在，其病究竟未当下时，而医即下之，动数浮大之脉忽变为迟，是阳邪变①为阴邪也明甚。阴邪盘踞中宫，故见膈内拒痛，胃中既因下而空虚，故短气懊侬，心烦、硬满之症作。此刻满腔全是纯阴用事，阴气闭塞，理应温中化气，则所理诸证自能潜消，兹以大陷胸汤主之。夫陷胸汤，乃硝、黄、甘遂苦寒已极之品，是为热结于心下者宜之，若浮数变迟，中虚之候用之，实为大不恰切。又曰“若不结胸，但头汗出，齐颈而还，小便不利，身必发黄”。夫发黄之候，原是阳明热邪遏郁所致，此但以小便不利，头汗出，而断为必发黄，亦未必尽如斯言，学者当以病形、脉息、声音有神无神各处求之，便得其要也。

四十九、太阳病，重发汗而复下之，不大便五六日，舌上燥而渴，日晡时所小有潮热，从心上〔下〕至少腹硬满而痛，不可近者，大陷胸汤主之。原文137

按：重发汗，亦是表而再表之义；再表而邪不去，故复下之；又不大便五六日，邪既不由表解，又不由里解，固结于中，意有负隅之势，所现一派病情，非陷胸汤决不能拔，原文主之，深得其旨。

① 变：原本作“便”，据文义改。

五十、结胸者，项亦强，如柔痉状，下之则和，宜大陷胸丸。原文 131 后段

按：结胸[①]而项亦强，有如柔痉状者，此是邪结于胸，阻其任脉流行之气机而言也。下之以大陷胸丸者，逐其胸中积聚，积聚亦去，任脉通而气机复畅，故有自和之说也。但痉证则周身手足俱牵强，此独项强，故称为“如柔痉状”，学者须知。

五十一、结胸证，其脉浮大者，不可下，下之则死。原文 132

按：结胸而称脉浮大者，明是阳邪结胸，理应清凉以解之、开之，方为合法。若攻下之，则引邪深入，结胸愈结而不解者，焉得不死。

五十二、结胸证〔悉〕具，烦燥〔躁〕者〔亦〕死。原文 133

按：证具结胸，阻其上下交通之机，故烦躁作。盖烦出于心，躁出于肾，病机正在坎离交会之处，不交则烦躁立作，故决之必死也。

五十三、太阳病，医发汗，遂发热恶寒，因复下之，心下痞，表里俱虚，阴阳〔气〕并竭，无阳则阴独，复加烧针，因胸烦，面色青黄，肤瞤者，难治；今色微黄，手足温者易愈。原文 153

按：太阳证，总要外邪未解，方可发汗，岂有无发热恶寒，而反即汗之理？此言因发汗，遂见发热恶寒，焉知非误汗而逼阳外越乎？此症总缘汗下失宜，以致表里俱虚，阴阳并竭，无阳则阴独，此刻系纯阴用事，痞塞之症所由生，后加烧针，因而胸烦，面色青黄，则土木相刑之机全神毕露，故曰难治。若色微黄，而无青色，手足尚温，是后天之根犹存，故纯可治。

① 结胸：原本作“胸结”，据赵开美复刻宋版《伤寒论》改。

卷　二

太阳中篇

凡寒伤营之证，列于此篇，计五十八法。

一、太阳病，或已发热，或未发热，〔必恶寒〕，体重〔痛〕，呕逆，脉阴阳俱紧〔者〕，名曰〔为〕伤寒。原文3

按：已发热者，邪已怫郁于内也，未发热者，邪入而未遏郁也。据脉象，阴阳俱紧曰伤寒，论体痛①，则属少阴，呕逆则属寒饮，似于此条内不切。以余细推，现有发热、恶寒、身痛、脉浮紧者，乃为太阳伤寒之的候。若无头痛、身痛、发热、恶寒，而独见身重，呕逆，脉象见紧，乃为寒入少阴之征。盖太阳底面，即是少阴，以此判其或已发热，或未发热二语，庶几恰切。

二、太阳病，头痛发热，身痛〔疼〕腰痛，〔骨节疼痛〕，恶风，无汗而喘者，麻黄汤主之。原文35

按：此条乃寒伤太阳之里，里寒太甚，闭束气机，上逆而喘，此理之常，主以麻黄汤开其腠里，俾②邪外出，表里通畅，一切证形立即化为乌有，学者切勿以喘而即认为肺病也，须知。

三、伤寒一日，太阳受之，脉若静者为不动〔传〕，颇欲吐，若烦燥〔躁烦〕，脉数急者，为传也。伤寒二三日，阳明少阳证不见者，为不传也。原文4、5

按：伤寒本旨，以一日太阳，二日阳明，三日少阳，四日太阴，五日少阴，六日厥阴，此就六经流行之气机而言也。至于邪入太阳，虽七八日，十余日，只要脉静而不动，别无他经证形足征，便不传经。若脉见动，心烦欲吐，此为传也。学者临证，务要有别经证形可验，脉象之动静足征，则得传与不传之实也。

① 痛：原本作“重”，据文义改。

② 俾：使。

四、伤寒二三日，心中悸而烦者，小建中汤主之呕家不可用建中汤，以甜故也。原文 102

按：太阳司寒水之令，今二三日未见别经病情，只见心悸而烦，必是太阳失气化之令，以致水停心下，为悸而烦，今主建中汤以化太阳之气，气化而行，则升降不乖，而心悸与烦，则立化为乌有。但呕家不可用建中，以甘能上涌也，须知。

五、太阳伤寒者，加温针必惊也。原文 117

按：寒伤太阳，在营在卫，原有区别。此言加温针必惊，是邪在营分，加温针而惊耶？是邪在卫分，加温针而惊耶？以理揆①之，当其时邪必在卫分，卫分属阳，断不可用温针之法，邪在营分，方可用温针之法。若邪在卫分而用之，如火上添膏，邪焉有不振惊内藏也，如此处断，学者方有趋向，万不致有用温针之害矣。

六、脉浮宜以汗解，用火灸之，邪无出路〔从出〕，因火而盛，病从腰以下必重而痹者，名水〔火〕逆也。原文 116 中段

按：脉浮之病，本应汗解，方为合法，医家不究脉体，而妄以火灸之，大悖经旨。况表阳也，火亦阳也，二阳相合，邪不从外出而从内攻，遂致腰以下必重而痹者，是邪伏于下，阻其太阳寒水流行之气机故也。名曰火②逆者，是重在未得汗解，而水滞于下也。

七、脉浮者，〔病在表〕，可发汗，宜麻黄汤。脉浮而数者，可发汗，宜麻黄汤。原文 51、52

按：脉浮、脉数，虽云可发汗，然有用桂枝汤者，有用麻黄汤者。在营在卫，原有区分，不得以浮、数二字，而断为麻黄汤的证也。学者务于有汗、无汗、畏风、恶寒处追求，便得用方之实据也。

八、伤寒，发汗〔已〕解，半日许复烦，脉浮数者，可更发汗，宜用桂枝汤。原文 57

按：大约此证，既经汗解，而邪尚未尽解，故可更汗之，俾邪解尽无遗，庶无后患。

九、发汗已，脉浮数，烦渴者，五苓散主之。原文 72

按：太阳伤寒，既称发汗已，想是外邪已去。又见其脉浮数，烦渴，必是外邪已去，而内热未解，故其脉浮数尚见。至于烦渴者［眉批］烦渴二字，

① 揆：测度。

② 火：原本作“水”，据赵开美复刻宋版《伤寒论》改。

亦有饮冷、饮热之分，不可不察，热伤津液也，理应清解其热，热去则烦渴自解，脉数便平，何得即以五苓散主之？凡用五苓散，必要太阳邪已入腑，口渴而小便不利，原文只据一烦渴，脉数，学者每多不识。

十、伤寒汗出而渴者，五苓散主之；不渴者，茯苓甘草汤主之。原文 73

按：汗出而渴，是太阳寒水从毛窍而出，不能滋润肠胃，故见口渴，以五苓散主之，乃使太阳寒水之气不从外出，而仍从内出，则汗渴便止。然有不渴者，是津液未大伤，胃中尚可支持，虽见汗出，以茯苓甘草汤主之，亦是化气行水之妙。此条据余所见，当时汗出而渴，小便不利者，以五苓散主之；汗出不渴，小便不利者，以茯苓甘草汤主之。加此四字，后学更易于明白了然。

再按：汗出而渴，在阳明［眉批］大渴饮冷有白虎之方；汗出而不渴，在少阴有亡阳之概，学者宜知。

十一、脉浮紧者，法当身疼痛，宜以汗解之。假令尺中迟者，不可发汗，何以知之？然，以营气不足，血少故也。原文 50

十二、脉浮数者，法当汗出而愈，若下之，身重心悸者。不可发汗，当自汗出乃解。所以然者，尺中脉微，此里虚，须表里实，津液自和，便自汗出愈。原文 49

按：条内指一脉浮紧，身痛之人，法本当汗，假令尺中虚者，不可发汗，是言其阴分本虚，发之深恐亡阳，明是教人留意于发汗之间耳。即有他证，亦俟其津液自和，自汗出愈。盖慎之深，防之密矣。

十三、咽喉干燥者，不可发汗。原文 83

按：凡咽喉干燥之人，津液已伤，岂可再行发汗，以重夺其液乎？余谓咽喉干燥之人，有因下元坎中真气衰微，不能启真水上升而致者，法宜扶阳；有因邪火灼其津液而致者，法宜清润；有因寒水逆于中，阻其胃中升腾之气而致者，法宜行水。学者留心察之，若此等证，皆非发汗所能了。

十四、淋家不可发汗，汗出则〔必〕便血。原文 84

按：凡患淋之人，或热闭膀胱，或寒闭膀胱，或败精滞于尿窍，气化现有不宣，原无发汗之理，若强汗之，则津液外亡，中气被夺，即不能统束血液，血液流注阑门秘清别浊之处，渗入膀胱，小便下血于是乎作矣。

十五、疮家虽身疼痛，不可发汗，汗出则痉。原文 85

按：《内经》云：诸疮痛痒，皆属于火。火盛则血亏，若再发汗，血液被夺，筋脉失养，痉证必作。然又当察其病情轻重，可汗则汗，不可固执。

十六、衄家不可发汗，汗出必频〔额〕上陷，脉急紧，目直视不能眴，

不能〔得〕眠。原文 86

按：申言素患衄血之人，切切不可发汗，汗为血液，血液既伤，若更发汗，则阳从外亡，故现额①上陷，脉紧急者，阳脱之象也；目直视不能眴②者，肝开窍于目，血液已伤，不能灌溉，以致不眴不眠者，皆真阳欲绝，危亡之候也。

十七、亡血家不可发汗，发汗则寒栗而振。原文 87

按：亡血二字，即亡阳之征也。若更发汗，则阳从外越，而内无阳以温暖，故寒栗而振，此等危候，非大剂回阳不可。

十八、汗家重发汗，必恍惚心乱，小便已阴疼，与禹余粮丸。原文 88

按：汗为心之液，素多汗之人，血液早亏，今重发其汗，汗出过多，则心阳外亡，神无所主，而恍惚生，小便已阴疼者，血液已亏，不能泽及小便也。原文以禹余粮丸主之，亦是收纳元气之意也。

十九、发汗病不解，反恶寒者，虚故也，芍药甘草附子汤主之。发汗后恶寒者，虚故也，不恶寒反恶〔但〕热者，实也，当和胃气，与调胃承气汤。原文 68、70

按：发汗病不解，与发汗后恶寒者，皆里阳不足，因汗而阳更伤也，故见畏寒。原文以芍药附子甘草汤，使其收纳元气归根，而恶寒自已。若不恶寒而反恶热，以调胃承气汤，是为血亏火旺说法。余更有说焉，当其时发汗，有素禀元阳不足，因发汗而有元阳外越者，外大热而内寒，学者务宜细察。若果血亏，阳明胃热，必有舌苔干黄，大渴饮冷，方可与调胃承气汤。若其人因发汗而元阳外越者，虽周身大热，舌必润滑，口必不渴，二便自利，又当以回阳为要，切切不可妄与调胃承气汤，切记。

二十、发汗后，身疼痛，脉沉迟者，桂枝加芍药生姜各一两人参三两新加汤主之。原文 62

按：据称发汗后，身疼脉迟，明是里分有寒也。汗则表阳被夺，而内寒卒起，闭塞经络，故见身疼。原文以桂枝加芍药人参新加汤，取姜桂以散阴寒，参芍以养血液，亦属妥切。

二十一、发汗后，不可更行桂枝汤，若汗出而喘，无大热者，可与麻黄杏仁〔甘草〕石膏汤。发汗后饮水多者必喘，以水灌之亦喘。原文 63、75 后段

---

① 额：原本作“频”，据文义改，下同。

② 眴：同“瞬”，目转动。

按：此条所论，与前论不符。此言发汗后，不可更行桂枝汤，若其人桂枝证仍在者，原有再用桂枝之法，此说不可用，非不符而何？又云：发汗出而喘，无大热者，可与麻杏石膏甘草[①]汤。据余所见，果系大热、口渴、饮冷、气喘者，则为火刑于肺，而麻杏石膏甘草汤可用。若无大热、口渴等情，只见汗出而喘，吾恐汗出亡阳，若再以麻黄杏仁之方治之，能不速其亡乎？又云："发汗后，饮水多者必喘，以水灌之亦喘。"此必因发汗而津液伤，故渴欲饮水；水入亦喘者，是为水逆于中，而中州气化不宣故也。

二十二、下后不可更行桂枝汤，若汗出而喘，无大热者，可与麻〔黄〕杏仁〔子〕〔甘草〕石膏汤。原文 162

按："下后不可更行桂枝汤"，此语皆非确论，其间有因下而引邪深入，其脉尚浮，病机尚欲外出，仍当以桂枝汤，因其势而导之，方为合法，何得拘泥？至"汗出而喘，无大热"句，更要仔细推求，果见脉浮紧，有热象可征，而麻杏甘膏汤方是的对之方。若汗出，脉浮空，面舌俱青、白、黑色者，回阳犹恐不及，尚得以原文方治之乎？学者务要留心，探究阴阳消息，切勿死守陈言，为方所囿[②]，则得矣。

二十三、发汗过多，其人叉手自冒心，心下悸，欲得按者，桂枝〔甘草〕汤主之。原文 64

按：汗为心之液，今发汗过多，则心阳不足，其人叉手自冒者，是欲扶心之意，外援之一助也。至"心下悸，欲按"，皆本此。

二十四、未持脉时，病人叉手自冒心，师因教〔试〕令咳而不咳者，此必两耳聋无闻也，所以然者，以重发汗，虚，故如此也。原文 75 前段

按：此条是教人探阴阳之妙谛，若其人令咳而能咳，则耳聪，令咳而不咳，则耳聋。故断之曰，重发汗，以致心阳虚，浊阴上干，闭其轻窍，故耳聋也，此与风寒闭束者，大有泾渭之别，学者宜细察焉。

二十五、发汗后，其人脐下悸者，欲作奔豚，茯苓桂枝甘草大枣汤主之。原文 65

按：既称"发汗后，其人脐下悸者"，是必因发汗而伤及肾阳也，肾阳既衰，不能镇纳下元水气，以致脐下悸，欲作奔豚，法宜回阳为是。原文所主之方，取茯苓以伐肾邪，而使水气下泄，不致上奔，真立法之妙谛也。

二十六、发汗后，腹胀满者，厚朴生姜半夏甘草人参汤主之。原文 66

---

① 甘草：原本无"甘草"，据文义改。

② 囿：拘泥。

按：此病腹胀满，由于发汗后，明是汗出伤及胸中之阳，以致浊阴上干，闭其清道，壅而为满，法宜补中宣通，原方亦可用，似不若理中加行滞药为当。

二十七、伤寒汗出解之后，胃中不和，心下痞硬，干呕〔噫〕食臭，胁下有水气，腹中雷鸣下利者，宜生姜泻心汤〔主之〕。原文 157

按：此证既称汗解，是外邪已去，何至胃中不和，心下痞硬？此是因发汗过多，以致浊阴上逆于心而成痞乎？是因挟有宿食滞于心下而成痞硬乎？是因有邪热结于心下而成痞硬乎？是因有寒水逆于心下而成痞硬乎？不能无疑。又云“干噫①食臭，胁下有水气，至雷鸣下利”句，定是太阳气化失职，以致寒水弥漫四旁，一切病情，俱由此而生。但原文以生姜泻心汤主之，似不恰切。

二十八、伤寒中风，医反下之，其人下利，日数十次〔行〕，完谷不化，腹中雷鸣，心下痞硬而满，干呕心烦不得安。医见心下痞，谓病不尽，复下之，其痞益甚，此非结热，但以胃中虚，客气上逆，故使硬也，甘草泻心汤主之。原文 158

按：此条既已误下，而又复下，所现之症，既称虚冷，此非结热，原文以甘草泻心汤主之，方中芩连之苦寒而复可用乎？仲景不当处此。

二十九、伤寒大下后，复发汗，心下痞，恶寒者，表未解也，不可攻痞，当先解表，表解乃可攻痞，解表宜桂枝汤，攻痞宜大黄黄连泻心汤。原文 164

【临床解读】

孙某，男，31 岁。2021 年 12 月 3 日初诊。

主诉：大便不畅 4 年。

现病史：患者 4 年前因痔疮手术后出现大便不畅，无便意，后逐渐出现阳痿早泄，手汗多，乏力，咽痛，曾多方服药效平，纳眠可，小便急，发病以来体重下降 20 公斤，舌质红，苔白，脉沉滞。

中医诊断：积热。

处方：黄芩 10 克，黄连 6 克，大黄 10 克（后下），玄参 30 克，赤芍 15 克，生甘草 6 克。10 剂，每日 1 剂，水煎服。(张磊医案)

按：既称下汗后，以致心下痞，明是下、汗亏损表里之阳，以致浊阴上干，结于心下而为痞，法宜温中扶阳，宣中散逆为是。又云：“恶寒者，表未解”，“恶寒”二字，虽云太阳面目，究竟阳虚而畏外寒，亦见恶寒，况既大

---

① 噫：原本作“呕”，据赵开美复刻宋版《伤寒论》改。

下、发汗后，果见脉尚浮紧，周身尚在疼痛，发热，恶寒，如此可以解表，不然，只见恶寒两字，不得即当解表。至于攻痞之说，虽有次第，以此症而论，则攻痞之大黄黄连泻心汤亦未恰切。何也？未见有热象足征，只有痞象一症，况此由下汗而成，并非未经汗下而见，前之大下，是大黄苦寒一派而致痞，既前之大黄不效，今又用之，又岂能必其效乎？吾想再下之，而命不永也。

三十、脉浮而紧，而复下之，紧反入里，则作痞，按之自濡，但气痞耳。心下痞，按之濡，其脉关上浮大〔者〕，大黄黄连泻心汤主之。心下痞。而复恶寒汗出者，附子泻心汤主之。原文151、154、155

按：脉浮而紧，是寒伤的候，理应解表，医者不知解表，而复下之，紧反入里，明明引邪深入而成痞满之象，但按之濡，是无形之热邪结于心下。至于关上浮大，足见中州之实有热助之，而原文之大黄黄连泻心汤，是的确之法。若心下痞，而见恶寒汗出者，则又阳虚之征，因误下所致，原文以附子泻心汤主之，附子可用，而芩连必不可用，何也？恶寒者，阳衰之验，汗出者，亡阳之机，心下痞者，阴邪上逆之据，法宜大剂扶阳宣散为是，学者宜细察之。

三十一、伤寒五六日，呕而发热者，柴胡汤证具，而以他药下之，柴胡证仍在者，复与柴胡汤，此虽已下之，不为逆，必兼之〔蒸蒸而振〕，却发热汗出而解。若心下满而硬〔痛〕者，此为结胸也，大陷胸汤主之可也。但满而不病〔痛者〕，此为痞，柴胡汤不中与之，宜半夏泻心汤。原文149

【临床解读】

杨某某，男，44岁。2021年12月1日初诊。

主诉：胃胀20年，加重2年。

现病史：患者平素饮食不规律，逐渐出现胃胀，纳后加重，胃不痛，胃怕凉，纳可，眠可，大便偶不成形，每日6~7次，小便可，舌质暗淡，苔薄黄，脉沉滞。查胃镜示糜烂性胃炎；平素熬夜多，饮酒多。

处方：清半夏10克，干姜10克，党参10克，黄芩10克，黄连6克，厚朴10克，车前子10克（包煎），炙甘草6克。10剂，每日1剂，水煎服。（张磊医案）

按：柴胡汤证具，而以他药下之，柴胡证仍在者，是下之而邪未深入，尚在少阳，故不为逆，若下之而转变别症，少阳证全无者，则是下之过，咎无可辞。若心下满而硬，虽名结胸，究竟务要察其虚实，果系有邪热结于心下者，可与大陷胸汤。若系下之失宜，而阴寒水湿上逆而作者，犹宜温中降逆，化气行水方是。所云满而不痛则为痞，原非柴胡汤所宜。原文以半夏泻心汤，确乎有理，至于方中芩连，似觉不当，学者察之。

三十二、本以下之，故心下痞，与泻心汤，痞不解，其人渴而口烦燥〔燥烦〕，小便不利者，五苓散主之。原文 156

按：痞由误下而致，服泻心汤而不解，又复见燥烦①口渴，小便不利，原文以五苓散主之，可见初非下症，实太阳之症。因下而引入太阳之腑也。可见医家不可妄下，总要斟酌妥贴为妙。

【临床解读】

霍某某，女，46 岁。2021 年 2 月 26 日初诊。

主诉：腹泻、脐周痛 8 年。

现病史：患者近 8 年反复腹泻、脐周痛，服中西药效平，易反复。现症见：腹泻，严重时水样便，每日 3~4 次，遇冷加重，脐周压痛，肠鸣，矢气多，口中和，怕冷，手脚凉，头晕，偶有胃胀、嗳气，双膝关节疼痛（滑膜炎），纳食可，眠可，月经正常，舌质淡红，苔黄腻，脉沉细。肠镜正常；胃镜示慢性浅表性胃炎、反流性食管炎。

处方 1：炒山楂 15 克，生山楂 15 克，炒车前子 15 克（包煎），生车前子 15 克（包煎）。6 剂，每日 1 剂，水煎服。

处方 2：清半夏 10 克，炒苍术 10 克，陈皮 10 克，茯苓 10 克，猪苓 3 克，泽泻 10 克，桂枝 2 克，大黄 3 克（后下），干姜 6 克。10 剂，每日 1 剂，水煎服。（张磊医案）

三十三、伤寒服泻〔汤〕药，下利不止，心下痞硬，服泻心汤已，后〔复〕以他药下之，利不止，医以理中与之，利益甚，理中者，理中焦，此利在下焦，赤石脂禹余粮汤主之。复利不止者，当利其小便。原文 159

按：据所称伤寒，服汤②药下利不止，而至心下痞，明是下伤胸中之阳，遂使浊阴僭③居高位而成痞，虽服泻心汤而病未解，又复下之，一误再误，所失愈多，医以理中汤治之，下利益甚。非下利甚之可怪，实由中州转运，而积阴下泄，虽泄甚一时，而收功已在旦夕，昧者不察，以为病在下焦，非理中可了，又复以赤石脂禹余粮汤治之，仍不效，而曰当利小便，不知下利，有小便尚利者，有小便不利者，不利者可利，而小便利者决不可利。以余所

---

① 燥烦：原本作“烦燥”，据赵开美复刻宋版《伤寒论》改。
② 汤：原本作“泻”，据赵开美复刻宋版《伤寒论》改。
③ 僭：超越身分，冒用在上者的职权、名义行事。

见，全是误下所致，理中是不易良法，理中内加桂、苓、砂、半是绝妙法，原文所论之方，皆在似是而非之例，学者详细辨之。

三十四、伤寒发热，汗出不解，心中痞硬，呕吐而下利者，大柴胡汤主之。原文165

【临床解读】

罗某某，女，64岁。2021年6月18日初诊。

主诉：胰腺癌术后1年。

现病史：患者2020年8月因消瘦、眼圈黑去医院检查确诊胰腺癌，并于某医附院行微创手术，术后化疗一次，不耐受而停止化疗，2021年3月份发现肝转移，行射频消融术。现症见：胃脘嘈杂不适，食后加重，胃灼热不反酸，无嗳气，咽干，咽部异物感，纳食一般，大便头稍干，小便正常，眠差，入睡难，多梦，48岁停经，舌质紫暗，苔薄白润，脉沉滞。

病机要点：瘀热结毒。

处方：柴胡10克，黄芩10克，清半夏10克，炒枳实10克，生白芍10克，三七粉3克（冲服），蒟蒻30克（先煎），蜈蚣粉1克（先煎），大黄3克（后下），生姜3片，大枣（切开）3枚为引。15剂，每日1剂，水煎服。（张磊医案）

按：伤寒发热，有风伤卫之发热，寒伤营之发热。出汗，有风伤卫之出汗，有阳明热甚之出汗，有少阴亡阳证之出汗。而此只云："发热，汗出不解"，是用桂枝解表之剂而出汗不解乎？是用麻黄解表而发热汗出不解乎？此中全无实据。言阳越于外发热也可，言汗出亡阳也可。又云："心中痞硬，呕吐，下利"，全是太阴病情，则于太阳证不合，至于大柴胡汤，则更属不合也，学者盍察之。

三十五、伤寒发汗，若吐若下，解后，心下痞〔硬〕，噫气不除者，旋覆代赭石汤主之。原文161

按：伤寒病，至用汗、吐、下三法，外病已解，而见心下痞，噫气不除者，由或汗、或吐、或下，伤及胸中之阳，以致浊阴上干，逆于心下，阻其升降之气机而为噫。原文以旋覆代赭石汤主之，实属至当之法。

【临床解读】

魏某，男，76岁。2021年12月1初诊。

主诉：贲门癌术后25年余。

现症见：纳食时噎阻，不顺畅，流食可，噎阻甚则嗳气，吐大量白黏条状液。2019年在某医院做食管扩张手术2次，咽干，口干不苦，夜晚明显，眠可，二便调，舌质淡红，舌尖红，苔白腻，脉缓。

处方：旋覆花10克（包煎），代赭石30克（包煎），川厚朴10克，郁金10克，枳壳10克，太子参10克，清半夏30克，茯苓30克，紫苏叶10克，甘草6克，杏仁10克，生姜3片，大枣3枚为引。10剂，每日1剂，水煎服。（孙玉信医案）

三十六、病胁下素有痞，连在脐旁，痛引少腹，入阴筋者，此名脏结，死。脏结无阳证，不往来寒热，其人反静，则舌上苔滑者，而不可攻也。原文167、130

按：两胁属肝地面，素有痞连在脐旁，是阴寒久聚于厥阴而未解，阴邪甚则痛直入阴筋，故决其死。而曰脏结者，肝为阴脏故也。无阳证，不往来寒热，其人安静，舌滑苔，则是阴证之实据，言不可攻，是教人不可妄用药以攻其结也。

三十七、按问曰：病有结胸，有结脏〔脏结〕，其状何如？答曰：则病〔之痛〕，寸脉浮，关脉沉，名曰结胸也。何为结脏〔脏结〕？答曰：如结胸状，饮食如故，时时下利，寸脉浮，关脉小、细、沉、紧，名曰脏结，舌上白苔滑者，难治。原文128、129

按：结胸、脏结两症，答曰寸浮、关沉紧；寸浮、关细沉紧，皆非确论。若寸浮、关沉而不结胸；寸浮、关细沉紧而不脏结，则又当何说？以余鄙见，当时胸高突起，结于胸之上部者，可名结胸。如物盘状，结于少腹两侧，或在脐旁，可名脏结。然后以脉象参之，庶为近理。若仅以脉象而论，恐未必尽如是说也，学者须知。

三十八、伤寒六七日，结胸热实，脉沉〔而〕紧，心下痛，按之石硬者，大陷胸汤主之。原文135

按：此条明言热邪盘聚胸中，以致心下痛，按之如石硬，故取大陷胸汤以治之，急欲逐去热邪之意也。前太阳上篇三十七条内云："脉浮者，必结胸"，此何不见脉浮也？"脉沉紧者，必欲呕"，此何不见呕也？总之，专以脉定病，决乎不可，况气机变化莫测，焉能以二十八脉象，以定亿万病象乎？学者切不可为脉所囿，则得矣。

三十九、小结胸症〔病〕，〔正〕在心下，若按之则痛，脉浮滑者，小者小陷胸汤主之。原文138

按：既名结胸，何分大小，要知有热结于胸者，有寒结于胸者，有痰结于胸者，有食结于胸者，总要分辨的确，庶无差错。若小陷胸汤，与热结者宜，而非寒、痰、食所宜，即以原文脉之浮滑而论，浮主风，而滑主痰，宜是内痰，若小陷胸汤，则未必妥切。

四十、伤寒十条〔余〕日，热结在里，复往来寒热者，〔与〕大柴胡汤主之。但结胸而无大热者，此为水结在胸胁也，但欲〔头〕微汗出者，大陷胸汤主之。原文 136

按：所称热结在里，是见小便短赤乎？是见大便闭塞乎？是见舌苔干黄、大渴饮冷乎？务要有一定实据，原文笼统言之，学者当于病情处探求，果见大便不利，复往来寒热者，大柴胡汤可用。又云："结胸而无大热者，此为水结在胸胁，但头"微汗"，原文以大陷胸主之，既以无大热，而为水结胸胁明是中宫不宣，水逆不行；法宜温中、健脾、行水为是，若大陷胸汤，断乎不可。

四十一、伤寒六七日，发热微恶寒，肢节烦疼，微呕，心下支结，外证未去者，柴胡桂枝汤主之。原文 146

按：伤寒至六七日，所现仍是太阳表证病情，但有微呕，则柴胡桂枝汤可用。至于心下支结，是太阳寒水之气上逆所致也，当于方中加茯苓、砂、半，庶为恰切。

四十二、伤寒八九日，下之，胸满烦惊，小便不利，谵语，一身尽重，不可转侧者，柴胡加龙骨牡蛎汤主之。原文 107

【临床解读】

王某某，女，41 岁。2021 年 4 月 13 日初诊。

主诉：发作性定向障碍 2 年。

现病史：患者 2 年前无明显诱因出现方向不辨，很熟悉的地方找不到，突然感觉方向事物变化找不到家，记忆力下降，西医诊断"发作性定向障碍"，西药治疗效平，压力大时，情绪不好时易发作，每年发作 5~6 次，每次发作几秒至半小时，自行恢复，平时头蒙，情绪悲观，急躁易怒，喜独处，易乏力怕冷，纳食一般，大便时干时溏，干多于溏，现便秘，小便正常，眠差，月经量较少，舌质淡红，苔薄黄，脉沉滞。形体较丰腴，体重 160 斤。

病机要点：少阳经气失调，痰湿内盛。

处方：柴胡 10 克，黄芩 10 克，清半夏 10 克，党参 10 克，陈皮 10 克，茯苓 10 克，生龙骨、生牡蛎各 30 克（先煎），小麦 30 克，赤小豆 30 克，生甘草 6 克，荷叶 10 克，生姜 3 片，大枣 3 枚为引。25 剂，每日 1 剂，水煎服。

二诊：2021 年 9 月 15 日。服上方 60 剂，记忆力较前改善。现症见：仍定向性差，左脚面发麻，近期长时间打麻将右手臂出现无知觉、发木，现晨起双手晨僵、发木，纳可，恶心反胃，易饥饿感，眠一般，情绪稳定，大便不成形，日一次，有时大便干、肛裂出血，小便调，口稍苦，口干渴，平素月经量偏少，舌质淡红，苔白腻，脉沉滞。近期查血糖偏高。

病机要点：湿热内郁。

处方：白茅根30克，滑石30克（包煎），冬瓜子30克，生薏苡仁30克，桃仁10克，生石膏30克，生甘草3克。25剂，每日1剂，水煎服。（张磊医案）

按：此条果系下证，下则病去无遗，何至有胸满烦惊，小便不利，谵语，一身尽重不能转侧者？明是下伤胸中之阳，以致浊阴上泛，而为胸满烦惊者，心肾之阳为下所伤也。小便不利者，下焦之阳衰，不能化下焦之阴也。谵语者，浊阴上闭神明昏乱也。一身尽重不能转侧者，少阴之阴寒甚，而无阳以化也。法非四逆、白通不能了。若原文之方，决不妥当。

【临床解读】

凡某某，女，62岁。2019年6月26日初诊。

主诉：眠差、烦躁6年余。

现病史：患者述近6年以来睡眠差，入睡难，思虑多，梦多，易醒，长期服安眠荡，日一次，小便正常，近年来出现不定时发作性意识不清，胡言乱语，持续1~2分钟，过后如常，烦躁，心烦明显，坐立不安，舌质淡暗，苔薄白腻，舌下脉络瘀，脉沉滞。

处方：党参10克，黄芩10克，生龙骨、生牡蛎各30克（先煎），茯苓10克，清半夏10克，柴胡10克，大黄3克，桂枝10克，磁石30克（先煎），生姜3片，大枣3（切开）为引。15剂，每日1剂，水煎服。

2020年9月4日上方共服30剂，前20剂，效可，后10剂，效差。

二诊：2019年9月4日。

主诉：阵发性意识不清2年余，心烦6年。

现病史：患者述近年来心烦，焦虑坐立不安，思虑多，胡思乱想，不能自控制，严重时突发意识不清，持续1~2分钟，可自缓解。意识不清时呼之不应，醒后如常人，口苦，夜间尤甚，眠差，入睡难，梦多易醒，醒后难入睡，尿频3~4次。曾按抑郁症服抗抑郁药4年余，症状改善不明显，纳可，大便成形，每日一次，小便正常，舌体胖，淡暗，舌下络瘀，脉沉有力。发现高血压1年。

病机要点：痰火扰心。

处方：清半夏10克，陈皮10克，茯苓10克，炒枳实10克，竹茹30克，黄连6克，胆星6克，郁金10克，石菖蒲10克，夏枯草10克，生甘草3克。

25剂，每日1剂，水煎服。

三诊：2021年4月14日。服上方1个月，效可，睡眠改善，心烦改善不明显，仍胡思乱想，近7个月来平均3~4天、4~5天出现一次意识不清，发作时口唇发白，两眼发直，意识不清，持续1分钟，醒后如常，纳可，厌油腻，眠差，入睡难，思虑多，梦多易醒，醒后难入睡，大便可，日一次，小便频，色黄，舌体胖，淡暗，苔白腻，脉弦数。痰炎迷神证。

处方：风引汤加减。酒大黄6克，生龙骨30克（先煎），生牡蛎30克（先煎），干姜10克，桂枝10克，滑石30克（先煎），寒水石15克，赤石脂15克，白石英15克，紫石英15克，生石膏30克，生甘草6克。15剂，每日1剂，水煎服。

四诊：2021年5月26日。其母代诉，服上方30剂效差，症状发作频繁，2~3天出现一次，情绪波动时明显，眠差，入睡难，思虑重，曾做各项检查无异常，主要表现为精神异常，思想固执，不能自控，胡思乱想，严重时有轻生念头。

处方：柴胡10克，生白芍10克，当归10克，茯苓10克，薄荷3克（后下），制香附10克，牡丹皮10克，栀子10克，生百合30克，生地黄10克，炙甘草3克，小麦30克。25剂，每日1剂，水煎服。（张磊医案）

四十三、伤寒脉结代，心动悸者，炙甘草汤主之。一名复脉汤〔脉〕按之来缓，而时一止复来者，名曰结。又脉来动而中止，更来小数，中有还者反动，名曰结，阴也。脉来动而中止，不能自还，因而复动〔者〕，名曰代，阴也，得此脉者，为〔必〕难治。原文177、178

按：据脉而论，结、促之止，止无常数；代脉之止，止有常数。结、促之脉，病尚可治者多，而代脉之见者，十难九痊。仲景以复脉汤主之，亦是尽治病之道而已。

四十四、伤寒，医下之，续得下利，清谷不止，身疼痛者，急当救里；复〔后〕身疼痛，清便自调者，急当救表。救里宜四逆汤，救表宜桂枝汤。原文91

按：救表救里两法，颇与病符，不再赘。

四十五、伤寒下后，心烦腹满，起卧〔卧起〕不安者，栀子厚朴汤主之，原文79

按：下后，至心烦腹满，起卧不安，总缘下伤中宫之阳，遂至浊阴上壅，而为腹满；脾胃之精气，不能上输于心，故心烦。此病理应温中扶阳，何得更行清热破滞之品，庶觉不合。若果系热邪，下后而仍旧弥漫，有热象可凭，则原文定不可少，学者须知。

四十六、伤寒，医以丸药大下之，身热不去，微烦者，栀子干姜汤主之。原文 80

按：大下非微下可比，既称大下，岂有邪下而不去之理乎？尚见身热微烦，吾恐阳从外脱，已在几希，若更吐之，能不速其亡乎？

四十七、伤寒五六日，大下之后，身热不去，心中结痛者，未欲解也，栀子豉汤主之，发汗若下之，而烦热胸中窒者，栀子豉汤主之。发汗吐下后，虚烦不得眠，若剧者，必反复颠倒，心中懊侬，栀子豉汤主之。若少气者，栀子甘草豉汤主之。若呕者，栀子生姜豉汤主之。凡用栀子汤，病人旧微溏者，不可与服之。原文 78、77、76 后段、81

按：伤寒[1]四十七条内，用汗、吐、下三法，所用方，总以栀子豆豉汤、栀子甘草豉汤、栀子生姜豉汤。以余所见，务要果有热象足征，方可酌用。设若下后发热，而有阳从外越者，因发汗而有阳外出者，因吐后气机因而上浮者，此中大有经权，学者切勿以栀豉等汤，定为可恃也，汗下定要下细探求。

四十八、下之后，复发汗，必振寒，脉微细，所以然者，以内外俱虚故也。原文 60

按：汗、下两法，皆在要有可汗、可下之例[2]，当汗而不汗不可，当下而不下亦不可，汗、下均是祛邪之良法，若汗、下而不去，则正必亏，汗则伤阳，下则伤阴，阴阳两伤，岂有脉不细而不振寒者乎？原文故称内外俱虚，此刻只宜大固元气，不可疏忽。

四十九、下之后，复发汗，昼日烦燥〔躁〕，不得眠，夜而安静，不吐〔呕〕不渴，无表证，脉沉微，身无大热者，干姜附子汤主之。原文 61

按：汗下大过，足以损伤元气，至昼而烦躁不得眠，其表阳之虚也明甚。但阴阳之道，昼宜不眠，从阳也，夜而安静，从阴也。今病昼烦躁，是伤在阳分一面；夜而安静，是未伤在阴分一面。不眠者，是烦躁已极，不能仰卧片时之意也。原文以附子干姜汤主之，实属妥切。

五十、伤寒若吐若下后，心下逆满，气上冲胸，起则头眩，脉浮〔沉〕紧，发汗则动〔经〕，身为振振摇摇者，茯苓桂枝白术甘草汤主之。原文 67

按：此由吐、下，伤及胸中之阳，以致浊阴上干，逆于心下，气逆上冲

---

① 伤寒：原本有“病”字，据文义删。

② 例：原本作“列”，据文义改。

太甚，故头眩；发汗伤阴，筋脉失养，故见筋惕肉瞤之状。此刻只宜大剂扶阳，若原文之茯苓桂枝白术甘草汤，恐力不足以当此任。

五十一、伤寒，吐下后，发汗，虚烦，脉甚微，八九日心下痞硬，胁下痛，气上冲咽喉，眩冒，经脉动摇〔惕〕者，久而成痿。原文 160

按：汗、吐、下以致虚烦，脉微，元气之衰可知，至八九日，心下痞硬，经脉动，原文以为久而成痿，此全是亏损大过，寒水弥漫，阴逆上冲，故见胁下痛，与咽喉眩冒，经脉动者，皆汗、下、吐伤及血液，以致筋脉失养，成痿者，言气衰而不振也。

五十二、伤寒有热，少腹满，应小便不利，今反利者，为有血也，当下之，不可余药，宜抵当丸。原文 126

按：据①喻嘉言先生云：伤寒蓄血，较中风蓄血，更为凝②滞，故变汤为丸，而连渣服之，所以求功于必胜也。

五十三、伤寒八九日，风湿相搏③，身体烦疼，不能自转侧，不呕不渴，脉浮虚而涩者，桂枝附子汤主之。若其人大〔便〕硬，小便自利者，去桂枝加白术汤主之。原文 174

按：身体烦疼，乃风湿之的候，不能转侧，乃湿邪流入关节，阻滞之征，不呕不渴，脉虚浮者，湿邪之验，原文以桂枝附子汤，温经散寒除湿之意。若其人大便硬，小便自利，由中宫气弱，不能输津液于大肠，故大便硬，小便自利，加白术者，培中土之意，实为妥贴。

五十四、风湿相搏，骨节疼痛〔烦〕，掣痛而不得屈伸，近之则痛剧，汗出短气，小便不利，恶风不欲去衣，或身微肿者，甘草附子汤主之。原文 175

按：风湿相搏，明风与湿阻滞经脉，以致疼痛不能屈伸。近之则痛剧者，风湿之邪甚也。“汗出短④气，小便不利”者，太阳为风所扰，气机不得下降，以致汗出而小便不利，恶风者，太阳风伤卫之验也，不欲去衣者，湿气滞内之验也。或身微肿者，风邪之实据也。原文以甘草附子汤主之，实属恰切。余意方中再加防风、云苓，更觉功速。

五十五、伤寒发汗已，身目为黄，所以然者，以寒湿在里，不解故也，以为不可下〔也〕，于寒湿中求之。原文 259

---

① 据：原本作“具”，据文义改。

② 凝：原本无此字，据文义补。

③ 搏：原本作“持”，据赵开美复刻宋版《伤寒论》改。下同

④ 短：原本无“短”字，据赵开美复刻宋版《伤寒论》改。

按：既称发汗已，而曰身目为黄，明言此为阴黄，而非阳黄也。阳黄有热形可征，此无阳象实据，故曰寒湿中求之，明言阴黄无疑。法宜温中除湿为主。

五十六、伤寒，瘀热在里，身必发黄，麻黄连轺赤小豆汤主之。原文 262

按：瘀热在里，未必尽成发黄之症，是必有湿邪相凑方成。

五十七、伤寒七八日，身黄如紫〔橘子〕色，小便不利，腹微满者，茵陈蒿汤主之。原文 260

按：此明主湿热在里，熏蒸而成。若小便利，则必不能发黄。因小便不利，湿热之气不得下趋，故成此候。而曰腹微满者，太阳蓄尿之验也。原文以茵陈蒿汤主之，妥切。但此为蓄尿发黄，而非阳明发黄，原方可加入五苓方中，庶无大谬。

【临床解读】

杨某，女，44 岁。2019 年 11 月 13 日初诊。

主诉：面黄目黄，小便黄 4 个月余。

现病史：患者 2019 年 10 月 16 日曾住院诊断为肝硬化失代长期、门静脉高压症、梗阻性黄疸、肝内胆管结石、低蛋白血症、腹腔积液、肝性脑病。现症见：面色暗黄乏泽，两目发黄，身痒，两胁刺痛时作，口苦，腹胀，纳少，胃脘不适，眠差，时入睡困难，小便黄，大便不畅，偏干，每日 1 次，月经已 5 个月未至，舌淡红，脉缓。2019 年 10 月 17 日于某医院查 MRI 显示：①指示肝硬化门脉高压并侧枝循环形成食管胃腑静脉曲张，脾大，腹水；②肝内胆管扩张并多发结石可能；③双侧少量胸腔积液。

处方：茵陈 60 克，栀子 10 克，柴胡 15 克，枳实 15 克，清半夏 10 克，黄芩 10 克，川厚朴 15 克，炒白芍 30 克，郁金 20 克，鸡内金 20 克，椒目 30 克，防己 15 克，葶苈子 30 克（包煎），甘草 6 克。10 剂，每日 1 剂，水煎服。（孙玉信医案）

五十八、伤寒身黄发热者，栀子柏皮汤主之。原文 261

按：此言身黄发热，而在太阳，并非阳明，必是太阳之气，佛郁于皮肤，而成此候。原文以栀子柏皮汤，是从小便以逐邪之意也。

卷 三

太阳下篇

凡风寒两伤营卫之证，列于此篇，计二十四法。

一、太阳中风，脉浮紧，发热恶寒，身疼痛，不汗出而烦躁者，大青龙汤主之。若脉微弱，汗出恶风者，不可服之，服之则厥逆，筋惕肉瞤，此为逆也。原文 38

二、伤寒脉浮缓，身不痛〔疼〕，但重，乍有轻时，无少阴证者，大青龙汤发之。原文 39

按：大青龙汤，乃风寒两伤营卫，烦躁发热之主方。此言脉浮缓，并无身疼发热，而曰“身重，乍有轻时”，论身重乃少阴之征，而曰乍有轻时，却又非少阴的候，此为大青龙汤，实不恰切，学者宜细心求之。

三、太阳病，脉浮〔紧〕，〔无汗〕，发热，身疼痛，八九日不解，表证仍在者，此当发其汗。服药已微除，其人发热〔烦〕目瞑剧者必衄，衄乃解。所以然者，阳气重故也，麻黄汤主之。原文 46

按：此条既称“八九日不解，表证仍在者”，固当发其汗，既服药已微除，微字是发汗邪衰而未尽解之意，复见其人发热，目瞑，剧者必衄，衄则邪必外出，故仍以麻黄汤随机而导之之意。此条设若不衄，更见发热目瞑剧者，又当于阳越于外求之。求之奈何？于口之饮冷饮热判之，人之有神无神，脉之有力无力，二便之利与不利处求之，切切不可死守原文，当以不执方为要。

四、伤寒脉浮紧，不发汗，因致衄者，麻黄汤主之。原文 55

按：此条乃寒伤营之的候，其人能大汗出而邪可立解，则不致衄，衄出，即汗出也，故以麻黄汤治之，是随机而导之之意，俾邪尽出无遗，真上乘法也。

五、太阳病，脉浮紧，发热，身无汗，自衄者愈。原文 47

按：此系与上同，毋容再论。

六、太阳病，得之八九日，如疟状，发热恶寒，热多寒少，其人不呕，清便欲自可，一曰二三度发。而脉微缓者，为欲愈也；脉微而恶寒〔者〕，此阴阳俱虚，不可更发汗、更吐、〔更〕下也；面色反有热色者，未欲解也，以其不能得小汗出，身必痒，宜桂枝麻黄各半汤。原文 23

按：此条既称八九日，未有不用发散祛邪之方，据所言如疟状，如疟者，似疟而非真疟之谓也。虽现热多［眉批］是属阳证热多，定现口渴饮冷，舌必有黄苔，热时必揭去衣被，小便必赤，若似疟则无此等病情寒少，而其人不呕，清便自可，以“清便”二字核之，与脉之微缓核之，则内无的确之风热，明是发解太过，必是阳虚似疟无疑，法宜扶阳温固为是。又曰“脉微而恶寒者，为阴阳俱虚，不可更发汗、吐、下也”。明明此非青龙汤、麻桂各半汤的候也。若其人面皮反有赤色，“赤色”二字，更宜着眼，恐是戴阳；苟非戴阳，果现脉浮紧，未得小汗，而致身痒疼者，方可与麻桂各半汤，学者虽于一症之中，前后参究，方可与论伤寒，读伤寒也。

七、太阳病，发热恶寒，热多寒少，脉微弱者，此无阳也，不可更〔发〕汗，宜用桂枝二越婢一汤。原文 27

按：此条言发热恶寒者，邪犯太阳之表也，热多寒少者，风邪之盛而寒邪之轻也，以越婢汤治之，取桂枝以伸太阳之气，祛卫分之风，用石膏以清卫分之热，用麻黄生姜以散寒，所为的确之方。但条中言无阳不可发汗，既曰无阳，岂有热重寒轻之理？岂有再用石膏、桂、麻之理？定有错误。

八、服桂枝汤，大汗出，脉洪大者，与桂枝汤，如前法。若形似疟，一日再发者，汗出必解，宜桂枝二麻黄一汤。原文 25

按：此条既服桂枝汤，大汗出，而病岂有不解之理乎？既已大汗而脉见洪大，若再用桂枝汤，能不虑其亡阳乎？［条中大字眉批］或者汗出而邪未尽解，脉见洪大，邪仍欲出表之意，理亦不错，但大字不能无疑，定有错误，想是服桂枝汤而汗不出，故可以用桂枝汤，方为合理。至形如疟状，是表里之寒热尚未尽解，故仍以桂枝二麻黄一汤主之，俾邪外出无遗，故决之曰：汗出必解，方为合适。

九、伤寒不大便六七日，若头痛有热者，与承气汤。其小便清者，知不在里，仍在表也，当须发汗。若头痛一者，必衄，宜桂枝汤。原文 56

按：伤寒六七日不大便，有热结寒结之分，务要察其果系热结，方可以大承气汤施之；头痛亦必审其脑后，方是太阳的候，有热而必兼见恶寒者为确，有不恶寒而独发热者为非。又曰其小便清者，知不在里而在表也，理宜解表。头痛而衄者，是邪从外解，仍以桂枝汤治之，是随机斡旋之意，真立法之妙也。

十、服桂枝汤，或下之，仍头痛、项强、翕翕发热，无汗，心下满，微痛，小便不利者，桂枝汤去桂加茯苓白术汤主之。原文 28

按：此条虽云“服桂枝汤，或下之”，而仍头痛、项强、翕翕发热、无汗，是邪尚在表而未解，仍宜发表为是。至于“心下满而痛，小便不利”，是太阳之气不从小便而下趋，逆从于上而为心下满痛，何也？太阳之气，是由下而上至胸腹也，今既心下痛而小便不利，理应以五苓散方施之，化太阳之气，俾邪从下解，此方去桂枝加白术、茯苓，亦是五苓之意。以予拙见，桂枝似不宜去。

十一、伤寒脉浮，医以火迫劫之，亡阳，必惊狂，起卧不安者，桂枝去芍药加蜀膝〔漆〕牡蛎龙骨救逆汤主之。原文 112

按：伤寒脉浮，而医以火迫劫之，浮为阳，邪火亦阳，两阳相会，邪火内攻，扰乱心君，故惊狂不安之象所由来。致于亡阳二字，所论不切，当是亡阴，庶于此条方为合法，主以救逆汤，亦是敛阴、祛邪、安神之意也。

十二、火逆下之，因烧针烦燥〔躁〕者，当用桂枝甘草龙〔骨〕牡蛎汤主之。原文 118

按：火逆则伤阴，未见下症而下之，则伤阴，复又烧针而阴又伤，此烦躁之症所由生，而阴虚之象所由见，主以桂枝甘草①龙骨牡蛎者，是取其调中而交心肾也。

十三、伤寒脉浮，自汗出，小便数，心烦，微恶寒，脚挛急，反与桂枝汤欲攻其表，此误也，得之便厥，咽中干，烦燥〔躁〕吐逆者，作甘草干姜汤与之，以复其阳；若厥愈足温者，更作芍药〔甘草〕汤与之，其脚即伸；者〔若〕胃气不和、谵语者，少与〔调胃〕承气汤；若重发汗，复加烧针者，四逆汤主之。原文 29

按：据脉浮自汗至脚②挛急，症中并无发热、恶寒、身疼，而独见自汗出者，卫外之阳不足也，小便数者，气化失机也，心烦、微恶寒者，阳衰之征也，脚挛急者，由血液外亡，不能滋润筋脉也。本非桂枝汤证，而曰“欲攻其表，此误也”，实为有理。至于“得之便厥，咽中干，烦躁吐逆者”，大抵此症先因吐逆大过，中宫转输之机，卒然错乱，不能输精气于心肾，故烦躁，吐则亡阳，故四肢厥也［眉批］厥证原有热厥寒厥之分，原文主甘草干姜，

---

① 甘草：原本无“甘草”，据赵开美复刻宋版《伤寒论》补。

② 脚：原本作“拘”，据赵开美复刻宋版《伤寒论》改。

是定非热厥也。总之医家临症时，务宜下细探求阴阳实据方可。此论是就原文主方说法也。咽中干者，肾阳衰不能升腾津液于上也。原文以甘草干姜汤与之，此是守中复阳之法也，何愁脚之不伸也？原文又以芍药甘草汤，此汤本为火盛灼筋者宜，而用之于此症，殊非正论。“若胃气不和，谵语者，少与承气汤”，此说觉得支离，又并无胃实足征，何得有谵语之说？即果谵语，务必探其虚实真伪方可。若重发汗，复加烧针者，主以四逆汤，此是何病情？而重汗，而又烧针耶？一条之中，东一若，西一若，吾甚不解。

十四、发汗，若下之，病仍不解，烦燥〔躁〕者，茯苓四逆汤主之。原文 69

按：病有当发汗者，有当下者，但要有发汗之实据，可下之病情，此统以发汗、下后，病仍不解，不解是何病情不解，以致烦躁，殊令人难以猜详。

十五、伤寒，胸中有热，胃中有邪气，腹中痛，欲呕吐者，黄连汤主之。原文 173

按：太阳之气，由下而上至胸腹，今因寒邪怫郁于内而热生，以致胃中不和，腹痛欲呕吐者，此是上热下寒之征也。原文以黄连汤主之，是用黄连以清上焦之热，干姜、桂枝、半夏以祛中下之寒邪，用参、枣①以和中，是调和上下之妙剂也。

【临床解读】

闫某，男，41 岁。2018 年 4 月 9 日初诊。

主诉：腹胀、肠鸣 2 年余。

现症见：腹胀，肠鸣，大便略成形，每日 2~3 次，反酸，无胃灼热、恶心，手心时汗出，天热明显，纳食可，咽喉红肿，吞咽不适。舌红，苔薄白，脉缓。

处方：黄连 10 克，清半夏 10 克，桂枝 6 克，干姜 10 克，党参 10 克，浙贝母 10 克，煅海螵蛸 30 克，陈皮 10 克，桔梗 10 克，甘草 6 克。7 剂，每日 1 剂，水煎服。

二诊：2018 年 6 月 13 日。服上方 20 剂余，现症见：仍腹胀，肠鸣，大便略溏成行，夹有黏液，每日 3 次，解不尽感，纳可，舌淡红，苔薄白，脉细。每年端午节前后双手蜕皮。

处方：黄连 10 克，清半夏 10 克，桂枝 10 克，干姜 10 克，党参 10 克，厚朴 10 克，茯苓 30 克，炒白术 30 克，甘草 6 克。7 剂，每日 1 剂，水煎服。

① 枣：原本作“附”，据赵开美复刻宋版《伤寒论》改。

三诊：2018 年 9 月 12 日。服上方效可，大便改善。现症见：腹胀，嗳气，肠鸣，纳眠可，口中和，口腔溃疡，大便成形夹有少量黏液，每日 2~3 次，解不尽感，小便调，舌暗红，舌根苔稍厚，脉缓。

处方：上方改干姜 15 克，加僵蚕 10 克。7 剂，每日 1 剂，水煎服。（孙玉信医案）

十六、伤寒腹满谵语，寸口脉浮而紧，此肝乘脾也，名曰横〔纵〕，刺期门。原文 108

按：腹满谵语，阳明之腑证也；脉浮而紧，太阳之表证也。此名曰纵①，甚不解，定有错误。

十七、伤寒发热，啬啬恶寒，大渴欲饮水，其腹必满，自汗出，小便利，其病欲解，此肝乘脾〔肺〕也，名曰横，刺期门。原文 109

按：发热恶寒，太阳之表证也，大渴饮水，此由寒水逆中，阻其脾中升腾之机，真水不得上升，故大渴，其腹满者，水溢于中也，幸而自汗与小便利，上下分消，邪有出路，故知其必解也。设若不自汗，不小便，未可言欲解也。原文言肝乘脾，不知从何看出，余甚不解。

十八、伤寒表不解，心下有水气，干呕，发热而咳，或渴、或利、或噎、或小便不利，少腹满，〔或喘者〕，小青龙汤主之。原文 40

按：伤寒既称表不解，心下有水气，以致一切病情，缘由寒水逆中，阻滞气机，理应发汗行水，水邪一去，则气机流通，诸症立失。学者切不可执病执方，执一己之见，总要窥透病机，当何下手，治之为是。若原文之小②青龙汤，重在发汗行水，而诸症立失，可知非见咳治咳，见呕治呕也。

十九、伤寒心下有水气，咳而微喘，发热不渴，服汤已渴者，此寒去欲解也，小青龙汤主之。原文 41

按：心下有水气，阻其呼吸之气，上触而咳，以致微喘；发热不渴，服汤已渴者，水气去，而中宫升腾之机，仍旧转输，故知其欲解也。以小青龙汤主之，是随机而导之意也。

二十、服桂枝汤，大汗出后，大烦渴不解，脉洪大者，白虎加人参汤主之。原文 26

按：服桂枝汤以致大汗，其人大渴者，由汗出过多，血液被夺，伤及胃中津液故也。原文主以人参白虎汤，取人参以救津液，取石膏以清内热，的

---

① 纵：原本作“横”，据赵开美复刻宋版《伤寒论》改。

② 小：原本无“小”字，据文义补。

确之法也。

二十一、伤寒脉浮滑，此里有热〔寒〕，表有寒〔热〕，白虎汤主之。原文 176

按：《脉象篇》云：浮主风邪，滑主痰湿。此条只据二脉，即以白虎汤主之，实属不当。况又未见有白虎证形，指为里热表寒，即果属表寒里热，理应解表清里，何独重里热一面，而遗解表一面乎？疑有误。

二十二、伤寒脉浮，发热无汗，其表不解者，不可与白虎汤；渴欲饮水，无表证者，白虎加人参汤主之。原文 170

按：发热无汗，本应解表，原非白虎所宜，至于大渴饮冷，阳明症具，则以人参白虎施之，的确不易法也。

二十三、伤寒无大热，口燥渴，心烦，背微恶寒者，白虎加人参汤主之。原文 169

按：寒邪本由太阳而起，至背恶寒，亦可云表未解，何得即以白虎汤主之。条中既称无大热，虽有燥渴心烦，未必即是白虎汤证。法中原有热极邪伏，背心见冷，而用此方，但学者于此症，务要留心讨究，相其舌之干燥与不燥，气之蒸手①不蒸手，口渴之微盛，二便之利与不利，则得矣。

二十四、伤寒若吐若下后，七八日不解，热结在里，表里俱热，而时时恶风，大渴，舌上干燥而烦，欲饮水数升者，白虎加人参汤主之。原文 168

按：吐下后而表不解，盖吐则亡阳，下则亡阴，阴阳两虚，更不能俾邪外出，故不解。以致表邪趋入阳明地界，遂随阳明之气化，而转为热邪，故现一切症形，全是白虎汤对症之法。至饮水多者，是由下而津液大伤，故乞水以为援也。主以白虎加人参，以救欲亡之阴，实的确不易之法也。

① 手：原本作“乎”，据文义改。

卷　四

阳明上篇

外邪初入阳明，太阳尚有未尽者，谓之太阳阳明，列于此篇计三十九法。

一、阳明病，脉迟，汗出多，微恶寒者，表未解也，可发汗，宜桂枝汤。原文234

按：论阳明病，汗出多，脉应长大，今脉迟而汗出多，殊属不合。又到微恶寒，表未解，可发汗，明是太阳寒邪，初入阳明，寒邪尚未化尽，故宜以桂枝汤导之也。

二、阳明病，脉浮，无汗而喘者，发汗则愈，宜麻黄汤。原文235

按：此条乃太阳之病，太阳之方，并未有阳明脉象病情，实属不合，理应例入太阳篇为式。

三、阳明病，〔若〕能食者，为〔名〕中风；不能食者，为〔名〕中寒。原文190

按：能食为中风，风为阳，阳能消谷也。不能食为中寒，寒为阴，阴不能消谷也。但阳明病，果是何等病情，而见此能食不能食也。

四、脉阳微而汗出少者，为自和也；汗出多者，为太过。阳邪〔脉〕实因发其汗，出多者，亦为太过。太过〔者〕，为阳绝于里。亡津液，大便因硬也。原文245

按：论阳明而见脉微，汗出少为自和者，邪衰之征也；汗出多为太过者，又虑阳之外亡也。阳脉实，因发其汗，出多者，亦为太过，太过则津液太亏，大非吉事，故原文谓阳绝于内者，明明言汗之太过也，汗出则阳必与之俱出，而津液有立亡之机，大便因硬之所由生，而危亡之机，亦于此见也。

五、问曰：阳明病，外证云何？答曰：身热，汗自出，而不恶寒，反恶热也。原文182

按：太阳证，发热恶寒，惟阳明病发热不恶寒，以此别之。

六、问曰：何缘得阳明病？答曰：太阳病，若发汗、若下、若到〔利〕

小便，〔此〕亡津液，胃中干燥，因转属阳明，不更衣，内实，大便难〔者〕，此名阳明也。原文 181

按：此由太阳病，因汗、吐、下后津液大伤，胃中干燥，遂成内实，不更衣，大便难之症作，故称之曰阳明病，的确不易。

七、问曰：病有一日得之〔得之一日〕，不发热而恶寒者，何也？答曰：虽得之一日，恶寒将自罢，即自汗出而恶热也。原文 183

按：发热恶寒，太阳证也，而云阳明，是太阳之寒邪已至阳明，而寒邪尚未化尽耳。若化尽，转瞬即独发热不恶寒，而为阳明之本症也。时称瘟疫独发热不恶寒，仍是一阳明证也。时书纷纷聚讼①，以为仲景只知有伤寒，而不知仲景之阳明证，即温热之柱脚也。

八、问曰："恶寒何故将自罢？"答曰："阳明居中，〔主〕土也，万物所归，无所复传，始虽恶寒，二日自止者，此为阳明病也。"原文 184

按：恶寒将自罢者，是这太阳之寒邪，至阳明地界，阳明主燥，乃多气多血之府，邪至而从燥化，则寒变为热，遂不寒，而独发热也。

九、本太阳病初得〔病〕时，发其汗，汗先出不彻，因转属阳明也。原文 185 前段

按：太阳病，本应汗解，汗发不透，是寒邪阻滞气机，逆而不出，遂传至阳明，而成阳明证也。

十、若汗多，微发热恶寒者，则外未解也，其热不潮，又未可与承气汤主之；若腹大满不通者，可与小承气〔汤〕，微和胃气，勿令〔至〕大泄下。原文 208 后段

按：汗多微发热、恶寒，在久病阳虚之人见此，则为亡阳之征。若新病太阳症之人，而见此者，则为邪将去之兆，并未见潮热，是邪未入阳明，未可与承气汤。若阳明证见，而又有腹满不通，可与小承气汤，是斟酌元气、邪气之盛衰，而令其勿大泄，慎重之意也。

十一、太阳病，若吐、若下、若发汗〔后〕，微烦，小便数，大便因硬者，与小承气汤主之，〔和之愈〕。原文 250

按：汗、吐、下三法，无论何法，皆是损元气，亡津液之道，津液伤，则燥气立作，故有微烦，二便数、硬之症，与以小承气，和其胃气。除其烦热，其病自已。

十二、伤寒吐后，腹胀满者，与调胃承气汤。原文 249

---

① 聚讼：众说纷纷而无定论。

按：腹胀满，胃家未大实者，可与小承气汤，俾和其胃气，以泄其邪热，乃为合法。若因吐后而中州大伤，以致胀满者，此是胸中胃阳，因吐而伤，宣布失职，浊阴僭乱，堵塞中宫，宜温中健脾，俾胃气宣畅，而胀满自消，此又非调胃承气所宜也，学者临证，宜细求之。

十三、阳明病，心下硬满者，不可攻之；攻之利遂不止者，死；利止者愈。原文 205

按：心下硬满，有可攻者，有不可攻者，有热结者，有寒结者，总之详辨①的确，可攻则攻，可攻则勿妄攻，攻之利不止者，死，以其利甚则亡阴，阴亡而阳与之俱亡，故断其必死。若下利而能自止者，是中气犹存，阳不即亡，故知其必生。

十四、伤寒呕多，虽有阳明证，不可攻之。原文 204

按：呕多二字，有热呕寒呕之别，虽有阳明证，不可妄②攻，务要审慎的确为是。

十五、食谷欲吐者〔呕〕，属阳明也，吴茱萸汤主之。得汤反剧者，属上焦热也。原文 243

按：吴茱萸汤，乃治少阴吐利之方，非阳明之正方也。此刻食谷欲呕，乃属阳明，必是胃中邪热弥漫，隔拒上焦，故得吴茱萸辛燥之品而反剧，可知非虚寒也明甚。原文如此模糊，何不先判明阴阳，而曰食谷欲呕，喜饮热汤者，可与吴茱萸汤。呕而欲饮冷者，此属上焦有热，以此推去、方不负立法之意。

十六、阳明中风，口苦咽干，腹满微喘，发热恶寒，脉浮而紧，若下之，则腹满，小便难也。原文 189

按：此阳明而兼太、少证，何也？口苦咽干，所现者少阳之经证；微喘，发热恶寒，所现者太阳之表邪；脉现浮紧，风寒之征。此证虽云阳明，而阳明胃实之证未见，故曰：若下之，则腹满、小便难，此是教人不可下。若下则引邪入太阴，故见腹满，中枢失职，转输必乖，故见小便难，此刻总宜照三阳并病法治之可也。

十七、阳明病，脉浮而紧，咽燥口苦，腹满而喘，发热汗出，不恶寒，而反恶热，身重。若发汗则燥〔躁〕，心愦愦，反谵语；若加温针，必怵惕，烦〔躁〕不得眠；若下之，则胃中空虚，客气动隔，心中懊憹，舌上苔者，

① 辨：原本作“虎”，据文义改。
② 妄：原本后有“加指责”，据文义删。

宜栀子豉汤主之。若渴欲饮水，口干舌燥者，白虎加人参汤主之。若脉浮发热，渴欲饮水，小便不利者，猪苓汤主之。原文221、222、223

按：论阳明证，而揭出数端，学者当细体求，探其病情，相机施治。但身重二字有误，必是身轻，与阳明证方符，若是身重，则又属少阴也，与此不合，原文变换太冗，俱宜按病治去，不可固执。

十八、太阳病，寸缓关浮尺弱，其人发热汗出，复恶寒，不呕，但心下痞者，此以医下之也。若〔如〕其不病人不恶寒但〔而〕渴者，此转属阳明也。小便数者，大便必硬，不更衣十日，无所苦也。渴欲饮水，少少与之，但以法救之。渴者，宜五苓散。原文244

按：据脉象病情，乃太阳经证，本桂枝汤法，非可下之法，若未下而见不恶寒，独发热而渴，此阳明的候，乃白虎汤法。至小便数，大便硬，不更衣，十余日无所苦，虽在胃腑，其邪未实，故不言下。所云渴欲饮水，亦非五苓的候，当是小便短数而渴，方是五苓的候，学者须知。

【临床解读】

刘某，男，45岁。2021年12月13日初诊。

主诉：腹胀，双下肢浮肿1年余。

现症见：腹胀，双下肢浮肿，无余明显不适，口中和，小便少，大便时不成形，日2行，舌质淡红，苔白，脉沉细。2021年12月10日彩超示肝硬化、门静脉增宽（内径14mm）、脾大（159mm×52mm）、胆囊壁毛糙、腹腔积液（较深处约76mm）。

处方：太子参10克，黄芪40克，猪苓30克，泽泻15克，炒白术15克，茯苓30克，桂枝6克，槟榔10克，大腹皮30克，车前子（包煎）30克，当归15克，醋鳖甲20克，甘草6克。10剂，每日1剂，水煎服。

二诊：2022年1月17日。服上方效可。现症见：双下肢乏力，无余明显不适，稍有口干口苦，小便夜间4~5次，大便调，纳可，眠差，入睡困难，舌质淡红，苔白，脉细无力。

处方：上方去车前子，加益母草30克，楮实子15克。20剂，每日1剂，水煎服。（孙玉信医案）

十九、阳明病，脉浮而紧者，自必潮热，发作有时；但浮者，必盗汗出。原文201

按：脉浮紧，乃风寒之征，阳明之脉，应见长、大、洪、实，乃为的候。此言浮紧，自必潮热，但浮者，必盗汗出，是亦凭脉而定病，未必尽当。潮热，亦必审其虚实，盗汗，亦必究其源委，若执脉而言，恐非正法。

二十、阳明中风，脉弦浮大而短气，腹都满，胁下及心痛，久按之气不通，鼻干，不得汗，嗜卧，一身及面目悉黄，小便难，有潮热，时时哕，耳前后肿，刺之小瘥，外不解，病过十日，脉续浮者，与小柴胡汤。脉但浮，无余证者，与麻黄汤；若不尿，腹满加哕者，不治。原文 231、232

按：称阳明中风，是邪已确在阳明，至所现病情脉象，实阳明而兼少阳、太阳两经之证，三阳病势弥漫已极，理应照三阳并病法治之。至所主柴胡、麻黄二方，皆是相机而行之法。

二十一、阳明病，脉迟，食难用饱，饱则微烦头眩，必小便难，此欲作谷瘅。虽下之，腹满如故，所以然者，脉迟故也。原文 195

按：此论而推其所以然之故，曰脉迟。迟则为寒，寒甚即不消谷，理之常也。本非热结可下之证，即下之，而胀仍如故，是下之更失宜，欲作谷瘅，亦阴黄之属也。小便难者，亦中宫转输失职之所致，学者当于“迟”字处理会可也。

二十二、阳明病，若中寒而〔者〕，不能食，小便不利，手足濈然汗出，此欲作痼瘕，必大便初硬后溏；所以然者，以胃中冷，水谷不别故也。原文 191

按：中寒故不能食，不食则中宫气衰，转输失职，故小便不利。手足自汗者，脾主四肢，不能收束脾中血液也，其①所以然之故，曰胃冷，其所现一切俱胃冷所致，毋庸别议，至于痼瘕者，盖溏泄久而不止之谓也。

二十三、阳明病，初欲食，小便反不利，大便自调，其人骨节疼，翕翕如有热状，奄然发狂，濈然汗出而解者，此水不胜谷气，与汗共并，脉紧则愈。原文 192

按：其所称“阳明病，初欲食”者，是胃中尚有权也。胃中有权，转输自不失职，何以小便反不利？不利者，是病在膀胱，而不在胃也。观胃与大肠相为表里，胃气尚健，故见“大便自调，骨节疼，翕然如热状”者，是气机鼓动，邪从骨节而出，翕然如狂，濈然汗出，是邪从汗出而解也。书云：“战汗而解，狂汗而解”，即此。其中全赖水谷之气胜，而邪并水谷之气而出。脉紧者，言气机盛。非指邪盛也。

二十四、阳明病，不能食，攻其热必哕，所以然者，胃中虚冷故也。以其人本虚，故攻其热必哕，原文 194

按：经云：胃热则能消谷。此云不能食，明是胃寒不能消谷也。即或有

① 其：原本作“具”，据文义改。

挟热情形，当于温中药内，稍加一二苦寒，则得调燮之妙。若专于攻热，而不温中，岂非雪地加霜，能不致哕乎？

二十五、脉浮而迟，表热里寒，下利清谷〔者〕，四逆汤主之。若胃中虚冷，〔不能食者〕，饮水必哕。原文 225、226

按：外热内寒不利，法主四逆，颇为合宜。又曰胃冷，饮水必哕，胃冷已极，而又以水滋之，阴气更为上僭，乌得不哕？

二十六、阳明病，法多汗，反无汗，其身如虫行皮中状者，此以久虚故也。原文 196

按：阳明法多汗者，以其内有热也。热蒸于内则汗出。其无汗，身如虫行状者，内无大热，而气机怫郁于皮肤，由表阳太弱，不能运化而出也。

二十七、阳明病，但头眩，不恶寒，故能食而咳，其人咽必痛，若不咳者，咽不痛。原文 198

按：头眩，能食而咳，咽痛，皆缘邪火上攻，若不咳、不咽痛、是邪火虽盛，而未上攻也，更宜察之。

二十八、阳明病，反无汗，而小便利，二三日呕而咳，手足厥者，必苦头痛；若不咳不呕，手足不厥者，头不痛。原文 197

按：阳明病固属多汗，今无汗而小便利，虽云阳明病，其实内无热也。二三日呕而咳，至手足厥，苦头痛者，必是阴邪上干清道，闭其运行之机耳。果系阳厥，则脉息、声音大有定凭。又曰：不呕、不咳、不厥者，头不痛，可知全系阴邪上干清道无疑。学者切不可执定一阳明，而即断为热证一边看去，则得矣。

二十九、阳明病，下之，其外有热，手足温，不结胸，心中懊侬饥不能食，但头汗出者，栀子豉汤主之。原文 228

按：既云下之，其邪热必由下而解，自然脉静身凉。方可全瘳。兹称其外有热，手足尚温，必然肌肉之间，而邪未尽解，虽未结胸，是邪热未伏于膈间耳。其人心中懊侬，是里气虽因下而稍舒，但表分之邪气怫郁未畅，畅则旷怡，不畅则心烦不安，此懊侬之所由来也。饥不欲食者，是脾气已虚，而胃气不运。兼之头汗出者，阳气发泄于上，有从上解之机也。但栀豉汤，虽曰交通水火，似觉未恰。余意当于脉息处探其盛衰，热之微盛，审其真假，心之懊侬，究其虚实，汗之解病与不解病，详其底蕴，又于口之饮热饮冷，二便之利与不利处搜求，自然得其要也。此以栀豉汤，是为有热者言之，而非为虚寒者言之也。学者不可专凭原文一二语，以论药论方，则得一贯之旨矣。

三十、阳明病，口燥，但欲漱水，不欲咽者，此必衄。原文 202

按：据口燥而漱水，乃火炎之征，漱水而不咽，又非实火之验，断为必衄者，邪实之候说法也。漱水而不咽者，断无有必衄之证也。此证似非阳明，乃少阴之证也。姑言之，以待高明。

三十一、脉浮发热，口干鼻燥，能食〔者〕，则衄。原文 227

按：脉浮发热，风热在表也，口燥鼻干，热入阳明也。能食则衄，胃气健而鼓动，便可以从衄解也。

三十二、阳明病，发热汗出者，此为热越，不能发黄也；但头汗出，身无汗，齐颈而还，小便不利，渴饮水浆者，此为瘀热在里，身必发黄，茵陈蒿汤主之。原文 236

按：条中所言热外越者，不发黄，是因汗出，知其表气通，而热得外泄故也。若头汗出，身无汗，小便不利，渴欲饮水者，此是热伏于内，抑郁太甚，而邪无由路出，故成阳黄之候，茵陈蒿汤主之，实为的证之方，妥切之甚者也。

三十三、阳明病，面合色赤，不可攻之。攻之则必发热，色黄〔者〕，小便不利也。原文 206

按：据阳明而面赤色，又当察其可攻与不可攻，如气粗面赤，唇焦，饮冷甚者，宜攻之；若虽面赤而无热象足征，又不可攻，攻之则必发热者，是真阳因攻而浮于上，浮于上，即不能化下焦之阴，小便亦见不利。举者切勿执一阳明病，而定为热证，妄施攻下也。此条所谓“不可攻，攻之则必发热”，焉知非戴①阳而何？

三十四、阳明病，无汗，小便不利，心中懊侬者，身必发黄。原文 199

按：邪至阳明而从热化，无汗者，邪不得外泄，小便不利者，邪不得下泄，抑郁于中而懊侬，懊侬者，心不安之谓，所以断其必发黄也。

三十五、阳明病，被火，额上微汗出，而小便不利者，必发黄。原文 200

按：阳明本属燥地，又得阳邪，又复被火，火势内攻，小便不通，热邪无从下泄，遏热太甚，是以决其必发黄也。

三十六、阳明病，下血谵语者，此为热入血室。但头汗出者，刺期门，随其实而泻之，濈然汗出则愈。原文 216

按：据阳明而称下血，必是胃中有热，逼血下行耳。谵语者，热气乘心，神无所主也。兹云热入血室，夫膀胱之外，乃为血海，又称血室，此病系在

① 戴：原本作“带”，据文义改。

阳明大肠，何得直指之为血室乎？何得刺期门穴乎？但下血一证，有果系热逼血下行者，必有热象可征。谵语一证，有阳虚、阴虚、脾虚之异。更有下血、谵语而将脱者，不得总统言之，学者务宜细心探求，则得矣。

三十七、阳明证，其人善〔喜〕忘者，必有蓄血，所以然者，本有久瘀血，故令善〔喜〕忘，粪虽难〔硬〕，而大便反易，其色必黑〔者〕，宜抵当汤主〔下〕之。原文 237

按：据善忘，缘因瘀血所致，瘀滞不行，气血不得流通，神明寓于气血之中，为气血之主。今为瘀血所阻，气血不得流通，神明每多昏愦，所以善忘而断之瘀血，确乎不爽。但蓄血在太阳，验之于小便，其人如狂；蓄血在阳明，验之于大肠，其色必黑，大便色黑者，蓄血之验也。

三十八、病人无表里证，发热七八日，虽脉浮数者，可下之。假令已下，脉数不解，合热则消谷善饥，至六七日，不大便者，有瘀血也，宜抵当汤。若脉数不解，而下利不止，必协热而便脓血也。原文 257、258

按：既称无表里证，即不在发表之例，即不在攻下之例，虽脉浮数，总要有风热病情足征，庶可相机施治。所云发热七八日，然发热有由外入之发热，有由内而出之发热，大有泾渭之分，若只凭脉之浮数而攻之，则由外入者，有内陷之变，由内而出者，有亡阳之逆，“假令下之，脉数不解，合热则消谷善饥”，此是为果有外邪致发热者言之，而非为内出之发热者言之也。迨“至六七日，不大便者，有瘀血”，何以知其必有瘀血也？况热结而不大便者亦多，此以抵当汤治之，似不恰切，仲师未必果有是说也。

三十九、病人烦热，汗出则解，又如疟状，日晡所发热者，属阳明也。脉实者，宜下之；脉浮虚者，宜发汗。下之与大承气汤；发汗宜桂枝汤。原文 240

按：此条以脉实、脉虚，而定为可汗、可下，似未必尽善。论脉实而要有胃实病形足征，方可言下，脉浮虚而要有风邪足征，始可言发汗，若专以日晡发热，而定为阳明证，即下之，决不妥切。

卷　五

阳明中篇

凡外邪尽入胃腑，谓之正阳阳明，列于此篇，计三十一法。

一、阳明之为病，胃家实〔是也〕。原文 180

按：阳明乃多气多血之府，邪至阳明燥地，与胃合成一家，其邪易实，故病见邪盛者极多，故曰胃家实。

二、伤寒三日，阳明脉大。原文 186

按：一日太阳，二日阳明，三日少阳，乃传经之次第。今三日而见脉大，可知其邪未传少阳，而仍在阳明也，何以知之，浮为太阳，大为阳明，弦为少阳故也。

三、伤寒发热无汗，呕不能食，而反汗出濈濈然者，是转属阳明也。原文 185 后段

按：发热无汗，寒伤营也，呕不能食，太阳有寒也，汗出濈濈然者，寒邪外出也。此曰转属阳明，果何所见而然乎？余甚不解。

四、伤寒转属〔系〕阳明者，〔其人〕濈然微汗出也。原文 188

按：转属阳明，必有阳明证足征，或见肌肉之间大热，而又见口渴饮冷，气粗口热，蒸蒸汗出，如此言之，则曰转属阳明，方可无疑。而此只凭一濈濈然汗出，而即谓之转属阳明，实不恰切。

五、太阳病三日，发汗不解，蒸蒸发热者，属胃也，调胃承气汤主之。原文 248

按：三日，乃少阳主气之期。今太阳发汗而不解，是邪入阳明，而未传经也。观其蒸蒸发热者，阳明内热之征，可以无疑矣。故以调胃承气汤治之，其病自愈。

六、阳明病，本自汗出，医更重发汗，病已瘥，尚微烦不了了者，此〔必〕大便已硬故也。以亡津液，胃中干燥，故令大便硬。当问其小便日几行，若本小便日三四行，今日再行，故知大便不久出，今为小便数少，以津

液当还入胃中，故知不久必大便也。原文 203

按：此由过汗伤及津液，已致胃燥失润，问其小便尚利，津液未竭，故知其不久必便也。

七、阳明病，自汗出者，若发汗，小便自利者，此为津液内竭，虽硬不可攻之。当须自欲大便，宜蜜煎导而通之，若土瓜根及与大猪胆汁，皆可为导。原文 233

按：汗自出，与小便自利，二者皆是大伤津液，故大便虽硬者，不可攻之，俟其津液自回，亦可自便。此以蜜导法治之，亦切要之法，此又与热结者，不可同法也。

八、阳明病脉迟，虽汗出不恶寒者，其身必重，短气、腹满而喘，有潮热者，此外欲解，可攻里也。手足濈然而汗出者，此大便已硬也，大承气汤主之，若汗多，微发热恶寒者，外未解也，其热不潮，未可与承气汤，若腹大满不通者，可与小承气汤，微和胃气，勿令至大泄下。原文 208

按：阳明主脉大，脉迟者，里有寒也。虽汗出不恶寒，因属内热之征，而汗出与身重、短气、腹满而喘观之，证属少阴，而非阳明，即汗出不恶寒一端，务要果有舌黄、干渴、饮冷、大热，方可称阳明的证，再加以日晡潮热，与手足濈然汗出，大便已硬，则大承气乃为的候。若汗多、微发热、恶寒，则又属太阳之邪未解，又当表之，故曰其热不潮，未可与承气，足以见用药之大有分寸，即腹满大便不通，又当审其轻重而斟酌于大小之间，勿令大泄，可见用药之非易易也。

九、病人不大便五六日，绕脐痛，烦躁，发作有时者，此有燥屎，故使不大便也。原文 239

按：大便五六日不便，绕脐而痛，非有热结，必系燥屎阻滞气机，不得流通畅，故有此等病形也。

十、大下后，六七日不大便，烦不解，腹满〔痛〕者，此有燥屎也，所以然者，本有宿食故也，宜大承气汤。原文 241

按：既经下后，应当通畅，复见“六七日不大便，反烦不解，腹满”，定是下时而邪未泄尽，复又闭塞耳。果系泄尽，又云有复闭塞之理乎？此条称有屎宿积，亦是正论。

十一、病人小便不利，大便乍难乍易，时有微热，喘冒不能卧者，有燥屎也，宜大承气汤。原文 242

按：此条总缘燥矢不行，隔塞于中，而各经气机不得舒畅，气阻于前阴，则小便不利，气阻于胆，则夜不能眠，气逆于肺，则喘证生，气阻于卫，则微热作，大便之乍难乍易者，皆气机之时开时阖所致也。急以大承气汤治之，去其燥矢，燥矢一去，气机立通，则诸证自释矣。

十二、阳明病，潮热，大便微硬者，可与大承气汤，不硬者，不可与之。若不大便六七日，恐有燥屎，欲和〔知〕之法，少与小承气汤，汤入腹中，转失气者，此有燥矢，乃可攻之。若不转失气〔者〕，此但初头硬，后必溏，不可攻之，攻之必胀满不能食也。欲饮水者，与水则哕。其后发热者，必大便复硬而少也，以小承气汤和之。不转失气者，慎不可攻也。原文 209

按：硬与不硬，指邪热之轻重，而定可攻与不可攻之意也。转矢①气与不转矢气，乃决有燥屎无燥屎之真伪也。若攻之胀满不食，法宜温中，又非承气可了也。

十三、阳明病，下之，心中懊侬而烦，胃中有燥屎者，可攻。腹微满，初头硬，后必溏，不可攻之。若有燥屎者，宜大承气汤。原文 238

按：阳明下后，而懊侬心烦者，热邪未去，而扰攘太甚也。胃中尚有燥矢者，下之而结热未净也。燥者可攻，里实也；先硬后溏者，不可攻，里虚也。此处就是认证眼目，用药法窍，学者宜细求之。

十四、得病二三日，脉弱，无少〔太〕阳柴胡证，烦〔燥〕，心下硬，至四五日，虽能食，以小承气汤，少少与微和之，令小安。至六七日，与承气汤一升。若不大便六七日，小便少者，虽不能〔受〕食，但初头硬，后必溏，未定成硬，攻之必溏，须小便利，屎定硬，乃可攻之，宜大承气汤主之。原文 251

按：此条既称脉弱，无太②阳柴胡证，即见烦躁，心下硬，焉知非寒结，而成心下硬乎？况条中并无阳明热证实据，只凭“屎定硬”一语，而断为大承气汤证，于理法诚有未当，尚祈高明证之。

十五、阳明病，不吐不下，心烦者，可与调胃承气汤。原文 207

按：邪至阳明，未经吐下，但心烦者，此以承气汤主之，是以为热伏于内也。余谓心烦故似热象，有胃液被夺，不能输津液于心肾者，不得“一例论之，统以承气”为是。

十六、阳明病，谵语发潮热，脉滑而疾者，小承气汤主之。因与承气汤一升，腹中转矢气者，更服一升；若不转矢气〔者〕，勿更与之。明日又不大便，脉反微涩者，里虚也，为难治，不可更与承气汤也。原文 214

---

① 矢：原本作“失”，据文义改，下同。

② 太：原本作“少”，据赵开美复刻宋版《伤寒论》改。

按：谵语发热，本可下之证，仲师斟酌转矢气与不转矢气，以定可攻与不可攻之分。但转矢气而下之，复见脉微涩，此又正气之虚，此刻欲攻之，则恐正气不胜，不攻之，又虑邪气复炽，故曰难治，不可更与承气汤也。

十七、夫实则谵语，虚则郑声，郑声者重语也。原文 210 前段

按：此条举虚实，以明阴阳现证之异。异者何？声厉、声低是也；有神、无神是也；张目、瞑目是也；安静、不宁是也。学者不可粗心，务要将谵语、郑声情形实据熟习于胸，临证分辨，庶不误人。

十八、直视谵语，喘满者死，下利者亦死。原文 210 后段

按：直视、谵语、喘满者，明是胃火灼尽阴精，此条专举胃火旺极者言也。更有少阴真阳衰极，真精不能上荣于目亦直视，危亡已在瞬息之间。直视而见喘满者，阴精将尽，而又下利，更竭其液，不死何待？

十九、发热〔汗〕多，若重发汗者，亡其阳，谵语脉短者死，脉自和者不死。原文 211

按：阳明发汗①，多属有余，阳旺阴必亏，若重发汗，阴必亡；阴亡，阳亦与之俱亡，谵语、脉短，阴阳两不相互之候，不死何待？若脉尚自和者，阴血未尽灭也，故断其不死。

二十、阳明病，其人多汗，以津液外亡〔出〕，胃中躁〔燥〕，大便必硬，硬则谵语，小承气汤主之；若一服谵语止〔者〕，更莫〔复〕服。原文 213

按：因汗出以致谵语，大便硬者，胃燥也，血液外亡也，今既下之，而大便不硬，不谵语者，胃得润而和，故令其勿更服，恐再下之而别生他病也。

二十一、伤寒四五日，脉沉而喘满，沉为在里，而反发其汗，津液越出，大便〔为〕难，表虚里实，久则谵语。原文 218

按：邪原在里，而反汗之，其误已甚，汗出则津液外越，津液外行，自然胃燥而大便亦与之俱燥，便②所以难也，里分邪实，无怪乎谵语也。

二十二、伤寒若吐若下后不解，不大便五六日，上至十余日，日晡所发潮热，不恶寒，独语如见鬼状。若剧者，发则不识人，循衣摸床，惕而不安，微喘直视。脉弦者生，涩者死。微者，但发热，谵语者，大承气汤主之；若一服利，〔则〕止后服。原文 212

按：既经吐下后不解，延至如见鬼状，循衣摸床，微喘直视者，乃将死

---

① 汗：原本作“热”，据赵开美复刻宋版《伤寒论》改。

② 便：原本作“更”，据文义改。

之征。但脉弦者，弦为阴象，是阴尚未尽也，故曰生。若脉见涩，涩为血枯，枯则阴竭，不死何待？病形若但发热谵语，而无直视可据，故以大承气汤主之。

二十三、汗出谵语者，以有燥屎在胃中，此为风也。须下之〔者〕，过经乃可下之。下之若早，语言必乱，以表虚里实故也。下之则愈，宜大承气汤。原文 217

按：既称汗出谵语，明是内热胃燥而有燥屎也。何得以风名之乎？又曰“下之早，而语言必乱”，乱亦谵语之属也，何必强名之乎？总之，此病乃为里实证，故下之可愈。

二十四、阳胆病，谵语有潮热，反不能食者，胃中必有躁〔燥〕屎五六枚也，若能食者，但硬尔，宜大承气汤主〔下〕之。原文 215

按：燥屎与但硬，二者有轻重之分，其间谵语、潮热、不能食，皆胃中热结阻滞也。

二十五、阳明病，发热汗多者，急下之，宜大承气汤。原文 253

按：阳明发热汗多，而急下之者，何也？恐血液外越过盛，而胃中反生燥结等证，下之正所以①存津液以安胃也。但此证，只凭一发热汗多而定为急下，况人参白虎证，亦大热汗出，尚未急下。当时大约为阳亢已极者而言之也，若但发热汗出，而定为急下，不能无疑。

二十六、发汗不解，腹满痛者，急下之，宜大承气汤。原文 254

按：此条为阳明胃实者言之，而非为胃虚者言之，学者宜详辨虚实。

二十七、腹满不减顶批：腹满岂无虚实，减不足言，当下之，宜大承气汤。原文 255

按：此条未指出当下实据，不能无疑，姑录之。

二十八、伤寒六七日，目中不了了，睛不和，无表里证，大便难，身微热〔者〕，此为实也，急下之，宜大承气汤。原文 252

按：目睛不了了者，皆缘内有伏热伤及津液，津液暗耗，不能上荣于目，故不了了，观其大便难，身微热，其内之伏热，亦可慨见矣。故宜急下之，正以救津液，恐迟缓则熬干阴精也。

二十九、阳明病欲解时，从申至戌上。原文 193

按：申、酉、戌，乃阳明之旺时，邪衰者于旺时可以潜消，邪盛者于此时更盛，观日晡潮热之人，则得解与不解之道也。

---

① 以：原本无此字，据文义加。

三十、脉浮而芤，浮为阳，芤为阴，浮芤相搏，胃气生热，其阳则绝。原文 246

三十一、趺阳脉浮而涩，浮则胃气强，涩则小便数，浮涩相搏，大便则硬，其脾为约，麻子仁丸主之。原文 247

卷　六

阳明下篇

外邪已趋少阳，未离阳明，谓之少阳阳明，列于此篇，计八法。

一、阳明病，发潮热，大便溏，小便自可，胸胁满不去者，〔与〕小柴胡汤主之。原文 229

按：大便溏，胃虚而不实也；小便自可，内无热也；胸胁满者，浊阴闭塞也；发潮热者，阳气浮也。此际正当温中，又非柴胡汤所宜也。此条意着重在两胁上，究其端倪，故以小柴胡汤主之。

二、阳明病，而胁下硬满，不大便而呕，舌上白苔者，可与小柴胡汤主之。上焦得通，津液得下，胃气因和，身濈然汗出而解也。原文 230

按：此证，乃阳明而兼少阳也。夫两胁者，少阳之地界也。今两胁硬满，是少阳气机不舒之候，不大便者，胃实之征，舌上白苔色者，寒也，呕时而作，少阳喜呕也。余意此证，可小柴胡内重加大黄，俾土木之气舒则内畅，而津液通，胃气自和，只用小柴胡汤而不用大黄，似不恰切。

三、问曰：病有太阳阳明，有正阳〔阳〕明，有少阳阳明，何谓也？答曰：太阳阳明者，脾约是也；正阳〔阳〕明者，胃家实是也；少阳阳明者，发汗利小便〔已〕，胃中燥烦实，大便难是也。原文 179

按：太阳之邪未尽，而传至阳明，如桂枝汤加葛根之属与脾约汤之属是也。正阳阳①明者，太阳之邪传至阳明，随燥而化为热邪，绝无一毫太阳寒气，而胃独受其邪，则为之正阳阳明，所云胃家实是也。少阳阳明者，是阳明之邪半入少阳地界，两经之提纲病情互见，故为少阳阳明，如两胁满而不大便是也。

---

① 阳：原本无“阳”，据赵开美复刻宋版《伤寒论》增。

附：少阳转阳明二证

四、少阳阳明〔者〕，发汗利小便〔已〕，胃中躁〔燥〕烦实，大便难是也。原文 179 后段

按：此证前已申明，兹不复叙。

五、服柴胡汤已，渴者属阳阴，以法治之。原文 97 后段

按：此条，本有少阳证，故服柴胡汤已而口渴者，胃有热而伤及津液也，仍以阳明口渴法治之。余细思口渴一证，有胃热太甚，口臭气粗，身热汗出，渴饮冷者，仲师以人参白虎汤治之。有阳衰不能熏腾津液于上而亦口渴，但饮滚、饮冷不同，仲师以回阳治之，如此用药，方不误人。

附：太阴转阳明一证

六、伤寒脉浮而缓，手足自温者，是为系在太阴。太阴者，身当发黄。若小便自利者，不能发黄，至七八日，大便硬者，为阳明〔病〕也。原文 187

按：缓脉，乃太阴之本象，此以为当发黄，吾甚不解。夫缓为胃气，不主于病，取其兼见，方可论病。又曰：小便利者不发黄，全未见有胃家遏郁病情，而独曰小便利者不发黄，皆非正论。即谓太阴转属阳明，其脉必不得以缓论，即见大便硬，当下之证，定有一翻先数日脉缓，后忽见实、大、洪、数之脉，乃为合法。

附：少阴转阳明一证

七、少阴病，六七日，腹胀满〔不大便〕者急下之，宜大承气汤。原文 322

按：此病必是少阴协火而动之候，前数日所现定是满盘少阴证形，迨延至六七日，积阴生内热，邪遂从热化矣。热甚以致腹胀不大便，则邪已转入阳明，若不急下之，则真阴有立亡之势，故下之宜急也。

附：厥阴转阳明一证

八、下利谵语者，有躁〔燥〕屎〔也〕，宜小承气汤。原文 374

按：谵语多缘内有燥屎，兹何又称下利谵语？若下利而谵语，必非实证，必非下证。然谵语亦有似是而非处，学者务当细求，苟下利而谵语，其人有

神，脉大而实，口渴、舌干、饮冷，此为协热而下利，皆在可下之例；若其人下利谵语，身重无神，舌润不渴，脉微，又当温肾扶阳，不得以谵语而尽为热证，亦不得尽为可下之证也。

又按：此条，大约为里虚夹燥，而有燥屎结于中者言之也。余意当于温补剂中，加大黄逐之，庶为妥切。

卷 七

少阳篇

计二十一法。

一、伤寒五六日，中风，往来寒热，胸胁苦满，默默不欲饮食，心烦喜呕，或胸中烦而不呕，或渴，或腹中痛，或胁下痞硬，或心下悸，小便不利，或不渴，身有微热，或咳者，小柴胡汤主之。原文96

按：少阳当阴阳交会之中，出与阳争则热生，入与阴争则寒作，故有寒热往来也。胸胁满，默默不欲食者，肝邪实而上克其土，土畏木克，故不欲食。心烦喜呕者，肝喜发泄也。甚至或烦，或咳，或渴，或腹痛，或心下悸，或小便不利，种种病情，皆系肝木不舒所致也。故以小柴胡主之，专舒木气，木气一舒，枢机复运，而诸证自释矣。

【临床解读】

徐某某，女，53岁。2021年12月17日初诊。

主诉：双侧乳房疼痛2个月。

现病史：双侧乳房疼痛，口干口苦，纳眠可，二便调，余无明显不适，欲调理乳腺结节，舌质红，舌苔白稍腻，脉缓无力。2021年12月14日，右乳突性结节伴钙化，右乳1点方向，7.2mm×6.8mm×5.3mm右乳6点方向6.0mm×6.8mm×4.9mm（甲状腺切除4年余）。

处方：柴胡10克，太子参10克，清半夏10克，黄芩10克，郁金15克，浙贝母10克，夏枯草30克，延胡索10克，炒川楝子6克，僵蚕10克，制鳖甲20克，甘草6克。10剂，每日1剂，水煎服。（孙玉信医案）

二、少阳之为病，口苦、咽干、目眩也。原文263

按：少阳禀风火之脏，口苦咽干者，胆有热也，胆液乃目之精，今为热扰，精气不荣，故见眩也。

三、伤寒脉弦细，头痛发热者，属少阳。少阳不可发汗，发汗则谵语，此属胃，胃和则愈，胃不和，则躁〔烦〕而悸。原文265

按：少阳证，本宜和解，原不在发汗之例，强发其汗，血液被夺，则胃必燥，胃燥而谵语生，此条可谓少阳转阳明，立论方可。

又按：燥与悸，本系两证，燥为热邪，悸为水邪，此以笼统言之，大非少阳立法。

四、少阳中风，两耳无所闻，目赤，胸中满而烦躁者，不可吐、下，吐、下则悸而惊。原文 264

按：少阳属相火，今得中风，风火相煽，壅于上窍则耳聋目赤，壅于胸中则满而烦躁，当此时也，正当小柴胡加开郁清火去风之品，切切不可吐下。前条原有当下、当吐、与不当下、不当吐之禁，若妄施之，则惊悸立作矣，可不慎欤?

五、伤寒三日，三阳为尽，三阴当受邪，其人反能食〔而〕不呕，此为三阴不受邪也。原文 270

按：三阴、三阳，各有界限，当三日后，应归三阴，而其人反能食不呕，可知太阴气旺，旺不受邪，理势然也。

六、伤寒三日，少阳脉小者，欲已也。原文 271

按：少阳当三日而脉小者，邪已衰也，故断其欲已。

七、少阳病欲解时，从寅至辰上。原文 272

按：六经各有旺时，邪气衰者，每于旺时自解，正所谓正旺而邪自退也。

八、伤寒六七日，无大热，其人烦躁〔躁烦〕者，此〔为〕阳去入阴故也。原文 269

按：身无大热者，表邪将尽也，其人烦躁者，邪入阳明之验也，又并无三阴证据，何言阳去入阴，于理法不合，姑录之，以俟高明。

九、伤寒四五日，身热恶风，头〔颈〕项强，胁下满，手足温而渴者，小柴胡汤主之。原文 99

按：项强、身热恶风者，太阳之表证也。口渴而手足温者，胃中有热也。胁下满者，少阳气机为寒束也。法宜桂枝汤加粉葛、柴胡、花粉之类，于此病庶为合法，若专主小柴胡汤，似未尽善。

十、伤寒阳脉涩，阴脉弦，法当温〔腹〕中急痛者，先与小建中汤，不差者，与小柴胡汤主之。原文 100

按：阳脉涩者，阳虚也，阴脉弦者，阴盛也，法宜扶阳袪阴。若腹中急痛，则为阴寒阻滞，小建中汤力弱，恐不能胜其任。余意当以吴萸四逆汤，小柴胡汤更不能也。

十一、伤寒五六日，已发汗而复下之，胸腹〔胁〕满微结，小便不利，

渴而不呕，但头汗出，往来寒热，心烦者，此为未解也，柴胡桂枝干姜汤〔主之〕。原文 147

按：少阳证，法当和解，汗、下皆在所禁之例，今既汗、下之，而胸胁①满微结者，是下之伤中，浊阴得以上僭也。汗之而太阳伤，以致气化失运，小便所以不利也。又见寒热往来，少阳证仍在，主小柴胡汤加桂枝、干姜，三阳并治，实为妥切。

【临床解读】

王某某，男，47 岁。2019 年 7 月 24 日初诊。

主诉：右胁下痛 3 个月余。

现病史：患者饮酒 30 年，平素每次饮酒半斤，每周 2~3 次。右胁隐隐作痛，酒后反酸、胃灼热，口苦口涩，晨起刷牙恶心干呕，咯白痰，纳眠可，小便黄，大便不成形，每日 2~3 次，舌质偏淡，苔白，脉缓。

处方：柴胡 10 克，桂枝 10 克，干姜 10 克，黄芩 10 克，天花粉 15 克，生牡蛎 15 克，川楝子 6 克，延胡索 10 克，清半夏 10 克，炒山药 30 克，陈皮 10 克，甘草 6 克。10 剂，每日 1 剂，水煎服。（孙玉信医案）

十二、服柴胡汤已，渴者属阳明也，〔以法治之〕。原文 97 后段

按：既服柴胡汤，而病已去。但渴者，属阳明。试问渴饮冷乎？饮热乎？舌干乎？舌润乎？大便利乎？小便利乎？饮冷、舌干、便塞，方可指为阳明。若饮热、舌润、便溏，不可谓之阳明。原文虽指为阳明，学者不可执为定，当各处搜求，庶不误人。

十三、凡服柴胡汤病证而反下之，若柴胡证不罢者，复与柴胡汤，必蒸蒸而振，却发热汗出而解。原文 101 后段

按：柴胡证既误下，而少阳证仍在，是邪不从下而解。复以柴胡汤，枢机转，而蒸蒸发热汗出，是邪仍由汗而解也。总之，凡病邪有吐、下后而变逆者；有吐、下而本病尚在，无他苦者，用药不可不知。

十四、伤寒五六日，呕而发热者，柴胡汤证具，而以他药下之，柴胡证仍在者，复与柴胡汤，此虽已下之，不为逆，必蒸蒸而振，〔却〕发热汗出而解。若心下满而硬痛者，此为结胸也，法宜大陷胸汤主之。但满而不痛者，此则为痞，柴胡不中与之，宜半夏泻心〔汤〕。原文 149

按：此条理应在少阳篇，不知因何列入太阳中篇，兹不再赘。

十五、〔本〕发汗，而复下之，此为逆也；若先发汗，治不为逆。未

① 胁：原本作“腹”，据赵开美复刻宋版《伤寒论》改。

〔本〕先下之，而反汗之此为逆；若先下之，治不为逆。原文 90

按：少阳虽云汗、下当禁，然亦当视其可与汗者汗之，可与下者下之，总在用之得宜，庶不为逆。

十六、伤寒五六日，头汗出，微恶寒，手足冷，心下满，口不欲食，大便硬，脉细者，此为阳微结，必有表复有里也。脉沉，亦在里也。汗出为阳微，假令纯阴结，不得复有外证，悉入在里，此为半在里半在外也。脉虽沉紧，不得为少阳〔阴〕病，所以然者，阴不得有汗，今头汗出，故知非少阴也，可与小柴胡汤，若〔设〕不了了者，得屎而解。原文 148

按：头汗出，至脉细微，阳微结等语，满盘俱是纯阴之候，何得云必有表也？表像从何征之？又曰复有里，以为脉沉者里也，汗出为阳微，既称阳微，不得以柴胡汤加之。又曰：假令纯阴结，不得复有外证，此是正论。少阴、少阳，原有区分，脉沉紧而头汗出，头属三阳，故知非少阴也。其为阴结者，是指外之寒邪闭束，而非谓少阴之阴寒闭结也，可与小柴胡汤，是从头汗而得之，若不了了，得屎而解者，里气通，则表气畅也。

十七、凡病若发汗、若吐、若下、若〔亡血〕、亡津液，阴阳自和者，必自愈。原文 58

按：汗、吐、下三法，与亡津液，审其别无他苦，但见阴阳自和者，必能自愈。若现有别证，相机治之，便得也。

十八、妇人中风，发热恶寒，经水适来，得之七八日，热除而脉迟身凉，胸胁不〔下〕满，如结胸状，谵语者，此为热入血室也，当刺期门，随其实而泻〔取〕之。原文 143

按：发热至热除，表已解也，脉迟身凉，如结胸、谵语，是热不发于外，而伏于内，因其经水适来后，随气机收藏而入于内，故曰热入血室，病已重也，刺期门，实以泄其邪热也。

十九、妇人中风，七八日续得寒热，发作有时，经水适断者，此为热入血室，其血必结，故使如疟状，发作有时，小柴胡汤主之。原文 144

按：此条血虽结，而表证尚在，但和解之，邪去而结自化为乌有矣，故主小柴胡汤，随机加减，则得矣。

二十、妇人伤寒，发热，经水适来，昼日明了，暮则谵语，如见鬼状者，此为热入血室，无犯胃气，及上二焦，必自愈。原文 145

按：昼明了，夜昏愦，是邪在里而不在表，故曰热入血室。但清其血分之热即可了，故曰“无犯胃气，及上二焦，必自愈”，是明教人不可妄用攻下之意也。

二十一、血弱气尽，腠里开，邪气因入，与正气相搏，结于胁下。正邪分争，往来寒热，休作有时，默默不欲饮食，脏腑相连，其痛必下，邪高痛下，故使呕也，小柴胡汤主之。原文 97 前段

按：此条指气血虚弱而言，正虚则外邪得以乘虚而入，邪正相攻，结于胁下，往来寒热，默默不欲食者，少阳之属证也。脏腑相连者，指肝与胆也，肝胆气机不舒故痛，厥阴气上逆则呕，主以小柴胡汤，专舒木气，木气一舒，枢机复运，而痛自愈矣。

伤寒合病

计九法。

一、太阳病，项背强几几，反汗出而恶风者，桂枝加葛根汤主之。原文 14

按：此条乃太阳风伤卫证。

【临床解读】

马某某，男，32 岁。2020 年 12 月 25 日初诊。

主诉：周身荨麻疹 4 个月余。

现病史：患者 4 个月前无明显诱因双侧腋下出现点片状红色斑点，后延及周身瘙痒，间断口服中药，外用药物，有效。现症见：荨麻疹较前减轻，双手掌、双足瘙痒，不定时出风团块，心前区胸闷、胸痛，连及后背，午后至夜间较重，纳眠可，二便调，舌质红，苔中部黄腻，脉沉细略数。

病机要点：风热郁于肌肤。

处方：桂枝 10 克，生白芍 10 克，葛根 30 克，升麻 10 克，蝉蜕 6 克，炒白僵蚕 10 克，姜黄 6 克，酒大黄 3 克（后下），炙甘草 6 克，地肤子 30 克，生姜 3 片，大枣 3 枚（切开）为引。10 剂，每日 1 剂，水煎服。（张磊医案）

二、太阳病，项背强几几，无汗恶风者，葛根汤主之。原文 31

按：此条乃寒伤营证，两证皆未见阳明病①形，又从何分为合病也？总之风主太阳卫分，寒主太阳营分，以有汗无汗判之，用药自无错乱之。况阳明有阳明证表形，不得混而言之。

三、太阳与阳明合病，则不下利而〔但〕呕者，用葛根加半夏汤主之。原文 33

① 病：原本作“并”，据文义改。

按：此条方合，不再赘。

四、太阳与阳明合病者，必自下利，葛根汤主之。原文 32

按：二条下利与不下利，以见风寒主证之不同，风为阳而上逆，寒为阴而下行，此势时自然之理，足以见用半夏之降，葛根之升，皆有妙处也。

五、太阳与阳明合病，喘而胸满者，不可下，〔宜〕麻黄汤主之。原文 36

按：喘而胸满，胸中之阳为寒所束，上攻于肺，呼吸错乱，而喘证作，此条举太阳阳明而言。若火刑于肺而喘者，下之不宜。若少阴肾气上冲于肺而喘，不仅[①]麻黄不可用，用之是速其亡也。原文之言不可下，是谓寒束于肺，下之恐引邪深入，必生别病，故曰不可下，下之为患不小。首用麻黄汤大开腠理，表气一通，里气则畅，邪自表分出，而内境安守也。

六、太阳与少阳合病，自下利者，与黄芩汤，若呕者，黄芩加半夏生姜汤主之。原文 172

按：太少合病，总要两法病情相孚，照两经法治之，此但举太少合病，而曰自下利者，与黄芩汤，呕者加半夏生姜汤，其中不能无疑，疑者何？夫自下利而呕，是属太阴证乎？是属太阳协热下利乎？少阳本气喜呕乎？若果属太阳协热下利，黄芩汤乃为正治法。若呕果系少阳本气者，黄芩加半夏[②]生姜汤，本为对证法。如属太阴，又当以理中汤加柴、桂，庶为合法。

七、阳明少阳合病，必下利，其脉不负者，〔为〕顺也。负者，失也，互相克贼，名为负也。脉滑而数者，有宿食也，当下之，宜大承气汤。原文 256

按：阳明少阳合病，察系两经表邪，当从两经解表法治之。但下利，里未实也，何得下之？此以脉滑而断为宿食者当下之。然亦当辨其果有宿食，与未有宿食，有食可下，无食断乎不可。

八、三阳合病，脉浮大，〔上〕关上，但欲眠睡，目合则汗。原文 268

按：三阳同病，阳邪盛已。关上浮大，胃邪炽也，欲眠睡者，热甚神昏也；闭目汗出，内热之验也。虽然，不可不详辨之，其中实实虚虚，千变万化，实难窥测。有名为三阳却非三阳，此则专为三阳说法，若系由内出外之热，有似此三阳者，余亦详而验之，但其人舌无苔而润，口不渴者，余即不按三阳法治之，专主回阳，屡试屡效。

九、三阳合病，腹满身重，难以转侧，口不仁，面垢，谵语遗尿。发汗

① 仅：原本作“谓”，据文义改。
② 夏：原本作“下”，据文义改。

则谵语，下之则额〔额〕上生汗，手足逆冷，若自汗〔出〕者，白虎汤主之。原文 219

按：三阳合病，必有三阳实据可凭，此则所现，纯阴居十八，仅有腹满谵语似阳明，余故细辨之者，何也？阳主身轻，阴主沉重，阳主开而阴主阖；口之不仁，阴也；身重难以转侧，阴也；面垢、遗尿，肾气不纳，阴也。果系三阳表邪，汗之则解，何至腹满谵语；果系三阳里实，下之则解，何至额汗出，而手足逆冷？学者务于未汗下时，详其舌之润与不润，舌之燥与不燥，口气之粗与不粗，口之渴与不渴，饮之喜冷喜热，二便之利与不利，而三阳合病之真假自得矣。原文所论之病象，大有可疑，故详辨之。

伤寒并病

计四法。

一、二阳并病，太阳初得病时，发其汗，汗先出不彻，因转属阳明，续自微汗出，不恶寒。若太阳病证不罢者，不可下，下之为逆，如此可小发汗。设面色缘缘正赤者，阳气怫郁在表，当解之熏之。若〔发〕汗出不彻，不足言阳气怫郁不得越，当汗不汗，其人烦燥〔躁烦〕，不知痛处，乍在腹中，乍在四肢，按之不可得，其人短气但坐，以汗出〔而〕不彻之故也，更发汗则愈。何以知汗出不彻，以脉涩故知也。原文 48

按：太阳初病，渐至不恶寒独有热象，方为转属阳明，若已得汗而解，无发热，不得为转属阳明。即转属阳明，而太阳证未罢，胃未实，即不得妄下，下之则逆，可以小发汗者，是指太阳证未罢，里邪未实时也。若面色赤者，是内热怫郁之征，亦在可表可熏之例。若汗出不彻，虽面赤即不得谓之怫郁不得越。至于当汗不汗，烦躁者，热攻于内，而内不安也，乍腹乍四肢，总以汗未出透，里气不畅也。然则何以知其汗出不彻乎？以脉涩知之。余常谓涩为血少，以此涩脉而定为汗出不彻，未免牵强，夫汗之彻与不彻，实系乎正气之旺与不旺，正气旺则邪必尽出无遗，何致有不彻之患哉？

二、二阳并病，太阳证罢，但发潮热，手足漐漐汗出，大便艰而谵语者，下之则愈，宜大承气汤。原文 220

按：此条指太阳传至阳明，而寒邪已化为热，所见潮热、谵语、大便艰、汗出，全是阳明，故称太阳证罢，下之可愈，便是用药的法窍处也。

三、太阳与少阳并病，头顶强痛或眩冒，时如结胸，心下痞硬者，当刺大椎第一间、肺俞、肝俞，慎不可发汗，发汗则谵语，脉弦，五日谵语不止，

当刺期门穴。原文 142

按：太少合病，如何只有太阳经证，而无少阳经证，似不可以言并病。若谓眩冒本属少阳，加结胸，心下硬，仍属太阳，何也？太阳之气，由下而上至胸腹，今结胸心下痞，多系寒水上逆而成，理应按法施治，又何必以针刺，而伤无病之经哉？

四、太阳少阳并病，而反下之，成结胸，心下硬，下利不止，水浆不下，其人心烦。原文 150

按：此条大约当解表而不解表，误下之，则邪正相搏，结下心下而成痞硬，以致上之水浆不入，下之利不止，其人心烦，实危亡之首，可不慎①欤？

伤寒坏病

计二法。

一、太阳病三日，已发汗，若吐、若下、若温针，仍不解者，此为坏病。桂枝不中与〔之〕也。现〔观〕其脉证，知犯何逆，随证治之。原文 16 前段

按：太阳证，既经汗、吐、下、温针，治皆不愈，总其未得病之源委而误用之也，仍究察其何逆，而随机治之，然亦不得为之真坏证也。

二、〔本〕太阳病不解，转入少阳者，胁下硬满，干呕不能食，往来寒热，尚未吐、下，脉沉紧者，与小柴胡汤。若已吐、下、发汗、温针，谵语，柴胡证罢，此为坏病，知犯何逆，以法治之。原文 266、267

按：太阳之邪不解，应当传入阳明，何得越位而转入少阳也？然太阳寒水之气，亦许结于胁下硬满，如此而言。亦可谓转属少阳也。迨至干呕不欲食，往来寒热，少阳之本证具也，未经吐、下，可与小柴胡汤以和解之，若已经汗、吐、下，温针而见谵语，未见柴胡证，似从谵语法治之，亦不得尽目之为坏病也。学者又当于临证时，细细求之可也。

伤寒痰病

计三法。

一、病如桂枝证，头不痛，项不强，寸脉微浮，胸中痞硬，气上冲咽喉，不得息者，此为胸有寒也，当吐之，宜瓜蒂散诸亡血家不可与瓜蒂散。原

① 慎：原本作“谨”，据文义改。

文 166

按：此条头项既不强痛，又无恶寒、恶风情状，何得如桂枝证，此皆不经之论。应当云“寸脉微浮，胸中痞硬，气上冲咽喉，不得息者，胸有寒也”，后人即按胸有寒结治之，何等直切，此病亦不在可吐之例，至亡血家更不在吐之例也。

二、病人有寒，复发汗，胃中冷，必吐蛔。原文 89

按：病人既有寒饮而发其汗，汗则亡阳，胃阳既亡，胃中之冷更甚，必吐蛔者，蛔不安于内也。

三、病人手足厥冷，脉乍紧者，邪结在胸中。心中〔下〕满而烦，饥〔而不〕能食者，病在胸中，当须吐之，宜瓜蒂散。原文 355

按：手足逆冷，胃阳不达于四末也。但逆冷务必究其阴阳，苟阳邪甚而伏者，必有火形足征，阴邪甚而逆者，亦必有阴邪可验；胸满饥能食，属阳甚者，为热壅，胸满而不能食，属阴者，为寒结。或清、或温、或吐，自有一定之法也，岂得专一吐言哉！

卷　八

太阴篇

计九法。

一、太阴之为病，腹满而吐，食不下，自利益甚，时腹自痛，若下之，必胸下结硬。原文 273

按：腹满而吐，有因饮食停滞而吐者，有因邪热结聚上壅而吐者，有因寒邪闭结上逆而吐者，不可不辨。但邪之所聚，上逆则为吐，下迫则为泻，故有腹痛之征。理应相机施治，若误下之则正气大伤，必有结硬之患，不可不慎也。

二、太阴中风，四肢烦疼，阳微阴涩而长者，为欲愈。原文 274

按：太阴为脾脏，既称中风，夫中者，如矢之中人，既中脾脏，系属绝证，何竟四肢烦疼，应是太阴受风，庶与病合。而曰四肢烦疼，是风邪不胜之意。阳微、言风邪之轻，阴涩而长，言脾气之旺，故称曰欲愈，如此处论，庶合经旨。

三、太阴病，脉浮者，可发汗，宜桂枝汤。原文 276

按：既称太阴病，应是理中汤法也。虽见脉浮，并未见太阳恶风畏寒，不得以桂枝汤发汗，即太阴兼太阳合病，亦无非理中汤内加桂枝耳。今每见脉浮，属饮食停滞者多，亦不可不察，学者宜知。

四、自利不渴者，属太阴，以〔其〕脏有寒故也，当温之，宜〔服〕四逆汤〔辈〕。原文 277

按：自利之人，每多口渴，以其气机下降，津液不得上潮。此则不渴，乙太阴主湿，湿甚故自利，故不渴，称为脏寒，法固当温里，应大剂温中，而原文所主四逆辈①。但四逆乃少阴之主方，而非太阴之主方，此中固属大有关键，而圆通之机，即四逆亦大可用也。学者亦不可泥于法，而为法所囿也。

---

① 辈：原本作“汤”，据赵开美复刻宋版《伤寒论》改。

五、伤寒脉浮而缓，手足自温者，系在太阴；太阴当发身黄，若小便自利者，不能发黄；至七八日，虽暴烦下利，日十余行，必自止，以胃〔脾〕家实，腐秽当去故也。原文 278

按：论发黄与不发黄，专视乎小便之利与不利，利者气机不能遏郁，故不发黄，不利者气机遏郁，故见发黄。此条专在小便之利与不利上分，大有卓见。至暴烦下利，日十余行，而曰脾①家实，腐秽当去，是气机下降，非若阳明之便硬便难，故知其属太阴无疑也。

六、本太阳病，医反下之，因而〔尔〕腹满时痛者，属太阴也，桂枝加芍药汤主之。原文 279 前段

按：此条原系太阳因误下，而邪陷于脾，故见腹满时痛，理应温中醒脾，似非桂枝汤［眉批］邪陷下而用桂枝汤，使邪复从于表而解，所加芍者，和脾络之意也，亦妙所宜，学者细酌之。

七、大实痛者，桂枝加大黄汤主之。原文 279 后段

按：大实痛而在太阴，理应大承气汤以逐其邪，于桂枝何取乎［眉批］此亦太阳之邪陷于脾而邪实，故表里两解之，亦妙法也？

八、太阴为病，脉弱，其人续自便利，设当行大黄芍药者，宜减之，以其人胃气弱易动故也。原文 280

按：脉弱而又见自利，其不足甚已，焉有再行大黄之理，似近画蛇添足，殊非确论。

九、太阴病，欲解时，从亥至丑上。原文 275

按：各经皆有旺时，病之轻者，可以当旺时而潜消，宜知。

① 脾：原本作“胃”，据赵开美复刻宋版《伤寒论》改。

卷 九

少阴上篇

凡外邪挟水而动之证，列于此篇，计二十七法。

一、少阴之为病，脉微细，但欲寐〔也〕。原文 281

按：此乃少阴提纲也。脉微细者，阳不足而阴有余也。阳主开故寤，阴主阖故寐。寤则从阳，寐则从阴，故知邪入少阴也。

二、少阴病，始得之，反发热，脉沉者，麻黄附子细辛汤主之。原文 301

按：既云少阴病，而脉当沉①，虽有发热，焉知非真阳外越乎？然麻黄附子细辛，固属少阴之法，学者总要审其发热之原委，或有头痛、身疼，或无头痛、身疼，畏寒甚否，又审其色之青白，舌之黑干润黄，口渴之饮冷饮热，小便之清长短赤，便得用药之道，庶不致误，原文反发热三字，不可忽略，此脏系根蒂之所，不得草草读去，务宜细心。

三、少阴病，得之一二日，口中和，其背恶寒者，当灸之，附子汤主之。原文 304

按：背恶寒，口中和，证似太阳，而非少阴，何也？太阳行身之背，恶寒乃太阳提纲，此以为少阴者，太阳底面即是少阴，少阴寒甚，溢于太阳地面，故恶寒而见于背，是亦里病及表之验也，故灸之，主以附子汤，皆是助阳袪阴之意也。

四、少阴病，得之二三日，麻黄附子甘草汤微发汗，以二三日无里证，故微发汗也。原文 302

按：少阴病，虽云二三日，并未现出病情，统以麻黄附子甘草汤②微发汗。又云无里证，是邪在表分，而非少阴证也明甚。原文含含糊糊，未知所从，不敢强解。

---

① 当沉：原本作“尚浮”，据赵开美复刻宋版《伤寒论》改。

② 汤：原本无“汤”字，据文义补。

五、少阴病，欲吐不吐，心烦，但欲寐，五六日自利而渴者，属少阴也。虚故引水自救；若小便色白者，少阴〔病〕形悉具。小便白者，以下焦虚，有寒，不能制水，故令色白也。原文 282

按：阴邪上干，故欲吐而不吐，以致心烦，但欲寐者，少阴之征，五六日，自利而渴者，气机下泄，肾气不充于上也。虚故引水自救，学者于此，当以饮冷、饮热判之，舌苔之干、润判之。因邪热自利之渴者，当以救肾水为急，因虚自利之渴者，当以救肾阳为先。至小便白，下焦火化不足，虚寒之的候，可以无疑也。

六、病人脉阴阳俱紧，反出汗〔汗出〕者，亡阳也，此属少阴，法当咽痛，而复吐利。原文 283

按：少阴乃封藏之所，脉现细微，乃是本象，今所现者紧，而反汗出，是阳亡于外，上逆而为吐，为咽痛，阳既上逆，而下部即寒，故见自利。

七、少阴病，脉微，不可发汗，亡阳故也；阳已虚，尺脉弱涩者，复不可下〔之〕。原文 286

按：脉既微，本非可汗之证，汗之必亡阳，故曰不可发汗；阳已虚，而尺脉又见涩，涩为血少，更不可以言下，此系根本之地，明示人汗、下之非法，当慎之也。

八、少阴病，下利者，若利自止者，恶寒而蜷卧，手足温者，可治。原文 288

按：利止而手足温，阳未尽也。若利止，手足逆冷不回，阳已绝矣，生死即在此处攸分。

九、少阴病，恶寒而蜷，时自烦，欲去衣被者，可治。原文 289

按：少阴恶寒而自烦，欲去衣被者，真阳扰乱，阳欲外亡而尚未出躯壳，故为可治。若去衣被，而汗出昏晕者，阳已外亡，法在不治。

十、少阴病，脉紧，至七八日，自下利，脉暴微，手足反温，脉紧反去者，为欲解也，虽烦下利，必自止〔愈〕。原文 287

按：脉紧，是病进之征，至渐自利，脉暴微，手足反温，是阳回之验，阳回虽见下利，必自愈，所患者手足不温，脉紧不退耳，既已退矣，又何患乎？

十一、少阴病，身体痛，手足寒，骨节痛，脉沉者，附子汤主之。原文 305

按：脉沉者，邪在里也，其人身体骨节寒痛，是脉与病合也，主以附子汤，亦温经祛寒之意也。

十二、少阴病，吐利，〔手足逆冷〕，烦燥〔躁〕欲死者，吴茱萸汤主之。原文 309

按：吐利而致烦躁欲死，此中宫阴阳两亡，不交之甚者也。夫吐则亡阳，利则亡阴，阴阳两亡，故有此候，主以吴茱萸汤，降逆安中，是的确不易之法也。

十三、少阴病，下利，白通汤主之。原文 314

按：少阴下利，下元火衰也。主以白通汤，亦温肾助阳，阳回利止之意也。

十四、少阴病，下利，脉微者，与白通汤；利不止，厥逆无脉，干呕烦者，白通加猪胆汁汤主之。服后〔汤〕脉暴脱〔出〕者死，微续者生。原文 315

按：下利而用白通，直救其阳也。其脉暴出①者，脱之机也；其脉微续，生之兆也。

十五、少阴病，二三日不已，至四五日，腹痛，小便不利，四肢沉重疼痛，自下利者，此为有水气，其人或咳、或小便利，或下利，或呕者，真武汤主之。原文 316

按：少阴腹痛，小便不利者，寒结于下，不能化下焦之阴也。四肢沉重，自下利者，阳气下趋，不能达于四末也。其中或咳，或下利，或小便利，当从末议，不可混为一证也。原文主真武汤，是重寒水阻滞而设，学者不可固执，总在扶阳驱阴为要。

十六、少阴病，下利清谷，里寒外热，手足厥逆，脉微欲绝，〔身〕反不恶寒，其人面赤色〔色赤〕，或腹痛，或干呕，或咽痛，或利止脉不出者，通脉四逆汤主之若脉即出者，愈。原文 317

按：下利清谷，其人面色赤，里寒外热，厥逆，脉微欲绝，种种病形，皆是危亡之候，但其人身反不恶寒，其阳犹在，尚未离根；若恶寒身重甚，阳已离根，招之不易，服通脉四逆汤②，其脉即出而缓者生，其脉暴出者死。

十七、少阴病，脉沉者，急温之，〔宜〕四逆辈〔汤〕。原文 323

按：少阴而见脉沉，里寒甚已，法宜急温以扶阳，庶可免危亡之祸。

十八、少阴病，饮食入口即〔则〕吐，心中温温欲吐，复不能吐，始得之，手足寒，脉弦迟者，此胸中实，不可下〔也〕，当吐之。若膈上有寒饮，

① 出：原本作“脱”，据赵开美复刻宋版《伤寒论》改。

② 通脉四逆汤：原本作“白通汤”，据赵开美复刻宋版《伤寒论》改。

干呕者，不可吐也，急〔当〕温之，宜四逆辈〔汤〕。原文 324

按：饮食入口即吐，有寒逆热逆之别，此则手足寒，而脉见弦迟，是寒饮上逆之候。而非热逆之候。既属寒逆，法当温中降逆，故云不可吐，不可下，主以四逆辈，实千古不易之确论也。

十九、少阴病，下利，脉微涩，呕而汗出，必数更衣，反少者，当温其上，灸之。原文 325

按：少阴下利脉微者，阳气虚也。脉涩者，阴血弱也。呕者，阴气上逆也。汗出，阳亡于外也。必数更衣，阳从下陷也。灸其上者，下病上取，以升其阳，不使下陷也。

二十、少阴病，吐利，手足不逆冷，反发热者，不死；脉不至者，灸少阴七壮。原文 292

按：吐利而手足不逆冷者，阳尚未亡也，反发热者，虽在不死之例，而阳已发于外也，急宜招之。倘发热兼见汗出，则殆矣，所幸者无汗，故曰灸之，实以助阳也。

二十一、少阴病，恶寒，身蜷而利，手足逆冷者，不治。原文 295

按：恶寒、身蜷而利，阳气下趋已甚，又见手足逆冷，阳将尽也，法在不治之例，能急温之，手足能温者，尚可不死。原文虽云不治，医者亦不得束手旁观，能无侥幸之一愈也。

二十二、少阴病，吐利烦燥〔躁烦〕，四逆者，死。原文 296

按：此条系吴茱萸汤证，何以前不言死，而此言死也，又见其四逆故也。

二十三、少阴病，下利止而头眩，时时自冒者，死。原文 297

按：下利既止，应乎不死，此以死论者，以其时时头眩自冒，冒者何？是阳欲从上脱也。诸书云："阳回利止则生，阴尽利止则死"。余观此条，时时眩冒，阳将脱而未脱，急急回阳，或者可救。总之阳回利止，精神健旺，阴尽利止，精神惫极，大有攸分。

二十四、少阴病，四逆，恶寒而身蜷，脉不至，而〔不〕烦而燥〔躁〕者，死。原文 298

按：恶寒、身蜷四逆，阳衰已极之候，况脉既不至，阳已不能达于外也，兼见烦躁，烦出于心，躁出于肾，心肾不交，方有此候，今竟如是，其人安得不死？

二十五、少阴病，六七日，息高者，死。原文 299

按：息高而在阳明，未犯少阴，尚可不死。若在少阴，少阴乃根本之地，先天之真阳寄焉，真阳喜藏而不喜露，今见息高，是肾气上奔，阴阳离绝，危亡转瞬，故知其必死。又曰：阳明、少阴从何分别乎？阳明者，胃脉鼓指，而尺脉沉细，口热气粗，多系有余；若少阴者，尺大而空，或弦劲鼓指，爪、甲、唇、舌青黑，遗尿等形，多系纯阴无阳，故知之也。更有新久之不同，病形之迥异为别。

二十六、少阴病、脉微、细、沉，但欲卧，汗出不烦，自欲吐，至五六日，自利，复烦躁不得卧寐者，死。原文300

按：欲卧而转至不得卧，阴阳不交甚已，又加以烦躁自利，安得不死？

二十七、少阴负趺阳者，为顺也。原文362后段

按：少阴为水脏，趺阳为土脏，今少阴负趺阳者，土足以制水，水即氾溢，得土以拌之，水有所归，不至横流为灾，故为顺也。

少阴下篇

凡外邪挟火而动之证，列于此篇，计十七法。

一、少阴病，欲解时，从子至寅上。原文291

按：子丑寅，系少阴之旺时，凡病气之衰，亦于旺时即解，此亦邪不胜正之说也。

二、少阴病，脉细沉数，病为在里，不可发汗。原文285

按：少阴为蛰藏之府，原不在发汗之例，当审其协火而动与协水而动二者之间，便得用药之妙也。若协火而动，汗之则亡阴，协水而动，汗之则亡阳，不可不知。

三、少阴中风，脉阳微阴浮者，为欲愈。原文290

按：少阴中风，果现何等病形，而只曰“阳微阴浮者为欲愈”，令人不解。况中风有闭、脱之不同，在少阴则为中脏之候，生死即在转瞬之间，不得含糊立论也，恐有遗误。

四、少阴病，咳而下利，谵语者，被火〔气〕劫故也，小便必难，以强责少阴汗也。原文284

按：下利、谵语而咳，在阳明为胃火攻劫所致，在少阴为强责其汗，血液被夺，以致阴亏而火旺，亦有此候。

五、少阴病，八九日，一身手足尽热者，以热在膀胱，必便血也。原文293

按：膀胱有热，必口渴饮冷，小便不利，或短赤等情，此以少阴病而延至八九日，一身手足尽热，是邪在表，而并未在里，又焉知非阳越于外乎？

况又未见膀胱腑证情形，而曰“热在膀胱，必便血”，不能无疑。

六、少阴病，但厥无汗，而强发之，必动其血，未知从何道出，或从口鼻，或从目出〔者〕，是名厥上竭下〔下厥上竭〕为难治。原文 294

按：少阴病，厥亦已重矣，无汗则幸矣，而强汗之，是逼阳于外，血即不动亦动矣。血或从上从下，原不可定，此名曰下厥上竭①，为难治，确乎不爽。

七、少阴病，得之二三日以上，心中烦，不得眠〔卧〕，黄连阿胶汤主之。原文 303

按：此条即少阴挟火而动之候，余于六经定法已言之，兹不赘。

八、少阴病，二三日至四五者，腹痛，小便不利，下利不止，便脓血者，桃花汤主之。原文 307

按：腹痛、小便不利者，寒结于下也。下利不止者，是阴寒阻截膀胱运行之机也。便脓血者，下利过甚，而肠中之脂膏，亦与之俱下也。主以桃花汤者，温中化气，镇塞海底之意，诚良法也。

九、少阴病，下利，便脓血者，桃花汤主之。少阴病，〔下利〕，便脓血者，可刺。原文 306、308

按：桃花汤，乃治少阴虚寒下利的方，若湿热下利者，断乎不可。

十、少阴病，下利、咽痛，胸满、心烦者猪肤汤主之。原文 310

按：少阴证而用猪肤汤者，协火而动之的候也。若协水而动，断不用此，学者务宜于六经定法上探求协火、协水病情，便得其要也。

十一、少阴病，二三日，咽痛者，可与甘草汤；不瘥者，宜与桔梗汤。原文 311

按：甘草汤与桔梗②汤，二方皆苦甘化阴之方，实治少阴协火而动，上攻于咽之方也，不可概作此论。

十二、少阴病，咽中痛，半夏散及汤主之。少阴病，咽中伤，生疮，不能语言，声不出者，苦酒汤主之。原文 313、312

按：此条皆少阴协火而动，上攻咽喉所致，观所主之方，纯是苦甘之剂，则得此病之实据也。

十三、少阴病，四逆，其人或咳、或悸、或小便不利，或腹中痛，或泄利下重者，四逆散主之。原文 318

---

① 下厥上竭：原本作“厥上竭下”，据赵开美复刻宋版《伤寒论》改。

② 桔梗：原本作“吉更”，据赵开美复刻宋版《伤寒论》改。

按：少阴病，而至四逆，阳微阴盛也。其中或咳或悸者，水气上干也；小便不利者，阳不化阴也；腹痛下重，阴寒之极也。法宜大剂回阳为是，而此以四逆散主之，吾甚不解。

【临床解读】

郝某，女，54岁。2021年10月20日初诊。

主诉：胸痛半年。

现症见：胸痛，胸闷，嗳气，双胁下走窜痛。平素喜思绪，口中和，纳可，眠差多梦，时有大便不成形，小便可，舌红，苔白，脉细。2021年7月31日某医院显示总胆固醇7.66mmol/L。

处方：柴胡10克，炒白芍20克，枳壳10克，川芎10克，苍术10克，醋香附10克，栀子10克，神曲10克，延胡索10克，炒川楝子6克，郁金10克，甘草6克。7剂，每日1剂，水煎服。

二诊：2022年2月25日，服上方胸痛已愈。现症见：患者双胁下走窜疼痛，右侧乳房边部胀痛，夜间易嗳气，口中和，纳可，眠差易醒，午间怕冷，大便不成形，小便可，舌红，苔薄白，脉细。

处方：守上方上方去郁金，加丹参30克，炒酸枣仁15克。10剂，每日1剂，水煎服。（孙玉信医案）

十四、少阴病，下利六七日，咳而呕渴，心烦不得眠者，猪苓汤主之。原文319

按：此条乃少阴协热下利之的候也。咳而呕者，热上壅也；渴而心烦不得眠者，内热扰攘不安之象也，法宜清润为要。

十五、少阴病，得之二三日，而口燥咽干者，急下之，宜大承气汤。原文320

按：少阴病，而用至大承气汤者，以少阴为水脏，宜乎口咽润泽，今见口燥咽干，是少阴协火而旺之的候。火盛则阴亏，恐真阴为火灼尽，而命不永，故宜急下之以存阴。但此证只凭口燥咽干而定为急下，余每常见口燥咽干而不渴，舌尚润滑，小便清长，治之不外扶阳，阳气上升，则口燥咽干自愈。若此证，断为急下，务要察其口咽干而喜饮冷，气粗而蒸手，小便短赤痛，脉健有力，方可以主急下法，否则，断乎不可。

十六、少阴病，自利清水，色纯青，心下必痛，口干燥者，急下之，宜大承气汤。原文321

按：少阴下利清水，青色，似乎虚寒，不知邪火入于少阴，火动于中，水液不藏，不待转枢，随气机而下泄，兼见心痛，口干燥者，邪火伤阴之明验也。若不急为下之，火盛阴亏，便非佳兆。若此等证。务要细心，不可猛浪，总要求其真实火象，便不错误。

十七、少阴病，六七日，腹胀不大便者，急下之，宜大承气汤。原文 322

按：腹胀不大便，亦有寒热之别，寒结于下，闭其大便运行之机，为之寒闭，法宜大辛大温，俾寒解气通，自然胀者不胀，而不便者便矣。若热闭下焦，阻其运行之机而作者，法宜急下，此不易之法。大约此证，是为热结少阴者说法也。

卷 十

厥阴上篇

计二十一法。

一、厥阴之为病，消渴，气上撞心，心中疼热，饥而不欲食，食则吐蛔，下之利不止。原文 326

按：此乃厥阴寒热错杂之候也。消渴者，热伤津液也；撞心者，热邪上干也；饥不欲食，食则吐蛔者，里有寒也，吐蛔者，寒甚则虫不安而外出也；下之利不止者，既属虚寒，何得以降之、利之乎？明是教人不可妄下也。

二、厥阴中风，脉微浮者为欲愈，不浮者为未愈。原文 327

按：厥阴为阴脏，阴病而见浮脉，是阴病得阳脉者生，不得阳脉者，为未愈也。

三、厥阴病，欲解时，从丑至卯上。原文 328

按：六经各有旺时，邪退邪进，可于旺时决之。

四、厥阴病，渴欲饮水者，少少与之，愈。原文 329

按：此乃厥阴挟有微热也。学者于此，当细求阴阳实据为要。

五、诸四逆厥者，不可下之，虚家亦然。凡厥者，阴阳气不相顺接，便为厥。厥者，手足逆冷者是也。原文 330、337

按：厥证原有阳厥、阴厥之别，阳厥可下，阴厥不可下，此乃一定之理。

六、伤寒脉迟，六七日，而反与黄芩汤彻其热，脉迟为寒，今与黄芩汤，复除其热，〔腹中应冷〕，当不能食，今反能食，此名除中，必死。原文 333

按：迟则为寒，其理明甚，而反与黄芩汤，是失其治也。失其治，病人应不能食，乃其常，今反能食，是反其常，反其常者死，此名为除中。除中者，胃阳暴露，如灯光之火，欲灭而骤明，转瞬即灭也。

七、伤寒〔始〕发热六日，厥反九日而利，凡厥利者，当不能食，今反能食者，恐为除中，食以素〔索〕饼，不发热者，知胃气尚在，必愈。恐暴热来〔出〕而复去也，后三日脉之，其热续在者，期以〔之〕旦日夜半愈，所以然者，未〔本〕发热六日，厥反九日，复发热三日，并前六日，亦为九日，与厥相应，故期之旦日夜半愈。后三日脉之，〔而脉〕数，其热不减〔罢〕者，此为热气有余，必发痈脓也。原文332

按：厥与利皆在不能食之例，今反能食，近似除中，当在发热与不发热两字判之。若尚能发热，则知胃气尚存，但不可暴出①也。暴是脱机，微是生机，苟无发热，则除中决矣。期之半夜愈者，就在这一点微热决之耳。至必发痈脓，胃阳有余，遏郁太甚也。又云：以索②饼不发热，既不发热，胃气已去，尚得云知胃气尚存乎？“不”字定是“微”字，方与论合。

八、伤寒先厥后发热，而〔下〕利者必自止，而反汗出，咽中痛者，其喉为痹。发热无汗，而利必自止；若不止，必便脓血者，〔便脓血者〕，其喉不痹。原文334

按：厥后发热而利，发热乃阳回之征，故可决其必自止。但利止而反汗出，咽疼为喉痹，是厥阴挟风邪而上攻，若利不止，必便脓血，是热邪下攻故也。利止与不止间，上攻下攻之病，不问自明也。

九、伤寒二三〔一二〕日至四五者〔日〕，而厥者必发热，前热者后必厥，热〔厥〕深者厥〔热〕亦深，热〔厥〕微者厥〔热〕亦微。〔厥〕应下之，而反发汗者，必口伤烂赤。原文335

按：热深厥深，是为阳亢热伏者说法，本宜破阳扶阴为主，其中有反发汗，以致口糜烂赤者。凡发药皆上升之品，邪火得升而上浮，焉得不有此口糜赤烂之患耶？

十、伤寒病，厥五日，热亦五日，设六日，当复厥，不厥者，自愈。厥终不过五日，以热五日，故知自愈。原文336

按：热与厥俱属五日，乃阴阳平应之候，故断之曰必自愈。

十一、伤寒脉微而厥，至七八日胃〔肤〕冷，其人烦躁无暂安时者，此为藏厥，非蛔厥也。蛔厥者，其人当吐蛔，今〔令〕病者静，而复时烦〔者〕，此为藏寒，蛔上入〔其〕膈，故烦，须臾复止，得食而呕，又烦者虫〔蛔〕闻食臭而出，其人当自吐蛔，蛔厥者，乌梅丸主之，又主久利。原文338

按：既称脉微而厥，肤③冷为之脏寒，即按脏寒法治之，何必另为咨议？

---

① 出：原文无“出”字，据文义补。

② 索：原本作“素”，据赵开美复刻宋版《伤寒论》改。

③ 肤：原本作“胃”，据文义改。

又曰蛔厥，蛔乃厥阴风木[1]所化，胃冷虫必不安，胃热虫亦不安，胃不得食，虫亦不安，如此推求，便得治虫之法也。条内并未有热象足征，不得为之寒热错杂。其主久利[2]，是亦寒泄之谓，乌梅丸，皆非正论。

十二、伤寒热少微厥，指头寒，默默不欲食，烦躁，数日小便利，色白者，此热除也。欲得食，其病为愈。若厥而呕，胸胁烦满者，其后必便血。原文 339

按：热少厥微，是阳厥之最轻者也。至于默默不欲食，烦躁，至小便白色，此时内无热邪可征，故曰热除。欲得食，是胃气渐复之机，故为欲愈。倘呕而胸胁烦满，此中宫不宣，胃气滞塞，断为便血者，是因其气机之滞而决之也。

十三、伤寒发热四日，厥反三日，复热四日，厥少热多〔者〕，其病当愈；四日至七日，热不除者，其后必便脓血。原文 341

按：热多厥少，是阳有余，特患者热不除耳，热除自愈。热不除者，阳胜血亏，即有逼血下行之事，故断之曰便脓血。至寒多热少者，阴有余，阳必亏，其病为进者，即“小人道长，君子道消”之意也，知此，可与论药论方也。

十四、伤寒六七日，脉微，手足厥冷，烦躁，灸厥阴，厥不还者，死。原文 343

按：脉微而厥，乃阳衰阴盛之征，迨至烦躁，上下有不交之势，灸厥阴，原正所以扶阳御阴也。阳回即是生机，不还即是死机，不易之理也。

十五、伤寒发热，下利厥逆，躁不得卧者，死。原文 344

按：发热下利，乃阴阳欲脱之征，何也？发热者，阳竭于上也；下利者，阴竭于下也。其人苟未见厥逆、躁，尚未得以脱论，此以断为脱者，正于厥、躁论之也。

十六、伤寒发热，下利至甚，厥不止者，死。原文 345

按：发热下利至甚，将脱之兆，况加以厥而不回，乌得不死。

十七、发热而厥，不〔七日〕下利者，为难治。原文 348

按：发热而厥，乃阳厥之征，务要察其人果现有热象可凭，即照阳厥法治之。至七日下利，是邪盘据不欲下趋，热与厥不退，故曰难治。若下之而利，热退厥回，即是生机；下之而不利，厥不回，方为难治。

---

① 木：原本无“木”，据文义补。
② 利：原本作“痢”，据文义改。

十八、伤寒六七日不利，便发热而利，其人汗出不止者，死，有阴无阳故也。原文 346

按：六七日不利，至发热而利，里已通矣，里通表畅，发热亦是病解之机。但其人汗出不止为可虑，可虑者，汗出亡阳，不止，是阳无所附。脱离即在转瞬，不死何待？

十九、病人〔者〕手足厥冷，言我不结胸，小腹满，按之痛者，此冷结在膀胱关元也。原文 340

按：四肢厥，而无热形可征，则为阴盛无疑，寒结于下，未在中上，故不结胸，而独在小腹，故痛亦在小腹也。

二十、伤寒五六日，不结胸，腹濡，脉虚复厥者［眉批］腹濡，脉虚复厥，明明阴盛阳微，下之则微阳立消，乌得不死？不可下，此亡血，下之死。原文 347

按：脉微而厥，明明阴盛，而非阳盛也。阳盛始能伤血，血伤故不可下，今所见者，阳虚的候，非阴虚的候，何所见而为亡血乎？余甚不解。

二十一、手足厥寒，脉细欲绝者，当归四逆汤主之。若其人内有久寒者，宜当归四逆加吴萸生姜汤主之。原文 351、352

按：四肢厥，而脉细微欲绝，阴盛阳虚之明验也。此际正宜大剂回阳，兹以当归四逆汤主之，决非确论，余不敢从。

【临床解读】

潘某某，男，27 岁。2020 年 10 月 23 日初诊。

主诉：四肢发凉 8 年。

现病史：患者近 8 年四肢发凉，汗出，冬季较重，曾口服中药治疗，效一般。现症见：四肢发凉，活动后缓解，动辄汗出，汗后身凉，左侧心前区时有刺痛，胃脘发凉，纳眠可，二便调，四肢困倦，早泄，食后易困，舌质淡，有齿痕，苔薄白，脉沉滞。

处方：细辛 3 克，当归 10 克，桂枝 10 克，生白芍 10 克，通草 6 克，干姜 10 克，生甘草 6 克，大枣（切开）3 个为引。15 剂，每日 1 剂，水煎服。

二诊：2020 年 11 月 16 日。服上方 10 剂，效平。现症见：四肢末梢发凉，平时汗出多，活动后加重，平时多怕冷，左胸常刺痛（持续几分钟至几小时）自行缓解，纳可，二便调，易早泄，舌质淡红，苔薄白，脉沉滞。

处方：照上方加丹参 30 克，檀香 3 克（后下），砂仁 3 克（后下）。10 剂，每日 1 剂，水煎服。（张磊医案）

厥阴中篇

计十七法。

一、大汗出，热不去，内拘急，四肢疼，又下利厥逆而恶寒者，四逆汤主之。原文353

按：汗出热不去，非外感之热，乃元阳外出之热也。汗过甚，血液亏，不能营养筋脉，故内拘急，而四肢疼，况又下利而厥，此刻阳虚已极，大有欲脱之机，非大剂四逆，何能挽回？

二、大汗，若大下利，而厥冷者，四逆汤主之。原文354

按：大汗、大下利而厥冷，皆阴阳两脱之候，理应大剂四逆回阳，千古定论。

三、伤寒脉促，手足厥逆，可灸之。原文349

按：脉促、厥逆，系阴寒阻滞之征，灸之是袪阴散寒之意；理实可从，不易之论也。

四、伤寒脉滑而厥者，里有热也，白虎汤主之。原文350

按：滑脉主痰，滑而厥，诚湿痰闭束气机，不能达于四肢也。此以为里有热，而用白虎汤，果何所见也？当其时，口燥舌干欤？气粗口渴饮冷欤？不然，何所见而必用此方？学者不可执一，总要四面搜求里热实据，庶不致误。

五、病人手足厥冷，脉乍紧者，邪结在胸中，心下满而烦，而不能食者，病在胸中，当须吐之，宜瓜蒂散。原文355

按：手足厥冷，乃寒结于胸，阳气不能达于四末也。胸满而不能食，中宫为寒所阻滞，运力微耳。原文主瓜蒂散以吐之，是为邪壅于上说法也。但此证乃寒邪阻滞，吐之能不更伤其中乎？以余拙见，理应大剂温中醒脾为是。

六、伤寒厥而心下悸者，宜先治水，当用上〔服〕茯苓甘草汤，却治其厥；不尔，水渍入胃，必作利也。原文356

按：厥而心下悸者，寒水凌于心下也，此以茯苓甘草汤，与理颇是，但其力薄，恐不胜任，莫若用苓桂术甘汤重加附子为妥。

七、伤寒六七日，大下后，寸脉沉而迟，手足厥冷〔逆〕，下部脉不至，咽喉不利，唾脓血，泄利不止者，为难治，麻黄升麻汤主之。原文357

按：经大下，脉迟，手足厥冷，下部脉不至，其阳虚之极已明甚。至咽喉不利，气化不宣也。吐脓血者，浊阴不降也。泄利不止者，下焦虚寒，不能收束也。法宜大剂回阳，阳回利止；手足温，斯为合法。原文所主麻黄升麻汤，系太阳阳明发散之药，并非厥阴所宜，大非其法，恐有错误。

八、伤寒四五日，腹中痛，若转气下趋少腹者，此欲自利也。原文358

按：厥阴腹痛者，寒也。其气下趋为欲自利，此刻尚未下也，急宜温之，庶可无害。

九、伤寒本自寒下，医复吐下之，寒鬲〔格〕，更逆吐下，若食入〔口〕即吐，干姜黄芩黄连人参汤主之。原文359

按：病既称寒下，又经医误下、吐之，寒逆更甚，食入即吐，则中宫之气逆而又逆，寒而愈寒也明甚。此刻理应温中、降逆、回阳。原文主以干姜黄连黄芩人参汤，似非正论。况此证又无寒热错杂病情足征，何得以此方为主，恐有遗误。

十、下利，脉沉而迟，其人面少赤，身有微热，下利清谷者，必郁冒汗出而解，病人必微厥，所以然者，其面戴阳，下虚故也。原文366

按：下利清谷，脉现沉迟，其里寒甚矣。况面戴赤，身有微热，诚元阳外越之候也。原文以为郁冒汗出解，脉证不孚，大非确论。此证所幸者未出汗，阳尚在躯壳，可招而回，今既汗出，则阳露于外，诚死机也。既知面赤下虚，何得妄云汗出而解①？仲景当不说此。

十一、下利清谷，里寒外热，汗出而厥者，通脉四逆汤主之。原文370

按：下利清谷，里寒外热，汗出而厥，此阴盛逼阳于外之候，主以通脉四逆，诚不易之法也。

十二、下利而手足厥冷，无脉者，灸之不温，若脉不还，反微喘者，死。原文362前段

按：下利厥冷无脉，阳将尽也，灸之而温，阳回也。灸之不温，反见微喘者，阳将脱也，不死何待？

十三、下利后脉绝，手足厥冷，晬时脉还，手足温者生，脉不还者死。原文368

按：脉绝，手足厥冷，有时脉还，手足温，阳尚未亡也；若脉不还，阳已尽矣，故知其必死。

十四、下利，腹胀满，身体疼痛者，先温其里，乃攻其表，温里宜四逆汤，攻表宜桂枝汤。原文372

按：下利，腹胀满，纯是阳衰，而阴气上逆聚于中耳。身体疼痛，乃阴

---

① 汗出而解：原本无“汗出而解”，据文义补。

邪阻滞筋脉所致，并非外感身疼可比。外感者，必有风寒病形足征，若此故知其为阴寒阻滞无疑，法宜温里，里寒得温，胀满与身疼亦自灭亡。原文以先温其里，后攻其表，温里以四逆汤，实属合法，攻表以桂枝汤，殊非正论，学者宜细察之。

十五、下利清谷，不可攻表，汗出必胀满。原文 364

按：下利清谷，里寒之极也，原文不可攻表，此是正论。攻之必汗出胀满，是教人不可妄攻也。攻之岂仅汗出胀满可患哉?

十六、伤寒下利，日十余行，脉反实者，死。原文 369

按：下利之脉，大半微细，今见脉实，是脉不合病，邪甚正虚，恐难获效，故决其死也。

十七、下利有，微热而渴，脉弱者，令〔今〕自愈。下利，脉数而渴者，令〔今〕自愈，设不瘥，必圊脓血，以有热故也。下利脉数，〔而〕有微热，汗出，令〔今〕自愈，设复紧为未解。原文 360、367、361

按：下利一证，以脉象求之，脉弱而渴，里有寒也，寒邪下泄，而津液不上潮，故口渴，有微热者，是阴证而得阳也，故曰自愈。脉数而渴，里有热也，热邪下行，热伤津液，故口渴，邪脉相合，故曰自愈；设不瘥，而圊①脓血，是余热未尽故也。至于下利脉数，有微热汗出，是气机鼓动，有上升之机，故不利可自愈；设脉紧，紧为寒邪，寒伏于内，故为未解。

厥阴下篇

计十法。

一、下利，寸脉反浮数，尺中有〔自〕涩者，必圊脓血。原文 363

按：寸为阳，尺为阴，寸见浮数，阳邪之征；尺见自②涩，血虚之验。圊脓血者，邪气太盛，通血下行耳。

二、下利，脉沉弦者，下重也；脉大者，为未止；脉微弱数者，为欲自止，虽发热，不死。原文 365

按：下利一证，原有因寒、因热、因湿、因膀胱失职、因中虚、因饮食、种种不一，总要认证分别阴阳实据，学者一见，自有定法，若只见一脉而论证，未免不恰。况脉只数十端，而病有千万，何得只凭脉一端立法？仲景当

① 圊：原意为厕所，此处指排便。
② 自：原本作“浮”，据赵开美复刻宋版《伤寒论》改。

不若此，定有遗误。

三、热利下重者，白头翁汤主之。原文 371

按：下利而曰热，法宜清热，不独白头翁汤可治，学者总宜圆通，认理为要。

【临床解读】

王某，女，55 岁。2021 年 4 月 16 日初诊。

主诉：确诊宫颈癌 1 年，结肠炎 3 个月。

现病史：患者 2020 年 5 月份阴道间断出血，确诊为子宫颈癌伴左侧髂骨转移，化疗 2 个疗程，放疗 30 次，近 3 个月肛门坠痛，便脓血，大便成形，每日便脓血 4~5 次（西医认为化疗后副作用），乏力明显，心慌，活动后加重，口中和，小腹左侧疼痛 1 周，偶有小腹胀满，舌质红，苔少剥脱，脉数中一止，有促象。

处方：黄芩 10 克，黄柏 10 克，黄连 6 克，秦皮 10 克，白头翁 30 克，炒僵蚕 10 克，乌梅 10 克，醋一盅冲入为引。15 剂，每日 1 剂，水煎服。(张磊医案)

四、下利欲饮水者，以有热故也，白头翁汤主之。原文 373

按：下利饮水，明是热伤津液也，故以白头翁汤清热之剂主之。

五、下利谵语者，以有燥屎也，宜小承气汤主之。原文 374

按：下利谵语一证，亦有虚实之不同，不得尽为有燥矢而用小承气汤，但利有新久之分，谵语有虚实之异，务在临时斟酌，于饮冷、饮热、舌润、舌干、小便清、黄，如此求之，则得矣。

六、下利后更烦，按之心下濡者，为虚烦也，宜栀子豆豉汤。原文 375

按：下利过甚，中气骤伤，阴阳不交，故见虚烦，用药宜慎，不可执一栀豉汤为不可易，当细辨之。

七、呕而发热者，小柴胡汤主之。原文 379

按：呕①有寒呕、热呕之不同；发热有外入、内出之各别，不得统以小柴胡汤论，当辨明为是。

八、呕而脉弱，小便复利，身有微热，见厥者，难治，四逆汤主之。原文 377

按：呕而脉弱，虚寒上逆也；小便复利，身有微热，真阳有外亡之机也；更加以厥，阴盛阳微也。故为难治，此际非大剂四逆不可。

---

① 呕：原本后有“而发热，但呕”，据文义删。

九、干呕，吐涎沫，头痛者，吴茱萸汤主之。原文 378

按：呕吐涎沫，而巅顶痛者，则是厥阴头痛无疑，何也？厥阴脉会顶巅故也。条内只言一头痛，夫头痛六经皆有，不将巅顶指出，则厥阴之证，尚属含糊，主以吴茱萸汤，一定不易之法。

十、呕家，有痈脓〔者〕，不可治呕，脓尽自愈。原文 376

按：呕出痈脓，大半多属热壅于内，在厥阴篇中，用药多居辛燥，故教人不治吐脓，盖慎用辛燥之意也。

过经不解

四法，附三阴经后。

一、太阳病，过经十余日，反二三下之，后四五日，柴胡证仍在者，先与小柴胡。呕不止，心下急，郁郁微烦者，为未解也，与大柴胡汤下之则愈。原文 103

按：太阳过经不解，延至十余日，反二三下之，此际邪仍在太阳，方可云过经不解。若是柴胡证，十余日后，邪仍在少阳，方可言过经不解。此说一“呕不止，心下急，郁郁微烦”病情，乃系太阴中宫不宣，阴邪上逆之象，若只据一“呕”，而即云柴胡证仍在，殊属不当。总要寒热往来，口苦、耳聋、喜呕全在，用小柴胡汤，乃为恰切，不得草草了事。

二、太阳病，过经十余日，心下温温欲吐，而胸中痛，大便反溏，腹微满，而郁郁微烦，先此时，自极吐下者，与调胃承气汤。若不尔者，不可与，但欲呕，胸，中痛，而微溏者，此非柴胡〔汤〕证，以呕，故知极吐下也。原文 123

按：太阳过经十余日，所现病情皆正气不足之候，何也？心下温温欲吐者，中宫不宣，而阴邪滞也；大便溏而微满者，中宫有寒湿弥漫之象也；郁郁微烦，正气不畅达也。此皆由吐、下失宜，方有此候。

三、伤寒十三日〔不解〕，胸胁满而呕，日晡所发潮热，已而微利，此本柴胡证，下之而〔以〕不得利；今反利者，知医以丸药下之，〔此〕非其治也。潮热者实也，先宜服小柴胡〔汤〕以解外，后以柴胡汤加芒硝〔汤〕主之。原文 104

按：胸胁乃肝胆地界，今见病而呕，邪气怫郁也。日晡发热而微利，本有热也，此乃柴胡的候，下之本非其治。学者总宜相机施治为是。至原文所主之方，亦不可固执。

四、伤寒十三日不解，过经谵语者，以有热也，当以汤下之。若小便利者，大便当硬，而反下利，脉调和者，知医以丸药下之，非其治也。若自下利者，〔脉〕当微厥；今反和者，此谓〔为〕内实也，调胃承气汤主之。原文 105

按：谵语而称内热，下之理也；大小便利者，里气通也；脉调和者，气机顺也。此以为“医以丸药下之，非其治”，殊非正论。又若自下利，当微厥者，正虚之征也；而反和者，正未大虚也。原文何得“此为内实”当下之？非正论，决非仲师所语也。

瘥后劳复

计五法。

一、大病瘥后，劳复者，枳实栀子豉汤主之若有宿食者，加大黄，如博棋子大五六枚。原文 393

按：大病瘥后，稍有劳动，而病依然复初，此皆元气薄弱之故，不得按前法治之。但病①劳复一证，果系何脏损伤，何经为病？病瘥后，稍有劳动，其病依然，应按脏经施治，原文所主之方，大非确论，恐有遗误。

二、伤寒瘥以后，更发热者，小柴胡汤主之。脉浮者，以汗解之；脉沉实者，以下解之。原文 394

按：病既称瘥已，何得更现发热乎？又并未现出柴胡证，何得以小柴胡汤主之？即脉浮、沉实，亦当审其何部何经，应表解、应下解、方可定案②，此以笼统言之，定非确论。

三、大病瘥后，从腰以下有水气者，牡蛎泽泻散主之。原文 395

按：大病瘥后，从腰下有水气者，是病不责之太阳，而责之于肾也。太阳底面即是少阴，太阳病已，而少阴肾气发泄于外，故现腰以下有水气，法当温肾收纳，若牡蛎泽泻散，是亦利水之一法也，似非正论。

四、大病瘥后，喜唾，久不了了者，胃〔胸〕上有寒，当以丸药温之，宜理中丸。原文 396

按：病后喜唾不了，中宫有寒湿未尽也。寒湿上逆而不降，故唾不止，法宜温中降逆，是一定之理也。

---

① 病：原本后有“果按”，据文义删。

② 案：原本作“按”，据文义改。

五、伤寒解后，虚羸少气，气逆欲吐，竹叶石膏汤主之。原文 397

按：寒邪既称解后，人既虚羸少气，本属不足，气逆欲吐，大半阴邪上逆，正气不支，法宜温中、扶阳、降逆为是。原文以竹叶石膏汤，是为胃热上攻者说法，若施之于虚羸少气之人，断乎不可。学者务宜于病情或寒或热上体会，庶不致误。

【临床解读】

秦某，男，12 岁。2019 年 7 月 5 日初诊。

主诉：嗳气 1 年余。

现症见：间断嗳气，饭后明显，偏食，便调，慢性咽炎，易清嗓子，舌质淡红，苔薄白，脉细。

处方：竹叶 10 克，生石膏 30 克，太子参 10 克，麦冬 10 克，清半夏 10 克，知母 10 克，炒莱菔子 10 克，玄参 30 克，甘草 6 克，鳖甲 10 克，桔梗 10 克。7 剂，每日 1 剂，水煎服。(孙玉术医案)

瘥后食复

计一法。

病人脉已解，而日暮微烦，以病新瘥，人强与谷，脾胃气尚弱，不能消谷，故令微烦，损谷则愈。原文 398

按：胃气旺则食谷易消，胃气弱则食难化，此亦理之常也。今日暮而微烦，正阴长阳消之时也。损谷则愈，使其食不骤，而胃气宽舒，自可无虞矣。

阴阳易病

计一法。

伤寒阴阳易之为病，其人身体重，少气，少腹里急，或引阴中拘挛，热气〔上〕冲胸，头重不欲举，眼中生花，膝胫拘急者，烧裈散主之。原文 392

按：阴阳易病，皆由新病初愈，余邪尚未大尽，男与女交则女病，女与男交则男病，以致一线之余毒，势必随气鼓荡，从精窍而发泄也。治之不外扶正为主。至于烧裈散一方，男用女裈，女用男裈，近阴处布方寸，烧灰兑药服之，亦是取阴阳至近之气机，必引药深入，亦是近理之论。余于此等证，在大剂扶阳，取童便为引，服之屡屡获效。

外　附

太阳少阴总论

夫太阳者，即坎中真阳也；少阴者，即坎水也。阳居二阴之中，阴含一阳之内。人身中一水一火，即在此处攸分。故太阳为人身纲领，主皮肤，统营卫者是也。太阳之气上升，则水精之阴，即从太阳而上行，从皮肤而出水气。太阳为外邪干犯，必由毛窍而入，仲景所以著《伤寒》，皆是从根底上来也。故太阳之底面是少阴，少阴之底面①即是太阳，所以太阳发汗有亡阳之虞，即此是也。后学不知根底，著春温，著利证，种种不一，自以为补仲景之不逮，而不知仲景列六经，早已发明其要，惜后人之学识未到，功力未深，自诩以为独得之秘，而其中亦有好处，不得即为之无用也。总之根底未澈，源头未清，不得不直言之也。

麻脚瘟说

余自幼小时，即闻老人相传有麻脚瘟证，终不知此证是何也？今者历医有年，始得其要。夫曰麻脚瘟者，人身卫外之阳不足，卒为阴邪所闭也。然有吐有泻，皆是阴邪已犯中宫，上下逼迫，而人身元气系在后天，顷刻将元气剥尽，能令人死。余曾救多人，一见此症，即用大剂回阳，可以移危为安。如斩关丸、四逆汤，皆神效之品。设穷乡僻壤，觅药维艰，一遇此等证候，即速捣生姜汁同红糖服之，如无红糖，即姜汁亦可；如姜不便，而胡椒亦可，速速吞之，皆能获效。昧者不识，胡乱施治，未有不速其死者也，愿诸公熟记之，至切至切。

辨认内外发热证至要约言

医家治病，务要识得内外两法，邪有由外而入者，有由内而出者，大有分别。如发热一证，无论男妇老幼一见发热，鲜不以为外感也，不知大有分别。余阅历数十年，方始识得，不敢自秘，以公诸世，亦救世之意也。千古以来，名贤迭出，惜此未剀切详明也。曰内曰外，何以辨之证之？由外感者，

① 面：原本无“面”，据文义加。

无论男妇老幼，一经外感，邪从毛窍而入，闭其外出之气机，人即沉迷倒卧不起，所现头疼、身痛、恶风、畏寒等等情状。若由内而出者，无论男妇老幼，人不困倦，起居一切如无病者，但发热而已。其间有手心独发热者，有上半日发热者，有下半日发热者，有夜间发热者，种种不一。但其人面白、唇青、口不渴、满口津液，饮食无味，大小便利，不思水饮为据。即有面赤如殊，口红唇裂、皆在舌上津液满口，小便清长，喜饮热汤上辨之，万无一失。

问答

计三条。

问曰：俗云服姜附烧干肾水，果有是说乎？

答曰：子不观仲景之用姜附，所以回阳也，阳回则津液自生，何以不烧干肾水而反生津液，生死人而肉白骨乎？此其中大有关键，昧者不明阴阳底蕴，畏姜附视若砒霜，不敢轻用，病家亦不敢轻服，相沿成风，牢不可破。犹由其不知姜附乃少阴主药，仲景用之以扶少火而生气者也。

曰：然则姜附其可恒用欤？

曰：可。

曰：何以知其可恒用也？

曰：凡一切阳虚诸症，如少气、懒言、身重、恶寒、声低、息短、舌润、舌黑、二便清利、不思水饮、心悸、神昏、不语、五心潮热，喜饮热汤、便血、吐血、闭目妄语，口臭难禁，二便不禁，遗尿遗屎，手足厥逆，自汗，心慌不寐，危候千般，难以枚举，非姜附何以能胜其任，而转危为安也乎？

曰：然则世之用大黄、芒硝以治病者，其故何也？

曰：大哉斯问也！夫大黄、芒硝乃治壮火食气之症也。

曰：壮火之为病若何？

曰：壮火者，是外来之邪热，入与阳明之燥热相合，盘据于中，若不急为扑灭，顷刻将真阴灼尽而性命不保，故曰壮火食气，即此。仲景于此，轻则以人参白虎，重则以大承气、小承气汤，与夫六味、麦味、鸡子黄连，润燥、养阴、救阴诸法，皆一辙也。至所现病情，如气粗口热、大渴饮冷、壮热、烦躁、汗多、身轻、张目不眠、声音响亮、口臭、芒刺满口，谵语神昏，二便不利，胸腹痞满，狂叫不休，便血，吐血，种种危候，难以枚举。如此之病，不惟姜附不用，即一切辛燥之品皆当禁服也。由是观之，则医亦可学也，而用药之宜热宜凉，有一定之理也。

曰[①]：噫！先生此论，其可为医门之一助也，实快事也。

或问：俗云小儿纯阳之体，不宜服姜附，是耶？非耶？

答曰：小儿者，稚阳也，如初生之萌芽，其质娇嫩，用药稍差，即祸生不测，便酿出阳虚种种危候，非姜附何能扶少火而生气，以助先天危亡之机乎？世人动曰纯阳，岂非见之左耶。总之，用姜附亦必究其虚实，相其阴阳，观其神色，当凉则凉，当热则热，何拘拘以姜附为咎哉？

或问：俗云小儿初生，先服开口药，以下胎毒，免生疮症，用药不外大黄、银花、钩藤、防风、巴豆、大枣等，果可服否？

答云：小儿下地，定要服开口药，以下胎毒，免生疮、风症，此皆不经之论。夫小儿居母腹中，母呼一呼，母吸一吸，十月功圆，破衣而出，此时一团真气养成，有何胎毒？如果有毒，小儿尚可活乎？既经下地，如初出土萌芽，此则一身真气，本是并无一毫外邪，何得即以戕伐生气之药而施之，则无疾反生有疾，不生风因而生风，故有四六风、七天风，十有九死，难以枚举。此千古之流弊，实千古小儿之大厄也。噫！何世人之不讲究理法耶？

---

① 曰：原本无“曰”，据文义补。

伤寒寻源

原著 清·吕震名
主编 王祖龙

目 录

潘 序

余既为吕君搽村作传，从其子小搽茂才索君遗箸①，得《内经要论》一卷，《伤寒寻源》三卷，受而读之。因忆与君交廿年，辄能仿佛君况。君治病之暇，好饮酒，善奕②棋。余常过君，几上纵横残帙，一编烂然，则所箸《伤寒寻源》也。床头越酿一瓮，旁几楸枰③一奁④。二奕友见客至，辄避去。窗半破，风吹有声，短童发鬅鬙⑤侍侧室中，懒不治，日惟孜孜箸书。是三卷，上下二卷皆成书，中卷详诸证候，犹有未备，盖未竟作也。君之驱使草木，如其奕下子，无一闲著。而其嗜医，殆甚于其嗜酒技也，而进于道宜哉。夫三坟⑥言道，书阙有间，唐令⑦列医学，付之执技⑧之流，荐绅⑨先生罕言之，去古日远，说益淆杂，人命至重，可为寒心。君是书庶不背古，亟为检校以行于世，《要论》一卷，尚俟续刊。

咸丰甲寅长夏吴县潘遵祁识

---

① 箸：通“著”。《荀子·非十二子篇第六》：“古之所谓处士者，德盛者也，能静者也，修正者也，知命者也，箸是者也。”

② 奕：通“弈”。《论语》：“不有博奕者乎?”

③ 楸枰（qiū píng）：棋盘。用楸木做成，故名。

④ 奁（lián）：匣盒。

⑤ 鬅鬙（péng sēng）：头发散乱貌。

⑥ 三坟：指伏羲、神农、黄帝之书。

⑦ 唐令：唐代法规形式之一。唐代法规的基本形式有律、令、格、式四种。唐令包括武德令、贞观令、永徽令与开元令。

⑧ 执技：指有一技之长之人，如祝、史、射、御、医、卜、百工等。语见高保衡、林亿《素问》序。

⑨ 荐绅（jìn shēn）：插笏于带间，指有官职或做过官的人。荐，通“搢”，插，《史记索隐》：“搢，今作‘荐’者，古字假借耳。”绅，古代仕宦者和儒者围于腰际的大带。

钱唐[1]吕搽村司马传略

壬辰秋，余弟病疟，既止复作，屡易医，最后得钱唐吕君搽村治之乃瘳。自是知搽村之能医，一家中有疾，必咨之，辄应手愈。余不知医，自与搽村交，始知医之不可尝试也，益不敢轻言医。搽村精于医而嗜酒客腊[2]，忽得肠澼证，余视之，谓余曰：此中满渐也，满则不治。余劝以节饮。未几果患中满，余又视之，已自知病必不起，不旬日竟殁于寓。其孤以浸，将归君丧，摭[3]君生平行略，属为文以传之。余交君久，又与君弟铨为同年友，不敢以不文辞。按：君讳震名，字建勋，号搽村，先世自徽迁杭，世业儒。祖讳嗣林，字兰田，乐善好施，乡里赖其周济。父讳文燕，字赓扬，克承父志，以节俭起家，家日丰，生丈夫子[4]三，君居长，以伯父学谦公无子，为之后。幼即岐嶷[5]，长而慷慨，读书不事生产，比君登贤书[6]，屡上公车[7]，家已中落，循例就直隶州州同[8]，分发湖北，所至有政声。时林文忠为方伯[9]，裕节愍守武昌，皆引重君，骎骎[10]将大用，君忽动归思，杜门不复出，生平酷嗜医书，乃益肆力。适君之友王雨楼广文，侨居苏州，因来苏主其家。余之初识君也，以疾就诊，君问切精审，不杂一他语，立方必起草，阅数刻始安，犹谆谆论疾宜忌，终不杂一他语。后见君治病，率如是，心重之。别驾[11]汪君杏春，余妹婿也，亦数延君治病。忆余一女甥方试周[12]，忽遘疾，将殆矣。余夜往视，见病婴仰卧，胸鬲如阜，呻吟拒按。余曰：是得毋结胸证乎？盍与搽村商之？

---

① 钱唐：亦作“钱塘”，古县名，属今浙江杭州。

② 客腊（xī）：以腊为客。腊，干肉。客，盖言喜之，重之也。

③ 摭（zhí）：拾取，摘取。

④ 丈夫子：男孩。古时子女皆称子，男孩称丈夫子，女孩称女子子。

⑤ 岐嶷（nì）：幼年聪慧。《后汉书·桓荣传》：“生而岐嶷，七岁能诵诗。”

⑥ 登贤书：乡试考中，成为举人。

⑦ 公车：汉代官署名，后也代指举人进京应试。

⑧ 州同：清代知州的佐官，从六品。

⑨ 方伯：泛称地方长官。

⑩ 骎骎（qīn）：疾速。

⑪ 别驾：官职名，汉置，为州刺史的佐使。又称别驾从事。

⑫ 试周：试儿，俗称“抓周”。古代小孩周岁时预测志趣的一种习俗。

翌晨延君至，曰：此果结胸证，宜小陷胸汤。如法与之，立效。君因是许余可谈医，而不知余固偶臆度之，实未尝知医也。余尝病瘅，治以茵陈汤不效，易平胃散又不效，脘中若藏井底泥，米饮至前辄哕。以问君，君曰：湿固是已，此寒湿，宜温之。与五苓散加附子，药下咽，胸次爽然。又余次儿病胎疟[①]，佥[②]云宜多发汗，勿遽止。君曰：《金匮》言凡疟以十五日为期，过此当一月。此证里邪为重，不当发汗。仅取半夏草果苓朴等味，始终未一用柴胡，两旬竟霍然。十年前有方氏子病伤寒疾革[③]，议用牛黄清心丸，其父来泣求丸，余诘其状曰：丸何为？惟吕先生或能愈若子。方如言延君至，曰：邪在腑，上蒙心包，开之是揖盗也，宜急下存阴。投以犀连承气汤。明日方喜告余曰：病愈矣。己酉秋，余婴时疾，疾甚深，君日必两至，亲戚来问讯，为余危，劝易医。余虽瞑眩，非君不进药，卒赖君力就差。先是隔岁，余大女归省感疾，颇反复，婿家亦有医来，鲜折衷[④]，余昼夜审察，心力颇瘁，倚君获无恙。然余女病及余病，皆久而后已，或谓是本小疾，治不如法，故效迟。独余知君之临证确有把握，随病之进退治方，未尝以方之出入试病也。今年四月，余患头晕就君诊，君已病，犹为处一方，越日再就君，而君不能起矣。扁仓不作，能毋惜哉！君熟于《内经》六气五运之法，洞视八脉，遍览百家，而一以仲景为宗。其言曰：仲景《伤寒论》以人道合天道，使学者有切实下手工夫，不止为伤寒立法，能从六经辨证，则虽繁剧如伤寒，不为多歧所误，而杂证即一以贯之，可谓得医道之要领矣。君之为医，急人之病如己病，一家有病者数人，一一处之无倦容。暇辄手自撰论，阐发仲景之学，寒暑无间，精力由此渐耗。前年得中风证，自治良已。生平惟嗜酒，不意其竟以此致疾，疾且不起也。君为人伉直[⑤]，不屑屑问生计，侨居吾苏二十年，口不言贫，殁之日犹留酒债，余为偿之。呜呼！君以高才困矮屋，一履仕途，翩然高蹈，挟其技以活人，殆所称不得志于时者之所为耶？惟余之交君也以医，故论君之医独详，所著有《内经要论》若干卷，《伤寒寻源》若干卷，皆有功轩岐之学，他日必为世宝筏[⑥]。君生于嘉庆二年七月十九日未时，卒于咸丰二年五月三日午时，春秋五十有六，道光乙酉科举人，前署湖北荆门州

① 胎疟：病名。亦称子疟、妊娠疟。多因孕妇脾胃虚弱，饮食停滞，夏伤于暑，感染疟邪所致。

② 佥（qiān）：皆，都。

③ 革（jí）：通“亟”，指病重。《礼记·檀弓下》：“公曰：若疾革，虽当祭，必告。”郑玄注：“革，急也。”

④ 折衷：调节使适中。这里指调节病情，使其稳定。

⑤ 伉直：正直，刚直。

⑥ 宝筏：佛教语，比喻引导众生渡过苦海到达彼岸的佛法。

同知。子以浸，钱唐县庠生①，女二，张侃、高廷勋其婿也，女孙二。

潘遵祁曰：《后汉书》载华佗、郭玉辈治病恒有神术，不可思议，然非人人可学，或疑不经，仲景羽翼《内经》，推阐阴阳，著书立说，为后世医学之祖，史独阙焉，何也？君力求长沙宗旨，穷其奥窔②，而未尝一日自恃，临证若遇大敌，然不敢以病尝其术。孟坚③有言：拙者失理，以愈为剧。若君者庶几④免焉。

---

① 庠（xiáng）生：明清科举制度中府、州、县学生员的别称。庠，古代学校。

② 奥窔（yào）：幽深奥妙。奥，本指屋内西南角，窔，本指屋内东南角，均引深为深奥。

③ 孟坚：班固，东汉史学家，字孟坚，撰《汉书》。

④ 庶几：或许可以，表希望或推测。

自 序

医学始于《内经》，而仲景《伤寒论》实为羽翼《内经》之书。《内经》阐发天人奥旨，非寻常能测其涯涘①。仲景就人一身之表里腑脏，推阐阴阳，搜抉病机，此以人道合天道，使学者有切实下手工夫，不止为伤寒立法也。而其书以伤寒命名者，盖以病之最繁而善变者莫如伤寒。伤寒及杂证总在六经上辨认，能解得六经辨证之法，虽繁剧如伤寒，尚不为多岐②所眩，而杂症即一以贯之，故学医者必从此问津，乃不迷于所行。惜其书散亡于兵燹③之余，经王叔和裒辑④成帙，后之学者墨守叔和序例之说，以为凡伤寒之病，多从风寒得之，殊不知伤寒不必尽属寒因，若风、若湿、若温、若热，皆统辖于伤寒二字内。仲景大法井井，本有矩矱⑤可循，特以序次错综，必待善悟者触类旁通，方能得其神髓。浅尝之辈，未经深求，于是执麻黄桂枝治风寒之成法，而概施之于温热病，误矣。及其既误，遂谓仲景之法宜于风寒不宜温热，于是谈温热者接踵而起。补方造论，非无可采，然舍仲景而言温热，究属一家之论，必仍向仲景讨根源，而伤寒之面目始全。仆究心仲景书二十余年，差⑥有心得，因将仲景引而不发，言下跃如之旨一一拈出，分为三编。首编辨明风、寒、湿、温、热源流及六经种种辨证诸法，次将各证辨别疑似疏为中编，后将制方精义疏为下编。探历圣之渊源，综诸家之得失，理必求其至当，言匪涉于无稽。仲景自序有云：若能寻余所集，虽不能尽愈诸病，庶可以见病知源。爰⑦名是编曰《伤寒寻源》，俾及门诸子得藉，是以为读仲景书之津梁，于医事亦不无小补云。

道光三十年岁次庚戌冬日钱唐吕震名撰

---

① 涘（sì）：水边、边际，引申为尽头。
② 岐：通“歧”，分支，分岔。鲍照《舞鹤赋》：“指会归翔，临岐矩步。”
③ 燹（xiǎn）：兵火。
④ 裒（póu）辑：辑录。陈傅良《跋御制圣政序记》：“爰命史臣，裒辑圣政。”
⑤ 矩矱（yuē）：规矩，法度。
⑥ 差：略，尚。
⑦ 爰（yuán）：于是。

上　集

伤寒正名

万病莫逃于伤寒。伤寒之祖，断推仲景，而后人辄议仲景之书，详于风寒，略于温热，予谓此非惟不知仲景，并亦不知伤寒。按：仲景本《素问》及《八十一难》等书而作《伤寒论》。考《难经》云：伤寒有五，一曰中风，二曰伤寒，三曰湿温，四曰温病，五曰热病，其所苦各不同形。既曰伤寒有五，则伤寒只属病之总名。而五者之中，病又不专属寒因，若风、若湿、若温、若热，同隶伤寒有五条下，仲景作书而以伤寒命名者，义取诸此。今从仲景原文，反复互勘，其实仲景大法，合之《难经》伤寒有五之例，若合符契。其法总从太阳病辨起，如所云：太阳病，发热，汗出，恶风，脉缓者，名为中风。太阳病，或已发热，或未发热，必恶寒，体重，呕逆，脉阴阳俱紧者，名曰伤寒。太阳病发热而渴，不恶寒者为温病。太阳病关节疼痛而烦，脉沉而细者，此名湿痹。太阳中热者，暍是也，其人汗出，恶寒，身热而渴也。以此分配《难经》伤寒有五之例，界划分明。仲景《伤寒论》此伤寒字即《难经》伤寒有五之伤寒，而伤寒类中专有一种太阳病，或已发热，或未发热，必恶寒，体重，呕逆，脉阴阳俱紧者，独名之曰伤寒。此外若风、若湿、若温、若热，同属伤寒之类而各异其名。欲识伤寒之病，须先定伤寒之名，《语》云："名不正则言不顺。"故予急正其名以冠于篇首。

论王叔和

仲景《伤寒论》，本散亡之余，王叔和编辑成帙，观其序例云：搜采旧论，录其对病真方，拟防世急。此非仲景原本可知矣。然则仲景之书，赖叔和而传，叔和之名，亦赖仲景而传。后之编次《伤寒》者不下数十家，徒相争于篇次之间，纷如聚讼。究之吾辈读书，苟能深明其义理，奚必相争于篇目？独其序例诚有可訾[①]，前明方中行[②]仅从削去，至国朝喻嘉言[③]、程郊倩[④]始痛加贬驳，虽立言未免过激，然以余平心而论，叔和传书之功，诚不可没。其序例之可议者，内如所陈温热异气，拉杂不清，至如以时论病，以日分经，与夫先汗后下之法，实与本论多相矛盾，反将仲景之圆机活法，说成呆相。予非敢轻诋前贤，乃沿此说者，其祸至今而未有已，故不得不为之辨，辨在后篇。

辟[⑤]泥四时论病之谬

天有四时，以布五运而分六气，人身应之，则有六经以分主五行。人在气交之中，果能奉若天道，御气调神，则寒暑温凉，亦自循乎天地自然之令气，何至于病，惟逆之而病生焉，则言病当穷乎人事之变。故仲景但就人身表里腑脏上审其所犯者何证，即知六气中之病属何气，六经中之病在何经，因其证之异同而病名斯定焉。其辨证之法，如同一太阳病而以证之有汗无汗，脉之浮缓浮紧，分别风与寒；又以口之渴与不渴，分别风寒与温；同一渴而又以恶寒不恶寒，分别温与热。至于传变之后，或出表，或入里，剖晰毫芒，随证通变，又施种种误治救逆之法，何等精细，何等圆活。

今乃谓冬月中而即发者，名为正伤寒，春为温，夏为热。不惟仲景论中并无此语，且如执是说，则冬月中岂无患太阳病发热而渴者乎？夏月中岂无患太阳病恶寒无汗者乎？将安所适从乎？岂一时之中，只许人生此一病，不许更生他病乎？此说实倡自叔和之序例，而疑团至今未破，故予亟打破此机关，为千百年来一扫魔障。

辟泥日数分经之谬

予谓伤寒有五，其辨证先从太阳病辨起，而病正有不必尽从太阳起者，且即从太阳起而亦有传有不传。仲景以病静者为不传，若传胃者不复更传，即传经之中，亦不能泥定太阳之后，必传阳明。有由太阳而径传少阳者，有

---

① 訾：非议，指责。

② 方中行：方有执，明代医家，字中行，撰《伤寒论条辨》。

③ 喻嘉言：喻昌，明末清初医家，字嘉言，撰《尚论篇》《医门法律》等。

④ 程郊倩：程应旄，清代医家，字郊倩，撰《伤寒论后条辨直解》。

⑤ 辟：驳斥。

由太阳而径传三阴者，有由太阳不传阳明而传太阳之腑者。且传腑之中，有传气分者，有传血分者。又有病不起于太阳，由阳明而太阳者，由少阳而太阳者，更有直中阴经者，有由阴而还返于阳者，有阴阳分传者，有阳证似阴者，有阴证似阳者。种种变化，更仆难数，总不能以日数为拘，只宜在表里腑脏上探消息。如一二日即见里证，断无发表之理；五六日仍见表证，断无攻里之理。里证急于表证者，先治其里，后治其表；表证急于里证者，先治其表，后治其里。仲景论中朗若列眉，能解此活变之法，则先汗后下之邪说，更不烦言而知其谬矣。

论陶节庵[①]

陶氏之学，盛行于世久矣。人谓仲景之学，得陶节庵而始彰，吾谓仲景之书，得陶节庵而遂废，非苛论也。节庵毕生精神，致力于仲景《伤寒论》，非不费一番苦功，而卒为王叔和所掩。故其论伤寒仍指为冬月正病，以桂枝麻黄二方，专为冬月正伤寒说法。此外论温论热，仍按节气论病，此仍沿序例之说，而于伤寒开手辨证功夫，尚未透彻。至其六经分证，牵入《内经》热病法与仲景伤寒法，一并砌入，混同无别，其论脉尤为可议。仲景识病大法，全凭脉证互参，方能谛实[②]病因。论中《辨脉》《平[③]脉》两篇，精微圆妙，非寤寐神游，焉能窥其奥窔？且其脉法之散见于六经篇中者，更当随证体认。节庵乃谓但凭浮中沉三部，及指下之有力无力，分别表里阴阳寒热虚实。殊不知此仅持脉之大纲，恶足以尽病情之变？而其尤悖谬者，谓小柴胡汤可以通治温疫时证，见热甚合解毒汤，不须论脉，此病定一七或二三七，自然汗出身凉而愈。信如此言，更不必辨其何经何证，并不必再辨浮中沉三部之脉，并不必辨其脉之有力无力，但用一小柴胡汤，听其延久自愈。此说一开，病之轻者，延久始愈，病之重者，后救亦无及矣。乃此书偏盛行于后世者，皆由今人无不避难而趋易，得如此简便之法，谁不乐从？而节庵自序乃云：后之同志，但须熟玩此书，不必集闲方而观别论。是分明教人以不必复读仲景书矣。试思仲景妙蕴，安能阐发得尽？纵日谆谆教人以宜学仲景，人犹畏难而思阻。今如集中所辑方论，即果搜剔无遗，亦衹拾糟粕而遗神髓，

① 陶节庵：陶华，明代医家，字尚文，号节庵，撰《伤寒六书》等。

② 谛实：明了落实。

③ 平（pián）：通“辩”，辨别。《尚书·尧典》：“九族既睦，平章百姓。”

何如汲汲直追仲景渊源？语云：取法乎上，仅得乎中。欲学伤寒，舍仲景其谁与归？

论吴又可

吴又可撇开仲景而自作《温疫论》，则似非仲景之徒者，而吾谓吴又可正深于仲景者也。仲景于风伤卫、寒伤营、伤风兼寒、伤寒兼风，尚不许混同施治，奚况温病。又可易麻黄桂枝成法于病之初起，而立达原饮一方，诚可补仲景之未备。至其传变之后，仍恪遵仲景成法，丝丝入扣，非枕藉[①]仲景者，恶能解此？但书以温疫命名，殊有未称。温病之中，有风温，有湿温，有新邪所伤，有伏邪为病，今论中所指三阳表证，而兼胸膈痞闷，心下胀满，或腹中痛，或燥结便秘，或热结旁流，或协热下利，或呕吐恶心，舌胎满布如积粉而渴者，此确是今之湿温病，又可之法，允为至当。喻嘉言谓湿温即包疫而言，命名之义，当在乎此。然此特温病中之一，而尚未该[②]温病之全。至于疫字之义，凡病长幼率相似者名曰疫。疫毒之最厉者，如大头瘟、虾蟆瘟、绞肠瘟、软脚瘟、瓜瓤瘟、疙瘩瘟，种种危证，呼吸死生，另有治法，非达原饮一方所能该括。且不独阳毒之病为疫，即阴经之病亦能成疫。试以近事征之，嘉庆年间，民患咽疮者多，甚则下利，此少阴证也。道光之初，民病霍乱者多，甚则转筋，此厥阴证也，皆疫也。仲景论中具有成法，依法治之，率多痊可，然则又可之书，非不足以辅翊仲景，予谓当易其名曰湿温论，则名斯称矣。

诸家编次

门人问曰：仲景《伤寒论》，固非完书，诸家编次，各一是非，当奉何为定本？答曰：此不能定，并亦不必定者也。仲景书当汉魏之交，久已散佚脱，不有叔和，今日安能复睹其书？叔和裒集旧论，自以序例冠于篇首，各篇之中，亦间有增入。仲景本论，逼真汉文笔法，叔和笔力，去仲景奚啻[③]天渊，此就文义本属可辨。内如《辨痉湿暍篇》云：伤寒所致太阳病痉湿暍三种，

---

① 枕藉：枕头与垫席。引申为沉溺，埋头。

② 该：通“赅”，包括。《儒门事亲》：“今余著此吐汗下三法之诠，所以该治病之法也。”

③ 奚啻（chì）：何止，岂但。

宜应别论，以为与伤寒相似，故此见之。此一段便是叔和集论发端语气。又如《可吐可汗可下篇》云：大法春宜吐，春夏宜发汗，秋宜下。此种断非仲景话头。自喻嘉言而后，叔和序例，既加驳斥，而各篇中叔和缀入之条，诸家亦多有当作圣经，详加诠注者。至于篇目序次，则古本已亡，又安能确指某条必在某条之下，此予所谓不能定者也。然而不能定者，篇目也，其可定者，理也，法也。欲读是书，先要使六经辨证之法分得开，分得开，则一经有一经之定证，而不为旁议所挠，可以识病体之常。又要使六经辨证之法合得拢，合得拢，则此经有彼经之兼证，而不为疑似所惑，可以穷病情之变。此条之脉证有与彼条互见者，则当参酌以观其通，此家之注释有与彼家不合者，则当折衷以求其是。夫如是不拘何人所注之《伤寒论》，任彼节目之颠倒错乱，而以吾定识定力，寤寐神游，则正可因其参伍错综而悟出仲景当日之圆机活法，仲景之圆机活法既得，而吾心之圆机活法自生矣。特此诣难遽期之中智以下，困勉之功，恶可少哉？

司天①运气

司天运气，仲景不言，非忽也。上古圣人，欲通天之纪，从地之理，以调民之气。五运者，即金木水火土运行之数；六气者，即寒暑燥湿风火临御②之化。因按十二辰纪岁以明其气，太阳寒水，阳明燥金，少阳相火，太阴湿土，少阴君火，厥阴风木。子午之岁，上少阴火，下阳明金。丑未之岁，上太阴土，下太阳水。寅申之岁，上少阳相火，下厥阴木。卯酉之岁，上阳明金，下少阴火。辰戌之岁，上太阳水，下太阴土。巳亥之岁，上厥阴木，下少阳相火。此天地之气，运行旋转，以是绾③定上下，分别司天在泉，其次可按岁而纪。然上下旋转，虽有定位，而其中所乘之运，又按岁上所临之天干，分别异运，且六气皆有左右间，一岁之间，分别循环作主。此外，又有天符④岁会⑤三合⑥之不齐，南政北政⑦之易位，与夫气之胜与不胜，脉之应与不应，

① 司天：运气术语，出自《素问·至真要大论》。主司岁运的五运六气。

② 临御：统管，治理。

③ 绾（wǎn）：控制，总管。

④ 天符：运气术语。指通主一年中的运气与司天之气相符合的年份。

⑤ 岁会：运气术语，又称岁位。指中运与岁支之气相同，同时又当五方之正位。

⑥ 三合：运气术语。指主运、司天、年支三者同气相合。

⑦ 南政北政：是以流年十二地支所处位置而定。卯辰巳午未申在上，是谓南政；酉戌亥子丑寅居下，是谓北政。

以及初终胜复，气至先后，自非通天彻地参赞位育之圣人，焉能知化穷神，洞烛无间。乃今人开口辄言司天运气，置一切精义于不讲，但言本年何气司天，是年之民，当生何病。此种耳食之谈，殊堪喷饭。且必按司天运气以言民病，则岁不一气，民不一病，转使学者无著实下手工夫。故仲景但就人身上三阴三阳，谛实病因，而天之五运六气，即已范围于莫能外。经云：善言天者，必有验于人。《内经》所言天人合一之学，仲景所言尽人合天之学。医之有仲景，犹儒之有孔子。试观四子书中所言，皆日用伦常之事，虽极参天地赞化育之功能，总在伦常日用上做起。端木子①曰：夫子之文章，可得而闻也，夫子之言性与天道，不可得而闻也。此诚悟道之言也。

分别阴阳

天地之阴阳，数之可十，推之可百，数之可千，推之可万，莫窥其始，孰既其终。其切于人身者，则《内经》言人之阴阳，则外为阳，内为阴。言人身之阴阳，则背为阳，腹为阴。言人身之脏腑中阴阳，则脏者为阴，腑者为阳，肝、心、脾、肺、肾，五脏皆为阴，胆、胃、大肠、小肠、膀胱、三焦，六腑皆为阳，此言人身上分阴分阳之定位。然有阴中之阳，有阴中之阴，有阳中之阳，有阳中之阴。若背为阳，阳中之阳，心也，阳中之阴，肺也；腹为阴，阴中之阴，肾也，阴中之阳，肝也，阴中之至阴，脾也。按：五脏皆为阴，而其表里内外雌雄相输应者，仍不离阴阳互根之义，由是则六腑概可推矣。要之阴在内，阳之守也；阳在外，阴之使也。阴胜则阳病，故阳病治阴；阳胜则阴病，故阴病治阳。阳胜则热，阴胜则寒者，病体之常也；重寒则热，重热则寒者，病情之变也。此轩岐之宗旨。而仲景当日平脉辨证，分别三阴三阳之治，其大旨不越乎此。然泛言阴阳，无从把握其下手工夫，先要在表里脏腑上分别清楚。仲景辨脉法有四语，足以蔽之，曰：浮为在表，沉为在里，数为在腑，迟为在脏。此大纲也，从此悟入，思过半矣。

十二经离合

《内经·金匮真言论》以肝、心、脾、肺、肾五脏为阴，胆、胃、大肠、小肠、膀胱、三焦六腑为阳，至《灵兰秘典论》以五脏、六腑合膻中为十二

① 端木子：指端木赐，字子贡，孔门七十二贤之一。

官。脏者为阴，足太阴脾，手太阴肺，足少阴肾，手少阴心，足厥阴肝，手厥阴膻中，总之阴也者，藏精而起亟者也。腑者为阳，足太阳膀胱，手太阳小肠，足阳明胃，手阳明大肠，足少阳胆，手少阳三焦，总之阳也者，卫外而为固者也。然阴阳必相维附，故脏与腑相为表里。脾与胃为表里，同从土化也；肺与大肠为表里，同从金化也；肾与膀胱为表里，同从水化也；肝与胆为表里，同从木化也；心与小肠相表里，同从火化也；膻中与三焦为表里，乃手少阴之别脉，摄行君火者也。此三阴三阳之定位。至其离合之数，则更合前后上下内外互为环抱。三阳之离合，太阳为开，阳明为阖，少阳为枢；三阴之离合，太阴为开，厥阴为阖，少阴为枢。《内经·阴阳离合论》可覆按也。不观阴阳之所以分，无以识病体之常；不观阴阳之所以合，无以达病情之变。故善诊者，察色按脉，分别阴阳，阳病治阴，阴病治阳，定其血气，各守其乡，其旨远矣。

察脉大法

自王叔和《脉经》而后，宋之崔嘉彦①，明之李时珍，其脉诀皆盛行于世，然皆繁琐莫得其要领。仲景脉法，有最要一字诀曰缓。仲景云：阳脉浮大而濡，阴脉浮大而濡，阴脉与阳脉同等者，此名曰缓。缓则不疾不徐，以周行于营卫之间，无太过，亦无不及。因推及太过之脉，则若卫气盛名曰高，营气盛名曰章，高章相搏名曰纲。不及之脉，则若卫气弱名曰惵，营气弱名曰卑，惵卑相搏名曰损。此于缓脉外别著此二条，以明有余不足之脉态。然迟与缓亦微有别，缓则卫气和，迟则营气和，脉缓而迟，刚柔相得，此名曰强，若缓迟相搏，即名曰沉。凡诊本脉及病脉，总以相得者为平脉，相搏处认病脉，此是仲景当日言下宗旨。至于表里腑脏，固从浮沉迟数上看，然合之高章卑惵，互相体认，则阴阳之间，虚实判焉。故以大、浮、数、动、滑列为阳脉，沉、涩、弱、弦、微列为阴脉。由是引伸触类，则若芤、若革、若牢之属，种种不一其名，俱从相搏处分别脉状，以审病因。更以呼吸按之，则若代、若结、若促之类，亦即从此推出。后世脉诀，皆宗此分门别类。然此中参伍错综之妙，具有彻上彻下彻表彻里工夫，使非从仲景经文，反复讨论一番，恶能通其精微哉？

---

① 崔嘉彦：南宋医家，字希范，号紫虚道人，撰《四言脉诀》《崔真人脉诀》等。

寸口脉论

五脏六腑死生吉凶之法，独取决于寸口。《内经》脉法，以左寸属心，右寸属肺。而《难经》云：寸口者，脉之大会，手太阴之脉动也。手太阴肺之经也，其独责在肺者，何也？盖以左寸属心，心为一身营气之主，右寸属肺，肺为一身卫气之主，此位之分寄者也。然营卫之气，全赖谷气以为输布，谷气入胃以传于肺，五脏六腑皆以受气，其清者为营，浊者为卫，营行脉中，卫行脉外，营卫行阳二十五度，行阴二十五度为一周，五十度复会于手太阴。人一呼一吸，皆出于肺，以此为呼吸之门，而营卫之主，实两而一者也。仲景于寸口脉，先示以十六字金针，曰：浮为在表，沉为在里，数为在腑，迟为在脏。夫以人身为论，则背为阳，腹为阴，外为阳，内为阴，腑为阳，脏为阴。以脉象而论，则寸为阳，尺为阴，浮为阳，沉为阴，数为阳，迟为阴。寸本属阳，而何以并得为脏阴之诊？故仲景复申言之曰：假令脉迟，故知在脏也。由此观之，不特阳经之病，宜取决于寸口，即病之由阳入阴，或直入阴经者，寸口之诊，皆不容忽矣。有此十六字以为大纲，此外之相搏而成病脉者，即从此引伸触类，以审病因之所在，此在平日熟玩工夫。

趺阳少阴脉论

寸口脉为一身营卫之主，设非胃气，何以上输津液而分布营卫。趺阳者，正阳也，居中土为五行之母，是持脉必以胃气为本。少阴属肾，肾为水脏，与三焦合为一气，人身之真水真火，根蒂于此。水赖土制，少阴必得趺阳镇伏，而后能交合三焦，蒸布津液。经曰：少阴负趺阳者，顺也。趺阳以候胃气，为中焦之主，少阴以候肾气，为下焦之主，实与寸口脉分配上中下三部。按叔和《脉诀①》，以冲阳穴在足跗上五寸，骨间动脉上去陷谷三寸者，为趺阳之诊。然脉法未有按足之明文，且本论明言脉有三部，阴阳相乘，又何以言寸口而不及关尺。则知两关主中焦，脾胃之所司，即趺阳之诊。两尺主下焦，肾之所司，即少阴之诊。趺阳诊在关，以右统左，少阴诊在尺，以左统右，亦犹寸口脉之专主手太阴也。欲明趺阳少阴之诊，还在三部内推详。

---

① 诀：据文义，疑作“经。”

脉分阴阳死生论

门人问曰：仲景云阴病见①阳脉者生，阳病见阴脉者死。世遂谓仲景之书，专主扶阳而抑阴，然与？答曰：此阴阳二字，只须就表里虚实上讲。凡邪之中人，在表为轻，在里为重，出表为顺，入里为逆。阴病见阳脉，则里邪有出表之机，故主生；阳病见阴脉，则表邪有陷里之势，故主死。大、浮、动、数、滑五者为阳脉，阳脉主表主实，阴病见阳脉，则正复而邪自退，病虽重可生；沉、涩、弱、弦、微五者为阴脉，阴脉属里属虚，阳病见阴脉，则正衰而邪孰御，病虽轻亦死。阳病本主生，然见阴脉，则生中伏有死机；阴病本主死，然见阳脉，则死中具有生路。两“见”字即《中庸》“莫见乎隐，莫显乎微②”之义，临病之工，可不知戒惧乎？至于扶阳抑阴，乃是元明以来相沿之陋说。《易》言：一阴一阳之谓道。阳统乎阴，然而阳亢有悔；阴承乎阳，然而阴疑必战。故经云：阴平阳秘，精神乃治。所谓病者，悉由乎阴阳之偏也，仲景治病诸法，第就其阴阳之偏胜者，剂③其偏而病自已。故有时阳气亢极，但用纯阴之剂，不杂一毫阳药，非毗④于阴也，育阴正以剂阳。有时阴气盛极，但用纯阳之剂，不杂一毫阴药，非毗于阳也，扶阳正以剂阴。其有阴阳气虽偏胜，而尚未至于偏极者，阳药方中，必少加阴药以存津，阴药方中，必少加阳药以化气。虽有时寒热互投，补泻兼进，似乎处方之甚杂，其实原乎阴阳互根之理，剂其偏胜以协于中，人受中以生。圣人之道，中道也，后世圣道不明，流为曲说，因之丹溪有阴常不足阳常有余之论，景岳辟丹溪，而又为阳常不足阴常有余之论，则学者漫无适从而惑滋甚矣。《内经·生气通天论》明言：生之本⑤本于阴阳。其论司天运气，治诸胜复之法则，但曰：寒者热之，热者寒之，温者清之，清者温之，无问其数，以平为期。是明言阴阳贵得其平矣。仲景之学，直接轩岐，历圣相传之道，不外一中，偏阴偏阳，总属邪说，读仲景书，当在中字上著眼。

---

① 见：同“现”，显露。本段下文中的几个“见”字皆同。《史记·平原君虞卿列传》：“夫贤士之处世也，譬若锥之处囊中，其末立见。”

② 莫见乎隐，莫显乎微：意谓其极隐秘极细微之处没有不显现出来的。

③ 剂：调节，调和。

④ 毗：辅助。

⑤ 本：原作“气”，据《素问·生气通天论》改。

仲景六经辨证与《内经》热病论互异

仲景六经辨证之法，与《内经》不尽相合。余尝深思之而不得其解，及读程郊倩《伤寒后条辨》，其贬驳叔和序例内，有一段入理深谭[①]，殊为可采。《内经》云：热病者，皆伤寒之类也。著一类字，见热病特伤寒中之一类耳，然类而不类，亦不类而类，盖同此六经，而病因之寒热有不同。如一日巨阳受之，头项痛，腰脊强，类也，其不类者，恶寒与不恶寒也。二日阳明受之，身热目痛，鼻干，不得眠，类也，其不类者，伤寒入胃，热病不入胃，入胃则不传故也。三日少阳受之，胸胁痛而耳聋，类也，其不类者，伤寒有往来寒热，热病但有半里之热，而无半表之寒也。伤寒三阴证，有寒热错杂之不齐，热病则但有热而无寒。四日太阴受之，则腹满嗌[②]干，全不类伤寒腹满，吐利，食不下之太阴也。五日少阴受之，则口燥，舌干而渴，虽类伤寒少阴负趺阳之一证，而总不类伤寒脉微细，但欲寐之少阴也。六日厥阴受之，则烦满而囊缩，在伤寒烦或有之，而却不类伤寒食不下，下即吐蛔之厥阴也。似此剖晰精详，可称千古只眼，而吾更谓《内经》之言日数者，使人知其常，仲景之不言日数者，欲人通其变，学伤寒家，先须打破此疑团，于仲景法始有把握矣。

辨中风一

仲景书以伤寒命名，而首列中风。《内经》云：风者，百病之始也。清静则肉腠闭拒，虽有大风苛毒，弗之能害。是则中风之为病，多由于腠理之疏，而后风邪得以易袭，故本论云：太阳中风，阳浮而阴弱，阳浮者热自发，阴弱者汗自出，啬啬恶寒，淅淅恶风，翕翕发热，鼻鸣干呕者，桂枝汤主之。所言太阳中风之病状，皆就皮毛上形容，邪本由外而入，亟当驱之外出，但腠理本疏，又不可大发其汗，故仲景桂枝汤之取义，但主调和营卫以解肌表，取其漐漐微似有汗，不可令如水流漓。方中芍药甘枣，主固营气以托出卫邪，使风邪不敢内入而外出，然后桂枝合生姜，得建驱邪之绩。今人不识此义，改用一派风药，迫之使汗，甚或加辛热之药，扰动营血，其不致召变逆而成

① 谭：通“谈”。《串雅·序》：“戊寅航海归，过予谭艺。”
② 嗌：咽。

危证者鲜矣，医者可不慎之于始欤？

辨中风二

门人问曰：《金匮》所称中风历节病，与《伤寒论》中之中风何以异？答曰：伤寒例中之中风，其病先犯太阳，逗留于肌表之间，治不如法，传变之后，方始入里。若《金匮》所指中风，外不见头痛发热诸表证，总因络脉空虚，贼邪不泻，正气引邪，㖞僻不遂。邪在于络，肌肤不仁，邪在于经，即重不胜，此犹浅者也。若邪入于腑，即不识人，邪入于脏，舌即难言，口吐涎，则入之深矣。同一风，因而其间深浅缓急，迥乎不同，以《金匮》所指，不从太阳病起，不待传变，故不入伤寒之例。

辨中风三

门人问曰：世俗所称伤风病，又何以别之？答曰：此病头痛，恶寒，发热，与伤寒例中之中风同，以其咳嗽，鼻塞涕自出，是由皮毛以入于肺，与鬲间痰饮相合，并不传变。然人每视为寻常感冒，病家医家皆从忽略，殊不知此病一经误治，久而不愈，肺金立败，肺败则肾水之子失荫，而肾亦与俱败。且本气既伤，日盗脾胃母气，以供其挹①取，久之而中土亦败，其始不觉，其继莫救者，比比皆然。徐灵胎②曰：伤风之疾，由皮毛以入于肺，肺为娇脏，寒热皆所不宜，太寒则邪气凝而不出，太热则火烁金而动血，太润则生痰饮，太燥则耗精液，太泄则汗出而阳虚，太涩则气闭而邪结。并有视为微疾，不避风寒，不慎饮食，经年累月，病机日深，或成血症，或成肺痿，或成哮喘，或成怯弱，误治之害，不可胜数。至哉言也。

辨伤寒一

仲景书以伤寒命名，此伤寒乃外感病之统名也。而伤寒类中，专有一种太阳病，或已发热，或未发热，必恶寒，体重，呕逆，脉阴阳俱紧者，独名之曰伤寒。伤寒与中风，同见头项强痛恶寒之太阳病，同一浮脉，最易牵混，

---

① 挹取：汲取。挹，舀，把液体盛出来。

② 徐灵胎：徐大椿，清代医家，字灵胎，晚号洄溪老人，著《医学源流论》等。

最宜分别。脉浮而缓，汗自出者，此属风因；脉浮而紧，汗不出者，此属寒因。风则伤卫，寒则伤营，营卫界限綦①严，丝毫不容错认。而叔和序例，谓凡伤寒之病，多从风寒得之，风与寒尚混同无别，奚况温热耶？又谓冬时严寒，中而即病者，名曰伤寒。无论仲景当日未有此说，即指定冬时发者始为正伤寒。设当严寒之时，遇有头痛发热之太阳病，或其人脉缓汗自出，或但发热不恶寒而渴者，将概从仲景大发其汗之例，其不误人者几希。然则从时乎？从证乎？惑滋甚矣。要之仲景之圆机活法，初未尝泥定四时言病，但教人从平脉辨证上认取。太阳病无论已未发热，必恶寒，体痛，呕逆，脉阴阳俱紧者，即此便是真正寒伤营病，似此辨得真确，自不得以风混寒，并不至以热乱寒矣。

辨伤寒二

伤寒病有同一发热，其邪不在太阳而直入阴经者。按：三阴经中，惟少阴一经，最易与太阳病牵混，以太阳膀胱与少阴肾，一脏一腑，相为表里，其在阴精素虚之人，寒邪不俟由表传经，径从膀胱之腑，袭入肾脏者有之矣。故仲景于大青龙汤一证，伤寒脉浮缓，身不疼，但重乍有轻时，必辨其无少阴证，方予以大发其汗，若误施之少阴病，则肾中真阳随汗飞腾，可不慎欤？太阳伤寒，其脉浮紧，或兼风因，间有浮缓。若少阴病，其脉必沉而微细。仲景于少阴病，始得之，反发热，脉沉者，特有麻黄附子细辛汤之制，盖必以附子镇摄肾中真阳，而后麻黄细辛始得引少阴之邪驱之出表。其有寒邪初犯太阳，以次传经，渐入三阴者，又多寒热错杂之证，不必尽属寒因。更有种种救逆诸法，或径从里解，或还从表解，随证施治，又各不同矣。若寒邪直入三阴，绝不见一毫表证者，其证或吐利，或厥冷，或烦躁，种种危候，死生之机，只争俄顷，则当急用回阳猛剂，直破重局，收复真阳，迅扫阴霾，稍缓须臾，即属不救。仲景大法，森森②俱列，谁谓伤寒之病可概从表散哉？

辨温病一

温病之于风寒，在太阳病初起时，已自不同。仲景于伤寒中风而外，明

① 綦（qí）：极，很。
② 森森：严谨有序貌。

揭出太阳病发热而渴，不恶寒者为温病。太阳中风，啬啬恶寒，翕翕发热。太阳伤寒，或已发热，或未发热，必恶寒。太阳温病，但发热，不恶寒。而其辨证最要之诀，又全在渴之一字。盖风寒之邪，由外而入，必待传变后，里热炽盛，方始口渴。若温病初起便渴，此在太阳病时，早与里热相合，消烁津液，不即善治，真阴之亡，可立而待。且风寒之病，或微汗，或大汗，或战汗，病随汗解。温病虽汗不解，若汗出热不退而脉反躁盛者，《内经》即决为死证，阴精亡故也。故凡治温病者，当以阴精为至宝，此自轩岐以来一脉相传之宗旨。仲景既揭明温病，苦无专方，后人以意造方，思补仲景之缺，究未可为典要。以予度之，仲景于中风病，以风为阳邪，卫气易泄，尚不取大发其汗，则温病之不宜发汗，此理断然莫易。《内经》云：温者清之。意者当以清里为主，而微兼解肌可乎。

辨温病二

仲景既言太阳病发热而渴，不恶寒为温病，更剔出风温之为病，而特申发汗之禁，是有二说焉。温邪内发，误责其汗，卫气既疏，风邪又袭，两阳相合，身反灼热，此一说也。温邪内伏，少阴既病，肾精不藏，内风易动，由里出表，汗出之后，身乃灼热，此又一说也。二说可以并存，而其不宜发汗则一也。余按：温之为病，本有新邪伏邪之不同。新邪者，内热本郁，适与时令之温邪相感召，身乃灼热，此病之兼内外因者。伏邪者，阴分自病，风自内生，虽见表热，其病全属内因，而绝不关外因。若发汗后而身反灼热者，不惟阳脉本浮，即阴津与汗俱泄，阴脉亦浮，故脉阴阳俱浮。若自汗出，身重，多眠睡，息必鼾，语言难出，何一非津伤之象，更逆之以误下，则阴虚，重泄其阴，逆之以误火，则阳亢益扰其阳，一误再误，不至促命期①不止。仲景禁例，如此森严，能知其所禁而治法可微会矣。然则治温病者，亦当于未发汗之前，详审病因，慎勿误治焉可矣。

辨温病三

门人问曰：《内经》言冬伤于寒，春必病温。又言冬不藏精，春必病温。仲景但言温病，并未指明春温。温病果专属春时发乎？答曰：冬三月，此谓

① 促命期：生命垂危之际。

闭藏，古圣人顺冬气以养脏，使志若伏若匿，若有私意，若已有得，去寒就温，无泄皮肤，使气亟夺。此养藏之道，预为来春奉生地步，故月令先王以至日①闭关，商旅不行，后不省方②，诚慎之也。冬伤于寒者，以无固密居室之功，致泄皮肤而寒气内薄，然当其时不即病，感春月之温气始发。肌肤乃阳明胃经之所主，寒毒藏于肌肤，阳明经中久郁之邪，一旦发出而外达于太阳，是由阳明而太阳，不尽由太阳而阳明少阳，故与风寒之邪由表入里者治法不同。然此犹病温之轻者，若冬不藏精之温病，则更不守闭藏之令，数犯房室，其人肾水先亏，一遇温邪感触，乘虚直入，遂有勃然不可御之势，此邪往往直入少阴，更不得以太阳论治。大凡冬伤于寒之温病，病在太阳，即当急存胃中之津液。冬不藏精之温病，病入少阴，尤当急顾肾中之津液。至谓病温必在春时，则四时之中，非其时有其气者，当亦不免，即如《内经》言秋伤于湿，冬生咳嗽，岂咳嗽必在冬时耶？故仲景大法，断不泥四时言病也。

辨温病四

门人问曰：有病温而反宜用温药愈者，何也？答曰：此正仲景所指伏气之为病。仲景云：伏气之病，当须脉之，若脉微弱者，当喉中痛似伤，非喉痹也。病人云：实喉中痛，虽尔，今复欲下利。按：喉痹一证，多由温邪郁结三阳，宜按阳经论治。今咽中虽痛，似伤而非真伤，又脉见微弱，则病不在太阳阳明，而在少阴。冬不藏精之人，少阴肾脏先已自病，少阴之脉夹咽，故为咽痛。阳僭于上，阴亦无以自固，故虽咽痛，势必复作下利，咽痛复下利，此为少阴证，若误作喉痹而以阳经论治，亡可立待矣。更有身体灼热，绝似阳经表证，而脉见微弱，且多杂以少阴证者，是内挟真寒，外显假热，误进寒凉，即速其毙，凡此皆当急温之证。仲景大法，森森俱列，同一病温，而阴阳寒热判然不同，藉非脉法辨别真确，毫厘千里，几何不为疑似所惑哉？

辨湿温一

仲景论湿病，未尝明言湿温，然湿温之病状，可即仲景论中，比类得之。

① 至日：指冬至日。
② 后不省方：君王不巡视邦国。后，君王；方，邦国。

王叔和于仲景《伤寒论》剔出痉、湿、暍三种，以为宜应别论，其于湿病首列湿痹，即从太阳辨证，曰：太阳病，关节疼痛而烦，脉沉而细者，此名湿痹。则是湿证中同有头项强痛恶寒之太阳病，其类于伤寒者以此。然湿痹之病，其人小便不利，大便反快，故当利小便，使湿邪从太阳之腑而解，是湿也，而不必其兼温也。又云：湿家之为病，一身尽疼，发热，身色如似熏黄，此又示人以谛实湿病之法。然湿病多端，亦不必尽属兼温。因思仲景已分明揭出太阳病发热而渴，不恶寒者为温病，以所言种种湿证，与此条之温病互勘，则湿温之病状，可得而言矣。湿温初起，所见之太阳病，头痛，腰痛，骨节烦痛，与太阳伤寒同，以湿病本主身疼也。发热，汗出，恶风，与太阳中风同，以温邪本易汗出也。但风寒之邪，由表入里，湿温之邪，由里出表。故当太阳病初起时，其蒸郁之气，即已弥布三焦，故或往来寒热，胸膈痞满，呕吐，不欲食，或腹中痛，不大便，或下利稀臭水，表里之病，往往一时并见。以上各证，不必悉具，必兼口渴，舌上胎者，此属湿温之定证。又湿病脉多沉细，湿既兼温，脉不尽沉；温病脉浮，温复挟湿，其脉又不尽浮。不浮不沉之间，其中候必数，以数之甚与不甚，别邪之轻重，病之缓急，合此脉证互参，始知仲景不言湿温，而湿温之脉证在其中，湿温之治法即在其中矣。读仲景书，当知比类，不知比类，即风寒之显然者，尚且目眩，奚况湿温哉？

辨湿温二

门人问曰：夫子本仲景法而言湿温之为病，既可比类以通其义矣，然仲景言湿病曰风湿、曰寒湿，此显然可稽者，不识治法可与湿温相通否？答曰：此同一湿病而治法判然不同，今且与子先论风湿。仲景言风湿相搏，一身尽疼痛，其稍轻者，身体烦疼，不能自转侧，重则骨节烦疼，掣痛不得屈伸，近则痛剧，或身微肿，甚至汗出短气，小便不利，恶风不欲去衣。此其证虽有轻重不同，总由风湿中入关节，浸淫于皮肤筋骨之间，并无里邪。故仲景于风湿相搏证，特著出不呕不渴四字，以明与湿温有别。风湿相搏之证，法当汗出而愈。但大发其汗，风气去，湿气在，只取微微似欲汗出者，此为风湿俱去。阅仲景方，主用术以理脾胜湿，更藉附子之大力，迅走卫外，追风逐湿，绝不杂一毫风药，自得微汗而解。此与中风病之主用桂枝，必赖芍药甘枣和营分以托出卫邪者同义。设以此等剂而误施之既渴且呕之湿温病，不立速其毙者几希。又湿家之为病，身色如似熏黄。发黄之证，不惟湿热已也，寒湿在里，亦能发黄。仲景有不可下之戒，以其别于湿温病也，而曰当从寒湿中求之，则当以温药祛寒胜湿，不言可知矣。子欲知湿温，当知湿证中又各有表里寒温之不同，能辨于其似，则湿温之真面目始见。欲知湿温之别于风湿、寒湿，当先审其口之渴与不渴，在他证皆可或有或无，断未有温邪内伏而口不渴者，此要诀也。

辨湿温三

门人问曰：仲景言太阳病发热而渴，不恶寒者为温病，湿症兼温，以渴辨证矣。然太阳中暍，其初起亦汗出而渴，与湿温之渴，又何以别之？答曰：此当以舌上胎为辨。凡热邪之在经者，口虽渴，舌上无胎，且渴能引饮。湿温之病，阳明胃腑先为湿困，内伏之温邪被湿邪郁遏，不能遽出于阳经，故当湿温病初起之时，虽渴不能引饮，必待传变之后，邪入于胃，而成阳明可攻之证，方大渴引饮。故仲景云：湿家病，舌上如胎者，以丹田有热，胸中有寒，渴欲饮水而不得饮，则口燥烦也。此一段文字，虽未明言湿温，恰确是湿温初起之候。仲景于此证虽有下早则哕之禁，若邪已入胃，大渴引饮，而成阳明可攻之证，则此时下不宜迟，又仲景言外之意矣。而谓仲景书中无从窥湿温真面目者，彼其人实未窥仲景藩篱，恶足与言治病哉？

辨湿温四

门人问曰：夫子本仲景法而勘破湿温之源流，可谓详且尽矣，究之主治若何，愿并明之。答曰：欲知其治，当先明其禁，予从仲景书推广其义。按：仲景言湿家不可发汗，又温病不宜发汗。若见头痛发热之太阳病而妄发其汗，卒之汗出热不退，且津液内夺，里邪愈锢①，变证蜂起，此首禁也。湿温病，一经传胃，便当急下以存阴，切不可误信后人下不厌迟之谬说。若当初起之时，全是一团蒸郁之气，未传到胃，遽予妄下，转致壅遏，胃气无由输邪外泄，此二禁也。燥能胜湿，此理之常，今湿邪又兼温邪，若纯用香燥破气，立致劫津化热，此三禁也。温者清之，亦理之常，今温邪又兼湿邪，若纯用寒凉直折，转致助湿壅邪，此四禁也。湿痹之病，可利小便，若兼温邪，全

① 锢：通“痼”，疾病经久不治。《汉书·贾谊传》：“失今不治，必为锢疾，后虽有扁鹊不能为已。”

藉内中津液，足胜病气，病虽剧可治，若用苓泽等渗泄之剂强责其小便，则有著之邪，安能从膀胱宣泄，一经传变，内外灼热，真阴随涸，此五禁也。温邪内伏，与湿交蒸，热淫之气，上蒙清窍，往往病起即见昏谵，但当逐去其邪，则神识自清，若遽指为热入心营，遂予犀角牛黄之属，是谓诛伐无过，究之膈间之邪，分毫不动，徒扰营血，反致引邪深入，立召班①、狂、喘、厥诸变，此六禁也。凡此皆湿温病初起之禁例。至于传变之后，仍当按仲景种种救逆诸法，分别施治。然则初起之时，汗之不可，下之又不可，燥之不可，清之又不可，利之不可，开之又不可，果何从著手耶？则惟化湿之中，佐以清温，其庶几乎。

辨湿温五

门人又问曰：夫子向言吴又可《温疫论》其所列温疫各证，即今之湿温病，今言湿温初起治法，但当于化湿之中，佐以清温，则吴氏达原饮当必有合。而今人每訾吴氏为偏于用下，夫子亦言湿温初起，不宜妄下，若吴氏之书，其不能无弊与？答曰：吴又可觑破此等证，与风寒之邪由外而入者不同。其所定达原饮一方，厚朴、槟榔、草果破结以化湿，知母、黄芩、芍药、甘草和阴以清温，当时服之者称为仙方。然吴氏目此病为温疫，指为异气所致，未尝明言湿温，至喻嘉言辨明温疫，谓湿温即包疫而言。今以吴氏所列种种各证与今病相参，始知其所指温疫，即今之湿温病，此则无心暗合。至于传变之后，仍不离仲景种种救逆诸法，故吾谓吴氏立论，虽似撇开仲景，反足为仲景之功臣。至湿家病，仲景本有下早之禁，而吴氏亦有邪未入胃不宜妄下之戒。若入胃之后，不予以急下大下，则津液立涸，且风寒之邪传入阳明，而成胃实可攻之证，一下即解。湿温系黏著之邪，多有下之未尽，仍须再下者，此实病机之使然，而不得议其偏于用下也，倘不传入胃，便不得妄下。凡风寒之种种传变，湿温病皆得有之，并有转属寒证，宜用温药而愈者，此又吴氏论中之所未及，亟当从仲景追寻渊源矣。

辨热病一

刘河间阐发《素问》元机②，叙热病凡三十有三证，此泛言热因之病机，

① 班：通“斑”。《丹溪心法·丹溪翁传》：“得诸见闻，班班可纪。”

② 元机：玄机。谓微妙之理。

而伤寒例中所称之热病却不系此，此亦犹伤寒例中之中风，不与《金匮》中风历节病一例看者同义。凡风寒之病，一经传变之后，大率转成热证，其最难辨者，莫如太阳病初起时。此伤寒例中之热病，却要在初见头痛项强恶寒发热之太阳病时辨起。按：仲景云，太阳中热者，暍是也，其人汗出恶寒，身热而渴也。仲景分明指此为暍病，则合之《内经·热病论》所云先夏至日为病温，后夏至日为病暑者，即从此例矣。同一太阳病，温病渴而不恶寒，热病渴而恶寒，中风汗出而不渴，热病汗出而渴，伤寒不渴而恶寒无汗，热病汗出恶寒而渴，仲景辨证，如此明确。其主治不与风寒温湿同法，又可推矣，盖热则伤气，故反恶寒，热则耗津，故见口渴，至于汗出身热，罔非阳邪怫郁之状。《金匮》明设人参白虎汤之制，取其益气生津，涤除烦热，此又显示人以可循之矩镬，后世之用六一散，即祖此意。设遇此等病而妄行解肌发汗，其不致贻误者几希。谁谓同一头项强痛恶寒之太阳病，而可不辨之于微哉？

辨热病二

问曰：病热而反恶寒者，何也？答曰：此义《内经》明言之。经云：恶寒战栗者，皆属于热。又云：禁栗①如丧神守，皆属于火。故河间云：病热甚而反觉其寒，此为病热，实非寒也。夫火郁于内，逼阴向外，阳盛拒阴，往往见外寒之证，且恶寒而渴，自与中风伤寒之恶寒不同，但当直彻②其热，则恶寒之表证自罢。又《难经》云：热病之脉，阴阳俱浮，浮之而滑，沉之散涩，此病机之常。然以今人当夏月盛暑，或坐卧当风，或恣啖生冷，内热被外寒所束，热益郁而不得泄，因反病热。故仲景于太阳中暍，别出脉弦细芤迟、脉微弱两条，以尽病情之变，此又仲景当日之圆机活法，以牖③后人临症之灵心善悟。遇此等证，便不宜用寒凉直折，后贤治夏月暑病，有用大顺散、香薷饮者，正自此义。且《内经》云：人伤于寒，则为病热。正惟热病中亦见头项强痛恶寒之太阳病，故得类于伤寒之例。夫上古圣人，夏三月，养长之道，夜卧早起，无厌于日，使气得泄，若所爱在外，热固欲其外泄，不欲其内壅也，旨深哉。

---

① 禁栗：口噤寒战。禁，通“噤”。《素问·至真要大论》作“诸禁鼓栗”。
② 彻：撤除，撤去。
③ 牖（yǒu）：通“诱”。《传疏》：“牖者，诱之假借。”

太阳问答一

问曰：何以识为太阳病？答曰：太阳之为病，脉浮，头项强痛而恶寒，凡论中所称为太阳病者，即指此脉此证而言。假如病家云苦头项强痛恶寒，诊之脉浮，此即太阳病，便当察其身热之微与甚，视其有汗无汗。若身热汗自出，脉浮而缓者，此太阳中风证。或未发热，或已发热，无汗而喘，脉浮而紧者，此太阳伤寒证。又如病家云苦头项强痛发热。问之，不恶寒反渴者，此属温病。若视之舌上胎，一身尽疼，身色如似熏黄者，此属湿温。又如病家云苦头项强痛恶寒，视之汗出身热而渴者，此属热病。凡此五者，乃太阳病初起平脉辨证之大纲。然又有伤风兼寒，伤寒兼风，或风兼温，或风兼湿，或寒兼湿，或风兼热，甚或寒热错杂，皆从此定证定脉，参伍错综以观其通。太阳一经，乃伤寒家开手工夫，能从此处谛实病因，则投剂悉中肯綮①，手到病除，更无传变之足言矣，学伤寒家，首宜识此。

太阳问答二

问曰：太阳病，主头项强痛恶寒者，何义？答曰：太阳之脉，起于目内眦，上额交颠，从颠入络脑，还出别下项，连风府，循肩膊，内挟脊，抵腰中，故头项强痛恶寒是太阳病必有之证，仲景特挈此为提纲。此外，或已发热，或未发热，或体重腰痛，或自汗，或无汗，皆太阳病中或然或不然之证，故但散见于诸条，而不入提纲之内。至温病之不恶寒者，以温病由里而出表，虽见太阳病，其病因本不关太阳，故微有别。按：《内经》云，巨阳者，诸阳之属，其脉连于风府，故为诸阳主气。夫手太阳小肠为受盛之官，足太阳膀胱为州都之官，小肠受盛之物，全藉膀胱气化而始能出，此“气”字即巨阳为诸阳主气之气。膀胱、小肠位居腹下，当至阴之地，《内经》谓太阳根起于至阴，结于命门。心与小肠同资火化，设膻中之使道绝，而肺之治节不行，何以下注膀胱而输津液？心主营，肺主卫，太阳一经，统司营卫，故为诸阳主气，而冠六经之首，谓太阳主表，义系诸此。自后世注伤寒家，专责太阳膀胱经，遂有传足不传手之谬说。又谓太阳为寒水之气，以寒召寒，故有伤寒之名，亦未免失之穿凿。但从营卫上讨消息，则于太阳病已思过半矣。

---

① 肯綮（qìng）：指骨肉相连的地方，比喻要害或事物的关键。

太阳问答三

问曰：太阳病不解，即传入阳明乎？答曰：此不尽然。仲景云：伤寒一日，太阳受之，脉若静者为不传，颇欲吐，若燥烦，脉数急者，为传也。伤寒二三日，阳明少阳证不见者，为不传也。可见病之轻者不传，即病之重者，治之如法，亦不必尽传，其必欲传者，亦不必尽传阳明。有本经自传，而从太阳之经传入太阳之腑者，此谓犯本。太阳病由经入腑，其中又有气血之殊，热伤膀胱气分，则为畜①水，热伤膀胱血分，则为畜血。畜水之证，利其水则愈，畜血之证，下其血则愈，盖邪既入腑，即从腑解，治仍不离乎太阳也。至于误治之后，种种变逆，亦非一致，尤当按证分别施治，设拘于一日太阳，二日阳明之说，使当其时阳明之脉证不见，亦可从阳明论治乎？故夫泥日数以分经者，其贻误必不少也。

太阳问答四

问曰：凡病伤寒，其传为热，而有反寒者何也？答曰：太阳病误治致逆，救逆之法，当分水火为二大纲。足太阳膀胱与足少阴肾为表里，手太阳小肠与手少阴心为表里。脉法以左尺属水，为元阴之根，坎象②也；右尺属火，为元阳之根，离象③也。太阳寒水之气，全资火化，第心君之火，寂然不动，赖膻中为臣使之官，下合三焦，以生趺阳而伏少阴，方合坎离既济之妙。太阳主表病，本当从表解，但解表之中，须相其人之津液，夫此所谓津液者，水火合化而阴阳互为其根者也。太阳病治不如法，阳虚则阴盛，而水邪致逆，阴虚则阳盛，而火邪致逆。水邪之为病，水入即吐，甚则心下支满，腹中雷鸣。又其甚者，气从少腹上冲心，或脐下悸欲作奔豚，若此之类，皆以阳微而致水逆。火邪之为病，其人腰以下必重而痹，或圊血④，或大渴引饮，甚则谵语。又其甚者，手足躁扰，捻衣摸床，若此之类，皆以劫阴而致火逆。水盛则火就灭，急当扶阳以制水，火盛则水立涸，急当泻火以存阴，此在太阳病误治之后，其传变便有水火寒热之不同，正不必尽传为热。又况误汗误下

① 畜：同“蓄”。《周易·序卦》：“比必有所畜。”陆德明释文：“畜，本亦作‘蓄’。”
② 坎：八卦之一，卦形象征水。
③ 离：八卦之一，卦形象征火。
④ 圊（qīng）血：大便下血。圊，厕所。

之后，或大汗出，筋惕肉瞤，或下利不止，此亡阳之候，以大剂参附，驷马追之，犹虞不及，此尤当急温者矣。若谓某日当在某经，而计日以定汗下，岂理也哉？

太阳问答五

问曰：太阳误汗，其变有别否？答曰：最危者误发少阴汗。仲景于大青龙汤证，必辨无少阴证相杂者，方可大发其汗，盖太阳与少阴相表里，少阴病亦有发热身重之证，然脉微细，但欲寐，便与太阳病不同。若误认为太阳病而大发其汗，则肾中真气与汗俱泄，以致筋惕肉瞤，真阳之亡，可立而待。又有太阳病本宜汗解，或其人阳气素虚，不相其人之津液，妄予大发其汗，亦足召亡阳之变。更有发汗后，卫阳已虚，外风又袭，此属漏风，其人恶风，小便难，四肢微急，难已①屈伸，其证与亡阳微有别，皆当以回阳为急者也。若发汗之后，津液被劫，真阴受戕，其人大渴引饮，不大便，甚则谵语口干咽烂，手足躁扰，甚则热深厥逆，此真阴将涸之候，但看阴液尚有一线未亡，可施灌溉之力，若阴已涸者，救亦无及。要之阳亡之候，其死速，急回其阳而取效转易，阴亡之候，其死迟，急顾其阴而取效反难，果当太阳病初起时治之如法，何遽至此哉！乃知今人妄称伤寒，不察其人之病因，不顾其人之津液，谓病在太阳，概从汗散者，诚操刃之事也。

太阳问答六

问曰：误下若何？答曰：太阳病误下后，若作协热利者，法当挽下陷之邪，仍从太阳之表而解。若中土陷者，以理中为急；若下元惫者，以固下为急；若下利清谷不止者，急温其里，非四逆汤不救。此皆真阳将随下利而亡，挽回阳气，不容稍稽时日。若热邪在表，因误下之故，致表邪陷入，搏聚于心胸，因有为痞为结之变。仲景云：病发于阳，而反下之，热入因作结胸；病发于阴，而反下之，因作痞。治心下痞，仲景有诸泻心法，治结胸，仲景有大小陷胸法，各因其势之轻重缓急，分别救疗，其法丝丝入扣，不容分毫假借，宜熟玩也。今人于太阳病下法，亦不敢轻试，然但屏去硝黄，以为慎下，至一切香燥导气之品，最耗散正气者，反咨行无忌，致酿成种种变逆，

---

① 已：通“以”。《三国志·诸葛亮传》：“自董卓已来，豪杰并起。”

我见甚多矣，夫岂必待用硝黄而后为妄下哉？

太阳问答七

问曰：误火者其变亦有别否？答曰：太阳病脉浮者，当以汗解。汗者，心之液，心主营，必使营与卫和，则汗出津津而解。若以火迫汗，火气内攻，营气受灼，故或圊血，或发黄，或谵语，甚至口干舌烂，骨焦筋伤，种种皆亡阴之象，此证之易辨者。又有其人心阳素虚，一遇火灼，心阳随之外越，以致惊狂卧起不安者，亟亟挽飞越之阳神，间有可救，然亦危矣。同属误火，其变证亦有亡阴亡阳之别。误火之弊，今人亦不敢妄试，然当太阳病时，习用辛热迫汗者，其弊与误火等，可不慎哉？

阳明问答一

问曰：何以识为阳明病？答曰：阳明之为病，胃家实是也。然泛言胃实，恰从何处辨证而知阳明之为病，此其间亦有经腑之别。发热汗自出，不恶寒反恶热，甚则舌上干燥而烦渴欲饮水者，此是阳明经证。若潮热，不大便，谵语，腹满痛者，此属阳明腑证。传经之邪，在经则传，入腑则不传，故曰阳明居中土也，万物所归，无所复传，惟有亟从下夺而解。其欲作经者，阳明一经，来路自太阳，去路自少阳，其太阳证未罢，而阳明证已见者，亟当从太阳领出其邪，以断阳明从入之路。若阳明证具，而少阳证未见者，当直折本经散漫之热，使胃中津液和而愈，以断阳明从出之路。若阳明证未罢，而少阳证已见者，又当亟从少阳和解之法，即以断从少阳转入三阴之路。此传经之邪，亟当相其人胃中之津液，前后照顾，预防变逆，不必尽属可攻之证。至既入于腑，无所复传，不予亟攻，津液随竭，则惟当急下以存阴，更不必有所瞻顾。欲识阳明病，先要在经腑上辨明真确，而或谓病在阳明，概从清凉攻下者，此非法也。

阳明问答二

问曰：太阳病传入阳明，其状何若？答曰：太阳之为病，头项强痛而恶寒，其后恶寒将自罢，濈濈然微汗出，此欲传阳明之候。汗出潮热，不恶寒反恶热，则阳明之外证悉具矣。然阳明病从太阳传入，必审太阳病全罢，方可从阳明论治。若阳明证已见，而太阳证未罢者，治当仍从太阳而不从阳明。故仲景于太阳初入阳明之候，特挈出两条，谓：阳明病，脉迟汗出多，微恶寒者，表未解也，可发汗，宜桂枝汤。阳明病，脉浮无汗而喘者，发汗则愈，宜麻黄汤。盖风寒之邪，由表而入里，此将入未入之界，当逆挽其邪，使仍从太阳而解。至温病初起，即不恶寒，热病初起，即汗出而渴，此在太阳病时，阳明证同时并见，更当急顾阳明之津液，不与风寒同法，此又仲景言外之意，可从无字句处悟入。故凡读仲景书，既从有字句处知其定法，又当从无字句处参其活法，则庶几其可进于道乎。

阳明问答三

问曰：阳明经病，可解表乎？答曰：阳明为水谷之海，输布津液，外主肌肉，无津液何由得汗，汗过多即伤津液。阳明病本自汗出，汗虽出，热仍不解，正当急存胃中之津液，岂有再行发汗之理？今人误以葛根汤为阳明表药，殊不知仲景葛根汤之制，以麻桂合葛根，仍属太阳与阳明同治，不得执是方以治阳明经热。若潮热汗出，大渴引饮，此阳明证悉具而太阳证全罢，亟当顾阳明之津液，以除渴而涤热，设误发其汗，则津液随竭。至入腑之候，其宜下不宜汗，更不必言矣。仲景于太阳中风、太阳伤寒宜发汗之证，尚慎重不敢过发其汗，正以胃中津液为重也。风寒如此，奚况温热哉？太阳如此，奚况阳明哉？

阳明问答四

问曰：阳明腑病，攻之宜矣，然不大便，岂皆属阳明病乎？答曰：不大便，不必尽属阳明病，阳明病亦不必悉皆不大便。按：脉法云脉有阴结阳结者，何以别之？曰：其脉浮而数，能食不大便者，此为实，名曰阳结也。其脉沉而迟，不能食，身体重，大便反硬，名曰阴结也。即此可见不大便之病因，内有阴结阳结之不同，不必尽属阳明可攻之证。又仲景于阳明病提纲，既揭明云：阳明之为病，胃家实是也。又云：有太阳阳明，有正阳阳明，有少阳阳明。太阳阳明者，脾约是也；正阳阳明者，胃家实是也；少阳阳明者，发汗利小便已，胃中燥烦实，大便难是也。此在仲景恐人误以阳明病概属胃实可攻之证，故于阳明之来路去路，别出太阳少阳两条，以示下法，不宜孟浪①之意。必于阳明病发热汗多，不大便，腹满痛，或绕脐痛，烦躁谵语者，此当急下之证。然或大便乍难乍易，喘冒不能卧，或自利清水，色纯青，心下痛，口干燥者，亦宜急下之证。由此观之，则所谓阳明之为病，胃家实者，更不得泥定不大便矣。不此之察，或不应下而下，或应下而反失下，其弊正相等，安得呆执下法，以治阳明腑病哉？

阳明问答五

问曰：阳明病，其传入之路，皆从太阳乎？答曰：不然。太阳病不解，潮热汗自出，不恶寒反恶热者，此太阳传入阳明之候。然温热之病，汗出而渴，其初起多由阳明而太阳者，已不侔②矣。更有太阳病甫③传阳明，只在于经，腹中矢④未定成硬，慎不可攻，久之矢定硬，乃可攻之，此邪由经入腑，此谓本经自相传。又少阳病，服柴胡汤已渴者，属阳明也，此少阳亦有转属阳明之候。此在三阳经中，其传入之路已别，然犹显而易辨者。至三阴经病，多有寒热错杂之证，若热邪之传入三阴者，亦有从阳明下夺之法。如太阴病之大实痛，宜取桂枝大黄，微利以约脾阴。少阴病之口燥咽干，当用大承气，急下以救肾水。至厥阴病热深厥深之后，下利谵语者，亦主有燥矢，则可见三阴经病亦有还返阳明者。故曰阳明居中土，万物所归，一入阳明之腑，则邪自无所复传，惟有下夺而解。然则阳明病之来路，种种不齐，于何辨之？亦先辨之于经与腑而已矣，经与腑之辨，亦辨之于脉与证而已矣，而益信计日以定经者，诚谬说也。

阳明问答六

问曰：阳明病有寒证否？答曰：胃为水谷之海。胃中实热者，胃阴就涸，当存胃阴为急；胃中虚冷者，胃阳将惫，当顾胃阳为急。凡热入胃而成可攻之证者，其攻法当在不先不后之界，攻之太早，诛伐无过，徒伤胃气，攻之

---

① 孟浪：鲁莽。
② 侔（móu）：相等，齐等。
③ 甫：刚刚。
④ 矢：通“屎”。《史记·廉颇蔺相如列传》：“顷之，三遗矢矣。”

太迟，坐延时日，劫尽胃液。仲景于阳明病，既胪列①种种当急下之证，复别出种种不可攻之戒。诚以胃中虚冷者，水谷不别，则欲作固瘕②，若不能食者，攻其热必哕。又食谷欲呕者，更当急温其胃。此中寒热殊因，丝毫不容假借，然而疑似之间，尤当细辨。即以呕证论，若太阳之恶寒呕逆，少阳之心烦喜呕，便与阳明之食谷欲呕者不同。且同属食谷欲呕之一证，若予吴茱萸汤而反剧者，则又属热格上焦之证。又阳明病，误攻其热必哕，然太阳误火劫津，甚亦至哕，则同一哕而寒热又不同。至于水谷不别而作固瘕者，更与协热下利者不同。仲景辨证，如此森严，藉非寤寐神游其理，则临证之间，几何不为他歧所惑哉？

阳明问答七

问曰：阳明病，传入少阳，其状何若？答曰：凡邪入阳明之腑者不传，其在经者有传有不传，其必欲传者，在阳明病一见少阳证，便当从少阳和解。故仲景云：阳明病，发潮热，大便溏，小便自可，胸胁满不去者，小柴胡汤主之。若阳明病，胁下硬满，不大便而呕，舌上白胎者，亦当与小柴胡汤。此正阳明传入少阳之候，亟当从少阳逆夺其邪，使上焦得通，津液得下，则胃气和而病自解。喻嘉言谓：阳明之邪，来自太阳，去自少阳。太阳欲传阳明者，当推其邪使速还太阳来路；阳明欲传少阳者，当推其邪使速往少阳去路。此非深得仲景三昧者，不能有此微论。且阳明病一见少阳证，即从少阳逆夺其邪，不惟少阳证罢，即阳明证亦罢，且从少阳传入三阴之证，一罢而无不罢。必识此意，始足与语伤寒之传变，而豫③防于未然。否则必待传到一经，专治一经，总使辨证无讹，总属粗工，非圣法也。

少阳问答一

问曰：何以识为少阳病？答曰：少阳之为病，口苦咽干目眩也。少阳之脉，起于目锐眦，从耳后，入耳中，挟咽，出颐颔中，其支者，会缺盆，下胸中，循胁，以足少阳胆，与三焦相火合化。此经受邪，多从升处而走所络

---

① 胪（lú）列：即罗列。胪，列也。

② 固瘕：病证名。指脾肾虚寒所致大便先硬后溏的病证。

③ 豫：通“预”。《礼记·中庸》：“凡事豫则立，不律则废。”

之空窍，故仲景以口苦咽干目眩，括少阳病之提纲。至若往来寒热，胸胁苦满，默默不欲饮食，心烦，喜呕，皆邪入少阳当然之证。其或胸中烦而不呕，或渴，或腹中痛，或胁下痞硬，或心下悸，小便不利，或不渴，身有微热，或咳，此又少阳病中或然或不然之证，总不离一小柴胡汤加减之法，故又曰伤寒中风，有柴胡证，但见一证即是，不必悉具。又少阳受病，其脉尺寸俱弦，故仲景言伤寒脉弦细，头痛发热者属少阳。此又不从证而从脉，虽见头痛发热之表证，不责太阳而责少阳，则可见弦为少阳之定脉。有此定脉定证，以审实少阳之为病，自不至误汗误下，犯少阳之大禁矣。

少阳问答二

问曰：少阳病，尽传自阳明乎？答曰：此不尽然。《内经》谓三阳之离合，太阳为开，阳明为阖，少阳为枢。凡邪中太阳，有阳明以为之迎，正赖有少阳以为之拒。伤寒以出表为顺，入里为逆，设非少阳之枢居中拦截，则外来之邪长驱直入而无所御，是少阳一经，关系甚钜①。太阳病往往有初得之二三日，不传阳明，迳传少阳者，有太阳与少阳同时病见者，正不必尽俟阳明经尽，始传少阳，且邪入三阴之后，亦有还返少阳而解者。总以定证定脉为据，就脉证上审实其为少阳病，即可主用少阳之治法而无疑矣。

少阳问答三

问曰：少阳病不解，即传三阴乎？答曰：有传有不传。仲景云：伤寒三日，三阳为尽，三阴当受邪，其人反能食不呕，此谓三阴不受邪也。若此者，其病机本不传，又少阳证一见，即从少阳治法而病速已，则亦不传。凡阳经之病，在太阳则头痛发热，阳明则潮热汗自出，少阳则往来寒热，若久之无大热，其人躁烦者，此为阳去入阴之候，其中具有先见之机。然则治伤寒家，何如乘其机之未动，亟从少阳解去其邪，以预弭②阳去入阴之变，何便如之。

太阴问答一

问曰：何以识为太阴病？答曰：太阴之脉，起于大指之端，上循膝股内

① 钜：通“巨”。《礼记·三年问》：“创钜者其日久，痛甚者其愈迟。”
② 弭（mǐ）：平息，消除。

廉入腹，属脾络胃，上膈挟咽，连舌本。仲景以腹满而吐，食不下，自利益甚，时腹自痛，属太阴之为病。盖太阴为阴中之至阴，太阴之前，名曰阳明，太阴之后，名曰少阴。太阴受病，不能为阳明行其津液，而少阴肾水因泛溢而无所制，故见吐利满痛等证，仲景以是为太阴病之提纲。太阴属里，吐利满痛，皆里证也。凡伤寒之邪，在阳经误治，转陷入阴者，必种种表证全罢，但见吐利满痛等证，却是邪入太阴之候，然又必以脉为辨。故仲景云：太阴病，脉浮者，可发汗，宜桂枝汤。太阴病，脉本当沉，今反浮，则是虽见太阴病，而邪尚逗留于表，仍可逆挽其邪，使从表解。由是推之，则太阴之脉必主沉，又不必言矣。太阴证具，而脉又沉，即宜专就太阴论治。若邪直犯太阴，不因传经而本经自病者，亦当专就太阴论治。《内经》言三阴之离合，太阴为开，厥阴为阖，少阴为枢。饮食入胃，全恃太阴司转输之职，太阴受病则转输之道窒，故食不下，腹满时痛，因之上涌则吐，下注则利。其主治之法，大约宜扶植中州阳气，使复其转输之常职，则病自已。仲景辨列六经，而太阴独略，然就此义而引伸触类，大旨初不越乎此，奚俟繁言哉。

太阴问答二

问曰：太阴病治宜主温乎？答曰：此不可执一而论。寒邪直中太阴，而本经自病者，是当急温无疑矣。其有阳经之邪，热过寒生，而转入太阴者，亦当主温。若属热邪陷入太阴，而见吐利满痛等证者，纯温非宜，纯清亦不可，则惟有和之一法。如所谓太阴病，脉浮者，可发汗，宜桂枝汤。此逆挽其陷入之邪，仍从外解，而方中甘芍姜枣，亦足以奠安太阴，是和法也。若本太阳病，因误下而腹满时痛，转属太阴者，用桂枝加芍药汤，此仍用桂枝升举阳邪，但倍芍药以收太阴之逆气，是亦和法也。若大实痛者，不下则痛势须臾难缓，峻下又恐脾阴随下利而尽泄，故仍用桂枝升举阳邪，但加大黄以微和胃气，是亦和法也。三阴经中，以少阴、厥阴尚有实热之证，可用大寒大下者。太阴湿土，位处中州，全赖阳气布护，以资健运转输之力，病在太阴，虽属热因，切不可用寒凉直折，遏抑阳气，阴邪愈锢。故仲景又谓太阴为病，设当行大黄芍药者，宜减之，以其人胃气弱，易动故也。观此则太阴病之治当主温可知矣，而治太阴之病不可呆执温法，又可知矣。不知温法者，不可与议太阴本脏虚寒之病，徒执温法者，不可与议太阴他经传变之病。仲景治太阴病法，大约以升举阳气为主，或当急温，或宜兼清兼下，随证变通。后世李东垣《脾胃论》，殆能觑破此旨，其处方似甚夹杂，而于阴阳升降之机，庶乎其得之矣。

少阴问答一

问曰：何以识少阴之为病？答曰：少阴肾水，上承心火合化，人身之元阴元阳根蒂于此，故脉法以两尺属肾，分配水火，为人一身之根本。此经之病，热因寒因，变幻不一，其中阴阳消息①之机甚微，不得呆执一证论治，故仲景独以脉微细但欲寐，为少阴病之提纲。以卫气行阳则寤，行阴则寐，邪入少阴，则气行于阴，不行于阳，故但欲寐。少阴病本在里，无论阴寒直中于本经者，脉固微细，即由阳邪陷入少阴者，虽属热因，其脉亦必微细。则是微细为少阴之定脉，但欲寐为少阴之定证。缘少阴病所见各证，或恶寒发热，与太阳证易混。或口燥咽干，腹胀，不大便，与阳明证易混。或呕咳欲吐，与少阳证易混。或下利不止，与太阴证易混。甚或手足逆冷，更与厥阴证易混。总凭此定脉定证，以审实其病之不在他经，只在少阴，或当急存其阴，或当急回其阳，丝毫不容误治。伤寒之邪，以出表为顺，入里为逆，三阳在表，三阴在里。三阳经中，惟太阳头绪最繁，三阴经中，惟少阴头绪最繁，然太阳病误治致逆，尚有种种救逆诸法，邪入少阴，急救已危，若更误治，死可立待，尚何及救哉？吁！可惧也已。

少阴问答二

问曰：少阴病，传经属热，直中属寒，然否？答曰：论中所列一二日、二三日之少阴病，即直中之邪。五六日、七八日之少阴病，即传经之邪。传经固多热，而亦有从寒化者。直中固多寒，而亦有由热伏者。脉微细，但欲寐，是少阴病之定脉定证，而寒热之分，要在兼证上推详。寒不至于过甚者，犹当温经以散寒，若阳将脱，非急温不足以回阳。热不至于过亢者，尚可润燥以清热，若阴将涸，非急下不足以存阴。病机至此，不惟不容误治，即因循瞻顾，亦足误人，然非辨之至确，鲜有不生疑畏者，则平日体认功夫，自不容已矣。

---

① 消息：增减变化。息，增也。

少阴问答三

问曰：有犯房劳而病伤寒者，责在少阴否？答曰：不然。伤寒病适当房劳后而发，仍当责其本病，阳经之证，仍责阳经，阴经之证，始责阴经。仲景于汗下诸法，兢兢必顾其人之津液。虚家患伤寒，原有不从正治之例，正不必问其曾犯房劳与否，虚象果见，即非房劳，亦不得妄施汗下。若房劳之后，而所患仍系实证，则应汗者仍当汗，应下者仍当下，邪去而正自安。所谓阴病者，必实见有三阴证也。房劳后之伤寒，亦有阳证，不得概从阴病论治。此说前贤久经辨正，而近日医家犹沿其陋，我见有误补致邪壅而死者，有误温致阴竭而死者，既死而犹归咎于房劳，惑滋甚矣。

厥阴问答一

问曰：何以识为厥阴病？答曰：厥阴之为病，其证亦错杂不一，而仲景以消渴，气上撞心①，心中疼热，饥而不欲食，食即吐蛔，括厥阴病之提纲。盖以厥阴当两阴交尽，其脉起足大指，循股内，入阴中，环阴器，抵少腹，贯心膈。邪入厥阴，循经上逆，致见前证。又厥者，逆也，逆则阴阳不相顺接，故又因之致厥。厥阴乃阴尽之脏，阴尽则阳生，阴阳消长，大伏危机，此际出表则生，入里则死，故仲景以厥多热少为病进，热多厥少为病退。然邪入既深，寒热错杂，极难辨认。喻嘉言谓：厥阴篇中，有纯阳无阴之证，有纯阴无阳之证，有阴阳差多差少之证，有阳进欲愈，阴进未愈之证，复有阴居八九，阳居一二之证。厥而发热，热深厥深，上攻而成喉痹，下攻而便脓血，此纯阳无阴之证也。脉微细欲绝，厥冷，灸之不温，恶寒，大汗大利，燥不得卧，与夫冷结关元②，此纯阴无阳之证也。厥三日，热亦三日，厥五日，热亦五日，手足厥冷，而邪热在胸，水热在胃，此阴阳差多差少之证也。渴欲饮水，饥欲得食，脉滑而数，手足自温，此阳进欲愈之证也。默默不欲食，寸脉虽浮数，尺脉自涩，呕吐涎沫，腹胀身疼，此阴进未愈之证也。下利清谷，里寒外热，呕而脉弱，小便复利，本自寒下，复误吐下，脉沉微厥，面反戴阳，此阴居八九，阳居一二之证也。条分缕晰，序次最为明畅。厥阴

---

① 气上撞心：即病人自觉有气上冲心胸部位。
② 关元：人体穴位，其位于脐下三寸处。

皆里证，惟发热则有还出于表之机。大约病专属里者，亟当治其里，由表陷入者，宜挽之出表，属寒者利在急温，属热者不宜直折。予统会仲景大法如此，神而明之，存乎其人。

厥阴问答二

问曰：厥之寒热，何以别之？答曰：仲景言诸四逆厥者不可下，虚家亦然。又曰厥阴下之。其语似涉两歧，然要认明病之来路。彼因四逆而厥，故不可下，此因发热而厥，故应下之。此中消息，言下本自跃然。再推厥深热深之义，温热病一二日或五六日，沉昏谵妄，手足厥逆，是热邪入膻之候，膻中属手厥阴，是亦厥阴证也。仲景虽未明言，而厥深热深一语已包括无遗矣。谁谓温热之法，不可向仲景推寻哉？

统论六经

仲景六经之法，一经有一经之证，先要分看，分看宜在有字句处精研。而或此经杂彼经之证，又要合看，合看全在无字句处善悟。而尤要在于辨似，有阳中之阴，有阴中之阳，有阳中之阳，有阴中之阴，有阳证似阴，有阴证似阳，有阳证转阴，有阴证转阳，有阳证杂阴，有阴证杂阳，有阴阳错杂，非细心体认，恶能窥其万一？今人辄畏仲景书难读，而从事于后世之方书，是犹涉海问津。从仲景伤寒入手，始觉甚难，久之则其易焉者至矣。从后世方书入手，始觉甚易，久之则其难焉者至矣。总之，凡病不外此六经，能解仲景六经辨证之法，可以识伤寒，即推此六经辨证之法，可以识万病。伤寒既了然无遗，于杂证乎何有？此一以贯之之道也，故曰万病莫逃乎伤寒。

中 集

发 热

凡发热，必察其表里有无兼证，而后可穷其致热之因，其但发热而表里别无兼证者，此内伤发热，不在此例。所谓兼证者，以外兼头痛，恶寒，身疼腰痛等证，此邪在表者也。内兼烦渴，胸腹痛，不大便或下利等证，此邪在里者也。发热特其见端耳，必互勘明确，辨证方的。

凡发热必责重太阳者，以太阳属表，统司营卫，而为诸阳之主气。经云：阳者，卫外而为固也。外邪之伤人，多由于卫之不固，故论外感病，必自太阳起。然太阳虽主表，而其根起于至阴，此实表里上下，互相呼应，故由太阳而阳明而少阳，以及三阴，皆互见发热证，详列于后。

太阳之为病，脉浮，头项强痛而恶寒，不即发热也，其恶寒正发热之机也。论中所称为太阳病者，即指此脉此证而言，他经皆仿此。

太阳中风，发热有汗，其脉浮缓，风则伤卫，宜桂枝以解肌。太阳伤寒，发热无汗，其脉浮紧，寒则伤营，宜麻黄以发汗。然桂枝证全在歠①热稀粥以助药力，取其漐漐微似有汗，不可令如水流漓。至麻黄证，始取大发其汗。此麻黄桂枝分治风寒，截然二法，不能混同施治。其或风寒两伤，营卫同病，经云：太阳中风，脉浮紧，发热恶寒，身疼痛，不汗出而烦躁者，大青龙汤主之。又云：伤寒脉浮缓，身不疼，但重，乍有轻时，无少阴证者，大青龙汤发之。盖中风脉宜浮缓，而反见浮紧之脉，伤寒脉宜浮紧，而反见浮缓之脉，即易桂枝麻黄之成法，而主用大青龙汤大发其汗。此仲景治风寒之法，成方具在。而或谓仲景之法，详于风寒，略于温热，此大不然。仲景于风寒之外，特揭明太阳病发热而渴不恶寒者为温病。此其辨证最要之诀，所以与风寒异者，全在渴不恶寒四字。风寒发热，必兼恶寒，今不恶寒，此宜辨者也。风寒发热，口全不渴，必待传变之后，口始作渴，今病初起即渴，此又

① 歠（chuò）：饮，吃。《楚辞·渔父》："众人皆醉，何不哺其糟而歠其醨。"

宜辨者也。又有所谓湿温者，经云：湿家之为病，一身尽疼，发热，身色如似熏黄。又云：太阳病，关节疼痛而烦，脉沉而细者，此名湿痹。此仲景但言湿不言温也，而以论中所列种种湿证，加以发热而渴不恶寒，则湿温之情状，自可比类而得。至于热病，仲景明云：太阳中热者，暍是也，其人汗出恶寒，身热而渴也。此与温病同一口渴，而暍病恶寒，温病不恶寒，又自有别，仲景处以人参白虎汤，则不惟有其法而并有其方矣。此太阳病初起发热辨证之大法，乃伤寒切实下手工夫。

有谓翕翕发热者，但表不里也；有谓蒸蒸发热者，自里而表也。太阳主表，其发热必兼头项强痛，身疼痛等证，此皆太阳之部署，纯乎表者也。至阳明发热，则兼有烦满口渴等证。少阳发热，则兼有胸胁满痛，口苦喜呕等证。而其脉皆主浮，太阳之脉，或浮缓，或浮紧，阳明之脉浮大，少阳之脉浮弦。若脉沉而不浮，三阴证中，亦互见发热证，其发热同，而所以致热之因不同，不得以发热为邪在表，概从太阳发表例施治。

阳明发热，与太阳异者，经云：阳明病，外证云何？答曰：身热，汗自出，不恶寒，反恶热也。盖始则恶寒发热，今恶寒自罢，虽汗出而热仍不解者，即转属阳明之候。当此时，无论风寒暑湿所感不同，而同归火化。阳明病，仲景有发汗之禁，而治法宜分经腑，其热虽甚而尚在于经者，宜以甘寒直撤其热。如经云：伤寒若吐若下后，七八日不解，热结在里，表里俱热，时时恶风，大渴，舌干燥而烦，欲饮水数升者，白虎加人参汤主之是也。其邪已入腑而犹汗出发热者，如经云：太阳病三日，发汗不解，蒸蒸发热者，属胃也，调胃承气汤主之。又云：阳明病，发热汗多者，急下之，宜大承气汤是也。

少阳发热，仲景亦申发汗之禁。少阳病本主往来寒热，而亦有发热属少阳者，必兼胁下满，心烦喜呕诸证，且其脉必弦。故经云：伤寒四五日，身热恶风，颈项强，胁下满，手足温而渴者，小柴胡汤主之。又云：伤寒发热，汗出不解，心下痞硬，呕吐而下利者，大柴胡汤主之。盖胁痛呕渴，已明见少阳之半里证，虽发热表证未除，不得从太阳发表之例，而当以大小柴胡汤，半表半里治之也。又曰：伤寒脉弦细，头痛发热者属少阳，少阳不可发汗，发汗则谵语。此属胃，胃和则愈，胃不和则烦而悸。盖弦为少阳之定脉，细则邪不在表，仲景恐人以头痛发热，误为太阳证，故明指之曰此属少阳。而又申言之曰少阳不可发汗，其所以辨其发热之属少阳者，前二条以证辨，此一条以脉辨也。

太阴发热者，其脉不浮而沉，而更兼吐利腹痛诸证。经云：病发热恶寒，头痛身疼，吐下者，此属何病？答曰：此名霍乱。霍乱自吐下，又利止，复更发热也。吐利本太阴病，利止复热者，阴病转阳也。既已转阳，其脉当浮，故又曰：太阴病，脉浮者，可发汗，宜桂枝汤。吐下之后，津液已伤，复又往往口渴发热，故又曰：霍乱头痛发热，身疼痛，热多欲饮水者，五苓散主之。寒多不用水者，理中汤主之。此与阳经之发热，治各不同也。

【临床解读】

陶某，女，37岁。2022年2月25日初诊。

主诉：胃胀3年。

现症见：胃酸，偶胃痛纳多后易胃胀，反酸，烧心，嗳气频，口酸，不干不苦，纳可，眠安，大便时成形时干结，日1次，小便可，舌质淡红，苔薄白，脉沉无力。2020年3月17日查胃镜示慢性食管炎、慢性非萎缩性胃炎伴胆汁反流。

处方：党参10克，干姜10克，炒白术15克，砂仁10克（后下），清半夏10克，陈皮10克，甘草6克，浙贝母0克，煅海螵蛸30克。10剂，每日1剂，水煎服。(孙玉信医案)

少阴病发热，最易与太阳牵混，故仲景于大青龙证必辨其无少阴证者，方取大发其汗。而又申言之曰：少阴病，脉沉细数，病为在里，不可发汗。又曰：少阴病，脉微，不可发汗，亡阳故也。则少阴之不可发汗明矣。阴病必当转阳，故曰：少阴病，吐利，手足不逆冷，反发热者，不死。盖太阳寒水之气，与少阴君火相济为用，此之吐利，少阴为寒所抑，兹得阳热之气，而其气还返于太阳，故反发热不死也。然何以辨其为少阴之发热也？经云：少阴之为病，脉沉细，但欲寐也。沉细为少阴之定脉，但欲寐为少阴之定证。且太阴病吐利，手足自温，此则手足逆冷，更加之以恶寒身蜷，其甚者厥冷无脉，又或咽痛，烦躁，便脓血，种种危证，死生呼吸，盖因少阴肾脏，分配水火，为先天根本，故其病情寒热错杂，变幻不测有如此。至发热，则阴寒之中，犹寓阳热之气，而强责少阴汗者，将其人之根本先拔，至于下厥上竭则难治矣。其有寒邪直犯少阴，而即发热者，如经云：少阴病，始得之，反发热脉沉者，麻黄附子细辛汤主之。又曰：少阴病，得之二三日，麻黄附子甘草汤微发汗，以二三日无里证，故微发汗也。盖必以附子镇摄肾中真阳，俾根本先固，而后可以引邪外出，此于微发汗之中，而仍寓不发汗之义也。

厥阴发热者，以其人厥与热之多少，辨病之进退。厥阴者，两阴交尽之名，然阴尽之中实寓阳生之义，故其时阴阳不相顺接便为厥。厥热相等，其病可愈，厥多热少，此为病进，热多厥少，此为病退。所谓厥者，手足厥冷是也。逆甚而至于冷过肘膝，则不名曰逆冷而直名曰厥，此时正藉发热为一线生阳可续，故发热为病欲愈之机也，故曰伤寒先厥，后发热而利者，必自止。又伤寒热少厥微，欲得食者，其病为愈，若发热下利至甚，厥不止者死。又伤寒六七日不利，便发热而利，其人汗出不止者亦死。要知发热之后，其脉必不沉而浮，乃为阴病转阳之真候，故曰脉微浮为欲愈，不浮为未愈，此又与少阴发热同一义也。

伤寒之脉，始终一以静为主，故经云：伤寒二三日，脉若静者为不传，若脉数急者为欲传也。《内经》云：汗出而脉尚躁盛者死。是始热以脉静为易愈，而传变之后，又必以脉静为真愈之候。凡病之自表而里者，以太阳为始，病之由里而表者，以厥阴为始。太阳虽主表，而其脉连于风府，其根起于至阴，又与少阴为表里，仲景慎重不敢妄发其汗者以此。三阴病固不宜发汗。即三阳经发热，其致热之因又不全属太阳。如病起发热，即兼口渴、汗出、大便闭等证，此由阳明而太阳者也。又如病起发热，即兼喜呕、胸胁满痛等证，此由少阳而太阳者也。皆不得藉口于伤寒一日，太阳受之，概与发表也。

大约温热病起于阳明者居多，至湿温病，其邪伏于募原。募原属半表半里，故其发热每兼胸痞腹满、烦渴、不大便等证，加以骨节烦疼，舌苔如积粉。其病先犯少阳与太阴，而内连于胃腑，外溢于太阳。湿家本自易汗出，尤不可重发其汗也。至所谓异气者，非于六气之外，别具一气，盖六气本天地自然之令气，因其气之偏胜，而酿为厉气，故其病沿门传染，长幼相似，乃称曰疫，而治法仍不离乎六气之中也。

有病已愈，而复又发热者，此名遗热①，由于起居饮食之不慎。凡病后饮食，最宜清淡，使胃中津液渐复，邪气全尽，自然健啖。而世俗每饫②肥鲜，兼之喜投补益，皆所不宜。故《内经》曰：病热少愈，食肉则复，多食则遗，此其禁也。然其热之复发，亦有虚有实，故《内经》云：视其虚实，调其逆从，可使必已矣。至仲景食后劳复，以及大病差后，种种各法，载明论中，更不待他求矣。

恶　寒

太阳之为病，脉浮头项强痛而恶寒。是恶寒乃太阳病一定之证，始而恶

① 遗热：病证名。指热病邪热未尽，或因食、因劳而复发。

② 饫（yù）：饱食。《广雅》："饫，饱也，厌也。"

寒，继且发热矣。其恶寒与发热相兼，非如寒热往来之热时自热，寒时自寒也，所谓身大热而不欲去衣者此也。凡风寒客于营卫之中，而洒淅恶寒者，其脉必浮，浮为在表，故曰恶寒者表未解也。虽里证悉具，而表未解，不可攻里，必俟外解已，乃可攻也。若太阳病传入阳明者，则恶寒将自罢，即濈濈汗出，而不恶寒，反恶热矣。此太阳病初起发热恶寒之大概也。

恶寒属表者脉必浮，其有不浮而沉者，阴病也。经云：发热恶寒者，发于阳也，无热恶寒者，发于阴也。发于阳者病在表，宜解表为主，发于阴者病在里，宜温里为主。若阴病而误发其汗，则阳亡之变，顷刻即至矣。阴病恶寒，以手足温者易治，手足逆冷者难治。故经云：少阴病恶寒而蜷，时自烦，欲去衣被者，可治。又曰：少阴病恶寒身蜷而利，手足逆冷者，不治。又曰：少阴病下利，若利止恶寒而蜷卧手足温者，可治。此其义也。

恶寒属表者，在未汗以前，是谓表实。若既发汗之后，当不恶寒矣，而反恶寒者，则又不属实而属虚，故经云：发汗病不解，反恶寒者，虚故也，芍药甘草附子汤主之。盖以芍药甘草两和营卫，而必藉附子以温经，则同一恶寒，而未汗以前，与既汗以后，有各不同如此。

更有里热郁甚，致阳气不得宣泄，而外恶寒者，此即《内经》所谓诸病恶寒，皆属于火者是也。辛温发表，大属非宜，而表阳被遏，其脉又多沉，与阴病相似，而又不可误于温里。其外显假寒，内实真热，一经误用，反掌生杀，其辨之之法，则不以脉辨而以证辨。盖风寒之邪，未经入里，口中必和①，此则口中先干，其舌上燥白如积粉，甚或兼黄黑色，胸膈痞满，不大便，或下利如深酱色，其兼厉气者，口中必有秽气。此即热甚阳郁之候，治宜宣发伏邪，使里气通而郁阳发，则恶寒自罢，反大热而烦渴矣，然热作之后，人皆信为热，而当恶寒时，鲜有识其为热者，不可不细心体认也。

又有背恶寒者。夫恶寒则一身皆恶，何以止称背恶寒?《内经》云：人身之阴阳，腹为阴，背为阳。背者胸中之府，诸阳受气于胸中，而转行于背，阴寒之气盛，阳虚不足御之，则背为之恶寒。经云：少阴病一二日，口中和，其背恶寒者，当灸之，附子汤主之。论中口中和三字，最宜著眼，惟其口中和，故可放胆用附子。又或乘阴气不足，阳气内陷入阴中，而不转行于背，则背亦为之微恶寒。经云：伤寒无大热，口燥渴，心烦，背微恶寒，白虎加人参汤主之。二者治法天渊，于何辨之，亦辨之于口之渴与不渴而已矣。

---

① 口中必和：指外感病过程口中不苦不燥，食而知味。表示胃气正常。

恶风

恶风与恶寒异。恶寒者，不待风而自寒，虽置之密室之中，帷帐之内，甚至覆被向火，而犹不能禁其寒也。恶风者，风至斯恶，一居密室之中，帷帐之内，而即坦然自若矣。故恶寒者未有不恶风，而恶风者不必皆恶寒。恶风属表者，风邪客于卫也。经云：太阳病，发热汗出，恶风脉缓者，名曰中风。又云：太阳中风，啬啬恶寒，淅淅恶风，翕翕发热，鼻鸣干呕者，桂枝汤主之。此有风者必恶风也。而寒邪亦有恶风，以有汗无汗为辨。经云：太阳病，头痛发热，身疼腰痛，骨节疼痛，恶风无汗而喘者，麻黄汤主之。此太阳病初起，风寒异治，不易之定法。其有太阳病循经下入，其势未趋入阳明，而犹恋于太阳之表，致头痛已差，恶风仍在者，如经云：太阳病，项背强几几，无汗恶风者，葛根汤主之。又云：太阳病，项背强几几，反汗出恶风者，桂枝加葛根汤主之。则仍以有汗无汗为辨也。亦有太阳病其势径趋入少阳，而恶风证仍未罢者，经云：伤寒四五日，身热恶风，头项强，胁下满，手足温而渴者，小柴胡汤主之。是其里证已具，而恶风为表未解，故以半表半里治之也。盖恶寒有属于阳者，有属于阴者，恶风则主表而专属于阳，此皆治表之大略也。

其有发汗太过，致漏不止而恶风者，经云：太阳病发汗，遂漏不止，其人恶风，小便难，四肢微急，难以屈伸者，桂枝加附子汤主之。盖汗出既多，即召亡阳之变，故于桂枝汤中加附子以扶阳固卫。同一恶风，而前宜和卫以解肌，此宜固卫以实表，其治法又各不同矣。

更有里热炽甚，而外反恶风者，经云：伤寒若吐若下后，七八日不解，热结在里，表里俱热，时时恶风，大渴，舌上干燥而烦，欲饮水数升者，白虎加人参汤主之。盖必直撤其热，则表里俱和，而恶风自止，又非解表所能愈也。

又有风湿相搏而外恶风者，经云：风湿相搏，骨节烦疼，掣痛，近之则痛剧，汗出短气，小便不利，恶风不欲去衣，或身微肿者，甘草附子汤主之。其所谓湿，盖寒湿，非湿热也。寒湿之内郁者，自里而搏乎表，风邪之外入者，自表而搏乎里，其相搏在骨节之间，则阳气被遏，遂恶风不欲去衣，必以甘草附子汤宣达阳气，则风与湿俱去，痛止而恶风自罢矣。

潮热

潮热者，不恶寒，但恶热，其来如潮之至，不失其时，谓之潮热，其证属里而不属表。凡恶寒发热属太阳，至少阳则往来寒热，此之潮热则属阳明，往往发于日晡。日晡未申之时，阳明居中土，王①于未申，邪入中土，无所复传，故郁为实热，随王而潮。经云：日晡所发潮热者，属阳明也。惟其属阳明，则胃实为可下之证，故曰潮热者实也。

潮热固可下，而下法要有次第。经云：太阳病三日，发汗不解，蒸蒸发热者，属胃也，调胃承气汤主之。此因胃已实而热未潮，故但用调胃承气，微利之而已。又云：阳明病脉迟，虽汗出不恶寒者，其身必重，短气腹满而喘，有潮热者，此外欲解，可攻里也，手足濈然汗出者，此大便已硬也，大承气汤主之。若汗多微发热恶寒者，外未解也，其热不潮，未可与承气汤。若腹大满不通者，可与小承气汤，微和胃气，勿令大泄下。按：三承气俱用大黄。大承气重用枳朴，兼以芒硝，上承邪热而下，用以攻坚破结，荡涤肠胃，乃峻下之剂。小承气去芒硝而轻用枳朴，止取通利肠胃，其下较轻。调胃承气，佐以甘草，又于下中兼和。三承气各有所主，仲景下法，不敢妄施，其慎细如此。又云：太阳病，重发汗而复下之，舌上燥而渴，日晡小有潮热，从心下至少腹，硬满而痛不可近者，大陷胸汤主之。夫病至心下及少腹硬满而痛不可近，则势已剧甚，此又非大承气所能胜任，宜兼破胸膈之结，以下通于肠胃，则必主以大陷胸汤而无疑矣。

其有阳明病潮热未去，而已趋入少阳者，经云：阳明病，发潮热，大便溏，小便自可，胸胁满不去者，小柴胡汤主之。此非小柴胡汤之能治潮热也，胸胁满不去，已具少阳证，且大便已溏，虽潮热未罢，未可再攻也。

更有瘅疟②者，但热不寒，发作有时，此亦阳明经热，其热止在于经，未入于腑，且病不从伤寒来，故名之曰瘅疟。仲景不立方，而但曰以饮食消息之。要之甘寒彻热，与治阳明经热同法也。

【临床解读】

刘某某，女，16 岁。2021 年 11 月 1 日初诊。

---

① 王：通“旺”。《庄子·养生主》：“泽雉十步一啄，百步一饮，不蕲畜乎樊中，神虽王，不善也。”

② 瘅疟：病证名，又名温疟、暑疟、阳明瘅热，临床以但热不寒为主症。

主诉：耳鸣耳聋2年。

现病史：2年前患者因考试失利，情志不畅逐渐出现双耳鸣、耳聋，曾于北京某医院按改善循环、营养神经治疗，耳鸣耳聋愈。现症见：双耳鸣，眠差，入睡困难，心情不舒，体位突然改变时出现头懵，耳鸣耳闷，休息后不缓解，偶有心慌，乏力，汗出，心率153/分，挑食，大便可，日1~2次，小便黄，月经周期紊乱，1~2个月一次，经量时多时少，舌质淡红，苔白厚花剥，脉沉滞。

病机要点：胆心郁热。

处方：柴胡10克，黄芩10克，清半夏10克，生地黄10克，竹叶10克，木通3克，生甘草3克，生龙骨、生牡蛎各30克，生姜3片，大枣3枚（切开）为引。颗粒散剂，10剂，每日1剂，水冲服，分早晚两次服。（张磊医案）

寒　热

寒热往来者，主半表半里，其病属少阳。盖少阳当阴阳出入之枢，邪至其地，与正气相争，相争则寒，争胜则热矣。此与恶寒发热有别，恶寒发热者，寒热互见，此则寒时自寒而不见热，热时自热而不见寒也。又与寒热如疟者有别，寒热如疟者，作止有时，此则寒已而热，热已而寒，一日三五发，甚者十数套，与疟状有以异也。小柴胡汤专治往来寒热，盖以柴胡治半表，半夏治半里，黄芩生姜交除寒热，而加以人参甘枣扶正逐邪。盖病至少阳，发汗攻里，皆所不宜，故以是为和解之剂，乃少阳病之定法也。

小柴胡汤主治往来寒热，人皆知之，此特半表证，而半里证，人多忽焉不讲。所谓半里者，如口苦，心烦喜呕，胸胁满痛之类是也。凡邪从太阳而来，其人仍发热，而少阳半里证已见，虽未往来寒热，即当从少阳和解，如经云：伤寒四五日，身热，恶风，颈项强，胁下满，手足温而渴者，小柴胡汤主之。又云：伤寒后六七日，发热微恶寒，支①节烦疼，心下支结②，外证未去者，柴胡桂枝汤主之是也。至少阳病，来路自太阳，而其去则入阳明之腑。其来自太阳者，如经云：伤寒五六日，已发汗而复下之，胁满微结，小便不利，渴而不呕，往来寒热，心烦者，此为未解也，柴胡桂枝干姜汤主之是也。其欲入腑而犹未入者，如经云：伤寒十余日，热结在里，复往来寒热

① 支：同“肢”。《灵枢·邪气脏腑病形》：“肺脉……微涩为鼠瘘，在颈、支腋之间。”

② 心下支结：谓胃脘部感到有物支撑结聚。

者，与大柴胡汤是也。

寒热往来，属半表半里证，然有由表而里者，又有由里而表者，不可不辨也。大凡风寒之邪，多自表而里，湿热之邪，多自里而表。风寒法，仲景论中详矣，至湿热之邪，伏于募原，其起病即见呕渴，胸腹满，不大便诸里证。及其发热，往往热已而寒，寒已而热，此其里证重于表证，宜察其里证之轻重，使里先和，则表自解。盖病自里而表，少阳正当往来出入之界，故其始往来寒热，继则热多寒少，再则但热不寒，至昼夜壮热，而澹妄烦渴毕见，此病之由轻入重也。至于由重出轻，则必使谵妄烦渴诸里证先罢，身热渐和，其时邪气已退，正气未复，又复相争而为往来寒热，此乃病出入之大机。而前之寒热往来为病进，后之寒热往来为病退，总视其里证之轻重有无为据也。其有邪气全退，表里俱和，而仍寒热未去，往来如疟者，此因正气未复，宜调其饮食，和其营卫，自然渐愈，切不可骤与峻补，恐余邪为恋，反增其害矣。

又伤寒往来寒热，与疟相似而实非。凡疟当来作之时，饮啖如平人，至疟作而始作，此则默默不欲饮食，兼有口苦，心烦喜呕，胸胁痛诸里证，以此为辨。

烦 热

烦热者，因热而烦，与发热异。发热者，但身热而不烦，此则为热所烦，故谓之烦热。经云：病人烦热，汗出则解。此证得之于阳热者居多，欲作汗而未能遽汗，往往先有此候，故经又云：欲自解者，必当先烦，乃有汗而解，何以知之，脉浮故知汗出解也。浮为在表，在表者宜汗，故汗出则解也。

凡风寒之邪，由太阳而入者，不即发烦也，至烦而热，为汗解之佳兆，发其汗，则热解而烦亦除矣。故经云：太阳病，脉浮紧，无汗发热，身疼痛，八九日不解，表证仍在，此当发其汗。服药已微除，其人发烦热，目瞑剧者必衄，衄乃解，所以然者，阳气重故也。又云：伤寒发汗已半日许，复烦，脉浮数者，可更发汗，宜桂枝汤，此皆邪之在太阳者也。太阳病，当汗不汗，或误与以冷水，或误下者，仲景又施种种救逆诸法，如经云：伤寒若下之，而烦热胸中窒者，栀子豉汤主之。又云：病在阳应以汗解之，反以冷水噀①之，若灌之，其热被却不得去，弥更益烦，肉上粟起，意欲饮水，反不渴者，

① 噀（xùn）：喷。

服文蛤散，若不差，与五苓散。盖一因误下，而阳气陷入胸中，则必解去其胸中之邪。一因误与冷水，而其邪由太阳之经转入太阳之腑，故不从经解而从腑解也。更有太阳证未罢，已转属阳明者，如经云：伤寒表里俱热，舌上干燥而烦，白虎加人参汤主之。此由表里俱热，则必以甘寒彻热，使表里俱和，自然得汗而解，又法之变也。

凡称烦热者，因热而烦，烦在外者也，若烦在内者，另立虚烦一门详后。

虚　烦

虚烦者，其人无大热，心中温温欲吐，而又不能吐，致内扰而烦。然名为虚烦，而其证有因于虚者，亦有因于实者，皆邪热传里之候，宜分别施治。

有邪热传入少阳而发烦者，经云：伤寒五六日，往来寒热，心烦喜呕，或胸中烦而不呕，小柴胡汤主之。盖少阳既不可发汗，而里未实又不可下，故以小柴胡汤两和其表里，表里俱和，则烦自除矣。又有阳热之气，下陷入胸中，而作虚烦，宜用吐法以宣其热。如经云：发汗吐下后，虚烦不得眠，若剧者，必反复颠倒，心中懊憹，栀子豉汤主之。若少气者，栀子甘草豉汤主之。若呕者，栀子生姜豉汤主之。心烦腹满，卧起不安者，栀子厚朴汤主之。又伤寒，医以丸药大下之，身热不去微烦者，栀子干姜汤主之。此皆取吐之剂，宜按其兼证，分别加减，其吐中有发散之义，足以升举下陷之阳邪，此乃吐虚烦之大法。至于烦之实者，非大吐不能除。如经云：病人手足厥冷，脉下紧者，邪结在胸中，心中满而烦，饥不能食者，病在胸中，当吐之，宜瓜蒂散。则同一取吐，而轻重又不同矣。

病在胸中者当吐，其胃实者，又非吐法所能除。经云：阳明病，不吐不下，心烦者，调胃承气汤主之。所谓阳明病者，胃家实是也，与调胃承气以涤其烦，是于微利之中，仍寓和解之义也。

烦热者，因热而烦，其所患皆阳热之证，无阴证也。至虚烦，则有阳病，又有阴病。经云：少阴病二三日，心中烦不得卧者，黄连阿胶汤主之。少阴病，胸满心烦者，猪肤汤主之。又云：少阴病下利六七日，咳而呕渴，心烦不得眠者，猪苓汤主之。盖少阳为阳中之枢，少阴为阴中之枢。热伤少阴，津液被耗，邪热内扰，故各以其兼证，施种种存阴涤烦之法，亦和解之义也。至阴寒证，则反以烦为可转阳之机，故又云：少阴病，恶寒而蜷，时自烦欲去衣被者，为可治也。

少阳病，有烦而悸者，此属胃，胃不和则烦而悸，和胃为主。又有悸而烦者，如经云：伤寒二三日，心中悸而烦者，小建中汤主之是也。大凡先烦而后悸者，属实，先悸而后烦者，属虚，补虚泄实，治各不同矣。

别有所谓懊憹者，比烦而甚者也，宜因证而分别吐下。如经云：阳明病，其外有热，手足温，不结胸，心中懊憹，饥不能食，但头汗出者，宜栀子豉汤。此宜吐者也。又经云：阳明病，心中懊憹而烦，胃有燥矢者，可攻。此宜下者也。

更有因蛔厥而时自烦者，经云：伤寒蛔厥者，其人当吐蛔，病者静而复时烦者，此为脏寒，蛔上入其膈，故烦，须臾复止，得食而呕，又烦者，蛔闻食臭出，其人当自吐蛔。蛔厥者，乌梅丸主之。此得之于时烦时止，得食复烦，与热郁者不同，临证时当细辨也。

有病已愈而犹烦者，经云：吐利发汗，脉平，小烦者，以新虚不胜谷气故也。又云：病人脉已解而日暮微烦，以脾胃尚弱，不能消谷，故令微烦，损谷即愈，此可勿药，即药亦不过平调脾胃，慎勿再与泄热，重伤胃气也。

烦　躁

烦热者，病在外，虚烦者，病在内，至所称烦躁者，谓心中郁郁而烦，又加以手足躁扰，则谓之烦躁。有属于阳者，有属于阴者，其中表里殊因，温凉异用，宜细辨之。

有邪热在表，欲汗不汗，因作烦躁者，经云：太阳中风，脉浮紧，发热恶寒，身疼痛，不汗出而烦躁，大青龙汤主之。此乃发汗之峻剂，必辨其无少阴证相杂，方可大发其汗。盖少阴病之烦躁，由于阳气微，故忌发汗。太阳病之烦躁，由于阳气盛，故宜发汗。何以辨之？则以太阳之脉或浮缓或浮紧，而少阴之脉必沉细也。

经云：当汗不汗，其人躁烦，病在太阳，宜以汗解矣。然有发汗之后而烦躁者，则以津液被夺，胃中水竭，如经云：太阳病，发汗后，大汗出，胃中干燥，烦躁不得眠，欲得饮水者，少少与饮之，令胃气和则愈者是也。至于胃已实者，如经云：阳明病，若发汗则躁。又云：病人不大便五日，绕脐痛，烦躁发作有时，此有燥屎，是又不宜汗而宜下矣。

烦躁属热者，为邪热传里之候。然有自表而传里者，又有自里而传表者。大约湿热之邪，往往先里后表，其病起即胸膈痞满，口渴谵语，种种里证悉具，其里邪欲出于表，而又不能出，因烦躁发热者，此等证便不可发汗，发汗则津液被夺，里邪愈锢。宜先与疏里，佐以透表，使里气先和，自然得汗而解。盖其病传之先后有不同，第就仲景汗下诸法，随其证之先后而错综之，其治法可微会矣。

若风寒之邪，其病初起不烦躁，其后渐烦躁而身热反去者，如经云：伤寒六七日，无大热，其人躁烦，此为阳去入阴故也。病至此增剧矣。

凡邪入三阴而烦躁者，虽所传渐深，始终总归于热，其有阴盛阳微而作烦躁者，经云：阳微发汗，躁不得眠，则深以发汗为戒矣。盖其人阳气本微，而阴盛又迫阳于外，则外显假热，内实真寒，其脉必沉细，口虽渴，但欲嗽①水不欲咽者，此其候也。然其中有病本阴寒而致阳微者，又误施汗下而致阳微者，如经云：少阴病吐利，手足逆冷，烦躁欲死者，吴茱萸汤主之。是此病本阴寒而阳微者也。

又如经云：下之后，昼日烦躁不得眠，夜而安静，不呕不渴，无表证，脉沉微，身无大热者，干姜附子汤主之。又云：发汗若下之，病仍不解，烦躁者，茯苓四逆汤主之。是误施汗下而阳微者也，然阳气微者，尚可施回阳之力。其阴盛逼阳于外，而阳已外脱者，如经云：少阴病，吐利躁烦四逆者死。少阴病，四逆，恶寒而身蜷，脉不至，不烦而躁者死。少阴病，脉微细沉，但欲卧，汗出，不烦，自欲吐，至五六日自利，复烦躁，不得卧寐者死。伤寒六七日，脉微，手足厥冷，烦躁，灸厥阴，灸不还者死。伤寒发热，下利，厥逆，躁不得卧者死。如此之烦躁，是阳已垂脱，救亦无及矣。

又有因水气而烦躁者，《金匮》云：肺胀咳而上气，烦躁而喘，脉浮者，心下有水，小青龙加石膏汤主之。盖心下有水，上射及肺，肺为之胀，故烦躁而喘，乃立此泄肺行水之法。然此病不独风寒之从外入者，足以与内饮相合，即湿热之在里者，或因热甚而恣啖生冷，或湿邪未解，误投寒凉，皆能停饮于胸膈之间，寒饮怫郁其邪，外不能达表，内不能传胃，故烦躁转甚，必先消其水气，则邪得有出路，而烦躁自能渐除，又治法之变也。

无　汗

汗者心之液，心主营，寒伤营，则血凝泣而无汗，无汗则宜发汗矣。然同一无汗而受病之因有不同，宜审其邪之所在而善调之，使阴阳气和，营卫流通，自然汗出而解，而非纯用辛温发散之剂，可以迫之使汗也。

太阳病，宜以汗解，以太阳主表故也。然风寒暑湿热之邪，起自太阳者，

① 嗽：通“漱”，集成本即作“漱”。《论衡·验符篇》：“威委流漉，民嗽吮之，甘如饴蜜。”

往往多自汗出，惟寒伤营则无汗，必大发其汗而始解。如经云：太阳病，头痛发热，身疼腰痛，骨节疼痛，恶风无汗而喘者，麻黄汤主之。又云：太阳中风，脉浮紧，发热恶寒，身疼痛，不汗出而烦躁者，大青龙汤主之。又云：太阳病，项背强几几，无汗恶风者，葛根汤主之。此皆邪在表而宜发汗者也。

其有不从汗解而从衄解者，经云：太阳病，脉浮紧，发热身无汗，自衄者愈。盖寒伤营，营主血，得衄而解，与汗同义，即俗所称为红汗①者是也。

其有病在阳明而无汗者，如经云：阳明病反无汗而小便利，二三日呕而咳，手足厥者，必苦头痛。又云：阳明病无汗，小便不利，心中懊憹者，身必发黄，盖邪在于表，熏发腠理，则使汗自出。故经云：病人濈然汗出者，是转属阳明也，此则邪向内传，不外熏发，故无汗也。

有阳虚而无汗者，经云：脉浮而迟，迟为无阳，不能作汗，其身必痒。又云：阳明病反无汗，其身如虫行皮中状者，此以久虚故也，是阳虚而无汗者也。

有因阳热炽盛，阴液被夺，而无汗者，经云：伤寒脉浮，发热无汗，其表不解者，不可与白虎汤。渴欲饮水，无表证者，白虎加人参汤主之。盖有表证者，还宜治表，此则表证除而热渴炽盛，故宜以人参白虎急救其阴，俾阴气和则阳热外越，自然汗出而解也。

三阴为病，不得有汗，以邪行于里故也。同一无汗而阴与阳又何以别之？盖阳脉主浮，而阴脉必沉也。

又有水饮内蓄而无汗者，经云：服桂枝汤或下之，仍头项强痛，翕翕发热，无汗，心下满微痛，小便不利者，桂枝去桂加茯苓白术汤主之。盖汗者津液所布，今水饮内蓄，则津液内渗，故外不得有汗也。

凡当汗之证，服汤一剂，病势仍在，至于三剂仍不得汗，又加以脉躁盛者主死。

自　汗

太阳病惟寒伤营者无汗，此外若风湿暑热之邪，初起即令汗自出，至一入阳明，即寒伤营者，其始发热无汗，至此亦濈然汗出，而不恶寒反恶热矣。此之自汗，皆不得以表虚论治也。

---

① 红汗：病证名，即鼻衄。外感热病中出现鼻衄，衄后发热得到缓解，起到了与发汗同样的退热作用。

有邪在表，汗出不彻，应须再汗而愈者，经云：病常自汗出者，此为荣气和，荣和者外不谐，以卫气不共荣气和故尔。以荣行脉中，卫行脉外，复发其汗，荣卫和则愈，宜桂枝汤。又曰：病人脏无他病，时发热自汗出而不愈者，此卫气不和也，先其时发汗则愈，宜桂枝汤。盖麻黄乃发汗之峻剂，惟无汗者宜之，桂枝则于发汗之中仍寓固卫之气，故汗出而复发其汗者，不取麻黄而取桂枝也。

经云：酒客病不可与桂枝汤，以酒客不喜甘故也。盖酒气与谷气相并，其中必热，故不可与桂枝，以其人湿热重故也。酒客如此，则凡病之因暑湿而起者，其不宜桂枝更明矣。

其有因里实而汗自出者，经云：阳明病，其人多汗，以津液外出，胃中燥，大便必硬，硬则谵语，小承气汤主之。又云：阳明病，发热汗多者，急下之，宜大承气汤。盖里气既通，则邪热下行而汗自止矣。

又有汗多亡津液，而邪犹在于经，未入于腑者。经云：服桂枝汤，大汗出后，大烦渴不解，脉洪大者，白虎加人参汤主之。盖必急救其阴，则烦渴除而汗亦止矣。更有汗多亡阳者，经云：太阳病，发汗，遂漏不止，其人恶风，小便难，四支微急，难以屈伸者，桂枝加附子汤主之。又云：发汗病不解，反恶寒者，虚故也，芍药甘草附子汤主之。盖必以附子合芍药以温经固卫，则阳回而汗自戢①，则同一汗出，而虚实寒热，治又不同矣。

阴病不得有汗，其有汗出如油，喘而不休，以及伤寒六七日不利，便发热而利，其人汗出不止者，皆死病也。其间有可治者，如经云：下利清谷，里实外热，汗出而厥者，通脉四逆汤主之。既吐且利，小便复利而大汗出，下利清谷，内寒外热，脉微欲绝者，四逆汤主之。又吐已下断，汗出而厥，四支拘急不解，脉微欲绝者，通脉四逆汤主之。此皆急温之证，不可须臾缓也。

头　汗附手足汗、盗汗

凡阳明病一身自汗出者，谓之热越，此热从外达也。若热不得越而从上达，则有头汗证，从傍②达则有手足汗证，而其证皆属阳而不属阴。仲景云：

---

① 戢：止，停止。

② 傍（bàng）：通“旁”。《汉书·赵充国传》：“匈奴大发十余万骑，南傍塞，至符奚庐山，欲入为寇。”

阴不得有汗，故以是列阳明证也。

头为诸阳之会，邪郁于里，不得外越，热蒸于阳，则头汗自出。凡见此证者，多发黄，经云：但头汗出，余处无汗，剂①颈而还，身必发黄。又云：阳明病被火，额上微汗出，而小便不利者，必发黄，此以热郁在里，不得外越故也。然其间有郁之浅者，如经云：阳明病下之，其外有热，手足温，不结胸，心中懊恼，饥不能食，但头汗出者，栀子豉汤主之，此可用吐法以宣其热也。有郁之深者，如经云：伤寒热结在里，但结胸无大热者，此为水结在胸胁也，但头微汗出者，大陷胸汤主之，此可用下法以泄其热也。此皆阳明病，其邪不能外出于阳明之表，而郁在阳明之里也。

其有不属阳明而属少阳者，经云：伤寒五六日，头汗出，微恶寒，手足冷，心下满，口不欲食，大便硬，脉细者，此为阳微结，必有表复有里也，脉沉亦在里也，汗出为阳微，假令纯阴结，不得复有外证，悉入在里。此为半在里半在外也，脉虽沉紧，不得为少阴病，所以然者，阴不得有汗，今头汗出，故知非少阴也，可与小柴胡汤，设不了了者，得屎而解。又云：伤寒五六日，已发汗而复下之，胸胁满微结，小便不利，渴而不呕，但头汗出，往来寒热，心烦者，此为未解也，柴胡桂枝干姜汤主之。小柴胡本少阳之剂，所以两和表里，今里证已具，而犹持于半表，故尚见头汗证也。

更有邪热陷里而成头汗证者，经曰：阳明病，下血谵语者，此为热入血室，但头汗出者，刺期门，随其实而泄之，濈然汗出而愈。盖热入血室而肝脏实，故当刺肝之期门以泄其实，血液为汗，热邪并汗而出，则血自止矣。然此犹入里之浅者也，更有太阳中风，以火劫发汗，阴阳俱虚竭，身体则枯燥，但头汗出，剂颈而还，此则津液垂涸之证，惟小便利者，则一线真阴未涸，可以亟救其真阴。故虽种种危证悉具，而仲景曰：小便利者，其人可治也。

又有真阳上脱而头汗者，经云：关格不通，不得尿，头无汗者生，有汗者死。又云：湿家下之，其人额上汗出，微喘者死，此绝证不可治也。

手足汗，乃专属阳明证，经云：手足濈然汗出者，此大便已硬也，手足濈濈汗出，大便难而谵语者，下之则愈。盖阳明属胃，胃主四肢，此由热聚于胃也。然又有不属热而属寒者，经云：阳明病不能食，小便不利，手足濈然汗出，此欲作固瘕，必大便初硬后溏，所以然者，以胃中冷，水谷不别故也。热聚于胃者可下，寒聚于胃者不可下，此又不可不辨也。

---

① 剂（qí）：齐平。《说文》：“剂，齐也。”

更有盗汗者，乃半表半里证，邪气侵行于里，外连于表，睡则卫气行于里，乘表中阳气不致，津液得泄，故但睡而汗出，觉则气散于表而汗止矣。故经云：微盗汗出，反恶寒者，表未解也。又阳明病当作里实而脉浮者，云必盗汗，又三阳合病，目合则汗，凡若此者，皆当清里和表为治。盖伤寒盗汗与杂病之盗汗不同，杂病盗汗可用补法，伤寒盗汗则惟有和表而已，无补法也。

战　汗

战汗者，邪正相争也。经云：脉浮而紧，按之反芤，此为本虚，故当战而汗出者。其人本虚，故当发战。以脉浮，故当汗出而解。观此则知战乃邪气向外之征，而当欲出未出之界，因本虚必先发战，而正犹足以拒邪，故战而汗出，为病解之佳兆也。

战，邪向外者也。若邪向内者，则不名之曰战，而名之曰栗。战者身战也，栗者心战也。经云：阴中于邪，必内栗也。又云：胃无谷气，脾涩不通，口急不能言，其人则战而栗。战与栗有阴阳之分，不可不知。又有名为振者，与战相近，但战则身为之战摇，振但森然耸动而已。其人素虚，至欲汗之时，必蒸蒸而振，却发热汗出而解，是振较之战为轻也。如经所云：亡血家，发汗则寒栗而振，与夫下后复发汗，其人振寒者，皆虚象也。然此犹浅焉者也。若经云：若吐若下后，心下逆满，气上冲胸，起则头眩，发汗则动经，身为振振摇者，茯苓桂枝白术甘草汤主之。又云：太阳病发汗不解，其人仍发热，心下悸，头眩，身瞤动振振欲擗地者，真武汤主之。此之振也，亟与回阳犹恐不及，又非战汗所可同日语矣。

战汗之脉，以浮缓为主，浮则邪出于表，缓则胃气自和，可以托邪外出。而又必察其气，气细而长者吉，气粗而短者危。战汗之时，不可服药，补则汗不透而留邪为患，泄则正气不支而成虚脱，只宜多与热汤，养津液以助其作汗，须静候其脉静气长，便属无害。不必惊慌，俟战止之后，再察其有无留邪，按法施治。若当战时而惊骇叫唤，则神气先乱，邪反胜正，转为危候，不可治矣。

大凡风寒之邪自表而里，战汗者少；湿热之邪自里而表，战汗者多。战汗之后，脉静身凉，舌苔已净，胸腹无阻，渐思饮食，斯为全解。否则余邪未净而复热，则有再作战汗而解者，有战汗至三四次而解者，总视里证以为据。又或战定之后，其人忽沉沉睡去，如死一般，须察其脉，仍和缓有根者勿讶，俟其气复即醒矣。亦间有脉停者，又必察其呼吸，如呼吸尚长，此属脉厥①，久之自复，亦勿讶也。战解固为佳兆，又或其人脉促气粗，形体不仁，水浆不下，目直视，舌痿不能言，此则欲脱之象，而非战解之象矣。

战汗非由发汗而得，若病之可发汗者，邪在于表也，发汗则汗自出，奚俟于战。战汗者，由里出表也，故往往有清凉攻下之剂，绝不参一毫表药，自得战汗而解者，此由表里通达，阴阳交和，自然而然，而非可逼之使汗也。

头　痛附项强

太阳之为病，脉浮，头项强痛而恶寒。是头项强痛专属太阳证，然他经亦互见，特太阳其专主耳。凡邪之自外而入者，必主头痛，如经云：太阳病，头痛发热，身疼腰痛，骨节疼痛，恶风无汗而喘者，麻黄汤主之。太阳病，头痛发热，汗出恶风者，桂枝汤主之。此与发热同机，风寒之邪，自外而入，其脉主浮，故可发之使从汗解也。

其有不从太阳而从少阳者，经云：伤寒脉弦细，头痛发热者，属少阳，少阳不可发汗，此属胃，胃和则愈，胃不和则烦而悸。盖弦为少阳定脉，其头痛特邪之外溢于太阳，而非太阳之自病，故仲景特申发汗之禁。又太阳与少阳并病，头项强痛，或眩冒，时如结胸，心下痞硬者，慎不可汗，而亦不可下，汗下俱不可，而从少阳和解之法，仲景虽不言，在人因证善会矣。

阳明病尤忌发汗，经云：伤寒六七日，不大便，头痛有热者，与承气汤，其小便清者，知不在里仍在表也，当须发汗，若头痛者必衄。此言风寒之邪，由表而入，热未入里，仍宜汗解，既入于里，则宜以承气汤下之矣。由此推之，湿热之邪，本在于里，而外溢于表，其初起每见头痛证，当以清里为主，微兼透表，里和则表自解，若徒与攻表，非但头痛不减，恐里证增剧矣。

太阴病亦有头痛者，经云：霍乱头痛，发热身疼痛，热多欲饮水者，五苓散主之，寒多不用水者，理中汤主之。霍乱，太阴证也，头痛发热，是阴病有转阳之机，惟亟去其里寒，则病出于阳而可治矣。

【临床解读】

杨某某，女，64岁。2020年12月9日初诊。

主诉：确诊食管癌并手术8个月余。

现病史：患者2020年4月因吞咽不畅于郑州某医院确诊食管癌，并手术

① 脉厥：病名。指战汗后暂见脉停而呼吸尚存之证。

治疗，术后化疗4次，结束3个月。现症见：以流食为主，食后胃脘不适，多食即恶心，嗳气后觉舒，手术口处活动后稍疼痛，平时乏力怕冷明显，偶有头晕，纳可，大便溏，日一次，小便调，左肩疼痛，抬举受限，42岁停经。舌质淡红，苔黄厚少津，脉沉细。

处方：党参10克，干姜10克，清半夏10克，三七粉3克（冲服），壁虎6克。15剂，每日1剂，水煎服。（张磊医案）

少阴一经，与太阳相表里，太阳之脉浮，少阴之脉沉。经云：病发热头痛脉反沉，若不差，身体疼痛，宜四逆汤。盖沉非太阳之脉，即不得同太阳发表之例，而与以大发其汗矣。

太阴少阴，其脉上至颈胸中而还，不循于头，应无头痛证，然阴阳出入，互相输应，其机正妙于转，不能呆执而论。至厥阴之脉，循喉咙之后，上入颃颡，连目眦，上出额，与督脉会于巅。病亦有头痛者，如经云：干呕吐涎沫头痛者，吴茱萸汤主之是也。厥阴头痛，往往直升巅顶，其有痛甚入连于脑而手足寒者，不治。

太阳经病不解，转传入腑者，其人头痛而小便不利，治当不从经解，而从腑解。如经云：服桂枝汤或下之，仍头项强痛，翕翕发热，无汗，心下满微痛，小便不利者，桂枝去桂加茯苓白术汤主之。盖所以运胸中之阳，以化寒水之气，使从小便而解，故曰小便利则愈也。由是推之，其有热结于腑，头痛，小便不利，而又加以口渴，则宜以甘寒泻其腑热，而头痛自愈，其法又可会矣。

太阳之邪并于上，则头项强痛，并于下则项背强痛。经云：太阳病，项背强几几，反汗出恶风者，桂枝加葛根汤主之。太阳病，项背强几几，无汗恶风者，葛根汤主之。此以有汗无汗分别风寒，与发热同义。又经云：病者身热足寒，颈项强急，恶寒，时头热面赤，目脉赤，独头面摇，卒口噤，背反张者，痉病也。另详痉门。又结胸者，项亦强，如柔痉状，下之则和，宜大陷胸丸。盖气结于胸，则项牵连而强，故下之则和，此虽见项强证，而其邪又不关太阳也。

身痛

身痛亦太阳表证，欲发其表，宜以汗解。然阴阳表里，互有出入，在权其轻重而善治之，不能执一也。

其宜汗解者，如经云：太阳病，头痛发热，身疼腰痛，骨节疼痛，恶风无汗而喘者，麻黄汤主之。又云：太阳中风，脉浮紧，发热恶寒，身疼痛，不汗出而烦躁者，以大青龙汤发之。此发汗之正法也。至于太阳之邪，连及少阳，则如经云：伤寒六七日，发热，微恶寒，支节烦疼，微呕，心下支结，外证未去者，柴胡桂枝汤主之。此专用少阳和解之法，而兼桂枝以和太阳之表，则又不纯用汗法矣。而脉必以浮为断，若脉沉者即不得治表，如经云：病发热头疼，脉反沉，若不差，身体疼痛，当救其里，宜四逆汤。又云：发汗后，身疼痛，脉沉迟者，桂枝芍药生姜人参新加汤主之。又云：少阴病，身体疼，手足寒，骨节痛，脉沉者，附子汤主之。其间治法天渊，在相其缓急，以分别先后。如伤寒，医下之，续得下利，清谷不止，身疼痛者，急当救里。后身疼痛，清便自调者，急当救表。救里宜四逆汤，救表宜桂枝汤。仲景论中本自昭晰，不得以身痛属表证，概与发表，致召亡阳之变也。

身痛固为表证，然湿家之为病，一身尽疼，此邪著于里，外舍于肌肉之间，要当温经，使自作汗而解，无径行发表之理。如经云：风湿相搏，身体疼烦，不能自转侧，不呕不渴，脉浮虚而涩者，桂枝附子汤主之。又曰：风湿相搏，骨节烦疼，掣痛不得屈伸，近之则痛剧，汗出短气，恶风不欲去衣，或身微肿者，甘草附子汤主之。此二者，当温经则其汗自透，若大发其汗，病反不除，不呕不渴，方可温经。由此推之，则呕而且渴，又属湿热壅滞，汗法尤忌矣，故仲景又曰：太阳中暍者，发热恶寒，身重而疼痛。要之湿淫与热淫，皆能使身疼痛，虽宜得汗而解，而汗法不可一例施也。

霍乱下利，本属阴病，阴病转阳，往往见身疼痛之证，治宜先温其里，乃攻其表，如理中四逆辈是也。至吐利止而身痛不休，当消息和解其外，宜桂枝汤小和之。此在仲景论中有法有方，可以遵循，其有寒尽化热，转成阳明燥渴证者，则又当别论矣。

凡用汗法，宜相其人之津液。经云：脉浮紧者，法当身疼痛，宜以汗解之。假令尺中迟者，不可发汗。何以知之然？以荣气不足，血少故也。又疮家虽身疼痛，不可发汗，汗出则痉。凡用汗法者，其慎诸。

有身疼痛而兼体重者，有但体重而身不疼者，有身疼痛而体不重者。如伤寒脉浮紧，一身尽疼痛，必恶寒体重呕逆，又伤寒脉浮缓，身不疼，但重乍有轻时，无少阴证者，此均当大发其汗也。至少阴病，四肢沉重，其脉则沉而不浮矣。他如风温为病，自汗出，身重多眠，三阳合病，腹满身重，难以转侧，与夫太阳中暍者身重而疼痛，皆申发汗之禁。总之，体重亦有宜汗不宜汗之辨，可与身痛参看。

腰痛一证，其由头疼身痛而牵连及之者，同属太阳表证，表解则痛自已矣。兼湿者，当察其兼证，分别寒湿与湿热，依法施治。但太阳病与少阴相为表里，腰痛又须防肾虚之候，不可不察。

四肢痉痛者，同属太阳经脉之郁，与身痛参看。痛在周身者，邪之分布也，痛在一处者，邪之专注也。专注之邪，其血脉必别有凝泣之处，须于解表药加一二引经药，方验其风寒暑湿之辨，尤必察其兼证，分别施治，庶无差忒。

头　眩附目眩、摇头

头痛属太阳证，其有头不痛而但苦眩旋者，则得之阳明者居多。凡病初起即苦头眩者，有风有热有痰，如经云：阳明病但头眩不恶寒，故能食而咳，其人必咽痛，阳明病以能食为中风，是因风而头眩者也。又云：阳明病脉迟，食难用饱，饱则微烦头眩，必小便难，此欲作谷瘅，瘀热在里，乃发瘅黄，因热而头眩者也。由是而推之于痰，则挟风为风痰，挟热为热痰，凡痰必有其致痰之因，审其所因以治生痰之本，则痰自去，此皆实证立治之大法。至于少阳之为病，则为目眩，目眩与头眩有别，而总为阳热上升之所致也。其有太阳病误施汗下，因虚致冒而头眩者，经云：太阳病发汗，汗出不解，其人仍发热，心下悸，头眩，身瞤动，振振欲擗地者，真武汤主之。又伤寒若吐若下后，心下逆满，气上冲胸，起则头眩，脉沉紧，发汗则动经，身为振振摇者，茯苓桂枝白术甘草汤主之。是虚寒之候，亟与温里补虚，犹虞不及，总之汗下不可误施。经云：动气①在左，不可发汗，发汗则头眩。动气在右，不可下，下之则头眩。动气在下，不可下，下之则猝起头眩，仲景早垂深戒矣。

又少阴病，下利止而头眩，时时自冒者死，诸逆发汗剧者，言乱，目眩者死，此阴竭而虚阳上脱，不可复救。有摇头者，与头眩又有别，经云：独头面摇，卒口噤，背反张者，痉病也。另详痉门。更有摇头言者，里痛也，亦尚非逆候。至于阳反独留，形体如烟熏，直视摇头者，此为心绝，必不可救。

---

① 动气：指脐周的搏动。

咳

咳之一证，在寻常感冒，由风邪袭于皮毛，内合于肺，其证但鼻塞声重而不发热，人多目为伤风轻症而忽视之，不以为意。然致咳之因，已有寒热内外之不同矣，若发热而咳，其病亦有传变，正不以咳为肺疾，概从肺经论治也。

太阳病表证不解，与寒饮相合，因而致咳者，经云：伤寒表不解，心下有水气，干呕发热而咳者，小青龙汤主之。盖内外合寒，非温不解，方用麻黄桂枝，所以去外寒也，半夏干姜，所以去内寒也，而佐以芍药五味以收肺气之逆，此纯温之剂也。至于肺胀咳而上气，烦躁而喘，脉浮者，即用本方加石膏，盖其肺气已热，而中挟寒饮，上凌及肺，故不废麻桂之辛温，而加石膏以降肺金清肃之气，使水从下趋，此热因寒用，又非纯温所宜矣。若阳明热甚，火来乘金，因热致咳者，不但误与麻桂，变证不小，即半夏之辛温，亦所不宜，当遵仲景法以瓜蒌根易半夏，而欲折阳明之热，舍石膏又谁与归?

其有自表入里，转属少阳者，经云：伤寒中风，往来寒热，胸胁苦满，默默不欲饮食，心烦喜呕或咳者，小柴胡去人参大枣生姜加干姜五味子主之。盖小柴胡汤之用半夏，乃逐饮之圣药，又有柴胡黄芩以和在表之邪，复用干姜五味以收肺气之逆，且有黄芩而干姜不嫌于过温，有半夏而五味亦不嫌于过敛也。少阴为水脏，全赖君火以化气，故与太阳相表里，其有阳邪陷入阴中而咳者，如经云：少阴病四逆，其人或咳者，四逆散加干姜五味子汤主之。盖阳陷入阴，其人四逆，用柴胡以启其生阳，干姜五味化饮平逆，此乃和剂而非温剂也。若少阴君火自病者，如经云：少阴病下利六七日，咳而呕渴，心烦不得眠，猪苓汤主之。此已从阳热化气，其下利乃阳热下利，以猪苓汤分调水道，则烦渴平而咳利均止矣。凡此皆不宜纯温之证，其宜急温者，则如经云：少阴病腹痛，小便不利，四肢沉重，疼痛自下利者，此为有水气，其人或咳者，真武汤加五味子细辛干姜主之。此则少阴本脏虚寒之病，阳衰阴盛，当急温而无疑矣。

衄血

衄血者，邪热在表也，邪在于表，宜以汗解。不得汗，因致衄，经云：伤寒脉浮紧，不发汗，因致衄者，麻黄汤主之。此非麻黄汤之治衄也，谓宜麻黄而不依法以麻黄汤发汗，乃作衄也。又曰：伤寒不大便六七日，头痛有热者，与承气汤。其小便清者，知不在里，仍在表也，当须发汗。若头痛者必衄，宜桂枝汤。此又非桂枝汤之治衄也，谓宜桂枝而不依法以桂枝汤发汗，乃成衄也。衄与汗同义，而衄家不可发汗，发汗则额上陷脉紧急，直视不能眴①，不得眠。是衄解之后，无再发汗之理，盖风寒在表，先犯太阳，从阳化热，逼血妄行，故经曰：阳盛则欲衄。又曰：太阳病脉浮紧，发热自衄者愈。是在经之邪，随衄而解，则知衄正邪解之候也。至阳明病口燥，但欲漱水不欲咽者，此必衄。阳明热甚则口燥，而热尚在于经，未入于里，故但欲漱水不欲咽，以此为欲衄之兆，亦以热在表故也。

太阳病当汗不汗，转从衄解，其不当汗而妄汗者，莫如误发少阴汗，扰动阴血，为变滋烈。经云：少阴病，但厥无汗，而强发之，必动其血，未知从何道出，或从口鼻，或从目出，是名下厥上竭，为难治，则又不得责其为表热矣。二者，一则误于当汗不汗，其变小，一则误于不当汗而汗，其变大，用药者可不慎欤？

鼻　鸣附鼻如烟煤、鼻如扇张

太阳中风，鼻鸣干呕，鼻鸣者，风邪干肺也。肺主皮毛，风邪袭于皮毛之间，未经深入，故但取轻扬之剂，解散其皮毛之邪，则鼻鸣自已矣。若挟热者，则鼻鸣而干，宜兼清肺胃之热。然此犹浅焉者也，至邪热烁肺，则鼻如烟煤，是肺气将绝，亟与大剂甘寒，生津泻热，犹恐不及矣。更有鼻孔扇张者，或由痰郁，或由热郁，其病亦尚浅而可治。倘因虚竭，鼻中之气出入皆微，或出多入少，亦属败证，百难救一。

耳　聋

耳聋属少阳证，少阳当半里半表，邪入少阳，挟痰上升，清窍为蒙，治当清解少阳，则耳聋自罢。又有发汗太过，因虚而致耳聋者，经云：未持脉时，病人叉手自冒心，师因教试令咳而不咳者，此必两耳聋无闻也，所以然者，以重发汗，虚故如此。又曰：病人两耳无所闻者，以虚故也。既责其为虚，不但不宜再发其汗，而且不宜妄下，惟有以轻清之剂，通调表里，使邪

① 眴（shùn）：目动也。

气渐退，粥食渐加，正气渐复，自然而愈，不能强治。

咽痛

咽痛一证，阴阳寒热所因不同，最难辨认。大凡阳热之证，多起于太阳，而阳明与少阳亦互见之。阴寒之病，多中于少阴，而太阴与厥阴亦牵及之。其间温凉异治，倘辨证先错，率意投剂，召变甚捷，可不慎诸?

风邪从皮毛而入，首犯太阳，肺先受邪，与痰涎互结，则咽痛而梗，与以驱风利咽，其邪尚浅而易疗。其结之甚者，则加以红肿，则当参用破结消肿之品。又甚者，热浮之气，弥满三阳，与毒涎恶血两相胶结，顷刻之间，胀塞咽喉，致气不得通而死，或用吐法以宣其痰涎，或用刺法以去其恶血，救之不容须臾缓矣。

凡阳热之证，虽至险极恶，人犹易识。至少阴咽痛，人多不识，即识之而温里之剂，又多畏而不敢轻投，殊不知阴寒之甚，格阳于上，乃致咽痛。真寒假热，非温不辨，而温法又各有别，不容概施，如经云：少阴病二三日，咽痛者，可与甘草汤，不差者与桔梗汤。又云：少阴病咽中痛，半夏散及汤主之。又云：少阴病咽中伤，生疮不能语言，声不出者，苦酒汤主之。此虽少阴病，以尚无下利逆冷诸变，而证有轻重，方亦有缓急，其不取寒凉直折，一也。若咽痛而复下利，则如经云：少阴病下利清谷，里寒外热，手足厥逆，脉微欲绝，身反不恶寒，其人咽痛者，通脉四逆加桔梗汤主之。此因阴寒气盛，元阳将脱，故宜亟使阳气归根，是非峻温不可矣。

凡咽痛之宜用温药者，仲景原为真寒假热者之立法，若辨证不的，为祸甚速，倘非阴盛阳衰之候，即不得施回阳胜阴之法，故仲景又曰：少阴病下利，咽痛，胸满心烦者，猪肤汤主之。盖彼因下利而阳亡，此因下利而阴涸，治又不同也。更有阳热炽甚，痰涎涌结，其脉反迟，而协热下利者，此又属阳证似阴之候，此惟吐法为最善。经云：病胸上诸实，胸中郁郁而痛，不能食，欲使人按之，而反有涎唾，下利日十余行，其脉反迟，寸口脉微滑，此可吐之，吐之则利止。盖胸中闭塞者不可汗，又胸中闭塞者不可下，仲景已有深戒。而病当胸中当吐之，且吐中自寓发散之义，则可使结开而利止也。

渴附口苦、口甘

口渴一证，乃伤寒一大关键，不可不细心体察。凡风寒在表，邪在太阳，不言渴也，一入阳明，则不恶寒反恶热，口渐知渴矣。其有太阳病初起而即口渴者，温热之邪，自里出表，虽见表证，邪不在表，故仲景云：太阳病发热而渴，不恶寒者为温病。又太阳中暍者，其人汗出恶寒，身热而渴也，是不宜发汗，与风寒异治。至于湿温初起，湿未化热，口虽渴，却不能饮，化热之后，始大渴引饮矣。故就口之渴与不渴，可以辨邪之表里，中之寒热，而即可以渴之微甚，辨热之轻重，临证时首宜辨此。

凡阳热之证，一见口渴，即当泄热为主。至三阴证，如系本脏虚寒自病者，本无所为渴也。然阴病转阳，亦有发热而渴者，当与和调津液，不宜直折其热，缘阴盛阳微，口渴正阳回之候，泄热则转泻其阳矣。其或阴液干涸，燥渴转甚，则量与泄热之中，尤当佐以养阴生津，此为大渴引饮者立法。若口中虽渴而不欲饮，见水辄避者，即属真寒假热之候，其脉或沉细，或空大，当以温剂引阳归根，则虚寒之状反著，倘误与寒凉，祸不旋踵矣。

霍乱后多见口渴之证，经云：霍乱头痛，发热，身疼痛，热多欲饮水者，五苓散主之，寒多不用水者，理中丸主之。盖吐下之后，津液已伤，且阴病转阳，宜以理脾为主，使脾气散精，表里并解，津液流通，而渴自止矣，切不可见渴投凉，反增其逆。且五苓散上升脾津，下通水道，若太阳病不解，犯入膀胱之腑，其人有表里证，渴欲饮水，水入则吐者，亦主此方，以白饮和服方寸匕，多服暖水，汗出愈。若无太阳表证，而但脉浮发热，渴欲饮水，小便不利者，五苓之温化又所不宜，则宜猪苓汤化热通津。凡若此者，皆与治阳热之渴用甘寒者不同也。

凡口渴多属里证，若热在经而不在里者，口虽渴，但欲漱水不欲咽，此欲作衄血及斑疹之先兆，不可遽用寒凉，壅遏邪气，当审其病因而施解表之法。又凡诸渴证欲饮水者，但当少少与之，令胃气和则愈，若饮水过多，恐增喘、哕、悸、满诸变，不可不慎。

别有口苦者，乃邪热入于少阳，故仲景以口苦咽干为少阳病之提纲。至于口甘，《内经》称为脾瘅，由湿热郁蒸而成，宜扫除胸中陈腐之气，此二者口虽不渴，总属热证，辛温忌投矣。

下　集

桂枝汤

桂枝三两（去皮）　芍药三两　甘草二两（炙）　生姜三两（切）　大枣二十枚（擘）

上五味，㕮咀，以水七升，微火煮取三升，去滓，适寒温服一升，服已，须臾啜热稀粥一升余以助药力，温覆令一时许，遍身漐漐微似有汗者益佳，不可令大汗如水流漓，病必不除。若一服汗出，病瘥，停后服，不必尽剂。若不汗，重服，依前法，又不汗，小促役其间，半日许令三服尽。若病重者，一日一夜服，周时①观之，服一剂尽，病症犹在者，更作服，若汗不出者，乃服二三剂。禁生冷、粘滑、肉面、五辛、酒酪、臭恶等物。

此太阳中风主治之方也。经云：太阳中风，阳浮而阴弱，阳浮者，热自发，阴弱者，汗自出，啬啬恶寒，淅淅恶风，翕翕发热，鼻鸣干呕者，桂枝汤主之。卫强故阳脉浮，营弱故阴脉弱，卫本行脉外，又得风邪相助，则其气愈外浮，阳主气，风为阳邪，阳盛则气易蒸，故阳浮者热自发也。营本行脉内，更与卫气不谐，则其气愈内弱，阴主血，汗为血液，阴弱则液易泄，故阴弱者汗自出也。啬啬恶寒，内气虚也，淅淅恶风，外体疏也。恶寒未有不恶风，恶风未有不恶寒，二者相因，所以经文互言之。翕翕发热，乃就皮毛上形容，鼻鸣，阳邪壅也，干呕，阳气逆也。太阳中风之病状如此，谛寔②此证，宜用此方，凡欲用仲景方，先须辨证也。

愚按：本方主以桂枝者，以桂枝能入营而作汗，非徒取其能驱风也。辅以芍药者，以芍药能和营而息风，非徒取其能止汗也。桂枝得芍药，于发汗之中，仍寓敛液之义；芍药得桂枝，于益血之内，仍收化气之功。而桂枝又藉生姜之力，攘之于外，以导风邪之出路；芍药又得甘草大枣之力，安之于

---

① 周时：一昼夜。

② 寔（shí）：通“实”。《正字通·宀部》：“寔，与实通。”

内，以断风邪之入路。凡读仲景方，宜深求制方之义。

再按：仲景桂枝汤一方，独自注云桂枝本为解肌。解肌者，乃解肌表之邪，不使扰动营血，以是示微发汗于不发汗之中也。而要之桂枝本入营作汗之品，赖有芍药以收敛汗之功，今人误谓桂枝一味，能固卫而敛汗，失之远矣。观其服法云：服已须臾，歠热稀粥一升，以助药力，温覆令一时许，遍身漐漐微似有汗者益佳，不可令如水流漓。此段斡旋之法，具有精义。歠热稀粥者，欲藉谷气以助营血而资其汗，若如水流漓，则营弱者益不能胜，故曰病必不除。此中用法之妙，全在营卫强弱上讨消息，处桂枝汤方者，先须参透此一关。

再按：经文云，太阳病，头痛发热，汗出恶风者，桂枝汤主之。此与前条太阳中风，阳浮阴弱一段大同小异，何所取而重叠其文耶？殊不知彼条言太阳中风，乃昭揭中风之病状而示之以主方，此条浑言①太阳病，则如所云头项强痛恶寒，乃中风伤寒公共之太阳病，即如本条之头痛发热恶风，亦太阳中风伤寒之公共证。更何所辨而知其孰宜麻黄孰宜桂枝耶？其关键全以汗出为辨，汗出便是桂枝的对之证，若汗不出而发热脉浮紧者，是麻黄汤证，误用桂枝之辛热，而益以芍药之酸收，则寒邪凝结，漫无出路，变证蜂起，即显犯桂枝之大禁矣。此仲景教人辨证之法也。

桂枝汤有禁用三法，用桂枝者不可不知。其一曰：桂枝本为解肌，若其人脉浮紧，发热汗不出者，不可与也。夫脉浮紧，发热汗不出，是寒伤营之脉证，宜麻黄汤主治。脉浮缓，发热汗自出，是风伤卫之脉证，宜桂枝汤主治。今见寒伤营之脉证，即不得主用风伤卫之治法，以其同见头项强痛恶寒之太阳病，同见浮脉，最易牵混，故重言之曰常须识此，勿令误也。不此之察而误用之，其人营气本实，邪无出路，不能外泄，势必上涌，又得辛热酸敛之性，怫郁其营中之血，不至吐脓血不止，故曰凡服桂枝汤吐者，其后必吐脓血也。至若酒客病，不可与桂枝，得汤则呕，仲景即自注云：以酒客不喜甘故也。诸家皆以酒客胃中湿热素盛，故得之使满逆而呕，则由此而类推之，凡感外邪而中挟温②热者，其不可乱用桂枝也审矣。予每见今人误认桂枝汤为敛汗之药，凡遇湿温风热等证，见其汗出热不解，竟敢恣用桂枝而无忌，此又仲景当日意料之所不及。用之贻误，不自咎其辨证之不清，反谓古方之难用。而鉴此者，转引叔和桂枝下咽，阳盛则毙之说，实其言以相戒，其亦

---

① 浑言：训诂学术语，与析言相对，指笼统地说。又称统言，泛言。

② 温：据文义，疑为“湿”。

勿思之甚也矣。

桂枝之禁例既明，则凡见头项强痛恶寒之太阳病，而汗出脉浮缓者，主以桂枝之解肌而无疑矣。解肌者，乃解其肌表之邪，而仍欲使之微似有汗也，故经中又指桂枝曰发汗，欲发汗而仍不欲大发其汗，故又曰和，和则发汗之机必不迅。故他方皆刻期取效，而桂枝服后，病证仍在，仍宜作服。观其服法云：若一服汗出，病瘥，停后服，不必尽剂。若不汗，重服，依前法，又不汗，后服小促役其间，半日许令三服尽。若病重者，一日一夜服，周时观之，服一剂尽，病证仍在，更作服，若汗不出，乃至二三剂以是。为调和营卫，解肌发汗，一定不易之法。但须辨证明晰，用当其病，既未遽效，仍堪复进，以视麻黄汤之大发其汗，固有间也。

再太阳病以风伤卫、寒伤营二证，分主桂枝麻黄二法，其说始于许学士①，而前明方中行及国朝如喻嘉言、程郊倩辈，皆仍其说。唯柯韵伯②谓桂枝汤一方，凡头痛，发热，恶风，恶寒，其脉浮弱，汗自出者，不拘何经，不论中风伤寒杂病，咸得用此发汗，若妄汗妄下而表不解者，仍当用此解肌。推柯氏之意，盖以仲景于桂枝汤，散见于他经，而用之者亦多，故主论若此。而予就经文细绎之，如经所云伤寒，发汗解，半日许复烦，脉浮数者，可更发汗，宜桂枝汤一条，柯氏殆据此以为伤寒亦宜桂枝之证，而不知经文明言伤寒发汗解，其用麻黄发汗可知矣，半日许复烦，脉转浮数，则因发汗之后，在外之风邪易袭，而在内之营气已伤，烦因心扰，数属阴虚，奚堪复任麻黄？其改用桂枝者，非太阳伤寒之宜桂枝，乃发汗后复烦脉浮数之的宜桂枝也。至阳明病之亦有用桂枝者，若经云：阳明病，脉迟，汗出多，微恶寒者，表未解，可发汗，宜桂枝汤是也。按阳明本自多汗，但不恶寒而恶热，今微恶寒，则太阳之表证未罢，亟当从太阳领出其邪，此又非阳明病之宜桂枝，乃太阳表未解之的宜桂枝也。且其下文又云：阳明病，脉浮无汗而喘者，发汗则愈，宜麻黄汤。合此二条观之，要知邪自太阳初入阳明，须察其邪自太阳中风而来，而中风证未罢，仍当从中风主治之法。邪自太阳伤寒而来，而伤寒证未罢，仍当从伤寒主治之法，益见桂枝麻黄分主中风伤寒二证，为天然不易之定法矣。至三阴经本无发汗之例，虽太阴病有脉浮可发汗之条，亦非太阴病宜用桂枝，亦以脉浮自当发汗，而本方芍药生姜大枣，亦得资以奠安

① 许学士：许叔微，南宋医家，字知可，著《伤寒百证歌》《伤寒发微论》等。

② 柯韵伯：柯琴，清代伤寒学家，字韵伯，号似峰，著《伤寒论注》《伤寒论翼》《伤寒附翼》三书，合称《伤寒来苏集》。

太阴。若谓妄汗妄下之后而表未解者，亦宜用此解肌，试思何谓妄汗，正谓桂枝证误用麻黄，麻黄证误用桂枝耳。且发汗后不可更用桂枝汤，下后不可更用桂枝汤，仲景设有明禁。其误下后间有宜桂枝者，亦须察其脉浮，其气上冲者，方可与之，若不尔者，不可与也。仲景经文，本自明白易晓，若如柯氏所云，则求之多歧，适以滋乱，转使后之学者漫无头绪可寻。况风寒之邪，皆从太阳而入，太阳一经，寔为伤寒家开手第一工夫，此等源头不清，开手便错，余故不惮援引经文，以直破其惑，而临证处方，庶有把握，不致淆乱矣。

再按：桂枝汤固为太阳初病时立法，而日久亦有宜用之者，总以外证未解为辨。至柯氏所指误汗误下两层，此恰浑举不得，自当分辨，盖误汗之后，即有亡阳漏风诸变，另有专方救逆。虽仲景有伤寒大下后复发汗，心下痞，恶风者，表未解也，不可攻痞，当先解表之条，亦因下后发汗，其痞究从误下所致，又从恶寒上辨出表未解来，自当先解其表，表解乃可攻痞，此外别无汗后复用桂枝明文。更有表里错杂之邪，宜先里后表者。若下利清谷，腹满胀，身疼痛者，则里证急而表证缓，又当先温其里，后攻其表，必俟下利止而身痛未休，再当消息和解其外，解外仍不离桂枝成法。此中出入变化，具有元机，全要平时体认经文，临病详参脉证，则一百一十三方，皆无误用，奚啻①桂枝也？

再按：桂枝固为太阳主方，而救逆之法，从此方变化者，无论增一味，减一味，其主治各不同，但就原方增减分两，即另立汤名，治证迴别，如本方加桂即名桂枝加桂汤，重加芍药即名桂枝加芍药汤之类是也。另宜逐方诠解，附于本方之后，而总以此方为祖，故以是冠一百一十三方之首。

桂枝加桂汤

桂枝汤方内，更加桂二两，成五两。

上五味，以水七升，煮取三升，去滓，温服一升。

桂枝汤治太阳中风，乃两和营卫之圣药。今照原方加桂，便另立汤名，主治之病，迥然不同，可见先圣立方之严，即分两亦不可苟也。经云：太阳伤寒者，加温针必惊也。又云：烧针令其汗，针处被寒，核起而赤②者，必发

① 啻（chì）：但，只，仅的意思。
② 核起而赤：针孔突起而红赤。

奔豚，气从少腹上冲心者，灸其核上各一壮，与桂枝加桂汤更加桂。按：奔豚乃少阴肾水凌心之证，何以主用桂枝太阳之方，盖太阳为诸阳主气，而行太阳之令者，心主是也。太阳伤寒，理应发汗，汗为心之液，全赖心主之一点真阳，以化气而逐邪，误用温针，则寒邪不外出而内入，内入则扰动心营，心阳受寒邪所迫，君主孤危，肾水得而乘之矣。核起而赤，心阳不能内固，色已外见，气从少腹上冲心，水邪上逆，真火将受其扑灭，故亟灸核上，先使温经而复阳。而方中重用桂枝者，以桂枝能直入营分，扶阳化气，得此重兵以建赤帜，则君主得自振拔，而肾水自降，泄北补南，一举两得，此为制胜之师。

按：此方加桂，或作桂枝外另加肉桂，但有“成五两”三字，当仍属桂枝，且此证本因太阳病误治所致，重用桂枝，正以一物而全收安内攘外之功。

桂枝加附子汤

于桂枝汤方内，加附子一枚（炮，去皮，破八片），余依前法。

此治汗出漏风之方也。经云：太阳病，发汗，遂漏不止，其人恶风，小便难，四肢微急，难以屈伸者，此方主之。按：太阳病当取漐漐微似有汗者佳，不可令如水流漓，大发其汗，卫撤藩篱，营不能守，遂至漏不止矣。腠理既开，风无所御，而津液盖随阳气外泄，无复渗膀胱而柔筋脉，乃至小便难，四肢微急，难以屈伸。种种变证，皆因卫气撤护，致在内之津液直趋于外，有莫御之势，亟当乘津液尚未全涸之时，固其卫气，使趋外之津液还返于内，故主桂枝汤加附子，以固卫之法为救液之法也。

此证全是卫气外泄，津液内夺之象，而附子乃燥液之品，仲景偏用之救液，此何义也？盖卫阳将脱，非得附子之大力，必不能迅走卫分以回阳。今但使卫阳亟固，先断其外泄之路，则就吾身固有之津液还返于内，阳回而津自复，更无藉他药生津润燥之力，此其立方之所以圣也。

按：此方之加附子，与亡阳证之用真武同义。喻嘉言曰：此阳气与阴津两亡，更加外风复入，与亡阳证微细有别，故主桂枝加附子，以固表驱风，而复阳敛液也。

桂枝加芍药生姜各一两人参三两新加汤

桂枝三两（去皮）　芍药四两　甘草二两（炙）　人参三两　生姜四两

大枣十二枚（擘）

上六味，以水一斗一升，微火煮取三升，去滓，分温服。

经云：发汗后，身疼痛，脉沉迟者，此汤主之。身疼痛，表未尽也，脉沉迟，里已虚也，得之发汗之后，则营血亦微矣，故加芍药以益营血，加生姜以逐表邪，以其脉沉迟，不得不兼人参以补虚，但一桂枝汤而稍一转移，已非桂枝之旧法，故曰新加。

按：柯韵伯《伤寒论翼》谓此方系去芍药生姜，新加人参，加芍药生姜乃坊本之讹，但诸家皆仍加芍药生姜之说。想柯氏之意，以脉见沉退，似无再加芍药之理，但病属发汗以后，则芍药益营之功自宜重恃。

程郊倩曰：身疼痛，脉沉迟，得之太阳病发汗后，非属阴寒，乃由内阳外越，营阴遂虚，营主血，血少则隧道窒塞，卫气不流通，故身疼痛，于桂枝汤中倍芍药生姜，养营血而从阴分宣邪，加人参托里虚而从阳分长阴。脉沉者营气微，迟者营中寒，此沉迟之脉，非本来之沉迟，乃汗后新得之沉迟，故治法亦新加人参而倍姜芍。此说亦自解得明白。

喻嘉言曰：桂枝人参汤中去芍药者，以误下而邪入于阴，芍药主阴，不能散阳邪也。桂枝新加汤中倍芍药者，以误汗而阳虚邪凑，恐阳孤无偶，用芍药以和之，俾不至散乱也。此说亦当参看。

芍药甘草附子汤

芍药三两　甘草二两（炙）　附子一枚（炮，去皮，切八片）

已上三味，以水五升，煮取一升五合，去滓，分温服。

此桂枝汤去桂姜枣，加附子，亦桂枝汤之变方也。经云：发汗病不解，反恶寒者，虚故也，此汤主之。发汗后之恶寒，其非表邪可知，若因其恶寒而投以桂枝，误也，故以附子合芍药甘草，从阴分敛戢①其阳，阳回而虚自止矣。

凡汗后之恶寒属虚，汗不出之恶寒属实，不得以汗不出之恶寒，拦入阳虚一路，此又仲景言外之意，宜识之。

① 戢：收敛。

桂枝甘草汤

桂枝四两（去皮）　甘草二两（炙）

上二味，以水三升，取一升，去滓，顿服。

此于桂枝汤中摘取二味，遂变和营固卫之方，而为理虚护阳之剂也。经云：发汗过多，其人叉手自冒心，心下悸，欲得按者，桂枝甘草汤主之。汗者心之液，发汗过多，则心气虚，虚故悸，叉手冒心，心阳失护而求卫也，因虚而悸，故欲得按。乃于桂枝汤中尽撤生姜之辛散，大枣之沉滞，并无藉于芍药之酸收，独任桂枝入心营以助阳，又得甘草逗留中土，载还阳气，则心君复辟，中宫谧泰矣。

徐灵胎曰：此乃亡阳之轻者，同一心下悸证，若其人头眩身瞤动，振振欲擗地，又属真武汤矣。一证而轻重不同，用方迥异，其义精矣。

茯苓桂枝甘草大枣汤

茯苓半斤　桂枝四两（去皮）　甘草二两（炙）　大枣十二枚（擘）

上四味，以甘澜水一斗，先煮茯苓，减二升，内诸药，煮取三升，去滓，温服一升，日三服。作甘澜水法：取水三斗，置大盆内，以杓①扬之，水上有珠子五六千颗相逐，取用之。

发汗后，其人脐下悸者，欲作奔豚，此汤主之。按：心下悸是心阳虚，脐下悸是肾气动，肾气一动，便有凌心之势，若俟其奔豚既作，则补救已晚，亟当乘此欲作未作之时，预伐其谋。桂枝保心气，茯苓泄肾邪，甘草大枣培土制水，煮以甘澜水，取其力薄，不致助水也。

再论桂枝加桂汤，不用茯苓者，以气已从少腹上冲心，难恃茯苓渗泄之力，故寄重任于桂枝，以助心阳而伐肾气，此则水势尚在下焦，尚堪培土以制水也。

桂枝去桂加茯苓白术汤

芍药　白术　茯苓　生姜各三两　甘草二两（炙）　大枣十二枚（擘）

① 杓：通“勺”。《集韵·药韵》：“杓，挹酌器，通作勺。”

上六味，以水八升，煮取三升，去滓，温服一升，小便利则愈。

此治太阳里水法也。经云：服桂枝汤，或下之，仍头项强痛，翕翕发热，无汗，心下满，微痛，小便不利者，本方主之。按：头项强痛，翕翕发热，明是桂枝汤证，乃服汤已，或下之，而本证仍在，反加无汗，汗不外出，水气停于心下，因而满痛。但满而不硬，痛而尚微，又非误下结胸之比，皆因小便不利，膀胱之水不行，致中焦之气不运，虽见太阳诸证，病恰在腑而不在经。病不在经，不当攻表，自宜去桂，病已入腑，法当行水，宜加苓术培土制水，而姜芍甘枣乃得协成利水散邪之功，以其证本太阳，故虽去桂而仍以桂枝名汤也。

按：此条方中行谓中风兼寒，故桂枝及下法皆误，喻嘉言亦从其解。而程郊倩又以中气虚津液少立论，总觉牵强附会，与方义不甚相合。惟柯韵伯主太阳腑病立论，王晋三①亦以为治太阳里水法，则理路乃觉清晰，而方义亦属熨贴，今从之。

桂枝人参汤

桂枝四两（去皮）　甘草四两（炙）　白术三两　人参三两　干姜三两

上五味，以水九升，先煎四味，取五升，内桂枝，更煮取三升，去滓，温服一升。日再服，夜一服。

此理中加桂枝而易其名也。经云：太阳病，外证未除，而数下之，遂协热而利，利下不止，心下痞硬，表里不解者，此汤主之。盖因误下则里虚，里虚则热入，里虚不能内守，遂协同外热，变而为利下不止，而必又心下痞硬，邪滞上焦，犹兼半表，故曰表里不解。夫下利不止，何以不用四逆以救里？以表热未罢也，心下痞硬，何以不用泻心以清里？以里气已虚也。此证辄防阳并入阴，故不但泻心中苓连不可用，即桂枝汤中芍药亦不可用，乃取桂枝行阳于外以解表，理中助阳于内以止利，此表里两解之治法也。

葛根黄连黄芩汤

葛根半斤　黄连三两　黄芩二两　甘草二两（炙）

上四味，以水八升，先煮葛根，减二升，内诸药，煮取二升，去滓，分

---

① 王晋三：王子接，清代医家，字晋三，著《脉色本草伤寒杂病》《绛雪园古方选注》等。

温再服。

此桂枝证误下救逆之法，非葛根汤之变制也。经云：太阳病，桂枝证，医反下之，利遂不止，脉促者表未解也，喘而汗出者，此汤主之。夫误下致利，亦有阳盛阳虚之别，但下利脉不应促而反促者，此属表未解之诊也。邪束于表，阳扰于内，喘而汗出，乃表里俱热之象，则治表不宜用桂枝，而当改葛根以解表，治里不宜用理中，而反取芩连以清里矣。

按：此当与前条桂枝人参证参看。柯韵伯曰：上条脉证是阳虚，此条脉证是阳盛，上条表热里寒，此条表里俱热，上条表里俱虚，此条表里俱实。同一协热利，同是表里不解，而寒热虚实，攻补不同，补中亦能解表，亦能除痞，寒中亦能解表，亦能止利，神化极矣。

桂枝去芍药汤

于桂枝汤方内去芍药，余依前法。

此当与上条葛根黄连黄芩汤证参看。经云：太阳病，下之后，脉促胸满者，桂枝去芍药汤主之。按：下后脉促，同属表未解之诊，而促脉中又有阳盛阳虚之别。误下脉促，虽与上条同，然既无下利不止之证，又无喘而汗出之证，但见胸满，而又非结胸硬痛者比，则胸满非下后阳邪之内陷，实因下后阴邪之上搏，但当扶阳逐邪，不宜再益阴气，故治法仍主桂枝，而方中芍药自在急删之列也。

桂枝去芍药加附子汤

于桂枝汤方内去芍药，加附子一枚（炮，去皮，破八片），余依前法。

太阳病，脉促胸满者，桂枝去芍药汤主之。若微恶寒者，去芍药方中加附子汤主之。按：上条脉促胸满，是下后阳虚，阴邪搏膈，但当姜桂助阳散邪，不宜芍药益阴增满。若微恶寒，则搏膈之阴邪渐将侵越卫外，瞬有亡阳之变矣。前方虽去芍药，而姜桂之力尚不足以胜回阳之任，故必藉附子之刚烈，迅走卫外，以驱阴而复阳，预杜亡阳之变也。

桂枝加厚朴杏仁汤

于桂枝汤方内，加厚朴二两，杏仁五十个（去皮尖），余依前法。

此亦当与葛根黄连黄芩汤证参看。经云：太阳病，下之微喘者，表未解故也，桂枝加厚朴杏仁汤主之。同属喘之一证，有表有里，不可不辨。下后汗出而喘者，其喘必盛，是里热壅遏，火炎故也。下后微喘者，其汗必不大出，是表邪闭遏，气逆故也。表未解仍宜从表，治主桂枝解表，加朴杏以下逆气。按：本草厚朴杏仁主消痰下气，故又曰喘家作，桂枝汤加厚朴杏子佳也。

喻嘉言曰：此误风邪误下作喘治法之大要，若寒邪误下作喘，当用麻黄石膏，即此可推。

桂枝加芍药汤

于桂枝汤方内，更加芍药三两，随前共六两，余依桂枝汤法。

桂枝汤原方倍加芍药，即另立汤名，主治各别，与桂枝加桂汤同妙。经云：本太阳病，医反下之，因尔腹满时痛者，属太阴也，桂枝加芍药汤主之，大实痛者，桂枝加大黄汤主之。按：腹满时痛，痛而不实，即已伏下利之机，但究因太阳误下，表邪内陷，留滞太阴，非太阴脏寒本病，故仍用桂枝领出太阳陷入太阴之邪，但倍芍药滋脾阴而除满痛耳。

再按：腹满时痛，倍用芍药，得毋疑其太敛。程郊倩曰：以其邪陷已深，一经桂枝升举阳邪，正防脾阴随表药而外泄。此为独得真解。

桂枝加大黄汤

桂枝二两（去皮）　大黄一两　芍药六两　生姜二两（切）　甘草一两（炙）　大枣十二枚

上六味，以水七升，煮取三升，去滓，温服一升，日三服。

按：此条之大实痛，则非腹满时痛之比矣。腹满时痛，是脾阴为虚阳所扰，大实痛，则脾气与阳气俱实。大实大满，似宜亟下，但阳邪究从太阳陷入太阴，与阳明胃实不同，仍宜桂枝领出阳邪，但加大黄微导其滞，则表里两邪，各有去路。程郊倩曰：二证虽属太阴，然来路实从太阳，则脉必尚有浮者存。

再按：柯韵伯谓腹满时痛是太阳太阴并病，若大实痛，是太阳阳明并病。满而时痛，下利之兆；大实而痛，燥屎之征。桂枝加芍药，小试建中之剂；桂枝加大黄，微示调胃之功。王晋三亦沿此论。然经文大实痛三字，直接上文，并无转属阳明之说，而仲景于太阴病，亦有当行大黄芍药之条，若果阳明胃实，则大实痛正承气亟攻之证，而桂枝加大黄，究属和解之法，并非下夺之剂，恐柯氏所云未免失之穿凿。

桂枝去芍药加蜀漆龙骨牡蛎救逆汤

桂枝三两（去皮）　甘草二两（炙）　生姜三两（切）　大枣十二枚（擘）　蜀漆二两（洗去腥）　龙骨四两　牡蛎五两（熬）

上为末，以水一斗二升，先煮蜀漆，减二升，内诸药，煮取三升，去滓，温服一升。

经云：伤寒脉浮，医以火迫劫之亡阳，必惊狂，卧起不安者，此方主之。按：亡阳有二义。发汗过多，厥逆，筋惕肉瞤而亡阳者，乃亡阴中之阳，故用真武辈以救之。此以火劫致变，惊狂，卧起不安而亡阳者，乃亡阳中之阳，故无藉于芍药敛阴，而当加重镇入心之品，以急挽飞越之阳神也。

此证稍缓须臾，神丹莫挽，故重加救逆二字。喻嘉言曰：桂枝汤除去芍药，非恶其酸收也，盖阳神散乱，当求之于阳。桂枝汤，阳药也，然必去芍药之阴重，始得疾趋以达于阳位，既达阳位矣。其神之惊狂者，漫难安定，更加蜀漆为之主统，则神可赖之以安矣，缘蜀漆之性最急，丹溪谓其能飞补是也。更加龙骨牡蛎，有形之骨属，为之舟楫，以载神而反①其宅，亦于重以镇怯，涩以固脱之外，行其妙用。如是而后天君复辟，聿追②晋重耳③、越勾践返国之良图矣。

桂枝甘草龙骨牡蛎汤

桂枝一两（去皮）　甘草二两（炙）　牡蛎二两（炙）　龙骨二两

上为末，以水五升，煮取二升，去滓，温服八合，日三服。

经云：火逆下之，因烧针烦躁者，此汤主之。此证较上条稍轻，以元阳尚未至飞越，故无取蜀漆迅疾之性急追以滋扰。但下后烧针，误而再误，因致烦躁，则此烦躁非太阳病汗不出之烦躁，又非少阴病吐利后之烦躁，是已

① 反：同“返”。《论语·微子》：“使子路反见之，至则行矣。”
② 聿追：追述。
③ 重耳：春秋五霸之一晋文公，姬姓，名重耳。

具起卧不安之象，而为惊狂之渐，即伏亡阳之机，故主桂枝入心助阳，而加甘草、龙骨、牡蛎，以安中而镇逆也。

桂枝麻黄各半汤

桂枝一两十六铢（去皮）　芍药　生姜　甘草　麻黄各一两（去节）　杏仁二十四枚（汤浸，去皮尖及双仁者）　大枣四枚（擘）

上七味，以水五升，先煮麻黄一二沸，去上沫，内诸药，煮取一升八合，去滓，温服。

按：太阳病，得之八九日如疟状，发热恶寒，热多寒少，此当正邪胜复之关，一则虑其邪之转属，一则虑其正之已虚，不可不细辨矣。若其人不呕，清便欲自可，是邪不属里，一日二三度发，是邪已外向，脉又微缓，则胃气足以敌邪，乃为欲愈之征。倘脉微而恶寒甚，此阴阳俱虚，不可更发汗、更下、更吐，恐误治伤阳，反生他变。若其人面色反有热色者，是为欲解未解之象，以其不能得小汗以宣助阳气，致阳气虽不内扰，却怫郁于皮肤肌肉之间，其身必痒，此明证也，故主桂麻而小其制，但得汗出而邪尽解矣。

桂枝二麻黄一汤

桂枝一两十七铢　芍药一两六铢　麻黄十六铢（去节）　生姜一两六铢（切）　杏仁十六个（去皮尖）　甘草一两二铢（炙）　大枣五枚（擘）

上七味，以水五升，先煮麻黄一二沸，去上沫，内诸药，煮取二升，去滓，温服一升，日三服。

此条与桂枝麻黄各半汤证相类。经云：服桂枝汤大汗出，脉洪大者，与桂枝汤如前法，若形如疟，日再发者，汗出必解，宜用此汤。彼以阳气怫郁在表，故主桂麻并用，此属大汗出之后，故桂枝略重而麻黄略轻。

桂枝二越婢一汤

桂枝（去皮）　芍药　甘草各十八铢（炙）　生姜一两三钱（切）　大枣四枚（擘）　麻黄十八铢（去节）　石膏二十四铢（碎，绵裹）

上七味，㕮咀，以水五升，先煮麻黄一二沸，去上沫，内诸药，煮取二升，去滓，温服一升。本方当裁为越婢汤桂枝汤合饮一升，今合为一方，桂枝二越婢一。

经云：太阳病，发热恶寒，热多寒少，脉微弱者，此无阳也，不可更汗。宜桂枝二越婢一汤。按：无阳何以用石膏？因此诸家诠释，不得其解。或谓无阳乃无津液之义，与亡阳有别，并与阳虚不同。或谓阳邪来乘，正阳为其所夺。至柯韵伯谓此条必有错简。愚按：无阳二字，乃谓无阳邪也。发热恶寒，热多寒少，疑属阳邪为患，但脉见微弱，知邪不在阳分也。既无阳邪，不当更汗，文义便明白易晓，故主以桂枝之二越婢之一，以和阴而宣阳也。

按：越婢二字之义，喻嘉言谓化热生津，柔缓之性，比女婢尤为过之。恐仲景命名取义，当不若是之远也。《外台》方作越脾，《内经》言脾不濡，脾不能为胃行其津液，此起太阴之津，以滋阳明之液。成无己亦作发越脾气解。

桂枝加葛根汤

桂枝汤原方，加葛根四两，桂枝、芍药各减一两，余同。

上六味，以水一斗，先煮葛根，减二升，去上沫，内诸药，煮取三升，去滓，温服一升，覆取微似汗，不须啜粥。

经云：太阳病，项背强几几，反汗出恶风者，此方主之。按：太阳病，头项强痛，强不及背，项背强几几五字连读，几音殊，鸟之短羽者，动则引颈几几然，形容病人俯仰不能自如之状，此属太阳兼阳明之象。汗出恶风，太阳未罢，故仍以桂枝为主方，加葛根者，恐邪气愈转愈深，亟伐阳明之邪也。

麻黄汤

麻黄三两（去节）　桂枝二两（去皮）　甘草一两（炙）　杏仁七十个（汤泡，去皮尖）

上四味，以水九升，先煮麻黄，减二升，去上沫，内诸药，煮取二升半，去滓，温服八合，覆取微似汗，不须啜粥，余如桂枝法将息。

此太阳伤寒主治之方也。经云：太阳病，头痛，发热，身疼腰痛，骨节疼痛，恶风无汗而喘者，麻黄汤主之。同属脉浮头项强痛恶寒之太阳病，发热，汗出，恶风，脉缓者，名为中风。或已发热，或未发热，恶寒体重呕逆，脉阴阳俱紧者，名曰伤寒。中风头痛，伤寒亦头痛，中风发热，伤寒亦发热，中风恶风，伤寒亦恶风，至身疼腰痛，骨节疼痛，乃属体重之征，似与中风不同。然身疼痛，亦有宜桂枝解表者，然则从何辨其证之的宜麻黄，不宜桂枝耶？其著眼全在无汗而喘四字。麻黄走卫发汗，杏仁下气定喘，以是为主，而佐以桂枝入营散寒，甘草和中保液，视桂枝之调和营卫，以取微汗者不同也。

桂枝麻黄，分主太阳病风伤卫、寒伤营二证，桂枝汤中不用麻黄，而麻黄汤中何以反用桂枝？或谓麻黄发汗太峻，取桂枝以监制之，予则不信也。按：桂枝辛热，能入营而助汗，桂枝汤中尚取芍药监制桂枝，岂桂枝反能监制麻黄？盖凡病之在太阳者，全要从营卫上讨消息。风则伤卫，卫气疏则风易入，卫属阳，风为阳邪，两阳相合，则卫强而营反弱，故脉缓而有汗，卫邪易出，但取主桂枝入营助汗，而无取麻黄过泄卫分之气也。寒则伤营，营气实则寒易著，营主阴，寒为阴邪，两阴相搏，则寒凝而卫亦闭，故脉紧而无汗，营邪不易出，宜主麻黄走卫发汗，必兼藉桂枝以散营分之寒也。此本发汗之峻剂，故更不须啜稀粥以助药力也，不用姜枣者，以姜性升而枣味滞，虑碍杏仁下气定喘之功也。

脉阴阳俱紧者，名曰伤寒，则紧固为寒邪之定脉矣。然沉紧者不宜发汗，当以浮字为辨，故又曰：脉浮者病在表，当发汗，宜麻黄汤也。脉之紧者与数不同，紧以象言，有坚凝之义，数以数言，有迅走之状，伤寒脉数者，为欲传也，但浮而数则病尚在表，可乘其半渡而击之，亦宜以麻黄汤发汗也。

麻黄汤为发汗之重剂，投之不当，变逆非小，即宜发汗之剂，亦须相人之津液，若尺中迟者不可发汗，身重心悸者不可发汗，咽喉干燥者不可发汗，淋家不可发汗，疮家不可发汗，衄家不可发汗，亡血家不可发汗，汗家不可重发汗，俱在麻黄之禁例矣。然当发汗者，或疑畏而不发，邪气不从表解，转陷入里，其变逆亦不小，总须审系营卫俱实，无汗而喘者，可放心用之而无疑，此全在平脉辨证工夫。

伤寒有从衄解者，经云：太阳病，脉浮紧，无汗，发热，身疼痛，八九日不解，表证仍在，此当发其汗。服药已微除，其人发烦热目瞑，剧者必衄，衄乃解，所以然者，阳气重故也，麻黄汤主之。又云：伤寒脉浮紧，不发汗，因致衄者，麻黄汤主之。注家随文衍义，谓衄后当再用麻黄，以散余邪。按：伤寒有衄家不可发汗之禁，而经又言太阳病脉浮紧，发热身无汗，自衄者愈，衄后病解，何以又用麻黄之峻攻？柯韵伯谓麻黄汤主之五字，当属未致衄以前，是前人倒找文法，此言近是。

再按：太阳病之主麻黄汤，总以脉浮无汗而喘，为对证之药。其有太阳与阳明合病，喘而胸满者，邪结上焦，不可妄下，治不从阳明而从太阳，仍宜麻黄汤也。太阳病过十日以上，脉浮细，嗜卧，设胸胁满痛者，属柴胡证，若脉但浮者，是邪尚恋太阳，治亦从太阳而不从少阳，仍宜麻黄汤也。

再按：柯韵伯谓桂枝麻黄是通治太阳风寒之药，中风之重者，便是伤寒，伤寒之轻者，便是中风，桂枝发汗之轻剂，麻黄发汗之重剂，不必在风寒上细分，只在有汗无汗上着眼，此启后人淆乱之阶，不可为训。要之麻黄发汗，杏仁定喘，无汗而喘，是伤寒之的证，麻黄汤是伤寒之的方，用者审之。

麻黄杏仁甘草石膏汤

麻黄四两（去节）　杏仁五十个　甘草二两（炙）　石膏半斤（碎，绵裹）

上四味，以水七升，先煮麻黄，减二升，去上沫，内诸药，煮取二升，去滓，温服一升。

此即麻黄汤去桂枝而加石膏也，即用以治发汗及下后，汗出而喘之证，然必审无大热，方可用之。有大热者，恐兼里证，无大热者，明是表邪未彻，留恋在肺，肺主卫，故仍宜麻杏直泄肺邪。去桂枝者，辛热之性，不宜再扰动营血也；加石膏者，降肺金清肃之气，用以生津而保液也。

中风之误下而喘者，用厚朴杏仁加入桂枝汤中，伤寒汗及下后而喘者，用石膏加入麻黄汤中。喻嘉言曰：仲景正恐人以伤寒已得汗之证，认为伤风有汗，而误用桂枝，故特出汗后下后两条，示以同归麻黄一治之要，益见营卫攸分，而成法不容混施矣。

程郊倩曰：喘而汗出，脉必浮数，可去桂枝之热，而加石膏之凉，亦脉浮数者可发汗之一征也。

大青龙汤

麻黄六两（去节）　桂枝二两（去皮）　甘草二两（炙）　杏仁五十粒（去皮尖）　生姜三两（切）　大枣十二枚（擘）　石膏（如鸡子大，碎）

上七味，以水九升，先煮麻黄，减二升，去上沫，内诸药，煮取三升，去滓，温服一升，取微似汗，汗出多者，温粉扑之。一服汗者，停后服，汗多亡阳，遂虚，恶风，烦躁不得眠也。

此即合麻桂二方，去芍药而加石膏也。按：桂枝主风伤卫，麻黄主寒伤营，此则伤风见寒，伤寒见风，主大青龙，方中行、喻嘉言皆以此分为三大纲，疏太阳上中下三篇。程郊倩谓本论太阳烦躁一条，系寒温杂邪，温得风而阳热化气，阴寒在表，郁住阳热之气在经而生烦热，热则并扰其阴而作躁，故加石膏于麻黄汤中，使辛热之气变为辛凉，则寒得麻黄汤之辛热而外解，热得石膏之辛凉而内解。又以伤寒脉浮缓一条，属小青龙汤，大字系坊本之讹。而柯韵伯又谓此属麻黄证之剧者，由风热相搏，故倍麻黄以发汗，加石膏以除烦，不宜以风寒两伤立说。愚按：经文中风脉浮紧，伤寒脉浮缓，本自回环互说，若拦入温热一路，则温热未有内郁而不口渴者，何以本文并不言渴，而发热恶寒身疼痛，皆中风伤寒互见之证，虽烦躁似属热象，亦因不汗出，则风寒之邪无从解，邪无从解则郁而成热，因致烦躁，故方中麻桂生姜辛热之药，用至十两有奇，而石膏仅如鸡子大一块，又得甘草大枣相辅，借其生津之妙用，以作汗而除烦止躁。谨将经文两条阐发于后。

经云：太阳中风，脉浮紧，发热恶寒，身疼痛，不汗出而烦躁者，大青龙汤主之。按：太阳中风，脉当浮缓，是桂枝汤证，今浮紧是见寒伤营脉，又发热恶寒，身疼痛而不汗出，又与中风之汗自出者不同。不汗出则风邪之伤卫者，得寒凝而外束，寒邪之伤营者，得风拒而内郁，内烦外躁，正阳气壅遏不宣，将致化热入里之候，治法虽仍不离乎麻黄桂枝，而证已见烦躁，辛热之性，虑劫伤津液，故加入石膏，且得枣甘相辅，用以生津而保液，此正立方入微入细处，不可概执石膏为凉解之品也。

又经云：伤寒脉浮缓，身不疼，但重，乍有轻时，无少阴证者，大青龙汤发之。按：伤寒二字，便已括无汗而喘之证在内，伤寒脉当浮紧，是麻黄汤证，今浮缓是见风伤卫脉，伤寒体重，身疼腰痛，骨节疼痛，今身不疼，但重，乍有轻时，则又非全属伤寒证，其为风寒错杂之邪显然。以无汗而喘之伤寒病，又得风之阳邪相合，非惟桂枝汤中之芍药，不宜用以敛阴，即麻黄汤之纯行辛热，亦恐有碍风邪，则宜理肺金清肃之气，佐麻桂以驱风散寒，故不得不借资于石膏矣。此条徐灵胎疑有错简，程郊倩谓小青龙之误，总由忘却伤寒自有无汗而喘之本证在，至张令韶①又谓此证太阳兼太阴，此方即越脾之义尤凿。

按：大青龙原为阳气壅实，汗不出者立法，若汗出恶风，便是中风之本证，只取和营卫以解肌，误服此汤，即致厥逆筋惕肉瞤种种亡阳之变。然风寒两伤之证，又必辨无少阴证相杂，盖少阴之脉微细，正恐与太阳浮缓浮弱之脉相混，喻嘉言谓无少阴证，仲景原文，但重乍有轻时六字，早已挈明，

① 张令韶：张锡驹，清代医学家，字令韶，撰《伤寒论直解》《胃气论》。

言但身重而无少阴之欲寐，其为寒因可审，况乍有轻时，不似少阴之昼夜俱重，又兼风因可审。此解颇为入细，至成注谓不久厥吐利，则尤辨证之显者矣。

再按：青龙取义，诸家皆神其说，以形自己一篇绚烂文字，余则谓其理甚庸。试观夏日地中之阴气未升，而天上之阳威已极，人在气交之中皆苦炎热，霎时间龙升云兴，滂沱遍野，人皆精神爽慧也。天地郁蒸，得雨则和，人身烦闷，得汗则解，其理本庸，惟其庸也，正其所以神乎。

小青龙汤

麻黄三两（去节）　芍药三两　五味子半升　干姜二两　甘草二两（炙）　桂枝三两　半夏三两（洗）　细辛三两

上八味，以水一斗，先煮麻黄，减二升，去上沫，内诸药，煮取三升，去滓，温服一升。

此治太阳寒水之法也，虽同名青龙，却与大青龙主治迥别。太阳表邪不解，与阳热相搏，宜大青龙发之；太阳表邪不解，与寒饮相格，宜小青龙逐之。经云：伤寒表不解，心下有水气，干呕，发热而咳，此为小青龙的对之证。故方中用麻黄桂枝细辛之属，以散寒而解表，用半夏干姜五味之属，以蠲饮而降逆，复以芍药甘草，两和表里。但表里错杂之邪，病出恒不一致，若微利者，水已下趋，故去麻黄，加芫花，顺其势以导之也；若渴者，寒已化热，故去半夏，加蒌根，反其用以治之也；若噎者，寒格上焦也，故去麻黄，加附子以散寒；若小便不利，少腹满者，水蓄下焦也，故去麻黄，加茯苓以利水；若喘者，水邪射肺也，故去麻黄，加杏仁以下肺气。此方本不至发汗，故或用麻黄，或去麻黄，皆相表里证之轻重，而为加减之圆机活法也。

按：大青龙发汗以除阳热，犹龙之乘云上天布甘霖，小青龙逐水以散阴寒，犹龙之翻波逐浪而归江海，制方之妙，亦犹龙之变化而不可测乎。

真武汤

茯苓三两　芍药三两　生姜三两（切）　白术二两　附子一枚（炮，去皮，破八片）

上五味，以水八升，煮取三升，去滓，温服七合，日三服。

真武为北方司水之神，方名真武，主镇北方寒水之炁①，寔与小青龙汤对峙。盖太阳膀胱，少阴肾，一脏一腑，同居北方寒水之位。伤寒表不解，心下有水气，干呕发热而咳，此水气属太阳腑邪，太阳主表，宜小青龙发之。少阴病，腹痛，小便不利，四肢沉重疼痛，自下利者，此水气属少阴脏邪，少阴主里，宜真武汤镇之。方中茯苓白术培土以制水也，生姜附子温中以散寒也，更加芍药敛少阴浮越之气，使水得坎止而归其故宅，此诚有合乎真武坐镇北方，摄伏龙蛇之神力矣。但水邪汎溢，其病体恒变动不居。若咳者，加五味子半斤，细辛干姜各一两，以水邪射肺，法当兼散肺邪也；若小便利者，去茯苓，以水道已通，无取再泄肾气也；若下利，去芍药，加干姜二两，以脾气下泄，用以醒脾也；若呕者，去附子，加生姜足前成半斤，以胃气上逆，用以温胃也。随其逆而治之如法，其诸神之神者乎。

按：真武主治少阴水气，固与小青龙对峙，而太阳病误服大青龙，致成厥逆筋惕肉瞤之变者，亦用此以救逆。盖龙非得水不灵，当阳气郁蒸之时，但得龙升雨降，烦热顿除，若淫溢不止，则龙适滋害。摄伏龙蛇，舍真武更向何处乞灵哉?

再按：太阳病，发汗，汗出不解，其人仍发热，心下悸，头眩，身瞤动，振振欲擗地者，亦主此阳②救逆。按：汗多亡阳，何以不用四逆辈而用真武?盖四逆功在以热却寒，真武功在以土制水，水气奔越，不宜火温而宜土制，用真武者，不宜混作回阳一例看。

麻黄附子细辛汤

麻黄二两（去节）　细辛二两　附子一枚（炮，去皮，破八片）

上三味，以水一斗，先煮麻黄减二升，去上沫，内药，煮取三升，去滓，温服一升，日三服。

经云：少阴病，始得之，反发热脉沉者，麻黄附子细辛汤主之。按：少阴病不当发热，今始得之而反发热，则邪始入少阴，犹兼表邪矣。发热脉浮者，当从太阳解肌发汗之例，今脉沉，则谛实少阴病无疑。少阴本有发汗之禁，以其始得发热，故借细辛为向导，引麻黄入散少阴之邪，而亟亟加附子温经助阳，托住其里，俾肾中真阳，不致随汗飞越，此少阴温经散邪之大

① 炁（qì）：同“气”。《玉篇》：“炁，古气字。”

② 阳：集成本作“汤”。义胜。

法也。

徐灵胎曰：此条必先从少阴诸现症细细详审，然后反发热，知为少阴之发热，否则何以知其非太阳阳明之发热耶？又必候其脉象之沉，然后益知其为少阴无疑也。凡审证皆当如此。

麻黄附子甘草汤

麻黄二两（去节）　甘草二两（炙）　附子一枚（炮，去皮）

上三味，以水七升，先煮麻黄一二沸，去上沫，内诸药，煮取三升，去滓，温服一升，日三服。

经云：少阴病，得之二三日，麻黄附子甘草汤微发汗。而即自注云：以二三日无里证，故微发汗也。按：少阴与太阳为表里，三阴经中，惟少阴尚有汗解之理，以二三日之少阴病，而无吐利烦躁呕渴之里证，则邪未深入，微发汗者，即和解之义，故可撤细辛之向导，而但以甘草稍杀麻黄之力，更得熟附固阳，自无强责汗之弊，此又少阴温经散邪之缓法也。

葛根汤

葛根四两　麻黄二两（去节）　桂枝二两（去皮）　芍药二两（酒洗）　甘草二两（炙）　生姜三两（切）　大枣十二枚（擘）

上七味，㕮咀，以水一斗，先煮麻黄葛根，减二升，去沫，内诸药，煮取三升，去滓，温服一升，覆取微似汗，不须啜粥，余如桂枝法将息及禁忌。

此治太阳伤寒，传入阳明，未离太阳，故以葛根为君，并加麻黄于桂枝汤中，仍属太阳与阳明同治，并非阳明经之主方也。故经云：太阳病，项背强几几，反汗出恶风者，桂枝加葛根汤主之。太阳病，项背强几几，无汗恶风者，葛根汤主之。此明以有汗无汗，辨邪之或自中风而来，或自伤寒而来，但见阳明一证，即用葛根一味，亟伐阳明之邪，而太阳未尽之邪，仍不离桂枝麻黄，分别风寒主治。其有太阳阳明同时病发，不分先后者，则太阳之邪合阳明胃中之水谷而下奔，必自下利，仍以葛根汤主治，以葛根汤中自有麻桂，并伐太阳之邪也。今人误以葛根汤为阳明经药，大谬。

葛根加半夏汤

葛根汤原方，加半夏半升（洗），煎服法同。

太阳与阳明合病者，必自下利，葛根汤主之。不下利，但呕者，葛根加半夏汤主之。此合病中亦有主风主寒之不同。喻嘉言曰：风者阳也，阳性上行，故合阳明胃中之水饮而上逆；寒者阴也，阴性下行，故合阳明胃中之水谷而下奔。下奔则利，但用葛根，已足解邪而止利；上逆则呕，必加半夏，方能涤饮而止呕。此以见先圣制方，一药不苟处。

白虎汤

石膏一斤（碎）　知母六两　甘草二两　粳米六合

上四味，以水一斗，煮米熟汤成，去滓，温服一升，日三服。

经云：三阳合病，腹满身重，难以转侧，口不仁①而面垢，谵语遗尿。发汗则谵语，下之则额上生汗，手足逆冷，若自汗者，白虎汤主之。按：三阳合病，其脉浮大，其证欲眠，而目合则汗，谛实此三阳合病之证。而见腹满身重者，阳盛于经，里气莫支也，口不仁而谵语者，热淫于内，神识为蒙也，因而浊气上蒸则面垢，阴津下泄则遗尿。若汗若下，皆足以夺津液而召变，计惟白虎肃肺金而清胃热，则表里之邪自解耳。

诸书皆谓白虎主治阳明经热，此三阳合病，而何以独责阳明？因谓阳明居中土，万物所归，三阳合邪，故统于阳明主治。愚按：方中之用石膏知母，取降肺金清肃之气，而滋肾水生化之源，水出高源，胃土藉资灌溉，兼以甘草粳米，载之逗遛上焦，以生津而化燥，则烦热自蠲，所谓治病必求其本也。

又经云：伤寒脉滑而厥者，里有热也，白虎汤主之。按：厥之一证，总为入里之候，但有寒热之不同，脉微而厥为寒厥，脉滑而厥为热厥。前因失治而致厥，若既见厥而复失治，则热邪愈转愈深，阴津之亡，可立而待，故急用白虎保阴津而驱阳热，以预饵热深厥深之变也。

再按：大青龙之与白虎，同用石膏，而主治各别。青龙主雨，譬如甘霖遍野，而蒸郁自消也；白虎主风，譬如凉飙荐爽②，而炎熇若失也。故用青龙

---

① 口不仁：症状名。指口舌麻木，感觉减退。

② 凉飙（biāo）荐爽：意谓凉风之势甚急，为人送爽。飙，疾风也。

以无汗为辨，用白虎以自汗为辨。

白虎加人参汤

白虎汤原方，加人参三两，煮服同前法。

白虎，西方金神也。主治在肺，并非专属阳明，兹之加人参者，则治在阳明胃矣。按：经文于白虎汤证，并无一言及渴，而加人参方中，或曰口燥渴，或曰大烦渴，或曰渴欲饮水数升，此多得之汗吐下后，内热未除，胃液垂涸。故加入人参于白虎汤中，是移清金涤热之功转而为益胃滋干之用，庶几泻子实而补母虚，两收其利。

再按：白虎汤证主散邪涤热，故不宜加入人参留恋邪气。此加人参，用以救垂尽之胃气，故宜人参益胃，而白虎乃得协成其清热止渴之用。古圣立方，一药岂轻加哉?

小柴胡汤

柴胡半斤　黄芩三两　人参三两　甘草三两　半夏半斤（洗）　生姜三两（切）　大枣十三枚（擘）

上七味，以水一斗二升，煮取六升，去滓，再煎，取三升，温服一升，日三服。

此少阳之主方也。按：仲景以口苦咽干目眩，责少阳之为病，而少阳之邪，大都从太阳传入，此当半里半表之界，邪正分争，因而往来寒热，胸胁苦满，默默不欲饮食，心烦喜呕，此皆少阳必有之证。邪不在表，不宜汗吐，又不在里，不宜妄下，独主小柴胡为和解之剂。但转入之邪，恒难捉摸，其或胸中烦而不呕，或渴，或腹中痛，或胁下痞硬，或心下悸，小便不利，或不渴，身有微热，或咳，皆非少阳必有之证，而少阳病见此，另有加减之法，而规矩总不离乎小柴胡汤也。

按：柴胡感一阳之气而生，少阳之邪，非此不解，合之甘草以两和表里，此为小柴胡汤中不可移掇之药。生姜兼散太阳之寒，使半表之邪得从外宣，黄芩兼清阳明之热，使半里之邪得从内彻，半夏有逐饮之能，取以降逆而止呕，大枣擅和中之用，取以安土而戢木，用人参者，非取其补正，以邪在半表半里之界，预行托住里气，使邪不内入也。以此为往来寒热，胸胁苦满，默默不欲饮食，心烦喜呕诸证的对之主方，其加减诸法，并按本方逐条互参于后。

本方之用人参，以邪正相争，故宜辅正，用半夏，以证见呕满，故宜止呕。若但烦而不呕，不呕则并无饮邪，何须半夏逐饮？不呕而但烦，则烦非本证心烦喜呕之烦，而正为热邪搏结，将欲入里之烦，若用人参，不能辅正，反能实邪，祸不小矣，故并去之而加瓜蒌实，以瓜蒌实能降热痰而开胸痹也。

半夏辛温而性燥，寒湿之痰宜之，热痰则不宜也。若渴则津液已竭，并无痰之可伐矣。本方虽有黄芩甘草大枣，能养正而祛热，但胃中津液，非人参不能鼓舞，故加人参以唤胃气，而得瓜蒌根以生津润燥，人参仍无实邪之患也。

黄芩苦寒，本方用此以清半里之热。若腹中痛，则阳邪转陷太阴，岂能复任黄芩之苦寒乎？不宜黄芩，何以反宜芍药？以证虽属太阴，而病因却是从阳邪陷入，故用此以约脾阴也。太阳病转属太阴，但于桂枝汤中加芍药，若桂枝加芍药汤是也。少阳病兼见太阴，即于柴胡汤中加芍药，即本方之加芍药是也。后人执药治病，遂谓芍药能止腹痛。试思太阴寒湿之证，芍药宜之乎？热发大实痛之证，芍药宜之乎？殊不知阳邪陷里，本方中自有柴胡人参生姜半夏，已足以升举阳气，而理脾胃之困，但加芍药以约阴，则邪返于阳而阴亦安，不除痛而痛自止，仍不离和解之法也。

本方之用大枣，虑木邪贼土，用以安中也，若胁下痞硬，则邪滞中焦，便不宜大枣之守中矣。胁下属少阳部位，痞硬则气血交结，故以牡蛎佐柴胡，一以散气分之结，一以软血分之坚也。

少阳属木，木乘土位，则土不能制水，故有心下悸、小便不利之证，若用黄芩，是助水邪为虐矣。小便不利，但当利其小便，本方中已有参甘姜枣之植土，而但当加茯苓之淡渗，以兼导其水也。

渴为邪欲入里之兆，若不渴，则无里证可知。外有微热，则太阳之表证未罢，又可知矣。表邪未解，人参实邪，究宜去之，本方加桂枝，则又易表里和解之制，而偏乎表以为治也。

咳属水邪射肺，人参大枣究非咳证所宜。生姜散表有余，温里不足，故以干姜易生姜，以散寒而逐水。用五味者，以肺非自病，乃水邪从下而上，因之致咳，故以五味与干姜同用，一以散水邪，一以收肺逆，与风火淫肺之忌五味不同也。不去黄芩者，留以制相火而存肺阴也。

按：小柴胡汤之主少阳，乃伤寒一大关键，此际出则阳，入则阴，凡阳邪之入阴者，全赖少阳把关守隘，使不得遽入于阴，治之可不慎欤？凡他经所有之证，少阳病皆得兼见，其随证加减之法，丝丝入扣，头头是道。读仲景书者，当于此处猛下一参。

伤寒中风，有柴胡证，但见一证即是，不必悉具，此非教人以辨证之可从略也。盖病入少阳，正当阴阳相持之会，此际不出于阳，即入于阴，故一见少阳证，即当用柴胡从少阳领出其邪，使不内入。须知其辨证从宽处，正是其治病吃紧处，且少阳本传入之邪，多有或然或不然之证，又安能逐证一一见到也。

再按：渴之一证，有出入之不同。伤寒四五日，身热恶风，颈项强，胁下满，手足温而渴者，此少阳而兼太阳也，治可从少阳而不从太阳。服柴胡汤已渴者，属阳明也，治又当从阳明而不从少阳。凡见渴证者宜审。

少阳之脉责弦，其有太阳病不解，转入少阳，未经吐下而脉沉紧者，但见胁下硬满，干呕不能食，往来寒热诸证。则脉沉紧，正是邪从少阳将欲入里之候，急当用小柴胡从少阳领出其邪，则太阳之邪自解。

阳明病，胁下硬满，不大便而呕，舌上白苔者，此邪未结于阳明，但当用小柴胡汤，使上焦得通，津液自下，则胃和而阳明之邪自解。

妇人热入血室，是热邪已乘虚陷入阴分，何以主小柴胡汤少阳之药？按：三阴三阳，少阳为从阳入阴之枢纽，阳经热邪，已越少阳而陷入阴分，亟当从阴分领出其邪，使还从少阳而出也。

大柴胡汤

柴胡半斤　黄芩三两　半夏半斤（洗）　芍药三两　枳实四枚（炙）　大黄二两　生姜五两（切）　大枣十二枚（擘）

上七味，以水一斗二升，煮取六升，去滓，再煎，温服一升，日三服。

此小柴胡去人参甘草，加枳实芍药大黄，乃少阳阳明合治之方也。往来寒热，热结在里，是邪已内实，因其内实而解之，乃通以去塞之法也。心中痞硬，呕吐下利，是邪已内陷，因其内陷而下夺之，此通因通用之法也。表未罢仍主柴胡，里已实宜加枳实大黄，不用人参甘草者，惧其缓中而恋邪也，加芍药者，取其约营而存液也。按：少阳病本不可下，此则热邪结于阳明，而少阳证仍在，故主此为表里两解之法。

柴胡加芒硝汤

柴胡二两十六铢　黄芩　甘草（炙）　人参　生姜各一两（切）　半夏

二十铢（洗）　大枣四枚　芒硝二两

上八味，以水四升，煮取二升，去渣，内芒硝，更煮微沸，分温再服，不解，更作服。

小柴胡汤原方加芒硝，而分两较轻，盖潮热固为内热之候，但其人业已微利，是里气已通，特因下不如法，故腑邪未解，则无取大柴胡之峻攻，其柴胡证之未罢者，亦已先用小柴胡汤以解外，此更无须柴胡之全剂，故复减约其分两，而但加芒硝以微通其滞。此剂之最轻者，张令韶谓当用大柴胡汤加芒硝，与经旨大悖矣。

徐灵胎曰：大柴胡汤加大黄枳实，乃合用小承气也，此加芒硝，乃合用调胃承气也，皆少阳阳明同治之方。

柴胡桂枝汤

柴胡四两　黄芩　人参　桂枝　芍药　生姜各一两半　甘草一两　半夏二合半　大枣六枚（擘）

上九味，以水七升，煮取三升，去滓，分温服。

此合桂枝小柴胡二方，而各取其半，用以和解太阳少阳各半之邪。经云：伤寒六七日，发热微恶寒，支节烦疼，此太阳之表邪未解也。微呕，心下支结，则证兼少阳矣。按：支结者，结而不痛，与结胸殊，不可攻下，只宜和解。此方之义，和营以通津液，仲景已自注明白。故发汗多，亡阳谵语者，亦用此方，以复阳和阴。今人误用此汤以发汗，岂非大谬？

柴胡桂枝干姜汤

柴胡半斤　桂枝（去皮）　黄芩各三两　瓜蒌根四两　干姜三两　牡蛎三两（熬）　甘草二两（炙）

上七味，以水一斗二升，煮服六升，去滓，再煎，取三升，温服一升，日三服，初服微烦，复服汗出便愈。

此方全是小柴胡加减法。柯韵伯曰：心烦不呕而渴，故去参夏加瓜蒌根；胸胁满而微结，故去枣加牡蛎；小便虽不利，而心下不悸，故不去黄芩，不加茯苓；虽渴而表未解，故不用参而加桂枝，并以干姜易生姜，散胸胁之满结也。可见小柴胡加减之法，出入变化，妙用无穷，真神于法者矣。

柴胡加龙骨牡蛎汤

柴胡四两　半夏二合（洗）　龙骨　人参　茯苓　铅丹　生姜（切）　桂枝（去皮）　牡蛎各一两半（煅）　大黄二两　大枣六枚（擘）

上十一味，以水八升，煮取四升，内大黄，切如棋子，更煮一二沸，去滓，温服一升。

伤寒八九日，下之，胸满烦惊，小便不利，谵语，一身尽重，不可转侧者，柴胡加龙骨牡蛎汤主之。按：此证全属表邪误下，阴阳扰乱，浊邪填膈，膻中之气不能四布，而使道绝，使道绝，则君主孤危，因而神明内乱，治节不行，百骸无主，以致胸满烦惊，小便不利，谵语，一身尽重，不可转侧，种种皆表里虚实，正邪错杂之证。但病属表邪陷入，则阴阳出入之界，全藉少阳为枢纽，故以柴胡名汤。而阴邪之上僭者，复桂枝生姜半夏以开之，阳邪之下陷者，用黄芩大黄以降之，使上下分解其邪，邪不内扰。而兼以人参大枣扶中气之虚，龙骨牡蛎铅丹镇心气之逆。且柴胡大黄之攻伐，得人参扶正以逐邪而邪自解；龙骨牡蛎之顽钝，得桂枝助阳以载神而神自返。其处方之极错杂处，正其处方之极周到处，不如此，其何能施补天浴日之手，而建扶危定倾之业耶？神哉！弗可及已。

小建中汤

桂枝三两（去皮）　芍药六两　甘草二两（炙）　生姜三两（切）　胶饴一升　大枣十二枚（擘）

上六味，以水七升，煮取三升，去滓，内胶饴，更上微火消解，温服一升，日三服。

此桂枝汤倍芍药而加胶饴也，本太阳表药，一转移而即变为安太阴之制，神化极矣。伤寒二三日，心中悸而烦者，中土虚馁，都城震恐，桂枝汤本主和营复阳，而但倍芍药加胶饴，奠安中土，故曰建中。甘能满中，仍与桂枝汤同，故重申其禁曰：呕家不可用建中汤，以甜故也。

伤寒阳脉涩，阴脉弦，腹中急痛者，先与小建中汤。盖阳脉涩，则中土已虚，阴脉弦，则木来贼土之象，腹中急痛，是脾阳下陷，此时若用小柴胡制木，其如中土先已虚馁何？夫中土虚馁，非甘不补，土受木克，非酸不安，必先以小建中汤扶植中土，土气即实，若不差，再以小柴胡疏土中之木。用药自有先后，非先以小建中姑为尝试也。

栀子豉汤

栀子十二枚（擘）　香豉四两（绵裹）

上二味，以水四升，先煮栀子得二升半，内豉煮取一升半，去滓，分为二服，温进一服，得吐者止后服。

此非吐法之主方也，因误汗吐下后，正气已伤，邪留上焦，扰动阳气，因生烦热，无论虚烦实烦，皆宜此方取吐。虚烦者，若经中所指虚烦不得眠，反复颠倒，心中懊憹，胃中空虚，客气动膈，按之心下濡，舌上胎，饥不能食，不结胸，但头汗出，皆虚烦之候也。实烦者，若经中所指胸中窒，心中结痛，皆实烦之候也。此方主宣膈上之热，使得涌吐而解，若本有寒分者不宜，故经有病人旧微溏不可与之戒。

今人用栀子俱炒黑，不能作吐，本方生用，故入口即吐也。香豉蒸窨①而成，性主上升，故能载之以作吐，乃吐法中之轻剂也。

凡用吐法，当先审邪之高下。心下满而硬痛者，结胸证也，宜陷胸法。心下痞硬者，虚痞也，宜泻心法。此则心中懊憹，心中结痛，心下濡，故宜涌吐。毫厘千里，须当辨之。

栀子甘草豉汤

于栀子豉汤方内，加入甘草二两，余依前法，得吐，止后服。

栀豉汤证具，若少气者，本方加甘草。按：少气乃津液被夺，加甘草者，取其能益中而存液，并取其能载药而速吐也。

栀子生姜豉汤

于栀子豉汤方内，加入生姜五两，余依前法，得吐，止后服。

栀豉汤证具，若呕者，本方加生姜。盖呕则膈上之热，已犯及胃，生姜升散，领引胃中之热，一概涌之上出，此导引之药也。

---

① 窨（yìn）：窨藏，封闭。此处作“发酵”解。

栀子干姜豉汤

栀子十四枚（擘）　干姜二两

上二味，以水三升半，煮取一升半，去滓，分三服，温进一服，得吐者，止后服。

伤寒，医以丸药大下之，身热不去，微烦者，栀子干姜汤主之。喻嘉言谓此乃温中散邪之法，余谓不然，温中不宜用栀子，且中已宜温，何堪再吐。按：误下多阳邪内陷，此则虽经误下，而身热不去，微烦，则阳邪犹未入里，故可引之上越，必以干姜断阳邪入里之路，而栀子乃得载邪上出，一寒一温，相反而实以相成，此之谓圣。

栀子厚朴汤

栀子十四枚（擘）　厚朴四两（姜炙）　枳实四两（水浸去穰炒）

已上三味，以水三升半，煮取一升半，去滓，分三服，温进一服，得吐，止后服。

此虽取吐而不专恃乎吐法也。伤寒下后，心烦腹满，卧起不安者，栀子厚朴汤主之。盖表邪虽经误下，心烦则邪半踞于上，腹满则邪半陷于下，故以梔子涌上邪，而以枳朴通下气，亦两解之法也。

枳实栀子豉汤

枳实二枚　栀子十四枚　豉一升

上三味，以清浆水七升，空煮取四升，内枳实栀子，煮取二升，下豉，更煮五六沸，去滓，温分再服，覆令微似汗。

栀豉汤散上焦之结热，为取吐之轻剂，此则先用清浆水空煮减三升，则水性熟而沉，使栀豉从枳实下行之力，清上泄下，以此通利三焦，营卫得和而病自愈。若有宿食者，加大黄如博棋子大五六枚，则食复之治法，亦不外是矣。因食而复，去其食，而邪自化，从此可悟治病总当责邪也。

栀子柏皮汤

栀子十五枚　甘草一两（炙）　黄柏一两

上三味，以水四升，煮取一升半，去滓，分温再服。

伤寒身黄发热者，栀子柏皮汤主之。按：身黄发热，热已有外泄之机，从内之外者治其内，故用栀子柏皮，直清其热，则热清而黄自除。用甘草者，正引药逗留中焦，以清热而导湿也。

按：栀豉汤乃取吐之轻剂，此方之用栀子，得炙草之甘缓，黄柏之苦降，而栀子又能从中焦分解湿热，洵①乎处方之妙，乃用药而不为药用者也。

瓜蒂散

瓜蒂（熬黄）　赤小豆各一分

上二味，各别捣筛为散，已合治之，取一钱匕，以香豉一合，用热汤七合，煮作稀糜，去滓，和散，顿服之，不吐者少少加，得快吐乃止。诸亡血虚家，不可与之。

凡邪在胸中者宜吐，所谓在上者因而越之是也。三味皆探吐之品，必煮作稀糜，留恋中焦，方得引邪上涌而出。栀豉汤吐虚邪，此方以吐实邪，同一吐法，而所主不同。

五苓散

茯苓　猪苓（去皮）　白术各十八铢　泽泻一两六铢半　桂枝半两（去皮）

上五味为末，以白饮和服方寸匕，多饮暖水，汗出愈。

此治太阳表病不解，邪陷入腑，凡渴而小便不利者宜之，亦两解表里之法也。以其有表证，故用桂枝主表而化气，以其有里证，故用苓泽主里而利水，水不下趋，势必上泛，故用白术奠安太阴，以土制水。此方不宜汤而宜散，以散能逗留中焦，通调水道，更借多服暖水之力，使水精四布，上输下注，热解津回，则小便利而渴自止矣。

---

① 洵：通“恂”，确实。《诗经·静女》：“自牧归荑，洵美且异。”

按：渴欲饮水，有类白虎加人参证，何以彼宜白虎，此宜五苓？盖白虎主治阳明经热，五苓主清太阳腑热，白虎证脉洪大，是表证已解，五苓证脉浮数，表证未解，以此为辨。

诸家皆以导湿滋干，释五苓之取义，但以桂枝之辛温，苓泽之渗泄，即白术亦主燥脾，与生津润燥之义全不相涉，而渴证宜之，何也？盖此证由经入腑，水蓄于下，不能输津于上，故治渴必先治水，且散服而多饮暖水，自有输精散布之功。

猪苓汤

猪苓（去皮）　茯苓　泽泻　滑石（碎）　阿胶各一两

上五味，以水四升，先煮四味，取二升，去滓，内阿胶烊消，温服七合，日三服。

同属渴欲饮水，小便不利之证，太阳从寒水化气，故宜五苓散，主桂枝白术之甘温，以宣阳而输精。阳明从燥土化气，故宜猪苓汤，主滑石阿胶之凉降，以育阴而利水。但利小便，还宜相人之津液，若阳明汗出多而渴者，是津液已虚，便不宜重虚其津液也。

少阴病，下利六七日，咳而呕渴，心烦不得眠者，何以亦主猪苓汤？盖咳、渴、呕烦、不得眠，得之下利之后，是阴津下迫，阳邪上逆，主猪苓汤育阴利水，正以少阴肾与太阳膀胱，一脏一腑，相为表里，急引少阴之邪，从腑而解，则下利得止，而热去津回矣。

文蛤散

文蛤五两

上一味为散，以沸汤，和一方寸匕服，汤用五合。

病在阳，不从汗解，反以冷水噀之灌之，寒束其外，热被却而不得去，阳无出路，弥更益烦，水客皮肤，肉上粟起，阳气为水邪所格，故欲饮水，反不得饮，五苓散宣阳逐水则有余，育阴散热则不足，独任文蛤一味，可以两收散热导湿之功。

服文蛤散不差，复用五苓散者，以既得文蛤咸寒之性，清热导湿，免致增逆矣。而表阳不宣，水无出路，文蛤不堪再任，则仍取五苓宣阳逐水。此救逆之次第也。

茯苓桂枝白术甘草汤

茯苓四两　桂枝三两（去皮）　白术二两　甘草二两（炙）

上四味，以水六升，煮取三升，去滓，分温三服。

此方主治太阴湿困，而膀胱之气不行。经云：心下逆满，气上冲胸，起则头眩，脉沉紧，发汗则动经，身为振振摇者，此汤主之。按：心下逆满，乃伏饮搏膈，至于气冲头眩，则寒邪上涌，助饮为逆，饮本阴邪，故脉见沉紧，脉沉不宜发汗，误汗则阳益不支，而身为振摇。故以桂枝茯苓扶阳化饮，而加白术甘草伸太阴之权，以理脾而胜湿，脾乃能为胃行其津液，而膀胱之气始化也。

再按：《金匮》用此方以治痰饮。其一曰：心下有痰饮，胸胁支满，目眩，苓桂术甘汤主之。又曰：短气有微饮，当从小便去之，苓桂术甘汤主之。盖治痰饮大法，当以温药和之，温则脾阳易于健运，而阴寒自化，白术茯苓虽能理脾而胜湿，必合桂枝化太阳之气以伐肾邪，而通水道，方能取效。

茯苓甘草汤

茯苓　桂枝各二两（去皮）　生姜三两（切）　甘草一两

上四味，以水四升，煮取二升，分温三服。

此即桂枝汤去芍药大枣而加茯苓，防水渍入胃而预杜其变也。水停心下因致悸，故主茯苓为治水之主药，甘草载桂枝入心以固阳，生姜佐茯苓温中以散寒，俾水之停于心下者，得桂姜之辛温而解，而茯苓乃得建利水之功。

五苓散用白术，理脾气以输精，故渴者宜之，此方用桂姜，散水寒而逐饮，故不渴者宜之。

再按：此方及五苓散，并茯苓桂枝甘草大枣汤、茯苓桂枝白术甘草汤俱相类。五苓散散太阳之水停，苓桂术甘汤泄太阴之水蓄，茯苓桂枝甘草大枣汤防少阴之水逆，此方堵阳明之水渍，数方增减，不过一二味，而主治各别，能解此，自不敢孟浪处方矣。

小承气汤

大黄四两　厚朴二两（炙，去皮）　枳实三枚（熬）

上三味，以水四升，煮取一升二合，去滓，分温三服。初服汤，当更衣①，不尔者尽饮之，若更衣者，勿服之。

小承气以大黄为君，微加枳朴以开气结，不用芒硝迅走下焦，经所谓微和胃气，勿令大泄下也，故曰小。凡矢未定成硬，未可与大承气者，可先以小承气试之，腹中转矢气者，大便已硬，乃可攻也，不转矢气者，但初头硬，后必溏也。同一承气而有大小之分者，大承气枳朴重而益用芒硝以峻攻，小承气枳朴轻而不用芒硝以亟下，故里证急者宜大承气，里证不甚急者宜小承气，是当细辨。

大承气汤

大黄四两（酒洗）　厚朴半斤（炙，去皮）　枳实五枚（炙）　芒硝三两

上四味，以水一斗，先煮二物取五升，去滓，内大黄，煮取二升，去滓，内芒硝，更上微火一二沸，分温再服，得下，余勿服。

大承气开阳明之结，直达下焦，其力猛而效速，故曰大。盖胃大实，故重任厚朴以破结，而数独倍于大黄，矢已硬，故虽有枳实以导下，而功必资于芒硝。至其煎法，尤有深义，厚朴枳实之汁，以浓而力锐，大黄芒硝之性，以生而力锐，故分作三次煎，此斩关夺门之将，用此以急下存阴也。

大承气，治阳明胃实之主药，必审明表证尽罢，不恶寒，但恶热，或潮热汗出谵语，腹满痛，或喘冒不能卧，口干燥，脉滑而实或涩者，方可用之。下不宜早，早则阳陷，并不宜迟，迟则阴亡，恰好在阳明胃实之界，一下夺而诸病尽解，临证时不可错过。

阳明居中土，万物所归，无所复传，大热入胃，惟有下夺一法。盖阳明胃实之证，有从太阳传入者，有从少阳转属者，并有从三阴转属者，三阴经中，少阴更有急下之证，此乃伤寒一大归宿，若应下失下，变证蜂起，津液之亡，可立而待，孟浪不可，因循亦不可。

大承气证，非惟不大便、腹满痛者宜之，即下利之证，亦有宜从下夺者，如经文所指下利不欲食，下利心下硬，下利脉反滑，下利脉迟而滑，少阴病自利清水，色纯青，心下痛，口干燥者，皆宜大承气，此通因通用之法，不可不知。

① 更衣：指排大便。

调胃承气汤

大黄三两（清酒浸，去皮）　甘草二两（炙）　芒硝半斤

上三味，㕮咀，以水三升，煮取一升，去滓，内芒硝，更上火微煮令沸，少少温服。

调胃承气汤，以甘草缓硝黄下行之性，使留恋中焦胃分，以清热而导滞。不用枳朴以伤上焦之气，盖热邪聚胃，宜分有形无形。有形者，当破其结而秽方解，无形者，但涤其热而气自和。胃宜降则和，故曰调胃。

桃核承气汤

桃仁五十个（去皮尖）　桂枝二两（去皮）　大黄四两　芒硝二两　甘草二两（炙）

上五味，以水七升，煮取二升半，去滓，内芒硝，更上火微沸，下火，先食温服五合，日三服，当微利。

此治太阳瘀热入腑，膀胱畜血，其人如狂，表已解而但少腹急结，血自下者。主用桃仁以利瘀，承气以逐实，使血分之结热亟从下夺，与三承气之攻阳明胃实者不同。

方主攻里，而仍用桂枝者，用以分解太阳随经之热。喻嘉言曰正恐余邪稍有未尽，其血得以留恋不下，析义最精，此先圣处方丝丝入扣处。

此与五苓散同为太阳腑病立治法。膀胱为太阳之腑，热伤膀胱气分则畜溺，当导其热从小便而解，热伤膀胱血分则畜血，当导其热从大便而解。

抵当汤

水蛭三十个（熬）　虻虫三十个（去翅足，熬）　大黄三两（酒浸）　桃仁三十个（去皮尖）

上四味，为末，以水五升，煮取三升，去滓，温服一升，不下，再服。

抵当，攻血之峻剂也，视桃仁承气则加猛矣。盖病不止如狂而至于发狂，则逆血攻心，瞬将危殆。虽表证仍在，难任桂枝攻表，虽少腹硬满，不事芒硝软坚，非迅走血分之品，不能斩关取胜，而桃仁大黄犹以力缓而难膺重寄，故必资水蛭虻虫，方能直入血道，峻夺其邪，转逆为顺。然抵当峻剂，从何

谛实血证可以用之无误，而仲景教人辨证之法，全以小便之利与不利为断。小便不利，非畜血证，小便自利，非畜水证，故经特申言之曰：小便不利者，为无血也。小便自利，其人如狂者，血证谛也。谛者审也，又当也，言当审之至当也。

抵当丸

水蛭二十个（熬）　蛀虫二十五个（去翅足，熬）　桃仁二十个（去皮尖）　大黄三两

上四味，杵分为四丸，以水一升，煮一丸，取七合，服晬时，当自下血，若不下，更服。

同一抵当而变汤为丸，另有精义。经云：伤寒有热，少腹满，应小便不利，今反利者，为有血也，当下之，宜抵当丸。盖病从伤寒而得，寒主凝泣，血结必不易散，故煮而连滓服之，俾有形质相著，得以逗留血所，并而逐之，以视汤之专取荡涤者，不同也。

十枣汤

芫花（熬）　甘遂　大戟　大枣十枚（擘）

上三味等分，各别捣为散，以水一升半，先煮大枣肥者十枚，取八合，去滓，内药末，强人服一钱匕，羸人服半钱，温服之，平旦服。若下少，病不除者，明日更服加半钱，得快下利后，糜粥自养。

太阳中风，下利呕逆，表解者乃可攻之，其人漐漐汗出，发作有时，头痛，心下痞，硬满引胁下痛，干呕短气，汗出不恶寒者，此表解里未和也，十枣汤主之。按：下利呕逆，明是水邪为患，但病属太阳中风而来，必须表罢可攻。漐漐汗出，有似表证，但发作有时，则非表矣，头痛有似表证，但汗出不恶寒，则非表矣，而心下痞，硬满引胁下痛，干呕短气诸证，全是水邪内壅之状，乃知汗出亦属水气外蒸，头痛亦属水邪上逆，主里而不主表。里未和则宜攻下，但邪在胸胁，与攻胃实不同法。胃实者邪劫津液，责其无水，此则邪搏胸胁，责其多水，若施荡涤肠胃之药，诛伐无过，反滋变逆。故用芫花甘遂大戟三味，皆逐水之峻药，别捣为散，而以大枣作汤，取其甘味载药入至高之分，分逐水邪，从上而下。此法，今人多畏而不敢用，岂知不如此，水邪何由攻下耶。

大陷胸汤

大黄六两（去皮）　芒硝一升　甘遂一钱匕

上三味，以水六升，先煎大黄，取二升，去滓，内芒硝，一两沸，内甘遂末，温服一升，得快利，止后服。结胸兼涉阳明，仍用本汤。

大陷胸汤由胸膈直达肠胃，亟从下夺，不用一药监制，此最猛劣之剂，故曰大。经云：太阳病，脉浮而动数，浮则为风，数则为热，动则为痛，数则为虚，头痛发热，微盗汗出而反恶寒者，表未解也，医反下之，动数变迟，膈内拒痛，胃中空虚，客气动膈，短气躁烦，心中懊憹，阳气内陷，心下因硬，则为结胸，大陷胸汤主之。按：动数变迟三十六字，形容结胸之状如绘，盖动数为欲传之脉，迟则不能复传，阳邪因误下而内陷，而里饮复与之相格，心下因硬，膈间拒痛。本方虽用硝黄，而关键全在甘遂末一味，使下陷之阳邪，上格之水邪，俱从膈间分解，而硝黄始得成其下夺之功，若不用甘遂，便属承气法，不成陷胸汤矣。

又经云：伤寒十余日，热结在里，复往来寒热者，与大柴胡汤。若结胸无大热者，此为水结在胸膈也，但头微汗出者，大陷胸汤主之。观此条云水结胸胁，而仍主此者，则全资甘遂逐水之功也。

大陷胸丸

大黄半斤（去皮）　葶苈半斤（熬）　芒硝半升　杏仁半斤（去皮尖，熬黑）

上四味，捣筛二味，内杏仁、芒硝，合研如脂，和散，取如弹丸一枚，别捣甘遂末一钱匕，白蜜二合，水二升，煮取一升，温顿服之，一宿乃下，如不下，更服取下为效，禁如药法。

结胸者项亦强，如柔痉状，下之则和，宜大陷胸丸。按：结胸而至于项强，则胸结十分紧迫，独邪布满胸中，升而上阻，津液不行，筋脉失养，故如柔痉状。邪踞于上，法当峻下，但汤剂直趋下焦，必变汤为丸，煮而连滓服之，使其逗留病所，自上而下，方能与邪相当，而结自解。

喻嘉言曰：方中用大黄甘遂芒硝，可谓峻矣，乃更加葶苈杏仁以射肺邪而上行其急，煮时又倍加白蜜以留恋而润导之，而下行其缓，必识此意，方知用法之妙。

小陷胸汤

黄连一两　半夏半升（洗）　瓜蒌实（大者一枚）

上三味，以水六升，先煮瓜蒌取三升，去滓，内诸药，煮取二升，去滓，分温三服。

小结胸病，正在心下，按之则痛，脉又浮滑，视大结胸证从心上至少腹痛不可近者有间矣。邪入未深，故本方黄连清热，蒌半散结，但开中焦之热结，勿犯下焦，故曰小。

大陷胸证，痛不可近；小陷胸证，按之则痛；大陷胸证，痛连心上；小陷胸证，正在心下。同一陷胸，证隔天渊，不能通用。

白　散

桔梗　贝母各三分　巴豆一分（去皮心，熬黑，研如脂）

上三味为末，内巴豆，更以臼中杵，以白饮和服，强人服半钱匕，羸者减之。病在膈上必吐，在膈下必利，不利进热粥一杯，利过不止，进冷粥一杯。身热皮粟不解，欲引衣自覆者，若以水噀之洗之，益令热却不得出。当汗而不汗，则烦，假令汗出已，腹中痛，与芍药三两，如上法。

此为寒实结胸立法，以其胸之结也，用桔梗贝母以开结，以其寒之实也，用巴豆以攻寒。与大小结胸不同法，必审无大热者方可用。

寒实结胸，恰从何辨其为寒实，而可任此方之猛峻耶？盖本文明言病发于阳，以冷水灌之噀之，其热被却不得去，太阳寒水之气复与外寒相格，因成寒实之证，故可主以此汤无疑也。

经言：寒实结胸无大热者，与三物小陷胸汤，白散亦可服。夫小陷胸之黄连，与此方之巴豆，寒热天渊，何堪通用？想三物小陷胸汤，即属白散之药味，但有为汤为散之不同，此说亦是。

麻仁丸

麻子仁二升　芍药　枳实各半斤（擘）　大黄（去皮）　厚朴（去皮）　杏仁各一斤（去皮尖，熬，别研作脂）

上六味为末，炼蜜为丸，如桐子大，饮服十丸，日三服，渐加，以利为度。

趺阳脉浮而涩，浮则胃气强，涩则小便数，浮涩相搏，大便则难，其脾为约，麻仁丸主之。按：经言太阳阳明者，脾约是也。此与攻胃实不同，故用芍药以益阴，麻杏以润燥，而大黄厚朴分两皆从轻减，服止十丸，以次渐加，皆示不欲遽下之意。

蜜煎导法方

蜜七合，一味内铜器中，微火煎之，稍凝饴状，搅之勿令焦著，欲可丸，并手捻作挺，令头锐，大如指，长二寸许，当热时急作，冷则硬，以内谷道中，以手急抱，欲大便时，乃去之。

按：汗出矢硬，何殊阳明内实之证，但小便自利，则津液内竭，慎不可攻矣，一切下剂，皆在禁例，误投之则重虚其津液，故宜蜜煎导而通之，不从内治而从外治，但使硬矢得下，仍无伤于胃气也。

猪胆导法

大猪胆一枚，泻汁，和醋少许，以灌谷道中，如一食顷，当大便出。

此与蜜煎导方同义，但蜜煎导借其热势以行津液，此则于导滞之中兼寓涤热之意，微细有别。土瓜导亦同此法。

生姜泻心汤

生姜四两（切）　甘草三两（炙）　人参三两　干姜一两　黄芩三两　黄连一两　半夏半升（洗）　大枣十二枚（擘）

上八味，以水一斗，煮取六升，去滓，再煎，取三升，温服一升，日三服。

伤寒汗出解之后，胃中不和，心下痞硬，干噫食臭，胁下有水气，腹中雷鸣下利者，生姜泻心汤主之。按：伤寒成痞，多因误下，此则不因误下而成痞，皆因胃中不和，太阳未尽之余邪入而与内饮相搏结。阳邪居胃之上口，故心下痞硬，干噫食臭；水邪居胃之下口，故胁下有水气，而腹中雷鸣下利。故君以生姜，两擅散邪逐饮之用，而热之格于上者，用芩连之苦以泻之，寒之格于下者，用干姜半夏之温以泻之，复以人参甘草大枣和养胃气，使邪不能犯正而痞自解，以痞在心下，故方以泻心名。此寒热错杂之邪，故以寒热错杂之药治之，而一一对证，制方之义精矣。

甘草泻心汤

甘草四两　黄芩　干姜各三两　黄连一两　半夏半升（洗）　大枣十二枚（擘）

上六味，以水一斗，煮取六升，去滓，再煎，取三升，温服一升，日三服。

伤寒中风，医反下之，其人下利日数十行，谷不化，腹中雷鸣，心下痞硬而满，干呕心烦不得安，医见心下痞，谓病不尽，复下之，其痞益甚。此非结热，但以胃中虚，客气上逆，故便硬也，甘草泻心汤主之。

【临床解读】

韩某某，女，51岁。2020年12月30日初诊。

主诉：头蒙头胀2个月。

现病史：2个月前患者因做腹部艾灸后出现头蒙头胀至今，未治疗。现症见：头蒙头胀，以巅顶、头两侧为重，不疼痛，眠差早醒，多梦，夜间盗汗，记忆力差，晨起口苦不干，平时易口腔溃疡（10年），纳食可，大便干，5~7天1次，近1年月经间断来两次，近1个月房事出血有异味，舌质偏暗，苔薄黄，脉沉略数。

处方：炙甘草10克，清半夏10克，干姜6克，党参10克，黄芩10克，黄连6克，大黄10克（后下），大枣3个（切开）为引。15剂，每日1剂，水煎服。

二诊：2021年2月5日。服上方15剂，头蒙改善明显，睡眠不改善。现症见：头蒙头胀，头两侧跳动感，眠差早醒，入睡难，多梦，烘热汗出，口苦口干，纳可，服上药时觉胃中不适，自觉腹部发凉，双膝凉麻，停药后口腔溃疡反复，大便干，2日一行，肛门坠胀，房事出血，舌质红，苔薄白，脉沉滞。今从肝火偏旺治之。

处方：谷精草30克，青葙子15克，决明子30克，蝉蜕6克，薄荷10克（后下），菊花10克（后下），酒黄芩10克，桑叶10克，生甘草3克。25剂，每日1剂，水煎服。

三诊：2021年4月7日。服上方20剂，效可，头懵、睡眠好转，大便改善。现症见：1周前因小便失禁5年，于某医院行膀胱吊带术（无张力尿道中段掉悬术)，手术小便正常，头仍懵，小便黄，大便停药后易干，排便不畅，日 1 次，眠差入睡可，早醒，舌质淡红，苔黄腻，脉细。甲状腺结节 6 年，近期查有增生。

处方：上方加玄参 30 克，知母 10 克，泽泻 10 克。20 剂，每日 1 剂，水煎服。(张磊医案)

按：下利完谷，腹中雷鸣，是因胃中空虚，心下痞硬而满，干呕心烦不得安，是因客气上逆，若以心下痞而复下之，是重犯虚虚之戒。本方照生姜泻心，除去人参生姜，以胃中虚，不宜生姜之散，以气上逆，无取人参之补，但君甘草，坐镇中州，使胃虚得复而痞自解耳。

半夏泻心汤

半夏半升（洗）　黄连一两　干姜　甘草（炙）　人参　黄芩各三两　大枣十二枚（擘）

上七味，以水一斗，煮取六升，去滓，再煎取三升，温服一升，日三服。

伤寒五六日，呕而发热者，柴胡汤证具，而以他药下之，柴胡证仍在者，复与柴胡汤，此虽已下之不为逆，必蒸蒸而振，欲发热汗出而解。若心下满而硬痛者，此为结胸也，大陷胸汤主之。但满而不痛者，此为痞，柴胡汤不中与之，宜半夏泻心汤。按：此即生姜泻心汤去生姜而君半夏，又属小柴胡之变方，以其证起于呕，故推半夏为主药耳。

大黄黄连泻心汤

大黄二两　黄连一两

上二味，以麻沸汤渍之，须臾绞去滓，分温再服。

脉浮而紧而复下之，紧反入里，则作痞，按之自濡，但气痞①耳，心下痞，按之濡，其脉关上浮者，大黄黄连泻心汤主之。此条柯韵伯谓按之濡，当作按之硬，必有当急下之证，故制此峻攻之剂，疑属错简，此说强经就我，转使作圣之灵思巧法，尽行埋没。愚按：经文言紧反入里，里邪不能再使出表，当从里解，但按之不濡，中挟饮邪，按之自濡，中不挟饮，故曰但气痞也。若表邪未罢，脉当尺寸俱浮，今但关上浮，则属中焦痞结，气有上逆之

---

① 气痞：病证名。表邪因误下入里，无形之邪结于心下，按之柔和不痛的痞证。

象，既曰气痞，但当顺其气。本方大黄黄连分两既轻，渍以沸汤，绞去滓而温服，则但取其气，不取其味，使气顺而痞自解，况经文本有表未解不可攻痞之条，此之表解而邪入里，攻痞自宜此法。先圣处方，妙在能用药而不为药用，观其服法，本非急下之剂，与大陷胸之用大黄，小陷胸之用黄连，药虽同而制则异矣。

【临床解读】

王某某，男，75岁。2020年12月16日初诊。

主诉：血糖高20年。

现病史：患者血糖高20年，注射胰岛素8年，平素无明显不适，欲调理，口不干，纳食可，眠可，二便调，偶有便干，舌质淡，苔根黄厚，脉弦细。2020年5月肠梗阻，进行手术已愈。

处方：黄芩10克，黄连6克，大黄6克（后下），鬼箭羽30克。25剂，每日1剂，水煎服。（张磊医案）

附子泻心汤

大黄二两　黄连一两　黄芩一两　附子一枚（炮，去皮，破，别煮取汁）

上四味，㕮咀三味，以麻沸汤二升渍之，绞去滓，内附子汁，分温再服。

心下痞而复恶寒汗出者，附子泻心汤主之。此条柯氏于心下痞之下，自添大便硬心烦不得眠八字，谓恶寒者表未解，不当用大黄，若汗出是胃实，不当用附子，若汗出为亡阳，不当用芩连，当有大便硬心烦不得眠句，始与此方相合。愚按：此说尤悖。大凡恶寒汗不出者属表实，恶寒汗自出者属表虚，若但汗出恶寒，仲景自有芍药甘草附子汤之制。今心下痞而复恶寒汗出，则表虚而里实，但固表则里邪愈壅，但清里则表阳将亡，故以三黄附子合而用之。附子自能固表，三黄自能清里，且三黄得附子，其苦寒不致留滞阴邪，附子得三黄，其剽悍不致劫伤津液，此正善用反佐之法，故能以一方而全收复阳驱邪之效。若必加入大便硬心烦不得眠八字，以求与本方之三黄相合，则本经之用大黄，岂必尽为胃实而设，亦有本自下利而反用大黄者，至心烦不得眠，安知非由胃虚客气上逆之证，亦不得概从苦寒直折，且附子雄烈之性，又安见与大便硬心烦不得眠者相宜。柯氏胶执己见，擅改经文，无论其所言背谬，即使见果确凿，亦当存阙疑之例，况一偏之见，泥药求方，使先圣极空灵极神变之活法而转以死法求之，悖甚矣。余历考前贤医案，用附子泻心汤而愈者，不一而足，且余亦曾试验，故敢直辟柯氏之谬。

黄连汤

黄连　甘草（炙）　干姜　桂枝各三两（去皮）　人参二两　半夏半斤（洗）　大枣十二枚（擘）

上七味，以水一斗，煮取六升，去滓，温服一升，日三夜二服。

伤寒胸中有热，胃中有邪气，腹中痛，欲呕吐者，黄连汤主之。按：胸中有热，则阳邪格于上，故欲呕吐；胃中有邪气，则阴邪格于下，故腹中痛。腹中痛，欲下而不得下也；欲呕吐，欲吐而仍不得吐也。上热下寒，法当和解，方用黄连泻胸热，干姜散胃寒，复以半夏宽中而开结，佐以桂枝通阳而化阴，然上征下夺，宜从中治，故用人参甘草大枣建立中气，而上下之邪，各随所主之药而分解。此泻心之变方，而又与泻心之取义不同。

黄芩汤

黄芩三两　甘草（炙）　芍药各二两　大枣十二枚（擘）

上四味，以水一斗，煮取三升，去滓，温服一升，日再夜一服。

太阳与少阳合病，自下利者，与黄芩汤。按：合病而至于下利，则邪气将从少阳转陷入里，故君黄芩彻少阳之热，而复以芍药约之，甘枣和之，使热清而利自止。虽半表半里之邪，而里多于表，故治法不从表而从里。

太阳阳明合病下利，表证为多，主葛根汤。阳明少阳合病下利，里证为多，主承气汤。太阳少阳合病下利，半里半表之证为多，此方即是和法。同一合病下利，而主治不同，何等深细。

黄芩加半夏生姜汤

于黄芩汤方内，加半夏半升（洗），生姜三两，余依黄芩汤服法。太阳与少阳合病，自下利者，与黄芩汤，若呕者，黄芩加半夏生姜汤。按：呕亦属少阳证，故加半夏生姜以止呕，即小柴胡加减法也。

干姜黄连黄芩人参汤

干姜　黄连　黄芩　人参各三两

上四味，以水六升，煮取二升，去滓，分温再服。

伤寒本自寒下，医复吐下之，寒格更逆吐下，若食入口即吐，干姜黄连黄芩人参汤主之。按：此证系阴格于内，拒阳于外，以干姜开通阴寒，芩连泄去阳热，复以人参鼓助胃气，并可助干姜之辛温，冲开阴邪，俾格开而吐自止。

旋覆代赭石汤

旋覆花三两　代赭石一两　人参二两　生姜五两（切）　半夏半斤（洗）　甘草三两（炙）　大枣十二枚（擘）

上七味，以水一斗，煮取六升，去滓，再煎，取三升，温服一升，日三服。

伤寒发汗，若吐，若下，解后，心下痞硬，噫气不除者，旋覆代赭汤主之。按：心下痞硬，中虚而有留邪也；噫气不除，胃逆而兼蓄饮也。主旋覆导饮下行，代赭镇心降逆，而邪之留滞者，复生姜半夏以开之，气之逆乱者，用人参甘草大枣以和之，虚回邪散，则痞可解而噫亦止矣。

【临床解读】

贾某某，男，57岁。2021年10月11日初诊。

主诉：发现贲门癌1个月余。

现病史：1个月前患者因锁骨上淋巴结肿大，至医院检查考虑贲门癌，于某医院查PET-CT提示胃癌，左侧颈部、锁骨上下、肝胃间及腹膜后多发肿大淋巴结，考虑转移可能，现化疗1个疗程。现症见：近10天出现两侧食管部中段疼痛明显，持续4~5分钟，喝水后自感症状缓解，晨起口干，纳食可，食甜食后易反酸，眠差，多梦，易醒，二便调，舌质红，苔厚腻，脉细。

处方：党参15克，代赭石30克，清半夏10克，天冬10克，冬瓜仁30克，生薏苡仁30克，郁金15克，三七粉3克（冲服），壁虎6克，生甘草6克。15剂，每日1剂，水煎服。（张磊医案）

厚朴生姜甘草半夏人参汤

厚朴半斤（去皮，炙）　生姜半斤（切）　半夏半升（洗）　人参一两　甘草二两（炙）

上五味，以水一斗，煮取三升，去滓，温服一升，日三服。

发汗后，腹胀满者，厚朴生姜甘草①半夏人参汤下之。按：汗后阳虚不能化气，阴邪内结，壅而为满。本方主厚朴除满，而生姜半夏人参甘草，皆醒胃和脾，使气得化而满自除矣。

理中丸并汤

人参　白术　甘草（炙）　干姜各三两

上四味，捣筛为末，蜜和为丸，如鸡子黄大，以沸汤数合，和一丸研碎，温服之，日三服，夜二服。腹中未热，益至三四丸，然不及汤方，法以四物依两数，切用，水八升，煮取三升，去滓，温服一升，日三服。若脐上筑者，肾气动也，去术加桂四两；吐多者，去术加生姜三两；下多者，还用术；悸者，加茯苓二两；渴欲饮水者，加术足前成四两半；腹中痛者，加人参足前成四两半；寒者，加干姜足前成四两半；腹满者，去术加附子一枚。服汤后，如食顷，饮热粥一升许，微自温，勿揭衣被。

经云：大病瘥后，喜唾，久不了了，胃上有寒，当以丸药理之，宜理中丸。霍乱头痛发热，身疼痛，寒多不用水者，宜理中汤。盖理中者，理中焦之寒也。寒在胃上，取丸药之缓，逗留于上，以温胃而散寒，若寒胜热之霍乱，利在急温，则不宜丸而宜汤。缓宜丸，急宜汤，此先圣之成法，不可紊也。

【临床解读】

盛某，女，47岁。2020年11月2日初诊。

主诉：胃怕凉，全身怕冷4年。

现病史：4年前患者因晨起洗澡后出现胃怕凉，全身怕冷，曾服中西药治疗，时轻时重。现症见：胃怕凉，不敢进凉食，胃摸之觉凉，全身怕凉，夏天不敢吹空调，恶风，见风后头痛，纳食一般，眠可，嗜睡，时有心烦，大便日1~2次，小便可，舌质红，苔白略厚，脉沉细。月经周期提前5~6天，量少，色暗，血快多，经前乳头胀，腰痛。胃镜：慢性浅表性胃炎。

病机要点：脾肾阳虚。

中医诊断：胃寒。

处方：党参10克，炒白术10克，干姜10克，炙甘草10克，肉桂6克，制附子10克（先煎），黄连6克，山楂炭15克。15剂，每日1剂，水煎服。

---

① 甘草：原脱，据《伤寒论·辨太阳病脉证并治》补。

（张磊医案）

再理中汤加减之法，与小青龙、小柴胡加减法同义，宜当细玩，不得草草读过。

桂枝附子汤

桂枝四两（去皮） 附子三枚（炮，去皮，破八片） 生姜三两（切） 甘草三两（炙） 大枣十二枚（擘）

上五味，以水六升，煮取三升，去滓，分温三服。

伤寒八九日，风湿相搏，身体烦疼，不能自转侧，不呕不渴，脉浮虚而涩者，桂枝附子汤主之。按：身体烦疼，不能自转侧，固属风湿相搏之候，然风湿相搏，有属湿温，有属寒湿，于何辨之？盖以证言，则呕而渴者属温，不呕不渴者属寒，以脉言，则实而数者属温，虚浮而涩者属寒。谛实此证此脉，便可主以桂枝附子汤而无疑也。

徐灵胎曰：此即桂枝去芍药加附子汤，但彼桂枝用三两，附子用一枚，以治下后脉促胸满之证，此桂枝加一两，附子加二枚，以治风湿相搏，身疼脉浮涩之证。一方而治病迥殊，方名亦异，分两之不可忽如此，义亦精矣，后人何得以古方轻于加减也？

桂枝附子去桂加白术汤

白术四两 甘草二两（炙） 附子三枚（炮） 生姜三两 大枣十二枚

上五味，以水六升，煮取二升，去滓，分温三服。初服，其人身如痹，半日许，复服之，三服尽，其人如冒状，勿怪，此以附术并走皮内逐水气，未得除，故使之耳，法当加桂四两。此本一方二法，以大便硬，小便自利，去桂也。以大便不硬，小便不利，当加桂。附子三枚恐多也，虚弱家及产妇，宜减服之。

按：前证若其人大便硬，小便自利者，去桂加白术汤主之。小便自利，无取桂枝开膀胱而化气，恐渗泄太过，重虚津液也。大便硬反用白术者，以白术能益脾而输精也，当察二便以与前方相出入。

附术并走皮内逐水气，未得除之，先其人身如痹，继复如冒状，亦险绝矣。险而稳，此其立方之所以圣也，藉非胸有把握，安能任用附子至三枚之多，而履险如夷哉？

四逆汤

甘草二两（炙）　干姜一两半　附子一枚（生用，去皮，破八片）

上三味，以水三升，煮取一升二合，去滓，分温再服。强人可用大附子一枚，干姜三两。

四逆者，手足厥冷也，方以四逆名，用治三阴经吐利厥逆之寒证也。干姜温中散寒，生附驱阴复阳，二味合用，乃能彻上彻下，开辟群阴，而挽垂绝之阳。复以甘草者，正取其甘缓留中，制雄锐之师，迅奏肤功，迎阳复辟。此三阴经中之第一方也。

经云：脉浮而迟，表热里寒，下利清谷者，四逆汤主之。盖下利清谷，里证已急，急当救里，若复瞻顾表热，恐阳随下利而亡矣。此表里缓急先后之界，失治即驷马难追，急当著眼。

自利不渴者属太阴，以其脏有寒故也。夫自利不皆属寒，自利不渴，则寒证可知，虽未至手足厥逆，而温中散寒当防于未然矣。此太阴用四逆之大法。

少阴病脉沉者，沉为在里，急当救里，若欲吐而膈上有寒饮干呕者，益属阴邪上逆之象，尤当从事于此汤之急温。此少阴用四逆之大法。

诸四逆厥者不可下之，虚家亦然。凡厥者，阴阳气不相顺接便为厥，厥者手足逆冷是也。厥有寒有热，凡下利厥逆而恶寒者，大汗若大下利而厥冷者，则属虚寒可知，皆主是汤。此厥阴宜四逆之大法。

又经云：吐利汗出，发热恶寒，四肢拘急，手足厥冷者，四逆汤主之。既吐且利，小便复利，而大汗出，下利清谷，内寒外热，脉微欲绝者，四逆汤主之。按此二条，乃寒邪直中三阴而成霍乱之证，汗出恶寒，手足厥冷，下利清谷，脉微欲绝，若不急温，瞬有转筋入腹之变。此三阴通用四逆之大法。

四逆证具，若无脉沉微、恶寒等阴象，虽下利而并非清谷，反下重者，即属转经之热邪，不可误用，贻祸难挽，当须细辨。

四逆加人参汤

四逆汤原方，加人参一两。

恶寒，脉微而复利，利止亡血也，四逆加人参汤主之。按：亡血即亡津液之谓，故加人参补虚以生津液也。

通脉四逆汤

甘草二两（炙）　干姜三两（强人四两）　附子大者一枚（生用，去皮，破八片）

上三味，以水三升，煮取一升二合，去滓，分温再服，其脉即出者愈。面色赤者加葱九茎，腹中痛者去葱加芍药二两，呕者加生姜二两，咽痛者去芍药加桔梗一两，利止脉不出者去桔梗加人参二两。

四逆汤为驱阴复阳之主药，此因阴盛格阳，故加葱以通其格。经云：少阴病，下利清谷，里寒外热，手足厥逆，脉微欲绝，身反不恶寒，其人面色赤。面色赤，加葱九茎。按：下利清谷，手足厥冷，脉微欲绝而里寒者，阴盛于内也，身反不恶寒，面色赤而外热者，格阳于外也。面色赤者，加葱九茎，此通脉四逆之正法也。或腹中痛者，去葱之辛散，加芍药敛脾阴而止痛。或呕者，加生姜以止呕。或咽痛者，去芍药之酸敛，加桔梗以清咽。四逆主治其本，诸加减法兼治其标，若利止脉不出者，去桔梗加人参，即与四逆加人参汤同义。至四逆证具，里寒外热，汗出而厥者，此阳有立亡之象，亦宜此方主治。

通脉四逆加猪胆汁汤

于通脉四逆原方，加猪胆汁半合，余如前法煎成，内猪胆汁，温服，其脉即出。

吐已下断，汗出而厥，四肢拘急不解，脉微欲绝者，通脉四逆加猪胆汁汤主之。按：汗出而厥，四肢拘急，脉微欲绝，皆四逆及通脉四逆固有之证，何取乎胆汁之加？要其著眼全在吐已下断四字，盖吐已下断，津液内竭，投通脉四逆纯阳之剂，正恐格不相入，故藉胆汁导引之力，以和阴而复阳也。

干姜附子汤

干姜一两　附子一枚（生用，去皮，破八片）

上二味，以水三升，煮取一升，去滓，顿服。

下之后，复发汗，昼日烦躁不得眠，夜而安静，不呕不渴，无表证，脉沉微，身无大热者，干姜附子汤主之。按：下后则阴气盛而阳已虚，复发汗以散其阳，则虚阳扰乱，故昼日烦躁不得眠也。夜而安静，非吉兆也，止以入夜纯阴用事，而衰阳欲躁扰不能也。此法不用甘草，较四逆汤尤峻，取其直破阴霾，复还阳气，必审无呕渴表证，脉沉微，身无大热者，则烦躁的为虚阳扰乱之烦躁，乃可主以此方而不至误用也。

独阴自治于阴分，孤阳自扰于阳分，故用姜附助阳以配阴。

白通汤

干姜附子汤原方，加葱白四茎，煎服法照前。

少阴病下利，白通汤主之。按：少阴下利，肾中真阳将随下利而亡，故以姜附温肾，而加葱白以升举下陷之真阳也。

白通加猪胆汁汤

白通汤原方，加人尿五合，猪胆汁一合，以水三升，煮取一升，去滓，内猪胆汁人尿和令相得，分温再服。

少阴病下利脉微者，与白通汤，利不止，厥逆无脉，干呕烦者，白通加猪胆汁汤主之。按：少阴下利，治用白通，药本不误，正以阴气太甚，与辛热之药格不相入，故加人尿猪胆汁以为向导，与通脉四逆加猪胆汁同义。服汤脉暴出者，乃为药力所迫，而阳气将泄露无余，仍主死也，微续乃正气渐复，故可生也。

茯苓四逆汤

茯苓六两　人参一两　甘草二两　干姜一两半　附子一枚（生用，去皮，破八片）

上五味，以水五升，煮取三升，去滓，温服七合，日三服。

发汗若下之，病仍不解，烦躁者，茯苓四逆汤主之。

按：未经汗下而烦躁属阳盛，既经汗下后而烦躁属阳虚，且汗下之后，津液告竭，故于四逆汤中，加茯苓以安下，人参以补虚也。

四逆散

柴胡　枳实（炙）　甘草（炙）　芍药

上四味，各十分，捣筛，白饮和服方寸匕，日三服。

加减法：咳者，加五味子、干姜各五分，并主下利；悸者，加桂枝五分；小便不利者，加茯苓五分；腹中痛者，加附子一枚（炮令坼①）；泄利下者，先以水五升，煮薤白，取三升，去滓，以散方寸匕，内汤中，煮取一升半，分温再服。

按：此乃少阴病和解之法，与少阳之用小柴胡汤同义。少阳为阳中之枢，少阴为阴中之枢。盖四逆而无脉微恶寒等证，即下利一端，并非清谷，此非阴盛阳微，乃由阳气不主四布所致，但当旋转其阴阳之枢机。柴胡升阳而以甘草和之，枳实泄阴而以芍药监之。至于加减之法，与小柴胡汤互有同异。咳加五味干姜，小便不利加茯苓，此同者也。悸加桂枝，腹中痛加附子，此不同者也。至于泄利下重，主薤白温中散结，尤与下利清谷不同法。同一四逆而一汤一散，用药各殊，主治迥别，毫厘千里，是当明辨。

当归四逆汤

当归　桂枝　芍药　细辛各三两　甘草（炙）　通草各二两　大枣二十五（枚）

上七味，以水八升，煎取三升，温服一升，日三服。

此又属血虚而致四逆者也。血虚则不宜姜附，重劫津液，故以当归补血为主，佐以芍药甘草大枣，和阴而生津，复以桂枝细辛通草，通阳而温表，使阴阳之气顺接，则四末温而厥逆止。

按：此方为亡血家设法。亡血家四逆，有脉细欲绝者，血虚不能荣于外也，有脉浮革者，血虚不能固于中也，同为当归四逆汤主治。

当归四逆加吴茱萸生姜汤

即前方加吴茱萸二两，生姜半斤（切），以水六升，清酒二升，和煮取五

① 坼：原作“拆”，据《伤寒论·辨太阳病脉证并治》改。

升，去滓，温分五服。

手足厥寒，脉细欲绝者，当归四逆汤主之。若其人内有久寒者，宜当归四逆加吴茱萸生姜汤主之。按：内有久寒，不用干姜附子者，总因亡血家虑其劫阴召变，但以吴茱萸生姜温中散寒，而复以清酒和之，则阴阳和而手足自温。

附子汤

附子二枚（炮）　茯苓三两　人参二两　白术四两　芍药三两

上五味，以水八升，煮取三升，去滓，温服一升，日三服。

按：经云少阴病，身体疼，手足寒，骨节痛，脉沉者，此汤主之。沉为在里，只宜温里，此全以脉沉为辨。又云：少阴病，得之一二日，口中和，其背恶寒者当灸之，此汤主之。此又以口中和为辨，口中和而背恶寒，则非阳邪怫郁之恶寒，乃可主以此汤而无疑。

此少阴病温经散寒正治之法。主附子之雄烈，下消肾中之水寒，上资君主之热化，人参助阳，芍药和阴，茯苓利窍以逐水，白术燥湿以燠①土，并力温托，绝不加入一毫升散之药，但使元阳得振而病自解。

柯韵伯曰：此与真武汤似同而实异，倍术附，去生姜，加人参，是温补以壮元阳，真武汤还是温散而利胃水也，此辨明真武附子，界限却清。

甘草附子汤

甘草二两（炙）　附子二枚（炮，去皮，破八片）　白术二两　桂枝四两（去皮）

上四味，以水六升，煮取三升，去滓，温服一升，日三服。初服得微汗则解，能食汗出复烦者服五合，恐一升多者，宜服六七合为始。

经云：风湿相搏，骨节烦疼，掣痛不得屈伸，近之则痛剧，汗出短气，小便不利，恶风不欲去衣，或身微肿者，甘草附子汤主之。按：此段形容风湿相搏之病状最著。湿壅于经，故身肿痛剧而小便不利；风淫于卫，故汗出短气而恶风不欲去衣。附子白术宣太阴以驱湿，甘草桂枝通太阳以散风。凡风湿证，大发其汗，病必不解，此方亦是不欲发汗之意，当取微汗为佳。

---

① 燠（yù）：热，暖。

赤石脂禹余粮汤

赤石脂一斤（碎）　禹余粮一斤（碎）

上二味，以水六升，煮取二升，去滓，分三服。

伤寒服汤药，下利不止，心下痞硬，服泻心汤已，复以他药下之，利不止，医以理中与之，利益甚，理中者理中焦，此利在下焦，赤石脂禹余粮汤主之。复利不止者，当利其小便。按：此段经文，本已自解明白。利在下焦，关闸尽撤，急当固下焦之脱，石脂余粮固涩之品，性皆重坠，直走下焦，拦截谷道，修其关闸，此以土胜水之法。若复利不止，则又当通支河水道，以杀其下奔之势，而关闸始得完固。

炙甘草汤

甘草四两（炙）　生姜二两（切）　桂枝三两（去皮）　麦冬半斤（去心）　麻子仁半斤　人参二两　阿胶二两　大枣十二枚（擘）　生地黄一斤

上九味，以清酒七升，水八升，先煎八味，取三升，去滓，内胶烊销尽，温服一升，日三服。一名复脉汤。

伤寒脉结代，心动悸者，炙甘草汤主之。按：脉结代而心动悸，则心悸非水饮搏结之心悸，而为中气虚馁之心悸矣。经文明以结阴代阴①，昭揭病因，证津液衰竭，阴气不交于阳，已可概见。君以炙甘草，坐镇中州，而生地麦冬麻仁大枣人参阿胶之属，一派甘寒之药，滋阴复液，但阴无阳则不能化气，故复以桂枝生姜，宣阳化阴，更以清酒通经隧，则脉复而悸自安矣。

甘草干姜汤

甘草四两（炙）　干姜二两（炮）

上二味，以水三升，煮取一升五合，去滓，分温再服。

按：此方系因误用桂枝，阳越于上，致有厥逆、咽中干、烦躁、吐逆、谵语诸变，特出此复阳救逆之法。观方中甘草倍干姜，专任其甘缓之性，特微加干姜为向导，引阳还返于下，并非资干姜之辛热以复阳也，用者须识此意。

---

① 结阴代阴：据文义，疑为“结脉代脉”。

芍药甘草汤

芍药四两　甘草四两（炙）

上二味，以水三升，煮取一升五合，去滓，分温再服。

按：阳越于上，既用甘草干姜汤以复其阳，而挛急未解，明是津液不荣经脉，但以芍药甘草和之，而脚即伸，亦正所以救桂枝之逆也。此法试之颇验，不可以其平易而忽之。

麻黄连轺[1]赤小豆汤

麻黄二两（去节）　赤小豆一升　连轺二两　杏仁四十枚（去皮尖）　生姜二两（切）　生梓白皮一升　甘草一两（炙）　大枣十二枚

上八味，以潦水[2]一斗，先煮麻黄，再沸，去上沫，内诸药，煮取三升，分温三服，半日服尽。

伤寒瘀热在里，身必发黄，麻黄连轺赤小豆汤主之。按：瘀热在里，则伤寒之表邪亦瘀而不行，内外合邪，因致发黄，治亦当内外并解。伤寒解外，仍不离麻黄杏仁甘草之成法，热瘀则不宜桂枝而改用连轺，以散在经之热，更用赤小豆梓白皮以清在里之热，而复以姜枣和之，以其发黄从伤寒而来，犹兼半表，亦麻黄汤之变制也。

茵陈蒿汤

茵陈蒿六两　栀子十四枚（擘）　大黄三两

上三味，以水一斗，先煮茵陈，减六升，内二味，煮取三升，去滓，分温三服，小便当利，尿如皂角汁状，色正赤，一宿腹减，黄从小便去也。

伤寒七八日，身黄如橘子色，小便不利，腹微满者，茵陈蒿汤主之。阳明病发热汗出者，此为热越，不能发黄也，但头汗出，身无汗，剂颈而还，小便不利，渴饮水浆者，此为瘀热在里，身必发黄，茵陈蒿汤主之。按：发黄证，若小便自利而发黄者，属畜血；小便不利而发黄者，属瘀热。小便不

① 连轺：为木犀科植物连翘的根。

② 潦水：天上降注的雨水。

利而至渴欲饮水，湿从火化也；腹微满，热瘀不行也。茵陈利湿，山栀降热，大黄行瘀，导在里之湿热，从小便而解，而身黄自除。

麻黄升麻汤

麻黄二两半（去节）　升麻一两一分　当归一两一分　知母　黄芩　葳蕤各十八株　白术　石膏　干姜　芍药　天冬（去心）　桂枝　茯苓　甘草各六株（炙）

上十四味，以水一斗，先煮麻黄一二沸，去上沫，内诸药，煮取三升，去滓，分温三服，相去如炊三斗米顷，令尽，汗出愈。

伤寒六七日，大下后，寸脉沉而迟，手足厥逆，下部脉不至，咽喉不利，唾脓血，泄利下重者为难治，麻黄升麻汤主之。按：此条伤寒六七日，阴液已伤也，复经大下，阴①津重竭也。下后阳气陷入阴中，而阴气亦复衰竭，故寸脉沉而迟。阳气既已下陷，将随下利而亡，故下部脉不至，以致咽喉不利，唾脓血，手足厥逆，泄利不止，种种见证，皆因阳去入阴，上征下夺，最为危候，故称难治。本方用一派甘寒清热之药，不嫌重复，独任麻黄升麻二味，从阴分提出阳气，复以桂枝干姜佐诸阴药化气生津，盖热不清则津不复，阳不升则津不固，错杂之邪，以错杂之药解之，先圣立方之精如此。

吴茱萸汤

吴茱萸一升（洗）　人参三两　生姜六两　大枣十二枚

上四味，以水七升，煮取二升，去滓，温服七合，日三服。

此本温胃之方，而亦以通治厥少二阴吐利垂绝之证。盖阳明居中土，食谷欲呕，土受木克，胃气垂败。按：吴茱萸本厥阴药，兹以人参甘草大枣，奠安中土，而主吴茱萸温中散寒，以泄土中之木，则呕止而谷可纳。至少阴病吐利，手足逆冷，烦躁欲死，此因上下交征，胃气随吐利而将败，而厥阴更得侮其所不胜。病本在肾，病机在肺，而主治则在胃，得此剂补火生土，而浊阴自退矣。

---

① 阴：原作“阳”，据集成本改。

黄连阿胶汤

黄连四两　黄芩一两　芍药二两　阿胶三两　鸡子黄二枚（生用）

上四味，以水五升，先煮三物，取二升，去滓，内胶烊尽，小冷，内鸡子黄，搅令相得，温服七合，日三服。

少阴病得之二三日以上，心中烦，不得卧，此真阴为邪热煎熬，故以育阴清热为治。芩连泻热也，胶黄养阴也，再佐以芍药敛阴复液，则热清而烦自除。

按：此条之不得卧，乃热伤阴而心肾不交也，鸡子黄入心，阿胶入肾，病本少阴，自宜心肾同治。

桃花汤

赤石脂一升（一半全用，一半筛末）　干姜一两　粳米一升

上三味，以水七升，煮米令熟，去滓，内赤石脂末方寸匕，温服七合，日三服，若一服愈，余勿服。

少阴便脓血，是感君火热化，奔迫太过，闭藏失职，关闸尽撤，不急治则亡阴，故取石脂干姜之辛涩，以散邪固脱，加粳米以益中虚，先使中气不下坠，而复以一半石脂末调服，俾粘着大肠，拦截谷道。方以桃花名者，非特色相似，亦取旸①谷春回之意也。

半夏散并汤

半夏（洗）　桂枝（去皮）　甘草（炙）

上三味等分，各别捣筛已，合治之，白饮和服方寸匕，日三服。若不能散服者，以水一升，煎七沸，内散两方寸匕，更煎三沸，下火，令小冷，少少咽之。

少阴病，咽中痛，半夏散及汤主之。按：少阴咽痛，大都上热下寒，不宜寒凉直折，本方用半夏开痰，桂枝散邪，复甘草以缓其急，使无劫液之虞。能咽者用散，不能咽者用汤，须令小冷，少少咽之。此病在上者，但治其上，不欲其犯及中下也。

---

① 旸（yáng）：通“阳”。蔡襄《自渔梁驿至衡州大雪有怀》：“薄吹消春动，新旸破晓晴。”

猪肤汤

猪肤一斤

上一味，以水一斗，煮取五升，去滓，加白蜜一升，白粉五合，熬香和令相得，温分六服。

少阴病，下利咽痛，胸满心烦者，猪肤汤主之。按：下利咽痛，有阴盛而阳格于上者，治以驱阴复阳，若通脉四逆加桔梗是也。有阴虚而液不上蒸者，治宜育阴复液，若本方猪肤汤是也。肾液既从下溜而不上蒸，则阴火充斥，因致烦满，故以猪肤滋肾脏之液，而缓以白蜜白粉，留恋中焦，输精布液，以解其上征下夺之危。

喻嘉言曰：猪肤与用黑驴皮之意颇同，若以㷛①猪皮外毛根薄肤，则薟劣无力，且与熬香之说不符，但用外皮，去其内层之肥白为是。

甘草汤

甘草二两

上一味，以水三升，煮取一升五合，去滓，温服七合，日二服。

少阴病二三日，咽痛者，可与甘草汤。按：咽痛而不下利，得病只二三日，是邪热客于少阴之标也。少阴咽痛，总不宜苦寒直折，故但取甘草之甘，以缓肾急而制火邪也。

桔梗汤

桔梗一两　甘草二两

上二味，以水三升，煮取一升，去滓，分温再服。

少阴病二三日，咽痛者，与甘草汤不差，既得甘缓之力，而经气尚阻而不通，仍用本方加桔梗一两，载药上浮，成开邪利咽之功。

---

① 㷛（xún）：用热水烫后去毛。

苦酒汤

半夏十四枚　鸡子一枚（去黄）

上二味，内半夏著苦酒中，以鸡子壳置刀环中，安火上，令三沸，去滓，少少含咽之，不差，更作三剂。

少阴病，咽中伤，生疮，不能语言，声不出者，苦酒汤主之。谛实咽痛之属少阴病，始而痛者，继且咽中伤生疮矣，不能语言，声不出，则阴火沸腾，并舌本亦强矣。半夏鸡子，消痰利咽，二味并用，俾半夏无燥液劫津之虑，鸡子得通声利窍之功，而消肿敛疮，更有藉于苦酒之敛降，其煎法服法，总使其逗留病所，妙义天开，真令人不可思议。

乌梅丸

乌梅三百个　人参六两　当归四两　黄连一斤　黄柏六两　蜀椒四两（炒去汗）　桂枝六两　干姜十两　附子八两（炮）　细辛六两

上十味，各捣筛，合治之，以苦酒浸乌梅一宿，去核，蒸之，五升米下饭熟，捣成泥，和药令相得，内臼中，与蜜杵二千下，丸①如梧桐子大，先食饮服十丸，日三服，稍加至二十丸。禁生冷滑物臭食等。

经云：伤寒脉微而厥，至七八日肤冷，其人躁无暂安时者，此为脏厥，非蛔厥也。蛔厥者，其人当吐蛔，令病者静而复时烦者，此为脏寒，蛔上入其膈，故烦，须臾复止，得食而呕又烦者，蛔闻食臭出，其人当自吐蛔。蛔厥者，乌梅丸主之，又主久利。按：此方主治蛔厥，其妙处全在米饭和蜜，先诱蛔喜，及蛔得之，而乌梅及醋之酸，椒姜桂附及细辛之辛，黄柏黄连之苦，则蛔不堪而伏矣，但厥后气血不免扰乱，故加人参当归奠安气血。此方虽寒热错杂，但温脏之力居多，又得乌梅之酸涩以固脱，故又主久利。

白头翁汤

白头翁二两　黄连　黄柏　秦皮各三两

上四味，以水七升，煮取二升，去滓，温服一升，不愈更服一升。

---

① 丸：原作“圆”，据《伤寒论·辨厥阴病脉证并治》改。

按：此方寒以胜热，苦以坚阴，用治热利下重欲饮水者。盖下重则热邪奔迫，欲饮水则津液为热所伤矣，或通或涩，皆所不宜，但清其热而利自止。

竹叶石膏汤

竹叶二把　石膏一斤　半夏半升（洗）　人参三两　麦冬一升（去心）　甘草二两（炙）　粳米半升

上七味，以水一斗，煮取六升，去滓，内粳米，煮米熟汤成，去米，温服一升，日三服。

伤寒解后，虚羸少气，气逆欲吐者，竹叶石膏汤主之。按：此系肺胃之津液，因病热而受伤，故主此方，滋养肺胃，以复阴气而清余热。石膏竹叶之辛凉，得人参麦冬甘草粳米以相辅，便为益胃生津之品，因气逆欲吐，微加半夏，以平逆气。此愈得调理之法，其灵警有如此者。

牡蛎泽泻散

牡蛎（熬）　泽泻　蜀漆（洗尽腥）　瓜蒌根　葶苈子（熬）　海藻（洗去盐）　商陆根（熬）已上各等分

上七味，异捣下筛为散，更入臼中杵之，白饮和方寸匕，小便利，止后服。

大病差后，从腰已下有水气者，牡蛎泽泻散主之。

按：大病差后，津液已伤，而从腰已下有水气，是水畜于阴分也。水畜阴分，非咸不降，故以牡蛎泽泻海藻咸寒之性，入阴软坚，而加蜀漆以通经隧，葶苈商陆以逐水邪，复以瓜蒌根，于润下导滞之中，回护津液。为散服者，亦以病后当从缓治也。

烧裈散

上取妇人中裈近隐处，剪烧灰，以水和服方寸匕，日三服，小便即利，阴头微肿即愈。妇人病，取男子裈当①烧灰。

① 当：同“裆”。《汉书·外戚传上》：“虽宫人使令皆为穷绔，多其带，后宫莫有进者。”服虔曰：“穷绔，有前后当，不得交通也。”

经云：伤寒阴阳易之为病，其人身体重，少气，少腹里急，或引阴中拘挛，热上冲胸，头重不欲举，眼中生花，膝胫拘急者，此方主之。按：大病新差，余邪未尽，强合阴阳，二气交感，互易为病。推其病本，感从前阴而入，仍当导其邪，使驱从前阴而出，故必小便利而始愈。方中单用烧裈一味，取其气之所感，以类相从。古所传禁方，有令人不可思议者，大率类是。

伤寒补例

原著　清·周学海

主编　王晓田

目　录

叙 目

伤寒，病因也，非病证也。以因为名，求本也。伤寒见证，变化无端，非仲景六经主证所能赅括。后人拘执，凡不在仲景文内者，概不敢求之伤寒，间有窥见一隙，又不敢显违众论，但曲为之说曰：是伤寒杂证也。夫伤寒之证自杂，安得复有伤寒杂证也者？晋唐诸贤，以温病、热病本于伤寒之转变，而别以温毒与寒毒相对待，至哉言乎！温病热病，且以为本于伤寒，况其本寒证者乎？学者能知伤寒见证，不止仲景原文，仲景文外，尚有伤寒证治，庶乎其可与读伤寒之论，治伤寒之病矣乎！王叔和作《伤寒例》，以明即病为伤寒，伏气变为温热之事，用意甚盛。惜其语焉不详，揆之事例，仍多未备。学海读《内经》后，读仲景书，参以临诊，觉于伤寒偏死下虚人一语，稍有领会。于是有见辄录，积久成帙。虽无深义，要是拾遗发覆①之一端，名曰《伤寒补例》，不敢补仲景也，补叔和云尔。

乙巳孟冬健之记

① 发覆：揭开覆蔽使露其相。

卷　上

伤寒论难读并宜补大指

医惟实事，弗尚空谈。仲景书所以传世不朽者，以其言皆实事，百家莫及也。然缺略难读，尤在叙证太简，常与方药不相对。近贤多以方释证，惟成氏能先证后药，亦未能大畅厥旨，非成氏拙于注释，实仲景之文有难释者也。前人谓初学必先读《伤寒论》，以立根本，予独谓不然。当先读《内经》《难经》，接读《金匮》，参以《外台》《千金》，而后及《伤寒论》，以考其变。即如每节首署太阳病云云，有直指发热恶寒，项背强痛者，有谓先见太阳病，今又接见下文诸证者，有谓本是太阳病，今忽转见下文诸证者，果有日久及发汗吐下后等语，犹有转接之迹可寻，无之，便苦上下不贯矣。况夫邪气之何以发为太阳病、少阳、阳明、三阴病也？三阳三阴病之何以各见某证也？发汗吐下后之何以变见某证也？某证之何以应用某方加减某药也？一概不曾道破，间有一二亦断碎而不续。此虽智者不能得其脉络之所在，而责之初学，不亦难乎？王叔和作《伤寒例》，仅提其纲，陶节庵作《六书》与《全生集》，未竟其绪。深望世有高贤，取仲景书，合之《内经》，参之诸家，补发其所未备。三阳三阴病上补发邪气来路，病下补发转证机括，某方主之，上下补发，对治气宜切定实事，勿谈空理。初中末候，条理分明，使读者对书如对病人焉。确有可循，不致眩惑，斯生灵之幸也。小子愚陋，愧不及此，仅发其端，以待来者。

三阳三阴分经名义

经也者，分野之谓也，犹孟子所谓经界，在人身谓之部位，无专物而命物者也。部位既定，于是筋与脉之行于太阳、少阴之部者，命曰太阳之筋，太阳之脉；少阴之筋，少阴之脉。行于阳明、太阴之部者，命曰阳明之筋，阳明之脉；太阴之筋，太阴之脉。行于少阳、厥阴之部者，命曰少阳之筋，少阳之脉；厥阴之筋，厥阴之脉。故《灵枢》经脉、经筋两篇，并冠以经者，以筋之与脉，皆分经而行，非筋脉之外，别有所为经也。大者为经，支者为络。以脉之大者，各据专部，故得独被以经之名，非以经络相对，屹然二物也。然则三阴三阳，果本于何义而有此名也？曰：本于天地四象也。“阴阳离合论”曰：圣人南面而立，前曰广明，后曰太冲，太冲之地，名曰少阴，少阴之上，名曰太阳。中身而上，名曰广明，广明之下，名曰太阴，太阴之前，名曰阳明。厥阴之表，名曰少阳。太阴之后，名曰少阴。少阴之前，名曰厥阴。由此观之，前曰阳明者，阳者，表也，明者，盛也，耳目之精，手足之用，皆聚于前，故曰阳明。其里太阴，人身背为阳，腹为阴，居腹之里，故曰至阴。后曰太阳者，太者，至也，阳者，表也，居背之表，而又为耳目手足之所不及，在人身为至远，故曰太阳，远之也。其里少阴，少者，小也，居背之里，稍近于前，故曰少阴。两侧曰少阳者，分据两侧，部位狭隘，故曰少阳。其里厥阴，厥者，逆也，前后之交，两气相触故也。是故阴阳者，表里之雅名。太少厥明者，前后两侧之雅名耳。三阳经之气血，亦运行于三阴；三阴经之气血，亦运行于三阳，不得以表里分经之阴阳，为气血本性之阴阳也。气血之阴阳，当各从其脏腑之本体求之，与分经之阴阳，两不相涉者也。故“至真要大论”曰：以名命气，以气命处，而言其病。谓以四象阴阳之名，命于六气。以六气阴阳之名，命于人身上下表里之处，处即经之义也。盖天下无无名之物也，必分立诸名，而后便于讨论病机焉。言者，讨论之谓也。由是推之，命燥金曰阳明，湿土曰太阴，特假其名而已，非燥金之气属阳，湿土之气属阴，而居前也。命寒水曰太阳，君火曰少阴，亦假其名而已，非寒水属阳，君火属阴，而居后也。命相火曰少阳，风木曰厥阴，亦假其名而已，非相火属阳，风木属阴，而居两侧也。总之，三阴三阳分经，只是人身分野之空名，非如筋脉之有专物也。邪在分野，是为腠理，是为表病。故无论三阴三阳，当其邪在分野，见证只在躯壳之外。必其邪入经脉，见证乃及脏腑之中，其有未入经脉，遽见里证者，是邪气直中三焦也。三焦者，里之分野也。三阴三阳者，外之分野也。分野者，卫之部也。经脉者，营之道也。

此义诸家发明，不一而足。西医解剖，见无所为六经者，便诮中医诞妄，而不自知其疏陋也。略看医书小本，便肆狂吠。中国士子且然，于西医乎何责！《易》曰：圣人有以见天下之赜①，而拟诸其形容，象其物宜，是故谓之

① 赜（zé）：幽深难见。

象，至哉言乎！圣人通于天地万象之本，无不可以阴阳也者。如高下之升降浮沉也，前后之向背表里也，往来之顺逆也，清浊寒热也，牝牡雌雄也。凡属对待之象，皆可命以阴阳之名，岂特分经而已哉？即心肺为阳，肝肾为阴，脾胃六腑为至阴，亦阳清阴浊之一端耳。清者多静而居里，浊者多动而居表，故又有阳浊阴清之说。若不开拓心胸，洞见本原，而欲执一义以印万象，亦安往而不窒乎？万象可通于一义，而不能拘于一义者也。有体之阴阳，有性之阴阳，有气之阴阳，有象之阴阳，有数之阴阳，有部位之阴阳，有功用之阴阳，有角立之阴阳，有相生之阴阳，有交变杂错之阴阳。故曰：阴阳者，数之可十，推之可百，引之可千①，推之可万，然其要一也。知其要者，一言而终，不知其要，流散无穷。

伤寒重病多是下焦伏寒

伤寒中有一种极显极要之义，仲景未曾道破，后人暗中摸索，全未道著。只有伤寒偏死下虚人一语，是从已败之后，归咎于病人自己之不慎，而不知其治法之差，用药之误也。夫冬伤于寒者，大率伤于下焦膝胫也。若伤于头面肩背，是阳气刻刻升越之道，未有不立见恶寒发热者，早伤暮病，夕伤朝病，一汗即邪散而解。且有不汗而自解者，乌有深入于里，而为六经传变种种幻证者乎。其所以传变者，正为邪伏于下，与阳气不相冲激，得以宴然②久据，侵淫于里，久而上越，过膝入腹，阳气不得安窟，乃始发病，或再加以上焦新感，则其发愈暴。治此者，必选温散药中之沉降下行者，或温散而佐以沉降之品，导之下行，使邪气之自下而上者，仍退返于下而出焉，则邪气下退，元气归窟而身安矣。所谓沉降下行之品者，威灵仙、独活、吴萸、沉香、牛膝、泽泻之属是也。若专以麻桂发其上，上焦得汗，则上焦元气愈空，下焦邪气，愈因之而上移，是非逐邪也，直驱正以引邪耳。故前人以邪气由太阳下行入少阴为深入，吾正以邪气由太阳少阴上行入阳明太阴为深入也。凡发汗后，腹胀满及水药不得入口者，是不仅中焦湿邪为汗所动，而下焦寒邪上越，与中焦之湿邪相搏也。发汗或吐或下后，心下逆满，气上冲胸，及眩悸瞤振者，是不仅上焦之清阳、经络之津液为汗所扰，而下焦寒邪上越，

---

① 引之可千：《素问·阴阳离合论》为“阴阳者，数之可十，推之可百，数之可千，推之可万，万之大，不可胜数，然其要一也。”

② 宴然：交定，平安貌。

百脉之气血，举①为其所逆乱，不得循经也。下后，脉促胸满及胸满烦惊，不得小便，谵语，身重不可转侧者，是上脘药力与下焦寒邪，两寒相搏，阳气遏于中焦而不得舒也。“辨脉篇”中，脉浮而大，医反下之，又饮冷水，水寒相得，其人即噎，事正类此。即所谓太阳随经，瘀热在里，以致畜血发黄，亦是寒邪上争，血脉不得下行之故。总因麻桂只能发上焦之表汗，不能搜下焦之伏寒。而伤寒为病，率是邪伏下焦日久郁极，有触乃发，不在上焦阳气出入之冲道，是以药力不能与之相值，反虚上焦正气，为邪气辟升腾猖獗之路，又何怪乎横肆传变，不可方物哉？或曰太阳病初起，项背强痛，非上焦病乎？此时未闻膝胫有所苦也。曰项背强痛，正以下焦邪气上冲，而擎之与新感相搏而然，是时两髀②以下，必酸胀疼痛异常矣，安得谓无苦？果无苦也，不过寻常感冒而已，何待古今诸贤，费如许心力？故治伤寒，起手必察下焦元气之虚实寒热。虚而寒者，是真阳不足，即所谓下虚也，温搜兼补之。虚而热者，是燥火也，温搜兼润化之。实而寒者，重温搜之。实而热者，是邪在外络而内藏瘀热也，温搜而兼清化之。药力达于病所，使邪从何道而入者，仍从何道而出。而上焦新感之风寒，即温搜之药，自能随带而解散之。此外，如病人脾肺素弱，上焦表湿胶固，中焦痰水凝结，或温热久蕴于中焦，或虚火常冲于头面，皆可随证加药，且明斯义也。凡伤寒而兼脚气，兼疝气，兼痞块，兼饮癖③，兼心胃气痛者，举可赅而治之，不犯手矣。即有血块及脱血症，亦可加行血药，以合治之，而不犯上焦矣。纵横挥洒，无不如志，何至变证蜂起，触处棘手哉！每见冬月伤寒者，至雨水惊蛰后，或暴呕吐，或暴呃逆，或暴喘促，或暴泻泄，或暴眩晕心悬，或两腿无力，数武④即喘，或二便猝闭，又忽大下，无端烦躁，夜不安眠，或上热下冷，烦躁气喘，半夜后，又两足转热如焚，此皆遍身筋骨酸痛，两髀以下尤甚，第身虽发热，而往来无定，不似表证，世遂以为杂病，未有知是冬寒下伏者。若加以上焦新感，重见恶寒发热，又专以为表证，专以麻桂发之，转见气浮作喘，两腿梼肿，元气不根矣。更有夏暑内伏，交冬寒邪自下上冲，而始发病者，其证胸中烦热，如破皮状，两足彻冷如冰，及夜转热如焚，此寒暑相搏，三焦之血络瘀痹也，益无有知其病情者。

① 举：全部。
② 髀：大腿。
③ 饮癖：病名，水饮停聚于胁下。
④ 武：引申为活动、运动。

伏寒触发与伤寒时温脉证并病机异同

久寒下伏，有因新感风寒而触发，有因春月时阳上升而触发，有因饮食劳倦而触发。

新感触发，外证与伤寒相似而不同者，上焦伤寒，恶寒发热，遍身筋络拘急疼痛而头项为甚，脉象沉紧而数，呼吸稍促而不甚粗，常欲仰卧，展布四体；伏寒虽已发热，心常凛凛畏寒，筋骨诸节痠厮胀痛，而两髀以下膝胫为甚，脉象浮弦而大，重按反小，起伏应指，战栗，呼吸喘粗，身热足冷，胸虽烦躁，而两足常欲蜷曲，不能伸展。

时阳与饮食劳倦触发，外证与冬温、春温相似而不同者，时温，大热气粗，久抚肌里灼手，脉象洪缓而数，来疾去迟，舌苔满黄，渴欲冷饮，时时欲呕，筋骨微胀而不痛，神识不清，不待胸满，即不思食；伏寒微热，动即气喘，寒热往来，久抚肌里不热，或反冷如冰，脉象洪缓而迟，其来不盛而去甚疾，沉候与尺后反紧，舌苔前黄后白，表黄里白，渴不欲饮，或欲热饮，少腹气冲，暴大呕吐，筋骨疼胀，神识清明，食稍减而易饥。

以上皆初起见证也。血气尚未浊乱，邪正尚未混淆，是伤寒，温病与伏寒之最要关头。入手辨症不差，施治不误，刻期可已。过此失治，变证蜂涌，高下相引，表里相攻，斑疹隐见，而痰嗽频仍，口烂龈蚀，而脐痛腹泻，寒热之真假难明，虚实之浅深莫辨，心慌手乱，顾此失彼，鲜不败者。

旧说辨伤寒、温病，有曰：温病从里，伤寒从表。又曰：温病分三焦，伤寒分六经。予更续之曰：伤寒重证自下而上，温病重证自上而下。伤寒死证自上而下，温病死证自下而上。伤寒在下而不上，轻证也；在上而不下，轻之轻也。温病在上而不下，轻证也；在下而不上，轻重之间，未可知也。夫温病发于伏气者，由口鼻吸受，伏于膈上膜原，侵淫三焦血分。其即病者，亦由口鼻散布肺胃，消灼津液，血分浊恶也。伤寒发于伏气者，由足胫浸受，伏于筋络骨节，侵淫肌膜气分。其即病者，乃由腠理布于上焦，闭遏阳气，气分搏激也。伤寒伏气变为温病者，非寒能化温也，其人本体气血多热，寒伏于下，阳气不得下通，三焦菀①热，日积月盛，及至发病，只见三焦热证，不见下焦寒象。且有清利上热，自能借逐下寒者，故虽有髀胫痠厮胀痛诸证，前人往往皆强属于温，而不敢议其为寒也。若下寒太盛，上热不及借逐者，

---

① 菀（yùn）：古同“蕴”，郁结积滞之意。

当俟热势半减后，加药分治之，须得《内经》病所远而中道气味之者，食而过之之义。否则温去寒存，上呕下利，中焦隔塞，有合偏死下虚人之说矣，其实非下虚也，乃下寒而失治耳。

即病伏气直中传经四证异同

伏气、即病、直中、传经之说，聚讼纷纭，全在文字上计较，不在实事上指陈。或曰：中而即病为伤寒，久伏化热为温病。或曰：三阳在表，三阴在里，邪气何能飞度而直中三阴。或曰：伤寒卒病，以寒邪伤人最为毒厉也。三时感冒，不必传经，即传经亦不似伤寒之急。夫中而即病，即感冒之类也。伏气有浅深之别，或伏寒于冬，至春夏而发病，或伏寒于前月，至后月而发病，皆谓之伏气，皆有化热不化热之辨。何得一言伏气，便专属于温病，与伤寒截然无涉？况三时温凉湿热，腠理疏豁，传经反迟；冬寒腠理密致，里气充实，传经反急，理不可通，遂归咎于邪气之毒厉，更造为越经传、错经传诸说，以回护之。此皆所谓遁词，中有所蔽故也。盖尝思之，仲景论中，明明有六经中风之文。岂风能直中，寒反不能直中耶？中而即病者，其机有二：一伤于上焦，正当阳气冲道，朝伤夕病，夕伤朝病，其证先恶寒而后发热，谓之太阳病。恶寒发热，一时齐发，所谓发热恶寒者，发于阳也，阳指上焦。迁延失治，为诸变幻，谓之传经，此前人所已言也。一伤于下焦，不当阳气冲道，其证或微恶寒而不发热，或微发热而甚恶寒，或寒热往来无定。此时尚无大热，所谓无热恶寒者，发于阴也。阴指下焦。二三日不解，邪气乘太阳经气，上入项背，乃大发热，至此乃大发热，故有或已发热，或未发热之辨，而成正太阳病矣。亦有入少阳而为寒热烦躁，亦有入阳明而为便秘谵语，亦有直入三阴。太阳见证独重，谓之太阳病。各经见证独重，谓之直中。迁延失治，为诸变幻，谓之传经。太阳病有传经，直中三阴，亦有传经也。故三阳亦有里证，三阴亦有表证，此前人言之而未详者也。伏气发病者，其机亦有二：一为触发，一为晚发，详见前后篇文。大抵邪气偏伏下焦肌肉之分，附著筋骨血脉之外，不与阳气相值，故往往必待有大气以触之，而后发病，其机甚厉，可表可里，化寒化热，全视体气强弱，为之转移。或随太阳经气上行项背而为太阳表证，或直冲膀胱小肠而为太阳里证，其证小便猝闭而气喘，转为梼肿发黄。或直入少腹命门而为少阴证。或冲过少阴，旁溢血脉，血脉逆乱，而为厥阴证。此二者所谓偏死下虚人也，其证下利，四逆蜷曲自温，气上撞心，两肋坚胀，转为口烂蚀龈，自汗不止，脐筑湫痛，五液注下。或厥阴气血强壮，不肯受邪，邪气外行，而为少阳证，血脉细络燥涩，故其脉弦细，其证寒热往来，转为瘾疹。或循少腹之前表，上行胸胃之膜络，而为阳明证。或循少腹之前里，上行膈膜之分野，而为太阴证。如此者邪气虽行经分，实与脏腑相近，藩蓠尽撤，听其所之，正气失权，传变最速，此又前人言之而未详者也。仲景论中，专叙足六经见证，其手六经见证皆属里病者，正以伏气先发于足，必待上行入里，而后及于手经也。又太阳传阳明、少阳皆属热证，三阴皆属寒证者，正以邪气外行于表，即里阳内菀而为热，直攻于里，即里阳下泄而为寒也。若如上焦伤寒，必待传阳已遍，而后入阴，则阳明、少阳早已化热，三阴之菀热当更甚矣，何反忽转为寒也？又太阳病，头痛至七日以上自愈者，以行其经尽故也，若欲作再经者，针足阳明，使经不传则愈。旧注以邪气传遍六经为经尽，后有斥之，以为行其经尽，非传经也，邪气之行于本经者尽也，似矣。然七日之义无著，殊不知此谓诸经不受病耳。如太阳病头痛，次日行阳明，而阳明不受，又次日行少阳，而少阳不受，又次日行太阴、少阴、厥阴，而三阴不受，始终止于头痛，邪浅易散，故自愈。作再经者，邪重不得散，菀热欲转病，故针足阳明，使经不传，以泄菀气也，是太阳病中传变之一端，未可以为伤寒传经之总例。此等紧要关节，向来俱未觑破，总缘于病所从来之路，与其所转化之机，未能悉心近取远譬，确见实际，故但能各执经文之一语，以相攻击，而不能切合病家之情形，以征适用也。不适用三字，本于嘉善俞氏，知言哉！知言哉！

晚发是伤寒正病

晚发，缓发也，与即病相对待，又与触发相对待。专邪自发，不感外气，本是伤寒中之正病。成注谓后来之疾也，语意不明，他家更以伤寒杂证释之。殊不知此乃下焦伏寒，日久化湿，留连淫溢，以渐上行，故病之来势甚缓，停蓄于中，至六七日，结为水气，与即病恶寒发热之表证不同，又不似触发者之暴急也。自脉阴阳俱紧，口中气出，唇口干燥，蜷卧足冷以下，皆晚发见证。不知者分作两截，专以若脉迟至六七日不欲食，属之晚发，是泥于此为晚发之句。不知此乃从六七日后，追思而通括之，只作一读，连下成句，晚发二字，是现成语气，犹言此因晚发，以致水停故也。六七日句，与上文七日以来句、八日以上句平列，皆晚发转证。一寒盛而阳气争之，一寒湿两盛，阳气不能自持。一寒去而湿存也。只因此为晚发句倒装于此，遂致眩惑，若提在勿妄治也前，便自晓然。大抵此病，寒邪久伏，菀为夹湿，湿性濡滞，故其势甚缓，其脉甚迟，其证寒多热少，神昏肢软。迁延日久，有误作虚证，而用补者。予曾诊治，见《读医随笔》。寒湿下受，直伤少阴，变证多端，搜治匪易。篇中又有汗病篇，亦晚发之病也，当参观之，兹不赘录。夫前言脉阴阳俱紧者，寒盛也。此言脉迟者，寒势稍衰而湿盛也。

按：晚发，只训缓发。寒中夹湿，以病势之缓立名，非以发时之迟取义。冬月伏寒，发于春夏，固为晚发；上月伏寒，发于下月，亦为晚发。事所常有，不必怪说。不但本章是晚发，即前自脉浮而迟，后至病六七日手足三部脉皆至章，亦皆是晚发之类。清邪中上，浊邪中下章，是邪入血分，荣卫不通，初起似可麻黄升麻汤主之。本章是邪在气分，上热下寒。三转证中，以吐利为最危。脉浮而迟章，是湿搏于表，中气不足。口噤躁扰章，是湿结膻中，热搏于里，即汗病篇所说是也。

两感有三

两感有三：有阴阳两感，有脏腑两感，有寒温两感。

阴阳两感者，阴阳两经并感于寒毒也。《素问》《灵枢》所说两感，并是此义。此有故寒先伏于下焦，新寒复中于上焦，上下两邪相引，故邪由阴道而上冲，新邪由阳道而内入。亦有同时并感者，必由薄衣露处，及冒寒远行，劳力汗出，邪气乘虚而入，此时邪气直是漫天盖地而来，何暇展转传经？由浅渐进，又何暇阴阳匀配，范①我驰驱哉？故太阳少阴两病未必不兼见阳明太阴证，阳明太阴两病未必不兼见少阳厥阴证。然邪气究须有从入之先道，细审机括，亦自有孰正孰兼、孰重孰轻之辨。

脏腑两感者，外经与脏腑同感于寒毒，非传腑传脏之谓也。此或由饮食伤于肠胃，或由呼吸入于膻中，故小儿当风饮食，当风啼哭，极宜慎之。外既感受风寒，而又内寒上冲于肺，下侵于肾，于是恶寒发热，筋骨强痛之中，又有咳嗽、呕吐、泻泄、腹痛之苦。仲景先救其里，后攻其表，是缓治也。急者温中发表并用。风扰于中，其势极恶，霍乱转筋，非桂不足以制之。

寒温两感者，寒温两毒相伏，非伤寒化温，温病转寒之谓也。外邪所伤谓之毒，内气所化不得谓之毒，即不得谓之两感。伤寒有初起即见寒死证，无初起即见热死证。其有热死者，日久失治也，否则先有温邪内伏也。温病有初起即见热死证，无初起即见寒死证。其有寒死者，日久失治也，否则先

① 范：界限。

有寒邪下伏也。常有秋月久晴，燥邪由呼吸伏于膻中，霜降以后，天气乍寒，腠理开豁，邪气乘之，其证寒热强痛，而初起即神识昏迷，谵语气粗，口渴索水。又有夏月伏暑，为秋凉所遏，不得发越，入冬感寒而发病者，其证胸中烦热，如破皮状，两足如冰，入夜转热如焚，烦躁不能安眠，此暑毒在血之故。又有冬月寒伏下焦，入春感于风温而发病者，其证初起上见喘粗，声如瓮中，渐见面目㾀肿，神识昏迷，反胃干呕也。大法先治其温，后治其寒，与真寒假热、真热假寒诸治法不同。

水气凌心即是三焦伤伤寒杂病皆有之

史载之论水气凌心，证治甚详，《读医随笔》已备录之。近年历验，似于病机稍有确见。史载之叙：疫痢水气凌心者，初起寒甚，大热不退，心中凛凛，时时呕恶，治以肉桂、白芷、细辛、茯苓诸品，此水气凌心证治之枢要也。巢氏《病源候论》言：噤黄[①]、隐黄初起，心中寒栗，口噤齿龂，神识冥漠，不知东西，杀人甚速，此水气凌心之急证也。又近见疟疾，有寒起于少腹，不复转热而死者；脚气，有气起于少腹，上冲急喘而死者，此皆水气凌心之类。大抵此病，病机有轻重缓急之别，而皆由于真阳不足。如前所言，噤黄、脚气者，是命门真火不足，膀胱阴邪暴涨，上攻于心也，其证气高目努，口噤肢战，其脉尺中动摇如豆。若遇寒月，一经四肢作冷，即苦心寒凛栗；或遇感冒，一经恶寒发热，即苦心气迫塞者，是阳明冲任血虚，血中畜水，膻中阳微，不堪寒气侵逼也，其脉左寸动摇，或右寸鼓搏。又有肺气与少阳经气为风寒所袭，脉络乍闭，仆倒不省者，此肝肾阳明大气为邪所摄也。下焦无病，上焦不虚，大气得转，即复省矣，其脉两寸丸丸，或乍见短缩。大凡病中觉冷气侵心，如受霜雪，及心悬心悸，情绪孤危，张皇失措者，皆阳明不足，膻中虚寒也。气喘及左寸脉或短或断者，邪已逼心也。尺脉断者，邪发下焦也。不短不断，而来势郁勃不扬，如物制之者，外邪内扑也。并宜开上纳下法，如菖蒲、远志、细辛、白芷、附子、肉桂、桃仁、半夏、茯苓、鹿角、龟板、紫石英之属，选用之。

前文久成，因推求所以脉见丸丸不续之故。忽忆“辨脉篇”形冷恶寒三焦伤之义，正与此合，此节是倒卷文例。阳动则汗出，阳已透阴，所谓阳加

① 噤黄：病证名。黄疸二十八候之一。《诸病源候论·黄病诸候》：“心脾二脏有瘀热所为。心主于舌，脾之络脉，出于舌下，若身面发黄，舌下大脉起青黑色，舌噤强不能语，名为噤黄也。”

于阴谓之汗。又脉盛而滑者，汗且出也，阴动则发热，阳欲透阴，能与阴争，而不肯服也。至于身形作冷，心情恶寒，膻中凛凛，如受霜雪侵逼状，是阳气欲熄而不振矣。古说皆以三焦为命门，上属于心主。三焦伤者，命门元阳之气，为寒水所犯，而其根不固。心主血脉之气，为寒水所犯，而其气不续。气为寒伤，血为水伤，故脉来指下，丸丸动摇，不能长续也，其动必应指少力，与《金匮》动则为惊，弱则为悸相近。弱字承动说下，谓动而弱也。诸气冲心，皆为恶证，寒水凌犯尤恶，以其能扑灭生阳之气也。或膀胱水邪自下上逆，或风寒由呼吸挟水饮而乱于膻中，其势能令命火上浮，心火下熄，任督二脉分绝而不交。史载之谓：寒邪所伤，虽治愈亦不能久，其谓此乎。西医谓凡以霍乱、绞肠痧死者，剖视内膜白绉，如久受水浸状，此由凉风遏暑，汗闭不得出之故，亦水邪泛溢，三焦受伤之一征也。

又有两证与水气凌心相似。一为火郁，一为风痰入络，总归于血虚。火郁者，《内经》所谓：诸禁鼓栗，如丧神守，皆属于火是也。此证急发者，为风寒内扑，阳气乍郁，即水气凌心之类；常发者，是血虚而气不能宣，阳气久郁，化为阴火，一经触发，即内灼于心，心孔鼻窍，如烟熏火燎，刻不可堪也。风痰者，是体弱血少，或久患脱血，血去水存，菀为痰涎，侵于膜络，络无血护，遂淫淫内痒，习习应心，心气张皇，不能自持矣。此血虚化风生痰，肺困气滞而膜络乏力也。其脉象迟软，兼见洪长，而细审带弦，按之反细。其病情触物皆畏，遇事难任，怯弱迫塞之苦，直同心痿，远甚心悸。其病机，日落时及天阴与乍凉为甚。其兼证常苦筋骨胀痛，走注无定。其始多起于暑月贪凉太过，及秋月患疟痢瘫疹，汗出不彻之故。治法以补血导气行水强筋为主，随四时加减，佐以导引针灸，调其饮食起居，需以岁月，仅堪末减，罕能除根。古百合病①近似之，而百合困肺，绝不可用。予身患之，又迭见亲友患之，甚矣！风痰入络之奇苦而难治也。

无端暴喘即是寒入命门伤寒杂病皆有之

无寒热他病，饮食如常，忽然大喘，有行动即喘，静卧稍减者；有行动稍可，不能正卧者，此二大病也，皆寒湿冷痰，注入命门之故。前证由于冬月伏寒，或多年久湿，自膝胫上冲少腹，过膀胱而入肺，亦有外循太阳经上

① 百合病：病名。以神志恍惚、精神不定为主要表现的情志病，因其治疗，以百合为主药，故名百合病。

行脊背而入肺者，必先见咳嗽，邪气自下上逆，元气浮动不能归窟，故动甚也。后证由于冷痰发于阳明，循冲任而下溜，必先见两乳间隐隐不舒之兆；或发于脊背，循腰肾而下溜，必先有两腰内隐隐酸胀之兆，冷痰有形，自上下扑，元气遏抑，正卧则膻中气愈不续，故卧甚也。治法：前证宜仿寒湿脚气、疝气、奔豚法，逐邪下出。兼咳者，兼仿小青龙法，轻剂饭后，微开其上。后证宜生鹿角、紫石英、肉桂、泽泻直捣命门，佐生附子、石菖蒲以温阳明冲任，狗脊、独活、刀豆以温腰脊。古方如赤丸、大建中汤、大乌头煎、黑锡丹、破阴丹、半硫丸、三石寒食散，皆良方也。待痰开喘定，再视转证，而随调之。曾诊谢妇，患前证，其脉两寸短缩，关后洪弦，隐指动摇，如战栗状，以法治之，畏药峻不肯服，逾月而逝，时在于春。又诊杨某，患后症，其脉左关陷而不起，两尺厥厥动摇，断而不续，以法治之，三剂喘定，脉起且续矣，却嫌太盛，戒曰：宜静养，而以敛阳安阴之药调之，勿懈也。奔走酒食如故，又止药半月，喘复发，自服麻杏石甘汤而逝，时在于秋。杨自命精医者也，予为言病势甚险，根甚深，机甚微，将来邪气出路，或在二便，或在于肺，幸发于秋，尚可从容调治，若发于春，神丹不及也。杨颇谓然，且袒示背有痰瘤，大如覆碗数十年，今忽消，以征冷痰下溜之妙识也，而竟中途易辙，天命乎，人事乎！又程某因冶游宵征，忽于夜半后冷气自脐上冲，心慌气浮，脑顶高摇，自汗不止，势如欲脱，以生附子、肉桂子、胡卢巴、桑螵蛸，加山萸、牛膝，一剂定，连十剂已。又杨某因先患热病，重用茯苓、泽泻而愈，遂畏温药如鸩砒。一日胸痹气窒，上下不续，呼吸抬肩，势欲作喘，予曰：非沉香、肉桂不可，勉强服之，一剂定，四五剂已。此非自病，但因药误，故挽回较易也。

【临床解读】

杜某，女，76岁。2021年4月12日。

主诉：胸闷气喘30年。

现病史：患者30年前无诱因出现胸闷气短，近3年以来气喘加重，曾经中西医治疗效可。现症见：胸间，气喘，呼吸因难，口干口苦，有痰，晨起吐黏痰。平时易犯鼻炎，耳鸣，迎风流泪。纳一般，眠可，大便干结，需服通便药，3~4天一行，小便频急，憋不住尿。舌红，苔花剥，脉沉滞。

处方：炙麻黄10克，杏仁10克，生石膏30克，大黄10克（后下），生甘草6克。20剂，每日1剂，水煎服。

二诊：2021年5月28日。服上方33剂，效佳，胸闷气喘好转。现症见：胸闷气喘，劳累后加重，干口干甚，夜间明显，偶有口苦，偶有咳嗽，吐白痰，耳鸣3年，如刮风声，纳食可，服上方时大便正常，停药后大便仍干，2日一次，小便可，舌质红，苔花剥，脉沉弱。

处方：全瓜蒌30克，北沙参30克，炙麻黄10克，杏仁10克，炙甘草3克。20剂，每日1剂，水煎服。

三诊：2021年6月28日。服上方20剂，效可，咳嗽气喘减轻。现症见：口苦口干，胸闷气喘，饭后易咳嗽，咯白痰，纳可，眠可，停药后大便干结，3日一行，小便可，耳鸣耳聋，舌质红，苔薄白，脉沉滞。

处方：火麻仁30克，杏仁10克，生白芍15克，炒枳实10克，厚朴10克，大黄10克（后下），炙麻黄6克，葶苈子15克（包煎），生甘草6克，当归10克。25剂，每日1剂，水煎服。（张磊医案）

又按：暴喘与前篇水气凌心证，若势急药力不及施，势重药力不能制，须灸膻中、关元，并灸肩井、缺盆、大椎，极效。关元在脐下三寸，以名中食三指横度取之。又尝治风湿入络，气痹似喘，分上下前后灸法，厥功甚伟，附录于此。凡脊背气下引，不能升提，甚至尾闾两臀坠胀者，灸肓门、胃仓，兼灸章门。肓门当腰外两旁各三寸所，季肋骨上缝中。胃仓又在其上一肋骨缝中也。胸前气下陷，不能升提，甚至脐腹坠胀者，灸关元及脐旁肓俞及章门，或兼灸乳下两旁食窦。胸背绕肩上气壅塞，呼吸不舒者，灸肩井、大椎、缺盆，亦或兼灸食窦及膈俞也。若鼓胀作喘者，灸上诸穴外，并灸水分、天枢、水道及侠尻上两傍也。每灸诸穴后，皆兼灸肩井各二三壮，以防火气上冲。

卷　下

《伤寒论》读法十四条

伤寒，非奇病也。《伤寒论》，非奇书也。仲景据其所见，笔之于书，非既有此书，而天下之人依书而病也。其三阴三阳，转变之处，前人往往词涉硬派，一似暗有鬼物，指使邪气如何传法，并不得如何传法。读者须消去此等臆见，每读一段，即设一病者于此，以揣其病机治法，而后借证于书，不得专在文字上安排。

第一，须辨伤寒为何等病。此本四时皆有之病也，但三时多有挟温、挟湿、挟燥、挟风之异，其气不专于寒。其肤腠疏松，初伤即兼二三经，再传而六经已遍。惟冬时腠理固密，寒邪必先伤皮肤，以渐深入。故谓三时伤寒治法不同则可，谓三时无伤寒则不可。仲景是专论冬时伤寒，惟即病于冬，与迟病于春，中多相间错出，未曾分析。其迟病于春者，亦系专指寒病，未及化热者，与《内经》冬伤于寒春必病温之旨不同。

第二，须辨论中寒热二字为何等气。寒者，天地之邪气也。热者，人身之正气也，为寒邪所束，不得宣发，郁结而成，与寒邪是两气，非寒能化热也，与温热病伤于天地之热邪者不同。寒邪既散，即当阳气伸而热解。其有不解者，正气久困，经脉凝滞，不能自运，抑或误治使然。

第三，须将传字看得活。非邪气有脚，能自初中传变，步伐正齐也。病证变见何象，即为邪伤何经。如少阳主行津液，津液灼干，即少阳证。阳明主运渣滓，渣滓燥结，即阳明证。读者须思何以头痛、呕吐、晕眩、胁胀，何以大便秘结、潮热、自汗，不得浑之曰：邪入少阳故尔也，邪入阳明故尔也。当在气化上推求，不得专在部位上拘泥。

第四，须辨初伤有三阳，有两感，有直中。太阳行身之后而主表，其时阳明、少阳，决无不伤。《内经》曰：中于项，则下太阳；中于面，则下阳明；中于颊，则下少阳；中于阳，则溜于经；中于阴，则溜于腑。即仲景所叙太阳中风，鼻鸣干呕，岂专太阳？但邪在大表，治法不外麻桂葛根，故不必多立名色。两感直中，皆因其人阳气之虚，或邪气之猛也。太阳少阴，阳明太阴，皆有两感，少阳厥阴，两感殊少，直中亦然。少厥两感，即阳气蔑矣。直中与两感不同者，两感是一阴一阳同病，其邪相等。直中是邪甚于阴也，其阳一断无不伤，但阴分之病，较两感为急。

第五，须识伤营伤卫不能判然两途。仲景风则伤卫，寒则伤营，只略叙于麻黄证中，不过分析风寒所伤之偏重如此，其意侧重在寒，是串说，非平说。况夫中风脉缓自汗，汗即营也，营液外泄，桂枝汤是充助营气之剂。伤寒脉紧无汗，是卫气为寒所拘，麻黄轻迅是过营透卫以开表，其力正注于卫，何得谓风伤卫不伤营，寒伤营不伤卫？更何得以此劈分两大纲？

按：冬月腠理闭密，寒邪以渐而深，初伤皮肤，只在气分，此时发之，不必得汗，其邪自散。次伤肌肉，乃在津液，邪与汗俱，汗出邪退。次伤经脉，乃入血分，既入经脉，则或窜筋骨，或溃三焦而据脏腑，亦有已及筋骨，而仍未入经脉之中者，故三阴亦有表证可汗也，既入经脉，必连脏腑，非可专恃汗法矣。其未入经脉时，所称太阳病、阳明病、少阳病及三阴病者，只是三阳三阴之部，非经也。

第六，须辨寒热传化之机。初伤固总是寒，日久有寒邪内陷者，是其人本内寒也。有寒去热不解者，是其人阴不足也。寒邪内陷必下利，即所谓阴传太阴也，其实即阳明之下陷耳。继即少阳之气陷，继即少阴之气陷，至厥阴肝气亦陷，无复生机矣。始终总不离乎下利，若利早止于厥阴未陷之前，即不得死；止于厥阴已陷之后，息高时冒，阴气竭矣。热气不解必秘结，必自汗，即所谓阳传阳明也，此时太阴之津液必已亏矣。治之失法，而少阴之精又亏，厥阴之血又亏，始终总不离乎秘结，非邪至阳明，即无复传也，总不离乎阳明耳。

第七，须识伤寒温病始异终同之说，不可执也。此只说得热传阳明一边，其寒传太阴，迥乎不同。伤寒有寒死证，无热死证。阳明内实，非死证也，其有死者，皆由误治。若温热病，则有自然一成不变之热死证。

第八，须识合病并病之中，有真假之不同。前人分别合病并病，语多牵强。当是两阳同感谓之合病；由此连彼，谓之并病。更有邪气未及彼经，而彼经为之扰动者，其见证必有虚实之不同。如素胃寒者，一伤于寒，即口淡，即便滑。素阴虚者，一伤于寒，热气内菀，即喘喝，即口渴，岂真邪传阳明太阴耶！但散其寒，诸证即瘳。亦有略须兼顾者，必其内虚之甚，预杜邪气内陷之路也。

第九，须求寒热气化之真际。六经传次，本不必依仲景篇次也。无如前人越经传、表里传等语，说得过泥，并未靠定各经。切发其所以然，如少阳主经脉之津液，经脉灼干，即见少阳证。太阴主肠胃之津液，肠胃灼干，即见太阴证。阳明主肠胃之渣滓，渣滓燥结，即见阳明证。厥阴主津膜之津液，筋膜枯索，即见厥阴证。少阴主下焦之气化津液，津竭气散，即见少阴证，此从热化也。从寒化者，阳气不足而下泄，寒水淫溢而上逆，总是何脏受伤，即何经见证。

第十，寒化热化，各视本体之阴阳虚实，此语浅而极真。论中误汗后，有为内寒者，有为内热者。误下后亦有内寒者，有内热者。若执过汗亡阳，过下亡阴之例，便不可通。故读者以随文生义为贵，夫六经乘虚而传，寒热随偏而化也。

第十一，须知表里之说。有形层之表里，有经络之表里，有脏腑之表里，有气化之表里。形层即前所谓皮肤、肌肉、筋骨，所谓部分也。邪在三阴之部，里而仍表，仍宜汗解。邪入三阳之经，表而已里，只有清化，即和解也。少阳半表半里，亦有数解。以部位言，则外在经络，而内连三焦也。以气化言，则表寒未清，而里热已盛也，总是气化燥结之象。

第十二，须知手经足经，并无分别。足经部位大，邪气在表，尚在经脉之外，其气是一大片，故见足经证。邪入经脉之中，反多见手经证矣。大抵足经证见者，多在躯壳之外；手经证见者，多关脏腑之中。足证有在经者，手证绝少在经也。经者，身形之事也。脏腑者，神明气化之事也。

第十三，须知三阴三阳，只是经络表里之雅名，于脏腑气血之阴阳，不相涉也。若谓邪入三阳，即为伤阳；邪入三阴，即为伤阴，则差矣。《内经》：心为太阳，肝为少阳，肺为少阴，肾为太阴，脾与六腑为至阴，此以气血清浊言之，今人已不讲。其实各经各脏各腑之中，各有阴阳，此说甚长，细读《内经》，自能辨之。

第十四，读书须知阙疑。论中叙证，有极简者，有极繁者，有方证不合者，有上下文义不贯者，一经设身处境，实在难以遵行，安知非错简、脱简耶？不必枉费心机，以俟将来之阅历。即如少阳阳明合病，自下利者，黄芩汤；太阳误下利不止者，此协热利也，承气汤。此必内有伏热，三焦肠胃秽气郁浊，颇似温病之发于伏邪者，于伤寒自利及误下而利者，殊不合格。又太阳误下结胸，正宜兼开兼降，以宣内陷之阳，而开邪气之结，乃反用甘遂、巴豆以重泄之，是以一误为不足，而又益之也。又太阳阳明合病自利者，葛根汤；不下利，但呕者，葛根汤加半夏。即不下利，何以仍用原方？是原方只治合病，并非治下利也，前文何必特署下利字样？此类宜详思之，前人只说三阳合病皆有下利，绝不说合病所以下利之故，此之谓半截学问。

总之，读伤寒论，只当涵泳[①]白文，注家无虑数十，以予所见二十余种，皆不免穿凿附会，言似新奇，莫能见之行事。鄙见当分作四层：曰伤寒初起本证治法，曰伤寒初起兼证治法，曰伤寒日久化寒并误治化寒证治，曰伤寒日久化热并误治化热证治。其霍乱、风湿、食复、劳复以杂证附之。再参之陶节庵书及各家论温热书，互相考证，庶于读书有条理，而临诊亦可有径途矣。盖经脉部位与夫形层表里浅深之事，固不可不讲，而究不可过执也，著力仍在气化上。此书在唐以前，已非一本，其章节离合，本无深意。读者只应各就本文思量，不必牵扯上下文，积久自能融会贯通。

南北伤寒温病异治

伤寒温病，南北证治，其大纲有不同者。北方天地之气化皆燥，人身呼吸腠理之间皆燥化也。燥之为政，清冷而坚削，故其治常宜兼滋血而舒筋。南方天地之气化皆湿，人身呼吸腠理之间皆湿化也。湿之为政，浑浊而壅滞，故其治常宜兼清血而坚筋。又南人乍北，多患疟痢，北人乍南，多患伤寒温热。所以然者，腠理水湿之邪，为天气所敛，不得熏蒸发泄，透入血脉，气困血滞则为疟，气陷血溃则为痢。下焦久伏之寒，为地气所冲，升腾上越，或盈溢于三焦，或散布于脉络，寒盛而中焦无热，即为下寒触发之伤寒。中焦积热，同时冲发，即为寒温相伏之温病。凡如此者，虽有新感表证，俱不宜重用发汗。疟痢，并和血行气以化湿。伤寒，温降而微清之。温热，先清而后温降之。或曰：子尝论疟痢皆宜透汗，今乃谓虽有新感，不宜重汗，何也？曰：南方疟痢，皆是夏伏暑湿，交秋发病，其时湿热熏蒸，腠理疏豁，若不振卫阳以御表邪，邪气浸灌，来源不断，病何由愈？若至北方，气燥肌敛，邪气来源已断，故只宜从里化，不得逆其气以虚其表，暗损真元。岂竟不汗哉？不得辛温重剂强汗耳。伤寒温热何如？曰：此必有大汗，然亦非发散之谓也。温之清之，微散以导之，待时自作，若迫而汗之，气行而邪不能从，汗出而热不得退，致成坏病，谁之咎乎？大凡坏病，率由治上遗下，治气遗血故也。

---

① 涵泳：为古代文论术语，指对文学艺术鉴赏的一种态度和方法。对文学艺术作品的鉴赏应该沉潜其中，反复玩味和推敲，以获得其中之味。

附治疟宜破血发汗

疟者，风凉暑湿之邪伏于血脉之中而作也。凉湿为尤重，先伤于暑湿，复伤于风凉，迫湿深入，故邪气既外据筋络骨节之一处，而其内入者，又随血脉以上下，此血与筋骨受病之一处，相触即发病矣。血行有常度，故其发有定时。渐早者，阳气渐盛，血行渐速也。渐宴者，湿胜气困，血行渐迟也。病之轻重，在邪气之微甚，正气之强弱，不在部位之浅深高下焉。逐日为轻，间日、三日为重之说，不足据也。治法必重以破血之品，散恶血以搜伏邪，使邪气无容藏之地。加发汗之品，使通身上下透汗，以托邪外出，虽湿彻衾褥不忌也，第其汗宜多而不宜急，急者，下咽即汗，逆乱正气，反不能与邪相值。必下午及临卧连次服药，俟药力絪緼百脉，半夜后接服一次，以助其力，依旧熟睡，于睡态朦胧之中，溱溱周浃，湿散暑消，百脉得畅，汗自渐减，撤衾换衣，衣宜稍厚，仍令手足常温，微汗续续，直过前日发病之时而不断也，则愈矣。《伤寒论》所谓：先其时发汗是也，《夷坚志》曰：暑毒困脾，湿气连脚，不泄则痢，不痢则疟。独炼雄黄，蒸饼和药，甘草作汤，服之安乐。困脾者，困血也。连脚，故汗必过膝也。每仿其法，应手辄效。又吾乡俗以生鹿血酒服，截疟奇效。此固山深水寒体气所宜，热盛者未可概施，亦可见疟邪在血，治疟之必温通血脉也。

附治痢宜和营卫养筋膜

王损庵论治痢，必和营卫，其义甚精。喻嘉言逆流挽舟之法，即从此脱化。盖痢疾或由生冷内伤，胃络血痹，或由风湿外束，暑郁血乱。无论赤白，皆湿热搏结于血分，而筋膜之力弛，气化之行滞也。湿盛则血滞而气困，热盛则膜肿而血溢。以破血之品疏营，而邪气无伏藏之地；以发汗之品宣卫，而邪气有宣泄之路。表里之脉络既通，其痢宜止。而有不止者，三焦筋膜之力，久为湿热熏蒸，痔肿，弛缓不能自束，故为涎为血，时时淫溢自下而不固也。以酸苦之味坚敛之，乃能收功。《内经》谓下利身大热者，死。陈修园谓：兼外感者，先发之。史载之谓：疫痢水邪犯心，恶寒发热者，难治。用细辛、白芷、肉桂、附子皆和营卫之类也。凡痢止而饮食不复者，湿热未清也。饮食如常，大便作坠者，肠肿未消，血络痹也。肿痹之久，流为休息；休息之久，转为肠痿。休息者，血络不净，膜力不复也。噤口者，湿热太盛，胃脘血痹而肿也。肠膜微痿，酸苦坚之。某老医治痢后脱肛，以白芍四钱为君，即上。若肠体全痿，气不能贯，右尺中沉之分，应指丸丸，软弱无力，《内经》所谓按之如丸泥，大肠气予不足也。大便脱血及血痢，重久者有之。

男妇伤寒温病舌黑异治

男妇气血异体，证治亦有大端不同者。男子气壮，血不易瘀，舌黑耳聋，血络痹也，为热入血室。舌卷囊缩，血痹之甚，筋失养也。亦有未及化热，两肋血络先痹者，其证舌苔忽黄忽白，必带灰黑，小便忽闭忽通，烦躁不能安眠。或有一边不良于眠，其脉忽长忽短，忽洪忽紧，全无定象。必得明医，善攻其血，乃可治之，未有瘀不化黑不退而病能愈者也。若妇人血盛，常有经水适来适断，与病相触，肝胃之络，最易停瘀，舌黑谵语，事所常有，但耳不聋，乳不缩，不为败证。即耳微聋而谵妄狂躁者，亦邪正相搏之象。惟声息低微，不能转侧，乃在所忌。其舌或蓝或灰或黑，有仅在一偏，有全体皆透，均不得据为凶候。故治妇科伤寒温病，起手即宜兼和血以防之，否则病愈而络瘀不净，积为胃痛、腰疼、痼疾。又世以黑而芒刺为热，湿润为寒。然瘀血舌黑，虽热而不生芒刺，有烟瘾人，虽寒而亦见燥裂，在察其兼证以别之。盖男子之血，必因寒而瘀，因热而瘀，因温病过服寒剂，遏热闭络而瘀。女子不必因寒因热，邪与血不必相入，而血能自瘀，故病愈而黑不退者有之。

附读《伤寒论》杂记四篇

传经始太阳终厥阴解

传经必始太阳，终厥阴者，太阳主气，厥阴主血也。邪气初伤，必在于气，渐深必及于血。血脉者，脏腑之道路也。邪既入血，遂听其入腑入脏而不可御矣。治之必以行血活络，使血络松活，邪乃易消；养津强膜，使津膜相养，正气乃固。否则血死气散，水停筋弛，脏腑之膝理系络渐见肿硬，无嘘噏[①]之气，以相循环，无伸缩之力，以自兜裹，而肩肋引痛，不能转侧，一边不能眠，唇面青黑，梼肿气喘，小涩大滑，脐筑湫痛，五液注下，诸败证

① 嘘噏：亦作“嘘吸”，呼吸吐纳。

见矣。故少阴一经虽多死证，而偏属于寒，犹可温化。厥阴死证，寒热夹杂不清，无从著手。由是言之，太阳病，只是表之气分病，不必拘于膀胱、小肠经也。厥阴病，只是里之血分病，不必拘于肝与心主经也。推之阳明、太阴、少阳、少阴，莫不皆然。故曰：当在气化上讲求，勿在部位上拘泥。

寒温疫瘴解

伤于寒毒为伤寒，伤于温毒为温病，与伤寒传化之温病，治法大异而小同。温毒起手须用凉散，接手即宜苦寒以化之，咸寒以润之，甘寒以补之而收功焉。甚有迭用苦寒，如吴又可所谓俟热邪复瘀到胃，再三下之者。伤寒转化之温，乃正气所化，是无根之邪，不宜重用驱逐，不但无须凉散，即苦寒亦不宜早用，更不宜迭用，故有下不厌迟之说。王叔和《伤寒例》剖析界限极明，后人反从而斥之，何也？至于瘟疫，别是天地一种乖戾之气，或偏于湿，或偏于燥，或偏于寒，不专属热也。初起即在血分，血分浊恶，甚于温病，末候与温病为别派，如《慎柔五书》辨虚损痨瘵之例相似。虚损无虫而瘵有虫，温热无虫而疫有虫，一常气，一奇气也。惟其奇也，故猪瘟不死鸡，鸡瘟不死牛。其伤人也，或专杀贵逸，或专杀劳贱，或专杀强壮，或专杀幼稚，有不可以常理喻者。温病重症，与瘟疫轻症，往往相似。即瘢疹、软脚、大头、粗颈，温病亦间有此症。大抵温病必由渐而成，气候专属于热；瘟疫一起，即见气候寒热燥湿并有之，又有瘴毒、溪毒，与瘟疫异源同派。疫有寒有热，多偏于燥；瘴亦有寒有热，而多偏于湿。一发于天气，一发于地气也。

妄下变呃

辨脉篇脉浮而大，医反下之，更饮冷水，其人即噎，此节是仲景作论本旨。族人误死于伤寒者，误以治温法治之也。寒水相搏，胃气愈促，能无呃乎？曾诊龚某，正与此合。二月先忽大吐，喉伤碍食，以为火也，用凉剂，遂发寒热，以为春温也，加重之，遂作呃。三日邀诊，脉来弦长挺互应指，战栗，沉分尺中尤甚，呃声频仍，气从脐下直上撞心。曰：此下焦伏寒，乘时阳而上越，为凉药所抑而作呃耳。三日内当转关，否则再七日可危。以生附子、肉桂子、细辛、吴萸、羌活、独活、胡芦巴、破故纸，加泽泻、牛膝导之，嘱令停温急服。三日复诊，其父喜迎于门口，呃大减矣，小便畅矣，筋骨痛减，能自起坐矣。及入诊，见面色枯黄，唇舌燥萎，脉来软长无神，摇摆尤甚。惊曰：得毋改方乎？乃言小儿体弱，尊方力大，前日头煎分三次服，每次皆呃止，熟睡两时，夜得微汗，昨日某医来，以尊方一剂已足，改用平补，视之，则大剂参芪归术加姜汁、胆汁也。我避中焦急趋下焦，彼补中焦升提下焦，况术尤动气所忌。病人自室中大喊曰：自服彼方，小便复闭，胸满气急难受也。此时若肯重服黑锡丹、破阴丹，或可希冀，勉照前方加竹茹、知母与之，应期见鬼而逝。

字训正误

平脉之平，读若骈，犹辨也。

关，犹部也。寸关尺三部，谓之三关。动脉见于关上无头尾者，谓形圆如豆。分见于各关之上，而不能通长有头尾也。

微，脉名，又不甚也。以句中有无而字别之。

若，或也。发汗若下之，又此以曾经发汗若吐若下若亡血。

坐，犹因也。但坐汗出不彻故也。如“陌上篇”：归来怨新妇，但坐观罗敷。又无因而突然也。以手把刃，坐作疮也。如鲍照“芜城赋”：孤蓬自振，惊沙坐飞。

反，脉名，来微去大，故名反。又《金匮》：来近去远故曰反。又不应也。脉浮而大，医反下之。又复也。少阴病，始得之反发热，脉沉者，谓既始得之，复有发热表证也。太阳病，项背强几几，复汗出恶风也。又却也，语助词。其数先微，脉反但浮，谓其脉先微后数，却始终只在于浮也。又脉濡而弱，弱反在关，濡反在巅。

牢脉病机

牢脉，为气血交困，寒湿深固之极象。当脉证初起之时，未见困惫，人每忽之，而不知其机之甚危，势之甚急也。凡寒之所在，则脉弦。今坚大搏击，见于极沉，里寒可知。然病人往往不自觉其内寒，而反苦内热者，以此寒不在脏腑，而在阴络也。阴络者，筋骨之间，内膜之部也。胸肋骨缝之中，隐隐拘急而不适，俯仰摇扭之际，隐隐牵绊而不和。因此躯壳之表里隔塞，不得交通。表气散于表，不得交于里，故四肢乏力，皮肤微肿，搔之如有所隔，自腰以上，流汗不止。里气结于里，泄于里，不得通于表，故胸膈支满，稍动即喘，大便溏秘无定。此皆风湿内袭，浸淫日深，大率由于先经劳力汗出，当风受邪，继又劳力汗出，邪气欲出未尽，续又受邪，如此更迭反复，以致邪气跋前疐后，不得入于里，亦不得闭于表，而独留滞于夹缝之筋膜。故此脉此证，多见于冲冒风露，寝处卑湿，劳心劳力，表里交瘁之人。仲景“辨脉篇”，寸口脉，阴阳俱紧，清邪中下，浊邪中下一节，前后叙证，全是荣卫隔绝，气困血滞，无一不与牢脉主病相合。治法当深明阴阳开合之枢，先以行气化血，舒筋活络为主。始见声如瓮中，鼻流清涕，状如伤风，是阳气内振也；继见寒热忽作，状如疟疾，是阳气外达也；继见寐中多汗，清凉似水，是邪气渐出也；继见大便滑坠，微似痢疾，是内膜温舒，结痰下注也，急以强筋固气之剂调之。盖先撑筋膜之邪气于表，而后收脏腑之正气于里，迭为君臣，需以岁月，乃克有济。若迁延日久，百脉已痹，病势已急，其能待乎？寒热互攻，气血交败，未有甚于此脉此证者。仲景所谓脐筑湫痛，下如汗泥，即失治而筋弛血溃者也。

发汗别法

别法，非通法也。我独用之，聊记以备一格焉。予脾肺气弱，久困湿邪，平时常苦体重气短而脉迟，及患感冒如伤寒疟疾之类，即心气迫塞难堪，急用防风、浮萍、二活、威灵仙、水荭子、苦杏仁、牛膝，甚者加麻黄、川芎、炒白芷。因有便血证，不敢犯细辛、桂枝，又加炒白芥子、石菖蒲、焦山楂以开痰，桃仁、茜草以和血，贯仲、老鹳草以化湿。虑中气之不充也，酌加山药、龙骨、荠苨、菟丝子以助脾肺。虑元气之不固也，又加桑螵蛸、冬虫夏草、龟板以安下元。邪气渐退，即加牡蛎、鳖甲以和肝，而防虚阳上越，屡试辄效。且无病后虚弱，久待调理之患。又尝治木匠某，感冒发热，依常力作不休，数日困极求诊，呼吸喘促，腊槁无汗，身热如焚，久抚反凉，六脉浮散，仅在皮毛，不分起伏，一息不知十几至也。若以正汗法发之，必汗出而气脱。破故纸、益智仁，并盐水炒菟丝子、怀山药、巴戟天、狗脊、牛膝、木瓜、山萸肉，加羌、防、麻、辛，一剂。天明得汗，脉息匀凋矣。汗漏不止，以附子桂枝汤与之，遂愈。此劳力伤寒重证也，带病力作，劳伤筋骨，元气外越，不能归窟，故不仅助脾肺，而必注意肝肾。大凡汗出不彻，以致邪浮正结，相搏于皮毛之间，必先敛之，而后发之，何者？阴阳开合之机，必先一噏，而后能一嘘也。此中微妙，全在会心。

伤寒捷诀

原著　清·严宫方

主编　高达

目　录

伤寒捷诀序

《伤寒捷诀》者，予祖宫方则庵公之所著也。自古以来，伤寒之书，何啻充栋，而或失则泛，或失则杂矣。且其间各执所见，建词立论，往往不同。问津者恒苦之。予祖上自黄帝《素问》，下及仲景、河间、东垣、丹溪诸书，无不研究，沉潜之久，恍然自得。盖《素问》以足六经分经论治，然未尝不通乎义也。仲景立三百九十六法，垂一百一十三方，可询而诀也。河间以伤寒为热病，经曰：热病者，皆伤寒之类是也。东垣以内伤寒悉类伤寒，而丹溪之书，则云伤寒属内伤寒者，十居八九。是皆殊途而同归，百虑而一致者也。于是酿花为蜜，集腋成裘，不漏不支，作歌成诀，斯诚后学之津梁矣。独惜注释未详，而粗浅者流，或第奉行故事，未审证之源委，立方之分寸，是犹吾祖之深忧也。予不自揣，因其耳熟，更参前贤章疏节解，务使分证立方之妙，了如指掌。非敢祖作而孙述，亦冀不负吾祖之苦心焉尔。

按：仲景诀，未免汗漫。初学读之，如涉海问津，以三阳三阴编诀捷简，一诵了然矣。且各加注释，庶各经不混，脉络分明，不毋小补于万一云尔。读注全集，更有深心，知者鉴之。

伤寒捷诀

桐城　严宫方则庵氏纂辑　绍兴　裘吉生校

欲治伤寒，先须识症，诊脉定名，处方必应。且如太阳有伤荣伤卫之分，阳明有在经在腑之病，少阳但主乎中，故曰胆为清净。至三阴有传经直中之不常，须究脉理而推详。传经者，脉沉数而烦热。直中者，脉沉细而清凉。当汗而下，为结胸痞气。当下而汗，为厥竭亡阳。肠垢鹜溏①，须辨协寒协热。瘀热蓄血，可知发黄发狂。瘾疹斑烂，起于湿热二毒。筋惕肉瞤，由于汗下两伤。若夫风温湿温，风湿中湿。风温则喘息多眠，湿温则妄言不食。风湿，肢体重而额汗流。中湿，肌肤黄而小便赤。温病发于春时，热病生于夏月。阳毒则面赤而狂斑，阴毒则唇青而冷厥。发汗战汗，身凉者喜水火既济之功。合病并病，下利者俱土木互相为克。又闻实为谵语，虚作郑声。水气停蓄者，或呕或哕。火邪劫夺者，或狂或惊。蛔厥狐惑，总是虫症之号。刚痉柔痉，并为风病之名。霍乱乃暑湿相搏，寒热是邪正交争。喘咳者，水搏寒而所致。吐衄者，热迫血而妄行。单伏双伏，此非怪脉，乃否极泰来之兆。阳易阴易，皆为危症，犯男交女接之情。恶寒喘嗽者，发表自愈。恶热喘满者，攻里必宁。咳逆又名呃忒，动悸更曰怔忡。双传者，双经同病。百合者，百脉一宗。懊侬因心中之郁闷，烦躁是内热之薰蒸。脐痛引阴，名为脏结。厥利能食，号曰除中。瘈疭者，手足抽搐。怫郁者，头面蒸红。劳食再复，缘新瘥之狂禁。过经不解，与温疟之相同。盖伤寒传变之不一，非杂病径直而可攻。予兹略陈其要，学者自宜变通。

① 鹜（wù）溏：病证名，指大便水粪相杂，青黑如鸭粪者。

伤寒总诀治法

一二日可发表而散，三四日宜和解而瘥。五六日便实，方可议下。七八日不愈，又复再传。日传二经，病名两感。经传六日，应无不瘥。太阳无汗，麻黄为最。太阳有汗，桂枝为先。小柴胡为少阳之要领，大柴胡行阳明之秘坚。至三阴则难拘定法，或可温而可下。宜数变以曲全生意，或可方而可员。

太阳经伤寒

恶寒发热身无汗，头痛腰痛属太阳。此是伤寒邪在表，急宜发散最为良。

按：伤寒初起一二日内，乃足太阳膀胱经受之。其脉起于目内眦睛明穴，上脑下项，循肩，挟脊，抵腰，行身之后，终于足小指至阴穴也。其症则头项痛，腰脊强，以及周身病是也。然太阳为表之表，其脉尺寸俱浮而紧者，寒伤荣，故无汗也。急宜发散，则汗出而诸症愈矣。宜羌活汤及麻黄汤主之。若浮而缓者，风伤卫，故有汗也。宜桂枝汤主之。若伤寒见风，伤风见寒，此为风寒兼受，荣卫两伤也。宜大青龙汤主之。他如发热烦渴，小便不利，此为热入膀胱之本，宜五苓散主之。

麻黄汤中用桂枝，杏仁甘草四般儿。发热畏寒身体痛，须知一服汗淋漓。伤寒发表用羌防，苏叶川芎白芷苍。甘草生姜葱共引，冬时无汗用麻黄。

按：羌活、防风，为足太阳发表药也。佐以苏叶、川芎、白芷、苍术诸味之辛温，则能助阳气而发表矣。和以甘草，使以姜葱，俾腠理通而寒邪散。至冬月伤寒，必须麻黄之辛热以汗之，断不可少也。他如春夏秋，谓非时感冒，未可轻用。

太阳经伤风

伤风约略似伤寒，有汗须知救表先。此是风邪伤在卫，桂枝斟酌自安全。桂枝汤内药三般，芍药甘草一处攒。若是麻黄相合用，方名各半治伤寒。大青龙汤桂麻黄，杏仁石膏甘草藏。枣子生姜乘热服，风寒两解此为良。五苓散内用猪苓，白术云苓泽泻群，肉桂少加为引导，功能利水更生津。

阳明经分在经在腑

太阳不解入阳明，邪入阳明势渐深。目痛鼻干人少睡，在经在腑却宜分。

阳明者，阳气正盛，故曰阳明。其脉尺寸俱长。长而微洪，经病也。长而沉数，腑病也。脉有寸关尺三部，此止言尺寸者，关在其中矣。

阳明经经病

在经发热尚憎寒，目痛难眠鼻孔干。症属太阳犹未罢，葛根白虎应居先。

按：伤寒二三日内，乃足阳明胃经受之。其脉起于鼻承泣穴，络于目，循于面，行身之前，终于足次指厉兑穴也。其症则身热目痛鼻干不得眠。然阳明为表之里，其脉尺寸俱长，长而微洪，经病也。乃太阳症未罢，犹有恶寒在也。宜解肌汤、葛根汤及白虎汤主之。长而沉数，腑病也。乃太阳经症已罢，不恶寒，专发热也。宜大承气汤及调胃承气汤主之。若表症未除，里症又急者，宜大柴胡汤合表里而兼治之。他如病在膈上者可吐，宜瓜蒂散主之。此重剂也。汗下后虚烦懊侬者可吐，宜栀子豉汤主之。此轻剂也。

解肌汤内芎甘羌，干葛陈皮桔梗良。白芷黄芩姜共枣，阳明经病可煎尝。葛根汤内用麻黄，二味加入桂枝汤，轻可去实因无汗，有汗加葛去麻黄。白虎汤中用石膏，甘草知母本乃抄。人参加上生津液，热渴虚烦入米熬。

阳明经腑病

在腑不寒专发热，咽干作呕心烦渴。发狂谵语大肠坚，大小三承汤可啜。

按：不恶寒者，邪不在表也。咽干烦渴，并作呕者，皆胃热甚也。胃火上冲，故心神失守，谵语狂言，大便坚燥，皆里症也。急宜下之。陶庵节曰：伤寒邪热传里，须看气势浅深用药。若三焦俱伤，则痞满燥实坚全见，宜大承气汤。邪在中焦，只有燥实坚三症，宜调胃承气汤加甘草和中。去枳实者，恐伤上焦氤氲之气也。邪在上焦，则痞而满，宜小承气汤。去芒硝者，恐伤下焦真阴也。若表症未除，里症又急，不得不下者，则用大柴胡汤通表里而缓治之。大承气最紧，小承气次之，调胃又次之，大柴胡又次之。盖恐硝性急燥，不可轻用也。

大承气汤用朴硝，大黄等分不须饶。厚朴倍加并枳实，通肠利便有功劳。

小承气汤三件药，枳实大黄并厚朴。结胸谵语大肠坚，每服五钱功易觉。（大黄、厚朴、枳实，名厚朴三物汤。又厚朴、大黄两味，治太阳病腹痛而闭。）

调胃承气有硝黄，甘草同加用最良。腹满便坚兼口渴，心烦谵语总相当。大柴胡汤用大黄，半夏枳实共为良。更有黄芩与芍药，姜枣同煎利大肠。瓜蒂散中赤小豆，二味匀平有传授。豆豉一合水同煎，膈上停痰须此吐。栀子豉汤栀子先，更加豆豉水同煎。病后虚烦眠不得。心中懊侬吐之痊。

少阳经主中宜和解

少阳寒热往来频，口苦咽干胁下疼。目眩耳聋头角痛，小柴汤是顶门针。

按：伤寒三四日内，及足少阳胆经受之。其脉起于目锐眦瞳子髎骨上头角，络耳，循胸胁，行身之侧，终于足四指之窍阴穴也。其症则胸胁满而耳聋，往来寒热。然少阳为半表半里，其脉尺寸俱弦。弦而数者，病在中也。宜小柴胡汤和之。凡治有三禁，不可发汗，发汗则谵语。不可吐下，吐下则悸而惊。只宜和之以柴胡汤。至病人呕而不渴，加半夏。渴而作呕，加姜汁、竹茹。或渴或不渴，或呕或不呕，在随症而加减之。

小柴胡汤只五般。半夏人参共交攒。更有黄芩与甘草，生姜枣子水同煎。

三阴经分传经直中

三阳传罢入三阴，转入阴经势转深。若是阴经名直中，沉寒锢冷却宜温。

所以三阴有传经直中之不常，须究脉理而推详。传经者，脉沉数而烦热。直中者，脉沉细而清凉。

太阴经传经热症

阳邪传入太阴经，腹满咽干手足温。尺寸俱沉时常数，桂枝加入大黄平。

按：伤寒四五日内，乃足太阴脾经受之。其脉起于手足大指之隐白穴，上行至腹，络于嗌，连舌本，行身之前，终于大包穴也。其症则腹满或痛，咽干自利。然三阳为表，三阴为里，其脉尺寸俱沉，沉而有力，传经热症也。宜桂枝加大黄汤下之。沉而无力，直中寒症也。宜理中，四逆汤温之。若本是阳症，或重受风寒，或过餐生冷，或误服凉药，遂变成阴症。此为害热未已，寒病复起，始病热症，末传寒中也。亦宜理中四逆汤温之。他如伤寒入三阴，尚有在经表邪。如太阴有桂枝加芍药汤，少阴有麻黄附子细辛汤，厥阴有当归四逆汤之类，皆阴经表药也。

当归四逆汤

当归　白芍　桂枝　细辛　通草　甘草　大枣

桂枝大黄甘草芍，枳实柴胡姜枣着。槟榔大腹用水煎，太阴实热须臾却。桂枝加芍减甘草，更用生姜及大枣。表症未除因误下，太阴腹痛斯安好。

太阴经直中寒症

直中阴经不发热，腹痛恶寒四肢厥。唇青面黑是真阴，四逆理中真妙诀。（此太阴直中寒症其脉沉细无力，宜温之。）

四逆汤中姜一两，生附减半去皮尖。一两甘草水煎服，厥而下利用之痊。

理中甘草用干姜，白术人参是的当。若是内中加附子，更名附子理中汤。

少阴经传热症

阳邪传入少阴中，口燥咽干谵语同。便实绕脐时硬痛，腑中燥屎却宜攻。

按：伤寒五六日内，及足少阴肾经受之。其脉起于足之涌泉穴，上行贯脊，循喉咙，络舌下，注心中，行身之前，终于腧府穴也。其症则口燥咽干，便实谵语，或绕脐腹痛，是腑中燥屎使然，与直中全无干涉，宜下之。如大承气及调胃承气汤是也。

麻黄附子细辛汤，发表温经两法彰。若非表里相兼治，少阴反热曷能康。

少阴经直中寒症

恶寒无热厥如冰，吐泻交加腹内疼。六脉沉迟阴毒盛，身如被杖爪唇青。（此少阴直中寒症也。其脉沉细无力，宜温之。如四逆汤理中汤之类是也。）

厥阴经传经热症

舌卷囊拳消渴甚，四肢厥冷乍还温。烦满便坚多属热，六一顺气可旋吞。

按：伤寒六七日内，乃足厥阴肝经受之。其脉起于足大指之大敦穴，循阴器，抵小腹，络于肝，行身前之侧，终于期门穴也。其症则烦满而囊缩，筋急而唇青，在男子则囊拳，在女子廷孔急痛，痛引小腹。廷孔①者，阴之深处也。亦宜分传经直中治之。其脉沉实有力当下，如六一顺气汤之类是也。沉迟无力当温，如回阳救急汤之类是也。

六一顺气芍药标，柴胡枳实大黄硝。黄芩厚朴同甘草，可代三黄功更高。

厥阴经直中寒症

口吐涎沫不作渴，呕逆腹疼四肢厥。爪唇青黑是真寒，回阳救急功尤捷。(此足厥阴直中寒症也。其脉沉迟无力，宜温之。)

回阳救急半甘苓，熟附干姜肉桂参。白术陈皮五味子，治寒直中厥阴经。

夫伤寒三阴有传经之热症，有直中之寒邪。自是两途，岂容混治。其可用不可用之理，果何哉？若能辨其因，正其名，察其形，治法焉有不当者乎。

结　胸

结胸五种须分别，大小结胸并水结。热实结胸烦躁多，寒实结胸浑不热。

按：伤寒太阳经症，表未解而医遽下之。表邪乘虚入里，在五六日便坚口渴，日晡潮热，上至心下，下至小腹硬满而痛不可按者。乃大结胸也。宜大陷胸汤主之。或心下硬满按之则痛，是必待按，然后作痛。况止在心下，则小腹之不硬痛可知矣。热征于前，故曰小结胸也。宜小陷胸汤主之。或水饮停胸，水结胸也。小半夏加茯苓汤主之。或热多烦躁，热实结胸也。如大柴胡六一顺气汤，皆可选用也。或寒多无热，寒实结胸也。枳实理中汤主之。

大陷胸汤大黄硝，甘遂同煎力更饶。邪在胸中宜陷下，体虚胃弱漫轻调。

小陷胸汤半夏连，瓜蒌实共水同煎。苦能泄热辛能散，利下黄涎即便安。

小半夏加茯苓汤，行水散痞有生姜。加桂去夏治悸厥，茯苓甘草汤名彰。

血结胸

血结胸中不可按，如狂嗽水不欲咽。大便黑色小便通，犀角地黄汤最善。

按：伤寒经病，热极而蓄血②积于胸中，硬痛而不可按者，为血结胸也。

---

① 廷孔：亦称庭孔，阴道口。

② 蓄血：即瘀血。

宜犀角地黄汤及桃仁承气汤主之。《活人》云：大抵结胸症固当下，须看气之虚实，脉之盛衰。若脉来浮大者，犹带表邪不可下，下之则死。下后而复反结者，亦死。结胸症悉具，而烦躁者亦死。下后而舌反黑裂者亦死。下后而谵言谵语者亦死也。

痞　气

满而不痛名为痞，枳桔频投是妙方。更有泻心汤可服，大黄附子半甘姜。

按：伤寒心下痞硬而痛者，为结胸。为实。硬满而不痛者，为痞气。为虚。凡伤寒痞气，轻者通用枳桔汤，其行气下膈也。若心下痞，按之濡，关上浮者，大黄黄连泻心汤主之。若心下痞，而复恶寒汗出者，附子泻心汤主之。若寒多热少，胸满而不痛，脉濡者，半夏泻心汤主之。若干呕有水气者，生姜泻心汤主之。若干呕下利腹鸣者，此非结热，但以胃虚客气上逆，故使硬也。甘草泻心汤主之。大抵伤寒之痞，与杂症不同，伤寒之痞，从外之内，故宜苦泻。杂症之痞，从内之外，故宜辛散。

【临床解读】

刘某，男，13岁。2021年6月9日初诊。

主诉：发现再生障碍性贫血3年余。

现病史：患者3年前经常感冒、发热，持续2个月，于当地诊所服西药，热退易复，持续2个月余，继之出现肛周脓肿，于某医院检查发现血小板偏低，确诊为再生障碍性贫血，住院输液治疗半月余肛周脓肿愈，体温转正常，咳嗽流涕亦无。出院后口服环孢素、叶酸片、升血调元颗粒等1年半，现在停服1年半，一直服汤药至今。现症见：面色青黄，易疲倦，易感冒，乏力，易口腔溃疡，平均1个月发作1次，纳食一般，饭后打嗝，大便偏干，2日一行，小便黄，眠可，皮肤触碰易出现瘀点瘀斑，舌体淡胖，苔薄白，脉略数。2021年4月10日于当地医院查血常规示血红蛋白、红细胞总数、白细胞、血小板等指标下降。

病机要点：血分伏热。

处方：黄芩10克，黄连6克，大黄6克（后下），白茅根30克，牡丹皮10克，生地10克，生白芍10克。15剂，每日1剂，水煎服。（张磊医案）

附子泻心用三黄，寒加热药以维扬。痞乃热邪寒药治，恶寒加附始相当。

半夏泻心黄连芩，干姜甘草与人参，大枣和之治虚痞，法在降阳并和阴。（去人参，即甘草泻心汤。加姜，即生姜泻心汤。）

【临床解读】

方某，女，68岁。2021年11月5日初诊。

主诉：胃脘痞硬5年余。

现症见：进食后胃脘痞硬，偶有反酸、胃灼热，无嗳气，口中和，口疮频作，纳可，眠一般，大便成形，日2~3次，进食后即欲如厕，小便稍不利，舌质淡红，苔白腻，脉弦。查胃镜：慢性红斑性胃炎伴胃窦糜烂、胃多发息肉（APC术）、十二指肠球部多发息肉（APC术）、肠上皮化生。查彩超：肝囊肿（20mm×17mm）、胆囊息肉伴壁毛糙、右肾囊肿。查肿瘤标志物：肿瘤抗原CA199 35U/L。

处方：清半夏10克，黄连10克，黄芩10克，干姜10克，太子参10克，枳实10克，川厚朴10克，浙贝母10克，煅海螵蛸30克，僵蚕10克，茯苓30克，甘草6克。10剂，每日1剂，水煎服。(孙玉信医案)

下厥上竭

少阴但厥身无汗，强发之时血不安。或从口鼻或目出，下厥上竭实难全。

按：伤寒传入少阴而身厥者，乃荣卫俱虚。不当发汗也。若强发其汗，致血妄行，或从口鼻，或从目出，此名为下厥上竭。主不治也。

亡　阳

过汗亡阳症不轻，三焦上下及周身。桂枝加减苓甘附，真武汤兼附泻心。

亡阳者，谓发汗过多而汗不止也。然有卫外之阳，为周身荣卫之主，此阳虚遂有汗漏不止，恶寒身痛之症。宜桂枝加附子汤主之。有膻中之阳，为上焦心肺之主。此阳虚遂有叉手冒心①，及奔豚之症。宜桂枝甘草汤及茯苓桂枝甘草汤主之。有肾中之阳，为下焦真元之主。此阳虚遂有发热眩悸，瞤振擗地之症。宜真武汤主之。有胃中之阳，为中焦水谷生化之主。此阳虚遂有腹胀满，胃不和，而成心下痞之症。宜生姜泻心汤主之。大抵伤寒亡阳，病本不轻。救误者须观脉症，知犯何逆，以法治之。

真武汤中芍药煨，云苓浙术炙甘随。附子炮来加减用，生姜五片总相宜。

---

① 叉手冒心：两手交叉按压于心胸部位。

肠垢鹜溏

伤寒下利多般数，要识阴阳勿差误。三阳利时身必热，三阴但温无热俱。合病自利葛根汤，或用黄芩汤可愈。自利不渴属太阴，少阴必渴身虚故。外审证兮内凭脉，内外并观斯两得。脉大由来却是虚，脉滑而数有宿食。协热而利脐下热，谵语而利燥屎结。少阴心痛口燥烦，却与利之斯要诀。

按：利与痢不同。利者，泻也。不因攻下而泄泻也。此即伤寒自利之症，俗名漏底伤寒是矣。凡伤寒自利，有因三阳传阴经而下利者，为协热利。协热利者，曰肠垢，脐下必热。宜黄芩汤、葛根汤主之。有因阴寒直中阴经而下利者，必协寒利。协寒利者，曰鹜溏，脐下必寒，宜理中四逆汤主之。《原病式》曰：泻白为寒，青黄红黑皆热也。大抵阳热之利，与阴寒不同，宜细辨而详治之。凡自利不可发汗，以下利为邪气内攻，走津液而胃虚也。

黄芩汤用甘芍并，伤寒自利枣和烹。此方遂为治痢祖，后人加味或更名。

发　黄

温热在里不能散，蓄积脾中成此患。头面有汗至颈还，渴饮水浆曾莫闲。茵陈五苓汤最奇，渗湿除黄功有赞。瘀血之症亦相类，大便必黑此其异。下焦有热或加狂，桃仁须加入承气。

脾胃有湿热，则发黄。黄者、脾胃之色也。此即伤寒瘀热、发黄之症。瘀热即阳黄也。经曰：阳明病，发热汗出，此为热。越则不发黄。若但头汗，身无汗，小便不利，渴饮水浆，此为瘀热在里，必发黄，宜以茵陈蒿汤主之。如初起发者，则以茵陈五苓散主之。亦有太阳瘀热在里发黄者，此亦为阳黄，宜以麻黄连翘赤小豆汤主之。若身如橘色，小便不利，腹微满者，亦宜茵陈蒿汤主之。若身黄发热者，则热外出而不内入矣。宜以栀子柏皮汤主之。亦有寒湿发黄者，身熏黄而色暗，此为阴黄，宜茵陈附子汤主之。亦有瘀血发黄者，小便利，大便黑，此蓄血症也。宜桃仁承气汤及犀角地黄汤主之。大抵伤寒发黄，与杂症不同，宜参症治之。经曰：中湿与发黄，不利小便，非其治也。

【临床解读】

程某，男，19 岁。2018 年 7 月 27 日初诊。

主诉：身痒，易过敏 4 年余。

现症见：前胸、后背起疙瘩，纳呆，纳少，冬日手脚冰，夏日手脚热，眠可，口中和，二便调，手易起水疱，左手拇指、食指甲空，易磨牙，余无明显不适。舌红，苔薄白，脉细。

处方：麻黄10克，连翘10克，赤小豆30克，杏仁10克，桑白皮30克，神曲10克，焦山楂10克，陈皮10克，炒莱菔子10克，茯苓30克，清半夏10克，甘草6克。10剂，每日1剂，水煎服。

二诊：2019年6月19日。服上方效可。现症见：手掌侧及背侧，后背皮肤易起小水疱，红色丘疹，手掌易起皮，觉痒。春天夏天较明显，冬天较轻。手足心，前胸易汗，觉热，平素纳呆，左手大拇指及次指甲有凸起。二便调，眠可，舌稍红，苔薄白，脉长。

处方：上方加白术10克。10剂，每日1剂，水煎服。(孙玉信医案)

茵陈蒿汤用大黄，浓煎去疸善殴黄。栀子柏皮兼可用，五苓加上又为良。

桃仁承气五般奇，甘草硝黄并桂枝。血症发黄瘀内结，狂言妄语总相宜。

渗湿汤中苍白术，陈皮泽泻猪苓茯。厚朴香砂甘草同，灯心姜引水煎服。

犀角地黄芍药汤，血升胃热火邪干。斑黄汤毒皆堪治，或益柴苓总伐肝。

发　狂

烦躁狂言仍面赤，热潮咽痛号重阳。便于阳毒经中治，承气黄连白虎详。阴燥发狂宜附子，血瘀承气地黄汤。

发狂者，谓湿毒在胃，并入于心，遂使神志不定而发狂也。狂之发作，少卧不饥，妄语笑，妄起行，登高而歌，弃衣而走，甚则逾垣上屋，此伤寒阳毒发狂之症也。经曰：邪入于阳则狂。又曰：重阳则狂。是也。宜以大承气汤倍加芒硝急下之。有身热烦躁，不得发狂者，表里俱热，宜三黄石膏汤，双解散治之。又有干呕，面赤，发斑，咽痛，下利黄赤、壮热不得汗者，宜葶苈苦酒汤治之。亦有阴燥发狂者，此非狂也。为阴极发燥，周身之火，浮游于外，或欲坐井中，或欲投泥水中卧，或欲向阴凉中坐，烦躁不安，亦如狂也。但手足逆冷，脉息沉微迟细，虽烦躁不能饮水者也，宜附子汤救之。不可一例以阳狂治也。亦有瘀血发狂者，血上逆则喜忘，血下蓄则如狂，宜桃仁承气汤及犀角地黄汤主之。其或重熨迫汗，灼艾烧针，令人烦躁卧起不安，则谓之火邪惊狂。凡是数者，各有条例，或狂言目反直视，为肾绝。汗出辄复狂言，不能食，死症也。非药石所能及矣。

附子汤

附子（炮）二枚　茯苓三两　人参　白术　芍药

黄连解毒汤四味，黄柏黄芩栀子是。退黄清热更祛烦，吐血便红皆可治。

发　斑

身如涂朱眼如火，发斑狂叫无人我。血热不散出乘虚，三黄青黛汤最妥。

（发斑者，谓热伤血，血热不散，里实表虚，发于皮肤而为斑也。或渴症误温，或当汗失汗，当下失下，或汗下未解，或下早热邪入胃，或下迟热留胃中，皆致发斑。轻如疹子，重如锦纹，若色紫黑，热极而胃烂者必死，此即伤寒阳毒发斑之症也。凡斑疹将发未发之时，宜以升麻葛根汤先透其毒。如热甚者，再以犀角地黄汤主之。如青黛、大青、知母、石膏、黄连、黄柏、黄芩之类，以斑尽为度。如汗吐下后，虚极发斑者，宜以人参白虎汤主之。亦有温毒发斑者，冬时感寒，至春始发也。宜以元参升麻汤解之。凡斑疹不可发汗。发汗则重令开泄，更增斑烂。亦不可遽下。遽下则重损其阴，恐斑毒内陷，多致不救。不可不慎也。）

升麻葛根汤四味，攒上芍药甘草是。伤寒发热与头痛，痘疹初热为要剂。

筋惕肉瞤[①]

病患肉瞤并筋惕，汗出过经真无敌。不然邪入大经中，状如瘈疭癫痫疾。发汗动经身振摇。宜用茯苓桂枝术。动气在左误下之，忽尔肉瞤最为逆。

（筋惕肉瞤者，皆由汗下太过，表邪未解，血气虚夺，筋肉失养所致。不然邪入大经者，谓不因发汗，而邪热搏于血脉之中，故惕惕而跳动也。张仲景特立真武汤以救其误。又腹中上下左右有动气，俱不可汗下，否则必筋惕肉瞤。其在左边动气者，俱不可汗下，若汗下则筋惕肉瞤。其在右边动气者，尤当以汗下为戒也。）

风　温

风温热汗脉多浮，喘渴痴眠体不收。病在二阴无发汗，人参败毒散宜投。

---

① 筋惕肉瞤：肌肉跳动。

风温者，谓先伤于风，因而伤热，风与热搏，即发风温也。其脉尺寸俱浮，其症则身热自汗，头痛，喘息，发渴，昏睡，或体重不仁。其病则在少阴厥阴二经，宜以人参败毒散治之。凡风温不可发汗，发汗则谵语烦躁，目乱无精。如此死者，医杀之耳。

人参败毒散桔梗，甘草川芎茯苓等。枳壳前胡独活羌，柴胡十味性凉冷。

湿　温

湿温谵热汗流频，腹满胫寒头目疼。病在太阴无发汗，加苍白术效如神。

湿温者，谓伤于湿，因而中暑，湿与热搏，即发湿温也。其脉寸濡而弱，尺小而急。其状胸满，头目痛，发壮热，若妄言，身上汗多，而胫逆冷。其病则在太阴经，宜以白虎加苍术汤治之。凡湿温不可发汗，发汗则使人不能言，耳聋不知痛处，其身青面色变，是名重暍。如此死者，医杀之耳。

风　湿

风湿浮兮额汗微，肿疼发热毒重衣。桂枝附子专能治，甘附汤中悉可医。

风湿者，先伤湿而后伤风也。其脉浮虚而涩。其症肢体重痛，不能转侧，额上微汗，怯寒而不欲去衣，大便难，小便利，宜以桂枝附子汤及甘草附子汤治之。凡风湿不可发汗。若发汗，则风去湿在，非徒无益，而反害之。

中　湿

中湿身黄热痛频，肠稀便涩缓而沉，五苓除湿专能治，甘附汤中悉可宁。

中湿者，风雨袭虚，润泽蒸气，人多为湿所伤也。其脉沉而缓。其症一身尽痛，重着发黄，关节烦痛，发热鼻塞，时或胀满，大便利，小便难，宜以五苓散、除湿汤及甘草附子汤治之。凡中湿不可发汗，发汗则病热而痉者死。亦不可下，下之则额汗胸满微喘而哕，小便不利。经曰：治湿之道，不利小便，非其治也。

温病热病

伤寒温病发于春，夏月伤寒热病临。羌活冲和汤可治，防风通圣散能平。

伤寒即病者，谓之伤寒。不即病者，谓之温暑。及冬时伤寒，至春变为温病，至夏变为热病也。其原不殊，故一称为伤寒。其类则殊，施治不得相混。今人或疑麻黄、桂枝汤不可用，不知伤寒冬寒之时，寒邪在表，开其腠理，非辛温不能散之。此麻黄、桂枝等剂，所以必用也。温病热病，发于暄热之时，郁热自内达外，无寒在表，故非辛凉寒苦酸之剂，不能解。此麻黄桂枝所以不可用，而后人所处九味羌活汤、防风通圣散之类，兼治内外者之所以可用也。

九味羌活汤防风，黄芩白芷与川芎，苍术生地细辛甘，煎法还用姜枣葱。

防风通圣将军芍，薄荷归芎草朴硝，栀翘芩桔并白术，麻黄荆芥滑石膏。

阳　毒

阳毒狂言面赤红，身斑烦躁数弦洪。黄连承气专能治，犀角升麻汤可攻。

阳毒者，谓邪气深重，或失汗，或失下，或误服热药，遂变成阳毒。其脉弦洪促数。其症面目俱赤，发斑如锦纹，心下结闷，烦躁咽痛，甚则狂言奔走，逾垣上屋，宜以升麻葛根汤、犀角地黄汤、大承气汤、黄连解毒汤，详症治之。五日者可治，过六七日不可治矣。

阴　毒

阴毒唇青厥冷频，腹痛阴燥疾而沉。回阳四逆专能治，真武和阴悉可平。

阴毒者，谓肾本虚寒，或伤冷物，或感寒邪，或汗下失宜，遂变成毒。其脉沉细而疾。其症爪唇青黑，四肢厥冷，身如被杖，腹中绞痛，甚则阴极发燥，精神恍惚，宜以四逆、真武汤，详症治之。五日可治，过六七日不可治矣。

发　汗

太阳发汗用青龙，误服之时肾气空，厥逆身瞤何药救，方名真武可收功。

发汗者，谓发汗过多，乃误服大青龙汤所致。仲景曰：若脉微弱，汗出恶风，不可服此。服之则厥逆，筋惕肉瞤，此为逆也。此亦少阴过汗亡阳之症，故俱用真武汤以救其误，盖取固肾为义也。

战振栗

战动于身栗动心，二邪胜负两般寻。振振汗出将全愈，鼓颔虚寒四逆平。

战者，身为之摇也。栗者，心战而惕也。此伤寒欲解，将汗之时，邪正相争，故战振而股栗也。然战栗有属阳者，真气来复，正气鼓动，外争而胜，故身为振摇，遂大汗而解也。有属阴者，阳微阴胜，邪气内争，而正不胜，故心寒足蜷，鼓颔厥冷，而一身战摇也。宜四逆汤温之。

合　病

太阳合胃脉浮长，若是浮弦合少阳。胆合胃时弦不短，黄芩承气葛根详。

合病者，谓二阳经，或三阳经同病，病之不传者也。凡三阳合病，必互相下利。如太阳阳明合病下利，脉浮长者，葛根汤主之。如太阳少阳合病下利，脉浮弦者，黄芩汤主之。如少阳阳明合病下利，脉弦长者，小承气汤主之。若脉长大而弦，利不止，不食，病名曰负。负者，失也。土败木贼则死也。

并　病

太阳原与阳明并，复病归来作一家。尚有太阳宜各半，太阳症罢大承瘥。

并病者，谓一经先受病，又过一经，病之传者也。如太阳阳明若并而未尽，是谓未过。仲景所谓太阳病不罢，面赤，阳气怫郁在表，不得越，烦躁短气是也。犹当汗之以各半汤。若并之已尽，是谓传过。仲景所谓太阳病罢，潮热，手足汗出，大便硬而谵语是也。法当下之，以大承气汤。是知传则入腑，不传则不入腑，并病传变有如此。

谵　语

谵语证本非一类，或因下利或胃实，三阳合病或瘀血，或者热入于血室①。大抵发热阳脉生，反见阴脉斯为逆。血室血瘀承气宜，柴胡白虎地

① 血室：胞宫，即子宫。

黄合。

谵语者，数数更端，声高脉洪而数。盖由胃热乘心，神识昏冒，妄言不休。经曰：实则谵语是也。然谵语症非一端，有因胃有燥屎而谵语者，宜承气汤治之。有因过汗亡阳而谵语者。宜柴胡加桂枝汤治之。以和荣卫而通津液也。有因三阳合病而谵语者，宜白虎汤治之。有因热入血室而谵语者，宜桃仁承气汤及犀角地黄汤治之。大抵谵语属实，故宜解清热。然亦有阳虚气脱而谵语者，宜用参术归芪等剂。他如脉短则死，脉自和则愈。又身微热，脉浮大者生。逆冷脉沉，或气上逆而喘满，或气下夺而自利，皆为逆。

郑　声

郑声脉细是虚形。一语频言脉更沉。大小便稀手足冷，急煎附子理中汤。

郑声者，只将一事一语，郑重谆复，声低脉细而沉。经曰：虚则郑声是也。其证大便稀。小便利，手足冷，此阳虚气脱之状也。宜急煎附子理中汤以救之。大抵郑声属虚，本非实证。他如神昏气促，呃逆不止，不知人事者，死。

呕　吐

胃家有热难停食，胃冷无和纳水浆。二证皆令人呕逆，呕家圣药是生姜。若是上行为气逆，胃家由是不安康。

有物有声谓之呕，有物无声谓之吐。盖由表邪传里，里气上逆，则为呕吐，水谷不下是也。然呕吐症本不同。有因气逆而呕者。宜小柴胡汤加生姜主之。有因水停心下而呕者，宜茯苓甘草汤主之。有因胃热而吐者，宜竹叶石膏汤加生姜汁主之。有因胃寒而吐者，宜理中汤加生姜主之。大抵呕吐清水，即为寒症。若胃中有热，必是涎液酸水。《病机》云：诸呕吐酸，及水液混浊，皆属于热。诸病水液，澄彻清冷，皆属于寒。此可见矣。

竹叶石膏汤用参，麦冬半夏更加临，甘草生姜加粳米，虚烦自利热能清。

干　呕

阳明胃络从头走，气上逆行须便呕。少阳呕苦小柴胡，胸中有热黄连候。水停心下茯苓甘，先呕后渴五苓散。汗后虚烦竹叶汤，栀子豆豉尤堪啖。

有物无声谓之呕，即海藏、东垣所谓干呕是也。然干呕症亦不同。有因太阳自汗而干呕者，桂枝汤主之。有因水气在表而干呕者，小青龙汤主之。有因水气在里而干呕者，十枣汤主之。有因少阴下利而干呕者，姜附汤主之。有因厥阴吐沫而干呕者，吴茱萸汤主之。大抵干呕与呕吐不同，宜分别治之。

小青龙汤桂麻草，半夏细辛芍药炒。干姜五味可同煎，水停心下斯方好。

十枣汤中用大枣，芫花大戟甘遂好。干呕胁痛宜煎服，伏饮停痰医莫少。

吴茱萸汤人参枣，重用生姜温胃好。阳明寒呕少阴利，厥阴能解痛皆保。

火邪惊狂

火邪劫夺或惊狂，迫汗烧针更走阳。烦躁不安何药治，柴胡龙骨可煎尝。

火邪惊狂者，医家用火熏熨迫汗，及烧针灼艾而然也。其人亡阳躁卧起不安，宜柴胡加龙骨牡蛎汤主之。盖柴胡龙骨牡蛎能除烦敛气而镇惊也。

【临床解读】

崔某某，男，54岁。2022年2月25日初诊。

主诉：咽中异物感年余。

现症见：咽中异物感，饭前胃胀，饭后乏力，夜间胃胀，矢气频，排气后舒，口中和，眠差入睡难，纳差不知饥，畏寒怕冷，手脚凉，大便时溏、日3~4次，小便频，舌质淡红，苔薄白，脉虚大。

处方：柴胡10克，桂枝10克，党参10克，黄芩10克，清半夏10克，茯苓30克，炒白芍10克，生龙骨20克，生牡蛎20克，炒白术15克，川厚朴10克，甘草6克，生姜3片，大枣3枚为引。10剂，每日1剂，水煎服。（孙玉信医案）

蛔　厥

胃冷仍加重汗出，因成蛔厥吐长虫。病源本属厥阴症，宜用乌梅与理中。

蛔厥①者，病在厥阴也。蛔入上膈则痛，须臾复止，得食则呕而又烦，蛔闻食臭复出也。此为脏寒，当自吐蛔，与乌梅温脏安蛔。亦有胃冷吐蛔者，此因发汗所致，病在阳明也。宜用理中汤加炒川椒五粒，槟榔五分，吞乌梅丸。盖乌梅丸于辛酸入肝药中微加苦寒，纳上逆之阳邪，而顺之使下也。名

① 蛔厥：因蛔虫内扰疼痛剧烈，气机逆乱而致四肢逆亡。

曰安蛔，实是安胃，故病主久利，见阴阳不相顺接，而下利之症，皆可以此方括之也。

乌梅丸用细辛桂，人参附子椒姜继，黄连黄柏及当归，温脏安蛔寒厥剂。

狐　惑

咽干声哑名狐惑，狐则食肛下唇疮。上唇有疮或食脏，黄连犀角可煎尝。

狐惑者，谓伤寒失汗所致。食少胃虚，虫啮五脏，故唇口生疮。虫食其脏，则上唇生疮为惑。虫食其肛，则下唇生疮为狐。喉咽干，声哑齿燥，恶食，面目乍赤，赤白，乍黑。舌上白苔，唇黑喜眠，四肢沉重，宜以黄连犀角汤主之。

刚痉柔痉

元来痉病属膀胱，口噤如痫身反张。此是伤风感寒湿，故分两痉有柔刚。无汗为刚须易识，惟有葛根汤第一。有汗为柔见端的，桂枝葛根汤救急。二经皆宜续命汤，刚痉去桂用麻黄。柔痉去麻当用桂，只依此法最为良。

痉者，太阳中风，重感寒湿而致也。凡太阳过汗，湿家发汗，产后血虚，以及破伤风，皆致发痉。经曰：身热足寒，头项强急，恶寒，头热，面赤，背反张，口噤，脉沉细。如发痉状是也。若先受风，复感寒，无汗恶寒，为刚痉。先受风复感寒，恶风有汗，为柔痉。古方通用小续命加减治之。有汗去麻黄，无汗去桂枝。然刚痉属阳，每多急满之症，宜大承气汤下之。柔痉属阴，每多厥逆之症，宜桂心白术散，附子防风散温之。大抵刚痉易治，柔痉难治，神而明之，存乎其人耳。

小续命汤防己桂，杏仁黄芩芍药配。甘草参芎与麻黄，附子防风一同会。

霍　乱

呕吐而利名霍乱，四肢逆冷成斯患。寒多不渴理中汤，热多而渴五苓散。暑月忽然心撮痛，两脚转筋多冷汗。上吐下利并燥烦，水浸香藿吞数盏。

霍乱者，谓挥霍乱也。外有所感，内有所伤，阴阳争膈，邪正交争，故上吐下泻，而腹中痛也。邪在上焦，则吐，邪在下焦，则泻，邪在中焦，则吐泻交作。此湿霍乱，症轻易治。若上不能吐，下不能泻，则邪不能出，壅塞正气，关格阴阳。此干霍乱，俗名绞肠痧，其死甚速。切勿与谷食，即米汤下咽亦死。然霍乱主治，亦有不同。如热多口渴而吐利者，五苓散主之。寒多不渴而吐利者，理中汤主之。若挟中湿而吐利者，藿香正气散主之。若挟中暑而吐利者，三物香薷饮主之。大抵霍乱有挟外感者，有挟内伤者，主治最难分别。古方通用盐熬热童便调饮，极为得治。近时通用阴阳水最为稳当，服之有神工。

藿香正风用紫苏，大腹陈皮桔梗咀。甘草云苓半夏曲，厚朴白芷枣姜投。

香薷饮内药四般，厚朴相参扁豆攒。加上黄连为绝妙，和中祛暑颇能安。

【临床解读】

黄某，男，33岁。2022年2月25日初诊。

主诉：腹泻7年。

现症见：大便不成形，每日2~3次，口干口苦口臭，纳可，眠可，偶反酸，无胃灼热，嗳气，矢气频，小便可，舌质淡红，苔白，脉细。

处方：干姜10克，炒白术15克，党参10克，黄连10克，陈皮10克，吴茱萸10克，补骨脂15克，炒山药30克，甘草6克。10剂，每日1剂，水煎服。（孙玉信医案）

寒热往来

往来寒热斗阴阳，大小柴胡及桂姜。热结心烦仍喜呕，渴而头汗用之良。

寒热往来者，阴阳相胜，邪正相争而作也。盖寒为阴，热为阳，里为阴，表为阳。邪客于半表半里，阴出与阳争，阴胜则寒。阳出与阴争，阳胜则热。阳不足则先寒，阴不足则先热。是以寒热往来而无定时也。然寒热往来，亦有不同。有因热结在里，而寒热往来者，宜大柴胡汤主之。有因汗吐下后，不呕而渴，但头微汗而寒热往来者，宜柴胡桂姜汤主之。

发　喘

伤寒喘急最宜详，专论阳明及太阳。太阳无汗麻黄症，阳明潮热小承汤。水停心下喘而咳，加减青龙必可当。阴症喘时肢逆冷，理中四逆用为良。

夫喘者，肺病也。经曰：肺主气，肺气逆而上行，冲冲而上，喝喝而息，数张口抬肩，摇身滚肚，是为喘也。凡伤寒发喘，有因太阳无汗而喘者，此为邪气在表，心腹必濡而不坚，当用麻黄汤主之。有因水停心下而喘者，此为即水为邪，宜小青龙汤散之。有因阳明潮湿而喘者，此为邪气在里，心腹必胀而为满，法当用小承气汤下之。若阴症喘则必促，脉浮而厥，宜理中四逆汤温之。大抵诸喘为恶症，以邪气因盛，正气将脱也。他如直视谵语，及汗出如油，喘不休，俱不治也。

咳　嗽

太阳咳嗽用青龙，里水还须十枣攻。寒热柴胡加减治，阴邪真武总收功。

有声无痰曰咳，有痰无声曰嗽。经曰：肺主气，形寒饮冷则伤之。使气逆而不散，冲击咽膈。今喉中淫淫如痒，习习如梗，而咳嗽也。凡伤寒咳嗽，有因太阳水气在表而咳者，宜小青龙汤主之。有因太阳水气在里而咳者，宜十枣汤主之。有因少阳寒热往来而咳者，宜小柴胡汤加减治之。有因少阴水气在里而咳者，宜真武汤主之。大抵伤寒以嗽为轻，不与杂症同，须斟酌治之。

吐　血

皆因邪热中三焦，当汗医家失审量。热毒入深成吐血，桃仁承气地黄汤。

吐血者，诸阳受热，其邪在表，当汗不汗，致使热毒入腑，积瘀于内，迫血妄行而吐也。宜以桃仁承气汤主之。亦有服桂枝汤而吐血者，宜犀角地黄汤主之。大抵吐血衄血，有阳乘阴者，有阴乘阳者。阳乘阴者，血热妄行是也。阴乘阳者，血不归经是也。

衄　血

太阳衄血病将瘳，犀角黄芩芍药搜。漱水阳明犀角进，当归四逆少阴授。

衄血者，经络热甚，迫血妄行，出于鼻者为衄，其热在表，欲名红汗是也。凡伤寒衄血，有因太阳衄血，及服桂枝汤后而衄者，此皆阳气盛长，病欲解也。宜犀角地黄汤及黄芩芍药汤、茜根汤、茅花汤，加减主之。有因少阴发汗而动衄者，此症难治。亦可用当归四逆汤主之。大抵吐血衄血，脉滑小者生，脉实大者死。脉微者易治，若热甚，脉反数急者死也。衄而头汗出，或身上有汗，不至足者，皆难治也。凡衄血亡血家不可发汗，发汗则阴阳俱虚。《针经》曰：夺汗者无血，夺血者无汗。此之谓也。

当归四逆桂枝芍，细辛甘草木通合。直加大枣治阴厥，脉细阳虚由血弱。

单伏双伏

伤寒脉伏是何缘，阳极如阴大汗全。更有夹阴沉伏见，须投姜附灸关元。

伤寒一手脉沉，曰单伏。两手脉沉，曰双伏。不可以阳症见阴为诊，乃火邪内郁，不得发越，阳极似阴，故脉伏，必有大汗而解。正如久旱将雨，六合阴晦，雨后庶物皆苏之义。又有夹阴伤寒，先有伏阴在内，外复感寒，阴盛阳衰，四肢厥冷，六脉沉伏，须投姜附及灸关元，脉乃复出也。若太溪冲阳，皆无脉者必死。

阴阳易

阴阳易即女劳复，痛引阴中热上冲。通用烧裈男女易。须知豭鼠亦收功。

男病新瘥，女与之交曰阳易。女病新瘥，男与之交曰阴易。细考之即女劳复也。有谓男病愈后，因交而女病，女病愈后，因交而男病，于理未然。古今未尝见此症也。其脉离经，其状体重少气，小腹里急，或引阴中拘挛，热上冲胸，头重不欲举，眼中生花，膝胫拘急，古方通用烧裈散，取女人裈裆近隐处，煎烧灰，水调，方寸匕，日三服。女病用男裈。亦有用豭鼠汤者，皆治女劳复之方也。

咳　逆

阳明咳逆热寒生，水饮停痰气逆行。半夏生姜皆可治，橘皮柿蒂总堪平。

咳逆者，气上逆而呃忒也。仲景作咳逆，即此症也。切勿误作咳。咳者，嗽也。亦勿误作哕。哕者，呕也。今从俗作呃逆者是也。凡伤寒呃逆，有因胃热而呃者，橘皮竹茹汤主之。有因胃寒而呃者，丁香柿蒂汤主之。有因水饮停痰而呃者，半夏生姜汤主之。大抵呃在中焦，谷气不运，其声短小，得食即发。呃在下焦，真气不足，其声长大，不食亦然。若咳逆不止者，不可救药矣。

橘皮竹茹治呕咳，参甘半夏枇杷麦。赤茯再加姜枣煎，方由金匮此方避。

丁香柿蒂人参姜，呃逆因寒中气戕，济生香蒂仅二味，或加橘竹用皆良。

心动悸

心悸三阳证自详，水停苓甘小柴汤。冒旋甘桂瞤真武，小建中建炙甘方。

悸者，心中筑筑动，怔忡不安也。凡伤寒动悸，有因太阳水停心下，厥而悸者，火畏水，故悸也。经曰：先治其水，后治其厥，宜茯苓甘草汤主之。有因太阳发汗过汗，冒旋而悸者，宜桂枝甘草汤主之。有因发汗过多，瞤动而悸者，宜真武汤主之。有因阳明壮热往来而悸者，宜小柴胡汤主之。有因少阳发汗，谵语而动悸者，亦宜小柴胡汤主之。有因伤寒三四日心悸而烦者，此阳气虚也。宜小建中汤主之。有因伤寒脉结代而心动悸者，宜炙甘草汤主之。

小建中汤芍药多，桂姜甘草大枣和。更加饴糖和中脏，虚劳腹痛效无过。

炙甘草汤参姜桂，麦冬生地火麻仁。大枣阿胶加酒服，虚劳肺痿效如神。

两感伤寒

阴阳俱病终难起，两感伤寒慢料理。一日太阳与少阳，头痛口干烦饮水。二日阳明合太阴。腹满身热如焚毁。不欲饮食鼻中干，谵言妄语终难睡。三日少阳合厥阴，耳聋囊缩不知人。厥逆水浆不入口，六日为期是死辰。

两感者，双经同病也。其症一日，太阳与少阴俱病。二日阳明与太阴俱病。三日少阳与厥阴俱病。此阴阳表里俱病，欲汗之则有里症，欲下之则有表症。经曰：其两感于寒者必死。故仲景亦有治法，然仲景又曰：两感俱作，治有先后。如表症急者，当先救表。里症急者。当先救里。故易老①为制大羌活汤。意谓传经者，皆为阳邪，一于升阳散热，滋养阴藏。则感之浅者，尚或可平也。

大羌活汤即九味，己独知连白术暨。散热培阴和表里，伤寒两感差堪慰。

百　合

百合一宗皆病形，无复经络最难明。欲卧又却不得卧，欲行还复不能行。饮食有美有不美，虽如强健步难胜。如有寒热复如无，口舌小便还赤涩。药

① 易老：即张元素，字洁古，金代医学家，中医易水学派创始人。

才入口即吐利，如有神灵来作孽。病后虚劳多变成，百合地黄汤可啜。

百合者，百脉一宗也。其症行住坐卧不安，如有鬼神状。此是伤寒病后，虚邪所致，宜以百合知母汤、百合鸡子汤、百合代赭汤、百合地黄汤主之。

【临床解读】

贾某某，女，72岁。2021年5月14日初诊。

主诉：间断眠差17年。

现病史：患者因家中老人去世引起眠差，后逐渐加重，中西医治疗乏效。现症见：眠差，口服阿普唑仑、氟哌噻吨美利曲辛片、疏肝解郁丸效平，失眠严重时需服阿普唑仑2片，头蒙头沉，左侧较重，双耳鸣，夜间较重，晚上睡觉时紧张、担忧，冬季夜间易盗汗，纳可，口干，二便调，舌质淡，苔薄黄，脉细。血压130/60mmHg，口服降压药；近几年血糖高，口服降糖药。

处方：熟地黄10克，生地黄10克，生百合30克，小麦30克，磁石30克（先煎），竹叶10克，灯心草3克，炒酸枣仁15克，生龙骨、生牡蛎各30克（先煎），桑叶10克，生甘草3克，川芎3克，茯苓6克，大枣3个（切开）为引。15剂，每日1剂，水煎服。

二诊：2021年7月30日。服上方30剂，初效后不效，服药期间仍需服安眠药。现症见：眠差，入睡难，早醒，醒后不易入睡，口服艾司唑仑1片，双眼黑眼圈较重，服药期间身起带状疱疹，西药治疗效可，活动后汗出较重，头部汗出明显，舌质淡红，苔薄白，脉细弦。血压血糖控制可。

处方：当归10克，生地黄10克，桃仁10克，红花10克，赤芍10克，柴胡3克，川芎3克，桔梗3克，怀牛膝15克，炒枳壳3克，夏枯草10克，生甘草3克。10剂，每日1剂，水煎服。（张磊医案）

懊侬

伤寒懊侬胜怔忡，或实或虚皆胃中。结胸下早阳邪陷，阳明误下胃虚空。客气动膈心中燥，栀子汤兼大陷胸。胃中燥屎宜承气，腹满头坚不可攻。

懊侬者，谓郁闷不舒也。凡伤寒懊恼，有因短气烦躁，胸中懊恼，心下因硬则为结胸者，宜大陷胸汤主之。有因舌上白胎，虚烦不得眠，心下懊恼者，此邪热郁于胸中也。宜栀子豉汤吐之。有因阳明无汗，小便不利，心中懊恼者，必发黄，宜茵陈蒿汤主之。有因阳明病下后，懊恼而烦，胃中有燥屎者，此邪热结于胃中也。宜承气汤攻之。

【临床解读】

张某某，男，33 岁。2020 年 11 月 2 日初诊。

主诉：溶血性黄疸 30 天。

现病史：患儿出生 3 天发现全身黄染，并确诊为溶血性黄疸，住院治疗 20 天，换血一次，无明显异常。CT 提示脑部由轻度损伤。现症见：全身皮肤黄染，胆红素正常，大便正常，小便偏黄。

病机要点：胎毒。

中医诊断：婴儿黄疸（胎毒）。

处方：茵陈 6 克，栀子 2 克，大黄 1 克。颗粒散剂，4 剂，每日 1 剂，分两次开水冲服。（张磊医案）

奔豚动气

奔豚动气有奇方，左右高低细揣量。去术理中兼用桂，不堪汗下应须详。

奔豚者，肾积也。动气者，谓脏气不调，肌肤间筑筑跳动，遂藏所主，见于脐之左右上下。独不言当脐者，脾为中州，以行四脏之津液。左右上下、皆不可汗下，何况中州，其敢轻动乎。古通用理中汤去术加桂苓为主，以茯苓利水，桂泄奔豚，故宜加用。白术滞气，故去之。

脏　结

脏结无阳舌白胎，阴筋急痛引脐来。虽然饮食全如故，下利频频不可回。

除　中

厥而下利当不食，反能食者号除中。此为胃气无余候，纵有良师莫奏功。

瘈　疭

瘈为引缩疭为伸，热极风生并在经。涤热祛风犹可望，防风通圣散能平。

筋急而缩为瘈，筋缓而伸为疭。伸缩不已为瘈疭，俗谓之搐搦是也。此皆热极生风，风主动，故瘈疭，宜以防风通圣散治之。以涤热而祛风也。

怫 郁

怫郁阳蒸聚体肤，便坚为实哕为虚。二阳并病容颜赤，承气参枝各半舒。

怫郁者，谓阳气蒸越，形见于头面体肤之间，聚赤而不散也。凡伤寒怫郁，有因小便不利，时有微热，大便乍难，怫郁而不得卧者，此为燥屎里实也。宜承气汤下之。有因吐下后极虚。其人怫郁，复与水发汗，因而得哕者，此胃中虚也。宜桂枝人参汤主之。有因太阳初得病发汗不彻，并归阳明，续自微汗面赤者，此阳气怫郁也。宜各半汤主之。

劳复食复

伤寒瘥后热还生，因食因劳辄动经。脉实下之浮即汗，大柴鼠粪气温平。

劳复食复者，谓伤寒新瘥，血气未平，余热未尽，因劳动而复作者，名曰劳复。以枳实栀子豉汤及小柴胡汤主之。宜和中以退其热也。又有因过餐而复发者，名曰食复。以栀子大黄汤及大柴胡汤主之。通其阳以退其热也。

【临床解读】

刘某，男，54岁。2021年11月29日初诊。

主诉：腹胀3个月余。

现症见：偶腹胀，矢气后缓解，偶胃脘隐痛，按之痛甚，晨起口苦，偶嗳气，无反酸、胃灼热，纳可，眠差，入睡难，大便日一行，自觉肛门堵塞感，小便夜尿频，易感冒流涕，舌质淡红，苔白腻，脉缓。

处方：柴胡10克，大黄3克，黄芩10克，清半夏10克，枳实10克，炒白芍12克，党参10克，桂枝12克，川厚朴10克，炙甘草6克。7剂，每日1剂，水煎服。(孙玉信医案)

过经不解

坏病多缘汗下差，过经不解咎医家。柴胡汤内加硝治，解表还兼泻里佳。

过经不解者，谓伤寒十二日当愈不愈，则再传，是谓过经。此即伤寒坏病，多因汗下失宜所致，宜柴胡加芒硝汤治之，以解表而攻里也。

温　疟

温疟多因坏病成，后寒先热往来频。小柴加桂专能治，白虎人参实可平。

温疟者，冬受寒邪，复感春寒而发也。其脉尺寸俱盛。其症先热后寒，或寒热往来，此亦伤寒坏病也。宜小柴胡汤少加薄桂主之。如热多倍加柴胡，寒多倍加桂枝。若热甚而烦躁者。宜人参白虎汤主之。大抵伤寒温疟，不与杂症同，宜参证治之。

渴　症

大渴饮时能一斗，常令止与二三升。若还不与非其治，强饮无疑别病生。脉浮而渴太阳病，有汗而渴阳明症。渴而自利属少阴，三者不同须审定。自非大渴莫与饮，小渴惟宜滋润尔。若是剧饮心下满，变成水结难调理。

漱水不欲咽

阳明口渴苦头痛，水不下咽将衄血。瘀血停留定发狂，病家外症无寒热。

按：阳明内有热者，欲饮水。今漱水不欲咽，是热在经而里无热也。阳明经气血俱多，经中热盛，逼血妄行，故知必作衄也。宜犀角地黄汤及茅花汤主之。无表症，不寒热，胸腹满，口燥渴，漱水不欲咽，小便多者，此为瘀血，必致发狂，宜桃仁承气汤。甚者抵当丸，取尽黑色为度也。又少阴脉沉细，手足冷，或时烦躁作渴，欲漱水不欲咽者，宜四逆汤主之。又下利厥逆，无脉干呕，烦渴，欲漱水不欲咽，宜白虎加猪胆汁人尿主之。及唇时不欲咽者，宜理中汤加乌梅主之。大抵阴症发燥烦渴，不能饮水，或有勉强饮下，良久复吐，或饮水而呕，或哕逆，皆内寒也。盖无根失守之火，游于咽嗌之间，假作燥渴，则不能饮。或有能饮水不吐，复欲饮者，热也。

背恶寒

背上恶寒人少会，少阴之病口中和。三阳合病口干燥，以此区分免致讹。

背恶寒者，谓身体不恶寒，独在背上也。经云：背为阳，腹为阴。背恶寒者，阳不足也。然有阴阳二证，若邪热陷内，消耗津液，故口中干燥，全无滋吐，宜用人参白虎汤主之。又中暑亦有背恶寒症，但面垢自汗，脉虚而伏，亦宜服之。若脾胃素虚之人，遇暑月饮冰水，啖生冷，寒气蓄聚，阴上乘阳，致寒从背起，冷如掌大，当以温药主之。大顺散之类是也。

大顺散内用干姜，桂杏还同甘草良。中暑却宜专服此，井花调服自安康。

恶　寒

恶寒发热发于阳，阴病憎寒身体凉。解表桂枝并越婢，温中须索理中汤。

恶寒一症，即前云寒邪外束，则恶寒也。此复举以言之，分别三阳三阴之不同也。若在三阳，则必发热。若在三阴，则专恶寒而不发热。在三阳则宜解表，如羌活汤、解肌汤、小柴胡汤，各随证用之。如中三阴则宜理中汤，或四逆汤，皆可选用也。如桂枝汤、越婢汤未可轻用。

【临床解读】

荣某某，女，74岁。2017年12月13日初诊。

主诉：发现肝癌4个月余。

现病史：体检发现右下肺恶性肿瘤。现症见：因发热输液后出现恶心干呕，口苦稍干，口吐黏唾，偶胸闷，无气喘及咳嗽，余正常。纳眠及二便调，舌淡红，部分波剥，脉细。2017年12月8日，彩超：右间胸腔积液是142mm×122mm。

处方：柴胡10克，清半夏10克，太子参15克，黄芩10克，桂枝10克，泽泻15克，炒白术10克，猪苓30克，茯苓30克，葶苈子30克，制附子10克，炙甘草6克，生姜3片，大枣3个。15剂，每日1剂，水煎服。（孙玉信医案）

汗后恶寒

汗后恶寒宜芍药，脉沉发热下尤良。四肢疼痛仍兼利，厥冷须投四逆汤。

伤寒汗后，则寒邪自散，不当恶寒。然汗后犹恶寒者，何也？盖阳微则恶寒，须芍药汤以收敛之。倘脉沉属里，发热恶寒者，恐内有积热，宜下之为良也。若四肢疼痛，泻利厥冷，此阴症也。宜四逆汤温之。

阳经发热

太阳发热恶风寒，汗出阳明胃燥干。（有燥屎而干枯）呕逆项疼身发热，医家当作少阳看。（太阳当汗，阳明当下，少阳当和解。）

阴经发热

太阴厥阴皆不热，惟有少阴间发热。阳经发热脉浮大，四肢遇暖便闭塞。阴经发热脉必沉，下利四肢恒厥逆。

下后有热

曾经下后身发热，渐觉胸中成痛结。香豉栀子却相宜，去病每如汤沃雪。

头　痛

三阳往往病头痛，随证须知识病因。太阳恶寒宜解表，羌和汤中倍用芎。蒸蒸发热阳明热，调胃承气方最真。少阳受病脉弦细，痛连项角耳中疼。或加口苦兼寒热，小柴胡症自分明。三阴本没头疼痛，头若疼时属厥阴。更有停痰能作祟，四肢厥逆痛难禁。

咽　痛

咽痛阴阳迥不同，咽喉肿痛热邪攻。脉浮散大或吐血，随方用药自然通。阴毒咽痛喉不利，寒邪伏在少阴中。脉来微弱当温散，半夏桂汤是先锋。须用四逆加桔梗，治不可紊自见功。

胁　痛

少阳胆经循胁过，邪入此经痛无那。心下坚满引胁痛，十枣医治定须可。阳明坚满大便结，项强不食并潮热。因而转入少阳经，惟小柴胡汤最功。

腹满痛

腹中满痛别阴阳，里实须知下最良。脉实有力阳明实，大柴小承总一方。三阳腹满而急痛。脉沉微细里寒藏。附子理中并四逆，对证服药自然康。三阴下利纯清谷（水泻，洞泄完谷也）。里虚已极四神汤。肠鸣泄泻而腹痛。虚痛还宜小建良。

燥咽干脾为胃行津液热则枯

脾中有热胃干枯，口燥咽干津液无。宜用白虎加参治，少阳口苦小柴胡。咽干慎不可发汗，发汗无津气愈虚。少阴火威水欲涸，口苦却宜承气需。

循衣摸床

伤寒吐下仍不解，大便不利寒热在。循衣摸床殊不安，独语犹如见鬼怪。微喘直视不识人，谵语狂言不可骇。大承服后脉强生，忽若清兮死难待。

烦　躁

伤寒烦躁症如何，阳明经与少阴科。阳明脉长大便秘，伤寒之候太阳多。阴盛阳虚亦烦躁。少阴之症勿会讹。汗之而烦医者误，病解而烦气不和。更有虚烦宜竹叶，依方调治莫蹉跎。

昼夜偏剧

卫气循环不暂停，昼则行阳夜在阴。卫独留阳阳跷盛。阳盛阴虚夜不宁。卫若留阴阴跷满，阴满阳虚昼却宁。暮谵昼了阴虚症，昼燥阳虚夜气清。须要调胃各归分，二气和谐可渐平。

多　眠

多眠思症病形殊，风温狐惑及柴胡。更有少阴当慎别，须知四者病何如。风温身热当自汗，小柴胁满项强拘。少阴自利但欲寐，狐惑多眠非一途。

不得眠

伤寒何事不得眠，汗过胃中干燥烦。或因吐下虚烦致，或因大热语言颠。

小便不利正发渴，心烦少气苦忧煎。若其水停心下满，但与猪苓可保痊。伤寒瘥后热还在，阴来复时阳使然。

小便不利

胃中干则无小便，慎勿利之强使然。下焦有热不通泄，量病时须泄与宣。咳而有水青龙候，项强无汗桂枝痊。大抵中遇发黄者，先利小便当使快。阳明汗多津液无，却以小便利为戒。阳若凑之阴分虚，小便难出热邪拘。伤风不止桂加附，阳明风中小柴胡。

小便自利

太阳下焦有热秘，小腹必满便不利。小便不利反自利，此是抵当血症谛。阳明自汗小便结，忽若利时津液竭。屎难坚硬不可攻，蜜导用之斯要诀。又问小便何故数，肾与膀胱虚热作。虚不故令小便频，热则迟涩相击搏。有汗不可服桂枝，趺阳浮涩是脾约。胃中不和谵语时，调胃承气宜斟酌。

大便不利

大便坚硬或不通，柴胡承气可收功。亦有不可攻击者，歌载篇章里症中。寒则溏泄热则垢，可揣阴阳虚实候。藏火不及大寒行，民病鹜溏肠胃讹。

阴　症

阴症身凉二便清，病初自汗不头疼。也无烦躁也无渴，脉息沉微自可明。

阳　症

阳症身热头疼痛，体痛咽干难卧动。或有谵语及寻衣，脉急洪长宜审用。

表　症

伤寒表症是如何，无汗恶寒身热多。头项俱疼脉浮取，施方审症汗之和。

里　症

伤寒里症心腹痛，不恶寒而恶热蒸。其脉沉数兼自汗，二便秘少下之生。

阴　厥

阴厥身凉热不由，二便清滑不烦时。脉来沉浮知端的，三建汤兼四逆宜。

阳　厥

阳厥时时指爪温，心烦便闭口干论。脉来沉细中还疾，承气柴胡最可吞。

阴症似阳

阴症似阳面色红，小便清滑大便通。浑身微热沉迟脉，真武汤兼用理中。

阳症似阴

阳症身凉冷四肢，小便赤少大便稀。心烦口燥脉沉数，白虎汤兼竹叶奇。

妇人伤寒

妇人此病当区别，身重身轻不同例。产前身重且安胎，产后血虚先补血。惟有柴胡四物汤，庶可调和便安悦。

妇人热入血室

妇人中风六七日，身热续续发寒栗。经水适来或适断，热随阴血居其室。昼则明了暮谵语，状如见鬼似疟疾。无犯胃气及三焦，小柴胡汤尤为的。更刺期门似泻肝，邪去自然保安吉。切须急疗莫迟迟，变症来时恐莫及。

伤寒有时气瘟疫不同

春气温和夏暑热，秋气清凉冬凛冽。四时正气自调匀，不犯寒邪无病孽。冬时严寒欲周密，君子深藏宜入室。中而即病曰伤寒，触冒寒邪成此疾。毒气入深不即病，至春与夏邪方出。春为温病夏为暑，变态无端病非一。若乃时行自不同，盖是非时之气失。春时应暖反大寒，夏时应热偏寒栗。秋气清凉大热来，冬月严寒如春日。少长一般病相似，此是时行归瘟疫。防风通圣扶正气，九味羌和汤检一。

伤寒有四症相类

食积寒痰并脚气，更兼亦有患劳烦。要识四般相类症，不与伤寒一例看。

寒痰者，中脘停痰，自中胸满，但头不痛，项不强，与伤寒异耳。宜二陈汤主之。食积者，谓胃中停食，发热头痛，但身不痛气口紧盛，与伤寒异耳。宜平胃散主之。脚气者，足受寒湿，头痛身热，肢节痛，便秘，呕逆，但脚痛，或肿满，或枯细，与伤寒异耳。宜加减小续命汤主之。劳烦者，气血俱虚，燥烦发热，但身不痛，头不痛，不恶寒，脉不浮紧，与伤寒异耳。宜补中益气汤主之。李东垣《内伤外感辨》曰：伤于饮食劳复，七情六欲为内伤，伤于风寒暑湿为外感。内伤发热，时热时止。外感发热，热甚不休。内伤恶寒，得暖便解。外感恶寒，虽浓衣烈火不除。内伤恶风，不畏甚风，反畏隙风。外感恶风，见风便恶。内伤头痛，乍痛乍止。外感头痛，连痛不休，直待表邪传里方罢。内伤有湿，或不作渴，或心火乘肺，亦作燥渴。外感须一二日外，表热传里，口方作渴。内伤则热伤气，四肢沉困无力，倦怠嗜卧。外感则风伤筋，寒伤骨，一身筋骨疼痛。内伤则短气不足以息，外感则喘壅气盛有余。内伤则手心热，外感则手背热。天气通于肺鼻者，肺之外候。外感伤寒则鼻塞，伤风则流涕，然能饮食，口知味，腹中和，二便如常。地气通于脾，口者，脾之外候。内伤则懒言恶食，口不知味，小便黄赤，大便或秘或泄。左人迎脉主里，内伤则气口大于人迎。内伤证属不足，宜温，宜补，宜和。外感证属有余，宜汗，宜吐，宜下。若内伤之症，误作外感，妄发其表，重虚元气，祸如反掌。故立补中益气汤主之。又有内伤外感兼病者，若内伤重者，宜补养为先。外感重者，宜发散为急。惟上焦痰呕，中焦湿热，伤食膈满者，皆不服补中益气汤。《明医杂著》云：世间发热症，类伤寒者数种，治各不同。张仲景论伤寒伤风，此外感也。风寒之邪，感于外，自表入里，故宜发表以解散之。此麻黄桂枝之义也。以其感于冬时之令，寒冷之月，即时发病，故谓之伤寒。而药用辛热以胜寒。若时非寒冷，则药当有变矣。如春温之月，则当变以辛凉之药。夏暑之月，则当变以甘寒苦之药。又有一种冬温之病。谓之非其时而有其气。盖冬寒时也，而反病温焉。此天时不正，阳气反泄，用药不可温热。又有一种时行寒疫，却在温暖之时，当温暖而寒反为病，此亦天时不正，阴气反逆，用药不可寒凉。又有一种温疫热病，多发于春夏之间，沿门合境相同者，此天地之疠气，当随时令，参气运，而施治，宜用刘河间辛凉甘苦寒之药，以清热解毒。已上诸症，皆为感天地之邪者。若夫饮食劳倦为内伤元气，此则真阳下陷，内生虚热，故东垣发补中益气之论，用参芪等甘温之味，大补其气，而提其下陷，此用气药以补其不足也。又若劳心好色，内伤真阴，阴血既伤，故阳气偏胜而变为火矣。是谓阴虚火旺，劳瘵之症，故丹溪发阳有余，阴不足之论。用四物加黄柏知母补其阴，而火自降，此用血药以补血之不足也。补气补血，皆内伤症也。一则因阳气之下陷以升提之，补其气。一则因阴火之上升，滋其阴，以降下之。一升一降，迥然不同矣。又有夏月伤暑之病，虽属外感，却类伤寒，与伤寒大异。盖伤寒则寒邪客表有余之症，故宜汗之。暑伤气，元气为热所伤，而耗散不足之症，故宜补之。东垣所谓清暑益气是也。又有因时暑热而多食冷物以伤其内，或过取凉风以伤其外，此非暑伤人，乃因暑而自致之病，治宜辛热解表，或辛温理中之药，却与伤寒治法相类者也。凡此数症，外形相似，实有不同，治法多端，不可或谬，故必审其果为伤寒及寒疫也，则用仲景法。果为温病及瘟疫也，则用河间法。果为气虚也，则用东垣法。果为阴虚也，则用丹溪法。如是，则庶无差误以害人矣。今人但见发热之症，一皆认作伤寒外感，率用汗药以发其表。汗后不解，又用表药以凉其肌。设是虚症，岂不死哉。间有颇知发热属虚，而用补药，则又不知气血之分，或气病而补血，或血病而补气，误人多矣。故外感之与内伤，寒病之与热病，气虚之与血虚，如冰炭相反。治之若差，则轻病必重，重病不救矣。《医贯》曰：读伤寒而不读东垣书，则内伤不明，而杀人多矣。读东垣书而不读丹溪书，则阴虚不明，而杀人多矣。东垣《脾胃论》，深明饥饱劳役发热等症，俱是内伤，悉类伤寒，切戒汗下，以为内伤多而外感少，只须温补，不必发散。如外感多而内伤少，温补中少加发散，以补中益气汤为主。如内伤兼寒者，加麻黄。兼风者，加桂枝。兼暑者，加黄连。兼湿者，加羌活。此特阳虚发热之一门也。然阴虚发热者十有六七，亦类伤寒。今人一见发热，则曰伤寒。

须用发散而致死。则曰伤寒之法已穷。余尝于阴虚发热者，见其大热，面赤，口渴，燥烦，与六味地黄丸一剂，即愈。如下部恶寒，足冷，上部渴甚，燥极，或饮而反吐，即如肉桂、五味，甚则加附子冷饮，以此活人多矣。此丹溪发明阴虚发热之外，尚遗未尽之旨也。

临证验录

通论篇

【**病案1**】王某，女，52岁，以“双侧膝关节活动受限半年余”为主诉于2015年1月21日初诊。症见：患者双侧膝关节肿大，酷似鹤膝，伴有疼痛，步履艰难，局部微热不红，按之软绵，压痛明显，浮髌试验阳性，神疲乏力，双下肢轻度浮肿，舌质淡，苔薄白，脉细。关节腔穿刺抽出黄色浑浊液体。

处方：炒白术30克，茯苓30克，猪苓30克，泽泻20克，桂枝6克，木瓜30克，槟榔10克，杏仁15克，炒莱菔子15克，厚朴10克，益母草30克，甘草6克。10剂，日1剂，水煎500毫升，早、晚2次温服。

按：本病病位在关节，与阳气亏虚，气不化水，水饮稽留关节有关。治当化气行水。方用五苓散加减，大量茯苓利水渗湿；炒白术补气健脾、燥湿利水，既可健脾以复脾运，又能燥湿利尿，以去除水湿之气；泽泻、猪苓加强渗湿利水之力；桂枝温阳化气；木瓜、槟榔、益母草活血利水而消肿。诸药相合，共奏温阳化气、利水消肿之功。

【**病案2**】周某，男，60岁，以“腹胀3个月余”为主诉于2015年5月20日初诊。患者平素腹部胀大如鼓，眼睑及双下肢浮肿，自觉乏力，纳可，口干，大便可，小便少，眠可，舌质红，苔黄腻，脉缓大。既往糖尿病病史10年，糖尿病肾病，口服呋塞米每天4片，既往丙肝肝硬化失代偿期20年余。

处方：黄芪40克，太子参15克，炒白术20克，茯苓30克，猪苓30克，泽泻20克，桂枝10克，槟榔10克，大腹皮30克，玉米须30克。7剂，日1剂，水煎500毫升，早、晚2次温服。

2015年6月2日，服上方10剂，效可，腹胀、水肿明显减轻，守上方太子参改为30克，继服10剂，并嘱患者逐渐减少呋塞米片用量。

按：患者有长期肝硬化病史，正气亏虚，气化无力，水湿内停，发为臌胀，选春泽汤加减，实为五苓散加黄芪、党参，方中重用黄芪、太子参益气健脾而扶正，重用茯苓、猪苓、泽泻利水渗湿而祛邪，白术甘温苦燥，健脾燥湿，桂枝温阳化气利水，槟榔、大腹皮、玉米须以加强行气、利水、消肿之效。诸药合用以化气行水，利小便，使水去气行，症状可消。

【病案3】姜某，男，63岁，以“胸部闷痛8年余”为主诉于2017年11月15日初诊。症见：胸部闷痛，背痛，伴出虚汗，短气，纳可，眠多梦，二便可，阴囊潮湿。舌质淡，苔白稍厚，脉沉迟无力。查心电图：窦性心动过缓；逆钟向转位；V2、V3、ST段抬高可疑。

处方：党参15克，炒白术15克，干姜10克，麻黄6克，制附子10克，细辛3克，丹参30克，白檀香3克（后下），砂仁3克（后下），炙甘草6克。

按：《伤寒论》少阴病提纲曰：“少阴之为病，脉微细，但欲寐。”患者舌质淡，脉沉迟无力，胸背痛，短气，为少阴心阳虚，温通无力所致。《金匮要略·胸痹心痛短气病脉证治》曰：“胸痹，心中痞气，气结在胸，胸满，胁下逆抢心，枳实薤白桂枝汤主之，人参汤亦主之。”选方人参汤、麻黄附子细辛汤、丹参饮以温阳行气，活血止痛。

【病案4】高某，女，28岁，以“脐周疼痛3个月余”为主诉于2015年4月10日初诊。症见：患者脐周疼痛，左侧为重，时有胀满，月经量少，色暗，口干不苦，眠差多梦，大便溏，日1次，舌质淡暗，苔白腻，脉弦细。彩超示少量盆腔积液。

处方：当归15克，白芍15克，川芎10克，炒白术15克，茯苓30克，泽泻10克，炒莱菔子10克，小茴香6克。5剂，水煎服，日1剂，早、晚2次温服。

按：《金匮要略·妇人妊娠病脉证并治》云：“妇人怀妊，腹中疠痛，当归芍药散主之。”临床遇到脐周痛的患者，运用当归芍药散治疗，往往能取得很好的效果。因为脐周为肝、脾两经所过，脐周疼痛，多为肝脾不和，肝强脾弱，木气克土所致。当归芍药散调和肝脾，抑肝扶土，恰对病机。且白芍柔肝止痛，《神农本草经》谓芍药“主治邪气腹痛”，川芎活血化瘀止痛。如此，方证、药证皆相对，故效如桴鼓。

【病案5】李某，男，1岁8个月，以“夜间易哭闹6个月”为主诉于2017年7月5日初诊。症见：夜间12点后易哭闹，晨起咳嗽，喉间痰鸣音，走路不稳易摔倒，消化差，纳可，平素易腹泻，小便调，舌质淡，苔薄白，脉细。处方：桂枝2克，炒白芍2克，麻黄1克，干姜2克，五味子1克，炒莱菔子3克，茯苓3克，杏仁3克，射干1克，鸡内金3克，甘草1克。6剂，水煎服，日1剂，早、晚2次温服。

按：患儿咳嗽，喉间痰鸣音，为肺中寒饮内停所致，夜为阴，夜间加重，患儿不会表达，故夜间易哭闹，是小青龙汤方证。《伤寒论》第38条曰：“伤寒表不解，心下有水气，干呕发热而咳，或渴，或利，或噎，或小便不利、少腹满，或喘者，小青龙汤主之。”加射干以增强下气平喘止咳之效，加茯苓、杏仁，为茯苓杏仁甘草汤，加炒莱菔子、鸡内金以消食健脾化痰。

【病案6】高某，男，30岁，以“背部、手臂出现脂肪瘤1年余”为主诉于2018年11月19日初诊。患者背部、手臂皮下散在出现肉瘤，较大者如桐子，质稍硬，活动度好，不疼不痒，纳、眠可，口淡无味，体胖，平素喜欢吃肉，二便调，舌淡，舌体胖，苔白腻，脉缓。

处方：苍术10克，炒白术15克，陈皮15克，清半夏10克，茯苓30克，猪苓20克，泽泻10克，桂枝6克，桃仁10克，冬瓜仁30克，生薏苡仁30克，僵蚕10克，白芥子10克，甘草6克。10剂，水煎服，日1剂，早、晚2次温服。

二诊：2018年12月3日，服上方10剂，效可，脂肪瘤较前缩小，质地变软，大便稍溏，日一次，纳、眠可，舌质淡，苔白稍腻，脉缓，守上方去桃仁，加炒山药30克，继服10剂。

按：脂肪瘤，中医称之为“肉瘤”，俗称“痰湿疙瘩”，《外科正宗·瘿瘤论》曰：“脾主肌肉，郁结伤脾，肌肉消薄，上气不行，逆于肉里而为肿，曰肉瘤。”“肉瘤者，软若绵，硬似馒，皮色不变，不紧不宽。”此患者由于平素嗜食肉食，损伤脾胃，俗话说“鱼生火，肉生痰”，痰湿逆于肉里而发为肉瘤，治疗当健脾化湿，化痰散结，方选苍白二陈汤合五苓散加减。

【病案7】王某，女，85岁，以“1年来体重减轻20千克”为主诉于2017年8月27日初诊。症见：消瘦，无食欲，纳后胃痞满，嗳气，口干口苦，腹痛时作，入睡难，爱生闷气，大便偏干，舌质淡红苔薄白，脉弦细。

处方：柴胡10克，清半夏10克，黄芩10克，枳实10克，炒白芍20克，厚朴15克，大黄6克（后下），延胡索10克，川楝子6克，全瓜蒌15克，制鳖甲10克，郁金10克，甘草6克。7剂，水煎服，日1剂，早、晚2次温服。服上方纳眠、好转，后以小柴胡合保和丸调治。

按：患者85岁，年事已高，形体消瘦，1年内体重减轻20千克，容易认为是脾气亏虚，使用健脾补气之品，但细问病症，口干口苦，大便偏干，有胆胃郁热，化火伤阴，胃燥不纳而无食欲，气血生化无源而消瘦，故谨守病机，治以大柴胡汤加减，热去腑通，纳化正常。

发热篇

【病案1】张某，女，10岁，以“发热4小时”为主诉于2016年7月13

日初诊。患者4小时前受凉出现发热，现体温38.8℃，恶寒，无汗，气喘，面红，纳、眠可，二便调，舌质红，苔薄白，脉浮数。

处方：麻黄10克，杏仁10克，生石膏30克，桂枝6克，甘草6克。3剂，2日服完。

按：本案患者外感风寒，卫阳郁闭，故见发热恶寒；风寒入里化热，邪热壅肺，故见气喘。结合舌脉，病机为风寒束表，邪热壅肺证，治以麻杏石甘汤开腠解表，宣肺平喘，加桂枝以散外寒。

【病案2】王某，女，38岁，以“低热2个月余”为主诉于2018年11月30日初诊。症见：低热，体温37.1~37.2℃，时发时止，无恶寒，颈部淋巴结肿大，口中和，眠差，入睡困难，心烦，乏力，纳一般，厌食油腻，大便干，2日1行，舌质暗红，苔白，脉弦大有力。

处方：柴胡20克，黄芩10克，清半夏10克，太子参10克，桂枝10克，白芍10克，生龙骨20克，生牡蛎20克，桔梗10克，生地黄30克，百合30克，知母10克，玄参30克，甘草6克，浙贝母10克。7剂，水煎服，日1剂，早、晚2次温服。

二诊：2018年12月7日。服上方发热愈。症见：双侧淋巴结肿大，睡眠改善，纳可，二便调，舌质淡红苔白，脉弦大有力。

处方：柴胡20克，黄芩10克，太子参10克，清半夏10克，金银花10克，连翘10克，僵蚕10克，蝉蜕10克，桔梗10克，浙贝母10克，郁金10克，甘草6克。7剂，水煎服，日1剂，早、晚2次温服。

按：患者低热，时发时止，正合少阳往来寒热之症，颈部淋巴结肿大，乃少阳郁热所致，心烦、失眠乃少阳郁热扰动心神之征，故以小柴胡汤合桂枝加龙骨牡蛎汤、百合地黄知母汤加减。

三诊：主治颈部淋巴结肿大，小柴胡汤合消瘰丸加减，以清散少阳郁热为主。

【病案3】杨某，女，19岁，学生，以“发热8天”为主诉于2017年11月20日初诊。患者8天前无明显诱因出现发热，体温波动在37.5~38.4℃，两天前夜间体温38.4℃，自汗多，上午体温正常，下午体温37.2℃，纳差，眠可，二便调，舌质红，苔薄白，脉细有力。

处方：生石膏30克，知母10克，桔梗10克，蝉蜕10克，僵蚕10克，连翘15克，金银花15克，苇根30克，桑叶30克，甘草6克。3剂，水煎服，日1剂，早、晚2次温服。

二诊：2017年11月24日。诉服上方效可，未再发热，体温已正常。嘱患者避风寒，勿劳累。

按：《伤寒论》176 条载："伤寒脉浮滑，此表有热，里有寒，白虎汤主之。"患者发热 8 天伴自汗多，虽无大热大渴大烦之象，但舌质红，久热则伤阴，用白虎汤清热生津，《素问·至真要大论》曰："热淫所胜，佐以甘苦。"知母、石膏之甘苦以散热，热则伤气，甘以缓之。《温病条辨》曰："太阴风温，但咳，身不热甚，微渴者，辛凉轻剂，桑菊饮主之。"风热侵扰营卫，营卫抗邪，肺热斥于外，则身热，桑菊饮疏风清热，辛凉解表，佐以蝉蜕、僵蚕息风，金银花清热，两方合用，共奏清热疏风之功。

【病案 4】孙某，男，27 岁，以"低热 9 年余"为主诉于 2016 年 11 月 18 日初诊。症见：低热，上午体温正常，下午 4～8 时，温度升高，热峰 37.5℃，平素畏凉，自汗多，近 2 日纳凉后腹泻，便溏，日 1～2 次，眠差，心烦易醒，尿频，色黄，耳鸣，舌质暗红，苔白厚腻，脉沉细无力。

处方：麻黄 10 克，制附子 10 克，细辛 3 克，杏仁 15 克，生薏苡仁 30 克，甘草 6 克。7 剂，水煎服，日 1 剂，早、晚 2 次温服。

二诊：2017 年 5 月 8 日，服上方效可，体温下降，停药后反复。症见：低热，潮热，热峰 37.5℃，无汗出，胃怕凉，口干不苦，纳可，眠浅易醒，心烦，大便溏，日 1~2 次，小便频，右耳鸣，舌质淡，苔白腻，脉细。

处方：黄芪 20 克，太子参 15 克，炒白术 15 克，茯苓 30 克，当归 15 克，升麻 5 克，柴胡 5 克，黄连 6 克，黄柏 6 克，羌活 3 克，独活 3 克，陈皮 10 克，防风 3 克，甘草 6 克。7 剂，水煎服，日 1 剂，早、晚 2 次温服。

三诊：2017 年 5 月 15 日，服上方效可，体温下降，睡眠改善。症见：低热，热峰 37.3℃，下午 6~7 时明显，多汗，胃怕凉，口干不苦，纳可，眠浅易醒，心烦，大便溏，日 1～2 次，小便频，右耳仍鸣，舌质淡红，苔白腻，脉沉细无力。

处方：上方加干姜 3 克。7 剂，水煎服，日 1 剂，早、晚 2 次温服。

按：《伤寒论》301 条曰："少阴病，始得之，反发热，脉沉者，麻黄细辛附子汤主之。"发热为太阳表证，脉沉主少阴里阳虚。此患者低热多年，又怕冷易腹泻，表里同病，里有阳虚，外感风寒，寒邪郁而化热，法当助阳解表，表里同治，方用麻黄附子细辛汤助阳解表，寒邪得以尽去，阳气得以振奋，其病若失；患者阳气虚，化湿无力，湿邪内生，故苔白腻，佐以麻杏苡甘汤，解表祛湿；复诊时患者仍有低热，久泻易伤脾阳，根据李东垣"火与元气不两立"理论，以升阳散火汤加减，升阳散火解郁，益气和中祛风；三诊时患者体温降低，下午明显，属阳虚之征，加小剂量干姜以振奋脾阳，低热自去。

喘　证

【**病案1**】王某，女，73岁，以“咳嗽伴呕吐1个月余”为主诉于2018年5月4日初诊。右肾切除10年余，脑梗死病史3个月，现恢复可。高血压、高血糖病史。症见：咳嗽，咳吐清稀泡沫痰，咽痒，咽中异物感，恶心，呕吐，嗳气，反酸，右半身不遂，右腰部发紧、发热，纳、眠可，大便2日1行，质可，舌质淡红，苔白腻，脉缓大。

处方：麻黄10克，桂枝10克，白芍10克，干姜10克，细辛3克，清半夏10克，五味子10克，浙贝母10克，煅海螵蛸30克，吴茱萸6克，厚朴10克，甘草6克。10剂，水煎服，日1剂，早、晚2次温服。

二诊：2018年5月14日。服上方效可，诸症减轻，呕吐止，现间断咳嗽，痰量减少，纳、眠可，大便1~2日1行，舌质淡红，苔白，脉缓。予以咳喘宁汤加桂枝10克，继服10剂。

按：患者咳嗽，吐清稀泡沫痰，属痰饮不化，加之胃气郁滞症状明显，病变脏腑明确，给予小青龙汤温肺化饮，合乌贝散制酸降逆，加厚朴，降肺胃之气。

【**病案2**】苗某，男，54岁，以“间断胸闷20年，加重1个月”为主诉于2017年7月19日由轮椅推入病房初诊。症见：持续吸氧，胸闷、气喘，不能平卧，动则喘促，口唇色暗红，时有心悸，汗出，极度乏力，消瘦，纳差，食少，食则喘促加重，眠一般，大便干，排便困难，长期服用四磨汤、乳果糖通便，排便前后均见呼吸喘促，休息约30分钟后可稍缓解，日1次，小便频，色黄。舌暗红，苔黄厚腻，脉沉无力。

初诊以调补心肾、化痰宽胸、祛瘀涤浊为原则，方以生脉饮、千金苇茎汤合瓜蒌薤白白酒汤为主。

处方：芦根30克，冬瓜仁30克，生薏苡仁30克，桃仁10克，太子参30克，麦冬10克，五味子10克，丹参30克，桔梗10克，射干10克，瓜蒌30克，薤白10克，甘草6克。6剂，水煎服，日1剂，早、晚2次温服。

二诊：服上方后胸闷改善不明显，再次仔细分析患者病情：①患者虽消瘦，极度乏力，但语声洪亮，并不似虚证日久，语声低微，乏力欲寐；②患者脉虽沉而无力，但大便干，排便困难，口干口苦，舍脉从证，考虑为阳明实邪阻滞。方选大柴胡汤加味。

处方：柴胡10克，黄芩10克，枳实15克，厚朴15克，大黄10克（后下），清半夏10克，白芍30克，太子参30克，杏仁10克，桃仁10克，生白术

30克，茯苓30克，炒莱菔子10克，甘草6克。7剂，水煎服，日1剂，早、晚2次温服。

三诊：服上方后胸闷改善，可平躺几分钟，原用西药沙丁胺醇、噻托溴铵雾化吸入，每日需不计次数，现可减少为30次/日。上方有效，在原方基础上加全瓜蒌30克、冬瓜仁30克、薏苡仁30克，有瓜蒌薤白白酒汤宽胸理气之意，千金苇茎汤涤浊之理，继续以巩固。

按：《伤寒论》指出“少阳之为病，口苦，咽干，目眩也”“阳明之为病，胃家实是也”。本案患者病在阳明与少阳，涉及太阴经，此乃“聚于胃，关于肺”；病机本质是痰、瘀、热邪阻塞气道，清气不升，浊气不降。患者口干口苦，乃邪在少阳；大便干，排便困难，为阳明里实之证，故用大柴胡汤和解少阳，通下里实，腑气得通，肺气得宣，症除病解。后来复诊，判如两人。

【**病案**3】邢某，女，46岁，以“气喘10年余”为主诉于2014年1月6日初诊。症见：咳嗽，咯黄痰，气喘，哮鸣音，腹胀，纳后胃胀，面目郁胀，纳、眠可，二便调，舌质淡红，苔白，脉沉细。

处方：厚朴30克，杏仁15克，桂枝12克，炒白芍12克，射干10克，炒莱菔子10克，茯苓30克，葶苈子30克（包煎），桑白皮30克，紫苏子10克，前胡10克，甘草6克，生姜3片，大枣3枚。7剂，水煎服，日1剂，早、晚2次温服。

按：患者素有喘疾，由肺中有寒，胃气不降，上逆迫肺所致。《伤寒论》18条曰：“喘家作，桂枝加厚朴杏子佳。”重用厚朴以降肺胃之气，平喘除胀。

胃胀、嗳气、烧心、反酸

【**病案**1】法某，女，62岁，以“胃胀1个月余”为主诉于2017年1月20日初诊。症见：胃胀，纳呆少食，烧心反酸、嗳气，口苦口干，眠差，入睡难，心烦，大便干，2日1行，平素易口腔溃疡，舌质红，苔薄白，脉滑大有力。查胃镜：反流性食管炎、轻度充血并平坦糜烂性胃炎。

处方：柴胡10克，黄芩10克，清半夏10克，枳实10克，厚朴10克，大黄10克（后下），白芍20克，浙贝母10克，煅海螵蛸30克，鸡内金10克，制鳖甲10克，甘草6克。7剂，水煎服，日1剂，早、晚2次温服。

按：此患者以“胃胀，烧心反酸，嗳气，口苦口干，大便干”为主要见症，既有胆腑郁热的征象，又有阳明腑实的表现，证属少阳阳明合病，故方选大柴胡汤加减，以通腑泻热，利胆和胃。

【**病案2**】严某，男，25岁，以“恶心5年余”为主诉于2016年7月13日初诊。症见：纳后恶心不吐，伴胃胀隐痛，反酸、嗳气，稍有烧心，口苦口干，纳差食少，眠差易醒，心烦，大便溏，日1~2次，小便黄。舌质淡红，苔白厚，脉细。查胃镜：反流性食管炎、慢性浅表性胃炎。

处方：黄连10克，黄芩10克，清半夏10克，党参15克，干姜10克，浙贝母10克，煅海螵蛸30克，陈皮10克，竹茹15克，茯苓30克，枳实10克，甘草6克。10剂，水煎服，日1剂，早、晚2次温服。

二诊：2016年7月23日。服上方恶心、胃胀、反酸等症状减轻，口苦不明显，但大便次数增多，将黄芩、黄连改为6克，继服10剂。

按：患者平素脾胃虚弱，加之饮食不节，导致浊邪停聚中焦，清浊相混，升降失调，而出现恶心、胃胀、嗳气、大便溏等胃肠失和的表现；湿郁化热，故见口苦口干、烧心反酸等症，证属上热下寒，脾胃失和，方选半夏泻心汤合乌贝散加减，以和胃降逆，消痞散结，同时合温胆汤，以加强化痰和胃之力。

三诊：上热减轻，但下寒突出，故减轻寒药的用量。

【**病案3**】杜某，女，38岁，以“烧心、反酸3年余”为主诉于2014年8月24日初诊。症见：纳后烧心、反酸，伴嗳气，时有胃胀隐痛，口中和，大便易溏，进凉食后明显，眠可，舌质淡，苔白腻，脉细无力。查胃镜：反流性食管炎C级、慢性红斑性胃炎。

处方：党参15克，炒白术15克，干姜10克，砂仁10克（后下），清半夏10克，浙贝母10克，煅海螵蛸30克，草果3克，厚朴10克，甘草6克。7剂，水煎服，日1剂，早、晚2次温服。

按：患者平素贪凉饮冷，导致脾胃虚寒，寒湿内生，寒湿中阻，胃失和降，故见嗳气、胃胀、胃怕凉、大便溏泄等症，寒湿日久，郁而化热，故见烧心、反酸。方以砂半理中汤温中散寒、化湿和胃为主，合乌贝散制酸和胃为辅，加草果、厚朴加强化湿和胃之力，如此胃寒得温，湿浊得化，郁热自除。

腹　痛

【**病案1**】孙某，男64岁，以“腹痛4天”为主诉于2014年3月19日初诊。症见：发作性右上腹绞痛，疼痛较剧烈，疼痛时身体屈曲，恶心，流涎，甚至呕吐胃内容物，嗳气，烧心、反酸，口苦、口干，大便溏，日1~2次，排便稍不畅，舌质淡，苔白腻，脉弦大略数。急查彩超示脂肪肝、胆囊炎、胆囊结石（10毫米）。

处方：柴胡10克，黄芩10克，清半夏10克，厚朴15克，枳壳30克，炒白芍20克，延胡索10克，炒川楝子6克，陈皮15克，鸡内金20克，茯苓30克，甘草6克。7剂，水煎服，日1剂，嘱患者喝药后多饮水、跳动，以利于结石排出。后随访得知服药后腹痛未再发作。

按：本案是一例典型的胆结石病例。患者虽见腹痛、口苦口干，恶心呕吐，但大便却不干结而溏，舌质不红而淡，看似是一个寒热错杂的半夏泻心汤证，实则不然，患者虽大便溏但排便稍不畅，同时伴有恶心呕吐、烧心反酸等胃肠气逆、腑气不通降的表现，舌质虽淡但脉却弦大略数，故仍符合大柴胡汤少阳阳明实热的病机，但毕竟有脾虚的征象，恐用大黄苦寒太过损伤脾胃，故去掉大黄。重用枳壳，可以舒张胆道平滑肌，以利于结石排出。

【病案2】程某，男，62岁，以“腹痛半年余”为主诉于2016年1月6日初诊。症见：腹痛，腹胀，左少腹偏重，大便不干，难解，1~2日1行，解不尽感，嗳气，口苦口臭，纳呆。舌质红，苔黄稍腻，裂纹，脉缓有力。

处方：葛根20克，黄芩10克，黄连10克，焦山楂10克，陈皮10克，马齿苋30克，木香10克，炒白芍15克，肉桂3克，大黄6克，甘草6克，制鳖甲10克。7剂，水煎服，日1剂，早、晚2次温服。

二诊：2016年1月15日。服上方腹痛愈。症见：腹胀，腹泻，日1~2次，解不尽感，稍有嗳气、烧心，口苦口干。舌质红，苔薄黄，脉弦有力。上方去陈皮，加槟榔10克，继服7剂。

按：患者以腹痛、大便黏滞难解、口苦等为主要见症，结合舌脉，乃是湿热阻滞胃肠，腑气通而不畅所致，治疗当以利湿清热、行气通腑为主，方选葛根芩连汤合芍药汤加减，以葛根芩连汤清利胃肠湿热，芍药汤疏利胃肠气滞，如此湿热除而腑气畅，诸症自愈。

【病案3】高某，女，28岁，以“脐周疼痛3个月余”为主诉于2015年4月10日初诊。症见：患者脐周疼痛，时有胀满，月经量少，色暗，口干不苦，纳可，眠差多梦，大便溏，日1次，小便调，舌质淡暗，苔白腻，脉弦细。证属血虚筋挛，脾虚湿滞。治以当归芍药散加减。

处方：当归15克，炒白芍15克，川芎10克，炒白术15克，茯苓30克，泽泻10克，炒莱菔子10克，小茴香6克。5剂，水煎服，日1剂，早、晚2次温服。

二诊：服上药后患者腹痛即愈，仍有眠差多梦，给以逍遥散加减调治。

按：本案患者以“脐周疼痛”为主症，同时伴有大便溏、苔白腻等脾虚湿滞的表现，又有月经量少、失眠多梦等肝血虚的表现，病位在肝、脾，归纳病机为血虚筋挛，脾虚湿滞，故选方当归芍药散加减，以养血益气、疏肝健脾，活血利湿而止痛。

【病案4】张某，男，26岁，以“腹痛1年余”为主诉于2016年2月22日初诊。症见：腹痛隐隐，腹不胀，腹部怕凉，嗳气，晨起恶心，呕吐胃内容物，纳呆，消瘦，大便溏，日3~4次，口干不苦，舌质淡红，苔薄白，脉细。查胃镜：慢性充血性胃窦炎、十二指肠球炎。

处方：桂枝12克，炒白芍24克，饴糖30克（烊化），黄芪20克，陈皮10克，清半夏10克，炙甘草6克，生姜3片，大枣3枚。7剂，水煎服，日1剂，早、晚2次温服。

按：引起腹痛的因素有很多，然以寒邪为主因，其病机亦有“不通则痛”和“不荣则痛”的虚实之分，如《素问·举痛论》所说：“经脉流行不止，环周不休，寒气入经而稽迟，泣而不行，客于脉外则血少，客于脉中则气不通，故猝然痛。”本案的腹痛乃是中虚脏寒，不荣则痛，故用小建中汤加黄芪，即黄芪建中汤加减，以温中补虚，缓急止痛。中虚脏寒，水饮不化，饮邪上逆，而见恶心呕吐之症，故加清半夏、陈皮和胃降逆，内含小半夏汤之意。

【病案5】田某，女，48岁，以“腹痛十余年”为主诉于2014年7月2日初诊。症见：左侧腹痛，排便后痛缓，大便溏，日2次，肠鸣，夜间胃痛不适，嗳气，夜间口苦，吐黄水，眠差多梦，易醒，心烦急躁，月经紊乱，白带正常，舌质红，苔薄白，脉细。既往查胃镜：慢性红斑性胃窦炎。彩超：肝囊肿、脂肪肝。

处方：党参10克，干姜10克，清半夏10克，桂枝6克，黄连10克，炒白术15克，白芍12克，陈皮10克，防风6克，焦山楂10克，马齿苋30克，甘草6克。10剂，水煎服，日1剂，早、晚2次温服。

二诊：2014年8月6日。服上方效佳，腹痛缓解，肠鸣消失，但心烦、失眠等症状未缓解，后以黄连温胆汤加减。

按：本案病情比较复杂，既有胃肠道功能失常的表现，又有更年期阴阳错乱的征象，治疗时须先分清主次先后，《素问·标本病传论》曰：“先病而后中满者治其标，先中满而后烦心者治其本。”无论何种病症，出现中焦脾胃病变时，先以治脾胃为主，故初诊先以黄连汤加减。土虚木乘而见腹痛欲便，便后痛减，故合痛泻要方以疏肝健脾。

二诊时胃肠症状已基本消失，故以治疗心烦失眠为主。

【病案6】于某，女，34岁，以“左少腹疼痛半月”为主诉于2016年5月4日初诊。症见：少腹隐痛，坠胀，位置不固定，纳、眠可，二便调，月经调，白带多，舌质淡红，苔白，脉细。查彩超：右侧卵巢小囊肿（19mm×15mm）、盆腔少量积液。

处方：柴胡 10 克，枳壳 10 克，炒白芍 30 克，冬瓜仁 30 克，生薏苡仁 30 克，桃仁 10 克，桂枝 10 克，茯苓 30 克，炒白术 15 克，僵蚕 10 克，白芷 10 克，甘草 6 克。7 剂，水煎服，日 1 剂，早、晚 2 次温服。

二诊：2016 年 5 月 11 日。服上方效可，少腹痛减轻，守上方继服 15 剂。

按：患者为青年女性，长期情志不舒，肝气郁结，日久气滞痰浊胶结，停滞少腹，而出现少腹部疼痛，坠胀不适，故用四逆散疏肝理气，加冬瓜仁、桃仁、生薏苡仁、僵蚕以化痰散结，加白芷以化湿止带。同时患者还有盆腔积液，故合苓桂术甘汤温化水饮。

泄　泻

【病案 1】李某，男，17 岁，以“腹泻 1 个月余”为主诉于 2015 年 8 月 10 日初诊。症见：大便清稀，一日 2 次，时有腹痛，与排便无关，纳呆，口不苦，有异味，小便调，眠一般。舌质淡，苔白腻，脉细无力。

处方：苍术 15 克，炒白术 15 克，茯苓 30 克，陈皮 15 克，厚朴 10 克，猪苓 10 克，泽泻 10 克，桂枝 6 克，砂仁 10 克（后下），甘草 6 克。7 剂，水煎服，日 1 剂，早、晚 2 次温服。后患者以他病再来我处就诊，诉服上方后腹泻即愈，腹痛消失。

按：患者夏日贪凉饮冷，损伤脾胃，寒湿内生，下注大肠，清浊不分而发生腹痛泄泻，寒湿困脾，纳运不健，故纳呆。舌质淡，苔白腻，皆为寒湿内盛之征象。方选胃苓汤燥湿健脾，化湿止泻。加砂仁，芳香醒脾，化湿和胃，以助脾胃运化。

【病案 2】吴某，男，33 岁，以“大便溏黏半年余”为主诉于 2016 年 7 月 16 日初诊。症见：大便溏，黏腻，臭秽，日 2~3 次，伴腹痛，小便黄，气味重，口干口臭，舌边红，苔黄厚，脉缓有力。

处方：葛根 20 克，黄芩 10 克，黄连 10 克，焦山楂 10 克，陈皮 10 克，马齿苋 30 克，车前草 30 克，甘草 6 克。7 剂，水煎服，日 1 剂，早、晚 2 次温服。

二诊：2016 年 7 月 23 日。服上方效可。症见：大便稍溏，黏腻，日 1 次，口干不苦，舌边红，苔黄稍腻，脉缓。守上方去车前草，继服 10 剂。

按：本案大便溏泄伴腹痛，肛门无热感，但有大便臭秽，口干口苦，湿热之象已明，用葛根芩连汤清肠中湿热，加车前草，利湿清热，从小便分利之。

【病案 3】孙某，男，55 岁，以“腹泻 5 年余”为主诉于 2015 年 3 月 18

日初诊。患者平素遇冷或受寒易出现腹泻，日 2~3 次，时便前腹痛，便后减轻，纳可，小便调，口干口苦，舌质淡红，苔薄白，脉细无力。

处方：党参 10 克，炒白术 15 克，干姜 10 克，黄连 10 克，陈皮 10 克，炒白芍 12 克，防风 6 克，补骨脂 15 克，鸡内金 10 克，焦山楂 10 克，甘草 6 克。10 剂，水煎服，日 1 剂，早、晚 2 次温服。

按：患者腹泻日久，损伤脾阳，故方用理中汤温补脾胃为主；阳虚湿浊不化，郁而化热，加黄连清热燥湿，又能厚肠胃而止泻；土虚木乘而见便前腹痛，便后痛减，故合痛泻要方以疏肝健脾；久病及肾，故加补骨脂以温肾健脾而止泻。

【病案 4】王某，男，53 岁，以“腹泻 2 年”为主诉于 2015 年 12 月 11 日初诊。症见：黎明前即欲腹泻，大便前腹痛，便后缓解，日 3~4 次，肠鸣，口干不苦，纳、眠可，耳鸣。舌质淡，苔白，脉细。患者平素嗜酒。

处方：党参 10 克，炒白术 15 克，干姜 10 克，黄连 10 克，吴茱萸 6 克，补骨脂 10 克，五味子 10 克，煨豆蔻 10 克，陈皮 10 克，炒白芍 12 克，防风 6 克，甘草 6 克。10 剂，水煎服，日 1 剂，早、晚 2 次温服。

二诊：2015 年 12 月 28 日。服上方效可，腹泻腹痛减轻，仍耳鸣，守上方去防风，加炒山药 30 克，继服 10 剂。

按：本案乃饮酒日久，伤脾及肾。酒性辛烈，耗散阳气，脾肾阳损，寒邪内生，温化无力，清浊杂下，治疗除甘温外，还需辛温，温阳散寒。

【病案 5】闫某，女，77 岁，以“腹痛伴腹泻 7 个月余”为主诉于 2018 年 5 月 9 日初诊。症见：晨起腹痛，即需如厕，伴有小腹下坠感，大便日 1 次，不成形，纳呆，凌晨 3 时易醒，难再眠。舌质红，苔薄白，有裂纹，脉缓大。自述口服补脾益肠丸易上火。既往史：胃癌胃全切术后 8 年；糖尿病病史 10 年，注射胰岛素控制可；冠心病；心肌缺血。2017 年 12 月 27 日于林州市某医院肠内镜示降结肠炎、残胃炎。

处方：白芍 15 克，槟榔 10 克，大黄 3 克（后下），黄连 6 克，黄芩 6 克，肉桂 6 克，当归 10 克，木香 10 克，乌药 10 克，炒小茴 6 克，甘草 6 克。7 剂，水煎服，日 1 剂，早、晚各 1 次。

二诊：2018 年 5 月 23 日。患者诉服上方效佳，腹痛痊愈，腹泻改善。症见：仍稍腹泻，大便不成形，日 1 次，纳一般，口干不苦。舌质红，苔白有裂纹，脉缓大有力。处方：上方加炒白术 10 克、太子参 10 克。7 剂，水煎服，日 1 剂，早、晚 2 次温服。

按：患者以腹痛、腹泻，小腹下坠等为主要见症，虽没见痢疾里急后重，泻下赤白的典型症状，但结合舌脉与病史，符合湿热痢的病机特点，故方用芍药汤清热祛湿，调气行血。复诊时诸症减轻，大便稍不成形且消渴多年，故在原方基础上加炒白术以健脾止泻、太子参以益气养阴。

【病案 6】徐某，女，60 岁，以“腹泻半年余”为主诉于 2012 年 8 月 24 日初诊。患者 1 年前因胆囊结石行胆囊切除术，术后间断出现腹泻，便溏，大便带风沫及黏液，便前肠鸣腹痛，便后痛减，腹怕凉，纳可，口苦，口中乏味，乏力神疲，舌质红，苔黄，脉弦细。

处方：乌梅 10 克，细辛 3 克，干姜 10 克，黄连 6 克，当归 10 克，制附子 10 克，肉桂 6 克，川椒 3 克，黄柏 6 克，党参 15 克，陈皮 10 克，炒白芍 12 克，防风 6 克。7 剂，水煎服，日 1 剂，早、晚 2 次温服。

二诊：2012 年 8 月 31 日。服上方效可，大便好转，纳食改善，守上方，加生白术 15 克，继服 10 剂。2012 年 9 月 17 日，服上方大便好转，风沫及黏液消失，现症见时干呕，口干口苦，舌质红，苔薄黄，脉缓有力，上方去黄柏，加黄芩 6 克、清半夏 10 克，继服 10 剂。

按：患者年高久病，加之手术创伤，导致脾肾阳虚，运化失司，水湿下注，而见腹泻便溏，腹凉，乏力神疲等症，土虚木乘，而见肠鸣腹痛，大便带风沫，病情日久，湿郁化热，而见口苦、舌红苔黄之症，故方用乌梅丸，温肾补脾暖肝治其本，清热祛湿治其标，如此标本兼顾，正合本案病机。

便　秘

【病案 1】李某，女，60 岁，以“便秘十余年”为主诉于 2014 年 3 月 5 日初诊。症见：大便干结如羊屎，3~4 日 1 行，排便困难，便前腹胀，纳可，口干不苦，欲饮水，眠可。舌质红，苔薄白，脉细无力。

处方：炒火麻仁 30 克，杏仁 10 克，枳实 15 克，厚朴 15 克，大黄 10 克（后下），生白芍 30 克，玄参 20 克，炒决明子 30 克，怀牛膝 20 克，炒莱菔子 10 克，焦山楂 10 克，肉苁蓉 20 克。7 剂，水煎服，日 1 剂，早、晚 2 次温服。

二诊：2014 年 3 月 12 日。服上方效可，大便干结较前减轻，守上方继服 10 剂。

按：本案以大便干结、腹胀、口干为主症，颇似阳明腑实证，但舌质红，苔不厚，脉细无力，腹不坚硬，与阳明腑实证不符。综合分析，本案乃本虚标实之证，由胃肠燥热，肠失濡润所致，故用麻子仁丸润肠通便，加玄参、决明子等以增加润肠通便之力。

【病案2】司某，男，91岁，以“便秘半月”为主诉于2014年4月11日初诊。症见：大便干结明显，需依靠通便药物排便，时有腹痛腹胀，纳呆，口苦口干，眠可，口唇紫暗，舌质瘀红，苔白稍厚，脉弦有力。

处方：柴胡10克，黄芩10克，清半夏10克，枳实10克，厚朴15克，白芍20克，大黄10克（后下），杏仁10克，桃仁10克，炒火麻仁30克，炒莱菔子10克，甘草6克。7剂，水煎服，日1剂，嘱患者家属根据患者大便的情况，增减大黄的量，大便溏时大黄少放或不放。

二诊：2014年4月18日。诉服上方大黄未减量，出现大便溏。症见：大便正常，夜尿多，余无明显不适。遂以六味地黄汤加减巩固治疗，并治疗尿频。

按：患者虽九十岁高龄，但初诊以大便干、口苦口干、腹胀腹痛、舌质红、脉弦有力为主要见症，符合少阳阳明实热证的病机，故用大柴胡汤加减治疗，但患者毕竟年高，气虚衰弱，攻伐药中病即止，故大便正常后，用六味地黄汤补肾固本。

呕 吐

【病案1】王某，女，54岁，以“呕吐酸水半月余”为主诉于2014年12月12日初诊。症见：患者嗜食冷饮及水果，进食后胃胀，胃脘拒按，触及胃脘部干哕，恶心，反吐酸水，胃中振水声，晨起恶心加重，纳可，眼干，大便成形，夹杂不消化食物，日1行，小便调，眠可，口干不苦，口酸，舌质淡红，苔薄白，脉细。胃镜示慢性食管炎、慢性浅表性胃炎。超声示轻度脂肪肝。肝功能正常。

处方：清半夏30克，太子参20克，干姜15克，陈皮15克，竹茹20克。生姜3片，大枣3枚为引。5剂，日1剂，水煎500毫升，分早、晚服。

按：患者长期进食生冷，易损伤中焦脾阳，脾胃运化无力，湿邪内停，湿邪郁久化热，使胃失和降，上逆而呕，本案虽然中焦亏虚是本，但患者胃胀、恶心、呕吐酸水等胃热症状较明显，且《素问·至真要大论》曰：“诸呕吐酸，暴注下迫，皆属于热”，故治疗温中化湿，清胃降逆，方用干姜人参半夏丸合橘皮竹茹汤，患者化热症状明显，故改用太子参以清补中焦，半夏用量最大以降逆止呕，竹茹清胃热止呕。诸药合用以补中虚、清胃热、降胃逆，补而不滞，寒热并调，使诸症得以消除。

【病案2】李某，男，72岁，以“胃癌半年余，化疗后广泛转移”为主诉于2013年10月18日初诊。症见：呕吐痰涎，时有呃逆，纳呆，吞咽不利，乏力身困，胸痛，眠可，大便干，4日1行，小便调。舌质红，苔花剥，脉弦细。

处方：太子参30克，旋覆花10克（包），赭石30克（包），清半夏30克，杏仁15克，桃仁10克，吴茱萸10克，郁金15克，炙甘草10克，生姜3片，大枣3枚为引。5剂，水煎服。

二诊：2013年10月23日，服上方呃逆减轻，已不呕吐痰涎，纳呆，吞咽不利，乏力，大便干，3~4日1行，舌质淡红，苔根厚腻，脉弦，上方加火麻仁30克。7剂，水煎服。

按：本案为胃癌晚期患者，以呕吐痰涎、呃逆、大便干等为主要见症，胃气衰败，痰浊壅盛，气逆不降，病情沉重，治疗当以顾护胃气为本，化痰降逆为辅，方选旋覆代赭汤加减，重用太子参益气扶正以固本，重用赭石、清半夏、吴茱萸等化痰降逆以治标，痰阻血瘀，加桃仁、郁金以活血化瘀，重用杏仁肃降肺气以和胃气，并予桃仁以润肠通便。如此标本兼顾，攻补兼施，以期正气得复，痰浊得清，胃气和顺，而诸症自缓。

胃　痛

【病案1】吴某，男，46岁，以“胃痛1年余”为主诉于2015年8月23日初诊。症见：患者1年前因生气出现胃痛，伴有胃胀，后间断性右胁不适，足大趾内侧及内踝到右胁处跳痛。舌质淡红，苔白，脉弦细。

处方：柴胡10克，枳壳10克，炒白芍20克，苍术10克，川芎10克，栀子6克，香附10克，神曲10克，厚朴10克，陈皮15克，延胡索10克，炒川楝子6克，焦山楂10克，郁金10克，甘草6克。7剂，水煎服，日1剂，早、晚2次温服。

二诊：2015年9月6日，服上方效可，胃痛减轻，右胁不适缓解，守上方去延胡索、炒川楝子，继服7剂。

按：患者因为长期情志不舒，影响肝脏疏泄，导致肝气郁结，横逆犯胃，而出现胃痛、右胁不适，足大趾内侧及内踝到右胁处疼痛等症，故选方达郁汤合金铃子散加减，以疏肝解郁，行气止痛。

【病案2】宋某，女，80岁，以“胃痛1个月余”为主诉于2018年7月11日初诊。症见：2018年1月3日胃出血后致胃部疼痛，长期喜食酱蘸菜（生菜居多），口苦，乏力，无胃胀及烧心反酸，大便溏结不调，日1次，纳、眠可，舌质稍暗红，苔白，脉细。既往史：2017年7月患多发性脑梗死。

处方：柴胡10克，黄芩10克，清半夏10克，延胡索10克，炒川楝子6

克，百合30克，丹参30克，生地黄20克，太子参10克，五灵脂10克，甘草6克。7剂，水煎服，日1剂，早、晚2次温服。

二诊：2018年7月20日。服上方效佳。症见：稍有胃痛，无反酸、烧心、嗳气，口苦，乏力，纳、眠可，腰酸腿肿，大便时干时稀，日1次，小便调，舌质暗红，苔薄白，脉细。

处方：柴胡10克，黄芩10克，清半夏10克，延胡索10克，百合30克，丹参30克，炒川楝子6克，生地黄20克，太子参10克，益母草30克，甘草6克，车前子30克（包煎）。7剂，水煎服，日1剂，早、晚2次温服。

按：患者因饮食不当而致胃络瘀滞，出血而发胃痛，加之口苦，故病机为肝热犯胃，胃络瘀滞，选用小柴胡汤合金铃子散加减，以清胆和胃，理气止痛，加百合、生地黄养胃阴，丹参、五灵脂活血止胃痛。

【病案3】卢某，女，15岁，以“胃痛半年余”为主2014年12月26日诉初诊。症见：胃痛绵绵，胃怕凉，纳呆，腹胀，体重进行性下降，骨瘦如柴，闭经，大便5天1行。舌质淡，苔薄白，脉细无力。

处方：黄芪18克，桂枝12克，白芍24克，饴糖30克（烊化），制鳖甲15克，鸡内金10克，神曲10克，炒莱菔子10克，甘草6克，生姜3片，大枣3枚为引。5剂，水煎服，日1剂，早、晚2次温服。2014年12月31日，服上方效可，胃痛明显减轻，食欲改善，守上方继服10剂。

按：本案的辨证要点为胃痛绵绵，胃怕凉，纳呆，腹胀，舌质淡，苔薄白，脉细无力。对症状进行分析，可概括病机为气虚里寒。《金匮要略》云：“虚劳里急，诸不足，黄芪建中汤主之。”故选方黄芪建中汤加减。

口　苦

【病案1】李某，女，49岁，以“胸痛2周”为主诉于2015年8月12日初诊。症见：阵发性胸闷、胸痛，呈胀痛，情绪激动时明显，可自行缓解，纳、眠可，二便调，口中和。舌质淡红，苔白腻，脉弦细。西医诊断：冠心病、不稳定性心绞痛。中医诊断：胸痹。

处方：柴胡10克，枳实10克，炒白芍20克，瓜蒌15克，薤白10克，清半夏10克，丹参30克，白檀香3克（后下），砂仁3克（后下），甘松15克，甘草6克，郁金10克。7剂，水煎服，日1剂，早、晚2次温服。

二诊：患者胸痛明显减轻，但出现大便稍溏。守上方，去瓜蒌，加炒白术15克，继服7剂，病愈。

按：本例患者以胸痛为主诉，病属“胸痹”范畴。根据胀痛，情绪激动时明显，脉弦，考虑本病诱因是肝郁气滞。从“肝主筋”角度考虑，血管由“筋膜”组成，冠状动脉痉挛所致胸痹，也属于筋脉挛急。故选用四逆散疏肝缓急，柔筋止挛。

【病案2】张某，男，60岁，以“右胁下隐痛2个月余”为主诉于2018年7月6日初诊。症见：偶纳食前右胁下隐痛不胀（1周出现2次，持续半小时），纳后减轻，口干口苦，纳可，眠早醒，大便成形不实，色灰，1日2行，小便黄，舌质红，苔白厚腻，脉细。于2018年6月22日省级某医院胃镜检查示慢性红斑性胃炎、十二指肠降部憩室、十二指肠降部黏膜隆起囊肿。

处方：柴胡10克，黄芩10克，清半夏10克，延胡索10克，连翘10克，神曲10克，炒川楝子6克，焦山楂10克，茯苓30克，陈皮10克，炒莱菔子10克，甘草6克。7剂，水煎服，日1剂，早、晚2次温服。

二诊：2018年1月17日。服上方7剂，效可。症见：仍时有夜间右胁痛，口苦口干，反酸，无烧心、嗳气，纳、眠可，大便不成形，日2次，小便调。舌质红，苔白，脉弦有力。

处方：龙胆草6克，通草6克，泽泻10克，茯苓20克，柴胡10克，清半夏15克，栀子10克，黄芩10克，郁金10克，鸡内金10克，车前子30克（包煎），甘草6克。7剂，水煎服，日1剂，早、晚2次温服。

按：《素问·六元正纪大论》曰：“厥阴所至，为胁痛、呕泄。”《素问·缪刺论》曰：“邪客于足少阳之络，令人胁痛，不得息。”患者口苦口干、胁痛等一派肝热之象，加之纳食后明显，故其病为肝热犯胃所致，选用小柴胡汤合金铃子散加减，以清利肝胆、理气止痛，加用保和丸以消食和胃。

【病案3】吴某，男，71岁。以“发现肝癌1年余”为家人代诉于2016年1月25日初诊，1年前做彩超发现肝占位，然后做CT、MRI发现肺门区纵隔异常肿块及结节，考虑恶性肿瘤。症见：纳差无食欲，腹胀稍痛，腹腔少量积液，周身出虚汗，肩臂痛，嗜睡，大便干，2日1行，小便微红，量可。

处方：柴胡10克，黄芩10克，枳实15克，厚朴15克，炒白芍20克，郁金10克，清半夏10克，大黄6克，槟榔10克，防己10克，椒目10克，葶苈子30克（包煎），大腹皮30克，甘草6克。7剂，水煎服，日1剂，早、晚2次温服。

2016年2月12日，服上方10余剂，效可，腹胀减轻。症见：腹胀不疼，纳差，大便不干，日1行，小便微红。舌质红，苔黄腻，脉细。上方加草果6克，继服7剂。

按：《素问·腹中论》曰：“有病心腹满，旦食则不能暮食……名为鼓胀。”《素问·至真要大论》曰：“诸胀腹大，皆属于热。”患者久病成肝癌，加之大便干、腹水，故为少阳阳明合病，且水饮化热，故以大柴胡汤和解少阳，内泻热结，己椒苈黄丸利水通便。加郁金以行气疏肝，槟榔、大腹皮可加强行气利水之力。

头 痛

【病案 1】刘某，女，46 岁，以“头项强痛 4 个月余”为主诉于 2015 年 8 月 14 日初诊。症见：头项强痛，连及后背，恶寒，晨起口苦，嗳气，外阴红肿，舌质红，苔黄腻，脉细。甲状腺结节 2cm×0. 8cm。

处方：葛根 30 克，桂枝 10 克，白芍 10 克，麻黄 10 克，甘草 6 克，清半夏 10 克，陈皮 10 克，茯苓 30 克，枳实 10 克，黄连 10 克，胆南星 6 克，僵蚕 10 克，车前草 30 克。7 剂，水煎服，日 1 剂，早、晚 2 次温服。

二诊：服上方后头项强痛、外阴红肿均减轻，舌质红苔黄腻，脉细，上方加生薏苡仁 30 克。14 剂，继服。

按：本案根据头项强痛、恶寒辨为葛根汤证；然而舌质红，苔黄腻证明有痰热、湿热内蕴，湿热中阻则口苦，嗳气，湿热下注则外阴红肿；痰热结于颈部形成痰核则为甲状腺结节。故本案的病机是湿热内蕴，风寒外束。方选葛根汤合黄连温胆汤，加僵蚕化痰散结，是治疗甲状腺结节等痰核的经验用药，加车前草清利下焦湿热以治疗外阴红肿。二诊加生薏苡仁既可以清利内湿，又是根据“诸痉项强，皆属于湿”，通过利湿、舒筋、活络以治疗项强。

【病案 2】郑某，女，67 岁，以“头痛 2 个月余”为主诉于 2018 年 7 月 16 日初诊。症见：前额及巅顶头痛伴恶心，甚则呕吐，痛前头皮发紧，腿发软，全身乏力，口中和，纳可，眠差（靠安眠药），二便调。舌质淡红，苔薄白，脉细无力。2018 年于 5 月 31 日于某市中心医院出院诊断：焦虑性头痛、冠心病、焦虑状态。

处方：吴茱萸 10 克，党参 15 克，清半夏 30 克。10 剂，水煎服，日 1 剂，早、晚 2 次温服。

按：患者以前额及巅顶头痛伴恶心，甚则呕吐为主症，足厥阴经脉与督脉会与巅顶，巅顶疼痛，病在厥阴肝经；恶心呕吐，病在阳明胃腑，按经络辨证，可以确定病在肝、胃二经。病机为肝胃虚寒，浊阴上逆，方用吴茱萸汤温肝降逆，佐以大剂量清半夏降逆止呕，使阳气得以振奋，清气得升，浊气自降，头痛自愈。

中　风

【病案】徐某，男，42岁，以“左侧肢体无力3个月余”为主诉于2015年1月21日初诊。患者3个月前因高血压脑出血（右侧），至当地医院行微创手术，症状好转后出院。症见：左侧肢体发凉伴无力感，记忆力下降，面部表情呆滞，纳可，眠浅易醒，盗汗，口中和，大便调，小便频。舌质红，苔黄腻，脉细。

处方：党参20克，柴胡10克，黄芩10克，清半夏10克，桂枝10克，炒白芍10克，茯苓30克，生龙骨30克，生牡蛎30克，郁金10克，石菖蒲10克，陈皮15克，甘草6克，生姜3片，大枣3枚。共10剂，水煎服，日1剂，早、晚2次温服。

二诊：服上方盗汗、肢体发凉好转，小便仍频，舌脉如前，上方加益智仁10克。15剂，继续治疗。

按：本案中半身肢体发凉，盗汗为少阳枢机不利，营卫不和所致，是辨证选方的关键。

胁　痛

【病案1】牛某，男，64岁，以“右胁胀痛1个月”为主诉于2015年9月13日初诊。症见：右胁胀痛，纳后胃脘胀，嗳气频，无反酸烧心，小腹胀，二便调，口中和。舌质红苔薄黄，脉大无力。CT示（2015年9月8日）：多囊肝（最大80mm×39mm）、多囊肾（最大80mm×60mm）。

处方：柴胡10克，枳壳10克，炒白芍20克，苍术10克，川芎10克，栀子10克，醋香附10克，神曲10克，延胡索10克，炒川楝子6克，僵蚕10克，甘草6克。共7剂，水煎服，日1剂，早、晚2次温服。

二诊：服上方后胁痛，胃胀消失，舌如前，脉缓无力。上方去金铃子散，加冬瓜仁30克、生薏苡仁30克、桃仁10克、皂角刺15克。15剂继服。

按：根据“胁胀痛，胃脘胀，嗳气频”不难辨出本案为肝胃气滞证。多囊肝、多囊肾属于中医学“痰浊”“痰核”范畴，故初诊时加僵蚕化痰散结；二诊配以涤浊法（冬瓜仁、生薏苡仁、桃仁），佐以皂角刺消肿散结。

【病案2】张某，男，52岁，以“右胁隐痛半月余”为主诉于2015年2月4日初诊。症见：平素自觉右胁隐痛，纳呆，口苦，眠安。舌质红，苔黄腻，脉浮大。彩超示胆囊息肉4mm×5mm。

处方：柴胡10克，黄芩10克，清半夏10克，延胡索10克，炒川楝子6克，陈皮15克，茯苓30克，枳实10克，竹茹10克，胆星6克，僵蚕10克，黄连6克，甘草6克。7剂，水煎服，日1剂，早、晚2次温服。

二诊：服上方后右侧胁部疼痛消失，舌质红，苔黄腻，脉弦细。上方去延胡索、川楝子，加郁金10克、炒白芥子10克。7剂，继服。

按：本案舌苔黄腻是有痰热，胆囊息肉属于“痰核”，故此为少阳郁热兼痰热内蕴。以小柴胡汤合黄连温胆汤化痰清热，并配以散结之品。

【病案3】段某，男，45岁，以“两侧胁部胀痛2个月余，下肢水肿1个月余”为主诉于2014年3月7日初诊。症见：两侧胁下胀痛，口苦，口黏，嗳气，腹胀，下肢水肿，下肢乏力活动后不缓解，平素乏力，下午面热，饮食可，大便黏滞不爽，日3~4次，小便色黄。舌质红，苔白腻，脉滞。彩超示：①轻中度脂肪肝，胆囊壁毛糙；②主动脉瓣退行性变，左室舒张功能减低。

处方：柴胡10克，黄芩10克，枳实15克，大黄6克（后下），厚朴15克，炒白芍20克，清半夏10克，木瓜30克，槟榔10克，大腹皮30克，益母草30克，甘草6克。共10剂，水煎服，日1剂，早、晚2次温服。

二诊：服上方后胁痛消失，水肿明显减轻，仍有两胁胀，口中和，大便黏滞不爽，舌尖红苔白腻，脉弦。处方：柴胡10克，枳壳10克，炒白芍30克，冬瓜仁30克，生薏苡仁30克，桃仁10克，茯苓30克，猪苓15克，炒白术15克，泽泻15克，桂枝6克，甘草6克。共20剂，水煎服，日1剂，早、晚2次温服。

按：初诊时，除少阳阳明实热，兼有三焦水道失司，导致下肢水肿，故加木瓜、槟榔、大腹皮、益母草等利水消肿。二诊时热势减退，痰浊内盛，仍有脂肪肝和轻度水肿，乃三焦气化失司，津液聚而成痰浊，故拟方四逆散、五苓散加味，以开三焦气化，涤体内痰浊。

黄　疸

【病案1】薄某，男，56岁，以“恶心两个月余”为主诉于2019年3月13日初诊。症见：身黄、目黄、小便黄，恶心欲吐。饮酒史二十余年，现戒酒10余天，头皮屑较重，唇周红肿，眠浅易醒，多梦，纳可，舌质淡红，苔白，脉细。2019年3月11日在省级医院检查示：①重度脂肪肝，肝囊肿7mm×5mm，肝功能异常：谷丙转氨酶（ALT）260U/L，谷草转氨酶（AST）180U/L；②窦性心律不齐；③高血压1级，血脂异常。

处方：柴胡10克，清半夏10克，党参10克，黄芩10克，茵陈30克，泽泻 15 克，炒白术 15 克，猪苓 15 克，茯苓 30 克，郁金 10 克，车前草 30 克，甘草 6 克。10 剂，水煎服，日 1 剂，早、晚 2 次温服。

二诊：2019 年 4 月 1 日。患者诉服上方恶心痊愈，身黄，目黄减轻。症见：小便黄，身稍黄，眠浅易醒，心烦，口干时苦，唇周红疹。舌质淡红，苔薄黄，脉缓无力。

处方：黄连 10 克，陈皮 10 克，清半夏 10 克，茯苓 30 克，胆南星 6 克，竹茹 15 克，枳实 10 克，升麻 10 克，僵蚕 10 克，桔梗 10 克，郁金 10 克，甘草 6 克。10 剂，水煎服，日 1 剂，早、晚 2 次温服。

按：患者恶心呕吐两个月余，饮酒二十余年，身目俱黄，乃湿遏热伏，困阻中焦，邪犯少阳，气郁津凝，胆汁不循常道，胆胃不和，辨证为湿重于热型黄疸，初诊时用小柴胡汤和茵陈五苓散加减，和解胆胃，利湿化浊运脾，佐以清热；佐以郁金利胆退黄，车前草清热利湿；复诊时胆胃以和，仍以湿热为患，故用黄连温胆汤清热化痰，理气疏郁，佐以僵蚕、桔梗、升麻，助疏气滞之力，恢复三焦升降出入之常，湿热去，黄疸自退。

【病案 2】蒋某，女，56 岁，以“身黄、目黄、小便黄 1 个月余”为主诉于 2017 年 1 月 4 日初诊。症见：患者既往有自免肝所致肝硬化病 2 年，1 个月前出现身黄、目黄、小便黄，口苦口干，偶有呕血，大便干，3 日 1 次，纳、眠可，双目干涩，舌质暗红，苔黄厚腻，脉缓有力。2016 年 12 月查肝功能：ALT45U/L，AST50U/L，总胆红毒（TBIL）132. 1μmol/L，直接胆红素（DBIL）82μmol/L，间接胆红素（IBIL）50. 1μmol/L。胃镜：食管静脉曲张Ⅱ度，伴胃底静脉曲张；彩超：肝硬化，脾大，胆囊结石。

处方：柴胡 10 克，黄芩 10 克，枳实 10 克，厚朴 10 克，大黄 10 克（后下），白芍 20 克，清半夏 10 克，天花粉 10 克，丹参 30 克，茵陈 30 克，栀子 10 克，甘草 6 克，赤芍 30 克。7 剂，水煎服，日 1 剂，早、晚饭后 2 次温服。

二诊：2017 年 1 月 18 日，服上方 14 剂，效可，大便正常，复查肝功无异常。症见：口干口苦较前减轻，面黄，小便与目不黄，入睡难，心烦急躁，双目干涩，纳可，二便调，舌质红，苔白，脉细。守上方去大黄，天花粉，加柏子仁 15 克，郁金 15 克，14 剂，水煎服，日 1 剂，早、晚饭后 2 次温服。

按：患者长期有肝硬化病史，此次发病以“身黄、目黄、小便黄，口干口苦，大便干”为主要见症，结合舌脉和相关检查，属少阳阳明湿热阻滞之证，同时兼有瘀血阻络，故方选大柴胡汤合茵陈蒿汤加减，清热利湿，通腑退黄，同时加丹参、赤芍、天花粉，活血通经，凉血止血，改善食管胃底静脉曲张，防止上消化道出血。

臌胀

【病案】李某，女，88 岁，以“纳呆、腹胀 10 个月余”为主诉于 2013 年 6 月 17 日初诊。代诉：纳呆，腹胀，眠差，难以入睡，大便不干，数日 1 行，小便频。彩超示腹水，前后径约为 68mm。CT 示肝硬化、脾大、门静脉高压、腹水。心电图示频发房性期前收缩。

处方：黄芪 30 克，太子参 20 克，炒白术 15 克，茯苓 30 克，猪苓 30 克，泽泻 15 克，桂枝 6 克，制鳖甲 20 克，郁金 10 克，当归 15 克，白芍 20 克，车前子 30 克（包）。共 7 剂，水煎服，日 1 剂，早、晚 2 次温服。

二诊：饮食渐好，腹胀渐消，上方继服 10 剂。

按：患者久患肝病，肝木乘土，日久导致脾气亏虚，运化无力，故见纳呆，大便不干，数日难解等；脾虚运化失司，水湿内停，故见腹胀、腹水，结合病史，证属脾虚水停之证。故方选春泽汤加减，益气健脾，利水消肿，同时加鳖甲、郁金等软肝散结，活血行气，平抑肝木。

面瘫

【病案 1】刚某，男，43 岁，以“面瘫 3 天”为主诉于 2016 年 3 月 9 日初诊。症见：左侧眼流泪，左耳后疼痛，口眼㖞斜，口干不苦，纳、眠可，二便调。舌质红，苔黄，脉细无力。

处方：太子参 10 克，柴胡 10 克，黄芩 10 克，清半夏 10 克，连翘 15 克，蝉蜕 10 克，僵蚕 10 克，葛根 20 克，牛蒡子 10 克，甘草 10 克，赤芍 30 克，桑叶 30 克。共 7 剂，水煎服，日 1 剂，早、晚 2 次温服。

按：本证型越早期治疗，恢复越好，日久经络筋脉已损，较为难治。

【病案 2】秦某，男，48 岁，以“口角㖞斜半月余”为主诉于 2016 年 4 月 18 日初诊。症见：半月前感冒后出现口㖞，眼闭合不全，鼻唇沟变浅，右眼流泪，纳、眠可，口中和，大便溏，小便调。舌质淡暗，苔薄白，脉缓。

处方：葛根 20 克，桂枝 12 克，白芍 12 克，麻黄 10 克，僵蚕 10 克，制白附子 10 克，蜈蚣 2 克，防风 10 克，川芎 10 克，甘草 6 克，炒白术 15 克，生姜 3 片，大枣 3 枚为引。7 剂，水煎服，日 1 剂，早、晚 2 次温服。

二诊：服上方后眼闭合不全，鼻唇沟变浅明显好转，大便溏，日 2 次，苔白根部厚，脉缓。上方加苍术 15 克。10 剂，继服。

按：防风、川芎性温疏散，既能祛风，又能通络。

不 寐

【病案1】邱某，女，38岁，以“失眠8年余”为主诉于2016年3月11日初诊。症见：失眠，入睡难，多梦，心烦急躁，焦虑抑郁，纳呆，乏力神疲，口干口苦，大便干，2日1行，经带可。舌质红，苔薄白，脉细有力。

处方：太子参10克，柴胡10克，黄芩10克，清半夏10克，茯苓30克，桂枝10克，白芍10克，生龙骨20克，生牡蛎20克，百合30克，生地黄20克，知母10克，甘草6克，小麦30克，生姜3片，大枣3个为引。7剂，水煎服，日1剂，早、晚2次温服。

按：《伤寒论》107条曰：“伤寒八九日，下之，胸满烦惊，小便不利，谵语，一身尽重，不可转侧者，柴胡加龙骨牡蛎汤主之。”患者心烦急躁，焦虑抑郁，少阳胆火旺，扰于心，出现精神方面改变，方选柴胡加龙骨牡蛎汤以清少阳火邪，重镇安神，百合知母地黄汤以养阴清热，凉血安神，甘麦大枣汤以养心安神。

【病案2】赵某，男，44岁，以“失眠1年”为主诉于2014年11月2日初诊。症见：眠差，入睡难，多梦，心烦，时有胃胀，嗳气，烧心，反酸，口干苦，大便溏。舌质暗红，苔白厚，脉弦细。

处方：党参10克，干姜3克，黄连3克，黄芩3克，清半夏10克，苍术10克，川芎10克，香附10克，神曲10克，陈皮10克，浙贝母10克，煅海螵蛸30克，甘草6克。7剂，水煎服，日1剂，早、晚2次温服。

按：脾胃为中焦气机升降的枢纽，脾胃不和，气机不调，亦会影响心的功能。患者胃胀，嗳气，烧心，反酸，口干苦为上焦有热，大便溏为脾胃虚寒。方选半夏泻心汤以辛开苦降，调节气机，越鞠丸以理气开郁，乌贝散以止酸和胃，胃和则寐安。

胸 痹

【病案1】李某，女，31岁，以“胸闷1周”为主诉于2013年9月2日初诊。症见：胸闷、气短，乏力身困，情绪不畅，生气时加重，手足怕冷。纳可，时有腹痛，大便溏，日2~3次，小便可，眠一般，多梦易醒。舌质淡红，苔白稍厚，脉弦有力。患者诉有卵巢囊肿。

处方：柴胡10克，炒白芍20克，枳实10克，全瓜蒌30克，薤白10克，清半夏 10 克，川芎 6 克，炒酸枣仁 20 克，知母 10 克，茯苓 30 克，陈皮 10 克，炒白术 15 克，甘草 3 克。7 剂，水煎服，日 1 剂，早、晚 2 次温服。

按：患者平素肝气郁滞，气机失调，阳郁于心胸，则见胸闷、气短；阳气不达四肢，则见手足凉；肝木受邪，每多侮土，故见腹痛、大便溏等脾气虚的表现。喻嘉言《医门法律》曰："盖胸中如太空，其阳气所过，如离照当空，旷然无外，设地气一上，则窒塞有加，故知胸痹者，阳不主事，阴气上逆之候也。"四逆散疏达阳气，气机调畅，郁滞的心胸阳气得展，脾气运化水谷精微而痰浊无以生成，配合酸枣仁汤以补血养心，则胸痹自愈。

【**病案** 2】李某，女，72 岁，以"胸闷半月余"为主诉于 2014 年 5 月 7 日初诊。症见：胸闷胸痛，心慌气短，活动后喘息，神疲乏力，咽痒，咳嗽无痰，口干稍苦，纳呆，二便调，眠可。舌质红，苔白腻，脉缓略大。心电图：窦性心律不齐；彩超：心功能减退。

处方：全瓜蒌 20 克，薤白 10 克，清半夏 10 克，陈皮 10 克，太子参 10 克，五味子 10 克，麦冬 10 克，丹参 30 克，白檀香 3 克（后下），砂仁 3 克（后下），甘松 15 克，茯苓 30 克，杏仁 10 克。7 剂，水煎服，日 1 剂，早、晚 2 次温服。

按：《金匮要略·胸痹心痛短气病脉证治》曰："胸痹不得卧，心痛彻背者，瓜蒌薤白半夏汤主之。"瓜蒌薤白半夏汤合茯苓杏仁甘草汤以化痰祛浊，通阳行痹；生脉饮以补气养阴；气不足，则血不行，丹参饮以活血化瘀，理气止痛；加陈皮、甘松以理气醒脾。

【**病案** 3】苑某，女，62 岁，以"胸闷 7 年余"为主诉于 2014 年 2 月 12 日初诊。症见：胸前区胀闷不痛，心下痞塞，腹胀，脐周隐痛，大便溏，日 7~8 次，便前腹痛，便后痛缓，纳一般，口淡乏味，口干有异味，眠可，小便调。舌质淡，苔白厚腻，脉细无力。查胃镜：慢性红斑性胃窦炎（B 级）、十二指肠球炎。

处方：党参 15 克，炒白术 15 克，干姜 10 克，黄连 10 克，陈皮 10 克，防风 6 克，炒白芍 12 克，茯苓 30 克，枳实 10 克，白及 10 克，甘草 6 克。

按：《素问·经脉别论》曰："饮入于胃，游溢精气，上输于脾，脾气散精，上归于肺，通调水道，下输膀胱。"患者脾阳不足，运化无力，生湿生痰，不能散精上输于肺，胸阳不展，故见胸闷。脾气虚则见心下痞塞，腹胀，大便次数多。《金匮要略·胸痹心痛短气病脉证治》载："胸痹心中痞，留气结在胸，胸满，胁下逆抢心，枳实薤白桂枝汤主之，人参汤亦主之。"方选理中汤以温中祛寒，补气健脾，培土生金。痛泻要方调和肝脾，加枳实、白及以行气导滞，生肌止溃。

【**病案** 4】杨某，女，57 岁，以"胸闷 1 个月余"为主诉于 2014 年 3 月

12日初诊。症见：胸闷痛，气短，牵涉左肩背疼痛，左臂沉重疼痛，四肢冰凉，咯吐少量白痰，纳、眠可，二便调。舌质淡暗，苔薄白，脉细。

处方：制附子10克，干姜10克，枳实10克，薤白10克，桂枝10克，厚朴10克，全瓜蒌30克，丹参30克，白檀香3克（后下），砂仁3克（后下），甘草6克。7剂，水煎服，日1剂，早、晚2次温服。

按：《伤寒论》323条曰："少阴病，脉沉者，急温之，宜四逆汤。"患者胸阳不振，津液不布，聚而成痰，痰为阴邪，凝滞则胸满而痛；痰浊阻滞，肺失宣降，故见咳唾喘息、短气；阳虚生寒，则见四肢冰凉。方选四逆汤以温中祛寒，回阳救逆，合枳实薤白桂枝汤以通阳散结，祛痰下气。丹参饮活血化瘀，理气止痛。

心　悸

【病案1】胡某，女，58岁，以"心慌1个月余"为主诉于2013年12月6日初诊。症见：心慌，心悸，胸闷，恶心，反胃，口干口苦，反酸，烧心，嗳气，入睡难，心烦急躁，大便不干，日1行，小便调。舌质淡红，苔白稍厚，脉滞。

处方：太子参10克，柴胡10克，黄芩10克，清半夏10克，茯苓30克，桂枝10克，炒白芍10克，生龙骨20克，生牡蛎20克，郁金10克，浙贝母10克，煅海螵蛸30克，甘草6克，生姜3片，大枣3枚为引。7剂，水煎服，日1剂，早、晚2次温服。

按：《伤寒论》107条曰："伤寒八九日，下之，胸满烦惊，小便不利，谵语，一身尽重，不可转侧者，柴胡加龙骨牡蛎汤主之。"患者心慌、心悸，口干口苦为少阳病。选方柴胡加龙骨牡蛎汤以调和营卫，疏通少阳枢机。三焦通达，气化以行，里热得清，神明得安而诸症除。

【病案2】程某，女，69岁，以"心慌心悸5年"为主诉于2018年12月26日初诊。症见：心慌心悸，纳、眠尚可，两胁下时有气上顶感，大便日1~2次，不成形。舌质红，苔薄白，脉缓无力。

处方：炙甘草20克，桂枝10克，党参15克，麦冬10克，生地黄30克，炒麻子仁10克，阿胶10克（烊化），生姜3片，大枣3个为引。7剂，水煎服，日1剂，早、晚2次温服。

按：患者阴血不足，心体失养，兼心阳虚弱，不能温养心脉，故心动悸不安。《丹溪手镜·悸》："有气虚者，由阳明内弱，心下空虚，正气内动，心悸脉代，气血内虚也，宜炙甘草汤补之。"方选炙甘草汤以滋心阴，养心血，益心气，温心阳，以达复脉定悸之效。

【病案3】宋某，女，65岁，以“心慌8年余”为主诉于2016年3月18日初诊。症见：心慌，气短，胸闷，自汗出，四肢冰凉，纳差，时有胃胀不舒，眠易醒，心烦急躁，二便调。舌质淡，苔白，脉沉细无力。

处方：桂枝12克，白芍12克，生龙骨20克，生牡蛎20克，党参30，制附子30克（先煎1个小时），甘草6克。

按：《伤寒论》第64条曰：“发汗过多，其人叉手自冒心，心下悸，欲得按者，桂枝甘草汤主之。”《素问·六节藏象论》曰：“心者，生之本，神之变也……为阳中之太阳，通于夏气。”患者平素阳气不足，气虚不能固摄，汗为心之液，则见自汗出、心慌、气短、胸闷；阳气不达四肢，则见手足冰凉；方选桂枝加龙骨牡蛎汤以辛甘化阳，温畅血脉，收散浮阳，合参附汤以益气回阳救脱。

【病案4】林某，男，66岁，以“心悸3年余”为主诉于2016年4月17日初诊。症见：心悸，气短，胸闷，动则喘促，夜间平卧加重，眠差，心烦。纳少，大便黏滞，日2~3次，小便量少，下肢凹陷性水肿。舌质淡红，苔白水滑，脉沉细无力。

处方：炒白芍10克，炒白术30克，茯苓30克，制附子30克（先煎1个小时），干姜10克，木瓜30克，槟榔10克，陈皮10克，紫苏叶10克，吴茱萸10克，桔梗10克，甘草6克。生姜5片。10剂，水煎服，日1剂，早、晚2次温服。

按：《伤寒论》第82条曰：“心下悸，头眩，身瞤动，振振欲擗地者，真武汤主之。”第316条又曰：“腹痛，小便不利，四肢沉重疼痛，自下利者，此为有水气，其人或咳，或小便利，或下利，或呕者，真武汤主之。”患者阳虚水犯，水气凌心则见心悸；水气阻滞，胸阳不展则见气短，胸闷；水为阴邪，则于夜间加重；水饮停于中焦脾胃，则见纳少便黏；水邪阻滞下焦，则见小便不利，下肢浮肿。选方用真武汤温阳利水，平冲定悸，合鸡鸣散以培土健脾制水，扶正祛邪。

水 肿

【病案1】金某，男，33岁，以“面部及颈肩浮肿10天余”为主诉于2016年4月8日初诊。症见：面部及颈肩浮肿，伴有皮疹，时有时无，遇风发痒，出疹时头部发胀，纳可，眠差，二便调，口中和。舌质红，苔黄，脉数。

处方：麻黄10克，连翘10克，赤小豆30克，杏仁10克，桑白皮30克，黄芩10克，蝉蜕10克，赤芍30克，桔梗10克，蒲公英30克，野菊花15

克，甘草 6 克。7 剂，水煎服，日 1 剂，早、晚 2 次温服。

按：外感风热，郁表化热，风性善动，故面部及颈肩浮肿；热不得宣，故见皮疹时发，遇风则痒，头部发胀。体内有热，外有风邪，风热夹杂，故用麻黄连翘赤小豆汤解表疏风，宣发郁热，合五味消毒饮清热解毒，共奏外散风邪、内清里热之效。

【**病案 2**】马某，女，53 岁，以“面目浮肿 1 个月余”为主诉于 2013 年 10 月 28 日初诊。症见：面目浮肿，双脚水肿麻木，牙及双手颤抖，腰痛，怕冷，纳、眠可，大便干，小便量少，舌质淡红，苔薄白，脉弦缓。

处方：制附子 30 克（先煎 1 个小时），炒白芍 20 克，炒白术 15 克，茯苓 30 克，木瓜 30 克，槟榔 10 克，吴茱萸 10 克，紫苏叶 10 克，桔梗 10 克，橘红 10 克，生姜 50 克。3 剂，水煎服，日 1 剂，早、晚 2 次温服。

二诊：2013 年 10 月 31 日。面目浮肿渐消，牙及双手颤抖减轻，大便不干，小便量少，舌质淡，苔白厚腻，脉细。嘱其上方继服 7 剂，后电话告知，药尽浮肿即消，且未再复发。

按：《伤寒论》第 316 条曰：“少阴病，二三日不已，至四五日，腹痛，小便不利，四肢沉重疼痛，自下利者，此为有水气。其人或咳，或小便利，或下利，或呕者，真武汤主之。”患者为中老年女性，脾肾阳气渐衰，寒邪易侵，化湿无力，水湿泛滥；水湿上泛，则面目浮肿，水邪留于四肢，则双脚水肿麻木，肾阳虚则怕冷，故用真武汤温阳利水，且重用生姜温补脾阳以散水，合鸡鸣散，温阳化湿，行气降浊。两方合用共奏温阳利水、化湿降浊之效。

郁　证

【**病案 1**】赵某，男，24 岁，以“抑郁 2 年余”为主诉于 2014 年 4 月 25 日初诊。症见：胡思乱想，性格孤僻，时有自卑、痛苦、恐惧感，坐卧不宁，心烦急躁，时有心慌、胸闷，身困乏力，喜叹息，纳、眠可，大便干，2 日 1 行，小便频，无热痛感。舌质红，苔黄腻，脉细有力。

处方：太子参 10 克，柴胡 10 克，黄芩 10 克，清半夏 10 克，茯苓 30 克，桂枝 10 克，白芍 10 克，生龙骨 20 克，生牡蛎 20 克，合欢皮 30 克，郁金 10 克，石菖蒲 10 克，甘草 6 克，生姜 3 片，大枣 3 枚为引。7 剂，水煎服，日 1 剂，早、晚 2 次温服。

按：《诸病源候论·五脏六腑病诸候》载：“胆气不足，其气上溢而口苦，善太息，呕宿汁，心下澹澹，如人将捕之。”患者自卑恐惧为心胆气不足；心烦急躁为胆气郁热扰心。《伤寒论》第107条载："胸满烦惊，小便不利，谵语，一身尽重，不可转侧者，柴胡加龙骨牡蛎汤主之。"方选柴胡加龙骨牡蛎汤以清心胆郁热，菖蒲郁金汤以解郁化痰。

【病案2】高某，女，45岁，以"心烦2年余"为主诉于2016年7月8日初诊。症见：心烦急躁，入睡难，口苦口干，纳少，胃胀痛，时有烧心，反酸，腹胀痛，大便干结，4~5日1行（需用开塞露），小便黄。舌质红，苔黄厚，脉弦大有力。

处方：大黄10克（后下），枳实10克，黄芩10克，清半夏10克，厚朴10克，柴胡10克，炒白芍30克，桃仁10克，甘草6克。7剂，水煎服，日1剂，早、晚2次温服。

按：患者以心烦眠差、口苦口干、脘腹胀痛、大便干结为主要见症，结合舌脉，此乃少阳阳明实热郁结之证，少阳阳明热盛、热扰心神，则见心烦、入睡难、口干苦等，热郁胃肠，腑气不通，则见脘腹胀痛、大便结、烧心反酸等。故用大柴胡汤加减，清胆和胃，通腑解郁。

血　证

【病案1】郑某，男，13岁，以"鼻衄8年余"为主诉于2018年6月25日初诊。症见：鼻衄，每周1~2次，素喜冷饮，盗汗，头晕，乏力，注意力差，口中和，纳可，入睡难，大便可，2~4日1行，小便黄，舌质淡红，舌尖红，苔白厚，脉缓。

处方：大黄10克，黄连10克，白茅根30克。7剂，嘱其将药放入茶杯，用开水先冲洗下倒掉，再将开水倒入茶杯中，10分钟后可服，将泡取药汁当茶喝，不拘于时间，日1剂。

二诊：诉服上方效佳，服药期间未见鼻衄，盗汗、头晕、睡眠较前好转，大便1~2日1行。守上方继服7剂。

按：《金匮要略》曰："心气不足，吐血，衄血，泻心汤主之。"泻心汤，即大黄黄连泻心汤。患者鼻衄、喜冷饮、盗汗、头晕等为肺胃郁热所致，肺与大肠相表里，肺热影响肠腑肃降可见排便缓慢。用大黄黄连泻心汤加白茅根方证对应、收效亦佳。本方重在煎服法，只需开水渍之，取其气而薄其味，且不伤正气。

【病案2】刘某，女，65岁，以"间断吐血15年"为主诉于2018年9月26日初诊。症见：2004年于某县医院因胃中出血行手术（具体不详），现间断出血，饿时难受，咳血需要吃肉食才能控制，白天轻，胃不痛，反胃，无反酸，后半夜胃中不适，呕吐后减轻，口苦，纳、眠可，不敢多食，二便调，小便频，解不尽感，舌质瘀红，苔白，脉细。

处方：大黄 10 克，黄连 10 克，白茅根 30 克。7 剂，开水泡服，首次开水冲洗以后倒掉，再倒入开水焖 10 分钟再服，日 1 剂，早、晚 2 次温服。

按：吐血一证，多属阳邪内入血分，胃络血郁成痞，郁而化热，热迫血行，四诊合参，患者乃心肝积热，肝热则血不藏，心热则血横溢，热血沸腾，胃中络破，则为吐血，故用大黄黄连泻心汤，清热止血，釜底抽薪，佐以白茅根加强清热凉血之功，热去吐血自愈。

【病案 3】张某，男，29 岁，以“胃胀伴胃肠出血两周余”为主诉于 2018 年 11 月 9 日初诊。症见：两周前出现便血、呕血，近几日血止。现胃胀，胃隐隐刺痛，餐后胃痞不消，消化差，偶有恶心及反酸，无嗳气及烧心，大便不成形，3 日 1 行，质黏，眠可。舌质淡红，苔白，脉细无力。

处方：姜炭 30 克，党参 20 克，白术炭 15 克，陈皮 10 克，清半夏 10 克，砂仁 10 克（后下），枳实 10 克，白及 10 克，甘草 6 克。7 剂，水煎服，日 1 剂，早、晚 2 次温服。

二诊：2018 年 11 月 19 日。服上方效可，未再出现便血，胃胀、胃痛减轻，守上方加山楂炭 10 克，继服 10 剂。

按：《景岳全书·血证》将引起出血的病机提纲挈领地概括为“火盛”及“气虚”，患者初期便血、呕血均有，乃热迫所致，现虽血止，热已去，然血为气之母，气为血之帅，呕血多则伤胃气，气血两虚，则胃胀，便溏，故用砂半理中汤温中健脾，干姜、白术用炭类以加强止血之功，砂仁、半夏燥湿醒脾，降逆止呕。诸药合用，健脾止血。

【病案 4】钱某，男，37 岁，以“大便带血 2 个月余”为主诉于 2012 年 3 月 18 日初诊。症见：大便带血，时呈喷射状，无黏液，肛门下坠感，曾于当地检查为“混合痔”，口干稍不苦，纳、眠可，大便偏黏，日 1 行，小便调。舌质淡红，苔白，脉沉。

处方：乌梅 10 克，僵蚕 10 克，槐花 30 克，椿根皮炭 10 克，姜炭 30 克，黄芩炭 10 克，仙鹤草 30 克，荆芥炭 10 克，焦山楂 10 克，陈皮 10 克，马齿苋 30 克，地榆炭 20 克，甘草 6 克。7 剂，水煎服，日 1 剂，早、晚 2 次温服。

二诊：诉便血、大便黏较前好转，守上方继服 7 剂。

按：陈修园云：济生乌梅丸治大便下血如神。有歌曰：下血淋漓治颇难，济生遗下乌梅丸，僵蚕炒研乌梅捣，醋下几回病可安。临证可在辨证基础上加济生乌梅丸，效果更明显。

【病案5】杜某，男，47岁，以“便血15年，加重20日”为主诉于2017年11月24日初诊。症见：大便带血，色初鲜红，中有暗色，肛裂，便溏，稍饮水则腹泻加重，腹痛，纳差，口干苦，口中异味，多梦易醒，入睡难，腰酸痛，头懵，耳鸣，平时怕冷，乏力。舌质淡红，苔腻，脉沉滞。

处方：伏龙肝30克（澄水煎药），炒白术10克，阿胶6克（烊化），制附子6克，生地炭15克，黄芩10克，黄连6克，炒僵蚕10克，乌梅10克，米醋10毫升（冲入）为引。10剂，水煎服，日1剂，早、晚2次温服。

二诊：2017年12月6日。服上方10剂，至第5剂时腹泻改善，稍成形，小腹隐痛不舒，大便未再出血，纳可，口苦，口干欲饮，饮水易腹泻，口苦，异味改善，眠差，入睡难，心烦，小便黄，面红乏力。舌暗红，苔薄白腻，脉沉细滞。

处方：党参10克，茯苓10克，炒白术10克，炒山药30克，炒白扁豆10克，炒薏苡仁30克，炒莲肉10克，陈皮10克，砂仁10克（后下），桔梗3克，黄连6克，车前子10克（包煎），炙甘草3克，黄芩10克。15剂，水煎服，日1剂，早、晚2次温服。

按：《金匮要略·惊悸吐衄下血胸满瘀血病脉证并治》说：“下血，先便后血，此远血也，黄土汤主之。”患者大便带血，同时伴有便溏、腹痛、腰酸、乏力怕冷等症，此乃脾肾阳虚，统血无力所致；长期失血，导致阴血亏虚，虚热扰神，则见心烦失眠、口干苦等症，故方用黄土汤温阳健脾，养血止血，合济生乌梅丸酸涩敛阴，以助止血之力。

消 渴

【病案1】陈某，女，42岁，以“口干渴1年余”为主诉于2016年4月7日初诊。症见：口干渴喜凉饮，偶口苦，素易上火，食管处发热，偶烧心，纳多易饥，眠可，大便干，2~3日1行，小便调。舌质红，苔白，脉数。

处方：知母10克，生石膏30克，太子参10克，生地黄30克，怀牛膝30克，麦冬10克，蒲公英30克，连翘10克，生甘草6克。10剂，水煎服，日1剂，早、晚2次温服。

二诊：诉口干较前好转，守上方加炒莱菔子10克，继服10剂。

按：患者素口干渴，食管处发热，纳多易饥，乏力，大便干，舌质红，此为肺胃热盛、“壮火食气”、耗气伤阴。方用白虎加人参汤合玉女煎加减，以滋养肺胃之气阴，引火下行。

附　录

一、古今重量换算

（一）古称以黍、铢、两、斤计量而无分名

汉、晋：1 斤=16 两，1 两=4 分，1 分=6 铢，1 铢=10 黍。

宋代：1 斤=16 两，1 两=10 钱，1 钱=10 分，1 分=10 厘，1 厘=10 毫。

元、明、清沿用宋制，很少变动。

古代药物质量与市制、法定计量单位换算表解

时代	古代用量	折合市制	法定计量
秦代	一两	0. 5165 市两	16. 14 克
西汉	一两	0. 5165 市两	16. 14 克
东汉	一两	0. 4455 市两	13. 92 克
魏晋	一两	0. 4455 市两	13. 92 克
北周	一两	0. 5011 市两	15. 66 克
隋唐	一两	0. 0075 市两	31. 48 克
宋代	一两	1. 1936 市两	37. 3 克
明代	一两	1. 1936 市两	37. 3 克
清代	一两	1. 194 市两	37. 31 克

注：以上换算数据系近似值。

（二）市制（十六进制）重量与法定计量的换算

1 斤（16 市两）=0. 5 千克=500 克

1 市两=31. 25 克

1 市钱=3. 125 克

1 市分=0. 3125 克

1 市厘=0. 03125 克

（注：换算时的尾数可以舍去）

（三）其他与重量有关的名词及非法定计量

古方中“等分”的意思是指各药量的数量多少全相等，大多用于丸、散

剂中，在汤剂、酒剂中很少使用。其中，1 市担 = 100 市斤 = 50 千克，1 公担 = 2 担 = 100 千克。

二、古今容量换算

（一）古代容量与市制的换算

古代容量与市制、法定计量单位换算表解

时代	古代用量	折合市制	法定计量
秦代	一升	0.34 市升	0.34 升
西汉	一升	0.34 市升	0.34 升
东汉	一升	0.20 市升	0.20 升
魏晋	一升	0.21 市升	0.21 升
北周	一升	0.21 市升	0.21 升
隋唐	一升	0.58 市升	0，58 升
宋代	一升	0.66 市升	0，66 升
明代	一升	1.07 市升	1.07 升
清代	一升	1.0355 市升	1.0355 升

注：以上换算数据仅系近似值。

（二）市制容量单位与法定计量单位的换算

市制容量与法定计量单位的换算表解

市制	市撮	市勺	市合	市升	市斗	市石
换算		10 市撮	10 市勺	10 市合	10 市升	10 市斗
法定计量	1 毫升	1 厘升	1 公升	1 升	10 升	100 升

（三）其他与容量有关的非法定计量

如刀圭、钱匕、方寸匕、一字等。刀圭、钱匕、方寸匕、一字等名称主要用于散剂。方寸匕，作匕正方一寸，以抄散不落为度；钱匕是以汉五铢钱抄取药末，以不落为度；半钱匕则为抄取一半；一字即以四字铜钱作为工具，药末遮住铜钱上的一个字的量；刀圭即十分之一方寸匕。

1 方寸匕≈2 克（矿物药末）= 1 克（动植物药末）= 2.5 毫升（药液）

1 刀圭 = 1/10 方寸匕

1 钱匕 = 3/5 方寸匕